U0203601

经方大辞典

王付◎主编

河南科学技术出版社
·郑州·

内容提要

本书由全国著名经方大师王付教授主编，是第一部解读《伤寒杂病论》中方剂的工具书，也是第一次全面、系统、科学地研究《伤寒杂病论》中方剂在用方辨证中的基本含义、科学定义及其应用价值，将《伤寒杂病论》中方剂理论体系密切联系临床实践，作为指导临床治病的重要研究成果。

本书以全面详细、客观务实、贴近学习、便于实用、切入问题、点拨思路、学以致用为特色，旨在使读者在理论深造与临床提高方面都有全新进步和跨越。

本书收录经方260首，其中“导读、方歌、方药、用法、功用、适应证、用药分析、用方思路、随证合方、注意事项、应用指征”是研究经方核心内容，“方论”是研究经方百家各抒己见内容，“方论评议、药理作用”是研究经方开阔学用思路及方法内容。

全书编写思路独特新颖，解读经方精确，内容丰富翔实，理论指导临床，是中医院校师生、中医及中西医结合临床工作者提高理论水平及临床诊治能力的必备工具书。

图书在版编目（CIP）数据

经方大辞典/王付主编. —郑州：河南科学技术出版社，2022.1
ISBN 978-7-5725-0483-9

Ⅰ.①经… Ⅱ.①王… Ⅲ.①《伤寒杂病论》—经方—词典
Ⅳ.①R222.16-61

中国版本图书馆CIP数据核字（2021）第212114号

出版发行：河南科学技术出版社
地址：郑州市郑东新区祥盛街27号 邮编：450016
电话：（0371）65788613 65788629
网址：www.hnstp.cn
责任编辑：邓 为 王俪燕
责任校对：张艳华 曹雅坤
封面设计：张 伟
责任印制：朱 飞
印 刷：河南瑞之光印刷股份有限公司
经 销：全国新华书店
开 本：787 mm×1 092 mm 1/16 印张：82.75 字数：2180千字
版 次：2022年1月第1版 2022年1月第1次印刷
定 价：328.00元

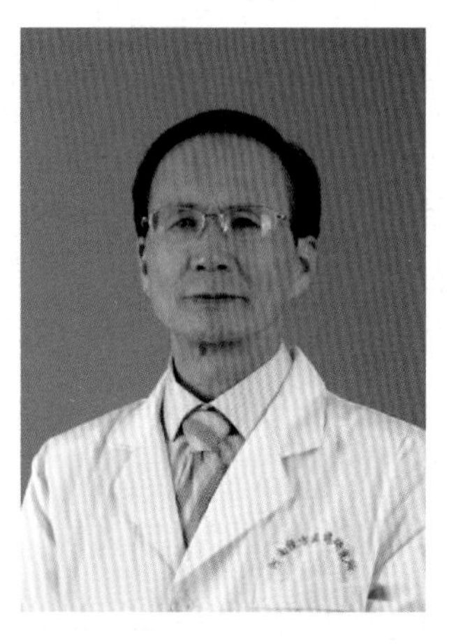

作者简介

王付（1958.7—，又名王福强），男，全国著名经方大师，医学硕士，教授 / 主任中医师，博士生导师 / 仲景国医示范导师，河南省高校中青年优秀骨干教师，河南省教育厅学术技术带头人，连续多年被评为校级“我最喜爱的教师”和“教学名师”，国家教育部博硕论文评审专家，曾任国家中医药管理局重点学科河南中医药大学方剂学科带头人及学科主任，现任中国中医药研究促进会常务理事及经方分会会长、中国中医药信息学会常务理事及经方分会会长、世界中医药学会联合会经方专业委员会副会长、河南省中医方剂分会主任委员、河南经方医药研究院院长。

★出版研究《伤寒杂病论》相关著作在数量方面居全国历代研究者之首位

★出版研究经方著作在数量方面居全国历代研究者之首位

★出版独著著作在数量方面居全国中医学界之首位

★发表独著学术论文在数量方面居全国中医学界之首位

★ 54 集公开视频课《学好用活经方》教学视频在数量方面居全国经方学界之首位

★ 92 集精品资源共享课程《方剂学》教学视频在数量方面居全国方剂学界之首位

★主持教学及科研课题 29 项，其中获省部级科技进步二等奖 3 项

★王付教授门诊经方处方大数据库数量位居全国中医药学界之首位

★临床运用经方诊治常见病、多发病及疑难杂病，疗效显著；运用“十八反”“十九畏”辨治临床各科杂病具有独有的理论认识及临床诊治经验

本书编写人员名单

主　　编	王　付
执行主编	王帮众　王帮民　关芳芳　李　佳
副 主 编	苗小玲　赵少英　李安祥
编　　委	王　付　王帮民　王帮众　关芳芳
	李　佳　苗小玲　赵少英　李安祥
	范慧慧　邵　雷　石　宁　郭晓冬
	程传浩

前　言

《伤寒杂病论》中方剂是临床治病中首选用方，因其疗效的可靠性和确切性，所以被历代医家称之为经方。欲为名医必师仲景，欲为大师必学经方；欲为大医必研仲景，欲为大家必用经方；欲有思路必明仲景，欲有出路必通经方；欲有道路必识仲景，欲有门路必悉经方。亦即，非读《伤寒杂病论》，在临床理论上不能“更上一层楼”；非用经方，在治病过程中不能“会当凌绝顶”。

《经方大辞典》是第一部解读《伤寒杂病论》中方剂、帮助学习和使用《伤寒杂病论》中方剂的重要工具书，也是第一次全面、系统、科学地研究《伤寒杂病论》中方剂在用方辨证中的基本含义、科学定义及其应用价值，将《伤寒杂病论》中方剂理论体系密切联系临床实践，作为指导临床治病的重要研究成果。又，《经方大辞典》与《〈伤寒杂病论〉大辞典》为姊妹篇，其在理论研究与临床应用方面具有同样重要的理论指导性和临床实践性。

张仲景的《伤寒杂病论》是临床治病必须参考的医学著作，经方是《伤寒杂病论》治病的重要手段和方法。辨治各科常见病、多发病、疑难病及疫病要想做到用时最少，获取最多，收效最快，理解最透，消化最精，体会最深，运用最佳，就必须全面理解、如实把握经方在辨证论治中的基本含义、科学定义及其应用价值。学生学习及临床医生因为没有合适的、满意的、理想的工具书，往往花费大量时间而收获较少。《经方大辞典》正是指导学生学习、临床医生应用，并能解决临床各科常见问题、疑难问题的重要工具书。

《经方大辞典》中对经方条目释义准确，解说条目科学实用，内容丰富翔实，说理有根有据。例如，麻黄汤是由甘草麻黄汤、桂枝甘草汤、杏子汤、甘草汤4个基础方所组成的方，4个基础方都不是用于辨治太阳伤寒证的基础用方，但通过方药之间相互作用又是辨治太阳伤寒证的重要基础用方，所以麻黄汤既是辨治太阳伤寒证、肺寒证的重要代表方，又是辨治心病、肺病、肾病、肌肉关节等病的重要基础方。方中麻黄、桂枝既是辛温解表药，又是温里散寒药；杏仁、甘草虽是治里药，但杏仁以肃降为主，甘草以补益为主。麻黄汤辨治的表证以实为主；从方中用药用量及调配分析得知，麻黄汤的应用并不局限于太阳伤寒证及肺寒证，还可用于辨治诸多杂病属于寒郁夹湿证者，如运动、神经、循环、呼吸等系统疾病。麻黄汤辨治的基本病证（无论病变部位在表还是在里）是寒；根据方中用药分析，运用本方辨治的病证以实为主，治疗重在泻实。

又如，张仲景在《伤寒杂病论》中仅阐述方药组成而没有论述方药辨治病证，这对学习与应用经方带来诸多麻烦，对此参考《经方大辞典》则可一目了然。例如，通过研究天雄散方药组成，得知天雄散既是辨治肾阳虚不固证的重要代表方，又是辨治诸多杂病如肾病、心病、头部疾病等的重要基础方。方中附子、桂枝既可散寒，又可壮阳；白术既可健脾，又可助阳；龙骨既可潜阳，又可固肾。从方中用药用量及调配分析得知，天雄散的应用并不局限于肾阳虚不固证，还可用于辨治诸多杂病属于阳虚不固证者，如生殖、循环、内分泌及代谢、精神神经等系统疾病。运用天雄散辨治的病证（无论病变部位在心或在肾）以阳虚不固为主，其功用是温壮阳气固精。

编写本书参考了数百种相关著作，并融入笔者多年来研究、运用《伤寒杂病论》中方剂的心得。王帮民、王帮众、关芳芳、李佳等为编写此书做了大量工作，是书历经数年，数易其稿，始有所成，但因作者编写水平有限，可能有不尽之处。恳请读者提出宝贵意见，以便今后修订与提高。

王　付

2020 年 3 月于郑州

凡 例

一、释义

1．经方即《伤寒杂病论》中方剂，《伤寒杂病论》成书之后，因东汉战乱等原因，导致《伤寒杂病论》原书佚失，又经晋代王叔和及宋代林亿等人编次整理，将《伤寒杂病论》分为《伤寒论》与《金匮要略》两书。收集整理经方源于《伤寒论》和《金匮要略》，亦即《伤寒杂病论》，非此者皆非收集范围。

2．本书方剂条目是以《伤寒杂病论》用方为研究对象而提取的，共收录经方 260 首。其中“导读、方歌、方药、用法、功用、适应证、用药分析、用方思路、随证合方、注意事项、应用指征”是研究经方核心内容，“方论”是研究经方百家各抒己见内容，“方论评议、药理作用”是研究经方开阔学用思路及方法内容。

3．导读：阐述方中药与药、药与量之间的关系，解读用方辨证的适应范围，诠释学用经方的思路及方法，具体内容以 ①……②……分项。

4．方歌：为背诵经方用药提供简单易行的速记方法。

5．方药：简述方中用药及用量，学好经方，既要重视方中用药又要重视方药用量。

6．用法：包括煎药、服药方法，以及相关注意事项。

7．功用：阐述方药的基本功用和拓展功用。

8．适应证：阐述方药辨治中医病证，以①……②……分项。阐述方药辨治西医疾病必须符合中医证型。

9．用药分析：阐述方中用药的基本作用和方中用药之间的相互作用。

10．用方思路：阐述方中用药的基本作用特点，提示方药辨治病证既有其基本适应证又有其临床扩大应用范围，突出用药贵在辨清病变证机及主次方面。

11．随证合方：因人有男女、年龄有老少、病变有轻重、在内有七情、在外有六淫，病变的复杂性导致治疗用药需要综合性和全面性；经方合方治病具有重要的临床意义。

12．注意事项：阐述任何一个方辨治病证都有其一定针对性和一定的局限性。

13．应用指征：详尽列举经方在《伤寒杂病论》中辨治的症状表现及病变证机。

14. 方论：全面列举历代医家对经方的相同或不尽相同的阐述，倡导从多层次、多角度、多方位、多视野中认识经方、研究经方，认清经方用药用量之间的内在相互关系；又因历代医家对经方认识问题不同，得出的结论亦不完全相同，对此学习与研究必须站在一定的高度，才能统揽全局，知此知彼。

15. 方论评议：全面系统综合历代各家对经方的论述，主要从用药要点、方药配伍和用量比例三大方面进行研究，用于更好地指导临床应用。

16. 药理作用：主要从西医角度研究经方的基本药理作用，如桂枝汤具有调节内分泌、腺体分泌、心律、支气管平滑肌、中枢神经等作用，临床应用研究结果必须结合中医理论思维指导于临床，若仅仅用西医理论研究得出的结论用于中医临床治病用方则具有很大的片面性和不确定性。

二、排序

1. 本书条目以字设条，条目编排以汉语笔画为序。

2. 每个条目释义顺序为：导读、方歌、方药、用法、功用、适应证、用药分析、用方思路、随证合方、注意事项、应用指征、方论、方论评议、药理作用。

例：桂枝汤方论按年代顺序：

宋·寇宗奭,《本草衍义》(1116年)

金·成无己,《注解伤寒论》(1144年)

……

元·王好古,《此事难知》(1308年)

明·许宏,《金镜内台方议》(1422年)

……

清·喻嘉言,《尚论后篇》(1648年)

……

近代·陆渊雷,《伤寒论今释》(1930年)

……

现代·陈亦人,《伤寒论译释》(1958年)

……

现代·王付,《经方学用解读》(2004年)

四、索引

1. 字目笔画检索按部首分部排列，同部首的字按笔画数顺序排列，画数相同的按起笔笔形一丨丿丶等顺序排列。同时排列又考虑了方剂组成及组方特点。

2. 应用指征中引用《伤寒论》原文编码用阿拉伯数字加注于引文之后。

例如:“发汗后，身疼痛，脉沉迟者，桂枝加芍药生姜各一两人参三两新加汤主之。”(62)

3．应用指征中引用《金匮要略》原文编码以每篇编次次序（用汉语大写数字）及篇中编码（用阿拉伯数字）加注于引文之后。

例如："太阳病，无汗而小便反少，气上冲胸，口噤不得语，欲作刚痉，葛根汤主之。"（第二　12）

4．引用原文既见于《伤寒论》，又见于《金匮要略》两书者，既引用《伤寒论》原文编码，又引用《金匮要略》每篇编次次序及篇中编码。

例如："少阴病，下利，便脓血者，桃花汤主之。"（306）（第十七　42）。

五、例证

1．解释经方，例举《伤寒杂病论》原文用句为证。

2．经方方论所引用历代相关研究文献都标注：朝代、姓名、年号、书名及方论内容。

如一物瓜蒂散：元・赵以德，《金匮方论衍义》（1368年）："瓜蒂，《本草》谓其主胸腹邪气，皆吐下之。此以夏伤冷水，水行皮中，而皮中者，岂非属表？何乃用是药去胸中之水乎？盖《内经》有形寒饮冷则伤肺，况皮是肺之所合，内外相应。且瓜蒂又治四肢浮肿，下水，而冷水之在皮中者，不惟灌洗得，而饮冷停水者，亦得散于皮中，故两者皆得而用之。"

六、其他

1．用药剂量：根据明代李时珍于《本草纲目》中说："今古异制，古之一两，今用一钱可也。"复如清代程知于《伤寒经注》中说："大约古用一两，今用一钱足也。"李氏、程氏所说"古"当指东汉时期，所说的"今"是指其所处的时代。又，李氏、程氏所言"今"与当今之"今"的用量单位没有变化，所以，《伤寒杂病论》方药1两应折算为3g。附古今计量换算。

1斤=16两=50g

1两=4分=24珠=3g

1斗（重量）=10升=100合=180～300g

1斗（容量）=10升=100合=600～800mL

1方寸匕=6～9g

1钱匕=1.5～1.8g（仲景于方中言"钱"者，当指钱匕）

1尺=30g

鸡子大（即鸡蛋黄大小）=48～50g

1盏=50～80mL

注：仲景言几枚、几个等，均以实物折算为准。

4．本书所选方论及药理作用，查阅并引用国内外相关研究期刊及书籍达数千册（种），为了保证辞典的内容简明与重点突出，书中有许多资料只引用相关研究文献具有综合性的一句话或几个字，因引用文献资料非常多，故未能一一注明。

5. 本书引用具有综合性代表性研究文献有：

①王付编著：《伤寒杂病论》字词句大辞典.学苑出版社，2003

②王付编著：《伤寒杂病论》大辞典（第2版），河南科学技术出版社，2018

③王付编著：王付经方使用手册，河南科学技术出版社，2018

④王付编著：经方临证答疑，人民卫生出版社，2009

⑤王付编著：经方学用解读（第2版），河南科学技术出版社，2017

2. 本书经方引用《伤寒论》原文以宋代治平本、明代赵开美复刻本《伤寒论》，并参照陈亦人主编《伤寒论译释》为蓝本；《金匮要略》原文以宋代治平本、明代赵开美复刻本《金匮要略方论》为蓝本。《伤寒论》《金匮要略》原文编码及断句参照本书作者编著《〈伤寒杂病论〉大辞典》编次次序，查阅《伤寒杂病论》原文编码及断句详见本书后附的张仲景《伤寒杂病论》原文。

总 目 录

正文…………………………………………………………………………（1）

附1：《伤寒杂病论》原文 …………………………………………………（1259）

附2：引用书目 ………………………………………………………………（1303）

检索目录

一、汉字笔画检索目录

一画

一物瓜蒂散……………………1

二画

十枣汤…………………………3

三画

三物白散………………… 12
三物备急丸……………… 17
干姜人参半夏丸………… 19
干姜附子汤……………… 22
干姜黄连黄芩人参汤…… 27
土瓜根汁方……………… 33
土瓜根散………………… 34
下瘀血汤………………… 37
大半夏汤………………… 39
大青龙汤………………… 42
大建中汤………………… 55
大承气汤………………… 58
大柴胡汤………………… 72
大陷胸丸………………… 83
大陷胸汤………………… 88
大黄甘草汤……………… 96
大黄甘遂汤……………… 98
大黄牡丹汤………………101
大黄附子汤………………104
大黄黄连泻心汤…………108
大黄硝石汤………………115
大黄䗪虫丸………………118
小儿疳虫蚀齿方…………124
小半夏加茯苓汤…………125
小半夏汤…………………128
小青龙加石膏汤…………132
小青龙汤…………………135
小建中汤…………………149
小承气汤…………………160
小柴胡汤…………………166
小陷胸汤…………………188
己椒苈黄丸………………195

四画

王不留行散………………198
天雄散……………………202
木防己去石膏加茯
　苓芒硝汤………………205
木防己汤…………………207
五苓散……………………212
升麻鳖甲去雄黄蜀
　椒汤………………… 227
升麻鳖甲汤………………229
风引汤……………………234
乌头汤……………………240
乌头赤石脂丸……………244
乌头桂枝汤………………248
乌头煎（大乌头煎）……251
乌梅丸……………………254
文蛤汤……………………264
文蛤散……………………267

五画

甘麦大枣汤………………272
甘草干姜汤………………275
甘草干姜茯苓白术汤
　（甘姜苓术汤）………281
甘草汤……………………284
甘草附子汤………………287
甘草泻心汤………………295
甘草粉蜜汤………………304
甘草麻黄汤………………307
甘遂半夏汤………………308
四逆加人参汤……………312
四逆汤……………………315
四逆散……………………326
生姜半夏汤………………334
生姜泻心汤………………336
白术散……………………342
白头翁加甘草阿胶汤… 347
白头翁汤…………………349
白虎加人参汤……………356
白虎加桂枝汤……………366
白虎汤……………………369

白通加猪胆汁汤…………378
白通汤……………………384
瓜蒂散……………………389
半夏干姜散………………396
半夏泻心汤………………398
半夏厚朴汤………………409
半夏麻黄丸………………412
半夏散及汤………………415
头风摩散…………………420

六画

芍药甘草汤………………422
芍药甘草附子汤…………426
百合地黄汤………………429
百合鸡子汤………………433
百合知母汤………………435
百合洗方…………………438
百合滑石散………………440
当归贝母苦参丸…………442
当归四逆加吴茱萸
生姜汤…………………445
当归四逆汤………………449
当归生姜羊肉汤…………457
当归芍药散………………461
当归散……………………464
竹叶石膏汤………………467
竹叶汤……………………474
竹皮大丸…………………478
防己地黄汤………………482
防己茯苓汤………………485
防己黄芪汤………………488
红蓝花酒…………………495

七画

麦门冬汤…………………497
赤小豆当归散……………500
赤丸………………………504
赤石脂禹余粮汤…………507
杏子汤……………………513
吴茱萸汤（茱萸汤）……515
牡蛎泽泻散………………523
皂荚丸……………………529
诃梨勒散…………………532
附子汤……………………534
附子泻心汤………………541
附子粳米汤………………549
鸡屎白散…………………552

八画

抵当丸……………………555
抵当汤……………………558
苦参汤……………………566
苦酒汤……………………567
苓甘五味加姜辛半杏
大黄汤…………………573
苓甘五味加姜辛半夏
杏仁汤…………………576
苓甘五味姜辛汤…………578
矾石丸……………………581
矾石汤……………………583
奔豚汤……………………584
肾气丸（崔氏八味丸、
八味肾气丸）…………588
炙甘草汤…………………601
泻心汤……………………611
泽泻汤……………………614
泽漆汤……………………616

九画

茵陈五苓散………………621
茵陈蒿汤…………………623
茯苓甘草汤………………633
茯苓四逆汤………………640
茯苓戎盐汤………………645
茯苓杏仁甘草汤…………647
茯苓泽泻汤………………649
茯苓桂枝大枣甘草汤
（苓桂枣草汤）………652
茯苓桂枝白术甘草汤
（苓桂术甘汤）………659
枳术汤……………………667
枳实芍药散………………670
枳实栀子豉汤……………672
枳实薤白桂枝汤…………677
柏叶汤……………………680
栀子干姜汤………………683
栀子大黄汤………………687
栀子甘草豉汤……………690
栀子生姜豉汤……………693
栀子柏皮汤………………696
栀子厚朴汤………………700
栀子豉汤…………………704
厚朴七物汤………………715
厚朴三物汤………………718
厚朴大黄汤………………720
厚朴生姜半夏甘草
人参汤…………………723
厚朴麻黄汤………………728
禹余粮丸…………………731
侯氏黑散…………………733

十画

真武汤……………………739
桂苓五味甘草去桂
加姜辛夏汤……………750
桂苓五味甘草汤（茯苓
桂枝五味甘草汤）……753
桂枝二麻黄一汤…………755

桂枝二越婢一汤…………759
桂枝人参汤………………766
桂枝去芍药加附子汤……772
桂枝去芍药加蜀漆牡蛎
龙骨救逆汤……………777
桂枝去芍药加麻黄
附子细辛汤……………786
桂枝去芍药汤……………789
桂枝去桂加茯苓
白术汤……………… 792
桂枝甘草龙骨牡蛎汤……799
桂枝甘草汤………………804
桂枝生姜枳实汤…………808
桂枝加大黄汤……………810
桂枝加龙骨牡蛎汤………816
桂枝加芍药生姜各一
两人参三两新加汤
（桂枝新加汤）………820
桂枝加芍药汤……………826
桂枝加附子汤……………832
桂枝加厚朴杏仁汤………839
桂枝加桂汤………………843
桂枝加黄芪汤……………850
桂枝加葛根汤……………853
桂枝芍药知母汤…………859
桂枝汤……………………864
桂枝附子去桂加白术汤
（白术附子汤）………881
桂枝附子汤………………886
桂枝茯苓丸………………894
桂枝麻黄各半汤…………897
桔梗汤……………………902
栝楼牡蛎散………………908
栝楼桂枝汤…………… 910
栝楼薤白白酒汤…………926
栝楼薤白半夏汤…………930
栝楼瞿麦丸………………932
桃花汤……………………935
桃核承气汤………………943
柴胡加龙骨牡蛎汤………951
柴胡加芒硝汤……………960
柴胡桂枝干姜汤…………965
柴胡桂枝汤………………973
射干麻黄汤………………979
胶艾汤（芎归
胶艾汤）…………… 983
胶姜汤……………………987
狼牙汤……………………989
烧裩散……………………991
调胃承气汤………………995
通脉四逆加猪胆汁汤… 1001
通脉四逆汤…………… 1005

十一画

理中丸………………… 1011
排脓汤………………… 1020
排脓散………………… 1021
黄土汤………………… 1024
黄芩加半夏生姜汤…… 1028
黄芩汤………………… 1033
黄芪芍桂苦酒汤……… 1038
黄芪建中汤…………… 1041
黄芪桂枝五物汤……… 1044
黄连汤………………… 1047
黄连阿胶汤…………… 1054
黄连粉方……………… 1062
蛇床子散……………… 1063
猪苓汤………………… 1065
猪苓散………………… 1073
猪肤汤………………… 1075
猪胆汁方（大猪
胆汁方）…………… 1081
猪膏发煎……………… 1082
麻子仁丸……………… 1087
麻杏石甘汤…………… 1094
麻黄升麻汤…………… 1101
麻黄加术汤…………… 1109
麻黄汤………………… 1112
麻黄杏仁薏苡甘草汤
（麻杏薏甘汤）…… 1126
麻黄连轺赤小豆汤…… 1130
麻黄附子甘草汤
（麻黄附子汤）…… 1136
麻黄附子细辛汤……… 1142
旋覆代赭汤…………… 1148
旋覆花汤……………… 1156

十二画

越婢加术汤…………… 1160
越婢加半夏汤………… 1162
越婢汤………………… 1166
葛根加半夏汤………… 1170
葛根汤………………… 1174
葛根黄芩黄连汤
（葛根芩连汤）…… 1184
葶苈大枣泻肺汤……… 1191
葶苈丸………………… 1194
葵子茯苓散…………… 1195
硝石矾石散…………… 1197
雄黄熏方……………… 1202
紫参汤………………… 1203
温经汤………………… 1205
滑石代赭汤…………… 1211
滑石白鱼散…………… 1213

十三画

蒲灰散………………… 1215
蜀漆散………………… 1217

十四画

酸枣仁汤…………………… 1221
蜘蛛散…………………… 1226
蜜煎导…………………… 1228

十六画

薯蓣丸…………………… 1231
薏苡附子败酱散……… 1237
薏苡附子散…………… 1240
橘皮竹茹汤…………… 1242
橘皮汤…………………… 1245
橘枳姜汤……………… 1247

十八画

藜芦甘草汤…………… 1249

十九画

鳖甲煎丸……………… 1251
附1：《伤寒杂病论》
原文…………………… 1259
附2：引用书目 ……… 1303

二、汉语拼音音序检索目录

B

白虎加桂枝汤………… 366
白虎加人参汤………… 356
白虎汤…………………… 369
白术散…………………… 342
白通加猪胆汁汤……… 378
白通汤…………………… 384
白头翁加甘草阿胶汤… 347
白头翁汤……………… 349
百合地黄汤…………… 429
百合滑石散…………… 440
百合鸡子汤…………… 433
百合洗方……………… 438
百合知母汤…………… 435
柏叶汤…………………… 680
半夏干姜散…………… 396
半夏厚朴汤…………… 409
半夏麻黄丸…………… 412
半夏散及汤…………… 415
半夏泻心汤…………… 398
奔豚汤…………………… 584
鳖甲煎丸……………… 1251

C

柴胡桂枝干姜汤……… 965
柴胡桂枝汤…………… 973
柴胡加龙骨牡蛎汤…… 951
柴胡加芒硝汤………… 960
赤石脂禹余粮汤……… 507
赤丸…………………… 504
赤小豆当归散………… 500

D

大半夏汤……………… 39
大柴胡汤……………… 72
大承气汤……………… 58
大黄附子汤…………… 104
大黄甘草汤…………… 96
大黄甘遂汤…………… 98
大黄黄连泻心汤……… 108
大黄牡丹汤…………… 101
大黄硝石汤…………… 115
大黄䗪虫丸…………… 118
大建中汤……………… 55
大青龙汤……………… 42
大陷胸汤……………… 88
大陷胸丸……………… 83
当归贝母苦参丸……… 442
当归散………………… 464
当归芍药散…………… 461
当归生姜羊肉汤……… 457
当归四逆加吴茱萸
生姜汤……………… 445
当归四逆汤…………… 449
抵当汤………………… 558
抵当丸………………… 555

F

矾石汤………………… 583
矾石丸………………… 581
防己地黄汤…………… 482
防己茯苓汤…………… 485
防己黄芪汤…………… 488
风引汤………………… 234
茯苓甘草汤…………… 633
茯苓桂枝白术甘草汤
（苓桂术甘汤）…… 659
茯苓桂枝大枣甘草汤
（苓桂枣草汤）…… 652
茯苓戎盐汤…………… 645
茯苓四逆汤…………… 640
茯苓杏仁甘草汤……… 647
茯苓泽泻汤…………… 649
附子粳米汤…………… 549
附子汤………………… 534

附子泻心汤…………… 541

G

干姜附子汤……………… 22
干姜黄连黄芩人参汤…… 27
干姜人参半夏丸………… 19
甘草粉蜜汤…………… 304
甘草附子汤…………… 287
甘草干姜茯苓白术汤
（甘姜苓术汤）…… 281
甘草干姜汤…………… 275
甘草麻黄汤…………… 307
甘草汤………………… 284
甘草泻心汤…………… 295
甘麦大枣汤…………… 272
甘遂半夏汤…………… 308
葛根黄芩黄连汤（葛根
芩连汤）…………… 1184
葛根加半夏汤………… 1170
葛根汤………………… 1174
瓜蒂散………………… 389
栝楼桂枝汤…………… 910
栝楼瞿麦丸…………… 932
栝楼牡蛎散…………… 908
栝楼薤白白酒汤……… 926
栝楼薤白半夏汤……… 930
桂苓五味甘草去桂加姜
辛夏汤……………… 750
桂苓五味甘草汤（茯苓
桂枝五味甘草汤）… 753
桂枝二麻黄一汤……… 755
桂枝二越婢一汤……… 759
桂枝茯苓丸…………… 894
桂枝附子去桂加白术汤（白术
附子汤）………… 881
桂枝附子汤…………… 886
桂枝甘草龙骨牡蛎汤… 799
桂枝甘草汤…………… 804
桂枝加大黄汤………… 810
桂枝加附子汤………… 832
桂枝加葛根汤………… 853
桂枝加桂汤…………… 843
桂枝加厚朴杏仁汤…… 839
桂枝加黄芪汤………… 850
桂枝加龙骨牡蛎汤…… 816
桂枝加芍药生姜各一两人
参三两新加汤（桂枝
新加汤）…………… 820
桂枝加芍药汤………… 826
桂枝麻黄各半汤……… 897
桂枝去桂加茯苓白术汤 792
桂枝去芍药加附子汤… 772
桂枝去芍药加麻黄附子
细辛汤……………… 786
桂枝去芍药加蜀漆牡蛎
龙骨救逆汤………… 777
桂枝去芍药汤………… 789
桂枝人参汤…………… 766
桂枝芍药知母汤……… 859
桂枝生姜枳实汤……… 808
桂枝汤………………… 864

H

诃梨勒散……………… 532
红蓝花酒……………… 495
侯氏黑散……………… 733
厚朴大黄汤…………… 720
厚朴麻黄汤…………… 728
厚朴七物汤…………… 715
厚朴三物汤…………… 718
厚朴生姜半夏甘草
人参汤……………… 723
滑石白鱼散…………… 1213
滑石代赭汤…………… 1211
黄连阿胶汤…………… 1054
黄连粉方……………… 1062
黄连汤………………… 1047
黄芪桂枝五物汤……… 1044
黄芪建中汤…………… 1041
黄芪芍桂苦酒汤……… 1038
黄芩加半夏生姜汤…… 1028
黄芩汤………………… 1033
黄土汤………………… 1024

J

鸡屎白散……………… 552
己椒苈黄丸…………… 195
胶艾汤（芎归胶艾汤）… 983
胶姜汤………………… 987
桔梗汤………………… 902
橘皮汤………………… 1245
橘皮竹茹汤…………… 1242
橘枳姜汤……………… 1247

K

苦参汤………………… 566
苦酒汤………………… 567
葵子茯苓散…………… 1195

L

狼牙汤………………… 989
藜芦甘草汤…………… 1249
理中丸………………… 1011
苓甘五味加姜辛半夏杏
仁汤………………… 576
苓甘五味加姜辛半杏
大黄汤……………… 573
苓甘五味姜辛汤……… 578

M

麻黄附子甘草汤（麻黄附子汤）…………… 1136
麻黄附子细辛汤……… 1142
麻黄加术汤…………… 1109
麻黄连轺赤小豆汤…… 1130
麻黄升麻汤…………… 1101
麻黄汤………………… 1112
麻黄杏仁薏苡甘草汤（麻杏薏甘汤）…… 1126
麻杏石甘汤…………… 1094
麻子仁丸……………… 1087
麦门冬汤……………… 497
蜜煎导………………… 1228
牡蛎泽泻散…………… 523
木防己去石膏加茯苓芒硝汤……………… 205
木防己汤……………… 207

P

排脓散………………… 1021
排脓汤………………… 1020
蒲灰散………………… 1215

S

三物白散……………… 12
三物备急丸…………… 17
烧裩散………………… 991
芍药甘草附子汤……… 426
芍药甘草汤…………… 422
蛇床子散……………… 1063
射干麻黄汤…………… 979
肾气丸（崔氏八味丸、八味肾气丸）……… 588
升麻鳖甲去雄黄蜀椒汤………………… 227
升麻鳖甲汤…………… 229
生姜半夏汤…………… 334
生姜泻心汤…………… 336
十枣汤………………… 3
蜀漆散………………… 1217
薯蓣丸………………… 1231
四逆加人参汤………… 312
四逆散………………… 326
四逆汤………………… 315
酸枣仁汤……………… 1221

T

桃核承气汤…………… 943
桃花汤………………… 935
天雄散………………… 202
调胃承气汤…………… 995
葶苈大枣泻肺汤……… 1191
葶苈丸………………… 1194
通脉四逆加猪胆汁汤… 1001
通脉四逆汤…………… 1005
头风摩散……………… 420
土瓜根散……………… 34
土瓜根汁方…………… 33

W

王不留行散…………… 198
温经汤………………… 1205
文蛤散………………… 267
文蛤汤………………… 264
乌梅丸………………… 254
乌头赤石脂丸………… 244
乌头桂枝汤…………… 248
乌头煎（大乌头煎）… 251
乌头汤………………… 240
吴茱萸汤（茱萸汤）… 515
五苓散………………… 212

X

下瘀血汤……………… 37
硝石矾石散…………… 1197
小半夏加茯苓汤……… 125
小半夏汤……………… 128
小柴胡汤……………… 166
小承气汤……………… 160
小儿疳虫蚀齿方……… 124
小建中汤……………… 149
小青龙加石膏汤……… 132
小青龙汤……………… 135
小陷胸汤……………… 188
泻心汤………………… 611
杏子汤………………… 513
雄黄熏方……………… 1202
旋覆代赭汤…………… 1148
旋覆花汤……………… 1156

Y

一物瓜蒂散…………… 1
薏苡附子败酱散……… 1237
薏苡附子散…………… 1240
茵陈蒿汤……………… 623
茵陈五苓散…………… 621
禹余粮丸……………… 731
越婢加半夏汤………… 1162
越婢加术汤…………… 1160
越婢汤………………… 1166

Z

皂荚丸………………… 529
泽漆汤………………… 616
泽泻汤………………… 614
真武汤………………… 739

栀子柏皮汤…………… 696
栀子豉汤……………… 704
栀子大黄汤…………… 687
栀子干姜汤…………… 683
栀子甘草豉汤………… 690
栀子厚朴汤…………… 700
栀子生姜豉汤………… 693
蜘蛛散………………… 1226
枳实芍药散…………… 670
枳实薤白桂枝汤……… 677
枳实栀子豉汤………… 672
枳术汤………………… 667
炙甘草汤……………… 601
猪胆汁方（大猪胆汁方）…………… 1081
猪肤汤………………… 1075
猪膏发煎……………… 1082
猪苓散………………… 1073
猪苓汤………………… 1065
竹皮大丸……………… 478
竹叶石膏汤…………… 467
竹叶汤………………… 474
紫参汤………………… 1203

一画

一物瓜蒂散

【导读】 ①一物瓜蒂散组成药物仅有一味，单用比较少，最好能合方应用，这样治疗效果会更好。②一物瓜蒂散虽是辨治营卫暑湿证的重要代表方，但在临床中对脾胃湿热证等也具有良好治疗作用。③学好用活一物瓜蒂散的第一步是辨清一物瓜蒂散是由哪些药物组成：组成一物瓜蒂散仅有1味药，对此只有深入研究瓜蒂的消肿作用、利水作用、解毒作用、降逆作用，以此深入学习研究即可用活一物瓜蒂散。

【方歌】 营卫暑湿诸般证，身热身痛夹身重，清热祛湿利水气，一物瓜蒂有奇功。

【方药】 瓜蒂二十个（6 g）

【用法】 上锉，以水一升，煮取五合，去滓。顿服。

【功用】 清热祛湿，散水和卫。

【适应证】

1. 中医病证：营卫暑湿证。身热，身疼且重，脉略弱。

2. 西医疾病：中暑、风湿热、慢性肝炎、慢性胆囊炎、慢性咽炎、口腔溃疡等临床表现符合营卫暑湿证者。

【用药分析】 方中瓜蒂苦寒燥湿，清热解暑。《金匮要略心典》云，瓜蒂“治是暑兼湿者”。

【用方思路】

1. 一物瓜蒂散既是辨治营卫暑湿证的重要代表方，又是辨治诸多杂病如皮肤病、肺病的重要基础方。

2. 方中瓜蒂既治表祛湿，又治里化湿。从方中用药用量及调配分析得知，一物瓜蒂散的应用并不局限于营卫暑湿证，还可用于辨治诸多杂病，如暑热、代谢障碍疾病，以及内分泌、泌尿等系统疾病。

3. 运用一物瓜蒂散辨治的基本病证（无论病变部位在表还是在里）是营卫暑湿；根据方中用药分析，本方重在清热化湿。

【随证合方】 若夹寒，可与桂枝二麻黄一汤合方用之；若夹热，可与桂枝二越婢一汤合方用之。

【注意事项】 运用一物瓜蒂散既要辨清西医之病，又要辨清西医之病属于中医营卫暑湿。辨西医之病可进一步了解疾病的发展演变及转变规律，辨中医之证可更好地针对西医之病选用一物瓜蒂散。

【应用指征】 太阳中暍，身热疼重，而脉微弱，此以夏月伤冷水，水行皮中所致；一物瓜蒂散主之。（第二　27）

【方论】

元·赵以德，《金匮方论衍义》（1368年）： 瓜蒂，《本草》谓其主胸腹邪气，皆吐下之。此以夏伤冷水，水行皮中，而皮中者，岂非属表？何乃用是药去胸中之水乎？盖《内经》有形寒饮冷则伤肺，况皮是肺之所合，内外相应。且瓜蒂又治四肢浮肿，下水，而冷水之在皮中者，不惟灌洗得，而饮冷停水者，亦得散于皮中，故两者皆得而用之。

古方多用此治黄，或作散剂，或吹鼻，皆以取黄水为效。以此观之，是治水饮郁热在膈上者用之；何则？瓜蒂，吐剂也，《内经》曰：吐上者，因而越之。

清·李彣，《金匮要略广注》（1682年）： 瓜蒂气味苦寒，治身面四肢浮肿，散皮肤中水气，苦以泄之也。

清·张志聪，《金匮要略集注》（1683年）： 夏月阳热用事，水暍搏于皮肤，致伤经脉而微弱，故亦宜资通经脉，以制胜其阳邪。甜瓜得地土之阴气，延蔓似络，蒂极苦寒，苦能胜湿，寒能解暍，滋通经络，故用其汤。邪在胸中气分而宜吐者，用瓜蒂散。

清·张志聪，《伤寒论集注》（1683年）： 气上冲咽喉，不得息，乃厥气上行，宗气不能上出于肺以司呼吸也，所以然者，其病在胸，此为胸有寒也，其高者从而越之，故当吐之，宜瓜蒂散。瓜属蔓草，性惟上延，其蒂甚苦，其瓜极甜，盖从下而上，阴而阳者也。豆乃水谷，其性沉重，一取其色赤，一取其黰浮，亦皆从下而上，从阴而阳，为能启阴寒之气，直从下而上出也。故胸中痞鞕，以散吐之，由此可以知结胸之气机矣。

清·周扬俊，《金匮玉函经二注》（1687年）：有形之湿，伤其肺金，则用瓜蒂汤救之。

清·魏荔彤，《金匮要略方论本义》（1720年）：此条乃申解太阳中暍病，暑热之气感者浅，而寒湿之气中者多。由于中阳素虚，湿邪易召，又暍病中治暍必治湿之法，示人知所审慎也。太阳中暍，必邪热盛，必正气虚，清热补虚，乃治暍之主法，前条言之矣。然又有轻受热邪，而重挟湿气者，则非兼治表里可愈，必当专治其湿邪矣。如太阳中暍，身热疼重，知浅暑挟重湿为患于太阳也。诊之脉见微弱，平日汗多，卫失其防，中虚脾失其制，故脉见中虚之象。惟其中虚，故易身热多汗，而思浴于冷水；惟其中虚，故每口燥作渴，而思饮乎冷水。冷水多饮，内湿必积，冷水常浴，外湿必召。湿挟暍而感乎太阳之分，湿为水而浸行皮肤之中，是湿乃主病而暍为余证而已。仲景以一物瓜蒂汤主之，苦以泄热，煮汤顿服，以散皮中水湿，一物而两治表分之表里也。盖暍在皮外，水气在皮中，俱以瓜蒂最轻清之品，为治太阳表分之表里，洵圣药也。所谓法与病遇，而病可除也。

清·姚球，《伤寒经解》（1724年）：身热，阳邪郁于肌表也；疼重而脉微弱，伤暑饮水，水不化，而行于皮中故也。瓜蒂汤所以行水也。瓜蒂苦寒，苦能清，苦能泄，且轻清上涌，故一物而水暍俱可解也。

清·尤在泾，《金匮要略心典》（1729年）：暑之中人也，阴虚而多火者，暑即寓于火之中。为汗出而烦渴；阳虚而多湿者，暑即伏于湿之内，为身热而疼重。故暑病恒以湿为病，而治湿即所以治暑。瓜蒂苦寒，能吐能下，去身面四肢水气，水去而暑无所根据，将不治而自解矣。此治中暑兼湿者之法也。

清·朱光被，《金匮要略正义》（1803年）：此由中暍而致水，为暑湿相兼证也。但骤致之水，利于速去，肺主皮毛位上焦，肺气壅滞，故身热疼重。惟用瓜蒂汤以上越之，是暍既得水而解，水即由吐而出，功成反掌，不必复为暑湿纠缠矣。

日本·丹波元简，《金匮玉函要略辑义》（1806年）：瓜蒂一物散，或曰，五苓散，愚窃以理推之，若暑邪盛，而表证甚者，当以瓜蒂之苦寒，上涌下泄，使水去而表邪亦去，以因吐得汗，有发散之义故也，若身热微而表证少，但脉微弱，而疼重，水行皮中者，则水寒较胜，自当用五苓散，使从水道气化而出可也。

清·陈元犀，《金匮方歌括》（1811年）：按：此物能去水气，水去则暑无所依而自愈矣。

清·王孟英，《温热经纬》（1852年）：尤在泾曰：暑之中人也，阴虚而多火者，暑即寓于火之中，为汗出而烦渴。宜白虎加人参以清热生阴。阳虚而多湿者，暑即伏于湿之内，为身热而疼重。故暑病恒以湿为病，而治湿即所以治暑。瓜蒂苦寒，能吐能下，去身面四肢水气，水去而暑无所依，将不治而自解矣。此治中暑兼湿者之法也。

清·高学山，《高注金匮要略》（1872年）：主瓜蒂汤者，瓜蒂苦寒，苦则能令胃系急而不下，寒则能拒热之邪内侵。且此药善涌，涌则开提阳气，能使微弱之脉自振，将水气运为自汗，而身热疼重，俱可尽解，是去行水之权。只用一涌以提其阳气而已足矣。其言一物者，不欲以余药牵制其性耳。

清·莫枚士，《经方例释》（1884年）：《外台·卷四》删繁，以此方治天行热毒，通贯藏府，沉鼓骨髓之间，或为黄疸、黑疸、赤疸、白疸、谷疸、马黄等疾，喘息，须臾欲绝。考古所谓，天行热毒，即冬温之毒也。

清·戈颂平，《金匮指归》（1907年）：瓜蒂苦寒气薄，浮而升，以苦寒气味，固浮外之阳，以气薄易升之物，宣发皮中之水。右一味，锉末，以水一升，煮取五合，象阳数藏于土中，升水土之阴，和阳气开于子，交姤于午，成为暑令。去滓，顿服，一气服下，取其气壮，易降易升也。

近代·曹颖甫，《伤寒发微》（1931年）：故特用瓜蒂之苦泄以涌其寒痰，香豉以散寒，赤小豆以泄湿，一吐而冲逆止矣。惟亡血家及体虚之人，则为禁例。盖恐亡血家一吐之后，引动咯血，旧疾复发，虚羸者不胜震荡，正气将益不支也。须知吐法在《伤寒论》中，惟此一条，仲师不得已而用之，故方治后又垂戒如此。

近代·徐大桂,《伤寒论类要注疏》(1935年)：瓜蒂，瓜之由花而实，皆以蒂柄为之枢纽。故瓜蒂具有畅达升越之性，且味苦善涌，故宜入吐越之剂。赤小豆，甘酸之味，合瓜蒂、香豉之苦，能开提胸膈邪气。

近代·彭子益,《圆运动的古中医学·伤寒论方解篇》(1947年)：痰实结在胸中，阳气不达，故肢冷脉乍紧。胸中窒塞，故烦而不能食，宜瓜蒂散以吐痰也。

现代·任应秋,《伤寒论语释》(1957年)：瓜蒂含有甜瓜毒素，有强烈催吐作用，可能是由于刺激胃黏膜的感觉神经，反射地引起呕吐中枢的兴奋而起。须于瓜未熟时采用，瓜熟后采便无效。赤小豆本草载能利水消肿，排脓散血，它可能有稀释痰涎的作用。香豉用以消失胸腔的烦满现象。

现代·安徽中医学院,《伤寒论通俗讲义》(1959年)：本方不仅有治疗痰饮实邪壅塞胸中的证候，又有催吐作用。方以瓜蒂、赤小豆、香豉三味组成，瓜蒂苦寒有毒，其性上行而涌吐；赤小豆甘酸，涌泄，其性下行而利水；香豉作糜有轻清上升之用，可增强瓜蒂涌吐力量。

现代·王渭川,《金匮心释》(1982年)：本节指出暍病兼湿的症状和治疗。仲景处方用一物瓜蒂汤，因瓜蒂苦寒，寒则拒暍热之邪内侵，此药善涌，涌则开提阳气，使微弱之脉振兴，水气运为自汗而身疼痛尽解。

现代·刘渡舟，聂惠民，傅世垣,《伤寒挈要》(1983年)：吐为八法之一，这种方法能引导病邪与有害物质，使之从口吐出，从而达到治病目的。这种治法，对停留于胸、胃脘的有形之邪，在汗之不可、下之不能的情况下应用，可以舒郁解结，宣通气机，涌吐病害物质与有毒食物，而达到治疗目的。瓜蒂散是吐法第一张方子，这个药苦寒有毒，服后不被吸收，但对胃的刺激较强，所以必须饮以香豉汤借以宣郁而又护胃。若服散后良久不吐的，可令其含沙糖一块即吐；如服散得吐而不止的，急煎葱白汤服之，或以麝香研末服少许而解。

【方论评议】 方中瓜蒂苦寒燥湿，清热解暑。《金匮要略心典》云：瓜蒂“治是暑兼湿者。”

【药理作用】 本方具有解热、催吐、抗病毒、抗菌、抗炎、抗过敏、增强机体免疫功能等作用。

二画

十枣汤

【导读】 ①学用十枣汤应重视大戟、甘遂和芫花的用量调配关系，大戟、甘遂、芫花、大枣的用量调配关系。②十枣汤虽是辨治悬饮证的重要代表方，但在临床中对水肿证等也具有良好治疗作用。③学好用活十枣汤的第一步是辨清十枣汤由哪些药物组成：组成十枣汤有2组药，第1组是补益药即大枣，第2组是消肿逐水药即大戟、芫花、甘遂，从2组用药用量深入学习研究即可用活十枣汤。

【方歌】 十枣汤攻逐水饮，大戟甘遂与芫花，悬饮水肿痰湿证，大枣煎汤效最佳。

【方药】 芫花熬　甘遂　大戟各等份

【用法】 上三味，等份，分别捣为散，以水一升半，先煮大枣肥者十枚，取八合，去滓。内药末，强人服一钱匕（1.5 ~ 1.8 g），羸人服半钱，温服之，平旦服。若下少病不除者，明日更服，加半钱，得快下利后，糜粥自养。

【功用】 攻逐水饮。

【适应证】

1. 中医病证：①悬饮证。咳唾胸胁引痛，心下痞硬满，干呕，短气，头痛，目眩，或胸背掣痛不得息，或汗出，苔滑腻，脉沉弦。②水肿实证。一身悉肿，身半以下为重，二便不通，腹胀喘满。③痰饮水气证。

2. 西医疾病：胸膜炎或腹膜炎、流行性出血热少尿期伴肾衰竭、肝硬化腹水结核性腹水、肾炎水肿、心源性水肿、血吸虫病、肥胖等临床表现符合悬饮证者。

【用药分析】 方中大戟偏于泻脏腑之水饮；甘遂偏于泻经隧之水饮；芫花偏于泻胸胁脘腹之水饮；大枣补益中气，缓急解毒。

【用方思路】

1. 十枣汤既是辨治水饮郁结证的重要代表方，又是辨治诸多杂病如肺病、心病、肝病、肾病、皮肤病等的重要基础方。

2. 方中大戟、甘遂、芫花可攻逐诸脏腑、筋骨、肌肤之水饮；大枣可补益诸脏腑之气。从方中用药用量及调配分析得知，十枣汤的应用并不局限于水饮郁结证，还可用于辨治诸多杂病，如呼吸、循环、泌尿、内分泌及代谢等系统疾病。

3. 运用十枣汤辨治的病证（无论病变部位在肺、在肾或在心）以水饮为主，其治当攻逐水饮。

【随证合方】 若夹阳虚，可与四逆汤合方用之；若夹湿热，可与栀子柏皮汤合方用之；若夹寒湿，可与甘姜苓术汤合方用之。应用时还必须结合病变主次酌情调整方药用量。

【注意事项】 运用十枣汤既要辨清西医之病，又要辨清西医之病属于中医水饮郁结证。辨西医之病可进一步了解疾病的发展演变及转变规律，辨中医之证可更好地针对西医之病选用十枣汤。

【应用指征】

（1）太阳中风，下利呕逆，表解者，乃可攻之。其人漐漐汗出，发作有时，头痛，心下痞硬满，引胁下痛，干呕，短气，汗出，不恶寒者，此表解里未和也，十枣汤主之。（152）

（2）病悬饮者，十枣汤主之。（第十二　22）

（3）咳家，其脉弦，为有水，十枣汤主之。（第十二　32）

（4）夫有支饮家，咳，烦，胸中痛者，不卒死，至一百日或一岁，宜十枣汤。（第十二　33）

【方论】

宋·寇宗奭，《本草衍义》（1116年）： 今京、洛间甚多。张仲景《伤寒论》以芫花治痢者，以其行水也。水去则痢止，其意如此。然今人用时，当以意斟酌，不可使过与不及也。仍须是有是证者方可用。

金·成无己，《注解伤寒论》（1144年）： 辛以散之，芫花之辛，以散饮；苦以泄之，甘遂、大戟之苦，以泄水。水者，肾所主也；甘者，脾之味也。大枣之甘者，益土而胜水。

明·许宏，《金镜内台方议》（1422年）： 故用芫花为君，破饮逐水。以甘遂、大戟为臣，佐之以大枣，以益脾而胜水为使。经曰：以辛散之者，芫花之辛，散其伏饮。苦以泄之者，以甘遂、大戟之苦，以泄其水。甘以缓之者，以大枣之甘，益脾而缓其中也。

明·汪石山，《医学原理》（1525年）： 治伤寒邪热内蓄，伏饮，以致头疼，心下痞满，引胁下痛，干呕气。治宜下热逐饮为当。经云：辛以散之，故用芫花之辛以散饮；苦以泄之，故用甘遂、大戟之苦，以泄水；大枣之甘以益脾土。

明·汪石山，《医学原理》（1525年）： 治饮水过多致伤中气，运动无力，不得输布水饮，以致停蓄胸膈之间不散，咳唾引痛，方书谓之悬饮。法当健脾散水为主。故用大枣以补中健脾，芫花、甘遂、大戟以散水饮。

明·吴昆，《医方考》（1584年）： 伤寒表证已去，其人汗出，心下痞硬，胁痛，干呕，短气者，此邪热内蓄而有伏饮也，本方主之。芫花之辛能散饮，戟、遂之苦能泄水。又曰：甘遂能直达水饮所结之处。三物皆峻利，故用大枣以益土，此戎衣之后而发巨桥之意也。是方也，惟壮实者能用之，虚羸之人，未可轻与也。

明·李时珍，《本草纲目》（1590年）： 十枣汤驱逐里邪，使水气自大小便而泄，乃《内经》所谓洁净府、去菀陈莝法也……芫花、大戟、甘遂之性，逐水泄湿，能直达水饮窠囊隐僻之处。但可徐徐用之，取效甚捷。不可过剂，泄人真元也。

明·方有执，《伤寒论条辨》（1592年）：

此盖邪热伏饮，抟满胸胁，与结胸虽涉近似，与胃实则大不相同。故但散之以芫花，达之以甘遂。泻虽宜苦，用则大戟。胜之必甘，汤斯大枣。是皆蠲饮逐水之物，而用情自尔殊常。羸，瘦劣也。糜粥，取糜烂过熟易化，而有能补之意。

明·张卿子，《张卿子伤寒论》(1644 年)：辛以散之，戟、花之辛以散饮，苦以泄之，甘遂、大戟之苦以泄水。水者，肾所主也。甘者，脾之味也，大枣之甘者，益土而胜水。

清·喻嘉言，《尚论后篇》(1648 年)：大枣纯得土之中气，兼感天之微阳以生，故味甘气平又温。气味俱厚，阳也，入足太阴、阳明经。经曰：里不足者，以甘补之。又曰：形不足者，温之以气。甘能补中，温能益气，甘温能补脾胃，故主治安中补脾，补中益气。此方三味皆峻利，故用肥枣十枚，盖戎衣一着，大发钜桥之意，所以题之曰十枣汤，表其用之重也。

清·喻嘉言，《医门法律》(1658 年)：伤寒病，其胁痞满而痛，用十枣汤下其痰饮。杂病虽非伤寒之比，而悬饮内痛，在胁则同，况脉见沉弦，非亟夺其邪，邪必不去，脉必不返。所以用十枣汤，不嫌其过峻也。凡病之在胁而当用下者，必仿此为例也。外邪入而合之固嗽，即无外邪，而支饮渍入肺中，自足令人咳嗽不已，况支饮久蓄膈上，其下焦之气逆冲而上者，尤易上下合邪也。夫以支饮之故，而令外邪可内，下邪可上，不去支饮，其咳终无宁宇矣。去支饮取用十枣汤，不嫌其峻。岂但受病之初，即病蓄已久，亦不能舍此别求良法。其曰：咳家其脉弦，为有水，十枣汤主之。正谓急弦之脉，必以去支饮为亟也，犹易知也。其曰：夫有支饮家咳烦，胸中痛者不卒死，至一百日一岁，宜十枣汤。此则可以死而不死者，仍不外是方去其支饮，不几令人骇且疑乎？凡人胸膈间孰无支饮，其害何以若此之大？其去害何必若此之力？盖膈上为阳气所治，心肺所居，支饮横据其中，动肺则咳，动心则烦，搏击阳气则痛，逼处其中，荣卫不行，神魄无根据，则卒死耳。至一百日一年而不死，阳气未散，神魂未散可知。惟亟去其邪，可安其正，所以不嫌于峻攻也。扫除阴浊，俾清明在躬，较彼姑待其死，何得何失耶？

清·程应旄，《伤寒论后条辨》(1670 年)：今则邪液结聚，肠脘间责其多水，故荡涤肠胃之药，俱无所用，唯取芫花之辛，甘遂、大戟之苦，从高分下之，使沟渠泾隧，无处不达，而复用大枣十枚，以补土气，以杀毒势，则破结仍是和中，不令其有伤于胃耳。此虽病在太阳，无可下之理，而此数条，皆下其所当下，不为误下也。

清·柯琴，《伤寒来苏集》(1674 年)：中风下利呕逆，本葛根加半夏症。若表既解而水气淫溢，不用十枣攻之，胃气大虚，后难为力矣。然下利呕逆，固为里症，而本于中风，不可不细审其表也。若其人汗出，似乎表症，然发作有时，则病不在表矣。头痛是表症，然既不恶寒，又不发热，但心下痞硬而满，胁下牵引而痛，是心下水气泛溢，上攻于脑而头痛也。与"伤寒不大便六七日而头痛，与承气汤"同。干呕汗出为在表，然而汗出而有时、更不恶寒、干呕而短气为里症也明矣。此可以见表之风邪已解，而里之水气不和也。然诸水气为患，或喘、或渴、或噎、或悸、或烦、或利而不吐、或吐而不利、或吐利而无汗。此则外走皮毛而汗出，上走咽喉而呕逆，下走肠胃而下利，浩浩莫御，非得利水之峻剂以直折之，中气不支矣。此十枣之剂，与五苓、青龙、泻心等法悬殊矣。太阳阳明合病、太阳少阳合病，俱下利呕逆，皆是太阳中风病根。

清·陈尧道，《伤寒辨证》陈尧(1678 年)：故用芫花之辛以逐饮，甘遂、大戟之苦以泄水，并赖大枣之甘以运脾，助诸药祛水饮于胸胁之间，乃下剂中之变法也。

清·汪琥，《伤寒论辨证广注》(1680 年)：成注云：辛以散之。芫花之辛，以散饮。苦以泄之，甘遂、大戟之苦，以泄水。水者，肾所主也。甘者，脾之味也。大枣之甘，益土而胜水。

清·汪昂，《医方集解》(1682 年)：此足太阳药也。芫花、大戟，性苦以逐水饮；甘遂苦寒，能直达水气所结之处，以攻决为用。三药过峻，故用大枣之甘以缓之，益土所以胜水，使邪从二便而出也。

清·李彣,《金匮要略广注》(1682年)： 三物皆味苦，苦以泄之，能直达水饮窠囊之处，但恐峻利，泄人真元，故加大枣甘以缓之，且枣为脾果，补土所以制水也。

清·张志聪,《金匮要略集注》(1683年)： 芫花、甘遂、大戟，皆有下水破饮之功。芫花辛温色赤，从上而下也；甘遂苦寒，苦能上达，寒能泻下；大戟浸水，其色青绿，能泻胁下肝胆之邪，此大泄胸胁水邪之劫剂也。夫内膈上连于胸，下连于胁，上下之相通也，故重言病悬饮者，盖谓悬饮虽在胁在络，而亦宜此汤王之。枣为脾果，脾为阴中之至阴，十乃阴数之终极，阴极阳生。用十枣者，取其助脾土之生气，以制胜其水焉。《伤寒论》曰：心下痞鞕满。引胁下痛，干呕，短气，十枣汤主之。此治胸胁气分之剂也。故复曰：病悬饮者，十枣汤主之。盖言悬饮留悬于胁下，须疏泄肝气以解之，有若下节之泽泻汤、葶苈大枣泻肺汤，皆行气以解经也。

清·张志聪,《伤寒论集注》(1683年)： 此言太阳痞硬之证，表解而邪实于内，乃可攻之。太阳中风，表证也；下利呕逆，则太阳之邪陷于中土，似乎可攻，然表解者，乃可攻之；其人絷絷汗出者，风伤肌腠也；发作有时，头痛者，随太阳气旺之时而头痛也；心下痞鞕满，引胁下痛，干呕短气，乃太阳之邪逆于中土而不能枢转于外。夫絷絷汗出而不恶寒，虽头痛时作，此为表解。其痞鞕满痛、干呕等证，为邪实于内，而里未和也，十枣汤主之。芫花气味辛温，花性在上，熬令赤色，皆取象心从上而下之意；甘遂、大戟其味苦寒，其性下泄，心下之痞鞕满痛，可以直遂而下，邪气下行太阳正气上出；用十枣者，助脾土之气也；糜粥自养者，养其胃气焉。观此则凡攻痞鞕者，虽有实证，须顾其脾胃之土气矣。

清·周扬俊,《金匮玉函经二注》(1687年)： 则知十枣汤之治悬饮之证最多也，故将下条粘连上条。成注谓芫花之辛以散饮，甘遂、大戟之苦以泄水，大枣之甘以益脾而胜水也。

清·钱潢,《伤寒溯源集》(1708年)： 芫花、大戟、甘遂之性，逐水泄湿，能直达水饮窠囊隐僻之处，可徐徐用之，取效甚捷。余参考方书，如控涎丹、小胃丹、舟车神佑丸等法，虽后贤变通之法，然皆本之于此。夫芫花辛温而有小毒，能治水饮痰澼胁下痛。大戟苦寒而有小毒，能泄脏腑之水湿，甘遂苦寒有毒，而能行经隧之水湿。盖因三者性未驯良，气质峻悍，用之可泄真气，故以大枣之甘和滞缓，以柔其性气，裹其锋芒。然亦强者不过服一钱匕，羸者减至半钱而已。又以肥枣十枚，煮汁八合和之。若服之而下少病未除者，又必至明日，方可更服。仲景制方之妙，可谓临深履薄，惴惴焉矣。

清·秦之桢,《伤寒大白》(1714年)： 三阳表邪尽解，胁下仍见硬痛，此悬饮结聚，故以十枣汤下痰饮水积。

清·魏荔彤,《金匮要略方论本义》(1720年)： 遂出悬饮治法一则，病悬饮者，十枣汤主之。悬饮之在胁下，自成一巢穴，如孤军独立，非单刀直入之将入虎穴而求虎子，不足以破其险阻也。芫花、甘遂、大戟，专主逐水去湿，直达水饮窠囊之处，取其效甚捷；何以枣肉，令不伤胃。治水之专剂，正所以攻胁下屈曲之邪，至当不易也。服法斟酌强羸人，快后养以糜粥，皆全胃气也。此仲景治悬饮之一法不尽者，应于《伤寒论》中少阳、厥阴二经求治法也。仲景已论于《伤寒》，故不复及。

清·姚球,《伤寒经解》(1724年)： 心下痞鞕满，胁下痛，湿邪已逼处上中二焦，有非五苓利水之剂所能除，故用芫花消水者为主，佐以甘遂、大戟，主五水。十二水者，以大枣扶脾补中者为引。痰入中焦席卷而下，所积之水，不少留停也。

清·尤在泾,《伤寒贯珠集》(1729年)： 悬饮非攻不去，芫花、甘遂、大戟，并逐饮之峻药，而欲攻其饮，必顾其正，大枣甘温以益中气，使不受药毒也。

清·尤在泾,《金匮要略心典》(1729年)： 伤饮、饮过多也，气资于饮，而饮多反伤气，故脉浮而细滑则饮之征也。脉弦数而有寒饮，则病与脉相左，魏氏所谓饮自寒而挟自热是也，夫相左者，必相持，冬则时寒助饮，欲以热攻，则脉数必甚，夏则时热助脉，欲以寒治，则寒饮为碍，故曰难治。脉沉而弦，饮气内聚也，饮内聚而气击之则痛，十枣汤蠲饮破癖，其力颇猛，《三因方》以三味为末，枣肉和丸，名十枣丸，亦良。

清·王子接,《绛雪园古方选注》(1732年)：攻饮汤剂，每以大枣缓甘遂、大戟之性者，欲其循行经隧，不欲其竟走肠胃也，故不名其方而名法，曰十枣汤。芫花之辛，轻清入肺，直从至高之分去菀陈莝，以甘遂、大戟之苦，佐大枣甘而泄者缓攻之，则从心及胁之饮，皆从二便出矣。

清·不著撰人,《伤寒方论》(1732年)：下痢呕逆，上下交症，势最孔亟，设非痰饮，即是太阳表邪作呕，胁热下痢矣，表里不明，过在反掌，故以汗出不恶寒，知其表解，心下痞硬满，引胁下痛，干呕，短气，知其理未和，可疑者，发作有时及头疼耳，不知痰湿壅燥气，湿困于中则满，燥攻于头则疼，且发作有时，则与表证之昼夜俱笃者，大不侔矣，但较之结胸，则位在心下而非阳邪，较之痞证同属阴邪，而多头疼干呕，明是邪搏痰饮，势极汹涌，水气下胃而利，邪隔在头而疼也，故以芫花之辛，甘遂大戟之苦，大枣之甘以益土而胜水，其不用芩连干姜等者，痰饮窃据势同篡汉之莽，非单刀直入则汉兵虽多，无益成败耳。

清·吴谦,《医宗金鉴》(1742年)：甘逐、芫花、大戟三味，皆辛苦气寒而禀性最毒，并举而用之，气味相济相须，故可直攻水邪之巢穴，决其渎而大下之，一举而患可平也。然邪之所凑，其气必虚，以毒药攻邪，必伤及脾胃，使无冲和甘缓之品为主宰，则邪气尽而大命亦随之矣。然此药最毒至峻，参术所不能君，甘草又与之反，故选十枣之大而肥者以君之。一以顾其脾胃，一以缓其峻毒。得快利后，糜粥自养。一以使谷气内充，一以使邪不复作。此仲景用毒攻病之法，尽美又尽善也。昧者惑于甘能中满之说而不敢用，岂知承制之理乎！

清·黄元御,《长沙药解》(1753年)：治中风表解，内有水气，下利呕逆，头痛，心下痞硬满，引胁下痛，汗出不恶寒者。以土败不能制水，水邪泛滥，中气郁阻，肝脾下陷而为泄利，胆胃上逆而作呕吐。戊土迫于甲木，是以心痞胁痛。相火升而卫泄，是以汗出。表证既解，故不恶寒。芫、遂、大戟，决其积水，大枣保其脾精也。

清·黄元御,《金匮悬解》(1754年)：水寒木郁，则脉沉而弦，法当悬饮在胁，咳唾引痛。病悬饮者，木旺土虚，不能行水，宜扶土而泻水。十枣汤，芫、遂、大戟，决渠而泻水饮，大枣补土而保脾精也。

清·徐灵胎,《杂病证治》(1759年)：甘遂攻经络之饮，大戟攻脏腑之饮，芫花泻积饮以通肠胃也。大枣浓煎煎服，以和诸药之悍，且保肠胃之无伤。俾悬饮解散，则痞硬自消而疼痛无不退，何悬饮之足患哉。此逐饮养胃之剂，为饮停痞痛之专方。

清·徐灵胎,《伤寒约编》(1759年)：积水至甚，洋溢中外，非此下水之峻剂不能应敌也。甘遂、芫花、大戟皆辛苦气寒而秉性最毒，一下而水患可平矣。误下而热不得散，水不得行，因而痞硬。

清·吴仪洛,《成方切用》(1761年)：治太阳中风，下利呕逆，表解者乃可攻之。其人汗出，头痛，心下痞硬，引胁下痛，干呕短气，汗出不恶寒，表解而里未和。邪热内蓄，有伏饮者。芫花、大戟之辛苦，以逐水饮，甘遂苦寒，能直达水气所结之处，以攻决为用。三药过峻，故用大枣之甘以缓之，益土所以胜水，使邪从二便而出也。

清·强健,《伤寒直指》(1765年)：辛以散之，芫花之辛以散饮；苦以泄之，甘遂、大戟之苦以泄水。水者，肾所主也。甘者，脾之味也，大枣之甘益土而胜水。服一钱匕，匕，即匙也。一钱匕者，将一个钱作匕，抄药末调服也。半钱匕者，以钱半抄也。曰方寸匕者，以方一寸之抄抄之也。

清·杨栗山,《伤寒瘟疫条辨》(1784年)：伤寒种种下法，咸为胃实而设，今证在胸胁而不在胃，则荡涤肠胃之药无所取矣。故用芫花之辛以逐饮，甘遂、大戟之苦以泄水，并赖大枣之甘以运脾而助诸药。祛水饮于膈胁之间，乃下剂中之变法也。愚按：开后人湿热生痰无穷之法门，此方是也。

清·陈修园,《长沙方歌括》(1803年)：按：第三味皆辛苦寒毒之品，直决水邪，大伤元气。柯韵伯谓：参、术所不能君，甘草又与之相反，故选十枣以君之。一以顾其脾胃，一以缓其峻毒。得快利后糜粥自养，一以使谷气内充，一以使邪不复作。此仲景用毒攻病之法，尽美又尽善也。

清·朱光被,《金匮要略正义》(1803年)：浮脉何以主饮？以浮而兼见细滑，滑为痰盛，细为饮象，是必暴入之饮，挟痰水涌而浮，如酒客饮后脉自浮滑而细也。故不曰有饮，而曰伤饮，谓特伤于多饮焉耳！弦为寒脉，数为热脉，寒热相搏，即所谓阳中有阴也，故主有寒饮。然饮虽为寒，而致饮之由，实因寒热搏结而起。火伏于内而寒裹于外，当其相乘则病发，相间则病已。冬夏极寒极热与病气相乘，故曰难治，若痰火病是也。治疗之法，当于春秋病伏时，曲为分解矣。沉本为水脉，沉而弦则气分为饮邪胶结，故主内痛。痛则有欲闭之象，攻之不嫌峻而疾，因以十枣汤极锐利之品，以迅扫痰趋，不容少宽以贻后患，正所以护持元气于未坏也。按甘遂性苦寒，能泻诸经隧之水湿；大戟性苦辛寒，能泻诸脏腑之水湿；芫花性苦温，能破水饮之窠囊，合三物之长以攻逐结邪，藉大枣以护元气也。

清·陈元犀,《金匮方歌括》(1811年)：按：脉沉主里，弦主饮。饮水凝结，悬于胸膈之间，致咳引内痛也。悬饮既成，缓必滋蔓。急用十枣汤直达病所，不嫌其峻，意谓始成而即攻之，使水饮下趋而无结痛之患。所谓毒药去病者是也，若畏其猛而不敢用，必迁延而成痼疾矣。

按：凡人将咳之顷，喉间似哽非哽，似痒非痒，若有若无者，皆饮气干之也。饮气一干，则咳嗽作矣。除劳伤积损脉极虚极细者，别有治法。若咳而脉弦，皆为水饮，宜十枣汤攻之。若诊得弦脉，畏不敢用，其饮动肺则咳，动心则烦，搏击阳气则胸痛，即至一百日一岁之久，亦以此方为背城之借，然亦危矣。此言治法当如是也，非谓必用其方，以致败名取怨。

清·邹澍,《本经疏证》(1832年)：仲景于饮之剧者，类萃甘遂、大戟、芫花为十枣汤，解之者咸谓病既急迫，用药不嫌其峻是已，然终无以三味之殊，体贴病情而为之说者。夫谓不嫌峻，则驱饮之物，岂止三味，若谓以其功用相近，则一味足矣，何必三味。愚因此细参而后知三味之蠲逐饮邪，用各不用，其与病情甚为贴切也。夫甘遂用根，且须形类连珠体实重者，是其性为著里。再覈之以甘遂半夏汤治"虽利心下续坚满不可知"，其为饮在里，纵不利而不减者用乎！大戟用根皮，其茎中空，是其性为著表，再参之以治一身十二经之水，及中风，皮肤疼痛，吐逆。又不可知其为饮在表，而兼吐逆者用乎！芫花用花，且其物先花后叶，是其性为著上。再其主治为"咳逆上气，喉鸣喘咽肿短气"，更不可知其为饮横于上者用乎！曰：太阳中风，下利呕逆表解者，乃可攻之。其人漐漐汗出，发作有时，头痛心下痞硬满，引胁下痛，干呕短气，汗出，不恶寒者，十枣汤主之。夫上为吐，下为利，外为汗出，内仍心下痞硬满引胁下痛，自非甘遂、大戟、芫花，何以使净尽无余，而后知仲景之用药，决非漫无分别也。

清·吕震名,《伤寒寻源》(1850年)：下利呕逆，明是水邪为患，但病属太阳中风而来，必须表罢可攻。汗出，有似表证，但发作有恶寒非表矣。头痛有似表证，但汗出不恶寒，则非表矣。而心下痞，硬满引胁下痛，干呕短气诸证，全是水邪内壅之状。乃知汗出亦属水气外蒸头痛亦属水邪上逆，主里而不主表，里未和则宜攻下，但邪在胸胁，与攻胃实不同法。胃实者邪劫津液，责其无水，此则邪搏胸胁。责其多水，若施荡涤肠胃之药，诛伐无过，反滋变逆。故用芫花甘遂大戟三味，皆逐水之峻药。别捣为散，而以大枣作汤，取其甘味载药入至高之分。分逐水邪，从上而下。此法今人多畏而不敢用，岂知不如此，水邪何由攻下耶。

清·陈恭溥,《伤寒论章句》(1851年)：十枣汤，逐水行结之方也，凡病无表证，水邪内伏者用之。本论曰：太阳中风，下利呕逆，表解者，乃可攻之。其人漐漐汗出，发作有时，头痛，心下痞硬满，引胁下痛，干呕短气，汗出不恶寒，反恶热者，此表解里未和也，此方主之。夫下利呕逆，乃太阳寒水之邪，陷于中土也。头痛似表证，然不恶寒反恶热，则此头痛不得为表证。且有心下痞，且硬而满，引胁下痛，则里之寒水已结矣。故用三味之逐水者，以破其结。又虑其过伤胃气，故以大枣浓煎为汁，以监制之，则病去而正不伤矣。此方通治咳逆水饮，凡水邪内结者每验。《金匮》多用之。

清・费伯雄,《医方论》(1865年)：十枣汤乃逐水之峻剂，非大实者不可轻试。至河间之三花神祐丸，除大枣而加大黄、黑丑，已是一味峻猛，不复留脾胃之余地，更加轻粉，则元气搜刮殆尽，病虽尽去，而人亦随亡。可知仲景以十枣命名，全赖大枣之甘缓，以救脾胃，方成节制之师也。

清・郑钦安,《伤寒恒论》(1869年)：主以十枣汤，取大枣以培土去湿，湿去而诸症自释……主以十枣汤，直决其水，恐水去而正不支，故取枣之甘以补正，庶不致害。

清・高学山,《伤寒尚论辨似》(1872年)：主十枣汤者，另有妙义，非平常下药之例。盖此症起于下利呕逆，肠胃之宿食几净，所为害者，不过阳虚阴结，其一时外水内饮，总总为风邪勾结而不可解，其祸最烈，故以逐水至急之品，托于甘温之十枣，则唐虞恺悌之时，正不妨于皋陶之杀，以三物之干烈而驱湿，枣汤之滋润而复保脏府之真阴也。喻注：邪结于胸，其位至高，此在心下及胁，其位卑。又曰：症在胸胁，而不在胃，故荡涤肠胃之陷胸无取，混甚。论药之高卑，下药中，惟十枣汤为最高。盖三者，俱至急之性，过嗓即发，而十枣汤颇具留恋之意也。其次，则陷胸汤，以甘遂葶苈之性固急，又趁硝黄下趋之势耳。其次，才是承气，见承气汤下。论病之高卑，结胸与此症为最高，特其倒顺不同耳。盖结胸之根，在心肺上之夹空处，其头向胃，以其从外陷入也。故陷胸用急性药者，拔其根以为下也。此症之头，在心肺上之夹空处，其根在胃，以其从下冲上也，故十枣用急性药者，击其头以为下也。至于诸承气等汤症，大概俱在肠胃之间，则降胸一等矣。

或问曰：十枣汤，重芫花等三物耶？重十枣耶？以为重十枣，则十枣不能力驱痰饮；以为重三物，而何不以三物名汤乎？余曰：古人评曹操，为治世之能臣。三物者，曹操也。惟有十枣之能治世，故三物得为能臣。否则，奸雄而已矣。此摧锋陷阵之功，总归莲花幕内耳。或又曰：是则取十枣者，以其甘而浮缓也。不识甘草胶饴可代乎？曰：不可。盖二物甘而腻，此则甘而爽；二物浮缓而柔，此则浮缓而断也。夫腻而柔者，可以守太平，而戡乱之才，不得不推爽断，以其得秋令而承金气，为肺与大肠之果，故也。且其初病，既曰呃逆，即其近症，犹然干呕。夫酒客不可与桂枝，呕家不可与建中，非谓甘草胶饴之能动呕耶，其缓急之相反，又其余事也矣。

清・莫枚士,《经方例释》(1884年)：此治胁下有水气之专方。芫花治水气下利。小青龙加减法曰：若下利者，去麻黄加芫花是也。甘遂治水气在胸，故陷胸汤二方及丸方，并主甘遂。《要略》甘遂半夏汤症，亦以下坚满也。大戟主水气在腹，腹满急痛，吐逆头痛，三味并用，为行水之峻剂。《外台》《范汪方》，大甘遂丸，用芫花、甘遂、大戟三味，以治悬饮取此,《三因方》控涎丹，以此方去芫花加白芥子，变汤为丸，亦下痰之峻剂。芫花云熬者,《宣明方》云：仲景乡俗异语云炒作熬。凡言熬者，皆干炒也。

清・唐容川,《血证论》(1884年)：共为末，大枣十枚，煎浓汤送下一字，下水饮如神。

清・王旭高,《退思集类方歌注》(1897年)：诸证皆水气为患。仲景利水之方，种种不同，此其最峻者也。芫花、甘遂、大戟为决水之猛药，故用大枣甘以缓之，欲其缓循经络，不欲其径走肠胃也。缓攻则从心及胁之水饮，皆从二便出矣。

清・张秉成,《成方便读》(1904年)：故不用大黄、芒硝荡热软坚，但以芫花、甘遂、大戟三味峻攻水邪之品而直下之。然水邪所结，脾气必虚。故治水者，必先补脾，以土旺则自能胜水，脾健则始可运行。且甘缓制其峻下之性，此其用大枣之意欤。凡杂病水鼓证正不甚虚者，皆可用之。

清·戈颂平，《伤寒指归》（1907年）：化生万物，皆主元阳，水停脾土中，元阳开则气浮，以芫花辛温气味，散脾土中所停之水。水停脾土中，土味不能转运四方，遂其生气，以甘遂辛甘气味，逐其水而遂其生。水停脾土中，以大戟苦寒气锐，逐其水，毋使稍停。脾土无停水，元阳开则不逆。一升，十合也，半物中分也。右五味等分各别捣为散，以水一升半，象地天生成十数，从中土分运四方，复合为一也。水藏土中，逐其停水，恐伤土之真水，先煮大枣肥者十枚，意先取味厚气浓之物，培固四方土气，毋使真水下泄。取八合，象阴数得阳正于八。强人服一钱匕，羸人服半钱匕，平旦温服。平旦，晨明也，阳气引达半表，服此方，逐半里脾土停水不伤其阳，故取平旦温服。若下少，病不除者，明日平旦，更加半钱匕，得快下利，毋使气味留连，后以糜粥自养，助胃中之阴，和阳气内阖午也。

清·戈颂平，《金匮指归》（1907年）：化生万物，悉主元阳，系阴于里，元阳开则气浮，以芫花辛温气味，散半里所系之阴；系阴于里，土味不能转运四方，遂其生发之气，以甘遂辛甘气味，逐其水而遂其生；系阴于里，以大戟苦寒气锐，逐其水，毋使稍停，无系阴于里，元阳开则不浮。一升，十合也，半物中分也，以水一升半，象天生地成十数，从中土分运四方，复合为一也。水藏土中，逐其停水，恐伤脾土之真水。先煮大枣肥者十枚，意先取味厚气浓之物，培固四方土气，毋使真水下泄，取八合，象阴数得阳正于八，复合为一开于子也。强人服一钱匕，羸人服半钱匕，平旦温服，平旦，晨明也，晨明时，阳气引达半表下。服此方，逐半里停水，不伤其阳，故取平旦温服。若下少病不除者，明日平旦，更加半钱匕，得快下利，毋使气味留连，后以糜粥自养，助胃中之阴，和阳气内阖午也。

水气内拒，以芫花辛温气味，散其水气；水拒半里，土味不能转运四方，遂其生发之气，以甘遂辛甘气味，逐其水而遂其生；水拒半里，以大戟苦寒气锐，逐其水，毋使稍停。先煮大枣肥者十枚，取味厚气浓，培固四方土气，毋使真水下泄。

近代·何廉臣，《增订伤寒百证歌注》（1928年）：若不恶寒为表解，而里未和，宜用此汤。第三味皆辛苦寒毒之品，直决水邪大伤元气。柯韵伯谓参术所不能君，甘草又与之相反，故选十枣以君之。一以顾其脾胃；一以缓其峻毒，得快利后糜粥自养；一以使谷气内充，一以使邪不复作此。仲景用毒攻病之法，尽美又尽善也。

近代·曹颖甫，《金匮发微》（1931年）：所以用十枣者，一因药力猛峻，恐伤脾胃；一因痰涎未易浣濯，用甘味之十枣，以缓芫花、大戟、甘遂之力，使如碱皂之去油垢，在渐渍，不在冲激也。

近代·祝味菊，《伤寒方解》（1931年）：本方顾名思义，应以十枣为主药。其适用标准在太阳中风，表解后，水液停聚胸胁，淋巴壅滞，心下痞硬，痛引胁下，故以大枣固正而缓其药力之缓急，芫花消胸中痰饮，甘遂攻积水，大戟通利水道。此仲景补中寓泻之大法也。煮服法中所云“上三味等分”者，非言其药力之重量相等，乃谓药之体积相等。若云重量相等，则大戟较重于芫花、甘遂多多，乌能等分计之耶。

近代·徐大桂，《伤寒论类要注疏》（1935年）：芫花，熬，按《本草纲目》用醋熬透，去醋，水浸过，晒干用。攻利之品，取其花性主散，荡涤膈间水饮。甘遂，专善攻决隧道，宜制用。大戟，攻利水湿。大枣，十枚擘。甘温护胃，使毒剂不致过泻中气。

近代·彭子益，《圆运动的古中医学·金匮方解篇》（1947年）：治饮悬在肋，咳嗽内痛，脉沉而弦者。芫花、大戟攻下水饮，红枣保中气保津液也。木气被水饮阴格不能疏泄，则郁而现弦象。此可下之证，脉必沉伏。不伏不沉，不可言下，此大法也。

现代·中医研究院，《伤寒论语释》（1956年）：本方为泻水的峻剂，大戟、芫花、甘遂都是逐水的猛将，甘遂尤其剧烈。三药都有毒，而且是峻泻药，很容易损伤脾胃，所以用培补中宫、解毒制水的大枣为君药。

现代·陈亦人,《伤寒论译释》(1958年): 十枣汤内的大戟、芫花、甘遂都是逐水猛药，而甘遂之力尤峻，最易损伤脾胃，故用大枣为君以培补中气，并借以解毒制水。本方用之得当，固然收效甚捷，若使用不当，也是易产生流弊，所以更应特别注意服用方法，身体强壮的可按照常规剂量，如身体较弱者，用量应当减半。服本方后，一般水从大便而下，如服药后泻水不多，亦不能求效过急，应待第二天再行服药。如得泻下大量的水，应进服糜粥以滋养脾胃。

三家方解的精神基本一致，惟对方中君药的看法不同，许、王二氏都主张芫花为君，陈氏则主张大枣为君，其分歧处与四逆汤是附子为君还是甘草为君之争是一样的，实际上没有芫花，不可能收到逐胸胁间悬饮的效果；但是不用大枣，也不可能达到治疗的目的；只能是相辅相成，相得益彰，缺一不可。陈氏虽引自柯说，强调大枣为君的意义在于顾脾胃，缓峻毒，固然是正确的，但是，尚不如王氏分析大枣与芫花等相伍“欲其循行经髓，不欲其竞走肠胃”的精辟，因水邪澼积于胸胁与水结在肠胃不同，认识到这一点，对本方的配伍意义则更为深入。于此可见，大枣在本方中的作用和地位是何等的重要。再者，芫花、甘遂、大戟都是逐水药，何以独以芫花为君，从许说可以看出，主要与性味有关，甘遂、大戟性味苦寒，只能泄水，而芫花辛温，不仅泄水，且能散水，王氏指出“芫花之辛，轻清入肺，直从至高之分去菀陈莝”，胸胁之水病位偏高，自然当以芫花为首选药物了。假使与大陷胸汤用甘遂和硝黄配伍，而不用芫花、大枣相比较，则用药意义更易明确。本方不仅药物配伍有着重要意义，并指出用药剂量应因人而异，强人服一钱匕，而羸人的用量减半。但也不是绝对的，如果药后下少而病不除，再服时则应增加用量。在服药时间上，规定为“平旦服”，因为此时为肺经气血流注时间，且空腹药力容易吸收，更有利于药力的发挥。最后交待“得快下利后，糜粥自养”，也是十分重要的经验总结，除了陈氏所说的两点作用外，而且寓有“食养尽之”的精神，只有“糜粥自养”，才能有利于康复。这些，都是不容忽视而值得进一步深入研究的问题。

现代·安徽中医学院,《伤寒论通俗讲义》(1959年): 本方治疗表邪已解，水饮停留胸胁的证候。方中芫花、甘遂、大戟都具有强烈的泻水作用，正因为其性毒而且剧，能损伤胃气，故用大枣熬汤，送下药末，固中气而缓解峻毒，得快下利后，服糜粥，也是顾及胃气之意。凡太阳表邪未解者，以及脉迟微弱四肢逆冷，或仅心下痞硬者，切不可服。

现代·李翰卿,《中国百年百名中医临床家》(1960年): 此寒性逐水饮之峻剂。主治胸胁腹部积水停饮，其症心下痞硬满，呼吸咳唾引胁下痛，干呕短气。但必须体壮，脉实，没有寒证、表证现象者方可使用。芫花、大戟、甘遂辛苦寒毒，功能逐水；大枣甘平补中，以防剧药有伤脾胃也。

现代·孙纯一,《伤寒论注释要编》(1960年): 本方为泄水峻剂，甘遂、芫花皆逐水猛剂，尤以甘遂之力最猛。三药皆有毒，而且为峻泄药，易伤脾胃，所以用培补中宫、解毒利水之大枣为君药。此药治悬饮最效，得快下利后，糜粥自养是仲景经验之谈。近日小量用粉末三分，极量用粉末五分，大枣十枚，煎汤送服。

现代·刘渡舟，聂惠民，傅世垣,《伤寒挈要》(1983年): 甘遂、芫花、大戟皆苦寒攻水有毒之药，气同味合，相互协作，决渎大下，而水患可平。然邪之所凑，其气必虚，毒药攻邪，脾胃必伤，如无补脾扶元之品主宰其间，水气虽尽，元气随之消亡，故以肥大肉厚红枣十枚（也可用到二十枚），浓煎取汁以送药末，预补脾胃之虚，以制水势之横，而又和诸药之毒。

现代·刘渡舟,《伤寒论诠解》(1983年): 十枣汤为峻下逐水之剂，芫花、甘遂、大戟皆是苦寒泻水有毒之药，三者合用，可谓集泻下逐水药之大成，其性峻烈迅猛，可直达胁下水巢，一鼓而破之，使水饮之邪溃泻而下。然而本方却不以甘遂等三药为名，反名为“十枣汤”者，意在告诫人们，祛邪勿忘扶正，保胃气，存津液，犹当牢记。因胁下之水非攻不可，故必用逐水峻药，而正气之伤也不可不顾，故扶正之品也在所必用，方能达到祛邪不伤正、扶正不留邪的目的。既欲扶正，何不用参、芪之辈？因虑其甘温补气，而碍于攻下。甘草性味虽然甘平，但又与诸逐水药相反，不可为伍。最为相宜者，则莫过于大枣。《神农本草经》谓："大枣味甘平，主心腹邪气，安中养脾……补少气，少津液……和百药。"可见大枣既可补养脾胃，益气生津，又能缓和药性，以制诸药之毒。原方大枣用十枚，要求选用肥大者，若是瘦小者，当用至二十或三十枚，煮成浓汤，再纳三药之末 1 ~ 2g，清晨空腹服下。因药末对口腔黏膜有较强的刺激作用，使人难以耐受，故切勿将其直接投入口中。今也有人将药末装入胶丸中而用枣汤送服，此法亦可行。若服后泻下量少，病则不除，可酌情加量再服。得畅快之利后，则以糜粥自养，调理善后而安。

现代·刘渡舟，苏宝刚，庞鹤,《金匮要略诠解》(1984 年)：本条论述悬饮的治法。饮邪结实，僻于胁下，故用十枣汤破结逐水。方中大戟泻脏腑水湿；芫花散水饮结聚；甘遂泻经络水湿，大枣十枚，调和诸药，缓解药毒，使峻下之后不伤正气。大戟、芫花、甘遂三药为末，每服 2 ~ 3g，一日一次，清晨空腹，浓煎枣汤调下。

现代·王付,《经方学用解读》(2004 年)：水结悬饮证的基本病理病证是水气阻结于内，脏腑之气壅滞。所以，治疗水结证，其用方配伍原则与方法必须重视以下几个方面。

针对证机选用逐水药：水气停留于胸胁，胸胁经脉经气因水气所阻滞不畅，则咳唾牵引胸胁疼痛，短气，咳逆气喘，其治当攻逐水气，在用药时最好选用既要逐脏腑之水气，又要逐经隧之水气，还要逐胸胁脘腹之水气，以此而用药则可取得攻逐水气之目的。如方中大戟、甘遂、芫花。

合理配伍顾护胃气药：攻逐水气药，因其作用峻猛而易于损伤胃气，故在组方用药时，一定要合理配伍顾护胃气药，以冀使峻猛药攻逐水气而不伤胃气，并能使峻下逐水药能留于胸中而缓缓消之。如方中大枣。

随证加减用药：若大便干结或困难者，加大黄、芒硝，以泻下通实；若小便不利者，加泽泻、木通，以利水渗泻；若胸胁疼痛明显者，加延胡索、川楝子，以行气活血止痛等。

【方论评议】

综合历代各家对十枣汤的论述，应从用药要点、方药配伍和用量比例三大方面进行研究，以此更好地研究经方配伍，用于指导临床应用。

诠释用药要点：方中大戟偏于泻脏腑之水饮；甘遂偏于泻经隧之水饮；芫花偏于泻胸胁脘腹之水饮；大枣补益中气，缓急解毒。

剖析方药配伍：大戟与甘遂、芫花，属于相须配伍，增强攻逐全身上下内外之水饮；大枣与大戟、甘遂、芫花，属于相反配伍，大戟、甘遂、芫花攻水饮，大枣既能顾护胃气，又能缓解攻逐药毒性峻性。

权衡用量比例：大戟、甘遂与芫花用量为相等，以治水结；大戟、甘遂、芫花与大枣用量比例是 1 ∶ 1 ∶ 1 ∶ 50，提示攻饮与益气缓急之间的用量调配关系。

【药理作用】 本方具有调节肾功能、胃肠蠕动、水电解质代谢、抗纤维化、抗肿瘤、抗炎、保肝利胆、降压、调节腺体分泌、降尿酸、增强机体免疫功能、调节内分泌等作用。

三画

三物白散

【导读】 ①学用三物白散应重视巴豆和桔梗的用量调配关系、巴豆和贝母的用量调配关系。②三物白散虽是辨治寒饮结胸证的重要代表方，但在临床中对痰水内结证等也具有良好治疗作用。③学好用活三物白散的第一步是辨清三物白散由哪些药物组成：组成三物白散有 3 组药，第 1 组是宣化痰浊药即桔梗，第 2 组是清化痰浊药即贝母，第 3 组是温化痰浊药即巴豆，从 3 组用药用量深入学习研究即可用活三物白散。

【方歌】三物白散寒结胸，巴豆桔梗与贝母，胸胁心下痞硬痛，寒痰郁结皆可除。

【方药】桔梗三分（9g）巴豆去皮尖，熬黑，研如脂，一分（3g）贝母三分（9g）

【用法】上三味，为散，内巴豆，更于臼中杵之，与白饮和服。强人半钱匕，羸者减之。病在膈上必吐，在膈下必利，不利，进热粥一杯，利过不止，进冷粥一杯。身热皮粟不解，欲引衣自覆，若以水潠之、洗之，益令热劫不得出，当汗而不汗，则烦。假令汗出已，腹中痛，与芍药三两，如上法。

【功用】温逐寒饮，除痰散结。

【适应证】

1. 中医病证：①寒饮结胸证。胸中疼痛，短气，或心下石硬而疼痛，或从心下至少腹硬满疼痛而不可按，或咳，或喘，或恶寒，或不大便，舌淡、苔薄或腻，脉沉紧。②寒痰郁结证。

2. 西医疾病：肺脓肿、肺间质纤维化、支气管炎、哮喘、渗出性胸膜炎、渗出性腹膜炎、肝硬化腹水、肾小球肾炎、肾病综合征等临床表现符合寒饮结胸证者。

【用药分析】方中巴豆逐寒涤饮，贝母降逆化痰，桔梗宣利化痰。

【用方思路】

1. 三物白散既是辨治寒饮结胸或夹热证的重要代表方，又是辨治诸多杂病如心病、肾病、肝病、肺病、皮肤病等的重要基础方。

2. 方中巴豆可攻逐诸脏腑、筋骨、肌肤之寒饮；贝母既可清热，又可化痰；桔梗既宣发，又化痰。从方中用药用量及调配分析得知，三物白散的应用并不局限于寒饮结胸或夹热证，还可用于辨治诸多杂病，如呼吸、循环、泌尿、内分泌及代谢等系统疾病。

3. 运用三物白散辨治的病证（无论病变部位在胸膈或在脘腹）以寒饮郁结或夹热为主，其治当温逐寒饮。

【随证合方】若夹郁，可与四逆散合方用之；若夹寒瘀，可与当归四逆汤合方用之；若夹瘀热，可与桃核承气汤合方用之。应用时还必须结合病变主次酌情调整方药用量。

【注意事项】运用三物白散既要辨清西医之病，又要辨清西医之病属于中医寒饮或夹热证。辨西医之病可进一步了解疾病的发展演变及转变规律，辨中医之证可更好地针对西医之病选用三物白散。

【应用指征】寒实结胸，无热证者，与三物（小陷胸汤）白散（亦可服）。（141）

【方论】

金·成无己，《注解伤寒论》（1144年）： 辛散而苦泄。桔梗、贝母之苦辛，用以下气；巴豆之辛，用以散实。

明·吴昆，《医方考》（1584年）： 伤寒寒实结胸，无热证者，此方主之。此证或由表解里热之时过食冷物，故令寒实结胸，然必无热证者为是。桔梗、贝母之苦，用之以下气；巴豆之辛，用之以去实。又曰：病在膈上则吐，病在膈下则利，此桔、贝主上，巴豆主下之意。服后不行者，益以温汤；行之过多者，止以凉粥。

明·张卿子，《张卿子伤寒论》（1644年）： 辛散而苦泄，桔梗、贝母之苦辛，用以下气。巴豆之辛，用以散实。

清·柯琴，《伤寒来苏集》（1674年）： 此无热症者，则不得概以阳症之法治之矣。三物小陷胸汤者，即白散也。以其结硬而不甚痛，故亦以小名之；以三物皆白，欲以别于小陷胸之黄连，故以白名之。在太阳则或汤或丸，在太阴则或汤或散，随病机之宜也。贝母善开心胸郁结之气，桔梗能提胸中陷下之气。然微寒之品，不足以胜结硬之阴邪，非巴豆之辛热斩关而入，何以使胸中之阴气流行也？故用二分之贝、桔，必得一分之巴豆以佐之，则清阳升而浊阴降，结硬斯可得而除矣。和以白饮之甘，取其留恋于胃，不使速下，散以散之，比汤以荡之者，尤为的当也。服之而病在膈上必吐，在膈下者必利，以本症原自吐利，因胸下结硬而暂止耳。今因其势而利导之，使还其出路，则结硬自散也。然此剂非欲其吐，本欲其利，亦不欲其过利。故不利进热粥一杯，利过不止进冷粥一杯，此又复方之妙理欤！仲景每用粥为反佐者，以草木之性各有偏长，惟稼穑作甘为中和之味，人之精神血气，皆赖之以生。故桂枝汤以热粥发汗，理中汤以热粥温中，此以热粥导利，复以冷粥止利，神哉！

清·柯琴，《伤寒来苏集》（1674年）：太阳表热未除，而反下之，热邪与寒水相结，成热实结胸。太阴腹满时痛，而反下之，寒邪与寒药相结，成寒实结胸。无热证者，不四肢烦疼者也。名曰三白者，三物皆白，别于黄连小陷胸也。旧本误作三物，以黄连、瓜蒌投之，阴盛则亡矣。又误作白散，是二方矣。贝母主疗心胸郁结，桔梗能开提血气利膈宽胸。然非巴豆之辛热斩关而入，何以胜硝、黄之苦寒，使阴气流行而成阳也？白饮和服者，甘以缓之，取其留恋于胸，不使速下耳。散者散其结塞，比"汤以荡之"更精。

清·张志聪，《伤寒论宗印》（1683年）：盖取苦梗以开胸闭，贝母以散胸中郁结之邪，佐巴豆之毒，散寒实而破水饮。盖水寒实于外，邪热结于内，或用苦寒之药以解内，则寒实从下而通泄矣。或用温热之散以解外，则热邪随散而发越矣。两解皆可，故曰：白散亦可服。

清·张志聪，《伤寒论集注》（1683年）：按桔梗色白，味辛，开提肺气之品，故本经主治胸痛；贝母色白，其形若肺，能消郁结之疾；巴豆辛热，有毒，主破坚积，开闭塞，利水道；用散者，主开胸痹以行皮肤，而散水气也。

设更留而不去，则入于府而为寒实结胸，无表热之证者，与三物小陷胸汤，以治胸中之实，以通经脉之邪，白散治寒结，故亦可服。按：桔梗色白，味辛，开提肺气之品，故《本经》主治胸痛；贝母色白，其形若肺，能消郁结之疾；巴豆辛热，有毒，主破坚积、开闭塞，利水道；用散者，主开胸痹以行皮肤，而散水气也。

清·钱潢，《伤寒溯源集》（1708年）：白散虽峻，盖因寒实结于胸中，水寒伤肺，必有喘咳、气逆，故以苦梗开之，贝母入肺，又以巴豆之辛热有毒，斩关夺门之将，以破胸中之坚结，盖非热不足以开其水寒，非峻不足以破其实结耳，亦治实不治虚之法也。

清·姚球，《伤寒经解》（1724年）：巴豆气味辛温，温以去寒，辛以散结。贝母解胸中之结，桔梗作舟楫之剂，而开肺经之滞。在上则吐，高者上越也；在下则利，下者下行也。不利进热粥，热则行也。利不止进冷粥，冷则凝也。利后身热皮粟者，寒实之邪向外解也。引衣自覆，身热皮粟，不能无借乎衣也。斯时覆之，汗出则自愈。若误以水潠洗，益令热不得出。当汗不汗，而烦矣，使之汗出而烦自止。若烦止而腹中痛者，因巴豆辛温而耗脾阴也。用芍药三两，如上文蛤法，一味为末，汤服钱匕，以解辛温，而收阴气，腹痛必自愈也。

清·吴谦，《医宗金鉴》（1742年）：是方也，治寒实水结胸证，极峻之药也。君以巴豆，极辛极烈，攻寒逐水，斩关夺门，所到之处，无不破也；佐以贝母，开胸之结；使以桔梗，为之舟楫，载巴豆搜逐胸邪，悉尽无余。膈上者必吐，膈下者必利。然惟知任毒以攻邪，不量强羸，鲜能善其后也。故羸者减之，不利进热粥，利过进冷粥；盖巴豆性热，得热则行，得冷则止。不用水而用粥者，藉谷气以保胃也。

清·黄元御，《伤寒悬解》（1748年）：若寒邪上逆，实结胸膈，肺郁生热，而外无热证，则表邪已退……白散，桔梗、贝母清降其虚热，巴豆温破其实寒，令其涌泄而去，以绝根株，亦可服也。

清·黄元御，《长沙药解》（1753年）：治太阳中风，寒实结胸。以经病未解，而水土湿寒，乃以冷水潠灌，愈闭其表。寒湿郁动，逆冲清道，与膈上之阳，两相隔拒，寒热逼迫，痞结不开。桔梗、贝母，清降其虚热，巴豆温下其湿寒，结散郁开，腐败难容，在上则涌吐而出，在下则泄利而去矣。《外台》以治肺痈者，排决脓瘀，令其吐泄而下，肺腑清空，正气续复，不使养痈以贻祸也。

治太阳中风，寒实结胸。以经病未解，而水土湿寒，乃以冷水潠灌，愈闭其表。寒湿郁动，逆冲清道，与膈上之阳，两相隔拒，寒热逼迫，痞结不开。桔梗、贝母，清降其虚热，巴豆温下其湿寒，结散郁开，腐败难容，在上则涌吐而出，在下则泄利而去矣。《外台》以治肺痈者，排决脓瘀，令其吐泄而下，肺脏清空，正气续复，不使养痈以贻祸也。

清·徐灵胎,《伤寒约编》(1759年)：贝母开心胸郁结之气，桔梗提胸中下陷之气，然微寒之品不足胜结硬之阴邪，非巴豆之辛热斩关而入，何以能使胸中之阴气流行也。

清·强健,《伤寒直指》(1765年)：辛散而苦泄，桔梗、贝母之苦辛，用以下气，巴豆之辛，用以散实。

清·陈修园,《长沙方歌括》(1803年)：按：巴豆辛热，能散寒实而破水饮，贝母开胸结，桔梗开肺气；不作汤，而作散，取散以散之之义也。进热粥者，助巴豆之热势以行之也；进冷粥者，制巴豆之热势以止之也；不用水而用粥者，藉谷气以保胃气之无伤也。

清·邹澍,《本经疏证》(1832年)：寒实结胸无热证者，治以白散，散中用桔梗为疏通气分之主。夫开导胸中之气，仲景于大承气汤、小承气汤、栀子厚朴汤，莫不用枳朴，此偏不用何哉？盖病有上下，治有操纵，结在上者，宿痰、停饮也，故凡结胸无论热实、寒实，宁用甘遂、葶苈、巴豆，不用枳朴，如大陷胸汤丸、白散是也。结在中下，始热与实浃，气随热化，则于荡涤邪秽中，疏利其与邪为伍之气，大小承气等汤是也。况桔梗之用，使气上越而不使气下泄。今病在至高，固宜操上而纵下，不使中下无过之地，横被侵凌，故曰：病在膈上必吐，在膈下必利也。热邪与停饮结，治以瓜蒌，而佐之者反用半夏、黄连。寒邪与停饮结，治以巴豆，而佐之者反用桔梗、贝母，于寒因热用，热因寒用之中，反佐以取之，可谓精义入神以致用者矣。

是故仲景用之谛审极详，在伤寒治寒实结胸，则佐以气力单薄之贝母、桔梗，导其机而缓其势，又必以热粥、冷粥剂量其间，使之当行则行，当止则止。在卒暴、中恶则既同大黄以为牵制，复用干姜守住其脾，不使倾筥倒箧尽出无余。《外台》因之，如九痛丸之并以干姜、附子、人参；走马汤之合以杏仁，亦一寒一热一补一轻，正得仲景家法，故均得附入《金匮要略》中，编书采方者，亦可谓详慎之至矣。

清·陈恭溥,《伤寒论章句》(1851年)：盖巴豆辛烈有毒，能斩关夺门，加以桔梗开提，贝母解结，不特内服，其效立见，即外敷亦应如桴鼓。余尝治一老妇结胸，已口噤神昏，水药不下矣。以此方每味二钱，为膏敷于结处，晬时而腹鸣便通，结解神清。外敷之效，亦如此，录之以广此方之用。

清·王孟英,《温热经纬》(1852年)：雄按：古人以六铢为一分，分字去声，即二钱五分也。汪按：半钱者以铜钱取药末，仅没钱文之半，即半钱匕，而省“匕”字，非若今人以五分为半钱也。邹润安曰：寒实结胸，无热证者，治以白散。散中用桔梗为疏通气分之主。夫开导胸中之气，仲景于大承气汤、栀子厚朴等汤，莫不用枳、朴，此偏不用何哉？盖病有上下，治有操纵。结在上者宿痰停饮也，故凡结胸，无论热实寒实，宁用甘遂、葶苈、巴豆，不用枳、朴，如大陷胸汤丸、白散是也。结在中下，始热与实浃，气随热化，则于荡涤邪秽中，疏利其与邪为伍之气，大小承气诸汤是也。况桔梗之用，使气上越，而不使气下泄。今病在至高，固宜操上而纵下，不使中下无过之地，横被侵凌。故曰：病在膈上必吐，在膈下必利也。热邪与停饮结，治以瓜蒌，而佐之者反用半夏、黄连；寒邪与停饮结，治以巴豆，而佐之者反用桔梗、贝母。于寒因热用、热因寒用之中，反佐以取之，可谓精义入神以致用者矣。

清·石寿棠,《医原》(1861年)：桔梗、贝母、巴霜为末，服半钱匕，羸者减之。病在膈上者必吐，在膈下者必利，不利进热粥一杯，利不止进冷粥一杯。巴豆之性，得热则行，得冷则止。

清·莫枚士,《经方例释》(1884年)：[泉案]此桔梗汤去甘草，加贝母、巴豆也。贝母能散气结，肺主气，故于肺痈宜。《外台》引仲景《伤寒论》曰：咳而胸满振寒，脉数，咽干不渴，时出浊唾腥臭，久久吐脓如粳米粥者，为肺痈，桔梗白散主之是也。盖肺痈亦胸中结实，得寒乃成，与寒实结胸症异因同，故治同，此方用桔梗，又与少阴咽痛同义。少阴咽痛，亦寒结胸中所致，但彼为虚结，一桔梗足矣，此为结实，则桔梗不足以散之，而又不能离桔梗以为治，故于桔梗汤去甘草，加巴、贝以泻实。《外台》《范汪》大甘遂丸，治悬饮方中，用贝母、巴豆取此。

清·王旭高,《退思集类方歌注》(1897年)：贝母、桔梗开提肺气以消痰散结，巴豆劫寒破实以开结胸。作散服者，欲其散中焦之寒实也。

三画

近代·曹颖甫,《伤寒发微》(1931年)：至如白散，则尤为猛峻，桔梗、贝母以开肺，巴豆能破阴寒水结，导之从大肠而出。夏令多饮寒水，心下及少腹痛，诸药不敢者，皆能胜之，此冷水迫阴寒入里，浸成水结之方治也。

近代·祝味菊,《伤寒方解》(1931年)：本方以巴豆为主药，其适用标准在寒实结于胸中而无热证者，故用巴豆之破坚积、逐饮癖，桔梗开结利气、贝母解郁消痰也。煮服法中所云“不利，进热粥一杯；利过不止，进冷粥一杯”者，以热能助药力，冷可解药力，民间治疗，今尚有宗仲景遗法者，行之颇效。自“身热皮栗不解”以下四十九字,《玉函》《外台》均无，钱氏、柯氏亦删之，盖以其无意义可言也。

现代·中医研究院,《伤寒论语释》(1956年)：白散方是治寒实结在胸中，水寒伤肺，所以用苦桔梗开肺，贝母化寒痰解结，巴豆辛热破坚结。

现代·任应秋,《伤寒论语释》(1957年)：钱潢云:“寒实结于胸中，水寒伤肺，必有喘咳气逆，故以桔梗开之，贝母入肺解结，又以巴豆之辛热有毒，斩关夺门之将，以破胸中之坚结，盖非热不足以开其水寒，非峻不足以破其实结耳。”桔梗排脓，贝母除痰解结，都是治胸腔部疾病的要药，巴豆吐下的作用峻烈，所以能够消除寒实证。

现代·陈亦人,《伤寒论译释》(1958年)：三物白散中桔梗、贝母，开肺气以散结，巴豆辛热有毒，与桔贝相伍，能破胸中之寒痰凝结，前人喻之为斩关夺门之将。服之病在膈上者必吐，在膈下者必利。如药后不利，可吃热粥以助药力；如利不止，可进冷粥以止之。因巴豆之性得热则行，得冷则解，所以中了巴豆毒的人，喝一些冷粥，毒性就可以解除。

现代·陈亦人,《伤寒论译释》(1958年)：桔梗能开提肺气,《本经》谓其主治胸痛，贝母能消郁结之痰，二味为治胸咽上焦之药，巴豆辛热有毒，主破坚积，开胸痹，且能催吐，有斩关夺门之力，为寒实结胸之主药，因为胸中水寒结实，非热药不足以开水寒，非峻药不足以破结实，三药并用，邪结于上，可从吐而解，邪结于下，可从泻下而解。但药性峻猛，如果身体羸弱，或属于实热证候，慎勿轻试。因三药颜色皆白，故名三物白散。以白饮和服，取其留恋于胃，不致速下。至于方后“身热皮栗不解”等内存，当接在文蛤散方服法下面，列此当系错出。

现代·安徽中医学院,《伤寒论通俗讲义》(1959年)：本方主治寒实结胸证，有温水寒，破实结之功。方用贝母开心胸郁结之气，桔梗提胸中下陷之气，又以巴豆辛热斩关而入，则清阳升而浊阴降，结硬可除矣。

现代·孙纯一,《伤寒论注释要编》(1960年)：苦桔梗开肺，贝母化痰解结，巴豆辛热破坚结，能治寒实结于胸中，水寒伤肺也。

现代·李翰卿,《中国百年百名中医临床家》(1960年)：此开肺祛痰，排脓破结，温下之方。主治寒实结胸，或急性喉炎，或肺痈等病，胸部或喉间或心下闭塞不舒，痰涎壅积，呼吸困难。但必须没有热证现象，而脉有力或大便秘者，方可试用。桔梗排脓祛痰，贝母除痰解结，是治胸腔疾患之要药；巴豆辛热，破胸腹中之坚结。合之为治寒实结胸之良方。

现代·刘渡舟，聂惠民，傅世垣,《伤寒挈要》(1983年)：寒实结胸而无热证，其治疗之原则是：非用大热不足以开其水寒之势；非药力峻不足以破其实邪之结。方用巴豆辛热大毒之品能逐寒邪而破水饮之凝，贝母解郁开结，桔梗开利肺气载药上行。散者、散也，取其迅速以散邪结之意。然一次只服三分，又以白米饮和服，勿乃保胃气之失，而又避其太悍伤正欤?

现代·刘渡舟,《伤寒论诠解》(1983年)：白散由桔梗、巴豆、贝母三药组成，因其药色白，故又称“三物白散”。巴豆辛热有毒，能攻逐寒性水饮痰湿之凝结，其力十分峻猛，故一定要经炮制后方可入药；贝母消痰开结；桔梗开提肺气，既可开肺散结祛痰，又可使药力作用于上。三药并用，可将寒饮痰水一举排出，故服本方后，可见或吐或下，或吐下交作的反应。因本方药性峻猛，故用白饮和服，既能和养胃气，又可稍制巴豆之毒性。本方属温下寒实之剂，故欲加强其泻下作用，可进热粥以助药力；如腹泻太甚，又可进冷粥以抑制其泻下作用，用粥也取其有保胃气作用。所用剂量“强人半钱”，应依赵本、医统本改为“半钱匕”为是。体质壮实者，夸可服至1克左右，对体质弱者，则当酌减其量，以免泻下伤正。

现代·王付，《经方学用解读》(2004年)：寒饮结胸证的基本病理病证是寒邪与痰饮相互搏结，壅滞气机阻结不通。因此，治疗寒饮结胸证，其用方配伍原则与方法应重视以下几个方面。

针对证机选用温化寒痰药：阳气不足，寒气内生；又阳气不足，化津不足，津变为痰。寒气与痰气相结而阻滞于胸胁脘腹，经气经脉因之阻滞而不通，证以胸及脘腹疼痛为主，其治当温化寒痰。如方中巴豆。

合理配伍宣畅气机药：寒气与痰气相结而阻滞气机，气机阻滞而不得气化水津，痰气从水津而生，其治当宣畅气机。如方中桔梗。

妥善配伍寒性化痰药：审病变证机是寒气，其治当以温药散寒，可用温药若有不当，温药与寒邪易发生格拒，其治当配伍寒性化痰药，以冀方药直达病所而无弊端。如方中贝母。

随证加减用药：若病者腹中痛，其证机若是兼有脾络失和，经气不利，筋脉拘急，其治当加芍药，以通络、缓急、舒筋脉。

【方论评议】

综合历代各家对三物白散的论述，应从用药要点、方药配伍和用量比例三大方面进行研究，以此更好地研究经方配伍，用于指导临床应用。

诠释用药要点：方中巴豆逐寒涤饮；贝母降逆化痰；桔梗宣利化痰。

剖析方药配伍：巴豆与贝母，属于相反相畏相使配伍。相反者，巴豆性温，贝母性寒，相畏者，贝母制约巴豆温热化燥，相使者，增强降泄顽痰；巴豆与桔梗，属于相使配伍，巴豆偏于降泄，桔梗偏于宣利，攻逐顽痰；桔梗与贝母，属于相使配伍，桔梗治痰偏于宣，贝母治痰偏于降。

权衡用量比例：巴豆与贝母用量比例是1∶3，提示药效温化与寒清之间的用量调配关系，以治痰结；巴豆与桔梗用量比例是1∶3，提示药效温热降泄与性平宣利之间的用量调配关系；桔梗与贝母用量比例是1∶1，提示宣肺与降泄之间的用量调配关系。

【药理作用】 本方具有抗菌、抗病毒、镇痛、抗肿瘤、促进血小板凝聚、改善微循环、调节血运状态、调节胃肠平滑肌、调节胃肠蠕动、增加胆汁分泌、促进胰液分泌、增加肾上腺皮质激素分泌、抑制蛋白质合成、镇咳、祛痰、解痉、调节血压、调节子宫平滑肌、抗炎、抗溃疡、调节中枢神经、改善支气管平滑肌等作用。

三物备急丸

【导读】 ①学用三物备急丸应重视大黄和干姜的用量调配关系、大黄和巴豆的用量调配关系。②三物备急丸虽是辨治阳明寒结气闭证的重要代表方，但在临床中对寒结气闭夹热证等也具有良好治疗作用。③学好用活三物备急丸的第一步是辨清三物备急丸由哪些药物组成：组成三物备急丸有3组药，第1组是温中散寒药即干姜，第2组是清泻郁热药即大黄，第3组是温化痰浊药即巴豆，从3组用药用量深入学习研究即可用活三物备急丸。

【方歌】 仲景三物备急丸，大黄巴豆与干姜，脘腹疼痛如针刺，面青口噤功效强。

【方药】 大黄　干姜　巴豆各等份（3 g）

【用法】 上皆须精新，多少随意。先捣大黄、干姜，下筛为散。别研巴豆，如脂，内散中，合捣千杵。即尔用之为散亦好，下蜜为丸，密器贮之，莫令歇气。若中恶客忤，心腹胀满刺痛，口噤气急，停尸卒死者，以暖水、苦酒服大豆许三枚，老小量之，扶头起，令得下喉，须臾未醒，更与三枚，腹中鸣转，得吐利便愈。若口已噤，可先和成汁，倾口中令从齿间得入至良。

【功用】 攻逐寒积，通达腑气。

【适应证】

1. 中医病证：①寒结夹痰证。猝然脘腹胀满疼痛，痛如针刺，口噤不开，面青气急，大便不通，小便清白，或绕脐痛，或手足不温，舌淡、苔薄白或白腻，脉沉紧。②寒痰夹热证。

2. 西医疾病：肠梗阻、肠胃蠕动迟缓症、慢性结肠炎、慢性细菌性痢疾、慢性盆腔炎、慢性胆囊炎、胆囊术后综合征、慢性阑尾炎等临床表现符合寒结重证者。

【用药分析】 方中巴豆攻逐寒结，干姜温阳散寒，大黄泻下通便。

【用方思路】

1. 三物备急丸既是辨治寒结夹痰证的重要代表方，又是辨治诸多杂病如心病、肺病、肾病等的重要基础方。

2. 方中大黄既可通泻，又可治郁热；干姜既可温通，又可止痛；巴豆既通泻，又化痰。从方中用药用量及调配分析得知，三物备急丸的应用并不局限于寒结夹痰证，还可用于辨治诸多杂病，如消化、呼吸、精神神经、内分泌及代谢、循环等系统疾病。

3. 运用三物备急丸辨治的病证（无论病变部位在脾胃、在心或在肾）以寒结夹痰为主，其治当温阳通结化痰。

【随证合方】 若夹热，可与小承气汤合方用之；若夹瘀热，可与桃核承气汤合方用之；若夹阳虚，可与桂枝人参汤合方用之。应用时还必须结合病变主次酌情调整方药用量。

【注意事项】 运用三物备急丸既要辨清西医之病，又要辨清西医之病属于中医寒结夹痰证。辨西医之病可进一步了解疾病的发展演变及转变规律，辨中医之证可更好地针对西医之病选用三物备急丸。

【方论】

清·汪昂,《医方集解》(1682 年)：此手足阳明药也。大黄苦寒以下热结，巴霜辛热以下寒结，加干姜辛散以宣通之。干姜辛温，开五脏六腑，通四肢关节。三药峻厉，非急莫施，故曰“备急”。

清·李彣,《金匮要略广注》(1682 年)：三物能温中正气，荡涤邪秽，过吐或下，使邪气上下分消，诚足备一时急需也。

清·张璐,《千金方衍义》(1698 年)：此本《金匮》杂疗之方,《千金》收入胆腑门者，胆为清净之府，用以涤除秽垢，中精自宁，方中干姜渗湿安中，巴豆攻坚破积，大黄推陈致新。胆无出内，可无伤精之患，且无浊恶混扰之虞。《千金》以此方收入此门，良有见乎此也。

清·邹澍,《本经疏证》(1832 年)：巴豆、大黄均峻逐委积之剂，徐之才则谓巴豆畏大黄何也？夫《本经》称述两物之功能，在大黄曰荡涤肠胃，推陈致新。在巴豆曰荡练五脏六腑，开通闭塞。已明明一则许以如水濯物，一则许以如火焰物矣（《释名》释帛“练，烂也，煮使委烂也”）。火既见水，焉得而不畏？然则三物备急丸并用之何也？是缘沉寒锢热，胶固脏腑空隙处，犹物之垢污牢著，非徒濯徒焰所能洁，必水火合而烹焉，舍是，更无他法可使净耳。虽然《本经》称之，仲景用之，其义极精极审，不得草草读过也。何者？夫曰练，则非坚韧不克任矣；曰涤，则非浮泛不能去矣；曰五脏六腑，见其所入之偏有一处，不任其练者即不可施；曰肠胃，见其止能至此而不及乎他；曰推陈致新，则滓秽去而清光来，去其陈正以保其新也；曰开通闭塞，则仅能凿孔使通，其因通而出者，不能别择可否也，故在《伤寒论》斤斤分别于但下与丸下之别耳。所以然者，大黄贯火用于土中，仅关取义已灵迅如是，况巴豆气热味辛，诚如烈火性峻十倍于大黄，且隐起金线纵绕其壳，则不特直行下泄，横行之势有更猛者。（张隐庵曰：凡服巴豆即从胸胁大热达于四肢出于皮毛，然后复从肠胃而出。）惟其横行，故首主伤寒、温疟、寒热；惟其直行，故继破癥瘕、结聚、坚积、留饮、痰癖、大腹、水胀，无一非沉锢深邃难拔之患。盖即其代叶之由，可以深思而得之者。

日本·丹波元坚,《金匮玉函要略述义》(1842年)：此方妙在干姜巴黄，峻利寒热俱行，有干姜以守中，则命蒂常存，且以通神明，而复正性，故能治一切中恶卒死耳，程氏曰：大黄，荡涤肠胃；干姜，温中散寒；巴豆，除邪杀鬼，故主如上诸证。愚意二说俱非，盖此方所主，其证极暴极实，仅有顾虑，祸速反掌，是以其治要在短刀直入，咄嗟奏凯，故巴豆辛热峻下，以为之君；大黄为臣，以辅峻下之用；干姜为佐，以助辛热之性。三味相藉，其功益烈，为攻泻诸方之冠，所以能相抵当也。

清·吕震名,《伤寒寻源》(1850年)：此为寒实结胸立法，以其胸之结也，用桔梗、贝母以开结；以其寒之实也，用巴豆以攻寒。与大小结胸不同法，必审无大热者方可用。寒实结胸，恰从何辨其为寒实，而可任此方之猛峻耶。盖本衣冠文物言病发于阳，以冷水灌之，其热被却不得去。太阳寒水之气，复与外寒相格，因成寒实之证，故可主以此汤无疑也。经言寒实结胸无大热者，与三物小陷胸汤，白散亦可服。夫小陷胸之黄连，与此方之巴豆，寒热天渊，何堪通用；想三物小陷胸汤，即属白散之药味，但有为汤为散之不同，此说亦是。

清·费伯雄,《医方论》(1865年)：此不过猝急备用方耳，姑存之以备一法。

清·莫枚士,《经方例释》(1884年)：《千金》云：巴豆去皮心称之，以一分准十六枚，则百枚乃一两半也。此方一两，当六十四枚，许专作丸，此经散、丸并可作，故云亦佳。全书通例下者加干姜，欲下加大黄，本相反也。今并用之，意在攻消，不在下，不下也。

清·王旭高,《退思集类方歌注》(1897年)：大黄苦寒下热结，巴豆辛热下寒结，二药性味相畏，同用泻人反缓。更妙在干姜之辛散，引领巴、黄，内通神明，外辟恶忤，助其斩关夺门之势，而成拨乱反正之功。

近代·黄竹斋,《金匮要略方论集注》(1925年)：本经述大黄之功能，曰荡涤肠胃，推陈致新。巴豆之功能，曰荡练五脏六府，开通闭塞。盖大黄之性直下，而巴豆兼有横行之势也。故张隐庵云，凡服巴豆即从胸胁大热达于四支，出于皮毛，然后复从肠胃而出。若中恶客忤、停尸卒死等证，因五脏中邪可致，九窍闭塞不通，安得不须巴豆之辛温以开之，惟欲其令秽浊之邪顺行而下，必当佐以大黄之苦寒。又恐其阴脱，乃用干姜守住其脾，不使倾笥倒箧尽出无余。制方之妙，义精如此。物理小识巴豆同大黄则泻反缓，盖巴豆恶大黄，而仲景备急丸同用之。王好古曰：可以通肠，可以止泻，世不知也。

【方论评议】

综合历代各家对三物备急丸的论述，应从用药要点、方药配伍和用量比例三大方面进行研究，以此更好地研究经方配伍，用于指导临床应用。

诠释用药要点：方中巴豆攻逐寒结，干姜温阳散寒，大黄泻下通便。

剖析方药配伍：巴豆与干姜，属于相使配伍，温阳逐寒通下；巴豆与大黄，属于相反相畏相使配伍，相反者，巴豆性热，大黄性寒，相畏者，大黄制约巴豆温热化燥，相使者，大黄助巴豆通下。

权衡用量比例：巴豆、干姜、大黄用量为相等，提示药效温药与寒凉之间的用量调配关系，以治寒结。

【药理作用】 本方具有调节肠胃蠕动、解除胃肠平滑肌痉挛、改善微循环、调节心律、强心、抗休克、改善肺组织、调节呼吸中枢、调节血管通透性、调节去甲肾上腺素水平、清除内毒素、改变血管性肠肽、增强机体免疫功能、抗菌、抗病毒、抗炎、抗过敏、抗硬化等作用。

干姜人参半夏丸

【导读】 ①学用干姜人参半夏丸应重视半夏和干姜的用量调配关系、人参和半夏的用量调配关系。②干姜人参半夏丸虽是辨治脾胃虚寒饮逆证的重要代表方，但在临床中对肝胃虚寒饮逆证等也具有良好治疗作用。③学好用活干姜人参半夏丸的第一步是辨清干姜人参半夏丸由哪些基础方和哪些药物组成：组成干姜人参半夏丸有1个基础方和3组药，基础方是半夏干姜散，温化降逆，第1组是温阳药即干姜，第2组是降逆化痰药即半夏，第3组是益气药即人参，从3组用药用量深入学习研究即可用活干姜人参半夏丸。

【方歌】 干姜人参半夏丸，辨治妊娠呕不止，脾胃虚寒饮逆证，健脾益气止饮逆。

【方药】 干姜　人参各一两（3g）　半夏二两（6g）

【用法】 上三味，末之，以生姜汁糊为丸，如梧桐子大，饮服十丸，日三服。

【功用】 健脾益气，化饮降逆。

【适应证】

1. 中医病证：（妊娠）脾胃虚寒饮逆证。呕吐频繁，或干呕不止，恶心，食欲减退，头晕，倦怠嗜卧，四肢不温，乏力，舌淡、苔白，脉弱。

2. 西医疾病：妊娠恶阻、妊娠中毒症、慢性胃炎、慢性肝炎、慢性胰腺炎、病毒性心肌炎、慢性肾炎、慢性支气管炎、肺气肿、肺源性心脏病等临床表现符合脾胃虚寒饮逆证者。

【用药分析】 方中干姜温暖脾胃，人参补益中气，半夏醒脾燥湿，降逆和中。

【用方思路】

1. 干姜人参半夏丸既是辨治脾胃虚寒饮逆证的重要代表方，又是辨治诸多杂病如脾胃病、心病、肺病等的重要基础方。

2. 方中人参可补五脏六腑之气；半夏既可醒脾，又可燥湿；干姜既可温阳，又可化饮。从方中用药用量及调配分析得知，干姜人参半夏丸的应用并不局限于脾胃虚寒饮逆证，还可用于辨治诸多杂病，如消化、循环、呼吸等系统疾病。

3. 运用干姜人参半夏丸辨治的病证（无论病变部位在脾胃、在肺或在心）以脾胃虚寒饮逆为主，其治当醒脾益气，温阳化饮。

【随证合方】 若夹热，可与栀子豉汤合方用之；若夹郁，可与橘枳姜汤合方用之；若病变证机属于夹寒痰，可与赤丸合方用之。

【注意事项】 运用干姜人参半夏丸既要辨清西医之病，又要辨清西医之病属于中医虚寒饮逆证。辨西医之病可进一步了解疾病的发展演变及转变规律，辨中医之证可更好地针对西医之病选用干姜人参半夏丸。

【应用指征】 妊娠呕吐不止，干姜人参半夏丸主之。（第二十　6）

【方论】

元·赵以德，《金匮方论衍义》（1368年）： 故用干姜治寒，人参补虚，生姜、半夏治痰散逆止呕吐。

清·李彣，《金匮要略广注》（1682年）： 干姜温中，人参养胃，半夏止呕散逆。

清·张志聪，《金匮要略集注》（1683年）： 夫坤厚以载物，妊娠而土薄，是以呕吐不止矣。宜干姜以温补其坤土，用人参以资益其阳明，佐半夏启阴气上行，而化大其土气。其因在中，故用丸也。

清·周扬俊，《金匮玉函经二注》（1687年）： 呕吐而已，中寒乃起。故用干姜止寒，人参补虚，半夏、生姜治痰散逆也。

清·魏荔彤，《金匮要略方论本义》（1720年）： 妊娠呕吐不止者，下实上必虚。上虚胸胃必痰饮凝滞而作呕吐，且下实气必逆而上冲，亦能动痰饮而为呕吐。主之以干姜人参半夏丸。方用干姜温益脾胃，半夏开降逆气，人参补中益气。为丸缓以收补益之功。用治虚寒之妊娠家至善之法也。

清·尤在泾，《金匮要略心典》（1729年）： 此益虚温胃之法，为妊娠中虚而有寒饮者设也，夫阳明之脉，顺而下行者也，有寒则逆，有热亦逆，逆则饮必从之，而妊娠之体，精凝血聚，每多蕴而成热者矣。

清·黄元御，《金匮悬解》（1754年）： 妊娠呕吐不止，干姜人参半夏丸主之。中焦郁满，胃气上逆，则呕吐不止。干姜人参半夏丸，干姜、人参，温中而益气，半夏、姜汁，降逆而止呕也。

清·吴仪洛，《成方切用》（1761年）： 诸呕吐酸，皆属于火。此言胃气不清，暂作呕吐者也。若妊娠呕吐不止，则因寒而吐，上出为呕，不止则虚矣。故以半夏治呕，人参补虚，而以生姜汁协半夏，以下其所逆之饮。

清·朱光被，《金匮要略正义》（1803年）：

胎元蚀气，中气自虚，中虚则湿浊易阻，故呕吐为妊娠之常。但至不止，则中气颠覆，胎何得安。爰用人参以扶植中气，姜、半以除呕逆，且用姜汁糊丸以缓图之。盖辛温荡涤，恐动胎脏，病气孔急，止合承之以缓也。

日本·丹波元坚,《金匮玉函要略述义》(1842年)：治妇人妊身，恶阻酢心，胸中冷腹痛，不能饮食，辄吐青黄汁方，用人参干姜半夏凡三物等，分治下，以地黄汁和，丸如梧子，一服三丸，日三。今案《极要方》云：各分稍加至十丸。《产经》云：人参丸神良。

清·高学山,《高注金匮要略》(1872年)：妊娠呕吐，其因有二：分母体之气血以养胎，于是母气自虚。虚则生寒，而饮食之机不下运，因而上出者一也。又胞胎在下，其生气潜滋暗长，有日增之势，而上鼓上冲者，二也。妊娠呕吐不止，是二者兼而有之。故重用降逆之半夏，以止呕吐之外。又佐干姜、人参以温补中气而安胃，则一举而两得矣。盖胎中之生气，于五行为木，于四时为春，于方位为东。方中干姜、半夏及姜糊为丸，俱辛辣之味。夫辛辣者，秋金之象。此所以能摄生气，而使之下绳之义也。

清·莫枚士,《经方例释》(1884年)：此为治呕之专方，亦主方也，为诸半夏、生姜同用之祖。其用生姜者，以为呕家之圣药，非是制半夏毒使然，与生姜半夏汤不同。凡心下痞、肠鸣、呕吐等症，并皆宜之。仲景之例，以里虚而气逆者，半夏、人参并用，人参补虚故也；邪陷而气逆者，生姜、半夏并用，生姜散寒故也，此半夏汤之所以有大、小也。仲景于邪在卫而气逆者，生姜与半夏同用；若邪在营而气逆者，生姜与紫苏同用，半夏厚朴汤是也。盖以生姜散邪，半夏主卫逆，紫苏主营逆，皆于散中寓降。《外台》有小半夏汤，即此汤原方加桂枝，治胸满有气，心腹胀，中冷。《千金》云：有人常积气结而死，其心上温，以此汤少许，汁入口遂活。盖即扁鹊半夏吹鼻之法，由斯以推，知半夏汤乃散气、下气之方，所以能治饮者，以津随气行故也。

清·戈颂平,《伤寒指归》(1885年)：主干姜辛温，温脾土之阴，养其胎气；半夏辛平，降半里上水逆气结；人参甘寒，益土之液，以和其阳。右三味，末之，以生姜汁糊为丸，梧子大，饮服十丸，日三服，象阴阳气液口转八方，合地天生成十数，环抱表里，毋使水逆也。

清·唐容川,《金匮要略浅注补正》(1893年)：此为妊娠之呕吐不止，而出其方也。半夏得人参，不惟不碍胎，且能固胎。

近代·赵桐,《金匮述义》(1940年)：此为妊娠有寒饮者设也。半夏落胎而用之者，“有故无陨”之义也。修园谓人参半夏反能保胎固胎，亦臆测也。中其病，去其疾，落胎者无不可作保胎观也。干姜煥寒温胃，半夏涤饮降逆，人参补而助之，且顾呕吐后之损也。

近代·曹颖甫,《伤寒发微》(1931年)：若夫湿积成水，停蓄心下，渗入于胃，胃中虚寒，遂有呕吐不止之变，法当去水温中，仲师因立干姜人参半夏丸方。但令心下之水，与胃中之寒并去，呕吐自定。但半夏一味，决宜生用，并不可浸去麻性，以半数之干姜掺杂，又加姜汁为丸，入口必然不麻，否则弃精华而用渣滓，以之泄水，恐无济也。

近代·彭子益,《圆运动的古中医学·金匮方解篇》(1947年)：治妊娠呕吐者。妊娠而呕吐，乃胎气阻碍胃气之故。姜参温补胃气，半夏降逆也。谨按，妊娠呕吐，诸药不效时，用乌梅六枚，冰糖二两，频服即愈。因呕吐既久，胆经受伤，胆逆不降，木气根虚。乌梅大补木气，大降胆经，冰糖补胃气也。

现代·刘渡舟，苏宝刚，庞鹤,《金匮要略诠解》(1984年)：本条是论述妊娠胃虚寒饮呕吐的辨证论治。由于脾胃虚寒，水液凝滞，蓄为痰饮，浊阴上逆，则呕吐涎沫稀水。饮停中焦，常见脘闷不食、脉弦苔滑等证。治以干姜人参半夏丸。方中干姜温中散寒，振奋中阳；人参健脾补正；半夏降逆止呕；生姜汁蠲饮降逆。此方可使中阳得振，寒饮蠲化，胃气顺降，则呕吐自止。

【方论评议】

综合历代各家对干姜人参半夏丸的论述，应从用药要点、方药配伍和用量比例三个方面进行研究，以此更好地研究经方配伍，用于指导临床应用。

诠释用药要点：方中干姜温暖脾胃，人参补益中气，半夏醒脾燥湿，降逆和中。

剖析方药配伍：干姜与人参，属于相使配伍，益气温阳散寒；干姜、生姜与半夏，属于相使配伍，温中降逆化饮；人参与半夏，属于相反相畏配伍，相反者，人参益气，半夏降逆，相畏者，半夏制约人参补益壅滞，人参制约半夏降泄伤气。

三画

权衡用量比例：干姜与人参用量比例是1∶1，干姜与人参用量比例是1∶1，提示温阳散寒与益气之间的用量调配关系，以治虚寒；人参与半夏用量比例是1∶6，提示益气与降逆之间的用量调配关系，以治气逆；干姜与半夏用量比例是1∶2，提示温阳散寒与醒脾降逆之间的用量调配关系，以治寒饮上逆。

【药理作用】 具有调节消化酶、调节胃肠平滑肌蠕动、保护胃肠黏膜、调节呼吸中枢、改善肺肾功能、调节支气管腺体分泌、解除支气管平滑肌痉挛、促进新陈代谢、抗胃溃疡、抗氧化、抗缺血、增强机体免疫功能、降血脂等作用。

干姜附子汤

【导读】 ①学用干姜附子汤应重视干姜和附子的用量调配关系。②干姜附子汤虽是辨治肾阳虚烦躁证的重要代表方，但在临床中对心脾阳虚证等也具有良好治疗作用。③学好用活干姜附子汤的第一步是辨清干姜附子汤由哪些药物组成：组成干姜附子汤有2组药，第1组是温阳消癥药即附子，第2组是温阳散寒药即干姜，从2组用药用量深入学习研究即可用活干姜附子汤。

【方歌】 温阳干姜附子汤，辨治阳气虚弱证，昼日烦躁夜安静，辨治用量须调整。

【方药】 干姜一两（3g） 附子生用，去皮，切八片，一枚（5g）

【用法】 上二味，以水三升，煮取一升，去滓。顿服。

【功用】 温阳散寒。

【适应证】

1. 中医病证：①肾阳虚烦躁证。昼日烦躁不得卧，夜而安静，或恶寒，或手足冷，或汗出，舌淡、苔薄，脉沉微。②脏腑筋肌骨节寒证。

2. 西医疾病：心力衰竭，心肌梗死，休克，急、慢性肠胃炎，风湿性关节炎等临床表现符合阳虚证者。

【用药分析】 方中干姜温中散寒，附子温壮阳气。

【用方思路】

1. 干姜附子汤既是辨治肾阳虚烦躁证的重要代表方，又是辨治诸多杂病如肾病、心病、内分泌病、皮肤病等的重要基础方。

2. 方中附子、干姜可温壮五脏六腑之阳。从方中用药用量及调配分析得知，干姜附子汤的应用并不局限于肾阳虚内寒证，还可用于辨治诸多杂病，如生殖、循环、内分泌及代谢等系统疾病及皮肤病。

3. 运用干姜附子汤辨治的病证（无论病变部位在心、在脾胃或在肾）以阳虚为主，其治当温壮阳气。

【随证合方】 若夹阴伤，可与百合地黄汤合方用之；若夹血虚，可与胶艾汤合方用之；若夹气虚，可与理中丸合方用之。应用时还必须结合病变主次酌情调整方药用量。

【注意事项】 运用干姜附子汤既要辨清西医之病，又要辨清西医之病属于中医阳虚内寒证。辨西医之病可进一步了解疾病的发展演变及转变规律，辨中医之证可更好地针对西医之病选用干姜附子汤。

【应用指征】 下之后，复发汗，昼日烦躁不得眠，夜而安静，不呕，不渴，无表证，脉沉微，身无大热者，干姜附子汤主之。（61）

【方论】

金·成无己，《注解伤寒论》（1144年）： 干姜附子汤，退阴复阳。《内经》曰：寒淫所胜，平以辛热。虚寒大甚，是以辛热剂胜之也。

明·许宏，《金镜内台方议》（1422年）： 故用附子为君，以温经复阳。干姜为臣，佐以辅之也。经曰：寒淫所胜，平以辛热，此汤是也。

明·汪石山,《医学原理》(1525年):经云:寒淫所胜,平以辛热。故用干姜、附子退阴益阳。

明·方有执,《伤寒论条辨》(1592年):阴用事于夜,安静者,无阳事也。不呕不渴,无表证,脉沉微,身无大热,则阳大虚不足以胜阴为谛矣。故用干姜、附子偏于辛热以为汤者,恢复重虚之阳,而求以协和于偏胜之阴也。

明·张卿子,《张卿子伤寒论》(1644年):内经曰:寒淫所胜,平以辛热。虚寒大甚,是以辛热剂胜之也。

清·喻嘉言,《尚论篇》(1648年):其一下之后复发汗,脉沉微,身无大热者,用干姜附子汤为救法。其证昼日烦躁不得眠,夜而安静,不呕不渴,无表证,脉沉微,身无大热。此证前一条云,下之后复发汗,必振寒脉微细,所以然者,以内外俱虚故也。误汗亡阳,误下亡阴,故云内外俱虚。然不出方,以用附子回阳,人参益阴,已有成法,不必赘也。此复教人以精微之蕴,见亡阳一证,较亡阴倍多,然阳用事于昼者也,热烦躁扰不得眠,见于昼者若此。阴用事于夜者也,安静不呕不渴,见于夜者若彼,岂附子、人参,阴阳两平之可施乎?必干姜、附子,偏于辛热,乃足回其阳,以协于偏胜之阴也。干姜附子汤,治伤寒下之后,复发汗,昼烦躁,夜安静,脉沉微,阳虚之证。

清·李中梓,《伤寒括要》(1649年):下后复汗,阳气大损。昼则行阳,阳虚故烦躁也;夜则行阴,阴盛故安静也。不呕则里无邪,不渴则里无热。外无表症,脉见沉微,则虚寒显著矣。身无大热者,但微热也,此无根虚火,游行于外,非姜附之辛温,何以复其阳乎?

清·喻嘉言,《医门法律》(1658年):其一下之后复发汗,脉沉微,身无大热者,用干姜附子汤为救法。其证昼日烦躁不得眠,夜而安静,不呕不渴,无表证,脉沉微,身无大热。此证前一条云,下之后复发汗,必振寒脉微细,所以然者,以内外俱虚故也。误汗亡阳,误下亡阴,故云内外俱虚。然不出方,以用附子回阳,人参益阴,已有成法,不必赘也。此复教人以精微之蕴,见亡阳一证,较亡阴倍多,然阳用事于昼者也,热烦躁扰不得眠,见于昼者若此。阴用事于夜者也,安静不呕不渴,见于夜者若彼,岂附子、人参,阴阳两平之可施乎?必干姜、附子,偏于辛热,乃足回其阳,以协于偏胜之阴也。干姜附子汤,治伤寒下之后,复发汗,昼烦躁,夜安静,脉沉微,阳虚之证。

清·程应旄,《伤寒论后条辨》(1670年):治于此议逆从矣,干姜附子汤直从阴中回阳,不当于昼日之烦躁狐疑也。

清·柯琴,《伤寒来苏集》(1674年):当发汗而反下之,下后不解,复发其汗,汗出而里阳将脱,故烦躁也。昼日不得眠,虚邪独据于阳分也。夜而安静,知阴不虚也。不呕渴,是无里热;不恶寒头痛,是无表证。脉沉微,是纯阴无阳矣;身无大热,表阳将去矣。幸此微热未除,烦躁不宁之际,独任干姜、生附,以急回其阳,此四逆之变剂也。

清·陈尧道,《伤寒辨证》(1678年):按:此即四逆汤减去甘缓之甘草,其为回阳重剂可知。若加增药味,反牵制其雄悍之力,必致迂缓无功。阳回即可用平补药。阳既安堵,即宜休养其阴,切勿过用辛热,转生他患也。

清·汪昂,《医方集解》(1682年):昼日烦躁,虚阳扰乱,外见假热也。夜安静,不呕渴,脉沉微,无大热,阴气独治,内系真寒也。凡阴虚之极,阳必厥;阳虚之极,阴必躁。姜、附直从阴中回阳,不当以昼日烦躁而疑之矣。

清·张志聪,《伤寒论宗印》(1683年):此论汗下之后,邪虽退而正气亡也。夫下之则虚其中气,复发汗又亡其表阳,表里之正气虚亡,故反有是证也。经云:气之所不胜时者甚,其所胜时者起也。盖昼者,阳之时也。阳气虚,不胜其时,故烦躁不得眠,而有如是之甚也。夜者,阴之时也。阳虽虚,能胜其时,故安静也。中呕不渴,里无邪也。无表证者,表无邪也。脉沉微者,里气虚也。身无大热,表阳亡也。邪虽退而正气虚亡,急当用干姜以补中，生附以固表。

清·张志聪,《伤寒论集注》(1683年)：上节言阴阳血气皆虚，此节言阳气虚，下节言阴血虚。昼日烦躁不得眠者，昼为阳，阳虚外越故上烦下躁而不得眠也；夜而安静者，夜为阴，阴气内存故安静而不呕渴也；无表证者，无太阳表热之证也；脉沉微则生阳之气不升，身无大热则表阳之气外微，故主干姜附子汤。生附启下焦之生阳，干姜温外微之阳热。

清·沈明宗,《伤寒六经辨证治法》(1693年)：故取生附、干姜，补中有发，阳得补而有所归，则邪自散而躁自安矣。

清·张璐,《医通祖方》(1695年)：而少阴病昼日烦躁用干姜附子汤，即四逆汤中除去甘草，专用二味以迅扫阴霾，与白通立法无异。

清·姚球,《伤寒经解》(1724年)：干姜附子，气味辛温，生用顿服，力专性猛，直走丹田，导其上逆之阳归原，而烦躁自止矣。

清·王子接,《绛雪园古方选注》(1732年)：干姜附子汤，救太阳坏病转属少阴者，由于下后复汗，一误再误，而亡其阳，致阴燥而见于昼日，是阳亡在顷刻矣。当急用生干姜助生附子，纯用辛热走窜，透入阴经，比四逆之势力尤峻，方能驱散阴霾，复涣散真阳，若犹豫未决，必致阳亡而后已。

清·不著撰人,《伤寒方论》(1732年)：下后复发汗，其非无汗可知，如过汗而阴虚则应夜不安卧，或呕渴，倘有复感则身必热，脉不沉而有表证矣，今下且汗后，而夜安静不呕不渴，是无邪扰其阴也，旦反烦躁，甚至不得眠，其势非小可矣。明是阳旺于旦，阳欲复，虚不胜邪，忮相争而然，夫烦躁风证也，否则阴燥也。今脉微无大热，是外无袭邪，而更烦躁，非阳虚发燥之渐乎，故以生附、干姜急温其经，比四逆不用甘草者，彼重在厥，故以甘草先调其中，而壮四肢之本，此重在虚阳上泛，寒极发燥，故专用直捣之师，而无取扶中为治耳。

清·黄元御,《伤寒悬解》(1748年)：汗下亡阳，土败水侮，微阳拔根，不得下秘，故昼日烦躁不得眠。夜而阳气归根，是以安静。温气脱泻，乙木郁陷，故脉象沈(沉)微而身无大热。干姜附子汤，干姜温中以回脾胃之阳，附子温下以复肝肾之阳也。

清·黄元御,《长沙药解》(1753年)：治太阳伤寒，下后复汗，昼日烦躁不得眠，夜而安静，不呕不渴，脉沉，无表证，身无大热者。以火土俱败，寒水下旺，微阳拔根，不得宁宇。干姜温中以回脾胃之阳，附子暖下以复肝肾之阳也。

清·徐灵胎,《伤寒约编》(1759年)：干姜、生附以急回其阳，散其寒，则烦躁宁而脉自复，微热无不自解矣。此回阳散寒之剂，为阳虚阴盛救急之专方。

清·强健,《伤寒直指》(1765年)：《内经》：寒淫所胜，平以辛热，虚寒太甚者，是以辛热剂胜之也。

清·杨栗山,《伤寒瘟疫条辨》(1784年)：此即四逆减去甘缓之甘草，为回阳重剂。若加增药味，反牵制其雄悍之力，必致迂缓无功矣。干姜辛以润燥散烦，和表里之误伤；附子热以温中固表，调阴阳于既济，阳回即可用平补之药。盖阳既安堵，即宜休养其阴，切勿过用辛热，转生他患也，审之慎之。

清·吴坤安,《伤寒指掌》(1796年)：邵仙根评：此条下后复汗，昼烦夜静，无表里症，而脉沉微，是纯阴无阳之象，阳将去矣。幸此微热未除，烦躁不宁之际，独任干姜、附子，以急回其阳为治也。

邵仙根评：下后复汗，汗出而里阳将脱，故烦躁也。昼不得眠，阳虚而邪据也。夜则安静，阴不虚也。独任干姜、附子二味，以急回其阳。

清·陈修园,《伤寒真方歌括》(1803年)：余于《活人百问烦躁症》中注此方下，阴盛偏安于阴分，故夜而安静，何相反至是，而不知此言阴虚者，言吾身真阴之虚也，彼言阴盛者，言阴寒之气盛也，阴阳二字，各有所指。

清·陈修园,《长沙方歌括》(1803年)：按：太阳底面便是少阴，太阳证误下之，则少阴之阳既虚；又发其汗，则一线之阳难以自主。阳王于昼，阳虚欲援同气之救助而不可得，故烦躁不得眠；阴王于夜，阳虚必俯首不敢争，故夜则安静。又申之曰：不呕不渴，脉沉微，无表证，身无大热，辨其烦躁之绝非外邪，而为少阴阳虚之的证也。证既的，则以回阳之姜、附顿服。何疑？

清·吕震名，《伤寒寻源》（1850年）： 下后则阴气盛而阳已虚，复发汗以散其阳，则虚阳扰乱，故昼日烦躁不得眠也，夜而安静，非吉兆也。止以入夜纯阴用事，而衰阳欲躁扰不能也。此法不用甘草，较四逆汤尤峻。取其直破阴霾，复还阳气，必审无呕渴表证，脉沉微身无大热者，则烦躁的为虚阳扰乱之烦躁，乃可主以此方而不至误用也。独阴自治于阴分，孤阳自扰于阳分，故用姜附助阳以配阴。

清·陈恭溥，《伤寒论章句》（1851年）： 干姜附子汤，扶阳气以和阴气之方也，凡病解之后，阳气独虚者用之。本论曰：下之后，复发汗，昼日烦躁不得眠，夜而安静，不呕不渴，脉沉微，身无大热者，此方主之。夫不呕不渴，无大热，外已解也。夜安静，阴无恙也。昼为阳，阳气虚故烦而躁，阳不入于阴中，故不得眠。方以生附启生阳，干姜温土气，使阳气足则与阴气和矣。按：自附子汤至干姜附子汤，凡十方皆用附子，唯增减一二味则别名方，而各有方义，各有妙用。如只干姜、附子二味，则为扶阳以配阴。加甘草一味，名四逆汤，则为启生阳以交会于中土。加人参一味，则启生阳又能生阴血。再加茯苓一味，则能双补阴阳之气血。四逆汤倍干姜，则名通脉四逆汤，重用温土气之品以通脉，可知脉本中土之所生矣。此方加胆汁，又能救胆汁之大竭。姜附加葱白一味，名白通汤，则能交心肾、定烦躁。再加胆汁，又兼能资津汁。如附子汤为温补真阳，真武汤为奠安水气，仲景用药加减法如此，后学当知所鉴，不可以臆断，妄为增减也。

清·莫枚士，《经方例释》（1884年）：［泉案］此方姜倍于附，而附用生，乃表里俱虚寒之治法也。干姜温胃，附子散寒。仲景于误下后，亡其胃阳者，多用干姜；于误汗后，亡其卫阳者，多用附子。特补卫之附炮，而泄卫之附生，以此为别。此症昼剧夜差，是里虚甚于表虚，而表分犹带寒邪，故制方如此。其烦躁者，正以卫虚被寒所抑，而不能自振也，生附所以托之。

清·戈颂平，《伤寒指归》（1885年）： 干姜辛温，合生附子辛热，蒸水土之阴从子左运，水土阴温，阳气外卫，得土之阴和之，得天之阴固之，昼日烦躁自解。右二味，二，阴数也，象二阴耦阳。以水三升，三，阳数也，象三阳来复半里。煮取一升，去滓，顿服，一气服下，不分服也，取其气浓，入半里下，蒸阴土之阴，以藏阳也。

近代·陆渊雷，《伤寒论今释》（1930年）： 身疼痛，脉沉迟，颇似少阴证，少阴非新加汤所能治，即药以测证，知此条乃太阳伤寒发汗太峻，病未解而津已伤也。伤寒本有身疼证，今因大汗伤津，血中液少，血管不得不收缩，以维持血压，于是肌肉不得营养而拘挛，故疼痛益甚。血液少而血管缩，循环系统之机能衰减，故脉沉迟。加芍药者，弛放血管，疏津液之流委也。加生姜、人参者，兴奋胃机能，浚津液之源泉也。用桂枝汤者，治其未解之太阳，即五十八条更发汗宜桂枝汤之义也。不用附子者，津伤而阳不亡也。

近代·祝味菊，《伤寒方解》（1931年）： 本方以干姜为主药，较四逆汤为尤峻，因方中无甘草之缓和也。其适用标准在下后复汗，中阳大伤，昼烦躁而夜安静，脉息沉微者，故用干姜、生附以急救其重虚之阳也。

近代·徐大桂，《伤寒论类要注疏》（1935年）： 按：此方以姜、桂安集下后、汗后之虚阳，意义极为明显。惟本条原文，对于此证则极见斟酌，曰“不呕不渴”，知非柴胡证之烦躁；曰“无表证”，亦非大青龙证之烦躁。惟以“脉沉微”而见烦躁之证，其烦躁又夜则安静，昼不能眠，始能定为肾气将微，虚阳欲越；而主用干姜附子法也。古人精到之处，读者须当体认。

近代·冉雪峰，《冉注伤寒论》（1949年）： 方治干姜附子，乃四逆汤去甘草，有甘草，可缓和姜附刚烈。甘草系二两，用量倍主药，缓和力量很大。四逆汤是分温再服，此是顿服。不啻用量已加一倍，唯恐牵制温力，惟恐温力不速不大，四逆是厥逆，阳已亡，此是阳将亡未亡，何为轻重反悬殊若是，盖误汗误下后，正气过伤，瞬息万变，若待达到阳亡，必致难救，故知在机先，乘其未亡救治，预防亡阳，即寓重心放在预防治疗意义，各注解多支离，不可不辨。

现代·中医研究院，《伤寒论语释》（1956年）：因误用攻下，又再发汗，因而表里俱虚。白天烦躁，不呕不渴，没有表证，脉沉微等，都是阳虚的表现，故用干姜附子以急复其阳。

现代·陈亦人，《伤寒论译释》（1958年）：干姜附子汤，即四逆汤去甘草，因其证势危急，故只用小量姜附以胜阴复阳，不用甘草者，恐牵制其雄入之势，反至迂缓无功。

本方是四逆汤去甘草而成，干姜、附子辛热回阳，由于证情变化很急，阴寒特盛，阳气大虚，故不用甘缓的甘草，以避免牵制姜、附的迅急复阳作用。方为单捷小剂，有单刀直入之势，可使将散的阳气很快回复，转危为安。从顿服的给药方法上，也可以说明这一问题，因为病变突然，一次顿服，能药力集中，收效迅速。

现代·安徽中医学院，《伤寒论通俗讲义》（1959年）：本方治疗太阳病下后误汗的阳虚证。主要治疗目的是急温脾肾而回阳。按本方仅干姜、附子二味，即四逆汤去甘草的变方，四逆在缓回其阳，急恐脉暴出而死，故有甘草。本方在急复其阳，迟则恐生变逆，故去甘草。

现代·孙纯一，《伤寒论注释要编》（1960年）：昼日烦躁不呕不渴是无表症，热症脉沉微，身无大热者，皆阳虚证，故用干姜、附子温脾肾而急回其。

现代·刘渡舟，《伤寒论十四讲》（1982年）：此证是“脉沉微，身无大热”而见微热，反映了阳虚阴盛，格阳于外。证情危重，当急救回阳，用干姜附子汤。干姜附子汤用干姜、附子大辛大热之剂，以复脾肾之阳。附子生用，取其力更猛。与四逆汤比较，本方不用甘草之恋缓，有利于使姜、附迅速发挥消阴回阳的作用。此方要求煎汤一次顿服，使药力集中，收效更快。

现代·刘渡舟，《伤寒论诠解》（1983年）：干姜附子汤由干姜、附子组成。姜、附大辛大热，以复先后天脾肾之阳。附子生用，力更峻猛。一次顿服，使药力集中，收效迅速。本方加甘草名四逆汤，加葱白名白通汤。此证因无阴盛阳郁之象，故不用白通汤；阴寒势甚，亡阳于顷刻，故当急温，迟则无及，故也不用四逆汤。本证阳气暴虚，阴寒独盛，寒极发躁，残阳欲亡，故舍甘草之恋缓，单取姜附之迅猛，急以扶阳抑阴为先。

现代·刘渡舟，聂惠民，傅世垣，《伤寒挈要》（1983年）：本方治表里阳气大虚，阴寒过盛之证。用干姜温中焦之阳；生附子破寒消阴，以扶下焦之阳，阳长阴消，达到阴平阳秘。

现代·陈亦人，《伤寒论求是》（1987年）：干姜附子汤是四逆汤中去甘草，因而有主张干姜附子汤主治的证情急于四逆汤证，其理由是甘草性缓。甘草在四逆汤中的作用已如前述，从两方所主的证候来看，干姜附子汤证的主证仅是昼日烦躁、夜则安静，其伴有证候也不过是脉沉微、身无大热，从姜附的用量来看，均少于四逆汤。而四逆汤主治的证候，一派阴盛阳虚，有几条四逆汤证皆是“急温之”，可见四逆汤的温阳作用强于干姜附子汤，而四逆汤证的证情也急于干姜附子汤证。

【方论评议】

综合历代各家对干姜附子汤的论述，应从用药要点、方药配伍和用量比例三大方面进行研究，以此更好地研究经方配伍，用于指导临床应用。

诠释用药要点：方中干姜温中散寒，附子温壮阳气。

剖析方药配伍：干姜与附子，属于相须配伍，附子助干姜温中化阳，干姜助附子回阳救逆，附子散寒偏于温壮先天之阳，干姜散寒偏于温暖后天之阳。

权衡用量比例：干姜与附子用量比例是3∶5，提示回后天之阳与壮先天之阳之间的用量调配关系，以治阴寒。

【药理作用】 本方具有强心、调节心律、调节呼吸中枢、对平滑肌双向调节、改善微循环、调节体温中枢神经、调节内分泌、增强机体免疫功能、抗惊厥等作用。

干姜黄连黄芩人参汤

【方歌】 干姜连芩人参汤，胃热脾寒服之良，寒格食入口即吐，辨治杂病效非常。

【方药】 干姜　黄连　黄芩　人参各三两（9 g）

【用法】 上四味，以水六升，煮取二升，去滓。分温再服。

【功用】 苦寒清热，甘温益阳。

【适应证】

1. 中医病证：①胃热脾寒证以胃热为主。呕吐，食入口即吐，胃脘灼热，口苦，口干，大便溏或下利，或泻下不消化食物，舌红、苔黄或腻，脉数或紧。②寒热夹虚证。

2. 西医疾病：急、慢性胃炎，食管炎，慢性结肠炎，慢性肝炎，慢性胆囊炎，心肌炎，肋间神经痛，心肌缺血，慢性肾炎等临床表现符合胃热脾寒证者。

【用药分析】 方中干姜温暖脾胃，黄连、黄芩清热燥湿，人参补益中气。

【用方思路】

1. 干姜黄连黄芩人参汤既是辨治脾寒胃热夹虚证的重要代表方，又是辨治诸多杂病如脾胃病、心病、肝病、皮肤病等的重要基础方。

2. 方中黄连、黄芩既可辨治脏腑湿热，又可辨治营卫肌肤湿热；干姜既可温脏腑，又可温营卫；人参可补五脏六腑及营卫之虚。从方中用药用量及调配分析得知，干姜黄连黄芩人参汤的应用并不局限于脾胃寒热夹虚证，还可用于辨治诸多杂病，如消化、循环系统疾病及皮肤病等。

3. 运用干姜黄连黄芩人参汤辨治的病证（无论病变部位在脾胃、在肝或在心）以寒热夹虚为主，其治当温阳清热，补益中气。

【随证合方】 若夹寒结，可与大黄附子汤合方用之；若夹瘀热，可与桃核承气汤合方用之；若夹郁，可与四逆散合方用之。

【注意事项】 运用干姜黄连黄芩人参汤既要辨清西医之病，又要辨清西医之病属于中医寒热夹虚证。辨西医之病可进一步了解疾病的发展演变及转变规律，辨中医之证可更好地针对西医之病选用干姜黄连黄芩人参汤。

【应用指征】 伤寒，本自寒下，医复吐下之，寒格，更逆吐下；若食入口即吐，干姜黄连黄芩人参汤主之。（359）

【方论】

金·成无己，《注解伤寒论》（1144 年）： 经曰：格则吐逆。食入口即吐，谓之寒格，更复吐下，则重虚而死，是更逆吐下，与干姜、黄连、黄芩、人参汤以通寒格。辛以散之，甘以缓之，干姜、人参之甘辛，以补正气；苦以泄之，黄连、黄芩之苦，以通寒格。

明·许宏，《金镜内台方议》（1422 年）： 故用干姜为君，以散逆气，而调其阳，辛以散之也。以黄连为臣，而和其阴。黄芩为佐，以通寒格，苦以泄之也。以人参为使，而和其中，补益真气，甘以缓之也。

明·吴昆，《医方考》（1584 年）： 伤寒误吐下，寒气内格，食入口即吐者，此方主之。不当吐下而吐下之，故曰误吐下。如用栀子、瓜蒂之类以吐，又用承气之类以下，其性皆寒，误用之，则损中气。中气既虚且寒，便恶谷气，故食入口即吐。入口即吐者，犹未下咽之谓也。用干姜之辛热，所以散寒；用人参之甘温，所以补虚；复用芩、连之寒苦者，所以假之从寒而通格也。经曰：有假其气，则无禁也，正此之谓。自非深得经旨，故能通其变耶？

明·方有执，《伤寒论条辨》（1592 年）： 寒格，谓药寒致成格拒也。干姜、人参，正治以遏其吐。黄连、黄芩，反佐以通其格。

明·张卿子，《张卿子伤寒论》（1644 年）： 辛以散之，甘以缓之，干姜、人参之甘辛，以补正气；苦以泄之，黄连、黄芩之苦，以通寒格。

清·喻嘉言，《尚论篇》（1648 年）： 寒格者，因误施吐下之寒药，致成格拒也。若食入口即吐，格拒极矣，故用干姜、人参以温补其胃，用黄连、黄芩之苦以下逆气，而解入里之热邪也。

清·李中梓，《伤寒括要》（1649 年）： 上焦寒则吐，下焦寒则利，为医所伤，遂成寒格。以干姜散寒，人参补气，此正治也。其用芩、连者，寒因寒用，为向导之兵，此从治也。

清·柯琴,《伤寒来苏集》(1674年)：治之小误，变症亦轻，故制方用泻心之半。上焦寒格，故用参、姜；心下蓄热，故用芩、连；呕家不喜甘，故去甘草。不食则不吐，是心下无水气，故不用姜、夏。要知寒热相阻，则为格症；寒热相结，则为痞症。

清·程应旄,《伤寒论后条辨》(1670年)：故用芩、连苦以降上焦之阳逆，姜、参温以补中焦之虚寒，胃阳得煜，仍可转气而下冲，一自利，吐随利止矣。此属虚家未发厥，而阴阳不相顺接之故。得之误治，非属本病，若仍从乌梅丸例，酌用此方，救误尚自有法，不尔，救之无可救矣，何可下也。

清·柯琴,《伤寒来苏集》(1674年)：治伤寒吐下后，食入口即吐。此寒邪格热于上焦也，虽不痞硬而病本于心，故用泻心之半。干姜以散上焦之寒，芩、连以清心下之热，人参以通格逆之气，而调其寒热以至和平。去生姜、半夏者，胃虚不堪辛散；不用甘草、大枣者，呕不宜甘也。凡呕家夹热者，不利于香砂桔半，服此方而晏如。妄汗后，水药不得入口，是为水逆；妄吐下后，食入口即吐，是为食格。此肺气胃气受伤之别也。入口即吐，不使少留，乃火炎上之象，故苦寒倍于辛热。不名泻心者，以泻心汤专为痞硬之法耳。要知寒热相结于心下，而成痞硬，寒热相阻于心下，而成格逆，源同而流异也。

清·陈尧道,《伤寒辨证》(1678年)：按：证既曰本自寒下，医复吐下，因成寒格，用芩、连者，不过反佐以取之，不令格拒热药耳。若四味等分，干姜、人参之辛甘，不能敌黄连、黄芩之苦寒，必至呕逆愈甚，此必传写之讹。如姜、参各三两，芩、连不过各五钱，庶为近之。

清·汪琥,《伤寒论辨证广注》(1680年)：成注云：辛以散之，甘以缓之，干姜、人参之甘辛，以补正气。苦以泄之，黄连、黄芩之苦，以通寒格。琥按：上成注云，芩连，寒格，其言大谬。《条辨》云：其反佐。更谬之极。愚以上方用干姜之辛热，通寒格而止吐逆也。芩、连之苦寒，泄伏热而坚下利也。人参之甘温，助胃虚而益正气也。且也，干姜、人参以调阳，黄连、黄芩以和阴，阴阳和平，而格逆吐下自除矣。

清·张志聪,《伤寒论集注》(1683年)：此言下利本自于寒，不可更逆以吐下也。自，从也。伤寒本自寒下者，言伤寒本从于寒而下利也；医复吐下之，则正气虚而寒气内格矣；更逆吐下，即医复吐下之之谓也；若食入口即吐，即寒格之谓也。按《平脉篇》曰：格则吐逆。干姜黄连黄芩人参汤主之者，厥阴风气在上，火热在中，标阴在下，故以芩、连清中上之风热，干姜温下利之阴寒，人参补中土而调和其上下。

清·张志聪,《伤寒论宗印》(1683年)：此复论厥阴之经气，而亦有上下寒热之分焉。盖足厥阴之经脉，上与少阳之气会于章门，而与手厥阴包络之经气，亦交相贯通者也。阴极而阳生，木孕以育火，是以有热利而便脓血者，有脉绝而手足厥冷者，此皆经气之阴阳，非外邪之寒热也。伤寒本自寒下者，承上文而言，寒气之本自下趋也。医复吐下之，盖寒气下趋，则格阳于上，医更逆以吐下，使阳惟阳而阴惟阴，上者上而下者下矣。关阴于下，格阳于上。经曰：格则吐逆，是以食入口则吐矣。干姜黄芩黄连人参汤主之，盖以黄芩、黄连，清上以泄下；干姜、人参，温下以宣上，上下相交，则阴阳和而病自解矣。(眉批：土升则化热，下趋则阴寒，是以分两平等。)此章重在论厥阴之经气，有寒有热。医复吐下之句，设辞也。盖借医之逆，以分别经气之上下寒热焉。

清·郑重光,《伤寒论条辨续注》(1705年)：下焦本寒而施吐下，则吐下更逆，其理甚明。若食入口即吐，格拒极矣。故用干姜、人参以温其胃，黄连、黄芩之苦以下逆气而解入里之热也。

清·秦之桢,《伤寒大白》(1714年)：此方寒热并用，统治误下致呕者。加广皮、半夏，即合泻心汤方法。

清·陈修园：入口即吐，是火炎之象，故苦寒倍于辛热，但吐下误后，中外之气索然，故以人参补其中气，并以助干姜之辛，冲开格逆，而吐止食入矣。凡呕家夹熟，不利于橘半者，服此方而晏如。

清·魏荔彤,《伤寒论本义》(1724年)：于是吐下且更甚，甚则食入即吐，而下利或至不止，本为阴阳争拒之证。吐下不已，驯致为有阴为阳之渐矣。法当急温其中焦，使阳在内为阴所包裹者，力盛则自出，干姜、人参，是阳升之品也。且使寒在上面郁伏乎热邪者，气开则自降。黄连、黄芩，降阴之品也。此一方面升阳降阴，温中治逆，数善备焉矣。

清·尤在泾,《金匮要略心典》(1729年)：若以寒治逆，则寒下转增，或仅投温剂，则必格拒而不入，故以连、芩之苦，以通寒格，参、姜之温，以复正气，而逐阴邪也。

清·王子接,《绛雪园古方选注》(1732年)：厥阴寒格吐逆者，阴格于内，拒阳于外而为吐，用芩连大苦，泄去阳热，而以干姜为之向导，开通阴寒。但误吐亡阳，误下亡阴，中州之气索然矣，故必以人参补中，俾胃阳得转，并可助干姜之辛，冲开阴格而吐止。

清·不著撰人,《伤寒方论》(1732年)：伤寒二字读断则所云本自寒下，其为平日胃气虚寒明甚，但伤寒误吐下，则应变结胸等证，今以本自寒下，变反在中宫，而成寒格，故以参姜大温其中，佐以芩连而下其逆也，此乃误下吐之变证，故以变法治之。

清·黄元御,《伤寒悬解》(1748年)：本自内寒下利，医复吐下之，中气愈败，寒邪阻隔，胃气更逆，脾气更陷，吐下不止。若食方入口即吐者，是中脘虚寒，而上焦有热。宜干姜黄连黄芩人参汤，干姜、人参，温补中脘之虚寒，黄连、黄芩，清泻上焦之虚热也。

清·黄元御,《长沙药解》(1753年)：治厥阴病，本自寒下，医复吐下之，寒格，更逆吐下。以中气虚寒，脾陷为利，相火升炎，而生上热。芩、连，清泻君相以除烦热，参、姜温补脾胃以止吐利也。

清·黄元御,《金匮悬解》(1754年)：黄汗为病，身体胕肿，发热汗出而渴，状如风水，汗沾衣上，色正黄如柏汁。此以汗出入水，水从汗孔入里，浸淫经络，阻其营卫，卫郁而为肿，营郁而为热。经热郁蒸，泄而为汗，肌肉滋湿，汗色正黄。缘脾为湿土而主肌肉，土湿木郁，则发黄色，木主五色，入土化黄故也。木郁风动，是以发渴。木气遏陷，是以脉沉。黄芪芍药桂酒汤，黄芪、桂枝，行营卫之郁遏，芍药、苦酒，泻经络之病热也。

清·黄元御,《伤寒说意》(1754年)：干姜黄连黄芩人参汤，参、姜，补中而温寒，芩、连，清上而泻热也。

清·徐灵胎,《伤寒论类方》(1759年)：此属厥阴条，寒格自用干姜，吐下自用芩连。因误治而虚其正气，则用人参，分途而治，无所不包，又各不相碍。古方之所以入化也。

清·徐灵胎,《伤寒约编》(1759年)：误下伤胃，寒热互结，故食入口则吐，非需此寒邪格热之剂不能调平其胃气也。干姜散胃口之寒，芩连清胸中之寒热，人参以通格逆之气而调其寒热，以至和平也。

清·强健,《伤寒直指》(1765年)：辛以散之，甘以缓之，干姜、人参之甘辛以补正气。苦以泄之，黄芩、黄连之苦以通寒格。既为寒格，而以芩、连为向导，则不当等其分两，应以干姜为君，人参为佐，芩、连为使，使者之职，不合等其主帅。

清·徐玉台,《医学举要》(1792年)：所以干姜温胃，而散里寒；人参以救吐下之逆；黄芩、黄连，乃清风化之热也。

清·吴坤安,《伤寒指掌》(1796年)：此寒格于下，拒热于上，故格拒不纳。芩连以清上热，干姜以开寒格。因误治以虚中气，故用人参助干姜，以壮胃阳而开阴格。

此阴格于下，拒阳于上而为吐，故用芩连之苦寒，以泄热。干姜之辛温，以通寒格。误吐误下，中气必虚，故用人参安胃和中，其吐自止。

邵仙根评：寒热相阻，则为格症，寒热相结，则为痞症。此病轻于痞，故用泻心之半。

清·陈元犀,《金匮方歌括》(1811年)：按：伤寒本自寒下者，以厥阴之标阴在下也。医复吐下之，在下益寒而反格热于上，以致食入即吐。方用干姜，辛温以救其寒；芩、连苦寒，降之且以坚之。然吐下之后，阴阳两伤，胃气索然，必藉人参以主之，俾胃气如分金之炉，寒热各不相碍也。方名以干姜冠首者，取干姜之温能除寒下，而辛烈之气又能开格而纳食也。家君每与及门论此方及甘草附子汤，谓古人不独审病有法，用方有法，即方名中药品之前后亦寓以法。善读书者，当读于无字处也。

清·吕震名,《伤寒寻源》(1850 年)：伤寒本自寒下，医复吐下之，寒格更逆吐下，若食入口即吐，干姜黄连黄芩人参主之。按此证系阴格于内，拒阳于外，以干姜开通阴寒，芩连泄去阳热，复以人参鼓助胃气，并可助干姜之辛温冲开阴邪，俾格开而吐自止。

清·姚球,《伤寒经解》(1859 年)：本自寒下者，一受风寒，即先自利也。而医又吐下之，津液重亡，致厥阴肝寒气格阳于上，吐利更甚，而食入即吐。火在上，寒在下，上下不和。故用干姜黄连黄芩人参汤主之，以和其阴阳。干姜温中以治利，芩连清上以治吐。吐下重亡津液，人参所以调元也。

清·莫枚士,《经方例释》(1884 年)：[泉案]此以本自寒下，故加干姜；以医吐之，故加人参，乃救误之方。其法合理中之半为之也。错综之，则姜、连自三泻心来；芩、参自黄芩人参汤来。

清·高学山,《伤寒尚论辨似》(1872 年)：故用干姜、人参以温补其胃中之虚寒，所以救误下也。用黄连、黄芩以清理其胸中之逆热，所以救误吐也。究之，虚火降而胃阳来复，则本自寒下之症亦愈矣。喻氏于伤寒诸方，颇有得长沙之旨者，至其论症，依愚鄙之见所心服者，十无二三也，此条固非论厥阴，亦并非论少阴之症，当是合论少阳太阴二经耳。盖太正二阳，本自寒下之症甚少，惟协热之利居多，少厥二阴虽有之，若一误行吐下，则厥躁立死，为逆岂止如此，惟少阳之邪下逆而腹痛。太阴，脏中有寒，俱有本自寒下之症，且略能担得吐下故也，明者详之。

清·戈颂平,《伤寒指归》(1885 年)：阳不藏丣，阴土不温，阴液不生，主干姜辛温，温阴土之液。黄连、黄芩苦寒，坚半里上表阴，降逆上之阳。人参甘寒多汁，助阴土之液，和内藏之阳。右四味，象阴阳气液，转运四方。以水六升，象阴数得阳变于六。煮取二升，去滓，分温再服，象阳数举，二阴偶之。

清·王旭高,《退思集类方歌注》(1897 年)：并非寒热平调之法，乃治寒格拒热之方。寒格者，寒与热格也。寒故用干姜，热故用芩、连；因吐下而伤其中气，故用人参；食入口即吐，是火逆上冲，故苦寒倍于辛热；不食则不吐，是心下无水气，故不用半夏、生姜。要知寒热相阻则为格，寒热相结则为痞，故此方得泻心之半，源同而流异也。干姜宣阳散寒，芩连通阴泄热，人参补中和胃。

近代·陆渊雷,《伤寒论今释》(1930 年)：凡朝食暮吐者，责其胃寒，食入即吐者，责其胃热。胃热，故用芩连，本方证，胃虽热而肠则寒，故用芩连与干姜并用，以其上热下寒，故入之厥阴篇。然自来注家，皆不敢指本证为厥阴病，盖自昔惟以乌梅丸为主方，本入得泻心之半，目为少阳方故也。惟小丹波谓撅阴亦适用本方，引见本篇首条，证候用法，当从方所引诸家之说。

近代·曹颖甫,《伤寒发微》(1931 年)：故干姜黄连黄芩人参汤方治，亦与黄连汤相似。所不同者，惟彼方多甘草、桂枝、半夏、大枣，而无黄芩耳。按《金匮》下利脉滑者，当有所去，大承气汤主之。是知热利原有当用下法者，医乃误寒利为热利而复下之耳，治法无下利而使之吐者，故知“吐”字当衍也。太阳篇呕而腹痛，为上热下寒，其为寒格逆吐之证，与此正同。而方治之并用黄连、干姜，亦与此同。故知当云寒格更逆吐，而“下”字当衍也。

近代·徐大桂,《伤寒论类要注疏》(1935 年)：此方调摄寒热，奠定中宫，仍不外乌梅丸方之旨。见上下格拒者，必以和中为主也。此外偏寒、偏热，治上、治下，以及误汗、误下诸坏病，无不可以太阳救逆方及少阴等法，本其见证而例推之。原文麻黄升麻方证更不备列也。

近代·彭子益,《圆运动的古中医学·伤寒论方解篇》(1947年)：吐为中寒，入口即吐为上热。干姜温中寒，连、芩清上热，人参补中气。厥阴之气，下寒上热。故其病如此。

现代·中医研究院,《伤寒论语释》(1956年)：厥阴伤寒，本来属于寒热相格的证候，所以发生吐泻，如果误用吐下，相格更厉害，因其胃热在上，所以用芩、连，肠寒在下，所以用参、姜，这是寒温并用，以平格逆的方剂。

现代·任应秋,《伤寒论语释》(1957年)：陆渊雷云："凡朝食暮吐者，责其胃寒，食入即吐者，责其胃热，胃热故用芩连，本方证胃虽热而肠则寒，故芩连与干姜并用。"人参在本方尤具有强壮作用。

现代·安徽中医学院,《伤寒论通俗讲义》(1959年)：本方以芩、连苦寒，清热、降火、止呕，以人参、干姜补虚温中，以治虚寒下利。此为散寒清热调和阴阳的方剂，能治寒热格拒和呕逆之证。

现代·陈亦人,《伤寒论译释》(1958年)：本方芩、连、姜、参，也是泻心剂的主药，因而也具有苦泄辛开的作用。然而泻心剂主治痞证，本方却治寒格，其关键在于黄连用量的大小，泻心诸方黄连的用量仅一两，苦泄与辛开大致相等，本方黄连用至三两，是苦寒泄降为主，辛开为佐。假如当重用而用量不够，就难以收到预期的效果。有些医家泥定下寒解释本方的配伍作用，未免脱离实际。柯韵伯说："呕家夹热，不利于香砂橘半，服此汤而晏如。"确属经验之谈。

本自寒下，应与寒格联系，理解为原有下寒上热相格的证候，所以误吐下后才有可能发生上热更甚而食入口即吐的变证。否则，纯属虚寒下利，误吐下之后怎么会变成严重的上热?《金鉴》通过证情比较，得出本证"食入口即吐"，是热格而非寒格，故宜干姜黄芩黄连人参汤，这种从临床实际出发，不囿于条文表面的精神非常可贵；然而完全丢开下寒，则干姜人参之用，又嫌没有着落。丹波元坚提出的"胃虚膈热"与陆渊雷提出的"胃虽热而肠则寒"，直截了当，有参考价值。章虚谷"通其阴阳，升清降浊"，浮泛不切，黄坤载"黄连、黄芩清泄上焦之虚热"，概念模糊，芩连岂是清虚热之品？本证列于厥阴篇，是为了辨证，并非厥阴本病。程扶生与《金鉴》将本条改列于太阴病篇，可能有见于此，但是从辨证角度来看，列在厥阴病篇，也未尝不可。不过，有些注家，泥定为厥阴病，则是错误的。王氏解释本方配伍意义，抓住阴格于内、拒阳于外而为吐的病机特点，用芩连大苦，泄去阳热，而以干姜为之向导，开通阴寒，可见芩连是本方的主药。柯氏解释方义更丢开下寒，提出寒热相阻于心下，而成格逆，并指出入口即吐，乃火炎上之象，故苦寒倍于辛热，尤为重点突出。联系临床"凡呕家夹热者，不利于香砂橘半，服此方而晏如"的经验，与《金鉴》胃热格的论点不谋而合。章氏对芩连作用，认为是泻三焦之相火，似未必然；但指出与少阴之格阳证不同，却比较中肯。汪氏批评成注"芩连通寒格"与方氏"反佐"说为大谬、更谬之极，颇是。把通寒格之功，归于干姜，足以正方氏芩连反佐说之误，但把芩连说成"泄伏热而坚下利"，虽然亦有理致，却与本证上热为主的病机相去太远，似嫌不够贴切。

现代·李翰卿,《中国百年百名中医临床家》(1960年)：此清热止吐，补虚开格，寒因热用之方。主治呕吐不止，饮食药不能下咽。但必须具有口苦、喜冷的热证现象和脉虚的虚证现象，而且单用芩、连一类的寒性止吐药品完全不受。芩、连苦寒以泻胃热，人参甘温以补胃虚，干姜辛温以开寒格。

现代·孙纯一,《伤寒论注释要编》(1960年)：芩连清上热而止吐，干姜逐阴寒以止痢，人参以补气虚。

现代·刘渡舟,《伤寒论十四讲》(1982年)：干姜黄芩黄连人参汤是治疗上热下寒的寒热格拒而发生的"食入口即吐"以及下利为甚的吐利交作之证。所以用本方清上温下而两治寒热。干姜黄芩黄连人参汤，由干姜、黄芩、黄连、人参组成。方中用黄芩、黄连以泄上热，用干姜温脾以去寒，人参健脾以补虚。本方寒热并用，苦降辛开；干姜又可引导芩、连，使热邪不发生格拒。所以，有的注家认为，此方也治“火逆”的呕吐。

现代·刘渡舟,《伤寒论诠解》(1983年): 干姜黄连黄芩人参汤用黄连、黄芩苦寒以泄上热，干姜温脾以祛下寒，人参健脾补虚，以复中焦升降之能。本方寒热并用，苦降辛开，干姜又可从其上热，引导芩连入内，使之不发生格拒，所以，陈修园认为此方也治火邪上逆的呕吐，如把干姜改为生姜则更有疗效。

现代·刘渡舟，聂惠民，傅世垣,《伤寒挈要》(1983年): 本方用干姜、人参以理中焦之虚寒；黄芩、黄连清上热以降胃气之逆。此为寒热并用以和脾胃阴阳之法。

现代·陈亦人,《伤寒论求是》(1987年): 干姜黄芩黄连人参汤方出于寒格条下，自应是寒格证的主方，而且药仅四味，似乎不难解释，可是从方中药物苦寒倍于辛热来看，就有些不够贴切。试问寒格证既然是“下寒格热于上”，怎么能重用苦寒？况且患者“本自寒下”，岂不违反治病用药应注意病人素质的原则？注家对此，大多顺文释义，如方有执说：“黄连黄芩，反佐以通其格”，钱天来对方注颇为赞赏，认为“词简理明”。其实未必确当，首先不符合方药配伍规律，佐药怎么能量重数多？至于反佐，乃是在主药的前提下，略佐与主药性味相反的药味以作向导，称为反佐。例如，服白通汤驱寒通阳，发生格拒，因增加人尿、猪胆汁为反佐，是寒证用温剂，少佐寒药。本证虽云寒格，实际以胃热气逆为病机矛盾的主要方面，故重用芩连苦降泄热，怎么能算作反佐？明·许宏说：“以黄连为臣而和其阴，黄芩为佐以通寒格。”尤在泾说：“故以芩连之苦，以通寒格。”似较方说为优，然而以苦寒药治寒格，终嫌牵强。王晋三认为治寒格的主药是干姜，他说：“以干姜为之向导，开通阴寒。但误吐亡阳，误下亡阴，中州之气索然矣。故必以人参补中，俾胃阳得转，并可助干姜之辛，冲开寒格而吐止。”陈古愚亦宗王说，指出“方名以干姜冠首者，取干姜之温能除寒下，而辛烈之气，又能开格而纳食也”。陈氏更以他的临床经验为证，“若汤水不得入口，去干姜，加生姜汁少许，徐徐呷之，此少变古法，屡验。”以辛热开格，显然较苦寒开格的说法合理，但囿于寒格，仍嫌含混不清。惟《金鉴》具有卓识，通过寒格与热格临床特点的比较，得出“若食入口即吐，则非寒格，乃热格也，当用干姜人参安胃，黄连黄芩降胃火也”。不过，热格为什么用干姜人参？除寓有辛热开格的精神以外，可能为了兼顾本自寒下。丹波元坚提出“然大旨不过胃虚膈热，因误吐下，故热搏于上，而冷甚于下也”。陆渊雷也提出“本方证胃虽热而肠则寒，故芩连与干姜并用。”比较符合实际。要之，本方主治的重点是胃热呕吐,“若食入口即吐”，就是审证用药的确据。但是还兼有虚寒的一面，所以在重用苦寒泄降的同时，伍以人参干姜益气温中，一以顾护正气，一以防止苦寒伤阳，药虽四味，实邪正兼顾的良剂。细玩原文“本自寒下”，似指病人的素质虚寒，也可能指原来是下寒上热，但根据误吐下后的变证，乃热象偏重，治上热必须苦寒泄降，所以重用芩连，但又不同于单纯的热实证，因而又用干姜人参以顺正气，即针对当前主证投药，又兼顾患者素质或宿恙，乃原则性与灵活性相结合的范例。有些注家泥定寒格，固然脱离实际；有些注家如山田正珍直接目为“厥误错乱”，亦未免武断。柯韵伯经验,“凡呕家夹热者，不利于香砂橘半，服此方而晏如”。《方函口诀》载“本方治膈有热，吐逆不受食者，与半夏、生姜诸止呕药无寸效者，有特效，又治噤口痢”。皆可作为使用本方的借鉴。本方无一味治肝药，所以与乌梅丸不同，不应属于厥阴病方。

【方论评议】

综合历代各家对干姜黄连黄芩人参汤的论述，应从用药要点、方药配伍和用量比例三大方面进行研究，以此更好地研究经方配伍，用于指导临床应用。

诠释用药要点：方中干姜温暖脾胃，黄连、黄芩清热燥湿，人参补益中气。

剖析方药配伍：黄连与黄芩，属于相须配伍，增强清热燥湿；人参与干姜，属于相使配伍，干姜助人参益气化阳，人参助干姜温阳化气；黄连、黄芩与干姜、人参，属于相反相畏配伍，相反者，黄连、黄芩清热，干姜、人参温补，相畏者，黄连、黄芩制约干姜、人参温热伤阴，干姜、人参制约黄连、黄芩清热伤阳。

权衡用量比例：干姜与人参用量比例为相等，提示温阳与益气之间的用量调配关系，以治虚寒；干姜、人参与黄连、黄芩用量比例为相等，提示温阳益气与清热之间的用量调配关系，以治寒热夹杂。

【药理作用】 具有调节胃肠平滑肌蠕动、保护胃肠黏膜、强心、改善心脑血管、改善微循环、调节呼吸中枢、调节腺体分泌、解除平滑肌痉挛、抗胃溃疡、抗氧化、抗缺血、增强机体免疫功能、改善心肺肝肾功能、对中枢神经呈双向调节、降血压、降血脂、降血糖、镇静镇痛、抗炎、抗菌、抗病毒、抗过敏、抗真菌、抗风湿、增强和促进骨质代谢等作用。

土瓜根汁方

【导读】①土瓜根汁方的组成药物仅有一味，单用比较少，临证若能合方用之，疗效会更好。②土瓜根汁方虽是辨治瘀热内结证的重要代表方，但在临床中对阴津燥热内结证等也具有良好治疗作用。③学好用活土瓜根汁方的第一步是辨清土瓜根汁方由哪些药物组成：组成土瓜根散仅有1味药，土瓜根的基本作用是泻下作用，化瘀作用，益气作用，开窍作用，从此深入学习研究即可用活土瓜根汁方。

【方歌】仲景土瓜根汁方，清热润燥能化瘀，辨治燥热诸般疾，瘀热津少皆能愈。

【方药】土瓜根二十两（60 g）（编者注：仲景方无用量，此处为编者所加）

【用法】上一味，以水四升，煮取二升，去滓。本方之用有二法：温服一升，分二服。又纳灌肛门内，急抱，欲大便时乃去之（编者注：仲景未言用法，此处为编者所加）。

【功用】清热润燥，滋肠通便。

【适应证】

1. 中医病证：大肠瘀热内结证。不大便，欲大便不行，心烦，身热，面色不荣，口干，烦躁，或腹满，或腹痛，舌红少津，脉虚。

2. 西医疾病：习惯性便秘、老年性便秘、产后便秘、出血引起的便秘、痔疮、神经性皮炎、咽炎、前列腺炎、盆腔炎等临床表现符合津亏燥热证者。

【用药分析】方中土瓜根汁清热益阴，生津润燥。

【用方思路】

1. 土瓜根汁方既是辨治大肠瘀热内结证的重要代表方，又是辨治诸多杂病如脾胃病、大肠病、心病、男科病、妇科病等的重要基础方。

2. 方中土瓜根汁既可清热，又可化瘀，更可通泻。土瓜根汁方的应用并不局限于大肠瘀热内结证，还可用于辨治诸多杂病，如消化、男科、妇科、内分泌及代谢、循环等系统疾病。

3. 运用土瓜根汁方辨治的病证（无论病变部位在脾胃、在心或在肝胆）以瘀热为主，其治当化瘀清热。

【随证合方】若夹郁，可与橘枳姜汤合方用之；若夹痰热，可与小陷胸汤合方用之；若夹血热，可与百合地黄汤合方用之。应用时还必须结合病变主次酌情调整方药用量。

【注意事项】运用土瓜根汁方既要辨清西医之病，又要辨清西医之病属于中医瘀热内结证。辨西医之病可进一步了解疾病的发展演变及转变规律，辨中医之证可更好地针对西医之病选用土瓜根汁方。

【应用指征】阳明病，自汗出，若发汗，小便自利者，此为津液内竭，虽硬不可攻之，当须自欲大便，宜蜜煎导而通之；若土瓜根及大猪胆汁，皆可为导。（233）

【方论】

清·张志聪，《伤寒论宗印》（1683年）： 土瓜根气味苦寒，而性欲蔓行于上。

清·莫枚士，《经方例释》（1884年）： 此方出《肘后》。《伤寒论》蜜煎条云：若土瓜根及大猪胆汁，皆可为导。而方中有猪胆汁导法，无土瓜根导法。此云大便不通，吹入肛门，正土瓜根导法也。葛氏必据《伤寒论》，成本传写脱之耳。《本经》土瓜根苦寒，主消渴，内痹瘀血，月闭，寒热酸疼，益气愈聋。《别录》治诸邪气热结，妇人带下，不通下乳汁，止小便数不禁，逐四肢、骨节中水。是土瓜根除热结，疏水气，亦是润药，故以治便闭之由液少者。《圣济总录》以湿土瓜根，削半寸，塞耳内，以治聋，盖取此。《图经》以此方作服法，治小儿发黄，及黄疸变黑。《千金》以此方作傅法，治一切漏疾。《肘后》以此作散，浆水和，涂面上痱蓓，皆取除热结之意。考土瓜，乃瓜萎之一种。郭注《尔雅》谓之，钩藤即瓜萎二字之声转。又《千金翼》有寒水石散，治小便白如泔者，寒水石、知母、瓜萎根、白石脂、菟丝子、桂心六味，乃合用白虎之半也。《卫生宝鉴》小变其方，去寒水，知母加牡蛎粉，而以土瓜根易瓜萎，症治同，是二瓜可通用也。

现代·陈亦人，《伤寒论译释》(1958年)： 王、柯二氏对于外导二方的注释，理俱可通，惟对土瓜根的作用没有提及，兹补充说明于后。土瓜一名王瓜，气味苦寒无毒，《本草衍义》名赤雹子，《本草纲目》名野甜瓜，为平野自生之宿根草。春日从宿根发芽，叶互生，作心脏形，有三五浅裂，边缘有锯齿，面粗糙，有毛刺，每叶间有卷须，攀登他物而生长；夏月于叶腋开白色单性花，雌雄异株，花冠白色，下部作筒状，上部五裂，其边缘分裂如白发之散乱，花后结二寸许之椭圆形实，初绿色，霜后变成美丽之红色；其根附有长块根。《肘后方》治小便不通，土瓜根捣汁入少水解之，筒吹入下部；治大便不通，上方吹入肛门内。二便不通，前后吹之取通。从而可证本方外导作用是可靠的。

现代·刘渡舟，《伤寒论诠解》(1983年)： 土瓜根则有宣气润燥之功，故宜于六腑之气不畅，气血不利之便秘。本论土瓜根方已佚，据《肘后备急方》载，用土瓜根捣汁，灌入肛门，即可通便。

【方论评议】方中土瓜根清热益阴，生津润燥，泻热除结，善于治疗大肠津亏燥热内结证。

【药理作用】具有改善微循环、扩张血管、调节血压、调节胃肠蠕动、抗炎、抗过敏、解痉、抗菌等作用。

土瓜根散

【导读】 ①学用土瓜根散应重视土瓜根和芍药的用量调配关系、桂枝和䗪虫的用量调配关系。②土瓜根散虽是辨治胞中阳郁血瘀证的重要代表方，但在临床中对三焦阳郁血瘀证等也具有良好治疗作用。③学好用活土瓜根散的第一步是辨清土瓜根散由哪些药物组成：组成土瓜根散有4组药，第1组是清泻化瘀药即土瓜根，第2组是温化通经药即桂枝，第3组是补血化瘀药即芍药，第4组是化瘀消癥药即䗪虫，从4组用药用量深入学习研究即可用活土瓜根散。

【方歌】 土瓜根散䗪虫芍，桂枝化瘀又通阳，脏腑阳郁夹血瘀，辨治瘀血诸腹满。

【方药】 土瓜根　芍药　桂枝　䗪虫各三两（9g）

【用法】 上四味，杵为散，酒服方寸匕，日三服。

【功用】 化瘀通阳，调理气血。

【适应证】

1. 中医病证：①妇人阳郁血瘀证。经行不畅，少腹满痛或刺痛，或经行一月再现，经量少，色紫有块，带下色赤，恶寒，或手足不温，或头汗出，身热，舌紫暗，脉迟或涩。②郁热夹瘀证。

2. 西医疾病：中枢性痛经、闭经、月经不调、输卵管不全梗阻、附件炎、盆腔炎、慢性肾炎、慢性肝炎、肝硬化等临床表现符合阳郁血瘀证者。

【用药分析】 方中土瓜根活血化瘀，芍药补血敛阴，桂枝通阳散瘀，䗪虫活血破瘀，酒能行气活血、通络止痛。

【用方思路】

1. 土瓜根散既是辨治胞宫阳郁血瘀证的重要代表方，又是辨治诸多杂病如妇科病、男科病、脾胃病、肝病等的重要基础方。

2. 方中土瓜根既可泻热，又可祛瘀；䗪虫可破诸脏腑之瘀；桂枝既可通阳，又可通经；芍药既可益血，又可敛阴。从方中用药用量及调配分析得知，土瓜根散的应用并不局限于胞宫阳郁血瘀证，还可用于辨治诸多杂病，如妇科、男科疾病和消化、循环、泌尿、内分泌等系统疾病。

3. 运用土瓜根散辨治的病证（无论是肝肾疾病，还是妇科、男科疾病）以阳郁血瘀为主，其治当通阳泻热祛瘀。

【随证合方】 若夹寒，可与当归四逆汤合方用之；若夹痰热，可与小陷胸汤合方用之；若夹寒痰，可与赤丸合方用之。应用时还必须结合病变主次酌情调整方药用量。

【注意事项】 运用土瓜根散既要辨清西医之病，又要辨清西医之病属于中医阳郁血瘀证。辨西医之病可进一步了解疾病的发展演变及转变规律，辨中医之证可更好地针对西医之病选用土瓜根散。

【应用指征】 带下，经水不利，少腹满痛，经一月再见者，土瓜根散主之。（第二十二10）

【方论】

元·赵以德,《金匮方论衍义》(1368年): 土瓜根者，能通月水，消瘀血，生津液；津生即化血也。芍药主邪气腹痛，除血痹，开阴塞；桂枝通血脉，引阳气；䗪虫破血积；以酒行之。

清·李彣,《金匮要略广注》(1682年): 带下，少腹满痛，有时经水不利，有时经一月再见，行止迟速不调者，皆瘀血为患也。土瓜根破瘀血，䗪虫下血闭，桂枝导气行阳，芍药泄邪养阴，则瘀血行而经自调矣。阴㿗肿亦属于血闭涩，故并治之。

清·张志聪,《金匮要略集注》(1683年): 如经一月而再见，经水不利，少腹满痛之证者，此带下为病，冲任之血液，不能上行于经络，宜土瓜根散，以行散其血焉。土瓜根性味苦寒，蔓多须络，夏时结实，红赤如弹丸。盖能吸水土之阴液，上入心化赤，而蔓行于经络者也。芍药化土气以资经荣，桂枝助心主以行血脉。盖经脉荣血，生于中胃，出于下焦，而主于上也。配䗪虫，以行女子之申气焉。

清·周扬俊,《金匮玉函经二注》(1687年): 土瓜根者，能通月水，消瘀血，生津液，津生则化血也；芍药主邪气腹痛，除血痹，开阴寒；桂枝通血脉，引阳气，虫破血积，以消行之，非独血积冲任者有是证。肝藏血，主化生之气，与冲任同病，而脉循阴器，任督脉亦结阴下，故皆用是汤治之。肿非惟男子之睾丸，妇人之阴户亦有之，多在产时瘀血，流入作痛，下坠出户也。

清·魏荔彤,《金匮要略方论本义》(1720年): 主之以土瓜根散，并下阴㿉肿，无非清热散瘀之义也。杵为散，以酒服，用阴必远阴，恐桂枝之升阳力不足，故用酒之温散以行瘀。而不为汤、丸而为散，散者散也，制方之理微矣乎！

清·尤在泾,《金匮要略心典》(1729年): 妇人经脉流畅，应期而至，血满则下，血尽复生，如月盈则亏，月晦复出也，惟其不利，则蓄泄失常，似通非通，欲止不止，经一月而再见矣，少腹满痛，不利之验也，土瓜根主内痹瘀血月闭，虫蠕动逐血，桂枝、芍药行营气而正经脉也。

清·黄元御,《长沙药解》(1753年): 治女子经水不利，一月再见，少腹满痛者。以肝主藏血而性疏泄，木郁不能疏泄，血脉凝涩，故经水不利。木郁风动而愈欲疏泄，故一月再见。风木遏陷，郁塞冲突，故少腹满痛。从此郁盛而不泄，则病经闭，泄多而失藏，则病血崩。桂枝、芍药，疏木而清风，土瓜根、䗪虫，破瘀而行血也。又治阴门㿗肿者，以其行血而达木也。肝气郁陷，则病㿗肿。又导大便结硬者，以其泻热而润燥也。

清·黄元御,《金匮悬解》(1754年): 带下，经水不利，少腹满痛，经一月再见者，土瓜根散主之。妇人带下，经水不利，此以血瘀而不流也。血瘀木陷，不得升达，则少腹满痛。木陷风生，经水疏泄，则一月再见。土瓜根散，桂枝、芍药，达木而清风，土瓜根、䗪虫，破瘀而行血也。

清·陈修园,《金匮要略浅注》(1803年): 土瓜，即王瓜也，主驱热行瘀。佐以䗪虫之蠕动逐血，桂芍之调和阴阳，为有制之师。

清·朱光被,《金匮要略正义》(1803年): 天有十二月，地有十二水，人身十二经脉与之相应。一月一见者，天地之常经。人身之信水也。一有所阻，便濡滞不利，今少腹至于满痛，其为瘀阻特甚。行经一月再见者，夫天时五日为一候，三候成一气，一候之中，经水淋漓不尽，候气机一动，即复行焉，不复有盈虚消息之定期矣。夫水之积即生湿，瘀之甚即生热。故药以土瓜根之苦寒，驱湿热而泻结气者为君；䗪虫专攻血络而逐瘀滞者为臣；芍药和脾以保阴气为佐；桂枝入营以调经络为使也。此比下瘀血汤缓而有制，以病本于积冷结气，初不同于产后之瘀阻也。

清·陈元犀,《金匮方歌括》(1811年)：按：此条单指经水不利之带下病也。经者常也，妇人行经，必有常期。尤云：血满则行，血尽复生，如月之盈亏，海之潮汐，必定应期而至，谓之信。此云经水不利，一月再见者，乃蓄泄失常，则有停瘀之患也。然瘀即停，必著少腹之间作满而痛也。立土瓜根散者，为调协阴阳，主驱热通阴之法。方中桂枝通阳，芍药行阴，使阴阳和，则经之本正矣。土瓜根驱热行瘀，䗪虫蠕动逐血，去其旧而生新，使经脉流畅，常行不乱也。

清·邹澍,《本经疏证》(1832年)：愚谓参土瓜根散，䗪虫之用，益可知也。夫经一月再见，而曰不利，乃桂枝所主，所谓通中不通者也。满痛不在胁下、腹中，而在少腹，乃芍药所主，所谓阴结阳不布也。二病者由于带下，则因带而经络泣涩，用土瓜根是滑泽其涂径，用䗪虫是连络其断续也。且通而谓之不利，必其经脉仍通，泣涩则在络，土瓜根本治络中泣涩之物，䗪虫则治络中断续之物矣。陆农师谓䗪虫于申日过街，故名曰过街虫。夫曰过则从横穿可知，直行曰经，横行曰络，络固经之横者也。䗪虫之主络中泣涩断续，其亦取象于此欤！

清·高学山,《高注金匮要略》(1872年)：芍药，下引而入血分。䗪虫，阴性而行血结。桂枝，辛以散之，温以行之。合三味而去瘀之功用全矣。土瓜根，为蔓引之本，其性上行，盖蔓引则走经脉，上行则托住肝脏之血，而使上充十二经脉之义也。

清·莫枚士,《经方例释》(1884年)：此桂枝汤去姜、甘、枣，加土瓜根、䗪虫也。徐灵胎说：治瘀血伏留在卫脉之方。泉谓用土瓜根，与阳明病导燥屎法同义。《本经》土瓜作王瓜，云苦寒无毒，主消渴，内痹瘀血，月闭，寒热酸疼，益气愈聋，注家不一其说，而《礼·月令》孟夏王瓜生。郑注：以为菝葜。考菝葜，郑樵《通志》谓之王瓜草。《别录》菝葜根，甘酸平温、无毒，治腰背寒痛，风痹，益血气，止小便利。大旨亦相近也。菝葜即萆薢之别，疑亦可以萆薢代土瓜。《千金》以此方去桂、䗪虫，加当归，治小儿气癞。

清·戈颂平,《金匮指归》(1885年)：土瓜根即瓜蒌根，非王瓜根也。主瓜蒌根，苦甘色白，桂枝辛温色赤，䗪虫引半里脉中血之液上行，半里经道气之阳交蒸于午而化血，芍药苦平色白，䗪虫咸平，色黑固半表脉中气之阳下降行，半里经道血之液交蒸于子而化水。右四味，杵为散，酒服方寸匕，日三服，象阴数得阳口绕八方，不失其时也。

近代·曹颖甫,《金匮发微》(1931年)：土瓜即王瓜，味苦性寒，能驱热行瘀，黄疸变黑，医所不能治，用根捣汁，平旦温服，午刻黄从小便出，即愈，此可证通瘀泄热之作用。芍药能通凝闭之血络，故疡科方书，常用京赤芍。䗪虫即地鳖虫，生灶下乱柴尘土中，善攻积秽，不穴坚土，放大黄䗪虫丸下瘀血汤用之，伤科亦用之，取其不伤新血也。用桂枝者，所以调达肝脾，变凝结为疏泄也。此土瓜根散之旨也。

近代·赵桐,《金匮述义》(1940年)：带下谓胞中也。经水不利，经水不顺利也。而少腹满痛则察为实瘀，因瘀而妨害生机，不能如月之盈亏有度，海之潮汐有时，一月之中再见者，土瓜根散主之，桂枝通阳入心即以通胞，胞络系心也。芍药和阴濡肝，亦以通胞，胞隶于肝也。土瓜根驱热行瘀，䗪虫蠕动逐血，去其旧而新自生，通其瘀而经自畅。眼目都在少腹满痛上，如气虚不摄、血热妄行皆无满痛，而又宜三才、三七等药，大不宜此矣。

近代·彭子益,《圆运动的古中医学·金匮方解篇》(1947年)：治妇人经水不利少腹满痛，经一月再见者。血瘀于下，则少腹痛满。经脉热滞，则一月再见。䗪虫去瘀血，桂枝、芍药调肝胆以和木气。木气调和，血行无阻，则经来照常也。土瓜根，性凉，善清血热。

现代·王渭川，《金匮心释》（1982 年）：本节指出因瘀血而引起的月经不调的证治。妇女少腹满痛，是有瘀血的主证。其经水不能按期而行，或一月再见，淋漓不断，均为积瘀所致。仲景处方土瓜根散，土瓜根能通脉清瘀血，生津液，䗪虫蠕动逐血，桂枝、芍药调经脉和营卫，合而共起破瘀通经之效。但本人认为，如阴虚肝旺，体质素弱，不宜用本方，应用甘缓苦降酸敛之法，用党参、黄连、甘草、小麦、红枣、百合、茯苓、牡蛎、白芍、旋覆花、新绛等药治疗。

现代·刘渡舟，苏宝刚，庞鹤，《金匮要略诠解》（1984 年）：本条是论述瘀血经水不利的辨证论治。瘀血停滞，阻碍行经，月经似通不通，欲止不止，故月经虽行而不利，不利则少腹满痛，按之有硬块，月经不准，而一月再见。治以土瓜根散，活血通瘀。方中土瓜根通经消瘀血；䗪虫破血开闭；桂枝、芍药温阳益阴，通行营卫，而调经。

【方论评议】 方中土瓜根清热益阴，生津润燥，泻热除结，善于治疗大肠津亏燥热内结证。

【药理作用】 具有改善微循环、扩张血管、调节血压、调节胃肠蠕动、抗炎、抗过敏、解痉、抗菌等作用。

下瘀血汤

【导读】 ①学用下瘀血汤应重视桃仁和大黄的用量调配关系、大黄和䗪虫的用量调配关系。②下瘀血汤虽是辨治胞中瘀热证的重要代表方，但在临床中对三焦瘀热证等也具有良好治疗作用。③学好用活下瘀血汤的第一步是辨清下瘀血汤由哪些药物组成：组成下瘀血汤有 2 组药，第 1 组是清泻祛瘀药即大黄，第 2 组是活血消癥药即桃仁、䗪虫，从 2 组用药用量深入学习研究即可用活下瘀血汤。

【方歌】 下瘀血汤用大黄，桃仁䗪虫合成方，腹中干血著脐下，瘀热诸证服之良。

【方药】 大黄二两（6 g） 桃仁二十枚（4 g） 䗪虫熬，去足，二十枚（10 g）

【用法】 上三味，末之，炼蜜和为四丸，以酒一升，煎一丸，取八合，顿服之，新血下如豚肝。

【功用】 破血下瘀，通络止痛。

【适应证】

1. 中医病证：①胞中瘀热证。少腹胀满或疼痛，入夜尤甚，固定不移，拒按，或恶露不尽，经下夹血块，色紫黑，或经水不利，舌质紫或有瘀点，脉沉涩。②瘀热证。

2. 西医疾病：痛经、闭经、急性盆腔炎、急性附件炎、胎盘滞留、产后恶血不去、慢性肾炎、乙型肝炎等临床表现符合瘀热证者。

【用药分析】 方中桃仁破血通经，大黄泻热祛瘀，䗪虫破瘀通络，酒活血行气，蜜缓和药性。

【用方思路】

1. 下瘀血汤既是辨治胞宫瘀热证的重要代表方，又是辨治诸多杂病如妇科病、男科病、心病、肾病、肝病等的重要基础方。

2. 方中大黄既可泻热，又可祛瘀；桃仁、䗪虫可破诸脏腑之瘀；酒通行百脉；蜜益气缓急。从方中用药用量及调配分析得知，下瘀血汤的应用并不局限于胞宫瘀热证，还可用于辨治诸多杂病，如妇科、男科疾病和循环、泌尿、内分泌等系统疾病。

3. 运用下瘀血汤辨治的病证（无论是肝肾疾病，还是妇科，男科疾病）以瘀热为主，其治当泻热祛瘀。

【随证合方】 若夹寒，可与当归四逆汤合方用之；若夹郁，可与四逆散合方用之；若夹血虚，可与胶艾汤合方用之。应用时还必须结合病变主次酌情调整方药用量。

【注意事项】 运用下瘀血汤既要辨清西医之病，又要辨清西医之病属于中医瘀热证。辨西医之病可进一步了解疾病的发展演变及转变规律，辨中医之证可更好地针对西医之病选用下瘀血汤。

【应用指征】 师曰：产妇腹痛，法当以

枳实芍药散；假令不愈者，此为腹中有干血著脐下，宜下瘀血汤主之；亦主经水不利。（第二十一 6）

【方论】

元·赵以德，《金匮方论衍义》（1368年）： 由是，芍药、枳实不得治，故用大黄将军之剂荡而逐之，桃仁润燥缓中破结，䗪虫下血闭，用蜜补不足，止痛和药，缓大黄之急速，尤润燥也。此剂与抵当汤同类，但少缓耳。

清·李彣，《金匮要略广注》（1682年）： 大黄苦以泻实，桃仁苦以行瘀，䗪虫咸以走血。亦主经水不利，要惟血实者宜之，血虚者忌服。

清·张志聪，《金匮要略集注》（1683年）： 此论有干血而致经气之不通者，又宜下瘀血汤主之。用大黄以通泄，桃仁以破瘀。䗪虫逢申日则过街，故又名过街，女子生于申。䗪虫感阴气而生，阴中主生动者也，能行女子之气，故主通经络之瘀。夫瘀血去而经始通，经气通而瘀始去，此通经去瘀之剂，故又主经水之不通也。

清·周扬俊，《金匮玉函经二注》（1687年）： 芍药、枳实不能治，须用大黄荡逐之。桃仁润燥，缓中破结，䗪虫下血；用蜜补不足，止痛和药，缓大黄之急，尤为润也。与抵当同类，但少缓尔。

清·魏荔彤，《金匮要略方论本义》（1720年）： 宜下瘀血汤主之，类于抵当汤、丸之用。亦主经水不利，无非通幽开积之治也。和酒为丸者，缓从下治也。服之新血下者，产后之血也；内有如猪肝者，非新血也，干血之邪瘢也。此必先服前方不效，而后可用也。

清·尤在泾，《金匮要略心典》（1729年）： 腹痛服枳实、芍药而不愈者，以有瘀血在脐下，着而不去，是非攻坚破积之剂，不能除矣。大黄、桃仁、䗪虫，下血之力颇猛，用蜜丸者，缓其性不使骤发，恐伤上二焦也，酒煎顿服者，补下治下制以急，且去疾惟恐不尽也。

清·黄元御，《长沙药解》（1753年）： 治产后腹痛，中有瘀血，着于脐下者。以瘀血在腹，木郁为痛。桃仁、䗪虫，破其瘀血，大黄下其癥块也。

清·黄元御，《金匮悬解》（1754年）： 产妇腹痛，法当以枳实芍药散，假令不愈者，此为腹中有瘀血着脐下，宜下瘀血汤主之。产妇腹痛，法当以枳实芍药散双泻土木之郁，假令不愈者，此为腹中有瘀血着于脐下，肝气郁阻而为痛也。宜下瘀血汤，桃仁、䗪虫，破其瘀血，大黄下其癥块也。

清·朱光被，《金匮要略正义》（1830年）： 枳实芍药散原为肝脾气分不和而设，如因瘀阻作痛，瘀为有形之实病，非直用血药以峻攻之不可。下瘀血汤专于去瘀，谓瘀血行，则新血和调，而痛自止也。

清·陈元犀，《金匮方歌括》（1811年）： 按：服枳实芍药而不愈者，非积停不通，是瘀结不散，用此方攻之。方中大黄、桃仁能推陈下瘀，䗪虫之善攻干血，人尽知之。妙在桃仁一味，平平中大有功力，郁血已败而成瘀，非得生气不能流通。桃得三月春和之气，而花最鲜明似血，而其生气皆在于仁，其味苦又能开泄，故直入血中而和之散之，逐其旧而不伤其新也。

清·高学山，《高注金匮要略》（1872年）： 以气重破血之桃仁，合性走缝络而行血之虫，则直达瘀血之所。然后君以气味俱重，而善于攻血之大黄，逐而下之。酒煎顿服，取其性行而并力也。经水不利者，非由十二经脉，其渗灌血室之细络，为病所阻，即血室之下通贴脊腰俞等之细络，为干血所瘀。故亦可主此，则瘀去而经自利矣。

清·戈颂平，《金匮指归》（1885年）： 大黄荡瘀热以通幽，桃仁破瘀结以润燥。虻虫性善走窜，力能使内结之干血循经而自下也。水、酒煎，使瘀下结开，则经络通畅，而痞胀无不消，疼痛无不止矣。以䗪虫得阴湿中之阳气而化生，能入僻处，合大黄、桃仁，内运其瘀，亦主经血瘀滞于里。右三味，末之，炼蜜和为四丸。以酒一升，煮一丸，取八合，象阳数得阴正于八。顿服之，取一气服下得血下如豚肝，毋使气味留连伤其脾气。

近代·曹颖甫，《金匮发微》（1931年）： 按下瘀血汤方治，大黄桃仁，与抵当同，惟用䗪虫而不用虻虫水蛭，则与抵当异，此二方所以不同者，要不可以不辨也。产后血去既多，不同经闭之证，故不用吮血之虫类，恐兼伤及新血也；䗪虫生于尘秽之中，善于攻窜，而又不伤新血，故于产后为宜。虽亦主经水不利，气体虚羸者或宜之，要未可去坚癖之干血也。

近代·赵桐，《金匮述义》（1940年）：此言瘀血著脐下之胞中作痛，枳芍力轻不能胜任，必以下瘀血汤大破而可止也。以上腹痛分出三种，临床宜审慎也。

近代·彭子益，《圆运动的古中医学·金匮方解篇》（1947年）：治产后瘀血腹痛者。服枳实芍药散，腹痛不愈，此为瘀血着于脐下。大黄、桃仁、䗪虫下瘀血也。谨按此病，吞服五灵脂五分最效。

现代·王渭川，《金匮心释》（1982年）：本节指出产后瘀血腹痛的证治。本证属瘀血，治则宜攻坚破积，以除瘀结。仲景处方下瘀血汤，方中大黄、桃仁、䗪虫是攻血峻药，用蜜为丸，是缓其药性而不使骤发，酒煎是取其引入血分。本人治验，用此方治疗形体强壮的妇女的子宫内膜肌瘤，有较好疗效。

现代·刘渡舟，苏宝刚，庞鹤，《金匮要略诠解》（1984年）：本条继上条论述枳实芍药散证，如服药而不愈，为病重药轻，内有干血，凝结于少腹，疼痛拒按。治以下瘀血汤，攻坚破积，清热润燥。方中大黄清热破结以逐瘀血；桃仁破血除瘀，润燥解凝；䗪虫性寒，破瘀通络。炼蜜为丸，是缓下之法。用酒煎药，引药入血，而使瘀血排出体外。便色如猪肝，刚为药已中病。

【方论评议】

综合历代各家对下瘀血汤的论述，应从用药要点、方药配伍和用量比例三个方面进行研究，以此更好地研究经方配伍，用于指导临床应用。

诠释用药要点：方中桃仁破血通经。大黄泻热祛瘀，䗪虫破瘀通络，酒活血行气，蜜缓和药性。

剖析方药配伍：桃仁与䗪虫，属于相须配伍，增强攻逐瘀血；大黄与桃仁、䗪虫，属于相使配伍，泻热逐瘀；酒与桃仁、䗪虫，属于相须配伍，增强行气活血，攻逐瘀血；蜂蜜与大黄、桃仁、䗪虫，属于相反相畏配伍，蜂蜜益气缓急制约大黄、桃仁、䗪虫峻下伤正。

权衡用量比例：桃仁与䗪虫用量比例是2∶5，提示破血与破瘀之间的用量调配关系，以治瘀血；大黄与桃仁、䗪虫用量比例是5∶2∶3，提示泻热与逐瘀之间的用量调配关系，以治瘀热。

【药理作用】 具有降血压、降血脂、降血糖、改善微循环、保护心血管、抑制血小板聚集、抑制血栓形成、抗纤维化、抗硬化、抗肿瘤、抗突变、抗缺氧、抗缺血、改善心肝脾肾功能、增强机体免疫功能等作用。

大半夏汤

【导读】 ①学用大半夏汤应重视半夏和人参的用量调配关系、半夏和白蜜的用量调配关系。②大半夏汤虽是辨治脾胃虚寒饮逆证的重要代表方，但在临床中对心肺虚寒夹饮证等也具有良好治疗作用。③学好用活大半夏汤的第一步是辨清大半夏汤由哪些药物组成：组成大半夏汤有3组药，第1组是降逆燥湿药即半夏，第2组是益气药即人参，第3组是益气生津药即白蜜，从3组用药用量深入学习研究即可用活大半夏汤。

【方歌】 大半夏汤蜜人参，胃反呕吐最相宜，补气降逆能化饮，朝食暮吐此方医。

【方药】 半夏洗，完用，二升（48 g） 人参三两（9 g） 白蜜一升（60 mL）

【用法】 上三味，以水一斗二升，和蜜扬之二百四十遍，煮取二升半，温服一升，余分再服。

【功用】 补气降逆，温中化饮。

【适应证】

1. 中医病证：①脾胃虚寒饮逆证。朝食暮吐，或暮食朝吐，或呕吐涎沫，或饮食不消，四肢乏力，懒动，脘腹冷痛，或胸中冷，苔白滑，脉浮涩或弦迟。②寒饮郁结证。

2. 西医疾病：肠胃炎、神经性呕吐、幽门水肿性呕吐、幽门梗阻或不完全性梗阻、贲门痉挛、支气管炎、支气管肺炎、慢性阻塞性肺疾病等临床表现符合脾胃虚寒饮逆证者。

三画

【用药分析】 方中半夏醒脾降逆，人参益气和中，白蜜益气缓急。

【用方思路】

1. 大半夏汤既是辨治脾胃虚寒饮逆证的重要代表方，又是辨治诸多杂病如脾胃病、心病、肺病、肝病等的重要基础方。

2. 方中半夏既可醒脾燥湿，又可降逆化饮；人参、白蜜可补诸脏腑及营卫之气。从方中用药用量及调配分析得知，大半夏汤的应用并不局限于脾胃虚寒饮逆证，还可用于辨治诸多杂病，如消化、循环、呼吸、内分泌等系统疾病。

3. 运用大半夏汤辨治的病证（无论病变部位在脾胃、在肺或在心）以脾胃虚寒饮逆为主，其治当降逆益气。

【随证合方】 若夹虚热，可与橘皮竹茹汤合方用之；若夹痰热，可与小陷胸汤合方用之；若夹寒痰，可与赤丸合方用之。

【注意事项】 运用大半夏汤既要辨清西医之病，又要辨清西医之病属于中医虚寒饮逆证。辨西医之病可进一步了解疾病的发展演变及转变规律，辨中医之证可更好地针对西医之病选用大半夏汤。

【应用指征】

（1）脉弦者，虚也，胃气无余，朝食暮吐，变为胃反。（第十七 3）

（2）胃反呕吐者，大半夏汤主之。（第十七 16）

【方论】

清·李彣,《金匮要略广注》（1682 年）：用人参补虚，半夏散逆，白蜜润津液而利水谷也。

清·张志聪,《金匮要略集注》（1683 年）：盖上下经气，皆由胃腑之所资生，故宜大半夏汤主之。半夏主化大火土之气，人参补中焦之元阳，蜜乃土之至味也。夫气厚则升，味厚则降，和水扬之，二百四十遍，则软弱无力，性惟下矣。盖二十四者，气之终也，取其无气而味厚也。《本经》凡从下而上者，名曰小，从上而下者，名曰大。如胃气不能直达于上而为呕吐者，宜小半夏汤主之；胃虚而反逆于上者，宜大半夏汤主之也。经曰：水谷入胃，其味有五，津液各走其道。又曰：食气入胃，散精于肝，淫气于筋。胃虚而不能淫散于下，亦为胃反呕吐矣。

清·魏荔彤,《金匮要略方论本义》（1720 年）：胃反呕吐者，亦胃家久虚，食停气滞，旋食旋吐。难治之理，已详于论注中。兹出方以半夏为君，开散寒邪，降伏逆气，洵圣药也；佐以人参补胃益气；白蜜和中润燥。服法多煮白蜜，去其寒而用其润，俾黏腻之性流连于胃底不速下行，而半夏、人参之力可以徐斡旋于中。其意固微矣哉。

清·张璐,《千金方衍义》（1667 年）：《金匮》大半夏汤本治胃反呕逆，取人参助半夏之祛痰，白蜜滋半夏之辛燥。

清·张璐,《伤寒缵论》（1667 年）：但用半夏、人参、甘草三味，水蜜和煎，以治胃反呕吐。

清·尤在泾,《金匮要略心典》（1729 年）：胃反呕吐者，胃虚不能消谷，朝食而暮吐也，又胃脉本下行，虚则反逆也，故以半夏降逆，人参、白蜜益虚安中。东垣云：辛药生姜之类治呕吐，但治上焦气壅表实之病，若胃虚谷气不行，胸中闭塞而呕者，惟宜益胃推扬谷气而已，此大半夏汤之旨也。

清·王子接,《绛雪园古方选注》（1732 年）：大半夏汤，通补胃腑之药，以人参、白蜜之甘，厚于半夏之辛，则能兼补脾脏，故名其方曰大。以之治胃反者，胃中虚冷，脾因湿动而不磨谷，胃乃反其常道，而为朝暮吐。朝暮者，厥阴肝气尽于戌，王于丑也，宿谷藉肝气上升而乃吐出，主之以半夏辛温利窍除寒，人参扶胃正气，佐以白蜜扬之二百四十遍，升之缓之，俾半夏、人参之性下行不速，自可斡旋胃气，何患其宿谷不消、肝气僭升也乎？

清·黄元御,《长沙药解》（1753 年）：治胃反呕吐者。以脾阳虚败，水谷不消，而土木郁陷，下窍堵塞，是以不为泄利，而为呕吐。胃以下行为顺，反而逆行，故名胃反。人参补中脘之阳，建其枢轴，白蜜润下窍之结涩，半夏降上逆之胃气也。

清·黄元御,《金匮悬解》（1754 年）：胃反呕吐者，前窍短涩，后门干燥，多有粪若羊矢之证。盖手足太阳，两经同气，水谷入胃，脾阳消磨，散其精华，上归于肺，雾气化津，传于膀胱小肠，水路清通，谷道滋润，是以小便不涩，大便不干。胃反气逆，肺金莫降，津液凝瘀，化生痰涎，二阴失滋，枯涩燥结，故粪如羊矢。下窍堵塞，浊气莫泄，逆而上冲，故呕吐不止。缘其阳衰土湿，中气颓败，不能腐熟水谷，化气生津，以滋肠窍，是以饮食不得顺下而逆行也。大半夏汤，人参补中气之虚，白蜜润小肠之燥，半夏降胃气之逆，中气旺而水谷消，下窍开而渣滓降，浊气不升，呕吐自止也。

清·徐玉台，《医学举要》（1792年）：反胃一证，朝食暮吐，暮食朝吐，因胃中无阳，不能容受食物而然。非比食已即吐者，为胃火冲逆也。仲景大半夏汤，以人参佐半夏，取腑病以通为补之义，而又佐以白蜜，冲入水中，扬之二十四遍，用以煮药，升之缓之，总欲其宣扬谷气也。

清·朱光被，《金匮要略正义》（1803年）：胃反呕吐，顺朝暮吐逆矣，非特胃气败坏，并致胃汁枯竭。计惟有降逆、扶正、滋燥三法并施，庶克有济。爰用半夏止呕逆，人参扶正气，而以极甘润之白蜜与水扬之二百四十遍，去其黏腻之质。而独取其甘润之性，使枯槁之胃得润则苏，逆上之气得甘自缓也，立法最神。

清·陈元犀，《金匮方歌括》（1811年）：按：此方用水之多，取其多煮白蜜。去其寒而用其润，俾黏腻之性，流连于胃，不速下行；而半夏、人参之力，可以徐徐斡旋于中，非参透造化之理者不能悟及于此，不能再三问难，便知其庸陋欺人，则不复与谈矣。膈咽之间，交通之气不得降者，皆冲脉上行，逆气所作也。师以半夏降冲脉之逆，即以白蜜润阳明之燥，加人参以生既亡之津液，用甘澜水以降逆上之水液，古圣之经方，惟师能用之。

清·邹澍，《本经疏证》（1832年）：人参、白蜜以补以润，决非绝无烦与渴者，审乎此则为刚剂中锋锐，柔剂中断制，其功岂可泯耶？

清·高学山，《高注金匮要略》（1872年）：盖以甘浮之蜜和水而扬乱其下流之性，是令其浮于膈中，而多停时候，然后佐以益气之人参，君以降气之半夏，则从膈而渐渐下平矣。然本以发汗而虚其膈气，因致胃寒之吐，故只消即补以为温也。

清·莫枚士，《经方例释》（1884年）：此生姜半夏汤加人参也。胃反属胃虚，故用人参以补虚，而以蜜助之，尤妙在用甘澜水。

清·戈颂平，《伤寒指归》（1885年）：重用半夏，降半里上水逆气结，水逆半里上，呕吐，半表上阳无阴和而气燥，以人参甘寒，蜂蜜甘平，和阳气阖午。右三味，象阳数也，以水一斗二升，象地支十二数也。和蜜，扬之二百四十遍，象阳数得阴分别四方也。煮药取二升半，温服一升，象二阴偶阳，分温半表半里也。余分再服，余饶也，使阴液富饶于表，阳得阴偶阖于午，阴得阳运开于子也。

清·唐容川，《金匮要略浅注补正》（1893年）：此反胃，即脾阴不濡，胃气独逆，今之膈食病是矣。或粪如羊屎，或吐后微带血水，用半夏降冲逆即是降胃，用参蜜滋脾液以濡化水谷，则肠润谷下。西医所谓食物全凭津液及甜肉汁、苦胆汁化之，正与此理合。

清·张秉成，《成方便读》（1904年）：胃反呕吐，为脾胃积饮，用半夏以燥之，人参以补之，固然矣；蜜者，性滞滋湿，其用之何哉？且本草亦谓能和百药，食饮不下……半夏者，解湿邪之聚结，分阴行阳，散呕吐之逆气；人参补中，和阳明；蜜以润胃燥，扬之水者，《内经》曰：治上补下，制之以缓，水惟走下，故扬之以缓之；佐蜜以润上脘之燥也。

清·张秉成，《成方便读》（1904年）：半夏解湿饮之聚结，分阴阳，散气逆；人参补正，蜜润燥，以扬水之者。《内经》云：清上补下，治之以缓，水性走下，故扬以缓之。佐蜜以润上脘之燥也。

近代·曹颖甫，《伤寒发微》（1931年）：故大半夏汤方治，生半夏以去水，人参以益胃汁，白蜜以润肠，使渣滓下通，水乃得降，而胃反之病愈矣。

近代·赵桐，《金匮述义》（1940年）：此虚竭之呕吐也。呕吐胃反着，是脾阴不濡，幽门枯竭，胃虚无阳，冲气上逆也（冲脉丽于阳明）。人参补之，半夏降之，白蜜润之。幽门润，肠道濡，大便下，呕吐止矣。呕家忌甘，此则经所谓虚则补之，甘入脾，随其所喜欤？

现代·王渭川，《金匮心释》（1982年）：本节指出虚寒性胃反呕吐的治法。仲景处方大半夏汤，以半夏开散寒邪，降伏逆气，佐人参补胃益气，白蜜和中润燥，使腑气行则水得降。

近代·彭子益，《圆运动的古中医学·金匮方解篇》（1947年）：饮食入胃，原样吐出，名曰胃反。此病肛门干燥，屎若羊矢，中气虚津液少，大便不下，升降停顿，是以胃反。半夏降胃，人参补中生津，白蜜润肠。大便润下，中气旋转，胃反乃愈也。此病属胃，吐多呕少。呕有声无物，吐有物无声，吐乃胃经之逆，呕乃胆经之逆也。此病以吐为主。

现代·刘渡舟，苏宝刚，庞鹤，《金匮要略诠解》（1984年）：本条论述虚证的胃反，而与下文实证胃反相对比。由于胃虚不降，脾虚不升，宿食不得消化，则朝食暮吐，暮食朝吐，病名曰胃反。因其胃气上逆，故趺阳脉浮；脾虚而阴血虚少，故脉来亦涩。治宜大半夏汤，补虚安胃，以治呕吐。方中半夏和胃降逆止呕；人参补脾胃之虚，复运化之职；白蜜补虚润燥，使胃气不降而大便畅通。三药相使，有益虚润燥、安胃止呕的功用。

【方论评议】

综合历代各家对大半夏汤的论述，应从用药要点、方药配伍和用量比例三大方面进行研究，以此更好地研究经方配伍，用于指导临床应用。

诠释用药要点：方中半夏醒脾降逆；人参益气和中；白蜜益气缓急。

剖析方药配伍：人参与白蜜，属于相须配伍，增强益气缓急；半夏与人参，属于相反相畏配伍，相反者，半夏降逆，人参补益，相畏者，人参制约半夏降泄伤胃，半夏制约人参益气壅滞；半夏与白蜜，属于相反相畏配伍，相反者，半夏燥湿，白蜜润燥，相畏者，白蜜制约半夏降逆燥湿伤津。

权衡用量比例：半夏与人参用量比例是16∶3，提示药效降逆与益气之间的用量调配关系，以治气逆；半夏与白蜜（约折算为克）用量比例是4∶5，提示药效降逆与缓急之间的用量调配关系；人参与白蜜用量比例关系近3∶20，提示药效益气与缓急之间的用量调配关系，以缓急。

【药理作用】具有对胃肠蠕动功能呈双向调节、解除胃肠平滑肌痉挛、保护胃黏膜、抗氧化、增强机体免疫功能、改善肺肾功能、改善内脏副交感神经功能、对中枢神经呈双向调节、降低胃张力、降血糖、调节呼吸中枢、对胃肠平滑肌呈双向调节、强心、调节心律、改善微循环等作用。

大青龙汤

【导读】①学用大青龙汤应重视麻黄和石膏的用量调配关系、麻黄和桂枝的用量调配关系。②大青龙汤虽是辨治表寒里热兼证的重要代表方，但在临床中对肺寒热夹杂证等也具有良好治疗作用。③学好用活大青龙汤的第一步是辨清大青龙汤由哪些基础方和药物组成：组成大青龙汤有5个基础方、1个变化方和4组药，基础方之一是杏子汤，之二是甘草麻黄汤，之三是桂枝甘草汤，之四是麻黄汤，之五是麻杏石甘汤，变化方是桂枝汤，4组药中第1组是解表通窍药即麻黄、桂枝、生姜，第2组是泻热药即石膏，第3组是补益药即甘草、大枣，第4组是降逆润化药即杏仁，从5个基础方、1个变化方和4组药用量深入学习研究即可用活大青龙汤。

【方歌】大青龙汤桂麻黄，杏草石膏姜枣藏，表实无汗里烦躁，解表清热杂病方。

【方药】麻黄去节，六两（18 g） 桂枝去皮，二两（6 g） 甘草炙，二两（6 g） 杏仁去皮尖，四十枚（7 g） 生姜切，三两（9 g） 大枣擘，十枚 石膏碎，如鸡子大（45 g）

【用法】上七味，以水九升，先煮麻黄，减二升，去上沫，内诸药，煮取三升，去滓。温服一升。覆取微似汗，汗出多者，温粉粉之。一服汗者，停后服。若复服，汗多亡阳，遂虚，恶风，烦躁，不得眠也。

【功用】解表散邪，清泻里热。

【适应证】

1. 中医病证：外寒里热证。发热，恶风寒，身疼痛，无汗，烦躁，咳嗽，或气喘，或渴，舌质淡或淡红、苔白或薄黄，脉浮紧；或溢饮热证。

2. 西医疾病：普通感冒、流行性感冒、感染性疾病、支气管炎、大叶性肺炎、支气管扩张、风湿性关节炎等临床表现符合表寒里热证者。

【用药分析】方中麻黄解表散寒，石膏清泻蕴热，桂枝温散通经、助卫守营；杏仁肃降肺气、止咳平喘，生姜解表散寒、和胃宣肺，甘草、大枣补益中气。

【用方思路】

1. 大青龙汤既是辨治太阳伤寒证与肺胃蕴热证相兼的重要代表方，又是辨治诸多杂病如肺病、皮肤病、关节病、肾病等的重要基础方。

2. 方中麻黄、桂枝、生姜既是治表药，又是治里药；石膏既可治营卫热，又可治脏腑热；大枣、甘草既是补益营卫药，又是补益中气药，从方中用药用量及调配分析可知，大青龙汤的应用并不局限于太阳伤寒证与肺胃蕴热证相兼，还可用于辨治诸多杂病，如呼吸、泌尿、循环、运动等系统疾病。

3. 运用大青龙汤辨治的基本病证（无论病变部位在表还是在里，或是表里兼证）是寒热夹杂；根据方中用药分析，本方辨治的病证以寒为主，治疗以散寒为主，兼以清热。

【随证合方】若夹郁热，可与小柴胡汤合方用之；若夹气郁，可与四逆散合方用之。

【注意事项】运用大青龙汤既要辨清西医之病，又要辨清西医之病属于中医寒热夹杂。辨西医之病可进一步了解疾病的发展演变及转变规律，辨中医之证可更好地针对西医之病选用大青龙汤。

【应用指征】

（1）太阳中风，脉浮紧，发热，恶寒，身疼痛，不汗出而烦躁者，大青龙汤主之。若脉微弱，汗出恶风者，不可服之。服之则厥逆，筋惕肉瞤，此为逆也。（38）

（2）伤寒，脉浮缓，身不痛，但重，乍有轻时，无少阴证者，大青龙汤发之。（39）

（3）病溢饮者，当发其汗，大青龙汤主之；小青龙汤亦主之。（第十二　23）

【方论】

金·成无己，《注解伤寒论》（1144年）：辛甘均为发散。然风宜辛散，寒宜甘发，辛甘相合，乃能发散荣卫之风寒。麻黄、甘草、石膏、杏仁，以发散荣中之寒，桂枝、姜、枣，以解除卫中之风。

金·成无己，《伤寒明理药方论》（1156年）：麻黄味甘温，桂枝味辛热，寒则伤荣，必以甘缓之，风则伤卫，必以辛散之，此风寒两伤，荣卫俱病，故以甘草辛相合而为发散之剂，表虚肤缓者则以桂枝为主，此以表实腠理密，则以麻黄为主，是先麻黄后桂枝，兹麻黄为君，桂枝为臣也，甘草为甘平，杏仁味甘苦，苦甘为助佐麻黄以登表，大枣为甘温，生姜味辛温，辛甘相合佐桂枝以解肌，石膏味甘辛微寒，风阳邪也，寒阴邪也，风则伤阳，寒则伤阴，荣卫阴阳为风寒两伤，则非轻剂所能独散也，必须轻重之剂以同散之，乃得阴阳之邪俱已，荣卫之气俱和是以。石膏为使，石膏为重剂而又专达肌表者也。大清龙汤发汗之重剂也非桂枝汤之所同，用之稍过则有亡阳之失。经曰：此为逆也，又曰：一服汗者停，后服若复服，汗多亡阳，遂虚恶风烦躁不得眠也，即此观之剂之轻重可见矣，其用汤者宜详审之。

明·许宏，《金镜内台方议》（1422年）：故用麻黄为君，而散浮紧之脉。桂枝为臣，而治不汗之风。杏仁、甘草、生姜、大枣和而为使，石膏为佐，而解风寒之并于经而加烦躁者也。

明·汪石山，《医学原理》（1525年）：夫浮为风，紧为寒，风则伤卫，寒则伤荣。经云：风宜辛散，寒宜甘发。故用麻黄、桂枝、杏仁、石膏、甘草、大枣、生姜，合诸辛甘，以发散荣卫中之风寒。

明·吴昆，《医方考》（1584年）：伤寒太阳证，见风脉者，此方主之。仲景法：太阳伤寒，治以麻黄汤；太阳中风，治以桂枝汤。今伤寒太阳证见风脉，是有头痛、身热、无汗、恶寒，但脉来不紧而缓，为伤寒且中风矣，故二方并而用之。风寒外盛，则人身之阳郁为内热，此石膏之所加也。名曰大青龙，其发表之尤者乎！而亡阳之戒，筋惕肉之弊，则用青龙之过者也。有此者，急以大温大补之剂主之。又仲景救弊之方也。

明·方有执，《伤寒论条辨》(1592年)：大青龙者，桂枝、麻黄二汤合剂之变制也，故为并中风寒之主治。校之桂枝麻黄各半汤，与桂枝二麻黄一汤，则少芍药而多石膏。去芍药者，不欲其收也。以其无芍药而观之。即麻黄汤方加石膏姜枣也，姜枣本桂枝汤中所有，其制则重在石膏。按本草，石膏辛甘大寒，辛以散风，甘以散寒，寒以除热。故为并中风寒发热之用。

明·张卿子，《张卿子伤寒论》(1644年)：辛甘均为发散，然风宜辛散，寒宜甘发，辛甘相合，乃能发散荣卫之风寒。麻黄、甘草、石膏、杏仁，以发散荣中之寒；桂枝、姜、枣，以解除卫中之风。

清·喻嘉言，《尚论篇》(1648年)：解肌兼发汗，而取义于青龙者，龙升而云兴，云兴而雨降，郁热顿除，烦躁乃解，匪龙之为灵，何以得此乎？观仲景制方之意，本是桂枝、麻黄二汤合用，但因芍药酸收，为兴龙致雨所不宜，故易以石膏之辛甘大寒。辛以散风，甘以散寒，寒以胜热，一药而三善其备，且能助青龙升腾之势，所以为至当至神之法也。然而去芍药之酸收，增石膏之辛散，外攻之力，猛而难制，在寒多风少，及风寒两停之证，则用当而通神；其有风无寒之证，及微弱之脉，若不知辨而概用之，有厥逆、惕而亡阳耳，此疏庸之辈所为望而畏之乎！

清·喻嘉言，《尚论后篇》(1648年)：麻黄味甘温，桂枝味辛热，寒则伤营，必以甘缓之，风则伤卫，必以辛散之。此风寒两伤，营卫俱病，故以甘辛相合而为发散之剂。甘草味甘平，杏仁味甘苦，苦甘为助，佐麻黄以发表；大枣味甘温，生姜味辛温，辛甘相合，佐桂枝以解肌；石膏味甘微寒，而使，石膏为重剂，而又专达肌表者也。

清·李中梓，《伤寒括要》(1649年)：青龙者，东方木神也，应春而主肝，专发生之令，为敷荣之主，万物出甲则有两歧，肝有两叶以应之，谓之青龙者，发散营卫两伤之邪也。桂枝主风，麻黄主寒，此则伤寒见风，所以处青龙汤两解风寒也。寒伤营，必以甘缓之，风伤卫，必以辛散之，此风寒两伤，必用辛甘相合而疗之。是以麻黄为君，桂枝为臣，甘草甘平，杏仁甘苦，佐麻黄以发表，大枣甘温，生姜辛温，佐桂枝以解肌。夫风寒两伤，非轻剂可以独散，必须以轻重之剂同散之。是以用石膏之苦辛，质重而又达肌为使也，此汤为发汗重剂，用之稍过，即有亡阳之害，故仲景戒多服也。服药后汗不止，将病人发披水盆中，露足出外，以温粉周身扑之。白术、藁本、川芎、白芷，等分细末，每药末一两，入米粉三两。

清·喻嘉言，《医门法律》(1658年)：溢饮之证，水饮溢出于表，荣卫尽为之不利，必仿伤寒病荣卫两伤之法，发汗以散其水，而荣卫通经脉行，则四肢之水亦散矣。究竟大青龙升天而行云雨，小青龙鼓浪而奔沧海，治饮证必以小青龙为第一义也。其曰：咳逆倚息不得卧，小青龙汤主之。明外内合邪之证，惟有小青龙的对一方耳。然而用小青龙汤，其中颇有精义，须防冲气自下而上，重增浊乱也。冲气重增浊乱，其咳不能堪矣。伤寒证用大青龙汤，无少阴证者可服，脉微弱者不可服，服之则肉筋惕而亡阳。杂证用小青龙汤，亦恐少阴肾气素虚，冲任之火易于逆上，冲任火上，无咳且增烦咳，况久咳不已，顾可动其冲气耶。盖冲任二脉，与肾之大络，同起肾下出胞中，肾虚不得固守于下，则二脉相挟，从小腹逆冲而上也。于是用桂苓五味甘草汤，先治其冲气，冲气即低，而反更咳胸满者，因水在膈间不散，其病再变，前方去桂加干姜、细辛以治其咳满，咳满即止。第三变而更复渴，冲气复发者，以细辛、干姜为热药也，服之当遂渴，而渴反止者，为支饮也。支饮者法当冒，冒者必呕，呕者复内半夏以去其水，水去呕止。第四变其人形肿者，以水尚在表也，加杏仁主之。其证应内麻黄，以其人遂痹，故不内之。若逆而内之者必燥，所以然者，以其人血虚，麻黄发其阳故也。第五变头面热如醉，此为胃热上冲熏其面，加大黄以利之。嗟夫！仲景治咳，全不从咳起见，去其支饮，下其冲气，且及下，冲气法，中之法，游刃空虚，全牛划然已解，何其神耶？向也不解作者之意，只觉无阶可升，何期比类而得，外邪内入，下邪上入之端，因复参之《金匮》，其精蕴始得洞晰，岂非神先告之耶。慰矣！慰矣！

清·张璐,《伤寒缵论》(1667年)：此云不汗出而烦躁，别知其证略有微汗不能透出，故生烦躁，于此可见其兼有风证，而脉见浮紧，是风见寒脉，加以恶寒身疼，知寒重于风。故于麻桂二涵中，除去芍药，倍麻黄而加石膏。设不并力图之，速令外泄，则风挟寒威内攻，鼓动君相二火，则周身皆为火化矣，所以不得不倍用麻黄也。其去芍药而加石膏者，以其汗既不能透出，原无藉于护荣，热既都于心包，则解烦诚不可缓。明乎此，则不但大青龙之法可解，大青龙之方可施，其麻黄杏仁甘草石膏汤、越婢汤、桂枝二越婢一汤、麻黄升麻汤等，可随证取用，而无窒碍也。

清·程应旄,《伤寒论后条辨》(1670年)：故加石膏于麻黄汤中，名曰大青龙汤，使辛热之剂变为辛凉，则寒得麻黄汤之辛热外出，热得石膏之甘寒而内解。龙升雨降，郁热顿除矣。然此汤非为烦躁设，为不汗出之烦躁设，若脉微弱汗出，恶风者虽有烦躁证，乃少阴亡阳之象，全非汗不出而郁蒸者比。误服之，遂有厥逆筋惕肉之变，故复立真武一汤救之，特为大青龙汤对峙，见一则救不汗出之烦躁，兴云致雨，为阳亢者设，烦躁一证，阴阳互关，不可不辨及毫厘也。

清·柯琴,《伤寒来苏集》(1674年)：风有阴阳，太阳中风汗出脉缓者，是中于鼓动之阳风。此汗不出而脉紧者，中于凛冽之阴风矣。风令脉浮，浮紧而沉不紧，与伤寒阴阳俱紧之脉有别也。发热恶寒，与桂枝症同。身疼痛不汗出，与麻黄症同。惟烦躁是本症所独，故制此方以治风热相搏耳。热淫于内，则心神烦扰。风淫末疾，故手足躁乱。此即如狂之状也。风盛于表，非发汗不解。阳郁于内，非大寒不除。此本麻黄症之剧者，故于麻黄汤倍麻黄以发汗，加石膏以除烦……此即加味麻黄汤也。诸症全是麻黄，而有喘与烦躁之不同。喘者是寒郁其气，升降不得自如，故多杏仁之苦以降气。烦躁是热伤其气，无津不能作汗，故特加石膏之甘以生津。然其质沉，其性寒，恐其内热顿除，而外之表邪不解，变为寒中而协热下利，是引贼破家矣。故必倍麻黄以发汗，又倍甘草以和中，更用姜枣以调营卫，一汗而表里双解、风热两除。此大青龙清内攘外之功，所以佐麻桂二方之不及也。

清·陈尧道,《伤寒辨证》(1678年)：青龙者，东方甲乙木神，主发育万物，方以发散为义，故名之。仲景法，太阳伤寒，治以麻黄汤，太阳中风，治以桂枝汤。今伤寒太阳证见风脉，是有头痛，身热，无汗恶寒，但脉来不紧而缓，为伤寒，且中风矣，故二方并而用之。风寒外盛，则人身之阳，郁为内热，此石膏之所以加也。大青龙其发表之重剂乎！而亡阳之戒，筋惕肉之弊，则用青龙之过者也。有此者急以大温大补之剂主之，又仲景救弊之方也。

清·汪琥,《伤寒论辨证广注》(1680年)：麻黄味甘温，桂枝味辛热。寒则伤营，必以甘发之。风则伤卫，必以辛散之。此风寒两伤，营卫俱病，故以甘、辛相合而为发散之剂。表虚肤腠疏者，则以桂枝为主。此为表实腠理密，则以麻黄为主。是先麻黄为君，后桂枝为臣也。甘草味甘平，杏仁味甘苦，苦甘为助，佐麻黄以发表。大枣味甘温，生姜味辛温，辛甘相合，佐桂枝以解肌。风，阳邪也；寒，阴邪也；风则伤阳，寒则伤阴，营卫阴阳为风寒两伤，则非轻剂所能独散也，必须轻重之剂以同散之，乃得阴阳之邪俱已，营卫之气俱和。是以石膏为使，味甘辛微寒，质重而又专达肌表者也。

清·张志聪,《伤寒论集注》(1683年)：此风邪随太阳之气内入，与少阴之热气相接，故宜大青龙汤主之。用麻黄配石膏通泄阳气，直从里阴出表，甘草、姜、枣助中焦水谷之津而为汗。配桂枝以解肌，杏子以疏表。此病气随太阳内入，宜从里阴而宣发于外。若脉微弱，里气虚也，汗出恶风，表气虚也。表里皆虚，大青龙汤不可服。服之，则阴阳表里不相顺接而为厥逆矣。太阳主筋，阳气虚而筋惕；少阴心主之神合三焦出气以温肌肉，心液虚而肉瞤。筋惕、肉瞤，此为治之逆也。

清·张志聪,《伤寒论宗印》(1683年)：此病发于阳，而入于阴分者也。夫太阳主表，少阴主里，脏腑阴阳之气可出可入，内外贯通。今邪中于阳，而病气入里，是以阴阳互呈，标本并见，而脉证之不相同也。夫太阳中风，阳邪而发于表也。脉浮紧者，浮则为风，紧则为阴，表阳之邪而入于里，阴之分矣。发热者，发于阳也。恶寒者，阳气内入而表气微虚也。痛者，阴之类也。阳邪而入于阴，阴阳之气相搏，故身疼痛也。邪入于阴，故不汗出，动少阴之气，故烦躁也。用麻黄通泄阳邪于阴分，桂枝保心气以散邪，杏子透达肺金，甘草由中发表，石膏性沉入里，辛甘发散，色质似金，味辛走气，导诸药以从阴达阳，由里出表，能升阴气而为云，降天气而为雨，故名曰大青龙者，为能兴云而施雨也。若脉微弱，汗出恶风者，此风邪在表，气血两虚，邪不在里，而误投是剂，则阳亡而厥逆矣。阳气者，柔则养筋，气虚而不能熏肤充身，和养筋脉，必致筋惕肉瞤，此为治之逆也。按成注：风寒两感，荣卫俱伤，不过引经顺释耳。然则当用麻黄桂枝各半汤，不宜去芍药而加石膏矣。且烦躁少阴之义，皆无着落。愚按：太阳中风，脉紧恶寒则躁烦，阳明中风脉紧恶寒则腹满。太阳伤寒，脉浮缓，欲干涉于少阴。阳明伤寒，脉浮缓，是为系在太阴。此皆脏腑阴阳之气，互相交感者也(眉批：不曰无汗，而曰不汗出。肺属金天，天气降而为雨，人之汗以天之雨比之。厥逆瞤惕，对脉微弱、汗出恶风而言，不可视此方为毒剂，即麻黄杏子甘草石青汤。因烦躁而涉少阴，故配桂枝耳。桂枝配姜枣，能保心气而发散风寒)。

清·张志聪,《伤寒论集注》(1683年)：此言风伤太阳而内干少阴之气化也。太阳中风，脉浮紧者，浮则为风，风乃阳邪。入于里阴，阴阳邪正相持则脉紧也；发热、恶寒、身疼痛者，太阳受病也；不汗出者，表邪内入也；烦躁者，太阳而得少阴之气化也。此风邪随太阳之气内入，与少阴之热气相接，故宜大青龙汤主之。用麻黄配石膏通泄阳气，直从里阴出表，甘草、姜、枣助中焦水谷之津而为汗。配桂枝以解肌，杏子以疏表。此病气随太阳内入，宜从里阴而宣发于外。若脉微弱，里气虚也；汗出恶风，表气虚也。表里皆虚，大青龙汤不可服；服之，则阴阳表里不相顺接而为厥逆矣。太阳主筋，阳气虚而筋惕，少阴心主之神合三焦出气以温肌肉，心液虚而肉瞤。筋惕、肉瞤此为治之逆也。

清·张志聪,《金匮要略集注》(1683年)：大青龙者，乃在天之龙，能兴云施雨，涣汗，其大号者也。小青龙者，东方起蛰之龙，从下而上，能泄冬令之寒水者也。夫阳之气，以天之风名之。人之汗，以天之雨名之，大青龙风行雨涣，小青龙振蛰云兴，虽有大小之分，皆能涣散其水溢，故并可主之也。本经凡从上而涣散、疏泄于下者，谓之大，从下而透发于上者，谓之小，大小柴胡、半夏诸方，皆同此义。大青龙用麻黄配石膏，从阳明而发泄于外；杏子疏肺气，而外达于毛皮；桂枝、甘草、生姜、大枣，辛甘配合，而发散其寒水之气焉。小青龙乃直从下焦少阴而上达者也。

清·沈明宗,《伤寒六经辨证治法》(1693年)：故用麻、桂二汤除芍药，加石膏而为大青龙，风寒并驱。石膏辛甘气寒，以散风化之热。

清·汪昂,《汤头歌诀》(1694年)：太阳无汗兼烦躁，烦为阳、为风，躁为阴、为寒，必太阳症兼烦躁者，方可用之。以杏、草佐麻黄发表，以姜、枣佐桂枝解肌，石膏质重泻火，气轻亦达肌表。义取青龙者，龙兴而云升雨降，郁热顿除，烦躁乃解也。若少阴烦躁，而误服此则逆。风寒两解此为良。麻黄汤治寒，桂枝汤治风，大青龙兼风寒而两解之。陶节庵曰："此汤险峻，今人罕用。"

清·郑重光,《伤寒论条辨续注》(1705年)：大青龙汤，桂枝、麻黄二汤合剂之变制也，故为兼伤风寒之主方，较桂枝麻黄各半汤与桂枝二麻黄一汤，则少芍药而加石膏。去芍药者，不欲其酸收，即麻黄汤中加石膏、姜、枣是也。盖石膏辛甘大寒，辛以散风，甘以散寒，寒以除热，一药而三美俱备，且能助青龙升腾之势。去芍药之酸收，增石膏之辛散，外攻力猛，在寒多风少及风寒均等之证，用之如神。其有风无寒及微弱之脉，若不辨而试用，必致厥逆、肉瞤筋惕亡阳之患也。青色属木，龙乃木神而主春令，春热而烦躁，雷雨解而致和，人之汗以天地之两名之，龙兴云雨，发烦躁之汗而营卫以和，龙以名汤，神汤之谓也。

清·钱潢，《伤寒溯源集》（1708年）：立方之义，盖以风木之阳邪，为客寒所胜，郁而为热。既当治其胜气，又宜平其郁邪，故于治伤寒中，兼平风木之温邪，而于麻黄汤中倍加麻黄。又以桂枝汤非伤寒所宜，故去芍药之酸收，增入石膏辛寒清肃之品，既可以开腠理而汗泄其寒邪，又可以和卫气而凉解其温热。

清·秦之桢，《伤寒大白》（1714年）：桂枝汤，治风伤卫之轻症，仲景之轻方也。麻黄汤，治寒伤营之重症，仲景之重方。其大青龙汤，恐麻黄汤太峻，故加大枣、生姜，补养胃气；加石膏，制麻、桂辛温。以烦躁之症，忌用温热，此变麻黄汤重方，而为稍轻之剂，后代皆注此方太峻，似乎反重于麻黄汤，千古差谬。

清·顾松园，《顾松园医镜》（1718年）：即麻黄桂枝二汤合用，去芍药加石膏。此汤主发汗以解烦躁，麻桂二汤合用而去芍者，恐助寒邪沉滞之性也。凡病之因寒者，热易郁，加石膏祛其郁热，气虽寒而味则辛，辛则散也。《经》曰：阳之汗似天地之雨，名曰大青龙者，言其声势之张，而兴云致雨之骤也。若脉微弱，汗出恶风而烦躁，则是少阴亡阳之症，脉浮弱，汗出恶风而不烦躁，即风伤卫症，皆不可服，服之则汗多亡阳而厥逆，津液枯少，筋血失养而跳动，以真武汤救之。

清·魏荔彤，《金匮要略方论本义》（1720年）：溢饮之治则何如？仲景言病溢饮者，当发其汗，大青龙汤主之。饮既泛溢于四肢，身体疼重，非由他重，可以宣导矣。得汗而皮毛所出之汗，无非水邪，以风胜湿之义也。大青龙本行水之神，用以驱治水邪，兴云致雨使阳无所郁而气畅，阴无所凝而水消。方解在《伤寒论》中已详之矣。服后忌汗多，汗多则助湿，温粉粉之，使皮肤干燥，又以燥胜湿之理也。至小青龙之用，又全以燥土除湿为义矣。大抵溢饮之证，未有不兼风寒之外邪者。风寒多湿少者，大青龙可用也；湿多而风寒少者，小青龙汤可用也。

清·姚球，《伤寒经解》（1724年）：夫风寒两治，大法不外麻黄、桂枝二汤，故大青龙合二汤，以治风寒两伤之症。合二汤，少芍药多石膏者，以其汗既不能透出，无借芍药护营，热既郁于心肺，解烦端有赖于石膏也。汗多则阴伤而亡阳，阳亡卫虚，则恶风而躁；阴伤营弱，故烦而不得眠也。

清·魏荔彤，《伤寒论本义》（1724年）：主以大青龙，仍伤寒麻黄汤发汗之义也。但既兼中风，则芍药之酸收不用，惟恐邪在表，有营卫二层，发之不尽收，而济其辛热，此知白守黑，治阳顾阴，一定之理也。名之曰大青龙，而与云雨解郁热，人与大地气化何殊乎？

清·尤在泾，《医学读书记》（1729年）：大青龙治风寒外壅，而闭热于经者；小青龙治风寒外壅，而伏饮于内者。夫热郁于经，而不用石膏，汗为热隔，宁有能发之者乎？饮伏于内，而不用姜、夏，邪与饮抟，宁有能散之者乎？其芍药、五味，不特靖逆气而安肺气，抑且制麻、桂、姜、辛之势，使不相骛而相就，以成内外协济之功也。

清·尤在泾，《伤寒贯珠集》（1729年）：至于大青龙证，其辨不在营卫两病，而在烦躁一证，其立方之旨，亦不在并用麻、桂，而在独加石膏，王文禄谓风寒并重，闭热于经，故加石膏于发散药中是也。若不过风寒并发，则麻黄、桂枝已足胜其任美，何必更须石膏哉！须知中风而或表实，亦用麻黄，伤寒而或表虚，亦用桂枝，其表不得泄，而闭热于中者，则用石膏，其无热者，但用麻、桂，此仲景心法也。炫新说而变旧章，其于斯道，不愈趋而愈远哉。

清·王子接，《绛雪园古方选注》（1732年）：麻黄、桂枝、越婢互复成方。取名于龙者，辛热之剂，复以石膏，变为辛凉，正如龙为阳体，而变其用，则为阴雨也。太阳寒郁于表而生喘，用杏仁降之，太阳热灼于里而无汗，用石膏泄之，麻黄发汗，甘草护营，复有姜、枣以调之，方义专在泄卫，故不用芍药，欲其直达下焦，故倍加铢两，从卫分根本上泄邪，庶几表里郁热之气，顷刻致和，不使有传变之虞。《内经》治远用奇方大制，故称大青龙。

清·不著撰人，《伤寒方论》（1732年）：大抵病之寒因者，易致内热，盖寒邪比风邪不同，风为阳为外为上为动，寒为阴为内为下为静，故郁闭则内热随生，如仲景一百十三方，白虎汤为最凉，次则大黄黄连汤、白虎加人参汤、竹叶石膏汤皆于寒因后用之，自可知矣，大青龙者仲景为伤寒无汗而更烦躁者设也，谓烦躁风微也，证既因寒无疑，又乃挟风而烦躁，风欲自汗外泄，以寒故不能自由，徒躁扰于外，寒为风闭，即未入里，能无郁热乎，所以桂枝麻黄二汤合用，独加石膏，并去和阴之芍药，盖风寒纠缠，非疾驱不可，恐留芍药助寒邪沉滞之性也，发表不远热，此兼石膏并去其郁热……盖石膏味辛，气虽凉而不滞麻桂之行也，但全无调剂之意，能免勒轰电扫之恐乎，故曰大青龙，言其敌势之张，而风云致雨之骤也，抑寒因者热易郁，此为医中至理，杂症皆可类推，不独伤寒为然，所以后人于痰涌偏枯，外显肢体之证，概以中风统之，谓寒热内郁风郁外攻，理有必然也，人本虚寒而寒邪直中者则单显虚寒证，为稍不同耳。

清·吴谦，《医宗金鉴》（1742年）：治风不外乎桂枝，治寒不外乎麻黄，合桂枝麻黄二汤以成剂，故为兼风寒中伤者之主剂也。二证俱无汗，故减芍药，不欲其收也；二证俱烦躁，故加石膏以解其热也。设无烦躁，则又当从事于麻黄桂枝各半汤矣。仲景于表剂中加大寒辛甘之品，则知麻黄证之发热，热全在表；大青龙证之烦躁，热兼肌里矣。初病太阳即用石膏者，以其辛能解肌热，寒能清胃火，甘能生津液，是预保阳明存津液之先着也。粗工疑而畏之，当用不用，必致热结阳明，斑黄狂冒，纷然变出矣。观此，则可知石膏乃中风伤寒之要药，故得麻桂而有青龙之名，得知草而有白虎之号也。

清·黄元御，《长沙药解》（1753年）：治太阳中风，脉紧身痛，发热恶寒，烦躁无汗。以风中卫气，卫敛而风不能泄，是以无汗。遏闭营血，内热郁隆，是以烦躁。病虽中风，而证同伤寒，桂枝不能发矣。甘、枣补其脾精，桂枝发其营郁，麻黄泻其卫闭，杏、姜利肺壅而降逆气，石膏清肺热而除烦躁也。

清·徐灵胎，《伤寒约编》（1759年）：烦躁是热伤其气，无津不能作汗，故发热恶寒、身疼不解。特加石膏之泄热生津，以除烦躁。然其性沉而大寒，恐内热顿除，表寒不解，变为寒中而协热下利故也，必倍麻黄以发表，又倍甘草以和中，更用姜枣调和营卫。一汗而表里双解，风热两除，何患诸证不平乎。此大青龙清内攘外之功，所以佐麻桂二方之不及也。青龙以发汗命名，少阴亦有发热恶寒、无汗烦躁之证，但脉不浮、头不痛为异。

清·徐灵胎，《伤寒论类方》（1759年）：此合麻黄、桂枝、越婢三方为一方而无芍药。恶风乃桂枝症，误服此则汗不止，而有亡阳之象矣。立此方即垂此戒，圣人之意深矣。按此方合麻桂而用石膏，何以发汗，如是之烈？盖麻黄汤，麻黄用二两，而此用六两；越婢汤石膏用半斤，而此用鸡子大一块。一剂之药，除大枣，约共十六两，以今秤计之，亦重三两有余，则发汗之重剂矣！虽少加石膏，终不足以相制也。

清·强健，《伤寒直指》（1765年）：辛甘均为发散，然风宜辛散，寒宜甘发，辛甘相合，乃能发散营卫之风寒。麻黄、甘草、石膏、杏仁，以发散营中之寒，桂枝、姜、枣，以解除卫中之风。青龙者，东方木神也。应春而主肝，专发生之令。万物出甲，则有两歧，肝有两叶，以应之。谓之青龙者，发散营卫两伤之邪也。桂枝主风，麻黄主寒，此则中风见寒脉，伤寒见风脉，所以处大青龙，两解风寒也。风寒两伤，非轻剂可以独散，必合轻重之剂同散之，是以用石膏之甘辛质重，而又达肌表者也。此汤为发汗重剂，用稍过即有亡阳之害，故戒多服也。

清·沈金鳌，《杂病源流犀烛》（1773年）：此方专治太阳中风，脉浮紧，恶寒发热，身疼痛，不汗出而烦躁，此伤风见寒脉者。亦治伤寒脉浮数，身不痛，但重，乍有轻时，无少阴症，此伤寒见风脉者。陶节庵曰：热盛而烦，手足自温，脉浮而紧，此伤风见寒脉也。不烦少热，四肢微厥，脉浮而缓，此伤寒见风脉也。二者为营卫俱病，法虽用大青龙汤，此汤峻险，不可轻用，须风寒俱甚，又加烦躁，方可与之，不若羌活冲和汤为神药也。一法，用桂枝麻黄各半汤。

清·吴坤安,《伤寒指掌》(1796年)：邵仙根评：太阳风寒。表间无汗。阳热内扰而烦躁。此阳盛也。大青龙：麻桂以发汗。石膏以清热除烦也。

清·陈修园,《长沙方歌括》(1803年)：只用麻黄汤以发表，桂枝汤以解肌，而标本经气之治法俱在其中。去芍药者，恶其苦降，恐引邪陷入少阴也。加石膏者，取其质重性寒，纹理似肌，辛甘发散，能使汗为热隔之症，透达而解，如龙能行云而致雨也。更妙在倍用麻黄，挟石膏之寒尽行于外而发汗，不留于内而寒中。方之所以入神也，下节言脉即不紧而缓，身即不疼而但重且有轻时，虽不若上节之甚，而无汗与烦躁，审非少阴证，亦可以此汤发之。《论》云：无少阴证者，此“者”字，承上节不汗出而烦躁言也。

清·朱光被,《金匮要略正义》(1803年)：饮邪溢于表分，毛窍为之闭塞，有似风水相合之义，故当发汗以散邪，为合治耳。但表法全以里气为主，如邪在表而里有郁热者，则发表行阳药内，当兼清里方法，故合桂麻去芍，加石膏以荡涤之，此大青龙之所以为神也。

清·邹澍,《本经疏证》(1832年)：然则大青龙汤用石膏倍麻黄，义莫比于此否？曰大青龙汤与越婢汤对待，固可以知表气疏密；与小青龙汤对待，尤可以知里气虚实。夫麻黄由表实而用，用麻黄弥重者表弥实，用麻黄至六两已矣，乃大青龙之不汗出，与越婢之续自汗出，固可同日而语欤！夫皮毛者，肺之合，肺主卫，卫者一身极外之捍卫也，故表气实者不聚于营卫皮毛，即聚于肺。心者，覆于肺下，表邪既聚于肺，心气无从发舒，故不汗出而烦躁者，大青龙主之，如盛寒之邪聚于皮毛营卫，虽至一身悉肿，在内之心气犹可发舒，故无大热，续自汗出者，越婢汤主之，聚于上则欲其通于营卫，为汗外泄耳。若在营卫皮毛为肿，则不必桂枝之通，毋庸杏仁之降，此大青龙、越婢之殊也。若小青龙寒水之化聚于中，与大青龙之聚于上，又适相对照，盖聚于上能束缚胸中之阳为内热，聚于中则侵损胸中之阳为内寒。内热则烦躁，内寒则喘咳呕哕，烦躁故佐以石膏，内寒故佐以细辛、干姜，然热比于实，寒比于虚，实者治宜急，急者倍麻黄，不急恐石膏增寒于内；虚者治宜缓，缓者半麻黄，不缓恐麻黄、细辛亡阳于外，此又小青龙、大青龙所攸分也。

清·吕震名,《伤寒寻源》(1850年)：此即合麻、桂二方，去芍药而加石膏也。桂枝主风伤卫，麻黄主寒伤营。此则伤风见寒，伤寒见风，主大青龙。方中行、喻嘉言皆以此分为三大纲，疏太阳上中下三篇。程郊倩谓本论太阳烦躁一条，系寒温杂邪，温得风而阳热化气。阴寒在表，郁住阳热之气在经，而生烦热。热则并扰其阴而作躁，故加石膏于麻黄汤中，使辛热之气变为辛凉。则寒得麻黄汤之辛热而外解，热得石膏之辛凉而内解。又以伤寒脉浮缓一条，属小青龙汤。大字系坊本之讹，而柯韵伯又谓此属麻黄证之剧者，由风热相搏，故倍麻黄以发汗，加石膏以除烦，不宜以风寒两伤立说。愚按经文中风脉浮紧，伤寒脉浮缓，本自回环互说。若拦入温热一路，则温热未有内郁而不口渴者，何以本文并不言渴，而发热恶寒身疼痛，皆中风伤寒互见之证。虽烦躁似属热象，亦因不汗出，则风寒之邪无从解。邪无从解，则郁而成热，因致烦躁，故方中麻桂生姜辛热之药，用至十两有奇，而石膏仅如鸡子大一块。又得甘草大枣相辅，借其生津之妙用，以作汗而除烦止躁。谨将经文两条阐发于后。经云：“太阳中风，脉浮紧，发热恶寒，身疼痛，不汗出而烦躁者，大青龙汤主之。”按太阳中风，脉当浮缓，是桂枝汤证。今浮紧是见寒伤营脉，又发热恶寒身疼痛而不汗出，又与中风之汗自出者不同，不汗出则风邪之伤卫者，得寒凝而多束。寒邪之伤营者，得风拒而内郁。内烦外躁，正阳气壅遏不宣，将致化热入里之候。治法虽仍不离乎麻黄桂枝而证已见烦躁，辛热之性，虑劫伤津液，故加入石膏，且得枣甘相辅，用以生津而保液。此正立方入微入细处，不可概执石膏为凉解之品也。又经云：“伤寒脉浮缓，身不疼，但重，

三画

乍有轻时，无少阴证者，大青龙汤发之。”按：伤寒二字，便已括无汗而喘之证在内。伤寒脉当浮紧，是麻黄汤证。今浮缓是见风伤卫脉。伤寒体重，身疼腰痛骨节疼痛；今身不疼，但重，乍有轻时，则又非全属伤寒证，其为风寒错杂之邪显然。以无汗而喘之伤寒病，又得风之阳邪相合。非惟桂枝汤中之芍药不宜用以敛阴，即麻黄汤之纯行辛热，亦恐有碍风邪。则宜理肺金清肃之气，佐麻桂以驱风散寒。故不得不借资于石膏矣。此条徐灵胎疑有错简，程郊倩谓小青龙之误，总由忘却伤寒自有无汗而喘之本证在。至张令韶又谓此证太阳兼太阴，此方即越脾之义尤凿。大青龙原为阳气壅实，汗不出者立法。若汗出恶风，便是中风之本证，只取和营卫以解肌。误服此汤，即致厥逆筋惕肉，种种亡阳之变。然风寒两伤之证，又必辨无少阴证相杂。盖少阴之脉微细，正恐与太阳浮缓浮弱之脉相混。喻嘉言谓无少阴证，仲景原文但重乍有轻时六字，早已挈明。言但身重而无少阴之欲寐，其为寒因可审。况乍有轻时，不似少阴之昼夜俱重，又兼风因可审，此解颇为入细。至成注谓不久厥吐利，则尤辨证之显者矣。再按青龙取义，诸家皆神其说，以形自己一篇绚烂文本，余则谓其理甚庸，试观夏日地中之阴气未升，而天上之阳威已极，人在气交之中皆苦炎热；霎时间龙升云兴，滂沱遍野，人皆精神爽慧也。天地郁蒸，得雨则和。人身烦闷，得汗则解。其理本庸，惟其庸也，正其所以神乎。

清·陈恭溥,《伤寒论章句》(1851年)：大青龙汤起海中之水以为雨之方也，凡病太阳无汗，涉于里阴者用之。本清·不著撰人《伤寒方论》：太阳中风，脉浮紧，发热恶寒，身疼痛，不汗出而烦躁者，此方主之。此涉于少阴之里热也。又曰伤寒脉浮缓，身不疼但重，乍有轻时，无少阴证者，此方发之。此涉于太阴之里热也。夫烦躁，少阴证也，而见于太阳无汗之时。其脉浮为太阳，紧为少阴，此之谓病太阳，涉于少阴。身重，太阴证也，亦见于太阳无汗之时。其脉浮为太阳，缓为太阴，此之谓病太阳，涉于太阴。二者皆标阳之邪，合于里而为病，故皆主此方。用麻黄之全，以还太阳无汗之本方，加石膏，领麻黄直入里阴以搜病邪，而麻黄复带石膏，达表以作汗。生姜大枣助中焦之血液，虽汗无伤，一服而表里之邪悉退矣。青龙乃东方七宿之神，能兴云致雨，生发万物者也。谓之大者，从水中而奋发于天上，大无不该也。余每以此方，治杂气之阳邪陷里，而不汗出者多效。但用此方者，必须认真，对此证则可用，否则误人。故本论又曰：若脉微弱，汗出恶风者，不可服。服之则筋惕肉瞤，此方逆也。

清·莫枚士,《研经言》(1856年)：三方皆麻黄、石膏并用，乃表里同治之法也。然石膏虽曰治里，而《本草》亦称其能解肌。是三方者，必也表里俱有热，而又拥于上焦者宣之。且其为制也，大青龙汤麻黄六两，石膏如鸡子大；麻杏石甘汤麻黄四两，石膏八两；越婢汤麻黄六两，石膏八两。是皆石膏重于麻黄，石膏为主，麻黄为佐，则解热之权胜。麻黄虽有发散之性，只得于解热中疏其郁滞而已。性随制变，故仲景用大青龙，必提出烦躁二字，而以脉弱恶风戒其误用，以见大青龙专为烦躁设。于越婢汤则主自汗出，无大热；于麻杏甘石汤则主汗出而喘，无大热；以见二方专为喘、汗设。烦躁、喘、汗症虽不同，其为上焦热拥则同，故立法亦同。近柯氏琴《来苏集》，疑麻杏甘石症“汗出而喘无大热”七字为误，欲移“无”字于“汗出”上。其不足与语仲景化裁之妙用必矣。

清·石寿棠,《医原》(1861年)：若发汗，汗不出，而烦躁者，此邪郁热生，内灼肺津也，用大青龙汤，辛凉润以解之（麻黄汤加石膏、姜、枣。麻黄、生姜、石膏并用，神妙已极。汤名青龙者，以龙为水族，行津发汗之义也）。其有表邪未解，搏束在里之湿热，走于肌肤发黄者，麻黄连翘赤小豆生梓皮汤，辛凉燥以解之。其有发汗后，汗出而喘，或饮水多而喘，此表邪虽解未尽，肺中尚有留邪，与水邪相搏，故取麻杏甘膏汤，辛凉解表，表解则水邪自从汗而出。若停水之重者，发热表不解，心下有水气，干呕、而咳、而喘、或噎、或渴、或不渴，或大便利，或小便不利，一派皆停水见证，主小青龙汤（麻、桂开表，芍、草护营，尤妙在细辛之辛润行水，半夏之辛滑降逆，干姜、五味子并用，温肺阳而固肺阴，无微不到，真神剂也。方下对证加减，亦毫厘不爽。微利者，去麻黄，加芫花；渴者，去半夏，加瓜蒌根；小便不利，少腹满，去麻黄，加茯苓；喘者，去麻黄，加杏仁；误饮冷水，令汗大出，寒水相搏，其人噎者，去麻黄，加附子)。盖汗为水类，肺为水源。汗不解则邪搏肺气，不能通调水道，下输膀胱，以致水停肺胃之间。若不开表而徒利水，无以解其搏束；若一味开表，而不用辛以行水，又无以祛其水邪。此方升中有降，开中有阖，真如神龙，变化不测，后人何曾梦得？

清·费伯雄,《医方论》(1865年)：此为风寒两伤营卫而设，即麻黄汤加石膏、姜、枣也。麻黄汤中本用桂枝，可见仲景治寒未尝不兼治风，则风寒两伤营卫者用麻黄汤亦足矣，而必加石膏等三味者盖因风寒两伤营卫，非但伤风伤寒之可比，郁热必倍加。故用石膏体重味轻，以泻郁热；姜、枣甘温，以反佐之。仲景之意，全重在烦躁二字，若无此候，万不可轻投。

清·高学山,《伤寒尚论辨似》(1872年)：故于麻黄汤中倍加麻黄，所以破其坚城，使风邪因之得出也。加石膏者，虽谓风邪之阳热在内，故以甘寒者救之，实以重坠之性，镇麻黄之发越耳。名之曰大青龙者，经曰：阳之汗，犹天地之雨也，大概麻黄为头，桂枝为项，杏仁为身，甘草为尾，姜枣为风云，石膏其驭龙之神乎？至若脉微弱者，是阳气不能内鼓。汗出恶风，是卫气不能守御，正宜桂枝加附子汤为是。使误投大青龙破壁泄阳之剂，有不致厥逆、筋惕、肉瞤而亡阳者乎？喻氏曰：误服青龙等而亡阳，不用四逆等汤。

清·莫枚士,《经方例释》(1884年)：[泉案]此桂枝去芍药汤合麻杏石甘二方为之。中风脉浮紧者，发热恶寒，疼痛无汗，烦躁，为表寒里热。伤寒脉浮缓者，但身乍重，无少阴症，为表寒降入里。二症轻重不殊，故方法亦同。近张氏璐注《千金》，则以成本为误，欲改脉浮缓者当用小青龙，是未达其旨，盖浮缓之脉，见身重之症，近于瘫痪，故必以大青龙发之，正中风用续命之祖。小青龙用桂芍，是从桂枝汤来；大青龙用麻杏，是从麻黄汤来。《外台》录验治春中风，有青龙汤即桂枝汤加麻黄方，为二青龙所自出。小青龙即青龙去生姜，加干姜、五味子、细辛、半夏四味，青龙合苓甘五味姜辛半夏汤也。以先伤寒，后则津液因寒停止，复被寒冒，即为有饮而咳，故引申之小青龙，为新寒引动宿寒之治。大青龙即青龙去芍药，加杏仁、石膏二味，青龙合麻杏石甘汤也。以先中风，后伤寒，热被寒遏，阳气怫郁，故引申之大青龙，为新寒引动宿热之治。《金匮》溢饮症，大、小青龙并主之。以溢饮，外有寒遏，内有饮也。凡宿受热，外被寒束，欲出不得者，皆从大青龙脱胎。《千金》治温病之葳蕤汤,《外台》治中风之录验续命汤，皆是续命汤，方下云：并治但伏不得卧，咳逆上气，面目浮肿。彼症即支饮之寒热错见者，风胜则浮，面目浮肿，即面肿曰风之谓，可见先伤寒而后中风者，亦宜大青龙也。

清·张秉成,《成方便读》(1904年)：先哲每谓石膏可以解肌，殊不知甘寒质重之物，止有清里之能。不过热除表解之意，皆由前人鉴分桂枝汤治风伤卫，麻黄汤治寒伤营，大青龙汤治风寒两伤营卫，均为解表之方。遂致后人误会者多耳。此方即麻黄汤之变剂。因其内有郁热，故加石膏。欲其和营卫致津液，故用姜枣。学者神而明之，自可得其理矣。

清·戈颂平,《伤寒指归》(1907年)：方中，重用麻黄苦温气味，启阴土之液，合阳气震动半表上，交姤于午；石膏辛寒，清降天气，坚金水表阴，以固阳；桂枝辛温，温表里经道之阴；杏仁，苦温滋润，滑利表里关节之滞；阳浮半表下，肌土阴塞，土味不足于上，甘草甘平，助在上土味；生姜辛温，化气横行，疏泄表里土气；大枣甘平，用十二枚，取味厚汁浓，资助土液，合辛温气味，环转周身。右七味，象一阳开，阳得阴，一变而为七，以水九升，象阳数得阴，七变而为九。先煮麻黄，减二升，去上沫。减，轻也；二，阴数也，象阳举而阴从轻也。内诸药，煮取三升，象三阳也。去滓，温服一升，象一阳开于子也。

三画

近代·张锡纯,《医学衷中参西录》(1918年): 此大青龙汤所主之证，原系胸中先有蕴热，又为风寒锢其外表，致其胸中之蕴热有蓄极外越之势。而其锢闭之风寒，而尤恐芍药甘草苦降酸敛之性，似于发汗不易，而代之以石膏，且多用之以厚其力，其辛散凉润之性，既能助麻、桂达表，又善化胸中蕴蓄之热为汗，随麻桂透表而出也，为有云腾致雨之象，是以名为大青龙也。

近代·章太炎,《章太炎先生论伤寒》(1920年): 脉浮紧，发热恶寒，不汗出，当言伤寒。而谓之中风者，见内有烦躁，非真伤寒也。白虎汤用石膏一斤，麻黄杏仁甘草石膏汤用石膏半斤，此用石膏如鸡子大，今验石膏如鸡子大者，今秤不过五两，即古之半斤也。与麻黄杏仁甘草石膏汤比，石膏分剂相同，麻黄乃加重，二者皆双解之方，然彼为后方，此则第一方。若以彼证前后二方相复，则麻黄反重于此，戴麟郊以大青龙证为温疫，其名未当，然指为温则是。

近代·何廉臣,《增订伤寒百证歌注》(1928年): 风寒两伤，则荣卫俱实，故不汗而烦躁也。药虽辛甘均为发散，然风宜辛散，寒宜甘发，以辛甘相合，乃能发散荣卫之风寒，故用麻黄汤以发表，桂枝汤以解肌。去芍药者，恶其苦降，恐引邪陷入少阴也；加石膏者，取其质重、性寒、纹理似肌。辛甘发散能使汗为热隔之征透达而解。方名大青龙者，如龙能行云而致雨也。

近代·曹颖甫,《金匮发微》(1931年): 但大青龙汤方治，为表汗里热而设，即麻杏石甘汤加桂枝、姜、枣耳，溢饮发汗用此方。

近代·曹颖甫,《伤寒发微》(1931年): 惟其风寒两感，故合麻黄、桂枝二方，以期肌表两解。惟其里热为表寒所压，欲泄不得，因而烦躁不安，故加鸡子大之石膏一枚，如是则汗液外泄，里热乘机迸出，乃不复内郁而生烦躁矣。

近代·祝味菊,《伤寒方解》(1931年): 本方以麻黄为主药，杏仁、石膏为重要副药。其适用标准，因太阳病生温与放温官能同时俱起变化，较之麻黄汤证多一烦躁之象，故用麻黄之开泄，以亟调其放温之闭止，而杏仁辅之。石膏解热除烦，以制止生温亢进至若桂、姜、草、枣等，则不过为泄卫和营之辅助耳。煮服法中所云“汗出多者，温粉扑之。一服汗出，停后服”者，盖恐汗多伤阳故也。温粉未详，后人之方，多不适用。惟吴氏《医方考》载有扑粉方，药用龙骨、牡蛎、糯米各等分，为末，可殊采取。太阳病中三十八条为大青龙汤所主之证。三十九条系大青龙汤发之。

近代·徐大桂,《伤寒论类要注疏》(1935年): 按：大青龙汤，为严寒外束，阳热内阻，证重方重，为猛峻之治法。惟恶寒无汗，故以麻黄、姜、桂以攻表；惟烦躁身重，故用石膏以清里；合而为外寒闭热之方剂。病者得之，自热透汗出而解。若外寒轻而内热盛，则取姜、桂之辛热，而为麻杏石甘法；若外邪已尽，内热方炽，则尽去麻、桂等之辛温透表，加滋胃清热之知母、粳米，而为白虎法矣。

近代·彭子益,《圆运动的古中医学·金匮方解篇》(1947年): 治溢饮者。水饮归于四肢，则为溢饮。当发汗而去水，其阳盛而内热者，宜大青龙汤；阴盛而内寒者，宜小青龙汤，阳盛脉必有力而燥，阴盛脉必虚小而寒也。

如非中风，而是脉紧恶寒无汗之伤寒。平日胃气燥热之人，卫气闭于外，烦躁生于内，甚至燥极伤津，身重乍有轻时。麻黄杏仁以泄卫，桂枝以和荣，石膏以清燥，炙草姜枣以补中。因脉紧故不用芍药之敛也。石膏清胃燥以杜其入腑。杜其入腑云者，杜其腑热之成也。误服石膏亡阳，须以真武汤救之。

近代·冉雪峰,《冉注伤寒论》(1949年): 喘逆是直向上冲，烦躁是反向里迫，外证不比较重，里证却比较急，或谓证即不重，何以麻黄汤，麻黄仅用三两，而大青龙汤，麻黄加倍用六两，曰这是方制配伍的关系，不是病机重轻的关系，麻黄汤纯于发表，故麻黄三两已够。大青龙汤中有石膏，石膏性寒沉降，能解缓麻黄辛散外发性能，若仍用三两，恐未能达到汗出热解，病机适用的目的，观下条小青龙汤不用石膏，即不加麻黄，执柯伐柯，其则不远。

现代·中医研究院,《伤寒论语释》(1956

年）：大青龙证为无汗脉紧并有烦躁，因不单有风寒外束，而且里有郁热，故用麻桂的辛温去风寒，石膏的寒凉清里热，表里双解，另以杏仁降气，甘草和中，姜枣和营卫。

现代·任应秋,《伤寒论语释》(1957年): 柯韵伯云："此即加味麻黄汤也，诸证全是麻黄，而有喘与烦躁之不同，喘者是寒郁其气，升降不得自如，故多杏仁之苦以降气，烦躁是热伤其气，无津不能作汗，故特加石膏之甘以生津，然其质沉，其性寒，恐其内热顿除，而外之表邪不解，变为寒中，而协热下利，是引贼破家矣。故必倍麻黄以发汗，又倍甘草以和中，更用姜枣以调营卫，一汗而表里双解，风热两除，此大青龙清内攘外之功，所以佐桂麻二方之不及也。"石膏对发热中枢有镇静作用，抑制热中枢的兴奋，即所谓清内热，麻黄桂枝协合振奋汗腺，放散体温，即所谓散发郁阳，所以用之不当，可能使体温低落，心力衰弱，而致厥逆亡阳，不可不慎。

现代·陈亦人,《伤寒论译释》(1958年): 大青龙汤即麻黄汤加生姜大枣石膏。用麻黄汤开表发汗，加石膏清泄里热，佐生姜大枣，既可资助汗源，又防过寒伤中。本方麻黄用量较麻黄汤增加一倍表明发汗力量尤猛，因此服用方法必须特别注意。一服得汗的，即应停止后服，以免过剂；汗出多者，用止汗的温粉扑之。切忌汗出过多，因为汗多可致亡阳恶风，烦躁不得眠的变证。尤其是兼有虚象的如脉微弱，则更不可服用，若误服之，就会发生"厥逆，筋惕肉瞤"的严重后果。

脉浮紧，发热恶寒，身疼痛，不汗出，都是麻黄汤证，所不同的只烦躁一证，这是肌腠郁闭较甚，而里有郁热的缘故，因而在麻黄汤的基础上，加重麻黄用量治其表闭，更加石膏以清里之郁热，但仅热郁于经，还未达到胃燥津伤的程度，所以又佐以姜枣益脾温胃，以防百膏寒中之弊。如药中病机，很快就可汗出烦除热退，诸证均愈。状其药效的迅速，犹如龙之升天而行云雨，因而方名大青龙汤。本方发表清里，较麻黄汤发汗之力尤强，必须不挟正虚的，方可使用，否则容易造成不良后果。所以明确提出"若脉微弱，汗出恶风者，不可服之"的禁例。假使误用，则必导致亡阳厥逆，筋惕肉瞤的不变证……柯氏的注释，颇多阐发，王氏以本方为麻黄、桂枝、越婢三方互复而成，从而得出其主治作用，也颇得当。关于方后注"若复服，汗多亡阳遂虚，恶风烦躁不得眠"，历来很少论及，汪氏独能注意及此，设问加以探讨，并与条文中"服之则厥逆，筋惕肉瞤"对勘，指出同是服本方而变证所以轻重不同的原因，尤属可贵。这样，就可更加明确使用本方必须注意的问题，阳虚的患者应当严格禁用，即使阳气不虚，方证悉合，也必须遵照"中病即止"的原则，以避免过剂之弊。尤氏对"三纲"说的分析批判，析理入微，切中肯綮，对于如何正确评价前人的意见，极有启发和帮助。

现代·安徽中医学院,《伤寒论通俗讲义》(1959年): 大青龙汤为治外有风寒，里有郁热的猛剂。本证较麻黄证为重，特别是烦躁为热伤其气，无津不能作汗，故用石膏泄里热而生津以除烦躁，更以麻黄汤发汗于外，以解风寒，加姜枣调和营卫于中，使一汗而表里双解（温粉：据吴氏医方考云，就是龙骨、牡蛎、糯米各等分为末；《千金》所载方多黄芪一味）。

现代·李翰卿,《中国百年百名中医临床家》(1960年): 此麻黄汤加减方之一，乃温散寒邪兼清里热之方。主治：①太阳病，恶风寒，无汗，身疼痛，脉浮有力，兼烦躁、喜冷性饮食等症；②溢饮，四肢发肿（此证因发肿的关系，脉浮不甚显著）。以上二证必须注意有恶寒无汗和烦躁喜冷性饮食等症。因恶寒无汗方宜使用麻桂，烦躁喜冷方宜使用生石膏。麻黄汤加姜枣以散表寒，生石膏以清里热。

现代·孙纯一,《伤寒论注释要编》(1960年): 大青龙汤为治风寒外束，里有郁热之症，故用麻黄桂枝二汤以去风寒，石膏寒凉以清内热。

现代·王渭川,《金匮心释》(1982年): 本节指出溢饮的治法。本证治则为汗法。仲景处方大青龙汤和小青龙汤。本人认为，溢饮挟热的，宜用大青龙汤，因此方是麻黄桂枝汤去芍药加石膏，可发汗兼清郁热。

现代·刘渡舟,《伤寒论诠解》(1983年)：大青龙汤是麻黄汤重用麻黄再加石膏、生姜、大枣而成，为发汗之峻剂。倍用麻黄，佐桂枝、生姜辛温发汗散寒以启表闭，加石膏辛寒，一可配麻黄解肌以开阳郁，又可清热以除烦躁。甘草、大枣和中以滋汗源。方后注有“汗出多者”温粉扑之一句，知此方发汗力甚强，不易控制。因此，当汗出太多时，防治之法是以温粉扑于身上。温粉即炒米粉。用炒米粉扑身是汉时流行的一种止汗方法。尽管如此，仍有汗出多而伤阳气，以致造成阳虚恶风或阳虚阴盛，烦躁不得眠等诸种变逆的发生。故对于使用大青龙汤的病证，服药后在控制发汗的大小多少上，还应特别注意。

现代·刘渡舟，苏宝刚，庞鹤,《金匮要略诠解》(1984年)：大青龙汤治溢饮而兼热证，小青龙汤治溢饮而兼寒证。大青龙汤方用麻黄汤的麻黄、桂枝、杏仁、甘草发汗宣肺，以散水气，生姜、大枣调和脾胃，而利营卫，石膏清解阳郁之热。

现代·刘渡舟，聂惠民，傅世垣,《伤寒挈要》(1983年)：本方由麻黄汤加减而成，是发汗的峻剂，倍用麻黄佐桂枝、生姜辛温发散表邪，加石膏辛寒以除烦热，甘草、大枣和中以资汗源。此方发汗甚峻，有时难以控制，若汗出多，则以米粉粉身，以止其汗。若已汗出，便停后服，若复服，则汗多亡阳使人虚，而有恶风烦躁、不得眠之变。

现代·王付,《经方学用解读》(2004年)：太阳伤寒证与肺胃蕴热证相兼的基本病理病证是风寒侵袭太阳所致卫闭营郁，邪热内蕴不得外泄而郁滞。所以，治疗太阳伤寒证与肺胃蕴热证相兼，其用方配伍原则与方法必须重视以下几个方面。

针对证机选用解表散寒药：风寒之邪侵袭太阳营卫，营卫受邪而抗邪，正邪相争于肌表营卫，证见发热恶寒，头痛，无汗，其治当解表发汗。如方中麻黄、桂枝、生姜、杏仁。

针对证机选用清泄里热药：因素体有热，邪热内郁而不得外越，则症见烦躁，口渴，其治当清泄里热。在选用清热药时最好既有清热作用，又有生津止渴作用。如方中石膏。

合理配伍益气和胃药：太阳伤寒证，其治当用发汗药，发汗当顾护胃气，以使胃气能气化阴津，补益汗源；又因寒凉药易伤胃气。因此，合理配伍益气和胃药，则能明显增强解表散寒药与清解里热药更好地发挥治疗作用。如方中甘草、大枣。

随证加减用药：若口渴者，加知母、芦根，以清热生津；若咳嗽者，加紫菀、款冬花，以止咳降逆；若气喘者，加葶苈子、紫苏子，以泻肺平喘等。

【方论评议】

综合历代各家对大青龙汤的论述，应从用药要点、方药配伍和用量比例三个方面进行研究，以此更好地研究经方配伍，用于指导临床应用。

诠释用药要点：方中麻黄解表散寒，石膏清泻蕴热，桂枝温散通经、助卫守营，杏仁肃降肺气、止咳平喘，生姜解表散寒、和胃宣肺，甘草、大枣补益中气。

剖析方药配伍：麻黄与桂枝、生姜，属于相须配伍，麻黄助桂枝、生姜通经发汗，桂枝、生姜助麻黄发汗宣散；麻黄与杏仁，属于相使配伍，麻黄治肺偏于宣，杏仁治肺偏于降，宣降肺气；石膏与麻黄、桂枝、生姜，属于相反配伍，辛温药散寒于表，寒凉药清热于里，各奏其功；甘草与大枣，属于相须配伍，益气顾正；甘草、大枣与麻黄、桂枝、生姜，属于相反相畏配伍，相反者，补泻同用，相畏者，益气药制约发汗药伤正；甘草、大枣与石膏，属于相反相畏配伍，相反者，补泻同用，相畏者，益气药制约清热药伤胃。

权衡用量比例：麻黄与桂枝用量比例是3∶1，以治表寒，若桂枝用量偏大，则会引起大汗出；麻黄与杏仁用量比例是近2∶1，若杏仁用量偏大则会影响麻黄发汗；麻黄与石膏用量比例是8∶3，若麻黄用量偏大则会引起大汗出，若石膏用量偏大则会影响麻黄发汗；甘草、大枣与麻黄、桂枝、生姜用量比例是2∶10∶6∶2∶3，提示益气与发散之间的用量调配关系；甘草、大枣与石膏用量比例是2∶10∶18，提示益气与泻热之间的用量调配关系。

【药理作用】 本方具有调节心律、调节支气管平滑腺体分泌、解除支气管痉挛、调节周围神经、调节内分泌、调节水电解质代谢、抗过敏、抗炎、止痛、平喘、抗风湿、强心、改善微循环等作用。

大建中汤

【导读】 ①学用大建中汤应重视人参和干姜的用量调配关系、人参和蜀椒的用量调配关系。②大建中汤虽是辨治脾胃寒痛证的重要代表方，但在临床中对心肝寒痛证等也具有良好治疗作用。③学好用活大建中汤的第一步是辨清大建中汤由哪些药物组成：组成大建中汤有3组药，第1组是温阳止痛药即干姜、蜀椒，第2组是益气药即人参，第3组是益气补血药即胶饴，从3组用药用量深入学习研究即可用活大建中汤。

【方歌】 大建中汤参干姜，蜀椒胶饴合成方，心胸寒痛不可近，温中补虚止痛强。

【方药】 蜀椒去汗，二合（5 g） 干姜四两（12 g） 人参二两（6 g）

【用法】 上三味，以水四升，煮取二升，去滓。内胶饴一升，微火煎取一升半，分温再服。如一炊顷，可饮粥二升，后更服，当一日食糜，温服之（汤剂：水煎服）。

【功用】 温中散寒，补虚止痛。

【适应证】

1. 中医病证：①脾胃寒痛证。心胸中大寒痛，呕不能饮食，脘腹冷痛，上冲皮起，出见有头足，上下痛而不可触近，舌淡、苔薄白，脉紧或弱。②心胸寒痛证。

2. 西医疾病：肠胃痉挛，急、慢性胃炎，胃及十二指肠溃疡，胃下垂，慢性非特异性结肠炎，心肌炎，心肌缺血，心绞痛等临床表现符合脾胃寒痛证者。

【用药分析】 方中干姜温中散寒，蜀椒温中止痛，人参益气和中，胶饴益气生血。

【用方思路】

1. 大建中汤既是辨治脾胃寒痛证的重要代表方，又是辨治诸多杂病如脾胃病、心病、皮肤病等的重要基础方。

2. 方中干姜、蜀椒可温五脏六腑及营卫之阳，人参、胶饴可补诸脏腑及营卫之气。从方中用药用量及调配分析得知，大建中汤的应用并不局限于脾胃寒痛证，还可用于辨治诸多杂病如消化、循环、皮肤病、内分泌等系统疾病。

3. 运用大建中汤辨治的病证（无论病变部位在脾胃或在心）以脾胃寒痛为主，其治当温中益气止痛。

【随证合方】 若夹热，可与干姜黄连黄芩人参汤合方用之；若夹瘀，可与桂枝茯苓丸合方用之；若夹寒痰，可与赤丸合方用之。

【注意事项】 运用大建中汤既要辨清西医之病，又要辨清西医之病属于中医寒痛证。辨西医之病可进一步了解疾病的发展演变及转变规律，辨中医之证可更好地针对西医之病选用大建中汤。

【应用指征】 心胸中大寒痛，呕不能饮食，腹中寒，上冲皮起，出见有头足，上下痛而不可触近，大建中汤主之。（第十 14）

【方论】

清·喻嘉言，《医门法律》（1658 年）： 治心胸中大寒痛，呕不能饮食，腹中寒，上冲皮起，出见有头足，上下痛而不可触近者。大建中汤一法，以其人阴气上逆，胸中大寒，呕不能食，而腹痛至极。用蜀椒、干姜、人参、胶饴，大建其中之阳，以驱逐浊阴也。后人推展其义，曰乐令建中汤，治虚劳发热，以之并建其中之荣血。曰十四味建中汤，治脏气素虚，以之两建其脾中肾中之阴阳。仲景为祖，后人为孙，一脉渊源，猗欤盛矣。建中如天子建中和之极，揖逊征诛，皆建中内当然之事。虚羸之体，服建中后，可汗可下，诚足恃也。至理中则变理之义，治中则分治之义，补中温中，莫非惠先京国之大端矣。缘伤寒外邪，逼处域中，法难尽用。仲景但于方首以小之一字，示其微意，至《金匮》治杂证，始尽建中之义。后人引申触类，曲畅建中之旨。学人必于前人之方，一一会其大意，庶乎心手之间，无入而不自得也。

清·张璐，《伤寒缵论》（1667 年）： 虚寒积聚之治，此方最力，故《千金》效《金匮》用之。其方中人参辅椒、姜温散之法，人皆得之。至于胶饴为助满之首列而反用以治病呕不能食，是专用助满之味引领椒、姜、人参为泄满之通使。方知大桂汤中用黄芪之法，从此化出。

专取蜀椒下气止逆，干姜温中破积，人参补正除邪，胶饴润肺止嗽，以治胸腹寒积。

清·陈尧道，《伤寒辨证》(1678年)：人参、黄芪，所以补中，半夏、甘草，所以调中，此皆健脾药也。复有当归、芍药之活血，则外溢之斑，流而不滞，有桂心、附子之温中，则失位之火，引而归原。此中营之帜一端，而失伍之师，各就其列也。是方也，以桂、附、参、芪而治斑，法之变者也。医而未至于可以权，则不足语此。

清·汪昂，《医方集解》(1682年)：此足太阴、阳明药也。蜀椒辛热，入肺散寒，入脾暖胃，入肾命补火；干姜辛热，通心助阳，逐冷散逆；人参甘温，大补脾肺之气；饴糖，甘能补土，缓可和中。盖人之一身，以中气为主，用辛辣甘热之药，温健其中脏，以大祛下焦之阴，而复其上焦之阳也。

清·李彣，《金匮要略广注》(1682年)：人参、胶饴甘温，以补里虚；干姜辛热，以散内寒；蜀椒温中下气，以制腹中寒上冲也。方名建中者，建立也，脾主中州，则上下四旁寒邪悉散，阳春舒布矣。

清·张志聪，《金匮要略集注》(1683年)：盖寒邪在于皮肤空郭之间，故当建立其中，勿使邪气之干脏也。用干姜、人参、胶饴，大温补其中土。蜀椒辛温色赤，圆小象心，能辅心气，而散心胸中之大寒，且专精在皮，又能消皮肤中之阴聚。此主治上中，故曰大，即大小青龙、柴胡之义。

清·周扬俊，《金匮玉函经二注》(1687年)：故取辛热之品以散其邪，甘温之味以培其土，则中州已圮而复立矣，故名曰大建中。

清·魏荔彤，《金匮要略方论本义》(1720年)：实热之邪，宣从攻下矣，而虚寒之法，不可不即踵明之。见胀病实热之邪，可下者居其一，而虚热、虚寒及实寒不可下者居其三，主治者容可昧哉？于是仲景示人虚寒之治曰：心胸中大寒痛，呕不能饮食，腹中寒，上冲皮起，出见有头足，上下痛而不可触近，大建中汤主之。此所谓实寒之证，故首言不当下而当温也。况虚热乎？况虚寒乎？此证历举其实邪，上逆痛呕，阻格饮食，冲起之物，有形有质，至于痛不可触，按之愈不可奈矣。若以实邪按之痛，即为可下，未有不大误者！仲景为出大建中汤一法，主以蜀椒，佐以干姜，使以人参，实寒之治理昭然。除温补之外，更无除寒泄实之别法。更且食靡温覆，极尽其内外扶阳益正之意，则温中正所以除寒，而补气正所以泄胀也。以视误下而虚者益虚，寒者益寒，工拙何等乎？

清·尤在泾，《金匮要略心典》(1729年)：心腹寒痛，呕不能食者，阴寒气盛，而中土无权也，上冲皮起，出见有头足，上下痛而不可触近者，阴凝成象，腹中虫物乘之而动也。是宜大建中脏之阳，以胜上逆之阴。故以蜀椒、干姜温胃下虫，人参、饴糖安中益气也。

清·黄元御，《长沙药解》(1753年)：治心胸大寒痛，呕不能饮食，腹中寒气，上冲皮起，头足出现，上下走痛，而不可触近。以火虚土弱，水邪无畏，中侮脾胃，上凌心火，火土双败，中上寒甚，呕痛齐作，饮食俱废。饴、参培土而建中，干姜、蜀椒，补火而温寒也。

清·黄元御，《金匮悬解》(1754年)：心胸大寒痛，呕不能饮食者，土火俱败，寒水上凌，胃气奔逆，不能下降也。腹中寒气，上冲皮起，头足出现，上下走痛而不可触近者，寒水与风木合邪，肆行无畏，排击冲突，势不可当也。大建中汤，胶饴、人参，培土而建中，干姜、蜀椒，补火而温寒也。

清·吴仪洛，《成方切用》(1761年)：治心胸中大寒，痛呕，不能饮食，腹中寒气上冲。皮起出，见有头足，上下痛而不可触近者。蜀椒辛热，入肺散寒，入脾暖胃，入肾命补火；干姜辛热，通心助阳，逐冷散逆。人参甘温，大补脾肺之气；饴糖甘能补土，缓可和中。盖人之中气为主，用辛辣甘热之药，大建其中脏之阳，以祛其逆上之浊阴也。

清·杨栗山,《伤寒瘟疫条辨》(1784年):此乃汗、吐、下后,中气虚乏,则余邪无所归附,隐隐见于肌表,其色淡红而不甚显为辨也。参、芪所以补中,夏、草所以调中,此皆脾胃药也;复有归、芍之和血,则外溢之斑流而不滞;又有桂、附之温中,则失守之火引而归原。此中营之帜一端,而失位之师各就其列也。是方也,以参、芪、桂、附而治斑,犹兵法之变者也。语云:治病如杀贼。孙膑减灶灭庞涓,虞诩增灶平朝歌,临机应敌,岂有一定之法哉?

清·陈修园,《金匮要略浅注》(1803年):方中姜参饴糖,创建中气。而椒性下行者,温起下焦之阳,以胜上弥之阴也。

清·朱光被,《金匮要略正义》(1803年):心胸居上,腹居下,上下寒痹,中阳困极矣,以致痛呕不能饮食,胃家精气俱耗。法当先扶植胃气为主,佐以祛寒,此大建中之所由设也。人参、干姜甘温补正,助饴糖以固守中气,川椒辛热直走三焦,破阴而回阳,令心胸腹内之寒邪顷刻消散,共成建中之奇勋。按建中小大二方,小建中主荣卫立法,安内攘外之绩也;大建中以三焦主法,成天平地之功也。其所以不用附子粳米汤者,以前条腹鸣切痛,以致呕逆,是寒邪本于脏阴,而犯及阳明。故取附子温起元阳。而以粳米安和脾胃。

日本·丹波元简,《金匮玉函要略辑义》(1806年):虚寒积聚之治,此方最力,其方中人参辅椒姜,温散之法,人皆得之,至于胶饴,为助满之首,列而反用,以治痛呕不能食,是专用助满之味,引领椒姜人参,为泄满之通使也。

清·邹澍,《本经疏证》(1832年):是故桂枝加芍药汤,无饴糖即不名建中;桂枝加黄芪汤,不加芍药,不用饴糖,即不名黄芪建中;而蜀椒、干姜、人参协以饴糖,即名大建中,是知建中固以饴糖得名耳。然则其所谓大小者究何义耶?夫以势合势分分大小,则小建中用芍药、桂、甘、生姜得十五两,又益大枣十二枚。大建中用人参、干姜仅五两,止益以蜀椒二合,乃同用饴糖一升,则饴糖在大建中汤独多而势合,在小建中汤体均而势分,此一说也。若以力专力薄分大小,则辛甘为阳,酸苦为阴。大建中纯用甘辛,则力厚气专;小建中兼用酸苦,则力敌气薄,此又一说也。总之,两建中皆以饴糖为君,君尊而臣从命,则为大;君卑而臣擅命,则为小。此实大小得名之确指欤!而饴糖之所以尊于此,益可彻悟矣。

清·费伯雄,《医方论》(1865年):非人参不能大补心脾,非姜椒不能大祛寒气,故曰大建中。又有饴糖之甘缓以杀姜椒之辛燥。非圣于医者,不辨有此。

清·高学山,《高注金匮要略》(1872年):诚以干姜、蜀椒,大辛大温,大辛散寒,大温聚气。加之甘平峻补之人参,充满姜椒之性,而鼓动之。然后以米汁所成之甘胶,微火煎配以为使。盖取米扶胃气,甘守中宫。遂觉辛甘温暖之神,融成一片,化工春气,其与惟王建中,妖氛自息者,同功合德,此仲景命名之深意也。至其汤后曰如一炊顷,可饮粥二升。又曰当一日食糜,温覆之。经曰:大气一转,其气乃散。所中之寒,其意欲如服桂枝汤之法,将解于阳回之自汗乎。若但云恐中寒挟食,故饮粥食糜,恐感寒复寒,故令温覆。

清·莫枚士,《经方例释》(1884年):此胶饴为君,干姜为臣,人参、蜀椒为佐使,乃辛甘发散之大剂,故有温覆之法。所以名建中者,有胶饴也,与小建中命名同意。此方专治心腹寒急之症,故《外台》引《小品》当归汤,治心腹绞痛,诸虚令气满。方用干姜四两,人参三两,蜀椒一两半,即师此也。

清·戈颂平,《伤寒指归》(1885年):蜀椒炒香,入土中,转运脾气;干姜辛温,温脾土之阴;阳气不足于里,阴液亦不足于里,以人参甘寒多液,益阴土之阴,以和其阳。右三味,以水四升,象阳数得阴,转运四方,煮取二升,去滓,内胶饴一升,微火煎,取二升,胶饴,形怡怡然也,象阴数得阳,气液和悦中土,分温再服,象一阳举二阴耦之,使土气得温,如一炊顷,可饮粥二升,调和胃气,后再服,当一日,食糜粥,温覆之,使阴阳气液,和于表里也。

清·王旭高,《退思集类方歌注》(1897

年）：前附子粳米证尚未至于不能食，胃气未伤，故只用甘、枣、粳米和胃气，半夏、附子止呕痛；此证痛呕而至于不能食，脾胃大虚，故用人参、饴糖建立中气，蜀椒、干姜温中散寒，其证大段相同，而此重于彼耳。

清·张秉成，《成方便读》（1904年）： 用人参、饴糖补中。以干姜之辛热，守而不走，以复其阳。更用蜀椒之大辛大热，上至肺而下至肾，逐寒暖胃，散积杀虫。自然虫去正安，法之尽善者也。

近代·曹颖甫，《伤寒发微》（1931年）： 此病于脾胃特重，故用大建中汤。干姜以温脾，人参以滋胃，加饴糖以缓痛，饮热粥以和中，特君蜀椒以消下寒，不待附子、乌头，便已如东风解冻矣。

近代·赵桐，《金匮述义》（1940年）： 附子粳米证是毒寒乘肾骤虚从下焦脐阴而入，故重附子。大建中证是毒寒乘中素虚由鼻袭来，必须参姜。此深得"补正逐邪""太气一转，其气乃散"之妙。

近代·彭子益，《圆运动的古中医学·金匮方解篇》（1947年）： 治胸中大寒痛，呕不能食，腹皮起有头足上下，痛不可触近者。寒极而木气郁冲，则胸中大痛，腹皮痛不可触，而有头足上下。姜椒温寒，人参补中气补津液也。姜椒并用，燥热伤津，人参补气生津，是为大法。痛有头足上下，木气寒极郁动之象。

现代·王渭川，《金匮心释》（1982年）： 本节论述脾阳虚寒腹痛的证治。本证由于脾阳衰微，中焦寒盛，故疼痛呕吐，不能饮食。由于寒气攻冲，故腹部时见突起有头足样的块状物，上下攻冲作痛。由于病势向外，故疼痛不可触近。仲景处方大建中汤，以蜀椒、干姜温中散寒，人参、饴糖温补脾胃。本方对于因疝瘕或蛔虫引起的寒性腹痛，或大便不通属于寒结者，均有较好疗效。

现代·刘渡舟，苏宝刚，庞鹤，《金匮要略诠解》（1984年）： 由于本病是中焦阳虚阴盛，阴寒凝结经络，血脉拘挛作痛的虚寒腹痛证，故又可见手足逆冷、脉沉伏等证。治用大建中汤温中散寒，缓急止痛。方中蜀椒、干姜温中散寒，干姜与蜀椒同用，温阳散寒力强而猛，使中焦阳气恢复，寒气消散，则疼痛可除；人参、饴糖温补脾胃，荣养血脉，缓解拘急疼痛。诸药相合，以使中气建立，阳气温和，阴寒消散，血脉不滞，则诸证自愈。服后一炊倾，令其饮粥者，亦是温养中焦之气，以助药力而击寒邪之意。

【方论评议】

综合历代各家对大建中汤的论述，应从用药要点、方药配伍和用量比例三个方面进行研究，以此更好地研究经方配伍，用于指导临床应用。

诠释用药要点：方中干姜温中散寒，蜀椒温中止痛，人参益气和中，胶饴益气生血。

剖析方药配伍：干姜与蜀椒，属于相须配伍，温中散寒止痛；人参与胶饴，属于相须配伍，人参助胶饴益气补血，胶饴助人参益气生津；干姜与人参，属于相使配伍，温阳之中以益气，益气之中以化阳。

权衡用量比例：干姜与蜀椒用量比例是近2∶1，提示温中与止痛之间的用量调配关系，以治寒痛；干姜与人参用量比例是2∶1，提示温中与益气之间的用量调配关系，以治虚寒；人参与胶饴用量比例关系1∶6，提示益气与缓急之间的用量调配关系，以治气虚。

【药理作用】 本方具有解除胃肠平滑肌痉挛、保护胃黏膜、调节胃肠平滑肌蠕动、抗胃肠溃疡、抗氧化、抗缺氧、增强机体免疫功能、改善肾功能、降低血中胆碱酯酶的活性、改善内脏副交感神经、对中枢神经呈双向调节、降低胃张力、降血糖、强心、调节心律、调节血小板聚集、促进排卵、促进精子生成和运动等作用。

大承气汤

【导读】 ①学用大承气汤应重视大黄和芒硝的用量调配关系、枳实和厚朴的用量调配关系、大黄和厚朴的用量调配关系。②大承气汤虽是辨治阳明热结证的重要代表方，但在临床中对热结伤筋证等也具有良好治疗作用。③学好用活大承气汤的第一步是辨清大承气汤由哪些基础方和药物组成：组成大承气汤有3个基础方和3组用药，基础方之一是小承气汤，之二是厚朴大黄汤，之三是厚朴三物汤，第1组是泻热药即大黄、芒硝，第2组是温中行气药即厚朴，第3组是清热行气药即枳实，3个基础方中小承气汤是辨治阳明热结轻证的基本代表方，厚朴大黄汤（支饮，胸满者，厚朴大黄汤主之）是辨治肺支饮热证或阳明支饮热证的基本代表方，厚朴三物汤（痛而闭者，厚朴三物汤主之）是辨治热结气闭证的基本代表方。从3个基础方和3组用药用量深入学习研究即可用活大承气汤。

【方歌】 大承气汤用大黄，枳实厚朴芒硝囊，阳明热结及杂病，攻下热结力能当。去硝名为小承气，调胃只有硝黄草。

【方药】 大黄酒洗，四两（12 g） 厚朴炙，去皮，半斤（24 g） 枳实炙，五枚（5 g） 芒硝三合（8 g）

【用法】 上四味，以水一斗，先煮二物，取五升，去滓，内大黄，更煮取二升，去滓。内芒硝，更上微火一两沸，分温再服。得下，余勿服。

【功用】 推陈致新，峻下热结。

【适应证】

1. 中医病证：①阳明热结证（阳明热结重证）：不大便五六日，上至十余日，腹中转气，绕脐痛，拒按，烦躁，谵语，潮热，手足濈然汗出，气短，气喘，身重，头昏目眩，不欲饮食，小便不利，腹满不减，减不足言，舌红、苔黄厚而燥，脉沉或迟或数。②阳明热结危证：发热，汗出，腹满痛拒按，十余日不大便，发则不识人，或独语如见鬼状，语言无伦次，循衣摸床，直视谵语，惕而不安，小便不利，舌红、苔黄燥，脉弦。③阳明热结旁流重证：下利而所下之物为清水且无粪便，臭秽难闻，虽下利而腹满痛不减，按之脘腹坚硬，不欲饮食，小便不利，舌红，苔黄厚腻，脉滑或浮大而按之反涩。④阳明热极证：发热不减，汗出不止，谵语，或神昏，舌红、苔黄，脉数。⑤阳明热极痉证：胸满，口噤，卧不着席，脚挛急，必齘齿，舌红、苔黄，脉弦急。⑥阳明宿食重证：脘腹胀满疼痛，不欲饮食，吞酸，恶食，嗳腐，苔腻，寸口脉浮而大，按之反涩，尺中亦微而涩，或脉数而滑。⑦产后宿食瘀血证：少腹坚满而疼痛，恶露不尽，不能饮食，不大便，烦躁，嗳气有不消化食物气味，发热甚于日晡，谵语，舌红、苔黄，脉沉。⑧热结气滞证。

2. 西医疾病：肠梗阻、急性出血性坏死性胰腺炎、急性阑尾炎、急性梗阻性化脓性胆囊炎、细菌性痢疾、胃自主神经功能紊乱、病毒性肝炎等临床表现符合阳明热结证者。

【用药分析】 方中大黄苦寒硬攻、泻热通便，芒硝咸寒软坚、泻热通便，枳实辛寒、行气降浊，厚朴苦温、行气下气。

【用方思路】

1. 大承气汤既是辨治阳明热结重证的重要代表方，又是辨治诸多杂病如脾胃病、心病、肺病、肝病、大肠病、肾病等的重要基础方。

2. 方中大黄、芒硝既可泻热，又可通结；枳实、厚朴既可行上焦之气，又可降中焦、下焦之气。从方中用药用量及调配分析得知，大承气汤的应用并不局限于阳明热结重证，还可用于辨治诸多杂病，如消化、呼吸、精神神经、内分泌及代谢、循环等系统疾病。

3. 运用大承气汤辨治的病证（无论病变部位在脾胃、在心或在肝肾）以热结为主，其治当泻热散结。

【随证合方】 运用大承气汤，若夹阳虚者，可与四逆汤合方用之；若夹瘀者，可与桂枝茯苓丸合方用之；若夹痰热，可与小陷胸汤合方用之。应用时还必须结合病变主次酌情调整方药用量。

【注意事项】 运用大承气汤既要辨清西医之病，又要辨清西医之病属于中医热结证。辨西医之病可进一步了解疾病的发展演变及转变规律，辨中医之证可更好地针对西医之病选用大承气汤。

【应用指征】

（1）阳明病，脉迟，虽汗出，不恶寒者，其身必重，短气，腹满而喘，有潮热者，此外欲解，可攻里也，手足濈然汗出者，此大便已硬也，大承气汤主之；若汗多，微发热恶寒者，外未解也，其热不潮，未可与承气汤；若

腹大满不通者，可与小承气汤，微和胃气，勿令致大泄下。(208)

(2)阳明病，潮热，大便微硬者，可与大承气汤；不硬者，不可与之；若不大便六七日，恐有燥屎，欲知之法，少与小承气汤，汤入腹中，转失气者，此有燥屎也，乃可攻之；若不转失气者，此但初头硬，后必溏，不可攻之；攻之必胀满不能食也；欲饮水者，与水则哕；其后发热者，必大便复硬而少也，以小承气汤和之；不转失气者，慎不可攻也。(209)

(3)伤寒，若吐、若下后，不解，不大便五六日，上至十余日，日晡所发潮热，不恶寒，独语如见鬼状。若剧者，发则不识人，循衣摸床，惕而不安，微喘直视，脉弦者生，涩者死。微者，但发热谵语者，大承气汤主之。若一服利，则止后服。(212)

(4)阳明病，谵语，有潮热，反不能食者，胃中必有燥屎五六枚也。若能食者，但硬耳。宜大承气汤下之。(215)

(5)汗出，谵语者，以有燥屎在胃中，此为风也。须下者，过经乃可下之；下之若早，语言必乱，以表虚里实故也。下之愈，宜大承气汤。(217)

(6)二阳并病，太阳证罢，但发潮热，手足漐漐汗出，大便难而谵语者，下之则愈，宜大承气汤(220)

(7)阳明病，下之，心中懊 而烦，胃中有燥屎者，可攻；腹微满，初头硬，后必溏，不可攻之；若有燥屎者，宜大承气汤。(238)

(8)病人烦热，汗出则解，又如疟状，日晡所发热者，属阳明也；脉实者，宜下之；脉浮虚者，宜发汗；下之，宜大承气汤；发汗，宜桂枝汤。(240)

(9)大下后，六七日不大便，烦不解，腹满痛者，此有燥屎也；所以然者，本有宿食故也，宜大承气汤。(241)

(10)病人小便不利，大便乍难乍易，时有微热，喘冒不能卧者，有燥屎也，宜大承气汤。(242)

(11)得病二三日，脉弱，无太阳柴胡证，烦躁，心下硬，至四五日，虽能食，以小承气汤少少与，微和之，令小安；至六日，与承气汤一升；若不大便六七日，小便少者，虽不受食，但初头硬，后必溏，未定成硬，攻之必溏，须小便利，屎定硬，乃可攻之，宜大承气汤。(251)

(12)伤寒六七日，目中不了了，睛不和，无表里证，大便难，身有微热者，此为实也，急下之，宜大承气汤(252)

(13)阳明病，发热，汗多者，急下之，宜大承气汤。(253)

(14)发汗不解，腹满痛者，急下之，宜大承气汤。(254)

(15)腹满不减，减不足言，当下之，宜大承气汤。(255)

(16)阳明少阳合病。必下利，其脉不负者，为顺也；负者，失也，互相克贼，名为负也；脉滑而数者，有宿食也，当下之，宜大承气汤。(256)

(17)少阴病，得之二三日，口燥，咽干者，急下之，宜大承气汤。(320)

(18)少阴病，自利清水，色纯青，心下必痛，口干燥者，可下之，宜大承气汤。(321)

(19)少阴病，六七日，腹胀，不大便者，急下之，宜大承气汤。(322)

(20)痉为病，胸满，口噤，卧不着席，脚挛急，必龂齿，可与大承气汤。(第二　13)

(21)腹满不减，减不足言，当须下之，宜大承气汤。(第十　13)

(22)问曰：人病有宿食，何以别之？师曰：寸口脉浮而大，按之反涩，尺中亦微而涩，故知有宿食，大承气汤主之。(第十　21)

(23)脉数而滑者，实也，此有宿食，下之愈，宜大承气汤。(第十　22)

(24)下利，三部脉皆平，按之心下坚者，急下之，宜大承气汤。(第十七　37)

(25)下利，脉迟而滑者，实也，利未欲止，急下之，宜大承气汤。(第十七　38)

(26)下利，脉反滑者，当有所去，下乃愈，宜大承气汤。(第十七　39)

(27)下利，已差，至其年月日时复发者，以病不尽故也，当下之，宜大承气汤。(第十七　40)

（28）下利，不欲食者，有宿食也，当下之，宜大承气汤。（第十　23）

（29）病解能食，七八日更发热者，此为胃实，大承气汤主之。（第二十一　3）

（30）产后七八日，无太阳证，少腹坚硬，此恶露不尽，不大便，烦躁，发热，切脉微实，再倍发热，日晡时烦躁者，不食，食则谵语，至夜即愈，宜大承气汤主之。热在里，结在膀胱也。（第二十一　7）

【方论】

金·成无己,《注解伤寒论》（1144 年）：《内经》曰：燥淫所胜，以苦下之。大黄、枳实之苦，以润燥除热。又曰：燥淫于内，治以苦温。厚朴之苦，下结燥。又曰：热淫所胜，治以咸寒，芒硝之咸，以攻蕴热。

金·成无己,《伤寒明理药方论》（1156 年）：枳实苦寒，溃坚破结，则以苦寒为之主，是以枳实为君。厚朴味苦温,《内经》曰："燥淫于内，治以苦温，泄满除燥"，则以苦温为辅，是以厚朴为臣。芒硝味咸寒,《内经》曰："热淫于内，治以咸寒"，人伤于寒则于病热，热气聚于胃，则谓之实咸寒之物以除消热，故芒硝为佐。大黄味苦寒,《内经》曰："燥淫所胜以苦下之"，热气内，则津液消，而肠胃燥苦寒之物以荡涤燥热，故以大黄为使，是以大黄有将军之号也，承气汤下药也用之，尤宜审焉审知大满大实坚有燥屎乃投之，也如非大满则犹生寒热而病不除，况无满实者而结胸痞气之属，由是而生矣，是以脉，经有曰："伤寒有承气之戒古人亦特谨之。"

元·王好古,《此事难知》（1308 年）：大黄，用酒浸，治不大便，地道不通。酒上行，引大黄至巅而下。厚朴，姜汁制，治肠胁膜胀满。芒硝，治肠转失气，内有燥屎。本草云：味辛以润肾燥。今人不用辛字，只用咸字，咸能软坚，与古人同意。枳壳，麸炒，治心下痞，按之良久，气散病缓。此并主心下满，乃肝之气盛也。六腑受有形，主血，阴也；五脏主无形，是气，阳也。

明·许宏,《金镜内台方义》（1422 年）：小承气汤少厚朴而无芒硝，以芒硝性寒而能润坚，厚朴能破大实，病未至盛，以此减之。大承气汤多厚朴而加芒硝，以其病之盛，而大满大实，非此不能除也。经曰：热淫所胜，治以咸寒，芒硝是也。燥淫所胜，以苦下之，大黄枳实是也。燥淫于内，治以苦温，厚朴是也。

明·陶华,《伤寒六书》（1445 年）：病有三焦俱伤者，则痞、满、燥、实俱全矣，则宜大承气汤，厚朴苦寒以去痞，枳实苦寒以泄满，芒硝咸寒以润燥软坚，大黄苦寒以泄实去热，病斯愈矣。

明·汪石山,《医学原理》（1525 年）：经云：苦以泻满，咸以软坚，寒以胜热。故用枳实、厚朴以泻腹满，芒硝之咸以软坚痞，大黄通大便以泄实热。

明·万密斋,《万氏家传伤寒摘锦》（1549 年）：且病三焦俱伤，则痞满实坚燥俱全，宜大承气汤。枳实苦寒以去痞；厚朴苦温以除满；芒硝咸寒以润燥软坚；大黄苦寒以泄实去热，病斯愈矣。

明·吴昆,《医方考》（1584 年）：伤寒，阳邪入里，痞、满、燥、实、坚全俱者，急以此方主之。调胃承气汤不用枳、朴者，以其不作痞、满，用之恐伤上焦虚无氤氲之元气也。小承气汤不用芒硝者，以其实而未坚，用之恐伤下焦血分之真阴，谓不伐其根也，此则上、中、下三焦皆病，痞、满、燥、实、坚皆全俱，故主此方以治之。厚朴苦温以去痞，枳实苦寒以泄满，芒硝咸寒以润燥软坚，大黄苦寒以泄实去热。虽然，仲景言急下之证，亦有数条。如少阴属肾水，病则口燥舌干而渴，乃热邪内炎，肾水将绝，宜急下之，以救将绝之水。又如腹胀不大便，土胜水也，宜急下之；阳明属土，汗出热盛，急下以存津液；腹满痛者，为土实，急当下之；热病，目不明，热不已者死。此肾水将竭，不能照物，则已危矣，须急下之，此皆大承气证也。若病未危急而早下之，或虽危急而下药过之，则又有寒中之患。寒中者，急温之，宜与理中汤。

土，脾胃土也，为仓廪之官，无物不受，喜传化恶停滞，若里邪作实，令人痞、满、燥、实、坚皆全俱；脉来实者为里实，是方也，厚朴苦温以去痞，枳实苦寒以泻满，芒硝咸寒以润燥软坚，大黄苦寒以泻实去热经曰：

土郁则夺之。此之谓也。

明·方有执,《伤寒论条辨》(1592年):阳明主胃，胃禀水谷为五脏六腑之海，百骸藉养于斯，而人之吉凶死生系焉，故病凡入阳明而胃不和，则无论轻重，皆当先以和胃为要务。承气者，和胃药也。胃凡不和，以此和之皆得愈，故古今通行和胃皆以之。世固有惧其大黄毒而不敢行者，殊不知本草大黄无毒，而药道之论良毒亦不在此，盖谓对病为良，苟不对病，虽良亦毒也。

明·赵献可,《医贯》(1617年):大凡伤寒邪热传里结实，须看热气浅深用药。今医不分当急下、可少与、宜微和胃气之论，一概用大黄、芒硝，乱投汤剂下之，因之枉死者多矣。予谓伤寒之邪，传来非一，治之则殊耳。病有三焦俱伤者，则痞、满、燥、实、坚俱全，宜大承气汤。厚朴苦温以去痞，枳实苦寒以泄满，芒硝咸寒以润燥软坚，大黄苦寒以泄实去热，病斯愈矣。邪在中焦，则有燥、实、坚三证，故用调胃承气汤，以甘草和中，芒硝润燥，大黄泄实。不用枳实、厚朴，恐伤上焦元气。调胃之名，由此立矣。上焦受伤，则痞而实，用小承气汤。枳实、厚朴之能除痞，大黄之泄实，去芒硝不伤下焦真阴，谓不伐其根本也。若夫大柴胡汤，则有表证尚未除而里证又急，不得不下者，只可以此汤通表里而缓治之。尤有老弱及血气两虚之人，亦宜用此。故经云:“转药孰紧?有芒硝者紧也。大承气最紧，小承气次之，大柴胡又次之。其大柴胡加芒硝，方得转药，盖为病轻者设也。”仲景云:“荡涤伤寒热积，皆用汤药，切不宜用丸药，不可不知。”如欲用此三方，须以手按病人，自胸至小腹，果有硬处，手不可近，方敢下手。然其至妙处，尤须辨舌之燥滑若何。此《金镜录》三十六舌，不可不细玩也。

或又问曰：如干结之甚，硝、黄亦可暂用否?曰：承气汤用硝、黄，乃为伤寒从表入里，寒变为热，热入三阴，恐肾干枯，故用硝、黄以逐外邪，急救肾水。余独禁用者，乃是论老人、虚人及病后人。肾水原不足以致干枯，若再用硝、黄等药以下之，是虚其虚也。今日虽取一时之快，来日必愈结。再下之，后日虽铁石亦不能通矣。倘有患此者，当劝慰之，勿令性急，以自取危殆。况老人后门固者，寿考之征，自是常事。若以六味、八味常服，永保无虞。

丹溪谓仲景可下者，悉以承气汤下之。大黄之寒，其性善走；佐以厚朴之温，善行滞气；缓以甘草之甘。饮以汤液，荡涤肠胃，滋润轻快，积行即止。

明·吴勉学评注，清·张卿子参订,《张卿子伤寒论》(1644年):《内经》曰：燥淫所胜，以苦下之，大黄、枳实之苦，以润燥除热。又曰：燥淫于内，治以苦温，厚朴之苦，下结燥。又曰：热淫所胜，治以咸寒，芒硝之咸，以攻蕴热。王海藏云：厚朴去痞，枳实泄满，芒硝软坚，大黄泻实。必痞满燥实，四证全者，方可用之。张卿子云：乾阳亢极于上，而曰有悔。悔字，即阴承于下，五行家所谓阴生于午；坤象所谓顺承天，亢害承制之义爽然。此汤不曰制火，不曰生阴，曰承气，仲景真法天而为方者也。

清·喻嘉言,《医门法律》(1658年):下利已瘥，至其年月日时复发者，以病不尽故也。当下之，宜大承气汤。又云：痉为病，胸满，口噤，卧不着席，脚挛急，必龂齿。可与大承气汤。此治痉病之极重难返，死里求生之法。在邪甚而正未大伤者，服此十有九活，所以仲景着之为法也。仲景之用此方，其说甚长，乃死里求生之法也。《灵枢》谓热而痉者死，腰折，瘛疭，龂齿也。兹所云卧不着席，即腰折之变文，脚挛急，即螈之变文。且龂齿加以胸满口噤，上中下三焦，热邪充斥，死不旋踵矣。何以投是汤乎?在伤寒证腹满可下，胸满则不可下。又何以投是汤乎?须知所谓胸满不可下者，谓其邪尚在表，未入于里，故不可下，此证入里之热，极深极重，匪可比伦。况阳热至极，阴血立至消亡，即小小下之，尚不足以胜其阳救其阴，故取用大下之方。以承领其一线之阴气，阴气不尽为阳热所劫，因而得生者多矣。可与二字甚活，临证酌而用之，初非定法也。既有下之重伤其阴之大戒，复有下之急救其阴之活法，学人欲为深造，端在斯矣。此又乃治伤寒胃实之方。用治关格，倒行逆施，草菅人命，莫此为甚。九方不达病成之理，漫图弋获。其以峻药加入六君子汤、补中益气汤中，犹可言也。其以峻药加入二陈汤，及八正、承气等方，不可言矣。至于片脑、麝香、皂角等药，骤病且不敢轻用，况垂毙者乎？伎转出转穷，所以为不学无术，徒读书之流欤。

清·柯琴,《伤寒来苏集·伤寒论注》（1674年）：诸病皆因于气，秽物之不去，由气之不顺也。故攻积之剂，必用气分之药，故以承气名。汤分大小，有二义焉：厚朴倍大黄，是气药为君，味多性猛，制大其服，欲令大泄下也。大黄倍厚朴，是气药为臣，味少性缓，制小其服，欲微和胃气也。前法更有妙义。大承气之先后作三次煎者，何哉？盖生者气锐而先行，熟者气纯而和缓，欲使芒硝先化燥屎，大黄继通地道，而后枳、朴除其痞满也。若小承气三物同煮，不分次第，只服四合，但求地道之通，而不用芒硝之峻，且远于大黄之锐，故称微和之剂云。

清·汪琥,《伤寒论辨证广注》（1680年）：王冰曰：宣下必以苦，宜补必以酸，言酸收而苦泄也。枳实味苦寒，溃坚破结，苦寒为主，是以枳实为君。厚朴味苦温,《内经》曰：燥淫于内，治以苦温。泄满除燥，苦温为辅，是以厚朴为臣。芒硝味咸寒,《内经》曰：热淫于内，治以咸寒。人伤于寒，则为病热。热气聚于胃，则谓之实。咸寒之物，以除消热实，故以芒硝为佐。大黄味苦寒,《内经》曰：燥淫所胜，以苦下之。热气内胜，则津液消而肠胃燥。苦寒之物，以荡涤其燥热，故以大黄为使，是以大黄有将军之号也。承气汤，下药也。用之尤宜审焉。审知大满大实坚，有燥屎，乃可投之。如非大满，犹生寒热则病不除。况无满实者，而结胸痞气之属。由是而生矣，是以脉经有云。伤寒有承气之戒。古人亦特谨之。王海藏云：厚朴去痞，枳实泄满，芒硝软坚，大黄泄实，必痞满燥实四证全者，方可用之。《内台方议》云：中满者泻之于内，此方通泻之剂也。

清·汪昂,《医方集解》（1682年）：阳明属土，大黄治大实，芒硝治大燥大坚，二味治有形血药。厚朴治大满，枳实治痞，二味治无形气药。

清·李彣,《金匮要略广注》（1682年）：大黄苦寒泄热,《经》所谓攻里不远寒是也；厚朴苦以行滞；枳实下气最速，故能泄满消胀；芒硝辛以润燥，咸以软坚,《经》云热淫于内，治以咸寒，佐之以苦是也。

清·张隐庵,《伤寒论集注》（1683年）：愚按所谓大承气者，乃大无不该，主承通体之火热。芒硝生于斥卤之地，感地水之咸气结成，能下承在上之热气,《内经》所谓热气在上，水气承之。此命名之大义也。大黄气味苦寒，主破瘀积宿食，荡涤肠胃，推陈致新，通利而下行者也；枳实臭香，形圆，气味苦寒，炙用主益胃气以行留滞；厚朴气味苦温，色性赤烈，炙香主厚脾土而破积滞。夫太阴腐浊之邪，上合阳明悍热之气，腐秽内实，火热外蒸，乃上承火热之气而下泄其腐秽，名曰大承气，即大青龙之义也。

清·张志聪,《金匮要略集注》（1683年）：邪入于经，况以内薄，故可与大承气汤，通其肠胃，俾热从而下泄焉。用将军之前锋，开辟其道路。芒硝之咸冷，荡涤其经邪，佐枳实之破泄，厚朴之降行，此大方之泄剂也。经络之邪，入脏腑为内所因，故不待肠胃之实坚，而可与大承气也。大黄名将军，苦寒味厚，降也，主通泄肠胃，破积行瘀。芒硝虽咸寒下泄，然感天地之气而生，故又能荡涤经气之热。枳橘一类，皆阳明之宣品。《周礼》云：橘逾淮而为枳，盖得地气之寒，是以枳橘皆能宣达阳明之气于络脉皮毛。而枳性苦寒，兼主破泄者也。厚朴色紫，性味苦温，有木火土相生之气，具火水相间之色，能敦厚土气而降泄火邪。盖大黄乃血分之药，而枳、朴、芒硝兼主行气者也。

清·张璐,《千金方衍义》（1695年）：夫火非苦寒不降，故用大黄；气非辛温不散，故用厚朴；满而辛苦不泄，故用枳实；热非咸寒不除，故用芒硝。然泄满荡热，正当峻用苦寒而反倍用厚朴入于苦寒剂中，乃得逆从相需之妙。若太阳阳明离太阳未远，所以调胃承气不用枳实、厚朴，而兼甘草缓行祛热之力。少阳阳明则去正阳而逼太阴，其邪已非大实，所以除去芒硝，仅用厚朴二两，以为从治之使味耳。

清·郑重光，《伤寒论条辨续注》（1705年）：承者，顺也，顺其性而导下之。大者，大实大满非此不动也。枳实泻满，厚朴导滞，芒硝软坚，大黄荡热。

清·钱潢，《伤寒溯源集》（1708年）：其制以苦寒下泄之大黄为君，咸寒软坚下走之芒硝为臣，又以辛温下气之厚朴为佐，破气泄满之枳实为使，而后可以攻坚泻热也。若脉弱气馁，热邪不甚者，未可轻用也。

清·秦之桢，《伤寒大白》（1714年）：热结肠胃，腹胀便结不得卧，故用此方。痞满腹胀，应急下症，则用此方。

清·魏荔彤，《金匮要略方论本义》（1720年）：此条乃申解痉病中里邪壅盛，可与涤除，为治痉病表证之外，另立治里一法，示人审辨而用之也。痉病为柔为刚，前二条言其治矣。然有风寒郁于表而内热盛，湿气淫于里瘀实甚，恐非专于治表可奏厥功矣……仲景言可与大承气汤，荡涤其瘀热于里，热既下泄，而湿之存焉者寡矣。

此条下又续一法，亦《伤寒论》中所载入阳明篇者。云：腹满不减，减不足言，当须下之，宜大承气汤。追为前论中按之痛者为实，舌黄未下者言治乎！腹满不减，减不足言，按之而痛，舌上黄苔，实而有热，原有可下之法，故仲景又将《伤寒论》中治阳明之法移注于此，然究之下其热也，非下其胀也。胀之标可下，胀之本不可下也，亦不得已而用之法也。设下之而胀大减，不复胀，下之诚是矣；设下之而胀减，不旋踵而复如故，则前论中所谓此为寒，当与温药者也。安知下非真寒，上非假热乎？又在主治者详审其脉证矣。必脉见滑数，证见发热作渴，且能饮水，方可一下无疑也。此又余之推广仲景下法，无令致误者也。

清·姚球，《伤寒经解》（1724年）：燥屎在中，中焦壅滞，津液干枯，邪热闭结，非大黄之苦寒，不足润下；非芒硝之咸寒，不足耎坚。厚朴以治胸中之逆气，枳实以泄胸中滞气。四味合用，无坚不耎，无壅不通，上下大气，承顺无阻，故名大承气汤。盖泻胃经实热之方，此借以清风热之阳邪。越人云：阳盛阴虚，下之而愈也。

清·高鼓峰，《医宗己任编》（1725年）：大热结实用之，乃三焦俱受病，痞、满、燥、实、坚全见。枳实去满，厚朴治痞（此二味治无形气药也）。大黄泻实去热，芒硝润燥软坚（此二味治有形血药也。仲景原方，只此四味）。按仲景大承气汤原无甘草，至宣明三乙承气汤，用枳、朴、硝、黄、甘草、生姜，而甘草分量倍于上四味，六要方又加大枣（《经》云：转药孰紧，有芒硝者紧也，故三承气汤惟大承气为最紧。若倍加甘草，又加大枣，甘以缓之，则与急下之以承真阴之气之意相驰矣）。

清·尤在泾，《伤寒贯珠集》（1729年）：大黄、芒硝、枳、朴之属，涤荡脾胃，使糟粕一行，则热邪毕出，地道既平，天气乃降，清宁复旧矣。曰大，曰小，曰调胃，则各因其制而异其名耳。盖以硝黄之润下，而益以枳、朴之推逐，则其力颇猛，故曰大。其无芒硝，而但有枳、朴者，则下趋之势缓，故曰小。其去枳、朴之苦辛，而加甘草之甘缓，则其力尤缓，但取和调胃气，使归于平而已，故曰调胃。

清·王子接，《绛雪园古方选注》（1732年）：芒硝入肾，破泄阴气，用以承气者，何也？当知夺阴者芒硝，而通阴者亦芒硝。盖阳明燥结日久，至于潮热，其肾中真水，为阳明热邪吸引，告竭甚急矣。若徒用大黄、厚朴、枳实制胜之法，以攻阳明，安能使下焦燥结急去，以存阴气，故用假途灭虢之策，借芒硝直入下焦，软坚润燥，而后大黄、朴、实得破阳明之实，破中焦竟犯下焦，故称之曰大。因《经》言，下不以偶，所以大黄、芒硝再分两次内煎，乃是偶方而用奇法，以杀其势，展转回顾有如此。

清·不著撰人，《伤寒方论》（1732年）：论曰：朴去痞，枳泄满，硝软坚，黄去实，海藏谓必痞满燥实四证全而后可用，不易之论矣，总以大便实为主，便实必以手足濈然，非燥屎热气，不能使诸阳之本，独蒸蒸而润也，但外之解不解，内治燥不燥，虚不虚，非手足汗之所能尽，故表则验之恶寒或无汗或脉浮，则表尚未清矣，内则验之不转失气，或脐腹痛或脉弱或便溏或小便不利或热微或热不潮，则里实未甚也，以消息燥实痞满四字方确，然脉症参差，又不可泥，如汗多微恶寒脉迟，禁下，若脉迟汗出而兼见不恶寒，身重，短气，腹满，喘，潮热即为外欲解，可攻里之象，以里热多，故知脉迟为表欲解也，若烦躁心下硬而无太阳柴胡证，似可下矣，然脉弱虽然食不可以为胃强而轻下也，不大便六气日，拟可下矣，然小便少，屎未定硬，故虽能食，不可以为燥屎而轻下也，至谵语有潮热，反能食等症，则真胃中有燥屎矣，大承气虽重剂，以此详辨，宁有误乎。

清·吴谦，《医宗金鉴·订正仲景全书》（1742年）： 诸积热结于里而成满痞燥实者，均以大承气汤下之也。满者，腹中满急䐜胀，故用厚朴以消气壅；痞者，心下痞塞硬坚，故用枳实以破气结；燥者，肠中燥屎干结，故用芒硝润燥软坚；实者，腹痛大便不通，故用大黄攻积泻热。然必审四证之轻重，四药之多少适其宜，始可与也。若邪重剂轻，则邪气不服；邪轻剂重，则正气转伤，不可不慎也。

清·黄元御，《金匮悬解》（1748年）： 刚痉为病，阳明上逆，故胸满口噤。脊背反张，故卧不着席。筋脉缩急，故脚挛齘齿（筋脉屈伸、牙齿开合作响，是谓齘齿）。此其土燥胃逆，病在阳明，可与大承气汤，大黄、芒硝，泻其燥热，枳实、厚朴，破其壅塞也。

清·黄元御，《长沙药解》（1753年）： 治阳明病，胃热便难。以表病失解，郁其胃阳。阳莫盛于阳明，阳明戊土，从燥金化气，阳旺土燥，肠窍结涩，腑热莫宣，故谵语潮热，手足汗流。胃气壅遏，不得下泄，故脐腹满痛。大黄、芒硝，破结而泻热，厚朴、枳实，降逆而消滞也。

清·徐灵胎，《伤寒约编》（1759年）： 大黄荡涤热实，芒硝软硬攻坚，枳实消痞，厚朴除满。承气曰大，味多力猛，制大其服也。

清·吴仪洛，《成方切用》（1761年）： 治伤寒阳明腑证，阳邪入里。胃实不大便，发热谵语，自汗出，不恶寒，痞满燥实坚全见，杂病三焦大热，脉沉实者。热淫于内，治以咸寒。气坚者以咸软之，热盛者以寒消之。故用芒硝之咸寒，以润燥软坚；大黄之苦寒，以泄热去瘀，下燥结，泄胃强；枳实、厚朴之苦降，泻痞满实满，经所谓土郁夺之也。

清·沈金鳌，《杂病源流犀烛》（1773年）： 标之本（猪苓汤），寒，四逆汤；热，大承气。厚朴、枳实，虽治大实大满，本治伤寒头痛，大风在皮，与大黄、芒硝同用，白膏而下无所通，与酒浸大黄同为佐使，仲景之法，可谓极矣。

清·杨栗山，《伤寒瘟疫条辨》（1784年）： 大黄荡热斩关，破实于肠胃；芒硝润结软坚，化燥于肛门；厚朴导滞，节制硝、黄之太寒；枳实泻满，辅佐厚朴之下气。

清·罗国纲，《罗氏会约医镜》（1789年）： 大黄泻热，芒硝润燥，枳朴破痞满，攻内邪之峻剂也。然非大实大满，不可轻投，恐有寒中之变。

清·徐玉台，《医学举要》（1792年）：《难经》云：阳盛阴虚，下之则愈，用承气下之，乃所以存阴也。然下剂不用滋阴而用破气，盖胃主降，秽物停滞胃中而不降，由于气之不承，故以承气名汤。大承气以厚朴、枳实气药为君，大黄、芒硝血药为臣。因痞满燥实坚五者全见，势甚盘结，硝黄大寒，必藉枳朴之苦温以涤荡之，煮法先纳枳朴，后纳大黄，又次纳芒硝。小承气以大黄为君，枳朴为臣，胃府实满，稍缓于三焦之实热，不用芒硝，则不伤下焦真阴。煎法三味同煮，不分次第。若调胃承气，以炙草、硝、黄，微和胃气，不用枳朴，勿令大泄下。热结有浅深，用药有轻重，三承气之用，总在临证化裁耳。

清·吴坤安，《伤寒指掌》（1796年）： 后人以熟地、归、芍养阴之品，用代大黄、芒硝等药者非。盖伤寒热病，每每不得大便，若腹中无痞满硬痛之状者，非承气症。外虽有潮热谵语自汗等症，亦只宜清火润燥养阴，听其自然，不可攻下，所谓下不嫌迟也。必腹中痞满实而胀痛者，方是承气的症。斯时燥矢积垒胃底，阳土亢极，肾水欲涸，若不急下，则地道不通而死，故以芒硝软坚，朴实推送，大黄达下，则燥矢得下，肠胃通和而解，所谓土郁夺之也。养阴之品，惟宜施于汗后余热未退，二便虽秘，绝无硬满之苦者。此法方为切当，附记于此，以俟临症者审察焉。

清·吴鞠通，《温病条辨》（1798年）：此苦辛通降、咸以入阴法……大黄荡涤热结，芒硝入阴软坚，枳实开幽门之不通，厚朴泻中宫之实满，厚朴分量不似《伤寒论》中重用者，治温与治寒不同，畏其燥也。曰大承气者，合四药而观之，可谓无坚不破，无微不入，故曰大也。非真正实热蔽痼，气血俱结者，不可用也。若去入阴之芒硝，则云小矣；去枳、朴之攻气结，加甘草以和中，则云调胃矣。

清·陈修园，《伤寒真方歌括》（1803年）：生者气锐而先行，熟者气纯而和缓，仲景欲芒硝先化燥屎，大黄继通地道，而后枳朴去其痞满，此本方之煎法也。若小承气汤，则三味同煎，即寓微和之意。

大承气，厚朴倍大黄，是气药为君，分煎取其后来居上，欲急下燥屎也。小承气，大黄倍厚朴，是气药为臣，同煎取其气味浑匀，欲微和胃气也。

清·陈修园，《长沙方歌括》（1803年）：按：承气汤有起死回生之功，惟善读仲景书者方知其妙。俗医以滋润之脂麻油、当归、火麻仁、郁李仁、肉苁蓉代之，徒下其粪而不能荡涤其邪，则正气不复；不能大泻其火，则真阴不复，往往死于粪出之后，于是咸相戒曰，润肠之品，且能杀人，而大承气汤，更无论矣。甚矣哉！大承气汤之功用，尽为那庸耳俗目所掩也。

清·朱光被，《金匮要略正义》（1803年）：此太阳痉病久而不解，而入阳明腑症也。前条葛根汤正恐邪恋阳明之经，今邪气缠绵，已传阳明之腑而为胃实。口噤挛急齘齿，以足阳明之脉起于脚，络于齿，挟口环唇故也。独至卧不着席，其为实壅异常，盖阳明虚，振振欲擗地而处，实则至于席不能着，对待而观，寒热虚实判然。惟急与大承气，以下其热实，则枳、朴、硝、黄，未始非涤热生律，舒筋除眩之神品也。

清·陈元犀，《金匮方歌括》（1811年）：按：胸满口噤脚挛急齘齿等证，皆热甚灼筋，筋急而甚之象，以此汤急下而救阴，齘牙药不能进，以此汤从鼻中灌之。

清·邹澍，《本经疏证》（1832年）：或曰柯韵伯云，厚朴倍大黄为大承气，大黄倍厚朴为小承气，是承气者在枳、朴，应不在大黄矣。曰：此说亦颇有理，但调胃承气汤不用枳、朴，亦名承气，则不可通耳。三承气汤中，有用枳、朴者，有不用枳、朴者；有用芒硝者，有不用芒硝者；有用甘草者，有不用甘草者；惟大黄则无不用，是承气之名，固当属之大黄。况厚朴三物汤，即小承气汤，厚朴分数且倍于大黄，而命名反不加承气字，犹不可承气不在枳、朴乎？夫气者血之帅，故血随气行，亦随气滞，气滞血不随之滞者，是气之不足，非气之有余；惟气滞并波及于血，于是气以血为窟宅，血以气为御侮，遂连衡宿食，蒸逼津液，悉化为火，此时惟大黄能直捣其巢，倾其窟穴，气之结于血者散，则枳、朴遂能效其通气之职，此大黄所以为承气也。不然，验其转矢气，何以反赘于小承气下，不责之倍用枳、朴之大承气耶？

清·吕震名，《伤寒寻源》（1850年）：大承气开阳明之结，直达下焦，其力猛而效速，故曰大。盖胃大实，故重任厚朴以破结，而数独倍于大黄。矢已硬，故虽有枳实以导下，而功必资于芒硝。至其煎法，尤有深义。厚朴枳实之汁，以厚而力锐。大黄芒硝之性，以生而力锐。故分作三次煎。此斩关夺门之将，用此以急下存阴也。大承气治阳明胃实之主药，必审明表证尽罢，不恶寒，但恶热；或潮热汗出谵语，腹满痛；或喘冒不能卧，口干燥，脉滑而实；或涩者，方可用之。下不宜早，早则阳陷。并不宜迟，迟则阴亡。恰好在阳明胃实之界，一下夺而诸病尽解。临证时不可错过。阳明居中土，万物所归，无所复传。大热入胃，惟有下夺一法。盖阳明胃实之证，有从太阳传入者，有从少阳转属者，并有从三阴转属者。三阴经中，少阴更有急下之证，此乃伤寒一大归宿。若应下失下，变证蜂起，津液之亡，可立而待，孟浪不可，因循亦不可。大承气证非惟不大便腹满痛者宜之。即下利之证，亦有宜从下夺者。如经文所指下利不欲食，下利心下硬，下利脉反滑，下利脉迟而滑，少阴病自利清水色纯青，心下痛，口干燥者，皆宜大承气；此通因通用之法，不可不知。

清·王孟英,《温热经纬》(1852年)：邹润安曰：柯氏云，厚朴倍大黄为大承气，大黄倍厚朴为小承气，是承气者在枳、朴，应不在大黄矣。但调胃承气汤不用枳、朴，亦名承气何也？且三承气汤中，有用枳、朴者，有不用枳、朴者；有用芒硝者，有不用芒硝者；有用甘草者，有不用甘草者。惟大黄则无不用，是承气之名，固当属之大黄。况厚朴三物汤即小承气汤，厚朴分数且倍于大黄，而命名反不加承气字。犹不可见承气不在枳、朴乎？自金元人以"顺"释"承"，而大黄之功不显。考《本经》首推大黄通血，再以《六微旨大论》亢则害，承乃制之义参之，则承气者，非血而何？夫气者，血之帅。故血随气行，亦随气滞，气滞血不随之滞者，是气之不足，非气之有余。惟气滞并波及于血，于是气以血为窟宅，血以气为御侮。遂连衡宿食，蒸逼津液，悉化为火。此时惟大黄能直捣其巢，倾其窟穴，气之结于血者散，则枳朴遂能效其通气之职，此大黄所以为承气也。雄按：此余夙论如此，邹氏先得我心。汪按：大黄本血分之药，故知此说确不可易。

清·莫枚士,《研经言》(1856年)：胃实则不调，承气意在调胃，故或以"调胃"二字冠之。大黄下一切积，芒硝软一切坚，考之本草，皆属荡涤肠胃之品，故仲景合二味以治胃实，而一切病胃实者准此。其用甘草，不过和硝、黄之味而已，不必泥和中益气，谓为"调胃"二字命名之所在也。此本笼统之方，用之者随症加减，往往师其意而易其名。故见腹满，则加朴、枳，去甘草，为大承气；见腹满不结者，则加朴、枳，去甘草，为小承气；有瘀血则加桃、桂，为桃核承气；见水结，则加甘遂，去草，为大陷胸；见吐食，则去硝，为大黄甘草汤。一方生五方，有条不紊。若夫从大承气来者，则去硝为厚朴三物汤；三物合桂枝、去芍药，则为厚朴七物汤：皆主厚朴也。其从小承气来者，则差其分，为厚朴大黄汤；差其分而加芍药、二仁，为麻仁丸：皆主大黄也。其从桃核承气来者，则大黄䗪虫丸、桂枝茯苓丸、抵当汤及丸，皆主桃核也。其从大陷胸来者，则大陷胸丸、十枣汤、甘遂半夏汤，皆主甘遂也。而己椒苈黄丸，又从大陷胸丸来，以同用葶苈也。其大黄硝石汤、备急丸、大黄附子汤，即承气之随症加减法也。而小陷胸汤、白散，则又因所治之部位略高，而师承气之意以变焉者也。小陷胸主心下结痛，与心下痞相近，故又生出泻心一派来。小陷胸主胸有黄涎，与胸痹之顽唾相近，故又生出瓜蒌薤白一派来。要之，白散之下以巴豆，小陷胸之下以瓜蒌。其瓜蒌薤白汤、瓜蒌薤白加半夏汤、枳实薤白桂枝汤三方，皆从小陷胸来。

清·石寿棠,《医原》(1861年)：大黄用酒洗先煎，以缓其性。芒硝后下，欲其先软化而后行也。

清·费伯雄,《医方论》(1865年)：攻下之法，原因实症俱备，危在旦夕，失此不下，不可复救。故用斩关夺门之法，定难于俄顷之间，仲景所以有急下存阴之训也。乃后人不明此义，有谓于攻下药中，兼行生津润导之法，则存阴之力更强，殊不知一用生津滋润之药，则互相牵制，而荡涤之力轻矣！此譬如寇盗当前，恣其焚掠，所过为墟，一旦聚而歼之，然后人得安居，而元气可以渐复。是去实可以保阴，乃相因之理，方得"存"字真解。并非谓攻实即是补阴，并可于攻下中寓养阴法也。仲景制大承气汤，用枳实开上焦，用厚朴通中焦，芒硝理下焦，而以大黄之善走者统率之，以荡涤三焦之坚实，正聚寇尽歼之大法。而又恐药力太猛，非可轻投，故又有欲用大承气，先与小承气之训。夫以仲景之神灵，岂尚待于先试，实恐后人审症未确，借口成法，孟浪轻投，不得不谆谆告诫，此实慎重民命之婆心也。至于三阴多可下之症，三阳惟正阳明可下，少阳必不可下，而阳明中夹有太阳、少阳症者，亦断不可下。惟太阳症脉紧、恶寒、无汗、腹痛者，乃阴气凝结营分，亦可用温、用下。细看方书，宜下忌下之条，慎重斟酌，始为得之。

清·郑钦安,《医理真传》(1869年)：大承气汤一方，乃起死回生之方，亦泻火救阴之方也。夫病人胃已经实，元阴将亡，已在瞬息之间，苟不急用大黄、芒硝苦寒之品，以泻其亢盛之热，枳实、厚朴苦温之味，以破其积滞之邪，顷刻元阴灼尽，而命即不生。仲景立法，就在这元阴、元阳上探盛衰，阳盛极者阴必亡，存阴不可不急，故药之分两，不得不重。阴盛极者阳必亡，回阳不可不急，故四逆汤之分两，亦不得不重。二方皆有起死回生之功，仲景一生学问，阴阳攸分，即在二方见之也。他如一切方法，皆从六气变化而出，六经主气为本，各有提纲界限；六气为客，各有节令不同，不得混视。至于此病，虽具阳明里症，尚未大实之甚，而即以此方改分两治之，不失本经里症治法，分两虽殊，时势亦异，学者苟能细心体会，变化自有定据也。

清・高学山,《伤寒尚论辨似》(1872 年)：王海藏曰：朴去痞，枳泄满，硝软坚，黄破实，谓必痞、满、燥、实之四症全，而后可用，不易之论也。

清・莫枚士,《经方例释》(1884 年)：[泉案]此调胃承气汤去甘草加朴、枳；厚朴三物汤，加芒硝也。朴君枳臣，成注非是。《外台》有将此方去朴加杏入，改作丸方者，亦可审症用之。近年希尧曰：大承气汤，痞、满、燥、实四症全治，大黄主实，芒硝主燥，枳实主痞，厚朴主满。

清・唐容川,《伤寒论浅注补正》(1893 年)：大承气汤，仲景提出“大便已硬”四字，是专指大肠而言。大肠居下，药力欲其直达，不欲其留于中宫，故不用甘草。大肠与胃，同禀燥气，故同用芒硝、大黄以润降其燥，用枳朴者，取木气疏泄，助其速降也。

清・王旭高,《退思集类方歌注》(1897 年)：大黄治大实，芒硝治大燥大坚，二味治有形血药；厚朴治大满，枳实治痞，二味治无形气药。盖肠胃燥实，气必不通，故攻积之剂，必用气分之药。其煎法先煮枳、朴，次纳大黄，再入芒硝，取生则气锐而先行，热则气纯而和缓。仲景欲使芒硝先化燥屎，大黄继通地道，而后枳、朴除其痞满，俾燥屎去，地道通，则阴气上承，故方名曰“承气”。

清・张秉成,《成方便读》(1904 年)：以大黄之走下焦血分，荡涤邪热者为君。又恐其直下之性，除其下而遗其上，故必以酒洗之。但大黄虽能攻积推陈，不能软坚润燥，所有胃中坚结之燥屎，仍不能除。故必以芒硝咸寒润下之品，软坚润燥，乃克有成。枳实厚朴苦降，破上中二焦之气，以承顺之，为硝黄之先导，而后痞满燥结全消耳。此之谓大承气汤也。

清・戈颂平,《伤寒指归》(1907 年)：右四味，四字从之，从四方也，四中八字，象阴土之液，不可聚一方，当分别八方也。以水一斗，一斗，十升也，象天生地成十数具。先煮二物，倍厚朴，苦温气味，炙香，运土助脾。枳实，臭香形圆，香能化土之浊阴，圆，能转运土气升降。取五升，五，土之中数也，象阴阳气液，包藏土中，转运不息。去滓，内大黄，取二升。二，阴数也。大黄，味苦气寒，外坚金水表阴，以固阳，阳内固，二阴耦之。内芒硝，咸寒气味，化阴土燥坚。更上火，微煮一两沸，分温再服。再，一举而二也，象一阳举，二阴耦之。得下，余勿服。得下下字，非谓肠中粪下，谓服汤后，得半里下土气温疏，阴阳气液从子左开，所余之汤，即勿服。

大，半表也。大承气汤，温多寒少，汤入胃中，其气蒸运，即从胃之津门蒸出，内温疏脾土坚结之阴，温生半里下阴液，和阳气环转半表上不已。小，半里也。小承气汤，寒多温少，汤入胃中，其气蒸运，即从胃之津门蒸出，外固半表上胃土之阳。寒，固半表上阳气，和阴液环转半里下不已。此大小承气二汤，转运左右之理也。

近代・张锡纯,《医学衷中参西录》(1918 年)：大承气汤方，所以能通肠中因热之燥结也。故以大黄之性善攻下，且善泻热者为主药，然药力之行必恃脏腑之气化以斡旋之，故佐以朴、实以流通肠中郁塞之气化，则大黄之攻下自易为力矣。用芒硝者取其性寒味咸，善清热又善软坚，且兼有攻下之力，则坚结之燥粪不难化为溏粪而通下矣。方中之用意如此，药味无多，实能面面精到。

近代・何廉臣,《增订伤寒百证歌注》(1928 年)：《内经》曰：燥淫所胜，以苦下之。大黄、枳实之苦，以润燥除热。又曰：燥淫于内，治以苦温。厚朴之苦下结燥。又曰：热淫所胜，治以咸寒。芒硝之咸以攻蕴热，生者气锐而先行，热者气纯而和缓。仲景欲芒硝先化燥屎，大黄继通地道，而后枳朴去其痞满，此本方之煎法也。若小承气汤，则三味同煎，即寓微和之意。

近代·祝味菊,《伤寒方解》(1931年)：本方以大黄、厚朴为主药。其适用标准在阳明病胃肠俱实，大便硬而有谵语、潮热、腹满痛者，故用大黄、厚朴之推陈出新，以行胃肠之气，枳实泄滞，芒硝软坚，为下剂中之最峻猛者也。

近代·徐大桂,《伤寒论类要注疏》(1935年)：少阴一水一火，水寒而火热。平时一主元阳，一司营血，坎离相济，为生化之本源。及其病也，一寒一热，独造其偏，偏胜之极，立致绝人长命。肾水之寒，有四逆之急温；心火之热，不能不有承气之急下也。医者为人司命救焚拯溺，在指顾间，安可不自审也。

经云："亢则害，承乃制"。承气者，承接阴气，以制亢阳也。气生于水，从阴出阳，为人生亢气之本；燥热合化，中土亢极，水津消灼，亢气重伤。方取承气，即急下存阴之旨也。大承气用枳实宽中上之气，厚朴泄中下之满，芒硝软坚润降，大黄苦寒雄烈，以推荡之。正如楚汉会师，信越毕至，计在必胜也。小承气不取芒硝，略减枳、朴，又如偏师之轻袭。调胃承气，取用硝、黄，而加甘草，和胃以缓其后，则剿抚并用之兵矣。此又三承气之差别也。

近代·赵桐,《金匮述义》(1940年)：数为火，滑为痰食所壅。滑数有力，故曰实。涩为滞，滑为壅，脉情各异，其理则通，故均判为宿食，而更必以舌黄为据也。下痢久虚不欲食者，脾虚也。此下痢初得即不欲食，是宿食则恶食。脾胃传导失职，坚者塞，稀者利，故通因通用，积去而利止矣。

此火痉宜下者也。胸满，火结于胸也。口噤，火灼筋节也。卧不得席，反张甚也。脚挛急，牙关紧，灼节甚也。大承气急下存阴，下后亦芍药滋养阴液为宜也。然阳明热极有是证，少阴热极亦有是证，皆宜大承急下，再事滋养。而寒极者亦得是证，投之承气，害不旋踵矣。要知此灼节阳证，火灼津干，亦必无汗，而且面枯垢泥，幸勿误作刚痉而投之葛根也。仲师于痉戒下，而此又非下不愈，法是活法也。唐容川先生谓：治痉正法，不可汗下。生津血，和筋脉，为治病治法。此详其变，恐人忽之也。

近代·彭子益,《圆运动的古中医学·金匮方解篇》(1947年)：治下利心坚者。胃土燥实，则心下自坚。大承气汤下燥实也。燥热结实于中，则稀水旁流故下利也。又治下利脉迟滑实者。迟乃不数之意。气虚则脉数，气实则脉不数。滑实者，如鼎水沸腾，重按有力。下利见此，乃肠胃燥实。大承气下其燥实也。又治下利脉反滑，当又所去者。宿食结在肠胃，则下利而脉滑。大承气下去宿食，则利止也。又治下利已瘥，至其年月日时发者。人身一小宇宙。至其年月日时，病仍复发，是有老积。大承气下其老积也。

治腹满不减者。内寒则腹满时减时满。今腹满虽少减，而不足言减。此非内寒，而系内实。当用大承气下其实也。大承气汤下内实，必有腹满痛拒按之证。

治有宿食，脉浮而大，按之反涩，尺中亦微而涩者。食宿阻塞，中气不运，故脉涩。故当下之。"浮大"二字是陪辞。注意"反"字。然必腹痛无有轻时按之更痛，然后可下。如脉数而滑，为有宿食，下利不欲食，亦有宿食，皆宜下之。滑有沉实之意。

治痉病胸满，口噤，卧不着席，脚挛急，齘齿者。痉病在荣卫，不速汗解，表郁里急，津液胃热，故现以上诸证。大承气下胃热也。此即刚痉。

治产后便难，呕不能食，病已解，七八日更发热，胃实者。胃中热实，故病解后又复发热。故宜大承气汤下胃实也。胃实者，有宿食也。产后三病，一曰病痉，二曰郁冒，三曰便难。皆血去津亏使然。血去津亏，木气疏泄，易于出汗伤风，则病痉。津亏不能养阳，阳气上浮，则郁而昏冒。津亏则大便艰难也。

治产后七八日少腹坠痛不大便，烦躁，发热，日晡为甚，食则谵语，夜半即愈，热结膀胱者。热结在里，故食即谵语，夜半之后，阳气上升，热结得松，故愈。大承气下里热也。凡阴液不足，而病阳热之病。皆夜半前重，夜半后轻。夜半前阳气实，夜半后阳气升，升则虚矣。此亦冬至后下阳虚之理。

近代·冉雪峰,《冉注伤寒论》(1949年): 三承气为阳明主方。曰大、曰小、曰调，各有轻重缓急不同。大承气系大黄厚朴枳实芒硝，四药组成。小承气系大黄厚朴枳实，三药组成。调胃承气，系大黄芒硝甘草，三药组成。三方大黄均用四两，是所谓大所谓小所谓调，与大黄并无关系。大承气用朴枳气药多，计厚朴半斤，枳实五枚，小承气用朴枳气药少，计厚朴二两，枳实三枚，调胃承气不用气药。方名承气，而大而小而调咸以气药为转移，调胃无气药，以同为下剂，故同名承气。方的命名已将方的义蕴标出，大承气为峻下剂，小承气为适量下剂，调胃承气为缓下剂，众所周知，究之调胃承气，芒硝用到半斤，大承气，芒硝只三合，调胃承气下性，何尝缓于大承气，不过性质不同，一为软坚，一为破滞，试抉经心，用气药多，则为大其制。用气药少，则为小其制。不用气药，则名调而已。于此可知诸承气重在气药，不重在润药。润药多，只谓之调，润药少，仍谓之大，由此可窥见经旨重心所在。大黄为植物下药，芒硝为盐类下药。二者合用，推荡中兼滑利，滑利中兼推荡，既可去无形的热结，又可去有形的燥屎，相得益彰，亦所以为大的一端。至方制服法，大承气大黄后煮，小承气大黄合煮，调胃承气大黄先煮，尤饶义蕴。大黄中所含有效成分:(甲)蒽醌苷、(乙)鞣酸，一刺激肠壁下利，一收束肠壁止利，后煮则仅取甲成分，利在速下。合煮则兼取乙成分，勿会大下。先煮则意不在下，惟微和胃气。在今日不足弄，而在两千年前科学未萌芽时代，有如此突出经验，令人惊奇，组织严密如此，中西下剂致力点不同，亦可就此求得，用下为治疗成败关键所在，吾人所当明辨复明辨，审慎复审慎，警惕又警惕。

现代·中医研究院,《伤寒论语释》(1956年): 大承气汤为攻下峻剂，治大实大热而痞、满、燥、实俱备的证候。方中大黄是苦寒药，能荡涤实邪，泻下结热；枳实、厚朴宣通气机，可消腹胀痞满；芒硝味咸，用以润燥软坚。

现代·陈亦人,《伤寒论译释》(1958年): 大黄泻下实热，芒硝软坚润燥，硝黄合用，泻下力量极强，伍以重量厚朴、枳实破气导滞，则硝黄泻下之力更著，所以本方为泻下的峻剂。

现代·安徽中医学院,《伤寒论通俗讲义》(1959年): 本方治疗阳明病的大满大实证候。主要是荡涤肠胃，急下存津。后纳硝黄者，欲先使芒硝润燥软坚，继以大黄荡涤燥屎，泻下邪热，而后以枳实厚朴破气滞，泻痞满，使气行无阻，则肠胃中腐秽宿物，尽去无遗。方中所以厚朴分量倍于大黄者，因秽物不去，皆由气之不顺也，故多用气分药攻积。本方须痞、满、燥、实四证俱备，始可投之。

现代·李翰卿,《中国百年百名中医临床家》(1960年): 此排除肠胃中燥热、燥屎、宿食之重下剂，也系治里实里热主方之一。主治：①阳明腑证，发热不恶寒或反恶热，谵语，日晡潮热，舌苔干燥，或黄，或黑，或有芒刺，大便燥结。②热结旁流证，系阳明腑证，大便自利清水之证；或少阴病，自利清水，色纯青之证。③阳极似阴之证，即少阴三急下证，如神昏不知人，身不热，脉沉微有力，但舌苔干燥有芒刺。或自利清水，色青。④宿食证，腹胀满疼痛，恶食，大便不利。⑤奇恒痢疾，即痢疾在上午四时至六时前后偶有神昏谵语、喉塞咽干等现象之证。按：此证如不急治，下午三时后即会死亡。详陈修园《医学实在易》。⑥额部汗出如蒸笼，此系曾颖甫验案，详《经方实验录》。以上六种疾病使用本方的主要关键，一般说来都必须具有腹部胀痛拒按的症状，脉必沉而有力，体必较健，且兼有热证表现。但在前三证中，舌苔或黄或黑干燥而有芒刺是比较肯定的；第四证，腹中胀痛拒按、大便不利最突出，但舌苔不一定会有芒刺，因为此证热势不太重；最后二证，腹部不一定完全胀满拒按，但脉象必沉而有力；第五证，只以大便不利或有其他里热证为重；第六证，只考虑它作用的效果如何，不必有其他顾虑。枳实、厚朴导滞消胀；大黄、芒硝通便软坚。

**现代·刘渡舟,《伤寒论十四讲》(1982

年）：大承气汤由大黄（酒洗）、厚朴（炙）、枳实（炙）、芒硝组成。方用大黄泻下热结，荡涤肠中燥屎，芒硝咸寒，软坚润燥，协大黄以泻下燥屎，厚朴理气除胀，枳实破气消痞，并相互配合，以推动硝、黄的泻下作用。此方泻热破坚，荡涤肠胃、攻逐六腑，其力甚大，故名为大承气汤。

王渭川，《金匮心释》（1982 年）：本节指出痉病危重证候。仲景提出可考虑用大承气汤来急下存阴。大承气汤以大黄、芒硝泄其燥热，枳实、厚朴宽其雍滞，使里热从大便排泄，从而泄热救阴。注意原文中的“可与”二字，说明痉病用大承气汤是属于紧急措施，并非治疗常规。

本节指出腹满里实急证。治则宜攻下。仲景处方大承气汤。用大承气汤必须有腹痛胀满拒按等症状，而无脉浮、发热、恶寒、头痛、项强等表证。由于大承气汤以厚朴、枳实泄满，芒硝、大黄涤荡，为剧烈峻下之剂，必体强脉实者，方能用之。

现代·刘渡舟，《伤寒论诠解》（1983 年）：大承气汤用厚朴之苦温，行气以消满，枳实之苦寒，下气以消痞。二药均为气分药，可通达肠胃之气。又用芒硝之咸寒以软坚、开热邪之凝结；大黄之苦寒以泻下热结。硝黄二药在枳实、厚朴的推动下，而有荡涤肠胃，推陈致新的作用。四药相辅相成，配伍得当，用治阳明腑实痞满燥实俱备，效如桴鼓。因本方可泻热破结、化燥软坚、顺理腑气、攻下燥屎，力大而峻，故名“大承气汤”。临床使用本方，应注意其煎药法：当先煮枳实、厚朴，以行气于前，后煎大黄，以泻热结；最后入芒硝，以软坚化燥，从而可达到荡涤肠胃、推陈致新的目的。

现代·刘渡舟，聂惠民，傅世垣，《伤寒挈要》（1983 年）：方名承气，承者顺也，承上以逮下，推陈以致新；承其肠中之燥屎，而以咸寒、苦泻荡涤攻下而去之，此承气之所为名。大便不下腹满肿胀，故用厚朴以消胀；心下痞坚，气滞难通，故用枳实以开痞；肠中燥结屎干难出，故用芒硝咸润软坚以化结；腹痛热凝而大便不通，故用大黄以攻下热结。古人云：通可去滞，泻可去实。然必腹胀如合瓦，以手按之硬而且痛，舌黄且燥，脉沉而实，方可用大承气峻下之法。

现代·刘渡舟，苏宝刚，庞鹤，《金匮要略诠解》（1984 年）：本证为痉病实热重证，可与大承气汤，急下存阴，通腑泄热。方中大黄、芒硝泄其实热；枳实、厚朴破其壅塞。本方峻泻肠胃实热积滞，刚阴可复，而津液可存，痉强之证可以缓解。

本证急当下之，治以大承气汤峻下通便，行气泄满。方中大黄苦寒泄热，荡涤肠胃实热积滞，以芒硝咸寒软坚润燥，泻热通便；枳实苦微寒，下降破气，散结消痞，厚朴苦温，行气除满。四味同用，共奏峻下热结之功。

现代·王付，《经方学用解读》（2004 年）：热结证（阳明热结重证）的基本病理病证是邪热内结阻滞不通，腑气壅滞而不行，浊热肆虐内外。所以，治疗热结不通证，其用方配伍原则与方法必须重视以下几个方面。

针对证机选用苦寒泻下药：邪热内结于肠，或与肠中浊气相互搏结，阻滞气机不畅，浊气内蕴内结，或有邪热盛实而灼伤阴津与筋脉，证见大便不通，脘腹胀满，疼痛而拒按，潮热谵语，或筋脉拘急，其治当苦寒攻下，使邪热从下而去。在选用攻下药时尽可能用苦寒攻下之峻药，急急夺实，使脏腑之气通畅，同时还要考虑选用苦寒峻下药与咸寒软坚药配伍，苦寒以硬攻，咸寒以软坚，只有选用苦寒与咸寒相配伍，才能达到软硬兼施，以使内结之邪热从下而去。如方中大黄、芒硝。

合理配伍行气理气药：苦寒咸寒泻下药虽可攻下实热内结，但未必就能取得预期治疗效果，欲达到预期治疗目的，就必须合理配伍行气理气药，因攻下邪热内结药必须借理气药，才能气机畅通，气机畅通又有助于邪热内结得以下行。《伤寒来苏集》：“夫诸病皆因于气，秽物之不去，由于气之不顺，故攻积之剂必用行气之药以主之。”如方中枳实。

妥善配伍苦温行气药：邪热内结之证，其治当用苦寒咸寒与行气之品，可单用苦寒咸寒之品攻下邪热，邪热未必能去，反而还会因寒凉太过而凝滞气机，则不利于邪热向外向下消退，于此组方用药必须配伍苦温行气理气药，此用苦温药，苦有助于泻邪，温有利于气机畅通，气机畅通有利于邪热得以泻下。若非用苦温之品，则不能监制寒凉太过，也不能达到预期治疗目的。如方中厚朴。

随证加减用药：若有食积者，加莱菔子、山楂，以消食导滞；若腹大满不通者，加槟榔、青皮，以行气导滞消胀；若正气不足者，加党参、白术，以健脾益气；若血虚者，加当归、熟地，以滋补阴血；若阴津不足者，加麦冬、生地，以滋阴生津润肠；若肌肤枯燥者，加海参、玄参，以润燥生津荣肌肤等。

【方论评议】

综合历代各家对大承气汤的论述，应从用药要点、方药配伍和用量比例三个方面进行研究，以此更好地研究经方配伍，用于指导临床应用。

诠释用药要点：方中大黄苦寒硬攻、泻热通便，芒硝咸寒软坚、泻热通便，枳实辛寒行气降浊，厚朴苦温行气下气。

剖析方药配伍：大黄与芒硝，属于相须配伍，大黄苦寒助芒硝软坚，芒硝咸寒助大黄硬攻，相互作用，增强泻下热结；枳实与厚朴，属于相反相须配伍，相反者，寒温同用，制约其偏性，相须者，增强行气除胀；枳实与大黄、芒硝，属于相使配伍，苦寒行气泻热；厚朴与大黄、芒硝，属于相反相使配伍，相反者，寒温同用，相使者，寒因温而通，气因温而行。

权衡用量比例：大黄与芒硝用量比例是4∶3，提示苦寒与咸寒之间的用量调配关系，以治热结；大黄与厚朴用量比例是1∶2，提示苦寒泻下与苦温行气之间的用量调配关系；厚朴与枳实用量比例是5∶1，提示苦寒行气与苦温行气之间的用量调配关系，以治气滞。

【药理作用】 本方具有调节肠胃蠕动、解除胃肠平滑肌痉挛、改善微循环、抑酸、改善肺组织、调节呼吸中枢、调节血管通透性、调节去甲肾上腺素水平、清除内毒素、保肝利胆、改变血管性肠肽、增强机体免疫功能、抗菌、抗真菌、抗病毒、抗炎、抗过敏、抗硬化、抗溃疡、抗惊厥等作用。

大柴胡汤

【导读】 ①学用大柴胡汤应重视柴胡和黄芩的用量调配关系、大黄和枳实的用量调配关系、柴胡和大黄的用量调配关系、半夏和芍药的用量调配关系。②大柴胡汤虽是辨治阳明少阳热证的重要代表方，但在临床中对心胆郁热证等也具有良好治疗作用。③学好用活大柴胡汤的第一步是辨清大柴胡汤由哪些基础方和药物组成：组成大柴胡汤有2个基础方、2个变化方和6组药，基础方之一是生姜半夏汤，之二是枳实芍药散，变化方之一是小柴胡汤，之二是四逆散，6组药中第1组是解表药即柴胡、生姜，第2组是清热药即柴胡、黄芩、大黄，第3组是补益药即芍药、大枣，第4组是理气药是柴胡、枳实，第5组是调理升降气机药即半夏、生姜，第6组是温通药即半夏、生姜，基础方生姜半夏汤是调理脾胃心肺的基础方，枳实芍药散是调理气血郁滞的基础方，变化方小柴胡汤具有诸多基本治疗作用，四逆散以疏理气机为主，从2个基础方、2个变化方和6组药用量深入学习研究即可用活大柴胡汤。

【方歌】 大柴胡汤用大黄，枳实芩夏芍枣姜，少阳阳明及杂病，清泻疏理效优良。

【方药】 柴胡半斤（24 g） 黄芩三两（9 g） 芍药三两（9 g） 半夏洗，半升（12 g） 生姜切，五两（15 g） 枳实炙，四枚（4 g） 大枣擘，十二枚 大黄二两（6 g）

【用法】 上七（八）味，以水一斗二升，煮取六升，去滓。再煎，温服一升，日三服。一方，加大黄二两，若不加，恐不为大柴胡汤（编者注：后十字可能是叔和批注文）。

【功用】 清胆和胃，降逆消痞。

【适应证】

1. 中医病证：①少阳阳明合病（少阳阳明热结证）。往来寒热，胸胁苦满，呕不止，郁郁微烦，心下痞硬，或心下满痛，或大便干结，或胁热下利，舌红、苔薄黄，脉弦数有力。②气郁热结证。

2. 西医疾病：胆绞痛，胆石症，急、慢性胆囊炎，胆道蛔虫病，慢性胆囊炎，急、慢性胰腺炎，急、慢性病毒性肝炎（乙型、丙型、甲型），肝硬化，胆汁反流性胃炎，冠心病等临床表现符合阳明少阳热证者。

【用药分析】 方中柴胡清透郁热，黄芩清泻郁热，大黄清泻热结，枳实行气导滞，半夏醒脾降逆，生姜和胃调中，芍药和营缓急，大枣益气缓急。

【用方思路】

1. 大柴胡汤既是辨治少阳阳明热结证的重要代表方，又是辨治诸多杂病如肝胆病、脾胃病、心病、肾病、皮肤病等的重要基础方。

2. 方中柴胡既可清热，又可疏散；黄芩既可清热，又可燥湿；大黄既可泻热，又可通结；芍药既可补血，又可缓急；半夏、生姜既降逆，又温通；枳实既可行气，又可降泄；大枣可补益五脏六腑及营卫之气。从方中用药用量及调配分析得知，大柴胡汤的应用并不局限于少阳阳明热结证，还可用于辨治诸多杂病，如消化、精神神经、内分泌及代谢、泌尿、循环等系统疾病。

3. 运用大柴胡汤辨治的病证（无论病变部位在肝胆、在心或在脾胃）以少阳阳明郁热为主，其治当泻热行气降逆。

【随证合方】 若夹痰热，可与小陷胸汤合方用之；若夹寒痰，可与赤丸合方用之；若夹瘀，可与桂枝茯苓丸合方用之；若夹血热，可与百合地黄汤合方用之。应用时还必须结合病变主次酌情调整方药用量。

【注意事项】 运用大柴胡汤既要辨清西医之病，又要辨清西医之病属于中医少阳阳明郁热证。辨西医之病可进一步了解疾病的发展演变及转变规律，辨中医之证可更好地针对西医之病选用大柴胡汤。

【应用指征】

（1）太阳病，过经十余日，反二三下之，后四五日，柴胡证仍在者，先与小柴胡汤；呕不止，心下急，郁郁微烦者，为未解也，与大柴胡汤，下之则愈。（103）

（2）伤寒，发热，汗出不解，心中痞硬，呕吐而下利者，大柴胡汤主之。（165）

（3）伤寒十余日，热结在里，复往来寒热者，与大柴胡汤；但结胸，无大热者，此为水结在胸胁也，但头微汗出者，大陷胸汤主之。（136）

（4）按之心下满痛者，此为实也，当下之，宜大柴胡汤。（第十 12）

【方论】

金·成无己,《注解伤寒论》(1144 年): 若呕不止，郁郁微烦者，里热已甚，结于胃中也，与大柴胡汤下其里热则愈。柴胡、黄芩之苦，入心而折热；枳实、芍药之酸苦，涌泄而扶阴。辛者散也，半夏之辛，以散逆气；辛甘和也，姜枣之辛甘，以和荣卫。

金·成无己,《伤寒明理药方论》(1156 年): 柴胡味苦平微寒，伤寒至于可下，则为热气有余，应火而归心苦，先入心折热之剂，必以苦为主，故以柴胡为君。黄芩味苦寒，王冰曰："大热之气寒以取之，推除邪热必以寒为助"，故以黄芩为臣。芍药味酸苦寒，枳实味苦寒,《内经》曰："酸苦涌泄，为阴泄实，折热必以酸苦"，故以枳实、芍药为佐。半夏味辛温，生姜味辛温，大枣味甘温，辛者散也，散逆气者必以辛甘者缓也，缓正气者必以甘，故半夏、生姜、大枣为使也。一方加大黄，以大黄有将军之号而功专于荡涤，不加大黄恐难攻下，必应以大黄为使，也用汤者审而行之，则十全之功可得以。

元·王好古,《此事难知》(1308 年): 大柴胡汤，治有表复有里。有表者，脉浮，或恶风，或恶寒，头痛，四症中或有一二尚在者乃是，十三日过经不解是也。有里者，谵言妄语，掷手扬视，此皆里之急者也。欲汗之则里已急，欲下之则表证仍在，故以小柴胡中药调和三阳，是不犯诸阳之禁。以芍药下安太阴，使邪气不纳；以大黄去地道不通；以枳实去心下痞闷，或湿热自利。若里证已急者，通宜大柴胡汤，小柴胡减人参、甘草，加芍药、枳实、大黄是也。欲缓下之，全用小柴胡加枳实、大黄亦可。

明·许宏,《金镜内台方议》(1422 年): 柴胡性凉，能解表攻里，折热降火，用之为君。黄芩能荡热凉心，用之为臣。枳实、芍药，二者合用，而能除坚破积，助大黄之功，而下内热而去坚者。生姜、半夏，辛以散之。

大枣之甘，缓中扶土。五者共为其佐，独用大黄为使，其能斩关夺门，破坚除热，宣行号令，而引众药共攻下者也。

明·汪石山,《医学原理》(1525年)：治伤寒内实，大便难，不恶寒，反恶热，身热烦呕。乃邪居表里之间。经云：辛甘发散为阳。故用生姜、甘草、大枣发散表邪。又云：酸苦涌泄为阴。故用大黄、枳实利大便以泄内热，芍药扶阴，半夏散逆气，黄芩、柴胡以折少阳表里之邪。

明·万密斋,《万氏家传伤寒摘锦》(1549年)：按大柴胡汤证，汗之则里已急，下之则表未解，故以小柴胡中，药兼表里而和解之。加芍药以安太阴，使邪气不纳；以大黄去地道之不通；以枳实去胸胁之痞满也。

明·吴昆,《医方考》(1584年)：伤寒，阳邪入里，表证未除，里证又急者，此方主之。表证未除者，寒热往来、胁痛、口苦尚在也；里证又急者，大便难而燥实也。表证未除，故用柴胡、黄芩以解表；里证燥实，故用大黄、枳实以攻里。芍药能和少阳，半夏能治呕逆，大枣、生姜，又所以调中而和荣卫也。

明·方有执,《伤寒论条辨》(1592年)：大柴胡者，有小柴胡以为少阳之主治。用芍药易甘草者，以郁烦非甘者所宜，故以酸者收之也。加枳实、大黄者，荡阳明之郁热，非苦不可也。盖亦一举而有两解之意。

明·张吾仁,《撰集伤寒世验精法》(1609年)：若夫表邪未尽，里症又急，不得不下者，故立大柴胡汤而用之。以柴胡解表，黄芩退热，枳实除痞，大黄泄实，盖此汤能通解表里，又有年老及气血两虚之人，服之尤为稳当。

明·张卿子,《张卿子伤寒论》(1644年)：柴胡、黄芩之苦，入心而折热；枳实、芍药之酸苦，涌泄而扶阴。辛者，散也，半夏之辛，以散逆气。辛甘，和也，姜、枣之辛甘，以和荣卫。

清·喻嘉言,《尚论后篇》(1648年)：柴胡、大黄之药，升降同剂，正见仲景处方之妙。柴胡升而散外邪，大黄降而泄内实，使病者热退气和而自愈。

清·李中梓,《伤寒括要》(1649年)：夫大实大满，非驶剂不能泄，当与大小承气汤。苟不至大满大实，惟热甚而须下者，必轻缓如大柴胡汤为当也。清热必以苦为主，余邪必以解为先，故用柴胡之苦平解肌为君；黄芩苦寒为臣；芍药佐黄芩，祛营中之热，枳实佐柴胡，祛卫中之热，是以为佐；半夏、姜、枣，理胃气之逆，大黄荡涤，夺土中之壅，是以为使。

清·张璐,《伤寒缵论》(1667年)：此两治少阳经邪，渐入阳明之腑，或误下引邪内犯，而过经不解之证，故于小柴胡方中，除去人参、甘草，助阳恋胃之味，而加芍药、枳实、大黄之沉降，以涤除热滞也，与桂枝大黄汤同义。彼以桂枝、甘草兼大黄，两解太阳误下之邪，此以柴胡、芩、半兼大黄，两解少阳误下之邪，两不移易之定法也。

清·柯琴,《伤寒来苏集》(1674年)：汗出不解，蒸蒸发热者，是调胃承气证。汗出解后，心下痞硬、下利者，是生姜泻心证。此心下痞硬，协热而利，表里不解，似桂枝人参证。然彼在妄下后而不呕，则此未经下而呕，则呕而发热者，小柴胡主之矣。然痞硬在心下而不在胁下，斯虚实补泻之所由分也。故去参、甘之甘温益气，而加枳、芍之酸苦涌泄耳。大柴胡是半表半里气分之下药，并不言大便。其心下急与心下痞硬，是胃口之病，而不在胃中；结热在里，非结实在胃。且下利则地道已通，仲景不用大黄之意晓然。若以“下之”二字，妄加大黄，则十枣汤“攻之”二字，如何味乎？大小柴胡，俱是两解表里，而有主和主攻之异。和无定体，故有加减；攻有定局，故无去取之法也。

清·陈尧道,《伤寒辨证》(1678年)：故用柴胡、黄芩以解表，里证燥实，故用大黄、枳实以攻里。芍药能和少阳，半夏能治呕逆，大枣、生姜又所以调中而和营卫也。少阳寒热往来，六七日至十余日大便不行，腋下少阳部分汗出，方可用大柴胡汤微利之，缘胆无出入，泻土所以泻木也。如八九日，腋下无汗，为胆未实，误用承气下之。必犯少阳之本，则胸满惊烦，小便不利，谵语，一身尽重，不可转侧，又宜柴胡龙骨牡蛎汤。按：大柴胡本为里证已急，而表证未除者立方，若用之以治温热病，最为稳当，百无一失。双解散，麻黄以发表，大黄、芒硝以攻里，为双解之重剂。大柴胡汤，柴胡以解表，大黄、枳实以和里，为双解之轻剂。若内热甚者，合黄连解毒汤，或白虎汤，以治老弱及气血两虚之温热病，尤为得宜。

清・汪琥，《伤寒论辨证广注》（1680年）：大柴胡汤用以逐邪热，为下剂之缓者也。柴胡味苦平微寒，伤寒至于可下，则为热气有余，热应火而归心，苦先入心，折热必以苦为主，故以柴胡为君。黄芩味苦寒，王冰曰：大热之气，寒以取之。推除邪热，必以寒为助，故以黄芩为臣。芍药味酸苦微寒，枳实味苦寒。《内经》曰：酸苦涌泄为阴。泄实折热，必以酸苦，故以枳实芍药为佐。半夏、生姜味辛温，大枣味甘。温辛者，散也，散逆气者，必以辛甘者。缓也，缓正气者，必以甘，故用半夏、生姜、大枣为之使也。一方加大黄，以大黄有将军之号，而功专于荡涤。不加大黄，恐难攻下。必应以大黄，为使也。用汤者审而行之，十全之功可得矣。

清・汪昂，《医方集解》（1682年）：此足少阳、阳明药也。表证未除，故用柴胡以解表；里证燥实，故用大黄、枳实以攻里。芍药安脾敛阴，能泻肝火，使木不克土。黄芩退热解渴，半夏和胃止呕，姜辛散而枣甘缓，以调营卫而行津液。此表里交治，下剂之缓者也。

清・李彣，《金匮要略广注》（1682年）：若邪已入里，里症既急而表症犹在者，则愈小柴胡汤中加大黄、枳实、芍药，以泄热泻实，为表里兼治之法。兹以里有实邪，而满痛尚在心下，故主此汤攻里，仍不忘半表里和解之意也。

清・张志聪，《伤寒论宗印》（1683年）：此病在太阳，邪随经气环转，反二三下之，以致邪留于胁膈之间也。太阳病过经者，太阳之病气，随经而环转也。十余日，经转一周，而又当少阳所主之时，反二三下之，则邪留其处矣。后四五日，乃再经已周，而余三四日，又当少阳所主之时，如柴胡证仍在者，先与小柴胡汤，使邪从外出而解。若呕不止者，在膈之邪，为未解也。膈之上心主之分，邪薄于下，故心下急而郁郁微烦也，宜大柴胡汤下之则愈。夫大柴胡汤，解内膈之剂也。内膈外连于胸胁，故仍用柴胡、半夏、黄芩，以解外入之邪。诸脉贯膈，故用芍药、枳实以破经，使邪随经气而下泄耳。

清・张志聪，《伤寒论集注》（1683年）：若呕不止，心下急，郁郁微烦者，此病气留于心下，为未解也。与大柴胡汤下之则愈，用芍药、枳实、黄芩之苦泄以去心下之烦热，柴胡、半夏、生姜、大枣宣达中下二焦之气，盖病从下解而气仍外出也。

此节言心中痞硬而气机仍欲上出者，宜大柴胡汤以达之。伤寒，发热，汗出而外邪不解，徒伤心液，故心中痞硬。愚按：以上十二则皆言心下痞，至此则曰心中，以明正气仍若上达之意。呕吐而下利者，邪从下泄而气欲上腾也，故以大柴胡汤主之。芍药、枳实泻心中之痞硬，黄芩清中膈之余邪，柴胡、半夏、生姜、大枣从中土而达太阳之气于外，病从下解而气仍上出，由此可以知痞证之气机矣。

清・张志聪，《伤寒论章句》（1683年）：大柴胡汤机从下达，枢向外转之方也，凡病机内室，势宜两解者用之。本论曰：太阳病，过经十余日，反二三下之，后四五日，柴胡证仍在者，先与小柴胡汤。呕不止，心下急，郁郁微烦者，为未解也，与此方下之则愈。此病机室与心下，先转之而不能外出，则宜下达外转，两解之法也。又曰：伤寒十余日，热结在里，复往来寒热者，与此方。此过经热结于里阴，治虽从枢而转，非小柴胡所能者，必大其制，下达而外转之，此大柴胡所以名方也。又曰：伤寒发热，汗出不解，心中痞硬，呕吐而下利者，此方主之。夫心中者，少阴之位也，少阳主枢，少阴亦主枢，然少阴之枢，必藉少阳之枢以转之。至于痞硬，枢室甚矣，亦非小者所能为，故亦宜用此大者，以两解也。凡用此方，证皆属实，故于小柴胡方中，去人参甘草之补与缓者，加芍药之苦泄，而通阴络者，枳实之苦寒而行气者。机从下达则枢向外转，为大柴胡命之义欤。

清・张志聪，《金匮要略集注》（1683年）：邪在内隔有形之分，故为实也，当下之，宜大柴胡汤。此邪从外而内，故仍用小柴胡之柴胡、半夏、黄芩、姜、枣，以解外入之邪。脏腑之经络，皆贯于膈，故加芍药以疏经，配枳实以破泄。取其下，故去其甘草、人参（眉批：用芍药、枳实以疏经者，盖气分之邪入经而后能入腑，入腑而后能下泄也）。

清·周扬俊，《金匮玉函经二注》（1687年）：故仲景以柴胡升清阳为主治，而散满者，去热者，收阴者，下结者，各有分治。且兼姜枣以益脾液，取意岂浅鲜哉。

清·沈明宗，《伤寒六经辨证治法》（1693年）：故用大柴胡，谨和少阳阳明，则表里上下无不解矣。

清·汪昂，《汤头歌诀》（1694年）：治阳邪入里，表症未除，里症又急者。柴胡解表，大黄、枳实攻里，黄芩清热，芍药敛阴、半夏和胃止呕，姜、枣调和营卫。

清·钱潢，《伤寒溯源集》（1708年）：故于小柴胡中，去人参、甘草之补，增入小承气之半，以泄胃中之实热也。用芍药者，以参、甘既去，故用之以扶土敛阴，兼平少阳木气之邪。李时珍谓芍药能于土中泻木者是也。两方合用，则二阳并治，表里兼施，故为两解之剂云。

清·秦之桢，《伤寒大白》（1714年）：此方小柴胡，去人参，加大黄，名大柴胡汤。治少阳表症未罢，下症已急，故以此汤双解表里。

少阳表症未解，里症又急，用此方双解表里。口燥渴，去半夏；腹中胀，加枳壳；小便涩，加木通。

前方柴胡、芒硝各用，此先表后攻之法。此方柴胡、大黄合用，此双解表里之法。前方用芒硝，重在下秽腐；此方用大黄，重在清里热。

下症虽见，尚带少阳表症者，则以此方双解表里。

清·顾松园，《顾松园医镜》（1718年）：治表症未除，发热或往来寒热等症。里症又急，腹胀满，大便实，或心下痞硬。通表里而两解之。柴胡解表之邪。黄芩清里之热。大黄随症量用。枳实肠胃热结，苦以泄之。芍药正气虚弱，收而行之，各二钱。半夏一钱，渴易花粉。姜枣和荣卫。

清·魏荔彤，《金匮要略方论本义》（1720年）：仲景已叙之《伤寒论》中太阳篇矣，云：伤寒十余日，热结在里者，与大柴胡汤主之。宜下之而不用大承气，乃用大柴胡者。正与《伤寒论》篇中所言相符也。盖太阳表证未罢，里热总盛，必兼升散之义，以为下恐碍表寒也。胀病寒厥在下，里热总盛，亦必兼升散之义，以为下恐碍下寒也。于邪实有热，法宜下之者，其斟酌用法又如此，概可混言下之乎？推此则治胀病乃不得已而为下也，非以下为主治也明矣。

清·姚球，《伤寒经解》（1724年）：发热而不恶寒，少阳温暑热病也。热病汗出，津液愈枯，而胃燥，故心下痞硬也。燥热甚，故上吐而下利。大柴胡汤，以和解少阳之燥热也。热病为阳。小柴胡汤，少阳本方。去人参、甘草者，以其益气助阳也。加大黄、枳实者，以心下痞硬，燥结在内也。加白芍，养血滋阴也。名大柴胡者，以少阳症也。

清·魏荔彤，《伤寒论本义》（1724年）：痞结心下，于是中气不通，则上为呕吐，下为下利也。仲师于此，另出一法，另制一方，曰大柴胡。于下之中，兼升散开破二义，柴胡苦而微寒，入阴分而性能升阳，半夏、枳实辛而微温，行阳气而性能破阴，使太阳传入之邪，痞塞于心中者，阳气达于少阳而升之，阴气开于阴分而破之，则心中痞硬一证可除矣。且更可以兼治其呕吐下利，令阳已得升。而生姜等四物，复佐柴胡上达，则呕吐止，阴已得降。而芍药等二物复助大黄下达，而下利息，三证但愈，则发热汗出之证，不解而自解矣。盖阳明之邪，柴胡已驱之于少阳而表解，大黄复通之于大便而里和，尚有何阳明之证可留乎？正所谓两解之法也。是不必专言柴胡治少阳也。而柴胡之用已神，不必专言胃实方可下也。而大黄之用已得，非仲师孰能具此手眼乎？夫子其圣矣乎！

清·高鼓峰，《医宗己任篇》（1725年）：表邪未净，里症又急，不得不下，只得以此方通表里而缓治之，酌量轻重下药。

清·尤在泾，《伤寒贯珠集》（1729年）：大柴胡，有柴胡、生姜、半夏之辛而走表，黄芩、芍药、枳实、大黄之苦而入里，乃表里并治之剂。而此云大柴胡下之者，谓病兼表里。

故先与小柴胡解之，而后以大柴胡下之耳。盖分言之，则大小柴胡，各有表里，合言之，则小柴胡主表，而大柴胡主里，古人之言，当以意逆，往往如此。

清·王子接，《绛雪园古方选注》（1732年）：大柴胡汤，下也。前章言少阳证不可下，而此复出下法者，以热邪从少阳而来，结于阳明，而少阳未罢，不得不借柴胡汤以下阳明无形之热，故于本方去人参、甘草实脾之药，倍加生姜，佐柴胡解表，加赤芍破里结，则枳实、大黄下之不碍表邪矣。柴胡治中，大黄导下，二焦并治，故称大。

清·不著撰人，《伤寒方论》（1732年）：伤寒发热，汗出不解，心下痞硬，呕吐而下痢者，表邪未解，里证已迫，然非结胸者比也，彼结在胸而表里之热反不炽甚，是为水饮结在胸胁也，或其人头有微汗，乃邪结在高而阳气不能下达也，故须以大陷胸速去之。若外邪不解，胸中痞硬而兼呕吐下痢，蕴结必不定在胸上，故以大柴胡两解表里，无取于陷胸耳。若伤寒十余日热结在里，复加往来寒热亦用大柴胡，谓陷入原少，仍兼半表，未全入里也，若过经十余日二三下后，柴胡证仍在者，其人之邪屡因误而深入，即非大柴胡所能服，故必先用小柴胡，提其邪出半表，然后用大柴胡也，至若三承气彼乃全里无表，视此更不侔矣，此虽用大黄、枳实，有白芍加小柴胡中，则和解之力居多耳。

清·吴谦，《医宗金鉴》（1742年）：柴胡证在，又复有里，故立少阳两解之法。以小柴胡汤加枳实、芍药者，解其外以和其内也。去参草者，以里不虚也；少加大黄，所以泻结热也；倍生姜者，因呕不止也。斯方也，柴胡得生姜之倍，解半表之功捷，枳、芍得大黄之少，攻半里之效徐，虽云下之，亦下中之和剂也。

清·黄元御，《伤寒悬解》（1748年）：伤寒表证发热，汗出当解，乃汗出不解，是内有阳明里证。热自内发，非关表寒，汗去津亡，则燥热愈增矣。心下痞硬，是胆胃两家之郁塞也。呕吐而下利者，是戊土迫于甲木，上下二脘不能容纳水谷也。吐利心痞，自是太阴证，而见于发热汗出之后，则非太阴而阳明也。大柴胡汤，柴、芩、芍药，清少阳之火，枳实、大黄，泻阳明之热，生姜、半夏，降胃逆而止呕吐也。

清·黄元御，《伤寒说意》（1754年）：伤寒，发热汗出，而病不解，心中痞硬，呕吐而下利者，是少阳传阳明之腑也。宜大柴胡汤，柴胡解少阳之经，枳、黄，泻阳明之腑，双解其表里也。

清·徐灵胎，《伤寒论类方》（1759年）：小柴胡去人参、甘草，加枳实、芍药、大黄，乃少阳、阳明合治之方也。此方本有大黄二两。王叔和云：若不加大黄，恐不为大柴胡也。邪内陷，故用枳实、半夏、大黄。

清·徐灵胎，《伤寒约编》（1759年）：热结胸中，少阳不行，故心下急，郁郁微烦而呕不止者，为大柴胡证。因往来寒热，故倍生姜，佐柴胡以解表；结热在里，故去参、甘之补益，加枳、芍以舒急也。后人因“下之”二字，妄加大黄，要知条中并无大便硬，更有下利证，则不得妄用大黄，以伤胃气也。

清·徐灵胎，《杂病证治》（1759年）：柴胡解胆府之热，白芍敛热伤之营；黄芩清里热，甘草和胃气；枳实破结气以宽中，大黄通幽道以泻热也。水煎温服，使表邪外解则里热顿开而大便自通，何郁郁烦心之不解哉。此解表攻里之剂，为里实表邪不尽解之专方。《约编》不用大黄，乃气分之下药。此双解表湿邪，故有不同。

清·吴仪洛，《成方切用》（1761年）：表证未除，故用柴胡以解表。里证又急，故用大黄、枳实以攻里。芍药安脾敛阴；黄芩退热解渴；半夏和胃止呕；姜辛散而枣甘缓，以调营卫行津液。此表里交治，下剂之缓者也。

清·强健，《伤寒直指》（1765年）：柴胡、黄芩之苦，入心而折热。枳实、芍药之酸苦，涌泄以扶阴。辛者散也，半夏之辛以散逆气。辛甘和也，姜、枣之辛甘以和营卫……故用柴胡之苦平解肌为君，黄芩之寒除热为臣；芍药佐黄芩，扶营中热，枳实佐柴胡扶卫中热，是以为佐；半夏、姜、枣理胃之逆，大黄涤荡夺土中之壅是以为使。

清·杨栗山，《伤寒瘟疫条辨》（1784年）：

表证未罢，寒热胁痛口苦而呕尚在也；里证又急，大便难而燥实也。有表证故用柴、芩以解表，有里证故用枳、黄以攻里，白芍能和少阳，半夏能止呕逆，姜、枣又所以和中而调卫荣也。少阳病，六七日至十余日，大便不行，胁下濈然汗出，方可用大柴胡汤微利之。缘胆无出入，泻土所以泻木也。

清·徐玉台，《医学举要》（1792年）：大柴胡汤治阳邪入里，表证未除，里证又急者，用柴胡解表，大黄、枳实攻里，黄芩清热，白芍敛阴，半夏和胃止呕，姜、枣调和营卫。是方比三承气为缓，以不用芒硝之燥急也。

清·陈修园，《伤寒真方歌括》（1803年）：此方本无大黄，所云结热，非实热也。下解其热，非导其便也。小柴胡汤，治半表之虚，此治半里之实，即小柴胡汤之翼也。今活人书，每以此方代承气汤，取大便微利，重在大黄略变仲景之法，不可不知。

清·陈修园，《长沙方歌括》（1803年）：按：凡太阳之气逆而内干，必藉少阳之枢转而外出者，仲景名为柴胡证。但小柴胡证心烦，或胸中烦，或心下悸，重在于胁下苦满；而大柴胡证不在胁下而在心下，曰心下急，郁郁微烦，曰心下痞硬，以此为别。小柴胡证曰喜呕，曰或胸中烦而不呕；而大柴胡证不独不呕，而且呕吐，不独喜呕，而且呕不止，又以此为别。所以然者，太阳之气不从枢外出，反从枢内入于君主之分，视小柴胡证颇深也。方用芍药、黄芩、枳实、大黄者，以病势内入，必取苦泄之品，以解在内之烦急也；又用柴胡、半夏，以启一阴一阳之气；生姜、大枣，以宣发中焦之气。盖病势虽已内入，而病情仍欲外达，故制此汤，还藉少阳之枢而外出，非若承气之上承热气也。汪讱庵谓加减小柴胡、小承气而为一方，未免以庸俗见测之也。

清·朱光被，《金匮要略正义》（1803年）：心下满痛，是邪结阳位也，当属结胸症例。但按之则痛，则知不按则不痛，虽系实邪，终非陷胸可治。惟用大柴胡以升清而降浊，则痛自解，然此方为表里两解之法，要必兼挟半表里之症象者。

清·陈元犀，《金匮方歌括》（1811年）：按：实者当下症，大承气汤尤恐不及，况大柴胡汤乎？按之心下满痛者，太阳之邪逆而内干少阳，枢机阻而不利也，用大柴胡汤宣外达内，使少阳之气从太阳之开而解矣。

清·费伯雄，《医方论》（1865年）：大柴胡为发表攻里之剂。可见表症未解，虽里症甚急，不宜专于攻下，置表症于不问也。然究竟攻里之力倍于解表，从此可悟立方之法，当相其缓急轻重而投之，则不拘成法中，自然处处合法矣。

清·高学山，《伤寒尚论辨似》（1872年）：故用姜、半、芩、芍，扶胃阳以抑邪热，枳以消痞，枣以生津，然后使轻芳之柴胡策外，沉雄之大黄靖内，一切姜半芩芍枳枣，如文武之士，各赞其主，以成解散之功矣。

清·高学山，《高注金匮要略》（1872年）：系阳明腑实，因而溢出少阳之部者居多。故以柴半黄芩为主，降少阳部署之逆，所以治胁满，并止其呕吐也。以姜枣填太阳部署之气，使下焦不得上犯，所以治胸满，并止其雷鸣切痛也。然后以大黄之寒下，枳实之消散，总托于酸敛之芍药，而并力下趋耳。此岂大小承气及调胃等汤所能胜任者乎。

清·莫枚士，《经方例释》（1884年）：以人参、甘草味甘，甘者令人中满，非除满实者所宜，故经方以用甘草为定例，独至攻下之剂罕有用甘草者，况人参为尤补乎？《外台·卷一》集验方，有加知母、葳蕤二味用之者。

清·唐宗海，《血证论》（1884年）：黄芩一味，清表里之火；姜、枣、柴胡，使邪从表解；半夏、白芍、枳壳、大黄，使邪从里解。乃表里两解之剂，而用里药较多。后之双解散、通圣散，皆从此套出。借治血证，或加表药，或加血药，可以随宜致用。

清·唐容川，《伤寒论浅注补正》（1893年）：膜通利则松缓，膜郁滞则褊急，少阳三焦膜中火甚，则郁遏烧灼膈膜，收缩而急，火合于心包则烦，火太逆则呕不止，证重于小柴胡，故但用清疏不能降其火。必用大柴胡，有大黄以下之，使火气不逆乃愈，又必用柴胡一味以透达膜膈也，膈膜透达则通利松缓不褊急矣。

清·王旭高,《退思集类方歌注》(1897年)：此小柴胡、四逆散二方合用者也。除去人参、甘草者，盖热邪已结在里，不可更实其脾也。前小柴胡汤独治阳枢，故曰“小”；此则阴阳二枢并治，故称曰“大”。

清·戈颂平,《伤寒指归》(1907年)：柴胡，苦平味薄，能固阳转运枢机。黄芩，苦寒味薄，能坚肌表之阴以固阳。半夏辛平，能降水逆气结。枳实，苦温臭香形圆，臭香，能化土之浊阴，形圆，能转运土气升降。芍药，苦平气泄，能疏土气。生姜辛温，化气横行，能通左右络道之阴。大枣甘平，用十二枚，取汁多气浓，能合阳气环转周身。右七味，象阳数得阴复于七。以水一斗二升，象地支十二数。煮取六升，象阴数得阳变于六。温服一升，日三服，象阴数得阳开子，阳数得阴阖午。

大柴胡汤，拨转右枢，固阳气从子左开，来复于午顺生长之令也，如半里下土气板实，枢机不灵，腹满胀痛，汤中芍药，虽能疏泄土气，枳实臭香形圆，能化土之浊阴，不能疏土之实。大黄臭香气浓，能疏土实，故加之，非谓加大黄，为大柴胡汤，不加大黄，不为大柴胡汤也。

清·戈颂平,《金匮指归》(1907年)：柴胡苦平，味薄气轻，能运气拨转枢机；黄芩苦寒味薄，能固在上阳气藏于里；半夏辛平，能降逆散结；大黄苦寒，色黄臭香，合枳实之臭香形圆，化土之浊阴，转运土气升降；芍药苦平，疏泄土气；生姜辛温，化气横行，温通表里经道之阴；大枣甘平，用十二枚，取汁多气浓，合阳气环抱周身。右八味，象阴数得阳正于八，以水一斗二升，象地支十二数，煮取六升，象阴数得阳变于六。去滓，再煎，温服一升，日三服，象一阳得阴阖于午，三阳得阴开于子也。

清·俞根初,《重订通俗伤寒论》(1916年)：少阳证本不可下，而此于和解中兼以缓下者，以邪从少阳而来，渐结于阳明，而少阳证未罢，或往来寒热，或胸痛而呕。不得不借柴胡、生姜以解表，半夏、黄芩以和里，但里证已急，或腹满而痛，或面赤燥渴，或便秘溺赤，故加赤芍以破里急，枳实、生军以缓下阳明将结之热，佐以大枣，以缓柴胡、大黄发表攻里之烈性，而为和解少阳阳明、表里缓治之良方。但比小柴胡专于和解少阳一经者，力量较大，故称大。

近代·张锡纯,《医学衷中参西录》(1918年)：方中以柴胡为主药，原欲升提少阳之邪透膈上出，又恐力弱不能直达。故小柴胡汤中以人参助之。今因证兼阳明，故不敢复用人参以助热，而更加大黄以引阳明之热下行，此阳明与少阳并治也。然方名大柴胡，原以治少阳为主，而方中既无人参之助，若复大黄、枳实并用，既破其血，又破其气，纵方中有柴胡，犹能治其柴胡未罢之证乎？盖大黄虽为攻下之品，然偏于血分，仍于气分无甚伤损，即与柴胡无甚龃龉，至枳实能损人胸中最高之气，并不宜与柴胡并用明矣。愚想此方当日原但加大黄，后世用其方者，畏大黄之猛烈，遂易以枳实，迨用其方不效，不得不仍加大黄，而竟忘去枳实，此为大柴胡汤或有大黄或无大黄。以致用其方者恒莫知所从也。

近代·何廉臣,《增订伤寒百证歌注》(1928年)：方用芍药、黄芩、枳实、大黄者，以病势内入，必取苦泄之品，以解在内之烦急也。又用柴胡、半夏以启一阴一阳之气，生姜、大枣以宣之中焦之气。盖病势虽已内入，而病仍欲外达，故制此汤，还藉少阳之枢而外出，非若承气之上承热气也。今《活人书》，每以此汤代承气汤，取大便微利，重在大黄，略变仲景之法，不可不知。

近代·陆渊雷,《伤寒论今释》(1930年)：本方作七味，及煮服法中一方加大黄云云，《肘后》《千金》《千金翼》《外台》，及成本并同，知沿误已久，惟《玉函》及《金匮·腹满篇》所载，有大黄二两，作八味，宜据以改正。本方即小柴胡去参草加芍药、枳实、大黄，而生姜加多二两，故小柴胡证而里实拘急者宜之。少阳之呕，因水毒上迫所致，水毒宜下降，里实则阻其下降之路，故呕不止，心下急，郁郁微烦，是以去参、草之助阳恋胃，加芍药、枳实、大黄，以舒其拘急，下其里实，加生姜以止呕。

近代·曹颖甫,《伤寒发微》(1931年)：

后四五日，柴胡证仍在，虽大便不行，仍当先与小柴胡汤以解外。若胃底胆汁上逆而呕，小半夏汤所不能止，于是胃中燥气迫于心下，而心下急，郁郁微烦，则宜于小柴胡汤中加枳实、大黄以和其里，里和而表气自解矣。

今更以处方大法言之，柴胡发太阳郁陷之气而使之外出，是为君；黄芩苦降，以清内热之上僭，芍药苦泄，以疏心营之瘀结，是为臣；生半夏、生姜，以去水而涤痰，大枣和中而补虚，是为佐；枳实、大黄，排胃中浊热而泄之，在上之郁结自开，是为使。此则用大柴胡汤之义也。

近代·祝味菊，《伤寒方解》（1931年）： 本方于小柴胡汤方中去人参、甘草，倍生姜，加入芍药、枳实二味。其适用标准在抵抗不及，热于里，将有腑实之可能，而见呕不止，心下急，郁郁微烦者，故去参草之益气缓急，倍生姜以止呕，增加芍药、枳实下泄热带，合柴、芩、半、枣等而成表里两解之剂也。煮服法中所云“一方加大黄二两，若不加，恐不为大柴胡汤语”，疑系后人羼入，不知本条证候，并未大满大实，又何需乎大黄之攻下耶。太阳病下一百七十五条，为大柴胡汤所主之证。太阳病中一百〇八条，太阳病下一百四十四条，为与大柴胡汤之证。

近代·徐大桂，《伤寒论类要注疏》（1935年）： 按：大、小柴胡二方，皆主半表半里之剂。小柴胡证，邪居半表，内陷未深，故以疏透达表为主，但以半夏、黄芩降火清里足矣。大柴胡证，则邪痫已深，火郁亦甚，虽同用柴胡、生姜以宣越三焦，而用大黄协黄芩以清里，加芍药以和阴，枳实以宽中降逆，是救里之意重于达表也。故两柴胡方，皆主少阳三焦，而立方本意，表里各有畸重处也。

近代·彭子益，《圆运动的古中医学·金匮方解篇》（1947年）： 治按之心下满痛者。按之心下满痛，此为少阳胆经，郁阻阳明胃腑，经腑相逼之实证。然实在胃腑，不在胆经。故用枳实、大黄，以下胃腑，而以柴、芩、芍、半、姜、枣和少阳之经也。少阳胆经无实证。

近代·冉雪峰，《冉注伤寒论》（1949年）： 按少阳以柴胡汤为正方，柴胡汤以柴胡为正药。不曰少阳证，而曰柴胡证。证以方名，为朴质唯物的记载。柴胡汤有大小之分，亦若青龙承气建中等汤，分大小一例。小柴胡用参，邪未解忌参，此方用之。观上文各条，血弱气虚，脉迟脉涩，可以领会其意义。观上条蒸蒸而振，却发热汗出而解，可以领会其景象。且上条两建中，纯从虚方面设法，即是推广参的功用，调和剂而用补健药，补健方。可窥见古人方学组织，疗法奥窍，深层义蕴。大柴胡用芍药、枳实。柴胡，神农本草主心腹胃肠结气，推陈致新，明明言和里，明明言下枢。本论《太阴篇》病人旧微溏，设当行大黄芍药者则减之。芍药通便，义甚显昭。又诸承气汤，用枳朴重，则为大其制，用枳朴轻，则为小其制。不用枳朴，但名调胃。本方以枳实伍半夏，推荡作用更大。以芍药协黄芩清降作用更强。知此，则是用大黄方为大柴胡，犹是中人以下知识。但里证已急，表邪渐解，重心在里。本方加大黄，未始不可。若谓本方原有大黄，或必用大黄，则牵制本方外枢之力，其如柴胡证仍在，为未欲解何？此中分际，学者所当深思体会。一方有大黄，一方无大黄，正示人灵活应用，不必死守教条。况条文原甚灵活，而应用反自死板，咎岂能辞。故此方有须加大黄的，有无须加大黄的，大黄可加，大黄不定必加。若拘以大黄分大小，窃期期以为不可。统观经论，柴胡有加桂枝法，柴胡无加麻黄法，柴胡有加芒硝法，柴胡无加大黄法，这并不是偶然，均有深意在乎其间。观察再观察，学者当虔忱静穆作十日思。

现代·中医研究院，《伤寒论语释》（1956年）： 大柴胡汤治少阳病而邪渐入阳明之府。或误下引邪内犯，其作用在于和解少阳兼泻阳明实热，故在小柴胡汤中，除去助阳恋胃的人参、甘草，而加入芍药、枳实、大黄以涤除热滞。

现代·陈亦人，《伤寒论译释》（1958年）： 本方是小柴胡汤去人参、甘草，加芍药、枳实、大黄组成。因少阳病未解，用小柴胡汤和解枢机，但是兼阳明里实，不宜于补，故去人参、炙草以免壅滞留邪。加芍药和营缓急，加枳实、大黄行气消痞，通下热结，为外解少阳，内通阳明的合治方剂。

此方与三承气的专于攻下阳明燥实不同，而是和解少阳兼下里实，故仍用小柴胡以和解少阳，加枳实、芍药、大黄以泄热破滞，因里气壅实而不虚，故不用人参、甘草。以上诸家对方义的解释各有侧重，而都认为是两解少阳、阳明，都突出了大黄在方中的作用，可见王叔和在方后提出“若不加，恐不为大柴胡汤”的注语是正确的。王晋三主张芍药为赤芍，符合破结需要，有利于选药；周禹载认为芍药是滋肝，荣肝而烦可解，虽然与除坚破积说相反，但对全面理解芍药的性能，仍有启发和帮助。至于尤氏对表里概念的分析，指出应相对地灵活理解，也极有意义。但是把半夏归纳在柴胡一起，也说成走表，则脱离实际。

现代·安徽中医学院,《伤寒论通俗讲义》(1959年)：本方治疗少阳兼阳明里实病，主要是降气缓下，清热除烦。本方即小柴胡汤去人参、甘草二味，加枳实、大黄、芍药三味组合而成的。枳实能破滞散结；大黄能通便缓泻；芍药能敛阴存津；柴胡、黄芩、半夏、生姜、大枣等能治少阳未罢之邪，所以本方为少阳阳明表里双解的合剂。

现代·李翰卿,《中国百年百名中医临床家》(1960年)：此和解少阳，兼泻阳明实热，表里两解之方。主治少阳病，寒热往来，胸胁苦满，呕吐，口苦（少阳表证），心下或腹部拒按，及大便不利（阳明里证）等。但舌苔必黄白相兼，脉象必浮沉有力。柴胡、半夏、黄芩、生姜以解少阳之表；芍药、大黄、枳实以泻阳明之里；大枣之甘以保护胃气。

现代·孙纯一,《伤寒论注释要编》(1960年)：本方为和解少阳兼泻阳明实热之剂，故于小柴胡汤中去助阳和胃之人参甘草，加芍药和阴退热，枳实下气破滞，大黄通便泻下，以治少阳病邪渐入阳明之腑，或误下引邪内犯，少阳病未解而胃肠热结便闭之证。

现代·刘渡舟,《伤寒论十四讲》(1982年)：本方由小柴胡汤减人参、甘草，加大黄、枳实、芍药而成。治胆、胃热实，气机受阻，疏泄不利而见大便秘结，胃脘疼痛，急不可待，且呕吐不止，口苦为甚，郁郁微烦，两胁胀痛，脉弦有力，舌苔黄腻等证。故不用参、草之补，而加大黄、枳实、芍药之泻，以两解少阳、阳明之邪。临床用以治疗急性胆囊炎、胆石症、急性胰腺炎、急性阑尾炎以及其他急腹症而辨证属少阳不和、阳明热实者，每可取效，已被中西医所公认。

现代·王渭川,《金匮心释》(1982年)：本节指出胸阳痹积腹满证治。仲景处方大柴胡汤，以柴胡逐心腹肠胃间积和食积，半夏逐心下坚，芍药行气镇痛，枳实、大黄泄满、破积聚，黄芩清胃热，姜枣和营养脾。本方是对证治疗的有效方剂。

现代·刘渡舟，聂惠民，傅世垣,《伤寒挈要》(1983年)：本方为小柴胡汤减去人参、甘草之温补，加大黄、枳实之苦泻，加芍药以平肝，倍生姜以治呕，且又制大黄的迅下。

现代·刘渡舟,《伤寒论诠解》(1983年)：大柴胡汤是柴胡剂群的重要方剂之一，由小柴胡汤去人参、甘草加大黄、枳实、芍药而成。方用小柴胡汤以和解少阳，因已见里实之证，故去参草之甘补；大黄配枳实，犹如半个承气汤，以泻阳明之实热，芍药配大黄，酸苦涌泄，能于土中伐木，平肝胆之气逆。方中生姜之量，较小柴胡汤中生姜用量为大，一因生姜辛散，能散结去饮以止呕；二因本证邪热聚结在于心下，病位偏上，故重用生姜上行和胃，借以牵制大黄峻猛速下之力，使之“载药上行”而达到调和胃气的目的。如果说桔梗能载诸药上浮而有舟楫作用，此方生姜配大黄也有这种妙用。然而本方中有无大黄，曾有过争议，或云有，或云无，陈修园对此有个折中的意见，他说临证时根据需要而决定取舍。考原文有“下之，则愈”一语，则知方中自然当有大黄。本方与大承气汤相较，泻下之力虽稍逊一等，但药力也相当可观，临证亦不可轻举妄用。

现代·刘渡舟，苏宝刚，庞鹤,《金匮要略诠解》(1984年)：方中柴胡、黄芩疏肝理气兼清胆热；芍药平胆止疼，大黄、枳实泻胃中实热积滞；半夏和胃消痞满；大枣、生姜调和脾胃。诸药相合，以解少阳阳明两经之实邪。

现代·陈亦人,《伤寒论求是》(1987年): 大柴胡证具有三个特点，一是发热汗出，二是心中痞硬，三是呕吐下利。表明病势不全在里，病位较高，胆胃气滞较甚，所以心中痞硬，胆胃气逆则呕，邪热下迫则利，呕利相较，呕当较甚，利必不爽，所以不宜纯用苦泄，而宜用既能泄邪于中，又能达邪于外的大柴胡汤。方中虽然也用大黄(《伤寒论》原文无大黄)，但与升清达邪的柴胡同用，且伍以芩芍的清肝胆，佐以姜枣枳半的和中焦，尤其是柴胡大黄升降同剂，柴胡升而散外邪，大黄降而泄内实，既不同于小柴胡汤，也不同于大黄黄连泻心汤，更不同于三承气汤了。

现代·王付,《经方学用解读》(2004年): 少阳阳明相兼热证的基本病理病证是少阳胆热郁结，阳明邪热猖盛，气机壅滞不畅。因此，治疗少阳阳明兼热证，其用方配伍原则与方法应重视以下几个方面。

针对证机选用清少阳胆热药：审病变证机是少阳胆热内郁，气机滞涩，经气不畅，证见往来寒热，心下痞满，心烦，其治既要清少阳胆热，又要调理少阳气机。如方中柴胡、黄芩。

针对证机选用泻阳明热药：审病变证机是阳明肠胃受纳、传化之职为邪热所阻，腑气壅滞不和，证见呕不止，心下急，或下利，或不大便，其治既要清泻阳明热结，又要调理阳明气机。如方中大黄、枳实。

合理配伍调理气机药：少阳胆主气机升降，阳明肠胃以气机通降为顺，故治疗少阳阳明相兼证，其治既要针对病变证机而用药外，还要必须考虑配伍调理气机药。在用药时最好具有既能升达，又能降泄。同时还要考虑到气得温则行，得寒则凝。故组方用药尽可能配伍温性药，用温既有利于气机通畅，又有利于制约寒凝气机。如方中半夏、生姜。

妥善配伍泻胆缓急药：阳明肠胃为土，少阳胆为木，少阳胆邪易乘机相克于阳明肠胃，从而加重阳明肠胃病证，其治在用药时尽可能考虑配伍泻胆药，泻胆有利于胆气不相克于阳明肠胃。又，胆气相克于阳明，阳明气机壅滞不通则有腹痛，其治要兼顾缓急止痛。如方中芍药。

适当配伍益气药：邪气之所以侵袭少阳胆，是因少阳胆正气不足，复因阳明之气被少阳邪气所克，其气易虚，故在治疗少阳阳明相兼证时，应配伍益气药。再则，配伍益气药，有利于正气积力抗邪驱邪。如方中大枣。

随证加减用药：若胃脘胀满者，加莱菔子、神曲，以消食化积；若黄疸者，加茵陈、栀子，以清热利湿退黄；若胆结石者，加海金砂、郁金、石苇，以利胆化石消石；若胁痛者，加延胡索、桃仁，以行气活血止痛等。

【方论评议】

综合历代各家对大柴胡汤的论述，应从用药要点、方药配伍和用量比例三个方面进行研究，以此更好地研究经方配伍，用于指导临床应用。

诠释用药要点：方中柴胡清透郁热，黄芩清泻郁热，大黄清泻热结，枳实行气导滞，半夏醒脾降逆，生姜和胃调中，芍药和营缓急，大枣益气缓急。

又，《伤寒论》记载大柴胡汤中无大黄，《金匮要略》记载大柴胡汤中有大黄。提示运用大柴胡汤因病证轻重可酌情调整方中用药，务必使方药切中病变证机。

剖析方药配伍：柴胡与黄芩，属于相使配伍，柴胡助黄芩清解郁热，黄芩助柴胡透散郁热，偏于治少阳；大黄与枳实，属于相使配伍，大黄助枳实行气泻热，枳实助大黄泻热通下，偏于治阳明；柴胡与枳实，属于相须配伍，柴胡行气偏于升，枳实行气偏于降，调理气机升降；半夏与生姜，属于相使相畏配伍，相使者，半夏调理气机偏于降，生姜调理气机偏于升，相畏者，生姜制约半夏之毒性；芍药与柴胡、黄芩、大黄、枳实，属于相反相畏配伍，补泻同用，芍药益血缓急，制约柴胡、黄芩、大黄、枳实苦燥伤阴；大枣与柴胡、黄芩、大黄、枳实，属于相反相畏配伍，相反者，补泻同用，相畏者，大枣益气和胃，制约柴胡、黄芩、大黄、枳实寒凉伤胃；芍药与大枣，属于相使配伍，增强益气化血，缓急止痛。

权衡用量比例：柴胡与黄芩用量比例是8∶3，提示辛散与苦寒之间的用量调配关系，以治胆热；大黄与枳实用量比例是

3 ∶ 2，提示泻热与行气之间的用量调配关系，以治阳明热结；柴胡与枳实用量比例是8 ∶ 1，提示辛散行气与苦寒行气之间的用量调配关系，以治气郁；半夏与生姜用量比例是5 ∶ 4，提示降逆与宣散之间的用量调配关系；芍药与柴胡、黄芩、大黄、枳实用量比例是3 ∶ 8 ∶ 3 ∶ 2 ∶ 1，提示敛阴缓急与清泻疏散之间的用量调配关系，以治热痛；大枣与柴胡、黄芩、大黄、枳实用量比例是10 ∶ 8 ∶ 3 ∶ 2 ∶ 1，提示益气和胃与清泻疏散之间的用量调配关系；芍药与大枣用量比例是3 ∶ 10，提示益气缓急与补血缓急之间的用量调配关系。

【药理作用】 本方具有保肝利胆、降血脂、降血糖、降血压、调节胃肠平滑肌蠕动、调节中枢神经、调节周围神经、增强机体免疫功能、改善微循环、调节内分泌、抗休克、调节心律、抗心肌缺血、抗心脑缺氧、抗自由基、抗硬化、抗肿瘤、抗突变、抗衰老、抗菌、抗病毒、抗炎、抗过敏、抗氧化、抗溃疡、抗惊厥、解热等作用。

大陷胸丸

【导读】 ①学用大陷胸丸应重视大黄和葶苈子的用量调配关系、大黄和甘遂的用量调配关系、大黄和芒硝的用量调配关系、杏仁和葶苈子的用量调配关系。②大陷胸丸虽是辨治热饮结胸轻证的重要代表方，但在临床中对水气内结轻证等也具有良好治疗作用。③学好用活大陷胸丸的第一步是辨清大陷胸丸由哪些变化方和药物组成：组成大陷胸丸有1个变化方和3组药，变化方是调胃承气汤，3组药中第1组是泻热软坚祛瘀药即大黄、芒硝，第2组是逐水利湿药即甘遂，第3组是降泄水湿药即杏仁、葶苈子。从1个变化方和3组药用量深入学习研究即可用活大陷胸丸。

【方歌】 大陷胸丸用大黄，芒硝杏仁与葶苈，甘遂研末加白蜜，峻药缓攻功效奇。

【方药】 大黄半斤（24 g） 葶苈子熬，半升（12 g） 芒硝半升（12 g） 杏仁去皮尖，熬黑，半升（12 g）

【用法】 上四味，捣筛二味，内杏仁、芒硝，合研如脂，和散，取如弹丸一枚，别捣甘遂一钱匕，白蜜二合，水二升，煮取一升，温，顿服之。一宿乃下，如不下，更服，取下为效，禁如药法。

【功用】 逐水破结，峻药缓攻。

【适应证】

1. 中医病证：①热饮结胸轻证。胸膈疼痛，短气，烦躁，心中懊憹，汗出，项强，舌红、苔黄腻，脉沉或数。②痰热郁结证。

2. 西医疾病：闭塞性脉管炎、结核性胸膜炎或腹膜炎、肾小球肾炎、肾盂肾炎等临床表现符合热饮结胸轻证者。

【用药分析】 方中大黄攻下实热、荡涤饮结，葶苈子清热泻肺、行水泻饮，芒硝软坚散结，杏仁温化降逆、通调水道，甘遂攻逐水饮，蜂蜜益气缓急。

【用方思路】

1. 大陷胸丸既是辨治热饮结胸轻证的重要代表方，又是辨治诸多杂病如心病、肾病、肝病、肺病、皮肤病等的重要基础方。

2. 方中甘遂可攻逐诸脏腑、筋骨、肌肤之水饮；大黄、芒硝既可泻热，又可涤实；葶苈子既泻肺，又行水；杏仁既降泄，又润燥。从方中用药用量及调配分析得知，大陷胸丸的应用并不局限于热饮结胸轻证，还可用于辨治诸多杂病，如呼吸、循环、泌尿、内分泌及代谢等系统疾病。

3. 运用大陷胸丸辨治的病证（无论病变部位在胸膈或在脘腹）以热饮郁结为主，其治当泻热攻饮。

【随证合方】 若夹寒，可与四逆汤合方用之；若夹虚热，可与竹叶石膏汤合方用之；若夹气血虚，可与芍药甘草汤合方用之。应用时还必须结合病变主次酌情调整方药用量。

【注意事项】 运用大陷胸丸既要辨清西医之病，又要辨清西医之病属于中医热饮证。辨西医之病可进一步了解疾病的发展演变及转变规律，辨中医之证可更好地针对西医之病选用大陷胸丸。

三画

【应用指征】

病发于阳，而反下之，热入因作结胸；病发于阴，而反下之，因作痞也；所以成结胸者，以下之太早故也。

结胸者，项亦强，如柔痉状，下之则和，宜大陷胸汤。（131）

【方论】

金·成无己，《注解伤寒论》（1144年）：结胸病项强者，为邪结胸中，胸膈结满，心下紧实，但能仰而不能俯，是项强，亦如柔之状也。与大陷胸丸，下结泄满。大黄、芒硝之苦咸，所以下热；葶苈、杏仁之苦甘，所以泄满；甘遂取其直达，白蜜取其润利，皆以下泄满实物也。

明·许宏，《金镜内台方议》（1422年）：结胸之症，亦载大陷胸汤中详矣。今此大陷胸丸者，与方议同。但加杏仁葶苈二味，以蜜为丸者，取其缓也。若症急者用汤，缓者用丸也。

明·汪石山，《医学原理》（1525年）：故用大黄、芒硝，下结热而通大便，用甘遂、杏仁、葶苈，泻满而通水道，佐白蜜以润燥。

明·吴昆，《医方考》（1584年）：伤寒结胸项强，如柔痉状，此方下之则和。结胸项强者，胸满硬痛，能仰而不能俯也。有汗项强为柔痉。此虽有汗，其项强乃胸中满实而不能俯，非是中风痉急，故曰如柔痉。不用汤液而用丸剂，何也？汤主荡涤，前用大陷胸汤者，以其从心下至少腹皆硬痛，三焦皆实，故用汤以荡之。此惟上焦满实，用汤液恐伤中、下二焦之阴，故用丸剂以攻之。大黄、芒硝之苦寒，所以下热；葶苈、杏仁之苦甘，所以泄满；甘遂取其直达；白蜜取其润利。

明·方有执，《伤寒论条辨》（1592年）：大黄、芒硝、甘遂前有之矣。葶苈有逐饮之能。杏仁以下气为用。白蜜甘而润，导滞最为良。名虽曰丸，犹之散耳，较之于汤，力有加焉。此诚因病制胜之良规，譬则料敌添兵之妙算。

明·张卿子，《张卿子伤寒论》（1644年）：大黄、芒硝之苦咸，所以下热；葶苈、杏仁之苦甘，所以泄满；甘遂取其直达；白蜜取其润利，皆以下泄满实物也。

清·喻嘉言，《尚论篇》（1648年）：观方中用大黄、芒硝、甘遂，可谓峻矣。乃更加葶苈、杏仁，以射肺邪，而上行其急。煮时又倍加白蜜，以留恋而润导之，而下行其缓，必识此意，始得用法之妙。

清·李中梓，《伤寒括要》（1649年）：病发于阳之表，未传于阴之里，但当汗解。今早下之，热气乘虚，陷入于里，邪热凝聚，结于胸中。项强如柔痉者，邪气甚也，大黄、芒硝之苦咸，善于散结；葶苈、杏仁之苦甘，长于泄满；甘遂取其直达，白蜜取其润利，皆为散结之品，而葶苈尤专主胸中也。

清·程应旄，《伤寒论后条辨》（1670年）：结胸而至项亦强，如柔痉状，知邪液布满胸中，升而上阻，更不容一毫正液，和养其筋脉矣。胸邪至此，紧逼较甚，下之则和，去邪液，即所以和正液也。改大陷胸汤为大陷胸丸，峻治而行以缓，得建瓴之势，而复与邪相当，是其法也。

清·柯琴，《伤寒来苏集》（1674年）：头不痛而项犹强，不恶寒而头汗出，故如柔状。此表未尽除而里症又急，丸以缓之，是以攻剂为和剂也。此是结胸症中或有此状。若谓结胸者必如是，则不当有汤、丸之别矣。硝、黄血分药也，葶、杏气分药也。病在表用气分药，病在里用血分药。此病在表里之间，故用药亦气血相须也。且小其制而复以白蜜之甘以缓之，留一宿乃下，一以待表症之先除，一以保肠胃之无伤耳。

清·汪琥，《伤寒论辨证广注》（1680年）：成注云：大黄、芒硝之苦咸，所以下热；葶苈、杏仁之苦甘，所以泄满。甘遂取其直达，白蜜取其润利，皆以下泄实满之物也。琥按：大陷胸汤，止硝、黄、甘遂三物，兹方中更加葶苈、杏仁、白蜜，是名虽为丸，比汤倍有力焉。大抵结胸证，水逆于肺，喘胀胸满者，宜用之。

清·汪昂，《医方集解》（1682年）：此足太阳、阳明药也。大黄性苦寒以泄热，芒硝性咸寒以软坚，杏仁性苦甘以降气，葶苈、甘遂取其行水而直达，白蜜取其润滑而甘缓。

清·张志聪,《伤寒论宗印》(1683年)：此论痞结之因证。发于阳者，邪伤阳气，若下之太早，则表气邪热。并结于胸，因作结胸也。发于阴者，邪伤阴气，不当下而反下之，致邪留于心下，因作痞也。结胸者，项亦强，如柔痓状者，论太阳之气也。太阳主气而主筋，气结而不能和养筋脉，故项强之如柔痓也。是以用葶苈以泻气结，大黄以泄热邪，芒硝之盐寒以软坚而荡涤，杏子之走手太阴，疏肺金而通泄其表阳，肺主周身之气也。佐甘遂之毒，直达胸所以破坚。此太阳之气，因邪而结，故用气分之药，取丸缓加蜜以理中，气疏则结自解矣。如后之陷胸汤证乃邪结而非气结，故惟用大苦寒之剂，一鼓而攻下之也（眉批：阳气者，柔则养筋。经曰：太阳是动，则病冲头痛，项似拔。盖项强者，病太阳之气也。柴胡结胸痞证，皆首论气而末结经）。夫太阳之气，有同邪而内入者，有邪入而气不陷者，是以本经先理其气，而后论其邪焉。如《太阳篇》首章，先论太阳之气，次分风寒之邪。

清·张志聪,《伤寒论集注》(1683年)：结胸者，项亦强如柔痓状，所以然者，太阳之气运行于肤表，气结于胸则通体之气机不转，是以项亦强如柔痓之几几然。故下之则和，宜大陷胸丸。芒硝、大黄上承太阳之邪热以下行，葶苈、杏仁和肺气以解太阳之气结，盖太阳之气主通体之皮毛，肺主气而主皮毛也。甘遂气味苦寒，主破坚积，利水道，太阳气结则水道不利，水道行则气结亦解矣。用丸者，丸缓留中，解胸内之邪结，疏太阳之表气，故不第曰下之，而曰下之则和者，缓下也，若用汤则必一鼓而下矣。

清·郑重光,《伤寒论条辨续注》(1705年)：此结胸之剧者变制以出其治。盖邪结硬于胸，首不能俯，项势常昂，如柔痓之状。病已至剧，治之不可不审。大黄、芒硝，前方有之，可谓峻矣；乃更加葶苈、杏仁，以逐饮下气；煮时倍加白蜜，留恋而润导之，以缓其下。连滓并服，虽曰丸，犹之散也，较之汤，力有加焉。然后与邪相当，此料敌添兵之算也。

清·钱潢,《伤寒溯源集》(1708年)：大黄、芒硝、甘遂，即前大陷胸汤之意。白蜜二合，亦即十枣汤中之大枣十枚也。增入葶苈、杏仁者，盖以胸为肺之所处，膻中为气之海，上通于肺而为呼吸。邪结胸膈，硬满而痛，气道阻塞，则有少气躁烦，水结胸胁之害，故用葶苈、甘遂以逐水泻肺，杏仁以利肺下气也，所用不过一弹丸，剂虽大而用实小也。和之以白蜜，药虽峻而佐则缓也。

清·秦之桢,《伤寒大白》(1714年)：陷胸汤丸，原非利小便方法。今因结胸症，见小便不利，治结胸，即是利小便。

清·姚球,《伤寒经解》(1724年)：胸中，太阴布气之区。太阴湿结成痰，痰不去，则结不解。改汤用丸，湿痰宜用质也。煮丸用糊，连渣顿服，加蜜恋膈，缓其下行也。甘遂、葶苈，消痰利湿；大黄、芒硝，攻坚散结。足太阴脾湿痰结胸，盖由手太阴肺不能通调水道，以致湿停也，故用杏仁，以理肺气也。禁如药法者，如大陷胸汤，得快利，止后服之药禁也。

清·尤在泾,《伤寒贯珠集》(1729年)：故与葶苈之苦，甘遂之辛，以破结饮而泄气闭，杏仁之辛，白蜜之甘，以缓下趋之势，而去上膈之邪，其芒硝、大黄，则资其软坚荡实之能。

清·王子接,《绛雪园古方选注》(1732年)：大陷胸丸，从高陷下，三焦并攻。结胸项强，邪据太阳之高位矣，故用葶苈、杏仁以陷上焦，甘遂以陷中焦，大黄、芒硝以陷下焦，庶上下之邪，一治成功。其法之微妙，并申明之。捣为丸者，唯恐药性峻利，不能逗留于上而攻结也。不与丸服者，唯恐滞而不行也。以水煮之，再内白蜜者，又欲其缓攻于下也。其析义之精又如此。王海藏曰：大陷胸汤治太阳热实，大陷胸丸治阳明热喘，小陷胸汤治少阳热痞，虽非仲景之意，此理颇通，始识之。

清·不著撰人,《伤寒方论》(1732年)：结胸邪高，原比心下痞塞者不同，所以仲景前另出正在心下之条，见结不止心下也，然至项亦强如柔痓状，但仰而不能俯，为高之至，肺中愤懑至急可知矣，故于大陷胸汤，又加属火性急逐水之葶苈，以泄阳分肺中之气闭，加杏仁兼治肺中风热，散结利气，但胸邪十分紧逼，大陷胸汤恐过而不留即大陷胸丸，又恐滞而不行，故煮而连渣服之，又加白蜜留连而润导，以行其迅扫之能也。

清·黄元御,《伤寒悬解》(1748年)：胸膈痞塞，湿热熏冲，俯则病甚，故项常反折，状如柔痓。大陷胸丸，硝、黄荡其结热，杏仁破其滞气，葶苈苗泻其水饮。变汤为丸，病连项颈，恐汤之速下也。

清·黄元御,《伤寒说意》(1754年)：若项亦强直，状如柔痓，是湿热熏蒸，津涸筋燥，结胸而上连颈项也。亦宜陷胸，汤恐速下，变而为丸，大黄、芒硝，清其热，葶苈、杏仁，泻其湿也。

清·徐灵胎,《伤寒约编》(1759年)：此水结因于气结，气结因于热结。故用杏仁以开胸中之气，气降则水自降矣。气结因于热邪，用葶苈以清气分之湿热，源清而流自洁矣。水结之必成窠臼，佐甘遂之苦辛，以直达之。太阳之气化不行，则阳明之胃腑亦实，必假硝黄。小制其为丸，和白蜜以留恋胸中，过一宿乃下，即解胸中之结滞，又保肠胃之无伤。此太阳里病之下法。

清·吴仪洛,《成方切用》(1761年)：大黄之苦寒，以泄热；芒硝之咸寒，以软坚；杏仁之苦甘，以降气；葶苈、甘遂，取其行水而直达；白蜜取其润滑而甘缓。

清·吴坤安,《伤寒指掌》(1796年)：邵仙根评：用硝、黄以下微热，葶、杏以开气，甘遂以泄水也。且水结胸，水结因于气结，气结因于热结。以大陷胸丸破结泄水，荡涤邪热。此病在上膈，故加葶、杏以开气闭。

清·陈修园,《长沙方歌括》(1803年)：按：取大黄、芒硝，苦咸以泄火热，甘遂苦辛以攻水结。其用杏仁、葶苈奈何？以肺主皮毛，太阳亦主皮毛，肺气利而太阳之结气亦解。其捣为丸而又纳蜜奈何？欲峻药不急于下行，亦欲毒药不伤其肠胃也。

清·吕震名,《伤寒寻源》(1850年)：结胸者项亦强，如柔痓状，下之则和，宜大陷胸丸。结胸而至于项强，则胸结十分紧迫，浊邪布满胸中，升而上阻，津液不行，筋脉失养，故如柔痓状。邪踞于上，法当峻下，但汤剂直趋下焦，必变汤为丸，煮而连滓服之，使其逗遛病所，自上而下，方能与邪相当，而结自解。

清·陈恭溥,《伤寒论章句》(1851年)：大陷胸丸，和表里，解结胸之方也，凡太阳表里气机之不和，而成结胸者用之。本论曰：病发于阳而反下之，成结胸。结胸者，项亦强，如柔痓状，下之则和，宜此方。夫胸者，太阳正气出入之乡也，误下则出入有乖，阳反入里，而结于胸矣。项者，太阳分部游行之所也，误下则游行不得，故项亦强，而角弓反张矣，故用大黄、芒硝，上承太阳之热，下行以解结，葶苈、杏仁泻太阳之合以利气，甘遂泄上气，则硝、黄、葶苈、杏仁无所阻，而奏厥功矣。用丸亦缓泄土气，以保胃气之意焉。

清·费伯雄,《医方论》(1865年)：变汤为丸，加葶苈、杏仁以泄肺气，是专为上焦喘满而设。

清·高学山,《伤寒尚论辨似》(1872年)：喻氏曰：借此以验胸邪十分紧逼耳，汤则恐其过而不留，丸则恐其滞而不化，故煮而连渣饮之。又曰：方中用硝、黄、甘遂，可谓峻矣，乃更加葶苈、杏仁，以射肺邪而上行其急，又加白蜜，留恋润道，而下行其缓，真善于论方者也。

清·莫枚士,《经方例释》(1884年)：[泉案]此大陷胸汤增大黄二两，减芒硝半升，加葶苈、杏仁也。汤方硝、黄同分，意在泻胃实；丸方黄重硝轻，又加葶、杏泻肺，意在泻胸实，二方分际如此。《外台》引《广济》大黄丸，治胸胁妨闷，胃中客气，大便苦难，其方即将大承气加葶苈、杏仁二味者，即此方加枳、朴也。《范汪》大甘遂汤、治悬饮方，用葶苈、杏仁。《延年》旋覆花丸方，亦用葶苈、杏仁。《肘后·卷四》治水肿，有专用葶苈、杏仁二味者，皆取此。凡大黄、甘遂并用之方，此最峻。

清·王旭高,《退思集类方歌注》(1897年)：结胸项强，邪据太阳之高位矣，故于前方加葶苈、杏仁，从高陷下其邪。蜜丸者，欲其缓攻于下也。

清·戈颂平，《伤寒指归》（1907年）： 葶苈，实成盛夏，气味甘寒滑润，能入土中，通利水道之滞。杏仁，苦温柔润，能滑利关节之滞。芒硝、大黄气味咸寒，能坚金水表阴，固阳气阖午。甘遂，能直达脾土，破水之坚。加蜜煮丸，蜜性缓，而遂性速，使甘遂勿速下行，圆转脾土坚结之水，土中水行，阳气内固，阴阳气液和利表里。

近代·何廉臣，《增订伤寒百证歌注》（1928年）： 太阳之脉，上循头项，太阳之气，内出于胸膈，外达于皮毛，其治法宜从汗解，令应汗而反下之，则邪气因误下而结于胸膈之间，其正气亦随邪气而内结，不能外行于经脉，以致经输不利而头项强急。如柔痉反张之状，取大黄、芒硝苦咸，以泄火热，甘遂苦辛以攻水结。其用杏仁、葶苈者，以肺主皮毛，太阳亦主皮毛，肺气利而太阳之结气亦解也。其捣丸而又纳蜜，若欲峻药不急于下行，亦欲毒药不伤其肠胃也。

近代·曹颖甫，《伤寒发微》（1931年）： 仲师言下之则和，宣大陷胸丸者，葶苈、杏仁、甘遂以去上膈之痰，硝、黄以导中脘之滞，燥气既去，经脉乃伸。其所以用丸不用汤者，此正如油垢黏滞，非一过之水所能荡涤也。

近代·祝味菊，《伤寒方解》（1931年）： 本方以大黄为主药。其适用标准，因太阳病下不及时，表热内陷，致胸管淋巴壅滞，热与液俱，而成结胸之重在隔上者，故用大黄之推陈出新，葶苈、芒硝、杏仁泻肺消积下气，更增甘遂以功积水，白蜜以缓其峻行之药力也。煮服法中，每次取用仅如弹丸一枚，且不下可以更服，盖皆大剂小用之意耳。

近代·彭子益，《圆运动的古中医学·伤寒论方解篇》（1947年）： 如大陷胸证而兼项强，病连荣卫，不可急攻，宜用丸药缓攻。硝黄清结热，杏仁降滞气，葶苈去结水也。

近代·冉雪峰，《冉注伤寒论》（1949年）： 大黄、芒硝、甘遂三药，即大陷胸汤。本丸方制，并加葶苈、杏仁，利肺泻水力量更大。但重药轻投，每服只用一弹丸，又加白蜜缓和，既丸之而又煎之，两扼汤丸之要，急不伤峻，缓不伤怠，殊费斟酌。所以然者外证已罢，太阳隐去不见，故条文称病发，不称太阳病。但内的证急，已成结胸。外的邪在，仍有项强。是外证已罢，尚未全罢，全盘卷入，其陷愈深，其结愈大，故不可无此丸剂斡旋方法。一宿乃下，于峻攻之中，仍寓不过急。不太早意义，盖既反下而使邪内陷，安能径情直遂，再急下而使邪尽陷。柯韵伯谓以待表证之先除，以保胃肠之无伤，体会较深。且只用弹大一丸，合今权不过一二钱许。若抵当全剂分四丸，合今权不下二三两。彼已犯脑发狂，故大其制。此仅牵项如痉，故小其制。《金匮》妇人门有大黄甘遂汤，疗水热并结于下。此条大陷胸丸，疗水热并结于上。结于下者，胞中为血海，血结成瘀，故泻其血。结于上者，膻中为气海，气郁化水，故泻其水。逻辑比例，本条方义愈显。方制大黄、葶苈捣筛，芒硝、杏仁合研，甘遂不杂丸内另末，白蜜不和丸，乃蜜水合煮，既去滓渣，更加润沃，既求融洽；又免牵制，古人为方的精密周匝如此。

现代·中医研究院，《伤寒论语释》（1956年）： 大陷胸丸就是大陷胸汤方加葶苈、杏仁，取其开泄肺气、泻痰利水，加白蜜取其润。其药力不亚于大陷胸汤，用丸药是取其峻药缓攻的意思。

现代·陈亦人，《伤寒论译释》（1958年）： 大陷胸丸，即大陷胸汤加葶苈子、杏仁、白蜜。以病势盛实于上，故用葶苈子、杏仁，开结饮而利肺下气，白蜜以缓下趋之势，因此有峻药缓下之妙，峻则能胜破坚荡实之任，缓则能尽际上迄下之邪。

各家从不同角度对本方配伍意义的分析，均很中肯，而且涉及剂型特点如“名之曰丸，犹之散耳”，说明与一般丸剂不同；给药方法，不是以水送服，而是以蜜二合，水二升煮汁温顿服之，对此，王氏、尤氏的解释都颇有阐发。汪氏指出“结胸证水逆于肺，喘胀胸满者宜用之”，对临床如何应用本方，尤有启发和帮助。

现代·安徽中医学院，《伤寒论通俗讲义》

（1959年）：本方为结胸的缓攻剂。方剂组合，以大陷胸汤的原方为主体，加葶苈、杏仁降气、泻痰、利水；白蜜润利，解结毒。不用汤而用丸的原因，是取其剂虽大而用实小，药虽峻而佐则缓的意思。

现代·李翰卿，《中国百年百名中医临床家》（1960年）：此系治痰饮与邪热互结于胸膈上下，或连及胃肠，攻下之缓剂。主治大结胸病，胸膈上下胀痛拒按，或兼喘急。但必须具有痰热互结的现象，如喘不得卧，或喜冷便燥等。葶苈、杏仁、甘遂逐胸膈上下之痰饮，并治喘急；大黄、芒硝荡涤肠胃之燥热。兼消胸膈下部的胀痛。

现代·刘渡舟，聂惠民，傅世垣，《伤寒挈要》（1983年）：水热胶结，势甚于上，项强如痉，故用大黄、芒硝苦咸寒以泻其热；甘遂为逐水之峻药，合硝黄以疏通水热胶结；葶苈、杏仁泻利肺胸之水结，但药力太峻，又恐一掠而过，不能尽除其邪，故制以白蜜之缓恋，剂量仅服一丸，则变峻为缓。“一宿乃下，如不下更服”，说明它比大陷胸汤为缓。

现代·刘渡舟，《伤寒论诠解》（1983年）：大黄、芒硝、甘遂三药相伍，名为大陷胸汤。今变汤为丸，又加葶苈、杏仁、白蜜，叫大陷胸丸。方中大黄、芒硝、甘遂合用，相辅相成，既可攻泻邪热之锢坚，又能荡涤积聚之痰水，此为本方之主要药物。因本证之邪结不仅在于心下，而且包括胸膈，甚至上及项背，以致出现胸胁硬满疼痛、短气喘促等肺气不利的证候，故加用葶苈以泻肺，杏仁以利肺，务使肺气开豁疏利，水之上源宣达畅通，其凝结于高位的水热之邪，必将随之而下，而荡涤无余。本方药虽峻利，但由于采用煮丸之法，硝、黄、葶、杏四药合研，仅取如弹丸一枚，用量不大，且方中有白蜜，味甘而缓，使泻下之力，留于上焦，缓缓发挥作用，不致因下之过猛，过急，而有遗邪于上的弊端，因此，本方可谓峻药缓行、以攻为和的代表方剂。所以方后注云：药后“一宿乃下”，与大陷胸汤之“得快利”相较，显然丸缓而汤峻。方名“陷胸”者，是因为胸为高位，有邪当陷下以平之。

【方论评议】

综合历代各家对大陷胸丸的论述，应从用药要点、方药配伍和用量比例三个方面进行研究，以此更好地研究经方配伍，用于指导临床应用。

诠释用药要点：方中大黄攻下实热、荡涤饮结，葶苈子清热泻肺、行水泻饮，芒硝软坚散结，杏仁温化降逆、通调水道，蜂蜜益气缓急。

剖析方药配伍：大黄与芒硝，属于相须配伍，大黄助芒硝泻热软坚，芒硝助大黄泻热通下；葶苈子与杏仁，属于相使配伍，葶苈子助杏仁降泄湿浊，杏仁助葶苈子行水通下；甘遂与葶苈子、杏仁，属于相使配伍，甘遂助葶苈子、杏仁降利水饮，葶苈子、杏仁助甘遂通利水饮；蜂蜜与大黄、芒硝、甘遂、葶苈子、杏仁，属于相反相畏配伍，相反者，补泻同用，蜂蜜益气和中，相畏者，制约大黄、芒硝、甘遂、葶苈子峻猛伤正。

权衡用量比例：大黄与芒硝用量比例是2∶1，提示硬攻与软坚之间的用量调配关系，以治热结；大黄、芒硝与甘遂用量比例是近16∶8∶1，提示泻热与逐饮之间的用量调配关系，以治水热胶结；葶苈子与甘遂用量比例是8∶1，提示通调水道与逐饮之间的用量调配关系，以治水结；葶苈子与杏仁用量比例是1∶1，提示清热涤饮与温化降逆之间的用量调配关系，以治饮逆。

【药理作用】 本方具有利尿、调节肾功能、调节水电解质代谢、调节胃肠蠕动、抗纤维化、抗肿瘤、抗炎、抗菌、保肝利胆、降压、调节腺体分泌、降尿酸、降血脂、降血压、增强机体免疫功能等作用。

大陷胸汤

【导读】 ①学用大陷胸汤应重视大黄和甘遂的用量调配关系、甘遂和芒硝的用量调配关系。②大陷胸汤虽是辨治热饮结胸证的重要代表方，但在临床中对水气内结证等也具有良好治疗作用。③学好用活大陷胸汤的第一步是辨清大陷胸汤由哪些变化方和药物组成：组成大陷胸汤有 1 个变化方和 2 组药，变化方是调胃承气汤，2 组药中第 1 组是泻热软坚祛瘀药即大黄、芒硝，第 2 组是逐水利湿药即甘遂，从 1 个变化方和 2 组药用量深入学习研究即可用活大陷胸汤。

【方歌】 大陷胸汤芒大黄，甘遂为末效力彰，心胸胁肋脘腹痛，泻热破结服之康。

【方药】 大黄去皮，六两（18 g） 芒硝一升（24 g） 甘遂一钱匕（1.5 g）

【用法】 上三味，以水六升，先煮大黄，取二升，去滓。内芒硝，煮一两沸，内甘遂末，温服一升。得快利，止后服。

【功用】 泻热，逐水，破结。

【适应证】

1. 中医病证：①热饮结胸证。胸膈疼痛，或脘腹疼痛，疼痛从心下至少腹不可近，心中懊，烦躁，短气，头汗出，日晡发热，舌上燥而渴，舌红、苔黄腻，脉沉紧。②痰热郁结证。

2. 西医疾病：结核性胸膜炎或腹膜炎、肾小球肾炎、肾盂肾炎等临床表现符合热饮结胸证者。

【用药分析】 方中甘遂攻逐水饮，大黄荡涤热饮，芒硝软坚散结、泻热涤饮。

【用方思路】

1. 大陷胸汤既是辨治热饮结胸证的重要代表方，又是辨治诸多杂病如心病、肾病、肝病、肺病、皮肤病等的重要基础方。

2. 方中甘遂可攻逐诸脏腑、筋骨、肌肤之水饮；大黄、芒硝既可泻热，又可涤实。从方中用药用量及调配分析得知，大陷胸汤的应用并不局限于热饮结胸证，还可用于辨治诸多杂病，如呼吸、循环、泌尿、内分泌及代谢等系统疾病。

3. 运用大陷胸汤辨治的病证（无论病变部位在胸膈、在脘腹或在肝肾）以热饮郁结为主，其治当泻热攻饮。

【随证合方】 若夹阳虚，可与四逆加人参汤合方用之；若夹湿热，可与栀子柏皮汤合方用之；若夹郁，可与四逆散合方用之。应用时还必须结合病变主次酌情调整方药用量。

【注意事项】 运用大陷胸汤既要辨清西医之病，又要辨清西医之病属于中医饮热证。辨西医之病可进一步了解疾病的发展演变及转变规律，辨中医之证可更好地针对西医之病选用大陷胸汤。

【应用指征】

（1）太阳病，脉浮而动数，浮则为风，数则为热，动则为痛，数则为虚，头痛，发热，微盗汗出，而反恶寒者，表未解也。医反下之，动数变迟，膈内拒痛，胃中空虚，客气动膈，短气躁烦，心中懊侬，阳气内陷，心下因硬，则为结胸，大陷胸汤主之；若不结胸，但头汗出，余处无汗，剂颈而还，小便不利者，身必发黄。（134）

（2）伤寒六七日，结胸热实，脉沉而紧，心下痛，按之石硬者，大陷胸汤主之。（135）

（3）伤寒十余日，热结在里，复往来寒热者，与大柴胡汤；但结胸，无大热者，此为水结在胸胁也，但头微汗出者，大陷胸汤主之。（136）

（4）太阳病，重发汗而复下之，不大便五六日，舌上燥而渴，日晡所发潮热，从心下至少腹硬满而痛不可近者，大陷胸汤主之。（137）

（5）伤寒五六日，呕而发热者，柴胡汤证具，而以他药下之，柴胡证仍在者，复与柴胡汤，此虽已下之，不为逆，必蒸蒸而振，却发热汗出而解；若心下满而硬痛者，此为结胸也，大陷胸汤主之；但满而不痛者，此为痞，柴胡不中与之，宜半夏泻心汤。（149）

【方论】

金·成无己，《注解伤寒论》（1144 年）： 大黄谓之将军，以苦荡涤；芒硝一名硝石，以其咸能软硬，夫间有甘遂以通水也。甘遂若夫间之，遂其气，可以直达透结，陷胸三物为允。

金·成无己，《伤寒明理药方论》（1156 年）： 大黄味苦寒，将军也荡涤邪寇除去不平，将军之功也，陷胸涤熱，是以大黄为使，利药之中，此为駃剂，伤寒错恶结胸为甚，非此汤则不能通利之剂。

明·许宏，《金镜内台方议》（1422 年）： 故用大黄为君，而荡涤邪结，苦以散之。芒硝为臣，以软其硬，咸以软之。甘遂为佐为使，以通其水，而下其邪之俊烈者也。

明·汪石山,《医学原理》(1525年)：治热结胸中，短气，烦躁，心下坚满。治宜散结下热为主。故用芒硝之咸寒以软其坚，佐大黄、甘遂之苦寒以胜热泻满。

明·吴昆,《医方考》(1584年)：伤寒，下之早，从心下至少腹硬满而痛不可近者，大结胸也，此方主之。三阳经表证未解，而用承气汤以攻里者，此下之早也；下之早则里虚，里虚则表邪乘之而入，三焦皆实，故心下至少腹硬满而痛不可近也。此其为证危急，寻常药饵不能平矣，故用大黄以荡实，硝石以软坚，甘遂以直达。噫！人称三物之峻矣，抑孰称其有起死之功乎？用人之勇去其怒，惟善将将者能之。

明·方有执,《伤寒论条辨》(1592年)：芒硝之咸，软其坚硬也。甘遂之甘，达之饮所也。然不有勇敢之才，定乱之武，不能成二物之功用。故必大黄之将军，为建此太平之主将。若不结胸至末，以变之亦有轻者言，盖谓邪之内陷，或不结于胸，则无有定聚。但头汗出者，头乃诸阳之本。阳健其用，故汗出也。余处无汗者，阴脉上不过颈。阳不下通，阴不任事，故汗不出也。小便不利者，阳不下通，阴不任事，化不行而湿停也。湿停不行，必反渗土而入胃，胃土本湿，得渗则盛，既盛且停，必郁而蒸热，湿热内发，色必外夺，身之肌肉，胃所主也，胃土之色黄，所以黄发于身为可必也。发黄可必而不言其治者，以有其条也。

清·李中梓,《伤寒括要》(1649年)：邪在上者，宜若可吐。然谓之结者，固结在胸中，非虚烦膈实者比也。上焦为高邪，必陷下以平之，故曰陷胸。荡平邪寇，将军之职也，所以大黄为君；咸能软坚，所以芒硝为臣；彻上彻下，破结逐水，惟甘遂有焉，所以为佐。

清·程应旄,《伤寒论后条辨》(1670年)：(底本眉批：未下之来路，曰脉浮而动数。痞证未下之来路，曰脉浮而紧。然"阴阳"二字，亦可从气血分。结胸属气分，故汤名陷胸。痞属血分，故汤名泻心。所以风寒皆有二证，视邪之虚实如何，不可执也。此证后人有用枳实理中汤、丸获屡效者，亦是阴虚于下而为寒之故，但欲破上焦之结而软其坚，无如加黄芩、瓜蒌、牡蛎者为佳)。

(底本眉批：大陷胸汤重在破结，破则必下，势有然耳。大柴胡与大陷胸皆能破结。大柴胡之破，使表分无留邪，大陷胸之破，使高分无留邪)。

清·柯琴,《伤寒来苏集》(1674年)：水邪、热邪结而不散，故名曰结胸……粗工不解此义，竟另列水结胸一症，由是多歧滋惑矣。不思大陷胸汤丸，仲景用甘遂、葶苈何为耶？无大热，指表言。未下时大热，下后无大热，可知大热乘虚入里矣。但头微汗者，热气上蒸也。余处无汗者，水气内结也。水结于内，则热不得散；热结于内，则水不得行。故用甘遂以直攻其水，任硝、黄以大下其热，所谓其次治六腑也，又大变乎五苓、十枣等法。太阳误下，非结胸即发黄，皆因其先失于发汗，故致湿热之为变也。身无大热，但头汗出，与发黄症同。只以小便不利，知水气留于皮肤，尚为在表，仍当汗散。此以小便利，知水气结于胸胁，是为在里，故宜下解。

清·汪琥,《伤寒论辨证广注》(1680年)：甘遂味苦寒。苦性泄，寒胜热，虽曰泄热，而甘遂又若夫间之遂，直达之气，陷胸破结，非直达者不能透，是以甘遂为君。芒硝味咸寒，《内经》曰：咸味下泄为阴。又曰：咸以软之。气坚者以咸软之，热胜者以寒消之，是以芒硝为臣。大黄味苦寒，将军也，荡涤邪寇，除去不平，将军之功也。陷胸涤热，是以大黄为使。利药之中，此为駃剂。伤寒错恶，结胸为甚，非此汤则不能通利。

清·汪昂,《医方集解》(1682年)：此足太阳药也。表邪入里，结于高位，以致三焦俱实，手不可近，证为危急，非常药所能平。故以甘遂苦寒行水，直达为君；芒硝咸寒，软坚为臣；大黄苦寒，荡涤为使。三药致峻，而有起死之功。

清·张志聪,《伤寒论宗印》(1683年)：此论中风之结胸也。风气浮越，故浮则为风，气热则数，故数则为热也。数见于关，则为动脉。阳热之邪，欲侵于阴，阴阳相搏，是则为动。血气淖击，则为痛也。阳热甚，则正气虚，故数则为虚也。阳热之气在巅，故头痛发热也。夫邪并于内，气归于阴，则盗汗出，今反恶寒者，尚在表而未解也。医反下之，像邪正相持之动数，变而为迟矣。高表之阳，内陷于中膈之间，而为痛矣。中胃既虚，则客气乘虚而动膈矣。膈气虚，故气短。上下水火之气不交，故躁烦。邪在心下，故懊憹也。此邪结于胸，故宜大苦咸寒之剂以攻之。盖苦寒清热，咸能破结，佐甘遂之毒，能引咸寒之药，直达胸所，而复下行，此急方之泄剂也。若不结胸，但头汗出者，此邪不结于有形，而入系于太阴之分。盖胸下为腹，太阴之所主也。热邪下胸，则太阴之气受伤，不能转输水液。故余处无汗。湿土之气，因热上蒸，故但头汗出也。若小便不利，是必湿热而成黄。此风动之邪，故可结于胸，而可入于膈下，非若伤寒之石结于胸也。

清·张志聪,《伤寒论集注》(1683年)：合下四节皆为大陷胸汤之证，而有风结、寒结、水结、燥结之不同。此节言风中太阳之表气，医反下之而成结胸也。浮则为风，风邪在表也，数则为热，风乃阳邪，与太阳之气合而为热也。经云：气伤痛。风伤太阳之气，故脉动，而动则为痛。夫邪之所凑，其正必虚，风寒太阳而为热，则正气虚微，故数则为虚。头痛发热，病在表也；表气虚，故微盗汗出；夫汗出则毛腠疏通，而反恶寒，此表未解也。医反下之，则邪正之气并陷于内，故动数之脉，变为迟矣；下之则邪逆于内，故膈内拒痛而胃中空虚；客邪乘虚动膈，故短气躁烦。盖膈之上心肺也，膈之下肝肾也，呼出心与肺，吸入肝与肾，邪结于中，则呼吸不利，故短气，上下水火不交，故躁烦也。邪留于中，故心中懊憹，阳气内陷，故心下因鞕，则为结胸，大陷胸汤主之。此邪结于内，故用芒硝、大黄、甘遂以破邪，使结邪一鼓而下，不必破气达表之葶苈、杏仁。夫风乃阳动之邪，即陷于胸而有不结者，若不结胸则下陷于中土。但头汗出者，太阳之气不能从枢胁以出表，惟从中土而上逆也，故余处无汗，剂颈而还，中土滞而水道不行，是以小便不利，小便不利则湿热相署，身必发黄。治当利其小便也。

清·张璐,《千金方衍义》(1698年)：方中大黄、芒硝、甘遂可谓峻矣，更加葶苈、杏仁以射肺邪，而上行其急，又须熬黑以涤其垢，煮时倍加白蜜，以留恋润导之，而下行其缓，深的长沙之奥，《千金》一人而已。

清·郑重光,《伤寒论条辨续注》(1705年)：上焦为高邪，必陷下以平之，故曰陷胸汤。平邪，冠将军之职也，以大黄为君；咸能软坚，以芒硝为臣；彻上彻下，破结逐水，以甘遂为佐。惟大实者，乃为合法。如挟虚，或短气脉浮，不可轻试。

清·钱潢,《伤寒溯源集》(1708年)：陷胸者，谓能治热邪陷入胸中而名之也。邪陷胸膈，犹大敌入寇，绝我津梁……故用苦寒涌泄之将为君，咸寒软坚之副为佐。然邪结胸中，胃气不行，津液不流，水饮并结，故又以逐水利痰之奇兵为使，鼎足之形已定，犄角之势已成，然后建大将旗鼓，水陆并进，而成冲锋陷阵之功，岂不伟哉？

清·秦之桢,《伤寒大白》(1714年)：盗汗本非此方治者，因下后，心下直至小腹硬痛，故以此方治结胸为急。

按大陷胸汤，治心下硬痛，大实大满。小陷胸汤，治热痰凝结中焦。枳壳川连汤、栀子厚朴汤，治热邪凝结气分。栀子豆豉汤，治汗下后烦热痞塞。诸泻心汤，治寒药误下，抑遏痰热于胸前，此丝丝入扣法门也。

清·顾松园,《顾松园医镜》(1718年)：大黄、芒硝、甘遂苦寒有毒，能直达水饮窠囊隐僻之处，峻药不可轻用。多用半分或一分，得快利，止后服。

清·姚球,《伤寒经解》(1724年)：阳邪既结于胸，不能上越，利其下行。药不用苦寒，无以去热开结也。故用大黄为君，佐以芒硝者，寒能胜热，咸能奭坚也。甘遂者，通利水道，使内陷之邪，二阴俱下，不少留滞于中也。

清·尤在泾,《伤寒贯珠集》(1729年)：大承气专主肠中燥粪，大陷胸并主心下水食。燥粪在肠，必藉推逐之力，故须枳、朴；水食在胃，必兼破饮之长，故用甘遂。且大承气先煮枳、朴，而后内大黄；大陷胸先煮大黄，而后内诸药。夫治上者制宜缓，治下者制宜急，而大黄生则行速，熟则行迟，盖即一物，而其用又有不同如此。

清·王子接,《绛雪园古方选注》(1732年)：大陷胸汤，陷胸膈间与肠胃有形之垢，并解邪从心下至少腹硬满而痛不可近，邪不在一经矣。胸膈为阳明之维，太阳之门户，太阳寒水之气结于阳明，当以猛烈之剂，竟从阳明攻陷。大黄陷热结，甘遂攻水结，佐以芒硝之监制二者之苦，不令直行而下，使其引入硬满之处，软坚破结，导去热邪。

清·不著撰人,《伤寒方论》(1732年)：识得太阳结邪盛高，必用陷胸之义，不独泻心承气可无混用，即结胸证中种种变态，自可意会而得，如脉迟禁下，有时脉浮误下，动数变迟，以阳邪结上焦不然复鼓也，然膈内拒痛，心中懊憹，非汗多恶寒脉迟者比，以骤变故也，如结胸属太阳，有从心上至少腹，硬满而痛不可近，且舌上燥渴，日晡时小有潮热而似阳明者，以“从心上”三字辨其为太阳阳明，而治从太阳结胸例，有时伤寒头汗出，而审其邪结在膈，阳气不能上达，有时伤寒脉沉紧，心下痛而非胃实，知其为寒因以致热实，不同于中风之阳，同于中风结胸之热，已上四证概非大陷胸不可者，盖结胸非虽苦痞之挟饮宜泻，然太空之地，单气不能结，亦必藉痰湿而邪聚至高，故用药必由胸胁以及肠胃，荡涤始无余，否则但下肠胃结热，反遗胸上痰饮也，由是高之又高，进而至头项强，则变而为大陷胸丸，虽高不如正结，降而为小陷胸汤，总于极高稍下辨之，而不离陷胸之名，以为太阳里邪必从高为辨也，若诸泻心，则于挟热挟寒挟饮辨，三承气则于热势之微甚虚实辨之，而不从高下起见矣，若大柴胡亦有因结在胸胁者，然挟表则虽高而结未甚，不得从陷胸之例矣，岂非太阳结邪，有必可混同于他下证者，惟此高下之间邪，但以痛不痛为辨，似未详矣。

清·黄元御,《伤寒悬解》(1748年)：经腑之热，彼此壅塞，心中坚凝，是为结胸。肺金郁遏，雾气淫蒸，津液瘀浊，化生痰涎。大陷胸汤，硝、黄清其郁热，甘遂决其痰饮，胸中邪热，推荡无余矣。大陷胸证，表阳即陷，而经邪未解，是宜内清胸隔之热，外解皮毛之邪，使上郁之里热固自里散，内陷之表阳还从表出。仲景用大陷胸汤，但泻上焦湿热，而不用表药，是救急之法。此处尚可变通，愚意用石膏、甘遂、枳实、麻黄双解表里，得仲景法外之意矣。程氏曰：结胸证，用枳实理中丸甚效。欲破其结，而软其坚，则黄芩、瓜蒌、牡蛎为佳。

清·黄元御,《长沙药解》(1753年)：治太阳中风，下早而为结胸。以腑热未实，下之太早，伤其中气。戊土不降，里阴上逆，皮毛未泄，表阳亦陷，阴阳拒隔，结于胸中。寒热逼蒸，化生水气，硬满疼痛，烦躁懊憹。硝、黄泻其郁热，甘遂排其水饮也。

清·徐灵胎,《伤寒约编》(1759年)：此水邪结于心胸，而热邪实于肠胃。用甘遂以濬太阳之水，硝黄以攻阳明热实也。汤以荡之，是为两阳在里之下法。

清·吴仪洛,《成方切用》(1761年)：治伤寒下早，表邪内陷，膈内拒痛，心下因硬成结胸证。或重汗而复下之，不大便五六日，舌上燥渴，日晡所，小有潮热。从心上至小腹，硬满而痛不可近者。表邪入里，结于高位，以致三焦俱实，手不可近，证为危急，非常药所能平。故以甘遂苦寒，行水直达为君；芒硝咸寒，软坚为臣；大黄苦寒，荡涤为使；三药至峻，而有起死之功。

清·吴坤安,《伤寒指掌》(1796年)：夫太阳寒水之气，结于阳明，当以大陷胸汤猛烈之剂。竟从阳明攻陷，大黄陷热结，甘遂攻水结，佐以芒硝之咸。制二者之苦，不令直行而下。使其引入硬满之处，软坚破积，导去热邪。

邵仙根评：由于太阳经病失表而误下，热入内实，与水相结。水结于内，则热不能散。热实于内，则水不能行。故用大陷胸汤，甘遂以直攻其水，硝黄以大下其热也。

清·陈修园,《长沙方歌括》(1803年)：按：大黄、芒硝苦咸之品，借甘遂之毒，直达胸间之饮邪，不专荡胃中之邪秽也。汤与丸分者，丸恐下之太急，故连滓和蜜服之，使留中之邪从而缓下；汤恐下之不急，取三味之过而不留者，荡涤必尽也。陈亮师曰：结胸者，结于胸中而连于心下也。身之有膈，所以遮上下也。膈能拒邪，则邪但留于胸中；膈不能拒邪，则邪留胸而及于胃。胸胃俱病，乃成结胸。如胸有邪而胃未受邪，则为胸胁满之半表半里证；如胃受邪而胸不留，则为胃家实之阳明病。皆非结胸也。故必详辨分明，庶无差误。

清·吕震名，《伤寒寻源》（1850年）：大陷胸汤，由胸膈直达肠胃。亟从下夺，不用一药监制，此最猛劣之剂，故曰大。经云：太阳病，脉浮而动数，浮则为风，数则为热，动则为痛，数则为虚。头痛发热，微盗汗出而反恶寒者，表未解也。医反下之，动数变迟，膈内拒痛，胃中空虚，客气动膈，短气躁烦，心中懊侬，阳气内陷，心下因硬，则为结胸，大陷胸汤主之。按动数变迟三十六字，形容结胸之状如绘。盖动数为欲传之脉，迟则不能复传。阳邪因误下而内陷，而里饮复与之相格，心下因硬，膈间拒痛。本方虽用硝黄，而关键全在甘遂末一味，使下陷之阳邪，上格之水邪，俱从膈间分解，而硝黄始得成其下夺之功。若不用甘遂，便属承气法，不成陷胸汤矣。又经云：伤寒十余日，热结在里，复往来寒热者，与大柴胡汤。若结胸无大热者，此为水结在胸膈也，但头微汗出者，大陷胸汤主之。观此条云，水结胸胁，而仍主此者，则全资甘遂逐水之功也。

清·陈恭溥，《伤寒论章句》（1851年）：方用大黄、芒硝，上承火热，下涤阳邪，甘遂泄土气，以助硝黄之力，无论风寒水燥之邪，一鼓而平矣。

清·费伯雄，《医方论》（1865年）：伤寒下之早，则反为结胸。盖缘邪尚未入阳明，若先下之，则邪未去而徒伤胃气，邪反得乘虚入胃，而为结胸。或热胜、寒胜、痰胜、湿胜，诸泻心汤参酌用之，最为妥善。此症仲景用泻心、承气诸法，而用大陷胸汤者，因三焦俱实，而又有水气，故不得不改用此方。观注中："日晡潮热，从心至小腹鞭满，痛不可近"，只此一症，与此方对。盖误下之后，胃气虽虚，而邪入胃中，则正经所谓"邪往从之，虚处转实"，故药虽极峻，不犯虚虚之戒。至前后两条，有云："或重汗而复下之，不大便，五六日，舌上燥渴"，此则津液大伤，近于阳结。又云："或无大热，但头微汗出，脉沉"，为水结胸，则近于阴结。此二条，似不堪此峻剂矣！丹溪亦微有不满之意，后人自当以慎重为宜。

清·高学山，《伤寒尚论辨似》（1872年）：主大陷胸汤者，以邪从表而入于胸，从胸而注于胃，则所结虽在胸，表为邪之后路，胃为邪之前路。若表已解，再无从前路而转于表之理，乃胃中之前路，却又燥结不通，势不得不开胸中之后路，索性从胃之下口而出也。故以硝黄为主，然又恐硝黄之直性下行，而胸分至高之处，必有邪之殿后者，勾结痰饮，倘过此才发，宁不遗此后路一截乎？故少用逐水极急之甘遂，直从后路扫起，则一下自净耳。名曰陷胸，陷即《纲目》贼陷京城之义，以胸为君相所居之地，今为邪陷，犹云失陷京城，勤王之义旗也。以下又另接下之二句来，言幸而胸中之阳气有余之人，其胸中不结，终亦表气内伏而无汗，里热有余而小便不利，则热无从发越，必至身从火化而发黄，其早下之害尚如此。喻注：懊侬，为神明不安方寸之府，此躁扰发狂，非懊侬也。

清·莫枚士，《经方例释》（1884年）：小潮热是未甚结实之象，又有心胸大烦，邪犹在高处，方中桂枝正宜。胸烦之用瓜蒌实，法在小柴胡加减中尤可取证。夫此症舌上燥渴，原与热实之结胸不同，立法自当微别。仲景次此方论于热实结胸之大陷胸下；小结胸之小陷胸上，足见此方之用，介乎彼两方之间。于甘遂、瓜蒌实同用之义合。方中人参一味，与白虎人参生津之例合。

［泉案］甘遂名遂者，取行水之义。《周礼·地官》遂人凡治野夫间有遂。注：遂，田首受水小沟。《考工记》广二尺，深二尺，谓之遂。遂为行水之道，故成氏去譬焉。错杂也，错恶，谓诸恶症也。结胸之水，非病于水，究是因病饮停，故以主黄而臣以硝，使去结热，而佐以甘遂行水，故其分独轻，观方下煎法自明。成注未免倒置。

清·王旭高,《退思集类方歌注》(1897年):大黄涤热荡实，芒硝软坚破结，甘遂逐水消饮。

清·张秉成,《成方便读》(1904年):以甘遂之行水直达所结之处，而破其澼囊。大黄荡涤邪热，芒硝咸润软坚。三者皆峻下之品，非表邪尽除，内有水热互结者，不可用之。

清·戈颂平,《伤寒指归》(1907年):主逐心脾间之水，固半表金气以阖阳。若，如也，如脾土无水气内坚，半里阴液不和，阳气转运半表流遍周身，其汗只从头上出，如是，半里阴液不利半表，土失水荣，其身发黄，曰：若不结胸，但头汗出，余处无汗，剂颈而还，小便不利，身必发黄也。金气不右行半表，阳气不阖于午。阳不阖午，脾土水气不左行，主大黄六两，若寒气味，固金气以阖阳。阳得阴则刚，阴得阳则健，阳固于土，刚健之气不息，阴土之水自不陷，胸中之阴自不结。芒硝咸寒，咸能软坚，寒从其类，水气坚结心脾间，得芒硝同类相从之气味，合甘遂直达水气坚结之处，甘遂专于行水攻决，生用研末内和，取其生性，达病所最速，毋使气味留连，再伤土之阴液。右三味，以水六升，三，阳数也。六，阴数也，象阳数得阴阖于午，阴数得阳变于六。先煮大黄，取二升，内芒硝，煮一二沸，内甘遂末，温服一升。二，阴数也。一，阳数也，象二阴耦一阳从子左开，得快利，止后服，谓脾土所停之水，下利，即止后服。

近代·张锡纯,《医学衷中参西录》(1909年):结胸之证，虽填塞于胸中异常满闷，然纯为外感之风热内陷，与胸中素蓄之水饮结成，纵有客气上干动膈而未能上达，是以若枳实、厚朴，一切开气之药皆无须用。惟重用大黄、芒硝以开痰而清热，又虑大黄、芒硝之力虽猛，或难奏效于顷刻，故又少佐以甘遂，其性以攻决为用，异常迅速，与大黄、芒硝化合为方，立能清肃其空旷之府使毫无障碍，制此方者乃霹雳手段也。

近代·黄竹斋,《伤寒论集注》(1925年):《活人书》云：大陷胸用甘遂太峻，不可轻用，须量虚实轻重，不得已，即大陷胸丸最稳。问圣饼子，炙脐中如何，此尤不可用也。汪苓友云:《补亡论》常器之云：可与增损理中丸，如未效，用黄连、巴豆捣如泥，封脐上，灼艾炙热渐效。此盖藏结治法，恐与此条证不相涉也。而徐灵胎云：此法最稳，凡胸中病俱可依此法外治。数说未知孰是，姑备录于此。

近代·何廉臣,《增订伤寒百证歌注》(1928年):方以大黄、芒硝苦咸之品，借甘遂之毒，直达胸间之饮邪，不专荡胃中之邪秽也。汤与丸分者，恐下之太急，故连滓和蜜服之，使留中之邪从缓而下汤。恐下之不急，取三味之过而不留者，荡涤必尽也。陈亮师曰：结胸者，结于胸中而连于心下也。身之有膈，所以遮上下也。膈能拒邪，则邪但留于胸中，膈不能拒邪，则邪留胸而及于胃，胸胃俱病，乃成结胸。如胸有邪而胃未受邪，则为胸胁满之半表半里证。如胃受邪而胸不留，则为胃家实之阳明病，皆非结胸也。故必详辨分明，庶无差误。

近代·曹颖甫,《伤寒发微》(1931年):是故大陷胸汤，用大黄、芒硝，以除内陷之阳热；用甘遂以祛膈下之浊痰，而结胸自愈矣。设因误下之后，不病结胸，则寒湿内陷，而上无津液，证情与火劫发汗但头汗出剂颈而还相似。惟火劫发汗者，津液已涸，故阴虚不能作汗。此证为阴液内陷，故亦见但头汗出剂颈而还之证。阴液与湿热并居，故小便不利而身发黄，但令小便一利，则身黄自退。太阳腑气通，阴液得随阳上升，而汗液自畅，此又为五苓散证，而无取大陷胸汤者也（不内误下之结胸，予屡见之）。

中脘气阻，故心以下痛。水气与热结而成痰，故按之石硬。但用硝、黄以去实热，甘遂以下湿痰，而结胸自愈。此证不由误下而成，治法与之相等，学者于此，可以悟参变矣。

近代·祝味菊,《伤寒方解》(1931年):本方以大黄为主药。其适用标准重在心下及少腹之硬满而痛，与大陷胸丸之证在隔上者，有高下之不同。在上者，治之宜缓；在下者，祛之宜急。此汤、丸分主之大较焉，故只以大黄、芒硝、甘遂，直逐热结之水液也。煮服法以全方药量，煮取二升，温服一升，得利快，止后服。其量较丸方之仅取如弹丸一枚，且不下可以更服者为剧切急，况又去其白蜜之甘缓者乎。太阳病下一百四十二条、一百四十三条、一百四十五条、一百四十六条、一百五十九条均为大陷胸汤所主之证。

近代·徐大桂,《伤寒论类要注疏》(1935年)：硝、黄、甘遂，为攻决之方；而小陷胸证及寒实结胸，不在此例也。原文又曰："结胸证，其脉浮大者，不可下，下之则死。"是病体之外盛中虚者，不宜峻下。其结胸乃虚中夹实，非大陷胸之猛决所可轻试。见结胸证，陷胸方不可不用，更不可肆用。仲景于习用之方，及峻猛诸法，例必严申禁律也。按：大陷胸汤、十枣汤，同为上焦猛迅攻决之剂，惟一则专主水饮，一则兼泻热结，病体不同，方意各别矣。

现代·中医研究院,《伤寒论语释》(1956年)：本方为调胃承气汤去甘草加甘遂，是逐水、通结、软坚三法兼施，大黄苦寒以泻里热，芒硝咸以软坚攻痞，甘遂直攻互结的水，为治结胸的主要方剂。

现代·陈亦人,《伤寒论译释》(1958年)：大陷胸汤以大黄泻热，芒硝软坚，甘遂逐水，三药合用，使水热搏结之邪从大便而下。大黄先煮，芒硝后入，甘遂研末以药汤冲服，以甘遂生用为末服则力峻效著，故不用煎煮。本方为逐水破结峻剂，若服一次即得快利，应停止后服，以免攻伐太过，正气不支而生他变。若脉不沉迟而见浮大，多属正虚，不可服大陷胸汤，误用有虚脱之变，所以仲景有"结胸证，其脉浮大者，不可下，下之则死"的告诫。

本方与大承气汤均用硝黄，所不同的，一用枳朴，一用甘遂，尤氏、吕氏对两方作用的分析比较均较精当。本方较大承气汤药力更猛，非水热相结，脉证俱实者，断不可用，即体气壮实者，使用时也需注意中病即止，以防过剂伤正，方后注"得快利，止后服"，就是这个意思。

现代·安徽中医学院,《伤寒论通俗讲义》(1959年)：本方是治疗大结胸症的峻泻剂。主要治疗目的是软坚通结逐水。本方是由调胃承气汤去甘草加甘遂组合而成的，以大黄为君来泻内陷之热；以芒硝为臣来软在里之坚；以甘遂为佐来直破太阳之水结。所以柯氏云："汤以荡之，为两阳表里之下法。"不过攻水攻气，较大承气尤峻，用者慎之。

现代·孙纯一,《伤寒论注释要编》(1960年)：本方为调胃承气汤去甘草，加甘遂，是逐水通结软坚三法兼施，大黄苦寒，以泻在里之热，芒硝咸能软坚，可破胸腹之结，甘遂宜攻互结之水，为治结胸之要剂。

现代·李翰卿,《中国百年百名中医临床家》(1960年)：此系治痰饮与邪热互结于胸膈部及腹部，攻下之峻剂。主治大结胸病，胸膈部及胸膈下部硬满而痛，拒按，甚者从心下至少腹手不可近。但必须具有痰饮邪热互结的实证现象，如脉沉滑有力，咳吐痰涎，大便秘结等。此证没有痰饮和胸膈满痛便是承气证，没有邪热便是寒实结胸证。大黄、芒硝泻其燥热，甘遂逐其痰饮。

现代·刘渡舟，聂惠民，傅世垣,《伤寒挈要》(1983年)：大黄、芒硝苦咸寒以泻心胸热结，甘遂峻攻水饮之凝聚，三药相得，以专攻水热凝结为能事，以药后得快利为目的。

现代·刘渡舟,《伤寒论诠解》(1983年)：大陷胸汤由大黄、芒硝、甘遂三药组成，其主要功用已如前述。甘遂为泻水逐饮之峻药，尤善于泻胸腹之积水；大黄、芒硝泻热荡实，软坚破结。三药为泻热遂水之峻剂，可使大量水液从大便泻下。但因甘遂有毒，泻下峻猛，故应中病即止，不可过服。方后注云："得快利，止后服"，即是此意。由于甘遂的泻下有效成分难溶于水，故作汤剂水煎服时效力较差。本方虽用汤剂，但甘遂用末冲服，这一特定要求，发挥了甘遂的药效，应予注意。甘遂的用量，本书为一钱，因汉时有铢制而无钱制、应以赵本、医统本之"一钱匕"为准。今可酌用一克左右为宜。

现代·王付,《经方学用解读》(2004年)：热饮结胸证的基本病理病证是实热相结于胸胁脘腹，饮邪与热相结而阻滞气机不通，因此，治疗热饮结胸证，其用方配伍原则与方法应重视以下几个方面。

针对证机选用清热泻下药：邪热内生或外

侵于胸胁脘腹，阻结气机而壅滞不通，证以心烦，短气，胸痛或脘腹疼痛为主，其治当清热泻实。如方中大黄、芒硝。

合理配伍逐水药：邪热肆虐于胸胁脘腹，邪热与水饮之邪相结，并阻塞经气经脉，气机壅滞而不得气化水津，水津变而为饮，其治当逐水泻饮。如方中甘遂。

随证加减用药：若胸痛者，加柴胡、枳实，以行气下气；若大便干者，加牵牛子、番泻叶，以通下燥结；若水气明显者，加泽泻、瞿麦，以泻湿利饮；若短气者，加薤白、紫苏梗，以理气宽胸等。

【方论评议】

综合历代各家对大陷胸汤的论述，应从用药要点、方药配伍和用量比例三个方面进行研究，以此更好地研究经方配伍，用于指导临床应用。

诠释用药要点：方中甘遂攻逐水饮，大黄荡涤热饮，芒硝软坚散结、泻热涤饮。

剖析方药配伍：大黄与芒硝，属于相须配伍，大黄助芒硝泻热软坚，芒硝助大黄泻热涤饮；甘遂与大黄、芒硝，属于相使配伍，甘遂助大黄、芒硝攻逐热结，大黄、芒硝助甘遂荡涤热饮。

权衡用量比例：大黄与芒硝用量比例是 3 ∶ 4，提示硬攻与软坚之间的用量调配关系，以治热结；大黄与甘遂用量比例是近 12 ∶ 1，提示泻热与逐饮之间的用量调配关系，若甘遂用量偏大则会引起泻下太过，以治饮结；芒硝与甘遂用量比例是 16 ∶ 1，提示软坚与逐饮之间的用量调配关系，若甘遂用量偏大则会引起泻下不止，以治热饮内结。

【药理作用】 本方具有利尿、调节肾功能、调节水电解质代谢、调节胃肠蠕动、抗纤维化、抗肿瘤、抗炎、抗菌、保肝利胆、降压、调节腺体分泌、降尿酸、增强机体免疫功能等作用。

大黄甘草汤

【导读】 ①学用大黄甘草汤应重视大黄和甘草的用量调配关系。②大黄甘草汤虽是辨治胃热气逆证的重要代表方，但在临床中对肝肺气逆证等也具有良好治疗作用。③学好用活大黄甘草汤的第一步是辨清大黄甘草汤由哪些药物组成：组成大黄甘草汤有 2 组药，2 组药中第 1 组是泻热祛瘀药即大黄，第 2 组是益气药即甘草，从 2 组药用量深入学习研究即可用活大黄甘草汤。

【方歌】 清降大黄甘草汤，主治胃热气逆方，口干口苦与口渴，食已即吐服之良。

【方药】 大黄四两（12 g） 甘草一两（3 g）

【用法】 上二味，以水三升，煮取一升，分温再服。

【功用】 清热泻实，和胃降逆。

【适应证】

1. 中医病证：①胃热气逆伤气证。口干，口渴，口苦，呕吐，或食已即吐，或大便干，或心烦，舌红、苔黄，脉滑或数。②热结夹虚证。

2. 西医疾病：急性胃炎、幽门水肿、食管炎、肝炎、急性胆囊炎、慢性肾炎、肾病综合征、传染性脓疱疮、过敏性皮炎等临床表现符合胃热气逆证者。

【用药分析】 方中大黄苦寒泻热，甘草甘平缓急。

【用方思路】

1. 大黄甘草汤既是辨治胃热气逆伤气证的重要代表方，又是辨治诸多杂病如脾胃病、心病、肾病、肝病、皮肤病等的重要基础方。

2. 方中大黄既泻热，又导滞；甘草既益气，又清热。从方中用药用量及调配分析得知，大黄甘草汤的应用并不局限于胃热气逆证，还可用于辨治诸多杂病，如消化、泌尿、循环、内分泌及代谢等系统疾病。

3. 运用大黄甘草汤辨治的病证（无论病变部位在脾胃、在肝或在心）以胃热气逆伤气为主，其治当泻热或兼益气。

【随证合方】 若夹寒，可与吴茱萸汤合方用之；若夹痰热，可与小陷胸汤合方用之；若夹郁，可与橘枳姜汤合方用之。

【注意事项】 运用大黄甘草汤既要辨清西医之病，又要辨清西医之病属于中医胃热气逆伤气证。辨西医之病可进一步了解疾病的发展演变及转变规律，辨中医之证可更好地针对西医之病选用大黄甘草汤。

【应用指征】 食已即吐者，大黄甘草汤主之。（第十七　17）

【方论】

元·赵以德,《金匮方论衍义》(1368年): 用大黄以下大热，甘草以和胃耳。

清·李彣,《金匮要略广注》(1682年): 大黄苦以泻热，甘草甘以缓急，一缓一泻，胃气清而吐止矣。

清·张志聪,《金匮要略集注》(1683年): 夫胃强则与脾阴相绝矣，绝则无转运之机，故食入即吐也。宜大黄、甘草，调和其悍热之气焉。此章论胃与脾相绝，下章论脾与胃相绝。《伤寒论》曰：胃气生热，其阳则绝，即此义也。

清·魏荔彤,《金匮要略方论本义》(1720年): 又有实邪在胃，食已即吐者，非朝食暮吐，暮食朝吐之吐也。胃反之吐，食入而停，以停而吐者，虚寒也；此吐食入而逆，以逆而吐者，实热也。虚实寒热辨证既详，而后可不彼此混淆也。主之以大黄甘草汤，为实热在胃者立法也。

清·尤在泾,《金匮要略心典》(1729年): 经云：清阳出上窍，浊阴出下窍；本乎天者亲上，本乎地者亲下也。若下既不通，必反上逆，所谓阴阳反作，气逆不从，食虽入胃，而气反出之矣，故以大黄通其大便，使浊气下行浊道，而呕吐自止，不然，止之降之无益也，东垣通幽汤治幽门不通，上冲吸门者，亦是此意，但有缓急之分耳。

清·黄元御,《长沙药解》(1753年): 治食已即吐者。以土弱胃逆，浊气痞塞，郁生上热，故水谷不下。大黄破其痞塞，甘草培土补中，缓其下行之急也。

清·陈修园,《医学从众录》(1803年): 胃素有热，食复入之，两热相冲，不得停留。用大黄下热，甘草和胃。张石顽云：仲景既云欲吐者不可下，又用大黄甘草汤，治食已即吐，何也？曰：欲吐，病在上，因而越之可也。逆之使下，则必愦乱益甚，既吐矣。吐而不已，有升无降，当逆折之使下，故用大黄。

清·朱光被,《金匮要略正义》(1803年): 食已即吐，非胃反证也。胃反病在下脘，因无阳气化谷，故食久反出。今即吐，明有实邪壅阻中脘，不能容谷。若邪阻上脘，并不能食矣。阳明邪实，理宜攻夺。大黄、甘草苦能泄闭，甘能养正，故主之。

清·陈修园,《金匮方歌括》(1811年): 蔚按：师云：欲吐者不可下之。又云：食已即吐者，大黄甘草汤下之。二说相反，何也？曰：病在上而欲吐，宜因而越之；若逆之使下，则愦乱矣；若既吐矣，吐而不已，是有升无降，当逆折之。

清·高学山,《高注金匮要略》(1872年): 以苦寒泻火之大黄为君，而佐以守中之甘草。不特浮大黄下趋之性，使从胃脘而下，且治急冲者，惟宜以缓降胜之也。

清·莫枚士,《经方例释》(1884年): 此诸下方之祖。加芒硝为调胃承气汤，必效。以此治胃反，吐水及吐食神验。论云食已即吐，当兼水食言。

清·王旭高,《退思集类方歌注》(1897年):《素问·至真要大论》曰："诸逆冲上，皆属于火。"此食已即吐，是有火也。升而不降，则当逆而折之，引令下行，故用此法。若朝食暮吐，仍然完谷，是无火也，忌服。

清·戈颂平,《金匮指归》(1907年): 以大黄苦寒气泄，疏阳土气实，固阳右降，食毕呕出，土气不足于里，以甘草极甘，味厚气浓，培表之土气。右二味，以水三升，煮取一升，分温再服，象二阴偶阳阖午从子左开，分温表里也。

近代·曹颖甫,《金匮发微》(1931年): 但吐之太暴，虽由胆火上逆，要亦因大肠之壅塞。故方用甘草以和胃，大黄以通肠，肠胃通而胆火降，谷食乃得以顺受焉，此大黄甘草汤之旨也。

近代·赵桐,《金匮述义》(1940年): 食已即吐，大黄直折，通其下窍，釜底抽薪，上自不吐矣。然须脉证皆实者可用。

现代·王渭川,《金匮心释》(1982年): 本节指出胃热上冲的胃反呕吐的治法。仲景处方大黄甘草汤，主要在通利大便。大便下，胃气下降，呕吐自止。因无腹满，故不用枳、朴，与小承气汤泻实除满者不同。

现代·刘渡舟，苏宝刚，庞鹤，《金匮要略诠解》(1984年)：本条是论述实热呕吐的证治。由于胃肠实热，大便秘结不通，胃气不能下降；火热之邪上逆，故食已即吐。由于火邪急迫，故其吐势甚急而不能久待也。治宜大黄甘草汤，泻热降逆止吐。方中大黄泻肠胃实热积滞，通畅六腑，荡涤肠胃，可降胃气之逆，甘草和胃安中以缓大黄直走下焦，二药相配，则甘草载大黄，以泻胃热，使胃气得降，则呕吐自止。

【方论评议】

综合历代各家对大黄甘草汤的论述，应从用药要点、方药配伍和用量比例三个方面进行研究，以此更好地研究经方配伍，用于指导临床应用。

诠释用药要点：方中大黄苦寒泻热；甘草甘平缓急。

剖析方药配伍：大黄与甘草，属于相反相畏配伍，相反者，甘草益气，大黄泻热，相畏制约大黄苦寒峻猛伤胃。

权衡用量比例：大黄与甘草用量比例是4：1，提示泻热与益气之间的用量调配关系，用大黄重在泻热，以治浊热上逆。

【药理作用】 本方具有调节胃肠蠕动、促进消化、保肝利胆、促进胆汁分泌、降低血中胆红素、促进血液中胆红素迅速排泄、解热、抗炎、抗菌、抗病毒、抗支原体、抗过敏、抗血吸虫、镇静、镇痛、抗胆碱性抑制、抗自由基、降心肌收缩力、降血压、降血糖、增强纤维蛋白溶解活性、防止动脉粥样硬化、防止血栓形成、促进血小板聚集、调节内分泌、调节中枢神经、增强机体免疫功能等作用。

大黄甘遂汤

【导读】 ①学用大黄甘遂汤应重视大黄和甘遂的用量调配关系、大黄和阿胶的用量调配关系、甘遂和阿胶的用量调配关系。②大黄甘遂汤虽是辨治胞宫水血证的重要代表方，但在临床中对三焦水血证等也具有良好治疗作用。③学好用活大黄甘遂汤的第一步是辨清大黄甘遂汤由哪些药物组成：组成大黄甘遂汤有3组药，3组药中第1组是泻热祛瘀药即大黄，第2组是逐水利湿药即甘遂，第3组是补血药即阿胶，从3组用药用量深入学习研究即可用活大黄甘遂汤。

【方歌】 大黄甘遂汤阿胶，妇人水血诸般疾，脏腑杂病皆可依，化瘀利水功效奇。

【方药】 大黄四两（12 g） 甘遂二两（6 g） 阿胶二两（6 g）

【用法】 上三味，以水三升，煮取一升，顿服之。其血当下。

【功用】 化瘀利水，洁净胞宫。

【适应证】

1. 中医病证：①胞宫水血证。（妇人）少腹满痛膨大如敦状，小便难，口不渴，或产后瘀血不去，恶露不尽，舌紫或暗，脉涩或脉沉。②水血瘀热证。

2. 西医疾病：胎盘滞留、子宫瘀血不去、恶露不尽、急性盆腔炎、附件炎、肥胖症、肝硬化腹水、神经性水肿等临床表现符合胞宫水血证者。

【用药分析】 方中大黄苦寒泻热，甘遂苦寒逐水，阿胶益血固正。

【用方思路】

1. 大黄甘遂汤既是辨治胞宫瘀热水或夹虚证的重要代表方，又是辨治诸多杂病如妇科病、男科病、心病、肾病等的重要基础方。

2. 方中大黄既可泻热，又可泻瘀；甘遂可通利诸脏腑之痰水；阿胶可补诸脏腑之血。从方中用药用量及调配分析得知，大黄甘遂汤的应用并不局限于胞宫瘀热水或夹虚证，还可用于辨治诸多杂病，如生殖、循环、泌尿、内分泌等系统疾病。

3. 运用大黄甘遂汤辨治的病证（无论是心肾疾病，还是妇科、男科疾病）以瘀热水或夹虚为主，其治当活血泻热补虚。

【随证合方】 若夹郁，可与四逆散合方用之；若夹寒，可与桂枝人参汤合方用之；若夹水气，可与十枣汤合方用之。应用时还必须结合病变主次酌情调整方药用量。

【注意事项】运用大黄甘遂汤既要辨清西医之病，又要辨清西医之病属于中医瘀热水或夹虚证。辨西医之病可进一步了解疾病的发展演变及转变规律，辨中医之证可更好地针对西医之病选用大黄甘遂汤。

【应用指征】妇人少腹满如敦状，小便微难而不渴，生后者，此为水与血俱结在血室也，大黄甘遂汤主之。（第二十二 13）

【方论】

元·赵以德，《金匮方论衍义》（1368年）：是方之用甘遂，取其直达水停之处以行之，大黄以荡瘀血，阿胶引为血室之向导，且补其不足也。

清·李彣，《金匮要略广注》（1682年）：敦，大貌。少腹属肝经、肝藏血，满如敦状，水血俱结在此，正当血室所在也。小便微难者，水与血阻之也。不渴者，非内热也。在生后见此证，自水血并下，以祛邪养正也。大黄下血，甘遂逐水。生后血虚，恐药力太猛，更用阿胶以养血也。

清·张志聪，《金匮要略集注》（1683年）：后及所生，则水与血，俱结于血室矣。宜大黄、甘遂，逐水以行瘀；配阿胶以资心肺之气，肺主气而心主血也。

清·周扬俊，《金匮玉函经二注》（1687年）：用甘遂取其直达水停之处，大黄荡瘀血，阿胶引为血室向导，且补其不足也。

清·魏荔彤，《金匮要略方论本义》（1720年）：主以大黄甘遂汤。大黄下血，甘遂逐水，二邪同治矣；入阿胶者，就阴分下水血二邪，而不至于伤阴也。顿服之，血当下，血下而水自必随下矣。

清·尤在泾，《金匮要略心典》（1729年）：生后即产后，产后得此，乃是水血并结，而病属下焦也，故以大黄下血、甘遂逐水，加阿胶者，所以去瘀浊而兼安养也。

清·黄元御，《长沙药解》（1753年）：治产后水与血结在血室，小腹胀满，小便微难而不渴者。以水寒湿旺，乙木抑遏，水瘀血结，不得通达，故腹胀满，便难而不渴。阿胶清风而润木，大黄、甘遂，下瘀血而行积水也。

清·黄元御，《金匮悬解》（1754年）：妇人少腹满，如敦状，小便微难而不渴，生后者，此为水与血俱结在血室也，大黄甘遂汤主之。妇人少腹胀满，其状如敦，小便微难而不渴，病在生产之后者，以水寒土湿，乙木抑遏，积水与瘀血俱结于血室，故腹满而便难也。大黄甘遂汤，阿胶清风而润木，大黄、甘遂，下瘀血而行积水也。

清·朱光被，《金匮要略正义》（1803年）：满如敦状，邪实而欲坠矣。乃小便仍有特觉微难，是病不在溺道可知。口不渴，则非上焦热壅可知，明是水邪客于血室，与血搏结，蓄而不流，少碍膀胱之气化，致小便微难，则设误开膀胱，强利小便，与病曷济乎？法当于血中行水，于水中逐瘀，此大黄、甘遂交相赖以建功也。加阿胶以保护血室，邪去血正，自得养矣。

清·陈元犀，《金匮方歌括》（1811年）：按：方中大黄攻血蓄，甘遂攻水蓄，妙得阿胶本清济之水，伏行地中，历千里而发于古东阿县之井。此方取其以水行水之义也。《内经》谓济水内合于心，用黑骡皮煎造成胶，以黑属于肾，水能济火，火熄而血自生。此方取其以补为通之义也，然甘遂似当减半用之。

清·高学山，《高注金匮要略》（1872年）：则其如敦状者，非全水者更可知。又少腹满大，小便微难而不渴，颇似胎气。今且是生产之后，则既非全是水，又不必疑为胎，而与水共结为如敦状者，非生后之瘀血而何哉。则破结血之大黄，与逐水饮之甘遂，可直任而无疑矣。但生后血虚，攻其积水结血，恐致伤阴之弊。故以养血之阿胶佐之者，盖血短则留连外饮，是补血亦所以替去其水。生新则推出死血，是补血又所以逐去其瘀之义也。

清·唐宗海，《血证论》（1884年）：大黄下血，甘遂下水，君阿胶滋水与血以补之，泻不伤正。水血交结者，须本此法治之。

清·莫枚士，《经方例释》（1884年）：此以大黄治血，甘遂治水，而阿胶则引其下行也。即大陷胸汤去硝加胶，实大陷胸汤所由出也。

清·戈颂平，《金匮指归》（1885年）：主大黄苦寒臭香，内攻少腹之瘀，土气不能转运四方，遂其生发，以甘遂辛甘气味，逐其水而遂其生水与血结，居少腹里半表上，血脉中液少，取阿胶甘平气味，益脉中血液，以和其阳。右三味，以水三升，煮取一升。二三六数也，象阴数得阳变于六，顿服，其血当下，言其一气服下，取气浓下行最速，毋使气味留连，伤脾土真水也。

近代·曹颖甫,《金匮发微》(1931年): 治此者便当水血同治，大黄甘遂汤，甘遂以泄水，阿胶入血分，以生新而去瘀，大黄入大肠，令水与血俱从大便出，少腹之满，可以立除。此与桃核承气汤、抵当汤、下瘀血汤之用大黄同意，盖取后阴容积较宽，瘀血之排泄易尽也。

近代·赵桐,《金匮述义》(1940年): 墩，盛黍器，如今碗形。谓腹如覆碗之高，可通，但不如墩字较切。墩，土堆也。少腹血室之地高满如土墩状，为有血瘀。而兼小便微难，口亦不渴，则知并有水蓄，病发产子之后者，故曰此水与血俱结在血室也。宜大黄攻血瘀，甘遂攻水蓄，阿胶行瘀补血，攻后之抚慰也。然方中大黄应是四分。六分是一两，一两合今十六两称二钱余。甘遂当是二分，合今一钱余，亦须面煨方可。阿胶二两合今五钱。予经此证，伊服大黄䗪虫丸，昏厥者再，血下鼻亦衄而愈。

近代·彭子益,《圆运动的古中医学·金匮方解篇》(1947年): 治妇人产后，少腹满如敦状，小便微难而不渴者。此治水与血俱结，热在血室。大黄、甘遂逐水开结，阿胶养血也。

现代·王渭川,《金匮心释》(1982年): 本节指出妇女水血俱结血室的证治。妇人少腹满如敦状，如是血结，小便当利如是水结，应当口渴，今小便微难而口不渴，又是产后所得的，故知必是生产时水血排泄不尽而结聚在血室的缘故。仲景处方大黄甘遂汤，以大黄破血，甘遂逐水，阿胶滋肝养血补其不足。这样，就可以使邪去而正不伤。

现代·刘渡舟，苏宝刚，庞鹤,《金匮要略诠解》(1984年): 本条是论述产后水血俱结于血室的辨证论治。治用大黄甘遂汤，破血逐水。方中大黄攻瘀血；甘遂逐积水；阿胶补血。瘀浊去后，阴血亦复，正所谓且攻且守之法。

现代·王付,《经方学用解读》(2004年): 胞宫水血证的基本病理病证是血结于胞中，水气留结而肆虐。因此，治疗胞宫水血证，其用方配伍原则与方法应重视以下几个方面。

针对证机选用泻热祛瘀药：血行滞涩而为瘀，瘀血相结于胞宫，瘀郁不去而生热，热与瘀相搏而壅滞经气经脉，证见少腹满痛而膨大如敦状，其治当泻热祛瘀。如方中大黄。

合理配伍逐水药：血与津同行，瘀血相结而不去，则水不得行而为水气，瘀与水气相结而滞涩于胞中，证见小便微难而不渴，其治当攻逐水气。如方中甘遂。

针对方药组成而配伍补益药：瘀血与水气相结于胞宫的病理病证，其治当祛瘀逐水，可因用祛瘀之大黄，逐水之甘遂，其作用峻猛，用之稍有不当，则会损伤阴血或戕伐正气。因此，选方用药既要考虑针对病变证机而用药，又要考虑针对方药组成而用药，以冀达到愈疾而无毒副作用。如方中阿胶。

随证加减用药：若血瘀者，加桃仁、红花，以活血化瘀；若水气明显者，加泽泻、瞿麦，以化瘀行水；若小腹胀痛者，加乌药、延胡索，以行气止痛等。

【方论评议】

综合历代各家对大黄甘遂汤的论述，应从用药要点、方药配伍和用量比例三个方面进行研究，以此更好地研究经方配伍，用于指导临床应用。

诠释用药要点：方中大黄苦寒泻热，甘遂苦寒逐水，阿胶益血固正。

剖析方药配伍：大黄与甘遂，属于相使配伍，甘遂助大黄泻热，大黄助甘遂逐水；阿胶与大黄、甘遂，属于相反相畏配伍，相反者，补泻同用，相畏者，阿胶益血，制约大黄、甘遂峻猛之性。

权衡用量比例：大黄与甘遂用量比例是2∶1，提示泻热与逐水之间的用量调配关系，以治水热胶结；阿胶与大黄、甘遂用量比例是2∶1∶1，提示逐邪与益正之间的用量调配关系。

【药理作用】 本方具有抗早孕、终止妊娠、对子宫所处机能状态呈双向调节、抑制子宫内膜异位发生、对腺体呈双向调节、增加血流量、抑制血小板聚集、抑制血栓形成、降血压、降血脂、改善微循环、增强机体免疫功能、抗纤维化、抗肿瘤、镇痛、镇静、抗炎、抗菌、抗病毒等作用。

大黄牡丹汤

【导读】 ①学用大黄牡丹汤应重视大黄和牡丹皮的用量调配关系、桃仁和冬瓜子的用量调配关系、大黄和芒硝的用量调配关系。②大黄牡丹汤虽是辨治肠痈瘀热证的重要代表方，但在临床中对妇科瘀热证等也具有良好治疗作用。③学用大黄牡丹汤的第一步是辨清大黄牡丹汤由哪些变化方和药物组成：组成大黄牡丹汤有 1 个变化方和 3 组药，变化方是调胃承气汤，3 组药中第 1 组是泻热祛瘀药即大黄、芒硝，第 2 组是活血化瘀药即桃仁、牡丹皮，第 3 组是清热排脓药即冬瓜子，从 1 个变化方和 3 组药用量深入学习研究即可用活大黄牡丹汤。

【方歌】 仲景大黄牡丹汤，桃仁瓜子芒硝囊，辨治热痈痛拒按，审明病变病可康。

【方药】 大黄四两（12 g） 牡丹一两（3 g） 桃仁五十个（8.5 g） 瓜子半升（12 g） 芒硝三合（8 g）

【用法】 上五味，以水六升，煮取一升，去滓。内芒硝，再煎沸。顿服之。有脓当下，如无脓，当下血。

【功用】 泻热凉血，化瘀散痈。

【适应证】

1. 中医病证：①肠痈瘀热证。右少腹疼痛拒按，按之痛如淋状，甚则局部肿痞，右腿屈而不伸，伸则痛剧，大便不调，小便自调或黄赤，发热，自汗恶寒，舌红、苔黄腻，脉滑数或涩。②瘀热脓血证。

2. 西医疾病：急性阑尾炎、阑尾脓肿或结石、多发性结肠憩室症、粘连性肠梗阻、细菌性痢疾等临床表现符合肠痈瘀热证者。

【用药分析】 方中大黄泻热祛瘀，芒硝泻热软坚，牡丹皮清热凉血散瘀，桃仁活血化瘀，冬瓜子清热利湿排脓。

【用方思路】

1. 大黄牡丹汤既是辨治肠痈瘀热证的重要代表方，又是辨治诸多杂病如脾胃病、心病、大肠病、膀胱病、妇科病等的重要基础方。

2. 方中大黄、芒硝可攻逐五脏六腑之热结；牡丹皮既可凉血，又可散瘀；桃仁可化诸脏腑之瘀；冬瓜子既可清热，又可排脓。从方中用药用量及调配分析得知，大黄牡丹汤的应用并不局限于肠痈瘀热证，还可用于辨治诸多杂病，如消化、泌尿、内分泌、循环等系统疾病。

3. 运用大黄牡丹汤辨治的病证（无论病变部位在脾胃、在心或在肝肾）以瘀热为主，其治当泻热祛瘀。

【随证合方】 若夹阳虚，可与桂枝人参汤合方用之；若夹痰热，可与小陷胸汤合方用之；若夹郁，可与橘枳姜汤合方用之。应用时还必须结合病变主次酌情调整方药用量。

【注意事项】 运用大黄牡丹汤既要辨清西医之病，又要辨清西医之病属于中医瘀热证。辨西医之病可进一步了解疾病的发展演变及转变规律，辨中医之证可更好地针对西医之病选用大黄牡丹汤。

【应用指征】 肠痈者，少腹肿痞，按之即痛如淋，小便自调，时时发热，自汗出，复恶寒，其脉沉紧者，脓未成，可下之，当有血；脉洪数者，脓已成，不可下也；大黄牡丹汤主之。（第十八 4）

【方论】

清·李彣，《金匮要略广注》（1682 年）： 大黄、芒硝泄热，桃仁行瘀，丹皮逐血痹，去血分中伏火，瓜子主溃脓血，故可下未成脓之肠痈也。

清·张志聪，《金匮要略集注》（1683 年）： 热胜则化血而成脓，故脉洪数，脓已成，不可下也，大黄牡丹汤主之。大黄涤肠中之热，丹皮清血分之瘀，故以二药为君主而命名也。佐桃仁以破血，瓜子以溃脓，芒硝消化结热，从肠内而出焉。盖用此以消肿破痈，行血清热，非泄剂也，故曰不可下，大黄牡丹汤主之。牡丹皮，本经主除癥坚、瘀血留舍肠胃、疗痈疡。盖牡丹色赤、性寒，乃血分之药，而牡者阳也，缘根而生，不从子长，阴中之阳，故主破阴血之结。瓜性寒凉，其子性热，亦阴之阳，故主腹内结聚，破溃脓血，为肠胃内痈之要药。

清·周扬俊,《金匮玉函经二注》(1687年)：脉若洪数者，则已成矣，岂复有瘀可下。此大黄丹皮以涤热排脓，势所必用也。然《内经》曰：肠痈为病不可惊，惊则肠断而死，故患此者，坐卧转侧，理宜徐缓，少饮稀粥，毋失调养斯善。

清·张璐,《千金方衍义》(1698年)：内痈辨证不早，每多误治之失，尝考《金匮》大黄牡丹汤与《千金》无异者，取大黄下瘀血血闭，牡丹治瘀血留舍，芒硝治五脏积热，涤去蓄结，推陈致新之功较大黄尤锐，桃仁治疝瘕邪气，下瘀血血闭之功，亦与大黄不异。甜瓜瓣《别录》治腹内结聚成溃脓血，专于开痰利气，为内痈，脉迟紧，脓未成之专药。

清·顾松园,《顾松园医镜》(1718年)：大黄、芒硝均能荡热，散结，逐血，各钱许，量加。丹皮凉血，二钱。桃仁破瘀。瓜蒌仁利肠胃，消痈肿，各二钱。冬瓜仁散瘀毒，治肠痈，五钱。此方虽为下药，实内消药也，故稍有脓则从下去，未成脓，即下出瘀热毒血而肿消矣。

清·魏荔彤,《金匮要略方论本义》(1720年)：如脓已成，则热已宣散，无所用下其蓄血之热矣，但下其脓而可愈矣，主之以大黄牡丹汤下脓也，非下蓄血也。故不用抵当汤中之虻虫、水蛭攻坚破瘀，而易以芒硝之咸寒滑利之品，以佐大黄、桃仁之下泄，牡丹取其酸收，瓜子取其滑润，为下焦蓄脓虚软之邪主治，不同于下焦蓄血实坚之邪主治也。于抵当及此方能辨之，则用仲景之方确信无疑矣。服后有脓便服，无脓便血，总归于邪去病除而已。

清·尤在泾,《金匮要略心典》(1729年)：肿痈，疑即肠痈之在下者，盖前之痈在小肠，而此之痈在大肠也，大肠居小肠之下，逼处膀胱，致小腹肿痞，按之即痛如淋，而实非膀胱为害，故仍小便自调也，小肠为心之合。而气通于血脉，大肠为肺之合，而气通于皮毛，故彼脉数身无热，而此时时发热，自汗出，复恶寒也，脉迟紧者，邪暴遏而营未变，云可下者，谓可下之令其消散也，脉洪数者，毒已聚而营气腐，云不可下者，谓虽下之而亦不能消之也。大黄牡丹汤，肠痈已成未成，皆得主之。故曰有脓当下，无脓当下血。

清·王子接,《绛雪园古方选注》(1732年)：《金匮》上章用附子，后人硬派小肠痈是寒结，此汤用大黄、芒硝，又妄派大肠痈是热结，斯诚未足议也。然以医司生命，又不得不重言以明之。夫肺与大肠为表里，大肠痈者，肺气下结于大肠之头，其道远于上，其位近于下，治在下者，因而夺之也，故重用大黄、芒硝开大肠之结，桃仁、丹皮下将败之血。至于清肺润肠，不过瓜子一味而已。服之当下血，下未化脓之血也。若脓已成，形肉已坏，又当先用排脓散及汤，故原文云：脓已成，不可下也。

清·黄元御,《长沙药解》(1753年)：治肠痈，少腹肿痞，按之痛如淋，小便调，自汗出，时时发热，复恶寒，脓已成，其脉洪数者。以湿寒隔碍，气血不行，臃肿而为痈疽。营卫郁遏，外寒内热，郁热淫蒸，故肉腐为脓。脓之未成，气血壅塞，则脉见迟紧，脓成结消，气血通达，故见洪数。未脓可下，脓成宜排。丹皮、桃仁、瓜子，排决其脓血，大黄、芒硝，寒泻其燔蒸也。大黄苦寒迅利，泻热开瘀，决壅塞而通结闭，扫腐败而荡郁陈。一切宿食留饮，老血积痰，得之即下，心痞腹胀，胃结肠阻，饮之即通。湿热瘀蒸，非此不除，关窍梗塞，非此不开。荡涤肠胃之力，莫与为比，下痢家之停滞甚捷。

清·黄元御,《金匮悬解》(1754年)：肿痈者，少腹肿痞，痈之外在肌肉者也。肌肉臃肿，内阻肠胃之气，结而不行，故痞硬不软。按之里气愈阻，膀胱经脉壅塞，木气郁迫，故其痛如淋。病不及腑，水道无阻，故小便自调。阳气郁蒸，皮毛不阖，故发热汗出。而阳郁不能透泄，故仍复恶寒。其脉迟紧，则血肉凝塞，隧路不通。脓尚未成，可以下之，当有血也。脉洪数者，热盛脓成，不可下也。大黄牡丹皮汤，丹皮、桃仁、瓜子，排决其脓血，芒硝、大黄，洗荡其郁蒸也。

清·朱光被，《金匮要略正义》（1803年）：以其肿在少腹，故谓之肿痈，疑是小肠痈也。小肠气通于膀胱，俱称太阳，小肠痈结，故按之即痛如淋。而膀胱之气化犯无伤，故小便自调也。发热恶寒汗出，是太阳一经之病象，以无表邪，故脉不浮。而反见迟紧者，以毒滞于血中，未化成脓，当下之，使毒与血俱出，则脓亦不必成而痈自消矣。若脉洪大，则火毒进发，血已化而为脓。惟有清托毒出，和调荣气而已，不必更用下法也。大黄牡丹汤正是脓未成时内消方，然曰服之有脓当下，则知脓已成亦未始不可服此，以尽其余邪也。

日本·丹波元简，《金匮玉函要略述义》（1806年）：大黄下瘀血血闭，牡丹治瘀血留舍，芒硝治五脏积热，涤去蓄结，推陈致新之功，较大黄尤锐，桃仁治症瘕邪气，下瘀血血闭之功，亦与大黄不异，甜瓜瓣，《别录》治腹内结聚，破溃脓血，专于开痰利气，为内痈脉迟紧脓未成之专药。

日本·丹波元坚，《金匮玉函要略述义》（1842年）：痈肿之病，不论外内诸证，其初起也，乘其未溃，而夺之，其既成也，扶正气以外托，故葶苈大枣泻肺汤，肺痈逐毒之治也，桔梗汤，肺痈排脓之治也，大黄牡丹汤，肠痈逐毒之治也，薏苡附子败酱散，肠痈排脓之治也，盖疡医之方，皆莫不自此二端变化，亦即仲景之法则也。方后所谓有脓者，其脓稍萌之义，与前条之全就腐溃者不同矣。

清·高学山，《高注金匮要略》（1872年）：主大黄牡丹汤者，妙在用瓜子一味，盖瓜子生在瓜穰中，而其仁则饱具生阳，常有努芽欲出之势，故能善入痈中，而主透痈溃毒之用。佐气窜性行之桃仁，以破瘀逐血，味咸润下之芒硝，以软坚消肿也。牡丹皮详肾气丸注，本方取以为使，却又另是一番妙义。盖牡丹之皮，固为升降生阳之品，入肾气丸之桂附阳药中者，取其升性而正用之，所以使之上补心气，而蒸填虚悸，入于本方之硝黄阴药中者，又取其降性而倒用之，所以使之外摄寒热，而下趋大肠也。然后统以苦寒沉雄之大黄，扫除涤荡之，则实热脓血俱去矣。名之曰大黄牡丹汤，而三物不与者，是以芒硝、桃仁，建左攻右取之勋，瓜子，奏诈降内应之捷，及其成功，元戎之外，惟檄文露布之参谋，转得同垂史册之道也。

清·莫枚士，《经方例释》（1884年）：此桃仁承气汤去桂枝、甘草，加丹皮、瓜子也，为肠痈之专方。此方丹皮、桃仁同用者，即与桂枝茯苓丸方同义。以丹皮能治瘀血内漏故也。

清·王旭高，《退思集类方歌注》（1897年）：故重用大黄、芒硝，开大肠之结，桃仁、丹皮下将败之血，瓜子清肺润肠，以肺与大肠为表里也。方后云服之“当有血”，下未化脓之血也。若脓已成，形肉已坏，又当用排脓散治之，故曰“脓已成，不可下也”。

清·张秉成，《成方便读》（1904年）：故以大黄之苦寒行血，芒硝之咸寒软坚，荡涤一切湿热瘀结之毒，推之而下。桃仁入肝破血。瓜子润肺行痰，丹皮清散血分之郁热，以除不尽之余氛耳。

清·戈颂平，《金匮指归》（1907年）：大黄苦寒，牡丹辛寒，芒硝咸寒，外固阳气于里，内除壅滞之脓，阴液壅滞腹里，非生气不能流通。物之生气，皆在于仁，桃仁味苦微甘，合冬瓜仁，味淡，能入壅滞之处，和之，泄之。右五味，以水六升，煮取一升，象阴土之阴得阳气变于六，复于一也。去滓，内芒硝，再煎，顿服之，取其气浓下行最速。有脓，当从半表下谷道旁泄出，如无脓，当下血。此六字，恐非原文。下少腹瘀血非抵当汤中虻虫、水蛭合桃仁、大黄不可，此是后学疑惑丹皮、桃仁有破血之能，误添其注脚耳，明者自知。

近代·曹颖甫，《金匮发微》（1931年）：以其大肠壅阻也，用大黄、芒硝以通之；以其身甲错，知其内有干血也，用桃仁、丹皮以攻之；以发热自汗复恶寒，知大肠移热于肺，肺主之皮毛，张于标热而不收也，用泻肺除热之冬瓜仁以清之。此大黄牡丹汤之义也。

近代·赵桐，《金匮述义》（1940年）：脓未成，可攻下其血，宜大黄牡丹皮汤。大黄芒硝必须慎用，误用多危，然亦有幸愈者。予谓消毒护膜，甘草、阿胶、当归、黄芪、公英、紫参、银花、西黄丸类必不可少也。

近代·彭子益,《圆运动的古中医学·金匮方解篇》(1947年)：治肠痈。其脉迟紧，脓未成，可下者。

现代·刘渡舟,《伤寒论十四讲》(1982年)：大黄牡丹皮汤由大黄、牡丹皮、桃仁、冬瓜仁、芒硝五药组成。方用大黄、芒硝泻热破结，使脓毒从大便排出；桃仁、冬瓜仁排脓逐瘀，以利血分之滞；又配牡丹皮凉血清热，消炎解痈。此方有脓则下脓，无脓则下血，故勿论脓成与否，皆可使用。

现代·刘渡舟，苏宝刚，庞鹤,《金匮要略诠解》(1984年)：治以大黄牡丹皮汤，泻热逐瘀为主。方中大黄、丹皮、桃仁泻热逐瘀，排出恶血，消散痈肿；瓜子与芒硝，荡积排脓，推陈致新，方后注曰："顿服之，有脓当下，如无脓，当下血。"说明肠痈不论有脓无脓，凡属实热证者，皆可用荡热行瘀法，使瘀热脓血随大便而去，肠痈可愈。薏苡附子败酱散与大黄牡丹汤均治肠痈。前者适用于脓已成，正气亦伤，里热不盛者；后者适用于脓未成，热实毒盛之证。

现代·王付,《经方学用解读》(2004年)：大肠热瘀痈证的基本病理病证是邪热侵袭于大肠，大肠血络被邪热所壅结而为瘀。因此，其治疗大肠热瘀痈证，其用方配伍原则与方法应重视以下几个方面。

针对证机选用清热泻瘀药：邪热乘机侵袭并相结于大肠，灼腐大肠脉络而为瘀，壅滞气机，阻塞经气，进而瘀热内结而梗阻，大肠浊气为瘀热所阻而不得下行，其治当清热泻瘀。在选用方药时最好具有既能攻下涤浊，又能软坚散结。如方中大黄、芒硝。

合理配伍活血凉血药：邪热侵袭大肠并与血相结而为瘀，瘀热相结而灼腐脉络，并壅滞气机，其治当活血化瘀，清热凉血。如方中桃仁、丹皮。

妥善配伍泻热排脓药：邪热与血相结而为瘀，瘀热肆虐而为痈脓，痈腐不去而为脓，其治当泻热逐瘀排脓。如方中瓜子。

随证加减用药：若毒热盛者，加金银花、蒲公英，以清热解毒；血瘀明显者，加丹参、赤芍，以凉血散瘀；若气滞明显者，加川楝子、延胡索，以行气散瘀；若疼痛明显者，加川楝子、乳香、没药，以行气活血止痛等。

【方论评议】

综合历代各家对大黄牡丹汤的论述，应从用药要点、方药配伍和用量比例三个方面进行研究，以此更好地研究经方配伍，用于指导临床应用。

诠释用药要点：方中大黄泻热祛瘀，芒硝泻热软坚，牡丹皮清热凉血散瘀，桃仁活血化瘀，冬瓜子清热利湿排脓。

剖析方药配伍：大黄与芒硝，属于相须配伍，芒硝助大黄泻热祛瘀，大黄助芒硝软坚散结；牡丹皮与桃仁，属于相须配伍，增强逐瘀泻热；大黄、芒硝与桃仁、牡丹皮，属于相使配伍，增强泻热化瘀；冬瓜子与大黄、芒硝，属于相使配伍，冬瓜子助大黄、芒硝泻热，大黄、芒硝助冬瓜子排脓；冬瓜子与牡丹皮、桃仁，属于相使配伍，冬瓜子助牡丹皮、桃仁泻瘀，牡丹皮、桃仁助冬瓜子排脓。

权衡用量比例：大黄与芒硝用量比例是4∶3，提示硬攻与软坚之间的用量调配关系，以治热结；桃仁与牡丹皮用量比例是近3∶1，提示活血与凉血散瘀之间的用量调配关系，以治瘀结；冬瓜子与大黄、芒硝用量比例是4∶4∶3，提示泻热与排脓之间的用量调配关系，以治热痈；冬瓜子与桃仁、牡丹皮用量比例是近4∶3∶1，提示清热排脓与活血破瘀之间的用量调配关系，以治瘀脓。

【药理作用】 本方具有增强胃肠蠕动、改善微循环、对血管呈双向调节、增强机体免疫功能、抗缺氧、抗炎、抗病毒、抗过敏、抗病原微生物等作用。

大黄附子汤

【导读】 ①学用大黄附子汤应重视大黄和附子的用量调配关系、大黄和细辛的用量调配关系。②大黄附子汤虽是辨治阳明寒结证的重要代表方，但在临床中对寒结夹热证等也具有良好治疗作用。③学好用活大黄附子汤的第一步是辨清大黄附子汤由哪些药物组成：组成大黄附子汤有 3 组药，第 1 组是寒泻药即大黄，第 2 组是温通消癥药即附子，第 3 组是温通止痛药即细辛，3 组药中大黄是辨治热结证的基本用药，附子是辨治阴寒及瘀血的基本用药，细辛是辨治阴寒夹痛的基本用药，从 3 组用药用量深入学习研究即可用活大黄附子汤。

【方歌】 大黄附子汤细辛，阳虚寒结便不通，手足不温或发热，寒热合用在温通。

【方药】 大黄三两（9 g） 附子炮，三枚（15 g） 细辛二两（6 g）

【用法】 上三味，以水五升，煮取二升。分温三服。若强人煮取二升半，分温三服。服后如人行四五里，进一服。

【功用】 温肾通便，通阳散寒。

【适应证】

1. 中医病证：①寒积阻滞证（寒结证）。腹痛，便秘，胁下偏痛，发热，手足不温，口淡，或腰酸腿软，舌淡、苔薄白，脉弦迟。②寒结夹热证。

2. 西医疾病：慢性结肠炎、慢性细菌性痢疾、慢性盆腔炎、慢性胆囊炎、胆囊术后综合征、慢性阑尾炎等临床表现符合寒结证者。

【用药分析】 方中附子温壮阳气，驱逐阴寒；大黄泻下通便；细辛温阳散寒止痛。

【用方思路】

1. 大黄附子汤既是辨治寒结证的重要代表方，又是辨治诸多杂病如心病、肺病、肾病等的重要基础方。

2. 方中大黄既可通泻，又可兼治郁热；附子、细辛既可温通，又可壮阳止痛。从方中用药用量及调配分析得知，大黄附子汤的应用并不局限于寒结证，还可用于辨治诸多杂病，如消化、呼吸、内分泌及代谢、循环等系统疾病。

3. 运用大黄附子汤辨治的病证（无论病变部位在脾胃、在心或在肺）以寒结为主，其治当温阳通结。

【随证合方】 若夹阳虚，可与桂枝人参汤合方用之；若夹寒痰，可与赤丸合方用之；若夹郁热，可与栀子豉汤合方用之。应用时还必须结合病变主次酌情调整方药用量。

【注意事项】 运用大黄附子汤既要辨清西医之病，又要辨清西医之病属于中医寒结或夹热证。辨西医之病可进一步了解疾病的发展演变及转变规律，辨中医之证可更好地针对西医之病选用大黄附子汤。

【应用指征】 胁下偏痛，发热，其脉紧弦，此寒也，以温药下之，宜大黄附子汤。（第十 15）

【方论】

清·喻嘉言，《医门法律》（1658 年）： 大黄附子汤，《金匮》治胁下偏痛，发热，其脉紧弦，此寒也，以温药下之。仲景治伤寒热邪，痞聚心下，而挟阳虚阴盛之证，用附子泻心汤之法矣。其杂证胁下偏痛，发热为阳，其脉弦紧，为阴寒上逆者，复立此温药下之一法。然仲景谆谆传心，后世领略者鲜。《金匮》又别出一条云：其脉数而紧乃弦，状如弓弦，按之不移，数脉弦者，当下其寒。脉紧而迟者，必心下坚。脉大而紧者，阳中有阴，可下之。读者罔识其指，讵知皆以温药下之之法耶？其曰当下其寒，曰阳中有阴，试一提出，其金针不跃然乎。

清·张璐，《伤寒绪论》（1667 年）： 三承气汤，为寒下之柔剂；白散、备急丸，为热下之刚剂；附子泻心汤、大黄附子汤，为寒热互结、刚柔并济之和剂。此鼎峙三法也，独怪近世但知寒下一途，绝不知有温下等法。盖暴感之热结，可以寒下，若久积之寒结，亦可寒下乎？是以备急等法，所由设也。然此仅可以治寒实之结，设其人禀质素虚，虽有实邪固结，敢用刚猛峻剂攻击之乎？故仲景又立附子泻心汤，用芩连佐大黄，以祛膈上之热痞，即兼附子之温以散之。大黄附子汤，用细辛佐附子以攻胁下寒结，即兼大黄之寒导而下之。此圣法昭然，不可思议者也。奈何去圣久远，一闻此法，无论贤与不肖，莫不交相诋毁，遂至明哲束手，沉疴待毙，良可慨夫！

清·李彣，《金匮要略广注》（1682 年）： 实者下以大黄，加附子温中。细辛散寒，是谓以温药下之也。仲景治伤寒少阴证反发热者，有麻黄附子细辛汤，此用大黄附子汤，或以温药发表，或以温药攻里，二方并立，皆用附子、细辛，而一配以麻黄，一配以大黄，寒热并用，表里互施，真神方也。

清·张志聪，《金匮要略集注》(1683年)：邪在下，当从下解，然寒邪而在阴分，故又当以温药下之。附子温少阴之寒，细辛达厥阴之气，用大黄通泄其寒邪，此寒热并施之妙用也。

清·周扬俊，《金匮玉函经二注》(1687年)：苟不大用附子之热，可独用大黄之寒乎，入细辛者，通少阴之经气也，以寒实于内而逼阳于外也，或里有寒，表有热，俱未可定也。仲景于附子泻心汤，既用三黄，复用附子，以畏寒汗出，阳气之虚在于外也。此大黄附子汤，阴气之结深于内也，然则痞证用三黄，固正治之法，偏痛用大黄，岂非从治之法乎。合观之，知有至理存焉矣。

清·汪昂，《汤头歌诀》(1694年)：大黄附子汤同意，温药下之妙异常。大黄、细辛各二分，附子一枚(炮)。《金匮》："阳中有阴，宜以温药下其寒。"后人罕识其旨。

清·张璐，《医通祖方》(1695年)：治胁下寒饮偏痛。此即泻心汤去芩、连之苦燥泻里，加细辛之辛温走表，以治胁下寒积，两不移易之定法也。

清·张璐，《千金方衍义》(1698年)：治胁下偏痛发热，以虚寒从下而上，故用大黄、附子温药下之，细辛治阴邪上逆之发热。

清·魏荔彤，《金匮要略方论本义》(1720年)：仲景又出一法云：胁下偏痛，发热，其脉紧弦，此寒也，以温药下之，宜大黄附子汤。言胁下偏痛，是腹胀满，而又有偏痛之处在胁下也，胁下则近于少腹，下之为顺矣。又有发热，乃浮热之上越者，诊之脉紧弦，不见滑数，热非真热，询假热也。真热而实宜下，假热而实则实寒也。实寒顾可下乎？然邪太实，又不得不下，无已以温药下实寒之邪。温药，附子、细辛是也，所以治寒也；下药，大黄是也，所以下实也。实寒二邪，分治之道，并行而不悖也。此非造化在手者，孰能参酌如此至当乎？故实寒之邪，有前法温补必不可用，酌当攻下者，亦不过用温药下之如此法而已。犹必强人方可全用之，弱人服勿尽剂可知矣。

清·尤在泾，《金匮要略心典》(1729年)：胁下偏痛而脉紧弦，阴寒成聚，偏着一处，虽有发热，亦是阳气被郁所致。是以非温不能已其寒，非下不能去其结，故曰宜以温药下之。程氏曰："大黄苦寒，走而不守，得附子、细辛之大热，则寒性散而走泄之性存"是也。

清·黄元御，《长沙药解》(1753年)：治胁下偏痛，发热，其脉紧弦。以脾土寒湿，郁其肝气，风木抑遏，故胁痛而发热，脉弦而且紧。宜以温药下其结寒，辛、附温寒而破瘀，大黄下积而开结也。

清·黄元御，《金匮悬解》(1754年)：胁下偏痛，发热，其脉紧弦，此脾土寒湿，肝木郁遏，以温药下其湿寒则愈矣，宜大黄附子汤，辛、附降逆而驱寒，大黄下积而破结也。

清·吴瑭，《温病条辨》(1798年)：故用附子温里通阳，细辛暖水脏而散寒湿之邪；肝胆无出路，故用大黄，借胃腑以为出路也；大黄之苦，合附子、细辛之辛，苦与辛合，能降能通，通则不痛也。

清·陈修园，《医学从众录》(1803年)：按痛而满，满连胁下，而六脉弦紧，非附子不能温其寒，非大黄不能攻其实，非细辛不能散其结聚，三药实并行不悖也。

清·朱光被，《金匮要略正义》(1803年)：偏痛在胁下，则邪有定所矣。有定所者为实邪，寒实于中，则格阳于外，故外见发热。而脉自紧弦，此由寒邪内搏之征也。寒固宜温，而实又当下，惟以温药下之，则邪服而病自除矣。

日本·丹波元坚，《金匮玉函要略述义》(1842年)：此条证，固属寒实，故大黄附辛，相合成剂，性味融和，自为温利之用。如附子泻心汤，则其证表寒里热，故别煮附子，而功则各奏，故同是附子、大黄并用，而立方之趣，迥乎不均，徐氏说未确切，盖温利之剂实以桂枝加大黄汤，及此汤为祖，而温脾等诸汤，皆莫不胚胎于此二方矣。

清·高学山,《高注金匮要略》(1872年): 膈气微而招阴脏之寒逆者，宜温之而填其上焦之气，则逆痛可下。温药下之，两不相背矣。盖大黄之苦寒，与附子、细辛之辛热相偶，膈气喜附子、细辛之温，却暗得大黄以下泻其逆满。贼阴亲大黄之性，却误吞附子、细辛而自化其阴翳。譬之帝王，德礼相成，恩威并济，譬之天地，春雷不怒，伏雨长生之道也。

清·莫枚士,《经方例释》(1884年): 此麻黄附子细辛汤去麻黄加大黄也。此偏痛是风湿痹着，故用细辛；紧弦为寒实，故用大黄以下闭，附子炮以温中。凡发热者，为邪气散漫不结，不应紧弦，且痛反如是者，寒结于是而抑其卫气也，与发痈之脉数，身热有痛处法同，胁下为半表半里之分，寒结于是，不能全发于表，故以炮附拓之，与薏苡附子败酱散同法，其用大黄，又与大柴胡同法。

清·王旭高,《退思集类方歌注》(1897年): 故以附子破阴寒，细辛散浮热，大黄通便难，共成温下之功。夫附子泻心汤用芩、连佐大黄，以祛膈上之热痞，即兼附子之温以散之；大黄附子汤用细辛佐附子，以攻胁下之寒结，即兼大黄之寒，导而下之。

清·张秉成,《成方便读》(1904年): 故以附子、细辛之辛热善走者搜散之，而后大黄得以行其积也。

清·戈颂平,《金匮指归》(1907年): 适大黄苦寒，外固其阳，内疏土气；附子辛温，温疏水土之阴；细辛辛温，通脉络中幽微处水气。右三味，以水五升，象阳数藏于土中，煮取二升，分温三服，象阴数偶阳。

近代·曹颖甫,《金匮发微》(1931年): 方中附子、细辛以祛寒而降逆，行水而止痛，更得大黄以利之，则寒之凝瘀者破，而胁下水道通矣。

近代·彭子益,《圆运动的古中医学·金匮方解篇》(1947年): 治胁下偏痛发热，脉弦紧者。弦紧为寒，偏痛者，寒积也。紧乃聚结之象。发热者，内寒而阳气外越也，大黄、附子、细辛，温下寒积也。寒积故用温下之法。此胁下偏痛，多系右胁。

现代·刘渡舟，苏宝刚，庞鹤,《金匮要略诠解》(1984年): 本条论述寒邪结于胁下的证治。本病是因寒凝肝胆部位，故胁下一侧偏痛。发热，乃是阳气被郁所致。若其脉弦紧的,“此寒也”，是自注句，说明此证属寒而非热，治当以温药下之，用大黄附子汤，温阳通便而止痛。方中附子温经祛寒，细辛散寒止痛，大黄泻下通便。诸药相配，共奏祛寒开结，通便止痛之功。

现代·王付,《经方学用解读》(2004年): 寒结证的基本病理病证是寒气内结阻滞不通，腑气壅滞不行。所以，治疗寒结不通证，其用方配伍原则与方法必须重视以下几个方面。

针对证机选用温热药：寒气内生或外客，并与肠中糟粕相互搏结而阻滞气机，浊气内结而梗阻腑气不通，证见大便不通，脘腹冷痛，四肢不温，舌苔白，脉紧。其治当温阳散寒，以使寒气得温而散，在用温药时最好选用辛温药，其辛有利于气机畅通，温有利于寒气得散，以使寒气浊气不得内结而消散。如方中附子。

合理配伍寒下药：因病变证机是寒袭，其治当以温药行之，温则以散寒通阳，乃正治之法。由于寒气内结，所致腑气不通，浊气内结，其治若单用温热药，温热药虽可散寒温通，但因温热药易于化燥伤津，燥化津伤又不利于肠中糟粕得下，因此当合理配伍寒下药，其与温热药相伍，取其用以通下，取其性以监制温热药之燥化，从而达到荡涤肠中燥结而不燥化。同时，在配伍寒性药时，一定做到温热药用量大于寒下药，使寒下药受温药所制而不寒凝，且因其性寒而能直达病所；温热药受寒下药所制而不燥化，以达温阳散寒、通便止痛之效。如方中大黄。

妥善配伍散寒止痛药：因寒主凝结，所以其证机以腑气阻滞不通为主要病理特征，其病证表现特点是脘腹疼痛，故其治当配伍散寒止痛药。如方中细辛。

适当配伍理气药：大便不通，无论是寒还是热，还是其他方面，其证机均有气机不通。因此，其治可适当配伍理气药，以增强治疗效果。如在大黄附子汤中可酌情加枳壳或厚朴。

随证加减用药：若气虚明显者，加人参、

白术，以补气健脾；若血虚者，加当归、麻仁，以补血润肠通便；若阳虚者，加肉苁蓉、牛膝，以温阳补阳润肠；若恶寒明显者，加干姜、肉桂，以温阳散寒；腹胀者，加厚朴、槟榔，以下气行气导滞等。

【方论评议】

综合历代各家对大黄附子汤的论述，应从用药要点、方药配伍和用量比例三个方面进行研究，以此更好地研究经方配伍，用于指导临床应用。

诠释用药要点：方中附子温壮阳气、驱逐阴寒，大黄泻下通便，细辛温阳散寒止痛。

剖析方药配伍：附子与细辛，属于相使配伍，附子助细辛通阳止痛，细辛助附子壮阳止痛；附子、细辛与大黄，属于相反相畏配伍，相反者，寒热同用，相畏者，大黄性寒制约附子、细辛温热化燥，附子、细辛辛热制约大黄苦寒凝滞。

权衡用量比例：附子与大黄用量比例是5∶3，提示温阳与寒下之间的用量调配关系，重用附子温壮阳气，以治寒结；附子与细辛用量比例是5∶2，提示温阳与止痛之间的用量调配关系，用细辛兼以止痛，以治寒凝；附子、细辛与大黄用量比例是5∶2∶3，提示温阳止痛与寒下之间的用量调配关系痛。

【药理作用】 本方具有调节肠胃蠕动、解除胃肠平滑肌痉挛、改善微循环、强心、改善肺组织、调节呼吸中枢、调节血管通透性、调节去甲肾上腺素水平、调节心肾功能、清除内毒素、保肝利胆、改变血管性肠肽、增强机体免疫功能、抗菌、抗病毒、抗炎、抗过敏、抗硬化等作用。

大黄黄连泻心汤

【导读】 ①学用大黄黄连泻心汤应重视大黄和黄连的用量调配关系。②大黄黄连泻心汤虽是辨治脾胃郁热痞证的重要代表方，但在临床中对心肝郁热证等也具有良好治疗作用。③学好用活大黄黄连泻心汤的第一步是辨清大黄黄连泻心汤由哪些药物组成：组成大黄黄连泻心汤有2组药，2组药中第1组是泻热祛瘀药即大黄，第2组是清热燥湿药即黄连，从2组药用量深入学习研究即可用活大黄黄连泻心汤。

【方歌】 大黄黄连泻心汤，泻热消痞和胃方，主治脾胃邪热痞，不用煎煮用沸汤。

【方药】 大黄二两（6g） 黄连一两（3g）

【用法】 上二味，以麻沸汤二升，渍之，须臾，绞去滓。分温再服。

【功用】 泻热，消痞，和胃。

【适应证】

1. 中医病证：①脾胃积热证。心下痞满，按之濡软，或胃脘满痛，以满为主，或胸脘腹疼痛，舌红、苔黄，脉数。②郁热内结证。

2. 西医疾病：上消化道出血，急、慢性肠胃炎，急性胆囊炎，幽门螺杆菌相关性胃病，高脂血症，血管硬化，脑血栓，肺结核出血，支气管扩张咯血，急性溃疡性口腔炎，小儿急性口疮，牙龈炎，急性扁桃体炎，慢性骨髓炎，乙型脑炎，精神分裂症，三叉神经痛等临床表现符合脾胃郁热痞证者。

【用药分析】 方中大黄苦寒、泻热燥湿，黄连苦寒、清热燥湿。

【用方思路】

1. 大黄黄连泻心汤既是辨治脾胃积热证的重要代表方，又是辨治诸多杂病如脾胃病、心病等的重要基础方。

2. 方中大黄既泻热，又导滞；黄连既清热，又除烦。从方中用药用量及调配分析得知，大黄黄连泻心汤的应用并不局限于脾胃积热证，还可用于辨治诸多杂病，如消化、循环、内分泌及代谢等系统疾病。

3. 运用大黄黄连泻心汤辨治的病证（无论病变部位在脾胃、在肝或在心）以脾胃积热为主，其治当清泻积热。

【随证合方】 若夹寒，可与理中丸合方用之；若夹瘀，可与桃核承气汤合方用之；若夹寒痰，可与赤丸合方用之。

【注意事项】 运用大黄黄连泻心汤既要辨清西医之病，又要辨清西医之病属于中医积热证。辨西医之病可进一步了解疾病的发展演变及转变规律，辨中医之证可更好地针对西医之病选用大黄黄连泻心汤。

【应用指征】

（1）脉浮而紧，而复下之，紧反入里，则作痞，按之自濡，但气痞耳。（151）

（2）心下痞，按之濡，其脉关上浮者，大黄黄连泻心汤主之。（154）

（3）伤寒大下后，复发汗，心下痞，恶寒者，表未解也；不可攻痞，当先解表，表解乃可攻痞；解表宜桂枝汤，攻痞宜大黄黄连泻心汤。（164）

【方论】

金·成无己,《注解伤寒论》（1144年）：心下硬，按之痛，关脉沉者，实热也。心下痞，按之濡；其脉关上浮者，虚热也，大黄黄连汤，以导其虚热。《内经》曰：火热受邪，心病生焉。苦入心，寒除热。大黄、黄连之苦寒，以导泻心下之虚热。但以麻沸汤渍服者，取其气薄而泄虚热。

明·许宏,《金镜内台方议》（1422年）：故以黄连之苦寒为君，而通其心气。以大黄之苦寒为臣使，以共泻其心之虚邪，主热痞结于中者也。

明·汪石山,《医学原理》（1525年）：治心下痞，按之满，其脉关上浮。乃虚热也。治宜导其热可也。经云：火热受邪心病生焉。苦入心，寒除热。故用大黄、黄连，苦寒泻心下之虚热。

明·万密斋,《万氏家传伤寒摘锦》（1549年）：按心下满而不痛者，此里之正气已虚，邪气作实，故于攻痞之药内加入人参、大枣者，补正气也。心下濡者，正气尚强，邪气未实，但气为邪所结，自觉不畅，异于常时耳，故用大黄攻去邪气，不使留于心下以为正气之贼也。观半夏泻心汤与大黄黄连泻心汤，而痞之虚实别也。心下痞而复恶寒汗出者加附子，名附子泻心汤。

明·李时珍,《本草纲目》（1590年）：泻心汤治心气不足吐血衄血者，乃真心之气不足，而手厥阴心包络、足厥阴肝、足太阴脾、足阳明胃之邪火有余也。虽曰泻心，实泻四经血中之伏火也。仲景治心下痞满、按之软者，用大黄黄连泻心汤主之。此亦泻脾胃之湿热，非泻心也。病发于阴而反下之，则作痞满，乃寒伤营血，邪气乘虚结于上焦。胃之上脘在于心，故曰泻心，实泻脾也。

明·吴昆,《医方考》（1584年）：心膈实热，狂躁面赤者，此方主之。味之苦者，皆能降火。黄芩味苦而质枯，黄连味夺而气燥，大黄苦寒而味厚。质枯则上浮，故能泻火于膈；气燥则就火，故能泻火于心；味厚则喜降，故能荡邪攻实。此天地亲上亲下之道，水流湿，火就燥之义也。

明·方有执,《伤寒论条辨》（1592年）：此申上条言脉以出其治。脉见关上者，以痞在心下也，以气痞而濡，所以浮也。然痞之濡，由热聚也，故用黄连清之于上。聚虽气也，痞则固矣，故用大黄倾之于下。麻沸汤者，其取《图经》所谓去瘀之义欤。

明·施沛,《祖剂》（1640年）：即三黄汤无黄芩。林亿云：看详大黄黄连泻心汤，诸本皆二味。又后附子泻心汤，用大黄、黄连、黄芩、附子，恐是前方中亦有黄芩，但加附子也。故后云：附子泻心汤，本方加附子也。

明·张卿子,《张卿子伤寒论》（1644年）：《内经》曰：火热受邪，心病生焉。苦入心，寒除热，大黄、黄连之苦寒，以导泻心下之虚热，但以麻沸汤渍服者，取其气薄而泄虚热。

清·喻嘉言,《尚论后篇》（1648年）：彼用大黄则煎之，乃取其气味厚；此用大黄则渍之，取其气味薄也。大黄乃足太阴、手足阳明、手足厥阴五经血分之药，凡病在五经之血分者宜用之。若在气分用之，是谓诛伐无过矣。故仲景言治心下痞满，按之软者，用大黄黄连泻心汤主之。麻沸汤，即热汤。一名百沸汤，一名太和汤，味甘平，无毒，主治助阳气，通经络。

清·李中梓,《伤寒括要》（1649年）：结言胸，痞言心下；结言按之硬，痞言按之濡；结言寸脉浮，关脉沉，痞不言寸，而但曰关上浮，可以明二病之分矣。经曰：大热受邪，心病生焉。味苦入心，性寒除热，大黄、黄连之苦寒，以泻心下之虚热。但以麻沸汤渍服者，取其清薄而泻虚热也。

清·程应旄,《伤寒论后条辨》（1670年）：

主之以大黄黄连泻心汤，以邪气既不能外出，欲下则阴邪阻留，用从阳引至阴之法，使上焦之热，降入下焦，而下焦阴邪，随阳而并泻矣。虽曰泻心，而逐寒之功，即寓于泻热之内，故以大黄黄连名汤耳。

清·柯琴，《伤寒来苏集》（1674年）：濡当作硬，按之濡下，当有大便硬不恶寒反恶热句，故立此汤。观泻心汤治痞，是攻补兼施、寒热并驰之剂。此则尽去温补，独任苦寒下泄之品，且用麻沸汤渍绞浓汁而生用之，利于急下如此，而不言及热结当攻诸症，谬矣。夫按之濡为气痞，是无形也，则不当下。且结胸症，其脉浮大者，不可下，则心下痞而关上浮者，反可下乎？小结胸按之痛者，尚不用大黄，何此比陷胸汤更峻？是必有当急下之症，比结胸更甚者，故制此峻攻之剂也。学人用古方治今病，如据此条脉症而用此方，下咽即死耳。勿以断简残文尊为圣经，而曲护其说，以遗祸后人也。

清·汪琥，《伤寒论辨证广注》（1680年）：成注引《内经》曰：火热受邪，心病生焉。苦入心，寒除热，大黄、黄连之苦寒，以导泻心下之虚热。但以麻沸汤渍服者，取其气薄而泄虚热。琥按：麻沸汤者，熟汤也。汤将熟时，其面沸泡如麻，以故云麻。痞病者，邪热聚于心下，不比结胸之大实大坚，故用沸汤。渍绞大黄黄连之汁，温服，取其气味皆薄，则性缓恋膈，能泄心下痞热之气。

清·张志聪，《伤寒论宗印》（1683年）：此复论痞之脉证，而并二救治之方焉。心下痞，按之濡，此紧反入里之气痞耳。然病发于阳，则邪欲内入，故结胸关脉沉。此邪结于里，仍欲外出，故痞证关脉浮。有是脉证者，大黄黄连泻心汤主之。夫少阴君火之气，因邪而留结于宫城之间，不得下交于阴，则水阴之气，亦因而不得其上济矣。上下不交，邪留心下而成痞也。是以用黄连之苦寒以泻心，大黄之推荡以泄热，虽曰解邪，亦以水济火之义也。此乃病发于阴之主证，方为主方，其半夏、甘草、生姜三泻心汤，皆系病发于阳者也。故末章复曰：攻痞宜大黄黄连泻心汤。（眉批：太阳之气起于至阴，心为阳中之太阳。）太阳之本气在里，故病反欲入；少阴之心气在表，故病反欲出。此亦阴阳互换之道也。

伤寒差后，则邪已尽而正渐复，然脏真之未实也。如烦劳则心气虚，劳思则脾气结，劳动则肾气伤，斯三者不免其有劳伤也。是宜栀子豉汤以调和其心肾，加枳实以疏利其中焦。有宿食者，热盛而强食之，故有所遗也。若此者，皆病已衰而热有所藏，因其谷气相薄，两热相合，故有宿食之所遗，是宜加大黄以清涤。

清·张志聪，《伤寒论集注》（1683年）：此病少阴君火之气，而为热痞之证也。少阴之上，君火主之，病气与君火之气结于心下，而为痞。火热伤气，故按之濡；其脉关上浮者，神机欲转而未能也，以大黄、黄连泻心火之邪，热下行则水火交而既济，无咎矣。

清·张璐，《千金方衍义》（1698年）：大黄黄连泻心汤，在《伤寒》治心气不足，吐血衄血，与《千金》主治相同。总取芩连以清三焦之火，大黄以荡六腑之滞，乃救心包蕴热之专药。余说见十卷伤寒门甘草泻心汤下。

清·钱潢，《伤寒溯源集》（1708年）：谓之泻心汤者，非用黄连以泻心脏之火也，盖以之治心下痞而名之也……故用大黄之苦寒泄之，以攻胃分之热邪。黄连之苦寒开之，以除中焦之郁热。而成倾否之功，在五等泻心汤中，独为攻热之剂也。然有是证有是脉者宜之。设非其证者，未可概用也。

清·秦之桢，《伤寒大白》（1714年）：痞满症泻心诸方，皆用冷热各半之药。此方除去干姜、半夏辛温，惟用大黄、黄连，此以痰热方中，化出单清里热之法。

清·魏荔彤，《伤寒论本义》（1724年）：痞为气格，其脉斯浮，是阳格于阴之上，阴凝于阳之下，两相阻而不相合也。主以大黄黄连泻心汤，阳在上，无事于升，阴在下，就势而降，大黄苦寒以泄入里之紧，黄连苦燥以开虚格之气，而痞证可除矣。

清·姚球，《伤寒经解》（1724年）：阳盛之邪，经两番之下，然终属阳邪，不用苦寒，不能全愈，故用大黄、黄连。下经两番，苦寒之剂，仍照前煎服，则病有不胜，故改煎为渍，微得其味，庶邪去而正不伤也。

清·尤在泾，《医学读书记》（1729年）：大黄黄连泻心汤，治伤寒汗下后心下痞，按之濡，其脉关上浮者。成氏云：此虚热也，与大黄、黄连以导其虚热。按成氏所谓虚热者，对燥屎而言也。盖邪热入里，与糟粕相结，则为实热；不与糟粕相结，则为虚热，非阴虚、阳虚之谓。本方以大黄、黄连为剂，而不用枳、朴等药者，盖以泄热，非以荡实热也。

清·尤在泾，《伤寒贯珠集》（1729年）：本方以大黄、黄连为剂，而不用枳、朴、芒硝者，盖以泄热，非以荡实也。麻沸汤者，煮水小沸如麻子，即以煮药，不使尽药力也。

清·王子接，《绛雪园古方选注》（1732年）：痞有不因下而成者，君火亢盛，不得下交于阴而为痞，按之虚者，非有形之痞，独用苦寒，便可泄却。如大黄泻营分之热，黄连泻气分之热，且大黄有攻坚破结之能，其泄痞之功即寓于泻热之内，故以大黄名其汤。以麻沸汤渍其须臾，去滓，取其气不取其味，治虚痞不伤正气也。

清·不著撰人，《伤寒方论》（1732年）：此汤与附子泻心，又泻心之变法也。诸泻心汤主涤饮以驱热，此则主气之虚热矣。浮紧之脉为寒，为阴邪，误下入里，果与内饮搏结，必硬满矣，今不硬而濡，是证非挟饮，乃外之阴邪与身中之阴气相迎，而痞聚心下也，郁热上逆，惟苦寒可泻之，故用大黄黄连。然气本轻浮，故关上脉浮，浮则易散，故不用他药以滞之，犹恐其下之不速，用甘澜水取其轻而易下，谓气本因寒，逆郁为热，急驱使散，久留则生变也，若证有心下痞而表未解者，亦虚气也，故表解后亦用此汤，谓蠲饮补中，为泻心汤本旨，总非虚气所宜，故此特别异于诸泻心汤而为治也。

清·吴谦，《医宗金鉴》（1742年）：痞硬虚邪，而用大黄、黄连，能不起后人之疑耶？然仲景使人疑处，正是使人解处。盖因后人未尝细玩，不得其法，竟煎而服之，大悖其旨矣。观其以滚沸如麻之汤，渍大黄，黄连，须臾，绞去滓，仅得其无形之气，不重其有形之味，是取其气味俱薄，不大泻下。虽曰攻痞，而用攻之妙，不可思议也。

清·黄元御，《伤寒悬解》（1748年）：脉浮而紧，应以汗解，而复下之，紧反入里，浮紧变为沉紧，则作痞证。痞证阳气格郁，必生上热，阴气凝塞，必生下寒，寒热相逼，二气抟结，则心下石硬，而关脉沉紧，是当用诸泻心清上温下之法。若按之心下自濡，诊之关上脉浮者，是下寒未生，但是阳气痞塞，郁生上热，宜用大黄黄连泻其上热，无用温药也。此以下伤其中气，土败胃逆，胆心不降，君相二火皆升，大黄泻胃而降逆，黄连泻其心火，黄芩泻其胆火。第曰泻心者，相火以君火为主也。

清·黄元御，《长沙药解》（1753年）：治伤寒下后复汗，心下痞硬，以汗下伤其中气，阳亡土败，胃气上逆，阻碍胆经降路，结于心下，痞塞硬满。相火既隔，君火亦升，大黄泻戊土而清热，黄连泻心火而除烦也。

清·黄元御，《金匮悬解》（1754年）：肺金不降，相火失敛，郁生上热，而病吐衄。热伤心气，故心气不足。大黄黄连泻心汤，泻心火以救心气，火泻而气复，则泻亦成补。亡血皆虚寒病，此用三黄者，经所谓急则治其标也。

清·徐灵胎，《伤寒论类方》（1759年）：右二味，以麻沸汤二升渍之，须臾，绞去渣，分温再服。此又法之最奇者，不取煎而取泡，欲其轻扬清淡，以涤上焦之邪。

清·徐灵胎，《伤寒约编》（1759年）：泻心者，泻其热也。黄连苦燥，能解离宫之火。大黄荡涤，能除胃中之实。以麻沸汤渍绞汁，乘其锐气而急下之，除客邪须急也。

清·强健，《伤寒直指》（1765年）：《内经》曰：火热受邪，心病生焉。苦入心，寒除热，大黄、黄连之苦寒以导泻心下之虚热，以麻沸汤渍服者。取其气薄而泄虚热也。

邵仙根评：大黄泻心汤，治君火亢甚，不得下交于阴，而成痞也。此君火亢甚，不得下交于阴而成痞。故药不煎而泡，欲其轻扬清淡以涤之，用其气，不用其味也。

清·陈修园，《伤寒真方歌括》（1803年）：

此方治虚痞，每令人疑，曰仲景仲景使人疑处，正是妙处，以麻沸汤取汁去滓，仅得其无形之气，不重其有形之味，是取其气味俱薄，不大泻下，虽曰攻痞而攻之之妙义无穷也。

清·陈修园,《长沙方歌括》(1803年): 蔚按：方用大黄、黄连，大苦大寒以降之，火降而水自升，亦所以转否为泰法也。最妙在不用煮而用渍，仅得其无形之气，不用其有形之味，使气味俱薄，能降而即能升，所谓圣而不可知之谓神也。

清·吕震名,《伤寒寻源》(1850年): 脉浮而紧而复下之，紧反入里则作痞。按之自濡，但气痞耳。心下痞，按之濡，其脉关上浮者，大黄黄连泻心汤主之。此条柯韵伯谓按之濡，当作按之硬，必有当急下之证，故制比峻攻之剂；疑属错简。此说强经就我，转使作圣之灵思巧法，尽行埋没。愚按经文，言紧反入里，里邪不能再使出表，当从里解，但按之不濡。中挟饮邪，按之自濡；中不挟饮，故曰但气痞也。若表邪未罢，脉当尺寸俱浮，今但关上浮，则属中焦痞结。气有上逆之象，既曰气痞，但当顺其气。本方大黄黄连，分两既轻，渍以沸汤，绞去滓而温服。则但取其气，不取其味，使气顺而痞自解。况经文本有表未解不可攻痞之条，此之表解而邪入里，攻痞自宜此法。先圣处方，妙在能用药而不为药用。观其服法，本非急下之剂，与大陷胸之用大黄，小陷胸之用黄连，药虽同而制则异矣。

清·陈恭溥,《伤寒论章句》(1851年): 大黄黄连泻心汤，泻君火热结之方也，凡少阴君火亢盛，而成痞者用之。本论曰：心下痞，按之濡，其脉关上浮者，此方主之。又曰：伤寒大下后复发汗，心下痞，恶寒者，表未解也。不可攻痞，当先解表，表解乃可攻痞。解表宜桂枝汤，攻痞宜此方。夫关上者，心也。浮者，阳气盛也，关上浮而心下痞，则知君火亢盛矣。审其外无表证，则以此方与之。方以黄连独泻君火，君大黄领以下行，火降而痞自消矣。渍汁者，取其无形之气，不取其有形之味，且生则易行，熟则迟缓也。

清·王孟英,《温热经纬》(1852年): 尤在泾曰：成氏云：此导虚热之方也。按所谓虚热者，对燥矢而言也。盖邪热入里与糟粕相结，则为实热；不与糟粕相结，则为虚热。非阴虚阳虚之谓。本方以大黄、黄连为剂，而不用枳、朴等药者，盖以泄虚热，非以荡实热也。雄按：不但不用枳、朴等药也。二味仅以麻沸汤渍须臾即绞，其味甚薄，乃可泄虚热。若久渍味厚，虽无枳、朴亦能下走肠胃也。汪按：尤氏解释极精妙。梦隐更以煎法释之，亦妙！

清·郑钦安,《伤寒恒论》(1869年): 至于攻痞之说，虽有次第，以此症而论，则攻痞之大黄黄连泻心汤，亦未恰切，何也？未见有热象足征，只有痞象一症，况此由下汗而成，并非未经汗下而见，前之大下，是大黄苦寒一派而致痞，既前之大黄不效，今又用之，又岂能必其效乎？吾想再下之，而命不永也。

清·郑钦安,《医理真传》(1869年): 大黄黄连泻心汤一方，乃泻火之方也。仲景以此方治心下痞满，按之濡者。是因无形之热邪，伏于心下，而以此方泻之也。今借以治此症，似亦未切，不知大黄、黄连苦寒，能泻三焦邪热，此病既因热上攻肺，而喘症生，热下攻肠，而脱肛作，得大黄、黄连之苦寒泻火。火邪一去，上下自安，亦握要之法也。

清·高学山,《伤寒尚论辨似》(1872年): 用二黄泻心汤者，更有妙义，与生姜甘草半夏三泻心汤不同。盖泻心常法，俱以姜、半、芩、连为主，姜、半辛温，扶阳抑阴以开痞；芩、连苦寒，清火降热以润下也。今但用大黄、黄连者，一则痞症俱带虚假浮热，兹且两经发表，发表不远热，与所陷之余邪，合成烦满之势，故不得不用苦以坚之，寒以降之耳。但用麻沸汤渍之者，屡经汗下，既不胜二黄之全力，且其虚浮热烦，俱属假象，只消轻轻用生鲜之气味，一推自下耳。

清·周学海,《读医随笔》(1891年):《难经》云：虚则补母，实则泻子。此亦互文见义，以明补泻有活法，不必专执本脏也。故常有实泻母而虚补子者。仲景泻心汤中用大黄，却确是实则泻子之义。是火为土壅，湿热菀结胸中，致火气不能遂其升降之用，发为喘满痞结者也。补泻母子，是因本脏不可直补直泻，而委曲求全之法也。凡病须补泻兼到者，不能一脏而两施补泻也，则权母子而分施之。

清·王旭高，《退思集类方歌注》（1897年）：此法之最奇者，不取煎而取泡，欲其轻扬清淡，以涤上焦之邪。大黄泻营分之热，黄连泄气分之热，且大黄有攻坚破结之能，其泄痞之功，即寓于泻热之内。以麻沸汤渍其汁，取其气不取其味，治虚痞不伤正气也。

清·戈颂平，《伤寒指归》（1907年）：大黄、黄连苦寒气味，坚金水表阴，固阳阖午。阳内阖，脾土阴液左行，其痞自解。右二味，象地数之始，即偶之，以麻沸汤二升，两而变之，渍之须臾，去滓，取味淡气轻，外坚金水表阴，固阳阖午。如味厚气浓，则直入肠中下泄，故以麻沸汤渍之。分温再服，再，一举而二也，象一阳举，二阴偶之。

近代·张锡纯，《医学衷中参西录》（1918年）：因外感之邪气深陷胸中，与心火蒸腾之气抟结于心下而作痞，故用黄连以泻心火，用大黄以除内陷之外邪，则心下之痞者开，自能还其上焦如雾之常矣。至于大黄、黄连不用汤煮，而俱以麻沸汤渍之者，但取其清轻之气以治上，不欲取其重浊之汁以攻下也。

近代·黄竹斋，《伤寒论集注》（1925年）：十枣汤治水痞，此汤治火痞，余四泻心汤治水火交痞。

近代·何廉臣，《增订伤寒百证歌注》（1928年）：《内经》曰：火热受邪，心病生焉。苦入心，寒除热，大黄、黄连之苦寒，以导泻心下之虚热。但以麻沸汤渍服者，取其气薄而泄虚热也。此方治虚痞，每令人疑，岂知仲景使人疑处，正是妙处。以麻沸汤渍取汁，去滓，仅得其无形之气，不重其有形之味，是取其气味其薄，不大泻下，虽曰攻痞而攻之妙义无穷也。

近代·曹颖甫，《伤寒发微》（1931年）：至于痞成于大下之后，表寒不与标阳俱陷，原属大黄黄连泻心汤证。加以发汗，胃中津液益涸，而大便不行，胃中燥气上逆，则肺与心并受灼烁。故用黄芩、黄连以清心肺，大黄以除胃实，痞乃随胃实而俱消矣（心下痞按之濡条下方治无黄芩，传写脱误）。

近代·祝味菊，《伤寒方解》（1931年）：本方以大黄为主药。其适用标准在热邪郁滞，心下痞硬，而正气未伤者，故以大黄推陈出新，黄连清其里热也。煮服法中所云“上二味，以麻沸散二升渍之，须臾绞去滓者”，因其为无形热邪郁滞，故无须煮取，仅以麻沸散责之，须臾即止，盖取其气味皆薄之意耳。

近代·徐大桂，《伤寒论类要注疏》（1935年）：此为火逆胸痞，立苦寒清涤之法，药取沸扬轻渍，不使过于沉降，虚证轻治，极见权衡。

不用煎法，取其气味之轻清，以荡涤膈上虚热，乃重药轻用之法也。此为火逆胸痞，立苦寒清涤之法，药取沸汤轻渍，不使过于沉降，虚证轻治，极见权衡。

近代·彭子益，《圆运动的古中医学·金匮方解篇》（1947年）：治心气不足，吐血衄血者。心属火，主下降。心气不足，降气不足也。三黄泻火故愈。其脉必重按不虚也。

下后又发汗，中气大伤，湿热上逆而成胸痞。泻心汤大黄、黄连泻心下湿热而消痞。若痞而仍恶寒者，是病证尚在，当先用桂枝汤以解表，然后用大黄黄连以泻心。渍而不煎，又只渍少顷，轻之至也。若不用轻剂，泻着胃中，则大坏也。

近代·冉雪峰，《冉注伤寒论》（1949年）：泻心五方，均用黄连。陷胸方只分汤丸，分大小，不改原方。泻心五方，各是各的组织，各是各的理性，不同而同，同而不同。凡此均值得探索。痞通否，易否卦，上下不交，而阴阳不通。病理颇为适合，广泛言，心不交肾病痞，肾不交心病痞，中气不旋转亦病痞。而本条独注重心的方面，大黄黄连泻心，用麻沸汤渍，既用渍不用煎，又渍之仅须臾，重药轻投，引心火下交肾水，病机转变，药气亦转变。泻剂变成导剂，虽是用寒，不啻用热，虽是用降，不啻用升。心既交于肾，以火济水，肾即交于心，化水为气，交媾坎离，既济水火，转否为泰，其中有实功在。

现代·中医研究院，《伤寒论语释》（1956年）：本方可以清热泄痞。大黄用量只有承气汤的一半，又只用开水（麻沸汤）泡一泡而不煎煮，目的不在泻下，与黄连同用，可清胃中邪热而泄痞气。

现代·陈亦人，《伤寒论译释》（1958 年）：诸泻心汤均为芩连同用，本证热聚于胃，本方中亦当有黄芩为是。汤剂大多煮服，惟本方不是煎煮，而是用麻沸汤（即开水）浸渍片刻取汁服，意在浊药轻投，变苦寒沉降为轻扬清淡，这样，就能加强清泄热痞的作用，不致直走肠道，药过病所。

钱氏认为本方用黄连，非泻心脏之火，是泻心下之痞，颇是。喻嘉言早有"此泻脾胃之湿热，非泻心也"的论断。不过，通过清泄，痞热得除，心火也能随之得到泄降。王氏主张大黄泻营分之热，黄连泄气分之热，亦有参考价值。但都没有涉及黄芩，未免拘执。关于麻沸汤，喻氏认为"即热汤，一名百沸汤，一名太和汤，味甘平，无毒，主治助阳气，通经络"，尤氏认为"煮水小沸如麻子"，意与喻说相左，未知孰是？但联系汪氏"汤将熟时，其面沸泡如麻"，当不是百沸，而是小沸。这里有一点必须注意，就是渍泡的时间，只应须臾，切不可稍长，否则，就达不到取其轻扬清淡之气的要求，而会影响泄热除痞的疗效。

现代·李翰卿，《中国百年百名中医临床家》（1960 年）：此苦寒泻火清热，治热痞之方。主治心下痞满证，按之硬，或按之软而大便不利。但必须具有口苦，或喜冷性饮食，或自觉内部有发热现象。有人根据附子泻心汤认为本方中应该有黄芩，此说似颇有理。但我认为应该根据证候需要来决定。二药都是取其苦寒泻火、消痞之作用。

现代·孙纯一，《伤寒论注释要编》（1960 年）：本方可以清热泄痞，大黄只有承气汤之半，又只用麻沸汤泡一泡而不煎目的不在泻下，与黄连同用，可清胃中邪热，而泄痞气。

现代·刘渡舟，《伤寒论诠解》（1983 年）：大黄黄连泻心汤由大黄、黄连组成。方中大黄苦寒，本为推陈致新，清热通便，荡涤肠胃之药，黄连苦寒可清心胃之热而能厚肠胃。本证既为无形之热邪痞结心下，并无有形之实邪结滞肠道，而为何反用大黄之下？妙在本方的煎服法与众不同。方后注云"右二味，以麻沸汤"渍之，"须臾绞去滓"，是说二药并不煎煮，而是用滚开的热水浸泡片刻，然后即去滓饮汤。如此渍药之义，则取二药苦寒之气以清中焦无形之邪热；薄其苦泄之味而防止其直下肠胃。《金匮要略·惊悸吐衄下血胸满瘀血病脉证治》中，用本方加黄芩，名泻心汤，治吐血、衄血，但用煎煮之法，而且顿服，则取其味厚力大而泻其血分之热。用药虽一，服法有别，效应各异，可谓法中之法。《千金翼方》注云，"此方本有黄芩"，下条附子泻心汤中亦有黄芩，故宋臣林亿等认为本方中应有黄芩。若有黄芩，则泻热消痞之力更强。

现代·刘渡舟，聂惠民，傅世垣，《伤寒挈要》（1983 年）：大黄黄连苦寒泻火，因热痞按之濡，非同实邪可比，故以滚汤浸药，又少顷即饮，取其气而薄其味，则清热消痞的作用限于气分，而不令大泻下。

现代·陈亦人，《伤寒论求是》（1987 年）：治疗热实痞证，何以不用辛寒、甘寒，却用苦寒的大黄黄连泻心汤？这是因为辛主散，辛寒药物能达热向外，适用于无形散漫之热，痞证乃邪热内聚，所以不用。甘主滋，甘寒药物能滋养津液，适用于胃阴虚而余热未尽，痞证热壅气滞，胃阴不虚，所以不用，且甘寒腻滞，有恋邪之弊。苦主燥，能直折壮火，清泄内聚之热，所以治疗热痞宜用苦寒。据此使用芩连已能胜任，何以又用大黄？痞非有形热邪内结，而且病位偏上（肠府未实），岂不虑诛伐无过？论中已有"阳明病，心下硬满者，不可攻之"的禁例。（205 条）岂不是自相矛盾？要知本方之用大黄，不同于承气汤。吴又可曾将大黄与黄连比较，得出"黄连苦而性滞，寒而气燥，与大黄均为寒药，大黄走而不守，黄连守而不走，一燥一润，一通一塞，相去甚远"。大黄与黄连黄芩配伍，目的在于增强清泄痞热作用，而不是泻下有形之结。如何才能收泄痞之功，避免泻下之弊，不用煎剂，改用浸剂，有着重要意义。法以麻沸汤二升渍之，须臾绞去滓，分温再服。这样就变苦寒沉降为轻扬清淡，取其气而不取其味，既可避免药过病所，又可提高泄痞效力，从而达到扬长避短，受功免弊。徐灵胎称赞"此又法之最奇者，不取煎而取泡，欲其轻扬清淡以涤上焦之邪”。这里有一个值得注意的问题，必须掌握浸泡的时间，所谓“须臾”即片刻的意思，假使泡的时间略长，就达不到轻扬清淡的要求。至于原文方中药仅大黄黄连两味，林亿校定时提出“恐是前方中亦有黄芩”，可是后世注家的意见不一，根据庞安常《伤寒总病论》载大黄黄连泻心汤方中有黄芩，应当以有黄芩为是。

【方论评议】

综合历代各家对大黄黄连泻心汤的论述，应从用药要点、方药配伍和用量比例三个方面进行研究，以此更好地研究经方配伍，用于指导临床应用。

诠释用药要点：方中大黄苦寒泻热燥湿，黄连苦寒清热燥湿。

剖析方药配伍：大黄与黄连，属于相使配伍，大黄助黄连清热于中，黄连助大黄清泻实火。

权衡用量比例：大黄与黄连用量比例是2∶1，重用大黄以泻热，提示泻热与清热之间的用量调配关系，以治积热。

【药理作用】本方具有调节胃肠蠕动、促进消化、保肝利胆、促进胆汁分泌、降低血中胆红素、促进血液中胆红素迅速排泄、调节血小板聚集、解热、抗炎、抗菌、抗病毒、抗支原体、抗过敏、抗血吸虫、镇静、镇痛、抗胆碱性抑制、抗自由基、降心肌收缩力、降血压、降血糖、增强纤维蛋白溶解活性、防止动脉粥样硬化、防止血栓形成、促进血小板聚集、调节内分泌、调节中枢神经、增强机体免疫功能等作用。

大黄硝石汤

【导读】①学用大黄硝石汤应重视大黄和硝石的用量调配关系、黄柏和栀子的用量调配关系。②大黄硝石汤虽是辨治湿热夹瘀黄疸证的重要代表方，但在临床中对湿热蕴结证等也具有良好治疗作用。③学好用活大黄硝石汤的第一步是辨清大黄硝石汤由哪些药物组成：组成大黄硝石汤有3组药，第1组是清泻药即大黄，第2组是清热燥湿药即黄柏、栀子，第3组是软坚消癥药即硝石，从3组用药用量深入学习研究即可用活大黄硝石汤。

【方歌】大黄硝石黄柏栀，湿热发黄瘀血治，身目发黄胁下痛，清利湿热血能理。

【方药】大黄四两（12 g） 黄柏四两（12 g） 硝石四两（12 g） 栀子十五枚（15 g）

【用法】上四味，以水六升，煮取二升，去滓，内硝，更煮取一升，顿服。

【功用】清肝理血，利胆退黄。

【适应证】

1. 中医病证：湿热夹瘀黄疸证。脘腹满痞，胁痛不移，身目发黄，小便黄赤而少，汗自出，舌质红或紫或暗、有瘀点，苔黄，脉涩或弦。

2. 西医疾病：急、慢性病毒性肝炎或伴有肝硬化、胆结石、急性胃炎、急性胰腺炎、胆囊炎、猩红热、支原体病、流行性出血热等临床表现符合湿热夹瘀黄疸证者。

【用药分析】方中大黄泻热燥湿、祛瘀退黄，硝石清热燥湿、散瘀止痛，黄柏清热燥湿退黄，栀子清热燥湿、泻火解毒。

【用方思路】

1. 大黄硝石汤既是辨治湿热夹瘀黄疸证的重要代表方，又是辨治诸多杂病如肝病、肾病、皮肤病等的重要基础方。

2. 方中栀子、黄柏既可清热，又可燥湿；大黄、硝石既可泻热，又可泻瘀。从方中用药用量及调配分析得知，大黄硝石汤的应用并不局限于湿热夹瘀证，还可用于辨治诸多杂病，如消化、泌尿、内分泌及代谢等系统疾病。

3. 运用大黄硝石汤辨治的病证（无论病变部位在肝胆或在肾）以湿热夹瘀为主，其治当清热燥湿泻瘀。

【随证合方】若夹阳虚，可与桂枝人参汤合方用之；若夹郁，可与四逆散合方用之；若夹瘀热，可与下瘀血汤合方用之。

【注意事项】运用大黄硝石汤既要辨清西医之病，又要辨清西医之病属于中医湿热夹瘀证。辨西医之病可进一步了解疾病的发展演变及转变规律，辨中医之证可更好地针对西医之病选用大黄硝石汤。

三画

【应用指征】 黄疸，腹满，小便不利而赤，自汗出，此为表和里实，当下之，宜大黄硝石汤。（第十五　19）

【方论】

元·赵以德，《金匮方论衍义》（1368年）： 邪热内结，成腹满，自汗。大黄、硝石，荡而去之。膀胱内热，致小便不利而赤。黄柏、栀子，凉以行之。此下黄胆重剂也。

热邪内结，成腹满、自汗，大黄、硝石，荡而去之；膀胱内热，致小便不利而赤，必黄柏、栀子凉以行之。此下黄疸重剂也。

清·喻嘉言，《尚论篇》（1648年）： 湿热郁蒸而发黄，其当从下夺，亦须仿治伤寒之法，里热者始可用之。重则用大黄硝石汤，荡涤其湿热，如大承气汤之例；稍轻则用栀子大黄汤，清解而兼下夺，如三黄汤之例；更轻则用茵陈蒿汤，清解为君，微加大黄为使，如栀豉汤中加大黄如博棋子大之例。是则汗法固不敢轻用，下法亦在所慎施，以瘅证多夹内伤，不得不回护之耳。大黄硝石汤：热邪内结而成腹满，与伤寒当急攻下之证无异，故以大黄、硝石二物，荡邪开结。然小便赤，则膀胱之气化亦热，又借柏皮、栀子寒下之力，以清解其热也。栀子大黄汤：此治酒热内结，昏惑懊侬之剂。然伤寒证中有云：阳明病无汗，小便不利，心中懊侬者，身必发黄。是则诸凡热甚于内者，皆足致此，非独酒也。

清·李彣，《金匮要略广注》（1682年）： 用栀子清上焦湿热，黄柏清下焦湿热，硝石则于苦寒泻热之中，而有燥烈发散之意，使药力无所不至，而湿热悉消散矣。

清·张志聪，《金匮要略集注》（1683年）： 热在下，则不利，热在上，则赤也。故用栀子以清上，黄柏以清下，大黄通肠胃，消石涤热邪，使在里气分之热，仍归阳明之肠胃而出。当知表解而邪在里者，毋论在气在经，皆可从乎下泄也。消石，感天地之气而生，性味苦寒，遇火发焰，主荡涤气分之热，非若大黄之主肠胃血分者也。黄柏者，柏木之根皮，柏木树高数丈，经冬不凋，性苦寒而色黄。夫木性上达，色黄走中，盖能清下焦之热，上行而复下泄者也。（眉批：性苦寒而凌冬不凋，得寒水之气者也，故能清下焦之热。）

清·魏荔彤，《金匮要略方论本义》（1720年）： 若夫黄疸病，腹满而小便不利而赤者，知湿热之邪内盛也，加以自汗出，则表无外邪之郁而疸自成，是表和而里实也。里实当下之，宜大黄硝石汤，为实热内盛者主治也。大黄、黄柏、栀子之苦寒，兼用不害，加以硝石引从小便得出，服法煮后去滓，内硝更煮者，所以化苦寒之烈性为柔顺，清热邪而不致伤胃阳也。内硝顿服，治湿热必尽除其根，防其复作增剧也。前言下之，不出方。此乃宜下者，所宜主之方也。

清·黄元御，《长沙药解》（1753年）： 治黄疸腹满，小便不利者，皆用之，以清乙木之郁蒸，泻膀胱之湿热也。栀子苦寒，清心火而除烦热，烦热既去，清气下行，则浊瘀自涌。若热在膀胱，则下清水道，而开淋沥。盖厥阴乙木，内孕君火，膀胱之热，缘乙木之遏陷，亦即君火之郁沦也。善医黄疸者，以此。

治黄疸腹满，自汗，小便不利而赤。以黄家湿淫经络，皮毛莫启，是以发黄。今汗孔外泄，水道里郁，表和里实，湿不在经络而在脏腑。法当用下，大黄、黄柏，泻其瘀热，硝石、栀子，清其湿热也。

清·黄元御，《金匮悬解》（1754年）： 黄疸腹满，小便不利而赤，自汗出，此为表和里实，缘汗孔外泄，水道里瘀，湿不在经络而在脏腑，法当下之。大黄硝石汤，大黄、硝石，泻阳明之湿热，栀子、黄柏，清君相之郁火也。

清·高学山，《高注金匮要略》（1872年）： 主本汤者，因实热在中焦，故以苦寒之大黄，咸寒之硝石，从承气攻下之例。且中热者，必上熏阳位，故加善走膻中之栀子以降之。又中热者，必下贯至阴，故加阴沁肝肾之黄柏以坚之。至咸以胜热，苦以燥湿，又其余蕴也。

清·莫枚士，《经方例释》（1884年）： 此栀子柏皮汤，合调胃承气汤去甘草也。栀、柏治黄，硝、黄治满。小便赤涩，为成黄之由，四味不治之治耳。

清·朱光被，《金匮要略正义》（1803年）： 此治黄疸之三焦实热者，腹满。小便不利而赤，里实明矣。自汗出，表气和矣。实热宜于急下。因用大黄、硝石合解中焦之实热，栀子清彻上焦之实热，黄柏苦泄下焦之实热。三焦分清，里气和而黄退矣。

清·陈元犀，《金匮方歌括》（1811年）：按：黄瘅病湿热交郁，不得外通。今自汗出者，外已通也，腹满小便不利而赤者，湿热仍实于里也。实者当下，故用大黄除满去实，硝石领热气下趋二便，又以黄柏除湿退黄，栀子散热解郁，湿热散，二便调，则里气亦和矣。

清·戈颂平，《金匮指归》（1885年）：大黄、黄柏、栀子，重苦寒气味，外坚金水表阴，固阳气阴液还于里；硝石微苦气大温，温舒土气，达阴液于表。右四味，象阴数偶阳转运四方也。以水六升，象阴数得阳变于六也。煮取二升，去滓，内硝，更煮取一升，象二阴偶阳阖于午开于子也。顿服，使在上阳气速固于里，在下阴液速荣于表也。

日本·丹波元坚，《金匮玉函要略述义》（1894年）：硝石矾石散，及此方，不用芒硝，而用硝石者，盖以芒硝润品，不宜湿热，故取于火硝之燥且利焉，繇是观之，则今之医，治阳明病，于承气汤中，换用硝石者，坐于不深研经旨矣。

近代·曹颖甫，《金匮发微》（1931年）：病气不涉太阳，故宜大黄硝石汤，以攻下为主。疸病多由胃热上熏，故用苦降之栀子（此味宜生用）；湿热阻塞肾膀，故加苦寒之黄柏。或云：栀子黄柏，染布皆作黄色，仲师用此，欲其以黄治黄。是说也，予未之信。

近代·赵桐，《金匮述义》（1940年）：栀子清上焦湿热，黄柏清下焦湿热，大黄硝石泻三焦实火，而尤能荡中土之结热也。

近代·彭子益，《圆运动的古中医学·金匮方解篇》（1947年）：治黄疸。腹满，小便短赤，自汗出者。自汗出为里气热，腹满尿赤为里气实。大黄、硝石、栀子、黄柏，下里实之湿热也。

现代·王渭川，《金匮心释》（1982年）：本节指出热盛里实型的黄疸病证治。仲景处方大黄硝石汤，以大黄除满去实，硝石、黄柏、栀子散热解邪。药虽峻猛，但对表里俱实的症状有一定的疗效。

现代·刘渡舟，《伤寒论十四讲》（1982年）：大黄硝石汤由大黄、黄柏、硝石、栀子四药所组成。不难看出，它是调胃承气汤的加减方。据尤在泾注："腹满小便不利而赤为里实，自汗出为表和。大黄、硝石亦下热去实之法，视栀子大黄及茵陈蒿汤较猛也。"余在临床治黄疸而大便闭、小便黄赤而短、腹胀满而汗出者，则不用茵陈蒿汤而用此方，一次顿服，每多有效。

现代·刘渡舟，苏宝刚，庞鹤，《金匮要略诠解》（1984年）：治宜大黄硝石汤，清泄实热。方中大黄、硝石攻下瘀热，通便泄热，栀子、黄柏清热燥湿，除湿退黄。诸药相配，清泄三焦实热，使湿热邪气从下泄去，故其病可愈。本证与大黄栀子汤证，同为邪热偏胜之证。但大黄硝石汤证是里热极盛，病情比大黄栀子汤证更为严重，所以方中苦寒泻泄之力为强。因此，大黄栀子汤证为邪热偏胜之轻证，而大黄硝石汤证是邪热偏胜之重证。

【方论评议】

综合历代各家对大黄硝石汤的论述，应从用药要点、方药配伍和用量比例三个方面进行研究，以此更好地研究经方配伍，用于指导临床应用。

诠释用药要点：方中大黄泻热燥湿、祛瘀退黄，硝石清热燥湿、散瘀止痛，黄柏清热燥湿退黄，栀子清热燥湿、泻火解毒。

剖析方药配伍：大黄与硝石，属于相使配伍，大黄助硝石清热散瘀，硝石助大黄泻热祛瘀；黄柏与栀子，属于相须配伍，增强清热泻火，燥湿解毒。

权衡用量比例：大黄与黄柏用量比例是1∶1，提示泻热燥湿与清热燥湿之间的用量调配关系，以治热结；大黄与硝石用量比例是1∶1，提示泻热与散瘀之间的用量调配关系，以治瘀热；黄柏与栀子用量比例是4∶5，以治湿热。

【药理作用】 本方具有保肝利胆、降血脂、降血压、解除肠胃道平滑肌痉挛、增强胃肠蠕动、增强机体免疫功能、调节内分泌、抗炎、抗菌、抗真菌、抗病毒、抗硬化、抗肿

三画

瘤、抗过敏等作用。

大黄䗪虫丸

【导读】①学用大黄䗪虫丸应重视大黄和䗪虫的用量调配关系、芍药和干地黄的用量调配关系、水蛭和虻虫的用量调配关系、大黄和芍药的用量调配关系。②大黄䗪虫丸虽是辨治肝瘀脉阻证的重要代表方，但在临床中对心脾瘀结证等也具有良好治疗作用。③学好用活大黄䗪虫丸的第一步是辨清大黄䗪虫丸由哪些基础方和药物组成：组成大黄䗪虫丸有 5 个基础方和 7 组药，基础方之一是大黄甘草汤，之二是抵当汤，之三是抵当丸，之四是下瘀血汤，之五是芍药甘草汤，7 组药中第 1 组是清泻药即大黄，第 2 组是清热燥湿药即黄芩，第 3 组是活血润燥药即桃仁、干漆，第 4 组是活血消癥药即水蛭、䗪虫、虻虫、蛴螬，第 5 组是补血药即干地黄、芍药，第 6 组是降泄润燥药即杏仁，第 7 组是益气药即甘草，从 5 个基础方和 7 组药用量深入学习研究即可用活大黄䗪虫丸。

【方歌】大黄䗪虫甘草芩，桃仁杏仁芍药地，漆蛴虻虫与水蛭，缓中补虚消癥积。

【方药】大黄蒸，十分（7.5 g） 黄芩二两（6 g） 甘草三两（9 g） 桃仁一升（24 g） 杏仁一升（24 g） 芍药四两（12 g） 干地黄十两（30 g） 干漆一两（3 g） 虻虫一升（24 g） 水蛭百枚（24 g） 蛴螬一升（24 g） 䗪虫半升（12 g）

【用法】上十二味，末之，炼蜜和丸，小豆大，酒饮服五丸，日三服。

【功用】活血化瘀，缓中补虚。

【适应证】

1. 中医病证：①肝瘀脉阻证。形体消瘦，腹满，或腹痛，不能饮食，肌肤甲错，两目黯黑，面色灰滞无华，舌质暗淡或有瘀点，脉涩或结。②瘀血夹血虚证。

2. 西医疾病：慢性肝炎、肝硬化、肝脾肿大，以及各种肿瘤等临床表现符合肝瘀脉阻证者。

【用药分析】方中大黄泻热祛瘀，桃仁、干漆、虻虫、水蛭、蛴螬、䗪虫，活血破血、逐瘀通络，芍药补血敛阴，干地黄清热凉血补血，黄芩清热燥湿，杏仁降泄浊逆，酒能活血通脉，蜂蜜、甘草益气和中。

【用方思路】

1. 大黄䗪虫丸既是辨治肝瘀脉阻证的重要代表方，又是辨治诸多杂病如肝病、心病、妇科、男科等的重要基础方。

2. 方中大黄、黄芩可清泻五脏六腑之热；桃仁、干漆、虻虫、水蛭、蛴螬、䗪虫可活五脏六腑之血；芍药、干地黄可补五脏六腑之血；杏仁通利五脏六腑；甘草可益诸脏腑之气。从方中用药用量及调配分析得知，大黄䗪虫丸的应用并不局限于肝瘀脉阻证，还可用于辨治诸多杂病，如消化、循环、精神神经、内分泌及代谢等系统疾病。

3. 运用大黄䗪虫丸辨治的病证（无论病变部位在肝胆、在心或在妇科）以肝瘀脉阻或夹虚为主，其治当活血补血泻瘀。

【随证合方】若夹气郁，可与四逆散合方用之；若夹阳虚，可与四逆汤合方用之；若病变证机痰热，可与小陷胸汤合方用之。

【注意事项】运用大黄䗪虫丸既要辨清西医之病，又要辨清西医之病属于中医瘀热虚证。辨西医之病可进一步了解疾病的发展演变及转变规律，辨中医之证可更好地针对西医之病选用大黄䗪虫丸。

【应用指征】五劳虚极羸瘦，腹满，不能饮食，食伤，忧伤，饮伤，房室伤，饥伤，劳伤，经络营卫气伤，内有干血，肌肤甲错，两目黯黑，缓中补虚，大黄䗪虫丸主之。（第六 18）

【方论】

明·吴昆，《医方考》（1584 年）：仲景云：五劳虚极羸瘦，腹满不能饮食，食伤，忧伤，饮伤，房室伤，饥伤，劳伤，经络营卫气伤，内有干血，肌肤甲错，两目暗黑。缓中补虚，大黄䗪虫丸主之。夫浊阴不降，则清阳不升者，天地之道也。小人不退，则君子不进者，家国之道也。故蒸热之久，内有干血，干血不去，则新血不生者，人身之道也。是方也，干漆、桃仁、虻虫、水蛭、蛴螬、䗪虫，去干血之品也。君以大黄，是听令于将军矣。佐以芍药、地黄，生新血也。佐以杏仁、甘草，致新气也。佐以黄芩，驱游热而坚肠胃也。仲景为百代医宗，良有识矣。今世人一遇五劳羸瘦，用滋阴而不愈，则坐以待毙。呜呼！术岂止于此耶？

腹胀有形块，按之而痛不移，口不恶食，小便自利，大便黄色，面黄肌错者，血证谛也，此丸与之。腹胀有形块，按之而痛移者，气与火也，今痛不移，则属有形矣。然食与血皆有形，食而腹胀则恶食，今不恶食，则知其为血矣。小便自利者，血病而气不病也。大便黑色者，病属于阴也。面黄肌错者，血病则不能荣养其容，濡泽其肤，故令萎黄甲错耳。大黄，攻下之品也，引以干漆、虻虫、蛴螬、水蛭、䗪虫、桃仁之辈，则入血而攻血；芍药、地黄，生新血于去瘀之际；杏仁、甘草，致新气于逐败之余。而黄芩之苦，又所以厚肠坚胃，而不为攻下所伤耳。

清·喻嘉言,《医门法律》(1658年)：本文云：五劳虚极，羸瘦，腹满不能饮食，七伤，即食伤、忧伤、房室伤、饥伤、劳伤、经络荣卫气伤，内有干血，肌肤甲错，两目黯黑，缓中补虚，大黄䗪虫丸主之。按：七伤，《金匮》明谓食伤、忧伤、饮食伤、房室伤、饥伤、劳伤、经络荣卫气伤及房劳伤，但居其一，后人不知何见，谓七伤者阴寒、阴痿、里急精速、精少阴下湿、精滑小便苦数、临事不举，似乎颛主肾伤为言，岂有五劳分主五脏，而七伤独主一脏之理。虽人生恣逞伤肾者恒多，要不可为一定之名也。所以虚劳证凡本之内伤者，有此七者之分。故虚劳发热，未有不由瘀血者，而瘀血若无内伤，则荣卫营运，不失其次，瘀从何起？是必饮食起居，过时失节，荣卫凝泣，先成内伤，然后随其气所阻塞之处，血为瘀积，瘀积之久，牢不可拔，新生之血，不得周灌，与日俱积，其人尚有生理乎？仲景施活人手眼，以润剂润其血之干，以蠕动啖血之物行死血，名之曰缓中补虚，岂非以行血去瘀，为安中补虚上着耶？然此特世俗所称干血劳之良治也。血结在内，手足脉相失者宜之，兼入琼玉膏润补之药同用尤妙。昌细参其证，肌肤甲错，面目黯黑，及羸瘦不能饮食，全是荣血瘀积胃中，而发见于肌肤面目，所以五脏失中土之灌溉而虚极也。此与五神藏之本病不同，故可用其方，而导去其胃中之血，以内谷而通流荣卫耳。许州陈大夫传仲景百劳丸方云：治一切痨瘵积滞，不经药坏证者，宜服。与世俗所称干血劳亦何以异，大夫其长于谋国者欤。方用当归、乳香、没药各一钱，虻虫十四个，人参二钱、大黄四钱、水蛭十四个、桃仁十四个，浸去皮尖，上为细末，炼蜜为丸，桐子大。都作一服，可百丸，五更用百劳水下，取恶物为度，服白粥十日，百劳水即仲景甘澜水，以杓扬百遍者也。

清·李彣,《金匮要略广注》(1682年)：《经》云：留者攻之，燥者濡之。苦走血，咸胜血，干漆、虻虫、水蛭、蛴螬、䗪虫之苦咸以攻干血；甘缓结，苦泄热，桃仁、大黄、黄芩之苦甘以下结热；血干则气滞而荣竭，故用杏仁利气，地黄润燥，芍药和荣。又恐药力猛峻，甘草缓之，恐干血坚凝，酒饮行之也。

清·张志聪,《金匮要略集注》(1683年)：和缓其中，则荣卫自生，补其虚弱，则羸瘦自复，故宜大黄䗪虫丸，行其干血。推陈则新血自生，血生，则荣卫气复。用大黄、桃仁、干漆、虻虫、水蛭、蛴螬、䗪虫，以破瘀；地黄、芍药，以润其干燥；甘草缓中；芩、杏利肺。盖肺者，主行荣卫阴阳。肺气利，则干血去而荣卫行，荣卫行，则肌肉充而虚劳补矣。

清·周扬俊,《金匮玉函经二注》(1687年)：方用当归、乳香、没药各一钱，虻虫十四个，人参二钱，水蛭十四个，桃仁十四个，浸去皮尖为细末，炼蜜丸如桐子大，都作一服可百丸，五更用百劳水下，取恶物为度，服白粥十日，百劳水即甘澜水，以杓扬百遍者也。

清·顾松园,《顾松园医镜》(1718年)：大黄酒蒸，䗪虫各三两。干漆炒至烟尽、虻虫去足翅炒、蛴螬炙、水蛭炒至枯黄，各五钱。上四味太峻，去之。或止用干漆二两。桃仁皆破血行瘀之品，君以大黄，是听令于将军矣。去皮尖，炒，三两。黄芩以清热血，久必生热也，酒炒一两。杏仁利气，以气滞则不行也，去皮尖三两。生地四两。芍药收养阴血，酒炒，三两。甘草调和诸药，一两。此方破血行瘀，乃世俗所称干血劳之良方也。内有干血，瘀积之久，牢不可破，新生之血，不可周灌，与日俱积，决无生理。仲景施活人手眼，以润药润其血之干，以蠕动啖血之物，行其死血，峻药缓图，陆续渐除，俾瘀积去而虚劳庶几可复，真死里求生之方也。嘉言云：有劳之极，血痹不行，日就干枯，皮鲜滑泽，面无荣润，于是气之所过，血不为动，徒蒸血为热，或日晡，或子午，始必干热，候蒸气散，微汗而热解，日复一日，热蒸不已，阴尽血枯，不死何待。甚有热久则蒸其所瘀之血，化而为虫，遂成传尸劳症。又云：尝观童子脏腑脆嫩，才有寒热积滞，易于结癖成疳，待其血痹不行，气蒸发热，即不可为。女子血干经闭，发热不止，痨瘵之候更多，待其势成，纵有良法，治之无及。倘能服膺仲景机先之哲，于男子、女子瘵病，将成未成之际，胃气尚可胜药，宜急导其血，同人参以行之，如琼玉膏中加桃仁泥、大黄末之属，或用此丸，以琼玉膏润补之药送之，行瘀退热，全生保命，所关甚大，第牵常者，弗能用耳。愚按此方，乃攻击之剂，因干血而设，非虚劳常用之方，若见之不真而误投，多速之毙矣。

清·魏荔彤,《金匮要略方论本义》(1720年)：而仲景以大黄䗪虫丸主之，于滋阴则有，于补虚似无当，然又有说焉。方中黄芩、芍药、地黄、甘草，阴可滋也；大黄、桃仁、杏仁、干漆，皆破血之品，而润燥在其中矣；四虫之用，大同于疟病中治疟母之鳖甲煎内用五虫破积行血，此物此志也。虚劳而不补虚，乃破血而云补虚者，此证为虚劳之大热无寒，阴大亏而阳太盛也，故不补气补阳而但滋阴，又必破旧经枯干之败血，而生新为养育之嫩血，血生而虚即补矣。盖其虚原在血亡，而不在精失气脱，故生血滋阴，即可以谓之补虚矣。

清·尤在泾,《金匮要略心典》(1729年)：虚劳症有挟外邪者，如上所谓风气百疾是也，有挟瘀郁者，则此所谓五劳诸伤，内有干血者是也。夫风气不去，则足以贼正气而生长不荣；干血不去，则足以留新血而渗灌不周，故去之不可不早也。此方润以濡其干，虫以动其瘀，通以去其闭，而仍以地黄、芍药、甘草和养其虚。攻血而不专主于血，一如薯蓣丸之去风而不着意于风也。

清·王子接,《绛雪园古方选注》(1732年)：《金匮》血痹虚劳脉证九条，首条是汗出而风吹之，血凝于肤而为痹，然痹未至于干血。后六条是诸虚不足而成劳，然劳亦不至于虚极，故治法皆以补虚、和营卫、去风气为方。若五劳虚极，痹而内成干血者，悉皆由伤而血瘀，由瘀而为干血也。假如阴之五官，伤在五味，饮食自备，则食伤于脾。西方生燥，在脏为肺，在志为忧，忧患不止，则营涩卫除，故忧伤于肺。以酒为浆，以妄为常，女子脱血，醉入房中，则饮伤于肝。嗜欲无穷，精气弛坏，则房劳伤于肾。谷气不盈，上焦不行，下脘不通，胃热阴亏，则饥伤于胃。尊荣人有所劳倦，喘息汗出，其伤在营，若负重努力，人亦伤于营，营气属心，故劳伤于心。诸伤而胃亦居其一者，以五脏皆禀气于胃，为四时之病变，死生之要会，胃热液涸，则五脏绝阴气之源，而络痹血干愈速，故饥伤亦列于脏伤之间。其第七句，是总结诸伤皆伤其经络营卫之气也。细绎本文云：腹满不能食，肌肤甲错，面目黯黑，明是不能内谷以通流营卫，则营卫凝泣，瘀积之血牢不可破，即有新生之血，亦不得畅茂条达，惟有日渐羸瘦而成内伤干血劳，其有不死者几希矣。仲景乃出佛心仙手，治以大黄䗪虫丸。君以大黄，从胃络中宣瘀润燥，佐以黄芩清肺卫，杏仁润心营，桃仁补肝虚，生地滋肾燥，干漆性急飞窜，破脾胃关节之瘀，蛴螬去两胁下之坚血，䗪虫破坚通络行伤，却有神功，故方名标而出之，芍药、甘草扶脾胃，解药毒。缓中补虚者，缓，舒也、绰也，指方中宽舒润血之品而言也。故喻嘉言曰：可用琼玉膏补之，勿以芪、术补中，失却宽舒胃气之义。

清·黄元御,《长沙药解》(1753年)：羸瘦腹满，内有干血，肌肤甲错，两目黯黑。以中气劳伤，己土湿陷，风木抑遏，贼伤脾气。脾气堙郁，不能腐热水谷，化生肌肉，故羸瘦而腹满。肝藏血而窍于目，肝气抑遏，营血凝涩，无以荣华皮腠，故肌肤甲错而两目黯黑。甘草培土而缓中；杏仁行滞而泻满；桃仁、干漆、虻虫、水蛭、蛴螬、䗪虫，破郁而消癥；芍药、地黄，清风木而滋营血；黄芩、大黄，泻相火而下结块也。

清·黄元御,《金匮悬解》(1754 年)： 五劳，五脏之劳病也。《素问·宣明五气》：久视伤血，久卧伤气，久坐伤肉，久立伤骨，久行伤筋，是谓五劳所伤。心主血，肺主气，脾主肉，肾主骨，肝主筋，五劳不同，其病各异，而总以脾胃为主，以其为四维之中气也。故五劳之病，至于虚极，必羸瘦腹满，不能饮食，缘其中气之败也。五劳之外，又有七伤，饱食而伤，忧郁而伤，过饮而伤，房室而伤，饥馁而伤，劳苦而伤，经络营卫气伤。其伤则在气，而病则在血，血随气行，气滞则血瘀也。血所以润身而华色，血瘀而干，则肌肤甲错而不润，两目黯黑而不华。肝窍于目。《灵枢》：肝病者眦青(《五阅五使篇》)，正此义也。血枯木燥，筋脉短缩，故中急而不缓。大黄䗪虫丸，甘草培土而缓中，杏仁利气而泻满，桃仁、干漆、虻虫、水蛭、蛴螬、䗪虫破瘀而消癥，芍药、地黄清风木而滋营血，黄芩、大黄泻相火而下结块也。凡五劳七伤，不离肝木，肝木之病，必缘土虚。以中气劳伤，己土湿陷，风木郁遏，生气不达，于是贼脾位而犯中原。脾败不能化水谷而生肌肉，故羸瘦而腹满。肝藏血而窍于目，木陷血瘀，皮肤失荣，故肌错而目黑。大黄䗪虫丸，养中而滋木，行血而清风，劳伤必需之法也。

清·朱光被,《金匮要略正义》(1803 年)： 凡劳必因虚，五劳虚极之候，势必至形肉脱而羸瘦，脾胃伤而不能饮食。然究其受病之初，必因饮食饥饱伤其中，忧思郁虑伤其上，劳力房室伤其下。三焦皆经络营卫之所主，其气一伤，血即涩而不流，止于内而为干血。肌肤赖血以润泽者也，血干则甲错矣。两目藉血以洞视者也，血干则黯黑矣。由是血愈干，则中益枯燥而急，中燥急则虚必益至于极，是欲缓中补虚，莫若先攻干血矣。故用四虫合大黄、桃仁、生地、干漆，群队攻瘀之药，而止用芍药、甘草以和之。反得云补者，谓瘀去则血行，血行则中气不至燥急而缓，诸虚渐次可复也，故曰补也。

清·陈修园,《金匮方歌括》(1803 年)： 细绎本文云：腹满不能食，肌肤甲错，面目黯黑，明是不能内谷以通流营卫，则营卫凝注，瘀积之血，牢不可破，即有新生之血，亦不得畅茂条达，惟有日渐羸瘦，而成内伤干血劳，其有不死者几希矣。仲景乃出佛心仙手，治以大黄䗪虫丸。君以大黄，从胃络中宣瘀润燥；佐以黄芩清肺卫；杏仁润心营；桃仁补肝虚；生地滋肾燥；干漆性急飞窜；破脾胃关节之瘀血；虻虫性升，入阳分破血；水蛭性下，入阴分逐瘀；蛴螬去两胁下之坚血；䗪虫破坚通络行阳，却有神功，故方名标而出之；芍药、甘草扶脾胃，解药毒，缓中补虚者，缓舒也，绰也，指方中宽舒润血之品而言也。故喻嘉言曰：可用琼玉膏补之，勿以芪、术补中，失却宽舒胃气之义。

清·邹澍,《本经疏证》(1832 年)： 刘潜江云：仲景治蓄血用水蛭、虻虫；治干血则复加䗪虫、蛴螬，为其能化血导血，助水蛭、虻虫以成功，而不济其悍，以致决裂，为干血因于虚劳故也。试观鳖甲煎丸，止用䗪虫、蜣螂，而置虻虫、水蛭，则可知破血之功，不在䗪虫、蛴螬矣。产后瘀血腹痛仍用抵当汤，内之大黄、桃仁，却以䗪虫代虻虫、水蛭，其义亦可思矣。

后人以虻虫、水蛭仲景每兼用之，遂以谓攻坚破瘀，莫过二味，试问攻坚破瘀者甚多，独抵当汤、抵当丸、大黄䗪虫丸，何以用此二味，又何以并联用此二味。至桃核承气汤、鳖甲煎丸、下瘀血汤，亦未尝不欲其攻坚破瘀，又何以二味俱不用，成氏所见进乎是矣，云咸胜血，血蓄于下，胜血者必以咸为主，故以水蛭为君；苦走血，血结不行，破血者必以苦为助，故以虻虫为臣。此二味联用之故也，而未及所以用此之故。张隐庵、张令韶之见更进乎是矣，云虻虫、水蛭一飞一潜，皆吮血之虫也。在上之热随经而入，飞者抵之；在下之血为热所瘀，潜者当之。此二味所以并用之故也，而未及所以不用此之故。夫虻虫固治血积、坚痞、癥瘕、寒热，似与疟久不愈相当矣，而不用者，则以鳖甲煎丸之瘕结于胁下，今抵当汤、抵当丸、大黄䗪虫丸曰少腹硬满，曰少腹硬，曰腹满，则可见虻虫之所主在腹与少腹，不在胁下也，然则腹中有瘀血著脐下，宜用虻虫之至矣。乃下瘀血汤方后注云：当新血下如豚肝。是其瘀尚新，则虻虫止治腹中、脐下已凝之瘀，不能治新瘀矣。水蛭者《本经》固言其能利水道，抵当汤丸证水道本利，故假此使血随水下。桃仁承气汤证不言小便自利，并不言腹满，是非特水蛭不得用，虻虫亦不得用矣。合而推之，虻虫之性飞扬，故治血结于下而病在上者；水蛭之性下趋，故治血结于上，欲下达而不能。其逐瘀破积两者相同，而一为搜剔之剂，一为滑利之品，惟其滑利，故能堕胎，惟其搜剔，故治喉痹结塞耳。或问《伤寒》《金匮》两书，何以独大黄䗪虫丸一方桃仁、杏仁并用？曰夫仁生气之钟于极内者也。核其骨也，果其肉也。温分肉，泽筋骨，断藉仁中之生气，至理所在，毋可易也。然其气之出于外面温泽分肉筋骨，必先刚而后柔，乃桃则肉白而骨赤，杏则肉黄赤而骨白，于此可见桃仁入血分而通气，杏仁入气分而通血脉矣。干血之为物，非气血并坚癖不能成，若气煦血濡，有一件足自立，必不致血之干，且阻气之行，而至虚极羸瘦，腹满不能食矣。大黄䗪虫丸泽血通血搜血消血，既皆有其物，非桃仁之入阻血中行气，杏仁之入阻气中行血，又何以使两者成和，而化干物为润物，起死物为生物耶！

清·高学山,《伤寒尚论辨似》(1872年)：主本汤者，诸症由于血虚，补血固为要着。然干血不去，则生气尝以恶鬼而消阻，是逐瘀更于补血为先着矣。故以性喜吸血之虻虫、水蛭为主者，取其直入血分也。漆为木液，其象犹血，干则具干血之状，以之为使，又令其引入干血之所也。然后以行瘀之桃仁破而动之，以利气之杏仁疏而泄之，总交于缓攻慢取之熟大黄，徐徐击散，而收平贼之功矣。地黄色黑而滋肝肾，蛴螬浆多而补津液，䗪虫活血而续损伤。以养肝之芍药，养脾之甘草为之使，盖又以肝、脾二脏，操藏血、行血之大权故也。但血之所以内干者，原因阳火独长之所致，苟非带用凉血之品，诚恐干血既去，而新血不虞其复干乎。故又于诸血药中，加黄芩一味，则攻击者为救燹之兵，而润泽者为清和之露矣。蜜丸加润，酒饮善行，五丸三服，劳伤羸瘦者，攻补俱不能骤胜也。

清·唐宗海,《血证论》(1884年)：蜜丸，酒服。治干血痨。旧血不去，则新血断不能生。干血痨，人皆知其极虚，而不知其补虚正是助病，非治病也。必去其干血，而后新血得生，乃望回春。干血与寻常瘀血不同，瘀血尚可以气行之，干血与气相隔，故用啮血诸虫以蚀之。

清·莫枚士,《经方例释》(1884年)：此抵当丸之加法也。近徐灵胎说：血干则结而不散，非草木所能下，必用食血之虫以化之，此方专治瘀血之症。瘀不去，则正气永无复理，故去瘀即所以补虚也。泉谓：此治近世所谓干血劳最宜。大黄最轻，不应专方名。《纲目·四十一》蛴螬发明下颂云：张仲景治杂病，大黄䗪虫丸方中用之，取其去胁下坚满也。据此知此方本名大黄䗪虫丸，俗本衍黄字耳。

清·戈颂平,《金匮指归》(1885年)：大黄，色黄臭香，得土之正气正色，合芍药、桃仁，散其血结，使木达土疏；虻虫、水蛭，二虫蠕动，运阴络中血滞；干漆辛温，能破阴络中血坚；蛴螬、䗪虫，生阴湿中，得阳气而生化，能接续络中阴血；黄芩苦寒，干地黄甘寒，固阳气内于中土，以生其阴；杏仁，甘温柔润，滑利关节中气滞；火炎于上，土味不足于下，以甘草极甘培之。右十二味，象地支十二数，末之，炼蜜和丸，如小豆大，酒服五丸，日三服。五，土数也；三，阳数也。诸药藉酒力，运中土阴血，营内荣外，以固其阳也。

日本·丹波元坚,《金匮玉函要略述义》(1894年)：蛴螬，味咸微温，主恶血、血瘀、痹气，破折血在胁下坚满痛，月闭。《图经》云：张仲景治杂病方，大黄䗪虫丸中用蛴螬。以其主胁下坚满也。

清·王旭高,《退思集类方歌注》(1897年)：䗪虫破坚通络行伤，大有功效，故方名表之。大黄从胃络宣瘀润燥，地黄滋肾燥，黄芩清肺卫，杏仁润心营，桃仁补肝虚，芍药扶脾补虚，甘草缓中解毒，干漆破脾胃关节之瘀血，虻虫性升入阳络破血，水蛭性潜入阴络逐瘀，蛴螬去胁下坚血。

近代·黄竹斋,《金匮要略方论集注》(1925年)：十四难云，一损损于皮毛，皮聚而毛落。二损损于血脉，血脉虚少不能荣于五脏六腑。三损损于肌肉，肌肉消瘦，饮食不能为肌皮。四损损于筋，筋缓不能自收持。五损损于骨，骨痿不能起于床，从上下者，骨痿不能起于床者死。从下上者，皮聚而毛落者死。治损之法，损其肺者，益其气。损其心者，调其荣卫。损其脾者，调其饮食，适其寒温。损其肝者，缓其中。损其肾者，益其精。越人此章可谓发内经之所未发。而仲景此篇方治，黄芪建中汤益气之剂也，小建中汤调荣卫之剂也，大黄䗪虫丸缓中之剂也，肾气丸益精之剂也，薯蓣丸健脾之剂，而调饮食之意寓焉。

近代·曹颖甫,《金匮发微》(1931年)：立方之意，则曰“缓中补虚”。夫桃仁、芍药、干漆，所以破干血（芍药破血，人多不信，试问外科用京赤芍何意），加以虻虫、水蛭、蛴螬、䗪虫诸物之攻瘀（䗪虫俗名地鳖虫，多生灶下垃圾中，伤药中用之以攻瘀血，今药肆所用硬壳黑虫非是）。有实也，大黄以泻之；有热也，杏仁、黄芩以清之。其中惟甘草缓中，干地黄滋养营血。统计全方，似攻邪者多而补正者少。仲师乃曰“缓中补虚”，是有说焉，譬之强寇在境，不痛加剿除，则人民无安居之日，设漫为招抚，适足以养痈遗患。是攻瘀即所以缓中，缓中即所以补虚也。今有患阳明实热者，用大承气汤不死，用滋阴清热之药者，终不免于死。则本方作用，可以此例而得之矣。

近代·赵桐,《金匮述义》(1940年)：蛭潜咸软苦破，迟缓善入。虻飞苦泄金开，狠咬猛吸。䗪虫寒咸软坚，断身能续。蛴螬咸温逐瘀，翻身背爬。此四虫者，入阳入阴，或缓或急，破血之尤者。漆汁，树之血而破血。桃花，血之色而逐瘀。杏仁润血之燥，黄芩清血之火。大黄纹赤，苦寒泻下，同血药则破血，同黄芩去火。生地、芍药、甘草，攻中之抚慰也。尤怡曰：虚劳而挟外邪者。风气百病是也。有挟瘀郁者，内有干血是也。风气不去则贼正气而生长不荣，干血不破者则留新血而渗灌不周，故去之不可不早也。故润以濡其干，虫以动其瘀，通以去其闭，而仍以地芍甘草补其虚。攻血不专主血，如薯蓣丸之去风而不专主于风也。

近代·彭子益,《圆运动的古中医学·金匮方解篇》(1947年)：治虚劳羸瘦，腹满不能饮食，肌肤甲错，两目黯黑，内有干血者。此方乃磨化干血之法，不可急治。

现代·王渭川,《金匮心释》(1982年)：本节指出因瘀血引起虚劳的证治。五劳，指因虚劳期久而亏损五脏之真气。仲景处方大黄䗪虫丸，以大黄、虻虫、水蛭、蛴螬、䗪虫等虫类药物及干漆、桃仁等行血祛瘀，用甘草、芍药、地黄以补虚，黄芩清热，杏仁利气。本方是古代名方，用于瘀血停积，元气未伤者，有很好的效果。

现代·刘渡舟，苏宝刚，庞鹤,《金匮要略诠解》(1984年)：大黄䗪虫丸，以大黄、桃仁润血泻瘀；干漆急窜、破瘀逐痹；虻虫、水蛭、蛴螬、䗪虫等生物药，实有虫蚁透剔、活血通络之功；芍药、地黄补益肝肾之阴，而有增血行瘀之义；黄芩、杏仁清肺热，利肺气，热去则血不枯，气调则血不停，甘草健脾，调和诸药，以缓中急。

现代·王付,《经方学用解读》(2004年)：肝血瘀脉阻证的基本病理病证是瘀血内阻而不得滋荣，新血为瘀血所阻而不得生，气机壅滞不畅。因此，治疗肝血瘀脉阻证，用方配伍原则与方法应重视以下几个方面。

针对证机选用破血逐瘀药：肝主藏血。血行不畅而为瘀，瘀血阻结于肝，则经气经脉瘀阻滞涩而不通，证以肌肤甲错，面目黯黑，其治当活血化瘀。如方中桃仁、干漆、虻虫、水蛭、蛴螬、䗪虫。

合理配伍补益阴血药：瘀血阻结在肝，阻滞于经气经脉，则新血既不得归经，又不得内生，则经脉经气因之而枯荣，证见形体消瘦，其治当补益肝血。如方中干地黄、芍药。

妥善配伍益气降泄药：肝主疏泄气机而恶抑郁，瘀血在肝，气不得从血而化生而虚弱，气虚则不得帅血于经脉之中，其治当益气，以使气能帅血于经气经脉。又因降泄气机药，有利于浊气得以下行，所以配伍降浊药也至关重要。如方中杏仁、甘草。

适当配伍泻下药：瘀血阻结于内，其治既要选用破血逐瘀药，又要配伍泻下药，只有以法配伍泻下药，才能使瘀血从下而去。如方中大黄。

随证加减用药：若气郁者，加枳实、柴胡，以疏肝解郁；若血虚明显者，加当归、阿胶，以补血养血；若痰饮者，加贝母、半夏，以燥湿化痰等。

【方论评议】

综合历代各家对大黄䗪虫丸的论述，应从用药要点、方药配伍和用量比例三个方面进行研究，以此更好地研究经方配伍，用于指导临床应用。

诠释用药要点：方中大黄泻热祛瘀，桃仁、干漆、虻虫、水蛭、蛴螬、䗪虫活血破血、逐瘀通络，芍药补血敛阴，干地黄清热凉血补血，黄芩清热燥湿，杏仁降泄浊逆，酒能活血通脉，蜂蜜、甘草益气和中。

剖析方药配伍：大黄与䗪虫，属于相使配伍，泻热逐瘀通络；大黄与黄芩，属于相使配伍，大黄助黄芩清热，黄芩助大黄泻热；芍药与干地黄，属于相须配伍，敛阴补血；大黄与芍药、干地黄，属于相反相畏配伍，芍药、干地黄补血制约大黄泻下伤阴，大黄泻瘀制约芍药、干地黄滋补浊腻；水蛭与虻虫，属于相须配伍，增强逐瘀破瘀；大黄与桃仁、干漆、虻虫、水蛭、蛴螬、䗪虫，属于相使配伍，增强泻热破血，逐瘀通络；酒与桃仁、干漆、虻虫、水蛭、蛴螬、䗪虫，属于相使配伍，酒助活血破瘀药通利血脉；芍药、干地黄与桃仁、干漆、虻虫、水蛭、蛴螬、䗪虫，属于相反相畏配伍，补泻同用，若病变证机夹有阴血亏虚，芍药、干地黄即滋补阴血；若无夹阴血亏虚，芍药、干地黄即制约破血逐瘀药伤血；杏仁与大黄，属于相使配伍，降泄瘀热；蜂蜜、甘草与芍药、干地黄，属于相使配伍，益气生血，补血化气，气血互化；蜂蜜、甘草与大黄，属于相反相畏配伍，相反者，补泻同用，相畏者，蜂蜜、甘草益气制约大黄泻下伤正；酒与桃仁、干漆、虻虫、水蛭、蛴螬、䗪虫，属于相使配伍，酒助活血破瘀药通行脉络；蜂蜜、甘草与桃仁、干漆、虻虫、水蛭、蛴螬、䗪虫，属于相反相畏配伍，蜂蜜、甘草益气缓急，制约破血药伤正。

权衡用量比例：大黄与䗪虫用量比例是 7.5 ∶ 12，提示泻热与通络之间的用量调配关系，以治瘀热；大黄与黄芩用量比例是 7.5 ∶ 6，提示泻热与清热之间的用量调配关系，以治积热；芍药与干地黄用量比例是 2 ∶ 5，提示敛阴与凉血之间的用量调配关系，以治血虚；大黄与芍药、干地黄用量比例是 7.5 ∶ 12 ∶ 30，提示泻热与敛阴凉血之间的用量调配关系，以治虚实夹杂；水蛭与虻虫用量比例是 10 ∶ 1，提示破血逐瘀与破血通络之间的用量调配关系，以治瘀血；大黄与桃仁、干漆、虻虫、水蛭、蛴螬、䗪虫用量比例是 2.5 ∶ 8 ∶ 1 ∶ 8 ∶ 80 ∶ 8 ∶ 4，提示泻热与破血之间的用量调配关系；芍药、干地黄与桃仁、干漆、虻虫、水蛭、蛴螬、䗪虫用量比例是 4 ∶ 10 ∶ 8 ∶ 1 ∶ 8 ∶ 80 ∶ 8 ∶ 4，提示补血与破血之间的用量调配关系；杏仁与大黄用量比例是 8 ∶ 2.5，提示降泄与泻热之间的用量调配关系，以治瘀浊。

【药理作用】 本方具有保肝利胆、降酶、抗胃肠粘连、改善微循环、抗血栓形成、降血脂、抗动脉硬化、抗休克、抑制血小板聚集、对心肌呈双向调节、增强机体免疫功能、抑制胃肠平滑肌痉挛、调节心律、调节胃肠平滑肌蠕动、保护胃肠黏膜、抗溃疡、调节中枢神经、调节内分泌、调节代谢、抗突变、抗肿瘤、抗过敏等作用。

小儿疳虫蚀齿方

【导读】 ①小儿疳虫蚀齿方在临床中单用比较少，最好合方应用。②小儿疳虫蚀齿方虽是辨治湿热证的重要代表方，但在临床中对郁热证等也具有良好治疗作用。③学好用活小儿疳虫蚀齿方的第一步是辨清小儿疳虫蚀齿方由哪些药物组成：组成小儿疳虫蚀齿方有2组药，第1组是温化解毒药即雄黄，第2组是降泄药即葶苈子，从2组药用量深入学习研究即可用活小儿疳虫蚀齿方。

【方歌】 小儿疳虫蚀齿方，猪脂槐枝苈雄黄，辨治疳虫诸般证，解毒透毒功效宏。

【方药】 雄黄　葶苈

【用法】 上二味，末之，取腊日猪脂熔，以槐枝绵裹头四五枚，点药烙之。

【功用】 消肿活血，杀虫生肌。

【适应证】

1. 中医病证：疳热生虫证。牙齿虫蚀，牙齿黄或黑，牙龈糜烂或肿或痛。

2. 西医疾病：牙龈糜烂、牙周炎、口腔溃疡、牙齿黑或黄、过敏性皮炎、支气管炎、前列腺炎等临床表现符合郁热证者。

【用药分析】 方中雄黄杀虫解毒，葶苈子清热解毒散结，猪脂凉血润燥，槐枝凉血散邪。

【用方思路】

1. 小儿疳虫蚀齿方既是辨治疳湿生虫证的重要代表方，又是辨治诸多杂病如口腔病、咽喉病、皮肤病等的重要基础方。

2. 方中雄黄既可驱杀诸虫，又可化解诸毒；葶苈子、槐枝清热凉血解毒；猪脂润燥。从方中用药用量及调配分析得知，小儿疳虫蚀齿方的应用并不局限于疳热郁结证，还可用于辨治诸多杂病，如生殖、呼吸、循环、消化、内分泌及代谢等系统疾病。

3. 运用小儿疳虫蚀齿方辨治的病证（无论病变部位在口腔或在咽喉）以疳热郁结为主，其治当清热温化解毒。

【随证合方】 若夹郁热，可与栀子豉汤合方用之；若夹虚热，可与麦门冬汤合方用之；若夹血热，可与百合地黄汤合方用之。应用时还必须结合病变主次酌情调整方药用量。

【注意事项】 运用小儿疳虫蚀齿方既要辨清西医之病，又要辨清西医之病属于中医疳热郁结证。辨西医之病可进一步了解疾病的发展演变及转变规律，辨中医之证可更好地针对西医之病选用小儿疳虫蚀齿方。

【方论】

元·赵以德，《金匮方论衍义》（1368年）： 由是用雄黄治风杀虫，发其郁伏之热；葶苈散结下壅；猪脂亦杀虫，润开皮腠；槐枝以通阳明之气。虽疑非仲景方，然亦是良方也。

清·李彣，《金匮要略广注》（1682年）： 雄黄辛以散之，葶苈苦以泄之，皆能杀虫败毒，猪脂取其润泽，槐乃虚星之精，槐枝亦能杀虫。

清·魏荔彤，《金匮要略方论本义》（1720年）： 附小儿疳虫蚀齿一方，不知何意？载于篇末，或有儿病之书，阙略不全，紲一漏百者乎？

清·陈元犀，《金匮方歌括》（1811年）： 按：本方用雄黄、葶苈、猪脂、槐枝，主通气行血之品，点药烙之，如打摩之法，去积聚，调气血，点之亦即熏之之法也。后人有神照法，从《内经》马膏、桑钩方及此方套出。

【方论评议】

综合历代各家对小儿疳虫蚀齿方的论述，应从用药要点、方药配伍和用量比例三个方面进行研究，以此更好地研究经方配伍，用于指导临床应用。

诠释用药要点：方中雄黄杀虫解毒，葶苈子解毒散结，猪脂凉血润燥，槐枝凉血散邪。

剖析方药配伍：葶苈子与雄黄，属于相使配伍，泻热燥湿解毒；猪脂与槐枝，属于相使配伍，凉血润燥解毒；雄黄与猪脂，属于相反相畏配伍，猪脂润燥制约雄黄温燥之性，并减弱雄黄毒性。

权衡用量比例：葶苈子与雄黄用量为相等，提示清热与温化之间的用量调配关系，以治郁毒。

【药理作用】 本方具有抗菌、抗真菌、抗炎、抗病毒、抗过敏、抗氧化等作用。

小半夏加茯苓汤

【导读】 ①学用小半夏加茯苓汤应重视半夏和生姜的用量调配关系、生姜和茯苓的用量调配关系。②小半夏加茯苓汤虽是辨治脾胃寒饮气逆重证的重要代表方，但在临床中对心肺寒饮气逆重证等也具有良好治疗作用。③学好用活小半夏加茯苓汤的第一步是辨清小半夏加茯苓汤由哪些药物组成：组成小半夏汤有 1 个基础方和 3 组药，基础方是小半夏汤，3 组药中第 1 组是降逆药即半夏，第 2 组是行散药即生姜，3 组益气利湿药即茯苓，从 1 个基础方和 3 组药用量深入学习研究即可用活小半夏加茯苓汤。

【方歌】 小半夏姜茯苓汤，辨治支饮心下痞，呕吐目眩与心悸，温胃化饮善降逆。

【方药】 半夏一升（24 g） 生姜半斤（24 g） 茯苓三两（9 g）

【用法】 上三味，以水七升，煮取一升五合。分温再服。

【功用】 温胃化饮，利水散水。

【适应证】

1. 中医病证：脾胃寒饮水气证。呕吐频繁，或吐后即渴，或渴欲饮水又吐，心下痞满有水声，头昏目眩，心悸，或胃脘悸动，苔滑，脉沉。

2. 西医疾病：急、慢性胃炎，胃手术后排空障碍，幽门不完全性梗阻，幽门水肿，慢性支气管炎，慢性肝炎，慢性胆囊炎，病毒性心肌炎，前庭神经元炎，蛛网膜下腔出血致呕吐等临床表现符合脾胃寒饮气逆重证者。

【用药分析】 方中半夏降逆化饮，生姜辛散化水、降逆和胃，茯苓健脾利湿化饮。

【用方思路】

1. 小半夏加茯苓汤既是辨治脾胃寒饮水气证的重要代表方，又是辨治诸多杂病如脾胃病、心病、肾病、肝病、肺病等的重要基础方。

2. 方中半夏既可醒脾，又可燥湿；生姜既可温散，又可化水。从方中用药用量及调配分析得知，小半夏汤的应用并不局限于脾胃寒饮水气证，还可用于辨治诸多杂病，如消化、循环、呼吸、泌尿系统疾病及皮肤病等。

3. 运用小半夏加茯苓汤辨治的病证（无论病变部位在脾胃、在肾或在心）以脾胃寒饮为主，其治当醒脾化饮利水。

【随证合方】 若夹痰热，可与小陷胸汤合方用之；若夹湿热，可与栀子柏皮汤合方用之；若夹瘀，可与桂枝茯苓丸合方用之；若夹阳虚，可与茯苓四逆汤合方用之。

【注意事项】 运用小半夏加茯苓汤既要辨清西医之病，又要辨清西医之病属于中医寒饮证。辨西医之病可进一步了解疾病的发展演变及转变规律，辨中医之证可更好地针对西医之病选用小半夏加茯苓汤。

【应用指征】

（1）卒呕吐，心下痞，膈间有水，眩悸者，小半夏加茯苓汤主之。（第十二 30）

（2）先渴后呕，为水停心下，此属饮家，小半夏加茯苓汤主之。（第十二 41）

【方论】

元·赵以德，《金匮方论衍义》（1368 年）： 半夏、生姜皆味辛；本草谓：半夏可治膈上痰，心下坚，呕逆者。眩亦上焦阳气不发而虚，所以半夏、生姜并治之。悸则心受水凌，非半夏可独治，故必加茯苓去水，下肾逆以安神，神安则悸愈。

清·汪昂，《医方集解》（1682 年）： 此足太阳、阳明药也。半夏、生姜行水气而散逆气，能止呕吐；茯苓宁心气而泄肾邪，能利小便。火因水而下行，则悸眩止而痞消矣。

清·李彣，《金匮要略广注》（1682 年）： 半夏、生姜止呕，加茯苓以行饮。

清·张志聪，《金匮要略集注》（1683 年）： 宜生姜、半夏，宣大土气以通经；加茯苓助心气，以下制其水逆。此章与前小半夏章同义，但此饮在心络，水能克火，故加茯苓辅心气以下伏水邪。

清·魏荔彤，《金匮要略方论本义》（1720 年）： 又有卒呕吐，心下痞，膈间有水，眩而悸者，此饮邪弥浸于上下之证也。气逆则呕吐，气塞则心下痞，上阳不宣则眩，中阳不振则悸也，此皆膈间有支饮之水邪也，主之小半夏加茯苓汤于燥土除水，温中散寒之治，倍用淡渗，使邪从小便而去。治凡饮之大法也，不止为支饮言也。

清·尤在泾，《金匮要略心典》（1729 年）： 饮气逆于胃则呕吐，滞于气则心下痞，凌于心则悸，蔽于阳则眩，半夏、生姜止呕降逆，加茯苓去其水也。

先渴后呕者，本无呕病，因渴饮水，水多不下而反上逆也，故曰此属饮家。小半夏止呕降逆，加茯苓去其停水，盖始虽渴而终为饮，但当治饮，而不必治其渴也。

清·黄元御，《长沙药解》（1753年）： 治饮家水停心下，先渴后呕。饮家水停心下，土湿津凝，必作燥渴。而再得新水，愈难消受，是以呕吐。苓、姜、半夏，降浊阴而泻水饮也。

清·徐灵胎，《杂病证治》（1759年）： 半夏去心下之水气，生姜散抑遏之伏阳，更以白茯苓之渗泄，以和脾胃也。水煎温服，使水饮消散，则阳气焕然，而脾胃自调，岂有饮停心痛之患。此分利水湿之剂，为饮停心痛之专方。

清·吴仪洛，《成方切用》（1761年）： 治卒呕吐，心下痞，膈间有水，眩悸。半夏、生姜，行水气而散逆气，能止呕吐。茯苓宁心气而泄肾邪，能利小便。火因水而下行，则悸眩止痞消矣。

清·吴鞠通，《温病条辨》（1798年）： 故主以小半夏加茯苓，逐其饮而呕自止。

按：水滞于心下则为痞，水凌于心则眩悸，水阻胸膈则阴阳升降之机不利为呕吐。方用半夏降逆，生姜利气，茯苓导水，合之为涤痰定呕之良方。

清·朱光被，《金匮要略正义》（1803年）： 卒然呕吐，则初无别病可知，乃心下痞硬，不因呕吐而解，知是水聚膈间。故上攻则眩，凌心则悸，清浊混淆而为呕吐，正邪相搏而为痞结，水邪之扰攘胸膈如此。则惟祛饮开痞，则诸症自已，小半夏加茯苓乃一定之治也。

清·陈元犀，《金匮方歌括》（1811年）： 犀在直趋庭闻训曰：此一节与上文似不相属，而不知先生治咳，着眼在“水饮”二字，故于完篇之后，随口逗出，此言外之提撕也。今试畅发其义，盖饮水邪也，其本起于足太阳足少阴二经，以二经为水之专司也。然太阳之水为表水，肤腠不宣水气，以致壅塞而为饮，则以小青龙发之。发之不能尽者，当从太阳之里疏瀹之。十枣汤是也。少阴之水为里水，下焦有寒，不能制伏本水，以致逆行而为饮，则以真武汤镇之。镇之而不尽服者，当从少阴之表而化导之，苓桂术甘汤是也。更进一步，从土中以堤防之，从高原而利导之。热则生巧，不能以楮墨传也，近时喜用滑套之方，以六安煎、金沸草汤居于青龙之上，济生肾气丸、七味地黄丸驾乎真武之前，大体不碍者，吾亦姑如其说，究竟不如先生之原方效如桴鼓也。

清·费伯雄，《医方论》（1865年）： 古人立方，有药味少而分两重者，专走一门，为功甚巨，如半夏等汤是也。痰去，则眩悸自止；湿去，则痞满自消；气顺，则呕吐不作矣。

清·高学山，《高注金匮要略》（1872年）： 姜、半温膈降逆，故能成止呕开痞之功。茯苓渗水去饮，故能收伏气安神之效。与前二十八条相为发明，盖呕而不渴，是因先有寒饮而致呕者；卒呕而痞，是因先见寒呕而致水者。症虽颠倒不同，而其能成支饮则一，故皆主此汤，而特为加减焉耳。

先渴，则所饮既多，后呕，则逆而不运，故知为水停心下。曰此属饮家，言不必治呕，饮去而呕将自止矣。半夏去饮，而且能降逆。以止呕，加茯苓以渗之，舍此其谁任乎。

清·戈颂平，《金匮指归》（1885年）： 主半夏，辛平降逆；茯苓淡甘，通阴土之阴；生姜辛温，化气横行，疏泄表里土气，以行其水。右三味，以水七升，象阳数得阴复于七，煮取一升五合，分温再服，象一阳从中土开于子，分温半表，一阳举得二阴偶之阖于午，分温半里也。

主小半夏加茯苓，降逆上阳气，散土中水结。

近代·何廉臣，《增订伤寒百证歌注》（1928年）： 饮气逆于胃则呕吐，滞于气则心下痞，凌于心则悸，蔽于阳则眩，眩者水阻阳气不升也。半夏、生姜止呕降逆，以消胸中坚满，加茯苓去其水也。

近代·曹颖甫，《伤寒发微》（1931年）： 生半夏能去至高之水，生姜能散膈上之寒，加茯苓能决排水道，此可知仲师出小半夏加茯苓方治，正所以抑在上之水以逆而折之也（茯苓和面伪造，云产固不易得，所产亦不出省，似不如改用猪苓）。

近代·彭子益，《圆运动的古中医学·金匮方解篇》（1947年）： 治崔卒然呕吐，心下痞，眩悸者。水在膈间，胆胃之气不将。故心痞，眩，悸，而呕吐，半夏、生姜、茯苓降泄水饮也。

现代·王渭川，《金匮心释》(1982年)：本节指出膈间水气的治法，仲景处方小半夏加茯苓汤，以生姜、半夏温膈降逆，止呕开痞，茯苓渗水去饮，有益气安神的功效。本方特示为加味方剂，从此可悟出古人制方之机动灵活。

现代·刘渡舟，苏宝刚，庞鹤，《金匮要略诠解》(1984年)：本条论述痰饮眩悸的证治。饮邪停于胃中，故心下作痞。水饮之气上逆，故卒然呕吐。水饮上逆，凌于心则悸。水邪蔽于清阳，则头目眩晕。治以小半夏加茯苓汤，行水散痛，引水下行。方中生姜、半夏温化寒凝，行水散饮，降逆止呕；茯苓健脾益气，渗利水湿，导水下行，而有降浊升清之功。

【方论评议】

综合历代各家对小半夏加茯苓汤的论述，应从用药要点、方药配伍和用量比例三个方面进行研究，以此更好地研究经方配伍，用于指导临床应用。

诠释用药要点：方中半夏降逆化饮；生姜辛散化水，降逆和胃；茯苓健脾利湿化饮。

剖析方药配伍：半夏与生姜，属于相使配伍，半夏燥湿偏于降逆，生姜化饮偏于宣散，生姜助半夏理脾和胃，并减弱半夏之毒性；半夏与茯苓，属于相使配伍，醒脾燥湿，健脾利湿，杜绝饮生之源。

权衡用量比例：半夏与生姜用量比例是1∶1，提示降逆与宣发之间的用量调配关系，以治寒逆；半夏、生姜与茯苓用量比例是8∶8∶3，提示降逆宣散与利湿之间的用量调配关系，以治寒饮上逆。

【药理作用】本方具有调节水电解质代谢、调节胃肠平滑肌蠕动、保护胃肠黏膜、调节呼吸中枢、改善肺肾功能、调节支气管腺体分泌、解除支气管平滑肌痉挛、促进新陈代谢、抗胃溃疡、抗氧化、抗缺血、增强机体免疫功能、降血脂等作用。

小半夏汤

【导读】①学用小半夏汤应重视半夏和生姜的用量调配关系。②小半夏汤虽是辨治脾胃寒饮气逆证的重要代表方，但在临床中对心肺寒饮气逆证等也具有良好治疗作用。③学好用活小半夏汤的第一步是辨清小半夏汤由哪些药物组成：组成小半夏汤有2组药，第1组是降逆药即半夏，第2组是行散药即生姜，从2组用药用量深入学习研究即可用活小半夏汤。

【方歌】小半夏汤用生姜，脾胃支饮寒证方，寒湿发黄亦能治，临证加减最优良。

【方药】半夏一升（24 g） 生姜半斤（24 g）

【用法】上二味，以水七升，煮取一升半。分温再服。

【功用】温胃通阳，化饮降逆。

【适应证】

1. 中医病证：①脾胃支饮寒证：呕吐频繁，吐出物清稀，或为痰涎黏沫，呕后不能饮食，不渴，或有轻微口渴但不欲多饮，或呃逆，或身黄，舌淡，苔白或腻，脉弦或滑。②脾胃寒湿发黄证：身黄，目黄，小便色不变，欲下利，腹满而喘，或哕，舌淡，苔腻，脉沉。③寒饮气逆证。

2. 西医疾病：浅表性胃炎、胃及十二指肠溃疡、胃扩张、幽门不完全性梗阻、神经性呕吐、慢性肝炎、高血压、梅尼埃病等临床表现符合脾胃寒饮证者。

【用药分析】方中半夏降逆化饮，生姜辛散化水，降逆和胃。

【用方思路】

1. 小半夏汤既是辨治脾胃寒饮证的重要代表方，又是辨治诸多杂病如脾胃病、心病、肾病、肝病、肺病等的重要基础方。

2. 方中半夏既可醒脾，又可燥湿；生姜既可温散，又可化水。从方中用药用量及调配分析得知，小半夏汤的应用并不局限于脾胃寒饮证，还可用于辨治诸多杂病，如消化、循环、呼吸、泌尿、皮肤等。

3. 运用小半夏汤辨治的病证（无论病变部

位在脾胃、在肝或在心）以脾胃寒饮为主，其治当醒脾化饮。

【随证合方】 若夹痰热，可与小陷胸汤合方用之；若夹寒湿，可与甘姜苓术汤合方用之；若夹气郁，可与四逆散合方用之；若夹阳虚，可与茯苓四逆汤合方用之。

【注意事项】 运用小半夏汤既要辨清西医之病，又要辨清西医之病属于中医寒饮证。辨西医之病可进一步了解疾病的发展演变及转变规律，辨中医之证可更好地针对西医之病选用小半夏汤。

【应用指征】

（1）呕家本渴，渴者为欲解，今反不渴，心下有支饮故也，小半夏汤主之。（第十二　28）

（2）黄疸病，小便色不变，欲自利，腹满而喘，不可除热，热除，必哕，哕者，小半夏汤主之。（第十五　20）

（3）诸呕吐，谷不得下者，小半夏汤主之。（第十七 12）

【方论】

元·赵以德,《金匮方论衍义》（1368 年）： 半夏之味辛，其性燥，辛可散结，燥可胜湿饮，用生姜以制其悍。又，孙真人云：生姜乃呕家之圣药。呕为气逆不散，故用生姜以散之。

半夏、生姜能散逆去湿，消痰止哕。此汤用在除热之后，非治未除热之前者也。

清·喻嘉言,《医门法律》（1658 年）： 小半夏汤、小半夏加茯苓汤、《外台》茯苓饮，前一方，治支饮呕而不渴者，支饮上入膈中而至于呕，从高而越，其势最便。但呕家本当渴，渴则可征支饮之全去，若不渴，其饮尚留，去之未尽也，不必加治。但用半夏之辛温，生姜之辛散，再引其欲出之势，则所留之邪自尽矣。中一方，亦治卒呕吐者，但多心下痞，膈间有水，眩悸，故加茯苓以去水，伐肾而安心也。后一方，加人参、枳实、橘皮，尤为紧要，治积饮既去，而虚气寒满其中，不能进食，此证最多，《金匮》早附外治一方，启诱后人，非天民之先觉而谁？

清·张璐,《伤寒缵论》（1667 年）： 故用半夏散结胜湿，生姜散气止呕。

清·李彣,《金匮要略广注》（1682 年）： 半夏、生姜温能和胃气，辛能散逆气，为呕家圣药。

清·张志聪,《金匮要略集注》（1683 年）： 宜小半夏汤，宣发其中胃之气，以疏通其经络焉。

清·张志聪,《金匮要略集注》（1683 年）： 此章总论经气水谷并逆而呕吐，以致谷不得下者，其因总在胃腑也，故宜小半夏汤主之。半夏感一阴之气而生，色白形圆，味辛性燥，主启少阴之气，上与阳明相合，戊癸合而化火，火土合化，以消后天水谷之精。生姜色黄白而味辛热，主宣发阳明之土气，此从下而宣达于上，故曰小半夏汤也。夫阳明之主经者，荣出中焦也；太阴之主气者，脾主肌腠也。然荣卫气血，靡不由胃腑水谷之所资生，是以分病之，则有在经在气，此总病而为呕吐，故当专理其胃腑也。（眉批：圆白辛燥皆属阳明。清阳之气上升，则水谷之浊下降。）

清·周扬俊,《金匮玉函经二注》（1687 年）： 故不可除其热，热除则胃中反寒，寒气上逆为哕矣。半夏、生姜，能散逆去湿，消痰止哕。此汤用在除热之后，非治未除热之前者也。

清·魏荔彤,《金匮要略方论本义》（1720 年）： 又有呕家，似非饮病，然呕者多渴，呕而不渴，必心下有支饮也。虽其余他病，未必专属支饮，而即此一病，则支饮必他病中之兼有者也。他证为何？应详之别求其治法。至于所兼见之支饮，则可以兼呕而治之也。主之以小半夏汤。半夏燥土开气，生姜温中散寒，心下支饮可以愈，而呕可以止乎？盖呕而不渴之呕，为心下水邪逆冲，开之、逐之、温之、散之而其邪可息也。此就呕家言之，亦他证也，不专饮邪为患，而兼治之法如此，可类推于无尽焉。饮病专见者专稽之，兼见者兼治之，务在不出仲景范围而已矣。

清·尤在泾,《金匮要略心典》（1729 年）： 此为饮多而呕者言，渴者饮从呕去，故欲解，若不渴，则知其支饮仍在，而呕亦未止，半夏味辛性燥，辛可散结，燥能蠲饮，生姜制半夏之悍，且以散逆止呕也。

呕吐谷不得下者，胃中有饮，随气上逆，而阻其谷入之路也，故以半夏消饮，生姜降逆，逆止饮消，谷斯下矣。

清·黄元御，《长沙药解》(1753年)：治心下有支饮，呕而不渴者。以饮居心下，阻隔胃气，故胃逆作呕，而不觉燥渴。半夏、生姜，降逆气而排水饮也。

清·黄元御，《金匮悬解》(1754年)：黄疸病，小便清白，不变黄赤之色，兼欲自利，是脾肾寒湿而清气下陷也。腹满而喘，是肺胃寒湿而浊气上逆也。如此虽有外热，不可除也。热除土败，寒湿愈增，胃气更逆，必发哕噫。哕者，宜小半夏汤，半夏、生姜，降冲逆而止呕哕，温寒湿而行郁满也。

呕家津伤燥动，本当发渴，渴者，为饮去而欲解也。今呕吐之后，反不作渴，此心下有支饮，阻格君相之火，逆刑肺金，是以作渴。渴而饮水，不能消受，是以作呕。新水虽吐，而支饮未去，是以呕后不渴。小半夏汤，半夏、生姜，降冲逆而排水饮也。

清·徐灵胎，《徐灵胎医书全集》(1759年)：半夏醒脾燥湿以化痰，茯苓渗湿和脾以涤涎；生姜温胃快膈以散豁痰涎也。水煎温服，使涎化痰消，则脾能健运而胃气调和，何呕吐之不止哉。

清·朱光被，《金匮要略正义》(1803年)：此从阳明呕吐病中而验心下之有支饮也，病机在不渴上见。盖呕伤胃汁，其口必渴，故以渴为邪解之征。今反不渴者，明是心下本有支饮，结于胃之偏旁。虽不能与呕俱出，而因邪作使，反得浸淫于胃脘，是支饮不开，将呕无解期，呕逆不止，则饮亦无降期。爰用半夏、生姜，止呕去逆，俾辛温气味，扶胃阳驱浊阴也。

清·陈元犀，《金匮方歌括》(1811年)：按:《神农本草经》载半夏之功治甚大，仲师各方，无不遵法用之。凡呕者，必加此味，元明后，误认为治痰专药，遂有用朴硝水浸者，有用皂角水及姜水浸者，有用白芥子和醋浸者，市中用乌梅、甘草、青盐等制造者，更不堪入药，近日通用水煮，乘热以白矾拌晒切片者，皆失其本性，不能安胃止呕，宜从古法，以汤泡七次，去涎用之，或畏其麻口，以姜汁、甘草水浸透心，洗净晒干，再以清水浸三日，每日换水，蒸熟晒干用之。支饮之症呕而不渴者，旁支之饮未尽也。用小半夏汤者，重在生姜散旁支之饮，半夏降逆安胃，合之为涤饮下行之用，神哉。

按:《伤寒论》云：瘀热在里，身必发黄。此云小便色不变欲自利者，可知内无瘀热矣。盖喘满属中气虚弱，故曰不可除热。师恐后人误投寒剂伤中，故立小半夏汤以救误治也。用半夏和胃以镇逆，生姜温理中脏，中温则升降自如，而喘满呕逆自愈。又按：若中虚发黄者，余每用理中汤、真武汤等加茵陈蒿，多效。

按：胃主纳谷，谷不得下者，胃气虚寒也。呕吐者，饮随寒气上逆也。胃虚饮逆，非温不能散其寒，非辛不能降其逆，用半夏涤饮降逆，生姜温中散寒，使胃气温和，而呕吐自平。

清·邹澍，《本经疏证》(1832年)：故小半夏汤刬散其火，胃中自安；大半夏汤则将转硗瘠为膏腴，用人参不足，又益以白蜜，即水亦须使轻扬泛滥，不欲其性急下趋，化半夏之辛燥为宛转滋浥之剂。小半夏汤是耕耘顽矿而疏通之，使生气得裕；大半夏汤是沃润不毛而肥饶之，使生气得钟。于此见半夏之和有大有小，可润可燥，不拘拘然局于化饮定中，又可见小半夏汤所谓驷马驾轻车就熟路，王良造父为之先后者也。大半夏汤所谓何意百炼刚化为绕指柔者也。

同以姜夏二味成方，或为小半夏汤，或为半夏干姜散，或为生姜半夏汤，此姜夏之殊性可测识，姜夏之功能可循按也。夫姜夏同以味辛为用，姜之性主于横散，夏之性主于降逆。一则气逆而实，一则气逆而虚。实者佐以走而不守之生姜，虚者佐以守而不走之干姜，又夏之性烈于姜之性，然姜适足以制夏之烈，故实者夏倍于姜，虚则夏姜相等，此小半夏汤与半夏干姜散，非特意义不同，抑且制剂迥别。实则多与而叠与焉，虚则仅服方寸匕，又用浆水煎之，以和其性，固难并日语矣。若夫生姜半夏汤证，全在病人意中，而不见诸形象，迷闷之极，谅不能以降逆一途冀其发越，故倍生姜捣治取汁，先煎半夏而后内之，使姜之气锐，夏之气醇，散力迅疾，降力优柔，其与小半夏汤用意正相胡越，尤断断不能相提并论矣。凡以半夏下气者，须识此裁成辅相之宜，乃不贻胶柱鼓瑟之诮。

日本·丹波元坚,《金匮玉函要略述义》(1842年)：半夏之味辛，其性燥，辛可散结，燥可胜湿，用生姜以制其悍，孙真人云：生姜，呕家之圣药。呕为气逆不散，故用生姜以散之。

清·高学山,《高注金匮要略》(1872年)：半夏辛燥而降逆，生姜温膈以祛寒。俾胸阳一展，则饮去而呕将自平矣，此亦暴饮之少留者也。

夫呕吐而致谷不得下，则是寒逆已甚。生姜辛温以散寒者，为治呕之本。半夏辛敛以降逆者，为治呕之标。此小半夏汤之所以可任也。

清·戈颂平,《金匮指归》(1885年)：主半夏辛平，降逆上阳气，散土中水结；生姜辛温，化气横行，疏泄表里土气，以行其水。右二味，以水七升，象二阴偶阳复于七，煮取一升半，分温再服，象一阳从子外开分温半表，一阳举得二阴偶之，从午内阖，分温半里也。

主半夏、生姜降半里上水逆气结。

清·张秉成,《成方便读》(1904年)：故以半夏味辛性燥，有散结蠲饮之能。生姜制半夏之毒，且以散逆止呕也。

近代·曹颖甫,《伤寒发微》(1931年)：今反不渴，则以心下支饮方盛，胃底之胆火不扬，故宜生半夏以去水，生姜以散寒，而心下之支饮当去。此证水停心下，阻其胃之上口，势必不能纳谷,《呕吐哕下利篇》云：诸呕吐，谷不得下者，小半夏汤主之。即此证也。

近代·赵桐,《金匮述义》(1940年)：半夏涩敛辛散，降逆止呕。生姜辛散疏通，温中止呕。寒以桂附，热加芩连。而此则如水逆上冲也。

近代·彭子益,《圆运动的古中医学·金匮方解篇》(1947年)：治诸呕吐，谷不得下者。半夏、生姜，降胃止吐也。

治呕而不渴者。呕伤津液，故呕后作渴，今呕而不渴，此心下有水饮，半夏、生姜降水也。若先渴后呕，停水较深，宜小半夏加茯苓以厚药力也。

治黄疸误服下药而哕者。黄疸之病，若小便色不变赤，腹满而喘，欲自下利者，乃脾肾寒湿，不可用大黄、栀子寒下之药以除热。若热除去，则阳败作哕。哕者，用半夏、生姜以温降胃阳也。

现代·王渭川,《金匮心释》(1982年)：本节指出水饮并发呕吐的治法。呕者多渴，今呕而不渴，必心下有支饮。仲景处方小半夏汤，以半夏辛燥降逆，生姜温化膈间寒气，使胸阳之气机畅达，则饮去喘平。

现代·刘渡舟，苏宝刚，庞鹤,《金匮要略诠解》(1984年)：此为心下有支饮，故治宜小半夏汤。方中生姜辛散走窜，温化寒凝，消散水饮，饮去则胃和呕止；半夏涤痰行永，降逆止呕。

【方论评议】

综合历代各家对小半夏汤的论述，应从用药要点、方药配伍和用量比例三个方面进行研究，以此更好地研究经方配伍，用于指导临床应用。

诠释用药要点：方中半夏降逆化饮，生姜辛散化水、降逆和胃。

剖析方药配伍：半夏与生姜，属于相使配伍，半夏燥湿偏于降逆，生姜化饮偏于宣散，生姜助半夏理脾和胃，并减弱半夏之毒性。

权衡用量比例：半夏与生姜用量比例是1∶1，提示降逆与宣散之间的用量调配关系，以治胃气上逆。

【药理作用】 本方具有调节水电解质代谢、调节胃肠平滑肌蠕动、保护胃肠黏膜、调节呼吸中枢、改善肺肾功能、调节支气管腺体分泌、解除支气管平滑肌痉挛、促进新陈代谢、抗胃溃疡、抗氧化、抗缺血、增强机体免疫功能、降血脂等作用。

小青龙加石膏汤

【导读】①学用小青龙加石膏汤应重视石膏和麻黄的用量调配关系、麻黄和半夏的用量调配关系、五味子和芍药的用量调配关系、细辛和半夏的用量调配关系。②小青龙加石膏汤虽是辨治肺寒夹热证的重要代表方，但在临床中对心肺寒热夹杂证、肺胃寒热夹杂证等也具有良好治疗作用。③学好用活小青龙加石膏汤的第一步是辨清小青龙石膏汤由哪些基础方和药物组成：组成小青龙加石膏汤有 7 个基础方、2 个变化方和 8 组药组成，基础方之一是甘草干姜汤，之二是芍药甘草汤，之三是桂枝甘草汤，之四是甘草麻黄汤，之五是半夏干姜散，之六是半夏麻黄丸，之七是甘草汤，变化方之一是麻黄汤，之二是桂枝汤，8 组药中第 1 组是既治表又治里药即麻黄、桂枝、细辛，第 2 组是治里药即五味子、芍药、干姜、半夏、甘草，第 3 组是益气收敛药即五味子，第 4 组是药补血敛阴药即芍药，第 5 组是燥湿化痰药即半夏，第 6 组是温里药即干姜，第 7 组是清热药即石膏，第 8 组是益气药即甘草，7 个基础方和 2 个变化方辨治病证涉及诸多方面，基础方甘草干姜汤是辨治肺胃寒证的基本代表方，芍药甘草汤是辨治气血虚证的基本代表方，桂枝甘草汤是辨治心胃阳虚证的基本代表方，甘草麻黄汤是辨治里水证的基本代表方，半夏干姜散是辨治脾胃寒饮证的基本代表方，半夏麻黄丸是辨治寒饮阳郁证基本代表方，甘草汤是辨治咽痛热证的代表方，变化方麻黄汤是辨治表里夹杂实寒证的基本方，桂枝汤是辨治表里夹杂虚寒证的基本方。从 7 个基础方、2 个变化方和 8 组药用量深入学习研究即可用活小青龙加石膏汤。

【方歌】小青龙汤加石膏，寒饮郁肺夹郁热，肺胀咳喘又烦躁，温肺化饮清郁热。

【方药】麻黄去节，三两（9 g） 芍药三两（9 g） 细辛三两（9 g） 干姜三两（9 g） 甘草炙，三两（9 g） 桂枝去皮，三两（9 g） 五味子半升（12 g） 半夏洗，半升（12 g） 石膏二两（6 g）

【用法】上九味，以水一斗，先煮麻黄，去上沫，内诸药，煮取三升。强人服一升，羸者减之，日三服，小儿服四合。

【功用】温肺兼清，化饮平喘。

【适应证】

1. 中医病证：①太阳伤寒证与寒饮郁肺夹热证相兼。咳嗽，气喘，胸胀闷塞，烦躁，或夹稠黄痰，咳痰不利，口干，或不欲饮水，舌淡、苔白滑或薄黄而燥，脉浮或沉紧。或寒饮郁肺夹热证。②寒饮夹热证。

2. 西医疾病：慢性支气管炎、支气管哮喘、支气管扩张、慢性阻塞性肺疾病、肾病综合征水肿、急性肾小球肾炎、输尿管炎、过敏性鼻炎、鼻窦炎、额窦炎、过敏性皮炎、神经性皮炎、脂溢性皮炎等临床表现符合太阳伤寒证与寒饮郁肺夹热证相兼或寒饮郁肺夹热证者。

【用药分析】方中麻黄解表散寒、宣肺平喘，桂枝解表化饮、温肺化饮，半夏降肺温肺、化饮止咳、燥湿醒脾，干姜温肺散寒、温阳化饮，细辛温阳化饮，五味子收敛肺气，芍药补血敛阴，石膏清泻肺热，甘草补益中气。

【用方思路】

1. 小青龙加石膏汤既是辨治肺寒夹热证或溢饮寒夹热证或表里寒郁夹热证的重要代表方，又是辨治诸多杂病如心病、肾病、肺病、皮肤病等的重要基础方。

2. 方中麻黄、桂枝、细辛既是治表药，又是治里药；干姜既可温太阳，又可温脏腑；半夏既可治肺，又可治心肝脾胃等；五味子可辨治诸脏腑阴津不足；芍药既可益营卫，又可补脏腑；石膏既可治表热，又可泻里热；甘草既可益营卫，又可补脏腑。从方中用药用量及调配分析得知，小青龙加石膏汤的应用并不局限于肺寒夹热证、溢饮寒夹热证或表里夹热证，还可用于辨治诸多杂病，如呼吸、循环、泌尿等系统疾病及皮肤病。

3. 运用小青龙加石膏汤辨治的病证（无论病变部位在表、在里或是表里兼证）以寒为主又夹热，其治既要散寒又要兼补兼清。

【随证合方】若夹虚，可与理中丸合方用之；若夹郁，可与橘枳姜汤合方用之；若夹瘀，可与桂枝茯苓丸合方用之。

【注意事项】 运用小青龙加石膏汤既要辨清西医之病，又要辨清西医之病属于中医寒饮夹热。辨西医之病可进一步了解疾病的发展演变及转变规律，辨中医之证可更好地针对西医之病选用小青龙加石膏汤。

【应用指征】 肺胀，咳而上气，烦躁而喘，脉浮者，心下有水，小青龙加石膏汤主之。（第七 14）

【方论】

清·李彣,《金匮要略广注》(1682 年): 心下有水，麻黄、桂枝发汗，以泄水于外；半夏、干姜、细辛温中，以散水于内；芍药、五味子收逆气，以平肺；甘草益脾土以制水；加石膏以去烦躁，兼能解肌出汗也。

清·张志聪,《金匮要略集注》(1683 年): 宜小青龙汤，启一阳之气以上升，而兼制水邪之妄逆；加石膏以助发阳明之土气焉。夫肾为水脏，受五脏之精而藏之，精盛而后气生也。味子能资生五脏之精，而酸味独厚，酸乃曲直之味，又能泄母之精气上行。细辛臭香味辛，一茎直上，具东方甲木之体，能启发水中之生阳。半夏感一阴初生之气，能大阴气以上达。干姜温中土之阳；麻黄通里阴之气；芍药配甘草，化土气以御水邪；桂枝保心主，防奔豚之上逆。《平脉篇》曰：肾气微，少精血，奔气促迫，上入胸膈。盖精血少，则虚气反上奔；精气虚，则水邪反上逆，是以小青龙汤。乃启发生阳之气，而兼御其水邪者也。上章越婢汤，加青龙之半夏，此章青龙汤，加越婢之石膏，盖助土以兼肾，助肾以兼土，水土生阳之气，交相生旺者也。

清·周扬俊,《金匮玉函经二注》(1687 年): 故前方于麻黄以杏仁易石膏，加姜、枣，发散之力微且缓。此于麻黄药中加石膏，其力转猛，然监以芍药、五味、干姜，其势下趋水道，不至过汗也。然后知小青龙亦能翻江倒海，引水潜藏，不若大青龙之腾云致雨也。夫越婢汤有石膏、半夏；小青龙方有半夏，无石膏。观二方所加之意，全重此二物协力建功，石膏清热，藉辛温亦能豁痰；半夏豁痰，藉辛凉亦能清热。石膏可无虑，半夏不在所禁乎。仲景加减一味，已见因心化裁矣。

清·魏荔彤,《金匮要略方论本义》(1720 年): 肺胀，咳而上气，烦躁而喘，脉浮者，心下有水，小青龙加石膏汤主之。肺胀咳逆，犹前证也。加以烦躁，内热炽盛乎前矣。脉浮者，仍外感也；心下者水，湿邪也。湿邪上甚为热，足以令肺中外受郁闭，内纳瘀填，而成肺痈也。小青龙升邪散表，除湿利水，为正治矣；加石膏以清热，一方而表寒里热、上热下湿俱理也，又预防肺痈之一法也。此证较前热甚，则肺痈更易成，故以清热为尤急焉。

清·尤在泾,《金匮要略心典》(1729 年): 此亦外邪内饮相搏之证，而兼烦躁。则挟有热邪，麻、桂药中必用石膏，如大青龙之例也，又此条见证，与上条颇同，而心下寒饮则非温药不能开而去之，故不用越婢加半夏，而用小青龙加石膏，温寒并进，水热俱捐，于法尤为密矣。

清·黄元御,《长沙药解》(1753 年): 治心下有水，咳而上气，烦躁而喘，肺胀脉浮者。以水饮内阻，皮毛外阖，肺气壅遏，而生咳喘。小青龙发汗以泻水饮，石膏清热而除烦躁也。

清·黄元御,《金匮悬解》(1754 年): 肺胀，咳而上气，烦躁而喘，脉浮者，此心下有水，阻格金火降路，气阻而发喘咳，肺热而生烦躁也。小青龙加石膏汤，甘草、麻、桂，补中气而泻营卫，芍药、半夏，清胆火而降胃逆，姜、辛、五味，下冲气而止咳喘，石膏凉肺蒸而除烦躁也。积水化汗而外泄，诸证自愈矣。

清·朱光被,《金匮要略正义》(1803 年): 犹是肺胀，咳而上气也。前条目如脱状，明是风热上壅，肺气作胀。今咳喘而至烦躁，烦为阳烦，躁为阴躁，风从阳，水从阴，风与水搏之病象也。脉但浮者，可知风邪上淫于肺，而水邪则在心下，心下已属里分，不可但从表解，故用小青龙以两解之，令风从表散，水从里行。加石膏者，烦喘必挟火邪，先藉清寒以降之也。

清·陈恭溥,《伤寒论章句》(1851 年): 五味子气味酸温，五味咸备而酸为多，禀五运之精，能敛肾藏之水精，上交于肺，而止咳逆上气，强阴益精。瓜蒌根气味苦寒，得地水之精气，能启在下之水精，上滋而止烦渴。荛花气味苦寒，禀太阳水寒之气，而合太阳之标阳，能行十二经之水。其作丸如鸡子大者，取象心也。熬令赤色者，取象火也，故能泻心下之水气。小青龙汤散行心下水气之方也，凡太阳寒水之气，著于心下者宜之。本论曰：伤寒表不解，心下有水气，干呕发热而咳，或渴，或利、或噎、或小便不利、少腹满，或喘者，此方主之。又曰：伤寒心下有水气，咳而微喘，发热不温。服汤已，渴者，此寒去欲解也，此方主之。夫太阳秉膀胱寒水之气，出入于胸膈，运行于肌表者也。今寒伤太阳之正气，不能运行出入，故发热，此表不解也。干呕，水逆心下也。咳，水气射肺也。方用麻黄解表，桂枝解肌。甘草干姜助中焦之火土，以散水邪。五味细辛，启下焦之阳，以温肺气。半夏降逆以旋转。芍药和阳以解肌。太阳之正气运行，而心下之水气散，呕与咳俱平矣。谓之小青龙者，取龙能行水，善于变化，小无不破也。故纵有或然之变证，则随其变而治之，此命小青龙之义也。其或渴者，水气逆而不行，火郁于上，故去半夏之燥，加瓜蒌根，启阴液以止渴。或利者，水气下趋，君火不能下济，故加荛花导君火而下行以止利。或噎者，心下之水与少阴之水相搏也，故加附子以温之。或小便不利少腹满者，水气下逆也，故加茯苓，助脾气以利之。或喘者，水气上乘也，故加杏仁以利肺气而定喘。此皆水气内逆之病，无与麻黄，故皆去之。

清·高学山,《高注金匮要略》(1872年)：盖桂芍甘草，透微汗以去风。已见《伤寒注》。加石膏者，因症中之带烦也，余皆肾家治水之药。其意以为肾中不寒，阴水之气，断不上升。故用干姜、细辛之辛温者，温之所以燥之也。然后以半夏降逆阴之上冲。五味敛黄泉之倒涌。其悬于肺肾之夹空，而已成雨形者，使麻黄一泄而旁散矣。肺胀而发汗则愈者。

清·莫枚士,《经方例释》(1884年)：此亦脉浮、烦躁，与大青龙症相似，故加石膏，则大半变为大青龙汤矣。

日本·丹波元坚,《金匮玉函要略述义》(1894年)：麻杏甘石汤、厚朴麻黄汤、越婢加半夏汤、小青龙加石膏汤，皆麻黄石膏同用，麻黄发阳，石膏逐水，二味相藉，而驱饮之力更峻。不必取之于发表清热，盖此四方，紧慢稍异，而其旨趣，则大约相均，要在临证之际，随其剧易，以为审处耳。

清·王旭高,《退思集类方歌注》(1897年)：故于小青龙汤加石膏，寒温并进，水热俱蠲饮，于法尤为密矣。

清·戈颂平,《金匮指归》(1907年)：小，半里也。青，东方色也。龙，指阳气也。阳浮半表上不阖于午，半里下阴土不温，水气不左行，以麻黄苦温，开阴土水气；桂枝辛温，温通表里经道之阴；半夏辛平，降芍药苦平，疏泄表里土气；细辛辛温，通表里脉络中幽微处之阴；干姜辛温，守而不走，温半里下土气以藏阳；阳浮半表上，土味不足表里下，以甘草极甘培之；五味子酸温，敛半表上阳气复于子；加石膏辛寒气味，固半表上阳气阖午。右九味，象阳数极于九，以水一斗，先煮麻黄，去上沫，象地天生成十数，内诸药，煮取三升，强人服一升，象三阳阳数藏于土中，合阴土之液外开于子。羸者，减之，日三服，象一阳二阴环抱表里也。

近代·曹颖甫,《金匮发微》(1931年)：脉但浮，则水气甚于里热，故用蠲饮之小青龙汤，加石膏以定喘，重用麻桂姜辛，以开表温里，而石膏之剂量独轻。观麻杏石甘之定喘，当可悟二方之旨矣。

近代·赵桐,《金匮述义》(1940年)：小青龙治表不解，心下有水气，呕、热、喘、咳、渴、噎或不渴，小便不利及肺胀者。夫桂枝辛甘发散，同清轻透达之麻黄，使外来之邪得以汗解，玄府通而水不蓄矣。姜辛之散，半夏之涤，草姜燥土，芍药戢木。桂草宣心阳，水饮得下。姜桂同半夏，表邪可除（半夏祛经络之外邪）。芍草滋阴益荣，与桂枝之功。甘草麻黄，散皮里之水。至若辛姜散肺，芍味敛肺，半夏则能收能敛，斯水饮表里以荡无余，名小青龙，良有以也。

近代·彭子益,《圆运动的古中医学·金

匮方解篇》(1947年)：治肺胀，咳而上气，烦躁而喘，脉浮心下有水者。肺胀而烦躁，此肺气实燥。咳喘而脉浮，则心下有水矣。此中上实燥，中下虚寒，故用麻黄泄实，石膏清燥以治中上。姜、辛、五味温寒水以治中下。桂枝、芍药升降木气，甘草补中气也。脉浮有表邪，故用调和荣卫之法，心下有水者，心下必有水声。用姜、辛、五味之咳，喉中必作痒，痰必清而夹水。

现代·王渭川,《金匮心释》(1982年)：本节论述水气重于热的肺胀治法。本证水在心下，当用温法。仲景处方小青龙加石膏汤，麻黄、桂枝、干姜辛辣以开表温里，石膏节制姜桂之温，温散其寒。本方寒药少而温药多，共奏水积肺热俱解之功。本方入药精细入微，后世学者应师其法。

现代·刘渡舟，苏宝刚，庞鹤,《金匮要略诠解》(1984年)：本条是论述痰饮挟热的"肺胀"证治。由于外感风寒，寒饮内发，内外合邪，郁而生热，故咳而上气，烦躁而喘。脉浮，指此证为风饮，与肺痈证不同。治以小青龙加石膏汤，外散寒饮，内清烦热介于越婢汤、大青龙汤之间，寒温并进，两不相碍。

【方论评议】

综合历代各家对小青龙加石膏汤的论述，应从用药要点、方药配伍和用量比例三个方面进行研究，以此更好地研究经方配伍，用于指导临床应用。

诠释用药要点：方中麻黄解表散寒，宣肺平喘；桂枝解表化饮，温肺化饮；半夏降肺温肺，化饮止咳，燥湿醒脾；干姜温肺散寒，温阳化饮。细辛温阳化饮；五味子收敛肺气；芍药补血敛阴；石膏清泻肺热；甘草补益中气。

剖析方药配伍：麻黄与桂枝、细辛，属于相须配伍，增强治表散寒，治里温肺；麻黄与干姜，属于相使配伍，温肺宣肺化饮；干姜与细辛，属于相使配伍，温肺化饮；五味子与干姜、细辛，属于相反配伍，五味子敛阴，干姜、细辛化饮，五味子制约干姜、细辛温化伤阴；麻黄与半夏，属于相使配伍，麻黄治肺偏于宣发，半夏治肺偏于降泄；麻黄与五味子，属于相反配伍，五味子制约麻黄宣发耗散，麻黄制约五味子敛肺留邪；麻黄与芍药，属于相反配伍，麻黄宣发，芍药益血，芍药制约麻黄宣发伤血；麻黄与甘草，属于相反配伍，麻黄宣发，甘草补益，甘草制约麻黄宣肺伤气；五味子与芍药，属于相使配伍，敛阴益血；石膏与芍药，属于相使配伍，芍药助石膏清热，石膏助芍药敛阴；石膏与麻黄、桂枝、细辛，属于相反配伍，石膏清热，麻黄、桂枝、细辛散寒，相互为用，制其偏性；五味子与甘草，属于相使配伍，酸甘化阴，益气缓急。

权衡用量比例：麻黄与桂枝、细辛用量比例是1∶1∶1，提示宣肺与化饮之间的用量调配关系，以治寒邪；麻黄与半夏用量比例是4∶3，提示宣肺与降逆之间的用量调配关系，以治咳喘；芍药与五味子用量比例是3∶4，提示补血与敛阴之间的用量调配关系；五味子与干姜、细辛用量比例是4∶3∶3，提示敛肺与温肺化饮之间的用量调配关系；五味子与甘草用量比例是4∶3，提示敛肺与益气之间的用量调配关系；石膏与芍药用量比例是2∶3，提示清热与敛阴之间的用量调配关系，以治郁热；石膏与麻黄、桂枝、细辛用量比例是2∶3∶3∶3，提示清热与宣肺化饮之间的用量调配关系，以治寒夹热。

【药理作用】本方具有解除支气管平滑肌痉挛、调节支气管腺体分泌、调节呼吸中枢神经、调节水电解质代谢、调节肾功能、强心、改善微循环、抗缺氧、抗缺血、抗菌、抗真菌、抗炎、抗病毒、调节骨骼肌、抗过敏、抗风湿、改善肾上腺皮质功能等作用。

小青龙汤

【导读】①学用小青龙汤应重视麻黄和半夏的用量调配关系、五味子和芍药的用量调配关系、细辛和半夏的用量调配关系。②小青龙汤虽是辨治肺寒证的重要代表方，但在临床中对心肺寒证、肺胃寒证等也具有良好治疗作用。③学好用活小青龙汤的第一步是辨清小青龙汤由哪些基础方和药物组成：组成小青龙汤有7个基础方、2个变化方和7组药组成，基础方之一是甘草干姜汤，之二是芍药甘草汤，之三是桂枝甘草汤，之四是甘草麻黄汤，之五是半夏干姜散，之六是半夏麻黄丸，之七是甘草汤，变化方之一是麻黄汤，之二是桂枝汤，7组药中第1组是治表又治里药即麻黄、桂枝、细辛，第2组是治里药即五味子、芍药、干姜、半夏、甘草，第3组是益气收敛药即五味子，第4组是补血敛阴药即芍药，第5组是燥湿化痰药即半夏，第6组是温里药即干姜，第7是益气药即甘草，7个基础方和2个变化方辨治病证涉及诸多方面，基础方甘草干姜汤是辨治肺胃寒证的基本代表方，芍药甘草汤是辨治气血虚证的基本代表方，桂枝甘草汤是辨治心胃阳虚证的基本代表方，甘草麻黄汤是辨治里水证的基本代表方，半夏干姜散是辨治脾胃寒饮证的基本代表方，半夏麻黄丸是辨治寒饮阳郁证基本代表方，甘草汤是辨治咽痛热证的代表方，变化方麻黄汤是辨治表里夹杂实寒证的基本方，桂枝汤是辨治表里夹杂虚寒证的基本方。从7个基础方、2个变化方和7组药用量深入学习研究即可用活小青龙汤。

【方歌】 小青龙汤治寒饮，风寒咳嗽皆可医，桂姜麻黄芍药甘，细辛半夏兼五味。

【方药】 麻黄去节，三两（9 g） 芍药三两（9 g） 细辛三两（9 g） 干姜三两（9 g） 甘草炙，三两（9 g） 桂枝去皮，三两（9 g） 五味子半升（12 g） 半夏洗，半升（12 g）

【用法】 上八味，以水一斗，先煮麻黄，减二升，去上沫，内诸药，煮取三升，去滓。温服一升。若渴，去半夏，加栝楼根三两；若微利，去麻黄，加荛花，如一鸡子，熬令赤色；若噎者，去麻黄，加附子一枚，炮；若小便不利，少腹满者，去麻黄，加茯苓四两；若喘，去麻黄，加杏仁半升，去皮尖。且荛花不治利，麻黄主喘，今此语反之，疑非仲景意（编者注：后20字恐是叔和按语混入正文，当删）。

【功用】 宣肺降逆，散寒化饮。

【适应证】

1. 中医病证：①外寒里饮证。发热恶寒，头身疼痛，无汗，咳嗽，气喘，痰稀色白量多或呈泡沫状，或胸中痞闷，或干呕，或倚息不得平卧，或头面四肢水肿，或身体疼重，舌淡、苔薄白，脉浮紧。②寒饮郁肺证（肺寒证）。咳嗽，气喘，痰稀色白量多或呈泡沫状，或胸中痞闷，或倚息不得平卧，或头面四肢水肿，舌淡、苔薄白，脉浮紧。③溢饮寒证。头面四肢水肿，或身体疼痛，舌淡、苔薄白，脉浮紧。④寒饮夹虚证。

2. 西医疾病：急、慢性支气管炎，支气管哮喘，慢性阻塞性肺疾病，肺源性心脏病，百日咳，结核性渗出性胸膜炎，间质性肺炎等临床表现符合外寒里饮证或寒饮郁肺证或溢饮寒证者。

【用药分析】 方中麻黄解表散寒、宣肺平喘，桂枝解表化饮、温肺化饮，半夏降肺温肺、化饮止咳、燥湿醒脾，干姜温肺散寒、温阳化饮，细辛温阳化饮，五味子收敛肺气，芍药补血敛阴，甘草补益中气。

【用方思路】

1. 小青龙汤既是辨治肺寒证或溢饮寒证或表里兼证的重要代表方，又是辨治诸多杂病如心病、肾病、肺病等的重要基础方。

2. 方中麻黄、桂枝、细辛既是治表药，又是治里药；干姜既可温太阳，又可温脏腑；半夏既可治肺，又可治心肝脾胃等；五味子治诸脏腑阴津不足；芍药、甘草既可益营卫，又可补脏腑。从方中用药用量及调配分析可知，小青龙汤的应用并不局限于肺寒证、溢饮寒证或表里兼证，还可用于辨治诸多杂病，如循环、泌尿、呼吸系统疾病及皮肤病。

3. 运用小青龙汤辨治的病证（无论病变部位在表、在里或是表里兼证）以寒为主，其治既要散寒又要兼补。

【随证合方】 若夹气虚，可与理中丸合方用之；若夹热，可与白虎汤合方用之；若夹瘀，可与桂枝茯苓丸合方用之。

【注意事项】 运用小青龙汤既要辨清西医之病，又要辨清西医之病属于中医寒饮郁结。辨西医之病可进一步了解疾病的发展演变及转变规律，辨中医之证可更好地针对西医之病选用小青龙汤。**【应用指征】**

（1）伤寒表不解，心下有水气，干呕，发热而咳，或渴，或利，或噎，或小便不利，少

腹满，或喘者，小青龙汤主之。(40)

(2)伤寒，心下有水气，咳而微喘，发热不渴；服汤已，渴者，此寒去欲解也；小青龙汤主之。(41)

(3)病溢饮者，当发其汗，大青龙汤主之；小青龙汤亦主之。(第十二 23)

(4)咳逆倚息不得卧，小青龙汤主之。(第十二 35)

(5)妇人吐涎沫，医反下之，心下即痞，当先治其吐涎沫，小青龙汤主之；涎沫止，乃治痞，泻心汤主之。(第二十二 7)

【方论】

金·成无己,《注解伤寒论》(1144年): 寒邪在表，非甘辛不能散之，麻黄、桂枝、甘草之辛甘，以发散表邪。水停心下而不行，则肾气燥,《内经》曰：肾苦燥，急食辛以润之。干姜、细辛、半夏之辛，以行水气而润肾。咳逆而喘，则肺气逆,《内经》曰：肺欲收，急食酸以收之。芍药、五味子之酸，以收逆气而安肺。

金·成无己,《伤寒明理药方论》(1156年): 而麻黄味甘辛温，为发散之主，表不解应发散之，则以麻黄为君。桂味辛热，甘草味甘平、甘辛为阳佐麻黄表散之用二者所以为臣。芍药味酸微寒，五味子味酸温，二者所以为佐者。寒饮伤肺咳逆而喘则肺气逆。《内经》曰：肺欲收急食酸以收之，故用芍药五味子为佐以收逆气。干姜味辛热，细辛味辛热，半夏味辛微温，三者所以为使者。心下有水，津液不行，则肾气燥。《内经》曰：肾苦躁急食，辛以润之，是以干姜细辛半夏为使，以散寒水，逆气收寒水散津液，通行汗出而解矣，心下有水气散行，则所传比一，故又有增损之证，若渴者去半夏加瓜蒌根，水蓄则津液不行气燥而渴。半夏味辛温，燥津液者也，去之则津液易复。瓜蒌根味苦微寒润枯燥者也加之，则津液通行是为渴所宜，也若微利去。麻黄加芫花，水气下行渍入肠间则为利下利者不可攻其表，汗出必胀满。麻黄专为表散非下利所宜，故去之。芫花味苦寒酸苦为涌泄之剂水去利则止。芫花下水，故加之，若噎者去麻黄加附子。经曰：水得寒气冷，必相搏，其人即𩜾。又曰：病人有寒，复发汗，胃中冷，必吐蛔噎，为胃气虚竭。麻黄发汗非胃虚冷所宜，故去之。附子辛热，热则温，其气辛则散其寒而噎者为当而相佐之是以祛散冷寒之气。若小便不利少腹满，去麻黄加茯苓，水蓄在下焦不行为小便不利少腹满，凡邪客于体者在外者可汗之，在内者下之，在上者可涌之，在下者可泄之。水蓄下焦渗泄可也发汗则非所当故去麻黄。而茯苓味甘淡专行津液。《内经》曰：热淫于内以淡渗之渗，溺行说水，甘淡为所宜，故加茯苓，若喘者，去麻黄加杏仁，喘为气逆麻黄发汗去之，则气宜顺，杏仁味甘苦温，加之以泄逆气。《金匮要略》曰：其行肿者，故不内麻黄乃内杏子，以麻黄发其阳故喘逆行肿标木之疾加减所同盖起类矣。

明·许宏,《金镜内台方议》(1422年): 以麻黄为君，桂枝为臣，芍药行荣，而散表邪。以干姜细辛半夏之辛为使，而行水气止呕咳。以五味子之酸而敛肺之逆气，以甘草之甘而和诸药为佐。

明·汪石山,《医学原理》(1525年): 故寒邪在表，非辛甘不能散之。故用桂枝、麻黄、甘草之辛甘，以发散表邪。水停心下不行，故肾气燥。经云：肾苦燥，急食辛以润之。故用干姜、细辛、半夏诸辛，行水气而润肾。咳逆而喘，肺气逆。经云：肺欲收，急食酸以收之。故用芍药、五味之酸而收逆气，安其肺。

明·吴昆,《医方考》(1584年): 伤寒表不解，心下有水气，干呕，或咳，或噎，或喘，小青龙汤主之。表不解者，头痛、发热、身疼尚在也。伤寒曾渴。饮水过多，故心下有水气。有声无物，谓之干呕，名曰水气，则有形之水已散，但无形之气仍在耳，故无物可吐而但有声。或咳，或噎皆水寒射肺也。青龙者，东方木神，主发育万物，二方以发散为义，故名之。麻黄、桂枝、甘草，发表邪也；半夏、细辛、干姜，散水气也；芍药所以和阴血，五味所以收肺气。

明·方有执,《伤寒论条辨》(1592年): 夫风寒之表不解，桂枝麻黄甘草所以解之。水寒之相抟，干姜半夏细辛所以散之。然水寒欲散而肺欲收，芍药五味子者，酸以收肺气之逆也。然则是汤也，乃直易于散水寒也。

明·张卿子,《张卿子伤寒论》(1644年): 寒邪在表，非甘辛不能散之。麻黄、桂枝、甘草之辛甘，以发散表邪。水停心下而不行，则肾气燥。《内经》曰：肾苦燥，急食辛以润之。干姜、细辛、半夏之辛，以行水气而润肾。咳逆而喘，则肺气逆。《内经》曰：肺欲收，急食酸以收之。芍药、五味之酸，以收逆气而安肺。

清·喻嘉言,《尚论篇》(1648年): 于散风寒、涤水饮药中，加五味子之酸，以收肺气之逆；干姜之辛，以泻肺气之满，名曰小青龙汤。

清·李中梓,《伤寒括要》(1649年): 青龙象肝木之两歧，主两伤之疾，麻黄汤散寒，桂枝汤散风。若表不解而心下有水气，为表里两伤，须小青龙祛表里之邪，麻黄辛温，为发散之君，桂枝辛热，甘草甘平，为发散之臣，芍药酸寒，五味酸温，寒饮伤肺，则咳喘而肺气逆。经曰：肺欲收，急食酸以收之。故芍药、五味子为佐，以收逆气。心下有水，津液不行，则肾燥。经曰：肾苦燥，急食辛以润之。故以干姜辛热，细辛辛温，半夏微温为使，以散寒水，如是则津液通行，汗出而解。

清·程应旄,《伤寒论后条辨》(1670年): 寒与水，两阴相抟，表里分解之不暇，岂容一婢从中伺衅斗非。唯以小青龙汤外散风寒，内涤水饮为主，于大青龙汤中革去石膏，不容比昵，而所换内外奔走者，若细辛、五味、干姜，一皆阳神供服役，先断去白虎中之祸胎，其局不翻而自翻矣。

小青龙汤所主持用事者，一皆辛热甘温之品。以此治中外俱寒之证，谁不曰宜？顾中寒者，类多外热证，下寒者，类多上热证。主之与客，真之与赝，其间稍有模糊，恐女婢柔媚，蛊惑易生，不无退而复进，即本婢不致专宠，而援类而升者。不曰知母、黄柏，即曰花粉、玄参，群阴用事，不到亡阳而倾国不止。噫，可畏也。缘石膏所逆人意者，无如咳喘热渴诸证，而诸证中，在渴之一证，尤易信任。不知此诸证，皆小青龙中所万不能却只证也。

清·柯琴,《伤寒来苏集》(1674年): 表虽未解，寒水之气已去营卫，故于桂枝汤去姜枣，加细辛、干姜、半夏、五味。辛以散水气而除呕，酸以收逆气而止咳，治里之剂多于发表焉。小青龙与小柴胡，俱为枢机之剂。故皆设或然症，因各立加减法。盖表症既去其半，则病机偏于向里，故二方之症多属里。仲景多用里药，少用表药。未离于表，故为解表之小方。然小青龙主太阳之半表里，尚用麻黄、桂枝，还重视其表；小柴胡主少阳之半表里，只用柴胡、生姜，但微解其表而已。此缘太、少之阳气不同，故用表药之轻重亦异。小青龙设或然五症，加减法内即备五方。小柴胡设或然七症，即具加减七方，此仲景法中之法，方外之方，何可以三百九十七、一百一十三拘之？

清·汪琥,《伤寒论辨证广注》(1680年): 麻黄味甘辛温，为发散之主。表不解应发散之，则以麻黄为君。桂枝味辛热，甘草味甘平，甘辛为阳，佐麻黄表散之用，二者所以为臣。芍药味酸微寒，五味子味酸温，二者所以为佐者。寒伤肺，咳逆而喘，则肺气逆，《内经》曰：肺欲收急食酸以收之。故用芍药、五味子为佐，以收逆气。干姜、细辛味辛热，半夏味辛微温，三者所以为使者。心下有水，津液不行，则肾气燥。《内经》曰：肾苦燥，急食辛以润之。是以干姜、细辛、半夏为使，以散寒水而润肾燥。逆气收，寒水散，津液通行，汗出而解矣。

清·汪昂,《医方集解》(1682年): 此足太阳药也。表不解，故以麻黄发汗为君，桂枝、甘草佐之，解表为佐；咳喘，肺气逆也，故用芍药酸寒，五味酸温以收之。经曰：肺欲收，急食酸以收之。发汗以散邪水，收敛以固真水。水停心下则肾躁，细辛、干姜辛温，能润肾而行水；经曰：肾苦燥，急食辛以润之。细辛又为少阴肾经表药。半夏辛温，能收逆气，散水饮，为使也。外发汗，内行水，则表里之邪散矣。

清·张志聪,《伤寒论宗印》(1683年): 足太阳寒水主气，此寒伤表阳而动其水气也。寒薄于外，水凌于下，而心主之气，受困于上矣。表里上下之气相逆，故干呕也。寒邪闭于表，水气郁于下，故喘咳也。麻黄通泄表邪，桂枝辛散寒气，芍药疏经，甘草通理，半夏细辛从阴达阳，能升散其水气，干姜温中以逐寒，味子保肺金而助春升之气，以东方初生之木，潜藏始振之龙，能行泄冬令之寒水，故名之曰小青龙。渴者，火郁于上，水逆于下，而不得宣布，故加瓜蒌根，引水液之蔓周于胸。利者，水寒在下，火困于上，而不得下交于阴，荛花性寒属水，用花萼之在上者，如鸡子大，熬令赤色，皆取其象心，导火气温煊于下，水得寒气，冷必相搏，其人即噎，加附子以散寒，小便不利。少腹满者，土受所胜之侮，而不能制化，加茯苓补中土以伐水邪。喘者，加杏子以利肺气。此皆内因之水，故并去其麻黄（眉批：细辛一茎直上，味辛气馨，具少阳甲木之气象，故能透泄寒水之邪。半夏感一阴而生，故能从下而宣上）。夫心气在表，肾脉络心，大青龙证。由表而涉心，从心以及肾，其治在上，此在天之龙能兴云而施雨，故曰大。小青龙证，乃动太阳寒水之气，从下以及上，故其治在下，此潜藏始振之蛰龙，故曰小。

清·张志聪,《伤寒论集注》(1683年)：经云：在天为寒，在地为水，水气即寒水之气而无形者也。太阳秉膀胱寒水之气，运行于肤表，出入于胸膈。今寒伤太阳正气，不能运行出入，故表不解而致心下有水气；水气逆于心下，故干呕；表不解，故发热；水寒上逆，故咳气不化而水不行，故有或渴，或利，或噎，或小便不利，少腹满，或喘诸证，但见一证即是，不必悉具，小青龙汤主之。用麻黄、桂枝解肌表之寒邪，甘草、干姜、半夏助中焦之火土，芍药、细辛、味子启春生之木气，达太阳之水气，从胸膈而转达于肌表，表气行而水气散矣。若渴者，水逆于下，火郁于上，去半夏之燥，加蒌根以启阴液。利者，水寒下乘而火气不能下交，荛花秉性虽寒，能导心气以下降，花萼在上，如鸡子大，熬令赤色，咸助心火下交之义。水得寒气，冷必相抟，其人即噎，加附子以温水寒。小便不利，少腹满者，水气下逆，故加茯苓补中土以制伐其水邪。喘者，水气上乘而肺气厥逆，故加杏仁以利肺气。此皆水寒内逆，故并去其麻黄。

清·周扬俊,《金匮玉函经二注》(1687年)：赵以德：伤寒论寒邪伤荣，麻黄汤，风邪伤卫；桂枝汤，风寒两伤荣卫者；大青龙汤，稍迫心肺证；小青龙汤，今溢饮亦是荣卫两伤治之，何也，出方不出证，又何也，盖溢饮之证，已见首篇，故不重出。水饮溢出于表，荣卫尽为不利，犹伤寒荣卫两伤，故必发汗以散水，而后荣卫行，经脉行，则四肢之水亦消矣。

清·沈明宗,《伤寒六经辨证治法》(1693年)：故用小青龙之麻、桂，发散在表之风寒；干姜温肺；细辛逐饮下行，能驱内闭之邪；甘草以和中气；半夏涤饮下行；芍药以收阴气，不使上逆；五味子以收肺气之逆也。

清·汪昂,《汤头歌诀》(1694年)：桂枝解表，使水从汗泄；芍药敛肺，以收喘咳；姜、夏、细辛润肾行水，止渴呕，亦表里分消之意。

清·郑重光,《伤寒论条辨续注》(1705年)：以风寒表未解，用麻黄桂枝以解外；水寒内抟，姜、夏、细辛以泻肺气之满，加五味、芍药以收肺气之逆。名曰小青龙，盖取其随波逐流以归于江海，不欲如大青龙升天与云致雨之意也。

清·钱潢,《伤寒溯源集》(1708年)：小青龙乃辛温发散，敛逆之药，故用桂枝全汤，去姜、枣而兼麻黄之半，又加干姜、细辛者，一以助麻黄、桂枝之辛温发散。李时珍谓使寒邪水气，从毛孔中散；一取其暖中去寒，温肺、泄肺之功也。更加芍药、五味者，所以收肺气之逆，皆控御节制之法也。盖细辛、干姜之用，以肾与膀胱，相为表里。《素问病机》云：诸寒收引，皆属于肾。故《脏气法时论》云：肾苦燥，急食辛以润之，开腠理，致津液，通气也。张元素云：细辛味辛而热，温少阴之经，能散水气，去内寒。李时珍谓辛能泄肺，故风寒咳嗽，上气者宜之。五味、芍药，所以收肺气之逆也。李东垣曰：酸以收逆气，宜与干姜同用。有痰者以半夏为佐，皆本诸此也。愚窃谓肺寒而气逆者，可以酸收。若肺热而气满者，未可概用也。

清·秦之桢,《伤寒大白》(1714年)：此方治内伏水饮，外冒风寒而喘者。详注咳逆条。

此方泛视杂合，细玩有苦心。原文云：伤寒表不解，心下有水气，干呕发热而咳。又云：心下有水气，咳而微喘，发热不渴。皆以小青龙汤主之。曰表不解，不得不用麻、桂；曰水气内伏，又非麻黄桂枝大青龙三方所能治。故以干姜、半夏辛散心下所伏之水饮，先散中焦，续得麻桂、细辛引拔水引，作汗出表，不使水邪干肺喘咳。又以白芍药敛住肝家营血，五味子敛住肾家阴津。但欲辛散心下内伏水饮，作汗发出皮毛，内散水饮，外解表邪，不欲其阳液阴津，亦从麻、桂、细辛而出。夫大青龙汤，行周天之云雨；小青龙，地下之蛟龙。初起但发山中内伏之水而外出，若不用干姜、半夏先散水饮，徒用麻、桂散表，则伏内之水饮不散。若用十枣汤等下水饮，太阳之表邪，乘虚内陷。

清·魏荔彤，《伤寒论本义》(1724年)：仲师变其法为小青龙，仍邪不得与正气争道，干姜、炙甘草、细辛、半夏理其脾土之气，水邪不得不受后土之制。此一方也，既兼治表里，而复兼治风寒之神法也。大青龙兴云致雨，意在发汗，小青龙蟠泥归海，意在收水，此仲师二方之大义也。麻黄入小青龙汤，驱湿邪外散之意存焉，不尚为治表也。

清·姚球，《伤寒经解》(1724年)：桂枝、芍药、甘草，桂枝汤也，用以治风。加麻黄、干姜以解寒，加半夏、细辛以行湿，加北味以降气也。

大青龙治风寒外壅，而闭热于经者；小青龙治风寒外壅，而伏饮于内者。夫热郁于经，而不用石膏，汗为热隔，宁有能发之者乎？饮伏于内，而不用姜、夏，邪与饮抟，宁有能散之者乎？其芍药、五味，不特靖逆气而安肺气，抑且制麻、桂、姜、辛之势，使不相鹜而相就，以成内外协济之功也。

清·尤在泾，《医学读书记》(1729年)：青龙汤主散表寒，而兼清里热，故麻黄多于石膏；麻杏甘石主清肺热，而兼散肺邪，故石膏多于麻黄。桂枝汤主散表邪，故桂枝倍芍药，而益生姜之辛；建中汤主立中气，故芍药倍桂枝，而益饴糖之甘。品味相同，而君臣异用，表里、补泄，因之各异矣。

清·尤在泾，《伤寒贯珠集》(1729年)：大青龙合麻、桂而加石膏，能发邪气，除烦躁，小青龙无石膏，有半夏、干姜、芍药、细辛、五味，能散寒邪，行水饮，而通谓之青龙者，以其有发汗蠲饮之功，如龙之布雨而行水也。夫热闭于经，而不用石膏，汗为热隔，宁有能发之者乎！饮伏于内，而不用姜、夏，寒与饮搏，宁有能散之者乎！其芍药、五味，不特收逆气而安肺气，抑以制麻、桂、姜、辛之势，使不相惊而相就，以成内外协济之功耳。

清·尤在泾，《金匮要略心典》(1729年)：瘦人不应有水，而脐下悸，则水动于下矣，吐涎沫，则水逆于中矣，甚而颠眩，则水且犯于上矣，形体虽瘦，而病实为水，乃病机之变也，颠眩即头眩。苓、术、猪、泽甘淡渗泄，使肠间之水，从小便出；用桂者，下焦水气非阳不化也。曰多服暖水汗出者，盖欲使表里分消其水，非挟有表邪而欲两解之谓。

清·王子接，《绛雪园古方选注》(1732年)：小青龙汤，治太阳表里俱寒，方义迥异于大青龙之治里热也。盖水寒上逆，即涉少阴，肾虚不得已而发表，岂可不想绾照，独泄卫气，立铲孤阳之根乎？故于麻黄二汤内，不但留芍药之收，拘其散表之猛，再复干姜、五味摄太阳之气，监制其逆，细辛、半夏辛滑香幽，导纲药深入少阴，温散寒水从阴出阳。推测全方，是不欲发汗之意，推原神妙，亦在乎阳剂而以敛阴为用。偶方小制，故称之曰小青龙。

清·不著撰人，《伤寒方论》(1732年)：人身水饮停蓄心下则变证不一，盖水气为阴邪，故逆上则为喘为呕，注下则为肠鸣自利小腹满小便不利，以心下为通衢，无所不至也，至若在伤寒表未解时，灾变尤急，攻表则遗里，攻里则遗表，岂不两难乎，不知太阳之邪，由皮毛而入，皮毛为肺之合，水饮之逆，因气为使，肺为气之宗，故仲景一见水气证，如干呕微利，咳，发热，不问全备与否，竟于桂枝麻黄中加五味之酸，以收肺气之逆，加干姜之辛，以泻肺气之满，加半夏细辛之辛，入阴消饮，下逆泻肺耳，盖细辛能入心泻肺补肝润肾，而助其宣散，故于风药中，独为入阴之剂，更合味芍姜半以遂其内搜之性，虽有桂麻不能直达表分，而但助其扩清矣，谓其小青龙者，欲其翻波逐浪以归江海，不欲其兴云升天而为霪雨之意，后人谓小青龙汤为发散之轻剂，味甚旨矣。

清·吴谦,《医宗金鉴》(1742年)：太阳停饮有二：一中风有汗为表虚，五苓散证也；一伤寒无汗为表实，小青龙汤证也。表实无汗，故合麻桂二方以解外。去大枣者，以其性滞也；去杏仁者，以其无喘也，有喘者，仍加之；去生姜者，以有干姜也，若呕者，仍用之。佐干姜细辛，极温极散，使寒与水俱得从汗而解；佐半夏逐痰饮，以清不尽之饮；佐五味收肺气，以敛耗伤之气。若渴者，去半夏加花粉，避燥以生津也；若微利与噎，小便不利，少腹满，俱去麻黄，远表而就里也。加附子以散寒，则噎可止；加茯苓以利水，则微利止，少腹满可除矣。此方与越婢汤同治水饮溢于表，而为腹胀水肿，宜发汗外解者，无不随手而消。越婢治有热者，故方中君以石膏，以散阳水也；小青龙治有寒者，故方中佐以姜桂以散阴水也。

清·黄元御,《伤寒悬解》(1748年)：太阳中风，脉缓头痛，汗出而不烦躁，此其脉紧身痛，无汗而烦躁者，卫闭而营不能泄也，故其脉证似伤寒，太阳伤寒，脉紧身疼，此其脉缓而身不疼者，营闭而卫不能泄也，故其脉证似中风。中风卫闭而营郁，阳盛者固宜青龙，然当防其肾阴之旺，故立真武之法，伤寒营闭而卫郁，阴盛者固宜真武，然当防其胃阳之旺，故垂青龙之方，灵通变化，玄妙无穷也。首章名曰中风，次章名曰伤寒，俗手妄缪，以为风寒双感，误世非小也。

大青龙汤，甘草、大枣，补其脾精，生姜、杏仁，降其肺气，麻、桂，泻其营卫之郁闭，石膏清神气之烦躁也。盖气欲闭而血欲泄，血强而气不能闭，则营泄而汗出，气强而血不能泄，则营闭而无汗。营热内郁，外无泄路，是以脉紧身痛，寒热无汗，而生烦躁。异日之白虎、承气诸证，皆此经热之内传者也，早以青龙发之，则内热不生矣。

清·黄元御,《长沙药解》(1753年)：治太阳伤寒，心下有水气，干呕，发热而咳。以水饮中阻，肺胃不降，浊气逆冲，故作呕咳。甘草培其土气，麻、桂发其营卫，芍药清其经热，半夏降胃逆而止呕，五味、细辛、干姜，降肺逆而止咳也。《金匮》以治痰饮咳逆倚息者，使水饮化气，而随汗泄，降以五味、姜、辛，咳逆自平也。又以大、小青龙，通治溢饮。以饮水流行，归于四肢，不能化汗而外泻，则水饮注积，遏阻卫气，以致身体疼重。麻黄发汗，泻其四末之集水也。

清·黄元御,《金匮悬解》(1754年)：妇人时吐涎沫，此水气内格，肺金不降，津液凝瘀而上溢也。医下之，土败胃逆，浊气填塞，心下即痞。当先治其吐涎沫，以小青龙汤泻其积水，涎沫即止。乃治其痞，痞证浊阴痞塞，阳不根阴，二火升炎，下寒上热，半夏泻心汤，姜、甘、参、枣，温补中脘之虚寒，黄芩、黄连，清泻上焦之郁热，半夏降浊而消痞也。

水归四肢，当汗不汗，而成溢饮。病溢饮者，当发其汗。其阳气郁阻而肺热者，宜大青龙汤，石膏、麻、桂，清金而泻营卫，杏仁、生姜，利肺而降逆气，甘草、大枣，培土而补脾精也。其阴气冲逆而肺寒者，宜小青龙汤，麻、桂、芍药，发表而泻营卫，甘草、半夏，补中而降胃气，姜、辛、五味，温肺而下冲逆也。

清·黄元御,《伤寒说意》(1754年)：小青龙汤，麻、桂，发汗以泻积水，半夏降逆而止呕噫，姜、辛、五味，下气而平咳喘也。

清·徐灵胎,《伤寒论类方》(1759年)：此方专治水气。盖汗为水类，肺为水源，邪汗未尽，必停于肺胃之间，病属有形，非一味发散所能除，此方无微不到，真神剂也。

清·徐灵胎,《伤寒论类方》(1759年)：荛花，《明理论》作芫花，恐误。本草荛花、芫花，花叶相近，而荛花不常用，当时已不可得，故改用芫花，以其皆有去水之功也。小便不利而少腹满，则水不在上而在下矣，故用茯苓。

清·徐灵胎,《伤寒约编》(1759年)：风寒加水气浸渍胸中，内侵肺胃则发热干呕而咳，是小青龙主证。故于桂枝汤去大枣之甘泥，加麻黄以开元府，半夏除呕，细辛逐水气，五味、干姜以除咳也。既用麻辛发表，不须生姜之横散。渴是心液不足，故去半夏之燥，易瓜蒌之润利。与噎，小便不利，与喘，则病机偏于向里，故去麻黄之发表，加附子以除噎，芫花、茯苓以利水，杏仁以定喘耳。大小青龙俱是两解表里之剂，当知大青龙治里热，小青龙治里寒。且小青龙治水之动而不居，亦与五苓散治水之留而不行者不同，兼治肤胀最捷。又主水寒射肺，冷哮证。

清·吴仪洛,《成方切用》(1761年)：仲景制方之意，本是桂枝麻黄二汤合用，易芍药以石膏者。所以胜寒郁之内热，切以助青龙之势而兴云雨也，然去芍药之酸收，增石膏之辛散，外功之力猛而无制。在寒多风少，及风寒雨停之证，则用当而通神。其有风寒之证，及微弱之脉，若不知辨而误用之，有厥逆惕肉而亡阳尔。

清·强健,《伤寒直指》(1765年)：寒邪在表，非辛甘不能散之，麻黄、桂枝、甘草之辛甘，以发散表邪。水停心下而不行，则肾气燥,《内经》曰：肾苦燥，急食辛以润之。干姜、细辛、半夏之辛，以行水气而润肾。咳逆而喘，则肺气逆,《内经》曰：肺欲收，急食酸以收之，芍药、五味子之酸以收逆气，安肺。

清·徐玉台,《医学举要》(1792年)：小青龙汤，于发汗中利水。盖汗为水类，肺为水源，伤寒表不解，发汗而未透也。心下为水气，即未出之汗也。干呕发热而咳，或微喘，邪未尽而停于肺胃之间也。病属有形，非一派发汗所能愈，故用麻黄之解表，即用白芍、五味之敛逆，一以散水寒，一以收喘咳也。又加干姜之温肺，细辛之温肾，半夏之除呕，甘草之缓中，表里分消，水气有不散者乎?《金匮》用以治溢饮，以饮亦水类，四肢之水，与心下之水同治也。加石膏以治肺胀，以水停心下而兼烦躁。石膏辛寒，即仿伤寒大青龙之旨也。后人用小青龙治水肿，以无汗而喘，即遵《内经》开鬼门之治也。方中五味、干姜，尤为治表寒发咳之要药。所以小柴胡、真武等汤，方后俱云咳者加五味子、干姜。五苓散与猪苓汤，同治脉浮发热，渴欲饮水，小水不利之症。而一属阳明，必显躁烦热闷，故于茯苓、猪苓、泽泻利水之中，加阿胶、滑石以滋阴涤热；一属太阳，或太阳转属阳明，必因发汗未透，以致邪水内蓄，故于茯苓、猪苓、泽泻利水之中，加白术以健脾利水，桂枝以散表除邪。观仲景云：多服暖水汗出愈。则知此方利水而兼发汗也。后人移治交肠，交肠者，大小易位而出也。《金匮》加茵陈治黄疸，名茵陈五苓散，后人去桂名四苓散，纯为利水之剂。合平胃名胃苓汤，又为消肿利湿之剂。

清·陈修园,《伤寒真方歌括》(1803年)：此方不大汗而长于利水，如山泽小龙，不能奋发登天，只乘雷雨，而直奔沧海也。

清·陈修园,《长沙方歌括》(1803年)：蔚按：此伤寒太阳之表不解，而动其里水也。麻、桂从太阳以祛表邪，细辛入少阴而行里水，干姜散胸前之满，半夏降上逆之气，合五味之酸、芍药之苦，取酸苦涌泄而下行。既欲下行，而仍用甘草以缓之者，令药性不暴，则药力周到，能入邪气水饮互结之处而攻之。凡无形之邪气从肌表出，有形之水饮从水道出，而邪气、水饮一并廓清矣。喻嘉言云：方名小青龙者，取其翻波逐浪以归江海，不欲其兴云升天而为淫雨之意。若泥麻黄过散减去不用，则不成其为龙，将何恃以翻波逐浪乎?

清·朱光被,《金匮要略正义》(1803年)：饮邪溢于表分，毛窍为之闭塞，有似风水相合之义，故当发汗以散邪，为合治耳……如邪在表而里有伏寒者，则解表行阳药内，全当以里气为重，故合麻桂去杏仁，加五味、干姜、半夏，合内外而两解之，此小青龙之所以为神也。合出二方，以示人消息病机之法。

清·陈修园,《金匮方歌括》(1811年)：元犀按：师云：饮水流行归于四肢，当汗而不汗出，身体疼重，谓之溢饮。故病溢饮者，以得汗为出路。然饮既流溢，亦随人之脏气寒热而化。饮从热化，故立大青龙汤辛凉发汗以行水；饮从寒化，故立小青龙汤辛温发汗以利水，二方并列，用者当酌其宜焉。

元犀按：十枣汤专主内饮而不及外邪，此方散外邪，涤内饮，为内外合邪之的方也。以下五方，皆本此方加减。

清·吕震名，《伤寒寻源》（1850年）：此治太阳寒水之法也，虽同名青龙，却与大青龙主治迥别。太阳表邪不解，与阳热相搏，宜大青龙发之；太阳表邪不解，与寒饮相格，宜小青龙逐之。经云：伤寒表不解，心下有水气、干呕、发热而咳，此为小青龙的对之证。故方中用麻黄桂枝细辛之属，以散寒而解表；用半夏干姜五味之属，以蠲饮而降逆；复以芍药甘草，两和表里。但表里错杂之邪，病出恒不一致。若微利者，水已下趋，故去麻黄，加芫花，顺其势以导之也。若渴者，寒已化热，故去半夏，加瓜蒌根，反其用以治之也。若噎者，寒格上焦也，故去麻黄，加附子以散寒。若小便不利，少腹满者，水蓄下焦也，故去麻黄，加茯苓以利水。若喘者，水邪射肺也，故去麻黄，加杏仁以下肺气。此方本不至发汗，故或用麻黄，或去麻黄，皆相表里证之轻重。而为加减之圆机活法也。按大青龙发汗以除阳热，犹龙之乘云上天而布甘霖；小青龙逐水以散阴寒，犹龙之翻波逐浪而归江海。制方之妙，亦犹龙之变化而不可测乎。

清·王孟英，《温热经纬》（1852年）：徐洄溪曰：此方专治水气。盖汗为水类，肺为水源，邪汗未尽，必停于肺胃之间，病属有形，非一味发散所能除，此方无微不到，真神剂也。

清·莫枚士，《研经言》（1856年）：古经方必有主药，无之者小青龙是也。何以言之？方中麻、芍、姜、辛、桂、甘各三两，味、夏各半升。考古半升，约古分亦三两。仲景每以半夏半斤配生姜三两，五味半升配生姜三两。此方正其例也。八味轻重同则不相统，故曰无主药。或谓麻黄先煎即是主药。岂知麻黄以有沫当去，不得不先煎，与先煎泽漆、先煎大黄有别。特以肺为水源，以此疏其壅塞耳！且本方加减法云去麻黄者四，麻黄在可去之例岂主药乎？匪特麻黄非主药也，即桂枝亦不过因表不解发热而用之，其与芍药、甘草同用，全乎桂枝汤矣。桂枝即非主药，芍药、甘草更可知已，又何论半夏乎？此方本从桂枝汤来，而其义则在干姜、五味、细辛三味。本论于柴胡汤、四逆散方下云：咳者，加干姜、五味子、细辛，即此方主治之义。柴胡汤方下又云：咳者去人参、生姜、大枣，加五味子、干姜，即此方用桂枝汤，所以必去枣、姜之义。然则小青龙为治饮家咳之方，故凡用干姜、五味子，而与若桂若麻并施者，皆自此出。如《金匮》厚朴麻黄汤、射干麻黄汤、苓桂五味甘草姜辛汤、苓桂五味甘草姜辛半夏汤、苓桂五味甘草姜辛半夏杏仁汤、苓桂五味甘草姜辛半夏杏仁大黄汤六方是也。论此方所从来，当入桂枝类；论此方所由衍，当另建一类，而六方隶焉，斯当矣。

清·费伯雄，《医方论》（1865年）：此方全为外有风、内蓄水而设。所以不用石膏者，因水停胃中，不得复用石膏以益胃之寒。故一变而为辛散，外去风而内行水，亦名曰青龙者，亦取发汗，天气下为雨之义也。

清·郑钦安，《医理真传》（1869年）：小青龙一方，乃发汗、行水之方也。因太阳表邪未解，以致水气不行，聚于心下，为咳、为喘、为悸，是皆水气上逆之咎也。今得麻、桂、细辛，发太阳之表，行少阴之水，干姜、半夏、五味，降上逆之水下行，甘草补土，白芍敛阴，最为妥切。此方重在解表，表解而水自不聚，以龙名汤。是取麻黄轻清发汗行水，如龙之得雨水而飞腾变化莫测也。岂果若龙哉？

清·高学山，《伤寒尚论辨似》（1872年）：盖麻黄之能汗，为发越肺家之耑药，今以芍药、五味之酸收敛之，则欲其挑动肺气，而不使发汗，可知。甘草、干姜之温中土，既以芳香之桂枝醒之，复以下降之半夏监之，则鼓舞其脾阳，又是不欲其上炎，而贵于润下，更可知。然后以通肾气之细辛为使，则仲景精意之所贯，历历如在目前矣。夫兴云致雨，为在天之飞龙，故曰大。此则水中之龙，蛟而已矣，土中之龙，蛇而已矣，名之曰小，不亦宜乎。喻氏曰：酸以收肺之逆，辛以泻肺之满，遗脾而单言肺，固是漏处，即其收肺二字论之，肺气如此，而可收之泻之乎？至其谓小青龙为涤饮之药，眼高千古，惜其未能畅发所以然之理，而竟将后人谓为发汗之轻剂，全然抹坏，则亦失之过激矣。盖小青龙汤意，原欲从小便以下其水气，然脾肺之阳一舒，送之使下者，固十之九，而解之自汗者，安保无十之一也，特于发字有弊耳。

清·唐宗海,《血证论》(1884年)：温散寒水，外去风寒，内泻饮水之大剂。

清·莫枚士,《经方例释》(1884年)：[泉案]此桂枝汤去生姜、大枣、合半夏麻黄丸，加干姜、细辛、五味子也。凡外有风寒，内有痰饮，动而喘嗽者，此方主之。若内有痰饮，外无风寒者，麻、桂不得妄用。风寒在表而连肺，桂、芍、麻主之；痰饮在里而连肾，干、半、辛、味主之。后人内饮治肾，外饮治肺之说祖此。《经》于大青龙云：无少阴证者宜用，则小青龙为有少阴证矣，或为之证是也，故大青龙无干、半、辛、味，而小青龙有之，则干、半、辛、味，少阴之法也。溢饮并宜两方者，以渴暴多饮之，水或由上焦而半溢于肌表，于大方宜；或由上焦而半溢于中、下焦，于小者宜。其必由上焦，则同上焦肺部之部，故麻、桂从同，而余药则异。夫表里俱病，必经于中，方中甘、半，未始不兼及之。

清·王旭高,《退思集类方歌注》(1897年)：此方专治水气。盖汗为水类，肺为水源，邪汗未尽，必停于肺胃之间。病属有形，非一味发散所能除，故备举辛温以散水，兼用酸苦以安肺，于麻、桂二汤内，不但留白芍之酸收，拘其发散之猛，再复五味、干姜摄太阳之气，监制其逆，细辛、半夏温散水寒，从阴出阳，庶几水从汗解而不伤阴，此发汗散水之圣方也。

清·张秉成,《成方便读》(1904年)：故用麻黄、桂枝解其表；必以细辛、干姜、半夏等辛燥之品，散其胸中之水，使之随汗而出；《金匮》所谓腰以上者当发汗，即《内经》之"开鬼门"也。水饮内蓄，肺必逆而上行，而见喘促上气等证；肺苦气上逆，急食酸以收之，以甘缓之，故以白芍、五味子、甘草三味，一以防肺气之耗散；一以缓麻、桂、姜、辛之刚猛也。

清·戈颂平,《伤寒指归》(1907年)：小，半里也。龙，指阳气也。阳不藏卯，半里下阴土不温，水气不左行，以麻黄苦温，行肌表水气，得五味子酸温，酸，主敛，敛麻黄苦温气味，内行心下停水。桂枝辛温，通表里经络之阴。半夏辛平，降逆上水气。芍药苦平，疏泄表里土气。细辛辛温，通脉络中幽微处之阴。干姜辛温，守而不走，温半里下土气以藏阳。阳浮半里上，土味不足半表下，以甘草极甘培之。又藉五味子酸温，敛阳气藏于土中，复于子，使五味转运表里，不失生生气化之机。右八味，以水一斗，象阴数得阳正于八，合阳气复于一。先煮麻黄，减二升，减，轻也；二，阴数也，象阳举而阴从轻也，去上沫，内诸药，煮取三升，去滓，温服一升，象阳数得阴藏卯，阴数得阳开子也。

清·戈颂平,《金匮指归》(1907年)：小，半里也，阳不内藏于卯，半里下阴土不温，水气不左行，以麻黄开阴土水气；桂枝辛温，通表里经道之阴；半夏辛平，降逆上阳气，散土中水结；芍药苦平，疏泄表里土气；细辛辛温，通脉络中幽微处水气；干姜辛温，守而不走，温半里下土气以藏阳；阳浮半里上，土味不足半表下，以甘草极甘培之；五味子酸温，敛阳气藏于土中，复于子，使五味转运表里，不失生生气化之机。右八味，以水一斗，象阴数得阳正于八，合阳气复于一。先煮麻黄，减二升，减，轻也；二，阴数也，象阳举而阴气从轻，去上沫，内诸药，煮取三升，去滓，温服一升，象三阳来复半里，一阳开于子也。

清·俞根初,《重订通俗伤寒论》(1916年)：风寒外搏，痰饮内伏，发为痰嗽气喘者，必须从小青龙加减施治。盖君以麻、桂辛温泄卫，即佐以芍、草酸甘护营，妙在干姜与五味拌捣为臣；一温肺阳而化饮，一收肺气以定喘，又以半夏之辛滑降痰，细辛之辛润行水，则痰饮悉化为水气，自然津津汗出而解。若不开表而徒行水，何以解风寒之搏束；若一味开表，而不用辛以行水，又何以去其水气。此方开中有阖，升中有降，真如神龙之变化不测。设非风寒而为风温，麻桂亦不可擅用，学人宜细心辨证，对证酌用也。

近代·张锡纯,《医学衷中参西录》(1918

年）：陈氏谓细辛能发动翕辟活泼之灵机，此中原有妙理。盖细辛人皆知为足少阴之药，故伤寒少阴证多用之，然其性实能引起足少阴与手少阴相交，是以少阴伤寒，心肾不交而烦躁者宜用之，又能引起诸药之力上达于脑，是以阴寒头痛者必用之，且其含有龙脑气味，能透发神经使之灵活，自能发动肺叶翕辟之机使灵活也。

仲景之方，用五味即用干姜，诚以外感之证皆忌五味，而兼痰嗽者尤忌之，以其酸敛之力甚大，能将外感之邪锢辟肺中永成劳嗽，惟济之以干姜至辛之味，则无碍。诚以五行之理，辛能胜酸，《内经》有明文也。徐氏《本草百种注》中论之甚详。

近代·何廉臣，《增订伤寒百证歌注》（1928年）：此伤寒太阳之表不解，而动其里水也。麻、桂从太阳以祛表邪，细辛入少阴而行里水，干姜散胸中之满，半夏降上逆之气，合五味之酸，芍药之苦，取酸苦涌泄而下行，既欲下行而仍用甘草以缓之者，令药性不暴，则药力周到，能入邪气水饮互结之处而攻之。凡无形之邪气从肌表出，有形之水饮从水道出，而邪气水饮一并廓清矣。惟恽氏谓小青龙名词，虽冠以小字，不过分量稍轻，读者勿认以为小方。观其种种症状，悉是伤风，独加以气急便是肺伤寒。独气急而鼻扇，则不但肺伤寒，其气管已起非常变化，即西医所谓支气管发炎是也。如此之病，实有万分危险，非小青龙汤不救，而小青龙一方，亦非如此之病，不许轻用也。

近代·陆渊雷，《伤寒论今释》（1930年）：小青龙汤，治急性呼吸器病之方也。其主证为发热恶寒头痛，咳而微喘，《玉函》《千金翼》以咳而发热为主，不举干呕，是也。如急性支气管炎、螺旋菌性支气管炎、支气管性肺炎、渗出性胸膜炎等，凡咳喘而有太阳表证者，皆是。此种表证，本非麻桂诸汤所能治，故服麻桂诸汤而仍不解。以其服表药不解，而有咳喘，始知心下水气为病。此因古人概以热病为伤寒，见太阳证辄与表，故有此失耳。仲景书凡言心下者皆指胃，独此条之水气，不在胃而在呼吸器，以其主证为咳喘故也。胃中蓄水，固有致咳喘者，然属苓桂术甘汤真武汤所治，不属小青龙。小青龙之水气，即上述诸病之炎性渗出物，以其浸润而非停潴，故不曰饮而曰气。若胸膜炎之胸膜囊中积水者，即属饮，以其浸润胁满痛者，属柴胡剂，皆非小青龙所治。《准绳》辨本方与小柴胡之异，正以此故。不然，青龙太阳方，柴胡少阳方，人皆知之，安用辨为，诸或然证皆非必见者，惟喘为支气管病，本方证所必见，胸膜病则不必见耳。噎即膈噎，程氏改作噫，山田从之，引生姜泻心汤干噫食臭胁下有水气为证。无论是噎是噫，在小青龙证皆甚稀见。山田亦执定心下为胃耳。渊雷案：小青龙汤为麻桂合方去杏仁生，加细辛、干姜、五味子、半夏。姜杏为麻桂之佐使；细辛辛散，正味酸敛、辛味相伍，开阖相济以镇咳；干姜温肺，半夏降逆涤痰。姜夏相伍，温降相借以逐水，故本方发表之力，低于麻黄，胜于桂枝，而镇咳逐水之力则至优。昔贤说二青龙命名之故，方中行谓大青龙与云致雨，小青龙倒海翻江，喻嘉言亦谓大青龙升天而行云雨，小青龙鼓波而奔沧海，意皆谓一主发汗，一主逐水，理或然也。由今日之病理言，急性喘咳之病，多有细菌为病原，水气不过为病变之产出物，然则治法宜以杀菌为主，次则消炎，而逐水为末务。然中医古方之法，加慢性胃肠炎之多黏液者，如胸膜炎胸膜囊积水者，皆以逐水为主，不但小青龙而已，而试用皆极效。盖涤除此等产出物，直接所以免炎症之刺激而增长，间接即所以助正气之消炎。

近代·祝味菊，《伤寒方解》（1931年）：本方以甘草、干姜、半夏为主药，麻、桂为重要副药。其适用标准在伤寒中阳不足，小肠与胸部淋巴管水液潴留，以致营卫失调，肺胃俱其障碍。故以甘草、干姜、半夏温中行水，麻、桂得芍药调和营卫，细辛利窍逐饮，无味止咳降逆也。本方加减法前人多以为非仲景原文，有删之者，姑存疑。至加减之药味，就中亦多有不合理病情者，故不赘解。太阳病中四十条、四十一条皆为小青龙汤所主之证。

近代·徐大桂，《伤寒论类要注疏》（1935年）：麻黄、芍药、五味子，约麻、辛、姜、桂之性，使之温化水气以外达。干姜，味厚气胜，温肺化水。甘草、细辛，辛温香窜，善能通窍行水。桂枝、半夏，燥肺胃以制水逆。此治寒邪外闭，气结水停之重剂。外寒内水，气化不宣。非赖麻、辛、姜、桂，温化以宣泄之不行。大青龙证，为外寒闭热；小青龙证，为外寒动水；合而观之，可悟寒热互争，水火偏胜之理。

近代·彭子益，《圆运动的古中医学·金匮方解篇》（1947年）：治咳逆倚息，不得卧者。支饮在胸气不下降，故咳嗽气逆，倚物作息。水格阳逆，故睡卧不下。小青龙，麻、桂、芍药发汗泄水，五味、姜、辛温降水气，甘草补中，半夏降逆。

治妇人吐涎沫者。中下寒，则寒水上逆而吐涎沫，小青龙汤，泄寒水也。

近代·冉雪峰，《冉注伤寒论》（1949年）：发汗利小便，均可去水，发汗是行水化气，利小便是化气行水，但本条本证本方，都是在发汗方面之法。麻桂姜辛并用，温气较浓，亦是诸有水者，当以温药化之意义。即重辛温复佐酸苦，一阖一辟，一屈一伸，表气化则里气化，里气化则表气化，化机鼓荡，通体活泼，这个治疗精神，颇显变化如龙的景谊。

现代·中医研究院，《伤寒论语释》（1956年）：小青龙汤主治表寒而里有水饮的病症，用麻桂的辛温去风寒，以干姜、细辛、半夏行水气，芍药、五味子敛肺止喘咳。本方与大青龙汤同是表里双解的方剂，但大青龙汤主治表寒里热症，而小青龙汤主治表寒而里有水饮的病症，发表药相同，而治里的药各异。

小青龙汤取麻黄、桂枝通阳解表，干姜、细辛、半夏温阳化饮，芍药、甘草舒挛缓急，五味子收敛肺气，辛散与酸收相伍，可增强治疗咳喘的效果。本方麻黄的用量仅有大青龙汤一半，且有芍药、五味子酸收，故发汗力量小如大青龙汤之峻猛，不用辛寒之石膏，却增辛温之干姜、细辛、半夏，可见大青龙汤是以解表为主而兼清里热，小青龙汤是以温化寒饮为主而兼解表邪。

现代·陈亦人，《伤寒论译释》（1958年）：本方以麻黄桂枝芍药，行营卫而散表邪，以干姜、细辛、半夏，行水气而止咳呕，以五味子之酸而敛肺之逆气，以甘草之甘而和诸药，即《内经》所谓“以辛散之，必甘缓之，以酸收之”之意。陈氏与《金鉴》解释均较妥切，徐氏明确提出“此方专治水气”，尤有见地。因临床运用本方主要针对肺胃水气，表证不是必具，所以，切勿被表不解印定眼目。

现代·安徽中医学院，《伤寒论通俗讲义》（1959年）：小青龙汤为桂麻合方，去姜、枣、杏仁，加细辛、半夏、干姜、五味子组成。以麻桂发汗外散表寒；干姜、细辛内温水饮，使寒与水俱从汗而解；半夏以燥不尽之水气而止咳逆；芍药、五味子酸收见敛肺；甘草甘缓以调和诸药。本汤在临床上常用为治疗寒邪挟痰饮的咳嗽。大青龙和小青龙同为表里两解的方剂，惟大青龙所主表寒里热证，小青龙所主为表寒里有水饮证。故大青龙表药多于里药，小青龙则里药多于表药。

现代·李翰卿，《中国百年百名中医临床家》（1960年）：此辛温解表兼祛水饮之方。主治太阳病，无汗、咳嗽、吐痰、气喘、不得卧、身肿等。但必须没有口渴、喜冷饮的内热现象。麻桂二方以散表寒，细辛、五味以止咳嗽，干姜、半夏以除痰饮水气。

现代·孙纯一，《伤寒论注释要编》（1960年）：此方为散寒行水之剂，用麻黄去风寒，干姜、细辛、半夏行水气，唯恐其辛散太过，故佐芍药、五味子以敛肺气。因有表里双解之功能，治表寒而内有水饮之证。

现代·王渭川，《金匮心释》（1982年）：溢饮挟寒邪内伏的，宜用小青龙汤，因此方是麻黄汤去杏仁，桂枝汤去生姜，再加五味、细辛、干姜、半夏，可发汗兼温里饮，使寒饮下出。

现代·刘渡舟，《伤寒论诠解》（1983年）：小青龙汤由麻黄汤去杏仁加干姜、细辛、五味子、芍药、半夏所组成。麻黄发汗解表，宣肺平喘，兼以利水；配桂枝可增强宣散寒邪，通畅阳气的作用，干姜配半夏，温化中焦的水寒之邪，治心下水气；细辛辛辣而散，温散上中下三焦水寒之邪。原方虽为外解表寒，内散水饮而设，但从药物分析，它在内又有温通三焦，统治上、中、下三焦寒饮之功效。但诸药辛散太过，犹恐耗阴动阳，损伤正气，故用炙甘草甘温以守中扶正，芍药酸敛以护肝阴，五味子酸敛以护肾阴，使本方成为温散寒饮而不伤正气的有制之师。从仲景治疗寒饮的规律看来，尤其是治疗肺、胃的寒饮，常把干姜、细辛、五味子三药合而用之，对于寒饮之咳喘确有良效。因干姜、细辛可直接入肺，散水寒之邪，五味子入肺可收敛肺气之逆，一收一散，散中有收，正邪兼顾，对消散寒饮而止咳定喘则十分得力。因此在使用本方时，要特别注意这一配合方法。《金匮要略·痰饮咳嗽病脉证并治》中，载有苓甘五味姜辛汤，桂苓五味甘草去桂加干姜细辛半夏汤，苓甘五味加姜辛半夏杏仁汤，苓甘五味加姜辛半杏大黄汤等几个治痰饮咳嗽的方子，都恰到好处地使用了干姜、细辛、五味子的配合方法。本方麻桂并用，又配细辛，虽有芍药、甘草、五味子相佐，毕竟还是辛散峻烈之剂，因此，在服法上要求水煎分三次服，以便使药力不致太猛。尽管如此，在临证时对年高体弱、婴幼儿童，特别是心肾功能虚衰的患者，仍要慎用，恐有拔肾气，动冲气，耗阴动阳之弊。对于一般的病人，使用本方也只是在喘咳急性发作时的救急之法，不可久服多用。且一旦疾病缓解，即应改用苓桂剂（如苓桂术甘、苓桂杏甘、苓桂味甘、苓桂薏甘、苓桂枣甘汤等）温化寒饮，以善其后。大、小青龙汤都可以看作是由麻黄汤加减衍化而来，也均属表里两解之方。但大青龙汤发汗散寒兼清阳郁之热而除烦躁，以发汗为主。而小青龙汤发汗，蠲除心下寒饮治咳喘，以蠲饮为主。无论在《伤寒论》或《金匮要略》中，使用大青龙汤都要发汗。而小青龙汤在《伤寒论》中用于表里两解，在《金匮要略》中则仅为温散心下水饮而设。大青龙汤的使用禁忌在《伤寒论》中已述，故在《金匮要略》中不再重复，此详于前而略于后。小青龙汤的使用禁忌在《伤寒论》中无载，而在《金匮要略》中却有明文，此详于后而略于前。《金匮要略·痰饮咳嗽病脉证并治》所云："咳逆倚息，不得卧，小青龙汤主之。青龙汤下已，多唾口燥，寸脉沉，尺脉微，手足厥逆，气从小腹上冲胸咽，手足痹，其面翕热如醉状，因复下流阴股，小便难，时复冒者，与茯苓桂枝五味甘草汤，治其气冲。"正是对小青龙汤的使用禁忌和误服本方后的变证以及救治方法的详细记述。尤在泾对这一条作了很好的解释说明："服青龙汤已，设其人下实不虚，则邪解而病除。若虚则麻黄细辛辛甘温散之品虽能发越外邪，亦易动人冲气。冲气，冲脉之气也，冲脉起于下焦，挟肾脉上行至喉咙。多唾口燥，气冲胸咽，面热如醉，皆冲气上入之候也。寸沉尺微，手足厥而痹者，厥气上行而阳气不治也。下流阴股，小便难，时复冒者，冲气不归，而仍上逆也。茯苓桂枝能抑冲气使之下行，然逆气非敛不降，故以五味之酸敛其气，土厚则阴火自伏，故以甘草之甘补其中也。"从下虚之人误用小青龙汤后造成动冲气、拔肾气的后果，提示人们对小青龙汤的使用，应严格掌握其禁忌证。尽管在《金匮要略》中，除本条的苓桂味甘汤外，还设有误用小青龙汤后的多种救治之方，但仍以慎用为妥。不过还需指出，治疗总以辨证作为依据，只要辨证准确，则治无禁忌，用此方又每获良效，故亦不可当用不用。

现代·刘渡舟，聂惠民，傅世垣，《伤寒挈要》（1983年）：本方外散风寒，内化寒饮，有两解表里作用，若无表寒，则专一散饮。方中麻黄、桂枝发散风寒之邪，细辛、干姜温化肺胃寒饮，半夏涤痰降逆，甘草护正和中。此药辛散为最，恐耗心肾之气，故以五味子之酸收以保心肾，芍药之酸敛以护荣阴，方能去邪而不伤正。又干姜、细辛、五味子三药相配，为辛散酸收并用，乃仲景治寒饮作喘惯用之法，此亦不可不知。

现代·刘渡舟，苏宝刚，庞鹤，《金匮要略诠解》（1984年）：小青龙汤方用麻黄、桂枝发汗散饮，宣肺行津；干姜、细辛、半夏温中化饮，散寒降逆；五味子收敛肺气；芍药敛阴护正；甘草和药守中。大青龙汤治溢饮，而兼烦躁；小青龙汤治溢饮而兼咳喘。

现代·王付，《经方学用解读》（2004年）：寒饮郁肺证的基本病理病证是寒气袭肺而不宣发，肺气不降而浊气上逆，肺气不能通调水道。所以，治疗寒饮郁肺证，其用方配伍原则与方法必须重视以下几个方面。

针对证机选用宣肺散寒药：肺主气，其气主清净宣发于上，肃降于下。若寒邪侵袭于肺，肺气不得肃降而上逆，则证见咳嗽，气喘，其治当宣肺散寒，以使寒邪从上而出。如方中麻黄、桂枝、细辛、干姜。

合理配伍降肺气药：肺的生理特性是既宣发于上，又肃降于下，肺气宣降有序，始可职司气机升降以行呼吸。寒邪袭肺，肺气不得肃降而上逆。又肺主通调水道，肺气不降而水气停留，寒气乘机与水气相搏而为饮邪，饮邪又加剧肺气不得肃降于下。因此，治疗寒邪袭肺，只有将宣肺与降肺有机地结合，才能使肺气既宣又降。在合理配伍降肺药时，最好选用具有燥湿化作用的中药，以此而用才能达到降肺化饮之目的。如方中半夏。

妥善配伍敛肺药：寒邪袭肺，其治必当温散，温散虽可散寒化饮，但用之稍有不当，其温则易损伤肺津，耗散肺气。因此，在治疗寒饮郁肺证，除了用温散药外，最好还要配伍收敛肺气药，收敛肺气有利于肺气肃降于内，以免温散药伤津伤气。如方中五味子。

适当选用寒性药：寒邪袭肺，其治固然当选用温热药，可在用温散药时，稍有不当则会引起温热药与寒饮之邪发生格拒，即温热药不能直达病所，反而引起其他变化，对此一定要适当配伍寒性药，以使寒性药能引温热药入阴而起到散寒化饮，温宣降气作用。如小青龙汤中芍药。

随证加减用药：若口渴者，去半夏避辛燥，加瓜蒌根，以生津止渴；若微利，去麻黄加荛花者，因麻黄有解表治里化饮之功，若表证大减，里证特甚，故当去之，若表证著而未减，则不必去之，以具体病情而定；荛花可利小便以实大便，故对小便不利之利下证尤为妥当；若噎者，去麻黄走表之行散，加附子以通达阳气；若小便不利，小腹满，去麻黄者，当以具体病情而定，因麻黄本可利小便，本言去者，以示通利小便为要，故加茯苓以速利在下之水气；若喘者，麻黄本可治喘，若肺气不伤则不当去，若肺气有伤则当去之，加杏仁者，取其性缓而润，降逆平喘而不伤肺，故此用杏仁可代麻黄不足。临床用小青龙汤，可因症而加减用之。若肺气虚弱者，加蛤蚧、人参，以补益肺气；若有内热者，加葶苈子、紫苏子，以降肺平喘等。

【方论评议】

综合历代各家对小青龙汤的论述，应从用药要点、方药配伍和用量比例三个方面进行研究，以此更好地研究经方配伍，用于指导临床应用。

诠释用药要点：方中麻黄解表散寒、宣肺平喘，桂枝解表化饮、温肺化饮，半夏降肺温肺、化饮止咳、燥湿醒脾，干姜温肺散寒、温阳化饮，细辛温阳化饮，五味子收敛肺气，芍药补血敛阴，甘草补益中气。

剖析方药配伍：麻黄与桂枝、细辛，属于相须配伍，增强治表散寒，治里温肺；麻黄与干姜，属于相使配伍，温肺宣肺化饮；干姜与细辛，属于相使配伍，温肺化饮；五味子与干姜、细辛，属于相反相畏配伍，相反者，五味子敛阴，干姜、细辛化饮，相畏者，五味子制约干姜、细辛温化伤阴；麻黄与半夏，属于相使配伍，麻黄治肺偏于宣发，半夏治肺偏于降泄；麻黄与五味子，属于相反相畏配伍，五味子收敛制约麻黄宣发耗散，麻黄宣散制约五味子敛肺留邪；麻黄与芍药，属于相反相畏配伍，相反者，麻黄宣发，芍药益血，相畏者，芍药制约麻黄宣发伤血；麻黄与甘草，属于相反相畏配伍，相反者，麻黄宣发，甘草补益，相畏者，甘草制约麻黄宣肺伤气；五味子与芍药，属于相使配伍，敛阴益血；五味子与甘草，属于相使配伍，酸甘化阴，益气缓急。

权衡用量比例：麻黄与桂枝、细辛用量比例是1∶1∶1，提示宣肺与化饮之间的用量调配关系，以治风寒或寒饮；麻黄与干姜用量比例是1∶1，提示宣肺与温肺之间的用量调配关系，以治寒咳；干姜与细辛用量比例是1∶1，提示温肺与化饮之间的用量调配关系，以治寒饮；五味子与干姜、细辛用量比例是4∶3∶3，提示益阴敛肺与温肺化饮之间的用量调配关系，以治咳喘；麻黄与半夏用量比例是3∶4，提示宣肺与降逆之间的用量调配关系，以治气逆；麻黄与五味子用量比例是3∶4，提示宣肺与敛肺之间的用量调配关系；

麻黄与芍药用量比例是 1 ∶ 1，提示宣发与补血之间的用量调配关系；麻黄与甘草用量比例是 1 ∶ 1，提示宣肺与益气之间的用量调配关系；五味子与芍药用量比例是 4 ∶ 3，提示敛肺与补血之间的用量调配关系；五味子与甘草用量比例是 4 ∶ 3，提示敛肺与益气之间的用量调配关系，以治肺伤。

【药理作用】 本方具有解除支气管平滑肌痉挛、调节支气管腺体分泌、调节呼吸中枢神经、调节水电解质代谢、调节肾功能、强心、改善微循环、抗缺氧、抗缺血、抗菌、抗炎、抗病毒、调节骨骼肌、抗过敏、抗风湿、改善肾上腺皮质功能等作用。

小建中汤

【导读】 ①学用小建中汤应重视桂枝和芍药的用量调配关系、桂枝和饴糖的用量调配关系、芍药和饴糖的用量调配关系。②小建中汤虽是辨治气血虚寒证的重要代表方，但在临床中对气血虚发热证等也具有良好治疗作用。③学好用活小建中汤的第一步是辨清小建中汤由哪些基础方和药物组成：组成小建中汤有 5 个基础方和 3 组药，基础方之一是甘草汤，之二是桂枝甘草汤，之三是芍药甘草汤、之四是桂枝汤，之五是桂枝加芍药汤，3 组药中第 1 组是温阳药即桂枝、生姜，第 2 组是益气药即大枣、甘草，第 3 组是补血收敛药即芍药、胶饴，基础方甘草汤清热益气，桂枝甘草汤调补心肺脾胃，芍药甘草汤调补气血，桂枝汤既调理心肺营卫又调理肝肾脾胃，桂枝加芍药汤调理脾胃缓急止痛，从 5 个基础方和 3 组药用量深入学习研究即可用活小建中汤。

【方歌】 小建中汤倍芍药，桂姜甘草大枣和，胶饴为主补气血，温养心脾功效可。

【方药】 桂枝去皮，三两（9 g） 甘草炙，二两（6 g） 芍药六两（18 g） 生姜切，三两（9 g） 大枣擘，十二枚 胶饴一升（70 mL）

【用法】 上六味，以水七升，煮取三升，去滓。内饴，更上微火消解。温服一升，日三服。呕家不可与建中汤，以甜故也。

【功用】 温补气血，和里缓急。

【适应证】

1. 中医病证：①心气血虚悸证：心悸不安，心烦，气短，面色不荣，汗出，舌淡，苔薄白，脉虚。②脾气血虚证：脘腹疼痛或拘急，神疲乏力，面色萎黄，饮食不香，大便溏薄或不畅，脉虚弱。③气血虚内热证：头晕，乏力，短气，懒言，或汗出，食少便溏，心悸不宁，面色少华，口唇色淡，咽干，口燥，手足心热，四肢酸困，衄血，腹中痛，梦失精，苔少，脉细。④气血虚发黄证：面黄及周身肌肤淡黄，或萎黄无泽，心悸，眩晕，耳鸣，倦怠乏力，或浮肿，小便自利而不黄，舌淡，苔薄白，脉虚或细。⑤心脾气血俱虚证者。⑥妇人气血虚腹痛证者。

2. 西医疾病：神经衰弱、心律不齐、缺铁性贫血、再生障碍性贫血、功能性发热、肠系膜淋巴结核、慢性肠胃炎、慢性肝炎、室上性心动过速、冠心病、风湿性心脏病等临床表现符合气血虚寒证者。

【用药分析】 方中胶饴（饴糖）温补脾胃、化生气血，芍药补血敛阴，大枣补益中气，桂枝温阳散寒，生姜调理脾胃，炙甘草益气和中。

【用方思路】

1. 小建中汤既是辨治气血虚寒证的重要代表方，又是辨治诸多杂病如心病、脾胃病、心肝病、心肾病等的重要基础方。

2. 方中桂枝、生姜既可调理营卫，又可温暖脏腑之阳；芍药、胶饴既可益营卫，又可补阴血；甘草、大枣既可益营卫，又可益脏腑。从方中用药用量及调配分析得知，小建中汤的应用并不局限于气血虚寒证，还可用于辨治诸多杂病，如循环、消化、精神神经、内分泌等系统疾病。

3. 运用小建中汤辨治的病证（无论病变部位在心、在脾胃或在肝胆）以气血虚寒为主，其治既要益气，又要补血，还要散寒。

【随证合方】 若夹热，可与黄连阿胶汤合方用之；若夹寒痰，可与赤丸合方用之；若夹阳虚较重，可与四逆汤合方用之。

【注意事项】 运用小建中汤既要辨清西医

之病，又要辨清西医之病属于中医气血寒证。辨西医之病可进一步了解疾病的发展演变及转变规律，辨中医之证可更好地针对西医之病选用小建中汤。

【应用指征】

（1）伤寒二三日，心中悸而烦者，小建中汤主之。（102）

（2）伤寒，阳脉涩，阴脉弦，法当腹中急痛，先与小建中汤；不差者，小柴胡汤主之。（100）

（3）虚劳，里急，悸，衄，腹中痛，梦失精，四肢痠疼，手足烦热，咽干，口燥，小建中汤主之。（第六　13）

（4）妇人腹中痛，小建中汤主之。（第二十二　18）

（5）男子黄，小便自利，当与虚劳小建中汤。（第十五　22）

【方论】

金·成无己，《注解伤寒论》（1144年）：脉阳涩、阴弦，而腹中急痛者，当作里有虚寒治之，与小建中汤，温中散寒；若不瘥者，非里寒也，必由邪气自表之里，里气不利所致，与小柴胡汤，去黄芩加芍药，以除传里之邪。建中者，建脾也。《内经》曰：脾欲缓，急食甘以缓之。胶饴、大枣、甘草之甘以缓中也。辛润散也，荣卫不足，润而散之，桂枝、生姜之辛，以行荣卫。酸收也、泄也，正气虚弱，收而行之，芍药之酸，以收正气。

金·成无己，《伤寒明理药方论》（1156年）：胶饴味甘温，甘草味甘平，脾欲缓急，食甘以缓之，健脾者必以甘为主，故以胶饴为君，甘草为臣。桂辛热，辛散也润也，荣卫不足，润而散之。芍药味酸，微寒酸收也，泄也津液不逮，收而行之，是以桂、芍药为佐。生姜味辛温，大枣味甘温，胃者卫之源脾者，荣之本。《黄帝针经》曰："荣出中焦，卫出上焦，是矣卫"，为阳不足者益之，必以辛荣，为阴不足者补之，必以甘辛甘相合，脾胃健而荣卫通是，以姜枣为使，或谓桂枝汤解表，而芍药数少，建中汤温里，而芍药数多，殊不知二者远近之制，皮肤之邪为近，则制小其服也，桂枝汤芍药佐桂枝，通用散非与建中通体，而心腹之邪为远，则制大其服也建中汤，芍药佐胶饴以健脾非与桂枝同用而，《内经》曰："近而奇耦制小其服远，而奇耦制大其服此之谓也。"

元·赵以德，《金匮方论衍义》（1368年）：故用是汤补中伐木，通阴行阳也。

明·许宏，《金镜内台方议》（1422年）：故用胶饴为君，甘草大枣为臣，以甘佐甘缓之也。白芍药之酸，能收敛脾气，而益其中，故用之为佐。桂枝生姜之辛，以散余邪而益其气也。

明·汪石山，《医学原理》（1525年）：治伤寒腹中急痛。此乃里有虚寒。经云：脾欲缓，急食甘以缓之。故用胶饴、大枣、甘草诸甘，健脾以缓里。又云：辛以散之，热可胜寒。故用官桂之辛热，以散中寒。又云：酸以收之。用芍药之酸，扶阴寒而止腹痛。

明·吴昆，《医方考》（1584年）：伤寒，腹中急痛者，此方主之。腹中急痛，则阴阳乖于中，而脾气不建矣，故立建中汤。桂肉与桂枝不同，枝则味薄，故用之以解肌；肉则味厚，故用之以建里。芍药之酸，收阴气而健脾；生姜之辛，散寒邪而辅正。经曰：脾欲缓，急食甘以缓之，故用甘草、大枣、胶饴以缓急痛。又曰：呕家不可用建中，为其甘也。则夫腹痛而兼呕者，又非建中所宜矣。

明·方有执，《伤寒论条辨》（1592年）：小建中者，桂枝汤倍芍药而加胶饴也。桂枝汤扶阳而固卫，卫固则荣和。倍芍药者，酸以收阴，阴收则阳归附也。加胶饴者，甘以润土，土润则万物生也。建，定法也。定法惟中，不偏不党，王道荡荡，其斯之谓乎。

明·赵献可，《医贯》（1617年）：张仲景立建中汤，以健脾土。木曰曲直，曲直作酸，芍药味酸，属甲木；土曰稼穑，稼穑作甘，甘草味甘，属己土。酸甘相合，甲己化土。又加肉桂，盖桂属龙火，使助其化也。仲景立方之妙类如此，又以见木生土之义。盖土无定位，旺于四季，四季俱有生理，故及之。

明·张卿子，《张卿子伤寒论》（1644年）：建中者，建脾也。《内经》曰：脾欲缓，急食甘以缓之。胶、饴、大枣、甘草之甘，以缓中也。辛，润也，散也。荣卫不足，润而散之。桂枝、生姜之辛，以行荣卫。酸，收也，泄也，正气虚弱，收而行之，芍药之酸，以收正气。

清·李中梓，《伤寒括要》（1649年）：脾居四脏之中，生育营卫，通行津液。一有不调则营卫失育，津液失行，此汤甘温。善为中州培养，有建立之义，故曰建中。脾欲缓，急食甘以缓之，故以胶饴甘温为君；甘草甘平为臣；脉弦木旺，土之仇也，以桂与芍药，制之为佐；益卫宜辛，补营宜甘，故以姜、枣为使。

清·喻嘉言，《医门法律》（1658年）：本文云：虚劳里急，悸，衄，腹中痛，梦失精，四肢酸疼，手足烦热，咽干口燥，小建中汤主之。虚劳里急诸不足，黄芪建中汤主之。按：虚劳病而至于亡血失精，消耗精液，枯槁四出，难为力矣。《内经》于针药所莫制者，调以甘药，《金匮》遵之，而用小建中汤、黄芪建中汤，急建其中气。俾饮食增而津液旺，以至充血生精，而复其真阴之不足，但用稼穑作甘之本味，而酸辛咸苦，在所不用，盖舍此别无良法也。然用法者贵立于无过之地，宁但呕家不可用建中之甘，即服甘药，微觉气阻气滞，更当虑甘药太过，令人中满，早用橘皮、砂仁以行之可也，不然甘药又不可恃，更将何所恃哉。后人多用乐令建中汤、十四味建中汤，虽无过甘之弊，然乐令方中，前胡、细辛为君，意在退热。而阴虚之热，则不可退。十四味方中，用附、桂、苁蓉，意在复阳。而阴虚之阳，未必可复，又在用方者之善为裁酌矣。

黄瘅病为湿热之所酿矣，然有湿多热少者，有湿少热多者，有湿热全无者，不可不察也。仲景虑瘅病多夹内伤，故尔慎用汗吐下之法。其用小建中汤，则因男子发黄，而小便自利，是其里无湿热，惟以入房数扰其阳，致虚阳上泛为黄耳。故不治其黄，但和荣卫以收拾其阳，听其黄之自去。即取伤寒邪少虚多，心悸而烦，合用建中之法以治之，此其一端也。又有小便本赤黄，治之其色微减，即当识其蕴热原少，或大便欲自利，腹满上气喘急，即当识其脾湿原盛，或兼寒药过当，宜亟用小半夏汤，温胃燥湿，傥更除其热，则无热可除，胃寒起而呃逆矣。此又一端也，凡治湿热而罔顾其人之虚寒者，睹此二义，能无悚惕耶？小建中汤：即桂枝汤倍芍药加胶饴也。男子数扰其阳，致虚阳上泛为黄，用此汤固护其卫，则阳不能外越。而芍药之酸，收其上泛之阳，以下归于阴；甘草胶饴培其中土，土浓则所收之阳，不能复出，此天然绝妙之方也。然必小便自利，证非湿热者乃可用之。不然，宁不犯酒家用桂枝、呕家用建中之大禁乎？小半夏汤：小便色小变而欲自利，湿虽积而热则微，若其脾湿不行而满，脾湿动肺而喘，此但当除湿，不可除热，热除则胃寒气逆而哕矣。凡遇湿多热少之证，俟其热少除，即用此以温胃燥湿，其治热多湿少，当反此而推之。

清·张璐，《伤寒缵论》（1667年）：桂枝汤方中芍药、桂枝等分，用芍药佐桂枝以治卫气。小建中方中加倍芍药，用桂枝佐芍药以治营气，更加胶饴以缓其脾，故名之曰建中，则其功用大有不同耳。

清·柯琴，《伤寒来苏集》（1674年）：伤寒二三日，无阳明证，是少阳发病之期。不见寒热头痛胸胁苦满之表，又无腹痛苦呕或咳或渴之里，但心悸而烦，是少阳中枢受寒，而木邪挟相火为患。相火旺则君火虚。离中真火不藏，故悸；离中真火不足，故烦。非辛甘以助阳，酸苦以维阴，则中气亡矣。故制小建中以理少阳，佐小柴胡之不及。心烦心悸原属柴胡证而不用柴胡者，首揭伤寒不言发热，则无热而恶寒可知。心悸而烦，是寒伤神、热伤气矣。二三日间，热已发里，寒犹在表，原是半表半里证。然不往来寒热，则柴胡不中与也。心悸当去黄芩，心烦不呕当去参半。故君桂枝通心而散寒，佐甘草、枣、饴助脾安悸，倍芍药泻火除烦，任生姜佐金平木。此虽桂枝加饴而倍芍药，不外柴胡加减之法。名建中，寓发汗于不发之中。曰小者，以半为解表，不全固中也。少阳妄汗后，胃不和，因烦而致躁，宜小柴胡清之；未发汗，心已虚，因悸而致烦，宜小建中和之。

清·汪昂，《医方集解》（1682年）：此足太阴、阳明药也。《准绳》曰：脾居四脏之中，生育荣卫，通行津液，一有不调，则失所育所行矣。必以此汤温健中脏，故名建中。脾欲缓，急食甘以缓之，故以饴糖为君，甘草为臣。桂枝辛热，辛，散也，润也，荣卫不足，润而散之。芍药酸寒，酸，收也，泄也，津液不通，收而行之。故以桂、芍为佐。生姜辛温，大枣甘温，胃者卫之源，脾者荣之本。《针经》曰：荣出中焦，卫出上焦。是以卫为阳，益之必以辛；荣为阴，补之必以甘。辛甘相合，脾胃健而荣卫通，故以姜、枣为使。

清·李彣,《金匮要略广注》(1682年)：今据本方解之，则桂枝行阳气，芍药养阴血，甘草、大枣、胶饴俱甘味入脾，归其所喜，以鼓舞脾气，升腾灌溉而为胃行其津液焉。又生姜佐桂枝以行阳气，而辛以润之，且与大枣合用，以行脾之津液而和荣卫也。此建立中州，全其母气，功洵巨矣。

清·张志聪,《伤寒论宗印》(1683年)：此言经络之邪盛者，又宜小建中之所主也。阳脉涩，寒在外之阳络也。阴脉弦，邪在里之阴络也。经云：夫气之在脉也。邪气在上者，邪气之中人也高，故邪气在上也。经脉内连脏腑，故脏腑相连，而痛于下也。邪在经络之外内，故阳脉涩而阴脉弦，法当腹中急痛，先与小建中汤，以解其经邪。芍药苦走血，桂枝辛走气，故易以芍药为君，配甘草化土而止腹痛。桂枝甘草，发散其寒邪，加胶饴以固其中胃。名曰小建中者，建立其中，以御外侮，盖经脉荣血，乃中胃之所生也。若不差者，尚有气分之邪未尽，又当以小柴胡汤解之。夫小柴胡汤，乃枢机气分之剂，故柴胡汤证皆不言脉。此以阳脉涩，阴脉弦，故先与小建中汤焉。(眉批：外为阳，里为阴。)小建中汤，即桂枝汤也。桂枝解肌，而不能解枢，故复与小柴胡汤。当知肌气枢气，各有别也。

清·张志聪,《伤寒论集注》(1683年)：夫皮肤经脉之血，生于胃腑水谷之精，由胃之大络而注于脾之大络，脾之大络名曰大包，从大包而行于脏腑之经隧，从经隧而外出于孙络、皮肤。伤寒阳脉涩，阴脉弦是皮肤经脉之血气逆于脾络之间，故法当腹中急痛。先与小建中汤，桂枝辛走气，芍药苦走血，故易以芍药为君，加胶饴之甘以守中，不宣发谷精而为汗，故名曰建中。

清·张志聪,《金匮要略集注》(1683年)：若因劳伤而阳虚精绝者，宜小建中汤，建立其中宫，以资补荣卫津液。夫补气宜辛，补精血宜甘，建中汤，甘辛之剂也。用芍药以资津血，桂枝以助元阳，生姜、大枣，宣补中焦之气，配胶饴、甘草，以资生其精液焉。(眉批：五味入口，津液各走其道。肾为水脏，受五脏之津液而藏之。)

清·张璐,《千金方衍义》(1698年)：桂枝汤加胶饴名小建中，取稼穑之甘，入胃护营，不独为风伤卫之本药，即寒伤营之尺中微弱，营气不足血少之证，亦得用之。

桂本血药，而辛温散邪恐其动血，故以芍药护持荣气，不使随桂外泄，得甘草之甘温而和寒热诸邪，姜、枣之辛甘而和荣卫诸气，为风伤卫之首方。参入胶饴一味，取稼穑之甘，便为建中专药。所以寒伤荣之尺中，脉微虚寒之里气不足，咸赖乎此，允为虚羸和解中外之圣法。

清·张璐,《千金方衍义》(1698年)：小建中为诸建中之母本。桂枝汤表药，藉胶饴之甘温，入脾通津，大建中气，即伤寒荣气不足，尺脉不至，虚劳之腹痛里急，阳涩阴弦，咸可用为前导，温中而兼疏表气，扶阳而不碍阴虚。以桂枝达表，芍药安中，甘草和胃，大枣通脾，生姜散邪，胶饴滋津，共襄建中之功也。

清·郑重光,《伤寒论条辨续注》(1705年)：建中汤，甘温培养中州，有建立之义，故曰建中。脾欲缓，急食甘以缓之，故以胶饴甘温为君，甘草甘平为臣。脉弦木旺，土之仇也，以桂、芍制之为佐。益卫宜辛，补营宜甘，故以姜、枣为使。

清·钱潢,《伤寒溯源集》(1708年)：建中者，建立中焦之脾土也。盖土为五行之主，脾为四脏之本，即洪范建中立极之义也。中气虚馁，脾弱不运，胃气不行，致心中悸动，故以建立中气为急也。谓之小建中者，以风邪未解，未可以参、术补中，止加胶饴，倍芍药于桂枝全汤，和卫解邪之中，以稍裨中土，故谓之小建中汤。芍药性虽酸收，既无寒邪，在所不计，李时珍谓其益脾，能于土中泻木，故倍用之。饴糖为米蘖之上品，能和润中州。经所云：脾欲缓，急食甘以缓之是也。中气既和，阳邪得解，则心中之悸烦自止矣。

清・魏荔彤,《金匮要略方论本义》(1720年)：主之以小建中汤，以桂枝、生姜扶阳，甘草、大枣、胶饴益胃，芍药收阴，无非从中为治。若平易无奇，而实王道之至神者也。

清・姚球,《伤寒经解》(1724年)：中者，阳之守也。建中者，建立中之阴而为阳之守也。盖脾为阴气之原，甘草、白芍，甲巳以化血，桂枝辛以润之，饴糖甘以和之，姜枣以和阴阳，气和血盈而中阴建立矣。

清・尤在泾,《金匮要略心典》(1729年)：此和阴阳调营卫之法也，夫人生之道，曰阴曰阳，阴阳和平，百疾不生。若阳病不能与阴和则阴以其寒独行，为里急，为腹中痛。而实非阴之盛也，阴病不能与阳和，则阳以其热独行。为手足烦热，为咽干、口燥，而实非阳之炽也，昧者以寒攻热，以热攻寒。寒热内贼，其病益甚，惟以甘酸辛药，和合成剂。调之使和，则阳就于阴，而寒以温；阴就于阳而热以和，医之所以贵识其大要也，岂徒云寒可治热。热可治寒而已哉，或问和阴阳，调营卫是矣，而必以建中者何也？曰中者脾胃也，营卫生成于水谷，而水谷转输于脾胃。故中气立，则营卫流行而不失其和。又，中者四运之轴而阴阳之机也，故中气立则阴阳相循，如环无端，而不极于偏。是方甘与辛合而生阳，酸得甘助而生阴，阴阳相生，中气自立。是故求阴阳之和者必于中气，求中气之立者，必以建中也。

清・王子接,《绛雪园古方选注》(1732年)：建中者，建中气也。名之曰小者，酸甘缓中，仅能建中焦营气也。前桂枝汤是芍药佐桂枝，今建中汤是桂枝佐芍药，义偏重于酸甘，专和血脉之阴。芍药、甘草有戊己相须之妙，胶饴为稼穑之甘，桂枝为阳木，有甲已化土之义，使以姜、枣助脾与胃行津液者，血脉中之柔阳，皆出于胃也。

清・不著撰人,《伤寒方论》(1732年)：此桂枝汤加胶饴也，证本伤寒而借用桂枝者，君以饴糖，又加芍药，则桂特和表而建功于中矣，其所以先建中者，谓寒邪与风邪不同，风邪顷刻外热，寒邪值中气虚寒之人，留连胸中，虽只二三日，邪气在表，未当传里之时，即为悸者，阳气内虚也，烦者阴火内动也，将来邪与虚搏，必至危困，故乘寒邪未尽变热之先，建立中气则邪不易入，即入亦足以御之也，倍芍药者，桂枝解肌，皮肤为近，制小其服，建中补内，心腹为远，制大其服耳，如腹痛芍药尤宜，故阳涩阴弦，腹中急痛者亦用之。

清・吴谦,《医宗金鉴》(1742年)：名曰小建中者，谓小小谓立中气也。盖中气虽虚，表尚未和，不敢大补，故仍以桂枝和荣卫，倍芍药加胶饴，调建中州，而不啜稀粥温覆令汗者，其意重在心悸中虚，而不在伤寒之表也。中州创建，荣卫自和，津液可生，汗出乃解，悸烦可除矣。呕家不可用，谓凡病呕者不可用，恐甜助呕也。

清・黄元御,《伤寒悬解》(1748年)：甲乙同气，甲木不降，则寸脉涩，乙木不升，则尺脉弦。甲木上逆，而克戊土，法当痛见于胸膈，乙木下陷，而克己土，法当痛见于腹胁。木气枯燥，是以其痛迫急。肝胆合邪，风火郁发，中气被贼，势难延缓，宜先用小建中汤，胶饴、甘、枣，补脾精而缓急痛，姜、桂、芍药，达木郁而清风火。若不差者，仍与柴胡，再泻其相火也。此申明首章腹痛者，加芍药之义。

少阳甲木化气于相火，随戊土下行而交癸水，与少阴君火并根坎府，是以神宇清宁，不生烦乱。汗泄中脘，津亡土燥，胃逆不能降蛰相火，相火升炎，消烁心液，故生烦扰。胆胃两经，痞塞心胁，阻碍厥阴升达之路，风木郁冲，振摇不已，是以动悸。风火交侵，伤耗胃脘津液，小建中汤，胶饴、甘、枣，补脾精而生胃液，姜、桂、芍药，疏甲木而清相火也。

清・黄元御,《长沙药解》(1753年)：治少阳伤寒，阳脉涩，阴脉弦，寸为阳，尺为阴。法当腹中急痛者。以甲乙二木，表里同气，甲木不降，则阳脉涩，乙木不升，则阴脉弦。甲木不降，必克戊土，法当痛见于胸胁，乙木不升，必克己土，法当痛见于腹胁。木气枯硬，是以其痛迫急。少阳胆从相火化气，厥阴肝以风木主令，肝胆合邪，风火郁生，中气被贼，势在迫急。胶饴、甘草，补脾精而缓里急，姜、桂、芍药，达木郁而清风火也。治少阳伤寒，心中悸而烦者。以病传少阳，相火郁隆，不可发汗。汗亡少阳之津，木枯土弱，必传阳明，五行之理，病则传其所胜也。胃气调和则病愈，胃土堙郁而不和，其心中必生烦悸。盖少阳甲木，化气于相火，而下交癸水者，戊土培之也。汗泻中脘之阳，土弱胃逆，不能降蛰相火，相火飞腾，升炎于上，心液消烁，故生郁烦。胆胃上壅，阻碍厥阴升降之路，是以动悸。以枯木而贼弱土，燥热郁生，伤耗胃脘之精液，则中宫败矣。胶饴、甘草、大枣，补脾而生胃液，姜、桂、芍药，疏木而清相火也。小建中证，即炙甘草之轻者，烦悸不已，必至经脉结代。《金匮》治虚劳里急腹痛，悸衄，梦而失精，四肢酸痛，手足烦热，咽干口燥者。以中气衰弱，凝郁莫运，甲木不降，累及厥阴，升路郁阻而生动悸，相火刑金，收令不行而生吐衄。肺津消烁，则咽干口燥。乙木不升，生气莫遂，贼伤己土，则腹痛里急。木郁风动，疏泄不藏，则梦而失精。手之三阳，足之三阴，陷而不升，则手足烦热而肢节疼痛。胶饴、甘、枣，补土养精而缓里急，姜、桂、芍药，疏木达郁而清风也。

清·黄元御,《金匮悬解》(1754年)：里急者，乙木郁陷，迫急而不和也。木性喜达，郁而欲发，生气不遂，冲突击撞，是以腹痛。肝主筋，诸筋皆聚于节，生气失政，筋节不畅，故四肢痠疼。胆气上逆，胸肋壅塞，肝脉上行，升路郁阻，风木振摇，故心下悸动。子半阳生，木气萌蘖，而生意郁陷，不能上达，则欲动而梦交接，益以风木疏泄，是以精遗。风燥亡津，肺腑枯槁，故咽干口燥。风木善泄，肺金失敛，故血衄鼻窍。手之三阳，足之三阴，陷而不升，故手足烦热。手之三阳不升，则阳中之阳，陷于阴中，足之三阴不升，则阴中之阳，陷于阴中，故手足烦热。此以中气虚败，风木下陷，而相火上逆也。小建中汤，胶饴、甘、枣，补脾精而缓里急，姜、桂、芍药，达木郁而清风火也。

妇人腹中痛，小建中汤主之。妇人腹中痛，风木之克土也。小建中汤，桂枝倍芍药而加胶饴，泻风木而滋脾精也。

清·黄元御,《伤寒说意》(1754年)：小建中汤，胶饴、甘、枣，补脾胃之精气，姜、桂、芍药，散肝胆之风火。

清·徐灵胎,《伤寒约编》(1759年)：伤寒二三日，无阳明少阳之表，但心中悸而烦，是少阳中枢受寒，木邪挟相火为患，非辛甘助阳，酸苦维阴，则中气立亡矣。故用桂枝通心散寒，甘、枣、饴糖助脾安悸，白芍泻火除烦，生姜佐金平木。此虽桂枝汤加饴倍芍，即名建中，寓发汗于不发之中。曰小者，以半为解表，不全固中也。

中气虚馁，表受寒邪，则遏郁不解，木挟相火为患，故烦而且悸，为建中汤证，即桂枝汤加饴倍芍。取酸苦以平厥阴之火，辛甘以缓脾家之急，有安内攘外、泻中寓补之功，故名曰建。外证未除，尚资姜、桂以解表，不全主中，故名曰小耳。

清·徐灵胎,《杂病证治》(1759年)：芍药敛营气以安脾肺，桂枝入络脉以达虚邪，饴糖、炙草以大建其中。使中气内充，则络脉完固而正胜邪却，何有寒热咳血倦怠之患。洵为虚损挟邪之专方。

桂枝温经助阳能散寒邪于表，白芍敛营和阴能安脾土于里；炙草、饴糖缓中益气，生姜、大枣调和营卫也。俾寒邪外解则营卫调和恶寒自罢，且令中气内充不使寒邪复入也。此缓中温营之剂，为营虚脉弱恶寒之专方。加黄芪补气实卫，名黄芪建中汤，乃建立中气而卫阳自强，恶寒自罢，此补中温营之剂，为卫虚脉软恶寒之专方。加当归补血养营，名当归建中汤。乃养血温营之剂。亦曰建中者，以营血之化，出自中焦也，为血虚脉弦恶寒之专方。加人参、熟地扶元补阴，加附子、肉桂暖营补火，名曰大建中汤。治一切虚损劳伤，生阳不能振发，脉软细弱而恶寒战栗竟日不足者。此大温大补之剂，为太虚大寒恶寒之专方也。

清·吴仪洛,《成方切用》(1761年)：治伤寒阳脉涩，阴脉弦，腹中急痛。通治虚劳悸衄，里急腹痛，梦遗失精，四肢酸痛，手足烦热，咽燥口干，虚劳黄疸。

清·强健,《伤寒直指》(1765年)： 呕家不可用建中汤，以甜故也。建中者，建脾也。《内经》曰：脾欲缓，急食甘以缓之，胶饴、大枣、甘草之甘，以缓中也。辛，润也，散也。营卫不足，润而散之，桂枝、生姜之辛，以行营卫。酸收也，泄也。正气虚弱，收而行之，是以桂枝辛热，芍药酸寒为佐。胃者卫之源，脾者营之本。卫为阳，益之必以辛，营为阴，补之必以甘，辛甘相合，脾胃健而营卫通，是以生姜辛温，大枣甘温为佐。或谓桂枝汤解表，而芍药数少，建中汤温里，而芍药数多，何也？二者远近之制，皮肤为近，则制小其服；心腹为远，则制大其服，此所以不同也。脾居四脏之中，生育营卫，通行津液，一有不同，则营卫失育，津液失守。此汤甘温，善为中焦培养，有建立之义，故曰建中。

清·沈金鳌,《杂病源流犀烛》(1773年)： 芍药味酸，于土中泻木为君。饴糖、甘草之温，补脾养胃为臣，水挟木势，亦来侮土，故或脉弦而腹痛。桂枝辛热，佐白芍以去寒水。姜、枣甘辛温，发散阳气行于经格皮毛为使。建中之名，始于此焉。此方兼治虚劳，里急腹痛，梦寐失精，四肢酸疼，手足烦热，咽干口渴。

清·徐玉台,《医学举要》(1792年)： 桂枝汤治表虚，倍芍药加胶饴，名小建中汤，桂枝为和剂，建中为补剂也。故不特伤寒心悸而烦，及腹中急痛者宜之，即虚劳里急，亡血失精等症,《金匮》与黄芪建中汤并用。又疸症篇云：男子黄，小便自利，当与虚劳小建中汤，则知此汤为治虚劳之专剂。男子身黄便利，显属虚寒而非湿热，故亦以此汤治之也。是方加黄芪，名黄芪建中汤，意在保护肺气，不令自汗，专为虚劳而设，而非伤寒门所有事。然许学士治伤寒无汗，尺中脉迟，不任发散者，先用黄芪建中以实其气，后用麻黄汤以发其汗，此又善于取裁矣。《千金》于小建中中加当归，名内补当归建中汤，治女科虚羸少气、里急腹痛等症，意在安营以补血，故更其名曰内补也。

清·吴鞠通,《温病条辨》(1798年)： 此亦阳虚之质也，故以小建中，小小建其中焦之阳气，中阳复则能食，能食则诸阳皆可复也。

清·吴鞠通,《医医病书》(1798年)： 盖建中以调和营卫为扼要，全以补土为主。药止六味，而甘药居其四。俾病者开胃健食，欲其土旺生金，金复生水以生木，木生火，而火又生土，循环无已。其意盖不欲以药补虚，而使之脾胃健旺，以饮食补虚。此君子以人治人之道，岂浅学所知哉！至东垣喜立门户，舍建中不用，而易之以补中益气，原从建中脱胎，矜才使气，究不若建中之冲和恬淡。故补中益气用处虽多，其中焦虚而下焦实者，犹不害事。若下焦一虚，祸殊不小。前人曾有监肾气之虑。建中妙在虽补气而营药实多，桂枝虽走卫，营中之卫药也。不似补中益气之升柴，纯然走卫矣。建中得阳卦多阴、阴卦多阳之妙，补中益气何足以语此。故建中可久服，补中益气断不可多服也。妇人虚劳门中之新绛旋覆花汤，血药居其一，气药居其二，仍以通阳为主，薯蓣丸阴阳平补，阳药居多。伤寒至脉结代，其虚已极，复脉汤中必用参、桂、姜、枣、甘草，大概可知矣。

清·陈修园,《伤寒真方歌括》(1803年)： 此阴阳平补之神方。

清·陈修园,《医学从众录》(1803年)： 《心典》按：上中二焦为寒邪所痹，故以参、姜启上焦之阳，合饴糖以创建中气。而又以椒性下行，降逆上之气，复下焦之阳，为温补主方。

清·朱光被,《金匮要略正义》(1803年)： 此该上章中虚成劳，所列诸证而出治法也。本以劳伤申气而致虚劳，劳则病不从表而从里，则在里之病气自急，急者如悸衄以下等候，层觅迭出之象也。虚刚朴之，急则缓之，缓急益虚，舍小建中别无良法，故以为治虚劳里急之主方。

日本·丹波元简,《金匮玉函要略辑义》(1806年)： 里急，诸家无明解，巢源虚劳里急候云，劳伤内损，故腹里拘急也。二十九难云：冲脉之为病，逆气里急。丁注：逆气，腹逆也，里急，腹痛也，此云腹中痛，则巢源为是。

清·陈修园,《金匮方歌括》(1811年)： 蔚按：此言土虚而现出黄色也。虚极者，宜补土之母，四逆辈可与间服。然单言男子，谓妇人血瘀发黄，尚有桃仁承气汤法也。苟属虚黄，亦宜以此汤加当归、益母叶之类也。

元犀按：妇人腹中痛主以建中汤者，其意在于补中生血，非养血定痛也。盖血无气不生，无气不行，得建中之力，则中气健运，为之生生不息，即有瘀痛者，亦可平之。

清·吕震名,《伤寒寻源》(1850年)：此桂枝汤倍芍药而加胶饴也，本太阳表药，一转移而即变为安太阴之制，神化极矣。伤寒二三日，心中悸而烦者，中土虚馁，都城震恐，桂枝汤本主和营复阳，而但倍芍药加胶饴，奠安中土，故曰建中。甘能满中，仍与桂枝汤同，故重申其禁曰，呕家不可用建中汤，以甜故也。伤寒阳脉涩，阴脉弦，腹中急痛者，先与小建中汤。盖阳脉涩，则中土已虚；阴脉弦，则木来贼土之象；腹中急痛，是脾阳下陷。此时若用小柴胡制木，其如中土先已虚馁何。夫中土虚馁，非甘不补；土受木克，非酸不安；必先以小建中汤，扶植中土，土气既实，若不瘥，再以小柴胡。疏土中之木，用药自有先后，非先以小建中姑为尝试也。

清·陈恭溥,《伤寒论章句》(1851年)：小建中汤建立中气，以生经脉之方也，凡中胃气虚，经脉不足者宜之。本论曰：伤寒阳脉涩，阴脉弦，法当腹中急痛，先与此方。不差者，与小柴胡汤。此经脉逆于脾络而作痛，用以通脾络，调经脉，而后枢转得灵也。又曰：伤寒二三日，心中悸而烦者，此方主之。此通调三焦之经脉也。夫悸与烦，心家病也，三焦与心包相表里，故调三焦即所以治心病。脾络上通于心，故通脾络，亦所以治心病。建中汤之可愈悸与烦者，只此故也。夫桂枝汤倍芍药加饴糖，变解肌而为建中州调经脉之用。盖桂枝汤已具和荣卫通经脉之功，多芍药则通脾络之功胜，加胶糖，则建中州之权重也。

清·费伯雄,《医方论》(1865年)：肝木太强，则脾土受制。脾阳不运，虚则寒生，阴气日凝，阳气日削，故见肠鸣、泄泻、腹痛等症。小建中汤之义，全在抑木扶土。当从吴氏之说，用肉桂而不用桂枝。肉桂温里，桂枝解表，用各有当也。且肉桂性能杀木，合芍药以制肝，又用姜、枣、甘草、饴糖之甘温以补脾，斯中州之阳气发舒，而阴寒尽退矣。

清·高学山,《高注金匮要略》(1872年)：仲景穷理格物，深知木中之桂，辛甘而温，得天地东方生气之正，而其嫩枝尤具尖颖锐发之势，而为少火生气，温暖轻灵之妙药也。取以填补胸中之阳，允为至品。但以辛甘而温，其性飘忽，走不而守，故倍加酸敛而内行下走之芍药，监而制之，使不得任性发越，而留之在中矣。然芍药之力，既藉之以内行，又恐乘之而下走，则失胸中阳位之部。故佐甘草之甘以守中者，犹为未足。复重加胶饴之甜，托住其下走，则确在中焦以上，而无可挪动矣。然后佐以辛温而通神明之生姜者，所以扩充桂枝之量，而使匀满心肺之夹空也。佐以甘温而多津液之大枣者，所以补救桂枝之偏，而使滋润胸中之阳液也。夫气充则能送形质之便溺于下行，尤能提神气之精汁而下固。津生，则能游溢其精气而上作甘泉，尤能远被其恩膏而外通手足。六味药中，彼此串插，如鱼鳞之相错，如云锦之互旋，岂逐味散解者所能尽其奥耶。本方之建中气，犹为易见，以所用多阳药故也。至其并主四肢疼、手足烦热、咽干口燥三症，皆系阴虚之候，夫以阳药而治阴虚，大是奇创。不知大枣甘黏难燥，胶饴为米麦之真液，得姜桂辛温之性，以呵嘘蒸发之，则其阴津以阳液之化导，而流行鼓动矣。

清·唐宗海,《血证论》(1884年)：虚劳里急诸不足者，五脏阴精阳气俱不足也。故用姜、桂辛温以生阳，用芍、饴酸甘以生阴，大枣、甘草纯甘以补中。使中宫建立，则阳气化而上行，阴气化而下降。细按此方，乃建胃滋脾，以阳生阴之法。归脾汤从此方重浊处套出，补中汤从此方轻清处套出。

清·莫枚士,《经方例释》(1884年)：［泉案］此桂枝加芍药汤加胶饴也。为治腹中急痛之专方。急为津血少、寒多，故用胶饴以缓之。《外台》或名此为芍药汤，此方胶饴君，芍药臣，桂、姜、甘为佐使，又芍六两以收营，桂、姜合六两以散卫。其主治手足酸疼、烦热、咽干口燥云云，正上焦卫气怫郁之证，桂、姜主之。其主治里急，腹中痛，梦失精，芍药主之。

日本·丹波元坚,《金匮玉函要略述义》(1894 年)：虚劳之正证，实属斫丧太过，虚火上亢者。筋失所养，故里急。血脉衰乏，故悸。血随火上，故衄。寒盛于下，故腹中痛。下元不固，而心神不宁，故失精。血道涩滞，故四肢酸疼。虚阳外泛，故手足烦热。上焦液枯，故咽干口燥，皆是莫不自阴虚所致。阴虚故不与阳相谐，是以用小建中汤。和调阴阳，盖桂枝汤。营卫均和，而此方则倍芍药，专滋其阴，以配于阳，为虚劳正对之治矣。

清·王旭高,《退思集类方歌注》(1897 年)：于桂枝汤重用芍药，加饴糖，义偏重于酸甘，专和血脉之阴。仅能建中焦营气，故曰“小”。中宫之阳气虚，则木来乘土，故阳涩阴弦而腹痛。腹痛服建中治太阴，不愈者，更与小柴胡治其少阳，疏土中之木也。以阴脉弦，故用此法。悸而烦，为虚烦可知，故用建中，以补心脾之气。

清·张秉成,《成方便读》(1904 年)：桂枝得生姜，可以散表。桂枝得白芍，可以平肝。是以仲景桂枝汤一方，外散风邪而救表，内伐肝木以防脾。足见仲景之方，并不拘定用法。但此方因土虚木克起见，故治法必以补脾为先。脾欲缓，急食甘以缓之，故以饴糖大枣甘草之甘缓，小小建其中脏。然后桂枝生姜白芍，出入表里，随病势而各奏其长。况生姜大枣，有协和营卫之妙。白芍、甘草，具安脾止痛之神。立方之意，真亦神化极矣。

清·戈颂平,《伤寒指归》(1907 年)：先与小建中汤，桂枝辛温，温表里脉中之阴。生姜辛温，化气横行，温通左右络道之阴。阳不藏丣，半里下土气不疏，重用芍药，苦平气味，疏泄半里下土气。阳不藏丣，土味不足于中，气液窘迫，以甘草极甘，助土之味。以大枣、胶饴之甘，汁多气浓，助土之液。右六味，象半里阴数得阳气变于六。以水七升，象半表阳数得阴液复于七。胶饴，形怡怡然也。怡怡，和悦貌。煮取三升，去滓，内胶饴，更上微火消解，象阳气内藏于丣，半里上阳得阴固，半表下阴得阳温，阴阳气液，和悦中土，温服一升，象阴数得阳开于子。日三服，象阳数得阴阖午。呕家，是土气逆半里上，不可再以甜味，助逆半里上之土气。曰：呕家，不可用建中汤，以甜故也。差，不齐也者，如此也。如此，阴阳气液不齐于午，与小柴胡汤，益半表上阴液，固阳阖午。曰：不差者，与小柴胡汤主之。

清·戈颂平,《金匮指归》(1907 年)：桂枝辛甘温，通表里经道之阴；生姜辛温，化气横行，温通表里络道之阴；阳不内藏半里下，土气不疏，重用芍药疏其土气，阳不内藏，土味，不足于中，以甘草极甘，助土之味；以大枣、胶、饴之甘，汁多味浓，助土之液，配内藏之阳。右六味，象阴数得阳变于六，以水七升，象阳数得阴变于七。胶、饴，形怡怡然也，怡怡，和悦貌。煮取三升，去滓，内胶、饴，更上微火消解，象三阳阳气内藏于土，阳得阴和，阴得阳温，阴阳气液和悦中土，温服一升，象一阳阳气外开于子，日三服，象三阳阳气内阖于午。

当与小建中汤，甘温气味，重用芍药苦平，疏泄土气，建运阴液，外荣于表，和阳气，来复于里。

近代·何廉臣,《增订伤寒百证歌注》(1928 年)：伤寒二三日，邪尚在表，未及传里之时，悸则阳虚，烦而阴虚，故以芍药之苦以益阴，姜、桂之辛以扶阳而复用草、枣，饴糖之甘温缓其中，中既建则邪不致入里矣，而姜、桂等又能托邪外出，此为阴阳两虚之人而立一养正驱邪法也。

近代·陆渊雷,《伤寒论今释》(1930 年)：饧者正字，糖者俗字。吴氏云饧糖，盖饴糖之误。胶饴系半流动体之糖质，沪地俗名净糖者是也。古人称脾胃为中州，胃主消化，脾主吸收，其部位在大腹，故药之治腹中急痛者，名曰建中汤。建中者，建立脾胃之谓。然此方，君胶饴之滋养，佐芍药之弛缓，则知病属营养不良，肠腹部神经肌肉挛急，致腹中急痛，非真正脾胃病也。大建中汤（在《金匮》中），药力猛，此则和缓，故曰小。又，此方去胶饴，即是桂枝加芍药汤。

近代·曹颖甫,《伤寒发微》(1931 年)：桂枝汤本辛甘发散，助脾阳而泄肌理之汗，加饴糖以补中气之虚，但令脾阳内动而气之郁结于足太阴部分者，得以稍缓，所谓急则治标也，此先予小建中汤之义也。

此证但用桂枝汤，不能发肌理之汗，必加饴糖以补脾脏之虚，然后太阳标本内陷者，乃能从肌理外达而为汗，此用小建中汤之旨也。

近代·祝味菊,《伤寒方解》(1931年)：本方于桂枝汤方中加重芍药，更加入饴糖一味。其适用标准在中气不足，血行障碍，腹痛心悸而烦者，故用芍药和血，饴糖温培中气，桂、姜、草、枣以通阳益胃也。本方于虚人有表证者颇相宜，但痰湿素盛者不适用。煮服法中所云“呕家不用建中汤，以甜故也”，非指普通一般而言，盖谓因有饮证而常呕之人，则不宜于甜，以甘能除湿故也。太阳病中一百零七条为小建中汤所主之证。一百零四条为与小建中汤之证。

近代·徐大桂,《伤寒论类要注疏》(1935年)：桂枝，温行营血，宣达心阳，借以温济脾膜，救里祛寒。甘草、大枣、芍药，利血和阴之品。生姜、胶饴，合甘、枣以补脾脏，且能缓姜、桂之性，以温里和中。

近代·徐大桂,《伤寒论类要注疏》(1935年)：按：小建中为温补脾脏宣通之剂。脾之体为脂膜，而职司统血。西医谓，脾能鼓动血液，放出热气，熏化水谷者，是也。寒邪陷此，则血滞油寒，腹中急痛。桂枝合芍药则能通利脾血，合生姜则能温化脾阳，甘、枣、饴糖得之甘而不壅，以成温健之功。邪在三焦，则用柴胡；邪陷脾膜，则主建中。盖脾者为脏为阴，气禀温化。病邪陷入，则寒湿易于凝结，故建中主温化、主宣补。姜、桂并投，是法主建中，仍寓有达表之意也。

近代·彭子益,《圆运动的古中医学·金匮方解篇》(1947年)：治虚劳，里急，悸，衄，腹中痛，梦中失精，四肢酸痛，手足烦热，咽干口燥者。此方全在降胆经相火，下交于肾水之中。水火俱足，则生元气。元气上奉，则生中气。建中之义，即是降胆经相火，下交肾水而已。虚劳之病，土木枯燥荣卫腠理，多滞涩不通，芍药善通滞涩，滞涩通后，阴阳气血乃易调和，诚为此方要药。饴糖所以润土木二气之枯燥，而和芍药之苦味也。阴虚不受甘药之虚劳家，用白术、党参、白芍各等分，每日服之，亦能得小建中汤之效。土木兼医。小建中亦土木兼医也。

近代·彭子益,《圆运动的古中医学·金匮方解篇》(1947年)：治诸黄疸，小便自利者。小便利则无湿，既无湿而病黄，此胆经上逆之病，与湿热无关。宜小建中汤降胆经也。黄疸之病，亦有属于湿寒者。伤寒论曰，当于湿寒中求之是也。干姜最要，干姜、白术与茵陈并用为宜。

治妇人腹中痛者。胆经下降，肝经上升，中气不虚，则痛自止。

近代·冉雪峰,《冉注伤寒论》(1949年)：小建中汤与桂枝汤，药品同，不过芍药加倍，再加胶饴而已。病而在表，在半表，为桂枝与柴胡二汤分界。病而在里，在半里，为柴胡与建中二汤分界。是桂枝解外，亦可解内，并可以解外之兼内。柴胡和外，亦可和内，并可以和内中之内，在用之者恰中肯綮而各适其应。

现代·中医研究院,《伤寒论语释》(1956年)：平素常呕的病人，胃多湿热，喜辛而恶甘，因甘助湿而不利于呕，小建中汤为辛温的方剂，内有甘药如甘草、大枣、胶饴，故呕家服用本方是不适宜的。小建中汤可以温健中脏。以胶饴甘温，甘草甘平，甘以缓急，故以胶饴为君，甘草为臣，再配合桂枝的辛温，芍药的酸收，大枣的甘温，辛甘相合，健脾胃而通营卫，以止腹中急痛。

现代·陈亦人,《伤寒论译释》(1958年)：小建中汤即桂枝汤芍药用量加倍，更加胶饴组成，仅增加了一味药，而组方意义与桂枝汤完全不同。桂枝汤旨在解肌达表，故以桂枝为君，本方重在温建中脏，故以胶饴为君，芍药为臣，桂枝仅起辅助作用。胶饴、甘草、大枣甘温补中，合芍药之酸则酸甘化阴，合桂枝生姜之辛则辛甘生阳，所以诸药合用，有温养中气而平补阴阳的效用，堪称平补之良剂。本方既然以胶饴为主药，那么不用胶饴，则不成为“建中”，徒有其名，又怎能达到治疗目的。

小建中汤为桂枝汤倍用芍药加胶饴组成，成氏、许氏主张以胶饴为君，张氏认为是芍药为君。根据芍药用量倍于桂枝，芍药当然非常重要，但从整个配伍意义来看，胶饴的作用则尤为重要，以甘药为主，佐桂枝则温阳益气之效著，佐芍药则养血益阴之力强，合为平补阴阳，益气养血的良剂。关于方名的含义，成氏释为温建中脏，许氏释为建其脾，张氏释为建中胃，实际上中脏自应包括脾胃，而脾胃又为营卫生化之本，所以建中不但能建脾胃中气，也能调和营卫，成氏“脾胃健而营卫通”一语，正是对小建中汤作用的高度概括。用小建中汤，必须使用胶饴，若不用它，就失掉了仲景立方的精义。

现代·安徽中医学院,《伤寒论通俗讲义》(1959年)：本方治疗虚寒腹中急痛，以及烦悸等证。能温补血气，祛寒止痛。方剂组合，即桂枝汤倍芍药加饴糖。以饴糖补中养血，以芍药敛阴缓腹中急痛。生姜、桂枝、大枣、甘草等药，起调和营卫之作用。按本方以芍药胶饴为君，功专温脾养液，所以改为“建中”，与桂枝汤的功用有所不同。

现代·李翰卿,《中国百年百名中医临床家》(1960年)：此温中补虚、缓急止痛之方。主治腹痛喜按，或心悸心烦。但必须是不喜冷性饮食，脉虚弱者。此方补而不滞，治虚而兼寒之胃下垂、大便不利、腹胀，不适用参、芪补剂者用之最效。桂枝、芍药温通血脉，饴糖、大枣、生姜、炙草补中散寒，故治虚而兼寒之种种疾病。

现代·孙纯一,《伤寒论注释要编》(1960年)：本方可以温养中脏，重用饴糖为君，甘温补中。芍药为臣，益阴和里，佐以桂枝辛温，合芍药能调和营卫，其他如甘草和中，生姜辛散，大枣甘温补中，故能温养脾胃而通营卫，以止腹痛。

现代·刘渡舟,《伤寒论诠解》(1983年)：小建中汤即桂枝汤倍量芍药加饴糖而成。桂枝汤既可调和营卫气血，又能调和脾胃阴阳，在此基础上加饴糖甘温补中以缓急，倍用芍药酸甘益阴而于土中平木，即在补脾之中而兼平肝胆之横，又有缓解筋脉拘挛的功用。诸药合用，能使脾胃健运，气血得充，阴阳平调，营卫协和，则其病自愈。所谓“建中”，即建立中气之意。《金匮要略》用本方治疗因脾胃有病而致气血不足阴阳失调的虚劳证候，也是通过建立中气而达到调补气血阴阳的治疗目的。

现代·刘渡舟，聂惠民，傅世垣,《伤寒挈要》(1983年)：桂枝汤外能调荣卫，内能调脾胃，而有调和阴阳的作用。若倍芍药使其酸甘化阴以补荣，又能土中平木以缓血脉拘急；又妙在加饴糖一升，大能缓中补虚，奉心化赤而为血，故善治心悸而烦与虚劳腹痛之证。

现代·刘渡舟，苏宝刚，庞鹤,《金匮要略诠解》(1984年)：由上可知，在阴阳失调的病情中，补阴则碍阳，补阳必损阴，只有用甘温之剂以恢复脾胃的运化功能，脾胃运化正常，则阴阳气血来源充足，则阴阳平衡，营卫和调，而寒热错杂诸狂状自然消失。用小建中汤是本治劳以甘之旨，使其温补脾胃，以滋生化之源，内调气血，外调营卫，则阴阳自在其中。方中桂枝辛温通行阳气，温中散寒；饴糖味甘而厚，缓急止疼，合芍药酸甘以化阴，合桂枝辛甘以化阳；芍药味酸，收敛阴血，养荣平肝，甘草甘平，调中益气，大枣补脾滋液；生姜健胃理气。此方调营卫、和阴阳，为何名以建中？曰：中者脾胃也，营卫生成于水谷，而水谷转输于脾胃，故中气立则营卫流行，而不失治疗之意。

【方论评议】

综合历代各家对小建中汤的论述，应从用药要点、方药配伍和用量比例三个方面进行研究，以此更好地研究经方配伍，用于指导临床应用。

诠释用药要点：方中黄芪补益中气，胶饴补益气血，桂枝温通脾阳，芍药益营缓急，生姜调理脾胃，大枣、甘草益气和中。

剖析方药配伍：黄芪与胶饴，属于相须配伍，增强补气生血；黄芪与桂枝，属于相使配伍，益气温阳；桂枝与生姜，属于相须配伍，增强温中散寒，调理脾胃；芍药与胶饴，属于相使配伍，补血化气；桂枝与芍药，属于相反相使配伍，相反者，散敛同用，相使者，补血缓急，通阳止痛；黄芪与大枣、甘草，属于相须配伍，增强补益中气。

权衡用量比例：黄芪与胶饴用量比例是1∶12，以治气虚；胶饴与芍药用量比例关系是10∶3，提示益气与补血之间的用量调配关系，以治气血虚；桂枝与胶饴用量比例关系是近 1 ∶ 7，提示温阳与益气之间的用量调配关系，以治虚寒；桂枝与芍药用量比例是 1 ∶ 2，提示温阳与补血之间的用量调配关系，以治拘急；黄芪与桂枝用量比例是 1 ∶ 2，提示益气与温之间的用量调配关系，以治虚寒。

【药理作用】 本方具有调节心律、调节心肌功能、抗缺氧、抗缺血、改善微循环、调节内分泌、调节新陈代谢、调节体温中枢、调节中枢神经、调节周围神经、调节胃肠蠕动、保肝利胆、抗自由基、抗氧化、抗溃疡、增强机体免疫功能等作用。

小承气汤

【导读】 ①学用小承气汤应重视大黄和厚朴的用量调配关系、枳实和厚朴的用量调配关系。②大承气汤虽是辨治阳明热结证的重要代表方，但在临床中对热结伤筋证等也具有良好治疗作用。③学好用活小承气汤的第一步是辨清小承气汤由哪些药物组成：组成小承气汤有 3 组药，第 1 组是清泻药即大黄，第 2 组是温化行气药即厚朴，第 3 组是清化行气药即枳实。从 3 组药用量深入学习研究即可用活小承气汤。

【方歌】 小承气汤用大黄，枳实厚朴合成方，辨治杂病诸般证，行气泻热效非常。

【方药】 大黄酒洗，四两（12 g） 厚朴炙，去皮，二两（6 g） 枳实大者，炙，三枚（5 g）

【用法】 上三味，以水四升，煮取一升二合，去滓。分温二服。初服当更衣，不尔者，尽饮之，若更衣者，勿服之。

【功用】 泻热行气通便。

【适应证】

1. 中医病证：①阳明热结轻证。谵语，潮热，汗出，不大便或大便硬，腹胀满、疼痛拒按，舌红、苔黄，脉沉或滑；或阳明热结旁流轻证，或阳明热结重证兼正气不足。②热结气滞证。

2. 西医疾病：肠梗阻、急性出血性坏死性胰腺炎、急性阑尾炎、急性梗阻性化脓性胆囊炎、细菌性痢疾、胃自主神经功能紊乱、病毒性肝炎等临床表现符合阳明热结轻证者。

【用药分析】 方中大黄清泻热结、推陈致新，枳实行气消痞、破积除滞，厚朴温通气机。

【用方思路】

1. 小承气汤既是辨治阳明热结轻证的重要代表方，又是辨治诸多杂病如脾胃病、心病、肺病、肝病、大肠病、肾病等的重要基础方。

2. 方中大黄既可泻热，又可通结；枳实、厚朴既可行上焦之气，又可降中、下焦之气。从方中用药用量及调配分析得知，小承气汤的应用并不局限于阳明热结轻证，还可用于辨治诸多杂病，如消化、呼吸、精神神经、内分泌及代谢、循环等系统疾病。

3. 运用小承气汤辨治的病证（无论病变部位在脾胃、在心或在肝肾）以热结为主，其治当清热泻结。

【随证合方】 若夹阳虚，可与四逆汤合方用之；若夹瘀，可与桂枝茯苓丸合方用之；若夹痰热，可与小陷胸汤合方用之。应用时还必须结合病变主次酌情调整方药用量。

【注意事项】 运用小承气汤既要辨清西医之病，又要辨清西医之病属于中医热结证。辨西医之病可进一步了解疾病的发展演变及转变规律，辨中医之证可更好地针对西医之病选用小承气汤。

【应用指征】

（1）阳明病，脉迟，虽汗出，不恶寒者，其身必重，短气，腹满而喘，有潮热者，此外欲解，可攻里也，手足濈然汗出者，此大便已硬也，大承气汤主之；若汗多，微发热恶寒者，外未解也，其热不潮，未可与承气汤；若腹大满不通者，可与小承气汤微和胃气，勿令致大泄下。（208）

（2）阳明病，潮热，大便微硬者，可与大承气汤，不硬者，不可与之；若不大便六七日，恐有燥屎，欲知之法，少与小承气汤，汤入腹中，转矢气者，此有燥屎也，乃可攻之；若不转矢气者，此但初头硬，后必溏，不可攻之；攻之必胀满不能食也；欲饮水者，与水则哕；其后发热者，必大便复硬而少也，以小承

气汤和之；不转矢气者，慎不可攻也。（209）

（3）阳明病，其人多汗，以津液外出，胃中燥，大便必硬，硬则谵语，小承气汤主之；若一服谵语止者，更莫复服。（213）

（4）阳明病，谵语，发潮热，脉滑而疾者，小承气汤主之；因与承气汤一升，腹中转气者，更服一升；若不转气者，勿更与之；明日又不大便，脉反微涩者，里虚也，为难治，不可更与承气汤也。（214）

（5）太阳病，若吐，若下，若发汗后，微烦，小便数，大便因硬者，与小承气汤，和之愈。（250）

（6）得病二三日，脉弱，无太阳柴胡证，烦躁，心下硬，至四五日，虽能食，以小承气汤少少与，微和之，令小安；至六日，与承气汤一升；若不大便六七日，小便少者，虽不能食，但初头硬，后必溏，未定成硬，攻之必溏，须小便利，屎定硬，乃可攻之，宜大承气汤。（251）

（7）下利，谵语者，有燥屎也，宜小承气汤。（374）（第十七　41）

【方论】

宋·寇宗奭,《本草衍义》（1116年）：枳实、枳壳一物也。小则其性酷而速，大则其性详而缓。故张仲景治伤寒仓卒之病，承气汤中用枳实，此其意也；皆取其疏通、决泄、破结实之义。他方但导败风壅之气，可常服者，故用枳壳，其意如此。

金·成无己,《注解伤寒论》（1144年）：大热结实者，与大承气汤；小热微结者，与小承气汤。以热不大甚，故于大承气汤去芒硝；又以结不至坚，故少减厚朴、枳实也。

元·王好古,《此事难知》（1308年）：小承气汤，治实而微满，状若饥人食饱饭，腹中无转矢气。此大承气只减芒硝，心下痞，大便或通，热甚须可下者，宜用此。大黄生用，厚朴姜制，枳壳麸炒。张仲景曰：杂证用此，名曰三物厚朴汤。

明·许宏,《伤寒六书》（1422年）：以大黄为君，而荡除邪热。以枳实为臣，而破坚实。以厚朴为佐使，而调中除结燥也。

明·陶华,《伤寒六书》（1445年）：上焦受伤，则为痞、实，用小承气汤，枳实、厚朴除痞，大黄以泄实，去芒硝则不伤下焦血分之真阴，谓不伐其根也。

明·汪石山,《医学原理》（1525年）：治伤寒六七日不大便，潮热，狂言，腹不坚满。因其邪热尚未结实，故于大承气汤中去芒硝之咸寒。其药之功性，已述明前大承气汤中，兹不再录。

明·万密斋,《万氏家传伤寒摘锦》（1549年）：上焦受伤则为痞实，用小承气汤。枳实、厚朴除痞，大黄泄实，去芒硝，则不伤下焦血分之真阴，谓不伐其根也。假令调胃承气汤下之，则瘥后元气不复，以其气药犯之也；大承气证用调胃承气下之，则瘥后神凝不清，以其气药犯之也；小承气证用芒硝下之，则利不止，变而成虚矣。

明·吴昆,《医方考》（1584年）：伤寒，腹胀满，潮热，狂言而喘者，此方主之。邪在上焦则作满，邪在中焦则作胀，胃中实则作潮热。曰潮热者，犹潮水之潮，其来不失时也！阳乘于心则狂，热干胃口则喘。枳、朴去上焦之痞满，大黄荡胃中之实热。此其里证虽成，病未危急，痞、满、燥、实、坚犹未全俱，以是方主之，则气亦顺矣，故曰小承气。

明·方有执,《伤寒论条辨》（1592年）：枳实泄满也。厚朴，导滞也。芒硝，软坚也。大黄，荡热也。陈之推新之所以致也，汗多，微发热恶寒，皆表也。故曰，外未解也，其热不潮，胃中未定热，阳明信不立也。

明·吴又可,《瘟疫论》（1642年）：三承气汤功用仿佛。热邪传里，但上焦痞满者，宜小承气汤；中有坚结者，加芒硝软坚而润燥。病久失下，虽有结粪，然多黏腻极臭恶物，得芒硝，则大黄有荡涤之能。设无痞满，惟存宿结，而有瘀热者，调胃承气宜之。三承气功效俱在大黄，余皆治标之品也。不耐汤药者，或呕或畏，当为细末蜜丸汤下。

明·吴勉学评注，清·张卿子参订,《张卿子伤寒论》（1644年）：大热结实者，与大承气汤；小热微结者，与小承气汤。以热不大甚，故于大承气汤去芒硝，又以结不至坚，故亦减厚朴、枳实也。

清·李中梓,《伤寒括要》(1649年): 小热微结者，示亚于大热坚结也。惟其热不大甚，故去芒硝。结不至于坚，是以稍减枳朴也。

清·柯琴,《伤寒来苏集》(1674年): 诸病皆因于气，秽物之不去，由气之不顺也。故攻积之剂，必用气分之药，故以承气名……若小承气三物同煮，不分次第，只服四合，但求地道之通，而不用芒硝之峻，且远于大黄之锐，故称微和之剂云。

清·汪琥,《伤寒论辨证广注》(1680年): 成注云：大热结实者，与大承气汤。小热微结者，与小承气汤。以热不大甚，故于大承气汤，去芒硝，又以结不至坚，故少减厚朴、枳实也。王海藏云：大黄泄实，厚朴去痞，必痞实全者，可用。琥按：厚朴，乃泄胀满之药，其去痞者，当是枳实一味也。

清·汪昂,《医方集解》(1682年): 此少阳、阳明药也。邪在上焦则满，在中焦则胀，胃实则潮热。犹潮水之潮，其来有时。阳明燥金主于申酉，故日晡潮热，伤寒潮热为胃实，无虚证。阳邪乘心则狂，故谵语。胃热干肺则喘。故以枳、朴去上焦之痞满，以大黄去胃中之实热。此痞、满、燥、实、坚未全者，故除芒硝，欲其无伤下焦真阴也。

清·张志聪,《伤寒论宗印》(1683年): 此论经气之相通也。夫阳明者，燥金之气也。胃之悍气，别走阳明者，悍热之气也。如病在阳明之本气经气者，则为脉迟身重、发热汗出、腹满燥屎等证。如病在悍热之气者，则为潮热，为便硬，为濈濈之汗。然悍气之走于阳明，是与本气经气之相通也。是以有先后交变之证焉。阳明病脉迟，经气受邪也，虽有汗出不恶寒，而兼本气之外证，然经脉受伤，其身必重。盖经脉者，所以行气血，营阴阳，濡筋骨，利关节者也。胃气逆，故气短而喘满也。有潮热者，此外欲解，可攻里也。手足濈然汗出者，此病涉阳明悍热之气，而大便已硬，大承气汤主之。若汗出，微发热恶寒者，本气之外证未解也。其热不潮，未可与承气汤。若腹大满不通者，此又邪实于胃腑也，然不涉阳明悍热之气，止可与小承气汤，微和胃气，勿令大泄下。此始论邪伤表气经气，转干悍气。后复归论于本气胃腑也。所谓承气者，热气在上，寒气承之。承气汤，大寒苦泄。能上承阳热之气，下泄坚实之邪故曰承气也。芒硝感天地之气而生，性寒，能承宣燥热之气。苦盐能荡涤有形之邪。大黄苦泄肠胃，推陈致新。枳实破邪，厚朴降沉，此急方之泄剂也。然大小桃仁调胃，分属四腑。腑者，胃与大肠、小肠、膀胱也。惟此四腑，独受其浊，秽浊疏通，得以上承阳气矣。调胃承气，胃腑之剂也，胃中燥热者宜之。故止用芒硝大黄。承经气之热，和胃腑之燥，去枳朴之破泄，加甘草以缓中，取其和润燥热，而不致下泄者也。桃仁承气，膀胱之剂也。膀胱多血少气，经血有瘀，故用桃仁为君以破血也。小承气者，小肠之剂也。小肠上接胃腑，下通大肠，为受盛之腑，胃有所阻，则小肠之气不通，故取其通泄小肠，转行胃气。是以止用大黄、枳朴之苦泄，无芒硝之宣承，失气转而胃腑和，亦得以转承其气矣。大承气者，大肠之主剂也。大便通，而胃与小肠之气皆通矣。故热实而大便硬者，宜之。夫调胃承气，和剂也。小承气者，通剂也。大承气者，泄剂也。故热实而当急下者宜之。胃中有燥屎者亦宜之。

清·张志聪,《伤寒论集注》(1683年): 所谓小承气者，乃小无不破，止内行肠胃之实，而不外承气分之热，故不用上承之芒硝，止用大黄之下行，配不炙之枳朴，以通泄其肠胃。此三承气汤之各有所主也。再按热毒下利，乃伏热在于形身之气分血分，当用承气者，必须芒硝以承在上之热。又如痘与疹，初起表里热甚而不透发，当用承气汤者，亦宜芒硝上承心主包络之热，若止用大黄，而不用芒硝，是犹鸟自高飞而张罗于下也。是以痢疾、痘疹诸证而当用承气者，剧者，用大承气；稍缓者，用调胃承气；若仅以小承气治之，不能承泄邪热而反伤胃气矣。

清·汪昂,《汤头歌诀》(1694年): 热在上焦则满，在中焦则硬，胃有燥粪则谵语，不用芒硝者，恐伤下焦真阴也。

清·张璐,《千金方衍义》(1698年): 小承气汤治阳明腑实，热结在里，大便不通，故以大黄为主，厚朴、枳实佐之。厚朴三物汤，《金匮》治腹满气胀，故以厚朴为主，大黄、枳实佐之。厚朴七物汤，《金匮》治腹满发热十日，脉浮而数，饮食如故，里邪未实，表证未尽，乃以三物厚朴汤合桂枝加大黄汤，于中除去芍药之助阴，而加枳实、厚朴以泄满。二方治例，世本皆交错，误刻数百年来，曾无一人为之归正。医道之愦，愦不独在于今日也。

清·郑重光,《伤寒论条辨续注》(1705年)：小承气者，满而不硬，不须软也，故去芒硝，所以承气有大、小、调胃之异制，汤有多服少服之异，治可不慎乎！

清·钱潢,《伤寒溯源集》(1708年)：故于大承气中去芒硝，又以邪气未大结满，故减厚朴、枳实也。创法立方，惟量其缓急轻重而增损之，使无太过不及，适中病情已耳。若不量虚实，不揆轻重，不及则不能祛除邪气，太过则大伤元气矣，临证审之。

清·秦之桢,《伤寒大白》(1714年)：热邪传入阳明之里，则发渴消水；传入少阴，则口燥咽干而渴，故渴而大便结。有下症者，用此汤。

此方下剂之轻者。表有邪，加柴胡、葛根；中气虚，加人参、广皮、甘草；小便不利，加木通。

清·魏荔彤,《金匮要略方论本义》(1724年)：下利而谵语者，阳明病也。利虽不止，而燥屎在胃，亦足格阻脾气不能旋运，而清浊不得分也。法当去其燥屎，主之以小承气汤，亦类于积聚之治也。

清·姚球,《伤寒经解》(1724年)：承者，顺也。通可去滞，泄可去闭，塞者利而闭者通，胃气则顺而下行矣，故名承气。其有大小调胃之殊者，蒸蒸发热，心烦胀满属胃者，用调胃承气。谵语潮热，恐有燥屎，用小承气。潮热屎硬，喘冒汗多不得卧，用大承气。其药之轻重，一视症之浅深。故调胃不用枳、朴，而加甘草，缓其下行也。小承气不用芒硝，燥结不甚，无取乎软坚也。其亡津液者，不用三承气，另用导法，此南阳心诀也。

清·高鼓峰,《医宗己任编》(1725年)：病在上焦，则为痞实。前方去芒硝者，恐伤血分之真阴，谓不伐其根也。

清·王子接,《绛雪园古方选注》(1732年)：承气者，以下承上也，取法乎地，盖地以受制为资生之道，故胃以酸苦为涌泄之机，若阳明腑实，燥屎不行，地道失矣，乃用制法以去其实。大黄制厚朴，苦胜辛也，厚朴制枳实，辛胜酸也，酸以胜胃气之实，苦以化小肠之糟粕，辛以开大肠之秘结，燥屎去，地道通，阴气承，故曰承气。独治胃实，故曰小。

清·不著撰人,《伤寒方论》(1732年)：论曰：比大承气单去芒硝耳，芒硝古名盐硝，与硝石不同，硝石乃火硝，可为火药者，其味辛苦，微盐而气温，其性上升，故亦破坚积治热诸火郁，调和脏腑，虚寒脑痛欲死，全治喉痹，五淋，黑疸，发背，手足不遂皆取升散也，若芒硝其性走下，故惟荡涤肠胃积滞，以其咸寒足以软坚去实热也，然结不至坚者不可用，盖大黄清血分之热，故得大黄而泻不止者饮粥汤，胃得谷气即止，以胃之气分不伤也，合芒硝则并气分而峻寒之矣，非有大热者，何以堪之，人身温暖之气乃元气也，一伤猝难骤复，故必热邪太甚，然后兼用之，所谓有病，病当之也，观仲景增此一味而曰大，减此一味即曰小，且诸所欲下者，必先与小承气汤，即芒硝之峻可知，至调胃承气，反去枳朴不去芒硝，乃为热甚而胃气不合者，恐其破气，故去枳朴而加甘草以培养其根本，故曰调胃，非谓热不甚者亦可用也。

清·黄元御,《伤寒悬解》(1748年)：吐、下、发汗，伤其津液，微觉心烦，小便数行，大便因硬者，此将来之大承气证。宜早以小承气汤和之，即愈也。

清·黄元御,《长沙药解》(1753年)：治阳明病，腑热方作。大黄泻其燥热，朴、枳开其郁滞也。

清·徐灵胎,《伤寒论类方》(1759年)：大承气去芒硝。厚朴、枳实亦减。腹满不通，虽外未解，亦可用小承气，此方乃和胃之品，非大下之峻剂故也。

清·徐灵胎,《伤寒约编》(1759年)：大黄通地道，枳实消痞实，厚朴除胀满。名之曰小，味少力缓，制小其服耳。

清·吴仪洛,《成方切用》(1761年)：邪在上焦则满，在中焦则胀，胃实则潮热。阳邪乘心则狂，胃热干肺则喘，故以枳、朴去上焦之痞满；以大黄荡胃中之实热。此痞满燥实坚未全者，故除芒硝，欲其无伤下焦真阴也。

清·罗国纲,《罗氏会约医镜》(1789年)：除芒硝者，恐伤下焦真阴也。

清·朱光被,《金匮要略正义》(1803年)：谵语燥矢，胃家实矣，而仅主小承气何哉？盖业已下利，燥实有之，恐不至于坚也。芒硝荡涤，虑伤脏真，惟以小承气苦辛降泄，使燥矢得下，胃气因和矣。

清·邹澍,《本经疏证》(1832年)：是枳朴明为胀满设矣，而方中分数，惟小承气汤枳朴最少，厚朴七物汤、厚朴三物汤即小承汤，惟以枳、朴多用易其名，且表证多者厚朴多，表证少者厚朴少，于此可见枳、朴之异而同，同异之间，枳实之所以泄满，厚朴之所以已胀者，可窥矣。

原夫三物成汤，其制方之意，岂不以大黄通其阴，枳、朴通其阳乎？然就通阳之中，又有朴通上、枳通下之别。小承气汤较之大承气汤，大黄之分数同，厚朴得大承气四之一，枳实得二之一。厚朴三物汤则与大承气同。在承气汤，则曰其热不潮，未可与承气汤。若腹大满不通，可与小承气汤微和胃气，勿令大泄下。在厚朴三物汤，则曰痛而闭，夫痛而闭，与腹大满不通，亦非大相径庭，何以阳药之多，至于此极？盖阴主痛，阳主满，言满不言痛，是阳病阴不病；言痛不言满，是阴病阳不病。病者为不足，不病者为有余，重泄其有余，以就不足，轻泄其不足，以配有余。观小承气之三物同煎，则欲大黄之有余力。厚朴三物汤之先煎枳朴，后纳大黄，是欲大黄之无余威，非特小承气用大黄多，厚朴三物用枳、朴多，且可证惟其治血乃为承气矣。

清·吕震名,《伤寒寻源》(1850年)：小承气以大黄为君，微加枳朴以开气结，不用芒硝迅走下焦。经所谓微和胃气，勿令大泄下也，故曰小。凡矢未定成硬，未可与大承气者，可先以小承气试之。腹中转矢气者，大便已硬，乃可攻也。不转矢气者，但初头硬，后必溏也。同一承气而有大小之分者，大承气枳、朴重而益用芒硝以峻攻，小承气枳、朴轻而不用芒硝以亟下。故里证急者宜大承气，里证不甚急者宜小承气，是当细辨。

清·王孟英,《温热经纬》(1852年)：于大承气汤既去芒硝而减枳、朴，复以大黄同煎，而缓其荡涤之性，古人谓之和胃之剂，故曰小承气汤。

清·费伯雄,《医方论》(1865年)：此治邪在中、上两焦之正法也。注中但有谵语潮热、喘满等症，而无腹胀坚满之象，故减去芒硝，不使伐无病之地以劫阴。略一加减，必有精义，规矩方圆之至也。

清·高学山,《伤寒尚论辨似》(1872年)：故只消厚朴之苦而降，枳实之苦而散者，交与大黄之直性而下之耳。芒硝咸寒，软坚而腐物，以其未甚坚硬，故去之。津液既干，宿食不去，热气未舒，久则愈干而愈实，必致成大承气之症，故为击其半渡之师也。其曰和者，喻氏曰与用下之意不同也。

清·莫枚士,《经方例释》(1884年)：［泉案］此大黄甘草汤去甘草，加朴、枳也。《千金》枳实去穰毕，以一分准二枚，三枚当古平九铢，当今平二分七厘五毫。今枳实大者，重一钱五分，盖未去穰也。此方朴重于枳五分之四，枳特佐朴，以泄气耳。

清·唐容川,《伤寒论浅注补正》(1893年)：若小承气汤，则重在小肠，故仲景提出“腹大满”三字为眼目。盖小肠正当大腹之内，小肠通身接连油网，油是脾所司，膜网上连肝系，肝气下行，则疏泻脾土而膏油滑利，肝属木，故枳、朴秉木气者能疏利，脾土使油膜之气下达小肠而出也，又用大黄归于脾土者，泻膏油与肠中之实热，此小承气所以重在小肠也，其不同芒硝，以小肠不秉燥气，不取硝之滑润。

清·王旭高,《退思集类方歌注》(1897年)：大承气汤通治三焦，小承气汤不犯下焦，调胃承气汤不犯上焦。大承气汤破中焦竟犯下焦，故称曰“大”；小承气汤独治胃实，故曰“小”。不用芒硝者，恐伤下焦真阴也。

清·张秉成,《成方便读》(1904年)：故但以大黄荡胃实，枳朴泄痞满，则上中之邪，自可蠲除，无须芒硝之咸寒，复伤其下焦之阴血耳。

清·戈颂平,《伤寒指归》(1907年)：右三味，以水四升，三，阳数也，四,四方也，象半表阳气来半里，环转四方。煮取一升二合，一，阳数也，二，阴数也，象一阳复，二阴耦之。去滓，分温二服，初服汤，当更衣。更，代也，还也。衣，依也。初服汤，其阳当还于右，其阴当依附阳气环转于左，不尔者，尔谓进之也，阴阳气液不前进于子，环转于左者，尽饮之。若阴液依附阳气环转于左者，勿服之。

近代·张锡纯,《医学衷中参西录》(1918年)：大承气汤所主之病，大肠中有燥粪，是以芒硝软坚以化其燥粪。小承气汤所主之病为腹大满不通，是其病在于小肠而上连于胃，是以但用大黄，朴实以开通其小肠，小肠开通下行，大便不必通下，即通下亦不至多，而胃中之食可下输于小肠，是以胃气得和也。此大、小承气汤用法之分别也。

近代·何廉臣,《增订伤寒百证歌注》(1928年)：大热结实者，与大承气汤。小热微结者，与小承气汤。以热不大甚，故于大承气汤去芒硝。又以结不至坚，故不减厚朴枳实也。大承气汤，厚朴倍大黄，是气药为君，分煎者，取其后来居上，欲急下燥屎也。小承气汤，大黄倍厚朴，是气药为臣，同煎者，取其气味浑匀，欲微和胃气也。

近代·祝味菊,《伤寒方解》(1931年)：本方以大黄为主药。其适用标准在阳明病腑实而未至燥结，但胃与小肠之水谷阻滞、腹满不通者，故用大黄推陈致新，厚朴、枳实行气泄滞也。

近代·徐大桂,《伤寒论类要注疏》(1935年)：小承气证，燥热虽凝，硬满未甚，一加推动，阴液尚能自运。故不取芒硝之软坚润利，而但以大黄、枳、朴推转有形也。小承气不取芒硝，略减枳、朴，又如编师之轻袭。调胃承气，取用硝、黄，而加甘草，和胃以缓其后，则剿抚并用之兵矣，此又三承气之差别也。

近代·彭子益,《圆运动的古中医学·伤寒论方解篇》(1947年)：下利谵语，此为厥阴阳复生热，灼伤胃中津液而成燥屎之故。宜小承气汤下燥屎以复津液也。治下利谵语者，下利谵语是胃中有燥屎，小承气汤下其燥屎，肠胃气和则利止也。

现代·中医研究院,《伤寒论语释》(1956年)：小承气汤是较大承气汤略为缓和的攻下剂，治痞满实而不燥的证候。大黄可泻下实热；枳实、厚朴消腹胀痞满。

现代·陈亦人,《伤寒论译释》(1958年)：本方只用大黄，未用芒硝，大黄不与芒硝相伍，则攻下之力不强，佐以厚朴、枳实，要在宣通气机，气行则邪滞得泄，胀满潮热谵语诸证自除。本方作用主要是轻泻实邪，和降胃气，所以小承气汤是泻下的和剂。

现代·安徽中医学院,《伤寒论通俗讲义》(1959年)：本方治疗阳明病痞实微满、大便不通等证。方中以大黄为君，泄肠胃中热结；以枳朴行气破滞，宽中除满。大承气量重剂大，后纳硝黄，取其生者气锐而行速，旨在峻下。小承气量少制小，三物同煎，取其熟者气纯而性缓，旨在降气调胃通便，所以名称上有大、小承气之分，性质上也有所不同。

现代·李翰卿,《中国百年百名中医临床家》(1960年)：此排除肠胃积滞较轻之剂（偏重在胀满方面）。主治阳明病，肠胃积滞，腹部胀满，拒按，大便不利，但没有舌苔芒刺等燥热较重之证。厚朴消胀，枳实导滞，大黄通便。

现代·刘渡舟,《伤寒论十四讲》(1982年)：小承气汤在《伤寒论》中凡十八见，它以治疗阳明病大便成硬造成的腹部胀满、谵语，心烦而脉滑数等证为主。小承气汤由大黄（酒洗）、枳实（炙）、厚朴（炙）组成。方中大黄苦寒以泻下阳明燥热之结；厚朴苦温以消腹满，枳实苦寒以泄痞气。两药合用则能导滞下行，有推助大黄的泻下作用。本方的治疗是走而不守，故泻下之力比调胃承气汤为强，但较大承气汤为缓，故取名曰小承气汤。

现代·刘渡舟,《伤寒论诠解》(1983年)：

小承气汤用大黄泻下阳明热结，用厚朴行气消满，枳实理气消痞。厚朴、枳实协同行气导滞，以助大黄的泻下作用。因本方大黄倍厚朴，是以气药为臣，与厚朴倍大黄的气药为君之大承气汤有别，故泻下之力较大承气汤为缓，而名“小承气汤”。另外本方朴、枳、黄三药同煎，不分先后次第，则大黄泻下之力变缓。同是大黄一药，因煎法不同，其泻下则有缓急之分，临床使用时应当注意。

三画

现代·刘渡舟，聂惠民，傅世垣,《伤寒挈要》(1983年)：名小承气汤，比大承气制小其服。方用大黄泻热破结，厚朴、枳实理气下行，助大黄通使消痞满。

【方论评议】

综合历代各家对小承气汤的论述，应从用药要点、方药配伍和用量比例三个方面进行研究，以此更好地研究经方配伍，用于指导临床应用。

诠释用药要点：方中大黄清泻热结、推陈致新，枳实行气消痞、破积除滞，厚朴温通气机。

剖析方药配伍：大黄与枳实，属于相使配伍，增强泻热行气；大黄与厚朴，属于相反相畏相使配伍。相反者，寒温同用；相畏者，厚朴制约大黄寒泻凝滞；相使者，大黄使厚朴温通泻热，厚朴使大黄泻热行气；枳实与厚朴，属于相反相须配伍。相反者，寒温同用；相须者，增强行气消胀。

权衡用量比例：大黄与枳实用量比例是12∶5，提示泻热与苦寒行气之间的用量调配关系，以治热结气滞；大黄与厚朴用量比例是2∶1，提示清热与苦温行气之间的用量调配关系；大黄与枳实、厚朴用量比例是12∶5∶6，以治热结。

【药理作用】 本方具有调节肠胃蠕动、解除胃肠平滑肌痉挛、改善微循环、抑酸、改善肺组织、调节呼吸中枢、调节血管通透性、调节去甲肾上腺素水平、清除内毒素、保肝利胆、改变血管性肠肽、增强机体免疫功能、抗菌、抗病毒、抗炎、抗过敏、抗硬化、抗溃疡等作用。

小柴胡汤

【导读】 ①学用小柴胡汤应重视柴胡和黄芩的用量调配关系、半夏和生姜的用量调配关系、人参和甘草的用量调配关系。②小柴胡汤虽是辨治少阳夹杂证的重要代表方，但在临床中对热入血室证等也具有良好治疗作用。③学好用活小柴胡汤的第一步是辨清小柴胡汤由哪些基础方和药物组成：组成小柴胡汤有1个基础方、1个变化方和6组药，基础方是生姜半夏汤，变化方是半夏泻心汤，6组药中1组是解表药即柴胡、生姜，第2组是清热药即柴胡、黄芩，第3组是补益药即人参、大枣、甘草，第4组是理气药即柴胡，第5组是调理升降气机药即半夏、生姜，第6组是温通药即半夏、生姜，1个基础方调理升降气机，醒脾开胃，通调上下；1个变化方半夏泻汤既治脾胃又治心肺等；6组药用量分析，补益药用量最大，清热药次于补益药。从1个基础方、1个变化方和6组药用量深入学习研究即可用活小柴胡汤。

【方歌】 小柴胡汤治杂病，半夏人参甘草芳，更有黄芩大枣姜，清调疏益效非常。

【方药】 柴胡半斤（24 g） 黄芩三两（9 g） 人参三两（9 g） 半夏洗，半升（12 g） 甘草炙，三两（9 g） 生姜切，三两（9 g） 大枣擘，十二枚

【用法】 上七味，以水一斗二升，煮取六升，去滓。再煎取三升，温服一升，日三服。若胸中烦而不呕者，去半夏、人参，加栝楼实一枚；若渴，去半夏，加人参，合前成四两半，栝楼根四两；若腹中痛者，去黄芩，加芍药三两；若胁下痞硬，去大枣，加牡蛎四两；若心下悸，小便不利者，去黄芩，加茯苓四两；若不渴，外有微热者，去人参，加桂枝三两，温覆微汗愈；若咳者，去人参、大枣、生姜，加五味子半升、干姜二两。

【功用】 清热调气，疏理治表，益气温通。

【适应证】

1. 中医病证：①寒热虚郁证。往来寒热，胸胁苦满，默默（表情沉默，不欲言语）不欲

饮食，心烦，喜呕，口苦，咽干，目眩，苔薄黄，脉细弦或沉紧。②热入血室证。经水适来或适断，如疟状，如结胸状，如有所见所闻。③黄疸，或疟疾，或内伤杂病符合寒热虚郁证者。④少阳胆热气郁夹虚证。

2. 西医疾病：慢性肝炎、原发性肝癌、脂肪肝、胆囊炎、胰腺炎、肝硬化、慢性胃炎、胃及十二指肠溃疡、抑郁症、心肌炎等临床表现符合少阳胆热气郁证者。

【用药分析】 方中柴胡清疏少阳，黄芩清泄少阳，半夏醒脾和中降逆，生姜宣散郁结，人参、甘草、大枣益气补中。

【用方思路】

1. 小柴胡汤既是辨治寒热夹虚证的重要代表方，又是辨治诸多杂病如肝胆病、脾胃病、心病、肺病、肾病等的重要基础方。

2. 方中柴胡既可清热，又可疏散；黄芩既可清热，又可燥湿；半夏既可醒脾，又可降逆；生姜既可温通，又可降逆；人参、大枣、甘草可补益五脏六腑及营卫之气。从方中用药用量及调配分析得知，小柴胡汤的应用并不局限于郁热夹气虚证，还可用于辨治诸多杂病，如消化、呼吸、精神神经、内分泌及代谢、循环等系统疾病。

3. 运用小柴胡汤辨治的病证（无论病变部位在肝胆、在心或在脾胃）以寒热夹虚为主，其治当清热调气益气。

【随证合方】 若夹营卫不和，可与桂枝汤合方用之；若夹阳虚，可与四逆汤合方用之；若夹虚热，可与竹叶石膏汤合方用之。应用时还必须结合病变主次酌情调整方药用量。

【注意事项】 运用小柴胡汤既要辨清西医之病，又要辨清西医之病属于中医寒热夹虚证。辨西医之病可进一步了解疾病的发展演变及转变规律，辨中医之证可更好地针对西医之病选用小柴胡汤。

【应用指征】

（1）少阳之为病，口苦，咽干，目眩也。（263）

（2）太阳病，十日以去，脉浮细而嗜卧者，外已解也；设胸满胁痛者，与小柴胡汤；脉但浮者，与麻黄汤。（37）

（3）伤寒五六日，中风，往来寒热，胸胁苦满，嘿嘿，不欲饮食，心烦，喜呕，或胸中烦而不呕，或渴，或腹中痛，或胁下痞硬，或心下悸，小便不利，或不渴，身有微热，或咳者，小柴胡汤主之。（96）

（4）血弱气尽，腠理开，邪气因入，与正气相搏，结于胁下，正邪分争，往来寒热，休作有时，嘿嘿，不欲饮食；脏腑相连，其痛必下，邪高痛下，故使呕也，小柴胡汤主之；服柴胡汤已，渴者，属阳明，以法治之。（97）

（5）伤寒四五日，身热，恶风，颈项强，胁下满，手足温而渴者，小柴胡汤主之。（99）

（6）伤寒，阳脉涩，阴脉弦，法当腹中急痛，先与小建中汤；不差者，小柴胡汤主之。（100）

（7）伤寒，中风，有柴胡证，但见一证便是，不必悉具。凡柴胡汤病证而下之，若柴胡证不罢者，复与柴胡汤，必蒸蒸而振，却复发热汗出而解。（101）

（8）太阳病，过经十余日，反二三下之，后四五日，柴胡证仍在者，先与小柴胡汤；呕不止，心下急，郁郁微烦者，为未解也，与大柴胡汤，下之则愈。（103）

（9）妇人中风，七八日续得寒热，发作有时，经水适断者，此为热入血室，其血必结，故使如疟状，发作有时，小柴胡汤主之。（144）（第二十二　1）

（10）伤寒五六日，头汗出，微恶寒，手足冷，心下满，口不欲食，大便硬，脉细者，此为阳微结，必有表，复有里也；脉沉，亦在里也，汗出为阳微，假令纯阴结，不得复有外证，悉入在里，此为半在里，半在外也。脉虽沉紧，不得为少阴病，所以然者，阴不得有汗，今头汗出，故知非少阴也，可与小柴胡汤。设不了了者，得屎而解。（148）

（11）伤寒五六日，呕而发热者，柴胡汤证具，而以他药下之，柴胡证仍在者，复与柴胡汤，此虽已下之，不为逆，必蒸蒸而振，却发热汗出而解；若心下满而硬痛者，此为结胸也，大陷胸汤主之；但满而不痛者，此为痞，柴胡不中与之，宜半夏泻心汤。（149）

（12）阳明病，发潮热，大便溏，小便自

可，胸胁满不去者，与小柴胡汤。(229)

(13)阳明病，胁下硬满，不大便而呕，舌上白苔者，可与小柴胡汤；上焦得通，津液得下，胃气因和，身濈然汗出而解。(230)

(14)阳明中风，脉弦浮大而短气，腹都满，胁下及心痛，久按之气不通，鼻干，不得汗，嗜卧，一身及目悉黄，小便难，有潮热，时时哕，耳前后肿。刺之小差，外不解。病过十日，脉续浮者，与小柴胡汤。(231)

(15)本太阳病不解，转入少阳者，胁下硬满，干呕，不能食，往来寒热，尚未吐下，脉沉紧者，与小柴胡汤。(266)

(16)呕而发热者，小柴胡汤主之。(379)(第十七　15)

(17)伤寒差以后，更发热，小柴胡汤主之；脉浮者，以汗解之；脉沉实者，以下解之。(394)

(18)诸黄，腹痛而呕者，宜柴胡汤。必小柴胡汤(第十五　21)

(19)产妇郁冒，其脉微弱，呕不能食，大便反坚，但头汗出。所以然者，血虚而厥，厥而必冒。冒家欲解，必大汗出。以血虚下厥，孤阳上出，故头汗出。所以产妇喜汗出者，亡阴血虚，阳气独盛，故当汗出，阴阳乃复。大便坚，呕不能食，小柴胡汤主之。(第二十一　2)

【方论】

金·成无己,《注解伤寒论》(1144年)：《内经》曰：热淫于内，以苦发之。柴胡、黄芩之苦，以发传邪之热。里不足者，以甘缓之。人参、甘草之甘，以缓中和之气。邪半入里则里气逆，辛以散之，半夏以除烦呕；邪半在表，则荣卫争之，辛甘解之，姜枣以和荣卫。

金·成无己,《伤寒明理药方论》(1156年)：柴胡味苦平微寒，黄芩味苦寒。《内经》曰："热淫于内以苦发之"，邪在半表半里则半成热矣，热气内传之不可，则迎而夺之，必先散热，是以苦寒为主，故以柴胡为君，黄芩为臣，以成彻热发表之剂。人参味甘温，甘草味甘平，邪气传里则里气不治，甘以缓之，是以甘物为之助，故用人参、甘草为佐，以扶正气而复之也。半夏味辛微温，邪初入里则里气逆，辛以散之是以辛物为之助，故用半夏为佐以顺逆气而散邪也，里气平正则邪气不得深入，是以三味佐柴胡以和里。生姜味辛温，大枣味甘温。《内经》曰："辛甘发散为阳"，表邪未已迤逦内传既未作食，宜当两解，其在外者必以辛甘之物发散，故生姜、大枣为使辅柴胡以和表，七物相合两解之剂当矣，邪气自表未敛为实乘虚而凑则所传不一，故有增损以御之，胸中烦而不呕去半夏、人参加瓜蒌，实烦者热也，呕者气逆也，胸中烦而不呕，则热聚而其不逆，邪气欲渐成实也。人参味甘为补剂，去之使不助热也。半夏味辛为散剂，去之以无逆气也，瓜蒌实味苦寒，除热必以寒，泄热必以苦，加瓜蒌实以通胸中郁热。若渴者，去半夏加人参、瓜蒌根，津液不足则渴。半夏味辛性燥，渗津液物也，去之，则津液易复。人参味甘而润，瓜蒌根味苦而坚，坚润相合，津液生而渴自已，若腹中痛者，去黄芩加芍药，宜通而塞为痛，邪气入里，里气不足，寒气壅之，则腹中痛。黄芩味苦寒，苦性坚而寒中，去之则中气易和。芍药味酸苦微寒，酸性泄而利中，加之则里气得通而痛自已，若胁下痞硬，去大枣加牡蛎。《内经》曰："甘者令人中满"。大枣味甘温，去之则鞭渐散。咸以软之。牡蛎味酸咸寒，加之则痞者消、硬者软。若心下悸，小便不利者，去黄芩加茯苓，心下悸小便不利，水蓄而不行也。《内经》曰："肾欲坚，急食苦以坚之"，坚肾则水益坚。黄芩味苦寒，去之，则蓄水浸行。《内经》曰："淡味渗泄为阳"。茯苓味甘淡，加之则津液通流。若不渴，外有微热，去人参加桂，不渴则津液足，去人参，以人参为主内之物也；外有微热则表证，多加桂枝以取汗发散表邪也。若咳者，去人参、大枣、生姜，加五味子、干姜，肺气逆则咳，甘补中则肺气愈逆，故去人参、大枣之甘。五味子酸温，肺欲收，急食酸以收之，气逆不收，故加五味子之酸。生姜、干姜一物也，生者温而干者热，寒气内淫，则散以辛热。盖诸咳，皆本于寒，故去生姜加干姜，是相假之，以正温热之功，识诸此者，小小变通，触类而长焉。

元·王好古,《此事难知》(1308年)：柴胡少阳，半夏太阳，黄芩阳明，人参太阴，甘草太阴，姜、枣辛甘发散。上各随仲景本条下加减用之，则可矣。药如本法。

元·赵以德,《金匮方论衍义》(1368年)：柴胡、黄芩除里热，半夏散里逆，人参、甘草补正气、缓中，生姜、大枣和荣卫，合表里，调阴阳也。

明·许宏,《金镜内台方议》(1422年)：柴胡味苦性寒，能入胆经，能退表里之热，祛三阳不退之邪热，用之为君。黄芩味苦性寒，能泄火气，退三阳之热，清心降火，用之为臣。人参、甘草、大枣三者性平，能和缓其中，辅正除邪，甘以缓之也。半夏、生姜之辛，能利能汗，通行表里之中，辛以散之也，故用之为佐为使。

明·汪石山,《医学原理》(1525年)：治邪居表里之间，往来潮热，胸膈满痛，烦而喜呕。经云：热淫于内，以苦发之。是以用黄芩、柴胡之苦寒，以解半表半里之热。又云：里不足者，缓之以甘。故用人参、甘草之甘，补托中气。邪半入里，则里气逆，宜辛散之。故用半夏之辛，散逆气而除呕烦。经云：辛甘发散为阳。是以用姜、枣合辛甘发散半表之邪。

明·万密斋,《万氏家传伤寒摘锦》(1549年)：此言少阳本经自受病也。少阳属胆，无出入之道，不宜汗下，惟柴胡、半夏能利、能汗，消解血热，黄芩佐之也。又胆为清净之腑，其汤去滓再煎，取其清以入胆也。

明·吴昆,《医方考》(1584年)：疟发时，耳聋，胁痛，寒热往来，口苦，喜呕，脉弦者，名曰风疟，此方主之。此条皆少阳证也，以少阳为甲木，在天为风，故《机要》名为风疟。柴胡、黄芩能和解少阳经之邪，半夏、生姜能散少阳经之呕，人参、甘草能补中气之虚，补中所以防邪之入里也。

“两胁作痛者，此方主之。少阳胆经行于两胁，故两胁作痛，责之少阳。是方也，柴胡味辛而气温，辛者金之味，故足以平木，温者春之气，故足以入少阳。佐以黄芩，泻其实也。佐以半夏，破其滞也。而必用夫人参、甘草者，恐木病传脾，而先实其土也。用夫生姜、大枣者，调其营卫，不令经气壅滞也。”

伤寒，寒热往来，胁痛，口苦，脉弦者，此邪在少阳经，半表半里之证也，本方主之。伤寒，寒热往来，胁痛，口苦，脉弦者，此邪在少阳经，半表半里之证也，本方主之。邪在表则恶寒，邪在里则发热，邪在半表半里则恶寒且热，故令寒热往来。少阳之脉行于两胁，故令胁痛；其经属于胆，胆汁上溢故口苦。胆者，肝之腑，在五行为木，有垂枝之象，故脉弦。柴胡性辛温，辛者金之味，故用之以平木，温者春之气，故就之以入少阳；黄芩质枯而味苦，枯则能浮，苦则能降，君以柴胡，则入少阳矣。然邪之伤人，常乘其虚，用人参、甘草者，欲中气不虚，邪不得复传入里耳。是以中气不虚之人，虽有柴胡证俱，而人参在可去也。邪初入里，里气逆而烦呕，故用半夏之辛以除呕逆，邪半在表，则荣卫争，故用姜、枣之辛甘以和荣卫。仲景云：胸中烦而不呕，去半夏、人参，加瓜蒌实一枚；若渴者，去半夏，更加人参一两五钱、瓜蒌根四两；若腹中痛者，去黄芩，加芍药三两；若胁下痞硬，去大枣，加牡蛎四两；若心下悸，小便不利者，去黄芩，加茯苓四两；若不渴，外有微热者，去人参，加桂枝三两，温覆取微汗；若咳者，去人参、大枣、生姜，加五味子半斤、干姜二两。以上加减法，皆去气所弊，加其所宜，兹惟名者求之，不复赘也。

明·方有执,《伤寒论条辨》(1592年)：柴胡，少阳之君药也。半夏辛温，主柴胡而消胸胁满。黄芩苦寒，佐柴胡而主寒热往来。人参、甘、枣之甘温者，调中益胃，止烦呕之不时也。此小柴胡之一汤，所以为少阳之和剂与。伤寒五六日，中风，往来寒热，《脉经》作中风往来寒热。伤寒五六日之后，心烦作烦心。心下，作心中。身有，作外有。

明·张吾仁,《撰集伤寒世验精法》(1609年)：又少阳经，耳聋、胁疼、往来寒热，此半表半里症，不可汗吐下，故立小柴胡汤和之。以柴胡、黄芩解表除热，人参、大枣助正和中，生姜、半夏发散寒邪，甘草调和药味。服之则阴阳和，而邪自解矣。

明·张卿子,《张卿子伤寒论》(1644年)：《内经》曰：热淫于内，以苦发之。柴胡、黄芩之苦，以发传邪之热。里不足者，以甘缓之。人参、甘草之甘，以缓中和之气。邪半入里，则里气逆，辛以散之，半夏以除烦呕；邪半在表，则荣卫争之，辛甘解之，姜、枣以和荣卫。

清·喻嘉言,《尚论后篇》(1648年)：柴胡之苦平，乃足少阳经伤寒发热之药，除半表半里之热，及往来寒热，小有日晡潮热也。佐以黄芩之苦寒以退热，半夏、生姜之辛以退寒，人参、大枣之甘温以助正气，解渴，生津液，则阴阳和而邪气解矣。

清·李中梓,《伤寒括要》(1649年)：邪在表者，必渍形以为汗；邪在里者，必荡涤以取利；邪在半表半里者，不可汗，不可下，但当以小柴胡汤，和解而已。夫邪既内传，则变不可测，须迎而夺之，故以柴胡之解肌理表为君；黄芩之彻热治里为臣；邪初传里，则里气不治，故以人参扶正气，邪入于里，则气必上逆，故以半夏散逆气，生姜辅柴胡以和表，甘枣辅黄芩以和里。

清·程应旄,《伤寒论后条辨》(1670年)：柴胡疏木，使半表之邪，得从外宣；黄芩清火，使半里之邪，得从内彻。半夏能开结痰豁，浊气以还清。人参能补久虚，滋肺金以融木。甘草和之，而更加姜、枣助少阳生发之气，使邪无内向也……名方以小柴胡者，配乎少阳而取义。至于制方之旨，及加减法，则所云上焦得通，津液得下，胃气因和，尽之矣。

清·柯琴,《伤寒来苏集》(1674年)：柴胡感一阳之气而生，故能直入少阳，引清气上升而行春令，为治寒热往来之第一品药。少阳表邪不解，必需之。半夏感一阴之气而生，故能开结气、降逆气、除痰饮，为呕家第一品药。若不呕而胸烦口渴者去之，以其散水气也。黄芩外坚内空，故能内除烦热，利胸膈逆气。腹中痛者，是少阳相火为害，以其苦从火化，故易芍药之酸以泻之。心下悸，小便不利者，以苦能补肾，故易茯苓之淡以渗之。人参、甘草，补中气和营卫，使正胜则邪却，内邪不留，外邪勿复入也。仲景于表证不用人参，此因有半里之无形证，故用之以扶元气，使内和而外邪勿入也。身有微热是表未解，不可补；心中烦与咳，是逆气有余，不可益气，故去之。如太阳汗后身痛而脉沉迟，下后协热利而心下硬，是太阳之半表半里证也。表虽不解，因汗、下后重在里，故参、桂兼用。先辈论此汤，转旋在柴、芩二味，以柴胡清表热、黄芩清里热也。卢氏以柴胡、半夏得二至之气而生，为半表半里之主治，俱似有理。然本方七味中，半夏、黄芩俱在可去之例，惟不去柴胡、甘草。当知寒热往来，全赖柴胡解外、甘草和中。故大柴胡去甘草，便另名汤，不入加减法。

清·陈尧道,《伤寒辨证》(1678年)：柴胡性辛温，辛者金之味，故用之以平木。温者春之气，故就之以入少阳。一云专主往来寒热，谓其能升提风木之气也。黄芩质枯而味苦，枯则能浮，苦则能降，君以柴胡，则入少阳矣。一云味苦而不沉，黄中带青，有去风热之专功，谓其能散风木之邪也。然邪之伤人，常乘其虚，用人参、甘草者，欲中气不虚，邪不得复传入里耳。一云少阳气血薄，全赖土膏滋养，则木气始得发荣，即经所谓“胃和则愈”之说。是以中气不虚之人，虽有柴胡证具，而人参在可去也。邪初入里，以风寒之外邪，挟身中有形之痰涎，结聚于少阳之本位，所以里气逆而烦呕，故用半夏之辛，以除呕逆。邪半在表，则营卫争，故用姜、枣之辛甘以和营卫。亦所以佐人参、甘草以补中气，使半表之邪，仍从肌表而散也。独怪后世用小柴胡汤，一概除去人参，加入耗气之药，岂仲景立方本意哉？

清·汪琥,《伤寒论辨证广注》(1680年)：小柴胡为和解表里之剂也。柴胡味苦平微寒，黄芩味苦寒。《内经》曰：热淫于内，以苦发之。邪在半表半里，则半成热矣。热气内传变不可测，须迎而夺之，必先散热，是以苦寒为主。故以柴胡为君，黄芩为臣，以成彻热发表之剂。人参味甘温，甘草味甘平。邪气传里，则里气不治，甘以缓之，是以甘物为之助。故用人参、甘草为佐，以扶正气而复之也。半夏味辛微温。邪初入里，则里气逆，辛以散之，是以辛物为之助，故用半夏为佐，以顺逆气而散邪也。里气平正，则邪气不得深入，是以三味佐柴胡以和里。生姜味辛温，大枣味甘温。《内经》曰：辛甘发散为阳。表邪未已，迤逦内传，既未作实，宜当两解。其在外者，必以辛甘之物发散。故生姜、大枣为使，辅柴胡以和表。七物相合，两解之剂当矣。后加减法（《明理论》又云：邪气自表，未敛为实，乘虚而凑，则所传不一，故有增损以御之）。若胸中烦而不呕，去半夏、人参，加瓜蒌实一枚（烦者，热也。呕者，气逆也。胸中烦而不呕，则热聚而气不逆，邪气欲渐成实也。人参味甘为补剂，去之使不助热也。半夏味辛为散剂，去之以无逆气也。瓜蒌实味苦寒，除热必以寒，泄热必以苦，加瓜蒌实以通胸中郁热）；若渴者，去半夏，加人参合前成四两半，瓜蒌根四两（津液不足则渴。半夏味辛性燥，渗津液物也，去之则津液易复。人参味甘而润，瓜蒌根味苦而坚，坚润相合，津液生而渴自已。愚以胃实热甚而渴者，人参恐不宜用，加药法不可执也）。若腹中痛者，去黄芩，加芍药三两（宜通而塞为痛。邪气入里，里气不足，寒气壅之，则腹中痛。黄芩味苦寒，性坚而寒中，去之则中气易和。芍药味酸苦微寒，酸性泄而利中，加之则塞气得通而痛自已。愚以此必是里寒血滞，而腹中痛，以故去黄芩，加芍药。若邪热实结而腹中痛，恐黄芩不宜去，芍药不宜加也。又上云：芍药性泄而利中，亦非正解）。若胁下痞硬，去大枣，加牡蛎四两（《内经》曰：甘者令人中满。大枣味甘温，去之则痞者消。咸以软之，牡蛎味酸咸寒，加之而硬者软）。若心下悸，小便不利者，去黄芩，加茯苓四两（心下悸，小便不利，水蓄而不行也。《内经》曰：肾欲坚，急食苦以坚之，坚肾则水益。黄芩味苦寒，去之则蓄水浸行。《内经》曰：淡味渗泄为阳。茯苓味甘淡，加之则津液通流。愚以津液通流，则蓄水自行矣）。若不渴，外有微热者，去人参，加桂三两，温覆取微汗愈（不渴则津液足。去人参，以人参为主内之物也。外有微热，则表证多，加桂以取汗，发散表邪也。愚以此邪必自太阳经传来者）。若咳者，去人参、大枣、生姜，加五味子半升，干姜二两（肺气逆则咳，甘补中，则肺气愈逆，故去人参、大枣之甘。五味子酸温，肺欲收，急食酸以收之，气逆不收，故加五味子之酸。生姜、干姜一物也，生者温而干者热，寒气内淫，则散以辛热。盖诸咳皆本于寒，故去生姜，加干姜，是相假以正温热之功。愚以如肺有邪热而作咳，恐五味子太敛，干姜又太热，不宜加也。成氏又云：识诸此者，小小变通，触类而长。则知以上加减法，不可拘也）。

清·汪昂，《医方集解》（1682 年）： 邪入本经，乃由表而将至里。当彻热发表，迎而夺之，勿令传太阴。柴胡味苦微寒，少阳主药以升阳达表为君；黄芩苦寒，以养阴退热为臣；阳不足则阴凑之，故发寒，用黄芩降阴气，使不陷入阳中，则不寒；阴不足则阳凑之，故发热，用柴胡升阳气，使不陷入阴中，则不热。又曰：柴胡、黄芩之苦寒以退热，半夏、生姜之辛温以退寒。人参、大枣、甘草之甘温以助正气。半夏辛温，能健脾和胃以散逆气而止呕，人参、甘草以补正气而和中，使邪不得复传入里为佐；二药固太阴，使木邪不致克土，然必虚人方可用参。邪在半表半里，则营、卫争，表属卫，里属营。故用姜、枣之辛甘以和营卫为使也。

清·李彣，《金匮要略广注》（1682 年）： 故用柴胡、黄芩以清热，半夏、生姜以散逆止呕，人参、甘草、大枣以缓中补虚也。

清·张志聪，《伤寒论宗印》（1683 年）： 此论太阳气分之邪，在于胸胁之间，而转干脏气者也。夫太阳之气，原从胸膈而出，外之胸胁，内连乎膈。膈之上，心肺也。膈之下，肝肾也。膈之间，脾胃也。如客气动膈，则脏腑之气皆动矣。是以一章之中，用七或字，盖谓邪之内入，随虚而侵，伤一脏之气，不复更有他脏，故曰伤寒中风，有柴胡证，但见一证即是，不必悉具也。伤寒五六日中风，谓经气已周，又当来复，而留结于胸胁间也。风乃阳动之邪，不必待经而无定期也。往来寒热者，太阳之气因枢而出入也。胸胁苦满者，邪留其间也。夫脏者，神所藏也。神气受困，故默默，胃气不舒，故不欲食也。邪在心下，故烦。气分之邪，迫于经络，经气欲疏，故喜呕也。或胸中烦而不呕者，邪侵心主之分也。或渴者，阳明燥金之分也。或腹中痛者，太阴湿土之分也。或胁下痞鞕者，厥阴肝经之分也，或心下悸小便不利者，少阴肾水之分也。或不渴，身有微热者，仍在外之太阳气分也。或咳者，太阳肺金之分也。此邪气内侵，不必动脏，而脏腑之气自见也。柴胡本经名曰地熏，备草木之性，在地而有熏，具少阳初升之气也。半夏感一阴而生，至夏而大，助阴气之上升者也。黄芩味苦寒而色玄黄，中空外实，能解躯形之外邪。甘草人参，补中达外。生姜大枣，发散宣通。此从下而上，由中解外之剂，故名之曰小柴胡者，即大小青龙之义也。若胸中烦而不呕，邪侵心主，火郁而烦，不涉经气，故不呕也。是以去上达之半夏，固中之人参，加瓜蒌实之苦寒，以润泄其火热。渴者，伤阳明燥金之气，故去半夏之辛燥，倍人参以生津，加瓜蒌根，吸阴液而上滋。盖其根在下，而性欲延蔓，故能引水液之上升，其实在上，故能导火热之下降，此药性升沉之大意也。腹中痛者，邪侵阴土，故去黄芩之苦寒，加芍药以制化。胁下痞硬者，邪伤厥阴，肝为牝脏，牡能破之。牡蛎化生于东海，腹南生而口东向，纯雄无雌，故能启厥阴之雌伏，其味咸寒，咸能软坚，寒能清热。大枣甘缓而制咸寒，故去之。心下悸，小便不利，邪干少阴，水邪上逆，故心下悸，而小便不利也。去黄芩之苦寒，恐助阴寒而伤君火，加茯苓保心气以制水邪。不渴而有微热，此邪仍在太阳，故不必人参之固中，惟加桂枝以解外。是以本方云：温覆取汗而解也。咳者，太阴受邪，肺恶寒，故加干姜之辛热，欲收，故加味子之酸平。大枣甘缓于中，生姜辛散肺气，并皆去之。是以小柴胡汤，主治内外之证。如动见脏腑之气，随证加减，故曰：但见一证即是，不必悉具。盖邪之动膈，随其所亲，而无定体者也。再按太阳之气。同邪气结于胸者，大陷胸丸证也。入于胸中者，大青龙证也。太阳之邪结于胸者，大陷胸汤证也。入于胸中者，栀子豉证也。如太阳之气，同邪气在于胸胁，则动乎枢，而有寒热往来之柴胡证矣。夫枢者，转而不移者也。往来寒热者，太阳之气，因枢而出入。是以柴胡汤证，列于《太阳篇》中者，病太阳之气，非病少阳之枢也。

清·张志聪,《伤寒论集注》(1683年)：言太阳之气运行于皮表，从胸膈而出入，若逆于三阴三阳之内，不能从胸膈以出入，须藉少阳之枢转而外出。盖胸乃太阳出入之部，胁为少阳所主之枢，小柴胡汤从枢转而达太阳之气于外者也。伤寒五六日，中风，犹言无分伤寒、中风而至五六日也；六气已周当来复于太阳。若病气逆于五运之中，不能从枢外达，是以往来寒热而开阖不利；胸胁苦满，而出入不和；默默者，太阳之气不能合心主之神而外出也；不欲饮食者，阳明胃气之不和也。夫默默必神机内郁而心烦，不欲饮食必胃气不和而喜呕，呕则逆气少疏，故喜也，或胸中但烦而不呕，涉于少阴心主之气分矣；或渴者，在于阳明也；或腹中痛者，涉于太阴之脾气矣；或胁下痞鞕者，涉于厥阴之肝气矣；或心下悸而小便不利者，涉于少阴之肾气矣；或不渴身有微热者，无阳明胃热之证，而太阳合心主之神气以外浮，为欲愈也；或咳者，涉于太阴之肺气矣。此太阳之气逆于太阴所主之地中，而见五脏之证，但见一证便是，不必悉具，宜小柴胡汤从中土而达太阳之气于外。柴胡根生白蒻，香美可食，感一阳之气而生；半夏气味辛平，形圆色白，感一阴之气而生；柴胡、半夏启一阴一阳之气而上合于中焦；人参、甘草、生姜、大枣滋补中焦之气而横达于四旁；黄芩气味苦寒，外肌皮而内空腐，能解躯形之邪热。正气内出，邪热外清，此运枢却病之神方也。若胸中烦而不呕，烦乃火热上乘，故去半夏之辛燥；不呕，则中胃不虚，无庸人参之助胃，加瓜蒌实导胸中之烦热以下降。若渴者，乃阳明燥热之气，故去助火土之半夏，易启阴液之蒌根，倍人参以滋阳明之津液。若腹中痛者，太阴脾土虚寒，故去黄芩之寒凉，加芍药以助心火之神而益太阴之气。若胁下痞硬，乃厥阴肝木之不舒，牡蛎咸能软坚，能启厥阴之生阳，以解胁下之痞硬，大枣补脾土而缓中，故去之。若心下悸、小便不利者，肾藏寒水之气欲逆于上，水气上奔，故加茯苓伏心气以助脾土而制伐其水邪，芩乃苦寒之剂，故去之。若不渴外有微热者，太阳合心主之神气以外浮，故加桂枝三两助心主之血液，而覆取微似汗则愈，无阳明燥渴之证，故不必滋胃之人参。若咳者，太阴肺气之不利，五味子秉阳春宣达之气味，从肝肾而上达于肺，干姜气味辛温，暖太阴之寒金，散肺气之咳逆，人参、大枣、生姜皆补益中胃之品，肺气逆，故去之。夫三阴者，五脏之气也，在于太阴所主之募原，募原者，脏腑之膏膜，内有肌理，太阳之气逆于募原之中，病三阴而涉于腑气，非病有形之五脏，故来结肝乘脾、肺以分别之。

夫里气虚微，急当救里，与柴胡汤启其生气之根原，则地气虚陷而后必下重，太阴之土气将败矣。本渴饮水而呕者。阳明胃气虚也。入胃之水谷，亦藉下焦之生气以温蒸，故胃气虚者，柴胡不中与也。若再启其根原，则食谷不化而发呃逆，而阳明之土气将败矣。嗟！嗟！后人皆以小柴胡汤为伤寒和解之剂，不知柴胡、半夏启下焦之生阳，黄芩彻太阳之表热，生姜散阳明之胃气。元阳之气，发原在下，根气虚者，误用此汤。是犹揠苗助长，鲜不败矣。

清·张志聪,《伤寒论章句》(1683年)：盖柴胡启一阳之气，半夏启一阴之气，人参甘草生姜大枣，滋补中焦之气，黄芩解内外之热，能使正气内出邪热外清，诚运枢却病之神方也。且此方气分药也，又能治妇人之热入血室、血结之证，则此方又能使血分之病，达于气分而解，此又神而化之用也。

清·张志聪,《金匮要略集注》(1683年)：是以用柴胡汤，启少阴之生气，散中焦之黄邪。柴胡,《本经》名曰地熏，冬至发蒙，在地而有熏香，主发少阳初生之气。半夏，生当夏半，感一阴之气而生，至夏而大，主发一阴之气，上与阳明相合，戊癸合而化火，以化生后天水谷之精微。人参、姜、枣，宣助阳明之正气，以散湿热之黄邪。黄芩主清肺气，能制子气之上逆。此用为助正散邪之剂，有补助之大功，故略去其小字。少阴之气行于脉中，而与阳明相合；膀胱之气行于脉外，而为阳明釜底之燃。(眉批：黄芩、知母，皆主治奔豚，母能制子逆也。)

清·周扬俊,《金匮玉函经二注》(1687年)：故属半表半里，小柴胡汤主之。柴胡、黄芩除里热；半夏散里逆；人参、甘草补正缓邪；生姜大枣和荣卫，合表里，调阴阳也。又必随证加减，法在伤寒论小柴胡汤后。

清·汪昂,《汤头歌诀》(1694年)：治一切往来寒热，胸满胁痛，心烦喜呕，口苦耳聋，咳渴悸利，半表半里之证，属少阳经者，但见一症即是，不必悉具。胆府清净，无出无入，经在半表半里，法宜和解。柴胡升阳达表，黄芩退热和阴，半夏祛痰散逆，参草辅正补中，使邪不得复传入里也。

清·张璐,《医通祖方》(1695年)：治伤寒有五法，曰汗、曰吐、曰下、曰温、曰和，皆一定之法，而少阳例中小柴胡汤专一和解表里。少阳为阴阳交界，邪传至此，已渐向里，故用柴胡升发其邪，使从外解，即以人参挡截于中，不令内犯，更以半夏、黄芩清解在里之热痰，生姜、大枣并祛在表之邪气，又须甘草协辅参、柴共襄匡正辟邪之功，真不易之法，无容拟议者也。其方后加减乃法中之法，定而不移。至于邪气犯本，胆腑受病而加龙骨、牡蛎，丸药误下而加芒硝，屡下不解，引邪入里，心下急，郁郁微烦而用大柴胡，为法外之法，变通无定，不可思议者也。独怪世医用小柴胡一概除去人参，且必加枳、桔耗气之品，此非法之法，习俗相承，匿于横议者也，何怪乎道艺日卑，风斯日下哉！

清·张璐,《千金方衍义》(1698年)：少阳为枢，为表里之分限。小柴胡汤为少阳专方。柴胡引清气左行于胆，开发少阳之必需。胆受风水之邪，病则寒热交争，故用黄芩以泄中外之热。胆为清净之府，病则浊痰四迄，故用半夏以辟内沃之涎。然非人参、甘草不能廓充大气，以御外入之邪。非生姜、大枣不能开通经脉，以和伤残之气。《千金》借治瘧后劳复之证，以其既经一番发泄，则人参护持元气尤为切务，因易之以嘉名，形容神化不测之妙。

清·高世栻,《医学真传》(1699年)：夫柴胡名地熏，苗甚芳香，从未见邪入于太阳，正太阳经药也。《伤寒论》云：无太阳证。本论云：本太阳病不解，转入少阳者，与小柴胡汤。谓可从少阳而外达于太阳，非少阳经之主药也。其性自下而上，从内而外，根气虚者不可用，用之是犹揠苗助长，故本论有柴胡不中与之诫。

清·郑重光，《伤寒论条辨续注》（1705年）：立和解一法，有汗、吐、下三禁，以小柴胡汤为主，其方以柴胡为君，解在经之表寒，黄芩和在府之里热，犹恐邪退而里气虚，加姜、枣、人参、甘草，先固其里，三阳为尽，使三阴不受邪，此思患而预防之也。

清·钱潢，《伤寒溯源集》（1708年）：方用柴胡为君者，李时珍云：柴胡乃手足厥阴、少阳之药，劳在脾胃有热，或阳气下陷，则柴胡乃引清气，退热必用之药。李东垣谓能引清气而行阳道。伤寒外诸有热则加之，无热则不必也。又能引胃气上行，升腾而行春令。又凡诸疟，以柴胡为君，随所在经，分佐以引经之药，十二经疮疽中，须用以散诸经血结气聚。愚按所谓清气者，下焦所升清阳之气也，谓之清阳者，盖谷之浊气降于下焦，为命门真阳之所蒸，其清气腾达于上，聚膻中而为气海，通于肺而为呼吸，布于皮肤而为卫气，运行于周身内外上中下而为三焦，附于肝胆而为少阳风木，故清阳不升，内无以达生发阳和之气。所以外不能驱邪出表矣。《阴阳应象论》云：清气在下，则生飧泄，浊气在上，则生膜胀。此阴阳反作，病之逆从也。因此而东垣有能引胃气上行，升腾而行春令之语。濒湖有脾胃有热，阳气下陷，引清气而退热之用，是下焦之正真阳虚，则当以温补命门为主。下焦之真阳不上行，则当以升发清阳为急，必使阳气运行。清阳出上窍，浊阴出下窍。清阳发腠理，浊阴走五脏。清阳实四肢，浊阴归六腑。然后阴阳各得其用也。小柴胡汤之用柴胡，盖取其清阳发腠理也。黄芩者，佐柴胡而彻其热也。《脏气法时论》云：肝苦急，急食甘以缓之。故用人参、甘草之缓。胆为奇恒之腑，其精汁无余，所以藏而不泻，与他腑之传化不同。况少阳为春生之始气，春气旺则百物皆生。故十一脏皆取决焉。手少阴三焦以气为用，气不旺，则不能运化流行，故以人参助其升发运行之力也……半夏辛温滑利，可以去胸胁之满，及痞硬之邪，即半夏泻心之义。非独治痰蠲饮也。生姜辛而能散，大枣甘而和缓，可以和营卫而调其往来之寒热也。

清·秦之桢，《伤寒大白》（1714年）：太阳恶寒，阳明恶寒，前已分别各条治法。今少阳寒热，通以小柴胡汤加减，以应变化。恶寒无汗，加防风；头痛身痛，加川芎、羌活；目痛额痛，加干葛、白芷；恶寒足冷，腰痛脚痛，加独活；恶寒发热，胁肋痛，加青皮、山栀、枳壳、木通、苏梗；有汗，加白芍药，助柴胡，同止寒热；血不足而恶寒，倍加当归、白芍药；胸前饱闷，去人参加枳朴；大便闭结，小腹胀痛，加大黄；小便不利，加木通；喘咳，加枳、桔、杏仁；里有积热，加栀、连；呕吐，倍半夏，加竹茹、厚朴；口燥痰多，去半夏易瓜蒌霜、贝母；口渴唇焦，加石膏、知母、竹叶。小柴胡汤，有人参，无大黄，治中气虚邪，在半表半里者。大柴胡汤，有大黄，无人参，治肠胃实热，大便秘结者。柴胡饮子，有人参，有大黄，治中气虚，大便结热，有潮热者。

少阳表里皆热而自汗，不可单解表，宜用此方，以柴胡散少阳之表，黄芩清少阳之里。

少阳太阳呃逆，以前方发散。若无太阳表邪，竟以此方加竹茹、厚朴，即合清胆汤。

此方清血室之热，家秘加当归、芍药，则引入血分。立斋以此汤加生地、丹皮，亦是此意。

此方和解少阳表里者，若带太阳表症，加羌活；带阳明表症，加干葛。

清·顾松园，《顾松园医镜》（1718年）：柴胡味苦微寒，为少阳之表药，二、三钱。黄芩邪入内则热，故用之。半夏有饮而呕，故同姜用之，各一、二钱。人参三、五、七分，中气不虚者去之。甘草五、七分。大枣二枚。生姜二片。按此治少阳经半表半里之症，乃和解药也。然柴胡欲出表，黄芩欲入里，半夏欲驱痰，动而不和，故仲景去渣复煎，使药性合一，又非和于表，亦非和于里，乃和于中。盖欲解表里之邪，全借胃气敷布，所以方中用人参、甘草、大枣，助胃气以为干旋，使药表里分消，所谓大力者负之而去耳。大抵太阳禁下，阳明禁发汗，利小便，少阳有三禁，不可汗吐下，只此一方和解，随症加减，并无别方。

清·魏荔彤,《金匮要略方论本义》(1720年)：呕而皮肤发热者，伤寒病少阳经证也。合以口苦、咽干、目眩，而少阳病全。但见呕而发热，虽非伤寒正病，亦少阳经之属也。主之以小柴胡汤，表解里和而病愈矣。方义详注于《伤寒论》少阳篇中，不再赘叙。

清·姚球,《伤寒经解》(1724年)：此少阳胆经药也。胆为半表半里。柴胡升阳，以和其表；黄芩养阴，以和其里；人参、甘草、大枣，甘温以和其中；生姜、半夏，辛温以和其外。表里内外俱和，邪自不能入矣。盖三阳以少阳为枢，今阳明病，亦枢之不和也，故并主之耳。

清·高鼓峰,《医宗己任篇》(1725年)：脉不虚者去人参。(此方之妙，全在参、甘两味。养汗以开玄府，犹之参苏饮之人参，助肺气以托邪，桂枝汤之甘芍，和营血以发卫，补中益气之参芪，助升提以散表，均与补虚之义无涉。若谓脉不虚者去人参，则此方之人参，似为补虚而用矣，每见粗工遇病，不辨内伤外感、阴阳表里，辄曰小柴胡汤。及至处方，尽乘成法，不过用得方中柴胡、黄芩、半夏几味耳。其于仲景和解之本旨，不几隔靴搔痒乎？西塘此法，盖为火盛不宜火浮不宜者而立，殊属精细。然彼离法任意，妄自加减，而失制方本意者，反得执是以绳矣，故核论之。少阳主三阳之枢，邪入其经，汗吐下三法，皆在禁例，然则邪何以祛之，必转其枢机。俾此经之邪，从阴来还之于阴，从阳来还之于阳，以分溃也。然转枢机必赖中气健运，中气健运，其资于人参、甘草乎？)见口干或舌燥者，去半夏加花粉(半夏燥而花粉则润矣，此两味却加减得甚妙)。膈胀者配朴连，烦渴者合白虎，心胸满闷者合小陷胸汤(俗医一见心胸满闷，便呼为结胸，便与桔梗汤，有频频与之，反成真结胸者。殊不知结胸乃因下早而成，未经下者非结胸也，乃表邪传至胸中，未入于腑，症虽满闷，尚为在表，正属少阳部分，半表半里之间，宜用小柴胡汤对枳壳桔梗。如未效则以本方对小陷胸汤，一服豁然，其效如神。桔梗汤固谬，犹有开提之义，吾见世之治此症者，动用重降里药，不一而足，意谓满闷必破之坠之则宽。殊不知胸膈主天之分，清气所居，散邪必宣之升之，乃因势利导之旨，今之医者，昧此多矣)。

清·尤在泾,《伤寒贯珠集》(1729年)：伤寒差已后，更发热者，不因作劳，亦未过食，而未尽之热，自从内而达于外也，故与小柴胡汤，因其势而解之。且人参、甘、枣，可以益病后之虚，黄芩、半夏，可以和未平之里也。

清·王子接,《绛雪园古方选注》(1732年)：柴胡汤，不从表里立方者。仲景曰：少阳病汗之则谵语，吐下则悸而惊，故不治表里，而以升降法和之。盖遵《经》言，少阳行身之侧，左升主乎肝，右降主乎肺。柴胡升足少阳清气，黄芩降手太阴热邪，招其所胜之气也。柴、芩解足少阳之邪，即用参、甘实足太阴之气，截其所不胜之处也。仍用姜、枣调和营卫者，助半夏和胃而通阳明，俾阴阳无争，则寒热自解。《经》曰：交阴阳者，必和其中也。去渣再煎，恐刚柔不相济，有碍于和也。七味主治在中，不及下焦，故称之曰小。

清·不著撰人,《伤寒方论》(1732年)：伤风与寒有里即不可攻表，有表即不可功里，此定法也。少阳为半表里，故凡见少阳一证，即不可从太阳为治，而用小柴胡，盖柴胡能引清气而行阳道，又能引胃气上行而行春令，又能散诸经血结气聚，故凡邪之表里混杂者，俱藉之以提出少阳俾循经次而出，所以仲景取用独多，而尤于伤寒中风五六日，往来寒热，胸胁苦满，默默不欲饮食，心烦喜呕者，为对的之剂，谓风寒之外邪，挟身中之痰饮结聚少阳本位，所以胸胁苦满，热逼心间，所以心烦喜呕，胸胁既满，胃中之水谷亦不消，所以不欲食，于是邪入而并于阴则寒，并于阳则热，故不问传经或直中，概以小柴胡和之，柴胡者，少阳主药也，兼黄芩邪入内则热也，兼半夏、生姜，有饮而为呕逆也，兼参甘枣养正而调其阴阳，小柴胡得和解之功，是赖此也。然人小气体所挟不同，故以柴甘生姜为定药，余则增减随症耳，若口苦咽干，热聚于胆也，目眩，木盛生风而眩晕也，为少阳本病，前证中不概列，亦有无是证，不可拘也。

清·吴谦,《医宗金鉴》(1742 年)：在半表者，是客邪为病也；在半里者，是主气受病也。邪正在两界之间，各无进退而相持，故立和解一法，既以柴胡解少阳在经之表寒，黄芩解少阳在府之里热，犹恐在里之太阴，正气一虚，在经之少阳，邪气乘之，故以姜、枣、人参和中而预壮里气，使里不受邪而和，还表以作解也。世俗不审邪之所据，果在半表半里之间，与所以应否和解之宜，及阴阳疑似之辨，总以小柴胡为套剂。

清·黄元御,《伤寒悬解》(1748 年)：阳明病，脉弦浮大，弦为少阳，浮为太阳，大为阳明脉，是以三阳合病，而气短，腹都满，则太阴证。少阳之脉，自胃口而布胁肋，胆胃郁遏，故胁下及心作痛。经气痞塞，故久按之而气不通。表寒外束，相火郁升，而刑肺金，故鼻干，不得汗。肺窍于鼻。胆木刑胃，土气困乏，故嗜卧。湿土贼于甲木，土木皆郁，故一身及面目悉黄。土湿木郁，疏泄不行，故小便难。胃气壅遏，故发潮热。胃腑郁迫，浊气上逆，故时呕哕。少阳脉循两耳，经气逆行，壅塞不降，故耳前后肿。经郁热盛，故刺之小差，而外证不解。病过十日之外，脉自里达表，续续外浮者，是未传阳明之腑、太阴之脏，犹在少阳之经也。宜小柴胡汤，柴胡、黄芩，清半表之火，参、甘、大枣，补半里之阳，生姜、半夏，降胃逆而止呕哕也。若脉但浮而不弦，又无少阳诸证者，则全是太阳病，与麻黄汤，以泻表郁。中风而用麻黄者，发汗以泻太阴之湿也。《金匮》风湿诸证，俱用麻黄。若不尿，腹满而愈加呕哕者，水贼土败，不可治也。

少阳以甲木而化气于相火，经在二阳三阴之间，阴阳交争，则见寒热。久而阳胜阴败，但热而无寒，则入阳明，阴胜阳败，但寒而无热，则入太阴。小柴胡清解半表而杜阳明之路，温补半里而闭太阴之门，使其阴阳不至偏胜，表邪解于本经，是谓和解。

人之经气，不郁则不盛，郁则阳盛而生热，阴盛而生寒。经气郁迫，半表之卫，欲发于外，营气束之，不能透发，故闭藏而生表寒，半里之营，欲发于外，而卫气遏之，不能透发，故郁蒸而生里热。盖寒伤营，则营束其卫而生表寒，及其营衰，则寒往而热又来矣。风伤卫，则卫遏其营而生里热，及其卫衰，则热往而寒又来矣。一往一来，胜负不已，此所以往来寒热也。少阳经脉，下胸贯膈，由胃口而循胁肋，病则经气郁遏而克戊土。戊土胀塞，碍胆经降路，经脉壅阻，故胸胁苦满。戊土被贼，困乏堙瘀，故默默不欲饮食。甲木既逆，相火上燔，而戊土升填，君火又无下降之路，是以心烦。胃土上逆，浊气不降，是以喜呕。或相火熏心，而胃未甚逆，是以心烦而不呕。或相火刑肺，是以渴生。或土寒木燥，土木逼迫，是以腹痛。或经气盘塞，而胁下痞硬。或土湿木郁，心下悸动而小便不利。或肺津未耗，而内不作渴。太阳未罢，而身有微热。或胃逆肺阻，而生咳嗽。凡此诸病，总是少阳中郁，表里不和之故。小柴胡汤，柴、芩，清半表而泻甲木，参、甘、枣，温半里而补己土，生姜、半夏，降胃逆而止呕吐也。

少阳在半表半里之间，半表之阴虚，则自阳明之经而入于阳明之腑，半里之阳虚，则自太阴之经而入太阴之脏。小柴胡柴芩清泻半表，使不入于阳明，参甘温补半里，使不入于太阴，则邪解于本经，而无入阴入阳之患，是之谓和解表里也。盖木病则传土，所谓病则传其所胜也。《素问》语，少阳与阳明、太阴为邻，防其克土而传阳明，故以柴芩泻半表而清阳明，防其克土而传太阴，故以参甘补半里而温太阴，于是表里双解矣。

少阳之病，缘太阳、阳明之经外感风寒，经气郁勃，逼侵少阳。少阳之经，因于二阳之侵，血弱气尽，腠理开泄。二阳经邪，因而内入，与本经正气，两相搏战，经气郁迫，结滞胁下。少阳之经，自头走足，脉循胁肋，病则经气不降，横塞胁肋，此胸胁苦满，胁下痞硬之故也。正气病则正亦为邪，阴郁而为寒，是为阴邪，阳郁而为热，是为阳邪。邪正分争，休作有时，此往来寒热之故也。分争之久，正气困乏，精神衰倦，静默无言，饮食不思，此默默不欲饮食之故也。脾脏胃腑，以膜相连，一被木邪，则胃气上逆，脾气下陷。脾气既陷，则肝气抑遏而克脾土，其痛必在下部，此腹中作痛之故也。胃土既逆，则上脘填塞，君火不降，浊气涌翻，于是心烦而喜呕吐。胃土逆则邪高，脾土陷则痛下，痛下而邪高，此心烦喜呕之故也。是皆小柴胡证，宜以主之。

小柴胡加减：外有微热者，加桂枝，此微恶寒，即外有微热之互文。少阳以相火化气，寒往则纯是发热，若但热无寒，则发热更剧，无发热而兼恶寒者。微有恶寒，或外热轻微，便是太阳外证未去，故与桂枝汤合用。伤寒而不用麻黄者，以其恶寒之微也。

清·黄元御,《长沙药解》(1753年)：治少阳伤寒中风五六日，往来寒热，胸胁苦满，默默不欲饮食，心烦喜呕。以少阳之经，居表阳里阴之中，表阳内郁，则热来而寒往，里阴外乘，则热往而寒来。其经行于胸胁，循胃口而下，逆而上行，戊土被克，胆胃俱逆，土木壅遏，故饮食不纳，胸胁满而烦呕生。少阳顺降，则下温而上清，少阳逆升，则下寒而上热。热胜则传阳明，寒胜则传太阴。柴胡、黄芩，清泻半表，使不热胜而入阳明，参、甘、大枣，温补半里，使不寒胜而入太阴，生姜、半夏，降浊阴之冲逆，而止呕吐也。又治腹中急痛者，以胆胃逼迫，则生痞痛。参、甘、大枣、柴胡、黄芩，内补土虚而外疏木郁也。治妇人中风，经水适断，热入血室，寒热如疟，发作有时者，以经水适断，血室方虚，少阳经热，传于厥阴，而入血室。夜而血室热作，心神扰乱，谵妄不明。外有胸胁痞满，少阳经证。肝胆同气，柴、芩清少阳经中之热，亦即清厥阴血室之热也。

清·黄元御,《伤寒说意》(1754年)：小柴胡汤，柴、芩，清其半表；参、甘，温其半里；半夏降其逆；姜、枣，和其中，此表里双解之法也。

清·徐灵胎,《伤寒论类方》(1759年)：此汤除大枣，共廿八两，较今秤亦五两六钱零，虽分三服，已为重剂，盖少阳介于两阳之间，须兼顾三经，故药不宜轻。去渣再煎者，此方乃和解之剂，再煎则药性和合，能使经气相融，不复往来出入。古圣不但用药之妙，其煎法俱有精义。

瓜蒌实除胸痹，此小陷胸之法也。半夏能涤痰湿，即能耗津液。加人参，生津液。加芍药三两，除腹痛。若胁下痞硬，去大枣，以其能补脾胃。加牡蛎四两。《别录》云：治胁下痞热。若心下悸，小便不利者，去黄芩，加茯苓四两。利小便。若不渴，外有微热者，去人参，不渴，则津液自足。加桂枝三两。微热则邪留太阳。温覆取微似汗愈。若咳者，去人参、大枣，二味与嗽非宜。生姜，加干姜故去生姜。加五味子半升，干姜二两，古方治嗽，五味、干姜必同用，一以散寒邪，一以敛正气，从无单用五味治嗽之法。后人不知用必有害，况伤热、劳怯、火呛，与此处寒饮犯肺之症又大不同，乃独用五味，收敛风火痰涎，深入肺脏，永难救疗矣！

清·徐灵胎,《伤寒约编》(1759年)：柴胡解表邪，黄芩清里热，即以人参预扶正气，甘、枣缓中，姜、夏除呕。其姜、夏之辛，一以佐柴、芩而逐邪，又以行甘、枣之滞。夫邪在半表，势已向里，未有定居，所以方有加减，药无定品之可拘也。

清·徐灵胎,《杂病证治》(1759年)：柴胡解半表之邪以调腠理，黄芩清半里之热以密胆府；人参扶元补气以托邪，半夏涤饮化痰以醒胃；甘草和中州，姜枣调营卫。水煎温服。使寒邪外解则里热亦顿化，而腠理无不密，寒热无不解矣。此和解之剂，为邪恋少阳之专方。

清·徐灵胎,《女科指要》(1759年)：柴胡解半表之寒，黄芩解半里之热；人参扶元气以托外邪，半夏燥湿以醒脾胃；甘草缓中和胃，姜枣以调营卫也。水煎温服，使正气内充，则邪从外解，而寒热无不退，胎孕无不安矣。

清·吴仪洛,《成方切用》(1761年)：胆为清净之腑，无出无入，其经在半表半里，不可汗吐下，法宜和解。邪入本经，乃由表二将至里，当彻热发表，迎而夺之，勿令传太阴。柴胡味苦微寒，少阳主药，以升阳达表为君；黄芩苦寒，以降阴退热为臣，半夏辛温，能健脾和胃，以散逆气而止呕；人参、甘草，以辅正气而和中，使邪不得复传入为佐；邪在半表半里，则营卫争，故用姜枣之辛甘，以和营卫为使也。

清·强健,《伤寒直指》(1765年):《内经》曰：热淫于内，以苦发之，柴胡、黄芩之苦，以发传邪之热。里不足者，以甘缓之，人参、甘草之甘，以缓中和之气。邪半入里，则里气逆，辛以散之，半夏以除烦呕。邪半在表，则营卫争之，辛甘解之，姜、枣以和营卫。

清·杨栗山,《伤寒瘟疫条辨》(1784年):柴胡辛温，辛者金之味，故用之以平木，温者春之气，故就之以入少阳。一云专主往来寒热，谓其能升提风木之气也。黄芩质枯味苦，枯则能浮，苦则能降，君以柴胡则入少阳矣。一云味苦不沉，黄中带青，有去风热之专功，谓其能散风木之邪也。然邪之伤人常乘其虚，用参、草欲实其中气，使邪不得复传入里耳。一云少阳气血薄，全赖土膏滋润，则木气始得发荣，即经所谓胃和则愈之说。是以中气不虚之人，虽有小柴胡证，而人参在可去也。邪初入里，以风寒外邪挟有形之痰涎，结聚于少阳之本位，所以里气逆而烦呕，故用半夏之辛以除呕逆；邪在半表，则荣卫争，故用姜、枣之辛甘以和荣卫，亦所以佐参、草以补中气，使半表之邪仍从肌表而散也。独怪后世用小柴胡汤者，一概除去人参，岂仲景立方之本意哉！又少阳经当冲要之路，关系最重，小柴胡非套药也。今人不论何病，仅见发热恶寒，便以小柴胡汤和解之，殊觉可笑。

清·徐玉台,《医学举要》(1792年):少阳属胆，清净之府，无出无入，经在半表半里，治宜和解，小柴胡汤用柴胡升阳达表，黄芩退热和阴，半夏祛痰散逆，参、草、姜、枣辅正补中，使邪不得复传入里也。其见证则呕而发热，寒热往来，口苦耳聋，胸满胁痛，心烦喜呕，但见一证即是。亦何必诸证悉具，始为小柴胡汤证哉？崔氏小前胡汤，即本方以前胡易柴胡。子和柴胡饮子，即本方去半夏，加当归、白芍、大黄。

清·沈实夫,《吴医汇讲》(1792年):按柴胡为少阳药者，因伤寒少阳证之用柴胡汤也。夫邪入少阳，将有表邪渐解，里邪渐著之势，方以柴、芩对峙，解表清里的为少阳和解之法。而柴胡实未印定少阳药也，盖以柴胡之性苦平微寒，味薄气升，与少阳半表之邪适合其用耳。乃有病在太阳，服之太早，则引贼入门；若病入阴经，复服柴胡，则重虚其表之说，此恐后人误以半表半里之品，为认病未清者，模糊混用，故设此二端以晓之也。

清·陈修园,《伤寒真方歌括》(1803年):此方以二剂合作一剂，方称原方三服之一，今易作小剂，徇时好也，神于医者，必照古法，不待余赘。少阳介于两阳之间须兼顾三经，故药不宜轻，去滓再煎者，此方乃和解之剂，再煎则药性和合，能使经气相融，不复往来出入。古圣不但用药之妙，其煎法具有精义。

清·陈元犀,《金匮方歌括》(1811年):呕而发热者，少阳表症也，表未解则内不和，故作呕也。阳明主肌肉，木邪忤土，故作肌热而呕，用小柴胡汤转枢以出其邪，邪解则热退而呕止矣。

产妇脉微弱者，血虚也。血虚而阴不维阳，则为孤阳。阳独行于上，则头汗出而冒。阳不及于下，则下厥。阳郁阴伤，无以养肠胃，故大便坚。阴阳不和，扰动于中，故作呕而不能食。盖血虚无以作汗，故郁冒不得从汗而解也。治之者，当审其病情，以冒家欲解，既不从头汗而泄，必得大汗而解者，以小柴胡汤发之，使阳从汗泄，则郁开而阴阳和矣，此损阳就阴法也。

元犀按：呕者，胃气不和也；腹痛者，木邪犯胃也。小柴胡汤达木郁，和胃气，使中枢运则呕痛止而黄退矣，非小柴胡汤可概治诸黄也。

清·吕震名,《伤寒寻源》(1850年):此少阳之主方也，按仲景以口苦咽干目眩，责少阳之为病；而少阳之邪，大都从太阳传入。此当半里半表之界，邪正分争，因而往来寒热、胸胁苦满、默默不欲饮食、心烦喜呕，此皆少阳必有之证。邪不在表，不宜汗吐；又不在里，不宜妄下。独主小柴胡为和解之剂。但转入之邪，恒难捉摸。其或胸中烦而不呕、或渴、或腹中痛、或胁下痞硬、或心下悸、小便不利、或不渴身有微热、或咳，皆非少阳必有之证，而少阳病见此，另有加减之法，而规矩总不难乎小柴胡汤也。按柴胡感一阳之气而生，少阳之邪，非此不解；合之甘草以两和表里，此为小柴胡汤中不可移掇之药。生姜兼散太阳之寒，使半表之邪得从外宣；黄芩兼清阳明之热，使半里之邪得从内彻；半夏有逐饮之能，取以降逆而止呕；大枣擅和中之用，取以安土而戢木；用人参者，非取其补正，以邪在半表半里之界，预行托住里气，使邪不内入也。以此为往来寒热、胸胁苦满、默默不欲饮食、心烦喜呕诸证的对之主方。其加减诸法，并按本方逐条互参于后。本方之用人参，以邪正相争，故宜辅正。用半夏，以证见呕满，故宜止呕。若但烦而不呕，不呕则并无饮邪，何须半夏逐饮。不呕而但烦，则烦非本证心烦喜呕之烦，而正为热邪传结将欲入里之烦。若用人参，不能转正，反能实邪，祸不小矣，故并去之而加瓜蒌实，以瓜蒌实能降热痰而开胸痹也。半夏辛温而性燥，寒湿之痰宜之，热痰则不宜也。若渴则津液已竭，并无痰之可伐矣。本方虽有黄芩、甘草、大枣，能养正而祛热。但胃中津液非人参不能鼓舞，故加人参以唤胃气。而得瓜蒌根以生津润燥，人参仍无实邪之患也。黄芩苦寒，本文用此以清半里之热。若腹中痛，则阳邪转陷太阴，岂能复任黄芩之苦寒乎。不宜黄芩，何以反宜芍药，以证虽属太阴，而病因却是从阳邪陷入，故用此以约脾阴也。太阳病转属太阴，但于桂枝汤中加芍药，若桂枝加芍药汤是也。少阳病兼见太阴，即于柴胡汤中加芍药，即本方之加芍药是也。后人执药治病，遂谓芍药能止腹痛。试思太阴寒湿之证，芍药宜之乎。热发大实痛之证，芍药宜之乎。殊不知阳邪陷里，本方中自有柴胡人参生姜半夏，已足以升举阳气，而理脾胃之困。但加芍药以约阴，则邪返于阳而阴亦安，不除痛而痛自止，仍不离和解之法也。本方之用大枣，虑木邪贼土，用以安中也。若胁下痞硬，则邪滞中焦，便不宜大枣之守中矣。胁下属少阳部位，痞硬则气血交结，故以牡蛎佐柴胡，一以散气分之结；一以软血分之坚也。少阳属木，木乘土位，则土不能制水，故有心下悸小便不利之证。若用黄芩，是助水邪为虐矣。小便不利，但当利其小便。本方中已有参甘姜枣之植土，而但当加茯苓之淡渗，以兼导其水也。渴为邪欲入里之兆，若不渴则无里证可知。外有微热，则太阳之表证未罢，又可知矣。表邪未解，人身实邪，究宜去之，本方加桂枝，则又易表里和解之制，而偏乎表以为治也。咳属水邪射肺，人参、大枣，究非咳证所宜。生姜散表有余，温里不足，故以干姜易生姜，以散寒而逐水，用五味者，以肺非自病，乃水邪从下而上，因之致咳，故以五味与干姜同用。一以散水邪；一以收肺逆，与风火淫肺之忌五味不同也。不去黄芩者，留以制相火而存肺阴也。小柴胡汤之主少阳，乃伤寒一大关键。此际出则阳，入则阴。凡阳邪之入阴者，全赖少阳把守关口守隘，使不得遽入于阴，治之可不慎欤。凡他经所有之证，少阳病皆得兼见，其随证加减之法，丝丝入扣，头头是道。读仲景书者，当于此处猛下一参。伤寒中风，有柴胡证，但见一证即是，不必悉具。此非教人以辨证之可从略也，盖病入少阳，正当阴阳相持之会。此际不出于阳，即入于阴。故一见少阳证，即当用柴胡从少阳领出其邪，使不内入，须知其辨证从宽处，正是其治病吃紧处。且少阳本传入之邪，多有或然或不然之证，又安能逐证一一见到也。渴之一证，有出入之不同。伤寒四五日，身热恶风颈项强胁下满手足温而渴者，此少阳而兼太阳也，治可从少阳而不从太阳服柴胡汤已渴者。属阳明也，治又当从阳明而不从少阳。凡见渴证者宜审。少阳之脉责弦。其有太阳病不解，转入少阳，未经吐下而脉沉紧者，但见胁下硬满、干呕不能食、往来寒热诸证，则脉沉紧，正是邪从少阳将欲入里之候，急当用小柴胡从少阳领出其邪，则太阳之邪自解。阳明病，胁下硬满，不大便而呕，舌上白胎者，此邪未结于阳明，但当用小柴胡汤，使上焦得通，津液自下，则胃和而阳明之邪自解。妇人热入血室，是热邪已乘虚陷入阴分，何以主小柴胡汤少阳之药，按三阴三阳，少阳为从阳入阴之枢纽，阳经热邪，已越少阳而陷入阴分，亟当从阴分领出其邪，使还从少阳而出也。

清·王孟英，《温热经纬》（1852年）：沈再平曰：今人治疟必用此汤。若非此汤，即不足以为治者。故致辗转淹滞，变生不测，竟能殒命，则知疟本非死证，惟概以柴胡治疟者杀之也。夫柴胡为少阳表药，若其疟果发于少阳，而以柴胡治之无不立愈。若系他经，用之则必使他经之邪，辗转而入少阳，迁延以毙，乃既死犹曰柴胡为治疟主药，吾开手即用之，不知其何以死。病家亦以柴胡治疟而竟不效，真其命之当死也。彼此昏迷，不得一悟，良可浩叹！雄按:《内经》论疟，既分六经又分脏腑，并不泥定少阳一经，医家绎之。雄按：本方柴、半各八两，准今得六钱零八厘。参、草、芩、姜各三两，准今得二钱二分八厘。枣十二枚。以水一斗二升，准今得八合零四抄，煮至减半去滓，再煎至减半，夫煎而又煎，只取四分之一，其汤之浓郁甘柔可知。喻氏谓和药取其各药气味之相和。余谓和者取其气缓味厚，斯为补正托邪之剂。故惟风寒正疟邪在少阳者，可以按法而投。则参、甘、姜、枣，补胃充营，半夏利其枢，柴、芩解其热，病无不愈矣。犹之今人于疟发之先，饱啖羊肉酒饭，亦能取效。汪按：疟疾寒来之时，强食过饱，往往一寒不能复热而死，吾见甚多，不可不戒。盖风寒自表而受，胃腑空虚，自能安谷，治必先助中气，托邪外出，即御外邪杜其内入，诚一举两全之策也。若温热暑湿诸疟，邪从口鼻而受，肺胃之气，先已窒滞，病发即不饥恶谷，脘闷苔黄，苟不分别，但执此汤，奉为圣法。则参、甘、姜、枣，温补助邪，骤则液涸神昏，缓则邪留结痞，且有耗伤阴血而成疟劳者。即不用全方，而专以柴胡为治疟主药，亦惟营阴充裕，或温热暑湿之邪本不甚重。及兼感风寒之表邪者，始可见功。汪按：治正疟必宜此汤。温暑亦有正疟。不独风寒方用。黄芩是清热非祛寒也，且柴胡主少阳半表半里。黄芩里药，亦非以治表邪，但当辨其是否正疟耳。若似疟非疟，妄用柴胡，必提成长热不退，或两耳大痛，甚至神昏，更或引动肝风，痉厥立至，生平见之屡矣。故倪涵初所定三方，亦愈病者稀而加病者多也。汪按：疟疾强止，变成臌胀者多不救。而人但知其臌胀而死，未尝归咎于治疟之不善，故医者终身误人而不自知，虽告之不信也。世人凡患疟，不究病因，辄以姜枣汤灌之，其弊类此，羊肉亦然。凡属时疟，虽愈后亦忌食，食则必复，此时疟之所以异于正疟也，可不察哉？

清·石寿棠,《医原》(1861年)：柴胡禀仲春之气，得微辛之味，气味俱薄，功专升达少阳胸胁寒热结气，并能疏肠中邪气，故用以为君；臣以半夏、黄芩之降，生姜之辛，苦降辛通，与湿热痰热最宜；其参、草、大枣，因表里无邪，用作佐铺，截邪入里之路，若表里稍有邪者，人参即不宜用，观加减法便知。

清·费伯雄,《医方论》(1865年)：少阳为半表半里之经。邪在表者可汗，邪在里者不可汗也；邪在表者可吐，邪在里者不可吐也；邪在里者可下，邪在表者不可下也。须知此之所谓半表半里者，乃在阴阳交界之所，阳经将尽，骎骎乎欲入太阴，营卫不和，阴阳交战，并非谓表里受邪，若大柴胡可表可下例也。仲景嘉惠后世，独开和解一门，俾后人有所持循，不犯禁忌。盖和者，和其里也；解者，解其表也。和其里，则邪不得内犯阴经；解其表，则邪仍从阳出。故不必用汗吐下之法，而阴阳不争，表里并解矣。小柴胡汤乃变大柴胡之法，而别出心裁，用人参以固本，又用甘草、姜、枣以助脾胃，又用黄芩以清里热，使内地奠安，无复返顾之虑。我既深沟高垒，有不战而屈人之势，而又用柴胡以专散少阳之邪，用半夏消痰行气以化逆，譬之自守已固，而又时出游骑，以蹴踏之，使之进无所得，退无所据，有不冰消瓦解者乎？此则仲景立方之微意，非通于神明者不能也。注中凡仲景所加减之方，皆精当不磨，有专治而无通治，此其所以可贵也，学人须细细参之，则于和解一门，思过半也。

清·郑钦安,《医理真传》(1869年)：小柴胡汤一方，乃表里两解之方，亦转枢调和之方也。夫此方本为少阳之经气不舒立法，实为太阳之气逆胸胁立法。仲景以治太阳，实以之治少阳，治少阳即以治太阳也，人多不识。余谓凡属少阳经病，皆可服此方，不必定要寒伤太阳之气逆于胸胁，不能外出者可服。若此病红肿，确实已在少阳，无外感，无抑郁，非元阴之不足而何。将古方改用分两，以人参之甘寒为君，扶元阴之不足，柴胡苦平为臣，舒肝木之滞机，佐黄芩之苦以泻少阳之里热，佐半夏、生姜之辛散，以宣其胁聚之痰水，枣、甘为使，以培中气。然枣、甘之甘，合苦寒之品，可化周身之阴，合辛散之品，可调周身之阳，化阳足以配阴，化阴足以配阳，阴阳合配，邪自无容，故能两解也。然古方重柴胡，功在转其枢，此方倍参、芩，功在养阴以清其热。变化在人，方原无定。总在活活泼泼天机，阴阳轻重处颠倒，不越本经界限，可也。

清·高学山，《伤寒尚论辨似》(1872年)：主小柴胡汤者，以参、姜发舒伏匿在下之阳，以芩、半降敛怫郁在上之阴，以清轻芳香之柴胡为君，而引之出表，夫然后以甘草、大枣留连而接续之，则邪去而阳升阴降，其释然解也宜矣。半夏降逆气，人参助气生热。烦为有热邪，不呕为不上逆，故俱去之。瓜蒌实清膈中邪热，故加之。渴者津液必亏，半夏燥，故去之。人参、瓜蒌根生津液，故加之。腹中痛者，其人本有寒气在腹，故引少阳之邪入而作痛也。黄芩寒，故去之。本方为驱邪之剂，加芍药者，亦欲其下引入腹中，而去其旧日之邪也。大枣温补，非痞硬者所宜，故去之。牡蛎咸寒软坚，且其性沉而敛，故加之。心下悸，系心阳虚，故苦寒之黄芩，非所宜也。茯苓淡渗，故小便不利者加之。不渴而外有微热，是里无病而表求解，故去固表之人参，而加桂枝以和之也。咳者肺张，人参、大枣之性温补，恐致肺满而喘。生姜发散，恐其肺之愈张，故并去之。咳者肺寒，故加五味以敛之之外，而复外加干姜之辛热，以温之也。

清·唐宗海，《血证论》(1884年)：此方乃达表和里、升清降浊之和剂。人身之表，腠理实营卫之枢机；人身之里，三焦实脏腑之总管。惟少阳内主三焦，外主腠理。论少阳之体，则为相火之气，根于胆腑。论少阳之用，则为清阳之气，寄在胃中。方取参、枣、甘草，以培养其胃；而用黄芩、半夏，降其浊火；柴胡、生姜，升其清阳。是以其气和畅，而腠理三焦，罔不调治。其有太阳之气，陷于胸前而不出者，亦用此方，以能清里和中，升达其气，则气不结而外解矣。有肺经郁火，大小便不利，亦用此者，以其宣通上焦，则津液不结，自能下行。肝经郁火，而亦用此，以能引肝气使之上达，则木不郁，且其中兼有清降之品，故余火自除矣。其治热入血室诸病，则尤有深义。人身之血，乃中焦受气取汁变化而赤，即随阳明所属冲任两脉，以下藏于肝，此方非肝胆脏腑中之药，乃从胃中清达肝胆之气者也。胃为生血之主，治胃中，是治血海之上源。血为肝之所司，肝气既得清达，则血分之郁自解。是正治法，即是隔治法，其灵妙有如此者。

清·周学海，《读医随笔》(1891年)：世莫不以柴胡为治疟正药者，以小柴胡汤能治寒热往来之证也。予尝深思此方，乃治寒热往来之方，非治疟之正方也。《金匮》以此方去半夏，加瓜蒌，以治疟发而渴者。又曰：亦治劳疟。其大旨可见矣。盖疟之正病，乃寒湿伤于太阳，暑热伤于太阴，二气交争于脊膂膜原之间而发也，其治宜九味羌活加味。又有瘅疟，经谓阴气独绝，阳气孤行，此暑盛于内，微寒束于外，津液耗竭而作也，治宜白虎汤加味。二者一寒一热，皆邪盛之正疟也。小柴胡方中药味，是滋荣以举卫，必荣气不足，卫气内陷，荣卫不和，寒热往来之虚证，始得用之。人参、甘草、黄芩，以益荣清热；柴胡、半夏，以提卫出荣；姜、枣以两和之。故人之劳倦伤气，中气内陷，津液耗竭，卫气滞于荣分而不得达者，得之其效如神，故曰治劳疟也。若近日正疟，皆是寒湿下受，随太阳之经，上入脊膂，内犯心包，暑气上受，入太阴之脏，而内伏膜原，外再新感微寒，暑气益下，寒气益上，遂交争而病作矣。小柴胡虑其助寒，不可用也；若用于瘅疟，又嫌其助燥矣。近有见柴胡无效，或病转增剧，不得其故，妄谓用之太早，引邪入里，又谓升散太过，有伤正气，皆未得柴胡之性者也。《神农本经》柴胡功用等于大黄，是清解之品，其疏散之力甚微，性情当在秦艽、桔梗之间，能泄肝中逆气，清胆中热气浊气。自唐以前，无用柴胡作散剂者，宋以后乃升、柴并称矣。伤寒邪至少阳，是大气横结而渐化热矣，故以此兼开兼降之剂缓疏之，岂发散之谓耶？

清·唐容川,《伤寒论浅注补正》(1893年):仲景所用柴胡,是今四川产者,一茎直上,中通,有白瓤,故能通三焦之膜膈。色青气香,春日生成,恰得少阳之气,非别省红软银白等柴胡也。各省柴胡性烈,非少阳之性也,用之伤人,比羌独活更烈,决不可用。读仲景书者,若见四川柴胡,则知仲景用药之妙。

清·王旭高,《退思集类方歌注》(1897年):此和解少阳之主方。柴胡升阳达表,黄芩退热和阴,半夏和胃而通阴阳,参、甘、姜、枣补中气,调营卫,经言"交阴阳者,必和其中"是也。

清·张秉成,《成方便读》(1904年):本方之意,无论其在表在里,或寒或热,且扶其生气为主。故以人参甘草补正而和中,正旺即自可御邪。然后以柴胡得春初生发之气者,入少阳之经,解表祛邪。黄芩色青属木,能清泄少阳之郁热,乃表里两解之意。如是则寒热可愈,心烦喜呕口苦耳聋等证,亦可皆平。半夏虽生于盛夏,然得夏至阴气而始生,能和胃而通阴阳,为呕家圣药,其辛温之性,能散逆豁痰,加以姜枣者,以寒热往来,皆关营卫,使之和营卫通津液也。

清·戈颂平,《伤寒指归》(1907年):与小柴胡汤主之,人身制动之主,曰枢机,枢机制动,遇阳则开,遇阴则阖。小柴胡汤,拨转左枢,固阳气从午右阖,来复于子,顺收藏之令也。柴胡,苦平味薄,能固阳转运枢机。黄芩,苦寒味薄,能坚半表上之阴,固阳气从午内阖。半夏,辛平,能降半里上水逆气结。生姜辛温,化气横行,疏泄左右土气。阳往半表上,不从午内阖,半表上土味与阴液皆不足,人参甘寒,甘草甘平,合大枣十二枚,汁多气浓,益阳土阴液,固阳气阖午藏卯。右七味,象阳数得阴复于七。以水一斗二升,象地支十二数。煮取六升,象阳数得阴还于巳,阴数得阳变于亥。去滓,再煎,再,二也,象二阴偶阳。取三升,象三阳来复半里以生阴。温服一升,日三服,象阴数得阳开于子,阳数得阴阖于午。

清·俞根初,《重订通俗伤寒论》(1916年):寒热互拒,所以有和解一法。君以柴胡解少阳在经之表寒;黄芩和少阳在腑之里热。犹恐表邪退而里气虚,故臣以半夏、参、草,和胃阳以壮里气而御表;使以姜、枣,助少阳生发之气,调营卫以解表。盖里气虚则不能御表,表邪反乘虚而入,识透此诀,始识仲景用参之精义。盖上焦得通,精液得下,胃气因和,不强逼其汗,而自能微汗以解,此为和解少阳风寒,助胃化汗之良方。

近代·张锡纯,《医学衷中参西录》(1918年):方中重用柴胡,正所以助少阳之枢转以引邪外出也,尤恐其枢转之力或弱,故又助以人参,以厚其上升之力,则少阳之邪直能随少阳之气透膈上出矣。用半夏者,因其生当下半,能通阴阳、和表里,且以病本喜呕,而又升以柴胡、助以人参,少阳虽能上升,恐胃气亦因之上逆,则欲呕之证仍难愈,用半夏协同甘草、姜、枣降胃兼以和胃也。用黄芩者,以其形原中空,故善清躯壳之热,且易解人参之偏热也。

近代·章太炎,《章太炎先生论伤寒》(1920年):曰:本篇固云,伤寒中风有柴胡证,但见一证便是,不必悉具。是故虽无胁痛,固不失为柴胡证。若然,经言湿上甚为热,今人于此不敢用柴胡者,惧其升提以致至上热耳。古人乃恣用之,何也?曰:此今人误认本病为湿温之误也。且小柴胡汤中有半夏、黄芩,升降相辅,势若辘轳,是故医王汤所用柴胡、升麻,误服有致头眩者,小柴胡汤所用柴胡甚重,未有服之而致头眩者,此种方配合之善,固异于后人也(《神农本草经》柴胡下云:半夏为之使,知自古以半夏合柴胡)。何患其升提乎?若然,小柴胡汤能通津液,使濈然汗出而愈,固已,复有他用耶?曰:本论,妇人中风七八日,续得寒热,发作有时,经水适断者,此为热入血室,其血必结,小柴胡汤主之。夫血结胞中,与血蓄小肠,其类同也。然则服小柴胡汤者,所以预防小肠蓄血,乃所谓治未病也,非上工孰能神妙如此者乎。

小柴胡汤本在太阳篇中,少阳篇亦用之,阳明篇又用之。盖太阳病本兼三焦,阳明病无不渴者,亦与内之三焦相涉,而少阳病则胆、三焦俱病故也。三焦为相火游行之府,故小柴胡汤本有黄芩，渴者又易半夏为瓜蒌，则纯为凉剂。方虽解表，其实偏于治里，不见胸胁满证，用率不中，非患在升也。柴胡虽升，合以半夏、黄芩，或合以瓜蒌、黄芩，则升降相引，本无飞越之患（此与金人补中益气汤大殊，彼用柴胡、升麻，分剂虽轻，绝无降药。此则半、黄芩皆与柴胡相制）。近世治温者，独于小柴胡汤严为致戒，而与犀角、羚羊角，反恣用无忌，如桑菊饮所治病证，本至轻浅，邪初入营，则已加犀角，何以必忌小柴胡也？以柴胡为升药耶？自违“轻可去实”之义，且犀、羚皆颠顶物，其升甚于柴胡（古方用犀角者，无则以升麻代之，知其功用相似）。以黄芩、瓜蒌为寒药耶？犀、羚之寒又甚于黄芩、瓜蒌。一取一舍，适自为矛盾矣。

近代·何廉臣,《增订伤寒百证歌注》（1928年）:《内经》曰：热淫于内，以苦发之。柴胡、黄芩之苦为君，以发传邪之热里不足者。以甘缓之人参、甘草之甘为臣，缓中和之气。邪半入里则里气逆，辛以散之，佐半夏以除烦呕。邪在半表则荣卫争，辛甘解之，使姜、枣以和荣卫。此从内达外，和解半表里之方也。

近代·陆渊雷,《伤寒论今释》（1930年）: 夫阳证祛毒之治，除汗吐下，更无他法，汗叶下俱在所禁，则少阳之药法，几于穷矣，独有柴胡一味，专宜此病。征诸实验，若服柴胡剂得当，有汗出而解者，有微利而解者，非柴胡兼有汗下之功，持能扶助少阳之抗病力，以祛除毒害性物质耳。亦有不汗不利，潜然而解者，昔贤因称柴胡为和解剂，意者，柴胡特能产生少阳之抗毒力，与毒害性物质结合，而成无毒之物，故不假祛毒，而病自愈耿。小柴胡汤之主药柴胡，专治胸胁部及胸膜膈膜之病，又能抑制交感神经之兴奋，能疏涤淋巴之壅滞。神经证，古医书称为肝，其兴奋过度者，又称为胆，肝胆之经相为表里，胆又与淋巴系之三焦称少阳经，故柴胡称肝服药，又称少阳药。主药柴胡，及不足重轻之副药甘草、大枣而外，芩、参、姜、夏皆胃药，胃邻接胸膈，受胸膈病之影响最大故也，然其与柴胡相伍，必有特殊之效，愧余未能探索耳。

近代·曹颖甫,《伤寒发微》（1931年）: 气为湿阻，柴胡以散表寒，黄芩以清里热；湿甚生痰，则胸胁满，故用生姜、生半夏以除之；中气虚则不矽饮食，故用人参、炙甘草、大枣以和之，此小柴胡汤之大旨也。胸中烦而不呕，是湿已化热，故去半夏加人参，加瓜蒌实以消胃中宿食，而湿热清矣；若渴者津液少也，故去半夏加人参、瓜蒌根以润之；腹中痛则寒湿流入太阴而营分郁，故去苦寒之黄芩，加疏达血分之芍药以和之；胁下痞硬，下焦不通而水逆行也，放大滋腻之大枣，用牡蛎以降之；心下悸，小便不利，是为水气凌心，故去黄芩，加茯苓以泄之；不渴、外有微热者，内有湿而表阳不达也，故去人参，加桂枝以汗之；咳者，湿胜将成留饮也，故去人参、大枣之培补，加五味、干姜以蠲饮。

至若方之所以用柴胡者，柴胡发表寒也，黄芩清上热也，此为寒热往来设也。人参所以滋肺阴，以其主气也；大枣、甘草所以助脾阳，以其统血也，此为血弱气尽设也。生姜以安胃，则不呕；生半夏以去水，则一脏一腑之痛消，而以外无余事矣。惟服小柴胡汤而渴，则证属阳明，白虎、承气，随证酌用可也。

小柴胡方，用柴胡以资汗液之外泄；用芍药以通血分之瘀塞，使血络无所阻碍，汗乃得畅行无阻，寒湿之内冱者解矣。寒湿解而胆汁之注于肠中者，不复郁结为患矣，此不差与小柴胡汤之义也。

小柴胡汤，柴胡以疏表，黄芩以清里，半夏以降逆，人参、炙草、姜、枣以和中，则呕止而热清矣。按：此方治疟，最为神效，今人决废弃不用，是可惜也。予谓此证，若但热不寒，当从桂枝白虎汤例，于本方中加石膏、知母；若寒重热轻，当从太阳伤寒例，加桂枝、干姜，明者辨之。

近代·曹颖甫,《金匮发微》（1931年）: 然则呕而发热者，仲师虽不言脉，窃意脉亦见弦，故亦宜小柴胡汤。柴胡以发汗，黄芩以清胆，参草姜枣以和胃，汗出而外解，则表热不吸引胆火，中气不至上逆，而无呕吐之弊，此呕而发热所以与疟同法也。

近代·祝味菊,《伤寒方解》（1931年）:

本方以柴胡为主药，黄芩、人参、半夏为重要副药。其适用标准在抵抗不及，淋巴壅滞，邪正相持于表里之间，往来寒热，胸胁苦满者。柴胡刺激腺体，促进分泌，对于液体上有推陈出新之功能，黄芩、人参、半夏，解热益气降逆，大枣培中，甘草缓急，生姜暖胃，而成安中御外益正达邪之剂也。煮服法中所云“去滓；再煎，取三升。温服一升”者，前人以为在使药性刚柔相济，免碍于和解之旨，实者无甚深意。原其所以去渣再煎者，亦不过增厚其药性之力耳。加减法中所云云者，须临床斟酌，随证治之，兹不逐加诠释。太阳病中九十八条、九十九条、一百〇三条、一百〇四条，太阳病下一百五十四条，阳明病二百四十二条，厥阴病三百九十二条，皆为小柴胡汤所主之证。太阳病中一百〇九条系宜小柴胡汤之证。太阳病中一百〇六条，一百〇八条，阳明病二百四十四条，少阳病二百八十条，为与小柴胡汤之证。太阳病下一百五十八条，阳明病二百四十三条，为可与小柴胡汤之证。

近代·徐大桂,《伤寒论类要注疏》(1935年)：柴胡，气味苦平，一茎直上，性清疏而能升达。黄芩，清木火之烦逆。人参，益胃津以制相火，且能鼓助胃气以外达。半夏、平胃降逆，宣化气津。生姜、甘草、大枣。参、草、姜、枣，健胃宣阳，以胃为主体，从胃腑以宣透三焦之气也。

近代·赵桐,《金匮述义》(1940年)：柴胡轻清直驱经络之外邪，得半夏之涩敛发散，以伤寒寒热者，其功益著（邪在少阳，位于腠理，出争于阳，入争于阴，寒热以作。半夏能收而能散，适合出入之意）。复以黄芩之已诸热者，心烦口渴可除矣。草姜以御木邪，姜夏而利水饮。柴胡疏滞气，上焦得通。半夏降逆气，呕吐可止。如是则胸满、呕吐、心悸、腹痛、发热皆除矣。

近代·彭子益,《圆运动的古中医学·金匮方解篇》(1947年)：治呕而发热者。呕为胆经之逆，小柴胡汤和少阳升降之气，以降胆经也。胆逆者胃气必逆，胆胃逆者，中气必虚。胆经逆相火不降而中虚，故发热。

治黄疸腹满而呕者。呕为少阳胆经不和之病，黄为胆经上逆之色。胆经不和，是以腹满。小柴胡和胆经也。

治产后大便坚，呕不能食者。产后血去津亏，则大便艰难。胆火上逆，则呕不能食。黄芩清降胆经上逆之相火，火降则津液得下。参草姜枣补中生血，半夏降胃，柴胡升三焦相火之陷也。足少阳相火上逆，手少阳相火即陷。小柴胡汤之柴芩，所以能解少阳之结者，升降并用之法也。

治妇人外感，续来寒热，发作有时，经水适断者。此为热入血室。小柴胡升降少阳之气，以解血室之热也。又治妇人外感，经水适来，昼日明了，夜则谵语，如见鬼状者。此亦热入血室，故小柴胡汤治之。经水适来适断，三焦相火发动之时。故外感即热入血室。戌亥时，三焦相火主事，故夜则谵语。此病之脉，右尺必特别紧动也。

近代·冉雪峰,《冉注伤寒论》(1949年)：查《神农本草经》载柴胡气味甘平,(《别录》：微寒）主心腹肠胃中结气，饮食积聚，寒热邪气，推陈致新，久服明目益精。甘而微苦，平而微寒，乃是太阳由阴出阳之象。微苦微寒，乃正清少阳微火。其臭香，乃合于火郁发之之义。瓤空似网，乃象三焦膜网之形。曰心腹肠胃中结气，由心至腹以及肠胃，是躯腔内整个脏腑，均包括在内。凡脏腑均有膜网连系，各各往来道路咸在其中。五脏六腑气结，则此间之气即结。此间气通，五脏六腑之气俱通。由此观之，柴胡是清药，不是温药，是降药，不是升药，是和里药，不是和表药。但善用者可清可温，可升可降，可和表以和里，又可和里以和表。观温胆汤疏达胆气，即可以清为温。四逆散通利三焦，即可回厥救逆。明此，而此方的深厚义蕴可得，所以用药处方的深层义蕴，亦均无不可以大得。

现代·中医研究院,《伤寒论语释》(1956年)：往来寒热、胸胁苦满、默默不欲饮食、心烦喜呕等，是小柴胡汤的适应证，也是少阳病的主症。邪在表里之间，即半表半里。柴胡疏木，使半表的邪得从外宣；黄芩清火，使半里的邪能从内清；半夏去痰降呕逆；人参补虚；甘草和中；姜、枣佐参、夏通达营卫。

现代·陈亦人，《伤寒论译释》（1958年）：柴胡黄芩合用，清解少阳半表半里之热，半夏、生姜，和胃降逆，人参、炙草、大枣益气助正以达邪向外，庶邪从外解而不致内传。小柴胡汤的应用范围极广，不论外感热病，内伤杂病，临床各科病证，只要出现少阳枢机不利证候，用之都有良效。

现代·安徽中医学院，《伤寒论通俗讲义》（1959年）：本方治疗目的是和解表里，调气祛热，故本方以柴胡为君，升发清气而解少阳往来寒热；以黄芩清利中焦湿邪而除里热；以半夏降气除痰而止呕逆；以人参、甘草、大枣、生姜相互调补气血而和营卫，使邪易外达，所以本方为少阳半表半里证的主要方剂。

现代·李翰卿，《中国百年百名中医临床家》（1960年）：此和解少阳半表半里，散风清火，降逆止呕，补正祛邪，治少阳虚证之方，也系少阳病之主方。主治少阳病，寒热往来，胸胁苦满，心烦喜呕，头晕目眩，或头角痛，口苦，咽干，苔白，耳聋，溺赤，脉浮弦而细。柴胡是和解少阳半表半里之主药，对于寒热往来、胸胁满、头眩痛等症最为相宜；黄芩泻火以治口苦；半夏、生姜降逆止呕；参、草、枣补胃气之虚，并调和诸药。

现代·孙纯一，《伤寒论注释要编》（1960年）：柴胡治邪在半表半里，往来寒热，胸胁苦满；黄芩清上、中二焦之热，而除默默不欲饮食，止心烦而祛口苦目眩；生姜半夏以止呕逆；肝胆之病必传于脾胃，以人参甘草大枣以培脾胃益气生津而止咽干。盖病之总名曰病，病之症状曰症，方由病定，药随证用，症之或有或无，为药之一增一减之秘法，对症发药始能获效。余于小柴胡汤证，及加减法注解独详；若胸中烦而不呕，去半夏人参加瓜蒌实一枚。注：少阳邪在胸胁部位，而邪热聚于胁间，而不上逆，扰于胸中，故胸中烦而不呕。热聚不得用补，不逆不须降逆，故去人参、半夏加甘寒之瓜蒌实一枚，降火去胸中郁热而降浊。此多重复愿阅者前后对比自知其妙；若渴者去半夏加人参，合前成四两半，瓜蒌根四两。注：少阳热邪耗津故口渴，去半夏之温燥，倍加人参之甘润生津，加以甘苦微寒天花粉，生津止渴，降火润燥，热去津生而渴止。若腹中痛者去黄芩加芍药三两。注：少阳之邪犯于脾胃故腹中痛，去苦寒黄芩泻上中三焦之热，加酸寒芍药泻肝胆之火，安脾胃而止痛；若胁下痞硬去大枣加牡蛎四两。注：少阳邪热郁于胁部，故胸下痞硬，去大枣甘补能增满，加咸寒牡蛎以软坚化痰消结邪，若心下悸，小便不利者去黄芩加茯苓四两。注：水饮蓄而不行故心下悸，小便不利，水饮得冷则停，得淡则利，去黄芩之苦寒加甘淡茯苓渗湿利窍，下通膀胱，通小便而去水；若不渴，外有微热者，去人参加桂三两，温复取微汗愈。注：口不渴者里无热也，身有微热者表邪未解有发微热，以加桂二字知有微恶寒也，不宜用人参之补，而宜用桂枝之解外散邪；若渴者，去人参、大枣、生姜加五味子半升、干姜二两。注：咳者，因肺有寒邪相激也。经曰“形寒饮冷则伤肺”，去参枣之甘壅，生姜之辛散加五味子之酸以敛肺气，干姜之温以却肺寒，而咳自止。

现代·王渭川，《金匮心释》（1982年）：本节指出少阳经热作呕的证治。呕而发热，具少阳证。仲景处方小柴胡汤，旨在以柴胡、黄芩疏解清热，以生姜、半夏、人参、甘草、大枣和胃降逆。这是有效的方剂。

现代·刘渡舟，《伤寒论十四讲》（1982年）：小柴胡汤由柴胡、黄芩、半夏、生姜、甘草、人参、大枣七药组成。方中柴胡、黄芩两味苦药以清少阳之热，柴胡解经热；黄芩清腑热，这是治疗的功效之一。然少阳以疏泄为常，以抑郁为病，用柴胡、黄芩不但能解少阳之热，更能疏解少阳之气郁，这也是柴胡的另一功效。据《神农本草经》记载：柴胡治“肠胃中结气，饮食积聚”等病，说明它可促进六腑的新陈代谢，有消积化食的作用，因而也就能推动少阳的枢机而和表调里的功效。柴胡一药而有三用，足见其在本方中的重要作用，故小柴胡汤以柴胡名方。半夏、生姜这两味药都是辛温之品，能开能降，善于和胃治呕，又能外疏风寒，内消痰饮。因少阳胆病，以喜呕为多见，故以二药治呕健胃用意良深。人参、甘草、大枣这三味药都属甘温之品，用以扶正祛邪，以助柴芩之治；更能预先实脾，以杜少阳之传，实有“治未病”的意义。由此可见，小柴胡汤的七味药物以和解少阳之邪为主，而又旁治脾胃，和中扶正为辅。清解邪热，而又培护正气，不通过汗、吐、下的方法，而达到祛邪的目的，故叫做和解之法。此方的剂量，柴胡应大于人参、甘草一倍以上，方能发挥治疗作用。若误将人参、甘草的用量大于或等于柴胡，则达不到和解少阳邪热的目的。因此，用本方时务须注意剂量的比例。

现代·刘渡舟，聂惠民，傅世垣，《伤寒挈要》(1983年)：柴胡配黄芩以清肝胆之热，解少阳经腑之邪。凡肝胆之病其气必郁，柴胡除清热外又有疏肝利胆解郁之功，而为它药所不及。半夏配生姜能和胃止呕，外散其寒，内利其饮。人参、甘草、大枣甘温补脾，助正以祛邪，以防肝胆之邪传入脾家。此方能升能降，能开能合，去邪而扶正，又能疏利三焦气机故不假汗下而达到治疗目的，故又称之为和解之法。

现代·刘渡舟，《伤寒论诠解》(1983年)：本方由七味药物组成，除柴胡外，其余六味均可以等量用之，一般用三钱，即10g左右。因柴胡为方中主药，一定要重用。之所以名以小柴胡汤，是与大柴胡汤相对而言。柴胡古时用八两，现在约八钱，合24g左右。乍看去似乎药量过大，实际原方煎剂是分3次服用，每次药量不到10g。现在煎药只分2次服用，故可酌情减量，但必须要用足药量。特别是治疗典型的少阳证，柴胡非重用不可。《神农本草经》载：柴胡性味苦平，主治肠胃中结气，饮食积聚，寒热邪气，推陈致新。《本经》所载能推陈致新的药物仅有二味，一是大黄，从血分而言；一是柴胡，从气分而言，足以说明柴胡用途之广。然而现时有一些人临床使用本方疗效不理想，就认为方已过时，其实疗效不好的原因，往往是其药量使用不当，如有的人不遵原方配伍比例，误将柴胡与他药等量；也有的人唯恐“柴胡劫肝阴”，而不敢用足其量，甚至有的人视柴胡为可畏，竟不敢动用毫厘。若依此遣方用药，则怎能取效？方药剂量是历经多少年代与多少医家的临床验证而确定的，今天我们若不经过反复实践就轻易否定，未免有些轻率。小柴胡汤中既有祛邪清热之药，又有扶正补虚之品，可谓是集寒热补泻于一方。本方药物可分三组。一是柴胡配黄芩，为方中主药。柴胡能疏解少阳经中邪热，黄芩可清泄少阳胆腑邪热，柴芩合用，经腑皆浩。同时柴胡还能疏利肝胆，条达气机，柴芩相伍，使气郁得达，火郁得发。本论之方用柴胡者共有七个，其中小柴胡汤、大柴胡汤、柴胡桂枝汤、柴胡桂枝干姜汤、柴胡加芒硝汤、柴胡加龙骨牡蛎汤等六方，都以柴、芩为主药，故亦可称之为柴胡剂群。而四逆散一方，仅有柴胡而无黄芩，则不属柴胡剂群之内。二是半夏配生姜，又名小半夏汤，因其能和胃降逆，散饮祛痰，故称为止呕圣药。少阳病“喜呕”，呕是少阳的主证之一，故半夏、生姜在所必用。同时夏、姜味辛能散，对疏通少阳郁滞也有裨益。三是人参、甘草、大枣相配，扶中益气。对于一般外感病来说，用人参等甘温益气之品者较少，以防闭门留寇之弊。本方选用此药，作用有二：一是助正以祛邪，因少阳之气为小阳、弱阳，抗邪之力不强，故需扶正以祛邪；二是补脾以防邪气传变，因太阴位居少阳之后，少阳之邪若再内传，太阴则首当其冲，默默不欲饮食即是先兆，故“见肝之病，知肝传脾，当先实脾”，用此三药正是实脾而杜绝少阳之邪内传之路。再从药物性味看，柴芩味苦、夏姜味辛，参草枣味甘，合成辛开、苦降、甘调之法，太阳病下篇治痞的泻心汤也属此法，亦称和解之法。可见小柴胡汤配伍的三个方面，三组药物，既各奏其功，又相辅相成，构成了一个有机联系的治疗整体。原方要求去滓重煎，使之浓缩，从六升再浓缩成三升，分三次服用。这是古人的经验，凡用和解剂，都如此煎药。前人认为，和解剂中，诸药性味有或苦、或辛、或甘之不同；其作用又有或清、或补之区别；其效应又有或取其气，或取其味的差异。若按一般煎法，则性味不匀和，效应不一致，而去滓重煎则可使诸药性味匀和、作用协调。但现今此种煎药方法已多不沿用，也同样有效。

现代·刘渡舟，苏宝刚，庞鹤，《金匮要略诠解》（1984年）：本条论述肝胆不和的呕吐证治。治宜小柴胡汤疏肝和胃，泄热止呕。方中柴胡透少阳之邪热；黄芩清泄少阳之热；生姜、半夏和胃降逆；甘草、人参、大枣补脾生津，护正驱邪。

现代·陈亦人，《伤寒论求是》（1987年）：少阳病的治法是“和解枢机”，乃是针对“枢机不利”的病机而言，同时也区别于以逐邪为主要手段的汗、吐、下诸法。所调“和解”，并不意味着调和折衷，邪正不分，实际是助正达邪，使邪从外解，防邪向内传，从而收到积极的治疗效果。和解法的主方是小柴胡汤，此方柴胡升清透邪，黄芩清热和阴，柴芩同用，可加强透邪之力；半夏、生姜降逆和胃，与黄芩相伍，又具有辛开苦泄作用；佐以人参、炙草、大枣甘温益气以功正，既能达邪外出，又能防邪内传，的确是张配伍严谨、效高用广的良方。程郊倩说：“柴胡疏木，使半表之邪得从外宣；黄芩清火，使半里之邪得从内彻，半夏能开结痰、豁浊气以还清；人参能补内虚，甘草和之，而更加姜枣助少阳升发之气，使邪无内向也。”章虚谷说：“小柴胡而升清降浊，通调经府，是和其表里以转枢机，故为少阳之主方”，这些注释，皆有助于对小柴胡汤作用的理解，从小柴胡汤服后的效果来看，不仅能使邪从汗解，而且有利小便与通大便的功能。它既非发汗剂，又非利水剂，更非攻下剂，何以会具有这些作用？论中230条“上焦得通，津液得下，胃气因和，身濈然汗出而解”，就是一个很好的答案，因为服用小柴胡汤，首先是上焦气机得到通调，随之津液能够输布下行，胃气因而得和，胃气和则正气恢复，抗邪有力，正胜邪却，自然会全身濈然汗出而解。原意是说明汗解的机理，但从津液得下。可知有利水作用，从胃气因和，可知有通便功能。这些已被大量实践所证明，不多赘述。如上所述，可见小柴胡汤的主治范围确实是很广的。但是也有不同认识，提出“柴胡竭肝阴”，以致不敢使用，这一说法对于不辨证而滥用柴胡有警戒作用，但仅是在肝阴虚的情况下禁用，并非所有肝胆疾患均不能用。即使是肝阴损伤，在用养肝阴方剂中少佐柴胡以调肝，不但不会竭肝阴，还可提高疗效。

现代·王付，《经方学用解读》（2004年）：胆热证的基本病理病证是邪热在胆而壅滞经气，胆气为邪所困而不疏。所以治疗胆热证，其用方配伍原则与方法必须重视以下几个方面。

针对证机选用清胆热药：胆主气机，主疏泄情志，参于心主神明。邪热侵袭少阳胆经，最易扰乱气机，肆虐神明，影响情志。证见胸胁苦满，往来寒热，默默（表情沉默，不欲言语），心烦，其治当清泻少阳胆热。由于邪热侵袭少阳胆有其特殊的病理特征，故其治在用清少阳胆热时，一定还要尽可能选用既有清热作用，又有疏达气机，更有调理情志，以冀清泻邪热而有利于气机畅通，调理气机而有情志和调。如方中柴胡、黄芩。

合理配伍升降气机药：少阳胆主春升之气，春气升则万物从之；并疏达气机，使气机和调，既主升发又主降泄，故在治疗少阳胆热时，用药尽可能合理配伍既具有升达清气作用，又具有降泄浊气作用，以此而用则有利于邪热消散，气机得畅，病证得解。如方中半夏、生姜。

妥善配伍补气药：邪热之所以侵袭少阳胆，其先决条件是因少阳胆有正气不足，正如仲景所说：“血弱气尽，腠理开，邪气因入，与正气相搏，结于胁下。”因此，在治疗少阳胆热病证，必须妥善配伍补气药，以使正气得复而能积力抗邪于外。如方中人参、大枣、甘草。

随证加减用药：若胸中烦而不呕，胸烦是胆热上攻，不呕是胃气尚能通降，因热上逆而不当甘补，故去人参、半夏，加瓜蒌实，以除胆热涤实；若渴者，是胆热伤津，故去半夏辛燥，加人参，以益气生津，瓜蒌根清热生津；若腹中痛，是肝气犯脾，去黄芩苦寒，以免寒伤中气，加芍药，以泻肝柔肝，和脾络止痛；若胁下痞硬，去大枣之甘壅，加牡蛎，以软坚散结；若心下悸，小便不利，去黄芩之寒凝，加茯苓，以通利水道止悸；若不渴，外有微热，是热未伤津，外有表邪，故去人参之壅补，加桂枝，以解外；若咳者，加干姜，以宣散肺气，加五味子，以收敛肺逆，去人参之补腻，去大枣之滋腻，至于生姜也恐其辛散，故去而不用。

【方论评议】

综合历代各家对小柴胡汤的论述，应从用药要点、方药配伍和用量比例三个方面进行研究，以此更好地研究经方配伍，用于指导临床应用。

诠释用药要点：方中柴胡清疏少阳；黄芩清泄少阳；半夏醒脾和中降逆；生姜宣散郁结；人参、甘草、大枣，益气补中。

剖析方药配伍：柴胡与黄芩，属于相使配伍，柴胡清热偏于透解，黄芩清热偏于内消；半夏与生姜，属于相使配伍，理脾和胃，宣降气机，半夏偏于降逆，生姜偏于宣发；人参与大枣、甘草，属于相须配伍，增强补益中气；柴胡、黄芩与半夏、生姜，属于相反相畏配伍，相反者，柴胡、黄芩清热，半夏、生姜温中，寒药用量大于温热，相畏者，半夏、生姜制约柴胡、黄芩寒清凝滞；柴胡与人参，属于相反相使配伍，相反者，寒热同用，相使者，柴胡清热升清，人参益气升清；柴胡、黄芩与甘草，属于相畏配伍，甘草制约柴胡、黄芩苦寒清热伤胃。

权衡用量比例：柴胡与黄芩用量比例是 8 ∶ 3，提示辛透与苦清之间的用量调配关系，以治少阳胆热；半夏与生姜用量比例是 4 ∶ 3，提示降逆与宣散之间的用量调配关系，以治浊气壅滞；人参与大枣、甘草用量比例是 3 ∶ 10 ∶ 3，提示大补与缓急之间的用量调配关系，以治气虚；柴胡、黄芩与生姜、半夏用量比例是 8 ∶ 3 ∶ 3 ∶ 4，提示清热与温降寒散之间的用量调配关系；人参与柴胡用量比例是 3 ∶ 8，提示益气与清热之间的用量调配关系，以治热伤气。

【药理作用】本方具有保肝利胆、降血脂、降血糖、调节中枢神经、调节周围神经、增强机体免疫功能、改善微循环、调节内分泌、调节血压、抗休克、调节心律、抗心肌缺血、抗心脑缺氧、抗自由基、抗硬化、抗肿瘤、抗突变、抗衰老、抗菌、抗真菌、抗病毒、抗炎、抗过敏、抗氧化、抗溃疡、抗惊厥、解热等作用。

小陷胸汤

【导读】①学用小陷胸汤应重视黄连和半夏的用量调配关系、黄连和栝楼实的用量调配关系。②小陷胸汤虽是辨治胃脘痰热证的重要代表方，但在临床中对心肺痰热证等也具有良好治疗作用。③学好用活小陷胸汤的第一步是辨清小陷胸汤由哪些药物组成：组成小陷胸汤有 1 个基础方和 3 组药，基础方是黄连粉方，第 1 组是清热燥湿药即黄连，第 2 组是理气清化痰热药即栝楼实，第 3 组是温化燥湿化痰药即半夏，基础方黄连粉方清热燥湿，从 1 个基础方和 3 组药用量深入学习研究即可用活小陷胸汤。

【方歌】小陷胸汤夏连楼，清热涤痰能开结，辨治病变痰热证，临证加减病可解。

【方药】黄连一两（3 g） 半夏洗，半升（12 g） 栝楼实大者一枚（40 g）

【用法】上三味，以水六升，先煮栝楼，取三升，去滓。内诸药，煮取三升，去滓。分温三服。

【功用】清热涤痰开结。

【适应证】

1. 中医病证：①胸脘痰热证。心下痞满，按之则痛，或微痛，胸中烦热，或咳痰黄稠，舌红、苔黄腻，脉浮滑。②痰热郁结证。

2. 西医疾病：急、慢性胃炎，急、慢性胆囊炎，慢性胰腺炎，慢性支气管炎，心肌炎，心律不齐，泌尿系感染等临床表现符合胸脘痰热证者。

【用药分析】方中黄连清热燥湿，半夏降逆燥湿化痰，栝楼实清热化痰涤饮。

【用方思路】

1. 小陷胸汤既是辨治痰热证的重要代表方，又是辨治诸多杂病如脾胃病、心病、肺病、肝病、肾病、头部疾病等的重要基础方。

2. 方中黄连既可清热泻心，又可燥湿涤痰；栝楼实既可化痰，又可清热；半夏可燥五脏六腑之痰湿。从方中用药用量及调配分析得知，小陷胸汤的应用并不局限于痰热证，还可用于辨治诸多杂病，如消化、循环、呼吸、泌尿、精神神经、内分泌等系统疾病。

3. 运用小陷胸汤辨治的病证（无论病变部位在脾胃、在肺或在心）以痰热为主，其治当清热燥湿化痰。

【随证合方】 若夹阳虚，可与四逆汤合方用之；若夹郁，可与四逆散合方用之；若夹血虚，可与胶艾汤合方用之。

【注意事项】 运用小陷胸汤既要辨清西医之病，又要辨清西医之病属于中医痰热证。辨西医之病可进一步了解疾病的发展演变及转变规律，辨中医之证可更好地针对西医之病选用小陷胸汤。

【应用指征】 小结胸病，正在心下，按之则痛，脉浮滑者，小陷胸汤主之。（138）

【方论】

金·成无己,《注解伤寒论》(1144 年)：心下硬痛，手不可近者，结胸也。正在心下，按之则痛，是热气犹浅，谓之小结胸。结胸脉沉紧，或寸浮关沉，今脉浮滑，知热未深结，与小陷胸汤，以除胸膈上结热也。苦以泄之，辛以散之；黄连瓜蒌实苦寒以泄热，半夏之辛以散结。

明·许宏,《金镜内台方议》(1422 年)：故用瓜蒌为君，其味苦性寒，能破胸膈结气。半夏为佐为使，以辛能散气也。黄连为臣，苦以泄之，以辅君主之药，而下心下之结也。

明·汪石山,《医学原理》(1525 年)：治热结胸中尚未成实，但胸中痞闷作痛。治宜散热以泻痞满。故用黄连、瓜蒌之苦寒，以泻胸中之热，以半夏之辛温，以散胸中之痞结。

明·吴昆,《医方考》(1584 年)：伤寒，下之早，热结胸中，按之则痛者，小结胸也，此方主之。三阳经表证未去而早下之，则表邪乘虚而入，故结胸。结胸者，阳邪固结于胸中，不能解散，为硬为痛也；按之则痛者，不按犹未痛也，故用小陷胸汤。黄连能泻胸中之热，半夏能散胸中之结，瓜蒌能下胸中之气。然必下后方有是证，若未经下后，则不曰结胸。

明·方有执,《伤寒论条辨》(1592 年)：正在心下，言不似大结胸之高而在上也。按之则痛，言比不按亦痛则较轻也。浮则浅于沉，滑则缓于紧，此结胸之所以有大小之分也。黄连苦寒，以泄热也。半夏辛温，以散结也。瓜蒌实苦而润，苦以益苦，则致热于易泄为可知。润以济辛，则散结于无难开可必。所谓有兼人之勇而居上功者，惟此物为然也。

明·张卿子,《张卿子伤寒论》(1644 年)：苦以泄之，辛以散之。黄连、瓜蒌实，苦寒以泄热，半夏之辛以散结。

清·喻嘉言,《尚论篇》(1648 年)：黄连、半夏、瓜蒌实药味虽平，而泄热散结亦是突围而入，所以名为小陷胸汤也。

清·李中梓,《伤寒括要》(1649 年)：大结胸者，不按亦痛。小结胸者，必手按而后觉痛也。邪轻于前，故曰小陷胸。夫苦以泄之，辛以散之，黄连、瓜蒌之苦寒以泄热，半夏之辛温以散结，邪自解矣。

清·程应旄,《伤寒论后条辨》(1670 年)：邪液虽停，而气自外达，故脉浮滑，较之沉紧者，里未实矣。改大陷胸汤为小陷胸汤，黄连涤热，半夏导饮，瓜蒌实润燥，合之以开结气亦名曰陷胸者，攻虽不峻，而一皆直泄其里，胸之实邪，亦从此夺矣。外此又有支结一证，更当从少阳中参求之。则知结胸不但有大小之殊，而且有偏正之异除，大结胸外，俱不可不顾惜此清阳之气也。

清·柯琴,《伤寒来苏集》(1674 年)：结胸有轻重，立方分大小。从心下至小腹按之石硬而痛不可近者，为大结胸；正在心下未及胁腹，按之则痛，未曾石硬者，为小结胸。大结胸是水结在胸腹，故脉沉紧；小结胸是痰结于心下，故脉浮滑。水结宜下，故用甘遂、葶、杏、硝、黄等下之；痰结可消，故用黄连、瓜蒌、半夏以消之。水气能结而为痰，其人之阳气重可知矣。

清·汪琥,《伤寒论辨证广注》(1680 年)：琥按：成注云，苦以泄之，辛以散之。黄连瓜蒌实之苦寒以泄热，半夏之辛以散结。三物性味虽平,《尚论篇》称其泄热散结，亦能突围而入，所以名为小陷胸汤也。

清·汪昂,《医方集解》(1682年)：此足少阳药也。黄连性苦寒以泄热，瓜蒌性寒润以涤垢，半夏性辛温以散结。结胸多由痰热结聚，故用三物以除痰去热也。

清·张志聪,《伤寒论宗印》(1683年)：按：大陷胸证，乃气分之邪，结于胸膈有形之间，故痛不可按。而关脉沉，小陷胸，乃邪结于胸膈有形之里，胸中脉络之间，故正在心下，按之则痛。而脉浮滑，其大黄、黄连泻心，及栀子豉证，结于无形空城之内，故虽有痞鞕，而无按之则痛。是以本章亦止言证，而不言脉也。夫小陷胸之所谓脉浮滑者，热在里之经络也。邪虽里结，而经气外通，故浮滑也。宜黄连以清心下之热，佐半夏以疏达其阴络之邪，瓜蒌延蔓似络，其实滑利而寒凉，能导络脉之热邪。从而下泄者也。(眉批：夫在里为阴，经络为阴。半夏感一阴而生，能启阴气者也。)

清·张志聪,《伤寒论集注》(1683年)：小结胸者，太阳之气合心主之神结于络脉之中；故正在心下，按之则痛者，按而始痛，经脉结邪也；脉浮滑者，浮乃太阳心主之气，滑乃经气交结之邪，小陷胸汤主之。用黄连以泻心下之热，半夏达阳明之气而解胸结，瓜蒌实清络脉之邪，从上而下。夫行气分之结，故曰大；行血分之结，故曰小也。

清·郑重光,《伤寒论条辨续注》(1705年)：外邪陷入，原征所以脉见浮滑，黄连、半夏、瓜蒌药味虽平，其泄热散结而居上功者惟此也。

清·钱潢,《伤寒溯源集》(1707年)：故以黄连之苦寒主之，寒以解其热，苦以开其结，非比大黄之苦寒荡涤也。邪结胸中则胃气不行，痰饮留聚，故以半夏之辛温滑利，化痰蠲饮而散其滞结也。瓜蒌实，李时珍谓其甘寒不犯胃气，能降上焦之火，使痰气下降，盖亦取其滑润也，亦非比芒硝、甘遂之咸寒逐水之峻也。然半夏、瓜蒌，皆取其滑者，何也？盖滑乃十剂之一，谓滑可去着也。着者，有形之邪，留着于胸膈肠胃之中；无形之邪，留着于经络脏腑之间也。古人云：着而难去者，以滑去之，如油之洗物也。此方之制，病小则制方亦小，即《内经》所云：有毒无毒，所治为主，适大小为制也。

清·秦之桢,《伤寒大白》(1714年)：按小柴胡汤加枳、桔，治少阳表里有邪者；柴胡陷胸汤，治少阳表里热邪，兼有痰结者；小陷胸汤，治内有热痰，外无表症者。加枳、桔则力专；加甘草则力缓。

此方详注胸满，以半夏辛散豁痰，瓜蒌荡涤邪秽，川连去积热，则热散痰消。

清·顾松园,《顾松园医镜》(1718年)：黄连清解热邪，一二钱。瓜蒌实能洗涤胸膈中垢腻郁热，一二枚捣。半夏善消痰饮，一二钱，渴易花粉。此方清热开结化痰，虽治误下结胸之主方，然未经误下，而外邪传入胸中，与痰相合，壅塞气道，胸中心下满闷，或痛或不痛者，亦可借用。如有兼症，另加对症之药治之。

清·尤在泾,《金匮要略心典》(1729年)：是以黄连之下热，轻于大黄，半夏之破饮，缓于甘遂，瓜蒌之润利，和于芒硝，而其蠲除胸中结邪之意，则又无不同也，故曰小陷胸汤。

清·王子接,《绛雪园古方选注》(1732年)：结胸，按之始痛者，邪在脉络也。故小陷胸止陷脉络之邪，从无形之气而散。瓜蒌生于蔓草，故能入络，半夏成于坤月，故亦通阴，二者性皆滑利，内通结气，使黄连直趋少阴，陷脉络之热，攻虽不破峻，胸中亦如陷阵，故名陷胸。仅陷中焦脉络之邪，不及下焦，故名小。

清·不著撰人,《伤寒方论》(1732年)：陷胸汤丸大概为太阳误下者设也，若不因误下，则胃中未致空虚，客气何能动膈，即或有水潠水洗，为寒从而成寒实结胸，然而无热，则太阳之邪已去表矣，不见阳明症，是未传阳明矣，非水饮搏结而何，内外大伤，外邪亦浅，故以三物小陷胸主之，更有不因水洗所从而其人痰饮素盛，搏邪怕按者，表邪不甚，而结正在心下，中阳未虚，而脉见浮滑，故亦以小陷胸驱之，谓黄连半夏瓜蒌已足泄热散结，无取硝黄甘遂之犷悍，伤胸上合平之气也，仍曰小陷胸，见未离太阳为治，特别异于泻心之治阴邪而低缓者耳。

清·吴谦,《医宗金鉴·订正仲景全书》(1742年):黄连涤热,半夏导饮,瓜蒌润燥下行,合之以涤胸膈痰热,开胸膈气结;攻虽不峻,亦能突围而入,故名小陷胸汤。分服三服,乃缓以治上之法也。

清·黄元御,《伤寒悬解》(1748年):小结胸病,正在心下,位与大结胸同。但按之则痛,未如大结胸之不按亦痛也,脉则浮滑,亦不如大结胸之寸浮关沉。白虎汤证,脉浮滑者,此里有热,表有寒也。此虽不如大结胸之热实,而亦有里热,较之大结胸,证同而病轻。小陷胸汤,黄连泄热,半夏降逆而涤饮,瓜蒌清金而去垢,是即大陷胸之制,变而从轻者也。

若寒邪上逆,实结胸膈,肺郁生热,而外无热证,则表邪已退,宜与小陷胸汤,黄连、瓜蒌,泻热而涤郁,半夏降逆而开结也。白散,桔梗、贝母清降其虚热,巴豆温破其实寒,令其涌泄而去,以绝根株,亦可服也。

清·黄元御,《长沙药解》(1753年):治小结胸,正在心下,按之则痛,脉浮滑者。太阳中风,表证未解,下之太早,经阳内陷,为里阴所拒,结于胸膈,心下满痛,烦躁懊侬,脉沉而紧,是为结胸。结于小者,浊气冲塞,正在心下,其势稍缓,非按不痛,脉则浮滑,未至沉紧。而阳气郁遏,亦生烦热。半夏降其逆气,黄连泻其闷热,瓜蒌涤其郁烦也。

清·黄元御,《伤寒说意》(1754年):若轻者,名为小结胸,亦在心下,但按之则痛,与大结胸之不按亦痛异,脉候浮数滑,与大结胸之寸浮关沉异。此亦湿热郁蒸之病,宜小陷胸汤,黄连清其热,半夏降其逆,瓜蒌涤其痰也。

清·徐灵胎,《徐灵胎医书全集》(1759年):痰热据清阳之位,当泻心而涤痰。用黄连除心下之痞实,半夏消心下之痰结,瓜蒌助黄连之苦,滋半夏之燥,洵为除烦涤痰开结宽胸之要剂。

清·吴仪洛,《成方切用》(1761年):治伤寒误下。小结胸,正在心下,按之则痛,脉浮滑者,及痰热塞胸。黄连之苦寒以泄热,瓜蒌之寒润以涤垢,半夏之辛温以散结。结胸多由痰热结聚,故用三物以除痰去热也。

清·强健,《伤寒直指》(1765年):苦以泄之,辛以散之,黄连、瓜蒌实苦寒以泄热,半夏之辛以散结。

清·杨栗山,《伤寒瘟疫条辨》(1784年):黄连苦以泻热,用代大黄;半夏辛以逐痰,用代甘遂;瓜蒌润以行滞,用代芒硝,不比大陷胸汤之峻厉也。

清·徐玉台,《医学举要》(1792年):大结胸证,硬满而痛,不必定在心下,故用硝、黄、葶苈、甘遂等峻剂。而小结胸但在心下,按之则痛,较大结胸之手不可近为缓,而脉之浮滑,又不同于沉紧,但用黄连之苦以降之,半夏之辛以散之,瓜蒌之苦以润之(先煎去渣),微下黄沫即安。以热痰留滞,不同蓄水横溢,故不用峻剂也。

故宜黄连、半夏、瓜蒌实,清热化痰,开结顺气,缓解热邪则愈。

清·吴坤安,《伤寒指掌》(1796年):以陷中焦脉络之邪,使从无形之气而散。瓜蒌生于蔓草,故能入络,以陷膈上之痰。半夏成于阴月,故能通阴,以散结气。黄连以陷胸中之热,热解痰开,其结自散。

邵仙根评:小结胸症,其痛止在心下,不及胁腹。按之不硬者,是痰热搏结于心下,不因妄下而成也。视大陷胸轻,故立方分大小。其脉浮滑,浮为热而滑为痰也,痰热结于中上二焦,用小陷胸汤。黄连之清热,轻于大黄之攻下。半夏之涤痰,轻于甘遂之破水。瓜蒌之润利,轻于芒硝之软坚。而其开除胸中之结邪之意,无不同也。

清·吴鞠通,《温病条辨》(1798年):故以黄连、瓜蒌清在里之热痰,半夏除水痰而强胃。

清·吕震名,《伤寒寻源》(1850年):小结胸病,正在心下,按之则痛,脉又浮滑。视大结胸证从心上至少腹痛不可近者有间矣,邪入未深,故本方黄连清热,蒌半散结,但开中焦之热结,勿犯下焦,故曰小。大陷胸证,痛不可近;小陷胸证,按之则痛。大陷胸证,痛连心上;小陷胸证,正在心下。同一陷胸,证隔天渊,不能通用。

清·陈恭溥,《伤寒论章句》(1851年):瓜蒌藤蔓之品,其实能下结热,通络脉,合黄连半夏泻心下之结热，胸隔之络通热除，其病愈矣。

清·姚球,《伤寒经解》(1859年)：若因水喷饮，而水寒之气，与热实表邪，同结胸中，而身表无热者，则文蛤、五苓之方不可用，宜以三味小陷汤，或白散，或寒或热，而分消之矣。黄连主热实表邪，半夏主水寒邪气。瓜蒌实，胸中引经之味，以清胸中高位阳邪也。

清·王孟英,《温热经纬》(1852年)：邹润安曰：观仲景之用瓜蒌实，在此汤曰小结胸，正在心下，按之则痛；在瓜蒌薤白白酒汤曰喘息咳唾，胸背痛短气，而其脉一则曰浮滑，一则曰寸口沉迟，关上小紧数，是皆阴中有阳，且踞于阳位者也。夫胸背痛，较按之方痛则甚，痹则较结为轻，咳唾喘息，是其势为上冲，而居于心下，按之才痛，似反静而不动，此其机总缘气与饮相阻，寒与热相纠。热甚于寒者，其束缚反急而为结；寒甚于热者，其蔽塞自盛而为痹，是故结胸之病伏，胸痹之病散。伏者宜开，散者宜行，故一则佐以连、夏之逐饮泄热；一则佐以薤、酒之滑利通阳。瓜蒌实之裹无形攒聚有形，使之滑润而下则同，能使之下，似是治实之方，仅能使之下，不能使其必通，又非纯乎治实之道矣。何以知不能使之必通？盖有停饮痛甚，至不得卧，即当加半夏。若兼胸满胁下逆抢心，则仍加枳、朴、桂枝，倘竟能通，又何必如是哉？是知瓜蒌实之治，大旨在火与痰结于阳位，不纯乎虚，亦不纯乎实者，皆能裹之而下，此其擅长矣。

清·费伯雄,《医方论》(1865年)：小陷胸汤非但治小结胸，并可通治夹滞时邪，不重不轻，最为适用。

清·高鼓峰,《医宗己任编》(1725年)：邪传心下，未全入胃，用此以泻心下之邪。

清·高学山,《伤寒尚论辨似》(1872年)：故只用泻肺热之瓜蒌为主，降心火之黄连为佐，更用伏阳邪之半夏以下其上结，则脉之浮退而滑亦去，症之痛止而结自开矣。病颇与结胸同，仅因结热，故曰小陷胸也。

清·莫枚士,《经方例释》(1884年)：结胸是热实，薤白辛温故去之。徐灵胎说：承气下燥屎，大陷胸下蓄水，小陷胸下黄涎，涎者，轻于蓄水，而未成水者也。审病之精，用以之切如此。又小柴胡加减法，胸中烦而不呕者，去半夏、人参，加瓜蒌实一枚，胸中烦者，热结在胸也，故亦用瓜蒌实，此小结胸介乎痞与结胸之间，故仍用半夏，正结胸不按矣痛，心下痞并不痛，此则按之而痛，故云介乎二者之间也。

清·戈颂平,《伤寒指归》(1885年)：主黄连苦寒，坚半里上土气。半夏辛平，解半里上气结。瓜蒌实，甘寒滑润，复半里上天气，清降其阳，脾土之阴，得阳气转运，滑利于里，则不痛。右三味，象三阳阳数得阴阖于右也。以水六升，象阴数得阳变于六也。先煮瓜蒌实，取三升，内诸药，煮取二升，去滓，分温三服，象二阴耦阳藏丣开子也。

清·唐容川,《伤寒论浅注补正》(1893年)：膈间结而分大小之名者，小结胸止在心下，不连腹胁；大结胸则下连胁腹，皆指膈与胁腹之膜言之。修园不知膈与中下之膜相通，又不知正在心下之文，是承上节从心下至少腹言，此不至少腹而正在心下也。是水火之结较轻，故攻水不用甘遂，而止用半夏，攻火不用硝、黄，而止用瓜蒌、黄连，且瓜蒌瓤格似膜，故入膈膜。《浅注》言结于胃络，亦未尽合。

清·张秉成,《成方便读》(1904年)：故但以半夏之辛温散结豁痰，瓜蒌之甘寒润燥涤垢，黄连之苦寒降火泄热。此方以之治伤寒亦可，以之治杂病亦可。即表未解而里有痰热者，皆可兼而用之。

近代·张锡纯,《医学衷中参西录》(1909年)：为其病因由于心火炽盛，故以黄连以宁熄心火，兼以解火热之团结，又佐以半夏开痰兼能降气，瓜蒌涤痰兼以清热，其药力虽远逊于大陷胸汤，而以分消心下之痞塞自能胜任有余也。然此方者，需将瓜蒌细切，连其仁皆切碎，方能将药力煎出。

近代·何廉臣,《增订伤寒百证歌注》(1928年)：气分无形之邪结于胸膈之间，以无形而化有形，故痛不可按，而为大结胸征。结于胸中脉络之间，入于有形之经络而仍归于无形，故正在心下，按之则痛，而为小结胸征。方用黄连以解心下之热，半夏以疏脉络之结，瓜蒌延蔓似络，性寒凉而实下行，所以导心下脉络之结热从下而降也。若大结胸证，亦用此汤，药不及病，多死。惟大承气所下者，燥屎。大陷胸所下者，蓄水。此所下者为黄涎。涎者，轻于蓄水而未成水者也。审证之精，用药之切如此。

近代·曹颖甫，《伤寒发微》（1931 年）： 小陷胸汤，黄连苦降，以抑在上之标热；半夏生用，以泄水而涤痰；瓜蒌实以泄中脘之浊。按此即泻心汤之变方，后文半夏泻心汤、生姜泻心汤、甘草泻心汤，皆黄连半夏同用，是其明证也。意此证里实不如大结胸，而略同虚气之结而成痞。方中用黄连以降上胃之热邪，用瓜蒌实以通胃中之积垢，与后文治痞之大黄黄连泻心汤相类。但此证为标热陷于心下，吸引痰涎水气，而腑滞稍轻，故以黄连半夏为主，而以瓜蒌实易大黄。后文所列之痞证，关上脉浮者，腑滞较甚，而又为标热吸引，故以大黄为主，而黄连副之，不更纳去水之半夏也。

近代·祝味菊，《伤寒方解》（1931 年）： 本方以黄连为主药。其适用标准为结胸病之小者，正在心下，按之则痛，故用黄连清解积热，半夏蠲饮，瓜蒌实开痰痹也。煮服法中所云"先煮瓜蒌"者，以其为整个的，未曾哎咀，不易熟腐故耳。

近代·徐大桂，《伤寒论类要注疏》（1935 年）： 小结胸亦是膈间热绪水停之证，但比大结胸证较轻，故攻水不取甘遂，泻热不用硝、黄，但取半夏之辛降，黄连、瓜蒌之涤热足矣。瓜蒌实瓤格似膜，苦寒中空，于胸膈热室之病尤宜。

近代·彭子益，《圆运动的古中医学·伤寒论方解篇》（1947 年）： 结胸脉不沉而浮滑，心下不按不痛，按之则痛。此热痰结在心下，宜黄连、瓜蒌、半夏清降热痰，不可攻也。

近代·冉雪峰，《冉注伤寒论》（1949 年）： 本条乃水热相搏，热胜于水，水化为痰，故脉浮滑。按之痛，不是石鞕，不是痛不可近。病区亦未越出胸的范围，只在心下。水已变质，等于无水，故不用甘遂葶苈。胶黏浊邪，非一涤荡可了，故不用硝黄。水不重热重，故不用大黄而用黄连。黄连苦寒除热，胜过大黄，注家多谓小陷胸热轻，不用大黄，亦属非是，热固有只宜清，而不宜下者。瓜蒌滑利，本利膈要药。观《金匮》瓜蒌薤白苦酒汤，瓜蒌薤白桂枝汤可知，小陷胸以瓜蒌为主药。故先煎瓜蒌，俾连夏一从瓜蒌的干旋，与大陷胸方制迫异，是小结胸为大结胸的变证，小陷胸汤为大陷胸的变法，不仅轻重而已。太阳病以麻桂为正治，但麻桂各方有加减法。大小陷胸为救治，但大小陷胸无加减法。规律森严，不稍移易，学者均不可不辨。

现代·中医研究院，《伤寒论语释》（1956 年）： 大陷胸汤是邪重热深，从心口至小腹硬满痛不可近，脉象沉实，用以攻结泻热；小陷胸汤，邪浅热轻，仅仅心下硬满，手按才痛，不按就不痛，脉滑，所以小陷胸汤用黄连苦寒涤热开结，半夏辛温化痰去饮，瓜蒌实甘寒使痰热下降。

现代·陈亦人，《伤寒论译释》（1958 年）： 小陷胸汤用黄连清热，半夏化痰，二物同用，亦有苦泄辛开作用，加上瓜蒌实润下清涤，尤其善消心下痰热之结，以其治疗小结胸证有卓效，所以方名小陷胸汤。

瓜蒌实苦寒滑润，既能泄热，又能化痰，确是清化痰热的首选药物，许氏提出瓜蒌为君，极有见地，方氏对瓜蒌作用及与黄连、半夏配伍意义的分析，也颇有理致，都有参考价值。王氏方解似深反晦，对方名的解释尤为牵强，很难令人信服。

现代·安徽中医学院，《伤寒论通俗讲义》（1959 年）： 本方治疗小结胸征，以黄连苦寒除心下实痞；半夏辛温消心下之痰结；瓜蒌苦寒；佐黄连以泄热，且下气宽中润燥。所以本方专于解热开结祛痰，与大陷胸汤攻下行水实属不同，所以柯韵伯云："结胸有轻重，立方有大小。"这也正是仲景辨证立方的精微处。

现代·李翰卿，《中国百年百名中医临床家》（1960 年）： 此是小结胸证，清热、降痰、开胸膈之方。主治小结胸病，心下部胃脘胀满，按之则痛，脉浮滑。但必须具有口苦，痰饮，热痰互结现象。黄连清内热，半夏去痰饮，瓜蒌开胸膈。

现代·孙纯一,《伤寒论注释要编》(1960年)：黄连苦寒涤热开结，半夏辛温化痰去饮，瓜蒌实甘寒使痰热下降。

清·徐灵胎,《伤寒论类方》(1759年)：大陷胸汤所下者为蓄水，此方所下者为黄涎，涎者轻于蓄水，是还未成水也。

现代·刘渡舟，聂惠民，傅世垣,《伤寒挈要》(1983年)：黄连苦寒，泻心下热结；半夏辛温，善涤心下痰饮；瓜蒌寒润，能下痰热之滞，又有活血消炎的功能。三药相合，能涤心下痰热之邪，而从大便排出体外。

现代·刘渡舟,《伤寒论诠解》(1983年)：小陷胸亦由三味药组成，但药力比大陷胸汤为小、为缓。用黄连清泄心下之热结，则轻于大黄之泻热破结；用半夏化痰去饮，则缓于甘遂之涤痰逐水；用瓜蒌实甘寒滑利、清热涤痰，开结润便，则逊于芒硝之咸寒软坚、泻实破结。此三药性缓而剂轻，远不如大陷胸汤之峻，故称为小陷胸汤。方用“瓜蒌实大者一个”，约合今之60g左右。当剪成条而先煮，然后再纳诸药入煎。因本证属痰热凝结，方用黄连以清之，半夏以散之，瓜蒌以利之，故服汤后，热除痰去，多见大便排出黄色黏液，其病往往随之而愈。瓜蒌一药，不仅能清热涤痰，而且还有活血化瘀、通痹止痛的作用。《伤寒论》与《金匮要略》二书中所用瓜蒌之方，都含有止痛之效应。除本方治心下按之则痛外，尚有瓜蒌薤白半夏汤类诸方，主治胸痹疼痛，不用桃仁、红花活血化瘀，而仅用瓜蒌等药便可止痛，可见其确有化瘀止痛之效。近年有用小陷胸汤治疗证属痰热凝结，脉络瘀滞的心血管病，每每可收到满意的疗效。然而今医之治，一见心胸疼痛疾患，开手便用红花、桃仁，丹参、赤芍之类，对瓜蒌弃而不用，可算是临床一大损失，实不知仲景昔日用瓜蒌治胸痹胜红花之奥义。

现代·王付,《经方学用解读》(2004年)：胃脘痰热证的基本病理病证是痰热相结于心下，浊气壅滞而阻结不通。因此，治疗胃脘痰热证，其用方配伍原则与方法应重视以下几个方面。

针对证机选用清热化痰药：痰生于脾而结于胃，壅滞于心下气机，浊气填塞而滞涩。又，痰郁阻结而化热，热与痰相互搏结而又加剧气机梗阻，证以心下痞满，按之则痛为主，其治当清热化痰。在选用清热化痰药时，最好再具有化痰而不伤阴津的作用。如方中黄连、瓜蒌实。

合理配伍苦温燥湿药：痰热相结于心下，其治当用清热化痰药，可在用清热化痰药时，稍有不当则会引起寒凝阻滞气机，气机凝滞又不利于化痰清热。因此，在用清热化痰药时，还必须合理配伍苦温燥湿药，苦能降泄，温既有利于气机通畅，又有利于制约寒药不凝。如方中半夏。

随证加减用药：若胃脘疼痛者，加郁金、柴胡、川楝子，以行气散结止痛；若舌苔黄腻者，加胆南星、贝母，以清热降逆化痰；若恶心呕吐者，加竹茹、陈皮、生姜，以降逆和胃清热等。

【方论评议】

综合历代各家对小陷胸汤的论述，应从用药要点、方药配伍和用量比例三个方面进行研究，以此更好地研究经方配伍，用于指导临床应用。

诠释用药要点：方中黄连清热燥湿，半夏降逆燥湿化痰，瓜蒌实清热化痰涤饮。

剖析方药配伍：黄连与瓜蒌实，属于相使配伍。黄连清热燥湿，瓜蒌根清热化痰。黄连、瓜蒌实与半夏，属于相反相畏相使配伍。相反者，寒热同用；相畏者，半夏制约黄连、瓜蒌实寒清凝滞；相使者，黄连、瓜蒌根清热化痰得半夏温化而消散。

权衡用量比例：黄连与瓜蒌实用量比例是1∶10，提示清热与化痰之间的用量调配关系，以治痰热；黄连、瓜蒌实与半夏用量比例是1∶10∶4，提示清热化痰与苦温化痰之间的用量调配关系，以治痰热蕴结。

【药理作用】 本方具有调节心律、调节消化酶、调节胃肠平滑肌蠕动、保护胃肠黏膜、调节呼吸中枢、调节水电解质代谢、解除支气管平滑肌痉挛、调节支气管腺体分泌、促进新陈代谢、抗胃溃疡、抗氧化、抗缺血、增强机体免疫功能、降血脂、降尿酸、抗炎、抗病毒、抗过敏等作用。

己椒苈黄丸

【导读】 ①学用己椒苈黄丸应重视防己、大黄、椒目、葶苈子的用量调配关系。②己椒苈黄丸虽是辨治大肠水结证的重要代表方，但在临床中对心肝水结证等也具有良好治疗作用。③学好用活己椒苈黄丸的第一步是辨清己椒苈黄丸由哪些药物组成：组成己椒苈黄丸有3组药，第1组是通利药即防己、椒目，第2组是通泻药即大黄，第3组是降利药即葶苈子，从3组用药用量深入学习研究即可用活己椒苈黄丸。

【方歌】 己椒苈黄治水结，口舌干燥及腹满，清热利水化饮邪，辨治水结效非凡。

【方药】 防己　椒目　葶苈熬　大黄各一两（3 g）

【用法】 上四味，末之，蜜丸如梧子大，先食，饮服一丸，日三服。稍增，口中有津液。渴者加芒硝半两。

【功用】 清热利水，导饮下泄。

【适应证】

1. 中医病证：大肠水结证。腹满，口舌干燥，腹中有水声，渴欲饮水，或大便干，或大便溏，小便黄赤，或腹痛，或水肿，舌红、苔黄而燥，脉弦或数。

2. 西医疾病：肠结核、肝硬化腹水、脂肪肝、乳糜尿、慢性前列腺炎、心源性水肿、慢性肾小球肾炎等临床表现符合大肠水结证者。

【用药分析】 方中防己辛开苦降行水，椒目通利水道，葶苈子通调水道，大黄通泻水结。

【用方思路】

1. 己椒苈黄丸既是辨治大肠水结证的重要代表方，又是辨治诸多杂病如脾胃病、肝病、肾病、心病等的重要基础方。

2. 方中防己既可利水，又可祛风；葶苈子、椒目可通利三焦之水气；大黄可通利诸脏腑之热结。从方中用药用量及调配分析得知，己椒苈黄丸的应用并不局限于大肠水结证，还可用于辨治诸多杂病，如消化、泌尿、内分泌及代谢、循环等系统疾病。

3. 运用己椒苈黄丸辨治的病证（无论病变部位在脾胃、在心或在肝肾）以水结为主，其治当通利水气。

【随证合方】 若夹虚，可与桂枝人参汤合方用之；若夹瘀，可与桂枝茯苓丸合方用之；若夹水气，可五苓散合方用之。应用时还必须结合病变主次酌情调整方药用量。

【注意事项】 运用己椒苈黄丸既要辨清西医之病，又要辨清西医之病属于中医水结证。辨西医之病可进一步了解疾病的发展演变及转变规律，辨中医之证可更好地针对西医之病选用己椒苈黄丸。

【应用指征】 腹满，口舌干燥，此肠间有水气，己椒苈黄丸主之。（第十二　29）

【方论】

元・赵以德,《金匮方论衍义》(1368年): 是以用防己、椒目、葶苈，皆能利水行积聚结气。而葶苈尤能利小肠。然肠胃受水谷之器若邪实而腹满者，非轻剂所能独治，加芒硝以泻之。

清・李彣,《金匮要略广注》(1682年): 《本草十剂》云：泄可去闭，葶苈、大黄之属，二药皆大苦寒，一泄气闭，一泄血闭，水饮无所容矣。椒目温中下气，防己利水行经，为治水之要药。芒硝味辛咸，今人但取其咸，不用其辛，殊不知其辛润肾燥，故渴者加之。

清・张志聪,《金匮要略集注》(1683年): 是宜用经气之兼剂，从下而行泄焉。木防己，主通经络者也。椒目降心气，葶苈行肺气，大黄通肠腑，以导泄其水邪。蜀椒，色赤、性热，圆小象心，其子黑滑，有若离中之阴，故能导心气以下降；水在下，故用目以滑利之。用丸者，待心肺之气以下降也。

清・周扬俊,《金匮玉函经二注》(1687年): 用防己、椒目、葶苈，皆能利水，行积聚结气，而葶苈尤能利小肠。然脾胃受水谷之气，若邪实腹满者，非轻剂所能治，必加芒硝以泻之。

清・张璐,《千金方衍义》(1698年): 用木防己、椒目、葶苈利水散结，而葶苈尤能利肠。然肠胃所受水谷之气，邪实腹满，非轻剂所能治，必加大黄以泻之。若口中有津液，则水去津回，可勿药矣。若仍作渴者，此痰饮聚于血分，必加芒硝以祛逐之。

清·魏荔彤，《金匮要略方论本义》（1720年）：又有腹满，口舌干燥者，此肠间有水气留伏也，已椒苈黄丸主之。防己、葶苈，除邪逐水，椒目燥土温中，大黄涤荡瘀热。服法日三丸，仍渐增，及口中有津液，而渴不止加芒硝。殆为湿上甚为热，热甚瘀而结，兼有积聚秽垢混杂于饮邪之中为害，其人壮盛有余之治也。非此则不可转投者也。

清·尤在泾，《金匮要略心典》（1729年）：水既聚于下，则无复润于上，是以肠间有水气而口舌反干燥也。后虽有水饮之入，只足以益下趋之势。口燥不除而腹满益甚矣，防己疗水湿，利大小便；椒目治腹满，去十二种水气；葶苈、大黄泄以去其闭也，渴者知胃热甚，故加芒硝。经云：热淫于内，治以咸寒也。

清·黄元御，《长沙药解》（1753年）：治肠间有水气，腹满，口舌干燥者。水在肠间，阻遏中气，升降不行，是以腹满。防己、椒目，泻湿而行水，葶苈、大黄，浚流而决壅也。

清·黄元御，《金匮悬解》（1754年）：肠间有水，阻遏中气，升降不行，是以腹满。君相升逆，故口舌干燥。已椒苈黄丸，防己、椒目，泻湿而行水，葶苈、大黄，浚流而决壅也。

清·朱光被，《金匮要略正义》（1803年）：此从太阴腹满病中而验肠间之有水气也，病机在口舌干燥上见。盖脾脏受邪，何以致于上焦干燥，是必大肠所主之津液不能上奉，因水壅肠间，阻其气化故耳。则腹满原属大肠病，而非定主于太阴病也。爰以防己、椒目，善治水湿者，使之分利水气，直达膀胱而出。然肺主气化之源，肺气不开，无以泄上流之怒，葶苈所以开上焦之闭也。大肠为传导之腑，肠胃壅滞，无以泄下流之溢，大黄所以开下焦之闭也。渴加芒硝者，湿郁必生热，胃汁坐耗，佐以咸苦荡涤，所以救阳明也。药颇峻利，而服法极缓，以病已腹满，恐伤太阴脏气也。

清·邹澍，《本经疏证》（1832年）：已椒苈黄丸，既用防己、葶苈、大黄，虽无椒目，肠中之水亦不能不去，何俟有此？夫既云有水气，则不得口舌干燥，有水气又口舌干燥且腹满，明明气与热阻于中，津随水溜于下也。热者阳邪，水者阴类，阴承于阳，则阳必上出，是口舌干燥者其初见之微征，过此以往，在上之热方将炽而未肯衰，昭昭可见。逐其留中之热，大黄固立能裁决，除自中以上之热，自中以下之水，葶苈、防己亦所不辞，特前此上引之热，不知尽热邪耶？抑亦有身中阳气杂于其间也。肠间有水而口舌干燥，则为有津液杂于其间，设但逞一下之快，不计正气之累及，则在中之热，在下之水虽去，身中之阳与阴，亦且不克自支。椒者自火而归于水，其目之漆黑光泽而浑圆，则水象之确著者也，故能使从水中泛出之火，原归水中，予以熏蒸水中所杂之津，仍朝口舌。蜜丸仅与一丸，先食而服焉，用药已急中有缓，服法尤缓中之缓，正虑克削人元气耳。即方后口中有津液渴者加芒硝，是在土之津不下溜，而攻下可益峻矣。于此犹不可悟椒目之用耶！

清·高学山，《高注金匮要略》（1872年）：盖水在肠间，防己蔓生中通，具大小肠之象，而利水性悍，以之治肠间之水，允为确当，但恐性悍之品，迫水妄行，以致上激旁渗，故又以辛温纳下之椒目，引之顺流，苦寒利气之葶苈，押为殿后，而水饮宁复有留遗者乎，先食而服，取其直下肠间，而不使饮食中隔也。日三服而逐渐稍增者，但徐试之，而以中病为度，不使峻药过剂以伤正气也。口中有津液者，饮去而真气上通，得蒸被之化也，渴者以下，非指服丸以后而言，犹云若腹满口舌干燥之外，更加渴者，于本方中加芒硝半两，夫渴与干燥有辨，干燥是内饮拒水，而饮久化热之气，上熏廉泉，故不渴而但觉干燥也。渴则肠胃中已有结粪，而真阴短少，故求救于水而作渴，此正将作支饮溢饮之渐，故加软坚破结之芒硝，佐大黄之逐瘀，即前二十四条木防己汤加芒硝之义也。

清·唐容川，《金匮要略浅注补正》（1893年）：因用防己之纹理通彻，以通三焦之膜网；椒目色黑性温，温少阳水中之阳，以助三焦之气化，则水走膜中，津升口舌矣。其既停于肠中之水，又当夺去，免阻化机，故用葶苈、大黄以下之，知肠间与膜油间路道各别，则辨饮乃有把握。

清·王旭高,《退思集类方歌注》(1897年)：用防己疗水气，椒目治腹满，葶苈泻气闭，大黄泻血痹，急决大肠之水，以救肺金之膹郁。不治上而治下，故用丸剂也。

清·戈颂平,《金匮指归》(1907年)：防己辛平，大黄苦寒，外固其阳；椒目辛温，内运己土之阴；葶苈甘寒滑润，入土中通利水道，降其气逆。右四味，末之，蜜丸，象阴数偶阳，圆转八方也，如梧子大，先食，饮服一丸，象一阳先阴入半里下，圆转其阴，日三服，稍增，象阴阳气液转运表里，毋失其时也。

近代·曹颖甫,《金匮发微》(1931年)：仲师主以己椒苈黄丸者，防己、椒目以行水，葶苈、大黄，兼泄肺与大肠也；所以先食饮而服者，则以水邪在下部故也。

近代·陆渊雷,《金匮要略今释》(1934年)：防己、椒目、葶苈俱逐里水。椒目尤专主腹中之水；大黄、芒硝则引以下行，兼治胃肠炎症也；椒目，即蜀椒之光黑如瞳者。苏恭云：主水腹胀满，利小便。甄权云：治十二种水气及肾虚，耳卒鸣聋，膀胱急。徐氏云：先服一小丸起，尤巧，所谓峻药缓攻也。魏引柯氏云：一丸疑误，临病酌加为妥。元坚云：魏说似是，然赤石脂丸亦梧子大，服一丸，仍两存之。尾台氏云：稍增上，疑脱“不知”二字。

近代·彭子益,《圆运动的古中医学·金匮方解篇》(1947年)：治肠间有水饮，腹满口舌干燥者。肠间有水饮，中气不运，升降不通，故腹满于下，口舌干燥于上。椒目、防己泄湿，大黄、葶苈排水也。

王渭川,《金匮心释》(1982年)：本节指出肠间水气的治法。仲景处方己椒苈黄丸，以防己、椒目导利水气，使从小便排出，大黄、葶苈推荡浊滞，使从大便泄下，这是前后分消的方法。如胃热重，可加芒硝，这是根据《内经》“热淫于内治以寒咸”的道理来安排的。

现代·刘渡舟，苏宝刚，庞鹤,《金匮要略诠解》(1984年)：治以己椒苈黄丸，分消水饮，导邪下出。方中防己宣通肺气，通调水道，下利水湿；葶苈子泻肺下气，使水气下行；椒目利水逐饮；大黄通利大便，攻逐实邪从大便而出。本方能通利水道，攻坚决壅，前后分消，则诸证自愈。方后自注云：“日三服、稍增、口中有津液，渴者，加芒硝半两”，说明运化通调之职，稍有恢复，故口中有津液。但水饮结聚未去，加芒硝以破水饮结聚。

现代·王付,《经方学用解读》(2004年)：大肠水结证的基本病理病证是水气肆虐于大肠，大肠传导、变化之职失司。因此，治疗大肠水气证，其用方配伍原则与方法应重视以下几个方面。

针对证机选用利水泻湿药：水不得所行而为水气，水气逆行，并逆乱肆虐于肠间，大便之气不得传导变化，则证见大便异常，其治当利水泻湿。如方中防己、椒目、葶苈子。

合理配伍通下药：水湿胶结大肠而郁滞，浊气内停而滞涩不行，气机因之壅滞而不畅，则证见腹满，其治当配伍泻下药，以使水气之邪从下而去。如方中大黄。

妥善配伍理气药：因气能化水，水得气而变化。因此，治疗大肠水结证，在针对证机用药的同时，还要尽可能在方中配伍理气行气药，以冀气能化水，水得气而行。如可方中配伍槟榔、木香。

随证加减用药：若口渴因于水气阻结而津不上承者，加芒硝以软坚散结消水；若肠鸣明显者，加茯苓、桂枝，以通阳利湿；若腹胀者，加厚朴、枳实，以行气导滞等。

【方论评议】

综合历代各家对己椒苈黄丸的论述，应从用药要点、方药配伍和用量比例三个方面进行研究，以此更好地研究经方配伍，用于指导临床应用。

诠释用药要点：方中防己辛开苦降行水，椒目通利水道，葶苈子通调水道，大黄通泻水结。

剖析方药配伍：防己与大黄，属于相使配伍，防己助大黄泻热利大便，大黄助防己泻热利小便；防己与椒目，属于相使配伍，通利泻水；防己与葶苈子，属于相使配伍，泻肺利水。

权衡用量比例：防己、椒目、葶苈子、大黄用量相等，提示通利与泻热之间的用量调配关系，以治水热郁结。

【药理作用】具有强心、利尿、抗炎、抗过敏、解除支气管平滑肌痉挛、调节支气管腺体分泌、调节内分泌等作用。

四画

王不留行散

【导读】①学用王不留行散应重视王不留行和蒴藋细叶的用量调配关系、黄芩和干姜的用量调配关系、厚朴和芍药的用量调配关系、甘草和川椒的用量调配关系。②王不留行散虽是辨治血瘀气郁证的重要代表方，但在临床中对血瘀气郁寒热夹杂证等也具有良好治疗作用。③学好用活王不留行散的第一步是辨清王不留行散由哪些药物组成，组成王不留行散有1个基础方和7组药，基础方是芍药甘草汤，7组药中第1组是活血通络药即王不留行，第2组是通络舒筋药即蒴藋细叶，第3组是温通药即干姜、川椒，第4组是清热药即黄芩、桑东南根白皮，第5组是行气药即厚朴，第6组是补血药即芍药，第7组是益气药即甘草，基础方猪苓汤健脾利湿，从1个基础方和7组药用量深入学习研究即可用活王不留行散。

【方歌】王不留行草黄芩，蒴藋细叶干姜芍，桑根白皮椒厚朴，通阳理气瘀血消。

【方药】王不留行八月八采，十分（30 g） 蒴藋细叶七月七采，十分（30 g） 桑东南根白皮三月三采，十分（30 g） 甘草十八分（54 g） 川椒除目及闭口，去汗，三分（9 g） 黄芩二分（6 g） 干姜二分（6 g） 厚朴二分（6 g） 芍药二分（6 g）

【用法】上九味，桑根皮以上三味烧灰存性，勿令灰过；各别杵筛，合治之，为散，服方寸匕。小疮即粉之，大疮但服之，产后亦可服。如风寒，桑根勿取之。前三物皆阴干百日。

【功用】活血理气，通阳消瘀。

【适应证】

1. 中医病证：伤科、疡科、妇科瘀郁寒热夹杂证。局部紫斑或肿块，或机械性损伤肿胀，或局部疼痛，或入夜尤甚，或手足心热，或手足冷，或女子经血不畅，舌紫或有瘀点，脉沉或涩。

2. 西医疾病：产后胎盘滞留、子宫内膜炎、附件炎、月经不调、肌肉损伤、肌肉疼痛、跌打损伤、肋间神经疼痛、肋软骨炎、乳腺增生、风湿结节等临床表现符合血瘀气郁证者。

【用药分析】方中王不留行活血化瘀，蒴藋细叶活血通络消肿，桑东南根白皮清热、主金伤，黄芩清热消肿，干姜温通血脉，芍药通络养血，川椒通阳化瘀，厚朴下气理气，甘草益气和中。

【用方思路】

1. 王不留行散既是辨治瘀郁寒热夹杂证的重要代表方，又是辨治诸多杂病如心病、肝病、妇科病、男科病、皮肤病等的重要基础方。

2. 方中王不留行、蒴藋细叶可活诸脏腑之血；厚朴可行诸脏腑之气；桑东南根白皮、黄芩既可清热，又可消肿；干姜、川椒可温脏腑血脉；芍药通络养血；甘草可益诸脏腑之气。从方中用药用量及调配分析得知，王不留行散的应用并不局限于瘀郁寒热夹杂证，还可用于辨治诸多杂病，如男科、妇科、皮肤疾病和循环、内分泌等系统疾病。

3. 运用王不留行散辨治的病证（无论是心肝疾病，还是妇科疾病）以瘀郁寒热夹杂为主，其治当活血行气，平调寒热。

【随证合方】若夹痰热，可与小陷胸汤合方用之；若夹虚，可与桂枝人参汤合方用之；若夹虚热，可与白虎加人参汤合方用之；若夹血热，可与百合地黄汤合方用之。应用时还必须结合病变主次酌情调整方药用量。

【注意事项】运用王不留行散既要辨清西医之病，又要辨清西医之病属于中医郁瘀夹寒热证。辨西医之病可进一步了解疾病的发展演变及转变规律，辨中医之证可更好地针对西医之病选用王不留行散。

【应用指征】病金疮，王不留行散主之。（第十八6）

【方论】

清·李彣,《金匮要略广注》(1682 年): 金疮恐有血瘀之患，王不留行，行血定痛者也；蒴藋主绝伤，续筋骨；桑皮为线，可缝金疮，能治虚损绝脉，取东南根皮者，以其受生气也；血遇热则流，黄芩所以清之；血得寒则凝涩，干姜、川椒所以温之；血被伤败耗散，芍药所以收之；金疮伤在肌肉，而肌肉惟脾主之，甘草、厚朴俱入脾，一补一运，所以温气血而长肌肉者也。前三味烧灰存性，则色黑味咸，咸能走败血，黑能止好血也。产后亦可服，以产后多瘀血，此方行瘀故耳。

清·张志聪,《金匮要略集注》(1683 年): 王不留行，一名金盏银台，内黄外白，血分气分之药也，其性走而不住，虽有王命，不能留其行，主行荣卫阴阳者也。荣卫运行，则疮疡消散，故主治金疮痈毒。蒴藋谐声，草谐朔藋也。月冥初苏日朔。藋，山雉也，雉毛五色皆备。蒴藋一枝五叶，取其苏生五脉，而能接骨续筋，以功能而命名也。桑皮作线，可缝金疮。夫蚕食桑而成丝，连绵接续之良品也。甘草，黄中通理、厚土载物。盖荣卫气血，肌肉筋骨，靡不由中土之所资生。川椒补心，心主血脉也。黄芩清肺，肺合皮毛也。朴皮赤厚，主敦厚脾土，以养肌肉。干姜辛补气，芍药苦养荣。盖荣卫气血，皮肉筋骨，为刀斧所伤，故宜用补续之剂，用为散者，外可糁而内可服，服之而能散，达于皮肤。(眉批：东南取其生气也。蒴藋名接骨草、接骨木，亦名木蒴藋。)

清·魏荔彤,《金匮要略方论本义》(1720 年): 主之以王不留行散，以王不留行为君，专走血分，止血收痛，而且除风散痹，是收而兼行之药，于血分最宜也；佐以蒴藋叶，与王不留行性共甘平，入血分清火毒，祛恶气；倍用甘草，以益胃解毒；芍药、黄芩助清血热；川椒、干姜助行血瘀；厚朴行中带破，惟恐血乃凝滞之物，故不惮周详也；桑根白皮性寒，同王不留行、蒴藋细叶，烧灰存性者，灰能入血分止血也，为金疮血流不止者设也。小疮则合诸药为粉以敷之，大疮则服之，治内以安外也。产后亦可服者，行瘀血也。风寒之日桑根勿取者，恐过于寒也。前三物皆阴干百日，存其阴性，不可日曝及火炙也。此金疮家之圣方，奏效如神者也。

清·尤在泾,《金匮要略心典》(1729 年): 金疮，金刃所伤而成疮者，经脉斩绝，营卫沮弛，治之者必使经脉复行，营卫相贯而后已，王不留行散，则行气血和阴阳之良剂也。

清·王子接,《绛雪园古方选注》(1732 年): 金刃伤处，封固不密，中于风则仓卒无汁，中于水则出青黄汁，风则发痉，水则湿烂成疮。王不留行疾行脉络之血，灌溉周身，不使其湍激于伤处，桑根皮泄肌肉之风水，蒴藋叶释名接骨草，渗筋骨之风水，三者皆烧灰，欲其入血，去邪止血也。川椒祛疮口之风，厚朴燥刀痕之湿，黄芩退肌热，赤芍散恶血，干姜和阳，甘草和阴。用以为君者，欲其入血退肿生肌也。风湿去，阴阳和，疮口收，肌肉生，此治金疮之大要。

清·黄元御,《长沙药解》(1753 年): 治病金疮，以金疮失血，温气外亡，乙木枯槁，风燥必动，甘草培其中气，厚朴降其浊阴，椒、姜补温气而暖血，芩、芍清乙木而息风，蒴藋化凝而行瘀，桑根、王不留行，通经而止血也。

清·黄元御,《金匮悬解》(1754 年): 金疮失血，温气外亡，乙木寒湿，必生风燥。王不留行散，甘草补中，厚朴行滞，椒、姜，暖血而扶阳，芩、芍，清肝而息风，蒴瞿细叶行瘀而化凝，桑根、王不留行，通经而止血也。

清·陈修园,《金匮要略浅注》(1803 年): 盖王不留行，性苦平，能通利血脉，故反能止金疮血，逐痛。蒴藋亦通利气血，尤善开痹。周身肌肉肺主之，桑根白皮最利肺气，东南根向阳，生气尤全，以复肌肉之生气，故以此三物甚多为君。甘草解毒和荣，尤多为臣。椒姜以养其胸中之阳，厚朴以疏其内结之气，芩芍以清其阴分之热为佐。若有风寒，此属经络客邪，桑皮止利肺气，不能逐外邪，故勿取。

清·朱光被,《金匮要略正义》(1803 年): 金疮为病，不由外感。只是其始也，气血向痛处奔趋，其继也，其血从痛处凝聚，因而成疮。治法止宜通利气血为主，故用药可通于妇人产后者，以产后亦易致气血凝聚也。王不留、蒴藋通血脉，桑皮利肺气，椒、姜、厚朴辛开气血之凝结，芍药、甘草和荣气以止痛，黄芩清热养阴。风寒去桑皮者，以络分客邪，无取犯肺也。

日本·丹波元简,《金匮玉函要略辑义》(1806年)：若风寒，此属经络邪，桑皮止利肺气，不能逐外邪，故勿取，沈及《金鉴》义同，此解似不允当。王不留行,《本经》云：治金疮，止血逐痛。蒴,《本草》不载治金疮，而接骨木一名木蒴,《唐本草》云：治折伤续筋骨。盖其功亦同，桑根白皮,《本经》云：治绝脉。《别录》云：可以缝金疮。知是三物为金疮之要药。

清·陈元犀,《金匮方歌括》(1811年)：按：金刃伤处，封固不密，中于风则疮口无汁，中于水则出青黄汁。风则发痉，水则湿烂成疮。王不留行疾行脉络之血灌溉周身，不使其湍激于伤处，桑根皮泄肌肉之风水，蒴藋叶释名接骨草，渗筋骨之风水，三者皆烧灰，欲其入血去邪止血也，川椒祛疮口之风，厚朴燥刀痕之湿，黄连退肌热，芍药散恶血，干姜和阳，甘草和阴，用以为君者，欲其入血退肿生肌也。风湿去，阴阳和，疮口收，肌肉生，此治金疮之大要。

清·邹澍,《本经疏证》(1832年)：惟《金匮要略》王不留行散，王不留行、蒴藋细叶、桑东南根皆用十分，甘草独用十八分，余皆更少，则其取意正与《本经》吻合矣。甘草所以宜于金创者，盖暴病则心火急疾赴之，当其未合则迫血妄行，及其既合则壅结无所泄，于是自肿而脓，自脓而溃，不异于痈疽，其火势郁结，反有甚于痈疽者。故方中虽已有桑皮之续绝合创，王不留行之贯通血络者，率他药以行经脉贯营卫，又必君之以甘草之甘缓解毒泻火和中。浅视之，则曰：急者制之以缓。其实泄火之功为不少矣。金创血病，血病不多用血药，反以气药为君，则以气固血之帅，血去气随，则阳随阴壅，阴为阳溃而死矣。方下血而用王不留行，则血遂不可止，已成脓而用川椒、干姜，则痛不可忍。不后不先，正当金创肿时而用是方，此仲景深入《本经》，非他人所能及者也。

清·高学山,《高注金匮要略》(1872年)：血液暴亡，气奔伤处而多热，热则血液宣流，而轻易不可止遏者，一也。故用苦寒之黄芩，酸敛之芍药，所以清其热而敛其血也。又血液暴亡，血奔伤处，而经络以血去而气虚。气虚则寒，寒则其气不贯不密，而疮口不能完合者，又一也。故用辛温而生气之干姜，辛温而固气之川椒者，所以充贯其气，而且使固密之也。王不留行，行血中之气。蒴细叶，主绝伤而续筋骨。桑根白皮，形如丝麻，象同肌肉，具续绝完合之性。烧灰则色黑味咸，黑则入血而止敛之，咸则消肿而降润之。茎叶取其秋成，故采于七八两月。根皮取其生气，故采于三月，而且择向东南也。时日风寒，则生气缩伏而不全，故以取为戒耳。三物皆阴干百日，勿欲以烘晒及朽烂伤其药性也。君甘草而佐以厚朴，且为散而连服渣质者，以气血生于胃中之精悍。重用甘草，使全药从其性而停留胃腑，配厚朴以宽展胸膈，并使营运伤处也。此王不留行一散，为金疮之圣药也。小疮伤气血者尚浅，故可就近末之，以取完合。大疮伤经络之气血以掣脏腑，故必服之，从内外托，而递及伤处也。产妇宜生新逐瘀，与金疮同义，故亦可服。

清·莫枚士,《经方例释》(1884年)：《本经》王不留行苦平，无毒，主金疮，止血，逐痛，出刺。甄云：治风毒，通血脉。蒴藋即陆英，苦寒、无毒。《别录》主风瘙隐疹，身痒，可作浴汤、甄权于陆英正亦云然。盖陶、苏、甄三家，皆谓陆英一名蒴藋故也。梅师以蒴藋，治一切风疹，云无不差。《千金》以治五色丹毒及痈肿恶肉，云能去痣疵，皆本《别录》。盖蒴藋似藜,《左传》藜藋并称藜灰，能去痣蚀肉。故《千金》云云。《别录》桑根白皮甘寒、无毒，可以缝金疮，即《本经》崩中绝脉之引申义。《广利》以此一味，治金刃伤疮。云：烧灰，和马粪，涂及煮汁饮，皆可。《本经》甘草虽主金疮，但此方下云：前三物，则甘草必不与王、蒴、桑同分，疑云十分者误也。《本经》蜀椒，逐皮肤死肌。《外台》治疮肿作痛，以椒同荞麦粉，醋和傅之。韦宙独行方，以生椒和面裹煨，罨疮，治诸疮中风，令汗出取此。《本经》干姜止血，而扶寿方，以生姜嚼敷刀斧金疮，勿动，次旦即生肉甚妙，是椒、姜并用，防金疮中风而溃也。《本经》芍药除血痹，止痛。《别录》散恶血。甄云：能蚀脓。《广利》以治金疮出血。黄芩主恶疮，疽蚀，火疡，《大明》排脓。李、楼以治灸疮血出。厚朴除血痹。甄云：去宿血，是三味皆理血中之气，故合椒、姜为佐使，九味之中，不专主金疮者，多可见甘草，止作和药用，或以之生肌耳。

清·戈颂平，《金匮指归》（1885年）：主王不留行散，苦平气味，固气血内荣于里，以甘温气味，外生其肌。王不留行苦平微甘，蒴藋细叶苦平，芍药苦平，黄芩苦寒，甘草甘平，桑东南根皮甘寒，椒、干姜辛温，厚朴苦温。右九味，象阳数得阴变于九，合治之为散，服方寸匕，布气血荣里，毋使外泄也。产后去血过度，亦可服之。

近代·曹颖甫，《金匮发微》（1931年）：而终以通利血脉止金创血为要，故以王不留行、蒴藋细叶为方中主药，而芍药佐之，又复倍用甘草以和诸药，使得通行表里，此王不留行散之大旨也。

近代·赵桐，《金匮述义》（1940年）：此金疮药也。后世玉真散由此方套出，亦效。若七厘散虽妙而价昂，此价廉，施人最宜也。

近代·彭子益，《圆运动的古中医学·金匮方解篇》（1947年）：治金疮者。金疮失血，内寒木燥，脉络滞涩，椒姜温寒，芍芩润燥，桑白皮、厚朴、王不留行活脉络，甘草扶中气也。

现代·王渭川，《金匮心释》（1982年）：本节指出金疮的治法。仲景处方王不留行散，以王不留行为主药，专走血分，有止血定痛作用。此方在治疗金疮防止发痉方面有较好的疗效。既可外敷，亦可内服。

现代·刘渡舟，苏宝刚，庞鹤，《金匮要略诠解》（1984年）：本条是论金疮的治疗方法。金疮是刀斧等金属器械所伤的伤科疾患，由于刀斧创伤，经脉皮内筋骨断裂，营卫气血不能接续，伤口疼痛，甚至气血溃烂而成疮疡。治以王不留行散，续绝脉，愈伤口，活血行气，化瘀止痛。方中王不留行活血祛瘀，止血定痛为君药；佐以蒴藋细叶行血通经，消瘀化滞；桑根白皮续绝脉而愈伤口。以上三味烧灰存性，取灰能止血之意。姜、椒、厚朴行气破滞，温通血脉；黄芩、芍药清血热，敛血阴；重用甘草补中生肌，调和诸药，配黄芩清热解毒。本方寒热相合，气血兼顾，既可外敷，亦可内服。内外并用，畅行气血，调和阴阳，生肌长肉。“小疮即粉之”，说明肌肤损伤较轻者，外敷即可，无须内服。“大疮但服之”，由于损伤较重，应治内而安外，故需内服，或内外并用。“产后亦可服”，乃取其散瘀止血，行气活络之功。外感风寒者，去桑根白皮，防其引邪内入也。“前三物皆阴干百日”，是指王不留行、蒴藋细叶、桑根白皮，三药不宜曝晒火炙，是存其寒凉之药性之意。

现代·王付，《经方学用解读》（2004年）：伤科、疮伤、妇科血瘀气郁证的基本病理病证是瘀血阻滞，气机不利，阳气郁结。因此，治疗伤科、疡科、妇科血瘀气郁证，其用方配伍原则与方法应重视以下几个方面。

针对证机选用活血化瘀药：瘀血阻滞于经气经脉，血脉运行不畅而为瘀，瘀血内生又加剧经气不畅，其治当活血化瘀。如方中王不留行、蒴藋细叶。

合理配伍清热药：瘀血阻滞，郁而生热，热与瘀相结而阻结于经气经脉，进而演化为瘀血病理，其治当清热泻邪。如方桑东南根白皮、黄芩。

妥善配伍温阳理气药：血脉运行于经脉之中，有借气机的气化与温化，血得温则运行，血得气则调和。因此，治疗血瘀气郁证，只有妥善配伍温阳理气药，才能更好地达到活血化瘀与清热的目的。又，清热药虽可治疗经气经脉中瘀热，但又有寒凝。因此，妥善配伍温阳药对治疗瘀热病理也非常重要。如方中干姜、川椒、厚朴。

适当配伍益气补血药：血得气而行，气为血之帅，故治疗瘀血病证必须配伍益气药，只有有效地配伍益气药，才能更好地帅血以行而驱除瘀血。再则，瘀血不去，新血不得归经，经脉之血因之而虚，故其治在益气的同时，还要考虑配伍补血药，只有配伍补血药，才能更好地达到气从血而生，血得气而化生。如方中芍药、甘草。

随证加减用药：若瘀血明显者，加三七、穿山甲，以活血消肿；若疼痛明显者，加苏木、乳香、没药，以活血消肿止痛；若疼痛走窜者，加柴胡、瓜蒌根，以行气消肿等。

【方论评议】

综合历代各家对王不留行散的论述，应从用药要点、方药配伍和用量比例三个方面进行研究，以此更好地研究经方配伍，用于指导临床应用。

诠释用药要点：方中王不留行活血化瘀，蒴藋细叶活血通络消肿，桑东南根白皮清热、主金伤，黄芩清热消肿，干姜温通血脉，芍药通络养血，川椒通阳化瘀，厚朴下气理气，甘草益气和中。

剖析方药配伍：王不留行与蒴藋细叶，属于相须配伍，增强活血消肿；桑白皮与黄芩，属于相须配伍，增强清热消肿；干姜与川椒，属于相须配伍，增强温阳通脉止痛；王不留行、蒴藋细叶与厚朴，属于相使配伍，活血行气，气行瘀消；王不留行、蒴藋细叶与芍药，属于相反相畏配伍，王不留行、蒴藋细叶活血，芍药敛血制约活血药伤血；桑白皮、黄芩与干姜、川椒，属于相反相畏配伍，桑白皮与黄芩清解郁热，桑白皮、黄芩制约干姜、川椒温热化燥，干姜、川椒制约桑白皮、黄芩寒凉凝滞；芍药与甘草，属于相使配伍，益气补血，缓急止痛。

权衡用量比例：王不留行与蒴藋细叶用量比例是 1 ∶ 1，提示活血与消肿之间的用量调配关系，以治瘀结；桑东南根白皮与黄芩用量比例是 5 ∶ 1，以治郁热；干姜与川椒用量比例是 3 ∶ 2，提示温阳与止痛之间的用量调配关系；芍药与甘草用量比例是 1 ∶ 9，提示药效补血缓急与益气缓急之间的用量调配关系；王不留行、蒴藋细叶与厚朴用量比例是 5 ∶ 5 ∶ 1，提示活血消肿与行气之间的用量调配关系；桑东南根白皮、黄芩与干姜、川椒用量比例是 5 ∶ 1 ∶ 1 ∶ 1，提示清热消肿与通阳止痛之间的用量调配关系；王不留行、蒴藋细叶与甘草用量比例是 5 ∶ 5 ∶ 9，提示活血消肿与益气之间的用量调配关系。

【药理作用】 本方具有促进骨折愈合、促进骨质代谢、调节肌肉神经、增加血流量、保护心脑血管、抑制血小板聚集、抑制血栓形成、降血压、降血脂、改善微循环、抗纤维化、抗硬化、抗增生、抗肿瘤、抗缺氧、抗缺血、镇痛、镇静、抗惊厥、解热、抗炎、抗菌、抗真菌等作用。

天雄散

【导读】 ①学用天雄散应重视天雄和桂枝的用量调配关系、白术和龙骨的用量调配关系、天雄和龙骨的用量调配关系。②天雄散虽是辨治肾阳虚失精证的重要代表方，但在临床中对阳虚不固证等也具有良好治疗作用。③学好用活天雄散的第一步是辨清天雄散由哪些药物组成：组成天雄散有 4 组药，第 1 组是温阳消癥药即天雄，第 2 组是健脾益气药即白术，第 3 组是温阳通经药即桂枝，第 4 组是固涩药即龙骨，从 4 组药用量深入学习研究即可用活天雄散。

【方歌】 天雄散中白桂龙，辨治阳虚基础方，各科杂病阳虚证，温补阳气效非常。

【方药】 天雄炮，三两（9 g） 白术八两（24 g） 桂枝六两（18 g） 龙骨三两（9 g）

【用法】 上四味，杵为散，酒服半钱匕。日三服。不知，稍增之。

【功用】 温肾益阳摄精。

【适应证】

1. 中医病证：①肾阳虚失精证。梦中失精，或阳痿，或无梦失精，腰酸腿软，恶寒，发脱齿动，或健忘，或头晕，或耳鸣，舌淡、苔薄，脉沉弱。②阳虚不固证。

2. 西医疾病：男子不育症、前列腺炎、前列腺肥大、乳糜尿、性功能减退、重症肌无力、神经衰弱、老年性尿频等临床表现符合肾阳虚证者。

【用药分析】 方中天雄温阳散寒，白术健

脾益气，桂枝温阳通经，龙骨固涩安神，酒能活血行气。

【用方思路】

1. 天雄散既是辨治肾阳虚不固证的重要代表方，又是辨治诸多杂病如肾病、心病、头部疾病等的重要基础方。

2. 方中附子、桂枝既可散寒，又可壮阳；白术既可健脾，又可助阳；龙骨既可潜阳，又可固肾。从方中用药用量及调配分析得知，天雄散的应用并不局限于肾阳虚不固证，还可用于辨治诸多杂病，如生殖、循环、内分泌及代谢、精神神经等系统疾病。

3. 运用天雄散辨治的病证（无论病变部位在心或在肾）以阳虚不固为主，其治当温壮阳气固精。

【随证合方】 若夹瘀，可与桂枝茯苓丸合方用之；若夹郁，可与四逆散合方用之；若夹阴虚，可与百合地黄汤合方用之。应用时还必须结合病变主次酌情调整方药用量。

【注意事项】 运用天雄散既要辨清西医之病，又要辨清西医之病属于中医阳虚不固证。辨西医之病可进一步了解疾病的发展演变及转变规律，辨中医之证可更好地针对西医之病选用天雄散。

【方论】

清·魏荔彤，《金匮要略方论本义》（1720年）：又出天雄散一方，纯以温补中阳为主，以收涩肾精为佐，想为下阳虚甚而上热较轻者设也。不然，则服前方上热渐退而下寒愈见，乃真寒假热各露实形，反为病之退机也。于是大补其阳，大收其精，而虚热反可不治而自息也。后人治有热虚劳，多不知补阳即是滋阴之义，往往恣用清凉，百无一救。苟能少明仲景之法，何至以人命为草菅乎？业民者不读仲景而言治，皆贼夫人之子者。

日本·丹波元简，《金匮玉函要略辑义》（1806年）：《外台》，载范汪疗男子虚失精，三物天雄散，即本方，无龙骨。云：张仲景方，有龙骨；文仲同，知是非宋人所附也。天雄，《本草大明》云：助阳道暖水脏，补腰膝益精。

清·陈元犀，《金匮方歌括》（1811年）：按：此方虽系后人采取。然却认出春之脚。阳之家。而施以大温大补大镇纳之剂。可谓龙骨经所主下之分。

清·邹澍，《本经疏证》（1832年）：人之精气禀于有生之先，既已损削，必赖后天方能生长，以故天雄于至阴中壮阳，白术于淖湿中助气，苟徒倚以入肾，适足以耗阴，乃欲其生气生精，无是理也。用龙骨是敛二物之气入脾，使脾充而气旺，气旺而精生矣。

清·莫枚士，《研经言》（1856年）：《金匮》天雄散，有方无论。近人不得其说，或疑为后人所附而议去之。泉谓此乃阳虚失精之祖方，未可去也。古者失精与梦失精分而为二：梦因于风，梦失精者，虚而挟风，故仲景以桂枝汤中加龙、蛎治之，桂枝汤中风方也；不梦而但失精者，虚而挟寒，故又以天雄散治之，天雄祛寒壮阳之药也。其治失精，于何征之？《病源》引"失精家少腹弦急，阴头寒，目眶痛，发落"一段经文于失精候，而《外台》即以《范汪》天雄散隶之，《范汪方》较仲景止少龙骨一味，而注中引张文仲有龙骨，与仲景一味不差。此天雄散治失精之证也。古失精，近滑精也。《局方》金锁正元丹，盖取诸此。

清·莫枚士，《经方例释》（1884年）：湿令人痿，故以天雄之长于治湿治之。三建之别，附子主寒为多，乌头主风为多，天雄主湿为多，细绎本经自知。

清·戈颂平，《金匮指归》（1885年）：以天雄味辛大热，蒸水土之阴水，土阴温，阳气来复，象天开于子，阳得阴而神明；以白术，甘温多汁，培土之液，配来复之阳；以桂枝辛甘温，通表里经道之阴；以龙骨，甘平气涩，敛浮外之阳，内藏于土。右四味，杵为散，酒服半钱匕，日三服，使阴阳气液，输布表里也。不知，稍增之，谓梦交病仍然稍加，散服之。

日本·丹波元坚，《金匮玉函要略述义》（1894年）：此方白术殊多，故徐氏以为中焦阳虚之治。然天雄实为补下之品，则其说恐未核，要之配合之理，殆为难晰已。又朱氏曰：然使真阴亏损，亡血失精，二方皆非其任矣。须用八味肾气丸法。

近代·黄竹斋,《金匮要略方论集注》(1925年):《千金方》天雄散,治五劳七伤,阴痿不起衰损方。其方药品虽异,而服法则同,是本方主治,大抵不殊。观方后云,不知稍增之,此盖指阴痿言,而不著主证者,其古禁方之意欤。

近代·曹颖甫,《金匮发微》(1931年):方用龙骨、天雄以收散亡之阳,白术补中以制逆行之水,桂枝通阳以破阴霾之塞,于是天晴云散,水归其壑矣。

近代·赵桐,《金匮述义》(1940年):天雄散为补阳摄阴之猛剂,且无牡蛎以治之。脾胃湿寒失精者仅可暂用。若失精日久,阴阳并衰,当知补阳灼阴之弊,桂枝加牡蛎足矣,必不胜此重剂。若阴虚失精,服之立危,不可不慎也。《外台秘要》载范汪疗阳虚失精三物天雄散,无龙骨,云是仲景方。《千金要方》治五劳七伤、阳痿不起、衰损。《医醇剩义》之阳虚亡血失精,皆阳虚之极者也。

现代·李翰卿,《中国百年百名中医临床家》(1960年):此温中回阳,去里寒之方。主治阳虚烦躁,昼日发作,不得卧,夜间安静。但必须经过汗下,具有手足厥逆、脉沉而微、不喜冷性饮食、身无大热等症,且不兼有口苦、喜冷之热证,小便不利、苔白而滑之水证,恶风寒之表证,及年老体衰之虚证。干姜温脾胃之阳,附子补肾命之阳。此方去四逆之甘草,其力甚猛,比四逆汤为峻,回阳力强,如增加药味,反牵制其力,减低功效。

现代·刘渡舟,苏宝刚,庞鹤,《金匮要略诠解》(1984年):本方指出虚劳病的治法。天雄散方,以温补阳气为主,收敛精气为佐。方中天雄助阳暖水脏,补腰膝,调血脉,利皮肤;桂枝温通阳气;白术健脾化湿;龙骨收敛精气。本方治疗五劳七伤、阳痿遗精等证,而以白术开源,龙骨节流,天雄固本,三法合一,方意突出。

现代·王付,《经方学用解读》(2004年):肾阳虚失精证的基本病理病证是阳气虚弱于内,精不得阳气固摄而外泄。因此,治疗阳虚失精证,其用方配伍原则与方法应重视以下几个方面。

针对证机选用温阳散寒药:肾阳虚弱,寒气内生,寒气内生又肆虐阳气,阳气不得固摄阴精,精气外泄,证见失精,其治当温阳散寒。如方中天雄、桂枝。

合理配伍健脾益气药:肾为先天之本,脾为后天之源,先天之阳气虚弱,其治当健脾益气以荣先天,只有有效地健脾,才能更好地达到补益肾气的作用。如方中白术。

妥善配伍固涩药:精气不得阳气固摄而失守,其治一方面要治病求本即温阳散寒,而另一方面还要治病求标即收敛固涩,只有标本兼治,才能使精气得以内守。在配伍固涩药时最好具有安定心神的作用,以使心神能主持于下,精气得心气所主而安藏。如方中龙骨。

随证加减用药:若遗精滑泄者,加山萸肉、沙苑子,以固肾益精;若阳痿者,加巴戟天、阳起石,以温肾壮阳;若少腹恶寒者,加乌药、小茴香,以温暖阳气散寒等。

【方论评议】

综合历代各家对天雄散的论述,应从用药要点、方药配伍和用量比例三个方面进行研究,以此更好地研究经方配伍,用于指导临床应用。

诠释用药要点:方中天雄温阳散寒,白术健脾益气,桂枝温阳通经,龙骨固涩安神,酒能活血行气。

剖析方药配伍:天雄与白术,属于相使配伍,天雄助白术益气化阳,白术助天雄化生阳气;天雄与桂枝,属于相使配伍,天雄助桂枝通阳,桂枝助天雄壮阳;天雄与龙骨,属于相反相畏配伍,相反者,天雄温散,龙骨固涩,相畏者,天雄制约龙骨固涩恋邪,龙骨制约天雄温散伤阳;桂枝与白术,属于相使配伍,温阳化气;天雄与酒,属于相使配伍,温阳行血通经。

权衡用量比例:天雄与桂枝用量比例是1:2,提示壮阳与通经之间的用量调配关系,以治阴寒;天雄与白术用量比例是3:8,提示壮阳与益气之间的用量调配关系,以治阳虚;天雄与龙骨用量比例是1:1,提示壮阳与固涩之间的用量调配关系,以治滑泄;桂枝与白术用量比例是3:4,提示温阳通经与益气之间的用量调配关系，以治虚寒。

【药理作用】 本方具有促进男子生精、促进女子排卵、对平滑肌双向调节、改善微循环、促进造血功能、调节心律、调节中枢神经、调节内分泌、增强机体免疫功能、抗惊厥等作用。

木防己去石膏加茯苓芒硝汤

【导读】 ①学用木防己去石膏加茯苓芒硝汤应重视木防己和人参的用量调配关系、木防己和茯苓的用量调配关系、茯苓和人参的用量调配关系。②木防己去石膏加茯苓芒硝汤虽是辨治胸膈阳郁热饮重证的重要代表方，但在临床中对郁热夹虚重证等也具有良好治疗作用。③学好用活木防己去石膏加茯苓芒硝汤的第一步是辨清木防己去石膏加茯苓芒硝汤由哪些基础方和药物组成：组成木防己去石膏加茯苓芒硝汤有 1 个变化方和 4 组药，变化方是木防己汤，4 组药中第 1 组是利湿药即木防己，第 2 组是益气药即人参、茯苓，第 3 组是温通药即桂枝，第 4 组是清泻药即芒硝，从 1 个变化方和 4 组药用量深入学习研究即可用活木防己去石膏加茯苓芒硝汤。

【方歌】 木防己汤去石膏，加桂人参苓芒硝，胸膈满闷及疼痛，通阳破饮诸证消。

【方药】 木防己二两（6 g） 桂枝二两（6 g） 人参四两（12 g） 芒硝三合（9 g） 茯苓四两（12 g）

【用法】 上五味，以水六升，煮取二升，去滓。内芒硝，再微煎。分温再服，微利则愈。

【功用】 通阳破饮，益气利水。

【适应证】

1. 中医病证：①膈间阳郁饮结夹虚重证。胸满闷而痛，胸中滞塞，气喘，短气，身倦，心下坚满或疼痛，小便不利，面色黧黑，舌淡质胖苔黄或夹白，脉沉弦。②阳郁阳虚饮结证。

2. 西医疾病：冠心病、心功能不全、高血压、肺气肿、肺间质纤维化、支气管哮喘、胸腔积水等临床表现符合膈间阳郁热饮夹虚重证者。

【用药分析】 方中木防己清热利湿化饮，茯苓健脾利湿，芒硝软坚泻热，桂枝温阳化饮，人参补益中气。

【用方思路】

1. 木防己去石膏加茯苓芒硝汤既是辨治膈间阳郁热饮夹虚重证如心病、脾胃病、肺病、肾病等的重要代表方，又是辨治诸多杂病的重要基础方。

2. 方中木防己可降泄肌肤营卫之水，又可降泄诸脏腑之水；芒硝既可泻脏腑营卫之热，又可软坚散结；人参、茯苓可补诸脏腑及营卫之气；桂枝既可通阳，又可温化。从方中用药用量及调配分析得知，木防己去石膏加茯苓芒硝汤的应用并不局限于膈间阳郁热饮夹虚重证，还可用于辨治诸多杂病，如呼吸、循环、消化、内分泌及代谢等系统疾病。

3. 运用木防己去石膏加茯苓芒硝汤辨治的病证（无论病变部位在胸膈、在肺或在心）以膈间阳郁热饮夹虚为主，其治当清热通阳泻饮益虚。

【随证合方】 若夹胃郁，可与橘枳姜汤合方用之；若夹肝郁，可与四逆散合方用之；若夹心郁，可与枳实薤白桂枝汤合方用之。应用时还必须结合病变主次酌情调整方药用量。

【注意事项】 运用木防己去石膏加芒硝汤既要辨清西医之病，又要辨清西医之病属于中医热饮夹虚证。辨西医之病可进一步了解疾病的发展演变及转变规律，辨中医之证可更好地针对西医之病选用木防己去石膏加茯苓芒硝汤。

【应用指征】 膈间支饮，其人喘满，心下痞坚，面色黧黑，其脉沉紧，得之数十日，医吐下之不愈，木防己汤主之；虚者即愈，实者三日复发，复与不愈者，宜木防己去石膏加茯苓芒硝汤主之。（第十二　24）

【方论】

元·赵以德，《金匮方论衍义》（1368 年）： 是以用木防己者，味辛温，能散留饮、结气，又主肺气肿满，所以用其主治。石膏味辛甘，微寒，主心下逆气，清肺定喘；人参味甘，温，治喘，破坚积，消痰饮，补心肺气不足——皆为防己之佐。桂枝味辛，热，通血脉，开结气，且支饮得温则行，又宣导诸药，用之为使。若邪之浅，在气分多而虚者，服之即愈；若邪客之深，在血分多而实者，则愈后必再发。故石膏是阳中之治气者，则去之；加芒硝，味咸寒，阴分药也，治痰实结，软坚，消血癖；茯苓伐肾邪，治心下坚满，佐芒硝，则芒硝行水力益倍。

清·李彣，《金匮要略广注》（1682年）：故去石膏，恐寒胃也，加茯苓淡以渗饮，芒硝咸以软坚。

清·陈修园，《金匮要略浅注》（1803年）：实者胃肠成聚，实而有物，故三日复发也，复与不愈者。宜前方去石膏之凝寒，加茯苓以行其水气，芒硝以攻其结聚，斯支饮顺流而下出矣。

清·朱光被，《金匮要略正义》（1803年）：膈间属太阳部分，清虚之境，无物可容，乃饮邪上干为喘为满，如蒙蔽天空之象。心下将及阳明，地分冲要之所，何由至于痞坚，是必误吐误下，伤及脾胃，以致胃中虚，客气动膈而心下益增其痞塞也。由是胃之精华不能上充于面，而徒存湿火郁蒸，色见黧黑。黧黑者，焦褐之黑色也。其脉沉紧的，是水寒相搏之脉象，且至数十日之久，邪愈缠绵，则正益耗伤，是必宣壅与养正兼施，庶合病机。故君之以木防己，宣心下之壅也；佐之以桂枝，布膈间之阳也；壅久恐生郁热，加石膏以清之；正虚恐邪不运，用人参以补之。使邪不实而虚，但清热祛湿则愈矣。设胃有实邪，石膏只能除热，安能除实耶？将见施通旋结，不久复发矣。再为缓图，何能为功！是必去石膏之缓，加茯苓、芒硝，以直导之下行，俾复聚之邪前后分驱而出，即禹之导水播九河之意也。

清·高学山，《高注金匮要略》（1872年）：木防己，蔓生而中通，性寒而味辛苦。且其形色，又外白内黄者。夫蔓生中通，则走脉络之内道。性寒则沉降，味辛则散，苦则泄。外白内黄，又上泄肺，而下泄脾胃者可见矣。以之为主病之君，则支饮之在膈间心下，以及肠胃脉络，岂有不尽下者哉？但饮久必化标热，故以石膏之辛凉下行者佐之。然后以人参提气，桂枝行阳，趁水饮之下落。而胸中之阳气，得参桂助之，而下展有力。倘胃中但有水饮，而无干结之积聚，是谓胃邪未实。故水饮一去，别无余累而愈矣。然又有水饮虽满，而曾经先结之宿垢自在者，是谓胃实。实者水去而结粪未下，则肠胃之气，滞而难行。三日之水饮再聚，故复发。复与原汤而并不暂愈者，以水落水起，而干结者较胀，以为水饮之根据辅故也。仍主此汤者，始终以去饮为本治也。特去石膏者，饮新复而无化热之标病也；加芒硝者，所以软坚化硬而并去其宿垢也；更加茯苓者，恐芒硝下润之外，其味咸寒聚饮，故以淡渗之品，补救其偏弊也。长沙诊法之玄微，制方之妙义，直有鬼神所莫测者乎？客有难余者曰：本文言医吐下之不愈，彼吐之不愈，宜矣。子言下之不愈，以饮归膀胱为正道，下则直趋大肠而中气愈虚，水愈积之故。是医下之而不愈者，长沙以渗法愈之则得矣。及按防己汤，并无渗水之药，独非从大肠而下者乎？何以虚者即愈也。即如去石膏加茯苓、芒硝一汤。其汤后曰微利则愈。是亦从大肠而利下者，何以实者又愈也，夫以医下之而不愈者，长沙两下之而皆愈。此不解者，一也。且本衣冠文物明曰医已下之矣，长沙又下之矣，安得尚有胃实者，而俟加芒硝以软坚化硬乎。此不解者，二也。答曰：我固知子之所疑者，其以余注为未是也。夫水归膀胱为正道一语。是言去饮之常例，故治饮者，以利小水为正法。至若水势大张，汪洋澎湃，与其从小便吹嘘渗泄之，而耽延时日，其势复不能减。毋宁从大便扫除涤荡之之为直捷痛快乎？且小肠以上之水可渗，小肠以下之水，则水低而失膀胱之部，非下不可。故立甘遂、半夏、十枣、葶苈以及防己等汤，俱不得已之变方变治焉而已。我故曰：水归膀胱为正道者，此也。至于下药多寒，寒则中气愈虚。而水愈积，故不愈。不观防己二汤之重用人参桂枝乎，又何疑于仲景下之，则中气不伤而皆愈也，若夫攻下之理。显而易见。苦寒趋下，咸寒破结。医虽以苦寒下之，而遗咸寒之性。故结者未下耳。此长沙独用芒硝之精意也。语未及终，客唯唯而退。

清·莫枚士，《经方例释》（1884年）：《千金》治痰饮方，有用苓、硝者，取此，宋指迷茯苓丸，亦取此。特指迷以芒硝太峻，变其法为风化硝。

近代·曹颖甫,《金匮发微》(1931 年): 若胃中有宿垢，虽经石膏清热，上冲之气稍平，但一经复发，此方即无效力，故必去清虚热之石膏，加茯苓以利水道，芒硝以通腑滞，膈间支饮，乃得由胃中下走小肠大肠，而一泄无余，盖即阳明实热用大承气汤之义也。此虚实之辨也。

现代·王渭川,《金匮心释》(1982 年): 服药后，如仍痞结坚实，是水停气阻，说明病情又有反复，应于原方中去石膏，加茯苓以导水下行，芒硝软坚破结，才能更合病情，化险为夷。

现代·刘渡舟，苏宝刚，庞鹤,《金匮要略诠解》(1984 年): 服木防己汤之后，痞坚消散，变成柔软，为病已愈。若药后心下仍然痞坚，几日后复发，再用本方不愈者，可用木防己汤去石膏加茯苓芒硝汤。本方加芒硝者，软坚以破凝结之邪；加茯苓者，行水化饮，导水下行，去石膏者，避其气寒而尽防己，桂枝温通之用。

【方论评议】

综合历代各家对木防己去石膏加茯苓芒硝汤的论述，应从用药要点、方药配伍和用量比例三个方面进行研究，以此更好地研究经方配伍，用于指导临床应用。

诠释用药要点：方中木防己清热利湿化饮，茯苓健脾利湿，芒硝软坚泻热，桂枝温阳化饮，人参补益中气。

剖析方药配伍：木防己与芒硝，属于相使配伍，泻热软坚化饮；木防己与桂枝，属于相反相使配伍，相反者，防己清热利饮，桂枝温阳化饮，相使者，桂枝使防己苦寒利饮得以温化；人参与茯苓，属于相使配伍，健脾益气，杜绝饮生之源；木防己与人参，属于相反相畏配伍，相反者，防己清热利饮，人参益气生津，相畏者，人参制约防己寒利伤胃；桂枝与人参，属于相使配伍，益气温阳，使气能化饮；桂枝与茯苓，属于相使配伍，温阳化饮，健脾利湿；人参与芒硝，属于相反相畏配伍，相反者，人参益气，芒硝泻热，相畏者，人参制约芒硝泻热软坚伤胃。

权衡用量比例：木防己与芒硝用量比例是 3 ∶ 4，提示利饮与软坚之间的用量调配关系，以治郁热；木防己与桂枝用量比例是 1 ∶ 1，提示利饮与通阳之间的用量调配关系，以治阳郁；人参与茯苓用量比例是 1 ∶ 1，提示补益与渗利之间的用量调配关系，以治气虚；木防己与人参用量比例是 1 ∶ 2，提示利饮与益气之间的用量调配关系；桂枝与人参用量比例是 1 ∶ 2，提示通阳与益气之间的用量调配关系，以治气虚；桂枝与茯苓用量比例是 1 ∶ 2，提示通阳与渗利之间的用量调配关系，以治饮结；人参与芒硝用量比例是 3 ∶ 2，提示益气与软坚之间的用量调配关系，以治饮结伤气。

【药理作用】 本方具有调节心功能、调节心律、抗心脑缺氧、抗心脑缺血、改善微循环、促进血液循环、降压、降血脂、抗过敏、对血小板呈双向调节、抗肿瘤、抗矽肺、增强机体免疫功能等作用。

木防己汤

【导读】 ①学用木防己汤应重视木防己和人参的用量调配关系、木防己和石膏的用量调配关系、桂枝和人参的用量调配关系。②木防己汤虽是辨治胸膈阳郁热饮证的重要代表方，但在临床中对郁热夹虚证等也具有良好治疗作用。③学好用活木防己汤的第一步是辨清木防己汤由哪些药物组成：组成木防己汤有 4 组药，第 1 组是利湿药即木防己，第 2 组是益气药即人参，第 3 组是温通药即桂枝，第 4 组是清热药即石膏，从 4 组药用量深入学习研究即可用活木防己汤。

【方歌】 木防己汤石桂人，心胸郁热夹气虚，心烦胸闷或咳喘，清热通阳病可除。

【方药】 木防己三两（9 g） 石膏十二枚，鸡子大（48 g） 桂枝二两（6 g） 人参四两（12 g）

【用法】 上四味，以水六升，煮取二升。分温再服。

【功用】 通阳化饮，清热益气。

【适应证】

1. 中医病证：①膈间阳郁热饮夹虚证。胸闷而满，心烦，气喘，心下痞硬坚，面色黧黑，短气，乏力，舌红、苔黄腻，脉迟或沉。②阳虚郁热证。

2. 西医疾病：冠心病、心功能不全、高血压、肺气肿、肺间质纤维化、支气管哮喘、胸腔积水等临床表现符合膈间阳郁热饮夹虚证者。

【用药分析】 方中木防已清热利湿化饮，石膏清热泻火，桂枝温阳化饮，人参补益中气。

【用方思路】

1. 木防已汤既是辨治膈间阳郁热饮夹虚证的重要代表方，又是辨治诸多杂病如心病、脾胃病、肺病、肾病等的重要基础方。

2. 方中木防已既可降泄肌肤营卫之水，又可降泄诸脏腑之水；石膏既可清营卫之热，又可泻脏腑之热；人参可补诸脏腑及营卫之气；桂枝既可通阳，又可温化。从方中用药用量及调配分析得知，木防已汤的应用并不局限于膈间阳郁热饮夹虚证，还可用于辨治诸多杂病，如呼吸、循环、消化、内分泌及代谢等系统疾病。

3. 运用木防已汤辨治的病证（无论病变部位在胸膈、在肺或在心）以膈间阳郁热饮夹虚为主，其治当清热通阳化饮。

【随证合方】 若夹郁，可与枳实薤白桂枝汤合方用之；若夹瘀，可与桂枝茯苓丸合方用之；若夹阳虚，可与理中丸合方用之。应用时还必须结合病变主次酌情调整方药用量。

【注意事项】 运用木防已汤既要辨清西医之病，又要辨清西医之病属于中医热饮夹虚证。辨西医之病可进一步了解疾病的发展演变及转变规律，辨中医之证可更好地针对西医之病选用木防已汤。

【应用指征】 膈间支饮，其人喘满，心下痞坚，面色黧黑，其脉沉紧，得之数十日，医吐下之不愈，木防已汤主之；虚者即愈，实者三日复发，复与不愈者，宜木防已去石膏加茯苓芒硝汤主之。（第十二　24）

【方论】

元·赵以德，《金匮方论衍义》（1368年）：用木防己者，味辛温，能散留饮结气，又主肺气喘满，所以为主治；石膏味辛甘微寒，主心下逆气，清肺定喘；人参味甘温，治喘，破坚积，消痰饮，补心肺气不足，皆为防已之佐；桂枝味辛热，通血脉，开结气，且支饮得温则行，又宣导诸药，用之为使。若邪之浅，在气分多而虚者，服之即愈；若邪客之深，在血分多而实者，则愈后必再发。

清·喻嘉言，《医门法律》（1658年）：木防己汤、葶苈大枣泻肺汤、防己椒目葶苈大黄丸，三方皆治支饮，上入膈中，而有浅深次第之分。首一方先治其肺，中一方颛治其肺，后一方兼治肺府所传之府。盖支饮上入于膈，逼近心肺，奥援肾邪。本文云：其人喘满，心下痞坚，面色黧黑，其脉沉紧，得之数十日，医吐下之不愈，木防己汤主之；虚者即愈，实者三日复发，复与不愈者，去石膏加茯苓、芒硝。盖以支饮上入，阻其气则逆于肺间，而为喘消；阻其血则杂揉心下，而为痞坚，肾气上应，其色黑，血凝之色亦黑，故黧黑见于面部。然且姑缓心肾之治，先治其肺，肺之气行，则饮不逆而俱解耳。木防己味辛温，能散留饮结气，又主肺气喘满。石膏辛甘微寒，主心下逆气，清肺定喘。人参甘美，治喘消膈饮，补心肺不足。桂枝辛热，通血脉，开结气，宣导诸气，在气分服之即愈。若饮在血分，深连下焦，必愈而复发，故去石膏气分之药，加芒硝入阴分，开痞结，消血。石膏与茯苓，去心下坚，且伐肾邪也。葶苈大枣汤，大泻其肺气，亦以气停故液聚耳。防己椒目葶苈大黄丸，治腹满口舌干燥，肠间有水气之证，乃肺气郁于上，以致水饮不行于下，而燥热之甚，用此丸急通水道，以救金气之郁，不治上而治其下，故用丸剂也。

清·张璐，《千金方衍义》（1698年）：用木防己以散留饮结气，石膏主心肺逆气，人参助胃祛水，桂心和荣开结。

清·罗美，《古今名医方论》（1675年）：喻嘉言曰：四方皆治支饮上入膈中，而有浅深次第之分。首二方先治其肺，中一方专治其肺，后一方专治肺气所传之腑。盖支饮上入于膈，逼近心肺，奥援肾邪。本文云：其人喘满，心下痞坚，面色黧黑，其脉沉紧，得之数十日，医吐下之不愈，木防己汤主之；虚者即愈，实者三日复发，复不愈者，去石膏，加芒硝、茯苓。盖以支饮上入，阻其气，则逆于肺间而为喘满；阻其血，则杂揉心下而为痞坚；肾气上应，其色黑，血凝之色亦黑，故黧黑见于面部。然且姑缓心肾之治，先治其肺，肺之气行，则饮不能逆而俱解矣。木防己味辛温，能散留饮结气，又主肺喘满；石膏辛甘微寒，主心下逆气，清肺定喘；人参甘温，治喘，消膈饮，补心肺不足；桂枝辛热，通血脉，开结气，宣导诸药。在气分，服之即愈；若饮在血分，深连下焦，必愈而复发，故去石膏气分之药，加芒硝入阴分，开痰结，消血癖，合之茯苓去心下坚，且伐肾邪也。葶苈大枣汤大泻其肺气，亦以气停，故液聚耳！防己椒目葶苈大黄丸，治腹满，口舌干燥，肠间有水气之症，乃肺气愤郁于上，以致水饮不行于下，而燥热之甚。用此丸急通水道，以救金气之愤郁，不治上而治其下，故用丸剂也。罗东逸曰：此三方《金匮衍义》赵以德注之已详，而喻嘉言合而注之，青出于蓝，故弃赵而取喻耳！

清·李彣,《金匮要略广注》(1682年)：防己利水，入膀胱经以泄水饮于下，石膏味辛，能解肌出汗以散水饮于外，人参补中气以制水，桂枝行阳气以逐水也。

清·张志聪,《金匮要略集注》(1683年)：饮留于支络而不行，故宜防己汤以疏通其经焉。防己、蔓草，臭香中通，其根外白内黄，太阴阳明之通剂，主通经络者也。石膏色质似金，辛甘发散，阳明之宣剂也。人参补中焦之元阳，桂枝助火土之体用。此通经行饮之宣剂也，如胃中虚者，即愈。如饮实于胃者，支络虽通，胃饮复上，是以三日而复发也。复与此汤不愈者，此胃间之留饮尚多，渊渊不息，故虽复与而仍不愈也，宜仍用木防己汤以宣通其支络，去石膏之宣发，加茯苓、芒硝从胃腑下泄焉。

清·魏荔彤,《金匮要略方论本义》(1720年)：仲景为出治支饮之法云：膈间支饮，其人喘满、心下痞坚，面色黧黑，其脉沉紧，得之数十日，医吐下之不愈，木防己汤主之。虚者即愈，实者三日复发，复与不愈者，宜木防己汤去石膏加茯苓芒硝汤主之。言膈间，而罗膈之上、脂膜之间为邪之所在更可明矣。近于肺而逆，故喘满。迫于心而滞，故痞坚。胸膈留阴湿之邪，阳气不能敷达，故面色黧黑。寒湿之气，合饮邪伏留于上部，阳为所郁，故脉沉，内伏阴寒，故脉沉而且紧。证脉一一相符，为支饮无疑也。虽饮在胸膈，可以涌越，而脂膜之中立有窠穴，非吐可尽其邪，所以不愈，主之以木防己汤，以防己除湿逐水为君，以石膏清热利水为佐，以桂枝升阳益胃，人参补气调津，为主治之主治，使邪去而正不伤，且使正旺而邪可自去，诚治支饮不易之法也。虚者邪气微，可以得汤，饮除而愈。实者邪气盛，饮除之不尽，三日后聚则复发而不愈，前方去石膏加茯苓、芒硝，专力破坚逐水，添兹劲旅，直捣深穴，破寇安良，收功可必矣。前方用石膏，恐其群队辛温风燥之药近心而心恶热，故用以镇静其君主，不致扰乱，方可剿掖庭之贼；且湿久郁，其上甚为热，亦必用辛凉以解散为驱逐也。不然，水温阴寒，逼处胸膈，岂滋用寒凉乎？不知热因寒用，有妙道焉。谨表出仲景之意，使天下后世遵信之勿疑可矣。后方去石膏加茯苓、芒硝，以其既散复聚，则有坚定之物留作包囊矣。芒硝咸寒，破坚走水，而仍远于心恶之热以代石膏，恐其以坚投坚而不破，战以软投坚而即破也。非仲景孰能于近心之处，用远热之法，治寒湿之邪若此之神妙者乎！后学慎勿轻言能读仲景哉！

清·尤在泾,《金匮要略心典》(1729年)：虚者即愈，实者三日复发。复与不愈者，宜木防己汤去石膏，加茯苓芒硝汤主之，支饮上为喘满。而下为痞坚，则不特碍其肺，抑且滞其胃矣，面色黧黑者。胃中成聚，营卫不行也。脉浮紧者为外寒，沉紧者为里实。里实可下，而饮气之实，非常法可下，痰饮可吐。而饮之在心下者，非吐可去，宜其得之数十日，医吐下之而不愈也，木防己、桂枝，一苦一辛，并能行水气而散结气，而痞坚之处，必有伏阳。吐下之余，定无完气，书不尽言，而意可会也，故又以石膏治热。人参益虚，于法可谓密矣。其虚者外虽痞坚，而中无结聚，即水去气行而愈，其实者中实有物，暂行而复聚，故三日复发也。

清·黄元御,《长沙药解》(1753年): 治膈间支饮，其人喘满，心下痞坚。面色黧黑，脉沉紧者。以土湿胃逆，不能行水，故饮停于胸膈。胃逆而阻胆经之降路，故心下痞坚。胃逆而阻肺气之降路，故胸中喘满。人参、桂枝，补中而疏木；防己、石膏，泻水而清金也。

清·陈修园,《金匮要略浅注》(1803年): 主以木防己汤者，以防己纹如车辐，运上焦之气，使气行而水亦行。石膏色白体重，降天气以下行，天气降则喘满自平。得桂枝为助，化气而蒸动水源，使决渎无壅塞之患。妙在重用人参，补五脏，益中焦，俾输转有权，以成其攻坚破结之用，故曰虚者即愈。

清·朱光被,《金匮要略正义》(1803年): 膈间属太阳部分，清虚之境，无物可容，乃饮邪上干为喘为满，如蒙蔽天空之象。心下将及阳明，地分冲要之所，何由至于痞坚，是必误吐误下，伤及脾胃，以致胃中虚，客气动膈而心下益增其痞塞也。由是胃之精华不能上充于面，而徒存湿火郁蒸，色见黧黑。黧黑者，焦褐之黑色也。其脉沉紧的，是水寒相搏之脉象，且至数十日之久，邪愈缠绵，则正益耗伤，是必宣壅与养正兼施，庶合病机。故君之以木防己，宜心下之壅也；佐之以桂枝，布膈间之阳也；壅久恐生郁热，加石膏以清之；正虚恐邪不运，用人参以补之。使邪不实而虚，但清热祛湿则愈矣。

日本·丹波元简,《金匮玉函要略辑义》(1806年): 防己，古称木防己，分汉木而为二种者，苏敬、陈藏器以后之说,《太平御览》载《吴氏本草》曰：木防己，一名解离，一名解燕,[神农]辛,[黄帝、岐伯、桐君]苦无毒,[李氏]大寒，如葛茎蔓延如芄，白根外黄似桔梗，内黑文如车辐解，可以证矣……防己，散饮泄水，石膏清肺热，止喘满，桂枝、人参通阳补气，若夫水邪结实者，非石膏之所能治，代以芒硝，峻开坚结，加茯苓利水道也。

清·陈元犀,《金匮方歌括》(1811年): 按：防己入手太阴肺，肺主气，气化而水自行矣；桂枝入足太阳膀胱，膀胱主水，水行而气自化矣。二药并用，辛苦相需，所以行其水气而散其结气也。水行结三，则心下痞坚可除矣。然病得数十日之久，又经吐下，可知胃阴伤而虚气逆，故用人参以生既伤之阴，石膏以镇虚逆之气，阴复逆平，则喘满面黧自愈矣。此方治其本来，救其失误，面面俱到。

清·王孟英,《温热经纬》(1852年): 尤拙吾曰：防己、桂枝，一苦一辛，并能行水气而散结气。而痞坚之处，必有伏阳。吐下之余，定无完气。书不尽言，而意可会也。故又以石膏治热，人参益虚，于法可谓密矣。其虚者外虽痞坚，而中无结聚，即水去气行而愈。其实者中实有物，气暂行而复聚，故三日复发也。去石膏加芒硝者，魏伯乡云：以其既散复聚，则有坚定之物，留作包囊，故以坚投坚而不破者，即以软投坚而即破也。加茯苓者，亦引饮下行之用耳。邹润安曰：防己之茎如木，故名木防己。后世以其出汉中，因又名汉防己，非二物也。如仲圣但以防己名汤，则曰木防己汤。连他物以名汤，则除去木字，以便称谓耳。后人以茎为木，以根为汉，及治风治水之分，均属臆断。

清·莫枚士,《经方例释》(1884年): 色黑带黄，脉紧且沉，是肾家有蕴热矣。喘满者，肺气被水饮所抑而不宣也。桂枝、石膏以宣肺，防己以清肾中不结之热，故曰虚者即愈。若结则用硝，故别之言实，上寒下热则中壅，而用人参者，以经吐下，故其痞坚者，正如甘草泻心症之心下痞，由于胃虚肾逆比也，喘以吐致，痞以下致。《本经》防己辛平，治风寒温疟，热气，诸痫，除邪，利大、小便。《别录》谓：其治水肿、风肿，去膀胱气。陶弘景云：防己是疗风水要药。又《十剂》云：通可去滞，通草、防己之属是也。泉谓：防己与木通性近，故《十剂》并称之。李杲谓：防己治湿热，宜于下焦，不宜于上焦者，当是也。此方与防己茯苓汤，同为防己桂枝并用法，为肺肾两治之用，彼症水气外著，则加黄芪；此症水气内郁，则加石膏为异。

清·王旭高,《退思集类方歌注》(1897年): 桂枝、防己，一苦一辛，并用能行水散结。而痞坚之处必有伏阳，吐下之余定无完气，故又加石膏除热，人参益气。支饮在气分者，服木防己汤即愈。若饮在血分，深达下焦，必愈而复发。以其既散复聚，则有坚物留作澼囊，故去石膏气分之药，加芒硝消痰结破血澼，合之茯苓去心下坚，且伐肾邪也。此治支饮浅深次第之法，医宜细审。

清·唐容川,《金匮要略浅注补正》(1893年)：三焦膈膜通气行水之道也，故主防己之通有孔者，以行膜中之水。仲景治膜中之义，可由此推之。

清·戈颂平,《金匮指归》(1907年)：防己、石膏，辛平气寒，清降天气，固阳藏丣；阳不藏丣，表里经道不温，以桂枝辛温，温通表里经道之阴，阴，得阳则生；阳不内藏于丣，温生其阴，阴液不足于里，以人参甘寒多液，和阳气内藏。右四味，以水六升，象阴数得阳变于六。煮取二升，分温再服，象一阳举二阴偶之，分温表里。天气不能清降其阳，液虚半里者，服此汤，阳气即进半里，内藏于丣，曰：虚者即愈。三日，寅时也，阴液坚实半里下者，寅时阳气来半表下，其人喘满，心下痞坚服作，再与木防己汤，其阳不前进半里藏于丣者，适木防己汤，去石膏，清降天气，加茯苓淡通阴土之阴；芒硝咸寒下降，入半里下软其燥坚。右五味，以水六升，象阳气藏半里土中，阴数得阳变于六，煮取二升，去滓，内芒硝，再微煎，分温，再服，微利则愈，象一阳举得二阴偶之，分温半里幽微处之阴得利半表，以固其阳，则愈。

近代·曹颖甫,《金匮发微》(1931年)：故宜苦寒之防己以泄下焦，甘寒体重之石膏以清胃热，又以心阳之不达也，用桂枝以通之，以津液之伤于吐下也，用人参以益之，此仲师用木防己汤意也。但此证，胃中无宿垢，但有胃热上冲，阻水饮下行之路而喘满痞坚者为虚，故但于方剂中用石膏以清胃热，中脘已无阻碍，盖即阳明虚热用白虎汤之义也。

近代·赵桐,《金匮述义》(1940年)：陈元犀曰：防己入太阴肺，肺主气，气化而水自行矣。桂枝入足太阳膀胱，膀胱主水，水行而气自化矣。而药并用，辛苦相须，所以行其水而散其结气也。水行结散，则心下痞坚可除矣。然病得之数十日之久，又经吐下，可知胃阴伤而虚气逆，故用人参以生既伤之阴，石膏以镇虚逆之阳，阴复逆平则喘满面黧自愈。此方治其本来，救其失误而面面俱到也。

近代·彭子益,《圆运动的古中医学》(1947年)：治饮停胸膈，喘满心下痞坚，面色黧黑，其脉沉紧者。饮停胸膈，阳气不能上达，而内结化燥，故面色黧黑，饮停而饮，石膏清燥开结，桂枝达阳气，人参补中气保津液也，肺气不降，故喘满。其脉沉紧，燥热内结之象。木防己泄水饮，石膏清燥开结。桂枝达阳气，人参补中气，保津液也。

现代·王渭川,《金匮心释》(1982年)：本节指出支饮证治。本证病人发病数十日，曾用吐、下诸法治疗仍不愈，是支饮重证，病情虚实复杂，此时宜用木防己汤。方中防己、桂枝一苦一辛，行水饮而散结气，可使心下痞坚消散，石膏辛凉，以清郁热，人参扶正补虚。

现代·刘渡舟，苏宝刚，庞鹤,《金匮要略诠解》(1984年)：治用木防己汤，行水散结，补虚消痞。方中木防己辛温，通结气，散留饮，桂枝温通经脉，温化水饮；石膏清除伏郁之阳热；人参补肺脾之气，恢复久病吐下之虚损。四药合用，可以温化水饮，消散痞坚，降逆平喘，扶正补虚。

现代·王付,《经方学用解读》(2004年)：膈间阳郁热饮证的基本病理病证是膈间阳气郁滞；邪热从郁而内生；热与饮相结于膈间。因此，治疗膈间阳郁热饮证，其用方配伍原则与方法应重视以下几个方面。

针对证机选用通阳涤饮药：胸为阳气之所居，阳气不得运行而郁结于胸膈。又阳能气化水津，阳气内郁而不得气化水津，然则水津不得阳气所化而为饮邪，饮邪内生且又阻遏阳气不得气化水津，证以胸膈痞闷，气喘为主，其治当通阳散郁，涤饮化饮。如方中桂枝、防己。

合理配伍清热化饮药：阳气内郁而化热，邪热与饮邪相结且又阻滞胸中气机，气机滞涩于胸膈，气不得气化水津而为饮，其治当清热化饮。如方中防己、石膏。

妥善配伍益气药：胸膈为宗气之所居，阳气内郁而不得气化，进而导致阳气生成不足；又，邪热易伤气，故其治当补益正气。如方中人参。

随证加减用药：若小便不畅者，加滑石、泽泻，以清热泻饮；若胸中郁热者，加栀子、淡豆豉，以清热宣畅气机；若心烦者，加知母、竹叶，以清热除烦等。

【方论评议】

综合历代各家对木防己汤的论述，应从用药要点、方药配伍和用量比例三个方面进行研究，以此更好地研究经方配伍，用于指导临床应用。

诠释用药要点：方中木防己清热利湿化饮，石膏清热泻火，桂枝温阳化饮，人参补益中气。

剖析方药配伍：木防己与石膏，属于相反相畏相使配伍，相反者，木防己清热利饮，石膏泻热生津，相畏者，石膏制约木防己利饮伤津，相使者，清利郁热；木防己与桂枝，属于相反相使配伍，相反者，防己清热利饮，桂枝温阳化饮，相使者，桂枝使防己苦寒利饮得以温化；木防己与人参，属于相反相畏配伍，相反者，防己清热利饮，人参益气生津，相畏者，人参制约防己清利伤胃；桂枝与人参，属于相使配伍，益气温阳，使气能化阳，阳能化饮。

权衡用量比例：木防己与石膏用量比例是3∶16，提示利饮与生津之间的用量调配关系，以治热饮；石膏与桂枝用量比例是8∶1，提示清热与温阳之间的用量调配关系，以治阳郁；木防己与人参用量比例是3∶4，提示利饮与益气之间的用量调配关系，以治热伤气。

【药理作用】本方具有调节心功能、调节心律、抗心脑缺氧、抗心脑缺血、改善微循环、促进血液循环、降压、降血脂、抗炎、抗过敏、镇痛、抗菌、对血小板呈双向调节、抗肿瘤、抗矽肺、增强机体免疫功能等作用。

五苓散

【导读】①学用五苓散应重视桂枝和白术的用量调配关系、茯苓和泽泻的用量调配关系、猪苓和泽泻的用量调配关系。②五苓散虽是辨治三焦水气证的重要代表方，但在临床中对表里兼证等也具有良好治疗作用。③学好用活五苓散的第一步是辨清五苓散由哪些基础方和药物组成，组成五苓散有1个基础方和3组药：基础方是猪苓散，3组药中第1组是利湿药即猪苓、泽泻、茯苓，第2组是健脾益气药即白术，第3组是温通药即桂枝，基础方猪苓汤健脾利湿，从1个基础方和3组药用量深入学习研究即可用活五苓散。

【方歌】五苓散治表里证，泽泻白术猪茯苓，桂枝解表能化气，辨治杂病用药精。

【方药】猪苓去皮，十八铢（2.3 g）　泽泻一两六铢（3.8 g）　白术十八铢（2.3 g）　茯苓十八铢（2.3 g）　桂枝去皮，半两（1.5 g）

【用法】上五味，捣为散，以白饮和，服方寸匕，日三服。多饮暖水，汗出愈，如法将息。

【功用】化气行水，解肌散邪。

【适应证】

1. 中医病证：①脾胃水气痞证：心下痞满，或有悸动，或有水逆声，口燥而渴，心烦，小便不利，苔薄略黄，脉沉。②太阳中风证与中焦（脾胃）水气证相兼：发热，恶风寒，汗出，渴欲饮水，水入则吐，苔薄，脉浮或紧。③太阳中风证与上焦水气证相兼：发热，恶风寒，汗出，心烦，口干而不欲饮水，苔薄，脉浮数。④太阳中风证与下焦（膀胱）水气证相兼：发热，恶风寒，汗出，消渴即渴欲饮水而量多，小便不利，脉沉或浮。⑤下焦水气证：脐下悸即脐下有跳动感，呕吐涎沫，头晕目眩，或不能站立，苔薄，脉沉。⑥湿居脾胃证：脘腹胀满，或水肿，或四肢肿，身重而困，小便不利，苔薄而腻，脉沉紧。⑦湿热霍乱轻证：呕吐，下利，头痛，发热，身疼痛，热多欲饮水，苔薄，脉沉或脉浮或浮数。

2. 西医疾病：急性肠胃炎、慢性胰腺炎、慢性肝炎、脂肪肝、小儿消化不良、肾病综合征等临床表现符合三焦水气证者。

【用药分析】方中茯苓益气健脾渗湿，猪苓清热利水渗湿，泽泻泻热渗利水湿，白术健脾益气制水，桂枝辛温解肌、通阳化气。

【用方思路】

1. 五苓散既是辨治三焦水气证的重要代表方，又是辨治诸多杂病如脾胃病、心病、肾病、肝病、皮肤病的重要基础方。

2. 方中泽泻、猪苓既可清热，又可利水；白术、茯苓既可健脾，又可制水；桂枝可温化五脏六腑之水气。从方中用药用量及调配分析得知，五苓散的应用并不局限于三焦水气证，还可用于辨治诸多杂病，如消化、循环、泌尿、内分泌系统疾病及皮肤病等。

3. 运用五苓散辨治的病证（无论病变部位在脾胃、在肺或在心）以三焦水气为主，其治当温阳健脾，清利水气五苓散。

【随证合方】 若夹阳虚，可与真武汤合方用之；若夹虚热，可与猪苓汤合方用之；若夹湿热，可与牡蛎泽泻散合方用之。

【注意事项】 运用五苓散既要辨清西医之病，又要辨清西医之病属于中医水气证。辨西医之病可进一步了解疾病的发展演变及转变规律，辨中医之证可更好地针对西医之病选用五苓散。

【应用指征】

（1）太阳病，发汗后，大汗出，胃中干，烦躁不得眠，欲得饮水者，少少与饮之，令胃气和则愈。若脉浮，小便不利，微热，消渴者，五苓散主之。（71）

（2）脉浮，小便不利，微热，消渴者，宜利小便、发汗，五苓散主之。（第十三　4）

（3）发汗已，脉浮数，烦渴者，五苓散主之。（72）

（4）伤寒，汗出而渴者，五苓散主之；不渴者，茯苓甘草汤主之。（73）

（5）中风发热，六七日不解而烦，有表里证，渴欲饮水，水入则吐，名曰水逆，五苓散主之。（74）

（6）病在阳，应以汗解之，反以冷水潠之，若灌之，其热被劫不得去，弥更益烦，肉上粟起，意欲饮水，反不渴者，服文蛤散；不差者，与五苓散。（141）

（7）本以下之，故心下痞，与泻心汤，痞不解，其人渴而口燥、烦，小便不利者，五苓散主之。（156）

（8）太阳病，寸缓关浮尺弱，其人发热汗出，复恶寒，不呕，但心下痞者，此以医下之也。如其不下者，病人不恶寒而渴者，此转属阳明也。小便数者，大便必硬，不更衣十日，无所苦也。渴欲饮水，少少与之，但以法救之；渴者，宜五苓散。（244）

（9）霍乱，头痛，发热，身疼痛，热多欲饮水者，五苓散主之；寒多不用水者，理中丸主之（386）

（10）假令瘦人脐下有悸，吐涎沫而癫眩，此水也，五苓散主之。（第十二　31）

【方论】

宋·寇宗奭,《本草衍义》(1116 年)：泽泻，其功尤长于行水。张仲景曰：水搐渴烦，小便不利，或吐或泻，五苓散主之。方用泽泻，故知其用长于行水。《本经》又引扁鹊云：多服，病人眼涩，诚为行去其水。张仲景八味丸用之者，亦不过引接桂、附等，归就肾经，别无他意。凡服泽泻散人，未有不小便多者；小便既多，肾气焉得复实？今人止泄精，多不敢用。

金·成无己,《注解伤寒论》(1144 年)：发汗已解，胃中干，烦躁不得眠，欲饮水者，少少与之，胃气得润则愈。若脉浮者，表未解也。饮水多，而小便少者，谓之消渴，里热甚实也；微热消渴者，热未成实，上焦燥也，与五苓散，生津液和表里。淡者一也。口入一而为甘，甘甚而反淡，甘缓而淡渗。猪苓、白术、茯苓三味之甘，润虚燥而利津液；咸味下泄为阴，泽泻之咸，以泄伏水；辛甘发散为阳，桂枝之辛甘，以和肌表。

金·成无己,《伤寒明理药方论》(1156 年)：茯苓味甘平，猪苓味甘平，甘虽甘也终归甘淡。《内经》曰："淡味渗泄为阳，利大便"。曰："攻下利小便。"曰："渗泄水饮内蓄"，须当渗泄之，必以甘淡为主，是以茯苓为君，猪苓为臣。白术味甘温，脾恶湿水饮内蓄，则脾气不治，益脾胜湿，必以甘为助，故以白术为佐。泽泻味咸寒,《内经》曰："咸味下泄为阴泄"，饮导溺，必以咸为助，故以泽泻为使。桂味辛热，肾恶燥，水蓄不行，则肾气燥。《内经》曰："肾恶燥急，食辛以润之"，散湿润燥。故以桂枝为使，多饮暖水令汗出。

愈者以辛散水气外泄，是以汗润而解也。

元·王好古，《此事难知》（1308 年）：五苓散为下药，乃太阳里之下药也。太阳高则汗发之，下则引而竭之。渴者，邪入太阳本也，当下之，使从膀胱出也。肾燥，膀胱热，小便不利，此药主之。小便利者，不宜用。然太阳病，热而渴，小便虽利，亦宜五苓散下之。

假令太阳证，伤寒自外入，标本有二说：以主言之，膀胱为本，经络为标；以邪言之，先得者为本，后得者为标。此标先受之，即是本也；后入于膀胱，本却为标也。此乃客邪之标本也，治当从客之标本。小肠，火为本。膀胱，水为本。寒毒之气，从标入本，邪与手经相合，而下至膀胱，五苓散主之。桂枝，阳中之阳；茯苓，阳中之阴，相引而下，入于本道，出邪气。手经自上之下，足经丙火壬水，小肠自下之上，膀胱火邪之气，从下之上，以内为本。水中有火，火为客气，当再责其本。两肾相通，又在下部，责在下焦。下焦如渎，相火明也，生地黄、黄柏主之。邪从本受，下焦火邪，遗于小肠，是热在下焦，填塞不便，自内而之外也。

明·许宏，《金镜内台方议》（1422 年）：故用茯苓为君，猪苓为臣，二者之甘淡，以渗泄水饮内蓄，而解烦渴也。以泽泻为使，咸味泄肾气，不令生消渴也。桂枝为使，外能散不尽之表，内能解有余之结，温肾而利小便也。白术为佐，以其能燥脾土而逐水湿也。故此五味之剂，皆能逐水而祛湿，是曰五苓散，以其苓者令也，通行津液，克伐肾邪，号令之主也。

明·汪石山，《医学原理》（1525 年）：治伤寒小便不利。经云：甘缓而淡渗。是以用白术健脾输津液，官桂和荣卫以通血脉，茯苓、猪苓、泽泻渗水而利小便。

明·吴昆，《医方考》（1584 年）：伤寒小便不利而渴者，此方主之。水道为热所秘，故令小便不利；小便不利，则不能运化津液，故令渴；水无当于五味，故用淡以治水。茯苓、猪苓、泽泻、白术，虽有或润或燥之殊，然其为淡则一也，故均足以利水。桂枝辛热，辛热则能化气。经曰：膀胱者，州都之官，津液藏焉，气化则能出矣。此用桂之意也。桂有化气之功，故并称曰五苓。浊阴既出下窍，则清阳自出上窍，又热随溺而泄，则渴不治可以自除。虽然，小便不利亦有因汗下之后内亡津液而致者，不可强以五苓散利之，强利之则重亡津液，益亏其阴，故曰大下之后复发汗，小便不利者，亡津液故也，勿治之，得小便利必自愈。师又曰：太阳随经之邪，直达膀胱，小便不利，其人如狂者，此太阳之邪不传他经，自入其腑也。五苓散主之，亦是使阳邪由溺而泄耳。

霍乱热多欲饮水者，阳邪也，此方主之。邪在上焦则吐，邪在下焦则泻，邪在中焦则既吐且泻，名曰霍乱。霍乱责之里邪，里邪责之水谷。是方也，桂能建中，术能安谷，茯苓、猪苓、泽泻能安水。水谷得其安，则霍乱自止矣。此五苓治霍乱之意也。

明·吴昆，《医方考》（1584 年）：水寒射肺而成咳者，此方主之。上焦有火，渴饮凉水，水为火格，不得润下，停留于膈，水寒射肺，故令人咳。淡足以渗水，故用茯苓、猪苓、泽泻、白术；辛温足以散寒，故用桂心。向非水寒为患，则五苓非所宜矣。有表证者，以伤寒门小青龙汤主之。

明·方有执，《伤寒论条辨》（1592 年）：泽泻长于行水，由其咸寒能走肾也。术性最善胜湿，以其苦甘而益脾也。二苓淡渗，利水以滋干。桂擅辛甘，祛风而和表。然术与泽泻，有苓事也。桂与苓者，岂非以其走阴而致师邪。谓五苓散两解表里而得汗者，里属腑，腑者，阳也，表本阳，所以一举而两得，故曰汗出愈也。

明·施沛，《祖剂》（1627 年）：成无己云：苓，令也。通行津液，克伐肾邪，专为号令者，苓之功也。又曰：甘字从口、从一。淡者，一也。甘甚而反淡，甘缓而淡渗。二苓、白术味俱甘平，润虚燥而利津液。咸味下泄为阴，泽泻之咸以泄伏水。辛甘发散为阳，桂枝之辛甘以和肌表。利大便曰攻下，利小便曰渗泄，此太阳膀胱经下药也。太阳病，高则汗而发之，使邪从膀胱出也。

明·张卿子，《张卿子伤寒论》（1644 年）：淡者，一也，口入一而为甘，甘甚而反淡，甘缓而淡渗，猪苓、白术、茯苓，三味之甘，润虚燥而利津液。咸味下泄为阴，泽泻之咸，以泄伏水。辛甘发散为阳，桂枝之辛甘，以和肌表。

清・喻嘉言,《尚论后篇》(1648年)：水道为热所蔽，故令小便不利。小便不利，则不能运化津液，故令渴水无当于五味，故用淡以治水。茯苓、猪苓、泽泻、白术，虽有或润或燥之殊，然其为淡则一也，故均足以利水。桂性辛热，辛热则能化气。《内经》曰：膀胱者，州都之官，津液藏焉，气化则能出矣。此用桂之意也。

清・李中梓,《伤寒括要》(1649年)：淡味渗泄为阳，内蓄水饮，须渗泄之，故以二苓泽泻为主。脾土强旺，则小饮不敢停留，故以白术为佐。水蓄则肾燥，经曰：肾苦燥，急食辛以润之。故用桂为向导之使。

清・喻嘉言,《医门法律》(1658年)：本文云：假令瘦人脐下有悸，吐涎沫而癫眩，此水也，五苓散主之。此寻常一方耳。深维其义，譬如以手指月，当下了然。盖瘦人木火之气本盛，今以水饮之故，下郁于阴中，挟其阴邪鼓动于脐，则为悸；上入于胃，则吐涎沫；及其郁极乃发，直上头目，为癫为眩。《巢氏病源》云：邪入之阴则癫，夫阳郁于阴，其时不为癫眩，出归阳位，反为癫眩者，夹带阴气而上也。故不治其癫眩，但散其在上夹带之阴邪，则立愈矣。散阴邪之法，固当从表，然不如五苓散之表法为长，以五苓散兼利其水耳。今世之用五苓散者，但知其为分利前后水谷之方，不知其为分利表里阴阳之方。方下所云：多饮暖水汗出愈之文，总置不录，何其浅耶！不但此也，即如小青龙一方，世但知为发表之轻剂，全不知其为利小水而设。夫山泽小龙，养成头角，乘雷雨而直奔沧海，其不能奋髯而升天，奚待问哉！所以《金匮》治支饮五方，总不出小青龙一方为加减，取其开通水道，千里不留行耳。

清・张璐,《伤寒缵论》(1667年)：此两解表里之药，故去覆取微汗。茯苓、猪苓味淡，所以渗水涤痰也；泽泻味咸，所以泄肾止渴也；白术味甘，所以燥脾逐湿也；桂枝味辛，所以散邪和荣也。欲兼温表，必用桂枝；专用利水，则宜肉桂，妙用全在乎此。若以其辛热而去之，则何能疏肝伐肾，通津利水乎？此逐内外水饮之首剂。《金匮》治心下支饮眩冒，用泽泻汤，治呕吐思水用猪苓散，随意取用二三味成方，总不出是汤也。《祖剂》云：五苓散，治伤寒温热病，表里未解，头痛发热，口燥咽干，烦渴饮水，或水入即吐，或小便不利，及汗出表解，烦渴不止者，宜服之。又治霍乱吐利，躁渴引饮，并治瘦人脐下有动悸，吐涎沫而逆翻胃也。诸如此者，咸属水饮停蓄，津液固结，大小便结，但须增损合宜耳。

清・程应旄,《伤寒论后条辨》(1670年)：五苓散能通调水道，培助土气，其中复有桂枝以宣通卫阳，停水散，表里和则火热自化，而津液得全。烦与渴，不必治而自治矣。然犹多服暖水，令汗出者，上下分消其水湿也。是则五苓散与桂枝、麻黄二汤，虽同为太阳经之药，一则解肌发汗而治表，一则利小便渗热而治里，标与本所主各有别矣。

清・柯琴,《伤寒来苏集》(1674年)：猪苓色黑入肾，泽泻味咸入肾，具水之体。茯苓味甘入脾，色白入肺，清水之源。桂枝色赤入心，通经发汗，为水之用。合而为散，散于胸中则水精四布，上滋心肺，外溢皮毛，通调水道，一汗而解矣。本方治汗后表里俱热、燥渴、烦躁、不眠等症，全同白虎。所异者，在表热未解，及水逆与饮水多之变症耳。若谓此方是利水而设，不识仲景之旨矣。若谓用此以生津液，则非渗泄之味所长也。

清・罗美,《古今名医方论》(1675年)：伤寒之用五苓，允为太阳寒邪犯本，热在膀胱，故以五苓利水泻热，然用桂枝者，所以宣邪而仍治太阳也。杂症之用五苓者，特以膀胱之虚，寒水为壅，兹必肉桂之厚以君之，而虚寒之气始得运行宣泄。二症之用稍异，不可不辨。加茵陈为茵陈五苓散，治酒积黄瘅。盖土虚则受湿，湿热乘脾，黄色乃见。茵陈专理湿热，发汗者所必用也；佐以五苓，旺中州，利膀胱；桂为向导，直达热所，无不克矣。

清・陈尧道,《伤寒辨证》(1678年)：五苓散本两解表里之药，今之知用桂枝者鲜矣。

殊不知欲兼治表，必用桂枝，专用利水，则宜肉桂，以肉桂辛热，能引诸药直达热邪蓄结之处。故茯苓、猪苓味淡，所以渗水涤饮也。泽泻味咸，所以泻肾邪止渴也。白术味甘，所以燥脾逐湿也。兼以桂有化气之功。如经曰：膀胱者，州都之官，津液藏焉，气化则能出矣。浊阴既出下窍，则清阳自出上窍，又热随溺而泄，则发热口渴之证，不治自愈。

清·汪琥,《伤寒论辨证广注》(1680年)：五苓之中，茯苓为主，故曰五苓散。茯苓、猪苓，味俱甘平。甘虽甘也，终归于淡。甘归于淡，如人多食甘，则口反淡，是也。《内经》曰：淡味渗泄为阳。利大便曰攻下，利小便曰渗泄。水饮内蓄，须当渗泄之必以甘淡为主。是以茯苓为君，猪苓为臣。白术味甘温，脾恶湿，水饮内蓄，则脾气不治，益脾胜湿，必以甘为助，故以白术为佐。**泽泻味咸寒**,《内经》曰：咸味下泄为阴。泄阴导溺，必以咸为助，故以泽泻为使。桂枝味辛热，肾恶燥，水蓄不行，则肾气燥。《内经》曰：肾恶燥，急食辛以润之。散湿润燥，故以桂枝为使。多饮暖水，令汗出愈者，以辛散水气外泄，是以汗润而解也。

清·汪昂,《医方集解》(1682年)：此足太阳药也。太阳之热，传入膀胱之腑，故口渴而便不通。经曰：淡味渗泄为阳。二苓甘淡入肺而通膀胱为君；水无当于五味，故淡能利水。茯苓走气分，猪苓走血分，然必上行入肺，而后能下降入膀胱也。咸味涌泄为阴，泽泻甘咸入肾、膀胱，同利水道为臣；益土所以制水，故以白术苦温健脾去湿为佐；膀胱者津液藏焉，气化则能出矣，故以肉桂辛热为使。热因热用，引入膀胱以化其气，使湿热之邪，皆从小水而出也。

清·李彣,《金匮要略广注》(1682年)：白术补土燥湿，茯苓、猪苓、泽泻使水从小便中泄去，桂枝发汗，泄奔豚之气，多饮暖水助之，令汗出愈，使水从毛窍中散去也，则开鬼门、洁净府，一举两得之矣。

清·张志聪,《伤寒论宗印》(1683年)：经云：地气升而为云，天气降而为雨，此论地气不升，则天气不降，致水津不输，而消渴者也。上节太阳病，至令胃气和则愈，论胃中干燥而烦渴。若脉浮至五苓散主之四句，论水津不能输布而消渴。夫先提胃中干、烦躁欲饮水者，以分别五苓散之治渴，非因干燥之烦渴也。太阳病发汗后，而又大汗出，则水谷之津液大泄，以致胃中干而烦躁欲饮水也。胃不和，则睡不安也。欲得饮水者，少少与饮之，微和润其胃燥则愈。若脉浮小便不利者，非胃中干也。盖浮为气虚，中气虚而不能输化水液，故小便不利也。热微则不当渴，而反消渴者，乃入胃之饮，不能转输，致经液消而渴也。经云：淡味渗泄为阳，猪苓、茯苓、泽泻，皆淡味而能上渗于脾肺，又能下泄于膀胱，白术助脾气以上输，桂枝宣通其经气，气化则小便利而消渴解矣。用散者，取其水液四散之意焉。(眉批：前八句宜总看，盖借此以别五苓之证。本经凡用散者，皆取其升散之义。)泽泻能行水上，味带咸而又能行水下。

清·张志聪,《伤寒论集注》(1683年)：此言土气不升而为燥痞之证也。以因也。本因下之，则中土内虚，故心下痞。与泻心汤，以治心下之邪，则痞不解，其人渴而口燥烦，小便不利者，乃津液不升，由于土气之不能游溢于上通调于下也。五苓散主之，泽泻、猪苓、白术主助地气上升，桂枝、茯苓归伏心气，主助天气下降，天地水火不交而成痞，交则津液通而为泰矣。

清·张志聪,《金匮要略集注》(1683年)：若脉浮者，浮则为虚，脾虚不能为胃行其津液，故小便不利也；身微热者，脾气虚而身热也；消渴者，津液不输而消渴也。五苓散主之，白术助脾土之上输，苓、泽运水道之升已而降。桂枝助三焦之气以温肌肉，用散者取其四散之意，多饮暖水汗出者，助水津之四布也。

清·周扬俊,《金匮玉函经二注》(1687年)：故用五苓治之，茯苓味甘淡，渗泄水饮内蓄，故为君；猪苓为甘平，用为臣；白术为甘温，脾恶湿，水饮内蓄，则脾气不治，益脾胜湿，故为佐；泽泻为咸寒为阴，泄泻导溺，必以咸为助，故为使；桂枝辛热，肾恶燥，水蓄不利，则肾气燥，以辛润之，故亦为使；多饮暖水，令汗出愈者，以辛散水气，外泄得汗而解也。

清·汪昂，《汤头歌诀》（1694年）：二苓甘淡利水，泽泻甘咸泻水，能入肺肾而通膀胱，导水以泄火邪。加白术者，补土所以制水；加官桂者，气化乃能出也。经曰："膀胱者，州都之官，津液藏焉，气化则能出矣。"

清·张璐，《本经逢原》（1695年）：仲景五苓散，祖《素问》泽术麋衔汤，并用生者，但彼兼麋衔以统血，则汗自止；此兼桂枝以通津，则渴自除。

清·张璐，《医通祖方》（1695年）：治伤寒表里未解，渴而小便不利。五苓散本治太阳经邪犯本，渴而小便不利，饮水即吐之水逆，故用二苓、泽、术利水生津，又需桂以蒸动其津，则渴者自不渴矣。后人不达此义，每用五苓治阴虚泉竭之证，重涸其水，发热、发渴势必转剧，岂方之咎欤？况有去桂而用四苓者，曷知此方全赖桂之辛温，则术不至壅满。用方者常须识此，无愧圣贤一脉。

清·高世栻，《医学真传》（1699年）：泽泻，生于水中，其根如芋，能行水上滋。水气必上行而后下降，非专利小便之药也。今人不明经义，谓目疾不可用，恐下泄其水则目枯，岂知泽泻正行水上滋之药也。《太阳篇》五苓散用泽泻，治消渴，小便不利。以泽泻行水上滋，故治消渴、水气；上而始下，故利小便。犹木通之横通旁达，则小便自利。二者皆非下行之药也。

清·钱潢，《伤寒溯源集》（1707年）：术性燥湿扶土制水，使脾气健而足以散精，胃气强而津液自运。李时珍云：术除膀胱之湿，则气得周流。又云：茯苓气味淡而渗，其性上行，生津液，开腠理，滋水之源而下降利小便。洁古谓其属阳，浮而升，言其性也。东垣谓其为阳中之阴，降而下，言其功也。洁古又云：淡为天之阳，阳当上行，何以反利水而泻下。气薄者，阳中之阴，所以茯苓利水泻下，不离阳之体，故入手太阳。猪苓淡渗，令气升而又能降，故能开腠理，利小便，与茯苓同功，但不入补药耳。泽泻气平而味甘淡，淡能渗泄，气味俱薄，所以利水而泄下。脾胃有湿热，渗去其湿，热亦随去，而土得令清气上行，使天气清爽。愚按阳中之阴者，天气也，人身之肺气也。唯其地有阳气上升，然后天有阴气下降。天气下降，然后有雨霈露零之妙。所以诸利小便之药，皆气味轻薄而上行于肺，至肺气下行而小便渗利，故肺为水之化源也。世人不知气交升降之义，但曰水出高原，仅以肺为化源，浅矣。《邵子皇极经世》之《远取诸物篇》云：羽族八窍，以无肺之一脏，故无小便也。桂性辛热而下行，入肾而走命门。膀胱者，肾之府也。经云：州都之官，津液藏焉，气化则能出矣。三焦者，决渎之官，水道出焉。以膀胱为津液之府，而三焦能决其水者，何也？盖三焦为命门真阳之火气，总领脏腑经络营卫内外左右之气，而游行于上中下一身者也，故命门为三焦之原，三焦为命门之使，所以命门为体，三焦为用也。所谓气化者，湿化为气而上腾，气化为水而下出。桂者，所以助下焦之阳气上蒸，而使地气上升者也。升已而上焦之天气，还而下降，其氤氲之气，入胞中而渗入膀胱，是为便溺也。是皆由气化而入，更由气化而出者也。若非下焦阳气之蒸腾，恶得有气化而为升降出入之妙乎。是以五苓之有桂，犹釜底之有薪火也，其率淡渗以为功，犹兵之有将帅也。人皆不知此义，畏其热而不敢用。有改而为四苓者，有更桂而用桂枝者，故前人方论中，皆曰以桂枝之辛甘发散和其肌表，互相传习，众论雷同，于杂证中犹知用桂。于伤寒家，无不皆然。孰知仲景汤中，必曰桂枝三两，五苓散内，但曰桂去粗皮半两。试思果用桂枝，因何止一桂字，况桂枝岂有粗皮可去，此一可辨也。倘五苓散中可称桂枝为桂，则桂枝汤中，亦可止用一桂字矣，又何必以两字称之耶。一字两字之称，定之于前人，而后人终不能改，何议论中，偏改桂为桂枝耶。且东垣李氏曰：桂性辛热，阳中之阳也，气之薄者，桂枝也。气之厚者，桂肉也。气薄则发泄，桂枝上行而发表；气厚则发热，桂肉下行而补肾，此天地亲上亲下之道也。岂有以五苓渗湿下泄之剂，而反用上行发表者乎，此皆未烛其理，所以畏热而不敢用，故亦更张其议论也。然仲景原云：桂枝者，取枝上皮也，今方书皆注曰“去皮”，此不知者之讹耳，深所以误后人者也。桂之气味在皮，岂反去之而用淡然无气味之木心，亦何益乎。不然则肉桂亦当去皮而货其木矣，有是理乎。盖肉桂之外皮，以霜皮为无味而去之也，曰去内外皮而为桂心者，亦失之矣。夫桂之甜辣而有气味者在内，宁可内外皆去耶。所谓桂心者，外去其无味之皮，内除其无味之木，其皮内之著于木上者，气味俱厚，乃为桂心耳。此义从来误谬，而李濒湖先生《本草纲目》之正误下，亦有“去内外皮”之一语，岂非智者之一失乎，故并识之。

清·秦之桢,《伤寒大白》(1714年)：太阳有汗发热口渴，小便不利，此热结膀胱之症，故仲景以此方治之。

阳明小便不利，用猪苓汤。太阳之邪热，内结膀胱，而小便不利，用此方。但白术凝滞，桂枝辛热，必得里无郁热者，可用。

清·魏荔彤,《金匮要略方论本义》(1720年)：于是用桂枝以驱表邪，佐以术苓泽泻以固土逐水，加以多饮暖水，使汗出而表解。水既不逆，小便利而里解，而病有不愈者乎？程说补出“小便不利”四字，犹见太阳犯本里证之真，非小便不利，何以水逆而上行，何以水入即格而吐耶？至于经文，此方服药之法之妙，三贤俱未发。五苓必为散，以白饮调服，方能多饮暖水，而汗出始愈。设煎汤而服，则内外迎拒，药且不下，又何能多服水不吐乎？故必服药如法，然后可效，岂止一桂枝汤而已。

又有瘦人脐下有悸，吐涎沫而颠眩。瘦人火盛于内者多，何以反有水邪？阳虚气弱之甚也。脐下悸，阴寒厥逆之气下伏也，即欲作奔豚之兆也。吐涎沫，阴寒水湿之气上逆也。腹膈间上下尽是阴邪，而阳令不行甚矣，为眩为癫，阴病无疑也。主之以五苓散导水升阳，使阴从小便宣泄，而心宇泰然矣。此以治伏留二饮，上则濡首，下则濡尾，太甚之邪也。此亦似为支饮切迫于心者言治法，而凡饮邪之盛者，俱视此为治矣，不必拘也。服法又令多服暖水，汗出自愈，既开鬼路，复通天门。五苓原为表里两治之法也，《伤寒论》仲景言之详矣。

清·魏荔彤,《伤寒论本义》(1724年)：盖先涩塞其下焦滑脱，方可言治中焦之痞也。服之更不止，惟有利小便一法，五苓之用桂枝升阳，猪苓、泽泻降阴，茯苓、白术仍是理中之意，乃合前条之理阴阳，与理中兼施其用者，可以已其下利必矣。

清·尤在泾,《医学读书记》(1729年)：五苓、猪苓，并治脉浮，发热，渴而小便不利之症。然五苓则加桂枝、白术，而治太阳；猪苓则加滑石、阿胶，而治阳明。盖太阳为开，阳明为阖。太阳为表之表，其受邪也，可以热发，可以辛散；阳明为表之里，其气难泄，其热易蓄，其发散攻取，自与太阳不同。是以五苓散加甘辛温药，假阳气以行水；猪苓汤加甘咸寒药，假阴气以利水也。

清·尤在泾,《金匮要略心典》(1729年)：五苓散利其与热俱结之水，兼多饮暖水取汗，以去其水外浮溢之热。热除水去，渴当自止。

五苓、猪苓，并治脉浮，发热，渴而小便不利之症。然五苓则加桂枝、白术，而治太阳；猪苓则加滑石、阿胶，而治阳明。盖太阳为开，阳明为阖。太阳为表之表，其受邪也，可以热发，可以辛散；阳明为表之里，其气难泄，其热易蓄，其发散攻取，自与太阳不同。是以五苓散加甘辛温药，假阳气以行水；猪苓汤加甘咸寒药，假阴气以利水也。

清·王子接,《绛雪园古方选注》(1732年)：苓，臣药也。二苓相辅，则五者之中，可为君药矣，故曰五苓。猪苓、泽泻相须，藉泽泻之咸以润下，茯苓、白术相须，藉白术之燥以升精。脾精升则湿热散，而小便利，即东垣欲降先升之理也。然欲小便利者，又难越膀胱一腑，故以肉桂热因热用，内通阳道，使太阳里水引而竭之，当知是汤专治留着之水，渗于肌肉而为肿满。若水肿与足太阴无涉者，又非对证之方。

清·不著撰人,《伤寒方论》(1732年)：太阳者，膀胱也，邪尚在表则经热……五苓散利水药也，而仲景用之反以有渴为主，或胃干脉浮者，或浮数烦渴者，或渴而口燥烦者，或便数而欲饮水者，岂不知燥渴数热去水则失润耶。谓渴虽燥热亡津也，而燥热之由，则以膀胱为津液之腑。因太阳随经之热郁于膀胱，故逆上而为燥热，为烦渴。在《本经》则小便不利，是燥热为渴之本，膀胱又为燥热之本，惟以五苓通调水道，则火热自化而津液得全，治渴之本也，然太阳之经，与腑气本相通，故有经之余邪袭入腑为烦渴，而经热未除者，亦有腑邪盛而气走经络，至表未全解者，五苓中有桂以解表，暖水以助汗也，苓泽以荡热，白术以建中，而内外之邪顿清，所以五苓为两解表里之首剂。若无表则竟去桂矣，故又有四苓之用也，白虎汤亦治烦渴，乃表证已解邪去太阳，故不责膀胱也。

清·吴谦,《医宗金鉴·订正仲景全书》(1742 年)：君泽泻之咸寒，咸走水府，寒胜热邪；佐二苓之淡渗，通调水道，下输膀胱，则水热并泻也；用白术之燥湿，健脾助土，为之堤防以制水也；用桂之辛温，宣通阳气，蒸化三焦以行水也。泽泻得二苓下降，利水之功倍，则小便利，而水不蓄矣。白术借桂上升，通阳之效捷，则气腾津化，渴自止也。若发热不解，以桂易桂枝，服后多服暖水，令汗出愈。是知此方不止治停水小便不利之里，而犹解停水发热之表也。

清·黄元御,《伤寒悬解》(1748 年)：中风，发热六七日，经尽不解，而且烦渴思饮，外而发热，是有表证，内而作渴，是有里证。内渴欲饮水，而水入则吐者，是有里水瘀停也，此名水逆。由旧水在中，而又得新水，以水济水，正其所恶，两水莫容，自当逆上也。五苓散，桂枝行经而发表，白术燥土而生津，二苓、泽泻行水而泻湿也。多服暖水，蒸泻皮毛，使宿水亦从汗散，表里皆愈矣。

清·黄元御,《长沙药解》(1753 年)：治太阳中风，内有水气，渴欲饮水，水入则吐者。以宿水停留，因表郁而内动，阻隔三阳，不得下行，是以渴欲饮水。而以水投水，又复不受，是以水入则吐。茯、猪、术、泽，泻水而燥土，桂枝行经而发表也。治太阳伤寒，汗后脉浮，小便不利，热微消渴者。以汗泻脾阳，己土湿陷，乙木抑遏，不能疏泄水道，故小便不利。木郁风动，肺津伤耗，是以消渴。茯、猪、术、泽，泻湿而生津液，桂枝达木以行疏泄也。

清·黄元御,《伤寒说意》(1754 年)：五苓散，桂枝外通其经，白术、苓、泽，内泻其水也。

清·徐灵胎,《伤寒论类方》(1759 年)：服散取其停留胸中，多饮暖水，取其气散营卫。桂枝治表，余四味治里。多饮暖水汗出愈，表里俱到。

清·徐灵胎,《伤寒约编》(1759 年)：发汗不解，内复烦渴，明是胸中津液越出，心下之水气不散，故需此培土渗水，发汗除烦之剂。泽泻入下焦，理水之本；猪苓入膀胱，利水之用；白术入脾，制水之逆；茯苓入肺，清水之源；表里之邪不能因水利而尽解，必少加桂枝，多服暖水。俾水精四布，而上滋心肺，外达皮毛，则溱溱汗出，而表里之烦热两解，渴无不除。白饮和服，亦啜热粥之微义。

清·徐灵胎,《杂病证治》(1759 年)：肉桂补火温经兼通溺闭，白术健脾燥湿总理脾元；泽泻泻湿通闭，茯苓渗湿和脾，猪苓通利三焦之湿也。为散，沸汤调，俾火旺土强，则湿邪自化，而小便清长，肿泻无不并退矣。此补火生土之剂，为脾虚寒湿之专方。

清·徐灵胎,《女科指要》(1759 年)：白术健脾土以制湿，茯苓渗湿气以和脾；猪苓利三焦之湿，泽泻利膀胱之湿；肉桂温经散寒以决水道也。为散水煎，使小便通利则湿化，而脾气自强，胃气无不化，吐泻无不除，何胎孕有不安者乎。

白术健脾土以胜湿，肉桂温经气以散寒；猪苓利三焦之湿，泽泻利膀胱之湿；白茯苓以渗湿和脾也。为散水煎，使脾土健运，则寒湿自散而肠胃清和，岂有腹痛泄泻之患乎。

白术健脾土以制湿，肉桂暖肾府以化气；茯苓清治节以调气化，猪苓利三焦以别水谷；泽泻泻浊阴以分清也。为散水煎，使脾土健旺，则土能制湿而清浊无不分，岂有交肠之患乎。

清·强健,《伤寒直指》(1765 年)：淡者，一也，口入一而为甘，甘甚而化淡，甘缓而淡渗。猪苓、白术、茯苓三味之甘，润虚燥而利津液。咸味下泄为阴，泽泻之咸，以泄伏水。辛甘发散为阳，桂枝之辛甘，以和肌表。苓者令也，通行津液，克伐肾邪，专为号令者，苓之功也。五苓之中，茯苓为主，故曰五苓散。《内经》曰：淡味渗泄为阳，水饮内蓄，须渗泄之，必以甘淡为主，故茯苓甘平为君，猪苓甘平为臣，虽甘也，终归甘淡。脾恶湿，水饮内蓄，则脾不治；脾土强旺，则水饮不能停留，故以白术为佐。泄饮导溺，必以咸为助，故泽泻为使。水蓄不行，则肾气燥。经曰：肾恶燥，急食辛以润之，散湿润燥，必桂味辛热为向导之使，多饮暖水，令汗出而愈者，以辛散而水气外泄，故解……方中桂字，诸家俱宗成注作桂枝为解，以五苓为和营解表之剂，殊失方药之大旨，而认证亦错矣……盖因仲景原本，失去“肉”字，但存“桂”字，而诸家皆作桂枝立说，第考方之专主，桂之分两，及后贤方本，俱是肉桂。原以水寒土湿，不能制化，故设补火生土逐之之法，乃五苓之妙用也。若如桂枝，其义何居？非仲景立方鼻祖之意矣。

四画

清·沈金鳌,《杂病源流犀烛》(1773年)：业师孙庆曾先生尝谓余曰：胀肿门，惟水病难治，其人必真火衰微，不能化生脾土，故水无所摄，泛溢于肌肉间，法惟助脾扶火，足以概之。而助脾扶火之剂，最妙是五苓散。肉桂以益火，火暖则水流；白术以补土，土实则水自障；茯苓、猪苓、泽泻以引水，则水自渗泄而可不为患。每见先生治人水病，无不用五苓散加减，无不应手而愈，如响应者。可见无人不知五苓散，而不能用治水病，以致决溃而死者，皆未明病之根源，方之奥妙，而尊之信之，加减以收功也。然其加减，则必有神明乎药物之性，洞悉乎病根所在者，而后所加所减，悉与原方配合，悉与本病无乖，故可投之立效，否亦无益也。

《入门》曰：四气七情疝，通用五苓散。盖猪苓、泽泻，分阴阳以和心、小肠，白术利腰脐间湿与死血，茯苓利膀胱水，木得桂则枯，用以伐肝木。

清·沈实夫,《吴医汇讲》(1792年)：此治小便不利之主方，乃治三焦水道，而非太阳药也。《素问·经脉别论》曰：“饮入于胃，游溢精气，上输于脾，脾气散精，上归于肺，通调水道，下输膀胱，水精四布，五经并行。”此方用桂以助命门之火，是釜底加薪，而后胃中之精气上腾；再用白术健脾，以转输于肺；而后用二苓泽泻，运水道之升已而降。其先升后降之法，与《内经》之旨，滴滴归源，复与太阳何涉？《伤寒论》治小便不利，“汗出而渴者，五苓散主之，不渴者，茯苓甘草汤主之”。盖渴为阳气不足，水不上升也，不升则不降，故用肉桂以升之，二苓、泽泻以降之，而用白术一味，以为中枢。乃注者莫不以渴为热入膀胱，津液被劫所致，如果热入，而复用桂、术，以温液耗津，又二苓、泽泻以渗之，是热之又热，耗之又耗，速之毙矣。且不渴者，反不用五苓，而用茯苓甘草汤，可知不渴则无需桂、术之蒸腾津液，而桂、术之非治太阳，而治三焦，更不待言矣。有小便不通而以桂枝易桂者，此必命门之火未衰，而外有太阳表症，因邪伤太阳，传入三焦，故表邪未解，而三焦之水道不利，即《伤寒论》所谓“中风发热，六七日不解而烦，有表里证，渴欲饮水，水入则吐者，名曰水逆，五苓散主之”是也。表症为太阳不足，故用桂枝以宣阳气，通津液于周身，即《经》文“水精四布，五经并行”之旨，非用之以通水道下出也。里症为三焦之气化不宣，故用二苓之泻，以通三焦之闭塞，非开膀胱之溺窍也。夫下焦之气化不宣，则腹膨而小便不利，水蓄膀胱，此乃水蓄于膀胱之外，不能化入膀胱，故用五苓以化之。亦有用桂枝而效者，因卫出下焦，助太阳气化以运之，非为太阳腑内之水蓄也。如三焦既将水气运化入于膀胱而不出，此真太阳府内痹而不宣，即胞痹症也。《素问·痹论》曰：“胞痹者，少腹膀胱按之内痛，若沃以汤，涩于小便，上为清涕。”水在膀胱之内，是膀胱胀满而非腹胀，故按之内痛；若沃以汤，其溺孔之道痹而不通，故涩于小便；膀胱痹气随太阳经脉之行以从巅入脑，故上为清涕。此真太阳本府水结膀胱之内，而非腹中膨胀之小便不利也。总之，水入膀胱之内，方属太阳，若水在膀胱之外，腹膨满而小水不利者，此脏腑之外，躯壳之内，三焦主之。虞大民曰：三焦者，指腔子而言也。故治腹满肿胀之症，设使一味利水，则三焦之气更不能施化，而膀胱津液为之下竭，非仲景五苓之意也。

清・吴坤安,《伤寒指掌》(1796年)：邵仙根评：暖水可多服，则水逆者是冷水。水能制火而润土。水土合和，则气化流通。同五苓散解表泄热，而病自愈也。然水亦不可恣饮，少少与之，胃和则愈。如多饮，必致水气为患，而有悸喘等病矣。

清・陈修园,《长沙方歌括》(1803年)：按：苓者，令也。化气而通行津液，号令之主也。猪苓、茯苓、泽泻，皆化气之品，有白术从脾以转输之，则气化而水行矣。然表里之邪，不能因水而两解，故必加桂枝以解之，作散以散之，多服暖水以助之，使水精四布，上滋心肺，外达皮毛，微汗一出，而表里之烦热两蠲矣。白饮和服，亦即桂枝汤啜粥之义也。

本方重在内烦外热，用桂枝小发汗以解表，不是助四苓以利水。其用四苓，是行其积水留垢，不是疏通水道，以白饮和服方寸匕，今用三钱，日三服，多饮暖水，汗出愈。多饮暖水，使水精四布，上滋心肺，外达皮毛，溱溱汗出，表里之烦热两除矣。白饮和服，即啜粥之微义也。按此汤与桂枝去桂、加茯苓白术汤，及猪苓汤，细细分别，方知仲景用药之妙。桂枝色赤入内，四苓色白归辛，丙辛合为水运，用之为散，散于胸中，必先上焦如雾，然后下焦如渎，何有烦渴癃闭之患哉？

清・朱光被,《金匮要略正义》(1803年)：此明水饮从下焦来者，不可因形症在上面误治上焦也，其病机在脐下悸上见。如瘦人身中本无湿之可责，乃何以脐下有悸而上见吐涎沫、头目颠眩？此非水饮在肺而口吐涎沫也，亦非心下支饮而头目眩冒也。观其悸在脐下，脐属少阴，肾气之所主，膀胱为肾之府，气化失宣。水邪得以据之，藉肾气以上陵，故脐下动惕，土恶水激也。吐涎颠眩者，下焦水逆，则上焦肺胃之精气亦不能四达，而惟壅阻于膈间，为吐涎，为颠眩也。是不开膀胱，则所客之水邪，何由得出狡焉？思逞之肾邪，何由得服？而上焦之清气，何由得布？因以专经太阳之桂枝，领茯苓以伐上泛之水，领泽泻以泻肾脏之水，领猪苓以泄膀胱之水，白术培脾胜湿，以固中土之堤防，如是则在里之水无虞其不尽矣。然太阳主表，桂枝虽为解肌神品，然领诸里药下趋，则外达之力，恐其不逮，多饮暖水取汗，使太阳之气表里洞达，而阴邪等于见观矣。饮暖水，即服桂枝汤啜稀热粥之法也。

清・陈元犀,《金匮方歌括》(1811年)：按：脐下动气，去术加桂，仲师理中丸法也。兹何以脐下悸而用白术乎？不知吐涎沫是水气盛，必得苦燥之白术方能制水；颠眩是土中湿气化为阴霾上弥清窍，必得苦燥之白术方能胜湿，证有兼见，必须变通。

清・吕震名,《伤寒寻源》(1850年)：此治太阳表病不解，邪陷入府，烦渴而小便不利者宜之。亦两解表里之法也。以其有表证，故用桂枝主表而化气。以其有里证，故用苓泽主里而利水。水不下趋，势必上泛，故用白术奠安太阴，以土制水。此方不宜汤而宜散，以散能逗留中焦，通调水道，更借多服暖水之力，使水精四布，上输下注，热解津回，则小便利而渴自止矣。按渴欲饮水，有类白虎加人参证，何以彼宜白虎，此宜五苓。盖白虎主治阳明经热，五苓主清太阳府热；白虎证脉洪大，是表证已解，五苓证脉浮数，表证未解；以此为辨。诸家皆以导湿滋干，释五苓之取义。但以桂枝之辛温，苓泽之渗泄，即白术亦主燥脾，与生津润燥之义，全不相涉，而渴证宜之何也。盖此证由经入府，水蓄于下，不能输津于上，故治渴必先治水，且散服而多饮暖水，自有输精散布之功。

清・王孟英,《温热经纬》(1852年)：方中行曰：术上不当有“白”字。雄按：二十四铢为一两，每铢重四分二厘弱，六铢为锱，即二钱五分，十八铢即七钱五分也。沈果之曰：中风发热六七日不解而烦，有表里证，渴欲饮水，水入即吐者，名曰水逆。五苓散主之。盖表证为太阳不足，故用桂以宣阳气，通津液于周身，即《内经》“水精四布，五经并行”之旨，非用之以通水道下出也。里证为三焦之气化不宣，故用泻、术、二苓以通三焦之闭塞，非开膀胱之溺窍也。夫下焦之气化不宣，则腹膨而小便不利。水蓄膀胱，是为胞痹，此乃水蓄于膀胱之外，不能化入膀胱，故用五苓以化之。至小便不利，汗出而渴者，亦主以是方。而不渴者，茯苓甘草汤主之。盖渴为阳气不足，水不上升也，不升则不降，故用桂以升之，二苓、泽泻以降之，而用术以为中枢，乃注者莫不以渴，为热入膀胱，津液被劫所致。如果热入而复用桂、术以温液耗津，又加苓、泽之渗之，是热之又热，耗之又耗，速之毙矣。且不渴者反不用五苓而用茯苓甘草汤，可知不渴则无须桂、术之蒸腾津液，而桂、术之非治太阳而治三焦，更不待言矣。

清·姚球,《伤寒经解》(1859年)：泽泻泻寒水之湿，白术散太阴之精。二苓使肺气通调，利水道而止烦渴。桂枝祛风，而辛热以化气；合四苓，气化及州都，风散湿行，而病愈矣。以上三方，皆锉成末，盖取水气少也。

清·石寿棠,《医原》(1861年)：观麻杏甘膏以下诸汤，皆兼治胸中心中水饮、痰涎、结气者也。所谓六经不外三焦者如此，所谓寒燥搏湿者如此。而未已也，更有六七日发热不解而烦，渴欲饮水，水入则吐，名曰水逆，此表邪未解，里又停水，其人无恶寒见证，与小青龙证有别，但发热不解，又不可不兼治，主以五苓散（桂枝、白术、茯苓、猪苓、泽泻）。多饮暖水，汗出愈。盖取方中桂枝，化膀胱之气，又能解肌，一药而两用之者也。他如发汗后，水停胸中不下，烦渴，小便不利，或因误下而痞，口燥烦渴，小便不利，或病本应汗，而反以冷水浴之，致水气结于皮肤肌肉之间，肉上粟起，意欲饮水（意欲二字宜玩，是欲饮而又不饮之意）。而反不渴，皆与五苓散，导胸中水邪，从小便解。若阳明发热，渴欲饮水，用猪苓汤，是不取五苓散中之桂枝解表、化气，而取猪苓汤中之阿胶、滑石润燥清热矣（猪苓、茯苓、泽泻、滑石、阿胶）。若少阴下利，咳而呕，心烦不得眠（停水见证），用文蛤散，引心下湿热从小便出，以文蛤燥湿清热，又能滋阴，一举而三善备焉。又有汗出不渴者，水邪外溢也，厥而心下悸者，水邪凌心也，皆主以茯苓甘草汤，镇水邪下降；不尔，汗多则亡阳，水由心下入胃则作利也。凡此皆治膀胱腑邪者也。夫膀胱为至下之腑，而见证多在心肺之间者，以金为水源，金郁则不输水，水上逆则克火，故见证如此。所谓寒燥搏湿，病见膈上者，又如此。

清·王士雄,《随息居重订霍乱论》(1862年)：仲圣于霍乱，分列热多寒多之治，皆为伤寒转为霍乱而设，故二多字最宜玩味，所云热多者，谓表热多于里寒也；寒多者，里寒多于表热也，岂可以热多二字，遂谓此方可治热霍乱哉？沈果之云：其用桂者，宣阳气，通津液于周身，非用之以通水道下出也；用泻、术、二苓，以通三焦之闭塞，非开膀胱之溺窍也。如果热入而渴，复用桂、术以温液耗津，又加苓、泽以渗之，是热之又热，耗之又耗，速之毙矣。余谓观此，则多饮暖水，汗出愈之义益明，故霍乱无阳气郁遏身热表证，无三焦闭塞气化不宣之里证，而欲饮水者，切勿误解热多为热证，而妄援圣训，浪投此药也。

清·费伯雄,《医方论》(1865年)：湿为地之气，其中人也缓，其入人也深，其为病也不可以疾而已。坐卧卑湿，汗渍雨淋，此湿之自外来者也；多食浓腻，过嗜茶酒，此湿之自内生者也。治湿必先理脾，脾土健运，始能渗湿，此定法也。又须分利，使浊阴从下而出，亦定法也。五苓散，仲景本为脉浮、小便不利、微热、消渴、表里有病者而设。方中宜用桂枝，不可用肉桂。后人遂通治诸湿、腹满、水饮、水肿、呕逆、泄泻、水寒射肺或喘或咳、中暑烦渴、身热头痛、膀胱热、便秘而渴、霍乱吐泻、痰饮湿症、身痛身重等症。总之，治寒湿则宜用肉桂，不宜用桂枝。若重阴生阳，积湿化热，便当加清利之药，并桂枝亦不可用矣。至加减之附方，各有宜称，亦当细细参之。

清·郑钦安,《医理真传》(1869年)：五苓散一方，乃化气行水之方也。因寒伤太阳之腑，气化不宣，水道不利而生邪热。热伤津液，不能上升，故渴；气化不行，尿欲出而不即出，故痛。今得二苓、术、泽，专行其水以培中，最妙在桂枝一味，化膀胱气机，气机化行，自然郁热解而寒邪亦解。此方重在化气，不重在去热一面，可知气化行，即是去热也，世多不识。

清·高学山,《伤寒尚论辨似》(1872年)：

故宜以五苓行渗水解热之法，术、桂之甘温而辛者，扶胃中之真阳，以发其运动之机，而为胸中膻中之阳，少展地步；二苓之淡渗，透其流滞之湿；君泽泻者，取其穿行川泽，为透水之向导，使之开前阴以决其流也，则旧水去而新水可入，然后服水以从上焦之所好，服暖水以便中焦之所宜，多服暖水，以俟其自汗而解外，盖因此症，经邪轻，故不能从经而传阳明之肌肉，腑邪重，故由膀胱而水逆，此用药注意在府，而以多服暖水顺带治经耳。

或曰，散中有三可疑，前人曾未道及，敢请，猪苓固苓矣，何以并泽泻、桂、术，而亦苓之？一也。以药物名汤，多取分两重者，何以弃泽泻之重者而名其轻？二也。他方之用桂者，必别枝与肉之名，此则或枝、或肉，使人不知所从，三也。长沙或各有见乎，对曰：然，本方固渗水之剂，猪苓以劫为渗，茯苓以劝为渗，宜以主治。若夫泽泻为入水之舟楫，桂为治水之疏濬，术为障水之堤防，及其成功，则俱从苓化故也。分两之重者名方，将有兼人之智勇，而兵自协从之理也。夫猪茯之淡渗，同功合德，二而一者也，即两物而合视之，不更重于泽泻乎？至于桂之不列枝、肉，则俟后学之神而名之耳。盖胃阳素弱之人，一遇此症，当用肉桂之煐土以为渗法，所谓扶胃中之阳以发其运动之机，是也。若平素胃阳不亏，此等症候，便宜缩用疏泄解肌之桂枝，入于大队下泄之内，以为解水之阵，所谓为胸中膻中之阳，少展地步者，是也。喻氏谓单属桂枝，非，谓四苓解内，桂枝解外，尤非。夫大将提兵北伐，未闻偏裨敢有违令南行者，且多用，半夏之降，五味之敛，即能监麻黄为小青龙，彼已知其非汗剂，何昧于五苓中之桂枝耶？然则所以解外者何？曰：水逆欲平，上焦之郁热已得宽展，盖解于多服暖水以畅之耳。

清·高学山,《高注金匮要略》(1872 年)：盖去水固其本治，至去水以泻膀胱，而少腹不得以有余者上乘胸膈。其治脐下之悸者，一也。水去而无饮气上射，则涎沫下摄者，二也。水去而浮鼓之气下伏，则巅眩可除者，三也。且苓术桂枝，又能填在天之清气，以御脐下之上乘，四也。多服暖水以取汗，既恐肠间之水，溢于经络，复恐浮鼓之气，未得尽平，而以微汗散之者，五也。长沙之诊法方意，入微入妙，大率如斯。

清·唐宗海,《血证论》(1884 年)：仲景此方，治胸满发热，渴欲饮水，小便不利，而用桂枝入心以化胸前之水结，余皆脾胃中州之药，使中上之水得通于下则小便利，散于上则口渴除，达于外则身热解。今遇小便不利，便用五苓散，虽云桂入膀胱化气，然桂实心肝之药，火交于水，乃借治法，不似附子、台乌，本系膀胱正药也。且阴水可用，而阳水绝不可用。

清·莫枚士,《经方例释》(1884 年)：［泉案］此猪苓散加桂、泻也。桂以散太阳之经邪，泻以行膀胱之府水，为太阳病经府同治之法。近吴又可《温疫论》曰：五苓散，以太阳表证未罢，并入膀胱，用四苓以利小便，用桂枝以解表邪，为双解法。即如少阳并于胃，以大柴胡合表里而治之。今人但见小便不利，便用桂枝，何异聋者之听宫商，斯论是矣。详太阳从经入府之途二，入膀胱者，主五苓散，其症渴而小便不利，疑于上消；不渴而小便利数，疑于下消，故引申之，二方恒以之，治三消。一则津停，一则津竭。津停者，病在肺，而治在膀胱，以肺通调水道，下输膀胱故也。肺之外候有邪，故用桂。津渴者，病在脾，而治在胃，以脾主为胃行其津液故也。津液在脾，故用芍药，皆不离乎？桂枝汤之意，此桂枝汤所以兼治表里虚实诸症也。太阳经邪入膀胱之故，亦二风伤卫而延及膀胱者，主五苓散，膀胱有停津也，卫主气，气帅液故也；《证类·卷十二》引《图经》称：五苓散为猪苓散，与猪苓、茯苓、白术三味者同名。而云冬时寒嗽如疟状者，亦与此。泽泻善治伏水，当为此方主药，故独重，成氏君茯苓恐非，苓与猪、术皆为臣，而桂枝为佐使，何以言之？泽泻味咸寒，咸味之物润。《内经》云：盐之味咸者，其气能令器津泄，泽润也，泻泄也，名义相符矣。经又曰：咸味渗泄为阴，故泄。停水者，必以咸为主，是知泽泄为君也。茯苓以下，当如成说。

清·戈颂平,《伤寒指归》(1885 年)：五，土数也。苓，灵也，阴得阳则灵。散者布也，阴得阳则布。白术，甘温多脂，能温润土中气液。桂枝，得子水之阳而冬荣，其枝色紫赤，得子水之阳而化生，气味辛温，辛之言新也，得子水阳化而日日新也，取其枝，象经络之形，温通表里经络之阴，化气从新也。泽泻形圆，甘寒气味，甘，土味也，寒，水气也，生于水，一茎直上，能启水阴之精气，上滋胃土。茯苓、猪苓，淡然无味，入土中，能化气行水，上通半表脉道，半表上阳得阴和，内阖于午，半里下阴得阳运，外开于子，阴阳和利表里。

主五苓散，布半里下阴液从子左舒，上润胃燥。

清·戈颂平,《金匮指归》(1885年)：五，土数也；苓，灵也，阴得阳则灵。散，布也；阴，得阳则布。阳浮半表上，无阴液布于表，以和其阳；白术甘温多脂，固半表上阳气；阳浮半表上，表里经道不温，以桂枝辛温，温通表里经道之阴；泽泻甘寒，输转泽中水气上济其阳；茯苓、猪苓淡甘，入土中化气行水。右五味，为末，五，土数也；白饮，米炊也，服方寸匕，日三服，多服暖水，汗出愈，象三阳得米饮之阴，入土中，运居里之水气外达毛窍，和利表里则愈。

清·周学海,《读医随笔》(1891年)：仲景治伤寒蓄水，用五苓散，多饮暖水者，岂所蓄之水不足利耶？盖此证虽云蓄水，亦兼蓄热，水与热各搏于一偏，泽、茯、暖水并进，使两邪一齐并去，不致水去热起。且其时表邪未净，方中桂枝既宣膀胱气化，亦以清理表邪也。邪水不能作汗，必借暖水之精，以蒸动作汗也，手法之密何如耶？以一方一法，而两解里邪，一解表邪，手法之迅何如耶？古人利小便法，不可胜纪，大致不外养阴、理气两途，是利小便之先，正有大段事在，而小便之利，特其征验耳！今人不求所以利小便之故，不拘何病而混用之，又不求所以利小便之法，仅取泽、茯而直用之。在外感则邪气内陷，在内伤则真阳下泄，抑更有丧心之说焉。小便一利，表气乍陷，升气乍匿，病形必为之暂隐，遂指为病减，以欺病家，旋即推手，以卸祸于后来之医也。误用麻、桂而汗脱，误用硝、黄而泄脱，世皆知之；误用泽、茯而渗脱，独无有知者，以其虽用渗药，而小便不必见利，元气脱于无形故也。此祸近日儿科尤甚，不问何病，一利之后，垂头丧气，中气不续，不能自言，旋变喘促，更谓气拥而破降之，遂四肢微掣，目胞下垂，额冷汗出，而魂不返矣。大抵小儿病，平日多是风寒、乳滞，或久卧湿褥，身伤于湿也；夏月拥抱太久，是大人身上热气、汗气，逼入小儿身中、腹中也。治宜宣开疏化，佐以清降，其渗利敛涩，皆未可轻试。

清·唐容川,《伤寒论浅注补正》(1893年)：方用桂枝为主，导心火下交于水以化气。白术升津，茯苓利水。为利水化气升津除热之妙剂，此所以化气之理也。

清·王旭高,《退思集类方歌注》(1897年)：二苓、泽泻，为利水之主药。用白术者，培土以制水也。加桂枝者，因表未全解也。服后多饮暖水，取其气散营卫，令得似汗而表里双解矣。

清·张秉成,《成方便读》(1904年)：故用二苓泽泻，直入膀胱，泻其热结之水邪，表既未除。故用桂枝以解不尽之表。湿盛则土衰，故用白术崇土，以胜其湿，使脾土有健运之功，表里两解，正气不伤耳。如湿邪在里，外无表证者，则用肉桂。假其大辛大热，以入下焦，化其阴湿，开之导之，随苓泽渗利，自无留滞也。

近代·何廉臣,《增订伤寒百证歌注》(1928年)：苓者，令也，化气而通行津液，号令之主也。猪苓、茯苓、泽泻，皆化气之品，有白术从脾以转输之，则气化而水行矣。然表里之邪不能因水利而两解，故必加桂枝以解之，作散以散之。多服暖水以助之，使水精四布，上滋心肺，外达皮毛，微汗一出，而表里之烦热两蠲矣。白饮和服，亦即桂枝汤啜粥之义也。设非用散而用煎，则内外迎拒，药且不下，又何能多服暖水不吐乎。

近代·陆渊雷,《伤寒论今释》(1930年)：此汤及干姜附子汤，俱是阳虚之证，惟彼则汗下逆施，表里之阳俱虚，故用生附而配以干姜，此则过汗，但虚其表阳，而有肌肉挛急之证，故用炮附而配以芍药。病不解，反恶寒，为阳虚之故。因已，然但以恶寒而用此汤，则证候不备。得古益氏之说，而后此方可施于实用焉。

近代·曹颖甫,《伤寒发微》(1931年): 若脉浮、小便不利、微热、消渴，则为大汗之后，浮阳张发于外，输尿管中水气被吸，不得下行，如是则宜五苓散以利小便，但使水道下通，而阳气得以还入胃中，和其入胃之水饮，而消渴自愈。此正与痰饮心下有水气而渴，服干姜、细辛而反不渴者同例。方治后“多饮暖水汗出愈”七字，与本证不合，或传写之误也。

近代·祝味菊,《伤寒方解》(1931年): 本方以猪苓、泽泻为主药。其适用标准在太阳病发汗过度，水分消耗而体温未调，分泌机能障碍，小便不利，微热消渴者，故用猪苓、泽泻之消水利尿，茯苓渗湿，白术布津，而桂枝则调节血行也。煮服法中所云“多饮暖水”者，即代偿消耗水液，以助体温之调解耳。太阳病中七十条、七十二条、七十三条、七十四条，太阳病下一百六十六条，皆为五苓散所主之证。阳明病二百五十六条为与五苓散之证。

近代·徐大桂,《伤寒论类要注疏》(1935年): 五苓散证，系太阳汗泄过度，阳热外越，水腑内结之病。方用二苓、泽泻，化气利水；尤重在桂枝、白术，温脾化气，鼓阳气以上行外达，使表里温通，膀胱之气化以出。内而烦渴、小便不利，外而脉浮、身热等证，同时得汗出而俱解矣。

按：五苓散证，系太阳汗泄过度，阳热外越，水腑内结之病。方用二苓、泽泻，化气利水；尤重在桂枝、白术，温脾化气，鼓阳气以上行外达，使表里温通，膀胱之气化以出。内而烦渴，外而脉浮、身热等证，同时得汗出而俱解矣。

近代·赵桐,《金匮述义》(1940年): 茯苓，色白入肺，味甘入脾，淡渗膀胱。肺令降则水行，脾气运则水化，膀胱输则水道通也。猪苓生于枫根，秉性于阴，与茯苓生于松根秉性于阳者稍别（茯苓利阴水，猪苓利阳水），疏通膀胱，其力更大。泽泻一直上，通利脾胃，下输膀胱，其功亦同，白术培土制水，健脾生津。桂枝辛甘发散，上宣心阳，更能外通太阳之经，内温膀胱之腑。生津之理，不外肺脾肾脏。治水大法，尤关三脏。如此则表解津生而水利矣。妙在多饮暖水，发泄腠理。经云：“三焦膀胱者，腠理毫毛其应。”三焦水道，毫属太阳也。

近代·彭子益,《圆运动的古中医学·伤寒论方解篇》(1947年): 无恶寒发热项强之荣卫证，而发热心烦，渴欲饮水，水入仍吐与心悸，皆水湿隔阻相火不降之故。术、苓、泽泻、猪苓以泄水湿，桂枝助肝经之疏泄以行水。湿去火降，故吐止、热止、悸止也。

发汗之后，脉数烦渴。发汗伤及太阴，太阴湿起，阻格相火不能下降，故烦而渴。脉数者，虚也。故以五苓泄太阴之湿也。若发汗后脉浮，小便不利而微热消渴。此渴亦太阴之湿也。微热脉浮，亦湿格相火也。故以五苓泄太阴之湿也。若病在表，不发汗而以冷水潠之灌之，肉上粟起，欲饮而反不渴。亦太阴湿溢于皮肤，亦宜五苓泄太阴之湿也。

若服泻心汤，痞不解反渴而口燥生烦，小便不利。此下伤中气，水湿不行，阻格上焦相火所致，宜五苓以泻水湿也。复利不止者，当用五苓散利小便也。

近代·冉雪峰,《冉注伤寒论》(1949年): 按太阳本寒标热，故太阳病不解，不化热，则化水。大青龙证，即化热的渐端，小青龙证，即化水的渐端。小青龙方证，小便不利，去麻黄加茯苓，盖化太阳的表气，则宜麻黄。化太阳的里气，则宜茯苓。桂枝伍麻黄，则化表气的力大，桂枝伍茯苓，则通里气的力大。此为方药通义……五苓散化气行水，气化水行，水行热去，恰到好处。桂枝汤的和表，化为五苓散的和里，又斡运服法，俾以和里者和表，而为表里两和。方注多饮暖水，汗出愈，不曰小便利愈，而曰汗出愈，义可深思。再由此多饮暖水汗出愈七字体会，内外上下，是气是水，非气非水，亦气亦水，氤氲鼓荡，活泼泼一片化机。《内经》：“故入于胃，游溢精气，上输于脾，脾气散精，上归于肺，肺气通调，下输膀胱，水精四布，五经并行。”将人身水化气，气化水，整个灵妙体工，完全绘出。但是就生理诠说，不意方剂治疗，亦有如此景象，先辈造诣，煞是可钦。此方与桂枝汤，一内一外，两两辉映，随所裁化，适应无穷，在学者体会运用何如。五苓方中当着眼的：一是用白术。白术为补脾正药，汗伤中气，不能斡运，此时即用桂苓化气于下，而脾不转运，将何以上输，为水精四布回转枢纽。二是用桂枝独少。桂枝汤桂枝是三两，此方只半两，这不啻说明义取化气通里，而不是化气通表。三是用泽泻独多。泽泻既能气化水，使水下行，又能水化气，使气上达，曰泽曰泻，顾名可以思义。方内猪苓、茯苓只用十八铢，而泽泻用一两六铢。由药识方，由方认证，经论奥义，跃跃显出。脉浮烦躁，上条已详，此条只多一个数字，言不仅当知浮者为虚，并当知数者亦为虚，推而至于烦躁，亦是虚烦虚躁，似表实里，似实实虚，为学者进一步示范。金鉴欲加小便不利四字，反嫌叠床架屋，不宁不识经论义理，并不识经论文法。

故用白术调中，肉桂化气，代心君通聘报使，作交肾的先导。本条气不化，用桂气化则水行。本条原兼热，用桂水行则热去，二苓一起阴气，一濡阴液，不徒以渗利见长，妙在用泽泻之多，一茎直上，清升而泽。金鉴释此方外发内利，汗出，小便利则愈。在前太阳中篇五苓散本条，原具此项功能，但用释本条，于病情反多隔阂。痞纯在里，又偏于下，决无先汗出之机势，痞解气化，小便利后自汗出，容或有之。但须云小便利，汗出，不得云汗出，小便利。学者参透此关，庶对本条病理，和病理与药理化合之真相，方更有进一步的体会。

现代·中医研究院,《伤寒论语释》(1956年)：本方是表里两解的方剂，茯苓、猪苓、泽泻能导水下行，通利小便；白术健脾燥湿；桂枝化气行水，兼解表邪。

现代·陈亦人,《伤寒论译释》(1958年)：本方主要功能是通阳化气，利水和表，方中桂枝通阳化气，白术运脾燥湿，泽泻、猪苓、茯苓淡渗利水，既能通利小便，又能外解表邪，所以用于太阳表证兼有蓄水非常确当。但从临床来看，表证并非必具，也不单是膀胱蓄水证，凡属寒湿所致的泄泻、水肿、黄疸等病证，使用本身都有一定效果。

许氏抓住水湿二字，颇得五苓作用的要领。王氏提出脾精升则湿热散，又说肉桂热因热用，则求深反晦，脱离实际。果真是湿热证，五苓散怎么能用？二陈之解，着重在脾不转输，与许氏水湿之论吻合，从临床运用五苓散的情况来看，如泄泻、水肿等，也确实与脾的关系最切，所以对进一步理解五苓散的配伍意义，还是有所启发与帮助的……陈来章在分析五苓散的作用时就曾明确提出“治秘（指小便不利）之道有三,一曰肺燥不能化气，故用二苓泽泻之甘淡，以泄肺而降气；一曰脾湿不能升精，故用白术之苦温，以燥脾而升精；一曰膀胱无阳不能气化，故用肉桂之辛热，以温膀胱而化阴，使水道通利，则上可以止渴，中可以去湿，下可以泄热也”。所以必须多方面联系起来理解，才能免于偏执。

现代·安徽中医学院,《伤寒论通俗讲义》(1959年)：本方组合，主要以猪苓、泽泻为君，入肾通利水道，蠲逐饮邪；白术、茯苓健脾渗湿；桂枝通阳化气而解表邪，所以此方为解表利水之专剂。

现代·李翰卿,《中国百年百名中医临床家》(1960年)：此化气利水、温经散寒、表里双解之方。主治外感寒邪，心阳被伤，水邪不化，留于心下致心悸，小便不利，或汗出口不渴。但必须具有不喜冷性饮食，或兼发热恶风寒的表寒现象。茯苓、猪苓、泽泻利水，白术补脾，桂枝温散寒邪。

现代·孙纯一,《伤寒论注释要编》(1960年)：此方为外解表热，内通水府之剂，治小便不利、烦渴自汗发热等症。茯苓泽泻猪苓能导水下行，白术健脾燥湿，桂枝化气行水，兼能解表邪。而桂术同用，健脾温化行水作用更显。

现代·刘渡舟,《伤寒论诠解》(1983年)：五苓散中以猪苓、茯苓、泽泻淡渗利水以利小便；白术助脾气之转输，使水精得以四布；桂枝辛温，通阳化气而解肌祛风。“以白饮和”服，含有服桂枝汤啜粥之义,“多饮暖水”，可助药力以行津液而散表邪。本方通阳化气以利水道，外窍得通则下窍亦利，故曰“汗出愈”。若只是膀胱气化不利的蓄水证而不兼表证者，也可使用本方治疗，此时或用肉桂取代桂枝，取其温阳消阴以行气化之力。总之，本方可通过利下窍而达到利三焦、健脾气、降肺气的治疗目的，正如前人所说，可通行津液，克伐水邪，以行制节之令。方用散剂服用，散者散也，取其迅速发散之意。“方寸匕”，是古代量药的器具，呈正方形，有柄，因其边长一寸，故名“方寸”，用其量药，以不落为度，约合今之10g。

现代·刘渡舟，聂惠民，傅世垣，《伤寒挈要》（1983年）：此方剂型为散，取其发散之义。猪苓、茯苓、泽泻淡渗以利水，白术补脾助输使水津四布；桂枝辛温通阳助气化、解肌驱风。多饮暖水，以行药力、助汗以行津液。

现代·刘渡舟，《金匮要略诠解》（1984年）：治宜五苓散化气利水。方中白术健脾，运化水湿；茯苓健脾利肺，渗利水湿；桂枝温通阳气，以化水湿；猪苓、泽泻利膀胱之气，引水邪下出。

现代·姜春华，《伤寒论识义》（1985年）：张兼善说：“烦渴用白虎汤，宜也；其用五苓散渗津液者，何哉？曰白虎乃表证已解，邪传里而烦渴者用之。今脉尚浮，身有微热而渴，乃表邪未全解，故用桂枝之辛和肌表，白术、茯苓之甘淡以润虚燥”。此说术、苓能润虚燥，而不言淡渗，未免牵强。

现代·王付，《经方学用解读》（2004年）：脾胃水气痞证的基本病理病证是脾胃不能纳运水津，水气壅滞脾胃气机。所以，治疗脾胃水气痞证，其用方配伍原则与方法必须重视以下几个方面。

针对证机选用利水渗湿药：脾主运化水湿，胃主受纳水谷，脾胃之气失调，水湿不得气化而为水气，水气充斥于脾胃，证见心下痞满，或悸动，其治当利水渗湿，以使水湿水气从下而去。如方中茯苓、猪苓、泽泻。

合理配伍健脾药：水气水湿肆虐于脾胃，其治当合理配伍健脾药，以增强脾气运化水湿，使水有所制而不得变为水湿水气。如方中白术、茯苓。

妥善配伍温阳化气药：阳能化水，水气病证得阳而化。所以，治疗水气病证，温阳化气药也至为重要，只有妥善配伍温阳化气药，才能更好地达到治疗目的。如方中桂枝。

随证加减用药：若小便疼痛者，加连翘、瞿麦，以清热解毒利水；若少腹拘急者，加小茴香、木通，以温阳通淋行水；若大便干者，加大黄、栀子，以泻火通便，使热从下而去；若浮肿者，加大腹皮、茯苓皮，以行气利水消肿等。

【方论评议】

综合历代各家对五苓散的论述，应从用药要点、方药配伍和用量比例三个方面进行研究，以此更好地研究经方配伍，用于指导临床应用。

诠释用药要点：方中茯苓益气健脾渗湿，猪苓清热利水渗湿，泽泻泄热渗利水湿，白术健脾益气制水，桂枝辛温解肌、通阳化气。

剖析方药配伍：茯苓与猪苓、泽泻，属于相须配伍，增强清利三焦水气；茯苓与白术，属于相使配伍，健脾利湿燥湿；桂枝与茯苓、猪苓、泽泻，属于相使相畏配伍，温阳化气利水，兼以解表，并制约寒药凝滞；桂枝与白术，属于相使配伍，温阳益气，健脾燥湿。

权衡用量比例：茯苓与猪苓、泽泻用量比例是3∶3∶5，提示益气利水与清热利水之间的用量调配关系，以治水气；桂枝与白术用量比例是2∶3，提示温阳化气与健脾燥湿之间的用量调配关系；白术与茯苓用量比例是1∶1，提示健脾燥湿与健脾利水之间的用量调配关系，以治脾不制水。

【药理作用】 本方具有利尿、抗脂肪肝、保肝、降压、改善微循环、增加血流量、调节血管通透性、调节胃肠平滑肌蠕动、保护胃肠黏膜、调节呼吸中枢、调节水电解质代谢、促进新陈代谢、抗胃溃疡、抗氧化、抗缺血、增强机体免疫功能、降血脂、抗炎、抗菌等作用。

升麻鳖甲去雄黄蜀椒汤

【导读】 ①学用升麻鳖甲去雄黄蜀椒汤应重视升麻和鳖甲的用量调配关系、当归和甘草的用量调配关系。②升麻鳖甲去雄黄蜀椒汤虽是辨治毒热血证的重要代表方，但在临床中对热毒夹气血虚证等也具有良好治疗作用。③学好用活升麻鳖甲去雄黄蜀椒汤的第一步是辨清升麻鳖甲去雄黄蜀椒汤由哪些药物组成，组成升麻鳖甲去雄黄蜀椒汤有4组药，第1组是行散清透药即升麻，第2组是活血补血药即当归，第3组是滋补软坚药即鳖甲，第4组是益气药即甘草，从4组药用量深入学习研究即可用活升麻鳖甲去雄黄蜀椒汤。

【方歌】 升麻鳖甲治热毒，当归甘草调血气，辨治血中夹毒热，解毒泻热化瘀宜。

【方药】 升麻二两（6 g） 当归一两（3 g） 甘草二两（6 g） 鳖甲炙，手指大一枚（10 g）

【用法】 上四味，以水四升，煮取一升。顿服之。老小再服，取汗。

【功用】 解毒清热，凉血化瘀。

【适应证】

1. 中医病证：热毒血郁证。面目赤或青或肿，身疼痛，或疼痛剧烈，咽喉疼痛，舌红，脉数。

2. 西医疾病：毒血症、败血症、红斑狼疮、白血病、再生障碍性贫血、血小板减少性紫癜、荨麻疹等临床表现符合毒热血证者。

【用药分析】 方中升麻透热解毒，鳖甲益阴软坚散结，当归补血活血，甘草益气解毒。

【用方思路】

1. 升麻鳖甲去雄黄蜀椒汤既是辨治热毒血证的重要代表方，又是辨治诸多杂病如肝病、肾病、心病等的重要基础方。

2. 方中升麻既清热，又透散；鳖甲既软坚，又消瘀；当归既活血，又补血；甘草既益气，又解毒。从方中用药用量及调配分析得知，升麻鳖甲去雄黄蜀椒汤的应用并不局限于热毒血证，还可用于辨治诸多杂病，如循环、泌尿、内分泌及代谢、运动等系统疾病。

3. 运用升麻鳖甲汤辨治的病证（无论是心病、肝肾疾病，还是妇科、男科疾病）以热毒血郁为主，其治当清热解毒。

【随证合方】 若夹郁，可与四逆散合方用之；若夹瘀热，可与桃核承气汤合方用之；若夹痰热，可与小陷胸汤合方用之。应用时还必须结合病变主次酌情调整方药用量。

【注意事项】 运用升麻鳖甲去雄黄蜀椒汤既要辨清西医之病，又要辨清西医之病属于中医热毒血郁证。辨西医之病可进一步了解疾病的发展演变及转变规律，辨中医之证可更好地针对西医之病选用升麻鳖甲去雄黄蜀椒汤。

【应用指征】 阴毒之为病，面目青，身痛如被杖，咽喉痛，五日可治，七日不可治，升麻鳖甲汤去雄黄蜀椒主之。（第三 15）

【方论】

清·李彣,《金匮要略广注》(1682年): 阴毒亦主此者，以阴毒蕴结不散，故用升麻达阳气以散凝阴，鳖甲、当归、甘草，同为和阴血，养正气之剂，则身痛、咽痛俱止矣。去雄黄，蜀椒者以其不吐脓血，则无取雄黄之散瘀血（雄黄能使血化为水）；且身痛在表，亦无取蜀椒之温中耳。

清·张志聪,《金匮要略集注》(1683年): 病者七八日，目四眦黑，此邪直干阴脏之气，不可治也。急宜升麻鳖甲汤以解阴毒，雄黄、蜀椒，主治心脏阳分之药，故皆去之。

清·魏荔彤,《金匮要略方论本义》(1720年): 至于阴毒之为病，血分积热同于阳毒，而更深更盛者也。面色青而不赤，厥阴脏色随热上发，且热极似寒，故不赤而青也。身痛如被杖，肝主一身之筋骨，肝脏毒结，则一身筋骨拘急而掣痛也。咽喉亦痛，而不唾脓血，热瘀于甚深之分，又正气弱而不能化脓也，此正如大疮无脓之危证也。亦期以五日可治，七日不可治，总贵图维之于早也。法用前方，而去蜀椒之热、雄黄之散，以当归、鳖甲，引升麻入阴血中，而济以甘草之解毒，庶几血分热升，而厥阴毒解，亦不容不为一试者也。

清·黄元御,《长沙药解》(1753年): 治阴毒为病，面目青，身痛如被杖，咽喉痛。阴毒之病，厥阴乙木之克太阴也。厥阴乙木，开窍于目，木之色青，故面目青。脾主肌肉，足太阴之脉，上膈而挟咽，肝脾郁迫，风木冲击，故身及咽喉皆痛。升麻、甘草，清咽喉而缓急迫，鳖甲、当归，破结滞而润风木也。

清·黄元御,《金匮悬解》(1754年): 阴毒之病，厥阴乙木之邪也。肝窍于目而色青，故面目青。足太阴之脉，上膈而挟咽，脾肝郁迫，风木冲击，故身与咽喉皆痛。升麻鳖甲去雄黄蜀椒汤，升麻、甘草，清咽喉而松迫结，鳖甲、当归，破痞瘀而滋风木也。

清·沈金鳌,《杂病源流犀烛》(1773年)：药即用阳毒方，而反去雄黄、蜀椒之温热者，以邪虽属阴，而既结成毒，则一种阴燥之气，自行于至阴之中。而阴既云燥，温之反有不可，即攻之亦罕有济，故与其直折而过刚之患，不若辛平而得解散之功，此仲景所以单取鳖甲、当归走肝和阴以止痛，升麻、甘草从脾升散以化寒，而毋庸蜀椒之辛温，雄黄之辛锐，直而折之也。然而病之由来，其端不一。

清·吴坤安,《伤寒指掌》(1796年)：邵仙根评：阴毒去雄黄蜀椒二物者，恐阴不可劫，而阴气反受损也。五日邪气尚浅，发之犹易，故可治。七日邪气已深，发之则难，故不可治……而于阴毒，反去蜀椒雄黄，止用鳖甲、当归、升麻、甘草等。入阴以散邪，不取其温烈也。若后人所述阴毒阳毒，乃是极热极寒之证，自应以极热极寒方药为治，不得执定仲景之方。

清·姚球,《伤寒经解》(1859年)：阴毒，邪火中于阴分。故面目青，青主痛。身痛如被杖者，血中邪而痛也。其可治不可治之道，阴阳无二。其治法，则去雄黄、蜀椒，但用归以补血，甘草以止痛，升麻以解疫毒，鳖甲以通关节而已矣。

清·戈颂平,《金匮指归》(1885年)：阴气偏害半里，阴土之液不足，去雄黄、蜀椒辛热之阳，以升麻、鳖甲，达木气于左，以当归、甘草，味厚汁浓，和左达之阳。

清·唐容川,《伤寒论浅注补正》(1893年)：阴毒以面不赤而青，身不斑纹而痛如被杖别之。二证俱咽痛，五日可治，七日不可治。蜀椒、雄黄二物阳毒用之者，以阳从阳，欲其速散也；阴毒去之者，恐阴邪不可去而阴气反受损也。

近代·彭子益,《圆运动的古中医学·金匮方解篇》(1947年)：治阴毒为病。面目青，咽喉痛，身痛如被杖者。此病肝经下陷，肝阳不能上达，故面目皆青。肝经下陷，则胆经上逆，故咽喉痛。肝阳不能运于全身，故身痛有如被杖。升麻当归，升肝阳之下陷，甘草清利咽喉，鳖甲调木通滞也。谨按，咽痛用升麻，危险。曾见咽喉痛用升麻，半日即死者。

【方论评议】

综合历代各家对升麻鳖甲去雄黄蜀椒汤的论述，应从用药要点、方药配伍和用量比例三个方面进行研究，以此更好地研究经方配伍，用于指导临床应用。

诠释用药要点：方中升麻透热解毒，鳖甲益阴软坚散结，当归补血活血，甘草益气解毒。

剖析方药配伍：升麻与鳖甲，属于相使配伍，鳖甲助升麻辛散透散阴中热毒，升麻助鳖甲清热滋阴软坚；升麻与当归，属于相使配伍，升麻助当归活血解毒，当归助升麻透散血中热毒；升麻与甘草，属于相使配伍，清热益气，透散热毒。

权衡用量比例：升麻与鳖甲用量比例是3∶5，提示透热与益阴软坚之间的用量调配关系，以治阴中热毒；升麻与当归用量比例是2∶1，提示透热与补血活血之间的用量调配关系，以治血中热毒；升麻与甘草用量比例是1∶1，提示透热解毒与益气解毒之间的用量调配关系，以治热毒。

【药理作用】 本方具有调节造血功能、改善微循环、增强机体免疫功能、抗氧化、调节心律、改善心肝肺肾功能、调节周围神经、调节内分泌、调节代谢、抗炎、抗菌、抗过敏等作用。

升麻鳖甲汤

【导读】 ①学用升麻鳖甲汤应重视升麻和鳖甲的用量调配关系、当归和蜀椒的用量调配关系、雄黄和甘草的用量调配关系。②升麻鳖甲汤虽是辨治热毒血郁证的重要代表方，但在临床中对热毒夹气血虚证等也具有良好治疗作用。③学好用活升麻鳖甲汤的第一步是辨清升麻鳖甲汤由哪些药物组成：组成升麻鳖甲汤有6组药，第1组是行散清透药即升麻，第2组是活血补血药即当归，第3组是滋补软坚药即鳖甲，第4组是益气药即甘草，第5组是温化解毒药即雄黄，第6组是温通止痛药即蜀椒，从6组药用量深入学习研究即可用活升麻鳖甲汤。

【方歌】升麻鳖甲用当归，蜀椒甘草与雄黄，面赤斑斑如锦纹，解毒化瘀能通阳。

【方药】升麻二两（6 g） 当归一两（3 g） 蜀椒炒，去汗，一两（3 g） 甘草二两（6 g） 雄黄研，半两（1.5 g） 鳖甲炙，手指大一枚（10 g）

【用法】上六味，以水四升，煮取一升。顿服之。老小再服，取汗。

【功用】解毒凉血，化瘀通阳。

【适应证】

1. 中医病证：毒热阳郁血证。面赤斑斑如锦纹，咽喉痛，唾脓血，舌红或紫或有瘀点，脉数。

2. 西医疾病：毒血症、败血症、红斑狼疮、白血病、再生障碍性贫血、血小板减少性紫癜、荨麻疹等临床表现符合毒热阳郁血证者。

【用药分析】方中升麻透热解毒，鳖甲益阴软坚散结，当归补血活血，雄黄温通解毒，蜀椒温阳散结，甘草益气解毒。

【用方思路】

1. 升麻鳖甲汤既是辨治热毒阳郁血证的重要代表方，又是辨治诸多杂病如肝病、肾病、心病等的重要基础方。

2. 方中升麻既清热，又透散；鳖甲既软坚，又消瘀；当归既活血，又补血；蜀椒、雄黄温化郁毒；甘草既益气，又解毒。从方中用药用量及调配分析得知，升麻鳖甲汤的应用并不局限于热毒阳郁血证，还可用于辨治诸多杂病，如循环、泌尿、内分泌及代谢、运动等系统疾病。

3. 运用升麻鳖甲汤辨治的病证（无论病变部位在心、在肝或在肾）以热毒阳郁为主，其治当清热通阳解毒。

【随证合方】若夹湿热，可与泻心汤、栀子柏皮汤合方用之；若夹瘀热，可与桃核承气汤合方用之；若夹寒瘀，可与当归四逆汤合方用之。应用时还必须结合病变主次酌情调整方药用量。

【注意事项】运用升麻鳖甲汤既要辨清西医之病，又要辨清西医之病属于中医热毒阳郁证。辨西医之病可进一步了解疾病的发展演变及转变规律，辨中医之证可更好地针对西医之病选用升麻鳖甲汤。

【应用指征】阳毒之为病，面赤斑斑如锦纹，咽喉痛，唾脓血，五日可治，七日不可治，升麻鳖甲汤主之。（第三 14）

【方论】

元·赵以德,《金匮方论衍义》(1368年)：俱以升麻解热毒为君，当归和血为臣，余者佐之而已。但雄黄、蜀椒，理阳气药也，故病在阴者去之。

清·李中梓,《伤寒括要》(1649年)：观其阴阳二毒，并用一方，已可异矣。及阳毒宜行凉剂，反用雄黄、蜀椒温热之药，阴毒宜行温剂，反去雄黄、蜀椒温热之药，则知此症感天地恶毒之异气，非伤寒余疾，昭然可见。乃后贤不察，却以大寒治阳毒，以大热治阴毒，于仲景之旨不啻径庭矣。又考此方六味，莫非解毒之品，即当归一味，亦导引诸解毒药，敷布于遍体者也。

清·李彣,《金匮要略广注》(1682年)：热毒聚胃，故用升麻入胃经以解毒；鳖甲、当归养阴和血；雄黄解毒散瘀；甘草甘以缓之、泻之，为解毒止痛、吐脓血之圣药；蜀椒辛温，能引热气下行，用治阳毒，所谓从治之法，引火归原之意也。然大法治斑、不可下，恐毒气内陷也；不可汗，恐增斑烂也。今此方云取汗者，因毒气郁蒸为害，须汗以通畅阴阳之气，要不似麻黄汤之大发汗也。阴毒亦主此方者，以阴毒蕴结不散，故用升麻达阳气以散凝阴，鳖甲、当归、甘草同为和阴血、养正气之剂，则身痛咽痛俱止矣。去雄黄、蜀椒者，以其不吐脓血，则无取雄黄之散瘀血雄黄能使血化为水，且身痛在表，亦无取蜀椒之温中耳。

清·张志聪,《金匮要略集注》(1683年)：升麻主解百毒，杀鬼精虫蛊，浮薄轻升，能散阴邪之毒。鳖色青属水，其状随日影而转，乃水中之生阳，故能主治阴蚀。甘草通脉解毒。当归行血归经。雄黄味苦色赤，主杀邪毒而胜五兵。蜀椒圆赤象心，保心神而消阴类，此妖狐阴蛊之毒，转干心脏之阳，故宜保心气而散阴邪也。此血分之邪，转干脏气。当归乃血中气药，能使气血之各有所归。升麻气味俱薄，浮而升，阳也，故主杀阴鬼虫毒。蜀椒无花而实，纯阳之物，故主消阴类，皮红子黑，有若离中之虚，故主保心神。

清·周扬俊,《金匮玉函经二注》(1687年)：俱以升麻解热毒为君，当归和血为臣，余者佐之而已，但雄黄、蜀椒，理阳气药也，故病在阴者去之。如《肘后》《千金》，阳毒去鳖甲有桂枝者，鳖，水族，乃阴中之阳，不如桂枝能调阳络之血，阴毒不去蜀椒者，蜀椒亦阴中之阳，非若雄黄阳中之阳，故留之以治阴也。

清·魏荔彤,《金匮要略方论本义》(1720年)：请为申明阳毒阴毒之义。阳毒之为病，厥阴血分蓄热较浅者也。热蓄必发，发则面赤斑斑如锦文，热之色也。咽喉痛，热毒之熏灼也。唾脓血，毒虽欲成脓而不能尽成脓，仍有血以杂之，郁其邪热，不能宣泄。此血热之结于厥阴，而就其可为升举者言之也。五日之内，及早图维，散其阴分之热，升其深郁之阳，而毒可渐减；七日以上，毒结于肝脏，必移患于心，心脏受邪，难于救矣。仲景主之以升麻鳖甲汤。升麻者，升其阴分之郁热也；当归引入血分也；甘草解毒缓中之品也；鳖甲直入厥阴之药也；蜀椒治热于阴中，用之为开导也，所谓寒因热用也；用雄黄者，味本甘寒，性却猛烈，入阳分排难解纷也。服后取微汗，以升阳散热，庶乎不致毒气内结，侵及君主，为害莫挽也。

清·王子接,《绛雪园古方选注》(1732年)：升麻入阳明、太阴二经，升清逐秽，辟百邪，解百毒，统治温厉阴阳二病。如阳毒为病，面赤如锦纹。阴毒为病，面青身如被杖。咽喉痛，毋论阴阳二毒，皆已入营矣。但升麻仅走二经气分，故必佐以当归通络中之血，甘草解络中之毒，微加鳖甲守护营神，俾椒、黄猛烈之品，攻毒透表，不乱其神明。阴毒去椒、黄者，太阴主内，不能透表，恐反助厉毒也。《肘后方》《千金方》阳毒无鳖甲者，不欲其守，亦恐留恋厉毒也。

清·黄元御,《金匮悬解》(1754年)：阳毒之病，少阳甲木之邪也。相火上逆，阳明郁蒸，而生上热。其经自面下项，循喉咙而入缺盆，故面赤喉痛，而吐脓血。脏气相传，五日始周，则犹可治。七日经气已周，而两脏再伤，故不可治，《难经》所谓七传者死也。“五十三难”：假令心病传肺，肺传肝，肝传脾，脾传肾，肾传心，一脏不再伤，故言七传者死。七日肺肝再伤，故死也。升麻鳖甲汤，升麻、甘草，清咽喉而松滞结，鳖甲、当归，排脓血而决腐瘀，雄黄、蜀椒，泻湿热而下逆气也。

清·沈金鳌,《杂病源流犀烛》(1773年)：仲景用升麻合生甘草以升阳散热为君，雄黄解毒为臣，鳖甲、当归以理肝阴为佐，蜀椒以宣导热邪为使，其制方之法，实因热邪与气血相搏，不容直折，故病虽见于阳，反以阴法救之，并非阳毒起于阴经，而用鳖甲之阴药也。况古人云：病在阳者，必兼和其阴。此仲景于阳毒而用鳖甲之旨乎。然而病之由来，其端不一。

清·吴坤安,《伤寒指掌》(1796年)：按仲景所称阴阳毒，乃感其异气，入阳经为阳毒，入阴经为阴毒。故于阳毒，用蜀椒雄黄之温且猛者，以驱阳经之邪。

清·沈实夫,《吴医汇讲》(1792年)：近来丹痧一症，患者甚多，患而死者，亦复不少，世人因方书未及，治亦无从措手，或云辛散，或云凉解，或云苦寒泄热，俱师心自用，各守专门，未尝探其本源。按仲师《金匮》书，“阳毒之为病，面赤斑斑如锦纹，咽喉痛，吐脓血，五日可治，七日不可治，升麻鳖甲汤主之”之文，细绎其义，实与此症相类，何会心者之绝少耶？惟是升麻鳖甲汤，盖以升麻升透厉毒，鳖甲泄热守神，当归和血调营，甘草泻火解毒，正《内经》“热淫于内，治以咸寒，佐以甘苦”之旨。而内有蜀椒、雄黄，似当加于阴毒方中，或因传写之讹耳。一转移间，则于阳毒、阴毒之义，尤为贴切，而人之用之者，亦鲜疑畏矣。今如遇此丹痧一证，当于经义详之，毋谓古人之未及也，不揣愚陋，用敢质之同人。

四画

清·陈修园,《金匮要略浅注》(1803年):升麻,本经云:气味甘平苦,微寒无毒,主解百毒。辟瘟疫邪气,入口皆吐出,中恶腹痛,时气毒疠,诸毒喉痛口疮云云。君以升麻者,以能排气分,解百毒,能吐能升,俾邪从口鼻入者,仍从口鼻而出。鳖甲气味酸平无毒,佐当归而入肝。肝藏血,血为邪气所凝,鳖甲禀坚刚之性,当归具辛香之气,直入厥阴,而通气血,使邪毒之侵于营卫者,得此二味而并解。甘草气味甘平,解百毒,甘能入脾,使中土健旺,逐邪以外出。妙在使以蜀椒辛温,雄黄苦寒,禀纯阳之色,领诸药以解阳毒。其阴毒去雄黄蜀椒者,以邪毒不在阳分,不若当归鳖甲,直入阴分之为得也。

清·朱光被,《金匮要略正义》(1803年):阳毒阴毒,非有阴阳二邪也。以阳邪盛于阳经,则谓之阳毒,阳邪下乘阴经,则谓之阴毒也。一则面赤发斑,一则面青身痛,同是热淫之气,搏结阳明,并于上焦心火,则为发斑吐脓。并于下焦厥阴,则为身痛如被杖。其皆咽痛者,以毒从阳分而来,咽居阳位,毒火焚之必痛也。故皆以升麻、甘草,以升散阳邪为主,蜀椒、雄黄攻毒为臣;然辛温恐伤阴气,故用当归,鳖甲入肝以和阴为佐。其阳毒用川椒、雄黄者,以阳从阳,同气相求也。阴毒去之者,阴燥已甚,不堪再犯也。

清·陈元犀,《金匮方歌括》(1811年):按:非常灾疠之气,从口鼻而入咽喉,故阴阳二毒皆咽痛也。阴阳二证,不以寒热脏腑分之,但以面赤斑纹吐脓血,其邪著于表者谓之阳,面目青身痛如被杖,其邪隐于表中之里者为阴。

清·邹澍,《本经疏证》(1832年):热毒壅结无论在阴在阳,皆咽与喉俱痛,惟验其面发赤,斑斑如锦文,且唾脓血者为在阳;面目青,且身痛者为在阴,并用升麻鳖甲汤治之者,以其病虽由于气不得升降,其源实由于血壅结不行。升麻之通,通其气耳,故必以水木并化,自下而上,直通于目之鳖甲以并之,且其味咸性平,清血热而主降主升,但得喉中之结解,则上下通和,邪热自然透达也。于此更可悟血以热结不通,热以血阻更增者,并宜鳖甲主之,推之后人所谓补阴补气除癖行瘀,莫不由此矣。

清·王孟英,《温热经纬》(1852年):《金匮要略》阳毒用此方,阴毒去雄黄、蜀椒。《肘后》《千金方》阳毒用升麻汤,无鳖甲,有桂,阴毒用甘草汤,即本方无雄黄。《活人书》阳毒升麻汤用犀角、射干、黄芩、人参,无当归、蜀椒、鳖甲、雄黄。徐洄溪曰:蜀椒辛热之品,阳毒用而阴毒反去之,疑误。《活人书》加犀角等四味,颇切当。

清·姚球,《伤寒经解》(1859年):用升麻提扬,而不使下陷;当归补阴,而不使内攻;鳖甲通腠理骨节;甘草败毒散火;蜀椒去秽;雄黄去毒。盖雄黄、蜀椒,走阳分之药也。老小再服取汗者,老者小者,阴阳之气不能自和,故再服取汗以解之也。

清·高学山,《高注金匮要略》(1872年):以鳖为水族疥虫,得金水之正,后天之水能制火。先天之丙伏于庚,合先后天而两治,阴邪之火,焉有不服者哉?且鳖性属阴,而其甲属天象,是为阴中之阳。与补血之当归相合,则峻补残暴之阴,而尤能行血中之气矣。雄黄、蜀椒,俱属味辛气重之品,味辛则能制伏阴火,气重,则又能专引鳖甲、当归,而入于气分矣。且雄黄之气重于散,而不使阴火之毒,内郁于气机。蜀椒之气重于敛,而不使阴火之毒,上炎于喉咽。然后以甘缓守中之甘草,兜托诸药之性,高理于上焦。以轻浮疏泄之升麻,薄引阴火之邪,分散于玄窍。顿服者,取其力并也。老小再服,非老人小儿另行作服,盖一升分作再服之义,旧注谬甚。

清·莫枚士,《经方例释》(1884年):《脉经》《肘后》《千金》《外台》于阳毒升麻汤名同。而阴毒方云甘草汤,视此经止无雄黄为异。其升麻汤方,《肘后》《千金》有桂心,无鳖甲。《外台》有桂心、栀子为八味。考六朝名方,多本仲景,诸家同,而此经独异,误在此经,且两方而止详其一,不合全书通例,当如《千金》为正,二方皆升、归、甘三味为主。麻黄升麻汤症,以有咽喉不利,唾脓血,而升、归等分,亦有甘草,与此症治并同,是提营分毒邪之方也。阳毒面赤有斑，吐血下利，营分之毒尤甚，故加雄黄、蜀椒，以助升、归之力。雄黄化血为水，当亦能排脓，以治疮毒推之可知也。椒疏肾气，非止下气，陈风贻我握椒，犹周南之采，采芣苡，皆男女相悦之需可见也。二味合而治咽喉脓血之力殊矣。阴毒无脓血症，自当去雄，然阴毒亦少阴所发，故有咽喉不利一症，则椒不当去。《千金》等是也。若鳖甲则治癥瘕阴毒，心下结强固宜，而阳毒心下烦闷，亦是将结之势，用之无妨，不用亦得，可两从也。夫二毒，乃邪毒杂糅之象与败症。近《千金》《外台》，治败伤寒八九日不差方，升麻、鳖甲同用，盖升麻以提阳中之毒，鳖甲以破阴中之毒耳。若于壮热，皆止用升麻合栀子，其用栀子，又与《千金》合矣。疑当阳毒升麻汤方无鳖甲，为五味，阴毒甘草汤方，升、归、椒、甘、鳖为五味。徐灵胎《金匮》评本未刊本谓："去"字当改作"加"字，其意以为阳毒方，当升、鳖、归、甘四味，而为传写脱去者，因误以阴毒方之六味，错列首方下也。《本经》雄黄、蜀椒、皆治死肌，死肌者，皮肉不仁也，与身痛如被杖正合，亦可为阴毒之去二味，当为加字之误，而阳毒方应无之也。

清·戈颂平，《金匮指归》（1885年）：升麻甘平能举半里，下阴液，上荣半表，以和其阳。鳖甲酸平，敛半表上阳气，藏半里，下以生其阴，阳气偏害半表，阴气偏害半里，以雄黄、蜀椒辛热之阳气化阴土浊阴，阴得阳则生，阳气偏害半表，阴液不足半里，以当归辛温汁浓，甘草甘平味厚益土之阴，以配内藏之阳。

清·唐容川，《金匮要略浅注补正》（1893年）：鳖甲攻坚破结，以除留滞之毒，而升麻能吐蛊毒，亦见于南中记。足见升散攻去之用也，解为守护，非矣。

近代·曹颖甫，《金匮发微》（1931年）：方中升麻，近人多以为升提之品，在《本经》则主解百毒，甘草亦解毒，此二味实为二证主要。鳖甲善攻，当归和血，此与痈毒用炙甲片同，一以破其血热，一以攻其死血也。又按《千金方》阳毒升麻汤无鳖甲有桂，阴毒甘草汤无雄黄。以后文水四升煮取一升顿服取汗观之，似升麻鳖甲汤中原有桂枝，后人传写脱失耳。

近代·赵桐，《金匮述义》（1940年）：瘟疫之气由鼻入脏，气滞血凝，立窒生机，脏腑紊乱，百脉失常，千态万状，辨病百出。故治任何毒疫，任何症状，莫不以破血解毒为其先务也。升麻鳖甲汤，治疫之祖方也。升麻者，香能去秽，甘能解毒，花白实黑，根间黑白，象具金水，金肃水寒，升发火郁，透疹散痛，此阳毒之赤斑咽痛，阴毒之身青如被杖皆可已矣。川椒者，叶青花黄，实黑膜白，皮色正红，五行皆备，辛散香通，驱邪避瘟。协而用之，外来之疫可驱于外矣。更以鳖甲之甲坚金质，咸软金破，善通督脉，入肝破血者。复以雄黄者，雄生山阳，土兼火化，石质土性，苦以泄闭，甘以解毒，寒以驱火，腐蚀杀虫，搜肝破血者。再加以当归之统治血病者而济之，毒凝之血，可使立已。冲为血海，肝主藏血。破血而独任雄黄鳖甲者，其以此乎？坊本阳毒用椒之温，阴毒反去之者，后人解作热因热用。若然，则阴毒之雄黄有何为去之哉？该阴毒阳毒之称，不尽以阴邪阳邪而言，而亦以阳气阴血立论。阳毒则气甚，阴毒则血甚，方皆解毒而不能无轻重焉。如作阳毒去雄黄蜀椒，以雄黄破血最力，蜀椒大温助阳，是否恰当欤？彼此管见，以待闲着。妄测之罪，其又奚辞焉。

近代·彭子益，《圆运动的古中医学·金匮方解篇》（1947年）：治阳毒为病。面赤如锦纹，咽喉痛，唾脓血者。此病胆经上逆，相火刑金，故面赤咽喉痛而吐脓血。升麻、甘草清利咽喉，鳖甲、当归排除脓腐，蜀椒降胆经相火，雄黄泄湿气也。此方升麻上升之性，对于咽痛吐脓，恐有疑义。吐脓咽痛，皆上逆之病。升麻升之，岂不更逆，后学慎用，毒之由来，不得其解。

现代·王渭川，《金匮心释》（1982年）：本节指出阴阳毒病的症状、治疗及其预后。前辈医家指出阴阳毒是一种急性发斑性传染病，本人极表赞同。本人认为，阳毒症即清人高上池所指的烂喉痧，症状与现代医学所指的猩红热极相似。仲景处方升麻鳖甲汤，本人认为用全剂疗效不大，应加入辛凉透邪的药物，如加上大青叶10g，炒升麻24g，生地10g，射干20g，板蓝根24g，银花10g，连翘10g，萹蓄10g，茵陈12g，外用锡泊散吹喉。

现代·刘渡舟，苏宝刚，庞鹤，《金匮要略诠解》(1984年)：治以升麻鳖甲汤，清热解毒，活血排脓。方中升麻、甘草清热解毒，可治时气疫疠之喉痛；当归、鳖甲活血凉血，散瘀排脓，养阴清热；雄黄辛温，散瘀解毒；蜀椒温中止痛；雄黄、蜀椒均为温热之品，可助升麻、甘草解毒之力，又能助鳖甲，当归散瘀排脓之功。诸药合用，热除毒解，阳毒可愈。

现代·王付，《经方学用解读》(2004年)：毒热阳郁血证的基本病理病证是毒热内盛而迫于血，热与血相结而肆虐。因此，治疗毒热阳郁血证，其用方配伍原则与方法应重视以下几个方面。

针对证机选用清热解毒药：毒热之邪侵袭营卫气血，营卫气血为毒热所迫而不得滋荣于面，则证见面赤斑斑如锦纹，其治当清热解毒，透毒于外。如方中升麻、甘草。

合理配伍软坚活血药：毒热与营卫气血相互搏结而壅滞肌肤，灼腐脉络，壅结为痈，其治当活血软坚散结。如方中鳖甲、当归。

妥善配伍通阳解毒药：毒热内盛，阳气为毒热所虐而郁滞，经气不畅，血脉滞涩，其治当通阳解毒。如方中蜀椒、雄黄。

随证加减用药：若血热盛者，加生地、玄参，以清热凉血；若瘀热明显者，加丹皮、赤芍，以凉血散瘀消肿；若疼痛明显者，加乳香、没香，以活血消肿止痛等。

【方论评议】

综合历代各家对升麻鳖甲汤的论述，应从用药要点、方药配伍和用量比例三个方面进行研究，以此更好地研究经方配伍，用于指导临床应用。

诠释单行作用：方中升麻透热解毒，鳖甲益阴软坚散结，当归补血活血，雄黄温通解毒，蜀椒温阳散结，甘草益气解毒。

剖析配伍作用：升麻与鳖甲，属于相使配伍，鳖甲助升麻辛散透散阴中热毒，升麻助鳖甲清热滋阴软坚；升麻与当归，属于相使配伍，升麻助当归活血解毒，当归助升麻透散血中热毒；升麻与雄黄，属于相反相使配伍，相反者，寒热同用，相使者，升麻助雄黄透散热毒，雄黄助升麻温化热毒；升麻与蜀椒，属于相使配伍，升麻助蜀椒通阳解毒，蜀椒助升麻透散郁毒；升麻与甘草，属于相使配伍，清热益气，透散热毒；蜀椒与雄黄，增强通阳散结解毒。

权衡用量比例：升麻与鳖甲用量比例是3∶5，提示透热与益阴软坚之间的用量调配关系，以治阴中热毒；升麻与雄黄用量比例是4∶1，提示透热与解毒之间的用量调配关系，以治毒结；升麻与当归用量比例是2∶1，提示透热与补血活血之间的用量调配关系，以治血中热毒；升麻与蜀椒用量比例是2∶1，提示透热与通阳之间的用量调配关系；升麻与甘草用量比例是1∶1，提示透热解毒与益气解毒之间的用量调配关系，以治热毒。

【药理作用】 本方具有调节造血功能、改善微循环、增强机体免疫功能、抗氧化、改善心肝肺肾功能、调节周围神经、调节内分泌、调节代谢、抗炎、抗病毒、抗菌、抗过敏等作用。

风引汤

【导读】 ①学用风引汤应重视大黄和赤石脂的用量调配关系、桂枝和干姜的用量调配关系、石膏和滑石的用量调配关系、龙骨和牡蛎的用量调配关系。②风引汤虽是辨治肝热动风证的重要代表方，但在临床中对筋脉热极证等也具有良好治疗作用。③学好用活风引汤的第一步是辨清风引汤由哪些基础方和药物组成：组成风引汤有3个基础方和7组药，基础方之一是大黄甘草汤，之二是桂枝甘草汤，之三是桂枝甘草龙骨牡蛎汤，7组药中第1组是泻热药即大黄，第2组是清热药即石膏、寒水石，第3组是潜阳固涩药即龙骨、牡蛎、紫石英，第4组是息风收涩药即赤石脂、白石脂，第5组是温通药即干姜、桂枝，第6组是清利药即滑石，第7组是益气药即甘草，从3个基础方和7组药用量深入学习研究即可用活风引汤。

【方歌】 风引汤中黄姜龙，桂甘牡蛎寒滑石，赤石白石紫石膏，潜阳息风益肝阴。

【方药】 大黄四两（12 g） 干姜四两（12 g） 龙骨四两（12 g） 桂枝三两（9 g） 甘草二两（6 g） 牡蛎二两（6 g） 寒水石六两（18 g） 滑石六两（18 g） 赤石脂六两（18 g） 白石脂六两（18 g） 紫石英六两（18 g） 石膏六两（18 g）

【用法】 上十二味，杵，粗筛，以韦囊盛之，取三指撮，井花水三升，煮三沸。温服一升。

【功用】 清肝益阴，潜阳息风。

【适应证】

1. 中医病证：肝热生风证。昏仆，或两目上视，或四肢抽搐，或手足麻木，或口吐涎沫，头晕，头痛，烦热，四肢无力，急躁，或肌肉筋脉震颤，口苦，口干，舌红、少苔或薄黄，脉弦数。

2. 西医疾病：高血压、高脂血症、流行性乙型脑炎、流行性脑脊髓膜炎、癫痫、血管神经性头痛等临床表现符合肝热动风证者。

【用药分析】 方中大黄泻热息风，石膏、寒水石清热益阴息风，龙骨、牡蛎潜阳息风，滑石渗利湿浊，赤石脂、白石脂固涩收敛息风，紫石英重镇息风、潜阳安神，干姜、桂枝辛散温通透解，甘草益气缓急。

【用方思路】

1. 风引汤既是辨治肝热生风证的重要代表方，又是辨治诸多杂病如肝病、心病、脑病等的重要基础方。

2. 方中大黄既可泻热，又可制风；桂枝、干姜既温通，又疏散；龙骨、牡蛎既潜阳，又固涩；石膏、寒水石既可清热，又可生津；滑石既可清热，又可利湿；紫石英既可重镇，又可安神；赤石脂、白石脂既可固涩，又可补血；甘草既益气，又生津。从方中用药用量及调配分析得知，风引汤的应用并不局限于肝热生风证，还可用于辨治诸多杂病，如精神神经、内分泌及代谢系统疾病和感染性疾病等。

3. 运用风引汤辨治的病证（无论病变部位在肝、在胆或在心）以肝热生风证为主，其治当泻热息风。

【随证合方】 若夹郁，可与四逆散合方用之；若夹气血虚，可与芍药甘草汤合方用之；若夹风痰，可与藜芦甘草汤合方用之。

【注意事项】 运用风引汤既要辨清西医之病，又要辨清西医之病属于中医郁热生风证。辨西医之病可进一步了解疾病的发展演变及转变规律，辨中医之证可更好地针对西医之病选用风引汤。

【应用指征】 风引汤：除热、瘫、痫。（第五 12）

【方论】

元·赵以德，《金匮方论衍义》（1368年）： 首用大黄之寒，走而不止者，泻其火，火退而风息，扫去凝痰固矣。然复用干姜之热，止而不走者何哉？前哲有云：大黄之推陈致新，如将军之戡定祸乱。由是言之，将无监军，兵无向导，能独成其功乎？夫一阴一阳之为道，故寒与热相济，行与止相须，然后寒者不惨，热者不酷，行者不疾，止者不停，所以大黄逐热行滞，以通荣卫而利关节，则必以干姜安之，桂枝导之，佐大黄之达四肢、脏腑，而不肆其峻快，不然，将从诸药石而下走矣。桂枝又散风木，干姜尤能治血、祛风湿痹、去风毒，二者因得以相制相使。为是热瘫痫，犹虑干姜之热中，更以石膏、滑石制之，非惟中上免有寒热之患，其石膏、滑石，又禀清肃之金性，亦以制木救土，泻阳明肺热，解肌肉风痹也。然而风自生者，必因阴水不足以制火，火因妄动而生风，风火妄动，满招损，反自制，其心之精神不守，非镇重之剂则不能安其神，益其水，故以寒水石补阴水，紫石英、白石脂、赤石脂、牡蛎、龙骨敛精神，安魂魄，固根本也。

清·喻嘉言，《医门法律》（1658年）： 治大人风引，少小惊痫，瘛疭，日数十发，医所不疗。除热方可。见大人中风牵引，少小惊痫瘛疭，正火热生风，五脏亢甚，归迸入心之候。盖惊痫之来，初分五脏，后迸入心，故同治也。巢氏用此治香港脚，岂非以石性易于下达，可胜其湿热，不使攻心乎？夫厥阴风木，与少阳相火同居。火发必风生，风生必挟木势侮其脾土。故脾气不行，聚液成痰，流注四末，因成瘫痪。用大黄为君，以荡涤风火热湿之邪矣，随用干姜之止而不行者以补之，用桂枝、甘草以缓其势，用诸石药之涩以堵其路。而石药之中，又取滑石、石膏清金以伐其木，赤白石脂浓土以除其湿，龙骨、牡蛎以收敛其精神魂魄之纷驰，用寒水石以助肾水之阴，俾不为阳亢所劫。更用紫石英以补心神之虚，恐主不安，则十二官皆危也。明此以治入藏之风，游刃有余矣。何后世以为石药过多，舍之不用，而用脑、麝以散其真气，花蛇以增其恶毒。智耶愚耶，而不解矣。本文有正气引邪，口僻不遂等语，故立方即以风引名之。此方兼主清热火湿以除其风也，集者误次于寸口脉迟而缓之下，则证与方不相涉矣。

清·张璐,《伤寒缵论》(1667年)：故用大黄、甘草、寒水石。杜风复入，故用龙骨、牡蛎、赤石脂。

故用大黄兼甘草、桂心、滑石、石膏以化风热，干姜以为反谍，使火无拒格之虞，紫石英、寒水石以润血燥，赤白石脂、龙骨、牡蛎复补其空绝风火复来之路也。

清·张璐,《本经逢原》(1667年)：其（赤石脂）白者敛肺气、涩大肠。《金匮》风引汤用之，专取以杜虚风复入之路也。青者入肝，黄者入脾，黑者入肾，总取治崩利水之功，各随其色而用之。

清·周扬俊,《金匮玉函经二注》(1687年)：首用大黄之寒走而不止者泻之，俾火退风息，凝痰扫去矣。复用干姜之热止而不走者。前哲有云，大黄之推陈出新，如将军之战定祸乱。所以大黄逐热行滞，以通荣卫而利关节，则必以干姜安之，桂枝导之，佐大黄之达四肢脏腑而不肆其峻快，不然，将从诸药石而下走矣；桂枝又散风木，干姜又能治血，祛风湿痹，去风毒痹。二者因得以相制为使，犹虑干姜之热中，更以石膏、滑石制之。禀清肃之金性，以制木救土，泻阳明肺热，解肌肉风痹也。阴水不足，因妄动而生风，满招损，自役其心，精神不守，非镇重之剂，则不能安其神，益其水。故以寒水石补阴水，紫石英、白石脂、赤石脂、牡蛎、龙骨敛精神，定魂魄，固根本也。

清·魏荔彤,《金匮要略方论本义》(1720年)：后此又出风引汤一方，注云：除热瘫痫。似为中风虚而有热者主治也。然其中药品，除湿利水者居其半，治热次之，治风又次之。迨为热盛于内，风微于外，从湿邪以治痰，从热邪以治火，而中风之本病可除也。然非虚不甚虚，有邪在则实者，不可与也。若真虚甚，自有仲景《伤寒论》中太阳中风病之桂枝加黄芩汤在也。

清·尤在泾,《金匮要略心典》(1729年)：此下热清热之剂，孙奇以为中风多从热起，故特附于此欤。中有姜、桂、石、脂、龙、蛎者，盖以涩驭泄，以热监寒也，然亦猛剂，用者审之。

清·徐灵胎,《杂病证治》(1759年)：风有阴阳，中分表里，故黑风散、风引治各不同。黑散祛风外散，风引引风内泄；彼用菊花、桂枝分解在表之风热；此用大黄、干姜通泄在里之风热也。桂枝解外，甘草缓中；滑石通肌徹表，石脂涩血固经；更以石英温血脉，寒水、石膏润热燥；龙骨、牡蛎填塞其空，杜绝风火复来之路，俾风火两除，则筋脉得养，而瘫痫瘛疭无不自平矣。

清·吴仪洛,《成方切用》(1761年)：风邪内并，则火热内生，五脏亢盛，逆归于心，故以桂、甘、龙、牡，通阳气，安心肾为君；然厥阴风木，与少阳相火同居，火生必夹木势侮其脾土，故脾气不行，聚液成痰，流注四末，因成瘫痪，故用大黄以荡涤风火湿热之邪为臣，随用干姜之止而不行者，以补之为反佐；又取滑石、石膏，清金以伐木其木，赤、白石脂，厚土以除其湿，寒水石以助肾水之阴，紫石英以补心神之虚为使。故大人小儿风引惊痫皆主之。

清·陈修园,《金匮要略浅注》(1803年)：故以桂甘龙牡，通阳气安心肾，为君。然厥阴风木，与少阳相火同居，火发必风生，风生必挟木势侮其脾土。故脾气不行，聚液成痰，流注四末，因成瘫痪。故用大黄以荡涤风火湿热之邪，为臣。随用干姜之止而不行者以补之，为反佐。又取滑石、石膏，清金以伐其木。赤、白石脂，厚土以除其湿。寒水石以助肾水之阴，紫石英以补心神之虚，为使。故大人小儿风引惊痫，皆主之。

此方用大黄为君，以荡涤风火热湿之邪，随用干姜之止而不行者以补之，用桂枝、甘草以缓其势，又取石药之涩以堵其路，而石药之中，又取滑石、石膏清金以伐其木，赤、白石脂厚土以除其湿，龙骨、牡蛎以敛其精神魂魄之纷驰，用寒水石以助肾之真阴，不为阳光所劫。更用紫石英以补心神之虚，恐心不明而十二官危也。明此以治入脏之风，游刃有余矣。喻嘉言此解最妙。

清·朱光被，《金匮要略正义》（1803 年）：热甚则生风，除热即所以息风也。风阳扰攘则生痰，为瘫为痫，莫非风痰所发，清热所以治其源也。名曰风引，谓风邪自此引去，政不必用风药矣。按荣缓为亡血，卫缓为中风。盖血枯，则燥火生而内风自动；表虚，则腠理疏而外风易入。黑散属卫缓中风例治法，风引属荣缓亡血例治法也。但既曰亡血，何以轻用大黄？以其营缓，缓则有濡滞之象，非真无血，特滞而不行，如女子血枯初候，而用大黄䗪虫法也。故在卫缓，必主行阳，在荣缓，必主濡血，有固然者。然至于风动痰生，风引惊痫，里气紊乱已极，治法不得不随为顾恋。桂、甘、龙、牡，和荣卫、辑心肾，扶正以端其本；滑石、石膏、寒水石，清三焦之燥热；赤白石脂、紫石英，镇脏家之逆气；姜以通神明，而用干姜之辛温，兼入血分，佐大黄以能行能止，共襄底定之功也。

日本·丹波元简，《金匮玉函要略辑义》（1806 年）：此方，亦非宋人所附，《外台》风痫门引《崔氏》甚详，云：疗大人风引，少小惊痫瘛，日数十发，医所不能疗，除热镇心，紫石汤……此本仲景《伤寒论》方、《古今录验》《范汪》同。由此观之，风引，即风痫掣引之谓，而为仲景之方甚明，程氏、尤氏辈亦何不考也，但除热瘫痫四字，义未允，刘氏《幼幼新书》作除热去瘫痫，楼氏《纲目》作除热癫痫，其改瘫作癫，于理为得矣。

清·陈元犀，《金匮方歌括》（1811 年）：按：大人中风牵引，小儿惊痫瘛疭，正火热生风，五脏亢盛，及其归逆入心，其治同也。此方用大黄为君，以涤除风火湿热之邪，随用干姜之止而不行者以补之；用桂枝、甘草以缓其势；又用石药之涩以堵其路，而石药之中又取滑石、石膏清金以平其木；赤白石脂厚土以除其湿；龙骨、牡蛎以敛其精神魂魄也纷驰；用寒水石以助肾之真阴不为阳光所烁；更用紫石英以补心脾之虚，恐心下不明而十二经危也，明此以治入脏之风，游刃有余矣，后人以石药过多而弃之。昧孰甚焉。

清·邹澍，《本经疏证》（1832 年）：（白石脂）在风引汤，瘫痫以引与纵为歧，热以起与落为歧，是以非特用赤石脂，且复以白石脂焉，亦以并其歧中之歧，而仍用干姜、桂枝辈去其寒，石膏、寒水石辈去其热，且以诸石焊其浮越也。

风引汤入此（凝水石）于中，以治外热内满，亦可见其满之不仅为实，而热则已造其极，故与大黄、石膏、滑石伍以胜外热，而内之满终不能废干姜、桂枝矣。

清·莫枚士，《经方例释》（1884 年）：《外台·十五》录深师紫石汤方，与此药味同，惟六石各八两为异，煎服法小异大同。注云：此本仲景《伤寒论》方，是林亿附此方者据此也。此以桂枝甘草龙骨牡蛎汤合备急丸，去巴豆加六石也。考《本草》紫石，镇心除邪，滑石利小肠除热，赤石、白石亦分治心肺，但主泄利。赤白要之，赤入血分，白入气分，与二石英皆治惊悸也。寒水石、石膏、滑石皆除热利小便，石膏、石脂皆取其润散者，为膏凝者，为脂凝者，重为散者，故石膏但能清热，石脂则能攻积，以二石脂推石膏、寒水石，自当以软石膏为寒水石，硬石膏为石膏；石脂用赤白以分治气血；则石膏用硬软以分清气血，气清血浊。石膏硬则入血分，寒水石软则入气分，可例推也。经方自是白石脂作英者，误。盖经意以紫石与滑石同用者，以紫石入血治心，滑石入气治小肠，一脏一腑之义也。二膏治热，二脂攻积，六石共为君；大黄、干姜，一泄一守为臣；龙骨、牡蛎，一入一软为佐；桂枝、甘草治惊悸为使。风引之病，既由于风，故方从桂枝来。引者，一缓一急之谓。缓故用龙、蛎之收，急故用二脂、滑石以攻之，二脂承紫石来，二膏承滑石来；风性善瘈逆，故用紫石之重以治逆，滑石之利以治瘈，此方之妙如此。近徐灵胎说：此乃脏腑之热，非草木之品所能散，故以金石重药清其里，似尚于方义未周。

清·张山雷，《中风斠诠》（1918年）：《千金》作紫石散，治大人风引、小儿惊痫瘛疭，日数十发，医所不疗者，桂枝作桂心，甘草、牡蛎作各三两，余同。寿颐按：《金匮》附方以风引为名，甚不可解。据《千金》《外台》谓治大人风引，盖谓由于内风之引动耳，不如从《千金》作紫石散，较为明显。［方解］寿颐按：《金匮》此方，本是后人附入，非仲景所固有。《千金》载徐嗣伯风眩十方，此其第二。《外台》则作崔氏，可见古人用之者众。方以石药六种为主，而合之龙牡，明明专治内热生风、气火上升之病，清热镇重，收摄浮阳，其意极显。若引《素问》气血并走于上而为大厥之病理，而以此等药物降其气血，岂不针锋相对。《千金》引徐嗣伯自注，风眩之病，起于心气不足，胸上蓄实，故有高风面热之所为也，痰热相感而动风，风火相乱则闷瞀，故谓之风眩，大人曰癫，小儿则曰痫，其实则一。此方疗治，万无不愈云云，固已说明内热动风，痰热上涌，则六朝时人已知此病之本于内因，初不待河间、丹溪而始有痰火之论，惟遍读《千金》《外台》，能发明内热生风者，仅仅徐嗣伯、许仁则二家，此外绝少同调，而后人读之，亦复不甚注意，遂致古人良法，泯没无传，医学荒芜，能无感慨。（此六朝时人知有内热之明证，读者须当注意。）且是方久附《金匮》，习医者当亦无人不知。然制方之意，皆不能领悟，对此龙牡六石，谁不瞠目而莫名其妙，则以今本《金匮》此方之下，止有“除热瘫痫”四字，语焉不详，何能识得此中微蕴，而绝不知《千金》《外台》说之已极详析，此则俗子自安谫陋，不能多见古书之弊，惟此方既已专用潜镇清热为治，则风是内动之肝风，且是蕴隆之风火，确然无疑，而方中犹杂以姜、桂二物，终宜去之，而加以开痰泄化之品，则完善矣。

清·章太炎，《章太炎先生论伤寒》（1920年）：《金匮要略》风引汤、肾气丸旧皆以治脚气入腹。风引汤者，桂枝、大黄以行血痹，石灰以保心也。然今治脚气者验其血中多石灰质，故用药以石灰质为禁。而风引汤乃有石药八味，（牡蛎虽动物，其谷亦石灰也。）似适得其反矣。抑或骨失其养，散为石灰，故炼石以补之乎？所不可知，既有嫌忌，今亦且置之也。肾气丸之用附子以强心脏，桂枝、地黄以开血痹，牡丹皮以清血垢，心力弛懦，故取山茱萸之酸以鼓之。血痹则血中浊秽不能泌别，故取茯苓、泽泻以渗之，且夫血中多石灰质者何自而致乎？缓风骨痿，自骨中溶释而出也。地黄质黏，有续骨之功（见《淮南子》），茱萸味酸，有养骨之效（见《周官·医师》），此乃一药而兼数用矣。其薯蓣一味，开血痹特有神效，血痹虚劳方中，风气诸不足用薯蓣丸，今云南人患脚气者，以生薯蓣切片散布胫骨上，以布缠之，约一时许，胫上热痒即愈，是知肾气丸之神也。然喻氏谓脚气入腹而见上气喘急呕吐自汗，地气已加于天，袭用肾气丸必不应，当取朱奉议八味汤（附子、干姜、桂心、人参、白术、芍药、茯苓、甘草）。余谓当改肾气丸为汤，山茱萸功力薄弱，重加木瓜以收之可也。附子炮者力缓，生用可也。

近代·黄竹斋，《伤寒论集注》（1925年）：古无磁瓶，故盛散药用韦囊，且便于携远，今西藏此风犹存。又案刘河间之天水散，盖即从此方化出，其方用滑石六两，甘草一两，辰砂三钱，共为细末，新汲水一碗，调服三钱，一名益元散，一名六一散。为治夏时中暑，熱伤元气，内外俱熱，无气以动，烦渴欲饮，肠胃枯涸者之神剂。又能催生下乳，治积聚水蓄，里急后重，暴往下迫，小便不利等证。

近代·何廉臣，《增订伤寒百证歌注》（1928年）：程祖植曰：此方乃减血安脑之理，其石药镇坠，龙蛎潜藏，因血热冲脑，可使下降。其桂、姜、甘草，辛甘发散，开通太阳气道，使脑中血气散行四肢。其大黄即引血下行之旨也。惜庸医不知病情，虽有对症之古方，不敢用耳。

近代·曹颖甫，《伤寒发微》（1931年）：方中大黄用以泄热，非以能通滞，此与泻心汤治吐血同，所谓釜底抽薪也。干姜炮用，能止脑中上溢之血。向在常熟见某钱肆经理鼻血，纳炮姜灰于鼻中，其衄即止，所谓煤油著火，水泼益张，灰扑立止也（此味下脱注炮字）。所以用龙骨牡蛎者，此与《伤寒·太阳篇》误下烦惊谵语，用柴胡加龙骨牡蛎；火迫劫之发为惊狂，桂枝去芍药，加蜀漆、牡蛎、龙骨；及下后烧针烦躁主桂甘龙牡汤，用意略同。二味镇浮阳之冲脑，而牡蛎又有达痰下行之力也。所以用桂枝甘草者，桂枝汤方治，原所以去邪风，而于本方风引之义，固未尽合。盖桂枝汤发脾阳之汗而出之肌理，原为营气不虚者而设，若营气本虚，阳气张发于上，冲气被吸引而上逆，非扶中土而厚其堤防，不足以制冲逆。而痰与热血，将一时并入于脑。此即"发汗过多，心下悸，欲得按"，主以桂枝甘草汤。"脐下悸，欲作奔豚"，主以苓桂甘枣汤之例，欲其不能逾中脘而上冒也。其余所用寒水石、滑石、紫石英、石膏，不过清凉重镇，使诸脏百脉之气，不受外风牵引而已。方中惟赤石脂、白石脂二味，至为夹杂不伦。

陆渊雷，《金匮要略今释》（1934年）：风痫掣引，即后世所谓抽搐，亦即痉挛，乃神经系统病常见之证。小儿患急性热病，亦往往发痉挛，即俗所谓急惊风。大人风引，少小惊痫，盖汉晋人语，犹今世医人，于大人则名动肝风，于小儿则名急惊风也。此方治风引惊痫，而云除热瘫痫。林亿等亦知瘫字之误，故引《外台》文以证之。又，据张思惟之所治，云大人小儿频行风痫，知是流行性传染病，其证不能言，或发热，半身掣缩，五六日七八日而死，则是流行性脑膜炎也。惟方意与近顷所见之脑膜炎证不对，唐以来亦为闻治验，不知有效否。尤氏云：此下热清热之剂，中有姜桂石脂龙蛎者，盖以涩驭泄，以热兼寒也。

近代·赵桐，《金匮述义》（1940年）：风引汤汁中风引邪。除热癫痫者，除风化热成热成痫者也。夫风之来，或阳虚召风，血虚生风。即实热之生风召风，亦即"邪盛则实，正夺则虚"也。邪之中人，因体而异。邪火盛之正虚与无火之阳虚不无差别耳。且天地一阴阳也，阴阳动则风生，动甚则风大。人身一阴阳也，心主热，肾主寒，一呼一吸，阴阳开阖，即是风矣。心肺邪热则肝肾被抑，心热退则肝肾阴乘，一往一来而风以生。热深厥深，即风所由召，风所由生。故治风之道，外则散，内则息。息风之道则在心肾肺肝矣。桂草宣心阳，补素虚之阳，兼散外来之风。龙牡敛肾气，兼祛已成之痰。大黄祛热，治热生风之本。干姜辛热，治肾气之乘。赤白石脂、石英补心补肺而收心。石膏、滑石、寒水石生水利金而泻火，是乃热癫热痫之神方，与乌梅丸一样结构，似非后人所及。方后"治大人风引"云云，酷似唐人语气也。

现代·王渭川，《金匮心释》（1982年）：凡风热挟痰注于四肢，使四肢麻痹不仁，病人失去语言能力，邪气冲心，出现抽搐，称为风；筋脉拘急，麻木不仁，称为瘫；卒然仆倒，手足抽搦，口吐涎沫，称为痫。本方有潜阳重镇之品，也有清热之药，又怕寒药太峻，配姜桂以牵制，是前人对证治疗的较好处方。

现代·刘渡舟，苏宝刚，庞鹤，《金匮要略诠解》（1984年）：凡是五脏火热炽盛，血热上升，引起中风瘫痪、癫痫、小儿惊风等病。皆可用风引汤，清热降火，镇惊息风。方中大黄、桂枝，泻血分实热，引血下行，通行血脉，为除热瘫痫的主药；滑石、石膏、寒水石、紫石英、赤石脂、白石脂潜阳下行，清金伐木，利湿解热；龙骨、牡蛎镇惊安神，固敛肝肾；干姜、甘草温暖脾胃，和中益气，且佐诸石之寒。

现代·王付，《经方学用解读》（2004年）：肝热动风证的基本病理病证是肝阴不足于内；肝阳盛于外，魂动而神不守。因此，治疗肝热动风证，其用方配伍原则与方法应重视以下几个方面。

针对证机选用清热泻火药：肝体阴而用阳，阴不制阳而阳热，阳热从内生则易损伤肝阴，其病变证机以邪热内盛为主，其治当清热泻火。如方中大黄、寒水石、石膏。

四画

合理配伍益阴息风药：肝主风。肝热内盛易伤阴，阴伤则阳亢，阳亢则易生风。又肝主筋，肝风内动则易损伤筋脉，证以筋脉病变为主，其治当益阴息风。如方中牡蛎、赤石脂、白石脂。

妥善配伍潜阳通阳药：肝热阳盛而生风，其治当清热息风；又因清热息风而不利于肝气条达，所以其治当配伍潜阳通阳药。只有有效地通阳，才能更好地达到清热与息风作用。如方中龙骨、牡蛎、桂枝、干姜。

适当配伍镇静利湿药：肝热内盛而乘机扰动神明，神明为热所扰而不得守藏。又，肝主藏血，邪热蒸动于内则易生湿化湿，湿邪内蕴则热胶结不解，因此，其治当配伍镇静安神，清热利湿药。如方中滑石、紫石英。

随证加减用药：若腰膝痠软者，加牛膝、杜仲，以补肝肾，强筋骨；若健忘者，加龙眼肉、远志、石菖蒲，以开窍安神；若手足抽搐者，加全蝎、僵蚕，以息风止痛；若肌肤麻木者，加黄芪、当归，以益气养血等。

【方论评议】

综合历代各家对风引汤的论述，应从用药要点、方药配伍和用量比例三个方面进行研究，以此更好地研究经方配伍，用于指导临床应用。

诠释用药要点：方中大黄泻热息风，石膏、寒水石清热益阴息风，龙骨、牡蛎潜阳息风，滑石渗利湿浊，赤石脂、白石脂固涩收敛息风，紫石英重镇息风、潜阳安神，干姜、桂枝辛散温通透解，甘草益气缓急。

剖析方药配伍：大黄与桂枝，属于相反相畏配伍。相反者，大黄泻热，桂枝温阳通经；相畏者，桂枝制约大黄泻热凝滞，大黄制约桂枝通阳化热；石膏与寒水石，属于相须配伍，清热生津息风；大黄与石膏、寒水石，属于相使配伍，清泻盛热，益阴息风；龙骨与牡蛎，属于相须配伍，敛阴潜阳，息风安神；大黄与龙骨、牡蛎，属于相使配伍，大黄助龙骨、牡蛎潜阳息风，龙骨、牡蛎助大黄泻热息风；干姜与桂枝，属于相须配伍，温阳通经；白石脂与赤石脂，属于相须配伍，固涩阴津；滑石与甘草，属于相反配伍，滑石利湿，甘草生津，滑石兼防甘草生津助湿，甘草兼防滑石利湿伤津；紫石英与龙骨、牡蛎，属于相使配伍，清热息风，重镇安神；干姜、桂枝与石膏、寒水石，属于相反配伍，寒得温，清热不凝滞；温得寒，温通不助热。滑石与赤石脂、白石脂，属于相反相畏配伍。滑石利湿，并制约赤石脂、白石脂收敛浊腻；赤石脂、白石脂收涩，并制约滑石利湿伤阴。

权衡用量比例：大黄与桂枝用量比例是 4 ： 3，提示泻热与通经之间的用量调配关系；石膏与寒水石用量比例是 1 ： 1，以治热盛；大黄与石膏、寒水石用量比例是 2 ： 3 ： 3，提示泻下与清热之间的用量调配关系；龙骨与牡蛎用量比例是 2 ： 1，提示安神与潜阳之间的用量调配关系；大黄与龙骨、牡蛎用量比例是 2 ： 2 ： 1，提示泻下与潜阳安神之间的用量调配关系；干姜与桂枝用量比例是 4 ： 3，提示温阳与通经之间的用量调配关系；白石脂与赤石脂用量比例是 1 ： 1，固涩阴津；滑石与甘草用量比例是 3 ： 1，提示利湿与益气之间的用量调配关系；紫石英与龙骨、牡蛎用量比例是 3 ： 3 ： 1，提示重镇安神与潜阳安神之间的用量调配关系；干姜、桂枝与石膏、寒水石用量比例是 4 ： 3 ： 6 ： 6，提示温通与清热之间的用量调配关系；滑石与赤石脂、白石脂用量比例是 1 ： 1 ： 1，提示利湿与收敛之间的用量调配关系。

【药理作用】 本方具有镇静、抑制骨骼肌兴奋、促进血小板聚集、降低血管壁的通透性、抗炎、抗菌、抗病毒、抗过敏、增强机体免疫功能、调节中枢神经、调节周围神经、调节体温中枢、调节胃肠平滑肌蠕动、保护胃肠黏膜、抗溃疡等作用。

乌头汤

【导读】 ①学用乌头汤应重视乌头和麻黄的用量调配关系、黄芪和芍药的用量调配关系、芍药和麻黄的用量调配关系。②乌头汤虽是辨治气虚寒痹证的重要代表方，但在临床中对气血虚寒痹证等也具有良好治疗作用。③学好用活乌头汤的第一步是辨清乌头汤由哪些基础方和药物组成：组成乌头汤有3个基础方和4组药，基础方之一是甘草麻黄汤，之二是芍药甘草汤，之三是乌头煎，4组药中第1组是宣透药即麻黄，第2组是温通药即川乌，第3组是补血药即芍药，第4组是益气药即黄芪、甘草，基础方甘草麻黄汤宣透益气，芍药甘草汤调补气血，乌头煎温通止痛，从3个基础方和4组药用量深入学习研究即可用活乌头汤。

【方歌】 乌头汤温通缓急，麻黄芍药草黄芪，乌头煎煮有讲究，辨治杂病最相宜。

【方药】 麻黄三两（9 g） 芍药三两（9 g） 黄芪三两（9 g） 甘草炙，三两（9 g） 川乌㕮咀，以蜜二升，煎取一升，即出乌头，五枚（10 g）

【用法】 上五味，㕮咀四味，以水三升，煮取一升，去滓。内蜜煎中，更煎之。服七合。不知，尽服之。

【功用】 益气温阳，宣通补血。

【适应证】

1. 中医病证：①气血虚寒痹。肌肉、关节及脏腑疼痛，难以忍受或屈伸，受凉加重，少气，乏力，身倦，嗜卧，舌淡、苔薄，脉沉或涩。②脏腑寒热夹虚证。

2. 西医疾病：风湿性关节炎、骨质增生、坐骨神经痛、腰椎间盘突出、神经性头痛、脏腑经气经脉诸病变等临床表现符合寒湿气血虚证者。

【用药分析】 方中乌头逐寒除湿，通利关节，黄芪益气固表、补益营卫，麻黄宣发营卫、通利关节，芍药养血补血、缓急止痛，甘草益气补中。

【用方思路】

1. 乌头汤既是辨治气血虚寒痹证的重要代表方，又是辨治诸多杂病如肌肉关节病、心病、肾病、肝病、皮肤病等的重要基础方。

2. 方中乌头既温阳，又通痹；黄芪既益气，又固卫；芍药既补血，又缓急；麻黄既散寒，又通痹；甘草既益气，又缓急。从方中用药用量及调配分析得知，乌头汤的应用并不局限于气血虚寒痹证，还可用于辨治诸多杂病，如运动、循环、泌尿系统疾病和皮肤病等。

3. 运用乌头汤辨治的病证（无论病变部位在心、在肝或在肾）以气血虚寒痹为主，其治当益气补血温阳通痹。

【随证合方】 若夹阳虚，可与桂枝人参汤合方用之；若夹寒瘀，可与当归四逆汤合方用之；若夹寒痰，可与赤丸合方用之。应用时还必须结合病变主次酌情调整方药用量。

【注意事项】 运用乌头汤既要辨清西医之病，又要辨清西医之病属于中医寒夹气血虚证。辨西医之病可进一步了解疾病的发展演变及转变规律，辨中医之证可更好地针对西医之病选用乌头汤。

【应用指征】

（1）病历节，不可屈伸，疼痛，乌头汤主之。

（2）乌头汤方：治脚气疼痛，不可屈伸。（第五　10）

【方论】

元·赵以德，《金匮方论衍义》（1368年）： 麻黄开玄府，通腠理，散寒邪，解气痹，芍药以理血痹；甘草通经脉以和药；黄芪益卫气，气壮则邪退；乌头善走，入肝，逐风寒，故筋脉之甚者，必以乌头治之。然以蜜煎，取缓其性，使之留连筋骨，以利其屈伸；且蜜之润，又可益血养筋，并制乌头燥热之毒。

清·李彣，《金匮要略广注》（1682年）： 麻黄去荣中寒邪，泄卫中风热，更用黄芪实卫，芍药和荣，甘草养正泻邪，不用附子而用乌头者，以病在筋骨荣卫间，附子温中不若乌头走表也，恐其性烈，故用蜜煎解毒，又取甘以缓之之义。

清·张志聪，《金匮要略集注》（1683年）： 故宜用乌头以助心气，乌乃太阳之精，其性火热，其形象心，用五枚蜜煎者，化土气也。盖因土湿之气伤心，故复助心火之气以化土。麻黄配黄芪，以宣通卫气，甘草助芍药，以资益经荣，心气盛而土气化，荣卫行而风湿除。

清·周扬俊，《金匮玉函经二注》（1687年）： 麻黄开玄府，通腠理，散寒邪，解气痹；芍药以理血痹；甘草通经脉而和药；黄芪益卫气，气壮则邪退；乌头善走，入肝筋逐风寒；蜜煎以缓其性，使之留连筋骨，以利其屈伸，且蜜之润，又可益血养筋，并制乌头燥热之毒也。

清·魏荔彤，《金匮要略方论本义》（1720年）：乌头名方，君主乌头之治风也；佐以麻黄，引风出太阳，且以除湿也；用芍药以补血，治其泄也；用黄芪、甘草以补气，治其枯也。湿甚于下而热冲于上者，与以矾石，外治之法，注云：治脚气冲心，浸脚。除湿于下而热自退散也。

清·尤在泾，《金匮要略心典》（1729年）：此治寒湿历节之正法也，寒湿之邪，非麻黄、乌头不能去；而病在筋节，又非如皮毛之邪，可一汗而散者。故以黄芪之补，白芍之收，甘草之缓，牵制二物，俾得深入而去留邪。如卫监钟、邓入蜀，使其成功而不及于乱，乃制方之要妙也。

清·黄元御，《长沙药解》（1753年）：以湿寒浸淫，流注关节，经络郁阻，故作肿痛。甘草培土，芍药清肝，黄芪行其气，麻黄通其经脉，乌头去其湿寒也。

清·黄元御，《金匮悬解》（1754年）：湿寒伤其筋骨，则疼痛不可屈伸。乌头汤，甘草、芍药，培土而滋肝，黄芪、麻黄，通经而泻湿，乌头开痹而逐寒也。

清·徐灵胎，《杂病证治》（1759年）：麻黄开腠于外，川乌逐风于里；黄芪壮气，佐麻黄勇逐邪之力，白芍敛阴，合乌头防燥热之殃；甘草缓中州之气，且以和诸药之悍也。更用蜜煎以润之，则风燥自除而历节疼痛无不解，安有屈伸不利之患乎。此壮气开发之剂，为历节痛不可屈伸之专方。

清·吴仪洛，《成方切用》（1761年）：历节病，即行痹之属也。乃湿从下受，挟风流注，故或足肿而必发热，且更不可屈伸而疼痛，故以甘、芍，和阴；麻黄、黄芪，通肌肉之阳气；而藉川乌之迅发，以行其痹着。

清·朱光被，《金匮要略正义》（1803年）：不可屈伸疼痛，风寒湿三气俱有。麻黄、乌头辛温解散而痹痛可开，芍药、甘草泄肝和脾而屈伸自和，黄芪大补气分，助麻黄、乌头以攘外，协芍药、甘草以安内，法律井然，以整暇。

清·邹澍，《本经疏证》（1832年）：乌头汤比于麻黄，抵当乌头桂枝汤比于桂枝，尤可知乌头为治阳痹阴逆之要剂矣。夫不可屈伸而疼痛者，阴之实强者也；逆冷手足不仁者，阳之大痹者也。阴实强而仍知疼痛，则阳犹强而能与之对待；阳大痹而至手足逆冷不仁，则全乎阴用事，阳遂不能与之争矣。是故乌头汤用麻黄以兼泄其阳，抵当乌头桂枝汤，则用桂枝以伸其阳。用麻黄者仍辅以黄芪，补气行三焦，欲令其阳气不伤；用桂枝者，仍辅以姜、枣和外，欲令其阴气不泄。麻黄为峻剂，峻则如大乌头煎法，使甘缓之蜜，变其锋锐之厉；桂枝为缓剂，缓则无事更缓，故令与桂枝另煎合服，以收相合而不相争夺之功，此用猛将之权舆，实使乌头之妙谛也。

清·高学山，《高注金匮要略》（1872年）：主乌头汤者，以通阳透节之乌头为主。而用蜜熬以为煎者，取其留连胃中，以为内通外达之地。然后以甘缓之甘草，破芍药之酸敛，而特令其引乌头之阳气，内入筋骨。以实表之黄，监麻黄之发越。而特令其引乌头之阳气，外行营卫。将肝肾之伏阳一起，则蒸其精血。而与三焦营卫，复得交通矣。至其纯用辛甘之味，不特辛以破酸，甘以救咸。且病机发于补阴而贼阳，故方意专于升火以运水也。

清·莫枚士，《经方例释》（1884年）：《千金》以此方，乌头易以附子，去芍加姜、枣为大枣汤，盖从此脱胎也。此治寒入骨节之主方，不独治历节脚气也。凡疼痛不可屈伸者，皆宜之。麻黄、黄芪并用，实始于此。

日本·丹波元坚，《金匮玉函要略述义》（1894年）：此方比之桂芍知母汤，其力更烈，治历节初起急剧证。功效不可言，黄芪亦以驱湿。

清·王旭高，《退思集类方歌注》（1897年）：按：方中余四味用水煮，乌头用蜜煎，蜜煎则乌头之性出，而乌头之气不散，正取其气味俱全，而雄入之势更壮，非徒以蜜能解乌头之毒之谓也，故以乌头名方。细剖其义，芪、芍、甘草牵制麻黄之表散，白蜜牵制乌头以温经，无非欲使寒湿之邪，从关节徐徐而解耳。

清·张秉成,《成方便读》(1904年)：故以黄芪之补，白芍之收，甘草之缓，牵制二物。俾得深入而去留邪。如卫瓘监钟、邓入蜀，使其成功，而不及于乱，乃制方之要妙也。读者若能将前后诸方，反复详玩，融会贯通，自然胸有成竹，临证不难效验耳。

清·戈颂平,《金匮指归》(1907年)：纯黑为乌，黑，水色也；头，阳也。象阳气从水中生，此为乌头命名之义也。乌头气味，较附子辛热尤甚，用五枚，㕮咀，以蜜二升，煎取一升，即出乌头，乌头之阳性急，蜜味甜而性缓，取乌头之汁入蜜中，象阳气从水中生，缓缓行于土中也。阴气遍及节中，故用五枚之多。麻黄苦温，开腠理肢节之阴，芍药苦平，直泄，疏泄半里下土气，黄芪甘温，培表里土气，甘草甘平，固阳气还半里下温生其阴。右四味，象阴阳气液围绕表里，分别八方，以水三升，煮取一升，象三阳复于一。去滓，内蜜煎中，更煎之，服七合，象阳气和缓阴液复于七，阴阳相交为知，不知，谓阴阳气液不交于子，其疼痛不解者，尽服之。

近代·陆渊雷,《伤寒论今释》(1930年)：乌附大毒之剂，得蜜则瞑眩剧而奏效宏。村井杶《续药征》，谓蜜主治结毒急痛，兼助诸药之毒，是也。我国注家，皆以为制毒润燥，盖未经实验耳。又案：乌头附子，皆系双兰菊之球根，性效同。居中而大者为乌头，旁出而小者为附子，故《本草》谓乌头，附子母也。蜀中产者良，故名川乌头。别有野生者，不作球形，而作长条形，则为草乌头，性效亦同。

近代·曹颖甫,《金匮发微》(1931年)：乌头为附子之母，若芋婆然，其颗甚小，一枚约有今权三钱，五枚则一两半矣。然则，麻黄、芍药、黄芪、炙草之各三两，不当如《日知录》折成七钱八分矣。盖以两计可折，以枚计则无可折，岂古今药剂权量，初无沿革耶？否则今日所用之大称，即古人药剂之权量耶，此方重用乌头，以历节足肿胫冷，确定为少阴寒湿而用之，与寒疝用大乌头煎同。

近代·彭子益,《圆运动的古中医学·金匮方解篇》(1947年)：治历节疼痛，不可屈伸者。湿寒伤筋着骨，荣卫不通则疼痛不可屈伸。乌头温寒逐湿，白芍、麻黄调理荣卫，黄芪大补卫阳以利关节，白蜜润养津液，炙草补中以资荣卫之运行也。历节之证，肢节肿大，体肉瘦削。

现代·王渭川,《金匮心释》(1982年)：本节说明寒湿型历节病的治疗。仲景处方乌头汤，以乌头温里寒祛湿，麻黄散表寒，黄芪益气，合白芍收敛来调节心脏功能，甘草协助止痛。此方有一定治疗价值，直到今天仍是治疗寒湿型历节病的名方。但乌头应用制乌头（即先熬2小时）。本人在乌头汤内加入虫类药物，治疗硬皮病，疗效颇佳。

现代·刘渡舟，苏宝刚，庞鹤,《金匮要略诠解》(1984年)：治以乌头汤散寒止痛，方中麻黄发散风寒之邪；乌头温通阳气驱寒止痛；芍药、甘草缓解拘急，通络和阴；黄芪益气扶正，以补卫虚。然乌头辛热有毒，又恐难以驾驭，故用白蜜之甘润，以缓其毒性，使邪去而不伤正。本方能使寒湿凝滞之邪，微微汗出而解，为峻药缓用之法。

现代·王付,《经方学用解读》(2004年)：气虚寒湿骨节痹证的基本病理病证是气虚不得固摄，寒湿肆虐经脉，经脉阻滞不通。所以，治疗气虚寒湿痹骨节证，其用方配伍原则与方法必须重视以下几个方面。

针对证机选用温阳散寒蠲痹药：寒邪侵袭肌肤营卫关节，筋脉拘急不利，则证见关节疼痛，难以屈伸，其治当温阳散寒蠲痹，从而使寒邪得去，营卫得和，筋脉关节调和。如方中乌头。

合理配伍益气药：寒邪之所以侵袭肌肤营卫关节，是因为病者夙体有气虚，以此而成寒湿骨节痹证，则证见少气乏力，身倦嗜卧，其治在温阳散寒蠲痹时，还必须合理配伍益气药，才能取得既祛邪又益正之效果。如方中黄芪、甘草。

妥善配伍通络药：寒主收引凝滞，寒邪侵袭易引起经气经络拘急不通，故在治疗时还要配伍宣达腠理，通达经气经络药，才能更有效地使寒气得去，经气经络调和。如方中麻黄。

适当配伍柔筋益血药：治疗寒湿痹证，散寒蠲痹以治其风寒湿，柔筋益血以治其筋脉拘急。又因散寒与通络药多燥，燥易伤筋，故其治最好再配伍养血药，以柔筋和脉，标本兼治。如方中芍药。

随证加减用药：若有血瘀者，加当归、川芎、桂枝，以温经散寒通络止痛；若疼痛明显者，加乳香、威灵仙、独活，以活血行气通络止痛；若湿阻经气者，加羌活、独活，以祛风胜湿止痛等。

【方论评议】

综合历代各家对乌头汤的论述，应从用药要点、方药配伍和用量比例三个方面进行研究，以此更好地研究经方配伍，用于指导临床应用。

诠释用药要点：方中乌头逐寒除湿、通利关节，黄芪益气固表、补益营卫，麻黄宣发营卫、通利关节，芍药养血补血、缓急止痛，甘草益气补中。

剖析方药配伍：乌头与麻黄，属于相使配伍，散寒通络止痛；黄芪与甘草，属于相须配伍，增强益气固护；芍药与甘草，属于相使配伍，益气补血缓急；麻黄与黄芪，属于相使配伍，麻黄辛散温通助黄芪固表，黄芪甘温益气助麻黄温通；麻黄、乌头与甘草，属于相使配伍，散寒之中兼以益胃。

权衡用量比例：麻黄与乌头用量比例是3∶5，提示宣发与逐寒之间的用量调配关系，以治寒痛；黄芪与甘草用量比例是1∶1，提示益气固表与益气缓急之间的用量调配关系，以治气虚；芍药与甘草用量比例是1∶1，提示补血缓急与益气缓急之间的用量调配关系，以治急痛；麻黄、乌头与甘草用量比例是3∶5∶3，提示散寒与益气之间的用量调配关系，以治寒凝。

【药理作用】 本方具有抗风湿、抗炎、抗菌、抗过敏、抗病毒、抗氧化、抗缺血、抗缺氧、改善微循环、增强机体免疫功能、强心、调节心律、促进造血功能、解除支气管平滑痉挛、调节支气管腺体分泌、调节中枢神经、调节周围神经、调节内分泌、调节代谢等作用。

乌头赤石脂丸

【导读】 ①学用乌头赤石脂丸应重视乌头和附子的用量调配关系、乌头和蜀椒的用量调配关系、干姜和赤石脂的用量调配关系。②乌头赤石脂丸虽是辨治阳虚寒凝证的重要代表方，但在临床中对寒凝疼痛证等也具有良好治疗作用。③学好用活乌头赤石脂丸的第一步是辨清乌头赤石脂丸由哪些基础方、变化方和药物组成：组成乌头赤石脂丸有2个基础方、1个变化方和3组药，基础方之一是干姜附子汤，之二是乌头煎，变化方是桃花汤，3组药中第1组是温通散寒药即乌头、附子、干姜，第2组是温通止痛药即蜀椒，第3组是补血固涩药即赤石脂，基础方干姜附汤温阳散寒，消癥破积，乌头煎温阳逐寒，变化方桃花汤温阳固涩，从2个基础方、1个变化方和3组药用量深入学习研究即可用活乌头赤石脂丸。

【方歌】 乌头赤石脂丸方，附子蜀椒与干姜，心痛彻背背彻心，温阳逐寒化瘀强。

【方药】 蜀椒一两（3 g） 乌头一分（0.8 g） 附子炮，半两（1.5 g） 干姜一两（3 g） 赤石脂一两（3 g）

【用法】 上五味，末之，蜜丸如桐子大，先服一丸，日三服。不知，稍加服。

【功用】 温阳逐寒，破阴通脉。

【适应证】

1. 中医病证：阳虚寒凝证。心痛引背，背痛连心，手足厥逆，以心痛引背、厥逆为主，胸闷，短气，舌淡暗、苔白或腻，脉沉紧或结。

2. 西医疾病：冠心病、肺源性心脏病、心律不齐、心肌梗死、风湿性心脏病、休克、肋间神经痛、神经性头痛、风湿性关节炎、类风湿关节炎等临床表现符合阳虚寒凝证者。

【用药分析】 方中乌头逐寒通阳，附子温壮阳气，蜀椒温中散寒，干姜温阳和中，赤石脂益血敛阴，蜜益气和中。

【用方思路】

1. 乌头赤石脂丸既是辨治阳虚寒凝证的重要代表方，又是辨治诸多杂病如心病、脾胃病、肌肉关节病、头部疾病等的重要基础方。

2. 方中乌头、附子既是逐寒药，又是行散药；蜀椒、干姜既是温阳药，又是止痛药，赤石脂既是固涩药，又是补血药。从方中用药用量及调配分析得知，乌头赤石脂丸的应用并不局限于阳虚寒凝证，还可用于辨治诸多杂病，如循环、运动、消化、精神神经等系统疾病。

3. 运用乌头赤石脂丸辨治的病证（无论病变部位在心、在脾胃或在肌肉关节）以阳虚寒凝为主，其治既要散寒，又要通阳。

【随证合方】 若夹虚，可与桂枝人参汤合方用之；若夹寒瘀，可与当归四逆汤合方用之；若夹郁，可与橘枳姜汤及四逆散合方用之。

【注意事项】 运用乌头赤石脂丸既要辨清西医之病，又要辨清西医之病属于中医阳虚寒凝证。辨西医之病可进一步了解疾病的发展演变及转变规律，辨中医之证可更好地针对西医之病选用乌头赤石脂丸。

【应用指征】 心痛彻背，背痛彻心，乌头赤石脂丸主之。（第九　9）

【方论】

清·喻嘉言,《医门法律》（1658 年）： 发明《金匮》心痛彻背，背痛彻心，用乌头赤石脂丸。心痛彻背，背痛彻心，乃阴寒之气，厥逆而上干者，横格于胸背经脉之间，牵连痛楚，乱其气血，紊其疆界，此而用气分诸药，则转益其痛，势必危殆。仲景用蜀椒、乌头一派辛辣，以温散其阴邪，然恐胸背既乱之气难安，而即于温药队中，取用干姜之泥，赤石脂之涩，以填塞厥气所横冲之新隧，俾胸之气自行于胸，背之气自行于背，各不相犯，其患乃除，此炼石补天之精义也。今人知有温气、补气、行气、散气诸法矣，亦知有堵塞邪气攻冲之窦，令胸背阴阳二气，并行不悖者哉。

清·李彣,《金匮要略广注》（1682 年）： 故既有附子温中，而复用乌头走表，干姜行阳散寒，蜀椒下气开郁。然心主血。不可无入血分之药以和之，赤石脂入心经血分，性温体重，性温则能生阳气于阴血之中，体重则能降痹气于胸膈之下矣。

清·张志聪,《金匮要略集注》（1683 年）： 夫背为阳，心为阳中之太阳，心痛彻背，背痛彻心者，阴极而阳剥矣。故宜乌头赤石脂丸主之。乌头，附子之母也，附子主温下焦之生阳，乌乃太阳之精，用乌头一分导太阳之心气以下合。石主补肾，石脂凝腻如脂，味甘色赤，有若肾脏所生之精血。此盖因极虚少精血，而虚寒之气反上入胸膈以凌心，故用石脂补肾脏之精，上入心化赤以资脉。蜀椒保心气以散阴寒，干姜温中焦以助生气，故用丸以留中。俟乌头引心气以下交，石脂助精血以上济，是以二药为主方而命名也。

清·周扬俊,《金匮玉函经二注》（1687 年）： 仲景用蜀椒乌头，一派辛辣，以温散阴邪，然恐胸背既乱之气难安，而既于温药对中，取用干姜之泥，赤石脂之涩，以填塞，厥气所横冲之新对。俾胸之气自行于胸，背之气自行于背，各不相犯，其患乃除。

清·张璐,《千金方衍义》（1698 年）： 故访《金匮》赤石脂丸而用乌头、干姜力开痹著，佐以桂心、细辛、吴茰其襄温散，而兼芍药、当归、干地黄护持营血，甘草和胃并和药性之寒热。

胸中阳气不布，阴邪袭据，所以心痛彻背，背痛彻心，故《金匮》取崔氏乌头赤丸，更其名曰赤脂丸，以乌、附、椒、姜之卒烈破阴复阳，石脂之重涩填塞阴邪往来之路也。

清·魏荔彤,《金匮要略方论本义》（1720 年）： 再或心痛彻背，或背痛彻心，俱阴寒痞塞于胸，而前后相连作痛，阳微之甚者也，法宜乌头赤石脂丸主之。方用蜀椒、乌头、附子、干姜，一味大热之品，温中开痹；以赤石腊之涩，留滞其药与留滞之邪相争，邪自不胜正而降伏矣。为丸者，一日三服而渐渐稍加，俱从缓为主治也。上师为胸痹心痛短气者立法至详矣。短气虽止有茯苓杏仁甘草汤一方，而凡治胸痹，或开，或补，无非治短气也，学者参酌而用之，无不立效也。

清·尤在泾,《金匮要略心典》（1729 年）： 心背彻痛，阴寒之气，遍满阳位，故前后牵引作痛。沈氏云：“邪感心包，气应外俞，则心痛彻背；邪袭背俞，气从内走，则背痛彻心，俞脏相通，内外之气相引，则心痛彻背，背痛彻心，即经所谓寒气客于背俞之脉，其俞注于心，故相引而痛是也。”乌、附、椒、姜同力协济，以振阳气而逐阴邪。取赤石脂者，所以安心气也。

清·黄元御,《长沙药解》(1753年)：治心痛彻背，背痛心。以寒邪冲逆，凌逼宫城。赤石脂保其心君，乌、附、椒、姜，驱逐其寒邪也。

清·黄元御,《金匮悬解》(1754年)：寒邪冲逆，凌逼心君，故心背彻痛。乌头赤石脂丸，乌、附、椒、姜，驱寒邪而降逆，赤石脂护心君而止痛也。

清·吴仪洛,《成方切用》(1761年)：此乃阴寒之气，厥逆而上干，横格于胸背经脉之间，牵连痛楚，乱其气血，搅其疆界。此而用气分诸药，转益其痛势必危矣。仲景用蜀椒、乌头一派辛辣，以温散其阴邪，然恐胸背既乱之气难安，而即于温药队中，取用干姜之泥，赤石脂之涩，以填塞厥气所横冲之新隧。俾胸中之气自行于胸，背之气自行于背，各不相犯，其患乃除，此炼石补天之精义也。今人知有温气、补气、行散气诸法矣，亦有填塞邪气攻冲之窦，令胸背阴阳二气，并行不悖者哉。

清·朱光被,《金匮要略正义》(1803年)：心痛即彻于背，背痛即彻于心，中间绝无正气存贮，止任阴邪往来冲激，虚寒何等。爰用赤石脂，性涩味甘，禀坚凝之土德，镇守中央，以堵截阴邪往来之道路。而以乌、附、姜、椒，群队辛热之品，以扶阳祛阴，允为阴寒痹痛之主方。

清·邹澍,《本经疏证》(1832年)：(白石脂)在乌头赤石脂丸，心痛与背痛为歧，则亦并之，而复以乌头与附子，气本相属者温其内，即使应于外、通其外，随使应于中，领椒姜以除其沉痼坚牢也。

《金匮要略》乌头赤石脂丸，联用附子、乌头，治心痛彻背背痛彻心，其义最为微妙。沈明宗曰：邪感心包，气应外俞，则心痛彻背；邪袭背俞，气从内走，则背痛彻心。俞脏相连，内外之气相引，则心痛彻背，背痛彻心，即经所谓寒气客于背俞之脉，其俞注于心，故相引而痛是也。夫脏为俞气之所根，俞为脏气之所驻，谓其连属，则诸俞总在足太阳一经，经脉与脏并不相通也。故治俞者未必能及脏，治脏者未必能及俞，附子、乌头以气相属，系不相连，而同施并投焉。则可知两物为用，温脏之寒，即能外及俞之痛；治俞之痛，即能内及脏之寒，故方中蜀椒、干姜、赤石脂皆用一两，并附子、乌头二物，亦仅及其数，可见虽用二物，原若只用一味，而其感通呼吸之理，已寓于其间矣。引而伸之，触类而长之，则瓜蒌根、实并用，蘼芜、芎䓖并用，蜀漆、恒山并用，古人皆必有意义于其间，所当深长思者也。

清·高学山,《高注金匮要略》(1872年)：夫三焦之化，阳从底生，盖以命门之温热，蒸熟水谷，而化悍气，然后上熏如雾，而贮为胸阳者也。况本症又属下焦之寒逆乎，是非温下以温上不可也。故以乌头之老阳，壮先天之元气；以附子之生阳，发后天之化气；取蜀椒之辛敛者，所以补其阳而封之固之也；取干姜之辛散者，又所以种其根而升之举之也；总交于气重色赤之石中脂髓，以为使者。气重、易致下行，色赤、偏宜阴脏，石中之脂髓，岂非欲其入精血中。而温资始之化源乎，丸非汤散之仅行上中者可比，且先食服之，故知其责在下焦也。弦脉主痛，今心痛彻背，背痛彻心，皆由于肝肾之邪，故知其阴弦在尺中，而非三条之所谓关上脉云云者也。凡胸无痹病，而乍中寒者，亦有心背彻痛之症，并主此丸。

清·莫枚士,《经方例释》(1884年)：此桃花汤去米加椒、附、乌，变法为圆也。为治肾寒上攻之专方。一名乌头赤石脂圆。《外台》录此方，乌头、赤石脂、干姜各二分，蜀椒、附子各一分。《范汪方》无附子，有桂心等分。崔氏方有桂心二两，为六味，乌头、附子、赤石脂各三两，椒、姜各二两。《范汪方》无附者，当是与崔氏同，为六味而脱其一耳。本论大建中汤方，姜、椒亦并用，其治心胸中塞痛，亦与此治同。椒本治血痹，或以蛔动言之，浅也。《肘后》治苦呕不息方，干姜茱萸汤加减法，下不止，手足逆冷，加椒百粒，附子一枚炮，是椒、附治肾寒气逆也。《本事方》有椒附丸，止椒、附二味，治肾气上攻之膂痛，与此义合。

清·唐容川,《金匮要略浅注补正》(1893年)：当用乌头以去肝寒，附子以去太阳之寒，而背痛彻心之病愈；用蜀椒以去肺寒，用干姜以去胃寒，而心痛彻背之病愈。上用瓜蒌，取其宣通：此用石脂，取其堵塞，两面夹攻之病，若但注一面，安知圣师之旨。

清·王旭高,《退思集类方歌注》(1897年)：乌头、附子、椒、姜振阳气、逐寒邪，赤石脂安心气，填塞厥气横冲之孔道，俾胸背之气各不相犯，其患乃除。

清·戈颂平,《金匮指归》(1907年)：以乌头、附子、干姜，辛热气味，通阴土之阴；以蜀椒辛温气香，化阴土浊阴；以赤石脂甘平气味，交济表里阴阳气液于中土。右五味，末之，蜜丸，如桐子大，以辛热气味，得蜜之甘润，圆转其中，开通表里土气。脾土不温，故在未食之前，服一丸，日三服，痛不解，稍加服。

近代·曹颖甫,《金匮发微》(1931年)：以肾邪之凌心也，故用乌头、附子；以其如虫注也，故用蜀椒（湿痰有虫，蜀椒有杀虫之功而并温化湿痰）；以其寒也，故用干姜；以水邪之上僭也，故用止涩之赤石脂（观桃花汤及赤石脂禹余粮汤，可见止水功用）。方中乌头炮用，附子生用，一以固表阳，一以去肾寒，其中皆有深意。独怪近日药肆，至于不备生附子，有书于方笺者，反以为怪，则庸工之数也。（脉浮者能吐，故无方治，此证脉必沉紧，故别出方治如此）。

近代·赵桐,《金匮述义》(1940年)：此阴寒凌盛，阳光欲熄也。心痛彻背，背痛彻心，气血紊乱，淆乱于胸也。此际，用破气行血药，如逐窜马，入赘放豚，如理棼丝，反而大痛，只宜乌附椒姜大辛大热，峻逐阴邪。最妙赤石脂一味，堵塞其攻冲之路，如包围歼敌也，亦《内经》"塞其空窍，为是良工"之理。喻昌、路玉皆作是言，予验已屡矣。

近代·彭子益,《圆运动的古中医学·金匮方解篇》(1947年)：治心痛彻背、背痛彻心者。寒凌火位，故痛如此。乌、附、椒、姜温寒，赤石脂护心也。凡用温药之痞痛，必有缓急，时痛时减。

现代·王渭川,《金匮心释》(1982年)：本节指出阴寒固结心痛的治法。由于本证是阴寒极盛所致，仲景处方乌头赤石脂丸方，以乌头、附子、干姜、蜀椒大温之品，峻逐阴邪，以赤石脂之涩，不使药过而不留，保持药之长效。

现代·刘渡舟，苏宝刚，庞鹤,《金匮要略诠解》(1984年)：本条论述阴寒痼结心痛的证治。由于阳气衰微，阴寒痼结，经脉凝滞不通，故心痛彻背，背痛彻心，痛无休止，而四肢厥冷，脉来沉紧。治以乌头赤石脂丸，温阳化阴，开结止痛。方中乌头、附子、干姜、蜀椒大辛大热，温阳散寒，开结行痹，通经脉而止疼痛；赤石脂收敛心阳，安定心气。

现代·王付,《经方学用解读》(2004年)：阳虚寒凝脉阻证的基本病理病证是阳虚不得温煦于心胸，寒湿乘机侵袭于心胸，心胸脉络阻结不通。因此，治疗阳虚寒凝脉阻证，其用方配伍原则与方法应重视以下几个方面。

针对证机选用温阳散寒药：寒气侵袭于心，心之脉络为寒气所凝，凝则经气脉气闭阻不畅或不通，证以心胸疼痛，其治当温阳散寒，通畅血脉。在选用方药时最好既有温阳作用，又有散寒作用，从而使方药攻邪作用迅速而峻猛。如方中川乌、附子。

合理配伍温阳止痛药：审病变证机的主要矛盾方面是寒气凝滞脉络而不通，其治在温阳散寒的同时，还要配伍温阳止痛药，以增强治疗效果。如方中蜀椒、干姜。

妥善配伍敛阴益血药：心主血脉，用温阳散寒药虽能散寒，但用之稍有不当，则有损伤阴血，其治除了针对病变证机而用温阳散寒药外，还要妥善配伍敛阴益血药，从而达到温阳散寒不伤阴血，更有益阴化血作用。如方中赤石脂。

随证加减用药：若胸闷者，加全瓜蒌、薤白、枳实，以通阳行气化痰；若胸痛者，加五灵脂、蒲黄、丹参，以活血化瘀止痛等。

【方论评议】

综合历代各家对乌头赤石脂丸的论述，应从用药要点、方药配伍和用量比例三个方面进行研究，以此更好地研究经方配伍，用于指导临床应用。

诠释用药要点：方中乌头逐寒通阳，附子温壮阳气，蜀椒温中散寒，干姜温阳和中，赤石脂益血敛阴、蜜益气和中。

剖析方药配伍：乌头与附子，属于相须配伍，增强温阳逐寒止痛；乌头与蜀椒，属于相须配伍，增强温阳通阳止痛；乌头与干姜，属于相须配伍，增强温中散寒；乌头与赤石脂，属于相反相畏配伍，相反者，乌头辛散，赤石脂涩收，相畏者，赤石脂制约乌头温热伤阴血；附子与干姜，属于相须配伍，增强温阳散寒；乌头、附子与蜂蜜，属于相使相畏配伍，相使者，蜂蜜助乌头、附子逐寒止痛，乌头、附子助蜂蜜益气止痛，相畏者，蜂蜜减弱乌头、附子之毒性。

权衡用量比例：乌头与附子用量比例是0.8 ∶ 1.5，提示逐寒与壮阳之间的用量调配关系，以治寒凝；乌头与蜀椒用量比例是1 ∶ 4，提示逐寒与止痛之间的用量调配关系，以治寒痛；乌头与干姜用量比例是1 ∶ 4，提示逐寒与温中之间的用量调配关系；乌头与赤石脂用量比例是1 ∶ 4，提示逐寒与益血敛阴之间的用量调配关系。

【药理作用】 本方具有抗缺氧、扩张冠状动脉、对心肌呈双向调节、抑制血小板聚集、改善微循环、调节心律、调节中枢神经、调节周围神经、调节内分泌、调节胃肠平滑肌蠕动、降血脂、抗心脑缺血、抗氧化、抗炎、抗过敏等作用。

乌头桂枝汤

【导读】 ①学用乌头桂枝汤应重视乌头和桂枝的用量调配关系、乌头和大枣的用量调配关系。②乌头桂枝汤虽是辨治表里俱寒兼证的重要代表方，但在临床中对脾胃虚寒证及关节肌肉寒证等也具有良好治疗作用。③学好用活乌头桂枝汤的第一步是辨清乌头桂枝汤由哪些基础方和药物组成：组成乌头汤有5个基础方和4组药，基础方之一是甘草汤，之二是芍药甘草汤，之三是桂枝甘草汤，之四是桂枝汤，之五是乌头煎，4组药中第1组是温通药即乌头，第2组是行散通经药即桂枝、生姜，第3组是补血药即芍药，第4组是益气药即大枣、甘草，从5个基础方和4组药用量深入学习研究即可用活乌头桂枝汤。

【方歌】 温中乌头桂枝汤，寒积腹痛此方良，表虚里寒均能治，变通用量记心上。

【方药】 乌头五枚（10 g） 桂枝去皮，三两（9 g） 芍药三两（9 g） 甘草炙，二两（6 g） 生姜切，三两（9 g） 大枣十二枚

【用法】 上一味（乌头），以蜜二升，煎减半，去滓。以桂枝汤五合解之，得一升后，初服二合，不知，即服三合；又不知，复加至五合。其知者，如醉状，得吐者，为中病。

上五味（桂枝汤），锉，以水七升，微火煮取三升，去滓。

【功用】 温中逐寒，解肌散邪。

【适应证】

1. 中医病证：①太阳中风证与脾胃寒积证相兼。发热，恶寒，汗出，或头痛，寒疝腹痛，手足逆冷或不仁，身疼痛，或呕吐，或不能食，舌淡、苔薄白，脉弦紧。②气血虚寒结证。

2. 西医疾病：普通感冒、流行性感冒、肠胃型感冒、支气管炎、慢性肠胃炎、胃及十二指肠溃疡、慢性胆囊炎、肠胃痉挛、慢性非特异性溃疡性结肠炎、慢性盆腔炎、慢性附件炎、风湿性关节炎、类风湿关节炎、强直性脊柱炎等临床表现符合表里俱寒证者。

【用药分析】 方中乌头逐寒止痛，桂枝辛温通阳，芍药缓急止痛，生姜辛温调理脾胃，大枣、甘草益气补中。

【用方思路】

1. 乌头桂枝汤既是辨治太阳中风证与脏腑寒结证相兼的重要代表方，又是辨治诸多杂病如胃病、肝病、肾病、皮肤病、关节病等的重要基础方。

2. 方中乌头、桂枝、生姜既是治表药，又是治里药；芍药既可益营卫，又可补脏腑；大枣、甘草既是补益营卫药，又是补益中气药，从方中用药用量及调配分析得知，乌头桂枝汤的应用并不局限于太阳中风证与脏腑寒结证相

兼，还可用于辨治诸多杂病，如消化、呼吸、循环等系统疾病及皮肤、关节病等。

3. 运用乌头桂枝汤辨治的基本病证（无论病变部位在表还是在里，或是表里兼证）是寒夹虚，治疗以寒虚兼顾。

【随证合方】 若夹热，可与附子泻心汤合方用之；若夹气郁，可与四逆散合方用之；若夹瘀，可与当归四逆汤合方用之。

【注意事项】 运用乌头桂枝汤既要辨清西医之病，又要辨清西医之病属于中医虚寒夹杂。辨西医之病可进一步了解疾病的发展演变及转变规律，辨中医之证可更好地针对西医之病选用乌头桂枝汤。

【应用指征】

（1）腹痛，脉弦而紧，弦则卫气不行，即恶寒，紧则不欲食，邪正相搏，即为寒疝。（第十　17）

（2）寒疝，腹中痛，逆冷，手足不仁，若身疼痛，灸刺诸药不能治，抵当乌头桂枝汤主之。（第十　19）

【方论】

清·李彣，《金匮要略广注》（1682 年）： 此中外皆寒，故用乌头温中散寒，佐桂枝以行阳走表。

清·张志聪，《金匮要略集注》（1683 年）： 邪虽在气，又非气药之所宜，故云诸药不能治，宜抵当乌头汤主之。所谓抵当者，温养经脉，以抵当气分之邪也，故用大乌头煎以温经，合桂枝汤以散气。按寒疝之病，其病虽在经，其邪尚在气，故所用之药，虽温经，亦行气……（眉批：任脉为病，男子内结七疝，用气药入经以抵当气分之邪，故医所不知也。乌头、当归、生姜，皆行气之药。任脉通，天癸至，任脉虚，天癸竭）。

清·周扬俊，《金匮玉函经二注》（1687 年）： 寒气非乌头不治，此则全以蜜熬，熬成即膏矣，乃复以桂枝汤解之者，正以桂枝主手足也。况味甘正以扶脾，蜜与桂合，又得建中之意欤。以逆冷不仁身痛，及诸治不效者，似皆中州之备为之也。

清·魏荔彤，《金匮要略方论本义》（1720 年）： 上二方皆内治其寒邪者。如有内外合邪为寒疝证，则表里俱寒，阳衰阴独，久将成无阳之证矣，仲景又立内外兼治之法。如寒疝腹中痛，逆冷，俱内寒也；手足不仁，若身疼痛，兼外寒矣，灸刺诸药不能治之，得其抵当。盖灸刺外治其寒，而遗其内治也；诸药内治其寒，而遗其外治也，此所以俱不能治之抵当也。仲景为立表里兼治，一了百当之法，为乌头桂枝汤。方以乌头温中胜寒治内，以桂枝汤升阳驱邪治外。服之不知者，渐加。知者如醉状，阳气得升，必发越而上。仲景言得吐为中病，吐亦发散阴邪之法也，使极下极寒之邪得以高越，而吐之时身必微汗出，阳达而阴寒立散矣。所以不用发汗者，正恐内外阴寒，更发汗以亡其阳，必致大误也。所以用桂枝汤治寒邪，明犯《伤寒论》中固卫闭邪之禁，而反立取神效也。盖伤寒病内无寒，却有表郁而生之内热，故不取于固卫闭邪以益其内热。兹内外一味寒邪，内服乌头之辛热，温而且行，外有桂枝之升阳，驱而带补，又岂可与《伤寒论》伤寒病不用桂枝同日语乎？

清·吴谦，《医宗金鉴》（1742 年）： 以桂枝汤五合解之者，溶化也。令得一升，谓以乌头所煎之蜜五合，加桂枝汤五合溶化，令得一升也。不知，不效也；又不知，又不效也；其知者，已效也。如醉状，外寒方散。得吐者，内寒已伸，故为中病也。

清·黄元御，《长沙药解》（1753 年）： 治寒疝腹痛。以肝肾寒邪，同犯脾土，桂枝补土疏木，乌头破其寒凝也。

清·黄元御，《金匮悬解》（1754 年）： 寒疝，腹中痛，手足逆冷不仁者，肾肝之邪，合而贼土，土败而四肢失养也。或身上疼痛，灸刺诸药不能治，是脏病而经亦郁。病根在里，故但以灸刺诸药治其表，不能愈也。抵当乌头桂枝汤，乌头驱寒而逐湿，桂枝疏木而通经也。

清·朱光被，《金匮要略正义》（1803 年）： 腹痛至于逆冷，俱寒疝所有之证。独至手足不仁，一身疼痛，是不独里气虚寒，而寒邪兼挟风邪，荣卫交痹，初无一定病所，故灸刺诸药皆不能治也。且证本寒疝，由腹痛而兼见身痛，是寒为本而风为标，本多而标少，则治法亦分轻重。惟用乌头为主，以攻里寒，桂枝汤为佐以和荣卫，斯为中病也。

清·陈元犀,《金匮方歌括》(1811年)：按：解之者，溶化也；知，效也；如醉状，外寒方解；得吐者，内寒已伸，故为中病也。道光庚辰岁，予大小儿年二十六岁。初病时少腹满，两旁相去有六寸远，结二痈，长三寸，阔二寸，不红不痛，其气似相通状，大便不通，发作寒热，食少。医者纷纭不一，或以托里发散、或用下法，药多不效。至二三日之后，少腹满，渐高胀及腹上，及胸胁，逆气冲及咽喉，药物饮食不能下咽，气喘，冷汗出，四肢厥，有一时许竟目直口开。予不得已，用大温回阳之剂灌之。其初不能下咽，后约进有四分之一，其气略平些，苏回。予查其病症，云夜夜泄精，或有梦、或无梦，泄时知觉，以手捏之，有二三刻久方止，夜夜如是。后惊不敢睡，至鸡鸣时亦泄。诊其脉弦、细、芤、迟，余思良久，方觉阴寒精自出句，生二痈者，乃阴寒聚结也。治之非大温大毒之品不能散阴寒之结，非大补元气不能胜阴邪之毒也。后用四逆、白通、理中、建中等汤数服，病症渐渐而瘥。此足见长沙之法，运用无穷，愿后之学人，深思而自得焉可。

清·高学山,《高注金匮要略》(1872年)：惟抵当乌头桂枝汤主之者，以乌头及蜜合煮，即前条乌头煎之义。所以温胃阳，而消寒逆之疝，则腹痛逆冷内愈，此治其本也。以桂枝汤解而合服之者，桂枝本汤，为行阳走表之剂，且以乌头煎为佐，则又能从手足身体，而除寒解疝，其不仁、疼痛等症，焉有不外愈者乎。此治其标也，合标本内外而并治之。

日本·丹波元坚,《金匮玉函要略述义》(1894年)：此方证最属急剧，治以单捷为妙，桂枝汤,《外台》引，作单桂汁，盖仲景旧面，其出五味方者，疑后人误据《千金》乌头汤所私搀，注家皆仍原文为说，觉未当。

清·戈颂平,《金匮指归》(1907年)：右一味，以蜜二升，煎减半，使乌头阳气尽含蜜中，去滓，全以蜜熬，熬成，即膏矣，解之，溶化也，所煎乌头之蜜，取五合，入桂枝汤三升中溶化，和令相得后，初服五合，象阳数藏于土中，复于子，阴阳相交为知，如阴阳气液不从子时左交，即其时，服三合，再不从子时左交，复加至五合，其知者，指阴阳气液从子时左交，形如醉状，得阴土阴液从子时左吐者为中病。

近代·曹颖甫,《金匮发微》(1931年)：乌头桂枝汤，用乌头煎以回里阳，复加桂枝汤以救表阳。以蜜二升煎减半者，煎去蜜之半而止，复减其半，而取桂枝汤之半数相加，合得一升，而又仅服五合，不知，更服三合，又不知，更服五合，岂不慎之又慎。

近代·赵桐,《金匮述义》(1940年)：《三因极一病证方论》之风寒疝，腹痛逆冷，手足不仁，身体疼痛，及贼风入腹，攻刺五脏，拘急不能转侧，阴缩，与其极合。而《腹证奇览》治脐现大筋，腹痛如绞，或有绕脐成一块者，是寒疝兼气血不和者也，为乌头桂枝汤证。观乎此，则更知不专主风寒矣。人饮立醉，是其证也。言抵当，谓至抵至当不可以或易也。举凡寒邪内袭，服热药时多搏斗大痛，吐方寒伸而止。南城村某妇，夫远出，晨间即心腹大痛。予意少腹如扇，寒袭子宫。与附子汤，痛厥者再，得大吐乃伸。倘不预告，病家张皇，不知作何语矣。

近代·彭子益,《圆运动的古中医学·金匮方解篇》(1947年)：治寒疝腹痛，手足不仁，身体疼痛逆冷者。肝肾皆寒，荣卫阳气运达不到，故病如此。桂枝汤以和荣卫，乌头补肝肾之阳，以达全身也。

现代·王渭川,《金匮心释》(1982年)：本节指出寒疝兼有表证的治法。本症属阴寒，仲景处方乌头桂枝汤，以乌头除腹中寒痛，桂枝伸阳散寒兼和营卫，且不用蜜以防减轻乌头药力。服后有瞑眩而吐等剧药反应。如发现病人呼吸急速，脉搏间歇，头痛，心跳加快，这是中毒现象，可速服绿豆汤或黑豆甘草汤，自能缓解。

现代·刘渡舟，苏宝刚，庞鹤,《金匮要略诠解》(1984年)：本方即乌头煎合桂枝汤。乌头煎重于温里，温阳散寒而治腹痛；桂枝汤解表散寒，调和营卫而止身痛。表里寒邪俱解，则手足不仁，逆冷等证可愈。必须指出的是乌头的毒性很大，宜小量试服，无反应者，方可增量。服后如醉酒状或恶心呕吐，是药已中病的反应。如果发现药后呼吸急迫，心跳加快而有歇止以及头痛等证，为中毒反应，要立刻停药，急服绿豆汤或黑豆甘草汤以解其毒。

现代·王付,《经方学用解读》(2004年)：太阳中风证与脘腹寒积证相兼的基本病理病证是风寒侵袭卫强营弱，寒邪阻滞脾胃气机。所以，治疗太阳中风证与脘腹寒积证相兼，其用方配伍原则与方法必须重视以下几个方面。

针对证机选用温里散寒药：寒邪侵袭于里，在里是脾胃受寒，寒气与胃气相结而阻滞不通，证见脘腹胀满疼痛，其治当温里散寒。如方中乌头。

针对证机选用解表散寒药：风寒侵袭肌肤营卫，营卫受邪而抗邪，正邪相争于营卫，症见发热恶寒，头痛，汗出，审证在表是风寒表虚证，其治当解肌和汗，调和营卫。如方中桂枝汤。

随证加减用药：若腹痛明显者，加延胡索、乌药，以温里散寒，行气止痛；若恶心呕吐者，加陈皮、竹茹，以和胃降逆止呕；若头痛明显者，加白芷、蔓荆子，以祛风散寒止痛等。

【方论评议】

综合历代各家对乌头桂枝汤的论述，应从用药要点、方药配伍和用量比例三个方面进行研究，以此更好地研究经方配伍，用于指导临床应用。

诠释用药要点：方中乌头逐寒止痛，桂枝辛温通阳，芍药缓急止痛，生姜辛温调理脾胃，大枣、甘草益气补中。

剖析方药配伍：乌头与桂枝，属于相使配伍，辛散温通，逐寒止痛；乌头与芍药，属于相反相畏配伍，相反者，乌头温热逐寒，芍药酸寒补血，相畏者，芍药制约乌头温热耗阴；乌头与生姜，属于相使相畏配伍，相使者，增强散寒止痛，相畏者，生姜制约乌头之毒性；乌头与大枣、甘草，属于相使配伍，温阳逐寒，缓急止痛；桂枝与生姜，属于相须配伍，辛温散寒止痛；桂枝与芍药，属于相反相畏配伍，相反者，桂枝发散，芍药收敛，相畏者，芍药制约桂枝发汗伤津，桂枝制约芍药收敛助邪。

权衡用量比例：乌头与桂枝用量比例是5：3，提示逐寒与通经之间的用量调配关系，以治寒郁经脉；乌头与芍药用量比例是5：2，提示逐寒与补血缓急之间的用量调配关系，以治急痛；乌头与生姜用量比例是5：3，提示逐寒与辛温宣散之间的用量调配关系，以治阴寒；乌头与大枣、甘草用量比例是5：3：3，提示逐寒与益气缓急之间的用量调配关系，以治虚痛。

【药理作用】 本方具有调节周围神经、调节中枢神经、调节胃肠平滑肌蠕动、解除胃肠平滑肌痉挛、调节支气管腺体分泌、抗菌、抗炎、抗风湿、增强机体免疫功能等作用。

乌头煎（大乌头煎）

【导读】 ①大乌头煎的组成药物仅有一味，单用有一定局限性，最好合方应用。②大乌头煎虽是辨治脾胃寒凝证的重要代表方，但在临床中对关节肌肉寒凝证等也具有良好治疗作用。③学好用活乌头煎的第一步是辨清乌头煎由哪些药物组成：组成乌头煎仅有1味药，对此只有深入研究乌头的逐寒作用、降逆作用、消癥作用、通络作用、开窍作用、除湿作用，以此深入学习研究用药用量即可用活乌头煎。

【方歌】 大乌头煎逐阴寒，辨治腹痛与寒疝，乌头与蜜要同煎，治愈厥逆与白汗。

【方药】 乌头熬，去皮，不㕮咀，大者五枚(15 g)

【用法】 上以水三升，煮取一升，去滓。内蜜二升，煎令水气尽，取二升。强人服七合；弱人服五合。不差，明日更服，不可日再服。

【功用】 温中逐寒，通阳止痛。

【适应证】

1. 中医病证：①脾胃寒凝证。脘腹疼痛，或绕脐痛，或痛则冷汗出，手足厥逆，或呕吐，舌淡、苔薄白，脉沉紧或弦紧。②筋脉骨节寒证。

2. 西医疾病：肠胃痉挛、慢性胃炎、慢性肠炎、类风湿关节炎、风湿性关节炎、冠心病、心律不齐等临床表现符合脾胃寒凝证者。

【用药分析】 方中乌头温阳逐寒止痛。

【用方思路】

1. 大乌头煎既是辨治脾胃寒凝证的重要代表方，又是辨治诸多杂病如脾胃病、心病、肌肉关节病等的重要基础方。

2. 方中乌头可温五脏六腑气血及筋骨营卫之阳气。大乌头煎的应用并不局限于脾胃寒凝证，还可用于辨治诸多杂病，如消化、循环、运动等系统疾病。

3. 运用大乌头煎辨治的病证（无论病变部位在脾胃、在肝肾或在心）以寒凝为主，其治当温阳逐寒

【随证合方】 若夹气血虚，可与乌头汤合方用之；若夹郁热，可与白虎加桂枝汤合方用之；若夹寒湿，可与麻黄加术汤合方用之。

【注意事项】 运用大乌头煎既要辨清西医之病，又要辨清西医之病属于中医寒凝证。辨西医之病可进一步了解疾病的发展演变及转变规律，辨中医之证可更好地针对西医之病选用大乌头煎。

【应用指征】

（1）腹痛，脉弦而紧，弦则卫气不行，即恶寒，紧则不欲食，邪正相搏，即为寒疝。（第十　17）

（2）寒疝，绕脐痛，若发则白汗出，手足厥冷，其脉沉紧者，大乌头煎主之。（第十　17）

【方论】

清·喻嘉言，《医门法律》（1658年）： 大乌头煎《金匮》治心腹痛，脉弦紧，邪正相搏，即为寒疝。绕脐痛，若发则自汗出，手足厥冷者。又方治寒疝，腹中痛，逆冷，手足不仁。腹痛脉弦而紧弦则卫气不行，即恶寒；紧则不欲食。邪正相搏，即为寒疝。寒疝绕脐痛，若发则自汗出，手足厥冷，其脉沉弦者，用大乌头煎。由《内经》心疝之名推之，凡腹中结痛之处，皆可言疝，不独睾丸间为疝矣。然寒疝绕腹痛，其脉阳弦阴紧。阳弦故卫气不行而恶寒，阴紧故胃中寒盛不杀谷。邪即胃中之阴邪，正即胃中之阳气也。论胃中水谷之精气，与水谷之悍气，皆正气也。今寒入荣中，与卫相搏，则荣即为邪，卫即为正矣。绕脐腹痛，自汗出，手足厥冷，阳微阴盛，其候危矣。故用乌头之温，合蜜之甘，入胃以建其中而缓其势。俾卫中阳旺，荣中之邪，自不能留，亦不使虚寒自下上之微旨也。若身疼痛，灸刺诸药不能治，用本方以桂枝汤五合，解令少清，初服二合。不知，即服三合。又不知，复加至五合。其知者如醉状，得吐者为中病。《外台》乌头汤，治寒疝腹中绞痛：贼风入攻五脏，拘急不得转侧，发作有时，使人阴缩，手足厥逆，即此合桂枝汤方也。

清·李彣，《金匮要略广注》（1682年）： 乌头性轻疏而气剽悍，故能散寒逐湿，止用此一味，取其力专而行速也，但恐过于猛峻，故用蜜煎，甘以缓之，且解毒也。

清·张志聪，《金匮要略集注》（1683年）： 用乌头不㕮咀者，取其象心，心主脉也，助心主之气以退寒邪也。用五枚者，利五脉也。乌头辛热走气，用蜜煎而后能入经，盖脉资生于中焦之胃腑，是以甘走经而辛走气也。

清·周扬俊，《金匮玉函经二注》（1687年）： 于是思天下之热且雄猛者，莫过乌头，更非多用不可也；佐以蜜者，热则必燥，益之以润也。

清·魏荔彤，《金匮要略方论本义》（1720年）： 仲景示人以大乌头煎主之。乌头辛热逐寒邪，开阴闭，专用见功，单刀直入，竟趋虎穴，此取效之最径捷者也。惟恐燥烈伤阴，故于服法又分弱强人，并申一日不可再服之戒，何非期臻至善之法乎？

清·尤在泾，《金匮要略心典》（1729年）： 手足厥冷，其脉沉紧，皆寒疝之证，白津、汗之淡而不咸者，为虚汗也，一作自汗，亦通。大乌头煎大辛大热，为复阳散阴之峻剂，故云不可一日更服。

清·黄元御，《长沙药解》（1753年）： 以水寒木郁，不得发越，阴邪凝结，冲突作痛。乌头破寒气之凝，蜜煎润风木之燥也。

清·黄元御，《金匮悬解》（1754年）： 腹痛，脉弦而紧者，肝脉弦，肾脉紧，寒水风木

之邪，合而克土，是以腹痛。弦则木郁阳陷，阴乘阳位，外束卫气，故卫气不行。阳郁不达，是以恶寒，紧则寒水侮土，胃气上逆，故不欲食。清阳下陷，上与阴邪相争，不能透围而出，木气郁沦，永坠寒水之中，即为寒疝。疝瘕同类，皆肾肝阴邪所凝结也。寒疝之病，水木合邪，以侵土位，常苦绕脐疼痛。若发则木气疏泄，肾精不藏，溲出白液。手足厥冷，其脉沉紧者，水寒而木郁也。宜大乌头煎，蜂蜜缓急迫而润风木，乌头泻湿淫而温寒水也。

清·徐灵胎,《徐灵胎医书全集》(1759年)：大乌头壮真阳以御寒，兼擅祛风逐湿，为除疝峻药，入白蜜以润燥，益虚缓中止痛。强者五合，弱人三合，此量体制宜，不使邪气留而不去，元气虚而不支，此攻邪安正之剂，为寒疝痛急之专方。

清·朱光被,《金匮要略正义》(1803年)：此由腹满失治而致成寒疝也。盖病气深固，如山之坚牢不拔，故名曰疝。以里虚，故脉弦。复困予寒，故脉紧。弦而且紧，方是寒疝的脉。然脉之所以弦，所以紧，与弦紧之所以主疝，何也？益卫气出于下焦，行于脉外，寒邪困之，则脉外无气以动，而但显中藏之弦，是外恶寒，而实表里皆寒也。胃气出乎中焦，行气于上下，胃阳不振，则不欲食，是中气虚寒，而三焦亦无阳运也。于是表里上下之阴邪，久而不解，与正气搏结于太少二阴部分，绕脐作痛，寒疝成矣。发则白津出者，所谓上焦有寒，其口多涎也。手足厥冷者，痛则气结，且无阳主四肢也，按其脉沉而紧，邪已直入少阴，有欲弦不能之象。苟非极锐利之品，捣其巢穴，则邪何由散？此一味乌头煎，后人比之于霹雳也。

日本·丹波元简,《金匮玉函要略辑义》(1806年)：《素问·长刺节论》云，病在少腹，腹痛不得大小便，病名曰疝，得之寒，王氏注大奇论云，疝者，寒气结聚之所为也，急就篇，颜师古注云，疝，腹中气疾，上下引也，楼氏《纲目》云，疝名虽七，寒疝即疝之总名也，《巢源》云，疝者，痛也，此由阴气积于内，寒气结搏而不散，腑脏虚弱，风冷邪气相击，则腹痛里急，故云寒疝腹痛也……乌头，大热大毒，破积聚寒热，治脐间痛不可俯仰，故用之以治绕脐寒疝痛苦，治下焦之药味，不宜多，多则气不专，此沉寒痼冷，故以一味单行，则其力大而浓，甘能解药毒，故内蜜以制乌头之大热大毒。

清·陈元犀,《金匮方歌括》(1811年)：按：上条与本条，俱阴寒内结之症。寒为厥，气为逆，是积久阴邪聚满于中也。阴邪动则气逆，当为喘呕不能食矣；阴邪结则阻其阳气不行，故肢厥肤冷，腹中痛，自汗出矣。曰寒气厥逆者，乃纯阴用事，阳气将亡。法宜温中壮阳，大破阴邪，非甘温辛热之品，焉能救其万一哉？

清·邹澍,《本经疏证》(1832年)：大乌头煎治寒疝，只用乌头一味，令其气味尽入蜜中，重用专用，变辛为甘，变急为缓，实乌头之主方矣。且篇中论脉甚详，尤在泾释之尤妙，曰：弦紧脉皆阴也，而弦之阴从内生，紧之阴从外得。弦则卫气不行，恶寒者，阴出而痹其外之阳也。紧则不欲食者，阴入而痹其胃之阳也。卫阳与胃阳并衰，外寒与内寒交盛，由是阴反无畏而上冲，阳反不治而下伏，所谓邪正相搏，即为寒疝，此用乌头之脉也。曰：寒疝绕脐痛，自汗出，手足厥冷。曰：拘急不得转侧，发作有时，阴缩，此用乌头之证也。

清·莫枚士,《经方例释》(1884年)：此方开后世诸蜜煎方之祖。如《肘后》以蜜煎升麻，治痘疮。《千金》以蜜煎生地，治血症。《外台》以蜜煎甘草，涂阴头疮皆是。《本经》乌头辛温，有大毒，主中风，恶风，洗洗汗出，除寒湿痹，咳逆上气，破积聚寒热。《别录》治胸中冷痰，食不下，心腹冷，脐间痛，不可俯仰，是乌头为寒风之主药，故寒疝用之。《纲目·十七》范汪东阳方，治寒疝，心痛三十年者，用射网食茱萸，蜜丸麻子大，酒下二丸，即此方之变法。射网即乌头晒作之，据此二方，此方之乌头，正近世之川乌头，即附子母，古无草乌头。《纲目》始有之误也。川乌头，今以附子统之。《千金》云：乌头去皮毕，以半两准一枚，此方五枚，约三两。又云蜜一斤，有七合，此方二升，约三斤，乌头得蜜重十五分之一。

四画

清·戈颂平,《伤寒指归》(1885 年): 右，以水三升，煮取一升，象三阳阳数复于一，去滓，内蜜二升，煎令水气尽，取二升，使乌头之阳气尽含蜜中，强人服七合，象阴数偶阳复于七；弱人服五合，象阴气缓缓复于土中，痛不差，明日再服，不可一日再服。

清·高学山,《高注金匮要略》(1872 年): 大乌头煎，其可已乎。以老阳坚定之性，用甘缓之蜜，熬以为煎，而尽去其水气。不特柔以济刚，恐水气易渗，盖欲其留连胃中，独扶阳明之意也。

四画

清·王旭高,《退思集类方歌注》(1897 年): 寒疝发则汗出手足厥冷，阴寒极矣。故以乌头一味，单行不加监制，乃足破其阴霾之气，而寒疝可除矣。

近代·彭子益,《圆运动的古中医学·金匮方解篇》(1947 年): 治寒疝绕脐痛，手足厥冷，发则白津出，脉沉紧者。肝肾寒极，则痛绕脐，手足厥冷，而脉沉紧。白津出者，肾气无阳而精自下也。沉紧乃寒极不运之象，乌头温补肾阳以生肝木也。

现代·王渭川,《金匮心释》(1982 年): 本节指出寒疝的成因、症状和治法。寒疝发作时，有绕脐腹痛、自汗出、手足厥冷等症状。仲景处方大乌头煎，乌头大热攻积散寒，白蜜解毒，缓和疼痛，并缓解乌头猛烈毒性。本方药性峻烈，用之宜慎。

现代·刘渡舟，苏宝刚，庞鹤,《金匮要略诠解》(1984 年): 乌头大辛大热有毒，散沉寒痼冷而止疼痛；佐白蜜以监乌头之毒烈，且润燥养血，并能缓急止痛而延长疗效。方后注云："强人服七合，弱人服五合"，"不可一日再服"，可知本方药力峻烈，理宜慎用。

【方论评议】 方中乌头温暖脾胃，驱逐阴寒，通达阳气，疏通经气，和脉止痛。蜜既缓急止痛，又减乌头毒性峻性，以增强治疗作用。

【药理作用】 本方具有保护胃黏膜、调节胃肠平滑肌蠕动、抗胃肠溃疡、抗氧化、抗缺氧、增强机体免疫功能、改善肾功能、降低血中胆碱酯酶的活性、改善内脏副交感神经、对中枢神经呈双向调节、降低胃张力、降血糖、调节呼吸中枢、强心、调节呼吸中枢、调节血小板聚集、调节体温中枢等作用。

乌梅丸

【导读】 ①学用乌梅丸应重视乌梅和黄连的用量调配关系、人参和当归的用量调配关系、附子和细辛的用量调配关系、乌梅和附子的用量调配关系。②乌梅丸虽是辨治蛔厥证的重要代表方，但在临床中对寒热夹杂证等也具有良好治疗作用。③学好用活乌梅丸的第一步是辨清乌梅丸由哪些基础方、变化方和药物组成：组成乌梅丸有 2 个基础方、1 个变化方和 5 组药，基础方之一是黄连粉方，基础方之二是头风摩散，变化方是四逆加人参汤，5 组药中第 1 组是温阳药即附子、干姜、细辛、花椒、细辛，第 2 组是清热药即黄连、黄柏，第 3 组是补血药即当归，第 4 组是益气药即人参，第 5 组是固涩药即乌梅，基础方黄连粉方清热燥湿，基础方头风摩散温壮阳气，变化方四逆加人参汤温阳益气，从 2 个基础方、1 个变化方和 5 组药用量深入学习研究即可用活乌梅丸。

【方歌】 乌梅丸中细辛桂，人参附子椒姜随，黄连黄柏及当归，寒热夹虚最有为。

【方药】 乌梅三百枚（500 g） 黄连十六两（48 g） 细辛六两（18 g） 干姜十两（30 g） 当归四两（12 g） 黄柏六两（18 g） 桂枝去皮，六两（18 g） 人参六两（18 g） 附子炮，去皮，六两（18 g） 蜀椒出汗，四两（12 g）

【用法】 上十味，异捣筛，合治之，以苦酒渍乌梅一宿，去核，蒸之五斗米下，饭熟捣成泥，和药令相得，内臼中，与蜜，杵二千下。丸如梧桐子大。先食饮，服十丸，日三服。稍加至二十丸，禁生冷、滑物、食臭等。

【功用】 安蛔驱蛔止痛；清肝益肝，通阳泻肝；清上温下。

【适应证】

1. 中医病证：①蛔厥证：腹痛，或胁下疼痛，疼痛剧烈则手足厥冷，甚则冷汗出，时发时止，止则如常人，食则吐或有蛔则吐蛔，急躁，易怒，口苦，性情不稳，舌红、苔黄，脉弦数。②上热下寒证：腹泻，或慢性痢疾，或腹痛，或腹胀，腹部怕冷，或口舌生疮，或舌红、或苔黄，脉弦或数。③肝热阳郁证：口渴，欲饮水而不解，或胃脘灼热疼痛，或心胸炽热疼痛，饥而不欲食，食则吐或有蛔则吐蛔，急躁，易怒，口苦，性情不稳，舌红，苔黄，脉弦数。④久泻久痢（上热下寒证）。

2. 西医疾病：慢性肠胃炎、肠易激综合征、慢性非特异性溃疡性结肠炎、慢性胰腺炎、慢性痢疾、胆石症、胆道蛔虫病或伴休克或伴肠梗阻、胆囊鞭毛虫症、肠道滴虫症等临床表现符合蛔厥证或久泻久痢者。

【用药分析】 方中乌梅、苦酒（醋）酸敛涌泄，黄连、黄柏清热燥湿，人参补益元气，当归补血活血，附子、细辛、干姜、桂枝、蜀椒温通阳气。又，乌梅、苦酒酸以安蛔；黄连、黄柏苦能下蛔；蜀椒、细辛、附子、干姜、桂枝辛能伏蛔；人参、当归甘则能动；蜜益气和中。

【用方思路】

1. 乌梅丸既是辨治肝热阳郁证或蛔厥证的重要代表方，又是辨治诸多杂病如脾胃病、心病、肝胆病、肌肉关节病等的重要基础方。

2. 方中乌梅、苦酒既可酸敛，又可制蛔；黄连、黄柏既清热，又降泄；桂枝、附子、细辛、干姜、蜀椒既温通，又止痛；当归既补血，又活血；人参既补气，又生津。从方中用药用量及调配分析得知，乌梅丸的应用并不局限于肝热阳郁证或蛔厥证，还可用于辨治诸多杂病，如消化、循环、运动、内分泌系统疾病及妇科、男科疾病等。

3. 运用乌梅丸辨治的病证（无论病变部位在脾胃、在肝胆或在心）以肝热阳郁证或蛔厥证为主，其治当清热温通益正。

【随证合方】 若夹痰热，可与小陷胸汤合方用之；若夹瘀热，可与桃核承气汤合方用之。

【注意事项】 运用乌梅丸既要辨清西医之病，又要辨清西医之病属于中医寒热夹虚证。辨西医之病可进一步了解疾病的发展演变及转变规律，辨中医之证可更好地针对西医之病选用乌梅丸。

【应用指征】

（1）厥阴之为病，消渴，气上撞心，心中疼热，饥而不欲食，食则吐蛔。下之利不止。（326）

（2）伤寒，脉微而厥，至六八日肤冷，其人躁无暂安时者，此为脏厥，非蛔厥也。蛔厥者，其人当吐蛔，今病者静而复时烦者，此为脏寒。蛔上入其膈，故烦，须臾复止，得食而呕，又烦者，蛔闻食臭出，其人常自吐蛔。蛔厥者，乌梅丸主之；又主久利。（338）

（3）蛔厥者，当吐蛔，今病者静而复时烦，此为脏寒。蛔上入膈，故烦，须臾复止，得食而呕，又烦者，蛔闻食臭出，其人当自吐蛔。（第十九　7）

（4）蛔厥者，乌梅丸主之。（第十九　8）

【方论】

金·成无己,《注解伤寒论》(1144 年): 肺主气，肺欲收，急食酸以收之，乌梅之酸，以收肺气；脾欲缓，急食甘以缓之，人参之甘，以缓脾气；寒淫于内，以辛润之，以苦坚之，当归、桂、椒、细辛之辛，以润内寒；寒淫所胜，平以辛热，姜、附之辛热，以胜寒；蛔得甘则动，得苦则安，黄连、黄柏之苦，以安蛔。

元·赵以德,《金匮方论衍义》(1368 年): 乌梅味酸入肝，梅得先春之气，主助生阳而杀阴类；细辛发少阳之初阳，以助厥阴之化；当归启少阴之血液，以资肝脏所藏之荣；黄连配蜀椒，助心火以杀蛔，益子气也；附子配黄柏，资肾气以回厥，助母气也；干姜佐人参，补中焦而止呕；桂枝制风木，疏肝郁。阴阳和而厥逆回，风邪散而气血足，治蛔厥之法备矣。

明·许宏,《金镜内台方议》(1422 年): 故用乌梅为君，其味酸能胜蛔。以川椒、细辛为臣，辛以杀虫。以干姜、桂枝、附子为佐，以胜寒气，而温其中。以黄连、黄柏之苦以安蛔。以人参、当归之甘，而补缓其中，各为使，以其蛔虫为患，为难比寸白虫等剧用下杀之剂，故用胜制之方也。

明·吴昆,《医方考》(1584 年): 胃虚脏寒，得食而呕，蛔从上出者，此方主之。乌梅味酸，蛔得之而软；连、柏味苦，蛔得之而伏；椒、细味辛，蛔得之而死；干姜、附、桂，温脏寒也；人参、当归，补胃虚也。

明·方有执，《伤寒论条辨》（1592年）：脉微而厥，统言之也。肤冷，言不独手足，以见阳气内陷，与上文互意也。躁无暂安时，言热深且极也。脏厥，言非在经。皆互词也。寒，言尚未变热也。桂枝、姜、附，细辛、蜀椒，胜寒而退阴也。人参固气，当归和血，除烦而止呕也。乌梅之酸，连柏之苦，安蛔使之静也。盖蛔之为物，类有情识，闻酸则伏，得苦则安。利本湿热，所以滞下，得苦则泄，惟酸能收。故虽曰治蛔，而下利脓血，可通主也。

明·张卿子，《张卿子伤寒论》（1644年）：肺主气，肺欲收，急食酸以收之，乌梅之酸，以收肺气；脾欲缓，急食甘以缓之，人参之甘，以缓脾气；寒淫于内，以辛润之，以苦坚之，当归、桂、椒、细辛之辛，以润内寒；寒淫所胜，平以辛热，姜、附之辛热，以胜寒；蛔得甘则动，得苦则安，黄连、黄柏之苦，以安蛔。

清·喻嘉言，《尚论篇》（1648年）：乌梅圆中，酸苦辛温互用，以安蛔、温胃、益虚，久利而便脓血亦主此者，能解阴阳错杂之邪故也。

清·李中梓，《伤寒括要》（1649年）：肺主气，肺欲收，急食酸以收之，故用乌梅；脾欲缓，急食甘以缓之，故用人参。寒淫于内，以辛润之，以苦坚之，椒、桂、归、辛，以润内寒；寒淫所胜，平以辛热，姜、附之辛热，以胜内寒。用黄柏之苦，以安蛔也。凡治蛔，勿用甘甜之物，因蛔虫得甘则动，得苦则安，得酸则止，得辛则伏也。

清·张璐，《伤寒缵论》（1667年）：乌梅丸主胃气虚，而寒热错杂之邪积于胸中，所以蛔不安而时时上攻，故仍用寒热错杂之味治之。方中乌梅之酸以开胃，蜀椒之辛以泄滞，连、柏之苦以降气。盖蛔闻酸则定，见辛则伏，遇苦则下也。其他参、归以补中气之虚寒，姜、附以温胸中之寒饮。若无饮则不呕逆，蛔亦不上矣。辛、桂以祛陷内之热邪。若无热邪，虽有寒饮，亦不致于呕逆。若不呕逆，则胃气总虚，亦不致于蛔厥矣。

清·程应旄，《伤寒论后条辨》（1670年）：[底本眉批：……厥成于阴阳不相顺接，乌梅丸之治，不过使阴阳各归其位耳。大法是用温，其加苦寒者，乃治寒以热，凉而行之之意也。]……乌梅丸，破阴以行阳，于酸辛入肝药中，微加苦寒，纳逆上之邪阳，而顺之使下也，名曰安蛔，实是安胃，故并主久利，见阴阳不相顺接，厥而下利之证，皆可以此方括之也。

清·柯琴，《伤寒来苏集》（1674年）：蛔从风化，得酸则静，得辛则伏，得苦则下。故用乌梅、苦酒至酸者为君，姜、椒、辛、附、连、柏，大辛大苦者为臣，佐参、归以调气血，桂枝以散风邪。藉米之气以和胃，蜜之味以引蛔，少与之而渐加之，则烦渐止而蛔渐化矣。食生冷则蛔动，得滑物则蛔上入膈，故禁之。

清·陈尧道，《伤寒辨证》（1678年）：方中乌梅之酸以开胃，蜀椒之辛以泄滞，连柏之苦以降气。盖蛔闻酸则定，见辛则伏，遇苦则下也。其他参归以补中气之虚寒，姜附以温胸中之寒饮，若无饮则不呕逆，蛔亦不上矣。辛桂以祛陷内之热邪，若无热邪，虽有寒饮，亦不致于呕逆，若不呕逆，则胃气总虚，并不致于蛔厥矣。

清·汪昂，《医方集解》（1682年）：此足阴明、厥阴药也。蛔得酸则伏，故以乌梅之酸伏之；蛔得苦则安，故以连、柏之苦安之；蛔因寒而动，故以桂、附、姜、椒温其中脏，而以细辛、当归润其肾肝，人参用以助脾，乌梅兼以敛肺。

清·李彣，《金匮要略广注》（1682年）：乌梅味酸，黄连、黄柏味苦，桂枝、蜀椒、干姜、细辛味辛，以蛔得酸则止，得苦则安，得甘则动于上，得辛则伏于下也。然胃气虚寒，人参、附子以温补之，吐亡津液，当归以辛润之，而蛔厥可愈矣。

清·张志聪，《伤寒论集注》（1683年）：此言脏寒则为蛔厥，而不同于脏厥也，夫惟阴无阳则为脏厥，阴阳不和则为脏寒。伤寒脉微而厥者，经脉内虚不得生阳之气也；至七八日者，七日厥阴，八日太阳；太阳之气主肤表，当顺接而为热，今肤冷者，不得太阳之阳热也；其人躁者，真阳外浮也；无暂安时者，生阳外脱也，此为惟阴无阳之脏厥，而非阴阳不和之蛔厥也。若蛔厥者，其人当吐蛔。今病者静，而复时烦者，烦异于躁；静复时烦者。异于躁无暂安，故此为脏寒，而蛔厥不同于脏厥也。又申明烦者，上入其膈故也；静者，须臾复止是也；得食而呕又烦者，即所谓静复时烦也；其人当自吐蛔者，蛔闻食臭故出也，此因脏寒而蛔厥者，乌梅丸主之。乌梅得先春之气，苦酒具曲直之味，皆能回阳春以消阴类，桂枝、蜀椒助上焦心火之神，附子、细辛启下焦生阳之气，人参、干姜、当归温补中焦之血气，黄连、黄柏味苦色黄，一导君火之气以下交，一引阴中之气上以济，苦能除烦，苦能杀虫也。又主久利者，言厥阴肝木之气不能上升，脏气虚寒而为久利，此方能升达生阳，调和血气，故又主焉。

清·张志聪,《伤寒论宗印》(1683 年)：此分别脏厥、蛔厥也。脏厥者。阳气已绝，是为死证，故不立方。蛔厥者，此为脏寒，乌梅丸主之。伤寒脉微而厥，阴病而阳欲绝也。至七八日肤冷，此胃气之生阳已绝，故其人躁，无暂安时者，此为脏厥。非蛔厥也。若蛔厥者，其人当吐蛔，静而时烦，盖此因脏寒，蛔上入膈则烦，不动则烦止矣。得食而呕，又烦者，蛔闻食臭欲出，其人当自吐蛔，此为蛔厥也。夫虫生于风，乌梅味酸入肝，能安蛔以泻风水。补肝以辛，细辛、姜、桂、附子之辛温，散寒邪而补肝气。连、柏之苦寒，能杀蛔以清客热。蜀椒之纯阳，辟寒邪而消阴类。配人参、当归，滋补其气血，盖厥阴主血而主春生之气也。又主久利者，木邪已平，而土气自和矣。(眉批:《本经》凡曰七八日，在再经之阳明上论。曰脏寒，故可提出肝字。虫为阴类)《平脉篇》云：趺阳脉不出，脾不上下，身冷肤鞕。盖七八日当阳明主气之时，胃气已绝。以致肤冷。故前章曰：胃气尚在必愈。凡病之重胃气为本也。

清·张志聪,《金匮要略集注》(1683 年)：此治蛔厥之法也。乌梅味酸，酸走肝，梅得先春之气，主助生阳而杀阴类。细辛发少阳之初阳，以助厥阴中见之化。当归启少阴之血液，以资肝脏所藏之荣。黄连配蜀椒，助心主以杀蛔，益子气也。附子配黄柏，资肾气以回厥，助母气也。干姜佐人参，补中焦而止呕。桂枝制风木，疏肝郁以胜蛔。阴阳和而厥逆回，风邪散而气血足，阴脏之化生，靡有遗孑类。蛔之化生，有若蜒蚰，生长极速。

清·周扬俊,《金匮玉函经二注》(1687 年)：乌梅味酸入肝，梅得先春之气，主助生阳而杀阴类；细辛发少阳之初阳，以助厥阴之化；当归启少阴之血液，以资肝脏所藏之荣；黄连配蜀椒，助心火以杀蛔，益子气也；附子配黄柏，资肾气以回厥，助母气也；干姜佐人参，补中焦而止呕；桂枝制风木，疏肝郁，阴阳和而厥逆回，风邪散而气血足。治蛔厥之法备已，蛔之化生，有若蜒蚰，生长极速。

清·郑重光,《伤寒论条辨续注》(1705 年)：其乌梅丸酸苦辛温、寒热互用，温胃益虚。故论厥阴病以阳为法而治，厥阴药以阴为主，故当归四逆汤不去芍药，乌梅丸重用黄连。

清·钱潢,《伤寒溯源集》(1707 年)：用干姜、附子以温经复阳。方中桂枝，乃后人之误。藏寒则阴邪在里，当用肉桂以温里，且平厥阴之木邪可耳。卫分无邪，岂反用桂枝之达表耶。细辛本入少阴，性味辛温，亦能散寒而通阳气。惟当归乃血中之气药，与蛔厥无涉，未详其义。或者如汪机本草所谓恐阴虚则阳无所附，故用血药补阴。亦未可知，然亦勉强之词也。乌梅、蜀椒，乃伏蛔之要药。盖虫得梅之酸，则软而无力上攻，得椒之辣而虫头不敢向上，故蛔得椒而头伏也。况椒性热而下行，可以去寒邪而为恢复真阳之助乎。人参补气益胃，同姜、附则能温补中州，黄连、黄柏，成氏谓蛔得甘而动，得苦则安。恐未必然，是必用《内经》热因寒用之法。盖恐寒邪拒格，故用寒药以引之。如本篇干姜黄连黄芩人参汤，及少阴白通加猪胆汁汤之义也。况为成剂待用之药，所服不过十丸至二十丸。方虽大而用则小，药虽多而服则少，犹大陷胸丸之大剂小用，未足为峻也。

清·魏荔彤,《金匮要略方论本义》(1720年)：若夫胃虚寒而蛔不安，又另出治法。蛔厥者，胃中虚寒之证也，已见其文于《伤寒论·厥阴》篇中。兹少省其文，而理则同也。主之以乌梅丸，诸家注原文及方义俱详于彼，不必复叙，当合彼此通观之自明。

清·尤在泾,《金匮要略心典》(1729年)：蛔厥，蛔动而厥，心痛吐涎，手足冷也。蛔动而上逆，则当吐蛔；蛔安而复动，则病亦静而复时烦也，然蛔之所以时安而时上者何也，虫性喜温，脏寒则虫不安而上膈，虫喜得食，脏虚则蛔复上而求食。故以人参、姜、附之属，益虚温胃为主，而以乌梅、椒、连之属，苦酸辛气味，以折其上入之势也。

按古云，蛔得甘则动，得苦则安，又曰蛔闻酸则静，得辛热则止，故以乌梅之酸，连、柏之苦，姜、辛、归、附、椒、桂之辛，以安蛔温脏而止其厥逆，加人参者，以蛔动中虚，故以之安中而止吐，且以御冷热诸药之悍耳。

清·不著撰人,《伤寒方论》(1732年)：蛔厥比脏厥虽为易治，然脏厥由为阳，蛔厥亦因脏寒不能自安，而上入其膈，特邪有浅深，一则须臾得止，一则无暂安时，故须以吐蛔辨肾邪之微甚，而类聚辛热以温之，监以黄柏、乌梅、黄连以安其蛔，参归以辅其虚也，然此方寒热兼施，气血并补，故便脓之久利，以阴阳错杂，亦能主之，况乌梅、黄连正为滞下主药也，仲景每以生附配干姜，此独用熟附子，彼兼解散，此专治寒耳。

清·王子接,《绛雪园古方选注》(1732年)：乌梅渍醋，益其酸，急泻厥阴，不欲其缓也。桂、椒、辛、附、姜重用辛热，升达诸阳，以辛胜酸，又不欲其收敛阴邪也。桂枝、蜀椒通上焦君火之阳，细辛、附子启下焦肾中生阳，人参、干姜、当归温中焦脾胃之阳，则连、柏泻心滋肾，更无亡阳之患，而得厥阴之治法矣。合为丸服者，又欲其药性逗留胃中，以治蛔厥，俾酸以缩蛔，辛以伏蛔，苦以安蛔也。至于脏厥，亦由中土不得阳和之气，一任厥阴肆逆也。以酸泻肝，以辛散肝，以人参补土缓肝，以连柏监制五者之辛热，过于中焦而后分行于足三阴，脏厥虽危，或得温之散之，补之泻之，使之阴阳和平，焉有厥不止耶。

清·黄元御,《伤寒悬解》(1748年)：伤寒，脉微而见厥逆，七八日，皮肤寒冷，其人躁扰，无暂安时者，此为脏厥。脏厥者，藏寒发厥，阳根欲脱，故生躁乱，非为蛔厥也。蛔厥者，内有蛔虫而厥，其人必当吐蛔。蛔虫在内，令病者有时静，而复有时烦也。所以然者，此因藏寒不能安蛔，蛔虫避寒就温，上入其膈，故烦。蛔虫得温而安，须臾复止。及其得食，胃寒不能消纳，气逆作呕，冲动蛔虫，蛔虫扰乱不安，是以又烦。蛔闻食气而上，随胃气之呕逆而出，故其人当自吐蛔。吐蛔而发厥，是为蛔厥。乌梅丸，乌梅、姜、辛，杀蛔止呕而降气冲，人参、桂、归，补中疏木而润风燥，椒、附，暖水而温下寒，连、柏，泻火而清上热也。

清·黄元御,《金匮悬解》(1754年)：蛔厥者，有蛔虫，而四肢厥冷，其证当见吐蛔。蛔虫在内，令病者有时静，而复有时烦，此因脏寒，不能安蛔。蛔虫避寒就温，上入其膈，故烦。蛔虫得温而安，须臾复止。及其得食，脏寒不能消化，随即呕出。呕时气冲蛔虫，蛔虫扰乱，是以又烦。蛔闻食气之上，随呕而出，故其人当自吐蛔。乌梅丸，乌梅、姜、辛，杀蛔止呕而降冲，人参、桂、归，补中疏木而润燥，椒、附，暖水而温下寒，连、柏，泻火而清上热也。盖厥阴之病，水寒不能生木，木郁而热发，故上有燥热而下有湿寒。乌梅丸上清燥热而下温湿寒，蛔厥之神方也。

清·黄元御,《伤寒说意》(1754年)：蛔厥者，宜乌梅丸，乌梅、桂枝，敛肝而疏木，干姜、细辛，温胃而降逆，人参补中而培土，当归滋木而清风，椒、附，暖其寒水，连、柏，泻其相火也。

清·徐灵胎,《伤寒论类方》(1759年)：此治久利之圣方也。其能治蛔，诸药之性，当于《神农本草》中细细审辨，诸方尽然，不复一一俱载。

清·徐灵胎,《徐灵胎医书全集》(1759年)：盖蛔生于湿，得风木之化。乌梅之酸，专入厥阴，善收逆气；黄连之苦，泻心除烦，兼以安蛔；黄柏之寒，滋肾止渴，更能燥湿；附子以益火归原也；干姜、蜀椒，温中逐湿；细辛、桂枝，散表祛寒；人参、当归，以调气血。此治蛔之剂，即厥阴治厥之主方。

清·吴仪洛,《成方切用》(1761年)：蛔得酸则伏，故以乌梅之酸伏之；蛔得苦则安，故以连、柏之苦安之；蛔因寒而动，故以桂、附、姜、椒温其中脏；而以细辛、当归润其肝肾，人参用以助脾。

清·强健,《伤寒直指》(1765年)：肺主气。肺欲收，急食酸以收食之，乌梅之酸以收肺气；脾欲缓，急食甘以缓之，人参之甘以缓脾气。寒淫于内，以辛润之，以苦坚之，当归、桂、椒、细辛之辛以润内寒；寒淫所胜，平以辛热，姜、附之辛热以胜寒。蛔得甘则动，得苦则安，黄连、黄柏之苦以安蛔。

清·吴鞠通,《温病条辨》(1798年)：故以乌梅丸法之刚柔并用，柔以救阴，而顺厥阴刚脏之体，刚以救阳，而充阳明阳腑之体也。

清·徐玉台,《医学举要》(1792年)：故用乌梅丸酸苦辛温，寒热补泻皆备而主之，所以又主久利，即互便脓血之方也。

乌梅丸治蛔厥，又主久利，泄肝安胃法也。虫得酸则软，而无力上攻，且酸为木味，助本气也，故用乌梅、苦酒之酸，虫得辛则伏，而其头向下。且辛为金味，制木邪也，故用蜀椒之辣，且细辛、生姜、桂枝、附子、当归，莫非味之辛者，姜、附之用，温经而复阳，细辛虽入少阴，亦能散寒而通阳，桂枝和营卫而治其厥，人参同姜、附则温补中州，当归一味，以厥阴本为血脏而宜之，黄柏、黄连，即《内经》热因寒用之旨。恐寒邪拒格，即以寒药引道之，所谓治寒以热，凉而行之也。王晋三制安胃汤，治饥不欲食一症。川椒之辛（炒去汗），佐乌梅之酸（安吉者良），行阴以化肝，枳实、干姜（用生淡者）助人参行阳道以益气，黄连（真川）清脾胃生化之源。统论全方，辛酸同用以化肝气，酸甘相辅以和胃气，肝化胃和，自能进食。

清·陈修园,《长沙方歌括》(1803年)：按：方用乌梅渍以苦酒，顺曲直作酸之本性，逆者顺之，还其所固有，去其所本无，治之所以臻于上理也。桂、椒、辛、附，辛温之品，导逆上之火，以还震卦下一划之奇；黄连、黄柏，苦寒之品，泻心胸之热，以还震卦上四划之偶。又佐以人参之甘寒，当归之苦温，干姜之辛温，三物合用，能令中焦受气而取汁；而乌梅蒸于米下，服丸送以米饮，无非补养中焦之法，所谓厥阴不治取之阳明者此也。此为厥阴证之总方。注家第谓蛔得酸则静，得辛则伏，得苦则下，犹浅之乎测乌梅丸也。

清·陈修园,《伤寒真方歌括》(1803年)：《内经》云：伏其所主，先其所因，或收或散，或逆或从，随所利而行之，调其中气，使之和平。此方深得经旨，为厥阴病之总法。

清·陈修园,《金匮要略浅注》(1803年)：方用乌梅酸平，入肝纳气补其体。当归苦温，入肝养血而通经，俾气血调而木得遂矣。人参甘寒，益脾中之阴。干姜苦温，补脾中之阳，令阴阳和则脾健，而邪不能侵矣。黄连、黄柏，苦寒入心降火，降炎上之火，以温下寒，此为用其用也。蜀椒、桂枝，焦辛入心，补阳气，散寒水，令心君旺而下交于肾，此为助其用也。妙在细辛之辛香交通上下，领诸药环转周身，调气血，通络脉，以运其枢。附子入肾，镇浮阳，暖水脏，以固其根。味备酸甘焦苦，性兼调补助益，统厥阴体用而并治之，则土木无忤矣。中工不晓此理，以补土制水，纵火刑金，则是治一脏而殃及四脏，恶在肝虚之治法哉。

清·朱光被,《金匮要略正义》(1803年)：前条蛔虫为病，止以阳明燥热，蛔不能安，扰肠胃而腹痛，逼上焦而心痛。初不至于厥也，厥则阴邪上逆，必上越而吐出矣。名于脏寒，而实中气虚寒也。中气虚寒，而下焦之阴邪必逆乘之，蛔畏阴寒，望上膈奔趋。时静时烦者，以厥气有缓急，而蛔之动静因之也。得食而呕，胃寒之故，呕则胃气逆，蛔闻食气随与之俱逆，因厥而吐蛔矣。治用乌梅丸者，胃为仓廪之府，五味之所容纳，其气溃败，亦必需五味以调复之。蛔之性与胃相应，安蛔即所安胃也。蛔最畏酸，君之以乌梅，以所畏者服之；蛔恶苦，臣以连、柏，以所恶者降之，然病本乎脏寒也，姜、辛、椒、附，宣通脏腑之阳，以温养之；人参补中，当归、桂枝入肝止厥。如是则胃气充调而蛔自安矣。方中不用咸味者，恐助下焦之阴也。

日本·丹波元简,《金匮玉函要略辑义》(1806年)：此方，主胃虚而寒热错杂，以致蛔厥者，故药亦用寒热错杂之品治之，而有胃虚以偏于寒而动蛔者，陶华用立安蛔理中汤主之，而有胃不虚以偏于热而动蛔者，清·汪琥(1680年),《伤寒论辨证广注》因制清中安蛔汤主之（黄连、黄柏、枳实、乌梅、川椒，出伤寒辨注），此各取本方之半，而治其所偏也，对证施之，皆有奇效。

清·吕震名,《伤寒寻源》(1850年)：此方主治蛔厥，其妙处全在米饭和蜜先诱蛔喜，及蛔得之，而乌梅及醋之酸，椒、姜、桂、附及细辛之辛，黄柏、黄连之苦，则蛔不堪而伏矣。但厥后气血不免扰乱，故加人参当归奠安气血。此方虽寒热错杂，但温藏之力居多。又得乌梅之酸涩以固脱，故又主久利。

清·姚球,《伤寒经解》(1859年)：乌梅丸，安蛔而和阴阳也。又主久痢者，和阴阳而固脱也。干姜、附子、细辛、蜀椒，辛温以解阴寒之邪；桂枝、黄连、黄柏，辛苦以清阳逆之邪。人参以补气，当归以补血。乌梅醋蒸，味酸入肝。肝之气血平，阴阳和，厥自止，蛔自安矣。

清·费伯雄,《医方论》(1865年)：虫无湿不生，观腐草为萤可知也。杀虫之中兼燥湿利湿之法，非深达本源者能之乎？

清·郑钦安,《医理真传》(1869年)：乌梅丸一方，乃寒热互用，补肝燥湿杀虫之方也。夫手厥阴居上主心包，足厥阴居下主肝木，其为病消渴，气上冲心，心中疼热，饥而不欲食，食则吐蛔，下之利不止，此本经手足全体为病提纲。至于虫症，论其一端也。推其生虫之源，由于风木所化，仲景立乌梅丸一方，并非专为虫设，凡属厥阴之为病，皆可服也。然虫多因内有湿热，挟肝木之气而化生，木曰曲直，曲直作酸，酸乃木之味，木性喜酸，木为至阴之脏，一阳在下，其卦象为☳。木气不舒，一阳之气上浮，而与湿热混合，上撞则心疼，侮土则不食，吐蛔尚轻，下利为重。仲景着重乌梅，取大酸之气，以顺木之性，佐以桂、附、辛、姜、川椒，一派辛热之品，导一阳之气下降，又能温中杀虫。复得连柏泻心包无形之热，更兼燥湿，苦寒药品，惟此二味，能清能燥。继以参归，滋养脾阴，庶几虫去而中土立复，厥阴之气畅达而无滞机矣。

清·高学山,《伤寒尚论辨似》(1872年)：主本方者，其神妙之用，真有不可思议者。君为乌梅，酸以入肝也。余药少于乌梅，则从其性而俱为入肝可知，本为脏寒，故以姜附温之，本为脏虚，故以人参补之。夫厥为阴阳不相接之故，用细辛者，所以通其阳气也。用桂、归者，所以和其阴气也。蜀椒辛热而善闭，盖温补其阳，而更为封固之耳。至于以连、柏为佐者，又因脏寒而遽投辛热之品，阴阳相格，水火不相入者，常也，故用苦寒以为反佐，如白通汤之加人尿、胆汁者，一也。且少厥二阴为子母，厥阴阳微，其来路原从少阴，加黄连于乌梅之次，而尊于众药，且以黄柏副之，是温厥阴，而并分引其热以温手足之少阴，二也。至其酸苦辛辣之味，为蛔所畏，而使之俯首，则又其余义矣，借之以主久利，其方义如壶天，又是一番世界，绝非主蛔厥之用意也。盖利起本寒，成于化热，始于伤气，久则脱血，故辛热以治本寒，苦寒以治化热。蜀椒固气，而以细辛提之，当归益血，而以桂枝行之，加人参，合补气血，而总交于乌梅之酸温，所以敛止其下滑之机致而已。喻氏以肾阳胃阳之说，矜其独创，不知五脏六腑中，俱有精汁，俱有真气。精汁者，阴也，真气者，阳也，但六腑属阳，反俱重精汁，五脏属阴，反俱重阳气，孰谓惟肾与胃有之耶，故心阳微则悸，肝阳微则厥，脾阳微则泄利䐜胀，肺阳微则咳，而气不足息，肾阳微则躁欲绝矣。

清·莫枚士,《经方例释》(1884年)：梅、连并用，为酸苦泄热之法。《肘后》有黄连乌梅丸，治下利。《外台》诸治诸痢不欲食者，亦梅、连并用祖此。附、辛并用，与少阴病方同；归、椒并用，为温经除痹之法。阳毒升麻汤症，赤斑是胃烂，与此胃寒同理，故彼方归、椒各一两，亦并用法也。乌梅君也，姜、连臣也，诸六两者佐也，四两者使也。

清·唐宗海,《血证论》(1884年)：共为末，蜜捣千椎为丸，米饮下。温肝敛木，化虫止利，真神方也。

清·戈颂平,《伤寒指归》(1885年)：乌梅酸温，酸敛木气以归根，温，达木气以荣上。细，微也，以细辛辛温，通络道幽微处水气。以干姜辛温，得内火纯阳之气，温阴土纯阴。阳生于子，阳气不能依附子时而生，以附子大辛大温，温生水土中元阳。以桂枝辛温，温通表里经道之阴。当，主也。归，藏也。以当归苦温，主藏浮外之阳，内归于里。人参甘寒多汁，助阴土之液，和内藏之阳。黄连、黄柏苦寒，外坚金水表阴，固阳于土。蜀椒辛温炒香，达木气以疏土。右十味，为丸，象地天生成十数，圆转表里阴阳，交和中土。久，常于中也，中土升降，久失其常，阴阳不能和利于中，亦主之，曰：又主久利方。

清·唐容川,《伤寒论浅注补正》(1893年)：厥阴之寒热，总固风气而煽动也，故用乌梅敛戢风气，而余药兼调其寒热。

清·唐容川,《金匮要略浅注补正》(1893年)：元犀按：按《厥阴篇》，消渴气上撞心，心中疼热，饥而不欲食，食则吐蛔，下之利不止，以及便血、吐脓、烦呕、厥热等症，立乌梅丸一方，降逆止利，顺接阴阳法，破阴行阳，为传转法，借以调肝实脾，以明体用之妙也。夫以体用言之，方用乌梅酸平入肝，纳气补其体；当归苦温入肝养血而通经，俾气血调而木得遂矣。人参甘寒益脾中之阴，干姜苦温补脾中之阳，令阴阳和则脾健而邪不能侵矣。黄连、黄柏，苦寒入心降火，降炎上之火，以温下寒，此为用其用也。蜀椒、桂枝焦辛入心补阳气，散寒水，令心君旺而下交于肾，此为助其用也。妙在细辛之辛香，交通上下，领诸药环转周身，调气血，通络脉，以运其枢，附入肾，镇浮阳，暖水脏，以固其根。味备酸甘焦苦，性兼调补助益，统厥阴体用而并治之，则土木无忤矣。中上不晓此理，以补土制水，纵火刑金，则是治一脏而殃及四脏，恶在肝虚之治法哉。

清·张秉成,《成方便读》(1904年)：方中用姜、附、辛、椒大辛大热之物，温其寒而安其体。黄连、黄柏大苦大寒之品，折其火而制其用。乌梅苦酒之酸敛，以顺其性。参、归之大补气血，以固其正。用桂枝者，以肝为藏血之地，从血分领邪出外耳。至于虫得酸则静，得辛则伏，得苦则安之意，固理之所当然。但乌梅丸之功用，未免小窥矣。

近代·何廉臣,《增订伤寒百证歌注》(1928年)：厥阴为三阴之尽，病则阳逆于上，阴陷于下，饥不欲食，下之利不止，是下寒之确证也。消渴气上冲心，心中疼热，吐蛔是上热之确证也。方用乌梅，渍以苦酒，顺曲直作酸之本性，逆者，顺之，还其所固有，去其所本无治之，所以臻于上理也。桂、椒、辛、附辛温之品，导逆上之火以下行。黄连、黄柏苦寒之品，泻心胸之热以上清。又佐以人参之甘寒，当归之苦温，干姜之辛温，三物合用，能令中焦受气取汁。而乌梅蒸于米下，服丸送以米饮，无非补养中焦之法。所谓厥阴不治取之，阳明者此也，此为厥阴证之总方。注家第谓蛔得酸则静，得辛则伏，得苦则下，犹浅之乎，测乌梅丸也。

近代·陆渊雷,《伤寒论今释》(1930年)：此条以脏厥蛔厥相对为说而辨其异，乌梅丸但治蛔厥，则蛔厥为主，脏厥为宾。脏厥犹是少阴病之剧者，蛔厥则是消化器之寄生虫病，二病迥殊，而经旨似皆以为跃阴，然则所谓质阴病者，明是杂凑成篇，吾故曰："少阴太阴之外，更无颁阴也。"此方用药繁杂，附子作"两"不作枚，故刘栋、山田谓非仲景方，然试用辄效，未可废矣。占方有极繁杂者,《千金》所载甚多，疑其故作周详，以求中病，未必每味皆对主证，后人辄以君臣佐使为解，如许氏之说本方，殆未必得立方之意也。寸白即蛲虫，纫长如线，其主证为肛门作痒，或入妇人阴道中，治寸白，多用黑锡、灰胡粉、狼牙等有毒之品，故许氏云尔。

近代·曹颖甫,《伤寒发微》(1931年)：因其病由为寒湿痰涎，故特用温中散寒，除痰去湿之乌梅丸，以破蛔虫之巢穴，巢穴破，蛔乃无所容身，不得不从大便出矣（多则五十余条，少亦二三十条）。亦主久利者，正以能去寒湿故也。

近代·徐大桂,《伤寒论类要注疏》(1935年)：厥阴经寒热水火相间，而风气又挟于中。其病也，风火相乘，为发热、为烦渴；风水相值，为厥逆、为下利；上热下寒，为蛔上膈而吐蛔；热化所搏，为热迫利下，为痈脓。揆其治法，通不外乌梅丸一方，出入加减，以为主治也。故气药品，合上下、气血、寒温、补泻而兼顾之。而乌梅又敛风和络，为之调适于中，将军之官，得以缓其暴悍焉。原文曰“又主久利方”，亦见调寒热，而缓奔注，又不外本此法而酌为去取也。细绎本方之意，厥阴病之面目，可以识其本来矣。

近代·赵桐,《金匮述义》(1940年)：病在厥阴，乌梅大酸者，伏其所主也。病其于寒，椒姜辛温者，先其所因也。附辛之热，制其肾阴。连柏之寒，制其心热。尤在当归资其耗散，人参培其中土，中土立而水火之乘得格，脾胃旺则心肾之交和矣。观厥阴下利与下利止，是此证安危之关键，益证予言之不谬矣。各家谓此为杀虫剂，殊未深考。此方重用乌梅之酸固可伏虫，若尔者，则一生在于梦中矣。

近代·彭子益,《圆运动的古中医学·金匮方解篇》(1947年)：治吐蛔心烦者。吐蛔心烦，此虫病之虚证。故用乌梅丸。心病吐涎，不烦，不吐蛔，此虫病之实证。故用甘草粉蜜汤。虚证而用杀虫之法，非将人杀死不可。乌梅丸，寒热并用，乃调木气之法，亦即治虫之法。治虫者，治木气也。离开木气而曰治虫，所以只知杀虫了。

现代·中医研究院,《伤寒论语释》(1956年)：蛔厥，用乌梅丸主治，这个处方又可用于慢性腹泻的病。用连、柏清上火，姜、附、辛、椒温下寒，乌梅味酸入肝安胃（即所以安蛔），当归益肝血，桂枝调肝气，因为寒温杂用气味不和，所以佐以人参调其中气。这是治阴阳相格，上热下寒的方剂。

现代·陈亦人,《伤寒论译释》(1958年)：本方辛温驱寒，苦寒清热，更重用乌梅之酸以滋肝、泄肝，佐人参、当归益气养血，寒热平调，刚柔互济，确实是治厥阴病寒热错杂证的良方，又善治蛔厥与久利。王晋三说：“乌梅渍醋益其酸，急泻厥阴，不欲其缓也；桂、椒，辛、附、姜重用辛热，升达诸阳，以辛胜酸，又不欲其收敛阴邪也；桂枝、蜀椒通上焦君火之阳，细辛、附子启下焦肾中生阳，人参，干姜、当归温中焦脾胃之阳，则连柏泻心滋肾，更无亡阳之患，而得厥阴之治法矣。合为丸服者，又欲其药性逗留胃中以治蛔厥，俾酸以缩蛔，辛以伏蛔，苦以安蛔也。”章虚谷说：“木邪肆横，中土必困，故以辛热甘温助脾胃之阳，而重用酸以平肝，佐苦寒泻火，因肝木中有相火故也。”二氏对方义均有阐发，有一定参考价值。

由于本方在蛔厥条下，因而长期视为治蛔的专方，注家解释方义也大多着重于治蛔作用。未免缩小了主治范围，局限了组方意义。从本方的药味来看，酸苦辛甘寒热并用，酸甘既能滋阴，酸苦又能泄热，辛甘既能通阳，辛苦又能通降，因此，不仅能平肝泄肝，而且能滋肝散肝，并能广泛用于肝胃不调，肝脾不和的许多病证。吴鞠通曾强调指出“乌梅丸寒热刚柔同用，为治厥阴，防少阳，护阳明之全剂”。颇能纠正传统专治蛔厥的偏见。柯韵伯、章虚谷、陈灵石等解释方义，都能不囿于传统说法，对于深入理解配伍意义和扩大本方的运用，极有帮助。高学山对本方又主久利的分析，亦富有新意。

现代·安徽中医学院,《伤寒论通俗讲义》(1959年)：本方治疗上热下寒和蛔厥证，为厥阴病的主方，并适合于久痢，能清理寒热，止利安蛔。方用乌梅为君，佐蜀椒以杀虫止利，安胃止呕；附子、桂枝、干姜、细辛温阳散寒；人参、当归调补气血；连、柏清热除烦；用蜜为丸，能引诱蛔虫而收缓治之效。寒热交错，故用辛温苦寒、五味兼备的复方。

现代·李翰卿,《中国百年百名中医临床家》(1960年)：此治厥阴病，调和寒热之主方。主治厥阴病，消渴，气上冲胸，心中疼热，饥不能食，食则吐蛔，下之利不止；蛔厥（包括肠寄生虫病）；久利等。但必须具有寒热夹杂或上热下寒，寒证较多，脉象微弱。附、姜、桂、辛、椒辛温祛寒；黄连、黄柏苦寒清热；人参、当归以补气血之虚；乌梅酸收，以敛厥阴之气。乌梅蒸于米下，和丸调以蜂蜜，服丸送以米饮，皆意在和中。总之，此方酸苦辛温，寒热并用，为治厥阴阴阳错杂、寒热混淆之主剂。

现代·孙纯一，《伤寒论注释要编》（1960年）：本方治寒热错杂之厥阴证及蛔厥之剂，用乌梅为君，佐蜀椒以杀虫止痢，安胃止呕，附子、桂枝、干姜、细辛以温散寒邪，人参、当归以补气血，连、柏清热除烦，用蜜为丸，以收缓治之效，因寒热交错之病，故用辛温苦寒五味兼全之方以治之，久痢多为寒热交错之病，故亦治之。

现代·刘渡舟，《伤寒论诠解》（1983年）：本证反映了厥阴病的基本病理变化，即由于厥阴疏泄不利，气机不调，以致寒热格拒上下，阴阳气不相顺接，并进而影响脾胃不和，升降失常。这种上热下寒、寒热错杂的蛔厥证，当治以寒温并用、和胃安蛔、滋肝敛阳的乌梅丸为主。乌梅是方中主药，用醋浸则更益其酸，味酸入肝，能生津液、益肝阴，止烦渴，涩肠止泻安蛔；当归补血养肝，与乌梅相伍，可养肝阴，补肝体，附子、干姜、桂枝温经回阳以制其寒；辅以川椒、细辛，味辣性散，通阳破阴，制伏蛔虫，黄连、黄柏泻热于上，并驱蛔虫下行，人参益气健脾，培土以制肝木。用米饭，白蜜甘甜之品作丸，不但养胃气，且可作驱蛔之诱饵。全方寒温并用，攻补兼施，以其酸以退蛔，以其辛以伏蛔，以其苦以下蛔，从而达到驱蛔之目的。

现代·刘渡舟，聂惠民，傅世垣，《伤寒挈要》（1983年）：此方治厥阴病寒热错杂之邪，以及蛔厥的病证，为厥阴病的主方。乌梅味酸而厚安胃和肝，敛阴止渴，能制蛔虫之扰动；蜀椒、细辛味极麻辣，通阳疏肝，散寒破阴，又能杀蛔；附子、干姜、桂枝扶阳以胜阴寒；黄连、黄柏苦寒以清热，并能驱蛔下行而止呕吐；人参补气以健脾，当归补血以养肝。务使寒热之邪去，则阴阳协调，蛔安胃和，气血恢复，为制方之旨。方药虽寒热并用，但温药偏多，又得乌梅酸收敛固，故又治寒热滑脱之久利。用米与蜜捣丸，不但养胃气且有诱蛔而杀之的意义。

现代·刘渡舟，苏宝刚，庞鹤，《金匮要略诠解》（1984年）：本条是论蛔厥的治法，蛔厥是由脏寒蛔动，上入于膈所致的寒热错杂证。治以乌梅丸，安蛔止厥，调和肝胃。方中乌梅酸温，养肝安胃，蛔得酸则止；附子、干姜、桂枝、川椒、细辛味辣性热，能通阳破阴，并能有杀虫作用；黄连、黄柏苦寒清泻心胃之热，以止呕烦，凡能驱蛔下行；人参、当归补养气血，以扶正气之虚。本方寒热并用，使脏寒得温，胃热得降，气血调和，脏安蛔下，诸证可解。

现代·陈亦人，《伤寒论求是》（1987年）：由于乌梅丸方出于蛔厥条下，因而多数注家皆就治蛔作用解释方义，如蛔虫得酸则静，得苦则下，得辛则伏，故用乌梅、苦酒之酸；黄连、黄柏之苦；蜀椒、细辛、干姜、桂枝、附子之辛，酸苦辛并用则蛔不堪而被制伏，厥后气血不免扰乱，又加人参、当归以奠安气血等，临床使用于蛔厥证，确实具有较好的效果，以致长期以来视乌梅丸为治蛔的专方，直至现代的《方剂学讲义》，仍以乌悔丸为驱蛔剂的代表方。其实制蛔仅是乌梅丸作用的一个方面，未免举小失大。前辈医家程郊倩就曾提出“名曰安蛔，实是安胃，故并主久利（《伤寒论》原文就有“又主久利方”的记载）。见阴阳不相顺接，厥而下利之证，皆可以此方括之也”。高学山对乌梅丸方义的解释，不再拘于制蛔，高氏所论，对深入理解乌梅丸的配伍意义，极有帮助。陈灵石也有见于此，提出“此为厥阴证之总方，注家第谓蛔得酸则静，得辛则伏，得苦则下，犹浅之乎测乌梅丸也”（《长沙方歌括》）。章虚谷更明确提出“乌梅丸为厥阴病正治之主方也……木邪肆横，中土必困，故以辛热甘温助脾胃之阳，而重用酸以平肝，佐苦寒泻火，因肝木中有相火故也。”吴鞠通曾以药物性味功能对乌梅丸进行探讨研究，得出“乌梅丸酸甘辛苦复法”。“酸甘化阴，辛苦通降，辛甘为阳，酸苦为阴”。因为“肝为刚脏，非纯刚所能折，阳明阳府，非刚药不能复其体”。所以“乌梅丸寒热刚柔同用，为治厥阴，防少阳，护阳明之全剂”。章氏所说的“重用酸以平肝”与吴氏听说的“寒热刚柔同用”，正是乌梅丸与其他寒热并用方剂的区别所在。

现代·王付,《经方学用解读》(2004年): 肝热阳郁证的基本病理病证是邪热侵袭于肝；阴津为邪热所灼，肝气逆乱。因此，治疗厥阴肝热阳郁证，其用方配伍原则与方法应重视以下几个方面。

针对证机选用益肝清热药：肝体阴而用阳，邪热袭肝，肝热易灼伤阴津，阴津不得益阳而热益盛，证见气上撞心，心中疼热，其治当益肝清热。在用药时最好选用具有酸能化阴与苦能清泻的作用。如方中乌梅、苦酒（醋）、黄连、黄柏。

合理配伍通阳药：肝主疏泄条达，邪热侵袭于肝，最易郁遏阳气，阳气郁滞，邪热内盛而不得外散，其治既要清泻肝热，又要通阳散郁。再则，因肝性喜条达而恶抑郁，用清热药则不利于肝气条达，且易郁遏阳气，其治当配伍通阳药，通阳更能制约清热药而清而不寒遏，更有利于清热药发挥治疗作用。在用通阳药时一定要重视剂量的调配关系，即必须切中证机，其量大则易助热，量小则无济于事。如方中桂枝、细辛、干姜、蜀椒、附子。

妥善配伍益气补血药：邪热侵袭并肆虐于肝，肝气为邪热所伤；又，肝主藏血，邪热极易损伤肝血，故其治当益气补血。如方中人参、当归。

随证加减用药：若阴津不足明显者，加麦冬、石斛，以滋阴和肝；若肝气郁滞者，加柴胡、枳实，以疏肝理气；若邪热内盛者，加栀子、竹茹，以清泻肝热；若呕吐明显者，可酌加旋覆花、陈皮，以降逆止呕；若腹痛明显者，可酌加木香、川楝子，以行气止痛；若便秘者，可酌加大黄、槟榔，降泄通便等。

【方论评议】

综合历代各家对乌梅丸的论述，应从用药要点、方药配伍和用量比例三个方面进行研究，以此更好地研究经方配伍，用于指导临床应用。

诠释用药要点：方中乌梅、苦酒（醋）酸敛涌泄，黄连、黄柏，清热燥湿，人参补益元气，当归补血活血，附子、细辛、干姜、桂枝、蜀椒温通阳气。又，乌梅、苦酒酸以安蛔，黄连、黄柏苦能下蛔，蜀椒、细辛、附子、干姜、桂枝，辛能伏蛔；人参、当归之甘、甘则能动，蜜益气和中。

剖析方药配伍：乌梅与苦酒，属于相须配伍，增强酸甘益阴泻热，兼以收敛；乌梅、苦酒与黄连、黄柏，属于相使配伍，酸苦合用，益阴泻热；乌梅、苦酒与附子、干姜、蜀椒、桂枝、细辛，属于相反相畏配伍。相反者，敛散同用；相畏者，酸收制约温热药伤阴，温热药制约酸收药恋邪；乌梅与人参、当归，属于相使配伍，酸甘化阴，益气补血；黄连、黄柏与蜂蜜，属于相畏配伍，蜂蜜制约黄连、黄柏苦燥伤阴；蜂蜜与附子、干姜、桂枝、细辛、蜀椒，属于相畏配伍，蜂蜜制约辛热药伤气；人参、当归与蜂蜜，属于相须配伍，增强补益气血之功。

权衡用量比例：乌梅与黄连、黄柏用量比例是50 ∶ 4.8 ∶ 1.8，提示酸敛与苦寒之间的用量调配关系，以治蛔厥或郁热；乌梅与附子、干姜、桂枝、细辛、蜀椒用量比例是50 ∶ 1.8 ∶ 3 ∶ 1.8 ∶ 1.8 ∶ 1.2，提示酸敛与温阳之间的用量调配关系，以治蛔厥或夹寒；乌梅与人参、当归用量比例是50 ∶ 1.8 ∶ 1.2，提示酸敛与益气补血之间的用量调配关系，以治气血虚。

运用乌梅丸，若非辨治蛔厥证，可根据病变寒热主次而酌情调整方药用量比例。

【药理作用】 本方具有麻醉蛔虫、保肝、促进胆汁分泌、调节胃肠神经、调节胃肠平滑肌蠕动、保护胃肠黏膜、抗溃疡、抗菌、抗疲劳、抗缺氧、增强机体免疫能力、抗氧化、抗自由基、抗缺血、抗炎等作用。

文蛤汤

【导读】 ①学用文蛤汤应重视文蛤和麻黄的用量调配关系、麻黄和杏仁的用量调配关系、甘草和麻黄的用量调配关系。②文蛤汤虽是辨治表寒里热兼证的重要代表方，但在临床中对脾胃寒热夹杂证等也具有良好治疗作用。

③学好用活文蛤汤的第一步是辨清文蛤汤由哪些变化方和药物组成：组成文蛤汤有1个基础方、1个变化方和5组药，基础方是麻杏石甘汤，1个变化方是麻黄汤，5组药中第1组是宣发药即麻黄、生姜，第2组是生津药即文蛤，第3组是降泄药即杏仁，第4组是清热药即石膏，第5组是益气药即大枣、甘草，从1个基础方、1个变化方和5组药用量深入学习研究即可用活文蛤汤。

【方歌】 文蛤汤中麻黄草，生姜石膏杏仁枣，解表散邪兼清胃，除热解烦效果好。

【方药】 文蛤五两（15 g） 麻黄三两（9 g） 甘草三两（9 g） 生姜三两（9 g） 石膏五两（15 g） 杏仁五十个（8.5 g） 大枣十二枚

【用法】 上七味，以水六升，煮取二升。温服一升，汗出即愈。

【功用】 解表散邪，清胃止渴。

【适应证】

1. 中医病证：①太阳伤寒证与胃热证相兼。渴欲饮水而贪饮，发热，恶风寒，无汗，头痛，苔薄，脉紧或数。②阳郁夹寒证。

2. 西医疾病：肠胃型感冒，急、慢性肠胃炎，流行性感冒，支气管肺炎，支气管哮喘，荨麻疹，风疹，皮肤丘疹，风湿性肌肉疼痛，风湿性关节炎，慢性输尿管炎，急、慢性肾小球肾炎，渗出性胸膜炎，胸腔积液，不明原因水肿等临床表现符合表寒里热证者。

【用药分析】 方中文蛤清热益阴，麻黄解表散寒、温阳化饮，石膏清热生津，生姜辛温宣散、醒脾和胃，杏仁降泄浊逆，大枣、甘草益气和中。

【用方思路】

1. 文蛤汤既是辨治太阳伤寒证与肺胃蕴热证相兼的重要代表方，又是辨治诸多杂病如胃病、肺病、皮肤病等的重要基础方。

2. 方中麻黄、生姜既是治表药，又是治里药；文蛤、石膏既可辨治营卫热，又可辨治脏腑热；杏仁既是化痰药又是润肺药；大枣、甘草既是补益营卫药，又是补益中气药。从方中用药用量及调配分析得知，文蛤汤的应用并不局限于太阳伤寒证与肺胃蕴热证相兼，还可用于辨治诸多杂病，如呼吸、泌尿、循环、内分泌等系统疾病。

3. 运用文蛤汤辨治的基本病证是表里寒热夹杂，治疗以清热散寒并举。

【随证合方】 若夹痰热，可与小陷胸汤合方用之；若夹寒痰，可与赤丸合方用之；若夹气郁，可与四逆散合方用之。

【注意事项】 运用文蛤汤既要辨清西医之病，又要辨清西医之病属于中医寒热夹杂。辨西医之病可进一步了解疾病的发展演变及转变规律，辨中医之证可更好地针对西医之病选用文蛤汤。

【应用指征】 吐后，渴欲得水而贪饮者，文蛤汤主之；兼主微风，脉紧，头痛。（第十七 19）

【方论】

元·赵以德,《金匮方论衍义》(1368年): 是用文蛤散水，麻黄、杏仁以开其腠理、利气，甘草、姜、枣以发荣卫，石膏以解肌表内外之郁热，表开热散则汗矣。其用文蛤为主，取其散水益肾。

清·柯琴,《伤寒来苏集》(1674年): 病发于阳，应以汗解。庸工用水攻之法，热被水劫而不得散。外则肉上粟起，因湿气凝结于玄府也；内则烦热，意欲饮水，是阳邪内郁也。当渴而反不渴者，皮毛之水气入肺也。夫皮肉之水气，非五苓散之可任，而小青龙之温散，又非内烦者之所宜，故制文蛤汤。文蛤生于海中而不畏水，其能制水可知。咸能补心，寒能胜热，其壳能利皮肤之水，其肉能止胸中之烦，故以为君。然阳为阴郁，非汗不解，而湿在皮肤，又不当动其经络，热淫于内，亦不可发以大温，故于麻黄汤去桂枝而加石膏、姜、枣。此亦大青龙之变局也。其不瘥者，更与五苓散以除未尽之邪；若汗出已而腹中痛者，更与芍药汤以和肝脾之气。

清·李彣,《金匮要略广注》(1682年): 文蛤味咸，走肾邪而胜水气，以利水饮于内；麻黄、石膏等六味，即大青龙汤去桂枝，发汗药也，使水饮从毛窍中泄去，以散水饮于外。《经》云：开鬼门，洁净府。此一方两得之。以内有麻黄、生姜等解表药，故兼主微风脉紧头痛。

四画

清·张志聪,《金匮要略集注》(1683年):吐后渴欲得水而贪饮者,肺气不能输布故也。文蛤,水之精也,外刚内柔,取外之坚壳,以行化皮毛之水津。石膏佐麻黄,通秋金肺胃之气。姜、枣配甘草,宣中焦土谷之精。杏子利肺气,以开窍于皮毛。毛脉合精,则水津布而吐、渴解矣。此行气疏表之剂,故有微风在气分,及脉紧头痛者,亦兼主之。

清·周扬俊,《金匮玉函经二注》(1687年):是汤即大青龙去桂枝盖文蛤也,大青龙主发散风寒两受,此证初无外邪而用之何哉。夫天地之气,人之饮食之气,分之虽殊,合之总属风寒湿热之气化耳。足太阳膀胱,本寒水之经也。先因胃热而吐,用竭其津,遂渴欲饮水,饮多则水气内凝,其寒外应,而腠理闭矣。故将文蛤散水寒,麻黄、杏仁开腠理,利肺气;甘草、姜、枣发荣卫;石膏解肌表内外之郁热也。而又谓主微风脉紧头痛者何,盖风热循膀胱,上入巅,覆其清阳,则为头痛。而肾邪亦从而泛溢,故同一主治也。

清·魏荔彤,《金匮要略方论本义》(1720年):主之以文蛤汤,与前文蛤散不同。盖治水同,而兼理外感之风寒不同也,故又曰兼主微风、脉紧、头痛。言风而寒亦在其中。头以脉得紧而为痛也。风寒外袭,水邪内混,是寒湿交侵,类小青龙汤之证,而方亦与小青龙汤相类也。加以文蛤,以止水邪上逆之呕吐,余俱水湿风寒兼理之品也。服法以汗出为度,汗出风寒水湿俱解,而呕吐不治自止矣。

清·黄元御,《长沙药解》(1753年):以水饮既吐,胃气上逆,肺金格郁,刑于相火,是以渴而贪饮。甘草、大枣,补土而益精。石膏、文蛤,清金而泻湿,杏、姜,破壅而降逆,麻黄发表而达郁也。

清·黄元御,《金匮悬解》(1754年):吐后渴欲得水,而贪饮者,吐伤中气,湿动肺逆,郁生上热,表里无降泄之路。文蛤汤,甘草、大枣,补土而益脾精,石膏、文蛤,清金而泻湿热,杏、姜,利气而降逆,麻黄发表而达郁也。

清·朱光被,《金匮要略正义》(1803年):渴不为水减,并至贪饮,是上焦之客热为水邪所郁。饮愈多,则郁愈甚,故渴不已也。文蛤咸寒,以之清结热、利水道为主,佐以越婢汤发越上焦郁蒸之气,俾水邪蕴热表里分解,功用极神。兼治微风脉紧头痛者,盖太阳风寒两伤,亦须表里清散也。

日本·丹波元简,《金匮玉函要略辑义》(1806年):是方即大青龙汤,无桂枝,有文蛤,大青龙主发散风寒两感,今是证初不言外邪,而用取汗,何哉,盖因阳明经中有实热,所以贪饮,故用麻黄杏仁,开发腠理,甘草姜枣,调和营卫,石膏解利郁热,文蛤直入少阴,散水止渴,为太阳、少阴二经散邪涤饮之圣药,故又主微风脉紧头痛之疾。

清·陈元犀,《金匮方歌括》(1811年):按:水虽随吐而去,而热不与水俱去,故贪饮不休,与思水者不同。方中麻黄与石膏并用,能深入伏热之中,顷刻透出于外,从汗而解,热解则渴亦解,故不用止渴之品,并主微风脉紧头痛者,以风为阳邪,得此凉散之剂而恰对也。

清·王孟英,《温热经纬》(1852年):邹润安曰:文蛤即海蛤之有纹理者,吴人谓之花蛤。雄按:王晋三云:若黯色无纹者,服之令人狂走赴水。夏小正:季秋之月,雀入于海为蛤。安氏云:雀,羽虫也。羽虫属火,火炎上,故鸟上飞。曷为入海而为蛤?盖九月火伏于戌,十月纯阴,金水之令,故羽虫感之而化也。蛤属水,水性下,故下潜。秋冬水胜火,雀为蛤,象火之伏于水也。又离为火为雉为蚌,雀雉之类,蛤蚌之类,外刚内柔,皆离之变化也。因而思《伤寒论》反以冷水潠灌之证,非火厄于水而何?《金匮要略》吐后渴欲得水之条,非火之溺于水而何?惟其火在水中而病,故以火入水中而生者治之。然厄于水者恶水,恶水则火与水未相浃也。故直以是使水中之火仍畅茂得生而可已。溺于水者喜水,喜水则火与水渐相浃矣。故必合麻杏甘膏加姜枣以清发之,乃能已也。

清·高学山,《高注金匮要略》(1872年):其渴而贪饮,为逆热在胸,逆热者可借水以泄汗,故文蛤汤,从越婢发表之变也。至统以咸寒拒水之文蛤,副以清肺利气之杏仁,则越婢之全汤,从文蛤、杏仁之化,而发去水之汗,此所以收止渴除烦之功效矣。微风不当脉紧，紧脉为寒为水。今其头痛，既为风而非寒，则其脉紧，不当责寒而责水矣。但既曰微风脉紧头痛，是其人平日原有水饮，因中微风而致有表症之头痛。则其治例，似宜桂枝加术，即带渴而贪饮之上症。亦宜盖文蛤杏仁于桂枝汤为合，而竟以此汤主之者，盖以水饮家多属无汗。而脉紧，终为水性带寒之诊，故非麻黄之疏表散寒不可也。

清·莫枚士,《经方例释》(1884年)：此大青龙去桂枝，合文蛤散二方也。《本经》文蛤咸平无毒，主烦满。盖吐后微渴者，液之虚常也；吐后大渴者，痰之壅热也；脉紧头痛，而体痛无汗者伤寒也；脉紧头痛，而心下硬有汗者伤食也。今俱无，故知为痰热之壅，文蛤善治热痰，故主之，痰热之聚，必因于风，故石膏与蛤同分。麻黄得石膏，则止为宣热之助，生姜得石膏，则止为平逆之助，皆不嫌以热济热也，况又有文蛤咸降，以领之平。

近代·赵桐,《金匮述义》(1940年)：此大青龙去桂枝加文蛤也。夫吐后液伤口渴，少与之则愈，此其常也。若吐后渴欲饮水，乃渴之极，是有伏热也。贪饮不止，热性开而发腠理，则必溢饮矣。溢饮者，饮水流行，归于四肢，当汗出而不汗出，身体疼重，寒着小青龙，热者大青龙，急开鬼门而泄其水，业有成论。麻杏甘石更能去肺伏热，麻黄甘草去里外之水饮，麻黄石膏尤能入伏热之中也。文蛤外走壳而去水，内滋阴而止渴。兼主微风，脉紧头痛，即以其辛凉发汗也。如汗不出而病溢饮，则未可与也。

现代·刘渡舟，苏宝刚，庞鹤,《金匮要略诠解》(1984年)：治宜文蛤汤，宣肺利水，散结清热。方中文蛤咸寒，利水消饮；杏仁开肺利水；麻黄、石膏发越水气，透邪于外；甘草、生姜、大枣健脾温胃，化饮生津。诸药相合，使水饮从皮表散去，内热从汗而透出，故方后注云："汗出即愈。"

【方论评议】

综合历代各家对文蛤汤的论述，应从用药要点、方药配伍和用量比例三个方面进行研究，以此更好地研究经方配伍，用于指导临床应用。

诠释用药要点：方中文蛤清热益阴，麻黄解表散寒、温阳化饮，石膏清热生津，生姜辛温宣散、醒脾和胃，杏仁降逆浊逆，大枣、甘草、益气和中。

剖析方药配伍：文蛤与石膏，属于相须配伍，增强清热养阴生津；麻黄与生姜，属于相须配伍，增强辛温解表，温阳化饮；麻黄与杏仁，属于相使配伍，麻黄宣发于外，杏仁肃降于内；大枣与甘草，属于相须配伍，增强补益中气；生姜与大枣，属于相使配伍，调补脾胃；麻黄与石膏，属于相反相畏配伍，相反者，麻黄辛温宣发，石膏寒凉清热，相畏者，麻黄制约石膏寒清凝滞，石膏制约麻黄温宣不热；石膏、文蛤与大枣、甘草，属于相反相畏配伍，大枣、甘草益气制约石膏、文蛤清泻伤胃，兼顾脾胃。

权衡用量比例：麻黄与生姜用量比例是1∶1，提示辛散宣发与辛散和胃之间的用量调配关系，以治风寒；文蛤与石膏用量比例是1∶1，以治郁热；麻黄、生姜与文蛤、石膏用量比例是3∶3∶5∶5，提示辛温与寒凉之间的用量调配关系，以治寒热；麻黄与杏仁用量比例是近1∶1，提示宣发与降逆之间的用量调配关系，以治宣降失调；文蛤、石膏与大枣、甘草用量比例是5∶5∶10∶3，提示清热与益气之间的用量调配关系，以治郁热及伤气。

【药理作用】 本方具有调节胃肠平滑肌蠕动、调节支气管腺体分泌、解除支气管平滑肌痉挛、解热、抗过敏、抗炎、止痛、平喘、抗风湿、强心、改善微循环、增强机体免疫功能等作用。

文蛤散

【导读】 ①文蛤散组成药物仅有一味，单用比较少，最好能合方应用，这样治疗效果会更好。②文蛤散虽是辨治营卫湿热证的重要代表方，但在临床中对脾胃湿热证等也具有良好治疗作用。③学好用活文蛤散的第一步是辨清文蛤散由哪些药物组成：组成文蛤散仅1味药，文蛤有消疮作用、生津作用、止痒作用，从基本用药用量深入学习研究即可用活文蛤散。

【方歌】 文蛤散中量五两，辨治营卫湿热证，脾胃湿热更可用，随证加味功效增。

【方药】 文蛤五两（15 g）

【用法】 上一味，为散，以沸汤和方寸匕服。汤用五合。

【功用】 清热利湿，调和营卫。

【适应证】

1. 中医病证：营卫湿热证。皮肤、肌肉上粟起（鸡皮疙瘩症），或皮肤瘙痒。

2. 西医疾病：皮肤过敏症，淋浴后肌肤凸起症，过敏性风团疹，以及皮肤结核、结疖，慢性胃炎，慢性胰腺炎，甲状腺功能亢进症，糖尿病等临床表现符合营卫湿热证者。

【用药分析】 方中文蛤味苦性寒而燥、寒则清热、苦则燥湿、苦寒相用，以愈湿郁营卫证。

【用方思路】

1. 文蛤散既是辨治营卫湿热证的重要代表方，又是辨治诸多杂病如肺病、心病的重要基础方。

2. 方中文蛤既可治表，又可治里；从方中用药用量及调配分析得知，文蛤散的应用并不局限于营卫湿热证，还可用于辨治诸多杂病，如内分泌疾病、代谢障碍疾病等。

3. 运用文蛤散辨治的基本病证（无论病变部位在表还是在里）是湿热；根据方中用药分析，本方重在清热化湿。

【随证合方】 若夹寒，可与桂枝麻黄各半汤合方用之；若夹湿热，可与牡蛎泽泻散合方用之。

【注意事项】 运用文蛤散既要辨清西医之病，又要辨清西医之病属于中医湿热郁结。辨西医之病可进一步了解疾病的发展演变及转变规律，辨中医之证可更好地针对西医之病选用文蛤散。

【应用指征】

（1）病在阳，应以汗解之，反以冷水潠之，若灌之，其热被劫不得去，弥更益烦，肉上粟起，意欲饮水，反不渴者，服文蛤散；若不差者，与五苓散。（141）

（2）渴欲饮水不止者，文蛤散主之。（第十三　6）

【方论】

金·成无己，《注解伤寒论》（1144年）： 病在阳，为邪在表也，法当汗出而解，反以冷水潠之，灌洗，热被寒水，外不得出，则反攻其里。弥更益烦，肉上粟起者，水寒之气客于皮肤也；意欲饮水者，里有热也；反不渴者，寒在表也。与文蛤散以散表中水寒之气……文蛤味咸寒，咸走肾邪，可以胜水气。

元·赵以德，《金匮方论衍义》（1368年）： 尝考本草，文蛤、海蛤，治浮肿，利膀胱，下小便。由是而观，内外之水，皆可治之。然更求其味咸冷，咸冷本于水，则可益水；求其性润下，润下则可行水。合其咸冷、润下则可治热退火。审是证之渴饮不止，由肾水衰少，不能制盛火，火炎燥而渴，一味而得之。又如《内经》曰：心移热于肺，传为膈消者，尤是所宜，咸味切入于心也。

明·许宏，《金镜内台方议》（1422）： 故与文蛤一味，以散表中水寒之气。若不差者，是水热相搏，欲传于里也，故与五苓散发汗以和之。

明·吴昆，《医方考》（1584年）： 病在阳，反潠以水，热攻于内，寒更益坚，欲饮水而不当与水而与饮之，故曰反潠以水。热虽攻于内，因水寒不散，故欲饮而不渴，此其有停水可知矣，故用文蛤之咸以润下而破水。

明·张卿子，《张卿子伤寒论》（1644年）： 咸走肾邪，可以胜水气。

清·李中梓，《伤寒括要》（1649年）： 热为寒闭，火郁于肺，而不得泄越，故弥烦也。此不可以凉药解除，宜以文蛤之酸平敛而降之。

清·喻嘉言，《医门法律》（1658年）： 本文云：渴欲饮水不止者，文蛤散主之。按：《伤寒论》用此治误以水？人面，肌肤粟起之表证。今消渴里证亦用之，盖取其功擅软坚，且利水彻热耳，前已论悉。再按：《金匮》治消渴，止用肾气丸、五苓散、文蛤散三方，而五苓又从伤寒证中采入，白虎加人参汤亦然，所以用方者，当会通全书，而引伸以求其当也。

清·汪琥,《伤寒论辨证广注》(1680年): 琥按成注云：文蛤散以散表中寒水之气。夫文蛤咸寒，岂能散表寒。又注云：咸走肾，可以胜水。斯言实为定论。夫肾与膀胱为表里，其能走肾者，即能入膀胱以胜水热也。大抵文蛤散，能解烦导水胜热，尽其用矣。

清·李彣,《金匮要略广注》(1682年): 文蛤咸走肾邪，可胜水气，故主之，水去，则津生而渴止矣。

清·张志聪,《金匮要略集注》(1683年): 气不化，则水液不行，故渴欲饮水也。蛤乃蚌属。水之化生，外刚内柔，而为离象，火生于水也，故用坚燥之壳为散，以制散其水焉。水散则气行，气化则水津布而渴自解矣。夫先圣立法，各有意存。水逆于内者，用五苓散从内而升散于外；水逆于外者，用文蛤散，盖取在外之壳，以治形身之躯壳也。《伤寒论》曰：病在阳，应以汗解之；反以冷水潠之，若灌之，其热被却不得去，弥更益烦，肉上粟起，意欲饮水，反不渴者，服文蛤散。盖文蛤散，乃治水逆于皮肤之间也（眉批：此章在肺与皮毛上看，水津四布者，四布于皮毛，毛脉合精，而后并行于五经。津液行于经脉而始不渴。此亦表气虚而水气不化也，蛤壳亦能助表阳）。

清·张志聪,《伤寒论集注》(1683年): 夫心主之神合三焦出气以温肌肉，水寒折之，不能合三焦而温肌肉，故肉上粟起。心火不达，故意欲饮水，意欲饮水则当渴矣，反不渴者，假象也。文蛤外刚内柔，秉高明之象以资心主之气，故可服。

清·张志聪,《伤寒论宗印》(1683年): 前章论内因之水，此复论外因之水，而皆能成其结胸，盖水行皮肤肌腠故也病在阳，热在表也。当以汗解之，若反以冷水潠之，及灌之，其热被寒水所劫，而不得去，反遏密热邪内向，是以弥更益烦，水寒之气，见于皮肤，故肉上粟起也。意欲饮水，反不渴者，热在外而不在里也。文蛤味咸平而质燥，用之为末，以渗散其水邪。如不差者，用五苓散之宣通渗泄，助土气以制水，输经气而散邪。如水寒之邪实于外，邪热之气结于内，为寒实结胸，无肌表之热证者，与小陷胸汤，于下解之，而白散亦可。

清·张志聪,《伤寒论集注》(1683年): 此言邪之中人，必始于皮毛，留而不去则入于肌腠；留而不去，则入于经脉；留而不去，则入于府也。病在阳，病在太阳之皮毛也，当是之时，可汗而散也。反以冷水潠之，若灌之，其热被却，则入于肌腠矣。复留而不得去，则入于经脉矣。夫经脉不能合心主之神气以流通则烦，更不能由肌腠而达于皮毛则益烦。弥更者，辗转之意也。夫心主之神合三焦出气以温肌肉，水寒折之，不能合三焦而温肌肉，故肉上粟起，心火不达，故意欲饮水，意欲饮水则当渴矣，反不渴者，假象也。文蛤外刚内柔，秉离明之象以资心主之气，故可服。若不差者，与五苓散助脾土而达三焦，水道行而经脉通矣。设更留而不去，则入于府而为寒实结胸，无表热之证者，与三物小陷胸汤，以治胸中之实，以通经脉之邪，白散治寒结，故亦可服。

清·魏荔彤,《金匮要略方论本义》(1720年): 又附文蛤散一方，亦从导水清瘀起见也，附载之以备采焉。

清·姚球,《伤寒经解》(1724年): 皮毛合肺，肺不通调水道而火无制，故烦而意欲饮水也。然肺既有水，故虽欲饮，仍不渴而不饮也。用文蛤散，清热散结也。文蛤味咸，咸能软坚，可散结气；寒能清热，可以止烦。服汤用五合者，恐汤多助其水湿之阴气也。

清·尤在泾,《伤寒贯珠集》(1729年): 文蛤咸寒而性燥，能去表间水热互结之气。若服之而不差者，其热渐深，而内传入本也。

清·尤在泾,《金匮要略心典》(1729年): 热渴饮水，水入不能消其热，而反为热所消，故渴不止。文蛤味咸性寒，寒能除热，咸能润下用以折炎上之势，而除热渴之疾也。

清·王子接,《绛雪园古方选注》(1732年): 蛤禀天一之刚气而生，故能独用建功，味咸性燥，咸寒足以胜热，寒燥足以渗湿。大陷胸汤治太阳内水结于胸膈，此治水寒之气外郁于表，阳缩于内而成结胸，只须渗泄水气，功斯毕矣。取用紫斑纹者，得阴阳之气，若黯色无纹者，饵之令人狂走赴水。

清·不著撰人，《伤寒方论》（1732年）：咸能软坚，能清热，能走肾以胜水，故有止烦化痰咳逆胸痹之用，此仲景以之为因寒郁热，宿饮胶结主剂也，然易五苓之意，则知此为清热消饮之轻剂，故必不瘥，而后两解之图也，且必于欲饮水反不渴用之，则知能泄偶郁之热，而不能胜实结之热矣。

清·黄元御，《伤寒悬解》（1748年）：五苓散证，水饮在内，郁格经阳，而生外热。病在阳分，应当以汗解之，使里水化汗，病可立愈。乃反以冷水潠之、灌之，皮肤得冷，汗孔皆阖，表热被冷水却逐，而不是外去，弥更益其烦躁。卫郁欲发，升于孔窍，而外寒阖秘，不能透发，于是冲突皮肤，肉上如粟粒凝起。经热内蒸，烦热作渴，意欲饮水，而停水在内，其实反不渴者，宜服文蛤散，文蛤利水解渴也。

清·黄元御，《长沙药解》（1753年）：治太阳中风，应以汗解，反以冷水潠嚾，经热被却而不得去，弥更益烦，肉上起粟，意欲饮水，反不渴者。表病不以汗解，反以冷水闭其皮毛，经热莫泻，烦躁弥增。卫郁欲发，升于汗孔，冲突皮肤，凝起如粟。烦热郁隆，意欲饮水，而热在经络，非在脏腑，则反不觉渴，是其己土必当湿旺，若使非湿，表郁燥动，未有不渴者。文蛤除烦而泻湿也。《金匮》治渴欲饮水不止者。以湿土堙郁，乙木不得升泄，则膀胱热癃，辛金不得降敛，则胸膈烦渴，文蛤清金而泻水也。

清·徐灵胎，《伤寒论类方》（1759年）：此热结在皮肤肌肉之中，不在胃口，故欲饮而不渴，文蛤取其软坚逐水。

清·强健，《伤寒直指》（1765年）：咸走肾邪，可以胜水气。蛤蜊出海滨，有二种，大而有花纹者名车蛾，小而白薄壳者为文蛤，煅研，即是蛤粉。因其生于海水，味咸，能软坚破顽痰，且散胸痹结气，为妙品。

清·陈修园，《伤寒真方歌括》（1803年）：此方取其生于海中，壳能软坚，利皮肤之水，肉能滋阴，止胸中之烦，不过指示其意，非治病之方也。《金匮》有文蛤汤，方用文蛤、麻黄、石膏、杏仁、甘草、生姜、大枣七味，柯韵伯採补，确有意义。

清·陈修园，《长沙方歌括》（1803年）：按：太阳病不发汗，而以水饮之，致在表之阳反退却于内而不得去。师取文蛤为散，味咸质燥，以渗散其水气。若不瘥者，用五苓散助其脾以转输之，俾仍从皮肤而散也。柯韵伯谓此等轻剂，恐难散湿热之重邪。《金匮要略》云：渴欲饮水不止者，文蛤散主之。

清·朱光被，《金匮要略正义》（1803年）：渴不为水解，是热不在上中两焦可知。文蛤性寒味咸，直走下焦，除结热，润阴燥，亦治消渴之源也。

日本·丹波元简，《金匮玉函要略辑义》（1806年）：《全鉴》云：五倍子，亦名文蛤，按法制之名百药煎，大能生津止渴，故当用之，屡试屡验也，此说本于三因方，百药煎，于生津止渴固效矣，然其药出于后世，本条所用，即所谓花蛤也。

清·陈元犀，《金匮方歌括》（1811年）：按：与《伤寒论》文蛤散症不同，《伤寒论》云：肉上粟起，反不渴者，水寒浸肺，涌于外，遏于上，其热被却不得出也。文蛤入肺降肺气，除湿热，利小便，取其以壳治壳之义也。本节云：渴欲饮水不止者，上无水湿遏郁，中有燥热上焚，脾干胃燥，不能生津滋渴；饮水不止者，燥甚也，水性轻和，不能生津润燥，文蛤则味咸寒，能育阴润燥，洒除热气，下出小便。燥热除，阴液长，而渴饮平矣。

清·邹澍，《本经疏证》（1832年）：文蛤即海蛤之有纹理者，大者圆三寸，小者圆五六分，即今吴人谓之花蛤。夏小正：季秋之月，雀入于海为蛤。安氏云：雀，羽虫也。羽虫属火，火炎上，故鸟上飞。曷为入海而为蛤？盖九月火伏于戌，十月纯阴，金水之令，故羽虫感之而化也。蛤属水，水性下，故下潜。秋冬水胜火，雀为蛤，象火之伏于水也。又离为火为雉为蚌，雀雉之类，蛤蚌之类，外刚内柔，皆离之变化也。因而思《伤寒论》反以冷水潠灌之证，非火厄于水而何？《金匮要略》吐后渴欲得水之条，非火之溺于水而何？惟其火在水中而病，故以火入水中而生者治之。然厄于水者恶水，恶水则火与水未相浃也。故直以是使水中之火仍畅茂得生而可已。溺于水者喜水，喜水则火与水渐相浃矣。故必合麻杏甘膏加姜枣以清发之，乃能已也。

清·吕震名，《伤寒寻源》(1850年)： 病在阳不从汗散，反以冷水之灌之，寒束其外，热被却而不得去，阳无出路，弥更益烦；水客皮肤，肉上粟起，阳气为水邪所格，故欲饮水；反不得饮，五苓散宣阳逐水则有余，育阴散热则不足。独任文蛤一味，可以两收散热导湿之功。服文蛤散不瘥，复用五苓散者，以既得文蛤咸寒之性，清热导湿，免致增逆矣。而表阳不宣，水无出路，文蛤不堪再任，则仍取五苓宣阳逐水，此救逆之次第也。

清·高学山，《高注金匮要略》(1872年)： 文蛤，象肾而性沉，且能摄水下行，故主之。盖象肾则走少阴，性沉而摄水下行，则热饮去而渴将自止矣。俗解谓味咸走肾，误。以其但杵为散，而不曰火，其味安得咸耶。文蛤，蚌属，亦名花蛤，出东海及莱州海中，背上有斑纹，故名。大者三寸，小者五六分。坊家以五倍子混代之，非。

清·莫枚士，《经方例释》(1884年)：《宣明方》有海蛤玉粉散，治血痢；解藏中积毒热方，用海蛤为末，入蜜，冷水调下。《纲目》谓：文蛤、海蛤为一类二种。《拾遗》谓：文蛤，即海蛤之有花文者。考《本经》海蛤，主咳逆上气，喘息烦满，胸痛寒热，不与此经烦粟欲饮之症义合。若文蛤之主恶疮，蚀五痔，转与此经症情合，何也？恐其热郁作疮故也。缘《本经》以海蛤为瓦楞子。《吴普》说同仲景，于渴不止贪饮者用文蛤，于渴不差用牡蛎，是蛎、蛤可通。用文蛤者，必如仲景法，所以然者，渴不止由于热结。蛤、蛎皆咸寒，咸软坚，寒除热也。热与津结则为痰，故亦治痰。许慎始以海蛤为文蛤，而别称海蛤为魁蛤，此犹空言，无与于医。近世则谓文蛤、海蛤为一，而以本草海蛤主治为文蛤主治矣。

清·唐容川，《伤寒论浅注补正》(1893年)： 故用文蛤，壳上起纹，有疙瘩者，今之蚶子是矣，用其壳以治人身躯壳外之粟粒，渗水利热，形象皆合。

清·戈颂平，《伤寒指归》(1907年)： 文蛤，壳类，外有旋纹，象肉中纹理，气味咸平，主金水表气，研散，沸汤和服，能收半里土上水气，象乾土收水之法也，半里土上水除，阳气来复。曰：服文蛤散，差，不齐也。若阴阳气液不齐子午者，其治法，与五苓散布土中阴液，从左上舒，半里土上水气下行，阳气来复阖午藏卯。曰：若不差者，与五苓散。寒，水气也。热，阳气也。证质也，水气充实半里土上，无阳气质复半里，胸中阴气里结，寒实结胸，无热证者，与三物白散，辛热法散其水结热结胸。与小陷胸汤，汤中半夏，散半里土上水逆气结。黄连、瓜蒌实，固半表上阳气，内阖半里，曰：寒实结胸恶热证者，与三物小陷胸汤，白散亦可服。

清·戈颂平，《金匮指归》(1907年)： 文蛤咸平，合石膏辛寒、甘草甘平、大枣多液，固半表上阳气，内阖半里下，以和其阴；麻黄苦温，生姜辛温，开半里下水气，外达半表上，以和其阳；阳土气躁于表，关节之阴不利，以杏仁苦温，滋润滑利关节之阴。右七味，象阳数得阴复于七，以水六升，象阴数得阳变于六，煮取二升，温服一升，象二阴偶阳开于子，阴土水气外通半表，其阳即进半里，曰汗出即愈。微，无也；风，阳气也，半里脉道之阴无阳气左舒半表，其脉紧，半表脉道之阳无阴气右固半里，半里上头部之阴不通，其头痛，此方亦兼治之，曰兼主微风脉紧头痛。

近代·曹颖甫，《金匮发微》(1931年)： 彼以太阳标热及水气，为冷水所遏，太阳寒水与标热停顿心下、意欲饮水而反不渴者出其方治，特用咸寒之文蛤，标本同治，使热随水泄而渴当止；此为渴欲饮水，水入渴不止者言之。盖以水能去阳明实热，不能去太阳标热，加以屡渴屡饮，其水必停，标热熏灼，蕴成湿痰，水更黏滞。文蛤散用始壳杵细，开水和服，若今日之砂漏然，隔其渣滓使水清易利，又不独咸寒清热已也。

近代·曹颖甫，《伤寒发微》(1931年)： 文蛤当是蛤壳，性味咸寒而泄水，但令水气下泄，则津液得以上承而口不燥矣。

近代·祝味菊，《伤寒方解》(1931年)：

本方药即方见。其适用标准在表证应汗，而反以冷水潠灌，致热被劫不去者，故以文蛤散之止烦利尿也。

近代·徐大桂,《伤寒论类要注疏》(1935年)：文蛤，即今之蛤蜊壳，功主清热消水。不利进热粥一杯，以热助热，所以益巴豆之性。利过不止，进冷粥一杯，寒以制热，使巴豆不致过泻……谓服本方后，内通而汗亦外解，复恐巴豆余毒，致为腹痛，即以下列方解之。

近代·彭子益,《圆运动的古中医学·金匮方解篇》(1947年)：治消渴饮水不止者。饮水而吐出为水逆，饮水不止为内湿。文蛤性涩，除湿润肺也。内湿而饮水，湿阻相火下降之路，相火灼金也。

现代·中医研究院,《伤寒论语释》(1956年)：文蛤即有纹理的海蛤，能止烦渴，治水气浮肿，利小便，所以用来行水气。

文蛤散所主为水寒郁遏表阳，表寒不甚，亦非真有里热，所以但用一味文蛤，取其味咸质燥以渗散水气，肌表的水寒得解，则被遏之阳得伸而烦随除。正由于不是里热，所以文蛤散服后未效，可用五苓散温阳化气利水和表，如果是里热，五苓散怎么能用。

现代·安徽中医学院,《伤寒论通俗讲义》(1959年)：本方主治水寒内侵，热邪被遏所致的益烦，粟起欲饮反不渴等证。因文蛤性味咸寒，能制水胜热除烦，故取以为用。

现代·李翰卿,《中国百年百名中医临床家》(1960年)：此清热利湿之轻剂，治热被寒郁之证。主治应该发汗的热性病，误被水潠、冰覆或冷水浴后体温增高，心烦不安，肉上粟起，意欲饮水反不渴（此证内热不甚，故不渴）之证。文蛤清热利湿但作用不大，对于热被寒郁轻证或者有效，重者需遵柯氏之说用《金匮要略》文蛤汤治之为宜。

现代·王渭川,《金匮心释》(1982年)：本节指出热渴不止的消渴证的治法。热渴饮水，水入而被热消，故渴不止。仲景处方文蛤散方，旨在以文蛤之寒咸，除热润下，行水退火。赵以德说："《本草》载文蛤能治浮肿，利膀胱下小便，内外之水，皆可用之，味咸性冷，可润下行水退火。"特录于此以供参考。

现代·刘渡舟,《伤寒论诠解》(1983年)：对于文蛤散，一部分注家认为即是原文所载之方，而柯韵伯等人则认为是《金匮要略》文蛤汤（即麻黄杏仁甘草石膏汤加文蛤、生姜、大枣）之误。鉴于本条属一证二方之法，犹如前述之先用小建中汤，后用小柴胡汤之例，因证有一轻一重，方亦有一大一小，故本证之治仍以一味文蛤散为宜。文蛤即海蛤之有纹理者，其性咸寒，上能清肺化痰而治咳逆上气，下能利小便而治水气浮肿。本证为水热之邪闭郁体表，故用之既清在表之热，又行皮下之水。

现代·刘渡舟，聂惠民，傅世垣,《伤寒挈要》(1983年)：文蛤，甄权说："治水气浮肿，下小便。"本方取其消散皮下之水，清解郁留之热。柯韵伯认为此方即《金匮要略》之文蛤汤（指麻黄汤去桂枝加文蛤、石膏、生姜、大枣），其说不可从。

现代·刘渡舟，苏宝刚，庞鹤,《金匮要略诠解》(1984年)：本条是论述阴虚燥热消渴的辨证论治。由于肾阴虚少，虚火上炎，移热于肺，肺燥阴伤，故饮水不止。虽然渴饮不止，但犹不能以制燥谒，故其人饮水不止。治以文蛤散，益水行水以治消渴。文蛤咸凉，有润下退火，益水行水之功，故治上消的渴饮。

【方论评议】 方中文蛤味苦性寒而燥，寒则清热，苦则燥湿，苦寒相用，以愈湿郁营卫证。

【药理作用】 本方具有解热、调节腺体分泌、抗炎、抗风湿、抗过敏、增强机体免疫功能等作用。

五画

甘麦大枣汤

【导读】 ①学用甘麦大枣汤应重视甘草和小麦的用量调配关系、小麦和大枣的用量调配关系。②甘麦大枣汤虽是辨治气虚脏躁证的重要代表方，但在临床中对心脾气虚证等也具有良好治疗作用。③学好用活甘麦大枣汤的第一步是辨清甘麦大枣汤由哪些基础方和药物组成：组成甘麦大枣汤有1个基础方和3组药，基础方是甘草汤，3组药中第1组是益气补血药即大枣，第2组是益气安神药即小麦，第3组是益气生津药即甘草，从1个基础方和3组药用量深入学习研究即可用活甘麦大枣汤。

【方歌】 脏躁甘麦大枣汤，精神恍惚喜悲伤，心神不定数欠伸，养心安神效力彰。

【方药】 甘草三两（9 g） 小麦一升（24 g） 大枣十枚

【用法】 上三味，以水六升，煮取三升。温分三服，亦补脾气。

【功用】 养心补脾，安神抚思。

【适应证】

1. 中医病证：①气虚脏躁证。精神恍惚，悲伤欲哭，心神不定，心烦不得卧，心悸，数欠伸，神疲乏力，食欲减退，大便失调，甚则言行失常，舌红、苔薄白，脉细弱。②脏腑气虚证。

2. 西医疾病：神经衰弱、内分泌失调、抑郁症、围绝经期综合征等临床表现符合气虚脏躁证者。

【用药分析】 方中甘草益气缓急，大枣益气生血，小麦益气安神。

【用方思路】

1. 甘麦大枣汤既是辨治气虚脏躁证的重要代表方，又是辨治诸多杂病如心病、脾胃病、心肝、心肾等的重要基础方。

2. 方中甘草、小麦、大枣可益五脏六腑之气。从方中用药用量及调配分析得知，甘麦大枣汤的应用并不局限于心脾气虚脏躁证，还可用于辨治诸多杂病，如精神疾病及内分泌、消化等系统疾病。

3. 运用甘麦大枣汤辨治的病证（无论病变部位在心、在脾或在肝胆）以气虚不摄为主，其治既要益气，又要缓急。

【随证合方】 若夹郁，可与四逆散合方用之；若夹热，可与黄连阿胶汤合方用之；若夹心肾不固，可与桂枝加龙骨牡蛎汤合方用之。

【注意事项】 运用甘麦大枣汤既要辨清西医之病，又要辨清西医之病属于中医气虚不摄证。辨西医之病可进一步了解疾病的发展演变及转变规律，辨中医之证可更好地针对西医之病选用甘麦大枣汤。

【应用指征】 妇人脏躁，喜悲伤欲哭，象如神灵所作，数欠伸，甘麦大枣汤主之。（第二十二　6）

【方论】

元・赵以德,《金匮方论衍义》(1368年): 故用小麦养肝气止燥；甘草、大枣之甘，以缓肝气之苦急。燥止急缓，则脏安而悲哭愈。

清・李彣,《金匮要略广注》(1682年): 甘草、大枣俱入脾经而缓急，故亦补脾土以生肺金，又心藏神，更佐小麦入心以安神也。

清・张志聪,《金匮要略集注》(1683年): 夫肾气上升，先通于阳明，戊癸相合，而后上交于心肺，故宜甘麦大枣汤王之。麦乃肝之谷，中通茎直，穗分两岐，主通少阴之母气，上交于心肺；配甘草以资阳明之中气；佐大枣以助脾气之上输。上章论水气上结，则如炙脔；此章论肾气不伸，则为脏躁；下章论水邪上乘，则为吐涎。盖正气不升，则为病，而水邪上乘，亦为病也。

清・周扬俊,《金匮玉函经二注》(1687年): 赵以德：用小麦养肝气止躁；甘草、大枣之甘，以缓气之苦急，躁止急缓，则脏安而悲哭愈。然又曰亦补脾气者，乃肝病先实脾，不惟畏其传，且脾实而肺得母气以安，庶不离位过中而复下并矣。

清・顾松园,《顾松园医镜》(1718年): 甘草缓泻心包之火，而救肺和胃。陈小麦和肝阴，养心液。大枣补脾益胃润肺。此方以甘润之剂，调补脾胃为主，以脾胃为生化气血之源也。血充则燥止，而病自除矣。

清・魏荔彤,《金匮要略方论本义》(1720年): 主之以甘麦大枣汤。补中益胃之外，无他治法也。脏躁由于血虚，世医孰不竟言滋阴养血乎？抑知阴盛而津愈枯，阳衰而阴愈燥，师言之固凿凿也乎。

清・尤在泾,《金匮要略心典》(1729年): 脏躁，沈氏所谓子宫血虚，受风化热者是也，血虚脏躁，则内火扰而神不宁，悲伤欲哭，有如神灵，而实为虚病，前五脏风寒积聚篇，所谓邪哭使魂魄不安者，血气少而属于心也。小麦为肝之谷，而善养心气，甘草、大枣甘润生阴，所以滋脏气而止其燥也。

用之治妇人脏躁，悲伤欲哭，以木枯风盛，肺津被耗，大枣补脾精而润风燥也。

清·黄元御,《长沙药解》(1753年)：治妇人脏躁，悲伤欲哭，数欠伸者。以厥阴风木之气，最耗精血，风动而伤肺津，金燥则悲伤欲哭。五脏之志，在肺为悲，在肾为恐。五脏之声，在肺为哭。盖肺津燥降，则化肾水，物情喜升而恶降，升则得意而为喜，降则失意而为恐，悲者，恐之先机也。阳气将降，则生欠伸，欠伸者，阴引而下，阳引而上，未能即降也。甘草培土，大枣滋乙木而息风，小麦润辛金而除燥也。此与消渴，俱厥阴病。

清·黄元御,《金匮悬解》(1754年)：妇人脏躁，悲伤欲哭，象如神灵所作，数欠伸，甘麦大枣汤主之。肺属金，其气燥，其志悲，其声哭，妇人脏躁，则悲伤欲哭，象如神灵所作，不能自由。盖五行之气，升于九天之上，则畅遂而为喜，喜者，心之志也，陷于九地之下，则幽沦而为恐，恐者，肾之志也，方升未升，喜之未遂，则郁勃而为怒，怒者，肝之志也，方陷未陷，恐之将作，则凄凉而为悲，悲者，肺之志也。以厥阴风木之气，善耗津血，风动而耗肺津，肺金枯燥，故悲伤欲哭。欠者，开口而呵气，伸者，举臂而舒筋，阴阳之相引也。日暮阳降，则生欠伸，欠伸者，阴引而下，阳引而上，未能即降也。金主降，燥金欲降而肾阴又引之，故数作欠伸。甘麦大枣汤，甘草培土，大枣滋乙木而息风，小麦润辛金而除燥也。

清·吴仪洛,《成方切用》(1761年)：治妇人脏躁悲伤欲哭，象如神灵所作，数欠伸，亦补脾气。小麦能和肝阴之客热，而养心液，且有消烦利溲止汗之功，故以之为君。甘草泻心火而和胃生金，故以为臣；大枣调胃而通津液，利其上壅之燥，故以为佐，盖病本于心，心为血主，肝之子也，心火泻而土气和，则胃气下达，肝脏润肺调气调，则燥止而病自除也。

清·陈修园,《金匮要略浅注》(1803年)：此为妇人脏躁，而出其方治也。麦者，肝之谷也，其色赤，得火色而入心；其气寒，乘水气而入肾；其味甘，具土味而归脾胃。又合之甘草大枣之甘，妙能联上下水火之气，而交会于中土也。

清·朱光被,《金匮要略正义》(1803年)：此即所谓戚有忧惨、悲伤、多嗔也。脏，谓心脏也。积冷结气，郁久不开，变为火化，故脏气为之燥也。按《难经》肺病主悲伤欲哭，按《灵枢》胃善伸数欠。盖心为君主，肺为相傅，君主枯寂，喜气不能发扬，相傅何由行乐？胃为心之子，子传母之燥，气亦踟蹰不舒，自失其冲和之常度，是肺胃之欲哭欠伸。本于心脏之燥明甚。心藏神者也，燥则神不能守，恍兮惚兮，而移祸肺胃之病，皆象如神灵所作也。尔时若议滋燥宁神，则清寒之品与本来之虚冷相悖；若议温药补营，恐动阳之剂又与现在之燥热有违。仲景以为心为火脏，炎上作苦，惟甘味可以调之，因以甘草之甘，以衰夺其燥气；小麦之甘，以辑宁其正气；大枣之甘，以调补其营气，如是则神明安而肺胃各得所养矣。亦补脾气者，稼穑作甘，脾气亦赖之也。

日本·丹波元简,《金匮玉函要略辑义》(1806年)：《素问》以小麦为心之谷,《千金》云，小麦养心气，本方所主，正在于此，而《金鉴》云，方义未详，必是伪错，此说大误，验之于病者，始知立方之妙也。

清·唐宗海,《血证论》(1884年)：三药平和，养胃生津化血。津水血液，下达子脏，则脏不燥，而悲伤太息诸证自去。此与麦门冬汤，滋胃阴以达胞室之法相似，亦与妇人乳少，催乳之法相似。乳多即是化血之本，知催乳法，则知此汤生津润燥之法。

清·莫枚士,《经方例释》(1884年)：此为诸清心方之祖，不独脏躁宜之。凡盗汗、自汗皆可用。《素问》：麦为心谷。《千金》曰：麦养心气。

清·戈颂平,《金匮指归》(1907年)：土得火而生，阳气欲藏不藏，土之气味不足表里，以甘草甘平，味厚气浓培之；阴得阳而生，阳气欲藏不藏，土之液不足表里，以大枣甘平多液，益之；小麦气味甘寒，麦字从来固阳气来半里藏卯生阴以固阳也，阴阳和于表里，其神志则喜而不悲。右三味，以水六升，象阴数得阳变于六，煮取三升，温分三服，象三阴三阳和于表里也，亦补脾气句，恐非原文。

近代·曹颖甫,《金匮发微》(1931年)：方用甘麦大枣，专取甘味之药，俾脾精上输于肺，肺阴既充，则下足以贯注百脉，外足以输精皮毛，内外调达，气机舒畅，略无抑郁不和之气，悲伤欲哭之证，乃可不作。曰如有神灵者，甚言不能自主也。

近代·赵桐,《金匮述义》(1940年)：脏躁证临床甚多，皆怒气伤肝，抑郁日久转为怯弱而脏阴生燥也。修园谓脏不止一脏，实理之确。容川强调脏即子脏，亦通。以胃统腑阳，肾统脏阴耳。故怒伤肝，郁久则正虚，虚极而肝益妄动也。肝动乘心，心火弱，不济其焰而反形其衰以心伤。肝上凌肺，肺魄弱，不助其力而反形其衰以悲哭，数欠伸者，欠即呵欠，伸即神展其身，皆所以抑郁其气也。用泻肝则不胜，用补肝则助燥。小麦，肝之谷也，色赤得火味而入心，气寒乘水气而入肾，味甘具土味而入脾。甘草，土之精，皮赤入心，枣赤入心，甘润濡脾。深合"肝苦急，急食甘以缓之"之旨，亦首章肝虚"补用酸，助用焦苦，益用甘味之药"之法。且肾神婴儿，心神姹女，脾神黄婆，男女相会，介于黄婆，水火相济，必于中土，斯方之意也。

近代·彭子益,《圆运动的古中医学·金匮方解篇》(1947年)：治妇人悲伤欲哭，喜欠伸者。中虚肺热，则成此病。草枣补中，小麦清肺热也。

现代·刘渡舟，苏宝刚，庞鹤,《金匮要略诠解》(1984年)：本条是论述脏躁病的证治。治以甘草小麦大枣汤，滋润五脏之燥。方中甘草、大枣助脾益血，可以滋润五脏，缓和躁急；小麦补养心肝之血，除脏躁之热，敛心气而安神志。

【方论评议】

综合历代各家对甘麦大枣汤的论述，应从用药要点、方药配伍和用量比例三个方面进行研究，以此更好地研究经方配伍，用于指导临床应用。

诠释用药要点：方中甘草益气缓急，大枣益气生血，小麦益气安神。

剖析方药配伍：甘草与小麦，属于相须配伍，增强益气缓急，收敛安神；甘草与大枣，属于相须配伍，益气缓急，养心安神。

权衡用量比例：甘草、小麦与大枣用量比例是3∶8∶8，提示益气缓急与益气安神之间的用量调配关系，以治脏躁证。

【药理作用】 本方具有提高心肌耗氧量、抗心肌缺血、抗过敏、抗氧化、调节中枢神经、调节心律、增强机体免疫能力、抗衰老、抗溃疡、调节内分泌、抗自由基等作用。

甘草干姜汤

【导读】 ①学用甘草干姜汤应重视甘草和干姜的用量调配关系。②甘草干姜汤虽是辨治虚寒肺痿证的重要代表方，但在临床中对脾胃虚寒轻证及心脾虚寒轻证等也具有良好治疗作用。③学好用活甘草干姜汤的第一步是辨清甘草干姜汤由哪些药物组成：组成甘草干姜汤有1个基础方和2组药，基础方是甘草汤，2组药中第1组是温阳药即干姜，第2组是益气药即甘草，基础方甘草汤补益气化津，从1个基础方和2组药用量深入学习研究即可用活甘草干姜汤。

【方歌】 温里甘草干姜汤，虚寒肺痿多涎唾，脾胃虚寒夹吐逆，调理肺脾功效多。

【方药】 甘草炙，四两（12 g） 干姜炮，二两（6 g）

【用法】 上㕮咀二味，以水三升，煮取一升五合，去滓。分温再服。

【功用】 温补阳气，调理肺胃。

【适应证】

1. 中医病证：①虚寒肺痿证。咳吐涎沫，清稀量多，或不咳，口淡不渴，头眩，畏寒，小便数，或遗尿，神疲乏力，短气不足以息，舌淡、苔薄白，脉虚弱。②脏腑虚寒证。

2. 西医疾病：支气管炎、支气管肺炎、肺实质纤维化、肺气肿、肺不张、慢性胃炎、慢性胆囊炎、慢性肝炎、心律不齐、心肌缺血、心动过缓等临床表现符合虚寒痿证或脾胃虚寒证者。

【用药分析】 方中甘草益气和中，干姜温中散寒、温肺暖胃。

【用方思路】

1. 甘草干姜汤既是辨治肺寒证的重要代表方，又是辨治诸多杂病如肺病、脾胃病、心病等的重要基础方。

2. 方中干姜既是治上焦药，又是治中焦、下焦药；甘草既可益气，又可生津。从方中用药用量及调配分析得知，甘草干姜汤的应用并不局限于肺寒证，还可用于辨治诸多杂病，如消化、呼吸、循环、内分泌等系统疾病。

3. 运用甘草干姜汤辨治的病证（无论病变部位在上在下）以虚寒为主，其治既要散寒又要补益。

【随证合方】 若夹热，可与干姜黄连黄芩人参汤合方用之；若夹瘀，可与桂枝茯苓丸合方用之；若夹郁，可与四逆散合方用之。

【注意事项】 运用甘草干姜汤既要辨清西医之病，又要辨清西医之病属于中医虚寒证。辨西医之病可进一步了解疾病的发展演变及转变规律，辨中医之证可更好地针对西医之病选用甘草干姜汤。

【应用指征】

（1）伤寒，脉浮，自汗出，小便数，心烦，微恶寒，脚挛急，反与桂枝欲攻其表，此误也；得之便厥，咽中干，烦躁，吐逆者，作甘草干姜汤与之，以复其阳；若厥愈足温者，更作芍药甘草汤与之，其脚即伸；若胃气不和，谵语者，少与调胃承气汤；若重发汗，复加烧针者，四逆汤主之。（29）

（2）问曰：证象阳旦，按法治之而增剧，厥逆，咽中干，两胫挛急而谵语。师曰：言夜半手足当温，两脚当伸，后如师言，何以知此？答曰：寸口脉浮而大，浮为风，大为虚，风则生微热，虚则两胫挛，病形象桂枝，因加附子参其间，增桂令其汗出，附子温经，亡阳故也。厥逆，咽中干，烦躁，阳明内结，谵语，烦乱，更饮甘草干姜汤，夜半阳气还，两足当热，胫尚微拘急，重与芍药甘草汤，尔乃胫伸；以承气汤微溏，则止其谵语，故知病可愈。（30）

（3）肺痿，吐涎沫而不咳者，其人不渴，必遗尿，小便数，所以然者，以上虚不能制下故也，此为肺中冷，必眩，多涎唾，甘草干姜汤以温之。若服汤已渴者，属消渴。（第七 5）

【方论】

金·成无己,《注解伤寒论》(1144 年):《内经》曰：辛甘发散为阳，甘草干姜相合，以复阳气。

明·许宏,《金镜内台方议》(1422 年): 此乃不可汗而误攻其表，营卫之气虚伤所致也。故与甘草为君，干姜为臣，二者之辛甘，合之以复阳气也。

明·汪石山,《医学原理》(1525 年): 治伤寒脉浮，自汗出，小便数，恶寒。此皆阳气不足之故。《经》云：辛甘之味为阳。故用甘草、干姜，合辛甘以复阳气。或问此症既谓阳虚，何不用参芪补之？盖因邪客于中，不宜甘温实补，必兼辛味，是以不用参、芪而用干姜、甘草也。

明·张卿子,《张卿子伤寒论》(1644 年):《内经》曰：辛甘发散为阳。甘草、干姜相合，以复阳气。

清·喻嘉言,《医门法律》(1658 年): 法云：肺痿吐涎沫而不咳者，其人不渴，必遗尿，小便数。所以然者，以上虚不能制下故也。此为肺中冷，必眩、多涎唾，用甘草干姜汤以温之。若服汤已，渴者属消渴。肺热，则膀胱之气化亦热，小便必赤涩而不能多。若肺痿之候，但吐涎沫而不咳，复不渴，反遗尿而小便数者，何其与本病相反耶？必其人上虚不能制下，以故小便无所收摄耳。此为肺中冷，阴气上巅，侮其阳气，故必眩。阴寒之气，凝滞津液，故多涎唾。若始先不渴，服温药即转渴者，明是消渴饮一溲二之证。消渴又与痈疽同类，更当消息之矣。

清·柯琴,《伤寒来苏集》(1674 年): 斯正仲景治阳明之大法也。太阳少阴，从本从标，其标在上，其本在下，其标在外，其本在内。所谓亡阳者，亡肾中之阳也，故用桂、附之下行者回之，从阴引阳也。阳明居中，故不从标本，从乎中治。所谓阳者，胃阳也，用甘草、干姜以回之，从乎中也。然太少之阳不易回，回则诸症悉解。阳明之阳虽易回，回而诸症仍在，变症又起，故更作芍药甘草汤继之，少与调胃承气和之，是亦从乎中也。此两阳合明，气血俱多之部，故不妨微寒之而微利之，与他经亡阳之治不同，此又用阴和阳之法。

桂枝辛甘，走而不守，即佐以芍药，亦能亡阳；干姜辛苦，守而不走，故君以甘草，便能回阳。以芍药之酸收，协甘草之平降，位同力均，则直走阴分，故脚挛可愈。甘草干姜汤得理中之半，取其守中，不须其补中；芍药甘草汤得桂枝之半，用其和里，不许其攻表。

清·陈尧道,《伤寒辨证》(1678 年)：此即四逆汤去附子也。辛甘合用，专复胸中之阳气。其夹食夹阴，面赤，足冷，发热，喘咳，腹痛，便滑，外内合邪，难于发散，或寒冷伤胃，不便参术者，并宜服之。真胃虚挟寒之圣剂也。

清·汪昂,《医方集解》(1682 年)：脉浮自汗，便数恶寒，阳不足也。攻表重虚其阳，得汤便厥，胃之津液伤也。故与甘草益气，干姜助阳，尤虑辛热，有伤其阴，随与芍药甘草汤，益其阳血，复其津液。故证虽邻于少阴，而不敢用四逆也。

清·张志聪,《金匮要略集注》(1683 年)：上下中焦，靡不由气之煦化也。宜甘草、干姜，温补其中，虚则补其母也。

清·沈明宗,《伤寒六经辨证治法》(1693 年)：故用干姜辛热以散里寒，甘草和中，且止烦躁渴热。

清·张璐,《千金方衍义》(1698 年)：方用炙甘草温肺，兼干姜以搜逐寒涎也。若心下温温液液，欲吐不吐，单用甘草一味温补肺络。寒涎不烦，干姜搜逐之力，服甘草干姜汤。渴者属消渴，又当从白虎加人参例治也。

清·钱潢,《伤寒溯源集》(1708 年)：甘草味甘性缓而和中，用之以平其上逆之阴气。干姜味辛性热而守中，以回其衰弱之虚阳，为前附子温经之助，故能令其阳气还，两足热也。

清·秦之桢,《伤寒大白》(1714 年)：此条本是阳症，因表虚脉浮，卫虚自汗，又误汗复亡其阳，故使厥。误下复竭其阴，故咽中干，烦躁。若用温复阳，则碍咽干烦躁。用寒，则碍厥冷。故此方以干姜暖中。甘草缓急，待其胃阳敷布，厥愈足温，然后作芍药甘草汤，调和阴血。

清·魏荔彤,《金匮要略方论本义》(1720 年)：肺叶如草木之花叶，有热之痿，如日炙之则枯；有冷之痿，如霜杀之则干矣。肺辛金也，实赖阳明之暖土培之、温之，而金体柔和，则水生有源。如火灼寒凝，则金为燥金矣，此肺冷之所以成痿也……师立一法，以治肺冷之痿，曰甘草干姜汤以温之。温其冷与清其热大不同，误投则贻害非细矣，可不明辨而慎谛之乎？

清·魏荔彤,《伤寒论本义》(1724 年)：因而致变，厥逆、咽干、烦躁，阳盛于内，谵语、烦乱诸证遂肆出也。诸证悉属邪热，与正虚相搏之故。师知之而更饮以甘草、干姜，复炮尽去辛散之性，以温其经，而不亡其阳。然后可以预卜夜半阳气必还，而两足当温耳。其人正阳外出，乃为辛热所驱，非同阴寒内逼，故不必藉回阳之药，复益其驱逐之力。但干姜温其中，甘草缓其性。夜半天地之阳生，而人身之阳亦生，此师通天之手眼也。不然，何不大用温补，而惟恃干姜、甘草迂缓之用也，阳回足温矣……其救亡阳，用甘草干姜汤，非温中也。乃救附子驱出之阳亡者，复归于里，与四逆汤用意迥别。彼是治寒邪灭阳，此是治热邪驱阳。四逆救灭阳，是狄灭卫而齐桓来救。甘草、炮姜回阳，是秦穆纳晋重耳也。再释此证，内阳为附子逼亡，虽虚而并无寒证，以其未经误下耳。

清·姚球,《伤寒经解》(1724 年)：服药即厥者，盖阳虚于下为寒厥，阴虚于下为热厥，厥由于肾也。肾络于咽，咽干烦躁吐逆，皆阴火上逆之症也。甘草干姜汤，导阴火以归原，而缓烦躁吐逆也，阳回故厥愈而足温。炮姜入肾，能导火归原；甘草甘以缓上逆之阳，和以平吐逆之烦躁也。二味同用，辛甘可以益阳也。

清·王子接,《绛雪园古方选注》(1732 年)：甘草干姜汤，桂枝甘草汤，同为辛甘化阳，而有分头异治之道。桂枝走表，治太阳表虚。干姜守中，治少阴里虚。病虽在太阳，而见少阴里虚证，当温中土，制水寒以复其阳。至于二方分两，亦各有别，彼用桂枝四两，甘草二两，是辛胜于甘。此用甘草四两，干姜二两，为甘胜于辛。辛胜则能走表护阳，甘胜则能守中复阳，分两之间，其义精切如此。

清·不著撰人,《伤寒方论》(1732年)：脉浮自汗出，固是在表之风邪，而小便数心烦则邪亦在里，加以微恶寒，则在里为寒邪，更加脚挛急，则寒邪颇重矣，乃用桂枝独治其表，则阳愈虚阴愈无制，故得之便厥，桂枝恐误，其可用麻黄大青龙乎，阴寒内凝，总无攻表之理也，故用甘草干姜汤以调其中，而复其阳者，即所以散其寒也，若仲景论证像阳，且误治而厥逆者，于桂枝汤加附温经增桂令汗矣，又饮以甘草干姜汤者，以桂走表附温下，中气未安，非甘草干姜温其中，则夜半之阳回足热，正未可知耳。

清·黄元御,《伤寒悬解》(1748年)：医以脉浮自汗，病象太阳中风证，反与桂枝汤加附子而增桂枝，以攻其表，此大误也。得之汗多阳亡，使手足厥冷，咽喉干燥，阳气离根而生烦躁，胃气上逆而作呕吐。作甘草干姜汤与之，甘草培土而补中，干姜温胃而降逆，阳回肢暖，是以厥愈足温。

清·黄元御,《长沙药解》(1753年)：治伤寒汗后，烦躁吐逆，手足厥冷者。以汗后火泄土败，四肢失养，微阳离根，胃气升逆。甘草、干姜，补土温中，以回升逆之阳也。

清·黄元御,《金匮悬解》(1754年)：肺痿之病，金被火刑，必咳而渴，若但吐涎沫而不咳者，则其人不渴，必当遗尿而小便数。所以然者，以上虚不能制下，气不摄水故也。此为肺中寒冷，必头目眩晕，多吐涎唾。以其肺胃寒滞，阳不归根，是以发眩。气不四达，是以多涎。甘草干姜汤，甘草补中而培土，干姜温肺而降逆也。此肺痿之寒者。

清·徐灵胎,《杂病证治》(1759年)：甘草益胃气以保胎，干姜暖胎气以止痢。水煎温服，使胎暖寒消，则阳回春谷而胃气调和，下痢自止，何胎痛欲坠之不瘳哉。此温中益胃之剂，为胎寒痛痢之专方。

清·强健,《伤寒直指》(1765年)：《内经》曰：辛甘发散为阳，甘草、干姜相合，以复阳气。

清·杨栗山,《伤寒瘟疫条辨》(1784年)：此即四逆汤去附子也。辛甘合用，专复胸中之阳气。其夹食夹饮，面赤足厥，发热喘咳，腹痛便滑，内外合邪，难于发散，或寒冷伤胃，不便参、术者，并宜服之，真胃虚挟寒之圣药也。

清·吴坤安,《伤寒指掌》(1796年)：邵仙根评：此症即阴虚于下，而又阳逆于上，则必先复阳气，而后复其阴气。故用甘草干姜辛甘。以复其阳。阳复，则厥止而足温矣。

清·陈修园,《伤寒真方歌括》(1803年)：辛甘以复其阳，则厥愈足温。

清·陈修园,《伤寒论浅注》(1803年)：脉浮、自汗、小便数皆系热证，即有微恶寒一证，亦可知表之恶寒渐微，则里之郁热渐盛。其与桂枝证，貌虽相似而实悬殊。医者反与桂枝汤以攻其表，此误也。病人阳盛于内，得此辛热之药，《周易》谓亢龙有悔，阳亦外脱而亡，便见厥证，水涸而咽中干，水火离而烦躁，火过而吐逆者，此时投以苦寒之剂不受，惟以干姜炮黑，变辛为苦，同气以招之，倍用甘草以缓之，二味合用，作甘草干姜汤与之，以从治之法复其阳。

清·陈修园,《长沙方歌括》(1803年)：蔚按：误服桂枝汤而厥，其为热厥无疑。何以又用甘草、干姜乎？而不知此方以甘草为主，取大甘以化姜、桂之辛热，干姜为佐，妙在炮黑，变辛为苦，合甘草又能守中以复阳也。《论》中干姜具生用，而唯此一方用炮，须当切记。或问亡阳由于辛热，今干姜虽经炮带些苦味，毕竟热性尚存，其义何居？答曰：此所谓感以同气，则易入也。子能知以大辛回阳主姜、附而佐以胆、尿之妙，便知以大甘复阳主甘草而佐以干姜之神也。推之，僵蚕因风而死，取之以治中风；驴为火畜，大动风火，以伏流之阿水造胶，遂能降火而息风，皆古圣人探造化之微也。仲景又以此汤治肺痿，更为神妙。后贤取治吐血，盖学古而大有所得也。

日本·丹波元简，《金匮玉函要略辑义》（1806年）： 此即用伤寒得之便厥者，以复其阳之甘草干姜汤，取理中之半，而回其阳者，此证虽云肺中冷，其源未曾不由胃阳虚乏，故主以此方，盖与大病瘥后喜唾者，主以理中汤意略同。

清·陈修园，《金匮方歌括》（1811年）： 蔚按：肺痿皆为热证，然热有虚实之不同。实热宜用寒剂，而此则亡津液而致虚，以虚而生热，若投以苦寒之剂，非苦从火化而增热，则寒为热拒而不纳矣。此方妙在以甘草之大甘为主，佐以炮透之干姜，变其辛温之性而为苦温之用，于甘温除大热成法中，又参以活法。面面周到，神乎神乎。

清·邹澍，《本经疏证》（1832年）： 甘草干姜汤、芍药甘草汤，一和脾，一和肝。和脾者，安中宫阳气之怫乱；和肝者，通木脏阴气之凝结。虽系干姜、芍药之力，然此重彼轻，则又可见中央之病，中央药主之。干姜、芍药力虽大，然保泰定功，不能不归于甘草也。故两汤之治，曰：便厥，咽中干，烦躁，吐逆，两胫拘急。是阳明内结也。与甘草干姜汤，厥愈足温，重与芍药甘草汤，尔乃胫伸。夫阳结为厥，阴结为拘，干姜能破阳，芍药能破阴，破阴破阳，能愈拘愈厥，不能愈咽干，止烦躁，此保泰定功之所在矣。夫中者，上下之枢。

清·吕震名，《伤寒寻源》（1850年）： 此方系因误用桂枝，阳越于上，致有厥逆咽中干，烦躁吐逆谵语诸变，特出此复阳救逆之法。观方中甘草倍干姜，专任其甘缓之性。特微加干姜为向导，引阳还返于下，并非资干姜之辛热以复阳也。用者须识此意。

清·陈恭溥，《伤寒论章句》（1851年）： 干姜炮黑，其味变辛为苦，性能守中。甘草干姜汤，温脾土而生阴津之方也，凡手足太阳之阳气不足，以致阴津不生者，皆用之。本论曰：伤寒脉浮自汗出，小便数，心烦微恶寒，脚挛急，反与桂枝汤欲攻其表，此误也。得之便厥，咽中干，烦躁吐逆者，作此方与之，以复其阳。夫厥者，土气不充于四末也，咽中干者，脾气不能输津于上也。方中君甘草以补土生津，合炮姜之苦，则苦甘化阴，用以横通土气者，亦用以生阴津也，故此方通治肺痿咯血之证。

清·高学山，《伤寒尚论辨似》（1872年）： 用守中之甘草为君，而附之以干姜，全是温中焦之阳，何以知下焦之足温于夜半耶？经曰：其人足心必热，谷气下流故也。下焦之阳，非胃中之阳来复，不足以通之耳。

清·高学山，《高注金匮要略》（1872年）： 虚则补其母，非温脾胃之中土以温肺金，无他法也，重用甘以守中之甘草，使之径趋脾胃。佐以辛温之干姜，是直从中土，升其生金之化。且辛为脾肺所喜之味，温为脾肺所宜之气，明明土息泥香，乘春蒸发，而东风动荡，却化为太空晴暖矣。至于辛则平肝以降眩，甘则制肾而镇涎，又其余事。两味药中，斡旋造化，烘染阴阳，其妙用乃如是也。若服汤已而忽然作渴，是肺中素有伏热未发，故见种种不摄不传之症。得辛甘以挑动之，则伏热顿起而作渴，此属另门之消渴，而非上虚不能制下之肺痿矣。

清·唐宗海，《血证论》（1884年）： 甘草炙过，纯于补中；干姜变黑，兼能止血。二药辛甘合化，扶阳气以四达，血自运行而不滞矣。惟五味收敛肺气，使不上逆，以止气者止血，凡阳虚脾不摄血者，应手取效。但血系阴汁，血亏即是阴亏，刚燥之剂，往往忌用。必审其脉证，果系虚寒者，始可投此方。

清·唐容川，《金匮要略浅注补正》（1893年）： 此为肺中冷，明其非肺痿也，故用炮姜以温之，论详原文注中。此云苦寒之剂，苦从火化，不但不知此证非肺痿，而苦从火化之语亦不确也。味苦者，得火之味而无不得水之性也，故苦药皆性寒，化合之理亦非强指之，而彼即化也。

清·王旭高，《退思集类方歌注》（1897年）： 干姜苦辛，守而不走，故君以甘草，使辛从甘化，则能守中复阳。此得理中之半方，是回中焦阳气之轻剂。

清·戈颂平，《金匮指归》（1907年）： 以甘草、干姜，甘温气味，温土藏阳。曰：甘草干姜汤以温之。

五画

近代·陆渊雷,《伤寒论今释》(1930年):干姜与附子,俱为纯阳大热之药,俱能使机能亢进。惟附子之效,遍于全身,干姜之效,限于局部,其主效在温运消化管,而兼及于肺。故肺寒胃寒肠寒者,用干姜,心脏衰弱,细胞活力退减者,用附子。吉益氏《约征》,谓附子主逐水。干姜结滞水毒。盖心脏衰弱者,往往引起瘀血性水肿,其舌淡胖。如经水浸,用干姜附子以强心,则水肿自退,非干姜附子能逐水也。心脏不衰弱者,虽有水毒,不用干姜附子。陷胸汤丸十枣汤之届,最为逐水峻剂,亦何尝用下姜附子哉。

近代·曹颖甫,《金匮发微》(1931年):干姜甘草汤,治误用桂枝汤发汗伤其脾阳而手足见厥冷而设,故作干姜甘草汤以复其阳,使当厥愈足温。但治厥倍干姜,治痿倍甘草耳。此亦虚寒用温药之明证也。

近代·祝味菊,《伤寒方解》(1931年):本方以甘草为主药。其适用标准,因里虚之人误进表剂,致将虚阳激动,而有里竭外越之势,故用甘草之甘缓益气,干姜温中扶阳,以救其药误之弊也。

近代·徐大桂,《伤寒论类要注疏》(1935年):甘草,炙,干姜,炮。辛温回阳,炮则性缓而不峻,欲其守护,不取其温散也。甘草、干姜,辛甘合化。本方甘草倍于干姜,以甘温为守护维阳之计,于难着手处立法也。炮姜得甘草,则辛而不烈,不致涸液耗阴;甘草得干姜,则缓和温暖,可以回厥以护阳。此方品味无奇,而取义精严切当矣。

近代·彭子益,《圆运动的古中医学·金匮方解篇》(1947年):治肺痿吐涎沫,而不咳不渴,遗尿小便数者。此肺中寒冷,上中虚不能摄下。干姜、炙草温补上中之气也。

现代·中医研究院,《伤寒论语释》(1956年):本方辛甘合用,取其辛甘化阳的意思,甘草和中,干姜回阳,专复胸中之阳气。

现代·任应秋,《伤寒论语译》(1957年):胡遵程方注云:甘草干姜汤,即四逆汤去附子也,辛甘合用,专复胸中之阳气。据赵燏黄译“甘草成分甘草酸对于心脏之药理作用”一文称:“用甘草酸钠盐进行Clark氏离体蛙心灌流实验,结果与肾上腺素的强心作用相似”(《医药学》第五卷九期),证明胡氏所谓专复胸中之阳,也就是本方的强心作用,用甘草强心,炙甘草汤、桂枝甘草汤都是例子,本方重用甘草四两,其作用可知。干姜,甄本草称“宣诸络脉”,李时珍说“能引血药入血分,有阳生阴长之意,故血虚者用之”,可见干姜不仅胃寒,亦是有效的强心药,所以四逆汤里终于少不了它。

现代·陈亦人,《伤寒论译释》(1958年):本方取甘草之甘,干姜之辛,甘辛合用,为理中汤之一半,重在复中焦之阳气,中阳一复,则力能四布,而肢厥自愈。又本方之用量亦很重要,甘草倍于干姜,是甘胜于辛,故能守中复阳。

现代·安徽中医学院,《伤寒论通俗讲义》(1959年):本方组合,以甘草为君,调和内外气血,而缓解误药;干姜温胃复阳,而止吐逆。辛甘合用,可使厥回足温。即“热因热用”的方法。

现代·李翰卿,《中国百年百名中医临床家》(1960年):这是在阴阳两虚情况下的回阳之方。主治太阳桂枝证兼阴阳两虚,误用桂枝汤,致手足厥逆、吐逆(亡阳现象)或咽干、烦躁(阴虚有热现象)等症。干姜温中治厥,炮黑变辛为苦,使回阳而不伤阴,倍用甘草更从中以控制之。

现代·孙纯一,《伤寒论注释要编》(1960年):本方辛甘合用,取其辛甘化阳之意,甘草和中,干姜回阳,专复胸中之阳气。

现代·刘渡舟,《伤寒论十四讲》(1982年):甘草干姜汤就是甘草和干姜组成的方子。但甘草必须蜜炙,干姜必须炮黑,甘草的剂量应大于干姜一倍之上。此方在《伤寒论》治疗误发少阴之汗,而手足厥冷之证,在《金匮要略》则治疗肺痿吐涎沫,不渴,遗尿,小便频数,头目眩晕,而多涎唾之证。总的来说,此方温肺、脾两太阴之寒,达阳气、行津液为其所专,临床疗效较佳。

现代·刘渡舟,《伤寒论诠解》(1983年):甘草干姜汤共两见,一见于《伤寒论》,一见于《金匮要略》,《金匮》用此方则治疗虚寒肺痿。本方用量要甘草之量大于干姜，用以扶脾胃之阳，但此证除阳虚外，还有脚挛急、咽中干等阴虚之证，因此在扶阳时要特别注意不可耗伤弱阴，这也就是用干姜而不用附子的原因。由于扶阳之药多刚燥，故不仅要避免用燥烈之附子，而且还要倍用甘草监干姜之峻，以护其阴，且用经过炮炙的干姜，缓其性，亦可防劫阴之弊，可见仲景用药精心之处。《朱氏集验方》用此方治脾胃阳虚，气不摄血的吐血不止、脉迟身凉等证，方名二神汤，足见此方既可扶阳而又能摄阴。

现代·刘渡舟，聂惠民，傅世垣,《伤寒挈要》(1983年)：甘草配干姜，辛甘为阳，以治手足之厥。然甘草剂量大于干姜一倍，无乃有补阳而不劫阴之意钦？

现代·刘渡舟，苏宝刚，庞鹤,《金匮要略诠解》(1984年)：治以甘草干姜汤温肺气，行津液，制约下焦之阴水。方用甘草、干姜辛甘化阳，以温肺寒。温则润，能行津液，而利阳气，气利则津达，肺得其养，则肺不痿。方有理中之意，具有振中阳，补土暖金之法。

【方论评议】

综合历代各家对甘草干姜汤的论述，应从用药要点、方药配伍和用量比例三个方面进行研究，以此更好地研究经方配伍，用于指导临床应用。

诠释用药要点：方中甘草益气和中，干姜温中散寒、温肺暖胃。

剖析方药配伍：甘草与干姜，属于相使配伍，甘草助干姜温阳之中以化气，干姜助甘草益气之中以化阳。

权衡用量比例：甘草与干姜用量比例是2：1，提示药效益气与散寒之间的用量调配关系，以治虚寒。

【药理作用】 本方具有调节胃肠平滑肌蠕动、增强胃肠消化功能、解除支气管平滑肌痉挛、调节支气管腺体分泌、调节内分泌、调节心律、保肝利胆、抗过敏、改善微循环、增强机体免疫功能等作用。

甘草干姜茯苓白术汤

（甘姜苓术汤）

【导读】 ①学用甘姜苓术汤应重视甘草和白术的用量调配关系、甘草和干姜的用量调配关系。②甘姜苓术汤虽是辨治肾著寒湿证的重要代表方，但在临床中对心脾阳虚寒湿证等也具有良好治疗作用。③学好用活甘姜苓术汤的第一步是辨清甘姜苓术汤由哪些变化方和药物组成：组成甘姜苓术汤有1个变化方和3组药，变化方是苓桂术甘汤，3组药中第1组是温阳药即干姜，第2组是益气利湿药即茯苓，第3组是健脾益气药即白术、甘草，从1个变化方和3组药用量深入学习研究即可用活甘姜苓术汤。

【方歌】 肾著甘姜苓术汤，温阳散寒除湿方，腰中冷痛身体重，随证合方效非常。

【方药】 甘草　白术各二两（6g）　干姜　茯苓各四两（12g）

【用法】 上四味，以水五升，煮取三升。分温三服。腰中即温。

【功用】 温补肾阳，散寒除湿。

【适应证】

1. 中医病证：①肾著寒湿证。腰中冷痛困重，如坐水中，身体沉重，形如水状，或腰痛俯仰困难，不渴，小便自利，舌淡、苔薄或滑腻，脉沉。②脏腑寒湿证。

2. 西医疾病：坐骨神经痛、风湿性关节炎、腰肌劳损等临床表现符合肾著寒湿证者。

【用药分析】 方中甘草益气和中，干姜温中散寒，茯苓健脾渗湿，白术健脾燥湿。

【用方思路】

1. 甘姜苓术汤既是辨治肾著寒湿证的重要代表方，又是辨治诸多杂病如脾胃病、肾病、肺病、心病、关节肌肉病等的重要基础方。

2. 方中干姜既可温阳，又可通透；白术、茯苓既可益气，又可治湿；甘草可补五脏六腑及营卫之气。从方中用药用量及调配分析得知，甘姜苓术汤的应用并不局限于肾著寒湿证，还可用于辨治诸多杂病，如运动、泌尿、消化、循环等系统疾病。

3. 运用甘姜苓术汤辨治的病证（无论病变部位在肾、在心或在脾胃）以寒湿为主，其治当温阳益气化湿。

【随证合方】 若夹瘀，可与桂枝茯苓丸合方用之；若夹寒痰，可与赤丸合方用之；若夹寒瘀，可与温经汤合方用之。应用时还必须结合病变主次酌情调整方药用量。

【注意事项】 运用甘姜苓术汤既要辨清西医之病，又要辨清西医之病属于中医寒湿之证。辨西医之病可进一步了解疾病的发展演变及转变规律，辨中医之证可更好地针对西医之病选用甘姜苓术汤。

【应用指征】 肾著之病，其人身体重，腰中冷，如坐水中，形如水状，反不渴，小便自利，饮食如故，病属下焦，身劳汗出，衣里冷湿，久久得之，腰以下冷痛，腹重如带五千钱，甘姜苓术汤主之。（第十一　16）

【方论】

元·赵以德，《金匮方论衍义》（1368 年）： 本草以甘草通血脉，益元气；干姜治风湿痹，腰肾中冷痛；白术亦治湿痹，利腰脐间血，逐皮肉间水气；茯苓利小便，伐肾邪，暖腰膝。成方如此。

明·吴昆，《医方考》（1584 年）： 肾著于湿，腰冷如冰，若有物者，此方主之。肾主水，脾主湿，湿胜则流，必归于坎者势也，故曰肾著。腰为肾之府，湿为阴之气，故令腰冷如冰；若有物者，实邪着之也。干姜，辛热之物，辛得金之燥，热得阳之令，燥能胜湿，阳能暴湿，故象而用之。白术、甘草，甘温之品也，甘得土之味，温得土之气，土胜可以制湿，故用以佐之。白茯苓，甘淡之品也，甘则益土以防水，淡则开其窍而利之，此围师必缺之义也。

清·喻嘉言，《医门法律》（1658 年）：《内经》云：湿胜为着痹。《金匮》独以属之肾，名曰肾著。云肾著之病，其人身体重，腰中冷。如坐水中，形如水状，反不渴，小便自利，饮食如故。病属下焦，身劳汗出，衣里冷湿，久久得之，腰以下冷痛，腹重如带五千钱，甘姜苓术汤主之。此证乃湿阴中肾之外廓，与肾之中藏无预也。地湿之邪，着寒藏外廓，则阴气凝聚，故腰中冷，如坐水中，实非肾藏之精气冷也。若精气冷，则膀胱引之，从夹脊逆于中上二焦，荣卫上下之病，不可胜言。今邪止着下焦，饮食如故，不渴，小便自利，且于肠胃之府无预，况肾藏乎？此不过身劳汗出，衣里冷湿，久久得之，但用甘草、干姜、茯苓、白术，甘温从阳，淡渗行湿足矣。又何取暖胃壮阳为哉！甘姜苓术汤。

清·汪昂，《医方集解》（1682 年）： 此足少阴、太阳药也。干姜辛热以燥湿，白术苦温以胜湿，茯苓甘淡以渗湿，甘草甘平和中而补土。此肾病而皆用脾药，益土正所以制水也。

清·李彣，《金匮要略广注》（1682 年）： 甘草、白术补脾制水，茯苓、干姜渗湿祛寒。然《经》云：损其肾者，益其精。则宜用肾气丸之类，而主此方者，以寒湿外着，故主温中渗湿之剂，此形劳与精伤者不同也。

清·周扬俊，《金匮玉函经二注》（1687 年）： 故取干姜之辛热，茯苓之淡渗，加于补中味内，三服可令腰温，全不及下焦药者，恐补肾则反助水益火，无由去湿也。仲景明言下焦，药反出中焦者，不令人想见微旨耶。

清·张璐，《千金方衍义》（1698 年）： 专取干姜燥湿，白术燥湿，茯苓利湿，甘草缓诸药之性，以尽逐湿之力。长沙治病全以究本为务，毫无及于腰肾之药。

清·顾松园，《顾松园医镜》（1718 年）： 白术茯苓健脾利水，甘草恐其僭上，干姜温散寒湿。此散寒、驱湿、健脾、利水之剂。病在肾之经络，与肾之中脏无预，若用桂、附，反伤肾之阴矣。果如上症，方可用之。

清·魏荔彤，《金匮要略方论本义》（1720 年）： 肾著之为病，其人身体重，腰中冷，如坐水中，形如水状，反不渴，小便自利，饮食如故，病属下焦，身劳汗出，衣里冷湿，久久得之，腰以下冷痛，腹重如带五千钱。肾著亦犹肝著，而着于肾也。肾阳虚，而阴寒风湿之邪住着于此，体重腰冷，如坐水中，腰体阴寒，而阳气凝滞也。形如水状，皮肤浮肿也。反不渴，内湿浸淫也。小便自利，饮食如故，正气上下尚行消如常，可以救治也。仲景明其病属下焦，肾脏有寒邪，而下焦俱寒冷如水，元阳气足以敷布而温暖之也。此由于身劳汗出，衣里冷湿，久久而得。汗随劳发，湿随汗敛，久久阴寒不散，日积月深，腰下冷而且痛，气血亦为之停阻不行矣。腹重如带五千钱，形容肾家寒邪重着之象如绘也。主之以甘姜苓术汤，无非燥土以散寒之治。服之腰中即温，而着者除矣。

清·尤在泾,《金匮要略心典》(1729年)： 盖所谓清湿袭虚，病起于下者也。然其病不在肾之中脏，而在肾之外腑，故其治法，不在温肾以散寒，而在燠土以胜水。甘、姜、苓、术辛温甘淡，本非肾药，名肾著者，原其病也。

清·黄元御,《长沙药解》(1753年)： 治肾著，身重腹重，腰重冷痛，如坐水中，小便自利，饮食如故。以身劳汗出，衣里冷湿，浸淫经络，以犯肾脏。肾位于腰，故腰中冷痛。苓、术，利水而泄湿，姜、甘，温中而培土也。

清·黄元御,《金匮悬解》(1754年)： 肾著者，肾气痹著而凝冱也。水盛阴旺，故身体迟重，腰中寒冷，如坐水中。水渍经络，故形如水病之状，似乎浮肿。水旺土湿，故反不渴。水不在于脏腑，故小便自利，饮食如故。其病在肾，属于下焦，原因身劳汗出，衣里沾濡冷湿，冷湿之气，久久入腠理而浸经络，同气相感，故令肾气痹着，而成此病。肾位在腰，自腰以下，阴冷痛楚。土位在腹，水旺侮土，故腹重如带五千钱也。姜甘苓术汤，姜、苓，温中而泻水，术、甘，培土而去湿也。

清·徐灵胎,《伤寒约编》(1759年)： 白术健脾以安胎气，干姜温中以祛寒湿；甘草缓中和胃，杏仁疏逆降痰；茯苓清治节以理腰脚也。水煮温服，使中气温暖，则经络之寒湿自散而胎得所养，腰脚无不轻捷矣。

肾虚湿伏，不能化气而留着其间，故腰冷重痛，谓之肾著。茯苓渗湿气以安肾，干姜温中气以祛湿；白术健脾制湿，甘草和胃缓中。俾脾胃调和，则气温湿化，而腰冷沉重无不除，肾著疼痛无不愈矣。此温中燥湿之剂，为湿家肾著之专方。

清·徐玉台,《医学举要》(1792年)： 腰痛一症，肾为主治，腰者肾之腑也。肾与膀胱为表里，在外为太阳，在内属少阴，又为冲任督带之要会，有内因、外因、不内外因之别。仲景肾著汤用干姜（炮）辛热以燥湿，白术（炒）苦温以胜湿，茯苓甘淡以渗湿，甘草和中而补土，肾病而皆用脾药，益土即所以制水也。有寒者加附子，或加肉桂、泽泻、杜仲、牛膝。

清·陈修园,《时方歌括》(1801年)： 带脉为病，腰溶溶如坐水中，此寒湿之邪不在肾之中脏，而在肾之外腑。故其治不在温肾而散寒，而在土以胜水。若用桂、附，则反伤肾之阴矣。

清·郑钦安,《医理真传》(1869年)： 肾著汤一方，乃温中除湿之方也。此方似非治腰痛之方，其实治寒湿腰痛之妙剂也。夫此等腰痛，由于湿成，湿乃脾所主也。因脾湿太甚，流入腰之外府，阻其流行之气机，故痛作。方中用白术为君，不但燥脾去湿，又能利腰脐之气。佐以茯苓之甘淡渗湿，又能化气行水，导水湿之气，从膀胱而出。更得干姜之辛温以暖土气，土气暖而湿立消。复得甘草之甘以缓之，而湿邪自化为乌有矣。方中全非治腰之品，专在湿上打算。腰痛之由湿而成者，故可治也。学者切不可见腰治腰，察病之因，寻病之情，此处领略方可。

清·高学山,《高注金匮要略》(1872年)： 主本汤者，原为肾中冷湿，而所以温之、燥之者。其用药注意，却又在中焦之脾胃，故君辛热之干姜，以除冷；淡渗之茯苓，以除湿。而以甘温守中之甘草、白术佐之，盖因暖土，可以祛寒，而燥土，尤能胜湿故也。

清·戈颂平,《金匮指归》(1885年)： 主甘草、干姜，甘温气味，温土藏阳；茯苓淡甘，通阴土之阴，伏阳气于里；阴，得阳则生，阳气浮外，阴失阳生，以白术甘温多液，益土之阴，配内伏之阳。右四味，象阴阳气液口转八方，以水五升，煮取三升，分温三服，象阴土得阳，身中即温。

清·朱光被,《金匮要略正义》(1803年)： 气出于下焦，湿邪痹之，卫阳不运，故身体重。腰为肾府，湿本水类，故腰冷如坐水中，形如水肿状也。口不渴、小便自利，是上焦之气化无伤，并饮食如故，则中焦之胃气有权，则病独在下焦明矣。然病虽属下，而揆其致病之由，只因身劳汗出，伤其中气；衣里冷湿，困其卫气。因循蕴伏，久久而着于肾，以湿性就下，肾位卑下而为壑也。观其腰已下冷痛，腹重如带五千钱，其寒湿下坠之情形若此，然政非下虚水泛之象也。渗湿必先培土，祛寒莫若温中，甘、姜、苓、术以健运中阳，绝不干涉肾经，所谓治病必求其本也。

清·王旭高,《退思集类方歌注》(1897年)：按：腰为肾腑，冷湿之邪著而不移，是著痹也。甘、姜、苓、术，暖土胜湿，所以制水也。

近代·曹颖甫,《金匮发微》(1931年)：师主以甘草干姜茯苓白术汤者，作用只在温脾去湿，盖以腹为足太阴部分，腹部之寒湿去，不待生附走水，而腰部当温也。

现代·刘渡舟，苏宝刚，庞鹤,《金匮要略诠解》(1984年)：本证是寒湿留着于腰部，病不在于肾之本脏，治宜甘姜苓术汤，温中散湿，健脾利水。方中干姜、甘草温中散寒，以补脾阳之衰；茯苓、白术驱湿外出，健脾以胜湿，俾正气旺而寒湿去，则肾著之病可愈。

【方论评议】

综合历代各家对甘姜苓术汤的论述，应从用药要点、方药配伍和用量比例三个方面进行研究，以此更好地研究经方配伍，用于指导临床应用。

诠释用药要点：方中甘草益气和中；干姜温中散寒；茯苓健脾渗湿；白术健脾燥湿。

剖析方药配伍：甘草与干姜，属于相使配伍，益气温阳化阳；甘草与茯苓，属于相使配伍，益气健脾利湿；白术与干姜，属于相使配伍，温阳散寒，健脾燥湿；甘草与白术，属于相须配伍，健脾益气燥湿。

权衡用量比例：甘草与白术用量比例是1 ：1，提示益气缓急与健脾之间的用量调配关系，以治气虚；甘草与茯苓用量比例是1 ：2，提示益气缓急与利湿之间的用量调配关系，以治湿困；白术与干姜用量比例是1 ：2，提示健脾益气与温阳散寒之间的用量调配关系，以治寒湿；甘草与干姜用量比例是1 ：2，提示益气缓急与散寒之间的用量调配关系，以治阳虚；白术与茯苓用量比例是1 ：2，提示燥湿与利湿之间的用量调配关系，以治湿著。

【药理作用】 本方具有抗心肌缺血、抗心脑缺氧、抗炎、增强机体免疫功能、调节心功能、调节心律、增强心肌收缩力、改善肾功能、调节水体代谢、调节肾上腺皮质功能、调节中枢神经、抗自由基等作用。

甘草汤

【导读】 ①甘草汤的组成药物仅有一味，合方应用疗效会更好。②甘草汤虽是辨治咽痛热证的重要代表方，但在临床中对气虚夹热证等也具有良好治疗作用。③学好用活甘草汤的第一步是辨清甘草汤由哪些药物组成：组成甘草汤仅有1味药，甘草有补益正气作用、益阴生津作用、气化痰湿作用、缓急止痛作用、解百药毒作用，以此对用药用量深入学习研究即可用活甘草汤。

【方歌】 甘草汤是基础方，内外病变皆可治，气虚夹热诸多证，随证加味功效奇 。

【方药】 甘草二两（6 g）

【用法】 上一味，以水三升，煮取一升半，去滓。温服七合，日二服。

【功用】 清热利咽。

【适应证】

1. 中医病证：①咽痛热证。咽痛，咽部红肿炽热，舌红、苔黄，脉数。②气虚夹热证。

2. 西医疾病：急性咽炎、急性扁桃体炎、急性腮腺炎、消化疾病、呼吸疾病、内分泌疾病等临床表现符合气虚夹热证者。

【用药分析】 方中生甘草清热益气，缓急止痛。

【用方思路】

1. 甘草汤既是辨治咽痛热证的重要代表方，又是辨治诸多杂病如咽喉病、心病、肝病、肺病、脾胃病、肾病等的重要基础方。

2. 方中生甘草既可清诸脏腑及营卫之热，

又可益诸脏腑及营卫之气阴。从方中用药用量及调配分析得知，甘草汤的应用并不局限于热伤气阴证，还可用于辨治诸多杂病，如咽喉、生殖、呼吸、循环、消化、内分泌及代谢等。

3. 辨治的病证（无论病变部位在心、在肺、在肝或在脾胃）以热伤气阴为主，其治当清热益气生津。

【随证合方】 若夹郁，可与四逆散合方用之；若夹瘀，可与桂枝茯苓丸合方用之；若夹郁热，可与栀子豉汤合方用之；若夹寒痰，可与赤丸合方用之。应用时还必须结合病变主次酌情调整方药用量。

【注意事项】 运用甘草汤既要辨清西医之病，又要辨清西医之病属于中医热伤气阴证。辨西医之病可进一步了解疾病的发展演变及转变规律，辨中医之证可更好地针对西医之病选用甘草汤。

【应用指征】 少阴病，二三日，咽痛者，可与甘草汤；不差者，与桔梗汤。（311）

【方论】

明·许宏，《金镜内台方议》（1422 年）： 少阴之脉，循咽而止。寒热相搏不散，而成咽痛。故与甘草一味，以泄咽膈之气也。

清·喻嘉言，《医门法律》（1658 年）： 本方用甘草一味，乃从长桑君以后相传之神方也。历代内府御院，莫不珍之，盖和其偏，缓其急，化其毒，卓然奉之为先务。然后以他药匡辅其不逮，可得收功敏捷耳。今之用是方，徒见诸家方中竞夸神功，及服之不过少杀其势于三四日之间，究不收其实效，遂以为未必然耳。因并传其次第，以为学人用方时重加细绎耳。

清·程应旄，《伤寒论后条辨》（1670 年）： 若咽痛而不兼下利，则自无胸满心烦之证，虽不由于肾寒上逆，然只热客少阴之标，而无关藏本，苦寒则犯本，不可用也，只宜甘草缓之。不差者，经气阻而不通也，加苦梗以开之，喻嘉言曰：此在二三日他证未具，故用之。若五六日，则少阴之下利呕逆诸证蠡起，此法并未可用矣。

清·柯琴，《伤寒来苏集》（1674 年）： 但咽痛，而无下利、胸满、心烦等症，但甘以缓之足矣。不瘥者，配以桔梗，辛以散之也。其热微，故用此轻剂耳。

清·张志聪，《伤寒论集注》（1683 年）： 今少阴得病二三日而咽痛者，少阴神机逆于经脉循经挟咽，故痛也，此二三日有经脉之里证，故可与甘草汤，甘草生用主调经脉而清火热。

清·沈明宗，《伤寒六经辨证治法》（1693 年）： 所以甘草一味煎汤，解毒清热，和缓阴阳，而服之不差，乃热结虽开，更加桔梗，开提散结，此即随其所得而攻之也。

清·钱潢，《伤寒溯源集》（1708 年）： 故仅用甘草汤以和缓其邪，即凤髓丹，用甘草以缓肾急之意也。

清·秦之桢，《伤寒大白》（1714 年）：《千金方》治肺痈，《伤寒论》治咽痛，同用甘草一味，以咽痛肺痈，肺受火刑耳。仲景心下痞满，以甘草、黄连同用，取其直折心火。后以甘草、生地、木通同用，导去心经之火。后人又以二方合用，而泻火全矣。然不用于咽痛，不可骤用苦寒耳。前方用猪肤汤，壮北方肾水，以制龙雷之火克肺也。此方用甘草一味者，泻南方之心火克肺也。

清·顾松园，《顾松园医镜》（1718 年）： 甘草一味水煎，频饮之，热自渐化。但最难服处，半月后方得效。此治痿独取阳明之义。徐忠可云：余外家病肺痿，初时痰沫成碗，服一味甘草汤，半月始痰少而得愈。

清·姚球，《伤寒经解》（1724 年）： 少阴病二三日咽痛者，热邪客少阴之络而痛也。甘草甘平而和阴阳，故能除之。少阴之脉循咽喉，风邪客之，挟阴火而上升，所以痛也。甘草，甘以缓上逆之阴火也。

清·尤在泾，《伤寒贯珠集》（1729 年）： 此亦热传少阴，而上为咽痛之法。甘草汤，甘以缓急，寒以除热也。其甚而不瘥者，则必以辛发之，而以甘缓之。

清·王子接，《绛雪园古方选注》（1732 年）： 一药治病，是曰奇方。甘草为九土之精，生用则凉，故可伐肾泄热。治咽痛者，功在缓肾急而救阴液也。

清·不著撰人，《伤寒方论》（1732 年）：

甘草一味单行，取能和阴而清冲任之热，每见生便痈者，骤煎四两顿服立愈，则其能清少阴客热可知，所以为咽痛专方也。

清·黄元御，《长沙药解》(1753年)：治少阴病，二三日，咽痛者。少阴水旺，二火俱腾，上行清道，是以咽痛。生甘草泻热而消肿也。

清·徐灵胎，《伤寒论类方》(1759年)：大甘为土之正味，能制肾水越上之火。

清·徐灵胎，《伤寒约编》(1759年)：生草一味，甘凉泻火，以缓其热，清其膈，使热缓膈清则中气调而外邪自解，咽痛无不退矣。

清·陈修园，《伤寒真方歌括》(1803年)：少阴之脉，循喉咙，挟舌本，少阴二三日咽痛，是阴火上冲，可与甘草汤甘凉泻火，以缓其热，不瘥者，配以桔梗，兼辛以散之之义也。

清·吕震名，《伤寒寻源》(1850年)：少阴病二三日，痛者可与甘草汤。咽痛而不下利，得病只二三日，是邪热客于少阴之标也。少阴咽痛，总不宜苦寒直折，故但取甘草之甘，以缓肾急而制火邪也。

清·王士雄，《温热经纬》(1852年)：王晋三曰：一药治病，是曰奇方。徐洄溪曰：大甘为土之正味，能制肾水越上之火。王朴庄曰：自《灵》《素》至汉、晋、宋、齐诸古方，凡云一两者，以今之七分六厘准之。凡云一升者，以今之六勺七抄准之。汪按：唐人之方则一两当古之三两。雄按：鞠通凡引古方，辄改定其分两，而轻重甚未当也。学人审之。雄按：《伤寒类要》治伤寒心悸，脉结代。《圣济总录》治舌肿塞口。《外科精要》治一切痈疽诸发及丹石烟火药发。《兵部手集》治悬痈。《直指方》治痘疮烦渴及蛊毒药毒。《金匮玉函》治小儿撮口及小儿羸瘦。《得效方》治小儿遗溺。皆以一味甘草为方，妙用虽多，总不外乎养阴缓急，清热化毒也。汪按：亦兼取和中利水。

清·高学山，《伤寒尚论辨似》(1872年)：与甘草汤者，以甘草生用，能清浮热，而散逆气，故咽痛可愈。若不差，则是所逆之气不能宣畅，故于本汤加辛温之桔梗。盖辛以宣之，温以畅之也。夫寒邪始入少阴，尝借脏真之阴阳以为寒热，脏中阴偏胜，则从阴而贼阳，阳偏胜，则从阳而贼阴，今二三日而但见咽痛，寒热未判，故但用空灵淡宕之甘草桔梗二汤，以为前驱，其不欲以大温大润，无端而喜功生事可知矣。

清·唐容川，《伤寒论浅注补正》(1893年)：此咽痛当作红肿论，与上节猪肤汤不同。猪肤是白烂，故宜清润以生肌；此是红肿，故宜泻火以开利，火生土而火气退卸。故用甘草引火生土而为泻火之正法。后人用芩、连、大黄则力更重，然只是仲景甘草汤之意，主于泻火而已也。仲景不用三黄者，以此是主方，言外原可加减。且芩、连、大黄等速降而下，恐剽而不流，反不能泻上焦之火，使之渐退，故以甘草缓缓引之，使泻火而生土，则火气退矣。

清·戈颂平，《伤寒指归》(1907年)：右一味，象阳数得阴开子。以水三升，象阳数得阴阖午。煮取一升半，象地天生成五行五味之十数，从中土分运半表半里，复合为一。温服七合，日三服，象阳数得阴，复于七，开于子。

近代·曹颖甫，《伤寒发微》(1931年)：然何以不用白虎汤而但用生甘草一味？盖生甘草能清热而解毒，胃热上蒸，血分郁久成毒，若疮疡然，痛久则溃烂随之矣。仲师用甘草汤，盖无于未成咽疮时预防之治法也。

近代·徐大桂，《伤寒论类要注疏》(1935年)：按：本条二方，一主清解，一主宣利。推而广之，甘草方中，从清润着想，二花、玄参可入；从泄泻着想，芩、连、大黄可投。至桔梗汤之命意，则辛凉解郁之剂，皆可以类相从也。猪肤汤主于甘润，火热散布于喉间，有风热升扬四散之象，故宜濡润之剂，清热之中，寓以息风之意，宣散乃大忌也。甘草、桔梗二证，则热性内发，郁而上炎，聚于喉部，或为肿痛，故立法从清解宣散着眼也。本文曰“可与”，曰“不差”，见咽喉关隘之所，为地无多，欲人审谛必真也。合下苦酒汤证、半夏散及汤证，一则火痰内闭，一则客寒外郁。知后世喉科之主风、主火、主痰涎、郁气；其治法为润降、为清散、为利、为宣，皆可于此编分演而出也。

近代·彭子益,《圆运动的古中医学·伤寒论方解篇》(1947年)：少阴之气，水火同宫，病则寒水克火。故伤寒少阴病，属于肾脏阴盛，故以附子温肾阳为王。少阴阳亡病寒，少阴阳复则又病热。因中气已伤，升降之力弱少，故阳复之后，阳升不降，于是病热，咽痛即阳复生热不能下降之病。甘草补中降热也。

现代·中医研究院,《伤寒论语释》(1956年)：少阴咽痛为虚火上炎，用甘草取其甘平泻热。

现代·陈亦人,《伤寒论译释》(1958年)：本证的咽痛，咽喉部轻度红肿疼痛，病情轻浅，乃肺经感受客热，单用一味生甘草清热解毒即能胜任。如服后未效，是肺气不宣，可加桔梗以开泄肺气，使客热外达，则咽痛可瘥。前者即甘草汤，后者为桔梗汤。

现代·李翰卿,《中国百年百名中医临床家》(1960年)：此清热泻火解毒，治咽喉痛之方。轻度咽喉疼痛初起时用之最宜。但必须没有寒热之表证和大便不利之里证，以及饮食不能下咽之重证方宜。甘草性味甘平，有清热缓急的作用。

现代·刘渡舟，聂惠民，傅世垣,《伤寒挈要》(1983年)：用一味生甘草，清阴中之热，使解毒止痛之力则专。若服汤不差，治当开痹消炎。

现代·刘渡舟,《伤寒论诠解》(1983年)：甘草汤只用生甘草一味。统观《伤寒论》，用甘草处甚多，但生用者只此一处，其他均以炙甘草入药。生甘草味甘平，善治少阴阴中之伏火，并能清热解毒、缓急止痛。后世有医家用一味生甘草四两，浓煎内服，治疗会阴部脓肿(名“海底发”)，即取其清解阴经毒热的功效。

现代·王付,《经方学用解读》(2004年)：咽痛热证的基本病理病证是邪热搏结于咽，经气经脉为邪热所阻而不通。因此，治疗咽痛热证，其用方配伍原则与方法应重视以下几个方面。

针对证机选用清热利咽药：邪热侵袭并肆虐于咽，其经气经脉为邪热所灼腐而滞涩或不通，证以咽痛咽肿为主，其治当清热利咽。如方中甘草。

随证加减用药：若咽痛者，加薄荷、牛蒡子，以清热利咽；若咽中有痰者，加半夏、桔梗，以化痰利咽；若气滞者，加紫苏、枳实，以行气宽胸利咽等。

【方论评议】 方中甘草清热利咽，泻火解毒，消肿祛痰，缓急止痛，善治咽痛热证。

【药理作用】 本方具有抗炎、镇静、调节睡眠中枢、调节体温中枢、调节心律、降血脂、抗动脉粥样硬化、增强肝脏解毒功能、抗肝损伤、利胆、抗溃疡、抑制胃酸、解除胃肠及气管平滑肌痉挛、抗氧化、抗过敏、抗病毒、增强机体免疫机能、抗肿瘤、调节支气管腺体分泌、调节水钠钾代谢、改善肾功能、调节脑垂体、抗利尿等作用。

甘草附子汤

【导读】 ①学用甘草附子汤应重视桂枝和附子的用量调配关系、白术和附子的用量调配关系。②甘草附子汤虽是辨治阳虚骨痹证的重要代表方，但在临床中对心肾阳虚证等也具有良好治疗作用。③学好用活甘草附子汤的第一步是辨清甘草附子汤由哪些基础方和药物组成：组成甘草附子汤有3个基础方、1个变化方和3组药，基础方之一是甘草汤，之二是桂枝甘草汤，之三是头风摩散，变化方是苓桂术甘汤，3组药中第1组是温阳消癥药即附子，第2组是温通药即桂枝，第3组是益气药即白术、甘草，从3个基础方、1个变化方和3组药用量深入学习研究即可用活甘草附子汤。

【方歌】 仲景甘草附子汤，白术桂枝基础方，脏腑骨节诸般证，温化寒湿效非常。

【方药】 甘草炙，二两(6g) 附子炮，去皮，破，二枚(10g) 白术二两(6g) 桂枝去皮，四两(12g)

【用法】 上四味，以水六升，煮取三升，去滓。温服一升，日三服。初服，得微汗则解，能食，汗止，复烦者，将服五合，恐一升多者，宜服六七合为始。

【功用】温阳散寒，通利关节。

【适应证】

1. 中医病证：①阳虚骨痹证。骨节疼痛，掣痛不得屈伸，近之则痛剧，受凉加剧，汗出，短气，小便不利，或身微肿，舌淡、苔薄，脉沉或弱。②阳虚寒湿证。

2. 西医疾病：风湿性关节炎、类风湿关节炎、坐骨神经痛、骨质增生症、慢性胃炎、慢性结肠炎等临床表现符合阳虚骨痹证者。

五画

【用药分析】方中甘草益气缓急止痛，附子温阳散寒止痛，白术健脾益气燥湿，桂枝辛温通经止痛。

【用方思路】

1. 甘草附子汤既是辨治阳虚骨痹证的重要代表方，又是辨治诸多杂病如肌肉关节病、心病、肾病等的重要基础方。

2. 方中附子、桂枝既温阳，又通痹；白术既益气，又燥湿；甘草既益气，又缓急。从方中用药用量及调配分析得知，甘草附子汤的应用并不局限于阳虚骨痹证，还可用于辨治诸多杂病，如运动、循环、泌尿系统疾病和皮肤病等。

3. 运用甘草附子汤辨治的病证（无论病变部位在心、在肝肾或是在运动系统）以阳虚骨痹为主，其治当温阳壮骨通痹。

【随证合方】若夹热，可与白虎加桂枝汤合方用之；若夹瘀，桂枝茯苓丸合方用之；若夹痰热，可与小陷胸汤合方用之。应用时还必须结合病变主次酌情调整方药用量。

【注意事项】运用甘草附子汤既要辨清西医之病，又要辨清西医之病属于中医阳虚骨痹证。辨西医之病可进一步了解疾病的发展演变及转变规律，辨中医之证可更好地针对西医之病选用甘草附子汤。

【应用指征】风湿相搏，骨节疼烦，掣痛不得屈伸，近之则痛剧，汗出短气，小便不利，恶风不欲去衣，或身微肿者，甘草附子汤主之。(175)(第二　24)

【方论】

金·成无己,《注解伤寒论》(1144年)：风胜则卫气不固，汗出，短气，恶风不欲去衣，为风在表；湿胜则水气不行，小便不利，或身微肿，为湿外薄也。与甘草附子汤，散湿固卫气。桂枝、甘草之辛甘，发散风邪而固卫；附子、白术之辛甘，解湿气而温经。

元·赵以德,《金匮方论衍义》(1368年)：观夫此方，与前意同，但此不用枣、姜，为汗出更不发之；白术以去湿收汗，益短气也。

明·许宏,《金镜内台方议》(1422年)：故用附子为君，除湿祛风，温经散寒。桂枝为臣，祛风固卫。白术去湿为使，甘草为佐，而辅诸药。疏风去寒湿之方也。

明·汪石山,《医学原理》(1525年)：风胜则伤卫，伤则不能卫护皮毛，是以汗出，短气，恶风不欲去衣，湿胜则壅塞，水气不行，是以小便不利，或身微肿。治宜散风湿，固卫气可也。故用桂枝以散风，附子以散湿，甘草、白术补中以益卫气。

明·吴昆,《医方考》(1584年)：风湿骨节疼烦，不欲去衣，小便不利，大便反快者，此方主之。风湿相搏，故骨节疼烦；伤风则恶风，故不欲去衣。小便不利而大便燥者为热，今小便不利而大便反快，则湿可知矣。附子之热，可以散寒湿；桂枝之辛，可以解风湿；甘草健脾，则湿不生；白术燥脾，则湿有制。是方也，以桂、附之辛热而治湿，犹之潦了之地，得太阳曝之，不终朝而湿去，亦治湿之一道也。

明·方有执,《伤寒论条辨》(1592年)：身微肿，湿外薄也。不外薄则不肿。故曰或也。甘草益气和中，附子温经散湿，术能胜水燥脾，桂枝祛风固卫。此四物者，所以为风湿相搏之的药也。

明·张卿子,《张卿子伤寒论》(1644年)：桂枝、甘草之辛甘，发散风邪而固卫；附子、白术之辛甘，解湿气而温经。

清·喻嘉言,《尚论篇》(1648年)：此条复互上条之意，而辨其症之较重者。痛不可近，汗出短气，恶风不欲去衣，小便不利，或身微肿，正相搏之最剧处。故于前方（桂枝附子汤）加白术以理脾，而下渗其湿；减姜、枣之和中，以外泄其风要皆藉附子之大力者，负之而走耳。

清·喻嘉言,《医门法律》(1658年)：其一风湿两邪，搏聚一家，用甘草附子汤分解之法。其证骨节烦疼掣痛，不得屈伸，近之则痛剧，汗出短气，小便不利，恶风不欲去衣，或身微肿。风则上先受之，湿则下先受之。逮至两相搏聚，注经络，流关节，渗骨体，躯壳之间，无处不到，则无处不痛也。于中短气一证，乃汗多亡阳，阳气大伤之征，故用甘草、附子、白术、桂枝为剂，以复阳而分解外内之邪也。又寒伤荣而无汗之证，用桂枝附子汤，即本方去术加姜枣之制也。其寒伤荣无汗，而大便硬、小便自利者，知其邪不在表，则本方去桂枝仍用术，借其益土燥湿之用也。三方原三法，今并为一，见治风湿相搏，不出以回阳为急务耳。甘草附子汤，治风湿相搏，烦疼掣痛，短气恶风，阳虚之证。

本文云：风湿相搏，骨节疼烦，掣痛。不得屈伸，近之则痛剧，汗出短气，小便不利，恶风不欲去衣，或身微肿者，甘草附子汤主之。此亦阳虚之证，与前条大约相同，风伤其卫，而阳不固于外。湿流关节，而阳不充于经。用此固卫温经散湿也。

清·张璐,《伤寒缵论》(1667年)：风伤卫气，湿流关节，风湿相搏，邪乱经中，故主周身骨节诸痛，风胜则卫气不固，汗出短气，恶风不欲去衣；湿胜则水气不行，小便不利，或身微肿，故用附子除湿温经，桂枝祛风和荣，白术去湿实卫，甘草辅诸药而成敛散之功也。

清·程应旄,《伤寒论后条辨》(1670年)：即前去桂枝加白术汤，白术仍加，桂枝不去，单去芍药之酸收，使邪无闭敛，而中外分消矣。然而三方俱加附子者，以风伤卫而表阳已虚，加寒湿而里阴更胜，凡所见证，皆阳气不充，故经络关节，得着湿，而卫阳愈虚耳。

清·柯琴,《伤寒来苏集》(1674年)：身肿痛剧，不得屈伸，湿盛于外也。恶风不欲去衣，风淫于外也。汗出短气，小便不利，化源不清也。君桂枝以理上焦而散风邪，佐术、附、甘草以除湿而调气。

清·李彣,《金匮要略广注》(1682年)：白术补脾胜湿，桂枝发表祛风，甘草养正缓邪，附子性走而不守，浮中沉无所不致，昔人谓能引发表药逐在表之风邪，引温暖药除中外之寒湿是也。

清·张志聪,《伤寒论宗印》(1683年)：此感于风湿，而土气受伤者也。风胜为行痹，湿胜为着痹。风行而数变，湿气流关节，是以骨节烦疼而痛剧也。因于湿，大筋软短，小筋弛长，风湿相搏，是以掣痛而不得屈伸也。汗出短气者，风邪伤气也。小便不利者，湿淫于内，而土气不输也。恶风不欲去衣者，风湿伤气，表气虚也。身有微肿者，土气伤也，用甘草白术桂枝附子，补中土而温散外内之邪。

清·张志聪,《伤寒论集注》(1683年)：此节病风寒湿而涉于三阴。承上文伤寒八九日，风湿相搏，意谓八九日则三阳为尽，三阴当受邪，故风湿相搏而病三阴之气也。少阴主骨，故骨节疼烦，掣痛；厥阴主筋，故不得屈伸；太阴主肌肉，故近之则痛剧。夫肾为生气之原。汗出短气者，少阴生气虚于内而表气脱于外也；小便不利或身微肿者，太阴脾土之气不化也；厥阴乃风木主气，而为阴之极，恶风不欲去衣者，厥阴阴寒之象也。甘草附子汤主之，用桂枝以助上焦之君火，附子以助下焦之生阳，甘草、白术补中焦之土气，上中下之阳气盛而三阴之邪自解矣。

清·张志聪,《金匮要略集注》(1683年)：上章（桂枝附子汤）邪在气，故以桂枝为君，此章邪在经，故易以甘草也。

清·周扬俊,《金匮玉函经二注》(1687年)：观夫此方与前意同，但此不用姜枣，为汗出更不发之，白术以去湿取汗，益短气也。

君甘草者，欲其缓也，和中之力短，恋药之用长也。此仲景所以前条用附子三枚者，分三服，此条止二枚者。

清·郑重光,《伤寒论条辨续注》(1705年)：风淫则掣，湿淫则痛。剧者，痛甚之辞。短气者，汗多伤气。恶风，不欲去衣，身微肿，皆风湿相持之甚也。故于前方（桂枝附子汤）加白术理脾燥湿；减姜、枣以外泄其风，要皆藉附子之大力者斡旋也。

清·钱潢,《伤寒溯源集》(1708年)：故用附子以温经散寒，则阳回气暖而筋脉和同，东风解冻而水泉流动矣。经云：阳气者，精则养神，柔则养筋，筋柔则无掣痛不得屈伸之患矣，甘草所以缓阴气之急，且为桂枝汤中本有之物。因汤中之芍药，能收敛助阴，故去之耳。虽名之曰甘草附子汤，实用桂枝去芍药汤，以汗解风邪，增入附子、白术，以驱寒燥湿也。

清·魏荔彤,《金匮要略方论本义》(1720年)：再或风湿相搏，骨节疼烦掣痛，不得屈伸，近之则痛剧，外感风湿，与前条同也；汗出短气，内应虚寒，与前条同也；小便不利，内虚挟湿，与前条同也；恶风不欲去衣，表虚阳微之甚也；或身微肿者，内外交湿之征也。其治法亦与前条同，温中补气，燥土散湿，甘草附子汤，仲景所以必主之也。其服法以取微汗则解者，以其人小便不利，则虚而不致下脱，阳微尚有根蒂也。故用术附而仍参以桂枝，可升则升之，使表外风湿相搏者从外解，亦不害其为顾里之治也，故于服后能食。汗出复烦之候，又为斟酌其再服多寡之妙，其顾虑中阳兼理外邪，盖无微不至也。学者能推广乎此而神明之，其妙又岂仲景能尽言乎？然所谓神明者，在仲景原文中，不必杜撰于原文之外以为神明也。

清·姚球,《伤寒经解》(1724年)：附子、桂枝，以解风寒；白术以沁湿；甘草者，所以健脾而崇土也。故初服微汗，得解而能食。如汗出复烦者，风寒虽退，而湿未除也。若仍用一升，恐桂、附之性太过，不能无碍于烦，故减半，服五合；虽多，止可六七合也。后用桂去术，用术去桂，此桂术并进者，因有汗故也。

清·魏荔彤,《伤寒论本义》(1724年)：主以附子，附以甘草、白术，全以振阳除湿为义，加以桂枝驱风，仍带扶阳之性，是虽表里兼治，而实治里，正所以治表也。此证不唯麻黄不可用，即大小青龙亦无涉。而桂枝一方，亦但能理表而不能治里，前方之生姜，且恐性散，大枣且恐性腻，与虚家湿家不合，况桂枝汤中芍药之酸寒乎。必纯阳辛燥之品，方能中其要害也。处方之义岂易识乎。学者凡遇风湿之病，或水肿、臌胀等，也可以得其端倪矣。

清·尤在泾,《伤寒贯珠集》(1729年)：盖风湿在表，本当从汗而解，而汗出表虚者，不宜重发其汗，恶风不欲去衣，卫虚阳弱之征，故以桂枝、附子助阳气，白术、甘草崇土气，云得微汗则解者，非正发汗也，阳胜而阴自解耳。

清·王子接,《绛雪园古方选注》(1732年)：甘草附子汤，两表两里之偶方。风淫于表，湿流关节，阳衰阴胜，治宜两顾。白术、附子顾里胜湿，桂枝、甘草顾表化风，独以甘草冠其名者，病深关节，义在缓而行之，徐徐救解也。

清·不著撰人,《伤寒方论》(1732年)：此与桂枝附子汤证同，是风湿相搏，然彼此以病浅寒多，故肢体为风湿所困，而患止躯壳之中，此则风湿两胜，挟身中之阳气而奔逸为灾，故骨节间风入增劲，不能屈伸，大伤其卫，而汗出短气恶风，水亦乘风作势，而身微肿，其病势方欲扰乱于肌表，与静而困者不侔矣，彼以姜枣行其津液，而散困郁之湿者，此以行其津液，而益增扰乱之势，故并去姜枣之行而反以甘草首汤名，且加白术非止流湿也，亦培其根本重地，以为御侮之主，而封疆倾危，专托桂附以为拨乱之功臣也。

清·吴谦,《医宗金鉴》(1742年)：风湿之治，用甘草附子汤，即桂枝附子汤去姜、枣、加白术也。去姜、枣者，畏助汗也。加白术者，燥中湿也。

清·黄元御,《伤寒悬解》(1748年)：湿流关节，烦疼掣痛，不得屈伸，近之则痛剧。气道郁阻，皮毛蒸泄，则汗出气短。阳郁不达，而生表寒，则恶风不欲去衣。湿气痹塞，经络不通，则身微肿。甘草附子汤，温脾胃而通经络，则风湿泄矣。

清·黄元御,《长沙药解》(1753年)：治风湿相抟，骨节疼烦，汗出短气，小便不利，恶风不欲去衣，或身微肿者。以水寒土湿，木郁不能行水，湿阻关节，经络不通，是以痛肿。湿蒸汗泄，卫阳不固，故恶风寒，术、甘，补土燥湿，桂枝疏木通经，附子温其水寒也。

清·黄元御,《金匮悬解》(1754年)：湿流关节，烦疼掣痛，不得屈伸，近之则痛剧。

汗出短气，小便不利，湿土中郁，肺金不得降敛，故气短而汗泄。肝木不得升达，故水阻而尿癃。阳遏不达，则恶风寒。气滞不通，则见浮肿。甘草附子汤，甘草、白术，补土而燥湿，附子、桂枝，暖水而疏木也。

清·徐灵胎,《伤寒约编》(1759年)：火虚湿袭，不能化气制湿而流于关节，痹闭不通，故肢节疼痛，谓之湿痹。附子扶阳御湿，桂枝祛邪外出，率领白术、甘草分司表里，以培土胜湿也。土旺湿除，则关节自利，而烦痛自除，痹无不通矣。此培土扶阳祛湿之剂，为阳虚土弱，湿伤在表之专方。

君桂枝以理上焦而散风邪，佐术、附、甘草以除湿而调气。

清·强健,《伤寒直指》(1765年)：桂枝、甘草之辛甘，发散风邪而固卫，附子、白术之辛甘，解湿气而温经。

清·陈修园,《伤寒真方歌括》(1803年)：甘草冠此三味前，义取缓行勿迫急……义在缓行而徐解之，仲景不独审病有法，处方有验，即方名中药品之先后亦寓以法。所以读书，当于无字处著神也。

清·陈修园,《伤寒论浅注》(1803年)：此方甘草止用二两而名方，冠各药之上，大有深义。余尝与门人言，仲师不独审病有法，处方有法，即方名中药品之先后，亦寓以法，所以读书当于无字处著神也。受业门人答曰：此方中桂枝视他药而倍用之，取其入心也。盖此证原因心阳不振，以致外邪不撤，是以甘草为运筹之元帅，以桂枝为应敌之先锋也。彼时不禁有起予之叹，故附录之。

清·朱光被,《金匮要略正义》(1803年)：此条里气更虚，故去姜枣加白术，以行在里之痹者。盖汗出为表虚，短气为里虚。恶风为表虚，不欲去衣为里虚，而且湿阻太阳，小便不利，风郁皮毛，身体微肿。故以术、附、甘大健中阳，以去湿为主，而以桂枝和解在表之风痹，使中外邪解而真气辑宁矣。

日本·丹波元简,《金匮玉函要略辑义》(1806年)：此与桂枝附子汤证，同是风湿相搏，然后彼以病浅寒多，故肢体为风湿所困；而患止躯壳之中，此则风湿两胜，挟身中之阳气；而奔逸为灾，故骨节间，风入增劲，不能屈伸，大伤其卫；而汗出短气恶风，水亦乘风作势；而身微肿，其病势方欲扰乱于肌表，与静而困者不侔矣。此方附子除湿温经，桂枝祛风和营，术去湿实卫，甘草补诸药，而成敛散之功也。

清·吕震名,《伤寒寻源》(1850年)：经云："风湿相搏，骨节烦疼，掣痛不得屈伸，近之则痛剧，汗出短气小便不利，恶风不欲去衣或身微肿者，甘草附子汤主之。"按此段形容风湿相搏之病状最着。湿壅于经，故身肿痛剧而小便不利。风淫于卫，故汗出短气而恶风不欲去衣。附子白术，宣太阴以驱湿。甘草桂枝，通太阳以散风。凡风湿证大发其汗，病必不解。此方亦是不欲发汗之意，当取微汗为佳。

清·陈恭溥,《伤寒论章句》(1851年)：甘草附子汤助三焦之火气，除三阴之寒湿也，凡病在三阴风寒湿，而三焦之火气不足者用之。本论曰：伤寒八九日，风湿相搏，骨节烦疼，掣痛不屈伸，近之则痛剧，汗出短气，小便不利，恶风不欲去衣，或身微肿者，此方主之。夫伤寒八九日不解，则病入三阴，故见证皆属三阴，必藉三焦之火气以祛之。桂枝助上焦之气，附子助下焦之气，甘草白术助中焦之气，三焦之阳气足，而三阴之邪自退矣。

清·郑钦安,《医理真传》(1869年)：附子甘草汤一方，乃先后并补之妙剂也。夫附子辛热，能补先天真阳，甘草味甘，能补后天脾土，土得火生而中气可复（附子补先天之火，火旺自能生脾土，故曰"中气可复"）。若久病畏寒之人，明系先天真阳不足，不能敌其阴寒之气，故畏寒。今得附子而先天真火复兴，得甘草而后天脾土立旺，何患畏寒之病不去乎？

清·高学山,《高注金匮要略》(1872年)：故方意君桂枝者，一则取其行营卫之汗以解风，随便令其领术附以解湿也。湿流关节而能化热，风又为阳热之邪，两热相持于骨节，故烦疼也。风火之性，以动而张，故掣痛。风湿鼓满于骨节之上下，故不得屈伸，并不可近也。风邪疏卫表，故汗出。湿邪滞肺窍，故短气。小便不利者，风湿以热相得，而气机浮壅也。恶风者，汗出表疏，畏风所袭也。表疏恶风，故不欲去衣。微肿者，风湿阻其经气之应。此因风为重，故于甘草术附，温脾燥湿之外，不得不尊桂枝以解其风湿耳。

清·高学山，《伤寒尚论辨似》(1872年)：以桂枝散风，白术燥湿，附子温补虚阳，使之内附。又恐诸药性猛，故以甘草少缓其急也。君桂枝而多于众药者，以风因居十之七，不特汗出风恶，为风之耑症，而烦疼掣痛中，俱各有风之兼症耳。附子用至二枚者，半以补阳气之虚微，半以制桂枝之发越也。减白术于桂枝之半者，桂枝以微汗解风，白术即趁桂枝解湿矣。见甘草而首名之者，凡病攻之太急，恐致穷寇之变，况汗出短气者乎？此春秋兴讨贼之师，其在次于某地乎？至于去姜枣者，姜枣生津而宣发，津液不亏，则不必用，发汗可惧，又不敢用。四味药中，犬牙相制，鱼贯相仍，花团锦簇之方也。

清·莫枚士，《经方例释》(1884年)：此桂枝甘草汤加术、附也。以其风湿相抟，故以桂枝甘草汤去风为主，而加术、附，走皮中，逐水气以除湿，当名白术附子汤。

清·唐容川，《伤寒论浅注补正》(1893年)：此一节，承上节言风湿相抟，病尚浅者利在速去，深入者妙在缓攻，恐前方附子三枚过多，其性猛急，筋节未必骤开，风湿未必遽走，徒使大汗出而邪不尽耳，故减去一枚，并去姜、枣，而以甘草为君者，欲其缓也。此方甘草止用二两而名方，冠各药之上，大有深义。余尝与门人言：仲师不独审病有法，处方有法，即方名中药品之先后亦寓以法，所以读书当于无字处著神也。受业门人答曰：此方中桂枝，视他药而倍用之，取其入心也，盖此证原因心阳不振，以致外邪不撤，是以甘草为运筹之元帅，以桂枝为应敌之先锋也。彼时不禁有起予之叹，故附录之。

清·唐容川，《金匮要略浅注补正》(1893年)：此承上节，言风湿相抟在外者，利在速去；深入者，妙在缓攻。师前方附子三枚过多，其性猛急，筋节未必骤开，风湿未必遽占，徒使大汗出而邪不尽耳。故减去一枚，并去姜枣，而以甘草为君者，欲其缓也。

清·王旭高，《退思集类方歌注》(1897年)：桂枝通太阳之气化，白术生肠胃之津液。大便硬是肠胃之津液干枯，故加白术；小便利则太阳之气化自利，故去桂枝。

清·戈颂平，《伤寒指归》(1907年)：阳不藏丣，土味不足于下，主甘草极甘培之。附子辛热，助子水中元阳。白术甘温多汁，益土之液。桂枝辛温，用四两之多，温通表里关节经道之阴。右四味，象阴阳气液，分运四方也。以水七升，象阳数得阴变于七也。煮取三升，去滓，分温一升，日三服，象阳数得阴藏丣开子也。微，幽微处也。汗，阴土液也。解，开也。初服，得半里下阴温，阳气藏丣，合幽微处阴液，和阳气开子。曰：初服，得微汗则解。能食，汗止复烦者，服五合，恐一升多者，多，胜也，恐阳胜于阴。曰：宜服六七合为始。

近代·曹颖甫，《伤寒发微》(1931年)：故第一方治，即用中风之桂枝汤，去芍药而加附子。所以加附子者，以其善走，停蓄不流之湿，得附子阳热之气，将挟之而俱动也。过此则由肌肉湿痹，脾胃之外主肌肉者，亦以阳气不通，日见停顿，脾不升清，胃不降浊，以致大便日坚（不动则津液日消，若阴干昔然，譬之沟渠不流，则腐秽积也）。故第二方用中风之桂枝汤，于原方去芍药外，去桂枝加附子、白术，以补中以逐水。使中气得温而运行，则大便之坚者易去；湿之渍于肌理者，亦得从汗外解。其有不得汗而见郁冒者，则以营气太弱，不能与卫气并达皮毛之故，于是更加桂以济之。失此不治，乃由肌肉流入关节，于是有骨节疼烦，掣痛不得屈伸，近之则痛剧之证。风中于表，故汗出（此即中风有汗之例）；湿阻于里，故短气（历节之短气视此）。水湿不入肠胃，则肠胃涸而小便自利；水湿混入肠胃，则肠胃滋而小便不利。不利者，湿邪壅成垢腻，若秽浊之水，积于污下者然，有停蓄而无旁流也。恶风不欲去衣者，风胜于表也，或身微肿者，湿胜则肿也。故风湿第三方，用中风之桂枝汤，去芍药、姜、枣而加术、附，使在里之湿，悉从腠理外泄，而病已解矣。此证病笃于前，而愈病则易于前。所以然者，以其证情偏胜于表，不比身烦疼而重小便自利者。如流寇之散而不聚，未易一鼓成擒也。要知湿为独阴无阳之类，凝涩而不动，一如懒惰之人，未易驱使，非重用善走之附子，必不能挟其所必不动者而动之。失此不治，则浸成历节矣。历节之疼痛如掣，汗出短气，不可屈伸，并与风湿同。故桂枝芍药知母汤，即本甘草附子汤而增益之。以不得屈伸，为积久成痹，异于风湿之暴病，而加芍药（芍药甘草汤治脚挛急同此例），即以通营血之痹；以毛孔之痹闭而加麻黄，即以开卫阳之痹；以外风不去，而加防风；以胸中有热温温欲吐，而加知母；以胃中有寒，而加生姜。要其立方本旨，实亦从桂枝汤加减，而以术附尽逐湿之能事。盖病虽久暂不同，而其病源则一也。

近代·祝味菊，《伤寒方解》（1931年）：本方以甘草、附子为主药。其适用标准在风湿相搏，经脉壅滞，卫阳外泄，汗出短气，小便不利者，故以甘草益气缓急，合桂枝以调卫，附子温经回阳，合白术以布津也。煮服法中所云：能食汗止，复烦者，将服五合，《金匮》、成本作“汗出”，无“将”字，文字上似较通顺。

近代·徐大桂，《伤寒论类要注疏》（1935年）：此方以桂枝合附子温奋卫阳，以白术合附子温健脾阳，借甘草以斡旋其中。则外而身痛、恶风，内而气短、小便不利，均得以气化而解，方意自明。

按：此条发汗而风寒不解，正以其人元阳素虚，不能鼓邪外出；复因发汗，益虚其阳。故其病本不甚恶寒，而反见恶寒也。芍药、甘草，顾阴以维阳；附子、甘草，温阳以布气；则恶寒自已，而病邪外却，是亦寓攻于守之法矣。

近代·彭子益，《圆运动的古中医学·伤寒论方解篇》（1947年）：治风湿相搏，骨节疼痛而烦，近之则痛剧。汗出短气，小便不利，恶风不欲去衣，或身微肿者。身微肿，汗出，短气，恶风，不欲去衣，肾阳虚也。小便不利，骨节烦痛，土湿也。白术除土湿，附子补肾阳，桂枝固表阳以止汗，并利小便以除湿，炙草补中气也。湿病术附子为要药。骨内阳虚，故近之痛剧。汗出而又恶风之证，肾阳虚者居多，必不渴，其脉必重按虚微。

风湿相搏，骨节烦痛，汗出短气，小便不利，恶风不欲去衣。恶风汗出，表阳虚也。短气，中气虚也。小便不利，木气虚也。骨节痛，身微肿，湿也。附子、白术补阳除湿，桂枝固表疏木，炙草补中气也。以上三方，乃治湿病之大法也。

近代·冉雪峰，《冉注伤寒论》（1949年）：此二条虽未成结成痞，而本实先拨，故用附子、桂枝以振虚，一寒一热，一泻一补，均是从相对反面写照。结痞亦有用温热的，但均有泻药配伍于其间。此则重用桂附，不杂泻药，另是一种风格作法。不是此条比上条重，乃上条湿胜于风，外壅肌内，内痹机括，俨似一个特殊著痹证型。此条风胜于湿，外袭皮肤，内窜筋骨，俨似一个特殊行痹证型。苟果正阳尚存，虽犯风湿，无论风胜湿胜，不过寻常一风湿病，无大害。正阳湮没，小之则阳微结，大之构成纯阴藏结主死危险。上条阴已凝，阳几亡，故重用附子大力冲动。此条阴虽盛，阳能御拒，体工扰能兴奋，不宁邪与邪相搏，正与邪亦相搏。微汗则解，阳虽微而不结，显出最后十五分，正伸邪除趋势，是本条病机。不惟不比上条重，反而比上条轻，纯阴无阳证，阴不得有汗。本条条文既曰汗出，方注又曰汗止。曰出曰止，想见过程中，汗出较畅，阳气充沛景象，不仅微汗而已。方制减附子，减白术，而不减桂枝。白术为补脾正药，力胜甘草，汤名标甘草，而不标白术，诸耐寻味。学者须嚼出精汁，勿一字轻轻放过，方证合参，对于条文义蕴，并更有进一步的深层理解。

现代·中医研究院，《伤寒论语释》（1956年）：本方以术、附温经胜湿，桂枝辛温和附子、白术同用能温表阳而固卫气，散邪胜风。由于病邪深入关节，不能驱之太急，否则风去而湿独留，反贻后患，所以用甘草取其缓而行。

现代·陈亦人，《伤寒论译释》（1958年）：甘草附子汤，既有桂附，又有术附，实际是以上二方的合方，去掉姜枣之调和营卫，但术附的用量较小，附子减三分之一，白术仅用二分之一，主要因邪深入筋骨肢节之间，意取缓而行之。

本方附子辛热温经助阳，白术苦温运脾化湿，桂枝辛温合术附同用，能温表阳而固卫气，而独以甘草名方，取其性味甘温，不仅补益中气，且能缓和药性，使峻烈的药物，缓缓发挥作用，庶风湿外薄内注之邪，得以尽解。程氏根据桂枝附子等三方均用附子，得出风湿三证“皆阳气不充，故经络关节得著湿而卫阳愈虚”的共同病理机转，极为中肯，对于正确掌握运用三方有很大帮助。

现代·李翰卿，《中国百年百名中医临床家》（1960年）：此健脾补阳，祛寒湿，兼散风邪，治痹证之方。主治风寒湿痹，关节肿痛，不得屈伸，手不可近。但必须具有大便溏、小便不利、不喜冷性饮食，兼恶风寒、汗出等症。炙草、白术、附子健脾补阳，以治寒湿；桂枝辛温以散风寒。

现代·孙纯一，《伤寒论注释要编》（1960年）：此方为助阳温散风湿之剂，附子温经燥湿，桂枝温散风邪，白术去湿，甘草和中，内外寒湿已除而病自愈，是为原因疗法。

现代·王渭川，《金匮心释》（1982年）：风湿症状与中风（外感）、伤寒相异：中风汗出发热无身体疼痛；伤寒发热体痛而汗不出，风湿则兼有二者的症状。仲景处以甘草附子汤，以甘草补正气，附子壮肾阳，使里气充足，则风湿易于外排，佐以桂枝祛风，白术化湿，扶正托邪，表里兼治，恰到好处。

现代·刘渡舟，聂惠民，傅世垣，《伤寒挈要》（1983年）：本方治风湿痹半在表、半在里，与桂枝附子汤有所不同。制方之旨在于用药不宜峻，而宜缓治之法，务使表里之邪都尽。为此，附子的剂量反少于前，而又以甘草名方，每次只服六七合为始，其用意全是不欲尽剂，方能内壮心胸之阳，外解风湿之痹。如洗涤衣裳污秽，慢慢地搓揉，方使干净。治寒湿之理当若是。

现代·刘渡舟，《伤寒论诠解》（1983年）：甘草附子汤由甘草、附子、白术、桂枝组成。方用附子温经助阳，祛逐寒湿；白术苦温，健脾燥湿行水；桂枝辛温与术附同用，既能祛风通络，又能通阳以化气。独以甘草名方，取其性味甘温，能缓和诸药，使峻烈之剂缓缓发挥作用，以驱尽风湿之邪。本方的术附用量均比前方为少，每次服药仅六七合，又不欲尽剂，其用意在于缓行。风湿之邪，因风邪易去，而湿邪难除，故用药峻行缓之法，可使风湿之邪并去而不留。

现代·刘渡舟，苏宝刚，庞鹤，《金匮要略诠解》（1984年）：治宜甘草附子汤，助阳温经，益气化湿。方中甘草、白术健脾化湿；附子、桂枝温阳通气，宣行营卫，化湿散风。本方扶正祛邪，补中有发，温阻益气，对风湿性心脏病起到正邪兼顾的作用。

【方论评议】

综合历代各家对甘草附子汤的论述，应从用药要点、方药配伍和用量比例三个方面进行研究，以此更好地研究经方配伍，用于指导临床应用。

诠释用药要点：方中甘草益气缓急止痛，附子温阳散寒止痛，白术健脾益气燥湿，桂枝辛温通经止痛。

剖析方药配伍：甘草与附子，属于相使配伍，甘草助附子温阳之中以益气缓急，附子助甘草益气之中以温阳止痛；附子与桂枝，属于相使配伍，附子助桂枝温阳通经止痛，桂枝助附子温阳通利骨节；附子与白术，属于相使配伍，白术助附子温阳化气，附子助白术益气化阳；白术与桂枝，属于相使配伍，健脾益气，通经止痛；甘草与白术，属于相须配伍，增强健脾燥湿，益气缓急。

权衡用量比例：甘草与附子用量比例是3∶5，提示益气与温阳之间的用量调配关系，以治阳虚；附子与桂枝用量比例是5∶6，提示温阳与通经之间的用量调配关系，以治寒痛；桂枝与白术用量比例是2∶1，提示通经与益气之间的用量调配关系，以治虚寒。

【药理作用】 本方具有抗风湿、抗炎、抗菌、抗过敏、抗肿瘤、抗氧化、抗溃疡、改善微循环、增强机体免疫功能、强心、调节心律、促进造血功能、调节胃肠平滑肌蠕动、促进消化、调节钾钠钙、调节中枢神经、调节周围神经、调节内分泌、调节代谢等作用。

甘草泻心汤

【导读】 ①学用甘草泻心汤应重视半夏和甘草的用量调配关系、甘草和干姜的用量调配关系、黄连和黄芩的用量调配关系、半夏和人参的用量调配关系。②甘草泻心汤虽是辨治脾胃寒热夹虚重证的重要代表方，但在临床中对脾胃湿热夹虚重证、脾胃寒湿夹虚重证等也具有良好治疗作用。③学好用活甘草泻心汤的第一步是辨清甘草泻心汤由哪些基础方和药物组成：组成甘草泻心汤有1个基础方和3组药，基础方是半夏泻心汤，3组药中第1组是清热燥湿药即黄连、黄芩，第2组是温通药即半夏、干姜，第3组是益气药即人参、大枣、甘草，从1个基础方和3组药用量深入学习研究即可用活甘草泻心汤。

【方歌】 甘草泻心调用量，辨治杂病旨灵活，半夏泻心是基础，针对诸疾及狐蜮。

【方药】 甘草炙，四两（12g） 黄芩三两（9g） 半夏洗，半升（12g） 大枣擘，十二枚 黄连一两（3g） 干姜三两（9g） 人参三两（9g）

【用法】 上七味，以水一斗，煮取六升，去滓。再煎煮三升，温服一升，日三服。

【功用】 补虚和中，泻热消痞。

【适应证】

1. 中医病证：①中虚湿热痞利重证：心下痞满或疼痛，但以满为主，下利日数十行，腹中雷鸣，干呕，心烦，不得安，少气，舌淡或红，苔薄黄，脉弱。②湿热疫毒证即狐蜮病（口眼生殖器综合征）：表情沉默，精神不振，身热，失眠，烦躁，喉痛，咽烂，阴痒，阴部或阴中溃疡，口腔黏膜、颊黏膜有溃疡，不欲饮食，恶闻食臭，面色或白或青或黑，舌红、苔黄腻，脉滑或数。③寒热夹虚证。

2. 西医疾病：慢性胃炎、胃及十二指肠溃疡、胃下垂、胃扩张、肠易激综合征、慢性肝炎、慢性胆囊炎、慢性肠炎等临床表现符合中虚寒热痞利重证者。

【用药分析】 方中甘草益气缓急，黄连、黄芩清热燥湿，干姜温中散寒，半夏醒脾燥湿降逆，人参、大枣补益中气。

【用方思路】

1. 甘草泻心汤既是辨治脾胃虚弱夹寒热或湿热证的重要代表方，又是辨治诸多杂病如脾胃病、心病、肝病、肌肉关节病、皮肤病等的重要基础方。

2. 方中黄连、黄芩既可辨治脏腑湿热，又可辨治营卫肌肤湿热；干姜既可温诸脏腑之阳，又可温化水气；半夏既可辨治脏腑痰湿，又可辨治营卫肌肤痰湿；人参、大枣、甘草可补诸脏腑之气。从方中用药用量及调配分析得知，甘草泻心汤的应用并不局限于脾胃虚弱夹寒热或湿热证，还可用于辨治诸多杂病，如消化、循环、运动系统疾病及皮肤病等。

3. 运用甘草泻心汤辨治的病证（无论病变部位在脾胃、在肝肾或在心）以脾胃虚弱夹寒热或湿热为主，其治当温阳益气清热。

【随证合方】 若夹阳虚为主，可与四逆汤合方用之；若夹热结，可与大承气汤合方用之；若夹瘀，可与桂枝茯苓丸合方用之；若夹痰热，可与小陷胸汤合方用之。

【注意事项】 运用甘草泻心汤既要辨清西医之病，又要辨清西医之病属于中医脾胃虚弱夹寒热或湿热证。辨西医之病可进一步了解疾病的发展演变及转变规律，辨中医之证可更好地针对西医之病选用生姜泻心汤。

【应用指征】

（1）伤寒、中风，医反下之，其人下利日数十行，谷不化，腹中雷鸣，心下痞硬而满，干呕，心烦不得安；医见心下痞，谓病不尽，复下之，其痞益甚，此非结热；但以胃中虚，客气上逆，故使硬也，甘草泻心汤主之。（158）

（2）狐蜮之为病，状如伤寒，默默欲眠，目不得闭，卧起不安，蚀于喉为蜮，蚀于阴为狐，不欲饮食，恶闻食臭，其面目乍赤、乍黑、乍白；蚀于上部则声喝（一作嗄），甘草泻心汤主之。（第三 10）

【方论】

金·成无己，《注解伤寒论》（1144年）： 心下痞硬，干呕心烦，不得安者，胃中空虚，客气上逆也。与泻心汤以攻表，加甘草以补虚。前以汗后胃虚，是外伤阳气，故加生姜；

此以下后胃虚，是内损阴气，故加甘草。

明·许宏,《金镜内台方议》(1422年)：故心下痞硬而满，干呕心烦，不得安也。故与泻心汤攻痞，加甘草以补中而益胃也。

明·方有执,《伤寒论条辨》(1592年)：医见至益甚，言复误而痞加重也，此非结热至末，乃原致痞之因，以出其治也。甘草、大枣之甘，益反下之虚。干姜、半夏之辛，散上逆之满。黄芩、黄连之苦，解邪热之烦。然证大略与上编第三十五条同，而方物有同有异者，不用桂枝，以无表也。同用甘草、干姜，同为益虚而散硬也。不用参术，恶益气也。用大枣，取滋干也。以既误复误而痞益甚，故用芩、连以为干姜之反佐，协同半夏以主散，此其所以有异同之分焉。

清·喻嘉言,《尚论篇》(1648年)：方用甘草泻心汤者，即生姜泻心汤除生姜、人参不用，而倍甘草、干姜也。客邪乘虚结于心下，本当用人参，以误而再误，其痞已极，人参仁柔，无刚决之力，故不用也。生姜辛温，最宜用者，然以气薄主散，恐其领津液上升，客邪从之犯上，故倍用干姜代之以开痞。而用甘草为君，坐镇中州，庶心下与腹中渐至太宁耳。今人但知以生姜代干姜之僭，孰知以干姜代生姜之散哉？但知甘草增满，孰知甘草能去满哉？

清·喻嘉言,《尚论后篇》(1648年)：人参、甘草、大枣，胃虚之圣药也；半夏、干姜，呕逆之圣药也；黄连、黄芩，痞热之圣药也。

清·李中梓,《伤寒括要》(1649年)：泻心者，必以苦为主，是以黄连为君，黄芩为臣。散痞者，必以辛为主，是以半夏、干姜为佐。阴阳不交曰痞，上下不通曰满。欲通上下，交阴阳者，必和其中，中者，脾也。脾不足者，以甘补之，故以人参、甘草、大枣为使，以补中气。中气安和，则水升火降，痞满自消。

清·张璐,《伤寒缵论》(1667年)：即前生姜泻心汤除去生姜、人参，而倍甘草、干姜也。客邪乘虚结于心下，本当用人参。以误而再误，其痞已极。人参和柔无刚决之力，故去而不用。生姜辛温最宜用者，然以气薄主散，恐领津液上升，客邪从之犯上，故倍用干姜代之以开痞。而用甘草为君，坐镇中州，庶心下腹中渐致宁泰耳。今人但知生姜代干姜，孰知以干姜代生姜之散哉，但知甘草能增满，孰知甘草能去满哉。

清·程应旄,《伤寒论后条辨》(1670年)：故阴邪得逆于下，而阳邪遂阻于上，阳上阴下，是为不交之否，主之以甘草泻心汤，干姜、大枣、半夏、甘草，温调胃土，制住下焦之阴邪，不得上逆，黄芩、黄连，清肃客热，彻去上焦之阳邪，使无阻留，两勿羁，阳得入阴，否乃成泰矣。心者，阴也，火也。阴则来湿，火则聚热，名曰泻心，虽是泻心部之湿热，而推移乃在中焦，故复以甘草名汤耳。

清·柯琴,《伤寒来苏集》(1674年)：泻心汤，即小柴胡去柴胡加黄连干姜汤也。三方分治三阳。在太阳用生姜泻心汤，以未经误下而心下痞硬，虽汗出表解，水犹未散，故君生姜以散之，仍不离太阳为开之义。在阳明用甘草泻心汤者，以两番误下，胃中空虚，其痞益甚，故倍甘草以建中，而缓客气之上逆，仍是从乎中治之法也。在少阳用半夏泻心者，以误下而成痞，邪既不在表，则柴胡汤不中与之，又未全入里，则黄芩汤亦不中与之矣。胸胁苦满与心下痞满，皆半表里症也。于伤寒五六日，未经下而胸胁苦满者，则柴胡汤解之。伤寒五六日，误下后，心下满而胸胁不满者，则去柴胡、生姜，加黄连、干姜以和之。此又治少阳半表里之一法也。然倍半夏而去生姜，稍变柴胡半表之治，推重少阳半里之意耳。君火以明，相火以位，故仍名曰泻心，亦以佐柴胡之所不及。

清·汪琥,《伤寒论辨证广注》(1680年)：伤寒中风，至一再下之，胃中既虚，脾藏亦受伤矣。若多用生姜散之，徒耗其中州之元气。骤以人参补之，反助其上逆之客邪。故用炙甘草、大枣之甘温，以和中补虚，缓逆气。黄芩、黄连之苦寒，以清中泄热，止呕烦。干姜、半夏之辛温，以守中，散痞满。要之痞满散，而硬亦消矣。又合而言之，凡辛甘温之药，皆助阳也，阳气复，则能下交于阴。苦寒之药，皆助阴也，阴气复，则能上交于阳。阴阳相交，升降如常，痞乃成泰，复何病之有哉。

清·汪昂，《医方集解》（1682年）：为下后里虚胃弱，内损阴气，故加甘草以和中益胃，复真阴，退虚热。大要痞满下利者为虚，便闭者为实。

清·李彣，《金匮要略广注》（1682年）：苦以泄之，芩连之苦以清热，又杀虫也，虫得苦则伏。甘以补之，人参、甘草、大枣之甘以和胃也。辛以润之，半夏、干姜之辛以润燥而和声也。

清·张志聪，《金匮要略集注》（1683年）：此论病发于阳之痞，而与发于阴之痞证不同也。夫发于阴者，感君火之气而为热，故用大苦寒之剂下之则愈。此病发于表阳，医反下之，胃中空虚，客气内入，邪碍于中，火热在上，水寒惟下，故其人下利日数十行，谷不化而腹中雷鸣，客邪上逆，致心下痞鞕而满，干呕心烦，不得安也。然此非结热，医复下之，使之者惟下，而痞益甚矣。宜用甘草泻心汤，温补于中，苦泄其上，阴阳和而痞邪自解矣。宜调中，故君甘草，邪在内，故去人参。（眉批：非结热而用黄连泻心者，泄君火以下交也。）此论痞而不论外邪，故曰伤寒中风。

盖手少阴之脉，挟咽喉，虫蚀于喉故也，甘草泻心汤主之。用参、草、大枣，通经脉以解毒；干姜、黄芩清经气以杀虫；半夏燥大火土，用消经脉之阴类；黄连清养心气，以泻心下之虫邪，用为解毒杀虫泻热之剂也。

清·张志聪，《伤寒论集注》（1683年）：合上两节皆言阳明胃气不和，而为痞也。伤寒中风，宜从汗解，医反下之，则气机下陷，故其人下利，日数十行；挟邪内入有乖蒸变，故谷不化而腹中雷鸣；邪气内入则正气不能上升，故心下痞鞕而满；胃气不能横遍于外，故干呕心烦不得安。凡此痞鞕等证，乃正气仍欲从下而上，从中而外也，医见心下痞，谓病不尽复下之，其痞益甚矣。然此不尽之证，非为结热，但以下利而胃中虚，客气因虚上逆，故使鞕也。甘草泻心汤主之，甘草、大枣甘以补中，干姜、半夏辛以上达，芩、连苦寒以泻邪热，邪热清而正气外达矣。

清·郑重光，《伤寒论条辨续注》（1705年）：此方即生姜泻心汤除生姜、人参不用，而倍甘草、干姜也。客邪乘虚结于心下，本当用人参，以误下而再误，其痞已极，人参仁柔，无刚决之力，故不用也。生姜辛温，亦宜用者，然以气薄主散，恐客邪从之而犯上，故倍用干姜以开痞，而用甘草为君，坐镇中州，庶心下与腹中渐至太宁。今人但知甘草能增满，孰知甘草能去满哉？

清·钱潢，《伤寒溯源集》（1707年）：此方以甘草为君，前代名家，皆疑其为甘补缓中之药，非痞满所宜。注中皆含糊抹过，而不能明言其故。余注解《素问》诸篇，始知甘性虽缓，其补泻之用，于五脏各有不同，故《脏气法时论》云：肝苦急，急食甘以缓之，脾欲缓，急食甘以缓之，此皆用其甘和补缓之性也。又云：心欲耎，急食咸以耎之，用咸补之，以甘缓之。其以甘泻之句，人皆读而忽之。岂知圣贤垂训，语无虚发。虽一言一字，无非精微之蕴，惟仲景知之，遂以此一句之义，立法制方，用之以治极难之证……干姜守中，除里寒而止下利。半夏利膈，《神农本经》言其能治伤寒寒热，心下坚硬。二者皆辛温而能散痞，故重用之以为臣。黄芩、黄连，乃苦以开之，非方氏所谓解其邪热之烦也。然仲景明言此非结热，又曷为用之。盖取《至真要大论》之所谓热因寒用也，以阴邪否寒于内，骤进辛热，恐其拒格而不受，故以寒药导之使入也。即经所云寒热温凉，反从其病，乃反佐以取之之法，是以黄连止用干姜三倍之一也。但观厥阴条中，伤寒本自寒下，复吐下之，寒格更逆吐下，食入口即吐，而以干姜黄连黄芩人参汤治之，理自明矣。寒热兼施，辛苦并用，中气不调，故以大枣和之。然用甘草而不用人参者，阴邪在内，浊气留中，人参非泻剂，故不用也。旧注但云甘草坐镇中州，人但知生姜代干姜之僭，孰知以干姜代生姜之散；但知甘草能增满，孰知甘草能去满哉。不知李东垣原云，以生姜代干姜者，以其不僭故也，并非以生姜代干姜之僭也。《本草》云：干生姜，即生姜之干者，主治各有不同。而干姜又别用法制造者也，性味主治又不同矣。且生姜散外而开发，干姜温里而守中，干姜亦岂能代生姜之散哉。而甘草所以去满之故，终未道出，芩、连之用，又未通解。窃恐未足以发明立方之义也。

清·秦之桢，《伤寒大白》（1714年）：此方以泻心汤，重加甘草，示明误下损中，心下痞硬，反忌甘温作胀者。细玩泻心诸方，示后人练方治病，惟在分两上轻重加减。

清·魏荔彤，《金匮要略方论本义》（1720年）：狐蜮病，虫病也。虫因热生，热因虚生，然则狐者，阴虚血热之病也。狐性多疑，狐惑即疑惑也。心主血，阴虚则血耗而热生，血热则心烦而病作。然则神明之官失于贞静，滋乎憧扰，所谓执狐疑之心者，此病也。再以虫喻之，所谓来谗贼之口者，此病也……主之以甘草泻心汤。甘草、人参、大枣补虚也，黄连、黄芩清热也，干姜、半夏开郁杀虫也，虚补热除，而虫病之端已清矣，辛苦并下，虫何以堪？虫虽百足，必披靡焉，虫病之害，何弗应手而收功于？此治上部虫病之法也。心之所以狐者，虫也，虫去而心脏宁贴，无所扰动矣，故其名曰泻心，其义深哉！

清·魏荔彤，《伤寒论本义》（1724年）：法仍用泻心，而异其术，主以甘草，佐以大枣，甘不益满反治满，补其虚也。黄芩、黄连仍是下泄其阴之义；干姜、半夏则救数下虚寒之误，而痞之为痞可除，诸证自已矣。知此则凡下泄中满之证，必察其虚实，非可专恃攻催，使成莫救，又不止在表而禁下矣。前条因恶寒、汗出，阳随汗出在表，恐亡阳于外，故用附子以回阳。此条重在胃虚，阳微于中，故用甘草、干姜以益阳，亦表里分治，其急务也。而其固阳以为泻邪之本，则一意耳。

清·尤在泾，《金匮要略心典》（1729年）：甘草泻心、生姜泻心，虽同为治痞之剂，而生姜泻心意在胃中不和，故加辛温以和胃；甘草泻心意在下利不止与客气上逆，故不欲人参之增气，而须甘草之安中也。

清·王子接，《绛雪园古方选注》（1732年）：甘草泻心，非泻结热，因胃虚不能调剂上下，致水寒上逆，火热不得下降，结为痞。故君以甘草、大枣和胃之阴，干姜、半夏启胃之阳，坐镇下焦客气，使不上逆，仍用芩、连，将已逆为痞之气轻轻泻却，而痞乃成泰矣。

清·不著撰人，《伤寒方论》（1732年）：此即生姜泻心汤去生姜、人参而倍甘草、干姜，不专治结热而治胃虚也，既治胃虚，正宜用人参，而去之者，胃经再下，虚而加寒，急则治标，当以温之为要矣，人参能补气，而温中之力缓，且能壮阳，而去虚热之功亦缓，故宁去之而倍甘草，甘草能调中，且生用则去虚热也，生姜止呕而反去之者，复下益痞，是痞因虚而益，非因邪而益也，虚即生姜之辛未开其饮，先虚其中，故倍用干姜代之，以温胃开痞，而君之以甘草，则甘温之益虽非人参，而有恰当之妙也，中满忌甘，而此反多用甘草之除满，正《内经》所谓塞因塞用之理也，若芩连半枣甘不过泻心汤之偏补耳，但易以主将，而三军效命，故泻心汤以此五位，为专征不易之旅耳。

清·吴谦，《医宗金鉴》（1742年）：方以甘草命名者，取和缓之意也。用甘草、大枣之甘，补中之虚，缓中之急；半夏之辛，降逆止呕；芩、连之寒，泻阳陷之痞热，干姜之热，散阴凝之痞寒。缓中降逆，泻痞除烦，寒热并用也。

清·黄元御，《伤寒悬解》（1748年）：伤寒、中风，应当解表，医反下之，败其中气，水谷不化，土木皆郁，升降倒行。脾陷而贼于乙木，则腹中雷鸣而下利。胃逆而迫于甲木，则心下痞硬而干呕。君相二火皆升而心烦。医以痞为结热，而复下之，其痞益甚。不知此非结热，但以胃中阳虚，不能堤障阴邪，阴中客气，上逆阳位，故使心下结硬也。甘草泻心汤，甘草、姜、枣，补中而温下寒，半夏、芩、连，降逆而清上热也。

清·黄元御，《长沙药解》（1753年）：治太阳伤寒中风，下后心下痞硬，干呕心烦，谷不化，腹中雷鸣下利者。以下后中气虚寒，水谷不消，土木皆郁，升降倒行，脾陷而贼于乙木，则腹中雷鸣而下利，胃逆而贼于甲木，则心下痞硬而干呕。君相火炎，宫城不清，是以心烦。甘、姜、大枣，温补中气之虚寒，芩、连清泻上焦之烦热，半夏降胃逆而止干呕也。

清·黄元御,《伤寒说意》(1754年)：甘草泻心汤，甘、枣、姜、夏，温补胃气而降浊阴，芩、连，清其胆火也。

清·黄元御,《金匮悬解》(1754年)：湿邪淫泆，上下熏蒸，浸渍糜烂，肌肉剥蚀。蚀于喉咙，其名为惑，以心主藏神，阳分受伤，清气燔蒸，则神思惶惑而不灵也。蚀于二阴，其名为狐蜚，以肾主藏志，阴分受伤，浊气熏烁，则志意狐而不清也。蚀于上部，其病在心，心火刑金，是以声嘎。心火升炎，下寒上热，甘草泻心汤，参、甘、姜、枣，温补中脘之虚寒，芩、连、半夏，清降上焦之郁热也。蚀于下部，其病在肾，肾脉上循喉咙，是以咽干。其前在阴器，则以苦参汤洗之，后在肛门，则以雄黄散熏之。盖土湿木陷，郁而生热，化生虫，前后侵蚀，苦参、雄黄，清热而去湿，疗疮而杀虫也。土湿则脾陷而不消，胃逆而不纳，故不能饮食。君火不降，则见赤色。辛金不降，则见白色。壬水不降，则见黑色。病见上下，而根在中焦，总由太阴湿土之旺。甘草泻心，温中清上，培土降逆，狐之的方也。

清·徐灵胎,《徐灵胎医书全集》(1759年)：君甘草者，一以泻心而除烦，一以补胃中空虚，缓客气上逆也。倍干姜，散中宫下药之寒，行芩连之气，以消痞硬。半夏除呕。而中虚不用人参者，以未经发汗，热不得越，是上焦之余邪未散也。干呕不用生姜，以上焦阴液已虚，不胜再散。病在胃而仍名泻心者，以心烦痞硬，病在上焦耳。

清·徐灵胎,《伤寒论类方》(1759年)：即生姜泻心汤去人参、生姜，加甘草一两。两次误下，故用甘草以补胃，而痞自除，俗医以甘草满中，为痞呕禁用之药，盖不知虚实之义者也。

清·徐玉台,《医学举要》(1792年)：所以不用黄连泻心等法，而用甘草泻心汤之干姜，辛热胜寒，以散痞结之本；半夏涤饮，而散痞硬之形；甘、枣，以和脾胃；芩、连，以清标化之热耳。

痞者，天地不交之谓，以邪气痞塞于中，上下不通而名。满而硬痛为结胸，但满不痛为痞。诸家论痞，或偏于寒，或偏于热，究之寒热互结则成痞。惟其寒热有差多差少，故诸方或以附子之辛热立名，或以大黄、黄连之苦寒立名，或以生姜之辛散立名，或以甘草、半夏之和缓立名。按甘草泻心汤，用干姜、半夏、黄芩、黄连、甘草、大枣六味，益以人参名半夏泻心，益以人参、生姜名生姜泻心。柯韵伯曰：太阳变痞，用生姜泻心。阳明变痞，用甘草泻心。少阳变痞，用半夏泻心。至大黄黄连泻心汤，止用大黄、黄连二味，再加黄芩、附子，名附子泻心。仲景立法，原各有不同，一言以蔽之，不外辛开苦降而已。治痞要药，在干姜、黄连二味。半夏、黄芩、甘草、大枣四味，则辅佐而已。偏于寒则多用干姜，亦可参以附子；偏于热则多用黄连，亦可参以大黄；偏于中虚则加人参；或涉表邪一二则加生姜，并可与旋覆、代赭、黄连等汤出入互用。又按程郊倩曰：若不因误下而为痞者，或痰或食或气为之结，俱非泻心汤治。更有阴经得寒而成痞逆者，服泻心汤必成大害。

清·吴坤安,《伤寒指掌》(1796年)：邵仙根评：此痞因胃虚水气上逆，火气不得下降，结而为痞。故以甘枣和胃之阴，半夏启胃之阳，坐镇中州，不使下焦客气上逆。仍用芩、连以泻已逆痞气。

清·朱光被,《金匮要略正义》(1803年)：上章百合乃太阳之致变，此章狐蜚乃阳明之致变也。益阳明居中，无所复传，湿热蕴酿不解，必致变而生虫，故欲眠目不得闭，卧起不安，不欲饮食，恶闻食臭，俱是阳明之见症，然而正非阳明伤寒也。以其热淫于上。侵蚀于喉为蜚；湿淫于下，侵蚀于以阴狐。上下为虫所苦，阳明受侮特甚，于是胃不安谷，饮食俱废。且虫之往来无定，即面目生色不一。以其蚀于上也，气分伤而声嗄。蚀于下也，血分伤而咽干。方用甘草泻心，苦辛开泄，足以杀虫而泻上焦之热。

清·陈元犀,《金匮方歌括》(1811年)：按：虫有情识，故能乱有情识之心脏，而生疑惑矣。虫为血化之物，故仍归于主血之心。方且类聚群分，若有妖妄凭藉而然，其实不外本身之血气以为祟耳。此方补虚而化湿热，杂以辛苦之味，名曰泻心，意深哉。

清·吕震名，《伤寒寻源》(1850年)：伤寒中风，医反下之，其人下利日数十行，谷不化，腹中雷鸣，心下痞硬而满，干呕心烦不得安，医见心下痞，谓病不尽，复下之，其痞益甚。此非结热，但以胃中虚，客气上逆，故便硬也；甘草泻心汤主之。下利完谷，腹中雷鸣，是因胃中空虚。心下痞硬而满，干呕心烦不得安，是因客气上逆。若以心下痞而复下之，是重犯虚虚之戒。本方照生姜泻心，除去人参、生姜，以胃中虚，不宜生姜之散。以气上逆，无取人参之补，但君甘草，坐镇中州，使胃虚得复而痞自解耳。

清·姚球，《伤寒经解》(1859年)：甘草泻心汤，甘以缓厥阴之痞也。黄芩、黄连，以清烦不宁；半夏、干姜，以温燥痞满肠鸣下利；人参、大枣，以补胃虚；甘草以缓肝急。泻心者，泻肝之子也。

清·王孟英，《温热经纬》(1852年)：王晋三曰：甘草泻心，非泻结热。因胃虚不能调剂上下，水寒上逆，火热不得下降，结为痞，故君以甘草、大枣和胃之阴。干姜、半夏启胃之阳。坐镇下焦客气，使不上逆，仍用芩、连，将已逆为痞之气，轻轻泻却，而痞乃成泰矣。

清·郑钦安，《伤寒恒论》(1869年)：此条既已误下，而又复下，所现之症，既称虚冷，此非结热，原文以甘草泻心汤主之，方中芩连之苦寒，而复可用乎？仲景不当处此。

清·高学山，《伤寒尚论辨似》(1872年)：主本方者，用芩连之苦寒以降阴火，用姜半之辛温以排阴气，用大枣之滋润以滋其下利之津液，君甘草者，以其病在胃也。上条系表药所虚，是泄其胃中之真气，故用人参。此条系下药所虚，是寒其胃中之阳气，故易干姜。盖表药热，故只消即补以为温，下药寒，又只消即温以为补也。喻氏谓人参仁柔无刚决之力，生姜气薄主散，恐领津液上升，真求日于盘与烛也。

清·高学山，《高注金匮要略》(1872年)：甘草甘能守中，重用之以为君；则干姜之温，在胃阳；人参之补，在中气；半夏降上逆；芩连清标热；则中焦之真阳复，而虚邪阴火自熄矣。或曰：阳与火似为同类。今曰虚邪阴火，逼伤真阳。敢问其所以异。且既曰火，而复用辛热之干姜，何也？答曰：真阳，体温用醇，不焦不杀，三春太和之气也；虚邪阴火者，不特与真阳不同，亦与实邪阳火有辨。阳火有根有焰，生于木而死于水，故天地之酷热，可以风散，可以雨解。阴火无起无止，生于水而伏于金，故雷电之火光，阴雨则见，晴明则藏。干姜辛温，辛为金之味，辛温，又为晴之象，此古圣人本先天庚金伏丙火之理，以定方也，于干姜又何疑焉。

清·莫枚士，《经方例释》(1884年)：［泉案］此半夏汤合姜芩连参汤加甘草一两也。生姜泻心汤症，经云：胃中不和，不和是挟实，故加生姜以散之。甘草泻心症，经云：胃中虚，虚则急而逆，故加甘草以缓之，人参补虚有者是也。

清·唐宗海，《血证论》(1884年)：胃虚不能调治上下，水寒上逆，火热不得下降，结而为痞。用姜、半以折水，用芩、连以清火，而参、枣、甘草，以从中和之。

清·戈颂平，《伤寒指归》(1885年)：甘草极甘，用四两之多，培半表上胃土味虚。以干姜辛温，温半里下脾土之阴。以半夏辛平，散半里上水逆气结。以芩、连苦寒，坚半表上之阴，固阳阖午藏卯。以人参多汁，助土之液以和阳。以大枣十二枚，汁厚味浓，固四维土气。右六味，象阳数得阴还于巳。以水一斗，象地天生成十数。煮取六升，象阴数得阳变于亥。去滓，再煎，取三升，温服一升，日三服，象阳数得阴阖午，阴数得阳开子。

阳浮半表上，半里下土味不足，主甘草极甘培之，阳浮半表上，半里下土冷气寒，以干姜辛温，温在下之阴，以半夏辛平散结，降半里上水逆，芩、连苦寒，坚金水表阴，固阳阖午，阳浮半表上，半里下阴液不足，以人参、大枣多汁，助土之液以和阳，阳内固，阴阳气液转运中土，表里上下相通。狐蜮疑乱之病，

五画

自解。

清·唐容川,《金匮要略浅注补正》(1893年):别家注有言泻心汤不能杀虫，疑是误写，不知乌梅丸用姜连，亦是治虫妙药，则知泻心汤必能治虫。盖虫因肝风内动而生，用姜之辛助金平木，用连之苦泻火息风，风木之虫，自然销灭，况余药补土自然肝木平矣。此方原治痞满，予亲见狐证胸腹痞满者，投此立效，可知仲景之方无不贯通，真神方也。

清·张秉成,《成方便读》(1904年):故用甘草泻心汤主之，治其湿热，分利其阴阳。而黄连非惟治心脾热也，而亦治虫。

近代·何廉臣,《增订伤寒百证歌注》(1928年):夫虚者，宜补，故用甘温以补虚客者，宜除，必藉苦寒以泄热。方中倍用甘草者，下利不止，完谷不化，此非禀九土之精者，不能和胃而缓中。方名甘草泻心，见泄热之品得补中之力而其用始神也。

近代·曹颖甫,《伤寒发微》(1931年):故重用解毒之甘草为君，半夏、黄连以降之，黄芩以清之，恐其败胃也，干姜以温之，人参、大枣以补之，其不用杀虫之药者，口中固无虫也。陈修园不知此证之为梅毒，乃至欲借用乌梅丸，夫谁见乌梅丸能愈梅毒者乎？亦可笑已。

仲师主以甘草泻心汤者，重用生甘草以清胃中之虚热，大枣十二故以补胃虚，干姜、半夏以涤痰而泄水，芩、连以抑心肺两脏之热。使上热下行，水与痰俱去，则痞消于上而干呕心烦已；湿泄于下而利亦止矣。但方治更有未易明者，痞在心下，但用黄连以抑心阳导之下行足矣。而诸泻心汤方治，何以并用清肺之黄芩？盖肺为水之上源，肺脏热则水之上源不清，上源不清则下游之水气不泄，此其所以芩连并用也。

近代·祝味菊,《伤寒方解》(1931年):本方乃半夏泻心汤去人参，加重甘草为主药。其适用标准，因表证误下，消化官能被伤，已成自利痞满，而复下之，其痞益甚者，故重用甘草以益气缓急也。查古方伊尹甘草泻心汤及《千金》《外台》，本方均有人参。盖既下而复下，较之半夏、甘草两泻心汤证，所伤尤甚，安有复去益正之人参者耶？必系脱简无疑。

近代·徐大桂,《伤寒论类要注疏》(1935年):按：此方温和胃气，而兼苦辛降逆之法也。合上条，皆汗下之后，胃气失和，而兼痞满之证；故治主和中，而以降逆、开痞为辅也。

近代·彭子益,《圆运动的古中医学·金匮方解篇》(1947年):治狐蟚，状如伤寒。默默欲眠，目不得开，起卧不安，不欲饮食，恶闻食臭，面目乍赤乍白乍黑，上部被蚀声哑者。此病中气虚寒，土湿木郁，木郁生热，则虫生焉。湿热入肺，则有默默欲眠等证。虫时动时静，则面目乍赤乍白乍黑，起卧不安。虫蚀上部则声哑。炙草、人参、大枣补中气之虚。干姜温中气之寒。黄连、黄芩、半夏除湿热也。此病实际是虫，病状则如狐之人也。有谓字乃蜮字之误者。

近代·彭子益,《圆运动的古中医学·伤寒论方解篇》(1947年):心下痞硬而满，干呕心烦，日利数十行，又遭攻下，痞硬更甚。此中气下伤，宜炙甘草、大枣以补中，干姜以温中，连芩清热，半夏降逆也。

近代·冉雪峰,《冉注伤寒论》(1949年):按此条承上条而言，亦是从中治。但上条是宣中导滞，此条是调中缓急。何谓宣中，重用生姜可见。何谓调中，重用甘草可见。生姜泻心、甘草泻心，两方名已将两条整个大旨显出。何去人参,《神农本草》，人参明著除邪开心，仲景岂不知之。盖内证不忌参，外证要忌参。上条生姜泻心用参，是在汗出解之后。此条甘草泻心汤不用参，缘开首明著伤寒中风。以下虽未提风寒外证一字，然却未明言已罢已去已解。可见里急救里，不过外证隐去，必尚留有残余恍惚依稀的存在，于此用参，不能不加一番审慎。这个分际，学者当深深体会，人参可用，人参可不用，药随病转，林亿校正以为脱落，尚嫌死守执着……按泻心五方，均用黄连，黄连用量，同为一两。五泻心中用大黄者二，不用大黄者三，不用大黄仍名泻，可见泻的关键，不在大黄在黄连。黄连方可泻心，大黄只能泻胃。泻心证中有当用大黄的，有不当用大黄的。但无黄连，则不成为泻心，这是我们首先要知道的。痞的根源在心，故条文明示心下痞。痞的现实，为气化郁滞，故疗痞方法，利用泻。泻心莫过黄连，故五泻心不离黄连。黄连不仅泻热，并能引导心火，鼓荡在下肾水，以火济水，取坎填离，旋乾转坤，反否为泰，倾否从最高着手，纳天根于月窖，诸痞咸用黄连，为仲景家法。用黄连的真义蕴，这是我们更要知道的。大黄黄连泻心，渍取清汁。黄连附子泻心，三黄渍清汁。附子煮浓汁，惟恐其重浊，或淆混。生姜泻心甘草泻心二方，与半夏泻心同。半夏泻心脱胎小柴胡，和内外宜柴胡生姜，和上下宜干姜黄连。前已辨及，煮后去滓再煎，亦如小柴胡法，惟恐其偏胜，或不融洽。方中如用连不用姜，则渍仅须臾。姜连并用，则煮而再煮，合五方为一致，分一方为五法，这是我们更要全知道的。黄连泻心，从上治。附子泻心，从上下治。生姜泻心，甘草泻心，从中治。半夏义取降逆，合同而化降即是泻。半夏泻心，提前在结痞交接处著录，夹叙于柴胡大陷胸之末，虽在五泻心之中，实出乎五泻心之外，义蕴尤赖探索。再林亿校正附按，谓半夏生姜甘草泻心三方，均本理中，似不甚合。此三方重在干姜、黄连，不惟寒热并用，而且苦辛合化，又连芩半枣，均理中所无。理中亦无煮后去滓再煎方制，下条理中，是痞证误药救治方法，不得混入痞证治疗正面，不可不辨。

现代·中医研究院,《伤寒论语释》(1956年)：本方为治疗因一再误治而引起邪气上逆，成为阳陷阴凝的痞症，是缓急和中之法：草、枣补中虚、缓中急，半夏降逆止呕，芩、连泻阳陷之痞热，干姜散阴凝之痞寒，是缓中降逆，泻痞除烦，寒热并用的方剂。

现代·任应秋,《伤寒论语释》(1957年)：《医宗金鉴》云："方以甘草命名者，取和缓之意也，用甘草、大枣之甘，补中之虚，缓中之急，半夏之辛，降逆止呕，芩连之寒，泻阳陷之痞热，干姜之热，散阴凝之痞寒，缓中降逆，泻痞除烦，寒热并用也"。林忆说应加人参，亦有至理，不仅《金匮》狐蜮篇有人参三两是铁证，在临床经验上，人参确有振奋胃机能，缓解虚性痞满的作用。

现代·陈亦人,《伤寒论译释》(1958年)：本方为生姜泻心汤去生姜，因无食滞水气，重用甘草以资甘缓补中。生姜泻心证中虚不甚，方中尚用人参，本证中虚较甚，而方中却无人参，显然属于脱漏，当有人参为是。

本方为治中虚胃弱，心下痞硬，下利心烦的方剂，方用甘草、人参、大枣，甘以补中，半夏、干姜，辛以通达，芩连苦寒，清热泄痞。甘草重用，旨在加强益气缓中之力，所以方名甘草泻心汤。又按："太阳病，桂枝证，医反下之，利遂不止……葛根芩连汤主之。"(34)与"太阳病，外证未除，而数下之，遂协热而利……桂枝人参汤主之。"(163)两条，一为表证已解，一为外证未除，前证偏于热，故不用人参、干姜而用芩连；后证偏于寒，故用人参、干姜而不用芩连；本证亦因误下，胃中虚则生寒，客气逆则生热，故参姜芩连并用。惟邪已尽陷于里，故既不用葛根，亦不用桂枝，而重用甘草，既可益脾胃之虚，又可缓痞利之急，可见甘草泻心汤证之肠鸣下利，实介乎葛根芩连汤证与桂枝人参汤证之间，不过二证都是以下利为主，而本证以心下痞硬为主，又是辨证所当知者。

现代·安徽中医学院,《伤寒论通俗讲义》(1959年)：本方即半夏泻心汤加重炙甘草组成。加甘草者，意在和中土，而缓解迫急之下利，仍以半夏泻心汤降呕逆而散痞。

现代·李翰卿,《中国百年百名中医临床家》(1960年)：此补虚兼调理肠胃寒热之方。治心下痞证，但重点偏于止泻方面。主治屡经误下心下痞硬，下利重于呕吐。但必须具有口苦或心烦、胃肠部不拒按、脉弱或单服温补药不效等寒热虚夹杂现象。根据各家注释并结合实践，本方应加人参一钱至二钱半。炙草、人参、大枣以补肠胃屡下之虚，合干姜并能止利；芩、连、干姜寒热并用，以解寒热互结之痞，合半夏又能止呕。

现代·孙纯一,《伤寒论注释要编》(1960年)：甘草大枣补中虚缓中急，半夏降逆止呕，芩连泻阳陷之痞热，干姜陷阴凝之痞寒，是缓中、降逆、泻痞、除烦，寒热并用也。

现代·王渭川,《金匮心释》(1982年)：

本节指出狐蜮病的症状和治疗方剂。仲景处方甘草泻心汤，本人认为疗效不大，改用下方：如湿热内伏，用普济消毒饮佐青黛、至宝丹或神犀散内服，外用锡泊散吹喉。如实火内伏，可用犀角地黄汤佐至宝丹内服，外用锡泊散吹喉。

现代·刘渡舟，聂惠民，傅世垣，《伤寒挈要》（1983年）：此方即半夏泻心汤加重甘草剂量而成。本方重用甘草以益中州之虚，缓客气之逆，又佐以人参、大枣则补中益气更为有力；半夏辛降和胃，消痞止呕；芩连清客热；干姜温姜温中寒，务使中气健运，寒热消散，胃气不痞，客气不逆，则病乃愈。

现代·刘渡舟，《伤寒论诠解》（1983年）：甘草泻心汤原方中本没有人参，根据前半夏、生姜二泻心汤均有人参；《金匮要略》《千金翼方》《外台秘要》所载之甘草泻心汤皆有人参，而本证为下后胃虚痞利俱甚之证，故益胃补虚之人参在所必用。若加入人参，本方与半夏泻心汤药味相同，故亦为辛开苦降甘调之法。因屡经误下，脾胃之气甚虚，治应重在补虚。故重用甘草取其补中益气。脾胃之气得复，升降调和，阴阳通达，则痞证得除，下利自止。

现代·刘渡舟，苏宝刚，庞鹤，《金匮要略诠解》（1984年）：治疗之法，上蚀于喉的，应宜清热解毒，泻心扶正，治用甘草泻心汤。方以甘草扶正解毒，配以黄芩、黄连清热而燥湿；干姜、半夏辛燥行气以化湿，人参、大枣补中健运，以运湿。诸药相合，乃调中焦阴阳，而使脾气健运，湿毒自化，则其证可解。

现代·陈亦人，《伤寒论求是》（1987年）：由于《伤寒论》甘草泻心汤方中无人参，多数注家皆就原方解释，对于未用人参提出了许多理由，如喻嘉言说："客邪乘虚结于心下，本当用人参，以误而再误，其痞已极，人参仁柔，无刚决之力，故不用也。"汪苓友说："骤以人参补之，反助其上逆之客邪。"柯韵柏说："中虚而不用人参者，以未经发汗，热不得越，上焦之余邪未散，与用小柴胡汤有胸中烦者去人参，同一例也。"又说："心烦是太阳里证，即是阳明之表证，故虽胃中空虚，完谷不化，而不用人参，因心烦是胃实之根，太阳转属阳明之捷路也……仲景之去人参，以预防胃家之实欤！"尤在泾说："甘草泻心，意在下利不止与客气上逆，故不用人参之增气，而须甘草之安中也。"这些理由皆似是而非，既然是胃气重虚，岂有反而去参之理，且人参与甘草相较，人参能大补元气，增甘草而减人参，于理欠通。其实林亿在校正《伤寒论》时已经通过多方面考证，得出"知脱落无疑"的结论。他在甘草泻心汤方后说："臣亿等仅按上生姜泻心汤法，本云理中人参黄芩汤，今详泻心以疗痞，痞气因发阴而生，是半夏、生姜、甘草泻心三方，皆本于理中也，其方必各有人参，今甘草泻心汤中无者，脱落之也。又按《千金》并《外台秘要》治伤寒䘌食，用此方皆有人参，知脱落无疑。"林氏的校勘翔实可从。

【方论评议】

综合历代各家对甘草泻心汤的论述，应从用药要点、方药配伍和用量比例三个方面进行研究，以此更好地研究经方配伍，用于指导临床应用。

诠释用药要点：方中黄连、黄芩清热燥湿，半夏醒脾燥湿，干姜温暖脾胃，生姜调理脾胃，人参、大枣、甘草补益中气。

剖析方药配伍：黄连与黄芩，属于相须配伍，增强清热燥湿；半夏与干姜，属于相使配伍，醒脾降逆，温中散寒；人参、大枣与甘草，属于相须配伍，增强健脾益气，化生气血；黄连、黄芩与干姜、半夏，属于相反相畏配伍，相反者，寒热同用，相畏者，黄连、黄芩制约干姜、半夏温降助热，干姜、半夏制约黄连、黄芩寒清凝滞；甘草与黄连、黄芩，属于相反相畏配伍，相反者，补泻同用，相畏者，甘草益气制约苦寒药伤胃；甘草与干姜、半夏，属于相使配伍，益气助阳，散寒降逆。

权衡用量比例：黄连与黄芩用量比例是1∶3，以治湿热；半夏与干姜、生姜用量比例是4∶4∶1，提示降逆与宣散之间的用量调配关系，以治内寒；人参与大枣、甘草用量比例是3∶10∶3，以治中气虚弱；黄连、黄芩与甘草用量比例是1∶3∶3，提示苦寒清热与益气顾胃之间的用量调配关系，以治中虚夹热。

根据生姜泻心汤组成，既可辨治中虚湿热

证，又可辨治中虚寒湿证，还可辨治中虚寒热夹杂证。辨治中虚湿热证，可酌情加大黄连、黄芩用量，干姜、半夏之温可制约黄连、黄芩苦寒伤胃；辨治中虚寒湿证，可酌情加大干姜、半夏用量，黄连、黄芩之寒可制约干姜、半夏温热化燥；辨治中虚寒热夹杂证，因病变证机可酌情调整黄连、黄芩与干姜、半夏用量。

【药理作用】本方具有调节胃肠平滑肌蠕动、保护胃肠黏膜、强心、改善心脑血管、改善微循环、调节呼吸中枢、调节腺体分泌、解除平滑肌痉挛、抗胃溃疡、抗氧化、抗缺血、增强机体免疫功能、改善心肺肝肾功能、对中枢神经呈双向调节、降血压、降血脂、降血糖、镇静、镇痛、抗炎、抗菌、抗病毒、抗过敏、抗真菌、抗风湿、促进骨质代谢等作用。

五画

甘草粉蜜汤

【导读】①学用甘草粉蜜汤应重视甘草粉的用量调配关系、甘草蜜的用量调配关系。②甘草粉蜜汤虽是辨治虫证的重要代表方，但在临床中对气虚郁毒证等也具有良好治疗作用。③学好用活甘草粉蜜汤的第一步是辨清甘草粉蜜汤由哪些基础方和药物组成：组成甘草粉蜜汤有1个基础方和2组药，基础方是甘草汤，2组药中第1组是杀虫药即轻粉或铅粉，第2组是益气药即蜜、甘草，从1个基础方和2组药用量深入学习研究即可用活甘草粉蜜汤。

【方歌】杀虫甘草粉蜜汤，缓急安中能止痛，脘腹疼痛令吐涎，服用本方有奇功。

【方药】甘草二两（6 g） 粉一两（3 g） 蜜四两（12 g）

【用法】上三味，以水三升，先煮甘草，取二升，去滓。内粉、蜜，搅令和，煎如薄粥。温服一升，差即止。

【功用】缓急安中，杀虫止痛。

【适应证】

1. 中医病证：虫证。脘腹疼痛，时作时止，痛甚则吐清水，舌质红、苔黄，脉紧或浮滑。

2. 西医疾病：绦虫病、蛲虫病、钩虫病、蛔虫病、蛔虫性肠梗阻、蛔虫毒素引起的精神神经系统症状、过敏性皮炎、支气管炎、支气管哮喘等临床表现符合虫证或气虚郁毒证者。

【用药分析】方中甘草益气缓急，轻粉或铅粉驱虫杀虫，蜂蜜味甘、诱虫食药。

【用方思路】

1. 甘草粉蜜汤既是辨治虫证的重要代表方，又是辨治诸多杂病如虫病、肺病、皮肤病等的重要基础方。

2. 方中轻粉或铅粉杀诸虫或解毒；蜜、甘草既益气，又诱虫食之。从方中用药用量及调配分析得知，甘草粉蜜汤的应用并不局限于虫证，还可用于辨治诸多杂病，如虫病及呼吸、内分泌等系统疾病。

3. 运用甘草粉蜜汤辨治的病证（无论病变部位在肠中、在肺或在脾胃）以虫或郁毒伤气为主，其治当解毒益气。

【随证合方】若夹阳虚，可与四逆汤合方用之；若夹郁热，可与栀子豉汤合方用之；若夹热结，可与大承气汤合方用之；若夹寒结，可与大黄附子汤合方用之。应用时还必须结合病变主次酌情调整方药用量。

【注意事项】运用甘草粉蜜汤既要辨清西医之病，又要辨清西医之病属于中医郁毒伤气证。辨西医之病可进一步了解疾病的发展演变及转变规律，辨中医之证可更好地针对西医之病选用甘草粉蜜汤。

【应用指征】蛔虫之为病，令人吐涎，心痛，发作有时，毒药不止，甘草粉蜜汤主之。（第十九　6）

【方论】

元·赵以德,《金匮方论衍义》(1368年): 蛔喜甘，故用甘草、蜜之甘，随所欲而攻之；胡粉甘寒，主杀三虫，蛔得甘则头向上而喜食，食之即死，此反佐以取之也。

清·李彣,《金匮要略广注》(1682年): 蛔得甘则动，其性喜甘故也，胡粉有毒，能杀虫，置粉于甘草蜜汤中，令蛔服毒而死。

清·魏荔彤,《金匮要略方论本义》(1720年): 安其蛔而痛止矣，主之以甘草粉蜜汤。甘草、蜜以甘养胃，治其虚也；佐以粉者，取其体重，以镇奠之也。煎如薄粥，温服，理胃安蛔之义晓然矣。此胃中虚而微热之治。

清·尤在泾，《金匮要略心典》（1729年）：吐涎，吐出清水也，心痛，痛如咬啮，时时上下是也。发作有时者，蛔饱而静，则痛立止，蛔饥求食，则痛复发也，毒药，即锡粉、雷丸等杀虫之药，毒药者，折之以其所恶也。甘草粉蜜汤者，诱之以其所喜也，白粉即铅白粉，能杀三虫，而杂于甘草、白蜜之中诱使虫食，甘味既尽，毒性旋发，而虫患乃除，此医药之变诈也。

清·黄元御，《长沙药解》（1753年）：治蛔虫为病，吐涎心痛，发作有时者。以土弱气滞，木郁虫化。甘草补土，白粉杀虫，蜂蜜润燥而清风，滑肠而下积也。

清·黄元御，《金匮悬解》（1754年）：蛔虫之为病，令人吐涎沫而心痛，以肝心子母之脏，气通于心，其经夹胃口而贯膈，正由心旁，蛔者木气所化，木郁而上冲，故心痛也。心病则火炎而刑金，津液不布，故涎沫上涌。蛔有动止，故发作有时。毒药不止者，但知杀虫，而木郁不达也。甘草粉蜜汤，甘草补土，白粉杀虫，蜂蜜润燥而清风，滑肠而下积也。

清·陈修园，《金匮要略浅注》（1803年）：甘草粉蜜汤者，诱之以其所喜也。白粉即铅白粉，能杀三虫，而杂于甘草白蜜之中，诱使虫食。甘味既尽，毒性旋发，而虫患乃除，此医药之巧也。

清·朱光被，《金匮要略正义》（1803年）：吐涎心痛，作止有时，虽蛔虫为病，而原本乎厥阴也。肝急宜乎甘缓，反用毒药攻之，则肝愈急而虫愈不安矣。甘草与蜜，缓肝益中，且以诱蛔；白粉杀虫，且藉以降逆也。

日本·丹波元简，《金匮玉函要略辑义》（1806年）：粉，诸注以为铅粉。尤云：诱使虫食甘味既尽，毒性旋发，而虫患乃除，此医药之变诈也，此解甚巧。然古单称粉者，米粉也，《释名》云：粉，分也，研米使分散也。《说文》：粉，敷面者也。徐曰：古敷面，亦用米粉。《伤寒论》猪肤汤所用白粉，亦米粉耳，故《万氏保命歌括》载本方云：治虫啮心痛毒药不止者，粉，乃用粳米粉。而《千金》诸书，借以治药毒，并不用铅粉，盖此方非杀虫之剂，乃不过用甘平安胃之品，而使蛔安。应验之于患者，始知其妙而已。甘味蛔所喜，东方朔《神异经》云：南方有甘蔗之林，其高百丈，围三尺八寸，促节多汁，甜如蜜，咋啮其汁，令人润泽，可以节蛔虫。人腹中蛔虫，其状如蚓，此消谷虫也，多则伤人，少则谷不消，是甘蔗能减多益少，凡蔗亦然，此所以得甘味而平也。

清·陈元犀，《金匮方歌括》（1811年）：按：铅粉性善杀虫，今杂于甘草、白蜜之中，以大甘掩其本性，所谓先诱之而后攻之也。

清·莫枚士，《研经言》（1856年）：白粉，说者谓即铅白粉。泉谓经处此方于已服毒药后，是因毒药不效而改治。若铅白粉，仍系毒药，何庸以毒继毒乎？盖此方与伤寒少阴猪肤汤方，皆粉蜜同用。成注白粉益气断利，明是米粉。以彼例此，义可知已。考《外台》治一切药毒方：甘草三两炙，以水五升，煮取二升，内粉一合，更煎三两沸，内蜜半两，分服以定止。《千金翼》治药毒不止，解烦闷方：甘草二两炙，白粱粉一升，蜜四两，煎服法与《外台》同。泉据此经为说，粉为米粉无疑。且经云毒药不止者，谓药毒伤其胃气，故蛔动不止。若作毒药杀虫解，则岂甘草粉蜜之甘和，功反过于毒药，而毒药所不能杀者，杀之以平药乎？必无此理。仲景书文义简奥，有当即症求方者，有当即方求症者。余作此篇，即方求症也。

清·高学山，《高注金匮要略》（1872年）：胡粉（粉系黑铅所化者）体重，而性能杀虫，与甘草、蜂蜜共煮。虫为脾胃之土气化生，而性嗜甘，因甘中粉，则强重而死，故瘥。脏不寒，故于杀虫之外，无余药也。

清·唐容川，《金匮要略浅注补正》（1893年）：粉铅性善杀虫，今杂于甘草、白蜜之中，以大甘掩其本性，所谓先诱之，而后攻之也。

清·张秉成，《成方便读》（1904年）：故用正治之法而不去者，必用其所喜之味以诱之。甘草白蜜之甘，而搅以白粉善杀虫者，诱之使食。待甘味既尽，毒性便发，虫患乃除。此医药之变诈也

清·戈颂平,《金匮指归》(1907年)：以甘草、白米粉、白蜜培其土味，以安其蛔。曰：毒药不止者，甘草粉蜜汤主之。右三味，以水三升，先煮甘草，取二升，象阳数得阴偶之，去滓，内粉蜜，搅令和，煎如薄粥，温服一升，象阳数藏于土开于子，腹不痛，涎不吐，即止后服。

近代·黄竹斋,《金匮要略方论集注》(1925年)：赵以德曰：蛔之化生有若蜒蚰，生长极速。东方朔《神异经》云：(甘干)(甘蔗)可以节蛔虫，今取蚯蚓置白糖中，顷刻即化为水。本方甘草蜜是取杀虫。

近代·曹颖甫,《金匮发微》(1931年)：故不能猛攻，莫如诱劫不得已而用甘草粉蜜，使虫贪蜜之甘，而不知铅粉之毒，此亦陈人畏宋万多力，使妇人饮之酒醉，而执之之计也。用甘草者欲病人不受铅粉之毒。

近代·赵桐,《金匮述义》(1940年)：粉即铅粉，旧云辛寒无毒，而有食多致命者。小儿面黄腹大，俗谓“有积”，用铅粉调卵上鸡精，和丸豆粒大服下，药下发烧不止泻下黑粪，极效。于此可证铅粉有毒。《外台秘要》治误吞金银铜钱，用铅粉一两，猪脂调，分再服，令消烊出。则此方亦用一两，服一半则思粉量不过。古一两即今十六两称二钱半。然予讶其多而不敢用也。予治胆道蛔虫证十余人，极效。即用甘草、蜂蜜各一两，煎好顿服之。虫喜得蜜即出而痛立止。次日，用使君子仁一两或一两半空腹顿服之。有呃逆者即以大乘气汤下之，虫下即愈矣。其呃逆者，虫醉僵，肠中阻塞，亦使君香燥，下腕约束而然也。

近代·彭子益,《圆运动的古中医学·金匮方解篇》(1947年)：治蛔虫为病，吐涎心痛，发作有时者。蛔乃木气所生，蛔动而上行，故心痛而吐涎沫。蛔动不定，故发作有时。白粉杀虫，甘草、蜜蜂保中气也。

现代·王渭川,《金匮心释》(1982年)：本节指出蛔虫病的证治。蛔虫病人，吐涎心痛，这是因为蛔虫活动时刺激胃的缘故。发作有时，是因为蛔虫动则痛，不动则不痛。仲景处方甘草粉蜜汤。方中的甘草、粉、蜜不是杀虫药，仅有安蛔、缓痛，解毒和胃的作用。服本方待病势缓和后，需再用杀虫药，才能治愈。

现代·刘渡舟，苏宝刚，庞鹤,《金匮要略诠解》(1984年)：本条论述蛔虫病的证治。治以甘草粉蜜汤。乃是用甘味药投虫所好于先，继之铅粉杀虫于后。况甘草、白蜜又有养胃和中，缓急止痛，以防铅粉之毒，铅粉毒性甚剧，不宜多服，故方后注云：“差即止。”本方中的粉，有的注家认为是“米粉”。其味甘，性平。有和胃，解毒，缓急的作用。因服杀虫药后，吐涎腹痛不止，胃中不和，胃气已伤，故用米粉，养胃和中，安蛔止痛，待正气恢复，病情缓和，然后再用杀虫药，其说供参考。

现代·王付,《经方学用解读》(2004年)：虫证的基本病理病证是虫邪扰动于内，气机逆乱上下，经气壅滞不通。因此，治疗虫证，其用方配伍原则与方法应重视以下几个方面。

针对证机选用驱虫杀虫药：虫邪扰乱于肠胃，壅滞肠胃气机，气机阻结不畅，证以腹痛为主，其治当驱虫杀虫。如方中粉即铅粉或轻粉。

合理配伍甘味药：虫喜食甘，甘可诱虫，故选用驱虫杀虫药，必须配伍甘味药以诱虫食药。如方中甘草、蜜。

随证加减用药：若虫证属寒者，加干姜、蜀椒，以温中祛寒；若虫证属热者，加黄连、黄柏，以清热燥湿；若寒热错杂者，又当寒热并调；若虫证兼有食积虫疳者，加神曲、麦芽，以消食化积；若虫证兼正虚者，加人参、当归，以益气扶正等。

【方论评议】

综合历代各家对甘草粉蜜汤的论述，应从用药要点、方药配伍和用量比例三个方面进行研究，以此更好地研究经方配伍，用于指导临床应用。

诠释用药要点：方中甘草益气缓急，轻粉或铅粉驱虫杀虫，蜂蜜味甘诱虫食药。

剖析方药配伍：甘草与蜂蜜，属于相须配伍，益气和中缓急；甘草、蜂蜜与轻粉或铅粉，属于相反配伍，补泻同用，轻粉或铅粉驱虫杀虫，甘草、蜂蜜减缓轻粉或铅粉之毒性。

权衡用量比例：甘草、蜂蜜与轻粉或铅粉用量比例是2 ∶ 4 ∶ 1，提示缓急与杀虫之间的用量调配关系，以治虫积。

【药理作用】 本方具有驱杀寄生虫、降压、扩张冠状动脉、降血糖、促进创伤愈合、调节中枢神经、调节周围神经、降血脂、抗动脉粥样硬化、解除胃肠及气管平滑肌痉挛、抗过敏、抗病毒、抗肿瘤、抗菌、抗真菌等作用。

甘草麻黄汤

【导读】 ①学用甘草麻黄汤应重视甘草和麻黄的用量调配关系。②甘草麻黄汤虽是辨治脾胃阳郁水气证的重要代表方，但在临床中对肝肺阳郁水气证等也具有良好治疗作用。③学好用活甘草麻黄汤的第一步是辨清甘草麻黄汤由哪些基础方和药物组成：组成甘草麻黄汤有1个基础方和2组药，基础方是甘草汤，2组药中第1组是宣利药即麻黄，第2组是益气药即甘草，从1个基础方和2组药用量深入学习研究即可用活甘草麻黄汤。

【方歌】 温宣甘草麻黄汤，理脾散寒通阳郁，辨治阳郁水气证，功效显著病可愈。

【方药】 甘草二两（6 g） 麻黄四两（12 g）

【用法】 上二味，以水五升，先煮麻黄，去上沫，内甘草，煮取三升。温服一升。重覆汗出，不汗，再服。慎风寒。

【功用】 理脾散寒，发越郁阳。

【适应证】

1. 中医病证：①脾寒阳郁水气证。食欲减退，脘腹胀满，四肢困重，或全身水肿，或腰以上肿，按之没指，小便不利或少，身重恶寒，舌淡、苔薄白，脉缓或迟。②阳郁夹虚证。

2. 西医疾病：肾小球肾炎初期、慢性肾盂肾炎、风湿性心脏病、慢性胃炎、支气管炎、肺气肿、支气管扩张等临床表现符合脾胃阳郁水气证者。

【用药分析】 方中甘草益气和中，麻黄宣发郁阳、温散水气。

【用方思路】

1. 甘草麻黄汤既是辨治脾寒阳郁水气证的重要代表方，又是辨治诸多杂病如脾胃病、心病、肺病、肾病、皮肤病等的重要基础方。

2. 方中甘草既是益气药，又是缓急药；麻黄既是宣散药，又是利水药。从方中用药用量及调配分析得知，甘草麻黄汤的应用并不局限于阳郁水气证，还可用于辨治诸多杂病，如消化、循环、泌尿、呼吸、内分泌等系统疾病。

3. 运用甘草麻黄汤辨治的病证（无论病变部位在脾胃、在肺或在肾）以阳郁水气为主，其治当温阳化痰。

【随证合方】 若夹阳虚，可与真武汤合方用之；若夹虚热，可与猪苓汤合方用之；若夹湿热，可与牡蛎泽泻散合方用之。

【注意事项】 运用甘草麻黄汤既要辨清西医之病，又要辨清西医之病属于中医阳郁水气证。辨西医之病可进一步了解疾病的发展演变及转变规律，辨中医之证可更好地针对西医之病选用甘草麻黄汤。

【应用指征】 里水，越婢加术汤主之；甘草麻黄汤亦主之。（第十四 25）

【方论】

清·李彣，《金匮要略广注》（1682年）： 甘草麻黄汤，恐麻黄发汗过烈，佐甘草，以甘缓之也。

清·魏荔彤，《金匮要略方论本义》（1720年）： 用甘草麻黄汤者，益中气、散风湿也，为水气在内，无热可挟，而风寒之邪亦郁于表者出治也。且其人但见邪盛，不见正虚，故以此治邪，而甘草即为补正也。服法义在汗出必谨风寒。可见甘草麻黄汤一方，非专为里有水而无风寒外感者言也。

清·尤在泾，《金匮要略心典》（1729年）： 甘草、麻黄，亦内助土气，外行水气之法也。

清·黄元御，《长沙药解》（1753年）： 治里水，一身面目黄肿，小便不利者。以土湿不能行水，皮毛外闭，溲尿下阻，湿无去路，淫蒸肌肤，而发黄肿。甘草补其土，麻黄开皮毛而泻水湿也。

清·黄元御，《金匮悬解》（1754年）： 里水，越婢加术汤，主小便自利而渴者，甘草麻黄汤，主小便不利而无渴者，皆用麻黄，使里水化汗而外泄也。

清·朱光被,《金匮要略正义》(1803年): 水邪由表入里，故用两解方法。但病气有浅深，元气有强弱，因立二方以俟人临证消息。

清·陈元犀,《金匮方歌括》(1811年): 按：麻黄发汗最捷，清·徐灵胎《伤寒论类方》谓其无气无味，不专一经，而实无经不到，盖以出入于空虚之地，凡有形之气血，不得而御之也。

清·高学山,《高注金匮要略》(1872年): 下水大而上注，且卫气自密，包水而不汗者，则可径情任麻黄，而不必以石膏镇其发越，但用甘草托之、缓之，而已足矣。

清·戈颂平,《伤寒指归》(1885年): 水气有饮于里，以甘草甘平，味厚气浓，培肌表土气，外固其阳；以麻黄苦温，发扬里水外达于表。曰：甘草麻黄汤亦主之。右二味，以水六升，先煮麻黄，去上沫，内甘草，煮取三升，象阳数得阴偶于土中，温服一升，象阴数偶阳开于子。

清·王旭高,《退思集类方歌注》(1897年): 旭高按：前一方用甘草，内助土气，后一方用熟附，温固肾液，而外散水气，则皆君以麻黄。盖麻黄气味轻清，无微不入，故能透出肌肤毛孔之外，又能深入积痰凝血之中，凡药力所不到之处，惟此能达之，故不特在表之风水可用，而在里在肾之水，咸可用之也。

近代·黄竹斋,《伤寒论集注》(1925年): 麻黄能上宣肺气，下伐肾邪，外发皮毛之汗，内祛脏腑之淫，故仲景于水气病用之为主药。

近代·赵桐,《金匮述义》(1940年):《千金要方》载有人患虚损，久不差，遂成水肿，以此方法汗。盖同《济生方》气促久不差之水肿，是水病致成虚损，非真虚损而可用麻黄也。至王海藏治寒客皮肤之肤胀，腰以上肿之风水、皮水、风湿等，体实者俱宜此方，以麻黄无微不入而更发散也。肾炎水肿，予亦视为要药焉。

现代·刘渡舟，苏宝刚，庞鹤,《金匮要略诠解》(1984年): 本条是论述里水一证两方的治法。里水是由于脾阳虚不能造化水湿，肺气虚不能通调水道，水湿停留，泛于肌表而成。里水湿郁滞化热，一身面目黄肿者，可用越婢加术汤健脾宣肺而清郁热，若水湿停于肌表，无热而身肿者，可用甘草麻黄汤，内助脾气，外散水湿，使腰以上肌表寒水从汗而去。

【方论评议】

综合历代各家对甘草麻黄汤的论述，应从用药要点、方药配伍和用量比例三个方面进行研究，以此更好地研究经方配伍，用于指导临床应用。

诠释用药要点：方中甘草益气和中，麻黄宣发郁阳、温散水气。

剖析方药配伍：甘草与麻黄，属于相反相使配伍，相反者，发汗补益同用，相使者，甘草助麻黄发越郁阳，温阳行水；麻黄助甘草益气助阳，化生阳气。

权衡用量比例：甘草与麻黄用量比例是1∶2，提示益气与通阳利水之间的用量调配关系，以治阳郁水气。

【药理作用】 本方具有强心、改善微循环、调节呼吸中枢、调节腺体分泌、解除平滑肌痉挛、保护胃黏膜、抗氧化、抗缺血、增强机体免疫功能、改善心肺肝肾功能、改善内脏副交感神经，对中枢神经呈双向调节、对平滑肌双向调节、调节水电解质代谢等作用。

甘遂半夏汤

【导读】 ①学用甘遂半夏汤应重视甘遂和半夏的用量调配关系、甘遂和甘草的用量调配关系、芍药和甘草的用量调配关系。②甘遂半夏汤虽是辨治大肠饮结证的重要代表方，但在临床中对饮结夹虚证等也具有良好治疗作用。③学好用活甘遂半夏汤的第一步是辨清甘遂半夏汤由哪些基础方和药物组成：组成甘遂半夏汤有1个基础方和4组药，基础方是芍药甘草汤，4组药中第1组是逐水药即甘遂，第2组是降逆燥湿药即半夏，第3组是补血药即芍药，第4组是益气药即甘草，从1个基础方和4组药用量深入学习研究即可用活甘遂半夏汤。

【方歌】 甘遂半夏汤芍草，加蜜煎煮效果好，辨治痰水郁结证，妙用遂草疗效高。

【方药】 甘遂大者，三枚（5 g） 半夏十二

枚（24 g） 芍药五枚（15 g） 甘草炙，如指大一枚（3 g）

【用法】 上四味，以水二升，煮取半升，去滓。以蜜半升，和药汁煎服八合。顿服之。

【功用】 攻逐水饮，洁净肠腑。

【适应证】

1. 中医病证：饮结夹虚证。下利胶结不畅，虽利后反觉舒服，但心下仍坚满，按之似有物，肠间沥沥有水声，或便结不通，苔滑腻，脉沉滑或伏。

2. 西医疾病：慢性肠炎、肠梗阻、肠结核、淋巴水肿、慢性盆腔炎、流行性出血热少尿期伴肾衰竭、结核性腹水、肾炎水肿、心源性水肿、血吸虫病等临床表现符合水热内结证者。

【用药分析】 方中甘遂攻逐水饮，半夏燥湿化饮，芍药益阴缓急，蜜、甘草益气和中。

【用方思路】

1. 甘遂半夏汤既是辨治饮结夹虚证的重要代表方，又是辨治诸多杂病如脾胃病、大肠病、肾病、肝病、心病等的重要基础方。

2. 方中甘遂可攻逐五脏六腑之饮结；半夏既可醒脾，又可降逆；芍药既可益阴，又可通利；甘草可益诸脏腑之气。从方中用药用量及调配分析得知，甘遂半夏汤的应用并不局限于饮结夹虚证，还可用于辨治诸多杂病，如消化、泌尿、内分泌及代谢、循环等系统疾病。

3. 运用甘遂半夏汤辨治的病证（无论病变部位在脾胃、在心或在肝肾）以饮结夹虚为主，其治当攻逐饮结益虚。

【随证合方】 若夹气虚，可与桂枝人参汤合方用之；若夹血虚，可与胶艾汤合方用之；若夹瘀，可与桂枝茯苓丸合方用之。应用时还必须结合病变主次酌情调整方药用量。

【注意事项】 运用甘遂半夏汤既要辨清西医之病，又要辨清西医之病属于中医饮结夹虚证。辨西医之病可进一步了解疾病的发展演变及转变规律，辨中医之证可更好地针对西医之病选用甘遂半夏汤。

【应用指征】 病者脉伏，其人欲自利，利反快，虽利，心下续坚满，此为留饮欲去故也，甘遂半夏汤主之。（第十二 18）

【方论】

元·赵以德，《金匮方论衍义》（1368 年）： 然欲直达，攻其积饮，莫若甘遂快利，故用之为君；而欲和脾胃，除心下坚，又必以半夏佐之。然则芍药停湿，何留饮而用之乎？甘草与甘遂相反，又何一方而兼用之乎？以是究之，岂无其故？盖芍药之酸，以其留饮下行，甘遂泄之，即本草谓其独去水气也；甘草缓甘遂之性，使不急速，徘徊逐其所留。入蜜亦此意也。然又心下者，脾胃部也，脾胃属土，土由木在其中而成坚满，非甘草不能补土，非芍药不能伐木，又可佐半夏和胃消坚也。必当用而用，不可以相反疑之。且《雷公炮炙法》有甘草汤浸甘遂者矣。

清·喻嘉言，《医门法律》（1658 年）： 伤寒病，其胁痞满而痛，用十枣汤下其痰饮。杂病虽非伤寒之比，而悬饮内痛，在胁则同，况脉见沉弦，非亟夺其邪，邪必不去，脉必不返。所以用十枣汤，不嫌其过峻也。凡病之在胁而当用下者，必仿此为例也。至甘遂甘草汤之治留饮，微妙玄通，非深入圣域，莫能制之。《内经》但曰：留者攻之耳。仲景于是析义以尽其变，无形之气，热结于胃，则用调胃承气攻之。热结于肠，则用大小承气攻之。有形之饮，痞结于胸，则用陷胸汤攻之。痞结于胁，则用十枣汤攻之。留结于肠胃之间，则用甘遂半夏汤攻之。法曰病者脉伏，其人欲自利，利反快，虽利，心下续坚满，此为留饮欲去故也，甘遂半夏汤主之。脉道为留饮所膈，伏而不行，其证欲下利，利反快，似乎留饮欲去，然虽欲去不能去也。心下续坚满，可见留饮之末，已及于肠，留饮之根，仍着于胃，不著其根，饮必不去，故立是方。甘遂、甘草大相反者，合而用之，俾其向留着之根，尽力一铲，得留者去，而药根已不存矣！正《内经》有故无殒之义也。又加白蜜同煎，留恋其药，不致迸入无过之地。其用半夏、芍药者，入土中成其上满，半夏益土，芍药伐木，抑何神耶？后世方书，并甘草删去，神奇化为朽腐，制本立论，皆中人以下之事矣，竟何益哉？

清·李彣，《金匮要略广注》（1682 年）： 甘遂为直决水饮之药，半夏辛以散之，白芍入脾经，敛阴气而通壅塞，非酸收之义也，缓以甘草，润以白蜜，恐甘遂过于峻利故耳。

清·张志聪,《金匮要略集注》(1683年)：甘遂能直上达胸以泄水下；半夏能大火土之气，而辛散其饮留；芍药、甘草，主合化土气，而又能疏通其经络，使胸内之留饮咸从利而泄焉。不㕮咀而用蜜煎者，取其通支络也。

清·周扬俊,《金匮玉函经二注》(1687年)：然欲直达其积饮，莫若甘遂快利，用之为君；欲和脾胃，除心下坚，又必以半夏佐之；然芍药停湿，何留饮用之乎，甘草相反甘遂，何一方兼用之，盖芍药之酸，以其留饮下行，甘遂泄之。《本草》谓其独去水气也，甘草缓甘遂之性，使不急速，徘徊逐其所留，入蜜亦此意也；然心下者，脾胃部也，脾胃属土，土有木郁其中而成坚满，非甘草不能补土，非芍药不能伐木，又可佐半夏和胃消坚也。雷公炮炙法，有甘草汤浸甘遂者矣。

清·张璐,《千金方衍义》(1698年)：然欲直达其积饮，莫若甘遂快利用之为君。欲和脾胃，除心下坚，又必以半夏佐之。然芍药停湿，何留饮用之？甘草与甘遂相反，何一方并用？盖甘草缓甘遂之性，使不急速徘徊，逐其所留，木郁土中成坚，又佐半夏以和胃消坚也。

清·魏荔彤,《金匮要略方论本义》(1720年)：盖阴寒之气立其基，水饮之邪成其穴，非开破导利之不可也，主之以甘遂半夏汤。甘遂以驱邪为义，半夏以开破为功，而俱兼燥土益阳之治，佐以芍药收阴，甘草益胃，更用蜜半升，和药汁引入阴分阴邪留伏之处而经理之。八合顿服，求其一泄无余也。此乃刑政之用，足以匡德礼之不逮也，况仍不失其本意乎。此仲景之治痰饮也。然凡饮之留于肠胃之间者，苟不致于别立窠穴，皆可顺其势而利之矣。

清·尤在泾,《金匮要略心典》(1729年)：脉伏者，有留饮也，其人欲自利，利反快者，所留之饮，从利而减也。虽利、心下续坚满者，未尽之饮，复注心下也。然虽未尽而有欲去之势，故以甘遂、半夏因其势而导之。甘草与甘遂相反，而同用之者，盖欲其一战而留饮尽去，因相激而相成也，芍药、白蜜，不特安中，抑缓药毒耳。

清·王子接,《绛雪园古方选注》(1732年)：甘遂反甘草，反者，此欲下而彼欲上也。乃以白芍药约之，白蜜润之，则虽反而甘遂仍得下渗。《灵枢》有言：约方，约囊是也。甘遂、半夏逐留饮弥漫于胃肠之间，虽利而续坚满，苟非以甘草、白蜜与甘遂大相反者激而行之，焉能去其留着之根。相反为方，全赖芍药酸可胜甘，约以监反，庶不混乱中焦而为害。存之以广方义，学识未优者不可轻试。

清·黄元御,《长沙药解》(1753年)：治留饮欲去，心下坚满，脉伏，自利反快者。心下坚满，脉气沉伏，是有留饮。忽而自利反快，是水饮下行，渍于肠胃也。甘遂、半夏，泻水而涤饮，甘草、芍药，培土而泻木，蜂蜜滑大肠而行水也。

清·黄元御,《金匮悬解》(1754年)：留饮在下，故脉伏而欲自利。若利反捷快，是留饮下行，肠胃滋濡也。虽水随利下，心下犹续续坚满，以水下未尽，浊阴不得遽消，然已非从前痞结之象，此为留饮欲去，故稍觉松软也。甘遂半夏汤，甘遂、半夏，泻水而涤饮；甘草、芍药，培土而泻木，蜂蜜滑肠而行水也。

清·朱光被,《金匮要略正义》(1803年)：夫脉得诸沉，当责有水。伏即沉之至也，病者至于脉伏，饮邪壅闭何等，于是小便不利，傍溢大肠而反自利。饮虽从利少减，而随减随续，称快未几，而坚满依然。饮邪虽有欲去之机，而究未得去之之道路也。于是以甘遂之极峻利者直达水所，斩关夺隘而出之；半夏开结降逆以助之；甘草及甘遂，取其相制而相使；芍药和甘草，取其安脾以养正；以蜜煎者，锐利之品恐伤津液，蜜能润三焦、和药性，故重赖之也。

日本·丹波元坚,《金匮玉函要略述义》(1842年)：此方四味，都以枚称，径长之品，恐难以附子乌头之枚例之，岂甘遂芍药，亦以如指大准之乎，考医心方，引短剧方云，人参一枚者，以重二分为准，此似宜以为率，盖二分，即古秤之十二铢，今之二厘九豪也，但半夏在别例耳。

清·王孟英,《温热经纬》(1852年)：汪按：王氏虽为之释，究当从一本去甘草为是。王晋三曰：甘遂反甘草，反者，此欲下而彼欲上也，乃以芍药约之，白蜜润之，则虽反而甘遂仍得下渗。《灵枢》有言，约方如约囊。甘遂、半夏，逐留饮弥漫于肠胃之间，虽利而续坚满，苟非以甘草、白蜜与甘遂大相反者，激而行之，焉能去其留著之根？相反为方，全赖芍药之酸可胜甘，约以监反，庶不溷乱中焦而为害。然学识未优者，不可轻试于人也。

清·高学山，《高注金匮要略》（1872年）：主甘遂半夏汤者，甘遂去水最速，主病之谓君，故以之名汤。又恐性急之品，下趋甚力，而留遗胸膈之饮，故以甘草、蜂蜜之甘浮者，托之在上而留恋之。然后以辛燥之半夏，从上降抑，以酸敛之芍药，从下直坠，而水饮安有不去者哉。不主苓桂术甘，而主此犀利者，恐和平之药，少延时日。而脾肺之阳仍伏，则饮将欲去而终留，其机岂不以因循坐失耶，甘遂性急，甘草性缓，相反者、言其缓急之性也，俗解谓二药自相攻击，谬甚。

清·莫枚士，《经方例释》（1884年）：甘遂行水，半夏泻水，为治伏水之专方。此症用此方者，后人有为之。魏之琇《续案·二十一》，吴孚先治西商王某，病留饮，得利反快，心下续坚满，鼻色鲜明，脉沉，以为留饮欲去不尽故也。即以此全方服之，痊。其芍药用白者，蜜用五匙。徐氏轨范曰：甘遂、甘草同用，下饮尤速。

清·唐容川，《金匮要略浅注补正》（1893年）：欲去，非留饮自欲除也，使其自行欲除去，即不治之亦必自愈，何必再用甘遂大力之药哉？盖欲去者，审其利后，反见快爽，是欲去此饮乃得安也，故用攻药去之。

清·戈颂平，《金匮指归》（1907年）：右四味，象阴数得阳口转八方，以水二升，煮取半升，去滓，象阴数偶阳还半里也，以蜜半升，和药汁煎取八合，取蜜性甜缓，缓阳气藏于半里土中，阴土之阴，得阳气蒸运正于八，顿服之，取一气服下，入阴土中逐其所止之水，毋伤阴土中真水。

近代·曹颖甫，《金匮发微》（1931年）：方中甘遂三枚、半夏十二枚，所以去水；芍药五枚、炙甘草一枚，所以疏通血络而起沉伏之脉。盖脉伏者，水胜而血负也。药去滓而和蜜者，欲其缓以留中，使药力无微不达，并取其润下之性，使内脏积垢易去也。此甘遂半夏汤之义也。

近代·赵桐，《金匮述义》（1940年）：如此坚结顽饮，非常药所能。故以甘遂毒利三焦者直捣巢穴，臣以制饮之半夏协助成功，佐以相反之甘草激而益猛，芍药酸敛而不使过，白蜜缓和而使之平。猛突横扫，制伏约束，真非后世所能想到者。神矣！妙矣！微仲师，吾谁与归？

近代·彭子益，《圆运动的古中医学·金匮方解篇》（1947年）：治痰饮，脉伏，心坚满者。饮停心下，故脉伏坚满。甘遂、半夏，逐水降痰，芍药、甘草培土疏木，蜜蜂滑润以行水也。世以甘遂、甘草相反，不然也。

现代·王渭川，《金匮心释》（1982年）：本节指出饮邪久留，病势顽固的痰饮病的证治。仲景处方甘遂半夏汤，为逐饮峻剂。以甘遂逐水，半夏燥湿。甘遂性猛，佐白蜜缓和。芍药敛阴。虽甘草与甘遂相反，但却起相激相荡作用。本方逐水效果显著。但甘遂消水虽快，然复水亦速，并影响心脏。体弱病人，不宜用本方，以用肾气丸较妥。

现代·刘渡舟，苏宝刚，庞鹤，《金匮要略诠解》（1984年）：本条论述留饮的证治。治宜因势利导，采通因通用之法，以甘遂半夏汤泻下而除。方中甘遂攻逐水饮，通利二便，半夏散结除痰；芍药敛阴液，去水气；白蜜、甘草缓中解毒，安中和胃。甘草与甘遂相反，合而用之，可增加攻逐水饮的功效。

【方论评议】

综合历代各家对甘遂半夏汤的论述，应从用药要点、方药配伍和用量比例三个方面进行研究，以此更好地研究经方配伍，用于指导临床应用。

诠释用药要点：方中甘遂攻逐水饮，半夏燥湿化饮，芍药益阴缓急，蜜、甘草益气和中。

剖析方药配伍：甘遂与半夏，属于相使配伍，醒脾燥湿攻饮；甘遂与甘草、蜂蜜，属于相反相畏配伍，相反者，补泻同用，相畏者，甘草、蜂蜜制约甘遂攻逐伤气；半夏与芍药，属于相反相畏配伍，相反者，燥湿敛阴同用，相畏者，芍药制约半夏燥湿伤阴；甘遂与芍药，属于相反相畏配伍，相反者，补泻同用，相畏者，芍药制约甘遂攻逐水饮伤津，甘遂制约芍药敛阴恋湿。

权衡用量比例：甘遂与半夏用量比例是1 ∶ 2，提示益气逐饮与燥湿之间的用量调配关系，以治饮结；甘遂与芍药用量比例是1 ∶ 3，提示攻饮与敛阴之间的用量调配关系；甘遂与甘草用量比例是1 ∶ 1，提示攻饮与缓急之间的用量调配关系；半夏与芍药用量比例是4 ∶ 5，提示燥湿与敛阴之间的用量调配关系。

【药理作用】 本方具有调节水钠代谢、调节内分泌、调节胃肠蠕动、调节心律、调节肾功能、抗炎、抗病毒、抗过敏、利尿等作用。

四逆加人参汤

【导读】 ①学用四逆加人参汤应重视附子和甘草的用量调配关系、附子和人参的用量调配关系。②四逆加人参汤虽是辨治心阳虚阴损证的重要代表方，但在临床中对心肾阳虚阴损证等也具有良好治疗作用。③学好用活四逆汤的第一步是辨清四逆汤由哪些基础方和药物组成：组成四逆加人参汤有3个基础方和3组药，基础方之一是甘草干姜汤，之二是干姜附子汤，之三是四逆汤，3组药中第1组是温阳药即附子、干姜，第2组是益气药即人参、甘草，第3组是活血消癥药即附子，基础方甘草干姜汤温补心肺脾胃，干姜附子汤温壮脏腑筋脉骨节之阳气，四逆汤温阳消癥，从3个基础方和3组药用量深入学习研究即可用活四逆加人参汤。

【方歌】 四逆汤中加人参，回阳救逆能益阴，恶寒脉微而复利，亡血瘀血皆能医。

【方药】 甘草炙，二两（6 g） 干姜一两半（4.5 g） 附子生用，去皮，破八片，一枚（5 g） 人参一两（3 g）

【用法】 上四味，以水三升，煮取一升二合，去滓。分温再服。

【功用】 温阳散寒，益气救阴。

【适应证】

1. 中医病证：①心阳虚或欲脱阴损证：心悸，怔忡，头大汗出，或大汗淋漓，心烦，虚躁，手足逆冷，神志昏沉，或面部发赤，舌淡暗，唇紫，脉微欲绝。②肾阳虚或欲脱阴损证：下利清谷，或欲下利而无物可下，恶寒，手足逆冷，舌淡、苔白，脉微欲绝。③阳虚阴损霍乱证者。④寒瘀夹虚证。

2. 西医疾病：风湿性心脏病，肺心病之心力衰竭，休克，病态窦房结综合征，急、慢性肠胃炎，慢性阻塞性肺疾病，支气管哮喘，甲状腺功能减退症，风湿性关节炎，类风湿关节炎等临床表现符合阳虚阴损证者。

【用药分析】 方中生附子温壮阳气，干姜温暖脾胃，人参补益元气，甘草益气和中。

【用方思路】

1. 四逆加人参汤既是辨治阳虚伤气证的重要代表方，又是辨治诸多杂病如心病、脾胃病、肺病、肾病等的重要基础方。

2. 方中附子、干姜既可温壮营卫，又可温壮诸脏腑；人参、甘草既可补营卫之气，又可补益诸脏腑之气。从方中用药用量及调配分析得知，四逆加人参汤的应用并不局限于阳虚伤气证，还可用于辨治诸多杂病，如循环、呼吸、消化、泌尿、内分泌等系统疾病。

3. 运用四逆加人参汤辨治的病证（无论病变部位在心或在脾胃）以阳虚伤气为主，其治既要温阳，又要益气。

【随证合方】 若夹阴虚，可与百合知母汤合方用之；若夹血虚，可与胶艾汤合方用之；若夹虚热，可与黄连阿胶汤合方用之。

【注意事项】 运用四逆加人参汤既要辨清西医之病，又要辨清西医之病属于中医阳虚伤气证。辨西医之病可进一步了解疾病的发展演变及转变规律，辨中医之证可更好地针对西医之病选用四逆加人参汤。

【应用指征】 恶寒，脉微而复利，利止，亡血也，四逆加人参汤主之。（385）

【方论】

明·许宏，《金镜内台方议》（1422年）： 与四逆汤以温经复阳，加人参以生津液也。

明·方有执,《伤寒论条辨》(1592年):于四逆汤方内，加人参一两，余根据四逆汤法。亡血，津液竭也，人参，能生津也。

清·李中梓,《伤寒括要》(1649年):恶寒脉微而利，是阳虚阴胜也。利止而津液内竭，故曰亡血。《金匮玉函》曰：水竭则无血。与四逆以温经助阳，加人参以生津益血。

清·汪昂,《医方集解》(1682年):恶寒脉微复利，阳虚阴胜也。利止则津液内竭，故云亡血。与四逆温经复阳，加人参生津益血。

清·张志聪,《伤寒论宗印》(1683年):恶寒，表阳之气虚也。脉微，经脉之气虚也。盖霍乱始无表证经证，恶寒脉微者，此邪复入于经形，而表气经气两虚也。阴阳气血两虚，而是以复利矣。虚寒下利，则利不能止。利止者，亡血也。故当用四逆汤，温经而补阳。加人参以资血。(眉批：霍乱始病，气涉经，故复病血。)

清·钱潢,《伤寒溯源集》(1708年):故以四逆汤挽救真阳，而加人参汤以扶补其气血之虚也，未知然否，姑妄议之，以俟后之君子。

清·姚球,《伤寒经解》(1724年):亡血，南阳何不以血药补血？然既利而恶寒脉微，因而复利，利又自止，亡血之故，原因阳气不统而亡，血药必滑，非利所宜。故以四逆回阳，加参补气以生血，乃治病求其本欤。气能生血，血亡益气，阳生阴长之道也。所以亡血利，加人参于四逆之中，补气回阳以生血也。

清·尤在泾,《伤寒贯珠集》(1729年):恶寒脉紧者，寒邪在外也，恶寒脉微者，阳虚而阴胜也，则其利为阴寒而非阳热，其止亦非邪尽而为亡血矣。故当与四逆以温里，加人参以补虚益血也。

清·王子接,《绛雪园古方选注》(1732年):四逆者，四肢逆冷，因证以名方也。凡三阴一阳证中，有厥者皆用之。故少阴用以救元海之阳，太阴用以温脏中之寒，厥阴薄厥，阳欲立亡，非此不救。至于太阳误汗亡阳亦用之者，以太、少为水火之主，非交通中土之气，不能内复真阳，故以生附子、生干姜彻上彻下，开辟群阴，迎阳归舍，交接于十二经。反复以炙草监之者，亡阳不至于大汗，则阳未必尽亡，故可缓制留中，而为外召阳气之良法。

清·不著撰人,《伤寒方论》(1732年):霍乱后尚恶寒而脉微，又复利者，阳虚阴胜也，若利之则津液内竭，故云亡血，与四逆汤以温经复阳，加人参以生津液也。

清·徐灵胎,《伤寒论类方》(1759年):亡阴即为亡血，不必真脱血也。成无己注引《金匮玉函》曰：水竭则无血。谓：利止则津液内竭，加参以生津液。

清·徐灵胎,《伤寒约编》(1759年):当于四逆汤中倍用人参，则阳回而恶寒自罢。人参、附子补火回阳，干姜、炙草暖胃温中，洵为扶元补火之剂，乃亡阳阴竭之主方。

清·陈修园,《伤寒论浅注》(1803年):霍乱利止后，恶寒脉微，阳气虚不能支而复利。夫中焦取汁，化而为血，下利则伤其中焦，气血之根源亏矣，利虽止而亡血也，用四逆加人参汤主之。四逆汤补阳气，加人参以滋中焦之汁。

清·陈修园,《长沙方歌括》(1803年):蔚按：故以四逆汤救其阳气，又加人参生其津液。柯韵伯疑四逆汤原有人参，不知仲景于回阳方中迸绝此味，即偶用之，亦是制热药之太过，惟救阴方中乃加之。韵伯此言，可知未尝梦见《本草经》也。

清·吕震名,《伤寒寻源》(1850年):恶寒脉微而复利，利止亡血也，四逆加人参汤主之。亡血即亡津液之谓，故加人参补虚以生津液也。

清·陈恭溥,《伤寒论章句》(1851年):四逆加人参汤，生血脉回生阳之方也。凡生阳将绝，精血亏亡者，皆可用之。本论霍乱篇曰：恶寒脉微而复利，利止亡血也，此方主之。夫曰复利者，霍乱吐利，止后而复利也。恶寒脉微。复利之时之见证也。利止者，利无可利而自止也，故曰亡血也，言血液因利而亡也。血液内亡，非人参不能生之，恶寒脉微，非四逆不能回之。

清·王旭高,《退思集类方歌注》(1897年):此亡阳而更脱血，故加人参以生津益血。

清·戈颂平,《伤寒指归》(1907年):主四逆汤，助于水中元阳以生阴，加人参一两，甘寒多汁，益土之液，以救其阳。曰恶寒脉微而复利，利止而亡血也，四逆加人参汤主之。

近代·曹颖甫,《伤寒发微》(1931年)：故方剂但用四逆加人参，而绝无当归、生地、阿胶之属。为其立方本旨，原为增长血中温度而设，非谓亡有形之血也。

近代·彭子益,《圆运动的古中医学·伤寒论方解篇》(1947年)：利止恶寒脉微。虽微无有病象，此为下利伤血。四逆汤以治恶寒，加人参补气生血，以治脉微也。

五画

现代·中医研究院,《伤寒论语释》(1956年)：附子辛温以温里，参、草补虚和中，干姜辛热以散寒，为温中、补虚、生津的方剂。

现代·任应秋,《伤寒论语译》(1957年)：魏荔彤云："于温中之中，佐以补虚生津之品，凡病后亡血津枯者，皆可用也，不止霍乱也，不止伤寒吐下后也。"所以张景岳以本方为四味回阳饮，治元气虚脱，危在顷刻者。

现代·陈亦人,《伤寒论译释》(1958年)：霍乱恶寒脉微下利，是阴盛阳虚，必阳气回复，利始得止，今无阳复脉证，却见利止，这是津液涸竭，无物可下。此时不但阳虚，而且液竭，非四逆汤所能胜任，所以宜用四逆加人参汤回阳益阴。《金鉴》提出利止不得用大热补药，以为亡血当是亡阳，此说似是实非。要知单纯亡血，固不宜大热补药，但本证是阴盛阳虚，其利止乃津液耗竭，不同于热盛阴伤之亡血，阳微津竭，自当以本方为首选。此方以四逆汤温经回阳，加人参以生津益血，治疗阴阳两虚证候，最为合适。凡病阳气不足，兼有亡血津枯者，皆可采用，不必局限于霍乱、伤寒吐利一途。

现代·李翰卿,《中国百年百名中医临床家》(1960年)：此回阳固脱、生津益血补气之方。主治霍乱吐利，或利已止，而恶寒脉微、手足厥逆之症未罢，或吐利未止而身体素弱，或吐利时间较长，或吐泻次数较多。只要恶寒脉微肢厥、不喜冷性饮食等虚而兼寒之证俱见，便可使用本方。四逆汤回阳，人参大补元气。

现代·刘渡舟,《伤寒论十四讲》(1982年)：四逆汤治阳虚阴盛而见恶寒、脉微、下利为甚之证。若因下利津液内竭，无物可下，而下利自止的，则以四逆加人参汤治疗为宜。四逆加人参汤由炙甘草、生附子、干姜、人参四药组成。方用四逆汤补阳虚以胜阴寒，加人参生津益气，以补下后之虚。正如魏荔彤所云："于温中之中，佐以补虚生津之品，凡病后亡血津枯者，皆可用也，不止霍乱，不止伤寒吐下后也。"

现代·刘渡舟,《伤寒论诠解》(1983年)：四逆加人参汤即四逆汤加人参。用四逆汤以回阳，人参既可益气固脱，又可生津滋阴。故本方用于亡阳虚脱而脉不起，以及阳损及阴、阴阳两伤者，最为妥当。如凡四逆而表现为大汗不止，吐利无度而致阴液消耗者，均可施用。《伤寒论》中，白虎汤证见大烦渴不止要加人参；通脉四逆汤证见脉微欲绝，利止脉不出者也要加人参，本条的利止亡血亦加人参，联系起来可见人参不仅益气，而且确有生津补液的作用。

现代·刘渡舟，聂惠民，傅世垣,《伤寒挈要》(1983年)：四逆汤温经扶阳，加人参生气津益血阴。

现代·陈亦人,《伤寒论求是》(1987年)：如果兼津液亏涸，加人参，即四逆加人参汤。此方出霍乱病篇"恶寒，脉微而复利，利止亡血也，四逆加人参汤主之"。成无己注："恶寒脉微而利者，阳虚阴胜也。利止则津液内竭，故云亡血，《金匮玉函》曰：水竭则无血，与四逆汤，温经助阳，加人参生津液益血。"其后注家有认为"加人参以生津液也"(如许宏)。有的认为"加人参以补虚益血也"(如尤在泾)。好像人参为生津益血之专药。其实是不确当的。李东垣在《脾胃论》中提出"仲景之法，血虚以人参补之，阳旺则能生阴血也"。说明人参是通过补气以生血，以生津。李氏的说法是符合实际的。

【方论评议】

综合历代各家对四逆加人参汤的论述，应从用药要点、方药配伍和用量比例三个方面进行研究，以此更好地研究经方配伍，用于指导临床应用。

诠释用药要点：方中生附子温壮阳气，干

姜温暖脾胃，人参补益元气，甘草益气和中。

剖析方药配伍：附子与干姜，属于相须配伍，增强温阳壮阳；人参与甘草，属于相须配伍，大补元气，化生津血；附子与人参、甘草，属于相使配伍，急急壮阳化气；干姜与人参、甘草，属于相使配伍，温暖脾胃，化生阳气。

权衡用量比例：生附子与干姜用量比例是4 ∶ 3，提示壮阳与益气之间的用量调配关系，以治阴寒；人参与甘草用量比例是1 ∶ 2，提示大补元气与益气缓急之间的用量调配关系，以治气虚；附子与人参、甘草用量比例是5 ∶ 3 ∶ 6，提示壮阳与益气之间的用量调配关系，以治阳虚；干姜与人参、甘草用量比例是4.5 ∶ 3 ∶ 6，提示温中与益气之间的用量调配关系，以治阳虚。

【药理作用】 本方具有强心、增加心肌收缩力、扩张冠状动脉、保护心肌、消除自由基、增强机体免疫功能、抗休克、调节心律、改善微循环、调节中枢神经、调节周围神经、镇痛、调节体温中枢、调节垂体－肾上腺皮质功能、调节支气管平滑肌功能、抗氧化、抗肿瘤、抗炎、抗缺氧、抗心脑缺血、抗风湿、调节钠钾钙、调节骨骼肌、促进骨质代谢等作用。

四逆汤

【导读】 ①学用四逆汤应重视附子和甘草的用量调配关系、附子和干姜的用量调配关系。②四逆汤虽是辨治心阳虚欲脱证的重要代表方，但在临床中对心肾阳虚欲脱等也具有良好治疗作用。③学好用活四逆汤的第一步是辨清四逆汤由哪些基础方和药物组成：组成四逆汤有2个基础方和3组药，基础方之一是甘草干姜汤，之二是干姜附子汤，3组药中第1组是温阳药即附子、干姜，第2组是益气药即甘草，第3组是活血消癥药即附子，基础方甘草干姜汤温补心肺脾胃，干姜附子汤温壮脏腑筋脉骨节之阳气，从2个基础方和3组药用量深入学习研究即可用活四逆汤。

【方歌】 四逆汤中附草姜，四肢厥逆损伤阳，腹痛吐泻脉微细，活血化瘀并回阳。

【方药】 甘草炙，二两（6 g） 干姜一两半（4.5 g） 附子生用，去皮，破八片，一枚（5 g）

【用法】 上三味，以水三升，煮取一升二合，去滓。分温再服，强人可加大附子一枚，干姜三两。

【功用】 温里壮阳，回阳救逆。

【适应证】

1. 中医病证：①少阴阳虚阴寒证。手足厥逆，恶寒蜷卧，腹痛，下利清谷，呕吐而渴，精神萎靡，或心悸怔忡，面色苍白，舌淡、苔薄白，脉微欲绝。②亡阳证。手足厥逆，面色苍白，大汗淋漓，神志昏厥，脉微欲绝。③瘀血证。③寒瘀证。

2. 西医疾病：风湿性心脏病，肺心病之心力衰竭，休克，病态窦房结综合征，急、慢性肠胃炎，慢性阻塞性肺疾病，支气管哮喘，甲状腺功能减退症，风湿性关节炎，类风湿关节炎等临床表现符合少阴阳虚阴寒证者。

【用药分析】 方中生附子温壮阳气，干姜温暖脾胃，甘草益气和中。

【用方思路】

1. 四逆汤既是辨治阳虚阴寒证或亡阳证的重要代表方，又是辨治诸多杂病如心病、脾胃病、肺病、肾病、关节病等的重要基础方。

2. 方中附子、干姜既可温壮营卫，又可温壮诸脏腑；甘草既可补营卫之气，又可补益诸脏腑之气。从方中用药用量及调配分析得知，四逆汤的应用并不局限于心阳虚欲脱证，还可用于辨治诸多杂病，如循环、消化、呼吸、泌尿、内分泌等系统疾病。

3. 运用四逆汤辨治的病证（无论病变部位在心或在脾胃）以阳虚阴寒为主，其治既要温阳，又要益气固脱。

【随证合方】 若夹热，可与白虎汤合方用之；若夹郁，可与枳实薤白桂枝汤合方用之；若夹瘀，可与桂枝茯苓丸合方用之。

【注意事项】 运用四逆汤既要辨清西医之病，又要辨清西医之病属于中医阳虚阴寒证。辨西医之病可进一步了解疾病的发展演变及转变规律，辨中医之证可更好地针对西医之病选用四逆汤。

【应用指征】

（1）伤寒，脉浮，自汗出，小便数，心烦，微恶寒，脚挛急，反与桂枝欲攻其表，此误也；得之便厥，咽中干，烦躁，吐逆者，作甘草干姜汤与之，以复其阳；若厥愈足温者，更作芍药甘草汤与之，其脚即伸；若胃气不和，谵语者，少与调胃承气汤；若重发汗，复加烧针者，四逆汤主之。（29）

（2）伤寒，医下之，续得下利清谷不止，身疼痛者，急当救里；后身疼痛，清便自可者，急当救表，救里宜四逆汤，救表宜桂枝汤。（91）

（3）病发热，头痛，脉反沉；若不差，身体疼痛，当救其里，四逆汤方。（92）

（4）脉浮而迟，表热里寒，下利清谷者，四逆汤主之。（225）

（5）少阴病，脉沉者，急温之，宜四逆汤。（323）

（6）少阴病，饮食入口则吐，心中温温欲吐，复不能吐，始得之，手足寒，脉弦迟者，此胸中实，不可下也，当吐之；若膈上有寒饮，干呕者，不可吐也，当温之，宜四逆汤。（324）

（7）大汗出，热不去，内拘急，四肢疼，又下利厥逆而恶寒者，四逆汤主之。（353）

（8）大汗，若大下利而厥冷者，四逆汤主之。（354）

（9）下利，腹胀满，身疼痛者，先温其里，乃攻其表；温里宜四逆汤，攻表宜桂枝汤。（372）

（10）呕而脉弱，小便复利，身有微热，见厥者，难治，四逆汤主之。（377）

（11）吐利，汗出，发热，恶寒，四肢拘急，手足厥冷者，四逆汤主之。（388）

（12）既吐且利，小便复利，而大汗出，下利清谷，内寒外热，脉微欲绝者，四逆汤主之。（389）

【方论】

金·成无己，《注解伤寒论》（1144年）：《内经》曰：寒淫于内，治以甘热；又曰：寒淫所胜，平以辛热。甘草姜附相合，为甘辛大热之剂，乃可发散阴阳之气。

金·成无己，《伤寒明理药方论》（1156年）：甘草味甘平，《内经》曰："寒淫于内，治以甘热，却阴扶阳"，必以甘草为主，是以甘草为君。干姜温辛热，《内经》曰："寒淫所胜，平以辛热，逐寒正气，必先辛热"，是以干姜为臣。附子味辛大热，《内经》曰："辛以润之，开发腠理"，致津液通气也暖肌温经，必凭大热，是以附子为使，此奇制之大剂也。

明·许宏，《金镜内台方议》（1422年）：必以附子为君，以温经济阳。以干姜为臣，辅甘草为佐为使，以调和二药而散其寒也。《内经》曰：寒淫于内，治以甘热。又曰：寒淫所胜，平以辛热。乃附子之热，干姜之辛，甘草之甘是也。

明·汪石山，《医学原理》（1525年）：治伤寒阳气内虚，寒邪乘虚入里。宜温中散寒，经云：寒淫所胜，平以辛热。是以用干姜、附子温中散寒，炙甘草缓急。

明·吴昆，《医方考》（1584年）：太阴自利不渴，阴证脉沉身痛，与夫厥逆下利，脉不至者，此方皆主之。论曰：自利不渴属太阴。太阴主水谷，病故自利；内有真寒，故不渴。阴证者，举三阴而言，则又非独太阴矣。病在里，故脉沉。寒则血脉凝涩，故身痛。四肢受气于里，里寒则阳寒淫于内，治以甘热。故用甘草、姜、附大热之剂；申发阳气，袪散阴寒，能温经暖肌而回四逆，因以名汤焉。然必凉服者，经曰治寒以热，凉而行之是也。否则戴阳者，反增上燥，耳目口鼻皆血者有矣。药之难用也有如此。

明·方有执，《伤寒论条辨》（1592年）：反，不顺也。厥，谓四肢冷也。咽中干、烦躁吐逆者，误汗损阳阳虚阴独盛也。甘草益气，干姜助阳，复其阳者，充其气之谓也。厥愈足温，阳气复也。芍药用白，酸能敛阴而主血也。甘草用炙，甘能补中而益脾也。脚即伸，阴血行也。盖以一误治而表里俱伤，故必求阴阳如此次第而俱复。胃不和而谵语者，亡津液而胃实也。承气而曰调胃者，以胃属阳而主里，故用甘草和阴阳而缓中也。

明·张吾仁，《撰集伤寒世验精法》（1609年）：或有表虚久寒，正气衰微所致，若身体疼痛，吐泻厥逆，表无热症，脉沉而细者，其寒邪直中于阴也，故立四逆汤救里，使正气内强，逼邪外出。而以干姜之辛热，以逐寒邪；附子之大热，以回元阳，亦能出汗而解矣。故曰：熟附配麻黄，发中有补；生附配干姜，补中有发，其旨微矣。

明·张卿子，《张卿子伤寒论》（1644年）：《内经》曰：寒淫于内，治以甘热。又曰：寒淫所胜，平以辛热。甘草、姜、附相合，为甘辛大热之剂，乃可发散阴阳之气。

清·喻嘉言，《尚论篇》（1648年）：内寒则阳微阴盛，天日易霾，故当用四逆汤以回阳，而微热在所不计也。况干姜配附子，补中有发，微热得之自除耶。

清·李中梓，《伤寒括要》（1649年）：四肢者，诸阳之本，阳气不能充布，故四肢逆冷。是方专主是症，故名四逆也。脾主四肢，而甘为土味，是以甘草为君；寒淫所胜，平以辛热，是以干姜为臣；温经回阳，非纯阳而健悍者，无此大作用，是以附子为使。太阴与少阴俱受阳和之煦，而真气充周于肢节矣。若发热云云，下后云云，皆阴症，故并主之。

清·喻嘉言，《医门法律》（1658年）：大汗出热不去，内拘急，四肢疼，又下利厥逆而恶寒，用四逆汤一法。大汗出而邪不除，阳则反虚矣。内拘急，四肢疼，下利厥逆恶寒，则阳之虚者，已造于亡。而阴之盛者，尚未有极，故用四逆汤，以胜阴复阳也。呕而脉弱，小便复利，身有微热，见厥者难治，用四逆汤一法。呕与微热，似有表也。脉弱则表邪必不盛，小便利则里邪必不盛，可见其呕为阴邪上干之呕，热为阳气外散之热。见厥则阳遭阴掩，其势侵危，非用四逆汤，莫可救药矣。难治二字，回互上条，多少叮咛。见呕而微热，与里寒外热，毫厘千里，用四逆汤，即不可加葱，以速其阳之飞越，学人可不深研乎？又有若误用阳旦汤致逆，可用四逆汤救逆。阳旦汤者，桂枝汤加黄芩之制也。其人阳气素衰者，虽当夏月，阳外阴内，桂枝汤中可加附子，不可加黄芩，所以其人得汤便厥也。若重发汗，或烧针者，误上加误，非四逆汤不能回其阳矣。阳明、少阳二经，绝无用附子法，惟太阳一经，独有不得不用之证。盖太阳膀胱为肾之府，肾中阳虚阴盛，势必传出于府，以故才见脉微恶寒，漏汗恶风，心悸头眩，筋肉惕动，躁扰等证。纵是传经热病，不得不用姜附以消阴复阳也。而暴病不由传经发热，卒然而至，尚何等待而不用附子、干姜乎？伤寒传太阴经，有自利不渴一证，乃其人平素湿土之脏有寒也，故用四逆汤为温土之法。太阴湿土之脏有寒，不用理中而用四逆者，此亦可见仲景之精义。盖水土同出一源，冬月水暖，则土亦暖；夏月水寒，则土亦寒，所以土寒即阴内阳外，非细故也。用四逆以温土，抑何神耶？四逆汤，治三阴经证，四肢厥冷，虚寒下利，急温其脏之总方。

清·张璐，《伤寒缵论》（1667年）：此汤通治三阴脉沉，恶寒，手足逆冷之证，故取附子之生者，上行头顶，外彻肌表，以温经散寒；干姜亦用生者，以内温脏腑，甘草独用炙者；以外温荣卫，内补中焦也。其云强人可大附子一枚，干姜三两者，则知平常之人，附子不必全用也。况宋以前人，不善栽培，重半两者即少，大者极是难得，所以仲景有一方中用二三枚者，非若近时西附之多重一两外也，然川中所产，求一两者亦不易得，近世用二三钱一剂，即与仲景时二三枚分三剂相等耳。此汤与麻黄附子细辛汤之用麻黄，发散经络之寒邪，熟附温补少阴之真阳，细辛发越肾肝之阳气，似异而义实同。盖彼以麻黄治表邪，附子温里虚，细辛通其阴经之邪，此以附子治表邪，干姜温里虚，甘草和其胃中之阳，嗣真所谓生附配干姜，补中有发，熟附配麻黄，发中有补是也。

清·柯琴，《伤寒来苏集》（1674年）：脉浮为在表，迟为在脏，浮中见迟，是浮为表虚，迟为脏寒。未经妄下而利清谷，是表为虚热，里有真寒矣……下利是里寒，身痛是表寒。表宜温散，里宜温补。先救里者，治其本也……吐利交作，中气大虚，完谷不化，脉微欲绝，气血丧亡矣。小便复利而大汗出，是门户不要，玄府不闭矣。所幸身热未去，手足不厥，则卫外之阳，诸阳之本犹在，脉尚未绝，有一线之生机，急救其里，正胜而邪可却也……此吐利非清谷，汗出不大，而脉不微弱，赖此发热之表阳，助以四逆而温里，尚有可生之望。

清·陈尧道，《伤寒辨证》（1678年）：故取附子之生者，上行头项，外彻肌表，以温经散寒。干姜亦用生者，以内温脏腑。甘草独用炙者，以外温营卫，内补中焦也。

清·汪昂，《医方集解》（1682年）：此足少阴药也。寒淫于内，治以甘热，故以姜、附大热之剂，伸发阳气，表散寒邪；附子生用，亦能发表。甘草亦补中散寒之品，又以缓姜、附之上僭也。甘草为君，干姜为臣，附子为使。必冷服者，寒盛于中，热饮则格拒不纳，经所谓"热因寒用"。又曰"治寒以热，凉而行之"是也。

清·李彣，《金匮要略广注》（1682年）：附子无干姜不热，又生附配干姜，补中有发，所以回阳也，炙甘草所以补中。

清·张志聪，《伤寒论宗印》（1683年）：若以桂枝汤重发其汗，而复加烧针者，四逆汤主之。盖根气虚而枝叶无所附，若再妄攻，则表阳外脱矣。故用甘草干姜以补中，配附子以追复其亡阳。

此论阴阳之气，表里上下虚亡者，亦宜四逆汤主之。既吐且利，上下之气相离矣。小便复利而大汗出，表里之气相离矣。下利清谷，里下惟寒，而不得表上之阳以相接。是以内寒外热，而脉微欲绝也。宜甘草干姜以温补其里气。配生附以固复其表阳。既且二字，形容上下之相离。

清·张志聪，《伤寒论集注》（1683年）：此承上文急下而并及于急温，意谓少阴水火主气，病火热在上而无水，阴相济者宜急下；病阴寒在下而无阳热之化者，当急温，缓则如焚如溺矣。夫病有缓急，方有大小，若以平和汤治急证者，与庸医杀人同律。夫元气发原于下，从中上而达于四肢，脉沉乃生气不能从下而中，故用下焦之附子，配中焦之炙草干姜；若中焦为病而生原无恙者，止用理中圆而不必附子矣。后人有附子无干姜则不热，得甘草则性缓之说，此撰不经之语，而贻误后昆者也。如当急用附子，而先以桂试之者，亦误事非浅。

清·张志聪，《金匮要略集注》（1683年）：用附子以复下焦之元阳，姜、草温补中焦之生气。经曰：厥不还者死，故先言难治。夫少阴之气，循经而上与阳明相合，盖肾气微，少精血，则虚寒之气，反上逆而为呕。此亦属经证，而虚寒在下者也。

清·沈明宗，《伤寒六经辨证治法》（1693年）：《经》谓寒淫于内，治以甘热，故宜四逆汤，以附子温起肾脏之阳，而生土燥湿；干姜温脾，而驱客寒；炙甘草温中补脾为助，此乃治太阴寒伤营之正法。若自利烦渴，或便结硬，小便黄赤，又属湿热为病，治当转环矣。

用炙甘草温中散邪；芍药养阴而疏土中之木；柴胡以引厥少之邪，从外而出；枳实以疏胃中已陷之邪，俾得四通八达，则四逆自退，然虽少阴而见四逆，诚因厥阴之标逆胃所致，乃风邪通肝，故以母实泻子之义也。此方原系治厥阴热厥主方，后人不识其旨，湮没已久，今表出之。

清·张璐，《医通祖方》（1695年）：四逆汤用姜附之辛热恢复其阳，即用甘草以缓其性，使之徐行以达四末，专为始病便见厥逆、脉沉、不发热者而设。即太阴自利、腹痛，厥阴下利、拘急，总不出此，以厥阴之邪无不由少阴而入也。非但三阴俱可取用，非太阳之头痛、发热、脉沉，亦须用此先救其里，然后解表，方为合辙。

清·张璐，《千金方衍义》（1698年）：四肢为诸阳之本，故能运动不息。今因阳气乖离，所以四肢厥冷，用黑附子温补下焦之真阳，干姜温散中焦之寒逆，甘草温养三焦之元气，为直中阴寒之专药。即太阳证之脉浮、自汗出，小便数，心烦微恶寒，脚挛急亦不出此。若其人发热躁扰，面赤如醉，乃于四逆汤中倍用干姜，以敛外散之虚阳，交葱白以通内外之阳气，其在霍乱方中，专取以通清浊相干混乱之逆气也。

清·钱潢，《伤寒溯源集》（1708年）：其以甘草为君者，以甘草甘和而性缓，可缓阴气之上逆。干姜温中，可以救胃阳而温脾土，即所谓四肢皆禀气于胃而不得至经，必因于脾，乃得禀焉，此所以脾主四肢也。附子辛热，直走下焦，大补命门之真阳，故能治下焦逆上之寒邪，助清阳之升发而腾达于四肢，则阳回气暖而四肢无厥逆之患矣，是以名之曰四逆汤也。

清·秦之桢，《伤寒大白》（1714年）：阴症身痛，四肢厥冷，以此方温里，加广皮，则阳气愈和。阴症呃逆，四肢厥冷，急用此汤。

清·魏荔彤，《金匮要略方论本义》（1720年）：呕而脉弱者，胃气虚也。小便复利，气不足以统摄之，脱而下泄也。身有微热，见厥，内积阴寒，外越虚阳，阳衰阴盛。其呕为阳浮欲越之机也，凡此知为难治，非寻常火邪痰饮之呕也。主之以四逆汤益阳安胃，温中止逆，亦大不同于寻常寒热错杂治呕之方也。附子辛热，干姜辛温，甘草甘平，强人倍用，以急回其阳，勿令飞越，则呕可止也。

清·姚球，《伤寒经解》（1724年）：此干姜附子汤加甘草也。姜附以温肾，甘草以扶脾，水土暖而阴寒散矣。

清·王子接，《绛雪园古方选注》（1732年）：四逆者，四肢逆冷，因证以名方也。凡三阴一阳证中，有厥者皆用之。故少阴用以救元海之阳，太阴用以温脏中之寒，厥阴薄厥，阳欲立亡，非此不救。至于太阳误汗亡阳亦用之者，以太、少为水火之主，非交通中土之气，不能内复真阳，故以生附子、生干姜彻上彻下，开辟群阴，迎阳归舍，交接于十二经。反复以炙草监之者，亡阳不至于大汗，则阳未必尽亡，故可缓制留中，而为外召阳气之良法。

清·不著撰人，《伤寒方论》（1732年）：大概主阴寒，尤太阴自利不渴，阴证脉沉身痛与夫厥逆下利，脉不至者，为的对，谓太阴主水谷，病则自利，内有真寒故不渴，凡阴证病在里，故脉沉，寒则血脉凝涩，故身痛，受气于里，里寒则阳气不得宣布，故四肢厥逆而冷，更下利则盖知里寒，或脉不至，则是寒极而脉伏也，故以甘草合干姜生附甘辛大热，经曰寒淫于内，治以辛热，此皆主纯乎阴寒者而此申发其阳气也，然有伤寒误下，续得下利清谷不止，身疼痛者之急，当救里，宜四逆汤，四逆虽专于主脏寒，然有表邪未除，里寒为重者，亦当先以四逆救里，此又用四逆汤之变通矣，凉服者，热因寒用也。

清·吴谦，《医宗金鉴》（1742年）：方名四逆者，主治少阴中外皆寒，四肢厥逆也。君以甘草之甘温，温养阳气；臣以姜附之辛温，助阳胜寒；甘草得姜附，鼓肾阳温中寒，有水中暖土之功；姜、附得甘草，通关节走四肢，有逐阴回阳之力，肾阳鼓，寒阴消，则阳气外达而脉自升，手足自温矣。

清·黄元御，《伤寒悬解》（1748年）：发热头痛，是太阳表证，脉应见浮，乃脉反沉，是已入太阴之脏。若脉沉，不差，虽身体疼痛，表证未解，然当先温其里，宜四逆汤，甘草培其土，干姜温其中，附子温其下也。

阳消阴长则人衰，阳虚阴旺则人病，阳绝阴孤则人死。阳盛于火，阴盛于水，火性浮而水性沉。少阴水脏，病见沉脉，则经阳卸事，脏阴司权，死机攸伏，法当急温，宜用四逆。迟则水动寒作，死证蜂生，温之无及矣。肾水有泻而无补，凡人之死，死于水寒之盛也，仲景《伤寒》，少阴但有泻水补火之法，而无泻火补水之方。其余六经，以及《金匮》杂证，泻火则有之，补水则未有。后世庸愚妄缪，乃有泻火补水之法。俗子腐生，群而效之，著作纷纭，以为天下万世祸。今日遂成海内恶风，江河日下，不可挽也。

清·黄元御，《长沙药解》（1753年）：治太阴伤寒，脉沉腹胀，自利不渴者。以寒水侮土，肝脾俱陷，土被木贼，是以腹胀下利。附子温补其肾水，姜、甘，温补其脾土也。脾主四肢，脾土湿寒，不能温养四肢，则手足厥冷。四肢温暖为顺，厥冷为逆，方以甘草而君姜附，所以温中而回四肢之逆，故以四逆名焉。治少阴病，膈上有寒饮，干呕者。以其肾水上凌，火土俱败，寒饮泛滥，胃逆作呕。姜、甘、附子，温补水土而驱寒饮也。治厥阴病，汗出，外热里寒，厥冷下利，腹内拘急，四肢疼者。以寒水侮土，木郁贼脾，微阳不归，表里疏泄。姜、甘、附子，温补水土，以回阳气也。

清·黄元御，《伤寒说意》（1754年）：太阴病，自太阳传来，其脉浮者，表证未解，可以发汗，宜桂枝汤。若发热头痛，身体疼痛，是太阳表证未解，法宜桂枝。乃脉反见沉，便是太阴脏病，当温其里。宜四逆汤，甘草培土，干姜、附子，温中而暖下也。

清·徐灵胎,《伤寒论类方》(1759年)：方名四逆，必以之治厥逆。《论》云：厥者，阴阳气不顺接，手足逆冷是也。凡《论》中言"脉沉、微、迟、弱"者，则厥冷不待言而可知，此方温中散寒，故附子用生者。四逆、理中，皆温热之剂，而四逆一类，总不离干姜，以通阳也，治宜下焦；理中一类，总不离白术，以守中也，治宜中焦。余药皆相同，而功用迥别。

清·徐灵胎,《伤寒约编》(1759年)：阳虚伤寒，表里不解，非此扶阳胜阴之剂不能回阳散寒也。附子壮真阳，以御阴邪。干姜温里寒，以逐表寒。人参扶元，炙甘草益气。四味成方，大佐生姜，有回阳散寒之功，通理三焦之妙。洵为阴盛阳虚、表里不解之专方。

附子补火回阳，干姜温中散寒，炙草缓三焦之急，必得人参大补元气，则阳可回而里寒自解，外热亦退矣。凡治虚证以里为重，挟热下利，脉微弱者，便用人参。此脉迟，而利至清谷，不烦不渴，是中气大虚，元气降脱，但温不补，何以救逆乎？必因本方之脱落，而抄录者仍之耳。

清·徐灵胎,《杂病证治》(1759年)：附子补真火以回阳，人参扶真元以补气，炙草缓中，干姜散寒。俾寒散火温，则土暖阳回，而吐利自止，厥冷无不自愈矣。此回阳散寒之剂，为厥冷吐利之专方。

清·吴仪洛,《成方切用》(1761年)：寒淫于内，治以甘热。故以姜附大热之剂伸发阳气，表散寒邪，甘草亦补中散寒之品，又以缓姜附之僭上也，必冷服者，寒盛于中，热饮而格拒不纳。经所谓：热因寒用。又曰：治寒以热，凉而行之是也。

清·强健,《伤寒直指》(1765年)：《内经》曰：寒淫于内，治以甘热。又曰：寒淫所胜，平以辛热。甘草、姜、附相合，为辛甘大热之剂，乃发散阴阳之气。此汤申发阳气，却散阴寒，温经暖肌，是汤以四逆名之，然此奇制之大剂也。四逆属少阴，少阴，肾也。肝肾位远，非大剂不能达。《内经》曰：远而奇偶，制大其服，此之谓也。

清·杨栗山,《伤寒瘟疫条辨》(1784年)：此方通治三阴脉沉恶寒，手足厥逆之证。故用附子之生者，上行头项，外彻肌表，以温经散寒；干姜亦用生者，以内温脏腑；甘草独用炙者，以外温荣卫，内补中焦也。

清·徐玉台,《医学举要》(1792年)：四逆汤以炙草为君，干姜、附子为臣；通脉四逆汤以干姜为君，炙草、附子为臣。因加减中有面色赤者加葱之例，后人遂以加葱为通脉四逆。四逆与理中，同治太阴脏寒自利不渴四肢厥逆等证，而制方有中下之别。理中用白术，取其守中，故专治太阴；四逆用生附，取其温下，故不特兼治三阴，即太阳亦可通用。柯韵伯曰：用于太阴本经，固本以逐邪也。于少阴，温土以制水也。于厥阴，和土以升木也。于太阳，益火以扶元阳也。本方加人参，名人参四逆汤。加茯苓、人参，名茯苓四逆汤。去炙草，名干姜附子汤。去炙草加葱白，名白通汤。再加人尿、猪胆汁，名白通加猪胆汁汤。陶节庵变易其制，于葱白、干姜、附子外加人参、五味、麦冬收阴生脉。面色赤者，更加黄连少许，大破其格拒之阴。广皮芳香利气，甘草甘缓和中，猎苓苦降达下，更用土浆水澄清煎药，取土气以静镇之，冲入白蜜冷服者，藉寒润以急趋之也。

清·陈修园,《伤寒真方歌括》(1803年)：姜附回阳，重甘草以生血故也。

生附子、干姜，彻上彻下，开辟群阴，迎阳归舍，交接十二经为斩旗夺关之良将，而以甘草主之者，从容筹划，自有将将之能也。此方少阴用以扶元海之阳，太阴用以温脏中之寒，厥阴薄厥，阴欲立亡，非此不救，至于太阳误汗亡阳，亦用之。

清·陈修园,《伤寒论浅注》(1803年)：霍乱之为阴虚者。中焦之津液，内灌溉于脏腑，外濡养于筋脉。吐则津液亡于上矣，利则津液亡于下矣，汗出，则津液亡于外矣。亡于外则表虚而发热恶寒，亡于上下，无以荣筋而四肢拘急，无以顺接而手足厥冷者，以四逆汤主之。助阳气以生阴液，方中借用炙甘草以味补阴。

清·陈修园,《长沙方歌括》(1803年)：

蔚按：四逆汤为少阴正药。此证用之以招纳欲散之阳，太阳用之以温经，与桂枝汤同用以救里，太阴用之以治寒湿，少阴用之以救元阳，厥阴用之以回薄厥。

元犀按：生附子、干姜，彻上彻下，开辟群阴，迎阳归舍，交接十二经，为斩旗夺关之良将。而以甘草主之者，从容筹划，自有将将之能也。

清·朱光被，《金匮要略正义》（1803年）：脉弱小便利，甚至见厥，里气虚寒极矣。虽微热而呕，尚有表邪，然不可治表，亦不可仅止呕也，故曰难治。惟以四逆汤温起下焦之元阳，使阴寒消散，表自解而呕自止矣。

清·陈修园，《金匮方歌括》（1811年）：元犀按：呕与热为阴邪所迫，小便利与见厥，证属无阳。脉弱者，真脏虚寒也。用四逆汤彻上下之阴邪，招欲散之残阳，引气血接回其厥，外温经，内温脏，面面俱到。

清·吕震名，《伤寒寻源》（1850年）：四逆者，手足厥冷也。方以四逆名，用治三阴经吐利厥逆之寒证也。干姜温中散寒，生附驱阴复阳，二味合用，乃能彻上彻下，开辟群阴，而挽垂绝之阳。复以甘草者，正取其甘缓留中，制雄锐之师，迅奏肤功，迎阳复辟。此三阴经中之第一方也。经云："脉浮而迟，表热里寒，下利清谷者，四逆汤主之。"盖下利清谷，里证已急，急当救里。若复瞻顾表热，恐阳随下利而亡矣，此表里缓急先后之界。失治即驷马难追，急当着眼。自利不渴者属太阴，以其脏有寒故也。夫自利不皆属寒，自利不渴，则寒证可知。虽未至手足厥逆，而温中散寒，当防于未然矣，此太阴用四逆之大法。少阴病脉沉者，沉为在里，急当救里。若欲吐而膈上有寒饮干呕者，益属阴邪上逆之象。尤当从事于此汤之急温，此少阴用四逆之大法。诸四逆厥者不可下之，虚家亦然。凡厥者阴阳气不相顺接便为厥。厥者手足逆冷是也。厥有寒有热。凡下利厥逆而恶寒者。大汗若大下利而厥冷者，则属虚寒可知，皆主是汤。此厥阴宜四逆之大法。又经云："吐利汗出，发热恶寒，四肢拘急，手足厥冷者，四逆汤主之；既吐且利，小便复利，而大汗出，下利清谷，内寒外热，脉微欲绝者，四逆汤主之。"按此二条，乃寒邪直中三阴而成霍乱之证。汗出恶寒，手足厥冷，下利清谷，脉微欲绝，若不急温，瞬有转筋入腹之变，此三阴通用四逆之大法。四逆证具，若无脉沉微恶寒等阴象，虽下利而并非清谷，反下重者，既属转经之热邪。不可误用，贻祸难挽，当须细辨。

清·陈恭溥，《伤寒论章句》（1851年）：四逆汤温经救阳之方也，凡经脉虚寒，生阳将绝者，皆用之……夫附子熟则补真阳，生则启生阳，此方用生者，重在启下焦之生阳也。配炙甘草、干姜以温土气，佐附子达于上下四旁。方名四逆，所以救上下四旁之逆也。

清·石寿棠，《医原》（1861年）：若夫里寒一证，不外脾肾阳虚，阳虚则化湿，故夹湿者多，治法不外四逆、真武、理中三法。四逆一类，不离姜、附，再观方中加减，皆欲其通阳开闭，重在肾也；真武一类，不离苓、附、生姜，欲其温阳镇水，亦重在肾也；理中一类，不离干姜、白术，欲其守中，重在脾也；其桂枝、附子一类，为风湿阳虚而设，欲其解肌温阳化湿，表里兼治，重在里。此治里寒之大较也。试详言之。论曰：发热，头痛（表邪），脉反沉（里脉），若不瘥，身体疼痛，当急救里，宜四逆汤（甘草、干姜、附子。身体疼痛，表寒、里寒阴阳二证皆有之。虽沉为里脉，而表邪郁遏者亦有之。必审其人不烦不渴，脉沉而至数清楚，一派皆属阴象，乃可用之，切勿孟浪）！脉浮而迟、表热里寒、下利清谷者，四逆汤主之。自利不渴，属太阴，脏有寒也，当温之，宜四逆辈。（凡温热之剂，皆可选用，故不曰汤而曰辈）。少阴病，饮食入口则吐、心中温温、欲吐复不能吐。始得之，手足寒、脉弦迟者，此胸中实（寒实），不可下也，当吐之（在上者因而越之）。若膈上有寒饮，干呕者（干呕无物，知其为饮），不可吐也，当温之（寒散则饮化，凡治饮皆当用温）宜四逆汤；恶寒脉微，而复利，利止，亡血也（利尽而止，津液内竭。亡血，即亡阴也），四逆加人参汤主之（回阳生津）。少阴病，下利清谷、里寒外热（寒逼阳于外）、手足厥逆、脉微欲绝、身反不恶寒（寒邪入里）、其人面色赤（逼阳于外，名曰戴阳）。或腹痛、或干呕、或咽痛（寒逼阳上升）、或利止脉不出者，通脉四逆汤主之，其脉即出者愈。（四逆汤，面赤加葱；腹痛去葱；加芍药；呕加生姜；咽痛去芍药，加桔梗；利止脉不出去桔梗，加人参。诸证或阴或阳，皆闭塞不通之故，故用辛温通阳）。下利清谷、里寒外热、汗出而厥者，通脉四逆汤主之（厥而汗出，阳有立亡之象）。吐已下断（利止也）、汗出而厥、四肢拘急不解、脉微欲绝者，四逆加猪胆汁汤主之（取其苦滑，直达下焦）。少阴病，下利，白通汤主之（干姜附子汤加葱白四茎，取其通少阴之阳气）。少阴下利、脉微者，与白通汤；利不止、厥逆无脉、干呕烦者，白通加猪胆汁童便汤主之（取童便引阳药直达至阴，经所云反佐是也）。手足厥寒、脉细欲绝者，当归四逆汤主之（当归、桂枝、芍药、细辛、甘草、通草、大枣）；若其人内有久寒者，当归四逆加吴萸生姜汤主之。所谓四逆一类，重在通阳开闭者，此也。

清·王士雄,《随息居重订霍乱论》(1862年)：附子、干姜，非攻荡之品，何以强人乃可加倍用，盖无论补泻寒热诸药，皆赖身中元气载之以行，故气强者，堪任重剂。若气弱者，投剂稍重，则气行愈馁，焉能驾驭药力以为补泻寒热之用耶？凡事皆然，用药特其一端耳，愿知之者鲜，所以覆败多而成功少也。

清·费伯雄,《医方论》(1865年)：四逆汤为四肢厥逆而设。仲景立此方，以治伤寒之少阴症。若太阴之腹痛下利、完谷不化，厥阴之恶寒不汗、四肢厥冷者亦宜之。盖阴惨之气深入于里，真阳欲绝，非此纯阳之品，不足以破阴气而发阳光。又恐姜附之性过于燥烈，反伤上焦，故倍用甘草以缓之。立方之法，尽美尽善。后人分传经为热厥，直中为寒厥，程郊倩讥之。然亦有未可尽非者。仲景曰："伤寒一二日至四五日而厥者，必发热，应下之。"此明明说厥逆在前，发热在后，及至发热则不复厥冷，乃伤寒失下之症，故荡涤邪滞，则发热自退，本非为厥而不热者言也。程氏又云："下之者，下其热，非下其厥也，遇发热则可下，遇厥则万不可下。"此数语最为明白了当，可见传经之邪亦自有当下者，但不可概谓之热厥耳。四逆者，必手冷过肘，足冷过膝，脉沉细无力，腹痛下利等象咸备，方可用之，否则不可轻投。

清·郑钦安,《医理真传》(1869年)：四逆汤一方，乃回阳之主方也。世多畏惧，由其不知仲景立方之意也。夫此方既列于寒入少阴，病见爪甲青黑，腹痛下利，大汗淋漓，身重畏寒，脉微欲绝，四肢逆冷之候，全是一团阴气为病，此际若不以四逆回阳，一线之阳光，即有欲绝之势。仲景于此，专主回阳以祛阴，是的确不易之法。细思此方，既能回阳，则凡世之一切阳虚阴盛为病者，皆可服也，何必定要见以上病情，而始放胆用之，未免不知几也。夫知几者，一见是阳虚症，而即以此方在分两轻重上斟酌，预为防之，万不致酿成纯阴无阳之候也。酿成纯阴无阳之候，吾恐立方之意固善，而追之不及，反为庸庸者所怪也。怪者何？怪医生之误用姜、附，而不知用姜、附之不早也。仲景虽未一一指陈，凡属阳虚之人，亦当以此法投之，未为不可。所可奇者，姜、附、草三味，即能起死回生，实有令人难尽信者。余亦始怪之而终信之，信者何？信仲景之用姜、附而有深义也。考古人云："热不过附子"，可知附子是一团烈火也。凡人一身，全赖一团真火，真火欲绝，故病见纯阴。仲景深通造化之微，知附子之力能补先天欲绝之火种，用之以为君。又虑群阴阻塞，不能直入根蒂，故佐以干姜之辛温而散，以为前驱。荡尽阴邪，迎阳归舍，火种复兴，而性命立复，故曰回阳。阳气既回，若无土覆之，光焰易熄，虽生不永，故继以甘草之甘，以缓其正气，缓者即伏之之意也。真火伏藏，命根永固，又得重生也。此方胡可忽视哉？迩来世风日下，医者不求至理，病家专重人参。医生入门，一见此等纯阴无阳之候，开口以人参回阳，病家却亦深信，全不思仲景为立法之祖，既能回阳，何为不重用之，既不用之，可知非回阳之品也。查人参，性甘微寒，主补五脏，五脏为阴，是补阴之品，非回阳之品也，明甚。千古混淆，实为可慨。

清·高学山,《高注金匮要略》(1872年)：

以生附、干姜大辛大热之品，而总托于守中之甘草，正所以温胃阳而续其残照也，文见《伤寒论》厥阴篇，但在伤寒，是言厥阴寒逆之气，中凌胃阳，故主此温胃之外。而尤以味辛者胜木邪也，入此，是言辛甘而温，为阳明本寒之治例而已。其用意不同者，以呕而脉弱诸症，有责肝、责胃之辨故也。

清·唐宗海,《血证论》(1884年)：脾肾阳虚，四肢逆冷，下利不止，以此温之。

清·莫枚士,《经方例释》(1884年)：[泉案]方云强人云云，即通脉四逆汤方也。盖本一方二法，彼方独称大者，可见泛称附子者，皆其小者也。凡用附子，炮则缓肌温经，生则散寒发表，亦仲景之定例。成注犹未分别。

清·张秉成,《成方便读》(1904年)：故以生附子之大辛大热，解散表里之寒邪，不留纤芥。仍以干姜之守，而协济之。用甘草者，一则恐姜附之僭，一则寓补正安中之意耳。煎成冷服者，寒盛于中，逼阳于上，热饮则格拒不纳。所谓热因寒用，治寒以热，凉而行之也。四逆加人参汤，治证同前，而为里虚者固本耳。

清·戈颂平,《伤寒指归》(1907年)：适四逆汤，辛甘温之理，助阴中之阳，使气液转运周身。曰：脉反沉，若不差，身体疼痛，当救其里，宜四逆汤。

主甘草、干姜，甘温气味，温土藏阳。阳短半里下，取附子，大辛大温，助阳气附子时而生，四时阴阳转运，则顺而不逆矣。

主附子，大辛大温，温生在里之阴，助阳气附子时左开，毋使四方，阴阳气液逆于表里也。

清·俞根初,《重订通俗伤寒论》(1916年)：故急以附姜破阴救阳为君，佐以炙草和中，辛得甘助，则有温补之功，甘与辛合，更擅调剂之长，此为破阴回阳，少阴中寒之主方。吐多者，加生姜汁两匙冲，公丁香一分；泻多者，加炒冬术三钱，煨肉果钱半；舌短囊缩，小腹绞痛者，加盐水炒吴茱萸一钱，酒炒木瓜钱半。

近代·张锡纯,《医学衷中参西录》(1918年)：干姜为温暖脾胃之主药，伍以甘草，能化其猛烈之性使之和平，更能留其温暖之力使之常久也。然脾胃之温暖，恒赖相火之壮旺，附子色黑入肾，其非常之热力，实能补助肾中之相火，以厚脾胃温暖之本源也。方名四逆者，诚以脾主四肢，脾胃虚寒者，其四肢常觉逆冷，服此药后，而四肢之厥逆可回也。

近代·何廉臣,《增订伤寒百证歌注》(1928年)：《内经》曰：寒淫于内，治以甘热。又曰：寒淫所胜，平以辛热。甘草、姜、附相合，为甘辛大热之剂，彻上彻下开辟群，阴迎阳归舍交接。十二经为斩旗夺关之良将，而以甘草主之者，从容筹划，自有将将之能也。此方少阴用以扶元海之阳，大阴用以温藏中之寒。厥阴薄厥，阴欲立亡，非此不救。至于太阳，误汗亡阳亦用之。

近代·陆渊雷,《伤寒论今释》(1930年)：四逆者，四肢厥逆也，通常为高度心脏衰弱之征（宜与热厥鉴别然热颁甚少见），故四逆汤为强心主剂。其主药附子，为毛茛科植物双羊菊之球根，化学分析，得其主成分曰乌头碱（阿科涅丁），其构造式虽因产地个同而微异，然皆类似，其性效为麻醉而非兴奋。凡心脏衰弱者，禁麻醉药，或以此疑中医用附子强心之误。然临床实验，干姜、附子之效，实不亚于毛地黄、樟脑诸剂。用时，虽不及西药之效速而确，然连续用之，至阳回之后，往往从此遂愈，更无流弊。由是言之，附子不因麻醉而减其强心之效，乃事实也。尝究其所以然之故，约得三端。仲景于亡阳虚脱之证，必用生附子配干姜，甚或依证更配以人参，化验单味药所得之性效，或与配合之复方不能齐一,一也。使用药物之经验，高度之兴奋，常致麻醉，而轻量之麻醉，反见兴奋，被吗啡酒精皆麻醉品，苟用少量，不但不觉麻醉，常得不可名言之兴奋。仲景于阳虚证，心脏衰弱不甚者，则用炮熟附子，量亦不大。同一理也。至于镇痛，乃用大量炮熟附子，此则用其麻醉之性甚明，然皆不与干姜相配，二也。经化验之附子，皆西洋及日本产，而国产者未经化验，国产附子中容有强心成分，子也。吾以为循此二方向作更进一步之研究，必能得附子所以强心之故。今之生附子，皆用盐渍，饱含水分，一枚约重今秤八钱至一两，大者乃至二两许，则四逆汤每服当用生附子四钱至一两，干姜钱半至三钱。时医但用淡附片淡干姜，几经浸淡，等于药滓，用量义仅数分，苟遇四逆证，惟有坐以待毙耳。

近代·祝味菊,《伤寒方解》(1931年)：本方以附子为主药。其适用标准，凡脉见沉迟弦微之阳虚脏寒，阳越于外者，皆主之。盖附子生用系温经逐寒，以其性辛寒，走而不守，故合甘草干姜汤之甘草，以缓其走散之性，干姜以助其温中之功，而直达回肠之目的焉。太阳病上二十九条，阳明病二百三十八条，厥阴病三百六十五条，三百六十六条、三百九十条，皆为四逆汤所主之证。太阳病中九十三条、九十四条，太阴病二百九十条，厥阴病三百三十六条，厥阴病三百八十五条，皆四逆汤之证。煮服法中所云“强者可大附子一枚、干姜三两”者，盖因其人身体强壮，而酌情予增加其药量耳。

近代·徐大桂,《伤寒论类要注疏》(1935年)：法取姜、附，急温水脏。寒为阴肃之气，故不得不以救阳为急也。喻嘉言发明阴寒卒病，大畅厥词，此即其蓝本也。

按：此为发汗太过，阳气外泄，内动少阴，虚寒厥冷，肾阳外脱之救逆法也。方名四逆，即指亡阳证手足逆冷而言。互举于此，欲人与阳亢亡阳之方证互参也。再按：太阳、少阴相为表里，太阳标阳因发汗而外越，则少阴肾脏之本热亦消减，而为虚寒。肾中真阳，为人生化之本，此四逆所以以急温为补也。若太阳标阳，得发汗辛热之剂而转盛，内合阳明之燥，则又实热内结，谵语烦乱，而为调胃承气之证矣。

此肝气内挟肾寒，虚阳外越，筋膜引急，厥利并见；故法主温肾阳以舒肝气；又肝主筋脉，知寒疝转筋之类，皆宜肝肾并治矣。

近代·赵桐,《金匮述义》(1940年)：虚无生一气，一气产阴阳，阴平阳秘，复生一气，阴阳偶偏，则销铄真元矣。故阴阳同一本，在先天而不分；阴阳分两歧，在后天而必分也。然阴虚则阳亢，壮水之主以制阳光；阳亏则阴盛，益火之源以消阴翳。惟其有虚、有虚极，以虚之极，则仅虚者反形其盛。形其盛者，而非真盛，乃虚极牵动根本之源，有阳虚而阴不虚，阴既破而阳尚完者乎？故补阳当虞灼阴，此附子汤之补阳育阴而大补元气者也。一曰“少阴病，得之二三日，口中和，背恶寒，”再曰“身体疼，手足寒，骨节疼，脉沉”。方中参附回元气，培阴阳之本。术附补中土，益真火之源。芍附温血，茯苓化气，术附逐水气，茯苓出附毒。参苓术化气生气，参苓芍戢木敛阴。不用甘草，欲其速回元气而避其缓欤？察少阴化寒有阳虚之自召，有阴邪之侵凌。寒凌者则阳被侮，阳虚极则阴必不充，故有逐阴缓阳、补阳育阴两法也。四逆姜附草，逐阴邪而缓和者也。白通去草加葱，峻逐阴邪兼通上下者也。通脉四逆用草，同内外之阳，逐缓而制附毒者也。吴萸参姜，补肝脾之阳，交水火于中土者也。附子参苓芍术，补先后天，温气血以培阴阳之根本也。真武去参加生姜，益火消阴，制水伐阴而急者也。盖不用草者利其速，不用参者避其柔，参草并用者则柔而缓矣。方之运化如此，参草之用或不用，其庶几乎？

近代·彭子益,《圆运动的古中医学·伤寒论方解篇》(1947年)：治呕而脉弱，小便复利，身有微热，手足厥者。呕而脉弱，阳尽于上。小便过多，阴尽于下。阳虚身热，阳越于外。四肢秉气于脾胃，身热肢厥，阳将亡矣。干姜、炙草补中土之阳，附子补肾家之阳也。

胸中有实痰阻格，则心中温温欲吐，复不能吐。阳气不通，则手足寒而脉弦迟。弦者聚也，迟者痰也。当用吐法吐去其痰。若膈上有寒饮干呕，急用四逆汤以温之，不可吐也。

现代·中医研究院,《伤寒论语释》(1956年)：本方有温运脾胃、逐寒回阳的功用。附子回阳救逆，干姜温里逐寒，但性温热，走而不守，所以用甘草以缓其走散之性。在这里是误用桂枝汤后，又用其他药物发汗，再加烧针劫取其汗，以致亡阳，应用四逆汤急救。

现代·任应秋,《伤寒论语译》(1957年)：干姜、附子，为纯阳大热药，能振奋机能的衰减，干姜尚偏重于温运消化器官，而附子竟及于整个机体。凡心脏衰弱，细胞生活力减退时，附子有极大的振奋作用，与甘草、干姜配合，力量更强。据临床经验，四逆汤的效用，实优于毛地黄、樟脑诸剂，因为连续应用，阳回之后，疾病遂愈，没有什么流弊。

现代·陈亦人,《伤寒论译释》(1958年): 附子温经回阳，生用则力猛效捷，干姜温中散寒，二药同用即干姜附子汤，能够迅复阳气，增入甘草的甘温补中，温养阳气，既能降低附子的毒性，又能加强姜附的驱寒回阳作用，充分体现了方剂配伍的科学意义。

以上诸家对四逆汤的配伍意义均有所阐发，柯、徐二氏以此方与理中汤相较，更有利于临床运用。至于四逆汤中何药为君，注家有两种意见：一是认为附子为君，干姜为臣，甘草为使，如许宏说："必以附子为君，以温经济阳，以干姜为臣辅佐之，甘草为使调和二药以散其寒。"二是认为甘草为君，干姜为臣，附子为使，如成无己说："却阴扶阳，必以甘为主，是以甘草为君……逐寒正气，必先辛热，是以干姜为臣……暖肌温经，必凭大热，是以附子为使。"《金鉴》说："君以炙草之甘温，温养阳气，臣以姜附之辛温，助阳胜寒，甘草得姜附，鼓肾阳，温中寒，有水中暖土之功，姜附得甘草，通关节，走四肢，有逐阴回阳之力，肾阳鼓，寒阴消，则阳气外达，而脉升手足温矣。"两说均有一定理由，就驱寒回阳来说，附子自是首选药物，应为方中主药，但就配伍意义来说，方中用炙甘草，既能降低附子的毒性，又能加强附子的温阳作用，犹如元帅驾驭大将，诚如《长沙方歌括》所说："建功姜附如良将，将将从容借草匡。"可见甘草与附子同等重要，都不应作为佐使药。至于干姜同样是必用之药，所谓"附子无干姜不热"，如果不用干姜，也不能充分发挥其回阳救逆的作用。

现代·安徽中医学院,《伤寒论通俗讲义》(1959年): 本方治疗阴盛阳虚，手足厥冷，肢体拘急疼痛，下利清谷等证候。方以干姜附子温脾肾而回阳散寒，用甘草以缓其回阳作用，急则恐阳气暴出而脱也。

现代·李翰卿,《中国百年百名中医临床家》(1960年): 此温中回阳之方，专治阳虚内虚之证。所谓阳虚者，即体温低落、机能沉衰是也。主治：①太阴病，肠胃虚寒，寒邪较重，下利清谷等证。②少阴病，亡阳，四肢厥逆。附子回阳，以恢复其体温；干姜温中，以疗治其厥逆；炙草补中气，兼调和诸药。按：以上二病都必须具有脉沉而微、舌无苔而润、不喜冷性饮食等表现。

现代·孙纯一,《伤寒论注释要编》(1960年): 君以炙草之甘温，温养阳气。臣以姜附之辛温，助阳盛寒。炙草得姜附能鼓动肾阳，温中祛寒，有抑火暖土之功。姜附得甘草，通关节走四肢，有助阴回阳之力也。肾阳鼓，阴寒消，则阳气外达，而脉升，手足温矣。

现代·刘渡舟,《伤寒论十四讲》(1982年): 四逆汤由生附子、干姜、炙甘草组成。方中的生附子温少阴以回阳，干姜温中以散寒，炙甘草和中补虚，三药配伍，共奏回阳救逆之功。因其可治四肢厥逆，故名之以四逆汤。四肢厥逆，乃因真阳衰微，阴邪势盛，阳气不充于四肢，阴阳不相顺接而致。

现代·刘渡舟,《伤寒论诠解》(1983年): 四逆汤以附子为主，重在温少阴以回阳救逆。且附子生用又佐以干姜甘草，是取其效速而力大持久，常用于阳脱、亡阳之急救。其主治及适应证，可与少阴病篇合参。

现代·刘渡舟，聂惠民，傅世垣,《伤寒挈要》(1983年): 附子温经回阳，干姜温中散寒，甘草扶虚补中。

现代·刘渡舟，苏宝刚，庞鹤,《金匮要略诠解》(1984年): 本条论述虚寒呕吐的证治。治宜四逆汤，回阳救逆，去寒消阴。方中附子温暖肾阳；干姜温中散寒，以降寒逆；甘草健脾和胃，以缓阴气之逆，以将附子回阳温寒。

现代·陈亦人,《伤寒论求是》(1987年): 此方能温运脾肾之阳，方中用药仅有附子、干姜、甘草三味，但对其配伍意义却存在很大分歧，有认为附子为君，干姜为臣，甘草为使。如许宏说："必以附子为君，温经济阳，以干姜为臣辅佐之，甘草为使以调和二药，以散其寒也。"有认为甘草为君，干姜为臣，附子为使。如成无己说："却阴扶阳，必以甘为主，是以甘草为君……逐寒正气，必先辛热，是以干姜为臣……暖肌温经，必凭大热，是以附子为使。”《金鉴》在成注的基础上进一步阐述以甘草为君的配伍意义：“君以甘草之甘温，温养阳气，臣以姜附之辛温，助阳胜寒，甘草得姜附，鼓肾阳，温中寒，有水中暖土之功，姜附得甘草，通关节，走四肢，有逐阴回阳之力，肾阳鼓，寒阴消，则阳气外达，而脉自升，手足自温矣。”陈元犀则以将与帅的关系来比喻说明姜附与甘草的配伍意义：“生附子、干姜彻上彻下，开辟群阴，迎阳归舍，交接十二经，为斩旗夺关之良将，而以甘草主之者，从容筹画，自有将将之能也。”两说均有一定理由，就驱寒回阳来说，附子自是首选药物，从配伍作用来看，甘草既能降低附子的毒性，又能加强姜附的功能，两药都应是主药而不是佐使药，方中干姜也不是可有可无，前人有“附子非干姜不热”，正说明干姜附子相伍，有加强温阳破阴的协同作用。

现代·王付，《经方学用解读》（2004年）： 少阴阳虚阴寒证的基本病理病证是少阴阳气大虚，少阴阴寒太盛。所以，治疗少阴阳虚阴寒证，其用方配伍原则与方法必须重视以下几个方面。

针对证机选用温阳散寒药：少阴阳气大虚，阴寒太盛，阳气不得温煦，寒气充斥于外，证见四肢厥逆、恶寒身蜷等，其治当温阳于内，散寒于外。如方中附子。

合理配伍温暖脾胃药：脾胃为后天之本，主生化气血，阳由气所化生。因此，治疗阳虚寒证，除了选用温阳散寒药外，还必须合理配伍温暖脾胃药，以使脾胃生化气血，脾胃生化气血有序，则有助于阳气化生，阴寒消退，即温暖脾胃则能达到温壮阳气作用。如方中干姜。

妥善配伍补气药：阳虚者气必虚，温阳者必当补气，补气者则能助阳补阳，故妥善配伍补气药，在治疗阳虚病证方面具有非常重要的作用。又，为何治疗阳虚病证而没有配伍补阳药而用温阳散寒？于此必须审明治疗阳气大虚，阴寒太盛之证机，其治是不能用补阳药，若用补阳药则因其作用和缓而不能达到温壮阳气，回阳救逆之目的，对此必须配伍温阳药与补气药，二者相互为用则能起到阳从气而化生，气从热而化阳即温补阳气作用。如方中甘草。

随证加减用药：若气虚明显者，加黄芪、人参，以补气生阳；若便溏者，加白术、茯苓，以健脾生化气血；若汗出多者，加五味子、牡蛎，以敛阴止汗；若呕吐者，加陈皮、半夏，以降逆理气止呕等。

【方论评议】

综合历代各家对四逆汤的论述，应从用药要点、方药配伍和用量比例三个方面进行研究，以此更好地研究经方配伍，用于指导临床应用。

诠释用药要点：方中生附子温壮阳气，干姜温暖脾胃，甘草益气和中。

剖析方药配伍：附子与干姜，属于相须配伍，增强温阳壮阳；附子与甘草，属于相使配伍，益气壮阳补阳；干姜与甘草，属于相使配伍，温暖脾胃，化生阳气。

权衡用量比例：生附子与干姜用量比例是4∶3，提示急急壮阳与温中的用量调配关系，以治阴寒；生附子、干姜与甘草用量比例是6∶4.5∶5，提示壮阳与益气之间的用量调配关系，以治阳虚。

【药理作用】 本方具有强心、增加心肌收缩力、扩张冠状动脉、保护心肌、消除自由基、增强机体免疫功能、抗休克、调节心律、改善微循环、调节中枢神经、调节周围神经、镇痛、调节体温中枢、调节垂体－肾上腺皮质功能、调节支气管平滑肌功能、抗炎、抗缺氧、抗心脑缺血、抗风湿、调节钠钾钙、调节骨骼肌、促进骨质代谢等作用。

四逆散

【导读】 ①学用四逆散应重视柴胡和芍药的用量调配关系、柴胡和枳实的用量调配关系、柴胡和甘草的用量调配关系。②四逆散虽是辨治肝气郁滞证的重要代表方，但在临床中对心肺气郁证等也具有良好治疗作用。③学好用活四逆散的第一步是辨清四逆散由哪些基础方和药物组成：组成四逆散有1个基础方和3组药，基础方是枳实芍药散，3组药中第1组是行气解郁药即柴胡、枳实，第2组是补血收敛药即芍药，第3组是益气药即甘草，基础方枳实芍药散调理气血，从1个基础方和3组药用量深入学习研究即可用活四逆散。

【方歌】 四逆散疏肝理气，柴胡芍药与枳实，甘草缓急柔肝气，气机郁滞皆可施。

【方药】 柴胡　枳实破，水渍，炙干　芍药　甘草炙

【用法】 上四味，各十分，捣筛，白饮和，服方寸匕，日三服。咳者，加五味子、干姜各五分，并主下利；悸者，加桂枝五分；腹中痛者，加附子一枚，炮令坼；泄利下重者，先以水五升，煮薤白三升，煮取三升，去滓。以散三方寸匕，内汤中，煮取一升半，分温再服。

【功用】 疏肝理气，调理气机。

【适应证】

1. 中医病证：①肝气郁滞证。手足不温，或咳嗽，或心悸，或小便不利，或腹中痛，或泄利下重，表情沉默，苔薄，脉弦。②肝脾气郁证。胸胁脘腹胀痛，不思饮食，因情绪不佳加重，或乳房胀痛，苔薄，脉弦。

2. 西医疾病：胃黏膜异型增生、肠胃炎、肝纤维化、病毒性肝炎、慢性胆囊炎、胆石症、内分泌紊乱等临床表现符合肝气郁滞证者。

【用药分析】 方中柴胡疏肝解郁，枳实降泄浊气，芍药补血柔肝缓急，甘草益气和中缓急。

【用方思路】

1. 四逆散既是辨治肝气郁滞证的重要代表方，又是辨治诸多杂病如肝病、心病、脾胃病、肺病、肾病等的重要基础方。

2. 方中柴胡既可行气，又可升举；枳实既可行气，又可降泄；芍药既可收敛，又可补血；甘草可补诸脏腑之气。从方中用药用量及调配分析得知，四逆散的应用并不局限于肝气郁滞证，还可用于辨治诸多杂病，如消化、循环、呼吸、精神神经、内分泌及代谢等系统疾病。

3. 运用四逆散辨治的病证（无论病变部位在肝胆、在心或在肺）以肝气郁滞证为主，其治当疏肝解郁。

【随证合方】 若夹瘀，可与桂枝茯苓丸合方用之；若夹寒痰，可与赤丸合方用之；若夹湿热，可与栀子柏皮汤合方用之；若夹虚寒，可与桂枝人参汤合方用之。

【注意事项】 运用四逆散既要辨清西医之病，又要辨清西医之病属于中医气郁证。辨西医之病可进一步了解疾病的发展演变及转变规律，辨中医之证可更好地针对西医之病选用四逆散。

【应用指征】 少阴病，四逆，其人或咳，或悸，或小便不利，或腹中痛，或泄利下重者，四逆散主之。（318）

【方论】

金·成无己,《注解伤寒论》(1144年)： 四逆者，四肢不温也。伤寒邪在三阳，则手足必热；传到太阴，手足自温；至少阴则邪热渐深，故四肢逆而不温也；及至厥阴，则手足厥冷，是又甚于逆。四逆散以散传阴之热也。《内经》曰：热淫于内，佐以甘苦，以酸收之，以苦发之。枳实、甘草之甘苦，以泄里热；芍药之酸，以收阴气；柴胡之苦，以发表热。

元·王履,《医经溯洄集》(1368年)： 方用柴胡、枳实、芍药、甘草，四者皆寒冷之物，而专主四逆之疾，是知四逆非虚寒之证也，四逆与厥相近而非。经曰：诸四逆厥者不可下，是四逆与厥有异也。吁！斯言也，所谓弥近理而大乱真者欤！

明·许宏,《金镜内台方议》(1422年)： 用甘草为君，以和其中，而行其四末。以枳实为臣，而行结滞。以芍药为佐，而行荣气。以柴胡为使，而通散表里之邪也。

明·吴昆,《医方考》(1584年)： 少阴病，四逆者，此方主之。此阳邪传至少阴，里有结热，则阳气不能交接于四末，故四逆而不温。用枳实，所以破结气而除里热；用柴胡，所以升发真阳而回四逆；甘草和其不调之气；芍药收其失位之阴。是证也，虽曰阳邪在里，甚不可下。盖伤寒以阳为主，四逆有阴进之象，若复用苦寒之药下之，则阳益亏矣，是在所忌。论曰：诸四逆者，不可下之。盖谓此也！

明·方有执,《伤寒论条辨》(1592年)： 人之四肢，温和为顺，故以不温和为逆。但不温和而未至于厥冷，则热犹为未入深也。故

用柴胡解之也。枳实，泄之也。然热邪也，邪欲解本阴也。阴欲收，芍药收之也。甘草和之也。分，今之二钱五分也。

明·张卿子,《张卿子伤寒论》(1644年)：《内经》曰：热淫于内，佐以甘苦，以酸收之，以苦发之。枳实、甘草之甘苦，以泄里热，芍药之酸，以收阴气，柴胡之苦，以发表热。

清·喻嘉言,《尚论后篇》(1648年)：此寒邪传至少阴，里有结热，则阳气不能交接于四末，故四逆而不温。用枳实，所以破结气而除里热；用柴胡，所以升发真阳而回四逆；甘草和其不调之气；芍药收其失位之阴。

五画

清·李中梓,《伤寒括要》(1649年)：按少阴用药，有阴阳之分，如阴寒而四逆者，非姜、附不能疗也。此症虽云四逆，必不甚冷，或指头微温，或脉不沉微，乃阴中涵阳之症。此惟气不宣通，乃为逆冷，哉以柴胡凉表，芍药清中。此本肝胆之剂，而少阴用之者，为水木同元也，以枳实利七冲之门，以甘草和三焦之气，即气机宣通而四逆可痊已。已下或为之症，凡五条，皆挟阳而发者也。

清·柯琴,《伤寒来苏集》(1674年)：此仿大柴胡之下法也。以少阴为阴枢，故去黄芩之苦寒、姜夏之辛散，加甘草以易大枣，良有深意。然服方寸匕，恐不济事。少阳心下悸者加茯苓，此加桂枝。少阳腹中痛者加芍药，此加附子，其法虽有阴阳之别，恐非泄利下重者宜加也。薤白性滑，能泄下焦阴阳气滞，然辛温太甚，荤气逼人，顿用三升，而入散三匕，只闻薤气而不知药味矣。且加味俱用五分，而附子一枚、薤白三升，何多寡不同若是，不能不致疑于叔和编集之误耳。

清·陈尧道,《伤寒辨证》(1678年)：用柴胡所以升陷内之阳邪，枳实所以破内滞之结热，甘草和其不调之气，芍药收其失位之阴。是证也，虽曰阳邪在里，慎不可下。盖伤寒以阳为主，四逆有阴进之象，若复用苦寒之药下之，则阳益亏矣，是在所忌。论曰：诸四逆者，不可下，此之谓也。

清·汪琥,《伤寒论辨证广注》(1680年)：成注引《内经》曰：热淫于内，佐以甘苦，以酸收之，以苦发之。枳实、甘草之苦甘，以泄里热。芍药之酸，以收阴气。柴胡之苦，以发表热。琥按：上方虽云治少阴，实阳明少阳药也。《内台方议》曰：四逆者，手足不温也；四厥者，寒冷之甚也。四厥为阴寒之邪，四逆为传经之邪，乃阳热已退，邪气不散，将欲传阴而未入也。此只属阳，故与凉剂以治之。用甘草为君，以和其中而行四末。以枳实为臣，而行结滞。以芍药为佐，而行营气。以柴胡为使，而通散表里之邪也。琥按：上云，阳热已退，言阳经之邪热，敛而退入于里，以故外不热而四逆。仲景用四逆散者，乃和解邪热，兼消里实之剂。

清·汪昂,《医方集解》(1682年)：此是阳邪成厥逆，阳邪入里，四肢逆而不温。敛阴泄热平剂扶。芍药敛阴，枳实泄热，甘草和逆，柴胡散邪，用平剂以和解之。

此足少阴药也。伤寒以阳为主，若阳邪传里而成四逆，有阴进之象，又不敢以苦寒下之，恐伤其阳。经曰：诸四逆不可下也。故用枳实泄结热，甘草调逆气，柴胡散阳邪，芍药收元阴，用辛苦酸寒之药以和解之，则阳气敷布于四末矣。此与少阳之用小柴胡意同。有兼证者，视加法为治。

清·张志聪,《伤寒论宗印》(1683年)：此动少阴本经之水，而碍生阳之气逆也。按本经凡用散者，取其转输水液，或升散寒水之气及外因之水邪，皆取其散越之意也。此方加减，与真武汤大略相同。盖少阴寒水主气，真武汤证乃无形之气而入于经。此则有形之水，而碍其气也，易不言水者何？夫一阳之气生于水，少阴之所生也。少阴受邪，动其本经之水，以致生阳之气不能升转，非水邪之病于胸胁之间。故如十枣汤证之亦不言水也。阳气逆于下，故其人四逆。肾气上通于心肺，故或咳或悸也。气不能输化，故小便不利侮所不胜，故腹中痛也。泄利者，水邪在下也。下重者，阳气下陷也，四逆散主之。用芍药甘草，已合而化土，以制胜其阴水。柴胡助初阳之气以上升，枳实破结气以散逆。咳者，用味子以保肺，加干姜以温金。悸者，用桂枝以辅心主，兼御水邪之上奔。小便不利者，加茯苓以渗泄其水液。腹中痛者，加附子以温散其水寒。泄利下重者，取薤白腐秽之臭以入肾，薤茎中空外直以通阳。盖此因水而逆其阳气，非阳气之虚亡，故所重在升散，而不重于温补也。（眉批：冷至肘膝为四逆，此病水。故直至于合大润下作咸其臭腐。）以上三章，因外邪而动少阴本气之寒水，然在气在寒者重，在水在经者轻。

清·张志聪，《伤寒论集注》（1683 年）： 本篇凡论四逆皆主生阳不升，谷神内脱，此言少阴四逆不必尽属阳虚，亦有土气郁结胃气不舒而为四逆之证，所以结四逆之义也。故方中用柴胡、炙草和中而达外，枳实宣达胃土，芍药疏通经脉。用散者，取其四散于外内之意；咳者，加味子干姜温敛肺气；并主下利者，干姜能温而味子能敛也；悸者，加桂枝以保心气；小便不利者，加茯苓以疏通；腹中痛者，加附子以温阴湿之土；泄利下重者，加薤白以启陷下之阳。

清·张璐，《医通祖方》（1695 年）： 凡病各有真假，真者易见，假者难辨，差之毫厘，迥乎冰炭。试以伤寒之厥逆辨之，其始病便见者，为直中寒厥；五六日热除而见者，为传经热厥。寒厥真而热厥假也，热厥之治惟四逆散得之。细推其邪从阳入阴，必由少阳而达，亦无不由太阴竟入少阴之理，故首推柴胡为来路之引经，亦藉以为去路之向导，用枳实者，扫除中道，以修整正气复回之路也。夫阴为阳扰，阳被阴埋，舍和别无良法，故又需与芍药以和其营，甘草以和其胃，胃气和而真阳敷布，假证愈而厥逆自除。

清·钱潢，《伤寒溯源集》（1708 年）： 盖以甘草之甘和，以缓阴邪之急。枳实之苦，以开中气之结。柴胡以升发其阳气之郁，芍药以收敛其阴气之逆。所服不过一方寸匕，一日三服而已，所以药力轻微，剂偏小者，无过和解其邪耳。

清·秦之桢，《伤寒大白》（1714 年）： 阴症腹痛厥冷，用四逆汤；阳症腹痛厥冷，用凉膈散。今以阴经阳症腹痛厥冷，不可骤用寒凉，故先疏通肝胆血脉，调和胃家中气，四肢温暖，然后清热。

三阳表邪内伏，四肢厥冷，升阳散火汤等发之。热邪内传，四肢厥冷，凉膈散等清之。三阴脏寒而厥冷，以四逆汤等温之。今本是阳症，因热邪内传阴经而厥冷，故以柴胡、白芍药疏通肝胆，伸阳气外达，则肝主四末而四肢自暖。又以枳实、甘草疏通阳明里气，伸胃阳外布，则胃主手足而手足自温。此方分治阴经阳厥，与阳经阳厥不同者。

清·顾松园，《顾松园医镜》（1718 年）： 柴胡解厥阴之邪，达胃阳之郁。芍药疏土中之水。枳实破壅滞之气，各一、二钱。甘草和中，减半。此清热和解之剂。虽少阴四逆，实邪挟木乘胃所致，故但治厥阴，而少阴亦解，此母实泻子之治法也。仲景谓：厥应下之，而反发汗者，必口伤烂赤。谓当以寒剂降热下行，如白虎汤之清金平木解热，以救胃中津液，亦为热厥之主方，非大承气峻下之谓也。故又戒之曰：诸四逆厥者，不可下之，虚家亦然。若果有下症，仍可用微下之法，须活泼泼地，不可固执。

清·姚球，《伤寒经解》（1724 年）： 阴虚于下，则为热厥。四逆者，手足厥逆也。咳者，阴火乘肺也。悸者，水气乘心也。小便不利，气化不及州都，水不行也。腹中痛，阴虚而阳亦虚也。泄利下重，气滞于下也。四逆散主之，养阴通滞也。芍药、甘草，补血以行气于阴。柴胡、枳实，升阳散滞，以行气于阳。阴阳相接，则厥愈也。

清·魏荔彤，《伤寒论本义》（1724 年）： 仲师于此用四逆散，名亦四逆也，而汤散之义不同，汤者冬日所饮，有温之义也；散者解也，有凉之之义也。虽亦不必言之若是之凿，然窥其用药皆可以意逆志而得之也。方用甘草，以缓炎上之急，枳实以破上壅之盛而咳悸可差矣。柴胡以拔少阴之邪达于厥阴而上升。芍药以敛血分之行，收其阴分而不走，则腹痛、泄利下重可已矣。四物分理上下，一缓一开，一升一敛，而少阴之热邪可以摄伏矣。喻注谓用柴胡亦如少阳和解之义，可谓有深心焉。少阳之用柴胡使阳明之邪以少阳为出路也；少阴用柴胡使少阴之邪以厥阴为出路也。肝胆同为木，属阴阳邪正之升降俱由于此，故三阳以少阳为初而三阴以厥阴为尽，非由此别无门户矣。此仲师神明于阴阳升降之故也。此谓之和解则似是而非也。

清·尤在泾,《伤寒贯珠集》(1729年): 故用柴胡之辛，扬之使从外出，枳实之苦，抑之使其内消，而其所以能内能外者，则枢机之用为多，故必以芍药之酸益其阴，甘草之甘养其阳。曰四逆道，因其所治之病而命之名耳，而其制方大意，亦与小柴胡相似，四逆之柴胡、枳实，犹小柴胡之柴胡、黄芩也，四逆之芍药、甘草，犹小柴胡之人参、甘草也，且枳实兼擅涤饮之长，甘、芍亦备营卫两和之任，特以为病有阴阳之异，故用药亦分气血之殊，而其辅正逐邪，和解表里，则两方如一方也。旧谓此为治热深发厥之药，非是，夫果热深发厥，则属厥应下之之例矣，岂此药所能治哉!

清·王子接,《绛雪园古方选注》(1732年): 四逆散，与四逆汤药品皆异者，此四逆由于热深而厥也。《素问·厥论》云：阴气虚则阳气入，胃不和而精气竭，则不营其四肢。厥阴篇曰：前热者后必厥，厥深热亦深，厥微热亦微，厥应下之。故虽少阴逆，而属阳邪陷入者亦可下，但不用寒下耳。热邪伤阴，以芍药、甘草和其阴，热邪结阴，以枳实泄其阴，阳邪伤阴，阴不接阳，以柴胡和其枢纽之阳。此四味而为下法者，从苦胜辛、辛胜酸、酸胜甘，乃可以胜肾邪，故得称下。服以散者，取药性缓，乃能入阴也。

清·不著撰人,《伤寒方论》(1732年): 初入阴经，当温固也，故四逆汤及通脉等汤乃治法之正也。然此为直中及误汗下而阴胜者，则相宜矣，亦有肾水衰薄，邪入则扰动真阳，因而蕴热为患者，况传经之邪本系热邪，概与温经，岂非以火济火乎。四肢者诸阳之本也，邪在三阳则热，至太阴则温，至少阴则逆而不温，至厥阴则厥冷而甚于逆，客邪渐入其热渐深，正气不相接，故厥也，或温之，或凉之，此正治阴经之大关键处。故喻先生以呕咳、下痢、四肢沉重，为水饮横溢之微，以心烦、舌燥、咽干、不眠为真阳内扰之机，此辨之至悉者也。而黄连、阿胶、苦酒、猪苓、猪肤等汤，立方之意了然。然皆意在滋阴，若四逆散似独以清热和解为重矣，盖四逆为邪壅正气或咳，心悸，小便不利，或腹痛泻痢下重，虽上下寒热不同，总阴之不与阳通而各自为病也。故柴取胡以解其邪，甘芍以和其阴，而以枳实为通达阴阳之主药，虽不峻，渐可转逆为顺，故亦得有四逆之名，药剂极大，肾肝位远也，此为和解至平之剂，不堪任重，故以治四逆为主，复设种种加法耳。

清·吴谦,《医宗金鉴》(1742年): 热厥者，三阳传厥阴合病也。太阳厥阴，麻黄升麻汤、甘草干姜汤证也；阳明厥阴，白虎汤、大承气汤证也。此则少阳厥阴，故君柴胡以疏肝之阳，臣芍药以泻肝之阴，佐甘草以缓肝之气，使枳实以破肝之逆，三物得柴胡，能外走少阳之阳，内走厥阴之阴，则肝胆疏泄之性遂，而厥可通也。或咳或下利者，邪饮上下为病，加五味子、干姜，温中以散饮也。或悸者，饮停侮心，加桂枝通阳以益心也。或小便不利者，饮蓄膀胱，加茯苓利水以导饮也。或腹中痛者，寒凝于里，加附子温中以定痛也。或泻利下重者，寒热郁结，加薤白开结以疏寒热也。

清·黄元御,《长沙药解》(1748年): 寒水侮土，四肢厥逆，其人或肺逆而为咳，或木郁而为悸，或土湿木遏而小便不利，或寒气凝滞而腹中痛，或清气沉陷而泄利下重者，是皆土郁而木贼也。宜四逆散，甘草、枳实，培土而泻滞，柴胡、芍药，疏木而清风也。

治少阴病，四逆者。以水寒木枯，郁生风燥，侵克脾土，中气痞塞，不能四达。柴、芍，清其风木，甘草补其中气，枳实泻其痞满也。

治霍乱利止脉微。以泄利既多，风木不敛，亡血中之温气。四逆汤暖补水土，加人参以益血中之温气也。

清·黄元御,《伤寒说意》(1754年): 若四肢逆冷，或咳或悸，或小便不利，或腹中疼痛，或泄利下重者，是水土湿寒，木郁欲泄。宜四逆散，甘草、枳实，补中而泻土郁，柴胡、芍药，疏木而清风燥也。

清·徐灵胎,《伤寒约编》(1759年): 柴胡升阳，白芍敛阴，枳实泄滞气，甘草缓中州，令伏邪升散四达，则清阳不复下陷，而厥利无不尽平矣。

清·强健,《伤寒直指》(1765年):《内经》曰:热淫于内,佐以甘苦,以酸收之,以苦发之。枳实、甘草之甘苦,以泄里热,芍药之酸,以收阴气,柴胡之苦,以发表热。论云:四肢者,诸阳之本。阳气不足,阴寒加之,阳气不相顺接,致手足不温而成四逆。此汤发阳气,散阴寒,温经暖肌,故以四逆名之,此奇制之大剂也。四逆属少阴,少阴者肾也。肾脏位远,非大剂不能达。《内经》曰:远而奇偶,制其大服,此之谓也。

清·杨栗山,《伤寒瘟疫条辨》(1784年):故四逆散,邪热传至阴经而四逆,自宜柴胡、枳实以清解其热。若兼虚寒退邪而腹痛,则加附子之温经益阳,又何可缓也?寒热各行其性,此仲景制方之妙。况伤寒始病热中,未传寒中者极多,四逆虽属阳证,已有阴进之象,兼以腹痛,则其加附子也,不亦宜乎?若温病阳邪亢闭。隔阴于外以致四逆,非急下之不为功,若执治伤寒之法,则误人矣。

清·吴坤安,《伤寒指掌》(1796年):此阳经热邪扰于阴分而厥也。盖四逆,有寒热之分。胃阳不敷于四肢为寒厥,阳邪内扰于阴分为热厥。寒则下利清谷,热则泄利下重。故用芍药、枳实以清泄之,柴胡以升散之,则升降利,而厥逆诸症自解矣。

清·陈修园,《伤寒真方歌括》(1803年):阳邪伤阴亦四逆,枳实芍草攻和策(四逆,四肢逆冷也,热邪结阴,以枳实泄之,热邪伤阴,以芍草和之)。阴为阳伤不接阳,和其枢纽柴专责。

清·邹澍,《本经疏证》(1832年):四逆散中,柴胡疏肠胃中结滞,芍药开阴结,布阳气,重以甘草之和,枳实之破,不患其结滞不去,中下不交矣。

清·吕震名,《伤寒寻源》(1850年):身体疼,手足寒,骨节痛,脉沉者,此汤主之。沉为在里,只宜温里,此全以脉沉为辨。又云,少阴病得之一二日,口中和,其背恶寒者,当灸之,此汤主之。此又以口中和为辨。口中和而背恶寒,则非阳邪怫郁之恶寒,乃可主以此汤而无疑,此少阴病温经散寒正治之法。主附子之雄烈,下消肾中之水寒上资君主之热化;人参助阳;芍药和阴;茯苓利窍以逐水;白术燥湿以燠土,并力温托,绝不加入一毫升散之药,但使元阳得振而病自解。

清·陈恭溥,《伤寒论章句》(1851年):四逆散宣散郁阳,调达土气之方也,凡阳气内郁,土气不达者而四逆者用之。本论曰:少阴病四逆,其人或咳或悸,或小便不利,或腹中痛,或泄利下重者,此方主之。盖仲景意谓:当知土郁,亦有四逆也。夫四肢者,脾土所主也。脾阳内郁,不达于四肢,则逆冷矣。方用柴胡,启生阳之气以达之,枳实以运之,甘草芍药,从中土以通经脉于四肢,此又治四逆之一法也。其或咳者,肺有寒饮也,加干姜以温之,五味以敛之;其或悸者,心主之神虚也,加桂枝以保之;其或小便不利者,脾气不转输也,加茯苓以助之;其或腹中痛者,少阴之阳不升也,加附子以启之,其或泄利下重者,土气陷下也,加薤白以升之。四逆散之加减又如此。

清·费伯雄,《医方论》(1865年):四逆散乃表里并治之剂。热结于内,阳气不能外达,故里热而外寒,又不可攻下以碍厥。故但用枳实以散郁热,仍用柴胡以达阳邪,阳邪外泄,则手足自温矣。

清·高学山,《伤寒尚论辨似》(1872年):故以芍药之走里,配以甘草之守中者,盖因阳气之根,逆于胃故也。然后以柴胡解其邪热,以枳实去其结气,邪结平而真阳透出,故四逆自愈。不用汤,而用散,正欲其留连胃中也。咳者,肺寒而气张,故以干姜温之,五味敛之。下利,胃寒而脾气散,故亦所宜也。悸者,心阳虚,故加桂枝。茯苓淡渗,故小便不利者加之。腹痛为寒,故加附子。泄利下重,为阳气下陷,故以韭白煮汤,取其升阳也。

清·莫枚士,《经方例释》(1884年):[泉案]四逆散,治寒湿痹于胸中,上焦不开致成四逆者,故多用荡涤破积之药,四味半皆苦寒者,经曰攻里不远寒是也。成氏谓:热邪传入少阴,果尔,则加减法中,何以反用姜、附、桂、薤等热物耶?其误明矣。此方之制,截取大柴胡之半,加甘草为之。以腹痛,故去黄芩;以不呕,故去半夏、生姜;以泄痢,故去大黄，是此方乃大柴胡之减法也。《局方》以此去枳，加归、苓、术为逍遥散，治抑郁不乐。又《局方》黑地黄丸，以五味子、干姜二味，同术。地用。《外台》以此合栀豉汤，名薤白汤，治伤寒下痢如烂肉汁，赤白滞下。

清·唐宗海，《血证论》（1884年）：四肢厥冷，谓之四逆。仲景四逆汤，皆用温药，乃以热治寒之正法。至四逆散，则纯用清疏平和之品，亦能治四肢厥冷，何也？盖虚寒固有四症，亦有热遏于内，不得四达，而亦四逆者。实热内伏，热深厥亦深，非芩、连、大黄不克。虚热内扰，非玉烛散、玉女煎不退。若是腠理不和，遏其阳气，则但用四逆散。枳壳、甘草，解中土之郁，而白芍以调其内，柴胡以达于外，斯气畅而四肢通，自不冷厥矣。此汤与小柴胡转输外达相似，又疏平胆气，和降胃气之通剂，借用处尤多。

清·戈颂平，《伤寒指归》（1885年）：散，布也。阳气浮半表下，半里土气不疏，以芍药苦平，疏泄半里土气。枳实，臭香形圆，臭香能化阴土浊阴，形圆能转运土气升降。一阳阳开气浮，土味不足半表，以甘草甘平，柴胡苦平，合化阴气外布，和半表阳气，回还半里。右四味，各十分，象阴阳气液，分别四方，不可聚一方也。捣筛，白饮和服方寸匕，日三服，象三阳，来复半表，回还半里也。

清·王旭高，《退思集类方歌注》（1897年）：此四逆散与小柴胡制方之义略同，特以枢有阴阳之异，故用药亦分气血之殊，而其辅正逐邪，和解表里，则两方如一方也。盖彼用黄芩泄肺热，恐金胜木也；此用枳实泄脾实，恐土胜水也。彼用人参补脾气，恐少阳之邪，传入于太阴也；此用芍药益肝阴，恐少阴之邪，传入于厥阴也。而枢机为病，必以和解，故柴胡、甘草，在所不易矣。

清·张秉成，《成方便读》（1904年）：故以枳实破结除痰，与柴胡一表一里，各得其宜。而以芍药甘草，护阴和中。相需相济，自然邪散厥回耳。

近代·曹颖甫，《伤寒发微》（1931年）：但观四逆散方治，惟用甘草则与四逆汤同，余则用枳实以去湿痰宿食之互阻，用柴胡以解外，用芍药以通瘀。但使内无停阻之中气，外无不达之血热，而手足自和矣。此四逆散所以为导滞和营之正方也。惟兼咳者，加五味、干姜，与治痰饮用苓、甘、五味、姜、辛同。小便不利加茯苓，与用五苓散同。惟下利而悸，则加桂枝，所以通心阳也。腹中痛，加熟附子一枚，所以温里阳也。肺与大肠为表里，肺气阻塞于上，则大肠壅滞于下而见泄利下重。譬犹置中通之管于水盂，以一指捺其上，则滴水不出，去其指则水自泄矣。泄利下重，于四逆散中重用薤白，与胸痹用瓜蒌薤白汤同意。皆所以通阳而达肺气，肺气开于上，则大肠通于下。若误认为寒湿下利而用四逆汤，误认湿热下利而用白头翁汤，误认为宿食而用承气汤，则下重益不可治矣。

近代·彭子益，《圆运动的古中医学·伤寒论方解篇》（1947年）：阳复生热，热伤木液，木气滞塞，升降不和，则病咳悸，小便不利，腹痛，泄利下重。柴胡、芍药升降木气，枳实调滞气，炙草养中也。此证脉必沉滞。

现代·中医研究院，《伤寒论语释》（1956年）：本方治疗阳气郁遏于里，不能透达于外而发生的四肢厥逆，用柴胡升阳透邪，芍药、枳实、甘草疏肝和胃。

现代·陈亦人，《伤寒论译释》（1958年）：方以柴胡疏肝解郁，枳实行气散结，芍药柔肝活血，甘草益脾缓急。肝郁得舒，气血宣通，则四肢厥冷自愈。

本方所治的四逆，主要因阳热内郁，肝胆脾胃升降之机失常，故方中柴胡疏肝透郁，枳实和胃泄热，芍药甘草益阴和营。评家对方义的分析虽然不同，但都环绕着阳郁气滞，因而都有利于对本方配伍意义的深入理解，有助于临床运用。

现代·安徽中医学院，《伤寒论通俗讲义》（1959年）：本方治疗少阴病，阳气内郁的四逆证。柴胡疏泄肝胆之气，启达阳气外行；枳实行气滞而宣通胃络；芍药甘草平肝安脾，以和血脉，合成疏肝和胃，达阳解郁的作用。咳而利者，加五味子、干姜，酸收逆气，辛散寒邪。悸者，加桂枝，以通阳行水。小便不利者，加茯苓以利水。腹中痛者，加附子以温中散寒。泄利下重者，加薤白以行肠胃之滞气。这是通常达变的治疗法。

现代·李翰卿,《中国百年百名中医临床家》(1960 年)：此宣达阳气、解除肝郁之方。主治阳气被寒邪所郁，形成热厥，四肢厥逆，兼寒热往来。但必须具有胸胁满痛、心下拒按，或肝气郁滞、脉沉等。此方治肝气郁滞、寒热、腹痛拒按、脉沉者有效，痢疾兼有寒热证者也有效。柴胡升达阳气，故能治寒热往来，胸胁痛满，及由闭郁形成的厥逆证；芍药和肝，疏通血脉，故能治腹痛痢疾；枳实导滞，治心下拒按；甘草和中，以补正祛邪。仲景原文有“少阴病”三字，根据实践认为，绝不是真正阳虚的少阴病，乃貌似神非的证候。所以《医宗金鉴》云：“既无可温之寒，又无可下之热。”正说明这一点。

现代·孙纯一,《伤寒论注释要编》(1960 年)：柴胡升阳达郁，以治手足时热时逆；然厥逆其气必滞，故用枳实以行气滞，芍药甘草合用能补阴退热而止厥逆。本方为清热通郁之剂，而治阳气内郁不能外达之四逆证也。咳嗽者，加五味子、干姜敛肺气散肺寒。心悸者，加桂枝以温心阳。小便不利者，加茯苓以利水，腹中痛者，加附子以温中驱寒。泄利下重者，加薤白温中行气，此用方随证加减之法。

现代·刘渡舟，聂惠民，傅世垣,《伤寒挈要》(1983 年)：少阴阳气郁，不达四肢，发为四逆，治当和阴通阳，使阴阳顺接则手足自温。此方用柴胡、芍药以疏肝之气血；枳实、甘草以调和脾胃之气。盖少阴为阴枢，介于太阴、厥阴之间，其气郁遏，枢纽不利，则肝脾二经不调。此方能疏通肝郁。即所以疏通少阴阳郁，故能治气郁之厥。本证若肺寒作咳，加干姜、五味子，并主久利；若心虚作悸，加桂枝以助心气；若水聚于下，小便不利，加茯苓以利水邪；若里寒而腹中疼痛，加附子温寒气；若胃肠气滞，泄利下重，加薤白以利气滞。

现代·刘渡舟,《伤寒论诠解》(1983 年)：四逆散用柴胡、枳实解郁开结以疏达阳气，芍药配甘草和血以利阴，即“治其阳者，必调其阴，理其气者，必调其血”之义。

现代·姜春华,《伤寒论识义》(1985 年)：四逆散方，为大柴胡之变方，逍遥散之远祖。本方在后世随证加减，应用颇广。通用于迁、慢性肝炎，两胁不舒，微痛者。

现代·王付,《经方学用解读》(2004 年)：肝气郁滞证其基本病理病证是肝气郁滞，肝气不能疏泄条达。所以，治疗肝气郁滞证，其用方配伍原则与方法必须重视以下几个方面。

针对证机选用疏肝理气药：肝主疏泄条达而恶抑郁，郁则气机不畅，气机不畅则经脉不和，经脉不和则阳气郁滞而不能外达，则证见表情沉默，胸胁胀满，手足不温。其治当疏肝解郁，在选择疏肝解郁药时，最好选用既有疏肝作用，又有升达肝气作用，只有如此而用药，才能取得最佳治疗效果。如四逆散中柴胡。

合理配伍收敛肝气药：肝郁者法当疏散，疏散虽能治疗肝郁，可易于伤肝气，故在疏达肝气时又要注意收敛肝气，只有有效地收敛肝气，才能更好地疏达肝气。若只疏肝气而不收敛肝气，势必暗损肝气而不利于肝气疏达。因此，在配伍收敛肝气药时，最好选用既有收敛肝气作用，又有补肝血作用，只有如此配伍用药而照顾肝体，才能使肝体阴而用阳，即既疏又敛，气血趋于调和。如四逆散中芍药。

妥善配伍降泄药：肝主疏泄而易于升达，其治在选用升达肝气药时，一定还要妥善配伍降泄药，只有妥善配伍降泄肝气药，才能使肝气既升又降，从而使肝气升降有序，以行使其职能。如四逆散中枳实。

适当配伍甘缓药：肝气主疏泄，疏泄之中有收敛，收敛之中有降泄。肝气郁滞，其治在针对证机而治外，还要配伍甘缓药，以缓和肝气之急，以使肝气调和。如四逆散中甘草。

随证加减用药：若咳嗽者，肝气郁而肺气逆，加干姜辛以散之，加五味子酸收肺气；若心悸者，肝气郁而心气不畅，加桂枝，辛以行之，以通之；若小便不利者，肝气郁而膀胱气化不利，加茯苓，以渗利小便，通达膀胱，泄泻水气；若腹中痛者，肝气郁而脾气不和，加附子，辛以散之，宣畅阳气，疏通郁滞；若泄利下重者，肝气郁而大肠不得变化，加薤白，宣畅大肠之气，使大肠行使变化之职。

【方论评议】

综合历代各家对四逆散的论述，应从用药要点、方药配伍和用量比例三个方面进行研究，以此更好地研究经方配伍，用于指导临床应用。

诠释用药要点：方中柴胡疏肝解郁，枳实降泄浊气，芍药补血柔肝缓急，甘草益气和中缓急。

剖析方药配伍：柴胡与枳实，属于相须配伍，柴胡理气偏于升举，枳实理气偏于降泄；柴胡与芍药，属于相反相畏配伍。相反者，柴胡疏肝解郁，芍药收敛肝气；相畏者，芍药制约柴胡疏泄伤正，柴胡制约芍药收敛留邪；芍药与甘草，属于相使配伍，益气补血，柔肝缓急；柴胡与甘草，属于相反相畏配伍，甘草益气，制约柴胡疏肝伤气。

权衡用量比例：柴胡与枳实用量比例是1∶1，提示疏散与降泄之间的用量调配关系，以治肝郁；柴胡与芍药用量比例是1∶1，提示疏散与收敛之间的用量调配关系，以治肝急；芍药与甘草用量比例是1∶1，提示收敛与益气之间的用量调配关系；柴胡与甘草用量比例是1∶1，提示疏散与益气之间的用量调配关系。

【药理作用】 本方具有抗休克、抑制血小板聚集、对心肌呈双向调节、增强机体免疫功能、抑制平滑肌痉挛、调节心律、改善微循环、抑制血栓形成、调节胃肠平滑肌蠕动、保护胃肠黏膜、抗溃疡、保肝利胆、抗硬化、调节中枢神经、调节内分泌、调节代谢、抗肿瘤、抗突变、抗炎、抗菌、镇静、抗病毒、抗过敏等作用。

生姜半夏汤

【导读】 ①学用生姜半夏汤应重视半夏和生姜汁的用量调配关系。②生姜半夏汤虽是辨治胸胃饮停证的重要代表方，但在临床中对心肺饮停气逆证等也具有良好治疗作用。③学好用活生姜半夏汤的第一步是辨清生姜半夏汤由哪些药物组成：组成生姜半夏汤有2组药，第1组是降逆燥湿药即半夏，第2组是行散药即生姜，从2组药用量深入学习研究即可用活生姜半夏汤。

【方歌】 仲景生姜半夏汤，胸中似喘而不喘，似呕似哕而非是，心胸脾胃皆可安。

【方药】 半夏半升（12 g） 生姜汁一升（60 mL）

【用法】 上二味，以水三升，煮半夏，取二升，内生姜汁，煮取一升半。小冷，分四服。日三夜一服，止，停后服。

【功用】 通阳散水，开胸化饮。

【适应证】

1. 中医病证：①胸胃饮停证。胸中烦闷，似喘不喘，胃脘支结，似呕不呕，心下筑筑动，似哕不哕，苔薄白，脉沉或迟。②寒饮证。

2. 西医疾病：急、慢性胃炎，胃或贲门痉挛，胆汁反流性胃炎，食管炎，病毒性心肌炎，前庭神经元炎等临床表现符合胸胃饮停证者。

【用药分析】 方中生姜辛温宣散、温脾暖胃，半夏醒脾燥湿、和胃降逆。

【用方思路】

1. 生姜半夏散既是辨治胸胃饮停证的重要代表方，又是辨治诸多杂病如脾胃病、肺病、心病等的重要基础方。

2. 方中半夏既可醒脾，又可燥湿；生姜既可温散，又可化水。从方中用药用量及调配分析得知，生姜半夏散的应用并不局限于胸胃饮停证，还可用于辨治诸多杂病，如消化、循环、呼吸等系统疾病。

3. 运用生姜半夏散辨治的病证（无论病变部位在脾胃、在肺或在心）以胸胃饮停为主，其治当醒脾化饮。

【随证合方】 若夹热饮，可与大陷胸汤合方用之；若夹郁，可与四逆散合方用之；若夹阳虚、可与茯苓四逆汤合方用之。

【注意事项】 运用生姜半夏散既要辨清西医之病，又要辨清西医之病属于中医寒饮证。辨西医之病可进一步了解疾病的发展演变及转变规律，辨中医之证可更好地针对西医之病选用生姜半夏散。

【应用指征】病人，胸中似喘不喘，似呕不呕，似哕不哕，彻心中愦愦然无奈者，生姜半夏汤主之。（第十七 21）

【方论】

元·赵以德，《金匮方论衍义》（1368年）：是所用半夏之辛温，燥其湿饮；生姜之辛热，以散寒，折其逆，则阳得以布，气得以调，而病愈矣。

清·喻嘉言，《医门法律》（1658年）：《金匮》又错出一证云：病患胸中似喘不喘，似呕不呕，似哕不哕，愦愦然无奈者，生姜半夏汤主之。此即胸痹一门之证，故用方亦与胸痹无别，必编者之差误，今并论于此。盖阳受气于胸，阴乘阳位，阻其阳气，布息呼吸往来之道。若喘若呕若哕，实又不然，但觉愦乱无可奈何？故用半夏、生姜之辛温，以燥饮散寒，患斯愈也。缘阴气上逆，必与胸中之饮，结为一家。两解其邪，则阳得以布，气得以调，而胸际始旷也。其用橘皮、生姜，及加竹茹、人参，皆此例也。

清·李彣，《金匮要略广注》（1682年）：生姜、半夏辛温之气，足以散水饮而舒阳气。

清·张志聪，《金匮要略集注》（1683年）：用生姜、半夏，以宣通其经气焉。夫脾主至阴而主湿，故用干姜之温热；胃生燥土而属阳，故宜生姜以宣通。脾主气，故用散以散气；胃主经，故用汤以通经。按此方与小半夏汤相同，而取意少有各别。小半夏汤，宣阳明之气上达，故用半夏为君，生姜为佐；生姜半夏汤，通阳明之经，故用姜汁为君，半夏为佐，取其行于经络，故用汁也。

清·周扬俊，《金匮玉函经》（1687年）：故彻心愦愦然无奈也，用半夏之辛温燥其湿饮，生姜之辛热散寒折逆，则阳得以布，气得以调，斯病可愈耳。按此方与小半夏汤相同，而取意少别，小半夏汤宣阳明之气上达，故用半夏为君，生姜为佐；半夏汤通阳明之经，故用姜汁为君，半夏为佐，取其行于经络，故用汁也。

清·魏荔彤，《金匮要略方论本义》（1720年）：病人胸中似喘非喘，似呕不呕，似哕不哕者，胃气不足，而寒邪凝滞之象也。彻心中愦愦然无奈者，阴寒郁塞于胸膈，正阳不能宣通于心肺，故愦愦然无可奈何也。主之以生姜半夏汤，专以生姜辛散为开解，以半夏辛苦为开降，温中散寒，有专功也。

清·尤在泾，《金匮要略心典》（1729年）：生姜半夏汤，即小半夏汤，而生姜用汁，则降逆之力少，而散结之力多。乃正治饮气相搏，欲出不出者之良法也。

清·陈修园，《金匮要略浅注》（1803年）：生姜宣散之力，入口即行，故其治最高，而能清膈上之邪。合半夏并能降其浊涎，故主之。与茱萸之降浊阴，干姜之理中寒不同。盖彼乃虚寒上逆，此惟客邪抟饮于至高之分耳，然此即小半夏汤，彼加生姜煎，此用汁而多，药性生用则上行，惟其邪高，故用汁而略煎，因即变其汤名，示以生姜为君也。

清·朱光被，《金匮要略正义》（1803年）：痰邪上阻气分，清明蒙藏，故见种种无奈景象。姜可通神明，祛秽浊，故以为主。但取汁者，流动益神也。佐以半夏降逆，即变小半夏之节制矣。

清·陈元犀，《金匮方歌括》（1811年）：（参）与吴茱萸之降浊，干姜之温中不同。盖彼乃虚寒上逆，此乃客邪搏饮也。方即小半夏汤，不用姜而用汁者，以降逆之力少，散结之力多也。

日本·丹波元坚，《金匮玉函要略述义》（1842年）：此汤一升分四服，殊与常例不同，伤寒蕴要曰，凡呕而不止者，服药宜徐徐呷下，不可急也，盖其义也。

清·高学山，《高注金匮要略》（1872年）：为寒因特重，故似喘似呕似哕。逆气较轻，故不喘。不呕，不哕，而方意亦多用辛温之生姜为君，减用辛降之半夏为佐，其立言立方之妙，概可知矣。门人问曰：胃寒而上沁下吸，温之降之，固为正治，其温胃而不用甘草者何也？答曰：生姜辛温而性善走，取汁用之，则过嗓即发，是所以温上焦之似喘似呕也。配半夏以降之，则辛温之性，渐渐下沉，是温胃之外。尤欲以辛胜肝，而并治其下焦之欲哕，故于甘草之守中者无取焉。

清·莫枚士，《经方例释》（1884年）：此诸用半夏者之祖方。其用生姜倍于半夏者，一是制半夏毒；一是治病，与小半夏用生姜不同，煮法先煮半夏，后内姜汁，明是两用也。《千金》曰：呕家多服生姜，此是呕家圣药，是散其逆气也。《要略》曰：呕者用半夏，以去其水，水去呕则止，是下其痰饮也。合彼二文观之，此方之义了然矣。

清·戈颂平，《金匮指归》（1885年）：重用生姜汁，取辛温味浓，下降入土中，疏泄水气，从子左开，外和其阳；半夏辛平散结，降逆上阳气，从午右阖，内温其阴。右二味，以水三升，象二阴偶阳，煮半夏，取二升，内生姜汁，煮取一升半，象二阴偶阳，还半里半表也。小冷，分四服，日三夜一，象阴数固阳开于子也。

清·唐容川，《金匮要略浅注补正》（1893年）：此与吴茱萸之降浊，干姜之温中不同，盖彼乃虚寒上逆，此乃客邪搏饮也。方即小半夏汤，不用姜而用汁者，以降逆之力少，散结之力多也。

近代·曹颖甫，《伤寒发微》（1931年）：究其所以致此者为其湿痰，阻塞膈上，阳气被遏而不宣也。方用生姜汁以宣阳气之郁，用生半夏祛水气之停，但使阳气通于上，湿痰降于下，胸中气机，乃通达无所窒碍，而诸恙自愈矣。

现代·王渭川，《金匮心释》（1982年）：本节指出寒饮与正气相搏的呕吐证治。寒饮内停与正气相搏，郁结胸中，使肺、胃气机不畅，这就必然使病人发生"似喘不喘，似呕不呕，似哕不哕"，自觉心胸烦闷，有无可奈何之感。仲景用生姜半夏汤，旨在辛开苦降，温中散寒，以舒展胸中的阳气。方中不用姜片而用姜汁，是不重降逆而重在散结。药汁1.5公升分四服，是因邪结高分，难以骤驱，故缓缓散之。这是仲景用药的精细灵活处。

现代·刘渡舟，苏宝刚，庞鹤，《金匮要略诠解》（1984年）：本证乃中焦寒饮上逆于胸中所致，故治宜生姜半夏汤，温寒散饮。本方以生姜汁配半夏，散胃中寒饮，温胸中阳气。使阳气振奋，寒饮消散，诸证则自愈。此方即小半夏汤，而生姜取汁，且重用之。姜汁保持了药的功效，对降逆散结其力为大，为治饮之良药。生姜半夏汤的服法是"小冷，分四服"。因寒饮结于中焦，拒热药不进，呕吐加剧，故分四服，使量少而易于受纳。又因饮邪内结，难以速去，四服可使药力持久，逐渐消散内结之寒饮。

【方论评议】

综合历代各家对生姜半夏汤的论述，应从用药要点、方药配伍和用量比例三个方面进行研究，以此更好地研究经方配伍，用于指导临床应用。

诠释用药要点：方中生姜辛温宣散、温脾暖胃。半夏醒脾燥湿、和胃降逆。

剖析配伍用药：生姜与半夏，属于相使配伍，生姜助半夏醒脾燥湿，半夏助生姜和胃降逆。

权衡用量比例：生姜与半夏（折算为克）用量比例是5∶1，提示降逆与宣散之间的用量调配关系，以治寒气上逆。

【药理作用】本方具有调节水电解质代谢、调节胃肠平滑肌蠕动、保护胃肠黏膜、调节呼吸中枢、改善肺肾功能、调节支气管腺体分泌、解除支气管平滑肌痉挛、促进新陈代谢、抗胃溃疡、抗氧化、抗缺血、增强机体免疫功能、降血脂、抗过敏等作用。

生姜泻心汤

【导读】①学用生姜泻心汤应重视半夏和生姜的用量调配关系、生姜和干姜的用量调配关系、黄连和黄芩的用量调配关系、半夏和人参的用量调配关系。②生姜泻心汤虽是辨治脾胃寒热夹虚水气证的重要代表方，但在临床中对脾胃湿热水气证、脾胃寒湿水气证等也具有良好治疗作用。③学好用活生姜泻心汤的第一步是辨清生姜泻心汤由哪些基础方和药物组成：组成生姜泻心汤有2个基础方和3组药，基础方之一是半夏泻心汤，之二是甘草泻心汤，3组药中第1组是清热燥湿药即黄连、黄芩，第2组是温通行散药即半夏、生姜、干姜，第3组是益气药即人参、大枣、甘草，从

2个基础方和3组药用量深入学习研究即可用活生姜泻心汤。

【方歌】 生姜泻心诸般痞，芩连姜夏枣草参，随证加减灵活用，寒热夹虚因人审。

【方药】 生姜切，四两（12 g） 甘草炙，三两（9 g） 人参三两（9 g） 干姜一两（3 g） 黄芩三两（9 g） 半夏洗，半升（12 g） 黄连一两（3 g） 大枣擘，十二枚

【用法】 上八味，以水一斗，煮六升，去滓。再煮取三升，温服一升，日三服。附子泻心汤，本云加附子、半夏泻心汤、甘草泻心汤，同体别名耳。生姜泻心汤，本云理中人参黄芩汤去桂枝加黄连。

【功用】 补中降逆，散水消痞。

【适应证】

1. 中医病证：①中虚寒热水气证。心下痞满或疼痛，嗳腐食臭，腹中雷鸣，或下利，或呕吐，舌淡、苔薄黄或腻，脉滑或弱。②寒热夹虚证。

2. 西医疾病：慢性胃炎、胃及十二指肠溃疡、胃下垂、胃扩张、肠易激综合征、慢性肝炎、慢性胆囊炎、慢性肠炎等临床表现符合中虚寒热水气证者。

【用药分析】 方中黄连、黄芩清热燥湿、半夏醒脾燥湿，干姜温暖脾胃，生姜调理脾胃，人参、大枣、甘草补益中气。

【用方思路】

1. 生姜泻心汤既是辨治脾胃寒热水气夹虚或湿热水气证的重要代表方，又是辨治诸多杂病如脾胃病、心病、肝病、肌肉关节病、皮肤病等的重要基础方。

2. 方中黄连、黄芩既可辨治脏腑湿热，又可辨治营卫肌肤湿热；生姜、干姜既可温诸脏腑之阳，又可温化水气；半夏既可辨治脏腑痰湿，又可辨治营卫肌肤痰湿；人参、大枣、甘草可补诸脏腑之气。从方中用药用量及调配分析得知，生姜泻心汤的应用并不局限于脾胃寒热夹虚或湿热证，还可用于辨治诸多杂病，如消化、循环、运动系统疾病及皮肤病等。

3. 运用生姜泻心汤辨治的病证（无论病变部位在脾胃、在肝肾或在心）以寒热水气夹虚或湿热水气为主，其治当温阳散水、清热益气。

【随证合方】 若夹阳虚水气，可与真武汤合方用之；若夹阴虚水气，可与猪苓汤合方用之；若夹瘀，可与桂枝茯苓丸合方用之；若夹寒痰，可与赤丸合方用之。

【注意事项】 运用生姜泻心汤既要辨清西医之病，又要辨清西医之病属于中医寒热水气夹虚或湿热水气证。辨西医之病可进一步了解疾病的发展演变及转变规律，辨中医之证可更好地针对西医之病选用生姜泻心汤。

【应用指征】 伤寒，汗出，解之后，胃中不和，心下痞硬，干噫食臭，胁下有水气，腹中雷鸣，下利者，生姜泻心汤主之。（157）

【方论】

宋·庞安时，《伤寒总病论》（1100年）： 胃中不和，为少阳木气所制，故用二姜之辛味。

明·许宏，《金镜内台方议》（1422年）： 故令干噫食臭者，胃虚而不能化谷也。土虚不能制水，故胁下有水气，腹中雷鸣下利，与泻心汤以攻痞，加生姜以益胃也。

明·方有执，《伤寒论条辨》（1592年）： 生姜、大枣，益胃而健脾。黄芩、黄连，清上而坚下。半夏、干姜，蠲饮以散痞。人参、甘草，益气而和中。然则泻心者，健其脾而脾输，益其胃而胃化，斯所以为泻去其心下痞硬之谓也。

明·吴昆，《医方考》（1584年）： 伤寒中风，医反下之，其人下利日数十行，谷不化，腹中雷鸣，心下痞硬而满，干呕，心烦不得安者，此方主之。病在表而反下之，则逆矣。下面虚其中气，则表邪乘之而入，虚不任邪，故不利日数十行，今人谓之挟热利也。火性急速，谷虽入而未及化，故谷不化；虚阳奔迫，故令腹中雷鸣；中气不能化，故令痞硬而满；胃虚客气上逆，故令干呕，心烦不得安。人参、甘草、大枣，胃虚之圣药也。生姜、半夏、干姜，呕逆之圣药也；黄连、黄芩，痞热之圣药也。

明·施沛，《祖剂》（1627年）： 林亿等谨按：上生姜泻心汤法，本云理中人参黄芩汤。今详泻心以疗痞，痞气因发阴而生，是半夏、

生姜、甘草泻心三方，皆本于理中也。其方必各有人参，今甘草泻心汤中无者，脱落之也。治汗解后，心下痞硬，干噫食臭，胁下水气，腹中雷鸣下利者。

明·张卿子,《张卿子伤寒论》(1644年): 与泻心汤以攻痞，加生姜以益胃。

清·柯琴,《伤寒来苏集》(1674年): 泻心汤，即小柴胡去柴胡加黄连干姜汤也。三方分治三阳。在太阳用生姜泻心汤，以未经误下而心下痞硬，虽汗出表解，水犹未散，故君生姜以散之，仍不离太阳为开之义。在阳明用甘草泻心汤者，以两番误下，胃中空虚，其痞益甚，故倍甘草以建中，而缓客气之上逆，仍是从乎中治之法也。在少阳用半夏泻心者，以误下而成痞，邪既不在表，则柴胡汤不中与之，又未全入里，则黄芩汤亦不中与之矣。胸胁苦满与心下痞满，皆半表里症也。于伤寒五六日，未经下而胸胁苦满者，则柴胡汤解之。伤寒五六日，误下后，心下满而胸胁不满者，则去柴胡、生姜，加黄连、干姜以和之。此又治少阳半表里之一法也。然倍半夏而去生姜，稍变柴胡半表之治，推重少阳半里之意耳。君火以明，相火以位，故仍名曰泻心，亦以佐柴胡之所不及。

清·汪琥,《伤寒论辨证广注》(1680年): 黄连、黄芩味苦寒。《内经》曰：苦先入心。以苦泄之泻心者，必以苦为主。是以黄连为君，黄芩为臣，以降阳而升阴也。半夏味辛温，干姜味辛热。《内经》曰：辛走气。辛以散之，散痞者，必以辛为助，故以半夏、干姜为佐，以分阴而行阳也。甘草味甘平，人参、大枣味甘温。阴阳不交曰痞，上下不通为满，欲通上下，交阴阳，必和其中。所谓中者，脾胃是也，脾不足者，以甘补之。故用人参、甘草、大枣为使，以补脾而和中。中气得和，上下得通，阴阳得位，水升火降，则痞消热已，而大汗解矣。

清·张志聪,《伤寒论宗印》(1683年): 此因水气而成痞也。十枣汤证，有形之水也。胁下有水气，无形之水也。有形无形，皆致气逆而成痞鞕也。伤寒汗出解之后，无外受之邪矣。胃中不和，心下痞鞕，干呕食臭，胁下有水气，腹中雷鸣，下利者，水气逆于下也。水气下逆。则君火之气不得下交，火热在上，水寒在下，故有是证也。用泻心汤泄火热以下行，温中气以散水。生姜辛散，故以之为君。(眉批：汗出解后发于阳之痞也，因水气故列于《痞证篇》内。)前章因中风而动有形之水，故用十枣汤以逐之。此因伤寒而动其寒水之气，水气上逆，则君火之气不得下行，故用生姜泻心汤，温中而散水寒，泻君火以下接。

清·张志聪,《伤寒论集注》(1683年): 此节言胃气不和，而成痞鞕之证也。伤寒汗出，解之后，其病当愈；胃中不和者，汗出而津液虚也；胃络上通于心，胃中不和，故心下痞鞕；干噫者，脾胃不相运而上走心为噫也；食臭者，脾不磨而胃谷不消也；胁下有水气者，胃气之不能上输于脾也；然不言胃而言胁，以明游溢散精，必本乎枢胁也；腹中雷鸣下利乃邪在大肠而属于胃，生姜泻心汤主之。生姜、半夏宣达阳明胃气上输于脾，干姜、大枣资益脾气以行于胃，甘草、人参补助中土，配芩、连以泻心下之痞鞕。

清·钱潢,《伤寒溯源集》(1707年): 生姜泻心汤，即半夏泻心汤而增入生姜也。半夏泻心，本所以治但满不痛之虚痞者也，此则汗后外邪已解，虽非误下之变，而中气虚寒，阳和不布，三焦不能宣化，津液不得流行，尤甚于但满不痛，故加生姜以宣之。徐之才曰：宣可去壅，生姜、橘皮之属是也。李东垣云：外感六淫之邪，欲传入里，三阴实而不受，逆于胸中天分气分，窒塞不通，或哕或呕，所谓壅也。三阴者，脾也，故必以破气药泻其壅塞。李时珍曰：壅者，塞也。宣者，布也，散也。郁塞之病，不升不降，传化失常，必药以宣布敷散之，如承流宣化之意也。盖生姜辛而能散，温而能走，故以为宣扬开发之主，流通其郁滞阴浊之气，鼓动其传化转运之机。或曰胁下有水气，何以不用十枣乎？曰十枣汤证乃太阳中风之邪入里，下利呕逆，头痛心下痞硬，满引胁下痛，干呕短气，至汗出不恶寒，表邪已解，里邪已实，故用之以逐饮和里。此条乃脾胃虚寒，太阴经之虚痞也。故以干姜、半夏温中蠲饮足矣，减用干姜至一两者，以生姜四两故也。又以人参、炙甘草补助正气，使气盛流行，然后能宣通布散也。黄芩、黄连、大枣之用，一如半夏泻心汤之制而已。观仲景五等泻心汤之法，其攻补进退，阴阳虚实，无不各尽其制，其所以裁成辅相者，为何如哉。

清·秦之桢，《伤寒大白》（1714年）：泻心汤五方，三方皆用干姜、半夏、黄连、黄芩，两热两寒，豁痰清热。此方因汗出表解，胃阳虚不能敷布水饮，腹中雷鸣而下利，故用生姜佐干姜和胃阳，此以痰热方中，化出逐寒饮之法。

清·尤在泾，《金匮要略心典》（1729年）：生姜泻心汤、甘草泻心汤二方，虽同为治痞之剂，而生姜泻心，意在胃中不和，故主生姜以和胃，甘草泻心，意在下利不止，与客气上逆，故不用人参之增气，而须甘草之安中也。

清·王子接，《绛雪园古方选注》（1732年）：泻心汤有五，总不离乎开结，导热益胃，然其或虚或实，有邪无邪，处方之变，则各有微妙。先就是方胃阳虚不能行津液而致痞者，惟生姜辛而气薄，能升胃之津液，故以名汤。干姜、半夏破阴以导阳，黄芩、黄连泻阳以交阴，人参、甘草益胃安中，培植水谷化生之主宰，仍以大枣佐生姜，发生津液，不使其再化阴邪，通方破滞宣阳，是亦泻心之义也。

清·不著撰人，《伤寒方论》（1732年）：泻心诸汤及陷胸汤本为太阳表邪未解，误下而成痞，与结胸证同，是胃气受伤之故。但阳邪从阳，故结胸证，当着眼在“胃中空虚，客气动膈”八字，是正气不运，而阳邪先伤膈，故阳邪即据阳位而热聚高上，甚则项强，治法以驱热为主，而用硝黄。阴邪从阴，故痞证当着眼在“胃中不和，腹中雷鸣”八字，是胃气馁弱，而阴邪不能上高，反注腹中，故阴邪必与阴水为伍，而抟饮心下，甚则下利，治法以逐饮为主，而用姜半。然亦有不因误下，胃气本虚者，津液素溃，复因发汗而外亡，邪入而内结，则心下亦遂痞硬，伏饮抟聚，胃气不足以开之也，于是胃病，故干噫食臭食入而嗳馊酸也。胃病而水不下，故胁下有水气，饮入而旁渗胁肋也，胃病而胃中水谷不行，腹中必抟击有声，下利而清浊不分也。或言生姜泻心，因于食，则谬矣，水谷不分，亦由胃虚也，故用参、甘、枣以补中，干姜以温胃，生姜、半夏以开痰饮，而以芩、连兼清其邪也，此不因误下而反大补其胃者。要知不因下而致痞若此虚非寻常之虚，且未经误下，反受补而无变耳。

清·黄元御，《伤寒悬解》（1748年）：伤寒，汗出解后，胃中不和，心下痞硬。水谷不消，陈宿停留，浊气冲胸，而干呕食臭。胆邪克土，土虚不能制水，水郁胆部，而积于胁下。土败木贼，阴气激宕，腹中雷鸣，而病下利。生姜泻心汤，生姜、半夏，降其浊阴，黄芩、黄连，清其心胆，姜、甘、参、枣，温补中气，以转枢轴也。生姜泻心汤，本云理中人参黄芩汤，去桂枝、术，加黄连，并泻肝法。

清·黄元御，《长沙药解》（1753年）：治太阳伤寒，汗出表解，胃中不和，干噫食臭，心下痞硬，胁下有水气，腹中雷鸣下利者。以汗后中气虚寒，水谷不消，胃逆脾陷，土木皆郁。脾陷而贼于乙木，则腹中雷鸣而下利。胃逆而迫于甲木，则心下痞硬而噫臭。甲木化气于相火，君相皆升，必生上热。参、甘、姜、枣，温补中气之虚寒，黄连、黄芩，清泻上焦之郁热，半夏、生姜，降浊气之冲逆，消痞硬而止哕噫也。

清·黄元御，《伤寒说意》（1754年）：生姜泻心汤，姜、甘、参、夏，温补中气，以转枢机，芩、连，清其胆火也。

清·徐灵胎，《伤寒论类方》（1759年）：汗后而邪未尽，必有留饮在心下。其症甚杂，而方中诸药，一一对症，内中又有一药治两症者，亦有两药合治一症者，错综变化，攻补兼施，寒热互用。皆本《内经》立方诸法，其药性又有与《神农本草》所载无处不合。学者能于此等方讲求其理，而推广之，则操纵在我矣。

清·徐灵胎，《徐灵胎医书全集》（1759年）：胃气既虚，湿热又盛，非此寒热攻补并举不能分理错杂之邪也。芩连泻心胸之热，干姜散心下之寒，生姜、半夏去胁下之水，参甘大枣培腹中之虚。芩连必得干姜而痞散，半夏必得生姜而水消。名曰泻心，实以安心也。

清·徐玉台，《医学举要》（1792年）：故用干姜，辛热散寒，姜、枣、参、半、甘草，和中养正，而降浊逆，芩、连能解壅逆之热，名曰泻心者，乃泻心下之痞也。

清·陈修园,《长沙方歌括》(1803年): 按：太阳为寒水之经。寒水之气伤于外者，可从汗而解之；寒水之气入于里者，不能从汗解之。汗出解后，而所现之证俱属水气用事，为本条之的证，惟心下痞硬，为诸泻心法统共之证。陈平伯云：君生姜之辛温善散者，宜泄水气；复以干姜、参、草之甘温守中者，培养中州；然后以芩、连之苦寒者，涤热泄痞。名曰生姜泻心，赖以泻心下之痞，而兼擅补中散水之长也。倘无水气，必不用半夏、生姜之辛散；不涉中虚，亦无取干姜、参、草之补中。要知仲景泻心汤有五，然除大黄黄连泻心汤正治之外，皆随证加减之方也。

清·吕震名,《伤寒寻源》(1850年): 伤寒成痞，多因误下。此则不因误下而成痞，皆因胃中不和，太阳未尽之余邪入而与内饮相搏结，阳邪居胃之上口，故心下痞硬，干噫食臭；水邪居胃之下口，故胁下有水气，而腹中雷鸣下利。故君以生姜，两擅散邪逐饮之用。而热之格于上者，用芩连之苦以泻之。寒之格于下者，用干姜、半夏之温以泻之。复以人参、甘草、大枣和养胃气，使邪不能犯正而痞自解。以痞在心下，故方以泻心名。此寒热错杂之邪，故以寒热错杂之药治之，一一对证，制方之义精矣。

清·王孟英,《温热经纬》(1852年): 徐洄溪曰：汗后而邪未尽，必有留饮在心下，其证甚杂。而方中诸药，一一对证。内中又有一药治两证者，亦有两药合治一证者，错综变化，攻补兼施，寒热互用，皆本《内经》立方诸法，其药性又皆与《神农本草》所载，无处不合，学人能于此等方讲求其理而推展之，则操纵在我矣。

清·姚球,《伤寒经解》(1859年): 生姜泻心汤，燥湿疏肝和脾也。半夏、干姜以燥湿，生姜、甘草以散痞，人参、大枣以扶脾止利，芩连和胃去噫而止雷鸣也。

清·石寿棠,《医原》(1861年): 若夫痞气，有因误下而成者，有因汗后邪未尽而成者。盖汗为水类，邪汗未尽，水湿与热停于膈下，亦能作痞。其痞有水邪较重者，汗解后心下痞硬、干噫食臭、胁下有水气、腹中雷鸣、下利，生姜泻心汤主之，取辛以行水之意（生姜、半夏、黄芩、黄连、干姜、人参、甘草、大枣）。有胃虚较重者，误下，其人下利日数十行、完谷不化、腹中雷鸣、心下痞硬而满、干呕、心烦不安，医复误下之，其痞益甚，此胃中虚，客气挟痰热上逆，故使硬也，甘草泻心汤主之，取甘以补虚缓逆之意（甘草、黄芩、半夏、干姜、黄连、大枣）。又有呕而发热，柴胡汤证，医反下之，柴胡证仍在者，仍与柴胡汤，必蒸蒸振却，发热汗出而解（即今所谓战汗是也。邪正相争而出，虚人多有之）。若无柴胡证，但心满而不痛者，此为痞，半夏泻心汤主之，取辛以燥湿之意（半夏、黄芩、黄连、干姜、人参、甘草、大枣）。又有脉浮而紧，邪在表也，医误下之，紧反入里（沉紧），则作痞，热结气分，内无水邪，故痞而按之自濡，大黄黄连泻心汤主之，取苦以泻热之意，妙在麻沸汤（滚汤）泡汁，欲其轻扬清淡，以涤上焦之邪热。又有心下痞，复恶寒汗出者，此阳虚也，附子泻心汤主之，取温阳止汗之意。妙在浓煎附子，轻泡大黄、黄芩、黄连，盖扶阳欲其热而性重，开痞欲其生而性轻也。凡此皆治心下见证者也。他如胸中有热，胃中有邪气（表邪陷入），腹痛欲呕，与黄连汤（即半夏泻心汤去黄芩，加桂枝达邪出外）。太阳与少阳合病自下利者，与黄芩汤（黄芩、芍药、甘草、大枣），呕者黄芩加半夏生姜汤。误下寒格吐下，食入即吐，与干姜黄连黄芩人参汤。此三者，皆寒热、湿热、虚实夹杂为病，与泻心同一方法。又有发汗后邪气已去，腹中胀满（湿气），与厚朴生姜甘草半夏人参汤，泄湿补虚，此又虚邪入腹中治法也。

清·高学山,《伤寒尚论辨似》(1872年): 主本汤者，人参之温补，干姜之辛热，依托守中之甘草，以扶胃阳。芩连之苦寒，依托降敛之半夏，以清热邪之余气。半抑半扬，总统于辛散之生姜。盖辛以发舒阳气，散以通达水饮也。加大枣者，补津液也，亦补阳不敢忘阴之义云。

清·戈颂平,《伤寒指归》(1885年)：生姜辛温，化气横行，疏泄半里肌土水气。半夏辛平，散半里上水逆气结。阳不藏丣，土味不足于下，以甘草极甘培之。阳不藏丣，半里下阴土不温，以干姜温在下之阴。以芩、连苦寒，坚金水表阴，固在上之阳。阳不藏丣，脾土阴液不生，以人参、大枣多汁，益土之液，和内固之阳。右八味，象阴数得阳正于八。以水一斗，象天地生成十数。煮取六升，象阴数得阳变于六。去滓，再煎，取二升，再，一举而二也。温服一升，一，阳数也，象一阳举，二阴偶之藏半里也。日三服，象三阳来复半表也。

近代·黄竹斋,《伤寒论集注》(1925年)：此方即小柴胡汤去柴胡增生姜，加黄连、干姜也。君以生姜者，以其善解食臭，而有和胃散水之长也。半夏止呕降逆，芩连涤热泻痞，参枣补虚以生津。干姜温里而祛寒，甘草补中以和胃。去滓再煎者，邪在少阳之半里，仍不离和解之正法也。

近代·何廉臣,《增订伤寒百证歌注》(1928年)：倘无水气，必不用半夏、生姜之辛散，不涉中虚，亦无取干姜、参、草之补中。要知仲景泻心汤有五，然除大黄黄连泻心汤正治之外，皆随证加减之方也。

近代·曹颖甫,《伤寒发微》(1931年)：阳热，吸于上，则水气必难下达，不去其上热，则水道不行，故用生姜泻心汤。生姜、半夏以泄上源之水；黄芩、黄连以清上焦之热；炙草、人参、干姜、大枣，以扶脾而温中。则上热去，下寒消，而水道自通矣。按：此证与后文腹中痛欲呕吐者略同。故黄连汤方治，即为生姜泻心汤之变方，但以桂枝易生姜、黄芩耳。究其所以不同者，则以非芩连并用，以肃降心肺两脏之热，而痞将不去也（附子泻心汤、生姜泻心汤、大黄泻心汤、甘草泻心汤并同，可见立方本旨矣）。

近代·祝味菊,《伤寒方解》(1931年)：本方乃半夏泻心汤加入生姜为主药。其适用标准在伤寒表解后，消化机能薄弱，水气痞塞，干噫食臭，腹中雷鸣下利者，故用生姜暖胃止呕，合芩、连、半夏、干姜、人参、草、枣以扶正温中，激胃行水也。煮服法中，"附子泻心汤"以下一段，《玉函》、成本俱无，实亦无所取义也，当从之。

近代·徐大桂,《伤寒论类要注疏》(1935年)：按：此证重在胃气不和，以致寒热逆乱，水气相冲，故立法合温补、辛开、苦降以为治。

近代·彭子益,《圆运动的古中医学·伤寒论方解篇》(1947年)：心下痞硬，干噎食臭，腹中雷鸣下利。胁下有水，故腹中雷鸣，中气虚寒，上热不降，故干噎食臭而心痞，中气虚寒，寒热混合，故下利。宜炙草、人参补中虚，连、芩清上热，干姜温中寒，半夏、生姜降逆利水也。

近代·冉雪峰,《冉注伤寒论》(1949年)：按上大黄黄连泻心汤，是从上治。上附子泻心汤，是从上下治。此条生姜泻心汤，和下条甘草泻心汤，是从中治。上病治下，下病治上，上下病治中，为普汎进一步治疗方法。方治本半夏泻心汤，以黄连易柴胡，以干姜易生姜，为小柴胡汤变相。和内外之气，宜柴胡生姜。和上下之气，宜干姜黄连。本方又减干姜，加生姜，去滓再煎，亦如小柴胡法，何事去生姜，何事加生姜，而不全去干姜，讲方制者，宜猛下一参，领其旨趣，门门洞彻，庶可即病理以明方制，又即方制，以明病理。

现代·中医研究院,《伤寒论语释》(1956年)：半夏泻心汤、甘草泻心汤，同体别名耳。生姜泻心汤，本云，理中人参黄芩汤去桂枝术加黄连并泻肝法。本方治表症已解后，脾土虚弱有水气的痞症，姜、夏散胁下水气，参、枣补中土之虚，干姜、甘草温里寒，芩、连泻痞热。

现代·陈亦人,《伤寒论译释》(1958年)：芩连清热泄痞，生姜、半夏和胃散水，胃气较虚，且又肠鸣下利，故不用大黄，而用人参、干姜、甘草、大枣以温中益气。

本条之痞因汗后胃虚饮食不化，既有食滞气逆的干噫食臭，又有水气下渍的肠鸣下利，诸注大致相同，汪注明确指出下利为湿热下注，尤有见地，如果纯属水气，则只需和胃散水，不必用苦泄的芩连了。本方即半夏泻心汤减干姜用量的三分之二，加生姜四两而成。它的作用也是苦泄辛开甘补，只因食滞和水气较著，所以加生姜以和胃散水。各家对方义的解释，均有阐发，足资参考。

现代·安徽中医学院，《伤寒论通俗讲义》（1959年）：本方即是半夏泻心汤加生姜组成的。方以生姜、半夏散胁下之水气；以干姜、大枣、参、草温中培土而理干噫食臭，腹鸣下利；见芩连泻热除痞。本方主要是以和胃为本，胃气和，则水气消，而痞愈矣。

现代·李翰卿，《中国百年百名中医临床家》（1960年）：此调理肠胃寒热兼补虚之方。治心下痞证，但重点偏于止呕方面。主治误汗后肠胃寒热不调，心下痞满，呕吐重于下利，或干噫食臭，或胁下有水气，或腹中雷鸣。但必须具有口苦心烦、肠胃部不拒按、脉虚或服温补药不效等寒热虚三方面夹杂的证候。生姜、半夏以止呕吐，并治干噫食臭、胁下有水气证；干姜之温，芩、连之寒，以解寒热互结之痞满；人参、大枣、炙草以补肠胃之虚，合干姜并能止利。

现代·孙纯一，《伤寒论注释要编》（1960年）：本方生姜、半夏辛温散寒行气水，胁下水气以和胃，人参、大枣、甘草平以补中，干姜、甘草以温里，黄芩、黄连以泻痞热。

现代·刘渡舟，《伤寒论诠解》（1983年）：生姜泻心汤即半夏泻心汤加生姜并减少干姜的用量而成，其组方原则与半夏泻心汤基本相同，均属辛开苦降甘调之法。但二方同中有异，异在半夏泻心汤治痞挟痰气，而生姜泻心汤治痞挟水气。由于生姜泻心汤的治疗重点在于胃中不和，胁下有水气，故重用生姜之辛，使其健胃消水散饮。

现代·刘渡舟，聂惠民，傅世垣，《伤寒挈要》（1983年）：本方以生姜为君，健胃消水饮以散痞气，佐半夏以涤痰饮之凝；芩连以清上热；干姜以温下寒；参、草、枣扶中气之虚，以运四旁，而斡旋上下。

【方论评议】

综合历代各家对生姜泻心汤的论述，应从用药要点、方药配伍和用量比例三个方面进行研究，以此更好地研究经方配伍，用于指导临床应用。

诠释用药要点：方中黄连、黄芩清热燥湿、半夏醒脾燥湿、干姜温暖脾胃，生姜调理脾胃，人参、大枣、甘草补益中气。

剖析方药配伍：黄连与黄芩，属于相须配伍，增强清热燥湿；黄连、黄芩与甘草，属于相反相畏配伍，黄连、黄芩苦寒清热燥湿，甘草益气，制约苦寒药伤胃；生姜与干姜，属于相须配伍，增强辛热温阳散寒；半夏与生姜、干姜，属于相使配伍，半夏醒脾和胃，偏于降逆；生姜、干姜醒脾和胃，偏于宣散；人参与大枣、甘草，属于相须配伍，增强健脾益气，生化气血。

权衡用量比例：黄连与黄芩用量比例是1∶3，以治湿热；半夏与干姜、生姜用量比例是4∶4∶1，提示降逆与宣散之间的用量调配关系，以治内寒；人参与大枣、甘草用量比例是3∶10∶3，以治中气虚弱；黄连、黄芩与甘草用量比例是1∶3∶3，提示苦寒清热与益气顾胃之间的用量调配关系，以治中虚夹热。

根据生姜泻心汤组成，既可辨治中虚湿热证，又可辨治中虚寒湿证，还可辨治中虚寒热夹杂证。辨治中虚湿热证，可酌情加大黄连、黄芩用量，干姜、半夏之温可制约黄连、黄芩苦寒伤胃；辨治中虚寒湿证，可酌情加大干姜、半夏用量，黄连、黄芩之寒可制约干姜、半夏温热化燥；辨治中虚寒热夹杂证，因病变证机可酌情调整黄连、黄芩与干姜、半夏用量。

【药理作用】 本方具有调节胃肠平滑肌蠕动、保护胃肠黏膜、强心、改善心脑血管、改善微循环、调节呼吸中枢、调节腺体分泌、解除平滑肌痉挛、抗胃溃疡、抗氧化、抗缺血、增强机体免疫功能、改善心肺肝肾功能、对中枢神经呈双向调节、降血压、降血脂、降血糖、镇静、镇痛、抗炎、抗菌、抗病毒、抗过敏、抗真菌、抗风湿、增强促进骨质代谢等作用。

白术散

【导读】 ①学用白术散应重视白术和牡

蛎的用量调配关系、白术和川芎的用量调配关系、蜀椒和白术的用量调配关系。②白术散虽是辨治脾胃寒湿证的重要代表方，但在临床中对肝肾寒湿证等也具有良好治疗作用。③学好用活白术散的第一步是辨清白术散由哪些药物组成：组成白术散有 4 组药，第 1 组是健脾益气药即白术，第 2 组是活血药即川芎，第 3 组是固涩药即牡蛎，第 4 组是温阳缓急药即蜀椒，从 4 组药用量深入学习研究即可用活白术散。

【方歌】 白术散是妊娠方，脾胃寒湿用之良，川芎蜀椒与牡蛎，健脾除湿效非常。

【方药】 白术四分（12 g） 川芎四分（12 g） 蜀椒去汗，三分（9 g） 牡蛎二分（6 g）

【用法】 上四味，杵为散，酒服一钱匕，日三服，夜一服。但苦痛，加芍药；心下毒痛，倍加川芎；心烦吐痛，不能饮食，加细辛一两，半夏大者二十枚。服之后，更以醋浆水服之。若呕，以醋浆水服之；复不解者，小麦汁服之。已后渴者，大麦粥服之。病虽愈，服之勿置。

【功用】 健脾除湿，调中安胎。

【适应证】

1. 中医病证：①（妊娠）脾胃寒湿证。脘腹时痛，恶心，呕吐，不欲饮食，四肢不温，或困重，或带下，或腰痛，或胎动不安，舌淡、苔薄腻或滑，脉弱。②胞宫寒湿证。

2. 西医疾病：慢性胃炎、胃及十二指肠溃疡、习惯性流产、妊娠中毒症、慢性盆腔炎、慢性附件炎、心脏病、高血压等临床表现符合脾胃寒湿证者。

【用药分析】 方中白术健脾益气、燥湿和胃、兼以养胎，川芎活血行气、兼以荣胎，蜀椒温中散寒、通阳止痛，牡蛎收涩固脱，醋浆水开胃降逆、调畅气机。

【用方思路】

1. 白术散既是辨治脾胃寒湿证的重要代表方，又是辨治诸多杂病如脾胃病、心病、妇科等的重要基础方。

2. 方中白术既是健脾药，又是燥湿药；蜀椒既是温暖脾胃药，又是止痛药；川芎既是行气药，又是活血药；牡蛎既是固涩药，又是敛阴药。从方中用药用量及调配分析得知，白术散的应用并不局限于脾胃寒湿证，还可用于辨治诸多杂病，如消化、循环、内分泌等系统疾病及妇科疾病。

3. 运用白术散辨治的病证（无论病变部位在脾胃或在心）以脾胃寒湿为主，其治当温阳化痰。

【随证合方】 若夹血虚，可与胶艾汤合方用之；若夹郁，可与四逆散合方用之；若夹阳虚，可与桂枝人参汤合方用之。

【注意事项】 运用白术散既要辨清西医之病，又要辨清西医之病属于中医寒湿证。辨西医之病可进一步了解疾病的发展演变及转变规律，辨中医之证可更好地针对西医之病选用白术散。

【应用指征】 妊娠养胎，白术散主之。（第二十　10）

【方论】

清·李彣,《金匮要略广注》(1682 年): 白术补脾胃以培土，牡蛎涩精气以壮水，蜀椒温脾胃而补命门，使火土相生，芎䓖养肝气以资精血，使癸乙同归一治，是真能养胎者矣。

清·张志聪,《金匮要略集注》(1683 年): 此言养胎者，宜培养坤土，而交济水火阴阳之气焉。白术臭香味甘，甲己合化而资培坤土。蜀椒温赤，圆小象心，外红内黑，有若离中之阴，主行心气以下交。牡蛎乃海水化生，纯雄无雌，阴中之阳，能启亟阴中之气以上济。芎䓖行气血于上下，以交通心肾之经，土基厚而水火交，阴阳和而气血转，生养之道，莫外乎此矣。胎秉先天水火之气而生，故宜交济其水火。以上养胎诸方，多用散者，行散脏腑阴阳之气以养胎也。诸痛皆属于木，芍药主清木邪，故苦痛者加芍药。心主血脉，心下毒痛者，经血有所凝泣，故加芎䓖以疏经气。心烦者，阴气不交也，吐者，釜底无燃也。故加细辛以通阴中之生阳，加半夏以启下焦之阴气。醋乃曲直之味。能透发初阳之气故用醋浆水服之。麦有孚甲属木，肝之谷也，主发水中之生阳。呕者阳气不升，中气虚寒而呕，故以小麦汁服之。《说文》云：天降瑞麦，一来二辫。盖小麦以通水中之生阳，大麦以通少阴之

五画

阴气，故阳气不升而呕者，用小麦汁，已后渴者，用大麦汁，以通少阴之阴气焉。

清·魏荔彤,《金匮要略方论本义》(1720年)：方用白术补中燥土，以益胃进食，芎䓖气血兼行，蜀椒温中散寒，牡蛎除湿利水，无非为血分计，即无非为胎计也……此四物养胎之神功也。腹痛加芍药，酸以收血，寒以凉血，收之使不散漫，凉之使不妄行也。心下毒痛，倍加芎䓖，芎䓖血分中阳药，倍加使温血分之阳，以散邪开郁也。心烦吐痛，不能食饮，加细辛、半夏，即服干姜人参半夏丸方法之义也，为理胃温中、开阴升阳之治也。后以醋浆水服之，收其上逆之气，使之随少阳下降也。醋浆不效，必系胃中虚寒，易以小麦汁，益胃降气，温中理脾之法也。服后寒散气降，则津耗而渴，与以大麦粥之甘而滑，以益胃生津利便。

清·尤在泾,《金匮要略心典》(1729年)：白术、牡蛎燥湿，川芎温血，蜀椒去寒，则正治湿寒之剂也。

清·黄元御,《长沙药解》(1753年)：以胎妊之病，水寒土湿，木气郁结，而克脾土，则脾困不能养胎。白术补土燥湿，蜀椒暖水敛火，川芎疏乙木之郁，牡蛎消肝气之郁结也。

清·黄元御,《金匮悬解》(1754年)：妊娠养胎，白术散主之。胎之所以失养者，土湿水寒而木气郁结也。妊娠养胎，燥土暖水，疏木散结而已矣。白术散，术、椒，燥土而暖水；芎，疏木而达郁；牡蛎，消瘀而散结，敛神而保精，养胎之善方也。

清·陈修园,《金匮要略浅注》(1803年)：白术牡蛎燥湿，川芎温血，蜀椒去寒，则正治湿寒之剂也。仲景并列于此，其所以诏示后人者深矣。

清·朱光被,《金匮要略正义》(1803年)：前当归散方，调养肝脾，清热利湿，原为无病易产之方，故宜常服。此条白术散，盖曰气血不调，清浊舛错，胎元不能长养，故曰养胎。白术甘温入脾，以固中焦正气。牡蛎咸寒入肾，以固下焦阴气，正虚则浊阴易泛，椒性纯阳，通达三焦，能化胸中之滞而返于太和；白术赖此可无壅滞之患矣；正虚则胎易下坠，芎性上行，和调肝气，能开胸中之郁而为功乎冲任，牡蛎得此可无寒凝之患矣。药止四味，而一阴一阳，一升一降，而要于大中，故虽病愈，亦宜服之勿置也。腹痛加芍药，泄木以安土也。心痛倍川芎，开郁以化结也。心烦吐痛，不能饮食，加细辛、半夏，辛可通阳，半可止逆也。呕出于阳明而本乎厥阴，藉用醋者，醋之味入肝，醋之性归胃，安和二脏，使弗相矛也。呕不解用小麦汁，盖呕则心气素逆，愈逆则愈呕，小麦甘平之品，最能宁辑心气，且滋牡脏之燥也。呕已而渴，用大麦粥，大麦咸温，咸可利余邪，温可益中气也，不偏不倚，故养胎独神。

清·陈元犀,《金匮方歌括》(1811年)：土以载之，血以养之。胎忌阴气上逆，蜀椒具纯阳之性，阳以阴为家，故能摄上焦之热而下降。牡蛎水气所结，味咸性寒，寒以制热燎原，咸以导龙入海。

清·邹澍,《本经疏证》(1832年)：《妊娠篇》十方用芎䓖者四,四方之中与当归同者三，惟白术散独用芎，且系之曰：心下毒痛，倍加芎䓖良。以心脾皆于血有关，血有病则藏之者固先受殃，肝受其殃，次遂及心及脾，故当归散、当归芍药散、白术散咸有取于白术、芎䓖，岂非以谷旺气行，血遂不壅耶！血壅则胎病，血行则胎安，而行者尤当上通下达，故白术散不用当归，并倍芎䓖，则归之横行，芎之上行，其功可识。

岂若芎䓖于血中出其不合盛之阳；白术于中宫扶其不合衰之土，蜀椒以降阳气下归，牡蛎以召入阴中之为愈乎！于是又知龙骨之引火归土，可藉以化气生精；牡蛎之召阳归阴，可借以平阳秘阴矣。

仲景以大麦粥下白术散，治妊娠之渴，又以之下硝矾散，治女劳成疸，并于治肝肾剂中，偏寓和胃之义也。或问：胎前宜凉，服白术散至渴，尚不转用凉剂，乃仅以大麦粥止渴，岂以大麦粥之寒，能敌蜀椒之温耶？女劳成疸宜补，乃偏不用补，以大麦粥下硝矾散，岂以大麦之益气，能胜硝矾之破泄耶？曰：胎前宜凉，为火下迫胎者言耳，曾谓胎火上浮，上热下寒者，亦可凉乎？女劳宜补，为恣纵伤阴者言耳，曾谓恣纵之后，有湿热乘虚袭入，犹可治以补乎？譬之初生之儿绵裹不宜太厚，然又不可竟使冻也。房室已后，勿刺勿泄，未闻败精瘀血，凝塞隧道，亦可补也。故徐忠可之论白术散曰：取椒性纯阳，以阴为归者，使摄上焦气分之热下达，亦除腹中偶感之寒而使平。然犹入阴，而不能养阴，故以牡蛎气化纯雄性偏阴之物，使散凝结以和阴。其论硝矾散曰：硝能散虚郁之热，体轻脱而寒不伤脾，矾能却水，所到之处邪不复侵，如纸既矾，即不受水渗。是二方者，一以化上逆之阳，一以御下侵之湿，一片神机，非寒热之可论，无补泻之可别，则亦当以寒不伤胃、补不滞中之大麦为粥，饮散而使之入胃以分布焉。彼散者仅服方寸匕，而粥极少亦饮一升，是其粥多散少，虽谓在白术散中，能敌蜀椒之热，在硝矾散中，能胜硝矾之泄，无不可已。

清·费伯雄，《医方论》（1865 年）：健脾和胃，使水气从皮肤而出，故消肿而不碍里。

清·高学山，《高注金匮要略》（1872 年）：白术去湿气，芎补血气，蜀椒束胎气，牡蛎安逆气。妊娠不足者之病，不过此四者，故可为常服之主药。苦痛者，以胎痛为苦之谓。胎痛，由于血短而气张。芍药敛气养血，故加之。心下毒痛，因膻中之阴阳，以养胎而自虚。阴虚则拘痛，阳虚则窒痛。芎为血中之气药，其性高而上浮，能两补心下之阴阳，故加之。心液短而龙雷之虚火乘之，故烦。膈气虚寒，失照临化被之妙，故吐痛而不能饮食。细辛辛温，盖温以祛寒，辛以伏火也。又半夏辛燥而降逆，能助细辛以伏电光之火，故并加之。服后、服醋浆水者，以酸敛降虚热，恐乍温之而不受，反助其上冲之虚热而作呕也。若服此而呕不解，是心气虚，而不能下御冲气之所致。与其下敛之而不服，毋宁填上而为自备之计乎。小麦为心之谷，煮汁服之，则补上以御下，故其呕自已也。已而作渴者，阳气初复，而津液不足以副之，正心烦之余症也。大麦汁能润肺而生津液，故继小麦而为服耳，病指苦痛及心烦吐呕等而言。诸病虽愈，药犹勿置，防其复也。但服药用酒，是其定引。其醋浆大小麦汁，俱是服药后另服者。玩本文服药后，更以醋浆水云云，则可见矣。醋浆非苦酒，即米饮所作之酸水也，与下文大小麦汁同用五谷，以各治其脏之义。

清·莫枚士，《经方例释》（1884 年）：芎䓖主心痛者。《别录》芎䓖辛温、无毒，主心腹坚痛。《纲目·卷十四》孙氏集验方，治一切心痛，用大芎一个为末，烧酒服之。一个住一年，两个住两年。牡蛎，《本经》主惊恚怒气，除拘缓，女子带下赤、白。《别录》除留热在骨节、营卫，虚热去来不定，烦满心痛，气结，止汗止渴，除老血，皆与养胎义合。诸健脾，椒抑肾。大凡胎之不安，恒由脾虚，不能消食，致生水谷之湿。肾虚上逆，风气阻痹，结热蕴蓄而然，此方四味分主四因，亦通治法也。四因之中，尤重治脾。观方下加法自知，白术专主方名，其以此欤。又观方下云云，都系虑其痛症。而《丹溪心法》栽心脾气实，痛有痰者，牡蛎煅粉，酒服二钱，与此大合。

清·戈颂平，《伤寒指归》（1885 年）：胎得阳则生，得阴则长。主白术甘温，益土之阴；蜀椒辛温气香，化土之浊，益土之阳；芎䓖辛温，运血中气滞；牡蛎咸平，固土之阳。右四味，杵为散，酒服一钱匕，日三服，夜一服，象阴阳气液从中土营运四方，不失其时。

清·张秉成，《成方便读》（1904 年）：用术调胃；蜀椒开痹，痹开则阳精至；牡蛎治崩，崩止则阴精固；川芎下入血海，运动胎气，破旧生新，或阴血不利；肝木为害，在内抑屈而痛者，泻以芍药之酸通其阴；设冲逆而痛者，则欲以芎之辛温，宣通其阳，或挟瘀恶之气；上逆于胃而患吐，烦不能食者，用细辛温中；去痰下气，半夏治心下急痛，和胃进食，止吐逆；若呕而不止者，由肝木不务德，舍己而忘，用小麦饮；养其本气以安之，又且平胃下气止烦，一举两得；大麦主消渴益气调中，故中气不足而渴者用之。

于是用白术调胃；蜀椒开痹，痹开则阳精至；牡蛎治崩，崩止则阴经固；川芎下入血海，运动胎血，破旧生新。其或阴血不利，肝木为害，在内乙屈而痛者，泻以芍药之酸，通其阴；设其冲逆而痛者，则散以芎䓖之辛，宣通其阳；或挟瘀恶之气，上逆于胃，而胃中吐烦不能食者，用细辛温中，去痰下气；半夏治心下急痛，和胃进食，止吐逆；若呕而不止者，由肝木不务德，舍己而妄动，用小麦饮养其本气以安之，且又平胃下气止烦，一举而两得；大麦能主消渴，益气调中，故中气不足而渴者用之。

近代·曹颖甫,《伤寒发微》(1931年)：白术散方，白术以燥湿，牡蛎以泄水，川草以升陷，蜀椒以散寒，但令寒水下泄，血温上升，其胎即安。况水盛血虚之人，养胎尤为不易，故仲师于当归散后，别无增益之药，独于本方之后，辨证加药，并出善后方治，何其郑重分明乎。此无他，水微而血盛，不过热郁生燥，不似水胜血寒者，必有坠胎之变也。血瘀则腹痛，故加芍药以通络；水停心下，心脏血郁，故加升陷之川芎；水泛凌心，寒渍入胃，以至心烦吐痛（此痛与悬欲内痛同），不能食欲，故加细辛半夏，以去水而蠲饮。服以醋浆者，所以平胆胃而止呕也。不解，以小麦汁服之者，以小麦养心除烦，兼能利水故也。若夫病已而渴，常服大麦粥者，以病原起于血虚，胃为生血之原，和胃降逆，俾能食饮，正所以补虚也。

近代·赵桐,《金匮述义》(1940年)：此为妊娠多寒者设也。养血补脾驱寒之至剂。此节不言证状，只言养胎，谓胎因病而失养，去病即以养胎，非上章之宜常服也。方后随云"病虽愈，服之勿置"，盖巩固之义，非无病时服之勿置也。带脉系于脾带脉约胎，津液运于脾而脾以养胎，脾弱则带缓易坠，脾湿则重著而难移，此白术之用也。肝为藏血之脏而血以养胎，胞隶于肝而肝和则胎固。故肝血虚则胎失荫，肝气滞则胎失营，肝气弱则胞宫失和，此川芎之用也。肾藏五液，胞隶于肾，肾阴养胎，肾阳煦胎。阴虚则失润，阳虚则失温。此椒蛎之用也。川椒，四月红实，秉刚阳之火德。八月采实，饱湿土与燥金。能从在上之肺挟火下归于肾，斯寒凝于下者赖椒以温，火浮于上者赖椒以降矣。惟胎蚀之肾阴，虚虞其燥，故又用牡蛎之秉纯阳有雄无雌而偏阴者以召阳人，潜阳和阴。此等妙处，实难窥出也。川芎温散肝血而胎得荫，明此者颇不乏人。而川芎之秉季春透苗，逢微阳而不鼓，断枝埋地，得盛阳而立宣。秋季采之，过时品劣。其又感阴精而收，达于阴，贯阴于阳之妙，则知之者鲜矣。《太平惠民和剂局方》用调补冲任，抚养胎气，治妊娠宿有风冷，胎萎不长，失于将理，动伤胎气，多致损坠。怀孕常服，益气壮血，保护胎藏。《产科心法》治胎萎不长，胎不见大，脉见微滑，此胎不长也。

养胎之方。土湿水寒，木气郁结，则胎动失养。白术补土除湿，川芎温达木气，蜀椒温水寒，牡蛎散木结也。

现代·王渭川,《金匮心释》(1982年)：本节指出妊娠偏于寒湿的养胎方法。仲景处方白术散，以白术、牡蛎燥湿，川芎活血，蜀椒祛寒，寒湿俱去，胎则得到温养。本人认为，对本方可采取加减法：湿重者，加茯苓；腹痛者，加白芍；气虚者，加参，去川芎；肾虚者，加菟丝子、续断。

现代·刘渡舟，苏宝刚，庞鹤,《金匮要略诠解》(1984年)：本条是论述脾虚寒湿的养胎方法。妊娠之后，胎夺气血，若肝经虚寒而血少，不能养胎，则胎动不安。脾经虚寒而生寒湿，寒湿中阻，则证见心腹时痛、呕吐清水痰涎等证。治以白术散，温暖肝脾，除湿安胎。方中蜀椒温脾暖肝，健胃养胎；川芎舒肝和血，白术健脾化湿；牡蛎敛阴潜阳，能协蜀椒，促进胃肠消化。

【方论评议】

综合历代各家对白术散的论述，应从用药要点、方药配伍和用量比例三个方面进行研究，以此更好地研究经方配伍，用于指导临床应用。

诠释方药组成：方中白术健脾益气、燥湿和胃、兼以养胎，川芎活血行气、兼以荣胎，蜀椒温中散寒、通阳止痛，牡蛎收涩固脱，醋浆水开胃降逆、调畅气机。

剖析方药配伍：白术与川芎，属于相使配伍，白术健脾益气生血，川芎活血行气，白术助川芎活血化气，川芎助白术益气生血；白术与蜀椒，属于相使配伍，白术助蜀椒温中和胃，蜀椒助白术健脾醒脾，兼以安胎；白术与牡蛎，属于相使配伍，牡蛎助白术健脾固涩，白术助牡蛎敛阴益气；川芎与牡蛎，属于相反相畏配伍，相反者，川芎行气活血，牡蛎敛阴固涩，相畏者，川芎制约牡蛎固涩恋邪，牡蛎制约川芎行散伤血。

权衡用量比例：白术与川芎用量比例是1∶1，提示健脾益气与行气理血之间的用量调配关系，以治气血；白术与蜀椒用量比例是4∶3，提示健脾益气与温中散寒之间的用量调配关系，以治寒湿；白术与牡蛎用量比例是2∶1，提示健脾益气与收敛固涩之间的用量调配关系；川芎与牡蛎用量比例是2∶1，提示行气理血与收敛固涩之间的用量调配关系。

【药理作用】 本方具有对胃肠蠕动呈双向调节、解除胃肠平滑肌痉挛、对子宫平滑肌呈双向调节、促进子宫血液运行状态、调节腺体分泌、保护胃黏膜、抗氧化、抗缺血、增强机体免疫功能、对中枢神经呈双向调节、降低胃张力、调节呼吸中枢等作用。

白头翁加甘草阿胶汤

【导读】 ①学用白头翁加甘草阿胶汤应重视白头翁和阿胶的用量调配关系、黄连和黄柏的用量调配关系、白头翁和秦皮的用量调配关系、阿胶和黄连的用量调配关系。②白头翁加甘草阿胶汤虽是辨治血虚热利证的重要代表方，但在临床中对湿热迫血夹血虚证等也具有良好治疗作用。③学好用活白头翁加甘草阿胶汤的第一步是辨清白头翁加甘草阿胶汤由哪些基础方和药物组成：组成白头翁汤有1个基础方和5组药，基础方是白头翁汤，5组药中第1组是清热凉血药即白头翁，第2组是清热燥湿药即黄连、黄柏，第3组是清热固涩药即秦皮，第4组是补血药即阿胶，第5组是益气药即甘草，从1个基础方和5组药用量深入学习研究即可用活白头翁加甘草阿胶汤。

【方歌】 白头翁加草阿胶，辨治产后热血利，肝热血虚诸般证，临证加减最有益。

【方药】 白头翁二两（6g） 甘草 阿胶各二两（6g） 柏皮（黄柏）三两（9g） 黄连三两（9g） 秦皮三两（9g）

【用法】 上六味，以水七升，煮取二升半，内胶令消尽。去滓。分温三服。

【功用】 清肝凉血，益气补血。

【适应证】

1. 中医病证：①血虚热利证。下利，或利下脓血，里急后重，腹痛，口苦，渴欲饮水，四肢困重，面色不荣，肌肤枯燥，头晕，舌红、苔黄或腻，脉细数或沉弱。②湿热夹气血虚证。

2. 西医疾病：细菌性痢疾、阿米巴痢疾、急性肠炎、慢性结肠炎、肠伤寒、肝硬化、阿米巴肝脓肿等临床表现符合血虚热利证者。

【用药分析】 方中白头翁清热解毒、凉血止利，黄连、黄柏清热解毒、燥湿止利，秦皮收涩固涩、清热解毒止利，阿胶补血止血，甘草益气和中解毒。

【用方思路】

1. 白头翁加甘草阿胶汤既是辨治肝热下利夹虚证的重要代表方，又是辨治诸多杂病如脾胃病、肝胆病、妇科病、男科病等的重要基础方。

2. 方中白头翁既可清热，又可凉血；黄连、黄柏、秦皮既清热，又燥湿；阿胶既是补血药，又是止血药；甘草既是益气药，又是生津药。从方中用药用量及调配分析得知，白头翁加甘草阿胶汤的应用并不局限于肝热下利夹虚证，还可用于辨治诸多杂病，如消化、内分泌系统疾病和妇科、男科疾病等。

3. 运用白头翁甘草阿胶汤辨治的病证（无论病变部位在脾胃或在肝胆）以肝热下利夹虚证为主，其治当清热燥湿。

【随证合方】 若夹郁，可与四逆散合方用之；若夹阳虚，可与理中丸合方用之；若夹阴虚，可与百合地黄汤合方用之。

【注意事项】 运用白头翁加甘草阿胶汤既要辨清西医之病，又要辨清西医之病属于中医湿热迫血证。辨西医之病可进一步了解疾病的发展演变及转变规律，辨中医之证可更好地针对西医之病选用白头翁加甘草阿胶汤。

【应用指征】 产后下利虚极，白头翁加甘草阿胶汤主之。（第二十一 11）

【方论】

清·李彣,《金匮要略广注》(1682年):本汤原治厥阴热利下重,为苦以坚肾之剂,今加甘草益脾,阿胶养血以补虚生阴也。

清·张志聪,《金匮要略集注》(1683年):夫肾以系胞,土以载物,产后则脾肾之气已虚,加之下利,水土之气虚极矣。宜白头翁汤,养血而清利。加甘草,补土气以和中,阿胶益心肺之气以资肾。

五画

清·尤在泾,《金匮要略心典》(1729年):伤寒热利下重者,白头翁汤主之。寒以胜热,苦以燥湿也。此亦热利下重,而当产后虚极,则加阿胶救阴,甘草补中生阳且以缓连、柏之苦也。

清·黄元御,《长沙药解》(1753年):治产后下利虚极者。以产后亡血木燥,贼伤脾土,而病下利。白头翁汤以清其湿热,甘草补其脾土,阿胶润其风木也。

清·黄元御,《金匮悬解》(1754年):产后下利,虚极,白头翁加甘草阿胶汤主之。产后阳衰土湿,木郁生热,风木疏泄,而病下利。亡血之后,复苦泄利,虚惫极矣,宜白头翁汤清其湿热,加甘草以培中气,阿胶以滋风木也。

清·陈修园,《金匮要略浅注》(1803年):凡下利病,多由湿热。白头翁之苦以胜湿,寒以除热,固其宜也。而产后下利虚极,似不可不商及补剂,但参术则恐其壅滞,苓泽则恐其伤液,惟以白头翁加甘草阿胶汤主之,诚为对证。方中甘草之甘凉清中,即所以补中。阿胶之滋润去风,即所以和血。以此治利,即以此为大补,彼治利而好用参术者,当知所返矣。此为产后下利虚极者,而出其方治也。

清·朱光被,《金匮要略正义》(1803年):产后亡血;加以下利,阴气自是虚极,故必藉苦味坚阴以固其脱。此白头翁汤为要药也。然气过于寒,恐故伤中,加甘草以和中气也。味过于苦,又虑燥阴,加阿胶以濡阴血也。盖产后虚极,不得不如此调剂耳。

清·陈元犀,《金匮方歌括》(1811年):按:产后去血过多,又兼下利亡其津液,其为阴虚无疑。兹云虚极,理宜大补,然归、芎、芍、地则益其滑而下脱,参、术、桂、芪则动其阳而上逆,皆为禁剂。知此虚字指阴虚而言,与少阴证阴气欲绝同义,少阴证与大承气汤急下以救阴。与此证与白头翁大苦以救阴同义,此法非薛立斋、张景岳、李士材辈,以甘温为主苦寒为戒者,所可窥测,尤妙在加甘草之甘,合四味之苦,为苦甘化阴法,且久利膏脂尽脱,脉络空虚,得阿胶之滋润,合四味之苦以坚之,则源流俱清而利自止。

清·高学山,《高注金匮要略》(1872年):加甘草阿胶者,缓中以补血也。主之者,可加减,而不能挪移。如下利赤多,加当归;白多,加白芍;气滞溲少,加枳实、车前。在司诊者之临时斟酌耳。

清·莫枚士,《经方例释》(1884年):《本经》:白头翁味苦温、无毒,主温疟,狂惕,寒热,癥瘕积聚,瘿气,逐血,止腹痛。《别录》:止鼻衄。陶注:止毒痢,此方合用调气饮方。

清·唐容川,《金匮要略浅注补正》(1893年):本注笼统言之,以为下利虚极之方,而斥好用参术者之非,不能指出下利是何等利,虚极是何等虚,安得妄斥参术之误哉?盖此下利,是言痢疾便脓血也。仲景此数节,或言产后伤寒,或言产后中风,此又言产后或得痢疾,仍当照法用白头翁汤,惟系产后血虚之极,故宜加补血之品。

清·张秉成,《成方便读》(1904年):伤寒厥阴证不利重者,白头翁汤,四味尽苦寒以治热,苦以坚肠胃,此产后气血两虚。因加阿胶补气血而止利,甘草缓中通血脉,然下利,血滞也。夫人之血行则利自止,甘草尤为要药,此方岂独治产后哉。

《伤寒》厥阴证热利下重者,白头翁汤治,四味尽苦寒,寒以治热,苦以坚肠胃。此产后气血两虚,因加阿胶补气血,而亦止利;甘草缓中,通血脉。然下利由血滞也。古人有云:血行则粪自止,则是甘草尤为要药。此方岂独治产后者哉?

近代·曹颖甫,《伤寒发微》(1931年):夫热利下重,则为白头翁汤证,加甘草以补中,阿胶以养血,亦第为热利虚极而设。夫产后血瘀不行，腐败而下利为热；血去过多，因虚受凉而下利为寒。

近代·赵桐,《金匮述义》(1940年)：查产后下利以至极虚，察非脉弱微迟之虚寒而细数，湿热之酿成者，则仍宜白头翁汤。惟产后血虚，故必加甘草、阿胶也。

近代·彭子益,《圆运动的古中医学·金匮方解篇》(1947年)：治产后下利虚极者。产后血去木热，疏泄下利，中气与津液极虚。黄连、黄柏、秦皮、白头翁清木热，阿胶补津液以止疏泄，甘草补中气也。

现代·王渭川,《金匮心释》(1982年)：本节指出产后虚热下利的治法。本证虽言虚极，但下利多属积滞化热而起，不可遽补，以免邪无出路。故仲景处方白头翁加甘草阿胶汤，以清热燥湿，救阳补中，使热去而利止。由于产后血虚，故加阿胶补血，甘草以缓其急迫，即含有补血益气之意。本方主治之证，不必拘泥于产后，如不因产后而下利，见同样证候而血虚者，亦可适用。

现代·刘渡舟，苏宝刚，庞鹤,《金匮要略诠解》(1984年)：本条是论述产后下利的证治。产后气血两虚，常有面黄乏力、心烦不眠等证；又有湿热积滞胃肠，传导失职，郁遏不解，损伤肠道脉络，常见发热、腹痛、里急后重、下利脓血等证。治以白头翁加甘草阿胶汤，清热燥湿，缓中养血。方中白头翁、黄柏、黄连、秦皮清热燥湿，凉血解毒，除胃肠湿热而治下利；阿胶滋阴，养血止血；甘草补气建中，缓解黄连、黄柏之苦。为产后下利常用之方。

【方论评议】

综合历代各家对白头翁加甘草阿胶汤的论述，应从用药要点、方药配伍和用量比例三个方面进行研究，以此更好地研究经方配伍，用于指导临床应用。

诠释用药要点：方中白头翁清热解毒、凉血止利，黄连、黄柏清热解毒、燥湿止利；秦皮收涩固涩、清热解毒止利，阿胶补血止血，甘草益气和中解毒。

剖析方药配伍：白头翁与黄连、黄芩，属于相须配伍，白头翁助黄连、黄柏清热解毒止利，黄连、黄柏助白头翁清热凉血止利；白头翁、黄连、黄柏与秦皮，属于相使配伍，秦皮既助白头翁、黄连、黄柏清热解毒，又兼以固涩；阿胶与甘草，属于相使配伍，甘草助阿胶血能化气，阿胶助甘草气能生血；白头翁、黄连、黄柏与阿胶、甘草，属于相反相畏配伍，阿胶、甘草益气血，制约白头翁、黄连、黄柏清热燥湿伤阴血，白头翁、黄连、黄柏清热燥湿，制约阿胶、甘草益气补血恋湿浊。

权衡用量比例：白头翁与黄连、黄柏用量比例是2：3：3，可因病变证机调整其用量比例关系为10：3：3，提示清热凉血与清热燥湿之间的调配关系，以治湿热；黄连、黄柏与秦皮用量比例是1：1：1，提示清热燥湿与清热固涩之间的用量调配关系，以治病求标本；阿胶与甘草用量比例是1：1，提示补血与益气之间的用量调配关系，以治气血虚；白头翁、黄连、黄柏与阿胶、甘草用量比例是10：3：3：2：2，提示清热与补益之间的用量调配关系，以治虚实夹杂。

运用白头翁加甘草阿胶汤，若病变证机以湿热为主，又有气血虚弱，可酌情加大白头翁用量为30g，甘草、阿胶可用原方剂量；若湿热夹气血虚都比较重，既要加大白头翁用量，又要加大甘草、阿胶用量；若病变以气血虚弱为主，湿热为次，可酌情加大甘草、阿胶用量，使方药用量更加切中病变证机。

【药理作用】本方具有解热、抗炎、抗菌、抗霉菌、抗滴虫、抗病毒、增强机体免疫功能、调节内分泌、调节周围神经、调节胃肠平滑肌蠕动、保护胃肠黏膜、抗溃疡等作用。

白头翁汤

【导读】①学用白头翁汤应重视白头翁和黄连的用量调配关系、黄连和黄柏的用量调配关系、白头翁和秦皮的用量调配关系。②白头翁汤虽是辨治热毒血痢证的重要代表方，但在临床中对湿热迫血证等也具有良好治疗作用。③学好用活白头翁汤的第一步是辨清白头翁汤由哪些药物组成：组成白头翁汤有3组药，第

1组是清热凉血药即白头翁，第2组是清热燥湿药即黄连、黄柏，第3组是清热固涩药即秦皮，从3组药用量深入学习研究即可用活白头翁汤。

【方歌】 白头翁汤治热利，黄连黄柏秦皮齐，辨治里急便脓血，清热解毒止血利。

【方药】 白头翁二两（6 g） 黄柏三两（9 g） 黄连三两（9 g） 秦皮三两（9 g）

【用法】 上四味，以水七升，煮取二升，去滓。温服一升，不愈，更服一升。

【功用】 清热解毒，凉血止利。

【适应证】

1. 中医病证：①热毒血痢证。腹痛，里急后重，肛门灼热，下痢脓血，赤多白少，渴欲饮水，舌红、苔黄腻，脉弦数。②湿热夹血证。

2. 西医疾病：细菌性痢疾、阿米巴痢疾、急性肠炎、慢性结肠炎、肠伤寒、肝硬化、阿米巴肝脓肿、盆腔炎、前列腺炎等临床表现符合热毒血痢证者。

【用药分析】 方中白头翁清热解毒、凉血止利，黄连、黄柏清热解毒、燥湿止利，秦皮收涩固涩、清热解毒止利。

【用方思路】

1. 白头翁汤既是辨治肝热下利证的重要代表方，又是辨治诸多杂病如脾胃病、肝胆病、妇科病、男科病等的重要基础方。

2. 方中白头翁既可清热，又可凉血；黄连、黄柏、秦皮既清热，又燥湿。从方中用药用量及调配分析得知，白头翁汤的应用并不局限于肝热下利证，还可用于辨治诸多杂病，如消化系统疾病、妇科和男科疾病等。

3. 运用白头翁汤辨治的病证（无论病变部位在脾胃或在肝胆）以肝热下利证为主，其治当清热燥湿。

【随证合方】 若夹郁，可与四逆散合方用之；若夹阳虚，可与理中丸合方用之；若夹阴虚，可与百合地黄汤合方用之。

【注意事项】 运用白头翁汤既要辨清西医之病，又要辨清西医之病属于中医湿热迫血证。辨西医之病可进一步了解疾病的发展演变及转变规律，辨中医之证可更好地针对西医之病选用白头翁汤。

【应用指征】

（1）热利，下重者，白头翁汤主之。（371）（第十七 43）

（2）下利，欲饮水者，以有热故也，白头翁汤主之。（373）

【方论】

金·成无己，《注解伤寒论》（1144年）： 利则津液少，热则伤气，气虚下利，致后重也。与白头翁汤，散热厚肠。《内经》曰：肾欲坚，急食苦以坚之。利则下焦虚，是以纯苦之剂坚之。

明·许宏，《金镜内台方议》（1422年）： 今此厥阴条中所载，热利下重，渴而欲饮水者，乃阴虚生热之盛也。亦必用苦寒之剂治之方已，非可作阴虚而用温剂也。故用白头翁为君，黄连为臣，黄柏为佐，秦皮为使，以此四味寒苦之剂，而治下利之症者。知其热盛于内，苦以泄之也。

明·汪石山，《医学原理》（1525年）： 治挟热下利肠垢，乃湿热所郁而成，治宜胜热除湿。经云：苦可以去湿，寒可以胜热。故用白头翁、黄柏、黄连、陈皮诸温寒胜湿除热。

明·吴昆，《医方考》（1584年）： 伤寒热利下重者，此方主之。热利者，协热而利；下重者，下利频数而重也。药之为性，寒者能除热，苦者能厚肠。四件皆苦寒，故治热利而疗下重也。

明·方有执，《伤寒论条辨》（1592年）： 此申上条而出其治。白头翁，逐血以疗癖。秦皮，洗肝而散热。黄连，调胃而浓肠。黄柏者，除热而止泄也。

明·张卿子，《张卿子伤寒论》（1644年）： 《内经》曰：肾欲坚，急食苦以坚之，利则下焦虚，是以纯苦之剂坚之。

清·张璐，《伤寒缵论》（1667年）： 厥阴热利下重，渴欲饮水者，阴虚生热也，故宜苦寒之剂治之，不可作阳虚而用湿剂也。所以用白头翁，以升水气之下陷，秦皮以坚肝肾之滑脱，连、柏以泄肠胃之湿热。较少阴证便脓血，桃花汤之用干姜，迥乎角立也。盖少阴之水气下奔，虽为热邪，故可用从治之法，厥阴之风气摧拔，水火翾翾内动，是以不可复用辛温鼓激其势。

清·张璐，《伤寒缵论》（1667年）：仲景白头翁汤，治热痢下重，以黄柏、黄连、秦皮同用，皆苦以坚之也。

清·柯琴，《伤寒来苏集》（1674年）：四物皆苦寒除湿胜热之品也。白头翁临风偏静，长于驱风。盖脏腑之火，静则治，动则病，动则生风，风生热也，故取其静以镇之。秦皮木小而高，得清阳之气，佐白头以升阳，协连、柏而清火。此热利下重之宣剂。

清·汪琥，《伤寒论辨证广注》（1680年）：琥又按：下焦者，肾肝所主。肝主疏泄，而反下重者，邪热壅瘀，气滞而不行也。《条辨》云：白头翁逐血以疗，秦皮洗肝而散热，黄连调胃而厚肠，黄柏除热而止泄。成注云：四味皆苦寒。愚以白头翁独带辛温，故泄热之中，而兼散邪之力也。

清·汪昂，《医方集解》（1682年）：此足阳明、少阴、厥阴药也。白头翁苦寒，能入阳明血分，而凉血止澼；秦皮苦寒性涩，能凉肝益肾而固下焦；渍水色青，故能入肝除热。黄连凉心清肝，黄柏泻火补水，并能燥湿止利而厚肠。取其寒能胜热，苦能坚肾，涩能断下也。

清·李彣，《金匮要略广注》（1682年）：本方俱苦寒药，寒能胜热，苦以泄热，且厚肠胃。《经》云：肾欲散，急食苦以坚之。以肾主二便故也。

清·张志聪，《金匮要略集注》（1683年）：此下利而涉于太阴也。热利者，乃协厥阴中见之阳热而下利也；下重者，邪实而地气不升也，故以白头翁汤主之。白头翁气味苦温，有风则静，无风独摇，其体能立，其用能行。性从下而上达者也；连苗柏叶经冬不凋，皆得冬令寒水之气，能启水阴之气上滋火热，复能导火热以下行；秦皮气味苦寒，渍水和墨，其色青碧，亦得水阴之气而上行下泄者也。取白头翁之升，用二之偶，秦皮连柏之降，用三之奇，陷下之气上升。协热之邪下泄，则下利解而下重除矣。白头翁，根上有白茸，如白头老翁，山中人卖白头翁丸，服之寿考。又云：久服秦皮而头不白。夫发者血之余，二味主清凉、养血，热利下重乃气陷于血分，故皆用之。白头翁与柴胡同类，柴胡中捡根上有白茸者是，本经主治温疟，功用与柴胡相同，能启下焦之阳气，故此方启陷下之阳，清下利之热。

热利下重者，热盛而经气下陷也。经云：热淫所胜，平以苦寒。白头翁连柏秦皮，皆苦寒之剂也。夫肝主血而主色，发乃血之余也。白头翁主寿考而命名，秦皮服之而头不白，盖能助肝经之气血以上行，故用之，不致下陷而下重也。黄连调肠胃，黄柏养真阴，皆苦泄中而兼升补者也。是以厥阴之热利下重者宜之。（眉批：邪热甚于上，则阳气陷于下。邪正之不相合也。是以热利多下重，清其邪热则阳气自升。）

中气者，少阳之火化，故厥阴下利，有寒而有热也。热利下重者，热盛而气下陷也。白头翁之苗，有风则静，能静厥阴风热之邪，又主寿考而命名。秦皮服之而发不白，盖肝主色而主血。发乃血之余也，二药能清厥阴之风热，而又主养肝脏之血，故厥阴热利者宜之，配黄柏、黄连，以清上下之火热。

清·周扬俊，《金匮玉函经二注》（1687年）：血调则气和，气和则郁解。用苦寒以治燥，宁独坚其下焦之虚乎。要略：于下利一证，独引伤寒少阴厥阴二论为多。然其论中又先指何经，今则去其经与各部所病之原，将谓伤寒有传变之故。杂病则不问其传否，随所病处而云故耳。产后下利虚极，亦用白头翁汤者，可概见矣。

清·郑重光，《伤寒论条辨续注》（1705年）：此申上条而出其治，热利下重，互发上文，即伤寒转痢之谓也。以白头翁逐血，秦皮洗肝，连叶除热而止痢也。

清·钱潢，《伤寒溯源集》（1707年）：白头翁，《神农本经》言其能逐血止腹痛，陶弘景谓其能止毒痢，东垣李杲曰，仲景治热利下重，用白头翁汤。盖肾欲坚，急食苦以坚之，即成氏之说也。又云：治男子阴疝偏坠，盖亦厥阴专经之药，故仲景用之为君，以治厥阴热利。黄连苦寒，能清湿热，厚肠胃。黄柏泻下焦之火，若中气虚寒，及寒湿下利者最忌。热利则非此不可，故以之为臣。秦皮亦属苦寒。李时珍云：梣皮色青，气寒味苦性涩，乃厥阴肝少阳胆经药也，治下痢崩带，取其收涩也。以此推之，则创法立方之义，殆可见矣。

清·魏荔彤，《金匮要略方论本义》（1720年）：热利下重者，滞下之病多热，不同于泻泄下利之证多寒也，故名之曰热利，而以下重别之。主之以白头翁汤。方义亦详《伤寒论》中，当参观之。然伤寒之热利由厥阴传经之热邪，此之热邪乃少阳陷入之热邪也。厥阴少阳阴阳脏腑不同，然木性升达则顺，屈陷则逆，一理也。故热利与厥阴经之下利有同治焉。

清·魏荔彤，《伤寒论本义》（1724年）：仲师言此下利，既能饮水且消，则有热无寒可知也，所以明其有热故也。主之以白头翁汤。白头翁、秦皮俱有解散之性，用以领黄连黄柏之苦寒，下入厥阴阴分，阴气开而阳出，寒药行而热退，热退而下利自止，津复而渴自息，亦治厥阴阴分热气有余之神术也。

清·尤在泾，《金匮要略心典》（1729年）：白头翁汤，除热坚下，中有秦皮，色青味苦，气凉性涩，能入厥阴，清热去湿而止利也……白头翁，苦辛除邪气，黄连、黄柏、秦皮，苦以坚之，寒以清之，涩以收之也。

清·不著撰人，《伤寒方论》（1732年）：此主热利下重，旧谓热伤肾，肾欲坚，故食苦以坚之是矣，然苦药多，何独取此，盖下重者，乃热伤气，故陷下而重也，陷下则伤阴，阴伤则血热，故以白头翁清血热，即其善治鼻衄可知，黄连者清脾中郁热也，黄柏者坚北方元阴也，虽后重而不用一味调气之药，病已不在气耳，后人以此分血证热利二字是也，然未若仲景自注云：下利欲饮水者，以有热故也。饮水与渴不同，渴但津干，欲水则是阴分为火燥，欲得凉以解之也，而阴血之热，亦在其中矣。

清·王子接，《绛雪园古方选注》（1732年）：白头翁汤，治厥阴热利后重者，太少二阴下利属寒，堆厥阴下利主热，以厥阴司相火也。故以白头翁凉阳明血分之热，秦皮收厥阴之湿，黄连胜中焦之热，黄柏燥下焦之湿，四者皆味苦性寒，直入下焦，坚阴止利。考本草，白头翁、秦皮各列品类，而今世所用，乃于柴胡中拣出紫皮头有白毛者，为白头翁，以防风、细辛之扎缚为秦皮。余谓白头翁沾柴胡之气，可入少阳，秦皮沾细辛之气，可入少阴，当与禹余粮汤并参。但汉时采药，未识亦如是否，存之以质君子。

清·吴谦，《医宗金鉴·订正仲景全书》（1742年）：君白头翁，寒而苦辛；臣秦皮，寒而苦涩，寒能胜热，苦能燥湿，辛以散火之郁，涩以收下重之利也；佐黄连清上焦之火，则渴可止；使黄柏泻下焦之热，则利自除也。治厥阴热利有二，初利用此方之苦以泻火，以苦燥之，以辛散之，以涩固之，是谓以寒治热之法；久利则用乌梅丸之酸以收火，佐以苦寒，杂以温补，是谓逆之从之，随所利而行之，调其气使之平也。

清·黄元御，《伤寒悬解》（1748年）：欲饮水者，阳复而有内热也。白头翁汤，白头翁清少阳之相火，黄连清少阴之君火，黄柏、秦皮，泻厥阴之湿热也。阳复而欲饮水，有内热也，少少与之，滋其渴燥，必当自愈。阳气初复，未可过与，以伤胃气也。此白头翁汤之轻者。阳回热过，肝气郁陷，泄利未止，而益以后重，宜白头翁汤清其郁热也。

清·黄元御，《长沙药解》（1753年）：治厥阴病，热利下重，欲饮水者。以己土湿陷，木郁而生下热，不能疏泄水道，则为下利。缘风木之性，愈郁则愈泄，水道不开，谷道必不能闭也。足厥阴风木，手少阳相火，俱陷于大肠，故魄门郁热而重坠。手少阳下陷，则足少阳上逆，君相合气，升炎于上，故渴欲饮。头翁清少阳之相火，黄连清少阴之君火，黄柏、秦皮，泻厥阴之湿热也。

清·黄元御，《金匮悬解》（1754年）：肝气遏陷，郁生下热，魄门重坠者，宜白头翁汤。白头翁清少阳之相火，黄连清少阴之君火，黄柏、秦皮，泻厥阴之湿热也。

清·黄元御，《伤寒说意》（1754年）：下利而渴，欲饮水者，以其阳回而有热也。宜白头翁汤，白头翁泻其相火，黄连泻其君火，黄柏、秦皮清其肝火也。

清·徐灵胎,《伤寒论类方》(1759年): 治痢，口渴下重者如神。凡下重皆属瘀热。下利欲饮水者，以有热故也，白头翁汤主之。

清·徐灵胎,《伤寒约编》(1759年): 白头翁清理血分湿热，小秦皮佐以平木升阳，协之连柏，清火除湿而止利。此为清热除湿之方，乃热利下重之宣剂也。

清·徐灵胎,《女科指要》(1759年): 黄连清热燥湿以止痢，黄芩清热快膈以宽肠；白头翁泻湿热专清血分，小秦皮清肝胆止涩大肠也。水煎温服，使湿热顿化，则肠胃清和而血室完复，安有血痢窘迫后重不止之患乎。

清·强健,《伤寒直指》(1765年):《内经》曰：肾欲坚，急食苦以坚之。利则下焦虚，是以纯苦之剂坚之。

清·杨栗山,《伤寒瘟疫条辨》(1784年): 此胃与肝、肾药也。白头翁苦寒，入胃经血分，而凉血止澼；秦皮苦寒性涩，洗肝益肾而固下焦；黄连清心凉血；黄柏泻火补水，并能燥湿止利而厚肠，湿热除而利自止矣。

清·徐玉台,《医学举要》(1792年): 所以白头翁清散热邪；秦皮驱逐肝风而清客热；黄连以退肠胃木挟之火；黄柏滋坚肾水，而制龙雷，合而成方，清澈木火之源，则热利止而后重自除矣。

白头翁汤治热毒血痢，口渴下重之症。白头翁苦寒而能息风，秦皮苦寒而能固脱，黄连苦寒而能燥湿，黄柏苦寒而能坚阴。四面搜逐伏邪，则上焦之渴，下焦之利，俱可止矣。《金匮》加阿胶、甘草以治产后下痢，因产后虚极，兼顾其气血也。

清·吴坤安,《伤寒指掌》(1796年): 邵仙根评：用白头翁辛淡以除邪气，连柏苦寒以清热，秦皮苦凉性涩，入厥阴而止利也。

风中厥阴本经，脉微浮，风邪外出，故欲愈也。不浮而沉，则风邪入里。木郁不舒，则下克脾土，必变热利下重、渴欲饮水之症，宜白头翁汤主之。白头翁、秦皮以平风，黄柏、黄连以清火，是苦以坚之也。若厥阴久痢不止，当用乌梅丸酸以收之。

清·吴鞠通,《温病条辨》(1798年): 故以白头翁无风而摇者，禀甲乙之气，透发下陷之邪，使之上出；又能有风而静，禀庚辛之气，清能除热，燥能除湿，湿热之积滞去而腹痛自止。秦皮得水木相生之气，色碧而气味苦寒，所以能清肝热。黄连得少阴水精，能清肠澼之热。黄柏得水土之精，渗湿而清热。

清·陈修园,《伤寒真方歌括》(1803年): 白头翁主厥阴利，下重喜水津耗类，连、柏、秦皮四味煎，坚下兼平中热炽。大寒以清中热，故治欲饮水，大苦以坚下焦，故止下利。

清·陈修园,《长沙方歌括》(1803年): 按：厥阴标阴病，则为寒下；厥阴中见病则为热利下重者，即《经》所谓暴注是也。白头翁临风偏静，特立不挠，用以为君者，欲平走窍之火，必先定摇动之风也。秦皮浸水青蓝色，得厥阴风木之化，故用以为臣。以黄连、黄柏为佐使者，其性寒，寒能除热，其味苦，苦又能坚也。总使风木遂其上行之性，则热利下重自除；风火不相煽而燎原，则热渴饮水自止。

清·朱光被,《金匮要略正义》(1803年): 阳明之热邪直通下焦阴分，阴液恐致败亡，故以群队苦寒之品，以清热坚阴也。按白头翁即柴胡之头，最解阳明血分之热，兼可升少阳之清气，使不下坠。秦皮得细辛之余气，专入厥阴，苦能泄热，辛能散结，二味清中有升，黄连泻上焦而坚肠腑之阴，黄柏清下焦而坚肾脏之阴，三焦并理，交相为助，为热利下重之主方。

日本·丹波元简,《金匮玉函要略辑义》(1806年): 白头翁,《神农本经》言其能逐血止腹痛，陶弘景谓其能止毒痢，故以治厥阴热痢，黄连苦寒，能清湿热浓肠胃，黄柏泻下焦之火，秦皮亦属苦寒，治下痢崩带，取其收涩也。

清·吕震名,《伤寒寻源》(1850年): 此方寒以胜热，苦以坚阴，用治热利下重欲饮水者。盖下重则热邪奔迫，欲饮水则津液为热所伤矣。或通或涩，皆所不宜，但清其热而利自止。

清·王孟英,《温热经纬》(1852年): 柯韵伯曰：三阴俱有下利证。自利不渴者属太阴，是脏有寒也；自利渴者属少阴，以下焦虚寒，津液不升，故引水自救也。惟厥阴下利属于热，以厥阴主肝而司相火。肝旺则气上撞心，火郁则热利下重。温热秽气，奔迫广肠，魄门重滞而难出,《内经》云“暴注下迫”者是矣。脉沉为在里，弦为肝脉，是本郁之征也。渴欲饮水，厥阴病则消渴也。白头翁临风偏静，长于驱风。用为君者，以厥阴风木，风动则木摇而火旺，欲平走窍之火，必宁摇动之风。秦皮木小而高，得清阳上升之象为臣。是木郁达之，所以遂其发陈之性也。黄连泻君火，可除上焦之渴，是苦以发之。黄柏泻相火，可止下焦之利，是苦以坚之也。治厥阴热利有二：初利用此方，以升阳散火，是谓下者举之，寒因热用法；久利则用乌梅丸之酸以收火，佐以苦寒，杂以温补，是谓逆之从之，随所利而行之，调其气使之平也。雄按：徐氏亦云乌梅丸治久痢之圣方也。

清·姚球,《伤寒经解》(1859年)：暴迫下注，皆属于热。热邪烁津液，故欲饮水也。白头翁汤，涤邪以回津液也。黄连清心，黄柏清肾，秦皮清肝，白头翁逐血。合四味以清之，而利止矣。厥阴木枯生火，火热伤气，故下利而重也。白头翁汤以清之，白头翁，形似柴胡，必清而上升，所以主下重也。

清·费伯雄,《医方论》(1865年)：香连丸治气分不通之后重，此则治热伤营血之后重，故但清降而不用气分药。

清·高学山,《伤寒尚论辨似》(1872年)：白头翁，得阳气之先，而直挺单花，具升举之性，且味苦气寒，能清火分之热，取以名汤，其意可知矣。然后以黄连清心脾之火，黄柏清肾火，秦皮清肝火，则热除而血中之清阳上举，其利与下重，宁有不止者乎?

清·莫枚士,《经方例释》:(1884年)［泉案］白头翁形似柴胡，其杪与茵陈相类，当是蒿种。凡蒿种性必发散，此热利用白头翁，疑是发热而利，非协热利也，故用白头翁以散之。

清·唐宗海,《血证论》(1884年)：清风火，平肝治痢。

清·戈颂平,《伤寒指归》(1885年)：白头翁，气味苦温，其质无风反摇，有风反静，取之能静在上阳气。黄连、黄柏、秦皮皆苦寒之品，苦为火味，寒为水气，苦寒能固阳气，内藏于土。阳气内藏，半表下之阴，得阳气上举，自不下重。右四味，象阴阳气液转运四方。以水七升，象阳数得阴变于七。煮取二升，二，阴数也。去滓，温服一升，象二阴，偶一阳，回还半里下。愈，进也。阳气，不前进半里下，更服一升，使阳气前进，来复于子。

主苦寒气味，固阳气内藏，阴土之液，得阳气蒸运半表上，自不利半表下，欲饮水也。

清·戈颂平,《金匮指归》(1885年)：白头翁，气味苦温，其质无风反摇，有风反静，取之能静固在上之阳；黄连、黄柏、秦皮皆苦寒之品，苦为火味，寒为水气，苦寒气味固阳气内藏于土，举在下之阴；产后土味血液不足于里，以甘草、阿胶，甘平气味，益之。右六味，象阴数得阳变于六，以水七升，象阳数得阴变于七。煮取二升半，内胶，令消尽，分温三服，象二阴偶阳，分运半表半里也。

清·唐容川,《伤寒论浅注补正》(1893年)：市中白头翁繁茸曲屈，形如蒿艾，其叶外白内青，又名白茵陈，实非白头翁也。盖白头翁一茎直上，四面细叶，茎高尺许，通体白芒，其叶上下皆白茎也，花微香而味微苦，乃草中秉金性者，能无风独摇，以其得木气之和也，有风不动，以其秉金性之刚也，故用以平木息风。又其一茎直上，故治下重，使风气上达而不迫注。此药四川田野多有，川人多能识之，与川柴胡同形而大小青白之色不同，惜川柴胡天下亦不知用，皆未考仲景之药性故也。

近代·何廉臣,《增订伤寒百证歌注》(1928年)：厥阴标阴，病则为寒下。厥阴中见，病则为热利下重，即经所谓暴注是也。以白头翁临风偏静，特立不挠，用以为君者，欲平走窍之火，必先定摇动之风也。秦皮浸水青蓝色，得厥阴风木之化，故用以为臣。以黄连、黄柏为佐使者，其性寒，寒能除热，其味苦，又能坚肠也。总使风木遂其上行之性，则热利下重自除，风火不相煽而燎原，则热渴饮水自立止矣。

近代·曹颖甫,《伤寒发微》(1931年)：白头翁方治，用白头翁、秦皮，以清凉破血分之热，黄连、黄柏，以苦燥而兼凉性者，除下焦之湿，于是湿热并去，气无所阻而利自止矣。所以不用气分药者，湿热去而气自通也，若后人所用香连丸，即治此证，而识解已落后一层矣。

白头翁汤方治，白头翁、秦皮以清凉破血分之热；黄连、黄柏以苦燥除下焦之湿，然后热湿并去，而热利当止。盖下重之出，出于气阻，气阻之由，根于湿热，不更用疏气药者，所谓伏其所主也。

近代·徐大桂，《伤寒论类要注疏》（1935年）：本方升清泄热，苦寒坚阴，厥阴火热迫注之下利，其方治之凡例也。与上条四逆证下利厥逆，一寒一热，义可互参。

近代·赵桐，《金匮述义》（1940年）：心主热而肝藏血，木生火而火乘风，故血热则妄行，风吹则火烈也。肝病则郁失调达而下重，郁极爆发又助火威而沸血（血犹水也，得热则沸，得风则荡）。火热者口渴，尿少者赤涩。肾主二阴，利则损肾（治痢补肾）。水被风荡，火亢灼阴，故方舍清心、泻肝、滋肾、坚肾无他法也。连柏寒泻心，苦坚肾。连重心肝，柏偏肾水，皆黄寒燥土，苦浓厚肠，肠胃湿热，尤擅其长也。白头翁一茎直上，属木能疏，下披白毛，禀金能速，有风不动，无风反摇，木郁可达，木崇能制。秦皮，树小高耸，禀木之升，不花不实，精结于皮，浸水青蓝，大泻肝火。如此则泻火凉血，解毒祛湿，厚肠止泻，备于此矣。予于火热毒利而下肠膜、厥阴便血如屋漏水，辙合黄芩汤、鸡子黄汤、泻心汤、葛根芩连汤，大黄麻黄汤泡渍，万试万灵也。

近代·彭子益，《圆运动的古中医学·伤寒论方解篇》（1947年）：治热利下重者。下利而渴，湿热之利。湿热伤肝木之阴，木气升不上来，故下重也。黄连、黄柏、秦皮、白头翁，清肝木之湿热也。

厥阴阳复，木气生热，木郁于下则下利，热伤津液则口渴，木陷不胜则下重。白头翁、黄连、黄柏、秦皮，清木气之热，热清则木气上升也。

现代·中医研究院，《伤寒论语释》（1956年）：白头翁苦辛，秦皮苦涩，苦能清热燥湿，辛能散郁，涩可收敛止利，黄连清湿热而厚肠胃，黄柏泄下焦之热。本方为治疗厥阴热痢的主要方剂。

现代·任应秋，《伤寒论语释》（1957年）：清·钱潢《伤寒溯源集》云："白头翁，《神农本草经》言其能逐血止腹痛，陶弘景谓其能止毒痢，故以治厥阴热痢。黄连苦寒，能清湿热，厚肠胃；黄柏泻下焦之火；秦皮亦属苦寒，治下痢崩带，取其收涩也。"本方经实验，抗生作用很大，凡属热性下痢，无论肠炎痢疾，疗效都很高。

现代·陈亦人，《伤寒论译释》（1958年）：本证湿热郁滞于中，故以大苦大寒之药组合成方。白头翁入阳明血分，凉血清热，为治热痢之圣药。秦皮苦寒性涩，凉肝固下，黄连、黄柏泻心肝之火，四物同用，清肝凉血燥湿厚肠，治疗湿热痢疾，确有很高的疗效，直到现在还是被广泛地应用着。

各家对本方的解释各有阐发，钱氏通过文献考证，明确白头翁"盖亦厥阴专经之药"，认识尤为深入。近代·张锡纯《医学衷中参西录》在前贤论述的基础上，结合白头翁的生长环境与生态特点，指出该药既能升达肝气，清散肝火，又善镇肝不使肝木过于横恣，这就突出了白头翁有别于其他清热药物的独特功效，有利于更好地掌握运用。总之，本方长于清热燥湿，凉肝解毒，无数实践证明，对肝经湿热痢疾有可靠的卓越效果。但是必须注意，正气不虚的实证，才可使用，如果正气已虚或证属寒湿，即不可用。

现代·安徽中医学院，《伤寒论通俗讲义》（1959年）：本方治疗身热、口渴、里急后重的热痢。见白头翁、秦皮凉血涩肠，疗毒期痢；以黄柏、黄连清热燥湿，坚肾而厚肠胃。

现代·李翰卿，《中国百年百名中医临床家》（1960年）：此治热性痢疾之方，主治大便赤痢，里急后重。但必须具有喜冷恶热或渴欲饮水等热证现象。白头翁治肠之湿热；秦皮清肠胃兼肝经之湿热；黄连、黄柏清肠胃兼肾经之湿热。湿热去而痢自止矣。

现代·孙纯一，《伤寒论注释要编》（1960年）：白头翁味苦性温，主逐血止腹痛，主热毒血痢，秦皮苦寒除热，黄连味苦性寒清湿热，黄柏泻下焦之火，为治口渴里急后重之热痢及血痢之方。

现代·王渭川,《金匮心释》(1982年):本节指出热性痢疾的治法。仲景处方白头翁汤，以白头翁、秦皮清血热，黄连、黄柏苦燥去湿，使湿热同解，则气机畅达而痢止。方中不用气分药，因湿热去而气自通。此方比后人用香连丸效果更好。

现代·刘渡舟,《伤寒论诠解》(1983年):白头翁汤以白头翁为主要药物，白头翁苦寒，善清肠热、治毒痢，并能凉血舒肝，为治毒热赤痢的要药；黄连、黄柏寒以清热，苦以燥湿，最能厚肠止利；秦皮苦寒，能清肝胆及大肠湿热，并可凉血坚阴而止利。

现代·刘渡舟，聂惠民，傅世垣,《伤寒挈要》(1983年):白头翁性味苦寒，清肠热治毒利，又能疏达肝气；黄连、黄柏清肠间之湿热，兼有厚肠止利之功；秦皮苦寒、能清肝胆湿热，凉血以坚下焦之阴。此方有清利湿热，疏达肝木，凉血滋阴等作用，对热利下重便脓，疗效卓著。

现代·刘渡舟，苏宝刚，庞鹤,《金匮要略诠解》(1984年):本条是论湿热下利的证治。治宜白头翁汤，疏肝清热燥湿止利。方中白头翁疏肝清热凉血，解毒治利；秦皮凉肝清热；黄连、黄柏，燥湿坚阴。诸药合用，共奏清热燥湿，凉血治利之功。

现代·王付,《经方学用解读》(2004年):肝热下利证的基本病理病证是邪热侵袭而盛于内，迫血动血而注于下。因此，治疗肝热下利证，其用方配伍原则与方法应重视以下几个方面。

针对证机选用清肝凉血药：肝主藏血。邪热侵袭于肝而动肝血，肝藏血因热迫而下趋下注，则证见下利或赤多白少，其治当清热凉血。如方中白头翁。

合理配伍清热燥湿药：邪热侵袭于肝，肝气不得疏泄大肠之气，邪热乘机侵袭并肆虐于大肠传导、变化功能，肝热下迫大肠，湿邪从热而内生，则证以下利为主要矛盾方面，其治当清热燥湿。如方中黄连、黄柏。

妥善配伍清热收敛药：肝热下利证，其治既要求本即清热燥湿止利，又要求标即收敛固涩，只有标本同治，才能达到治疗肝热下利证。在配伍用药时最好选用既有收敛作用，又有清热作用的药，以增强治疗作用。如方中秦艽。

随证加减用药：若气滞明显者，加槟榔、木香以行气导滞；若下重明显者，加薤白、枳实，以行气调气等。

【方论评议】

综合历代各家对白头翁汤的论述，应从用药要点、方药配伍和用量比例三个方面进行研究，以此更好地研究经方配伍，用于指导临床应用。

诠释用药要点：方中白头翁清热解毒、凉血止利，黄连、黄柏清热解毒、燥湿止利，秦皮收涩固涩、清热解毒止利。

剖析方药配伍：白头翁与黄连、黄芩，属于相须配伍，白头翁助黄连、黄柏清热解毒止利，黄连、黄柏助白头翁清热凉血止利；白头翁、黄连、黄柏与秦皮，属于相使配伍，秦皮既助白头翁、黄连、黄柏清热解毒，又兼以固涩，达到治利以求标的目的。

根据中医治病的基本原则，实证不能用固涩药，用之不当即会闭门留寇。辨治热毒血痢证，治病求本重要，治病求标也同样重要，只有标本兼治，才能在最短时间内解除病人血痢痛苦。根据治病需要可酌情配伍行气药，以提高治疗效果。

权衡用量比例：白头翁与黄连、黄柏用量比例是2∶3∶3，临证可因病变证机调整其用量比例关系为10∶3∶3，提示清热凉血与清热燥湿之间的调配关系，以治湿热；黄连、黄柏与秦皮用量比例是1∶1∶1，提示清热燥湿与清热固涩之间的用量调配关系，以治病求标本。

【药理作用】本方具有解热、抗炎、抗菌、抗霉菌、抗滴虫、抗病毒、增强机体免疫功能、调节周围神经、调节胃肠平滑肌蠕动、保护胃肠黏膜、抗溃疡等作用。

白虎加人参汤

【导读】①学用白虎加人参汤应重视石膏和知母的用量调配关系、石膏和人参的用量调配关系。②白虎加人参汤虽是辨治阳明热盛气伤证的重要代表方，但在临床中对郁热内盛伤气证等也具有良好治疗作用。③学好用活白虎加人参汤的第一步是辨清白虎加人参汤由哪些基础方和药物组成：组成白虎加人参汤有1个基础方和2组药，基础方是白虎汤，2组药中第1组是清热生津药即石膏、知母，第2组是益气药即人参、粳米、甘草，从1个基础方和2组药用量深入学习研究即可用活白虎加人参汤。

【方歌】 白虎汤中加人参，清热益气能生津，暑热伤津又伤气，心烦口渴皆能医。

【方药】 知母六两（18 g） 石膏碎，绵裹，一斤（48 g） 甘草炙，二两（6 g） 粳米六合（18 g） 人参三两（9 g）

【用法】 上五味，以水一斗，煮米熟，汤成，去滓。温服一升，日三服。

【功用】 清泻盛热，益气生津。

【适应证】

1. 中医病证：①阳明热盛津气两伤证：身热，汗自出，口燥渴，渴欲饮水，饮水数升不解渴，心烦，或时时恶风，或背微恶寒，或小便黄赤，舌红、苔黄而燥，脉洪大。②燥热伤肺证：口干舌燥，烦渴多饮，尿频量多，舌红、苔薄黄或光红无苔，脉数。③中暑津气两伤证者。

2. 西医疾病：尿崩症、甲状腺功能亢进症、流行性脑脊髓膜炎、乙型脑炎、流行性出血热、钩端螺旋体病、糖尿病、中暑等临床表现符合阳明热盛津气两伤证者。

【用药分析】 方中知母清热养阴，石膏清热生津，人参大补元气，粳米顾护脾胃，甘草补益中气。

【用方思路】

1. 白虎加人参汤既是辨治阳明热盛津气两伤证的重要代表方，又是辨治诸多杂病如脾胃病、心病、肺病、肝病、皮肤病等的重要基础方。

2. 方中石膏、知母既能清热，又能生津；人参、甘草、粳米可补五脏六腑之气。从方中用药用量及调配分析得知，白虎加人参汤的应用并不局限于阳明热盛津气两伤证，还可用于辨治诸多杂病，如消化、循环、呼吸、内分泌及代谢等系统疾病。

3. 运用白虎人参汤辨治的病证（无论病变部位在脾胃、在肝或在心）以热盛津气两伤为主，其治当清热益气生津。

【随证合方】 若夹郁，可与四逆散合方用之；若夹寒，可与理中丸合方用之；若夹湿热，可与栀子柏皮汤合方用之。

【注意事项】 运用白虎加人参汤既要辨清西医之病，又要辨清西医之病属于中医热盛津气两伤证。辨西医之病可进一步了解疾病的发展演变及转变规律，辨中医之证可更好地针对西医之病选用白虎加人参汤。

【应用指征】

（1）服桂枝汤，大汗出后，大烦渴不解，脉洪大者，白虎加人参汤主之。（26）

（2）伤寒，若吐，若下后，七八日不解，热结在里，表里俱热，时时恶风，大渴，舌上干燥而烦，欲饮水数升者，白虎加人参汤主之。（168）

（3）伤寒，无大热，口燥渴，心烦，背微恶寒者，白虎加人参汤主之。（169）

（4）伤寒，脉浮，发热，无汗，其表不解，不可与白虎汤；渴欲饮水，无表证者，白虎加人参汤主之。（170）

（5）若渴欲饮水，口干舌燥者，白虎加人参汤主之。（222）

（6）太阳中热者，暍是也，汗出恶寒，身热而渴，白虎加人参汤主之。（第二　26）

【方论】

元·王好古，《此事难知》（1308年）： 动而伤暑，心火大盛，肺气全亏，故身热，脉洪大。动而火胜者，热伤气也，白虎加人参汤主之。辛苦人多得之，不可不知也。

元·赵以德，《金匮方论衍义》（1368年）： 石膏虽能除三焦火热，然仲景名白虎者，为石膏功独多于清肺，退肺中之火，是用为君；知母亦就肺中泻心火，滋水之源，人参生津，益所伤之气，而为臣；粳米、甘草，补土以资金，为佐也。

明·许宏，《金镜内台方议》（1422年）： 加人参者，取其生津止渴之义也。

明·方有执,《伤寒论条辨》(1592年)：渴欲饮水者，里热燥甚，希救也，无表证，谓恶寒头身疼痛皆除。非谓热也。以证大意与上条同，故主治亦与之同。以多渴也，故加人参之润以滋之也。

明·张卿子,《张卿子伤寒论》(1644年)：可与白虎加人参汤，生津止渴，和表散热。

清·喻嘉言,《医门法律》(1658年)：本文云：太阳中热者，暍是也。其人汗出恶寒，身热而渴，白虎加人参汤主之。以夏月之热淫，必僭而犯上，伤其肺金，耗其津液，用之以救肺金存津液也。本方之义，已见《尚论》一百一十三方中，兹再详之。夏月汗出恶寒者，卫气虚也。身热而渴者，肺金受火克而燥渴也。《内经》曰：心移热于肺，传为膈消，消亦渴也。心火适王，肺金受制，证属太阳，然与冬月感寒之治不同，用此汤以救肺金，是为第一义矣。

清·喻嘉言,《医门法律》(1658年)：原治太阳中暍，汗出恶寒，身热而渴。去知母之苦，加淡竹叶、麦门冬之甘，名竹叶石膏汤，治虚烦证。按：此治火热伤其肺胃，清热救渴之良剂也。故消渴病之在上焦者，必取用之。东垣以治膈消，洁古以治能食而渴者，其不能食而渴者，用钱氏白术散，倍加葛根。而东垣复参《内经》膏粱之病，不可服芳草石药，治之以兰，除其陈气之义，一变其方为兰香饮子，用石膏、知母、生熟甘草、人参，加入兰香、防风、白豆蔻仁、连翘、桔梗、升麻、半夏。再变其方为生津甘露饮子，用石膏、人参、生熟甘草、知母，加黄柏、杏仁、山栀、荜澄茄、白葵、白豆蔻、白芷、连翘、姜黄、麦门冬、兰香、当归身、桔梗、升麻、黄连、木香、柴胡、藿香、全蝎，而为之辞曰：此制之缓也。不惟不成中满，亦不传下消矣，三消皆可用。昌实不敢信其然也，乃至《三因》之石子荠苨汤，洁古之清凉饮子，俱从此方增入他药，引入他藏，全失急救肺胃之意，此后贤之所以为后贤耶。

清·程应旄,《伤寒论后条辨》(1670年)：前条虽革去桂命，而一时辅佐，供职如旧，只有茯苓、白术，系借来之客，犹不失大青龙之规模也。迨至阳邪独扰，而成功者退矣。如前此服桂枝汤，大汗出后，此时邪阳虽退，正液亦衰，加以大烦渴，阳神虽复，而热邪勃起，不唯不解，而脉转洪大。是始之寒温两盛者，一变为寒温两停，继之寒温两停者，再变为热多寒少。今此则热多寒少者，三变为有热无寒，大烦渴而脉洪大，温病之真面孔全露矣。火炎土燥，金烁水枯，不得凉飙，安能退焰？此际之大青龙，不唯桂枝、麻黄，窜身无地，而若杏仁，若芍药，皆在告闲罢老之列。正位中宫，不得不升起石膏之婢，坤以承乾矣。以婢役婢，唯存甘草一味，其余汲子族之波以接援，则用知母，倚母族之贵以护戴，则用粳米、人参。虽前条生津助液之茯苓、白术，且防其以客侵主，革去不用，而况其他乎？斯则虎声一啸，而大青龙之全局尽翻矣。

清·柯琴,《伤寒来苏集》(1674年)：石膏大寒，寒能胜热，味甘归脾，质刚而主降，备中土生金之体，色白通肺，质重而含脂，具金能生水之用，故以为君。知母气寒主降，苦以泄肺火，辛以润肺燥，内肥白而外皮毛，肺金之象、生水之源也，故以为臣。甘草皮赤中黄，能土中泻火，为中宫舟楫，寒药得之缓其寒，用此为佐，沉降之性，亦得留连于脾胃之间矣。粳米稼穑作甘，气味温和，禀容平之性，为后天养生之资，得此为佐，阴寒之物，则无伤损脾胃之虑也。煮汤入胃，输脾归肺，水精四布，大烦大渴可除矣。白虎主西方金也，用以名汤者，秋金得令，而暑清阳解，此四时之序也。更加人参，以补中益气而生津，协和甘草、粳米之补，承制石膏、知母之寒，泻火而火不伤，乃操万全之术者。

清·汪琥,《伤寒论辨证广注》(1680年)：成氏明理论云：白虎西方金神也，应秋而归肺热甚于内者。以寒下之热甚于外者，以凉解之。其有中外俱热，内不得泄，外不得发者，非此汤则不能解也。夏热秋凉，暑之气，得秋而止。秋之令曰处暑，是汤以白虎名之，谓能止热也。知母味苦寒，《内经》曰：热淫所胜，佐以苦甘。又曰：热淫于内，以苦发之。欲彻表热，必以苦为主，故以知母为君。石膏味甘微寒，热则伤气，寒以胜之，甘以缓之，热胜其，必以甘寒为助，是以石膏为臣。甘草、粳米味甘平，脾欲缓，急食甘以缓之，热气内余，消烁津液，则脾气燥，必以甘平之物缓其中。故以甘草、粳米为使，是太阳中暍，得此汤则顿除，即热见白虎而尽矣。

清·李彣,《金匮要略广注》(1682年)：白虎，西方金神也。炽热方张，欲转夏暑为秋凉，故以白虎为名。石膏气味辛甘寒，其甘也，能止渴去火，其辛也，能解肌发汗。知母辛苦寒，下则润肾燥以滋阴，上则清肺金而泻火。人参益元气而生津液，甘草、粳米滋养脾土，且甘温除大热也。

清·张志聪,《伤寒论宗印》(1683年)：此邪在于里之经络也。服桂枝汤大汗出后，肌腠气分之邪已解矣。大烦渴不解，脉洪大者。经络之邪未解，而入于形身之里矣。盖大汗则亡其胃腑之津液，热入于里，则经气燥竭，故大烦渴也。白虎加人参汤主之，知母内色白而外皮毛，味苦平而性寒冷，秋金之凉剂也。石膏色白质坚以象金。味辛甘而发散，阳明之宣品也。粳米土谷秋成，甘草和中通脉，人参补中而滋生津液，乃阳明之宣剂。西方白虎七宿，因而名之，良有以也。(眉批：手太阴亦属秋金主皮毛而主络脉。用知母者，从子以泻母也。阳明属金。经络者，阳明之所主也。

此论热入于经也。伤寒若吐若下，虚其里而伤其阴，则邪热乘虚而内入，热结在里，邪入于里之经络也。表里俱热者，表里之经气相通也。时时恶风者，经气外内出入也。荣气伤，故恶风，热伤经气，不能行其津液，是以大渴烦燥而欲饮也。宜白虎汤之清凉解散，直从里而出表，因吐下亡其津液，故复加乎人参。(眉批：七日来复不解当作再经，八日乃阳明所主矣。)经脉，阳明之所主也。吐则伤其中气，下则亡其谷津，是以七八日不解，大渴燥烦，皆为阳明经络之证。

清·张志聪,《伤寒论集注》(1683年)：此合下三节言病太阳、阳明之气，而为白虎汤之热证也。伤寒若吐、若下后，则虚其中焦之津液矣。七八日乃太阳、阳明主气之期，至此不解则热结在里。结，交结也。太阳标阳，阳明火热交结在里，故表里俱热，太阳主表，阳明主里；时时恶风者，阳气内结，表气微虚也；大渴，舌上干燥而内烦，欲饮水数升者，病阳明火燥热之气也，故以白虎加人参汤主之。知母性寒凉而味甘辛，色黄白而外皮毛，秋金之凉品也；石膏质重以入里，纹理疏而似肌，味辛甘而发散，主清阳明之热，直从里而达肌，粳米土谷秋成，佐人参、甘草资生津液，以解阳明之火燥。白虎者，西方白虎七宿，能化炎蒸而为清肃，故以名之。

清·张志聪,《金匮要略集注》(1683年)：夫阳明主经络而属秋令，故宜白虎汤主之。知母一名水参，性味寒苦，内肉白而外皮毛，秋金之凉品也。石膏色质似金，味辛走气，佐知母以入里，导阳明经气之热，直外达于皮毛。甘草补中通脉，人参滋益水津，粳米土谷秋成，主助中焦之气，西方白虎七宿，因以名之，此盖气分阳热之邪，迫于经络，故宜清养其阴气，以祛其阳邪。

知母内色白而外皮毛，味甘平而性寒冷，秋金之凉剂、宣剂也。石膏色质似金，辛甘发散，能导里热以外出，亦阳明之凉剂、宣剂也。阳明肺金，并主脉而属秋令，配参、草、粳米，资中土以生津，助秋金而通脉，津液生而经络通，邪热清而燥渴解矣。

清·沈明宗,《伤寒六经辨证治法》(1693年)：惟宜白虎加人参汤，用石膏甘寒，善解在里风热，同知母、人参、粳米，助胃生津而止烦渴，俾胃津不竭，则邪去而病得解矣。

清·高世栻,《医学真传》(1699年)：石膏，色白，味辛，性寒，为阳明之主药。既为阳明主药，必确有阳明燥热之证，而元气不虚，可用；若元气虚而燥热，必配人参，本论所以有人参白虎汤方。今人但知石膏清热泻火，遇伤寒大热之证，不审虚实阴阳，每用石膏，用之而其病如故，复更用之。夫用之不效，与病便不相宜，粗工固执不解，明者视之，真堪堕泪！余治伤寒，必审阴阳虚实，更必审似阴实阳、似阳实阴，确为阳明燥热之证，不涉太阳之热，不涉少阳之火，里气不虚，始投石膏，配合成方，必一剂而奏功。此镇坠寒凝之药，不可屡用而常试者也。

清·郑重光,《伤寒论条辨续注》(1705

年）：伤寒脉浮、发热、无汗，风寒在表未解，白虎汤但能解热，不能解表，所以不可与也。必恶寒、头身痛表证皆除，但热渴饮水，里热燥甚，求救于水者，方可与之，加人参以润燥也。

清·钱潢，《伤寒溯源集》（1708 年）：故以白虎汤解胃中之烦热，加人参以补其大汗之虚，救其津液之枯竭也。

清·顾松园，《顾松园医镜》（1718 年）：人参补元气，石膏清暑邪，知母清肺热，甘草解暑和中，粳米养胃气。此方凉肺清心，养胃生津，但用甘寒阴阳两无偏胜之药，清解暑热，而平治之。盖夏月人身之阳，以汗而外泄，人身之阴，以热而内耗，阴阳俱不足，故仲景于中暑病，禁用汗、下、温针。恐汗则伤其阳，下则伤其阴，温针则引火热内攻也。按经云：身热脉虚得之伤暑。盖热伤气，而不伤形，所以脉虚。故清暑益气，兼而行之。须知暑热之病，有三、四部无脉者，被火所逼而藏伏耳。甚至体痛、烦心，或喘促、厥冷，若误认虚寒而投温补，必毙。但用前方，俾暑邪清而脉自起，症自平矣。凡夏月日中劳役，触冒暑热，而见汗出、烦躁、多言、齿燥、口渴、眩晕者，即属中热的症，此方加减，无不神效。

清·魏荔彤，《金匮要略方论本义》（1720 年）：此条乃申明太阳中暍之法也。太阳中暍，历叙其脉证及误治之禁，至是方明示其治法。而补出汗出二字，正见三夏炎蒸，腠理疏泄，邪易得入，汗易得出，或为暍气所伤，或为寒湿所郁，俱于治暍之中，必宣散其表邪，补益其中气，而后可言治暍也。仲景主之以白虎加人参汤，以知母之苦寒清内热，以石膏之辛凉散郁热，以甘草、粳米、人参补虚益气，除寒湿而拒暑暍，使热消而不致于寒其里，寒湿去而不致于虚其表，一了百当之治法也。亦如伤寒太阳经中内热之证，以辛凉之剂为解散之治也。更有暍气微而寒湿盛，中阳虚而脉微弱者，请再续明之。

清·魏荔彤，《伤寒论本义》（1724 年）：斯主以人参之温，以助辛凉之用，得温补而辛凉无损于正，方能解乎邪，可知白虎能中的也……仲师以白虎加人参汤主之，白虎之辛凉，解辛热之毒，且外散入里之热，加人参以补大汗出之虚，一方而三善兼备矣。是用白虎一法，而所以用之之法，正非一法也矣……仲师乃主以人参白虎辛凉之义，原兼内清外散二者，白虎亦被君子仁厚之化，驯服如犬马矣。治里正所以治表矣。

清·姚球，《伤寒经解》（1724 年）：白虎汤，甘寒可以祛暑热；加以人参补肺，肺金清肃之令行，暑热之邪自退也。白虎加人参，清热以补正气也。

清·尤在泾，《伤寒贯珠集》（1729 年）：方用石膏，辛甘大寒，直清胃热为君，而以知母之咸寒佐之，人参、甘草、粳米之甘，则以之救津液之虚，抑以制石膏之悍也，曰白虎者，盖取金气彻热之义云耳。

若渴欲饮水，口干舌燥者，则邪气不在上而在中，故以白虎加人参，以清胃热，益胃液，所谓热淫于内，治以甘寒也。

清·尤在泾，《金匮要略心典》（1729 年）：中热亦即中暑，即暑之气也。恶寒者，热气入则皮肤缓，腠理开，开则洒然寒，与伤寒恶寒者不同。发热汗出而渴，表里热炽，胃阴待涸，求救于水，故与白虎加人参以清热生阴，为中暑而无湿者之法也。

清·王子接，《绛雪园古方选注》（1732 年）：阳明热病化燥，用白虎加人参者，何也？石膏辛寒，仅能散表热，知母甘苦，仅能降里热，甘草、粳米仅能载药留于中焦，若胃经热久伤气，气虚不能生津者，必须人参养正回津，而后白虎汤乃能清化除燥。

清·不著撰人，《伤寒方论》（1732 年）：白虎汤但能解热，不能解表，故必无表证而里实者宜之烦渴，里热之证也，至欲饮水，知阴火燥烁，无阳而液干，阳虚甚矣，故加参以济之，若背微恶寒而口燥心烦者，盖背为至阴之地，今表热少，里热多挟虚，故虽表退而有寒，比通身恶寒不同，故亦加参。若汗烦渴脉皆大者，则虽热而虚可知，故亦加参，若伤寒七八日，至大渴舌燥而烦者，甚至欲饮水数升，其热何如，特以热结在里，所以表热不除，而时时恶风，乃气伤于热而馁，不可泥为表邪，亦白虎加参。以表之微风为轻，里之因寒变热结为重也，设脉但浮，而不滑，证兼头疼身痛，则虽表里俱热，而在表之邪浑未退，白虎不可用，即加参不更助其邪耶。

清·黄元御,《伤寒悬解》(1748年)：服桂枝汤后，汗出表解，而津液亡泄，里热则增，是宜白虎清里。而大汗之后，大作烦渴，而脉又洪大，是亡津而气亦泄也。津由气化，《灵枢·决气》：上焦开发，宣五谷味，熏肤，充身，泽毛，若雾露之溉，是为气，此当益气以生津，故加人参。《素问·评热论》：脉躁疾，不为汗衰者死，以精气消亡，无以渗灌其枯燥也。白虎而加人参，使清气降洒，化而为露，滋润枯涸，涤洗烦躁，莫善于此矣。

清·黄元御,《长沙药解》(1753年)：治伤寒汗后心烦，口渴舌燥，欲饮水数升，脉洪大者。以胃阳素盛，津液汗亡，腑热未定，肺燥先动。白虎泻热清金，加人参以补汗亡之阳气也。治太阳中暍，汗出恶风，身热而渴者。以暑月感冒，风寒郁其内热，而伤元气。热盛而寒不能闭，是以汗出。白虎清金泻热，加人参补肝脾之阳，以充经脉也。

清·黄元御,《金匮悬解》(1754年)：暑热而感风寒，其名曰暍。内热熏蒸，是以汗出。表邪束闭，是以恶寒。暑伤肺气，津液枯燥，是以身热而渴。白虎加人参汤，白虎清金而补土，人参益气而生津也。夏月中暑，必感外寒，郁其内热。但壮火食气，汗泄阳亡，不可汗下。人参白虎，清金泻热，益气生津，实不刊之神方也。

渴欲饮水，口干舌燥者，金被火刑，热伤肺气，不能化生津液，泽脏腑而润口舌也。白虎加人参汤，知母、石膏，泻热而清金，参、甘、粳米，益气而培土，土旺金生，气充津化，解渴除烦之圣法也。

清·徐灵胎,《伤寒论类方》(1759年)：烦渴不解，因汗多而胃液干枯，邪虽去而阳明之火独炽，故用此以生津止汗，息火解烦。汗后诸变不同，总宜随症用药。白虎加参汤，大段治汗、吐、下之后，邪已去而有留热在于阳明。又因胃液干枯，故用之以生津解热，若更虚羸，则为竹叶石膏汤症矣。

清·徐灵胎,《伤寒约编》(1759年)：生石膏大寒，泄胃火而津液生；肥知母辛寒，泻肺火以润肾燥；甘草缓寒药之性，用为舟楫，而沉降之性始得留恋于胃；粳米奠安中宫，培形气而生津液，使阴寒之品庶无伤损脾胃之虞；更加人参者，以气为母，于大寒剂中，扶元气生津血也。此汤入胃，输脾归肺，则津液四布，而胃热顿除，大烦大渴得解，脉之洪大亦无不敛矣。

清·徐灵胎,《杂病证治》(1759年)：石膏泻阳明之火，人参生太阴之津，生草缓中泻火，知母润燥存阴，粳米以益胃气也。俾火化气充，则大热自解，而大烦、大渴、大汗无不除，何中暍之足虑哉。此泻火扶元之剂，为热伤元津之专方。

清·强健,《伤寒直指》(1765年)：今人不悟玄奥，医家病家，视石膏一味即为白虎，如食人之兽，畏不敢用，堕误贻害，莫之能省。殊不知此药甘寒，质重性轻，善能解肌化热，为伤寒、时气、疫毒、温暑、斑疹、烦渴、肺胃蕴热之圣药，应用之，其效甚捷。太过不及，则有误矣。

清·吴坤安,《伤寒指掌》(1796年)：邵仙根评：夫元气为热邪所伤，以致大热大渴，汗出不已，故以人参益气。石膏清暑，乃至精至当之法。

清·吴鞠通,《温病条辨》(1798年)：浮大而芤，几于散矣，阴虚而阳不固也。补阴药有鞭长莫及之虞，惟白虎退邪阳，人参固正阳，使阳能生阴，乃救化源欲绝之妙法也。

清·陈修园,《伤寒论浅注》(1803年)：白虎为西方金神，秋金得令，而炎气自除。加人参者，以大汗之后，必救其液以滋其燥也。

清·陈修园,《长沙方歌括》(1803年)：蔚按：上节言服桂枝大汗出而邪反不能净，宜仍服桂枝以发汗之，或桂枝二麻黄一汤合肌表而并汗，皆所以竭其余邪也。此节言大汗出外邪已解，而汗多亡阳之津液。胃络上通于心故大烦，阳明为燥土故大渴，阳气盛故脉洪大。主以石膏之寒以清肺，知母之苦以滋水，甘草粳米之甘、人参之补，取气寒补水以制火，味甘补土而生金，金者水之源也。

清·朱光被,《金匮要略正义》(1803年)：

此外感暑热而为阳证也。热淫之气，从口鼻入，鼻气通于肺，口气通于胃。肺受暑邪，不胜燔灼，则气分大虚，故恶寒汗出也。胃受暑邪，两阳合炽，则胃汁将涸，故身热而渴也。发热恶寒，原属太阳本证，以肺主卫气故耳。但太阳中热，而非中风治法，专以清热为主，而不可复用表药，故藉西方白虎之神，清肺救胃，涤热生津，为治中暍之主方。

清·陈修园,《金匮方歌括》(1811年)：元犀按：小便不利者水病也，天水一气，金为水母，金气不行则水道不通，曰渴欲饮水口干燥者，火其燥金，水源将竭也。治求其本，故用白虎加人参汤润燥金，补水源，使天气降而水气行，则渴燥自止矣。

清·吕震名,《伤寒寻源》(1850年)：经云："三阳合病，腹满身重，难以转侧，口不仁而面垢、谵语遗尿，发汗则谵语，下之则额上生汗，手足逆冷。若自汗者，白虎汤主之。"按三阳合病，其脉浮大，其证欲眠，而目合则汗。谛实此三阳合病之证，而见腹满身重者，阳盛于经，里气莫支也。口不仁而谵语者，热淫于内，神识为蒙也，因而浊气上蒸则面垢，阴津下泄则遗尿。若汗若下，皆足以夺津液而召变。计惟白虎，肃肺金而清胃热，则表里之邪自解耳。诸书皆谓白虎主治阳明经热，此三阳合病。而何以独责阳明，因谓阳明居中土万物所归。三阳合邪，故统于阳明主治。愚按方中之用石膏、知母，取降肺金清肃之气，而滋肾水生化之源。水出高源，胃土藉资灌溉，兼以甘草、粳米，载之逗遛上焦，以生津而化燥则烦热自蠲，所谓治病必求其本也。又经云："伤寒脉滑而厥者，里有热也，白虎汤主之。"按厥之一证，总为入里之候，但有寒热之不同，脉微而厥为寒厥，脉滑而厥为热厥。前因失治而致厥，若既见厥而复失治，则热邪愈转愈深，阴津之亡，可立而待，故急用白虎保阴津而驱阳热，以预弭热深厥深之变也。再按大青龙之与白虎同用石膏，而主治各别，青龙主雨，譬如甘霖遍野，而蒸郁自消也；白虎主风，譬如凉风荐爽，而炎若失也。故用青龙以无汗为辨，用白虎以自汗为辨。

清·王孟英,《温热经纬》(1852年)：邹润安曰：伤寒脉浮，发热无汗，其表不解者，不可与白虎汤。汪按：洄溪云"无汗"二字最为白虎所忌。渴欲饮水，无表证者，白虎加人参汤主之。可见白虎加人参汤之治重在渴也。其时时恶风，则非常常恶风矣。背微恶寒，则非遍身恶寒矣。常常恶风，遍身恶寒者，谓之表证。时时恶风，背微恶热者，表邪已经化热，特尚未尽耳，谓之无表证可也。然热邪充斥，津液消亡，用瓜蒌根生津止渴可也，何以必用人参?《灵枢·决气篇》：腠理发泄，汗出溱溱，是谓津，津为水阴属也，能外达上通则阳矣。夫是之谓阴中之阳。人参亦阴中之阳。惟其入阴，故能补阴；惟其为阴中之阳，故能入阴，使人阴中之气化为津，不化为火，是非瓜蒌根可为力矣。雄按：朱奉议云：再三汗下热不退者，以此汤加苍术一钱，如神。

清·王士雄,《随息居重订霍乱论》(1862年)：白虎汤神于解热，妙用无穷，加人参则补气以生津；加桂枝则和营而化瘧；加苍术则清湿以治痿；变而为竹叶石膏汤，则为热病后之补剂。

清·郑钦安,《伤寒恒论》(1869年)：服桂枝汤以致大汗，其人大渴者，由汗出过多，血液被夺，伤及胃中津液故也。原文主以人参白虎汤，取人参以救津液，取石膏以清内热，的确之法也。

清·郑钦安,《医理真传》(1869年)：人参白虎汤一方，乃灭火救阴之神剂也。夫病人所现病形，未见阳明之实据，不得妄施；若已现阳明之实据，即当急投。今病人上眼皮红肿痛甚，又见口渴饮冷，明明胃火已盛，津液已伤，此际若不急用人参以扶元阴，石膏以清胃热，知母以滋化源，甘草、粳米以培中气，势必灼尽津液，为害匪轻。此等目疾，不得不用此方。若视方专为伤寒之阳明症立法，则为固执不通。不知仲景立法，方方皆是活法，凡属阳明之燥热为病者，皆可服也。妙处即在分两轻重上颠倒。今人过畏石膏不用，往往误事，实由斯道之不明，六经之不讲也。

清·高学山,《伤寒尚论辨似》(1872年)：故用石膏以泻阳明胃土之火，知母以泻少阴肾水之火，合子母而两泻之，以解肺金烊化之急，然后用粳米、甘草以滋其土母之液，则子能得藉乳而以为生矣，始终为肺金起见，故曰白虎。加人参者，于结热解燥之中，随用生津益气之品，则不但解热，而且金风荐爽矣。不但解燥，而且金液归元矣。将并阴虚者而亦补之，此趁电穿针之妙用也。或曰：先天龙雷之火，不可扑灭，不能浇灭，故不用苦寒之品，而但取辛凉，此逢金则伏之理，是以用白虎加人参，意者其或一说欤？

清·唐容川，《金匮要略浅注补正》（1893年）：津生于气，气者，下焦水中之阳，化水为气而上出于口，则为津，有津则口不渴，气出皮毛则为卫气，以卫外为固则不恶寒，不汗出也。故主人参，秉北方水中之阳，化气为津为卫。知膏清热以下行，人参化气以上达。陈修园以参为阴药，非也。参生于阴山，而出则三桠五叶，尝之生气扑鼻，是从阴中化出阳也。人之气，亦从水中得元阳蒸发而化为气，此人参所以能化气也。详《本草问答》中。

清·王旭高，《退思集类方歌注》（1897年）：白虎加参，补虚清火以生津。

清·张秉成，《成方便读》（1904年）：故加人参保护肺胃之元气，此治暑热伤气之正法也。

清·戈颂平，《伤寒指归》（1907年）：阳极于午，天气不降，主石膏辛寒，知母苦寒，甘草甘平，肃天气清降，固半表上阳气，从午内阖。凡汗出过多，腠理气松少固，以粳米甘平汁黏，固腠理之气松，加人参，甘寒气味，资助土中阴液，缓阳气去藏于丣。右五味，象土数也。以水一斗，象地天生成十数。煮米熟汤成，去滓，温服一升，日三服，象一阳开子，三阳阖午，去藏丣也。

主白虎，复天气清降，固阳藏丣。加人参甘寒多汁，助土之液，和内藏之阳。

白虎加人参汤，肃半里上阳气，内藏于丣。加人参甘寒多汁，益土之液，以配内藏之阳。

清·戈颂平，《金匮指归》（1907年）：主白虎汤，肃降天气，加人参甘寒气味，和阳气阖午。

近代·张锡纯，《医学衷中参西录》（1918年）：白虎汤中加人参，不但能生津液，且能补助气分以助津液上潮，是以能立建奇功也。

近代·陆渊雷，《伤寒论今释》（1930年）：观以上诸家之说，则白虎加人参汤，可以治斑疹，可以治日射病，可以治天花麻疹，可以治糖尿病尿崩症，可以治霍乱，可以治疟。历治之病至不一，然其证候，则皆是大热烦渴，脉洪汗出，心下痞硬也。抑人参白虎所治，岂特以上数病而已，凡有大热烦褐，脉洪汗出，心下痞硬之让者，不问何病，人参白虎悉治之。学者须知病之与证，文不相蒙。研究病理当从病，或从其病灶，或从其病菌，或从其所中之毒，西区所论详矣。商量治疗当从证，有白党证，方自觉证，望闻问切，及按腹所得，仲景所论是矣。中医多以证候为病名，其病名既不当，故古医书之以病分类者，其说愈烦，则其失愈远，以其不知病灶病菌，而谈病理故也。西医近日之趋势，似欲每病得一特效药，然药之特效于病者，至今绝少，以其轻视审证，而必欲治疗原因故也。余以为理论当从西医之病名，治疗当宗仲景之审证为宜也。白虎汤之主药，为石膏知母。知母解热生津，治阳明病阳盛津伤，最为适当。石膏系硫酸钙之含水结晶体，有碱性反应，其治效当与西药之钙盐类似。约而言之，胃肠内发电过剩之酸液时，用钙盐为制酸剂，或慢性胃肠炎，熟液分泌过多，沉淀而蔽其黏膜，阻碍其消化吸收时，用钙盐类溶解之，此皆作用于胃肠，古人以石膏为清胃药。有以也，新陈代谢疾患，如糖尿病等，血液有酸性反应时，用钙盐类中和之。好动过度，亚砒酸及磷之中寿，或热性传染病之经过中，体内发生乳酸时，亦为钙盐类之适应证。此外，又有止血消炎镇静强心强壮诸作用。惟碱性土类，内服店员难吸收，西医尝以此疑石膏之无用，今则试用而得效，已不持此论矣。中医用石膏，则以唇舌干燥，小便赤浊，烦渴引饮，为标准。若病属阴证，腹中觉冷，或下利者。总之，用粳米者，殆因伤律之改，盖以知母粳米膏清其热，恢复其胃肠之机能，而以粳米滋养之也，合知母石膏粳米甘草。治大热汗出脉洪烦渴，是为白虎汤。若因胃机能衰弱，致心下痞硬老，则加人参。人参主胃机能衰弱，其证候为心下痞硬，亦能兴奋新陈代谢机能，然宜于急性病，不宜于慢性病。若以为人参大补元气者，谬也。余之经验，凡常用语用有人参者，如小柴胡泻心理中等，代以太子参甚效，用党参则不效，或反致胀满。

近代·曹颖甫,《伤寒发微》(1931年): 方用石膏、知母以除烦；生甘草、粳米加人参以止渴，而烦渴解矣。此白虎汤加人参之旨也。惟近世用人参多系种参，吉林土人以硫水溉之，使易发生，每含温性，似不如西洋参为适用。然西医称其能补胃液，北京产妇多服之，则竟用辽参，亦未为不合也。

惟仲师主以人参白虎汤，有似专治里热而不关太阳者，不知石膏之质，中含硫养，凉而能散，有透表解肌之力，外感有实热者用之，近人张锡纯之言可信也。但石膏性本微寒，欲彻表里之热者，最少亦需鸡子大一枚，否则无济。若煅而用之，则尤为谬妄(《伤寒》《金匮》用石膏方治，并嘱生用，多至鸡子大五六枚，甚有用至二十四枚至半斤者，非以其微寒力薄乎？惟漆匠胶入殓后之棺盖则用煅石膏，取其凝固收涩也。然则白虎汤所以彻表里之热者，取其清凉透肌乎？抑取其凝固收涩乎？此又不辨自明也。更以豆腐验之，投煅石膏于煮沸之豆浆，则凝而成腐矣)。去其清凉透肌之性，一变为凝固收涩之败质，致胸膈间热痰，结而成痞，吾不知其何以谢病家也。盖白虎汤方治，要为偏于阳热而设，且以吐下伤津液之后，始用人参。故同为太阳阳明合病，太阳表病重于里热者，则宜桂枝加葛根汤；阳明里热重于太阳者，则宜白虎加人参汤，夫各有所当也。

此二证并较前证为轻，津液内伤，则以清胃热生津液主治，故宜白虎加人参。用人参者，为燥气留于气分也。

近代·祝味菊,《伤寒方解》(1931年): 本方系白虎汤加入人参一味。白虎汤之方义容于白虎汤中释之。其适用标准异于白虎汤证者，在大汗出而大烦渴不解，脉仍然洪大。恐生温亢进，心脏之兴奋过度，而陷于疲劳性质虚脱者，故加人参以主之，因其功能能益气生津，安神固脱也，近世应用，以吉林参为适当，西洋参亦可代之。太阳病上二十六条，太阳病下一百七十八条、一百七十九条、一百八十条，均为本方所主。惟于一百七十八条方中人参则少一两，而煮法后有“此方立夏后”至“但可温之，当愈”一段文字，疑非原文，似宜删之。

近代·徐大桂,《伤寒论类要注疏》(1935年): 知母，滋水清热，制阳明之燥化。石膏，清肺胃，平烦热。甘草、粳米，合甘草以益胃养阴，保存津液之本也。人参，熯热伤阴之证，恐白虎清热有余，生津之力未足，故加人参大生津液之品。

近代·赵桐,《金匮述义》(1940年): 成无己曰：汗出恶寒身热而不渴者，中风也。汗出恶寒身热而渴者，中暍也。《医宗金鉴》曰：温热之渴初病不过饮，中暍之渴初病及大渴。温热之浮浮而实，中暍之浮浮而虚。借脍炙人口也。肺，主津液者也。肾，藏津液者也。胃，生津液者也。肺不肃则火不得清，肾不滋则火无由熄。故君石膏之大寒肺胃，臣知母之重滋水金，粳益肺胃，草甘化合，人参大力补其耗亡，斯火去津生而暍除矣。

近代·彭子益,《圆运动的古中医学·伤寒论方解篇》(1947年): 白虎证，渴能饮水。虽能饮水而口仍燥，此燥热伤津之所致。非补气不能生津，于白虎汤内，加参以补气，由气生津也。荣卫表病未曾出汗而成五苓白虎证者，服五苓白虎，必汗出而解。里气和则表气和也。湿渴饮水仍吐出，燥渴饮水不吐出。

服桂枝汤而大汗出，烦渴不解，脉洪而大，此本有阳明胃热，服桂枝、生姜增了胃热，胃热蒸发，故大汗出大烦渴。脉洪而大，虚也。故用白虎以清胃热，加人参生津液以补虚也。若吐下后，七八日，热结在里，表里俱热，渴而舌上干燥而烦，能饮水数升，亦津伤燥起，亦宜白虎清燥，加人参以生津液也。

近代·冉雪峰,《冉注伤寒论》(1949年): 本条用石膏，下桂枝二越婢一条，亦用石膏。但本条石膏一斤，量多，下条二十四铢，量少。本条石膏为主药，用于知草参米之中。下条石膏为佐药，用于麻桂姜枣之内。一为全变桂枝方制，专用清凉。一为虽加清凉调剂，仍主辛温。观上之桂枝二麻黄一，和下之桂枝二越婢一，均用麻桂，不脱伤寒主治家风。此条证既全变，方制亦全变，夹存这两个杂错复方中间，前后互证，意旨跃跃显出。青龙为麻黄变相，白虎为桂枝变相，白虎主药在石膏。石膏为钙盐枕，得盐硇精气最足，功能沉静浑浊，尔谧气泽，稀释酷厉，制止狂飚，所含钙质，难溶于水，惟其难溶，故可多用。且中法是取其凉气的轻清，不是取其钙质的燥烈。疫疹一得，有一方用今权一二斤的。温病条辨附案，有一病前后用十数斤的。《衷中参西录》亦极力表彰，主张多用。事实经验，未容忽视。再太阳下篇。其后有四白虎证，几若以桂枝始，以白虎终，有意安排于其间。学者须慎思明辨，务得其所以然。

现代·中医研究院,《伤寒论语释》(1956年)：本方为治表里俱热的方剂，有和表散热、生津止渴的作用。石膏辛寒，解肌清热，生津止渴，故用为君；知母苦润，泄火滋燥，所以为臣；甘草、粳米养胃健脾；因大汗出，津液被劫，烦渴不止，所以加人参补虚救逆，又有生津止渴的作用。

现代·陈亦人,《伤寒论译释》(1958年)：诸家对白虎加人参汤的配伍意义，都有所阐发，足资参考。惟对石膏有清肺与清胃的不同意见，两说理俱可通。征之临床，凡肺胃有热者，都可使用石膏，就是证明。联系本条大烦渴内容，是清胃说更加贴切。知母苦甘而寒，尤氏说成咸寒，不确。

钱注妥切可从，对表热的病理分析，尤为精当中肯。柯、程二氏解释时时恶风为表证未罢，不仅牵混不清，而且与事实不符。表证未解，严禁白虎汤，论中有明文记载（可参看170条），既以恶风为表证未罢，又治以白虎加人参汤，显然自相矛盾。周氏认为时时恶风是阳外虚，亦不恰当，如果是阳外虚，则治宜护阳，岂可用清热生津的方剂？本方日三服以下的内容，恐非仲景原文，因为不符合辨证论治原则。只要具有白虎加人参汤证，就应使用白虎加人参汤，不必限于季节时间。关于人参用量的大小，要在随津伤程度而定，也不必拘泥。

现代·安徽中医学院,《伤寒论通俗讲义》(1959年)：本方的组合：以石膏、知母为君，功专清热生津，除烦止渴；甘草、粳米味甘，益脾胃滋生津液；又恐有汗后虚脱现象，故以人参生津以固正气。本方是治疗伤津邪传阳明经热病的总方。

现代·李翰卿,《中国百年百名中医临床家》(1960年)：此清阳明经热兼补虚之方。主治阳明经病，大热，大汗，大渴，喜冷，恶热，口舌干燥，一般同白虎证，但脉洪大而力不足，或兼芤，或洪大无伦者。白虎汤清热生津，人参强心补虚。

现代·孙纯一,《伤寒论注释要编》(1960年)：白虎汤清胃热，为唇舌干燥口渴脉洪大之主方，加人参以补其大汗之虚，救其津液之干枯也。

现代·王渭川,《金匮心释》(1982年)：本节指出了暍病本证的症状。治则为养阴清暑。处方用白虎加人参汤，以白虎清热，人参养阴生津。本人认为，病人须有热渴烦汗，脉浮大滑数诸证，方可用白虎汤。

现代·刘渡舟，聂惠民，傅世垣,《伤寒挈要》(1983年)：白虎汤清散漫之热以生津液，加人参助气以生津，对气阴两伤的时时恶风、烦渴欲饮水数升，或脉大而芤，皆有很好的疗效。

现代·刘渡舟，苏宝刚，庞鹤,《金匮要略诠解》(1984年)：治以白虎加人参汤，清热解暑，益气生津。方中石膏清表里之热；知母滋阴清热，甘草、粳米益胃生津；人参则补气生津，保元固本。

【方论评议】

综合历代各家对白虎加人参汤的论述，应从用药要点、方药配伍和用量比例三个方面进行研究，以此更好地研究经方配伍，用于指导临床应用。

诠释用药要点：方中知母清热养阴，石膏清热生津，人参大补元气，粳米顾护脾胃，甘草补益中气。

剖析方药配伍：知母与石膏，属于相须配伍，增强清热泻火，益阴生津；人参与粳米、甘草，属于相须配伍，增强益气和中生津；知母、石膏与人参、粳米、甘草，属于相反相畏配伍，人参、粳米、甘草益气制约石膏、知母清热寒凝，知母、石膏清泻制约人参、粳米、甘草补益助热。

权衡用量比例：知母与石膏用量比例是3∶8，提示甘苦寒清热与辛甘寒清热之间的用量调配关系，以治热盛；人参与粳米、甘草用量比例是3∶6∶2，提示大补与缓补之间的用量调配关系，以治气虚；知母、石膏与人参、粳米、甘草用量比例是6∶16∶3∶6∶2，提示清热与补益之间的用量调配关系。

【药理作用】本方具有改善胃肠平滑肌、调节内分泌、调节中枢神经、调节体温中枢、抗菌、抗炎、降血糖、抑病毒、抗支原体、抗过敏、镇静、镇痛、抗惊厥、增强机体免疫功能等作用。

白虎加桂枝汤

【导读】①学用白虎加桂枝汤应重视石膏和知母的用量调配关系、桂枝和甘草的用量调配关系。②白虎加桂枝汤虽是辨治太阳湿热痹证的重要代表方，但在临床中对温疟证等也具有良好治疗作用。③学好用活白虎加桂汤的第一步是辨清白虎加桂枝汤由哪些基础方和药物组成：组成白虎汤有1个基础方和3组药，基础方是白虎汤，3组中药第1组是清热生津药即石膏、知母，第2组是益气药即粳米、甘草，第3组是温通药即桂枝，从1个基础方和3组药用量深入学习研究即可用活白虎加桂枝汤。

【方歌】白虎加桂枝汤方，辨治温疟与热痹，但热不寒关节痛，解肌调荣更相宜。

【方药】知母六两（18 g） 石膏碎，一斤（48 g） 甘草炙，二两（6 g） 粳米六合（18 g） 桂枝去皮，三两（9 g）

【功用】解肌调荣，清热通络。

【用法】上锉，每五钱，水一盏半，煎至八分，去滓。温服，汗出愈。

【适应证】

1. 中医病证：①太阳热痹证。关节疼痛，遇热则甚，或关节红肿，发热，烦躁，口干，口渴，舌红、苔黄，脉数。②温疟证。寒热交替出现，头痛，舌红、苔黄，脉数。③热盛夹寒证。

2. 西医疾病：风湿热、风湿性关节炎、类风湿关节炎、骨质增生、传染性疾病、感染性疾病、免疫性疾病、甲状腺功能亢进症、糖尿病酮症酸中毒、糖尿病性视网膜病变、糖尿病性周围神经病变等临床表现符合温疟证或热痹证者。

【用药分析】方中知母清热养阴，石膏清热生津，桂枝辛温透散通经，粳米补益脾胃，甘草补益中气。

【用方思路】

1. 白虎加桂枝汤既是辨治太阳热痹证的重要代表方，又是辨治诸多杂病如肌肉筋脉关节病变、风湿热、内分泌失调、感染性疾病等的重要基础方。

2. 方中石膏、知母既可清热，又可生津；桂枝既是通经重要用药，又是温化重要用药。太阳热痹证的主要病机是热郁筋脉骨节，运用白虎加桂枝汤走太阳以清通为主，走里以清化为主；从方中用药得知，白虎加桂枝汤的应用并不局限于太阳热痹证，还可用于辨治诸多杂病，如运动、神经、内分泌等系统疾病。

3. 运用白虎加桂枝汤辨治的基本病证（无论病变部位在太阳还是在里）以热或夹虚或夹寒为主；根据方中用药分析，运用本方辨治的病证主要是热夹虚，治疗以泻热为主。

【随证合方】若夹寒，可与麻黄汤合方用之；若夹瘀热，可与桃核承气汤合方用之；若夹痰热，可与小陷胸汤合方用之。

【注意事项】运用白虎加桂枝汤既要辨清西医之病，又要辨清西医之病属于中医郁热蕴结证。辨西医之病可进一步了解疾病的发展演变及转变规律，辨中医之证可更好地针对西医之病选用白虎加桂枝汤。

【应用指征】温疟者，其脉如平，身无寒但热，骨节疼烦，时呕，白虎加桂枝汤主之。（第四　4）

【方论】

元·赵以德，《金匮方论衍义》（1368 年）： 用白虎治其阳盛也；加桂疗骨节痹痛，通血脉，散疟邪，和阴阳以取汗也。

清·李彣,《金匮要略广注》(1682年): 白虎汤清内热，加桂枝治骨节烦疼。

清·张志聪,《金匮要略集注》(1683年): 盖少阴之气，由下而上合于阳明，由阳明而外出于经络，由脾气而转输于皮肤，故用白虎汤以疏经络之热，加桂枝以散肌腠之邪。

清·张璐,《千金方衍义》(1698年): 惟白虎以治阳邪，加桂以通营卫，则阴阳和，血脉通，得汗而愈矣。

清·秦之桢,《伤寒大白》(1714年): 似疟症，表有寒邪，忌白虎，里有积热，忌桂枝。今以石膏之清凉同桂枝，亦能散表。桂枝辛热同石膏，亦化清凉。桂枝治先恶寒；石膏治后发热。

清·魏荔彤,《金匮要略方论本义》(1720年): 此温疟之邪浅者也。然同为阳盛阴亏之证，不容不救阴以济阳，同用为热多寒少之治，仲景以白虎加桂枝杨主之，以秋令之凉肃，治内热之熏蒸。如夏月褥暑方殷，而天未凉风患然其来，又何阴不渐滋，而阳不渐敛乎？心脏之邪以清，分肉之热以解，瘅疟之热毒固可除矣。即如平人脉之温疟，有骨节疼烦一证，热由表邪所郁，加桂枝而表邪亦可解矣。内热治以辛凉，固为两解表里，而加桂于少阳病中，使热邪得以升散为解散，又不同于太阳病热证之用白虎也。此其义，皆业医家不可不明者也……用桂枝少许于白虎汤中，总为少阳病计也，木气非桂枝之辛香不能由半表而达于太阳之表，与心脏无涉也，亦与主肌肉之阳明无涉也，加桂枝总为少阳起见，所谓疟病多端而不离少阳为治也。

清·尤在泾,《金匮要略心典》(1729年): 脉如平者，病非乍感。故脉如其平时也。骨节烦疼时呕者，热从肾出，外舍于其合，而上并于阳明也。白虎甘寒除热，桂枝则因其势而达之耳。

清·王子接,《绛雪园古方选注》(1732年):《内经》论疟，以先热后寒，邪藏于骨髓者，为温、瘅二疟。仲景以但热不寒，邪藏于心者，为温、瘅二疟。《内经》所言，是邪之深者。仲景所言，是邪之浅者也，其殆补《内经》之未逮欤？治以白虎加桂枝汤，方义原在心营肺卫，白虎汤清营分热邪，加桂枝引领石膏、知母上行至肺，从卫分泄热，使邪之郁于表者，顷刻致和而疟已。至于《内经》，温、瘅疟为虚邪，然同是少阴之伏邪，在手经者为实邪，在足经者为虚邪，实邪尚不发表，而用清降，何况虚邪，有不顾虑其亡阴者耶？临症之生心化裁，是所望于用之者矣。

清·黄元御,《金匮悬解》(1754年): 温疟即瘅疟之轻者，其热未极，则阳衰阴复，能作后寒，是谓温疟。热极阴亡，后寒不作，是谓瘅疟。曰身无寒，但热，仲景指温疟之重者而言，即瘅疟也。骨节者，身之溪谷，肾水之所潮汐，热极水枯，故骨节烦疼。呕者，热盛而胃逆也。白虎加桂枝汤，石膏、知母，清金而泻热，甘草、粳米，益气而生津，桂枝行经而达表也（风寒在表，故热藏骨髓，桂枝解散风寒，引骨髓之热外达于皮毛也）。

清·徐玉台,《医学举要》(1792年): 温瘅二疟，但热不寒，治须清降，桂枝调和营卫,《金匮》用于白虎汤中，引领热邪仍从外泄，用之恰当，二进必愈。然此乃邪发于手太阴肺经，故可顷刻致和而疟已。若热气深伏，阴虚内热而病涉足少阴，又当参鳖甲首乌养阴之例。

清·吴鞠通,《温病条辨》(1798年): 治以白虎加桂枝汤者，以白虎保肺清金，峻泻阳明独胜之热，使不消烁肌肉；单以桂枝一味，领邪外出，作向导之官，得热因热用之妙。经云“奇治之不治，则偶治之；偶治之不治，则求其属以衰之”是也，又谓之复方。

清·朱光被,《金匮要略正义》(1803年): 阳气为寒所折，遏抑日久，感春温之气而发，所谓冬伤于寒，春必病温是也。无寒但热与瘅疟相同，但多骨节疼，则先为寒气侵伤可知。寒邪束缚，五内之阳气无从宣发，藉春令感触与郁邪相进，上焦为燔灼之地，诸阳主上焦，故但热无寒也。身但热，则宜白虎汤以清之，骨节疼兼见太阳表症，故加桂枝以解之也。

清·邹澍,《本经疏证》(1832年): 或问桂枝与白虎，寒热天渊，安可兼用？且论中谆谆以表不解禁用白虎，既可兼用，则何不加此，而必待表解乎？曰表不解不可与白虎条，上文言脉浮、发热无汗，乃麻黄证，非特不得用白虎，且不得用桂枝矣。白虎证者脉大也，汗出也，烦渴欲饮水也。三者不兼即非是。今云其脉如平，身无寒但热时呕，皆非白虎证，亦未必可用桂枝。特既与白虎，则三者必具，再加骨节烦疼之表，则无寒不得用柴胡，有汗不得用麻黄，热多又不得用附子。不用桂枝和营通络而谁用者，且古人于病有分部，非如后世多以阴阳五行生克为言。伤寒有伤寒用药之例，温疟有温疟用药之例，盖伤寒自表入里，故有一毫未入，则有一毫未化之寒，即不可与全入者并论，温疟自内出外，里既全热，但有骨节疼烦一种表证，即不得全认为热而单用白虎，则兼用桂枝使之尽化，又何不可耶！是白虎加桂枝汤之用桂枝，不过和营，并无甚深妙义也。

清·王孟英,《温热经纬》(1852年)：邹润安曰：或问桂枝与白虎，寒热天渊，安可兼用？……特既与白虎，则三者必具，再加骨节烦疼之表，则无寒不得用柴胡，有汗不得用麻黄，热多又不得用附子。不用桂枝和营通络而谁用者，且古人于病有分部，非如后世多以阴阳五行生克为言。雄按：因此遂成议药不议病之世界，积重难返，奈何？伤寒有伤寒用药之例，温疟有温疟用药之例。盖伤寒自表入里，故有一毫未化之寒，即不可与全入者并论，温疟自内出外，里既全热，但有骨节烦疼一种表证，即不得全认为热而单用白虎，故必兼桂枝使之尽化，而顷刻致和矣。

清·高学山,《高注金匮要略》(1872年)：分肉属阳明，故以辛凉而走胃之石膏为主，使浮缓之甘草以托之。佐以甘温而善补胃液之粳米，以滋胃中之阴。然后凭润肺之知母，徐徐上引之。则白虎本汤，是凉雨如酥而润槁。加桂枝，是秋风扫热以除烦。至其所谓邪气内藏于心一半。

清·莫枚士,《经方例释》(1884年)：此白虎汤加桂枝也。桂枝用三两，取诸桂枝汤方。《外台·卷五》温疟门录《千金》此方，方下云,《伤寒论》云：用秕粳米，不熟稻米是也,《玉篇》秕恶米也，秕粳米谓粳米之青腰白脐者，故以恶米称之。据《外台》此文则论文白虎汤及此汤，皆当粳米，上有秕字，浅人不解删之耳！秕粳米与《千金》麦奴丸，麦奴同义，取消饮食之滞也。又青腰白脐，乃米之伤于风者，故于中风病为宜。

清·唐容川,《金匮要略浅注补正》(1893年)：身无寒但热，为白虎汤之正证，加桂枝者以有骨节烦疼证，则有伏寒在于筋节，故用桂枝以逐之也。王注云：加桂枝领石膏、知母上行于肺，夫石膏、知母原本入肺，惟桂枝不入肺，本草可查，乃云桂枝引入肺，显然谬误。此等注，何可以解古圣之方。

清·王旭高,《退思集类方歌注》(1897年)：但热是阳明经热，故用白虎清肃之。寒在骨节，故加桂枝。白虎清气分之热邪，加桂枝一味，通营泄卫，则白虎并能清营分之热，方义原在心营肺卫立法也。

清·张秉成,《成方便读》(1904年)：是以用桂枝以解外感之风邪，白虎以清内伏之暑热，表里两解，寒热自止。然必内之伏邪化热，热盛者方可用之。

清·戈颂平,《金匮指归》(1907年)：主白虎汤，肃天气清降其阳，加桂枝，辛甘温气味，温通肌里骨节之阴。

近代·彭子益,《圆运动的古中医学·金匮方解篇》(1947年)：治疟病，脉如平人，身无寒但热，骨节时痛，烦而呕者。无寒但热而烦呕，乃肺胃肾皆热之象，石膏清热。疟病必结，石膏又能散结。故治之。骨节时痛，此必由于外感荣卫不调而来，故加桂枝以和荣卫也。谨按此方，经文谓治温疟。此温字作热字解。非温病之温字也。

现代·刘渡舟,《伤寒论十四讲》(1982年)：白虎加桂枝汤由知母、石膏、炙甘草、粳米、桂枝五药组成。此方以白虎汤清内伏之热，加桂枝以引领石膏，知母上行至肺，从卫分泄热，使邪之郁于表者顷刻致和而温疟可已。

现代·刘渡舟，苏宝刚，庞鹤,《金匮要略诠解》(1984年)：本证是疟热内盛，兼见表寒，为热多寒少之温疟，以资与瘅疟互相区别。治以白虎加桂枝汤，内则清热生津，外则解表散寒。内热清则呕止，表寒散则骨节疼烦愈。

【方论评议】

综合历代各家对白虎加桂枝汤的论述，应从用药要点、方药配伍和用量比例三个方面进行研究，以此更好地研究经方配伍，用于指导临床应用。

诠释用药要点：方中知母清热养阴，石膏清热生津，桂枝辛温透散通经，粳米补益脾胃，甘草补益中气。

剖析方药配伍：知母与石膏，属于相须配伍，增强清热泻火，益阴生津；桂枝与知母、石膏，属于相反相畏配伍，相反者，桂枝辛温透散通经，石膏、知母寒凉清热，相畏者，桂枝制约石膏、知母寒凉，知母、石膏制约桂枝辛温通经助热；粳米与甘草，属于相须配伍，益气和中；知母、石膏与粳米、甘草，属于相反相畏配伍，粳米、甘草补气，制约石膏、知母清热寒凝，知母、石膏清热，制约粳米、甘草补益恋邪。

白虎加桂枝汤中用桂枝，非在解表散寒，而在温经通阳止痛。因病证轻重可酌情调整其用量，使其与病证表现切切相应。

权衡用量比例：知母与石膏用量比例是3∶8，提示甘苦寒清热与辛甘寒清热之间的用量调配关系，以治热盛；桂枝与知母、石膏用量比例是3∶6∶16，提示辛散温通透邪与清热之间的用量调配关系，以治郁热；知母、石膏与桂枝、粳米、甘草用量比例是6∶16∶3∶6∶2，提示清热与温通补益之间的用量调配关系，以治热盛郁伏。

【药理作用】本方具有调节汗腺分泌、调节中枢神经、调节心律、抗缺氧、抗缺血、调节水电解质代谢、调节水钠钾代谢、调节体温中枢、抗炎、抗菌、抗过敏、抗病毒、抗肿瘤、抗风湿等作用。

白虎汤

【导读】①学用白虎汤应重视石膏和知母的用量调配关系、石膏和粳米的用量调配关系。②白虎汤虽是辨治阳明热盛证的重要代表方，但在临床中对郁热内盛证等也具有良好治疗作用。③学好用活白虎汤的第一步是辨清白虎汤由哪些药物组成：组成白虎汤有2组药，第1组是清热生津药即石膏、知母，第2组是益气药即粳米、甘草，石膏、知母既是清热药又是生津化阴药，粳米、甘草既是益气药又是生津化阴药，从2组药用量深入学习研究即可用活白虎汤。

【方歌】白虎知膏米甘草，阳明热盛此方好，身热汗出不恶寒，阴虚生热亦能疗。

【方药】知母六两（18 g） 石膏碎，一斤（48 g） 甘草炙，二两（6 g） 粳米六合（18 g）

【用法】上四味，以水一斗，煮米熟，汤成，去滓。温服一升，日三服。

【功用】清泻盛热，生津止渴。

【适应证】

1. 中医病证：①阳明热盛证：身热，汗自出，不恶寒，反恶热，腹满，身重，或难以转侧，口不仁，面垢，口渴，欲饮水，舌红，苔薄黄，脉数或大。②胃火消中证：口渴而喜饮，多食而易饥，形体消瘦，小便黄赤，大便干结，舌红，苔黄或无苔，脉滑或数。③热陷心包证：神志昏厥，手足厥逆，发热，谵语，脘腹灼热，面红，目赤，头痛，呼吸气粗，舌红，苔黄，脉数。④中暑证：即阳明热盛：身热汗出，头昏目眩，口干舌燥，饮水而不解渴，心烦，急躁，舌红，苔黄，脉浮大或洪大。

2. 西医疾病：流行性脑脊髓膜炎、乙型脑炎、流行性出血热、钩端螺旋体病、糖尿病、中暑、胃炎、心肌炎、支气管炎、荨麻疹等临床表现符合阳明热盛证者。

【用药分析】方中知母清热泻火养阴，石膏清热泻火生津，粳米补益脾胃，甘草补益中气。

【用方思路】

1. 白虎汤既是辨治阳明热盛证的重要代表方，又是辨治诸多杂病如脾胃病、心病、肺病、肝病、皮肤病等的重要基础方。

2. 方中石膏、知母既能清热，又能生津；甘草、粳米可补五脏六腑之气。从方中用药用量及调配分析得知，白虎汤的应用并不局限于阳明热盛证，还可用于辨治诸多杂病，如消化、循环、呼吸、内分泌及代谢等系统疾病。

3. 运用白虎汤辨治的病证（无论病变部位在脾胃、在肝或在心）以热盛伤气为主，其治当清泻盛热。

【随证合方】 若夹郁，可与四逆散合方用之；若夹寒，可与理中丸合方用之；若夹湿热，可与栀子柏皮汤合方用之。

【注意事项】 运用白虎汤既要辨清西医之病，又要辨清西医之病属于中医热盛伤气证。辨西医之病可进一步了解疾病的发展演变及转变规律，辨中医之证可更好地针对西医之病选用白虎汤。

【应用指征】

（1）伤寒，脉浮，发热，无汗，其表不解，不可与白虎汤；渴欲饮水，无表证者，白虎加人参汤主之。（170）

（2）伤寒，脉浮滑，此以表有热，里有寒（此“寒”字当是“热”字，或“有”字当是“有”字），白虎汤主之。（176）

（3）三阳合病，腹满，身重，难以转侧，口不仁，面垢，谵语，遗尿。发汗则谵语；下之则额上生汗，手足逆冷；若自汗出者，白虎汤主之。（219）

（4）伤寒，脉滑而厥者，里有热，白虎汤主之。（350）

【方论】

金·成无己,《注解伤寒论》（1144年）：《内经》曰：热淫所胜，佐以苦甘。知母、石膏之苦甘以散热，热则伤气。甘以缓之，甘草、粳米之甘以益气。

金·成无己,《伤寒明理药方论》（1156年）：知母味苦寒。《内经》曰：“热淫所胜，佐以苦甘。”又曰：“热淫于内，以苦发之”，欲彻表热，必以苦为主。故以知母为君。石膏味甘、微寒，热则伤气，寒以胜之，甘以缓之，热胜其气，必以甘寒为助，是以石膏甘寒为臣。甘草味甘平，粳米味甘平，脾欲缓急，食甘以缓之，热气内余，消燥津液，则脾气燥，必以甘平之物缓其中，故以甘草、粳米为之使，是太阳中暍，得此汤则顿除之即热见白虎尽矣。

元·王好古,《此事难知》（1308年）：石膏辛寒入肝，知母苦寒入肾，甘草、粳米之甘居中，挽二药上下。

明·许宏,《金镜内台方议》（1422年）：以知母之苦为君，大治肺热。以石膏之寒，佐之为臣。甘能散热，甘草粳米之甘，为佐为使。

明·汪石山,《医学原理》（1525年）：治伤寒汗后，脉洪大而渴，虚烦及暍等症。经云：热淫于内，佐以苦寒。故用石膏、知母之苦寒以胜热。又云：热盛者，以甘缓之。故用粳米、甘草之甘以补中气。

明·吴昆,《医方考》（1584年）：伤寒，传入于胃，不恶寒，反恶热，有汗作渴，脉大而长者，此方主之。传入于胃，邪入里矣。表无其邪，故不恶寒；里有实热，故反恶热；热越故有汗；里燥故作渴；邪盛故脉大；邪在阳明故脉长。白虎，西方金神也。五行之理，将来者进，功成者退，如秋金之令行，则夏火之炎息。此方名曰白虎，所以行清肃之令而除热也。石膏大寒，用之以清胃；知母味厚，用之以生津；大寒之性行，恐伤胃气，故用甘草、粳米以养胃。是方也，惟伤寒内有实热者可用之。若血虚身热，证象白虎，误服白虎者死无救，又东垣之所以垂戒矣。

明·方有执,《伤寒论条辨》（1592年）：知母、石膏，辛甘而寒，辛者金之味，寒者金之性，辛甘且寒，得白虎之体焉。甘草、粳米，甘平而温，甘取其缓，温取其和，缓而且和，得伏虎之用焉。

明·赵献可,《医贯》（1617年）：此方是暑月热病发热之正方，名曰白虎者，西方之金神也、将来者进。成功者退，使秋金之令行，则火令退听。石膏寒中之药，淡而辛，能汗能利。必审其人有大汗而渴，齿燥，其脉洪而长，时当夏月可用。若无汗不渴，脉虚而不洪长，或重按全无，虽壮热、口渴象白虎汤证，此系脾胃气虚，元阳不足，误服白虎也死。又有一等大失血后，或妇人产后，壮热喘促，面赤引饮，脉虚，名曰血虚发热，最忌白虎，须用当归补血汤则安。

明·吴有性,《瘟疫论》（1642年）：按：白虎汤辛凉发散之剂，清肃肌表气分药也。盖毒邪已溃，中结渐开，邪气分离膜原，尚未出表，然内外之气已通，故多汗脉长洪而数。白虎辛凉解散，服之或战汗，或自汗而解。

明·张卿子，《张卿子伤寒论》（1644年）：《内经》曰：热淫所胜，佐以苦甘，知母、石膏之苦甘以散热，热则伤气，甘以缓之，甘草、粳米之甘以益气。成氏云：白虎，西方金神也，应秋而归肺。热甚于内者，以寒下之；热甚于外者，以凉解之；其有中外俱热，内不得泄，外不得发，非是汤则不能解。暑暍之气，得秋而止，故曰处暑。是汤以白虎名，谓能止热也。

清·喻嘉言，《尚论篇》（1648年）：故立白虎汤一法，以辅青龙之不逮，其药乃石膏、知母辛凉之二物也。辛者，西方金也；凉者，秋令也。酷热之时，欲求金风荐爽，万不可得，计惟虎啸则山谷间习习风生，风生则热解耳。所以取辛凉二物，偶而成方，以象白虎之阴也。夫青龙变化莫测，方无定体，故各用制伏之法。若白虎则地兽之灵，得风从而其威愈震，亦不易制伏之物。况里热已极，津液垂亡，元气所存无几，而领西方之肃杀以入胃中，能无虑乎？于是以甘草之甘缓，和其猛性，而入米同煎，以助胃中水谷之气。

清·喻嘉言，《尚论后篇》（1648年）：以石膏为君主，佐以知母之苦寒，以清肾之源，缓以甘草、粳米之甘，而使不速下也……粳米，本草诸家共言益脾胃，如何白虎汤用之入肺？以其阳明为胃之经，色为西方之白，故入肺也。然治阳阳之经，即在胃也，色白、味甘寒，入手太阳。

清·张璐，《伤寒缵论》（1667年）：谚云：春不服白虎，为泻肺也。盖春主阳气上升，石膏、知母苦寒降下，恶其泻肺之阳，而不得生发也。此特指春不可用者，恐人误以治温病之自汗烦渴也。至于秋冬感冒伤寒，反可浑用以伤金水二脏之真气乎？此汤专主热病中，在气虚不能蒸发者，则加人参，故张隐庵以为阳明定宣剂，其于湿温则加苍术，温疟则加桂枝，一皆夏月所见之证，故昔人又有秋分后不可妄用白虎之戒。

清·程应旄，《伤寒论后条辨》（1670年）：白虎汤，凉能清里，而辛亦解表，故可舍证而治脉也。

清·柯琴，《伤寒来苏集》（1674年）：《经》曰：火生苦。又曰：以苦燥之。又曰：味过于苦，脾气不濡，胃气乃厚。以是知苦从火化。火能生土，则土燥火炎，非苦寒之味所能治矣。《经》曰：甘先入脾。又曰：以甘泻之。又曰：饮入于胃，输精于脾，上归于肺，水精四布，五经并行。以是知甘寒之品，乃泻胃火生津液之上剂也。石膏大寒，寒能胜热，味甘归脾，质刚而主降，备中土生金之体，色白通肺，质重而含脂，具金能生水之用，故以为君。知母气寒主降，苦以泄肺火，辛以润肺燥，内肥白而外皮毛，肺金之象、生水之源也，故以为臣。甘草皮赤中黄，能土中泻火，为中宫舟楫，寒药得之缓其寒，用此为佐，沉降之性，亦得留连于脾胃之间矣。粳米稼穑作甘，气味温和，禀容平之性，为后天养生之资，得此为佐，阴寒之物，则无伤损脾胃之虑也。煮汤入胃，输脾归肺，水精四布，大烦大渴可除矣。白虎主西方金也，用以名汤者，秋金得令，而暑清阳解，此四时之序也。

清·陈尧道，《伤寒辨证》（1678年）：方名曰白虎，所以行清肃之令而除热也……长沙所主白虎及白虎加人参，凡八证皆主热病烦渴，表里大热。盖温病、热病之邪，自内出外，本非暴感风寒，故不宜发汗，又热发于外、内邪不实，不可峻下，故宜此汤，及竹叶石膏汤、黄连解毒汤选用。

清·汪昂，《医方集解》（1682年）：此足阳明、手太阴药也。热淫于内，以苦发之，故以知母苦寒为君；热则伤气，必以甘寒为助，故以石膏为臣；石膏、滑石，味皆甘寒。凡药带甘者，皆泻中有补。津液内烁，故以甘草、粳米甘平益气缓之为使，不致伤胃也；又烦出于肺，躁出于肾，石膏清肺而泻胃火，知母清肺而泻肾火，甘草和中而泻心脾之火。或泻其子肺，或泻其母心，不专治阳明气分热也。

清·张志聪，《伤寒论集注》（1683年）：此言三阳合病于大阴，不宜汗下，宜从里阴而发越于外也。三阳合病，在太阴所主之地中，外肌腠而内坤土，是以见在内之腹满，在外之身重。经云：少阳是动病，不能转侧。难以转侧者，病少阳之气也。经云：浊气出于胃，走唇舌而为味。阳明之脉起于鼻，交頞中，口不仁，面垢者，病阳明之气也。或曰：面垢者，少阳也，乃少阳面微有尘之义亦通。谵语者，太阳合神气而虚于上；遗尿者，下挟膀胱而虚于下也。此三阳之气合病于太阴所主之地中，宜从里阴而发越三阳之气于外。若发汗则伤其心主之神血而谵语，下之则逆其中土之阳气而额上生汗，土气不达，故手足逆冷。若自汗出者，乃太阴湿土蒸发阳气外出，故宜白虎汤从里阴而清达三阳之气于肌表，土气升而阳气外达矣。按石膏质重入里，纹理似肌，主从里以达肌；甘草、粳米来助其中土，知母内黄白而外皮毛，主从里阴而中土，中土而皮毛，则三阳邪热俱从太阴而出矣。

清·汪昂，《汤头歌诀》（1694年）：白虎汤仲景用石膏煨，知母甘草粳米陪。石膏一斤，知母六两，甘草二两，粳米六合。亦有加入人参者，名人参白虎汤。躁烦热渴舌生苔。白虎，西方金神，此方清肺金而泻胃火，故名。然必实热方可用之，或有血虚身热，脾虚发热及阴盛格阳，类白虎汤证，误投之，不可救也。按：白虎证，脉洪大有力，类白虎证，脉大而虚，以此为辨。又当观小便，赤者为内热，白者为内寒也。

清·张璐，《千金方衍义》（1698年）：按白虎金神，夏暑遇之而退，为热病暑病之的方，何长沙白虎例首谓之伤寒，当知古圣藏机妙用全在乎此，欲人深求而自得也。盖热病乃冬不藏精，阳气发泄复伤骤寒，致邪气伏藏骨髓，至夏大汗出而热始发，故仍以伤寒目之。以伏邪从骨髓发出，由心包而薄阳明处，方乃以石膏救阳明之热，知母净少阴之源，甘草化心包之火，粳米护肺胃之津气，弱者必加人参，则本方方始得力。后人不审，每以白虎汤治冬月伤寒发热，未有侥幸得免者。今特昭揭此义，以为冬月擅用白虎汤之戒。

清·郑重光，《伤寒论条辨续注》（1705年）：白虎者，西方金神也，司秋之令。金风动而炎热消，虎啸风生，燥渴解而表里清凉。知母、石膏，辛甘而寒。辛者，金之味；寒者，金之性。辛甘而寒，得白虎之体。甘草、粳米甘平温缓而且和，得伏虎之用。

清·钱潢，《伤寒溯源集》（1708年）：石膏辛寒，辛为金之味，寒乃金之性也，寒凉清肃，故以为君。知母辛苦性寒，入足阳明、手太阴，泻肾火而滋化源，故以为佐。甘草者，缓其性也。粳米者，和中保胃气也。谓之白虎者，犹虚啸风生，寒威凛冽，使热邪冰释也。

清·秦之桢，《伤寒大白》（1714年）：用此方，第一要分别有汗无汗，消水不消水，唇口焦与不焦，乃下手要诀也。

阳明表热口渴，用干葛汤。阳明表解里热，则用白虎汤。如小便不利，加滑石、木通、车前子；虚弱人，加人参。

阳明燥热，则肺受火制。此方清上焦燥火，则小便自利。

清·魏荔彤，《伤寒论本义》（1724年）：白虎纯用辛凉，凉以清内，辛以解外，内热去津生，外热解汗出，所谓以凉药发汗，又不止于大青龙中石膏为然矣。推之至于内中实热极盛之证，皆当主之也。学者识之。风，阳邪，误下以苦寒则成结胸。寒，阴邪，误下以苦寒则成痞。此皆在表而未入里，因下方入胸胃之里。今白虎证，乃二邪并感，在表已久，变热而自入里，故可以专治其里矣。然治里终用辛凉，非用苦寒，学者勿以辛凉之散解，与苦寒之沉陷，作一例观，则可明仲师之法矣。

清·姚球，《伤寒经解》（1724年）：石膏寒可清热，辛可消痰；知母辛则壮水，凉则解烦；甘草、粳米，甘以益胃，凉以除热。四味合用，甘寒之剂也。白虎者，西方金神，阴气所自生也。以之名汤，虎啸风生，一解暑热也。若俗本内有寒，白虎岂解寒之剂也哉。

清·王子接，《绛雪园古方选注》（1732年）：白虎汤，治阳明经表里俱热，与调胃承气汤为对峙，调胃承气导阳明腑中热邪，白虎泄阳明经中热邪。石膏泄阳，知母滋阴，粳米缓阳明之阳，甘草缓阳明之阴。因石膏性重，知母性滑，恐其疾趋于下，另设煎法，以米熟汤成，俾辛寒重滑之性，得粳米、甘草载之于上，逗留阳明，成清化之功。名曰白虎者，虎为金兽，以明石膏、知母之辛寒，肃清肺金，则阳明之热自解，实则泻子之理也。

清·不著撰人,《伤寒方论》(1732年): 白虎汤不能解表，此主伤寒脉浮滑，表有热里有寒，然则仍主表里双解耶。不知伤寒以脉滑而疾者，即与小承气。观彼则知此之脉浮滑为宜凉之表，而非待解之表矣，故曰表有热，明非发表不远热者比也，寒喜伤阴，阴伤生热，故曰里有寒，寒者邪也，寒变之热也，表里俱热，肺之因极矣，故以石膏之辛合知母之苦而治之。名曰白虎者，白虎者为西方之金，暑热得秋金而肃清，以是为救肺之功臣也。然石膏知母之救肺，实以攻胃也，以胸胃为肺之堂奥，内外俱热，肺无容身之地，故不得不假此以消其炎热。石膏实为重剂，非他寒凉可比，故以甘草粳米监之。若三阳合病，亦用白虎，盖合病多热，概不治表而治合，合者里也，故汗下皆不宜，而惟以白虎汤为主治，正如太阳少阳合病之主黄芩汤耳。门人问曰：先生谓合病，概不治表而治合，然则太阳阳明合病，兼桂麻二汤而加葛根，独非治表耶，曰伤寒凡见太阳未罢，必以解太阳为主，太阳与阳明接界而合病，则仍重太阳为治，故但以葛根兼管阳明，而不得从太少等合病，专治其合之例耳。

清·黄元御,《伤寒悬解》(1748年): 四肢厥逆，而脉见迟涩，是为里寒，厥而脉滑，是里有热也。盖燥热内郁，侵夺阴位，阴气浮散，外居肢节，故肢冷而脉滑。白虎汤，石膏清金而退热，知母润燥而泻火，甘草、粳米补中而化气，生津而解渴也。胃阳素盛之人，阴虚火旺，一被感伤，经热内蒸，津液消烁，则成阳明下证。而胃火未盛，肺津先伤，是以一见渴证，先以白虎凉金泻热，滋水涤烦。膈热肃清，则不至入胃，而致烦热亡阴之害矣。

清·黄元御,《长沙药解》(1753年): 治太阳伤寒，表解后，表有寒，里有热，渴欲饮水，脉浮滑而厥者。太阳表解之后，阴旺则汗去阳亡，而入太阴，阳旺则汗去阴亡，而入阳明，表解而见燥渴，是腑热内动，将入阳明也。阳明戊土，从庚金化气而为燥，太阴辛金，从己土化气而为湿。阳旺之家，则辛金不化己土之湿而亦化庚金之燥，胃热未发而肺燥先动，是以发渴。石膏清金而除烦，知母泻火而润燥，甘草、粳米，补中化气，生津而解渴也。

清·黄元御,《伤寒说意》(1754年): 太阳经病，而兼内热，是大青龙证。经病已解，内热未清，肺津消耗，续成燥渴，宜白虎汤，知母、石膏，清其肺金，甘草、粳米，培其脾土。

清·徐灵胎,《伤寒论类方》(1759年): 亡阳之症有二，下焦之阳虚飞越于外，而欲上脱，则用参附等药以回之；上焦之阳盛，逼阴于外，而被上泄，则用石膏以收之，同一亡阳，而治法迥殊，细审之自明，否则死生立判。

清·强健,《伤寒直指》(1765年):《内经》曰：热淫所胜，佐以苦甘，知母之苦，佐石膏之甘寒以散热。热则伤气，甘以缓之，甘草、粳米之甘以益气。白虎，西方金神也，应肺。热甚于内者，以寒下之；热甚于外者，以凉解之。其有中外皆热，内不得泄，外不得发，非是汤则不能解。暑暍之气得秋止故曰处暑。是汤以白虎名，谓能止热也。又曰：热淫于内，以苦发之，欲澈表热必以苦为主，故以知母苦寒为君。热气内甚，消烁津液，故以石膏甘寒为臣。甘草、粳米之甘平以缓益脾胃，而助津液；是太阳中暍，得此汤顿除烦渴，即热见白虎而尽矣。

清·沈金鳌,《杂病源流犀烛》(1773年): 其治法以白虎汤为主者，又以热病自下发上，自内发外，必经阳明，阳明必以石膏之辛凉，乘势升散，知母之苦寒，清少阴伏邪之原，甘草、粳米调养中州，良为妙法。今人不明此旨，误以白虎治伤寒，既非表药，又非下药，不大谬乎。总缘不知热病之为热病，伤寒之为伤寒，故冒昧若此也。说所谓热病者，其时必夏至后，炎暑司令，相火用事之时也。其症则止发热身痛，而不恶寒，但大热，而不大渴之症也。伤寒之时，岂其时乎。伤寒之症，岂如是症乎。故益知仲景之法之妙也。

解曰：病在阳明骨肉，则巨阳之表邪已解矣，故外不恶寒，又无头痛身疼之症，但自汗出而发热也。经曰：热淫所胜，佐以苦甘，以知母、甘草解热，盖热则伤气，用粳米、甘草之甘以益气，且治不得眠而烦躁也。烦者，肺也。躁者，肾也。以石膏为君，佐知母之苦以清肾之源。因石膏体坚而重坠，知母沉寒而走下，故用米草之甘以缓之，使不遽达于下焦也。名之曰白虎者，以白虎为西方金神，而司秋令，暑火之气，至秋而衰，且知母之苦寒，又能保太阴肺金之气，故名之曰白虎。以为三阳经一解表药耳，虽是三阳经解表，切记有汗当施，无汗当戒也。盖无汗者，必须柴葛升麻以解其表邪，不可见其身热，误用白虎以遏其热，而使之内陷也。

五画

清·徐玉台,《医学举要》(1792年)：凡三阳合病，腹满身重，谵语遗尿而大汗出，白虎汤为要方。石膏、知母之寒，监以甘草、粳米，则不伤胃气。加人参为人参白虎，治阳明渴欲饮水，口干舌燥。盖热已入胃，不当复表，屎未燥硬，尚未可攻，须用白虎以除热润燥，人参以补气生津。《金匮》治中暍亦用人参白虎，以暑邪汗多作渴，虽曰太阳，实系阳明也。

清·朱光被,《金匮要略正义》(1803年)：此外感暑热而为阳证也。热淫之气，从口鼻入，鼻气通于肺，口气通于胃。肺受暑邪，不胜燔灼，则气分大虚，故恶寒汗出也。胃受暑邪，两阳合炽，则胃汁将涸，故身热而渴也。发热恶寒，原属太阳本证，以肺主卫气故耳。但太阳中热，而非中风治法，专以清热为主，而不可复用表药，故藉西方白虎之神，清肺救胃，涤热生津，为治中暍之主方。

清·陈修园,《金匮方歌括》(1811年)：元犀按：白虎西方神名也，其令为秋，其政清肃，凉风至，白露降，则溽暑潜消，以此汤有彻暑热之功，行清肃之政，故以白虎名之。

清·吕震名,《伤寒寻源》(1850年)：经云："三阳合病，腹满身重、难以转侧、口不仁而面垢、谵语遗尿，发汗则谵语，下之则额上生汗，手足逆冷。若自汗者，白虎汤主之。"按三阳合病，其脉浮大，其证欲眠，而目合则汗。谛实此三阳合病之证，而见腹满身重者，阳盛于经，里气莫支也。口不仁而谵语者，热淫于内，神识为蒙也，因而浊气上蒸则面垢，阴津下泄则遗尿。若汗若下，皆足以夺津液而召变。计惟白虎，肃肺金而清胃热，则表里之邪自解耳。诸书皆谓白虎主治阳明经热，此三阳合病。而何以独责阳明，因谓阳明居中土万物所归。三阳合邪，故统于阳明主治。愚按方中之用石膏知母，取降肺金清肃之气，而滋肾水生化之源。水出高源胃土藉资灌溉，兼以甘草粳米，载之逗遛上焦，以生津而化燥则烦热自蠲，所谓治病必求其本也。又经云："伤寒脉滑而厥者，里有热也，白虎汤主之。"按厥之一证，总为入里之候，但有寒热之不同，脉微而厥为寒厥，脉滑而厥为热厥。前因失治而致厥，若既见厥而复失治，则热邪愈转愈深，阴津之亡，可立而待，故急用白虎保阴津而驱阳热，以预弭热深厥深之变也。再按大青龙之与白虎同用石膏，而主治各别，青龙主雨，譬如甘霖遍野，而蒸郁自消也；白虎主风，譬如凉风荐爽，而炎若失也。故用青龙以无汗为辨，用白虎以自汗为辨。

清·王孟英,《温热经纬》(1852年)：方中行曰：白虎者，西方之金神，司秋之阴兽。虎啸谷风冷，凉风酷暑消，神于解热，莫如白虎。石膏、知母辛甘而寒，辛者，金之味。寒者，金之性。辛甘体寒，得白虎之体焉。甘草、粳米，甘平而温，甘取其缓，温取其和，缓而且和，得伏虎之用焉。饮四物之成汤，来白虎之嗥啸。阳气者，以天地之疾风名也。风行而虎啸者，同气相求也；虎啸而风生者，同声相应也；风生而热解者，物理必至也。抑尝以此合大小青龙、真武而论之，四物者四方之通神也。而以命名，盖谓化裁四时，神妙万世，名义两符，实自然而然者也。方而若此，可谓至矣。然不明言其神，而神卒莫之掩者，君子慎德，此其道之所以大也。汪按：饮四物之成汤以下数行语，多支离牵强必宜削去。夫白虎汤清热乃甘雨非凉风也，既备四方之神，朱鸟一方何以独缺？且热剂而名真武，名与实爽矣。医者不能研究医理，乃附会经义，以自文其浅陋，甚且衍先天，论太极，以欺人，实则无关于辨证处方也。自明以来，庸医陋习，大率如此，学者戒之。

清·石寿棠,《医原》(1861年)：按：桂枝、葛根二汤，一和营卫，一治阳明，不尽关乎肺矣！然治阳明亦有重在肺者，如论中云：服桂枝汤，大汗出，大烦渴，脉洪大，此表里俱热，里热津伤，未与宿滞相搏，故未见中焦下证），主白虎汤（石膏、知母、甘草、粳米）。虚者白虎加人参汤。若伤寒解后，余热未清，虚羸少气，气逆欲吐者，竹叶石膏汤（即人参白虎汤去知母，加竹叶、半夏、麦冬）。夫白虎，西方金也，汗多液耗，阳明火炽，肺金被焚，必得虎啸风生，亢热乃解，此肺胃子母同治。又重在清燥救肺，俾天气清肃下降乃愈。

清·费伯雄，《医方论》（1865 年）：同一石膏也，合麻黄用之，则为青龙；合知母用之，则为白虎。一则欲其兴云致雨以解外邪；一则欲其清肃肺胃，荡涤内热，义各有当也。然用此方者，必须审而又审，自汗而渴，脉大有力，数者咸备，方可与之。若一误投，祸不旋踵。盖缘此症为湿热郁蒸，故有汗而烦热不解。既有汗，故不可表，表则阳脱；亦不可下，下则耗阴。惟有大清肺卫之热为正法也。

清·唐宗海，《血证论》（1884 年）：四药甘寒，生胃阴，清胃火。阳明燥热得此，如金飙风夕起，暑酷全消，故以秋金白虎名汤，乃仲景伤寒阳明之正方。借治血症脉洪大，发热口渴者，尤有捷效。

清·莫枚士，《经方例释》（1884 年）：［泉案］《本经》知母，主消渴热中，除邪气，肢体浮肿，下水。《大明本草》谓：其通小肠。是知母能消水也。《本经》石膏，主中风寒热，心下逆气，惊，喘，口干舌焦不能息，腹中坚痛又硬。石膏利小便，是石膏亦能消水也。合观二药所主症，皆水气所致，故皆利水，使小便清长，可知白虎亦治渴后水多之方也。

清·王旭高，《退思集类方歌注》（1897 年）：白虎汤清阳明气分之热邪，石膏清火，知母滋阴，甘草缓阳明之津气。因石膏性重，知母性滑，恐其疾趋于下，另设煎法，以米熟汤成，俾辛寒重滑之性，得粳米、甘草，载之于上，逗留阳明，而成清肃肺胃之功。

清·张秉成，《成方便读》（1904 年）：方中用石膏以清胃，知母以清肺。且二味互为其功，既可退热，又可存阴。更恐知母之苦降，石膏之寒重，有伤于中，特加甘草、粳米，养胃安脾，使热除而正气无伤耳。

清·戈颂平，《伤寒指归》（1907 年）：阴阳相交为相知，相生为母，主知母六两，苦寒气味，交阳气于亦，入里以生阴。石膏一斛，气寒味淡，肃天之金气以藏阳。阳不藏亦，土之气味不足于里，以甘草甘味培之。阳不藏亦，土之阴液，外出肌表太多，腠理空疏不固，以粳米六合，甘平汁黏益土。右四味，以水一斗，象阴阳气液转运四方，合地天生成十数，煮米熟汤成，去滓，温服一升，日三服，象阳数得阴藏亦，阴数得阳开子。

近代·张锡纯，《医学衷中参西录》（1918 年）：方中重用石膏为主药，取其辛凉之性，质重气轻，不但长于清热，且善排挤内蕴之热息息自毛孔达出也。用知母者，取其凉润滋阴之性，既可佐石膏以退热，更可防阳明热久者之耗真阴也。用甘草者，取其甘缓之性，能逗留石膏之寒凉不至下趋也。用粳米者，取其浆汁浓郁能调石膏金石之药使之与胃相宜也。药止四味，而若此相助为理，俾猛悍之剂归于和平，任人放胆用之，以挽回人命于垂危之际，真无尚之良方也。何犹多畏之如虎而不敢轻用哉？

近代·何廉臣，《增订伤寒百证歌注》（1928 年）：《内经》曰：热淫所胜，平以辛寒，佐以苦甘。石膏辛寒，辛能解肌热，寒能胜胃火，故以为君；知母苦润，苦以泻火，润以滋燥，故以为臣；用甘草、粳米调和于中宫，使沉降之性皆得留连于中，得二味为佐使，庶寒品无损伤脾胃之虑也。方名白虎者，白虎为西方金神，以取秋凉得令，而炎暑自解矣。

近代·曹颖甫，《伤寒发微》（1931 年）：惟白虎汤方治，里热甚于表寒者宜之。若表寒甚而里热微者，要以越婢及大青龙、麻杏石甘诸方为主，石膏、知母不当妄用，此即发热无汗其表不解不可与白虎汤之例也。若夫表寒垂尽，里热已炽，乃能用清凉透肌之石膏，驱里热由肌出表，其病遂解，此正燥渴心烦背微恶寒白虎加人参汤主之之例也。予向者疑里有寒为衍文，犹为未达一间（又按：表有微热里有实寒为四逆汤证，与白虎正相反，详少阴、厥阴篇）。

近代·祝味菊,《伤寒方解》(1931年): 本方以知母、石膏为主药。其适用标准在表病抵抗力太过，生温亢进，而成阳明经证者，故用知母泄热止渴，石膏解热除烦，甘草、粳米缓急益胃也。太阳病下一百八十七条、阳明病二百三十二条、厥阴三百六十三条均为白虎汤所主之证。

近代·徐大桂,《伤寒论类要注疏》(1935年): 白虎汤，为表邪既去，阳热炽盛，合阳明之燥熯，耗气灼津，而为清热滋阴之重剂。若表邪未尽，风寒未解，误投白虎，则阳气阻抑，外邪内陷，表里寒实，为伤寒之坏证；故原文必切切以表邪为顾忌也。然此特据伤寒之例而言，若在温热之证，风热内炽，耗气伤阴，肺胃立时燥灼，见证脉洪、身热、大汗、喘渴，又必以白虎迅扫炎氛，为急救之法矣。昔人谓白虎为西方金神，凉飚一动，暑炎立解。加人参者，烦渴太甚，藉其大力以救津气之伤也。

按：此方与炙甘草汤，仲景殿之太阳篇末，盖本论以太阳总括六经，而伤寒善后之宜，亦并举列于此，推原此条方证，当系伤寒余热；肺胃津伤，退热滋阴，而为清里调适之法也。

近代·彭子益,《圆运动的古中医学·金匮方解篇》(1947年): 粳米伤寒而外有大热。相火外出，里气必寒。里热实则热聚于内，不浮于外，故外无大热。肢厥有阳证阴证之分，阴证里阳虚，阳虚于内，不能达外，故肢厥，其厥有如冰冷；阳证里阳实，阳聚于内，不能达外，故肢厥，其厥不如冰冷，不温而已。阴证脉微细而沉，阳证脉滑而实，或沉而实。阳明燥热，故滑而实也。石膏、知母清阳明经之燥，粳米、炙草生津液而补中气也。

近代·冉雪峰,《冉注伤寒论》(1949年): 白虎汤与桂枝汤，同是解肌，寒凝肌表，用桂枝辛温鼓荡，垫壅肌表，用白虎甘凉清释，是白虎与桂枝，为一清一温的对待。太阳上篇，为首冠以桂枝，下篇，埃末补出白虎，遥遥相映，几若有安排。病理机括，方制递嬗，各各可以互通。白虎可由桂枝转变来，亦可由麻黄转变来，何以言之，伤寒用麻黄汤，内渐郁热，则变其制而为大青龙。内热郁重，则变其制而为麻杏甘石，内热更重，外闭已除，则又变其制而为白虎。层层均有脉络可寻。寒伤太阳传化如是，其他六淫伤太阳传化亦如是。所以伤寒疗法可通于温病，温病疗法亦可通于伤寒。柯韵伯谓温病仲景无方，疑即麻杏甘石汤，此犹只得其半，外感温病，当辛凉解表。伏邪温病，当清凉透邪。白虎之与麻杏甘石，有清凉辛凉之分，亦犹伤寒麻黄之与桂枝，有发表解肌之分无异。观此，则本条补出白虎证治，更以完足温病整个疗法纲领，关系重要，并非重出衍文。以病理化成言，外邪郁热如是，误治变热如是，淫伤性质各别亦如是。以主治本位言，适当肌肉，所谓里是太阳之里，所谓表是阳明之表。本条寒既入里，外寒已罢，热既出表，里寒已除。脉浮且滑，热显肌表，恰与白虎方治相合。此之谓白虎条正文，此之为白虎证正方。

现代·中医研究院,《伤寒论语释》(1956年): 石膏辛凉，辛能解肌热，凉能清胃热，辛能散，凉能降，能表能里，知母苦润，用以泻火润燥，甘草、粳米调和脾胃之气，有此两味，可以使石膏、知母大凉的药物，不至于伤及脾胃。

现代·陈亦人,《伤寒论译释》(1958年): 本方是清阳明之热的主方。石膏辛寒，清里热，透肌表；知母苦润，除胃热，生津液；粳米、甘草养胃气，使大寒之药无损伤脾胃之弊。若津气耗伤过甚，应再加用人参以补益气阴，即白虎加人参汤。

各家对本方的配伍意义均有阐发，但对君药的意见却有不同，成氏主张知母为君，柯氏主张石膏为君，都有一定理由，很难断定谁是谁非，要之，两药都很重要，缺少任何一味，都不能起到白虎汤的作用，所谓“君药”，不过是一种譬喻而已，只有知母、石膏同用，才能相得益彰，不必泥定。

现代·李翰卿,《中国百年百名中医临床家》(1960年): 此清阳明燥热之方。主治阳明经病，大热、大渴、大汗、大烦，喜冷饮，恶热，脉洪大有力，舌苔黄或黑而燥，甚则谵语，神昏。石膏甘寒清热，知母苦寒滋水，粳米、甘草补中。脉较虚者加人参；发斑者加犀角。

现代·孙纯一,《伤寒论注释要编》(1960年)：石膏辛寒，辛能解肌热，凉能清胃火，辛能散，凉能降。知母苦润，泄火润燥，甘草粳米调和脾胃之气，有此两味可以石膏知母大凉之药不致伤及脾胃。

现代·刘渡舟,《伤寒论十四讲》(1982年)：白虎汤是由石膏、知母、甘草(炙)、粳米四味药组成。方中石膏大寒，善清阳明气分之热而不伤津；知母苦寒而润，既能清热，又能滋助肺胃之阴，粳米、甘草滋养胃腑气液，以免中寒之弊。四药合用，共奏清热生津之功。

现代·刘渡舟,《伤寒论诠解》(1983年)：白虎汤用知母，既能清热，又能滋养阴液；石膏味辛甘性大寒，专清肺胃气分之热，且清热而不伤津液。用炙甘草和粳米既能补后天而滋化源，同时又可节制石膏、知母之大寒，使热去而不伤胃。

现代·刘渡舟，聂惠民，傅世垣,《伤寒挈要》(1983年)：方用石膏清阳明气分散漫之热，知母继滋肺胃不足之阴，粳米、甘草滋养胃家气液，以防石膏过寒伤胃。四药共奏清热、生津、止汗、除烦之效。

现代·姜春华,《伤寒论识义》(1985年)：石膏减弱心力，广州谭次仲先生早于五十年前言之，临床家应注意。有一老年高热，医用白虎汤，即出现心律紊乱，虽经抢救，终于不治。

现代·王付,《经方学用解读》(2004年)：阳明热盛证的基本病理病证是邪热侵袭于阳明而盛于外，邪热灼津而外斥。所以，治疗阳明热盛证，其用方配伍原则与方法必须重视以下几个方面。

针对证机选用清热生津药：邪热侵袭阳明，阳明胃为津液之府，主肌肉与面，邪热外攻于肌肤，上冲于面，故其证候表现是壮热，面赤，欲饮水而不解渴。其治当清泻阳明盛热，在选用清泻阳明盛热药时，因阳明邪热最易损伤阴津，故用药最好选用既有清泻盛热作用，又有生津止渴作用。如方中石膏、知母。

合理配伍补气药：邪热之盛，极易伤气，又寒凉药也易损伤胃气，更因生津药在发挥治疗作用时，必借助气机的气化作用，故合理配伍补气药，其作用有三：一是补益正气，使正气积力抗邪于外，并使邪气不得留结于内；二是合理配伍补气药兼防寒凉药损伤胃气；三是合理配伍补气药，有利于阴津得气而化生。可见，合理配伍补气药既可增强方药治疗作用，又可避免方药治疗弊端，更可气化阴津。如方中粳米、甘草。

随证加减用药：若心烦者，竹叶、栀子，以清心除烦；若口渴者，加天花粉、芦根、生地黄，以生津止渴；若热毒盛者，加连翘、金银花，以清热解毒等。

【方论评议】

综合历代各家对白虎汤的论述，应从用药要点、方药配伍和用量比例三个方面进行研究，以此更好地研究经方配伍，用于指导临床应用。

诠释用药要点：方中知母清热泻火养阴，石膏清热泻火生津，粳米补益脾胃，甘草补益中气。

剖析方药配伍：知母与石膏，属于相须配伍，增强清热泻火，益阴生津；粳米与甘草，属于相须配伍，益气和中；知母、石膏与粳米、甘草，属于相反相畏配伍；粳米、甘草益气，制约知母、石膏清热伤胃；石膏、知母清泻，制约粳米、甘草益气恋邪。

根据白虎汤方药及用量，主治病变证机以热为主，选用知母、石膏量小则无济于事，量大则寒伤脾胃，故配伍益气药以兼顾脾胃；若病变证机是实中夹虚，且以实为主，石膏、知母泻实，粳米、甘草兼益正，亦即粳米、甘草因病变证机而发挥不同治疗作用。

权衡用量比例：知母与石膏用量比例是3∶8，提示甘苦寒清热与辛甘寒清热之间的用量调配关系，以治热盛；粳米与甘草用量比例是3∶1，提示补益与缓急之间的用量调配关系；知母、石膏与粳米、甘草用量比例是3∶8∶3∶1，提示清热与补益之间的用量调配关系，以治虚实夹杂。

【药理作用】 本方具有改善胃肠平滑肌、

调节内分泌、调节中枢神经、调节体温中枢、抗菌、抗炎、降血糖、抑病毒、抗支原体、抗过敏、镇静、镇痛、抗惊厥等作用。

白通加猪胆汁汤

【导读】 ①学用白通加猪胆汁汤应重视附子和猪胆汁的用量调配关系、附子和干姜的用量调配关系。②白通加猪胆汁汤虽是辨治心肾阳虚戴阳格拒证的重要代表方，但在临床中对心肾阳虚伤阴证等也具有良好治疗作用。③学好用活白通加猪胆汁汤的第一步是辨清白通加猪胆汁汤由哪些基础方和药物组成：组成白通加猪胆汁汤有 2 个基础方和 4 组药，基础方之一是干姜附子汤，之二是白通汤，4 组药中第 1 组是温阳消癥药即附子，第 2 组是温阳药即干姜，第 3 组是益气药即甘草，第 4 组是清化药即猪胆汁，从 2 个基础方和 4 组药用量深入学习研究即可用活白通加猪胆汁汤。

【方歌】 白通加猪胆汁汤，干姜葱白尿附子，心烦厥逆夹无脉，阳虚瘀血服之宜。

【方药】 葱白四茎　干姜一两（3 g）　附子生，去皮，破八片，一枚（5 g）　人尿五合（30 mL）　猪胆汁一合（6 mL）

【用法】 上五味，以水三升，煮取一升，去滓。内胆汁、人尿，和令相得。分温再服，若无猪胆汁，亦可用。

【功用】 破阴回阳，宣通上下，制阳入阴。

【适应证】

1. 中医病证：①心肾阳虚郁结格拒证。下利清谷，手足逆冷，神志昏沉，干呕，心烦，汗出，面赤如妆，脉微或无。②阳虚阳郁夹热证。③阳虚阳郁伤阴证。

2. 西医疾病：心力衰竭、休克、心律不齐、心动过缓、慢性肠胃炎、肝性脑病、霍乱、肠伤寒、尿毒症、眼科之前房积液、雷诺病等临床表现符合心肾阳虚戴阳证者。

【用药分析】 方中生附子温壮阳气，干姜温暖中阳，葱白味辛而润、通达上下阴阳，人尿寒凉入阴；猪胆汁苦寒益阴潜阳。

【用方思路】

1. 白通加猪胆汁汤既是辨治阳虚郁闭或夹郁热证的重要代表方，又是辨治诸多杂病如心病、肺病、肾病等的重要基础方。

2. 方中附子、干姜既可温壮营卫，又可温壮诸脏腑；葱白温通阳气散结；人尿、猪胆汁益阴制阳。从方中用药用量及调配分析得知，白通加猪胆汁汤的应用并不局限于阳虚郁结格拒证，还可用于辨治诸多杂病，如循环、呼吸、泌尿、内分泌等。

3. 运用白通加猪胆汁汤辨治的病证（无论病变部位在心或在肾）以阳虚郁结或夹郁热为主，其治既要温阳，又要通阳，还要益阴。

【随证合方】 若夹虚热，可与白虎加人参汤合方用之；若夹阴虚，可与百合知母汤合方用之；若夹瘀热，可与桃核承气汤合方用之。

【注意事项】 运用白通加猪胆汁汤既要辨清西医之病，又要辨清西医之病属于中医阳虚郁结格拒或伤阴或郁热证。辨西医之病可进一步了解疾病的发展演变及转变规律，辨中医之证可更好地针对西医之病选用白通加猪胆汁汤。

【应用指征】 少阴病，下利，脉微者，与白通汤；利不止，厥，逆，无脉，干呕，烦者，白通加猪胆汁汤主之；服汤，脉暴出者，死；微续者，生。（315）

【方论】

金·成无己,《注解伤寒论》(1144 年): 《内经》曰：若调寒热之逆，冷热必行，则热物冷服，下嗌之后，冷体既消，热性便发，由是病气随愈，呕哕皆除，情且不违，而致大益。此和人尿、猪胆汁咸苦寒物于白通汤热剂中，要其气相从，则可以去格拒之寒也。

明·许宏,《金镜内台方议》(1422 年): 故加猪胆汁童便二物，以和其阴。《内经》曰：逆而从之，则格拒解也。

明·吴昆,《医方考》(1584 年): 少阴下利，脉微者，与白通汤。利不止，厥逆无脉，干呕烦者，此方主之。服汤，脉暴出者死，微续者生。少阴下利脉微，此少阴有真寒也，故与白通汤散阴复阳。若利不止，厥逆无脉，干呕烦者，乃寒盛格拒乎阳，药不能达于少阴，而阳逆乱于上故也。加人尿、猪胆者，取其苦寒与阴同类，可以引姜、附入拒格之寒而调其逆。《内经》曰：必同其气，可使平也。正此之谓。入腹之后，冷体即消，热性更发，病气随去，烦呕皆除，情且不违，而至大益，此奇正相伏之兵也，惟明者知之。其服汤脉暴出者，正气因发泄而脱也，故死；脉微续者，阳气渐复也，故生。

明·方有执,《伤寒论条辨》(1592年)：尿，与溺同，奴吊切。此承上条复以其甚者言。脉微，阳虚也。厥逆无脉干呕烦者，热药治寒，寒甚者，格拒而不入，汤不为用，反争而逆乱也。人尿性寒，胆汁微寒，以之为向导者，经曰：逆者从之，此之谓也。暴出，烛欲烬而焱烈也。微续，真阳回而渐复也。然属加减耳，成方疑后人所增。

明·张卿子,《张卿子伤寒论》(1644年)：《内经》曰：若调寒热之逆，冷热必行，则热物冷服，下嗌之后，冷体既消，热性便发，由是病气随愈。呕哕皆除，情且不达，而致大益，此和人尿、猪胆汁咸苦寒物于白通汤热剂中，要其气相从，则可以去格拒之寒也。

清·喻嘉言,《尚论篇》(1648年)：与白通汤反至厥逆、无脉、干呕而烦，此非药之不胜病也，以无向导之力，宜其不入耳。故复加人尿、猪胆汁之阴，以引阳药深入。然脉暴出者死，微续者生，亦危矣哉！故上条才见下利，早用白通，图功于未著，真良法也。

清·喻嘉言,《尚论后篇》(1648年)：若利而干呕烦者，寒气太甚，内为格拒，而姜、附非烦者之所宜，必呕而不纳，故加人尿、猪胆汁，候温冷而服之。以人尿、猪胆汁皆咸苦性寒之物，自纳而不阻，至其所则冷体皆消，热性便发。

清·李中梓,《伤寒括要》(1649年)：白通汤以姜附散寒，葱白通气。若呕而烦者，恐但投姜、附，必且拒而不纳，加入尿、猪胆之寒，待冷而服，令内而不拒。既已入腹，冷体既消，热性便发。

清·喻嘉言,《医门法律》(1658年)：少阴下利脉微者，有用白通汤一法。利不止厥逆无脉，干呕烦者，有白通加猪胆汁一法，服汤脉暴出者死，微续者生。少阴下利，其人肾脏虚，寒邪盛也。脉微者，与白通汤，驱寒助阳，斯利止脉健矣。服之利不止，转至无脉，呕烦有加，此因以热药治寒，寒甚而格药不入，徒增其逆乱之势也。加猪胆汁为向导，斯药入而寒不为拒，阳可回，脉可出矣。然脉必微续乃生，暴出反死，甚哉虚阳之易出难回也。少阴下利，里寒外热，手足厥逆，脉微欲绝，有用白通四逆汤加减一法。面色赤者，加葱九茎。腹中痛者，去葱加芍药二两。呕者加生姜二两。咽痛者，去芍药加桔梗一两。利止脉不出者，去桔梗加人参二两。

清·程应旄,《伤寒论后条辨》(1670年)：[底本眉批：干呕烦者，寒气格据，阳气逆乱也。白通加猪胆汁，实开后人寒因热用之始。]……与白通汤，利不止，厥逆无脉，干呕烦者，则知阴邪壅盛，热药并为寒格，阳欲通而不得通，致阴阳不相接续使然耳。用前方加人尿、猪胆汁为导，从阳引至阴，所谓求诸其属也。暴出者死，无根之阳，骤迸诸外也。微续者生，阳气渐交，阴肯纳也。

清·柯琴,《伤寒来苏集》(1674年)：葱辛温而茎白，通肺以行营卫阴阳，故能散邪而通阳气。率领姜、附，入阳明而止利，入少阴而生脉也。附子生用，亦取其勇气耳。论中不及人尿，而方后反云无猪胆汁亦可服者，以人尿咸寒，直达下焦，亦能止烦除呕矣。下利，手足逆冷、无脉者，灸之不温，若脉不还，反微喘者死。下利后，脉绝、手足厥冷，时脉还、手足温者生，脉不还者死。此不呕不烦，不须反佐而服白通，外灸少阴及丹田、气海，或可救于万一。

清·陈尧道,《伤寒辨证》(1678年)：故与白通汤散阴复阳。若利不止，厥逆无脉，干呕烦者，乃寒盛格拒乎阳，药不能达于少阴，而阳逆乱于上故也。姜附非烦者之所宜，必呕而不纳，故加人尿、胆汁，俟温冷而服，取其苦寒与阴相类，可以引姜附入格拒之寒，而调其逆。

清·汪昂,《医方集解》(1682年)：此足少阴药也。葱白之辛以通阳气，姜、附之热以散阴寒，此白通汤也。服而不应者，乃阴盛格

五画

拒乎阳药，不能达于少阴，故加人尿、猪胆汁为引，取其与阴同类。苦入心而通脉，寒补肝而和阴。下咽之后，冷体既消，热性便发，性且不违，而致大益。经曰：逆而从之，从而逆之，正者正治，反者反治，此之谓也。

清·张志聪,《伤寒论宗印》(1683年)：少阴病下利，阴寒在下也。脉微，邪在下而生阳之气微也。故当用白通汤，接在表在上之阳以下济。如利不止，阴气泄而欲下脱矣。干呕而烦，阳无所附，而欲上脱矣。厥逆无脉，阴阳之气不相交接矣。是当用白通汤以通阳，加水畜之甲胆，引阴中之阳气以上升。取人尿之能行故道，导阳热以下接，阴阳和而阳热复矣。服汤而脉暴出者，此无根之阳反见于外，故死；微续者，标阳与根气渐交，故生。夫少阴虽有标阳在表，君火在上，然生气之原，而在下之阴分，盖因寒邪在下，阻碍其生气，是以通引在表在上之阳以下接。故曰下利脉微者，可与白通汤，谓里寒而生气虚微，非绝灭也。若根气已绝，而欲其枝叶复生，未之有也。故复曰：脉暴出者死。

清·张志聪,《伤寒论集注》(1683年)：上文言少阴下利与白通汤，此承上文而兼言脉微者，以脉始于肾，主于心，生于中土，以明上文下利乃肾精不升，心火不降，土气内虚之意。利不止，厥逆无脉者，言服汤不解，始焉下利；继则利不止，始焉脉微；继则厥逆无脉，更兼干呕心烦者，乃阴阳水火并竭，不相交济，故以白通加猪胆汁汤。夫猪乃水畜，胆具精汁，可以滋少阴而济其烦呕；人尿乃入胃之饮，水精四布，五经并行，可以资中土而和其厥逆，中土相济则烦呕自除，故曰无胆汁亦可。服汤脉暴出死，微续生者，以脉之生原，从下而上，由阴而阳暴出无根故主死；微续有本，故主生。

清·沈明宗,《伤寒六经辨证治法》(1693年)：故加人尿、猪胆汁阴药而为向导，同气相投，接引群阳之药，直驱阴界，俾见阳光，阴即消散，胃关得固，则下利止而脉道渐行，故谓微续者生，若脉陡出，即是阴寒逼迫虚阳外浮，顷脱之象，故主死也。

清·汪昂,《汤头歌诀》(1694年)：葱白以通阳气，姜、附以散阴寒，加人尿五合，猪胆汁一合。热因寒用妙义深，阴盛格阳厥无脉。阴寒内甚，格阳于外，故厥逆无脉，纯与热药，则寒气格拒，不得达入，故于热剂中加尿汁，寒药以为引用，使得入阴而回阳也。

清·郑重光,《伤寒论条辨续注》(1705年)：此承上条，与白通汤反致厥逆无脉、干呕而烦，此非药之不当，乃热药治寒，寒甚反格拒不入，以无向导之力也。复加人尿、猪胆之阴，以引阳药入于阴。经曰：逆者从之，此之谓也。脉暴出者，如烛欲烬而焰愈高。微续者真阳渐回，故上条终见下利，早用白通汤，治病于未形，诚善法也。

清·钱潢,《伤寒溯源集》(1708年)：故用咸寒下走之人尿，苦寒滑下之猪胆，以反从其阴寒之性，导姜、附之辛热下行，为反佐入门之导引。

清·秦之桢,《伤寒大白》(1714年)：即白通汤加人中黄、猪胆汁温服。

厥冷有脉，用四逆汤。脉伏，加葱白以通阳气。阴极发躁，加胆汁以监制。家秘恐凝浊，易川连少许，宗连理汤法。

清·魏荔彤,《伤寒论本义》(1724年)：白通通阳之剂也。阳上浮则不能入阴，下结则不能受阳，何从回脉？何从复耶？仲师再为设法，加人尿、猪胆汁，以阴为导引入浮阳之中，以下开凝阴之寒。阳或得复回，脉或能渐出，此其幸矣。

清·姚球,《伤寒经解》(1724年)：白通加猪胆汁，则先其所因，而伏其所主，使阳药依附自伸，自无格拒之患矣。服汤，即服白通汤加猪胆汁也。脉暴出者，借姜附之温，脉虽托出而已离根也。虚阳无根，故仍主死。脉微续者，真阳渐复，生机渐长，阳生以渐，故主生也。白通汤，回阳药也。然阴寒之症，反多拒格之虞，加人尿、胆汁，热因寒用，逆者从之也。阴寒之味，独取人尿胆汁者何哉？盖厥逆无脉，肾阳挟肝木以上升，人尿咸入肾，胆汁苦入肝，亦同气相求之意也。无胆汁亦可者，以少阴症宜味咸入肾为主也。

清·尤在泾,《伤寒贯珠集》(1729年)：故即于白通汤中，加人尿之咸寒，猪胆汁之苦寒，反其佐以同其气，使不相格而适相成，《内经》所谓寒热温凉，反从其病是也。脉暴出者，无根之阳，发露不遗，故死，脉微续者，被抑之阳，来复有渐，故生。

清·王子接,《绛雪园古方选注》(1732年)：白通汤，阳药也。少阴下利，寒气太甚，内为格拒阳气逆乱，当用监制之法。人尿之咸，胜猪胆之苦，猪胆之苦，胜姜、葱、附之辛，辛受制于咸苦，则咸苦为之向导，便能下入少阴，俾冷性消，而热性发，其功乃成，此又为外护法也。

清·不著撰人,《伤寒方论》(1732年)：白通汤本取通脉，使沉者起微者盛也，反厥逆无脉干呕而烦，是葱白能通上而不能通下，其微阳之欲散未散者，因葱而上越，故为呕为烦，非从无益而有害之也，然非姜附葱白之辛热，猝难宣发，则葱白之用，岂为过乎，责在无开导矣，故以人尿猪胆汁饮引之，但炎上之火，收之极难，故脉忌暴出。

清·吴谦,《医宗金鉴》(1742年)：是方即前白通汤加人尿猪胆汁也。加尿、胆者，从其类也。下咽之后，冷体既消，热性便发，情且不违而致大益，则二气之格拒可调，上下之阴阳可通矣。

清·黄元御,《伤寒悬解》(1748年)：白通汤原为下利脉微，故以葱白通其脉也。乃下利脉微者，与白通汤而下利不止，厥逆无脉，加以干呕而心烦者，此以阴盛阳格，姜、附不得下达，愈增上热，故下利脉微依然，而呕烦并作。宜白通加猪胆汁汤，人尿、猪胆，清君相而除烦呕，姜、附下行而温水土，葱白上达而通经脉，脉应出矣，而出不宜骤，服汤而脉暴出者，阳根已绝而外脱则死，脉微续者，阳根未断而徐回则生也。

清·黄元御,《长沙药解》(1753年)：治少阴病下利，厥逆无脉，干呕心烦者。以水寒土败，君相皆飞，甲木克胃，故生干呕，丁火失根，故觉心烦。猪胆汁清相火而止呕，人尿清君火而除烦也。

清·黄元御,《伤寒说意》(1754年)：若下利脉微者，与白通汤。下利不止，厥逆无脉，干呕而心烦者，此水寒土湿，脾陷胃逆，经脉不通，而胆火上炎也。宜白通加猪胆汁汤，姜、附回阳，葱白通经，人尿、猪胆，清其上炎之相火。

清·徐灵胎,《伤寒论类方》(1759年)：阴阳相格，故加猪胆、人尿，引阳药达于至阴而通之。《内经》所云："反佐以取之"是也。

清·徐灵胎,《伤寒约编》(1759年)：白通通气以回阳，加人尿、猪胆以平格阳之气，而烦呕并除，厥温利自止矣。此是热因寒用之法。

清·吴仪洛,《成方切用》(1761年)：治少阴病，下利脉微者，与白通汤，利不止，厥逆无脉，干呕后，脉暴出者死，微续者生。葱白之辛，以通阳气；姜附之热，以散阴寒。此白通汤也。服而不应者，乃阴盛格拒乎阳，药不能达少阴，故加人尿、猪胆汁为引，取其与阴同类，下咽之后，冷体既消，热性便发，情且不达，而致大益。经曰：逆而从之，从而逆之，正者正治，反者反治，此之谓也。

清·强健,《伤寒直指》(1765年)：《内经》曰：若调寒热之逆，冷热必行，则热物冷服，下咽之后，冷体消，热性便发，由是病气随愈，呕哕皆除，情且不违，而致大益。此和人尿、胆汁咸寒苦物于白通热剂中，要其气相从，则可以去拒按之寒矣……凡用乌、附药，并宜冷服者，热因寒用也。盖阴寒在下，虚阳上浮，治之寒则阴气益甚，治以热，则拒格不纳，热药冷饮，此反治之妙也。

清·杨栗山,《伤寒瘟疫条辨》(1784年)：葱白通阳接阴，有升发之能；干姜健脾暖胃，有化谷之长；附子温中散寒，有回阳之善；人尿、胆汁性寒而续真阴，引姜、附而为肝肾之向导。起死回生之方，造化神工之妙也。

清·陈修园,《伤寒真方歌括》(1803年)：即白通汤，加人尿十五茶匙，猪胆汁七茶匙，令相得温服。寒盛格热，当用监制之法，人尿之咸，胜猪胆汁之苦，猪胆汁之苦，胜姜附之辛，辛受制于咸苦，则咸苦为之向导，便能下入于少阴，俾冷性消而热性发，其功乃成，又为外护法也。

清·陈修园,《长沙方歌括》(1803年)：蔚按：白通加猪胆汁汤，张令韶之注甚妙。令韶谓：脉始于足少阴肾，主于手少阴心，生于足阳明胃。诚见道之言。少阴下利脉微者，肾脏之生阳不升也，与白通汤以启下陷之阳。若利不止，厥逆无脉，干呕烦者，心无所主，胃无所生，肾无所始也。白通汤三面俱到，加胆汁、人尿调和后入，生气俱在，为效倍速，苦咸合为一家。入咽之顷，苦先入心，即随咸味而直交于肾，肾得心君之助，则生阳之气升，又有附子在下以启之，干姜从中以接之，葱白自上以通之，利止厥回，不烦不呕，脉可微续，危证必仗此大方也。若服此汤后，脉不微续而暴出，灯光之回焰，吾亦无如之何矣！

元犀按：白通汤主少阴水火不交，中虚不运者也。用生附启水脏之阳，以上承于心；葱白引君主之火，以下交于肾；干姜温中焦之土，以通上下、上下交，水火济，中土和，利自止矣。

清·邹澍,《本经疏证》(1832年)：伤寒热渴者，土中之火昌獗也。厥逆无脉干呕烦者，水见溃决与火相背也，惟其火达于水，而水流更驶；惟其水不济火，而火燄批根，呼吸之际，危亡立臻，苟不因物付物，取极近极亲之猪胆汁锐而入焉，则孤阳在上，能与姜、附抗，而阴方奔迫不随人尿改出前阴矣。是何也？盖木应春为生生之所自始，却浥水上行，故能苦寒而不助泄水之上，正可济火之违，故能除呕止烦。其回阳复脉，固无藉于兹，而扶危定倾，端有资于反佐也。至阳明津液燥极，取是以通大便，则但用其苦寒滑润，无甚深妙义矣。

清·吕震名,《伤寒寻源》(1850年)：少阴病下利脉微者，与白通汤，利不止，厥逆无脉，干呕烦者，白通加猪胆汁汤主之。按少阴下利，治用白通，药本不误。正以阴气太甚，与辛热之药格不相入，故加人尿、猪胆汁以为向导。与通脉四逆加猪胆汁同义。服汤脉暴出者，乃为药力所迫，而阳气将泄露无余，仍主死也。微续乃正气渐复，故可生也。

清·陈恭溥,《伤寒论章句》(1851年)：白通加猪胆汁汤，交通心肾，滋补阴阳之方也，凡吐利液竭，心烦无脉者用之。本论曰：少阴病，下利，脉微者，与白通汤；利不止，厥逆无脉，干呕烦者，此方主之。夫服白通汤，利犹不止，且无脉而烦，则不特生阳不升，且心气不降而干呕，津液内竭而烦矣。故于白通汤中加异类有情之品，以滋养精血，生津液。若得心肾交通，津液渐复，则脉微续而愈矣。

清·费伯雄,《医方论》(1865年)：少阴病，下利脉微。服白通汤后，利不止，厥逆无脉，此为阴寒过甚，阳气将绝之候。加人尿、猪胆汁者，以类相从之义也。服后脉暴出，则阳气尽泄，孤立无根据，故随脱而死。脉微续者，阳气渐回，以次可复，故得生。外用葱艾熨灸气海、关元。表里通阳，亦为善策。

清·高学山,《伤寒尚论辨似》(1872年)：仍于白通汤内，以咸寒而熟走其脐者为使，则直至下焦，而为本家之说合，故加人尿。因温热之性格拒于上而呕烦，故加苦寒之猪胆汁，包裹姜附，而偷过上焦，且以苦而泄其逆也，故加胆汁。脉暴出，与除中之义同，故死。微续，则如火之始然，泉之始达，故生。

清·王旭高,《退思集类方歌注》(1897年)：无脉厥逆，呕而且烦，则上下俱不通，阴阳相格，故加人尿之咸寒，猪胆之苦滑，引辛热之药，达于至阴而通之,《内经》所谓"反佐以取之"是也。阴寒内盛，格阳于外者，纯与热药，则寒气格拒不得入，必于热剂中加寒药以为引用，使得入阴而回阳，此类是已。

清·戈颂平,《伤寒指归》(1907年)：猪为水畜，主静。胆汁色黄，味苦，禀五行精气结成。人尿，谓之还元水，味咸气寒，与白通汤，启下利之阴，加猪胆汁、人尿，固阳气，回还表里脉中。暴，猝也。服此汤，其阳，未得阴液和缓外出，反猝然出于脉者，为阳无阴固，曰：服汤，脉暴出者死。阳气得幽微处阴液和缓，继续出于脉者，是阳得阴固。曰：微续者生。已上三味，以水三升，象三阴三阳。煮取一升，象一阳开子。去滓，内胆汁、人尿，和令相得，分温再服，象一阳举，二阴耦之。

近代·曹颖甫,《伤寒发微》(1931年)：若服汤后利仍不止，水之盛者益盛，血之寒者益寒，而见厥逆无脉。甚至浮阳冒于膈上，而见干呕心烦。热药入口，正恐格而不受，故于白通汤中加咸寒之人尿、苦寒之猪胆汁，引之下行。迨服药竟，热药之性内发，阳气当行，脉即当出。但脉暴出为阳脱，譬之油灯垂灭，忽然大明；微续者为阳回，譬之灶炭将燃，起于星火。此为生死之大机，诊病者不可不知也。

近代·徐大桂，《伤寒论类要注疏》（1935年）：按：此即上条白通汤证，而阳益微、寒益甚；为沉寒中格，立透邪温气之法。原文曰："利不止，厥逆无脉，干呕烦者"，明寒邪中阻，心火逆拒，呕烦益甚，而下元生阳立尽矣。和以猪胆汁、人尿，欲使温药透过寒邪，以急奏温肾回阳之效也。

若仍投以白通本方，必复寒热相拒，呕烦益甚，而下元生阳立尽矣。和以猪胆汁、人尿，欲使温药透过寒邪，以急奏温肾回阳之效也。

现代·中医研究院，《伤寒论语释》（1956年）：用白通汤通阳，猪胆汁引阴中之阳气上升，人尿咸寒可导阳气达下焦，使阴阳和而病自愈。

现代·任应秋，《伤寒论语译》（1957年）：附子干姜，就是四逆汤的作用，人尿含尿酸钙、磷酸钙、氯化钙和激动素等，为强壮药。猪胆含胆酸、胆色素、胆脂、无机盐类、解毒素等，为健胃整肠药，能乳化脂肪，有促进肝脏的分泌机能作用。葱白含芒果酸、磷酸醣、丙烯硫醚等，能刺激神经，促进消化液的分泌。因此，人尿、葱白、猪胆都有补充体液的滋阴作用，干姜、附子责在扶阳了。

现代·陈亦人，《伤寒论译释》（1958年）：本方即白通汤加人尿、猪胆汁。胆汁苦寒，人尿咸降，引阳药入阴，使不被寒邪所格拒，以利于发挥宣通上下的作用。方后云："若无胆亦可用"，是因为病势急剧，而猪胆汁非常备之物，恐怕一时难以办到，故特提出无胆亦可用，以免延误病机。后世有热药冷服的方法，虽然未用胆、尿，实际也寓有反佐的意义。当然如果条件许可，最好还是加用胆、尿，因为猪胆汁、人尿还有益阴滋液的特殊治疗作用。服本方后，如脉象微续不断，乃阳气渐复的佳兆。如药后其脉暴出，是将绝之阳得热药之助，残阳尽露，犹如"残灯复明"，一亮遂熄，为必死之候。

注家一致认为服白通汤后出现利不止，厥逆无脉，干呕烦，乃阴邪与阳药发生格拒的结果，并非药不胜病，所以仍主白通汤，但加猪胆汁、人尿反佐。章氏提出胆汁属少阳，童便入少阴，以少阳、少阴皆为枢，运其枢，更可提高疗效。至于脉暴出者死，脉微续者生的机理，尤氏认为前者是无根之阳，后者是被抑之阳；徐氏认为前者是药力所迫，后者是正气自复，解释尽管不同，都能说明问题。本方用人尿、猪胆汁，大多认为是取其从治，使无格拒之患。但成氏解释通脉加猪胆汁汤的方义时，有"胆苦入心而通脉，胆寒补肝而和阴"的说法，可见还有补益作用，应相互参考。关于人尿的医疗作用，载之医册典籍者，彰彰可考，病当危急之际，苟有益于治疗，不应以秽物而去之，惟应用时，当取无病之人新鲜尿液，得童子小便尤佳。

现代·李翰卿，《中国百年百名中医临床家》（1960年）：此治阴盛格阳，热因寒用之方。主治少阴病，下利脉微，服白通汤后，利仍未止，反发现厥逆无脉，干呕烦躁之证。此阴盛格阳也，但必须是寒邪直中之急性证方宜。姜、附回阳止痢，葱白通阳治头痛，童便、猪胆汁救液消除烦躁。

现代·刘渡舟，《伤寒论十四讲》（1982年）：白通加猪胆汁汤，即白通汤加人尿、猪胆汁。人尿（一般用童便）咸寒益阴，猪胆汁苦寒滋液兼清虚热。两药皆取之有情之品，既能续已竭之阴、滋将涸之液，又能借其性寒反佐，引阳药直入阴分，使阴阳不发生格拒，这就是"甚者从之"治法的具体运用。

现代·刘渡舟，《伤寒论诠解》（1983年）：在白通汤内加入猪胆汁之苦寒、人尿之咸寒，以苦咸寒之药性来顺从疾病的阴寒之性，从其性而治之，使其不相格拒。这是大多数注家依《内经》思想的传统解释方法，也是医疗实践中宝贵经验的总结。人尿和猪胆汁均所谓"血肉有情之品"，易被吸收而直接为人所用，是草木滋阴之品所不能比拟的。人尿（一般用童便）咸寒益阴；猪胆汁苦寒滋液兼清虚热。两药同用能续已竭之阴、滋将涸之液。所以白通汤加人尿、猪胆汁，一方便是借其性寒反佐，引阳药直入阴分，使阴阳不发生格拒；更重要的是用其补津血，增体液，补充人体阴分的不足，以奠定阳气来复的物质基础，达到“阴平阳秘，阴阳自和”的治疗目的。

现代·刘渡舟，聂惠民，傅世垣,《伤寒挈要》(1983年)：于白通汤加人尿、猪胆汁滋已竭之阴，续将涸之液，引阳药下达肝肾不致拒格于上，此制方之大旨。方名白通加猪胆汁，文中没提加人尿，果白通汤原有人尿欤？

现代·陈亦人,《伤寒论求是》(1987年)：如果服白通汤下利不止，更增加厥逆无脉，干呕吐烦，乃是阴邪与阳药发生格拒，又当于破阴回阳方中佐入咸寒苦降的猪胆汁、人尿，即白通加猪胆汁汤。阴证服阳药为什么会发生格拒？因为阴邪太甚的缘故。三太仆说：“甚大寒热，必能与违性者争雄”，所以必须于白通汤中加入咸寒苦降的胆、尿作为反佐，即《内经》所谓“甚者从之”之意。若无猪胆汁，单用人尿亦可。

【方论评议】

综合历代各家对白通加猪胆汁汤的论述，应从用药要点、方药配伍和用量比例三个方面进行研究，以此更好地研究经方配伍，用于指导临床应用。

诠释用药要点：方中生附子温壮阳气，干姜温暖中阳，葱白味辛而润、通达上下阴阳，人尿寒凉入阴，猪胆汁苦寒益阴潜阳。

剖析方药配伍：附子与干姜，属于相须配伍，温壮先天后天之阳；附子、干姜与葱白，属于相使配伍，葱白助附子、干姜辛散温通，附子、干姜助葱白宣通上下阳气；人尿与猪胆汁，属于相须配伍，益阴制阳；附子、干姜、葱白与人尿、猪胆汁，属于相反相畏配伍，人尿、猪胆汁益阴制阳，制约附子、干姜、葱白辛热温阳耗散。再则，病变证机若夹郁热，人尿、猪胆汁，则清泻郁热。

权衡用量比例：附子与干姜用量比例是5：3，提示壮阳与温中之间的用量调配关系，以治阳虚；葱白与附子、干姜用量比例是近20：5：3，提示通阳与壮阳温中之间的用量调配关系，以治戴阳；附子、干姜、葱白与人尿、猪胆汁（折算为克）用量比例是20：5：3：30：6，提示辛热温阳与寒凉入阴潜阳之间的用量调配关系，以治阳气浮越。

【药理作用】 本方具有强心、增加心肌收缩力、扩张冠状动脉、保护心肌、消除自由基、增强机体免疫功能、抗休克、调节心律、改善微循环、调节中枢神经、调节周围神经、镇痛、调节体温中枢、调节垂体－肾上腺皮质功能、调节支气管平滑肌功能、调节支气管腺体分泌、抗炎、抗缺氧、抗心脑缺血、抗风湿、调节钠钾钙、调节骨骼肌、促进骨质代谢等作用。

白通汤

【导读】 ①学用白通汤应重视附子和葱白的用量调配关系、附子和干姜的用量调配关系。②白通汤虽是辨治心肾阳虚戴阳证的重要代表方，但在临床中对心肾阳虚阳郁等也具有良好治疗作用。③学好用活白通汤的第一步是辨清白通汤由哪些基础方和药物组成：组成白通汤有1个基础方和3组药，基础方是干姜附子汤，3组药中第1组是温阳消癥药即附子，第2组是温阳药即干姜，第3组是益气药即甘草，从1个基础方和3组药用量深入学习研究即可用活白通汤。

【方歌】 阳虚瘀血白通汤，葱白附子与干姜，手足逆冷及面赤，破阴活血通上下。

【方药】 葱白四茎　干姜一两（3g）　附子生，去皮，破八片，一枚（5g）

【用法】 上三味，以水三升，煮取一升，去滓。分温再服。

【功用】 破阴回阳，宣通上下。

【适应证】

1. 中医病证：①心肾阳虚戴阳证或阳虚郁结证。心悸，心烦，怔忡，汗出，面赤，手足逆冷，下利清谷，精神不振，少腹冷痛，小便清白，舌淡、苔白，脉微。②阳虚阳郁证。

2. 西医疾病：心力衰竭、休克、心律不

齐、心动过缓、慢性肠胃炎、肝性脑病、霍乱、肠伤寒、尿毒症、眼科之前房积液、雷诺病等临床表现符合心肾阳虚戴阳证者。

【用药分析】 方中生附子温壮阳气，干姜温暖中阳，葱白味辛而润、宣通上下阴阳。

【用方思路】

1. 白通汤既是辨治阳虚郁结证的重要代表方，又是辨治诸多杂病如心病、肾病、肺病、皮肤病等的重要基础方。

2. 方中附子、干姜既可温壮营卫，又可温壮诸脏腑；葱白温通阳气散结。从方中用药用量及调配分析得知，白通汤的应用并不局限于阳虚郁结证，还可用于辨治诸多杂病，如循环、呼吸、泌尿、内分泌等系统疾病。

3. 运用白通汤辨治的病证（无论病变部位在心、在肺或在肾）以阳虚郁结为主，其治既要温阳，又要通阳。

【随证合方】 若夹热，可与栀子厚朴汤合方用之；若夹阴虚，可与百合地黄汤合方用之；若夹痰湿，可与茯苓杏仁甘草汤合方用之。

【注意事项】 运用白通汤既要辨清西医之病，又要辨清西医之病属于中医阳虚郁结证。辨西医之病可进一步了解疾病的发展演变及转变规律，辨中医之证可更好地针对西医之病选用白通汤。

【应用指征】

（1）少阴病，下利，白通汤主之。（314）

（2）少阴病，下利，脉微者，与白通汤；利不止，厥，逆，无脉，干呕，烦者，白通加猪胆汁汤主之；服汤，脉暴出者，死；微续者，生。（315）

【方论】

金·成无己，《注解伤寒论》（1144 年）： 少阴主水。少阴客寒，不能制水，故自利也。白通汤温里散寒。《内经》曰：肾苦燥，急食辛以润之。葱白之辛，以通阳气；姜附之辛，以散阴寒。

明·许宏，《金镜内台方议》（1422 年）： 以附子为君，温经散寒。加干姜之辛热，温中益阳。加葱白之辛而通阳气也。以此三味之剂，而治下利，若非内寒阴盛者，不可用也。

明·汪石山，《医学原理》（1525 年）： 治少阴肾水客寒自利。治宜通阳气，温中散寒可也。故用葱白通气，助干姜、附子温中散寒。

明·万密斋，《万氏家传伤寒摘锦》（1549 年）： 四逆汤姜附加甘草，为脉迟细而迟弦。姜附以治寒，甘草之甘以缓之，为肝苦急也。何以知脉之迟弦也？经曰：少明病，饮食入口则吐，手足寒，脉迟弦者，宜四逆汤，故知也。

明·吴昆，《医方考》（1584 年）： 少阴下利者，此方主之。少阴属肾，水脏也，得天地闭藏之令，主禁固二便，寒邪居之，则病而失其体矣，故下利。葱白，所以通阳气也；姜、附，所以散阴寒也。是方也，能散阴而通阳，故即葱白而名曰白通。

明·方有执，《伤寒论条辨》（1592 年）： 少阴病而加下利者，不独在经，而亦在脏，寒甚而阴胜也。治之以干姜附子者，胜其阴则寒自散也。用葱白而曰白通者，通其阳，则阴自消也。

明·张卿子，《张卿子伤寒论》（1644 年）： 《内经》曰：肾苦燥，急食辛以润之。葱白之辛，以通阳气，干姜、附子之辛，以散阴寒。

清·喻嘉言，《尚论后篇》（1648 年）： 少阴属肾，水藏也，得天地闭藏之令，主禁固二便。客寒居之，则痛而失其体，不能制水，故下利。葱白之辛，所以通阳气；姜、附之辛，所以散阴寒，故即葱白而名之曰白通。

清·喻嘉言，《医门法律》（1658 年）： 少阴下利脉微者，有用白通汤一法，白通汤治少阴病，但见下利，脏寒阴盛，用此以通其阳胜其阴。

清·程应旄，《伤寒论后条辨》（1670 年）： 盖上之君火，表之标阳欲越，已从泻处露倪，须于温法中，使之得返于内，归于源，方为佳兆。故用四逆加葱白，易名曰白通。通其阳而阴自消之义也，合之上条彼是证，此是治。

清·柯琴，《伤寒来苏集》（1674 年）： 葱辛温而茎白，通肺以行营卫阴阳，故能散邪而通阳气。率领姜、附，入阳明而止利，入少阴而生脉也。附子生用，亦取其勇气耳。

清·陈尧道，《伤寒辨证》（1678 年）： 葱白所以通阳气也，姜、附所以散阴寒也。是方也，能散阴而通阳，故即葱白而名曰白通。下利无阳证者，纯阴之象，恐阴盛而格绝其阳，最急之兆也。故于四逆汤中，去甘草之缓，而加葱白于姜、附之中，以通其阳而消其阴，故曰白通。

清·张志聪，《伤寒论宗印》(1683年)：少阴病下利，寒邪在下，而里气虚寒也。夫少阴之气，有君火在上，有标阳在表，里气虽寒，当急通其在表在上之阳，故名之曰白通汤也。用干姜以温中气，生附追复表阳。用葱茎者，通引在表在上之阳，以下接也。凡用葱头者，去上之茎，取其下而升上也。用葱茎者，去下之根取其上而通下也。附子补里气者宜熟，复表阳者宜生。

清·张志聪，《伤寒论集注》(1683年)：此言白通汤，主治少阴阴寒下利也，夫下利者，乃肾精不升，心火不降，土气内虚，故白通汤用生附，启肾脏之生阳；葱茎，通心火之神气；干姜，温土气之虚寒。夫葱去在下之根，用在上之茎，主从上而通下；薤去在上之茎，用在下之根，主从下而达上。今时用葱茎者，即薤白去茎之意。

清·沈明宗，《伤寒六经辨证治法》(1693年)：故以附子，温起中下之阳，葱白同干姜，散寒而能通阳入阴，俾阴散阳和，则利自止矣。

清·张璐，《医通祖方》(1695年)：以意逆之，四逆一方，太阳尚所攸赖，白通二例与厥阴独无干预耶？虽厥阴经中但有通脉而无白通，详二方止五更一味，通脉有甘草而无葱白，白通有葱白而无甘草。一取甘缓以徐复欲绝之脉，一去甘草以急追将脱之阳，皆用猪胆以除假热。白通专用葱白以通真阳，又恐葱白性升，引领姜、附上僭，故以人尿折而下之。其通脉本方虽无葱白，方后便有赤白加葱之列。葱白既可加用，人尿独不可加用乎？况厥阴内藏风木，得无面赤戴阳可用葱白之治乎？

清·郑重光，《伤寒论条辨续注》(1705年)：少阴病，加以下利，纯阴之象。阴盛而隔绝其阳，用姜、附胜其阴，用葱白以通其阳而消其阴也。

清·钱潢，《伤寒溯源集》(1708年)：盖白通汤，即四逆汤而以葱易甘草。甘草所以缓阴气之逆，和姜、附而调护中州。葱则辛滑行气，可以通行阳气而解散寒邪。二者相较，一缓一速，故其治亦颇有缓急之殊也。

清·秦之桢，《伤寒大白》(1714年)：此即四逆汤，去甘草加葱白，以通阳气，少阴下利，脉微厥冷，方可用。

清·魏荔彤，《伤寒论本义》(1724年)：盖通脉四逆原以干姜为主，温中续阳之中，专资乎是。此时尚为阳未尽亡，就其中而生扶之之法也。若白通则恃葱白为力，以救已绝未绝之阳。

清·姚球，《伤寒经解》(1724年)：少阴，阴藏也。下利，寒盛而阴胜也。故用白通汤，以通其真阳之气也。干姜温中，附子回阳，阳回则水土暖而寒邪散，寒散而利自止。名曰通者，以葱白通其真阳也。

清·尤在泾，《医学读书记》(1729年)：白通、四逆，俱用姜、附，俱为扶阳抑阴之剂。而白通意在通阳，故用葱白，凡厥而下利脉微者用之；四逆意在救里，故用甘草，凡厥而清谷不止者用之。若通脉四逆，则进而从阳，以收外散之热；白通加人尿、猪胆汁，则退而就阴，以去格拒之寒也。

清·尤在泾，《伤寒贯珠集》(1729年)：少阴病，下利脉微者，寒邪直中，阳气暴虚，既不能固其内，复不能通于脉，故宜姜、附之辛而温者，破阴固里，葱白之辛而通者，入脉引阳也。

清·王子接，《绛雪园古方选注》(1732年)：白通者，姜、附性燥，肾之所苦，须藉葱白之润，以通于肾，故名。若夫《金匮》云，面赤者加葱白，则是葱白通上焦之阳，必通上下，上下交，水火济，利自止矣。按脉之生，原下起于肾，由肾而中归于胃，由胃而上出于心，由心而大会于肺，外出于经脉，三者能变通于上下，亦由是也。

清·不著撰人，《伤寒方论》(1732年)：言少阴病则既无热，脉微细但欲寐矣，因而下利是阴寒微结，统摄无主，并无疑似之阳证，凝结之寒，漫无欲散之机，故以生附配干姜，辛热而迅发，从朔雪中鼓动一阳，以成开泰之功，其用葱白者隆冬凛冽，百草皆萎，患不在虚而在阳气之不接，故以葱白之最通阳界者，主阳之名，谓阳春布德，必先葭管飞灰，东风透谷，而后冻解晖生，否则单恃辛热，不足以引有脚之阳，适足以益丹鼎之燥耳。

清·黄元御，《伤寒悬解》(1748年)： 少阴病，下利，气虚阳陷，则脉绝不出。白通汤，姜、附回阳，葱白达郁，阳回气达，则利止而脉出矣。

清·黄元御，《伤寒说意》(1754年)： 下利脉微者，阳虚脾陷，经气不通也。宜白通汤，姜、附温中下而回阳，葱白通经络而复脉也。

清·徐灵胎，《伤寒论类方》(1759年)： 干姜附子汤原方加葱白四茎。煎服法照前，此专治少阴之利，用葱白所以通少阴之阳气。

清·徐灵胎，《伤寒约编》(1759年)： 干姜、附子振动元阳，佐葱白以通阳气，俾水精四布，而厥利自除矣。此扶阳散寒之剂，为阳虚不能施化之专方。

清·强健，《伤寒直指》(1765年)：《内经》曰：肾苦燥，急食辛以润之。葱白之辛，以通阳气；姜、附之辛以散阴寒。

清·陈修园，《伤寒真方歌括》(1803年)： 姜、附燥肾之所苦，须藉葱白之辛以通之，葱白通上焦之阳，下焦于肾；附子启下焦之阳，上承于心；干姜温中土制阳，以通上下，上下交，水火济，利自止矣。

清·吕震名，《伤寒寻源》(1850年)： 少阴病下利，白通汤主之。少阴下利，肾中真阳将随下利而亡，故以姜附温肾。而加葱白以升举下陷之真阳也。

清·陈恭溥，《伤寒论章句》(1851年)： 白通汤启生阳通心气之方也，凡心火不能下交，生阳下陷者宜之。本论曰：少阴病下利者，此方主之。夫少阴之下利，生阳下陷也。生阳所以下陷者，由于心主之神气，不能下交也。故用生附以启生阳，葱白以通心气，干姜温土气，从中接引，以交通上下也。

清·郑钦安，《医理真传》(1869年)： 白通汤一方，乃回阳之方，亦交水火之方也。夫生附子大热纯阳，补先天之火种，佐干姜以温中焦之土气，而调和上下。葱白一物，能引离中之阴，下交于肾，生附子又能启水中之阳，上交于心。阴阳交媾，而水火互根矣。仲景一生学问，就在这阴、阳两字，不可偏盛，偏于阳者则阳旺，非辛热所宜；偏于阴者则阴旺，非苦寒所可。偏于阴者，外邪一入，即从阴化为病，阴邪盛则灭阳，故用药宜扶阳；邪从阳化为病，阳邪盛则灭阴，故用药宜扶阴。此论外感从阴从阳之道也。学者苟能于阴阳上探求至理，便可入仲景之门也。

清·高学山，《伤寒尚论辨似》(1872年)： 而名之曰白通者，盖用姜附以大温之，又恐真阳微极，而其所居之位，为寒邪捍格，而温药无可通之路，故以辛热之葱白，体空气利，为通阳之针线耳。

清·莫枚士，《经方例释》(1884年)：［泉案］此干姜附子汤加葱白也。通脉四逆加减法曰：面色赤者，加葱九茎，但言葱者，青白并用，通下焦之阳也。此去青用白，泄下焦之阳也。以少阴有寒故尔，引申之为少阴发汗之用，入《肘后》葱豉汤方是也。

清·王旭高，《退思集类方歌注》(1897年)： 此四逆汤去甘草，加葱白。少阴下利脉微，但用姜、附扶阳止利，葱白通脉；不用甘草监制姜、附者，欲其直至下焦，急温少阴之脏也。

清·戈颂平，《伤寒指归》(1907年)： 白，启也。葱，通也。少用枢病脉中阴液下利，不能上启，以葱白辛平，气味空通，通脉中之阳。以生附子一枚，破八片，合干姜，大辛大温气味，启半里下脉中阴液，和阳气上利半表，通八方之阴，以合一。右三味，以水三升，象三阴三阳。煮取一升，象一阳开子。去滓，分温再服。再，二也，象一阳举，二阴耦之。

近代·张锡纯，《医学衷中参西录》(1918年)： 下利固系少阴有寒，然实与脾胃及心脏有关，故方中用附子以暖肾，用干姜以暖脾胃，用葱白以通心肾之气，即引心君之火下济（天道下济而光明），以消肾中之寒。

近代·曹颖甫，《伤寒发微》(1931年)： 血寒则水不化气，真阳不能上达。白通汤用葱白以升阳，干姜、附子以温中下，但使血分渐温，寒水化气上达，则下利当止。

现代·中医研究院,《伤寒论语释》(1956年)：本方是治疗脾肾阳虚下脱，阴寒内盛的方剂。葱白通阳上升，姜、附胜阴而缓降，使未脱之阳回复，阴寒自散。

现代·陈亦人,《伤寒论译释》(1958年)：本方即干姜附子汤加葱白组成，用葱白通被格于上之阳下交于肾，用附子启下焦之阳上承于心，干姜温中上之阳以通上下，用量很轻，意在迅速发挥通阳作用，与干姜附子汤之用小量的精神是一致的。因葱白色白能通阳气，所以方名白通。

本方即四逆汤去甘草加葱白，恐甘草缓姜、附之性，反掣急救回阳之时，所以去而不用，加葱白取其急通上下阳气，根据317条通脉四逆汤方后加减法有“而色赤者加葱九茎”，因而推知白通汤证中应有面赤症状。方氏、汪氏、《金鉴》等都认为本方作用是急胜其阴而通其阳，可见本证阳为阴困，证势较急。张、程二氏认为本证阴盛之极，恐致格阳，所以用葱白，其实本证已有格阳，只不过是格阳于上，而非格阳于外罢了。各家注解说得均甚清畅，用葱白，主要是起引导作用，即所谓宣通阳气，使姜、附辛热之性，易以建功。王氏以三焦说明三物功能，尤允当可从。

现代·李翰卿,《中国百年百名中医临床家》(1960年)：此温中回阳，散寒止利，兼治头痛之方。主治少阴病下利厥逆，脉微头痛。但必须是寒邪直中之急性证，具有不喜冷性饮食及舌白而滑之表现。姜、附回阳以止利，葱白通阳以治头痛。

现代·孙纯一,《伤寒论注释要编》(1960年)：(包括白通加猪胆汁汤)少阴病下利脉微细者，是脾胃阳虚，阳为阴困而下利者，恐阴降极而阳下脱也。其证较四逆汤证为重，故以四逆汤去甘草加葱白，以通阳气解散寒邪，更佐姜附壮阳元而散寒，使阳复寒散下利自愈。若服汤已下利不止，而见厥逆无脉，干呕烦者，非药之不对症也，乃阴寒太甚，与药力相争而格拒也。故即于白通汤中加人尿之咸寒，猪胆汁之苦寒，反其佐以同其气，使不相格而相使相成，要知人尿胆汁非治病药，是引经药，即《内经》所谓寒热温凉反从其病若是也。

戴丽三,《戴丽三医疗经验选》(1979年)：白通汤系交阴阳之方，亦即交水火之方。附片补先天之火以培元，干姜温后天之土以暖中，葱白能引心火下交于肾，附片启肾水上济于心。水火既济，阴阳互根，而得其平秘矣。故对“阴阳交”证，亦可先投白通汤，若服药拒纳，以益元汤加童便反佐为治。

现代·刘渡舟,《伤寒论十四讲》(1982年)：白通汤由葱白、生附子、干姜组成。方中干姜、附子温经回阳以散寒；葱白辛滑性热，能通阳气破阴寒，用于温阳剂中，可疏通被郁之阳气，故名曰“白通汤”。

现代·刘渡舟,《伤寒论诠解》(1983年)：少阴病虚寒性下利，当首选四逆汤温经回阳而止利。而本条少阴病下利为何先选用白通汤？可能有两方面的理由：其一，用过四逆汤而不效，为病重药轻，故改用白通汤治疗；其二，少阴虚寒性下利，阳气衰微，阴寒内盛，寒来困阳，致使阳气抑郁而不达。阳虚且抑之证，则非四逆汤所能奏效，故改用白通汤破阴以通阳。白通汤即四逆汤去甘草之缓敛，加葱白之辛通，故能破阴寒之结，以舒展抑郁之阳气。

现代·刘渡舟，聂惠民，傅世垣,《伤寒挈要》(1983年)：此方为四逆汤减甘草之缓恋，加葱白之辛通，其散寒破阴之效用，而胜于四逆汤。

【方论评议】

综合历代各家对白通汤的论述，应从用药要点、方药配伍和用量比例三个方面进行研究，以此更好地研究经方配伍，用于指导临床应用。

诠释用药要点：方中生附子温壮阳气，干姜温暖中阳，葱白味辛而润、宣通上下阴阳。

剖析方药配伍：附子与干姜，属于相须配伍，温壮先天后天之阳；附子、干姜与葱白，属于相使配伍，葱白助附子、干姜温壮上下阳气，附子、干姜助葱白宣通上下阳气。

权衡用量比例：附子与干姜用量比例是5∶3，提示壮阳与温中之间的用量调配关系，以治阳虚；葱白与附子、干姜用量比例是近

20 ∶ 5 ∶ 3，提示通阳与壮阳温中之间的用量调配关系，以治戴阳。

【药理作用】 本方具有强心、增加心肌收缩力、扩张冠状动脉、保护心肌、消除自由基、增强机体免疫功能、抗休克、调节心律、改善微循环、调节中枢神经、调节周围神经、镇痛、调节体温中枢、调节垂体－肾上腺皮质功能、调节支气管平滑肌功能、抗炎、抗缺氧、抗心脑缺血、抗风湿、调节骨骼肌、促进骨质代谢等作用。

瓜蒂散

【导读】 ①学用瓜蒂散应重视瓜蒂和赤小豆的用量调配关系、瓜蒂和香豉的用量调配关系。②瓜蒂散虽是辨治痰阻胸膈证的重要代表方，但在临床中对痰阻咽喉证等也具有良好治疗作用。③学好用活瓜蒂散的第一步是辨清瓜蒂散由哪些药物组成：组成瓜蒂散有 3 组药，第 1 组是涌吐化痰药即瓜蒂，第 2 组是行气药即香豉，第 3 组是降泄药即赤小豆，从 3 组药用量深入学习研究即可用活瓜蒂散。

【方歌】 瓜蒂散中赤小豆，豆豉和调能涌吐，痰食有毒诸般证，调配用量效非常。

【方药】 瓜蒂熬黄，一分（3 g） 赤小豆一分（3 g）

【用法】 上二味，各别捣筛，为散已，合治之，取一钱匕，以香豉一合，用热汤七合，煮作稀粥，去滓。取汁和散，温，顿服之，不吐者，少少加，得快吐，乃止。诸亡血虚家，不可与瓜蒂散。

【功用】 涌吐痰实。

【适应证】

1. 中医病证：①痰阻胸膈证：胸中痞硬，气上冲喉咽不得息，烦闷不安，心中愠愠不舒，欲呕吐，复不能吐，或吐痰涎，手足寒，或发热，或汗出，苔腻，脉弦迟。②胃脘宿食重证：胃脘胀满或疼痛，嗳腐吞酸，食臭恶食，苔腻，脉沉或滑。③误食毒物尚在胃脘未被吸收者。

2. 西医疾病：精神分裂症、抑郁症、癫痫、中毒、胃扩张、病毒性肝炎、内分泌紊乱等临床表现符合痰阻胸脘证者。

【用药分析】 方中瓜蒂涌吐顽痰，赤小豆降利湿浊，香豉辛散透达。

【用方思路】

1. 瓜蒂散既是辨治痰阻胸脘证的重要代表方，又是辨治诸多杂病如咽喉病、心病、头部疾病、脾胃病、精神神经疾病等的重要基础方。

2. 方中瓜蒂既涌吐，又涤痰；赤小豆既降利，又益气；淡豆豉芳香透达。从方中用药用量及调配分析得知，瓜蒂散的应用并不局限于痰阻胸脘证，还可用于辨治诸多杂病，如呼吸、循环、消化、内分泌及代谢等系统疾病。

3. 运用瓜蒂散辨治的病证（无论病变部位在咽喉、在胸膈或在胃）以痰阻胸脘为主，其治当涤痰。

【随证合方】 若夹郁，可与四逆散合方用之；若夹瘀热，可与下瘀血汤合方用之；若夹寒痰，可与赤丸合方用之。应用时还必须结合病变主次酌情调整方药用量。

【注意事项】 运用瓜蒂散既要辨清西医之病，又要辨清西医之病属于中医痰郁证。辨西医之病可进一步了解疾病的发展演变及转变规律，辨中医之证可更好地针对西医之病选用瓜蒂散。

【应用指征】

（1）病如桂枝证，头不痛，项不强，寸脉微浮，胸中痞硬，气上冲喉咽不得息者，此为胸有寒也，当吐之，宜瓜蒂散。（166）

（2）病人手足厥冷，脉乍紧者，邪结在胸中，心下满而烦，饥不能食者，病在胸中，当须吐之，宜瓜蒂散。（355）

（3）宿食在上脘，当吐之，宜瓜蒂散。（第十 24）

【方论】

金·成无己，《注解伤寒论》（1144 年）：《千金》曰：气浮上部，填塞心胸，胸中满者，吐之则愈。与瓜蒂散，以吐胸中之邪。其高者越之，越以瓜蒂、豆豉之苦；在上者涌之，以赤小豆之酸。《内经》曰：酸苦涌泄为阴。

五画

金·成无己,《伤寒明理药方论》(1156年):瓜蒂味苦寒,《内经》曰:“湿气在上,以苦吐之,寒湿之气,留以胸中,以苦为主”,是以瓜蒂为君。赤小豆味酸温。《内经》曰:“酸苦涌泄,为阴分涌膈实”,必以酸为助,是以赤小豆为臣,香豉味苦寒苦,以涌泄寒以胜热,去上膈之热必苦寒为辅,是以香豉为使,酸苦相合则胸中痰热涌吐而出矣,其于亡血虚家,所以不可与者以。瓜蒂散为駃剂重亡津液之药,亡血虚家补养,则可更亡津液,必不可用药君子,必详究焉。

明·许宏,《金镜内台方议》(1422年):故用瓜蒂为君,味苦寒。赤小豆为臣,味酸温。淡豉为臣,佐三者之酸苦。合而用之,以吐其上膈之邪也。经曰:酸苦涌泄为阴,此其用焉。

明·汪石山,《医学原理》(1525年):《千金》云:气浮上部,填塞心胸。胸中满者,吐之则愈。《经》云:酸苦涌泄为阴。是以用瓜蒂、赤小豆之苦酸,以涌吐胸中之邪。

明·吴昆,《医方考》(1584年):伤寒,胸中多痰,头痛者,此方吐之。胸中多痰,便是实证,与虚烦不同;痰热交淫,故令头痛。经曰:苦能涌泄。瓜蒂,苦物也,故用之在上则涌胸中实痰。陶隐居曰:燥可去湿,赤小豆之属是也。此用之为佐,亦是燥其湿痰之意。是方也,吐痰诚为快利,诸亡血虚象,则又在所禁矣!盖血亡而复用吐,则气亦去;虚象而复用吐,则损其阴。

瓜蒂散搐鼻法:先将鼻中息肉用针微刺,令患人含水一口,后以瓜蒂散和麝香少许,用水数滴吹鼻内,出涎水则愈。此苦能涌泄也,能泻其实,则息肉愈矣。

疸证腹满欲吐,鼻燥,脉浮者,宜以此方吐之。酒疸欲吐者同。腹满欲吐,邪在上也。鼻燥者,邪在气分也。脉浮者,邪未尽入于里也。吐中有发散之义,故吐于浮脉正宜。瓜蒂苦而善涌,赤小豆平而解热,淡豆豉腐而胜燥,此古人之宣剂也。如头额两太阳通者,令病人噙水一口,以瓜蒂散一字,吹入鼻中,泄出黄水而愈。

湿热淫于巅顶之上,头目偏痛者,令病患噙水一口,以此药一字,吹入痛边鼻中,泄出黄水即减。苦能涌泄,故用瓜蒂。燥能胜湿,故用赤豆。实者泻之,故行搐法,乃直捣巢穴之兵也。凡云一字者,二分半也,取一分四字之义。

凡病鼽,气塞不通者,此方三吐之。苦能涌泄,故用瓜蒂以吐之;甘能调胃,故用大豆以和之。

明·方有执,《伤寒论条辨》(1592年):瓜蒂苦寒,能吐顽痰而快膈。小豆酸平,善涌风涎而逐水。香豉能起信而潮汐。故佐二物而主治。稀糜,则又承载三物者之舟航,此所以为吐虚风虚寒之对药也。

明·张卿子,《张卿子伤寒论》(1644年):其高者越之,越以瓜蒂、豆豉之苦。在上者涌之,涌以赤小豆之酸。《内经》曰:酸苦涌泄为阴。

清·李中梓,《伤寒括要》(1649年):病在上者,因而越之。邪客胸中,至气冲不得息,非吐之不可也。寒气在胸,瓜蒂之苦寒从其性而治之也。赤小豆酸寒,酸苦涌泄为阴也,又以香豉酸苦为助,则邪痰浊气,一涌而尽矣。然此为快利,重亡津液,与栀子豉汤,大不相侔也。故亡血虚家,特为申禁耳。

清·喻嘉言,《医门法律》(1658年):一曰:瓜蒂汤,吐药也。邪在膈上,浅而易及,用此汤以吐去其黄水,正《内经》因其高而越之之旨也。然此亦仲景治伤寒之正方,曷为治疸证,但附于后,是亦不欲轻用之意矣。又有瓜蒂汤,颛治其湿,以夏月之湿淫上甚为热,亦先伤其肺金,故外渍之水,得以聚于皮间。皮者肺之合也,用以搐其胸中之水,或吐或泻而出,则肺气得以不壅,而皮间之水,得以下趋也。本文云:太阳中暍,身疼重而脉微弱,此以夏月伤冷水,水行皮中所致,一物瓜蒂汤主之。变散为汤,而去赤小豆、酸浆水,独用瓜蒂一味煎服。搐去胸中之水,则皮中之水,得以俱出也。搐中有宣泄之义,汗如其故,不复水渍皮间矣。此即《内经》以水灌汗,乃至不复汗之证,仲景会其意,言中暍者兼乎中湿,有所祖也。然水行皮中,何以脉见微弱耶?盖中脉本虚弱,而湿居皮肤,内合于肺,阻碍营卫之营运，其脉更见微弱也。脉虚弱，按之无力。湿脉微弱，举之不利。湿与暍合之脉，则举按皆不利也。搐去其水，而营卫通，肺气行，举指流利，即湿去之征。按之有力，即暍解之征。一物之微，其功效之神且捷者，有如此矣。水行皮中，乃夏月偶伤之水，或过饮冷水，或以冷水灌汗，因致水渍皮中，遏郁其外出之阳，以故身热疼重。用瓜蒂一物驱逐其水，则阳气行而遏郁之病解矣。凡形寒饮冷则伤肺，乃积渐使然。此偶伤之水，不过伤肺所合之皮毛，故一搐即通。并无借赤小豆、酸浆水之群力也。即是推之，久伤取冷，如风寒雨露，从天气而得之者，皆足遏郁其上焦之阳，又与地气之湿，从足先受，宜利其小便者异治矣。可无辨欤？

清·张璐，《本经逢原》(1667年)：酸苦涌泄为阴。仲景瓜蒂散，用瓜蒂之苦寒，合赤小豆之酸甘，以吐胸中寒邪。《金匮》瓜蒂汤，治中暍无汗，今人罕能用之。

清·柯琴，《伤寒来苏集》(1674年)：瓜为甘果，而熟于长夏，清胃热者也。其蒂，瓜之生气所系也。色青味苦，象东方甲木之化，得春升生发之机。故能提胃中之气，除胸中实邪，为吐剂中第一品药。故必用谷气以和之。赤小豆甘酸下行而止吐，取为反佐，制其太过也。香豉本性沉重，糜熟而使轻浮，苦甘相济，引阳气以上升，驱阴邪而外出，作为稀糜，调二散，虽快吐而不伤神。仲景制方之精义：赤豆为心谷而主降，香豉为肾谷而反升，既济之理也。

清·汪琥，《伤寒论辨证广注》(1680年)：瓜蒂味苦寒。《内经》曰：湿气在上，以苦吐之。寒湿之气，留于胸中，以苦为主，是以瓜蒂为君。赤小豆味酸温。《内经》曰：酸苦涌泄为阴。分涌膈实，必以酸为佐，是以赤小豆为臣。香豉味苦寒，苦以涌泄，寒以胜热，去上膈之热，必以苦寒为辅。是以香豉为使，酸苦相合，则胸中痰热，涌吐而出矣。

清·汪昂，《医方集解》(1682年)：此足太阳、阳明药也。胸中痰食与虚烦者不同，越以瓜蒂之苦，涌以赤小豆之酸，吐去上焦有形之物，则水得舒畅，天地交而万物通矣。

清·李彣，《金匮要略广注》(1682年)：瓜蒂、香豉味苦，赤小豆味酸，《内经》云：酸苦涌泄为阴是也。

清·张志聪，《伤寒论宗印》(1683年)：此论寒气在胸，而成痞也。夫水寒之气，入于胸中络脉，则成小结胸，此邪气上入于胸膈无形之间，在气而不在经，故成痞也。曰病如者，无外感之邪也。如桂枝证者，啬啬恶寒，淅淅恶风，翕翕发热，寒在内而正气虚，有诸中而形诸外也。头不痛，项不强者，无外受之邪，而寒气亦不在经也。寸脉微浮者，寒邪在内，而阳气虚浮于外也。胸中痞硬者，邪在于胸也。气上冲咽喉不得息者，寒邪上逆也。此寒邪从下而上逆于胸，故当因而越之。《经》曰：酸苦涌泄为阴，独取瓜蒂豆豉之苦，赤小豆之酸者，以瓜性蔓延惟上，直至梢杪，生极苦之蒂，而吐结极甜之瓜，豆为水之阴谷，一取其性沉而变浮，一取其味阴而色赤，皆阴味涌出于上，而变生阳者也。盖下者，取其从上而泄下；吐者，取其从下而涌上也。（眉批：前章太阳病脉微弱者，此本有寒分也。反下之若利止，必作结胸者，乃寒邪上入经络之小结胸也。此本气之寒，非外寒也。原属水之寒，故用水之谷。）夫邪从外而入于胸者，下之；邪从下而填于胸者，越之。盖升降出入之机，则顺之也。

清·张志聪，《伤寒论集注》(1683年)：此言胸中痞硬，气机当从胸上出，所以结结胸之义也。病如桂枝证者，即证象阳旦之谓也；头不痛，项不强，不涉太阳之经气矣；寸脉微浮，病在膈上；病虽不涉太阳而胸中痞硬，则太阳之正气不能从胸出入矣；气上冲咽喉不得息，乃厥气上行，宗气不能上出于肺以司呼吸也，所以然者，其病在胸。此为胸有寒也，其高者从而越之，故当吐之，宜瓜蒂散。瓜属蔓草，性惟上延，其蒂甚苦，其瓜极甜，盖从下而上，阴而阳者也。豆乃水谷，其性沉重，一取其色赤，一取其黰浮，亦皆从下而上，从阴而阳，为能启阴寒之气，直从下而上出也。故胸中痞硬，以散吐之。由此可以知结胸之气机矣。

清·张志聪，《金匮要略集注》(1683年)：经曰：酸苦咸涌泄为阴。独取瓜蒂之苦。黑豆之咸，赤小豆之酸者，盖瓜属蔓草，性惟上延，直至稍杪，生极苦之蒂，而吐结极甜之瓜。豆为水谷，性阴而沉，一取其性沉而蒸浮，一取其味阴而色赤，皆从下而上，自阴而阳，一惟上涌而不下泄者也。

清·郑重光,《伤寒论条辨续注》(1705年)：寒以痰言，痰属内证，内者为虚，故曰寒也。瓜蒂苦寒，能吐顽痰而快膈。吐则伤阳，亡血虚家皆不可试。

清·秦之桢,《伤寒大白》(1714年)：黄水蓄于中焦，此方吹鼻得嚏，则目出泪，鼻出水矣。然内有黄水者可用。

清·魏荔彤,《伤寒论本义》(1724年)：瓜蒂苦寒中之最轻清者，故以之治胸膈之上分，然苦寒何以宜于胸有寒，盖此方原以香豉之香辛，开凝结之寒痰，特借瓜蒂引香豉煮成温糜之性，入寒痰之中，诱之上越，然后借赤小豆之酸收，使痰聚为一所，不能流散，得以乘势一涌无余。此用苦寒以治中寒之意，实热因寒用，而非用寒也。学者凡遇此等，皆须细审古人制方之义，不可与众浮沉，循声附和，而不求心得也。所以又云：不吐者，少少加，得快吐乃止。可见瓜蒂引香豉入痰中，小豆聚寒痰为快吐，其理本昭然耳，更必戒诸亡血虚家，不可与之。

清·姚球,《伤寒经解》(1724年)：胸中有塞，胸中有湿痰闭塞也。当用瓜蒂散以吐之，从上越以开塞也。瓜蒂苦寒，能吐顽痰而快膈；小豆酸平，善涌风痰而逐水。二物佐以香豉之升发，所以为上涌湿痰之方也。

清·尤在泾,《伤寒贯珠集》(1729年)：经云：其高者，引而越之。胸邪桩高，故当吐之，瓜蒂苦而上涌，能吐胸中结伏之邪也。此证不必定属阴经，即阳病亦有之也。

清·王子接,《绛雪园古方选注》(1732年)：瓜蒂散乃酸苦涌泄重剂，以吐胸寒者，邪结于胸，不涉太阳表实，只以三物为散，煮作稀糜，留恋中焦以吐之，能事毕矣。瓜蒂性升，味苦而涌，豆性酸敛，味苦而泄，恐其未必即能宣越，故复以香豉汤陈腐之性，开发实邪，定当越上而吐矣。

清·不著撰人,《伤寒方论》(1732年)：痰饮在胃，变态不一，寒而不热，则有手足厥冷一证，何以知非中寒，则以乍紧之脉别之，紧而曰乍，是即诊时前后不紧，偶现紧形也，热而兼湿，则有心中满烦饥不能食一证，原无他证，而但胸中作楚，故不必以脉别之，若病如桂枝证，是发热汗出而恶寒矣，然且头不痛项不强非全乎表证，胸中痞硬又类结胸，寸脉不沉而微浮是邪不在里不在表，而在胸中，况气上冲胸，咽喉不得息，如果表病初发何至于是，明知是痰而曰胸有寒者，痰本于寒也，已上三证皆以瓜蒂之苦合赤小豆之酸以涌之，所谓高者因而越之也，其形容痰证寒热微甚，可谓备矣，然特列之伤寒证中者，谓厥冷似虚寒，烦满似痞，如桂枝证似表，故特拈出以示辩耳。

清·吴谦,《医宗金鉴》(1742年)：凡胸中寒热与气与饮郁结为病，谅非汗下之法所能治，必得酸苦涌泄之品，因而越之，上焦得通，阳气得复，痞硬可消，胸中可和也。瓜蒂极苦，赤豆味酸，相须相益，能疏胸中实邪，为吐剂中第一品也。而佐香豉汁合服者，借谷气以保胃气也。服之不吐，少少加服，得快吐即止者，恐伤胸中元气也。此方奏功之捷，胜于汗下，所谓汗、吐、下三大法也。今人不知仲景、子和之精义，置之不用，可胜惜哉！然诸亡血虚家，胸中气液已亏，不可轻与，特为申禁。

清·黄元御,《伤寒悬解》(1748年)：病如桂枝汤证，但头不痛，项不强，寸脉微浮，其内则胸中痞硬，气上冲于咽喉，不得喘息，此为胸有寒痰，阻塞窍隧，故令肺气壅塞，不得布散也。法当吐之，宜瓜蒂散，香豉行其滞，小豆泻其湿，瓜蒂涌其寒痰。若诸亡血之家，血惯上逆，不可与也。

清·黄元御,《长沙药解》(1753年)：治胸有寒瘀，病如桂枝证，头不痛，项不强，寸脉微浮，心中痞硬，气上冲咽喉，不得息者。以胃土上逆，碍胆经降路，二气相迫，结于胃口，故心下痞硬。降路梗塞，则肺气逆冲，咽喉阻闭。肺气郁遏淫蒸，而化痰涎，隧道皆填。是以胸膈壅闷，不得喘息。小豆、香豉，行其瘀浊，瓜蒂涌其痰涎也。治厥阴病，邪结胸中，心下烦，饥不能食，手足厥冷，脉乍紧者。以痰涎在胸，郁阻肺气，不能四达，瓜蒂涌痰涎以通气道也。治宿食在上脘者。宿食上停，浊气不降，郁闷懊侬，头痛发热，其状甚似外感，瓜蒂涌之，则浊降而病除也。

清·黄元御,《金匮悬解》(1754 年)：夏月汗出，浴于冷水，水入汗孔，而行皮中。皮毛冷闭，郁遏阳火，不得外泄，故生内热。热则伤气，故脉微弱。瓜蒂泻皮中之冷水，水去则窍开而热泄矣。

清·徐灵胎,《伤寒论类方》(1759 年)：栀子豉汤治虚烦，非专引吐，此方则专于引吐而已。《本草》：瓜蒂：病在胸腹中，皆吐下之。

清·徐灵胎,《伤寒约编》(1759 年)：瓜蒂色青，象东方甲木之化，得春升生发之机，能提胃中阳气，除胸中实邪，为吐剂中第一品。其性走而不守，必得谷气以和之；赤小豆象心，甘酸可以保心气；黑豆象肾，制而为豉，能令肾家之精气上交于心，胸中之浊气外出于口；快吐而不致伤神，奏功之捷胜于汗下也。

清·吴仪洛,《成方切用》(1761 年)：胸中痰食，与虚烦者不同。越以瓜蒂之苦，涌以赤小豆之酸。吐去上焦有形之物，则木得舒畅，天地交万物通矣。

清·强健,《伤寒直指》(1765 年)：其高者越之，越以瓜蒂、豆豉之苦；在上者涌之，涌以赤小豆之酸。《内经》曰：酸苦涌泄为阴。

清·吴坤安,《伤寒指掌》(1796 年)：此病机在胸中痞硬，不头痛项强，余症虽似桂枝，非太阳中风可知。胸中为阳明之表，寒邪结而不散，胃阳抑而不升，故成痞象，惟用酸苦涌泄之味越之，则胃阳得升，胸寒自散，里之表和，表之表自解矣。此邪不在营卫而在胸中，故不用汗法，而用吐法。

清·吴鞠通,《温病条辨》(1798 年)：瓜蒂、栀子之苦寒，合赤小豆之甘酸，所谓酸苦涌泄为阴，善吐热痰，亦在上者因而越之方也。

清·陈元犀,《金匮方歌括》(1811 年)：按：瓜蒂散,《伤寒论》三见，俱主胸中之病。《金匮》取之附治诸黄。何也？盖黄乃湿热相并，郁蒸不得外越，用瓜蒂散吐而越之，使上膈开而下窍达，湿热之邪自有出路矣。故曰治诸黄。

清·吕震名,《伤寒寻源》(1850 年)：凡邪在胸中者宜吐，所谓在上者因而越之是也。三味皆探吐之品，必煮作稀糜，留恋中焦，方得引邪上涌而出。栀豉汤吐虚邪，此方以吐实邪；同一吐法，而所主不同。

清·石寿棠,《医原》(1861 年)：论曰：病如桂枝证，头不痛，颈不强，寸脉浮微，或脉乍紧，或手足厥冷，胸中痞硬，气上冲咽，不得息者，此胸中有寒也，当吐之（药后探吐），宜瓜蒂散。夫所谓寒者，即寒饮也。观《神农本草》瓜蒂、赤小豆吐下胸腹中水邪可知。更有汗、吐、下后，正气不运，痰涎结气留于心胸之间，扰动清阳，虚烦不寐，剧者反复颠倒，心中懊侬，栀子豉汤吐之。（药后探吐，栀子轻虚上浮，微苦泄热，豆豉本蒸晒酝酿而成，故能宣发蕴蓄之痰涎结气）。若心中懊侬，饥不能食，但头汗出（阳邪在上，欲泄不得）。或烦热汗出，胸中窒者，胸满而喘者，心中结痛者，则皆主以栀豉宣化，而不用探吐之法，以汗出故也。他如呕者，栀豉生姜汤；虚者，栀子甘草汤；误下微烦者，栀子干姜汤；湿热发黄者，栀子柏皮汤；下后心烦腹满，卧起不安者，栀子厚朴枳实汤；食复者，枳实栀豉汤；有宿食者，加大黄如博棋大一块（此二汤，治心中，并治腹中）。

清·费伯雄,《医方论》(1865 年)："高者因而越之"，经有明训，即吐法也。后人视为畏途，久置不讲，殊不知痰涎在胸膈之间，消之匪易，因其火气上冲之势，加以吐法，使倾筐倒箧而出之，则用力少而成功多，瓜蒂散之类是也。且吐必有汗，故并可治风治黄。惟注中"食填太阴，欲吐不出"二语，须与申明：盖饮食必先入胃，食填太阴者，非既出胃而入脾也，乃胃气室塞，使脾气不通耳。又必新入之食，尚为完谷，故可用吐，若经宿之后，将为燥粪滞于胃中，便宜攻下，岂可尚用吐法乎！

清·高学山,《伤寒尚论辨似》(1872 年)：瓜蒂苦寒，而令胃系急而不下，故能致吐，吐则提其阳气，使之上涌，故能送寒与吐俱出也，动吐能动血，故亡血家不可与也。

清·高学山,《高注金匮要略》(1872年):瓜蒂蔓生,气味苦寒,且其性属上提,而不容下坠者。蔓生则走胃络,味苦则能使胃系急而自拳。凡气寒者,俱为胃之所恶。其性上提而不容下坠,故能令胃气上涌而致吐也。但吐则伤阴,而火气自浮,此吐家必生烦热懊之症。香豉滋阴降气,故煮汁和服者,盖为预防之计,以济其偏者也。

清·唐容川,《血证论》(1884年):为末,香豉汤下。上二方,皆取破泄宣吐,虚人勿服。

清·王旭高,《退思集类方歌注》(1897年):瓜蒂性升,味苦而涌,赤豆性酸敛,味苦而泄,恐其未必即能宣越,故复以香豉汤陈腐之性,开发实邪,定当上越而吐矣。真奇方也。

清·戈颂平,《伤寒指归》(1907年):瓜蒂,苦寒气薄,浮而升。赤小豆,甘平体重,沉而降,凡豆体皆重,取豆豉得蒸煮之气,易重从轻,宣发胸中壅塞之水。右二味,象地数之始即偶之,个别捣筛,为散已,合治之,取一钱匕。散者,散也,象散而复合为一也。以香豉一合,热汤七合,象一阳合二阴,来复于七也。煮作稀糜,去滓,取汁和散,温顿服之。顿服,是一气服下,取其气易升而易吐也。服之不吐者,少少加,得快吐乃止,于亡血虚家,不可与瓜蒂散,何也?亡血虚家,土之液少,如误吐之,恐阴阳气液损而不复也。

清·戈颂平,《金匮指归》(1907年):适瓜蒂散,涌逆半里上之水,从口吐出,半里上水除,其阳气来复半里上,回还半里下。瓜蒂,苦寒气薄,浮而升;赤小豆,甘平体重,沉而降,凡豆体皆重,取豆豉得蒸煮之气,易重从轻,宣发半里上壅塞之水。右二味,象地数之始即偶之,各别捣为散,已,合治之,取一钱匕。散者,散也,象散而复合为一也,以香豉一合,用熟汤七合,象一阳合二阴来复于七也。煮作稀糜,去滓,取汁和服,温顿服之。顿服,是一气服下,取其气易升易吐也,少少加之,快吐乃止。于亡血虚家,不可与瓜蒂散。何也?如误吐之,恐阴阳气液损而不复也。

近代·曹颖甫,《伤寒发微》(1931年):故特用瓜蒂之苦泄以涌其寒痰,香豉以散寒,赤小豆以泄湿,一吐而冲逆止矣。惟亡血家及体虚之人,则为禁例。盖恐亡血家一吐之后,引动咯血,旧疾复发,虚羸者不胜震荡,正气将益不支也。须知吐法在《伤寒论》中惟此一条,仲师不得已而用之,故方治后又垂戒如此。

近代·曹颖甫,《金匮发微》(1931年):瓜蒂苦泄,能发表汗,汗出热泄,其病当愈。

近代·祝味菊,《伤寒方解》(1931年):本方以瓜蒂散为主药。其适用标准在寒饮积聚,胃气壅遏,胸中痞硬,上气冲喉咽不得息者,故用瓜蒂散涌吐胃中积饮,赤小豆散湿除满也。煮服法中,用香豉煮作稀糜者,一则豉能开发助吐,一则稀糜留恋中焦,更易于催促药力之上涌也。

近代·徐大桂,《伤寒论类要注疏》(1935年):瓜蒂,瓜之由花而实,皆以蒂柄为之枢纽。故瓜蒂具有畅达升越之性,且味苦善涌,故宜入吐越之剂。赤小豆,甘酸之味,合瓜蒂、香豉之苦,能开提胸膈邪气。

近代·赵桐,《金匮述义》(1940年):陈修园曰:暑者,夏月炎热之气也。有正病,有变病。《经》云:凡病伤寒而成热者,先夏至日者为病温,后夏至日者为病暑。是病伏于冬,愈郁而愈热,与温病同例也。《经》云:热气大来,火之盛也,火热受邪,新病生焉。言夏时酷暑炎热,人感之而为暑病,病在心也。白虎加参,是其治法欤?元人谓静而得之者为中暑,发热同于伤寒,而发热较重此在人事,故谓之变也。然而更有深意焉,暑必挟湿,是暑阳而湿阴也。夏月阴伏在内,是暑热而阴寒也。读者当得其言外之旨焉。

经云:“其高者,因而越之。”《经·五味》曰:“苦走胃,多食之,令人变呕。”苦入于胃,五谷之气皆不能胜。苦入下焦,三焦之道皆闭而不通,故变呕。瓜蒂,苦之尤者也,其催吐也必矣。且气极烈极刺,搐鼻烧痛,立出涕水,入胃刺激,盖可想见,其能反胃也明矣。赤豆酸涩,助瓜蒂之苦闭。香豉轻浮,助反胃之涌越。二味皆食品,更借以保胃也。痰寒水食在上者皆能涌出,而虚者当慎之也。当参《伤寒论》诸不可吐章。

近代·彭子益,《圆运动的古中医学·金匮方解篇》(1947年):若病如荣卫之恶寒发热，但不头痛项强。而胸痞气冲，不得呼吸，此为胸中有痰。当用瓜蒂、赤小豆涌吐胸中之痰也。此赤小豆乃半红半黑者，红如朱，黑如漆，有毒，非《金匮》赤小豆当归散之赤小豆。赤小豆当归散之赤小豆，乃食品之红饭豆。

治宿食在上脘者。宿食在上脘，当用吐法。瓜蒂与赤小豆均味苦有毒，服下之后，胃不能留，故吐出。宿食亦即随之吐出。非此二物能将宿食吐出也。宿食在上脘，若误下之，中气受伤，食仍在胸，则下利而死。

现代·中医研究院,《伤寒论语释》(1956年):瓜蒂苦泄以涌痰，香豉散寒，赤小豆泄湿，吐后冲逆可止。

现代·任应秋,《伤寒论语释》(1957年):瓜蒂含有甜瓜毒素，有强烈催吐作用，可能是由于刺激胃黏膜的感觉神经，反射地引起呕吐中枢的兴奋而起。须于瓜未熟时采用，瓜熟后采便无效。赤小豆,《本草》载能利水消肿，排脓散血，它可能有稀释痰涎的作用。香豉用以消除胸腔的烦满现象。

现代·陈亦人,《伤寒论译释》(1958年):本方瓜蒂极苦，性升催吐，赤小豆味酸性泄，兼能利水消肿，两药合用，有酸苦涌泄之功，再加香豉的轻清宣泄，更能加强催吐的功效。如服后不吐，可少少加之，得快吐乃止。诸亡血虚家，不可使用本方。

本条重点是与桂枝证相鉴别，不一定由于感受外邪。同时，突出了瓜蒂散证的辨证要点及治法特点，从而奠定了吐法的基础。成注"胸有寒，为寒邪客于胸中"，未免失之拘泥。汪注认为瓜蒂散为涌痰热之药，颇有见地，但仍说风寒化热，则未必是……成氏解释本方的配伍意义，其理论依据都本于《内经》，以酸苦涌泄为阴，释赤小豆配瓜蒂的作用，对于辅以香豉，认为是寒以胜热，并助其涌吐，从而得出涌吐胸中痰热的结论，这就突破了"胸中有寒"的旧注，更符合实际。柯氏认为赤小豆下行而止吐，取为反佐，制瓜蒂涌吐之太过，一反众说，独标新意，但究竟是相助还是相制，应作进一步研究。关于香豉煮为稀糜调服二散，既可助吐，又可避免伤正，提出"虽快吐而不伤神"，则颇允当。

现代·安徽中医学院,《伤寒论通俗讲义》(1959年):本方不仅有治疗痰饮实邪壅塞胸中的证候，又有催吐作用。方以瓜蒂、赤小豆、香豉三味组成，瓜蒂苦寒有毒，其性上行而涌吐；赤小豆甘酸，涌泄，其性下行而利水；香豉作糜，有轻清上升之用，可增强瓜蒂涌吐力量。

现代·李翰卿,《中国百年百名中医临床家》(1960年):此涌吐痰涎宿食之方。主治胸膈痰涎或上脘宿食。其症胸中痞满，气上冲咽喉，不得息，或身热有汗如桂枝证，或心下满而烦，饥不能食，或上脘部拒按。但必须具有痰和热相兼的症状，或有吐出为快的感觉，或有停食的事实，脉必须浮而有力。瓜蒂吐风热痰涎，赤小豆利水除湿，豆豉解热除烦。赤小豆、香豆豉二药合用，助瓜蒂苦毒之品以涌吐，并借谷物以保护胃气，使不致影响饮食也。

现代·孙纯一,《伤寒论注释要编》(1960年):瓜蒂能吐，风热痰涎上膈宿食，香豉轻清散热，以助瓜蒂之上吐，赤小豆利湿解毒以解瓜蒂之余毒，此乃吐之剂也。

现代·刘渡舟,《伤寒论诠解》(1983年):瓜蒂散用瓜蒂和赤小豆各"一分"，这里的"一分"是等量的意思，不是剂量单位。瓜蒂又名苦丁香，味极苦，涌吐力最强，为催吐之要药；赤小豆味酸苦，能行水消肿，与瓜蒂相伍有酸苦涌泄之功；香豉清轻宣泄，载药上浮，以其煮汤合散，有助涌吐之力。

现代·刘渡舟，聂惠民，傅世垣,《伤寒挈要》(1983年):吐为八法之一，这种方法能引导病邪与有害物质，使之从口吐出，从而达到治病目的。这种治法，对停留于胸、胃脘的有形之邪，在汗之不可、下之不能的情况下应用，可以舒郁解结，宣通气机，涌吐病害物质与有毒食物，而达到治疗目的。瓜蒂散是吐法第一张方子，这个药苦寒有毒，服后不被吸收，但对胃的刺激较强，所以必须饮以香豉汤借以宣郁而又护胃。若服散后良久不吐的，可令其含沙糖一块即吐；如服散得吐而不止的，急煎葱白汤服之，或以麝香研末服少许而解。

现代·刘渡舟，苏宝刚，庞鹤，《金匮要略诠解》(1984年)： 本条是论述宿食在上脘的证治。宿食积滞在于上脘，可见胸脘痞闷、胀痛、欲吐而不能出等证。宜有瓜蒂散因势利导，使邪从上而越之。方中瓜蒂味苦，涌吐实邪；赤小豆味酸性泄，此为酸苦涌泄之治，又佐以香豉，宣开胸脘郁结。服药后快吐即停服。本方为实邪郁上脘而设，然药性悍易伤正气，所以亡血及虚人，不可与之。总之，宿食在上宜吐，在中宜消，在下宜泻，三法已立，因证而施。

现代·王付，《经方学用解读》(2004年)： 痰阻胸膈证的基本病理病证是痰邪壅滞胸膈气机，气机逆乱攻冲。所以，治疗痰阻胸膈证，其用方配伍原则与方法必须重视以下几个方面。

针对证机选用涌吐药：痰邪或宿食或毒物留结于咽喉或胸膈或胃脘，清浊之气相结而不得各行其司，气机逆乱于上，则证见胸中痞硬，气上冲喉咽不得息，烦闷不安，欲吐不吐，其治当用涌吐，以使痰邪或宿食或毒物从上而吐出。如方中瓜蒂、淡豆豉。

合理配伍通降药：因用涌吐药大多作用峻猛，用之稍有不当，则会损伤胃气，或出现涌吐太过。因此，治疗痰或食或毒物等证，在选用涌吐药时尽可能考虑配伍通降渗利药，从而制约涌吐药而不太过。如方中赤小豆。

随证加减用药：若胸闷明显者，加枳实、柴胡，以理气和中；若气逆明显者，加陈皮、竹茹，以降逆化湿；若气虚者，加人参或党参、白术，以益气补虚降逆等。

【方论评议】

综合历代各家对瓜蒂散的论述，应从用药要点、方药配伍和用量比例三个方面进行研究，以此更好地研究经方配伍，用于指导临床应用。

诠释用药要点：方中瓜蒂涌吐顽痰，赤小豆降利湿浊，香豉辛散透达。

剖析方药配伍：瓜蒂与赤小豆，属于相反相畏配伍，相反者，升降同用，相畏者，赤小豆降利制约瓜蒂涌吐太过；瓜蒂与香豉，属于相须配伍，增强涌泄痰食；赤小豆与香豉，属于相反配伍，香豉偏于升散，赤小豆偏于降利，相合为用，制其偏性。

权衡用量比例：瓜蒂与赤小豆用量比例是1∶1，提示涌吐与降利之间的用量调配关系，以治痰食；瓜蒂与香豉用量比例是1∶3，提示涌吐与轻清上行之间的用量调配关系，以治痰蕴。

【药理作用】 本方具有对胃肠蠕动呈双向调节、对胃肠神经呈双向调节、调节支气管平滑肌、调节腺体分泌、保肝、调节血糖、抗纤维化、利尿、抗衰老、增强机体免疫功能、抗炎、解热等作用。

半夏干姜散

【导读】 ①学用半夏干姜散应重视半夏和干姜的用量调配关系。②半夏干姜汤虽是辨治脾胃寒饮吐逆证的重要代表方，但在临床中对心肺饮停吐逆证等也具有良好治疗作用。③学好用活半夏干姜散的第一步是辨清半夏干姜散由哪些药物组成：组成半夏干姜散有2组药，第1组是降逆燥湿药即半夏，第2组是温阳行散药即干姜，从2组药用量深入学习研究即可用活半夏干姜散。

【方歌】 温化半夏干姜散，干呕吐逆及吐涎，胃脘支结伴喜热，温阳降逆可平安。

【方药】 半夏　干姜等份

【用法】 上二味，杵为散，取方寸匕，浆水一升半，煮取七合。顿服之。

【功用】 温暖阳气，化饮降逆。

【适应证】

1. 中医病证：脾胃寒饮吐逆证。干呕，或呕吐，吐涎沫，胃脘支结，喜温恶寒，手足不温，舌淡、苔薄白，脉迟或沉。

2. 西医疾病：急、慢性胃炎，胃或贲门痉挛，胆汁反流性胃炎，食管炎，病毒性心肌炎，前庭神经元炎等临床表现符合胸胃饮停证者。

【用药分析】 方中半夏醒脾降逆、燥湿化饮，干姜温中化饮、和胃降逆。

【用方思路】

1. 半夏干姜散既是辨治脾胃寒饮吐逆证的

重要代表方，又是辨治诸多杂病如脾胃病、心病、肺病等的重要基础方。

2. 方中半夏既可醒脾，又可燥湿；干姜既可温阳，又可化饮。从方中用药用量及调配分析得知，半夏干姜散的应用并不局限于脾胃寒饮吐逆证，还可用于辨治诸多杂病如消化、循环、呼吸、内分泌等系统疾病。

3. 运用半夏干姜散辨治的病证（无论病变部位在脾胃、在肺或在心）以脾胃寒饮吐逆为主，其治当醒脾降逆，温阳化饮。

【随证合方】 若夹热，可与泻心汤合方用之；若夹水气，可与五苓散合方用之；若夹瘀热，可与大黄甘遂汤合方用之。

【注意事项】 运用半夏干姜散既要辨清西医之病，又要辨清西医之病属于中医寒饮证。辨西医之病可进一步了解疾病的发展演变及转变规律，辨中医之证可更好地针对西医之病选用半夏干姜散。

【应用指征】 干呕，吐逆，吐涎沫，半夏干姜散主之。（第十七　20）

【方论】

元·赵以德,《金匮方论衍义》(1368 年)：故用半夏、干姜之辛热，散寒理逆，温中燥湿，浆水之酸，收而行之，以下其逆也。

清·李彣,《金匮要略广注》(1682 年)：干姜温中，半夏散逆，浆水煎者，酸温之性可以收液，顿服之，使药味骤然而下，则治之有力，足以压下浊涎逆气也。

清·周扬俊,《金匮玉函经》(1687 年)：津液不布，遂聚为涎沫也。用半夏、干姜之辛热，温中燥湿，浆水之寒，收而行之，以下其逆，则其病自愈矣。

清·魏荔彤,《金匮要略方论本义》(1720 年)：干呕，吐逆，吐涎沫者，亦胃中虚寒，津液变为涎沫，随逆气上冲作呕也。干呕无物，止有涎味，虚邪非实邪可知矣。主之以半夏干姜散方，犹之小半夏汤，惟易生姜为干姜，以生姜性僭上而发越，不如干姜之辛温，为度专功理中也。用意亦甚微也。

清·尤在泾,《金匮要略心典》(1729 年)：干呕吐逆，胃中气逆也，吐涎沫者，上焦有寒，其口多涎也，与前干呕、吐涎沫、头痛不同，彼为厥阴阴气上逆，此是阳明寒涎逆气不下而已，故以半夏止逆消涎，干姜温中和胃，浆水甘酸，调中引气止呕哕也。

清·黄元御,《长沙药解》(1753 年)：治干呕、吐逆，吐涎沫。以中寒胃逆，浊阴冲塞，肺气堙郁，淫蒸涎沫。干姜温中而下冲气，半夏降逆而荡瘀浊也。

治病人胸中似喘非喘，似呕非呕，似哕非哕，心中溃溃然无奈者。以肺胃上逆，浊气熏冲，胸膈郁烦，不可名状。生姜、半夏，降逆气而扫瘀浊也。

清·黄元御,《金匮悬解》(1754 年)：干呕，吐逆，吐涎沫，胃寒而气逆也。半夏干姜散，半夏降其逆气，干姜温其中寒也。

清·黄元御,《金匮悬解》(1754 年)：胸中似喘、似呕、似哕，又复不喘、不呕、不哕，彻心中愦愦然烦乱而无奈者，胃气上逆，浊气翻腾，温温泛泛，心绪作恶之象也。生姜半夏汤，降逆气而驱浊阴也。

清·朱光被,《金匮要略正义》(1803 年)：干呕、吐涎沫，属于上焦有寒矣。但前条有头痛，则主茱萸汤，以中虚厥气上逆，非直泄厥阴以和阳明，呕逆不除也。此则惟增吐逆，吐属阳明，胃家之阴寒时甚，则但温中降逆，而吐逆自止矣，半夏干姜为的治也。

日本·丹波元坚,《金匮玉函要略述义》(1842 年)：半夏散，不能散服者，水煮，此方浆水服，俱是取于不戟咽乎，后世有煮散法，其理自异。

清·高学山,《高注金匮要略》(1872 年)：言干呕而因于吐逆者，又于不呕吐时，而亦尝吐涎沫，则其寒逆已甚。故主半夏以降逆，干姜以温寒也。杵为散者，欲其并服渣质，而少停于胃。煎用浆水，取谷气之为胃所喜，且以味酸者收逆，又以性凉者为温药之反佐耳。

清·莫枚士,《经方例释》(1884 年)：此生姜半夏汤，变汤为散，加干姜也。上焦有寒，其口多涎，故用干姜温中。徐氏《轨范》云：此治胃寒之吐。

清·戈颂平,《伤寒指归》(1885 年)：半夏辛平，降逆上阳气；干姜辛温，降逆上阴气。右二味，杵为散，取方寸匕，浆水一升半，煮取七合，布阴土之液，从子左开半表，阳数得阴复于七，阖于午，顿服之，取其气浓，速降逆上之阴阳也。

近代·赵桐，《金匮述义》（1940 年）：半夏止逆消涎，干姜大温肺胃，浆水甘酸，调中止呕，且平干姜之热也。《肘后备急方》用治哕噫不止，《太平圣惠方》治痰饮、气满呕逆、不思食，皆以其降温也。

胃有实邪，胸有寒饮者，宜大陷胸攻之，或利其势而吐之则愈。虚者，半夏姜汁温散寒饮，止呕降呕，缓而图之者也。

近代·彭子益，《圆运动的古中医学·金匮方解篇》（1947 年）：治病人胸中似喘非喘，似呕非呕，似哕非哕，心中愦愦然无可奈何者。胃气上逆，浊瘀填塞，故现诸证。姜夏温中降胃也。

治干呕吐涎沫者。此胃气湿寒，干姜、半夏温寒除湿，温中降胃也。

现代·王渭川，《金匮心释》（1982 年）：本节指出胃虚挟寒涎的呕吐证治。因病人干呕，气上冲而吐，而所吐的又仅是涎沫，可知病人虚寒在胃。所以仲景处方半夏干姜散，似小青龙汤，以干姜辛温，着意理中。

现代·刘渡舟，苏宝刚，庞鹤，《金匮要略诠解》（1984 年）：本条是论胃寒呕吐的证治。由于胃中寒盛，津液不化，凝为痰涎，胃气上逆，则干呕，吐逆，吐涎沫。治宜半夏干姜散温胃化饮，降逆止呕。方中半夏化饮止呕；干姜温胃理中，以浆水煮散，则有调中开胃之效。“顿服之”，可使药力集中，取效为速。

【方论评议】

综合历代各家对半夏干姜散的论述，应从用药要点、方药配伍和用量比例三个方面进行研究，以此更好地研究经方配伍，用于指导临床应用。

诠释用药要点：方中半夏醒脾降逆、燥湿化饮，干姜温中化饮、和胃降逆。

剖析方药配伍：半夏与干姜，属于相使配伍，半夏偏于化饮降逆，干姜偏于温中散寒，干姜助半夏醒脾化饮，半夏助干姜温中和胃。又，干姜既能增强半夏温中降逆，又能减弱半夏之毒性。

权衡用量比例：半夏与干姜用量比例为相等，提示醒脾降逆与温中散寒之间的用量调配关系，以治寒逆。

【药理作用】 本方具有调节水电解质代谢、调节胃肠平滑肌蠕动、保护胃肠黏膜、调节呼吸中枢、改善肺肾功能、调节支气管腺体分泌、解除支气管平滑肌痉挛、促进新陈代谢、抗胃溃疡、抗氧化、抗缺血、增强机体免疫功能、降血脂等作用。

半夏泻心汤

【导读】 ①学用半夏泻心汤应重视半夏和干姜的用量调配关系、黄连和黄芩的用量调配关系、半夏和人参的用量调配关系。②半夏泻心汤虽是辨治脾胃寒热夹虚证的重要代表方，但在临床中对脾胃湿热证、脾胃寒湿证等也具有良好治疗作用。③学好用活半夏泻心汤的第一步是辨清半夏泻心汤由哪些基础方和药物组成：组成半夏泻心汤有 3 个基础方、1 个变化用方和 4 组药，基础方之一是干姜黄连黄芩人参汤，之二是半夏干姜散，之三是黄连粉方，变化方是理中丸，4 组药中第 1 组是清热药即黄连、黄芩，第 2 组是益气药即人参、大枣、甘草，第 3 组是调理气机药即半夏、干姜，第 4 组是温通药即半夏、干姜，从 3 个基础方方、1 个变化方和 4 组用药用量深入学习研究即可用活半夏泻心汤。

【方歌】 半夏泻心黄连芩，甘草干姜枣人参，辨治杂病最相宜，寒热夹虚细斟斟。

【方药】 半夏洗，半升（12 g） 黄芩三两（9 g） 人参三两（9 g） 干姜三两（9 g） 甘草三两（9 g） 黄连一两（3 g） 大枣擘，十二枚

【用法】 上七味，以水一斗，煮取六升，去滓，再煎取三升。温服一升，日三服。

【功用】 补虚泻热，除湿消痞。

【适应证】

1. 中医病证：①中虚寒热错杂痞证。心下

痞，但满不痛，困倦乏力，或呕吐，或肠鸣下利，舌淡、苔薄黄或腻，脉弱或数。②寒热夹虚证。

2. 西医疾病：慢性胃炎、胃及十二指肠溃疡、胃下垂、胃扩张、肠易激综合征、慢性肝炎、慢性胆囊炎、慢性肠炎等临床表现符合中虚寒热错杂痞证者。

【用药分析】 方中黄连、黄芩清热燥湿，半夏醒脾燥湿降逆，干姜温中和胃，人参、大枣、炙甘草补益中气。

【用方思路】

1. 半夏泻心汤既是辨治脾胃寒热夹虚或湿热证的重要代表方，又是辨治诸多杂病如脾胃病、心病、肝病、肌肉关节病、皮肤病等的重要基础方。

2. 方中黄连、黄芩既可辨治脏腑湿热，又可辨治营卫肌肤湿热；干姜可温诸脏腑之阳；半夏既可辨治脏腑痰湿，又可辨治营卫肌肤痰湿；人参、大枣、甘草可补诸脏腑之气。从方中用药用量及调配分析得知，半夏泻心汤的应用并不局限于脾胃寒热夹虚或湿热证，还可用于辨治诸多杂病，如消化、循环、运动系统疾病及皮肤病等。

3. 运用半夏泻心汤辨治的病证（无论病变部位在脾胃、在肝肾或在心）以寒热夹虚或湿热为主，其治当温阳清热益气。

【随证合方】 若夹痰热为主，可与小陷胸汤合方用之；若夹气郁，可与四逆散合方用之；若夹瘀，可与桂枝茯苓丸合方用之；若夹寒痰，可与赤丸合方用之。

【注意事项】 运用半夏泻心汤既要辨清西医之病，又要辨清西医之病属于中医寒热夹虚或湿热证。辨西医之病可进一步了解疾病的发展演变及转变规律，辨中医之证可更好地针对西医之病选用半夏泻心汤。

【应用指征】

（1）伤寒五六日，呕而发热者，柴胡汤证具，而以他药下之，柴胡证仍在者，复与柴胡汤，此虽已下之，不为逆，必蒸蒸而振，却发热汗出而解；若心下满而硬痛者，此为结胸也，大陷胸汤主之；但满而不痛者，此为痞，柴胡不中与之，宜半夏泻心汤。（149）

（2）呕而肠鸣，心下痞者，半夏泻心汤主之。（第十七　10）

【方论】

宋·庞安时，《伤寒总病论》（1100年）： 设下后津液入里，胃虚上逆，寒结在心下，故宜辛甘发散。半夏下气，苦能去湿，兼通心气；又甘草力大，故干姜、黄连不能相恶也。

金·成无己，《注解伤寒论》（1144年）： 至于下后，邪气传里，亦有阴阳之异，若下后，阳邪传里者，则结于胸中为结胸，以胸中为阳受气之分，与大陷胸汤以下其结；阴邪传里者，则留于心下为痞，以心下为阴受气之分，与半夏泻心汤以通其痞。经曰：病发于阳而反下之，热入因作结胸；病发于阴而反下之，因作痞。此之谓也。辛入肺而散气，半夏之辛，以散结气；苦入心而泄热，黄芩、黄连之苦，以泻痞热；脾欲缓，急食甘以缓之，人参、甘草、大枣之甘，以缓之。

金·成无己，《伤寒明理药方论》（1156年）： 黄连味苦寒，黄芩味苦寒。《内经》曰："苦先入心"，以苦泻之泻心者，必以苦为主，是以黄连为君，黄芩为臣，以降汤而升阴也。半夏味辛温，干姜味辛热。《内经》曰："辛走气，辛以散之"，散痞者，必以辛为助，故以半夏干姜为使，以分阴而行阳也。甘草味甘平，大枣味甘温，人参味甘温，阴阳不交。曰："痞上下不通为满"，欲通上下，交阴阳必和，其中所谓中者，脾胃是也，脾不足者以甘补之，故用人参、甘草、大枣为使，以补脾而和中，中气得和，上下得通，阴阳得位，水升火降则痞消，热已而大汗解矣。

明·许宏，《金镜内台方议》（1422年）： 故以黄连为君，苦入心以泄之。黄芩为臣，降阳而升阴也。半夏、干姜之辛温为使，辛能散其结也。人参、甘草、大枣之甘，以缓其中，而益其脾胃之不足，使气得平，上下升降，阴阳得和。其邪之留结者，散而已矣。经曰：辛入肺而散气，苦入心而泄热，甘以缓之。三者是也。

明·汪石山，《医学原理（1525年）》： 治伤寒因中气不健，以致邪热蓄于心下而痞滞。治直泻热、散痞、补中。经云：辛以散痞，苦以折热，甘以补中。故用干姜、半夏之辛，以散痞气，芩、连之苦寒以胜热，参、草、大枣之甘以补中气。

明·吴昆,《医方考》(1584年)：伤寒下之早，胸满而不痛者为痞，此方主之。伤寒自表入里，传至三阴，三阴亦有在经表证。如太阴有桂枝加芍药汤，少阴有麻黄附子细辛汤，厥阴有当归四逆汤之类。若不治其表，而用承气汤下之，则伤中气，而阴经之邪乘之矣！以既伤之中气而邪乘之，则不能升清降浊，痞塞于中，如天地不交而成痞，故曰痞，泻心者，泻心下之邪也。姜、夏之辛，所以散痞气；芩、连之苦，所以泻痞热；以下之后，脾气必虚，人参、甘草、大枣，所以补脾之虚。

明·方有执,《伤寒论条辨》(1592年)：半夏、干姜，辛以散虚满之痞。黄芩、黄连，苦以泄心膈之热。人参、甘草，甘以益下后之虚。大枣甘温，润以滋脾胃于健。曰泻心者，言满在心膈而不在胃也。

明·张卿子,《张卿子伤寒论》(1644年)：辛入肺而散气，半夏之辛，以散结气，苦入心而泄热，黄芩、黄连之苦，以泻痞热。脾欲缓，急食甘以缓之。人参、甘草、大枣之甘以缓之。

清·喻嘉言,《尚论篇》(1648年)：方用半夏泻心汤者，即生姜泻心汤去生姜而君半夏也。去生姜者，恶其辛散引津液上奔也。君半夏者，泻心诸方原用以涤饮，此因证起于呕，故推之为主君耳。

清·李中梓,《伤寒括要》(1649年)：若加甘草去参，即甘草泻心汤，治痞硬吐利。若加生姜，即生姜泻心汤，治痞硬噫气。辛入肺而散气，半夏、干姜之辛，以散结气。苦入心而泄热，黄芩、黄连之苦，以泻痞热。脾欲缓，急食甘以缓之，人参、甘草、大枣之甘以缓脾。

清·张璐,《伤寒缵论》(1667年)：半夏泻心汤，在《伤寒》治心下满而不痛，在《金匮》治呕而肠鸣，心下痞。《千金》借以治下利肠鸣心下痞满干呕，似与心脏无关，然痞满，虽属太阳，其瑕正在心下，骎骎上犯心包，不得不以芩连祛热，半夏涤痰，干姜导火，人参、甘枣补正祛邪为务也。

即生姜泻心汤，除去生姜之走表，藉半夏以温胆，以证起于呕，故推半夏为君主。即心实热下利，水谷不消，腹中雷鸣，心下痞满干呕不安亦不出此。

泻心汤诸方，皆治中风汗下后，表解里未和之证。其生姜、甘草、半夏三泻心，是治痰湿结聚之痞，方中用半夏、生姜以涤痰饮，黄芩、黄连以除湿热，人参、甘草以助胃气，干姜炮黑以渗水湿。若但用苦寒治热，则拒格不入，必得辛热为之向导，是以干姜、半夏，在所必需。若痞极硬满，暂去人参；气壅上升，生姜勿用；痞而不硬，仍用人参，此一方出入而有三治也。其大黄、附子二泻心，乃治阴阳偏胜之痞。一以大黄、黄连，涤胸中素有之湿热；一加附子，兼温经中骤脱之虚寒也。用沸汤渍绞者，取寒药之性，不经火而力峻也，其附又必煎汁，取寒热各行其性耳。仲景立法之妙，无出乎此。以大黄芩连，涤除胃中之邪热，即以附子温散凝结之阴寒，一举而寒热交结之邪尽解，讵知后人目睹其方而心眩也。

清·程应旄,《伤寒论后条辨》(1670年)：泻心虽同，而证中具呕，则功专涤饮，故以半夏名汤耳。曰泻心者，言满在心下，清阳之位，气即夹饮，未成实秽，故清热涤饮，但撤去其蔀，使心气得通于下焦，则下焦之阴邪，自无阻留，干乎阳部矣。阴阳交互，枢机全在于胃，而泻其蓄满者，大相径庭。

清·柯琴,《伤寒来苏集》(1674年)：泻心汤，即小柴胡去柴胡加黄连干姜汤也。三方分治三阳。在太阳用生姜泻心汤，以未经误下而心下痞硬，虽汗出表解，水犹未散，故君生姜以散之，仍不离太阳为开之义。在阳明用甘草泻心汤者，以两番误下，胃中空虚，其痞益甚，故倍甘草以建中，而缓客气之上逆，仍是从乎中治之法也。在少阳用半夏泻心者，以误下而成痞，邪既不在表，则柴胡汤不中与之，又未全入里，则黄芩汤亦不中与之矣。胸胁苦满与心下痞满，皆半表里症也。于伤寒五六日，未经下而胸胁苦满者，则柴胡汤解之。伤寒五六日，误下后，心下满而胸胁不满者，则去柴胡、生姜，加黄连、干姜以和之。此又治少阳半表里之一法也。然倍半夏而去生姜，稍变柴胡半表之治，推重少阳半里之意耳。君火以明，相火以位，故仍名曰泻心，亦以佐柴胡之所不及。

清·汪琥,《伤寒论辨证广注》(1680年): 或问半夏泻心汤证，为少阳经半表半里之邪未解，何以不用生姜，而反用干姜。生姜泻心汤证，为太阳经在表之邪已解，何以既留干姜而反加生姜。余答云：用干姜者，取其辛热之性能助芩连。挟半夏，从中焦以开痞热。使痞热消，则表自和。解表之用，即在其中也。加生姜者，取其辛温之性，亦能助芩、连。挟半夏，上以和胃，中以开痞，横以散胁下水气，下以平湿热之利，更能同大枣，合参草，内以补脾，且为胃行其津液也。方氏《条辨》注云：生姜、大枣，益胃而健脾；黄芩、黄连，清上而坚下；半夏、干姜，蠲饮以散痞；人参、甘草，益气而和中。此即上成注云：中气得和，上下得通，水升火降，则痞消热已，而噫臭下利等证自平。斯言诚可以补成注之缺略云。

成注云：辛入肺而散气，半夏、干姜之辛，以散结气。苦入心而泄热，黄连、黄芩之苦，以泄痞热。脾欲缓，急食甘以缓之；人参、甘草、大枣之甘，以缓之。愚以结胸挟实，痞气挟虚，故用人参、甘草、大枣之甘缓以补之也。《内台方议》曰：病在半表半里，本属柴胡汤，反以他药下之，虚其肠胃，邪无所归，故结于心下。重者成结胸，心下满而硬痛也。轻者为痞，满而不痛也。若此痞结不散，故以黄连为君，苦入心以泄之。黄芩为臣，降阳而升阴也。半夏、干姜之辛温为使，辛能散其结也。人参、甘草、大枣之甘，以缓其中，而益其肠胃之不足。使气得平，上下升降，阴阳得和，其邪之留结者，散而已矣。

清·李彣,《金匮要略广注》(1682年): 辛以散逆，故用半夏、干姜；苦以泄热，故用黄连、黄芩；甘以缓脾，故用人参、甘草、大枣。

清·张志聪,《金匮要略集注》(1683年): 此复论太阳之气，从胸胁外内，可为半表半里之柴胡汤证。可结于有形之胸，可入为无形之痞，而与病发于阴之痞结不同。以上二章，皆申明首章之病发于阴，发于阳之结胸。脏结，痞证者也。伤寒五六日，呕而发热者，不能外复于表阳，而为半表半里之柴胡汤证。若以他药下之，柴胡证仍在者，复与小柴胡汤，虽已下之不为逆，必蒸蒸而振，却发热汗出而解。若心下满而鞕痛者，此外结于有形之胸，为结胸也，大陷胸汤主之。但满而不痛，此入于无形之里，而为痞。然已无在外之枢证柴胡不中与之，宜半夏泻心汤，此乃病发于阳之痞，故仍用小柴胡汤加减，以清外入之邪，加黄连以泻心下之痞热，加干姜以温下后之中焦。外证已去，故减其柴胡。此与病发于阴之痞证不同，是以汤剂之各有别也。

清·汪昂,《医方集解》(1682年): 此手少阴、足太阴药也。成氏曰：否而不泰为痞。苦先入心，泻心者必以苦，故以黄连为君，黄芩为臣，以降阳而升阴也。辛走气，散痞者必以辛，故以半夏、干姜为佐，以分阴而行阳也。欲通上下交阴阳者，必和其中，故以人参、甘草、大枣为使，以补脾而和中，已下之后，脾气必虚。则痞热消而大汗以解矣。

半夏泻心黄连芩，干姜甘草与人参。大枣和之治虚痞，法在降阳而和阴。半夏半斤，黄连一两，干姜、黄芩、甘草(炙)、人参各三两，大枣十二枚。治伤寒下之早，胸满而不痛者，为痞，身寒而呕，饮食不下，非柴胡证。凡用泻心者，多属误下，非传经热邪。否而不泰为痞。泻心者必以苦，故用芩、连；散痞者必以辛，故用姜、夏；欲交阴阳通上下者，必和其中，故用参、甘、大枣。

清·张志聪,《金匮要略集注》(1683年): 上下不通，则心下痞也。宜半夏、人参、甘草、姜、枣，宣助其土气以通经；黄连泻心下之痞；佐黄芩之苦，以疏泄其经络焉。黄芩清肺之药也，心主脉而主血，肺朝百脉而主气，气行则脉通，故用连而以芩为佐。

下段言痞证但满不痛，不可与柴胡，而宜半夏泻心汤。黄芩、黄连泻心下之痞热，半夏、人参宜补中胃之气，甘草、干姜、大枣助脾土之气，以资少阴心主之神，土气益而中膈舒，火热清而痞气愈矣。

清·张志聪,《伤寒论集注》(1683年): 下段言痞证但满不痛，不可与柴胡，而宜半夏泻心汤。黄芩、黄连泻心下之痞热，半夏、人参宜补中胃之气，甘草、干姜、大枣助脾土之气以资少阴心主之神，土气益而中膈舒，火热清而痞气愈矣。

清·郑重光,《伤寒论条辨续注》(1705年)：方用半夏泻心汤者，即生姜泻心汤去生姜而君半夏也。去生姜者，恶其辛散引津液上奔也；君半夏者，泻心诸方原用以涤饮，此证起于呕，故推之为君耳。

清·钱潢,《伤寒溯源集》(1707年)：半夏辛而散痞，滑能利膈，故以之为君。半夏之滑，见小陷胸汤方论中。干姜温中，除阴气而蠲痞。人参、炙甘草，大补中气，以益误下之虚，三者补则气旺，热则流通，故以之为臣。黄芩、黄连，即前甘草泻心汤中之热因寒用，苦以开之之义，故黄连亦仅用三倍之一，以为之反佐。大枣和中濡润，以为倾否之功云。

清·秦之桢,《伤寒大白》(1714年)：泻心汤皆用半夏，而独以此方命名者，因痞满呕吐皆是痰涎作祸，故即以此汤，重加半夏。此以泻心方中，化出重治痰涎之法。

清·魏荔彤,《金匮要略方论本义》(1720年)：呕而肠鸣，心下痞者，邪又不在胸上，而在心下也。心下阳分，有客寒之气宅焉则痞。然半夏泻心主之，必间用芩连之苦寒者，苦以开痞，且有寒热杂合之治也。故半夏倍用，辛以散寒，干姜之温，人参、大枣、甘草之甘，以济芩连之苦寒，苦非真苦，而寒非真寒矣。此辨方者，所宜深悉者也。

清·尤在泾,《医学读书记》(1729年)：伤寒下后，心下满而不痛者，为痞，半夏泻心汤主之。盖客邪内陷，既不可从汗泄；而痞不实，又不可从下夺。故惟半夏、干姜之辛，能散其结；芩、连之苦，能泄其满。然其所以泄、散者，虽药之能，而实胃气之使也。此用人参、甘草者，非以下后中伤，故以益气而助其能耶！

清·尤在泾,《金匮要略心典》(1729年)：按痞者，满而不实之谓。夫客邪内陷，即不可从汗泄，而满而不实，又不可从下夺，故惟半夏、干姜之辛，能散其结，黄连、黄芩之苦，能泄其满，而其所以泄与散者，虽药之能，而实胃气之使也。用参、草、枣者，以下后中虚，故以之益气，而助其药之能也。

邪气乘虚，陷入心下，中气则痞，中气既痞，升降失常，于是阳独上逆而呕，阴独下走而肠鸣。是虽三焦俱病，而中气为上下之枢，故不必治其上下，而但治其中，黄连、黄芩苦以降阳，半夏、干姜辛以升阴，阴升阳降，痞将自解；人参、甘草则补养中气，以为交阴阳通上下之用也。

清·尤在泾,《医学读书记》(1729年)：伤寒下后，心下满而不痛者，为痞，半夏泻心汤主之。盖客邪内陷，既不可从汗泄；而痞不实，又不可从下夺。故惟半夏、干姜之辛，能散其结；芩、连之苦，能泄其满。热其所以泄、散者，虽药之能，而实胃气之使也。此用人参、甘草者，非以下后中伤，故以益气而助其能耶！甘草泻心、生姜泻心，虽同为治痞之剂，而生姜泻心意在胃中不和，故加辛温以和胃；甘草泻心意在下利不止与客气上逆，故不欲人参之增气，而须甘草之安中也。大黄黄连泻心汤，治伤寒汗下后心下痞，按之濡，其脉关上浮者。成氏云：此虚热也，与大黄、黄连以导其虚热。按成氏所谓虚热者，对燥屎而言也。盖邪热入里，与糟粕相结，则为实热；不与糟粕相结，则为虚热；非阴虚、阳虚之谓。本方以大黄、黄连为剂，而不用枳、朴等药者，盖以泄热，非以荡实热也。

清·王子接,《绛雪园古方选注》(1732年)：方名半夏，非因呕也，病发于阴，而反下之，因作痞。是少阴表证误下之，寒反入里，阻君火之热化，结成无形气痞，按之自濡，用干姜开痞，芩、连泄热，未能治少阴之结，必以半夏启一阴之机，人参、甘草、大枣壮二阳生气，助半夏开辟阴寒，使其热化痞解。

清·不著撰人,《伤寒方论》(1732年)：此即生姜泻心汤去生姜而君半夏也，盖五六日呕而发热，似少阳但热非往来之寒热，且太阳亦有呕，寔难识辨，故服柴胡而不解，迁延未罢，设误下而成结胸，即是太阳阳邪内入，当用大陷胸矣今设下而成痞，乃是太阳阴邪挟饮，故用半夏泻心，独去生姜者，恶其辛散引津液上，君半夏者，泻心诸方原用以涤饮，此因证起于呕，故推之为君。

清·黄元御,《伤寒悬解》(1748年)：但满而不痛者，此里阴上逆，而为痞也，柴胡汤不中与也，宜半夏泻心汤，参、甘、姜、枣，温补中脘之虚寒，黄芩、黄连，清泻上焦之郁热，半夏降浊阴而消痞满也。方以半夏名，因原有呕证，下后气愈逆而呕愈增也。

清·黄元御,《长沙药解》(1753年)：治少阳伤寒，下后心下痞满而不痛者。以中气虚寒，胃土上逆，迫于甲木，经气结涩，是以作痞。少阳之经，循胃口而下胁肋，随阳明而下行，胃逆则胆无降路，故与胃气并郁于心胁。甲木化气于相火，君相同气，胃逆而君相皆腾，则生上热。参、甘、姜、枣，温补中脘之虚寒，黄芩、黄连，清泻上焦之郁热，半夏降胃气而消痞满也。《金匮》治呕而肠鸣，心下痞者。中气虚寒则肠鸣，胃气上逆则呕吐也。

清·黄元御,《金匮悬解》(1754年)：寒邪冲激，则肠中雷鸣。胆胃升郁，则心下痞硬。心痞则火无降路，必生上热，半夏泻心汤，黄芩、黄连，清上而泻火，姜、甘、参、枣，温中而补土，半夏降逆而止呕也。

清·黄元御,《伤寒说意》(1754年)：若但硬满而不痛者，此为误下而成痞也，宜半夏泻心汤，半夏降逆，芩、连清上，姜、枣、参、甘，温补中气也。

清·徐灵胎,《徐灵胎医书全集》(1759年)：寒热相结，心下成痞，故用泻心汤，即小柴胡汤去柴胡加黄连、干姜也。不往来寒热，故不用柴胡。痞因寒热之气互结，故用干姜、黄连。大枣大热者，为之两解。君以半夏，去生姜而倍干姜。干姜助半夏之辛，黄芩协黄连之苦，苦辛相合，痞硬自消。参甘大枣调既伤之脾胃，且以壮少阳之枢也。

清·徐灵胎,《伤寒论类方》(1759年)：翻胃以此加减治之。以上三泻心之药，大半皆本于柴胡汤，故其所治之症，多与柴胡症相同，而加治虚治痞之药耳。

清·强健,《伤寒直指》(1765年)：辛入而散气，半夏之辛以散结气；苦入心而泄热，黄芩、黄连之苦以泻结热；脾欲缓，食甘以缓之，人参、甘草、大枣之甘以缓之……泻心者以苦为主，苦先入心，以苦泄之，是以黄连为君，黄芩为臣，以降阳而升阴也。散痞者必以辛为助，是以半夏之辛温，干姜之辛热为佐。阴阳不交曰痞，上下不通曰满。欲通上下交阴阳者，必和其中，中者脾胃也。脾不足者，甘以补之，故人参、大枣、甘草为使，中气得和，上下通，阴阳分，水升火降，则痞消热已，而大汗解矣。

清·杨栗山,《伤寒瘟疫条辨》(1784年)：否而不泰为痞。泻心者必以苦，故用黄连、黄芩；散痞者必以辛，故用半夏、干姜；交阴阳通上下者，必和其中，故用人参、甘草、大枣也。诸泻心汤，寒热并用，妙不可传。

清·徐玉台,《医学举要》(1792年)：而以小柴胡汤，去柴胡、生姜，君半夏，以和少阳之气，故名半夏泻心汤也。

清·吴坤安,《伤寒指掌》(1796年)：邵仙根评：此因误下，寒反入里，阻君火之热化，而结无形气痞。故用干姜散寒，芩连泄热，半夏散结止呕，参草补胃气，以助半夏开寒结，而痞自解。

清·陈修园,《长沙方歌括》(1803年)：按：呕而肠鸣并无下利，心下痞不因误下，何以上下之阻隔若是，盖因饮停心下，上逆为呕，下干为肠鸣。饮不除则痞不消，欲蠲饮必资中气。方中参、枣、草以培中气，藉半夏之降逆，佐芩、连以消痞，复得干姜之温散，使痞者通，逆者降矣，妙在去滓再煎，取其轻清上浮，以成化痞降逆之用耳。

清·朱光被,《金匮要略正义》(1803年)：痞塞心下，肺与大肠之气不相贯通，得呕则肺气少开，故大肠应之而鸣也，不呕则随闭矣。盖因中气虚里，浊邪搏结所臻。故以人参、甘、枣以补其中气，姜、半之辛以开痞结，芩、连之苦以降逆满，祛邪养正，攻效甚神。名曰泻心，谓泻心下之客邪，而非实泻心家之荣气也。

清·陈元犀,《金匮方歌括》(1811年)：按：痞者，否也，天气不降，地气不升之义也。芩、连大苦，以降天气；姜、枣、人参，辛甘以升地气；所以转否而为泰也。君以半夏者，因此证起于呕，取半夏之降逆止呕如神，亦即小柴胡汤去柴胡加黄连，以生姜易干姜是也。古人治病，不离其宗如此。

清·吕震名，《伤寒寻源》（1850年）： 伤寒五六日，呕而发热者，柴胡汤证具，而以他药下之，柴胡证仍在者，复与柴胡汤。此虽已下之不为逆，必蒸蒸而振，却发热汗出而解，若心下满而硬痛者，此为结胸也，大陷胸汤主之。但满而不痛者，此为痞，柴胡汤不中与之，宜半夏泻心汤。按此即生姜泻心汤去生姜而君半夏，又属小柴胡之变方。以其证起于呕，故推半夏为主药耳。

五画

清·陈恭溥，《伤寒论章句》（1851年）： 夫曰伤寒而下之，此所谓阴反下之也，下之则虚其中胃矣。中胃虚而太阳之标阳反入里而结于心下，此痞证之由来也。痞乃假气成形，故但满而不痛。此方以芩连泻心下之结热，参姜草枣补中胃之不足，君半夏者，取其能旋转阴阳，调和上中下，合芩连能泻心消痞，合补药能宣达胃气也。

清·莫枚士，《研经言》（1856年）： 诸泻心皆从小柴胡来。小柴胡以柴、姜治半表，芩、参、甘，半治半里。兹则去其治半表者，参用陷胸法，而随建主药，故当分数类观之。半夏泻心汤，即小柴胡去柴、姜之治表，加干姜、黄连以和胃也。其生姜泻心汤与甘草泻心汤，皆即半夏泻心汤原方，而主药略增（从《金匮》有人参）。三方不外干姜、黄连者，以此祛心下痞，乃胃虚上逆所致，与表陷之痞不同，故重在和胃也。其主药皆在小柴胡中，自为一类。其干姜黄连黄芩人参汤，则截半夏泻心之半而为之。其黄连汤，又即半夏泻心去黄芩加桂枝者。但二方皆重用黄连，使与干姜并视半夏泻心为小变也。黄芩汤，即截小柴胡之半而加芍药，以治腹痛。其黄芩加半夏生姜汤，即小柴胡去柴、参加芍药也。二方皆主小柴胡中之黄芩，自为一类。旋覆代赭汤，即小柴胡去柴、芩，加旋、代，增姜、减参者，故以旋代命名。厚朴生姜甘草半夏人参汤，即小柴胡去柴、芩，加朴，增姜、减参者。二方皆主小柴胡中之生姜，自为一类。其橘皮竹茹汤，即厚朴生姜甘草半夏人参汤去朴、半，加橘皮、竹茹、大枣，增甘草，故以橘皮竹茹命名。其橘皮汤，即取其方中二味为之。二方自为一类。小半夏汤乃抽小柴胡方中治呕之品，而倍其分者。其生姜半夏汤，即半夏之法，而小半夏加茯苓汤属焉。其半夏干姜散，即生姜半夏汤去生姜加干姜者，意固重在温胃，与生姜温经略殊。而大半夏汤，即半夏干姜散之变焉者也。其干姜人参半夏丸，即半夏干姜散加人参，倍半夏者。六方皆从小半夏汤来，主小柴胡中之半夏，自为一类。泻心汤，自大、小陷胸来。大黄黄连泻心汤，即泻心汤原方去黄芩。附子泻心汤，即泻心汤原方加附子。三方不外大黄、黄连者，以此处心下痞，乃表邪内陷所致，与结胸之义相同，而与半夏等三方痞症不同，故重在下实，乃由泻心而将入承气也。

清·姚球，《伤寒经解》（1859年）： 治痞以半夏泻心汤，燥其湿也。此因逆以法治之也。半夏、干姜，去湿散满；人参、甘草，扶元培土；黄芩、黄连，清心凉肺，使清肃之令下行；大枣以和之。名曰泻心汤者，泻心以救肺，肺气下输，则湿行也。

清·王孟英，《温热经纬》（1852年）： 方中行曰：半夏、干姜，辛以散虚满之痞。黄芩、黄连，苦以泄心膈之热。人参、甘草，甘以益下后之虚。大枣甘温润以滋脾胃之液。曰泻心者，言满在心膈而不在胃也。

清·费伯雄，《医方论》（1865年）： 此为误下胸痞而设。阳邪郁于上焦，既不能下，又不能仍从毛窍而出，惟有苦寒泻热之法，方能消痞解邪。而又恐阳邪既去，浊阴上干，故于清泻中参入辛温，以预截后患，此所以为医中之圣也。

清·高学山，《高注金匮要略》（1872年）： 因上虚而倒贯又可知，谓非呕生于痞，痞生于肠鸣，而肠鸣又生于膈虚脘寒，因而下吸浮热之所致乎。故君降逆之半夏者，所以专责呕逆之由于上痞也。膈虚，故佐益气之人参以补之。脘寒，故佐暖胃之干姜以温之。肠鸣之气为浮热，故加芩连之苦寒，以坚浮泄热耳。然后托之以甘草，浮之以大枣，而使诸药直从至高之胸膈，徐徐降下，则痞开而呕自止矣。

清·莫枚士，《经方例释》（1884年）：［泉案］方既以半夏主名，则当君半夏，以生姜泻心，甘草泻心二方例之。可见成君，黄连盖误。

清·戈颂平，《伤寒指归》（1885年）：主半夏辛平，降半里上水逆气结；黄连、黄芩苦寒，外坚金水表阴，固阳于里，水气逆半里上，半里下土冷气寒，以甘草、干姜甘温气味，温土之阴气从子左开，以人参、大枣多汁，助土之液，以和其阳，以固中土，阴阳气液左右上下交通，其痞自解。右七味，象阳数得阴复于七，以水一斗，象地天生成十数。煮取六升，象阴数得阳变于六。去滓，再煮取三升，象三阳阳数复于里，温服一升，日三服，象一阳阳数开于子复于表。

泻，降也。心，阳也。阳不阖午藏丣，地天之气不交，宜半夏辛平，降逆散结，芩、连苦寒，坚金水表阴，固阳阖午藏丣。阳不阖午藏丣，半里下土味不足，以甘草极甘培之。阳不阖午藏丣，半里下土冷气寒，以干姜辛温，温在下之阴。阳不阖午藏丣，半里下阴液不足，以人参、大枣多汁，助土之液，以和其阳，内固中土，阴阳气液上下交通，其痞自解。曰：但满而不痛者，此为痞，柴胡不中与之，宜半夏泻心汤。右七味，象阳数得阴复于七。以水一斗，象地天生成十数。煮取六升，象阴数得阳变于六。去滓，再煎，取三升，温服一升，日三服，象阳数得阴阖午。

清·唐容川，《金匮要略浅注补正》（1893年）：故用姜半以破水，芩连以制火，参枣甘草，保胃实肠，使水火不犯肠胃，各循其消导之路则愈。必如是解。而后仲景所论痞满陷痹，皆能会通矣。

清·王旭高，《退思集类方歌注》（1897年）：泻心者必以苦，故用芩、连；散痞者必以辛，故用姜、夏；欲交阴阳通上下者，必和其中，故用参、甘、大枣。按：半夏泻心汤治寒热交结之痞，故苦辛平等；生姜泻心汤治水与热结之痞，故重用生姜以散水气；甘草泻心汤治胃虚气结之痞，故加重甘草，以补中气，而痞自除。俗以甘草满中，为痞呕禁用之药，盖不知虚实之义者也。按：生姜泻心汤辛散破滞开痞，痞由水气而结，干呕食臭为实邪，则不当用人参。甘草泻心汤甘缓补虚化痞，痞由两次误下而得，且下利不止而谷不化，中虚极矣，正当用人参以辅甘草。则甘草泻心汤中无人参，生姜泻心汤反用人参，两方倒置，疑必有误。

清·张秉成，《成方便读》（1904年）：故以芩连之苦以降之，寒以清之，且二味之性皆燥，凡湿热为病者，皆可用之。但湿浊黏腻之气，与外来之邪，既相混合。又非苦降直泄之药所能去。故必以干姜之大辛大热以开散之。一开一降，一苦一辛。而以半夏通阴阳行湿浊，散邪和胃，得建治痞之功。用甘草、人参、大枣者，病因里虚。又恐苦辛开泄之药过当，故当助其正气，协之使化耳。

泻心汤治属里者，则以十枣汤大柴胡汤。如心下痞，腹中鸣，有水气不利，则以生姜泻心汤治；有下利完谷不化，则以甘草泻心汤治。治痞恶寒汗出者，用附子；关上脉浮者，用大黄。心下痞又不独泻心汤治，或用解表，或用和里，或吐或下，或调虚气，随所宜而施治。自今观之，是证由阴阳不分。塞而不通，留结心下为痞，于是胃中空虚，客气上逆为呕，下走则为肠鸣，故用是汤分阴阳。水升火降，而留者去，虚者实。成注：是方连、芩之苦寒入心，以降阳而升阴也；半夏、干姜之辛热，以走气而分阴行阳也；甘草、参、枣之甘温，补中而交阴阳，通上下也。

近代·何廉臣，《增订伤寒百证歌注》（1928年）：心下满而痞痛者，为结胸，但满而不痛者，为痞。痞者，否也，天气不降，地气不升之义也。芩连大苦以降天气，姜、枣、人参辛甘以升地气，所以转否而为泰也。君以半夏者，因此证起于呕，取半夏之降逆止呕如神，亦即小柴胡汤去柴胡加黄连，以生姜易干姜是也。古人治病，不离其宗如此。

近代·曹颖甫，《伤寒发微》（1931年）：故半夏泻心汤方治，所用半夏、干姜、甘草、人参、黄连、大枣，皆与黄连汤同，惟彼以寒郁太阴而腹痛用桂枝以达郁，此为气痞在心下，热邪伤及肺阴，兼用黄芩以清水之上源，为不同耳。

今出于误下之后，是当与结胸同例，而为水气之成痞，故宜以半夏泻心汤。生半夏以去水（纳半夏以去其水，见《金匮》），黄芩以清肺，黄连以降逆，干姜以温胃，甘草、人参、大枣以和中气，脾阳一振，心下之痞自消矣。以其有里无表，故曰柴胡不中与之。

近代·祝味菊,《伤寒方解》(1931年)：本方以半夏为主药，黄连、干姜、甘草为重要副药。其适用标准在伤寒抵抗不及，呕而发热之柴胡汤证，以他药误下，中虚热郁，而成痞满者，故用半夏和胃降逆，黄连、干姜、甘草清热温中益气，更佐以人参、黄芩、大枣泻痞补虚，寒热并用也。煮服法中“须”以下十二字，成本无。揆其意，乃在可解与不可解之间，删之为是。

五画

近代·徐大桂,《伤寒论类要注疏》(1935年)：按：此为寒热错杂，胸阳拂逆，立调中降逆之法也。原文举柴胡证误下，推演结胸、胸痞之原委。盖柴胡证，本不应下，若下之而柴胡证未罢，病虽未变险逆，然正阳被伤，得柴胡汤以透膜去邪，虚阳乍达，必见蒸蒸振战，若不自持之象，然后能汗出病解，正是绘出下后虚阳回复之情态也。夫柴胡证，虽缘表邪内陷，介乎半表半里；然往来寒热，心烦喜呕，胸阳虽欲达而不能，犹属邪正相持之象。若因误下，而伤其胃气，则胸阳益无力外举，表热即因而内陷，胸阳阻塞，痰气交凝，遂成结胸之逆证矣。若不为阳陷热实之结胸，而但寒热水火之气，拂逆于胸膈，而为气痞，是又诸泻心汤之方证也。大陷胸证，仲景举头痛、发热、盗汗、恶寒之表证误下，致使胃中空虚，客气动膈，是以桂枝证妄下，而成结胸也。本条以呕而发热之证，下之而为胸满硬痛，或但满而不痛，是以柴胡证妄下，而成结胸，胸痞也。

近代·赵桐,《金匮述义》(1940年)：芩连以清上火，干姜以温下寒，参姜大枣补中气以散转（太气一转，其气乃散），夏姜止呕吐而降逆，补土即以交通水火（水火合于中土），半夏更能燮理阴阳也。

近代·彭子益,《圆运动的古中医学·伤寒论方解篇》(1947年)：少阳病中，如胸满而痛，此为大陷胸汤之结胸证。若胸满而不痛，此为痞证。不可用小柴胡汤，宜用半夏泻心汤以治痞。痞者中气虚寒，热逆不降。干姜、炙草、人参温补中气之虚寒，连芩清热，半夏降逆。中气旋转，逆热不降，则痞消也。

近代·彭子益,《圆运动的古中医学·金匮方解篇》(1947年)：治呕而肠鸣，心下痞者。胆经相火，生热上逆则呕。火逆于上，中气虚寒则痞。火逆中寒，升降停滞，水走肠间则肠鸣。干姜、炙草、人参、大枣温中寒补中虚，连芩降相火，半夏降逆气也。

治妇人吐涎沫。误下伤中，心下即痞者。误下伤中，中寒上热，心下即痞。干姜、甘草、人参温补中气以助旋转，连芩降热，半夏降逆也。吐涎沫而不痞者，宜小青龙汤轻剂，发汗逐水以除涎沫之来源也。

现代·中医研究院,《伤寒论语释》(1956年)：本方就是小柴胡汤去柴胡、生姜，加黄连、干姜。因为没有往来寒热，所以不用柴胡；半夏、干姜辛温，可以散痞结而止呕吐；黄芩、黄连苦寒可泻胃热；人参、甘草、大枣补中。痞为寒热之气互结而成，所以寒热药味同时并用。

现代·任应秋,《伤寒论语释》(1957年)：柯韵伯云：“即小柴胡去柴胡加黄连、干姜也，不往来寒热，是无半表证，故不用柴胡，痞因寒热之气互结而成，用黄连干姜之大寒热者，为之两解也。”本方治胃炎肠炎一类疾病，效颇显著，消炎、健胃、镇痛、镇吐有卓效。

现代·陈亦人,《伤寒论译释》(1958年)：半夏降逆止呕，芩连清热泄痞，干姜、甘草温中，人参、大枣益气。约而言之，组方意义，不外苦泄辛开甘补，即苦以泄热，辛以开结，甘以补虚。生姜、甘草、半夏泻心三方的药物基本相同，只不过甘草泻心略增甘草用量，生姜泻心加入一味生姜而已。由此可见，半夏泻心又应是三泻心汤的基础方。

各家对半夏泻心汤配伍意义的解释虽然略有差异，而基本精神是一致的，不外苦以泄之，辛以开之，甘以补之。这里有一点值得注意，方中君药一般都是名方的药味，如麻黄汤以麻黄为君，桂枝汤以桂枝为君，而诸泻心汤却是黄连为君，如本方以半夏为佐，从而可见泻心剂主治的重点当是以湿热为主，如果不是湿热壅滞，泻心诸方是不适用的。

现代·安徽中医学院，《伤寒论通俗讲义》（1959年）：此方是小柴胡汤去柴胡、生姜，加干姜、黄连组成的；凡属心下痞满按之不痛的证候，多采用之。方以半夏为君，散结除痰，降逆止呕，黄连泄心下痞满之热，理寒则有干姜，清热则取芩连，维护下后的中气虚怯，则更有人参、甘草、大枣。本方见寒温、补泻兼施，来治疗胃气虚弱、邪陷成痞的证候，真是至稳至当，而又至效。

现代·李翰卿，《中国百年百名中医临床家》（1960年）：此调理肠胃寒热，兼补虚之方。主治伤寒误治后或没有误治的“心下痞满，呕吐，下利”。但必须具有口苦、心烦、胃肠部不拒按、脉象无力或服温补药无效等寒热虚夹杂的证候。芩、连、干姜调肠胃之寒热，以解寒热互结之痞满，兼半夏并能止呕；人参、大枣、炙草以补肠胃因误下形成之虚，合干姜尤能止利。按：呕多者可多用半夏；泻多者可多用干姜、人参、大枣、炙草；痞甚有热者可多加芩、连。

现代·孙纯一，《伤寒论注释要编》（1960年）：本方是小柴胡汤去柴胡生姜加黄连干姜汤也，无往来寒热，所以不用柴胡，以半夏辛温可以散痞结而止呕吐，黄芩、黄连苦寒可泻胃热，人参、甘草大枣补中，痞为寒热之气互结而成，所以寒热药味同时并用，为两解寒热也。

现代·刘渡舟，《伤寒论十四讲》（1982年）：半夏泻心汤由半夏、黄芩、黄连、人参、炙甘草、大枣组成。此证气机升降不利，中焦痞塞，胃气不降而生热，故方用芩、连之苦寒以降之；脾气不升而生寒则肠鸣下利，故用干姜之辛热以温之；痰饮扰胃，逆而作呕，故用半夏降逆和胃以止呕；脾胃气弱，不能斡旋上下，故以参、草、枣以补之。本方清上温下、苦降辛开、寒热并用，以和脾胃，为治心下痞的主方。

现代·刘渡舟，聂惠民，傅世垣，《伤寒挈要》（1983年）：此证来自误下，脾胃之气先伤，故以人参、甘草、大枣以补之，半夏蠲痰治呕更有散痞气之专长；干姜温脾以腾中气，黄芩、黄连苦寒而降胃气之逆，七药合和，共奏辛开、苦降、甘补，以和脾胃之气为目的。

现代·刘渡舟，《伤寒论诠解》（1983年）：半夏泻心汤与后面要介绍的生姜泻心汤、甘草泻心汤，均可谓是小柴胡汤的变方，属和解之法而主治心下痞。但三方之中，又以本方为代表方。因本证以呕吐、心下痞、大便不调为特点，而《神农本草经》言半夏“主伤寒寒热，心下坚下气……胸胀，咳逆肠鸣”，既能化痰降逆，又能消痞散结，故本方以半夏为君，而定名为半夏泻心汤。本方由七味药组成，实系小柴胡汤去柴胡，加黄连，以干姜易生姜。半夏、干姜辛开而温，以散脾气之寒，黄芩、黄连苦泄而寒，以降胃气之热，人参、甘草、大枣甘温调补，和脾胃，补中气，以复中焦升降功能，此即所谓“辛开苦降甘调”之法。总之，本方寒温并用，苦辛相投，攻补同施，具有和阴阳，顺升降，调虚实之功，故为和解治痞之良方。

现代·刘渡舟，苏宝刚，庞鹤，《金匮要略诠解》（1984年）：本证为上热下寒，中焦痞塞，寒热错杂的呕吐痞证。治以半夏泻心汤，辛开苦降，扶正祛邪。方中半夏、干姜辛开温散，降浊除痞；黄芩、黄连苦寒降火，泄其结热；人参、甘草、大枣温补中气，以消痞塞之气。此方寒热并用，故能交通阴阳，则诸证可解。

现代·陈亦人，《伤寒论求是》（1987年）：半夏、生姜、甘草三泻心汤所治的寒热夹杂痞证，为热痞兼中气（阳）虚，所以在用芩、连泄热的同时，佐人参、炙甘草、大枣补益中气，更佐半夏、干姜辛开散结，以加强治痞的作用。因为临床表现寒热夹杂，方剂又是寒热并用，因此有许多医家提出三泻心主治的痞证是“寒热相结”。三泻心汤的药味并无多大差异，半夏泻心汤中的甘草用量略增，即甘草泻心汤；干姜的用量稍减，再加入生姜，即生姜泻心汤。这在宋本《伤寒论》附子泻心汤方后记载的“本云：加附子，半夏泻心汤，甘草泻心汤，同体别名耳，生姜泻心汤，本云：理中人参黄芩汤，去桂枝、白术，加黄连，并泻肝法。”足资佐证。其中有三点值得注意，一是三泻心汤同体别名，说明主要作用是一致的。二是理中人参黄芩汤为三泻心汤的基本方，换言之，三泻心汤是理中人参黄芩汤的加减方。三是在汉晋时代已知泻心汤有泻肝作用，长期以来，未有引起《伤寒论》注家及广大医家的重视，实为憾事！柯氏能明确提“泻心实以泻胆”，与“并泻肝法”颇为近似，真所谓“先圣后贤，其揆一也”。这正是柯氏迥出诸家的卓见。但是把“泻胆”全属之半夏泻心汤，则不够全面。

现代·王付,《经方学用解读》(2004年): 中虚湿热痞证的基本病理病证是湿热侵袭脾胃；脾胃虚弱，气机壅滞不畅。所以治疗中虚湿热痞证，其用方配伍原则与方法必须重视以下几个方面。

针对证机选用清热燥湿药：湿热浸淫脾胃，脾气不升，浊气不降，清浊之气与湿热相互搏结而阻滞于心下，则心下痞满或疼痛，其治当清热燥湿，以使湿热之邪不得困阻于脾胃。如方中黄连、黄芩。

合理配伍苦温燥湿药：湿热之邪，其治当清热燥湿，可因苦寒药虽能清热，但用之稍有不当，则会引起寒凝气机，寒凝则又不利于湿热之邪退散。因此，在治疗湿热之邪时，除了针对证机而用药外，还要合理配伍苦温燥湿药，以监制苦寒而不寒凝，若能合理配伍苦温药，则可使湿得温而燥化，以增强清热燥湿作用。如方中半夏、干姜。

妥善配伍补气药：湿热之邪之所以侵袭脾胃，是因为夙体脾胃之气虚弱，则证见少气乏力，肢体困倦，其治当补益脾胃，以使脾胃之气得复，并能驱邪于外。如方中人参、大枣、甘草。

随证加减用药：若胃热明显者，加栀子、蒲公英，以清热泻火；若食少者，加神曲、香附，以行气消食；若湿邪阻滞者，加苍术、川芎，以燥湿行气；若脘腹疼痛者，加延胡索、川楝子，以行气活血止痛等。

【方论评议】

综合历代各家对半夏泻心汤的论述，应从用药要点、方药配伍和用量比例三个方面进行研究，以此更好地研究经方配伍，用于指导临床应用。

诠释用药要点：方中黄连、黄芩清热燥湿，半夏醒脾燥湿降逆，干姜温中和胃，人参、大枣、炙甘草，补益中气。

剖析方药配伍：黄连与黄芩，属于相须配伍，增强清热燥湿；干姜与半夏，属于相使配伍，干姜助半夏降逆止呕，半夏助干姜温中散寒；人参与大枣、甘草，属于相须配伍，健脾益气，生化气血；黄连、黄芩与干姜、半夏，属于相反相畏配伍，黄连、黄芩苦寒清热燥湿，并制约干姜、半夏温中化热，干姜、半夏温中降逆，并制约黄连、黄芩苦寒伤阳；黄连、黄芩与人参、大枣、炙甘草，属于相反相畏配伍，人参、大枣制约黄连、黄芩清热燥湿伤胃，黄连、黄芩制约人参、大枣补益化热；半夏、干姜与人参、大枣、甘草，属于相使配伍，半夏、干姜助人参、大枣、甘草益气化阳，人参、大枣、甘草助半夏、干姜健脾醒脾，益气开胃。

权衡用量比例：黄连与黄芩用量比例是1∶3，增强清热燥湿，以治湿热；半夏与干姜用量比例是4∶3，提示醒脾燥湿与温中散寒之间的用量调配关系，以治寒湿；黄连、黄芩与干姜、半夏用量比例是1∶3∶3∶4，提示清热燥湿与温阳燥湿之间的用量调配关系，以治寒热夹杂；黄连、黄芩与人参、大枣、甘草用量比例是1∶3∶3∶10∶3，提示清热燥湿与健脾益气之间的用量调配关系，以治湿热气虚；干姜、半夏与人参、大枣、甘草用量比例是3∶4∶3∶10∶3，提示温中燥湿与健脾益气之间的用量调配关系，以治寒伤阳气。

根据半夏泻心汤组成，既可辨治中虚湿热证，又可辨治中虚寒湿证，还可辨治中虚寒热夹杂证。辨治中虚湿热证，可酌情加大黄连、黄芩用量，干姜、半夏之温可制约黄连、黄芩苦寒伤胃；辨治中虚寒湿证，可酌情加大干姜、半夏用量，黄连、黄芩之寒可制约干姜、半夏温热化燥；辨治中虚寒热夹杂证，因病变证机可酌情调整黄连、黄芩与干姜、半夏用量。

【药理作用】 本方具有调节胃肠平滑肌蠕动、保护胃肠黏膜、强心、改善心脑血管、改善微循环、调节呼吸中枢、调节腺体分泌、解除平滑肌痉挛、抗胃溃疡、抗氧化、抗缺血、增强机体免疫功能、改善心肺肝肾功能、对中枢神经呈双向调节、降血压、降血脂、降血糖、镇静、镇痛、抗炎、抗菌、抗病毒、抗过敏、抗真菌、抗风湿、增强促进骨质代谢等作用。

半夏厚朴汤

【导读】 ①学用半夏厚朴汤应重视半夏和厚朴的用量调配关系、半夏和生姜的用量调配关系、茯苓和苏叶的用量调配关系。②半夏厚朴汤虽是辨治气郁痰阻证的重要代表方，但在临床中对肺气郁闭证等也具有良好治疗作用。③学好用活半夏厚朴汤的第一步是辨清半夏厚朴汤由哪些药物组成：组成半夏厚朴汤有1个基础方和4组药，基础方是生姜半夏汤，4组药中第1组是行气药即厚朴、紫苏叶，第2组是燥湿化痰药即半夏，第3组是益气利湿药即茯苓，第4组是调理升降气机药即半夏、生姜，从1个基础方和4组药用量深入学习研究即可用活半夏厚朴汤。

【方歌】 半夏厚朴化痰郁，茯苓生姜共紫苏，行气化痰开郁结，肺咽气郁皆能除。

【方药】 半夏一升（24 g） 厚朴三两（9 g） 茯苓四两（12 g） 生姜五两（15 g） 干苏叶二两（6 g）

【用法】 上五味，以水七升，煮取四升。分温四服，日三夜一服。

【功用】 行气散结，降逆化痰。

【适应证】

1. 中医病证：①梅核气（气郁痰阻证）。咽中如有物阻，咯之不出，吞之不下，因情绪不佳而加重，胸闷，或胁痛，或咳，或呕，舌淡、苔白腻，脉弦。②肺气郁闭证。③寒痰气郁证。

2. 西医疾病：慢性胃炎、胃及十二指肠溃疡、焦虑性神经症、精神抑郁症、过敏性哮喘、慢性咽炎、咽喉异感症、咽神经紧张综合征等临床表现符合梅核气证者。

【用药分析】 方中半夏燥湿化痰、降逆散结。厚朴下气开郁、行气化痰；茯苓健脾和胃、渗湿利痰。生姜降逆化湿、和胃化痰。干苏叶疏利气机、开郁散结。

【用方思路】

1. 半夏厚朴汤既是辨治气郁痰阻证的重要代表方，又是辨治诸多杂病如咽喉病、肺病、心病、脾胃病、肝病等的重要基础方。

2. 方中半夏既醒脾燥湿，又降逆化痰；厚朴、苏叶既可行气，又可解郁；生姜既可行散，又可化痰；茯苓既可益气，又可利湿。从方中用药用量及调配分析得知，半夏厚朴汤的应用并不局限于气郁痰阻证，还可用于辨治诸多杂病，如咽喉疾病和呼吸、循环、消化、内分泌等系统疾病。

3. 运用半夏厚朴汤辨治的病证（无论病变部位在咽喉、在肺或在心）以气郁痰阻为主，其治当行气化痰。

【随证合方】 若夹热，可与桔梗汤合方用之；若夹气阴虚，可与麦门冬汤合方用之；若夹阳虚，可与四逆汤合方用之。应用时还必须结合病变主次酌情调整方药用量。

【注意事项】 运用半夏厚朴汤既要辨清西医之病，又要辨清西医之病属于中医痰气郁证。辨西医之病可进一步了解疾病的发展演变及转变规律，辨中医之证可更好地针对西医之病选用半夏厚朴汤。

【应用指征】 妇人咽中如有炙脔，半夏厚朴汤主之。（第二十二 5）

【方论】

元·赵以德，《金匮方论衍义》（1368年）：用半夏、茯苓、厚朴、生姜、苏叶，散郁化痰而已。

清·李彣，《金匮要略广注》（1682年）：半夏、生姜散逆，厚朴、茯苓下气，苏叶入肺经而宣正气，又为开郁利气之总司也。

清·张志聪，《金匮要略集注》（1683年）：夫人之阴阳，火上而水下，豚乃水畜，性躁善奔，手少阴君火之脉夹咽，水气上乘，感少阴心火之气，而结于咽，故咽中如炙脔也。宜半夏、厚朴、生姜、茯苓，宣助中焦之土气，以制泻其水邪；用苏叶以苏散其水气。此章与《水气篇》之气上冲咽，状如炙肉相同。

清·周扬俊，《金匮玉函经二注》(1687年)：《千金》之病证虽异，然亦以此而致也。用半夏等药，散郁化痰而已。

清·顾松园，《顾松园医镜》(1718年)：半夏、厚朴消痰散结下气。苏叶活血温中行气。生姜行阳散气。茯苓能理痰壅，导逆气下行。徐氏谓：妇人或产后或经后，寒气以从阴户乘虚侵入胞宫，相随任脉上冲，抵于咽嗌，致有此病。而男子因寒痰冷气上逆，亦间有之。尝治一人，咽中每噎塞，嗽不出，以前汤投之即愈。愚谓：阴虚之人，咽中噎塞嗽不出者甚多，勿概混用。

五画

清·魏荔彤，《金匮要略方论本义》(1720年)：经血未去，受外感风寒之邪及传变热邪，病仍归于血分。前四条尽其义，纵有未备，亦可类举而推之矣，而妇人之杂病可续明焉。妇人咽中如有炙脔者，食腥之气上冲也，必胃虚寒而饮食停，饮食停而内热生，内热生而腥臭作。清胃理脾，调气散热而病愈，主之以半夏厚朴汤，此义也。证似同于男子，而阴血虚热易于得此，微不同也。

清·尤在泾，《金匮要略心典》(1729年)：此凝痰结气，阻塞咽嗌之间，《千金》所谓咽中帖帖，如有炙肉，吞不下，吐不出者是也。半夏、厚朴、生姜辛以散结，苦以降逆，茯苓佐半夏利痰气，紫苏芳香入肺以宣其气也。

清·黄元御，《长沙药解》(1753年)：治妇人咽中如有炙脔。以湿旺气逆，血肉凝瘀。茯苓泻其湿，朴、半、姜、苏，降其逆而散其滞也。

清·黄元御，《金匮悬解》(1754年)：妇人咽中如有炙脔，半夏厚朴汤主之。温土堙塞，浊气上逆，血肉凝涩，结而不消，则咽中如有炙脔，半夏厚朴汤，茯苓泻湿而消瘀，朴、半、姜、苏，降逆而散滞也。

清·徐灵胎，《女科指要》(1759年)：紫苏疏血气以散郁结，厚朴散中满以开气滞；茯苓渗湿气以和脾，半夏化痰涎以燥湿。水煎温服，使郁解气伸，则痰涎消化，而经络融和，自无凝滞之患，何致肢臂不举，宛似中风之不瘳者，胎无不长之理矣。

清·徐灵胎，《杂病证治》(1759年)：紫苏理血气以散郁，厚朴散中满以除痞；茯苓渗湿和中气，半夏燥湿化痰涎也。生姜煎服。俾痰化气行，则胸宇廓然而痞满结核无不自除矣。此化痰疏郁之剂，为梅核气痰结之专方。

清·陈修园，《医学从众录》(1803年)：此方妙在紫苏叶一味，辛以散结，香以醒脾，而顺气消胀行水，乃其余事。

清·朱光被，《金匮要略正义》(1803年)：此所谓寒伤经络，凝坚在上也。咽中属至清之分，积冷结气，若或有形，非辛不能开，非温不能散。然非气之极轻清者，不足以为功。故主此汤。半夏降逆气，厚朴开结气，生姜温散气分之寒，紫苏温散血分之寒，茯苓分清别浊而令上焦之阳气还归于太清，洵圣方也。

清·陈元犀，《金匮方歌括》(1811年)：按：主以半夏厚朴汤者，方中以半夏降逆气，厚朴解结气，茯苓消痰，尤妙以生姜通神明助正祛邪，以紫苏之辛香散其郁气，郁散气调，而凝结焉有不化者哉。后人以此汤变其分两，治胸腹满闷呕逆等症，名七气汤，以治七情之病。

清·王士雄，《随息居重订霍乱论》(1862年)：此方既主七情不适之郁痰证，亦治寒湿不化，风感外侵，食滞不消，误投滋补，因而病剧者，无不所嚮辄捷。

清·高学山，《高注金匮要略》(1872年)：妇人心境逼窄，凡忧思愤闷，则气郁于胸分而不散，故咽中如有炙脔嗳之不得出。咽之不得下者，留气之上塞横据，而不降不散之候也。故以降逆之半夏为君，佐以开郁之厚朴，宣郁之生姜，加渗湿之茯苓，以去郁气之根据。辅散邪之苏叶，以去郁气之勾结。则下降旁散，而留气无所容矣。

清·莫枚士，《经方例释》(1884年)：此小半夏加茯苓汤加厚朴、苏叶也，为下气降痰之主方。痰随气升者宜之。《千金》以此方治妇人胸满，心下坚，咽中帖帖如有炙肉，吐之不出，咽之不下，主治较详，《三因》减生姜名四七汤，亦名七气汤。凡半夏、苏叶同用诸方，入《外台》引《广济》柴胡厚朴汤、紫苏汤是也。《易简方》参苏饮，从《广济》紫苏汤来，《局方》苏子降气汤，即此方去茯苓，加前胡、陈皮、当归、沉香、甘草五味为之。

清·张秉成，《成方便读》(1904年)：半夏、茯苓，化痰散结。厚朴入脾以行胸腹之气，紫苏达肺以行肌表之气，气顺则痰除。故陈无择《三因方》以此四味，而治七情郁结之证。《金匮》加生姜者，亦取其散逆宣中，通彻表里，痰可行而郁可解也。

清·戈颂平，《金匮指归》(1907年)：主半夏辛平，降半里上水逆气结；茯苓淡甘，通阴土之阴；生姜辛温，疏泄土中水气；厚朴苦温；炙香紫苏辛温气香，温苏脾气，上通于咽。右五味，以水七升，象土中之阴，得阳数变于七。煮取四升，分温四服，日三服，夜一服，象阴阳气液环绕四方，三阳得阴阖于午，一阳得阴开于子也。

近代·曹颖甫，《金匮发微》(1931年)：仲师于无可形容之中，名之曰如有炙肉，即俗所称梅核气也。方用姜夏以去痰，厚朴以宽胸膈，苏叶以开肺，茯苓以泄湿，务令上膈气宽，湿浊下降，则咽中出纳无阻矣。

近代·赵桐，《金匮述义》(1940年)：苏叶芳辛通气，色赤入血，半夏降逆痰，川朴消痰气，茯苓化气消痰，生姜宣肺利气。重者必加破血之品。寒者可用，脉数者忌之。可与旋覆代赭汤、麦门冬汤、瓜蒌薤白汤参用。

近代·彭子益，《圆运动的古中医学·金匮方解篇》(1947年)：治腹满痛，发热脉浮数，饮食如故者。腹满痛为内实里证，发热脉浮为外感表证。表里并见，当先解表，然后攻里。此伤寒之定法。然伤寒表病，饮食不如故。且必身痛项强。今饮食如故，身不痛项不强，虽脉浮发热而腹满痛，自应以里证为主。故宜厚朴、枳、黄以攻里实，桂、草、姜、枣以和表起也。

治妇人咽中如有炙脔者。湿凝胃逆，则咽中有物不下，有如脔肉。朴、夏、姜、苏皆降胃逆，茯苓除湿气也。

现代·王渭川，《金匮心释》(1982年)：本证俗称梅核气。病因为七情郁结，痰凝气滞。从痰辨证，病证分热痰和湿痰两种。仲景处方半夏厚朴汤，意在用半夏、厚朴、茯苓降逆解结，消痰；生姜、紫苏辛香散郁调气。但本人经验，湿痰用本节所处的半夏厚朴汤加软坚降气、化湿疏导之品，如射干、板蓝根、柴胡、生蒲黄、瓦楞子等比较有效。如属热痰，则需用逍遥散合蠲饮六神汤，加天竺黄、射干、五灵脂等，才能驱邪病愈。

现代·刘渡舟，苏宝刚，庞鹤，《金匮要略诠解》(1984年)：本条是论述妇人咽中痰凝气滞的证治。本病后人称为“梅核气”。治用半夏厚朴汤解郁化痰，理气开结。方中紫苏气味芳香，有散郁理气作用；厚朴降气，开凝散结而通利痰气；茯苓行饮化饮，以澄痰本；半夏降气涤痰；生姜温中化饮，以去痰凝；则咽中炙脔之感可除。

现代·王付，《经方学用解读》(2004年)：痰阻气郁证的基本病理病证痰阻于咽；气郁于咽。所以，治疗痰阻气郁证，其用方配伍原则与方法必须重视以下几个方面。

针对证机选用行气药：肝气郁而不疏脾，脾不得肝气所疏而水湿内停为痰，痰气相互搏结而上行阻滞于咽，则证见喉中如有物阻，咯之不出，吞之不下，其治当行气下气，在用理气药时，尽可能选用既有行气降气作用，又有化湿醒脾作用，更有升达气机作用，以此而配伍则可收到最佳治疗效果。如方中厚朴、苏叶。

合理配伍化痰药：痰邪阻结咽喉，其治当化痰散结，在配伍化痰药时最好选用既有化痰作用，又有燥湿作用，更有利咽喉作用。如方中半夏、生姜。

妥善配伍渗利药：痰由湿而生，治痰必须妥善配伍渗利化湿药，只有妥善配伍治湿药，则可杜绝痰邪变生之源。又，在配伍渗利药时，最好选用既有渗湿作用，又有益气健脾药，以此而配伍则既可治标又可治本。如方中茯苓。

随证加减用药：若咽喉不利者，加牛蒡

子、桔梗，以开窍利咽；若咽中有痰者，加贝母、陈皮，以理气化痰利咽；若气滞者，加柴胡、枳实，以疏肝降气等。

【方论评议】

综合历代各家对半夏厚朴汤的论述，应从用药要点、方药配伍和用量比例三个方面进行研究，以此更好地研究经方配伍，用于指导临床应用。

诠释用药要点：方中半夏燥湿化痰、降逆散结，厚朴下气开郁、行气化痰，茯苓健脾和胃、渗湿利痰，生姜降逆化湿、和胃化痰，干苏叶疏利气机、开郁散结。

剖析方药配伍：半夏与生姜，属于相使配伍，半夏化痰偏于降逆，生姜化痰偏于宣散，辛开苦降，宣散降逆，调理气机；厚朴与紫苏叶，属于相须配伍，厚朴行气偏于下行，苏叶行气偏于升散，气顺则痰消；半夏与茯苓，属于相使配伍，半夏偏于醒脾燥湿，茯苓偏于健脾利湿，使痰湿既从内消，又从下去。半夏、生姜与厚朴、紫苏叶，属于相使配伍，半夏、生姜助厚朴、紫苏叶行气之中以降逆，厚朴、紫苏叶助半夏、生姜化痰降逆之中下气；茯苓与半夏、生姜，属于相使配伍，茯苓健脾利湿，助半夏、生姜醒脾燥湿，杜绝生痰之源；茯苓与厚朴、紫苏叶，属于相使配伍，健脾利湿，芳香化湿。

权衡用量比例：半夏与生姜用量比例是 8 ∶ 5，提示降逆与宣散之间的用量调配关系，以治痰逆；厚朴与紫苏叶用量比例是 3 ∶ 2，提示下气与行散之间的用量调配关系，以治气滞；半夏、生姜与厚朴、紫苏叶用量比例是 8 ∶ 5 ∶ 3 ∶ 2，提示化痰与行气之间的用量调配关系，以治痰气胶结；茯苓与半夏、生姜用量比例是 4 ∶ 8 ∶ 5，提示健脾利湿与醒脾燥湿之间的用量调配关系，以治痰湿之源。

【药理作用】本方具有抗过敏、调节腺体分泌、抗炎、解除胃肠及气管平滑肌痉挛、促进胃肠蠕动、调节血糖、调节血运状态、抗缺氧、增强机体免疫功能、调节中枢神经、调节周围神经、调节内分泌等作用。

半夏麻黄丸

【导读】①学用半夏麻黄丸应重视半夏和麻黄的用量调配关系。②半夏麻黄丸虽是辨治饮邪凌心证的重要代表方，但在临床中对脾胃痰饮证等也具有良好治疗作用。③学好用活半夏麻黄丸的第一步是辨清半夏麻黄丸由哪些药物组成：组成半夏麻黄丸有 2 组药，第 1 组是降逆燥湿药即半夏，第 2 组是宣发行散药即麻黄，从 2 组药用量深入学习研究即可用活半夏麻黄丸。

【方歌】半夏麻黄能化饮，饮邪凌心心烦悸，脾胃寒饮痞胀满，温阳通阳可止逆。

【方药】半夏　麻黄等份

【用法】上二味，末之，炼蜜和丸小豆大，饮服三丸，日三服。

【功用】温阳化饮，通阳止悸。

【适应证】

1. 中医病证：①饮邪凌心证。心悸，或怔忡，胸闷，或胸满，舌淡、苔薄滑，脉沉或滑。②寒郁痰饮证。

2. 西医疾病：室性心动过速，心律不齐，心肌炎，风湿性心脏病，贲门痉挛，幽门水肿，急、慢性胃炎，慢性胆囊炎，支气管炎，支气管哮喘等临床表现符合水饮内停证者。

【用药分析】方中半夏醒脾理胸、燥湿化痰，麻黄宣发温阳、利饮止悸，蜜能益气缓急。

【用方思路】

1. 半夏麻黄丸既是辨治饮邪凌心证的重要代表方，又是辨治诸多杂病如心病、肺病、脾胃病等的重要基础方。

2. 方中半夏既可醒脾燥湿，又可降逆化痰；麻黄既宣发于外，又可宣发于内。从方中用药用量及调配分析得知，半夏麻黄丸的应用并不局限于饮邪凌心证，还可用于辨治诸多杂病，如循环、消化、呼吸、精神神经、内分泌等系统疾病。

3. 运用半夏麻黄丸辨治的病证（无论病变部位在心、在肺或在脾胃）以水饮为主，其治当燥湿化饮。

【随证合方】 若夹郁，可与橘枳姜汤合方用之；若夹寒瘀，可与当归四逆汤合方用之；若夹阳虚，可与桂枝人参汤合方用之；若夹心气郁，可与枳实薤白桂枝汤合方用之。

【注意事项】 运用半夏麻黄丸既要辨清西医之病，又要辨清西医之病属于中医水饮证。辨西医之病可进一步了解疾病的发展演变及转变规律，辨中医之证可更好地针对西医之病选用半夏麻黄丸。

【应用指征】 心下悸者，半夏麻黄丸主之。（第十六 13）

【方论】

元·赵以德，《金匮方论衍义》（1368年）： 故用麻黄以散荣中寒，半夏以散心中水耳。

清·李彣，《金匮要略广注》（1682年）： 半夏辛以散之，能运脾祛湿，以燥水饮于内；麻黄苦以泄之，能发表出汗，以宣水饮于外也。

清·张志聪，《金匮要略集注》（1683年）： 心下悸者，火邪停于心下而为悸也。半夏感一阴之气而生，能启阴气以上滋，麻黄中通浮薄，能通火邪以外出，故用丸以留中，俟下而上，中而外也。

清·周扬俊，《金匮玉函经二注》（1687年）： 赵以德：由是心火郁而致动，用麻黄以散荣中寒；半夏以散心下水耳。首论以脉弱为悸，而用此汤治者，其脉必不弱，非弦即紧。岂脉弱心气不足者，犹得用此药乎。

清·魏荔彤，《金匮要略方论本义》（1720年）： 至于心下悸，多系阴亏而阳亦弱，且有兼水气而冲逆者，仲景主之以半夏麻黄丸。半夏辛燥，助阳气，治水逆；麻黄轻清，用以为丸，不作发汗之治，而作升阳之治。俾阳分之弱者渐旺，心下悸者得愈，然后可理其阴分之亏，而血之亡者可复耳。

清·尤在泾，《金匮要略心典》（1729年）： 此治饮气抑其阳气者之法，半夏蠲饮气，麻黄发阳气，妙在作丸与服，缓以图之，则麻黄之辛甘不能发越津气，而但升引阳气；即半夏之苦辛，亦不特蠲除饮气，而并和养中气，非仲景神明善变者，其孰能与于此哉。

清·黄元御，《长沙药解》（1753年）： 治心下悸者。以阳衰土湿，升降失政，脾陷而乙木不能直升，则郁勃而为悸，胃逆而甲木不能顺降，则悬虚而为惊。胃土上逆，浊阴填塞，心下更郁，经络壅涩，碍厥阴风木升达之路，是以心下悸动。

清·黄元御，《金匮悬解》（1754年）： 阳衰土湿，升降失政，胃土上逆，心下郁塞，碍厥阴升路，风木上行，不得顺达，郁勃鼓荡，是以心下悸动。半夏麻黄丸，半夏降胃逆而驱浊阴，麻黄泻堙塞而开经路也。

清·朱光被，《金匮要略正义》（1803年）： 此为平人，并无诸虚不足症象，而但心下悸者，当责其有痰饮也。半夏、麻黄专发越上焦蕴伏之痰邪，故主之。然为剂甚小而服法最缓，以久伏之邪难以骤除耳。

清·邹澍，《本经疏证》（1832年）： 主以半夏麻黄丸，其义最为难释，盖悸者水饮侵心，心气馁缩，固应半夏之治饮，然用麻黄通心，不用桂枝者，则以桂枝仅能通血脉，不能发舒心阳，然究病轻药峻，不宜急治，故止服如小豆者三丸，日三服以渐去之，于此见用麻黄仍欲使之和缓有如此者。

清·高学山，《高注金匮要略》（1872年）： 麻黄空细如毛，性极疏泄，用于桂甘姜枣之中，乘辛暖甘浮之化。又得杏仁之清利以为使，则疏泄之性，从上外向，故能由胸达表以为汗，此麻黄、大青龙二汤之正用如此。若夫监以辛降平逆之半夏，敛以酸收下走之白芍，又得茯苓之淡渗以为使，则又使疏泄之性下向，而利膀胱渗化之机。此小青龙一汤，为下焦之变用，又如此。至于本方，脉则以动乘弱，症则因悸而惊，是上焦不足，中焦有余，以有余之火，侵犯不足，故止用对配辛降平逆之半夏，使疏泄之性从中下散。又恐汤性易竭，丸则取其缓发，蜜则润其偏干，小丸少服者，徐图渐减之义。此本方一丸，为中焦之平用者更如此。要之、动弱惊悸，脉症俱是两层，弱脉悸症，在主虚一边。

清·莫枚士，《经方例释》（1884年）： 徐灵胎说：此治饮在心下者。泉谓：心下悸者，气分被水所壅也，故以生半夏之散水、麻黄之疏壅治之。《本经》二味皆破坚积，此方用麻黄，与皮水用麻黄甘草汤，同为治水结坚积之法。

清·唐容川,《金匮要略浅注补正》(1893年):《伤寒论》心下悸，用桂枝以宣心阳，用茯苓以利水邪，此用半夏麻黄，非故歧而二之也。盖水气凌心则心下悸，用桂枝者，助心中之火以敌水也；用麻黄者，通太阳之气以泄水也。彼用茯苓，是从脾利水，以渗入膀胱；此用半夏，是从胃降水，以抑其冲气，冲降则水随而降。方意各别，学者正宜钩考，以尽治法之变。

清·戈颂平,《金匮指归》(1907年):以半夏辛平气味，入土中，降逆散结；以麻黄苦温气味，散土中所停之水，外达肌表。右二味，末之，炼蜜和丸，小豆大，饮服三丸，日三服，象二阴偶阳运水气圆转表里也。

近代·曹颖甫,《金匮发微》(1931年):半夏麻黄丸，用生半夏以去水，生麻黄以发汗，不治悸而悸当自定，所以用丸者，欲其缓以攻之，盖因水气日久，化为黏滞之湿痰，非如暴感之证，水气尚清，易于达毛孔而为汗也。

近代·赵桐,《金匮述义》(1940年):半夏取其涩敛而下降，麻黄取其通散而上升，一敛一散，一上一下，斯气血复其常度而悸平，如干姜五味之治嗽者也。

近代·彭子益,《圆运动的古中医学·金匮方解篇》(1947年):治心下悸者。此土湿胃逆，痰阻上焦，心包相火不能下降之病。心包厥阴之气不将，则跳动作悸。半夏麻黄，泄降湿逆。心包之气得降，则病愈也。其脉必重按不虚，如重按脉虚，有须兼用参草以补中气也。

现代·王渭川,《金匮心释》(1982年):本节指出水饮致悸的治法。仲景处方半夏麻黄丸，意在用半夏蠲饮气，养中气，用麻黄宣通阳气。作丸少服，目的使麻黄之辛温，不致耗津，可见其用心之细慎。本方为后世医家称道的方剂。但本人临床，凡属阳虚心悸，均用河间地黄饮子佐参麦散；阴虚心悸，均用一贯煎佐参麦散；血虚气弱心悸，均用加减归脾汤合天王补心丹，同样能奏效。

现代·刘渡舟，苏宝刚，庞鹤,《金匮要略诠解》(1984年):治宜半夏麻黄丸，一宣一降，以蠲饮邪。方中用麻黄宣通肺气，以散水邪，半夏和胃降逆，以蠲寒饮，俾阳气通，饮邪除则心悸可愈。然伏邪为有形之邪，必须抚㔉兼施，以使缓缓而去，若操之过急，未有不伤正气者，救以小量丸剂为宜。痰饮心悸，一般多用桂枝、茯苓通阳利水。本病为寒饮内盛，阳气闭郁之证，故以半夏麻黄丸宣阳蠲饮。由此可知，悸证不只是气血亏损引起，其中也有寒饮之为患。

现代·王付,《经方学用解读》(2004年):饮邪凌心证的基本病理病证是津不得化而为饮，饮邪乘机而肆凌于心。因此，治疗饮邪凌心证，其治配伍原则与方法应重视以下几个方面。

针对证机选用燥湿化饮药：心主津与血。心气不得化津而为水饮，水饮之邪乘机又肆虐于心，心神为水饮所遏而不得守藏则妄动，则证见心中悸动不安，其治当燥湿化饮。在选用燥湿化饮药时，最好具有醒脾燥湿作用，以绝饮邪变生之源。如方中半夏。

合理配伍宣达阳气药：水饮之邪侵凌于心，不仅肆虐于心神，且又阻遏心阳，阳气为水饮所遏而又不能气化阴津则为饮邪，其治当通达阳气，以使阳气能气化水饮。在配伍通达阳气药时，最好具有宣发与温化作用，如方中麻黄。

妥善配伍通利血脉药：心主血脉，饮邪凌心，血脉运行不畅，其治当配伍通利血脉药，在用通利血脉药时，最好具有利水作用，以使饮邪从下而去。如可在方中加通草。

随证加减用药：若心悸明显者，加茯苓、桂枝，以温阳化饮安神；若头晕者，加泽泻、白术，以渗湿利湿等。

【方论评议】

综合历代各家对半夏麻黄丸的论述，应从用药要点、方药配伍和用量比例三个方面进行研究，以此更好地研究经方配伍，用于指导临床应用。

诠释用药要点：方中半夏醒脾理胸、燥湿化痰，麻黄宣发温阳、利饮止悸；蜜能益气缓急。

剖析方药配伍：半夏与麻黄，属于相使配伍，半夏助麻黄散寒化饮，麻黄助半夏温化痰湿；半夏得麻黄则温通阳气，化饮止悸，麻黄得半夏则苦降温通，化饮止悸；蜂蜜与麻黄、半夏，属于相反相畏配伍，相反者，蜜主润，麻黄、半夏主燥，相畏者，蜂蜜可制约麻黄、半夏燥湿伤津。

权衡用量比例：半夏与麻黄用量为相等，提示醒脾燥湿与宣发利饮之间的用量调配关系，以治寒饮。

【药理作用】本方具有强心、改善微循环、调节血液、对心脏功能所处状态呈双向调节、抗凝血、调节呼吸中枢、调节支气管平滑肌、调节支气管腺体分泌、降血脂、抗氧化、调节胃肠蠕动、抗缺氧、增强机体免疫等功能作用。

半夏散及汤

【导读】①学用半夏散及汤应重视半夏和桂枝的用量调配关系、半夏和甘草的用量调配关系。②半夏散及汤虽是辨治咽痛寒证的重要代表方，但在临床中对寒痰证等也具有良好治疗作用。③学好用活半夏散及汤的第一步是辨清半夏散及汤由哪些基础方和药物组成：组成半夏散及汤有1个基础方和3组药，基础方是桂枝甘草汤，3组药中第1组是降逆利咽药即半夏，第2组是益气药即甘草，第3组是温通药即桂枝，从1个基础方和3组药用量深入学习研究即可用活半夏散及汤。

【方歌】寒痰半夏散及汤，桂枝甘草合成方，寒郁夹痰诸般证，涤痰通阳效非常。

【方药】半夏洗　桂枝去皮　甘草炙

【用法】上三味，等份，各别捣筛已，合治之。白饮和，服方寸匕，日三服。若不能服散者，以水一升，煎七沸，内散两方寸匕，更煮三沸，下火，令小冷。少少咽之。半夏有毒，不当散服。

【功用】散寒通阳，涤痰开结。

【适应证】

1. 中医病证：寒痰咽痛证。咽痛，或咽中如有物阻，或咳白痰，咽部红肿不明显，或咽干不欲饮水，舌淡、苔白，脉紧。

2. 西医疾病：急、慢性咽炎，扁桃体炎，支气管炎，支气管哮喘等临床表现符合寒痰咽痛证者。

【用药分析】方中半夏利咽降逆，桂枝温通阳气，甘草益气利咽、缓急止痛。

【用方思路】

1. 半夏散及汤既是辨治寒痰咽痛证的重要代表方，又是辨治诸多杂病如咽喉病、肺病、心病等的重要基础方。

2. 方中半夏既醒脾，又化痰；桂枝既可温阳，又可通利；甘草既益气，又缓急。从方中用药用量及调配分析得知，半夏散及汤的应用并不局限于寒痰咽痛证，还可用于辨治诸多杂病，如咽喉疾病和呼吸、循环、消化等系统疾病。

3. 运用半夏散及汤辨治的病证（无论病变部位在胸膈、在肺、在心、在肝或在脾胃）以寒痰为主，其治当温化寒痰。

【随证合方】若夹肝郁，可与四逆散合方用之；若夹心郁，可与枳实薤白桂枝汤合方用之；若夹瘀，可与桂枝茯苓丸合方用之。应用时还必须结合病变主次酌情调整方药用量。

【注意事项】运用半夏散及汤既要辨清西医之病，又要辨清西医之病属于中医寒痰郁结证。辨西医之病可进一步了解疾病的发展演变及转变规律，辨中医之证可更好地针对西医之病选用半夏散及汤。

【应用指征】少阴病，咽中痛，半夏散及汤主之。（313）

【方论】

金·成无己,《注解伤寒论》(1144年)：甘草汤，主少阴客热咽痛；桔梗汤，主少阴寒热相搏咽痛；半夏散及汤，主少阴客寒咽痛也。《内经》曰：寒淫所胜，平以辛热，佐以甘苦。半夏、桂枝之辛，以散经寒；甘草之甘，以缓正气。

明·许宏,《金镜内台方议》(1422年)：甘草汤治少阴客热也，桔梗汤治少阴寒热相搏也，半夏散及汤治少阴客寒也。三者皆主咽痛，各分所用也。此以半夏为君，桂枝为臣，辛以散之也。甘草为佐使，甘以缓之也。

明·方有执,《伤寒论条辨》(1592年)：咽痛与上同，而治不同者，此以风邪热甚，痰上壅而痹痛者言也。是故主之以桂枝，祛风也。佐之以半夏，消痰也。和之以甘草，除热也。三物者，是又为咽痛之一治也。

明·张卿子,《张卿子伤寒论》(1644年)：《内经》曰：寒淫所胜，平以辛热，佐以甘苦。半夏、桂枝之辛，以散经寒，甘草之甘，以缓正气。

清·喻嘉言,《尚论篇》(1648年)：热邪挟痰攻咽，当用半夏涤饮，桂枝散邪。

清·李中梓,《伤寒括要》(1649年)：凡曰少阴病者，必兼脉微细，乃知咽痛，多是伏寒于少阴之经，法当温散，此半夏、桂枝之所由用也。和以甘草，盖缓其热耳。若肺家实火咽痛，当与山栀、葶苈、甘、桔，或刺大指端内侧，去爪甲角如韭菜，以三棱针刺之，血出即愈。

清·程应旄,《伤寒论后条辨》(1670年)：半夏散及汤，散寒涤饮之不暇，敢犯本乎。迨至咽中为痛所伤，渐乃生疮，不能言语，声不出者，由从前不知散寒涤饮，遂至此。虽桂枝之热不可有，而半夏之辛则难除，只从鸡子以润之，苦酒以降之，此不但能治标，即属阴火之沸腾者，亦可抑而散矣，何尝于肾本有犯也。

清·柯琴,《伤寒来苏集》(1674年)：此必有恶寒欲呕证，故加桂枝以散寒，半夏以除呕。若夹相火，则辛温非所宜矣。

清·汪琥,《伤寒论辨证广注》(1680年)：成注引《内经》曰：寒淫所胜，平以辛热，佐以甘苦。半夏、桂枝之辛以散经寒，甘草之甘以正气。琥按：上汤中用甘草，当是助正气发风邪，缓咽痛。成注但云“缓正气”，恐有遗义。或问仲景半夏散云：治客寒咽痛。《条辨》独云：风热。何也？余答云：半夏散中有桂枝，本治太阳中风药，仲景止云“寒”者，风亦自寒中来也。风寒伤太阳之表，传入少阴之里，未有不郁而成热者，但有热甚不甚之分耳。半夏散虽非治热之药，然以辛甘发散其风寒之邪，而热自解。

清·张志聪,《伤寒论宗印》(1683年)：咽中痛者，更有甚于咽痛矣。故用半夏，引阴气以上升。甘草助胃以充脉，配桂枝以辛散其经气。用散者，亦取其升散之义焉。故此剂亦与甘草桔梗汤大意相同，而更为有力者也。以上四章论少阴病而致经气不升，盖少阴之主脉也。

清·张志聪,《伤寒论集注》(1683年)：此节总结上文言少阴神机循行于中土三焦，出入于外内上下，尤贵经脉之流通也。少阴病咽中痛者，统承上文而言也。半夏散用半夏，启一阴之气，桂枝助心主之神，炙甘草补中。用散者，取其从经脉而四散于皮肤。不能散服者，寓言也。意谓用散不能从经脉而散其病，则以火煎汤。取其从中土而外达于肌表。盖神机出入，环转无方，或从经脉，或从中土，而不可执一者如此。

清·沈明宗,《伤寒六经辨证治法》(1693年)：故以半夏涤饮，甘草清热，仍用桂枝，以驱在上之风，设咽喉肿窄，散不能服，以故易汤，乃服法之权变也。

清·郑重光,《伤寒论条辨续注》(1705年)：咽痛与上条同而治不同者，此风热挟痰上壅而痹痛者也。主以桂枝祛风，佐以半夏涤痰，甘草以除热，此又咽痛之一法。

清·钱潢,《伤寒溯源集》(1708年)：故以半夏之辛滑，以利咽喉而开其黏饮，仍用桂枝以解卫分之风邪，又以甘草和之。后人以半夏辛燥，桂枝温热而疑之。不知少阴咽痛，阴经之阳邪，非半夏之辛滑，不足以开咽喉之锁结。风邪在经，非桂枝之温散，不能解卫分之阳邪。况所服不过一方寸匕，即使作汤，亦一二方寸匕，煎三沸，待小冷而少少咽之耳。且半夏本滑而不燥，桂枝亦温而不热，少少用之，亦复何害。

清·秦之桢,《伤寒大白》(1714年)：此方本为太阳表有寒邪，应散表，误下，寒邪伏于咽喉，结聚痰涎而作痛，故用辛温散解，非概治阳经咽痛也。

前条客寒伤于太阳，失汗误下，寒邪内结咽喉而痛者，以半夏汤荡之。今以客寒伏于少阴，伏气肾伤寒咽痛，又以此汤更为半夏散以散之。可知太阳之邪结在浅，少阴之邪伏于深矣。

清·姚球,《伤寒经解》(1724年)：少阴之脉循咽喉。少阴中风，风为阳邪，阳邪挟阴火上逆，势必攻咽。肾水亦凝结成痰，上结咽中而痛矣。半夏散及汤，平上炎之阴火，消已结之凝痰也。此以风邪热甚，痰上壅而吐者言也。主以桂枝，祛风也。佐以半夏，消痰也。和以甘草，除热也。三物者，治咽痛之一法也。

清·魏荔彤,《伤寒论本义》(1724年)：再或少阴病咽痛，觉痛正在咽之中，则热邪上壅将结痹矣。又非桔梗可开，甘草可缓矣，必用半夏之苦，开而兼泄，内有桂枝之辛，升散其热，甘草之缓，缓其炎焰，亦火郁发之之义，而迥非发汗可比，即于解肌之用，亦渺不相属也。

清·尤在泾,《伤寒贯珠集》(1729年)：半夏散及汤，甘辛合用，而辛胜于甘，其气又温，不特能解客寒之气，亦能劫散咽喉怫郁之热也。

清·王子接,《绛雪园古方选注》(1732年)：半夏散，咽痛能咽者，用散。不能咽者，用汤。少阴之邪，逆于经脉，不得由枢而出，用半夏入阴散郁热，桂枝、甘草达肌表，则少阴之邪，由经脉而出肌表，悉从太阳开发，半夏治咽痛，可无劫液之虞。

清·不著撰人,《伤寒方论》(1732年)：此又咽痛方中之变者矣，盖咽痛当清少阴客热，故猪肤汤以之调中而滋肾，甘草及甘桔汤，虽清热开提不同，同于清少阴之邪，故三方皆重剂，所谓补下治下制以急也，若苦酒汤及此汤皆以去痰为务，治在上焦，故剂皆极少，然此加桂甘，则更巧矣，少阴之邪，原从太阳来，故于去痰药中入此二味，仍欲向太阳提出其火邪，但必审明微有表意者，方为合法。

清·黄元御,《伤寒悬解》(1748年)：浊阴上逆，冲击咽喉，因而作痛。半夏、桂枝，降其冲气，甘草缓其急迫也。

清·黄元御,《伤寒说意》(1754年)：咽喉疼痛，率缘浊气冲逆不降，宜半夏散，半夏降其浊，桂枝下其冲也。

清·徐灵胎,《伤寒论类方》(1759年)：《本草》：半夏治喉咽肿痛，桂枝治喉痹，此乃咽喉之主药，后人以二味为禁药，何也？

清·徐灵胎,《伤寒约编》(1759年)：少阴伤寒，闭塞窍道，故清阳不舒，咽痛欲呕也，非辛甘温泄之品不能破其范围，当急需桂枝疗寒，半夏除呕，缓以甘草，和以白饮，或为散，火为汤，随病之宜可也。

清·强健,《伤寒直指》(1765年)：寒淫所胜，平以辛热，佐以甘苦。半夏、桂枝之辛，以散经寒，甘草之甘，以缓正气。《内经》曰：人之伤于寒也，则为病热，除直中真寒厥逆外，大抵伏寒为热者多，此咽痛之所由作也。前辈往往随文释义，致后人胶执错误不少。按半夏专主阳明、太阴，《本草》虽有辛能润肾燥之说，然非指少阴咽痛言也。桂枝乃太阳中风表药，此曰少阴，又无发热之文，何以欲其散少阴之咽痛？经既殊途，药偏碍病。士材谓其伏寒少阴，少阴在下，阴寒下伏，上阳反越，间隔之患。前条言之详矣。苦酒汤尚且难用，而况此方之辛热乎？《素问》云：病所远而中道气味之者，食而过之，无越其制度也。夫远者，恐其中道受药之毒。中道，胃气也。毒者，大毒小毒之剂，治远虽当，犹虑其中道受累，故必食而过之。过者，食前食后以俟远近，无使伤及于胃也。若少阴果系伏寒，而无咽痛，亦非桂枝所主。今乃咽痛，焉能啜其辛热之味？则恐下未能远达乎少阴之伏寒，而上之咽痛，先受反剧之近祸耳。经药俱悖于理，万难信用者也。

清·陈修园,《伤寒真方歌括》(1803年)：若阴症似阳，恶寒而欲吐者，又非甘桔所能疗，当用半夏之辛温，散其上逆之寒，桂枝之甘温，散其阴寒之气，或散或汤，随病人之意也。

《本经》：半夏治咽喉肿痛，桂枝治喉痹，此乃咽喉之主药，后人以二味为禁药何也？

清·陈修园,《长沙方歌括》(1803年)：按：少阴主枢，热气不能从枢而出，逆于经脉而咽痛，为甘草汤证。寒气不能从枢而出，逆于经脉而咽中痛，为半夏散及汤证。半夏运枢，桂枝解肌，甘草缓痛，和以白饮者，即桂枝汤啜粥之义。从中以达外，俾内外之经脉通，而少阴之枢机出入矣。如咽痛不能服散，以汤少少咽之，取其轻捷，即汤亦同于散也。

清·吕震名,《伤寒寻源》(1850年)：少阴咽痛，大都上热下寒，不宜寒凉直折。本方用半夏开痰，桂枝散邪，复甘草以缓其急，使无劫液之虞。能咽者用散，不能咽者用汤，须令小冷，少少咽之。此病在上者。但治其上，不欲其犯及中下也。

清·高学山,《伤寒尚论辨似》(1872年)：故前条以甘草缓逆，此则易半夏以降逆矣。前条以桔梗宣逆，此则易桂枝以散逆矣。至于咽中不特痛而且生疮，以至痛而不能言语，更至声不出者，则是咽中与会厌俱受阴火之逆，而因疮肿重之故，彼辛热之桂枝，又在当禁，故少用降逆之半夏，佐以甘寒滋润之鸡子清，而以酸敛之苦酒煮之，则降阴火而滋乾热俱得之药，满蛋壳煎止三沸服，宜少少含咽，所谓补上治上，制宜缓小也。

清·莫枚士,《经方例释》(1884年)：[泉案]《本草》：半夏治喉咽肿痛，桂枝治喉痹。此乃咽喉属寒者之正治。今喉科家几禁用矣。方从桂枝甘草汤加半夏，故半夏得专方名。《外台》有治冷痰方，即此方加生姜一斤，方名同，想生姜为半夏设也。《活人书》以此治伏气之病。

清·王旭高,《退思集类方歌注》(1897年)：此一方两法：咽痛能咽者用散，不能咽者用汤。此即桂枝甘草汤加半夏一味，但分两不同，使治证迥别，后人何以得古方轻于加减也。故用半夏之辛温，豁其痹阻之痰浊，桂枝之辛热，散其上逆之阴寒，缓以甘草之甘平，和以白饮之谷味，使少阴之邪由经脉而出肌表，悉从太阳开发，则桂枝、半夏治咽痛，庶无劫液之虞。

清·戈颂平,《伤寒指归》(1907年)：以半夏辛平气味，散中土脉道阴结。以桂枝辛温，温表里络道之阴。土味，不合一阳阳气，从下至上，以甘草极甘培之。曰：少阴病咽中痛，半夏散及汤主之。已上三味，个别捣筛，已，合治之，白饮和服方寸匕，日三服，散中土脉道阴结，使五行五味，合一阳阳气，上通半表，回还半里。若不能服散者，以水一升，煎七沸，象阳数得阴开子，复于七。内散，两方寸匕，更煎三沸，下火，令小冷，少少咽之，象阳数得阴，来复半里，缓缓下降，使五行五味，合一阳阳气，从子左开。

近代·曹颖甫,《伤寒发微》(1931年)：方中用生半夏，取其有麻醉性以止痛，并取其降逆去水以达痰下行，意当与咽中伤节同。用生甘草以清热而解毒，意当与甘草汤方同。惟桂枝一味，不得其解。

近代·徐大桂,《伤寒论类要注疏》(1935年)：本方桂枝宣表散寒，半夏祛痰降逆，甘草则缓痛清热，以合致其功。仲景以咽喉所关綦重，故合上列诸方，言之不厌其复，立法必求其备也。

近代·彭子益,《圆运动的古中医学·伤寒论方解篇》(1947年)：少阴咽痛，有木气化风上冲者。木气化风，肝阳下陷也。桂枝升肝阳以息风，半夏降逆，炙草补中。凡下陷上逆，中气必虚。

现代·中医研究院,《伤寒论语释》(1956年)：本条少阴咽中痛，是由于寒邪郁聚咽喉之间，本方辛甘气温，不但能解客寒之气，也能劫散咽喉怫郁之热。方中以桂枝散寒，半夏逐痰涎，利咽喉，甘草和之。

现代·任应秋,《伤寒论语释》(1957年)：钱潢云：咽中痛，则阳邪较重，故以半夏之辛滑，以利咽喉，而开其黏饮，仍用桂枝，以解卫分之风邪，又以甘草和之。本方的取舍，在于是否有表证，否则，纵然阴虚火动，亦不适合。

现代·陈亦人,《伤寒论译释》(1958年)：本方以半夏涤痰开结，桂枝通阳散寒，甘草补中缓急，药仅三味，配伍严谨，治客寒咽痛，非此莫属。

本条叙证简略，仅据咽中痛一证，是难以辨其寒热虚实的。然以方测证，因方由半夏、桂枝、甘草组成，无寒不得用桂枝，无痰不得用半夏，是知本证咽痛当属客寒痰阻。寒邪痰湿客阻咽喉，应伴有恶寒、痰涎缠喉、气逆欲呕等证。治咽喉痛，一般多喜用甘凉清润，恶用温燥，须知咽痛属燥热，固然当用清凉润剂，如属寒邪外束的，则非辛温药不效，若概用寒凉，反致增剧，病必不愈。

现代·安徽中医学院，《伤寒论通俗讲义》（1959年）：本方以半夏桂枝之辛温，散风寒怫郁之热，除痰散结；佐甘草之甘平，和药而解热毒，以治风寒挟痰涎上壅咽中痛。若属虚火上炎之咽痛，决不可用此辛温之剂。

现代·李翰卿，《中国百年百名中医临床家》（1960年）：此散风寒、祛痰止痛之方。主治咽喉疼痛，必须具有外感风寒表证现象，兼有痰涎、不喜冷性饮食。半夏去痰，桂枝散风寒，生甘草清火止痛。

现代·刘渡舟，聂惠民，**傅世垣，《伤寒挈要》（1983年）：**半夏涤痰开结，桂枝疏风散寒，甘草缓急止痛。三药合用，共奏散寒涤痰、开结止痛的功效，使少阴经之寒邪，由经脉而出于肌表，从太阳开发。白饮即米汤，性甘温，和药内服，可健脾胃，益津气，扶正以祛邪，且可制半夏、桂枝之辛燥，以防劫阴。

现代·刘渡舟，《伤寒论诠解》（1983年）：《内经》云：寒淫所胜，平以辛热，佐以甘苦。半夏散及汤用半夏、桂枝之辛，以散寒涤痰；甘草之甘以和中缓急止痛。白饮和服，取其保胃存津，以防半夏、桂枝辛燥劫阴。不能服散者，可作汤剂，故合称半夏散及汤。

现代·陈亦人，《伤寒论求是》（1987年）：半夏散及汤，药用半夏桂枝甘草，乃足通阳散寒祛痰利咽，与少阴何涉？于咽痛证中提出，亦是为了鉴别，提示咽痛并非都是热证，也有寒证。《类方准绳》载有暴寒咽痛，用本方加生姜五片，可作旁证。有些注家提出此方是治寒邪郁热于内而致咽痛的从治法，虽然能够自圆其说，但毕竟难切实际。

现代·王付，《经方学用解读》（2004年）：咽痛寒证的基本病理病证是寒气阻结于咽，经气经脉为寒气所阻而滞涩。因此，治疗咽痛寒证，其用方配伍原则与方法应重视以下几个方面。

针对证机选用利咽散寒药：寒气搏结于咽而壅滞经气经脉，气机阻结不畅而滞涩，证以咽痛为主，其治当散寒利咽。在选药时最好既有散寒作用，又有利咽作用。如方中半夏、桂枝。

合理配伍缓急止痛药：咽为寒气所阻而不通，证以咽痛为主，其治在选用散寒利咽药时，还必须配伍缓急止痛药，以求标本同治，以冀取得最佳治疗效果。如方中甘草。

随证加减用药：若咽喉不利，加紫苏叶、生姜，以散寒理气；若疼痛明显者，加桔梗、白芍，以缓急止痛等。

【方论评议】

综合历代各家对半夏散及汤的论述，应从用药要点、方药配伍和用量比例三个方面进行研究，以此更好地研究经方配伍，用于指导临床应用。

诠释用药要点：方中半夏利咽降逆，桂枝温通阳气，甘草益气利咽、缓急止痛。

剖析方药配伍：半夏与桂枝，属于相使配伍，半夏助桂枝温通利咽，桂枝助半夏降逆利咽；半夏与甘草，属于相使配伍，半夏助甘草益气缓急利咽，甘草助半夏利咽降逆止痛；桂枝与甘草，属于相使配伍，温通益气化阳。

权衡用量比例：半夏、桂枝、甘草用量比例为相等，提示辛温散寒利咽与益气缓急之间的用量调配关系，以治寒痛。临证亦可根据病变证机寒、痰主次变化而酌情调整用量比例。

【药理作用】 本方具有调节心律、调节内分泌、降血脂、抗动脉粥样硬化、抗溃疡、抑制胃酸、解除支气管平滑肌痉挛、抗过敏、抗病毒、抗肿瘤、调节支气管腺体分泌等作用。

头风摩散

【导读】①学用头风摩散应重视附子和盐的用量调配关系。②头风摩散虽是辨治肾寒头痛证的重要代表方，但在临床中对关节疼痛寒证等也具有良好治疗作用。③学好用活头风摩散的第一步是辨清头风摩散由哪些药物组成：组成头风摩散仅有1味药，其有温通散寒作用、降泄浊逆作用、消癥散结作用、强健筋骨作用、缓急止痛作用，以此从用药用量深入学习研究即可用活头风摩散。

五画

【方歌】头风摩散治头痛，重视方药盐附子，外用制法有讲究，百病寒瘀此方治。

【方药】大附子炮，一枚（8g） 盐等份

【用法】上二味，为散，沐了，以方寸匕，已摩疾上，令药力行。

【功用】温肾逐寒，通经止痛。

【适应证】

1. 中医病证：①肾寒头痛证。头痛，或空痛，或受凉加重，或小便不利，汗出，或无汗，恶寒，或目眩，或腰背冷痛，舌淡、苔薄白，脉沉或迟。②寒瘀证。

2. 西医疾病：三叉神经痛、神经性头痛、血管神经性头痛、顽固性头痛、心肌缺血、风湿性心脏病、脉管炎等临床表现符合寒凝不通证者。

【用药分析】方中附子温阳散寒止痛；盐软坚散结。

【用方思路】

1. 头风摩散既是辨治肾寒头痛证的重要代表方，又是辨治诸多杂病如肾病、心病、肺病等的重要基础方。

2. 方中附子可温壮五脏六腑及营卫之阳气。从方中用药用量及调配分析得知，头风摩散的应用并不局限于肾寒头痛证，还可用于辨治诸多杂病，如精神神经、内分泌、循环等系统疾病。

3. 运用头风摩散辨治的病证（无论病变部位在肾、在心或在肺）以肾寒头痛为主，其治当温阳止痛。

【随证合方】若夹郁，可与四逆散合方用之；若夹瘀，可与桂枝茯苓丸合方用之；若夹湿热，可与栀子柏皮汤合方用之；若夹风寒，可与麻黄汤合方用之。应用时还必须结合病变主次酌情调整方药用量。

【注意事项】运用头风摩散既要辨清西医之病，又要辨清西医之病属于中医寒凝证。辨西医之病可进一步了解疾病的发展演变及转变规律，辨中医之证可更好地针对西医之病选用头风摩散。

【方论】

元·赵以德,《金匮方论衍义》(1368年)：故用附子性之走者，于疾处散其邪；以盐味之润下，从太阳膀胱水性者佐之，用其引领诸阳下降，则壅通而病愈矣。

清·张璐,《千金方衍义》(1698年)：头风摩散,《金匮》本治中风㖞僻不遂，专取附子以散经络之引急，食盐以治上盛之伏热,《千金》借此以治头面一切久伏之毒风也。

清·魏荔彤,《金匮要略方论本义》(1720年)：观于又出头风摩散一方，注云：以方寸匕，摩疢上，令药力行。疢上即患处也。中风病，头未必有患处，而此方附见者，亦犹前二方为癫痫惊狂附见者也。

清·吴仪洛,《成方切用》(1761年)：头风，乃偏着之病，故以附子劫之，盐清其邪。

清·陈修园,《金匮方歌括》(1803年)：《灵枢》：马膏、白酒和桂，桑钩钩之，醇酒入椒、姜，绵絮熨之，三十遍而止，皆外法也，特于此推论之。

清·陈修园,《伤寒真方歌括》(1803年)：中风，大证也。《内经》与风痹、风懿等证并论，读者莫得其要。后世主气、主血、主痰、主虚，纷纷不一，而且以真中、类中分门，张景岳又以非风另立一门。而中风究系何病？究用何方？茫然无据，每致患者十难就一，今读此论，以风字专指八方之风，中字从外中内，如矢中人也。病从太阳而起，在外在府为浅，在内在脏为深，迸于少阴者为较重，何等明亮、直捷、精粹，间有言之未尽者，予于小注补之，庶无驳而不纯，偏而不举之憾。其云邪在于络二句，言络邪病表，在六经之表也。其云“邪在于经”二句，言经邪病里，在六经之里也。其云邪入于腑，即阳明之府也。其云“邪入于脏，舌即难言”二句，指入少阴之脏也。均以风引汤主之。予又以祛风至宝膏佐之。本卷附方亦可消息而借用之，但不可令宣客夺主耳。而第一方侯氏黑散为祛风填窍之神剂，凡中风初患未曾化热者宜之，病后尤赖以收工，免至再患，为终身之废疾。《金匮》论此只七方，方只四首，其实论外有论，方外有方，所贵读者之善悟也。江西喻嘉言喜读仲景书，著《医门法律》全录原文，参以时说，以致夺朱乱雅。其中有彼擅于此者，如资寿解语汤治中风，脾缓舌强不语，半身不遂等证。方用防风、炮附、天麻、枣仁各一钱，肉桂、羚羊各八分，羌活、甘草各五分，水煎入竹沥二匙，姜汁一滴服。由于此方加熟地、枸杞、菊花、胡麻、天冬治肾虚不语，以少阴萦舌本也。补录地黄饮子治舌喑不能言，手足不用，以肾虚气绝不至舌下，用熟地、巴戟、山萸、苁蓉、石斛、炮附、五味、茯苓、菖蒲、远志、肉桂、麦冬各五分，加生姜三片，枣二枚，薄荷五叶，水一杯半。嘉言数引此方，大与《金匮》相反，后人遵其法而多误。或讥其驳杂不纯，信不诬也。予于此稿三易，忽于防己黄芪汤证从对面、从反面处会悟，遂不禁拍案大呼曰：风为阳邪，此烂熟语，大有精义！如三生饮、《三因》白枣、黑锡丹等法当辟之于中风门外。如加味六君，嘉言注云：治四肢不举属于脾土虚者，须此以治其本，不可加入风药。方用参、苓、术、草、橘红、半夏各一钱，麦冬三钱，姜三片，枣二枚，水二杯，煎六分，加竹沥一小杯温服。此亦主虚而立论，或为善后调理则可，若中风时藉此培元以胜邪，亦何异闭门逐盗哉？

清·陈修园，《金匮要略浅注》（1803年）：此言偏头风之治法也。附子辛热以劫之，盐之咸寒以清之。内服恐助其火，火动而风愈乘其势矣，兹用外摩之法，法捷而无他弊。且躯壳之病，《内经》多用外法。

清·莫枚士，《经方例释》（1884年）：或疑此为孙奇等附，非仲景方。考《脉经·卷二》有摩台风膏、摩台伤寒膏、摩茱萸膏三方，虽不见其摩，为古法自可互证。凡摩方亦可令汗出，此方盖患头风者之摩法。《千金翼》仿此，有取葶苈子、吴茱萸等一味为摩者，亦佳，亦有变摩为贴者。《纲目·三十九》附方，有治头风者，以盐半斤，和蜡一斤，溶令相入，捏作一兜，鏊可合脑大小空当误头至额，其痛立止，即此方之变也。

清·戈颂平，《金匮指归》（1885年）：取附子辛热，温通头部之阴，以监味咸寒，固阳气从头部经道，回还半里。

清·唐容川，《金匮要略浅注补正》（1893年）：此言偏头风之治法也。附子辛热以劫之，盐之咸寒以清之，内服助其火，火动而风愈乘其势矣。兹用外摩之法，法捷而无他弊，且驱壳之病，《内经》多用外法，如马膏桑钩及熨法皆是，今人不讲久矣。

近代·曹颖甫，《金匮发微》（1931年）：此方之义不可知，惟近人所传偏头痛目赤用食盐和水涂太阳穴，半日之间，其痛立止，其赤立消，当是此方遗意。加以附子善走，风阳之入脑者，当更易散。此与纳药鼻中同，不关于内脏者也。

近代·赵桐，《金匮述义》（1940年）：窥此篇旨，似是中风与痹症之辨也。论半身不遂之偏废不痛异痹证历节局部之痛，故略论中风，已而直言历节痹证，是重在历节证，痹不立方，盖因乎此。篇中三方，疑为后人加入，因此偏废之风不同其他之风。此言之中腑中脏，不同《五脏风寒》之中脏，故另立一门焉。而血痹在下篇虚劳之首，是否错简？尚望不惑者有以教我也。

现代·刘渡舟，苏宝刚，庞鹤，《金匮要略诠解》（1984年）：治以头风摩散。先用温水沐洗患处，再用散药摩其患处。方中附子辛热力雄，以散风寒之热，又能温通血脉，以缓经络拘急；食盐咸寒，渗透络脉，引邪外出。

【方论评议】 方中附子温肾阳，逐寒气，通经气，止疼痛。盐能走筋脉，通血脉，畅经气，散结气。

【药理作用】 本方具有强心、抗休克、调节血压、调节心律、抗心肌缺血、抗心脑缺氧、调节血小板聚集、增强心肌收缩力、改善肾功能、调节体温中枢、调节内分泌、调节血管、降血糖、降血脂、镇痛、镇静、抗应激、抗溃疡、调节水体代谢、调节肾上腺皮质功能、利尿、抗自由基、增强机体免疫功能、调节中枢神经、改善周围神经、抗炎、抗病毒、抗过敏等作用。

六画

芍药甘草汤

【导读】①学用芍药甘草汤应重视芍药和甘草的用量调配关系。②芍药甘草汤虽是辨治气血不足证的重要代表方，但在临床中对筋脉挛急等也具有良好治疗作用。③学好用活芍药甘草汤的第一步是辨清芍药甘草汤由哪些基础方和药物组成：组成芍药甘草汤有 1 个基础方和 2 组药，基础方是甘草汤，2 组药中第 1 组是补血益阴药即芍药，第 2 组是益气药即甘草，从 2 组药用量深入学习研究即可用活芍药甘草汤。

【方歌】芍药甘草益气血，舒筋活络能缓急，酸甘养阴益脏腑，气阴不足皆相宜。

【方药】芍药四两（12 g） 甘草炙，四两（12 g）

【用法】上二味，以水三升，煮取一升五合，去滓，分温再服。

【功用】益气养血舒筋。

【适应证】

1. 中医病证：①气血不足筋急证：筋脉拘急，肌肉疼痛或跳动，筋脉或关节屈伸不利，或关节活动疼痛，两目干涩，手足心热，舌红，脉细。②气阴不足证：倦怠乏力，口干舌燥，大便干结，小便短少，饮食不佳，纳谷无味，舌红，少苔，脉细或弦细。③气血两虚证。

2. 西医疾病：萎缩性胃炎、胃及十二指肠溃疡、胃扭转、胃痉挛、慢性肝炎、过敏性肠炎、肠粘连、急性水肿性胰腺炎、胆石症、不宁腿综合征、腓肠肌痉挛、颜面抽搐痉挛、脑中风后肢体痉挛、先天性或萎缩性肌强直、血栓闭塞性脉管炎、血管平滑肌痉挛、血小板减少性或过敏性紫癜、支气管炎、支气管哮喘、特发性肾出血、慢性肾盂肾炎、关节损伤、骨质增生、骨头炎、腰扭伤、急性乳腺炎、慢性盆腔炎、急性附件炎、荨麻疹、类风湿关节炎、高睾酮血症、高泌乳素血症性阳痿等临床表现符合心气血虚证者。

【用药分析】方中芍药补血敛阴、缓急柔筋，甘草益气缓急止痛。

【用方思路】

1. 芍药甘草汤既是辨治气血不足证的重要代表方，又是辨治诸多杂病如肝病、心病、肾病、脾胃病、肺病等的重要基础方。

2. 方中芍药既可补血，又可缓急；甘草既可补益中气，又可生津。从方中用药用量及调配分析得知，芍药甘草汤的应用并不局限于气血不足证，还可用于辨治诸多杂病，如消化、循环、泌尿、呼吸、精神神经、内分泌及代谢等系统疾病。

3. 运用芍药甘草汤辨治的病证（无论病变部位在心、在肝胆或在脾胃）以气血不足为主，其治当益气补血。

【随证合方】若夹血虚，可与胶艾汤合方用之；若夹阴血虚，可与百合地黄汤合方用之；若夹郁，可与四逆散合方用之；若夹阳虚，可与四逆汤合方用之。

【注意事项】运用芍药甘草汤既要辨清西医之病，又要辨清西医之病属于中医气血不足证。辨西医之病可进一步了解疾病的发展演变及转变规律，辨中医之证可更好地针对西医之病选用芍药甘草汤。

【应用指征】

（1）伤寒，脉浮，自汗出，小便数，心烦，微恶寒，脚挛急，反与桂枝欲攻其表，此误也；得之便厥，咽中干，烦躁，吐逆者，作甘草干姜汤与之，以复其阳；若厥愈足温者，更作芍药甘草汤与之，其脚即伸；若胃气不和，谵语者，少与调胃承气汤；若重发汗，复加烧针者，四逆汤主之。（29）

（2）……夜半阳气还，两足当热，胫尚微拘急，重与芍药甘草汤，尔乃胫伸；……（30）

【方论】

金·成无己，《注解伤寒论》（1144 年）：

芍药，白补而赤泻，白收而赤散也。酸以收之，甘以缓之，酸甘相合，用补阴血。

明・许宏，《金镜内台方议》（1422年）：大汗则伤血，若阴虚之人，汗之则误也，必烦躁吐逆，四肢挛急。此乃不当汗者汗之，则阴虚血少所致也。故与白芍为君，而补营血。炙甘草为臣，合而用之，以补阴气也。

明・汪石山，《医学原理》（1525年）：经云：酸苦为阴。又云：甘以缓之。故用白芍复阴，甘草缓急。或问：既云阴血不足，何不用归、地、川芎而独芍药者？盖归、芎俱兼辛味不纯，地黄性滞不速，是以不用归、地、芎，而用芍药。

明・张卿子，《张卿子伤寒论》（1644年）：芍药白补而赤泻，白收而赤散也，酸以收之，甘以缓之，酸甘相合，用补阴血。

清・张璐，《伤寒缵论》（1667年）：此即桂枝汤去桂枝、姜、枣也。甘酸合用，专治荣中之虚热。其阴虚阳乘，至夜发热，血虚筋挛，头面赤热，过汗伤阴，发热不止，或误用辛热，扰其荣血，不受补益者，并宜用之。真血虚挟热之神方也！设见脉浮自汗，荣卫不和，纵非外感，仍属桂枝汤证矣。

清・柯琴，《伤寒来苏集》（1674年）：斯正仲景治阳明之大法也。太阳少阴，从本从标，其标在上，其本在下，其标在外，其本在内。所谓亡阳者，亡肾中之阳也，故用桂、附之下行者回之，从阴引阳也。阳明居中，故不从标本，从乎中治。所谓阳者，胃阳也，用甘草、干姜以回之，从乎中也。然太少之阳不易回，回则诸症悉解。阳明之阳虽易回，回而诸症仍在，变症又起，故更作芍药甘草汤继之，少与调胃承气和之，是亦从乎中也。此两阳合明，气血俱多之部，故不妨微寒之而微利之，与他经亡阳之治不同，此又用阴和阳之法。

桂枝辛甘，走而不守，即佐以芍药，亦能亡阳；干姜辛苦，守而不走，故君以甘草，便能回阳。以芍药之酸收，协甘草之平降，位同力均，则直走阴分，故脚挛可愈。甘草干姜汤得理中之半，取其守中，不须其补中；芍药甘草汤得桂枝之半，用其和里，不许其攻表。

清・陈尧道，《伤寒辨证》（1678年）：按：仲景曰：作芍药甘草汤与之，其脚即伸，谓其不踡卧也，谓其误服攻表桂枝汤，其厥逆，咽干，烦躁，吐逆诸证，俱得小瘥也。不过以药剂舛谬，病证错杂，取酸收甘缓之意耳。后人借之以治腹痛等证，惟攻补不效者，用之为宜，亦是缓急之意。

清・汪昂，《医方集解》（1682年）：此足太阳、阳明药也。气血不和，故腹痛。白芍酸收而苦泄，能行营气；炙草温散而甘缓，能和逆气；又痛为木盛克土，诸痛皆属肝木。白芍能泻肝；甘草能缓肝和脾也。

清・沈明宗，《伤寒六经辨证治法》（1693年）：故以芍药甘草汤调和营卫，俾伸其脚，或邪为犯胃而发谵语，则少与调胃承气以和胃。

清・钱潢，《伤寒溯源集》（1708年）：《脏气法时论》云：肝主春，足厥阴少阳主治，肝欲散，急食辛以散之，以酸泻之。芍药味酸而益阴。又云：肝苦急，急食甘以缓之。甘草味甘而性缓，所以用此方者，盖因胫尚微拘急耳。拘急者，筋不得舒也。筋者，足厥阴肝之合也。筋不舒而挛急，故以酸泻之，以甘缓之。是以厥阴少阳主治治之也。然两足挛急，乃下焦无阳之证，虽用酸泻甘缓，曷足以伸两胫之拘急。因前増桂汗出，附子温经之后，更饮甘草干姜汤，阳气既还，两足已热，乘此温热已效之后，续用此以但舒其筋，所以胫乃得伸也。

清・秦之桢，《伤寒大白》（1714年）：此方妙法，妙在石膏、荆芥辛凉上焦，润其咽干烦躁；又藉其辛凉入血，助芍药、甘草下缓肝急，使其脚伸；脱去干姜辛热，以防胃热谵语，微露下文用调胃承气汤，复清胃热。

清・姚球，《伤寒经解》（1724年）：更作芍药甘草汤者，盖肾经阳欲上厥，由于阴虚不能收也。阳既复原，则敛阴之药宜亟，故用芍药甘草汤以补血，而足自伸也。芍药味酸，甘草味甘，甘酸益血，血和即柔，所以其脚即伸也。

清・魏荔彤，《伤寒论本义》（1724年）：胫尚拘急，此下虚风乘也。重与芍药、甘草。甘草之用，乃前义也。芍药酸寒，收阴下降。

然收阴正所以收浮越之阳而已，而胫已遂伸矣。

清·王子接，《绛雪园古方选注》（1732年）：此亦桂枝汤之变，偏于营分，纯一不杂之方。读《伤寒论》反烦、更烦、心悸而烦，皆用芍药止烦，不分赤白。孙尚、许叔微亦云白芍，惟许弘《方议》《圣惠方》是芍药。今里气不和，阴气欲亡，自当用白芍补营，佐以甘草，酸甘化阴止烦。观其去姜、枣，恐生姜散表，大枣泄营，是用白芍无疑。

清·不著撰人，《伤寒方论》（1732年）：前用甘草干姜汤，厥愈足温，不但不必治寒，恐虑前之辛热有伤其阴，而足挛转固，故随用芍药甘草以和阴而伸其脚。若阳旦误治症，增桂加附而又用干姜，乃胫仍不伸，似乎阴盛，然咽干谵语热证相错，其非重寒冱阴可知，故亦以芍药和其阴也。

清·黄元御，《伤寒悬解》（1748年）：其脚之挛急，缘其木燥而筋缩也。更作芍药甘草汤与之，甘草舒筋而缓急，芍药清风而润燥，其脚自伸

清·黄元御，《长沙药解》（1753年）：以阳虚土弱，脾陷胃逆，相火不降而心烦，风木不升而恶寒。风木疏泄，上下失藏，故汗出而尿数。津液耗伤，筋脉焦缩，故腿足挛急。甘草补其土虚，芍药双清木火，以复津液也。缘阳不外达于皮毛也。阳气之陷，因土虚而水寒，甘草补己土之虚，附子温癸水之寒，芍药清风木之燥也。

清·徐灵胎，《伤寒论类方》（1759年）：此汤乃纯阴之剂，以复其阴也，阴阳两和而脚伸矣。

清·强健，《伤寒直指》（1765年）：芍药白补而赤泻，白收而赤散。酸以收之，甘以缓之，酸甘相合，用补阴血。

清·吴坤安，《伤寒指掌》（1796年）：邵仙根评：甘酸以复其阴。阴生，则两脚即伸矣。

清·陈修园，《伤寒真方歌括》（1803年）：苦甘以复其阴，则挛急而脚伸矣。

清·陈修园，《长沙方歌括》（1803年）：按：芍药味苦，甘草味甘，苦甘合用，有人参之气味，所以大补阴血。血得补则筋有所养而舒，安有拘挛之患哉？时医不知此理，谓为戊己汤，以治腹痛，有时生熟并用，且云中和之剂，可治百病。凡病患素溏与中虚者，服之无不增剧，诚可痛恨。

清·吕震名，《伤寒寻源》（1850年）：阳越于上，既用甘草干姜汤以复其阳。而挛急未解，明是津液不荣经脉，但以芍药甘草和之，而脚即伸。亦正所以救桂枝之逆也。此法试之颇验，不可以其平易而忽之。

清·陈恭溥，《伤寒论章句》（1851年）：芍药甘草汤，厥阴太阴通络极急之方也，凡阴络急痛者，皆可用之。本论曰：伤寒脉浮自汗出，小便数，心烦微恶寒，脚挛急。反与桂枝汤，欲攻其表，此误也。得之便厥，咽中干，烦躁吐逆者，作甘草干姜汤与之，以复其阳；若厥愈足温者，更作此方与之，其脚即伸。经曰：肝苦急，急食甘以缓之。甘草之甘，能缓厥阴之脚挛急，合芍药之苦，苦甘化阴，故二味又能养血通络也。

清·费伯雄，《医方论》（1865年）：不通则痛。腹中不和，气逆而有浊阴，此但用甘酸化阴之法，而逆气自消，亦高明柔克之义。

清·郑钦安，《医理真传》（1869年）：芍药甘草汤一方，乃苦甘化阴之方也。夫芍药苦平入肝，肝者阴也。甘草味甘入脾，脾者土也。苦与甘合，足以调周身之血，周身之血既调，则周身之筋骨得养，筋得血养而燥气平，燥气平则筋舒而自伸矣。然亦不必拘定此方，凡属苦甘、酸甘之品，皆可以化阴。活法圆通之妙，即在此处也，学者须知。

清·莫枚士，《经方例释》（1884年）：此为血痹之主方。许叔微《伤寒九十论》云：仲景桂枝加减法，十有九证，但云芍药。《圣惠》皆称赤芍药，尚药皆云白芍药，然赤者利，白者补。《本经》称：芍药，主邪气腹痛，利小便，通顺血脉，利膀胱、大小肠，时行寒热，则全是赤芍药也。又桂枝第九证云：微恶寒者，去芍药，盖惧赤芍药之寒也。惟芍药甘草汤一证云：白芍药，谓其两胫拘急，血寒也，血当为恶字之误，故用芍药以补之，据此似此方芍药是白者也。芍药甘草附子汤祖此，亦

似当是白者，然以他方本此方者推之，恐未必尽然。何以言之？本方加柴胡、枳实，为四逆散；加黄芩，为黄芩汤；四逆自利，未必皆为血寒之属虚者，非与柴、芩大戾乎？窃谓：拘急本血痹所致，赤芍正治血痹主药，何必以养阴为说，而指为白芍乎？此后尚可用承气，何独畏赤芍乎？白字断当为浅人加也。且拘急者，以营气内收也。四逆散症所以致四逆者，以营气被寒所抑，不得外达而内收；故黄芩汤症所以致自利者，以少阳半表之邪，将从半里而内收；故即芍药甘草附子汤症所以致恶寒者，亦以汗后营气已虚，不得外畅，复以不解，而寒留于表，遂致内收，故皆与两胫拘急，用赤芍同义，以其为血痹则一也。由是乌头汤、甘遂半夏汤等方皆通矣。

清·王旭高，《退思集类方歌注》（1897年）：此亦桂枝汤之变，偏于营分，纯一不杂之方也。气血不和，肝木乘脾则腹痛。白芍酸收苦泄，能行营气而泻肝木，甘草甘缓，能和逆气而补脾土，甘酸相合，甲己化土，故治腹痛。芍药和营益阴，功专止烦，烦止汗亦止，故《伤寒论》反烦、更烦、心悸而烦者，皆用之。两足脉阳明居其六行，故胶挛急属阳明。芍药止烦汗，甘草缓挛急，斯合乎阳明不从表本，从乎中治之法。

近代·祝味菊，《伤寒方解》（1931年）：本方以芍药为主药。其适用标准，因下肢血液虚痹，挛而不伸，服甘草干姜汤后，虽阳气四达而阴血未知，故续进本汤。以芍药能和血除痹，甘草益气缓急也。又，本方芍药上冠以“白”字，查芍药古时亦白之分，疑衍。

近代·徐大桂，《伤寒论类要注疏》（1935年）：芍药苦平而酸，养阴退热，合甘草则酸甘合化，可以复既亡之阴液，方意自明。

现代·中医研究院，《伤寒论语释》（1956年）：本方酸甘合用，取其酸甘化阴以益阴血，使下肢能伸展自如。

现代·任应秋，《伤寒论语释》（1957年）：成无己云：“脾不能为胃行其津液，以灌四旁，故足攣急，用甘草以生阳明之津，芍药以和太阴之液，其脚即伸，此亦用阴和阳法也。”甘草强心，芍药扩张血管，血行畅旺，神经得到濡养，便驰援了痉挛，所谓“行其津液，以灌四旁”，可能就是这个道理。脾胃不过是抽象的形容词。

现代·陈亦人，《伤寒论译释》（1958年）：成、陈二氏解释本方的配伍作用主要就性味说明，尽管有酸甘与甘苦之异，但结论是一致的，都是补阴血，征之临床，确实具有这方面的功能，但是，说成“大补阴血”，则未免夸张失实。关于本方治脚挛急的机制，柯氏认为是通过脾胃转输津液的功能，钱氏着眼于肝与筋的关系，主要是泻肝缓肝而达到治疗目的，其实本方芍甘同用，与肝脾双方都有关联，而与肝更密切一些。根据《神农本草经》与《别录》的记载，芍药还有“除血痹，破坚积”“散恶血、逐贼血”的作用；《别录》载甘草还有“通经脉，利血气”的作用，可见芍甘同用，不单是补阴血，还有通顺血脉、破陈血痹的功能。所以本方广泛用于各种痉挛性疼痛，都有显著疗效，显然与两方面都有关系，其中以后一个作用尤为重要。由此可见，只强调本方的补益作用，肯定是片面的。

现代·安徽中医学院，《伤寒论通俗讲义》（1959年）：本方主要治疗目的是复阴缓急。按本方组合是因阳复后，阴气尚不足以相济，所以方中用芍药敛阴养液，甘草调和内外血气，酸甘合用使机体得着津液濡养，则挛急状态自可消失。亦是“用阴和阳法”。

现代·李翰卿，《中国百年百名中医临床家》（1960年）：此滋阴养血，治腿脚拘挛之方，也是健脾和肝并行不悖之剂。用于阴虚血虚，腿脚挛急，兼咽干烦躁。但必须具有阴虚内热现象，如脉数无力、喜冷等症。根据经验认为，此方能够使肝胃相互协调，两不相碍，对于胃溃疡、肝硬化有一定的疗效。炙草补中和中，以滋血之源；芍药敛阴和肝，兼逐血痹，以畅血之行。故血行之障碍可除，四肢之拘挛得解。

现代·孙纯一，《伤寒论注释要编》（1960年）：本方酸甘合用，取酸甘化阴之意，阴血足则挛急自除。

现代·刘渡舟，聂惠民，傅世垣，《伤寒挈要》（1983年）：芍药配甘草，酸甘以化阴，能缓解筋脉拘急，治脚挛急其效甚验。

现代·刘渡舟,《伤寒论诠解》(1983年)： 芍药甘草汤所用芍药与甘草剂量相同，均为四两。二药相合，酸甘合化为阴，可以养血、平肝，缓解筋脉拘挛，善治血脉拘急疼痛。对于因血虚而引起的两足痉挛性疼痛或腓肠肌痉挛性疼痛不可伸者，多有良效。故有“去杖汤”之美称。

【方论评议】

综合历代各家对芍药甘草汤的论述，应从用药要点、方药配伍和用量比例三个方面进行研究，以此更好地研究经方配伍，用于指导临床应用。

诠释用药要点：方中芍药补血敛阴、缓急柔筋、甘草益气缓急止痛。

剖析方药配伍：芍药与甘草，属于相使配伍，甘草助芍药补血化气，芍药助甘草益气生血；又，芍药之酸，甘草之甘，酸甘化阴，柔筋缓急。

权衡用量比例：芍药与甘草用量为相等，提示药效补血缓急与益气缓急之间的用量调配关系，以治筋脉挛急。

【药理作用】 本方具有解除平滑肌及骨骼肌痉挛、调节中枢神经、调节周围神经、调节心律、调节内分泌、增强机体免疫功能、抗惊厥、抗炎、改善甲状腺功能等作用。

六画

芍药甘草附子汤

【导读】 ①学用芍药甘草附子汤应重视芍药和甘草的用量调配关系、芍药和附子的用量调配关系。②芍药甘草附子汤虽是辨治阴虚阳损证的重要代表方，但在临床中对气血虚寒证等也具有良好治疗作用。③学好用活芍药甘草附子汤的第一步是辨清芍药甘草附子汤由哪些基础方和药物组成：组成芍药甘草附子汤有1个基础方和3组药，基础方是芍药甘草汤，3组药中第1组是补血益阴药即芍药，第2组是益气药即甘草，第3组是温阳消癥药即附子，从3组药用量深入学习研究即可用活芍药甘草附子汤。

【方歌】 芍药甘草附子汤，益阴助阳舒筋方，气血不足及阴寒，辨治杂病病能康。

【方药】 芍药　甘草炙，各三两（9g）　附子炮，去皮，破八片，一枚（5g）

【用法】 上三味，以水五升，煮取一升五合，去滓。分温三服。

【功用】 扶阳益阴。

【适应证】

1. 中医病证：①气血不足及阳筋急证。两胫拘急，或四肢关节筋脉僵硬，或手足麻木胀痛，指甲不荣，或胁痛，或目涩，恶寒，舌红、苔薄，脉细。②气血两虚伤阳证。

2. 西医疾病：萎缩性胃炎、胃及十二指肠溃疡、胃扭转、胃痉挛、慢性肝炎、过敏性肠炎、肠粘连、急性水肿性胰腺炎、胆石症、不宁腿综合征、腓肠肌痉挛、颜面抽搐痉挛、脑中风后肢体痉挛、先天性或萎缩性肌强直、血栓闭塞性脉管炎、血管平滑肌痉挛、血小板减少性或过敏性紫癜、支气管炎、支气管哮喘、特发性肾出血、慢性肾盂肾炎、关节损伤、骨质增生、骨头炎、腰扭伤、急性乳腺炎、慢性盆腔炎、急性附件炎、荨麻疹、类风湿关节炎、高睾酮血症、高泌乳素血症性阳痿等临床表现符合心气血虚证者。

【用药分析】 方中芍药补血敛阴、缓急柔筋，附子温壮阳气、强健筋骨，甘草益气缓急止痛。

【用方思路】

1. 芍药甘草附子汤既是辨治气血不足及阳证的重要代表方，又是辨治诸多杂病如肝病、心病、肾病、脾胃病、肺病等的重要基础方。

2. 方中芍药既可补血，又可缓急；附子温通诸脏腑及营卫之阳气；甘草既可补益中气，又可生津。从方中用药用量及调配分析得知，芍药甘草附子汤的应用并不局限于气血不足伤阳证，还可用于辨治诸多杂病，如消化、循环、泌尿、呼吸、精神神经、内分泌及代谢等系统疾病。

3. 运用芍药甘草附子汤辨治的病证（无论病变部位在心、在肝胆或在脾胃）以气血不足伤阳为主，其治当益气补血温阳。

【随证合方】 若夹血虚，可与胶艾汤合方用之；若夹阴血虚，可与百合地黄汤合方用之；若夹郁，可与四逆散合方用之；若夹阳虚，可与四逆汤合方用之。

【注意事项】 运用芍药甘草附子汤既要辨清西医之病，又要辨清西医之病属于中医气血不足伤阳证。辨西医之病可进一步了解疾病的发展演变及转变规律，辨中医之证可更好地针对西医之病选用芍药甘草附子汤。

【应用指征】 发汗，病不解，反恶寒者，虚故也，芍药甘草附子汤主之。（68）

【方论】

金・成无己,《注解伤寒论》(1144年)： 发汗病解，则不恶寒；发汗病不解，表实者，亦不恶寒。今发汗病且不解，又反恶寒者，荣卫俱虚也。汗出则荣虚，恶寒则卫虚，与芍药甘草附子汤，以补荣卫。芍药之酸，收敛津液而益荣；附子之辛温，固阳气而补卫；甘草之甘，调和辛酸而安正气。

明・汪石山,《医学原理》(1525年)： 治发汗后，病不解，反恶寒，或作渴。盖发汗亡阳损津液，阳虚故反恶寒，津液不足故或作渴。是以用附子以固阳气，芍药收敛津液，佐甘草，调和辛酸之味而安正气。

明・方有执,《伤寒论条辨》(1592年)： 未汗而恶寒，邪盛而表实。仇雠之恶也，已汗而恶寒。邪退而表虚，怯懦之恶也。盖汗出之后，大邪退散，荣气衰微，卫气疏慢，病虽未尽解，不他变而但恶寒，故曰虚，言表气新虚而非病变也。然荣者阴也，阴气衰微，故用芍药之酸以收之。卫者阳也，阳气疏慢，故用附子之辛以固之。甘草甘平，合荣卫而和谐之，乃国老之所长也。

明・施沛,《祖剂》(1640年)： 治发汗病不解，反恶寒者，虚故也。芍药之酸收，敛津液而益荣；附子之辛温，固阳气而补卫；甘草之甘，调和辛酸而安正气。

明・张卿子,《张卿子伤寒论》(1644年)： 芍药之酸，收敛津液而益荣，附子之辛温，固阳气而补卫，甘草之甘，调和辛酸而安正气。

清・李中梓,《伤寒括要》(1649年)： 今汗后不解，又反恶寒，营卫俱虚也。汗出则营虚，恶寒则卫虚，故以芍药之酸收，敛津液而益营；附子之辛热，固阳气而补卫；甘草调和辛酸而安正气。

清・喻嘉言,《医门法律》(1658年)： 其一为发汗不解，反恶寒者，用芍药甘草附子汤为救法。其证发汗不解，反恶寒者，虚故也。未汗而恶寒，邪盛而表实；已汗而恶寒，邪退而表虚；阳虚则恶寒，宜用附子固矣。然既发汗不解，可知其热犹在也，热在而别无他证，自是阴虚之热，又当用芍药以收阴，此荣卫两虚之救法也。芍药甘草附子汤，治伤寒发汗不解，反恶寒，阳虚之证。

清・程应旄,《伤寒论后条辨》(1670年)： 芍药得桂枝则走表，得附子则走里。甘草和中，从阴分敛戢其阳，阳回而虚者不虚矣。

清・柯琴,《伤寒来苏集》(1674年)： 发汗后反恶寒，里虚也，表虽不解，急当救里，若反与桂枝攻表，此误也。故于桂枝汤去桂、姜、枣，加附子以温经散寒，助芍药、甘草以和中耳。脚挛急与芍药甘草汤，本治阴虚，此阴阳俱虚，故加附子，皆仲景治里不治表之义。

清・汪昂,《医方集解》(1682年)： 汗出表不解而恶寒，独曰"反"，其为过汗阳弱可知。汗出为营虚，恶寒为卫虚，若重补其阳，则恶寒愈甚，但回其阳，则阴愈劫矣。故用附子以回阳，再加芍药以敛阴。此营卫两虚之救法。

清・张志聪,《伤寒论宗印》(1683年)： 此因发汗而虚其表之气血也。夫邪在表则恶寒，发汗病不解而反恶寒者，虚故也。盖汗为经络之血液，汗则亡其表阳，此在表之气血两虚，故恶寒也。宜芍药甘草以滋经血，熟附以补表阳。补阳者宜熟，回阳者宜生。

清・张志聪,《伤寒论集注》(1683年)： 夫发汗所以解病，今病不解，发汗所以散寒，今反恶寒者，里气本虚而太阳之表阳复虚故也。芍药甘草附子汤主之，芍药、甘草资中焦之血气，熟附补内外之阳虚。

夫发汗所以解病，今病不解；发汗所以散寒，今反恶寒者，里气本虚而太阳之表阳复虚故也。芍药甘草附子汤主之，芍药、甘草资中焦之血气，熟附补内外之阳虚。

清·沈明宗,《伤寒六经辨证治法》(1693年):以芍药、甘草,和营卫而收阴气之逆,熟附补阳散邪而退恶寒。

清·钱潢,《伤寒溯源集》(1708年):芍药酸收,敛汗液而固营阴。附子辛热,补真阳而强卫气。甘草扶植中州,调和营卫。所谓温经复阳之治也。

清·秦之桢,《伤寒大白》(1714年):未发汗而发热恶寒,宜发汗。既发汗而表症仍在者,尚宜再汗。今因发汗后反恶寒,此因汗而亡阳恶寒也。然亡气中之阳,用四逆汤;亡血中之阳,用芍药甘草附子汤。

清·王子接,《绛雪园古方选注》(1732年):芍药甘草附子汤,太阳少阴方也。太阳致亡阳,本由少阴不内守。少阴表恶寒,实由太阳不外卫,故取芍药安内,熟附攘外,尤必藉甘草调和,缓芍、附从中敛戢真阳,则附子可招散失之阳,芍药可收浮越之阴。

清·不著撰人,《伤寒方论》(1732年):凡曰发汗,证必寒因,则无不恶寒者也,今汗后而表不解,是证仍如故,而恶寒独日反比前有加也,恶寒表证也,不因汗解而反有加。岂表邪因汗而更甚乎,其为营卫新虚而汗过,阳弱可知,故于阴则以甘芍收之。而和其未和之营卫,于经则附子以温之,而固其已弱之阳。比四逆则去干姜之汤,而加芍药和阴为异,比甘草芍药汤之和阴,则加熟附子大热为异。比凡续行解表者,则全不用桂麻为异,似乎立方之意,全不为表里起见,而但为阴阳起见。药虽只三味,其用法之神变,可胜道哉,盖仲景于表未解,原有更汗之条,此特拈出治法之独异者,以见恶寒在发汗后,须作阳虚之虑,有如此也。否则将复解而散,不蹈虚虚之彻乎。

清·徐灵胎,《伤寒约编》(1759年):阳虚则卫气不振,营弱则血脉少资,故发汗不解,反加恶寒也。当于桂枝汤中去桂枝、姜、枣,取芍药以收少阴之精,甘草以缓虚邪之逆,加附子固坎中之阳,但使肾中元阳得位,则表邪不治而自解矣。此养营固阳之剂,为营虚真阳不足之专方。

清·强健,《伤寒直指》(1765年):芍药之酸收,敛津液而益营;附子之辛温,固阳气而补卫;甘草之甘,调和辛酸而安胃气。

清·陈元犀,《长沙方歌括》(1811年):按:方中芍药、甘草,苦甘以补阴;附子、甘草,辛甘以补阳;附子性猛,得甘草而缓;芍药性寒,得附子而和;且芍、草多而附子少,皆调剂之妙。此阴阳双补之良方也。《论》中言虚者,间于节中偶露一二语,单言虚而出补虚之方者只一节,学人当从此隅反之。

清·邹澍,《本经疏证》(1832年):然则芍药甘草附子汤,芍药、附子孰为主,盖两物功齐力侔者也。芍药、甘草得桂枝汤之半,尽太阳未尽之风邪;附子、芍药,得真武汤之半,抑少阴方兴之水气。太阳病热邪未除,将合少阳者,于芍药甘草汤中加黄芩;寒热未除,将入少阴者,于芍药甘草汤中加附子,以此言之,则发纵指示者,芍药;其附子、黄芩不过追逐得兽之力耳。

清·陈恭溥,《伤寒论章句》(1851年):芍药甘草附子汤,育阴扶阳之方也,凡表里之阳俱虚而阴亦不足者,皆可用之。本论曰(1732年),《伤寒方论》:发汗病不解,反恶寒者,虚故也,此方主之。夫里阳素虚之人,发汗又虚其表阳,故病不解,而反恶寒,且汗者血液也,发汗不去病则伤血液,故阴血亦虚。用熟附以固表里之阳,又当以芍药甘草,以资阴分之血,斯阴阳和而病解。

清·高学山,《伤寒尚论辨似》(1872年):用芍药、甘草、附子者,以附子之补阳,从内而外达,所以助微阳,而去因循之贼,治不解之病也。以芍药之收阴,从外而内敛,所以由卫分,而退上乘之因,治反恶寒也。然后以甘草调停于内外之间,亦小柴胡之意云尔。然惟汗后恶寒,才宜此汤。否则,但恶热者,又是太阳阳明汗后胃实,故衬托外热以致不解,则与调胃承气,经所谓下之不为逆矣。

清·莫枚士,《经方例释》(1884年):此芍药甘草汤减原方四分之一,加附子也。以恶寒为虚表,故加附子以温经,为真武汤之祖。此方与桂枝加附子汤,相似而不同,何以言之?太阳病发汗,遂漏不止,小便难,其人恶风，四肢微急，难以屈申者，桂枝加附子汤主之，是表不解而恶寒者，当用桂枝加附子汤，以桂枝治表热，附子治恶寒。此方仿桂枝加附子汤大意，而不用桂枝，是知病虽不解，而表已无邪也。桂、附同为辛热之物，而经方茯、芍并用，与桂、芍并用大反。阳旦汤桂、芍并用，表实有邪也；此方附、芍并用，表虚无邪也。

清·戈颂平,《伤寒指归》(1885年)： 芍药苦平，疏泄半里下土气。甘草甘平，益其土气。取附子二枚，大辛大温，温子水中元阳，外卫肌表之阴。已上三味，以水五升，三，阳数也。五，土数也，象三阳阳气从中土生。煮取一升五合，去滓，分温服，象一阳阳气，合五行从子左开，分温表里也。

清·王旭高,《退思集类方歌注》(1897年)： 脚挛急与芍药甘草汤，是治阴虚；此汗后反恶寒，是阳明俱虚，故加附子。

近代·曹颖甫,《伤寒发微》(1931年)： 今微丝血管中血热不充，至于不能抵御外寒，故用芍药、甘草以疏达营血，使得充满于微丝血管中。更加熟附子一枚以助之，使血分中热度增高，而恶寒之证自愈。

近代·徐大桂,《伤寒论类要注疏》(1935年)： 此条发汗而风寒不解，正以其人元阳素虚，不能鼓邪外出；复因发汗，益虚其阳。故其病本不甚恶寒，而反见恶寒也。芍药、甘草，固阴以维阳，附子、甘草，温阳以布气，则恶寒自已，而病邪外却，是亦寓攻于守之法矣。

现代·刘渡舟，聂惠民，傅世垣,《伤寒挈要》(1983年)： 芍药益荣而敛阴，附子固卫而补阳，一阴一阳，必以甘草之甘而使之酸甘化阴、辛甘化阳而生化无间。

【方论评议】

综合历代各家对芍药甘草附子汤的论述，应从用药要点、方药配伍和用量比例三大方面进行研究，以此更好地研究经方配伍，用于指导临床应用。

诠释用药要点：方中芍药补血敛阴、缓急柔筋，附子温壮阳气、强健筋骨，甘草益气缓急止痛。

剖析方药配伍：芍药与甘草，属于相使配伍，甘草助芍药补血化气，芍药助甘草益气生血；又，芍药之酸，甘草之甘，酸甘化阴，柔筋缓急。芍药与附子，属于相反相使配伍，相反者，芍药性寒益血，附子性热温阳，相使者，芍药助附子阳可化阴，附子助芍药阴可生阳；附子与甘草，属于相使配伍，辛甘温阳化阳。

权衡用量比例：芍药与甘草用量比例是1∶1，提示补血缓急与益气缓急之间的用量调配关系，以治挛急；芍药与附子用量比例是9∶5，提示补血与温阳之间的用量调配关系；甘草与附子用量比例是9∶5，提示益气与温阳之间的用量调配关系。

【药理作用】 本方具有解除平滑肌及骨骼肌痉挛、调节中枢神经、调节周围神经、调节心律、强心、改善微循环、调节内分泌、增强机体免疫功能、镇痛、镇静、抗惊厥、改善甲状腺功能等作用。

百合地黄汤

【导读】 ①学用百合地黄汤应重视百合和地黄的用量调配关系。②百合地黄汤虽是辨治心肺阴虚血热证的重要代表方，但在临床中对肝肺阴虚血热证等也具有良好治疗作用。③学好用活百合地黄汤的第一步是辨清百合地黄汤由哪些基础方和药物组成：组成百合地黄汤有1个基础方和2组药，基础方是百合洗方，2组药中第1组凉血益阴药即生地黄，2组滋阴药即百合，从2组药用量深入学习研究即可用活百合地黄汤。

【方歌】 血热百合地黄汤，脏腑阴虚通用方，失眠多梦神涣散，滋补凉血服之康。

【方药】 百合擘，七枚（14 g）　生地黄汁一升（80 mL）

【用法】 上以水洗百合，渍一宿，当白沫出，去其水，更以泉水二升，煎取一升，去滓。内地黄汁，取其一升五合，分温再服。中病，勿更服，大便当如漆。

【功用】 清心润肺，滋补阴血。

【适应证】

1. 中医病证：(心肺)阴虚血热证。心烦，惊悸，失眠，多梦，干咳，少痰，口干，口燥，心神涣散，大便干，或欲卧不得卧，舌红、少苔，脉细数。

2. 西医疾病：心神经症、心动过速、心律不齐、自主神经功能紊乱、支气管炎、支气管肺炎、大叶性肺炎恢复期、甲状腺功能亢进症、糖尿病等临床表现符合阴血虚证者。

【用药分析】 方中百合滋补阴津，生地黄清热凉血、滋阴生津。

【用方思路】

1. 百合地黄汤既是辨治阴虚血热证的重要代表方，又是辨治诸多杂病如心病、肝病、肾病、肺病、皮肤病等的重要基础方。

2. 方中百合可益五脏六腑之阴；生地黄既可滋阴，又可凉血。从方中用药用量及调配分析得知，百合地黄汤的应用并不局限于阴虚血热证，还可用于辨治诸多杂病，如循环、呼吸、泌尿、内分泌及代谢、精神神经等系统疾病。

3. 运用百合地黄汤辨治的病证(无论病变部位在心、在肝或在肾)以阴虚血热为主，其治既要滋阴，又要凉血。

【随证合方】 若夹痰热，可与小陷胸汤合方用之；若夹瘀热，可与下瘀血汤合方用之；若夹血虚，可与胶艾汤合方用之。

【注意事项】 运用百合地黄汤既要辨清西医之病，又要辨清西医之病属于中医阴虚血热证。辨西医之病可进一步了解疾病的发展演变及转变规律，辨中医之证可更好地针对西医之病选用百合地黄汤。

【应用指征】 百合病，不经吐下、发汗，病形如初者，百合地黄汤主之。(第三 5)

【方论】

元·赵以德,《金匮方论衍义》(1368年)：但佐之生地黄汁补血凉血。凉则热毒消，补则新血生，蕴积者，行而自大便出，如黑漆矣。

清·张璐,《伤寒绪论》(1667年)：发汗后，去地黄汁加知母，下后，去地黄汁加代赭滑石，吐后，去地黄汁加鸡子黄，病变发热者，用干百合滑石为散，饮服方寸匙，日三服，一月不解，变成渴者，以百合一升水一斗，渍之一宿，热以洗身，洗已食煮饼，勿以盐豉，洗后渴不差者，以瓜蒌根牡蛎等分为末，饮服方寸匙，日三服。

清·李彣,《金匮要略广注》(1682年)：百合病，不经汗吐下，未免热郁血脉中而不散，生地黄甘寒，入心经，能养脉凉血，所谓润经益血，复脉通心也。大便如漆，则瘀血行而积热解矣。

清·张志聪,《金匮要略集注》(1683年)：夫脉发原于天乙所生之水，而一元之气，又由水中而生，是宜资补其水脏，而兼益其化原。盖肺属金，天主气而生水。肺为母，肾为子，肾为本，肺为末，上下子母之气，交相生旺者也。故宜用百合以补肺气，配生地以资水原。肾本肺末者，肺主气而发原于肾也。

清·魏荔彤,《金匮要略方论本义》(1720年)：其不经吐、下、发汗，病形如初，用地黄者，助百合滋阴降火，阴阳平补也。盖气久郁则生热，气生热则耗阴，故治阳必顾其阴也。

清·尤在泾,《金匮要略心典》(1729年)：盖肺主行身之阳，肾主行身之阴。百合色白入肺。而清气中之热。地黄色黑入肾，而除血中之热。气血既治，百脉俱清，虽有邪气，亦必自下。服后大便如漆，则热除之验也。

清·王子接,《绛雪园古方选注》(1732年)：通章言百合病，百脉一宗，不但主于营卫，而手足六经悉能致其病，汗吐下皆非所宜。本文云百脉一宗，明言病归于肺，君以百合，甘凉清肺，即可疗此疾，故名百合病。再佐以各经清解络热之药，治其病所从来。当用先后煎法，使不悖于手、足经各行之理。期以六十日，六经气复而自愈。若太阴、太阳无病，惟少阴、少阳、厥阴、阳明四经为病，期以四十日愈。若仅属厥阴、阳明二经为病，期以二十日愈。读第四章未经汗吐下者，治以百合地黄汤，中病勿更服。大便如漆，热邪已泄，再服恐变症也。论症以溺时头痛为辨，盖百脉之所重在少阴太阳，以太阳统六经之气，其经上循巅顶，下通水道，气化不行，乃下溺而上头痛，少阴为生水之源，开阖涩乃溺而淅然。若误汗伤太阳者，溺时头痛，以知母救肺之阴，使膀胱水脏知有母气，救肺即所以救膀胱，是阳病救阴之法也。恐滑石通腑利窍，仍蹈出汗之弊，乃复代赭石重镇心经之气，使无汗之虞，救膀胱之阳，即所以救肺之阳，是阴病救阳之法也。误吐伤阳明者，以鸡子黄救厥阴之阴，以安胃气，救厥阴即所以奠阳明，救肺之母气，是亦阳病救阴之法也。以百合一味，引伸诸方，总不外乎补阴补阳之理，举此可以类推，学者宜自得之。

清·黄元御,《长沙药解》(1753年)：治百合病，不经发汗、吐、下，病形如初者。不经发汗、吐、下，而瘀热淫蒸，败浊未泄。百合清肺而泻热，生地黄汁凉泻肠胃而下垢浊也。

清·黄元御,《金匮悬解》(1754年)：百合病，不经吐、下、发汗，病形如初者，瘀热淫蒸，败浊未泄。百合地黄汤，百合清金而除烦热，地黄泻胃而下瘀浊也。

清·沈实夫,《吴医汇讲》(1792年)：陶厚堂：此症行止坐卧皆不能安，自朱奉议以为伤寒之变证，后之注《金匮》者，或言属气，或言属血，论说纷纭，余窃以为皆未中肯。夫“百脉一宗，悉致其病”，乃本乎心神涣散也。心主脉，故心病而脉为之皆病矣。惟其心神涣散，故下文常默默，不能食，不能卧，不能行数句，无可奈何之态，皆所以形容百脉悉病之语。未经误治，病情如是者，乃为此病之正，故用百合而加生地黄汁，显为五志之火，消烁心阴，于是以此救之。《经》所云“津液相成，神乃自生”之意也。此外因误治之变，而随症治之，如《金匮》所立数方，亦不过略举其概，以令人隅反；设未用汗、吐、下三法，而曾或寒、或热、或补、或泻之药以误治者，治法亦宜权变，惟在法古者之引伸触类耳。赵以德《衍义》云：“病多从心主，或因情欲不随，或因离绝菀结，或忧惶煎迫，致二火郁之所成”，最为切当。惜其有见及此，而未明言心神涣散之故，注中反杂以热毒瘀血等解，殊为白璧之瑕。昔张路玉治孟端士太夫人此病，用生脉散加百合、茯神、龙齿，稍兼黄连而病愈，盖以百合摄神之法而推广之，洵为能读仲景书者矣。第安神之药不一，而专取乎百合者，因其形象心，瓣瓣合抱，取其凝合涣散之心神，由是而百脉皆利矣。尝阅《中吴纪闻》云：百合乃蚯蚓所化，张路玉亦曾亲见，于包山土罅中，有变化未全者，大略野生百合，蚓化有之。夫蚯蚓性动而专通经络，及至变而为百合，则由动而静，由散而合，用为主治，即此意耳。且百脉悉病，则病变百出，非经文数症之所能尽；设或症不尽合乎经文，而遇病态类此者，亦宜体会其意而推测之，不可泥定下文数症也。当明欲食不能食等句，乃无可形容之辞，病为神病，而难以形容，医者亦须神会，而非语言文本之所能罄者矣。景岳云：无形者，神也，变幻倏忽，挽回非易，引《经》文“粗守形，上守神”二句，而叹安得有通神明而见无形者，与之共谈斯道哉。旨哉，是言也！向来注者，多以百合为消瘀血，然消瘀血者，乃赤花之山丹，非百合也。苏颂以病名百合，而用百合，不识其义。李士材曰：亦清心安神之效耳。士材能见及此，而未发明此症之机要，殊缺典也。

清·朱光被,《金匮要略正义》(1803年)：以生地专入营分，以除络热；而以百合、泉水清在经之余邪也。病形如初者，即论中百脉悉病之象也。

清·陈修园,《金匮方歌括》(1811年)：元犀按：病久不经吐下发汗病形如初者，是郁久生热，耗伤气血矣。主以百合地黄汤者，以百合苦寒清气分之热，地黄汁甘润泄血分之热，皆取阴柔之品以化阳刚，为泄热救阴之法也。中病者，热邪下泄，由大便而出矣，故曰如漆色。

清·莫枚士,《研经言》(1856年)：仲景以百合治百合病专方也，诸家注从未有能道其故者。案《本草经》百合除邪气，利大小便。百合病症状虽变幻不一，要之，小便赤黄一症则有定。仲景于至无定中求其有定者，以立诊治之准，此百合病所以必用百合也。百合病重在小便，故于头痛、头淅淅、头眩诸足以卜愈期者，皆于小便时诊之。凡辨疑难症，皆当准此。夫古人至奇之法，实有至常之理。浅人泥于百合补肺之说，因以肺朝百脉为之解，浅也。又百合病者，由于余邪逗留，血气不润所致。如意欲食而或美及欲卧欲行云云，状其无大邪之抑，正气有时得伸也；复不能食至不用闻臭不能卧不能行云云，状其气血少润也。如寒如热，肌中不润而滞涩也；无寒无热，余邪不能作势也；口苦，胃液被余邪所吸，不能消净食物也；得药剧吐利，胃液不充，反为药所胜也；脉微数，微为血气少，数为邪气止也；溺时痛见于头者，溺为去液之事，故病液少者，卜之于此，下虚则上实也。此证之于症而合者也。其治法，专以滋润为主，故本方于百合外，加生地汁，津血并润也。汗下吐皆伤液，故随上下之所伤而救之。知母、鸡黄皆滋润之品。滑石为润下之品。惟赭能逐邪，欲乘其方下而逐之也。变渴，则瓜蒌、牡蛎；变发热，则滑石：无非取乎其润。此证之于方而合者也。然后知《本经》百合除邪气、利大小便云云，皆润之之效也。大抵病至邪留正虚之时，攻则害正，补则碍邪，惟有润之，使正纾邪浮，始可设法逐邪。其逐邪之法，总不出伤寒差已后更发热者，小柴胡汤主之，脉浮者以汗解之，脉沉实者以下解之数语，决不以百合数方了事也。惟至此时，则病之局势已移，不得仍以百合称，故百合病止此耳！读仲景书，如读《春秋》《左传》，当取他传，续此传后，而后纪事之本末始全。

清·高学山,《高注金匮要略》(1872年)：生地黄，体直味重，气厚液全，通补三焦十二经之血脉。用汁一升，以为之主，而令完神聚气之百合为佐，是补百脉，而通其气，以辅一宗也。中病勿更服，恐地黄甘寒之性，过伤阳气也。大便如漆，所以验中病之法。盖液短者，则地黄之汁，渗走百脉，故大便无所见。大便如漆，则百脉不受地黄而自下，故知中病也，时解谓瘀血行下，未是。

清·莫枚士,《经方例释》(1884年)：《本经》百合甘平，无毒，主邪气腹胀，心痛，利大、小便，补中益气。《别录》除浮肿，胪胀，痞满，寒热，通身疼痛，及乳难，喉痹，止涕泪，是百合乃利气之品，故百合病用之，此为百合病之正方。

清·王旭高,《退思集类方歌注》(1897年)：此治百合病正法。百合清肺经气分之热，地黄清心经营分之热。地之泉水，犹人之血脉，甘寒清冽，能沁心肺经脉之热邪。服后大便如漆，热除之验也。按：百合色白入肺，其形象心，性味甘寒，能清热生津，入心、肺二经，然则百合病为心肺郁热所致无疑矣。

清·戈颂平,《金匮指归》(1907年)：百合甘平微苦，固半表上阳浮；地黄甘寒，益土之液，固阳藏土中，半里阴得阳生，半表阳得阴固，阴阳气液和于子午。

近代·何廉臣,《增订伤寒百证歌注》(1928年)：百脉一宗，悉致其病，仲景主用百合，百合花下覆如钟。有肺之象，其根多瓣，合而为一，百脉合宗之象，故以为君。盖病由邪热伤肺之气管，上入脑而达于鼻，路最直捷，故据脑髓以辨病之浅深。头痛者，病深；不痛者，病浅。其症如有神灵者，即神经错乱之征。鲜生地汁泄血分之热，使热邪下泄，为安静神经之正法，故以为臣，服后便如漆色，即血热从下排泄之明证也。

近代·曹颖甫,《金匮发微》(1931年)：内陷蒸成败血之证，故方治用百合七枚以清肺，用生地黄汁一升以清血热（一升约今一大碗，须鲜生地半斤许）。血热得生地黄汁之清润，则太阳标热除，败血以浸润而当下，观其分温再服，大便如漆可为明证矣。

近代·赵桐,《金匮述义》(1940年)：百合病久，未经逆治，病形如初章不变，只是脑髓空虚也。地黄一名地髓，逐血痹，除阴虚寒热，积聚，百合证之要药也。服后大便如漆为中病，即《千金要方》云：当出恶沫为候也。云地黄汁黑，服后之反应则误矣。

近代·彭子益,《圆运动的古中医学·金匮方解篇》(1947年)：治百合病。不经吐下发汗，病形如初者。吐下发汗，可以解除内热。今不经吐下发汗，病形如初。内热瘀塞，地黄涤荡瘀热。百合清百脉之热也。

现代·王渭川,《金匮心释》(1982年)：本节说明百合病未经误治（汗、吐、下）的正治方法。仲景处方百合地黄汤，以百合养阴，生地清热，使太阳标热解，蕴结之邪尽去。但此方能否达此奇效，有待今后临床实践。

**现代·刘渡舟，苏宝刚，庞鹤,《金匮要

略诠解》(1984年):治以百合地黄汤,养心血滋肺阴,凉血清热。方中百合养肺阴,清虚热;生地黄益营凉血,滋水降火,调和血脉;泉水利小便,泄虚热。三药相合,使阴气充,热邪去,百脉调和,病可自愈。

【方论评议】

综合历代各家对百合地黄汤的论述,应从用药要点、方药配伍和用量比例三个方面进行研究,以此更好地研究经方配伍,用于指导临床应用。

诠释用药要点:方中百合滋补阴津,生地黄清热凉血、滋阴生津。

剖析方药配伍:百合与生地黄,属于相须配伍,百合助生地黄清热凉血益阴,生地黄助百合养阴生津。

权衡用量比例:百合与生地黄(折算为克)用量比例是近1∶5,提示滋阴与凉血之间的用量调配关系,以治阴血虚。

【药理作用】 本方具有调节血糖、保护肾上腺皮质功能、调节内分泌、降压、促进睾丸生精、促进排卵、调节中枢神经、抗缺氧、抗过敏、增强机体免疫能力、抗衰老等作用。

百合鸡子汤

【导读】 ①学用百合鸡子汤应重视百合和鸡子黄的用量调配关系。②百合鸡子汤虽是辨治心肺阴血虚证的重要代表方,但在临床中对肝肺阴血虚证等也具有良好治疗作用。③学好用活百合鸡子汤的第一步是辨清百合鸡子汤由哪些基础方和药物组成:组成百合鸡子汤有1个基础方和2组药,基础方是百合洗方,2组药中第1组是滋阴补血药即鸡子黄,第2组是滋阴清热药即百合,从2组药用量深入学习研究即可用活百合鸡子汤。

【方歌】 百合鸡子治心肺,魂魄颠倒似鬼灵,颧红失眠及干咳,清心润肺养血宁。

【方药】 百合擘,七枚(14 g) 鸡子黄一枚

【用法】 上先以水洗百合,渍一宿,当白沫出,去其水,更以泉水二升,煎取一升,去滓。内鸡子黄,搅匀,煎五分,温服。

【功用】 清心润肺,益阴养血。

【适应证】

1. 中医病证:①心肺阴血虚证以血虚为主。心悸,干咳,失眠,盗汗,颧红无泽,或魂魄颠倒,如有鬼灵者,或神志失聪,或啼笑无常,舌红、少苔,脉虚或细。②阴血虚证。

2. 西医疾病:心神经症、心动过速、心律不齐、自主神经功能紊乱、支气管炎、支气管肺炎、大叶性肺炎恢复期、甲状腺功能亢进症、糖尿病、肾病综合征、肾炎等临床表现符合阴血虚证者。

【用药分析】 方中百合滋补阴津,鸡子黄补血养血。

【用方思路】

1. 百合鸡子汤既是辨治阴血虚证的重要代表方,又是辨治诸多杂病如心病、肺病、肝病、肾病等的重要基础方。

2. 方中百合可益五脏六腑之阴,鸡子黄可补五脏六腑之阴血。从方中用药用量及调配分析得知,百合鸡子汤的应用并不局限于阴血虚证,还可用于辨治诸多杂病,如循环、呼吸、泌尿、内分泌、精神神经等系统疾病。

3. 运用百合鸡子汤辨治的病证(无论病变部位在心、在肝或在肾)以阴血虚为主,其治既要滋阴,又要补血。

【随证合方】 若夹阳虚,可与桂枝甘草汤合方用之;若夹痰湿,可与苓桂术甘汤合方用之;若夹郁,可与四逆散合方用之。

【注意事项】 运用百合鸡子汤既要辨清西医之病,又要辨清西医之病属于中医阴血虚证。辨西医之病可进一步了解疾病的发展演变及转变规律,辨中医之证可更好地针对西医之病选用百合鸡子汤。

【应用指征】 百合病,吐之后者,用后方(百合鸡子汤)主之。(第三 4)

【方论】

元·赵以德,《金匮方论衍义》(1368年): 用鸡子黄补血佐以救之。

清·李彣,《金匮要略广注》(1682年): 吐则伤胃,鸡子黄纯是血液所成,能养胃气,

以病邪在脉，脉者血之府，欲其入血分以和脉也。

清·张志聪,《金匮要略集注》(1683年): 渍洗去白沫者，取其去本体之沫，而行人之涎沫也。用泉水者，取其流行于经脉也。《经》曰：谷入于胃，脉道乃行；水入于经，而血乃成。吐之，则伤中焦阳明之胃气矣。鸡属酉，阳明秋令之禽也。卵乃混沌未分之形，白以象天象金，黄以象地象土，脉法地脉，资生于阳明胃土，故宜用百合鸡子，资金土之相生……（眉批：经脉如泉行地中，脉生于中土故此方用泉。）

清·魏荔彤,《金匮要略方论本义》(1720年): 其误吐之后，用鸡子黄者，佐百合以补阴。吐则伤阴，补之以救误，而百合治气如故也。

清·黄元御,《长沙药解》(1753年): 治百合病，吐之后者。吐伤肺胃之津，金土俱燥。百合清肺热而生津，鸡子黄补脾精而润燥也。

清·黄元御,《金匮悬解》(1754年): 百合病，得于吐之后者，是吐伤肺胃之津，燥动而火炎也。百合鸡子汤，百合清肺热而生津，鸡子黄补脾精而润燥也。

清·朱光被,《金匮要略正义》(1803年): 此病多由误治所致也……吐伤中焦之精气，胃汁耗，则脏阴俱燥，故用鸡子黄和润中州，以除燥气，而后百合得展其清养之功也。俱用泉水煎者，法取澄清而弗滞之义。

清·陈修园,《金匮方歌括》(1811年): 元犀按：吐后伤中者，病在阴也。阴伤，故用鸡子黄养心胃之阴，百合滋肺气下润其燥。胃为肺母，胃安则肺气和而令行，此亦用阴和阳，无犯攻阳之戒。

清·莫枚士,《经方例释》(1884年): 以上三方，为百合病因症加减之方，汗后津液少，而卫气被发，嫌地黄滞，故去之而加知母，以生津除烦；下后小便少，而蕴邪被攻，故加滑石以利小便。《本经》滑石，治泄澼，利小便是也，加赭石以平蕴邪。《本经》代赭，治腹中毒邪气。《别录》治五藏血脉中热是也。吐后阳气虚，而蕴邪一升，恐其散为恶疮，故加鸡子黄以平之。《本经》鸡子黄，主热疮是也。其去地黄，均与百合鸡子汤同义。而知母、滑石、鸡子黄，皆利小便，赭石亦主沃漏、带下、遗溺，是亦与小便相关之义。又与百合病，诊在小便相印，其精思，当三复之。

清·王旭高,《退思集类方歌注》(1897年): 误吐伤膻中之阴，故以鸡子黄补心安神。

清·戈颂平,《金匮指归》(1907年): 主百合，固半表上阳气，巽，为鸡，为木，黄，土色也，以鸡子黄甘平气味，和木土之气，温润半表上阳土也。了，毕也。右，先煎百合如前法，毕，内鸡子黄搅匀，煎五分，温服。五，土数也，象阳数得阴，和半里下阴土也。

近代·彭子益,《圆运动的古中医学·金匮方解篇》(1947年): 治百合病，得之于吐之后者，吐伤津液又伤阳气。鸡子黄补津液，补阳气，百合清肺热也。

现代·刘渡舟，苏宝刚，庞鹤,《金匮要略诠解》(1984年): 治以百合鸡子汤，养阴润燥除烦，方中百合滋养肺胃之阴，精热除烦；鸡子黄养阴润燥，安五脏之气，能除虚烦；泉水养阴泄热。

【方论评议】

综合历代各家对百合鸡子汤的论述，应从用药要点、方药配伍和用量比例三个方面进行研究，以此更好地研究经方配伍，用于指导临床应用。

诠释用药要点：方中百合滋补阴津，鸡子黄补血养血。

剖析方药配伍：百合与鸡子黄，属于相使配伍，百合滋阴，鸡子黄补血，鸡子黄助百合滋阴化血，百合助鸡子黄补血养阴。

权衡用量比例：百合与鸡子黄用量比例是近1∶2，提示滋阴与补血之间的用量调配关系，以治阴血虚。

药用鸡子黄，生用以泻火为主；熟用以补血为主；若半生不熟以滋阴为主。

【药理作用】 本方具有调节造血机能、保护肾上腺皮质功能、调节内分泌、降压、调节中枢神经、抗缺氧、抗过敏、增强机体免疫、抗衰老等作用。

百合知母汤

【导读】①学用百合知母汤应重视百合和知母的用量调配关系。②百合知母汤虽是辨治心肺阴虚内热证的重要代表方，但在临床中对心肝阴虚证或心肾阴虚证等也具有良好治疗作用。③学好用活百合知母汤的第一步是辨清百合知母汤由哪些基础方和药物组成：组成百合知母汤有 1 个基础方和 2 组用药，基础方是百合洗方，2 组药中第 1 组是清热益阴药即知母，第 2 组是滋阴药即百合，从 2 组药用量深入学习研究即可用活百合知母汤。

【方歌】心肺百合知母汤，阴虚郁热夹心烦，咳嗽失眠小便赤，滋阴清热脏腑安。

【方药】百合擘，七枚（14 g） 知母切，三两（9 g）

【用法】上先以水洗百合，渍一宿，当白沫出，去其水，更以泉水二升，煎取一升，去滓。别以泉水二升煎知母，取一升，去滓。后合和，煎取一升五合，分温再服。

【功用】清肺滋心，除烦润燥。

【适应证】

1. 中医病证：阴虚内热证。咳嗽，痰少而黏，或痰带血丝，口燥，鼻干，小便赤，心烦，失眠（欲卧不得卧），或手足烦热，舌红、苔少或薄黄，脉虚数。

2. 西医疾病：肺源性心脏病、肺结核、支气管炎、支气管肺炎、大叶性肺炎恢复期、心肌炎、心血管神经症、β 受体过敏综合征、心动过速、心律失常、高血压、冠心病、甲状腺功能亢进症、糖尿病等临床表现符合阴虚内热证者。

【用药分析】方中百合滋补阴津，知母清热泻火\滋阴生津。

【用方思路】

1. 百合知母汤既是辨治阴虚内热证的重要代表方，又是辨治诸多杂病如心病、肝病、肾病、肺病等的重要基础方。

2. 方中百合可益五脏六腑之阴；知母既是清热药，又是益阴药。从方中用药用量及调配分析得知，百合知母汤的应用并不局限于阴虚内热证，还可用于辨治诸多杂病，如循环、呼吸、泌尿、内分泌、精神神经等系统疾病。

3. 运用百合知母汤辨治病证（无论病变部位在心、在肺或在肾）以阴虚内热为主，其治既要滋阴，又要清热。

【随证合方】若夹郁，可与四逆散合方用之；若夹痰热，可与小陷胸汤合方用之；若夹湿热，可与栀子柏皮汤合方用之。

【注意事项】运用百合知母汤既要辨清西医之病，又要辨清西医之病属于中医阴虚内热证。辨西医之病可进一步了解疾病的发展演变及转变规律，辨中医之证可更好地针对西医之病选用百合知母汤。

【应用指征】

（1）论曰：百合病者，百脉一宗，悉致其病也。意欲食，复不能食，常默默，欲卧不能卧，欲行不能行，欲饮食，或有美时，或有不用闻食臭时，如寒无寒，如热无热，口苦，小便赤，诸药不能治，得药则剧吐利，如有神灵者，身形如和，其脉微数。

每溺时头痛者，六十日乃愈；若溺时头不痛者，淅然者，四十日愈；若溺快然，但头眩者，二十日愈。

其证或未病而预见，或病四、五日而出，或病二十日或一月微见者，各随证治之。（第三 1）

（2）百合病，发汗后者，百合知母汤主之。（第三 2）

【方论】

元·赵以德，《金匮方论衍义》（1368 年）： 故用知母佐以救之。知母泻火、生津液、润心肺。

清·李中梓，《伤寒括要》（1649 年）： 夫百合之性以宁心润肺，补中祛邪为功者也。且观其佐使诸药皆属清凉之品，乃知百合病者，本于君主不宁，因而熏灼相传。百合为之调剂于其间，则炎者息而燥者润。君臣道合，而百脉交合，命曰百合，不亦名实相副者乎。

清·李彣，《金匮要略广注》（1682 年）： 病名百合，即以百合治之，前哲俱未发明，今以臆解之，实有至理存焉。盖古人用药治病，有因其名而治之者，如治风用防风，生产用益母草之类是也；有因其形而治之者，如川楝子、荔枝核治疝，胡桃肉、沙苑蒺藜补肾，大腹皮治腹胀之类是也。可见医者意也，皆因名与形之相类而以意使之者也。今病名百合，药亦名百合，其名同也，瓣瓣合成，犹如心肺，其形同也。心形如未敷莲花，中有七孔三毛，通天真之气。肺形六叶两耳，四垂如盖，中有二十四孔，以分布诸气。二脏形皆如百合。况百合气味甘寒，入心肺二经。《本草》称其有清心安神，保肺益气之功，则以之治百合病，乃仲景至精至巧之治，神而明之者也。但其热在脉，而不在皮毛，发汗则阴气既虚，复亡津液，知母入肺经而滋阴清热，以肺合皮毛，汗从皮毛中出则肺虚，故加知母以润肺也。

清·张志聪,《金匮要略集注》(1683年)：夫脉资始于肾。资生于胃，主于心而会于肺。肺主气而外主皮毛。发汗则虚其上焦之肺气矣，故宜百合知母汤主之。百合味甘色白，手太阴之补剂也。其花昼开夜合，如气之日行于阳，夜行于阴，主司开合而能行荣卫阴阳。知母里白表黄而外皮毛，一名水参、水须，又名连母、虫氏母，水之母，秋金之凉剂也。发汗，则气血两虚，故宜百合知母补肺气而资金水之相生（眉批：味甘又能补阳明，阳明亦属秋令）。

清·张璐,《千金方衍义》(1698年)：其治法咸用百合为君，以安心补神，能去血中之热，利大小便导涤痰积，然必鲜者方克有济。若汗之而失者，佐知母以调其上焦之津液。下之而失者，滑石代赭以理其下焦之痹结。吐之而失者，佐鸡子黄以补其中焦之营血。若不经发汗吐下，而血热自汗，但佐生地黄汁以凉血，血凉则热毒解，而蕴结自行，故大便当去恶沫也。其经月不解，百脉内壅，津液外泄而成渴者，则用百合洗之，一身之脉皆得通畅，而津液行渴自止，勿食盐豉者，以味咸能凝血也。若洗后渴不瘥是汗多津脱，则以瓜蒌、牡蛎以敛固之。若变发热乃血脉郁而成热，佐滑石以通利之。百合病皆持两端，不表不里，为其热行血脉之中，非如伤寒可行汗下法，所以每多扼腕，往往有绵延经岁不已者，逾期不复可拘也，但当随所禀偏胜而调之，慎勿误认下元虚弱，妄用温补之法也。

清·魏荔彤,《金匮要略方论本义》(1720年)：百合病用百合，盖古有百合病之名，即因百合一味而瘳此疾，因得名也。如《伤寒论》条内云太阳病桂枝证，亦病因药而得名之义也。后人见百脉一宗四字及列证庞杂，似乎百端凑合之病矣，不知一气为病而一药为治，无取乎岐杂之见也。《本草》：百合甘平无毒，主邪气。气病则正气为邪气，治其气而邪气复为正气矣。他山取石，所以攻玉，去其瑕而瑜自全矣，非二物也。又云：利大小便，补中益气。此百合病中所以为主药也。气之为病无二义，非实而不顺，非虚而不足，今一物而兼顺利与补益，则有余之实，邪气可泄，而不足之虚，正气可充，道一以贯之，君子多乎哉？若夫子一物之中有增减者，则原文所谓随证治之者也，且不必拘执而可为变通者。惟百合一味为君主，乃仲景大经大法之昭垂，不可妄为移易焉。其中用知母佐之者，以清肺经之热，能助百合泄邪气得宣通，而补正气无胶滞也，故以为第一方。

清·尤在泾,《金匮要略心典》(1729年)：人之有百脉，犹地之有众水也。众水朝宗于海，百脉朝宗于肺。故百脉不可治，而可治其肺。百合味甘平微苦，色白入肺，治邪气，补虚清热，故诸方悉以之为主，而随证加药治之。用知母者，以发汗伤津液故也。

清·黄元御,《长沙药解》(1753年)：治百合病，发汗后者。伤寒之后，邪气传变，百脉皆病，是为百合。其证眠食俱废，吐利皆作，寒热难分，坐卧不安，口苦便赤，心烦意乱，不能指其为何经何脏之病也。然百脉之气，受之于肺，肺者，百脉之宗也，是宜清肺。其在发汗之后者，津枯而金燔，百合清肺而生津，知母凉金而泻热也。

清·黄元御,《金匮悬解》(1754年)：百合之病，即其溺时头痛观之，是病在气分也。主气者肺，肺朝百脉，百脉之气，受之于肺，一呼则百脉皆升，一吸则百脉皆降，呼吸出入，百脉关通，是以肺病则百脉皆病。肺气清明，则神思灵爽，甘寝饱食，肺气不清，则郁闷懊侬，眠食损废矣。是宜清肺，肺气清和，百脉自调，而其由来非一，则用法不同。若得于发汗之后者，是汗亡肺津，金被火刑也。百合知母汤，百合清肺而生津，知母凉金而泻火也。

清·朱光被，《金匮要略正义》（1803年）：此病多由误治所致也。误汗则伤上焦，误下则伤下焦，误吐则伤中焦。汗乃心液，汗出营虚，君火必致燔灼，则肺焦液枯，不可不虑，故以知母之苦寒清降者，以辑心宁肺，燥焰自熄也。

清·陈修园，《金匮方歌括》（1811年）：元犀按：百脉俱朝于肺，百脉俱病，病形错杂，不能悉治，只于肺治之。肺主气，气之为病，非实而不顺，即虚而不足者，百合能治邪气之实，而补正气之虚，知母入肺金，益其水源下通膀胱，使天水之气合，而所伤之阴转，则其邪从小便出矣。若误汗伤阴者，汗为阴液，阴液伤，故以此汤维其阳，维阳即所以救阴也。

清·高学山，《高注金匮要略》（1872年）：知母滋阴清热，善走肝肾。肝为心之母，肾为肺之子，合子母而两补心肺之阴精，然后以形象心肺。瓣瓣朝宗之百合，收摄其神气而抱拢之，则知母滋阴以调百脉，百合敛阳以归一宗，针锋逼对矣。先必别煎者，各完其性也。然后合和者，相与有成也。煎用泉水者，取其上泛而流长，盖上泛之性归宗，流长之性贯脉也。

清·唐容川，《金匮要略浅注补正》（1893年）：百合花下覆如钟，有肺之象，其根多瓣，合而为一，百脉合宗之象，故以为主。分煎合服，二药合致其功，安有先煎入手经，后煎入足经之理。且原文先字，是统两个别以泉水说，后字是统合煎说，王氏不体会，乃以先后煎法，为不悖手足经各行之理，不但义乖，即文法亦误也。

日本·丹波元坚，《金匮玉函要略述义》（1894年）：古方惟百合汤，用百合七只，配水三升……天然自产百合，仅如钱大，煮之清香绝胜，疗病极效。可知百合入药者，以小为贵耳。

清·王旭高，《退思集类方歌注》（1897年）：按：伤寒误汗则亡阳，热病误汗则亡阴，叶天士《温热论》云“救阴不在血，而在津与汗”，故加知母以养津液。

清·戈颂平，《金匮指归》（1907年）：取百合象形，百脉一本，主百合，甘平，微苦气味，固半表上阳浮，阴阳相交为知，相生为母。知母苦寒，苦为火味，寒为金气，藉火味以生土之阳，藉天之金气藏阳，以生水之阴。泉字象形，象阳气入二阴中，其水方生，此取泉水之意也。右先以水洗百合，渍一宿，当白沫出，去其水，别以泉水二升，煎取一升。二，阴数也；一，阳数也。象二阴偶一阳从午右阖，别以泉水二升，煎知母，取一升，象二阴偶阳从子。左开，后合煎取一升五合，分温再服。五，土数也，再，一举而二也，象一阳阳气合阴土之液从子。左开，分温半表，一阳举而阴偶之从午。右阖，分温半里也。

近代·黄竹斋，《金匮要略方论集注》（1925年）：百合根质似人之脑，其花昼开夜合，乃草木之有情者，性能清热消郁，解脑髓之痹，补元气之虚。故用以为百合病之主药。过汗则耗津亡阳，故佐以知母之滋阴解毒。分煎合服俾二性合致其功，以奏其清上滋下之效也。易曰山下出泉，是泉者水之源，故取以煎清脑之药也。

近代·彭子益，《圆运动的古中医学·金匮方解篇》（1947年）：治百合病。欲食不能食，欲卧不能卧，欲行不能行，饮食有美时或不欲闻欲食臭时，常默默如寒无寒，如热无热，口舌小便赤，诸药不能治者。肺朝百脉，肺热百脉皆热，故现诸证。百合知母清除肺热，故诸病愈也。

现代·刘渡舟，苏宝刚，庞鹤，《金匮要略诠解》（1984年）：治以百合知母汤，养阴清热，润燥除烦。方中百合清心润肺，益气安神；知母清热除烦，养阴止渴；配泉水清热利尿，导热下行。三药相合，以奏养阴除热之功。

现代·王付，《经方学用解读》（2004年）：心肺阴虚内热证的基本病理病证是心肺阴虚于内，虚热内生而扰动内外。因此，治疗心肺阴虚内热证，其用方配伍原则与方法应重视以下几个方面。

针对证机选用滋心肺阴虚药：审病是心肺阴虚，心不得阴津所滋而悸，肺不得阴津所养而咳，其治滋养心肺。在选用滋心肺阴津药时，最好既有滋心阴作用，又有滋肺阴作用，从而达到更好地治疗作用。如方中百合。

合理配伍清热养阴药：心肺阴虚，阴不制阳而为热，虚热从内而生，又热内生而暗耗阴津，以此心肺阴更虚，邪热益盛，其治当清解虚热。在配伍清热药时，最好配伍既有苦寒清热作用，又有甘寒益阴作用，从而达到泻中有补，补而不壅。如方中知母。

妥善配伍补益气血药：滋阴药与清热药，虽是针对心肺阴虚内热证而设，但欲达到预期治疗目的，还必须妥善配伍补血益气药，只有有效地补血益气，才能更好地使阴津从血而生化，使阴津得气而化生。如可在方中加阿胶、鸡子黄、人参或西洋参。

随证加减用药：若心烦者，加栀子、生地黄，以清热凉血益阴；若阴虚明显者，加沙参、麦冬，以养阴益阴等。

【方论评议】

综合历代各家对百合知母汤的论述，应从用药要点、方药配伍和用量比例三个方面进行研究，以此更好地研究经方配伍，用于指导临床应用。

诠释用药要点：方中百合滋补阴津；知母清热泻火、滋阴生津。

剖析方药配伍：百合与知母，属于相须配伍，百合助知母清热滋阴，知母助百合滋阴泻火。

权衡用量比例：百合与知母用量比例是近 5 ∶ 3，提示滋阴与清热泻火之间的用量调配关系，以治虚热。

【药理作用】 本方具有降血糖、保护肾上腺皮质功能、调节内分泌、解除支气管痉挛、调节支气管腺体分泌、调节中枢神经、抗缺氧、抗过敏、增强机体免疫能力、抗衰老等作用。

百合洗方

【导读】 ①百合洗方的组成药物仅有一味，单用有一定局限性，应当重视合方应用。②百合洗方虽是辨治心肺阴虚内热证的重要代表方，但在临床中对肝肺阴虚内热证等也具有良好治疗作用。③学好用活百合洗方的第一步是辨清百合洗方由哪些药物组成：组成百合洗方仅有 1 味药，其有益气作用、滋阴作用、利水作用、止痛作用、治邪作用，从用药用量深入学习研究即可用活百合洗方。

【方歌】 百合洗方亦内服，辨治百病皆阴虚，心烦口渴舌质红，滋阴清热病可除。

【方药】 百合一升（24 g）

【用法】 上以百合一升，以水一斗，渍之一宿，以洗身，洗已，食煮饼，勿以盐豉也。

【功用】 清心润肺，益阴和气。

【适应证】

1. 中医病证：心肺阴虚内热证。饥不欲食，表情沉默，不欲言语，或善言语，失眠，困倦乏力，自觉发热，或自觉身凉，口渴，口苦，小便赤，或神志失灵（失主），舌红、少苔，脉细数。

2. 西医疾病：心肌炎、心神经症、心动过速、心律失常、高血压、冠心病、癔症、肺源性心脏病、肺结核、支气管炎、支气管肺炎、大叶性肺炎恢复期、甲状腺功能亢进症、糖尿病等临床表现符合阴虚内热证者。

【用药分析】 方中百合滋补阴津、益心润肺、滋肝育肾。

【用方思路】

1. 百合洗方既是辨治阴虚内热证的重要代表方，又是辨治诸多杂病如心病、肝病、脾胃病、肺病、肾病等的重要基础方。

2. 方中百合可益五脏六腑之阴。百合洗方的应用并不局限于阴虚内热证，还可用于辨治诸多杂病，如循环、呼吸、泌尿、内分泌及代谢、精神神经等系统疾病；再则，百合洗方不仅能作为外用方，还可用于内服。

3. 运用百合洗方辨治的病证（无论病变部位在心、在肝或在肾）以阴虚内热为主，其治要滋阴退热。

【随证合方】 若夹心肝阴血虚，可与酸枣仁汤合方用之；若夹心肾不固，可与桂枝加龙骨牡蛎汤合方用之；若夹湿热，可与栀子柏皮汤合方用之。

【注意事项】 运用百合洗方既要辨清西医之病，又要辨清西医之病属于中医阴虚证。辨西医之病可进一步了解疾病的发展演变及转变规律，辨中医之证可更好地针对西医之病选用百合洗方。

【应用指征】 百合病，一月不解，变成渴者，百合洗方主之。（第三 6）

【方论】

元·赵以德，《金匮方论衍义》（1368年）： 故用百合洗，则一身之脉，皆得通畅；而津液行，其渴自止；勿食盐豉，以味咸而凝血，且走之也。

清·李彣，《金匮要略广注》（1682年）： 热伏脉中，久则消烁津液，故变成渴，煮百合洗之，则血脉充畅，津液流通而渴止矣。

清·张志聪，《金匮要略集注》（1683年）： 百合主司开合，渍水洗身，开发皮毛，以疏表气。阳气开，则阴液通而消渴解矣。麦乃肝之谷，故宜食饼，通母之阴液以上滋。豆乃肾之谷，盐为水之味。故勿用盐豉，而使肾液之复归于下也。

清·魏荔彤，《金匮要略方论本义》（1720年）： 其一月不解，变成渴者，以百合洗之，不惟补其气，而且润其燥也。皮毛主肺，润皮毛，正所以润肺耳。

清·尤在泾，《金匮要略心典》（1729年）： 病久不解而变成渴，邪热留聚在肺也。单用百合渍水外洗者，以皮毛为肺之合，其气相通故也，洗已食煮饼。

清·黄元御，《长沙药解》（1753年）： 治百合病，一月不解，变成渴者。火炎金燥，则肺热不解，变而为渴。肺主皮毛，百合洗皮毛，以清肺热也。

清·黄元御，《金匮悬解》（1754年）： 百合病，一月不解，变成渴者，是金被火刑，津枯而肺燥也。百合洗方，润皮毛而清肺燥也。

清·朱光被，《金匮要略正义》（1803年）： 前条病形如初，尚未增变。而此则缠绵一月，变成消渴，是经邪虽未传络，而久留阳位，劫液烁阴可知。方用百合洗者，以肺主皮毛，毛脉合精，行气于腑之理也。

清·陈修园，《金匮方歌括》（1811年）： （合参）皮毛为肺之合，洗其外，亦所以通其内也。又食煮饼者，假麦气谷气以输津，勿以咸豉者，恐咸味耗水以增渴也。

清·高学山，《高注金匮要略》（1872年）： 以百合之收摄真气者，渍水以洗之，则外散之气内抱，而阴液得全，渴将自止矣。麦形象心，为少阴之谷，性能聚液，故可作煮饼为食也。盐能令器津泄，非洗毛窍以收津气者之所宜，故戒食盐也。豉为养性之味，盐豉且戒，况其他乎。

清·莫枚士，《经方例释》（1884年）： 《千金》于治百合方，俱用百合，独此方，及百合滑石散、百合散三方，俱用百合根，分别甚严。《要略》无根者，脱也。百合根，当是百合蒜下之如须者，煮饼，白汤饼也。《外台》正作白汤饼，粳米、小麦，皆可作之。并除热止渴，故食之咸豉、酱豉也。咸走血，能增渴，故禁之。

清·唐容川，《金匮要略浅注补正》（1893年）： 皮毛为肺之合，洗其外，亦所以通其内也。又食煮饼者，假麦气、谷气以输津，勿以咸豉者，恐咸味耗水以增渴也。

清·王旭高，《退思集类方歌注》（1897年）： 皮毛为肺之合，外洗皮毛，亦可内除其渴。洗已，食煮饼，勿啖咸豉，恐咸味耗水而增渴也。

清·戈颂平，《金匮指归》（1907年）： 洗，洗足也。太阳阳气，先阴从子，左开，太阴阴液不开，阳浮半表上，无阴液化之，阴居半里下，无阳气通之，阳浮半表，无阴土之液，上润阳土之燥成为渴者，以百合一升，水一斗，渍之一宿，以洗足。足，续也，使阳气继续半里下。洗已，食热汤饼，合阳于里，咸属水，主降，恐咸味降之，其水不合阳气从子，左升，勿以咸豉也。

近代·赵桐，《金匮述义》（1940年）： 身是饮字。因缺欠为食，食古近身，后人遂因误而爽其句读。渍白沫即是洗方，饮洗已是饮了洗百合的渍水。若真洗身，一斗水焉能洗身哉？药有醪醴，有煎汤，有麻沸汤泡。此生渍，又一洗法也。此诚两千年后第一证明。煮饼即索饼，即素饼、面条，一名汤饼。古小儿庆百岁曰汤饼宴，吃长生面条也。

近代·彭子益,《圆运动的古中医学·金匮方解篇》(1947年)：治百合病，一月不解，变成疮者。脉热溢于皮肤，婧变成疮。百合洗疮以去热也。煮研淡食，内外并清。盐性热，故忌之。

现代·王渭川,《金匮心释》(1982年)：本节是百合病变证的治疗方法。仲景处方百合洗方，使营气外达，与在表之卫气相接，使在表之药力，从皮毛吸入而润肺胃，实开外洗药治病之先导。

现代·刘渡舟，苏宝刚，庞鹤,《金匮要略诠解》(1984年)：本条是论百合病变证的治法。由于心肺阴虚内热，一月不解，阴津亏损，虚火亢盛，故见口渴，只用百合地黄汤，药力不足，配用百合洗方，以百合渍水洗身。外洗皮表，其气通肺，以清肺热。内服外洗，共收养阴清热之效。洗已汗出而胃知饥，则食以煮饼，益气养津，清热止渴。勿以盐豉佐食，恐其味咸伤血耗津增热而变渴。

【方论评议】 方中百合滋补阴津、益心润肺、滋肝育肾。

【药理作用】 本方具有调节血糖、保护肾上腺皮质功能、调节内分泌、降压、调节中枢神经、抗缺氧、抗过敏、增强机体免疫能力、抗衰老、调节支气管腺体分泌、解除支气管痉挛、抗氧化、抗肿瘤等作用。

百合滑石散

【导读】 ①学用百合滑石散应重视百合和滑石的用量调配关系。②百合滑石散虽是辨治心肺虚热夹湿证的重要代表方，但在临床中对肝肾虚热夹湿证等也具有良好治疗作用。③学好用活百合滑石散的第一步是辨清百合滑石散由哪些基础方和药物组成：组成百合滑石散有1个基础方和2组用药，基础方是百合洗方，2组药中第1组是清热利湿药即滑石，第2组是滋阴药即百合，从2组药用量深入学习研究即可用活百合滑石散。

【方歌】 百合滑石滋利方，阴虚夹湿诸般疾，随证加味治杂病，滋阴利湿疗效奇。

【功用】 滋利心肺，导湿下行。

【方药】 百合炙，一两(3g)　滑石三两(9g)

【用法】 上为散，饮服方寸匕，日三服。当微利者，止服，热则除。

【功用】 滋利心肺，导湿下行。

【适应证】

1. 中医病证：心肺虚热夹湿证。心烦，干咳，咽燥，身沉重而困，即欲行不得行，小便赤，头沉痛，痰少，或发寒热，舌红、少苔或黄而腻，脉虚数。

2. 西医疾病：心神经症、心动过速、中暑、支气管扩张咯血、支气管肺炎、大叶性肺炎恢复期、肾盂肾炎、膀胱炎、抑郁症、癔症等临床表现符合虚热夹湿证者。

【用药分析】 方中百合滋补阴津，滑石清热利湿。

【用方思路】

1. 百合滑石散既是辨治虚热夹湿证的重要代表方，又是辨治诸多杂病如心病、肺病、肾病等的重要基础方。

2. 方中百合补五脏六腑之气；滑石既可利湿，又可清热。从方中用药用量及调配分析得知，百合滑石散的应用并不局限于心虚热夹湿证，还可用于辨治诸多杂病，如循环、呼吸、泌尿、内分泌及代谢、精神神经等系统疾病。

3. 运用百合滑石散辨治的病证（无论病变部位在心、在肝或在肾）以虚热夹湿为主，其治既要滋阴，又要利湿。

【随证合方】 若夹瘀热，可与下瘀血汤合方用之；若夹阴虚水气，可与猪苓汤合方用之；若夹阳虚水气，可与真武汤合方用之。

【注意事项】 运用百合滑石散既要辨清西医之病，又要辨清西医之病属于中医阴虚湿浊证。辨西医之病可进一步了解疾病的发展演变及转变规律，辨中医之证可更好地针对西医之病选用百合滑石散。

【应用指征】 百合病，变发热者，百合滑石散主之。（第三　8）

【方论】

清・李彣,《金匮要略广注》(1682年)：由内热以致表热，用滑石利小便以泻去内热，则表热从此泄去，此釜底抽薪法也。又心合脉，与小肠为表里，利小便，即以泻心火也。

清・张志聪,《金匮要略集注》(1683年)：百合主行皮毛之气，滑石能利水府之癃，故当小便微利，气化便行，而热自解矣。

清・魏荔彤,《金匮要略方论本义》(1720年)：其变发热者，则非脉微数而不见发热矣，必有气郁内生之热，故热发于表矣。仍以百合理气，佐以滑石利水，水泄而内热除，内热除而表热退也。总为百合一物引伸于无尽，而殊不出顺气补气之神理也。此百合所以以一物治病，而即以一物名病也乎？

清・尤在泾,《金匮要略心典》(1729年)：病变发热者，邪聚于里而见于外也。滑石甘寒，能除六腑之热，得微利，则里热除而表热自退。

清・黄元御,《长沙药解》(1753年)：治百合病，变发热者。湿动胃逆，肺郁生热。百合清金而泻热，滑石利水而除湿也。

清・黄元御,《金匮悬解》(1754年)：百合病，变发热者，是湿动胃逆而肺气不降也。百合滑石散，百合清金而泻热，滑石利水而泻湿也。

清・朱光被,《金匮要略正义》(1803年)：此则变发热，是邪已向外，止郁蒸于皮肤腠理。故以滑石助百合，清泄上焦之表热，俾郁邪即从清窍而出，故曰微利止服也。其不用泉水者，以热已向外，不必更清里也。

清・陈修园,《金匮方歌括》(1811年)：元犀按：百合病原无偏热之证，变发热者，内热充满，淫于肌肤，非如热之比，主以百合滑石取散者，百合清金泻火降逆气，从高源以导之，滑石退表里之热利小便。二味合为散者，取散以散之之义，散调络脉于周身，引内外之热气，悉从小便出矣。

清・王孟英,《温热经纬》(1852年)：邹润安曰：玩百合知母汤，可以见汗则伤气，邪搏于气分，为消渴热中也。玩百合鸡子黄汤，可以见吐则伤上，邪扰于心，为烦懊侬不寐也。玩百合代赭汤，可以见下则伤血，邪搏于血分，为血脉中热也。玩百合地黄汤，可以见不经吐下发汗，则系百脉一宗，悉致其病，无气血上下之偏矣。所谓百脉一宗者何?《平人气象论》曰：胃之大络名曰虚里，出于左乳下，其动应衣，为脉宗气，是最近于心，乃著邪焉，是以见证行卧不安，如有神灵，皆心中辗转不适之状，口苦小便数，身形如和，其脉微数，皆心中热郁气悗之征。以此例之,《本经》百合主邪气腹满心痛。盖有若合符节者，而治法始终不外百合。则以心本不任受邪，心而竟为邪扰，则不责将之谋虑不审，即责相之治节不行。今邪阻于上而不下行，为肺之不主肃降，无能遁矣。故欲征其愈期，极宜验其小便。凡溺时必肺气下导，小便乃出。今气拄于头，即欲下行，上先有故，则肺形之轩举不随，气之支结不降，亦又何疑。乃头中之不适，复分三等，其最甚者，至气上拄而为痛，其次则不痛而为淅淅然，又其次则因小便通而快然，即此验其轩举支结之浅深微甚，既了如指掌矣。况合之以百合地黄汤下云：大便当如漆。百合滑石散下云：微利者止服，热则除。则百合之利大小便，又与《本经》吻合矣。

清・高学山,《高注金匮要略》(1872年)：滑石分理阴阳，为中下二焦清利之品。配百合以收摄其气，则水道下泄，而阳热自除矣。微利，即止服。阴虚，不得过以分消伤津液也。

清・莫枚士,《经方例释》(1884年)：此百合散加滑石也。《本经》滑石利小便，荡胃中积聚寒热。《赵氏衍义》云：若变热者，乃因脉塞，郁而成热，以消石通利佐之。消石性凉，又可治热血之积塞者，自微利而出，故热除矣。据此似《赵本》有消石一味，义较胜。

清・戈颂平,《金匮指归》(1907年)：主百合甘平，微苦气味，固半表上阳气阖午，阳浮半表上，阴土气滞，以滑石甘寒体重，入阴土滑利土气。右二味为散，二，阴数也，散布也。象二阴偶阳，布半里阴也。饮服方寸匕，日三服，当微利者，止服，热则除。三,三阳也。服，行也。微，幽，微处也。三阳阳气行于半里，当幽微处之阴，利于半表不发热者，止服。

近代·曹颖甫,《金匮发微》(1931年)：仲师立方，用百合滑石散，滑石剂量三倍于百合，百合以润燥，滑石以清热。石质重滞，取其引热下行，但使服后微利，其热当除。所以用散者，亦因病久正虚，不宜汤剂也。

近代·彭子益,《圆运动的古中医学·金匮方解篇》(1947年)：治百合病变发热者。湿热瘀住肺气，故病变热，滑石清利湿热，百合清肺也。

现代·王渭川,《金匮心释》(1982年)：百合病原无热症，因病经一月未解，阴虚生内热而引起变证。仲景处方百合滑石散，滑石分理阴阳，为中下焦清利之品，配百合以收摄其气，则水道分利，阳热随小便而出。

现代·刘渡舟，苏宝刚，庞鹤,《金匮要略诠解》(1984年)：治以百合滑石散，滋阴清热，利湿通郁。方中百合滋阴济阳，清润心肺；滑石利水，渗湿以解热。以上二味，一为滋阴润燥，而去在上之虚热，一为滑利水道，而通在下之湿郁，津液通济，其热可清。

【方论评议】

综合历代各家对百合滑石散的论述，应从用药要点、方药配伍和用量比例三个方面进行研究，以此更好地研究经方配伍，用于指导临床应用。

诠释用药要点：方中百合滋补阴津，滑石清热利湿。

剖析方药配伍：百合与滑石，属于相反相畏配伍，相反者，百合滋阴，滑石利湿，相畏者，滑石制约百合滋阴生津助湿，百合制约滑石清热利湿伤阴，达到滋阴之中兼以利湿，利湿之中兼以滋阴。

权衡用量比例：百合与滑石用量比例是1：3，提示滋阴与利湿之间的用量调配关系，以治阴虚湿浊。

权衡百合滑石散用量，病变证机是以湿为主，阴虚为次，治疗重在利湿，次在滋阴；若阴虚与湿浊都比较重者，百合与滑石用量为相等；若阴虚重于湿者，百合用量应大于滑石。再则，若病变证机仅有湿热而无阴虚，百合可制约滑石利湿伤阴。

【药理作用】 本方具有调节血糖、保护肾上腺皮质功能、调节内分泌、降压、调节中枢神经、抗缺氧、抗过敏、调节水电解质代谢、保护肾功能、增强机体免疫能力、抗衰老、抗肿瘤等作用。

当归贝母苦参丸

【导读】 ①学用当归贝母苦参丸应重视当归和贝母的用量调配关系、贝母和苦参的用量调配关系。②当归贝母苦参丸虽是辨治膀胱湿热血虚证的重要代表方，但在临床中对三焦湿热血虚证等也具有良好治疗作用。③学好用活当归贝母苦参汤的第一步是辨清当归贝母苦参汤由哪些基础方和药物组成：组成当归贝母苦参汤有1个基础方和3组药，基础方是苦参汤，3组药中第1组是补血活血药即当归，第2组是清热燥湿药即苦参，第3组是清热化痰药即贝母，从1个基础方和3组用药用量深入学习研究即可用活当归贝母苦参丸。

【方歌】 当归贝母苦参丸，辨治妊娠小便难，脏腑湿热夹血虚，清热利湿脏腑安。

【方药】 当归　贝母　苦参各四两(12g)

【用法】 上三味，末之，炼蜜丸，如小豆大，饮服三丸，加至十丸。

【功用】 清热利湿，补血通窍。

【适应证】

1. 中医病证：湿热血虚证。小便难或不利，或涩痛，心胸脘腹胀痛，或空痛，面色不荣，舌淡红、苔薄，脉弱。

2. 西医疾病：阴囊湿疹、阴道炎、布氏杆菌病、急性膀胱炎、心动过速、心律不齐、慢性支气管炎等临床表现符合湿热血虚证者。

【用药分析】 方中当归补血活血，贝母降泄湿热，苦参清热燥湿行水，蜜能缓急和中。

【用方思路】

1. 当归贝母苦参丸既是辨治膀胱湿热血虚证的重要代表方，又是辨治诸多杂病如肾病、肝病、心病、妇科病、男科病等的重要基础方。

2. 方中当归既可补血，又可活血；贝母既可化痰，又可清热；苦参既可清热，又可燥湿。从方中用药用量及调配分析得知，当归贝母苦参丸的应用并不局限于膀胱湿热血虚证，还可用于辨治诸多杂病，如泌尿、内分泌系统疾病及妇科病、男科病等。

3. 运用当归贝母苦参丸辨治的病证（无论病变部位在肾、在心或在肝）以湿热血虚为主，其治当清热利湿补血。

【随证合方】 若夹湿热，可与牡蛎泽泻散合方用之；若夹瘀，可与桂枝茯苓丸合方用之。应用时还必须结合病变主次酌情调整方药用量。

【注意事项】 运用当归贝母苦参丸既要辨清西医之病，又要辨清西医之病属于中医湿热血虚证。辨西医之病可进一步了解疾病的发展演变及转变规律，辨中医之证可更好地针对西医之病选用当归贝母苦参丸。

【应用指征】 妊娠，小便难，饮食如故，当归贝母苦参丸主之。（第二十　7）

【方论】

元·赵以德,《金匮方论衍义》(1368年)：是以用当归和血润燥。《本草》谓贝母治热淋，然以仲景陷胸汤观之，乃是治肺金燥郁之剂。肺金是肾水之母，水之燥郁，由母气不化也。贝母非有大寒而能治热者，为郁解则热散；非有淡渗而能利水者，为结通则水行。苦参亦长于治热利窍逐水，遂用佐贝母，并行入膀胱，以除其结也。

清·李彣,《金匮要略广注》(1682年)：当归辛以润之，苦参苦以泄之，贝母入肺经，以开郁利气，使其通调水道，下输膀胱，为水出高源之义。

清·张志聪,《金匮要略集注》(1683年)：气逆不化，故小便难。不涉中焦，故饮食如故也。当归主启阴中之气液以上行，贝母能开金天之气以下化。炎上作苦，苦能泄下，参则参天两地者也。苦参一名苦骨，又名地槐、水槐，盖能参赞天地水府之化育。故用以为丸者，俟金水之气以相交也。夫阳生阴长，天施地成，妊娠虽借地水之气以资养，然必由天气以化施，是以先论肾气上气，而复论其肺气焉。肺属乾金而主天气，贝母色白，其形象肺，主开郁气以下行。

清·周扬俊,《金匮玉函经二注》(1687年)：用当归和血润燥,《本草》贝母治热淋，以仲景陷胸汤观之，乃治肺金燥郁之剂。肺是肾水之母，水之燥郁，由母气不化也，贝母非治热，郁解则热散；非淡渗利水也，其结通则水行；苦参长于治热，利窍逐水；佐贝母入行膀胱以除热结也。

清·魏荔彤,《金匮要略方论本义》(1720年)：妊娠小便难，饮食如故者，血虚生热，津液伤而气化斯不利也。主之以当归贝母苦参丸。当归生血，贝母清气化之源，苦参降血热之火，又为虚热之妊娠家立一法也。

清·尤在泾,《金匮要略心典》(1729年)：小便难而饮食如故，则病不由中焦出，而又无腹满身重等证，则更非水气不行，知其血虚热郁。而津液涩少也,《本草》当归补女子诸不足，苦参入阴利窍除伏热，贝母能疗郁结，兼清水液之源也。

清·黄元御,《长沙药解》(1753年)：治妊娠小便难，饮食如故。以膀胱之水，生于肺金而泻于肝木，金木双郁，水道不利。当归滋风木之郁燥，贝母、苦参，清金利水而泻湿热也。

清·黄元御,《金匮悬解》(1754年)：妊娠小便难，饮食如故，当归贝母苦参丸主之。水生于肺金而泻于肝木，妊娠中气郁满，升降失职，金逆而生上热，木陷而生下热，源流堙塞，故小便艰难。当归贝母苦参丸，当归滋木而息风，贝母泻热而清金，苦参泻湿而利水也。

清·吴仪洛,《成方切用》(1761年)：从来小便难，伤寒热邪传里则有之，必先见表证。或化源郁热者有之，上必见渴。中气不化者有之，饮食必不调，中气下陷者有之，必先见脾胃见证，下焦郁热有之，必不渴而饮食如故，今妊娠饮食如故，然小便难，必因便溺时得风冷，郁于下焦，而为热致耗膀胱之水，故以苦参能入阴，治大风，开结气，除伏热为君；当归辛温，能入阴利气，善治冲带之病为臣；其证虽不由肺，然膀胱者气化之门，下窍难则上必不利，故以贝母开肺气之郁为佐。全部用力水药，病不因水郁也。

清·陈修园,《金匮要略浅注》(1803年)：当归补血，苦参除热，贝母主淋沥邪气。以肺之治节，行于膀胱，则邪热之气除，而淋沥愈矣，此兼清水液之源也。

清·朱光被,《金匮要略正义》(1803年)：妊娠小便难，则责在胎宫矣，故饮食如常，别无他病可知。只以胎脏虚寒，气机不运，温热下阻膀胱之气化故耳。故以当归温起胎脏为君，贝母清上以肃气化之原，苦参入阴除热并结，温热化而气机利，小便自调矣。

日本·丹波元简,《金匮玉函要略辑义》(1806年)：贝母,《本经》甄权并云，治产难，而《外台》子痫门,《小品》葛根汤方后云，贝母令人易产，若未临月者，升麻代之，此说虽不可信，然足见其亦有利窍之功，本方所用，盖取之于利窍耳。

清·陈元犀,《金匮方歌括》(1811年)：苦参、当归补心血而清心火，贝母开肺郁而泻肺火。然心火不降，则小便短涩，肺气不行于膀胱，则水道不通。此方为下病上取之法也，况贝母主淋沥邪气,《神农本经》有明文也哉。

清·高学山,《高注金匮要略》(1872年)：故用贝母、苦参之苦寒者，殆寒以清火，苦以束胎也。然后合补血之当归以润血，而借滋之水饮，将得路而下渗矣。盖贝母体轻色白，能开郁滞之气。苦参味苦性沉，能坚散漫之气。故疡家为散火消肿之专药。夫母气之郁滞疏通，子气之散漫摄伏，又血液自裕，而替下借滋之水，则小便复何留连阻滞，而尚有艰涩之苦乎，真神明之制也。尝读仲景妊娠诸条，并细按其病脉症治，而知妇人怀身十月，俱恩中生害，而前后方药，却又害中生恩者也。盖母身之气血自虚，则以不能荫胎，而胎弱者，将为子病。幸而子胞之气血自壮，则又以善能养胎。而胎盛者，复为母灾，甚至子胎病虚，更加伤母。母灾太甚，又复伤胎，非恩中之害而何。至其治法，于干姜人参半夏丸，则纯用西金辛辣之气，以克制其生机之上冲。于当归贝母苦参丸，又纯用苦寒收束之味，以坚拢其形质之放荡。盖权衡于母子之间，而以益母损子者为正治，则正保母以养子之意。故曰：害中之恩者此也。

清·戈颂平,《金匮指归》(1907年)：主当归苦温多汁，助土之液；贝母辛平，苦参苦寒，解金水之郁结，固阳气于里，通利水道之阴。

近代·曹颖甫,《金匮发微》(1931年)：贝母本去痰之品，亦主淋沥，此即湿痰与淋带，随发异名之确证。方用当归贝母苦参丸，当归补血，苦参泄热，此为妊娠大法，而主要则全在贝母一味，为其去淋沥之瘀塞而小便始通也。所以用丸不用汤者，则以湿浊黏滞，非一过之水所能排决也。

近代·赵桐,《金匮述义》(1940年)：当归补血液，苦参主淋沥，贝母主淋漓，导赤润肺（苦参入小肠，导心火。贝母润肺，肺利则水利），病在下而求诸上之妙法也。

近代·彭子益,《圆运动的古中医学·金匮方解篇》(1947年)：治怀孕小便难，饮食如故者。肝气虚陷，肺气热逆，则小便难。当归补木气以升陷，贝母清肺热以降逆，金降则木升，木升则尿利也。苦参泄湿利水。饮食如故，中气不虚也。

现代·王渭川,《金匮心释》(1982年)：妊娠独小便难，说明上、中焦无病，是下焦湿热，使膀胱结不气化，水道不通。仲景处方当归贝母苦参丸，以当归益阴血，苦参降伏热，贝母除郁结。合而用之，则郁解而湿热泄，小便自然通畅，本方是有效方剂。

现代·刘渡舟，苏宝刚，庞鹤,《金匮要略诠解》(1984年)：本条是论述妊娠小便难的辨证论治。妊娠小便难，饮食如故，说明病不在中焦而在下焦。由于妊娠血虚，下焦复有湿热，以致小便困难而不爽利。治以当归贝母苦参丸。用当归和血润燥；贝母开结解郁；苦参清热利湿。三药合作，则肝疏血利，气开湿行，而小便自利。此方用于临床有意想不到之疗效。

【方论评议】

综合历代各家对当归贝母苦参丸的论述，应从用药要点、方药配伍和用量比例三个方面进行研究，以此更好地研究经方配伍，用于指

六画

导临床应用。

诠释用药要点：方中当归补血活血，贝母降泄湿热，苦参清热燥湿行水，蜜能缓急和中。

剖析方药配伍：贝母与苦参，属于相使配伍，贝母助苦参燥湿利水；苦参助贝母降利湿热；当归与贝母、苦参，属于相反相畏配伍，相反者，寒温同用，补泻并行，相畏者，贝母、苦参制约当归补血助热，当归制约苦参、贝母清热燥湿寒凝；当归与蜂蜜，属于相使配伍，益气补血。

权衡用量比例：当归与贝母、苦参用量为相等，提示补血与清热燥湿之间的用量调配关系，以治湿热夹血虚。

【药理作用】本方具有调节水代谢、调节内分泌、调节呼吸中枢、调节支气管腺体分泌、解除胃肠及支气管平滑肌痉挛、改善微循环、降血糖、降血脂、降尿酸、改善肾功能、增强机体免疫功能、抗缺氧、抗炎、抗病毒等作用。

当归四逆加吴茱萸生姜汤

【导读】①学用当归四逆加吴茱萸生姜汤应重视当归和桂枝的用量调配关系、芍药和细辛的用量调配关系、通草和大枣的用量调配关系、吴茱萸和生姜的用量调配关系。②当归四逆加吴茱萸生姜汤虽是辨治痼寒血虚证的重要代表方，但在临床中对妇科血虚痼寒证等也具有良好治疗作用。③学好用活当归四逆加吴茱萸生姜汤的第一步是辨清当归四逆加吴茱萸生姜汤由哪些基础方、变化方和药物组成：组成当归四逆加吴茱萸生姜汤有 3 个基础方、1 个变化方和 4 组药，基础方之一是芍药甘草汤，之二是桂枝甘草汤，之三是当归四逆汤，变化方是桂枝汤，4 组药中第 1 组是温阳通经药即桂枝、细辛、吴茱萸、生姜，第 2 组是益气药即大枣、甘草，第 3 组是补血活血药即当归、芍药，第 4 组是通利血脉药即通草，基础方芍药甘草汤调补气血，桂枝甘草汤调补阳气，变化方桂枝汤调理营卫脏腑，当归四逆汤益气温阳，补血活血，从 3 个基础方、1 个变化方和 4 组药用量深入学习研究即可用活当归四逆加吴茱萸生姜汤。

【方歌】当归四逆吴姜汤，芍药甘通与大枣，桂枝细辛能通脉，温阳祛寒效果好。

【方药】当归三两（9 g） 桂枝去皮，三两（9 g） 芍药三两（9 g） 细辛三两（9 g） 甘草炙，二两（6 g） 通草二两（6 g） 大枣擘，二十五枚 生姜切，半斤（24 g） 吴茱萸二升（48 g）

【用法】上九味，以水六升，清酒六升，和，煮取五升，去滓。温分五服。

【功用】养血通脉，温阳祛寒。

【适应证】

1. 中医病证：①血虚痼寒证。手足厥逆，肢体疼痛或麻木，受凉疼痛加重，妇人月经不调，少腹冷痛，或胁痛，寒呕，或下利，或头痛，舌淡、苔薄，脉细或沉紧。②气血虚痼寒证。

2. 西医疾病：血栓闭塞性脉管炎、脑血栓形成、心力衰竭、多发性神经炎、坐骨神经痛、肥大性脊椎炎、风湿性关节炎、非特异性附睾炎、闭经、痛经、慢性盆腔炎、小儿硬皮肿、雷诺病等临床表现符合肝寒血虚证者。

【用药分析】方中当归补血活血，芍药补血敛阴，桂枝温阳通经，细辛散寒止痛，吴茱萸温经散寒降逆，生姜辛温通阳散寒，通草通利血脉，酒能温经通脉，大枣益气生血，甘草益气和中。

【用方思路】

1. 当归四逆加吴茱萸生姜汤既是辨治血虚痼寒证的重要代表方，又是辨治诸多杂病如肝病、心病、肌肉关节病、妇科病、男科病等的重要基础方。

2. 方中当归、芍药既可补血，又可活血；桂枝、细辛、吴茱萸、生姜既可温阳，又可通经；通草可通利诸血脉；大枣、甘草可补诸脏腑之气。从方中用药用量及调配分析得知，当归四逆加吴茱萸生姜汤的应用并不局限于肝寒血虚证，还可用于辨治诸多杂病，如运动、循环、精神神经、内分泌及代谢系统疾病和妇科、男科疾病等。

3. 运用当归四逆吴茱萸生姜汤辨治的病证（无论病变部位在肝胆或在心）以痼寒血虚为主，其治当温通逐寒补血。

【随证合方】 若夹痰热，可与小陷胸汤合方用之；若夹寒痰，可与赤丸合方用之；若夹郁热，可与枳实栀子豉汤合方用之。

【注意事项】 运用当归四逆加吴茱萸生姜汤既要辨清西医之病，又要辨清西医之病属于中医血虚痼寒证。辨西医之病可进一步了解疾病的发展演变及转变规律，辨中医之证可更好地针对西医之病选用当归四逆加吴茱萸生姜汤。

【应用指征】 若其人内有久寒者，宜当归四逆加吴茱萸生姜汤。（352）

【方论】

明·许宏，《金镜内台方议》（1422年）： 故与当归四逆汤，以养血固阳。若内有久寒之症者，加吴茱萸以散气，生姜以温经行阳气也。

明·吴昆，《医方考》（1584年）： 若其人内有久寒者，当归四逆加吴茱萸生姜汤主之。此承上文言，虽有手足厥寒，脉细欲绝证候，若其人内有久寒，则加吴茱萸、生姜以散久寒而行阳气。曰久寒者，陈久之寒，非时下直中之寒也明矣。

明·方有执，《伤寒论条辨》（1592年）： 久寒，谓宿昔素常脏腑有沉寒也。吴茱萸温脏以散寒也。生姜者，佐枣以和阴阳也。

明·张卿子，《张卿子伤寒论》（1644年）： 吴萸辛温以散久寒，生姜辛温，以行阳气。

清·喻嘉言，《尚论篇》（1648年）： 虚细总为无血，不但不可用下，并不可用温。盖脉之虚细，本是阳气衰微，然阴血更为不足，故药中宜用归芍以济其阴，不宜用姜、附以劫其阴也。即其人素有久寒者，但增吴茱萸、生姜观之，是则干姜、附子，宁不在所禁乎？此而推之，妙义天开矣。

清·喻嘉言，《尚论后篇》（1648年）： 此承上文言，虽有手足厥，脉细欲绝症候，若其人内有久寒，则加吴茱萸、生姜，以散久寒而行阳气。日久寒者，陈久之寒也，对下直中寒也。明矣。

清·李中梓，《伤寒括要》（1649年）： 症虽同上，但久寒之人，阳气益弱，非生姜、茱萸，不能充温于四末。然不用四逆汤，何也？为手足厥寒，邪犹浅也。按仲景凡言四逆者，乃四肢逆冷之省文也。四肢者，自指至肘，自足至膝之谓也，其邪为深。凡言手足者，乃自指至腕，自足至踝之谓也，其邪为浅。仲景下字不苟，须合而玩之，则轻重浅深，一览了然矣。

清·柯琴，《伤寒来苏集》（1674年）： 此本是四逆与吴茱萸相合而为偶方也。吴萸配附子，生姜佐干姜，久寒始去。

清·汪昂，《医方集解》（1682年）： 素有久寒者，加吴茱萸二升，生姜半斤，酒煎，名四逆加吴茱萸生姜汤。发表温中通脉络。桂枝散表风，吴茱萸、生姜、细辛温经，当归、木通通经复脉，不用附子及干姜，助阳过剂阴反灼。姜附四逆，在于回阳，当归四逆在于益血复脉。故虽内有久寒，只加生姜、吴茱，不用干姜、附子，恐反灼其阴也。

清·张志聪，《伤寒论宗印》（1683年）： 此经脉虚而致厥也。《辨脉篇》曰：脉萦萦如蜘蛛丝者，阳气衰也。绵绵如泻漆之绝者，亡其血也。盖荣血宗气行于经脉之中，经气虚，故手足寒，而脉细欲绝也。夫水谷之精气为荣，液入心化赤为血，是以用当归、芍药，以养经荣。甘草、大枣以补中胃。桂枝助心神而化赤。细辛起肝气以生阳。木通藤蔓似络，而理路疏通，佐之以通经络之气。若其人内有久寒者，加吴茱萸生姜，温补中胃之气，以资荣血之原。当归，血分之药也。此因血而致厥，故名之曰当归四逆汤。（眉批：经曰：血者，神气也。盖奉心化赤，故曰神。细辛根芳茎直，具东方甲乙之生气。）本经凡论血厥，则曰手足寒，盖寒轻于冷也。

清·张志聪，《伤寒论集注》（1683年）： 若其人内有久寒而脉细欲绝者，更加吴茱萸、生姜，茱萸温厥阴之内寒，生姜助中土之阳热。

清·钱潢，《伤寒溯源集》（1708年）： 故更加吴茱萸之性燥苦热，及生姜之辛热以泄之，而又以清酒扶助其阳气，流通其血脉也。

清·魏荔彤，《伤寒论本义》（1724年）：

设有阴盛于阳，阳衰于阴，其人内有久寒者，加茱萸生姜于方中，虽扶阳之力较多，而养阴之意不失，所以救肝血于热邪既伤之后，扶阳气于厥多热少之时，此方内第一适用者也。何非经仲师意匠经营于尽善者乎？推之而阳虚血亦亡者，凡病概可主之以此矣，学者识之。

清·姚球，《伤寒经解》(1724年)：此节承上而言也。若人未病之先，向有积寒，及邪传厥阴，阴阳不接，因而寒厥，脉细欲绝者，则非专治阴血所以胜任，故加吴萸生姜之辛温，以驱素有之寒也。当归四逆汤，养血以通脉也。加吴萸生姜，辛燥走肝，肝藏血，辛则能润，温则祛寒，兼之以酒，直达经络也。

清·尤在泾，《伤寒贯珠集》(1729年)：若其人内有久寒者，必加吴茱萸、生姜之辛以散之，而尤藉清酒之濡经浃脉，以散其久伏之寒也。

清·王子接，《绛雪园古方选注》(1732年)：厥阴四逆，证有属络虚不能贯于四末而为厥者，当用归、芍以和营血。若久有内寒者，无阳化阴，不用姜、附者，恐燥劫阴气，变出固津亡液之证，只加吴茱萸从上达下，生姜从内发表，再以清酒和之，何患阴阳不和，四逆不温也耶。

清·不著撰人，《伤寒方论》(1732年)：手足厥寒，脉细欲绝，是经络无所不寒，气血俱虚之至，故当归四逆为合剂矣。更察内有久寒，是一阳不足以为开泰之本，而经络之虚，乃相因以至，故以吴茱萸、细辛通逆而润燥，通草为引，复以桂枝全汤而君以当归，血由气生，寒从阳化也，并可通于杂症之血虚极寒者矣。

清·吴谦，《医宗金鉴》(1742年)：此方取桂枝汤，君以当归者，厥阴主肝为血室也；佐细辛味极辛，能达三阴，外温经而内温藏；通草性极通，能利关节，内通窍而外通荣；倍加大枣，即建中加饴用甘之法；减去生姜，恐辛过甚而迅散也。肝之志苦急，肝之神欲散，甘辛并举，则志遂而神悦，未有厥阴神志遂悦，而脉细不出，手足不温者也。不须参、苓之补，不用姜、附之峻者，厥阴、厥逆与太阴、少阴不同治也。若其人内有久寒，非辛温甘缓之品所能兼治，则加吴茱萸、生姜之辛热，更用酒煎，佐细辛直通厥阴之藏，迅散内外之寒，是又救厥阴内外两伤于寒之法也。

清·黄元御，《伤寒悬解》(1748年)：若其人内有久寒者，当归四逆加吴茱萸生姜汤主之。肝司营血，流经络而注肢节，厥阴之温气亏败，营血寒涩，不能暖肢节而充经络，故手足厥寒，脉细欲绝。当归四逆汤，甘草、大枣，补脾精以荣肝，当归、芍药，养营血而复脉，桂、辛、通草，温行经络之寒涩也。若其人内有陈久积寒者，则厥逆脉细之原，不在经络而在脏腑，当归四逆加吴茱萸生姜汤，吴茱萸、生姜，温寒凝而行阴滞也。

清·黄元御，《长沙药解》(1753年)：治厥阴病，手足厥冷，脉细欲绝，内有久寒者。以土主四肢，而手足之温暖，经脉之充畅者，赖厥阴乙木之力。以乙木性温，藏营血而孕君火，灌经络而主肢节也。积寒内瘀，肝血冷涩，不能四运，故肢寒而脉细。当归四逆补营血而通经脉，茱萸、生姜，温寒凝而行阴滞也。

清·徐灵胎，《伤寒约编》(1759年)：当归四逆汤中桂枝得归、芍，生血于营；细辛同通草，行气于卫；甘草得大枣，则缓中以调肝，营气自得，至于手太阴，而脉自不绝。本方能温表以逐邪，则卫气能行于四末，而手足自温耳。其久寒加吴茱温厥阴之脏，生姜温玄府之表。此温内解外之剂，为厥阴经脏俱寒之专方。

清·徐灵胎，《伤寒论类方》(1759年)：若其人内有久寒者，宜当归四逆加吴茱萸生姜汤主之。内有久寒，指平素言。必从问而得之，或另有现症，乃为可据。吴茱萸温中散寒，其性更烈。前四逆诸法，皆主于温，此二方则温中兼通阳和阴之法。

清·吕震名，《伤寒寻源》(1850年)：内有久寒不用干姜、附子者，终因亡血家虑其劫阴招变，但以吴茱萸、生姜温中散寒，而复以清酒和之，则阴阳和而手足自温。

清·高学山，《伤寒尚论辨似》(1872年)：羊肉甘温补气，为胃家之所喜，佐以辛温之生姜，不特功能散寒，且温胃而提其气以温肺。

然后使以苦温气重之当归，从胸注胁，盖又领肺金之暖气，以达肝胆之乡，因而遂消其寒疝者也。疝虽阴脏之邪，然必合客寒以为内结上冲之势。寒多，谓客寒独重也。生姜既能温脏阴而使下消，尤能散客寒而使外出。本方之外，加至十一两者，其亦通阳气以资自汗，而驱客寒外散乎。疝气逆甚，则痛多而呕，橘皮香细而气散，味辛而性温，为走肝消逆之品，故加之。凡逆甚者必由膈虚，白术填上焦之空，故亦加之耳。

清·莫枚士，《经方例释》（1884年）：［泉案］此即本方合吴茱萸汤去人参也。《千金》名为四逆汤，云治多寒，手足厥冷，脉绝。方下云：旧方枣二十五枚，今以霍乱，法多痞，故除之。又云：此方治阳邪陷阴，手足厥冷，脉细欲绝者。泉谓：阳邪陷阴，是此方的解。

清·戈颂平，《伤寒指归》（1885年）：加吴茱萸威烈之气，开阴土浊阴。生姜辛温，化气横行，疏泄表里土气。曰：若其人内有久寒者，宜当归四逆加吴茱萸生姜汤主之。以水六升，清酒六升，象阴数得阳变于亥，阳数得阴还于巳，和煮，取五升，去滓，分温五服，象阴阳气液，从中土开子，上出辰土阖午，下入戌土。

清·王旭高，《退思集类方歌注》（1897年）：吴茱萸温中达下，生姜温中发表，清酒和营通络，合入当归四逆汤，为温经复脉之良剂。当归四逆不用姜、附者，阴血虚微，恐反灼其阴也。

近代·曹颖甫，《伤寒发微》（1931年）：若其人内有久寒，心下水气，不免渗入于胃，胃底胆汁不能相容，又必抗拒而见呕逆。故于本方中加吴茱萸以止呕，生姜以和胃。仲师虽未明言，要可于无字处求之。诸家解说，泥于本文，失之未核。

近代·徐大桂，《伤寒论类要注疏》（1935年）：即前方加吴茱萸、生姜。清酒温行营血以达肝气。

现代·中医研究院，《伤寒论语释》（1956年）：本方即前方加吴茱萸二升、生姜半斤。吴萸辛温以散久寒，生姜辛散以行阳气。

现代·陈亦人，《伤寒论译释》（1958年）：本条紧接前条诸证，假使患者平素有久寒或寒饮宿疾，在使用当归四逆汤时，应当再加入散寒涤饮降逆温中之吴茱萸，生姜以治其久寒，即当归四逆加吴茱萸生姜汤。张锡纯谓“内有凝寒，重加吴萸、生姜，温通经气”，并辅以清酒，扶助药力，散久伏之寒凝。根据临床所见，本证常兼有巅顶痛、干呕、吐涎沫，或寒疝癥瘕等症状。注家一致指出肝为刚脏，虽有沉寒，亦不宜施用温燥之方。本身散寒而不助火，养营而不滞邪，经方之组织谨严，于此可见。各家所注均切，汪氏设问及引《后条辨》语，并能说明四逆与当归四逆主治的主要区别，从而有助于对久寒不用姜、附的理解。

现代·安徽中医学院，《伤寒论通俗讲义》（1959年）：本方有调和营卫、驱逐风寒、活血行水之功，即以桂枝汤之调和营卫为基础，去生姜加当归以和血脉；细辛、通草以祛寒行水。如素有寒痰宿饮之疾患，因感受本证而诱发干呕吐涎沫者，即在汤中加吴茱萸、生姜以温中、降逆、除痰、止呕，更以清酒和煮，以加速其血行通利。本方虽名为四逆，其实乃桂枝汤的变剂，在病机上来讲，与阴寒的四逆证，则完全不同，所以方药治疗上，亦截然而异。

现代·李翰卿，《中国百年百名中医临床家》（1960年）：此散寒温里，疏通血络，助正祛邪，治寒邪直中厥阴兼有久寒证之方。主治寒邪直中厥阴兼有久寒，其症手足厥寒，脉细欲绝。但必须具有猝被外寒侵袭厥阴和久寒的具体症状，如少腹猝痛，阴缩，手足抽搐（这是外寒侵袭厥阴的主要症状），平素不敢服冷性饮食，偶服之或腹痛或吐泻，或喜温恶寒（这是久寒的主要症状）。桂枝、细辛以散外寒；吴萸、生姜以温内寒；当归、芍药、木通以疏通血脉；大枣、炙草以补正祛邪。用白酒作引者，欲其通经活血，助药之力速行也。

现代·刘渡舟，《伤寒论诠解》（1983年）：当归四逆加吴茱萸生姜汤，即在当归四逆汤养血通脉、温经散寒的基础上加吴茱萸、生姜暖肝散寒、温胃化饮，更用“清酒”煎药，以增强其温通散寒的效力，达成经脏两温之效。

现代·刘渡舟，聂惠民，傅世垣，《伤寒

挈要》(1983 年):此为厥阴经脏俱寒出其治法。厥阴血虚,寒在经络,用当归四逆汤;若肝脏内有久寒,呕吐涎沫,少腹疼痛的,则加茱萸、生姜。不用干姜、附子者,恐劫肝阴。

【方论评议】

综合历代各家对当归四逆加吴茱萸生姜汤的论述,应从用药要点、方药配伍和用量比例三个方面进行研究,以此更好地研究经方配伍,用于指导临床应用。

诠释用药要点:方中当归补血活血,芍药补血敛阴,桂枝温阳通经,细辛散寒止痛,吴茱萸温经散寒降逆,生姜辛温通阳散寒,通草通利血脉,酒能温经通脉,大枣益气生血,甘草益气和中。

剖析方药配伍:当归与芍药,属于相须配伍,补血养血;桂枝与细辛、生姜,属于相须配伍,温阳散寒止痛;桂枝与吴茱萸,属于相使配伍,温阳通脉降逆;通草与当归,属于相使配伍,通草助当归活血,当归助通草通脉;通草与芍药,属于相反配伍,通敛同用,芍药制约通草通泄伤血,通草制约芍药敛阴壅滞;甘草与大枣,属于相须配伍,增强益气化血。

权衡用量比例:当归与芍药用量比例是 1 : 1,提示补血活血与补血敛阴之间的用量调配关系,以治血虚;桂枝、细辛与吴茱萸、生姜用量比例是 1 : 1 : 5 : 2.5,提示温阳止痛与温阳宣降之间的用量调配关系,以治久寒;甘草与大枣用量比例关系是近 1 : 10,益气化血。

【药理作用】 本方具有强心、调节心律、改善微循环、抗血栓形成、对心肌呈双向调节、降血脂、抗动脉硬化、调节肠胃及子宫平滑肌痉挛、调节子宫血运状态、调节子宫内膜、调节中枢神经、调节内分泌、调节代谢、抗炎、保肝利胆、抗肿瘤、抗过敏等作用。

当归四逆汤

【导读】 ①学用当归四逆汤应重视当归和桂枝的用量调配关系、芍药和细辛的用量调配关系、通草和大枣的用量调配关系。②当归四逆汤虽是辨治肝寒血虚证的重要代表方,但在临床中对妇科血虚寒证等也具有良好治疗作用。③学好用活当归四逆汤的第一步是辨清当归四逆汤由哪些基础方、变化方和药物组成:组成当归四逆汤有 2 个基础方、1 个变化方和 4 组药,基础方之一是芍药甘草汤,之二是桂枝甘草汤,变化方是桂枝汤,4 组药中第 1 组是温阳通经药即桂枝、细辛,第 2 组是益气药即大枣、甘草,第 3 组是补血活血药即当归、芍药,第 4 组是通利血脉药即通草,基础方芍药甘草汤调补气血,桂枝甘草汤调补阳气,变化方桂枝汤调理营卫脏腑,从 2 个基础方、1 个变化方和 4 组药用量深入学习研究即可用活当归四逆汤。

【方歌】 当归四逆芍桂枝,细辛甘草通草使,手足厥寒脉细绝,温通血脉散寒施。

【方药】 当归三两(9 g) 桂枝去皮,三两(9 g) 芍药三两(9 g) 细辛三两(9 g) 甘草炙,二两(6 g) 通草二两(6 g) 大枣擘,二十五枚

【用法】 上七味,以水八升,煮取三升,去滓。温服一升,日三服(汤剂:水煎服)。

【功用】 温经散寒,养血通脉。

【适应证】

1. 中医病证:①肝寒血虚证。手足厥寒,或手足疼痛,或手足麻木,或腰痛,或肌肉筋脉疼痛,或月经愆期,或痛经,或闭经,舌淡、苔薄白,脉细欲绝。②气血虚夹寒证。

2. 西医疾病:血栓闭塞性脉管炎、脑血栓形成、心力衰竭、多发性神经炎、坐骨神经痛、肥大性脊椎炎、风湿性关节炎、非特异性附睾炎、闭经、痛经、慢性盆腔炎、小儿硬皮肿、雷诺病等临床表现符合肝寒血虚证者。

【用药分析】 方中当归补血活血,芍药补血敛阴,桂枝温阳通经,细辛散寒止痛,通草通利血脉,大枣益气生血,甘草益气和中。

【用方思路】

1. 当归四逆汤既是辨治肝寒血虚证的重要代表方,又是辨治诸多杂病如肝病、心病、肌肉关节病、妇科病、男科病等的重要基础方。

2. 方中当归、芍药既可补血,又可活血;桂枝、细辛既可温阳,又可通经;通草可通利

诸血脉；大枣、甘草可补诸脏腑之气。从方中用药用量及调配分析得知，当归四逆汤的应用并不局限于肝寒血虚证，还可用于辨治诸多杂病，如运动、循环、精神神经、内分泌及代谢等系统疾病。

3. 运用当归四逆汤辨治的病证（无论病变部位在肝胆或在心）以肝寒血虚为主，其治当温通补血。

【随证合方】 若夹痰热，可与四逆散合方用之；若夹寒痰，可与赤丸合方用之；若夹郁热，可与栀子豉汤合方用之。

【注意事项】 运用当归四逆汤既要辨清西医之病，又要辨清西医之病属于中医寒瘀虚证。辨西医之病可进一步了解疾病的发展演变及转变规律，辨中医之证可更好地针对西医之病选用当归四逆汤。

【应用指征】 手足厥寒，脉细欲绝者，当归四逆汤主之。（351）

【方论】

金·成无己，《注解伤寒论》（1144年）： 手足厥寒者，阳气外虚，不温四末；脉细欲绝者，阴血内弱，脉行不利。与当归四逆汤，助阳生阴也。《内经》曰：脉者，血之府也。诸血者，皆属心。通脉者，必先补心益血。苦先入心，当归之苦，以助心血；心苦缓，急食酸以收之，芍药之酸，以收心气；肝苦急，急食甘以缓之，大枣、甘草、通草之甘，以缓阴血。

明·许宏，《金镜内台方议》（1422年）： 故用当归为君，以补血。以芍药为臣，辅之而养营气。以桂枝、细辛之苦，以散寒温气为佐。以大枣、甘草之甘为使，而益其中，补其不足。以通草之淡，而通行其脉道与厥也。

明·吴昆，《医方考》（1584年）： 伤寒脉滑而厥者，里有热也，白虎汤主之；手足厥寒，脉细欲绝者，当归四逆汤主之。滑，阳脉也。故其厥为阳厥，乃火极盛，如干之上九，亢龙有悔之象也，故用白虎。白虎考见前。若手足厥寒，脉细欲绝，则非白虎所宜矣。手足厥寒，则阳气外虚，不温四末；脉细欲绝，则阴血内弱，脉行不利。阳气外虚，故用桂枝、细辛以温其表；阴血内弱，故用当归、芍药以调其里；通草通其阴阳；大枣、甘草和其营卫。是证也，自表入里，虽曰传至厥阴，始终只是阳证，与寒邪直中三阴不同，故不用吴萸、姜、附辈，而用桂枝汤加当归、细辛、通草尔。明者自得之。

明·方有执，《伤寒论条辨》（1592年）： 寒，与逆同，本阳气内陷也。细则为虚，阴血不足也。当归、芍药，养血而收阴。通草、细辛，行脉而通闭。桂枝辛甘，助阳而固表。甘草、大枣，健脾以补胃。夫心主血，当归补其心，而芍药以收之。肝纳血，甘草缓其肝，而细辛以润之。脾统血，大枣益其脾，而甘草以和之。然血随气行，桂枝卫阳，气固则血和也。

明·张卿子，《张卿子伤寒论》（1644年）： 《内经》曰：脉者，血之腑也，诸血者，皆属心，通脉者，必先补心益血。苦先入心，当归之苦，以助心血；心苦缓，急食酸以收之，芍药之酸，以收心气；肝苦急，急食甘以缓之，大枣、甘草、通草之甘，以缓阴血。

清·李中梓，《伤寒括要》（1649年）： 手足厥寒者，阳气外虚，不能温于四末；脉细欲绝者，阴血内弱，不能充于经队。桂枝、细辛，调卫外之阳气；当归、芍药，和营内之阴精；通草宣利，甘、枣缓中，则阴阳均受剂矣。厥寒有不愈者乎？

清·程应旄，《伤寒论后条辨》（1670年）： [底本眉批：……水中阴燥，润剂辄防阳气从流下而忘反，故用桂辛于阴中升阳，转气下趋少腹者，肝布疏泄之令，而动及脾也。且血虚停寒，不特不可下也，并亦难用温，盖虑姜、附辈之僭而燥也。须以温经而兼润燥，和阳却兼益阴为治，故在厥阴经，逢手足厥冷，脉细欲绝者，寒虚兼燥为多，当归四逆汤主之。即此可该亡血之治也，内有大寒者，加吴茱姜降而散之，即此可该冷结膀胱之治也。]

清·柯琴，《伤寒来苏集》（1674年）： 此条证为在里，当是四逆本方加当归，如茯苓四逆之例。若反用桂枝汤攻表，误矣。既名四逆汤，岂得无姜、附？

清·陈尧道，《伤寒辨证》（1678年）： 故用桂枝、细辛以解表，芍药、甘草以泄热，当归以和厥阴之营血，通草以通太阳之本，使阳邪得从外解。本非治阴寒四逆之药也，故药中宜归、芍以济阴，不宜姜、附以劫其阴。证固手足厥寒，脉细欲绝，设其人阴血更亏于阳，不能胜辛热者，又宜当归四逆，和营透表，兼疏利膀胱。是证也，自表入里，虽曰传至厥阴，始终只是阳证，与寒邪直中三阴不同，故不用姜、附辈，而用桂枝汤加当归、细辛、通草耳，明者自得之。按：细辛为少阴经药，随桂枝汤以解表，加当归以和营血。至于通草，甘淡微寒，能泄丙丁，能通水道，为虚寒者禁用。此汤治法，本是和营血以复脉，使阳邪得从肌表而散，或从膀胱而泄也。若循其名以治阴寒之四逆，则谬甚矣……再按：有等固守王道之医，辨证不明，遇有厥逆脉细之证，不敢用姜、附等药，但曰用当归四逆汤，极为稳当，殊不知当归四逆汤，本桂枝汤全方，加细辛、通草、当归耳。细辛随桂枝汤，止能解表，细辛治邪在里之表故仲景少阴证，用麻黄附子细辛汤。通草又为疏泄最有力之药，当归一味，果足以治阴寒四逆耶？药不对证，果可谓之稳当耶？甚矣！其不明于制方之理，而以舛剂误病也。愚所云用方贵明其所以然者，正此之谓也。

清·汪昂,《医方集解》(1682年)：四逆之名多矣，而有因寒因热之不同。此则因风寒中血脉而逆，故以当归、细辛血中之气药为君；通脉散逆，必先去血中之邪，故以桂枝散太阳血分之风，细辛散少阴血分之寒为辅；未有营卫不和而脉能通者，故以芍药、甘草、大枣调和营卫，通草利九窍，通血脉关节。诸药藉之以破阻滞，而厥寒散矣。

清·张志聪,《伤寒论集注》(1683年)：此言脉细欲绝，主阴阳血气皆虚而不同于上文之促滑也。手足厥寒者，阴阳气血皆虚也；脉细欲绝者，阳气虚而阴血并竭也，故主当归四逆汤。桂枝、细辛助君火之神气以养阳，当归、芍药资中焦之血气以养阴，大枣、甘草益奠中土，通草通其络脉，阴阳血气通调而脉体自和，寒厥可愈。若其人内有久寒而脉细欲绝者，更加吴茱萸、生姜，茱萸温厥阴之内寒。生姜助中土之阳热。

清·沈明宗,《伤寒六经辨证治法》(1693年)：故用桂枝汤，去生姜散气，以和营卫，充济肝虚而驱风寒外出；加入当归，养血和肝，使血足风减；细辛、通草，疏通心肾之气，即为泻肝乘胃之邪，而厥自退。若内有久寒，即寒疝癥瘕之类，仅宜加生姜散寒；吴茱萸温肝，安伏旧邪，不挟新邪上逆为善，此当与上条，互参究明耳。

清·张璐,《本经逢原》(1695年)：仲景治阳邪陷阴，手足厥寒，脉细欲绝，用当归四逆汤，于桂枝汤加当归、细辛、通草，以通其血脉。即下痢脉大，气不归附，亦用此汤以归附之。

清·张璐,《医通祖方》(1695年)：治阳邪入犯厥阴，四肢厥逆。桂枝汤去生姜，加当归三钱，细辛、通草各一钱。邪犯厥阴之界，有入无出，虽有热邪，势必从阴而为厥逆。故厥阴篇中有厥深热深之例，以振发传经之变端。病邪至此最为紧迫。医者苟无成识于胸中，临病将何措指？南阳先师乃毫不以厥逆为意，仍取太阳例中桂枝汤方，加入当归协济芍药以护厥阴之营，细辛引领桂枝以为厥阴向导，通草通利膀胱以疏厥阴出路，与桂枝平分力量，为分解之捷径。虽厥阴与太阳两经接壤，邪入阴，断无复传阳经之理，先辈六经例有不罢再传之说，大可喷饭。而桂枝方中独去生姜者，恐辛辣性暴，不待气味入阴，便从太阳开发，转虚其卫，再有何力以振驱邪之任欤？由是广推大小青龙、大小柴胡和解营卫两歧，表里交界之邪必用姜枣为一定之法。若麻黄汤则专主寒伤营证，便与生姜无预，逮至三阴等治，从无一方泛用生姜者。生姜为手头常用之物，尚尔若此之慎，况有不察厥深热深之旨，一见四肢厥冷，漫投姜附、四逆，于此能无戚戚乎？

清·张璐,《千金方衍义》(1698年)：用当归四逆以通阳，仍须桂枝汤，但去生姜加当归助芍药以和营，细辛、通草助桂枝提出阳分，使阳邪仍从阳解。其无生姜者，恐其性暴。不待气味入阴便从太阳开发也。在霍乱则不然，专取生姜、吴茱萸速破逆上之厥气，则阳通脉复。盖回阳用干姜，通阳用生姜，一定不易之法。

清·郑重光,《伤寒论条辨续注》(1705年)：盖脉之虚细，本是阳气衰微，然阴血更为不足，故药用归、芍以济其阴，不用姜、附，恐劫其阴也。所以伤寒初起，脉证如此者，须详察脉理，不可遂认虚寒，妄投姜、附。

清·钱潢,《伤寒溯源集》(1708年)：此条之手足厥寒，即四逆也，故当用四逆汤，而脉细欲绝，乃阳衰而血脉伏也，故加当归，是以名之曰当归四逆汤也。不谓方名虽曰四逆，而方中并无姜、附，不知何以挽回阳气。即有桂枝，亦不过解散卫邪之药耳。李东垣所谓气薄则发泄，桂枝上行而发表，岂能如干姜之温中散寒耶？细辛虽能温少阴之经，亦岂能如附子之补真阳而入命门乎？且芍药不过敛阴，通草无非渗利，又焉能治手足厥寒，脉细欲绝哉？

清·秦之桢,《伤寒大白》(1714年)：此方治血虚伤寒发表者也。伤寒气血充足，略一恶寒，即发热作汗。若气血虚，不能发热作汗，故恶寒厥冷，脉细欲绝，宛似阴症。仲景以当归、芍药，与桂枝、细辛同用，全在养血散表，实非阴症温经治法。家秘加川芎、葱白，助其通阳和阴，作汗外解。

此治血虚冒邪，不能发汗外出。例如气虚冒邪，而用人参败毒散、参苏饮。

清·姚球,《伤寒经解》(1724年)：脉大则中空，故曰虚也。阴者，中之守，下多亡阴。强下之，则阴不守中，所以中空而脉大也。设脉大而兼浮革，浮则有表无里，革则水火相息，因而肠鸣，则为厥阴血枯虚寒之症。盖木气得寒气，邪正相薄而肠鸣也。故属当归四逆汤，养血以祛寒。肝藏血，血虚则脉大。当归、白芍，和血养营；细辛、桂枝，辛温平肝；甘草、大枣，甘味入脾，脾为血原，原润血足；通草通血脉，兼利小便，而主下利也。

清·魏荔彤,《伤寒论本义》(1724年)：所以仲师于厥阴传经病热邪衰卸，正阳亦微绝之时，救阳必兼补其血，主以当归四逆汤，去附子之辛燥，但用桂枝、细辛、通草，入辛热于阴分，回阳而不伤阴；用当归、芍药，生阴血于厥阴，滋阴而不碍阳；甘草、大枣，再加调和之，而阴阳两平矣。

清·尤在泾,《伤寒贯珠集》(1729年)：方用当归、芍药之润以滋之，甘草、大枣之甘以养之，桂枝、细辛之温以行之，而尤藉通草之入经通脉，以续其绝而止其厥。

清·王子接,《绛雪园古方选注》(1732年)：当归四逆，不用姜、附者，阴血虚微，恐重劫其阴也。且四逆虽寒，而不至于冷，亦惟有调和厥阴，温经复营而已。故用酸甘以缓中，则营气得至太阴而脉生，辛甘以温表，则卫气得行而四末温，不失辛甘发散之理，仍寓治肝四法。如桂枝之辛以温肝阳，细辛之辛以通肝阴，当归之辛以补肝，甘、枣之甘以缓肝，白芍之酸以泻肝，复以通草利阴阳之气，开厥阴之络。

清·不著撰人,《伤寒方论》(1732年)：虽有四逆之名，比四逆散更斟酌矣，盖脉主血，虚细主血亡，至细而欲绝，则血已无，不但不可下，并不可温，故宜归、芍养血，而用桂、甘、大枣以和其阴阳，细辛、通草以通其心肾，不用姜、附以劫其阴，谓脉之虚细，本是阳气衰微，而阴血更为不足，则有阳未回而阴先绝之患耳。

清·黄元御,《长沙药解》(1753年)：治厥阴伤寒，手足厥冷，脉细欲绝。以肝司营血，而流于经络，通于肢节，厥阴之温气亏败，营血寒涩，不能充经络而暖肢节。甘草、大枣，补脾精以荣肝，当归、芍药，养营血而复脉，桂、辛、通草，温行经络之寒涩也。

清·黄元御,《伤寒说意》(1754年)：伤寒脉促，手足厥逆者，血寒经郁，宜灸之，以通经而暖血也。若手足厥冷而脉细欲绝者，营血寒涩而经络凝滞也。宜当归四逆汤，甘草、大枣，补其脾精，当归、芍药，滋其营血，桂、辛、通草，行其经络也。

清·徐灵胎,《伤寒约编》(1759年)：厥阴伤寒，内寄相火，故虽手足厥冷，而厥深热深，不可据投姜附也。但用桂枝解外，而以当归为君者，厥阴主肝，为藏血之室，肝若急，甘、枣以缓之；肝欲散，细辛以散之；通草通窍，利一身之关节；芍药敛阴，防相火之逆上。此厥阴驱寒发表之剂，为养营平肝之专方。

清·徐灵胎，《伤寒论类方》（1759年）：此四逆乃太阳传经之邪，而表症犹未罢，因阳气已虚，故用桂枝汤加当归和血，细辛温散，以和表里之阳也。

清·吴仪洛，《成方切用》（1761年）：四逆之名多矣，而有因寒因热之不同。此则因风寒中血脉而逆，故以当归辛温血中之气药为君；通脉散逆，必去血中之邪，故以桂枝散太阳血中之风；细辛散少阴血分之寒为辅；未有营卫不和而脉能通者，故以芍药、甘草、大枣，调和营卫；通草利九窍，通血脉关节，诸药藉之以搏破阻滞，而厥寒散矣。

清·强健，《伤寒直指》（1765年）：《内经》曰：脉者，血之府也。诸血皆属于心，通脉者，必先补心益血。苦先入心，当归之苦以助心血。心苦缓，急食酸以收之，芍药之酸以收心气；肝苦急，急食甘以缓之，大枣、甘草、通草之甘以缓阴血。

清·杨栗山，《伤寒瘟疫条辨》（1784年）：手足厥寒，脉细欲绝，似乎阴证之极，盖缘阳邪传入厥阴荣分，以本虚不能作热，故厥而脉细欲绝也。此为阴（阴是指厥阴经也）。郁阳邪，故用桂枝、细辛以解表，白芍、甘草以泻热，当归以和厥阴之荣血，通草以通太阳之本府，使阳邪得从外解，原非治阴寒四逆之药也。故药宜归、芍以济阴，不宜姜、附以劫其阴也。是证也，自表入里，虽曰传至厥阴，始终只是阳证，与阴寒直中三阴不同，故不用四逆汤，而用桂枝汤加当归、细辛、通草耳，明者自知之。

清·吴坤安，《伤寒指掌》（1796年）：凡伤寒手足厥冷，脉细欲绝者，此寒伤厥阴之经，但当温散其表，不可遽温其里，当归四逆汤主之。盖厥阴相火所寄，脏气本热，寒邪止得外伤于经，而不内伤于脏，故止用桂枝以解外邪，当归以和肝血，细辛以散寒，大枣以和营，通草以通阴阳，则表邪散而营卫行，手足温而脉自不绝矣。

清·陈修园，《伤寒真方歌括》（1803年）：此方之多用大枣，即建中汤之重用胶、饴意也。时法用此方，倍加当归，细辛只用一钱。

清·邹澍，《本经疏证》（1832年）：然则当归四逆汤、乌梅丸亦欲其汗耶？是盖有说焉。欲其藉汗分消，非纯欲其从汗愈也。之二症者，虽皆手足厥冷，皆有寒，复有热，若以四逆汤等温之，则寒既去而热遂猖，故当归四逆汤中仍有桂枝汤在内，以其寒邪内有所着，用细辛助桂枝，是犹与向者之助麻黄同一理也。若乌梅丸则乌梅、黄连为君，益以黄柏沉寒，附子、细辛仅得君药三之一，是其大致为清剂，以余寒尚有所附，恐其热去寒生，故以细辛提之使出，以附子、干姜化之，遂寒热俱消，太和复旧耳。要之药之功能非有异，而调处之多方，制剂之各别，遂使之若有异者，故既不得舍药性论方，又不容舍方义论药矣。

然则仲景当归四逆汤之用木通也，为利水道设乎？为通血脉设乎？盖古人之用药也，宜于此不宜于彼者勿用，与他物不相和洽者勿用，功不两就者勿用，夫惟手足厥寒，脉细欲绝，岂无阴邪水饮阻隔阳气而然，且非水与寒匀，不用细辛，即桂枝亦导饮下气之物，其与茯苓、泽泻同用者，不仅一处也，特化气化血，各有攸分。手足厥寒，脉细欲绝，气息之微极矣，斯时苟助阳壮气用附子、干姜等剂，原不防厕茯苓、泽泻于其间，使生者生，化者化，乃推其源，不由气之不煦，而由血之不濡，则当归四逆汤者，既不能助阳壮气，反用茯苓、泽泻以化其气为水而通利焉，可不谓重虚其虚乎！是茯苓、泽泻于此，虽宜于通利，不宜于气息之微，与细辛、桂枝洽，不与当归、芍药洽，昭昭然矣。然则通脉之物，不有人参、麦门冬乎？夫惟血脉之行固以气，亦有血不泽而气不行者，故古人于经脉流通，每比之风与水，用干姜、附子以振阳，犹之热盛而风生也。用当归、芍药、桂枝以生脉，犹之决渠以通道也。人参之通脉，为鼓其橐籥无论已。麦门冬之通脉，虽亦比于滑泽水道，然究协于土之焦枯而不通，终未洽乎源之不濬而不达，故濬血之源，非理心之用不可；欲通心之用于十二经十五络，非直探中焦受气取汁变化而赤之本不可，欲探其本，舍木通其谁哉！且人参、麦门冬，能使其流，不能分其派也，能使其来，不能竟其委也，则所谓功克两就者，其又舍木通而奚属耶！

清·吕震名，《伤寒寻源》（1850年）：此又属于血虚而致四逆者也。血虚则不宜姜附，重劫阴液，故以当归补血为主，佐以芍药、甘草、大枣和阴而生津，复以桂枝、细辛、通草，通阳而温表，使阴阳之气顺接，则四末温而厥逆止。此方为亡血家设法，亡血家四逆，有脉细欲绝者，血虚不能荣于外也；有脉浮革者，血虚不能固于中也，同为当归四逆汤主治。

六画

清·莫枚士，《研经言》（1856年）：论曰：手足厥寒，脉细欲绝者，当归四逆汤主之。此症比诸四逆略轻。所以改用当归者，在一"细"字上勘出。诸四逆皆脉微，无言细者。微、细虽皆亡阳脉，而微为无气，细为无血，其指不同。本论云下之后复发汗，脉微细。以微自汗来亡阳，细自下来亡阴。以彼例此，细为血虚显然。《金匮》云：血虚而厥，厥而必冒。是厥固有生于血虚者，故必以当归温经，芍药治痹，而后血利；细辛开之，通草穿之，而后血流；其用桂枝者，取其散表寒也：方意如是。论又曰：下利强下之，脉浮革，因而肠鸣者，属当归四逆汤。浮革亦血虚之脉，肠鸣亦血虚之因，又在利后，与此正足相参。此四逆症自属半表半里，《千金》谓为阳邪内陷之治者得之。夫强下脉大，亦兼表耳！

清·费伯雄，《医方论》（1865年）：厥阴为藏血之经，故当归四逆汤以和营为主，加桂枝、细辛以和卫，营卫和则厥自解矣。虽有寒而不加姜附者，恐燥烈太过，劫阴耗血也。

清·高学山，《伤寒尚论辨似》（1872年）：故于聚阳气之桂枝汤内，而君以补血之当归，加细辛、通草以宣发其阳气耳。若脉已如彼，而其人内有久寒者，宜于本汤补阴之中，加吴茱萸之温，生姜之热，以兼理其寒逆也。要之，二汤俱系资阴阳，以启其自汗者也，至其用桂枝之变法，神妙莫测，真有上下九天九地之幻。夫桂枝汤之号召阴阳，其义已见本汤下，乃忽焉加芍药，则使下引内入以畅脾阳，忽焉加芍药而并加胶、饴，则使之内引上托，而建中气，忽焉加当归，增大枣，只以细辛、通草为使，则使之深入肝肾，而为温之润之之剂，长沙制方之意，可因此而悟其余矣。

清·莫枚士，《经方例释》（1884年）：［泉案］此桂枝汤去生姜加当归、细辛、通草也。归、辛并用者，归行血，辛散寒，为血结挟寒之正治。《外台》引许仁则疗疟方云：疟病，头角骨酸疼，手足逆冷，口鼻喉舌干，喜饮水，毛耸，腰背强欲反拗，小便赤，但先寒后热，发作有时，服鳖甲五味散，后宜服当归六味散。方中用当归五两，细辛四两。又引《广济》当归汤，治心腹绞结痛，仍似有蛔虫者，方中用当归、细辛各四分，并取此。通草，即木通。《本经》木通主脾胃寒热，通利九窍、血脉关节，令人不忘，去恶虫。此方取其通利血脉之功也。《外台》有通草汤，治伤寒下利，脉微，手足厥冷，用通草一两。又有通草汤，治臌胀气急，用通草三两，脉胀亦血脉不利所致。二方之义，取此通草与防己相似，功用相近。此方木通与当归同用，导赤则木通与生地同用。此方木通、桂枝同用，则木通与柴胡同用皆变法也。

清·唐宗海，《血证论》（1884年）：治手足痹痛寒冷。

清·戈颂平，《伤寒指归》（1885年）：当归，气味苦温汁浓。苦，能降阳气至半里下。温，能升阴液至半表上。桂枝辛温，温表里经道之阴。芍药苦平，疏泄表里土气。细辛辛温，温通表里络脉中幽微处水气。通草辛平，藤蔓空通，能通关节中气滞。阳能生阴，阳不藏丣，半里下阴土液少，以大枣、甘草，味厚气浓，培在下不足之阴，和内藏之阳。右七味，象阳数得阴，复于七。以水八升，象阴数得阳，正于八。煮取三升，象三阳阳数，包藏土中。去滓，温服一升，象一阳开子。日三服，象三阳阖午。

清·王旭高，《退思集类方歌注》（1897年）：此四逆乃太阳之邪，传入厥阴，而表证犹未罢，故用桂枝汤，加当归和肝血，细辛散里寒，木通通阴阳、利血脉。

清·张秉成，《成方便读》（1904年）：故以当归为君，养血之中，仍寓辛苦温宣之意，协桂枝达表，以散寒邪。肝苦急，以甘缓之，故用甘草、大枣之甘。肝欲散，以辛散之，故用细辛之辛。内有相火，故用芍药、木通之寒，且行且滞。况桂枝得归芍，生血于营。细辛同甘草，行气于卫。如是则营气得至于手太阴，而脉自不绝。卫气行于四末，则手足自温矣。若其人内有久寒，则相火亦不足。故加吴萸之辛热，通达厥阴之脏。生姜之辛散，自里达表。清酒以温经络。此又治厥阴内外两伤于寒之一法也。

清·俞根初,《重订通俗伤寒论》(1916年)：故以归、芍、荣养血络为君；即臣以桂辛，辛通经脉，使经气通畅，络气自能四布；尤必佐以绛通、葱、酒者，一取其速通经隧，一取其畅达络脉；使以炙草，辛得甘助而发力愈速也。此为养血滋阴，活络通脉之良方。如宿病寒疝，小腹痛甚，口吐白沫者，则加吴茱萸以止疝痛，生姜汁以止吐沫，亦属仲景成法。

近代·章太炎,《章太炎先生论伤寒》(1920年)：当归四逆汤证则伤寒也，方中取桂枝汤而去生姜，倍大枣，又加入细辛。细辛辛温，乃甚于生姜，斯何取焉？论曰：厥者，阴阳气不相顺接，便为厥也。人身血脉自大动脉出，自大静脉入，心为之枢，势如转规。独腹部静脉有门脉者，纳脾、胃、大小肠动脉之血以转输于大静脉。而门脉、大静脉间，中隔肝脏，势非直达，故《素问》说厥阴曰两阴交尽，曰阴之绝阳。以是厥阴为病，则阴阳气不相顺接尤易。细辛经通上下，与生姜横散者功用大殊，故与当归同任，为顺接两脉设也。至内有久寒者，仍加生姜、茱萸以温之，然终不用附子者。肝居静脉绝续之交，职在脏血，非若心主百脉，用在弹血者，无取附子以鼓舞之也。要此尚属伤寒，故以温通为主。

近代·曹颖甫,《伤寒发微》(1931年)：要知此证为水分太过，血分不足，故方用当归以补血；细辛、通草以散寒而行水，所以助心营而起欲绝之脉也。合桂枝汤去生姜而倍大枣，所以扶脾阳而温手足之厥及肌肉之寒也。

近代·徐大桂,《伤寒论类要注疏》(1935年)：本方名曰“当归四逆”，明其治在血分也。取用桂、辛，温血通阳；并用炙甘草、大枣，温补中气，以营出中焦，只须从中为治；非同卫起下焦，必须姜、附之温肾也。较之四逆、通脉、白通等方，有一营一卫、一中一下之分。

现代·中医研究院,《伤寒论语释》(1956年)：本方主治阳气不温于四肢，阴血内弱，脉行不利的症候，是一个生血助阳的方剂。用当归助心血，芍药收心气，大枣、甘草、通草缓肝急、生肝血，桂枝、细辛温阳散寒。

现代·任应秋,《伤寒论语释》(1957年)：本方为肌表活血剂，用于末梢贫血较好，用于救里回阳，尚少经验。

现代·陈亦人,《伤寒论译释》(1958年)：本方以当归养血为君，细辛散寒为臣，桂芍甘枣调和营卫，通草通行脉络，全方有养血散寒，温通经脉作用，不仅能治厥阴血虚寒凝致厥，因此而致的许多病证，用之都有良效。吴茱萸、干姜温肝和胃，所以内有久寒，于当归四逆汤中加入二味。

伤寒邪传阴经而为四逆，属于虚寒的，治以四逆汤；属于热郁的，治以四逆散，热郁深重的，治以白虎汤或承气汤，在临床上各有脉证可辨。本证治以当归四逆汤，柯氏、钱氏皆疑有错误，认为既名当归四逆，当是四逆汤中加入当归，殊不知此证手足厥寒，主要是血虚寒凝所致，与阴盛阳虚的厥逆完全不同，岂可相提并论。本方不用附，姜回阳而亦以四逆名汤者，正像四逆散一样，以其能治四肢逆冷之故。郑氏所说，可资参考。本方的主要作用是温运血行，散寒通脉。各家对方义都有阐发，柯氏析理尤为中肯，与姜附四逆相较，得出“此厥阴之四逆，与太、少不同治”的结论，实际也是对他自己主张应是四逆汤加当归的修正和否定。

现代·李翰卿,《中国百年百名中医临床家》(1960年)：此温经散寒兼理血络，保护脾胃，助正祛邪，治寒邪直中厥阴之方。主治寒邪直中厥阴，手足厥寒，脉细欲绝。但必须具有猝被寒邪侵袭厥阴的具体症状。桂枝、细辛以散外寒；当归、芍药、木通以疏通血络；大枣、炙草以保护脾胃。

现代·孙纯一,《伤寒论注释要编》(1960年):(包括当归四逆加吴茱萸生姜汤)本方即桂枝汤去生姜加当归、细辛、通草，名当归四逆。以治手足厥寒脉细欲厥者，当归养血活血，芍药、甘草酸甘化阴以补血，桂枝温通气血，细辛散肝肾之寒，古人所用通草即今木通，以通利九窍血脉关节，大枣以补中，故能温经散寒益血以止四逆，如内寒甚者再加吴茱萸、生姜，以温中散寒。

现代·刘渡舟，聂惠民，傅世垣,《伤寒挈要》(1983年):当归、芍药补肝养血以调荣，桂枝、细辛通阳疏肝以散寒，甘草、大枣补脾胃而滋津液，通草轻以去实，淡以利湿并能疏通血脉。

现代·刘渡舟,《伤寒论诠解》(1983年):当归四逆汤用当归配芍药补肝养血以调荣；用桂枝、细辛通阳疏肝以散寒；桂枝配归、芍又可调和营卫气血；大枣、甘草补脾胃、生津液，兼制细辛之过散；而通草通利阴阳以利血脉。少阴阳虚寒厥与厥阴血虚寒厥，同属里虚寒证。但由于病机不同，其治疗也不相同。少阴重在真阳，以阳虚为主，故治用四逆汤大辛大热之品，药少力专，回阳宜急；而厥阴主藏血，体阴用阳，故重在养血以滋肝，而忌辛燥之品以劫其阴，所以用当归四逆汤以归芍养血柔肝，并取其药多义广，善能温通血脉的作用。

现代·姜春华,《伤寒论识义》(1985年):当归活血与桂枝协同，亦能治四逆，可能力小于附、姜。本条提示活血温通可治四逆。

现代·陈亦人,《伤寒论求是》(1987年):当归四逆汤养血散寒，是治厥阴血虚寒凝致厥的主方，论中提出“手足厥寒，脉细欲绝”就是有别于少阴阴盛阳虚的辨证要点。王晋三的解释尤其明确，他分析说:“当归四逆，不用姜附者，阴血虚微，恐重劫其阴也。且四肢虽寒而不至于冷，亦惟有调和厥阴，温经复营而已。故用酸甘以缓中，则营气得至太阴而脉生；辛甘以温表，则卫气得行而四末温，不失辛甘发散之理，仍寓治肝四法。如桂枝之辛以温肝阳，细辛之辛以通肝阴，当归之辛以补肝，甘枣之甘以缓肝，白芍之酸以泻肝，复以通草利阴阳之气，开厥阴之络。”以上诸注，对理解当归四逆汤的作用均有帮助。但也有一些医家提出否定意见，如柯韵伯说:“既名四逆汤，岂得无姜附?”主张“当是四逆本方加当归，如茯苓四逆之例”。钱天来也主张是四逆汤加当归，通过多方论证，提出疑问“不谓方名虽曰四逆，而方中并无姜附，不知何以挽回阳气”?并批评“从来注伤寒家皆委曲顺解，曾不省察其理，亦何异成氏之随文顺释乎”?二家所论似乎迥出诸家，独具卓识，实际纯属偏见，未免千虑一失！其实柯氏在他另一部著作《伤寒附翼》中已经修正了自己原来的主张，提出:“……不须参术之补，不用姜附之燥，此厥阴之四逆与太少不同治，仍不失为辛甘发散为阳之理也。”正因为厥阴病不同于太阴、少阴，所以虽然内有久寒，也只加吴萸、生姜，即当归四逆加吴茱萸生姜汤。柯氏对此也是从肝立论，提出:“若其人内有久寒者，其相火亦不足，加吴萸之辛热，直达厥阴之脏，生姜之辛散，行气于筋，清酒以温经络，筋脉不沮弛，则气血如故，而四肢自温，脉息自至矣，此又治厥阴内外两伤于寒之剂也。”

现代·王付,《经方学用解读》(2004年):肝寒血虚证的基本病理病证是寒气袭肝而阻遏阳气，肝血不足而不得滋荣。所以，治疗肝寒血虚证，其用方配伍原则与方法必须重视以下几个方面。

针对证机选用散寒药：寒邪侵袭于厥阴肝，肝血不得和调于筋脉，筋脉拘急挛缩，证见手足厥寒，或疼痛或麻木，其治当温经散寒，通畅经脉，使寒气去则筋脉调和。在选用散寒药时最好具有温经通经药，以取得最佳疗效。如方中桂枝、细辛。

合理配伍补血药：寒邪之所以侵入厥阴肝，是因为肝夙体血虚。因此，在温经散寒时必须配伍滋补肝血药，只有充分地补肝血，才能有效地散肝寒，并可达到散肝寒而不燥肝血，以冀取得最佳治疗效果。如方中当归、芍药。

妥善配伍补气药：血虚者，气易虚；补血者，必补气。又因气能化血，血能生气。因此，治疗血虚病证，其治除了针对证机选用补血药之外，还必须配伍补气药，妥善配伍补气药既能起到补气作用，又能起到气以生血的作用，还可驱邪于外。如方中大枣、甘草。

适当配伍通利血脉药：寒主凝，经气经脉易为寒气所凝，血脉因之运行不畅而滞涩，此时病理特征既有血虚，又有血行不畅，对此治疗还必须配伍通利血脉药，以使血能运行于经脉之中，并能滋养于筋脉。在用通利血脉药时，最好选用具有利水作用，以使邪从小便而去。如方中通草。

随证加减用药：若瘀血明显者，加桃仁、三七，以活血化瘀通络；若血虚明显者，加阿胶、鸡血藤，以补血养血和络；若寒气明显者，加附子、高良姜，以温经散寒和脉；若疼痛明显者，加乳香、没药，以活血行气止痛；若手足麻木不仁明显者，加黄芪、白术，以益气和营卫等。

【方论评议】

综合历代各家对当归四逆汤的论述，应从用药要点、方药配伍和用量比例三个方面进行研究，以此更好地研究经方配伍，用于指导临床应用。

诠释用药要点：方中当归补血活血，芍药补血敛阴，桂枝温阳通经，细辛散寒止痛，通草通利血脉，大枣益气生血，甘草益气和中。

剖析方药配伍：当归与芍药，属于相须配伍，增强补血养血；桂枝与细辛，属于相须配伍，增强温阳散寒通经；通草与当归，属于相使配伍，通草助当归活血，当归助通草通脉；通草与芍药，属于相反相畏配伍，相反者，通敛同用，相畏者，芍药制约通草通泄伤血，通草制约芍药敛阴壅滞；甘草与大枣，属于相须配伍，增强益气化血帅血。

权衡用量比例：当归与芍药用量比例是近 1 ∶ 1，提示补血活血与补血敛阴之间的用量调配关系，以治血虚；桂枝与细辛用量比例是 1 ∶ 1，提示温阳通经与散寒止痛之间的用量调配关系，以治寒滞；甘草与大枣用量比例关系 1 ∶ 10，益气化血缓急，以治气虚。

【药理作用】 本方具有强心、调节心律、改善微循环、抗血栓形成、对心肌呈双向调节、降血脂、抗动脉硬化、调节肠胃及子宫平滑肌痉挛、调节子宫血运状态、调节子宫内膜、调节中枢神经、调节内分泌、调节代谢、抗炎、保肝利胆、抗肿瘤、抗过敏等作用。

当归生姜羊肉汤

【导读】 ①学用当归生姜羊肉汤应重视当归和生姜的用量调配关系、当归和羊肉的用量调配关系。②当归生姜羊肉汤虽是辨治痼寒血虚证的重要代表方，但在临床中对妇科血虚痼寒证等也具有良好治疗作用。③学好用活当归生姜羊肉汤的第一步是辨清当归生姜羊肉汤由哪些药物组成：组成当归生姜羊肉汤有 3 组药，第 1 组是补血活血药即当归，第 2 组是温阳行散药即生姜，第 3 组是补益气血药即羊肉，从 3 组药用量深入学习研究即可用活当归生姜羊肉汤。

【方歌】 当归生姜羊肉汤，血虚寒疝此方良，腹痛胁痛面不荣，养血温阳散寒方。

【方药】 当归三两（9 g） 生姜五两（15 g） 羊肉一斤（48 g）

【用法】 上三味，以水八升，煮取三升，温服七合，日三服。若寒多者，加生姜成一斤；痛多而呕者，加橘皮二两，白术一两；加生姜者，亦加水五升，煮取三升二合，服之。

【功用】 温肝养血，散寒止痛。

【适应证】

1. 中医病证：①肝血虚寒疝证：腹痛或胁痛剧烈，或拘急空痛，手足筋脉麻木不仁或疼痛，遇寒则剧，爪甲不荣，舌淡，苔薄，脉细。②产后血虚寒客证：腹痛剧烈，甚则牵引胸胁，遇寒则攻冲作痛，面色不华，肌肤不荣，头晕目眩，舌淡、苔薄，脉细弱。③脏腑血虚寒证。

2. 西医疾病：慢性胃炎、慢性肝炎、胃及十二指肠溃疡、胃痉挛、慢性盆腔炎、慢性附件炎、男性不育等临床表现符合肝血虚寒疝证者。

【用药分析】 方中当归补血活血，生姜温阳散寒，羊肉温补阳气。

【用方思路】

1. 当归生姜羊肉汤既是辨治肝血虚寒疝证的重要代表方，又是辨治诸多杂病如脾胃、心病、肝病、肺病、肾病等的重要基础方。

2. 方中当归既可补血，又可活血；生姜既可温阳，又可通经；羊肉可补诸脏腑之阳。从方中用药用量及调配分析得知，当归生姜羊肉汤的应用并不局限于肝血虚寒疝证，还可用于辨治诸多杂病，如消化、循环、呼吸、泌尿、内分泌及代谢等系统疾病。

3. 运用当归生姜羊肉汤辨治的病证（无论病变部位在肝胆或在心）以血虚寒证为主，其治当温通补血。

【随证合方】 若夹寒痰，可与当归四逆汤合方用之；若夹痰热，可与小陷胸汤合方用之；若夹阳虚，可与四逆汤合方用之。

【注意事项】 运用当归生姜羊肉汤既要辨清西医之病，又要辨清西医之病属于中医血虚寒证。辨西医之病可进一步了解疾病的发展演变及转变规律，辨中医之证可更好地针对西医之病选用当归生姜羊肉汤。

【应用指征】

（1）寒疝，腹中痛，及胁痛里急者，当归生姜羊肉汤主之。（第十 18）

（2）产后，腹中㽲痛，当归生姜羊肉汤主之；并治腹中寒疝，虚劳不足。（第二十一 4）

【方论】

清·汪昂，《医方集解》（1682年）： 当归生姜羊肉汤（《金匮》），当归三两，生姜五两，羊肉一斤。产后腹痛褥劳匡。产后发热，自汗身痛，名褥劳。腹痛者，瘀血未去，则新血自不生也。亦有加入参芪者，气能生血，羊肉辛热，用气血之属以补气血，当归引入血分，生姜引入气分，以生新血。加参、芪者，气血交补也。

清·李彣，《金匮要略广注》（1682年）： 当归通经活血，生姜温中散寒，里急者，内虚也，用羊肉补之。《内经》云：形不足者，温之以气；精不足者，补之以味是也。

清·张志聪，《金匮要略集注》（1683年）： 二经皆主血，故宜用当归以养血；脉生于中焦，故用生姜以宣通；血生于精，故用血肉之味，以补其精焉。

清·周扬俊，《金匮玉函经二注》（1687年）： 乃以当归走血，生姜散邪，羊肉补中，有发屡试屡验，亦已神矣。

清·张璐，《本经逢原》（1695年）： 羊为肺家之兽，目无瞳子，周身之气皆聚于肺，故其气最腥膻，而性味甘温。色白补肺，是以昔人有人参补气，羊肉补形之说。《金匮》治产后腹中虚痛，及少腹寒疝，并用当归生姜羊肉汤，专取羊肉之甘温。煮汤去滓，以助当归生姜辛散之力，虚滞得以开矣。

清·魏荔彤，《金匮要略方论本义》（1720年）： 如寒疝腹中痛，及胁痛里急者，当归生姜羊肉汤主之。必其人固是阳微，亦且阴弱，乌头一味辛热难用，转为另立一法，以散固冱之寒于极阴之所。盖其腹胁之痛，俱由寒疝逆冲所致，再见里急，寒盛而阳且无矣。主以当归，引阳药入阴分血海中，生姜多用，益以羊肉，散寒温里而全不见燥烈。寒多更倍生姜，胃阳虚而呕逆者加橘皮、白术以理之。一方而阴阳兼善，上下悉安之治也。前乌头煎方，治阳独虚者也，此方治阳虚而阴亦弱者也。主治者所当神明其用于临时也。

主之以当归生姜羊肉汤方，并治腹中寒疝，虚劳不足。方义已详“寒疝门”中，大约为血寒里虚者主治也。

清·尤在泾，《金匮要略心典》（1729年）： 此治寒多而血虚者之法，血虚则脉不荣，寒多则脉绌急，故腹胁痛而里急也，当归、生姜温血散寒，羊肉补虚益血也。

清·王子接，《绛雪园古方选注》（1732年）： 寒疝为沉寒在下，由阴虚得之，阴虚则不得用辛热燥烈之药重劫其阴，故仲景另立一法。以当归、羊肉辛甘重浊，温暖下元而不伤阴，佐以生姜五两，加至一斤，随血肉有情之品，引入下焦，温散冱寒。若痛多而呕，加陈皮、白术奠安中气，以御寒逆。本方三味，非但治疝气逆冲，移治产后下焦虚寒，亦称神剂。

清·黄元御，《长沙药解》（1753年）： 用之治寒疝腹痛者。以水寒木枯，温气颓败，阴邪凝结，则为瘕疝，枯木郁冲，则为腹痛。羊肉暖补肝脾之温气，以消凝郁也。治胁痛里急者，以厥阴之经，自少腹而走两胁，肝脾阳虚，乙木不达，郁迫而生痛急，羊肉温补肝脾之阳气，以缓迫切也。治产后腹中疼痛者，产后血亡，温气脱泄，乙木枯槁，郁克己土，故腹中疼痛，羊肉补厥阴之温气，以达枯木也。治虚劳不足者，以虚劳不足，无不由脾肝之阳虚，羊肉补肝脾之阳气，以助生机也。

治寒疝腹痛，胁痛里急，及产后腹痛。以水寒木郁，侵克己土。当归补血而荣木，生姜、羊肉，行滞而温寒也。

清·黄元御,《金匮悬解》(1754年)：寒疝，腹中痛，及胁痛里急者，风木寒郁，而克湿土也。当归生姜羊肉汤，当归滋木而息风，生姜、羊肉，行郁而温寒也。

产后腹中疠痛，当归生姜羊肉汤主之。方在"寒疝"。并治腹中寒疝，虚劳不足。产后阳亡土湿，血虚木燥，湿土遏陷，风木不达，郁迫击冲，则病腹痛。当归生姜羊肉汤，当归滋风木而润燥，生姜、羊肉，温肝脾而行郁，治腹痛血枯之良法，亦寒疝虚劳之善方也。

清·徐灵胎,《杂病证治》(1759年)：羊肉补形气以内充，当归养血脉以荣络；生姜温卫气以散寒邪也。水煎，温服，使血气内充，则寒邪外散，而经络清和，虚疝无不诠，何酸疼疠痛之有。此补虚散寒之剂，为形虚疝痛之专方。

血室亏乏，不能荣肝悦脾，寒邪得以袭入经中，故腹中疠痛不止焉。羊肉多脂，乃血肉中味厚之品，火能补养形躯之不足，用以煮取净汁，入生姜之辛温，当归之甘养，以奏润燥温营之腐。使血润经营，则虚邪外解，而脏腑融和，腹中疠痛有不痊者乎。此养营温润之剂，洵为血亏腹中疠痛之方。

清·徐玉台,《医学举要》(1792年)：疝症之因，不外乎寒，故仲景独以寒疝立名。其所制当归生姜羊肉汤（三味以名其方，亦为产后下虚要药）等方，惟以祛散寒邪，调养补虚为事，并不杂入气分之药。

陈修园,《金匮要略浅注》(1803年)：此属产后，大概责虚。故以当归养血而行血滞，生姜散寒而行气滞，又主以羊肉味厚气温，补气而生血，俾气血得温，则邪自散而痛止矣。此方攻补兼施，故并治寒疝虚损，或疑羊肉太补，而不知孙真人谓羊肉止痛利产妇。古训凿凿可据，又何疑哉?

清·朱光被,《金匮要略正义》(1803年)：腹痛本寒疝主症，而至痛连及胁，是寒邪并侵及肝络矣。里急者，肝喜疏散，而寒气敛束，必有拘急不舒之象也。夫寒主温之，血主濡之，用药必须兼顾。惟以当归之温润，直入厥阴者为君，合生姜以辛散血分之寒，合羊肉以温起中阳之虚。不用乌附者，以肝为刚脏，治贵柔克也。

清·陈元犀,《金匮方歌括》(1811年)：按：方中当归行血分之滞而定痛，生姜宣气分之滞而定痛，亦人所共晓也。妙在羊肉之多，羊肉为气血有情之物，气味腥膻浓厚，入咽之后即与浊阴混为一家，旋而得当归之活血而血中之滞通；生姜之利气而气中之滞通，通则不痛，而寒气无有潜藏之地。所谓先诱之而后攻之者也，苟病家以羊肉大补而疑之，是为流俗之说所囿，其中盖有命焉，知几者即当婉辞而去。

清·高学山,《高注金匮要略》(1872年)：当归苦温以补血。生姜、羊肉，辛温甘温以补气，使阳气匀满，而阴血滋润，故可为止痛之主药也。又温上者，能化下寒，补上者能固下脱。故并治寒疝之上犯腹中，虚劳之下滑精汁者也。

清·莫枚士,《经方例释》(1884年)：经曰：精不足者补之以味，形不足者补之以气，此方兼用之。丹溪虎潜丸，以此方为本。凡寒气在经之腹痛，归、姜并用。《外台》引《广济》当归汤，治卒心腹痛，气胀满，不下食，欲得泻三四行，方用当归、生姜。又引《广济》紫苏汤，治气发心腹胀满，两胁气急，方亦用当归、生姜。皆取此。《千金》加芍药二两，名当归汤。《外台》以此方，加黄芪四两，名羊肉当归汤，补加减法,《外台·卷三十四》许仁则云：产后虚弱腹痛，羊肉当归汤。若觉恶露不尽，加桂心三两；恶露不多，觉有风加芎䓖三两；觉有气加细辛二两；觉有冷加吴茱萸一两；觉有热加生地黄汁二合。《千金》有羊肉汤，即此方加地、芍、芎、桂、甘草五味，治同，亦可与许论互参，详许论，虚弱之弱字，可为寒疝，虚劳当从《纲目》作虚羸之一证。《孟子·梁惠王下》，老弱转乎沟壑，滕文公上作老羸，是羸弱一也。

清·戈颂平，《金匮指归》（1885年）：当，主也；归，藏也。当归，苦温有汁，用三两，主益中土血液，配内藏之阳；生姜辛温，用五两，化气横行，开表里络道之阴；羊，火畜也；肉，禀草木之精气结成，其气膻，益土中血液，开其不利。右三味，以水八升，象阳数得阴正于八，煮取三升，温服七合，日三服，象三阴三阳行于表里。

当归苦温多汁，温润土之阴；生姜辛温，化气横行，疏泄土气；羊肉气膻，化阴土浊阴，益土中血液，开其不利，兼主腹中寒疝虚劳不足。

近代·曹颖甫，《金匮发微》（1931年）：当归生姜羊肉汤，当归、羊肉以补血，生姜以散寒，而其痛自止。虚寒甚者，可于本方加生附子一枚，不但如仲师方后所载痛多而呕者，加橘皮、白术已也（此方为妇科温经补血良剂，另详）。

水分过多，则因虚生寒而腹中㽲痛。当归生姜羊肉汤，当归以补血，生姜以散寒，羊肉以补虚，而㽲痛可止。惟治腹中寒疝虚劳不足，宜于本方中加生附子一枚，非惟去病，兼能令人有子。

近代·陆渊雷，《金匮要略今释》（1934年）：此方本治妇人产后因虚寒而腹痛者。男子阴虚而寒痛者，亦得用之，为其病机略同也。然此证与普通所谓寒疝者不同，彼病在肠，肠之挛急扭结，扪之应手，故亦称疝瘕。此虽腹痛里急，扪之决无瘕块，为其不因于肠之扭结，因而于营养不足故也。

近代·赵桐，《金匮述义》（1940年）：理中吐多去术，恶其升也。此呕而加术，取其燥也（水流湿）。呕吐情况不同，原因亦异，彼为寒邪骤袭，此是寒虚久病也。且痛多而呕，是气不通之骤通，加橘皮畅气，加术亦升畅其气也。有虚寒之腹满宜温，有宿食之宜下。有时减如故之寒，有减不足言之实。有胸中寒实胁下拘急，有风冷入脐谷气不行。有太阳宿食，有少阳宿食。有热气之厚朴三物，有大虚寒之大建中，有寒邪宜下之大黄附子，有赤丸之寒气厥逆。层次井井，耐人玩味也。

此产后责虚者也。气血虚者，喜温而恶寒。虚寒相搏，则绞痛绵绵。当归通血分之滞，生姜温气分之寒。羊肉味厚气温，补气生血。孙真人谓羊肉“止痛、利产妇”，腥膻气厚，深合《内经》“精不足者，补之以味”之旨。

近代·彭子益，《圆运动的古中医学·金匮方解篇》（1947年）：治寒疝腹痛胁痛里急者。肝经血寒，肝阳下陷，升不上来，故现以上诸病。当归、羊肉、生姜温肝血补肝阳也。

治产后腹中寒痛者。产后肝阳不足，故易寒痛。当归、羊肉，温润滋补，以益肝阳。生姜散寒也。

现代·王渭川，《金匮心释》（1982年）：本节指出寒疝兼血虚的证治。仲景处方当归生姜羊肉汤，生姜散寒，羊肉温补且能缓中，当归温润活血，行滞止痛。本方是现在仍在应用的有效方剂，亦适用于妇人产后腹痛。

现代·刘渡舟，苏宝刚，庞鹤，《金匮要略诠解》（1984年）：治宜当归生姜羊肉汤，采用精不足者补之以味的理论，故用味厚之羊肉以温补肝血，配当归以润肝血之急；重用生姜温中散寒止痛。方后注云：“寒多者，加生姜成一斤”，为温散阴寒也。“痛而多呕”，乃肝气上逆犯胃所致，故加橘皮、白术理气和胃为宜。凡寒疝疼痛，必有血脉不和之变，故大乌头煎润之以白蜜，本方治之以羊肉，其药虽异，而理则不殊。

【方论评议】

综合历代各家对当归生姜羊肉汤的论述，应从用药要点、方药配伍和用量比例三个方面进行研究，以此更好地研究经方配伍，用于指导临床应用。

诠释用药要点：方中当归补血活血，生姜温阳散寒，羊肉温补阳气。

剖析方药配伍：当归与羊肉，属于相须配伍，增强温通补血养血；生姜与羊肉，属于相使配伍，温阳补血，散寒止痛；生姜与当归，属于相使配伍，温通补血。

权衡用量比例：当归与生姜用量比例是3∶5，提示补血与散寒之间的用量调配关系，以治血寒；当归与羊肉用量比例是1∶3，提示补血与补阳之间的用量调配关系；生姜与羊肉用量比例关系1∶3，提示辛温散寒与温阳补血之间的用量调配关系，以治寒痛。

【药理作用】 本方具有调节中枢神经、调节周围神经、调节胃肠蠕动、调节内分泌、调节代谢、增强机体免疫功能、抗肿瘤、调节胃肠平滑肌蠕动、保肝利胆等作用。

当归芍药散

【导读】 ①学用当归芍药散应重视当归和芍药的用量调配关系、白术和当归的用量调配关系、茯苓和泽泻的用量调配关系。②当归芍药散虽是辨治肝脾气血虚证的重要代表方，但在临床中对肝脾气血虚夹湿证等也具有良好治疗作用。③学好用活当归芍药散的第一步是辨清当归芍药散由哪些药物组成：组成当归芍药散有4组药，第1组是健脾益气药即白术，第2组是补血药即当归、芍药，第3组是益气利湿药即茯苓，第4组是理血药即川芎，从4组药用量深入学习研究即可用活当归芍药散。

【方歌】 当归芍药散川芎，茯苓白术泽泻同，辨治气血夹湿证，疏理化湿有奇功。

【方药】 当归三两（9 g） 芍药一斤（48 g） 川芎半斤（24 g） 茯苓四两（12 g） 白术四两（12 g） 泽泻半斤（24 g）

【用法】 上六味，杵为散，取方寸匕，酒服。日三服。

【功用】 养肝调脾，调理气血。

【适应证】

1. 中医病证：①肝脾气血虚证。脘腹疼痛，或小腹疼痛，或腹中急痛，或绵绵作痛，胁肋胀痛，饮食减退，大便不调，头目眩晕，情志不畅，四肢困乏，舌淡、苔薄白，脉沉弦。②气血虚夹湿证。

2. 西医疾病：习惯性流产、子宫内膜炎、慢性宫颈炎、慢性盆腔炎、缺铁性贫血、营养性巨幼细胞贫血、再生障碍性贫血、溶血性贫血、紫癜性疾病、凝血障碍性疾病、弥散性血管内凝血等临床表现符合肝脾气血虚证者。

【用药分析】 方中当归补血活血，重用芍药补血敛阴，川芎活血行气，白术健脾益气，茯苓健脾利湿，泽泻清利湿浊，酒能活血通脉。

【用方思路】

1. 当归芍药散既是辨治肝脾气血虚证的重要代表方，又是辨治诸多杂病如心病、肝病、妇科病、男科病、皮肤病等的重要基础方。

2. 方中当归、芍药既可补血，又可活血；川芎既可行气，又可活血；白术、茯苓既健脾又治湿；泽泻渗利湿浊。从方中用药用量及调配分析得知，当归芍药散的应用并不局限于肝脾气血虚证，还可用于辨治诸多杂病，如循环、皮肤、内分泌及代谢等系统疾病。

3. 运用当归芍药散辨治的病证（无论病变部位在心、在肝胆或在妇科）以肝脾气血虚为主，其治当益气补血。

【随证合方】 若夹郁，可与四逆散合方用之；若夹瘀，可与桂枝茯苓丸合方用之；若夹痰热，可与小陷胸汤合方用之。应用时还必须结合病变主次酌情调整方药用量。

【注意事项】 运用当归芍药散既要辨清西医之病，又要辨清西医之病属于中医气血虚夹湿证。辨西医之病可进一步了解疾病的发展演变及转变规律，辨中医之证可更好地针对西医之病选用当归芍药散。

【应用指征】

（1）妇人怀妊，腹中㽲痛，当归芍药散主之。（第二十　5）

（2）妇人腹中诸疾痛，当归芍药散主之。（第二十二　17）

【方论】

元·赵以德，《金匮方论衍义》（1368年）： 由是用芍药数倍多于他药，以泻肝木，利阴塞；更与芎、归补血止痛，而又佐以茯苓等收其湿邪，以降于小便也；白术益脾燥湿，茯苓、泽泻行其所积，从小便出之。以此观之，内外六淫，皆能伤胎成痛，岂独湿而已哉？兹立一法则，余者可准而推也。

用芍药多他药数倍以泻肝木，利阴塞，以与芎归补血止痛；又佐茯苓渗湿以降于小便也；白术益脾燥湿；茯、泽行其所积，从小便出。盖内外六淫，皆能伤胎成痛，不但湿而已也。

清·李彣,《金匮要略广注》(1682年)：用白术健脾燥湿，茯苓、泽泻利水散瘀，当归、芎䓖养血行气，芍药独多用者，以其敛阴气而安脾经，为血虚腹痛者所必需也。

清·张志聪,《金匮要略集注》(1683年)：至哉坤元，资生万物，借土气之所资生，是以怀妊㽲痛者，宜当归芍药散主之。当归芹属，气味辛芳，能启阴气以上济。泽泻水草，性味甘寒，能滋水液以上行。白术、茯苓，培养土德。芍药化土气而兼养其阴荣，芎䓖主行血中之气。此行散水土之气，以生养其胎。故用以为散也。

六画

清·魏荔彤,《金匮要略方论本义》(1720年)：再有妇人妊娠腹中㽲痛，血气虚阻，如上条所言，而证初见者也，主以当归芍药散。归芍以生血，芎䓖以行血，茯苓、泽泻渗湿利便，白术固中补气。方与胶艾汤同义，以酒和代干姜，无非温经补气，使行阻滞之血也，血流通而痛不作，胎斯安矣。

清·尤在泾,《金匮要略心典》(1729年)：血不足而水侵，则胎失其所养，而反得其所害矣。腹中能无㽲痛乎。芎、归、芍药益血之虚，苓、术、泽泻除水之气，赵氏曰：此因脾土为木邪所客，谷气不举，湿气下流，搏于阴血而痛，故用芍药多他药数倍，以泻肝木，亦通。

妇人以血为主，而血以中气为主，中气者，土气也；土燥不生物，土湿亦不生物。芎、归、芍药滋其血，苓、术、泽泻治其湿，燥湿得宜，而土能生物，疾痛并蠲矣。

清·黄元御,《长沙药解》(1753年)：治妇人妊娠杂病诸腹痛。以脾湿肝郁，风木贼土。归、芎、芍药，疏木而清风燥，苓、泽、白术，泻湿而补脾土也。

清·黄元御,《金匮悬解》(1754年)：胎成气滞，湿土贼于风木，则腹中痛。当归芍药散，芎、归、芍药，润肝而行瘀，苓、泽、白术，泻湿而燥土也。

妇人腹中诸疾痛，当归芍药散主之。妇人腹中诸疾痛，无非风木之克湿土，气滞血凝之病也。当归芍药散，芎、归、芍药，养肝血而行瘀，苓、泽、白术，燥土气而泻满，与妊娠之腹痛，无二法也。

清·吴仪洛,《成方切用》(1761年)：治妇人怀妊，腹中㽲痛。痛者，正气不足，使阴得乘阳，而水气胜土，脾郁不伸。郁而求伸，土气不调，则急痛矣，故以桂芍养血，苓、术扶脾，泽泻泻其有余之旧水，川芎畅其欲逐之血气。不用黄芩，㽲痛因虚，则稍加寒也。然不用热药，原非大寒，正气充则微寒自去尔。

清·陈修园,《金匮要略浅注》(1803年)：故以归芍养血，苓术扶脾，泽泻泻其有余之旧水，芎䓖畅其欲遂之血气，不用黄芩。㽲痛因虚，则稍挟寒也，然不用热药，原非大寒，正气充则微寒自去耳。

清·朱光被,《金匮要略正义》(1803年)：胎阻气分，则土郁而生湿，湿滞血分，则木郁而生风，风湿相搏，肝脾不和，故腹中绵绵作痛。芎、归、芍药足以和血舒肝，苓、术、泽泻足以运脾胜湿，此即后人逍遥散之蓝本也。

清·陈元犀,《金匮方歌括》(1811年)：按：怀妊腹痛，多属血虚，而血生于中气，中者土也，土过燥不生物，故以归、芎、芍药滋之。土过湿亦不生物，故以苓、术、泽泻渗之。燥湿得宜，则中气治而血自生，其痛自止。

按：妇人腹中诸疾痛者，不外气郁血凝带下等症。用当归芍药散者，以肝为血海，遂其性而畅达之也。方中归、䓖入肝解郁以伸木，芍、泽散瘀而行水，白术倍土养木，妙在作散以散之，酒服以调之，协诸药通气血，调营卫，以顺其曲直之性，使气血和，郁滞散，何患乎腹中诸疾痛不除。

清·高学山,《高注金匮要略》(1872年)：此胞胎吸血以自养，血不足而因燥留饮，且以水气应胞胎之候也。血不足则腹中之络脉急痛，因燥留饮，而且以水气应胞胎，则胎中之络脉格痛。以下内联走，而善于养营之芍药为君，而以辛温补血之归、芎两佐之，则血足。而已有替去其水之地，然后以滋阴而善于利水之泽泻，为臣，而以培土燥湿之苓、术两副之，则腹中与胞中之水气俱去矣。其痛宁有不愈者哉。

清·莫枚士，《经方例释》（1884年）：此方当归止三两，不应反冠芍药一斤之上，命名疑当归二字衍。此当归散去芩，加泻、苓也。去芩者，以腹痛，故小柴胡之旧例也。疞痛，由肾气之上僭，故以泻、苓泄而抑之。

清·戈颂平，《金匮指归》（1885年）：主当归苦温，芎䓖辛温，通络中血滞；茯苓淡甘，通阴土之阴；泽泻甘寒，形圆转运土中水气；芍药苦平，疏泄土气；白术甘温，培其土液。右六味，象阴数得阳变于六，杵为散，取方寸匕，酒和，日三服，布阴血阳气环抱表里，毋滞阴土络中也。

日本·丹波元坚，《金匮玉函要略述义》（1894年）：芎归芍药，足以和血舒肝，苓术泽泻，足以运脾胜湿，此即后人逍遥散之蓝本也，按妊娠之常，饮水动易停潴，是以内寒腹痛，此方利水散寒，以使胎气盛实，芎归二味，不特养血，亦能散寒止痛，古方往往见之，此方所用，或此意也，先兄亦曰，此方芍药多用，取之缓其痛。

近代·曹颖甫，《金匮发微》（1931年）：方用芎归芍以和血，并用茯苓泽泻白术以泄水而去湿，但令水湿去而血分调，疞痛自止。盖治病必伏其所主，宿食腹痛，则治以承气，得下则通止；寒利腹痛，则治以四逆理中，寒去则痛止；肝乘脾腹痛，则治以小建中，脾安则痛止；蛔虫腹痛，则治以乌梅丸，虫下则痛止；皆不泛用止痛之药，当归芍药散之治孕妇疞痛，亦犹是耳。自世多不识病原之医，士乃有通治之套方，而古法浸荒矣。

近代·赵桐，《金匮述义》（1940年）：芍归养血，苓术扶脾，川芎畅血，酒温行气，尤妙在泽苓利水，利水即是减胎衣水湿之浸淫重著。水利则气通，气通则血畅，气血畅和而痛愈矣。

近代·彭子益，《圆运动的古中医学·金匮方解篇》（1947年）：治妇人腹中痛诸疾痛者。妇人之病，多在土木二气。归、芍、川芎以治木气，苓、术、泽泻以治土气也。脾胃肝胆，升降调和，则诸病不生。

治怀孕腹中瘀痛者。怀孕之病，多在肝脾。肝脾之气不足，则生瘀痛。归、芍、川芎以补肝经。苓、术、泽泻以补脾经。土木二气充足，则升降调而瘀痛止也。土木兼医妇科要诀。

现代·王渭川，《金匮心释》（1982年）：本节指出妊娠后脾气湿郁，肝气郁滞，形成肝脾不和的证治。仲景处方当归芍药散，重用芍药以平肝，白术、茯苓、泽泻渗湿利水，当归、川芎和酒以温经行滞止痛，白术并有养脾安胎作用。本方亦宜用于血虚内寒病人。

现代·刘渡舟，苏宝刚，庞鹤，《金匮要略诠解》（1984年）：本条是论述妊娠腹痛的辨证论治。妇人妊娠肝血虚而脾湿盛，则肝脾气血不和，故腹中拘急而绵绵作痛；湿邪不化则小便不利，下肢浮肿。治以当归芍药散，养血疏肝，健脾利温。方中重用芍药，平肝气以安脾胃，配合当归、川芎调肝养血，以和血气，白术健脾燥湿，配合茯苓、泽泻渗湿利水，泄浊退肿。如此，则腹痛止，胎自安。

【配伍原则】肝脾气血虚证的基本病理病证是肝血不足而不得滋养；脾气不足而湿浊壅滞。因此，治疗肝脾气血虚证，其用方配伍原则与方法应重视以下几个方面。

针对证机选用滋补肝血药：肝阴血不足，经气经脉不得阴血所养，经脉拘急不利，则证见胸胁脘腹疼痛，其治当滋补阴血。如方中当归、芍药、川芎，

合理配伍健脾益气药：脾主生化气血。脾气虚弱，生化气血不足，肝气不得脾气所养，反而乘机又相克于脾，进而又加剧脾气虚弱。又脾气虚弱既不得生化气血，又不得运化水湿，其治当健脾渗湿。如方中白术、茯苓。

妥善配伍渗湿药：肝血虚，其治当滋补阴血，补血稍有不，则易壅滞气机；脾虚不能运化水湿，湿邪乘机内生，则易困滞气机。因此，治疗肝脾气血虚证，其治当配伍渗湿药，既能防止滋补之壅滞，又能使脾气不为湿邪所困。如方中泽泻。

随证加减用药：若气郁胁胀者，加柴胡、枳实，以疏肝理气；若气郁不食者，加香附、麦芽，以行气消食；若气郁有热者，加栀子、

川芎，以行气理血等。

【方论评议】

综合历代各家对当归芍药散的论述，应从用药要点、方药配伍和用量比例三个方面进行研究，以此更好地研究经方配伍，用于指导临床应用。

诠释用药要点：方中当归补血活血，重用芍药补血敛阴，川芎活血行气，白术健脾益气，茯苓健脾利湿，泽泻清利湿浊，酒能活血通脉。

剖析方药配伍：当归与芍药，属于相须配伍，增强补血敛阴，缓急止痛；茯苓与泽泻，属于相须配伍，增强渗利湿浊；当归与川芎，属于相使配伍，补血之中以活血，活血之中以止痛；川芎与芍药，属于相反相畏配伍，相反者，行敛同用，相畏者，川芎制约芍药敛阴壅滞；白术与茯苓，属于相使配伍，健脾燥湿之中以利湿，健脾利湿之中以燥湿；川芎与酒，属于相须配伍，增强活血通脉。

权衡用量比例：当归与芍药用量比例是3∶16，提示补血活血与补血敛阴之间的用量调配关系，以治血虚；川芎与当归、芍药用量比例是8∶3∶16，提示活血与补血敛阴之间的用量调配关系，以治血虚滞涩；茯苓与泽泻用量比例关系1∶2，提示益气利湿与清热利湿之间的用量调配关系，以治湿浊；白术与茯苓用量比例是1∶1，提示健脾燥湿与健脾利湿之间的用量调配关系，以治脾湿。

【药理作用】本方具有改善微循环、促进造血功能、调节心律、调节中枢神经、调节内分泌、调节子宫内膜、促进排卵、增强机体免疫功能、解除平滑肌痉挛、抗惊厥等作用。

当归散

【导读】①学用当归散应重视当归和芍药的用量调配关系、白术和黄芩的用量调配关系、白术和川芎的用量调配关系。②当归散虽是辨治血虚热证的重要代表方，但在临床中对气血虚夹热证等也具有良好治疗作用。③学好用活当归散的第一步是辨清当归散由哪些药物组成：组成当归散有4组药，第1组是补血活血药即当归、芍药，第2组是行气活血药即川芎，第3组是益气燥湿药即白术，第4组是清热药即黄芩，从4组药用量深入学习研究即可用活当归散。

【方歌】当归散中川芎芍，芩术安胎为圣药，杂病血虚夹郁热，清养补血效果好。

【方药】当归一斤（48 g） 黄芩一斤（48 g） 芍药一斤（48 g） 川芎一斤（48 g） 白术半斤（24 g）

【用法】上五味，杵为散，酒饮服方寸匕，日三服。妊娠常服即易产，胎无苦疾。产后百病悉主之。

【功用】补血养胎，清热益气。

【适应证】

1. 中医病证：气血虚夹热证。面色不荣，指甲不泽，肌肤枯燥，头晕目眩，心烦，手足心热，失眠，或妊娠腹痛，舌淡红、苔薄略黄，脉弱。

2. 西医疾病：习惯性流产、先兆流产、月经不调，过敏性血小板减少、再生障碍性贫血、点状角膜炎等临床表现符合血虚夹热证者。

【用药分析】方中当归补血活血，芍药补血敛阴，川芎活血行气，黄芩清热安胎，白术健脾益气安胎，酒行血通脉。

【用方思路】

1. 当归散既是辨治气血虚夹热证的重要代表方，又是辨治诸多杂病如妇科病、男科病、心病、肝病、皮肤病等的重要基础方。

2. 方中当归、芍药可补诸脏腑及营卫之血；川芎既可活血，又可行气；白术既可补五脏六腑之气，又可安胎；黄芩既可清热，又可安胎。从方中用药用量及调配分析得知，当归散的应用并不局限于气血虚夹热证，还可用于辨治诸多杂病，如妇科、男科疾病和循环、泌尿、内分泌等系统疾病。

3. 运用当归散辨治的病证（无论是心肝疾病，还是妇科、男科疾病）以气血虚夹热为主，其治当补血益气清热。

【随证合方】若夹郁，可与四逆散合方用之；若夹寒，可与当归四逆汤合方用之；若夹血虚，可与胶艾汤合方用之。应用时还必须结合病变主次酌情调整方药用量。

【注意事项】 运用当归散既要辨清西医之病，又要辨清西医之病属于中医气血虚夹热证。辨西医之病可进一步了解疾病的发展演变及转变规律，辨中医之证可更好地针对西医之病选用当归散。

【应用指征】 妇人妊娠，宜常服当归散主之。(第二十 9)

【方论】

元·赵以德,《金匮方论衍义》(1368年)：芎䓖、芍药、当归之安胎补血，如上条之所云；白术者，其用有三,一者，用其益胃，致胃气以养胎；二者，胎系于肾，肾恶湿，为其能燥湿而且生津；三者，可致中焦所化之新血，去脐腰间之陈瘀，若胎外之血有因寒湿滞者，皆解之；黄芩减壮火而反于少火，少火则可以生气。

清·汪昂,《医方集解》(1682年)：此足太阴、厥阴、冲任药也。冲任血盛，则能养胎而胎安。芎、归、芍药，能养血而益冲任，又怀妊宜清热凉血，血不妄行则胎安。黄芩养阴退阳，能除胃热；白术补脾燥湿，亦除胃热。胎气系于脾，脾虚则蒂无所附，故易落。脾胃健则能运化精微，取汁为血以养胎，自无恶阻呕逆之患矣，故丹溪以黄芩、白术为安胎圣药也。

清·李彣,《金匮要略广注》(1682年)：丹溪以白术、黄芩为安胎圣药，盖白术补土而能厚载；黄芩清热以和阴阳，归芍芎䓖养血行气，故可常服。四物汤中独去熟地者，恐其泥也。昔贤云“胎前母滞，产后母虚”是矣。

清·张志聪,《金匮要略集注》(1683年)：天主生物，地主成物，肾与命门，藏水火阴阳之气而系胞，故宜常服当归散也。当归主行阴中之气血以上行；黄芩主清金水之津气以下济；白术厚土德，资培生化之原；芍药养经中之荣；芎䓖行血中之气。三焦和畅，气血流行，是以胎安易产，而胎前产后百病咸宜。

清·周扬俊,《金匮玉函经二注》(1687年)：芎、归、芍药之安胎补血，白术之用有三,一者益胃，致安气以养胎；二者胎系于肾，肾恶燥，能燥湿而生津；三者皆致中焦所化之新血，去腰脐间之陈瘀。至若胎外之血，因寒湿滞者，皆解之。黄芩减壮火而反于少火，则可以生气，与脾土湿热来伤，及开血之瘀闭，故为常服之剂。然当以脉之迟数虚弱加减之，有病可服，否则不必也。药者，但宜攻邪扶正，不比米谷，性味偏而不正，不可久服。《内经》曰：味之所入，各归所喜攻，气增而久，夭之由也。

清·汪昂,《汤头歌诀》(1694年)：妇人怀妊宜常服之，临盆易产且无众疾。当归、川芎、芍药、黄芩各一斤，白术半斤，为末，酒调服。丹溪曰：“黄芩、白术，安胎之圣药。”盖怀妊宜清热凉血，血不妄行则胎安。黄芩兼阴退阳，能除胃热；白术补脾，亦除胃热。脾胃健则能化血养胎，自无半产胎动血漏之患也。

清·魏荔彤,《金匮要略方论本义》(1720年)：方中不过补虚清热而已。用酒以温和之，使气血足而常流行于周身，而后趋注胞中，养胎中之气血，不致于凝阻作痛，积热漏下，俾母不得其养，而并累及其子也。故方注云：常服则易产，胎无苦疾。即临蓐之际，母子之安全，可以预必矣。产后百病且主之，况妊娠时也！

清·尤在泾,《金匮要略心典》(1729年)：妊娠之后，最虑湿热伤动胎气，故于芎、归、芍药养血之中，用白术除湿，黄芩除热，丹溪称黄芩、白术为安胎之圣药。夫芩、术非能安胎者，去其湿热而胎自安耳。

清·黄元御,《长沙药解》(1753年)：以胎前产后诸病，土湿木郁，而生风燥。芎、归、芍、芩，滋风木而清热，白术燥湿土而补中也。

清·黄元御,《金匮悬解》(1754年)：妇人妊娠，宜常服当归散主之。胎之结也，赖木气以生之，藉土气以养之，妊娠所以多病者，土湿而木燥也。燥则郁热而克土，故妊娠所以宜常服者，培养土木之剂也。当归散，白术燥土，归、芍润木，芎、黄芩，清热而行瘀，土旺木荣，妊娠无余事矣。

清·徐灵胎,《伤寒约编》(1759年)：当归养冲脉之血，白芍敛任脉之阴；白术健脾生血，条芩清热安胎；川芎以引入血海也。水煎温服，使经血内充，则胎热自化而脾气清和，胎无不安，何胎动之不宁哉。

清·吴仪洛，《成方切用》（1761年）： 妊娠有宜常服者。冲任血盛，则能养胎而胎安。归、芎、芍药能养血而益冲任。又怀妊宜清热凉血，血不妄行则胎安，黄芩养阴退阳，能除胃热，白术补脾燥湿亦能除胃热。脾胃健则能运化精微，取汁为血以养胎，自无恶阻呕逆之患矣。

清·陈修园，《金匮要略浅注》（1803年）： 故以当归养血，芍药敛阴。肝主血，而以芎䓖通肝气。脾统血，而以白术健脾土。其用黄芩者，安胎之法，惟以凉血利气为主，白术佐之，则湿无热而不滞，故白术佐黄芩，有安胎之能，是立方之意。以黄芩为主也，胎产之难，皆由热郁而燥，机关不利，养血健脾。君以黄芩，自无燥热之患。故曰常服易产，胎无疾苦，并主产后百病也。

清·朱光被，《金匮要略正义》（1803年）： 当归、川芎温调厥阴经络，使气血和畅，易以长胎。然土为万物之母，脾为统血之脏，土畏木，芍药和脾以泄木，土恶湿，白术健脾以燥湿。然主气化之原者肺也，黄芩苦寒，肃肺气以清其化源，温燥药赖此，得既济之常矣；故妊娠宜常服。

日本·丹波元简，《金匮玉函要略辑义》简（1806年）： 此方养血清热之剂也，瘦人血少有热，胎动不安，素曾半产者，皆宜服之，以清其源而无患也。

清·陈元犀，《金匮方歌括》（1811年）： 妊娠常服之剂，当以补脾阴为主。血为湿化，胎尤赖之。术本脾药，今协血药而入脾土，土得湿气则生万物。又有黄芩之苦寒清肺以主之，肺气利则血不滞，所以生物不息。

清·费伯雄，《医方论》（1865年）： 养营血，清血热，健脾胃而安胎。怀孕者最宜。

清·高学山，《伤寒尚论辨似》（1872年）： 妇人妊娠之血，总贵充足而营运。故以补血行血之归、芎为主，而以行阴之芍药，引入肝脏，则血无枯槁及留滞之患矣。但血盛则气亦盛，而多生热，热则恐其耗血，故以黄芩清之。又血足则阴亦足，而或聚湿，湿则恐其滞血，故以白术燥之。此在妇人，则行经畅快，而无瘕漏下诸虞。在妊娠，则荫子裕如，而无半产腹痛等弊。故俱可以为常服之主药也。至于妊娠、产前、产后，更以血为根本，尤所宜服，故悉主之。

清·莫枚士，《经方例释》（1884年）： 此黄芩汤去甘草，加归、芎、术也。一法作丸，名安胎丸，后人以芩、术为安胎圣药本此。《千金》有治妊娠腹中满痛。又心不得饮食方，用白术六两，芍药四两，黄芩三两，煎服，令易生，月饮一剂为善，即此方去芎、归也。

清·戈颂平，《金匮指归》（1885年）： 当归苦温多液，白术甘温多液，益土之阴，以生其阳；黄芩苦寒，气薄固阳于里，以长其阴土，以疏为补；以芍药苦平气泄疏之血，以温为补；芎䓖辛温气味温之。右五味，象土数也。杵为散，酒服方寸匕，日再服，象土中阳气得阴偶之，环抱表里，不失其常也。

清·张秉成，《成方便读》（1904年）： 故先哲皆以黄芩、白术为安胎之圣药，亦以白术补脾，黄芩清火之意。今以二物之中，加入归芎之养血行气，芍药之益阴敛营，安脾御木。宜乎妇人妊娠可常服者也。

近代·曹颖甫，《金匮发微》（1931年）： 妊娠之妇，血凝而气聚，血凝则易生热，气聚则易生湿，湿热相抟，则病腹痛，当归散所以为常服之品也。归芍川芎以和血，黄芩以清热，白术以燥湿，但令湿热清而血脉和，其胎即安。后世医家有胎前宜凉之说，由此方用黄芩始也。

近代·赵桐，《金匮述义》（1940年）： 胎元蚀阴，故用补血行血之归芎，佐行阴濡肝之芍药，则血不枯槁留滞矣。阴蚀则涸，涸则生热，热恐耗血，故用黄芩之清。滋阴则阴盛，阴盛则生湿，湿恐留著，故又用白术之燥。如此则血行气畅，不寒不热，孕得荫而经正常矣。后人以芩术为安胎圣药，盖基于此也。

近代·彭子益，《圆运动的古中医学·金匮方解篇》（1947年）： 妊娠常服此散最宜。胎药以土木为主，白术补土，当归、川芎补木，芍药、黄芩清热以养血固胎也。胎热则动而不固，故于当归、川芎温性之中，加芍、芩以调之。

现代·王渭川,《金匮心释》(1982年): 本节指出妊娠偏于湿热的养胎方法。仲景提出宜常服当归散，本人不敢赞同。虽当归、芍药调肝养血，白术健脾化湿，黄芩清里化湿，以益血安胎，惟川芎虽能舒气血之滞，但辛窜太过，容易伤胎。况孕妇用药，尤为慎重，如母体多火，得芩连则安，得桂附则危；母体多痰，得苓半则安，得归地则危；母体多寒，得桂附则安，得芩连则危。所以，常服当归散的说法，是不够全面的，后学者不要牵强附会解释条文。正确运用条文，才不贻误后世医学的新进展。

现代·刘渡舟，苏宝刚，庞鹤,《金匮要略诠解》(1984年): 本条是论述妊娠血虚而内热的养胎方法。妊娠之后，胎夺气血，肝血虚而生内热，脾气虚而生内湿，血虚与湿热交病，则证见身体瘦弱，内热心烦，头晕胸闷，食少恶心，腹痛胎动不安，甚至流产等证。宜常服当归散，养血健脾，清化湿热。方中当归、芍药补肝养血，和血敛阴；川芎理血解郁，调达肝气；白术健脾化湿；黄芩清热坚阴，合奏安胎之效。肝脾两虚之证，非几剂之功，故曰宜常服。

【方论评议】

综合历代各家对当归散的论述，应从用药要点、方药配伍和用量比例三个方面进行研究，以此更好地研究经方配伍，用于指导临床应用。

诠释用药要点：方中当归补血活血，芍药补血敛阴，川芎活血行气，黄芩清热安胎，白术健脾益气安胎，酒能行血通脉。

剖析方药配伍：当归与芍药，属于相须配伍，增强补血养血；当归与川芎，属于相使配伍，补血活血，行气理血；芍药与川芎，属于相反相畏配伍，相反者，敛活同用，相畏者，川芎制约芍药敛阴壅滞，芍药制约川芎活血伤血；黄芩与白术，属于相反相畏相使配伍，相反者，寒温同用，寒清不凝，温化不燥，相畏者，白术制约黄芩苦寒伤胃，相使者，清热安胎，益气安胎；川芎与酒，属于相须配伍，增强活血通脉。

权衡用量比例：当归与芍药用量比例是1∶1，提示补血活血与补血敛阴之间的用量调配关系，以治血虚；黄芩与白术用量比例是2∶1，提示清热（安胎）与健脾（安胎）之间的用量调配关系，以治虚热（胎动不安）；当归、芍药与川芎用量比例关系1∶1∶1，提示补血与活血之间的用量调配关系。

【药理作用】 本方具有增强机体免疫功能、促进造血功能、对血小板呈双向调节、促进子宫内膜血运状态、调节子宫内膜、调节心律、抗自由基损伤、抗衰老、抗疲劳、改善微循环、调节中枢神经、调节腺体分泌、调节内分泌、调节代谢、抗过敏等作用。

竹叶石膏汤

【导读】 ①学用竹叶石膏汤应重视石膏和竹叶的用量调配关系、石膏和人参的用量调配关系、半夏和石膏的用量调配关系。②竹叶石膏汤虽是辨治胃热津伤气逆证的重要代表方，但在临床中对肺热津伤气逆证等也具有良好治疗作用。③学好用活竹叶石膏汤的第一步是辨清竹叶石膏汤由哪些变化方和药物组成：组成竹叶石膏汤有2个变化方和4组药，变化方之一是白虎汤，之二是麦门冬汤，4组药中第1组是清热药即石膏、竹叶，第2组是益气药即人参、粳米、甘草，第3组是降逆药即半夏，第4组是滋阴药即麦冬，从2个变化方和4组药用量深入学习研究即可用活竹叶石膏汤。

【方歌】 竹叶石膏汤人参，麦冬半夏甘草米，虚羸少气欲呕吐，清热益气能滋阴。

【方药】 竹叶二把（20 g） 石膏一斤（48 g） 半夏洗，半升（12 g） 麦门冬去心，一升（24 g） 人参二两（6 g） 甘草炙，二两（6 g） 粳米半升（12 g）

【用法】 上七味，以水一斗，煮取六升，去滓。内粳米，煮米熟，汤成，去米。温服一升，日三服。

【功用】 清热益气，生津和胃。

【适应证】

1. 中医病证：①胃热津伤气逆证：发热，心烦，口渴，少寐，少气，乏力，气逆欲吐，胸闷，口干，舌红、少苔或薄黄，脉虚数。②胃热伤阴消中证：多食易饥，或知饥少食，鼻燥咽干，唇焦，或干咳少痰，短气，舌红而干，苔薄，脉细数。③郁热津气两伤证。

2. 西医疾病：急、慢性胃炎，肝炎，流行性出血热，夏季热，热射病，流行性脑炎，糖尿病，荨麻疹等临床表现符合胃热津伤气逆证者。

【用药分析】 方中竹叶清热除烦、生津止渴，石膏清热泻火、生津除烦，人参益气生津，麦冬生津养阴，半夏宣畅气机、降逆和胃，粳米补益中气、顾护脾胃，甘草益气生津。

【用方思路】

1. 竹叶石膏汤既是辨治胃热津伤气逆证的重要代表方，又是辨治诸多杂病如脾胃病、心病、肝病、皮肤病等的重要基础方。

2. 方中石膏、竹叶清泻盛热；半夏既醒脾，又降逆；麦冬既滋阴，又清热；人参、甘草、粳米可补五脏六腑之气。从方中用药用量及调配分析得知，竹叶石膏汤的应用并不局限于胃热津伤气逆证，还可用于辨治诸多杂病，如消化、内分泌及代谢、精神神经系统疾病和皮肤病等。

3. 运用竹叶石膏汤辨治的病证（无论病变部位在脾胃、在肝或在心）以胃热津伤气逆为主，其治当清热生津降逆。

【随证合方】 若夹气逆比较重，可与橘皮竹茹汤合方用之；若夹痰热，可与小陷胸汤合方用之；若夹寒结，可与大黄附子汤合方用之。

【注意事项】 运用竹叶石膏汤既要辨清西医之病，又要辨清西医之病属于中医热伤津夹气逆证。辨西医之病可进一步了解疾病的发展演变及转变规律，辨中医之证可更好地针对西医之病选用竹叶石膏汤。

【应用指征】 伤寒，解后，虚羸少气，气逆欲吐，竹叶石膏汤主之。(397)

【方论】

金·成无己,《注解伤寒论》(1144年)：伤寒解后，津液不足而虚羸，余热未尽，热则伤气，故少气，气逆欲吐，与竹叶石膏汤，调胃散热。辛甘发散而除热，竹叶、石膏、甘草之甘辛，以发散余热；甘缓脾而益气，麦门冬、人参、粳米之甘，以补不足；辛者散也，气逆者，欲其散，半夏之辛，以散逆气。

明·许宏,《金镜内台方议》(1422年)：伤寒解后，虚热不尽，则多逆气与吐也。故用竹叶为君，石膏为臣，以解虚邪内客也。以半夏为佐，以治逆气欲吐者。以人参、粳米、甘草、门冬四者之甘，以补不足而缓其中也。

明·汪石山,《医学原理》(1525年)：治伤寒解后，余热未尽，羸虚少气，气逆欲吐。盖热则伤气，故气少；气少则余热上炎，是以气逆欲吐，治宜益气以散虚热。故用粳米、甘草、人参以益气，石膏、竹叶、麦门以清余热，半夏以降逆气。

明·吴昆,《医方考》(1584年)：伤寒瘥后，虚羸少气，气逆欲吐者，此方主之。伤寒由汗、吐、下而瘥，必虚羸少气，虚则气热而浮，故逆而欲吐。竹叶、石膏、门冬之寒，所以清余热；人参、甘草之甘，所以补不足；半夏之辛，所以散逆气；用粳米者，恐石膏过寒损胃，用之以和中气也。

明·方有执,《伤寒论条辨》(1592年)：竹叶清热，麦冬除烦，人参益气，甘草生肉，半夏豁痰而止吐，粳米病后之补剂，石膏有彻上彻下之功，故能佐诸品而成补益也。

明·施沛,《祖剂》(1640年)：治伤寒解后，虚羸少气，气逆欲吐者。竹叶、石膏、甘草之甘辛，以发散余热；麦门冬、人参、粳米之甘，以补不足；半散之辛，以散气逆。

明·张卿子,《张卿子伤寒论》(1644年)：辛甘发散而除热，竹叶、石膏、甘草之甘辛，以发散余热；甘缓脾而益气，麦门冬、人参、粳米之甘，以补不足；辛者散也，气逆者欲其散，半夏之辛，以散逆气。

清·李中梓,《伤寒括要》(1649年)：竹叶、石膏、甘草之甘辛，以发散余热；麦冬、人参、粳米之甘平，以培益真元；半夏辛平，善散气逆而止吐。

清·柯琴,《伤寒来苏集》(1674年): 此加减人参白虎汤也。三阳合病，脉浮大，在关上，但欲睡而不得眠，合目则汗出，宜此主之。若用于伤寒解后，虚羸少气，气逆欲吐者，则谬之甚矣。三阳合病者，头项痛而胃家实，口苦、咽干、目眩者是也。夫脉浮为阳，大为阳，是三阳合病之常脉。今在关上，病机在肝胃两部矣。凡胃不和，则卧不安，如肝火旺则上走空窍，亦不得睡。夫肾主五液，入心为汗，血之与汗，异名同类，是汗即血也。心主血而肝藏血，人卧则血归于肝。目合即汗出者，肝有相火，窍闭则火无从泄，血不得归肝，心不得主血，故发而为汗。此汗不由心，故名之为盗汗耳。此为肝眚，故用竹叶为引导，以其秉东方之青色，入通于肝。大寒之气，足以泻肝家之火，用麦冬佐人参以通血脉，佐白虎以回津，所以止盗汗耳。半夏禀一阴之气，能通行阴之道，其味辛，能散阳跷之满，用以引卫气从阳入阴，阴阳通，其卧立至，其汗自止矣。其去知母者何？三阳合病而遗尿，是肺气不收，致少阴之津不升，故藉知母以上滋手太阴，知母外皮毛而内白润，肺之润药也。此三阳合病而盗汗出，是肝火不宁，令少阴之精妄泄，既不可复濡少阴之津，又不可再泄皮毛之泽，故用麦冬以代之欤！

清·汪琥,《伤寒论辨证广注》(1680年): 成注云：辛甘发散而除热。竹叶、石膏、甘草之甘辛，以发散余热，甘缓脾而益气。麦门冬、人参、粳米之甘，以补不足。辛者散也，气逆者欲其散，半夏之辛以散气逆。琥按上方：乃和解肺胃虚热，兼消停饮之剂。成注云：辛甘发散，误矣。至若胃无大热，石膏在所当去胃无停饮，半夏又非所宜，临证制方，不宜执也。病患脉已解，而日暮微烦，以病新瘥人，强与谷，脾胃气尚弱，不能消谷，故令微烦损谷，则愈。

清·汪昂,《医方集解》(1682年): 此手太阳、足阳明药也。竹叶、石膏之辛寒以散余热；竹叶能止喘促，气逆上冲；人参、甘草、麦冬、粳米之甘平以益肺安胃，补虚生津；半夏之辛温以豁痰止呕。故去热而不损其真，导逆而能益其气也。

清·张志聪,《伤寒论宗印》(1683年): 伤寒之为病，感寒邪而病热者也。寒则伤形，热则伤气，形气两伤，是以解后而虚羸少气也。逆则为热，吐则为虚。夫虚羸少气，气逆欲吐，金土之所主也。是宜清金养胃，使余热清而正气足，则吐逆止而形气复矣。(眉批：肺金主气，胃土主肌形。)《尔雅·巽》云：巽为竹。《易系辞》云：震为簮筤竹。震巽为庚辛，秋金之凉品也。中通外直，岁寒不凋，性味苦寒，具坚贞之性，故能治咳逆上气，益气补虚。

清·张志聪,《伤寒论集注》(1683年): 此言差后而里气虚热也。伤寒解后，津液内竭，故虚羸；中土不足，故少气，虚热上炎，故气逆欲吐，竹叶石膏汤主之。竹叶凌冬青翠，得冬令寒水之气；半夏生当夏半，得一阴之气；人参、甘草、粳米资养胃气，以生津液；麦冬通胃腑之脉络，石膏纹肌色白，能通中胃之逆气达于肌腠。夫津液生而中气足，虚热解而吐自平矣。

清·沈明宗,《伤寒六经辨证治法》(1693年): 故用竹叶、石膏，能清胆胃之热；半夏涤饮下逆，而和中气；人参、麦冬、甘草、粳米，养胃生津，而清肺金之气，即白虎汤之变方也。

清·汪昂,《汤头歌诀》(1694年): 治伤寒解后，呕渴少气。竹叶、石膏之辛寒，以散余热；参、甘、粳、麦之甘平，以补虚生津；姜、夏之辛温，以豁痰止呕。

清·钱潢,《伤寒溯源集》(1708年): 竹叶性寒而止烦热，石膏入阳明而清胃热，半夏蠲饮而止呕吐，人参补病后之虚，同麦冬而大添胃中之津液。又恐寒凉损胃，故用甘草和之，而又以粳米助其胃气也。

清·顾松园,《顾松园医镜》(1718年): 即白虎汤加竹叶、麦冬。石膏最清脾胃之火，欲借其大寒之性，行西方金神白虎清肃之令，而除其炎热，一两至四两。知母除烦躁，止消渴，三钱至一两五钱。甘草缓其速下，八分至三钱。粳米培其胃气，恐大寒则伤胃气也。麦冬生其津液，热极必伤津液也，五钱至二两。

竹叶涤除烦热，五十片至二百片。人虚脉弱者，可加人参。助胃中天真之气。

清·魏荔彤,《伤寒论本义》(1724年)：再或伤寒解后，热少虚多，虚羸少气，气逆欲吐，又无实邪可以涌吐，是为吐，为汗，为下，俱不宜也。但治其热，亦不宜也。法用竹叶石膏汤，于补虚中清热，余热得去，而气血渐增，所以治大病差后虚热，无过于此法也。粳米煮汤入药者，治在阳明，为大病后理中也。

清·姚球,《伤寒经解》(1724年)：伤寒者，春温夏暑症也。解后虚羸少气者，温暑阴虚火盛，壮火食气，气少而瘦也。火盛，故炎上欲吐。竹叶石膏汤以清之。竹叶、石膏以清胃，人参、甘草、粳米以补元，麦冬以生津，半夏以止欲吐。胃清气充，而不虚瘦矣。

清·尤在泾,《伤寒贯珠集》(1729年)：竹叶石膏汤，乃白虎汤之变法，以其少气，故加参、麦之甘以益气，以其气逆有饮，故用半夏之辛，以下气蠲饮，且去知母之咸寒，加竹叶之甘凉，尤于胃虚有热者，为有当耳。

清·王子接,《绛雪园古方选注》(1732年)：竹叶石膏汤，分走手足二经，而不悖于理者，以胃居中焦，分行津液于各脏，补胃泻肺，有补母泻子之义也。竹叶、石膏、麦冬泻肺之热，人参、半夏、炙草平胃之逆，复以粳米缓于中，使诸药得成清化之功，是亦白虎、越婢、麦冬三汤变方也。

痧疹热邪壅于肺，逆传心包络，喘咳烦闷，躁乱狂越者，非西河柳不能解。仲淳间尝独用西河柳叶，风干为细末，水调服四钱，喘躁立定，水浆不入口者，灌之可生，力赞其为神秘之方。又云：慎勿用定喘药，惟应大剂竹叶石膏汤加西河柳两许，另出心裁，立一汤方，表里施治，盖以客邪犯心肺二经，营卫并伤，非独主于里也。大凡灼热固表无汗，而见诸证者，则有竹叶、石膏之辛凉，解肌发汗。热毒蕴里而见诸证者，则有西河柳之咸温润燥，开结和营，以解天行时热。至于十味佐使之药，不外乎润肺解肌，清营透毒，毋容议也。

清·不著撰人,《伤寒方论》(1732年)：俗医不知气盛与气逆之不同，概以枳朴伤其至高；又不知中气虚逆与火逆不同，概以生姜为呕逆仙药。试观仲景石膏一汤，则虚热之辨，泾渭了然，伤寒解后，虚羸少气，气为余热所伤，故饮食不能为肌肤也，气逆欲吐，胃弱而余邪复挟津液上逆也，故以竹叶石膏清热，参甘麦冬粳米固本，半夏散逆。盖竹叶能除新久风邪之烦热，能止喘促气胜之上冲，故以为君，合参麦等用之，治热而无损其真，导逆而不伤其气也，若生姜可以宣偶郁之火，而不能清凝结之热，枳朴可以下客气有余，而不能降热伤之逆，故皆不用也。至石膏一味，因能助肺气清暑热，故有白虎汤之名，今人不察证之阴阳，热之高下，乃真畏之如虎，尤为可知，不知伤寒之邪，皆属阳经，阳经之邪非沉寒之药所能胜，其余邪上逆，何独不然，故必用之以清邪之源也，每见俗医不忌芩连之苦寒而畏石膏之辛凉，总由不知辨证耳。

清·吴谦,《医宗金鉴》(1742年)：是方也，即白虎汤去知母，加人参、麦冬、半夏、竹叶也。以大寒之剂，易为清补之方，此仲景白虎变方也。经曰：形不足者，温之以气；精不足者，补之以味。故用人参、粳米，补形气也；佐竹叶、石膏，清胃热也。加麦冬生津，半夏降逆，更逐痰饮，甘草补中，且以调和诸药也。

清·黄元御,《伤寒悬解》(1748年)：病后中气虚，胃逆，故虚羸少气，气逆欲吐。胃逆则火金不降，肺热郁生。竹叶石膏汤，竹叶、石膏，清金而润燥，参、甘、粳米、半夏，补中而降逆也。

清·黄元御,《长沙药解》(1753年)：治大病差后，虚羸少气，气逆欲吐者。以病后中虚，胃逆欲吐，三阳不降，燥热郁发。竹叶、石膏、麦冬清金泻热而除烦，粳米、参、甘，补中化气而生津，半夏降逆而止呕也。

清·徐灵胎,《伤寒论类方》(1759年)：伤寒解后，虚羸少气，人参、麦冬。气逆欲吐者，半夏、竹叶。竹叶石膏汤主之。此仲景先生治伤寒愈后调养之方也，其法专于滋养肺胃之阴气，以复津液。盖伤寒虽六经传遍，而汗、吐、下三者，皆肺胃当之。又《内经》

云：人之伤于寒也，则为病热。故滋养肺胃，岐黄以至仲景不易之法也。后之庸医，则用温热之药，峻补脾肾，而千圣相传之精义，消亡尽矣。

清·徐灵胎,《女科指要》(1759年)：妊娠热郁心胃，不得外泄，故心中烦热不宁，所谓烦出于心，谓之子烦。竹叶疗膈上之热，石膏清胃中之火；人参扶元气以生津，麦冬凉心肺以润燥；半夏醒脾以涤伏留之湿，生姜开胃以豁凝结之痰。若胸无痰湿，二味均在当去之例。生甘草缓中泻火以除烦也。水煎温服，使热郁解而心胃清，则津液上敷下达而经腑清和，安有子烦不退乎。

清·徐灵胎,《杂病证治》(1759年)：竹叶疗膈上炎威，石膏清阳明暑热；人参扶元气以通脉，甘草和中州以泻热；半夏化湿除痰，麦冬清心润燥。俾暑热解而大烦可解，大渴可除，和中暍之足虑哉。此清热扶元化湿之剂，为中暍热伤元气之专方。

清·强健,《伤寒直指》(1765年)：辛甘发散而除热，竹叶、石膏、甘草之甘辛以发散余热。甘缓脾胃而益气，麦冬、人参、粳米之甘以补不足。辛者，散也；气逆者欲其散，半夏之辛以散逆气。

清·杨栗山,《伤寒瘟疫条辨》(1784年)：竹叶、石膏之辛寒，以止喘促散余热；参、草、粳、麦之甘平，以益肺胃生津液；生姜、半夏之辛温，以豁痰饮去呕逆。此虚羸热逆之良方也。

清·徐玉台,《医学举要》(1792年)：竹叶石膏汤，治伤寒解后，虚羸少气，气逆欲吐之症。竹叶、石膏之辛寒，以散余热，人参、甘草、麦冬、粳米之甘平，补虚生津，生姜、半夏之辛温，豁痰止呕，虽曰寒剂，亦和剂也。移治暑热烦渴等症，少变人参白虎之例。

清·陈修园,《伤寒真方歌括》(1803年)：滋养肺胃之阴气，以复津液，此仲景治伤寒愈后调养方也，后之庸医，温补脾肾，大违圣训。

清·陈修园,《伤寒真方歌括》(1803年)：愚按：人身天真之气，全在胃口，津液不足即是虚，生津液即是补虚，仲师以竹叶石膏汤，治伤寒解后，虚羸少气，以甘寒为主，以滋津为佐，是善后第一治法。余以炙甘草汤，与六经症亦不甚合，想亦是既愈善后之计。论云伤寒脉结代（气血两虚，经遂不通，阴阳不交，故缓时一止为结，止而不能自还为代），心动悸（发汗过多，血虚气少，故心动悸），炙甘草汤主之。此以滋津为主，甘寒为佐，后人不知，以参、芪、术、苓、桂、附、归、熟之类温补之，宁不并余邪余热留之为害乎？张子和谓大病后，养以五谷六菜，即是补法，不用参、术、鸡、羊等，助其余热致病，诚见道之言也。

清·陈修园,《长沙方歌括》(1803年)：元犀：徐灵胎云，此仲景先生治伤寒愈后调养之方也。其法专于滋养肺胃之阴气以复津液。盖伤寒虽六经传遍，而汗吐下三者，皆肺胃当之。又《内经》云：人之伤于寒也，则为病热。故滋养肺胃，岐黄以至仲景之不易之法也。后之庸医，则用温热之药峻补脾肾，而千圣相传之精义，消亡尽矣。

清·邹澍,《本经疏证》(1832年)：《伤寒论》竹叶石膏汤，治"大病解后虚羸少气，气逆欲吐"，乃强阳既未全衰于中，微阴不能无扰于上，徒以石膏、人参、半夏、麦门冬、粳米、甘草安其中，又恐其阴随寒药入内，不如以柔润者和阳轻清者散阴之为愈，盖正旺之阳，与方衰之阳，原自有别，非若白虎汤证可径情直行也。至若皮茹，原系运输津液上朝之道路，其中虽有属阳之节为阻，其外实一线上行，并无留滞，内之阻正以外之通而得生，故治中气之有阻而逆者，如相激为呕啘，相争为寒热，相迫为吐血，相逐为崩中，何莫非以阳格阴，阴不流通，奔突外出之候，若在外得通，在内自可转旋，即不能自致通畅，更为或和其阴或和其阳，亦自有力而少隔阂，如橘皮竹茹汤之治哕逆，乃于中宫用阳和阴；竹皮大丸之治妇人乳中虚烦乱呕逆，乃于中宫用阴和阳，皆一举可平，故目其功能曰安中益气，以是知竹皮之功，全从在外转旋在内之气，比之竹叶从在上解阴翳而畅在中之阳者，又不侔矣。

清·吕震名，《伤寒寻源》（1850年）：伤寒解后，虚羸少气，气逆欲吐者，竹叶石膏汤主之。此系肺胃之津液，因病热而受伤，故主此方滋养肺胃以复阴气而清余热。石膏竹叶之辛凉得人参、麦冬、甘草、粳米以相辅，便为益胃生津之品。因气逆欲吐，微加半夏，以平逆气。此愈得调理之法，其灵警有如此者。

清·王孟英，《温热经纬》（1852年）：雄按：陈修园曰：《伤寒论》用人参者有数方，皆因汗、吐、下之后亡其津液，故取甘凉以救其阴也。雄按：余用此方治暑疟极妙。徐洄溪曰：此治伤寒解后，虚羸少气之善后方也。盖大病之后，必有留热，治宜清养。后人俱概用峻补，以留其邪，则元气不能骤复，愈补愈虚矣。雄按：此理惟喻氏知之，叶氏精之。

清·费伯雄，《医方论》（1865年）：治肺胃虚热，故加人参、麦冬，加竹叶者，恐虚阳内犯胞络也。

清·高学山，《伤寒尚论辨似》（1872年）：以清心胞络之火之竹叶、清脾肺之火之石膏，为君，然后以半夏降逆，参甘补气，粳麦滋津，则热降而真气得舒，且蒸其津液而四布矣，此即白虎加人参汤，去知母，加竹叶、半夏、麦冬耳。夫白虎加参，为凉肺滋肺之剂，已见本汤下，则此汤之意，不晓然可见乎？

清·唐宗海，《血证论》（1884年）：口之所以发渴者，胃中之火热不降，津液不升故也。方取竹叶、石膏、麦冬以清热，人参、甘草、粳米以生津。妙在半夏之降逆，俾热气随之而伏；妙在生姜之升散，俾津液随之而布。此二药在口渴者，本属忌药，而在此方中，则转为止渴，非二药之功，乃善用二药之功也。

清·莫枚士，《经方例释》（1884年）：此麦门冬汤去大枣，加竹叶、石膏也，故以竹叶、石膏二味主方名。《千金》《外台》引华佗说名竹叶汤，云诸虚烦热者，与伤寒相似，然不恶寒，身不疼痛，故知非伤寒也，不可发汗；头不痛，脉不紧数，故知非里实也，不可下；如此内外皆不可攻，而强攻之，必遂损竭，多死难全也。此虚烦，但当与竹叶汤，伤寒后虚烦，亦宜服此汤。然则竹叶石膏汤，乃虚烦之主方。仲景用以治伤寒余疾者，引申之义也。又此以热伤气而少气，热上逆而呕吐，故用竹、石治热，参、麦治少气，半、米治呕吐。

清·王旭高，《退思集类方歌注》（1897年）：是方即人参白虎加减，大清胃火以生津，用竹叶泻肝火，半夏通阴阳，引卫气从阳入阴，则开合而汗即止。此仲景治伤寒愈后调养之方也。其法专于滋养肺胃之阴气，以复津液。盖大病之后，必有余热留于肺胃之间，总宜清解。后人概用峻补，以留其邪，则元气不能骤复，愈补愈虚矣。

清·张秉成，《成方便读》（1904年）：故方中以竹叶、石膏清肺胃之热。然热则生痰，恐留恋于中，痰不去热终不除。故以半夏辛温体滑之品，化痰逐湿，而通阴阳。且其性善散逆气，故又为止呕之圣药。况生姜之辛散，以助半夏之不及。一散一清，邪自不能留恋。人参甘草粳米以养胃，麦冬以保肺。此方虽云清热，而却不用苦寒；虽养阴又仍能益气，不伤中和之意耳。

清·戈颂平，《金匮指归》（1907年）：竹叶、石膏辛寒，固天之金气，藏阳于丣；半夏辛平，降半里上气逆，脏腑中阴液不接续表里，取门冬，根颗连络不断，令结者解，绝者续，合人参甘寒，甘草、粳米甘平，外生其阳，内生其阴。右七味，象阳数得阴复于七，阖午藏丣也，以水一斗象天生地成十数也，煮取六升，象阴数得阳变于六也，去滓，内粳米，煮米熟汤成，去米，温服一升，日三服，象一阳开于子，三阳阖于午也。

近代·张锡纯，《医学衷中参西录》（1918年）：方中用竹叶、石膏以清外感之热，又加人参、麦冬协同石膏以滋阴分之亏，盖石膏与人参并用，原有化合之妙，能于余热未清之际立复真阴也。用半夏者降逆气以止吐也。用甘草、粳米者，调和胃气以缓石药下侵也。

近代·何廉臣，《增订伤寒百证歌注》（1928年）：竹叶凌冬青翠，得冬令寒水之气；半夏生当夏半，得一阴之气；参、草、粳米滋养胃气，以生津液；麦门冬通胃气之络；石膏纹肌色白，能通胃中之逆气，达于肌腠，总令津液生而中气足，虚热解而吐自平矣。所以温病气液两虚者，亦可借用以清热生津也。

近代·曹颖甫,《伤寒发微》(1931年)：中气虚而胃纳减，故虚羸少气。阴伤则胃热易生，胃热上升而不得津液以济之，故气逆欲吐。师用竹叶、石膏以清热，人参、甘草以和胃，生半夏以止吐，粳米、麦门冬以生津，但得津液渐复，则胃热去而中气和矣。

近代·彭子益,《圆运动的古中医学·伤寒论方解篇》(1947年)：伤寒愈后，虚羸少气，气逆欲吐，此伤寒阳明病后津伤燥起。参、草、粳米补气生津，石膏、麦冬清燥，竹叶、半夏降逆也。

现代·中医研究院,《伤寒论语释》(1956年)：竹叶性寒能止烦渴，石膏能清胃热，半夏逐饮能止呕吐，人参补病后虚弱，麦冬能养胃中津液，甘草和中，粳米助胃气，本方是调胃散热的方剂。

现代·陈亦人,《伤寒论译释》(1958年)：本方即白虎加人参汤化裁而成，方中以竹叶石膏清热除烦，人参甘草益气生津，麦冬粳米滋养胃液，尤妙在半夏辛散，调补药之滞，以和中降逆。病后虚热，非实火可比，故去原方中之知母，则滋阴多于清热，所以徐氏主张为伤寒愈后调养之方。诸注的内容虽然略有差异，如果综合起来研究，则更加全面。

现代·安徽中医学院,《伤寒论通俗讲义》(1959年)：本方为白虎汤的变法，有滋阴清热，益气生津的功用。竹叶石膏除虚烦而清胃热；半夏蠲饮降逆，以止呕吐；麦门冬滋阴益肺；人参补虚生津；粳米以助胃气。此方适用于形瘦气虚，津伤口渴，身热欲呕，脉见虚数等证。后人常以此方治暑热伤气证，颇佳。

现代·李翰卿,《中国百年百名中医临床家》(1960年)：此导滞清热，治劳复、食复之方。主治伤寒大病瘥后，因过劳或伤食致身热，心烦不眠，心下拒按。但必须根据过劳或伤食的事实，以定劳复、食复或劳而兼食之名称，根据脉象的浮、沉、虚、实决定诸药的运用轻重或取弃标准。因为单纯劳覆没有心下拒按之证，即没有使用枳实的必要。栀子、豆豉清表里之虚热；枳实导肠胃之积滞；大黄推陈致新，通利大便。身热、心烦、腹拒按三种症状缺一则不可使用本方。脉较弱者枳实、大黄宜慎用。

现代·孙纯一,《伤寒论注释要编》(1960年)：本方是白虎加人参汤加竹叶、麦冬、半夏，因病后虚热，非实火可比，故去知母之苦寒也。竹叶、石膏清热去烦，半夏降逆，去痰以止呕吐，麦冬滋阴益肺，人参补气生津，炙草补中，粳米助胃气，为伤寒愈后体虚瘦，气弱而有余热者调养方也。后人用此方治暑热伤气证，体虚受暑霍乱证，暑虐证，胃火咳嗽证，均获良效。

现代·刘渡舟,《伤寒论十四讲》(1982年)：竹叶石膏汤治疗伤寒解后，其人虚羸少气，气逆欲吐，不欲饮食的病证。这个方子是由竹叶、石膏、半夏、人参、炙甘草、粳米、麦门冬七味药物所组成。不难看出，此方是由白虎加人参汤减知母，加麦冬、竹叶、半夏而成方。方中用石膏、竹叶以清虚热而和胃；麦冬、人参、甘草、粳米两补气阴而扶虚羸；半夏味辛，以降气逆而治呕吐。

现代·刘渡舟,《伤寒论诠解》(1983年)：竹叶石膏汤用石膏清肺胃气分之热；竹叶隆冬不凋，禀阴气最盛，善清虚热，治心烦、止呕吐；麦冬补阴气、滋胃阴、养津液、续血脉，使中焦阴液上通于心，心胃阴血津液互相滋助；人参、甘草益气生津；粳米益胃气、养胃阴；妙在用半夏一味辛药，活泼中气，和胃降逆。本方现临床多用于治疗温热病后期，因气阴两伤、虚热内扰、肺胃气逆，而致咳逆、欲呕等证者。其他内外科疾病，只要符合上述病机而见有以上证候者，用之也每获良效。竹叶石膏汤实为白虎加人参汤加减化裁而成。但竹叶石膏汤用麦冬而不用知母；白虎加人参汤用知母而不用麦冬。因白虎加人参汤证乃阳明气分大热，虽有气阴两伤，但仍以热盛为主，故在治法上以祛邪为要。知母与麦冬虽均为生津养液之品，但知母清热之力胜于麦冬，故当用知母，而不用麦冬。竹叶石膏汤证，乃大病之后，虚羸少气而余热未尽，在治法上以扶正为要。麦冬补液有余而清热不足，故用麦冬而不用知母，以免更伤正气而使病难愈。

现代·刘渡舟，聂惠民，傅世垣，《伤寒挈要》（1983年）：竹叶凌冬不凋，善清烦热，又能启阴气上行，石膏大寒，善清阳明之热，能使热气下降；半夏降逆止吐；人参补气扶虚；麦冬滋液润涸；又恐寒凉伤胃，故如白虎汤法，用甘草、粳米和胃气以助中州。

现代·陈亦人，《伤寒论求是》（1987年）：许多注家分析该证的病机皆联系到痰或饮，如尤在泾说："气不足则因而生痰，热不除则因而上逆。"王朴庄说："尚有余火与津液相搏而为热痰。"可能因方中有半夏，并认为半夏是化痰药的缘故。如方有执说："半夏豁痰而止吐。"《金鉴》说："半夏降逆更逐痰饮。"王朴庄说："用石膏协半夏以降热痰。"尤在泾说："故用半夏之辛以下气蠲饮。"钱天来说："半夏蠲饮而止呕吐。"汪苓友说："上方乃和解肺胃虚热，兼消停饮之剂。"应当承认半夏有化痰蠲饮作用，但是，是否凡用半夏方剂都取其化痰蠲饮？再则竹叶石膏汤所主的证候，是否一定挟痰或饮，假使无痰，能否使用该方，又能否使用半夏？这一问题，还应从方药配伍规律方面来寻求答案，石膏与半夏相伍，固然能清化痰热，但麦冬与半夏相伍，就不一定是取其化痰，而是借其辛开，一以防麦冬滋腻，一以加强麦冬滋养胃阴的作用。喻嘉言在麦门冬汤的方解中说："大补中气以生津液队中，又增半夏辛温之味，以开胃行津而润肺，岂特用其利咽下气哉！顾其利咽下气，非半夏之功，实善用半夏之功也。"说明滋阴药中佐以半夏的意义。徐灵胎也没有拘泥化痰之说，认为竹叶石膏汤是"专于滋养肺胃之阴气以复津液"是有见地的。不过只突出滋阴的一面，忽略了清热一面，尚不够全面。假使把本方与白虎加人参汤及麦门冬汤相互比较一下，就容易区别异同，有利于掌握运用。竹叶石膏汤即白虎加人参汤化裁而成，去知母加竹叶，则清热力弱，加半夏、麦冬，则半夏不燥，麦冬不腻，不但滋阴，且能降逆。麦门冬汤又是竹叶石膏汤的加减方，去竹叶、石膏，则清热之力更弱，加大枣以培脾补胃，一变滋阴两用为专门滋养肺胃的方剂。

【方论评议】

综合历代各家对竹叶石膏汤的论述，应从用药要点、方药配伍和用量比例三个方面进行研究，以此更好地研究经方配伍，用于指导临床应用。

诠释用药要点：方中竹叶清热除烦、生津止渴，石膏清热泻火、生津除烦，人参益气生津，麦冬生津养阴，半夏宣畅气机、降逆和胃，粳米补益中气、顾护脾胃，甘草益气生津。

剖析方药配伍：石膏与竹叶，属于相须配伍，增强清热泻火；人参、粳米与甘草，属于相须配伍，增强补益中气；石膏与麦冬，属于相使配伍，增强清热养阴；麦冬与半夏，属于相反配伍，麦冬滋阴，半夏燥湿，半夏制约麦冬滋阴浊腻；麦冬与人参、粳米、甘草，属于相使配伍，养阴化气，益气生津。

权衡用量比例：竹叶与石膏用量比例是5∶12，以治烦热；麦冬与石膏用量比例是1∶2，提示滋润与清热之间的用量调配关系，以治阴虚生热；人参与粳米、甘草用量比例是1∶2∶1，以治气虚；麦冬与半夏用量比例是2∶1，提示滋润与辛开苦降之间的用量调配关系，以治阴虚气逆。

【药理作用】 本方具有调节胃肠平滑肌蠕动、调节心律、调节内分泌、调节中枢神经、解热、抗菌、抗炎、降血糖、抗病毒、抗支原体、抗过敏、镇静、镇痛、抗惊厥、增强机体免疫功能等作用。

竹叶汤

【导读】 ①学用竹叶汤应重视竹叶和附子的用量调配关系、人参和附子的用量调配关系。②竹叶汤虽是辨治表寒里热夹虚证的重要代表方，但在临床中对心肺寒热夹杂证等也具有良好治疗作用。③学好用活竹叶汤的第一步是辨清竹叶汤由哪些变化方和药物组成：组成竹叶汤有2个变化方和6组药，变化方之一是桂枝汤，之二是桂枝加葛根汤，6组药中第1组是清热药即竹叶，第2组是辛温药即防风、桂枝、生姜，第3组是辛凉药即葛根，第4组是温通消癥药即附子，第5组是宣利药即桔梗，第6组是益气药即人参、大枣、甘草，从2个变化方和6组药用量深入学习研究即可用活竹叶汤。

【方歌】 竹叶汤中防葛根，桂枝人参桔梗草，附子大枣与生姜，解表清热效果好。

【方药】 竹叶一把（10 g） 葛根三两（9 g） 防风 桔梗 桂枝 人参 甘草各一两（3 g） 附子炮，一枚（5 g） 大枣十五枚 生姜五两（15 g）

【用法】 上十味，以水一斗，煮取二升半，分温三服，温覆使汗出。颈项强，用大附子一枚，破之如豆大，煎药扬去沫；呕者，加半夏半斤，洗。

【功用】 解肌散邪，扶阳清热。

【适应证】

1. 中医病证：①太阳中风证与阳虚夹热证相兼。发热，恶风寒，汗出，头痛，面色赤，气喘，乏力，舌淡或红、苔薄或黄白相兼，脉弱或浮。②阳虚夹热证。

2. 西医疾病：普通感冒、流行性感冒、食管炎、慢性胃炎、慢性胆囊炎、慢性支气管炎、肺气肿、产后发热、妊娠发热、产后缺乳、慢性附件炎、慢性盆腔炎等临床表现符合表寒里热夹虚证者。

【用药分析】 方中桂枝解肌散寒、调和营卫，防风祛风散寒、顾护肌表，附子温阳通经，人参益气和中，竹叶清泻郁热，葛根疏散风邪，生姜解表散寒、温胃和中，桔梗宣利气机，大枣、甘草益气助卫、益营和阳。

【用方思路】

1. 竹叶汤既是辨治太阳中风证与阳虚夹热证相兼的重要代表方，又是辨治诸多杂病如心病、肺病、肾病、皮肤病等的重要基础方。

2. 方中竹叶清解郁热；葛根、桂枝、防风、生姜既是治表药，又是治里药；附子既可温营卫，又可温脏腑；桔梗既可宣发营卫，又可宣发脏腑；人参、甘草、大枣既可补营卫，又可补脏腑之气。从方中用药用量及调配分析得知，竹叶汤的应用并不局限于太阳中风证与阳虚夹热证相兼，还可用于辨治诸多杂病，如循环、呼吸、内分泌系统疾病及皮肤病等。

3. 运用竹叶汤辨治的基本病证（无论病变部位在表还是在里，或是表里兼证）是寒热夹虚。

【随证合方】 若夹寒比较重，可与麻黄汤合方用之；若夹热，可与白虎汤合方用之；若夹痰热，可与小陷胸汤合方用之。

【注意事项】 运用竹叶汤既要辨清西医之病，又要辨清西医之病属于中医寒热夹虚。辨西医之病可进一步了解疾病的发展演变及转变规律，辨中医之证可更好地针对西医之病选用竹叶汤。

【应用指征】 产后，中风，发热，面正赤，喘而头痛，竹叶汤主之。（第二十一 9）

【方论】

元·赵以德，《金匮方论衍义》（1368年）： 竹叶汤亦桂枝汤之变者。仲景凡治二经合病，多加葛根，为阳明解肌药；防风佐桂枝，主二经之风；竹叶主气上喘；桔梗佐竹叶利之；人参亦治喘，且又与甘草和中；生姜、大枣行谷气，发荣卫。谷气行，荣卫和，则上下交济而汗出解矣。其附子者，恐即是方后所加治头项强者，不然，何入两药中而用二枚乎？颈项强者，邪在太阳，禁固其筋脉不得屈伸，故用附子温经散寒湿，以佐葛根。若邪在胸中而呕，加半夏治之。

清·张璐，《伤寒绪论》（1667年）： 以产后中风，易于发痉，故用桂枝加葛根汤，以解二经之邪，去芍药之酸收，而加人参之甘温以益气，更加桔梗、防风、竹叶通阳明之风热，而主面赤喘满也。若头项强者，知邪袭太阳阳明，将成痉也，以产后新虚，故加附子助人参温散之。若呕者，知痰湿上逆，故加半夏以开涤之，世本本方中即有附子，乃后人所加，观方后所云自知。

清·李彣，《金匮要略广注》（1682年）： 桂枝、葛根、防风为汗剂，治发热头痛，然产后气血虚寒，以人参补之，附子温之，面赤者竹叶清之，喘者桔梗苦以泄之，甘草甘以缓之，生姜、大枣行津液以和之。颈项强，用附子驱在经之寒邪也，呕加半夏，止邪气之上逆也。

清·张志聪,《金匮要略集注》(1683年):表阳受邪故喘。太阳为诸阳主气,故头痛也。竹,色青茎直,凌冬不凋,具东方乙木之体而得母阴之气者也。生则离母,胞叶生,能宣阴气以散风热之阳邪。葛根,藤蔓似络,色白属金,阳明之宣品也。佐防风之防御,保护经俞,勿使邪入而成痉。桔梗,一名白药,色白味辛,主开提肺金之气,制风木而定喘。用附子以固元阳,人参以助中气。仍配桂枝汤,和荣卫以驱风。邪不在经,故减其芍药。颈项强急,此阳虚而欲作柔痉,故加附子以助阳。呕者,邪迫于经,故加半夏以宣阳明之气。夫产后气血大虚,不可专于攻击,是以处方之各有不同也。

清·张璐,《千金方衍义》(1698年):《金匮》竹叶汤治产后中风发热,面正赤,喘而头痛,用人参、桂心、附子以救本虚,即兼甘草、生姜、诸药以散标热。

清·魏荔彤,《金匮要略方论本义》(1720年):主之以竹叶汤,竹叶、葛根、防风、桔梗,清解其表热之风邪;桂枝、人参、甘草、附子、大枣、生姜,补助其本虚之阳气。是又不可以产后阴虚阳盛之说概言治法者也。服法温覆使汗出,亦微汗戢戢,勿致大汗淋漓可也。头项强者,风兼寒湿,痉病之证也,至用附子之大者,破之。速其走阳之效也。呕加半夏,通阳降阴之义也。观此条竹叶汤内用附子,尚以阳旦汤为非加附子,则食古不化之人,何足与深辨乎!

清·姚球,《伤寒经解》(1724年):防风、桂枝以散风,竹叶、甘草以解热,桔梗以定喘,葛根以止头痛,姜枣以和营卫,人参以扶元气。盖以产后发热,壮火食气也。温服汗出,则风火解而愈。头项强,阳虚也。加附子以回阳。呕者,脾土湿也。加半夏以燥脾。

清·尤在泾,《金匮要略心典》(1729年):此产后表有邪而里适虚之证,若攻其表,则气浮易脱,若补其里,则表多不服,竹叶汤,用竹叶、葛根、桂枝、防风、桔梗解外之风;人参、附子固里之脱;甘草、姜、枣以调阴阳之气,而使其平,乃表里兼济之法。凡风热外淫,而里气不固者,宜于此取则焉。

清·黄元御,《长沙药解》(1753年):治产后中风,发热面赤,喘而头痛。以产后中气虚弱,阴阳不能交济,肝脾易陷,肺胃易逆,陷则下寒,逆则上热。风伤卫气,卫敛而遏营血,上热弥增,肺胃愈逆,故发热面赤,喘而头痛。肺胃愈逆而热愈增,则肝脾益陷而寒益甚。竹叶、桔梗,凉肺而除烦,葛根、生姜,清肺而降逆,附子温寒而暖水,桂、防燥湿而达木,甘、枣、人参,补中而培中土也。

清·黄元御,《长沙药解》(1753年):用之治产后中风,发热面赤,喘而头痛。以胃气上逆,肺郁生热,故气喘头痛而发热面赤,葛根清胃而降逆也。

清·黄元御,《金匮悬解》(1754年):产后中风,发热,面正赤,喘而头痛,竹叶汤主之。产后中风,发热,面色正赤,喘而头痛,此阳虚土败,水泛胃逆,肺气壅满,阳郁头面而不降也。竹叶汤,竹叶、桔梗,凉肺而下气,生姜、葛根,清胃而降逆,附子温寒而暖水,桂、防,燥湿而达木,甘、枣、人参,补中而培土也。盖产后中气虚弱,一感风邪,郁其里气,脾肝下陷而生寒,胃胆上逆而生热。其发热面赤,喘促头痛,皆阳逆上热之证。即其胃逆而上热,知其脾陷而下寒,非寒水下旺,君相之火,不得格郁而不降也。

清·陈修园,《金匮要略浅注》(1803年):方中以竹叶为君者,以风为阳邪,不解即变为热,热甚则灼筋而成痉。故于温散药中,先以此而折其势,即杜渐防微之道也。

清·朱光被,《金匮要略正义》(1803年):发热头痛,挟表无疑,而面正赤,气喘;阳邪怫郁于上焦阳位。火从风发,诚有日炽之势。不行开散。风阳于何从泄?然得之产后,元气大虚。轻扬疏散之品,最虑走泄真元,不可不慎。爰以竹叶之清寒,轻开上焦之郁热为主,葛根清肌肉间之蕴热,防风散风,桔梗开气。桂、甘、姜、枣调和荣卫,而重藉参、附以大补其元阳,使邪自解而正气自复,庶恃此以无恐矣。

日本·丹波元简,《金匮玉函要略辑义》(1806年):《金鉴》云,产后中风之下,当有病痉者之三字,始与方合,若无此三字,则人

六画

参附子，施之于中风发热可乎，而又以竹叶命名者，何所谓也，且方内有颈项强用大附子之文，本篇有证无方，则可知必有脱简，此注恐非，是方盖防发痉之渐，若至直发痉，则难奏效也……《医通》载本方，去附子，盖本于《活人书》，附子恐是方后所加，治颈项强者，以邪在太阳禁固其筋脉，不得屈伸，故用附子，温经散寒，扬去沫者，不使辛热上浮之气，助其虚阳上逆也，若邪在胸而呕，加半夏治之，上言破之如豆，入前药，旧本作如豆大，今如徐忠可驳正。

清·邹澍，《本经疏证》（1832年）：竹叶为物飘萧，轻举洒然，微阴正欲解散之余，取其阳遂透阴遂消，是故《金匮》竹叶汤，治“产后中风发热面正赤，喘而头痛”，乃阳无根而上泛，复为阴翳所累，遂以桂枝、附子、人参、甘草、大枣、生姜回其阳，用竹叶率葛根、防风、桔梗以解散其阴，盖风寒所著之阴，与为阳累之阴，固自不同，不得全仗葛根、防风、桔梗而能解也。

清·费伯雄，《医方论》（1865年）：清心解烦，养正补虚，节节入解。

清·高学山，《高注金匮要略》（1872年）：本汤中之葛根、桂枝、甘草、姜枣，即阳明经之葛根汤。葛根汤意，原所以借胃中之水气，行为解肌之汗，而不伤胃液者，故以之为主。胃中属虚热，非苦寒所宜。故但君清凉之竹叶，以轻散之。阳气虚寒，不能送邪出表。故两用参、附以温补之。风邪水气，两相怫郁，故加桔梗，以开提之。产后既虚，又温覆以取汗。恐去风而复为风所袭，故加防风、以固密之。颈项强者，为阳气之柔者不能养筋，故易大附子而助其兼力也。其曰用者，盖以大附换本方之小者，而非另加之谓。扬去沫者，附性上行，而沫尤甚。扬之去沫，欲乱其上行之性，而并防其助面赤而致呕也。半夏降逆，故于呕者加之。

清·莫枚士，《经方例释》（1884年）：此生姜甘草汤加桂以御寒，附以温经，竹、葛以除热，防、桔以宣郁也。生姜甘草汤本治唾沫、咽燥不渴，是主肺寒液少者，此方加此六味，为风遏卫气化热之治，则知所主之，盖肺痿虚寒而风壅化热之症，若误用麻黄汤，则立败。此又以桂枝去芍药汤为本，而加参、附以助气，竹、葛、防、桔以平逆而散邪也。桂枝、甘草视原方加减大半，则生姜五两，当除一两五钱，为桂枝汤之所本有，余三两五钱，当合葛根三两，为发散之用。与奔豚汤生干葛五钱，生姜四两同法，所以然者，奔豚至腹痛，邪入已深，而尚有气上冲心症，则邪犹连表，与此症面赤，为表邪被抑同义，义同故法同也。葛根汤亦葛、姜同用，推此而防、桔当自为一类。防治头痛中风，桔治胸胁痛如刺，皆升散之药也。甄权桔梗治肺热气促，大明、宋·朱肱，《类证活人书》皆云下气，与侯氏黑散防十分，桔八分略同，以彼症四肢烦重，心中恶寒，为表邪乘里虚之候，而产后亦里虚，中风亦表邪，故所以防其乘者如此，葛升姜平，防升桔平，一阴一阳之义。参、附自为一类，与续命同法。独凑竹叶一味，为治喘之用，所以得主方名。《本经》竹叶，治咳逆上气，故移以治喘。此头痛，当是液少空痛，于头项强之由于急着近，故同用附子欤。头风磨散，本用附子。《千金》将此方去葛、防、桔、枣四味，加归、芍、术、橘、小麦五味，以治霍乱吐利，已服理中、四顺等汤，热不解者，亦名竹叶汤，即此方之变也。

清·戈颂平，《金匮指归》（1907年）：竹叶辛寒；葛根、甘草甘平；人参甘寒多液；大枣甘平多液，固阳气，回还于已；防风甘温培土气，以固其阳；阳浮半表上，经道不温，以桂枝辛温，通表里经道之阴；阳浮半表上，胸胁降令气滞，以桔梗辛温，开提胸胁气滞；阳浮半表上，络道阴滞，以生姜辛温化气横行，疏通左右络道之阴；阳浮半表上，不足半里下，以附子辛温，温下焦元阳，半表上阳得阴固，半里下阴得阳温，阴阳和于表里。右十味，以水一斗，象地天生成十数。煮取二升半，分温三服，覆使汗出，象二阴偶阳，分温半表半里，使肌中阴液外通毛窍也。

近代·曹颖甫，《金匮发微》（1931年）：竹叶汤方治，竹叶葛根以清胃热，防风桔梗以散风而定喘，余则仍从阳旦汤意，去芍药而加入人参。所以去芍药而加入人参者，则以阴虚不任苦泻而急于营养之故。伤寒少阴下利，真武汤去芍药；吐下后液亏，桂枝白虎二汤加人参，此其例也。

近代·赵桐,《金匮述义》(1940年)：此产后中阳明之经者。阳明表表病，风邪郁上，胃脉注面则面正赤。风起阳明，经起鼻额则头痛。风热壅肺则作喘。脉而长洪者，宜葛根汤主之。而此产后气虚，去麻黄之峻散。产后血虚，避芍药之微寒。人参补气，防风驱风，桔梗开肺治喘，竹叶则清凉发散，风得汗则解也。颈项强，加附子补阳柔筋，即经“阳气者，精则养神，柔则养筋”之旨。呕加半夏，降胃气，折冲脉之逆也。阳旦、柴胡、承气各章是教人不拘产后，此下各章又使人必顾产后。仲师之法，面面俱到也。

近代·彭子益,《圆运动的古中医学·金匮方解篇》(1947年)：治产后外感，发热面正赤，喘而头痛者。面赤乃阳戴于上之证。阳戴于上，则虚于下，附子补下虚之阳。喘而发热头痛，肺胃不降，竹叶、桔梗、葛根以降肺胃。桂枝、防风以解荣卫，人参、甘草、姜、枣以补中气也。

现代·王渭川,《金匮心释》(1982年)：本节指出产后中风而兼阳虚的证治。产后中风，面赤发热，又兼气喘头痛，这是外邪不解，郁而化热而又正气不足的证候。治疗时，若因其外邪而攻表，则浮阳易脱；若因其正气虚而补其里，则表证不解。故用竹叶汤祛邪兼扶正，以葛根、桂枝、竹叶解外邪，人参、附子固阳，生姜、大枣补助脾阳，共收扶正祛邪，表里兼治之效。

现代·刘渡舟，苏宝刚，庞鹤,《金匮要略诠解》(1984年)：本条是论述产后中风的辨证论治。治以竹叶汤，扶正祛邪，表里兼顾。方中竹叶清热降火，折其阳浮之势；葛根生津，滋润筋脉之急；桔梗上浮清肃肺气；防风散风而不燥血；人参、甘草补中益气；生姜、大枣调和营卫；附子、桂枝扶阳驱邪。此为产后中风，正虚邪盛者，而立补正散邪之方。

【方论评议】

综合历代各家对竹叶汤的论述，应从用药要点、方药配伍和用量比例三个方面进行研究，以此更好地研究经方配伍，用于指导临床应用。

诠释用药要点：方中桂枝解肌散寒、调和营卫，防风祛风散寒、顾护肌表，附子温阳通经，人参益气和中，竹叶清泻郁热，葛根疏散风邪，生姜解表散寒、温胃和中，桔梗宣利气机，大枣、甘草益气助卫、益营和阳。

剖析方药配伍：桂枝与防风、生姜，属于相须配伍，增强辛温解肌；人参、大枣与甘草，属于相须配伍，增强补中益卫；竹叶与葛根、桔梗，属于相使配伍，增强清宣郁热；附子与桂枝，属于相使配伍，增强温阳散寒；附子与人参、甘草，属于相使配伍，益气温阳化阳。

权衡用量比例：桂枝与防风、生姜用量比例是1∶1∶5，提示解肌与宣发疏散之间的用量调配关系，以治风寒；竹叶与葛根、桔梗用量比例是3∶3∶1，提示清热与宣透之间的用量调配关系，以治郁热；人参与大枣、甘草用量比例是1∶12∶1，提示大补与缓补之间的用量调配关系，以治气虚；附子与桂枝用量比例是近2∶1，提示温阳与通经之间的用量调配关系，以治寒郁；附子与人参、甘草用量比例是近2∶1∶1，提示温阳与益气之间的用量调配关系，以治阳虚。

【药理作用】 本方具有增强机体免疫功能、改善微循环、调节汗腺分泌、调节内分泌、抗过敏、解热、抗炎、抗菌、抗病毒等作用。

竹皮大丸

【导读】 ①学用竹皮大丸应重视竹茹和石膏的用量调配关系、桂枝和白薇的用量调配关系。②竹皮大丸虽是辨治虚热烦逆证的重要代表方，但在临床中对肝胃郁热证等也具有良好治疗作用。③学好用活竹皮大丸的第一步是辨清竹皮大丸由哪些基础方和药物组成：组成竹皮大丸有1个基础方和4组药，基础方是桂枝甘草汤，4组药中第1组是清热药即石膏、白薇，第2组是益气药即甘草，第3组是清降药即竹茹，第 4 组是通阳药即桂枝，从 1 个基础方和 4 组药用量深入学习研究即可用活竹皮大丸。

【方歌】 竹皮大丸产后方，石膏桂枝甘草彰，白薇大枣治烦逆，清热补虚能通阳。

【方药】 生竹茹二分（6 g） 石膏二分（6 g） 桂枝一分（3 g） 甘草七分（21 g） 白薇一分（3 g）

【用法】 上五味，末之，枣肉和丸如弹子大，以饮服一丸，日三夜二服。有热者倍白薇，烦喘者加柏实一分。

【功用】 清热和胃，补虚通阳。

【适应证】

1. 中医病证：（产后）脾胃虚热烦逆证。恶心，呕吐，心烦，四肢倦怠，乏力，或口干，或大便干，或小便赤，舌红少苔，脉虚数。

2. 西医疾病：妊娠呕吐、妊娠中毒症、病毒性肝炎、急性胃炎、消化性溃疡、反流性食管炎、心肌炎等临床表现符合虚热烦逆证者。

【用药分析】 方中竹茹清热降逆，石膏清泻郁热，桂枝温胃降逆，白薇清热凉血解毒，大枣、甘草补益中气。

【用方思路】

1. 竹皮大丸既是辨治脾胃虚热内烦证的重要代表方，又是辨治诸多杂病如脾胃病、肝病、心病等的重要基础方。

2. 方中竹茹既清热，又降逆；石膏既清热，又生津；白薇既清热，又渗利；桂枝通表里内外之阳气；甘草益气和中。从方中用药用量及调配分析得知，竹皮大丸的应用并不局限于脾胃虚热内烦证，还可用于辨治诸多杂病，如消化、循环、内分泌及代谢等系统疾病。

3. 运用竹皮大丸辨治的病证（无论病变部位在脾胃、在肝或在心）以脾胃虚热内烦为主，其治当清热除烦。

【随证合方】 若夹郁，可与橘枳姜汤合方用之；若夹湿热，可与栀子柏皮汤合方用之；若夹热结，可与大黄甘草汤合方用之。

【注意事项】 运用竹皮大丸既要辨清西医之病，又要辨清西医之病属于中医郁热内烦证。辨西医之病可进一步了解疾病的发展演变及转变规律，辨中医之证可更好地针对西医之病选用竹皮大丸。

【应用指征】 妇人乳中虚，烦乱，呕逆，安中益气，竹皮大丸主之。（第二十一 10）

【方论】

元·赵以德，《金匮方论衍义》（1368 年）： 是以用甘草泻心火，安中益气；石膏、白薇治热疗烦乱；竹皮止呕逆，桂枝利荣气，通血脉，且又宣导诸药，使无扞格之逆，犹因用也；柏实者，本草谓主恍惚虚损，安五脏，益气。其烦喘者，为心中虚火动肺，故以柏实两安之。

清·李彣，《金匮要略广注》（1682 年）： 故用竹茹止咳逆，石膏清烦乱，桂枝通血脉而祛邪，甘草补中虚以缓急，白薇治风热伤中淋露。又烦与咳，皆出于肺，枣肉和丸，补脾土以生肺金也。有热倍白薇，并力以驱风热也，柏实味甘缓辛散。且入心养神，入肾定志，使心肾相交，中虚烦乱自定矣。故此方无补药而云安中益气者，盖以清热祛邪为主，夫邪气去则正气生矣，故云益气。

清·张志聪，《金匮要略集注》（1683 年）： 乳子，则从阳明之经而为乳汁。虚烦乱呕逆者，中气虚而经气逆也，故宜安中益气，竹皮大丸主之。竹具清凉乙木之象，主制化阳明阳热之土气，直外达于皮肤。石青配甘草，宣通阳明之经荣。桂枝助心气以行所主之血脉。白薇，色白而形细微，有若阳明所司之经络，气味寒苦，主清胃腑热逆之呕烦。用大丸者，象胃海之义。用枣肉者，输阳明之津。此因乳络气逆以致乱呕。胃络上通于心，而心主血脉，胃气逆，津液不能上资，故虚烦。是当通益其气，则中土奠安，故曰安中益气也。经曰：营气之道，内谷为宝，谷入于胃，乃传之肺，流溢于中，布散于外，精专者，行于经隧，常营无已。夫津液之随营气而流溢于中者，为月经，为乳汁，布散于外者，仍奉心化赤为血，而行于经隧，是以津液不资于心，则虚烦也。

清·魏荔彤，《金匮要略方论本义》（1720 年）： 师言法当安中益气，主之以竹皮大丸。竹茹清气分之热，同石膏安胃清邪；桂枝、甘草升阳益津；白薇补虚固里，有热者倍用。名为血虚之证，仍是气分之治，总见阳能主阴，且能生阴之义耳。烦喘者加柏实，香以散热，实以补虚。仍用枣肉和丸，益胃安中。为上部虚热之治，至善之法也。

清·尤在泾，《金匮要略心典》(1729年)：妇人乳中虚，烦乱呕逆者，乳子之时气虚火胜，内乱而上逆也，竹茹、石膏甘寒清胃，桂枝、甘草辛甘化气，白薇性寒入阳明，治狂惑邪气，故曰安中益气。

清·黄元御，《长沙药解》(1753年)：治产妇乳子中虚，烦乱呕逆。以乳妇产子未久，中气尚虚，遇土郁木贼之时，胃逆作呕，爰生烦乱。竹茹降浊而止呕，石膏、白薇，清金而除烦，甘草、桂枝，培土而达木也。

清·黄元御，《金匮悬解》(1754年)：妇人乳中虚，烦乱，呕逆，安中益气，竹皮大丸主之。妇人乳子，中气虚弱，胃土不降，相火上炎而生烦乱，浊气熏冲而作呕逆，宜安中益气。竹皮大丸，竹茹、石膏，止呕而清烦，甘草、桂枝，补中而下冲，白薇凉金而退热也。

清·徐灵胎，《女科指要》(1759年)：竹茹清郁热以除烦乱，石膏泻胃火以定躁扰；桂枝行经脉以通心，白薇徹阳热以存阴；生草泻火而缓中气也。枣丸饮下，使火热外解，则心膈无内扰之患，而经府有清和之绩，岂有烦乱心嘈之不愈乎。

清·陈修园，《金匮要略浅注》(1803年)：故以竹茹之除烦止呕者为君。胸中阳气不用，故以桂甘扶阳，而化其逆气者为臣。以石膏凉上焦气分之虚热为佐，以白薇去表间之浮热为使。要知烦乱呕逆，而无腹痛下利等证，虽虚，无寒可疑也。妙在加桂于凉剂中，尤妙在甘草独多，意谓散蕴蓄之邪，复清阳之气，中即自安，气即自益。故无一补剂，而反注其立汤之本意曰安中益气。竹皮大丸，神哉！

清·朱光被，《金匮要略正义》(1803年)：乳即产也，产内病，虽因中虚而致烦乱呕逆，然因烦乱呕逆而中气益虚也，则欲安中益气，莫若先治烦呕为主。烦为阳盛，呕为气逆，则清热养气方是安中之法也。盖烦呕必因乎火，因以竹茹之气清徽寒而主降者，除烦止呕为君。石膏清里分之郁热，白薇解表间之浮热为臣。然胸中阳气主事，桂枝扶益清阳而化下焦之逆气为佐。重用甘草者，甘可缓中，甘能益气，藉以为使也。喘加柏实，诸子皆降，柏实滋肝而面润心气，肺无燥气侵犯。则喘自平也。

日本·丹波元简，《金匮玉函要略辑义》(1806年)：乳中，盖在草蓐之谓，故《脉经》作产中。而沈云：乳者，乳子之妇也。魏云：乳即血也，初产血虚。沈云：乳下，当有闭字，谓乳闭而不通也。《金鉴》云：此条文义证药未详。张璐云：乳中虚，言乳哺而乳汁去多，并误……武氏《济阴纲目》云：中虚不可用石膏，烦乱不可用桂枝。此方以甘草七分，配众药六分，又以枣肉为丸，仍以一丸饮下，可想其立方之徽，用药之难，审虚实之不易也，仍饮服者，尤虑夫虚虚之祸耳，用是方者亦当深省。

清·陈修园，《金匮方歌括》(1811年)：元犀按：用竹皮大丸者，以竹茹降逆止呕，白薇除热退烦，石膏通乳定乱，重用甘草，定安中焦以生津液，血无阳气不运，妙以桂枝一味，运气血奉心通乳，则呕逆止而中即自安，烦乱退而气即自益矣，复申明其立方之本意曰安中益气。竹皮大丸神哉。

清·高学山，《高注金匮要略》(1872年)：以甘寒辛凉之味，济阴以抑阳，则安中而烦乱可除。以辛温甘平之品，补上以御下，则益气而咳逆可止。此竹皮大丸之所以独任也。尝观竹生于山，贯四时而青翠不衰。薇根长细，历久远而柔软可屈。则其自多精汁，而善滋阴液者可见，又何止甘寒苦寒，而仅能降气伏热耶。与辛凉之石膏为偶，则微雨轻风，滋干解热，而得清和之化矣，非安中而何。桂枝辛温，而具生阳之性，得甘浮之甘草，重用至七倍，而上托之，则所益者，在上中之气。譬之旭日照临，而阴氛之气不得上犯，复何咳逆之有哉，此益气之义也。枣肉为丸，即重用甘草之义，盖取浮诸药以补上治上，故知所谓中虚者，指胃脘之上穿胸膈而言也。丸大如弹子，而以饮嚼服者，取其易发，而且使渣质少停也。一丸而日夜五服者，又取其缓滋，而并令药力之无间也。白薇微苦而寒，苦能泄热，寒能解热，故有热者倍二分。柏枝凌冬指西，不畏霜雪，得木气之正，其西指者，受金气之吸引也。花于三月，实于九月。柏实更得金木之精，其味甘平，甘能缓中，平可降逆，故中虚而烦肺逆而喘者，加一分。古份，作分，原方当作十三份。如倍白薇，加柏实，则十五份矣。

清·莫枚士，《经方例释》（1884年）： 此乃竹叶石膏汤之变法。不用治呕药者，以因烦致呕，治烦而呕自止也。竹叶石膏症有气逆欲吐，与此相似，彼方亦治虚烦，亦与此相似，但彼用半夏者，逆自里来，此用桂枝者，逆自外寒来，且因逆而吐，与因呕而逆不同。此亦桂、石并用之分，与桂枝白虎相似。

清·唐容川，《金匮要略浅注补正》（1893年）： 是以其方君甘草、枣肉，以填补中宫，化生汁液，而又用桂枝、竹茹达心通脉络，以助生心血，则神得凭依而烦乱止，用石膏、白薇以清胃降逆，则气得安养而呕逆除。然此四药相辅而行，不可分论，必合致其用，乃能调阴和阳，成其为大补中虚之妙剂也……原注方解多不的确，即如此方，注竹叶为降逆止呕，注石膏为通乳定乱，皆与药性未合。竹茹是竹之脉络，以云通乳，尚于理近，今注为降逆之药，而又注石膏为通乳，则仍多误也。

清·戈颂平，《金匮指归》（1907年）： 主竹叶、石膏、白薇，辛寒气味，合化阴气，外固阳气于里；桂枝、甘草、大枣，辛甘气味，合化阳气，内安脾土之阴。右五味，末之，枣肉为丸，弹子大，饮服一丸，日三夜二服，象土中之阴，得阳左旋，土中之阳，得阴右转。

近代·曹颖甫，《金匮发微》（1931年）： 仲师出竹皮大丸方治，竹茹、石膏以清胆胃之逆，三倍甘草以和中气，减半桂枝、白薇以略扶中阳而清里热，更用枣和丸，以扶脾而建中，但令胃热除而谷食增，则生血之原既富，胆胃之上逆自平矣。

近代·赵桐，《金匮述义》（1940年）： 桂草宣心阳，阳煦则阴长。枣草润中土，土润则汁生。竹茹清脉络，止呕除烦。白薇除虚火，退烦定乱。柏实宁心肃肺，去热定喘。石膏则镇火气之殃而知烦呕之因，且更以制桂枝之热也。似此中虚不可用石膏而此竟用，烦乱不可用桂枝而此必需，于不可用中而竟用、并用、巧用、妙用，真非后学所能梦想者也。

近代·彭子益，《圆运动的古中医学·金匮方解篇》（1947年）： 治妇人乳中，虚，烦乱，呕逆者。乳子之中，而病呕烦，此中虚而肺胃之热上逆。甘草安中，竹茹、石膏、白薇清降肺胃，桂枝达肝阳以降逆冲也。

现代·王渭川，《金匮心释》（1982年）： 本节指出产后虚热烦呕的证治。产妇在乳哺期中耗损津液，以致胃中有热上冲，发生烦乱呕逆。仲景处方竹皮大丸方，此方平烦静乱，止呕逆，起到安中益气作用。以桂枝入清凉药中，进行扶固而化逆，寒热调剂，是古人立方的法则，值得我们学习。

现代·刘渡舟，苏宝刚，庞鹤，《金匮要略诠解》（1984年）： 本条是论述哺乳期虚热呕逆的证治。妇人在哺乳期中，乳汁去多，中气虚弱，阴血不足，心肝火旺。心虚火动，则烦乱。中气虚热，胃气上逆，则呕逆。治以竹皮大丸，安中益气，消降缓中。方中竹茹、石膏清热除烦，降逆止呕；白薇凉血，清热除烦，桂枝、甘草辛甘化气，建中补虚；枣肉滋补阴血。若虚火犯肺而烦喘，则加柏实养血润肺。方中甘草用量独多，取其建中补血，益阴泻火，而桂枝用量很少，取其温中化气，通脉舒肝之功，二药之剂量安排确有耐人寻味之处。

【方论评议】

综合历代各家对竹皮大丸的论述，应从用药要点、方药配伍和用量比例三个方面进行研究，以此更好地研究经方配伍，用于指导临床应用。

诠释用药要点：方中竹茹清热降逆，石膏清泻郁热，桂枝温胃降逆，白薇清热凉血解毒，大枣、甘草补益中气。

剖析方药配伍：竹茹与石膏，属于相使配伍，增强泻热降逆；石膏与白薇，属于相使配伍，清透热毒；桂枝与竹茹、石膏、白薇，属于相反相畏配伍，相反者，桂枝温通，竹茹、石膏、白薇清热，相畏者，桂枝制约竹茹、石膏、白薇寒凉凝滞；甘草与竹茹、石膏、白薇，属于相反相畏配伍，甘草益气，竹茹、石膏、白薇清热，甘草制约竹茹、石膏、白薇寒凉伤胃。

权衡用量比例：竹茹与石膏、白薇用量比例是2∶2∶1，提示降逆与泻热之间的用量调配关系，以治热扰；桂枝与竹茹、石膏、白薇用量比例是1∶2∶2∶1，提示温通与清降之间的用量调配关系，以治热郁；桂枝与甘草用量比例是1∶7，提示通阳与益气之间的用量调配关系，以治阳郁。

【药理作用】 本方具有调节新陈代谢、对平滑肌双向调节、对胃肠蠕动双向调节、解除支气管痉挛、调节腺体分泌、促进胆汁分泌、降低血中胆红素、促进血液中胆红素迅速排泄、抗胆碱性抑制、抗自由基、降低心肌收缩力、调节内分泌、调节神经、增强机体免疫功能等作用。

防己地黄汤

【导读】 ①学用防己地黄汤应重视防己和地黄的用量调配关系、桂枝和地黄的用量调配关系。②防己地黄汤虽是辨治心虚热发狂证的重要代表方，但在临床中对心肝虚热发狂证等也具有良好治疗作用。③学好用活防己地黄汤的第一步是辨清防己地黄汤由哪些基础方和药物组成：组成防己地黄汤有1个基础方和4组药，基础方是桂枝甘草汤，4组药中第1组是清热凉血药即生地黄，第2组是益气药即甘草，第3组是温通药即桂枝、防风，第4组是降利行散药即防己，从1个基础方和4组药用量深入学习研究即可用活防己地黄汤。

【方歌】 防己地黄治发狂，桂枝甘草及防风，温通清热定发狂，饮用加酒效相成。

【方药】 防己一钱（1.5g） 桂枝三钱（4.5g） 防风三钱（4.5g） 甘草二钱（3g）

【用法】 上四味，以酒一杯，浸之一宿，绞取汁，生地黄二斤，㕮咀，蒸之如斗米饭久，以铜器盛其汁，更绞地黄汁，和，分再服。

【功用】 养心清热，散邪定狂。

【适应证】

1. 中医病证：心虚热发狂证。发狂而精神萎靡，善动妄行而困乏，视物模糊如见鬼状，无人独语不休而见人则止，无寒热，舌淡红，脉虚。

2. 西医疾病：精神分裂症抑郁型、阿尔茨海默病、小儿发育迟缓、小儿多动症、风湿性关节炎、风湿性环形红斑、心肌炎、心肌缺血、心律不齐等临床表现符合心虚热发狂证者。

【用药分析】 方中防己降泄通窍，生地黄清热凉血、滋阴生津，桂枝温阳通经，防风通透疏散，酒能行气活血，甘草益气缓急。

【用方思路】

1. 防己地黄汤既是辨治心虚热发狂证的重要代表方，又是辨治诸多杂病如心病、心肝病、心肾病、肌肉关节病等的重要基础方。

2. 方中防己既清热，又利湿；桂枝、防风既通阳，又疏散；生地黄既清热，又凉血滋阴；甘草既益气，又生津。从方中用药用量及调配分析得知，防己地黄汤的应用并不局限于心虚热发狂证，还可用于辨治诸多杂病，如循环、运动、精神神经、内分泌等系统疾病。

3. 运用防己地黄汤辨治的病证（无论病变部位在心、在肝或在肾）以心虚热发狂为主，其治既要清血热，又要滋阴。

【随证合方】 若夹热结，可与大承气汤合方用之；若夹瘀热，可与桃核承气汤合方用之；若夹郁，可与四逆散合方用之；若夹虚寒，可与理中丸合方用之。

【注意事项】 运用防己地黄汤既要辨清西医之病，又要辨清西医之病属于中医心虚热证。辨西医之病可进一步了解疾病的发展演变及转变规律，辨中医之证可更好地针对西医之病选用防己地黄汤。

【应用指征】 防己地黄汤：治病如狂状，妄行，独语不休，无寒热，其脉浮。（第五13）

【方论】

元·赵以德，《金匮方论衍义》（1368年）： 桂枝、防己、防风、甘草，酒浸其汁，用是轻清归之于阳，以散其邪，用生地黄之凉血补阴，熟蒸以归五脏，益精养神也。盖药生则散表，熟则补衰，此煎煮法也；又降阴法也。阴之不降者，必少升举以提其阳，然后降之，方可下，不然，则气之相并，不得分解矣。

清·张璐,《千金方衍义》(1698年)：故以防己逐其痰气，防风泻其本邪，桂心通其关窍，地黄安其本神，甘草专和桂心、地黄寒热之性。

清·魏荔彤,《金匮要略方论本义》(1720年)：似为风寒兼中于表，而积热内狂于心者主治也。然其中药品，亦不外治风而兼除湿。绞以生地黄汁，引除风湿之味于血分中，亦分从火治、风治、湿治，两解其在表之风湿中于卫而且中于营者也。此亦虚不甚虚，有风湿邪在则实者，方可与也。

清·吴仪洛,《成方切用》(1761年)：故以二防，桂、甘，去其邪；而以生地最多，清心，凉血热。谓如狂妄行，独语不休，皆心火炽盛之证，况无寒热，则知病不在表，不在表二脉浮，其为火盛，血虚无凝尔。后人地黄饮子、犀角地黄汤等，实祖于此。

清·朱光被,《金匮要略正义》(1803年)：风邪挟湿，壅于阳明，胃之支脉络于心，故神明昏乱如狂，妄行独语不休也。二防散风祛湿，桂、甘入荣和卫，而重用生地汁，以濡血息风，养营滋胃，制方绝妙。风本无形，二防、桂、甘蒸为露，独取清气，以入上焦气分。生地黄只取汁，流而不滞，直达下焦，与湿同行，风从此息，神明自安矣。

清·邹澍,《本经疏证》(1832年)：防己地黄汤，地黄最重，防风、桂枝次之，防己、甘草最少，偏以防己名汤，且冠于地黄之上何欤？夫固因证之主为之名耳。《灵枢·颠狂篇》曰：狂言惊乱，善笑好歌乐，妄行不休者，得之大恐，取手阳明、太阳、太阴。《素问·举痛论》曰：恐则精却，却则上焦闭，闭则气还，还则下焦胀，故气不行。今曰病如狂状，妄行独语不休，不与精却而上焦闭者合乎！用地黄是治精之却也，用防己是治上焦之闭，下焦之胀也。曰无寒热，恐其误以为外感也。曰其脉浮，恐其直以为内伤也。夫气之乍动上下拂逆颠倒，命曰伤，而实未有所去，命曰无所伤，则方之奉我生者，且倒戈反与我为难矣。然与我为难之气，终不能复奉我以生，如火之既烟焰，则不能复反于薪，而既烟焰之薪中，非不有未燃者在也，故治之之道，以补为行，以行为补。以补为行，是地黄之润下，使得大便而已下焦之胀，即借以益精髓而安其居使不却也。以行为补，是防己逐肾气之贯于肌肉血脉者，使润其道而通且降。防风使气之可复反者还于卫以布一身，则血脉肌肉中得其常，不反攻以凌于心也。如此又何能不以二物名汤，又安得不以防己冠地黄耶！《伤寒论》曰：发汗过多，其人叉手自冒心，心下悸，欲得按者，桂枝甘草汤主之。彼因汗多心虚，胸中饮气凌心，此则血脉中水气凌心，然胸中之饮，乃实有是物，血脉中水，则但有其气，并无其质，故一则实煎与之，一则以酒浸取汁，亦仅取其气也。

而去邪者，复有防己地黄汤之防己、防风、桂枝、甘草，渍四物绞取其汁，合地黄汁服之，不取其助补剂之行，反取其增散药之烈，是欲其合散药，随补药以驱邪，仍不伤正也。

清·莫枚士,《经方例释》(1884年)：徐氏《轨范》曰：此方他药轻，而生地独重，乃治血中之风也。此等法最宜细玩。凡风胜则燥，又风能发火，故治风药中，无纯用燥热之理。泉谓妄行独语，正是狂症，狂症有热，脉不浮。今脉浮，无寒热，故不正言狂，而以如狂状之。云如狂状者，专治风眩也。此方专于风眩宜，非可治一切风。徐说泥，非是。徐嗣伯《风眩方·第十之二方》下云：右五味，㕮咀，以水一升，渍一宿，绞汁著一面，取滓，著竹箦上。以地黄著药滓，于五斗米下蒸之，以铜器承取汁，饭熟以向前药汁合，绞取之，分再服。治言语狂错，眼目霍霍，或言见鬼，精神昏乱，此制法较《金匮》为明。

清·王旭高,《退思集类方歌注》(1897年)：桂、草、二防，酒渍绞汁，取其轻清归于阳分，以散血中之风。生地甘寒，熟蒸使归于阴，以除血中之热。盖药生则散邪，熟则补虚，此等煮法，最宜细玩。此方重用地黄凉血补阴，略用疏风之药，以酒引入血分，大有巧妙。此系《金匮》附方，人多不识，故特表而出之。盖风行必燥，凡疏风必兼凉血。

清·戈颂平,《金匮指归》(1907年)：以防己苦平，甘草甘平，地黄甘寒，益液固阳，回还半里；以桂枝、防风，辛甘温气味，温通半里经络之阴，回还半表。地黄用二斤，蒸之绞汁，因阴土中阴液太少，故多用。藉酒气辛热，使脉中气血营内荣外，不失表里生生气化之机。

近代·曹颖甫,《金匮发微》(1931年)：故但用防己地黄汤。重用地黄汁以清瘀血，防己以泄湿，防风以疏风，甘草、桂枝以扶脾而解肌。此法正与百合证用地黄汁同，服后中病，亦当大便如漆，蓄血同也。

近代·赵桐,《金匮述义》(1940年)：病如狂，邪火逆心也。妄行独语，神明已失也。无热，火结中也。脉浮，风本脉也。防己主风寒、温疟、热气、诸痫，桂防去风，而地黄二斤和阴凉血为主，风药特其引耳，此等方最易细玩也。

现代·刘渡舟，苏宝刚，庞鹤,《金匮要略诠解》(1984年)：治用防己地黄汤，滋阴降火，养血息风，透表通络。方中生地黄汁，用量最大，补阴血，益五脏，养血息风，滋阴降火；桂枝、防风、防己透表散热，通络去滞，甘草益阴泻火。

现代·王付,《经方学用解读》(2004年)：心虚热发狂证的基本病理病证是心阴血虚于内，邪蝇热从内而生扰动心神。因此，治疗心虚热发狂证，其用方配伍原则与方法应重视以下几个方面。

针对证机选用滋补阴血药：心阴虚于内而生热，邪热又消灼阴津，进而呈现阴津亏虚而不得滋荣于心，心神不得所养而躁动于外，证见发狂而精神萎靡，善动妄行而困乏，其治当滋养心阴，以使心阴能够滋养心神。在选用滋补心阴血药时，最好选用既有滋心阴血作用，又有清心热作用，从而使方药更好地发挥治疗效果。再则，在考虑药用剂量方面一定要量大力专，大补阴血。如方中生地。

合理配伍通阳药：心阴血亏虚，其治当滋补阴血，虚热内生，其治当清虚热。又，滋阴清热药，虽能治疗病证，但用之稍有不当，则会壅滞气机，故在选用滋补阴血药，必须合理配伍通阳药，以使阳气能够气化阴津。如方中桂枝、防风。

妥善配伍辛开苦降药：邪热在心，心神不得守藏而躁动，则证见发狂，其治当苦降以泄内热，同时还要考虑以辛散透热于外。如方中防己。

适当配伍益气药：心气为邪热所伤，心气不得主持于内，其治当顾护心气。又，因心阴得气而化生，故在用滋心阴时必须配伍益气药，以使心气能化生阴津。如方中甘草。

随证加减用药：若失眠者，加生铁落、朱砂，以重镇安神；若急躁者，加黄连、栀子，以清心除烦；若痰盛者，加远志、胆南星，以开窍化痰；若心阴虚者，加麦冬、沙参、生地，以滋补阴血等。

【方论评议】

综合历代各家对防己地黄汤的论述，应从用药要点、方药配伍和用量比例三个方面进行研究，以此更好地研究经方配伍，用于指导临床应用。

诠释用药要点：方中防己降泄通窍，生地黄清热凉血、滋阴生津，桂枝温阳通经，防风通透疏散，酒能行气活血，甘草益气缓急。

剖析方药配伍：防己与生地黄，属于相反相畏配伍，相反者，滋利同用，相畏者，防己降泄，制约生地黄滋补浊腻，生地黄益阴，制约防己降泄伤津；防己与甘草，属于相反相使配伍，相反者，补利同用，相使者，防己助甘草益气化湿，甘草助防己利湿化气；桂枝与防风，属于相须配伍，增强辛散通阳，透热外出；桂枝与生地黄，属于相反相使配伍，相反者，寒热同用，相使者，温阳以化阴，滋阴以助阳；酒与生地黄，属于相反相畏相使配伍，相反者，辛开甘滋同用，相畏者，酒制约生地黄滋补浊腻，相使者，酒助生地黄滋补之中以通脉。

权衡用量比例：防己与生地黄用量比例是近1∶50，提示苦降与滋补之间的用量调配关系，以治心热；桂枝与防风用量比例是1∶3，以治阳郁；防己与甘草用量比例是1∶2，提示通降与益气之间的用量调配关系；甘草与生地黄用量比例是近28∶1，提示益气与养阴之间的用量调配关系，以治阴血虚。

【药理作用】 本方具有降血脂、降血压、调节中枢神经、增强免疫功能、强心、保护肾功能、调节血糖、抗炎、抗病毒等作用。

防己茯苓汤

【导读】 ①学用防己茯苓汤应重视防己和桂枝的用量调配关系、防己和黄芪的用量调配关系、黄芪和桂枝的用量调配关系。②防己茯苓汤虽是辨治脾虚水泛证的重要代表方，但在临床中对风湿气虚证等也具有良好治疗作用。③学好用活防己茯苓汤的第一步是辨清防己茯苓汤由哪些基础方和药物组成：组成防己茯苓汤有1个基础方、2个变化方和4组药，基础方之一是桂枝甘草汤，变化方之一是防己黄芪汤，之二是苓桂术甘草汤，4组药中第1组是降利行散药即防己，第2组是益气药即黄芪、甘草，第3组是温通药即桂枝，第4组是益气利湿药即茯苓，从1个基础方、2个变化方和4组药用量深入学习研究即可用活防己茯苓汤。

【方歌】 防己茯苓黄桂草，辨治水气效果好，面目四肢诸般肿，通阳利水效优良。

【方药】 防己三两（9 g） 黄芪三两（9 g） 桂枝三两（9 g） 茯苓六两（18 g） 甘草二两（6 g）

【用法】 上五味，以水六升，煮取二升，分温三服。

【功用】 温脾利水，通阳消肿。

【适应证】

1. 中医病证：①脾虚水泛证。四肢水肿沉重，手足不温，体倦，肌肉跳动，或面目水肿，舌淡、苔白滑，脉沉。②阳郁水气证。

2. 西医疾病：慢性肾炎水肿、蛋白尿、心脏病水肿、肝硬化腹水、黏液性水肿、特发性水肿、充血性心衰合并水肿、贫血水肿、慢性胃炎、慢性结肠炎等临床表现符合脾虚水泛证者。

【用药分析】 方中防己利湿通窍，茯苓渗利湿浊，黄芪益气利水消肿，桂枝温阳化气行水，甘草益气缓急。

【用方思路】

1. 防己茯苓汤既是辨治脾虚水泛证的重要代表方，又是辨治诸多杂病如脾胃病、心病、肾病等的重要基础方。

2. 方中防己、茯苓既可治肌肤之水，又可治脏腑之水；黄芪、甘草既可健脾益气，又可行水生津；桂枝可温化五脏六腑之水气。从方中用药用量及调配分析得知，防己茯苓汤的应用并不局限于脾虚水泛证，还可用于辨治诸多杂病，如消化、循环、泌尿等系统疾病。

3. 运用防己茯苓汤辨治的病证（无论病变部位在脾胃、在肾或在心）以脾虚水泛为主，其治当温阳健脾利水。

【随证合方】 若夹寒，可与桂枝人参汤合方用之；若夹热，可与白虎汤合方用之；若夹郁，可与橘枳姜汤合方用之。

【注意事项】 运用防己茯苓汤既要辨清西医之病，又要辨清西医之病属于中医脾虚水泛证。辨西医之病可进一步了解疾病的发展演变及转变规律，辨中医之证可更好地针对西医之病选用防己茯苓汤。

【应用指征】 皮水为病，四肢肿，水气在皮肤中，四肢聂聂动者，防己茯苓汤主之。（第十四 24）

【方论】

元·赵以德，《金匮方论衍义》（1368年）： 此证与风水脉浮用防己黄芪颇同，而有深浅之异，故用药如是。其风水者，虽是脉浮在表，然以风水下郁，土气不发，是以用白术、姜、枣发之：此乃皮水郁其荣卫，手太阴不宣，治法：金郁者泄之，水停者以淡渗，故用茯苓以易白术；荣卫不得宣行者散以辛甘，故用桂枝、甘草以易姜、枣。《内经》谓：肌肉蠕动，命曰微风。而此四肢聂聂动者，为风在荣卫，触于经络而动，故桂枝、甘草，亦得而治也。

清·喻嘉言，《医门法律》（1658年）： 本文云：皮水为病，四肢肿，水气在皮肤中，四肢聂聂动者，防己茯苓汤主之。风水脉浮，用防己黄芪汤矣，而皮水即仿佛而用之。前脉论中，谓同一开鬼门，而标中之本，则微有分，此方是也。风水下郁其土气，则用白术崇土，姜枣和中。皮水内合于肺，金郁泄之，水渍于皮，以淡渗之，故以茯苓易白术，加桂枝解肌，以散水于外，不用姜枣和之于中也。况四肢聂聂，风在荣卫，触动经络，桂枝尤不可少耶。

清·汪昂,《医方集解》(1682年):《金匮》治水在皮肤四肢，聂聂而动，名皮水。防己行经络，茯苓善渗泄，黄芪达皮肤，桂枝走肢节。

清·李彣,《金匮要略广注》(1682年): 皮水病在表，故用桂枝发汗行阳，黄芪养正实表，以壮卫气，卫气壮则水邪无所容而自散矣，更用防己、茯苓利水渗湿者以通之，甘草补土胜水者以和之也。

清·张志聪,《金匮要略集注》(1683年): 此气分之邪不解，传入于经，而水气尚在皮肤中，当仍从气化而出，故用经气之兼剂。防己通经络之邪；茯苓行火土之气；黄芪助卫；甘草资荣；桂枝味辛走气，色赤辅心，心藏血脉之气；桂枝亦兼经气之宣品也。芍药、桂枝，乃兼治经气之品。(眉批：防己、茯苓、黄芪、甘草奇偶之数互换甚妙。此方与防己黄芪大义同而少有分别。)

清·周扬俊,《金匮玉函经二注》(1687年): 此证与风水脉浮，用防己、黄芪同，而有浅深之异；风水者，脉浮在表，土气不发，用白术、姜枣发之，此乃皮水郁其荣卫；手太阴不宣，金郁者泄之，水停者以淡渗，故用茯苓易白术；荣卫不得宣行者，散以辛甘，故用桂枝、甘草以易姜、枣。《内经》云：内蠕动，名曰微风，以四肢聂聂动者，为风在荣卫，触于经络而动，故桂枝、甘草亦得治之也。

清·魏荔彤,《金匮要略方论本义》(1720年): 再者皮水为病，四肢肿，水气在皮肤中，四肢聂聂动者，此风邪为水气相混，而正气正阳不足以制服之也。故水气得以横行于皮肤中，以与卫气相搏，致四肢之皮肤聂聂动，虚象外著可识矣。主之以防己茯苓汤。防己祛风治水，余俱补气升阳、渗水补中之治以建中，而不专主甘温，必带辛燥之气以治风水之邪，内外兼理，而专力于根本，亦治风皮二水之善道也。

清·尤在泾,《金匮要略心典》(1729年): 皮中水气，浸淫四末，而壅遏卫气。气水相逐，则四肢聂聂动也，防己、茯苓善驱水气。桂枝得茯苓则不发表而反行水，且合黄、甘草，助表中之气。以行防己、茯苓之力也。

清·王子接,《绛雪园古方选注》(1732年): 汉防己，太阳经入里之药，泄腠理，疗风水，通治风湿、皮水二证。《金匮》汗出恶风者，佐白术。水气在皮肤中聂聂动者，佐桂枝。一以焙土，一以和阳，同治表邪，微分标本。盖水湿之阳虚，因湿滞于里而汗出，故以白术培土，加姜、枣和中，胃不和再加芍药。皮水之阳虚，因风水袭于表，内合于肺，故用桂枝解肌散邪兼固阳气，不须姜、枣以和中也。黄芪汤方下云：服药当如虫行皮中，从腰下如冰，可知其汗仅在上部，而不至于下，即用白术内治其湿，尤必外用被围腰下，接令取汗，以通阳气也。余治太阳腰髀痛，审症参用两方，如鼓应桴，并识之。

清·黄元御,《长沙药解》(1753年): 治皮水为病，四肢肿者。水在皮肤，是谓皮水。四肢秉气于脾胃，缘土旺于四季也，水邪侮土，不能行气于四肢，故四肢做肿，聂聂动摇。甘草补土，黄芪、桂枝，宣营卫之郁，防己、茯苓，泻皮肤之水也。

清·黄元御,《金匮悬解》(1754年): 阳受气于四肢，皮水为病，阳衰湿旺，故四肢肿。水气在皮肤之中，郁遏风木之气，故四肢聂聂动摇,《左传》：风淫末疾，譬之树在风中，根本未动，而枝叶先摇。防己茯苓汤，甘草补中而培土，黄芪、桂枝，宣营卫之郁，防己、茯苓，泻皮肤之水气也。

清·徐灵胎,《杂病证治》(1759年): 黄芪益卫而肺气壮，防己泻水而肺气清；茯苓渗水湿而留饮散，炙草益胃气而表气充；肉桂温经散寒水，以平肝木也。使肝木和平则肺气充足，而卫阳自振水湿自调，何患皮肤不清，肢肿不退聂聂动乎。此温经实卫渗湿之剂，为卫阳不振水留之专方。

清·朱光被,《金匮要略正义》(1803年): 此独揭四肢肿聂聂动，以申明水气在皮肤中之状。可见皮水一症，虽近乎里而不离乎表，虽不因风而四肢肿动，亦有风涌之征。故药用防己合桂枝以解外，则表之微风可息，合茯苓以解内，则近里之水邪亦散，黄芪助外达之势；甘草立内守之功。不用白术者，恐助表气之壅也。

日本·丹波元坚,《金匮玉函要略述义》（1842年）：此方系于发表利水相兼之剂，防己、黄芪，俱逐外水，义具于湿病防己黄芪汤下，须互参。

清·高学山,《高注金匮要略》（1872年）：防己逐水，故尊之为主病之君。茯苓两膺上渗下泄之任，故倍用之，以为防己之伊芳霍也。本以卫气虚而致水，故佐甘温实表之黄。本以四肢虚而先肿，故佐辛温外达之桂枝也。夫治风水皮水之例，利小便之功十之三，而发汗之功十之七，以水邪在上与外故也。则甘浮之甘草，从中托之者，其可已乎。

清·戈颂平,《金匮指归》（1885年）：防己辛平，外固阳气内于已土，气居皮肤中表里，已土之阴不利，重用茯苓淡通已土之阴水，气居皮肤中表里经道之阴不利，以桂枝辛温通之，水气居皮肤中表里，土气不足以制水，黄芪甘属土色土时也，培土气以制其水。右五味，象土数也，以水六升，象阴数得阳更于六也，取二升，分温三服，象二阴偶阳，分温表里也。

清·王旭高,《退思集类方歌注》（1897年）：水在皮肤，卫阳必虚而汩没，故用桂枝宣卫阳以解肌；君茯苓泄皮中水气；黄芪益卫气，生用亦能达表，治风注肤痛；汗防己大辛苦寒，通行十二经，开腠理，泄湿热。此治皮水之主方也。里无水气，故不须白术以固里。

近代·曹颖甫,《伤寒发微》（1931年）：故方中用黄芪以达皮毛，桂枝以解肌肉，使皮毛肌肉疏畅，不至吸下行之水，更加甘草以和脾，合桂枝之温，使脾阳得旁达四肢，但得脾精稍舒而肢肿当消。所以用黄芪不用麻黄者，此亦痰饮病形肿，以其人遂痹故不纳之之例也。

近代·彭子益,《圆运动的古中医学·金匮方解篇》（1947年）：治皮水。治肢肿，聂聂动者。水在皮肤，肢肿而动。防己、黄芪发汗去水。动乃风木之郁，桂枝达木气。茯苓甘草扶土养中气也。

现代·王渭川,《金匮心释》（1982年）：皮水病人四肢浮肿，肌肉颤动，是水气流散在皮肤中，阻遏卫气所致。仲景处方防己茯苓汤，防己、茯苓善除水气，桂枝合黄芪、甘草更能行表气，以促进防己、茯苓行水之功效。

现代·刘渡舟，苏宝刚，庞鹤,《金匮要略诠解》（1984年）：本条是论述皮水气虚的证治。由于脾阳虚弱，水湿内停，里水外溢。肺气不足，通调无力，水湿在皮中停滞，故四肢肿，按之没指。水湿壅遏卫气，气行逐水，水气欲行不行，则四肢聂聂动。治宜防己茯苓汤，健脾益肺，行水利湿。方中防己、茯苓通行皮表，渗湿利水，导水下行；黄芪、桂枝益气温阳，以助行水化水之力；甘草配黄芪、茯苓，健脾益肺，恢复运化通调之功。

现代·王付,《经方学用解读》（2004年）：脾虚水泛证的基本病理病证是脾气虚弱而不得运化水津，水气肆虐内外。因此，治疗脾虚水泛证，其用方配伍原则与方法应重视以下几个方面。

针对证机选用补益脾气药：审病变证机是脾气虚弱，气血生化不足，肢体不得所养，证见体倦乏力，其治当补益脾气。如方中黄芪、甘草。

合理配伍泻湿渗利药：水不得脾气运化而为水气，水气乘机而又困阻脾气，进而导致脾气益虚，水湿益盛且充斥于内外，证以肢体浮肿为主，其治当泻湿渗利。如方中茯苓、防己。

妥善配伍通阳药：脾气虚弱，寒气内生，水气内停，阳气为水气所郁而不得行，证见手足不温，其治当通达阳气。又，通达阳气更有利于脾气气化水湿。如方中桂枝。

随证加减用药：若小便不利者，加猪苓、泽泻，以增强泻湿；若大便溏者，加大腹皮、薏苡仁，以利湿实大便；若恶寒者，加附子、桂枝，以通阳化湿等。

【方论评议】

综合历代各家对防己茯苓汤的论述，应从用药要点、方药配伍和用量比例三个方面进行研究，以此更好地研究经方配伍，用于指导临床应用。

诠释用药要点：方中防己利湿通窍，茯苓渗利湿浊，黄芪益气利水消肿，桂枝温阳化气行水，甘草益气缓急。

剖析方药配伍：防己与茯苓，属于相使配伍，防己助茯苓淡利湿浊，茯苓助防己苦降湿浊；防己与黄芪，属于相反相使相畏配伍，相反者，补利同用，相使相畏者，黄芪助防己利水，制约防己苦降伤气；黄芪与甘草，属于相须配伍，增强补益脾气，运化水湿；黄芪与茯苓，属于相使配伍，黄芪助茯苓利水，茯苓助黄芪益气，增强健脾益气制水；防己与甘草，属于相畏配伍，甘草制约防己通利伤气，防己制约甘草益气恋湿；桂枝与甘草，属于相使配伍，辛甘益气化阳；桂枝与茯苓，属于相使配伍，温阳以利水，利水以通阳。

权衡用量比例：防己与茯苓用量比例是1∶2，提示苦降利湿与益气利湿之间的用量调配关系，以治湿浊；防己与黄芪用量比例是1∶1，提示苦降利湿与益气利水之间的用量调配关系；防己与桂枝用量比例是1∶1，提示苦降利湿与辛温通阳之间的用量调配关系，以治水郁；防己与甘草用量比例是3∶2，提示苦降利湿与益气缓急之间的用量调配关系；黄芪、茯苓与甘草用量比例是3∶6∶2，提示益气利水与益气缓急之间的用量调配关系，以治气虚。

【药理作用】 本方具有利尿、抗脂肪肝、保肝利胆、降压、改善微循环、调节胃肠平滑肌蠕动、保护胃肠黏膜、调节水电解质代谢、促进新陈代谢、抗胃溃疡、抗氧化、抗缺血、增强机体免疫功能、降血脂、抗过敏等作用。

防己黄芪汤

【导读】 ①学用防己黄芪汤应重视防己和黄芪的用量调配关系、白术和黄芪的用量调配关系。②防己黄芪汤虽是辨治太阳风湿表虚证的重要代表方，但在临床中对太阳风水表虚证等也具有良好治疗作用。③学好用活防己黄芪汤的第一步是辨清防己黄芪汤由哪些药物组成：组成防己黄芪汤有3组药，第1组是苦辛化湿药即防己，第2组是健脾益气药即黄芪、白术、大枣、甘草，第3组是辛温行散药即生姜，从3组用药用量深入学习研究即可用活防己黄芪汤。

【方歌】 风水防己黄芪汤，甘草白术枣生姜，汗出恶风兼身重，表虚风湿皆可康。

【方药】 防己一两（3 g）　甘草炙，半两（1.5 g）　白术七钱半（12 g）　黄芪去芦，一两一分（3.8 g）

【用法】 上锉，如麻豆大，每抄五钱匕，生姜四片，大枣一枚，水盏半，煎八分，去滓。温服，良久再服。喘者，加麻黄半两；胃中不和者，加芍药三分；气上冲者，加桂枝三分；下有陈寒者，加细辛三分。服后当如虫行皮中，从腰下如冰，后坐被上，又以一被绕腰以下，温令微汗，差。

【功用】 发表益气，散水健脾。

【适应证】

1. 中医病证：①太阳风湿表虚证。肌肉关节疼痛，身重，汗出，恶风寒，舌淡、苔白，脉浮或沉或缓。②太阳风水表虚证。眼睑水肿，身重，汗出，恶风寒，舌淡、苔白，脉浮或沉缓。

2. 西医疾病：风湿性关节炎、类风湿关节炎、风湿热、慢性肾小球肾炎、肾积水、慢性肾盂肾炎等临床表现符合太阳表虚风水证或太阳表虚风湿证者。

【用药分析】 方中防己发汗利湿，黄芪益气固表，白术健脾制水，生姜辛温发散通阳，大枣、甘草益气缓急。

【用方思路】

1. 防己黄芪汤既是辨治太阳风水表虚证、太阳风湿表虚证的重要代表方，又是辨治诸多杂病如肾病、肌肉关节病变、肺病、脾胃病等的重要基础方。

2. 方中防己、生姜既是辛散解表药，又是治里宣降药；黄芪、白术、大枣、甘草既可调补营卫，又可补益诸脏腑。从方中用药用量及调配分析得知，防己黄芪汤的应用并不局限于太阳风水表虚证或太阳风湿表虚证，还可用于辨治诸多杂病，如泌尿、循环、运动等系统疾病。

3.运用防己黄芪汤辨治的基本病证（无论病变部位在表还是在里）是虚寒夹水湿；根据方中用药分析，本方辨治的病证主要是虚实夹杂以气虚为主，治疗重在补虚，次在治湿。

【随证合方】 若夹热，可与猪苓汤合方；若夹瘀，可与蒲灰散合方用之。

【注意事项】 运用防己黄芪汤既要辨清西医之病，又要辨清西医之病属于中医虚寒夹水湿。辨西医之病可进一步了解疾病的发展演变及转变规律，辨中医之证可更好地针对西医之病选用防己黄芪汤。

【应用指征】

（1）风湿，脉浮，身重，汗出，恶风者，防己黄芪汤主之。（第二　22）

（2）风水，脉浮，身重，汗出，恶风者，防己黄芪汤主之；腹痛加芍药。（第十四　22）

【方论】

元·赵以德，《金匮方论衍义》（1368年）： 由是以黄芪实卫，甘草佐之；防己去湿，白术佐之。然则风湿二邪，独无散风之药何耶？盖汗多，知其风已不留；恶风者，以表虚而风出入乎其间，因之恶风耳。惟实其卫，正气壮，则风自退。此不治而治者也。若其有喘者，湿中兼寒也，则加麻黄以散之；若风内应肝木，伤其胃，中不和者，则加芍药以泻之。芍药味酸，能自土中泻木；若气上冲者，则加桂枝以散其逆；若下有陈寒者（下谓下焦，肝肾之分），则加细辛以温之。细辛，散里之表药也。服后云云者，方中另作一段，然考之，当在下有陈寒加细辛之后，连为一段。何则？细辛佐防己去寒湿，黄芪实表表尚全实，则湿不退，所以皮中如虫行；表实未全，则阳气未周，于是从腰以下其陈寒者，犹得如冰，必以被令温，助接其阳，使之微汗。

防己者，《本草》谓其能疗风肿、水肿，通腠理，是以为君；黄芪入皮毛，补虚，为臣；白术治皮间风，止汗；甘草和药，助白术益土养肌；生姜、大枣辛甘发散，为使。其有气塞中焦，阴阳不得升降而痛者，加芍药，合生姜扶阳收阴。是方制之如此。

明·汪石山，《医学原理》（1525年）： 夫脉浮，虚也；汗出恶风，乃风伤卫，不能固护皮毛也；夫身重者，湿也；痛者，风湿相搏也。治宜散风湿、补中气、实腠理可也。故用防己驱风散湿，白术、甘草补中燥湿，黄芪补卫气、实腠理以止汗。

明·赵献可，《医贯》（1617年）：《金匮》防己汤，治湿胜身重阳微，中风则汗出恶风，故用黄芪、炙甘草以实表，防己、白术以胜湿。

清·喻嘉言，《医门法律》（1658年）： 本文云：风水脉浮，身重汗出恶风者，防己黄芪汤主之。腹痛加芍药。脉浮，表也。汗出恶风，表之虚也。身重，水客分肉也。防己疗风肿水肿，通腠理。黄芪温分肉，补卫虚，白术治皮风止汗。甘草和药益土。生姜、大枣辛甘发散，腹痛并阴阳气塞，不得升降，再加芍药收阴。喘者加麻黄半两。胃中不和者加芍药三分。气上冲加桂枝三分。下有沉寒者加细辛三分。方下云：服后当如虫行皮中，从腰以下如冰，暖坐被上，又以一被围腰以下，温令微汗差。可见汗出乃是阳虚自汗，而腰以下属阴之分，则无汗也。服此虽动其湿，而卫外之阳，尚不足以胜之。故皮中如虫行，较前遍身如冒之状，为少杀矣。故以暖被围腰以下，致令微汗，以渐取差。亦从下受者，从下出之之法也。

清·张璐，《伤寒绪论》（1667年）： 喘加麻黄，胃气不和加芍药，气上冲加桂枝，下有陈气加细辛。此治卫中之阳太虚，而在里之真阳无患者，附子既不可用，但用芪、术甘温从阳以缓图之。盖自汗而腰以下属阴之分无汗，服此虽动其湿，而卫中之阳尚不足以胜之，故皮中如虫行，所以用暖被围腰下接令微汗，以渐取差，亦从下受者从下出之之法也。

清·汪昂，《医方集解》（1682年）： 此足太阳、太阴药也。防己大辛苦寒，通行十二经，开窍泻湿，为治风肿、水肿之主药；黄芪生用达表，治风注、肤痛，温分肉，实腠理；白术健脾燥湿，与黄芪并能止汗为臣；防己性险而捷，故用甘草甘平以缓之，又能补土制水为佐；姜、枣辛甘发散，调和荣卫为使也。

清·李彣，《金匮要略广注》(1682年)：《经》云：邪之所凑，其气必虚。汗出恶风者，表虚也。黄芪实表以固卫气，卫气实则风湿无所容而自散矣。风湿从皮毛而入肌肉，白术入脾胃二经，能壮肌肉而燥湿，与黄芪同为无汗则发，有汗则止之剂。甘草助脾土而制湿，防己入膀胱经以利水，为治风水之要药一云行十二经，分木、汉二种，木防己治风，汉防己治水。加姜枣，行津液而和荣卫也。风壅于肺则喘，加麻黄以通肺壅。芍药入脾经，能于土中泻木，故胃不和者加之。气上冲者，欲作奔豚也，桂枝泄奔豚，故加之。细辛味辛气温，能散水气以去内寒，故下有陈寒加之。

清·张志聪，《金匮要略集注》(1683年)：按本经立方命名，及分两奇偶之数，并汤丸散剂之法，各有意存，学者皆当体会。如此章乃邪伤荣卫，用防己以疏经荣，黄芪以助卫气，用二药为主治，故方以二药命名。荣乃阴气，一两者，阴数之终，故用防己一两，取其阴极而上升也。卫出下焦，黄芪用一两一分者，取其阴中之生阳也。甘草助胃气，用半两者，取其利五脉也。脾为至阴而湿土主气，借木火以制化，术字从木，而性味甘温，有木火土相生之气，故用七钱半者，七乃火之成数，五乃土之生数，盖木火相成，土得制而生化矣。用锉抄钱匕而复煎汤者，取其散于经络气分也。盖专于散气者用散，兼于经络者用汤，此荣卫经气之兼剂，故锉用钱匕而复煎汤也。上章取地气之上升，故用四钱匕之偶数，此章取阳明之利五脉，故用五钱匕也。生姜四，大枣一，又合奇偶而为五也。先圣立方，各有深意，学者当类而推之（眉批：取阴气升，故用一两。取阴中之生阳升故用一两一分。阳明主脉，故又宜四之偶。太阴主气，故又宜一之奇。然荣卫经脉，皆主于阳明，故偏取于五也）。……邪闭而在表者，宜麻黄、杏子，以疏通。此已入于肌腠络脉，卫气已弛，故宜防己黄芪汤，疏通经络，而补助其卫气焉。防己味辛臭香，内黄外白，中通藤蔓，经名解离，能解经络之邪，阳明之通剂也。黄芪皮革柔固，肉理如肌，表白中黄，甘温绵软，服之能令人肥，主补卫气者也。卫气者，所以温分肉，充皮肤，肥腠理而司开合，故用黄芪资卫气以解肌腠之邪。夫荣卫气血，皆生于中焦水谷之精，然肌腠之气，脾所主也，故配白术以补脾。经络之气，阳明之所生也，故用甘草以资胃。生姜加大枣，宣通其脾胃之气焉。喘者，邪闭于外，故加麻黄以疏气。胃不和者，邪伤经络，故加芍药以资荣。气上冲者，上焦之气不降也，故加桂枝以宣通。下有陈寒者，下焦之气不升也，故加细辛以生发。盖荣卫气血，虽资生于中焦，然发原于下，化赤于上，根本于内，运行于外，故当兼理其外内上下焉。如虫行皮肤中者，邪在肌腠络脉之间，正气宣通而欲出也。身半以上为天，身半以下为地，脾胃居中土也。此宣助脾胃之气以祛邪，故从腰下如冰者，中气先上升于天，而后温及于下也。甘草黄中通理，入土极深，大小不齐，傍多须络，有若络脉之行地中，资通经络者也。是以炙甘草汤，一名通脉汤。大枣，脾之果也，主通利九窍。经云：脾为孤脏，中央土，以灌四旁。其不及，则令人九窍不通。生姜味辛，中焦阳明之宣品也。桂枝性温色丹，枝性在上，主行心气者也。细辛一名少辛，味辛臭香，一茎直上，得东方甲木之气，能升发水中之生阳（眉批：阳气伤则恶寒，阴气伤则恶风，阴阳邪正之不相合也。防己内纹如车辐行运之药也。脾胃之药，各有分属，桂属木而色赤，故能行心气，母能令子实也）。

清·汪昂，《汤头歌诀》(1694年)：防己大辛苦寒，通行十二经，开窍，黄芪生用达表，白术燥湿强脾，并能止汗，加甘草者，益土所以制水，又以缓防己之峻急也。

清·张璐，《千金方衍义》(1698年)：即于桂枝汤中除去甘草之怠缓急，乘桂枝和营散邪之力，遂以黄芪填实卫气，杜塞虚风。《千金》以血痹之病，原从微风而得，若不急为祛散，将来愈不可支。因取《金匮》风湿例中防己黄芪汤搜涤血脉中湿，使风无留滞，痹著自开。生姜、大枣不但和营，且助甘草、白术逐湿之用。愚尝以意推之，曷不并用。桂枝、芍药协济防己、黄芪司开阖之权，犹恐味多势分，不若简要，以取专功为愈也。

清·魏荔彤,《金匮要略方论本义》(1720年)：此条乃申解湿家风湿外感，内有湿因，已无热之可挟，将见虚寒之证。立法于治表之中，即寓顾里之治也。如湿家外感者，风湿之邪，风湿即可云寒湿，前言之矣。诊其脉浮，外感之验也；身重，内湿之召也；且身重而汗出，则阳微而表不固也；汗出而恶风，风湿盛于外而湿寒积于内，阳气平日虚无可审也。仲景主之以防己黄芪汤，防己宣风除湿之品，一味而外，尽属补中燥土固表之药。大枣、甘草、白术、黄芪内治者多，防己、生姜外治者少，而防己大不同于麻黄之用，除湿驱风而全无解散之性。可见此证汗出恶风，虚寒之象已露，即不敢妄为发散以亡其久弱之阳矣。凡在湿家内因寒湿者，可不概以此为例乎！加减法中见喘微用麻黄，喘则微有上浮之热，故欲其宣达，俾热随风湿上越予表也；胃中不和，恐有吐利，加芍药之酸以收其正气于胃，而不为湿邪内混，则不为吐利矣；气上冲加桂枝辛以达其清气于上，而不使湿邪上逆，则气不上冲矣；下有陈寒，正内因湿寒之根也，加细辛之辛温散寒于阴分，则阴寒不逼阳上越，庶无额上汗出、微喘、小便利等证致蹈危机矣。此皆为湿家内本虚寒，思患而预防之者也。服后如虫行皮中，寒湿之外感者欲透表而解也；从腰以下如冰，陈寒在下可知，坐被绕腰以下，温令微汗而差，则细辛温经散寒之效也。寒在下则入阴分以温之，又不可即谓之为少阴经湿病也。此仲景为湿家内因虚实者立一预防之法也。

清·姚球,《伤寒经解》(1724年)：防己逐水，黄芪实表，白术燥湿，甘草姜枣，和中祛湿。若有喘者，风邪干肺也，故加麻黄。胃中不和者，湿热相兼，血分有火也，故加白芍。气上冲者，水气乘风而上逆也；桂枝伐水祛风，故加之。细辛能散水寒，故有陈寒者加焉。如此，则水势无内入外越之弊，如虫行皮肤中而下矣。水既去，则皮毛卫分无郁塞之苦。不必束风解肌，但以被绕腰使其温暖，而令微汗，则风自散而身轻病差矣。

清·尤在泾,《金匮要略心典》(1729年)：风湿在表，法当从汗而解，乃汗不待发而自出，表尚未解而已虚，汗解之法不可守矣。故不用麻黄出之皮毛之表，而用防己驱之肌肤之里。服后如虫行皮中，及从腰下如冰。皆湿下行之征也。然非、术、甘草焉能使卫阳复振而驱湿下行哉？

清·尤在泾,《金匮要略心典》(1729年)：狂走谵语，身热脉大者，属阳明也。此无寒热，其脉浮者。乃血虚生热，邪并于阳而然。桂枝、防风、防己、甘草，酒浸取汁，用是轻清，归之于阳，以散其邪；用生地黄之甘寒，熟蒸使归于阴，以养血除热。盖药生则散表。熟则补衰，此煎煮法。亦表里法也。

清·黄元御,《长沙药解》(1753年)：治风湿脉浮身重，汗出恶风。以汗出当风，开其皮毛，汗液郁遏，不得外泄，浸淫经络，是谓风湿。病在经络，是以脉浮。湿性沉着，是以身重。风性疏泄，是以汗出恶风。术、甘燥土而补中，黄芪益卫以发表，防己泻腠理之湿邪也。

清·黄元御,《金匮悬解》(1754年)：风客皮毛，是以脉浮。湿渍经络，是以身重。风性疏泄，是以汗出恶风。防己黄芪汤，甘草、白术，补中而燥土，黄芪、防己，发表而泻湿也。

清·徐灵胎,《杂病证治》(1759年)：防己泻营分湿热，黄芪补卫分阳气；白术健中气以燥湿，甘草和胃气以缓中；生姜、大枣调和营卫也。俾脾健气强，则湿邪自化，而肌肉完固，营卫调和，其自汗无不止，身痛身重无不并除矣。此壮卫气泻湿热之剂，为卫疏伤湿身痛身重之专方。

防己泻湿热于营，黄芪固卫气于表；白术建中燥湿，甘草调和胃气也。俾中气充足则湿从气化，而湿无游溢之患，营卫调和自汗无不止矣。此补中实表之剂，为气亏湿溢自汗之专方。

黄芪益卫气以御风，防己清肌肉以泻湿；白术实脾土以杜湿气外侵之路，炙草益卫气可壮风邪外出之权，姜枣调和营卫，而肤肿身疼无不退，自汗恶风无不罢矣。此补中御湿，实卫壮风之剂，为卫虚风湿内袭之专方。

清·吴仪洛,《成方切用》(1761年)：治风水，脉浮身重，汗出恶风，及诸风诸湿，麻木身痛。防己大辛苦寒，通行十二经，开窍泻湿，为治风肿水肿之主药；黄芪生用达表，治风注肌，痛温分肉，实腠理，白术健脾燥湿，与黄芪并能止汗为臣；防己性险而捷，故用甘草甘平以缓之，又能补土制水为佐；姜枣辛甘发散，调和营卫为使也。

清·陈修园，《金匮要略浅注》(1803年)：防己生汉中，纹如车辐，主通气行水。术解肌散湿，助决渎之用。姜枣草和营卫补中央，交通上下之气，使气行而水亦行矣。

清·朱光被，《金匮要略正义》(1803年)：脉浮汗出恶风，风盛于表也。身重，湿盛于里也。风行于皮毛，尚易表散，而湿滞于肌肉，系峦风邪，相得不解，汗之徒伤其正耳。是必先壮卫气以助乾健之势，而沉着之湿邪从里托出，此防己黄芪汤之所为设也。芪、甘补气以达表，白术培土以胜湿；而以风湿并主之防己，统领芪、术，以成保本之功，风湿去而气随复矣。曰服后当如虫行皮肤中，盖正气鼓动，邪从里出，其气机有如此也。

日本·丹波元简，《金匮玉函要略辑义》(1806年)：此方分两煎法，亦系于后人改定，《千金》却是原方，作生姜三两，大枣十二枚，云：上六味㕮咀，以水六升，煮取三升，分三服，服了坐被中，欲解如虫行皮，卧取汗。《千金》，无方名；《脉经》，作防己汤；《活人书》名汉防己汤；《溯源集》云：脉浮汗出恶风，似乎风邪在表，应用桂枝，而仲景又侦知其卫气已虚，皮肤不密，毛孔不闭，所以汗出恶风，乃湿家之表虚者，故用防己利水，以黄固表，白术甘草，燥湿补中而已，皆因其表气已虚，卫阳不固，并微似汗之桂枝，亦不轻用矣，非用意渊深，而能制方若是耶。

清·陈元犀，《金匮方歌括》(1811年)：（合参）上方治实邪无汗，即桂枝、麻黄二汤例也。虚汗自出，故不用麻黄以散之，只用防己以驱之。服后如虫行及腰下如冰云云，皆湿气下行之征也，然非芪、术、甘草，焉能使卫阳复振，而驱湿下行哉。

清·陈元犀，《金匮方歌括》(1811年)：按：恶风者风伤肌腠也，身重者湿伤经络也，脉浮者病在表也，何以不用桂枝、麻黄以发表祛风，而用防己、黄芪以补虚行水乎？盖以汗出为腠理之虚，身重为土虚湿胜，故用黄芪以走表塞空，枣、草、白术以补土胜湿，生姜辛以去风，温以行水，重用防己之走而不守者，领诸药环转于周身，使上行下出，外通内达，迅扫而无余矣。

清·邹澍，《本经疏证》(1832年)：防己黄芪汤，白术守中，黄芪行外，防己除病，甘草调剂。其分数调剂居二，守中居三，除病居四，行外居五，所以然者，土主人身之肌肉属脾，黄芪与白术皆脾药也，用芪以自本而行标，用术因在标而防本，病正在标，自宜治标者三，治本者二，然但知守而不知战，则病何由去，此驱病之防己所以介乎其中矣。要之风湿、风水之为病，动病也，术静而芪动，故芪任重术任轻。防己、黄芪之为剂，汗剂也。黄芪能行而不能发，故芪之任非特重于术，且更以姜枣佐之，盖防己驱逐水湿，水湿势必下行，下行过急，仍恐土啮且颓，病既在表，不如发之，使近从表出为愈也。

虽然两方虽皆用黄芪，其旨终不同也。防己黄芪汤证病本向外，则乘势壮营卫之气，使水湿从标而解，是用以厚表气，故分数甲于一方。防己茯苓汤证病不向外，则通其水道从本而解，是用以利阴气，故分数退居茯苓下与桂枝并。防己黄芪汤中焦之剂，防己茯苓汤下焦之剂，从本从标，犹只在太阳膀胱，此异而同者也。或言四支属脾，肌肉亦属脾，四支聂聂动与身重，病皆本于脾，治法乃从太阳，何也？夫太阳秉寒水之气，水者克土，故病见于脾，非脾自病也，脾自病，则防己黄芪汤应术多于芪，防己茯苓汤不应去术矣。两方视芪重而术轻，以芪行脾之标，术崇脾之本，是以知风水、皮水乃脾之标病，非脾之本病也。

清·费伯雄，《医方论》(1865年)：去风先养血，治湿先健脾，此一定之法。此症乃风与水相乘，非血虚生风之比。故但用治风逐水健脾之药，而不必加血药。但得水气去而腠理实，则风水亦不能独留矣。

清·高学山，《高注金匮要略》(1872年)：喘为湿邪伤肺，而肺窍不利之应，故加麻黄以发之。胃不和者，湿气滞脾，能使胃中胀。或雷鸣溏泄之类，芍药酸敛。下行入脏，能引防术温燥之性。下入脾中，使之温中以燥土。故加之。气上冲者，胸中阳气虚馁，而下气乘上之应。桂枝甘温，能填胸分之阳，故加之。细辛辛温而香细，善达下焦气分。寒能召湿，陈寒者必积湿。加此者，亦犹加芍药之义也。如虫行，言上身。如冰，言下体。坐被绕被，总以温暖为熏蒸去湿之法耳。微汗瘥，当兼小便言。盖腰上之湿解于汗，腰下之湿解于小便利，故也。

清·莫枚士,《经方例释》(1884年)：气上冲加桂枝者，为邪甚于上，欲传于里，而里不受也，故以桂枝汤发之。伤寒太阳病下之，其气上冲者，可与桂枝汤。《外台·风水篇》防已汤，防已、白术各四两，黄芪五两，甘草、生姜、大枣与桂枝汤同，其防已作木防已。风湿篇作汉防已，是用木、用汉可随宜也。术四两，则仍原方之旧，明系白术附子汤来。

清·唐容川,《金匮要略浅注补正》(1893年)：上方治实邪无汗，即桂枝、麻黄二汤例也。虚汗自出，故不用麻黄以散之，只用防已以验之。服后如虫行及腰下如冰云云，皆湿气下行之征也。然非芪术甘草，焉能使卫阳复振而驱湿下行哉?

日本·丹波元坚,《金匮玉函要略述义》(1894年)：防已黄芪汤，注家以为实卫渗湿之剂，此殊不然。防已，皮水有防已茯苓汤。而陶隐居曰：是疗风水家要药尔。然则亦是系逐表湿之品。黄芪，但黄芪建中汤治里虚，其他如黄芪桂枝五物汤、乌头汤、芪芍桂酒汤、桂枝加黄芪汤，皆用治湿着。盖托阳排结，于濡滞之邪，适然相对矣。术之驱外湿，既如前述。况方后曰：服后当如虫行皮中。曰：令微汗瘥。则知此方为风湿家解肌之治，而非渗利之剂也明矣。

清·王旭高,《退思集类方歌注》(1897年)：盖水湿之阳虚，以湿滞于里而汗出，故以白术培土，加姜、枣和中，胃不和再加芍药。皮水之阳虚，因风水袭于表，内合于肺，故用桂枝解肌散邪，兼固阳气，不须姜、枣以和中也。黄芪汤方下云：服药当如虫行皮中，从腰下如冰，可知其汗仅在上部而不至于下，即用白术内治其湿，尤必外用被围腰下，接令取汗，以通阳气也。

清·张秉成,《成方便读》(1904年)：故用黄芪助卫气于外。白术甘草，补土德于中。佐以姜枣，通行营卫，使防已大彰厥效。服后如虫行皮中，上部之湿欲解也；或腰以下如冰，用被绕之，令微汗出差。下部之湿，仍从下解。虽下部而邪仍在表，仍当以汗而解耳。

清·戈颂平,《金匮指归》(1907年)：主防已辛平，甘草甘平，外固其阳，内安土气。黄芪、白术甘温，助土之气液，和内藏之阳，右锉麻豆大，每抄五钱匕，象阳气阴液藏于土中。生姜四片，大枣一枚，取辛温甘平气味，合化阴气，内和肌表之阳，水盏半，煎八分，去滓温服，象阳气藏半里，下蒸阴液转运半表正于八，水气不外出半表毛窍。逆半里上而喘者，加麻黄半两，开腠理之气闭，使阴液从子左开，胃中，指半表上土也，不知者，不疏也，半表上土气不疏者，加芍药三分，疏其土气，半里下经道不温，其阳气不从子，左开，上冲者，加桂枝三分，温经道之阴，回阳气从子。左开，下，半里下也；陈，久也；寒，水气也。半里下久有水气者，加细辛三分，温通幽微处水气左行，服药后，阳气回还半表，无阴液以和之，其阳屈伸皮中如虫蠕动，从腰下如冰，使坐被上，又以一被绕腰下，温令幽微处阴液外达半表，即差。

水气外出毛窍，不和阳气交蒸于午去藏于卯，防备已土中阴阳气液皆应主防已辛平，甘草甘平，外固其阳，内安土气，阳气外浮，阴液外泄，以黄芪甘温，益阴吐气液和内藏于之阳，右锉麻豆大，每抄五钱匕，五，土数也，象阴液阳气藏于土中；生姜四片，大枣一枚，取辛温甘平气味合化阴气，内和表里之阳，水盏半，煎八分，去滓，温服，象阳气藏于半里下，蒸阴液转运半表上，正于八，土气不疏腹痛者，加芍药苦平气味，疏其土气。

近代·何廉臣,《增订伤寒百证歌注》(1928年)：风温亦宜解肌，本不可辛温误发，既经误发，不得不暂投益气以止汗，故用黄芪为君、术、草为臣。但恐汗收之后，水气留表以化肿，故佐以防己，使水气从小便而泄。使以姜枣，不过取其调和营卫而已。

近代·曹颖甫,《金匮发微》(1931年)：此亦卫不与营和之证。防己泄热，黄芪助表气而托汗畅行，白术炙甘草补中气以胜湿，此亦桂枝汤助脾阳俾汗出肌腠之意也。

近代·曹颖甫,《金匮发微》(1931年)：此亦卫不与营和之证。防己以利水，黄芪固表而托汗外出，白术、炙甘草补中以抑水，而风水可愈矣。所以腹痛加芍药者，芍药味甘微苦，其性疏泄，能通血分之瘀，伤寒桂枝汤用之以发脾脏之汗而达肌理者也。脾为统血之脏，腹为足太阴部分，腹痛则其气郁于脾之大络，故加芍药以泄之。妇人腹痛用当归芍药散，亦正以血分凝瘀而取其疏泄，若以为酸寒敛阴，则大误矣。

近代·彭子益,《圆运动的古中医学·金匮方解篇》(1947年)：治风湿，脉浮，身重，汗出恶风者。卫气不足，不能收敛，故脉浮汗出，恶风。湿凝经络，故身重。黄芪大补卫气，收敛作用与疏泄作用调和，荣卫运行能圆，湿气乃能流通。此与麻黄散卫闭，为相对之治法。白术、防己补土除湿，炙草补中也。防己除湿有散性，故与黄芪之补卫气同用。

治风水。脉浮身重汗出恶风者。汗出当风，汗孔复闭，湿不得出，骨节疼痛，身重恶风，是为风水。防己散湿泄水，黄芪补卫气，以开汗孔，以助防己之功。术草补中除湿也。防己散水，力量特大。与黄芪同用，水去而人不伤。白术除湿生津，为治水湿要药。津液与水湿，原是一物。故治水湿以顾津液为要。

现代·王渭川,《金匮心释》(1982年)：本节指出风湿病表虚的治法。病人脉浮汗出恶风，说明风邪在表，按常规应用桂枝汤，但仲景却因病人表气已虚，改用防己黄芪汤，防己、白术健脾祛湿，黄芪、甘草益气祛风，使正气充实，外风自去。由此可以看出,《金匮》虽然在某些方面条文不连贯，处方有不少可商榷之处，然而绝大部分无不法度井然，值得效法。

现代·刘渡舟，苏宝刚，庞鹤,《金匮要略诠解》(1984年)：治以防己黄芪汤，益卫气以祛湿邪。方中防己宣肺散风，通行经络，驱散湿滞，黄芪甘温扶虚，固秘卫阳止汗。黄芪合防己，又能善行肌表之水气；白术、甘草健脾化湿，扶正祛邪；生姜、大枣调和营卫，以胜湿邪。

现代·王付,《经方学用解读》(2004年)：太阳风湿表虚证或太阳风水表虚证的基本病理病证是太阳营卫之气虚弱而受邪抗邪，或风水与营卫相搏而充斥于营卫肌肤，或风湿乘虚侵袭于营卫肌肤筋脉关节，营卫气血运行不畅；经气经脉滞涩不利。因此，治疗太阳风湿表虚证或太阳风水表虚证，其用方配伍原则与方法应重视以下几个方面。

针对证机选用发汗祛湿药：风邪乘机侵袭肌表营卫，或风湿乘机侵入关节而肆虐经筋，或风与水相搏而壅于上，其证或以眼睑浮肿为审证要点，或以肌肉关节疼痛为辨证要点，其治当发汗行水祛湿。在用药时最好既有发汗行水作用，又有泻湿作用，从而达到既能使水湿从汗而解，又能使水湿从下而去效果。如方中防己、生姜。

合理配伍益气固表药：风水或风湿之邪之所以能侵入肌肤营卫筋脉，是因为素体营卫之气虚弱。因此，在治疗风水或风湿证，必须配伍益气固表药，从而使表气得固，使正气积力抗邪于外。如方中黄芪、大枣、甘草。

妥善配伍健脾燥湿药：脾主制水，主运化水湿。审病变证机无论是风与湿相结而为风湿，还是风与水相结而为风水，其治疗都要审明水湿病变证机所在，都要配伍健脾制水燥湿药，以使水与湿各有所行而不得为邪。如方中白术。

随证加减用药：若腹痛者，乃水气内淫于脾，脾络不和而肝气相乘，加芍药、桂枝，以通脾络，柔肝气；若气喘者，乃水邪射肺，肺气不降而上逆，加麻黄、杏仁，以利水降逆平喘；若水气浸淫胃脘，加芍药、茯苓，以利水化瘀通络；若水寒之气上逆冲胸或咽者，加桂枝、茯苓、泽泻，以化饮温阳，平冲降逆；若寒水浸渍于下而久居不除者，加细辛、附子，以温阳散寒，化饮通阳等。

【方论评议】

综合历代各家对防己黄芪汤的论述，应从用药要点、方药配伍和用量比例三个方面进行研究，以此更好地研究经方配伍，用于指导临床应用。

诠释用药要点：方中防己发汗利湿，黄芪益气固表，白术健脾制水，生姜辛温发散通阳，大枣、甘草益气缓急。

剖析方药配伍：防己与黄芪，属于相使相畏配伍，黄芪助防己利水，制约防己苦降伤气；黄芪与白术，属于相须配伍，增强健脾益气制水；黄芪与甘草，属于相须配伍，补脾益气，使水有所制；甘草与大枣，属于相须配伍，益气缓急；防己与甘草，属于相反相畏配伍，甘草益气制约防己通利伤气，防己降泄制约甘草益气恋湿；防己与生姜，属于相使相畏配伍，生姜既助防己降泄水湿，又制约防己寒凉伤阳。

权衡用量比例：防己与黄芪用量比例是3 ∶ 3.8，提示苦降利湿与益气利水之间的用量调配关系，以治气虚水湿；防己与白术用量比例是1 ∶ 4，提示苦降利湿与健脾燥湿之间的用量调配关系，以治水气；防己与生姜用量比例是1 ∶ 4，提示苦降利湿与辛温散水之间的用量调配关系；防己与甘草用量比例是2 ∶ 1，提示苦降利湿与益气缓急之间的用量调配关系；黄芪与白术用量比例是1 ∶ 3，提示益气利水与健脾燥湿之间的用量调配关系，以治气虚。

【药理作用】 本方具有调节内分泌、调节水电解质代谢、调节腺体分泌、调节心肾功能、抗炎、抗风湿、抗病毒、抗过敏、抗氧化、增强免疫功能、调节垂体－肾上腺皮质轴等作用。

红蓝花酒

【导读】 ①红蓝花酒的组成药物仅有一味，临证最好合方应用，疗效会更好。②红蓝花酒虽是辨治妇人气血郁瘀证的重要代表方，但在临床中对男科气血郁瘀证等也具有良好治疗作用。③学好用活红蓝花酒的第一步是辨清红蓝花酒由哪些药物组成：组成红蓝花酒仅用1味药，其有活血作用、补血作用、消肿作用、润燥作用、止痛作用，从用药用量深入学习研究即可用活红蓝花酒。

【方歌】 红蓝花酒行气血，腹中血气夹刺痛，妇人六十二种风，服用此方气血通。

【方药】 红蓝花一两（3 g）

【用法】 上一味，以酒一大碗，煎减半。顿服一半，未止再服。

【功用】 活血行气，化瘀止痛。

【适应证】

1. 中医病证：（妇人）气血郁瘀证。少腹胀痛，攻冲胁肋，痛如针刺，受凉加重，或经期延至，经色紫暗夹血块，舌紫或暗，脉弦或涩。

2. 西医疾病：中枢性痛经、闭经、月经不调、输卵管不全梗阻、附件炎、盆腔炎、慢性肾炎、慢性肝炎、肝硬化等临床表现符合阳郁血瘀证者。

【用药分析】 方中红蓝花活血通经止痛。

【用方思路】

1. 红蓝花酒既是辨治气血郁瘀证的重要代表方，又是辨治诸多杂病如妇科病、男科病、心病、肝病等的重要基础方。

2. 方中红蓝花既可活血，又可化瘀，既可通经，又可通络；酒既可活血，又可通阳。从方中用药用量及调配分析得知，红蓝花酒的应用并不局限于气血郁瘀证，还可用于辨治诸多杂病，如妇科、男科疾病和循环、内分泌等系统疾病。

3. 运用红蓝花酒辨治的病证（无论是心病，还是妇科、男科疾病）以气血郁瘀为主，其治当通阳通经化瘀。

【随证合方】 若夹热，可与桃核承气汤合方用之；若夹痰热，可与小陷胸汤合方用之；若夹郁，可与四逆散合方用之。应用时还必须结合病变主次酌情调整方药用量。

【注意事项】 运用红蓝花酒既要辨清西医之病，又要辨清西医之病属于中医气血郁瘀证。辨西医之病可进一步了解疾病的发展演变及转变规律，辨中医之证可更好地针对西医之病选用红蓝花酒。

【应用指征】 妇人六十二种风，及腹中血气刺痛，红蓝花酒主之。（第二十二 16）

【方论】

元·赵以德，《金匮方论衍义》（1368年）： 所以治之，惟有破血通经，故用红蓝花，酒煎之，血开气行，则风亦散矣。

清·李彣，《金匮要略广注》（1682年）：《内经》云："风者，百病之长也。"又云："风者，善行而数变。"故妇人有六十二风证，盖风有因外感者，亦有从内生者，如肝藏血，肝虚则血燥，内自生风，所谓风气通于肝也。红蓝花色红，通行血脉。又味辛以润之，能活血润燥，乃"治风先养血，血生风自灭"之义。酒煎，以行血也。又脾裹血，其经入腹，腹中刺痛，乃血气不利使然，所谓"通则不痛，痛则不通"也。此酒顺气行血，刺痛止矣。

清·张志聪，《金匮要略集注》（1683年）： 然借血液以应之，此邪正阴阳之对待也。红蓝花茎叶花球皆多毛刺，具坚金之体，而能制风；其花汁有如血液，得金水子母之相生。用酒以行其气血，气血行而阴液足，阳邪自不能容。腹中气血刺痛者，亦气血之不通，通则不痛矣。

清·周扬俊，《金匮玉函经二注》（1687年）： 所以治之，惟有破血通经。用红花酒，则血开气行，而风亦散矣。

清·魏荔彤，《金匮要略方论本义（1720年）》： 风邪入腹，扰气乱血，腹中必刺痛，主之以红蓝花酒。酒以温和其血，红蓝花以行散其瘀，而痛可止。

清·尤在泾，《金匮要略心典》（1729年）： 红蓝花苦辛温，活血止痛，得酒尤良，不更用风药者，血行而风自去耳。

清·黄元御，《长沙药解》（1753年）： 治妇人诸风，腹中血气刺痛。肝主藏血，木郁风动，肝血枯燥，郁克己土，则生疼痛。红蓝花行血而破瘀，黄酒温经而散滞也。

清·黄元御，《金匮悬解》（1754年）： 妇人六十二种风，腹中血气刺痛，红蓝花酒主之。妇人六十二种风，总因营血之瘀燥，风木之失养也。红蓝花酒，养血行瘀，以达风木也。

清·徐玉台，《医学举要》（1792年）： 至若红花止治血结，仲景另用红蓝花一味，酒煎单服，以治妇人六十二种风，腹中血气刺痛。高明之士，盍将仲景书细细绎之。

清·陈修园，《金匮要略浅注》（1803年）： 红花枝茎叶，且多毛刺，具坚金之象，故能制胜风木……花性上行，花开散蔓，主生皮肤间散血，能资妇人之不足，故主治妇人之风。盖血虚，则皮毛之腠理不密，而易于受风也。此血主冲任，故专治胎产恶血。《灵枢经》云：饮酒者，卫气先行皮肤。故用酒煎，以助药性。疟邪亦伏于膜原之腠理间。故能引其外出。

清·朱光被，《金匮要略正义》（1803年）： 红花和血，酒能快气，气血畅遂，而风寒刺痛自已矣。

清·邹澍，《本经疏证》（1832年）： 红蓝花酒之但渍一味，寓驱风于行血之中，即行血于驱风之内，是欲其血和风自灭也。

日本·丹波元简，《金匮玉函要略述义》（1842年）： 用红花酒，破血通经，则血开气行，而风亦散矣。

清·高学山，《高注金匮要略》（1872年）： 气虚，则失于流贯而络脉拘痛，此腹中刺痛之所自来也。红蓝花活血行气，得温浮蒸被之酒性以充之，则气行血畅，而解内外之风邪，除腹中之刺痛也宜矣。

清·戈颂平，《金匮指归》（1885年）： 红蓝花苦辛气温，多刺，花红；酒乃谷之精华酿成。二味合之，煎服，能运土中血滞，血行，阳气营内荣外，和于表里也。

近代·彭子益，《圆运动的古中医学·金匮方解篇》（1947年）： 治妇人腹中气血刺痛者。血瘀则气滞，红花去瘀活血，则气行无阻也。

现代·王渭川，《金匮心释》（1982年）： 本节指出妇人腹中血气刺痛的证治。妇人经后产后，风邪最易袭入腹中，与血气相搏，以致腹中刺痛。红蓝花酒是辛温行血之剂，故能使营卫通调，经络舒畅，其痛自止。

现代·刘渡舟，苏宝刚，庞鹤，《金匮要略诠解》（1984年）：本条是论述风寒气滞血瘀腹痛的辨证论治。多种风寒邪气，袭入腹中，风邪与血气凝搏，气血不得流转，脏腑失和，月事闭塞，故腹中血气刺痛。治宜红蓝花酒，温通气血，气行血开，则风自散，而刺痛自止。

【方论评议】 方中红蓝花活血通经，化瘀行血，调和气血，止痛。酒既能行气血，又能助红蓝花活血化瘀，通行气血。

【药理作用】 本方具有对心脏功能所处状态呈双向调节、增加血流量、保护心血管、抑制血小板聚集、抑制血栓形成、降血压、抗缺氧、抗心肌缺血、抗心律失常、改善微循环、抗纤维化、抗硬化、抗肿瘤、抗突变、抗缺氧、抗缺血等作用。

七画

麦门冬汤

【导读】 ①学用麦门冬汤应重视麦冬和半夏的用量调配关系、人参和半夏的用量调配关系、人参和麦冬的用量调配关系。②麦门冬汤虽是辨治虚热肺痿证的重要代表方，但在临床中对胃阴虚证或咽喉阴虚证等病变也具有良好治疗作用。③学好用活麦门冬汤的第一步是辨清麦门冬汤由哪些药物组成：组成麦门冬汤有3组药，第1组是清热滋阴药即麦冬，第2组是益气药即人参、粳米、大枣、甘草，第3组是降逆燥湿药即半夏，从3组药用量深入学习研究即可用活麦门冬汤。

【方歌】 麦门冬汤用人参，枣草半夏与粳米，虚热肺痿夹咳逆，气阴两虚服之宜。

【方药】 麦门冬七升（168 g） 半夏一升（24 g） 人参三两（9 g） 甘草二两（6 g） 粳米三合（9 g） 大枣十二枚

【用法】 上六味，以水一斗二升，煮取六升，温服一升，日三夜一服。

【功用】 滋养肺胃，调和气机。

【适应证】

1. 中医病证：①虚热肺痿证。咳唾涎沫，或气喘，或咳痰不爽，口干咽燥，或咽喉不利，手足心热，舌红少苔，脉细数。②胃阴虚证。呕吐食少，胃脘隐隐疼痛，饥不欲食等。③脏腑气郁两虚证。

2. 西医疾病：非特异性肺炎、支气管炎、支气管哮喘、支气管扩张、慢性阻塞性肺疾病、肺结核、矽肺、慢性萎缩性或伴浅表性胃炎、胃及十二指肠溃疡、慢性肝炎、慢性胆囊炎、慢性咽炎等临床表现符合虚热肺痿证或胃阴虚证者。

【用药分析】 方中麦冬滋补阴津，半夏醒脾燥湿、降逆利咽，人参补益中气，粳米、大枣、甘草益气和中。

【用方思路】

1. 麦门冬汤既是辨治虚热肺痿证的重要代表方，又是辨治诸多杂病如肺病、脾胃病、咽喉病、皮肤病等的重要基础方。

2. 方中麦冬既滋补五脏六腑之阴，又清诸虚热；半夏既醒脾，又燥湿，还降逆；人参、大枣、粳米、甘草补益诸脏腑营卫之气。从方中用药用量及调配分析得知，麦门冬汤的应用并不局限于虚热肺痿证，还可用于辨治诸多杂病，如呼吸、消化、内分泌系统疾病及咽喉疾病等。

3. 运用麦门冬汤辨治的病证（无论病变部位在肺、在脾胃或在咽喉）以气阴两虚内热为主，其治既要滋阴，又要清热，更要益气。

【随证合方】 若夹瘀，可与桃核承气汤合方用之；若夹寒，可与理中丸合方用之；若夹痰热，可与小陷胸汤合方用之。

【注意事项】 运用麦门冬汤既要辨清西医之病，又要辨清西医之病属于中医气阴两虚或夹气逆证。辨西医之病可进一步了解疾病的发展演变及转变规律，辨中医之证可更好地针对西医之病选用麦门冬汤。

【应用指征】 大逆上气，咽喉不利，止逆下气者，麦门冬汤主之。（第七 10）

【方论】

清·喻嘉言，《医门法律》（1658年）：法云：火逆上气，咽喉不利，止逆下气者，麦门冬汤主之。此胃中津液干枯，虚火上炎之证，治本之良法也。夫用降火之药，而火反升；用寒凉之药，而热转炽者，徒知与火热相争，未思及必不可得之数，不惟无益，而反害之。凡肺病有胃气则生，无胃气则死。胃气者，肺之母气也。本草有知母之名者，谓肺借其清凉，知清凉为肺之母也。有贝母之名者，谓肺借其豁痰，实豁痰为肺之母也。然屡施于火逆上气，咽喉不利之证，而屡不应，名不称矣。孰知仲景有此妙法，于麦冬、人参、甘草、粳米、大枣，大补中气，大生津液，此中增入半夏之辛温一味，其利咽下气，非半夏之功，实善用半夏之功，擅古今未有之奇矣。

清·汪昂,《医方集解》(1682年)：半夏亦脾胃药，能燥能润，以能行水故燥，以味辛故润也。仲景治咽痛不眠，皆屡用之。今人率以为燥而疑之，则误矣。

清·李彣,《金匮要略广注》(1682年)：人参、甘草、大枣、粳米同为补土生金之剂，麦冬清润咽喉，半夏解散痰饮，皆所以止逆下气也。

清·张志聪,《金匮要略集注》(1683年)：麦门冬性味甘凉，根须联贯，能滋肺气以下行；人参、甘草、半夏、粳米、大枣，大补中土之气，以制肾气之上逆，益肺金之母，助肺气以下交，不致因虚而上气也。

清·周扬俊,《金匮玉函经二注》(1687年)：于麦冬、人参、甘草、粳米大补中气，大生津液队中；增入半夏之辛温一味，其利咽下气非半夏之功，实善用半夏之功，擅古今未有之奇矣。

清·张璐,《千金方衍义》(1698年)：此胃中津液干枯，虚火上炎之候。凡肺气，有胃气则生，无胃气则死。胃气者，肺之母气也，故于竹叶石膏汤中偏除方名二味，而加麦门冬数倍为君，人参、甘草、粳米以滋肺母，使水谷之精微皆得上注于肺，自然沃泽无虞。当知火逆上气，皆是胃中痰气不清上溢肺，隧占据津液流行之道而然。是以倍用半夏，更加大枣通津涤饮为先，奥义全在乎此。若浊饮不除，津液不致辞，虽日用润肺生津之剂，焉能建止逆下气之勋哉？俗以半夏性燥不用，殊失立方之旨。

清·魏荔彤,《金匮要略方论本义》(1720年)：火逆上气，咽喉不利，止逆下气者，麦门冬汤主之。火逆上气，挟热气冲也；咽喉不利，肺燥津干也。主之以麦冬生津润燥，佐以半夏开其结聚，人参、甘草、粳米、大枣概施补益于胃土以资肺金之助，是为肺虚有热津短者立法也。亦所以预救乎肺虚而有热之痿也。

清·尤在泾,《金匮要略心典》(1729年)：火热挟饮致逆，为上气，为咽喉不利，与表寒挟饮上逆者悬殊矣，故以麦冬之寒治火逆，半夏之辛治饮气；人参、甘草之甘以补益中气；盖从外来者，其气多实，故以攻发为急；从内生者，其气多虚，则以补养为主也。

清·王子接,《绛雪园古方选注》(1732年)：麦门冬汤，从胃生津救燥，治虚火上气之方。《金匮》云：火逆上气，咽喉不利，止逆下气。按《内经·脉解篇》云：呕咳上气喘者，阴气在下，阳气在上，诸阳气浮，无所依从，故呕咳上气喘也。《五脏生成篇》云：咳逆上气，厥在胸中，过在手阳明、太阴。是则上气病在肺，下气病在大肠也，明矣。盖金位之下，火气承之，非独肺也，大肠亦然。若徒以寒凉冷燥，止肺经火逆上气，而手阳明之下气未平，仍然胸中膹郁闭塞呻吟，岂非大肠之燥传入于肺，而为息贲有音，上奔而不下也乎？仲景另辟门户，用人参、麦门冬、甘草、粳米、大枣大生胃津，救金之母气，以化两经之燥，独复一味半夏之辛温，利咽止逆，通达三焦，则上气下气皆得宁谧，彻土绸缪，诚为扼要之法。止逆下气，或注曰，止其逆则气下，是申明火逆上气，于理亦通。

清·黄元御,《长沙药解》(1753年)：治咳嗽，火逆上气，咽喉不利。以肺胃上逆，相火刑金，麦冬、半夏，清金泻火而降逆，甘、枣、参、粳，补中化气而生津也。

清·黄元御,《金匮悬解》(1754年)：土虚胃逆，相火莫降，刑克辛金，肺气逆冲，上窍壅塞，故火逆上气，咽喉不利。麦门冬汤，甘、枣、参、粳，补中而化气，麦冬、半夏，清金而降逆也。

清·朱光被,《金匮要略正义》(1803年): 火逆，非上焦有热也。因正虚液涸，燥火挟痰上逆，以致咽喉不利，则逆甚矣。补虚润燥，下气生津，无出此方右矣。

清·王士雄,《随息居重订霍乱论》(1862年): 海藏以竹叶易半夏，治温热后房劳复之气欲绝者大效，余谓即不因房劳复，而气液两亏，不能受重剂峻补，皆可以此汤接续其一线生机，余屡用辄效。

清·费伯雄,《医方论》(1865年): 麦门冬汤，解之者多谈玄理，予则谓初起便见喘满，则明是清肃之令不能下行，故水溢高原也。拟以桑白皮、瓜蒌皮、苡仁米等代之，亦未为不可。

半夏之性，用入温燥药中则燥，用入清润药中，则下气而化痰。胃气开通，逆火自降，与徒用清寒者，真有霄壤之别。

清·高学山,《高注金匮要略》(1872年): 其能使两相润泽，各还其清宁之位乎。故以色白补阳液之麦冬为君，而用至七升者，以小水不足以灌溉也。粳米甘温入胃，以之为佐，欲令麦冬之润，独注中州也。然后以甘草托其下泄，大枣提其上蒸，总交于补气而善行津脉之人参，以之为龙，而云行雨施之化普矣。独是大滋胃中之津液，且以甘浮之性，提之上润肺金。恐如水激红炉，气冲灰起，则大逆不更甚乎。故又以降气平胃之半夏，安之缉之耳。是此条为肺胃之阴两虚，两虚者宜两补之。故以全汤先补胃液，而次补肺液也。

清·唐宗海,《血证论》(1884年): 参、米、甘、枣四味，大建中气，大生津液。胃津上输于肺，肺清而火自平，肺调而气自顺。然未逆未上之火气，此固足以安之。而已逆已上之火气，又不可任其迟留也。故君麦冬以清火，佐半夏以利气。火气降则津液生，津液生而火气自降，又并行而不悖也。用治燥痰咳嗽，最为对症，以其润利肺胃，故亦治隔食。又有冲气上逆，夹痰血而干肺者，皆能治之。盖冲脉起于胞中，下通肝肾，实则丽于阳明，以输阳明之血，下入胞中。阳明之气顺，则冲气亦顺，胞中之血与水，皆返其宅，而不上逆矣。此方与小柴胡合看更明。小柴胡是从胃中引冲气上行，使火不下郁之法。此方是从胃中降冲气下行，使火不上干之法。或去粳米加蜜，更滋润。

清·莫枚士,《经方例释》(1884年): 此附子粳米汤去附子，加麦冬、人参也。为里虚浮逆之上气治法。后世参、麦并用者取此，《千金》或专取麦冬、粳米二味治上气。

清·张秉成,《成方便读》(1904年): 麦冬甘苦而寒，养肺胃之阴而降火，故以为君。然胃者肺之母气也，为水谷之海，后天之源。凡人有胃则生，无胃则死，故人之生气出胃中。虽阴虚火逆，不可纯用甘寒润降之品，有伤生气。故以参甘枣米等药，甘温润泽，益气生阴，补而不燥。同麦冬即可大补中气，大生津液。而以半夏辛温之品，参赞其间，可以利咽喉散结气，行痰降逆，以之为臣。然后立方之功，益彰其大耳。

清·戈颂平,《金匮指归》(1907年): 麦门冬，甘平多液；人参，甘寒多液，二味益半表上胃土气液，固阳阖午，阴土阴液，得阳则生。火逆半表上，土味阴液不足半里下，以甘草、粳米、大枣，味厚汁浓，培阴土气液，配内藏之阳，以半夏，西宁散结，降其逆气。右六味，象半表上阳气，得阴固之，回还于巳。以水一斗二升，象地支十二数，煮取六升，象半里下阴气，得阳生之变于亥。温服一升，日三，夜一服，象一阳得二阴耦之，从子左开半表也。

近代·曹颖甫,《金匮发微》(1931年): 胃中液亏则咽中燥，肺脏阴伤，则喉中梗塞，咽喉所以不利也。麦门冬汤，麦冬、半夏以润肺而降逆，人参、甘草、粳米、大枣以和胃而增液，而火逆可愈。喻嘉言不知肺胃同治之法，漫增清燥救肺汤，则不读书之过也。

近代·赵桐,《金匮述义》(1940年): 喘不得卧，正虚有不治者矣，肺痈有宜汗者矣，吐浊有皂荚丸矣。而皂荚丸是利肺消风，涤垢埋痹，骗于温散。此则喘不得卧之葶苈大枣泻肺汤，峻泻肺邪，是大苦大寒。皂荚丸是欲功肺痈降成，此是治已成肺痈，两下寒温宜辨之也。

近代·彭子益,《圆运动的古中医学·金

匮方解篇》(1947年)：治火逆上气，咽喉不利者。中气不足，相火与金气不能顺降。相火刑金，肺液受伤。降气更衰，故气上而不下，咽喉不利而作干咳。参草米枣补中气，麦冬润肺降气，半夏降胃以降肺也。此与麻黄姜辛之治法，是相对的。

现代·刘渡舟，苏宝刚，庞鹤，《金匮要略诠解》(1984年)：治以麦门冬汤，清养肺胃，止逆下气。方中重用麦门冬，滋养肺胃之阴液，清降肺胃之虚火；半夏用量极少，为麦冬七分之一，则降逆开结，而疏通津液流行之道；用人参、粳米、甘草、大枣益气养胃，生津润燥。脾胃健运，津液充足，上承于肺，虚火自敛，咳逆上气等证亦可随之消解。此条与泽漆汤治水饮凝结之咳逆相比，而有水咳、火逆之分，并引伸下文肺痈之实喘，而又不同矣。文法前后比较，读者须知。

现代·王付，《经方学用解读》(2004年)：虚热肺痿证的基本病理病证是肺阴虚而不得滋养，肺气虚而不得固摄。所以，治疗虚热肺痿证，其用方配伍原则与方法必须重视以下几个方面。

针对证机选用滋阴清肺药：肺阴虚弱，阴不制阳而为热，虚热内生而又灼伤阴津，证见口干，咽燥，其治当滋阴清肺。又选用滋阴药最好具有清热作用。如方中麦门冬。

合理配伍补气药：虚热肺痿证，其证机不仅有阴虚，且更有气虚，气虚不得摄津，则证见咳唾涎沫，其治当合理配伍补气药。又，滋阴药欲发挥滋阴作用，有借于气机的气化作用，即滋阴必补气，气能化阴。如方中人参、粳米、大枣、甘草。

妥善配伍辛开苦降药：阴虚者，法当滋阴；气虚者，法当补气，妥善配伍辛温药作用有二，一是辛温宣散有利于气机畅通，兼防滋补药壅滞气机；一是苦降有利于降泄浊气上逆。如方中半夏。

随证加减用药：若津伤甚者，加沙参、生地黄、玉竹，以养肺胃，生津液；若潮热者，加银柴胡、地骨皮，以除虚热；若阴虚胃痛，脘腹灼热，口干，便结，舌红少苔者，加石斛、白芍、糯稻根、海螵蛸，以增加养阴益胃止痛之功。

【方论评议】

综合历代各家对麦门冬汤的论述，应从用药要点、方药配伍和用量比例三个方面进行研究，以此更好地研究经方配伍，用于指导临床应用。

诠释用药要点：方中麦冬滋补阴津，半夏醒脾燥湿、降逆利咽，人参补益中气，粳米、大枣、甘草益气和中。

剖析方药配伍：麦冬与半夏，属于相反相畏配伍，相反者，麦冬滋阴，半夏降逆燥湿，相畏者，半夏制约麦冬滋补浊腻；人参与粳米、大枣、甘草，属于相须配伍，增强补益中气；麦冬与人参、粳米、大枣、甘草，属于相使配伍，阴得气而生，气得阴而化，气阴互化；半夏与人参、粳米、大枣、甘草，属于相反相畏配伍，半夏辛苦制约人参、粳米、大枣、甘草补益壅滞。

权衡用量比例：麦冬与半夏用量比例是7∶1，提示滋阴与燥湿之间的用量调配关系，以治阴虚；人参与粳米、大枣、甘草用量比例是3∶3∶10∶2，以治气虚；半夏与人参、粳米、大枣、甘草用量比例是8∶3∶3∶10∶2，提示辛开苦降与益气之间的用量调配关系，以治气虚气逆。

【药理作用】 本方具有解除支气管平滑肌痉挛、调节支气管腺体分泌、调节呼吸中枢神经、调节水电解质代谢、调节心律、调节内分泌、调节胃肠蠕动、调节周围神经、改善微循环、抗缺氧、抗缺血、抗溃疡、降血压、抗菌、抗炎、抗病毒、抗过敏、保肝利胆、改善肾上腺皮质功能、增强机体免疫功能等作用。

赤小豆当归散

【导读】 ①学用赤小豆当归散应重视当归和赤小豆的用量调配关系。②赤小豆当归散虽是辨治虚湿瘀出血证的重要代表方，但在临床中对脾胃郁热证等也具有良好治疗作用。③学好用活赤小豆当归散的第一步是辨清赤小豆当归散由哪些药物组成：组成赤小豆当归散有2

组药，第1组是利湿药即赤小豆，第2组是活血补血药即当归，从2组药用量深入学习研究即可用活赤小豆当归散。

【方歌】 赤小豆当归散方，血虚血瘀夹湿浊，口眼阴部夹溃疡，治血治湿功效多。

【方药】 赤小豆浸，令芽出，曝干，三升（72 g） 当归十两（30 g）

【用法】 上二味，杵为散，浆水服方寸匕，日三服。

【功用】 利湿补血，活血解毒。

【适应证】

1. 中医病证：①虚湿瘀出血证。大便下血，色鲜红、量多，先血后便，肛门坠胀，或腹痛，大便不畅或硬，舌红、苔薄黄，脉沉或数。②虚寒瘀毒血证。

2. 西医疾病：贝赫切特综合征、女子前阴溃烂、男子阴茎溃烂、渗液性皮肤病、尖锐湿疣、痔疮下血、肾炎、慢性胃炎等临床表现符合虚湿瘀出血证者。

【用药分析】 方中赤小豆利湿解毒排脓、兼以清热止血，当归活血补血、通经利脉。

【用方思路】

1. 赤小豆当归散既是辨治虚湿瘀出血证的重要代表方，又是辨治诸多杂病如脾胃病、肝病、心病、皮肤病等的重要基础方。

2. 方中赤小豆既可泻诸脏腑及营卫之湿热，又可益气利湿；当归既可补血，又可活血。从方中用药用量及调配分析得知，赤小豆当归散的应用并不局限于湿热夹虚瘀出血证，还可用于辨治诸多杂病，如妇科、男科疾病和循环、泌尿、内分泌等系统疾病。

3. 运用赤小豆当归散辨治的病证（无论是心病、脾胃病，还是妇科、男科疾病）以虚湿瘀为主，其治当利湿清热活血止血。

【随证合方】 若夹阳虚，可与黄土汤合方用之；若夹湿热，可与泻心汤合方用之；若夹血热，可与百合地黄汤合方用之。应用时还必须结合病变主次酌情调整方药用量。

【注意事项】 运用赤小豆当归散既要辨清西医之病，又要辨清西医之病属于中医虚湿瘀证。辨西医之病可进一步了解疾病的发展演变及转变规律，辨中医之证可更好地针对西医之病选用赤小豆当归散。

【应用指征】

（1）病者脉数，无热，微烦，默默，但欲卧，汗出，初得之三四日，目赤如鸠眼；七八日，目四眦黑；若能食者，脓已成也，赤小豆当归散主之。（第三　13）

（2）下血，先血后便，此近血也，赤小豆当归散主之。（第十六　16）

【方论】

元·赵以德,《金匮方论衍义》（1368年）: 用赤豆、当归治者，其赤小豆能消热毒，散恶血，除烦排脓，补血脉，用之为君；当归补血，生新，去陈，为佐；浆水味酸，解热毒，疗烦，入血为使也……赤小豆者，能行水湿，解热毒,《梅师方》《必效方》皆用一味以治下血。况是方更有当归者，破宿血，养新血。以名义观之，血当有所归，则不妄行也。

清·李彣,《金匮要略广注》（1682年）: 当归治恶疮而和血。赤豆，心之谷也，色赤，入血分，其性下行，主散血排脓。浆水，即酸泔水也，或云煮粟米饮酿成，能解烦渴，以味酸也；能化滞物，以其米味之变也；亦犹神曲麦芽，既经酿造，能消食耳……血之来路近，故先血后便。《准绳》云:“此由手阳明，随经下行渗入大肠，传于广肠而下者也。”大肠在下，故为近血。当归甘温和血，使气血各有所归。心主血，赤小豆色赤，心中谷也，其性下行，入阴分，故治痢肠澼，而能排脓散血，除湿清热也。

清·张志聪,《金匮要略集注》（1683年）: 此盖经脉营血为病而成内痈也，赤豆当归散主之。豆为水谷而色赤，阴而阳者也，浸令芽出，取其透发阴中之邪。当归芹类，性味辛温，能行散阴中气血之积，用为散者，疏散其阴分血分之壅滞焉……下血先血后便者，阴气不升，而血惟下泄也，故宜赤小豆当归散主之。豆乃肾谷，色赤配心；当归芹类，性味辛温，皆从下而行上者也。故用为散者，以行散血液于上也。夫血虽主于心肾，而资生于中焦水谷之精，故以在中水谷之糟粕，而分血之上下远近焉。故当归得酒良者，助其下而上也。吐血忌当归而宜于苦泄者，盖上逆者宜抑之，而下泄者宜举之也。

清·周扬俊,《金匮玉函经二注》(1687年):其赤小豆能消热毒,散恶血,除烦排脓,补血脉,用之为君;当归补血生新去陈为佐;浆水味酸,解热疗烦,入血为辅使也……以湿热之毒蕴结,不入于经,渗于肠中而下。赤小豆能行水湿,解热毒,梅师方皆用此一味治下血。况有当归破宿养新,以名义观之。血当有所归,则不妄行矣。

清·张璐,《千金方衍义》(1698年):此方专主热毒郁于血脉流入大肠而成狐蜮之候。其脉数,无热知热,不在表而在血也。默默欲卧,热毒伤阴,阴主静也。初得之二三日,目赤如鸠眼,七八日目四眦黄黑,血溢于经不散凝积而为瘀也。脓成则毒从外化,无关于里,故能食也。以赤小豆清热利水,且浸令芽出以发越蕴积之毒,佐当归司统血之权,使不致于散漫也。至于先便后血亦主此方,以清小肠流入大便热毒之源,见证虽异而主治则同也。

清·魏荔彤,《金匮要略方论本义》(1720年):阴阳毒之为病,血病也。血何以为毒?蓄热而毒生也。毒何以有阴阳之分?就其浅深而言之也。蓄热之浅者为阳,蓄热之深者为阴,只在血分论浅深,不合气分判阴阳也。血于何蓄?于藏血者蓄之也……主之以赤小豆当归散。赤小豆,排脓逐水之药也,以当归引入厥阴血分,则血化之脓可以从大便而出。亦同于抵当汤之下蓄血,而为地不同,彼在血海下焦,此在肝脏中焦。脓血去,积热消,而病可除矣,又何有阴阳毒之病乎?阴阳毒者,肝经血热至深至盛,结聚为患,而不化脓,故一发辄不可为也。亦如大疮之起,有脓则生,无脓则死,脓多则易治,脓少则难治。在皮肤之外,与在躯壳之里,其理一也。今既成脓则无毒可蓄矣,如不成脓,其毒乃大。盖邪热盛而正气足则成脓,邪热盛而正气不足则不能成脓。气不足而邪盛,岂非危候乎?

清·尤在泾,《金匮要略心典》(1729年):下血先血后便者,由大肠伤于湿热,而血渗于下也,大肠与肛门近,故曰近血,赤小豆能行水湿解热毒,当归引血归经,且举血中陷下之气也。

清·王子接,《绛雪园古方选注》(1732年):《金匮》云:夏雪,先血后便,此近血也,赤小豆当归散主之。明指脾络受伤,血渗肠间,瘀积于下,故大便未行,而血先下。主之以赤小豆利水散瘀,当归和脾止血。若先便后血,此远血也,黄土汤主之。明指肝经别络之血,因脾虚阳陷生湿,血亦就湿而下行,主之以灶心黄土,温燥而去寒湿。佐以生地、阿胶、黄芩入肝以治血热。白术、附子、甘草扶阳补脾以治本虚。近血内瘀,专力清利,远血因虚,故兼温补,治出天渊,须明辨之。

清·黄元御,《长沙药解》(1753年):治狐蜮脓成,脉数心烦,默默欲卧,目赤眦青,汗出能食。以湿旺木郁,郁而生热,湿热淫蒸,肉腐脓化。赤小豆利水而泻湿热,当归养血而排脓秽也。又治先血后便者。以土湿木遏,郁而生风,疏泄不藏,以致便血。其下在大便之先者,是缘肝血之陷漏,其来近也。赤小豆利水而泻湿热,当归养血而清风木也。

清·黄元御,《金匮悬解》(1754年):下血,先血而后便者,此近血,在大便之下者也。脾土湿陷,肝气抑遏,木郁风动,疏泄失藏,则便近血。赤小豆当归散,小豆利水而燥湿土,当归养血而润风木也……病者脉数,而无表热,郁郁微烦,默默欲卧,自汗常出,此狐蜮之湿旺而木郁者。初得之三四日,目赤如鸠眼,七八日,目之四眦皆黑,以肝窍于目,藏血而胎火,木郁生热,内蒸而不外发,故脉数而身和,木贼土困,故烦郁而欲卧,风木疏泄,故见自汗,邪热随经而走上窍,故目如鸠眼,营血腐败而不外华,故目眦灰黑,此必作痈脓。若能饮食者,脓已成也,以肉腐脓化,木郁松缓,是以能食。赤小豆当归散,小豆利水而泻湿,当归养血而排脓也。

清·徐灵胎,《女科要指》(1759年):赤小豆渗湿热清理营血,当归身养血脉引血归经。为散,浆水调,使湿热钝化,则肠胃清和而血有所归,何便血之不止哉。此清理血分之剂,为湿热下血之专方。

清·陈修园,《金匮要略浅注》(1803年):赤豆发出芽,则能排脓,盖脉乃血从气而化者也。赤豆属血分,而既发出芽,则血从气而外出矣。故以治血从气化之脓，其治先血从便，亦是治痔毒之有脓者也……赤豆发芽排脓，能通血分之毒，故狐蜮有脓者用之，此近血，亦痔漏等，其有脓可知矣，即今脏毒下血也。故用赤豆发芽，以透血分之瘀毒。陈注赤小豆入心清热，于豆之用不明，于近血亦不知是痔漏等之下血矣。循名不责实可乎。

清·朱光被，《金匮要略正义》（1803年）： 湿热不解，非止生虫，必致壅而成痈。如病者脉数，阳邪灼阴，可见阴热内炽，故外无热而微烦，且欲卧汗出，有类少阴，以湿亦阴邪故也。毒气壅甚，不能久待，初见此脉证，三四日而火毒攻冲厥阴，即目赤如鸠眼。至七八日挟湿毒熏蒸阳明，遂目四眦黑。当此之时，肝胃之受伤若是，尚能安谷乎，而竟能食者，知其毒已从脓化，不复蕴结也。故但用赤小豆清湿解毒，当归以排脓和血足矣。按此证若未成脓，必不能食，亦必另用清热托毒方法，凡治疮疡之理皆然。无热，无字疑误，当是发热也……湿热盛于大肠，与血相搏，即聚于肛门之间，故先血后便，病在下焦，乃为近血。赤小豆清血中之湿热，当归引血归经，亦乘机利导之法也。

清·陈元犀，《金匮方歌括》（1811年）： 按：此治湿热侵阴之病，大抵湿变为热则偏重于热，少阴主君火，厥阴主风木，中见少阳相火，病入少阴，故见微烦默默但欲卧等证。病入厥阴，故目赤现出色，目眦黑现出火极似水之色，主以赤豆去湿清热解毒；治少阴之病，当归导热养血；治厥阴之病，下以浆水，以和胃气；胃气与少阴和，则为火土合德；胃气与厥阴和，则为土木无忤，微乎微乎。又按：或谓是狐蜮病，或谓是阴阳毒病，然二者皆湿热蕴毒之病，《金匮》列于二证交界处，即是承上起下法……按：肝为血海，气通胞中，主宣布之权，虚则失其权矣。曰先血后便者，肝失其统，不能下宣，致胞中之血渗入肛门也。近血者，胃接二肠，胞与肠前后，此之最近也。若胃肠受湿热，致伤其气，必通于胞中，而迫血妄行，赤小豆入心清热，解脏毒；当归入肝补虚散郁，能宣其血入于经隧也。

清·王孟英，《温热经纬》（1852年）： 汪按：赤小豆乃赤豆之小种。今药肆以半红半黑之相思子为赤小豆，医者亦多误用。然相思子不能出芽，即此方可证其讹。

清·姚球，《伤寒经解》（1859年）： 赤小豆凉心血而散邪，当归补阴以肾润阴，阴阳和，而邪火必自息矣。

清·郑钦安，《医理真传》（1869年）： 赤小豆当归散一方，乃解毒清热之方也。病人既先血后便，是湿热蕴酿已在大肠，而不在脾胃，大肠血液为热所伤，失其常度。当大便欲出，气机下行，而肠中之血，不啻若沟渠之水，得一团土以赶之，而流行不已也。此方重在赤小豆，以清肠中之湿热，又佐以当归活血行气之品，自然病可立瘳。仲景又立此方于狐蜮门，详《金匮要略》。

清·高学山，《高注金匮要略》（1872年）： 赤小豆味甘，脐黑而色正红。甘则解毒，脐黑则走下焦阴分，色正红则其入血可知。加之浸令芽出，芽性上锐而走气分，与补血之当归相配，明系欲其直走下焦之血分。既补其血，并解其毒，且使之上锐而行提其血中之结气。服以浆水者，浆水味酸性寒，酸则取其入肝，寒则取其解热也。下卷十六篇，下血而在大肠之近处者，亦主此汤，则其从下焦而补之升之清之散之之义，可并见矣……赤豆蔓生，且色红脐黑，蔓生具经络之象，色红则入血分，脐黑则又走下焦者也。浸令芽出者，取芽性之生阳上锐也。仲景之意，以脉之按欲绝者，为下焦气脱血陷之诊，则中取之而弱，轻取之而浮者，但当于下焦之虚处责之可矣。故用赤豆走下焦血分之性，令其芽出而上锐，领补血之当归，直走广肠，而复提血气以上行也。

清·唐宗海，《血证论》（1884年）： 此治先血后便，即今所谓脏毒，与痔疮相似。故用当归以活血，用赤豆色赤入血分，发芽则能疏利血中之结，使血解散，则不聚结肛门。赤豆芽又能化血成脓，皆取其疏利之功，痈脓故多用之。俱用浆水服。

清·戈颂平，《金匮指归》（1885年）： 主赤小豆酸甘，体重下行，浸令芽出，曝干，易重从轻，宣发半里下络中留滞之血；当归辛温有汁，和阳气藏于土中，以运其血。右二味，杵为散，浆水服方寸匕，日三服，象二阴偶阳，布半里下络中留滞之血，从子左开，和于表里也。

近代·曹颖甫，《金匮发微》（1931年）：而赤小豆当归散，要为肠痈正治，语详本条下，兹不赘述。赤小豆去湿，当归以和血，欲使脓去而新血不伤也。由此观之，本条之近血证情，必与肠痈为近，故方治同也。

近代·彭子益，《圆运动的古中医学·金匮方解篇》（1947年）：治先血后便者。木气虚则疏泄盛，故未便而血先下。湿阻木气之病也。当归大补木气，赤小豆泄湿调木也。

治狐𧏾汗出目赤如鸠眼，四眦皆黑者。狐𧏾汗出，木气疏泄。湿热蒸熏，故目赤眦黑。赤小豆除湿调木，当归养木气也。此赤小豆乃红饭豆。

现代·王渭川，《金匮心释》（1982年）：本节说明由于湿热内郁而化脓的狐𧏾病证治。此病属湿热、温毒及部分性病范围。仲景处方赤小豆当归散，本人认为疗效不大，应采取后世新方。从前后文看来，本节可能是疮痈篇诸痈肿节后的脱文，特志于此，以引起《金匮》学者的注意和重视……本节论述湿热便血的证治。仲景处方赤小豆当归散，以赤小豆去湿，当归和血，并引赤小豆行水湿解除热毒。本方也可应用来治疗脏毒、疮疡、肠风下血等病。

现代·刘渡舟，苏宝刚，庞鹤，《金匮要略诠解》（1984年）：治以赤小豆当归散，清热解毒，活血化脓。方中赤小豆渗湿清热，解毒排脓，以散恶血；当归活血养血，去腐生新；浆水清凉解热。三药同用，脓除毒解，热退湿化，其病可愈。

【方论评议】

综合历代各家对赤小豆当归散的论述，应从用药要点、方药配伍和用量比例三个方面进行研究，以此更好地研究经方配伍，用于指导临床应用。

诠释用药要点：方中赤小豆解毒排脓、兼以清热止血，当归活血补血、通经利脉。

剖析方药配伍：赤小豆与当归，属于相使配伍，赤小豆助当归活血消肿，当归助赤小豆解毒排脓。

权衡用量比例：赤小豆与当归用量比例是7∶3，提示解毒排脓与活血补血之间的用量调配关系，以治湿夹瘀毒。

【药理作用】 本方具有增强机体免疫功能、调节胃肠平滑肌蠕动、促进造血功能、促进血小板聚集、抗自由基损伤、抗衰老、抗疲劳、改善微循环、抗溃疡、抗过敏等作用。

赤丸

【导读】 ①学用赤丸应重视半夏和乌头的用量调配关系、半夏和细辛的用量调配关系、茯苓和细辛用量调配关系。②赤丸虽是辨治脾胃阳郁寒饮证的重要代表方，但在临床中对寒痰证等也具有良好治疗作用。③学好用活赤丸的第一步是辨清赤丸由哪些基础方和药物组成：组成赤丸有1个基础方和4组药，基础方是乌头煎，4组药中第1组是温通药即乌头，第2组是降逆化痰药即半夏，第3组是益气利湿药即茯苓，4组温化药即细辛，从1个基础方和4组药用量深入学习研究即可用活赤丸。

【方歌】 赤丸茯苓半乌头，真朱与蜜酒送服，寒气厥逆用细辛，逐寒化饮痰浊除。

【方药】 茯苓四两（12 g） 乌头炮，二两（6 g） 半夏洗，四两（12 g） 细辛一两（3 g）

【用法】 上四味，末之，内真朱为色，炼蜜丸如麻子大，先食酒饮下三丸，日再夜一服；不知，稍增之，以知为度。

【功用】 逐寒散饮，通阳和中。

【适应证】

1. 中医病证：阳郁寒痰证。脘腹疼痛，受凉加剧，脘腹有水声，或便溏，或呕吐清水，手足厥逆，头沉头昏，肢体沉重，舌质淡、苔白腻，脉沉或迟。

2. 西医疾病：慢性胃炎、慢性肠炎、肠结核、结肠炎、肠易激综合征、脉管炎、冠心病心绞痛、慢性阻塞性肺疾病、心血管疾病、肌肉骨关节疾病等临床表现符合阳郁寒痰证者。

【用药分析】 方中乌头温阳逐寒，半夏醒脾燥湿化饮，茯苓健脾益气、渗湿利饮、细辛

七画

温阳化饮、散寒止痛，朱砂宁心安神，酒温通血脉，蜂蜜甘缓益气。

【用方思路】

1. 赤丸既是辨治脾胃寒痰证的重要代表方，又是辨治诸多杂病如脾胃病、心病、肺病、肌肉关节病等的重要基础方。

2. 方中乌头、细辛既是温阳药，又是逐痰药；半夏既是醒脾燥湿药，又是降逆化痰药；茯苓既是益气药，又是利湿化痰药。从方中用药用量及调配分析得知，赤丸的应用并不局限于脾胃寒痰证，还可用于辨治诸多杂病，如消化、循环、呼吸、运动、内分泌等系统疾病。

3. 运用赤丸辨治的病证（无论病变部位在脾胃、在肺或在心）以寒痰为主，其治当温阳化痰。

【随证合方】 若夹热，可与小陷胸汤合方用之；若夹瘀，可与桂枝茯苓丸合方用之；若夹虚热，可与竹叶石膏汤合方用之。

【注意事项】 运用赤丸既要辨清西医之病，又要辨清西医之病属于中医寒痰证。辨西医之病可进一步了解疾病的发展演变及转变规律，辨中医之证可更好地针对西医之病选用赤丸。

【应用指征】 寒气，厥逆，赤丸主之。（第十 16）

【方论】

清·张璐，《伤寒缵论》（1667 年）：故用茯苓、半夏、乌头、细辛、矾、朱，专取相反，激其破阴逐邪之功。

《金匮》赤丸方止四味，妙在乌头、半夏之反激并用。

清·李彣，《金匮要略广注》（1682 年）：故用乌头走表以通行阳气，然必有水饮内蓄，以致阳气不温于手足，故用半夏、茯苓行饮，细辛散水气以去内寒也。

清·张志聪，《金匮要略集注》（1683 年）：寒气逆于上下，则阴阳之气不相顺接，是以厥逆而不知也，宜赤丸主之。乌乃日中之魄，乌头辛热雄烈，能助君火之气，以祛上逆之寒。佐以茯苓，导心气以下降也。细辛辛温香窜，能启发阴中之生阳，以散下逆之寒气。佐以半夏，助阴中阳气以上升。水银乃阴中之真汞，火煅而成朱，有坎离相生之义，故用以为丸，以待上下阴阳之顺接也。

清·周扬俊，《金匮玉函经二注》（1687 年）：然犹恐寒逆特甚，复以朱砂之赤色者，可以镇君火，性重者，可以坠浊阴，名曰赤丸，殆畏水寒之侮火也。

清·魏荔彤，《金匮要略方论本义》（1720 年）：方用茯苓、半夏为君，意在燥土益胃以安逆气也；佐以乌头、细辛，以辛温之性，行实寒之积而欲上冲者；更饮酒以助其温和流行之力，是以温药行气除寒，补胃制逆。于方见胀病之始，凡厥气在下，欲动寒气逆上已见者，俱早用为匡救也，又岂必胀病既成而后求此和平之剂乎！盖此方固为正治，然早服之，收攻未然，反不见曲突徙薪之勋也。

清·尤在泾，《金匮要略心典》（1729 年）：寒气厥逆，下焦阴寒之气，厥而上逆也。茯苓、半夏降其逆，乌头、细辛散其寒，真朱体重色正，纳之以破阴去逆也。

清·黄元御，《长沙药解》（1753 年）：治寒气厥逆。以火虚土败，不能温水，寒水上凌，直犯心君。茯苓、乌头，泻水而逐寒邪，半夏、细辛，降逆而驱浊阴，朱砂镇心君而护宫城也。

清·黄元御，《金匮悬解》（1754 年）：寒气厥逆，寒气在内，手足厥冷也。四肢秉气于脾胃，寒水侮土，四肢失秉，是以厥逆。寒水上凌，心火澌败，是宜泻寒水而护心君。赤丸，茯苓、乌头，泻水而驱寒湿，半夏、细辛，降浊而下冲气，真朱，保护心君而止瘀痛也。

清·徐灵胎，《徐灵胎医书全集》（1759 年）：此方乌头与半夏同剂，用相反以攻坚积沉寒，非妙达先圣至理，不能领会其奥，与胡洽治膈上积，用十枣汤加甘草倍大戟同一妙义。而《普济方》仅用乌头、半夏二味易白凤仙子，黄丹为衣，服七丸，至谷道见血而止其瞑眩之性。可知盖药之相反相恶，不过两毒相激，原非立能伤人，后人以为相反之性，必不可同用，陋哉！

清·陈修园，《金匮要略浅注》（1803 年）：故以乌头、细辛伐内寒，苓、半以下其逆上之痰气。真朱为色者，寒则气浮，故重以镇之，且以护其心也。真朱，即朱砂也。

清·朱光被,《金匮要略正义》(1803年)：此正阴寒从下而上，故至厥逆也。茯苓、半夏从上以降其逆；乌头散寒以治其厥，细辛通足少阴之真阳，引寒邪外散；朱砂护手足少阴之荣气，镇厥逆下趋。为剂小而服法谨严，以辛热走散之品，下虚之人，不可过任也。

日本·丹波元简,《金匮玉函要略辑义》(1806年)：《千金》伤寒神丹丸，治伤寒敕涩，恶寒发热体疼者，即本方，用人参，不用细辛，更有附子，并朱砂凡六味，徐释本条云：此即伤寒论，直中之类也。盖据于《千金》与。

七画

清·陈元犀,《金匮方歌括》(1811年)：按：寒气而至厥逆，阴邪盛也。方中乌头、细辛以温散独盛之寒；茯苓、半夏以降泄其逆上之气，人所共知也，而以朱砂为色，其玄妙不可明言，盖以此品具天地纯阳之正色，阳能胜阴，正能胜邪，且以镇寒气之浮而保护心主，心主之令行，则逆者亦感化而效顺矣。

清·邹澍,《本经疏证》(1832年)：至赤丸治寒气厥逆，乌头之任在茯苓、半夏之下，细辛之上，可知其病由饮作，饮停则阳痹，阳痹则阴逆，阴逆则寒生而厥矣，其用乌头亦不外如右诸方之旨矣。

清·高学山,《高注金匮要略》(1872年)：赤丸温下焦之阳，其主之也，不亦宜乎。乌头为隔年之老阳，较附子之性颇缓，而为下行旁行之品。且附子侧子，俱其所生，老阳之气坚定。性缓，则不致水火相激，而厥逆愈张。下行旁行，则直达肝肾。附侧为其所生，则又能通脏真之气，而生之长之矣。阴气上逆，寒饮必升，故用茯苓淡渗之，且即从小便而下泻其逆也。半夏降上焦之逆，细辛通经络之阳，故用以为佐焉。真朱，即水银所烧之朱而不杂假者。水银为至阴之类，烧以为朱，则色红性重，取直走下焦而通阳气，故内此以为色焉。酒性温而通经，盖温以愈厥，通经以愈逆，故以之为下药之使耳。

清·莫枚士,《经方例释》(1884年)：此与苓甘五味姜辛半夏汤同体，但彼以咳，故用五味，姜；此以厥逆，即用乌头，亦与寒疝乌头煎同义。《外台》将此方去细辛，加人参、附子，名神丹丸，即依《千金》此方加附子也。此方药止四味，而方下云：右六味，各本如此，当是久有脱者，考《千金》，此方有附子二两，射罔如枣大一两，与六味数合。《别录》射罔苦，有大毒，主尸注癥坚，及头中风痹。真朱，近世谓即砚红。然《别录》丹砂下注云：作末者，名真朱。知古以真朱为丹砂，此经当同，为后世朱砂为衣之祖。

清·戈颂平,《伤寒指归》(1885年)：纯黑为乌，黑，水色也；头，阳也，象阳数从子水中生，此乌头命名之义也。乌头气味，较附子辛热尤甚，以乌头二两，生子水中元阳；以茯苓四两，淡通阴土之阴，以细辛一两，温通脉络中幽微处水气；以半夏四两，辛平气味，降逆散结，朱，南方火色也。右四味末之，内真朱为色，象阴数偶阳从午还半里也。炼蜜为丸，乌头性急，以蜜缓之，圆转半里阴土之阴，阴气盛于里，故在未食之前，饮酒下三丸，日再，夜一服，再一举而二也，象阳数得阴从子还半表也，如阴土之阴，不还半表逆于里，稍增之，以阴阳相交表里为度，真朱，即朱砂也。

近代·曹颖甫,《伤寒发微》(1931年)：方用炮乌头二两，茯苓四两（茯苓无真者，惟浙苓为野山所产，但不出省，云南产更少），细辛一两，生半夏四两，朱砂为色，取其多，炼蜜成丸，取其不滑肠，无分量者，但取其足用也。方治重在利水降逆，便可知厥逆由于水寒，即乌头、细辛回阳功用，实亦足以行水而下痰，朱砂含有铁质，足以补血镇心，使水气不得上僭。丸之分量不可知，如麻子大则甚小。每服三丸，日再服夜一服者，欲其缓以留中，使得渐拔病根也。此则用丸之旨也。

近代·彭子益,《圆运动的古中医学·金匮方解篇》(1947年)：治寒气厥逆，手足逆冷者。阳败内寒，故四肢逆冷。附子、细辛回阳温寒，茯苓、半夏除湿气。朱砂护心火也。

现代·刘渡舟，苏宝刚，庞鹤,《金匮要略诠解》(1984年)：本条是论述阴寒痰湿之邪气上逆心胃的证治。然述证简略，以方补正，当有呕吐、厥冷、心悸等证。赤丸有温阳止痛，降逆除痰之功。方中乌头、细辛温阳散寒而止痛，茯苓、半夏温化痰湿，以治心悸；朱砂重镇安神，以护心胸正气。诸药相合，则阳复阴散，厥逆之证可解。《雷公药性赋》认为，乌头反半夏，不能同用，此处仲景两药并用，相反相成，且用量较小，而又以蜜制其悍，故可获良效。

现代·王付,《经方学用解读》(2004年): 脾胃阳郁寒饮证的基本病理病证是脾胃阳气郁滞，寒气相乘脾胃，饮邪肆虐脾胃气机。因此，治疗脾胃阳郁寒湿证，其用方配伍原则与方法应重视以下几个方面。

针对证机选用通阳散寒药：脾胃阳气郁滞而不行，寒气乘机侵袭，寒气内结则又加剧脾胃阳气郁滞，则证以手足不温，脘腹寒冷为主，其治当通阳散寒。在选用通阳散寒药时最好再具有温化寒饮作用。如方中乌头、细辛。

合理配伍燥湿化饮药：脾胃阳气郁滞，脾不得运化水津，胃不得主纳水津，复因水津不得阳气所化而变为水饮，其治当燥湿化饮。如方中半夏。

妥善配伍利湿化饮药：水气内停，阻遏阳气，阳气不得化水，水气进而阻遏脾胃阳气，水气乘机盛于内而又肆虐于脾胃，其治当通达阳气。在选用通达阳气药时最好再具有健脾益气渗湿作用，即通阳不在温，而在利小便。如方中茯苓。

随证加减用药：若呕吐明显者，加陈皮、竹茹、旋覆花，以降逆化饮；若腹中胀痛者，加延胡索、川楝子、枳壳，以行气化饮降泄等。

【方论评议】

综合历代各家对赤丸的论述，应从用药要点、方药配伍和用量比例三个方面进行研究，以此更好地研究经方配伍，用于指导临床应用。

诠释用药要点：方中乌头温阳逐寒，半夏醒脾燥湿化饮，茯苓健脾益气、渗湿利饮，细辛温阳化饮、散寒止痛，朱砂宁心安神，酒温通血脉，蜂蜜甘缓益气。

剖析方药配伍：乌头与半夏，属于相使配伍，乌头助半夏温阳化饮，半夏助乌头温阳逐寒；乌头与细辛，属于相使配伍，乌头助细辛温阳逐寒化饮，细辛助乌头温阳散寒止痛；半夏与茯苓，属于相使配伍，半夏助茯苓利湿化饮，茯苓助半夏燥湿化饮；茯苓与蜂蜜，属于相反相使配伍，相反者，蜂蜜滋补，茯苓渗利，相使者，茯苓助蜂蜜益气缓急，蜂蜜助茯苓益气宁心；蜂蜜与乌头、半夏、细辛，属于相畏配伍，蜂蜜减弱乌头、半夏、细辛之温燥毒性。

权衡用量比例：乌头与半夏用量比例是1∶2，提示逐寒与燥湿之间的用量调配关系，以治寒饮；乌头与细辛用量比例是2∶1，提示逐寒与化饮之间的用量调配关系，以治饮结；半夏与茯苓用量比例是1∶1，提示燥湿与利湿之间的用量调配关系。

【药理作用】 本方具有强心、改善微循环、调节呼吸中枢、调节腺体分泌、解除平滑肌痉挛、保护胃黏膜、抗氧化、抗缺血、增强机体免疫功能、改善心肺肝肾功能、降低血中胆碱酯酶的活性、改善内脏副交感神经、对中枢神经呈双向调节、降低胃张力、降血糖、对平滑肌双向调节、镇静、镇痛等作用。

赤石脂禹余粮汤

【导读】 ①学用赤石脂禹余粮汤应重视赤石脂和禹余粮的用量调配关系。②赤石脂禹余粮汤虽是辨治大肠滑脱证的重要代表方，但在临床中对肾、膀胱不固证等也具有良好治疗作用。③学好用活赤石脂余禹粮汤的第一步是辨清赤石脂余禹粮汤由哪些药物组成：组成赤石脂余禹粮汤有1组药，即收敛固涩药赤石脂、余禹粮，从2味用药用量深入学习研究即可用活赤石脂余禹粮汤。

【方歌】 赤石脂禹余粮汤，大肠滑脱固涩方，下利不止日数行，温涩固脱效非常。

【方药】 赤石脂碎，一斤（48g） 太一禹余粮碎，一斤（48g）

【用法】 上二味，以水六升，煮取二升，去滓。分温三服。

【功用】温涩固脱止利。

【适应证】

1. 中医病证：①大肠滑脱证。下利，便脓血，腹痛喜按，手足不温，肛门下坠，或脱肛，体困身重，舌淡、苔薄，脉沉。②脏腑滑脱证。

2. 西医疾病：肠易激综合征、慢性肠炎、过敏性肠炎、慢性非特异性溃疡性结肠炎、阴道炎、子宫内膜炎、子宫脱垂、早泄、前列腺炎等临床表现符合滑脱不固证者。

【用药分析】方中赤石脂甘涩酸敛、固脱止泻，禹余粮甘涩固脱止泻。

【用方思路】

1. 赤石脂禹余粮汤既是辨治大肠滑脱证的重要代表方，又是辨治诸多杂病如大肠病、膀胱病、男科病、妇科病等的重要基础方。

2. 方中赤石脂、禹余粮既可温固，又可益阴。从方中用药用量及调配分析得知，赤石脂禹余粮汤的应用并不局限于大肠滑脱证，还可用于辨治诸多杂病如消化、内分泌及代谢、泌尿等系统疾病。

3. 运用赤石脂禹余粮汤辨治的病证（无论病变部位在脾胃或在肾）以滑脱为主，其治当固脱益阴。

【随证合方】若夹阳虚，可与桂枝人参汤合方用之；若夹湿热，可与葛根芩连汤合方用之；若夹水气，可与五苓散合方用之。应用时还必须结合病变主次酌情调整方药用量。

【注意事项】运用赤石脂禹余粮汤既要辨清西医之病，又要辨清西医之病属于中医滑脱证。辨西医之病可进一步了解疾病的发展演变及转变规律，辨中医之证可更好地针对西医之病选用赤石脂禹余粮汤。

【应用指征】伤寒，服汤药，下利不止，心下痞硬，服泻心汤已；复以他药下之，利不止，医以理中与之，利益甚；理中者，理中焦，此利在下焦，赤石脂禹余粮汤主之；复不止者，当利其小便。（159）

【方论】

金·成无己,《注解伤寒论》(1144年)：《圣济经》曰：滑则气脱，欲其收也。如开肠洞泄、便溺遗失，涩剂所以收之。此利由下焦不约，与赤石脂禹余粮汤以涩洞泄。下焦主厘清浊，下利者，水谷不分也。若服涩剂，而利不止，当利小便，以分其气。《本草》云：涩可去脱，石脂之涩以收敛之；重可去怯，余粮之重以镇固。

明·许宏,《金镜内台方义》(1422年)：必与赤石脂之涩为君，以固其滑，涩可去脱也。以禹余粮之重镇，固下焦，为臣佐使，重可去怯也。以此二味配合为方者，乃取其固涩以治滑泄也。

明·汪石山,《医学原理》(1525年)：治下焦不约，开肠洞泄。故用赤石脂以止滑脱，禹余粮以除积热。

明·吴昆,《医方考》(1584年)：伤寒下之利不止，病在下焦者，此方主之。下之利不止者，下之虚其里，邪热乘其虚，故利；虚而不能禁固，故不止；更无中焦之证，故曰病在下焦。涩可以固脱，故用赤石脂；重可以镇固，故用禹余粮。然惟病在下焦者可以用之。若病在中焦而误与焉！虚者则二物之寒，益坏中气；实者固而涩之，则邪无自而泄，必增腹胀且痛矣。慎之！

明·方有执,《伤寒论条辨》(1592年)：禹余粮甘、平，消痞硬而镇定其脏腑。赤石脂甘温，固肠虚而收其滑脱。然收滑脱矣，而利仍不止者，膀胱不渗而水谷不分也，利小便者，导其水而厘清之，使腑司各行其所有事也，腑司各行其所有事，则利无余治，而愈可必矣。

明·吴勉学评注，清·张卿子参订,《张卿子伤寒论》(1644年)：《本草》云：涩可去脱。石脂之涩，以收敛之。重可去怯，禹余粮之重，以镇固之。

清·喻嘉言,《尚论后篇》(1648年)：涩可以固脱，故用赤石脂；重可以镇固，故用禹余粮。然惟病在下焦者可以用，若病在中焦而误以为虚者，则二物之气益坏于中，气实者固而涩之，则邪无自而泄，必增腹胀且痛矣。慎之慎之！

清·程应旄,《伤寒论后条辨》(1670年)：余粮、甘草重而缓，以镇定其脏府，石脂涩而固，以敛收其滑脱，使元气不下走，而三焦之阳火，得以上蒸，则亦不必用及理中，而土气当得令矣。

清·柯琴,《伤寒来苏集》(1674年)：利在下焦，水气为患也。唯土能制水。石者，土之刚也。石脂、禹粮，皆土之精气所结。石脂色赤入丙，助火以生土；余粮色黄入戊，实胃而涩肠。虽理下焦，实中宫之剂也。且二味皆甘，甘先入脾，能坚固堤防而平水气之亢，故功胜于甘、术耳。

清·汪琥,《医门法律》(1680年)：成注引《本草》云：涩可去脱，石脂之涩，以收敛之，重可去怯，余粮之重，以镇固之。或问重可以去怯之义，余答云：怯为大肠气馁，馁则不固，故利不止，余粮石脂，皆重剂。一则重而兼能收涩，一则重而专于镇固，收涩镇固，此亦治利之一法也。

清·汪昂,《医方集解》(1682年)：此手阳明药也。涩可去脱，重可达下，石脂、余粮之涩以止脱。重以固下，甘以益气。

清·张志聪,《伤寒论宗印》(1683年)：此三焦不和，而成痞也。夫三焦之气，上下游行，互相交会者也。下利不止，决渎之官，下失其守，下焦惟泄于下，则上焦惟结于上矣。医反固补其中焦，更使其中上固结，而下焦之气不得上交于中，以致下利益甚。故当止涩其下，使下焦之气，得归其部，则上下交通，而三焦和畅矣。石脂甘温重涩，主治肠澼下泄。禹余粮生于池泽，得水气之专精。太乙余粮，生于山谷，得土气之专精。水气平，则决渎之官有所主。土气平，则水谷得以分别矣。复利不止者，当利其小便，小便利则大便硬而下焦固矣。

清·张志聪,《伤寒论集注》(1683年)：《神农本经》太乙余粮、禹余粮各为一种，既云太乙、禹余粮，此方宜于三味，或相传有误。合下三节，皆论三焦不和而为痞。此节言下焦主决渎，次节言上焦主经脉，三节言中焦主中胃。伤寒服汤药者，言外邪已解也；下利不止，心下痞硬者，言胃气空虚而三焦不和也；服泻心汤已，谓上焦之病气已去；复以他药下之，谓中焦之病气已和；尤利不止者，此利在下焦，若医以理中与之，温其中焦则利益甚。夫理中者，理中焦，此利在下焦，必治其下焦而中上皆和，方为有济，其庶乎赤石脂禹余粮汤主之。石性镇坠，主治在下而各有所司，石脂乃石中之脂，气味甘温，主养心气，能调上焦之气而下交者也；太乙余粮得土气之专精而和中焦；禹余粮得水气之专精而和下焦，三焦通畅人即安和。复利不止者，当利其小便，盖下焦主济泌别汁而渗入膀胱，赤石脂禹余粮汤非分别水谷者也，而况理中乎？意谓治三焦者，当审别其上下焉。

清·沈明宗,《伤寒六经辨证治法》(1693年)：此连下焦肾与大肠之气不固，水谷直驱肠间，所以其利益甚。当以石脂、禹粮酸涩，固摄下焦之脱。

清·张璐,《本经逢原》(1695年)：重可以去怯。禹余粮之重，为镇固之剂，手足阳明血分药。其味甘，故治咳逆寒热烦满之病。其性涩，故主赤白带下前后诸病。仲景治伤寒下利不止，心下痞硬，利在下焦，赤石脂禹余粮丸主之，取重以镇痞逆，涩以固脱泄也。抱朴子云：禹余粮丸日再服，三日后令人多气力，负担远行，身轻不饥，即《本经》轻身延年之谓。

清·张璐,《千金方衍义》(1698年)：故用赤石脂、禹余粮固镇其下，则中土自宁，心下之痞自开。较之桃花汤其力倍，专涩、固涩用之妙无逾于此。此方《伤寒论》列之甘草泻心汤下，泻心汤专为胃中空虚，客气上逆，心下痞硬而设。若果胃中空虚与理中汤痞当开矣。服之利反益甚，知利不在中焦而在下焦，下焦乃肾气所司，肾虚不能固蛰封藏，非甘温不能固脱，故长沙但取二味直达下焦，以取专功。倘服之利复不止，又当五苓利其水道，以渗水实脾务也。或心下痞硬满引胁下痛、干呕、短气、汗出、不恶寒，此引在胁下。而痞又属十枣汤证，则与此汤无涉也。

清·郑重光,《伤寒论条辨续注》(1705年)：用理中开痞止利，原不为过，而利益甚，盖屡下伤肾，下焦失守，故用石脂、禹粮固肠虚收滑脱。利仍不止，膀胱者，肾之府也，肾主二便，开窍于二阴，利小便者，令脏腑各司其事也。

清·钱潢,《伤寒溯源集》(1708年)：徐之才曰：涩可去脱，牡蛎、龙骨之属是也。李时珍云：牡蛎、龙骨、海螵蛸、五倍、五味、乌梅、榴皮、诃子、粟壳、莲房、棕灰、石脂皆涩药也，而石脂、禹余粮皆手足阳明经药。石脂气温体重性涩，涩而重，故能收湿固下，甘而温，故能益气调中。中者，肠胃肌肉也。下者，肠澼泄痢也。禹余粮性涩，故主下焦。李先知诗曰：下焦有病人难会，须用余粮、赤石脂是也。时珍又云：脱有气脱、血脱、精脱、神脱，脱则散而不收，故用酸涩温平之药，以敛其耗散。然气者，血之帅也，故气脱当兼以气药，血脱当兼以血药及兼气药，所以桃花汤之立治，又不同也。

清·姚球,《伤寒经解》(1724年)：下焦寒湿利则恶燥，故益甚也。主以赤石脂禹余粮汤，涩以止利，热以祛寒也。利仍不止，湿未除也。当利其小便，小便利，则湿行而愈也。赤石脂性温味涩，禹余粮性热味甘，温热可以祛寒，甘涩可以平湿，湿平寒祛，利自止矣。

清·王子接,《绛雪园古方选注》(1732年)：仲景治下焦利，重用固涩者，是殆以阳明不阖，太阴独开，下焦关闸尽撤耳。若以理中与之，从甲己化土，复用开法，非理也。当用石脂酸温敛气，余粮固涩胜湿，取其性皆重坠，直走下焦，从戊己化土阖法治之。故开太阳以利小便，亦非治法。惟从手阳明拦截谷道，修其关闸，斯为直捷痛快之治。

清·不著撰人,《伤寒方论》(1732年)：论曰：人之腹中各有疆守，管领如郡县，约束如关津，胸乳以上，太阳之分也，阳邪能处之，而病不及下，阳不能使阴病也，故阳邪结胸，拒痛而止硬连心下，其心下胃上，阳分之阴也，阴邪恒据之，而势与不通，故阴邪成痞，则挦饮心下，而腹每雷鸣或下利故能使下利者心居其一，胃为水谷之海，强则能食便坚弱则中失健运，水谷不化，阴邪下流为泄，故能使下利者胃又居其一，大肠为传化之官，得小肠而泌水膀胱，清浊以分，糟粕之不至淖泽而下泄，赖大肠之屈曲关锁也，大肠或为风寒湿热所侵，于是清浊不分，而水谷并出大便，甚则为之开肠，故能使下利者大肠又居其一，肾为胃关，主二便，强则彼此气行，使无妄出，衰则寒滑不禁，或湿热郁利，故能使下利不止者肾又居其一，若此之下利不止心下硬满明信心下水饮下注，用泻心汤治痞法以清致泻之源，不为误也，他药下之，胃以无辜受伤，故利不止，责在中焦，而改用理中，亦非误也，然利不止，岂非下焦受寒，肾不主事乎，故以赤石脂之甘酸大温，禹余粮之甘寒而泄，性复镇重者，以固其下，亦非误也，然利又不止，必利下时湿热混杂，清浊之分失其职矣，故又曰当利小便，以补前方而成完守之功也。

清·黄元御,《伤寒悬解》(1748年)：伤寒，误服寒凉汤药，伤其中气，利下不止，心下痞硬。服泻心汤已，下利未止，谓其中有积热，复以他药下之，阳气脱陷，下利不止。医又意中寒，以理中与之，其利益甚。理中者，但理中焦，此之下利，在于下焦滑脱，何以能止？宜赤石脂禹余粮汤，固下焦之滑脱，利乃可止也。若使复利不止者，必由土湿水停，前窍不通，而后注二肠，当利其小便，水道开而谷道合矣。

清·黄元御,《长沙药解》(1753年)：用之治大肠滑脱，利在下焦者，以其收湿而敛肠也。禹余粮敛肠止泄，功同石脂，长于泻湿，达木郁而通经脉，止少腹骨节之痛，治血崩闭经之恙，收痔瘘失血，断赤白带下。

清·徐灵胎,《伤寒约编》(1759年)：胃虚肠滑，下利不禁，故需此涩脱固下之剂，以挽其下趋之势。石脂色赤入丙，助命火以生土。余粮色黄入戊，实胃土而涩肠。用以治下焦之标，实以培中宫之本也。

清·吴仪洛,《成方切用》(1761年)：《灵枢》曰：水谷者，中成糟粕而俱下于大小肠。而成下焦，渗而俱下，济泌别汁，循下焦而渗入膀利在下焦者，膀胱不渗，而下焦滑脱也。余粮甘平，消痞硬而镇脏腑。石脂甘温收滑脱。乃利仍不止者，膀胱不渗，而水谷不分也。利小便者，导其水而分消之行其所有事也。涩可去脱，重可达下，二物涩以止脱，重以固下，甘以益气。

清·沈金鳌,《伤寒论纲目》(1774年)：

服汤药而利不止，是病犹在胃，以他药下而利不止，则病在大肠矣。石脂余粮汤，所以固脱，利小便，所以分消其湿，此又理下焦之二法也。

清·吴坤安，《伤寒指掌》（1796年）： 此因下药太过，手阳明大肠受伤，关闸不阖，二味涩以固脱也。复利不止，当利其小便，盖分其清浊，则便自坚。

清·陈修园，《伤寒真方歌括》（1803年）： 此利在下焦，非理中汤所能治。二石皆土之精气所结，治下焦之标，实以培中宫之本也。要知此症，土虚而火不虚，故不宜于温补。若温甚而虚不甚者，宜从小便利之。凡草药皆禀乙木之气，土虚之甚者畏之，此凡方以土补土，得同气相求之义，又有炉底补塞之功。

清·邹澍，《本经疏证》（1832年）： 或曰：赤石脂治一源二歧之病，今禹余粮亦复似之。则赤石脂禹余粮汤者，以其性相同而叠用之耶？曰：此盖不然。夫赤石脂缀两气之违，禹余粮化一气之盛，其病原“心下痞硬，下利不止”，已饮汤药，继服泻心，因复攻下，更与理中，并非杂药乱投，实亦循规蹈矩。而痞硬如故，泄利难除，则非因痞而利，乃因利而痞，前此纷纷治法，皆因痞而利之剂，故不效也。盖肺主气而下络大肠，大肠主津而上承肺，肺以津而后能降，大肠以气而后能固。今大肠之津尽下曳无以上供，则肺气壅于中，无以下固，其病不在大肠而何在？故曰：利在下焦也。赤石脂者，黏肺与大肠之不相顾。禹余粮者，钟土气于水中。水中有土，津自上承，津得上承，气自下固，气既下固，痞硬自通，利有仍不止者，则上下之气已联，特下溜之津，或有不受化者，必使从小便去，而小便不利已久，不能以气机转而乍通，故须复利小便，斯彻上彻下，无一处隔碍也。可曰以功相似而叠用之耶？然则小便已阴疼者，犹是水之逆耶，而得用禹余粮丸何也？夫汗者非他，肾之液也，肾之液入于心乃为汗。汗家而重发汗，心气既非能固，肾亦重遭迫劫。恍惚心乱者，心病。小便已阴疼者，肾病。心肾俱病，讵非津液上引，遂成熟路，寻常就下之道，反不顺耶！不谓水气逆而谁谓矣。然则阴疼不于小便前，乃于小便后，何也？夫阴疼于小便前，则为淋证，是溺已至，膀胱道涩而不得出，犹系顺中有阻，不为逆也。惟其津液习于上行，偶得下顺，旋即掣曳而上，此所以为痛，此所以为逆耳。其用禹余粮于水中生土以镇之，犹是既下而复上之意，并不他歧也，故独用焉。且以为丸，并其质服之，精之至，专之至，正以表是物之能矣。

清·吕震名，《伤寒寻源》（1850年）： 伤寒服汤药，下利不止，心下痞硬，服泻心汤已，复以他药下之，利不止，医以理中与之，利益甚。理中者理中焦，此利在下焦，赤石脂禹粮汤主之。复利不止者，当利其小便。此段经文，本已自解明白，利在下焦，关闸尽撤，急当固下焦之脱。石脂余粮固涩之品，性皆重坠，直走下焦，拦截谷道，修其关闸，此以土胜水之法。若复利不止，则又当通支河水道，以杀其下奔之势，而关闸始得完固。

清·费伯雄，《医方论》（1865年）： 利在下焦者，小肠之水不从膀胱化出也。故仲景有“服此汤，复利不止，当利其小便”之训。

清·高学山，《伤寒尚论辨似》（1872年）： 主赤石脂禹余粮汤者，非取涩以固脱也，止因中上二焦之阳位，不宜于阴气，故心下痞塞而硬，下焦之主人纵进于上国，故下焦利不止，是下焦之关锁无主，所患者，不在下脱，而在上浮也，故于温滑重坠之品有取焉。盖温以聚气，滑以渗湿，重坠之义，欲从上中二焦，押还下焦之气，以奠安其地极耳。倘再不止，又因频用下药，推荡性急，不容分别水谷，而水谷并出之机，已成熟路耳。利小便者，水由故道，而后土维宁，禹疏九河之作用也。喻注脂、粮，固下焦之脱。请问下脱者，可用重坠之药固之乎？

清·莫枚士，《经方例释》（1884年）： 此乃塞小肠之法。利在下焦者，有膀胱病，有小肠病，故塞小肠而不愈，易为利膀胱也，所以然者，以小肠中水，不从膀胱化出则痢，非小肠不固，即膀胱不治，二者必居一耳，于蓋利为宜。考《宋本》于此方，禹字上有太一两字。《本经》禹余粮，与太一禹余粮俱列上品。于禹余粮云：甘寒无毒，主咳逆，寒热烦满，下赤白，血闭，癥瘕大热；于太一禹余粮云：甘平无毒，主咳逆上气，癥瘕、血闭，漏下，除邪气，肢节不利，二物功用相近。《别录》但以所出池泽、山谷别之。近世多以禹余粮之精者，为太一禹余粮，当不谬也。李氏入此方于禹余粮下，与《宋本》反，以屡下后胃虚，宜平药，不宜寒药之理推之，则《宋本》长。

清·戈颂平，《伤寒指归》（1907年）：石，禀火土之精气结成，赤石脂，色赤脂润，气味甘平，合禹余粮甘寒质类谷粉，入下焦，培土气以固其阴。曰：复以他药下之，利不止，医以理中与之，利益甚。理中者，理中焦，此利在下焦，赤石脂禹余粮汤主之。复，再也。小便，半里也。再利不止者，主输转半里阴液，顺利半表。石脂、余粮，只能培下焦土气，以固其阴，不能运气输转半里之阴。曰：复利不止者，当利其小便。已上二味，象地数之始，即偶之，以水六升，象阴数得阳变于六。煮取二升，去滓，分三服，象二阴耦阳固于土，以生其阴也。

七画

近代·曹颖甫，《伤寒发微》（1931年）：大肠为水冲激，至于滑疾而不收，是当以收摄为主。赤石脂禹余粮既能泄湿，又复敛肠，若肠中水气无多，利当自愈。其不愈者，必肠中水气甚盛，非用五苓散开其决渎，必不能杀其冲激之力也。

近代·祝味菊，《伤寒方解》（1931年）：本方以赤石脂为主药。其适用标准在伤寒误下，大肠蠕动太过，下利不止，与理中益甚者，故用赤石脂厚胃肠、收脱肛，禹余粮镇定肠之蠕动也。

近代·彭子益，《圆运动的古中医学·伤寒论方解篇》（1947年）：若下利等病已愈，只是心下痞硬，噫气不除。此仅中虚胃逆。参枣炙草补中虚，旋覆花、半夏、赭石、生姜降胃逆也。

中医研究院，《伤寒论译释》（1956年）：赤石脂味酸性温，有收敛功能，禹余粮有固涩作用，并走下焦，此方是涩滑固脱的方剂。

现代·陈亦人，《伤寒论译释》（1958年）：赤石脂、禹余粮，是涩肠固脱的要药，用于大便滑脱不禁很有效果。它不但能固涩下焦，并且也有益于中焦，柯氏所谓治下焦之标，实以培中宫之本，就是这个意思。

现代·安徽中医学院，《伤寒论通俗讲义》（1959年）：本方治疗虚寒滑脱下利的证候。按二石质重性涩，专走下焦，收敛而止泻利。假使泻利非属于虚服不固者，则当慎用。

现代·刘渡舟，《伤寒论诠解》（1983年）：赤石脂禹余粮汤由赤石脂、禹余粮二药组成，二药均属收涩固脱之药，尤对久泄滑脱之证更为适用，即所谓“涩可去脱”之治。柯韵伯曾指出：大肠之不固，仍责在胃，关门之不闭，仍责在脾。此二味皆土之精气所结，能实胃而涩肠，盖急以治下焦之标者，实以培中宫之本也。要之此证是土虚而非火虚，故不宜于姜附。柯氏所言，既明确了本方证与理中汤证的区别，也说明了与桃花汤证的异同。

现代·刘渡舟，聂惠民，傅世垣，《伤寒挈要》（1983年）：赤石脂与禹余粮皆味涩质重，善能固涩下焦，而治滑脱下利。古人认为这两味药还有补益心脾的作用，但与桃花汤相比，其温中去寒的作用则弗能及。

现代·王付，《经方学用解读》（2004年）：大肠滑脱证的基本病理病证是大肠之气不得固守，清气下注而不得固藏。因此，治疗大肠滑脱证，其用方配伍原则与方法应重视以下几个方法。

针对证机选用收敛固涩药：大肠之气滑脱而不得固摄，则证见大便滑脱不禁，其治当收敛固脱。如方中赤石脂、禹余粮。

合理配伍益气固摄药：大肠之所以出现滑脱不禁，是因为大肠之气虚弱而不得固摄，其治一方面要选用收敛固脱，而另一方面还要配伍益气药，以冀大肠之气得补而能行使固守之职。如可在方中配伍白术、人参。

随证加减用药：若滑脱不禁者，加诃子、罂粟壳、乌梅，以收敛止泻；若气虚明显者，加黄芪、升麻，以益气升举；若阳虚者，加补骨脂、吴茱萸，以温阳散寒止泻等。

【方论评议】

综合历代各家对赤石脂禹余粮汤的论述，应从用药要点、方药配伍和用量比例三个方面进行研究，以此更好地研究经方配伍，用于指导临床应用。

诠释用药要点：方中赤石脂甘涩酸敛、固脱止泻，禹余粮甘涩固脱止泻。

剖析方药配伍：赤石脂与禹余粮，属于相须配伍，增强温涩固脱止泻。又，方中用固涩药虽少，但用量且大，若能酌情配伍行气药，则可避免固涩药壅滞。

权衡用量比例：赤石脂与禹余粮用量为相等，提示药效酸敛与甘涩之间的用量调配关系，以治滑脱。

【药理作用】 本方具有调节胃肠平滑肌蠕动、解除胃肠平滑肌痉挛、调节腺体分泌、解除支气管平滑肌痉挛、调节内分泌、调节水液代谢等作用。

杏子汤

【导读】 ①杏子汤的组成药物仅有一味，在临床中单用比较少，为了取得最佳疗效，最好合方应用。②杏子汤虽是辨治肺痰饮水气证的重要代表方，但在临床中对肺气上逆证等也具有良好治疗作用。③学好用活杏子汤的第一步是辨清杏子汤由哪些药物组成：组成杏子汤仅有1味药，其有止咳作用、平喘作用、化痰作用、降气作用、利咽作用，从用药用量深入学习研究即可用活杏子汤。

【方歌】 杏子汤利水消痰，水肿痰饮病可安，咳嗽气喘痰色白，降泄浊逆功效全。

【方药】 杏仁五两（15 g）（编者注：仲景原书无用量，此处为编者所加）

【用法】 上一味，以水八升，煮取三升，温分三服。

【功用】 温肺降逆，通利水道。

【适应证】

1. 中医病证：肺痰饮水气证。咳嗽，胸满，胸闷，气喘，四肢水肿，舌质淡、苔白或腻，脉浮或沉或滑。

2. 西医疾病：慢性阻塞性肺疾病、肺源性心脏病、习惯性便秘、产后便秘等临床表现符合肺痰饮水气证者。

【用药分析】 方中杏仁肃降肺气、通调水道、化痰消肿。

【用方思路】

1. 杏子汤既是辨治肺痰饮水气证的重要代表方，又是辨治诸多杂病如肺病、脾病、心病、肾病等的重要基础方。

2. 方中杏仁肃降泻饮。杏子汤的应用并不局限于肺痰浊证，还可用于辨治诸多杂病，如呼吸、泌尿、循环、内分泌等系统疾病。

3. 运用杏子汤辨治的病证（无论病变部位在肺、在心或在肾）以水气内逆为主，其治既要温化，又要降逆泻水。

【随证合方】 若夹热，可与葶苈大枣泻肺汤合方用之；若夹虚，可与附子粳米汤合方用之。

【注意事项】 运用杏子汤既要辨清西医之病，又要辨清西医之病属于中医水气证。辨西医之病可进一步了解疾病的发展演变及转变规律，辨中医之证可更好地针对西医之病选用杏子汤。

【应用指征】 水之为病，其脉沉小，属少阴；浮者为风，无水虚胀者为气。水，发其汗即已。脉沉者，宜麻黄附子汤；浮者宜杏子汤。（第十四　26）

【方论】

元·赵以德，《金匮方论衍义》（1368年）： 故用麻黄散水，附子治寒。脉浮者，为其水已从肾上逆于肺之标，居于阳矣。变而不寒，于是用杏子汤，就肺中下逆气。注谓未见其方，恐是麻黄杏子石膏甘草汤也。观夫二方，皆发汗散水者也，独在附子、杏仁分表里耳。

清·周扬俊，《金匮玉函经二注》（1687年）： 脉浮者，其水已从肾上逆于肺之标，居于阳矣，变而不寒，于是用杏子汤，就肺中下逆气。注谓未见其汤，恐即麻黄杏子石膏甘草汤，皆发汗散水者，独附子、杏仁分表里耳。

清·魏荔彤，《金匮要略方论本义》（1720年）： 脉沉者，宜麻黄附子汤，则温经散寒之法，一变而为温经祛水，要皆治少阴肾脏阳虚而有邪之善道也。浮者宜杏子汤。余谓浮者为风，仲景自言其证矣。杏子汤之方，内水湿而外风寒。其挟热者，可以用麻杏甘石也；如不挟热者，莫妙于前言甘草麻黄汤加杏子，今谓之三拗汤矣。此又仲景水气病中自叙之法也，何妨于两见而并用之？度亦未失仲景神明之旨也，敢质之高明。

清·陈元犀，《金匮方歌括》（1811年）：客问曰：《金匮水气篇》，杏子汤方阙，诸家注说，疑为麻杏甘石汤，不知是否？犀答曰：非也。麻杏甘石汤，《伤寒论》治发汗后汗出而喘，主阳盛于内也。本节云：水之为病发其汗即已，未云热之为病自汗出也。盖麻杏甘石汤治内蕴化热自汗出之症，此水之为病发其汗为宜，则麻杏甘石汤不可用矣。客又曰：何以知杏子汤方用麻黄而不用石膏乎？余答曰：师云，水病发其汗即已，故知其必用麻黄，而不用石膏矣。夫以石膏质重，寒凉之性能除里热，清肺胃，同麻黄、杏仁降逆镇喘，外则旋转于皮毛，用之退热止汗则可，用之发表驱寒则不可耳。然则此篇师言脉沉小属少阴，用附子温经散寒，主石水之病，即可知脉浮属太阳，用杏子启太阴之气，主正水之病，为变其脉症言之也。恐石膏之凝寒，大有关于脾肾，故不可用焉。高明如徐忠可及二张二程，俱疑为麻杏甘石汤，甚矣，读书之难也，而余以为其即麻黄、杏仁、甘草三味，不知是否，以俟后之学者，客悦而去。

清·高学山，《高注金匮要略》（1872年）：故病水而脉浮者为风水。若不渴而小便自利，及面无光亮者为无水。则此胀系虚胀。虚胀为气，除此症不在例内。余则凡属病水，俱以发汗为正治，而水自已。但脉沉为发根于正石之里水，故宜同用麻黄发汗以去水之外，配附子以壮火之源者，所以消阴翳也。脉浮为风水，风为木邪，肺气起而能胜之，故于麻黄发汗之外，配杏仁以利肺者，是欲以金胜木，而尤欲以燥化胜水也。诸方俱佐甘草者，不特取甘浮为汗剂之助，且所以厚土力而障狂澜之意云尔。

清·唐容川，《金匮要略浅注补正》（1893年）：客问曰：《金匮》水气篇杏子汤方缺，诸家注说，疑为麻杏甘石汤，不知是否。犀答曰：非也。麻杏甘石汤，《伤寒论》治发汗后汗出而喘，主阳盛于内也。本节云：水之为病，发其汗即已。未云：热之为病，自汗出也。盖麻杏甘石汤，治内蕴化热自汗出之证，此水之为病，发其汗为宜，则麻杏甘石汤不可用矣。客又曰：何以知杏子汤方用麻黄，而不用石膏乎？余答曰：师云水病发其汗即已，故知其必用麻黄而不用石膏矣。夫以石膏质重，寒凉之性能除里热、清肺胃，同麻黄杏仁降逆镇喘，外则旋转于皮毛，用之退热止汗则可，用之发表驱寒则不可耳。然则此篇师言脉沉小，属少阴，用附子温经散寒，主石水之病，即可知脉浮属太阳，用杏子启太阴之气，主正水之病，为变其脉症言之也，恐石膏之凝寒，大有关于脾肾，故不可用焉。高明如徐忠可及二张二程，俱疑为麻杏甘石汤，甚矣。读书之难也。余以为，即麻黄、杏仁、甘草三味，不知是否，以俟后之学者。客悦而去。

清·戈颂平，《金匮指归》（1907年）：阳浮半表上，不阖半里下者，关节之气不利，适麻黄苦温，杏子柔润，发扬阴土水气，外利半表。石膏甘寒，甘草甘平，外固阳土之阳，内利半里，曰：浮者，宜杏子汤。

近代·彭子益，《圆运动的古中医学·金匮方解篇》（1947年）：治水病脉浮者。此脉浮必浮而有力，肺热充实。石膏清肺热，杏仁降肺气，麻黄甘草泄水保中也。

现代·刘渡舟，苏宝刚，庞鹤，《金匮要略诠解》（1984年）：方未见。恐是麻黄杏仁甘草石膏汤。风水病由于风邪侵袭肌表，故脉浮而恶风。肺失通调之职，水湿停滞，留于体表四肢关节，故头面浮肿，骨节疼痛。治以杏子汤。方中麻黄开宣肺气，散风湿；杏仁开肺气，利水湿，甘草和中。

近代·赵桐，《金匮述义》（1940年）：魏念庭曰："浮者为风，仲景自言其证矣。杏子汤方，内水湿而外风寒，挟热者，麻杏石甘；不热者，麻草杏仁。"颇有见地。从肺利气行水，从肺达于皮毛。汗皮毛以利肺，利肺即以通水道也。

【方论评议】 方中杏仁肃降肺气、通调水道、化痰消肿。

【药理作用】 本方具有解除气管平滑肌痉挛、调节支气管腺体分泌、抗炎、调节水钠钾代谢、扩张血管等作用。

吴茱萸汤（茱萸汤）

【导读】 ①学用吴茱萸汤应重视吴茱萸和生姜的用量调配关系、吴茱萸和人参的用量调配关系。②吴茱萸汤虽是辨治肝虚寒证的重要代表方，但在临床中对心胃虚寒证等也具有良好治疗作用。③学好用活吴茱萸汤的第一步是辨清吴茱萸汤由哪些药物组成：组成吴茱萸汤有 3 组药，第 1 组是温阳药即吴茱萸、生姜，第 2 组是益气药即大枣、人参，第 3 组是宣降药即吴茱萸、生姜，吴茱萸、生姜既是温阳散寒药又是宣发降泄药，从 3 组药用量深入学习研究即可用活吴茱萸汤。

【方歌】 吴茱萸汤人参枣，生姜用量须牢记，阳明寒呕厥阴逆，温肝暖胃治诸疾。

【方药】 吴茱萸洗，一升（24 g） 人参三两（9 g） 生姜切，六两（18 g） 大枣擘，十二枚

【用法】 上四味，以水七升，煮取二升，去滓。温服七合，日三服（汤剂：水煎服）。

【功用】 温肝暖胃，散寒降逆。

【适应证】

1. 中医病证：①肝胃虚寒证。食谷欲呕，或干呕，吐涎沫，或吞酸，头痛，或颠顶头痛，或胸膈满闷，手足厥冷，或下利，或烦躁，舌淡、苔薄白，脉沉或迟。②脏腑虚寒证。

2. 西医疾病：胃及十二指肠溃疡、幽门梗阻、神经性呕吐、慢性非特异性结肠炎、神经性头痛、冠心病、高血压、痛经等临床表现符合肝胃虚寒证者。

【用药分析】 方中吴茱萸散寒降逆，人参补益中气，生姜温中散寒，大枣补益中气。

【用方思路】

1. 吴茱萸汤既是辨治肝胃虚寒证的重要代表方，又是辨治诸多杂病如肝病、脾胃病、心病、头部疾病等的重要基础方。

2. 方中吴茱萸、生姜既可温阳，又可降逆；人参、大枣既可益气，又可生津。从方中用药用量及调配分析得知，吴茱萸汤的应用并不局限于肝胃虚寒证，还可用于辨治诸多杂病，如精神神经、内分泌、循环等系统疾病。

3. 运用吴茱萸汤辨治的病证（无论病变部位在脾胃或在肝胆）以肝胃虚寒证为主，其治当益气散寒。

【随证合方】 若夹郁，可与四逆散合方用之；若夹热，可与白虎汤合方用之；若夹瘀，可与桂枝茯苓丸合方用之。

【注意事项】 运用吴茱萸汤既要辨清西医之病，又要辨清西医之病属于中医肝胃虚寒证。辨西医之病可进一步了解疾病的发展演变及转变规律，辨中医之证可更好地针对西医之病选用吴茱萸汤。

【应用指征】

（1）食谷欲呕，属阳明也，吴茱萸汤主之；得汤反剧者，属上焦也。（243）

（2）少阴病，吐利，手足逆冷，烦躁欲死者，吴茱萸汤主之。（309）

（3）干呕，吐涎沫，头痛者，吴茱萸汤主之。（378）

【方论】

金・成无己,《注解伤寒论》（1144 年）： 上焦主内，胃为之市，食谷欲呕者，胃不受也，与吴茱萸汤以温胃气。得汤反剧者，上焦不内也，以治上焦法治之。《内经》曰：寒淫于内，治以甘热，佐以苦辛。吴茱萸、生姜之辛以温胃，人参、大枣之甘以缓脾。

元・赵以德,《金匮方论衍义》（1368 年）： 为茱萸能治内寒、降逆，人参补中益阳，大枣缓脾，生姜发胃气，且又散逆止呕；逆气降，胃之阳行，则腹痛消矣。

明・许宏,《金镜内台方议》（1422 年）： 以吴茱萸能下三阴之逆气为君，生姜能散气为臣。人参、大枣之甘缓，能和调诸气者也，故用之为佐使，以安其中也。

明・汪石山,《医学原理》（1525 年）： 治中气不足，胃中虚寒，食谷欲呕。治宜补中温胃可也。经云：寒淫于内，治以甘温，佐以苦辛。是以用人参、甘草以补中，吴茱萸、生姜温胃而止呕。

明・吴昆,《医方考》（1584 年）： 伤寒食谷欲呕者，属阳明也，此汤主之；得汤反剧者，属上焦，此非所宜也。少阴犯真寒，吐

利，手足厥冷，烦躁欲死者，此汤主之。厥阴干呕吐沫，头痛者，亦此汤主之。阳明，胃也。为仓廪之官，主纳水谷，有寒，故令食谷欲呕，吴茱萸汤温之宜矣。若得汤反剧，便非胃中寒，乃是上焦火，宜用凉剂，而吴茱萸非宜矣。少阴犯真寒者，足少阴肾脏中寒，与传来阳证不同也。肾间阴寒盛，则上格乎阳而为吐。经曰：肾主二便。故肾寒则大便不禁而为利，手足得阳而温，受气于内者也；内有阴寒，故令手足厥逆而冷。烦躁者，阴盛格阳，阳气内争，故令阳烦而阴躁，斯其为证亦危矣，故欲死。厥阴者，肝也，寒气内格，故干呕吐沫；厥阴与督脉会于巅，故头痛。吴茱萸辛热而味厚，经曰味为阴，味厚为阴中之阴，故走下焦而温少阴、厥阴；佐以生姜，散其寒也；佐以人参、大枣，补中虚也。虽然，张机氏立是方，以治少阴、厥阴之寒也固矣，不又曰少阴病吐利烦躁四逆者死乎？厥冷之与四逆，无相违也。临病之工，乌可不慎！

明·方有执,《伤寒论条辨》(1592年)：食谷欲呕，胃寒也，故曰属阳明。言与恶寒呕逆不同也。茱萸辛温，散寒下气。人参甘温，固气安中。大枣益胃，生姜止呕。四物者，所以为阳明安谷之主治也。上焦以膈言，亦戒下之意。

明·张卿子,《张卿子伤寒论》(1644年)：《内经》曰：寒淫于内，治以甘热，佐以苦辛。吴茱萸、生姜之辛以温胃，人参、大枣之甘以缓脾。

清·喻嘉言,《尚论篇》(1648年)：吐利厥冷，而至于烦躁欲死，肾中之阴气上逆，将成危候，故用吴茱萸以下其逆气，而用人参、姜、枣以厚土，则阴气不复上干，此之温经兼用温中矣。

清·李中梓,《伤寒括要》(1649年)：脾胃虚寒，则不能纳谷，以参、枣益其不足，以姜、茱煦其中寒，当有速效。若得汤反剧者，属上焦也，火逆于上，食不得入，或小柴胡汤，或黄芩汤，可选用之。

清·张璐,《千金方衍义》(1667年)：吴茱萸汤在阳明例中治食谷欲呕，在《金匮》方中治呕。而胸满专取茱萸下逆气，人参补正气，大枣安中气，生姜去秽气，《千金》加半夏开痰气，小麦通肝气，桂心温血气，甘草和胃气也。

故用萸、桂通阳，姜、半涤饮，人参、甘草扶胃进食，大枣运行脾津，乃大小半夏汤之发源也。

清·程应旄,《伤寒论后条辨》(1670年)：吴茱萸汤，挟木力以益火势，则土得温而水寒却矣，缘此证全类厥阴，非吴茱萸汤，无以蔽其奸也。

吴萸佐生姜而辛散，则头痛可已。人参佐大枣而温补，则吐沫可蠲。添薪接火，火升而水自降之治也。

清·柯琴,《伤寒来苏集》(1674年)：少阴病吐利，烦躁、四逆者死……呕而无物，胃虚可知矣；吐惟涎沫，胃寒可知矣，头痛者，阳气不足，阴寒得以乘之也。吴茱萸汤温中益气，升阳散寒，呕、痛尽除矣……吴萸温中散寒，则吐利可除；人参安神定志，则烦躁可止；姜、枣调和营卫，则手足自温、头痛自瘳矣。

清·罗美,《古今名医方论》(1675年)：仲景救阳诸法，于少阴四逆汤，必用姜、附；通脉四逆汤，加干姜分两，其附子生用；附子汤，又加生附至二枚。所以然者，或壮微阳使外达，或招飞阳使内返，或如断鳌之极，以镇元阳之根柢，此在少阳真阳命蒂，故以回阳为亟也。至其治厥阳，则易以吴茱萸，而并去前汤诸药，独用人参、姜、枣有故。盖人身厥阴肝木，虽为两阴交尽，而九地一阳之真气，实起其中，此谓生阳。此之真气大虚，则三阴浊气直逼中上，不惟本经诸症悉具，将阳明之健运失职，以至少阴之真阳浮露，且吐利厥逆，烦躁欲死，食谷欲呕，种种丛生矣。吴茱萸得东方震气，辛苦大热，能达木郁，又燥气入肝，为能直入厥阴，招其垂绝不升之生阳以达上焦，故必用以为君；而又虑无真元气以为之合，则一阳不徒升也，于是去药之燥渗酸泻与偏阳亢气者，择人参之清和而大任之，以固元和阳为之辅，取姜、枣和胃而行四末。独用人参，当着眼。斯则震、坤合德，木、火、土同气以成一阳之妙用，而足三阴之间，皆成生生之气矣，诸症有不退者乎？盖仲景之法，于少阴重固元阴，于厥阴则重护生气。学者当深思而得之矣。

清·陈尧道，《伤寒辨证》(1678年)：吴茱萸辛热而气厚，专主开豁胸中逆气，经曰：气为阳，气厚为阳中之阳，故能走下焦而温少阴、厥阴。佐以生姜，散其寒也。佐以人参、大枣，补中虚也。

清·汪昂，《医方集解》(1682年)：若少阴证吐利、厥逆，至于烦躁欲死，肾中之阴气上逆，将成危候。肾中阴盛，上格乎阳，而为吐逆。故用吴茱散寒下逆，人参、姜、枣助阳补土，使阴寒不得上干，温经而兼温中也。吴茱萸为厥阴本药，故又治肝气上逆，呕涎头痛。

清·李彣，《金匮要略广注》(1682年)：人参、大枣补虚，吴茱萸、生姜散寒止逆。

清·张志聪，《伤寒论集注》(1683年)：少阴病吐利者，神机不能交会于中土，故上吐而下利；土气内虚不能充达于四肢，故手足逆冷；烦躁欲死者，少阴神机挟寒邪而逆于经脉，心脉不能下交于肾则烦，肾脉不能上通于心则躁，上下经脉之气不交故烦躁欲死。吴茱萸汤主之，吴茱萸具木火之性能温中土而使神机内转，姜、枣、参秉辛甘之味，能补精汁而使经脉流通，神机转而吐利除，经脉通而烦躁宁矣。

干呕者，阳明胃气虚寒也；吐涎沫者，太阴脾气虚寒也，脾气虚寒不能转输其津液，故涎沫反从脾窍而出。夫津液淖泽，上濡空窍，补益脑髓，今涎沫外溢而头痛者，寒气盛而阳气微也。吴茱萸汤主之，茱萸秉木火之气能温中土，人参益胃，大枣补脾，生姜宣达胃气，则土气温和而呕吐自平矣。

清·张志聪，《伤寒论宗印》(1683年)：此经气之寒而入于中胃也。夫阳明居中土，为万物之所归，而经脉荣卫，胃气之所生也。是以在经之寒邪不解，而归于中胃矣。寒入于中而胃气虚冷，故既吐且利也。四肢皆禀气于胃。胃气寒，故手足逆冷也。寒结于中，则少阴水火之气不得上下以交济，是以烦躁欲死也。宜吴茱萸汤，温补中胃，以散寒邪，则阴阳和而烦躁解矣。

干呕、吐涎沫者，足厥阴之脉挟胃，寒邪逆于胃腑也。头痛者，厥阴之经气上巅，阴寒之气上逆也。吴茱萸胎含水火，能温中而散厥阴之寒邪，佐姜枣之辛甘发散，人参之温补调中。

清·张志聪，《金匮要略集注》(1683年)：经气寒凝，不能疏达于上，则反逆于胃而为呕。上气不通，故胸满也。吴茱萸，皮色青绿。花实紫赤，性味辛热具木火相生之气，能温散其土逆。人参补中气以养胃，姜、枣宣土气以和中，胃气和而经脉通，胸满消而呕逆止矣。

清·周扬俊，《金匮玉函经二注》(1687年)：吴茱萸能治内寒降逆，人参补益阳气，大枣缓脾，生姜发越胃气，且散逆止呕，逆气降。胃之阳行，则腹痛消矣，此脾脏阴盛逆胃。与夫肾肝下焦之寒，上逆于中焦而致者，即用是方治之。若不于中焦，其脏久寒者，则以本脏药化之。如厥阴手足厥冷，脉细欲绝，内有久寒者，于当归四逆加吴茱萸、生姜是也。

清·沈明宗，《伤寒六经辨证治法》(1693年)：故用吴茱萸，专驱肝肾之寒而下逆气，人参、姜、枣，温胃补中，俾正气得补而寒自散，吐利烦躁即止矣。

故用人参、大枣、生姜，养胃温中散寒而止呕逆；吴茱萸能降厥阴之气并散寒邪，今之时流，概以吴茱萸治呕，不知治寒耶热耶？

故以人参，专养肺胃，而充胸膈之气；姜、枣宣通营卫；茱萸苦热，善降厥阴寒浊之邪也。

清·汪昂，《汤头歌诀》(1694年)：吴茱萸汤人参枣，重用生姜温胃好，阳明寒呕少下利，厥阴头痛皆能保。吴茱萸一升炮，人参三两，生姜六两，枣十二枚。姜、茱、参、枣，补土散寒。茱萸辛热，能入厥阴，治肝气上逆而致呕利腹痛。

清·钱潢，《伤寒溯源集》(1707年)：故用吴茱萸之辛苦温热，以泄其厥气之逆而温中散寒。盖茱萸气辛味辣，性热而臭臊，气味皆厚，为厥阴之专药，然温中解寒，又为三阴并用之药。更以甘和补气之人参，以补吐利虚损之胃气。又宣之以辛散止呕之生姜，和之以甘缓益脾之大枣，为阴经急救之方也。

清·秦之桢，《伤寒大白》(1714年)：以下皆阴症恶寒之方。厥阴干呕，吐涎沫，恶寒，故以此方主治。痰多，加半夏；气逆，加广皮、藿香、砂仁。

清·魏荔彤，《金匮要略方论本义》(1720年)：仲景先为呕家立治法。呕家多热，而胸满之呕非热也。热气必散，而寒气斯凝，故见胸满而呕，知非热呕而为寒呕必矣。主之以茱萸汤，以吴茱萸之辛温为君，佐以人参、大枣、生姜理脾益气，满消而呕自止，寒散而满自消矣。甚而干呕，或吐涎沫，兼以头痛，似外感而实内伤也。阴寒塞胸，壅滞而头痛，非同发热头痛之义，亦主前方。茱萸温中，生姜散邪，胸膈寒凝之通治也。

清·魏荔彤，《伤寒论本义》(1724年)：主之吴茱萸汤，正治也。何以得汤反剧耶？不知者以为胃热而非胃寒矣。仲师示之曰，此固有热也。而热不在胃脘之中焦，乃在胸膈之上焦，惟其中焦有寒，所以上焦有热，吴茱萸、人参之辛温，本宜于中焦之寒者，先乘于上焦之热，此吴茱萸之所以宜用，而未全宜耳。

清·尤在泾，《金匮要略心典》(1729年)：故以吴茱萸温里散寒为主，而既吐且利，中气必伤，故以人参、大枣，益虚安中为辅也。

故以吴茱萸辛热，入厥阴散寒邪为君，生姜辛温，和胃止呕吐为臣，人参、大枣甘温，助正气养阳气为佐也。

清·王子接，《绛雪园古方选注》(1732年)：吴茱萸汤，厥阴阳明药也。厥阴为两阴交尽，而一阳生气实寓于中，故仲景治厥阴以护生气为重，生气一亏，则浊阴上干阳明，吐涎沫，食谷欲呕，烦躁欲死，少阴之阳并露矣，故以吴茱萸直入厥阴，招其垂绝之阳，与人参震坤合德，以保生气，仍用姜、枣调其营卫，则参、茱因之以承宣中下二焦，不治心肺，而涎沫得摄，呕止烦宁。

吴茱萸汤，治浊气上升而生䐜胀，是亦阴阳反作也。方义宣布五阳，亦用白术、厚朴者，中焦䐜胀，正当以白术温中健脾，厚朴温散和胃，吴萸入肝，官桂入心，干姜入脾，橘红入肺，蜀椒入肾，皆气厚性轻，芳香开发，用以驱散浊阴，有捷于影响之妙。

清·不著撰人，《伤寒方论》(1732年)：凡治病，因食作楚者，概作阳明，此大法也，故食难用饱，饱则微烦之阳明，即为谷瘅。呕属太阳，食谷而呕，即似阳明受寒，故以吴茱萸治胸中逆气满寒，然而增剧则仍是因火，故云属上焦也，明非下焦寒逆之比，所以用吴茱萸为误也。若吐利厥逆，至于烦躁欲死，方是肾中之阴气上逆，故以吴茱萸下逆气，人参姜枣培土，肾气自不能上陵，虽亦温中，实下其逆耳。若干呕吐涎沫，是寒侵厥阴，肝木乘脾土，而阴气逆上，亦用吴茱萸汤泄逆。好古所谓冲脉为病，逆气里急，宜此主之，盖肾肝同一治也，按东垣曰浊阴不将，厥气上逆，咽膈不通，食则令人口开目瞪，阴寒膈塞，气不得上下，此病不已，令人寒中，腹满䐜胀下利，宜以吴茱萸之苦热泄其逆气，用之如神。诸药不可代，则如肝肾浊阴上逆，自能致病于阳明中，即不寒尚能使寒，况原有虚寒者乎，中气果强，自能镇安肾肝，而使其不逆，病分上下，实则联贯，一物而可兼治之，唯吴茱萸为能，故云不可代以他药，观此仲景一方两用之意不晓然哉。

清·黄元御，《伤寒悬解》(1748年)：土败胃逆，则作呕吐，食谷欲吐者，属阳明也。吴茱萸汤，人参、大枣培土而补中，茱萸、生姜温胃而降逆。若得汤反剧者，则由上焦之瘀热，非关中焦之虚寒也。

吐利厥冷，烦躁欲死，则中气颓败，微阳离根矣。吴茱萸汤，人参、大枣，培土而补中，吴茱萸、生姜，温胃而回阳也。

胃气上逆，浊阴涌泛，则生干呕。胃逆肺阻，清气堙郁，则化痰涎。胃逆而胆火升炎，津液涌沸，则沫生焉，譬犹汤沸而沫起也。胃逆而浊阴升塞，头上气滞，故痛生焉。是少阳、阳明之病，而见之厥阴者，肝胆同气也。缘肝脾寒陷，故胆胃冲逆如此，宜吴茱萸汤，参、甘，补中而培土，茱、姜，温寒而降逆也。

清·黄元御，《长沙药解》(1753年)：治阳明伤寒，食谷欲呕者。胃气顺降，则纳而不呕，胃气逆升，则呕而不纳。人参、大枣，培土而补中，吴茱萸、生姜，温胃而降逆也。治厥阴病，干呕，吐涎沫，头痛者。以土虚木郁，中气被贼，胃逆不降，浊气上冲，是以头痛干呕。湿气凝瘀，是以常吐涎沫。人参、大枣，培土而补中，茱萸、生姜，降逆而疏木也。治少阴病，吐利，手足厥冷，烦躁欲死者。以寒水侮土，脾陷胃逆，则吐利兼作。中气亏败，四肢失温，则手足厥冷。坎阳离根，散越无归，则烦躁欲死。人参、大枣，培土而补中，茱萸、生姜，降逆而升陷也。《金匮》治呕而胸满者。以中虚胃逆，浊气冲塞，故呕而胸满。人参、大枣，培土而补中，茱萸、生姜，降逆而泻满也。

清·黄元御,《伤寒说意》(1754 年)：其食谷欲呕者，阳虚而胃逆也。宜吴茱萸汤，人参、大枣，补土而培中，吴萸、生姜，温胃而降逆。若得汤而呕吐反甚者，乃胆胃上逆，而生郁热，当先清其上热也。

清·徐灵胎,《伤寒约编》(1759 年)：吴茱入肝，能温中降逆而散寒；佐以人参，固助元气而止呕吐，则烦躁可宁，姜、枣调和营卫，则阳得敷于四末，而手足自温，何危剧之有哉？此拨乱反正之剂，为少阴伤寒，木火郁伏之专方。

清·杨栗山,《伤寒瘟疫条辨》(1784 年)：吴茱萸辛热而气厚，专司开豁胸中逆气。经曰：气为阳，气厚为阳中之阳，故能走下焦而温厥阴少阴也。臣以生姜散其寒也，佐以参、枣补中虚也。

清·强健,《伤寒直指》(1765 年)：《内经》曰：寒淫于内，治以甘热，佐以苦辛，吴茱萸、生姜之辛以温胃；人参、大枣之甘以缓脾。

清·徐玉台,《医学举要》(1792 年)：吴茱萸汤治阳明少阴二经虚寒之证，仲景以阳明病不能食者名中寒，食谷欲吐，或干呕，或吐涎沫，是胃气虚寒，不能容物也。头痛者，阳明之脉上于头也。仲景以吐利烦躁四逆为少阴死症，今吐利手足厥冷，是专指手掌，与四逆之通冷者迥别。故虽烦躁欲死，究非死症，并用此汤。吴茱辛热，为通阳泄浊之要药，故以为君。人参、姜、枣补益中气，使土有以制水而水不上侵矣。

清·陈修园,《长沙方歌括》(1803 年)：按：方用吴茱萸之大辛大温，以救欲绝之阳。佐人参之冲和以安中气，姜、枣和胃以行四末。师于不治之证不忍坐视，专求阳明，是得绝处逢生之妙。所以与通脉四逆汤、白通加猪胆汁汤三方鼎峙也。《论》云：食谷欲呕者，属阳明也，吴茱萸汤主之。又云：干呕吐涎沫，头痛者，吴茱萸汤主之。此阳明之正方也。或谓吴茱萸降浊阴之气，为厥阴专药，然温中散寒，又为三阴并用之药。而佐以人参、姜、枣，又为胃阳衰败之神方。昔贤所以有“论方不论药”之训也。

清·朱光被,《金匮要略正义》(1803 年)：呕多本乎中虚，然至胸满，是必下焦厥逆之气上冲胸膈所致，以肝主呕逆故也。故以茱萸之辛专走厥阴者，以泄其逆满，而以人参、姜、枣温中养正，共建止呕散逆之殊勋。

清·邹澍,《本经疏证》(1832 年)：于吴茱萸汤重用生姜，可以知生姜能治肝病。于桂枝黄芪五物汤重用生姜，可以知生姜又能治肾病，何者？吴茱萸汤证阳在上而阴在下，“食谷欲呕，吐利干呕，吐涎沫，头痛，呕而胸满”，则阳尽在中不能安于中，且欲上出矣。“手足厥逆，烦躁欲死”，则仅能扰于中，不得达于外矣，所以致此者，非在下阴邪搏之而何？然据于中而不越于上泄于外，可知其阴自肝而不自肾矣。吴茱萸汤首吴茱萸，是导阳下达，然仅导阳下达，而不剿抚其阴，则阳虽下，阴仍得与之敌，是故参、枣所以抚定其阴，生姜则能使阴邪横散，不与阳为敌者也。然则生姜，非治肝，乃散自肝上引之阴邪耳。桂枝黄芪五物汤证，则为阴外裹而在内之阳不振。身体不仁如风痹状，阴邪也。寸口关上微，阳不振也。惟尺中小紧，方知受邪之所，在下而不在上中。桂枝黄芪五物汤，即和营卫驱风寒之桂枝汤，以受邪不在中，而在中气之卫于外者，故易甘草以黄芪，以不头项强痛，身体不仁，则邪非上入而为横束，故倍生姜，倍生姜是不欲其上行下达，欲其横散也。然则生姜非治肾，乃逐在外之阴邪束缚，使肾阳外布耳。于此见凡系阴邪搏阳，当使阴横散，阳乃通畅者，生姜皆能主之。无论在下在上，但在上则任之轻，在下则用之重，遂可辟某药入某经之不广矣。

清·吕震名，《伤寒寻源》（1850年）：此本温胃之方，而亦以通治厥少二阴吐利垂绝之证。盖阳明居中土，食谷欲呕，土受木克，胃气垂败。按吴萸本厥阴药，兹以人参、甘草、大枣奠安中土。而主吴萸温中散寒，以泄土中之木，则呕吐而谷可纳。至少阴病吐利，手足逆冷，烦躁欲死，此因上下交征。胃气随吐利而将败。而厥阴更得侮其所不胜，病本在肾，病机在肺，而主治则在胃。得此剂补火生土，而浊阴自退矣。

清·陈恭溥，《伤寒论章句》（1851年）：吴茱萸汤温中散寒，降浊阴通经脉之方也，凡中土虚寒，阴霾四布，经脉不温者用之。本论《阳明篇》曰：食谷欲呕者，属阳明也，此方主之。得汤反剧者，属上焦也。盖言此方，用以治阳明之寒呕，不足以治阳明之火呕也。又《少阴篇》曰：少阴病，吐利，手足厥冷，烦躁欲死者，此方主之。此则用以温中土，交通心肾之经脉者也。又《厥阴篇》曰：干呕吐涎沫，头痛者，此方主之。此则用以降浊阴，温中土者也。夫气血经脉皆生于中土水谷之精，中土虚寒则气血经脉无所资生，故吐利，厥逆，烦躁，诸证蜂起。浊阴上干清窍，则头痛吐涎，诸证皆作。非吴萸大辛大热之品，不足以治。佐以生姜，辛以宣之。人参大枣，甘以和之。使中胃有权，浊阴降而经脉生矣。

清·姚球，《伤寒经解》（1859年）：阳者，胃脘之阳也。阳虚则胃寒，寒气生浊，浊火上逆，故食谷则呕也。主以吴茱萸汤，下气温中也。得汤反剧，是上焦阳分邪火作呕也。当禁辛温，故服吴茱萸而反甚也。肝属木，木性升，升必从肝，浊火升而吐，故以吴萸、生姜气味辛燥者，一入肝而下气，一入肝而主止吐也。人参、大枣，气味甘和，扶土生金，金旺则能制肝之升，土旺则不受木之贼也。

清·费伯雄，《医方论》（1865年）：吴茱萸辛烈善降，得姜之温通，用以破除阴气有余矣。又恐辛燥太过，耗气劫阴，故用人参、大枣之甘缓以济之，又能补土扶阳，使浊阴不得上干清道，治法更为周到。

清·郑钦安，《伤寒恒论》（1869年）：吴茱萸汤乃治少阴吐利之方，非阳明之正方也。此刻食谷欲呕，乃属阳明，必是胃中邪热弥漫，隔拒上焦，故得吴萸辛燥之品而反剧，可知非虚寒也明甚。原文如此模糊，何不先判明阴阳，而曰“食谷欲呕，喜饮热汤者，可与吴茱萸汤。呕而欲饮冷者，此属上焦有热”？以此推去，方不负立法之意。

清·郑钦安，《医理真传》（1869年）：吴茱萸汤一方，乃温中、降逆，补肝之剂也。夫吴萸辛温，乃降逆补肝之品，逆气降而吐自不作，即能补中。肝得补而木气畅达，即不侮土，又与生姜之辛温同声相应，合大枣之甘，能调胃阳，复得人参甘寒，功专滋养脾阴。二土得补，皆具生机，转运复行，烦躁自然立止。此方重在补肝降逆以安中，中安而上下自定，握要之法，与理中汤意同而药不同也。理中汤浅一层，病人虽吐利，未至烦躁，故酌重在太阴；此方深一层，病人因吐利而至烦躁欲死，烦属心，躁属肾，故知其为少阴病。总由吐利太甚，中土失职，不能交通上下。其致吐之源，却由肝木凌土而成，故仲景主以吴茱萸汤，温肝降逆以安中，是的确不易之法，亦握要之法也。

清·高学山，《伤寒尚论辨似》（1872年）：故以吴茱萸之辛热而降，生姜之辛温而散，扶其中焦之阳，而安辑其下焦阴逆之气，且以人参、大枣之甘温，补其虚耳。若得汤反剧，是增补其中焦欲上之气，而胸分之邪，厌之而不得伸，故愈见格拒而欲呕也，则反剧矣，岂非病在太阳之上焦乎？是宜表散之中，大加半夏为当矣。

以辛苦温降之吴茱萸为君，盖辛以散逆，苦以泄逆，温以顺逆，降以敛逆，然后以甘温之参、姜、大枣，补太阴之气，而使之不受所侮，究之仍不失为温肝温肾之义，斯为神妙耳。

此处闷满，系虚寒之气。上痞阳位之应。夫呕虽有寒热之不同，若呕而胸满，则为寒气乘虚之呕无疑。故君苦温降逆之吴茱萸者，盖苦温，所以除寒；降逆，所以止呕也。然后佐甘温之人参以补其虚。辛温之生姜，以暖其膈。而以甘浮之大枣，上托诸药而至胸分，则满消而呕自愈矣。

清·莫枚士,《经方例释》(1884年)：经曰：辛甘发散为阳。此方辛甘相合，为治呕吐之专方；亦治久寒之专方。吐利谓吐之利者，如下利者称下利也。《伤寒论》当归四逆汤加法，若其人内有久寒者，当归四逆加吴茱萸生姜汤主之，是茱萸、生姜专主久寒也。《要略》温经汤，亦吴茱萸、生姜并用，主妇人少腹寒，就不受胎，是亦上气加吴茱萸，以吴茱萸主寒气上逆故尔。然仲景治久寒有二法，在上焦以此方为主；在下焦，则又用乌头细辛赤石脂丸，治寒气厥逆是也。防己黄芪汤方下亦曰：下有陈寒者，加细辛，此其明证。《肘后卷四》以此方，治食后噫醋及醋心。《千金》亦治噫而酢咽。又治卒心痛方，以此方去参、枣，加豉、酒，煎服。

清·戈颂平,《金匮指归》(1885年)：浊阴逆半里上，呕而胸满者，以吴茱萸大辛大温气味，威烈能冲半里上浊阴，使之须臾下降，生姜辛温化气横行，合茱萸威烈之气，温运半里阴液，使之左开，以人参甘寒，大枣甘平，味浓汁厚，和半表阳气，使之右阖。

清·戈颂平,《伤寒指归》(1885年)：食谷欲呕者，属阳明也。浊阴逆半里上，非威烈气味，不能冲开，以吴茱萸大辛大温，气味威烈，能冲开半里上浊阴，使之须臾下降。生姜辛温，化气横行，能疏泄土气，温通半里阴液，使之左开。以人参甘寒，大枣味浓汁厚，能固半表上阳气，使之阖午。曰：吴茱萸汤主之。剧，甚也。上焦，指半表上阳气也。得汤反呕甚，是无半里上阴逆不降，有半表上阳气不阖，得辛温气味更逆。曰：得汤反剧者，属上焦也。右四味，四字从之，从八，象阴阳气液转运八方，不可聚一方也。以水七升，象阳数得阴复于七。煮取二升，二，阴数也，象一阳举，二阴耦之。去滓，温服七合，日三服，象阳数得阴复于七，阴数得阳开于一也。

脾土浊阴，上逆半里上，非威烈之气，不能冲开，以吴茱萸大辛大温，气味威烈，冲开逆上浊阴，使之须臾下降。生姜辛温，化气横行，疏泄半里土气，使阴液从子左开。人参、大枣味厚汁浓，固半表阳气，从午右阖，阴阳气液交互中土，则不死。

浊阴逆半里上，非威烈气味，不能冲开，以吴茱萸大辛大温，气味威烈，冲半里上浊阴，使之须臾下降。生姜辛温，化气横行，疏泄土气，温通半里阴液，使之左开。以人参甘寒，大枣味浓汁厚，和半表阳气，使之右阖。

清·王旭高,《退思集类方歌注》(1897年)：吴萸、生姜温胃散寒，人参、大枣缓脾益气，亦中焦之治法。吐利而手足厥冷，烦躁欲死，少阴之阳并露矣。吴茱萸为厥阴之主药，上可温胃寒，下可救肾阴，故能统治已伤诸证。

近代·张锡纯,《医学衷中参西录》(1909年)：夫心肾之所以相交者，实赖脾胃之气上下通行，是以少阴他方中皆用干姜，而吴茱萸汤中则重用生姜至六两，取其温通之性，能升能将（生姜善发汗，是其能升，善止呕，是其能降），以开脾胃凝滞之寒邪，是脾胃之气上下通行，则心肾自能随脾胃气化之升降而息息相通也。

近代·曹颖甫,《伤寒发微》(1931年)：所以然者，中阳既虚，则上下隔塞不通，浮阳上扰，因病烦躁。姜附热药，既以中脘隔塞之故不能下达，反以助上隔浮热而增其呕吐，故但宜缓以调之。方中但用温中下气之吴茱萸以降呕逆，余则如人参、姜、枣，皆所以增胃汁而扶脾阳。但使中气渐和，津液得通调上下四傍，而呕吐烦躁当止。水气微者，下利将随之而止。设呕吐烦躁止而下利未止，更用四逆、理中以善其后，证乃无不愈矣。此可于言外体会而得之。

吴茱萸汤，吴茱萸以祛寒而降逆；人参、姜、枣以补虚而和胃，即其病当愈。盖其所以头痛者，起于干呕，气逆而上冲也。其所以吐涎沫者，起于脾胃虚寒，脾虚则生湿，胃寒则易泛也。考吴茱萸辛温，主温中下气，最能散肝脏风寒，故于厥阴寒证为宜也。

近代·曹颖甫,《金匮发微》(1931年)：吴茱萸以降逆散寒，人参、姜、枣以和胃扶脾，但使膈间阳气渐舒，咽中时得噫嗳，或呵欠，或吐出痰涎，则胸满去而呕逆亦止。盖仲师虽言呕而胸满，其实由胸满而呕也。

近代·祝味菊,《伤寒方解》(1931年)：本方以吴茱萸为主药。其适用标准在脾胃虚寒，消化不良，食谷欲呕者，故用吴茱萸温中行气，人参、姜、枣补益胃肠也。太阳病二百五十五条、少阴病三百二十二条、厥阴病三百九十一条皆为吴茱萸汤所主之证。

近代·徐大桂,《伤寒论类要注疏》(1935年)：吴茱萸温中降逆，生姜辛发温散，能开胃壁管窍，以旁通四达。二药相得，得恢复胃气宣降之能，合参、枣则温补功宏，胃气亦盛；阳明中寒，燥气退化，此为正治之法。然阳明以燥气为本，寒气内中，本气消阻，非本篇阳明为病之旨，故不得不首以本经变例书之。

近代·赵桐,《金匮述义》(1940年)：吴萸温肝，参姜枣补脾胃散寒止呕也。

近代·彭子益,《圆运动的古中医学·金匮方解篇》(1947年)：治呕而胸满者。呕而胸满，中虚胃寒而胆逆也。人参、大枣补中，生姜、吴茱萸温寒而降胆胃也。吴茱萸温胃，最益肝胆，最润木气。与干姜专温燥中土有别。如非胆胃寒证，误用萸杀人。又治干呕吐涎沫头痛者。此头痛，乃头顶痛。乃胆经上逆之故。中气虚寒，胆胃寒逆，故此汤主之。吐涎沫胃寒也。

近代·冉雪峰,《冉注伤寒论》(1949年)：此条吴茱萸汤，与上二三〇条麻黄汤，二二四条四逆汤，鼎足而三，皆变中极变推类尽致。麻黄四逆两条，病已转变。此条变而未转，仍属阳阴，尤为关系密切。属阳明，当直擂鼓心，即从阳明治。药治通义，干姜温中，附子温下，吴茱萸温肝，不用姜用萸，胃病治肝，此谓膈治。所以然者，燥从湿化，湿胜则燥从其化，燥胜则湿反其化。本燥屎栏，即是燥化太过，本条又兜转穷到燥化不及。缘阴阳互根进退倚伏，故处处推到变病，着着仍顾到本病。燥虽不及，仍防太过。用吴萸治肝，从振起东方生气着手，只得春生和煦之益，而不受炎烈刚猛之害。经文避开干姜，与《素问》毋翼其胜，毋赞其后义同。方名吴萸，重心即放在其萸。吴萸冲动力大，胃肠式微，得之当可兴奋，为隔治法之超超者。病反加剧，变法变治，夫岂易言。

现代·中医研究院,《伤寒论语释》(1956年)：本方为温暖中焦、降逆止呕的方剂。吴茱萸温中散寒，降逆止呕为君；人参补中；生姜温胃止呕；大枣和脾。

现代·任应秋,《伤寒论语释》(1957年)：清·汪琥(1680年),《伤寒论辨证广注》云："呕为气逆，气逆者必散之，吴茱萸辛苦，味重下泄，治呕为多，兼以生姜又治呕圣药，非若四逆中之干姜，守而不走也，武陵陈氏云，其所以致呕之故，因胃中虚生寒，使温而不补，呕终不愈，故用人参补中，合大枣以为和脾之剂焉。"本方利于慢性胃炎和胃酸过多证，吴茱萸为有效的制酸镇呕药，因以为主。

现代·陈亦人,《伤寒论译释》(1958年)：吴茱萸苦辛而热，气燥入肝，平肝气泄胃浊之功最速，故用为本方主药。佐重量生姜散逆止呕，使胃浊随吴茱萸而下泄。但苦降辛散，有耗散阳和之弊，所以更伍人参、大枣益气同中，庶使萸姜充分发挥平肝泄浊功能，而头痛呕吐皆愈。

现代·安徽中医学院,《伤寒论通俗讲义》(1959年)：本方是补虚温胃散寒的方剂。方用吴茱萸温中降逆，生姜散寒止呕，人参、大枣补中和脾，则呕可止而病可除。此方不仅是阳明中寒用之，凡三阴病的脾胃虚寒、呕吐下利肢冷等证，亦可用此方。

现代·李翰卿,《中国百年百名中医临床家》(1960年)：此为温中补虚、祛寒止呕之方。主治太阴、少阴、厥阴虚寒呕吐(包括干呕，吐涎沫，欲呕)、下利头痛(头顶痛)、烦躁等证。但必须兼有手足厥冷，不喜冷性饮食，脉沉、迟、弦、细、微、弱等现象。吴萸、生姜温中散寒，以治吐利头痛；人参、大枣益气补中，以恢复肠胃之机能。

现代·孙纯一,《伤寒论注释要编》(1960

年）：本方为补虚温胃散寒之剂，吴茱萸温中降逆，生姜散寒止呕，人参大枣补中和脾，此方不但阳明中寒欲呕者用之，凡三阴病脾胃虚寒吐利肢冷等症亦均可用。

现代·刘渡舟，《伤寒论诠解》（1983年）：吴茱萸汤由吴茱萸、人参、生姜、大枣四味药组成。吴茱萸为方中主药，性味辛苦而热，善能暖肝胃而下气降浊；人参、大枣甘温以补益中气，崇土以制木；重用生姜，温胃散寒化饮，以降逆止呕。因此证挟水饮之邪，所以不用甘草之缓恋。

现代·刘渡舟，聂惠民，傅世垣，《伤寒挈要》（1983年）：吴茱萸味苦辛，能入肝胃二经以障寒气之逆；生姜辛温，佐吴萸消饮以止呕吐；人参、大枣甘温，扶虚补中以理脾胃。

现代·王渭川，《金匮心释》（1982年）：本节指出寒凝胸膈呕吐的证治。仲景处方吴茱萸汤，以吴茱萸、生姜散寒降逆，人参、大枣补中益气，和胃扶脾，使膈间气机渐舒，或吐出痰涎，则胸满去而吐逆必止。

现代·刘渡舟，苏宝刚，庞鹤，《金匮要略诠解》（1984年）：本条是论述胃寒凝聚呕吐的证治，由于胃阳不足，寒饮凝聚，阴浊散漫于胸间，故胸满。胃气上逆，则呕。宜吴茱萸汤，温寒止呕。方中吴茱萸、生姜化浊降逆，温阳散寒；人参、大枣温补中阳。诸药相合，可助阳散寒，温中止呕。

现代·王付，《经方学用解读》（2004年）：肝寒气逆证的基本病理病证是寒气袭肝而浊气上逆，肝气虚弱。所以，治疗肝寒气逆证，其用方配伍原则与方法必须重视以下几个方面。

针对证机选用温肝散寒药：寒邪侵袭于肝，肝气为寒气内扰而逆乱于上，则证见肝气上逆之头痛，干呕、吐涎沫，其治当温肝散寒，在选用温肝散寒药时，还要考虑到用温肝散寒药时，最好选用具有降逆作用，从而达到既降逆又散寒。如方中吴茱萸、生姜。

合理配伍补气药：寒气之所以侵袭于肝，是因为肝气夙有不足。因此，在选用温肝散寒药时，必须配伍补益肝气药，以使肝气能够积力抗邪于外，寒气不得内留而消散。如方中人参、大枣。

妥善配伍补血药：肝有寒，其治当温阳散寒。又因肝主藏血，若用温阳药稍有不当，则易伤肝血，故其治最好配伍补肝血药，在选用补血药时，最好具有温肝疏肝作用，以冀取得最佳疗效。如在方中可加当归、柴胡。

随证加减用药：若呕吐明显者，加半夏、陈皮，以理气化湿散寒止逆；若头痛明显者，加蔓荆子、白芷，以散寒通经止痛；若泄泻明显者，加山药、茯苓，以健脾渗利止泻等。

【方论评议】

综合历代各家对吴茱萸汤的论述，应从用药要点、方药配伍和用量比例三个方面进行研究，以此更好地研究经方配伍，用于指导临床应用。

诠释用药要点：方中吴茱萸散寒降逆，人参补益中气，生姜温中散寒，大枣补益中气。

剖析方药配伍：吴茱萸与生姜，属于相使配伍，辛开苦降，温阳散寒；人参与大枣，属于相须配伍，增强补益中气；吴茱萸、生姜与人参、大枣，属于相使配伍，辛甘化阳，益气散寒。

权衡用量比例：吴茱萸与生姜用量比例是4∶3，提示散寒降逆与散寒宣散之间的用量调配关系，以治寒逆；人参与大枣用量比例是3∶10，提示大补与缓补之间的用量调配关系，以治气虚；吴茱萸、生姜与人参、大枣用量比例是8∶5∶3∶10，提示散寒与益气之间的用量调配关系，以治虚寒。

【药理作用】 本方具有保护胃黏膜、抑酸、对抗小肠功能亢进、调节胃肠平滑肌蠕动、保护胃肠黏膜、抗溃疡、调节心律、强心、改善微循环、增强机体免疫能力、调节周围神经、保肝利胆、镇静、抗炎、解热、抗菌、抗病毒、抗过敏等作用。

牡蛎泽泻散

【导读】 ①学用牡蛎泽泻散应重视牡蛎和泽泻的用量调配关系、海藻和蜀漆的用量调配关系。②牡蛎泽泻散虽是辨治膀胱湿热证的重要代表方，但在临床中对三焦湿热证等也具有良好治疗作用。③学好用活牡蛎泽泻散的第一步是辨清牡蛎泽泻散由哪些药物组成：组成牡蛎泽泻散有5组药，第1组是敛阴软坚药即牡蛎，第2组是利湿药即泽泻、商陆根、蜀漆，第3组是软坚利水药即海藻，第4组是益阴利水药即栝楼根，第5组是降利水气药即葶苈子，从5组药用量深入学习研究即可用活牡蛎泽泻散。

【方歌】 牡蛎泽泻散商陆，海藻栝楼葶蜀漆，脏腑湿热或水气，清利散结功效奇。

【方药】 牡蛎熬　泽泻　蜀漆暖水洗，去腥　葶苈子熬　商陆根熬　海藻洗去咸　栝楼根各等份

【用法】 上七味，异捣，下筛为散，更于臼中治之，白饮和，服方寸匕，日三服。小便利，止后服。

【功用】 清热利水，软坚散结。

【适应证】

1. 中医病证：①膀胱湿热证。小便不利，或不通，欲尿不得，少腹疼痛或拒按，或尿时痛甚，身热，小便黄，舌红、苔黄略腻，脉滑或数。②湿热水气证。

2. 西医疾病：肾小球肾炎、肾盂肾炎、急性膀胱炎、黏液性水肿、肝硬化腹水、胸膜炎或腹膜炎之积水、心源性水肿、龟头炎及水肿、子宫内膜炎、盆腔炎、前列腺炎等临床表现符合湿热证者。

【用药分析】 方中牡蛎软坚散结，泽泻利水通淋，蜀漆涤痰化饮，葶苈子泻肺行水，商陆根攻逐水气，海藻软坚利水，栝楼根滋养阴津。

【用方思路】

1. 牡蛎泽泻散既是辨治膀胱湿热证的重要代表方，又是辨治诸多杂病如肾病、肝病、心病、皮肤病、妇科病、男科病等的重要基础方。

2. 方中泽泻、商陆、蜀漆可清利脏腑之湿热；牡蛎既可软坚，又可敛阴；葶苈子既可降气，又可利水；海藻既可软坚，又可利水；天花粉既可益阴，又可化湿。从方中用药用量及调配分析得知，牡蛎泽泻散的应用并不局限于膀胱湿热证，还可用于辨治诸多杂病，如泌尿、内分泌等系统疾病。

3. 运用牡蛎泽泻散辨治的病证（无论病变部位在膀胱、在心或在肝肾）以湿热为主，其治当清热利湿。

【随证合方】 若夹阳虚，可与四逆汤合方用之；若夹瘀，可与蒲黄散合方用之；若夹痰热，可与小陷胸汤合方用之。应用时还必须结合病变主次酌情调整方药用量。

【注意事项】 运用牡蛎泽泻散既要辨清西医之病，又要辨清西医之病属于中医湿热证。辨西医之病可进一步了解疾病的发展演变及转变规律，辨中医之证可更好地针对西医之病选用牡蛎泽泻散。

【应用指征】 大病差后，从腰以下有水气者，牡蛎泽泻散主之。（395）

【方论】

金·成无己,《注解伤寒论》(1144年): 《金匮要略》曰：腰以下肿，当利小便。与牡蛎泽泻散，利小便而散水也。咸味涌泄，牡蛎、泽泻、海藻之咸以泄水气。《内经》曰：湿淫于内，平以苦，佐以酸辛，以苦泄之。蜀漆、葶苈、瓜蒌、商陆之酸辛与苦，以导肿湿。

明·许宏,《金镜内台方义》(1422年): 以牡蛎为君，泽泻、海藻为佐，三味之咸，能入肾而泄水气，以葶苈、商陆为佐，以苦坚之。以瓜蒌根之苦寒，蜀漆之酸寒为使，酸苦以泄其下，而降湿肿也。

明·汪石山,《医学原理》(1525年): 治大病后，脾虚不能制约肾水，以致水溢下焦，自腰下皆肿，小便不利。治宜利小便、散肿、导湿可也。故用牡蛎、泽泻、海藻以泄水气，蜀漆、葶苈、瓜蒌、商陆以导湿肿。

明·方有执,《伤寒论条辨》(1592年): 水气，肌肉肿满而虚浮，盖瘥后新虚，土未强而水无制也，从肿以下而不及上者，水性就下，势之初起，故虽泛滥未至于横溢也，牡蛎、泽泻、海藻，咸以走肾，肾强则水行，葶苈、商陆根，苦以利湿，湿去则肿没，蜀漆辛而能散，故为诸品之佐也，瓜蒌根苦能彻热，本乃蜀漆之使也。

明·吴勉学评注，清·张卿子参订,《张卿子伤寒论》(1644年)：咸味涌泄，牡蛎、泽泻、海藻之咸，以泄水气。《内经》曰：湿淫于内，平以苦，佐以酸辛，以苦泄之，蜀漆、葶苈、瓜蒌、商陆之酸辛与苦，以导肿湿。

清·李中梓,《伤寒括要》(1649年)：大病差后，脾胃气虚，不能制水，归于隧道，故下焦发肿，法当洁净腑。牡蛎、泽泻、海藻之咸以泄水气，蜀漆、葶苈、瓜蒌、商陆之酸辛以导肿湿。

清·张璐,《伤寒缵论》(1667年)：大病差后，脾胃气虚，不能制约肾水。水溢下焦，而腰以下肿，急当利其小便，缓则上逆阳位治无及矣。故用牡蛎、泽泻、海藻之咸，入肾而利水；葶苈、商陆之苦，以入肺而泄气；瓜蒌根之甘苦，蜀漆之酸苦，以泄其下而除肿湿也。

清·汪琥,《伤寒论辨证广注》(1680年)：成注云：咸味涌泄，牡蛎、泽泻、海藻之咸，以泄水气。《内经》曰：湿淫于内平以苦，佐以酸辛以苦泄之，蜀漆、葶苈、瓜蒌、商陆之酸辛与苦以导肿湿。琥按：上成注，犹混杂不明，牡蛎、泽泻、海藻三味之咸，固能入肾而导水，若蜀漆、葶苈、商陆根之苦辛，乃苦以泄其水，辛以散其邪也，又商陆兼酸，酸与苦皆能涌泄，至于瓜蒌根，非泄水之物,《条辨》云：苦能彻热，乃蜀漆之使。大都上方，用以治下焦水热病最宜。

清·张志聪,《伤寒论宗印》(1683年)：大病者，大为邪所伤也。夫天之寒邪，动人本气之水。差后有水气者，寒虽退而水气犹存也。是宜分消而渗泄之。上七味，皆渗上泄下之剂，服之而小便利，水无有不下矣。

清·张志聪,《伤寒论集注》(1683年)：太阳膀胱之津水从下而上，行于肤表，腰以下有水气，则津水不能上行而周遍，故以牡蛎泽泻散主之。牡蛎、泽泻能行水上，瓜蒌根、商陆根能启阴液，性皆从下而上，蜀漆乃常山之苗，从阴出阳，海藻能散水气于皮肤，葶苈能泻肺气而通表，气化水行，其病当愈。

清·沈明宗,《伤寒六经辨证治法》(1693年)：故以泽泻散之；牡蛎咸寒，收阴壮水之正；以泽泻、商陆，峻逐浮水下行；海藻、葶苈，宣通气血二分之壅；瓜蒌根、蜀漆，以清湿壅气分痰热之标，是非真阳衰惫，所以用此峻逐耳。

清·郑重光,《伤寒论条辨续注》(1705年)：差后土未实而水无制也，腰以下有水气者，水渍为肿也。《金匮》曰腰以下肿，当利小便，此定法也。乃用牡蛎、泽泻峻攻，恐阴水上乘阳部，则驱之无及也。

清·钱潢,《伤寒溯源集》(1708年)：牡蛎咸而走肾，得柴胡方能去胁下硬，同渗利则下走水道。泽泻利水入肾，泻膀胱之火，为渗湿之要药。瓜蒌根，解烦渴而行津液，导肿气。蜀漆乃常山苗也，二者功用相同，水在上焦则能吐水，在胁下，则能破其澼，为驱痰逐水必用之药。苦葶苈泄气导肿,《十剂》云：泄可去闭，葶苈、大黄之属，故能去十种水气，下膀胱水，去通身肿胀，疗肺壅喘咳。但有甜苦二种，苦者能导肿泄水，甜者但能清泻肺邪而已。丹溪谓其杀人甚健。李时珍云：肺中水气膹满喘急者，非此不除，肺平水去则止，何至久服杀人，此千古之明辨也。商陆苦寒，沉而降，其性下行，专于行水，治肿满小便不利，赤者同麝香捣烂贴脐，白者入药无毒。海藻咸能润下，寒能泄热引水，故能消瘿瘤结核，除浮肿脚气、留饮湿热，使邪气自小便出也。立方之义，盖以肾为主水之脏，肺为水之化源，故《内经·水热穴论》云：其本在肾，其末在肺，皆积水也。又曰：肾者，胃之关也，关门不利，则聚水而从其类，上下溢于皮肤，故为胕肿，聚水而生病也。

清·姚球,《伤寒经解》(1724年)：大病，湿症也。湿伤于下，差后余邪未解，故腰以下有水气也。牡蛎泽泻散，壮肾祛水也。腰以下肿，当利小便。泽泻、葶苈、商陆，利水也。牡蛎、海藻，咸可壮肾。花粉润肺，以通水道。蜀漆壮神，使水不乘心也。

清·尤在泾,《伤寒贯珠集》(1729年)：牡蛎泽泻散，咸降之力居多，饮服方寸匕，不用汤药者，急药缓用，且不使助水气也。

清·王子接,《绛雪园古方选注》(1732

年）：牡蛎、泽泻名其散者，治湿取重咸也。盖逐水宜苦，消肿宜咸，牡蛎、泽泻、海藻之咸，蜀漆、葶苈、瓜蒌、商陆之酸苦辛，相使相须，结从阴出阳之药也。咸软之，苦平之，辛泄之，酸约之，其性俾归于下，而胜湿消肿。服法用散者，以商陆水煎能杀人也。

清·不著撰人，《伤寒方论》（1732年）：论曰：腰以下有水气，乃阴邪不尽由汗解，故滞而为水也，然人之身半以上为阳，身半以下为阴，阴病极而侵阳，势所必至，故于未侵阳界之时，峻剂以攻之，所谓未济而击之，消缓则有灭趾之虑也，专利小便者，《金匮》曰：腰以下肿，当利小便也。然药止七，不用淡味而咸者取四，甘寒者一，辛平者一，盖阴邪久结必成湿热，坚凝在下，骤难开发，故咸以软坚，寒以清热，利水以渗湿也，蜀漆、瓜蒌根兼导饮而散结，葶苈泄闭气以开水道，谓水非气闭，而不能结耳。

清·吴谦，《医宗金鉴》（1742年）：水停于内，外泛作肿，腰以上者，当汗之，小青龙、越婢是也。腰以下者，当利小便，此方是也。以牡蛎破水之坚，泽泻利水之蓄，海藻散水之泛，瓜蒌根消水之肿，又以蜀漆、苦葶苈、商陆根，辛苦有毒之品，直捣其巢，峻逐水气，使从大、小二便而出。然此方施之于形气实者，其肿可随愈也，若病后土虚，不能制水，肾虚不能行水，则又当别论，慎不可服也。

清·黄元御，《伤寒悬解》（1748年）：病后上虚，不能制水，从腰以下有水气者，肾阴之盛也。牡蛎泽泻散，牡蛎、瓜蒌，清金而泻湿，蜀漆、海藻，排饮而消痰，泽泻、葶苈、商陆，决郁而泻水也。

清·黄元御，《长沙药解》（1753年）：治大病差后，从腰以下有水气者。大病新瘥，汗下伤中，之后脾阳未复，不能行水，从腰以下，渐有水气。牡蛎、瓜蒌，清金而泻湿，蜀漆、海藻，排饮而消痰，泽泻、葶苈、商陆，决州都而泻积水也。

清·陈修园，《长沙方歌括》（1803年）：牡蛎、海藻生于水，故能行水，亦咸以软坚之义也。葶苈利肺气而导水之源，商陆攻水积而疏水之流。泽泻一茎直上，瓜蒌生而蔓延，二物皆引水液而上升，可升而后可降也。蜀漆乃常山之苗，自内而出外，自阴而出阳，所以引诸药而达于病所。又，散以散之，欲其散布而行速也。但其性甚烈，不可多服，故曰小便利止后服。此方用散，不可作汤，以商陆水煮服，杀人。

清·邹澍，《本经疏证》（1832年）：牡蛎泽泻散证，水蓄于下，上焦之气不能为之化，故类萃商陆、葶苈以从上下降，泽泻、水藻以启水中清气上行，瓜蒌、牡蛎则一以上济其清，一以下召其浊，而使之化耳。况瓜蒌牡蛎散证，原系百合病，既历久变渴，又弥久不差，则为上已化而下不化，用瓜蒌生上之阴以和其渴，用牡蛎为下之槖籥，吸已化之阳，使下归而化阴，济上之亢，通下之道，俾溺时得快然，百合病遂净尽无余，又何不可。惟侯氏黑散之治四肢烦重，心中恶寒，不足，是阳气困于内而浮越于四末，既以桂、术、细辛、干姜振作其中阳矣，召四末之阳使归于内者谁耶？则牡蛎之用可知矣。因是识召阳归阴非止一端，凡上为阳，则下为阴，外为阳，则内为阴，均可以是推之者也。

下病者上取，上病者下取。牡蛎泽泻散治腰以下水气不行，必先使商陆、葶苈从肺及肾开其来源之壅，而后牡蛎、海藻之软坚，蜀漆、泽泻之开泄，方能得力。用瓜蒌根者，恐行水之气过驶，有伤上焦之阴，仍使之从脾吸阴，还归于上。与常山之蛇，击其首则尾应，击其尾则首应者不殊也。是故商陆之功，在决壅导塞，不在行水疏利，明乎此则不与他行水之物同称混指矣。

清·吕震名，《伤寒寻源》（1850年）：大病瘥后，从腰以下有水气者，牡蛎泽泻散主之。大病瘥后，津液已伤，而从腰以下有水气，是水蓄于阴分也。水蓄阴分，非咸不降，故以牡蛎、泽泻、海藻咸寒之性，入阴软坚；而加蜀漆以通经隧；葶苈商陆以逐水邪；复以瓜蒌根于润下导滞之中回护津液。为散服者，亦以病后当从缓治也。

清·陈恭溥，《伤寒论章句》（1851年）：牡蛎泽泻散，利气行水，上升外出之方也，凡水著下部，小便不利者用之。本论差后章曰：大病差后，从腰以下有水气者，此方主之。夫曰差后，则病已从汗解矣，盖必其从腰以下不得汗，故寒水之气，著于腰以下。阴气不能自升，则谷气不能下流，出此方以治之。牡蛎、泽泻能引水上行，瓜蒌根能启阴液，商陆根能利水道，海藻散水于皮肤，蜀漆从阴而出外，葶苈所以利肺气，而行治节者也，治节行则水从小便去矣。

清·王孟英,《温热经纬》(1852年)：古云商陆水煎能杀人。华岫云曰：叶氏虽善用古方，然但取其法而并不胶柱，观其加减之妙，如复脉、建中、泻心等类可知。至用牡蛎泽泻散，只取此二味。故案中有但书用某方而不开明药味者，决非尽用原方，必有加减之处，观者以意会之可也。雄按：此论通极，诸方皆当作如是观。

清·高学山,《伤寒尚论辨似》(1872年)：故以镇重之牡蛎，疏泄之泽泻，取其咸寒润下之性，而以之名汤，然后以瓜蒌止渴，蜀漆通气，葶苈去火，商陆逐水，海藻破结，丝丝入扣矣。喻氏谓脾土告困，不能摄水，请问方中有理脾之药否耶？徐氏谓阴邪下从汗解，故滞而为水，试问治阴邪者，宜苦寒酸寒之药否耶？

清·莫枚士,《经方例释》(1884年)：此治痰水之方。大病差后，早食油腻，致生黏痰，因而胃热，关门不利，溺涩蓄水者最宜。何以言之？牡蛎、瓜蒌根,《金匮》百合病，渴不止症专用二味，取其除邪留胃，热生腻致渴之力，则知其能治黏痰也。蜀漆功专破痰，与蛎、瓜相济，去痰尤速。葶苈泻胸中水，商陆泻腹中水，泽泻、海藻皆味咸，即泻肾中之水结，由是三焦之水不能停矣。而牡蛎又能消宿水，故方以牡蛎泽泻名。光绪丁未，余因小便屡涩，日少夜多，又好食肥浓，咯出腻痰，日夜百余口后，遂腰以下脚趺大肿，服此方甚效。惟是七味半，皆峻药，须量病投之。余去商陆，以素大便难，年老病久故。蜀漆善吐疟痰。腰以下水气，恐非所宜。蜀字当为泽字之误。泽漆即大戟苗，正下水之品。

清·戈颂平,《金匮指归》(1907年)：牡蛎味咸气平，合海藻，咸寒气味，固半表上浮外之阳，水聚半表，下半表上阳土液少，以泽泻，甘寒气轻，一茎直，上启泽中水阴之精气，合瓜蒌根，酸甘化阴，起津液于脉中，润胃土之燥，上和其阳，半表，下水聚，半里上阴液不能从子，左运易成痰涎，以蜀漆、葶苈，辛平气味，解在上痰涎，水聚腰下，下为浊水，不能外达肌表为汗，以商陆根，苦寒气味下之。

近代·章太炎,《章太炎先生论伤寒》(1920年)：方中有商路、蜀漆、葶苈，以牡蛎、泽泻、海藻、瓜蒌为佐，较寻常治水药駃利百倍，差后用此而不嫌其峻，岂为刖足伤寒设欤？《肘后备急方》治腰以下至脚有水气者，用猪肾一枚、甘遂一分（一分者四分两之一也）。切猪肾为七脔，取甘遂粉炙入之，病在左，用左肾；病在右，用右肾，左右兼病则用左、右肾。许叔微尝以治肾藏风，服后下脓如水晶数升，此亦牡蛎泽泻散之意也。今治刖足伤寒者用历节方或不效，当取此二方。

近代·何廉臣,《增订伤寒百证歌注》(1928年)：太阳之气，因大病不能周行于一身，气不行而水聚之。今在腰以下，宜从小便利之。牡蛎、海藻生于水，故能利水，亦咸以软坚之义也。葶苈利肺气而导水之源，商陆攻水积而疏水之流，泽泻一茎直上，瓜蒌生而蔓延，二物皆引水液而上升，可升而后可降也。蜀漆乃常山之苗，自内而出外，自阴而出阳，所以引诸药而达于病所，又散以散之，欲其散布而行速也，但其性甚烈不可多服，故曰小便利，止后服。

近代·陆渊雷,《伤寒论今释》(1930年)：牡蛎泽泻散，治实肿阳水，大验，不必腰以下肿，尤不必大病瘥后也，大病瘥后多虚肿，宜参苓术附之类，故钱氏辨之。商陆根治水肿，最为峻快，服之二便畅行，肿亦随消，铃医常以此取一时之效。海藻，今人用治瘰疬，而《本经》亦有下十二水肿之文，盖催促淋巴还流之药也。泽泻、葶苈诸味，皆逐在里之水，本方表里俱治，故为水肿快药。元坚云：此方瓜蒌根，盖取之淡渗，不取其生津。《金匮》治小便不利者有水气，用瓜蒌瞿麦丸，可以相证。而《本草》则曰止小便利。未审何谓（案：盖言治消渴糖尿病也）。《金鉴》云：此方施之于形气实者，其肿可随愈也。若病后土虚不能制水，肾虚不能行水，则又当别论，慎不可服也。

近代·曹颖甫，《伤寒发微》（1931年）：故必用蜀漆、葶苈以泻痰，商陆以通瘀，海藻以破血络之凝结，海藻含有碘质，能清血毒，故疮痈多用之而病根始拔。君牡蛎、泽泻者，欲其降而泄之也。用瓜蒌根者，所以增益水津，欲其顺水而行舟也。此利小便之大法，异于五苓散之不兼痰湿者也。

近代·彭子益，《圆运动的古中医学·伤寒论方解篇》（1947年）：大病已愈之后，从腰以下有水气者，此肺热不能收水。泽泻、葶苈、商陆、海藻、蜀漆以逐水，牡蛎、瓜蒌以清肺热也。

现代·中医研究院，《伤寒论语释》（1956年）：牡蛎味咸走肾，同泽泻、商陆等渗利逐水药配合，使病从小便出，蜀漆能驱痰逐水，葶苈能泄气消肿，瓜蒌根解烦渴。本方是利水消肿峻剂。

现代·任应秋，《伤寒论语译》（1957年）：钱潢云："牡蛎咸而走肾，同渗利，则下走水道，泽泻利水入肾，泻膀胱之火，为渗湿热之要药，瓜蒌根解烦渴而行津液、导肿气。蜀漆能破其澼，为驱痰逐水必用之药，苦葶苈泻气导肿，去十种水气，商陆苦寒，专于行水治肿满，小便不利，海藻咸能润下，使邪气自小便出也。"商陆根和葶苈、泽泻是排水的峻快药，海藻有催促淋巴环流的作用。《医宗金鉴》云："此方施之于形气实者，其肿可随愈也，若病后土虚不能制水，肾虚不能行水，则又当别论，慎不可服也"，这的是经验之谈。

现代·陈亦人，《伤寒论译释》（1958年）：许多注家认为牡蛎泽泻散是逐水之剂，实际并不确切。因为方中没有用芫花、大戟、甘遂等峻攻水邪的药物，可见与十枣汤、大陷胸汤等逐水剂是不同的。方用牡蛎、泽泻、海藻相伍，旨在软坚利水，佐葶苈利肺气而导水之源，商陆破水积而疏水之流，瓜蒌根、蜀漆酸苦相合，泄在下之湿热。正如王晋三所说："咸软之，苦平之，辛泄之，酸约之，其性必归于下而胜湿消肿。"诸药共用，有较强的利水作用。所以方后有"小便利，止后服"的医嘱。但是本方利水，既不同于健脾温阳利水的五苓散，也不同于清热滋阴利水的猪苓汤，而是清泄疏导下焦湿热。本证水壅于下，用葶苈泻肺，是下病上治，有利于水道之通调。用瓜蒌行津液，导肺气，先引水液上升，后使水液下降，所谓"不升则不降也"。据临床报道，本方用于心脏病引起的下肢水肿，有较好的疗效。

现代·安徽中医学院，《伤寒论通俗讲义》（1959年）：本方以牡蛎、泽泻、瓜蒌根软坚利水，清热生津；商陆、海藻，攻水润下，蜀漆、葶苈，破澼泄气逐水，为逐水之峻剂。气虚体弱者，切不可服。

现代·李翰卿，《中国百年百名中医临床家》（1960年）：此导滞清热，治劳复、食复之方。主治伤寒大病瘥后，因过劳或伤食致身热，心烦不眠，心下拒按。但必须根据过劳或伤食的事实，以定劳复、食复或劳而兼食之名称，根据脉象的浮、沉、虚、实决定诸药的运用轻重或取弃标准。因为单纯劳覆没有心下拒按之证，即没有使用枳实的必要。栀子、豆豉清表里之虚热；枳实导肠胃之积滞；大黄推陈致新，通利大便。身热、心烦、腹拒按三种症状缺一则不可使用本方。脉较弱者枳实、大黄宜慎用。

现代·刘渡舟，《伤寒论诠解》（1983年）：牡蛎泽泻散用海藻、牡蛎入肝软坚去水；葶苈子泻肺以利水；商陆根逐水之结，与葶苈子相配，则使上、中、下三焦之水荡然无遗。蜀漆一药，有劫痰破结之效，可开痰水之凝结。本方消痞、软坚、破结、泄水，力量较大，故加花粉生津保阴，同时花粉也有活血脉、清伏热之效。临床用本方治疗肝硬化腹水有效，但其利水退肿的作用较十枣汤为弱。十枣汤泻下逐水，二便俱出；本方泻下作用则为缓。尽管如此，对脾肾气虚，气不化水而水湿内留者，仍应慎用。

现代·刘渡舟，聂惠民，傅世垣，《伤寒挈要》（1983年）：此方泽泻、商陆根泻水利小便以治肿；蜀漆、葶苈开凝利水消痰饮之结；牡蛎、海藻软坚以消痞；瓜蒌根滋润津液而利血脉之滞。

现代·王付,《经方学用解读》(2004年): 膀胱湿热证的基本病理病证是湿热侵袭于下焦；水气充斥于内外。因此，治疗膀胱湿热证，其治用方配伍原则与方法应重视以下几个方面。

针对证机选用软坚利湿药：湿热之邪侵袭于下焦，扰乱气机，气不得气化水津而为水气，水气乘机而充斥于上下内外，其治当软坚利湿。如方中牡蛎、海藻。

合理配伍利水泻湿药：水气蕴结于内，充斥于外，证以肢体沉重或浮肿为主，其治当利水泻湿。如方中泽泻、商陆根、葶苈子、蜀漆。

妥善针对方药组成而用药：水气湿热内结并充斥肆虐于内外，其治当软坚利湿泻湿，可用之稍有不当，则会引起利湿而伤阴津，其治除了针对病变证机而用药外，还要针对方药组成而用药，即妥善配伍育阴生津药，以达到祛邪而不伤正，对此还要重视在配伍育阴生津药时最好再具有化湿作用，以冀方药能发挥最佳治疗作用。如方中瓜蒌根。

随证加减用药：若湿热水气甚者，加滑石、瞿麦，以清热利湿；若下肢肿明显者，加茯苓皮、大腹皮，以行水消肿；若小便热涩痛者，加竹叶、防己，以清热利水等。

【方论评议】

综合历代各家对牡蛎泽泻散的论述，应从用药要点、方药配伍和用量比例三个方面进行研究，以此更好地研究经方配伍，用于指导临床应用。

诠释用药要点：方中牡蛎软坚散结，泽泻利水通淋，蜀漆涤痰化饮，葶苈子泻肺行水，商陆根攻逐水气，海藻软坚利水，瓜蒌根滋养阴津。

剖析方药配伍：泽泻与商陆，属于相须配伍，增强攻逐水气；牡蛎与海藻，属于相使配伍，软坚散结利水；葶苈子与泽泻，属于相使配伍，清泻上下之水气；蜀漆与牡蛎，属于相使配伍，软坚涤水；瓜蒌根与泽泻、商陆，属于相反相畏配伍，相反者，瓜蒌根滋阴，泽泻、商陆利水，相畏者，瓜蒌根制约泽泻、商陆利水伤阴；牡蛎与泽泻，属于相使配伍，软坚泻水。

权衡用量比例：泽泻与商陆用量比例是1∶1，提示泽利与荡涤之间的用量调配关系，以治湿热；牡蛎与海藻用量比例是1∶1，提示敛阴软坚与软坚散结之间的用量调配关系，以治湿结；葶苈子与泽泻用量比例是1∶1，提示降泄与渗利之间的用量调配关系，以治湿结；蜀漆与牡蛎用量比例是1∶1，提示涤痰与软坚之间的用量调配关系，以治湿热蕴结；瓜蒌根与泽泻、商陆用量比例是1∶1∶1，提示敛阴益阴与渗利之间的用量调配关系。

【药理作用】 本方具有抗疟原虫、抗阿米巴原虫、抗钩端螺旋体、抗病毒、抗肿瘤、调节体液平衡、调节酸碱代谢、解热、催吐、对平滑肌所处呈双向调节、利水、扩张毛细血管、解除支气管平滑肌痉挛、抗内毒素、调节内分泌、改善微循环、降压、降血糖、降血脂、降尿酸、改善肾功能、增强机体免疫功能等作用。

皂荚丸

【导读】 ①学用皂荚丸应重视皂荚以蜜为丸。②皂荚丸虽是辨治肺痰浊证的重要代表方，但在临床中对心痰浊证或咽喉痰浊证等也具有良好治疗作用。③学好用活皂荚丸的第一步是辨清皂荚丸由哪些药物组成：组成皂荚丸仅有1味药，其有止咳作用、化痰作用、行气作用、消肿作用，从用药用量深入学习研究即可用活皂荚丸。

【方歌】 痰浊壅肺皂荚丸，咳逆上气不得眠，时时吐浊仅但坐，祛痰利肺睡眠安。

【方药】 皂荚刮去皮，用酥炙，八两（24 g）

【用法】 上一味，末之，蜜丸如梧子大，以枣膏和汤，服三丸，日三夜一服。

【功用】 祛痰利肺，止咳平喘。

【适应证】

1. 中医病证：肺痰浊证。咳嗽，气喘，时时吐浊唾，痰多稠浊，咳痰不爽，胸闷，胸满，气逆，但坐不得眠，苔腻，脉滑。

2. 西医疾病：肺结核、慢性支气管炎、肺炎、慢性支气管哮喘、肺脓肿、肺纤维化、慢性鼻炎、慢性鼻窦炎、慢性咽炎、过敏性皮炎、神经性皮炎等临床表现符合肺痰浊证者。

【用药分析】 方中皂荚气轻宣散、通利气道、荡涤顽痰，蜜、大枣补益肺气。

【用方思路】

1. 皂荚丸既是辨治肺痰浊证的重要代表方，又是辨治诸多杂病如肺病、心病、咽喉病等重要基础方。

2. 方中皂荚攻逐顽痰；蜜、大枣既补气，又润燥。从方中用药用量及调配分析得知，皂荚丸的应用并不局限于肺痰浊证，还可用于辨治诸多杂病，如呼吸、循环、内分泌系统疾病和咽喉病等。

3. 运用皂荚丸辨治的基本病证（无论病变部位在肺、在心或在咽喉）为痰浊，其治既要温化，又要润燥。

【随证合方】 若夹热，可与桔梗汤合方用之；若夹虚，可与甘草干姜汤合方用之。

【注意事项】 运用皂荚丸既要辨清西医之病，又要辨清西医之病属于中医痰浊证。辨西医之病可进一步了解疾病的发展演变及转变规律，辨中医之证可更好地针对西医之病选用皂荚丸。

【应用指征】 咳逆上气，时时吐浊，但坐，不得眠，皂荚丸主之。（第七　7）

【方论】

清·李彣，《金匮要略广注》（1682 年）： 皂荚味辛咸，辛以散肺气，咸以走水气而胜肾邪，枣膏和服，即葶苈大枣泻肺汤之意。

清·张志聪，《金匮要略集注》（1683 年）： 皂荚树皂，故又名乌犀，味辛咸温，辛属金，咸入肾，皂乃水色也。皂有不结实者，树凿一孔，入生铁三五斤，泥封之，即结荚，此木不受金刑，而转以铁为生者，水之木也，故得母金之气以为生。木者，水之子也，能泄水气之上逆，实则泻其子也。木者，土之胜也，能制伐其阜气，求其属以衰之也。是以用皂荚，而制泄其地水阴浊之气上逆也。实者，草木之秋成也。以在土稍秒之实，而得母金之气，是又能导金气以下交也。阴阳交泰，则清浊自分，用以为丸者，宛在中央，而使上下之相交也。用枣膏通中土之逆，制水邪之上行。

清·张璐，《千金方衍义》（1698 年）： 皂荚辛咸，力专去风拔毒，通关利窍，破积攻坚之峻药。稣炙蜜丸润其燥烈，服用枣膏和汤通达脾津，然惟肥盛之人肥痰支塞于窍络，始萌可救者为宜。若溃后脓血过泄及元气瘠薄之人，难胜搜剔者未可轻试，所以《千金》更立苇茎汤、黄昏汤等方，以辅《金匮》之未逮。

清·魏荔彤，《金匮要略方论本义》（1720 年）： 咳逆上气，时时吐浊，但坐不得眠，则较重于喉中水鸡声者矣。声滞者，挟外感之因；唾浊则内伤之故；但坐不得眠，而肺痈之证将成矣。是上焦有热，痰血包裹，结聚成患，不可不急为宣通其结聚，而后可津液徐生，枯干获润也。皂荚丸主之，从缓者治上之道也。皂荚驱风理痹，正为其有余除瘀涤垢之能也。咳逆上气，时时唾浊，胸膈臭恶之痰血已结，容不急为涤荡，使之偷洗不留乎？如今用皂荚澡浴，以除垢腻，即此理也。用丸俾徐徐润化，自上而下，而上部方清。若用汤直泻无余，不能治上部之股凝矣。古人立法诚善哉！此为预治肺痈将成者主治也。

清·尤在泾，《金匮要略心典》（1729 年）： 皂荚味辛入肺，除痰之理最猛，饮以枣膏，安其正也。

清·黄元御，《长沙药解》（1753 年）： 治咳逆上气，时时唾浊，但坐不得眠。以肺胃逆升，浊气郁塞，涎沫胶黏，下无泄路，故时时上唾。身卧则气道愈阻，弥增壅闷，故但坐不得眠。皂荚开闭塞而洗痰涎，通气道而降冲逆也。

清·黄元御，《金匮悬解》（1754 年）： 咳逆上气，时时唾浊，但能坐而不得眠，此肺气之壅闭也。皂荚丸，利气而破壅，故能主之。

清·朱光被，《金匮要略正义》（1803 年）： 吐浊属阳明胃病，何以亦主咳逆上气？以肺被浊阻，清肃之令不行故也。至于但坐不得眠，其为咳逆特甚矣。浊邪不去，清气必不能行，上气亦何由止？惟以皂荚之最滑利者，直走肠胃，泄闭开浊，使逆上之邪，一旦豁然，不亦快乎！然气味太峻，恐伤胃汁，奚用丸以缓之，且合枣膏以保之，方为有制之师也。

清·陈修园，《金匮方歌括》（1811年）：蔚按：痰有固而不拔之势，故用皂荚开其壅闭，涤其污垢，又以枣膏安其胃气，祛邪中不离养正之法。

清·高学山，《高注金匮要略》（1872年）：盖谓咳逆上气之人，时唾浊沫，但可靠坐而不能卧倒者。无论痈与未痈，皆属肺叶外肿，肺管内塞之候。邪气过实，便宜皂荚丸主之。以皂荚之性，外能软坚削形以消肿，内能搜风利窍以通气。蜜丸而兼枣膏和服，取甘缓者，升浮其性于肺中也。

清·莫枚士，《经方例释》（1884年）：救卒死而目闭者方《千金翼》鬼魇不寤，皂荚末一刀圭吹之，能起死人。是此经卒死目闭，即鬼魇也。鬼魇以因言卒死，目闭以症言。又以皂荚五两，捣筛，三年陈醋，和涂口目㖞斜，亦所以治痰也。《本经》皂荚辛咸温，小毒，主风痹，死肌邪气，风头泪出，利九窍，杀精物。《别录》除咳嗽、囊结，可为沐药，不入汤。雷敩云：每荚一两，用酥五钱，反复炙透，擂去子弦。皂言其包荚者，夹也，谓壳也。云荚则不必复言子矣，故但言去皮，不言去子。《本经》云：如猪牙者良，则用今牙皂荚也。《纲目》亦入此方于皂荚中，不入肥皂荚中。《必效》以此方治牙病喘息，云取微利为度，不利再服，是亦下法也。凡皂荚，取不蛀者。

日本·丹波元坚，《金匮玉函要略述义》（1894年）：水饮上迫，脉必带浮，不必拘表证有无，此二方证，均是上焦蓄饮。而以脉浮沉为别者。盖以势之剧易，及水饮上迫，与内结之异耳。

清·戈颂平，《金匮指归》（1907年）：皂荚，辛温性急，能散气道中浊沫，浊逆半里上，阳逆半表上，脾土阴液不生，胃土阴液渐少，无阴和阳，饮以枣膏，助胃土阴液，固其阳也。

近代·陆渊雷，《金匮要略今释》（1934年）：本草，《别录》云：皂荚，疗腹胀满，消谷，除咳嗽囊结（案：当是气管枝囊状扩张）。思邈云：沙牛白羊酥，除胸中客热，益心肺。此方专事涤痰，以皂荚有石碱质故也。然涤荡刺激之力甚大，一日用量，不得过梧子大三丸。老人虚人，更宜审慎。

近代·彭子益，《圆运动的古中医学·金匮方解篇》（1947年）：治咳逆上气，时时唾浊，但能坐不能眠者。此肺家浊气壅闭之病，皂荚利气破壅也。力量太大，慎用。

现代·刘渡舟，苏宝刚，庞鹤，《金匮要略诠解》（1984年）：本证之痰浊有胶固不拔之势，如不迅速扫除，则痰壅气闭，使人闷绝。治以皂荚丸；皂荚涤痰去垢，扫除痰浊，其力最猛；故饮用枣膏使其安胃补脾。用蜜为丸者，以制药悍也；又有生津润肺之效。俾涤痰破结而又不伤正为制方之旨。辨证眼目，在于“但坐，吐浊”四字。

现代·王付，《经方学用解读》（2004年）：肺痰浊证的基本病理病证是痰浊壅滞于肺，肺气不得肃降而上逆。因此，治疗肺痰浊证，其用方配伍原则与方法应重视以下几个方面。

针对证机选用祛痰涤痰药：肺气不得通调水道而变生为痰，痰浊乘机郁结于肺，肺气为痰浊所壅滞而不得宣发肃降，则证见咳嗽，气喘，不得平卧。其治当祛痰利肺。如方中皂荚。

合理配伍补益肺气药：肺主气，痰浊壅肺，其治当祛痰涤痰。可因用祛痰涤痰药多有损伤肺气，肺气被伤，又不利于驱除痰浊，所以其治还要配伍益肺气药，只有有效地配伍益肺药，才能有利于肺气积力抗邪驱邪，才能达到治疗目的。如方中大枣、蜜。

随证加减用药：若痰壅盛者，加半夏、细辛，以温肺燥湿化痰；若气喘明显者，加紫苏子、葶苈子，以降肺止逆等。

【方论评议】

综合历代各家对皂荚丸的论述，应从用药要点、方药配伍二个方面进行研究，以此更好地研究经方配伍，用于指导临床应用。

诠释用药要点：方中皂荚气轻宣散、通利气道、荡涤顽痰。蜜、大枣补益肺气。

剖析方药配伍：蜜与大枣，属于相须配

伍，增强补益中气；皂荚与蜂蜜、大枣，属于相反相畏配伍。相反者，皂荚泻实荡涤顽痰，蜂蜜、大枣益气保肺生津；相畏者，蜂蜜、大枣制约皂荚之燥性。

【药理作用】 本方具有解除支气管平滑肌痉挛、调节支气管腺体分泌、调节水电解质代谢、抗菌、抗病毒、抗炎、抗过敏等作用。

诃梨勒散

【导读】 ①诃梨勒散的组成药物仅有一味，单用有一定局限性，最好能合方应用。②诃梨勒散虽是辨治胃气下泄证的重要代表方，但在临床中对心肾不固证等也具有良好治疗作用。③学好用活诃梨勒散的第一步是辨清诃梨勒散由哪些药物组成：组成诃梨勒散仅有1味药，其有生津作用、固涩作用、乌发作用、行气作用，从用药用量深入学习研究即可用活诃梨勒散。

【方歌】 诃梨勒散治气利，气从胃中直下泄，中气不足伴乏力，顾护胃气功效协。

【方药】 诃梨勒煨，十枚（30 g）

【用法】 上一味，为散，粥饮和，顿服。

【功用】 顾护胃气，收敛中气。

【适应证】

1. 中医病证：①胃气下泄证。气利即气从胃中下泄，直从肛门而出，不能自主控制，无声，四肢困乏，倦怠，或健忘，精神低沉，舌淡、苔薄，脉弱。②滑脱不固证。

2. 西医疾病：肠胃神经症、自主神经功能紊乱，慢性肠炎、痢疾日久不愈、慢性支气管炎、慢性气管炎、肺气肿、心律不齐等临床表现符合胃气下泄证者。

【用药分析】 方中诃梨勒固涩益气。

【用方思路】

1. 诃梨勒散既是辨治胃气下泄证的重要代表方，又是辨治诸多杂病如脾胃病、肺病、心病等的重要基础方。

2. 方中诃子既可固涩，又可益气。诃梨勒散的应用并不局限于胃气下泄证，还可用于辨治诸多杂病，如消化、循环、呼吸等系统疾病。

3. 运用诃梨勒散辨治的病证（无论病变部位在脾胃、在肺或在心）以胃气下泄为主，其治当温涩。

【随证合方】 若夹水气，可与五苓散合方用之；若夹阳虚，可与理中丸合方用之；若夹湿热，可与葛根芩连汤合方用之。

【注意事项】 运用诃梨勒散既要辨清西医之病，又要辨清西医之病属于中医胃气下泄证。辨西医之病可进一步了解疾病的发展演变及转变规律，辨中医之证可更好地针对西医之病选用诃梨勒散。

【应用指征】 气利，诃梨勒散主之。（第十七 47）

【方论】

明·吴昆，《医方考》（1584年）： 肠胃虚寒，滑泄腹痛者，此方主之。虚寒者，中气虚而生内寒也；滑泄者，土虚不足以防水也；腹痛者，湿淫而木气抑也。寒者温之，故用附子、肉桂；滑者涩之，故用诃子、肉蔻；抑者疏之，故用青皮。

清·李彣，《金匮要略广注》（1682年）： 诃梨勒性敛涩，能温胃固肠，粥饮和者，假谷气以助胃，顿服者，二味并下，更有力也。

清·张志聪，《金匮要略集注》（1683年）： 肺主气，肺气下陷于肠中，而为气利也。诃梨勒性味苦温，主破结气而通利津液，实大肠而止肠澼下利。气化而小便通，肠实则下利止。

清·魏荔彤，《金匮要略方论本义》（1720年）： 气利，诃梨勒散主之。诃梨勒有通有塞，通以下涎液，消积食，破结气，涩以固肠脱。仲景取之，亦通塞互用之意也。此喻氏嘉言之解方义，亦可能尽其旨矣。

清·尤在泾，《金匮要略心典》（1729年）： 气利，气与屎俱失也，诃黎勒涩肠而利气，粥饮安中益肠胃，顿服者，补下治下，制以急也。

清·黄元御，《金匮悬解》（1754年）： 气利，即前所谓下利气也。以肝脾湿陷，二气郁塞，木遏风动，疏泄不藏，而为下利。利而隧道梗涩，气块喧鸣而不调畅，是谓气利。诃黎勒散，行滞气而收滑陷也。

清·徐灵胎,《杂病证治》(1759年)：诃子肉味涩性收，专司秋金之令，入肺、大肠二经，以奏涩肠收肺之效。盖肺旺则气藏而分布有常，肺虚则气泄而收摄无度。一味成方，为散和饮，矢气有不止，下痢有不瘳者乎。此收涩之剂，为下痢矢气之专方。

清·陈修园,《金匮要略浅注》(1803年)：此以诃黎勒味涩性温，反固肺与大肠之气，何也？盖欲大肠之气，不从后泄，则肺旺木平，气走膀胱，使小便自利，正为此通则彼塞，不用淡渗药，而小便自利之妙法也。

清·朱光被,《金匮要略正义》(1803年)：气利，非前所云下利气也。上条肺气邪结而痛，此条肺气下脱而但利也。诃黎勒性涩，最能固气，故主之。

清·陈元犀,《金匮方歌括》(1811年)：按：气利者，肺气下脱，胃肠俱虚，气陷屎下，急用诃黎勒涩肠胃以固脱，又用粥饮扶中以转气，气转而泻自止耳。

清·戈颂平,《伤寒指归》(1885年)：主诃梨勒散，粥饮和顿服。取酸涩气温，敛其气，布于上，毋使下泄也。

清·周扬俊,《金匮玉函经二注》(1687年)：诃黎勒有通有涩，通以下涎，消宿食，破结气；涩以固肠脱；佐以粥饮引肠胃，更补虚也。

近代·黄竹斋,《伤寒论集注》(1925年)：人之疾病由饮食不节，致肠胃积滞而成者，常十之八九。故古人养生方，长服多消导之药。所以使腠理无壅滞，九窍不闭塞，而气血自调畅也。后人每喜用滋腻之品以为补益之方，致气壅邪滞，盖由未达此理也。本方三味皆利气行滞之物，蜜丸酒服，使血分之气，亦无滞也。

近代·陆渊雷,《金匮要略今释》(1934年)：诃梨勒治气利，唐以前医书无所见。苏颂《图经》称张仲景乃在要略既出之后，即据要略为说，故林亿等疑本方非仲景方也。此药主消痰下气，乃通利药,《近效》云：大便涩，《广济》云：利多减服，明其有微利之效。今人以为收涩药，殆非。据化验所得，其主要成分为没食子酸及单宁酸，入胃能凝固胃中之胃蛋白酶 Pepsin 及蛋白，又能收缩胃黏膜而减其分泌，此即所谓消痰矣。入肠能收缩肠黏膜及其微血管，使分泌减而下利差，又以其通利之力，排出肠内容物，使不至停留发酵，此其所以治气利数。

近代·赵桐,《金匮述义》(1940年)：诃黎勒，敛肺气不利小便之利也，真止大便而真止也。止大便即所以通小便，此通彼塞，彼通此塞，气利、阴吹可悟于心矣。

近代·彭子益,《圆运动的古中医学·金匮方解篇》(1947年)：治气利者。木气为湿所滞，故下利而放屁。诃藜勒行滞达木也。

现代·王渭川,《金匮心释》(1982年)：本节指出肠滑气利的治法。病人放屁时，大便随之外出，是气虚不固所致，与三十一节不同。仲景处方诃梨勒散，以温涩固脱。本人考证，仲景时代，诃梨勒尚未进口，所以本节非仲景原作，而是宋人所增。

现代·刘渡舟，苏宝刚，庞鹤,《金匮要略诠解》(1984年)：本条论虚寒气利的证治。由于中气下陷，肠虚不固，每见矢气时大便可随之而出，故病名为“气利”。治宜诃梨勒散，温涩固肠，以止气利。方中诃梨勒消化饮食，健脾宽中，涩肠固脱；粥饮和服，则有补益胃肠之功。

现代·王付,《经方学用解读》(2004年)：胃气下泄证的基本病理病证是胃气不得固护于内，气不得内守而下泄。因此，治疗胃气下泄证，其用方配伍原则与方法应重视以下几个方面。

针对证机选用固护胃气药：胃气虚而不得固护于内，其浊气不当降泄而降泄，降泄太过则更戕伐胃气，其治当固护胃气。如方中诃子。

合理配伍补气药：胃气下泄的主要病理特征之一是胃气虚而不得固守，其治当补益胃气，胃气得补则有利于胃气固护于内。如在方中加人参、黄芪等。

随证加减用药：若中气虚弱者，加升麻、黄芪，以益气升举；若气从下泄甚者，加罂粟壳、禹余粮，以收敛固涩等。

【方论评议】 诃梨勒固护胃气，收敛中气，止泄止利，善治胃气下泄证。

【药理作用】 本方具有抗菌、抗病毒、解除胃肠平滑肌痉挛、调节胃肠神经、抗氧化、调节胃肠平滑肌蠕动、保护胃肠黏膜、抗溃疡等作用。

附子汤

【导读】 ①学用附子汤应重视附子和人参的用量调配关系、人参和白术的用量调配关系、白术和芍药的用量调配关系。②附子汤虽是辨治肾阳虚寒湿证的重要代表方，但在临床中对心脾阳虚湿浊证等也具有良好治疗作用。③学好用活附子汤的第一步是辨清附子汤由哪些基础方和药物组成：组成附子汤有 1 个基础方和 3 组药，基础方是头风摩散，3 组药中第 1 组是温阳药即附子，第 2 组是益气药即白术、人参，第 3 组是利湿药即茯苓，第 4 组是补血敛阴药即芍药，从 4 组药用量深入学习研究即可用活附子汤。

【方歌】 附子汤参苓术芍，身体疼痛手足寒，妊娠宫寒夹腹痛，温暖阳气效非凡。

【方药】 附子炮，去皮，破八片二枚（10 g） 茯苓三两（9 g） 人参二两（6 g） 白术四两（12 g） 芍药三两（9 g）

【用法】 上五味，以水八升，煮取三升，去滓。温服一升，日三服。

【功用】 温暖肾阳，驱逐寒湿。

【适应证】

1. 中医病证：①肾阳虚寒湿证。身体疼痛，骨节疼痛，手足寒冷，口中和，脉沉。②妊娠宫寒证。

2. 西医疾病：风湿性关节炎、类风湿关节炎、风湿热、心脏病水肿、慢性肾小球肾炎、慢性肾盂肾炎等临床表现符合肾阳虚寒湿证者。

【用药分析】 方中附子温壮阳气，白术健脾益气，人参大补元气，茯苓健脾渗湿，芍药敛阴缓急。

【用方思路】

1. 附子汤既是辨治阳虚寒湿证的重要代表方，又是辨治诸多杂病如肾病、心病、肌肉关节病等的重要基础方。

2. 方中附子既可温阳，又可化湿；茯苓可利五脏六腑及营卫之水湿；白术、人参可补五脏六腑及营卫之气；芍药既可补血，又可缓急。从方中用药用量及调配分析得知，附子汤的应用并不局限于阳虚寒湿证，还可用于辨治诸多杂病，如运动、泌尿、消化、循环等系统疾病。

3. 运用附子汤辨治的病证（无论病变部位在肾、在心或在脾胃）以阳虚寒湿为主，其治当温阳益气化湿。

【随证合方】 若夹瘀，可与桂枝茯苓丸合方用之；若夹寒痰，可与赤丸合方用之；若夹阳虚，可与桂枝人参汤合方用之。应用时还必须结合病变主次酌情调整方药用量。

【注意事项】 运用附子汤既要辨清西医之病，又要辨清西医之病属于中医阳虚寒湿证。辨西医之病可进一步了解疾病的发展演变及转变规律，辨中医之证可更好地针对西医之病选用附子汤。

【应用指征】

（1）少阴病，得之一二日，口中和，其背恶寒者，当灸之，附子汤主之。（304）

（2）少阴病，身体痛，手足寒，骨节痛，脉沉者，附子汤主之。（305）

（3）妇人怀娠六七月，脉弦，发热，其胎欲胀，腹痛，恶寒者，少腹如扇。所以然者，子脏开故也，当以附子汤温其脏。（第二十 3）

【方论】

金·成无己，《注解伤寒论》（1144 年）： 少阴客热，则口燥舌干而渴。口中和者，不苦不燥，是无热也。背为阳，背恶寒者，阳气弱，阴气胜也。经曰：无热恶寒者，发于阴也。灸之，助阳消阴；与附子汤，温经散寒。辛以散之，附子之辛以散寒；甘以缓之，茯苓、人参、白术之甘以补阳；酸以收之，芍药之酸以扶阴。所以然者，偏阴偏阳则为病，火欲实，水当平之，不欲偏胜也。

元·赵以德,《金匮方论衍义》(1368年): 方虽未见，大意可知，必附子、姜、桂之属也。

明·许宏,《金镜内台方议》(1422年): 以附子为君，温经散寒。茯苓为臣，而泄水寒之气。以白术、芍药为佐，而益燥其中。以人参为使，而补其阳，以益其元气，而散其阴邪也。

明·汪石山,《医学原理》(1525年): 治少阴证不渴，恶寒。此乃阴寒胜，阳气亏。治宜补阳气，散阴寒可也。故用人参、白术、茯苓补阳气，芍药收阴，附子散寒。

明·吴昆,《医方考》(1584年): 少阴病口中和，背恶寒者，此方主之。少阴病身体痛，手足寒，骨节痛，脉沉者，亦此方主之。伤寒以阳为主，上件病皆阴胜，几于无阳矣。辛甘皆阳也，故用附、术、参、苓以养阳；辛温之药过多，则恐有偏阳之弊，故又用芍药以扶阴。经曰：火欲实，水当平之。此用芍药之意也。

明·方有执,《伤寒论条辨》(1592年): 然则阴寒凑于少阴，宜乎背恶寒而他处不恶也。灸之以火者，火能助阳而阴自消也。主之以附子者，附子温经而寒自散也。人参甘寒，补其气以扶阳于生。芍药酸平，收其阴而为阳之附。茯苓甘淡，淡以利窍，逐水以消阴。甘以入心，顺火以从阳。术味甘苦，苦以燥湿，制水而燠土。甘以益脾，和中而固本也。

明·张卿子,《张卿子伤寒论》(1644年): 辛以散之，附子之辛，以散寒；甘以缓之，茯苓、人参、白术之甘，以补阳；酸以收之，芍药之酸，以扶阳。所以然者，偏阴偏阳则为病。火欲实，水当平之，不欲偏胜也。

清·喻嘉言,《尚论后篇》(1648年): 伤寒以阳为主，上件病皆阴胜，几于无阳矣。辛甘皆阳也，故用附、术、参、苓，所以散寒而养阳。辛湿之药过多，则恐有伤阳之弊，故又用芍药之酸以扶阴。经曰，火欲实，木当平之，此用芍药之意也。

清·李中梓,《伤寒括要》(1649年): 按辛以散之，附子之辛以散寒；甘以缓之，茯苓、人参、白术之甘以补阳；酸以收之，芍药之酸以扶阴。大抵偏阴偏阳则为病，火欲实，水当平之，不欲偏胜也。

清·喻嘉言,《医门法律》(1658年): 少阴病得之一二日，口中和，其背恶寒者，用灸及附子汤，外内相攻之法。口中和而不燥不渴，其无里证可知。况背为督脉，统督诸阳上行之地，他处不寒，独觉背间寒者，其为阳虚而阴邪上凑又可知。故外灸内温，两法并施，必求阴消阳复而后已也。不知者，谓伤寒才一二日，外证且轻，何反张皇若此。讵识仲景正以一二日即显阳虚阴盛之证，早从暴病施治，所谓见微知著也。若待至三四日，势必极盛难返，不可救药矣。况于三四日以后，其非暴病明矣，又何用张皇也哉！又有少阴病，身体痛，手足寒，骨节痛，脉沉者，有用附子汤一法。一身骨节俱痛者，伤寒太阳经病也，手足寒而脉沉，则肾中真阳之虚审矣。可见身体骨节之痛，皆阳虚所致，而与外感不相涉矣，故用附子汤以助阳而胜肾寒，斯骨节之痛尽除也。若以其痛为外感之痛，宁不杀人乎？

清·张璐,《伤寒缵论》(1667年): 或问：附子汤与真武汤，只互换一味，何真武汤主行水收阴，附子汤主回阳峻补耶？盖真武汤内生姜佐熟附，不过取辛热之势，以走散经中之水饮。附子汤中人参助生附，纯用其温补之力，以快复涣散之真阳，且附子汤中附术皆倍于真武，其分两亦自不同，所以主治迥异，岂可比例而观乎！

清·程应旄,《伤寒论后条辨》(1670年): 温而兼补，助阳气以御寒邪，于所谓脉沉者急温之，盖始终不能异其治也。

清·柯琴,《伤寒来苏集》(1674年): 少阴主水，于象为坎。一阳居其中，故多热证。是水中有火，阴中有阳也。此纯阴无阳，阴寒切肤，故身疼。四肢不得禀阳气，故手足寒。寒邪自经入藏，藏气实而不能入，则从阴内注于骨，故骨节疼。此身疼骨痛，虽与麻黄证同，而阴阳寒热彼此判然。脉沉者，少阴不藏，肾气独沉也。此伤寒温补第一方也，与真武汤似同而实异。倍术、附去姜加参，是温补以壮元阳，真武汤还是温散而利肾水也。

清·陈尧道,《伤寒辨证》(1678年): 辛甘皆阳也，故用附、术、参、苓以养阳。辛温之药过多，则恐有偏阳之弊，故又用芍药以扶阴。经曰：火欲实，水当平之，此用芍药之意也。

清·汪昂，《医方集解》（1682年）：肾主骨，寒淫则痛。此一身骨节尽痛，乃阳虚阴盛而生内寒所致，非外感也。若以外感之痛治之，则杀人矣。故用参、附助阳而胜肾寒，加芍药敛阴以为阳之附也。

清·张志聪，《伤寒论宗印》（1683年）：此邪中于阴，而溜于腑经之下也。夫心气通于舌，心和则能知五味。口中和者，邪不于上，而不得君火之热化矣。背者，经俞之会，太阳经气之下也。以少阴之寒邪，而又溜于腑经之下，脏腑惟寒，表里皆下，故虽溜腑。而亦不能为热矣。是宜灸，以启陷下之寒邪。附子汤以温经脉之生气，附子温经散寒，芍药养荣益脉，茯苓、白术、人参，皆补中之品，盖脉乃中土之所生也。（眉批：一二日病在寒水，上章二三日病在君火。）夫太阳少阴，经气相通，如阴病溜腑而为热，则为热在膀下，故虽溜腑而亦不能为热矣。

清·张志聪，《伤寒论集注》（1683年）：其背恶寒者，乃太阳阳虚不与君火相合，故当灸之，以益太阳之阳，更以附子汤主之。用熟附二枚者，一助太阳之真阳，一助少阴之生阳，人参、白术补中焦之谷精，芍药、茯苓资心主之神气，则少阴神机外盛，而太阳表阳内合矣。

承上文二三日以上，而言二三日以上则为一二日，不但为始得之之意也。经云：心气通于舌，舌和则知五味矣。一二日而口中和，则不病君火之热，所以然者，少阴水阴之气能上济其君火也。其背恶寒者，乃太阳阳虚不与君火相合，故当灸之，以益太阳之阳，更以附子汤主之。用熟附二枚者，一助太阳之真阳，一助少阴之生阳，人参、白术补中焦之谷精，芍药、茯苓资心主之神气，则少阴神机外盛，而太阳表阳内合矣。

清·沈明宗，《伤寒六经辨证治法》（1693年）：治宜温中散寒，而泻水湿下行，为第一义，所以白术坐镇中州，驱逐北方寒水下行，不使泛滥于脾，故名真武；茯苓导渗寒湿；附子行阳燥湿补虚；合同生姜，宣寒逐湿；以芍药收阴，俾寒散，则诸证除矣。

清·张璐，《医通祖方》（1695年）：详附子汤与真武汤二方止差一味，一治少阴病始得之，便背恶寒、口中和，知其人真阳素亏，故用人参以助附子之雄，茯苓以行白术之滞，又恐生附性悍伤犯真阴，故用芍药以护持营血，营血得安而真阴受荫矣。一以少阴病二三日不已，至四五日腹痛自利，四肢沉重，或咳，或呕，其人内外皆是水气，故用生姜佐茯苓、术、附以利水为务，水去则真阳自复。当知此证皆由水气郁遏其阳，阳气原不大虚，所以方中术附仅用附子汤之半；又恐辛燥有伤其阴，因以芍药保其营血，与附子汤之立法不殊；即过汗伤经，振振欲擗地者，亦不出是方也。

清·钱潢，《伤寒溯源集》（1708年）：故用补气之人参，以裨附子之温补，佐之以术、芍，所以扶中土而敛阴气。盖五行无土不成，水脏之邪，非土莫制也。茯苓淡渗，导入水源，而成入肾补阳之剂。

清·秦之桢，《伤寒大白》（1714年）：此方即真武汤加人参，仲景治少阴背恶寒，口中和者。因此悟得仲景用八味肾气丸，补水中之火，补天一生水。用真武汤，补土中之火，补地二成之也。

清·姚球，《伤寒经解》（1724年）：附子散寒，白茯利水。然而气不旺，则寒不去，用人参以补气。土不健，则湿不行，用白术以燥脾。但脾乃统血之藏，血不濡则脾不健，用白芍以养血也。

清·尤在泾，《伤寒贯珠集》（1729年）：气虚者，补之必以甘，气寒者，温之必以辛，甘辛合用，足以助正气而散阴邪，人参、白术、茯苓、附子是也。而病属阴经，故又须芍药以和阴气，且引附子入阴散寒，所谓向导之兵也。

清·不著撰人，《伤寒方论》（1732年）：附子汤，最为少阴中直捷中正之方，盖阴邪稍缓即变热，而为上下攻冲之证，便须曲为酌量卫护。若但背恶寒，乃阳弱阴胜之常，所谓无热恶寒发于阴也，更口中和，则与咽干烦渴者异也，故灸之而又以此汤温补其中。若身体痛，手足寒，骨节痛，脉沉亦寒邪内中之本证。故亦以此汤温补之，而无所回护，取附子茯苓下温其经，不用干姜之刚燥，更以芍药鉴之，而附力乃更柔缓，且以参术徐培其中土，而附特为镇摄之主，羽扇纶巾，难以状其从容决胜之度矣。

清·王子接,《绛雪园古方选注》(1732年)：附子汤，少阴固本御邪之剂，功在倍用生附，力肩少阴之重任，故以名方。其佐以太、厥之药者，扶少阴之阳而不调太、厥之开阖，则少阴之枢纽终不得和，故用白术以培太阴之开，白芍以收厥阴之阖，茯苓以利少阴之枢纽。独是少阴之邪，其出者从阴内注于骨，苟非生附，焉能直入少阴注于骨间，散寒救阳尤必人参佐生附，方能下鼓水中之元阳，上资君火之热化，全赖元阳一起，而少阴之病霍然矣。再论药品与真武相同，唯生熟分两各异，其补阳镇阴之分歧，只在一味转旋，学者所当深心体会。

清·吴谦,《医宗金鉴》(1742年)：少阴为寒水之藏，故寒伤之重者、多入少阴，所以少阴一经，最多死证。方中君以附子二枚者，取其力之锐，且以重其任也；生用者，一以壮少火之阳，一以散中外之寒，则身痛自止，恶寒自除，手足自温矣。以人参为臣者，所以固生气之原，令五藏六府有本，十二经脉有根，脉自不沉，骨节可和矣。更佐白术以培土，芍药以平木，茯苓以伐水，水伐火自旺，旺则阴翳消，木平土益安，安则水有制，制则生化，此诚万全之术也。其有畏而不敢用，以致因循有误者，不诚可惜哉！

清·黄元御,《伤寒悬解》(1748年)：少阴水旺，阴凝气滞，故骨节疼痛。土败水侮，四肢失温，故手足寒冷。水寒木陷，生气欲绝，故脉沉细。附子汤，附子温癸水之寒，芍药清乙木之风，参、术、茯苓，培土而泻水也。

清·黄元御,《长沙药解》(1753年)：治少阴病，身体疼，手足寒，骨节痛，脉沉者。以血行于经络，走一身而达肢节，水寒而风木郁陷，是以脉沉。营血郁涩，不能行一身而暖肢节，是以身疼而肢节寒痛。参、术、苓、附，补火土而泻寒水，芍药清风木之枯燥也。

治少阴病，身体疼，骨节疼，手足寒，脉沉者。以少阴水旺，阴凝气滞，故骨节疼痛。寒水侮土，脾胃不能温养四肢，故手足厥冷。水寒木陷，故脉沉细。参、术、茯苓，培土而泻水，芍药清乙木之风，附子温癸水之寒也。《金匮》治妊娠六七月，子脏开，脉弦发热，其胎愈胀，腹痛恶寒，少腹如扇。以水寒木郁，陷而生风，故少腹如扇，子脏开张，阳气下陷，是以发热恶寒。脾土被克，气滞不通，是以腹痛胎胀。参、术、茯苓，培土泻湿，芍药清其风木，附子温其水寒也。

清·黄元御,《伤寒说意》(1754年)：若脉既沉矣，再兼身体疼，骨节痛，手足寒冷者，是水胜而土负，宜附子汤，参、甘，补中而培土，苓、附，泻湿而温寒，芍药清风木而敛相火也。

清·黄元御,《金匮悬解》(1754年)：木郁则脉弦。木郁阳陷，故发热而恶寒。木郁克土，故胎胀而腹痛。木郁风生，故少腹凉气如扇。所以然者，土湿水寒，肝木不荣，陷而生风，疏泄失藏，致令子脏开张故也。当以附子汤，温其肾脏，苓、附，泻水而驱寒，参、术，补土而益气，芍药敛木而息风，水温土燥，木荣风息，则寒热止而痛胀消矣。

清·徐灵胎,《伤寒约编》(1759年)：附子壮火，火以御寒，人参补元气以固本，白术培太阴之土，白芍敛厥阴之木，茯苓清治节以利少阴之水，水利则土厚木荣，火自生，寒自解，骨节诸痛无不自除矣。此扶阳御寒、益阴固本之剂，为少阴虚寒证之第一要方。

附子补火温胎冷，白术健脾以除胎胀；人参扶元以通血脉，白芍敛阴以安胎息；茯苓清子室，生姜温胃气也。水煎温服，使火暖阳回，则胎息温和而胎胀自平，何少腹如扇，恶寒之不退哉。

清·强健,《伤寒直指》(1765年)：辛以散之，附子之辛以散寒；甘以缓之，茯苓、人参、白术之甘以补阳；酸以收之，芍药之酸以收阴。所以然者，偏阴偏阳，则为病，火欲实水当平之，不欲偏胜也。

清·杨栗山,《伤寒瘟疫条辨》(1784年)：

伤寒以阳为主，上证皆阴证，几于无阳矣。辛甘皆阳也，故用参、附、苓、术以养阳；辛温之药过多，恐有偏阳之弊，故又用白芍以扶阴。经云：火欲实，水当平之，此用白芍之意也。若温病阳邪怫郁，而厥逆脉沉，一用辛温之药治之，正如抱薪投火矣。

清·陈修园，《伤寒真方歌括》（1803年）：此汤药品与真武相当，惟生熟分两各异，其补阳镇阴，只在一味转旋，学者所当深心体会。

清·陈修园，《医学从众录》（1803年）：此方即真武汤，去生姜加人参。其补阳镇阴，分歧只一味与分两略殊。学人读古人书，必于此处究心，方能受益。

清·陈修园，《长沙方歌括》（1803年）：按：方中君以生附子二枚，益下焦水中之生阳，以达于上焦之君火也；臣以白术者，以心肾藉中土之气而交合也；佐以人参者，取其甘润以济生附之大辛；又佐以芍药者，取其苦降以泄生附之大毒也。然参、芍皆阴分之药，虽能化生附之暴，又恐其掣生附之肘，当此阳气欲脱之顷，杂一点阴柔之品便是害事，故又使以茯苓之淡渗，使参、芍成功之后，从小便而退于无用之地，不遗余阴之气以妨阳药也。师用此方，一以治阳虚，一以治阴虚。时医开口辄言此四字，其亦知阳指太阳，阴指少阴，一方统治之理乎？

清·陈元犀，《金匮方歌括》（1811年）：按：太阳主表，少阴主里。脉弦发热者，寒伤太阳之表也。腹痛恶寒者，寒侵少阴之里也。夫胎居脐下，与太少相连，寒侵太少，气并胞宫，迫动其胎，故胎愈胀也。腹痛恶寒少腹如扇者，阴邪盛于内，寒气彻于外，故现出阵阵如扇之状也。然胎得暖则安，寒则动，寒气内胜，必致坠胎，故曰：所以然者子脏开故也。附子汤温其脏，使子脏温而胎固，自无陨坠之虞矣。附子汤方未见。疑是《伤寒》附子汤（附子、茯苓、人参、白术、芍药）。

清·吕震名，《伤寒寻源》（1850年）：经云："少阴病，身疼，手足寒，骨节痛，脉沉者，此汤主之"，沉为在里，只宜温里，此全以脉沉为辨。又云："少阴病，得之以二日，口中和，其背恶寒者当灸之，此汤主之"，此又以口中和为辨。口中和而背恶寒，则非阳邪怫郁之恶寒，乃可主以此汤而无疑。此为少阴病温经散寒正治之法。主附子之雄烈，下消肾中之水寒，上资君主之热化，人参助阳，芍药和阴，茯苓利窍以逐水，白术燥湿以燠土，协力温托，绝不加入一毫升散之药。但使元阳得振而病自解。

清·陈恭溥，《伤寒论章句》（1851年）：附子汤温补太阳少阴阳气之方也，凡太阳之阳，少阴之火虚者用之。本论曰：少阴病，得之一二日，口中和，背恶寒者，此方主之。又曰：少阴病，身体疼，手足寒，骨节痛，脉沉者，此方主之。夫背恶寒，太阳之阳虚也。身体手足骨节，太阳少阴神气出入游行之处也，虚故疼痛而寒。用熟附二枚者，一以助太阳之阳，一以助少阴之火也，人参、白术补中焦之谷精，芍药、茯苓，资心主之神气，此温剂之补方也。

清·高学山，《伤寒尚论辨似》（1872年）：然后大用辛热之生附为君，佐以人参之温补，以挽其将息之微阳，以芍药之酸敛者为使，引入至阴，而留连以生扶之，加白术以温土，茯苓以渗水，则阳气回而背寒可除，水土平而呕利不作，长沙盖千古见微知著之神人也。

清·高学山，《高注金匮要略》（1872年）：附子辛咸温热，辛以散寒，咸以润下，温热以补助阳气，故可为下焦子藏之温药也。原方虽缺，以鄙意拟之。或以附子为君，而加肉桂、芍药，及当归、茯苓之类耶。盖肉桂为皮，其性内裹，能伏表热以温里。芍药酸敛，其性内行下走，能引桂附直至子藏。且气因于血，气虚者，血必虚，故加温经补血之当归。又内寒者，多聚水，故加茯苓以渗泄耳。并附于此，以正高明。或曰：六月胃脉养胎，七月肺脉养胎。二经所喜，辛甘温畅，似于干姜、甘草无忤乎。

清·高学山，《伤寒尚论辨似》（1872年）：故用附子汤以温之，大凡寒极则聚湿，阳光不布，而妖水为灾，上奔则呕，下奔则利，势所必至，故温阳补虚渗湿之附子汤，当直任而无可挪移也。

清·唐宗海，《血证论》（1884年）：此仲景温肾之主剂。附子色黑大温，能补肾中之阳。肾阳者，水中之阳，泄水之阳者木也，故用白芍以平之。封水之阳者土也，故用白术以填之。水中之阳，恐水邪泛溢则阳越，茯苓利水，俾阳不因水而泛，阳斯秘矣。水中之阳，若无水津以养之，则阳不得其宅，故用人参以生水津，使养阳气。阳得所养，阳斯冲矣。六味、左归，补肾阴以养气之法，都气丸所以得名也。附子汤、肾气丸，补肾阳以生气化气之法。

清·莫枚士,《经方例释》(1884年)：此方以附子主腹痛，少腹寒如扇；生姜主发热恶寒，与症相符，铢锱不爽，无复疑也。近张璐说：即《伤寒论·少阴篇》之附子汤，则人参、白术、茯苓、芍药四味，于症不相主，当古人名同实异之方极多，不可牵合。

［泉案］此真武去姜加参，以不吐，故去姜；以津虚，故用参。此外附、芍一类，苓、术一类，以恶寒、体痛，故用附、芍；以脉沉、肢寒，故用苓、术，为后世四君子汤之祖。术附汤症，身体疼痛，与此亦合，况此方附重于芍，术重于苓，合之，正是术、附合用法，其不言小便不利，而用苓者，以口中和、脉沉，皆是湿象故也。于此可悟此方为寒湿搏于津液之治法。又新加汤症，体痛、脉沉迟，参、芍并用，与此亦可参。但彼方参、芍与姜并用，而此不用姜者，以背恶寒，手足厥为阳虚，不可更发散其气也。真武汤症无表寒，故附用炮者，此有表寒，故附用生者，经方意义之深奥如此。又桂枝去桂加苓术汤，苓、术、芍、姜同用者，以彼有翕翕发热一症，故宜于发散也。

现代·刘渡舟，苏宝刚，庞鹤,《金匮要略诠解》(1984年)：本条是论述妊娠阳虚寒盛腹痛的辨证论治。治以附子汤，温阳散寒，暖宫安胎。方中附子温阳气，散阴寒；人参补元气，振阳光；茯苓、白术健脾生新，补气补血；芍药和血又能敛阴，制附子之燥热，敛外浮之虚阳。

清·戈颂平,《伤寒指归》(1885年)：附子，大辛大温，助子水中元阳。茯苓淡甘，通阴土之阴。芍药苦平，疏泄表里土气。人参、白术多汁，和阳气交纽丑土。右五味，象土之中数也。以水八升，象中土阴液，得阳正于八也。煮取三升，象阴阳气液，包藏土中也。去滓，温服一升，日三服，象阳数得阴，开子阖午也。

清·唐容川,《伤寒论浅注补正》(1893年)：太阳之阳，实则肾中之元阳也，肾阳不振，以致太阳经恶寒，宜附子汤兼温经脉以助其阳，故用附子入肾水也。解为助心火则与方不合，修园不知心火属血分，肾阳属气分也。

清·王旭高,《退思集类方歌注》(1897年)：附子汤药品，与真武汤大段相同，惟附子生熟分两各异；其补阳镇阴之分歧，只在参、姜一味之转旋。于此等处，大宜著眼。真武汤用姜而不用参，是温散以逐水气。附子汤去姜而用参，是温补以壮元阳。

近代·何廉臣,《增订伤寒百证歌注》(1928年)：柯韵伯曰：此大温大补之方，乃正治伤寒之药，为少阴固本御邪第一之剂也。与真武汤似同而实异，倍术、附，去姜，加参，是温补以壮元阳。真武汤还是温散而利肾水也。

近代·曹颖甫,《金匮发微》(1931年)：附子汤方，用附子以温肾，肾下水道接膀胱，故温肾而少腹自暖，茯苓、白术、人参，以泄水而扶脾，湿邪去，则寒热止而胎胀平，芍药能调阴络阻滞，故治腹痛,《伤寒论》所谓"腹痛加芍药"也。

近代·曹颖甫,《伤寒发微》(1931年)：故不妨先用灸法，以微除其表寒而通阳气，继乃用生附子、白术以祛皮中水气。且水寒则中气不达，于是用人参以和之，茯苓以降之。水寒则血凝，更用芍药以泄之，而表里通彻矣。此亦先解其表后温其里之意也。

近代·徐大桂,《伤寒论类要注疏》(1935年)：温阳化气之方，更取芍药，尤疏利血脉之上品也。

近代·彭子益,《圆运动的古中医学，金匮方解篇》(1947年)：治怀胎六七月腹痛恶寒，腹胀如扇，脉弦发热者。腹痛恶寒而加腹胀，脾肾阳虚之象。弦乃木寒之脉。内寒而热发于外，阳气外泄。附子温肾阳，白术、茯苓补脾土也。胎热误服附子，则阳动而胎堕。胎寒则宜用附子以温寒也。此汤即伤寒少阴附子汤去芍药。

现代·中医研究院,《伤寒论语释》(1956年)：本方大温大补，附子散表里之寒，参、术、茯苓甘温益气以补卫气之虚，芍药敛阴气。温经扶阳，为少阴固本御邪的重要方剂。

现代·陈亦人,《伤寒论译释》(1958年)：本方重用熟附子以温经散寒镇痛，与人参相伍，温补以壮元阳，与白术、茯苓相伍，健脾利水以除寒湿，佐芍药和营阴而通血痹，且可加强温经止痛的效果。

以上注家皆认为本方重在温补元阳以散寒湿，柯、汪、尤等论述都很具体，可作为参考。本方以附子名方，目的在于温补元阳以散寒邪，伍以参、术、苓、芍，则不但温阳胜寒，且能逐水镇痛。试从方中用药规律来看，苓、术并用，善治水气，如苓桂术甘汤、真武汤，均用此二味以治水气。术、附同用，善治筋骨痹痛，如桂枝附子去桂加术汤和甘草附子汤，均用此二味以治风湿证的肢体疼痛。参、附同用，尤擅回阳复脉。此外，一派刚燥之药，伍以芍药，不但可收刚柔相济之效，而且可以引阳药入阴散寒。

现代·安徽中医学院,《伤寒论通俗讲义》(1959年)：本方以附子之辛热为君，壮元阳而散沉寒；芍药敛阴养血，濡筋骨而疗痹痛；白术、茯苓，培中土而利寒湿；人参补虚而匡诸药之力，为温经散寒镇痛的方剂。柯氏云："此大温大补之方，乃正治伤寒之药，为少阴固本御邪之剂也……与真武汤似同而实异。"此倍术、附，去姜而用参；全是温补以壮元阳；彼用姜而不用参，尚是温散以逐水气，补散之分歧，只在一味之旋转欤。

现代·李翰卿,《中国百年百名中医临床家》(1960年)：此补阳益气、健脾利湿、养阴之方。主治少阴病，身体骨节疼痛，手足厥冷，背恶寒，脉沉而微细。但必须兼有口不干、不苦、不渴及小便不利等症，方为确当。因为口中发干、发苦、发渴乃系内热之证，不可使用附子；小便若利，便无湿邪，不可使用茯苓、白术。附子补阳，人参补气，苓、术利水。芍药养阴、和肝、补血。

现代·孙纯一,《伤寒论注释要编》(1960年)：本方以附子辛热为君，壮元阳而去寒，白术、茯苓补中而利湿，芍药人参补气益阴，为大温大补之方，温经散寒镇痛之剂，与真武汤似同而实异，此方倍术附，去姜而用参，是温补元阳。真武汤用姜而不用参，是温散以逐水气，补之分歧只在一味之出入。

现代·刘渡舟,《伤寒论十四讲》(1982年)：附子汤由炮附子、茯苓、人参、白术、芍药组成。方中用附子温肾以扶真阳之本，用人参大补元气，茯苓、白术配附子可温化寒湿之凝滞；又可佐人参健脾益气。芍药敛阴和血，既可缓身痛，又可制温热不伤阴。本方脾肾双补，先天后天兼顾，为扶阳固本的代表方。

现代·刘渡舟，聂惠民，傅世垣,《伤寒挈要》(1983年)：此方为培阳固本，以御寒邪而设。方中重用附子补阳气以胜阴寒；然邪之所凑，其气必虚，而先天肾阳必借后天脾胃为之温养，故用人参佐白术补气以助脾；茯苓甘淡补脾以利水，加芍药调阴和阳，自无偏颇之弊。

现代·刘渡舟,《伤寒论诠解》(1983年)：附子汤用附子温肾以扶真阳之本；用人参大补元气以补后天之虚。凡阳虚则阴必盛，阴盛则水湿凝滞而不化，故加茯苓、白术健脾利水化湿，且有利于阳气之宣通。然此四药多温燥，实有伤阴之虑，故用芍药以制术附之温燥而护阴，且配苓术又可助疏泄以利水，同时又有缓急止痛之功。本方以附子、人参为主药，故其主治在于补阳益气而固根本；附子用熟不用生，且剂量较大，说明重在扶阳而不在散寒；附子与苓术同用，不仅能扶阳，而且能行水祛湿以消阴，故对治疗阳虚寒湿凝滞的身痛、骨节疼痛有效。

现代·王付,《经方学用解读》(2004年)：肾阳虚寒湿证的基本病理病证是阳气虚弱，寒湿浸淫，筋脉骨节拘急不利。因此，治疗肾阳虚寒湿证，其用方配伍原则与方法应重视以下几个方面。

针对证机选用温阳散寒药：肾阳虚弱既不

能温煦于外，又不得和调于内，寒气乘阳气虚弱而肆虐内外，并充斥于筋脉骨节之间，证以手足不温，骨节疼痛为主，其治当温阳散寒。如方中附子。

合理配伍益气药：阳气虚弱，其治当温阳散寒，可温阳药则不能达到补阳作用，其治必须配伍益气药，只有配伍益气药，才能使温阳药与益气药相互为用，从而达到温补阳气作用。在配伍益气药时最好具有健脾作用，以使气有生化之源。如方中人参、白术。

妥善配伍渗湿药：肾主水，肾阳虚弱而不得主水，水不得阳气所化而为湿，水湿与寒气相搏并乘机侵袭于筋脉骨节，其治既要温补阳气，又要渗利水湿，从而达到预期治疗效果。如方中茯苓。

妥善配伍缓急止痛药：寒湿侵袭骨节筋脉，病变特点以关节疼痛为主，其治当缓急止痛。在用缓急止痛药最好具有益阴敛阴作用，以冀达到用温阳药与渗利药而不伤阴津。如方中芍药。

随证加减用药：若关节疼痛者，加麻黄、细辛，以散寒通络止痛；若湿盛者，加羌活、川芎，以行气化湿通络；若经气不通者，加桂枝、当归，以通经调经止痛等。

【方论评议】

综合历代各家对附子汤的论述，应从用药要点、方药配伍和用量比例三个方面进行研究，以此更好地研究经方配伍，用于指导临床应用。

诠释用药要点：方中附子温壮阳气，白术健脾益气，人参大补元气，茯苓健脾渗湿，芍药敛阴缓急。

剖析方药配伍：附子与白术，属于相使配伍，附子助白术益气健脾，温阳燥湿，白术助附子温阳散寒，益气化湿；人参与白术，属于相须配伍，增强补益中气；附子与人参、白术，属于相使配伍，附子助人参、白术益气之中以壮阳，人参、白术助附子温阳之中以化气；白术与茯苓，属于相使配伍，白术助茯苓健脾利湿，茯苓助白术健脾化湿；附子与茯苓，属于相使配伍，附子助茯苓利水通阳，茯苓助附子温阳化水；附子与芍药，属于相反相畏配伍，附子温阳，芍药敛阴缓急，制约附子温热伤阴。

权衡用量比例：附子与白术用量比例是5∶6，提示温阳与健脾之间的用量调配关系，以治水气；人参与白术用量比例是1∶2，提示大补元气与健脾益气之间的用量调配关系，以治气虚；附子与人参、白术用量比例是5∶3∶6，提示温阳与健脾益气之间的用量调配关系，以治阳虚；白术与茯苓用量比例是4∶3，提示健脾燥湿与健脾利湿之间的用量调配关系；附子与茯苓用量比例是10∶9，提示温阳主水与健脾利湿之间的用量调配关系，以治寒水；附子与芍药用量比例是10∶9，提示温阳化湿与敛阴之间的用量调配关系。

【药理作用】 本方具有抗心肌缺血、抗心脑缺氧、抗血小板聚集、调节中枢神经、抗炎、增强机体免疫功能、调节心功能、调节心律、增强心肌收缩力、改善肾功能、调节水液代谢、调节肾上腺皮质功能、调节内分泌、抗自由基等作用。

附子泻心汤

【导读】 ①学用附子泻心汤应重视附子和大黄的用量调配关系、附子和黄连的用量调配关系、附子和黄芩的用量调配关系。②附子泻心汤虽是辨治肾虚胃热证的重要代表方，但在临床中对湿热夹寒证等也具有良好治疗作用。③学好用活附子泻心汤的第一步是辨清附子泻心汤由哪些基础方和药物组成：组成附子泻心汤有2个基础方和3组药，基础方之一是头风摩散，之二是泻心汤，3组药中第1组是温阳药即附子，第2组是清热药即黄连、黄芩，第3组是泻热药即大黄，从3组药用量深入学习研究即可用活附子泻心汤。

【方歌】 附子泻心汤大黄，黄连黄芩合成方，寒热夹杂诸般疾，通泻郁热能益阳。

【方药】 大黄二两（6g）　黄连一两（3g）　黄芩一两（3g）　附子炮，去皮，破，别煮取汁，一枚（5g）

【用法】 上四味，切三味，以麻沸汤二升渍之，须臾，绞去汁，内附子汁，分温再服。

【功用】 泻热消痞，扶阳益正。

【适应证】

1. 中医病证：①肾虚胃热痞证。心下痞满，按之濡软，胃脘灼热；恶寒，汗出，或腰酸，舌红、苔黄，脉沉弱。②湿热夹寒证。

2. 西医疾病：急、慢性胃炎，细菌性痢疾，复发性口腔溃疡，上消化道大出血，高血压，血管神经性头痛等临床表现符合肾虚胃热痞证者。

【用药分析】 方中附子温壮阳气，大黄清泻积热，黄连、黄芩清热燥湿。

七画

【用方思路】

1. 附子泻心汤既是辨治肾虚胃热证的重要代表方，又是辨治诸多杂病如脾胃病、心病、肾病、皮肤病等的重要基础方。

2. 方中附子既可温营卫，又可温脏腑；大黄既可泻热，又可泻结；黄连、黄芩既可清热，又可燥湿。从方中用药用量及调配分析得知，附子泻心汤的应用并不局限于肾虚胃热证，还可用于辨治诸多杂病，如消化、内分泌及代谢、循环等系统疾病。

3. 运用附子泻心汤辨治的病证（无论病变部位在肾或在心）以湿热阳虚为主，其治当温阳泻热。

【随证合方】 若夹郁，可与橘枳姜汤合方用之；若夹瘀，桂枝茯苓丸合方用之。应用时还必须结合病变主次酌情调整方药用量。

【注意事项】 运用附子泻心汤既要辨清西医之病，又要辨清西医之病属于中医湿热阳虚证。辨西医之病可进一步了解疾病的发展演变及转变规律，辨中医之证可更好地针对西医之病选用附子泻心汤。

【应用指征】 心下痞，而复恶寒汗出者，附子泻心汤主之。（155）

【方论】

金·成无己,《注解伤寒论》（1144年）： 心下痞者，虚热内伏也；恶寒汗出者，阳气外虚也。与泻心汤攻痞，加附子以固阳。

明·许宏,《金镜内台方议》（1422年）： 今此有痞症，故用之。大黄黄连泻心汤中加附子，用之去痞以固阳也。

明·吴昆,《医方考》（1584年）： 伤寒心下痞，汗出恶寒者，此方主之。心下痞，故用三黄以泻痞；恶寒，汗出，故用附子以回阳。无三黄，则不能以去痞热；无附子，恐三黄益损其阳。热有附子，寒有三黄，寒热并用，斯为有制之兵矣，张机氏谓医家之善将将者也。俗医用寒则不用热，用热则不用寒，何以异于胶柱而鼓瑟乎?

明·方有执,《伤寒论条辨》（1592年）： 痞，本阴邪内伏，而虚热上凝，复恶寒汗出，则表虚而阳不为卫护可知矣。泻心汤，固所以为清热倾痞之用。加附子，盖所以为敛其汗而固其阳也。黄芩为附子而更加，表里两解俱具见矣。

明·施沛,《祖剂》（1640年）： 与泻心汤攻痞，加附子以固阳。

清·喻嘉言,《尚论后篇》（1648年）： 其一加附子，是以辛热佐其寒凉，欲令开发痞之拂郁结滞，非攻寒也。先发汗，或下后阳气虚，故恶寒汗出。太阳证云：发汗后，恶寒者，虚也。此加附子，恐大黄、黄连损其阳也，非补虚也。

清·李中梓,《伤寒括要》（1649年）： 心下痞者，邪热也。恶寒汗出者，阳虚也。以三黄之苦寒，清中济阴；以附子之辛热，温经固阳。寒热互用，攻补兼施，并行而不悖，仲景之妙用也。

清·喻嘉言,《医门法律》（1658年）： 其一心下痞而恶寒汗出。用附子泻心汤，复阳泻痞，兼而行之之法。泻心汤有五：曰甘草、曰半夏、曰生姜、曰黄连、曰附子。以恶寒汗出，阳虚之证，较阴痞更急。故用麻沸汤渍去痞之药，而浸入浓煎之附子汁，虽曰一举两得，其所重从可识矣。附子泻心汤，治伤寒心下痞，恶寒汗出，热邪既盛，真阳复虚之证。《金匮》有大黄附子汤，亦同此意。

清·程应旄,《伤寒论后条辨》（1670年）： 主之以附子泻心汤，仍用从阳引至阴之法，另煎附子汁和服，托住其阳，使阴邪不敢恋苦寒而更生留滞，虽曰泻心，而泻热之中，即具回阳之力，故以附子名汤耳。二证俱用大黄，以条中无自利证，则知从前下后，肠中反成滞涩，闭住阴邪，势不得不破其结，使阴邪有出路也。

清·柯琴,《伤寒来苏集》(1674年):“心下痞”下，当有“大便硬、心烦不得眠”句，故用此汤。夫心下痞而恶寒者，表未解也，当先解表。宜桂枝加附子，而反用大黄，谬矣。既加附子，复用芩、连，抑又何也？若汗出是胃实，则不当用附子。若汗出为亡阳，又乌可用芩、连乎？许学士云：“但师仲景意，不取仲景方。”盖谓此耳。

清·汪琥,《伤寒论辨证广注》(1680年):《内台方议》云：心下痞者，虚热内伏也。又加恶寒汗出者，本为表未解，当用桂枝汤，若脉微弱者加附子。今此有痞证，故用大黄黄连泻心汤中加附子去痞以固阳也。琥按：上议，实本成注之意。成注以恶寒汗出为阳气外虚，故加附子以固阳。要之，内伏之热乃实热，非虚热也；在表之寒，乃风寒，非真寒也。上汤中加附子者，乃热因热用，从治之法也。琥又按：内治方，附子泻心汤中无黄芩，反云今世本中有黄芩者，乃后人不详其理，而误添之。殊不知附子泻心汤，本系攻热痞之剂，只因恶寒汗出不得已。而加附子，后人恐其辛热僭上，妙在复添黄芩，使上下之热，得以通彻，则是附子得黄芩之佐，实相制而和表助里，以成莫大之功。

清·张志聪,《伤寒论集注》(1683年):故以附子泻心汤救太阳之标阳，而泻少阴之大热，用三黄以治君火之内结，熟附以固标阳之外脱。夫太阳、少阴标本相合，水火相济，有是证用是方，非明乎阴阳水火之至义，何能用此以活人？

清·张志聪,《伤寒论宗印》(1683年):心下痞，邪气结于里也。病在里，不得复有外证，而复恶寒汗出者，盖阴病于内，阳无所附，表阳之气欲外脱矣。宜用本方以解心下之痞，加附子，以温复其表阳。此章与病发热恶寒，脉反沉，当救其里章同义。一以病在表而里虚，当救其里。一以病在里而表虚，当救其表，盖表里阴阳之气，不可须臾离也。夫痞证之虽发于阴，然由表以入里。恶寒汗出，此表气受邪所伤，故加芩以解外也。

清·张志聪,《伤寒论集注》(1683年):此承上文心下痞而言，更病太阳寒水之证也。心下痞者，少阴君火内结也；复恶寒者，太阳本寒之气呈于表；汗出者，太阳标阳之气脱于外。故以附子泻心汤救太阳之标阳，而泻少阴之大热，用三黄以治君火之内结，熟附以固标阳之外脱。夫太阳、少阴标本相合，水火相济，有是证用是方，非明乎阴阳水火之至义，何能用此以活人？

清·张志聪,《伤寒论章句》(1683年):附子泻心汤，泻心下结热，救外脱标阳之方也，凡里有结热，不得不用寒凉，外将亡阳，不得不用温热者宜之。本论曰：心下痞，而复恶寒汗出者，此方主之。心下痞，其脉关上浮，明明君火亢盛也。而兼见恶寒汗出，又为标阳外脱之象。此际专用寒凉以攻痞，又虑其阳气益亡，若用温药以固阳，又虑其君火更无。势在两难，出此方以两治之，洵神妙也。其妙在附子用熟，取其味重，以固真阳，三味用生，取其气轻，以开无形之结热。然此证之恶寒汗出，乃表气虚，非表不解也。若去不解之恶寒，必有发热矣。学者宜审证用方焉。

清·沈明宗,《伤寒六经辨证治法》(1693年):故用大黄、芩连，专泻心下虚软之痞也。若气痞，而外复恶寒汗出，乃无形邪结于里，护卫之阳亦虚，故煎附子汁，和入三黄汤内，邪陷内实者攻之，外阳虚者补之，各任其事，共成倾痞之功耳。盖上下痞证，于中分别寒热虚实，法法无遗，令读者顿开茅塞，岂不快哉。

清·汪昂,《汤头歌诀》(1694年):附子泻心汤仲景用三黄，寒加热药以维阳。芩、连各一两，大黄二两，附子一枚（炮）。恐三黄重损其阳，故加附子。痞乃热邪寒药治，伤寒痞满，从外之内，满在胸而不在胃，多属热邪，故宜苦泻。若杂病之痞，从内之外，又宜辛散。恶寒加附治相当。经曰：“心下痞，按之软，关脉浮者，大黄黄连泻心汤。”心下痞而复恶寒汗出者，附子泻心汤。

清·郑重光,《伤寒论条辨续注》(1705年):痞本阴邪内伏，而虚热上逆。恶寒，汗出，阴盛阳微已著。前方必加附子以救阳虚，故三黄只用汤渍，独附子别煮取汁，其意重在扶阳也。

清·钱潢,《伤寒溯源集》(1708年)：以热邪痞于心下，则仍以大黄、黄连泻之，加附子以扶真阳，助其蒸腾之卫气，则外卫固密矣。因既有附子之加，并入黄芩以为彻热之助，而寒热并施，各司其治，而阴阳之患息，倾否之功又立矣。

清·秦之桢,《伤寒大白》(1714年)：此即前方加黄芩，以合三黄大寒之剂；加熟附子辛热，以散其凝结。此以清热方中，化出辛温向导之法。

清·姚球,《伤寒经解》(1724年)：下早成结胸，结胸复下，热入心下而成痞。两番误下，以致成痞。邪既内入，非再一下之，痞邪不去，不得已用大黄、黄芩、黄连，以泄内入之邪也。但下已两番，恶寒汗出，阳虚已著，再用苦寒下泄，邪气与元气俱脱奈何？然阳邪非寒下不去，故以大黄、黄芩、黄连，滚汤渍之，微得其味，须臾即绞去渣，不欲其味厚也。阳虚非附子不回，以附另煎取汁，且一枚味厚力专，一渍一煎和服，阳回而恶寒汗出止，邪泄而痞散矣。又恐附性僭上，更加黄芩一两于前方中，所以清肺，则制附子之僭上也。

清·魏荔彤,《伤寒论本义》(1724年)：盖表阳外虚，而里阴内盛也。仍是前条阳浮于上，而不能因守于上焦，为其下阴邪所逼，有飞越之意矣。故阳出而汗必出，汗出而寒必恶，此若止泄其阴，是又助其上逼孤阳之力也。仲师更于苦寒中用附子之辛热，领上浮之阳，疾走涸阴冱寒之中，不令阴上逼阳而上越，反率诸药下驱阴而下泄，弄二气于股掌之上如儿戏，非造化在手者，能如是乎？诸贤含糊而言之，杂歧而注之，仲师应浩叹于传道无人矣。

清·尤在泾,《伤寒贯珠集》(1729年)：此即上条而引其说，谓心下痞，按之濡，关脉浮者，当与大黄黄连泻心汤，泻心下之虚热，若其人复恶寒而汗出，证兼阳虚不足者，又须加附子以复表阳之气。乃寒热并用，邪正兼治之法也。

清·王子接,《绛雪园古方选注》(1732年)：附子非泻心之药，见不得已而用寒凉泻心，故以附子名其汤。盖气痞恶寒，阳气外撤，此际似难用苦寒矣。然其痞未解，又不得不用苦寒以泻其热。顾仲景以大黄、黄连犹为未足，再复黄芩，盖因上焦之气亦拂郁矣。故三焦皆热，苦寒之药在所必用，又恐其虚寒骤脱，故用三黄彻三焦而泻热，即用附子彻上下以温经。三黄用麻沸汤渍，附子别煮汁，是取三黄之气轻，附子之力重，其义仍在乎救亡阳也。

清·不著撰人,《伤寒方论》(1732年)：大黄黄连泻心汤主气热，此则又主泻虚热且温经矣，脉浮紧而复下之虚寒可知，以致紧反入里假使内气不馁，何至凝结为痞，殆内虚寒凑闭塞而成痞，已切履霜坚水之戒，况复汗出恶寒，可更以三黄恣攻其因寒而虚，因虚而上逆之气痞乎，故于三黄汤内，另煎附子汁和服，以各行其事而共成倾覆之功，亦用甘澜水者，附性虽走下，能救三黄之偏而敦其本，不能因三黄之寒而无损于上，故亦因水性之轻脱而速下也。

清·黄元御,《伤寒悬解》(1748年)：若下寒已生，则心下不濡而关上不浮，其上热逼蒸，别无去路，是必开其皮毛，泄而为汗。如是心下痞硬，而复恶寒汗出者，是其下寒已动，宜附子泻心汤，大黄、芩、连，泻其上热，附子温其下寒也。

清·黄元御,《长沙药解》(1753年)：治太阳伤寒，下后心下痞硬，而复恶寒汗出者。以下伤中气，升降倒行，胆胃俱逆，胃口填塞，故心下痞硬。君相二火，离根上腾，故下寒上热。上热熏蒸，是以汗出。大黄泻胃土之逆，黄连泻心火之逆，黄芩泻胆火之逆，附子温癸水之寒也。

清·徐灵胎,《伤寒约编》(1759年)：阳虚于下，则卫外不密而恶寒汗出。热结于中，则大便不通而心烦痞硬也。故用附子以回阳，而恶寒汗出自解。大黄泻结热，而心烦痞硬自除矣。

阳亏热结，表虚里实不解，非此扶阳泻结

之剂不能胜其任也。故用附子补火以温积寒，大黄通闭以除结热。寒热各制而合服之，是偶方中反佐之奇法也。

清·徐灵胎,《伤寒论类方》(1759年)：此条不过二语，而妙理无穷，前条发汗之后恶寒，则用桂枝；此条汗出恶寒，则用附子，盖发汗之后，汗已止而犹恶寒，乃表邪未尽，故先用桂枝，以去表邪，此恶寒而仍汗出，则亡阳在即，故加入附子以回阳气，又彼先后分二方，此并一方者，何也？盖彼有表，复有里；此则只有里病，故有分有合也。

右四味，切三味，以麻沸汤二升渍之，须臾，绞去渣，内附子汁，分温再服。此法更精，附子用煎，三味用泡，扶阳欲其熟而性重；开痞欲其生而性轻也。心下痞，而复恶寒汗出者，附子泻心汤主之。此条不过二语，而妙理无穷，前条发汗之后恶寒，则用桂枝，此条汗出恶寒，则用附子，盖发汗之后，汗已止而犹恶寒，乃表邪未尽，故先用桂枝，以去表邪，此恶寒而仍汗出，则亡阳在即，故加入附子以回阳气，又彼先后分二方，此并一方者，何也？盖彼有表，复有里，此则只有里病，故有分有合也。

清·杨栗山,《伤寒瘟疫条辨》(1784年)：心下痞，故用三黄以泻痞；恶寒汗出，故用附子以回阳。无三黄，则不能泻痞热；无附子，恐三黄益损其阳气。热有三黄，寒有附子，寒热互用，斯为有制之兵矣。仲景诚医家之善将将者也。俗医用寒则不敢用热，用热则不敢用寒，何异于胶柱鼓瑟乎！

清·吴坤安,《伤寒指掌》(1796年)：邵仙根评：痞而便硬，心烦不眠，里之邪热有余也。而复恶寒汗出者，表阳虚而正不足也。故用三黄以泻热，加附子以复其阳气也。虽然，此邪热有余，而正阳不足，设治邪而遗正，则恶寒益甚，或补阳而遗热，则痞满愈增。不得已，用寒热并投，补泻互治之法。三黄寒而生用，附子热而煮汁，生熟异性，寒热异气，合和与服，各奏其功，亦一片苦心也。此热在三焦，故用三黄泄热，恶寒汗出，又虑亡阳，故即用附子彻上下以温经。附子别煮取汁者，取三黄之气轻，取附子之力重也。

清·陈修园,《长沙方歌括》(1803年)：按：治伤寒以阳气为主，此际岂敢轻用苦寒？然其痞不解，不得不取大黄、黄连、黄芩之大苦大寒，以解少阴之本热；又恐亡阳在即，急取附子之大温，以温太阳之标阳。并行不悖，分建奇功如此。最妙在附子专煮扶阳，欲其熟而性重，三黄荡积开痞，欲其生而性轻也。

清·陈修园,《伤寒真方歌括》(1803年)：此法更精，附子用煎，三味用泡，扶阳欲其熟而性重，开痞欲其生而性轻也。

清·吕震名,《伤寒寻源》(1850年)：心下痞而复恶寒汗出者，附子泻心汤主之。此条柯氏于心下痞之下自添"大便硬，心烦不得眠"八字，谓恶寒者表未解，不当用大黄。若汗出是胃实，不当用附子。若汗出为亡阳，不当用芩连。当有"大便硬，心烦不得眠"句，始与此方相合。愚按此说尤悖，大凡恶寒汗不出者属表实，恶寒汗自出者属表虚。若但汗出恶寒，仲景自有芍药甘草附子汤之制。今心下痞而复恶寒汗出，则表虚而里实。但固表则里邪愈壅，但清里则表阳将亡，故以三黄附子合而用之。附子自能固表，三黄自能清里，且三黄得附子，其苦寒不致留滞阴邪。附子得三黄，其剽悍不致劫伤津液。此正善用反佐之法，故能以一方而全收复阳驱邪之效。若必加入"大便硬，心烦不得眠"八字，以求与本方之三黄相合，则本经之用大黄，岂必尽为胃实而设。亦有本自下利而反用大黄者，至心烦不得眠，安知非由胃虚客气上逆之证，亦不得概从苦寒直折。且附子雄烈之性，又安见与"大便硬，心烦不得眠者"相宜。柯氏胶执己见，擅改经文，无论其所言背谬，即使见果确凿，亦当存阙疑之例。况一偏之见，泥药求方，使先圣极空灵极神变之活法而转以死法求之，悖甚矣。余历考前贤医案，用附子泻心汤而愈者，不一而足。且余亦尝试验，故敢直辟柯氏之谬。

清·王孟英,《温热经纬》(1852年)：徐洄溪曰：前方乃法之最奇者，不取煎而取泡，欲其轻扬清淡以涤上焦之邪。此法更精，附子用煎，三味用泡，扶阳欲其热而性重，开痞欲其生而性轻也。雄按：观此可知用药之道。邹润安曰：心之为体，于卦象离，今被邪逼，则外阳内伐，内阴沸腾。故半夏、甘草、生姜三泻心汤，治阴邪之未化者也。大黄黄连、附子二泻心汤，治阴邪之已化者也。阴邪已化，不逼心阳，则在内之沸乱略定。惟在外之邪气尚阻，则取二黄之泄热，荡去其邪，邪去正自安矣。恶寒汗出者，在上之阴邪才化，在下之阴气复逆，故轻取二黄之气，以荡热除秽。重任附子之威，以追逐逆阴，使之异趋同归，相成而不相背也。其未化者，阳馁朒于阳位，而恣肆于阴分，邪盘踞于清道，而溃泄于下焦，非干姜、半夏、生姜之振散阴霾，不足以廓清心之外郭。非人参、黄连之养阴泄热，不足以安扰心之内讧也。又曰，余治疟发时先呕者，用半夏泻心。吐泻交作者，用生姜泻心。胸痞下利者，用甘草泻心，皆应如桴鼓。

清·费伯雄,《医方论》(1865年)：伤寒痞满，在心胸而不在胃，故用三黄以泻痞而去热；然恶寒、汗出、阳气亦虚，故用附子温肾固阳。寒热并用，各有精义，非仲景其孰能之。

清·郑钦安,《伤寒恒论》(1869年)：若心下痞，而见恶寒汗出者，则又阳虚之征，因误下所致，原文以附子泻心汤主之，附子可用，而芩连必不可用，何也？恶寒者，阳衰之验，汗出者，亡阳之机，心下痞者，阴邪上逆之据，法宜大剂扶阳宣散为是，学者宜细察之。

清·郑钦安,《医理真传》(1869年)：附子泻心汤一方，乃寒、热并用之方也。仲景以此方治心下痞，而复恶寒、汗出者，是少阴无形之热，伏于心下而作痞，复见太阳之寒，又见汗出，有亡阳之虑，故用芩、连、大黄以泻少阴无形之伏热，又用附子以固根蒂而追元阳，寒热互用，真立方之妙也。今借以治停精而生热为淋者，用附子以鼓先天之阳，佐芩、连、大黄以泻伏热，是不固之固，不利之利也。方书多用利水清热之品，是治热结一法，而遗化精一法。余意方中再加安桂二三钱，以助附子之力，而又能化气，气化精通，热解邪出，何病淋之患哉？如三才封髓丹加安桂，滋肾丸倍安桂，皆可酌用，切勿专以分利为主也。

清·莫枚士,《经方例释》(1884年)：近徐灵胎说：附子用煎，三味用泡，扶阳欲其熟，而性重开痞；欲其生，而性轻也。泉谓：此症虽寒痞并见，而痞经大下，仅为余疾不尽，故三味但泡不煎，欲其不甚着力耳。恶寒至汗出，阳虚已甚，故附子独煎之者，用正法也。方义止此，不必深求。

清·高学山,《伤寒尚论辨似》(1872年)：故于大黄芩连攻痞之内，加附子以温经救表耳。三味渍，而内附子汁者，不欲生熟相混，使各行其事而已矣。

清·唐容川,《伤寒论浅注补正》(1893年)：泻心皆是水火虚气作痞，惟此是火气实，水气虚，水中化气，即卫外之阳气也，故用附子补水分之阳气。

清·王旭高,《退思集类方歌注》(1897年)：此法更精。附子用煎，三味用泡，扶阳欲其熟而性重，开痞欲其生而性轻也。伤寒痞满，从外之内，满在胸而不在胃，多属热邪，故宜苦寒泻之；若杂病之痞，从内之外，则又宜辛散也。附子非泻心之药。心下痞而复恶寒汗出，阳气外撤矣。若但以苦寒泻痞，恐其虚寒骤脱，故用三黄撤三焦而泻热，即用附子彻上下以温经。三黄用麻沸汤渍，附子别煮汁，是取三黄之气轻，附子之力重，其义仍在乎救亡阳也。

清·戈颂平,《伤寒指归》(1907年)：主附子，大辛大热，别煮汁，取味厚气浓，先入半里，助子水中元阳。大黄、黄连、黄芩，味苦气寒，用麻沸汤渍之须臾，取味淡气轻，坚金水表阴，固阳阖午，阳内阖，阴左行，地天气交，其痞自解。

近代·张锡纯,《医学衷中参西录》(1918年)：附子泻心汤所主之病，其心下之痞与大黄黄连泻心汤所主之病同，因其复恶寒，且汗出，知其外卫之阳不能固摄，且知其阳分虚弱不能抗御外寒也。夫太阳之根底在于下焦水府，故于前方中加附子以补助水府之元阳，且以大黄、黄连治上，但渍以麻沸汤，取其清轻之气易于上行也。以附子治下，则煎取浓汤，欲其重浊之汁易于下降也。是以如此寒热殊异之药，浑和为剂，而服下热不妨寒，寒不妨热，分途施治，同时奏功，此不但用药之妙具其精心，即制方之妙亦几令人不可思议也。

近代·何廉臣,《增订伤寒百证歌注》(1928年)：心下痞，是感少阴君火之本热也。复恶寒者，复呈太阳寒水之本寒也。汗出者，太阳本寒，甚而标阳太虚而欲外撤也，治伤寒以阳气为主，此际岂敢轻用苦寒。然其痞不解，不得不取大黄、黄连、黄芩之大苦、大寒，以解少阴之本热。又恐亡阳在即，急取附子之大温，以温太阳之标阳，并行不悖，分建奇功。如此最妙在附子专煮扶阳，欲其熟而性重。三黄汤轻渍开痞，欲其生而性轻也。

近代·曹颖甫,《伤寒发微》(1931年)：若夫标热炽于里而上见心气之抑塞，表阳复虚于外而见恶寒汗出，是又当于芩连大黄引火下泄，外加炮附子一枚，以收外亡之阳，则一经微利，结热消而亡阳收矣。此仲师示人以随证用药之法，学者能于此悟随证加减，庶无胶柱鼓瑟之弊乎！

近代·祝味菊,《伤寒方解》(1931年)：本方以附子为主药。其适用标准在热结成痞，而有心悸，汗出恶寒，阳虚外卫不固之象者，故重用熟附益阳固表，大黄、黄连、黄芩推陈出新，清热泄痞也。煮服法大黄、芩、连三味，以麻沸汤责之，附子别煮取汁，意在泻痞为轻，扶阳为重也。

近代·徐大桂,《伤寒论类要注疏》(1935年)：大黄、黄连、黄芩、附子。炮，去皮，破，别煮取汁；别煮取汁者，取其味厚下达，使得尽其壮阳温气之能。此一方分合异制之法也。

近代·彭子益,《圆运动的古中医学·伤寒论方解篇》(1947年)：心下痞，关上脉浮，此为上热。大黄、黄连泻热消痞。若心下痞而复恶寒出汗者，汗出为上热，恶寒为下寒。附子温下寒，三黄清上热也。用附子故加黄芩，附子动木热，黄芩清木热。

近代·冉雪峰,《冉注伤寒论》(1949年)：方制三黄清上，附子温下，导其心肾之交，促其水火之济，调其阴阳之燮，在坎离交媾处拨动神机，皆所以反痞为泰。三黄渍清汁，附子煮浓汁，三黄用复味，附子用单味，一清一浊，一寒一热，一上一下，合两法为一方，分一方为二治，各有义蕴，各具巧思。尤有进者，三黄清上，热随药下，既可以温下寒，附子温下，水气上滋，又可以清上热，病随药转，药随病转，方外有方，法外有法。《素问》寒以寒治，热以热治，从而逆之，逆而从之，不啻为此写照。

现代·中医研究院,《伤寒论语释》(1956年)：附子温经固表，治阳虚，芩、连、大黄泄痞热，系扶阳泻痞的方剂。

现代·陈亦人,《伤寒论译释》(1958年)：本方即大黄黄连泻心汤加附子。三黄苦寒泄热，欲其轻扬清淡，仍当开水浸渍。附子温经扶阳，必须浓煎，所以别煮取汁，然后两汁混和服用。这样则生熟异性，寒热异气，并行不悖，而各奏其功。

尤氏、钱氏认为恶寒属于阳虚，所以用附子，是完全正确的。徐氏更通过与164条比较，得出164条发汗后，汗已止而仍恶寒，乃表邪未尽，所以先用桂枝解表邪，本条恶寒而汗仍出，为亡阳在即，所以加入附子，尤为精当……本方的给药方法比较特殊，也最有意义，各家对此都有阐发，尤氏解释尤为精当，舒氏认作清上温下，不囿于卫阳虚，符合临床实际。陈氏解释心下痞是感君火之本热，恶寒汗出是太阳本寒甚而标阳大虚，因而认为三黄是治君火之本热，附子是温太阳之标阳。试问痞因邪热壅滞，与君火何干？难免牵强，河间对于本方的配伍意义，提出附子之佐三黄，意在开发怫郁结滞，而不是攻寒；证兼阳虚，加附子，意在防止大黄、黄连损伤阳气。这就意味着本方之用附子，不但是温阳祛寒，而且有增效与防弊的作用。虽然不一定符合原文旨意，但启发思维，有助于深入研究。

现代·安徽中医学院,《伤寒论通俗讲义》(1959年)：本方治疗心下痞而兼阳虚的证候。附子扶阳固表，三黄泄热除痞。其精微处又表现在煎法上，尤在泾说："方以麻沸汤渍寒药，别煮附子取汁，合和与服，则寒热异其气，生熟异其性，药虽同行，而功则各奏。"可以看出，本方作用在扶阳泄痞，虽泄痞而不碍乎阳。

现代·李翰卿，《中国百年百名中医临床家》（1960年）：此泻胃热，补肾阳，治痞证兼阳虚之方。乃寒热并用的又一种方法。主治心下痞硬兼恶寒汗出之证。但必须具有口苦，或心烦，或大便不利，或胃部觉热，或喜冷性饮食而不能食，更必须具有平素阳虚的病史，且没有头痛、发热、脉浮的表证。三黄泻胃热，以治热痞；附子温肾阳，以治恶寒汗出。

现代·孙纯一，《伤寒论注释要编》（1960年）：本方黄连、黄芩、大黄味苦性寒，泻痞清热；附子辛热，温经回阳，为寒热互用，邪正兼顾之法，妙在煎上，《金鉴》云："以麻沸汤，清三黄，须臾，绞去渣，内附子别煮之"，又在泻痞之意轻，扶阳之意重也。

现代·刘渡舟，《伤寒论十四讲》（1982年）：附子泻心汤是由大黄、黄连、黄芩、炮附子组成。方中用滚开水渍泡大黄、黄连、黄芩，使其以治气分之热痞；附子用水专煎，取其味厚力雄，以专补肾间阳气之虚。此方虽寒热并用，然水渍三黄，而专煎附子，则扶阳为主，而清热为兼矣。

现代·刘渡舟，聂惠民，傅世垣，《伤寒挈要》（1983年）：热邪痞于心下，仍用苦寒以清之；恶寒汗出，卫阳已虚，故加附子以补之。浸三黄而专煎附子，义以扶阳为重，此乃寒热并用不悖，扶正去邪之法。

现代·刘渡舟，《伤寒论诠解》（1983年）：附子泻心汤由附子、大黄，黄连、黄芩四药组成。专煎附子，取其味厚，意在温肾阳以固表；另渍三黄，取其气薄，意在清心胃以消痞。一温阳，一清热，然温阳为主，清热为次，寒热并用，使阴阳调和，则诸证自愈。可谓是寒热异其气，生熟异其性，药虽同行而功效备奏。

现代·陈亦人，《伤寒论求是》（1987年）：邪实正虚痞证，是指既有邪实，又有正虚。附子泻心汤主治的热痞兼卫阳虚，半夏、生姜、甘草三泻心汤主治寒热夹杂痞证，都属于邪实正虚，所不同的附子泻心汤证是"邪热有余，正阳不足"，故一方面用三黄苦寒清泄邪热，一方面用附子辛热温经复阳。然而苦寒有碍于阳虚，辛燥不利于胃热，如何才能发挥各自的作用而并行不悖，给药方法颇有帮助。对此舒驰远从上热下寒说明："此汤治上热下寒之证确乎有理，三黄略浸即绞去滓，但取轻清之气以去上焦之热，附子煮取浓汁以治下焦之寒，是上用凉而下用温，上行泻而下行补，泻取轻而补取重。"原文恶寒汗出是卫阳虚，用附子意在温卫阳。舒氏不拘泥原文，提出治下焦之寒，体现出求实精神，这种精神值得学习，尤在泾据邪正分析："设治邪而遗正，则恶寒益甚，或补阳而遗热，则痞满愈增，此方寒热补泻，并投互治，诚不得已之苦心，然使无法以制，鲜不混而无功矣。方以麻拂汤渍寒药，别煮附子取汁，合和与服，则寒热异其气，生熟异其性，药虽同行，而功则各奏，乃先圣之妙用也。"说理透辟，也有参考价值。

现代·王付，《经方学用解读》（2004年）：肾虚胃热证的基本病理病证是肾阳虚弱而不得温，脾胃气机为邪热所扰而壅滞。因此，治疗肾虚胃热证，其用方配伍原则与方法应重视以下几个方面。

针对证机选用温暖肾阳药：肾阳虚弱而不得温煦于外，寒气乘机充斥于外，证见恶寒；又，阳气虚弱而不得固摄营卫，证见汗出，其治当温壮阳气。如方中附子。

针对证机选用清热药：邪热蕴结脾胃，脾胃气机为邪热所扰，脾不得运化，胃不得纳降，清浊之气与邪热相结而壅滞于心下，证见心下痞满，其治当清热。如方中大黄、黄连、黄芩。

随证加减用药：若阳虚明显者，加干姜、骨碎补，以温阳散寒；若有口臭者，加藿香、白芷，以芳香化浊避秽；若牙宣出血者，加生地黄、牡丹皮，以清热止血；若牙痛者，加升麻、细辛，以通阳止痛等。

【方论评议】

综合历代各家对附子泻心汤的论述，应从用药要点、方药配伍和用量比例三个方面进行研究，以此更好地研究经方配伍，用于指导临床应用。

诠释用药要点：方中附子温壮阳气，大黄

清泻积热，黄连、黄芩，清热燥湿。

剖析方药配伍：黄连与黄芩，属于相须配伍，增强清热燥湿；大黄与黄连、黄芩，属于相使配伍，大黄助黄连、黄芩清热于内，黄连、黄芩助大黄泻热于下；附子与大黄、黄连、黄芩，属于相反相畏配伍，相反者，寒热同用，相畏者，大黄、黄连、黄芩制约附子温热化燥，附子制约大黄、黄连、黄芩泻热寒凝。

权衡用量比例：大黄与黄连、黄芩用量比例是 2 ∶ 1 ∶ 1，提示泻热与清热之间的用量调配关系，以治积热；附子与大黄、黄连、黄芩用量比例是近 2 ∶ 2 ∶ 1 ∶ 1，提示温阳与泻热之间的用量调配关系，以治寒热。

【药理作用】 本方具有强心、调节心律、抗心肌缺血、抗心脑缺氧、调节血压、抗自由基、增强机体免疫功能、调节内分泌、调节糖代谢、调节胃肠平滑肌蠕动、抗炎、抗病毒、抗菌、抗真菌、抗过敏等作用。

附子粳米汤

【导读】 ①学用附子粳米汤应重视附子和粳米的用量调配关系、附子和半夏的用量调配关系。②附子粳米汤虽是辨治脾胃寒饮证的重要代表方，但在临床中对心肺寒饮证等也具有良好治疗作用。③学好用活附子粳米汤的第一步是辨清附子粳米汤由哪些基础方和药物组成：组成附子粳米汤有 1 个基础方和 3 组药，基础方是头风摩散，3 组药中第 1 组是温阳消癥药即附子，第 2 组是降逆燥湿药即半夏，第 3 组是益气药即粳米、大枣、甘草，从 3 组药用量深入学习研究即可用活附子粳米汤。

【方歌】 温通附子粳米汤，半夏甘草大枣方，腹中寒痛或雷鸣，化饮散寒又温阳。

【方药】 附子炮，一枚（5 g）　半夏半升（12 g）　甘草一两（3 g）　大枣十枚　粳米半升（12 g）

【用法】 上五味，以水八升，煮米熟，汤成，去滓。温服一升，日三服。

【功用】 温阳散寒，化饮降逆。

【适应证】

1. 中医病证：①脾胃寒饮证。呕吐，或吐涎沫，腹中寒痛，甚则剧痛，畏寒，腹中雷鸣，大便溏，胸胁逆满，肢体困重，乏力，舌淡、苔薄白，脉沉迟。②寒饮夹虚证。

2. 西医疾病：慢性胃炎、慢性肠炎、慢性食管炎、心肌缺血、房室传导阻滞、病毒性心肌炎、细菌性心肌炎等临床表现符合脾胃寒饮证者。

【用药分析】 方中附子温壮阳气，半夏醒脾燥湿，粳米补益脾胃，大枣、甘草补益中气。

【用方思路】

1. 附子粳米汤既是辨治脾胃寒饮证的重要代表方，又是辨治诸多杂病如脾胃病、心病、肺病等的重要基础方。

2. 方中附子可温壮诸脏腑之气；半夏可醒脾燥湿化饮；粳米、甘草、大枣可补诸脏腑及营卫之气。从方中用药用量及调配分析得知，附子粳米汤的应用并不局限于脾胃寒饮证，还可用于辨治诸多杂病，如消化、循环、呼吸、内分泌及代谢等系统疾病。

3. 运用附子粳米汤辨治的病证（无论病变部位在脾胃、在肺或在心）以脾胃寒饮为主，其治当温阳化饮益气。

【随证合方】 若夹热，可与干姜黄连黄芩人参汤合方用之；若夹气郁；可与四逆散合方用之；若夹瘀热，可与桃核承气汤合方和之。

【注意事项】 运用附子粳米汤既要辨清西医之病，又要辨清西医之病属于中医寒饮凝结证。辨西医之病可进一步了解疾病的发展演变及转变规律，辨中医之证可更好地针对西医之病选用附子粳米汤。

【应用指征】 腹中寒气，雷鸣切痛，胸胁逆满，呕吐，附子粳米汤主之。（第十　10）

【方论】

清·喻嘉言，《医门法律》（1658 年）： 发明《金匮》腹中寒气，雷鸣切痛，胸胁逆满呕吐，用附子粳米汤。腹中阴寒奔迫，上攻胸胁，以及于胃，而增呕逆。顷之胃气空虚，邪无所隔，彻入阳位，则殆矣。是其除患之机，所重全在胃气。乘其邪初犯胃，尚自能食，而用附子粳米之法温饱其胃，胃气温饱，则土浓而邪难上越，胸胁逆满之浊阴，得温无敢留恋，必还从下窍而出，旷然无余，此持危扶颠之手眼也。

清·张璐，《伤寒缵论》（1667年）：此方本诸《金匮》，专取附子鼓舞粳米温胃为主，半夏涤除痰垢，甘草、大枣通行脾胃之津气也。

清·张璐，《伤寒缵论》（1667年）：故于四逆汤中加半夏以涤痰饮，粳米以安胃气，大枣以行脾津。本《金匮》治腹中寒气，胸胁逆满呕吐，《千金》借治霍乱，若合符节或问，霍乱是胃气反戾，禁与谷味，而此独不禁者，以有姜、附之辛散，不碍粳米之恋，胃有半夏之涤痰，不碍大枣之滋津也。

清·李彣，《金匮要略广注》（1682年）：脾胃喜温恶寒，附子温中为主，半夏散逆，甘草、大枣、粳米，以实脾也。

清·张志聪，《金匮要略集注》（1683年）：用附子以温复下焦之生阳；佐半夏助阴中之生气上升，而化大其土气；用粳米配甘草、大枣，以滋补其中焦之气焉。虚寒从下上，故微补其中。

清·周扬俊，《金匮玉函经二注》（1687年）：故圣人以附子回阳，阳回而寒气去矣；以半夏散满，满散而呕吐止亦。若论养胃，何如粳米，安脾何如甘味。此言痛之因于寒，寒则未有不本于虚者也。

清·清·魏荔彤，《金匮要略方论本义》（1720年）：故仲景即为续出一法云：腹中寒气，雷鸣切痛，胸胁逆满，呕吐，附子粳米汤主之。正为虚寒有积，温补之中，兼开行之治立法也。附子之性，温而带走，以温为温，以辛为行，佐以半夏辛燥，亦兼温与行之用，甘草、大枣，煮以粳米，俱为胃家生津益正起见，则为胀满顾虑虚寒者至谆切也。何世医不遵而动用攻下，致成危殆也哉？

清·尤在泾，《金匮要略心典》（1729年）：下焦浊阴之气，不特肆于阴部，而且逆于阳位，中土虚而堤防撤矣，故以附子辅阳驱阴，半夏降逆止呕，而尤赖粳米、甘、枣培令土厚而使敛阴气也。

清·黄元御，《长沙药解》（1753年）：治腹中寒气，雷鸣切痛，胸胁逆满，呕吐。以火虚土败，水寒木郁，肝木克脾，故腹中雷鸣而为切痛，胆木克胃，故胸胁逆满而作呕吐。粳米、甘、枣，补土和中，附子驱下焦之湿寒，半夏降上脘之冲逆也。

清·黄元御，《金匮悬解》（1754年）：腹中寒气，雷鸣切痛者，水寒木郁，肝气梗涩。而怫怒冲突，必欲强行，气转肠鸣，声如雷引，排触击撞，是以痛切，胸胁逆满。呕吐者，胆胃上逆，经络壅塞，浊气熏冲，则生呕吐。附子粳米汤，粳米、甘、枣，补土而缓中，半夏、附子，降逆而驱寒也。

清·吴仪洛，《成方切用》（1761年）：腹中阴寒奔迫，上攻胸胁，以及于胃，而增呕逆。顷之胃气空虚，邪无所隔，彻入阳位，则殆矣。是其除患之机所重，全在胃气，乘其邪初犯胃，尚自能食，用附子粳米汤，以温饱其胃，胃气温饱，则土厚而邪难上越胸胁，逆满之浊阴，得温无敢留恋，必还从下窍而出，旷然无余，此持危扶颠之手眼也。

清·朱光被，《金匮要略正义》（1803年）：此正里虚，风冷内乘而为寒疝也。阳气闭塞，阴寒横逆，渎扰肠腑而为鸣痛，逆冲胸胁而为满、为呕吐。虚寒从下而上，满在胸胁，痛在腹中，正是邪高痛下之征。爰用附子温通三焦，以散阴寒，半夏降逆以止呕吐，粳米、甘、枣以扶持胃气，犹大建中之意也。然寒气充塞，治贵温通，无取人参、胶饴之守，且脾为稼穑之区，胃为仓廪之府，腹痛呕逆，脾胃伤极，用粳米所以承土德，培元气也。

清·陈元犀，《金匮方歌括》（1811年）：按：腹中雷鸣，胸胁逆满呕吐，气也，半夏功能降气；腹中切痛，寒也，附子功能驱寒；又佐以甘草、粳米、大枣者，取其调和中土，以气逆为病进于上，寒生为病起于下，而交乎上下之间者，土也，如兵法击其中坚，而收尾自应也。

日本·丹波元坚，《金匮玉函要略述义》（1842年）：弟子村田精一曰，此方与白虎汤，及加人参加桂二汤、桃花汤，并用粳米，而其煮法，不云至几升，盖是以米熟为度，不必期至几升者，恐非有脱文。厚朴麻黄汤，煮小麦熟去滓，亦是一辙，此可以备一说，仍存之。

清·高学山,《高注金匮要略》(1872年): 合胸胁而并见逆满，则太少二阳之署，乎有阴寒蔽塞之势矣。故主附子之大热，交于守中之甘草，温胃之粳米，而引至阳明之腹，盖以扶阳者胜阴也。然后以大枣填上焦，半夏泻阴气，而胸胁自平，呕吐自止矣。

清·清·莫枚士,《经方例释》(1884年): 此亦泻心之类。以《内经》半夏秫米汤为主，以粳米易秫米，佐以甘、枣，如诸经方之例，古经方必有以半夏、粳米、甘草、大枣四味为方者，此方即加附子为之耳。诸症皆半夏主之，附子特治中寒之因；何以言此为泻心类也？半夏泻心汤，除干姜、黄连、黄芩、人参四味自成一汤外，适半夏、甘草、大枣三味，故知为同类也。方以附子粳米命名，亦以此。《外台》引张仲景《伤寒论》曰：霍乱四逆，吐少呕多者，附子粳米汤主之，此《伤寒论》逸文，义与此同。又引《小品》解急蜀椒汤，主寒疝气，心痛如刺，绕脐腹中尽痛，白汗出欲绝，即此方加蜀椒、干姜，是合用大建中之半也。此与麦门冬汤、竹叶石膏汤，三方皆主气逆，故并以半夏秫术汤为主；麦门冬汤，治虚气逆；竹叶石膏汤，治热气逆；此方治寒气逆，三方分际如此。

清·戈颂平,《伤寒指归》(1885年): 以附子辛热，温在下元阳；以半夏辛平，降逆上之水气，阳气不来复腹中，谷之生气不足于里，以粳米、甘草、大枣，甘平气味益之。五，土数也；八，别也。右五味，以水八升，煮米熟汤成，去滓，象土地胡得水火之气，分别表里也。温服一升，日三服，象一阳得阴从午右阖，三阳得阴从子左开也。

清·王旭高,《退思集类方歌注》(1897年): 此益胃通阳温肾之剂。半夏、甘草、粳米、大枣皆脾胃药，加入附子一味，通彻上下，上可散寒止呕，下可温经定痛。

近代·曹颖甫,《伤寒发微》(1931年): 附子粳米汤，用炮附子一枚以回肾阳，用粳米、甘草、大枣以扶中气，复加半夏以降冲逆。肾阳复则虚寒之上逆者息矣，中气实则雷鸣切痛止矣，冲逆降则胸胁逆满呕吐平矣。或谓腹中雷鸣为有水，故纳生半夏以去水，寒气在腹，故切痛，故用附子以定痛。说殊有理，并存之。

近代·赵桐,《金匮述义》(1940年): 此汤甘草不炙，只用一两，疑传写有误。甘草缓痛，定不可少，蜜解附毒，安可不炙。且蜜草皆解附毒，深得制约之妙者也。陈元犀云："腹中雷鸣，胸胁逆满，呕吐，气也，半夏功能降气。腹中切痛，寒也，附子功能驱寒。佐以粳草枣者，取其调和中土，以气逆为病并于上，寒生为病起于下，而交乎上下之间者中土也，如兵法击其中坚而首尾自应也，肾寒侵犯中土，温土即愈肾寒。收复失地即是杀退敌人也。

近代·彭子益,《圆运动的古中医学·金匮方解篇》(1947年): 治腹中寒气，雷鸣切痛，胸胁逆满，呕吐者。内寒阻碍木气，木气冲击，则雷鸣切痛，胸胁逆满，而兼呕吐。附子温寒，粳米、草、枣补中气，半夏降逆气也。

现代·王渭川,《金匮心释》(1982年): 本节指出胃肠虚寒腹痛的证治。仲景处方附子粳米汤，以附子温脾肾之阳而散寒，半夏降逆化湿，甘草、大枣、粳米和胃缓急止痛，是对证治疗的有效方剂。

现代·刘渡舟，苏宝刚，庞鹤,《金匮要略诠解》(1984年): 本证治宜附子粳米汤，温阳以散寒气，降逆且止疼痛。方中附子温暖阳气，驱散寒湿；粳米、甘草、大枣缓中止痛，补虚助正；半夏辛开降逆止呕；粳米滋液安胃。诸药相伍，以使阳气振奋，浊阴之邪下降，中州之气健运，则其痛可止。

现代·王付,《经方学用解读》(2004年): 脾胃寒饮证的基本病理病证是脾胃虚弱，寒气乘机内乘，饮邪逆乱气机，中气壅滞不畅。因此，治疗脾胃寒饮证，其用方配伍原则与方法应重视以下几个方面。

针对证机选用温阳散寒药：寒气侵袭于脾胃，脾胃气机为寒气所凝而不畅或不通，病变以腹中雷鸣切痛为审证要点，其治当温阳散寒。如方中附子。

合理配伍燥湿化饮药：寒气侵袭于脾胃，脾不得为胃家行其津液，水津与寒气相结而为饮邪，寒饮肆虐脾胃气机升降，浊气不得下行而逆乱于上，其治当燥湿化饮降逆。如方中半夏。

妥善配伍益气药：寒气之所以侵入脾胃，是因为夙体脾胃之气虚弱，其治当补益脾胃之气。又，用温热药虽能散寒，但因温热耗散，正气易伤。可见，治疗脾胃寒饮证，必须妥善配伍补气药，才能更好地起到温阳化饮，以冀取得预期治疗效果。如方中粳米、大枣、甘草。

随证加减用药：若饮邪明显者，加白术、苍术，以健脾醒脾燥湿；若腹痛明显者，加细辛、白芍，以温阳缓急止痛；若小便不利者，加茯苓、泽泻，以健脾渗湿等。

【方论评议】

综合历代各家对附子粳米汤的论述，应从用药要点、方药配伍和用量比例三个方面进行研究，以此更好地研究经方配伍，用于指导临床应用。

诠释用药要点：方中附子温壮阳气，半夏醒脾燥湿，粳米补益脾胃，大枣、甘草补益中气。

剖析方药配伍：附子与半夏，属于相使配伍，附子助半夏温阳燥湿化饮，半夏助附子温阳散寒除湿；附子与甘草，属于相使配伍，附子助甘草益气化阳，甘草助附子温阳化气；半夏与甘草，属于相使配伍，健脾益气，醒脾燥湿；粳米、大枣与甘草，属于相须配伍，增强补益中气。

权衡用量比例：附子与半夏用量比例是 2 ∶ 12，提示温阳散寒与醒脾燥湿之间的用量调配关系，以治寒湿；附子与甘草用量比例是 5 ∶ 3，提示温阳与益气之间的用量调配关系，以治阳虚；半夏与甘草用量比例是 4 ∶ 1，提示醒脾与益气之间的用量调配关系；粳米、大枣与甘草用量比例是 4 ∶ 8 ∶ 1，提示补脾与缓急之间的用量调配关系，以治气虚。

【药理作用】 本方具有解除平滑肌痉挛、保护胃黏膜、调节胃肠平滑肌蠕动、抗胃肠溃疡、抗氧化、抗缺氧、增强机体免疫功能、改善肾功能、降低血中胆碱酯酶的活性、改善内脏副交感神经、对中枢神经呈双向调节、降低胃张力、降血糖、调节呼吸中枢、强心、调节血小板聚集、调节内分泌等作用。

鸡屎白散

【导读】 ①鸡屎白散的组成药物仅有一味，单用有一定局限，最好合方应用。②鸡屎白散虽是辨治阴虚湿热证的重要代表方，但在临床中对湿热肆虐证等也具有良好治疗作用。③学好用活鸡屎白散的第一步是辨清鸡屎白散由哪些药物组成：组成鸡屎白散仅有 1 味药，其有生津作用、舒筋作用、清热作用，以此从用药用量深入学习研究即可用活鸡屎白散。

【方歌】 鸡屎白散治转筋，郁热浸淫阴血耗，益阴清热能缓急，转筋为病病即好。

【方药】 鸡屎白

【用法】 上一味，为散，取方寸匕，以水六合，和。温服。

【功用】 益阴清热，化湿缓急。

【适应证】

1. 中医病证：阴虚湿热伤筋证。筋脉拘急，肌肉抽搐，四肢劲急强直，两腿牵引疼痛，或牵引少腹疼痛，或手足心热，或急躁，或口干，舌红少苔或薄黄，脉弦数或细数。

2. 西医疾病：强直性关节炎、肌肉僵硬症、腓肠肌痉挛、胃痉挛、肠痉挛等临床表现符合阴虚湿热证者。

【用药分析】 方中鸡屎白泻热存阴、缓急柔筋。

【用方思路】

1. 鸡屎白散既是辨治阴虚湿热伤筋证的重要代表方，又是辨治诸多杂病如肝病、心病、肌肉关节病等的重要基础方。

2. 方中鸡屎白既可滋阴，又可清热利湿。鸡屎白散的应用并不局限于阴虚湿热伤筋证，还可用于辨治诸多杂病，如精神神经、循环、运动等系统疾病。

3. 运用鸡屎白散辨治的病证（无论病变部位在脾胃、在肝胆或在肾）以阴虚湿热伤筋为主，其治当滋阴清热。

【随证合方】 若夹湿热甚，可与栀子柏皮汤合方用之；若夹寒痰，可与赤丸合方用之；若夹气血不足，可与芍药甘草汤合方用之。

【注意事项】 运用鸡屎白散既要辨清西医之病，又要辨清西医之病属于中医湿热伤筋证。辨西医之病可进一步了解疾病的发展演变及转变规律，辨中医之证可更好地针对西医之病选用鸡屎白散。

【应用指征】 转筋之为病，其人臂脚直，脉上下行，微弦，转筋入腹者，鸡屎白散主之。（第十九　3）

【方论】

清·李彣，《金匮要略广注》（1682 年）：《内经》云：肝之合筋也，其畜鸡也，鸡于卦为巽，秉风木之性，主治风伤筋者，所谓因其气相感而以意使之者也犹治风病，即用病风僵蚕之意。其屎白出鸡肠胃中，肠胃皆属阳明经，今主治转筋者，以转筋起于足腓，腓及宗筋皆属阳明故也。

清·张志聪，《金匮要略集注》（1683 年）：肝主筋，足厥阴之筋，结于阴器，络诸筋，转筋，则阴器不用，伤于内，则不起也，宜鸡屎白散主之。鸡者，金之禽，屎白者，鸡之精也。用金之精，以制化其肝木。说者，言诸禽无肺，故无前阴。屎中之白，即前阴之精也

清·周扬俊，《金匮玉函经二注》（1687 年）：若微弦则转入于内，为病较重，因以鸡屎白投之，其肝邪外出耳。

清·郑重光，《伤寒论条辨续注》（1705 年）：未汗而恶寒，邪盛而表实；已汗而恶寒，邪退而表虚。病虽未尽解，而无他变，但只恶寒，故曰虚也。用附子固阳，芍药收阴，甘草和营卫而和之也。

清·魏荔彤，《金匮要略方论本义》（1720 年）：主之以鸡屎白散。鸡屎白性微寒，且善走下焦，入至阴之分，单用力专，《本草》谓其利便破淋，以之瘳转筋，大约不出泄热之意耳。然此治其标病，转筋止，而其本病又当别图补虚清热之方矣。

清·魏荔彤，《伤寒论本义》（1724 年）：惟以附子之热，佐以甘草之和，合芍药酸收，引阳入荣血阴分，以驱其寒邪而已。一切发散之品，不敢用矣。但以附子善走之阳，随芍药能收之性，入于荣血之中，温经即所以散寒，而毫无犯发越之禁。仲师处方，何神奇如是乎！学者当日自拜而祝之。

清·尤在泾，《伤寒贯珠集》（1729 年）：发汗不解，反加恶寒者，邪气不从汗而出，正气反因汗而虚也。是不可更逐邪气，当先复其正气。是方芍药之酸，可以益血，附子之辛，可以复气，甘草甘平，不特安中补虚，且与酸合而化阴，与辛合而生阳也。

清·尤在泾，《金匮要略心典》（1729 年）：脾土虚而肝木乘之也，鸡为木畜，其屎反利脾气，故取治是病，且以类相求，则尤易入也。

清·黄元御，《伤寒悬解》（1748 年）：汗泄血中温气，木郁阳陷，故表病不解，而反加恶寒。芍药甘草附子汤，芍药清风而敛营血，甘草培土而荣木气，附子暖水以补温气也。

清·黄元御，《长沙药解》（1753 年）：治转筋为病，臂脚直，脉上下，微弦，转筋入腹。筋司于肝，水寒土湿，肝木不舒，筋脉挛缩，则病转筋。鸡屎白利水道而泻湿寒，则木达而筋舒也。

清·黄元御，《金匮悬解》（1754 年）：转筋之为病，其人臂脚硬直，不能屈伸，其脉上下直行，微带弦象，此厥阴肝经之病也。肝主筋，筋脉得湿，则挛缩而翻转也。转筋入腹，则病势剧矣。鸡屎白散，泻其湿邪，筋和而舒矣。

清·黄元御，《伤寒说意》（1754 年）：芍药甘草附子汤，甘草培土，芍药敛营，附子温肾水而暖营血也。

清·徐灵胎，《伤寒论类方》（1759 年）：甘草附子加芍药，即有和阴之意，亦邪之甚轻者。

陈修园，《金匮要略浅注》（1803 年）：是方也，取其捷于去风下气，消积安脾，先清其

内，徐以治其余也。此为转筋入腹而出其方治也。

清·朱光祓，《金匮要略正义》（1803年）：转筋之病，由于脾脏适虚，肝邪内犯所致。肝主筋。内风闪烁，则筋为之转戾也。臂脚脾主之。筋转则强直而不舒也。脉上下行，肝邪横逆，毫无顾忌，既上下，惟其所犯，则内脏亦任长驱。至于转筋入腹，脾家之里气危迫欲绝尔。时无暇缓治，故以鸡之真走厥阴者，以散肝泄风。然但取其屎白，以邪已入腹，即用鸡腹中泄出之物，以泻入腹之邪，亦同气相求之义也。

日本·丹波元简，《金匮玉函要略辑义》（1806年）：鸡屎白，《别录》云：治转筋利小便。故取而用之，《素问》用鸡屎醴治臌胀，通利大小便，验之虽《本草》云：微寒无毒，然泻下之力颇峻，用者宜知之，况霍乱转筋，多津液虚燥者，恐非所宜。

清·吕震名，《伤寒寻源》（1850年）：此桂枝汤去桂姜枣，加附子，亦桂枝汤之变方也。经云："发汗病不解，反恶寒者，虚故也，此汤主之。"发汗后之恶寒，其非表邪可知，若因其恶寒而投以桂枝，误也，故以附子合芍药甘草。从阴分敛戢其阳，阳回而虚自止矣。凡汗后之恶寒属虚，汗不出之恶寒属实，不得以汗不出之恶寒，拦入阳虚一路，此又仲景言外之意，宜识之。

清·高学山，《伤寒尚论辨似》（1872年）：鸡于卦为巽，而立东南之位，得生气向明之用。鸡屎通肠胃之气，而其白尤为阳气之所化，以之主转筋之入腹。则通肠胃之精悍，以柔养筋脉之义也。

清·莫枚士，《经方例释》（1884年）：此以《素问》鸡屎醴方变为散，为消食之专方。《外台》引《广济》治米癥其疾，常欲食米，若不得米，则胸中出清水。方用鸡屎一升，白米五合，捣散，用水一升，顿服，即祖此也。《千金》变为煮法，治小儿口噤。云赤者，心噤；白者，肺噤。凡屎皆能解毒、消食。《千金》治食猪肉中毒方，亦用猪屎，烧为末，水服方寸匕。

清·戈颂平，《金匮指归》（1885年）：鸡知时，畜也，在卦属巽，在星应卯，在地支属酉；屎白性寒，能转运半表脉中阳气内于腹里，不失其时。曰：转筋入腹者，鸡屎白散主之。取方寸匕，以水六合，温服，象阴数得阳变于六。

清·唐容川，《伤寒论浅注补正》（1893年）：阳虚故恶寒，用附子为主，以补膀胱之阳虚。其芍药、甘草，只是调营气以戢其汗而已，营调则汗液不至太动，阳气复振则卫外驱邪，病自不留。

近代·曹颖甫，《金匮发微》（1931年）：此证用下气破积通利大小便之鸡矢白散，亦所以除里热也。所以然者，里热不除，则筋脉受灼而不得柔和，故必通其大肠，使阳明燥气内息，而筋脉乃和。

近代·祝味菊，《伤寒方解》（1931年）：本方以芍药、附子为主药。其适用标准，凡表病宜汗，汗之而表不解，反加恶寒现象者，是阳气本虚，汗后伤液，故与芍药、附子止汗扶阳，甘草和中也。

近代·赵桐，《金匮述义》（1940年）：鸡矢消水肿，破石淋，其攻破可知。

近代·彭子益，《圆运动的古中医学·金匮方解篇》（1947年）：治转筋为病。臂肿硬值，脉上下行，微弦者。此病经风盛，木气结聚之病。鸡属木气，屎能通结。木气之结病，用木气之通药以通之也。鸡属木气，白属金色，金能制木故效，亦通。

现代·中医研究院，《伤寒论语释》（1956年）：芍药甘草附子汤，是治营卫两虚的方剂，营虚就出汗，卫虚就怕冷，故用附子回阳，芍药敛汗补阴，佐以甘草和中。

现代·陈亦人，《伤寒论译释》（1958年）：表已解而阴阳两虚，脚挛急，反恶寒，宜用芍药甘草附子汤益阴复阳。因汗多津液外泄而经脉失养，故下肢挛急，阳气虚衰而卫表失护，故恶寒。方中甘草之甘合芍药之酸，则酸甘益阴，合附子之辛，则辛甘助阳，阴阳两复，则挛急自舒，恶寒自愈。本证与桂枝加附子汤证相较，仅外无表邪，所以不用桂枝生姜大枣。

现代·李翰卿，《中国百年百名中医临床家》（1960年）：此敛阴回阳之方。主治发汗后，表证已解，汗尚未止反恶寒者，阴阳两虚也。但脉必微而数方能确定。表证已解，故不用桂枝；汗未止，兼见数脉方为阴虚；反恶寒，兼见微脉方为阳虚。附子补阳以治恶寒，芍药滋阴以敛汗液，"甘草补中兼和，既可固后天之本，又可和二药之偏。仲景原文曰：发汗不解，反恶寒，虚故也，本汤主之。""不解"二字不是指表邪不解，而是指没有恢复正常，是指反恶寒之症而言。果系表邪不解，应有头痛、发热、脉浮，宜用桂枝加附子汤，绝没有使用本方之必要。"虚"是阴阳俱虚或营卫俱虚。以营为阴血，卫为阳气也，但绝不是单纯卫阳虚之证，因卫阳虚宜芪附，不宜芍附。

现代·王渭川,《金匮心释》(1982年): 转筋病因不一。有因下焦虚寒，复受寒邪侵袭所致的，有因脱水过多所致的，也有因湿邪阻滞，阳气不能布达所致的。本节所说的转筋，病人臂脚直，可见病因属后者。仲景处方鸡屎白散，性微寒，有走下焦入阴分的作用。《本草》谓其利便破淋。本人治验，本方并可治血吸虫腹水，有较好疗效。

现代·刘渡舟,《伤寒论诠解》(1983年): 本方芍药味酸微苦以滋营阴，甘草甘温和中缓急，二药相伍，使酸甘合化，以益阴养营。附子辛热扶阳实卫，合甘草则增强辛甘化阳之力。全方共奏阴阳双补之功。本方药少而专，丝丝入扣，可谓组方遣药之楷范。

现代·刘渡舟，苏宝刚，庞鹤,《金匮要略诠解》(1984年): 本条论述转筋的证治。由于湿浊化热动风，热伤阴血，筋脉失养，拘急强直，故其人臂、脚强直，其脉则长直而上下行，微弦。若转筋甚则痛不能忍而入腹，从两足牵引少腹拘急而剧痛，此为肝邪直攻脾脏。治以鸡屎白散，清热利湿祛风。方中鸡屎白咸寒泄热，通利小便，利湿祛风，使邪气从下而去，则经络气血通畅，筋脉得润，而转筋自愈。

【方论评议】 方中鸡屎白泄热存阴、缓急柔筋。

【药理作用】 本方具有解除平滑肌及骨骼肌痉挛、调节中枢神经、调节内分泌、增强机体免疫功能、抗惊厥、抗炎等作用。

八画

抵当丸

【导读】 ①学用抵当丸应重视桃仁和大黄的用量调配关系、水蛭和虻虫的用量调配关系。②抵当丸虽是辨治下焦瘀热证的重要代表方，但在临床中对三焦瘀热证等也具有良好治疗作用。③学好用活抵当丸的第一步是辨清抵当丸由哪些变化方和药物组成：组成抵当丸有1个变化方和3组药，变化方是下瘀血汤，3组药中第1组是破血药即水蛭、虻虫，第2组是泻瘀药即大黄，第3组是活血润燥药即桃仁，从用药用量深入学习研究即可用活抵当丸。

【方歌】 抵当丸中虻水蛭，大黄桃仁基础方，脏腑瘀热皆可治，泻热化瘀效非常。

【方药】 水蛭熬，二十个（40g） 虻虫去翅足，熬，二十个（4g） 桃仁去皮尖，二十五个（5g） 大黄三两（9g）

【用法】 上四味，捣，分四丸，以水一升，煮一丸，取七合服之。晬时当下血，若不下，更服。

【功用】 攻下瘀血，峻药缓攻。

【适应证】

1. 中医病证：下焦瘀热缓证。少腹满或硬或痛，固定不移，大便硬反易，色如漆状，喜忘，身热，舌质暗淡，脉沉或涩。

2. 西医疾病：冠心病心绞痛、肺源性心脏病急性发作、脑血栓形成、脑动脉硬化、慢性结肠炎、慢性胃炎、慢性肝炎、慢性胰腺炎、急性盆腔炎、急性附件炎、胎盘滞留、子宫肌瘤、痛经、闭经、前列腺炎、前列腺肥大、睾丸结核、急性尿潴留、输尿管炎、肾盂肾炎等临床表现符合瘀热证者。

【用药分析】 方中大黄泻热祛瘀，水蛭软坚破瘀，虻虫破血逐瘀，桃仁活血化瘀。

【用方思路】

1. 抵当丸既是辨治瘀热证的重要代表方，又是辨治诸多杂病如肾病、心病、肝病等的重要基础方。

2. 方中大黄既可泻热，又可祛瘀；桃仁、水蛭、虻虫可破诸脏腑之瘀。从方中用药用量及调配分析得知，抵当丸的应用并不局限于瘀热证，还可用于辨治诸多杂病，如循环、泌尿、内分泌等系统疾病。

3. 运用抵当丸辨治的病证（无论是心肾疾病，还是妇科疾病）以瘀热为主，其治当泻热祛瘀。

【随证合方】 若夹郁，可与四逆散、橘枳姜汤合方用之；若夹寒痰，可与四逆汤、赤丸合方用之；若夹水气，可与五苓散、真武汤合方用之。应用时还必须结合病变主次酌情调整方药用量。

【注意事项】 运用抵当丸既要辨清西医之病，又要辨清西医之病属于中医瘀热证。辨西医之病可进一步了解疾病的发展演变及转变规律，辨中医之证可更好地针对西医之病选用抵当丸。

【应用指征】 伤寒，有热，少腹满，应小便不利，今反利者，为有血也，当下之，不可余药，宜抵当丸。（126）

【方论】

明·许宏,《金镜内台方议》(1422年)： 抵当汤治症之急者用之，抵当丸乃治症之缓者用之。今此虽是血症，为无身黄屎黑，喜忘发狂，未至于甚，故只用抵当丸，减水蛭为末，作丸予之。取其性之缓也。

明·方有执,《伤寒论条辨》(1592年)： 蓄血一证，伤寒较中风更为难解，故变上篇抵当汤而为丸，连滓服之，与结胸大陷胸丸同意。汤者，荡也；丸者，缓也。阴邪入阴，犹恐荡之不尽，故缓而攻。取其必胜。不可余药，犹言变丸为汤，亦不动也。

清·李中梓,《伤寒括要》(1649年)： 少腹满而小便利，为下焦蓄血。若蓄热者，津液不行，则小便不利。今小便利，知为蓄血，蓄血坚结，非轻缓之剂可疗，必峻猛之剂，方对症耳。以丸较汤，仅得三分之一，为稍缓也。

清·柯琴,《伤寒来苏集》(1669年)： 太阳病发黄与狂，有气血之分。小便不利而发黄者，病在气分，麻黄连翘赤小豆汤症也。若小便自利而发狂者，病在血分，抵当汤症也。湿热留于皮肤而发黄，卫气不行之故也。燥血结于膀胱而发黄，营气不敷之故也。沉为在里，凡下后热入之症，如结胸、发黄、蓄血，其脉必沉。或紧、或微、或结，在乎受病之轻重，而不可以因症分也。水结、血结，俱是膀胱病，故皆少腹硬满。小便不利是水结，小便自利是血结……有热即表症仍在。少腹满而未硬，其人未发狂。只以小便自利，预知其为有蓄血，故小其制而丸以缓之。蛭，昆虫之饮血者也，而利于水。虻，飞虫之吮血者也，而利于陆。以水陆之善取血者，用以攻膀胱蓄血，使出乎前阴。佐桃仁之苦甘而推陈致新，大黄之苦寒而荡涤邪热。名之曰抵当者，直抵其当攻之处也。

清·张志聪,《伤寒论集注》(1683年)： 伤寒有热，邪在内也；少腹满者，瘀在里也；此热在气分而及于少腹，应小便不利。今反利者，气分之热已归于血分矣；当下之，不可余药，宜抵当丸，谓伤寒之热尽归于胞中，故用丸以清胞中之血；无胞外之余热，故不可余药；丸缓，故至晬时当下。夫热结膀胱，必小便利而后为有血者，何也？盖膀胱者，乃胞之室，胞中有血，膀胱无血，小便不利者，热结膀胱也。小便利，则膀胱气分之邪，散入于胞中之血分，故必下血乃愈，盖膀胱通小便，胞中又通大便矣。

清·张璐,《千金方衍义》(1698年)： 抵当汤、丸，南阳本治下焦结血，故取虻虫、水蛭啖血之品，以破瘀积，兼桃仁、大黄开泄下行之路也。

清·王子接,《绛雪园古方选注》(1732年)： 血蓄少腹之满者，亦必水蛭、虻虫攻之，乃为至当，总非桃仁承气等足以动其血，故仲景云：不可余药。但于方中减其虫数，易以丸制，宜少服之，攻得轻重缓急之宜矣。

清·不著撰人,《伤寒方论》(1732年)：

论曰：寒为阴邪，风为阳邪，伤寒蓄血较中风蓄血更为凝滞，况结在下焦，便自利，血自结，毫无欲下之意，抵当汤当诚为不易之定方矣，但汤者荡也，阳邪入阴，一荡涤之，即散丸者缓也，阴邪入阴，恐荡涤之而不尽，故缓而攻之，因热甚血坚也，不可余药，见汤丸之间，即已不同，不必别用峻药耳。

清·徐玉台,《医学举要》(1792年)：仲景抵当汤丸，用水蛭、虻虫、桃仁、大黄四味，为攻瘀血之峻剂，而血蛊等证，尤为要药。然水蛭咸寒有毒，未可轻试，此代抵当丸所由设也。方用桃仁、归尾、生地各一两，润以通之。桂心三钱，热以动之。大黄四两，元明粉一两，苦寒咸寒以荡涤之。加穿山甲一两者，引之以达瘀所，炼蜜为丸，甘以缓急也。

清·吕震名,《伤寒寻源》(1850年)：同一抵当而变汤为丸，另有精义。经云："伤寒有热，少腹满，应小便不利，今反利者，为有血也，当下之，宜抵当丸。"盖病从伤寒而得，寒主凝泣，血结必不易散，故煮而连滓服之。俾有形质相着得以逗遛血所，并而逐之，以视汤之专取荡涤者，不同也。

清·陈恭溥,《伤寒论章句》(1851年)：抵当丸破血逐瘀，缓达病所之方也，凡蓄血之病邪，虽尽去者用之。本论曰：伤寒有热，小腹满，小便应不利；今反利者，为有血也，当下之，不可余药，宜此方。夫丸者，缓也，非若汤之一鼓而下也。曰有热者，内热甚也，用汤一尽而已，恐留余病也，故用丸缓达之，庶病邪尽去也，曰不可余药者，谓勿留余邪也。

清·姚球,《伤寒经解》(1859年)：肝藏血也，当下其血乃愈。不可余药，宜抵当丸者，以他药下之，不足胜病，惟丸可以去厥阴之瘀也。厥阴肝，其位下，与太阳阳明不同，所以药不更易，减分两成丸也。煮丸成糊，连渣而服者，盖汤用气而亲上，丸则用质而亲下，煮糊则直走血分也。晬时，周时也。下血，血瘀行也。所以不可余药，惟宜丸也。

清·高学山,《伤寒尚论辨似》(1872年)：抵当之义，已见汤下。易汤为丸者，喻注曰：阴邪入阴，更为凝滞，恐以汤荡之而不尽，故以丸缓而攻之，加水蛭者，以其具沉潜之性，其偏于击下焦之意益见矣。愚谓血症见如狂发狂者，是败浊之血气，熏蒸心主，其症与下焦并急，必当用汤，以飞扬之虻虫与水蛭均用也。若结血而未至于狂，则下焦之势独重，偏用水蛭之丸为的当矣。喻氏以此条有伤寒字样列此，误。盖中风伤寒，既不可分篇，而抵当丸，犹不可分伤寒中风也，明者详之。

清·戈颂平,《伤寒指归》(1885年)：适抵丸，圆转半里下阴络中血瘀也。右四味，捣分四丸，象阴阳血气圆转八方也。以水一升，煮一丸，取七合，服之，象二阴，耦一阳，从子左开阖午也。晬时，周十二时也，服一丸，环转一周，至半里下，当运其瘀。如少腹满，阳气不藏半里下者，再服。太阳病少腹硬满，其人发狂，乃瘀血坚结藏里，液不左行，阳不右阖，四肢九窍血脉相传，壅塞不通，为外皮肤所中也，故主抵当汤。汤，荡也，取速荡其瘀，使血液和阳气明半表上阖午，否则血气逆藏即死。伤寒病少腹满，其人不狂，乃阳气浮半里上，半里下血瘀不运，非瘀血坚结于里，阴液不和阳气明半表上，阳不阖午，神志昏乱，发狂可比也，故主抵当丸。丸，圆转也，取丸药圆转下行，运其血瘀，使阳气内藏，温通半里，回还半表。此二病，用汤丸之不同也。

清·徐灵胎,《伤寒约编》(1893年)：血蓄小腹，满而不硬，其人不发狂，故变汤药为丸，是以峻剂作缓剂也。取水陆之善取血者，佐桃仁、大黄而丸以缓之，使膀胱之蓄血无不潜消默夺矣。

近代·何廉臣,《增订伤寒百证歌注》(1928年)：立抵当丸方法者，看眼在"有热"二字，以热瘀于里而仍蒸于外，小腹又痛，小便不利。今反利者，其证较重而治之，不可急遽，故变汤为丸，以和洽其气味，令其缓达病所。曰不可余药者，谓连滓服下，不可留余，庶少许胜多许侯，晬时下血病去而正亦无伤也。

近代·祝味菊,《伤寒方解》(1931年)：本方乃于抵当汤方中减轻水蛭、虻虫，增加桃仁之量，而为丸剂，其适用标准在热血瘀结，少腹满而不硬，未致发狂者，故减轻攻逐之品，而增加桃仁之量，变汤为丸，以缓治也。

现代·中医研究院，《伤寒论语释》（1956年）：功效与抵当汤相同，不过水蛭、虻虫，比汤剂中少用三分之一，且制成丸剂，功效稍缓。

现代·陈亦人，《伤寒论译释》（1958年）：本方药味与抵当汤全同，配伍意义与治疗作用当无二致，只因蛭、虻的用量较少，而且捣分四丸，一次仅煮服一丸，较汤剂分三服的量又少一些，这是一种峻药缓用的方法，值得注意。据病情必须治以抵当，所以条文中提出“不可余药”，据病势又不宜峻攻，须防过剂伤正。许、王二氏对抵当汤、丸之别，突出缓急二字，极得要领。

现代·安徽中医学院，《伤寒论通俗讲义》（1959年）：本方治疗功效与抵当汤同，但是水蛭和虻虫分量已减少，所以较抵当汤效力稍缓。

现代·李翰卿，《中国百年百名中医临床家》（1960年）：此泻热逐瘀较峻之方。主治蓄血证，或发狂，或如狂，或消谷善饥，或喜忘，或屎虽硬，大便反易，其色黑，或身黄。但必须具有少腹硬满、小便白利及内热等证。水蛭、虻虫逐瘀破血，桃仁生新祛瘀，大黄荡涤邪热。

现代·刘渡舟，《伤寒论诠解》（1983年）：抵当丸即抵当汤原方改而为丸，药虽峻烈，但一剂分四丸，每次仅服一丸，而成峻药缓用之法。服药采取“煮丸之法”，连药渣一并服下，故云“不可余药”。考本论大陷胸丸的煎服法也是如此。因丸药性缓，其下瘀血之力比汤药和缓而作用持久，故服药后“晬时当下血”。晬时，周时也，即一昼夜的对头时间。若不下者可再服。考抵当汤方后注云“不下再服”，可见汤剂服后，不待晬时而是在短时间内即可泻下。

现代·刘渡舟，聂惠民，傅世垣，《伤寒挈要》（1983年）：“晬”，读醉。晬时，即周满二十四小时之谓。本方药味与抵当汤同，然分为四丸，每服一丸，则药力轻而攻势缓，又连渣煮服而无余药，为使药力绵长，消磨瘀滞而称善。

【方论评议】

综合历代各家对抵当丸的论述，应从用药要点、方药配伍和用量比例三个方面进行研究，以此更好地研究经方配伍，用于指导临床应用。

诠释用药要点：方中大黄泻热祛瘀，水蛭软坚破瘀，虻虫破血逐瘀，桃仁活血化瘀。

剖析方药配伍：大黄与桃仁，属于相使配伍，泻热破瘀；水蛭与虻虫，属于相须配伍，增强破血软坚逐瘀；大黄与水蛭、虻虫，属于相使配伍，大黄泻热助水蛭、虻虫破血逐瘀。

权衡用量比例：水蛭与虻虫用量比例是10∶1，以治瘀结证；大黄与桃仁用量比例是9∶5，提示泻热与破血之间的用量调配关系；大黄与水蛭、虻虫用量比例是9∶40∶4，提示泻热与逐瘀之间的用量调配关系，以治瘀热。

【药理作用】本方具有降血压、降血脂、降血糖、改善微循环、保护心血管、抑制血小板聚集、抑制血栓形成、抗纤维化、抗硬化、抗肿瘤、抗突变、抗缺氧、抗缺血、改善心肝脾肾功能、增强机体免疫功能、调节内分泌、调节中枢神经等作用。

抵当汤

【导读】①学用抵当汤应重视桃仁和大黄的用量调配关系、水蛭和虻虫的用量调配关系。②抵当汤虽是辨治下焦瘀热证的重要代表方，但在临床中对三焦瘀热证等也具有良好治疗作用。③学好用活抵当汤的第一步是辨清抵当汤由哪些变化方和药物组成：组成抵当汤有1个变化方和3组药，变化方是下瘀血汤，3组药中第1组是破血药即水蛭、虻虫，第2组是泻瘀药即大黄，第3组是活血润燥药即桃仁，从用药用量深入学习研究即可用活抵当汤。

【方歌】瘀热重证抵当汤，三十水蛭及虻虫，二十桃仁三大黄，破血逐瘀效力重。

【方药】 水蛭熬，三十个（60 g） 虻虫去翅足，熬，三十个（6 g） 桃仁去皮尖，二十个（4 g） 大黄酒洗，三两（9 g）

【用法】 上四味，以水五升，煮取三升，去滓。温服一升，不下，更服。

【功用】 破血逐瘀。

【适应证】

1. 中医病证：瘀热证。少腹急结或疼痛，固定不移，或拒按，不大便，或屎虽硬大便反易，其色如柏油状，发狂，或心烦，或喜忘，或起卧不安，或身黄，小便自利，舌边有瘀紫点，脉沉微。

2. 西医疾病：肾炎尿毒症、慢性肾盂肾炎、运动性血红蛋白尿、急性间歇性卟啉病、尿路结石、精神分裂症、内分泌失调等临床表现符合瘀热证者。

【用药分析】 方中大黄泻热祛瘀，水蛭软坚破瘀，虻虫破血逐瘀，桃仁活血化瘀。

【用方思路】

1. 抵当汤既是辨治瘀热证的重要代表方，又是辨治诸多杂病如肾病、心病、肝病等的重要基础方。

2. 方中大黄既可泻热，又可祛瘀；桃仁、水蛭、虻虫可破诸脏腑之瘀。从方中用药用量及调配分析得知，抵当汤的应用并不局限于瘀热证，还可用于辨治诸多杂病，如循环、泌尿、内分泌等系统疾病。

3. 运用抵当汤辨治的病证（无论是心肾疾病，还是妇科疾病）以瘀热为主，其治当泻热祛瘀。

【随证合方】 若夹郁，可与四逆散合方用之；若夹寒痰，可与赤丸合方用之；若夹水气，可与五苓散合方用之。应用时还必须结合病变主次酌情调整方药用量。

【注意事项】 运用抵当汤既要辨清西医之病，又要辨清西医之病属于中医瘀热证。辨西医之病可进一步了解疾病的发展演变及转变规律，辨中医之证可更好地针对西医之病选用抵当汤。

【应用指征】

（1）太阳病，六七日表证仍在，脉微而沉，反不结胸，其人发狂者，以热在下焦，少腹当硬满，小便自利者，下血乃愈。所以然者，以太阳随经，瘀热在里故也，抵当汤主之。（124）

（2）太阳病，身黄，脉沉结，少腹硬，小便不利者，为无血也；小便自利，其人如狂者，血证谛也，抵当汤主之。（125）

（3）阳明证，其人喜忘者，必有蓄血，所以然者，本有久瘀血，故令喜忘，屎虽硬，大便反易，其色必黑者，宜抵当汤下之。（237）

（4）病人无表里证，发热七八日，虽脉浮数者，可下之；假令已下，脉数不解，合热则消谷善饥，至六七日，不大便者，有瘀血，宜抵当汤。（257）

（5）妇人经水不利下，抵当汤主之；亦治男子、膀胱满急有瘀血者。（第二十二 14）

【方论】

金·成无己，《注解伤寒论》（1144 年）： 经曰：热结膀胱，其人如狂。此发狂则热又深也。少腹硬满，小便不利者，为无血也；小便自利者，血证谛也，与抵当汤以下蓄血。苦走血，咸胜血，虻虫、水蛭之咸苦，以除蓄血。甘缓结，苦泄热，桃仁、大黄之苦，以下结热。

金·成无己，《伤寒明理药方论》（1156 年）： 水蛭味咸、苦，微寒，《内经》曰："咸胜血，血蓄"，于下胜血者，必以咸为主，故以水蛭为君。虻虫味苦、微寒，苦走血，血结不行，破血者必以苦为助，是以虻虫为臣。桃仁味苦，甘平，肝者血之，源血聚，则肝气燥，肝苦急，急食甘以缓之，散血缓急，是以桃仁为佐。大黄味苦，寒，湿气在下，以苦泄之，血亦湿频也，荡血逐热，是以大黄为使。四物相合，而方剂成病与药对药与病宜，虽苛毒重疾必获济之功矣。

明·许宏，《金镜内台方议》（1422 年）： 故与水蛭为君，能破结血。虻虫为臣辅之，此咸能胜血也。以桃仁之甘辛，破血散热为佐。以大黄之苦为使，而下结热也。且此四味之剂，乃破血之烈驶者也。

明·汪石山，《医学原理》（1525 年）： 治伤寒发狂，小腹硬满，小便自利。乃邪热蓄血于膀胱。经云：热结膀胱，其人如狂是也。治宜下去蓄血，散去邪热可也。经云：苦走血，寒胜热。故用大黄之寒以下热，佐以桃仁、水蛭、虻虫之苦，破蓄血。

明·吴昆，《医方考》(1584年)：伤寒不结胸，发狂，少腹硬满，小便自利，脉沉结者，以太阳随经，瘀热在里，而有瘀血也，此方主之。宜结胸而不结胸，故曰不结胸；瘀热内实，故令发狂，发狂则重于桃仁承气如狂矣。少腹硬满者，下焦实也；小便利者，血病而气不病也；病深入里，故脉沉；内有积瘀，故脉结。脉行肌下谓之沉，迟时一止谓之结。自经而言，则曰太阳；自腑而言，则曰膀胱。阳邪由经而入，结于膀胱，故曰随经。瘀热在里，热结而燥，是瘀血也。经曰：苦走血，咸胜血。虻虫、水蛭之咸苦，所以除蓄血；滑能利肠，苦能泻热，桃仁、大黄之苦滑，所以利血热。

明·方有执，《伤寒论条辨》(1592年)：水蛭、虻虫，攻坚而破瘀。桃仁、大黄，润滞而推热。四物者，虽曰比上则为较剧之重剂，然亦至当不易之正治也。

明·张卿子，《张卿子伤寒论》(1644年)：苦走血，咸胜血，虻虫、水蛭之咸苦，以除蓄血。甘缓结，苦泄热，桃仁、大黄之苦，以下结热。

清·李中梓，《伤寒括要》(1649年)：气不行者易散，血不行者难通，血蓄于下，非大毒驶剂，不能抵挡其邪，故名抵当汤。经曰：咸胜血。去血必以咸，是以水蛭咸寒为君。经曰：苦走血。散血必以苦，是以虻虫苦寒为臣。血结则干燥，以桃仁之润滑为佐。血结则凝泣，故以大黄之荡涤为使。

清·柯琴，《伤寒来苏集》(1669年)：太阳病发黄与狂，有气血之分。小便不利而发黄者，病在气分，麻黄连翘赤小豆汤症也。若小便自利而发狂者，病在血分，抵当汤症也。湿热留于皮肤而发黄，卫气不行之故也。燥血结于膀胱而发黄，营气不敷之故也。沉为在里，凡下后热入之症，如结胸、发黄、蓄血，其脉必沉。或紧、或微、或结，在乎受病之轻重，而不可以因症分也。水结、血结，俱是膀胱病，故皆少腹硬满。小便不利是水结，小便自利是血结。蛭，昆虫之饮血者也，而利于水。虻，飞虫之吮血者也，而利于陆。以水陆之善取血者，用以攻膀胱蓄血，使出乎前阴。佐桃仁之苦甘而推陈致新，大黄之苦寒而荡涤邪热。名之曰抵当者，直抵其当攻之处也。

清·程应旄，《伤寒论后条辨》(1670年)：直用抵当汤，斩关峻入，破其坚垒，斯血去而邪不留，并无借桂枝分解之力耳。是缘热结膀胱，与瘀热在里，邪有浅深，故桃核承气与抵当，攻有缓峻，壁垒井然，不令紊也。

清·汪琥，《伤寒论辨证广注》(1680年)：水蛭味咸苦微寒。《内经》曰：咸胜血。血蓄于下，胜血者，必以咸为主，故以水蛭为君。虻虫味苦微寒，苦走血，血结不行，破血者必以苦为助，是以虻虫为臣。桃仁味苦甘平，肝者血之源，血聚则肝气燥，肝苦急，急食甘以缓之散血缓急，是以桃仁为佐。大黄味苦寒，湿气在下，以苦泄之，血亦湿类也，荡血逐热，是以大黄为使。四物相合而方剂成，病与药对，药与病宜，虽苛毒重疾，必获全济之功矣。

清·汪昂，《医方集解》(1682年)：水蛭，即马蝗蚑。咸寒有毒，乃食血之虫，能通肝经聚血，最难死，虽炙为末，得水便活。若入腹中，生子为患，田泥和水饮下之。虻虫，即蚊虫，因其食血，故用之以治血。

清·李彣，《金匮要略广注》(1682年)：经水不利下，有瘀血也。血坚干者，虻虫、水蛭咸以软之；血闭涩者，桃仁、大黄苦以泄之。

清·张志聪，《伤寒论宗印》(1683年)：此太阳是动之热邪，随经入于下焦，致其所生受病也。太阳病六七日，表证仍在者，经转一周，而仍复于太阳也。邪在表而脉反微沉者，盖缘里气虚微，故沉而内陷也。此在表气分之邪从胸而入，反不结胸，其人发狂者，直入于下焦也。下焦乃血海之分，阳热侵之，则所生受病，阴不胜其阳，故其人发狂。病热在里，故少腹当硬满，然此因气以伤血，故当验其小便焉。如小便清者，气分之邪并于血分矣，下血乃愈。所以然者，以太阳随经瘀热在里故也，抵当汤主之。所谓经者，太阳之经气也。经曰：三焦膀胱者，腠理毫毛其应。盖太阳之气，由水中所生，从下而上，自内而外，循于胸胁，达于皮毛。如在气分，而过经不解，里气虚微，则邪随气而归于下焦矣。虻虫、水蛭，一飞一潜，吮血之虫，具生动之性，血中之气药，气中之血药也。潜者，如水中之阳；飞者，如气之游行于上下也。配大黄、桃仁之苦寒，清瘀热以破血，能解血中之眚，抵当气分之邪，故名之曰抵当汤也。夫桃仁承气汤证，热在于经中血分，由背膂而下入膀胱，故曰外、曰结。其汤曰承气，谓解其血中之结，得以外承阳气也。抵当汤证，乃邪热在于气分，由胸膈而下伤于血海，故曰表、曰结胸、曰硬满。其汤曰抵当，谓清解其血眚，而能抵当其阳邪，盖承气者，迎合之意也；抵当者，拒敌之辞也。读论者，当以二证分别解释，庶为得之，成氏互相牵引，亦简忽矣。（眉批：反不结胸者，谓邪从胸之气分而入，非在背之经脉也。经气化，故小便清。）

清·张志聪,《伤寒论集注》(1683年)：太阳病六七日环运已周，又当来复于太阳，表证仍在者，太阳之气运行于外内，而病气仍在表也；脉微而沉者，太阳之气随经脉而沉以内薄也；夫太阳之气从胸出入，今反不结胸者，循背下入而不从于胸胁也；其人发狂者，阳热之气薄于血室，阴不胜其阳则脉流薄疾，并乃狂非若如狂之在气分也；以热在下焦，小腹当有形之硬满，盖血瘀则硬，气结则满，非若无形之急结也；小便自利者，不在气分而归于血分矣，下血乃愈。所以然者，以太阳随经，瘀热在里故也。抵当汤主之，虻虫、水蛭皆吮血之虫，一飞一潜，潜者下行在里之瘀，飞者上承随经之热，配桃仁以破瘀，大黄以行血。名曰抵当汤者，谓抵当随经之热，而使之下泄也。

清·张志聪,《金匮要略集注》(1683年)：此气病而致血瘀于下，是以经水不利，宜抵当汤，行瘀血而抵当其气分之邪。水蛭、虻虫，一飞一潜，吮血之虫，而有生动之性，血中之气药也，能行血而散血中之气，配大黄、桃仁以破瘀。

清·张璐,《医通祖方》(1695年)：此与承气不同。承气用枳实、厚朴以利气，此用水蛭、虻虫、桃仁以破血也。

清·钱潢,《伤寒溯源集》(1707年)：水蛭苦咸，与虻虫皆为肝经血分之药，性皆嗜血，故善砸牛马人血，闻气即着，其喙锋利，所以为攻瘀破血之精锐。合桃仁、大黄而为抵当汤丸也。抵当者，言瘀血凝聚，固结胶黏，即用桃仁承气，及破血活血诸药，皆未足以破其坚结，非此类尖锐钻研之性，不能抵当，故曰抵当。世俗畏水蛭入腹再活，皆不敢用。不知彼虽易生之物，若不得天地雨露之气，泥水湿热之助，岂得再生？况已经熬炒，绢滤去滓，已是无形，但存气味矣。又受人肠胃之火气，运行消爍，已达病所，消化瘀血，随大便而并出矣，焉得更留于人腹耶。愚医每每惑之，然则仲景肯误人耶，殊属可笑。成氏谓苦走血，咸胜血，凡本草医书皆宗之。《素问·宣明五气篇》云：咸走血。《阴阳应象论》云：咸胜苦。盖血为水类，咸味入之，故血之味咸，苦为火味，咸为水味，水能制火，故咸胜苦。成氏之说，终不知其何所自出也。

清·秦之桢,《伤寒大白》(1714年)：血蓄下焦，沉结牢实，直至小腹硬痛，不得不用此方。

清·魏荔彤,《金匮要略方论本义》(1720年)：续此可以明抵当汤之用。妇人经水不利快而下，有瘀血在血室也。非得之新产后，则血之积于血室，坚而成衄必矣。不同生后之积血易为开散也，必用攻坚破积之治，舍抵当不足以驱逐矣。此则重浊之物，非可清道而出，随其邪而为祛，因其性而利导之，不与之相乖忤，斯邪易已，而病易愈矣。

清·尤在泾,《伤寒贯珠集》(1729年)：抵当汤中，水蛭、虻虫，食血去瘀之力，倍于芒硝，而又无桂枝之甘辛，甘草之甘缓，视桃仁承气汤为较峻矣。盖血自下者，其血易动，故宜缓剂，以去未尽之邪；瘀热在里者，其血难动，故须峻药以破固结之势也。

清·王子接,《绛雪园古方选注》(1732年)：抵当者，至当也。蓄血者，死阴之属，真气运行而不入者也，故草木不能独治其邪，务必以灵动嗜血之虫为之响导。飞者走阳络，潜者走阴络，引领桃仁攻血，大黄下热，破无情之血结，诚为至当不易之方，毋惧乎药之险也。

清·不著撰人,《伤寒方论》(1732年)：论曰：表邪在，脉宜浮而反沉，脉沉胸宜结，而反不结，证极可疑，乃少腹硬满，小便自利，而人反发狂，然后知上焦之表证脉相反，盖经腑本通，总太阳之邪相为留连，不足虑也，且前如狂而此发狂，则邪热已攻心矣，前血自下，此小腹硬满则血蓄更坚矣，桃仁承气自不足以动其血，且小便因气化而出，血不与之俱出，是少腹中所结之血，既不附气而行，更有何药以破其坚垒哉，所以用抵当汤之峻，单刀直入，斯血去而邪不留，全无藉桂枝分解之力耳，然抵当汤为重剂，当用而不用，与不当而用，贻害匪浅，故复以身黄一证，如脉沉结，少腹硬，小便不利，为无血申辩之，见小便不利乃热瘀膀胱，无行之气病为发黄之候也，小便自利则膀胱之气化行，然后小腹满者，允为有形之血耳。

清·黄元御,《伤寒悬解》(1748年)：太阳病六七日经尽之期，表证犹存。脉微而沉，已无表脉。寸脉浮，关脉沉，当病结胸，乃反不结胸，而其人发狂者，以热不在上焦而在下焦也。热结下焦，其少腹当硬满。若是小便自利，是热结血分，下血乃愈。以太阳表邪，随经内入，瘀热在里，宜抵当汤，水蛭、虻虫、桃仁、大黄，破瘀而泻热也。

清·黄元御,《长沙药解》(1753年)：治伤寒六七日后，表证犹在，脉微而沉，热在下焦，其人发狂，小腹硬满，小便自利者。以表病失解，经热莫达，内传膀胱之腑，血室瘀蒸，是以发狂。宜先解其表寒而后下其瘀血，桃、蛭、虻虫，破其瘀血，大黄泻其郁蒸也。

清·吴仪洛,《成方切用》(1761年)：治太阳病六七日，表证仍在，发热恶寒，头痛项强。脉微而沉，反不结胸，其人发狂者。以热在下焦，少腹当硬满，小便自利者，必有蓄血，令人善忘。所以然者，以太阳随经于热在里故也。苦走血，咸渗血，虻虫水蛭之苦咸，以除蓄血。甘缓急，苦泄热，桃仁大黄之甘苦，以下结热。

清·强健,《伤寒直指》(1765年)：苦走血，咸胜血，虻虫、水蛭之咸苦，以除蓄血。甘缓结，苦泄热，桃仁、大黄之苦，以下结热。人之所有，气与血也。气为阳，气留而不行者，则易散，阳病易治；血为阴，血蓄而不行者，则难通，以阴病难治也。血蓄于下，非大毒駃剂，则不能抵当，故知蓄血月抵当汤。经曰：咸胜血。去血必以咸，是以水蛭之咸寒为君。若走血、破血必以苦，是以虻虫之苦寒为臣。肝者，血之源，血结则肝气燥，以桃仁之润滑为佐；血结则凝泣，以大黄之荡涤为使。

清·陈修园,《伤寒真方歌括》(1803年)：抵者，抵其巢穴也；当者，当其重任也；蛭者，水虫之善饮血也；虻者，陆虻之善饮血也，水陆并攻，同气相求；更佐桃仁之推陈致新；大黄之荡涤热邪，故名抵当也。

清·朱光被,《金匮要略正义》(1803年)：此血分自病瘀阻也，故用群队攻血药以利之，庶免干血之患，方名抵当，厥功伟哉。

清·陈元犀,《金匮方歌括》(1811年)：按：妇人经水不利下，脉证俱实者，宜此方。否则当养其冲任之源，不可攻下。

清·吕震名,《伤寒寻源》(1850年)：抵当，攻血之峻剂也。视桃仁承气则加猛矣。盖病不止如狂而至于发狂，则逆血攻心，瞬将危殆，虽表证仍在，难任桂枝攻表；虽少腹硬满，不事芒硝软坚；非迅走血分之品，不能斩关取胜。而桃仁大黄，犹以力缓而难膺重寄，故必资水蛭虻虫，方能直入血道，峻夺其邪，转逆为顺。然抵当峻剂，从何谛实血证，可以用之无误。而仲景教人辨证之法，全以小便之利与不利为断。小便不利，非蓄血证。小便自利，非蓄水证。故经特申言之曰，小便不利者，为无血也。小便自利其人如狂者，血证谛也。谛者审也，又当也，言当审之至当也。

清·陈恭溥,《伤寒论章句》(1851年)：虻虫、水蛭，一飞一潜，生能吮血，取其去在上之热在下之血。大黄酒炒入血分，助二物以行血。桃仁入肝疏血。方名抵当者，至重之证，非此峻剂不足以抵当之也。

清·王孟英,《温热经纬》(1852年)：徐洄溪曰：凡人身瘀血方阻，尚有生气者易治。阻之久，则无生气而难治。盖血既离经，与正气全不相属，投以轻药，则拒而不纳。药过峻，又能伤未败之血，故治之极难。水蛭最喜食人之血，而性又迟缓善入。迟则生血不伤，善入则坚积易破，借其力以攻积久之滞，自有利而无害也。雄按：王肯堂云：人溺、蜂蜜，皆制蛭毒。章虚谷曰：经言阳络伤则血外溢，阴络伤则血内溢。外溢则吐衄，内溢则便血。盖阴阳手足十二经交接，皆由络贯通接连，细络分布周身，而血随气行，必由经络流注，表里循环，是故络伤则血不能循行，随阴阳之部而溢出，其伤处即瘀阻，阻久而蓄积，无阳气以化之，乃成死血矣。故仲景用飞走虫药，引桃仁专攻络结之血。大黄本入血分，再用酒浸，使其气浮，随虫药循行表里，以导死血归肠腑而出，岂非为至妙至当之法哉！由是类推，失血诸证，要必以化瘀调经络为主矣。余每见有初治即用呆补之法，使瘀结络闭，不能开通，终至于死，良可慨也！雄按：王清任论虚劳，亦主瘀阻。盖本大黄䗪虫丸之义而言也。

清·姚球,《伤寒经解》(1859年)：苦走血，咸渗血，虻虫、水蛭之苦咸，以除蓄血。甘缓结，苦泄热，大黄、桃仁之甘苦，以下结热也。

清·费伯雄,《医方论》(1865年)：此症虽瘀热结于少腹极阴之处，不得以里症名之，盖膀胱乃太阳本经之病，非由太阳传里之症。但水蛭、虻虫二味，人不敢用，即代抵当丸，尚嫌其太峻。

清·高学山,《伤寒尚论辨似》(1872年)：主抵挡汤者，两用吸血之虫，其性一飞一潜，直达瘀血之所。加以桃仁破而动之，大黄逐而下之，名曰抵挡。抵敌其热，而当住其攻心之势云耳。喻氏以至当解，请问一百一十三方，何者为未当耶？

清·高学山,《高注金匮要略》(1872年)：血瘀则气滞，而经水不利。故用本天亲上之虻虫，本地亲下之水蛭，各引入死血之络。然后以桃仁破而动之，大黄逐而下之。观大黄之用酒浸，行血之外，盖又取浮缓其性，而使之从上下扫者居多。

清·戈颂平,《伤寒指归》(1885年)：水蛭，一名马蝗，处处河池中有之。虻虫，暑日啮牛马之虫。二虫蠕动，皆吮血之阴物合之，能运阴土络中积血。大黄，色黄臭香，得土之正气正色，合桃仁，能运阴土络中血结，小腹至阴处之积血，得运之而下行，阴阳气液自和表里。右四味，以水五升，象阴阳气液从中土生，分运八方也。煮取三升，温服一升，象阳数得阴阖午，阴数得阳开子，瘀血不下，再服之。

清·周学海,《读医随笔》(1891年)：时医无术，不议病而议药，无问病之轻重，但见药力之稍峻者，遂避之如虎，而不察其所为峻者，果何在也？故病之当用攻者，轻则桃仁、桑皮，重则大黄、芒硝，再重则宁用牵牛、巴豆，而所谓䗪虫，虻虫、水蛭、蛴螬，则断断乎不敢一试。何者？其认病、认药皆不真，故但取轻者以模棱了事也。误人性命，岂浅鲜耶！夫牵牛、巴豆等药，直行而破气，能推荡肠胃有形之渣滓，而不能从容旁渗于经络曲折之区，以疏其瘀塞也。故血痹之在经络脏腑深曲之处者，非抵当辈断不为功，而误用硝、黄、牵牛、巴豆，直行破气，是诛伐无过矣。且血痹而破其气，气虚而血不愈痹耶？世之乐彼而恶此者，亦曰虻虫、水蛭有毒耳！牵牛、巴豆独无毒耶？窃以狂夫一得，为天下正告之曰：牵牛、巴豆破气而兼能破血者也，其行直而速，病在肠胃直道之中，而未及四渗，则以此下之愈矣。若血络屈曲，俱有瘀滞，非虻、蛭之横行而缓者不能达也。虻、蛭止攻血，略无伤于气，且其体为蠕动之物，是本具天地之生气者，当更能略有益于人气也，有气则灵，故能屈曲而旁达也。海藏云：妊娠蓄血，忌抵当、桃仁，只以大黄合四物服之，则母子俱可无损而病愈。以胎倚血养，故不得以虻、蛭破血太急也。然胎亦借大气举之，若气虚者，又不如抵当、桃仁加补气药之为稳矣。

清·徐灵胎,《伤寒约编》(1893年)：误下热入，入于血必结，故小腹硬满。病在血分，故小便自利。非此下血之峻剂不能破其坚垒也。蛭昆虫之巧于取血者，虻飞虫之猛于吮血者，佐桃仁以推陈致新，大黄以荡涤邪热。名之曰抵当，谓直抵当瘀结当攻之所。

清·王旭高，《退思集类方歌注》（1897年）：蓄血久积，真气运行不入，故草木不能独治其邪，必以灵动嗜血之虫，为之向导，飞者走阳络，潜者走阴络，引领桃仁攻血，大黄下热，破无情之血结，诚有奇功，勿惧乎药之险也。桃仁承气治蓄血之初结者，此方治蓄血之久瘀者。病有浅深，故攻有缓急。

近代·何廉臣，《增订伤寒百证歌注》（1928年）：抵者，抵其窠穴也；当者，当其重任也。水蛭者，水虫之善饮血也；虻虫者，虻虫之善饮血也。水陆并攻，同气相求，更佐桃仁之推陈致新，大黄之荡涤热邪，故名抵当也。

近代·陆渊雷，《伤寒论今释》（1930年）：《本经》，水蛭，味咸平，主逐恶血，月闭，破血瘕积聚，无子，利水道；虻虫，味苦微寒，主逐瘀血，破下血积，坚痞癥瘕，寒热，通利血脉及九窍，是二药之效略同。西人往昔常用活蛭吮血，以消炎症，日本猪子氏试验水蛭之浸出液，谓可缓解血液之凝固。然则抵挡汤用此二药，盖取其溶解凝固之血，以便输送排泄也。柯氏云：蛭，昆虫之巧于饮血者也。虻，飞虫之猛于吮血者也。滋取水陆之善取血者攻之，同气相求耳。更佐桃仁之推陈出新，大黄之苦寒，以荡涤邪热。

近代·祝味菊，《伤寒方解》（1931年）：本方以水蛭、虻虫为主药。其适用标准在太阳病表证不解，郁热血结而狂者，故用水蛭之逐瘀行水，虻虫破血利窍，桃仁、大黄和血行滞，推陈出新也。太阳病中一百三十条、一百三十二条皆为抵挡汤所主之证。阳明病二百四十九条、二百七十条为宜抵当汤之证。

近代·徐大桂，《伤寒论类要注疏》（1935年）：水蛭，熬，虻虫，熬，二味一飞一潜，皆食血动物，用于攻瘀破结。桃仁、大黄，右四味，锉如麻豆，以承五升，煮取三升，去滓，温服一升，不下再服。攻利之剂，宜用多备少服之法。

近代·赵桐，《金匮述义》（1940年）：蛭潜咸软苦破，迟缓善入，钻人而不觉。虻飞苦泻金开，猛咬狠吮，咬牛而牛痛跳。川军色黄纹紫，苦寒泻下，消积破瘀。桃仁化红肤毛，生气在仁，破瘀荣新，是虻烈善攻，蛭迟善入，川军猛力推荡，桃仁生气行者也。

近代·彭子益，《圆运动的古中医学·金匮方解篇》（1947年）：治妇人经水不利者。经水不利，有气血虚者，有瘀血壅阻者，抵当汤下瘀血也。虚实之分，以脉为主。

现代·中医研究院，《伤寒论语释》（1956年）：本方以水蛭、虻虫攻瘀，桃仁推陈致新，大黄苦寒，荡涤邪热，故有攻坚破瘀的功效。

现代·任应秋，《伤寒论语译》（1957年）：水蛭，本草经主逐恶血瘀血，月闭，破血瘕积聚，无子，利水道，为解凝药，即是有缓慢血液的凝固作用。虻虫功用，亦颇同于水蛭，柯韵伯云："蛭，昆虫之巧于饮血者也，虻，飞虫之猛于吮血者也，兹取水蛭之善取血者攻之，同气相求耳，更佐桃仁之推陈致新，大黄之苦寒，以荡涤邪热。"

现代·陈亦人，《伤寒论译释》（1958年）：本方为行瘀逐血的峻剂，药力猛于桃核承气汤，方中除桃仁大黄以外，更有水蛭虻虫，可以直入血络，行瘀破结。如患者体质不壮，必须慎用。如不得已而用时，应制小其剂，或酌予调养气血，以防血下太猛而致暴脱之险，得下即停药，不必尽剂。

现代·安徽中医学院，《伤寒论通俗讲义》（1959年）：本方为攻瘀破血之猛剂，非久有瘀积者，不可轻用。所以张令韶曰："方用虻虫、水蛭，一飞一潜，吮血之物也。在上之热随经而入，飞者抵之；在下之血，为热之瘀，潜者当之。配桃核之仁，将军之威，一鼓而下，抵拒大敌。四物当之，故曰抵当。"

现代·李翰卿，《中国百年百名中医临床家》（1960年）：此是泻热祛瘀较缓之方。主治蓄血证，少腹满，小便利。但必须病势较轻，或时间较久，且兼有热证现象。水蛭、虻虫，一飞一潜，均为祛瘀的要药；桃仁兼有生新的作用；大黄兼有泻热的作用。

现代·王渭川，《金匮心释》（1982年）： 本节指出经水不利属于瘀结实证的治法。仲景处方抵当汤，用水蛭、虻虫攻其瘀，大黄、桃仁下其血。本方为逐瘀峻剂，主治瘀结实证，故亦治男子膀胱满急有瘀血者。但非瘀结实证者忌用。

现代·刘渡舟，《伤寒论诠解》（1983年）： 抵当汤之所以名"抵当"，解释不一。有人认为，这种下焦蓄血重证，非他药所能及，唯有此四药足以抵当而攻克之，故名曰抵当汤。有人则反对此说，认为若因其方峻猛而命名，那么十枣汤，大陷胸汤攻逐之力，也非比一般，而为何不名冠"抵当"呢？然据考究，方中水蛭，古又名"至掌"，故也有医家称此方为至掌汤，而后人讹称抵当汤。我们则认为对于方名的原义不必过细考证和追究，重点应在于掌握其方义及临床适应证。抵当汤为破血逐瘀之峻剂，既有大黄、桃仁的植物药，又有水蛭、虻虫的动物药，其遣药组方可谓是集活血化瘀之大成，非一般活血剂所能比拟。水蛭味咸，虻虫味苦，二药相配，破血之力尤峻，又得大黄泻热逐瘀以推荡，桃仁行血化瘀以滑利，可奏血下瘀行，诸证尽愈之效。应注意水蛭不可生用，原文云"熬"，即是水炒入煎。虻虫去翅足，也当炒用。服汤后，"不下再服"，意在言外，得下则止后服。

现代·刘渡舟，聂惠民，傅世垣，《伤寒挈要》（1983年）： 蛭与虻善破瘀积恶血，桃仁活瘀生新，大黄推陈致新，四药相配，破血行瘀，攻逐血结。

现代·刘渡舟，苏宝刚，庞鹤，《金匮要略诠解》（1984年）： 本条是论述经水不利属于瘀血结实的证治。治以抵当汤，破血逐瘀。方中水蛭、虻虫攻其瘀；大黄、桃仁下其血。

现代·王付，《经方学用解读》（2004年）： 下焦瘀热证的基本病理病证是瘀血阻结于阳明，浊热瘀血充斥于上下，经气经脉为瘀热所壅滞而不畅。因此，治疗下焦瘀热证，用方配伍原则与方法应重视以下几个方面。

针对证机选用活血逐瘀药：血行不畅而为瘀，瘀血阻滞于下焦，经气经脉为瘀血所阻滞而运行不畅，证以少腹急结或疼痛为主，其治当活血逐瘀。如方中水蛭、虻虫、桃仁。

合理配伍泻热祛瘀药：瘀血阻滞不去，郁而化热，热与血胶结而为瘀热，瘀热浊气上冲于心，则证见喜忘如狂，其治当泻热祛瘀。在用泻热祛瘀药时最好再具有泻下作用，以使瘀血从下而去。如方中大黄。

妥善配伍通经药：瘀热相结于下焦，经气经脉被阻滞不畅，血不得行而为瘀，因此，在组方用药时应当配伍通经药，妥善配伍通经药，有利于活血通络散瘀。如在方中可加桂枝。

随证加减用药：若气滞明显者，加柴胡、枳实，以调理气机；若肢体疼痛者，加桂枝、细辛，以通经止痛；若心烦者，加丹参、竹叶，以清心热除烦；若舌质红者，加生地、玄参，以清热凉血等。

【方论评议】

综合历代各家对抵当汤的论述，应从用药要点、方药配伍和用量比例三个方面进行研究，以此更好地研究经方配伍，用于指导临床应用。

诠释用药要点：方中大黄泻热祛瘀，水蛭软坚破瘀，虻虫破血逐瘀，桃仁活血化瘀。

剖析方药配伍：大黄与桃仁，属于相使配伍，泻热破瘀；水蛭与虻虫，属于相须配伍，增强破血软坚逐瘀；大黄与水蛭、虻虫，属于相使配伍，大黄泻热助水蛭、虻虫破血逐瘀。

权衡用量比例：水蛭与虻虫用量比例是10∶1，以治瘀结重证；大黄与桃仁用量比例是9∶4，提示泻热与破血之间的用量调配关系；大黄与水蛭、虻虫用量比例是3∶20∶2，提示泻热与软坚逐瘀之间的用量调配关系，以治瘀热。

【药理作用】 本方具有降血压、降血脂、降血糖、改善微循环、保护心血管、抑制血小板聚集、抑制血栓形成、抗纤维化、抗硬化、抗肿瘤、抗突变、抗缺氧、抗缺血、改善心肝脾肾功能、增强机体免疫功能、调节内分泌、调节中枢神经等作用。

苦参汤

【导读】 ①苦参汤的组成药物仅有一味，单用比较少，最好合方应用。②苦参汤虽是辨治湿热证的重要代表方，但在临床中对热毒证等也具有良好治疗作用。③学好用活苦参汤的第一步是辨清苦参汤由哪些药物组成：组成苦参汤仅有1味药，其有消癥作用、退黄作用、利湿作用、消肿作用、明目作用、益气作用，从用药用量深入学习研究即可用活苦参汤。

【方歌】 皮肤瘙痒苦参汤，杂病湿热诸般证，清热燥湿治内外，随证加味量调整。

【方药】 苦参十两（30 g）（编者注：方药及用量引自《经方辨治疑难杂病技巧》）

【用法】 上一味，以水二斗半，煮取一斗半，去滓。分早晚熏洗（编者注：用法引自《经方辨治疑难杂病技巧》）。

【功用】 清热解毒，燥湿泄邪。

【适应证】

1. 中医病证：湿热浸淫证。阴部瘙痒或溃烂，或口腔溃烂，或流渗出物，或疼痛，女子带下黄浊，男子淫黄浊物，或风疹，或湿疹，或牛皮癣，舌红、口干，苔黄，脉滑。

2. 西医疾病：滴虫性阴道炎、真菌性阴道炎、淋病、尖锐湿疣、梅毒、过敏性皮炎、皮肤真菌病、银屑病、病毒性疱疹、贝赫切特综合征、室性心动过速、心律失常等临床表现符合湿热证或气虚郁毒证者。

【用药分析】 方中苦参清热燥湿解毒。

【用方思路】

1. 苦参汤既是辨治湿热证的重要代表方，又是辨治诸多杂病如皮肤病、妇科病、男科病、口腔病等的重要基础方。

2. 方中苦参既可辨治肌肤营卫湿热，又可辨治脏腑之湿热。苦参汤的应用并不局限于湿热证，还可用于辨治诸多杂病，如妇科、男科、皮肤、口腔等疾病。

3. 运用苦参汤辨治的病证（无论病变部位在口腔或在皮肤）以湿热为主，其治当清热燥湿。

【随证合方】 若夹寒，可与蛇床子散合方用之；若夹阳虚，可与天雄散合方用之；若夹寒痰，可与赤丸合方用之。应用时还必须结合病变主次酌情调整方药用量。

【注意事项】 运用苦参汤既要辨清西医之病，又要辨清西医之病属于中医湿热证。辨西医之病可进一步了解疾病的发展演变及转变规律，辨中医之证可更好地针对西医之病选用苦参汤。

【应用指征】 蚀于下部则咽干，苦参汤洗之。（第三 11）

【方论】

元・赵以德，《金匮方论衍义》（1368年）： 苦参能除热毒，疗下部䘌，因以洗之。

明・吴昆，《医方考》（1584年）： 齐大夫病龋齿，仓公为之作苦参汤，日漱三升，五、六日病已。盖取其苦能安齿蠹，寒能去风热也。后人无风蠹，有用苦参洁齿，久而病腰重者，降多故也。此不知三军之事，而从三军之政，未有不败者也。

清・李彣，《金匮要略广注》（1682年）： 凡虫生于湿热，苦参气味苦寒，苦以燥湿，寒能胜热，故主杀虫。

清・张志聪，《金匮要略集注》（1683年）： 蚀于下部则咽干，盖阴脉伤而阴液不能上资，足少阴之脉。循咽喉挟舌本也。苦参汤洗之。苦参一名苦骨。《本经》又名水槐，苦能解毒，苦能杀虫，盖能清水脏之虫毒也。

清・周扬俊，《金匮玉函经二注》（1687年）： 故用苦参汤洗，苦参能除热毒，疗下部虫，因以洗之。

清・魏荔彤，《金匮要略方论本义》（1720年）： 其有虫生于阴、蚀于阴，阴即下部也。下部为阴分，有虫必有热，阴热未有不津耗，津耗未有不咽干者。洗之以苦参汤，固是以苦杀虫矣，而汤由皮毛以入，汗由腠理而出，亦除湿清热滋干之治也。自人中以下，俱为阴分，不必定在二阴也。故用汤洗浴，俾下部便于沾濡，而气蒸作汗散热，气入挟苦杀虫，一法而表里兼治也。

清・黄元御，《长沙药解》（1753年）： 治狐𧏾蚀于下部者。以肝主筋，前阴者，宗筋之聚，土湿木陷，郁而为热，化生虫䘌，蚀于前阴。苦参清热而去湿，疗疮而杀虫也。

清·朱光被，《金匮要略正义》（1803年）：以其热淫于上。侵蚀于喉为蜮湿淫于下，侵蚀于以阴狐。上下为虫所苦，阳明受侮特甚，于是胃不安谷，饮食俱废。且虫之往来无定，即面目生色不一。以其蚀于上也，气分伤而声嗄。蚀于下也，血分伤而咽干……苦参，雄黄，亦一苦一辛，功专燥湿杀虫，而用熏洗者，以虫在肛门即就近制之也。

日本·丹波元简，《金匮玉函要略辑义》（1806年）：用苦参一味为佳，用苦参一味，治䘌齿，见于《史记·仓公传》，亦取乎清热杀虫。

清·陈元犀，《金匮方歌括》（1811年）：按：蚀于喉为蜮，蚀于阴为狐。狐蜮病乃感风木湿热之气而生，寒极而化也。苦参苦寒，气清属阳，洗之以通阳道；雄黄苦寒，气浊属阴，熏之以通浊道。但雄黄禀纯阳之色，取其阳能胜阴之义也。熏洗二法，按阴阳分配前后二阴，此又别其阴中之阴阳也。二味俱苦寒而燥者，苦以泻火，寒以退热，燥以除湿，湿热退而虫不生矣。

清·高学山，《高注金匮要略》（1872年）：苦参，味苦气寒。苦以坚之，寒以敛之耳。

清·戈颂平，《金匮指归》（1907年）：以苦参苦寒气味，苦，火味也；寒，冬气也。藉火味，生土之阳，坚肌表之阴，藉冬气，生土之水，固肌表之阳，阳内固，阴土温。洗之，洗两足也，故以苦参煎汤，去滓，熏洗两足，日三，不煎服，恐苦寒气味，伤土之阴阳也。

近代·曹颖甫，《金匮发微》（1931年）：以仲师方治孝之，狐蜮之为虫病，灼然无可疑者。苦参味苦性寒，兼有杀虫功用也。

近代·彭子益，《圆运动的古中医学·金匮方解篇》（1947年）：治狐蜮蚀于下部，咽干者。肾脉上循喉咽。虫蚀前阴则咽干。苦参洗前阴以去虫。仍服甘草泻心汤，以治病本也。

现代·刘渡舟，苏宝刚，庞鹤，《金匮要略诠解》（1984年）：本条是论述狐蜮病蚀于前阴的外治法。湿热腐蚀于下，则前阴苦痒，甚或溃烂；湿热循经上熏咽喉，故咽干。治以苦参汤，熏洗患处。苦参清热燥湿，解毒杀虫，更治前阴虫痒溃烂之疾。

现代·王付，《经方学用解读》（2004年）：湿热下注证的基本病理病证是湿热浸淫于下，经气经脉为湿热所肆虐及壅滞。因此，治疗湿热下注证，其用方配伍原则与方法应重视以下几个方面。

针对证机选用清热燥湿药：湿热浸淫经气经脉，并肆虐营卫气血，走窜逆乱于经脉营卫气血之中，证以瘙痒或溃烂为主，其治当清热燥湿。如方中苦参。

合理配伍辛温活血药：湿热肆虐营卫气血，其治法当清热燥湿，又因热易清，湿难除，湿易为寒药所凝滞。因此，治疗湿热病邪，其治在用寒性药时稍有不当，则会引起热未必能清，反而又引起寒凝经气脉络，所以在针对证机而用清热燥湿药时，还必须配伍辛温活血药，辛有利于气机畅通，温有利于阳能化湿，活血有利于经气经脉畅通，对此还要做到：用药定量一定要切中证机，因量小则无济于事，量大则又有助热。如可在方中配伍当归或川芎。

随证加减用药：若湿热明显者，加黄柏、苍术，以清热燥湿；若潮湿明显者，加泽泻、通草，以利湿清热；若大便干结者，加大黄、栀子，以泻热通便；若瘙痒明显者，加地肤子、花椒，以祛风止痒等。”

【方论评议】 方中苦参燥湿泄浊，清热解毒，使湿热毒邪从小便而去。又能杀虫疗恶疮，除下部湿蚀。

【药理作用】 本方具有抗真菌、抗病毒、抗菌、抗炎、抗肿瘤、抗过敏、调节心律、抗心肌缺血、增加冠状动脉血流量、降血脂、降尿酸、利尿、调节中枢神经、抗辐射、调节腺体分泌、解除支气管平滑肌痉挛等作用。

苦酒汤

【导读】 ①学用苦酒汤应重视半夏和醋的用量调配关系、半夏和鸡子黄的用量调配关系。②苦酒汤虽是辨治痰热伤咽证的重要代表方，但在临床中对痰热伤津证等也具有良好治疗作用。③学好用活苦酒汤的第一步是辨清苦酒汤由哪些药物组成：组成苦酒汤有2组药，第1组是收敛利咽药即苦酒，第2组是燥湿利咽药即半夏，从2组药用量深入学习研究即可用活苦参汤。

【方歌】苦酒汤中鸡半夏，辨治咽喉诸般证，语声不利或嘶哑，随证加味量调整。

【方药】半夏洗，碎如枣核，十四枚（5g） 鸡子去黄，内上苦酒，着鸡子壳中，一枚

【用法】上二味，内半夏，著苦酒中，以鸡子壳置刀环中，安火上，令三沸，去滓。少少含咽之。不差，更作三剂。

【功用】清热涤痰，敛疮消肿。

【适应证】

1. 中医病证：①痰热伤咽证。咽痛，咽中溃烂，或咽中痰阻，或咳吐黄痰，或咽痛灼热，语言不利，声音嘶哑，舌红、苔黄腻，脉数或滑。②寒热夹痰证。

2. 西医疾病：急性咽炎、急性扁桃体炎、急性腮腺炎、消化疾病、呼吸疾病、内分泌疾病等临床表现符合痰热咽伤证者。

【用药分析】方中苦酒泻热利咽，半夏燥湿利咽，鸡子壳收敛利咽，鸡子清清热利咽。

【用方思路】

1. 苦酒汤既是辨治痰热咽伤证的重要代表方，又是辨治诸多杂病如咽喉病、肺病等的重要基础方。

2. 方中苦酒既可泻诸脏腑及营卫之热，又可益阴生津；半夏既醒脾，又化痰；鸡子壳既收敛，又降利；鸡子清既益阴，又清利。从方中用药用量及调配分析得知，苦酒汤的应用并不局限于痰热咽伤证，还可用于辨治诸多杂病，如咽喉、呼吸、内分泌及代谢等系统疾病。

3. 运用苦酒汤辨治的病证（无论病变部位在咽喉或在肺）以痰热伤咽为主，其治当清热化痰益阴。

【随证合方】若夹寒，可与半夏散及汤合方用之；若夹痰，可与半夏厚朴汤合方用之；若夹郁热，可与桔梗汤合方用之。应用时还必须结合病变主次酌情调整方药用量。

【注意事项】运用苦酒汤既要辨清西医之病，又要辨清西医之病属于中医痰热伤咽证。辨西医之病可进一步了解疾病的发展演变及转变规律，辨中医之证可更好地针对西医之病选用苦酒汤。

【应用指征】少阴病，咽中伤，生疮，不能语言，声不出者，苦酒汤主之。（312）

【方论】

金·成无己,《注解伤寒论》(1144年)：热伤于络，则经络干燥，使咽中伤，生疮，不能言语，声不出者，与苦酒汤，以解络热，愈咽疮。辛以散之，半夏之辛，以发声音；甘以缓之，鸡子之甘，以缓咽痛；酸以收之，苦酒之酸，以敛咽疮。

明·吴勉学评注，清·张卿子参订,《张卿子伤寒论》(1644年)：辛以散之，半夏之辛，以发音声。甘以缓之，鸡子之甘，以缓咽痛。酸以收之，苦酒之酸，以敛咽疮。

明·许宏,《金镜内台方议》(1422年)：少阴客热所暴，则伤于经络干涩，使咽中生疮，不能言，声不出。故用苦酒为君，酸以敛疮。半夏为臣，辛以散结。鸡子为使，以缓咽痛，而润其燥也。

明·方有执,《伤寒论条辨》(1592年)：不能语言者，少阴之脉，复入肺络心，心通窍于舌，心热则舌不掉也。声不出者，肺主声而属金，金清则鸣，热则昏而塞也。半夏主咽而开痰络，苦酒消肿而敛咽疮鸡子甘寒而除伏热，以上三条证同而治殊，盖各适其因之宜然尔。

清·喻嘉言,《尚论篇》(1648年)：若剧者，咽伤生疮，音声不出，桂枝之热既不可用，而阴邪上结，复与寒下不宜，故用半夏、鸡子以涤饮润咽，更有藉于苦酒之消肿敛疮，以胜阴热也。

清·李中梓,《伤寒括要》(1649年)：六经皆无咽痛，惟少阴篇中，有咽伤咽痛之症，何也？少阴之脉，上贯肝鬲，入肺循喉咙，故有此症。古方有醋煮鸡子，主喉痛失音，取其酸敛，固所宜也。独半夏辛燥，何为用之？大抵少阴多寒症，取其辛能发散，一散一敛遂有

理咽之功耶。

清·张璐,《本经逢原》(1667年)：仲景少阴病，咽中伤生疮，不能语言，声不出者，苦酒汤主之。内有半夏之辛，以发声音，鸡子之甘，以缓咽痛，苦酒之酸，以敛咽疮也。

清·柯琴,《伤寒来苏集》(1674年)：取苦酒以敛疮，鸡子以发声。而兼半夏者，必因呕而咽伤，胸中之痰饮尚在，故用之。且以散鸡子苦酒之酸寒，但令滋润其咽，不令泥痰于胸膈也。置刀中放火上，只三沸即去滓，此略见火气，不欲尽出其味，意可知矣。鸡子黄走血分，故心烦不卧者宜之；其白走气分，故声不出者宜之。

清·汪琥,《伤寒论辨证广注》(1680年)：成注云：辛以散之，半夏之辛以发音声；甘以缓之，鸡子之甘，以缓咽痛；酸以收之，苦酒之酸，以敛咽疮。或问成注云：热伤于络，则经络干燥，使咽中伤，生疮。既燥热矣，何以方中犹有半夏。余答云：咽中生疮，乃湿热也，此证之始，由三阳经有寒邪，传入少阴，郁而变热。又寒之中湿气居多，郁热之内，岂无留湿。湿热相搏，咽中生疮，语声不出。成注云：燥热者，误也。故上方用半夏以去湿散邪，鸡子白以清热降火。苦酒之用，一以敛半夏之太辛，一以消疮肿而疗咽伤也，此方乃清燥兼施之剂。

清·张志聪,《伤寒论宗印》(1683年)：足少阴肾主之脉，上膈入肺络心，心肾金水之气交相贯通者也。咽中伤生疮，火燥于上，而不得水济也。在心主言，然由肾间之动气所出，不能语言者，心肾之气不交也。在金主声，声不出者，火燥而金闭也。鸡者，金之禽也。卵乃水火未分之物，白以象水象金，故取其白，以滋养其金水，金水相生，则热燥自解矣。半夏感一阴初动之气始生，至夏而大，人之声音，亦借阴中之生气，而张大之。用十四枚者，盖七为奇数，偶七而成十四，是偶中之奇。取其阴中以生阳也刀为金器，环者还也，取金声而还转者也。苦酒乃曲直之味、木声金而则鸣矣。火三沸者，金遇火而三伏，三沸已过，金气复炎。夫医者，意也。能体先圣用法之意，类而推之，用之不穷矣（眉批：声者，语中之声也；不能语言，声不出。各有分别。奇中之偶降，偶中之奇升。古诗云：何当大刀头，盖取其还转之意）。

清·张志聪,《伤寒论集注》(1683年)：此言少阴神机不能自下而达上也。少阴病，咽中伤，则甚于咽中痛矣，痛极咽伤，火热久炎；故生疮不能语言者，少阴之生阳不升；声不出者，肺管之会厌不发，故以苦酒汤主之。苦酒，醯也，具春生之木味，主达生阳之气以上升；半夏生当夏半，能启一阴之气；鸡必中酉金，卵白象天，主助肺天之气；刀乃金类，环者，还也，取金声之还转也；火上三沸者，金遇火而三伏，则金气盛矣。苦酒汤方主引水气上升而上清其火热，水气上济于肺则能言而声出，上交于心则咽清而火降，以明少阴之气当从下而达上也。

清·沈明宗,《伤寒六经辨证治法》(1693年)：若伤咽中营血，生疮不能语言，而声不出，仍用半夏涤饮，鸡子壳清润喉中热燥，而滋阳中之阴，藉苦酒消肿敛疮，兼退血分热也。

清·张璐,《千金方衍义》(1698年)：故以鸡子壳纳半夏，苦酒和鸡子清，煮取，含咽。

清·郑重光,《伤寒论条辨续注》(1705年)：上条热邪挟痰攻咽，当用半夏涤饮，桂枝散邪。若剧者，咽中生疮，音声不出，桂枝之热既不可用，而阴邪上结，复与寒下不宜，故用半夏、鸡子涤饮以润咽，更用苦酒消肿敛疮以胜阴热也。

清·钱潢,《伤寒溯源集》(1708年)：以半夏豁其咽之利，鸡子白以润喉滑窍，且能清气除伏热，皆用开豁润利，收敛下降而已。因终是阴经伏热，虽阴火上逆，决不敢以寒凉用事也。

故用半夏为君，郁热上蒸，则上焦天气不清，所以咽中伤烂，肺受火刑，金实无声，故语言不能，声音不出。肺为人身之天气，象形以为用，故以鸡子白之清凉滑窍为臣。李时珍云：卵白象天，其气清，其性微寒；卵黄象地，其气浑，其性温；兼黄白而用之，其性平。精不足者补之以气，故曰卵白能清气治伏热，目赤咽痛诸疾。形不足者补之以味，故卵黄能补血，治下利胎产诸疾。卵则兼理气血，故治上列诸疾也。阴火上逆，非寒凉可治，当用酸敛以收之，故用味酸性敛之苦酒为佐，使阴中热淫之气敛降，如雾敛云收，则天清气朗而清明如故矣。谓非穷理尽性，格物致知，而能用意如是耶。今之优人，每遇声哑，即以生鸡子白啖之，声音即出，亦此方之遗意也。

清·秦之桢，《伤寒大白》（1714 年）：仲景以半夏汤，治太阳表邪内伏，作痛咽喉。又以半夏散，治少阴伏气咽痛。今以少阴咽中生疮，不能语言者，又以苦酒汤治之。夫寒邪挟痰，伏于咽喉而痛，可用半夏以散痰，桂枝以散邪。若热痰攻咽成疮，而声音不出，则不可妄用辛温，故去桂枝，易以苦酒鸡子白，温散润燥治之。

清·姚球，《伤寒经解》（1724 年）：苦酒汤，酸以敛，辛以散，寒以润之也。阴火团聚咽中，至生疮不能言语，声不出，痰结稠黏，而燥热猖獗矣。故稠黏者，既与腻膈不宜，而燥热者复与滋润有益，故仍以半夏涤痰，鸡子润燥。苦酒即酽醋，醋以敛阴火，火降则阳邪自散，痰消而真阴得救矣。

清·魏荔彤，《伤寒论本义》（1724 年）：此不能语言，只为膈热气塞之故而已；声不出者，咽病而喉亦病，肺金火制而哑，不能振作出音者，此证又重于咽中痛，皆治之迟误也。法用苦酒汤，半夏之辛苦，鸡子清之甘寒，以开以散，以润以凉，皆二物之力也。此俱为少阴热邪在经，上冲为咽痛，立证治之之法也。

清·尤在泾，《伤寒贯珠集》（1729 年）：少阴热气，随经上冲，咽伤生疮，不能语言，音声不出，东垣所谓少阴邪入于里，上接于心，与火俱化而克金也。故与半夏之辛以散结热，止咽痛，鸡子白甘寒入肺，清热气，通声音，苦酒苦酸，消疮肿，散邪毒也。

清·王子接，《绛雪园古方选注》（1732 年）：苦酒汤，治少阴水亏，不能上济君火，而咽生疮声不出者。疮者，痹也。半夏之辛滑，佐以鸡子清之甘润，有利窍通声之功，无燥津涸液之虑。然半夏之功能，全赖苦酒摄入阴分，劫涎敛疮，即阴火沸腾，亦可因苦酒而降矣，故以名其汤。

清·不著撰人，《伤寒方论》（1732 年）：此为痰饮咽痛设也，鸡子兼清其热耳，然此之与黄连阿胶汤之用鸡子黄又不同矣，黄象地气，为浊阴血分药也，白象天气，为清阳气分药也，故去黄以清在上之气热，和苦酒以敛浮浊之虚火，而无取乎剂之重，但尽谷中所有，少少含咽，所谓补上治上制以缓也。

清·黄元御，《伤寒悬解》（1748 年）：寒水下旺，火盛咽伤，故生疮，不能语言。金被火刑，故声不出。苦酒汤，苦酒败结而消肿，半夏降逆而驱浊，鸡子白清肺而发声也。

清·黄元御，《长沙药解》（1753 年）：治少阴病，咽中生疮，声不出者。以少阴之经，癸水与丁火同宫，彼此交济，病则水下流而生寒，火上炎而生热。手少阴之经挟咽，是以生疮。金被火刑，故声不出。苦酒破瘀而水消肿，半夏降逆而驱浊，鸡子白清肺而发声也。

治少阴病，咽中生疮，声音不出，用之以其消肿痛而发声音也。鸡子白秉天之清气，有金象焉，善消肿痛而利咽喉，清肺金而发声音。其诸主治，涂鼻疮，治发黄，敷肿痛，洗烧灼。

清·黄元御，《伤寒说意》（1754 年）：若咽喉生疮，不能语言，声音不出者，是浊气冲逆，伤其上窍也，宜苦酒汤，半夏降其浊，苦酒消其肿，鸡子发其声音也。

清·徐灵胎，《伤寒论类方》（1759 年）：右二味，内半夏，著苦酒中，以鸡子壳置刀环中，安火上，令三沸，此等煮法，必有深意，疑即古所云禁方也。咽中生疮，此必迁延病久，咽喉为火所蒸腐，此非汤剂之所能疗，用此药敛火降气，内治而兼外治法也。

清·徐灵胎，《伤寒约编》（1759 年）：急当以半夏豁痰，饮苦酒敛疮伤，鸡子白清润发音声。三味相合，半夏减辛烈之猛，苦酒缓收敛之骤，润以滋其咽喉，不令泥痰饮于胸膈，则咽痛平而能语出声矣。

清·强健，《伤寒直指》（1765 年）：辛以散之，半夏之辛，以发音声；甘以缓之，鸡子之甘，以缓咽痛；酸以收之，苦酒之酸以敛咽疮……苦酒汤之治咽痛，此最可疑。夫少阴受寒，曷为有此咽痛哉？盖少阴之脉循喉咙，寒结少阴，则地气不能上升，廉泉玉英之道闭，而津液不及上朝于母，肺气燥而咽喉故痛。此阴伏于下，阳亢于上之证也。岂是苦酒汤之可治耶？苦酒是醋，酸敛之物，肺所恶也。半夏乃脾胃辛燥之药，欲其不燥，必以姜制，制之稍生，反能嘎音，亦肺所恶也。肾为肺子，母之所恶，子岂悦之？欲其展开喉之效，理必不然。况痛必伤肿，咽喉乃呼吸之门，五味之火上熏，要害之地一遇辛酸，其痛如割，非别处可耐之比。诸家尽称其能，愚独不能相信，只宜辛凉以散，甘缓治之，庶几无失。其苦寒温燥，均非咽痛所宜，明理者审之。

清·陈修园,《伤寒真方歌括》(1803年)：如喉痛切伤，生疮，不能言语者，不得即认为热症，仍取半夏之辛以豁痰，苦酒之酸以敛疮，鸡子白之清以发声，少少含咽，内外兼治之法也。若夫里寒外热，手足厥逆，咽痛，用四逆汤，详于本方之下，宜合参之。

清·陈修园,《长沙方歌括》(1803年)：按：一鸡子壳之小，安能纳半夏十四枚之多？近刻以讹传讹，即张令韶、张隐庵、柯韵伯之明，亦仍之。甚矣！耳食之为害也。余考原本，半夏洗、破十四枚，谓取半夏一枚，洗去其涎，而破为十四枚也。原本“破”字模糊，翻刻落此一字，以致贻误至今，特正之。

清·吕震名,《伤寒寻源》(1850年)：少阴病，咽中伤，生疮，不能语言声不出者，苦酒汤主之。谛实咽痛之属少阴病，始而痛者，继且咽中伤生疮矣，不能语言声不出，则阴火沸腾，并舌本亦强矣。半夏鸡子消痰利咽。二味并用，俾半夏无燥液劫津之虑，鸡子得通声利窍之功；而消肿敛疮，更有藉于苦酒之敛降。其煎法服法，总使其逗遛病所。妙义天开，真令人不可思议。

清·莫枚士,《经方例释》(1884年)：此治声不出之专方。以半夏为君，以鸡子清为臣，苦酒为佐使，优家以鸡子清，润歌喉，本此。其用半夏，与惑病声嘎，用甘草泻心汤同法。刀钚，刀上之钚，如今剪刀柄是也。以其形园，便于安鸡子，故用之，别无取意。近徐灵胎疑为古之禁方，求之过深，三沸，三上三下也。

清·唐容川,《伤寒论浅注补正》(1893年)：此生疮，即今之喉痈喉蛾，肿塞不得出声。今有用刀针破之者，用巴豆烧焦烙之者，皆是攻破之，使不壅塞也。仲景用生半夏，正是破之也。予亲见治重舌，敷生半夏，立即消破，即知咽喉肿闭亦能消而破之矣。且半夏为降痰要药，凡喉肿则痰塞，此仲景用半夏之妙，正是破之又能去痰，与后世刀针、巴豆等法较见精密。况兼鸡清之润、苦酒之泄，真妙法也。

清·戈颂平,《伤寒指归》(1907年)：苦酒，即米醋也。苦，为火味，火性炎上，曲之而化酸，性能宣发中土脉中阴液，上通于咽。半夏辛平，辛能散结，平能降逆，散咽脉中液结气滞。鸡子，去黄留白，清润咽脉之肌。置刀环中，环，还也。安火上，令三沸，象阴阳气液还转脉道中上下不休，咽得地气温通，即不痛。阴液上润，即不戕贼其肌，脉道中阴阳气液，宣发表里，即能发音声而言语。

近代·曹颖甫,《伤寒发微》(1931年)：苦酒汤方治，以止痛润燥为主。生半夏入口麻木，有止痛之能，而下达风痰，犹恐其失之燥也。渍之以苦酒，则燥气化，所以止痛涤痰而发其声也。鸡蛋白以润燥，西医谓有甲种维生素，能防止结膜干燥证，而又恐其凝滞也。合以能消鸡蛋质之苦酒，则凝质化，所以润咽中疮痛，而滋养以补其伤也。

近代·徐大桂,《伤寒论类要注疏》(1935年)：此方半夏破痰涎，鸡子清、苦酒清火泄热，攻破其阻塞之痰结，则其疮自平、声自出也。生半夏捣敷重舌，立见消破，涎出而愈，可以识此方之大意矣。近世喉痹之证，痰涌呃逆，液腺暴涨，咽喉立阻，故此方即从攻痰泄结立法也。

近代·彭子益,《圆运动的古中医学·伤寒论方解篇》(1947年)：少阴咽痛，声音难出，其痛如锁。此湿伤肺家，肺气结聚。鸡子白润肺经，半夏破结降逆，苦酒散结聚生津液，收敛火气下降也。苦酒即酒醋。二味用鸡蛋壳装，搅匀，柴火于壳下煮三沸。

现代·中医研究院,《伤寒论语释》(1956 年): 本方以苦酒为君，半夏、蛋清为臣。苦酒苦酸，能消肿敛疮，半夏辛滑，能祛痰散结，蛋清甘寒入肺，能润燥利窍，所以本方有祛痰散结，消肿利窍的功能。

现代·陈亦人,《伤寒论译释》(1958 年): 方以苦酒（即酸醋）敛疮消肿，以半夏祛痰散结，以鸡子清润燥利咽。半夏得鸡子清，有利窍通声之功，无燥津涸液之虑；半夏得苦酒，能加强劫涎敛疮的作用。病在局部，故给药方法以频频含咽为佳。

苦酒汤以半夏辛开涤痰，鸡蛋白敛疮生肌，苦酒消炎止痛，实为治疗咽喉破溃肿痛之效方。李东垣云："大抵少阴多咽伤咽痛之证，古方以醋煮鸡子主咽喉失音……取其酸收固所宜也，半夏辛燥，何为用之？取其辛能发散，一发一敛，遂有理咽之功。"陆渊雷亦谓："余尝试用于猩红热咽痛不可忍者，得意外奇效。"皆可作为本方作用之佐证。

现代·安徽中医学院,《伤寒论通俗讲义》(1959 年): 本方能清热除痰，散结消肿。方以苦酒消肿敛疮，半夏豁痰散结，鸡子清甘寒润肺，清热利咽，肿消而声音自出。

现代·李翰卿,《中国百年百名中医临床家》(1960 年): 此清热祛痰，消肿解毒，治咽喉疼痛之方。主治少阴病，咽中伤，生疮，不能语言，声不出之证。半夏消肿去痰，开发声音；鸡子清、苦酒清热解毒，而治肿痛。按：此少阴病不是脉微细、但欲寐之证，乃专指邪热侵入咽喉之证而言，因咽喉系少阴经脉之所过也。此方对于一般热性咽喉红肿疼痛，有痰有热者都有效。

现代·孙纯一,《伤寒论注释要编》(1960 年): 苦酒者醋也，苦酒之酸收，以缩其伤疮肿胀之力，如缩之至极或自攻破了；半夏消肿，鸡子壳作锅，鸡子清清润利窍，盖疮之胀塞于咽喉，不急缩之而使破，恐致呼吸困难而闭死者，此苦酒汤之意也。

现代·刘渡舟，聂惠民，傅世垣,《伤寒挈要》(1983 年): 半夏辛辣，能涤痰散结以消肿。鸡子清甘寒，可清虚热而润燥。苦酒即米醋，用以敛疮消肿解毒。采取"少少含咽"的服法，是为了使药效能持续外用于咽部。

现代·刘渡舟,《伤寒论诠解》(1983 年): 苦酒即米醋，味苦酸。能制火毒，消疮肿，敛疮面，又能活血行瘀止痛。鸡子白甘寒，利血脉，止疼痛，润咽喉以出声音。半夏涤痰散结，清洁疮面，以开喉痹。为使药效持续作用于咽喉，故应"少少含咽"。这种服法及剂型，实为今之口含剂的先河。

现代·姜春华,《伤寒论识义》(1985 年): 治咽痛烂不可忍，冬时中寒咽肿痛。鸡子或谓去白，或谓去黄，似当去黄，苦酒即醋。王宇泰认为即酒之苦者，不是酸醋。半夏散及汤、苦酒汤治咽肿涎缠痛楚不堪者，亦治阴火喉癣。现临床少用。

现代·陈亦人,《伤寒论求是》(1987 年): 苦酒汤证由于阴火沸腾，咽伤破溃，不能语言，声不出，与少阴病有一定关联，但是实践证明，外伤性咽疮疼痛，使用该方亦颇有效果，可见不一定属于少阴病。值得注意的是该方的配伍作用，半夏与鸡子清相伍，有涤痰开结，利窍通声之功，无燥津涸液之虑；半夏与苦酒相伍，又能加强劫涎敛疮的功能。此外，鸡子壳盛药煎三沸的煎药法，与"少少含咽"的给药法，对提高治疗效果也有帮助。

【方论评议】

综合历代各家对苦酒汤的论述，应从用药要点、方药配伍和用量比例三个方面进行研究，以此更好地研究经方配伍，用于指导临床应用。

诠释用药要点：方中苦酒泄热利咽，半夏燥湿利咽，鸡子壳收敛利咽，鸡子清清热利咽。

剖析方药配伍：苦酒与鸡子清，属于相使配伍，清热滋润利咽；半夏与苦酒，属于相反相使配伍，相反者，寒温同用，相使者，半夏助苦酒利咽通声，苦酒助半夏消肿化痰；鸡子清与鸡子壳，属于相使配伍，清热收敛利咽。

【药理作用】 本方具有抗炎、镇痛、降血脂、抗动脉粥样硬化、解除胃肠及气管平滑肌痉挛、抗过敏、抗肿瘤、调节支气管腺体分泌等作用。

苓甘五味加姜辛半杏大黄汤

【导读】①学用苓甘五味加姜辛半杏大黄汤应重视大黄和干姜的用量调配关系、半夏和五味子的用量调配关系、茯苓和大黄的用量调配关系。②苓甘五味加姜辛半杏大黄汤虽是辨治寒饮郁肺夹胃热证的重要代表方，但在临床中对寒饮郁肺夹肠热证等也具有良好治疗作用。③学好用活苓甘五味加姜辛半杏大黄汤的第一步是辨清苓甘五味加姜辛半杏大黄汤由哪些基础方、变化方和药物组成：组成苓甘五味加姜辛半杏大黄汤有3个基础方、1个变化方和7组药，基础方之一是甘草干姜汤，之二是苓甘五味姜辛汤，之三是苓甘五味加姜辛半夏杏仁汤，1个变化方是甘姜苓术汤，7组药中第1组温肺散寒药即干姜、细辛，第2组是益气化痰药即茯苓，第3组是益气敛肺药即五味子，第4组是益气药即甘草，第5组是降逆燥湿药即半夏，第6组是降逆润燥化痰药即杏仁，第7组是清泻药即大黄，从3个基础方、1个变化方和7组药用量深入学习研究即可用活苓甘五味加姜辛半杏大黄汤。

【方歌】苓甘五味加姜辛，半杏大黄合成汤，寒饮郁肺夹胃热，寒饮热结皆可荡。

【方药】茯苓四两（12g）　甘草三两（9g）　细辛三两（9g）　干姜三两（9g）　五味子半升（12g）　半夏半升（12g）　杏仁去皮尖，半升（12g）　大黄三两（9g）

【用法】上八味，以水一斗，煮取三升，去滓。温服半升，日三服。

【功用】温肺化饮，兼清胃热。

【适应证】

1. 中医病证：寒饮郁肺夹胃热证。咳嗽，咳痰清稀，或咳痰不爽，胸满，头晕目眩，面部通红如醉状，大便干，苔白或夹黄，脉浮或数。

2. 西医疾病：急、慢性支气管炎，过敏性支气管炎，支气管炎，哮喘，肺源性心脏病，肺气肿，肺结核，慢性肝炎，慢性胆囊炎，慢性胃炎，慢性胰腺炎，风湿性心脏病，心肌缺血，慢性鼻炎，慢性鼻窦炎，神经性皮炎，过敏性皮炎等临床表现符合寒饮郁肺夹胃热证者。

【用药分析】方中茯苓健脾益气、通调水道，五味子益气敛肺，细辛温肺化饮、干姜温中化饮，半夏燥湿化痰，杏仁降肺化痰，大黄通泻郁热，甘草益气和中。

【用方思路】

1. 苓甘五味加姜辛半杏大黄汤既是辨治寒饮郁肺夹胃热证的重要代表方，又是辨治诸多杂病如肺病、脾胃病、心病等的重要基础方。

2. 方中茯苓既可健脾，又可渗利；五味子既可收敛，又可益气；半夏既可醒脾，又可降逆；杏仁既可化痰，又可润燥；干姜、细辛既可温营卫，又可温脏腑；大黄可清泻内外之热；甘草既可益气，又可生津。从方中用药用量及调配分析得知，苓甘五味加姜辛半杏大黄汤的应用并不局限于寒饮郁肺夹胃热证，还可用于辨治诸多杂病，如呼吸、循环、消化、泌尿等系统疾病。

3. 运用苓甘五味加姜辛半杏大黄汤辨治的基本病证（无论病变部位在肺、在心或在肾）为寒饮夹热，其治既要散寒，又要敛降，还要清泻。

【随证合方】若夹瘀热，可与桃核承气汤合方用之；若夹虚，可与理中丸合方用之。

【注意事项】运用苓甘五味加姜辛半杏大黄汤既要辨清西医之病，又要辨清西医之病属于中医寒饮夹热证。辨西医之病可进一步了解疾病的发展演变及转变规律，辨中医之证可更好地针对西医之病选用苓甘五味加姜辛半杏大黄汤。

【应用指征】若面热如醉，此为胃热上冲熏其面，加大黄以利之。（第十二　40）

【方论】

元·赵以德，《金匮方论衍义》（1368年）：服此汤后，第五变因胃有热，循脉上冲于面，其面热如醉，加大黄以泄胃热。

明·施沛，《祖剂》（1640年）：治若面热如醉，此为胃热上冲熏其面，故加大黄以利之。

清·李彣,《金匮要略广注》(1682年):加大黄去胃热，所谓阳有余，以苦泻之是也。

清·周扬俊,《金匮玉函经二注》(1687年):赵以德：因胃有热，循脉上冲于面，热如醉，加大黄以泄胃热。盖支饮证，其变始终不离小青龙之加减，足为万世法也。

清·魏荔彤,《金匮要略方论本义》(1720年):若其人面热如醉，此湿热之邪混杂于肺胃，故其色见于面也。面属胃，胃热上冲熏其面，而面赤发热，一定之理也。加大黄以利之，热泄而水自全涤矣。湿上甚之热，常混杂饮邪湿热合时为痛，如脉弦数，有寒饮之证是也。其法治寒热杂合以逐水而热清，重则十枣汤、丸，轻则五苓散是也。下有实寒，上有浮热者，如多唾口燥，而手足厥逆，面翕热如醉状是也。其治法扶阳渗水，补中收阴而热敛，桂苓五味甘草等汤是也。辛热药行，饮去而胃津亦伤者，胃热上冲，面赤发热是也。其治法用调胃之药于前方，胃中浊气去、津液生而热息，苓甘五味加姜辛半杏大黄汤是也。饮证为寒因，而成证后，不能无所挟之热，明乎此三者，则所挟之热，虚实真假，可兼理之无误矣。

清·黄元御,《长沙药解》(1753年):治痰饮，水去呕止，肿消痹愈，而面热如醉者。痰饮服半夏而水去，服杏仁而肿消，若面热如醉，是胃热逆冲，上熏其面。缘足之三阳，自头走足，阳明行身之前，自面而下，加大黄以泻阳明之热也。

清·朱光被,《金匮要略正义》(1803年):此紧接形肿说下，谓形肿则加杏仁以开上焦矣。若面属阳明，面热如醉，为阳明壅热，并致下焦不开，故加大黄于前方中。合杏仁，以次降泄也。

清·陈修园,《金匮方歌括》(1811年):元犀按：与冲气上逆发热如醉者不同，彼因下焦阴中之阳虚，此不过肺气不利，滞于外而形肿，滞于内而胃热，但以杏仁利其胸中之气，大黄泄其胃中之热，则病愈矣。从咳逆倚息起至此，六方五变为结局，学者当留心细认。

清·高学山,《高注金匮要略》(1872年):主桂苓五味甘草汤者，以辛甘生阳之桂枝，填上焦之空，而以甘浮之甘草，佐而托之，则其性益浮。然后以酸敛下摄之五味，抑其冲气，而佐以淡渗之茯苓下泄之。其冲气之即低也宜矣，冲气下伏，则激其虚寒之气于上。寒气为肺性喜温之所忌，故咳，虚寒之气，非胸中阳位之所宜，故满也。于本方去桂，加姜辛而益以甘草两倍，其方意另一世界。盖冲气系下焦之本气，因膈虚而招之上冲者，其意在填高以御下，故用甘浮之桂甘为主，而后下压以泄之耳。若咳满所乘者，为虚寒不足之气，其病在下，而其意因在温下以化上，故以五味之下渗下敛者为主，而以辛温之干姜、细辛，趁势送至下焦。附以甘草者，欲其领辛温之气，从下而中浮，而使咳满之虚寒上化也。咳满即止四句，为变症中之变，以仍主苓桂五味甘草汤，加归麦等味治之，则渴复止，冲气复低，而自愈故也。若服此而当渴不渴，或先渴而服药反止者，是热药蒸于下，而浮其饮气于上之理，故知其复有支饮也。支饮者，必冒且呕，以支饮于下，而气高于上故也。半夏去饮降逆，为饮家冒而且呕之圣药，故重加之。去桂及甘草者，欲其专于下行，而不使留恋胸膈之意。至干姜细辛之用于本方者，较之前方，又是一番生面。盖前方是借甘草之中浮，而上温咳满，本方又借淡渗降敛之品，下温去饮之阳气故也。仲景之方药，其游刃之妙，直有才认梨花却是雪之幻耶。水去呕止，而形肿者，虚气薄于分肉而未行之候。杏仁利肺，故加之。痹，兼脉之沉微，并手足厥逆而言，其症应内麻黄者，以杏仁利肺，麻黄泄气。肺利气泄，则虚气之薄于分肉者自散，故二者为消肿之要药。今其人脉沉微而手足痹，况曾经厥逆乎，故单加杏仁，而不内麻黄者此也。若逆其法而内之，则阳气益虚，故厥。盖阳附于阴，气根于血，阴血既虚，不任麻黄之泄其阳气也。面热如醉，兼口燥而言，此为胃热上冲，加大黄以利之，乌容已哉。此条似当日之医案，更为引而伸之，而即存以为法者也。

近代·曹颖甫,《金匮发微》(1931年):盖累进温中泄水之剂，证情决非戴阳，故于前方加杏仁外，更加大黄以利之，所以然者，则

八画

以水邪去路，不出于肺，必出大肠也。

近代·陆渊雷,《金匮要略今释》(1934年)：姜、辛之热，逐寒饮也。寒饮或在胃中，或在胸膜支气管中，决不在于肠。非胃肠部不得有饮，饮而咳者，其饮决不在肠也。大黄之作用，则专在于肠，故能不妨姜、辛之热。且药性之所谓寒热，多非温度高低之谓，故寒热药同用，不可与冷热水同用等视之。以大黄治面热如醉，乃使肠部蠕动亢进，引起肠腹部充血。以平面部之充血，所谓诱导法也。抑古人所谓面属阳明，亦自有故。凡大便不通而引起皮肤病者，必在面部。故酒皶粉刺之类，利其大便则愈。

近代·赵桐,《金匮述义》(1940年)：师法森严，不空设一味，人所习知也。予疑此章有慦文焉。如首段阳虚误服青龙致冲，加桂以制，冲气即低，冲气低即去桂。二段冲气低而又咳满，知为收敛太过，以新复之阳，不敢遽去五味巧用姜辛和之（姜辛发散）。三段咳满止而当渴，冲气复发者，知犯姜辛过量之热，可意想麦门冬汤加蒌根知母等治之，或用少许川军制之。而有支饮者，初服虽渴，继之当止，而且有冒、有呕以证之，故又加半夏以去其水。四段水去呕止，而治水之半夏胡为不去？且其形如肿，加杏仁利肺降气。惧麻黄之耗散，而不惧姜辛之热散，有是理乎？此予以苓甘五味加姜辛半夏杏仁汤为苓甘五味去姜辛半夏加杏仁汤者一也。五段若面热如醉句，明是水去呕止，身不作肿，而只面热如醉，为姜辛热灼胃府，胃脉注面而然。加大黄以制姜辛，如伤寒误服阳旦而用少许调味者（《伤寒论》27），是可知也。而过量之姜辛不去，有是理乎？予疑此苓甘五味加姜辛半夏杏仁大黄汤为苓甘五味去姜辛半夏杏仁加大黄汤者二也。且此证一不慎阳虚而误青龙，再反应于五味之过敛，又遭有支饮，是知身虚阳散，虽收复其阳而原饮仍在也。经半夏之涤，姜辛之散，水去而阳又散矣。故虽形身如肿，而不敢肆用大黄，以其虚也。而水去呕止又被姜辛之热，面热如醉，加大黄微利可也。而用三两，则前之虚不当顾及乎？予又疑大黄三两当是大黄三分也。（汉制二十四铢为一两，四分为一两。一两合今十六两称三钱，三分合二钱余也。）圣经不可妄动。而此等疑处，明是传写之误。予负此使命，敢辞此罪乎？望后之辨者，请呼我名而诲予焉。六三年八月十七日病中写于科室。此无人敢议处，无人发觉处，真是仲师的一个详细病例。

近代·彭子益,《圆运动的古中医学·金匮方解篇》(1947年)：治服苓甘五味姜辛半夏杏仁汤后，面热如醉者。此寒水上冲，又有胃热故加大黄以清面热如醉之胃热也。

现代·刘渡舟，苏宝刚，庞鹤,《金匮要略诠解》(1984年)：本条承上条论述痰饮挟胃热上冲于面的证治。服苓甘五味姜辛汤加半夏，杏仁等方，温化水饮，通调水道，水饮能去。若温化水饮，水气不行，湿郁生热，积于胃肠，故有胃热亢盛，热气熏蒸，面红而热，如醉酒状。治以苓甘五味姜辛汤加半夏、杏仁、大黄。于前方中又加一味大黄，泻胃肠实热，引热下行，涤荡胃肠中的湿热饮邪，从大便而下。故曰：加大黄以利之。

【方论评议】

综合历代各家对苓甘五味加姜辛半杏大黄汤的论述，应从用药要点、方药配伍和用量比例三个方面进行研究，以此更好地研究经方配伍，用于指导临床应用。

诠释用药要点：方中茯苓健脾益气、通调水道，五味子益气敛肺，细辛温肺化饮，干姜温中化饮，半夏燥湿化痰，杏仁降肺化痰，大黄通泻郁热，甘草益气和中。

剖析方药配伍：茯苓与干姜，属于相使配伍，温肺降逆，通调水道；茯苓与五味子，属于相反配伍，茯苓渗利痰湿，五味子收敛肺气；干姜与细辛，属于相使配伍，干姜助细辛化饮，细辛助干姜温肺；半夏与杏仁，属于相须配伍，半夏助杏仁化痰，杏仁助半夏降逆；五味子与干姜、细辛，属于相反配伍，五味子收敛肺气，干姜、细辛宣散肺气；甘草与干姜、细辛，属于相使配伍，益气化阳散寒；大黄与茯苓，属于相使相畏配伍，相使者，大黄泻郁热，茯苓利湿浊，相畏者，茯苓渗利制约大黄通泻太过；大黄与干姜、细辛，属于相反相畏配伍，干姜、细辛温肺制约大黄泻热寒凝，大黄制约干姜、细辛辛温化燥。

权衡用量比例：茯苓与甘草用量比例是2∶1，提示渗利与益气之间的用量调配关系；茯苓与五味子用量比例是4∶3，提示渗利与敛阴之间的用量调配关系；五味子与干姜、细辛用量比例是4∶3∶3，提示敛阴与辛散之间的用量调配关系，以治咳喘；半夏与杏仁用量比例是1∶1，提示燥湿化痰与润肺化痰之间的用量调配关系，以治咯痰；大黄与干姜、细辛用量比例是1∶1∶1，提示泻热与温阳之间的用量调配关系，以治寒夹热。

【药理作用】本方具有解除支气管平滑肌痉挛、增强机体免疫功能、抗菌、抗病毒、抗炎、抗过敏、改善微循环、调节内分泌等作用。

苓甘五味加姜辛半夏杏仁汤

【导读】①学用苓甘五味加姜辛半夏杏仁汤应重视半夏和五味子的用量调配关系、茯苓和杏仁的用量调配关系。②苓甘五味加姜辛半夏杏仁汤虽是辨治寒饮郁肺水溢证的重要代表方，但在临床中对寒饮郁心肺水溢证等也具有良好治疗作用。③学好用活苓甘五味加姜辛半夏杏仁汤的第一步是辨清苓甘五味加姜辛半夏杏仁汤由哪些基础方、变化方和药物组成：组成苓甘五味加姜辛半夏杏仁汤有2个基础方、1个变化方和6组药，基础方之一是甘草干姜汤，之二是苓甘五味姜辛汤，1个变化方是甘姜苓术汤，6组药中第1组是温肺散寒药即干姜、细辛，第2组是益气化痰药即茯苓，第3组是益气敛肺药即五味子，第4组是益气药即甘草，第5组是降逆燥湿药即半夏，第6组是降逆润燥化痰药即杏仁，从2个基础方、1个变化汤和6组药用量深入学习研究即可用活苓甘五加姜辛半夏杏仁汤。

【方歌】苓甘五味加姜辛，再加半夏杏仁汤，温肺化饮能消肿，咳喘痰饮皆可荡。

【方药】茯苓四两（12 g） 甘草三两（9 g） 细辛三两（9 g） 干姜三两（9 g） 五味子半升（12 g） 半夏半升（12 g） 杏仁去皮尖，半升（12 g）

【用法】上七味，以水一斗，煮取三升，去滓。温服半升，日三服。

【功用】温肺化饮，降气消肿。

【适应证】

1. 中医病证：寒饮郁肺水溢证。形体肿胀，咳嗽，痰色白，气喘，胸满，头目眩晕，或饮食不佳，或呕吐，舌淡、苔薄白，脉迟或紧。

2. 西医疾病：慢性支气管肺炎、支气管炎、支气管哮喘、肺源性心脏病、百日咳、慢性肝炎、慢性胃炎、慢性胰腺炎、风湿性心脏病、心肌缺血、慢性鼻炎、慢性鼻窦炎、神经性皮炎、过敏性皮炎等临床表现符合寒饮郁肺水溢证者。

【用药分析】方中茯苓健脾益气、通调水道，五味子益肺敛肺，细辛温肺化饮，干姜温中化饮，半夏燥湿化痰，杏仁降肺化痰，甘草益气和中。

【用方思路】

1. 苓甘五味加姜辛半夏杏仁汤既是辨治寒饮郁肺水溢证的重要代表方，又是辨治诸多杂病如肺病、心病、肾病等的重要基础方。

2. 方中茯苓既可健脾，又可渗利；五味子既可收敛，又可益气；半夏既可醒脾，又可降逆；杏仁既可化痰，又可润燥；干姜、细辛既可温营卫，又可温脏腑；甘草既可益气，又可生津。从方中用药用量及调配分析得知，苓甘五味加姜辛半夏杏仁汤的应用并不局限于寒饮郁肺水溢证，还可用于辨治诸多杂病，如呼吸、循环、内分泌、泌尿等系统疾病。

3. 运用苓甘五味加姜辛半夏杏仁汤辨治的病证（无论病变部位在肺、在心或在肾）以寒饮水溢为主，其治既要散寒，又要敛降，还要化饮。

【随证合方】若夹热，可与附子泻心汤合方用之；若夹阴虚，可与百合地黄汤合方用之。

【注意事项】运用苓甘五味加姜辛半夏杏仁汤既要辨清西医之病，又要辨清西医之病属于中医寒饮水溢证。辨西医之病可进一步了解疾病的发展演变及转变规律，辨中医之证可更好地针对西医之病选用苓甘五味加姜辛半夏杏仁汤。

【应用指征】 水去呕止，其人形肿者，加杏仁主之。其证应内麻黄，以其人遂痹，故不内之。若逆而内之者，必厥。所以然者，以其人血虚，麻黄发其阳故也。（第十二 39）

【方论】

元·赵以德（1368年），《金匮方论衍义》：“**水在元·赵以德，《金匮方论衍义》（1368年）：**水在表大法当用麻黄发汗，以散其水，以其人遂痹，且血虚，麻黄发其阳，逆而内之，必厥，故不内，但加杏仁于前方中。杏仁微苦温，在肾气上逆者得之则降下；在表卫气得之则利于行，故肿可消也。

明·施沛，《祖剂》（1640年）：治服前汤，水去呕止，其形肿者，加杏仁主之。其证应内麻黄，以其人遂痹，故不内之，若逆而内之者，必厥。所以然者，以其人血虚，麻黄发其阳故。

清·李彣，《金匮要略广注》（1682年）：形肿，水饮外薄也，杏仁利气，气行则饮散矣。

清·周扬俊，《金匮玉函经二注》（1687年）：赵以德：四变水散行出表，表气不利，其人形肿，当用麻黄发汗散水，以其人遂痹，且血虚，麻黄发其阳，逆而内入必厥，故不内。但加杏仁，杏仁微苦温，肾气上逆者，得之则降下，在表卫气得之，则利于行，故肿可消也。

清·魏荔彤，《金匮要略方论本义》（1720年）：再有连服前药水去呕止矣，但其人形肿者，又何故？形肿者气浮也，即支饮中如肿之证也。阳浮弱于外，而阴盛凝于里也。前方加杏仁降气为主治，气降而饮自行，肿自消矣，如肿之证，似四肢之溢饮，而非四肢之溢饮，乃支饮也。溢饮之水在皮肤，支饮如肿之水在分肉之中、经络之内也，所以皮肤之水可发汗，而经络分肉之水不可发汗也。况如肿之证，阳已外浮，阴已内盛，何可重汗之以亡其阳？所以仲景云：其证应内麻黄，以其人遂痹，故不内之；若逆而内之，必厥，所以然者，以其人血虚，麻黄发其阳故也。其人痹者，阳不充周也，若逆而治之，其阳愈衰，必成厥逆之证，见阴盛之不宜更弱其阳也。其人血虚者，即经络分肉之间隧道空虚也。虽是血虚，究为气弱，既为气弱，即为阳浮，麻黄发越阳气，愈无内固之守，何以消饮邪、行气逆，而为阴寒内盛之防御哉？此所以以杏仁降气行水于内，而且温中理脾，不同于麻黄之治溢饮也。此仲景为正阳顾虑者深切也。

清·陈修园，《医学从众录》（1803年）：既藉桂苓之方，下其冲气，而反更咳胸满者，是寒邪贮胸，虽用桂而邪不服，嫌其偏于走表而去之。加干姜、细辛，取其大辛大热，以驱寒泄满也。《金匮》法，前症兼冒而呕者，加半夏以驱饮，名桂苓五味甘草去桂加干姜细辛半夏汤；前症兼形肿者，是肺气滞而为肿，加杏仁利之，名苓甘五味加姜辛半夏杏仁汤；前症又兼面热如醉，此为胃热上冲其面，加大黄三钱以利之。（脉气不利滞于外而形肿，滞于内而胃热，既以杏仁利其胸中之气，复以大黄利其胃中之热。）名苓甘五味加姜辛半夏大黄汤。徐忠可曰：仲景数方，俱不去姜、辛，即面热亦不去姜、辛，何也？盖以姜、辛最能泄满止咳，凡饮邪未去，须以此二味刻刻预防也。

清·朱光被，《金匮要略正义》（1803年）：水去呕吐，里气已调矣。乃其人形肿，明是表阳郁滞，肺气不能宣布所致。开肺莫若麻黄，然以其病气转辗，荣分大亏，卫气不能独治，形体遂因而痹耳。设更用麻黄汗之，得不阳亡血夺而厥乎？惟于前方中加杏仁，以微利气分，则肿自消矣。仲景恐人概以形肿必当用表，表之断无他患者，故申戒之曰其人因血虚致痹，非同泛然形气之病，麻黄发其阳，则益亡其血矣，故断不可内也。

清·陈修园，《金匮方歌括》（1811年）：元犀按：形气肺也，肺主皮毛，为治节之官，形肿者，肺气不行，凝聚不通故也。加杏仁者，取其苦泄辛开，内通肺气，外散水气；麻黄矣肺家之药，何以不用？虑其发越阳气而重伤津液也。

清·唐容川，《金匮要略浅注补正》（1893年）：水在胃者，为冒为呕；水在肺者，为喘为肿。今水去呕止，其人形肿者，胃气和而肺气未通也，用前方加杏仁主之，其证应纳麻黄，以其人遂痹，故不纳之，若逆而纳之者必厥。所以然者，以其人血虚，阳气无偶，发之最易厥脱，此方以杏仁代麻黄，因而麻黄发其阳故也。

清·戈颂平,《金匮指归》(1907年)：加杏仁于前方中，主甘温气味，柔润阴土脉络中气滞，温生阴土之阴。

近代·曹颖甫,《金匮发微》(1931年)：故仲师既于前方中加杏仁，以利肺气而泄皮毛。

近代·彭子益,《圆运动的古中医学·金匮方解篇》(1947年)：治水气呕止，其人形肿者。服苓甘五味姜辛半夏汤后，其人形肿。此卫气不舒，不能收敛。虽水去呕止，以肿之故，水围全去。宜仍用茯苓甘草五味姜辛半夏以去水，加杏仁以舒卫气也。不用麻黄而用杏仁，麻黄泄卫力大，甚败阳也。

现代·刘渡舟，苏宝刚，庞鹤,《金匮要略诠解》(1984年)：本条是承上条，论水去呕止，其人形肿的活法。服苓甘五味姜辛汤加半夏以后，胃中饮邪得以降泄，故呕吐清水痰涎，眩冒等证已除。由于膈上支饮未除，肺失通调之常，经络血脉涩滞不畅，气滞水停，水饮溢于体表，故其人形肿。治以苓甘五味姜辛汤加半夏、杏仁。于前方中加杏仁一味，开降肺气，饮散水下，肺气疏通，气行水行，则肿可去。本方为散寒化饮，温中利肺之剂。肺失通调之常，饮邪溢于体表，用麻黄宣肺利气，发汗行水，符合道理，但不符合病情。因为麻黄能发越阳气，可以引起四肢厥冷；又可引起冲气上逆等证，故以不用为是。

【方论评议】

综合历代各家对苓甘五味加姜辛半夏杏仁汤的论述，应从用药要点、方药配伍和用量比例三个方面进行研究，以此更好地研究经方配伍，用于指导临床应用。

诠释用药要点：方中茯苓健脾益气、通调水道，五味子益肺敛肺，细辛温肺化饮，干姜温中化饮，半夏燥湿化痰，杏仁降肺化痰，甘草益气和中。

剖析方药配伍：茯苓与干姜，属于相使配伍，温肺降逆，通调水道；茯苓与五味子，属于相反配伍，茯苓渗利痰湿，五味子收敛肺气；干姜与细辛，属于相使配伍，干姜助细辛化饮，细辛助干姜温肺；半夏与杏仁，属于相须配伍，半夏助杏仁化痰，杏仁助半夏降逆；五味子与干姜、细辛，属于相反配伍，五味子收敛肺气，干姜、细辛宣散肺气；甘草与干姜、细辛，属于相使配伍，益气化阳散寒；茯苓与甘草，属于相使配伍，益气健脾利湿。

权衡用量比例：茯苓与甘草用量比例是2：1，提示渗利与益气之间的用量调配关系，以治气虚痰湿；茯苓与五味子用量比例是4：3，提示渗利与敛阴之间的用量调配关系；五味子与干姜、细辛用量比例是4：3：3，提示敛肺与辛散之间的用量调配关系，以治咳喘；半夏与杏仁用量比例是1：1，提示燥湿化痰与润肺化痰之间的用量调配关系，以治痰多。

【药理作用】 本方具有解除支气管平滑肌痉挛、增强机体免疫功能、强心、抗炎、抗过敏、抗缺氧、改善微循环等作用。

苓甘五味姜辛汤

【导读】 ①学用苓甘五味姜辛汤应重视茯苓和五味子的用量调配关系、茯苓和甘草的用量调配关系。②苓甘五味姜辛汤虽是辨治寒饮郁肺气逆证的重要代表方，但在临床中对寒饮郁心证等也具有良好治疗作用。③学好用活苓甘五味姜辛汤的第一步是辨清苓甘五味姜辛汤由哪些基础方和药物组成：组成苓甘五味姜辛汤有1个基础方和4组药，基础方是甘草干姜汤，4组药中第1组是温肺散寒药即干姜、细辛，第2组是益气化痰药即茯苓，第3组是益气敛肺药即五味子，第4组是益气药即甘草，从1个基础方和4组用药用量深入学习研究即可用活苓甘五姜辛汤。

【方歌】 苓甘五味姜辛汤，寒饮郁肺夹气逆，冲气即低咳胸满，温肺化饮能降逆。

【方药】 茯苓四两（12g） 甘草三两（9

g） 干姜三两（9g） 细辛三两（9g） 五味子半升（12g）

【用法】 上五味，以水八升，煮取三升，去滓。温服半升，日三服。

【功用】 温肺化饮，宣气制逆。

【适应证】

1. 中医病证：寒饮郁肺气逆证。咳嗽，痰多清稀色白，胸满，或吐涎沫，舌淡、苔白，脉沉迟。

2. 西医疾病：慢性支气管炎、慢性阻塞性肺疾病、支气管哮喘、间质性肺疾病等临床表现符合寒饮郁肺证者。

【用药分析】 方中茯苓健脾益气、通调水道，五味子益肺敛肺，细辛温肺化饮，干姜温中化饮，甘草益气和中。

【用方思路】

1. 苓甘五味姜辛汤既是辨治寒饮郁肺气逆证的重要代表方，又是辨治诸多杂病如肺病、心病等的重要基础方。

2. 方中茯苓既可健脾，又可渗利；五味子既可收敛，又可益气；干姜、细辛既可温营卫，又可温脏腑；甘草既可益气，又可生津。从方中用药用量及调配分析得知，苓甘五味姜辛汤的应用并不局限于寒饮郁肺气逆证，还可用于辨治诸多杂病，如呼吸、循环、内分泌等系统疾病。

3. 运用苓甘五味姜辛汤辨治的基本病证（无论病变部位在肺、在心或在肾）为寒饮气逆，其治既要散寒，又要敛降，还要化饮。

【随证合方】 若夹热，可与桔梗汤合方用之；若夹痰热，可与小陷胸汤合方用之。

【注意事项】 运用苓甘五味姜辛汤既要辨清西医之病，又要辨清西医之病属于中医寒饮气逆证。辨西医之病可进一步了解疾病的发展演变及转变规律，辨中医之证可更好地针对西医之病选用苓甘五味姜辛汤。

【应用指征】 冲气即低，而反更咳，胸满者，用桂苓五味甘草汤去桂加干姜、细辛、以治其咳满。（第十二 37）

【方论】

元·赵以德,《金匮方论衍义》（1368年）: 服此汤后，冲气即止，因水在膈间不散，是以再变，而反更咳、胸满，即用前方去桂加干姜、细辛之辛，散其未消之水寒，通行津液。

清·李彣,《金匮要略广注》（1682年）: 桂枝走表不主里，故去之，加干姜温中以散逆气，细辛散水以去内寒，故咳满俱治。

清·张志聪,《金匮要略集注》（1683年）: 此虚邪之气，复冲逆于经脉中也。仍用桂枝五味甘草汤，去桂加干姜、细辛，以治其咳满。夫生阳血脉之气，始于下焦肾，生于中焦胃，主于上焦心。桂枝助心气者也，故去之，干姜助中焦之气，细辛启下焦之阳，生阳之正气上升，则虚邪之冲逆自止，故咳满即止也。更复渴者，以细辛、干姜为热药，而行于经脉之中故也。夫肾气微，少精血，而奔气反上冲，今其人手足痹而血少，更服其干姜、细辛之热药，咳满虽平，而冲气复发也，服之当遂渴，而渴反止者，此水邪随冲气而留于经络之中，为支饮也。夫血虚则冒，水逆则呕。饮逆于经，则血液不能上资，故法当冒。水逆于中胃，故必呕也。是以当内半夏于苓甘五味汤中。大阳明之土气以去水，水去则呕止矣。其人形肿者，此经络之饮已去，而又有随气上冲之邪水，留于气分故也。当加杏子以利肺气，肺主气，气化则水行矣。然此证应内麻黄通泄表阳，使水邪随气而出，以其遂痹，故不内之。若逆而内之者必厥。所以然者，其人手足痹，皆缘血虚。麻黄发散阳气之药，血虚而发其阳，则阴阳外内，不相顺接而为厥矣。

清·魏荔彤,《金匮要略方论本义》（1720年）: 服后如冲气即低，是阴抑而降矣。然降而不即降，反更咳、胸满者，有支饮在胸膈留伏，为阴邪冲气之东道，相与结聚肆害，不肯遽降心从阳也。法用桂苓五味甘草汤去桂枝之辛而升举，加干姜、细辛之辛而开散，则胸膈之阳大振，而饮邪自不能存，况敢窝隐阴寒上冲之败类乎！虽云以治其咳满，而支饮之邪亦可骎衰矣。

清·尤在泾,《金匮要略心典》（1729年）: 服前汤已，冲气即低，而反更咳胸满者，下焦冲逆之气既伏，而肺中伏匿之寒饮续出也。故去桂枝之辛而导气，加干姜、细辛之辛而入肺者。合茯苓、五味、甘草消饮驱寒，以泄满止咳也。

清·黄元御,《长沙药解》(1753年)：治太阳伤寒，吐下之后，心下逆满，气上冲胸，起则头眩，又复发汗动经，身为振振摇者。吐下泻其脏中之阳，风木动于脏，而气上冲胸膈，复汗以泻其经中之阳，风木动于经，则身体振摇，缘水泛土湿，而木气郁动也。桂枝疏木而达郁，术、甘、茯苓，培土而泻水也。

治痰饮咳逆，服小青龙汤后方在麻黄。饮去咳止，气从少腹上冲胸咽者。与桂苓五味甘草，治其冲气。防已黄芪汤方在防已。治风湿脉浮身重，气上冲者，加桂枝三分。伤寒太阳病下后，其气上冲者，与桂枝加桂汤。

清·黄元御,《金匮悬解》(1754年)：青龙汤服下之后，若多唾，口燥，寸脉沉而尺脉微，手足厥逆，气从少腹上冲胸咽，是汗后阳亡而风木郁冲也。伤寒汗后阳亡，土湿水寒，木郁风动，则发奔豚，此亦奔豚之大意也。多唾口燥者，风木耗津而肺气上熏也。寸沉而尺微，上下之阳俱虚也。手足厥逆，土败而四肢失温也。气从少腹上冲胸咽，风木之上奔也。其面翕热如醉状，因复下流阴股，阳明循面下行，风木郁冲，阳明逆行，故面热，升已而降，则流于阴股。手足痹者，汗泄血中温气，经络闭塞而不行也。小便难者，土湿木郁，不能疏泄也。时复冒者，饮阻阳气，升浮无根也。此宜与茯苓桂枝五味甘草汤，治其冲气，茯苓、桂枝，泻水而下乙木之冲，甘草，五味，培土而降辛金之逆也。

清·陈修园,《金匮要略浅注》(1803年)：用桂苓五味甘草汤去桂加干姜细辛，以治其咳满，此为肺中伏匿之寒饮，而出其方治也。桂气胜而主气，姜味胜而主形，以冲气既降。而寒饮在胸，寒饮为有形之病，重在形不重在气也，可知古人用药之严。

清·莫枚士,《经方例释》(1884年)：此桂苓五味甘草汤去桂，加姜、辛也。为寒咳之主方，专治少阴。

清·戈颂平,《金匮指归》(1907年)：服桂苓甘五味甘草汤，敛阳气藏半里下，开阴气于子，上冲之阴气，从高处而反于下。曰：冲气即低。服此汤，如反更咳胸满者，此阳气得敛，内藏半里下，从子左开半表者，用此汤去桂，加干姜、细辛，温脾土之阴，藏逆上之水。曰：而反更咳胸满者，用桂苓甘五味甘草汤，去桂加干姜、细辛，以治其咳满。

近代·彭子益,《圆运动的古中医学·金匮方解篇》(1947年)：治水饮，服小青龙汤汗出后，多唾，口燥，寸脉沉，尺脉微，面如醉状，气从少腹上冲胸咽，小便难，热流阴股，时眩冒者。汗后阳亡，木气失根，风气上冲，股口燥气冲咽喉。肾阳虚故唾多，手足厥逆。风木上冲，热浮于上，故面如状醉。肝风冲于上，肝阳陷于下，故热流阴股。风冲于上故冒。木气下陷不能疏泄，故小便难。风伤肺气，肺气伤故寸脉沉。风由少腹冲上，肾气拔根，故尺脉微。五味子补肾阳以安肝木之根而敛风。桂枝、茯苓达肝阳而平冲。肝阳即是肝风，阳达则风平也。炙甘草补中气也。

现代·刘渡舟，苏宝刚，庞鹤,《金匮要略诠解》(1984年)：本条论述冲气平后，咳饮又作的治法。服桂苓五味甘草汤后，冲气已止。但膈上支饮又聚，壅闭肺气，故胸满，咳嗽又作。治以苓甘五味姜辛汤，温肺化饮，敛气止咳。于苓桂方中加干姜上温肺寒，运化津液，断其生痰之源；细辛温散寒饮之结；五味子收敛肺气；又有茯苓利水消饮，桂枝通阳降冲，温化胸肺水之邪。

【方论评议】

综合历代各家对苓甘五味姜辛汤的论述，应从用药要点、方药配伍和用量比例三大方面进行研究，以此更好地研究经方配伍，用于指导临床应用。

诠释用药要点：方中茯苓健脾益气、通调水道，五味子益肺敛肺，细辛温肺化饮，干姜温中化饮，甘草益气和中。

剖析方药配伍：茯苓与干姜，属于相使配伍，温肺降逆，通调水道；茯苓与五味子，属于相反相畏配伍，相反者，茯苓渗利痰湿，五味子收敛肺气，相畏者，五味子制约茯苓利水伤阴；干姜与细辛，属于相使配伍，干姜助细辛化饮，细辛助干姜温肺；五味子与干姜、细辛，属于相反相畏配伍，干姜、细辛宣散制约五味子益肺恋痰，五味子敛肺制约干姜、细辛辛散伤气；甘草与干姜、细辛，属于相使配伍，益气化阳散寒；茯苓与甘草，属于相使配伍，健脾益气利湿。

权衡用量比例：茯苓与甘草用量比例是2∶1，提示渗利与益气之间的用量调配关系，以治痰湿；茯苓与五味子用量比例是4∶3，提示渗利与敛阴之间的用量调配关系；五味子与干姜、细辛用量比例是4∶3∶3，提示敛肺与辛散之间的用量调配关系，以治咳喘。

【药理作用】 本方具有解除支气管平滑肌痉挛、调节支气管腺体分泌、调节心律、增强机体免疫功能、抗缺氧、抗过敏、改善微循环等作用。

矾石丸

【导读】 ①学用矾石丸应重视矾石和杏仁的用量调配关系。②矾石丸虽是辨治胞宫瘀湿证的重要代表方，但在临床中对三焦瘀湿证等也具有良好治疗作用。③学好用活矾石丸的第一步是辨清矾石丸由哪些药物组成：组成矾石丸有2组药，第1组是清热燥湿药即矾石，第2组是降泄药即杏仁，从2组药用量深入学习研究即可用活矾石丸。

【方歌】 矾石丸中用杏仁，辨治妇科湿夹瘀，男科杂病皆可用，审明病变皆可愈。

【功用】 化瘀燥湿，宣达气机。

【方药】 矾石烧，三分（9g） 杏仁一分（3g）

【用法】 上二味，末之，炼蜜和丸枣核大，内脏中，剧者再内之。

【适应证】

1. 中医病证：①胞宫瘀湿证。少腹疼痛，固定不移，按之则硬，少腹困胀重坠，或闭经，或经行不畅，或经血夹瘀块，或带下量多色白质黏，或头重，或肢体困重，舌淡或紫暗，脉沉或涩。②痰湿夹瘀证。

2. 西医疾病：中枢性闭经、慢性盆腔炎、真菌性阴道炎、滴虫性阴道炎、带状疱疹、支气管哮喘等临床表现符合胞宫瘀湿证者。

【用药分析】 方中矾石清热燥湿、消肿散瘀，杏仁降利湿浊，蜂蜜滋润缓急。

【用方思路】

1. 矾石丸既是辨治胞宫瘀湿证的重要代表方，又是辨治诸多杂病如妇科病、男科病、心病、皮肤病等的重要基础方。

2. 方中矾石既可燥湿，又可散瘀；杏仁既可泻痰，又可润燥。从方中用药用量及调配分析得知，矾石丸的应用并不局限于胞宫瘀湿证，还可用于辨治诸多杂病，如妇科、男科疾病和循环、泌尿、内分泌等系统疾病。

3. 运用矾石丸辨治的病证（无论是心病，还是妇科、男科疾病）以瘀湿为主，其治当散瘀泻湿。

【随证合方】 若夹湿热，可与牡蛎泽泻散合方用之；若夹寒湿，可与甘姜苓术汤合方用之；若夹郁，可与四逆散合方用之。应用时还必须结合病变主次酌情调整方药用量。

【注意事项】 运用矾石丸既要辨清西医之病，又要辨清西医之病属于中医瘀湿证。辨西医之病可进一步了解疾病的发展演变及转变规律，辨中医之证可更好地针对西医之病选用矾石丸。

【应用指征】 妇人经水闭不利，脏坚癖不止，中有干血，下白物，矾石丸主之。（第二十二 15）

【方论】

元·赵以德，《金匮方论衍义》（1368年）： 是用矾石消坚癖，破干血；杏仁利气开闭，润脏之燥；蜜以佐之。内子户，而药气可直达子宫矣。设干血在冲任之海者，必服药下之，内药不能去也。

清·李彣，《金匮要略广注》（1682年）： 白物，即白带、白淫，白沃之类。经闭，脏坚，湿热下流，津液渐脱，故下白物。矾石味酸涩，烧之则性枯燥，有涩以固脱，燥可去湿之功，所以止白物也。然气行则血行，杏仁利气以通干血。炼蜜为丸者，和血润燥，便于纳脏中也。

清·张志聪，《金匮要略集注》（1683年）： 下白物者，液不上化也。故曰脏坚癖不止者，脏气之偏辟不交，而为坚积也。石为肾主之药，矾石味酸，具东方之木味，能通泄母脏之水液以上升。杏主疏金，能导乾刚之气以下化。用丸以留中，以俟上者下，而下者土，庶无偏辟经闭之患矣。

清·周扬俊，《金匮玉函经二注》（1687年）：是用矾石消坚癖，破干血；杏仁利气开闭；润脏之燥，蜜以佐之。内子户，药气可直达于子宫矣。设干血在冲任之海，必服药以下之，内之不能去也。

清·魏荔彤，《金匮要略方论本义》（1720年）：主以矾石丸，除湿清热，且用涩以止滑脱，肠澼可止；加杏仁以升阳降阴，不惟散热，而且通经；炼蜜为丸，取其滑润。内脏中，剧者再内，此脏指下阴。盖必内脏躁坚而下阴方燥坚也。此固外治之法，而于中之治。其人血寒则用温经汤，血热则用抵当汤。

清·尤在泾，《金匮要略心典》（1729年）：脏坚癖不止者，子藏干血，坚凝成癖而不去也，干血不去，则新血不荣，而经闭不利矣，由是蓄泄不时，胞宫生湿，湿复生热，所积之血，转为湿热所腐，而成白物，时时自下，是宜先去其脏之湿热，矾石却水除热，合杏仁破结润干血也。

清·黄元御，《长沙药解》（1753年）：炼蜜丸，枣核大，内脏中。治妇人带下，经水闭不利，脏坚癖不止，中有干血，下白物。以干血结瘀，脏中癖硬，阻碍经脉下行之路，以致经水闭涩不利。血瘀因于木陷，木陷因于土湿，湿土遏抑，木气不达，故经水不利。木陷于水，愈郁而愈欲泄，癸水不能封蛰，精液溢流，故下白物。矾石化败血而消痞硬，收湿淫而敛精液，杏仁破其郁陷之滞气也。

清·黄元御，《金匮悬解》（1754年）：妇人经水闭不利，脏坚癖不止，中有干血，下白物，矾石丸主之。妇人经水闭涩不利，脏中坚癖不止，中有干血，阻阴精之上济，而下白物。血瘀因于木陷，木陷因于土湿，土湿遏抑，木气不达，故经水不利。木陷而风生，疏泄失藏，精液流溢，故下白物。矾石丸，矾石收湿淫而敛精液，杏仁破滞气而消痞硬也。

清·朱光被，《金匮要略正义》（1803年）：经闭不利，何以便至于子脏坚癖，如结癥瘕不散，且时下白物，是必血为湿热所搏，在中之血已干，而日生之血又为湿热所迫，不能归经变色，即从气分为白物而下，即所云白带也。是湿热不去，坚癖不解，新血亦不归经也。湿热在气，故不须血药，清热利气，二物绰然矣。其病机在下白物上见，内藏中之义，未详候考。

清·高学山，《高注金匮要略》（1872年）：矾石气寒味酸而性燥。寒则清火而解热，酸则消坚而散血，燥则拔干而去湿，故用之为君。佐利气之杏仁者，所以并散其沉滞之气也。又诸症下在阴内，为服药之所未易到者。何似丸如枣核，纳脏中而以外治治之为甚便也。诸注支离混淆，不得窍。

清·莫枚士，《经方例释》（1884年）：此矾石汤，变汤为丸，加杏仁也。子脏不正，用矾石内之者，与《千金》治口戾，用矾石涂颊同意。别本不正作不止，癖不止，谓筋，脉时时偏扯也。

清·戈颂平，《金匮指归》（1885年）：以矾石酸涩，敛其血之液，以杏仁、蜂蜜，润其干。右二味，末之，炼蜜丸，枣核大，内子藏中，子藏得润，干血下行，血之液无阻，得阳气利半表上交蒸于午而化血，其血日充足于里，经水自利。

近代·曹颖甫，《金匮发微》（1931年）：尝见妇人有痰病者，痰多则无淋，淋多即无痰，可为明证。故外治之法，要以去湿为主，而三倍矾石，佐杏仁以破下陷之湿痰，而湿浊可去矣。

近代·彭子益，《圆运动的古中医学·金匮方解篇》（1947年）：治妇人经水下利，下白物者。湿凝气滞则下白物。矾石除湿，杏仁滞理气也。

现代·刘渡舟，苏宝刚，庞鹤，《金匮要略诠解》（1984年）：本条是论述湿热白带的证治。由于胞宫内有干血不去，经行不畅，甚至经水闭塞，瘀血内阻，积湿化热，腐败而下，所以淋下白物。治以矾石丸清热燥湿，而止白带。方中矾石清热燥湿，解毒杀虫，化腐收敛，可止白带；杏仁通利肺气，化湿利水，润燥行血。矾石丸为坐药，纳入阴中，既能清热燥湿而止白带，又能内润干血去坚癖。用此方，白带止，瘀血下，一举两得。如瘀血不下，干血不润，再用活血通经之品，亦易于收效。

【方论评议】

综合历代各家对矾石丸的论述，应从用药要点、方药配伍和用量比例三个方面进行研究，以此更好地研究经方配伍，用于指导临床应用。

诠释用药要点：方中矾石清热燥湿、消肿散瘀、杏仁降利湿浊、蜂蜜滋润缓急。

剖析方药配伍：矾石与杏仁，属于相反相使配伍，相反者，寒温同用，相使者，矾石助杏仁化痰祛湿，杏仁助矾石降利瘀浊；蜂蜜与矾石、杏仁，属于相反相畏配伍，矾石、杏仁燥湿化痰，蜂蜜润燥，并制约燥湿药伤阴。

权衡用量比例：矾石与杏仁为 3 ∶ 1，提示清热燥湿散瘀与降利湿浊间的用量关系，以治湿浊。

【药理作用】 本方具有收敛、止血、抗阴道滴虫、防腐、改善子宫内膜、改善微循环、增强机体免疫功能、抗炎、抗菌、抗病毒等作用。

矾石汤

【导读】 ①矾石汤的组成药物仅有一味，单用比较少，最好合方应用。②矾石汤虽是辨治湿毒证的重要代表方，但在临床中对湿热证等也具有良好治疗作用。③学好用活矾石汤的第一步是辨清矾石汤由哪些药物组成：组成矾石汤仅有 1 味药，其有止利作用、燥湿作用、消疮作用、明目作用、坚骨作用，从用药用量深入学习研究即可用活矾石汤。

【方歌】 湿毒脚气矾石汤，解毒燥湿基础方，皮肤瘙痒诸般疾，亦治头晕及发狂。

【方药】 矾石二两（6g）

【用法】 上一味，以浆水一斗五升，煎三五沸，浸脚良。

【功用】 解毒燥湿，蠲邪下泄。

【适应证】

1. 中医病证：湿毒脚气证。脚肿，或溃烂，或疼痛，或心悸，或气喘，或呕吐，或头晕，或泄利，或发狂，舌淡、苔薄，脉迟或沉。

2. 西医疾病：过敏性皮炎、皮肤真菌病、银屑病、病毒性疱疹、疥癣、湿疹、脚部肿胀、慢性盆腔炎、慢性附件炎、慢性前列腺炎等临床表现符合湿毒证者。

【用药分析】 方中矾石清热燥湿；浆水解毒利湿消肿。

【用方思路】

1. 矾石汤既是辨治湿毒脚气证的重要代表方，又是辨治诸多杂病如皮肤病、妇科病、男科病、肾病等的重要基础方。

2. 方中矾石汤可辨治诸湿热；浆水既解毒，又消肿。矾石汤的应用并不局限于湿热脚气证，还可用于辨治诸多杂病，如妇科病、男科病、皮肤病、肾病等。

3. 运用矾石汤辨治的病证（无论是肾病，还是妇科、男科疾病）以湿毒热郁为主，其治当清热燥湿。

【随证合方】 若夹阳虚，可与桂枝人参汤合方用之；若夹寒湿，可与甘姜苓术汤合方用之；若湿热比较重，可与牡蛎泽泻汤合方用之。应用时还必须结合病变主次酌情调整方药用量。

【注意事项】 运用矾石汤既要辨清西医之病，又要辨清西医之病属于中医湿毒热郁证。辨西医之病可进一步了解疾病的发展演变及转变规律，辨中医之证可更好地针对西医之病选用矾石汤。

【应用指征】 矾石汤：治脚气冲心。（第五　15）

【方论】

元·赵以德,《金匮方论衍义》（1368 年）： 白矾味酸涩，性燥，燥可去湿、消肿，涩可以收敛逆气。虽然，病重必不当内服其药，脚气冲心，水克火也，岂细故者哉。

清·顾松园,《顾松园医镜》（1718 年）： 白矾收湿澄浊，清热解毒，四两。煎汤浸脚，使湿热不上冲，可加苦参四两。

清·魏荔彤,《金匮要略方论本义》（1720 年）： 湿甚于下而热冲于上者，与以矾石，外治之法，注云：治脚气冲心，浸脚。除湿于下而热自退散也。

清·吴仪洛,《成方切用》(1761年)：矾石汤收湿解毒，故以之为外治。然至衡心，亦能治之。盖香港脚而至冲心，皆由肾水挟脚气以凌心，得矾石之却水，而势自不能相凌，所以有护心之功也。

清·朱光被,《金匮要略正义》(1803年)：脚气冲心，温热上干也，矾石利温清热，故主之。以浆水煎浸，从下引之也。

清·唐容川,《金匮要略浅注补正》(1893年)：此脚气外治之方也。前云疼痛，不可屈伸，以乌头汤主之。至于冲心重证，似难以外法倖功。然冲心是肾水挟脚气以凌心，而矾能却水兼能护心，所以为妙，想必以乌头汤内服，后又此汤外浸也。

日本·丹波元坚,《金匮玉函要略述义》(1894年)：此方用之香港脚，如痿软引日者，或见奏功。冲心之证，岂其所宜，活人书称香港脚用汤淋洗者，医之大禁。

清·戈颂平,《金匮指归》(1907年)：取矾石味酸涩，敛半表阳气从午时右阖，用新净黄土，以水搅之，取一斗五升，入矾石煎三五沸，浸脚良。三五,八数也，象阴土之阴，合阳气从子左开，正于八也。

近代·黄竹斋,《金匮要略方论集注》(1925年)：前节云脚肿如脱，又云独足肿大，皆可以此汤浸脚从外治之，以补桂芍知母汤乌头汤之不逮。

现代·刘渡舟，苏宝刚，庞鹤,《金匮要略诠解》(1984年)：本方指出脚气冲心的辨证论治。人之阳气虚弱，不能运化水湿，水湿毒气伤于下，留滞不去，郁蒸成热，上冲于心，故下肢肿大，麻痹不仁，屈伸不利，而心悸不安。治以矾石汤。矾石酸涩性燥，能却水收湿解毒，毒解湿收，则不冲心，脚肿自消。

【方论评议】

综合历代各家对矾石汤的论述，应从用药要点、方药配伍二个方面进行研究，以此更好地研究经方配伍，用于指导临床应用。

诠释用药要点：方中矾石清热燥湿，浆水解毒利湿消肿。

剖析方药配伍：矾石、浆水，均属于单行用药；矾石与浆水，属于相使配伍，清热燥湿，解毒消肿。

【药理作用】 本方具有对蛋白合成呈双向调节、促进血小板聚集、抗阴道滴虫、抗菌、抗炎、防腐等作用。

奔豚汤

【导读】 ①学用奔豚汤应重视当归和黄芩的用量调配关系、半夏和芍药的用量调配关系、葛根和生姜的用量调配关系。②奔豚汤虽是辨治肝热气逆证的重要代表方，但在临床中对虚实夹杂气逆证等也具有良好治疗作用。③学好用活奔豚汤的第一步是辨清奔豚汤由哪些变化方和药物组成：组成奔豚汤有2个基础方、1个变化方和6组药，基础方之一是芍药甘草汤，之二是生姜半夏汤，变化方是黄芩汤，6组药中第1组是清热药即黄芩、甘李根白皮，第2组是补血药即当归、芍药，第3组是行血药即川芎，第4组是行散药即生姜、葛根，第5组是降逆燥湿药即半夏，第6组是益气药即甘草，从2个基础方、1个变化方和6组药用量深入学习研究即可用活奔豚汤。

【方歌】 奔豚汤中甘芎归，黄芩芍药葛半夏，生姜甘李根白皮，养肝清热效力大。

【功用】 养肝平冲，清热降气。

【方药】 甘草　川芎　当归各二两（6 g）　半夏四两（12 g）　黄芩二两（6 g）　生葛五两（15 g）　芍药二两（6 g）　生姜四两（12 g）　甘李根白皮一升（24 g）

【用法】 上九味，以水二斗，煮取五升。温服一升，日三夜一服。

【适应证】

1. 中医病证：肝热血虚气逆证。腹痛，往来寒热，气从少腹上冲胸或至咽喉，发作欲死，复还止，或情绪不稳，或急躁，舌红、苔薄黄，脉弦或数。

2. 西医疾病：冠心病、高血压、心脑动脉硬化、脑梗死、软组织损伤、肌腱损伤、风湿性关节炎、类风湿关节炎、骨质增生等临床表现符合肝热气逆证者。

【用药分析】 方中当归补血活血，芍药养血敛肝、柔肝缓急、甘李根白皮清肝热、降逆气、泄奔豚，半夏降逆下气，生姜宣散降逆、调理气机，川芎理血行气，生葛降逆升清，黄芩清热降泄，甘草益气和中。

【用方思路】

1. 奔豚汤既是辨治肝热血虚气逆证的重要代表方，又是辨治诸多杂病如肝病、心病、皮肤病等的重要基础方。

2. 方中黄芩、甘李根白皮可清泻诸脏腑之热；当归、芍药既可补血，又可活血；葛根可疏散诸脏腑之热；川芎既可行气，又可活血；半夏可降诸脏腑气逆；生姜既可温阳，又可通经；甘草可补诸脏腑之气。从方中用药用量及调配分析得知，奔豚汤的应用并不局限于肝热血虚气逆证，还可用于辨治诸多杂病，如循环、精神神经、内分泌及代谢等系统疾病。

3. 运用奔豚汤辨治的病证（无论病变部位在肝胆或在心）以肝热血虚气逆为主，其治当清泻补血降逆。

【随证合方】 若夹郁，可与四逆散合方用之；若夹瘀，可与桂枝茯苓丸合方用之；若夹郁热，可与枳实栀子豉汤合方用之。

【注意事项】 运用奔豚汤既要辨清西医之病，又要辨清西医之病属于中医肝热血虚气逆证。辨西医之病可进一步了解疾病的发展演变及转变规律，辨中医之证可更好地针对西医之病选用奔豚汤。

【应用指征】 奔豚，气上冲胸，腹痛，往来寒热，奔豚汤主之。（第八 2）

【方论】

清·李彣，《金匮要略广注》（1682 年）：芎䓖辛以行气；当归温以和血；芍药酸以敛阴，配甘草又止腹痛，皆所以助心行气，使不上冲也；甘草甘以缓之；李根白皮苦辛，止心烦逆气；生葛发散寒热；黄芩苦以降逆；半夏、生姜辛以散逆也。

清·张志聪，《金匮要略集注》（1683 年）：惊得之，肝木为病也。并宜奔豚汤主之。肝者，水之子也。肝主血，用归、芎、芍药以养其血，子能令母实矣。肺者水之母也，黄芩清肺气，母能制子之逆奔矣。五月半夏生，能助一阴之生气，而又能夏大其火土。甘草有厚土之德，能止水邪之上奔。李乃肝之果。用肝木之根皮，以疏泄其母气。生姜宣中焦之郁；生葛通阳明之经。盖肝木发病，则土气受郁，土气宣通，则水畏而不敢奔逆矣。

清·周扬俊，《金匮玉函经二注》（1687 年）：故以作甘者益土为制水，半夏、生姜消散积滞，以辛温去寒，以苦寒解热；当归益营；芍药止痛。凡发于惊者，皆以本汤主治。即以病名汤。

清·张璐，《千金方衍义》（1698 年）：奔豚汤《金匮》主治气上冲胸，往来寒热，奔豚虽属肾积而实冲脉为病。气上冲胸者阴邪上逆也，往来寒热者邪正交争也，冲主血，故以芎、归、芍药和其瘀积之血，半夏、生姜涤其坚积之痰，葛根以通津液，李根以降逆气，并未尝用少阴之药。嗣伯治风眩气本欲绝，故以桂、苓祛风，人参壮气，茱萸降逆，石膏开泄，旺气为之必需。《金匮》治奔豚寒热正当用等味而反不用，乃以甘草和腹痛，黄芩解寒热者，以有形不滞不能速除，不若缓攻为得也。设其人元气委顿奔豚固结，进用此方未为不可。

清·魏荔彤，《金匮要略方论本义》（1720 年）：遂为立法出治，更明其证云：奔豚气上冲，胸腹痛，往来寒热，奔豚汤主之。言气上冲，气病也。何因胸腹痛、往来寒热乎？此气之所至，即火之所至，禀心令而行也。上下升降，无论邪正之气，未有不由少阳者，少阳为阴阳之道路也。此气升而热，气降而寒，随奔豚之气作患也。奔豚汤以甘草为君，君主之体，藉以坐镇，非专倚也；半夏、生姜之辛散以开之；黄芩、生葛、李根白皮之苦寒以泄之；当归、芎䓖、芍药引入血分以理之，所以治气聚热凝，伏而不散，为旨已朗然也。

清·尤在泾，《金匮要略心典》（1729 年）：此奔豚气之发于肝邪者，往来寒热，肝脏有邪，而气通于少阳也。肝欲散，以姜、夏、生葛散之，肝苦急，以甘草缓之，芎、归、芍药理其血；黄芩、李根下其气，桂、苓为奔豚主药而不用者，病不由肾发汗也。

清·王子接，《绛雪园古方选注》（1732

年）：贲，与“愤”同，俗读奔。豚，尾后窍；又，小豕也。病从腹中气功于上，一如江豚以臀愤起而攻也。是方治惊恐而得奔豚者，缘心动气驰，气结热聚，故其聚散靡常，发则为热，退则为寒，阴阳相搏则腹痛。君以芍药、甘草奠安中气，臣以生姜、半夏开其结气，当归、芎劳入血以和心气，黄芩、生葛、甘李根白皮大寒，以折其冲逆之气。杂生以生葛者，寓将欲降之，必先升之之理。再按奔豚气有三：犯肺之奔豚属心火。犯心之奔豚属肾寒。脐下悸欲作奔豚属水邪。证自分途，治亦各异，学者当加意谛视。

清·黄元御，《长沙药解》（1753年）：用之治奔气上冲胸，腹痛，往来寒热。以风木勃发，则生烦躁，生葛清风而润燥，泻热而除烦也。

用之治奔气上冲胸，腹痛，往来寒热。以风木勃发，则生烦躁，生葛清风而润燥，泻热而除烦也。

治奔豚气上冲胸腹痛，往来寒热。以阳亡脾败，陷遏乙木，木气郁发，冲于脐腹胸膈，则生疼痛，而兼寒热。缘乙木上冲，胃胆俱逆，少阳郁迫，内与阴争，胜负迭见，故寒热往来。厥阴风木之气，风动血耗，温郁为热。甘草补土缓中，生姜、半夏，降甲戊之上逆，黄芩、生葛，清胆胃之郁热，芎、芍药，疏木而润风燥，甘李根白皮清肝而下冲气也。

清·黄元御，《金匮悬解》（1754年）：奔豚之发，木胜而土败也。木邪奔发，气上冲胸，脾土被贼，是以腹痛。肝胆同气，木气上冲，胆木不得下行，经气郁迫，故往来寒热。以少阳之经，居半表半里之间，表阳里阴，迭为胜负，则见寒热之往来。厥阴，风木之气，风动血耗，木郁热发。奔豚汤，甘草补土而缓中，生姜、半夏，降胸膈之冲逆，黄芩、生葛，清胆胃之郁热，芎、归、芍药，疏木而润风燥，李根白皮清肝而下奔气也。

清·徐灵胎，《杂病证治》（1759年）：葛根解散犯肺之邪，黄芩清解上奔之热；甘草缓逆气以和中，芎劳活血脉以下达；白芍敛阴安肾，当归养血润燥；半夏化湿涤饮，李根降逆定奔；生姜温胃以散水饮也。水煎温服，不应，加戎盐以达下。使饮化气平，则发热自退，而肾气自平，何上奔喘胀之不瘳哉。此疏邪降逆之剂，为水积上奔之专方。

清·朱光被，《金匮要略正义》（1803年）：前条言气冲咽喉，以激发肾邪使然。此条言冲胸，并腹痛爰往来寒热，见奔豚气正不必借资肾邪，而自能攻冲脾胃，止邪迫少阳而为往来寒热，其惊发为祸烈矣。故特用专经之药，以舒肝和中为治，使肝气畅，则奔豚不治而自止也。

清·高学山，《伤寒尚论辨似》（1872年）：阳明少阳之气素壮，则中有以制下，而少腹之气，不能假道于胃与膈，而跳冲胸中。故方意绝不责下焦之有余，而但以黄芩清少阳之膈，生葛凉阳明之胃而已矣。其三焦滋息之源，则又从下化中，从中化上者也。心血因惊而亏于上，则中吸旁吸胃与膈之精汁以自润。阳明液伤，故腹痛。少阳液伤，故往来寒热。以补血之芎归芍为主，而以浮缓守中之甘草佐之。盖浮缓，则托高血药以上补心脏。守中，则持平血药以还补胃阴。然后以辛温之生姜，并填胸分之阳。以降敛之半夏，奠定二经之逆。殿之以甘李根之白皮者，甘李春花夏实，得少阳阳明之正气，其根皮尤为升发生阳之路，是又欲升其下焦之气，以中实阳明，旁入少阳耳。夫气上冲胸，而见腹痛及寒热二症，故知所冲者为少阳阳明之气，以李根白皮升下焦之阳，故知其非肾阴之上动。百世而下，当有以余言为不谬者。

清·戈颂平，《金匮指归》（1885年）：阳不阖午，半里下土味不足，土气不疏，以甘草甘平，芍药苦平，培其土味，疏其土气；以半夏辛平，生姜辛温，降逆上之水；以生葛甘寒，黄芩苦寒，固在上阳气；内阖于午，以芎劳辛温，当归苦温，运在下阴气，外开于子。李与理通，甘李根白皮，气味甘温，和阴液阳气往于子，来于午，循脉理转运不乱也。右九味，以水二斗，象阳数极于九，得二阴耦之，煮取五升，温服一升，日三，夜一服，象二阴耦阳从中土生，开于子也。

日本·丹波元坚，《金匮玉函要略述义》

八画

(1894年)：此方证，挟有热邪，故不取桂枝之温，而用黄芩、生葛之凉，且既有半夏，故不再用茯苓、芎、归、芍药四味，以和其腹痛也。《伤寒总病论》：动气在上，不可发汗，发汗则气上冲，正在心端，李根汤主之，于本方去芎、生葛，加桂枝、人参、茯苓。

近代·曹颖甫,《金匮发微》(1931年)：予初投以炮姜、熟附、当归、川芎、白芍，二剂稍愈，后投以奔豚汤，二剂而消。惟李根白皮，为药肆所无，其人于谢姓园中得之，竟得痊可，盖亦有天幸焉。

近代·陆渊雷,《金匮要略今释》(1934年)：奔豚有属寒者，不宜黄芩、生葛等大凉之药，则当求之《外台》。《外台》第十二卷，载奔豚方十三首，用李根皮者八首，有用茯苓、人参、桂心、干姜附子者，其法寒热俱备，可以随证取用。小丹波谓不取桂枝不再用茯苓者，以桂枝加桂汤、苓桂甘枣汤治奔豚，苓桂为主药故也。

近代·赵桐,《金匮述义》(1940年)：奔豚汤芎归芍药濡肝平肝。李，木果也，其根大寒，同芩芍泻降肝火。半夏降气逆，甘草则调和之味。不用桂枝避其温，减去柴胡恐助升(桂抑冲，柴入肝)，而以姜温去寒，葛寒去火代之，且皆辛以胜肝也。然邪微者可愈，重者予用知母、胆草、猪胆汁、芦荟、铁落、磁石、芩、连、地、芍，效如桴鼓(虚者用此，气益攻冲)。虚者麦门冬汤、甘麦大枣汤、阿胶鸡子黄汤、百合、知母、龙牡等剂。恐伤肾阴，宜滋心肾之阴。惊散心阳，则桂甘龙牡等剂也。予历数十，无一失者，惟虚实寒热分析得当耳。此即黄芩汤去肝火为君，加李根以重之，佐归芎以濡之，加半夏以降之，而控制往来寒热之大力则在生葛生姜也。生姜辛温以祛寒，生葛辛寒以祛热，深合辛金克木之妙，非熟读《本经》者不易窥出也。葛根甘辛，省葛大寒，辛解肌，寒胜热，腾津通痹起阴气于至阴之下，散火郁于皮毛之外之圣药也。又曰：原注为肝乘脾可通。然不知肝主胞，肝火盛而发炎也。

近代·彭子益,《圆运动的古中医学·金匮方解篇》(1947年)：治气上冲胸，寒热往来，腹痛作奔豚者。木气下郁，郁极而发，升而不降，则气上冲胸。肝木上冲，胆木不降，则发寒热。肝木上冲，其力极猛，势如奔豚。肝木郁故腹痛。归芎温补肝木。芍药、黄芩清降胆木，葛根、生姜、半夏、甘草养中降胃以调其升降之机。李根白皮大补木气，而达木郁也。葛根是阳明大肠经之药，手阳明升则足阳明降也。

现代·王渭川,《金匮心释》(1982年)：本节指出奔豚气病的主要症状和治法。仲景处方奔豚汤，以生葛、生姜、半夏、甘草清热降逆，缓散邪气，当归、川芎、芍药和血调肝，共起清热降气散邪理气血的作用。

现代·刘渡舟，苏宝刚，庞鹤,《金匮要略诠解》(1984年)：治以奔豚汤，疏肝清热，降逆止痛。方中重用甘李根白皮清热降逆；葛根、黄芩清火平肝；川芎、当归、芍药调肝和血；而芍药、甘草相合又可缓急止痛；生姜、半夏和胃降逆，诸药相配，使肝气调达，刚冲气自降，诸证即愈。本证是肝郁化热引起的奔豚气病，方中重用甘李根白皮清肝火，降冲逆。然李根白皮，有催吐作用，故不宜多用。

现代·王付,《经方学用解读》(2004年)：肝热气逆证的基本病理病证是肝阴不足而生内热，血虚而不得涵气；热从内生而浊气上逆心胸。所以，治疗肝热气逆证，其用方配伍原则与方法必须重视以下几个方面。

针对证机选用清降肝热药：肝阴血不足而生热，或邪热乘机侵袭于肝，肝气为邪热所扰，则浊气上逆于心胸，证见气从下而上冲心胸，其治当清肝热，降逆气。如方中甘李根白皮、黄芩。

合理配伍补血益气药：肝主藏血，肝体阴而用阳，邪热在肝而易损伤肝血。又，肝阴血被损伤，阴血虚而不制阳，又加剧邪热内盛，其治当配伍滋补肝血药，以增强清泄肝热的作用。益气则能生化阴血。如方中当归、芍药、川芎、甘草。

妥善配伍辛散降逆药：肝气逆乱于上，其治当降泄肝之逆气，但降泄之中又有戕伐肝气，于此一定要妥善配伍辛散药，辛散可使降泄而不太过。如方中生姜、葛根、半夏。

随证加减用药：若气冲明显者，加桂枝、枳壳，以降气行气；若气郁者，加柴胡、青皮，以理气下气；若咳嗽者，加紫苏子、葶苈子，以降逆止咳等。

【方论评议】

综合历代各家对奔豚汤的论述，应从用药要点、方药配伍和用量比例三个方面进行研究，以此更好地研究经方配伍，用于指导临床应用。

诠释用药要点：方中当归补血活血，芍药养血敛肝、柔肝缓急，甘李根白皮清肝热、降逆气、泄奔豚，半夏降逆下气，生姜宣散降逆、调理气机，川芎理血行气，生葛降逆升清，黄芩清热降泄，甘草益气和中。

剖析方药配伍：当归与芍药，属于相须配伍，增强补血养血；川芎与当归、芍药，属于相使配伍，川芎使当归、芍药所补之血运行于经脉之中，当归、芍药使川芎行血之中以主滋荣；黄芩与甘李根白皮，属于相须配伍，增强清热泻火；葛根与生姜，属于相反相使配伍，相反者，寒热同用，相使者，辛散透达，调理气机；甘草与当归、芍药，属于相使配伍，益气生血，补血化气；半夏与黄芩、甘李根白皮，属于相反相畏配伍，半夏辛温制约黄芩、甘李根白皮清热凝滞；半夏与葛根，属于相反相畏配伍，半夏降逆制约葛根升散太过，葛根辛散制约半夏降泄伤正；甘草与川芎，属于相使配伍，益气帅血，血行载气。

权衡用量比例：当归、芍药与黄芩、甘李根白皮用量比例是 2 ∶ 2 ∶ 2 ∶ 8，提示补血与清热之间的用量调配关系，以治血虚夹热；甘草与川芎用量比例是 1 ∶ 1，提示益气与活血之间的用量调配关系；生姜与生葛用量比例是 4 ∶ 5，提示辛温与辛凉之间的用量调配关系，以治气逆；甘草与当归、芍药用量比例是 1 ∶ 1 ∶ 1，提示益气与补血之间的用量调配关系；半夏与生姜用量比例是 1 ∶ 1，提示降逆与宣散之间的用量调配关系。

【药理作用】 本方具有调节内分泌、调节代谢、调节中枢神经、调节周围神经、调节心律、保肝利胆、增强机体免疫功能、抗炎、抗过敏等作用。

肾气丸（崔氏八味丸、八味肾气丸）

【导读】 ①学用肾气丸应重视干地黄、牡丹皮和泽泻的用量调配关系，干地黄、附子和桂枝的用量调配关系，茯苓和泽泻的用量调配关系、桂枝和附子的用量调配关系。②肾气丸虽是辨治肾阴阳俱虚证的重要代表方，但在临床中对寒热夹杂证等也具有良好治疗作用。③学好用活肾气丸的第一步是辨清肾气丸由哪些基础方和药物组成：组成肾气丸有 1 个基础方和 5 组药，基础方是头风摩散，5 组药中第 1 组是温热药即桂枝、附子，第 2 组是益气药即山药，第 3 组是凉血滋阴活血药即生地黄、牡丹皮，第 4 组是温阳固精药即山茱萸，第 5 组是渗利药即泽泻、茯苓，从 1 个基础方和 5 组药用量深入学习研究即可用活肾气丸。

【方歌】 肾气丸治阴阳虚，干地山药及山萸，丹皮苓泽加桂附，滋阴温阳病康复。

【方药】 干地黄八两（24 g） 薯蓣（山药）四两（12 g） 山茱萸四两（12 g） 泽泻三两（9 g） 茯苓三两（9 g） 牡丹皮三两（9 g） 桂枝一两（3 g） 附子炮，一两（3 g）

【用法】 上八味，末之，炼蜜和丸，梧子大，酒下十五丸，加至二十五丸，日再服。

【功用】 温补肾阳，滋补肾阴。

【适应证】

1. 中医病证：①肾阴阳俱虚证。腰痛，下半身冷，少腹拘急，阳痿滑泄，小便不利，或小便反多，或口舌生疮，舌质淡而胖，苔薄或燥，脉沉弱。②消渴，脚气，痰饮，转胞。③阴阳俱虚夹水气证。

2. 西医疾病：肾小球肾炎、尿毒症、神经性膀胱炎、冠心病、糖尿病、睾丸发育不良、子宫发育不良、围绝经期综合征、多发性骨髓炎、腰椎增生等临床表现符合肾阴阳俱虚证者。

【用药分析】 方中干地黄滋补阴津、清热

凉血，附子温壮阳气，桂枝温阳通经，山药健脾益气，山茱萸温阳固精，泽泻渗利浊腻，茯苓益气渗利，牡丹皮清热凉血，酒助阳行血，蜜益气缓急。

【用方思路】

1. 肾气丸既是辨治肾阴阳俱虚证的重要代表方，又是辨治诸多杂病如肾病、心病、肝病、头部疾病等的重要基础方。

2. 方中干地黄既可滋阴，又可凉血；山药既能益气，又能化阴；山茱萸既能温阳，又能固精；泽泻既能清热，又能利湿；牡丹皮既能凉血，又能散瘀；茯苓既能益气，又能利水；附子、桂枝既能温阳，又能通经。从方中用药用量及调配分析得知，肾气丸的应用并不局限于肾阴阳俱虚证，还可用于辨治诸多杂病，如泌尿、运动、精神神经、内分泌及代谢、循环等系统疾病。

3. 运用肾气丸辨治的病证（无论病变部位在肾、在心或在肝）以肾阴阳俱虚为主，其治当温阳益阴。

【随证合方】 若夹郁，可与四逆散合方用之；若夹寒痰，可与赤丸合方用之，若夹瘀血，可与桂枝茯苓丸合方用之。应用时还必须结合病变主次酌情调整方药用量。

【注意事项】 运用肾气丸既要辨清西医之病，又要辨清西医之病属于中医阴阳俱虚证。辨西医之病可进一步了解疾病的发展演变及转变规律，辨中医之证可更好地针对西医之病选用肾气丸。

【应用指征】

（1）崔氏八味丸：治脚气上入，少腹不仁。（第五　16）

（2）虚劳，腰痛，少腹拘急，小便不利者，八味肾气丸主之。（第六　15）

（3）夫短气有微饮，当从小便去之，苓桂术甘汤主之；肾气丸亦主之。（第十二　17）

（4）男子消渴，小便反多，以饮一斗，小便亦一斗，肾气丸主之。（第十三　3）

（5）问曰：妇人病，饮食如故，烦热不得卧，而反倚息者，何也？师曰：此名转胞，不得溺也，以胞系了戾，故致此病，但利小便则愈，宜肾气丸主之。（第二十二　19）

【方论】

元·王好古，《医垒元戎》（1297年）： 熟地黄，补肾水真血。肉桂，补肾水真火。牡丹皮，补神志不足。附子，能行诸经而不止，兼益火。白茯苓，能伐肾邪湿滞。泽泻，去胞中留垢及遗溺。山茱萸，治精滑不禁。干山药，能治毛中燥酸涩。右八味，皆君主之药，若不依易老加减服之，终不得效。若加五味子，为肾气丸，述类象形之剂也。益火之源，以消阴翳；壮水之主，以制阳光。钱氏地黄丸，减桂、附。

元·赵以德，《金匮方论衍义》（1368年）： 所以用八味丸补肾之精，救其本也。其不避桂、附之热，为非辛不能开腠理，致五脏输精之于肾欤！其施化四布以润燥，即世俗之谓肾消也。

元·王履，《医经溯洄集》（1368年）： 张仲景八味丸用泽泻，寇宗奭《本草衍义》云：不过接引桂附等归就肾经，别无他意，而王海藏韪之。愚谓八味丸以地黄为君，而以余药佐之，非止为补血之剂，盖兼补气也。气者血之母，东垣所谓阳旺则能生阴血者，此也。若果专为补肾而入神经，则地黄、山茱萸、白茯苓、牡丹皮皆肾经之药，固不待夫泽泻之接引而后至也。其附子、官桂虽非足少阴经本药，颛按附子乃右肾命门之药，况浮、中、沉无所不至，又为通行诸经引用药；官桂能补下焦相火不足，是亦右肾命门药也，易老亦曰补肾用肉桂，然则桂附亦不待夫泽泻之接引而后至矣。唯干山药虽独入手太阴经，然其功亦能强阴，且手太阴为足少阴之上源，源既有滋，流岂无益。夫其用地黄为君者，大补血虚不足与补肾也；用诸药佐之者，山药之强阴益气，山茱萸之强阴益精而壮元气，白茯苓之补阳长阴而益气，牡丹皮之泻阴火而治神志不足，泽泻之养五脏，益气力，起阴气，而补虚损五劳，桂附之补下焦火也。由此观之，则余之所谓兼补气者，非臆说也。且泽泻也，虽曰咸以泻肾，乃泻肾邪，非泻肾之本也，故五苓散用泽泻者，讵非泻肾邪乎？白茯苓亦伐肾邪，即所以补正耳。是则八味丸之用泽泻者，非他，盖取其泻肾邪，养五脏，益气力，起阴气，补虚损五劳之功而已。寇氏何疑其泻肾，而为接引桂附等之说乎？且泽泻固能泻肾，然从于诸补药群众之中，虽欲泻之而力莫能施矣。故当归从于参芪则能补血，从于大黄、牵牛则能破血，从于桂附、茱萸则热，从于大黄、芒硝则寒，此非无定性也，夺于群众之势而不得不然也。虽然，或者又谓八味丸以附子为少阴之向导，其补自是地黄为主，盖取其健脾走下之性，以行地黄之滞可致远耳。窃意如此，则地黄之滞非附子不能及下矣，然钱仲阳六味地黄丸岂有附子乎？夫八味丸盖兼阴火不足者设，六味地黄丸则惟阴虚者用之也。

明·吴昆,《医方考》(1584年)：肾间水火俱虚者，此方主之。君子观象于坎，而知肾俱水火之道焉，故曰七节之旁，中有小心。小心，少火也。又曰：肾有两枚，左为肾，右为命门。命门，相火也，相火即少火耳。夫一阳居于二阴为坎，水火并而为肾，此人生与天地相似也。今人入房盛而阳事愈举者，阴虚火动也。阳事先痿者，命门火衰也。真水竭，则隆冬不寒。真火息，则盛夏不热，故人乐有药饵焉。是方也，熟地、山萸、丹皮、泽泻、山药、茯苓，前之地黄丸也，所以益少阴肾水；肉桂、附子，辛热之物也，所以益命门相火。水火得其养，则二肾复其天矣。

渴而未消者，此方主之。此即前方六味地黄丸加附子、肉桂也。渴而未消，谓其人多渴，喜得茶饮，不若消渴之求饮无厌也。此为心肾不交，水不足以济火，故令亡液口干。乃是阴无阳而不升，阳无阴而不降，水下火上，不相既济耳。故用肉桂、附子之辛热壮其少火，用六味地黄丸益其真阴。真阴益则阳可降。少火壮则阴自生。故灶底加薪，枯笼蒸溽，槁禾得雨，生意维新，惟明者知之，昧者鲜不以为迂也。昔汉武帝病渴，张仲景为处此方，至圣玄关，今犹可想。

肾间水火俱虚，小便不调者，此方主之。肾具水火，主二便，而司开阖。肾间之水竭，则火独治，能阖而不能开，令人病小便不出。肾间之火熄，则水独治，能开而不能阖，令人小便不禁。是方也，以附子、肉桂之温热益其火。以熟地、山萸之濡润壮其水。火欲实，则丹皮、泽泻之酸咸者可以收而泻之。水欲实，则茯苓、山药之甘淡者可以制而渗之。水火既济，则开阖治矣。

入房太甚，宗筋纵驰，发为阴痿者，此方主之。肾，坎象也。一阳居于二阴为坎，故肾中有命门之火焉。凡人入房甚而阴事作强不已者，水衰而火独治也。阴事柔痿不举者，水衰而火亦败也。丹溪曰：天非此火不足以生万物，人非此火不能以有生，奈之何而可以无火乎？是方也，附子、肉桂，味厚而辛热，味厚则能入阴，辛热则能益火，故能入少阴而益命门之火。熟地黄、山茱萸，味厚而质润，味厚则能养阴，质润则能壮水，故能滋少阴而壮坎中之水。水欲实，则泽泻、丹皮之咸酸，可以引而泻之。水欲实，则山药、茯苓之甘淡，可以渗而制之。水火得其养，则肾官不弱，命门不败，而作强之官得其职矣。

明·孙一奎,《医旨绪余》(1584年)：又有肾虚不能制火，津液生痰，不能生血者，缘肺主出，肾主纳，今肾虚不能纳气归原，出而不纳则积，积而不散则痰生焉。以金匮肾气丸之类是也。内有茯苓、泽泻，利水下行，使湿去而痰绝；地黄、山萸，补实肾水，水升则火自降，而全收藏之职矣。

明·赵献可,《医贯》(1617年)：又问曰：黄柏、知母既所禁用，治之将何如？若与前所论理中、温中无异法，何必分真阴真阳乎？曰：温中者，理中焦也，非下焦也。此系下焦两肾中先天之真气，与心、肺、脾、胃后天有形之体，毫不相干。且干姜、甘草、当归等药，俱到不得肾经。惟仲景八味肾气丸，斯为对证。肾中一水一火，地黄壮水之主，桂附益火之原，水火既济之道。盖阴虚火动者，若肾中寒冷，龙宫无可安之穴宅，不得已而游行于上，故血亦随火而妄行。今用桂、附二味纯阳之火，加于六味纯阴水中，使肾中温暖，如冬月一阳来复于水土之中，龙雷之火自然归就于原宅。不用寒凉而火自降，不必止血而血自安矣。若阴中水干而火炎者，去桂附而纯用六味，以补水配火，血亦自安，亦不必去火。总之保火为主，此仲景二千余年之玄秘，岂后人可能笔削一字哉！

君子观象于坎，而知肾中具有水火之道焉。夫一阳居于二阴为坎，此人生与天地相似也。今人入房盛而阳事易举者，阴虚火动也；阳事先痿者，命门火衰也。真水竭则隆冬不寒，真火息则盛夏不热。是方也，熟地、山萸、丹皮、泽泻、山药、茯苓皆濡润之品，所以能壮水之主；肉桂、附子辛润之物，能于水中补火，所以益火之原。水火得其养，则肾气复其天矣。益火之原，以消阴翳，即此方也。盖益脾胃而培万物之母，其利溥矣。

又问龙雷何以五、六月而启发，九、十月而归藏？盖冬时阳气在水土之下，龙雷就其火气而居于下；夏时阴气在下，龙雷不能安其身而出于上。明于此义，故惟八味丸，桂、附与相火同气，直入肾中，据其窟宅而招之，同气相求，相火安得不引之而归原耶？人非此火，不能有生。世人皆曰降火，而予独以地黄滋养水中之火；世人皆曰灭火，而予独以桂附温补天真之火。千载不明之说，予独表而出之，高明以为何如？

或问曰：下消无水，用六味地黄丸以滋少阴之肾水矣，又加附子、肉桂者何？盖因命门火衰，不能蒸腐水谷，水谷之气不能熏蒸、上润乎肺，如釜底无薪，锅盖干燥，故渴。至于肺亦无所禀，不能四布水精、并行五经。其所饮之水，未经火化，直入膀胱，正谓饮一升溺一升，饮一斗溺一斗。试尝其味，甘而不咸可知矣。故用附子肉桂之辛热壮其少火，灶底加薪，枯笼蒸溽，槁禾得雨，生意维新，惟明者知之，昧者鲜不以为迂也。昔汉武帝病渴，张仲景为处此方，至圣玄关，今犹可想。八味丸诚良方也……一男子患此，余欲以前丸治之。彼谓肉桂性热，乃易黄柏、知母等药，渴不止，发背疽而殁。夫肉桂，肾经药也。前症乃肾经虚火炎上无制为患，用桂导引诸药以补之，及引虚火归原，故有效。成无己曰：桂犹圭也，引导阳气，若执以使。若夫上消者，谓心移热于肺；中消者，谓内虚胃热。皆认火热为患，故或以白虎汤，或以承气，卒致不救。总之是下焦命门火不归原，游于肺则为上消，游于胃即为中消，以八味肾气丸引火归原，使火在釜底，水火既济，气上熏蒸，肺受湿气，而渴疾愈矣。

中满之病，原于肾中之火气虚，不能行水。此方内八味丸为主，以补肾中之火，则三焦有所禀命，浩然之气塞乎天地，肾气不虚而能行水矣。内有附子、肉桂辛热之品，热则流通，又火能生土，土实而能制水矣。又有牛膝、车前子二味，最为切当。考之本草云：车前子虽利小便，而不走气，与茯苓同功，强阴益精，令人有子。牛膝治老人失溺，补中续绝，壮阳益精，病患虚损，加而用之。方见《金匮要略》，故名金匮肾气丸。

或问：肾气丸中，以地黄为君，恐其泥膈，或于脾胃有妨乎？曰：肾气丸中尽是肾经的药，并无一味脾胃药杂其中，径入肾经，焉能泥膈？凡用药须要分得阴阳水火清净，如朝廷有六部，一部有一部之事，一部有一部用事之人。今欲输纳钱粮，而可与天曹用事之人同议乎？曰：若如所言，子正谓肾经水部，不可与脾经户部相杂之谓耳。曰：予所谓不杂者，谓肾水药中不可杂脾土药，脾胃药中不得杂肾经药。如四君子汤，脾经药也，杂地黄其中，则泥膈矣；六味地黄丸，肾经药也，加人参则杂矣。若论肾与脾胃，水土原是一气，人但知土之为地，而不知土亦水也。自天一生水，而水之凝成处始为土，土之坚者为石。此后天卦位，坎之后，继之艮。艮为山、为土。艮土者，先天之土，水中之主也。土无定位，随母寄生，随母而补。故欲补太阴脾土，先补肾中少阳相火。若水谷在釜中，非釜底有火则不熟。补肾者，补肾中火也，须用八味丸。医不达此，而日从事于人参、白术，岂是探本之术？盖土之本初原是水也，世谓补肾不如补脾，余谓补脾不如补肾。

清·喻嘉言，《医门法律》（1658年）：用附桂二味阳药，入地黄等六味阴药之中。《金匮》取治香港脚上入，少腹不仁，其意颇微。可用之以驱逐阴邪也。其虚劳腰痛，少腹拘急，小便不利，则因过劳其肾，阴气逆于少腹，阻遏膀胱之气化，小便自不能通利，故用之以收摄肾气也。其短气有微饮者，饮亦阴类，阻其胸中空旷之阳，自致短气，故用之引饮下出，以安胸中也。乃消渴病饮水一斗，小便亦一斗，而亦用之者何耶？此不但肾气不能摄水，反从小便恣出，源泉有立竭之势，故急用之以逆折其水，不使顺趋也。夫肾水下趋之消，肾气不上腾之渴，舍此曷从治哉！后人谓八味丸为治消渴之圣药，得其旨矣。然今世以为壮水益火两肾平补之套药，曾不问其人小便之利与不利，口之渴与不渴，一概施之。总于《金匮》之义，有未悉耳。盖地气上加于天，则独用姜附之猛以胜之。地气才入少腹，适在至阴之界，无事张皇，所以但用阳药加于阴药内治之，不必偏于阳也。至肾水泛溢，妇人转胞，小便不利，则变其名为肾气丸，而药仍不变。盖收摄肾气，则肾水归源，而小便自行，亦无取偏阳为矣。观此则治阳虚阴盛之卒病，其当用纯阳无阴，更复何疑。后人于香港脚入腹，少腹不仁，而见上气喘急，呕吐自汗，不识其证。地气已加于天，袭用此方不应。乃云此证最急，以肾乘心水克火，死不旋踵。用本方加附桂各一倍，终是五十步笑百步。不达卒病大关，徒以肾乘心水克火，五脏受克为最急，不知五脏互相克贼。危则危矣，急未急也。厥后朱奉议治香港脚，变八味丸为八味汤，用附子、干姜、芍药、茯苓、甘草、桂心、人参、白术，其义颇精。于中芍药、甘草、人参，临证更加裁酌，则益精矣。奈何无识之辈，复以此汤插入己见，去桂心，加干地黄。以阴易阳，奚啻千里，而方书一概混收，讵识其为奉议之罪人乎？崔氏八味丸治香港脚上入，少腹不仁。又治虚劳腰痛，少腹拘急，小便不利。又治短气有微饮，引从小便出。

本文云：虚劳腰痛，少腹拘急，小便不利者，八味肾气丸主之。《金匮》之用八味肾气丸，屡发于前矣。消渴之关门大开，水病之关门不开，用此方蒸动肾气，则关门有开有阖，如晨门者与阳俱开，与阴俱阖，环城内外赖以安堵也。其治香港脚上入，少腹不仁，则借以培真阴真阳根本之地，而令浊阴潜消，不得上乾清阳耳。今虚劳病桂附本在所不用，而腰痛少腹拘急，小便不利三证，皆由肾中真阳内微所致，其病较阴虚发热诸证，迥乎不同。又不可不求其有，而反责其无矣。又云：男子消渴，小便反多，以饮一斗，小便一斗，肾气丸主之。即崔氏八味丸治香港脚上入少腹不仁之方也。按：王太仆注《内经》云：火自肾而起，谓龙火，龙火当以火逐火，则火可灭。若以水治火，则火愈炽，此必然之理也。昌更谓用桂附蒸动肾水，开阖胃关，为治消渴吃紧大法。胡乃张子和别有肺肠，前论中已详之矣。但至理难明，浅见易惑，《局方》变其名为加减八味丸，加五味子一两半，减去附子，岂非以五味子之津润，胜于附子之燥热耶？举世咸乐宗之，大惑不解，可奈何哉！

清·张璐,《伤寒绪论》(1667年)：天一生水，而水未生之先，即有氤氲之气，是谓肾气。肾不藏，非但真阴竭，氤氲之气皆化而为火矣。尝考金匮方，有男子消渴小便多，妇人转胞不得溺，并用肾气丸主之。详二条，病机迥异，而主治则一者，总由肾虚关门失守，肝火扰乱不宁，所以开阖皆失其宜。仲景即于八味丸中，除去肉桂之益肝壮火，取用桂枝之分解阴邪，令从外泄，附子收摄肾气，使之内藏，俾地黄辈得以留恋成既济之功，则肾气复得主持关隘，开阖自有常度，此八味丸易桂枝之妙用也。若夫虚劳腰痛，少腹拘急，阴寒精自出，酸削不能行，及脚气上入少腹不仁等，肝肾俱虚之证，又当推原益火之意，非肾气丸桂枝所能胜任耳。

清·张志聪,《侣山堂类辩》(1670年)：肾气丸乃上古之圣方，藏之金匮，故名金匮方。夫人秉先天之阴阳水火，而生木火土金之五行。此方滋补先天之精气，而交通于五脏，故名肾气丸。用熟地黄八两，以滋天乙之精，八者，男子所得之阴数也。用附子一枚重一两者，以资地二之火，两为阴数之终，一乃生阳之始，助阴中所生之阳。盖两肾之水火互交，阴阳相合，是以用地黄、附子，以助先天之水火精气者也。用桂通肾气以生肝，桂色赤，而为百木之长，肝主血而属木也。（古方原用桂枝。）用牡丹皮通肾气，上交于心脾，丹属火而主血，牡乃阴中之阳升也。夫肾与肺，皆积水也。泽泻能行水上，复能泻水下行，主通水天之一气，是以配肉桂、丹皮、泽泻者，导肾脏之水火，上交于四脏者也。茯苓归伏心气以

八画

下交，山药培养脾土以化水，山茱萸乃木末之实，味酸色赤，复能导肝气交通于肾，是以配茯苓、山药、山萸、泽泻者，导四脏之气而下交于肾也。心肺为阳，故用三两之奇，肝脾为阴，故用四两之偶，此培养精神气血，交通五脏五行之神，方不可缺一者也。宋·钱仲阳以为阳常有余，阴常不足，去桂、附而改为六味地黄丸。夫精血固宜补养，而神气可不资生乎？后人因而有加知母、黄柏者，有加枸杞、菊花者，有加麦冬、五味者，竟失本来面目矣。夫加减之法，因阴虚火盛之人，以之治病则可，若欲调摄阴阳，存养精气，和平水火，交通五行，益寿延年，神仙不老，必须恒服此金丹矣。元如曰：精生于五脏，而下藏于肾，肾气上升，以化生此精，是以五脏交通而后精气充足。

清·汪昂,《医方集解》(1682年)： 肾气丸，熟地温而丹皮凉，山药涩而茯苓渗，山茱收而泽泻泻，补肾而兼补脾，有补而必有泻，相和相济，以成平补之功，乃平淡之精奇，所以为古今不易之良方也。即有加减，不过一二味，极三四味而止。今人多拣《本草》补药，任意加入，有补无泻，且喜倍于主，责成不专，而六味之功反退处于虚位，失制方之本旨矣，此后世庸师之误也……惟附子、肉桂，能入肾命之间而补之，故加入六味丸中，为补火之剂……火可以水折，水中之火不可以水折，桂、附与火同气而味辛，能开腠理，致津液，通气道，据其窟宅而招之，同气相求，火必下降矣。

清·李彣,《金匮要略广注》(1682年)： 今用六味丸补水，则阴虚内热之症熄矣，所谓壮水之主以制阳光是也。盖以熟地补肾为主，山茱萸补肝佐之，此癸乙同归一治，而腰痛少腹拘急可愈矣。山药补脾，防水气之泛滥，丹皮去相火，茯苓、泽泻利水以泻肾邪，则小便自利矣。又加桂附补命门相火，以去陈寒虚怯之患，所谓益火支援以消阴翳是也。

清·张志聪,《金匮要略集注》(1683年)： 是以肾者，精之处也。命门为生气之原，地黄色玄汁厚，主补天乙之水；附子气雄性热，能益真火之原；茯苓、泽泻，行精液以下藏；肉桂、丹皮，助元阳而上达；山药补中焦津液之所生；茱萸固下焦精阳之漏泄，此补益先天真水真火之圣剂也。

地黄主资天乙所生之精，桂、附能壮真火元阳之气，茯苓、山药补益中焦之土，牡丹皮启发阴中之阳。山茱萸味酸色赤,《本经》名曰蜀酸枣，酸生木，枣属脾，盖能通水中之生气，壮木火之阳，而补益脾土。泽泻能泻水泽之下行。戊癸合化，而痰饮自行。

清·周扬俊,《金匮玉函经二注》(1687年)： 苓桂术甘汤主饮在阳，呼气之短；肾气丸主饮在阴，吸气之短。盖呼者出心肺，吸者出肾肝。茯苓入手太阴，桂枝入手少阴，皆轻清之剂，治其阳也。地黄入足少阴，山萸入足厥阴，皆重浊之剂，治其阴也。一证二方，岂无故哉。

清·张璐,《千金方衍义》(1698年)： 金匮八味肾气丸治虚劳不足，水火不交，下元亏损之首方。专用附、桂蒸发津气于上，地黄滋培阴血于下，萸肉涩肝肾之精，山药补黄庭之气，丹皮散不归经之血，茯苓守五脏之气，泽泻通膀胱之气化原。夫此方《金匮》本诸崔氏，而《千金》又本诸南阳，心心相印，世世相承，洵为资生之至宝，固本之神丹，阴阳水火各得其平，而无偏胜之虑也。

清·顾松园,《顾松园医镜》(1718年)： 六味补肾水。加附子、肉桂益真火，各一两。无附子名七味丸。此补肾中真火，以生脾土之剂。许学士、严用和皆言：不能食者用补脾药不效，宜作肾中真阳衰弱治之。又按：赵氏以不思饮食者，属胃土受病，用归脾补心火以生胃土，以能食不化者，属脾土受病，用八味补相火以生脾土。此皆论虚则补母，而从火衰为治者也。然仲淳又云：胃气弱则不能纳，脾阴亏则不能消。世人阴虚者多，故附、桂不可概投。审果真火衰弱，而见畏寒厥冷，小便清白，大便鹜溏，脉沉小迟者，方可用附、桂，否则，以火济火，病反增剧，不可不慎。

清·魏荔彤,《金匮要略方论本义》(1720年)： 肾主开阖，气不足，胞虚而不安……以补肾气为利小便之法，犹之补膀胱气化不足之治，而又专补在肾气，俾气足而胞正，胞正而系正，小便不利可利矣……肾气丸方义，详《伤寒论》中，不必再释。

清·高鼓峰,《医宗己任篇》(1725年)：此方主用之味为桂附，即坎卦之一阳画也，非此则不成坎矣。附虽三焦命门之药，而辛热纯阳，通行诸经，走而不守；桂为少阴之药，宣通血脉，从下窜发，二者皆难控制，必得六者纯阴厚味润下之品，以为之濬导，而后能纳之九渊，而无震荡之虞。今人不明此义，直以桂附为肾阳之定药，离法任意而杂用之，酷烈中上，烁涸三阴，为祸非鲜也。或曰：仲景治少阴伤寒，用附者十之五，非专为保益肾阳耶？然仲景为寒邪直中阴经，非辛热不能驱之使出。附子为三焦命门辛热之味，故用以攻本经之寒邪，意在通行，不在补守，故太阴之理中、厥阴之乌梅，以至太阳之干姜芍药桂枝甘草、阳明之四逆，无所不通，未尝专泥肾经也。唯八味丸为少阴主方，故亦名肾气。列于《金匮》，不入《伤寒论》中，正唯八味之附，乃补肾也。桂逢阳药，即为汗散，逢血药即为温行，逢泄药即为渗利，与肾更疏，亦必八味丸之桂，乃补肾也，故曰当论方，不当论药，当就方以论药，不当执药以论方。

清·尤在泾,《金匮要略心典》(1729年)：肾之脉，起于足而入于腹。肾气不治，湿寒之气随经上入。聚于少腹，为之不仁。是非驱湿散寒之剂所可治者，须以肾气丸补肾中之气，以为生阳化湿之用也。

肾气丸，养阳气以化阴，虽所主不同，而利小便则一也。

清·黄元御,《长沙药解》(1753年)：治妇人转胞，不得小便。男子虚劳腰痛，少腹拘急，小便不利。男子消渴，小便反多。以木主疏泄，职司水道，水寒土湿，木气抑郁，疏泄不遂，而愈欲疏泄。泄而弗畅，则小便不利，泄而失约，则小便反多，桂枝疏木以行疏泄也。其短气有微饮者，宜从小便去之，苓桂术甘汤主之，肾气丸亦主之，桂枝善行小便，是以并泻水饮也。

治虚劳腰痛，小腹拘急，小便不利，及妇人转胞，不得小便，及短气有微饮，及男子消渴，小便反多。以木主疏泄，水寒土湿，乙木郁陷，不能上达，故腰痛而腹急。疏泄之令不行，故小便不利。土木郁塞，下无透窍，故胞系壅阻而转移。水饮停留，上无降路，故气道格碍而短促。木以疏泄为性，郁而莫泄，激怒而生风燥，津液伤耗，则病消渴。风木之性，泄而不藏，风盛而土湿，不能遏闭，泄之太过，故小便反多。久而精溺注倾，津液无余，则枯槁而死。燥在乙木，湿在己土，而寒在癸水。乙木之燥，病之标也，癸水之寒，病之本也，是当温补肾气，以拔病本。附子补肾气之寒，薯、萸敛肾精之泄，苓、泽渗己土之湿，地黄润乙木之燥，桂枝达肝气之郁，丹皮行肝血之滞。盖木愈郁而风愈旺，风旺而疏泄之性愈烈，泄之不通，则小便不利，泄而失藏，则小便反多，标异而本同，总缘于土湿而水寒，生意之弗遂也。水温土燥，郁散风清，则木气发达，通塞适中，而小便调矣。

清·黄元御,《金匮悬解》(1754年)：肾位于腰，在脊骨十四椎之旁，足太阳之经，亦挟脊而抵腰中。腰者，水位也，水寒不能生木，则木陷于水，而腰痛作。木郁风生，不能上达，则横塞少腹，枯槁而拘急。乙木郁陷，缘于土湿，木遏于湿土之中，疏泄之令不畅，故小便不利。八味肾气丸，附子温癸水而益肾气，地黄滋乙木而补肝血，丹皮行血而开瘀涩，薯、萸，敛精而止失亡，苓、泽，泻水而渗湿，桂枝疏木而达郁也。

消渴者，厥阴风木之病。厥阴水母而子火，病则风木疏泄，火不根水，下寒而上热。上热则善渴，故饮水一斗，下寒则善溲，故小便一斗，《诊要经终论》：厥阴终者，中热而善溺是也。而木郁风动之由，全因土湿，土湿之由，全以水寒，水寒者，肾气之败也。肾气丸，附子、桂枝，温肾气而达木，山萸、薯蓣，敛肝气而摄水，茯苓、泽泻，渗己土而泻湿，地黄、丹皮，滋乙木而清风也。

妇人病，饮食如故，烦热不得卧寐，而反倚物而布息者，此名转胞，不得溺也。以胞系了戾回转，故致此病。此缘土湿水寒，而木气郁燥，不能疏泄也。湿寒结滞，溺孔凝涩不开，胞满而不出，则气鼓而系转。水溺不行，

八画

浊气莫泄，肺气逆升，郁而生热，故烦热倚息，不得眠卧。病不在胃，是以饮食如故。肾气丸，苓、泽，泻水而燥湿，丹、桂，疏木而达郁，地黄清风而润燥，附子暖肾而消瘀，山萸、薯蓣，敛肝气而摄水也。

清·徐灵胎，《伤寒约编》（1759年）：熟地滋阴补肾，萸肉秘气涩精，丹皮泻君相府火，泽泻泻膀胱水邪，山药退虚热健脾益阴，茯神渗湿热通肾交心，更加桂附，以导引虚阳归纳真气，则阳回而咽痛自止，汗出吐利无不除矣。

真火内虚，肾水亦不能足，无以发育少火，而积寒于骨髓焉。故以八味丸壮水补火，能除骨髓积寒之专方也。亦可作汤，分两只宜十一耳。

清·徐灵胎，《杂病证治》（1759年）：八味地黄汤，以附子加于气味汤中，功专补火生土。俾土厚水深则火不炎上，而假风自息。所谓火就燥据其巢穴，而招之诱之也，其食少泻多，漩溺腹痛，正是火土俱衰之候，乃此方之主症欤。

肾脏阳虚，不能统湿，而淫溢中外，泌别无权，故浮肿泄泻，小便短少焉。熟地补肾滋阴，萸肉涩精秘气；附子补火以消阴翳，肉桂温经以通水源；山药补脾益阴，茯苓渗湿和脾，车前利水道，泽泻通溺闭，丹皮凉血利阴血，牛膝下行疏窍道也。俾肾脏阳回，则湿不妄行，而蓄泄有权，浮肿泄泻无不退矣。此补火利水之剂，为肾虚肿泻之专方。

清·徐灵胎，《女科指要》（1759年）：熟地补阴滋肾，萸肉秘气涩精；附子补火回阳以定喘，肉桂温营暖血以平逆；山药补脾阴以交水火，茯神渗湿气以定神志；丹皮平血热，泽泻泻浊阴也。水煎温服，俾阳化阴施，则肾精充足，而气自归原，胎得所养，安有喘逆之患。丹皮走血，当以地骨皮代，庶无散血碍胎之弊。

熟地补阴以滋肾脏，炒松能去阴中之湿；附子补火以壮命门，炮黑能燥脾土之湿；萸肉涩精秘气，山药补脾益阴；泽泻通利膀肾，茯苓渗利脾肺；车前子利水清肝，牡丹皮凉血通络；肉桂壮火通闭，牛膝下行通经也。粥丸，米饮调下，使火能生土，则火土合德而真阴暗复，湿无不化，安有便溏溺涩不调，遍体浮肿不退乎。

清·吴仪洛，《成方切用》（1761年）：治命门火衰不能暖土，以致脾胃虚寒，饮食少思，泄泻腹胀，或原阳虚惫，阳痿精寒，脐腹疼痛，夜多漩溺，膝酸腰软，目昏等证。王冰所谓，“益火之原，以消阴翳”也。尺脉弱者宜之。

清·罗国刚，《罗氏会约医镜》（1789年）：此治水肿之圣方。水亏则浮泛，六味以补肾。土虚不能治水，桂附补火以益脾土。金虚自气不化，脾旺足以养肺。水足则火息，可以保肺。水肿原系脾、肺、肾三经之病，此方兼治最妙。

清·徐玉台，《医学举要》（1792年）：仲景治虚劳痰饮消渴及妇人转胞，并用肾气丸。至崔氏移治脚气上入。更名八味丸，后人遂为温补命门之通剂。至钱仲阳治小儿，以体属纯阳，故去桂附，后人遂为峻补真阴之通剂。至《济生方》又于肾气丸中加牛膝、车前以治水肿，方书或以六味地黄丸为主方，或以加味肾气为《金匮》肾气丸，由不明制方之源流也。

清·沈实夫，《吴医汇讲》（1792年）：此方用附子、肉桂补两肾之阳，非补两肾中之命门也。附子补气中之阳，由肺以入于肾，故阳虚肺气喘急者，服之即止，乃右肾之阳药也。肉桂补血中之阳，由肝以入于肾，故阳虚肝火上浮者，服之则纳，乃左肾之阳药也。夫从左从右，非两肾之中，可知命门居中，是以一而神，非以两而化。附子、肉桂，一气一血，两相对待，故非命门药也。如以附为补命门，则以命门属气，桂不得为补命门矣；以桂为补命门，则以命门属血，附不得为补命门矣。总之，命门为先天之气，本于始生，为生气、生血之根本，非草根树皮所能补者；药饵入口，从胃气敷布，然后输入肾脏，即系后天饮食之气所化，但能补益脏腑，不能补益先天。故前人加入地黄丸者，不特附、桂一气、一血，即车前、牛膝亦是一气、一血，知母、黄柏亦是一气、一血。一气、一血者，俱入两肾，而非命门也。以命门为阳者，此命门与两肾分阴阳，则命门为阳，两肾为阴。命门为始生之根本，即是万物资始之乾元，故为元阳，象坎中之一画也，非以火为阳也。如以两肾分析而论，则左血为阴，右气为阳，亦非以水火分也。如专以一肾而论，则左肾不独有精，气亦有之，右肾不独有气，精亦有之，精即为阴，气即为阳，此两肾各有阴阳，故八味地黄丸各补其阴阳也。

清·吴鞠通,《医医病书》(1798 年)：肾者，坎也。坎以中阳为体，以外阴为用，在六气中曰少阴君火，不曰太阳寒水。故以附子得曰之魂者，以补中阳气分之阳；以肉桂得曰之魄者，补中阳血分之阳；以色黑入肾之地黄，合萸肉酸甘化阴者，以补外用之阴。水喜流通，下入于地，故以茯苓松根生者渗之；水喜升化，上交于天，故以泽泻升之；水恶泛滥，故以山药补土而堤防之。虚则补母，故以丹皮金水相生者，补母以生之。山药、茯苓，色白入肺，亦能补其母也。其所以治妇人转脬者奈何？盖转脬原肾气之虚，然徒补肾，未见其即治也。此方地黄壮水之源；前后二阴，皆肝经所过之地，肝主疏泄，萸肉合丹皮，酸泄辛通，使肝复其疏泄之职；茯苓合阴药下降，泽泻合阳药上升，山药补土，从中以制之。有升，有降，有制，而脬系之转者直矣。系直则溺出，溺出则由渐而畅，转脬治矣。再补一脏者，必兼三脏。克水之土，有山药、茯苓以治之；水克之火，有桂、附以实之。

古方用意微奥，非若宋元以后之方，无大深意，徒滋流弊。如八味丸，专为摄少阴而设，专治肾虚转胞，故名肾气丸，非泛治水肿、臌胀也。今人不问证之寒热虚实，概以八味丸作汤，统治水肿、臌胀矣。痰饮门中，胸中有微饮，苓桂术甘汤主之，肾气丸亦主之。苓桂术甘汤所治之饮，外饮治脾也；肾气丸所治之饮，内饮治肾也。按肾虚水泛为痰，但嗽不咳，肾气丸主之。若外饮脾虚，不能代胃行津液，一以强卑监之土为要。土最恶湿，八味丸中之地、萸，酸甘化阴，愈化愈湿，岂非为贼立帜乎？如麻黄汤治太阳伤寒，葛根汤治阳明伤寒，小柴胡汤治少阳伤寒。今人不问何经，第一日便将羌、防、柴、葛三阳表药，一齐俱用，悖谬极矣。甚至暑温、湿热、秋燥之化气，无不以三阳表药治之。且有不问是何外感，只以一柴葛解肌汤了事，是何理解？如何能有效哉？辨之不胜辨，学者由此类推可也。且古方不可不信，不可信之太过，亦不能全信，须对症细参，斟酌尽善。

溢饮、水肿、臌胀，三者相似，而实大有区别。今人悉以五皮、五苓、八味从事，用八味者最多。不知八味摄少阴，柔多刚少，专为妇人转脬而设，并非肿胀门中主方也。考古止有内饮用之,《金匮》治溢饮，主以大、小青龙，盖脉弦紧主以小青龙之姜、桂；脉弦大兼热，则非大青龙之杏仁、石膏不可。《内经》于水肿、臌胀，峙立三法：一曰开鬼门，二曰洁净府，三曰去陈莝。《金匮》有风水、皮水、石水、黄汗之分。又总论之曰："腰以上肿当发汗，腰以下肿当利小便。"《素问》有"病始于上而盛于下者，先治其下，而后治其上"之明文，今人概不之讲，一以八味了事，人命其何堪哉？大抵溢饮必兼咳嗽，水肿色白，腹无青筋。臌胀色赤，腹有青筋，纹如虫形似水蛭。水肿,《内经》所谓："太阴所至，发为䐜胀。"……予此论不过指出医者之病，略举大纲，未及尽言，学者可于古训求之。

清·陈修园,《医学从众录》(1803 年)：此方在仲景之前，仲景收入《金匮要略》中，故名金匮肾气丸。大旨温肾脏，逐水邪。盖肾者，水脏也。凡水病皆归之，故用茯苓、泽泻、山药利水之药。水过利而肾虚恶燥，故又用熟地、萸肉、丹皮等滋敛之药。又水为寒邪，故用附子、肉桂等助阳通痹之药，相济而相成，总以通肾气利小便为主，此八味丸之正义也。薛氏、赵氏借用之，以为补火，亦不甚切当。若小便多者大忌之。

清·朱光被,《金匮要略正义》(1803 年)：饮食如故，上中两焦无病矣。乃何以烦热不卧，至于倚息？倚息者，喘促而不得定息之象。若在男子，或于痰饮中求之，令在妇人，则属带下为病矣，故曰此名转胞。以不得溺，故气逆而烦热喘急也。盖尿道开于膀胱，而合辟之枢机司之于肾，肾虚气不归垣。膀胱之气化失职，以致溃乱，充塞于任脉地面。胞之系任脉主之，其气紊乱，则胞系不能正而缭戾倾转，迨至胞转，而膀眈愈病可知矣。则欲正胞系，必先利膀胱，欲利膀胱，必先振肾气，一定之法也。肾气丸补元阳而益真阴，使枢脏有权，膀胱之气自化，任脉自安而胞系自正也。

清·陈元犀,《金匮方歌括》(1811年): 微者不显之谓也，饮水也，微饮者，犹阴霾四布细雨轻飞之状，阻于胸中，蔽其往来之气，故曰短气有微饮者，谓微饮阻其气也。《经》云：呼出心与肺，吸入肝与肾。若心肺之阳虚，则不能行水化气，用苓桂术甘汤振心阳崇土以防御之，使天日明而阴霾散，则气化行矣；若肾虚而水泛，则吸引无权，当用肾气丸补肾行水，使肾气足。则能通腑而化气，气化则水道通矣，余解见妇人杂病，不再赘。

按：方中地黄、山药固肾脏之阴，山茱萸、附子补肾脏之阳，桂枝化腑气，茯苓行水道，妙在泽泻形圆善转，俾肾气旺则能充于胞而系自正，系正则小便不利者而可利矣。又主虚劳腰痛，少腹拘急，小便不利者，以腰为肾之外腑，肾司开阖，主骨髓，为作强之官，与膀胱相表里。若少阴精气虚不能主骨，则腰痛。少阴阳气虚不能通腑，则少腹拘急小便不利。本方补益真阴，蒸动水气，使阴平阳秘，开阖之枢自如，故能治虚劳之病，然小便自利者，不宜服之，以其渗泄而更劫阴也。

清·邹澍,《本经疏证》(1832年): 肾气丸之治，在《金匮要略》中有四，而皆涉及小便，与牡丹无涉者也，牡丹果何为者哉?《金匮真言论》云：北方黑色，入通于肾，开窍于二阴。《水热穴篇》云：肾者，胃之关，关门不利，故聚水而从其类也。夫肾兼畜水火，火不宣则水不行，水不行则火益馁，于是不行之水郁而生热，益馁之火暗而不燃。水中有热，则小便反多；火中有寒，则小便不利。水中有热，火中有寒，非牡丹色丹气寒味辛苦者，孰能治之，此附桂之壮阳，地黄之滋水，虽能为之开阖，不能为转其枢，则牡丹之功不小矣。是方也，养阴之力虽厚，振阳之力亦雄，养阴之力厚，恐其水中之热延留，故必以牡丹泄阴中之阳者佐之。振阳之力雄，恐其燥急而难驯，故以山茱萸于阴中摄阳者辅之也。

清·李冠仙,《知医必辨》(1849年): 景岳参附理阴煎，实系良方，用之得当，每见大效，误用则伤人，予既已详辨之矣。更有金匮肾气汤，为仲景先师之良方，用六味地黄加车前、牛膝、肉桂、附子，治水蛊最效，治肾气上冲，亦甚有效。乃有某医者，素习叶氏《临证指南》。叶氏初学幼科，后学方脉，与薛一瓢同时，而其道不及，惟其人灵机活泼，治病颇有聪明，但究非儒医，所传医案平常，虚字亦多不顺，迥非喻嘉言《寓意草》可比。乃某医奉为家传，治病往往仿之，偶闻王九峰先生治李姓气冲于上，用金匮肾气汤一药而愈，以为得有秘法，每遇气逆上冲治之不愈，即投以肾气汤，往往一药而死。后李姓有妇人吐血，气逆不下，伊连用肾气汤七剂，致狂吐不止，血尽而亡。又有刘颂芬之夫人气逆不下，伊久治无效，亦用肾气汤一服而亡。此何以故?盖方名肾气汤，并非肝气汤。肾为至阴之脏，阴不潜阳，虚阳上冲，故用归、附引火归原，用六味纳气归肾，自有奇效。至某医所治者，皆肝气也。肝为阴中之阳脏，气至上冲不下，其火必甚，非滋水养肝以平之不可，而反投以桂、附，火上添油，有不伤人性命者哉?嗟乎！以圣医之方，亦为害人之方，皆由于古方立名之义未之能辨耳！予非敢揭人之短，惟一方之误，关人性命，不得不明辨之，以示我后人凡用先师之方，不可不顾名思义也。

清·费伯雄,《医方论》(1865年): 附桂八味为治命肾虚寒之正药，亦导龙归海之妙法。然虚阳上浮，火无所附者，必于脉象细参，或脉洪大，而重按甚弱；或寸关洪大，而两尺独虚细者宜之。否则抱薪救火，必成燎原之势矣。

清·高学山,《高注金匮要略》(1872年): 仲景之意，盖谓诸气之虚，由于命门之火衰薄。而命门之虚，又因精血枯竭之所致。故用熟地黄为君以补肾精，山茱萸为佐以补肝血，缩用炮附桂枝于精血药内者，先则取其从阴而下行，终则资其蒸水以化气也。佐薯蓣者，尤

八画

有妙义。盖峻补下焦之精血，而并益其气。苟不培中焦之土以镇之，则肝肾之贼阴冲起，而喘咳等候必见。譬诸天地，上气下水，其间惟大地为之中隔。故癸水安于黄泉之下，而癸中之壬，方能化气以与太虚之清阳，氤氲充塞之理也。至于茯苓、泽泻，又所以佐薯蓣之功，而渗泄癸水之渣质耳。牡丹、花当谷雨，故名谷雨花，得从厥阴而透达少阳之正性，其皮更为行津走气之路，用以为使，是欲其领桂附之阳神阳液，而上嘘心肺之空也。丸则取其下行，酒服欲其升发。与建中汤为一上一下，一男一女，一标一本，相济相成之妙方也。

清·莫枚士,《经方例释》(1884年):《本草》干地黄甘寒，主伤中，逐血痹，填骨髓，长肌肉。作汤除寒热积聚，除痹，所主皆血虚而痹之病，故《别录》谓其通血脉。溺血同类溺之涩，血之虚也，故以为君。凡《本草》通溺之药，半利血脉可推也。山药甘温，主伤中，补虚羸，除寒热邪气，补中益气力，长肌肉，强阴，所主皆气虚之病，故《别录》谓：其下气，除烦热；阳气虚逆生烦热，则不下化溺，因不利。山茱萸肉酸平，主心下邪气，寒热，温中，逐寒湿痹，所主皆风湿气。而《别录》云：通九窍，止小便利，是去邪水，以敛正水也。山药、山萸并用，酸甘化阴，故以之为臣。丹皮辛寒，主寒热中风，瘈疭，惊痫邪气，除癥坚瘀血留舍肠胃，是丹皮主血热，血热则瘀，溺血同类，溺之涩，血之热也。凡利溺之药，半多去瘀可推矣。泽泻甘寒，主风寒湿痹，乳难，养五脏，益气力，肥健、消水。《别录》谓其主消渴，淋沥，通膀胱、三焦停水，是治水之功大矣。茯苓甘平，主胸胁逆气，忧恚、惊邪恐悸，心下结痛，寒热烦满，咳逆，口焦舌干、利小便。《别录》主消渴，伐肾邪，是茯苓能治肾逆乘脾及肺之溺涩也。丹、泻、苓三物并用，辛甘发散为行阳之法，阳化则溺出，故以之为佐。陶隐居说：茯苓白补赤泻，故此方用白者，取其补正水，以泻邪水也。桂、附并辛温除寒，附生发炮补，此方用炮者，桂逐寒，附补虚，合用为行阳之法，故以之为使，此方君一臣二佐使五，大制也。由是血脉利，肾气下，扶阳而火不升，壮水而阴不翳，所以小便多者能止之，少者能利之也。制方之妙，固非一端。明赵养葵以此治大概之病，失之远矣。《外台》引崔氏以此方，治脚气上入少腹不仁者，亦是肾虚所生之脚弱，古通名为脚气者，非风毒，竹沥汤症之脚气也，少腹冲脉所过，云不仁则血痹，可知干地黄正相主当，故崔氏用此方以治之。近人以崔氏曾用，因谓为方出崔氏，大误，崔氏即崔行文，在仲景后。《济生》以此方，加车前子、牛膝各一两，治肺肾虚，腰重脚轻，小便不利，或肚腹肿胀，四肢浮肿，或喘急痰盛已成蛊症。钱乙以此方，去桂、附，为六味地黄丸，治肾阴不足、发热作渴、小便淋闭、气壅痰嗽、头目眩晕、眼花耳聋、咽干舌痛、齿牙不固、腰腿痿软、自汗盗汗、便血、诸血、失音、水泛为痰、血虚发热等症。《千金》无比山药丸，杨氏还少丹，并以此方为本。此方四补四泻，地补太阴，苓泻之；蓣补少阴，泻泻之；萸补厥阴，丹泻之；附补三阳，桂泻之。阴多阳少，故以治阴脉空竭，寒湿内着之病。又此方分两以次减半，泽、苓、丹各三两，三当为二三味，合为六两，并桂、附各一两，为八两。当地黄之分，萸、薯合八两，亦当其分，皆所以辅地黄也。干地黄用九蒸即开。宋后用熟地黄之先，近有驳地黄用熟之非者，不知其出自仲景也。

清·唐宗海,《血证论》(1884年):肾为水脏，而其中一点真阳，便是呼吸之母。水足阳秘，则呼吸细而津液调。如真阳不秘，水泛火逆，则用苓、泽以行水饮；用地、萸以滋水阴；用淮药入脾，以输水于肾；用丹皮入心，以清火安肾。得六味以滋肾，而肾水足矣。然水中一点真阳，又恐其不能生化也，故用附子、肉桂以补之。若加牛膝，便具引火归原之功。若加知、柏，又治上热下寒之法。如去桂、附，加麦冬、五味，则纯于滋阴，兼治肺金。

清·张秉成,《成方便读》(1904年):故以桂附合地黄等，温肾中之少火，以御阴邪，则真水得以安其位。然既化之邪水，不得不驱。故以车前、牛膝协苓泻等以导其邪水，列试治水诸方，取效之速，无以出其右者。

清·戈颂平,《金匮指归》(1907年):地黄甘寒多汁，培土之液；山药甘平，培土之气；牡丹皮辛寒，坚金水表阴，固土之气；山茱萸味酸，敛阳气还半里下，温生木之根核；泽泻、茯苓淡甘，舒通泽中水气，回还半表上，以和其阳；桂枝辛温，温通表里经道之阴；附子辛温，温水土中元阳从子左开。右八味，象阴数得阳正于八，末之，炼蜜和丸。丸，员转也，象阴阳气液员转表里，毋失其时也。

阳不内伏，阴土阴液不足于里还半表上以济其阳，主地黄甘寒多汁，培土之液；山药甘平，培土之气；牡丹皮辛寒，坚金水表阴，固土之气；山茱萸味酸，敛阳气还半里下，温生木之根核；泽泻、茯苓淡甘，舒利泽中水气，回还半表上以济其阳；桂枝辛温，温表里经道之阴；附子辛温，温水土中元阳从子左开。右八味，象阴数得阳正于八，末之，炼蜜和丸。丸，员转也，象阴阳气液员转表里，毋失时也。

肾，坚也；气，阳气也；丸，圆转也。阳气得阴以坚附于里而不外浮，阴液得阳以坚附于表而不外泄。病阳气先阴而开，重气浮所饮之水内藏阳气蒸化运行肌表，滋半里下尿窍而下泄，匆藏阴液坚附阳气于里，主肾气丸，内助土之阴液，外坚阳气于里，使阴阳气液圆转表里，毋先其时消病自已。

主干地黄甘寒，丹皮辛寒，山药甘平，山茱萸味酸，培阳土之液，固阳气阖午藏丣；阳气浮半表上，半里下水土阳虚，以茯苓淡甘，桂枝、附子辛温，温通水土之阴；泽泻甘寒，和阳气，输转泽中水气，回还表里。

近代·曹颖甫,《金匮发微》(1931 年)：盖消渴一证，原为肝脏阴虚而胆胃生燥，因致消谷便坚，不比阳明燥实，故用干地黄、山药、山茱萸以滋养肝脾，而胆胃燥气自平；又惧其助湿也，故用泽泻、丹皮、茯苓以泄之。方中惟桂枝、附子二味，最为主要，桂枝以通脾阳，胸中淋巴干受之，所以疏上焦之水气；附子以通肾阳，输尿管受之，所以温下焦之水，使得化气而润燥，所以然者，则以小溲之多，实由水寒元气故也。

尝见有气闭而小便不通者，以木通、车前、猪苓等药治之，百无一效，或用白归身一两的、川芎五钱，佐以柴胡、升麻，一服即通。可见地黄、山萸、山药之补阴，桂附之扶阳，为至不可少，必非专用茯苓、泽泻同等之药所能奏功也。用丹皮者，所以通壅塞也。

近代·赵桐,《金匮述义》(1940 年)：天地者，阴阳之分寄也。五行者，阴阳之多少也。故天地外有若干天地，天地中有无数阴阳，惟身亦然。心肾者，阴阳之分寄也。而五脏中又莫不各有其阴阳，阴阳开阖，互相吸引，肝助阳升，肺协阴降（地阳出为风木，天阴降为肺金），会于中土，百物生焉，是诚一盘自然造物之大机器也。肾为脏腑之本，肾具水火之用，火以蒸水，水以济火，水火相荡，点乃磨成，身体百骸倍受其电。各处之阴莫不济于肾阴，各处之阳莫不源于肾阳，一有其偏，则百机障碍矣。古圣仰观俯察，洞彻阴阳，以地黄壮肾水，桂附益肾火，火蒸水而气化，水济火而电磨。苓泽疏及补之水，萸蓣涩已生之精，丹除桂热，苓解附毒。阴阳开阖，辅翼控制，虽笔万言，亦难详尽，此其略也，真所谓不可知之者也。

近代·彭子益,《圆运动的古中医学·金匮方解篇》(1947 年)：治虚劳腰痛，小便不利者。肾家水火均亏，故腰痛。木气失根，不得疏泄，故小便不利，少腹拘急。肾气丸，补水火二气，木气得根，故愈。

治消渴小便多者。木气失根，疏泄妄行，故小便多。肾气丸补水与补水中之阳，木气得根故愈。

治妇人烦躁不得卧，倚物作息，不得小便，饮食如故，名曰转胞者。肝阳下陷，故小便不得。肝阳下陷，则胆阳上逆，故烦躁不得卧。胆木不降，阻碍肺气下行之路，故倚物始能呼吸。此名转胞。乃肝肾阳陷，尿胞不举之病。肾气丸，补肝肾之阳也。

现代·王付,《经方学用解读》(2004 年)：肾阴阳俱虚证的基本病理病证是肾阳虚不得温煦，肾阴虚不得滋荣。所以，治疗肾阴阳俱虚证，其用方配伍原则与方法必须重视以下几个方面。

针对证机选用滋肾阴药：肾阴虚弱，不得

滋荣于上，虚热内生则咽干口燥，或渴欲水不解或消渴，其治当滋补肾阴。在选用滋补肾阴药时最好既具有滋阴作用，又具有补血作用，以使阴得血而生化无穷。如方中干地黄。

针对证机选用温暖肾阳药：肾阳虚弱，不能温煦于下，寒气乘阳气虚弱而内生，证见下半身常有冷感，小便不利或小便多，或阳痿滑泄，其治当温暖肾阳，使肾阳职司于下。又，肾阳虚弱，其治不用温补肾阳药而用温热药，以冀药物作用迅速而达到温阳散寒作用。如方中附子、桂枝。

合理配伍补气药：气能化生阴血，气能化生阳气，故滋阴药必须合理配伍补气药，始可达到气能化阴；再则，温阳药必须与补气药配伍即辛甘化阳而补阳，从而达到温补阳气作用。如方中山药。

妥善配伍助阳益精药：治疗肾阴阳俱虚证，既要照顾阳虚，又要兼顾阴虚，在配伍用药最好既具有助阳作用，又具有益阴作用，从而达到协调阴阳，阴阳并补作用。如方中山茱萸。

酌情配伍针对组方而用药：滋阴药虽可治疗阴虚，但用之稍有不当即有浊腻、壅滞气机；温阳药虽可治疗阳虚，但用之若有不当则会助热伤阴。因此，在治疗阴阳两虚证时，最好是能针对方药弊端而设药，以冀方药发挥治疗作用而没有副作用。如方中泽泻、茯苓、丹皮。

随证加减用药：若阳痿者，加淫羊藿、补骨脂、巴戟天，以温阳壮阳起痿；若下肢肿者，加牛膝、车前子，以益肾利水；若口渴明显者，加知母、龟甲，以滋阴泻火；若头晕者，加枸杞子、菟丝子，以滋补阴阳之气等。

【方论评议】

综合历代各家对肾气丸的论述，应从用药要点、方药配伍和用量比例三个方面进行研究，以此更好地研究经方配伍，用于指导临床应用。

诠释用药要点：方中干地黄滋补阴津、清热凉血，附子温壮阳气，桂枝温阳通经、山药健脾益气，山茱萸温阳固精，泽泻渗利浊腻，茯苓益气渗利，牡丹皮清热凉血，酒助阳行血，蜜益气缓急。

剖析配伍作用：附子与桂枝，属于相须配伍，增强温壮阳气；重用干地黄属于单行用药，滋补阴津；干地黄与附子、桂枝，属于相反相使配伍，相反者，干地黄滋阴，附子、桂枝温阳，相使者，干地黄滋阴助附子、桂枝温阳化阴，附子、桂枝温阳助干地黄滋阴化阳；干地黄与山药，属于相使配伍，使阴得气而化生；附子、桂枝与山药，属于相使配伍，山药助附子、桂枝温阳益气化阳；干地黄与牡丹皮，属于相使配伍，滋阴凉血；干地黄与泽泻、茯苓，属于相反相畏配伍，相反者，干地黄滋补，茯苓、泽泻渗利，相畏者，茯苓、泽泻制约干地黄浊腻；附子、桂枝与牡丹皮，属于相反相畏配伍，相反者，附子、桂枝温阳，牡丹皮凉血，相畏者，牡丹皮制约附子、桂枝温热伤血；山药与山茱萸，属于相使配伍，气以固精，精以化气；酒与附子、桂枝，属于相使配伍，增强温壮阳气；蜜与干地黄，属于相使配伍，增强滋补阴津。

权衡用量比例：附子与桂枝用量比例是1∶1，以治阳虚；干地黄与山药用量比例是2∶1，提示滋阴与益气之间的用量调配关系；附子、桂枝与山药用量比例是1∶1∶4，提示药效温阳与益气之间的用量调配关系，以治阳气虚弱；干地黄与牡丹皮用量比例是8∶3，提示滋阴与凉血之间的用量调配关系，以治阴虚生热；干地黄与泽泻、茯苓用量比例是8∶3∶3，提示滋阴与渗利之间的用量调配关系；附子、桂枝与牡丹皮用量比例是3∶3∶4，提示温阳与凉血之间的用量调配关系；干地黄与附子、桂枝用量比例是8∶1∶1，提示滋阴与温阳之间的用量调配关系；山药与山茱萸用量比例是1∶1，提示益气与温固之间的用量调配关系。

【药理作用】 本方具有抗衰老、改善微循环、调节肾上腺、调节内分泌、调节中枢神经、调节糖代谢、抗突变、降低脑组织过氧化水平、抗动脉硬化、调节血压、调节心律、抗心脑缺血、抗心脑缺氧、抗自由基、增强机体免疫功能、抗炎、抗过敏等作用。

炙甘草汤

【导读】①学用炙甘草汤应重视炙甘草和人参的用量调配关系、炙甘草和生地黄的用量调配关系、炙甘草和桂枝的用量调配关系、炙甘草和麦冬的用量调配关系。②炙甘草汤虽是辨治心阴阳俱虚证的重要代表方，但在临床中对气血阴阳俱虚证等也具有良好治疗作用。③学好用活炙甘草汤的第一步是辨清炙甘草汤是由哪些基础方和药物组成：组成炙甘草汤有1个基础方、1个变化方和5组药，基础方是桂枝甘草汤，变化方是桂枝汤，5组药是第1组是辛温药即桂枝、生姜，第2组是益气药即人参、大枣、甘草，第3组是补血药即阿胶，第4组是凉血补血药即生地黄，第5组是滋阴药即麦冬、麻仁，从1个基础方、1个变化方和5组药用量深入学习研究即可用活炙甘草汤。

【方歌】炙甘草汤参桂姜，麦冬生地麻仁襄，大枣阿胶加酒服，阴阳俱虚有奇效。

【方药】甘草炙，四两（12g） 生姜切，三两（9g） 人参二两（6g） 生地黄一斤（48g） 桂枝去皮，三两（9g） 阿胶二两（6g） 麦门冬去心，半升（12g） 麻仁半升（12g） 大枣擘，三十枚

【用法】上九味，以清酒七升，水八升，先煮八味，取三升，去滓。内胶烊消尽，温服一升，日三服。一名复脉汤。

【功用】滋阴养血，温阳益气。

【适应证】

1. 中医病证：①心阴阳俱虚证。心动悸，或怔忡，或自汗，或盗汗，胸痛，胸闷，气短，头晕，两颧暗红，或痰中带血，或手足心热，或手足不温，或口干欲饮水，舌红少苔，或舌淡或紫，脉结代。②虚劳肺痿证。唾涎沫，咳嗽，气喘，或盗汗，或自汗，或手足心热，或手足不温。

2. 西医疾病：病毒性心肌炎、病态窦房结综合征、β受体过敏综合征、风湿性心脏病、冠心病、频发性室性期前收缩、心力衰竭、缺血性心脏病等临床表现符合心阴阳俱虚证者。

【用药分析】方中炙甘草益气化阳、生血化阴，人参、大枣补益中气，桂枝、生姜温阳化阳，阿胶、生地黄养血补血，麻仁、麦冬滋阴化阴，清酒温通气血。

【用方思路】

1. 炙甘草汤既是辨治心阴阳气血俱虚证的重要代表方，又是辨治诸多杂病如心病、心肝病、心肾病、脾胃病等的重要基础方。

2. 方中人参、大枣、甘草既可补脏腑之气，又可补营卫之气；桂枝、生姜既可温通营卫，又可温煦脏腑；麻仁、麦冬既可滋补阴津，又可清热；生地黄、阿胶既可补血，又可凉血。从方中用药用量及调配分析得知，炙甘草汤的应用并不局限于心阴阳气血俱虚证，还可用于辨治诸多杂病，如循环、精神神经、内分泌、消化等系统疾病。

3. 运用炙甘草汤辨治的病证（无论病变部位在心、在脾胃或在肾）以阴阳气血俱虚为主，其治既要益气又要温阳，既要滋阴又要补血。

【随证合方】若夹痰，与可桂枝茯苓丸合方用之；若夹郁，可与四逆散合方用之；若夹痰湿，可与苓桂术甘汤合方用之。

【注意事项】运用炙甘草汤既要辨清西医之病，又要辨清西医之病属于中医阴阳气血俱虚证。辨西医之病可进一步了解疾病的发展演变及转变规律，辨中医之证可更好地针对西医之病选用炙甘草汤。

【应用指征】伤寒，脉结代，心动悸，炙甘草汤主之。（177）

【方论】

金·成无已,《注解伤寒论》(1144年): 结代之脉，动而中止能自还者，名曰结；不能自还者，名曰代。由血气虚衰，不能相续也。心中悸动，知真气内虚也，与炙甘草汤，益虚补血气而复脉。补可以去弱，人参、甘草、大枣之甘，以补不足之气；桂枝、生姜之辛，以益正气。《圣济经》曰：津耗散为枯，五脏痿弱，荣卫涸流，温剂所以润之。麻仁、阿胶、麦门冬、地黄之甘，润经益血，复脉通心也。

明·许宏,《金镜内台方议》(1422年):

故与炙甘草为君，人参、大枣为臣，以补元气之不足者。以桂枝、生姜之辛，而益正气为佐。以麦门冬、阿胶、麻子仁、地黄之甘，润经益血，而补其阴为使。以清酒味引，而能通以复脉者也。

明·汪石山,《医学原理》(1525年)：治伤寒脉结代，心惊悸。夫结代者，由血气亏败，不能相续也，心中动悸者，由真气内虚也。治宜补虚益血气而复脉。经云：补可以去弱。是以用人参、大枣、炙草以补弱。又云：辛可以益气。是以用肉桂、生姜以益气。又云：津耗散为枯，五脏痿弱，荣卫涸流。是以用麻仁、阿胶、麦门冬、地黄，益血润经，通心复脉。

明·吴昆,《医方考》(1584年)：伤寒脉结代，心动悸者，此方主之。结与代，皆止脉也，此由气血虚衰，真气不能相续，故有此脉。心动悸者，动而不自安也，亦由真气内虚所致，补虚可以去弱，故用人参、甘草、大枣；温可以生阳，故用生姜、桂枝；润可以滋阴，故用阿胶、麻仁；而生地、麦冬者，又所以清心而宁悸也。

明·方有执,《伤寒论条辨》(1592年)：脉结代而心动悸者，虚多实少。譬如寇欲退散，主弱不能遣发而反自徨也。人参、甘草、麦冬，益虚以复结代之脉。地黄、阿胶、麻仁，生血以宁动悸之心。桂枝和荣卫以救实，姜枣健脾胃以调中，清酒为长血气之助，复脉乃核实义之名。然则是汤也，必欲使虚者加进，而驯至于实，则实者自退散，而还复于元之意也。

明·张卿子,《张卿子伤寒论》(1644年)：补可以去弱，人参、甘草、大枣之甘，以补不足之气；桂枝、生姜之辛，以益正气。《圣济经》曰：津液耗散为枯，五脏痿弱，荣卫涸，流剂所以润之，麻仁、阿胶、麦门冬、地黄之甘，润经益血，复脉通心也。

清·李中梓,《伤寒括要》(1649年)：脉结代者，血气虚衰，不能相续也。心动悸者，神气烦扰，不能自安也。人参、甘草补其气，桂枝、生姜温其气，麻仁、阿胶、门冬、地黄皆濡润益阴之品，所以济其枯涸。而脉之结代者，可复于和平矣，故名复脉汤。

清·喻嘉言,《医门法律》(1658年)：一名复脉汤，治虚劳不足，汗出而闷，脉结悸，行动如常，不出百日，危急者十一日死。按：此仲景治伤寒脉代结，心动悸，邪少虚多之圣方也。《金匮》不载，以《千金翼》常用此方治虚劳，则实可征信，是以得名为千金之方也。虚劳之体，多有表热夹其阴虚，所以其证汗出而闷，表之固非，即治其阴虚亦非，惟用此方得汗而脉出热解，俾其人快然，真圣法也。但虚劳之人，胃中津液素虚，非伤寒暴病，邪少虚多之比，桂枝、生姜分两之多，服之津液每随热势外越，津既外越，难以复收，多有淋漓沾濡一昼夜者。透此一关，亟以本方去桂枝、生姜二味，三倍加入人参，随继其后，庶几津液复生，乃致劳卫盛而诸虚尽复，岂小补哉！

清·程应旄,《伤寒论后条辨》(1670年)：炙甘草汤益阴宁血，和荣卫，以健脾胃为主，虽动悸为小柴胡或有之证，而脉得结代，非有表复有里之证，小柴胡汤非所与也。

清·柯琴,《伤寒来苏集》(1674年)：寒伤心主，神明不安，故动悸；心不主脉，失其常度，故结代也。结与代皆为阴脉，伤寒有此，所谓阳证见阴脉者死矣。不忍坐视，姑制炙甘草汤，以欲挽回于已去之候耳。一百十三方，未有用及地黄、麦冬者，恐亦叔和所附。然以二味已载《神农本经》，为滋阴之上品，因伤寒一书，故置之不用耳。此或阳亢阴竭而然，复出补阴制阳之路，以开后学滋阴一法乎？地黄、麦冬、阿胶滋阴，人参、桂枝、清酒以通脉，甘草、姜、枣以和营卫，酸枣仁以安神，结代可和而悸动可止矣。所谓补心之阳，寒亦通行者欤？

清·陈尧道,《伤寒辨证》(1678年)：按：脉代，心悸，盖由血虚气衰，不能相续也。缘其人汗下不解，真阴衰竭，津液枯槁，滋阴之药，必当倍于补气。故人参、甘草、桂枝、姜、枣补益中气，调和营卫，生地黄、麦门冬、麻仁、阿胶，药味既多，分量亦重，所以润经益血，复脉通心也。

清·汪琥,《伤寒论辨证广注》(1680年):成注云补可以去弱。人参、甘草、大枣之甘,以补不足之气。桂枝、生姜之辛,以益正气。《圣济经》曰:津液耗散为枯,五脏痿弱,营卫涸流,湿剂所以润之。麻仁、阿胶、麦门冬、地黄之甘,润经益血,复脉通心也。琥按上注云:桂枝、生姜之辛,以益正气。夫姜桂之辛,力能散邪。成氏反云:益气,误矣。又其引圣济经云:津液耗散为枯。夫津液者,气血之所凝聚也。今者,伤寒至脉结代,心动悸,则血耗气散。故云:津液枯。炙甘草汤,本甘温湿润之剂,用之以滋补枯竭,则气血充溢,而结代之脉自复,故一名复脉汤也。方中入清酒者,内台方云:以之为引,为能通血助气,以复脉。故必欲用之。

清·汪昂,《医方集解》(1682年):此手足太阴药也。人参、麦冬、甘草、大枣,益中气而复脉;生地、阿胶,助营血而宁心;麻仁润滑以缓脾胃;姜、桂辛温以散余邪;加清酒以助药力也。《圣济经》云:津液散为枯。五脏痿弱,营卫涸流,湿剂所以润之,麻仁、麦冬、阿胶、地黄之甘润,经益血,复脉通心也。

清·张志聪,《伤寒论宗印》(1683年):结者,病脉也。代者,危脉也。伤寒脉结代者,或结或代也。盖心主脉,心气虚而或有所碍,故悸动也,炙甘草汤主之。甘草人参,大枣麻仁,大补中胃者也。麦门冬,主胃络脉绝,盖脉资生于胃,必借胃气而后能至于手太阴也。阿胶用阿井之水,煎驴皮而成。阿水乃济水伏行地中所注,心合济水,肺主皮毛,心主脉而肺朝百脉也。脉乃血脉,故用生地以资生,结而不通,故佐生姜以宣达,用酒煎以助药力之通于经脉,是以一名人参复脉汤。

清·张志聪,《伤寒论集注》(1683年):夫血脉始于足少阴肾,生于足阳明胃,主于手少阴心。结者,阴气结而不上,与阳明合化也;代者,阳气下不至关也;上下不和则中焦之血液不生,是以心主之神气虚而悸动也。炙甘草汤主之,用甘草、人参、麦冬、姜、枣宣助中焦胃气,以生此精汁;生地配麻仁助少阴之气,上合于阳明;桂枝配阿胶导君火之神,下交而化赤,阴阳和而上下交,精血生而经脉平矣。

清·沈明宗,《伤寒六经辨证治法》(1693年):故以桂枝汤和营卫,去芍药者,恶其酸收敛邪故也。炙甘草同麻仁,能补胃气,以养脾血,而充济五脏;人参、麦冬,以益元气而生津液;以生地、阿胶,并补真阴,使元阴有济,则阳气不散。盖结促代脉,虽有阴阳寒热之分,而复脉汤乃和营卫,而气血津液并补,则脏腑各受其济,阴阳自和,故能复也。

清·汪昂,《汤头歌诀》(1694年):仲景治伤寒,脉结代,心动悸及肺痿唾多。《千金翼》用治虚劳,《宝鉴》用治呃逆,《外台》用治肺痿。参、草、麦冬益气复脉,阿胶、生地补血养阴,枣、麻润肾以缓脾胃,姜、桂辛温以散余邪。

清·郑重光,《伤寒论条辨续注》(1705年):伤寒病久,脉至代结,心动悸,真阴已亡。微邪搏聚者,欲散不散,故立炙甘草汤补胃生津以复其脉,加桂枝以和营卫,少加清酒以助药力,内充胃气,外达肌表,不驱邪而邪自解矣。

清·钱潢,《伤寒溯源集》(1708年):此方以炙甘草为君,故名炙甘草汤,又能使断脉复续,故又名复脉汤。甘草生能泻心下之痞,熟能补中气之虚,故以为君。生姜以宣通其郁滞,桂枝以畅达其卫阳,入大枣而为去芍药之桂枝汤,可解邪气之留结。麦冬生津润燥,麻仁油滑润泽,生地黄养血滋阴,通血脉而益肾气。阿胶补血走阴,乃济水之伏流所成,为十二经水中之阴水,犹人身之血脉也,故用之以导血脉。所以《寇氏本草》云:麦冬、地黄、阿胶、麻仁,同为润经益血复脉通心之剂也。人参补元气之虚,同麦冬又为生脉散之半。更以清酒为使,令其宣通百脉,流行血气,则经络自然流贯矣。

清·顾松园,《顾松园医镜》(1718年):炙甘草二钱,人参补胃,一钱。麦冬生津,生地各三、五钱。阿胶养血,一钱。麻仁润燥,炒研一钱。桂枝二、三、五分。生姜一、二片。大枣调和荣卫,二枚,清酒水煎。此方补胃生津,养血润燥,以为复脉之大法,少加桂枝、生姜者，为微邪未散而设也。若内有热症者，姜、桂慎勿轻投。沈氏云：此症脉代能食者，尚可愈，不能食者必死。故仲景谓：得此脉者，必难治。此方凡心中惊惕，人虚脉弱者，宜去姜、桂，加茯神、枣仁、朱砂之属治之。余于温热病中，尝遇歇止之脉，有因火过亢，有因气血痰食停滞，阻其营运之机而致者，或清火热，或通壅滞，脉自如常，勿执前说，不细审察，概投补剂。

清·魏荔彤,《伤寒论本义》(1724年): 仲师用炙甘草汤，盖不问其表里，而问其阴阳，不治其气血，而理其神志。然究何尝外于补阳益阴，生卫养营之为治乎。甘草、生姜、桂枝、参枣补阳生卫，助其气也；麦冬、麻仁、生地、阿胶益阴养荣，滋其血也。气旺精足，而神有不昭昭朗朗者乎？缘此证不见气血之为病，而实为病甚大，仲师用阴阳两补之法，较后人所制八珍、十全等汤，纯美多矣。学者当体认其意而推引之，可也。诸家有谓亡阴，又谓炙甘草汤为养营血，余所不解，按结代俱曰阴，阴即脉也。脉虽合阴阳而成，然主于心属血，故曰阴。

清·姚球,《伤寒经解》(1724年): 脉结代者，脉气不濡而结代也。脉者，血之府；脉既结代，则主血之心神自不宁矣。甘草甘以缓之，桂枝辛以润之，阿胶、生地、麻仁、麦冬，滋阴生血，人参补津液之化源，名曰炙甘草汤，甘温除大热也。名曰复脉散，壮水以制阳光也。

清·尤在泾,《伤寒贯珠集》(1729年): 脉结代者，邪气阻滞而营卫涩少也，心动悸者，神气不振而都城震惊也，是虽有邪气，而攻取之法，无所施矣。故宜人参、姜、桂，以益卫气，胶、麦、麻、地、甘、枣，以益营气，营卫既充，脉复神完，而后从而取之，则无有不服者矣。

清·王子接,《绛雪园古方选注》(1732年): 炙甘草汤，仲景治心悸，王焘治肺痿，孙思邈治虚劳，三者皆是津固燥淫之证,《至真要大论》云：燥淫于内，金气不足，治以甘辛也。第药味不从心肺，而主乎肝脾者，是阳从脾以致津，生地、阿胶之咸苦，以滋肝液，重用地、冬浊味，恐其不能上升，故君以炙甘草之气厚，桂枝之轻扬，载引地冬上承肺燥，佐以清酒芳香入血，引领地，冬归心复脉，仍使以姜枣和营卫，则津液悉上供于心肺矣。喻嘉言曰：此仲景伤寒门中之圣方也。仲景方每多通利，于此方特开门户，重用生地，再借用麦冬手经药者，麦冬与地黄人参气味相合，而脾胃与心经亦受气相交。脉络之病，取重心经，故又名复脉。

清·不著撰人,《伤寒方论》(1732年): 脉结代在伤寒后，此为正邪相扰，以渐致虚可知矣，然至心动悸而无狂越等证，则邪亦微，于是有虚中见邪者，则为来缓时一止，而为能自还之脉，邪衰而正亦衰者，则为不能自还，随呼吸相引，而复动之脉，皆因无阳而液涸津枯，气馁不能冲开凝结之阴，阴病而结也，代则甚矣，故以桂枝全汤行阳之剂去芍加参，先扶其阳，随以胶麦麻地滋养其燥，又恐人不察其独培中土之意，而标其汤名曰炙甘草汤，以见参甘相合而主持有本，然后润药无偏阴之患，桂枝无阳胜之虑，彼以桂麻合用，得石膏名为越婢，此单桂枝汤加滋阴者四，而育阳以长阴，不更甚于冬月之暖乎，去芍药不独虑其寒也，谓寒而酸与阴为伍，不若地麦之凉而甘，犹与阳为徒也，然此证非亡阳之比，乃阳弱而阴枯也，若更以姜附劫之，则立槁矣。

清·黄元御,《伤寒悬解》(1748年): 少阳经脉，自头走足，循胃口而下两胁，病则经气上逆，冲逼戊土，胃气郁满，横隔胆经隧道，是以心胁痞硬。经络壅塞，营血不得畅流，相火升炎，渐而营血消亡，经络梗涩，是以经脉结代。血亡木燥，风木郁冲，而升路阻隔，来能顺达，是以悸动。相火上燔，辛金受刑，甲木上郁，戊土被克，土金俱败，则病传阳明，而中气伤矣。炙甘草汤，参、甘、大枣，益胃气而补脾精，胶、地、麻仁，滋经脉而泽枯槁，姜、桂，行营血之瘀塞，麦冬清肺金之燥热也。

清·黄元御,《长沙药解》(1753年): 治少阳伤寒，脉结代，心动悸者。以少阳甲木化气于相火，其经自头走足，循胃口而下两胁，病则经气上逆，冲逼戊土，胃口填塞，碍厥阴风木升达之路，木郁风作，是以心下悸动。其动在胃之大络，虚里之分，正当心下。经络壅塞，营血不得畅流，相火升炎，经络渐而燥涩，是以经脉结代，相火上燔，必刑辛金，甲木上郁，必克戊土，土金俱负，则病转阳明，而中气伤矣。甲木之升，缘胃气之逆，胃土之逆，缘中气之虚。参、甘、大枣，益胃气而补脾精，胶、地、麻仁，滋经脉而泽枯槁，姜、桂，行营血之瘀涩，麦冬清肺家之燥热也。

清·黄元御，《伤寒说意》(1754年)：炙甘草汤，参、甘、大枣，补中培土，胶、地、麻仁，滋经润燥，姜、桂，行其瘀涩，麦冬清其燥热也。

清·徐灵胎，《伤寒约编》(1759年)：生地为君，以滋阴血。麦冬为臣，以生津液。炙草为佐，以益气也。大剂滋阴，反以甘草名方者，取其留恋膈中，载药补虚，以安神明。神明奠位，则血脉清和，而痉自平矣。然寒凉之品，无以奉发陈蕃秀之机，必须人参、桂枝佐麦冬以通脉，兼能托解外邪。姜枣佐甘草以和营，亦是调和脾胃。胶麻佐地黄补血脉，甘草不使速下，清酒引之上行，且地黄、麦冬得酒力而更优也。

寒伤心主，热不可得泄而神明失养，故动悸也；以其人心血素亏，不能主脉，故结代也，需此滋阴和阳之剂。生地为君，麦冬为臣，炙草为佐，大剂峻补真阴。反以甘草名方者，取其载药入心，以充血脉。然寒凉之剂，无以奉发陈蕃秀之机，而寒终不散，故必须参、桂佐麦冬，以通脉散寒，姜、枣佐炙草，以和营达邪，胶、麻佐地黄补血，甘草不使速下，清酒引之上行，且地黄、麦冬得酒力而更优也。麻仁一味，当是枣仁。斯手厥阴心主伤寒也。寒伤心主，相火内郁，则血液枯涸，而心动悸，脉结代。制炙甘草汤，以开后学滋阴之路。盖枣仁能养心宁神、益血荣肝，若麻仁第润肠燥，以通虚闭，岂能入心主，以操养血安神之任乎？此非特传写之误，抑亦古今血气不同耳。

清·吴仪洛，《成方切用》(1761年)：治伤寒脉结代，心动悸。及肺痿，咳唾多，心中温温液液者。人参、麦冬、甘草、大枣，益中气而复脉。生地、阿胶，助营血而宁心。麻仁润滑，以缓脾胃；姜、桂辛温，以散余邪；加清酒以助药力也。

清·强健，《伤寒直指》(1765年)：补可去弱，人参、甘草、大枣之甘，以和不足之气；桂枝、生姜之辛，以益正气。《圣济经》曰：津液耗散为枯，五脏痿弱，营卫涸流，温剂所以润之，麻仁、阿胶、麦冬、生地之甘，润经益血，复脉通心也。

清·杨栗山，《伤寒瘟疫条辨》(1784年)：脉结心悸，由血气虚衰，不能相续也。缘其人汗下不解，真阴衰竭，津液枯涸，滋阴之药当倍于补气，故参、草、桂枝、姜、枣补益中气，调和荣卫；阿胶、麻仁、麦冬、生地，药味既多，分两亦重，所以润经益血，复脉通心也。《圣济经》曰：津液耗散为枯，五脏痿弱，荣卫涸流，湿剂所以润之，与水停心悸之治法不同。汪讱庵曰：《千金翼》用治虚劳，《宝鉴》用治呃逆，《外台》用治肺痿。愚按：开后人滋阴降火无穷之法门，此方是也。

清·沈实夫，《吴医汇讲》(1792年)：唐迎川：阅景岳《新方》中于大温中饮方下，有"从补血而散，而云腾致雨之妙，则仲景犹所未及"句，窃谓伤寒方中，仲师用炙甘草汤，有桂、酒、地、麦、胶、麻之品，非阳根于阴，汗化于液，云腾致雨之妙乎？未可谓其未及也。

清·徐玉台，《医学举要》(1792年)：炙甘草汤又名复脉汤，治脉结代，心动悸者，虽于太阳伤寒见之，而不止太阳为然，伤寒为然，诸病之后皆然。故《千金》以治虚劳，《外台》以治肺痿。盖气血并虚，法当阴阳兼补，此气者何？手太阴肺也。此血者何？手少阴心也。所谓脉为心合者是也。此气此血，皆属轻清而非重浊。观此方用人参、炙草、桂枝、姜、枣以补气，而不用芪术，则不患燥阴，即所以调和营卫；用麦冬、生地、阿胶、麻仁以补血，而不用归芍，则不患滞阳，即所以复脉通心。且更君以炙草，助以清酒，皆于轻清二字相协成功。薛生白曰：长沙夫子用阿胶，何曾云炒，后人画蛇添足耳。阿胶之用，专为济水伏流也，炒之济水何在哉？

清·吴鞠通,《医医病书》(1798年)：甘草纯甘，不兼他味，故独擅甘草之名，其性守而不走。甘属土，土主信也。为其守也，故中满腹胀者忌之，宣通脉络者避之。今人则一概率用之，不问何方，必加甘草，以为能和百药，此动必用甘草之误也。至于当用甘草之方，如炙甘草汤之类，汤名甘草，以之为君也。治伤寒脉结代，紧防其脱，全赖甘草坐镇不移之力，而用量只一钱，或八分、五分，不尽其力，乌得有功？此不敢用甘草之误也。

清·陈修园,《伤寒真方歌括》(1803年)：此仲景另开一补阴之门，疑为邪尽正虚，病后补养之法，与竹叶石膏汤，为一寒一温之对子。

清·陈修园,《长沙方歌括》(1803年)：蔚按：周禹载云，本条不言外证，寒热已罢可知；不言内证，二便自调可知。第以病久，正气大亏，无阳以宣其气，更无阴以养其心，此脉结代、心动悸所由来也。方中人参、地黄、阿胶、麦冬、大枣、麻仁，皆柔润之品以养阴，必得桂枝、生姜之辛以行阳气，而结代之脉乃复。尤重在炙甘草一味，主持胃气以资脉之本原，以清酒佐使其捷行于脉道也。其煮法用酒七升、水八升，只取三升者，以煎良久，方得炉底变化之功，步步是法。要之，师第言结代者用此方以复之，非谓脉脱者以此方救之也。学人切不可泥其方名，致误危证。推之孙真人制生脉散，亦因其命名太夸，庸医相沿，贻害岂浅鲜哉!

元犀按：此证必缘发汗过多所致。汗为心液，心液伤则血虚不能养心，故心动悸；心液伤则血不能荣脉，故脉结代。取地黄、阿胶等，为有形之品，补有形之血，另立法门。

清·邹澍,《本经疏证》(1832年)：即桂枝汤去芍药加地黄、麦冬、人参、阿胶、麻仁也。行血之功虽大，列于行气通营剂中，则犹之地黄之滓，增其壳内络外之脂液耳。

但炙甘草之悸与小建中之悸又何以异也？夫曰脉结代心动悸，是阳之蹶，曰心中悸而烦，是阳之盛。阳蹶者，当滑泽其道路；阳盛者，当开辟其途径。滑泽其道路，则地黄、麦冬之功；开辟其途径，则重用芍药之力，而其能使阴阳巽而相入。在炙甘草汤，则麻仁、阿胶；在小建中汤，则胶饴之为功大矣。麻仁、阿胶能使水定而火凝；饴糖则能使火静而水生。此则烦与不烦为炙甘草汤、小建中汤界画者也。

清·吕震名,《伤寒寻源》(1850年)：一名复脉汤。伤寒脉结代，心动悸者，炙甘草汤主之。脉结代而心动悸，则心悸非水饮搏结之心悸，而为中气虚馁之心悸矣。经衣明以结阴代阴，昭揭病因。证津液衰竭，阴气不交于阳，已可概见。君以炙甘草坐镇中州，而生地、麦冬、麻仁、大枣、人参、阿胶之属，一派甘寒之药滋阴复液。但阴无阳则不能化气，故复以桂枝、生姜宣阳化阴。更以清酒通经隧，则脉复而悸自安矣。

清·王孟英,《温热经纬》(1852年)：沈亮宸曰：此汤为千古养阴之祖方也。邹润安曰：地黄分数，独甲于炙甘草汤者，盖地黄之用，在其脂液，能荣养筋骸。经脉干者枯者，皆能使之润泽也。功能复脉，故又名复脉汤。脉者原于肾而主于心，心血枯槁，则脉道泣涩，此《伤寒论》所以脉结代与心动悸并称。《金匮要略》又以脉结悸与汗出而闷并述，至肺痿之心中温温液液，涎唾多，则阴皆将尽之孤注，阳仅膏覆之残焰，惟此汤可增其壳内络外之脂液也。

清·石寿棠,《医原》(1861年)：此邪已去尽，气血两亏，经脉失养，燥结不通，故以甘凉润养为主，尤妙在大甘缓之于上，佐辛润通其脉络，所以治脉结代心悸有殊功。

清·费伯雄,《医方论》(1865年)：或疑姜桂之辛温，恐不可以润燥，不知此方仲景原为伤寒脉结代，余邪未解者而设。故温散与清润并行，使外邪清，则正气醒，而血脉复也。

清·高学山,《伤寒尚论辨似》(1872年)：主炙甘草汤者，徐氏《方略》曰：以桂枝行阳之全汤，易芍药以参，是于扶阳中加胶麦麻地以滋其燥，又恐不察，独培胃中湿土之意，故特揭其名曰炙甘草汤，滋润无偏阴之患，辛温无阳胜之虞，扶阳以长阴耳。去芍药者，不独虑其寒也，谓寒而酸者，与阴为伍，不若甘寒者，与阳为徒也，此论亦见眼色，然非尽合本汤之意。夫结代之脉，阴液垂亡，阳将无附之候。所虑者，正在阳气逼从下，阴降乌有也，故言阴，则曰时一止，曰中止，曰不能自还。言阳，则曰小数，曰还者反动，岂暇扶阳育阴乎？况本方药品，胶、麦、麻、地，固所以补阴津，桂、姜、甘草，亦所以补阳液也。伤寒胸中烦者，主小建汤，可证，加人参者，正合阴阳之津液而两补之也。去芍药，加甘草者，两曰中止，则中焦之干尤甚，芍药下引，不如增甘草为守中耳。煎以清酒者，取其润以走血也。此方专主结代动悸之脉症，置伤寒为后图，亦治本为急务之意。后之聪明学问人，自能细辨。至于喻注：桂和营卫，酒助药力，能不令仲景九原叫屈耶？

清·唐宗海,《血证论》(1884年)：此方为补血之大剂。乡先辈杨西山言，此方极戒加减。惜未能言明其义。余按此方，即中焦受气取汁，变化而赤是为血之义。姜、枣、参、草，中焦取汁，桂枝入心化气，变化而赤。然桂枝辛烈能伤血，故重使生地、麦冬、芝麻，以清润之，使桂枝雄烈之气，变为柔和，生血而不伤血。又得阿胶潜伏血脉，使输于血海，不藏于肝。合观此方，生血之源，导血之流，真补血之第一方，未可轻议加减也。时方养荣汤，亦从此套出。第养荣汤较温，此方多用生地、麦冬，则变为平剂，专滋生血脉。若催乳则无须桂枝。若去桂，加枣仁、远志，则更不辛烈。若加丹皮、桃仁，则能清心化血。加山栀，又是清心凉血之剂。加五味，则兼敛肺金。此虽加减，而仍不失仲景遗意，又何不可。

清·莫枚士,《经方例释》(1884年)：此桂枝去芍药汤倍甘、枣，加生地、麦冬、麻仁、人参、阿胶五物，以生津血。地黄为君，《本经》地黄主络脉绝伤，此方君地黄，故名复脉。《本经》麦冬、麻仁，亦皆主续绝伤，是以三味并能复脉，故以麦、麻佐地黄为用也，此方人参、阿胶同用，后世人参阿胶汤，取此为正虚而风寒未净之专方。

清·张秉成,《成方便读》(1904年)：方中生地、阿胶、麦冬，补心之阴。人参、甘草，益心之阳。桂枝、生姜、清酒，以散外来之寒邪。麻仁、大枣，以润内腑之枯槁。其治肺痿一证，亦为虚寒所致。皆邪少虚多之候。故咳唾多心中温温液液。读者细观金匮可也。

清·戈颂平,《伤寒指归》(1907年)：阳不藏卯，土味不足于下，以甘草极甘培之，以生姜辛温，化气横行，疏泄表里土气，以桂枝辛温，温通表里经道之阴，阿胶甘平，与血脉相宜，合人参、地黄、大枣甘寒气味，益土之阴液，配来复之阳，血液复于中土。恐关节之气不利，取麻子仁，性滑流通。冬主闭藏，门主开转，取门冬开转关门，固其阳气。门冬，根颗连络不断，能通上下四旁，令结者解，绝者续。酒，乃谷之精华酿成，以清酒，和水煮，使脉中气血营内荣外，不失表里生生气化之机。右九味，以清酒七升，象阳数得阴变于九复于七。以水八升，先煮八味，象阳数得阴正于八也。煮取三升，去滓，内胶烊消，尽温服一升，日三服，象阳数得阴阖午，阴数得阳开子。

清·俞根初,《重订通俗伤寒论》(1916年)：故重用胶、地、草、枣，大剂补血为君；尤必臣以参、麦之益气增液，以润经隧而复脉，和其气机以去其结代；然犹恐其脉未必复，结代未必去，又必佐以桂、酒之辛润行血，助参、麦、益无形之气，以扩充有形之血，使其捷行于脉道；庶几血液充而脉道利，以复其跃动之常，使以姜枣调卫和营。俾营行脉中，以生血之源，卫行脉外，以导血之流，此为滋阴补血，益气复脉之第一良方。

近代·张锡纯,《医学衷中参西录》(1918年)：炙甘草汤之用意甚深，而注疏家则谓，方中多用富有汁浆之药。为其心血亏少，是以心中动悸以致脉象结代，故重用富有汁浆之药，以滋补心血，为此方中之宗旨，不止如此以论此方，则浅之乎视此方矣。试观方中诸药，惟生地黄（即干地黄）重用一斤，地黄原补肾药也，惟当时无熟地黄，多用又恐其失于寒凉，故煮之以酒七升、水八升，且酒水共十五升，而煮之减去十二升，是酒性原热，而又复久煮，欲变生地黄之凉性为温性者，欲其温补肾脏也。盖脉之跳动在心，而脉之所以跳动有力者，实赖肾气上升与心气相济，是以伤寒少阴病，因肾为病伤，遏抑肾中气化不能上与心交，无论其病为凉为热，而脉皆微弱无力，是明征也。由斯观之，是炙甘草汤之用意，原以补助肾中之气化，俾其壮旺上升。与心中之气化相济相济救为要着也。至其滋补心血，则犹方中兼治之副作用也，犹此方中所缓图也。

近代·何廉臣,《增订伤寒百证歌注》(1928年)：此证必缘发汗过多所致，汗为心液，心液伤，则血虚不能养心，故心动悸；心液伤，则血不能荣脉，故脉结代。方中人参、地黄、阿胶、麦冬、大枣、麻仁皆柔润之品，以养血液，必得桂枝、生姜之辛以兴奋神经，而结代之脉乃复，尤重在炙甘草一味，主持胃气以资脉之本原，佐以清酒，使其捷行于脉道也。

近代·曹颖甫,《伤寒发微》(1931年)：脉见结代者，心阳不振，而脉中之血，黏滞不得畅行也。故炙甘草汤，用炙草、生姜、人参、大枣和胃以助生血之源，麦冬润肺以溉心脏之燥，阿胶、生地黄以补血，桂枝以达心阳，麻仁润大肠，引中脘燥气下行，不复熏灼心脏，与麦冬为一表一里。和胃养血，则脉之结代舒；润肺与大肠，而心之动悸安。更加桂枝以扶心阳，而脉之失调者顺矣。

近代·祝味菊,《伤寒方解》(1931年)：本方以甘草、桂枝为主药，生地、麦门冬为重要副药。其适用标准在伤寒气血两虚，心脏搏动及环流之血液皆起障碍，脉见结代而心动悸者，故用甘草、桂枝益气通阳以畅血运，生地、麦门冬生血益津，阿胶育阴，麻仁润燥，参、枣以助桂、甘等调和营卫而复血脉也。煮服法中，用水酒煮者，盖取酒之芳香行血以助药力也。

近代·徐大桂,《伤寒论类要注疏》(1935年)：按：心为血脉之主，病余营血重伤，心阳虚怯，故脉见结代，而不能应指流畅也。法取参、麦、地黄、麻仁、阿胶，质厚味浓之品，以滋养营血；而首主甘草，大益胃气。经曰：饮食入胃，浊气归心，淫精于脉。方名复脉，义盖取诸此也。惟病缘伤寒而来，汗下之余，心阳益复不振，脉之行动，充之者血液，行之者阳和之气也。脉管中温暖流行，绵绵不绝，是曰营气。心气虚而至于动悸，阳怯可知；并投姜、桂，以滋血剂中温营宣阳，则血管中动机荣畅，而脉之停至者，乃可复也。一为推按，而济危续绝，具见先哲苦心。

近代·赵桐,《金匮述义》(1940年)：风、寒、湿三邪中表，八万四千毛孔不通。毛孔者，内气之出路也。路闭气郁必烦闷，汗发腠理，烦闷立除。兹汗出是虚劳已极，阳不固而阴不守。而闷者是中气已馁，太气不转而邪气不散也。脉者，全身之精华，血气之发皇，血弱则不濡，气虚则不运，脉而结，如涸流之将断矣。悸，血少之心跳也。如此者，虽行动如常，已如行尸，秦和拟之曰“蛊”，决难越过百日，其危急者十一日。为预之计，莫若复脉也。草姜枣桂人参补气宣阳，阿胶麻仁麦冬生地滋阴养血。姜桂散之，清酒宣之。气化中和，功专燮理，所谓鸿钧之气，自然运转也。此之不用芍药，为其苦泄而去之欤。徐忠可谓是润燥复脉之神方，魏念庭谓为阴阳双补之方。《外台秘要》用治肺痿,《伤寒论》用治心悸。结构之妙，非后世所能及也。

近代·彭子益,《圆运动的古中医学·伤寒论方解篇》(1947年)：少阳经病，误汗伤其津液，脉行阻滞，继续不匀而现结代，心动作悸，结代动悸，津液既伤，中气尤虚。草、枣、人参大补中气，地胶、麦、麻润肺养肝以滋津液，桂枝生姜助肝肺之阳，以行地胶等润药之力也。

近代·冉雪峰,《冉注伤寒论》(1949年)：心动悸三字，将脉结代所以然的，生理病理情态绘出。疗法主炙甘草，方内隐括有桂枝甘草汤、桂枝去芍药汤、桂枝人参新加汤，各方轮廓，实按系由小建中对面悟出。彼用辛温和煦，此用甘润涵濡。使用水谷精气的糖，此用水谷悍气的酒。彼为刚中之柔，此为柔中之刚。后贤以二方治虚痨痼疾，经论以二方治伤寒时感。观中篇腹急痛用小建中，和下篇此条用炙甘草，一方面可看出方治的互通，一方面又可看出方治的汎应。

现代·中医研究院,《伤寒论语释》(1956年):本方为治心悸动脉结代的主方，有生血、复脉、通调营卫的功能，以炙甘草为君，主持胃气资助脉之本源；人参补气，桂枝通阳，生地、麦冬、麻仁、阿胶养阴；生姜、大枣调和营卫，又加清酒促其血行于脉道，于是悸可宁而脉可复，所以又名“复脉汤”。

现代·任应秋,《伤寒论语译》(1957年):柯韵伯云:“仲景凡于不足之脉，阴弱者用芍药以益阴，阳虚者用桂枝以通阳，甚则加人参以生脉，此以中虚脉结代，生地黄为君，麦冬为臣，峻补真阴者。然地黄、麦冬，味虽甘而气寒，非发陈蕃秀之品，必得人参桂枝以通阳脉，生姜、大枣，以和营卫，阿胶补血，甘草之缓，不使速下，清酒之猛，捷于上行，内外调和，悸可宁而脉可复矣，酒七升，水八升，只取三升者，久煎之则气不峻，此虚家用酒之法，且知地黄、麦冬，得酒则良，此证当用酸枣仁，肺痿用麻子仁可也，如无真阿胶，以龟板胶代之。”《名医别录》云:“甘草通经脉，利血气”，现在动物实验，证明甘草有强心作用，是本方仍应以炙甘草为主药，柯氏无此经验，便把它忽视了。

现代·陈亦人,《伤寒论译释》(1958年):炙甘草汤有生血复脉的功能，故又名复脉汤，是治疗心动悸，脉结代的主方。用炙甘草为君，合姜枣温养胃气以资营血之源，用人参桂枝以益气通阳，更重用生地，合阿胶、麦冬、麻仁以滋养阴血，为了很好发挥生地、阿胶的作用，最好用水酒各半煎药，则疗效更佳。

柯氏主张生地为本方之君药，固然有一定理由，但是不符合仲景以君药名方的精神，还是以甘草为本方君药为确当。炙甘草不仅有养胃益气，资脉之本源作用，而且有通经脉，利血气功能,《名医别录》早有这样的记载。《证类本草》《伤寒类要》更载有单用甘草煎服，治心悸，脉结代的内容，可见甘草对医治本证的确具有独特的效用，值得进一步研究。至于大枣用至30枚，生地黄用至一斤，也值得注意,《本经》载大枣主“补少气、少津液”，生地黄“主伤中，逐血痹”,《别录》又载生地主“通血脉，利气力”，近有报道本方用于心律不齐，方中生地用量不够则疗效不著，这些，皆足以证明大枣、生地重用，与炙甘草相伍，具有增强养心复脉的协同作用。临床运用本方时，大枣、生地的用量也不可忽视。

现代·安徽中医学院,《伤寒论通俗讲义》(1959年):本方主要是养阴益血，复脉通阳。炙甘草能通经脉、利血气；人参补气生脉；桂枝通阳；生地黄、阿胶、麦冬、麻仁能养阴补血；姜枣调和营卫。清酒助药力行速而功讯，气血充则悸可宁，脉可复。后世虚证的补剂，大多由此方变化组成。

现代·李翰卿,《中国百年百名中医临床家》(1960年):此滋阴养血，治腿脚拘挛之方，也是健脾和肝并行不悖之剂。用于阴虚血虚，腿脚挛急，兼咽干烦躁。但必须具有阴虚内热现象，如脉数无力、喜冷等症。根据经验认为，此方能够使肝胃相互协调，两不相碍，对于胃溃疡、肝硬化有一定的疗效。炙草补中和中，以滋血之源；芍药敛阴和肝，兼逐血痹，以畅血之行。故血行之障碍可除，四肢之拘挛得解。

现代·孙纯一,《伤寒论注释要编》(1960年):本方为治心悸动，脉结代主方，有生血复脉，通调营卫之功能。以炙甘草为君，主持胃气，资助脉之本源。人参补气，桂枝通阳，生地、麦冬、麻仁、阿胶养阴，生姜大枣调和营卫，又加清酒促其血行于脉道，于是悸可宁而脉可复，所以又名复脉汤。此方调和辛甘，同用为滋补润燥之剂。叶天士常用治营卫亏损，全半身麻感证，效果显著，近日多用以治心脏瓣膜证亦收到一定之效也。

现代·刘渡舟,《伤寒论诠解》(1983年):炙甘草汤用炙甘草、人参、大枣补中焦、滋化源，化生气血，以复脉之本；用生地、麦冬、阿胶、麻子仁补心血、滋心阴以充脉之体，阴不得阳则不生，阳不得阴则不长，故加桂枝、生姜、清酒（米酒）通用以利血脉，又可滋阴而无滞结之患，以达到复脉宁心之目的，故本方又名复脉汤。根据《名医别录》记载；甘草能通经脉利血气。现代医学从甘草中提取出甘草苷，有强心的作用。因此，其对心脏气血虚衰患者确有一定疗效。柯韵伯认为本方中应去麻子仁加酸枣仁。根据临床用药观察，若于本方中加五味子，取生脉散之意，则更为恰当，且能提高疗效。

现代·刘渡舟，聂惠民，傅世垣，《伤寒挈要》（1983年）： 中焦取汁变化而赤是谓血。方中以炙甘草、人参、大枣补中气而充血脉；然脉无血则约而不通，故以生地、麦冬、阿胶、麻仁润燥补血之品以养心脉；夫血为阴，不得阳则流而不扬，故以生姜、桂枝、清酒（即白米酿成之酒）久煎其药，使其味纯气厚通脉以行血气。此方虽然气血兼顾，但以补血滋阴为主，是治血虚性心动悸的良方。

现代·刘渡舟，苏宝刚，庞鹤，《金匮要略诠解》（1984年）： 治以炙甘草汤，补阴血，通阳气。方中炙甘草益气补中，为和中总司，而化生气血，复脉之本；人参、大枣补气益胃，使气血化生有源；桂枝配甘草通心阳；生姜配白酒通血脉；生地、阿胶、麦冬、麻仁补心血，养心阴，充养血脉。炙甘草汤两补阴血阳气，使心气复而心阳通，心血足而血脉充，则诸证自愈。

现代·王付，《经方学用解读》（2004年）： 心阴阳俱虚证的基本病理病证是心阴虚者血必虚，心阳虚者气必虚。所以，治疗心阴阳俱虚证，其用方配伍原则与方法必须重视以下几个方面。

针对证机选用益心气血阴阳药：心气血阴阳俱虚证，其气虚不得推动，血虚不得荣养，阳虚不得温煦，阴虚不得滋润，则心空虚无主，证见心动悸即见虚里处悸动不宁，脉结或代。其治当益心气，补心血，温心阳，滋心阴。如方中炙甘草。

合理配伍益心气药：心气虚弱，心气不得守护于心，心气不得职司其能，则证见少气乏力，神疲，其治当补益心气，以使心气内守而和调于内外。如方中人参、大枣。

妥善配伍补心血药：心主血，血主滋养。心血不足，心不得血滋养，则证见怔忡，面色不荣，其治当补益心血，以使心血得守养于内。如方中生地、阿胶。

适当配伍温心阳药：心阳虚弱，阳气不得固守则恶寒，阳虚不得温煦则胸中气机滞涩，其治当温补心阳。又知，药用有补肾药而没有补心阳药，若欲治疗心阳虚弱，必须将温心阳药与补气药相配伍，才能达到辛温药与味甘药相互作用而起到补阳作用。如方中桂枝、生姜。

切机配伍滋心阴药：心阴虚弱，阴不得滋润则虚热内生，则证见口舌干燥，其治当滋养心阴。在配伍滋阴药时，最好选用既有滋心阴作用，又有清虚热作用。如方中麦冬、麻仁。

随证加减用药：若失眠者，加茯苓、远志、磁石，以益气开窍安神；若胸痛者，加薤白、全瓜蒌、香附，以宽胸理气止痛；若气喘者，加蛤蚧、黄芪，以补气纳气定喘；若舌紫者，加丹参、川芎，以活血行血散瘀；若有痰者，加石菖蒲、清半夏，以开窍化痰醒神；若胸闷者，加厚朴、枳实、香附，以行气理气宽胸等。

【方论评议】

综合历代各家对炙甘草汤的论述，应从用药要点、方药配伍和用量比例三个方面进行研究，以此更好地研究经方配伍，用于指导临床应用。

诠释用药要点：方中炙甘草益气化阳、生血化阴，人参、大枣补益中气，桂枝、生姜温阳化阳，阿胶、生地黄养血补血，麻仁、麦冬滋阴化阴，清酒温通气血。

剖析方药配伍：人参与大枣，属于相须配伍，增强大补元气；炙甘草与人参、大枣，属于相须配伍，增强补益中气；桂枝与生姜，属于相须配伍，增强温阳散寒；炙甘草与桂枝、生姜，属于相使配伍，益气温阳化阳；生地黄与阿胶，属于相须配伍，增强补血养血；炙甘草与生地黄、阿胶，属于相使配伍，益气补血；麻仁与麦冬，属于相须配伍，增强滋补阴津；炙甘草与麻仁、麦冬，属于相使配伍，益气化阴。

权衡用量比例：炙甘草与人参、大枣用量比例2∶1∶12，以治气虚；炙甘草与桂枝、生姜用量比例4∶3∶3，提示药气与温阳之间的用量调配关系，以治阳虚；炙甘草与生地黄、阿胶用量比例2∶8∶1，提示益气与补血之间的用量调配关系，以治气血虚弱；炙甘草与麻仁、麦冬用量比例 1 ∶ 1 ∶ 1，提示益气与滋阴之间的用量调配关系，以治气阴不足。

【药理作用】 本方具有调节心律、调节心肌功能、抗缺氧、抗缺血、改善微循环、调节内分泌、调节新陈代谢、调节中枢神经、调节周围神经、调节胃肠蠕动、保肝利胆、抗自由基、抗氧化、抗溃疡、增强机体免疫功能等作用。

泻心汤

【导读】 ①学用泻心汤应重视大黄和黄连的用量调配关系、黄连和黄芩的用量调配关系。②泻心汤虽是辨治血热出血证的重要代表方，但在临床中对脾胃郁热证等也具有良好治疗作用。③学好用活泻心汤的第一步是辨清泻心汤由哪些基础方和药物组成：组成泻心汤有 1 个基础方和 2 组药，基础方是大黄黄连泻心汤，2 组药中第 1 组是清热药即黄连、黄芩，第 2 组是泻热药即大黄，从 1 个基础方和 2 组药用量深入学习研究即可用活泻心汤。

【方歌】 泻心汤中大连芩，清热泻火血能止，火热郁迫毒血证，脏腑郁热皆可医。

【方药】 大黄二两（6g）　黄连　黄芩各一两（3g）

【用法】 上三味，以水三升，煮取一升。顿服之。

【功用】 清热和胃，泻火止血。

【适应证】

1. 中医病证：①血热出血证。吐血，或鼻衄，或牙龈肿痛，或出血，或目赤肿痛，或口舌生疮，或胸中烦热，口干，鼻燥，渴欲饮水，舌红、苔黄，脉数。②湿热郁结证。

2. 西医疾病：细菌性痢疾、病毒性肝炎、急性肠炎、过敏性血小板减少、流行性出血热、猩红热、败血症、脓毒血症、急性泌尿系感染、乙型脑炎、病毒性心肌炎等临床表现符合血热出血证者。

【用药分析】 方中大黄泻热涤实，黄连、黄芩清热泻火凉血。

【用方思路】

1. 泻心汤既是辨治血热出血证的重要代表方，又是辨治诸多杂病如心病、脾胃病、皮肤病等的重要基础方。

2. 方中大黄既可泻诸脏腑及营卫之热，又可止血；黄连、黄芩既可清诸脏腑之热，又可止血。从方中用药用量及调配分析得知，泻心汤的应用并不局限于血热出血证，还可用于辨治诸多杂病，如妇科疾病和循环、泌尿、内分泌及代谢等系统疾病。

3. 运用泻心汤辨治的病证（无论是心病，还是妇科疾病）以血热出血为主，其治当清热止血。

【随证合方】 若夹寒，可与胶姜汤合方用之；若夹瘀，可与桂枝茯苓丸合方用之；若夹血虚，可与胶艾汤合方用之。应用时还必须结合病变主次酌情调整方药用量。

【注意事项】 运用泻心汤既要辨清西医之病，又要辨清西医之病属于中医血热或湿热证。辨西医之病可进一步了解疾病的发展演变及转变规律，辨中医之证可更好地针对西医之病选用泻心汤。

【应用指征】

（1）心气不足，吐血，衄血，泻心汤主之。（第十六　17）

（2）妇人吐涎沫，医反下之，心下即痞，当先治其吐涎沫，小青龙汤主之；涎沫止，乃治痞，泻心汤主之。（第二十二　7）

【方论】

宋·寇宗奭,《本草衍义》（1116 年）： 大黄损益，前书已具。仲景治心气不足，吐血、衄血。泻心汤，用大黄、黄芩、黄连。或曰：心气既不足矣，而不用补心汤，更用泻心汤何也？答曰：若心气独不足，则不当须吐衄也。此乃邪热因不足而客之，故吐衄。以苦泄其热，就以苦补其心，盖两全之。有是证者用之无不效，量虚实用药。

元·赵以德,《金匮方论衍义》（1368 年）： 大黄、黄芩,《本草》皆以其治血闭、治其吐衄者用之。而伤寒家以泻心汤之苦寒，泻心下虚热。由是观之，则此证之用是汤，非直指其血也，以血由心热而溢，泻其心之热而血自安矣。

明·赵献可,《医贯》(1617年):《金匮方》云:心气不足,吐血衄血者,泻心汤主之。大黄二两,黄连、黄芩各一两,水三升,煮取一升,顿服之。此正谓手少阴心经之阴气不足,本经之阳火亢甚无所辅,肺肝俱受其火而病作,以致阴血妄行而飞越。故用大黄泄去亢甚之火,黄芩救肺,黄连救肝,使之和平,则阴血自复而归经矣。

清·李彣,《金匮要略广注》(1682年):凡五脏各具阴阳二气。心于脏为阳,属火;于经,则属阴,主血。心气不足,乃心真阴之气不足也。夫阴虚,则阳亢火盛,迫血妄行,以致吐衄。大黄泄去亢盛之火;黄连苦寒,入心为使,又能泻肝木,不使木旺生火;黄芩入肺清热,使金不受火烁。顿服之,以折火势。此为养阴退阳之剂。

清·张志聪,《金匮要略集注》(1683年):心气不足,则火有余矣。心火有余,则相火亦盛,火性炎上,是以血妄行而上溢也。一水不能制二火,故宜用苦寒之药以泻之。黄连形如连珠,中通带赤,一茎三叶,经冬不凋,益得阴气以养心而泻火者也。黄芩一名腐肠,内空而黑,肉如肌理,外复生皮,主滋养肺金,而清相火者也。用大黄之开导,泻心下之热,从肠胃而出焉。盖心气不足,则邪热有余,故用苦以补之,而以苦泻之也。夫心属阳而主血脉,如火邪伤阳,则血散脉中。心气不足,则为吐为衄。是以首提惊悸,末结心气,当知诸血妄行,皆属于心也。夫阳亡而血不归经者,用干姜、附子之热;邪热盛者,用芩、连、大黄之寒。治血之大法,已悉具于此矣。

清·周扬俊,《金匮玉函经二注》(1687年):大黄、黄芩,《本草》治血闭吐衄者用之,而伤寒家以泻心汤之苦寒,泻心下之痞热。是知此证以血由心热而溢,泻其心之热,而血自安矣。如麻黄、桂枝治衄,寒邪郁其经脉,化热迫成衄也。故散寒邪,寒邪散则热解,热解则血不被迫而自安矣。此用泻心汤,正其义也。若《济众方》用大黄治衄血,更有生地汁,则是治热凉血,亦泻心汤类耳。

清·张璐,《本经逢原》(1695年):黄连性寒味苦,气薄味厚,降多升少,入手少阴、厥阴。苦入心,寒胜热,黄连、大黄之苦寒,以导心下之实热,去心窍恶血。仲景九种心下痞、五等泻心汤,皆用之。泻心者,其实泻脾,实则泻其子也。

清·张璐,《千金方衍义》(1698年):按《伤寒论》中泻心汤五方,方名各别,惟《金匮》泻心汤一方,方合血中之火例治,而集方者不察,误收半夏泻心汤。详方中参、半、姜、枣,浑是温气之品,殊非因火为邪焦骨伤筋所宜,因力正之。

清·顾松园,《顾松园医镜》(1718年):大黄攻痞。黄连、黄芩清热。此苦寒清热攻下之剂。宜小剂微下,恐陷邪未入腹,不可攻也,戒之戒之。

清·魏荔彤,《金匮要略方论本义》(1720年):主之以泻心汤,纯用苦寒以泄实热之邪,火邪得消,而气自足,少火又能生气矣。此乃治邪盛,而正分阴阳俱未甚虚者,方可服也。盖火邪大盛,则用寒以泻之,非用寒以凝之也。斟酌调济之间,岂庸夫俗子所能揣摹乎?然于何辨之?亦于脉证辨之。其人脉必洪数,而沉取必不手按之欲绝,其证必烦滴,口干燥而渴,又必脉证相符,而后可恣用苦寒也。学者须慎审焉,毋辨证不真,而归罪仲景可矣。

清·尤在泾,《金匮要略心典》(1729年):心气不足者,心中之阴气不足也,阴不足则阳独盛,血为热迫而妄行不止矣。大黄、黄连、黄芩泻其心之热而血自宁。

清·徐玉台,《医学举要》(1792年):心为神明之主,经云:损其心者调其营卫,而营卫之调,亦分阴阳,桂枝加龙骨牡蛎等汤,补心之阳也。养心汤补心丹,补心之神也。仲景泻心诸汤,虽曰泻心,实则泻胃,泻其子也。其腑为小肠,位居于下,通腑之法,又不可不讲也。

清·陈修园,《金匮要略浅注》(1803年):此为吐衄之神方也。妙在以连芩之苦寒,泄心之邪热,即所以补心之不足。尤妙在大黄之通,止其血,而不使其稍停余瘀,致血愈后酿成咳嗽虚劳之根,且釜下抽薪,而釜中之水自无沸腾之患。此中秘旨,非李时珍、李士材、

八画

薛立斋、孙一奎、张景岳、张石顽、冯楚瞻辈，所能窥及。《济生》用大黄生地汁治衄血，是从此方套出。

清·朱光被,《金匮要略正义》(1803年): 心为邪热所客，耗伤荣气，以致吐衄、邪有余，即属正不足也。舍三黄之苦寒，以涤热宁心，损有余即以补不足，一举两得矣。

清·陈元犀,《金匮方歌括》(1811年): 按：火邪盛而迫血，则错经妄行，血为心液，血伤无以养心，致心阴之气不足也。故曰心气不足，非心阳之气不足也，用芩、连苦寒之品，入心清火以培心气，大黄去瘀生新，此一补一泻之法也。

清·高学山,《高注金匮要略》(1872年): 以下焦之有余，而凌犯上焦之不足。病神志则为惊悸，病气血则为吐衄。神志杳冥，天之道也。故主清虚之气药，补上以泄下，桂枝救逆汤、半夏麻黄丸之辛甘而温者，是也。血气形质，地之化也，故主重浊之味药，平地以成天。本方大黄、连、芩之苦寒，是也。

清·唐宗海,《血证论》(1884年): 心为君火，化生血液，是血即火之魄，火即血之魂，火升故血升，火降即血降也。知血生于火、火主于心，则知泻心即是泻火，泻火即是止血。得力大黄一味，逆折而下，兼能迫瘀逐陈，使不为患。此味今人多不敢用，不知气逆血升，得此猛降之药，以损阳和阴，真圣药也。且非徒下胃中之气而已，即外而经脉肌肤，凡属气逆于血分之中者，大黄之性，亦无不达。盖其气最盛，凡人身气血凝聚，彼皆能以其药气克而治之，使气之逆者，不敢不顺。今人不敢用，往往留邪为患，惜哉！方名泻心，乃仲景探源之治，能从此悟得血生于心，心即是火之义，于血证思过半矣。

清·戈颂平,《金匮指归》(1885年): 重苦寒气味，降逆上之阳气，从午右阖，阳气降，阴血亦降，阳得依附而生。右三味，以水三升，煮取一升，象阳数得阴复于七，顿服之，取其气浓降速也。

近代·陆渊雷,《伤寒论今释》(1930年): 凡有里热，而病势仍宜外解者皆葛根半连汤所主。利与喘汗，皆非必具之证。黄芩、黄连，俱为苦寒药，寒能泄热。所谓热者，充血及炎性机转是也。黄连之效，自心下而上于头面；黄芩之效，自心下而下及于骨盆。其证候皆为心下痞，按之濡而热，或从种种方面，诊知有充血炎性机转者，是也。

近代·曹颖甫,《金匮发微》(1931年): 方用芩、连、大黄引热下泄，则心脏以不受熏灼而自舒矣。尝见同乡韩筠谷治红木作吐血证用此方，一下而吐血立止，盖亦釜底抽薪之旨也。

近代·陆渊雷,《金匮要略今释》(1934年): 黄连、黄芩治心气不定，即抑制心脏之过度张缩，且平上半身之充血也。大黄亢过肠蠕动引起下腹部之充血，以诱导方法协芩、连平上部充血也。原注亦治霍乱，不足据。

现代·王渭川,《金匮心释》(1982年): 本节指出热盛的吐血、衄血证治。仲景处方泻心汤。按泻心汤有五种，分为附子泻心汤、半夏泻心汤、甘草泻心汤、生姜泻心汤和三黄泻心汤。本节所指的泻心汤为三黄泻心汤，纯用苦寒以泻实火，取泻火止血之义。如患者阴虚而兼肺郁，当用一贯煎合仙鹤草、夏枯草、麦冬，以养阴生滓，使阴平阳秘而止血。

现代·刘渡舟，苏宝刚，庞鹤,《金匮要略诠解》(1984年): 本条是论述热盛失血的证治。由于心阴不足，心火亢盛，迫血妄行而上溢，故见吐血、衄血。邪热亢盛，故有心烦不安，面赤舌红，烦渴便秘，脉数等证。治以泻心汤，清热泻火。方中黄芩、黄连清热降火，泻心经热，心血自宁；大黄苦泻，引血下行，使气火下降，则血静而不妄行。此即前人所说："泻心即泻火，泻火即止血"之意。

现代·王付,《经方学用解读》(2004年): 血热出血证的基本病理病证是邪热内盛而迫血动血，血不得守藏而外溢。因此，治疗血热出血证，其用方配伍原则与方法应重视以下几个方面。

针对证机选用清热止血药：邪热乘机侵袭脉络，最易动血而伤血，导致血不得守藏而外溢，证见吐血，衄血，其治当清热止血。如方中黄连、黄芩。

合理配伍泻热药：邪热内盛而动血，单用

清热止血药力量单薄，其治必须配伍夺热于下药，以使邪热从下而去。如方中大黄。

随证加减用药：若呕吐者，加陈皮、生姜，以降逆止呕；若腹痛者，加芍药、延胡索，以活血止痛；若出血明显者，加棕榈、生地黄、玄参，以清热凉血，收敛止血；若食少者，加山楂、生麦芽，以消食和胃等。

【方论评议】

综合历代各家对泻心汤的论述，应从用药要点、方药配伍和用量比例三个方面进行研究，以此更好地研究经方配伍，用于指导临床应用。

诠释用药要点：方中大黄泻热涤实，黄连、黄芩清热泻火凉血。

剖析方药配伍：黄连与黄芩，属于相须配伍，增强清热泻火凉血；黄连、黄芩与大黄，属于相使配伍，清泻积热，导热下行。

权衡用量比例：黄连与黄芩用量比例是1∶1，以治湿热动血；黄连、黄芩与大黄用量比例是1∶1∶2，提示清热与泻热之间的用量调配关系，以治积热。

【药理作用】本方具有抑制胃酸作用，保护胃黏膜、抗溃疡、调节血小板聚集、改善微循环、增强机体免疫功能、降血糖、降血脂、抗氧化、改善心肾功能、抗菌、抗炎、抗病毒、抗过敏等作用。

泽泻汤

【导读】①学用泽泻汤应重视泽泻和白术的用量调配关系。②泽泻汤虽是辨治脾虚饮逆眩冒证的重要代表方，但在临床中对肾虚水气证等也具有良好治疗作用。③学好用活泽泻汤的第一步是辨清泽泻汤由哪些药物组成：组成泽泻汤有2组药，第1组是健脾益气药即白术，第2组是利湿药即泽泻，从2组药用量深入学习研究即可用活泽泻汤。

【方歌】泽泻汤中用白术，心下支饮苦冒眩，恶心呕吐四肢重，健脾利水效力专。

【方药】泽泻五两（15 g） 白术二两（6 g）

【用法】上二味，以水二升，煮取一升。分温再服。

【功用】健脾利水，益气化饮。

【适应证】

1. 中医病证：①脾虚饮逆眩冒证。头晕目眩，甚则天旋地转，恶心呕吐，或胸闷，或食少，或不能食，或四肢困重，舌淡质胖，苔滑，脉迟或紧。②水气夹虚证。

2. 西医疾病：慢性胃炎、脂肪肝、梅尼埃病、糖尿病、肾小球肾炎、肾盂肾炎、中耳炎、高血压、高脂血症等临床表现符合脾虚饮逆眩冒证者。

【用药分析】方中泽泻利饮渗湿，白术健脾益气、燥湿化饮。

【用方思路】

1. 泽泻汤既是辨治脾虚饮逆证的重要代表方，又是辨治诸多杂病如脾胃病、心病、肾病、肝病、皮肤病等的重要基础方。

2. 方中泽泻既能清热，又能利水；白术既可健脾，又可燥湿。从方中用药用量及调配分析得知，泽泻汤的应用并不局限于脾虚饮逆证，还可用于辨治诸多杂病，如消化、泌尿、循环系统疾病及皮肤病等。

3. 运用泽泻汤辨治的病证（无论病变部位在脾胃、在肾或在心）以脾虚饮逆为主，其治当益气泻饮。

【随证合方】若夹痰热，可与小陷胸汤合方用之；若夹寒痰，可与赤丸合方用之；若夹阳虚，可与桂枝人参汤合方用之。

【注意事项】运用泽泻汤既要辨清西医之病，又要辨清西医之病属于中医脾虚饮逆证。辨西医之病可进一步了解疾病的发展演变及转变规律，辨中医之证可更好地针对西医之病选用泽泻汤。

【应用指征】心下有支饮，其人苦冒眩，泽泻汤主之。（第十二 25）

【方论】

清·喻嘉言，《医门法律》（1658年）：泽泻汤、厚朴大黄汤，二方之治支饮，俱从下夺，而有气血之分，前后之辨。首一方，为支饮之在心下者，阻其阳气之升降，心气郁极，火动风生，而作冒眩。惟是不治其冒眩，但利小便以泄其支饮，则阳自升而风火自息。仲景制方每多，若此后一方，治支饮之胸满者，夫支饮而至胸满，在仲景自用大小陷胸汤治之。此方乃承气之法，止可施于伤寒无形，气分热结，而乃以治有质之痰饮，非仲景丝丝毕贯之法矣。其为编书者误入，更复何疑。

清·李彣，《金匮要略广注》（1682年）：泽泻行饮，白术补土以制饮也。

清·张志聪，《金匮要略集注》（1683年）：泽泻，水草，能行水上，而与心气相交，以成水上火下之既济，故用之为君以交水火之气。佐白术以厚中土之神，水火交而土气化，经脉通而饮自行。经脉发原于肾，生于中土而主于心，水火土气合化，则经脉疏通，而饮自行矣。

清·周扬俊，《金匮玉函经二注》（1687年）：故用泽泻之破血为君，加入开痰下气，清热和荣诸药。俾坚垒一空，元气不损，制方之妙若此。

清·魏荔彤，《金匮要略方论本义》（1720年）：仲景又言心下有支饮，其人苦冒眩，泽泻汤主之。心下与膈间，俱支饮留伏之所，愈知为心包络矣。冒眩者，风木之病。不知水湿之气逆冲，而阳气不能宣达，亦能冒眩也。泽泻利水，白术燥土，水土平则地宁而天清矣。又有支饮而胸满者，实邪也。饮有何实？饮之所停，必裹痰涎，涎沫结久为窠囊，所以为有形之邪。以厚朴大黄汤主之，以治实邪，为有物无殒之义也。又有支饮不得息者，即喘息不得卧之证也，葶苈大枣泻肺汤主之，为专逐上部胸膈水饮立法也。二法一并水饮痰涎而下之，一专就水饮而袪之。主治者视谛其脉，沉弦甚与不甚，其证心下坚痞不坚痞，再详察其正气虚实，身形强羸，择而用之，不拘于法，方可谓善遵守仲景者。

清·尤在泾，《金匮要略心典》（1729年）：水饮之邪，上乘清阳之位，则为冒眩。冒者，昏冒而神不清，如有物冒蔽之也。眩者，目眩转而乍见玄黑也。泽泻泻水气，白术补土气以胜水也。

清·黄元御，《长沙药解》（1753年）：治心下有支饮，其人苦冒眩者。以饮在心下，阻隔阳气下降之路。阳不根阴，升浮旋转，故神气昏冒而眩晕。此缘土湿不能制水，故支饮上泛。泽泻泻其水，白术燥其土也。

清·黄元御，《金匮悬解》（1754年）：饮停心下，阳不归根，升浮旋转，则生冒眩，此由土败水侮，故支饮上停。泽泻汤，白术补中而燥土，泽泻利水而排饮也。

清·徐灵胎，《杂病证治》（1759年）：泽泻泻水饮通利膀胱，白术健脾土专除泄泻。二味成方已具崇土健脾胜湿制水之功，洵为脾亏饮积，泄泻不止之专方。

清·朱光被，《金匮要略正义》（1803年）：此条支饮独至冒眩，明是少阴阴气沸腾，蒙蔽天空，心主为之皆昧之象。不必胸胁支满，而其人已苦甚矣。爰用专入肾经之泽泻，以之泻水为君；白术补土燥湿为臣，使堤防不坏，下焦安澜，而上焦自复其太清之体也。

清·高学山，《高注金匮要略》（1872年）：泽泻利水，而决之于沟渠。白术培土，而防之于堤岸。则水饮下注，而浮鼓之气自平矣，故主之。

清·莫枚士，《经方例释》（1884年）：此以《素问》泽泻术麋衔散也。为治伏水之法。《外台》引深师《肘后·卷四》，皆以此方治心下有水，盖水不下行则上逆，故治冒眩。与治小便同法。其原由于脾弱肾僭，故术培脾、泽抑肾。《本经》泽泻甘寒消水。《别录》云：逐膀胱，三焦停水。《纲目·十九》引苏颂曰：张仲景治杂病，心下有支饮，苦冒。有泽泻汤之伤寒，有大、小泽泻汤，五苓散辈，皆用泽泻行利停水，为最要药。据此知泽泻，利停水也。第大、小泽泻汤，两方今佚。

清·张秉成，《成方便读》（1904年）：和其中焦，则阳自升而风火自熄矣。泽泻能开胃关，去伏水，泄支饮从小便出之；佐以白术，和中益气，燥湿息风。药不在品味之多，惟要中病耳。

近代·赵桐，《金匮述义》（1940年）：此例支饮之状也。心下支满即心下撑满。以心下撑支满甚，故谓支饮也。苦冒眩，冒即头沉，眩即目眩，水阻阳也。《阴阳大论》云："清阳出上窍"，心下支饮而阻之也。泽泻利水，白术燥土，至轻之剂也。利水即以通阳也。若上焦阳虚，则又当从事苓桂术甘汤矣。林礼丰曰："心者，阳中之阳。头者，诸阳之会。人有阳气，犹天之有日也。天以日而光明，犹人阳气会于头而目明也。饮蔽之阳，不会于巅，故头目冒眩。仲师一苦字，使水饮之气荡漾于内，而冒眩之苦，有莫可形容也。"《类聚方广义》云："支饮冒眩证，其剧者昏昏摇摇，如居暗室，如坐舟中，如步雾里，如冒空中，居室床蓐如回转而走，虽瞑目敛神，亦复此然，非此方不治。"若作者真历此证，可谓将苦字绘出。若意苦字而绘之，则不切实。予历饮眩，并不如此之甚。似是苦字如喜呕、善惊等义。然按十枣汤下注言水饮之状当参。而《伤寒论》真武汤之眩，更当参也。

近代·彭子益，《圆运动的古中医学·金匮方解篇》（1947年）：治冒眩者。心下有水，阳气不降，浮于上部，故苦冒眩。白术、泽泻泄水也。

现代·王渭川，《金匮心释》（1982年）：病人心下有支饮，头目感到昏冒和眩晕，应用泽泻汤主治。本节指出支饮轻证的治法。仲景处方泽泻汤，以泽泻利水除饮，白术补脾制水，引水下注，冒眩自平。

现代·刘渡舟，苏宝刚，庞鹤，《金匮要略诠解》（1984年）：本条是论述支饮发生眩冒的证治。由于脾胃虚弱，不能运化水湿，饮邪停于心下，上乘清阳之位，所以头日昏冒，痛苦已极。治以泽泻汤，健脾行饮，消阴通阳。方中白术健脾益气，运化水湿，升清降浊；泽泻利水消饮，降浊消阴。

【方论评议】

综合历代各家对泽泻汤的论述，应从用药要点、方药配伍和用量比例三个方面进行研究，以此更好地研究经方配伍，用于指导临床应用。

诠释用药要点：方中泽泻利饮渗湿，白术健脾益气、燥湿化饮。

剖析方药配伍：泽泻与白术，属于相反相使配伍，相反者，泽泻性寒泻饮，白术性温益气，相使者，泽泻助白术燥痰化饮，白术助泽泻渗利痰湿。

权衡用量比例：泽泻与白术用量比例是5∶2，提示利湿化饮与健脾燥湿之间的用量调配关系，以治痰饮。

【药理作用】 本方具有调节水电解质代谢、对中枢神经呈双向调节、抗氧化、抗缺血、增强机体免疫功能、改善心肺肝肾功能、调节胃肠平滑肌蠕动、保护胃肠黏膜、强心、调节心律、改善心脑血管、改善微循环、调节呼吸中枢、调节腺体分泌、促进新陈代谢、解除平滑肌痉挛、抗胃溃疡、促进骨质代谢等作用。

泽漆汤

【导读】 ①学用泽漆汤应重视泽漆的用量调配关系、人参和桂枝的用量调配关系、紫参和黄芩的用量调配关系、半夏和人参的用量调配关系。②泽漆汤虽是辨治肺饮热证的重要代表方，但在临床中对心肺郁热夹饮证等也具有良好治疗作用。③学好用活泽漆汤的第一步是辨清泽漆汤由哪些基础方和药物组成：组成泽漆汤有3个基础方和4组药，基础方之一是紫参汤，之二是桂枝甘草汤，之三是生姜半夏汤，4组药中第1组是清热药即泽漆、紫参、黄芩，第2组是益气药即人参、甘草，第3组是行散药即生姜、桂枝，第4组是宣降药即半夏、白前，从3个基础方和4组药用量深入学习研究即可用活泽漆汤。

【方歌】 泽漆汤中夏紫参，生姜白前草人参，黄芩清热桂化饮，热饮哮喘功效甚。

【方药】 半夏半升（12 g） 紫参（一作紫菀）五两（15 g） 泽漆以东流水五斗，煮取一斗五升，三斤（150 g） 生姜五两（15 g） 白前五两（15 g） 甘草 黄芩 人参 桂枝各三两（9 g）

【用法】 上九味，㕮咀，内泽漆汁中，煮取五升，温服五合，至夜尽。

【功用】 清热益肺，化饮宽胸。

【适应证】

1. 中医病证：①肺热饮证。咳嗽，哮喘，胸满，胸闷，气短，气少，痰黄，痰鸣有声，喘息不得卧，气短不足以息，心烦，或身躁，或大便干，或小便黄赤，舌尖红、苔黄或腻，脉浮或沉滑。②郁热夹虚夹寒证。

2. 西医疾病：急性支气管炎、病毒性肺炎、大叶性肺炎、百日咳、肾病综合征水肿、急性肾小球肾炎、膀胱炎、输尿管炎、过敏性鼻炎、慢性鼻窦炎、湿疹、荨麻疹、神经性皮炎等临床表现符合肺热饮证者。

【用药分析】 方中泽漆清泻肺热、荡涤痰饮，黄芩清热降泄，紫参清热解毒，半夏醒脾、燥湿化痰，白前宣降肺气，生姜宣肺降逆，桂枝通阳化饮，人参补益肺气，甘草益气和中。

【用方思路】

1. 泽漆汤既是辨治肺热饮证的重要代表方，又是辨治诸多杂病如肺病、心病、咽喉病、皮肤病等的重要基础方。

2. 方中泽漆、黄芩、紫参既清热，又燥湿化饮；半夏既醒脾，又降逆燥湿；白前既宣发，又肃降；生姜、桂枝既治表，又治里；人参、甘草既益气，又生津。从方中用药用量及调配分析得知，泽漆汤的应用并不局限于肺热饮证，还可用于辨治诸多杂病，如呼吸、循环系统疾病和咽喉疾病、皮肤病等。

3. 运用泽漆汤辨治的病证（无论病变部位在肺、在心或在咽喉），以热饮为主，或夹寒夹虚，其治既要清又要温还要补。

【随证合方】 若夹寒明显，可与四逆汤合方用之；若夹瘀热，可与桃核承气汤合方用之。

【注意事项】 运用泽漆汤既要辨清西医之病，又要辨清西医之病属于中医热饮证。辨西医之病可进一步了解疾病的发展演变及转变规律，辨中医之证可更好地针对西医之病选用泽漆汤。

【应用指征】 脉沉者，泽漆汤主之。（第七　9）

【方论】

清·喻嘉言，《医门法律》（1658 年）： 法云：咳而脉沉者，泽漆汤主之。脉浮为在表，脉沉为在里。表里二字，与伤寒之表里大殊，表者邪在卫，即肺之表也。里者邪在荣，即肺之里也。热过于荣，吸而不出，其血必结。血结则痰气必为外裹，故用泽漆之破血为君，加入开痰下气、清热和荣诸药，俾坚叠一空，元气不损，制方之意若此。

清·李彣，《金匮要略广注》（1682 年）： 脉沉为水，以泽漆为君者，因其功专于消痰行水也，水性阴寒，桂枝行阳气以导之。然所以停水者，以脾土衰不能制水，肺气逆不能通调水道，故用人参、紫参、白前、甘草补脾顺肺，同为制水利水之坊。黄芩苦以泄之，半夏、生姜辛以散之。泽漆，即大戟苗也，生时摘叶，有白汁，故以为名。紫参主心腹积聚，散邪逐瘀。

清·张志聪，《金匮要略集注》（1683 年）： 是以用奔豚汤之甘草、黄芩、生姜、桂枝、半夏，以预防其水逆，半夏当夏半而生，能助火土之气。甘草配人参，补益中土而资助脉以外出。黄芩清肺气，使制子气之欲奔。桂枝辅心主，以防奔豚之水逆，而又能令母实也。生姜宣中焦之气。紫参益火土之精，白前补肺气，泽漆泄水邪，此益土资脉，补心肺之气，以预防水邪之剂也。盖土令不及，则水欲上奔，土气独强，则水中之生阳不发，故强者抑之，而弱者扶之也。白前能制奔豚，盖益肺之药，皆能制子逆也。泽漆乃大戟之苗，大能通泄水邪。用东流水者，取其水性之顺流而下也。紫参一名五鸟花，五葩连萼，状如飞禽羽举，紫乃火色，五为土数，参则资补中焦者也（眉批：脉由中土所生，脉沉故宜补土资脉，助火则土实，是以黄芩治奔豚）。

清·张璐，《本经逢原》（1695 年）： 泽漆利水功类大戟，遂误以为大戟苗。《本经》言利丈夫阴气，则与大戟不相侔也。其治皮肤大热，面浮腹大等证，兼挟表热而言，其性与大戟亦相类也。《金匮》泽漆汤，方用泽漆、半夏、紫参、白前、甘草、人参、桂心、生姜，以治肺咳上气脉沉。

清·张璐，《千金方衍义》（1698 年）： 故用泽漆破血为君，加以生姜、半夏之开痰，紫菀、白前之下气，黄芩之清热，桂心之和营，人参、甘草匡助胃气以行药力，俾垒一空，元气不损，制方之妙。若此得不以之为法耶。

清·魏荔彤，《金匮要略方论本义》（1720

年）：脉沉者，泽漆汤主之。脉沉与咳而脉浮者对言，言咳而脉沉不浮，则表邪变热入里矣。故咳而脉沉，里病也，热病也，必素日形寒饮冷，伤其肺脏，变热入里，耗其正津，瘀其痰血，而欲成痈也，主之以泽漆。泽漆，大戟苗也，较大戟寒性虽减而破瘀清热、利水降气有同性也，但性缓于大戟，故宜于上部用；佐以半夏开之，黄芩泄之，白前、紫参润之，生姜、桂枝升散之，人参、甘草补益之，煮取五升，至夜尽服，可谓预治肺痈，稍从急治者矣。

清·尤在泾,《金匮要略心典》(1729年)：泽漆汤以泽漆为主，而以白前、黄芩、半夏佐之，则下趋之力较猛，虽生姜、桂枝之辛，亦只为下气降逆之用而已，不能发表也。仲景之意，盖以咳皆肺邪，而脉浮者气多居表，故驱之使从外出为易，脉沉者气多居里，故驱之使从下出为易，亦因势利导之法也。

清·黄元御,《长沙药解》(1753年)：治咳而脉沉者。火浮水沉，自然之性，其脉见沉，是有里水。水邪阻格，肺气不降，金受火刑，是以作咳。人参、甘草，补中而培土，生姜、半夏，降逆而驱浊，紫参、白前，清金而破壅，桂枝、黄芩，疏木而泻火，泽漆行其水积也。

清·黄元御,《金匮悬解》(1754年)：咳而脉浮者，其病在上，是表邪外束，里气上逆，肺金郁格而不降也。厚朴麻黄汤，麻黄发表而散寒，石膏、小麦，清金而润燥，朴、杏、姜、辛、半夏、五味，破壅而降逆也。咳而脉沉者，其病在下，是水邪上泛，相火壅阻，肺金伤克而不归也。泽漆汤，人参、甘草，补中而培土，生姜、半夏，降逆而驱浊，紫参、白前，清金而破壅，桂枝、黄芩，疏木而泻火，泽漆决瘀而泻水也。脉法：浮为在表，表有寒邪，故用麻黄。

清·陈修园,《金匮要略浅注》(1803年)：故君泽漆降肺气，补肾气，以充腑气，且邪在荣，泽漆兼能调荣也。紫菀能保肺，白前能开结，桂枝能行阳散邪，故以为佐。若余药，即小柴胡去柴胡大枣，和解其上气而已。

清·朱光被,《金匮要略正义》(1803年)：咳均属肺病，而亦有表里之别。表主于风，里主于饮，而脉之浮沉应之。浮用厚朴、麻黄，沉用泽漆、紫菀，治法较然矣。

日本·丹波元简,《金匮玉函要略辑义》(1806年)：《千金》泽漆汤，治上气其脉沉者，本篇亦似脱上气二字，且考本草，紫参不载治嗽之能，其作紫菀者，似是。白前，《本草》《别录》云，甘微温无毒，治胸胁逆气，咳嗽上气呼吸欲绝。

清·陈修园,《金匮方歌括》(1811年)：元犀按：咳而脉浮者，表有邪也。表邪不解，则干动内饮而为咳。用厚朴麻黄汤宽胸解表，一鼓而下，则外邪内饮，一并廓清矣。至于咳而脉沉者，里不和也。里气不和，由于天气不降逆，治节不行，而水道不通，致内饮上逆为咳矣。用泽漆汤者，君泽漆，壮肾阴，镇水逆；佐以紫菀、白前，开肺气，散结气，以达阳气；又以半夏、黄芩，分阴阳，安胃气，以降逆气，并和里气；生姜、桂枝，调营卫，运阳气，并行饮气；人参、甘草，奠中土，交阴阳以和之，犹治水者，先修堤岸以杜其泛滥之患也。先煮泽漆者，取其气味浓厚，领诸药入肾，充肾气，使其吸引有权，则能通府以神其妙用焉。

清·邹澍,《本经疏证》(1832年)：予谓：白前与白薇形本相似，故其功能亦复相似，但一虽柔软，以其味咸苦，更加以气平，故力反能自上抵下。一则粗长坚直，绝似力益猛者，然脆而易折，究竟进锐退速，且味甘微温，自然降力觉缓，是其形质受牵制于气味，即遂其所欲诣，亦不过自上及中止矣。虽然，方其胸胁逆气咳嗽上气之际，纵使咸苦而平，直达于下之白薇，终不能参一臂之助，以其柔软故也，而此则坚刚俊爽，一往无前，不过不能耐久，乘兴而行，兴尽即止耳。若如泽漆汤之治咳而脉沉，在上并以生姜之横散，紫参之下泄；在下并以桂枝之止逆，泽漆之收水，偏得成其治下之功，又可谓仅及中乎！剪裁之妙，辅相之宜，原用药之权衡也。

泽漆汤用泽漆为君，使水气还归于肾，先煎久煎，使其力缓厚，然后以和阳化饮复入其间，当归者归，当散者散，不似治水，亦不似治咳，咳无不止，水亦无不行，所谓脉得诸沉，当责有水者也。诚使水猖于咳，原不能不治水。若咳甚于水，亦焉可不专力治咳，故曰：咳而脉浮者，厚朴麻黄汤主之。咳而脉沉者，泽漆汤主之。似乎泛指之词，实欲治病者得风便转，使不滞于当前，而能以证参脉，相与为推移者矣。学者于此等处，非特不容忽，且尤不可泥。

清·高学山,《高注金匮要略》(1872年)：因肺中阴阳两虚，于是胃之浊阳、肾之浊阴，两起而乘之，两浊相搏，则成稠黏黄浊之痰。积于肺胃会通之地，而呼吸扇之，此喉中水鸡声，及咳而上气矣。故彼方以款冬生阳，紫菀滋阴，使肺中之主人先回，次以平胃安肾之品佐之，则占住者当避去矣。此条之前症，却又因心之膻中，肺之胸中，其阳气独虚，而胃肾之气两乘之之候也。夫胸中膻中，为上焦之地，中下之气上乘，故脉浮。脉浮，则知其单在气分，故以小麦为君而填之，与彼方用生阳之款冬同义。且脉浮，又知其不关血分，故较彼方去滋阴之紫菀者此也。其细辛、干姜、五味之安肾，半夏、麻黄、石膏之平胃，已见前注。至厚朴之开拓胸中，杏仁之疏通肺窍，明系夺射干之兵符印玺者也。又咳而上气，于脏为肺，于腑为胸中膻中，其症最高，症高则脉浮者理也。若其脉不浮而反沉，夫沉为阴象，阴病应水，阴分应血，则咳而上气，又因水寒沉伏血分，而上射其气于肺，肺性恶寒、恶湿之所致也。故以迅利逐水之泽漆为君，煮以东流者，取益其行性而不与伏水同滞也。又恐峻药多伤，故以补气之人参，行阳之桂枝，温胃之生姜，培土之甘草佐之者，不特以辛甘之性，赞其行水之功，且以群阳之恺悌仁人，参谋监制，使强兵悍将，不得纵好杀之手腕，而成王师堂正之旗矣。夫水寒之邪，虽伏根于下焦阴血中，而其气之已射于肺，致现咳逆者，非半夏之辛燥下降，不足以祛之，用以为臣，犹兵家后军之扫荡也。至于白前，味则辛甘，形则直长，辛甘走气，直长趋下，一气直行，下焦之大向导耳。紫参色紫入血，性疾逐瘀，又借白前而为下焦阴分之使，殆向导中之精细者乎。此又从欲作风水句，而单言水症，为厚朴、麻黄变中之变症也。

清·莫枚士,《经方例释》(1884年)：此即黄芩人参汤以生姜易干姜，加泽漆、白前、紫参三味。《本经》泽漆味苦、微寒，主皮肤热，大腹水气，四肢浮肿。是泽漆能泻水，于脉沉义合，故以为君。《别录》白前味甘、微温，主胸胁逆气，咳嗽上气，呼吸欲绝，是白前能降气。紫参《本经》味甘、微寒，主心腹积聚，寒热邪气，通九窍，利小便。是紫参能治心腹积聚，白前、紫参与生姜并用，为能散寒、降气、破积，故以为臣。半夏、人参、甘草，甘辛为佐；桂枝、黄芩，苦辛为使。紫参一作紫菀。《本经》紫菀味苦温，主咳嗽上气，胸中寒热结气，主治较紫参为切。《外台·卷二十》有白前汤，白前、泽漆根、紫菀、半夏四味，治水肿之咳，其方即用此方之半，而亦为紫菀，是《要略》别本作紫菀，由来旧矣。《外台》百部根饮竹叶、饮羊肺汤，深师白前汤，诸方并作紫菀，以《外台》方推之，则此方乃以黄芩人参汤去枣，合白前汤全方也。泽漆即大戟苗。《外台》云：用根则即大戟也。故白前汤，或直作大戟。仲景云：泽漆者，以根全治里，而苗犹及半表，于咳之上出尤宜。

日本·丹波元坚,《金匮玉函要略述义》(1894年)：泽漆，本草称味苦微寒，主大腹水气，四肢面目浮肿。又称利大小肠。盖此方主证，水饮内结，故有须于利水之品也。

清·戈颂平,《金匮指归》(1907年)：蜀漆，气味苦寒，三阳数也。五，土数也。用泽漆三升，以东流水五斗，象阳数得苦寒气味固之，从阴土中东行，煮取一斗五升，象地天生成十数，转运土中不息，合黄芩苦寒气味，固阳于里，生泽中水阴；紫菀苦温，温肺金之阴；半夏辛平，白前辛甘，降半里逆上水气；生姜辛温，化气横行，疏泄表里土气；桂枝辛温，温通表里经道之阴；甘草甘平，人参甘寒，助土之液，和内藏之阳。右九味，㕮咀，内泽漆汤中，煮取五升，象阴阳气液环抱土中，温服五合，至夜尽，象阳气从土中，合阴液开于子也。

泻，输也；泽泻气味甘淡，能输布泽中水气，上济其阳；白术甘温多液，固在上阳气，回还半里以运其阴。右二味，以水二升，煮取一升，分温再服，象阴数偶阳开于子，分温表里也。

近代·黄竹斋,《金匮要略方论集注》(1925年)：此方即小柴胡之变方，治痰饮内盛表证已罢，乃因势利导以逐内饮之方也。论云：脉得诸沉，当责有水，然水所以停留上焦而属饮者，以脾土衰不能节制，肺气逆不能通调也。故用生姜、半夏以安胃降逆。紫菀、白前以开肺散结。黄芩桂枝以和阴阳。人参、甘草以护元真。君以泽漆而先煮者，取其气味浓厚领诸药直达病，所以奏其消痰行水之功也。一日十服，俾药力继续攻邪无余，免其复集也。

近代·曹颖甫,《金匮发微》(1931年)：惟病原异于痰饮，故泽漆汤方治，君行水之泽漆（本草：利大小肠，治大腹水肿），而去水之生半夏利水之紫菀佐之（原作紫参，非）。咳在上则肺热不降，故用黄芩以清之，白前以降之；水在下则脾脏有寒，故用生姜以散之，桂枝以达之；水气在下则胃气不濡，故用人参甘草以益之。此泽漆汤大旨，以去水肃肺和胃为主治者也。

近代·赵桐,《金匮述义》(1940年)：此风寒内饮之辨也。咳而不上气，脉浮者，风寒病表以及肺也。形寒伤肺，麻黄杏仁之辛以散之，苦以泄之。肺伤则咳，朴杏以利之。干姜散肺，五味敛肺，半夏则能收能敛。小麦补心养液者，恐麻发汗之太甚而致心悸。石膏清肺胃，且制辛热之毒也。此方与小青龙加石膏大体相同，该芍草不利胸满，桂枝助阳益热。此盖风寒舍肺，胸满热喘心悸者也。脉沉者，水饮也，泽漆、半夏大豁痰饮，桂、姜、菀、前开散温袪，黄芩、甘草制泽漆之剽悍，人参则有制之师也。予经水饮最忌人参，服必气短。而此用之，传写有诈耶？予每以丹参代之。

近代·彭子益,《圆运动的古中医学·金匮方解篇》(1947年)：治咳而脉沉者。中虚胃逆，热闭于肺，故咳而脉沉。参、草补中，姜、夏降胃，紫参、白前、黄芩舒肺清热，泽泻泄水，桂枝达木气助疏泄以利尿也。此方治水，但凭脉实。沉脉之中，必有热闭在肺之象。

现代·刘渡舟，苏宝刚，庞鹤,《金匮要略诠解》(1984年)：本条继上文而言若咳而脉沉，则里邪居多，为水饮羁縻于肺而不出也。治用泽漆汤逐水通阳，止咳平喘。方中泽漆逐水，消痰之力为猛，桂枝通阳，温化水气，紫菀、白前温肺，止咳平喘；生姜、半夏健胃涤痰，散饮；黄芩清肺，除水饮郁生之热；人参、甘草扶正健脾，运化水湿。本方先煎泽漆，汤成之后入诸药，取其逐饮为先，领诸药而治咳逆之气。

现代·王付,《经方学用解读》(2004年)：肺热饮气伤证的基本病理病证是邪热侵袭于肺，肺气为邪热所伤，肺气逆乱于上。因此，治疗肺热饮气伤证，其用方配伍原则与方法应重视以下几个方面。

针对证机选用清热药：邪热侵袭于肺，肺气逆乱而不得宣发、肃降与通调水道，水不得下行而为饮，饮与热相互阻结于肺，证见咳嗽，哮喘，痰黄等，其治当清肺热。如方中紫参、泽漆、黄芩。

合理配伍宣降肺气药：肺主气，其气既主升又主降，肺气宣发与肃降失常，气机逆乱上下，其治当宣降肺气，以使肺气职司宣发与肃降。如方中半夏、白前、生姜。

妥善配伍益气药：肺主气，邪热在肺，最易伤肺，肺气被邪热所伤而不能职司其能，其治当补益肺气，临证只有有效地补气，才能更好地驱逐肺中饮邪。如方中人参、甘草。

适当配伍通阳化饮药：肺主通调水道，肺气不得通调水道而为饮，寒药虽能清热，但不利于肺气气化水津，故其治当用通阳化饮，只有有效地配伍通阳化饮，才能更好地使阳能气化水津。再则，以法配伍通阳药，则有利于阳药监制寒药清而不凝。如方中桂枝。

随证加减用药：若痰多而色黄者，加胆南星、瓜蒌仁，以清肺化痰；若咳喘甚者，加杏仁、五味子、款冬花以止咳平喘；若咳血重者，加白及、白茅根以止血等。

【方论评议】

综合历代各家对泽漆汤的论述，应从用药要点、方药配伍和用量比例三个方面进行研究，以此更好地研究经方配伍，用于指导临床应用。

诠释用药要点：方中泽漆清泻肺热、荡涤痰饮，黄芩清热降泄，紫参清热解毒，半夏醒脾燥湿化痰，白前宣降肺气，生姜宣肺降逆，桂枝通阳化饮，人参补益肺气，甘草益气和中。

剖析方药配伍：泽漆与紫参、黄芩，属于相须配伍，增强清肺泻热；生姜与半夏，属于相使配伍，宣肺降逆，化痰涤饮；桂枝与生姜，属于相须配伍，增强辛温透散；半夏与白前，属于相须配伍，增强降肺化痰；人参与甘草，属于相须配伍，增强补益中气；泽漆、紫参、黄芩与桂枝、生姜，属于相反配伍，泽漆、紫参、黄芩清泻肺热，桂枝、生姜辛散透达郁热，清热不寒凝，辛温不助热；泽漆、紫参、黄芩与人参、甘草，属于相反相畏配伍，泽漆、紫参、黄芩泻热，人参、甘草益气，并制约寒药伤胃。

权衡用量比例：泽漆与紫参、黄芩用量比例是 50 ∶ 5 ∶ 3，提示泻热利饮与清热燥湿之间的用量调配关系，以治肺热；半夏与生姜用量比例是 4 ∶ 5，提示降逆与宣发之间的用量调配关系，以治咳逆；桂枝与生姜用量比例是 3 ∶ 5，提示温阳与宣散之间的用量调配关系；泽漆、紫参、黄芩与人参、甘草用量比例是 50 ∶ 5 ∶ 3 ∶ 3 ∶ 3，提示清热利饮与益气之间的用量调配关系，以治热伤气。

【药理作用】 本方具有解除支气管平滑肌痉挛、调节支气管腺体分泌、调节呼吸中枢神经、调节水电解质代谢、强心、调节心律、抗缺氧、抗缺血、抗菌、抗炎、抗病毒、抗肿瘤、抗突变、抗过敏、抗氧化、改善微循环等作用。

九画

茵陈五苓散

【导读】 ①学用茵陈五苓散应重视茵陈和白术的用量调配关系、茵陈和桂枝的用量调配关系、茯苓和泽泻的用量调配关系。②茵陈五苓散虽是辨治湿热夹虚黄疸证的重要代表方，但在临床中对湿热蕴结证等也具有良好治疗作用。③学好用活茵陈五苓散的第一步是辨清茵陈五苓散由哪些基础方和药物组成：组成茵陈五苓散有 1 个基础方和 3 组药，基础方是五苓散，3 组药中第 1 组利湿清热药即茵陈、泽泻、猪苓，第 2 组是益气治淡药即白术、茯苓，第 3 组是温阳化气药即桂枝，从 3 组药用量深入学习研究即可用活茵陈五苓散。

【方歌】 黄疸茵陈五苓散，泽泻白桂与二苓，辨治湿热夹气虚，益气清利显神灵。

【功用】 泄湿清热退黄。

【方药】 茵陈蒿末十分（30 g） 五苓散五分（15 g）

【用法】 上二物，和，先食，饮方寸匕，日三服。

【适应证】

1. 中医病证：①湿热夹虚黄疸证。身目便黄，小便短少，无汗，身体四肢困重，恶动，或身面黄肿，胃纳呆滞，泛呕，舌淡红、苔黄而腻厚，脉滑或沉弱。②脏腑湿热夹虚证。

2. 西医疾病：慢性病毒性肝炎、慢性迁延性肝炎、心源性黄疸、胆囊炎、慢性胃炎、病毒性肝炎、高胆红素血症、湿疹、荨麻疹、皮肤疮疡等临床表现符合湿热黄疸证者。

【用药分析】 方中茵陈清利湿热，泽泻利湿清热，猪苓利水渗湿，茯苓健脾渗湿，白术健脾燥湿，桂枝温阳化气。

【用方思路】

1. 茵陈五苓散既是辨治湿热夹虚黄疸证的重要代表方，又是辨治诸多杂病如肝病、脾胃病、肾病、皮肤病等的重要基础方。

2. 方中茵陈、猪苓、泽泻既可利湿，又可清热；白术、茯苓既可益气，又可治湿；桂枝温化阳气。从方中用药用量及调配分析得知，茵陈五苓散的应用并不局限于湿热夹虚黄疸证，还可用于辨治诸多杂病，如消化、泌尿、内分泌及代谢等系统疾病。

3. 运用茵陈五苓散辨治的病证（无论病变部位在肝胆、在脾胃或在肾）以湿热夹虚为主，其治当清热燥湿，温阳益气。

【随证合方】 若夹郁，可与四逆散合方用之；若夹瘀，可与桃核承气汤合方用之；若夹阳虚，可与桂枝人参汤合方用之。

【注意事项】 运用茵陈五苓散既要辨清西医之病，又要辨清西医之病属于中医湿热夹虚证。辨西医之病可进一步了解疾病的发展演变及转变规律，辨中医之证可更好地针对西医之病选用茵陈五苓散。

【应用指征】 黄疸病，茵陈五苓散主之。（第十五　18）

【方论】

元·赵以德,《金匮方论衍义》(1368年): 本草茵陈治热结黄胆，小便不利，故主之也。燥因热胜，栀子柏皮汤；因湿郁，茵陈五苓散。然非徒治湿而已，亦润剂也。桂枝开腠理，致津液通气；白术茯苓生津，皆可润燥也。古人论黄胆，有湿黄、有热黄。湿黄者，色如熏黄；热黄者，色如橘子色。更有阳黄、有阴黄。阳黄者，大黄佐茵陈；阴黄者，附子佐茵陈。此用五苓散佐者，因湿热郁成燥也明矣。

其燥有因湿郁而燥者，有因热胜而燥者。其因湿郁者，则以茵陈五苓散治之；热甚者，则以栀子柏皮汤治之。五苓散非惟利湿而已，亦且润燥也，如桂枝开腠理，致津液，通气；白术、茯苓之生津，皆润燥者也。虽然，古人尝论黄疸有湿黄，有热黄；湿黄者，色如熏黄；热黄者，色如橘色黄。更有阳黄、阴黄。阳黄者，大黄佐茵陈；阴黄，以附子佐茵陈。而此用五苓散佐者，可见其为湿热郁成燥者矣。

清·李彣,《金匮要略广注》(1682年): 五苓散，发汗利小便，表里双解之剂也，加茵陈，苦以泄水，寒以撤热，则去湿热更捷，而共成治疸之功，此亦发汗利小便法也。

清·张志聪,《金匮要略集注》(1683年): 黄疸者，太阴湿土之本病也。太阴主气，故可发汗而利小便。五苓散助脾土而上渗者也，茵陈蒿行湿热而下泄者也。

清·魏荔彤,《金匮要略方论本义》(1720年): 又有茵陈五苓散一方，为黄疸家主治，乃表里兼治，导水清热滋干，于《伤寒论》中言之详矣。导水清热治标也，而滋干之义，亦本治也，如茵陈专利小便，乃洁净府之善方也。

清·徐灵胎,《杂病证治》(1759年): 脾亏寒湿少火不振，不能健运而湿伏不化，故小便不利身体发黄焉。白术健脾土以制湿，肉桂壮少火以通闭，猪苓利三焦之湿，茯苓渗脾肺之湿，泽泻通利膀胱以利水，茵陈清利湿热而退黄也。为散水煎，使少火气充则脾健湿行而小便自利，虚黄无不退矣。此壮火崇土渗湿之剂，为虚黄小便不利之专方。

清·吴坤安,《伤寒指掌》(1796年): 邵仙根评：太阴湿伏，不从小便而下泄，遏于内而蒸热为黄，此太阴湿热症也。用五苓散宣化膀胱之气而利小便，加茵陈以清渗湿热也。盖太阴湿郁蒸热为黄，热而未实，当宣其气化，使邪从小便而解。

清·朱光被,《金匮要略正义》(1803年): 黄疸病，茵陈五苓散主之。

清·陈元犀,《金匮方歌括》(1811年): 按：五苓散功专发汗利水，助脾转输；茵陈蒿功专治湿退黄，合五苓散为解郁利湿之用也。盖黄瘅病由湿热瘀郁，熏蒸成黄，非茵陈蒿推陈致新，不足以除热退黄，非五苓散转输利湿，不足以发汗行水。二者之用，取其表里两解，为治黄之良剂也。

清·陈恭溥,《伤寒论章句》(1851年): 方中茯苓、白术补脾气，猪苓、泽泻利水道，桂枝通经解肌。合以为散，使其水津四布，五经运行，脾机一转，诸证悉平矣。白饮所以助脾气，暖水乃充肤热肉，淡渗皮毛之助也，故曰汗出愈。

清·高学山,《高注金匮要略》(1872年):

诸黄中，又有一种先因热而致水，后又积水，而更化热者。先因热起，故从黄胆之病例而曰黄胆，亦从黄胆之治例而主茵陈。此热黄、水黄相兼之症，故从两治也，茵陈及五苓散义。

清·戈颂平，《金匮指归》（1885年）：水土之阴不能得阳气推陈致新而病黄，主茵陈末十分，重苦寒气味，固阳气行于里；五苓散五分，布水气行于表。右二味，和，先食，饮服方寸匕，日三服，象二阴偶阳环转表里，不失其时，土得水荣，其黄自解。

清·张秉成，《成方便读》（1904年）：茵陈草类，性味苦寒，能内蠲水湿，助苓泽以分消，外达皮肤，协桂枝而解表，故为治黄疸病之方法耳。

近代·曹颖甫，《金匮发微》（1931年）：五苓散可利寻常之湿，不能治湿热交阻之黄疸，倍茵陈，则湿热俱去矣。先食饮服者，恐药力为食饮所阻故也。

近代·赵桐，《金匮述义》（1940年）：此阳虚湿盛偏寒者也。茵陈为黄疸之专药，五苓功能发汗利水，发汗即散表湿，利水即去里湿，方用桂枝温肾行水，合而用之，阴黄自已矣。

现代·刘渡舟，苏宝刚，庞鹤，《金匮要略诠解》（1984年）：本条论述黄疸病湿重于热的证治。由于脾胃湿重热轻，湿郁热阻，上使肺气不得通调，下使膀胱津液不化，故见口渴，小便不利的津液不化之证。治宜茵陈五苓散，行气利湿，清热退黄。方中茵陈清利湿热而退黄；五苓散化气利水，祛除湿邪。湿除热退，气机通畅，则诸证自解。

【方论评议】

综合历代各家对茵陈五苓散的论述，应从用药要点、方药配伍和用量比例三个方面进行研究，以此更好地研究经方配伍，用于指导临床应用。

诠释用药要点：方中茵陈清利湿热，泽泻利湿清热，猪苓利水渗湿，茯苓健脾渗湿；白术健脾燥湿，桂枝温阳化气。

剖析方药配伍：茵陈与茯苓，属于相使配伍，益气利湿；茵陈与泽泻、猪苓，属于相须配伍，增强利湿清热；茵陈与白术，属于相使配伍，利湿健脾；茵陈与桂枝，属于相反相使配伍，相反者，茵陈性寒清热，桂枝性温通阳，相使者，桂枝助茵陈利湿通阳，茵陈助桂枝温通化湿；白术与茯苓，健脾益气，渗利湿浊，杜绝湿生之源。

权衡用量比例：茵陈与五苓散用量比例是2：1，提示利湿清热与健脾温阳利湿清热之间的用量调配关系，以治湿重于热。

【药理作用】 本方具有保肝利胆、降血脂、降血压、降血糖、改善微循环、解除胃肠平滑肌痉挛、增强胃肠蠕动、增强机体免疫功能、调节水液代谢、调节内分泌、抗炎、抗菌、抗真菌、抗病毒、抗肿瘤、抗过敏等作用。

茵陈蒿汤

【导读】 ①学用茵陈蒿汤应重视茵陈和大黄的用量调配关系、茵陈和栀子的用量调配关系、栀子和大黄的用量调配关系。②茵陈蒿汤虽是辨治湿热黄疸证的重要代表方，但在临床中对湿热下注证等也具有良好治疗作用。③学好用活茵陈蒿汤的第一步是辨清茵陈蒿汤由哪些药物组成：组成茵陈蒿汤有3组用药，第1组是利湿清热药即茵陈，第2组是清热燥湿药即栀子，第3组是泻热燥湿药即大黄，从3组用药用量深入学习研究即可用活茵陈蒿汤。

【方歌】 茵陈蒿汤栀大黄，清热利湿退黄方，身黄目黄小便黄，脏腑湿热服之良。

【方药】 茵陈蒿六两（18 g） 栀子擘，十四枚（14 g） 大黄去皮，二两（6 g）

【用法】 上三味，以水一斗二升，先煮茵陈减六升，内二味，煮取三升，去滓。分温三服。小便当利，尿如皂荚汁状，色正赤，一宿腹减，黄从小便去也。

【功用】 清肝利胆，泄湿退黄。

【适应证】

1. 中医病证：①湿热黄疸证。身目发黄，黄色鲜明，发热，无汗或但头汗出，腹微满，或胁胀，恶心呕吐或食则头昏，大便不爽或便秘，小便黄赤，急躁不得卧，口渴欲饮，舌红、苔黄腻，脉滑数。②脏腑湿热蕴结证。

2. 西医疾病：化疗性肝损伤，病毒性肝炎，肝硬化，肝癌，肝炎综合征，酒精性肝损伤，急、慢性胆囊炎，胆道蛔虫病，胆结石，肾炎，肾病综合征等临床表现符合湿热黄疸证者。

【用药分析】 方中茵陈清利湿热、降泄浊逆，栀子清热燥湿除烦，大黄泻热燥湿、推陈致新。

【用方思路】

1. 茵陈蒿汤既是辨治湿热黄疸证的重要代表方，又是辨治诸多杂病如肝病、肾病、皮肤病等的重要基础方。

2. 方中茵陈可清利诸脏腑之湿热；大黄、栀子既可清热，又可燥湿。从方中用药用量及调配分析得知，茵陈蒿汤的应用并不局限于湿热黄疸证，还可用于辨治诸多杂病如消化、泌尿、内分泌及代谢等系统疾病。

3. 运用茵陈蒿汤辨治的病证（无论病变部位在肝胆或在脾胃）以湿热为主，其治当清热泻湿。

【随证合方】 若夹郁，可与四逆散合方用之；若夹瘀，可与桃核承气汤合方用之；若夹阳虚，可与桂枝人参汤合方用之。

【注意事项】 运用茵陈蒿汤既要辨清西医之病，又要辨清西医之病属于中医湿热证。辨西医之病可进一步了解疾病的发展演变及转变规律，辨中医之证可更好地针对西医之病选用茵陈蒿汤。

【应用指征】

（1）阳明病，发热，汗出者，此为热越，不能发黄也；但头汗出，身无汗，剂颈而还，小便不利，渴引水浆者，此为瘀热在里，身必发黄，茵陈蒿汤主之。（236）

（2）伤寒七八日，身黄如橘子色，小便不利，腹微满者，茵陈蒿汤主之。（260）

（3）谷疸之为病，寒热不食，食即头眩，心胸不安，久久发黄为谷疸，茵陈蒿汤主之。（第十五　13）

【方论】

金·成无己，《注解伤寒论》（1144 年）： 但头汗出，身无汗，剂颈而还者，热不得越也；小便不利，渴引水浆者，热甚于胃，津液内竭也；胃为土而色黄，胃为热蒸，则色夺于外，必发黄也。与茵陈汤，逐热退黄。小热之气，凉以和之；大热之气，寒以取之。茵陈、栀子之苦寒，以逐胃燥；宜下必以苦，宜补必以酸。大黄之苦寒，以下瘀热。

金·成无己，《伤寒明理药方论》（1156 年）： 茵陈蒿味苦寒，酸苦涌泻，为阴酸以涌之，苦以泄之，泄热甚者，必以苦为主，故以茵陈蒿为君，心法南方火而主热。栀子味苦寒，苦入心而寒胜热，大热之气必以苦寒之物胜之，故以栀子为臣。大黄味苦寒，宜补，必以酸宜下，必以苦推除邪热，必假将军攻之，故以大黄为使，苦寒相近，虽甚热大毒必祛除，分泄前后复得利而解矣。

元·赵以德，《金匮方论衍义》（1368 年）： 盖茵陈汤治热结发黄，佐栀子去胃热，通小便，更以大黄为使，荡涤之。虽然，治疸不可不分轻重，如栀子柏皮汤，解身热发黄内热之未实者；麻黄连翘赤小豆汤，治表寒湿，内有瘀热而黄者；大黄硝石汤，下内热之实者；栀子大黄汤次之，茵陈蒿汤又次之。又必究其受病之因有同异，既病之人有劳逸，若得之膏粱食肥者，气滞血壅，得之先贵后贱，前富后贫，与脱势惭愧，离愁忧患者，虽皆郁积成热，气血失损，不可与食肥者同治；若始终贫贱，不近水冒雨，即残羹冷汁，久卧湿地，多挟寒湿，致阴雨乖隔而病，又可与上二者同治乎，故攻邪同，而先后调治，亦不可不审也。

盖茵陈蒿治热结发黄，佐之栀子，去胃热，通小便；更以大黄为使荡涤之。虽然，凡治疸之内热，不可不察其轻重，如栀子柏皮汤，解其身黄发热，内热之未实者；麻黄连翘赤小豆汤，治表有寒湿，内有瘀热而黄者；大黄硝石汤，下内热之实者，栀子大黄汤次之，此茵陈蒿汤又其次之者也。

明·许宏，《金镜内台方议》（1422 年）： 故用茵陈为君，能治黄。栀子为臣，栀能治黄，寒以治热也。以大黄为佐使，以下泄瘀热，而除其黄也。

明·吴昆，《医方考》（1584 年）： 伤寒，头汗出，渴饮水浆，小便不利者，身必发黄，此方主之。头汗出者，只是头有汗，跻颈而还皆无汗也。内有实热，故渴饮水浆，升降不交，故小便不利；湿热郁于中而不得越，故必发黄。经曰：大热之气，寒以取之，故用茵陈；苦入心而寒胜热，故用栀子；推除邪热，必假将军，故用大黄。又曰：茵陈、栀子能导湿热由小便而出，故用之。

明·方有执,《伤寒论条辨》(1592年)： 尿如皂角汁状，色正赤。一宿腹减，黄从小便去也。越，散也。头汗，瘀热，发黄，皆见太阳篇。茵陈逐湿郁之黄，栀子除胃家之热，大黄推壅塞之瘀，三物者苦以泄热，热泄则黄散也。

明·吴又可,《瘟疫论》(1642年)： 按：茵陈为治疸退黄之专药，今以病证较之，黄因小便不利，故用山栀除小肠屈曲之火，瘀热既除，小便自利。当以发黄为标，小便不利为本。及论小便不利，病原不在膀胱，乃系胃家移热，又当以小便不利为标，胃实为本。是以大黄为专功，山栀次之，茵陈又其次也。设去大黄而服山栀、茵陈，是忘本治标，鲜有效矣。或用茵陈五苓，不惟不能退黄，小便间亦难利。

明·张卿子,《张卿子伤寒论》(1644年)： 小热之气，凉以和之；大热之气，寒以取之。茵陈、栀子之苦寒，以逐胃燥，宜下必以苦，宜补必以酸，大黄之苦寒，以下瘀热。

清·喻嘉言,《尚论篇》(1648年)： 方中用大黄者，取佐茵陈、栀子，建驱湿除热之功，以利小便，非用下也。

清·李中梓,《伤寒括要》(1649年)： 汗出者，热得以越，但头汗出，而他处无汗，且小便不利，则热不得越，郁而发黄。黄如橘子色者，是热甚于外，津液不行也。非大寒之品，不能彻其郁热。茵陈酸苦，栀子苦寒，二物之性，皆能导丙丁之邪，屈曲下行者也。黄为土之本色，夺土郁而无壅滞者，大黄有专掌焉。夫三物偕行，而水泉涌决，则发黄之症，可使遣已。

清·喻嘉言,《医门法律》(1658年)： 此治谷瘅寒热不能食之方。然此繇脾胃内郁之热，外达肌肤，与外感之寒热少异，热壅于胃，故不能食。方中但治里热，不解表邪，从可识矣。

黄瘅宜下之证颇多，如酒瘅腹满鼻煤，脉沉弦者，宜先下之；如病瘅以火劫其汗，两热合蒸其湿，一身尽发热，面黄肚热，热在里，当下之。前一方大黄硝石汤，治瘅病邪热内结，并膀胱俱结之重剂。中一方治酒热内结，且并肌表俱受热结之下剂。末一方治谷瘅瘀热在里，似表实非表热之下剂。学人比而参之，其用下之权宜，始得了然胸中也。

清·程应旄,《伤寒论后条辨》(1670年)： 两邪交郁，不能宣泄，故龠而发黄。解热除郁，无如茵陈。栀子清上，大黄涤下，通身之热得泄，何黄之不散也。

清·柯琴,《伤寒来苏集》(1674年)： 茵陈禀北方之色，经冬不凋，受霜承雪，故能除热邪留结。栀子以通水源，大黄以调胃实，令一身内外之瘀热悉从小便出，腹满自减而津液无伤。此茵陈汤为阳明利水之妙剂也。

清·汪琥,《伤寒论辨证广注》(1680年)： 茵陈蒿味苦寒，酸苦涌泄为阴，酸以涌之，苦以泄之。泄甚热者，必以苦为主，故以茵陈蒿为君。心法南方火而主热，栀子味苦寒，苦入心而寒胜热。大热之气，必以苦寒之物胜之，故以栀子为臣。大黄味苦寒，宜补必以酸，宜下必以苦，推除邪热，必假将军攻之，故以大黄为使。苦寒相合，虽甚热，大毒必祛除分泄，前后复得利而解矣。

清·汪昂,《医方集解》(1682年)： 茵陈蒿汤治疸黄，阴阳寒热细推详，阳黄大黄栀子入，阴黄附子与干姜。瘀热在里，口渴便闭，身如橘色，脉沉实者为阳黄。茵陈六两，大黄二两，酒浸栀子十四枚。茵陈发汗利水，能泄太阴阳明之湿热，栀子导湿热出小便，大黄导湿热出大便。

此足阳明药也。茵陈、栀子，能导湿热由小便出，大黄能导湿热由大便出。

清·李彣,《金匮要略广注》(1682年)： 茵陈祛湿热，栀子开郁结，大黄苦以泄之，皆分消湿热之剂也。

清·张志聪,《伤寒论宗印》(1683年)：

此表邪内郁，而不得发越者也。夫栀子豉证，其外有热，手足温，不结胸，心中懊侬，乃从外以及胸，此则从胸而及腹，较之栀子豉证，而更深下者也。膈之下，肠胃之郛郭也。阳热之气，郁结于内，而不得越，是以身无汗，而但上蒸于头也。小便不利。气不化也。渴饮水浆，腑气燥也。此为瘀热在里，不得从乎汗出，而阳明之色，必发见于形身矣，茵陈蒿汤主之。茵陈，虽属蒿类，经冬不死，因旧茵而生，故名因陈。性味苦寒，能解结热，取其性之发陈，则陈郁之热，得以发泄矣。配栀子以清上，佐大黄以涤下。（眉批：故仍用栀子。里者，形身之内，肠胃之外也。邪不入腑，故从小便而出。色主天，脉主地，故在气者见于色，在经者见于脉。）夫太阳阳明之气，皆从胸膈而出。太阳之本在下，故止有抵当栀子豉证。阳明之本在腹，故多有茵陈蒿之证也。

清·张志聪，《金匮要略集注》（1683年）：茵陈凌冬不死，因陈本而生，故名茵陈。盖得冬令寒水之奉藏。至春三月而发陈，故能清风热之邪，仍从膀胱水府而出。栀子清上焦之热以解心胸；大黄涤中下之热以利决渎。此病虽发于阳明，而转及于太阴膀胱之气，故用清三焦之药，使邪从水道而出焉。首论谷疸之病因曰：阴被其寒，热流膀胱。盖疸病发阳明，如流于经络，则干于心肾；如上行于脾，下行于膀胱，则在气分而不涉于经也（眉批：阳明脉迟而为谷疸者，虽下之而腹满如故，此谷疸之实证也。得冬令之奉藏，至春始能发陈，春三月乃风木主气。在气分，故宜利水道）。

清·张志聪，《伤寒论集注》（1683年）：此承上文言阳明病气不在太阳之肌表，留于中土而瘀热发黄也。阳明病发热汗出者，此为病在肌表；热气发越于外，不涉中土，故不能发黄。若其汗但上出于头，不周于身，剂颈而还，此热邪内留于中土，土气不能输津于下，是以小便不利；土气不能散津于上，是以渴饮水浆。此阳明合太阳之热留于中土，津液不行则湿热相署，身必发黄，茵陈蒿汤主之。经云：春三月，此为发陈。茵陈感春生发育之气，因旧本而生，盖能启冬令水阴之气以上行，栀子导君火之气以下降，大黄推荡中土之邪热，此太阳内热之邪，当从小便而出，气化水行则中土之湿热除矣。

清·沈明宗，《伤寒六经辨证治法》（1693年）：所以茵陈、栀子，专清表里湿热，但邪偏于里，非疏导则瘀热不得清澈，故用大黄为助，非下法也。

清·郑重光，《伤寒论条辨续注》（1705年）：黄色鲜明如橘子色，阳黄无疑矣。且小便不利，腹微满，湿热本证，又不得指为伤寒里证也。方用大黄佐以茵陈、栀子，驱湿热以利小便，非下法也。

清·钱潢，《伤寒溯源集》（1708年）：茵陈性虽微寒，而能治湿热黄疸，及伤寒滞热，通身发黄，小便不利。栀子苦寒，泻三焦火，除胃热、时疾、黄病，通小便，解消渴、心烦、懊侬，郁热结气，更入血分。大黄苦寒下泄，逐邪热，通肠胃。三者皆能蠲湿热，去郁滞，故为阳明发黄之首剂云。

清·秦之桢，《伤寒大白》（1714年）：发黄口渴，全凭湿热上起见，故去热退渴，推此方为当。

发黄头汗症，皆系湿热，治分发表、清里二条。前方干葛神术汤发表之法，此方清里之法也。

湿热症，宜利小便。仲景妙在大黄与茵陈同用，则大黄不出大便，随茵陈、山栀迳从膀胱而出。故曰当验其黄从小便而出，色如皂荚汁是也。

先小便不利而身黄，利小便则黄退。身黄而小便不利，清湿热，则身黄退，而小便自利。

清·顾松园，《顾松园医镜》（1718年）：茵陈善去湿热，三五钱。黑山栀能降火，从小便中泄去，二钱。大黄为佐，以建驱湿除热之功，以利小便，非下之也，一钱。此湿热发黄通利之剂。若腹满大便实者，加枳、朴，倍大黄用之。

清·魏荔彤，《金匮要略方论本义》（1720年）：仲景于是为谷疸家出治法。谷疸之为病，寒热不食，此寒热由内发外，与表邪无涉也。故食即头眩，心胸不安，知为内伤，非外感也。久久内蕴酿而热与湿相搏，面目身体发黄，又不同于风寒外袭内混、因变热之速，而发黄之捷也。主之以茵陈蒿汤，湿盛则除，热盛则清之也。服后以小便利、尿如皂角汁状，色正赤，腹减黄退为度也。

清·魏荔彤,《伤寒论本义》(1724年)：茵陈、栀子除湿清热利其小便以泄水，加以大黄荡涤其湿瘀热壅之邪，通其大便以消黄。是小便不利，腹满二证，已兼脏腑之里，故又带下药以治其躯壳之里也。

清·姚球,《伤寒经解》(1724年)：湿热郁内，至八九日之久，蒸身为黄，如橘子色之黄赤，湿热壅实甚矣。故气化热伤，而小便不利；胃经瘀塞，而腹微满。若非茵陈、栀子、大黄，上下分消，所谓高者越而下者夺，未易一旦平复也。茵陈以清表，栀子以清内。内外夹清，但色黄赤如橘子，小便不利，而腹微满，大肠已见壅塞，若非大黄下夺，大便行，小便亦利，不能速清也。越人云：阳盛之症，下之则愈。正古法也。

清·王子接,《绛雪园古方选注》(1732年)：茵陈散肌表之湿，得大黄则兼泻中焦之郁热，山栀逐肉理之湿，得大黄则兼泻上焦之郁热。惟其性皆轻浮，故与大黄仅入气分，泄热利小便，建退黄之功，与调胃承气仅泻无形之热同义。无枳实、芒硝，不能疾行大便，故不得妄称为下法。

清·不著撰人,《伤寒方论》(1732年)：发黄则邪遍周身，似乎肤腠为病，但头汗出身无汗齐颈而还，小便不利渴饮水浆则邪实有结意，比谷瘅之头眩，则头汗为热多，且谷瘅饱而微烦不渴，则此之渴饮水浆为热甚，又身无汗小便不利则中之热因湿郁而气不化，更可知，故以茵栀合大黄解散湿热。非下之也，欲其自内而达外也，大黄之性速入血分，不能缓解气郁之热，同栀子茵陈，则能宣湿而化热，伤寒六七日身黄如橘色，亦有此汤，谓茵陈合大黄则郁去而黄退，大黄合栀子则便利而湿行耳，若寇氏之僧伤寒汗不彻，发黄热多，期年多不愈，去大黄加秦艽升麻则以外热多而全责肌表矣，且内无结聚，虽有热非如头汗出齐颈而还渴饮水浆之甚也。

清·黄元御,《伤寒悬解》(1748年)：汗出而湿热发泄，则不发黄。但头汗而身无汗，湿热莫泄，而小便又复不利，故身必发黄。茵陈蒿汤，茵陈利水而泻湿，栀子、大黄，除烦而荡热也。

伤寒七八日，表寒郁其里湿，而生内热，湿热瘀蒸，身上发黄如橘子色，小便不利，腹微满者，以土湿木郁，疏泄不行，则小便不利，木郁克土，脾气胀塞，则腹里微急，脾被肝刑，土色外见，则皮肤熏黄，缘木主五色，入土化黄故也。茵陈蒿汤，茵陈利水而除湿，栀子、大黄，泻热而荡瘀也。

清·黄元御,《长沙药解》(1753年)：治太阴病，身黄腹满，小便不利者。以己土湿陷，木郁热生，湿热传于膀胱，水窍不开，淫溢经络，郁蒸而发黄色者。茵陈利水而除湿，栀子、大黄，泻热而消瘀也。

清·徐灵胎,《杂病证治》(1759年)：大黄荡涤胃热以通大便，栀子通利三焦以通小便，茵陈泻湿化热以除黄疸也。水煎温服，使二便通利则湿热钝化而肠胃肃清，何黄疸之不退哉。此荡涤湿热之剂，为疸病实热之专方。

清·徐灵胎,《伤寒约编》(1759年)：茵陈蒿历遍冬霜之气，能除瘀热留结，佐栀子以通水源而小便利；大黄荡涤胃热，令瘀热从大便泄，则小便亦快，而腹满无不减，发黄无不退矣。此亦引而竭之之法。

清·徐灵胎,《伤寒论类方》(1759年)：先煮茵陈，则大黄从小便出，此秘法也。《本草》：茵陈主热结黄疸。

清·吴仪洛,《成方切用》(1761年)：茵陈发汗利水，以泄太阴阳明之湿热，故为治黄主药。栀子为臣，大黄为佐，分泄前后，则腹得利而解矣。

清·强健,《伤寒直指》(1765年)：小热之气，凉以和之；大热之气，寒以取之。茵陈、栀子之苦寒，以逐胃燥。宜下必以苦，宜补必以酸，大黄之苦寒，以下瘀热。发黄者，热之极也，非大寒之剂，则不溉其热。泄甚热必以苦为主，故以茵陈蒿之苦寒为君；心法南方火而主热，栀子苦寒入心而胜热，故以为臣；下必以苦，推除邪热，必假将军攻之，故以大黄苦寒为使；苦寒相得，虽甚热大毒，分泄祛邪而解矣。

清·杨栗山,《伤寒瘟疫条辨》(1784年): 茵陈蒿退黄之君药，今以病较之，黄因小便不利，故用山栀除小肠屈曲之火，热除便利，当以发黄为标，小便不利为本。及论小便不利，乃系胃家实热，又当以小便不利为标，胃实为本，故宜以大黄为君，栀子次之，茵陈又其次也。设去大黄而用栀子、茵陈，是忘本治标，鲜有效矣。

清·罗国纲,《罗氏会约医镜》(1789年): 胃热移于下焦，故用大黄为君。热无以泄，臣以山栀，利小便而瘀热自除。至于茵陈，为治疸退黄之专药也。若用茵陈兼五苓，不惟不能退黄，小便间亦难利。

清·徐玉台,《医学举要》(1792年): 瘀热在里，非汗吐所宜。身无汗，小便不利，不得用白虎。斑热发黄，内无津液，不得用五苓，故制茵陈蒿汤。茵陈禀北方之色，受霜承雪，经冬不凋，复感春生之气发育，因旧本而复茂，故能启水寒之气上行。栀子则导君火之气以下行，更入血分而通水之源。大黄苦寒下泄，导湿涤热。三物合用，所以佐栀豉承气之不及也。

清·吴坤安,《伤寒指掌》(1796年): 邵仙根评：此条伤寒论原文有腹满一症。因邪不得外泄下通，郁热为黄，邪深入里而腹满，为阳明热实之症，故方中用大黄清湿而下里实也。

清·吴鞠通,《温病条辨》(1798年): 此纯苦急驱之方也。发黄外闭也，腹满内闭也，内外皆闭，其势不可缓，苦性最急，故以纯苦急驱下焦也。黄因热结，泻热者必泻小肠，小肠丙火，非苦不通。胜火者莫如水，茵陈得水之精；开郁莫如发陈，茵陈生发最速，高出众草，主治热结黄疸，故以之为君。栀子通水源而利三焦，大黄除实热而减腹满，故以之为佐也。

清·朱光被,《金匮要略正义》(1803年): 谷疸本属胃病，首章推原，脉紧为伤脾。而食谷即眩，次又推原脉迟为脏寒。饱则发烦头眩，是不食，食即头眩，是谷疸之确候也。阳明病，始先恶寒，后即发热，今寒与热俱，正属肌肉间之郁邪交争之象，非有表邪也。心胸不安，即烦满之互词也。久久发黄，见病由渐而成，非若正黄疸之时日可稽矣。药用茵陈清散湿热为君，栀子解结热，大黄导郁滞，内外清彻，上下分消，为治阳明湿热之主方。

清·陈元犀,《金匮方歌括》(1811年): 按：太阴湿土也，阳明燥土也。《经》云：谷入于胃，游溢精气，其上输下转，藉脾气之能也。谷瘅者，食谷入胃，脾气不输，湿与热并，久则熏蒸成黄。黄成则荣卫流行之机为之阻而不利，故有寒热不食之病。《经》云：食入于阴，长气于阳，食即头眩心胸不安者，谷入于胃挟浊气以上干也。主以茵陈蒿汤者，茵陈禀冬令寒水之气，寒能胜热；佐以栀子味苦泻火，色黄入胃，挟大黄以涤胃肠之郁热，使之屈曲下行，则谷瘅之邪，悉从二便而解矣。

清·邹澍,《本经疏证》(1832年): 第腹满之治在大黄，内热之治在栀子，惟外复有热，但头汗出，小便不利，始为茵陈的治，其所以能治此者，岂不为新叶因陈干而生，清芬可以解郁热，苦寒可以泄停湿耶!

茵陈蒿汤，先煎茵陈，后入大黄、栀子。一以结胸热实，按之石硬，且脉沉紧，从心下至少腹硬满，痛不可近，是上下皆痹，虽用甘遂、芒硝之锐，犹恐其暂通复閟，则反使大黄当善后之任，变峻剂为缓剂；一以湿热不越，瘀热于里，渴饮水浆，小便不利，是内外皆痹，究之一身面目悉黄，势必不能一下皆退，故为内急外缓，则大黄、栀子当前茅，茵陈为后劲。峻者任其峻，缓者益其缓，一物而处以权，则其物应之而适当病情，更可知药之性，固所宜究，用药之巧尤所宜参矣。

清·吕震名,《伤寒寻源》(1850年): 伤寒七八日，身黄如橘子色，小便不利，腹微满者，茵陈蒿汤主之。阳明病发热汗出者，此为热越，不能发黄也。但头汗出身无汗，剂颈而还，小便不利，渴饮水浆者，此为瘀热在里；身必发黄，茵陈蒿汤主之。按发黄证若小便自利而发黄者，属蓄血。小便不利而发黄者，属瘀热。小便不利而至渴欲饮水，湿从火化也，腹微满热瘀不行也。茵陈利湿，山栀降热，大黄行瘀，导在里之湿热，从小便而解，而身黄自除。

清·陈恭溥,《伤寒论章句》(1851年): 夫黄为土色，脾胃之本色也，无病则色不外现，病则其色呈于外，盖脾主湿者也。阳明胃土，阳热之气盛，不能从汗出，又不能从小便出，与湿相窖，则土色外现，而成黄疸之病矣。此方君茵陈之解热退黄，佐栀子导热以下行，大黄肃清内府，大黄少则为茵陈所使，故黄从小便出也。

清·王士雄,《温热经纬》(1852年): 徐洄溪曰：先煮茵陈则大黄从小便出，此秘法也。邹润安曰：新感之邪，为素有之热结成黄疸，此证已所谓因陈矣。故《伤寒》《金匮》二书，几若无疸不因陈者。然栀子柏皮汤证，有外热而无里热。麻黄连翘赤小豆汤证，有里热而无外热。小建中汤证，小便自利。小柴胡汤证，腹痛而呕。小半夏汤证，小便色不变而哕。桂枝加黄芪汤证，脉浮。栀子大黄汤证，心中懊侬。硝石矾石散证，额上黑。日晡发热，则内外有热，但头汗出，齐颈而还，腹满小便不利口渴，为茵陈蒿汤证矣。第腹满之治在大黄，内热之治在栀子。惟外复有热，但头汗出，小便不利，始为茵陈的治。其所以能治此者，以其新叶因陈干而生，清芬可以解郁热，苦寒可以泄停湿也。盖陈干本能降热利水，复加以叶之如丝如缕，挺然于暑湿蒸逼之时，先草木而生，后草木而凋，不必能发散。而清芳扬溢，气畅不敛，则新感者，遂不得不解，自是汗出不止于头矣。故曰发热汗出，此为热越不能发黄也。

清·费伯雄,《医方论》(1865年): 凡发黄症，二便不利者，用大黄；若二便如常，当去大黄用黄连；至寒湿阴黄，则又当于分利中用热药矣。

清·高学山,《高注金匮要略》(1872年): 茵陈味苦性凉，而气最重。味苦，入心胸；性凉，除邪热；气重，则为气分专药；以之主阳部之疸，是欲其走心肺之夹空，而消散其气分之瘀热也。但因热从膻中而上蒸，故配苦寒降润之栀子。又因热从脾胃而中发，故加苦寒攻下之大黄。至栀子、大黄，本为溏泻之品，得茵陈之走气分者，重用而先煮之，则栀、黄俱从茵陈之性，而以清凉之气为化矣。故不利大便，而黄从小便去。三味药中，恍如一天酷热，恰逢秋气半空，金风翼翼，玉露垂垂，而烦襟顿涤之象也。方药云乎哉。

清·高学山,《伤寒尚论辨似》(1872年): 故只消纯用苦寒之品，清热而湿自去矣。茵陈气重于味，阴中之阳，为肺与胸中凉药。栀子味重于气，阴中之阴，为心胞之降药。大黄气味俱重，阴中之至阴，为膀胱之荡药。盖多服而配芒硝，则从大肠直冲而下。少用，则从小肠旁渗，而屡经验过，非臆度之说也。

主本汤者，茵陈气重味苦，气重则散，味苦则降，佐以苦寒之栀子、大黄，利去其正赤之小便，则向之瘀热在里者，今为之热越于下矣。客曰：此方汤后明明曰小便当利，尿如皂角汁，又条中治黄之法，正意只是利小便。夫利小便，有五苓、猪苓二汤，何以不用，而反用此也？又大黄味苦，而性直气寒，为胃与大肠之利药，人尽知之，即栀豉汤后曰旧微溏者，不可与，则栀子亦属利药，甚明。说利小便而用者，系利胃与大肠之品，却又大便偏不泻，而利出正赤之小便，此不解者又一也。敢请，余曰五苓、猪苓之症，水为病而成热，水去则热退，故止治水，不必治热，此症系热为病，为闭蓄其水，且煎炼之，故乘火而水泛土浮，以致发黄。若徒去其水，而热犹在，则可再闭而再炼耶？况并不得去其水乎？故此汤专治热，而兼去其热水也，且阳明一见自汗，便禁五苓。阳明汗多而渴，并禁猪苓，恐渗泄其真液故也。试问此症，而犹可以渗泄其液乎？故不用彼而用此者，有天壤之隔也。至于辨论古方，其法有二，知此二法，以察古方，其意庶可见矣。一则用正法，盖从君药也，用多用重，尊之为君。经曰：主病之谓，其余为臣为佐，少用轻用，则不得不随所向而成君绩，此唐虞盛世，君令臣共，如麻桂等以及此汤，是也。一曰变用法，盖从臣药也，主病之君药，酌量用之，或升或降，用二三臣佐，达其偏执之性，监之而行，及其成功，亦归君主，此伊霍之大臣，裁成辅相，如真武、小青龙等汤，是也。二义见汤下，今就茵陈汤而言其正用可也。茵陈味苦性寒，而气芳香，气分之阴药也，苦寒为降，芳香为散，降而散之，其功在行气，而使之下泄于膀胱小肠之间者，多用而尊之为君，然后以降膻中之热之栀子、凉脾土之热之大黄佐之，则栀、黄之苦寒，俱随君主气化之用，而不敢自任其直走大肠之性矣。故黄从小便出，客为之拍案叫绝。

清·莫枚士，《经方例释》（1884年）：［泉案］此栀子大黄汤去枳、豉，加茵陈蒿，故以名其方，蒿之属甚多，大约不外青、白二种。茵陈蒿乃白蒿之属，《广雅》作因尘马先也。今《本经》茵陈入上品，马先入中品，则非一物。《尔雅》蔚牡蒿注，即蒿之无子者。《陆机诗疏》云：牡蒿也，一名马新蒿。而本草家，皆以马新即马先，是马先乃青蒿之牡者，属青蒿，自与茵陈属白蒿不同，窃疑马先取义于先，与因陈义合，马新取义于新，与因陈义本不合。凡物白黄色入气分，赤色入血分，青色入液分，马新治带下，破淋，自非治黄所需。又茵陈是蒿类，则此方乃栀子汤合大柴胡汤法也。柴胡名芸蒿，与茵陈同类故也。《脉经》录伤寒结胸，有柴胡栀子汤，是栀子汤合小柴胡法也。《千金》《外台》诸治黄方十余种，皆以此方为主。

清·戈颂平，《金匮指归》（1885年）：阳气发扬于外，水停于内，水土之气不能推陈致新，茵陈味苦微寒，禀冬令寒水之精，具阳春生发之气，能推陈致新；合栀子苦寒导阳气右降，阳住于外，阴住于内；土气不疏，以大黄味苦气寒，外坚金水表阴，固阳于里，阳得阴固，土得阳疏，阴阳气液左升右降，土得水荣而黄解。右三味，以水一斗，象十二地支来复之数。先煮茵陈，减六升，象阴数得阳变于六，内二味，象一阳举二阴偶之，煮取三升，去滓，分温三服，象阳数还于右，复于左，小便应半里也，服汤后，半里之阴当利，半表所停之浊水不能外达半表为汗，从尿下出，故如皂角汁状。赤，阳气也，服复也，阳气来复腹里从子左开，其水当从阳气运行表里，水液流通而黄去也。

清·戈颂平，《伤寒指归》（1885年）：经云：春三月，为发陈，阳气发扬半表上，水气停半里下，不能因陈致新，茵陈，味苦微寒，禀冬令寒水之精，具阳春生发之气，能因陈致新。合栀子苦寒，导阳气右降，阳住半表上，阴居半里下。土气不疏，以大黄味苦气寒，外坚表阴，内疏土气，阳得阴固，阴得阳疏，则阴阳气液左行右降。右三味，以水一斗，象十二地支来复之数。先煮茵陈，减六升，象阴数得阳变于六也。内二味，象一阳举，二阴偶之。煮取三升，去滓，分温三服，象三阳阳数还于右，复于左。小，半里也。服汤后，半里之阴，当利半里下，所停之水，不能外利半表为汗，从尿下出，故如皂荚汁状。曰：小便不利，尿如皂角汁状。赤，阳气也。腹，复也。阳气来复腹里，从子左开，其水当从阳气运行半表，水液流通而黄去也。曰：色正赤，一宿腹减，黄从小便去也。

清·唐容川，《伤寒论浅注补正》（1893年）：故用茵陈以利小便，用栀子大黄者，涤胃中之黄液也，胃液被蒸，必汗垢而后发黄，故服之。尿当如皂角汁，色正赤，是胃液变也，知此而发黄之实理乃得。

日本·丹波元坚，《金匮玉函要略述义》（1894年）：茵陈汤，治热结发黄，佐栀子，去胃热，通小便，更以大黄为使，荡涤之，虽然治疸，不可不分轻重，如栀子柏皮汤，解身热发黄，内热之未实者；麻黄连翘赤小豆汤，治表寒湿，内有瘀热而黄者；大黄硝石汤，下内热之实者，栀子大黄汤次之，茵陈汤又次之，按栀子大黄汤治上热，此方治胃热，其病位本不同，且此方，大黄二两，彼则一两，此方其剂大，彼则剂小，可知此方力重于彼，喻氏亦以此为轻，误矣。

清·张秉成，《成方便读》（1904年）：故以栀子泄其前，大黄泄其后。茵陈辛苦微寒，得春初生发之气，能入太阳阳明，发汗利水，为治黄主药。三味合而用之，前证自然奏效耳。若寒湿内郁而为阴黄者，其证则与前纯乎相反。但阴黄之色瘀而晦，阳黄之色明而鲜；阳黄则口渴便闭，阴黄则口不渴二便和，以此为别。姜附大辛大热，使寒湿之邪，从乎阳化，则茵陈又为治寒湿之用耳。足见一物之功，各随佐使而用，不必拘拘乎一物一用也。

近代·张锡纯,《医学衷中参西录》(1918年): 茵陈，性寒味苦，具有生发之气，寒能胜热，苦能胜湿，其生发之气能逐内蕴之湿热外出，故可为湿热身黄之主药。佐以栀子、大黄者，因二药亦皆味苦性寒也，且栀子能屈曲引心火下行以利小便。大黄之色能直透小便（凡服大黄者，其小便即为大黄之色，是大黄能利小便明征），故少用之亦善利小便。至茵陈虽具有生发之性，《名医别录》亦谓其能利小便，三药并用，又能引内蕴之热自小便泻出，是以服之能随手奏效也。

近代·何廉臣,《增订伤寒百证歌注》(1928年): 茵陈禀北方之色，经冬不凋，傲霜凌雪，偏受大寒之气，故能除热邪留结。率栀子以通水源，大黄以调胃实，令一身内外瘀热悉从小便而出，腹满自减，肠胃无伤，乃合引而竭之之法，此阳明利热水之圣剂也。

近代·曹颖甫,《伤寒发微》(1931年): 茵陈蒿汤，茵陈蒿以去湿，生栀子以清热，生大黄以通瘀，而湿热乃从小溲外泄，而诸恙悉除矣。此证与太阳篇阳微结于心下小便不利渴而不呕者略同，故皆有但头汗出之证也。

上于头目，则头目黄，发于皮外，则一身之皮肤黄，于是遂成谷疸。所以用茵陈蒿汤者，用苦平之茵陈以去湿，苦寒清热之栀子以降肺胃之浊，制大黄走前阴，疏谷气之换，俾湿热从小溲下泄，则腹胀平而黄自去矣。

近代·祝味菊,《伤寒方解》(1931年): 本方以茵陈蒿为主药。其适用标准在阳明病发热克饮，汗出齐颈，小便不利，湿热熏蒸而成黄疸者，故用茵陈蒿清利湿热，栀子、大黄开泄郁热，推陈出新，而成阳明腑实之黄疸主剂也。

近代·徐大桂,《伤寒论类要注疏》(1935年): 按：太阴以湿气为本，主敷布气津，通调水道，渗泌脂肪，悦泽肌肤，其油膜管窍之中，多含水湿。阴阳热郁，湿气被蒸，膏油乃为之变色，而胃中及脂膜中水液，蒸渍屯积，外不得为汗，内不得从小便出，遂变为污腐，黄病成疾。方主茵陈蒿苦寒清透（按：茵陈蒿近处多有宿本生茎，叶散碎如万寿菊而稍圆。花黄色带微红，累累如贯珠，整瓣如罂，花、叶俱有黏汁，喜生湿地，近来药肆中所售绵茵陈、西茵陈，皆白蒿、青蒿之类，非真茵陈也），佐以大黄苦寒涤胃，栀子清热利水。方下注曰："小便当利，尿如皂角汁状，色正赤。一宿腹减，黄从小便去"，由此可悟湿热发黄之真理也。

阴阳热郁，湿气被蒸，膏油乃为之变色，而胃中及脂膜中水液，蒸渍屯积，外不得为汗，内不得从小便出，遂变为污腐，黄病成疾。方主茵陈蒿苦寒清透（按：茵陈蒿近处多有宿本生茎，叶散碎如万寿菊而稍圆。花黄色带微红，累累如贯珠，整瓣如罂，花、叶俱有黏汁，喜生湿地，近来药肆中所售绵茵陈、西茵陈，皆白蒿、青蒿之类，非真茵陈也），佐以大黄苦寒涤胃，栀子清热利水。

近代·赵桐,《金匮述义》(1940年): 茵陈，因冬陈苗，发生最早，秉冬令寒水之气，具阳春先发之机，叶起白霜，如金似水，风湿寒热用之而外散，结热黄疸得之而内除。栀子花白芳烈秉金气之坚，六出似雪得水性之寒，皮黄走土，肉赤泻心。大黄直涤肠胃瘀热。尿如皂角汁，一宿腹减，黄从小便去矣。元·赵以德《金匮方论衍义》，先生谓"治黄须分轻重。栀子白皮汤解身热之发黄，内热之未实者。麻轺赤小豆治表寒湿内有瘀热者。大黄芒硝下内热之实者，栀子大黄次之，茵陈汤又次之"。足诵读也。

近代·彭子益,《圆运动的古中医学·伤寒论方解篇》(1947年): 但头汗而身无汗，此热也。小便不利，渴而能饮，此湿也。湿热凝冱，瘀热在里，身必发黄，故宜茵陈蒿汤，以清下瘀热也。阳明阳旺，则病燥而小便多，阳明阳虚，则病湿而小便不利。湿者，太阴之气也。

黄病而至腹满，小便不利，乃湿热结聚之实证。大黄下结聚，栀子、茵陈清湿热也。太阴阴湿，小便不利，不可下之。惟湿热结聚之小便不利，非下去湿热之结聚，小便不能利也。

近代·彭子益,《圆运动的古中医学·金匮方解篇》(1947年): 治谷疸。寒热不食，食则头眩，心胸不安发黄者。湿热瘀于脾胃，故食则头眩，而心胸不安。荣卫根于脾胃，脾胃热瘀，升降不和，则荣卫郁阻而发寒热。食则热增故头眩。茵陈、栀子，除湿清热，大黄下瘀。虽发寒热，不治荣卫也。

近代·冉雪峰,《冉注伤寒论》(1949年): 故本条列阳明篇，渴引水浆热甚矣，黄的条件毕具，安得不必发。茯苓、猪苓虽利小便，而有助热滞邪付作用，故另出手眼，以茵陈济二苓之穷。就病理统观，发汗利小便，均疗黄正轨。观条文汗出热越，不发黄可知。本条疗法，仅取利小便方面，是阳明为阖，归其所宗，当会其通。茵陈利小便，理甚明显，或者释为通大便，天下岂有黄从大便去者。方后明注小便当利，黄从小便去，或注云云，在病理说不去，在疗法说不去，在方剂亦说不去。学者前后一气读下，经旨不难领会，是不可以不辨。

九画

现代·中医研究院,《伤寒论语释》(1956年): 本方是清热利湿治阳黄的方剂。茵陈为治黄疸主药，在本方中为君。茵陈、栀子都能泄热渗湿，使黄自小便排出；大黄清热通降，导湿热从大便排出。

现代·陈亦人,《伤寒论译释》(1958年): 三药性味皆苦寒，苦能胜湿，寒能清热，茵陈蒿的清泄作用尤著，大黄不仅泻下，与茵陈、栀子相伍，而且能加强清利湿热的功效，所以服用本方后，小便当利，黄从小便而去。

三药性味均属苦寒，苦胜湿，寒胜热，且茵陈、栀子都能通利小便，佐以大黄，并非专取泻下，旨在加强茵陈、栀子清利湿热的作用，所以服后小便当利，尿如皂荚汁状，色正赤，一宿腹减，黄从小便排出。王、吕、钱三氏均着眼于清利湿热，是符合病机的，成氏单纯解为寒胜热，则不够全面。

现代·安徽中医学院,《伤寒论通俗讲义》(1959年): 本方治疗阳明湿热瘀郁的里实发黄证。主要是渗湿泻热除满退黄。陆九芝先生说:“无论阳黄阴黄，皆不离乎茵陈，而阳黄宜大黄栀子；阴黄宜附子、干姜，正不可误。”今因本证是属阳黄，故方用茵陈渗湿以利水，佐以栀子、大黄以清湿热而除满，使瘀郁之黄尽解。

现代·李翰卿,《中国百年百名中医临床家》(1960年): 此清热利湿，去积，治阳性黄疸之方。主治黄疸小便不利。必须兼有腹部拒按或大便不利之里证现象，和喜冷或口渴之热证现象。茵陈清热利湿，为治黄疸的主药；栀子清热；大黄荡涤肠中积滞。

现代·孙纯一,《伤寒论注释要编》(1960年): 本方治湿热抑郁里实发黄之症。茵陈主湿热、黄疸、小便不利；栀子去三焦火、除烦热；大黄下泻逐邪热，通肠胃而除满，故可为阳明发黄之首方。陆九芝云:“不论阴黄阳黄皆不离乎茵陈，而阳黄宜配大黄栀子，阴黄宜配附子干姜”，正不可误。

现代·王渭川,《金匮心释》(1982年): 本节指出谷疸湿热证的证治。仲景处方茵陈蒿汤，以茵陈降热利尿，解郁热利湿，栀子苦寒除湿舒胸，大黄清除胃热而解腹满。这是对证治疗的有效方剂。

现代·刘渡舟，聂惠民，傅世垣,《伤寒挈要》(1983年): 茵陈性寒，擅治湿热黄疸；大黄泻热导滞利湿，栀子清湿热利三焦。此方大能清利湿热，治黄疸极效。服药后尿如皂荚汁状，乃是湿热排出体外的象征。

现代·刘渡舟,《伤寒论诠解》(1983年): 茵陈蒿汤由茵陈、栀子、大黄三药组成。茵陈清热利胆除黄，为治诸黄专药，无论阳黄、阴黄均可使用。对于阳黄，亦可单用一味水煎频饮，其日用量可达30g以上，大黄的特点善于破结行瘀，推陈致新，泻热导滞，故仲景对凝结的病证，如燥结、水结、血结等，每每用之，其破结之力自非一般药物所能及。本证湿热发黄，为湿热腔结并涉及血分，故谓“瘀热在里”，用大黄不仅能荡涤肠胃以泻热实，而且能行血导滞，以破湿热之蕴结。栀子苦寒而质轻，善清三焦，利小便，驱湿热下行，以导邪从小便而出。三药合用，主要使瘀热、湿浊从小便排出，故方后注云:“分温三服，小便当利，尿如皂角汁状，色正赤，一宿，腹减，黄从小便去也。”这不仅说明本方的主要作用是导湿热而利小便，也补充说明本方湿热发黄应有腹满一证。

**现代·刘渡舟，苏宝刚，庞鹤,《金匮要

略诠解》(1984年)：治宜茵陈蒿汤，清利湿热。方中茵陈、栀子清利湿热，导邪下出，从小便而去；大黄泄热破结，使阳明瘀滞之热，从小便排出体外。三药相配，使二便通利，湿热下行，气机复常，诸证可愈。故方后注云："尿如皂角汁状，黄从小便去。"

现代·姜春华,《伤寒论识义》(1985年)： 茵陈蒿微寒，解热利水，能治湿热黄疸，大黄苦寒，下泄，逐邪热。栀子泻三焦火，入血分。

现代·王付,《经方学用解读》(2004年)： 湿热疸证的基本病理病证是湿热肆虐阳明(即肝胆)；湿不得行、热不得散，浊气攻斥。所以，治疗湿热黄疸证，其用方配伍原则与方法必须重视以下几个方面。

针对证机选用利湿清热药：湿热侵袭，肆虐中气，气不化湿，湿与热相互阻结而壅滞，湿热不仅侵袭于内，而且也充斥于外，证见身目发黄，黄色鲜明，腹微满或痛胀。又因热易清，湿难去，因此，治疗湿热之邪，必须首先选用利湿清热药，以使湿去热清。如方中茵陈。

合理配伍泻热祛湿药：湿热浸淫，其治当利湿清热，可在选用利湿清热时，必须合理配伍泻热药，只有合理配伍泻热药，才能使湿热之邪得以消除。在配伍泻热药时，尽可能选用使湿热之邪既能从大便而解，又能从小便而去，更能在泻热之中具有燥湿作用，以此而治则可治疗湿热之邪。如方中大黄、栀子。

随证加减用药：若胁痛者，加柴胡、川楝子，以行气止痛；若口苦者，加黄芩、龙胆草，以清热燥湿；若小便少者，加滑石、茯苓，以清利小便；若食少者，加山楂、生麦芽，以消食和胃等。

【方论评议】

综合历代各家对茵陈蒿汤的论述，应从用药要点、方药配伍和用量比例三个方面进行研究，以此更好地研究经方配伍，用于指导临床应用。

诠释用药要点：方中茵陈清利湿热、降泄浊逆，栀子清热燥湿除烦，大黄泻热燥湿、推陈致新。

剖析方药配伍：茵陈与栀子，属于相使配伍，茵陈助栀子清热，栀子助茵陈利湿；茵陈与大黄，属于相使配伍，茵陈助大黄泻热，大黄助茵陈泻湿；大黄与栀子，属于相使配伍，增强泻热燥湿。

权衡用量比例：茵陈与栀子用量比例是9∶7，提示利湿与清热燥湿之间的用量调配关系，以治湿热；茵陈与大黄用量比例是3∶2，提示利湿与泻热燥湿之间的用量调配关系，以治湿热蕴结；大黄与栀子用量比例是2∶5，提示清热与泻热之间的用量调配关系，以治郁热。

【药理作用】 本方具有保肝利胆、降血脂、降血压、解除胃肠道平滑肌痉挛、增强胃肠蠕动、增强机体免疫功能、调节内分泌、抗炎、抗菌、抗真菌、抗病毒、抗突变、抗肿瘤、抗过敏等作用。

茯苓甘草汤

【导读】 ①学用茯苓甘草汤应重视茯苓和桂枝的用量调配关系、茯苓和生姜的用量调配关系。②茯苓甘草汤虽是辨治脾胃阳郁水气证的重要代表方，但在临床中对心肺阳郁水气证等也具有良好治疗作用。③学好用活茯苓甘草汤的第一步是辨清茯苓甘草汤由哪些变化方和药物组成：组成茯苓甘草汤有1个变化方和3组药，变化方是苓桂术甘汤，3组药中第1组是益气利湿药即茯苓，第2组是辛温行散药即桂枝、生姜，第3组是益气生津药即甘草，从1个变化方和3组药用量深入学习研究即可用活茯苓甘草汤。

【方歌】 茯苓甘草姜桂枝，辨治厥而心下悸，治病求本勿治标，温胃通阳治水气。

【方药】 茯苓二两(6g) 桂枝去皮，二两(6g) 甘草炙，一两(3g) 生姜切，三两(9g)

【用法】 上四味，以水四升，煮取二升，去滓。分温三服。

【功用】 温胃通阳，化气利水。

【适应证】

1. 中医病证：脾胃阳郁水气证。胃脘悸

动不安，或脘腹有水声，或呕吐清稀涎水，畏寒，手足厥逆，汗出，舌淡、苔薄白，脉弦或沉。

2. 西医疾病：急、慢性肠胃炎，肝硬化腹水，肝炎，水疱性结膜炎，慢性肾盂肾炎，慢性肾小球肾炎，肾病综合征，经前期紧张综合征，泌尿系结石、心动过速，心律不齐等临床表现符合脾胃阳郁水气证者。

【用药分析】 方中茯苓健脾渗湿，桂枝通阳化气，生姜温中化水，甘草补益中气。

【用方思路】

1. 茯苓甘草汤既是辨治脾胃阳郁水气证的重要代表方，又是辨治诸多杂病如脾胃病、心病、肾病、皮肤病等的重要基础方。

2. 方中茯苓既可健脾，又可利湿；桂枝、生姜既可温散，又可气化；甘草补益脏腑之气。从方中用药用量及调配分析得知，茯苓甘草汤的应用并不局限于脾胃阳郁水气证，还可用于辨治诸多杂病，如消化、循环、泌尿、内分泌等系统疾病。

3. 运用茯苓甘草汤辨治的病证（无论病变部位在脾胃、在肾或在心）以脾胃阳郁水气为主，其治当通阳益气化水。

【随证合方】 若夹湿热，可与牡蛎泽泻散合方用之；若夹气郁，可与橘枳姜汤合方用之；若夹阳虚，可与真武汤合方用之。

【注意事项】 运用茯苓甘草汤既要辨清西医之病，又要辨清西医之病属于中医阳郁水气证。辨西医之病可进一步了解疾病的发展演变及转变规律，辨中医之证可更好地针对西医之病选用茯苓甘草汤。

【应用指征】

（1）伤寒，汗出而渴者，五苓散主之；不渴者，茯苓甘草汤主之。（73）

（2）伤寒，厥而心下悸，宜先治水，当服茯苓甘草汤；却治其厥，不尔，水渍于胃，必作利也。（356）

【方论】

金·成无己,《注解伤寒论》(1144年)： 伤寒汗出而渴者，亡津液胃燥，邪气渐传里也，五苓散以和表里。若汗出不渴者，邪气不传里，但在表而表虚也，与茯苓甘草汤和表合卫。茯苓、甘草之甘，益津液而和卫；桂枝、生姜之辛，助阳气而解表。

明·许宏,《金镜内台方议》(1422年)： 今此汗出而渴者，为邪不传里，但在表而表虚也。故与茯苓为君，而益津和中。甘草为臣辅之，以桂枝为佐，生姜为使，二者之辛而固卫气者也。

明·汪石山,《医学原理》(1525年)： 治伤寒邪气在表，汗出不渴。经云：辛甘发散为阳。故用生姜、甘草合辛甘发散在表之邪，桂枝和荣卫通血脉，助茯苓以益气。

明·吴昆,《医方考》(1584年)： 伤寒水气乘心，心动悸者，此方主之。水气乘心而悸者，以水者心火之所畏也，故乘之则为动悸，此饮水过多之所致也。淡可以渗水，故用茯苓；辛可以散饮，故用姜、桂；益土可以制水，故用甘草。又曰：饮之为悸，甚于他邪，虽有余邪，必先治悸。盖以水停心下，不早治之，浸于肺则为喘为咳，传于胃则为哕为噎，溢于皮肤则为肿，渍于肠间则为利下故也。经曰：厥而心下悸，宜先治水，后治其厥。厥为邪之深者，犹先治水，则夫病浅于厥者可知矣。

明·方有执,《伤寒论条辨》(1592年)： 伤寒不汗出。汗出者，以发之而出者言也。然则此条二节，上节乃承上条而以其不烦者再言，下节乃承上节而以其更不渴者又出也。不烦，则热较轻可知，故治亦不殊。不渴，则内燥更减可识，故但用四苓之一以润之。然里证既轻，则表为犹多可必，故须桂枝之三以解之。然则此汤之四物，其桂枝五苓二方之变制与。

明·张卿子,《张卿子伤寒论》(1644年)： 茯苓、甘草之甘，益津液而和卫；桂枝、生姜之辛，助阳气而解表。

清·程应旄,《伤寒论后条辨》(1670年)： [底本眉批：观厥阴条厥而心下悸，用茯苓甘草汤治水，则知此条之渴与不渴，有阳水阴水之别。有水而渴汗，属阳气升腾，有水不渴而汗，属阴液失统。茯苓甘草汤用桂、姜者，行阳以统阴也，阴即水也。]……故用茯苓、甘草之甘，以益津液而补心；以桂枝、生姜之辛，助阳气而行卫。虽水气则同，而邪渐向阴，则热从寒化，前法俱在范围之外矣。二证俱有小便不利证，而热蓄膀胱与寒蓄膀胱，虚实不同，则又从渴与不渴处辨之。盖法中旁及其法也。

清·柯琴,《伤寒来苏集》(1674年)：此方从桂枝加减。水停而悸，故去大枣；不烦而厥，故去芍药；水宜渗泄，故加茯苓；既云治水，仍任姜、桂以发汗。不用猪、泽以利小便者，防水渍入胃故耳。与五苓治烦渴者不同法。

清·陈尧道,《伤寒辨证》(1678年)：与此汤，以茯苓、甘草之甘，益津液而和卫，桂枝、生姜之辛，助阳气而解表。

清·汪琥,《伤寒论辨证广注》(1680年)：琥按：成注云，茯苓甘草之甘，益津液而和卫；桂枝生姜之辛，助阳气而解表。彼以姜桂味辛走表，能助阳气，注甚明切。若茯苓味甘而淡，乃泄水之物，何以能益津液。盖膀胱之邪水利，则气化得以流通，津液即由此而回复。所以五苓散，散邪消水，为最燥之药。

清·汪昂,《医方集解》(1682年)：此足太阳药也。淡能渗水，甘能宁心助阳，故用茯苓；辛能散饮，温能发汗解肌，故用姜、桂；益土可以制水，甘平能补气和中，故用甘草。

清·张志聪,《伤寒印宗》(1683年)：此复申明表汗之生于血液也。伤寒汗出而渴者，非水津输布之汗也。五苓散主之。不渴者，心液过扬，亦能滋其经气而不渴，然心血虚亡，则有心悸奔豚之患，故又宜茯苓甘草汤主之。茯苓乃松灵潜伏于根，能保心灵归伏，而不致洋溢于外，配甘草补血以和中，桂枝舒经而保心气，故此方与治奔豚方相似。奔豚方因水邪上奔，故用大枣补土以制胜，此因心液过亡。故用生姜以补母。(眉批："五脏补泻"曰：心苦缓，急食酸以收之。虚则补母，生姜)。

清·张志聪,《伤寒论集注》(1683年)：夫汗出而渴者，乃津液之不能上输，用五苓散主之以助脾。不渴者，津液犹能上达，但调和中胃可也，茯苓甘草汤主之。方中四味主调和中胃而通利三焦。

上文言寒邪结于上，此言水气动于中。伤寒厥而心下悸者，寒伤厥阴则厥，水气上承则心下悸，夫伤寒而厥，水动而悸，证虽并呈，宜先治水，当服茯苓甘草汤。茯苓、桂枝归伏心气以下交，甘草、生姜调和中土以治水，水气行而心悸平，却治其厥不尔者，言不以茯苓甘草汤治水，则火土真气内虚，不能行泄其水气，水渍入胃，阴气内盛，必作利也。

清·沈明宗,《伤寒六经辨证治法》(1693年)：故用一桂之表，一苓之里，生姜、甘草，和其营卫足矣。

清·魏荔彤,《伤寒论本义》(1724年)：此言伤寒之犯本亦然。热胜者，即前条之脉浮数而烦渴之证，于上节再申明其渴，故用五苓以清热。湿胜者，即此条之不渴，下节更郑重其辞，故不用泽泻、猪苓，而惟以茯苓甘草姜桂之属以燥湿。治法井井不容紊也。或曰湿胜之证，反去泽泻猪苓导水之药，何也？答曰，此又与伤寒中导湿之法，有应辨者。伤风之犯本，阳邪也。伤寒之犯本，阴邪也。阳邪导引之而湿去，阴邪则温燥之而水行，且伤风之水逆，水势上溢挟阴邪也，故用导水。伤寒之水不甚逆，亦无上溢之势，但为不渴而已，挟阴邪也，焉用泽泻猪苓带阴性之药，增其膀胱内阴寒之固闭乎？惟使膀胱之阳气充畅，则化元已凋，不必导而水自顺其性而润下矣。此理何人能识，仲师千古之上，应为予首肯也。

清·王子接,《绛雪园古方选注》(1732年)：茯苓甘草汤，治汗出不渴，其义行阳以统阴，而有调和营卫之妙。甘草佐茯苓，渗里缓中并用，是留津液以安营。生姜佐桂枝，散外固表并施，是行阳气而实卫，自无汗出亡阳之虞。

清·不著撰人,《伤寒方论》(1732年)：伤寒原无汗，忽自汗，必是传阳明，然无阳明证，是不传阳明而传太阳之腑也，有渴有不渴甚不甚之别也。然曰：伤寒汗出，不曰表解，是腑邪十之三而表邪仍十之七也，故于桂枝去枣芍以直解其邪，加一味茯苓利膀胱之气，亦内外两解，但重在表也。若伤寒厥而心下悸者，厥则为寒邪内中，假使无水气虽甚阴寒不至凌心，何为悸也？既以水气而悸，是全里而无表，亦以此汤解之者，盖水气之壅，有或为之主也，若非太阳之邪不能上逆心间，故以生姜为君，茯苓为臣，下其水，桂甘为佐，解其初入太阳之寒邪，稍久则阴胜而阳负，入胃为利，即此饮矣。故须先治，殆后治厥，不过易以温经之剂耳，倘先施之于治水，则太阳之治非其宜矣，彼少阳亦有悸，小柴胡正兼饮为治，亦先治之意也，按此与茯苓桂枝甘草大枣汤。茯苓桂枝甘草白术汤，不过大枣、白术、生姜三味相为出入，而主治各异，盖发汗后脐悸下虽有以臣伐君之势，地远而毕此门庭外之寇，故以大枣扶土，固其城守，而渐至荡平，心下逆满，气上冲胸如据防要君，至误汗而振摇倾覆之恐，举国共之，此城社之祸，故以白术固本，使剪伐有权而徐图恢复。若此之厥而心下悸，则是削弱之国贼居肘腋，寝殿为振动，非有勤王急师，则苗刘之祸，顷刻剥床，故以生姜之辛，开痰逐逆，一切城守固本之策，皆属迂润，非救时急务耳。因生姜亦能发散，合桂甘势极锋利，故得茯苓而兼效两解之绩，此如围郑之师，而并剿外来之窦建德，其将将者不同也。

清·吴谦，《医宗金鉴·订正仲景全书》（1742年）：是方乃仿桂枝、五苓二方之义，小制其法也。有脉浮数汗出之表，故主以桂枝。去大枣芍药者，因有小便不利之里，恐滞敛而有碍于癃闭也。五苓去术、泽、猪苓者，因不渴不烦，里饮无多，惟小便一利可愈，恐过于燥渗伤阴也。

清·徐灵胎，《伤寒论类方》（1759年）：《本草》：茯苓治心下结痛，恐、悸。却治其厥，不尔，水渍入胃，必作利也。

清·徐灵胎，《徐灵胎医书全集》（1759年）：心阳素虚，水积不散，故发热而咳，心下悸，或厥，宜此发散水邪之剂。茯苓渗水，甘草和中，桂枝入心以发汗，生姜温胃以散水气也。

清·徐灵胎，《伤寒论类方》（1759年）：此方之义，从未有能诠释者，盖汗出之后，而渴不止，与五苓，人所易知也。乃汗出之后，并无渴症，又未指明别有何症，忽无端而与茯苓甘草汤，此意何居？要知此处“汗出”二字，乃发汗后，汗出不止也。汗出不止，则亡阳在即，当与以真武汤；其稍轻者，当与以茯苓桂枝白术甘草汤，更轻者，则与以此汤。何以知之？以三方同用茯苓知之，盖汗大泄，必引肾水上泛，非茯苓不能钲之，故真武则佐以附子回阳，此二方，则以桂枝甘草敛汗，而茯苓则皆以为主药。此方之义，不了然乎？观下条心悸，治法益明。《本草》：茯苓治心下结痛，恐、悸。

清·吴仪洛，《成方切用》（1761年）：治伤寒水气乘心，厥而心下悸者，先治其水，隙治其厥，不尔，水渍入必作利也。淡能渗水，甘能宁心助阳，故用茯苓。辛能散饮，温能发汗解肌，故用姜、桂；益土可以制水，甘平能补气和中，故用甘草。去生姜，加白术，名茯苓桂枝白术甘草汤。治伤寒吐下后，心下逆满，气上冲胸，起则头眩，脉沉紧，发汗则动经，身为振振者。

清·强健，《伤寒直指》（1765年）：茯苓、甘草之甘，益津液而和卫；桂枝、生姜之辛，助阳气而解表。

清·陈修园，《伤寒论浅注》（1803年）：方中茯苓、桂枝以保心气，甘草、生姜调和经脉。

清·清·陈元犀，《金匮方歌括》（1811年）：按：此承上，服五苓散，多饮暖水以出汗。人知五苓之用在汗，而不知五苓之证在渴也。五苓之证在渴也。五苓证之渴，为脾不转输，非关胃燥。推而言之，不输于上为渴，不输于中为水逆，不输于下为小便不利。虽有烦热之病，责在水津不能四布，故白术、桂枝之辛温不避也。《论》曰：汗出而渴，可知中焦水谷之津发泄而伤脾，脾伤则不能输津而作渴，故取五苓散布散其水津。若不渴者，中焦之液未伤，只用茯苓甘草汤，取茯苓之利水，俾肾水不沸腾而为汗。

清·吕震名，《伤寒寻源》（1850年）：此即桂枝汤去芍药、大枣而加茯苓，防水渍入胃而预杜其变也。水停心下因致悸，故主茯苓为治水之主药；甘草载桂枝入心以固阳；生姜佐茯苓温中心散寒。俾水之停于心下者，得桂姜之辛温而解，而茯苓乃得建利水之功。五苓散用白术，理脾气以输精，故渴者宜之。此方用桂姜，散水寒而逐饮，故不渴者宜之。此方及五苓散，并茯苓桂枝甘草大枣汤，茯苓桂枝白术甘草汤，俱相类。五苓散，散太阳之水停；苓桂术甘汤，泄太阴之水蓄；茯苓桂枝甘草大枣汤，防少阴之水逆；此方堵阳明之水渍。数方增减，不过一二味，而主治各别。能解此，自不敢孟浪处方矣。

清·陈恭溥,《伤寒论章句》(1851年)：茯苓甘草汤，保心导水，通利三焦之方也，凡小便不利，水停心下者用之。本论曰：伤寒汗出而渴者，五苓散主之；不渴者，此方主之。夫不渴则不藉脾气输精于上矣，而小便不利，为三焦之气化有愆也，故重生姜桂枝而浅煎，使三焦易于通利之意者欤。又《厥阴篇》曰：伤寒厥而心下悸者，宜先治水，当服此方。夫厥与悸，亦三焦之不能通利也。桂枝合甘草则保心气，桂枝合生姜则通利三焦，桂枝合茯苓则导水邪，又为利小便之一法。

清·姚球,《伤寒经解》(1859年)：汗乃心液，得膀胱气化而出者也。风湿在表，则腠理不密。渴者，因汗而伤津液也。五苓散，散风逐湿，白术则可生津而止渴矣。不渴者，津液未伤，用茯苓甘草汤，逐湿散风。桂枝、生姜以散风，茯苓以逐湿，甘草以和中，同桂枝，又敛心液也。

清·费伯雄,《医方论》(1865年)：茯苓宜于独重，以其能渗湿安神也。姜桂性温，开解腠理，能逐水气从毛窍而出，用甘草以补土和中，方法特妙。

清·高学山,《伤寒尚论辨似》(1872年)：伤寒百十三方，除桂枝、麻黄、小柴胡、承气等大方外，其余零星小方，人多不解，至五苓散及茯苓甘草汤二方，古今并无识者，惟喻氏以两解表里，妄注五苓，终是大误，不知二方俱为汗之余气而设者。盖人身之汗，聚阴津为材料，聚阳气为运用，然后送邪出表。桂麻二汤，号召阳气阴津之符檄也。今风寒之邪已出，而欲汗不汗之余梢尚在，阳气余于胸而作渴，阴气余于胸而不渴，故立二方以分布阴阳之行气者也。阳有余而作渴，用五苓抽底平面之义已见。其阴有余而不渴者，不得不用淡渗之茯苓，平配疏泄之桂枝，而以辛温开畅之生姜为督率，则愈后岂有胃寒胃湿之虑乎？大概失用五苓，则善饮食而消瘦日甚，遂成竹叶石膏汤症。失用茯苓甘草，则不能饮食而痞满，遂成理中汤症。然烦汗解者，多五苓症。战汗解者，多茯苓甘草汤症，又不可不知也。

清·莫枚士,《经方例释》(1884年)：此桂枝甘草汤减原分之半，加苓、姜各三两也，为治心下悸之主方，此与苓桂甘枣汤同，为桂枝甘草汤加苓，又同治悸，而心下、脐下，位之高下不同，心下高于脐下，则疑于表，故复加生姜以散之，而与苓同分。脐下下于心下，则疑于里，故专重苓，而不加生姜。此法以膈为主，膈上为阳，膈下为阴也。《千金》治冷痰，胸膈痰满，有茯苓汤，即此方去甘草，加半夏，为小半夏加苓桂方。悸、呕并作者宜之。详其加味之意，盖湿在气分之治法也。故亦治伤寒汗出不渴。

清·戈颂平,《伤寒指归》(1885年)：茯，伏也。苓，灵也。阳内伏，则阴土气灵，主茯苓淡甘，通阴土之阴。阳不内藏，土气浮上，不足于下，以甘草极甘培之。桂枝辛温，温通表里经脉之阴。生姜辛温，用三两之多，化气横行，疏泄肌腠左右之水，腠理水行，阳气内伏，脾土水治。仲圣治病，全以阴阳气液，和于中土表里为主。汗，本阴土之液，非谓水精之汗，主五苓散，血液之汗，主茯苓甘草汤。右四味，以水四升，象阴阳气液，转运八方。煮取二升，去滓，分温三服，象阳举得阴偶之，开于子也。

厥，短也。心下，脾土也。阳不藏卯，短半里下，脾土阳虚而悸。曰：伤寒，厥而心下悸者，当，主也。服，行也。阳短半里下，则脾土之水不治，主茯苓甘草汤，行脾土水气，以茯苓淡甘，通阴土之阴，阴土气灵，阳内伏，水气行。阳不藏卯，土气浮上，不足于下，以甘草极甘培之。桂枝辛温，温通表里经脉之阴。生姜辛温，用三两之多，化气横行，疏泄肌腠左右之水气，阳气藏卯，不短半里下脾土得阳而水治。

清·唐容川，《伤寒论浅注补正》(1893年)：故用茯苓以渗为敛，使不外泄。用桂、姜专散其寒，寒去汗止，与桂枝证之自汗出相似。但桂枝证之自汗啬啬恶风，汗虽出，不透快也，故仍发之使出，用白芍以行营血之滞，使汗得透快而出无滞留也；此证之汗自出，是太透快，恐其遂漏不止，故不用自芍之行血，而用茯苓之利水，使水气内返则不外泄矣。

清·王旭高，《退思集类方歌注》(1897年)：故用茯苓、生姜散水气，桂枝、甘草以扶阳；若稍重者，当与苓桂术甘汤；尤重者，当与真武汤。何以知之？以三方同用茯苓知之。盖汗大泄，必引肾水上泛，非茯苓不能制之，故亡阳之证必多汗；若阳未全亡，则用桂枝、甘草以敛汗；若阳已外亡，必用附子以回阳，而茯苓则为主药。此方与苓桂术甘及真武汤，皆治水气亡阳之证，而分浅深次第以为治。嗟乎！使非统会全经，安能窥仲景之堂奥哉！

近代·何廉臣，《增订伤寒百证歌注》(1928年)：清·徐灵胎，《伤寒论类方》云：此方治发汗后，汗出不止，则亡阳在即，当与真武汤，其稍轻者，当与茯苓桂枝白术甘草汤，更轻者则与此汤，何以知之。以三方同用茯苓知之，盖汗大泄必引肾水上泛，非茯苓不能镇之，故真武则佐以附子回阳，此方则佐以桂枝、甘草敛汗，而茯苓皆以为主药，此方之义不了然乎。

近代·陆渊雷，《伤寒论今释》(1930年)：茯苓甘草证，则必有阙文闭矣。《厥阴篇》云：伤寒厥而心下悸，宜先治水，当茯苓甘草汤，却治其厥；不尔，水渍入胃，必作利也（三百五十九条）。据此，知茯苓甘草汤，本是治水饮之方，其证有心下悸，而与苓桂术甘汤、苓桂甘枣汤，皆以一味出入，其用法可推而知焉。邨井杶云：茯苓甘草汤证不具，杶按此方之证，以有茯苓生姜各三两观之，则有悸无呕者，盖属脱误也。故东洞翁曰：当有冲逆而呕证（案见《类聚方》）。余曰：心下悸，上冲而呕者，此方主之，屡试屡验（《继药征》生姜条）。

近代·祝味菊，《伤寒方解》(1931年)：本方以茯苓、甘草为主药。其适用标准在伤寒发汗后，汗出，小便不利，微热不渴，中焦分泌失调者，故用茯苓、甘草之输津益气，桂枝调血行，生姜暖胃气也。太阳病中七十三条，为茯苓甘草汤所主之证。厥阴病三百六十八条，为当服茯苓甘草之证。

近代·曹颖甫，《伤寒发微》(1931年)：发汗汗出，淋巴管中水液随阳气尽发于外，故有脉浮数而烦渴者；亦有不待发汗汗出而渴者，自非引水下行，则在表之水液必不能还入胃中，故皆宜五苓散。若汗出而不渴，则胸中阳气尚不为水邪所遏，而津液犹能还入胃中，故但用茯苓甘草汤，使肌理中营气，与皮毛之卫气相接，而其汗自止。盖此证汗出，亦由营弱卫强，与病常自汗出用桂枝汤略同，故处方亦略同桂枝汤也。

近代·徐大桂，《伤寒论类要注疏》(1935年)：此方为五苓散证之不渴者而设。水腑虽结，津气尚潮，证比五苓较轻，而方取桂枝汤原方，去大枣之甘壅，芍药之入阴，加茯苓以化气行水，使表阳温通而水结自化，亦太阳表里两解之法也。

近代·彭子益，《圆运动的古中医学·伤寒论方解篇》(1947年)：汗出不渴，表阳虚也。汗出而渴，表虚兼里湿盛也。汗出不渴，虽属表虚，亦有里湿，茯苓泄湿，生姜炙草温中，桂枝实表以止汗出也。燥渴为阳实，湿渴为阳虚。湿阻相火不能下降，相火灼金，故渴。

厥而心悸，悸乃心下有水，宜先用茯苓、炙草以去水，然后可用温药以治厥。不先治水而用温药以治厥，温药将水蒸入胃中，必作利也。

近代·冉雪峰，《冉注伤寒论》(1949年)：本条承上各条言，则言渴，而脉浮，脉浮数，烦躁等等，均隐寓其中，义更明显。水不化气上滋则渴，气不化水下泄，则小便不利。小便不利，亦为五苓重要主证。但五苓散是利小便，茯苓甘草汤亦是利小便，本条正是要推阐这个同中见异的意义。渴用五苓，不渴用茯苓、甘草，所以然者，气不化水，是两证所同。用茯苓、桂枝，亦是两方所同，五苓水不化气，气不上滋，故用茯苓的渗利，必佐猪苓的润利，又必须借白术的斡运，以资上输。泽泻的引导，以资上达。若水能化气，气犹上滋，则三药可无须，知五苓必用此三药的意义，即知本方不用此三药的意义。知本方不须用此三药的意义，更以证明五苓必须用此三药意义，互证互参，愈深愈明，一言以蔽之曰，渴不渴而已。证义方义，彰显明白，或谓此方从无人能诠释，吾斯之未能信。

现代·中医研究院,《伤寒论语释》(1956年)：茯苓利水，甘草和中，桂枝配生姜温中化水。

现代·任应秋,《伤寒论语释》(1957年)：《医宗金鉴》云："五苓去术泽猪苓者，因不渴不烦，里饮无多，惟小便一利可愈，恐过于燥渗伤阴也。"茯苓甘草汤证的蓄水比五苓散证轻，但却有阳虚的现象，因而便去掉了主要的利水药而加重桂枝，并增入姜草的温中扶阳药。

现代·陈亦人,《伤寒论译释》(1958年)：张氏以两方主治有脾胃之别，比较合理。《金鉴》认为茯苓甘草汤和表以利水，其主治证为营卫不和，试问表从何来？难道桂枝甘草合生姜同用，就有解表作用，果尔，桂枝甘草汤岂不成了解表剂？未免失之牵强。程氏认为二方主治一为阴水，一为阳水，因为阴阳本身是相对的概念，相较而言，自无不可，但是把五苓散证说成阳气升腾为阳水，把茯苓甘草汤证说成阴液失统为阴水，推敲起来也不够确切，既然是阳气升腾，怎么还能用温阳利水？至于阴液失统，恐还未达到这样严重的地步，未免言过其实。王氏的解释，囿于行阳统阴，调和营卫，因而说甘草佐茯苓，是留津液以安营，生姜佐桂枝，是行阳气而实卫，似乎有理，实未免强词夺理，丢开水气而大谈营卫，前提已经错误，怎么会有正确结论？徐氏以本方与真武汤、苓桂术甘汤相比较，得出桂草敛汗，茯苓镇肾，不再拘执解表之说，颇有见地，但未提到生姜的作用，则嫌美中不足。唐氏分析两方的作用，也着眼于汗出，并提出茯苓之治汗出，是以渗为敛，颇有新意。我们认为解释该方的功用，应以原文内容为主要依据，无需过多的引申，否则，就会喧宾夺主，反而歪曲了原意。从本方所主证候来看，主要是胃有停水，并不兼有表证，因此，其主要作用应是温胃阳而散水气，也足与苓桂术甘汤的最大区别所在。

现代·安徽中医学院,《伤寒论通俗讲义》(1959年)：本方适用于五苓散的轻证，主要治疗目的是温化行水。按本汤即桂枝汤去芍、枣，加茯苓组成。方以茯苓健脾土渗水湿，以姜、桂、甘草和中化水，通阳解表。

现代·孙纯一,《伤寒论注释要编》(1960年)：茯苓渗泄利水，甘草和中，桂枝配生姜，温中化水之力更大。

现代·李翰卿,《中国百年百名中医临床家》(1960年)：散寒利水。此方治证较五苓散证寒证较重而水证较轻。茯苓制水，桂、甘、生姜解表散寒。

现代·刘渡舟,《伤寒论诠解》(1983年)：茯苓甘草汤由茯苓、桂枝、生姜、甘草组成，与前述苓桂术甘汤仅白术一药之差，但其主治却有所不同。本证为水渍入胃，阻遏清阳不伸，故以脘痞、厥而心下悸为主证；苓桂术甘汤证则是心脾两虚，不能镇水于下，水气上冲，故以心下逆满、气上冲胸，头眩、心悸为主证。本方用生姜，意在温胃通阳以散水邪，用时应注意生姜剂量，一般以12～15g为宜。由于胃脘停水不易速消，故可连续多服几剂，或与健脾的方药交替服用，才可使疗效提高并得以巩固。

现代·刘渡舟，聂惠民，傅世垣,《伤寒挈要》(1983年)：本方用茯苓以利水；桂枝通阳以化水；甘草扶中，益汗后之虚；生姜健胃，以散水饮之结。此方散水之力大于淡渗，亦不可不知。

【方论评议】

综合历代各家对茯苓甘草汤的论述，应从用药要点、方药配伍和用量比例三个方面进行研究，以此更好地研究经方配伍，用于指导临床应用。

诠释用药要点：方中茯苓健脾渗湿，桂枝通阳化气，生姜温中化水，甘草补益中气。

剖析方药配伍：茯苓与甘草，属于相使配伍，健脾益气利水；茯苓与桂枝，属于相使配伍，温阳利水；桂枝与甘草，属于相使配伍，温阳益气；桂枝与生姜，属于相须配伍，辛温通阳，醒脾治水。

权衡用量比例：茯苓与甘草用量比例是2 ：1，提示利水与益气之间的用量调配关系，以治气不化水；茯苓与桂枝用量比例是1 ：1，提示利水与温阳之间的用量调配关系，以治寒水；桂枝与生姜用量比例是2 ：3，提示温阳通经与散水之间的用量调配关系，以治寒湿。

【药理作用】 本方具有调节水电解质代谢、调节胃肠平滑肌蠕动、保护胃肠黏膜、强心、调节心律、改善心脑血管、改善微循环、调节呼吸中枢、改善肺肾功能、调节腺体分泌、促进新陈代谢、抗胃溃疡、抗氧化、抗缺血、增强机体免疫机能、降血脂等作用。

茯苓四逆汤

【导读】 ①学用茯苓四逆汤应重视茯苓和人参的用量调配关系、附子和干姜的用量调配关系、人参和甘草的用量调配关系。②茯苓四逆汤虽是辨治肾阳肾气虚证的重要代表方，但在临床中对气虚寒证等也具有良好治疗作用。③学好用活茯苓四逆汤的第一步是辨清茯苓四逆汤由哪些基础方和药物组成：组成茯苓四逆汤有4个基础方、1个变化方和4组药，基础方之一是头风摩散，之二是干姜附子汤，之三是四逆汤，之四是四逆加人参汤，变化方是甘姜苓术汤，4组药中第1组是温阳消癥药即附子，第2组是温阳和中药即干姜，第3组是益气安神药即人参、茯苓，第4组是益气生津药即甘草，从4个基础方、1个变化方和4组药用量深入学习研究即可用活茯苓四逆汤。

【方歌】 茯苓四逆汤人参，附子甘草与干姜，温补阳气可安神，辨治烦躁效力强。

【方药】 茯苓四两（12 g） 人参一两（3 g） 附子生用，去皮，破八片，一枚（5 g） 甘草炙，二两（6 g） 干姜一两半（4.5 g）

【用法】 上五味，以水五升，煮取三升，去滓。温服七合，日三服。

【功用】 扶阳益阴。

【适应证】

1. 中医病证：①肾阳肾气虚证。心烦，急躁，失眠或不得卧，腰膝酸软，恶寒，舌淡、苔薄，脉微弱。②阳虚夹水气证。

2. 西医疾病：心力衰竭、心肌梗死、心肌缺血、休克、肝昏迷、肾衰竭、急性肠胃炎等临床表现符合肾阳肾气虚证者。

【用药分析】 方中茯苓益气安神，附子温壮阳气，干姜温中化阳，人参大补元气、安定精神，甘草补益中气。

【用方思路】

1. 茯苓四逆汤既是辨治肾阳肾气虚证的重要代表方，又是辨治诸多杂病如心病、肾病、脾胃病等的重要基础方。

2. 方中茯苓既可益气，又可安神；附子、干姜既能温阳，又能温通；甘草既能益气，又能生津。从方中用药用量及调配分析得知，肾气丸的应用并不局限于肾阳肾气虚证，还可用于辨治诸多杂病，如循环、泌尿、运动、精神神经、内分泌及代谢等系统疾病。

3. 运用茯苓四逆汤辨治的病证（无论病变部位在肾、在心或在脾胃）以肾阳肾气虚为主，其治当温阳益气。

【随证合方】 若夹郁，可与四逆散合方用之；若夹寒痰，可与赤丸合方用之；若夹阴虚，可与百合地黄汤合方用之。应用时还必须结合病变主次酌情调整方药用量。

【注意事项】 运用茯苓四逆汤既要辨清西医之病，又要辨清西医之病属于中医阳虚气虚证。辨西医之病可进一步了解疾病的发展演变及转变规律，辨中医之证可更好地针对西医之病选用茯苓四逆汤。

【应用指征】 发汗，若下之，病仍不解，烦躁者，茯苓四逆汤主之。（69）

【方论】

金·成无己,《注解伤寒论》(1144 年): 发汗若下，病宜解也，若病仍不解，则发汗外虚阳气，下之内虚阴气，阴阳俱虚，邪独不解，故生烦躁。与茯苓四逆汤，以复阴阳之气。四逆汤以补阳，加茯苓、人参以益阴。

明·许宏,《金镜内台方议》(1422年): 与四逆汤以复阳气，加人参茯苓以复阴气也。

明·汪石山,《医学原理》(1525年): 治汗下后，病不解，愈烦者。乃虚之故也。是以用人参、茯苓、甘草以补中气，干姜、附子以复阳。《金匮》言：虚烦可补是也。

明·方有执,《伤寒论条辨》(1592年): 误汗则亡阳而表疏，误下则亡阴而里伤，烦躁者，风寒俱有而热甚也。茯苓、人参入心以益虚。心安则液敛也。四逆汤者，回阳以复阴。阳倡则阴随也。

明·施沛,《祖剂》(1640年): 四逆汤补阳，再参、苓以益阴。治汗下后不解，烦躁者。

明·张卿子,《张卿子伤寒论》(1644年): 四逆汤以补阳，加茯苓、人参以益阴。

清·李中梓,《伤寒括要》(1649年): 发汗则阳气外虚，下之则阴气内虚，阴阳俱虚，则生烦躁。既曰阴阳俱虚，独用气药者，盖为气药有生血之功也。

清·喻嘉言,《医门法律》(1658年): 其一发汗若下之，病仍不解烦躁者，用茯苓四逆汤为救法。误汗则亡阳而表虚，误下则亡阴而里虚，阴阳俱虚，邪独不解，故生烦躁，用此汤以救之。前一证荣卫两虚，此一证表里两虚，制方之妙，又非表里一言可尽。盖烦为心烦，躁为肾躁，故用干姜、附子入肾以解躁，茯苓、人参入心以解烦也。茯苓四逆汤，治伤寒汗下屡误，阴阳两伤，烦躁之证。

清·程应旄,《伤寒论后条辨》(1670年): 不知得之汗下后，则阳虚为阴所凌，故外亡而作烦躁，必须温补兼施，茯苓四逆汤主之为得法，盖虚不回，则阳不复，故加人参于四逆汤中，而只以茯苓一味，泄热除烦，此证温而不补，且恐无济于事，尚敢从未解之外证起见哉。

清·柯琴,《伤寒来苏集》(1674年): 未经汗下而烦躁，为阳盛；汗下后而烦躁，是阳虚。汗多既亡阳，下多又亡阴，故热仍不解。姜、附以回阳，参、苓以滋阴，则烦躁止而外热自除，此又阴阳双补法。

清·汪昂,《医方集解》(1682年): 过汗则亡阳而表虚；误下则亡阴而里虚。阴阳表里俱虚，乃生烦躁，故用茯苓、人参入心以除烦，附子、干姜入肾以解躁。

清·张志聪,《伤寒论集注》(1683年): 盖心主之血气不足则烦，少阴之神机不转则躁，宜茯苓人参资在上之心气，以解阳烦；四逆汤启水中之生阳，以消阴躁。陆氏曰：启水中之生阳，故用生附。

清·张志聪,《伤寒论宗印》(1683年): 此因汗下而虚其里之阴阳也。夫汗之则损其心荣，下之则亡其肾液，心肾之气两虚，以致阴阳不和而烦躁也。烦者，阳不得遇阴也。躁者，阴不得遇阳也。阴阳两虚，故病仍不解也。用茯苓、人参、甘草以滋阴，附子、干姜以补阳，阳生阴长，必自和而自愈矣。上章以在表之气血虚，此章以在里之阴阳虚，故处方大意同而各有分别。夫补阳气者，单用附子；补里气者，必配干姜；补经脉之荣血者，宜芍药；滋在内之阴液者，用人参。上章恶寒，故属表虚。此章烦躁，故属里虚。茯苓保心气而心主血。

清·沈明宗,《伤寒六经辨证治法》(1693年): 惟取茯苓、人参、甘草、干姜、附子，以逐阴邪下行，安和欲越之阳，俾邪热自退，而烦躁得安。若以散剂，立断其根矣。《尚论》谓不汗出之烦躁，与发汗后之烦躁，毫厘千里，下后之烦躁，与未下之烦躁，亦殊。

清·郑重光,《伤寒论条辨续注》(1705年): 汗下不解，转增烦躁，则真阳有欲亡之机，而风寒之邪在所不计，当用人参、茯苓、附子、干姜温补兼施，以回欲越之阳，俾虚热自退、烦躁自止。若因烦躁，更加散邪，则立毙矣。此仿真武之法，更加人参补阴，以嘿杜其危也。伤寒中风汗、下后不解，皆有此证，不独大青龙证中汗下后专有也。

清·钱潢,《伤寒溯源集》(1708年): 茯苓虚无淡渗而降下，导无形之火以入坎水之源，故以为君。人参补汗下之虚，而益胃中之津液。干姜辛热，守中而暖胃。附子温经，直达下焦，导龙火以归原也。

清·姚球,《伤寒经解》(1724年): 汗下两施，病仍不解，其误可知。况转增烦躁，烦出于心，躁出于肾。盖因寒湿在内，以致水道不通，心炎而烦，肾火动而躁也。故用四逆温而利之。汗下虚其肺气，气化伤而水不行。茯苓以行水，人参以补气化，甘草解烦，姜附定躁，烦躁止而湿行，不解之症俱解矣。

清·魏荔彤,《伤寒论本义》(1724年)：仲师主之以茯苓四逆汤，全无辛热治表之药，亦无辛凉治烦躁之药，纯用甘温，其义何居？盖此烦躁，近于阴燥也。汗下后，表病虽仍在，而里证已内迫，汗下伤其津液阳虚而生之烦躁，与大青龙所治之烦躁，邪热内炽者，迥不相同。用人参、甘草、干姜以温补其中，以茯苓制水邪，而奔豚水逆等证不作。以附子走营卫，而上厥下竭，久而成痿等证，此虽未言治烦躁，而阳足津生，神安其宅，烦躁自止，此虽未言治表，而内阳既复再攻外邪，表证亦解，乃标本兼治之法也。

清·尤在泾,《伤寒贯珠集》(1729年)：是方干姜、生附之辛，所以散邪，茯苓、人参、甘草之甘，所以养正，乃强主弱客之法也。

清·王子接,《绛雪园古方选注》(1732年)：茯苓四逆汤，即真武汤之变方。《太阳篇》中汗出烦躁，禁用大青龙，即以真武汤救之，何况烦躁生于先汗后下，阳由误下而欲亡，能不救下元之真阳乎？故重用茯苓六两渗泄，人参、甘草下行以安欲失之真阳，生用干姜、附子以祛未尽之寒邪，阳和燥宁，不使其手足厥逆，故亦名四逆。

清·不著撰人,《伤寒方论》(1732年)：汗出，烦躁，风证之常也，不汗而烦躁，即为大青龙证，然脉弱汗出，谆谆相戒，谓挟风表虚而又汗之，其亡阳为最易也，今汗下不解，转增烦躁，是正虚不能胜，邪虽与之争，而有欲负之势，故用茯苓最多，并人参、甘草、干姜、生附，仿误用大青龙施真武之例，而去术、芍加人参、甘草，俾温补兼施，以安其欲亡之阳，使虚热自退，烦躁止而风寒之邪在所不计耳，此证惑人在病仍不解四字，仲景恐人因此而疑烦躁为风邪未服，恣意表散，危机一踏，噬脐无及也。

清·吴谦,《医宗金鉴》(1742年)：用干姜、附子，壮阳以配阴。姜附者，阳中阳也，先用则力更锐，不加甘草，则势更猛，比之四逆为更峻，救其相离故当急也。先汗后下，于法为顺，病仍不解，遽增昼夜烦躁，亦是阴盛格阳之烦躁也，用茯苓四逆，抑阴以回阳。茯苓感太和之气化，伐水邪而不伤阳，故以为君；人参生气于乌有之乡，通血脉于欲绝之际，故以为佐；人参得姜、附，补气兼以益火；姜、附得茯苓，补阳兼以泻阴；调以甘草，比之四逆为稍缓和，其相格故宜缓也。一去甘草，一加参苓，而缓急自别，仲景用方之妙如此。

清·黄元御,《伤寒悬解》(1748年)：汗下亡阳，土败水侮，阳气拔根，扰乱无归，故生烦躁。茯苓四逆汤，茯苓、参、甘，泻水而补土，干姜、附子，温脾而暖肾也。

清·黄元御,《长沙药解》(1753年)：治汗下之后，病仍不解，烦躁者。以汗下亡阳，土败水发，阳气拔根，扰乱无归，故生烦躁。参、甘、姜、附，温补火土，茯苓泻其水邪也。

清·黄元御,《伤寒说意》(1754年)：凡或汗或下，病不解而生烦躁者，皆土败水侮，阳根欲脱。宜茯苓四逆汤，参、甘培其中气，姜、附温其水土，茯苓泻其肾邪也。

清·徐灵胎,《伤寒论类方》(1759年)：发汗，若下之，病仍不解，烦躁者，此阳气不摄而烦，所谓阴烦也。然亦必参以他症，方不误认为栀子汤症。茯苓四逆汤主之。《本草》：茯苓治逆气烦满。

清·徐灵胎,《伤寒约编》(1759年)：茯苓理先天无形之气，安虚阳内扰之烦；人参配茯苓，补下焦之元气；干姜同附子，回虚阳欲脱之燥；缓以甘草，而烦躁自宁，允为清神回阳之良剂也。

清·强健,《伤寒直指》(1765年)：四逆汤以补阳，加茯苓、人参以益阴。大青龙烦躁者，实也；茯苓四逆烦躁者，虚也。

清·杨栗山,《伤寒瘟疫条辨》(1784年)：烦出于心，用茯苓以养心；躁发于肾，用干姜以润肾；固表生津，用人参以益虚；温里散寒，用附子以回阳；和中缓急，用甘草以安胃也。

清·邹澍,《本经疏证》(1832年)：试观茯苓四逆汤、附子汤未尝有水，亦并无渴，其用茯苓，又可以为疑乎？夫二汤所主之候，皆系阴壅阳微，故振其阳可愈。然徒振其阳，恐致求直反曲，阳虽转而阴液消亡，故用茯苓以转阳枢而化阴，又恐茯苓不足独当其任，故益以人参于阴中化津者为之殿，于此见茯苓不特能使阴随阳化，并能使阳药不至耗阴，阴药不至抑阳，其斡旋之妙，有非他物所能并者。

清·吕震名,《伤寒寻源》(1850年)：发汗若下之，病仍不解，烦躁者，茯苓四逆汤主之。未经汗下而烦躁属阳盛，既经汗下后而烦躁属阳虚。且汗下之后，津液告竭，故于四逆汤中加茯苓以安下，人参以补虚也。

清·陈恭溥,《伤寒论章句》(1851年)：茯苓四逆汤，补阴阳定烦躁之方也，凡心主与肾阳两虚，而烦躁者用之。本论曰：发汗若下之，仍不解而烦躁者，此方主之。夫发汗则伤其心液，下之则伤其生阳，心虚则烦，肾虚则躁。方用人参茯苓，资在上之心气，以解阳烦。四逆汤，启水中之生阳，以消阴躁。

清·石寿棠,《医原》(1861年)：发汗复下之，病仍不解，烦躁者（此阳气不摄而烦，所谓阴烦也。然必参以他证，方不致误）。茯苓四逆汤主之（茯苓、人参、附子、甘草、干姜）。太阳病发汗，汗出不解，其人仍发热、心下悸、头眩、身瞤动、振振欲擗地者，真武汤主之。此发汗太过，水邪随阳气上逆，比茯苓四逆汤证较重。彼因汗、下两伤，故用人参、干姜；此因汗伤水逆，故用真武镇伏水邪，挽回阳气。真武属北方水神，故取以为名（茯苓、芍药、生姜、白术、附子）。若吐若下后，心下逆满，气上冲胸，起则头眩，脉沉紧者，茯苓桂枝白术甘草汤主之。此亦阳虚水逆之证，即真武证之轻者。

清·高学山,《伤寒尚论辨似》(1872年)：故以姜附之辛热，补阳以解躁。参甘之甘温，生津以解烦。然后大加渗泄之茯苓，下水消阴，其庶乎坎水止乎北方，则孤阳不受扛抬之凌逼而亡越矣。然果阴气伏藏，则痞满等之里病可解。阳气宁静，则发热等之表病可解。及其成功，又不独止烦躁而已也。此圣人制方，如常山之蛇，首尾相应者矣。喻注单言回阳，不言补阴，漏。

清·莫枚士,《经方例释》(1884年)：此方不言加人参者，与桂枝加大黄，不言加芍药一例。《本草》茯苓，主逆气烦满，故以为君，此救误之方。《广济》于四逆汤方下云：若吐后，吸吸少气，及下而腹痛者，加人参一两。

清·王旭高,《退思集类方歌注》(1897年)：肾躁，即阴躁也。必引肾水上泛，故加茯苓镇之。此即真武汤之变方，重用茯苓镇泄肾水。

清·戈颂平,《伤寒指归》(1907年)：方中重用茯苓，取淡甘气味，先通阴土之阴。干姜辛温，附子辛热，助半里下不足之阳，以温其阴。甘草甘平，人参甘寒，救半表上不足之阴，以固其阳，阴阳气液和于中，开于子，四时之气不逆。右五味，以水五升，象天生地成十数。煮取三升，象阳数包藏土中。去滓，温服七合，日三服，象阳数得阴，复于七，开于子。

近代·曹颖甫,《伤寒发微》(1931年)：惟胃液燥于中，水气寒于下，绝无蒸气以相济，则胃中燥气，上薄心脏，而厌闻人声，畏见生客，时怒小儿啼哭，或忽喜观览书籍，不数行，辄弃去，是之谓烦。阳气在下，下焦水液不能与之相接，谓之火水未济，水不得阳热蒸化则不温，不温则阳热独亢于上，此时欲卧不得，欲坐不得，欲行不得，反复颠倒，顷刻间屡迁其所，而手足不得暂停，是之谓躁。此时用茯苓、人参，增胃液以濡上燥，合四逆汤以温下寒，而发其蒸气。使蒸气与胃液相接，则水火既济而烦躁愈矣。愚按：烦躁不定，系少阴阴虚阳气外浮，故烦躁。此与上文"昼日烦躁夜而安静"者，并责之虚。但前证阴虚不甚，故不用人参，而但用干姜附子汤；此证阴虚太甚，故用人参，为小异耳。

近代·祝味菊,《伤寒方解》(1931年)：本方以四逆汤加入人参、茯苓二味。乃汗下伤阳，而见虚阳外越之烦躁证者适用之。于四逆汤中增加茯苓以除烦满，加人参以益气安神也。所谓除烦满者，良以阳衰则水气不行，茯苓功在行水，水行则阳不受侮，而烦满除矣，盖就其结果言之耳。

近代·徐大桂，《伤寒论类要注疏》（1935年）：太阳而兼少阴病，汗、下皆在所禁。今以汗、下失宜，上虚其心气，下越其肾阳，遂见烦躁危逆之证。故用参、苓以保心气，而治虚烦；用四逆温肾，以救虚燥；内虚既复，外证自解，方意自明。

近代·冉雪峰，《冉注伤寒论》（1949年）：方治茯苓四逆汤，是四逆加茯苓、人参，条文并未叙列四逆证，何为遽用四逆汤，因阴阳离绝，变化急遽，若待证象咸备，救护不及，既机势形成，先用此预防制止，勿俾败坏而不可收拾，此为上工治未病要着。若四逆已成，人参阴柔，反缓姜附回阳斡运，茯苓渗利，反减姜附兴阳机能，阴竭阳蹶，必显出两难措手困难。惟事在机先，乃可两两合用并行，此种分际，亦是很耐领会。观诸四逆，并不用参，阳回后乃有加人尿、加猪胆、加人参辨法，可以推断，分用合用，后用先用，摄火归原，导水返宅，交姤心肾，既济坎离，神而明之，存乎造诣。

现代·中医研究院，《伤寒论语释》（1956年）：汗下以后而发生烦躁为阳虚，同时汗下以后必伤津液，故用四逆汤（干姜、附子、炙甘草）急回其阳，加人参、茯苓，以补虚生津。

现代·任应秋，《伤寒论语释》（1957年）：成无己云："四逆汤以补阳，加茯苓人参以益阴。"茯苓，《本草经》云："安魂养神"，《名医别录》云："长阴，益气力，保神气"，《大明诸家本草》云："补五劳七伤，开心益志"，《千金方》妇人产后，淡竹茹汤方后云："若有人参，入一两，若无，内茯苓一两半，亦佳"，是人参、茯苓确有治烦躁、止惊悸等作用，并不只是利水一端。

现代·陈亦人，《伤寒论译释》（1958年）：茯苓四逆汤，即四逆汤加人参、茯苓，以四逆汤扶阳破阴，人参益气生津，茯苓安定心神。

本证主方茯苓四逆汤，就其方药组成来看，实际是四逆加人参汤加茯苓一味，因此，也可以说是干姜附子汤和四逆汤的加味方。那么，除烦躁证之外，也可见到这些方剂的主治证候。干姜附子汤证无表证，脉沉微，四逆汤证厥逆，四逆加人参汤证"恶寒脉微而复利，利止亡血也"，由此，不难推知阳虚心悸、阴虚小便不利等，都可能是本证的兼见证候。总的来说，不外是阳虚液伤，因此用四逆汤以回阳，加人参以复阴，更加茯苓以宁心安神除烦躁。茯苓四逆汤与干姜附子汤都是治烦躁为主证的方剂，但一为单捷小剂，意在迅速建功；一为复方大剂，法取阴阳同补……本方主要以姜附回阳祛寒，人参补益气阴，由于烦躁颇甚，故重用茯苓以宁心安神，甘草补益中气，调和诸药。《千金方》妇女产后，淡竹茹方注云："若有人参用一两，若无加茯苓一两半亦佳"。《千金翼方》有"人参、茯苓皆治心烦闷及心惊悸，安定精神"的记载，可见本方之以茯苓为君，重在宁心安神。成氏将茯苓与人参等同，认为也有益阴生津作用，不符实际。程氏认为茯苓作用是泄热除烦，尤氏解干姜、附子作用单是辛以散邪，也均欠确切。茯苓本身没有泄热作用，而且该证也无热可泄；姜、附的主要作用应该是温经回阳，而不是辛散外邪。柯氏虽没有沿袭茯苓益阴之说，但强调是补先天无形之气，并说参苓相配，补下焦之元气，同样失之偏颇。王氏说重用茯苓渗泄可使人参、甘草下行以安欲失之真阳，颇有新意，但茯苓为六两，未知何据？柯、王等专就温阳解释方义，完全丢开复阴作用，也不够全面。

现代·安徽中医学院，《伤寒论通俗讲义》（1959年）：本方治疗汗下后，阴阳俱虚、烦躁、肢厥、下利等证。主要治疗目的为温经回阳，养正生津。本方即四逆汤加人参、茯苓，以四逆救阳，以人参、茯苓滋阴。阴阳并补，病乃得愈。

现代·李翰卿，《中国百年百名中医临床家》（1960年）：此回阳、补气、利水，治烦躁之方。主治伤寒汗下后，阳虚气虚，水邪不化形成的烦躁之证。但必须具有脉微无力、四肢厥逆及小便不利等蓄水现象。四逆汤回阳，人参补气，茯苓利水。

现代·孙纯一，《伤寒论注释要编》（1960年）：发汗以后而发生烦躁为阳虚，同时汗下以后必伤津液，故用四逆汤以回其阳（干姜、附子、炙草），加人参以补虚而生津，茯苓以安神，阳回气足津生神安，而烦躁自愈。

现代·刘渡舟,《伤寒论十四讲》(1982年)：茯苓四逆汤由茯苓、人参、生附子、炙甘草、干姜组成。方中用四逆汤以扶足少阴之阳；用人参、茯苓以扶手少阴之阴，阴阳双补，则水火既济，阴阳相交，而病可愈矣。

现代·刘渡舟，聂惠民，傅世垣,《伤寒挈要》(1983年)：用四逆汤以补少阴之阳，阳长则阴消，阴不迫阳而烦躁可自止；人参、茯苓补脾以益中气，俾正气足则邪自去矣。此方近似附子汤，以补脾肾为专任，故能匡正消阴而治阳虚烦躁之证。

现代·刘渡舟,《伤寒论诠解》(1983年)：茯苓四逆汤由茯苓、人参、生附子、炙甘草、干姜组成。方用姜附温经以回阳，人参益气生津以救阴，茯苓宁心安神，甘草和中。《神农本草经》谓："人参味甘微寒，主补五脏，安精神，定魂魄，止惊悸"；茯苓主"忧恚、惊邪、恐悸……久服安魂养神。"这说明参、苓均有较好的宁心安神的治疗作用。从药味组成看，本方即四逆加人参汤另加茯苓。

现代·陈亦人,《伤寒论求是》(1987年)：茯苓四逆汤是四逆加人参汤，更加茯苓组成，重用茯苓的目的，有认为是利水，有认为是益阴，我们认为决不是益阴，也不一定是利水，而应是宁心安神。

通常采用"以方测证"法求其脉证，然而对茯苓四逆汤作用的理解很不一致，有的认为是"回阳益阴"，有的认为是"温阳利水"，究竟孰是？只有用"方证互勘"法，不但以方测证，并且就证析方，才有可能得到比较符合实际的结论，从而收到相得益彰的效果。怎样互勘？首先应对茯苓四逆汤中的用药有概括的了解，它含有干姜附子汤、四逆汤、四逆加人参汤三方，则当具有与三方主治证性质相近的证候，然后就证析方，庶可得到要领。由此可见，茯苓四逆汤中茯苓的目的是宁心安神。许多药物都有多方面的作用，茯苓自然也不例外，既有利水作用，也有宁心作用，常随配伍药而异，本方所伍为四逆加人参汤，当不是利水，但也不能完全排除。至于益阴作用主要指人参而言，绝对不是茯苓。就是人参也是通过补气以益阴，所谓人参补益气阴，与一般滋阴药是有区别的，不能等同看待。

【方论评议】

综合历代各家对茯苓四逆汤的论述，应从用药要点、方药配伍和用量比例三个方面进行研究，以此更好地研究经方配伍，用于指导临床应用。

诠释用药要点：方中茯苓益气安神，附子温壮阳气，干姜温中化阳，人参大补元气、安定精神，甘草补益中气。

剖析方药配伍：附子与干姜，属于相须配伍，增强温阳通阳壮阳；人参与茯苓，属于相反相使配伍，相反者，茯苓渗利，人参大补，相使者，人参助茯苓益气宁心，茯苓助人参益气安神；人参与甘草，属于相须配伍，增强补益中气；茯苓与附子、干姜，属于相使配伍，温阳壮阳，宁心安神。

权衡用量比例：茯苓与人参用量比例是4∶1，提示渗利益气与大补元气之间的用量调配关系，以治烦躁；附子与干姜用量比例是5∶4.5，提示壮阳与温中之间的用量调配关系，以治阴寒；人参、茯苓与附子、干姜用量比例是3∶12∶5∶4.5，提示益气与温壮阳气之间的用量调配关系，以治阳虚烦躁；人参与甘草用量比例是1∶2，提示大补与缓急之间的用量调配关系，以治气虚。

【药理作用】 本方具有强心、抗休克、调节心律、抗心肌缺血、抗心脑缺氧、调节血压、抗自由基、增强机体免疫功能、抗衰老、改善微循环、调节内分泌、调节糖代谢、抗突变、防治动脉硬化、抗炎、抗过敏等作用。

茯苓戎盐汤

【导读】 ①学用茯苓戎盐汤应重视茯苓和白术的用量调配关系、茯苓和戎盐的用量调配关系。②茯苓戎盐汤虽是辨治膀胱气虚湿热证的重要代表方，但在临床中对三焦气虚湿热证等也具有良好治疗作用。③学好用活茯苓戎盐汤的第一步是辨清茯苓戎盐汤由哪些药物组成：组成茯苓戎盐汤有2组药，第1组是利湿清热药即戎盐，第2组是健脾燥湿药即白术，第3组是益气利湿药即茯苓，从3组药用量深入学习研究即可用活茯苓戎盐汤。

【方歌】 茯苓戎盐汤白术，辨治湿热夹气虚，小便不利尿未尽，清热益气水可除。

【方药】 茯苓半斤（24 g） 白术二两（6 g） 戎盐弹丸大一枚（15 g）

【用法】 上三味（编者注：上三味之后用法乃《四部备要》补注），先将茯苓、白术煎成，入戎盐煎，分三服。

【功用】 清热益气，扶正利水。

【适应证】

1. 中医病证：①膀胱气虚湿热证。小便不利，或尿后余淋未尽，前阴重坠，四肢无力，身倦，喜卧，少腹胀痛，舌红、苔黄，脉弱。②气虚夹水气证。

2. 西医疾病：急、慢性膀胱炎，急性肾盂肾炎、膀胱炎，急、慢性尿道炎，慢性肠炎，慢性胃炎等临床表现符合气虚湿热证者。

【用药分析】 方中茯苓益气利湿，戎盐通窍利湿泻热，白术健脾益气燥湿。

【用方思路】

1. 既是辨治膀胱气虚湿热证的重要代表方，又是辨治诸多杂病如肾病、脾胃病、妇科病等的重要基础方。

2. 方中茯苓既可益气，又可利湿；白术既可健脾，又可燥湿；戎盐既可通利，又可利水。从方中用药用量及调配分析得知，茯苓戎盐汤的应用并不局限于膀胱气虚湿热证，还可用于辨治诸多杂病，如泌尿、消化、内分泌等系统疾病。

3. 运用茯苓戎盐汤辨治的病证（无论病变部位在肾、在心或在妇科）以气虚湿热为主，其治当健脾益气，清热利湿。

【随证合方】 若夹阴虚，可与猪苓汤合方用之；若夹瘀热，可与桃核承气汤合方用之；若夹气血虚，可与芍药甘草汤合方用之。应用时还必须结合病变主次酌情调整方药用量。

【注意事项】 运用茯苓戎盐汤既要辨清西医之病，又要辨清西医之病属于中医气虚湿热证。辨西医之病可进一步了解疾病的发展演变及转变规律，辨中医之证可更好地针对西医之病选用茯苓戎盐汤。

【应用指征】 小便不利，蒲灰散主之；滑石白鱼散、茯苓戎盐汤并主之。

【方论】

元·赵以德，《金匮方论衍义》（1368年）： 戎盐即北海盐，膀胱乃水之海，以类相从，故咸味润下，而佐茯苓利小便。然咸又能走血，白术亦利腰脐间血，是亦知为治血也。

清·李彣，《金匮要略广注》（1682年）： 茯苓淡，以利水道；戎盐咸，以走肾邪；白术苦甘，补中气以生津也。

清·张志聪，《金匮要略集注》（1683年）： 戎盐有青赤二色，生于北海者青，生于南海者赤，味咸补肾，色赤配心，用弹丸大者。取其象心，用通下焦之肾气，以上交于心也。

清·周扬俊，《金匮玉函经二注》（1687年）： 茯苓戎盐者，即北海盐。膀胱乃水之海，以气相从，故咸味润下，佐茯苓利小便。然盐亦能走血，白术亦利腰脐间血，故亦治血也。三方亦有轻重，乱发为重，蒲灰次之，戎盐又次之。

清·魏荔彤，《金匮要略方论本义》（1720年）： 又有小便不利者，所因各有不同，治法亦不一，并附于后，以俟主治者择其善而从之……茯苓戎盐汤者，意在渗水，而更以健脾补肾为急也，为肾水短而脾土弱者言治也。三方各有施用之义，临时取其相对者而与之。变通之道有，治人无治法矣。

清·黄元御，《长沙药解》（1753年）： 治小便不利。以其土湿则水道不利，术、苓，燥土而泻湿，戎盐利水而泻热也。

清·黄元御，《金匮悬解》（1754年）： 小便不利，以土湿木遏，郁而生热。热传己土，而入膀胱，是以小便黄赤。黄者，湿土之下传，赤者，君火之下郁也。君火胎于乙木，故木郁则生下热。木气遏陷，泄而不通，故水道淋涩。蒲灰散，蒲灰咸寒而通淋涩，滑石淡渗而泻湿热也。滑石白鱼散，滑石渗湿而泻热，

九画

白鱼、发灰，利水而开癃也。茯苓戎盐汤，苓、术，燥土而泻湿，戎盐利水而清热也。

清·朱光被，《金匮要略正义》（1803年）： 此只因湿热滞于腑分而小便不利者立法，故但以清热利湿为主。若茯苓戎盐汤，便顾养阴气矣……茯苓去水渗湿，白术健脾养正，戎盐出山坡阴土石间，不经煎炼入肾阴，阴火化结热，清热利湿，三焦咸理，此为虚家脾脏有湿而下焦有热之圣方也。

日本·丹波元简，《金匮玉函要略辑义》（1806年）： 戎盐，即青盐，咸寒入肾，以润下之性，而就渗利之职，为驱除阴分水湿之法也。

清·高学山，《高注金匮要略》（1872年）： 至若淋浊而小便不利，以致积饮聚水，而水饮之害，较之淋症为尤急。故以淡渗之茯苓为主，燥土之白术为佐，先利其小便以去水，加咸以润下，而并能泄心火之戎盐以治淋。则淋与小便不利，同愈矣。况肾为脏，脏无泻法，利水以泻其腑者泻脏，则茯术亦未始非治淋之药也。

清·莫枚士，《经方例释》（1884年）： 此诸苓术并用之祖方。《内经》曰：热淫所胜，以淡渗之，故以茯苓为君。水畏土，土嗜甘，故以白术健脾抑肾为臣。《内经》曰：咸入肾，故以戎盐为佐使。猪苓散、五苓散二方，苓、术并十八铢。桂枝去桂加参术汤，参、术各三两；当归芍药散，苓、术各四两，理中加茯苓汤，苓二两，术三两；附子汤，苓三两，术四两；真武苓三两，术二两；苓桂术甘汤，肾著汤，并苓四两，术二两；茯苓泽泻汤，苓八两，术三两，或同分，或偏重，随症所宜也。《本经》戎盐咸寒，去蛊毒。《别录》治心腹痛，溺血。《大明》除五脏癥结，此方用之，乃湿热内结之治法。如石淋、膏淋之类。

近代·黄竹斋，《金匮要略方论集注》（1925年）： 此汤盖治劳淋，及石淋者之主方。

近代·曹颖甫，《金匮发微》（1931年）： 茯苓戎盐汤，为膏淋、血淋阻塞水道通治之方也，茯苓、白术以补中而抑水，戎盐以平血热、泄瘀浊，而小便乃无所窒碍矣。此又小便不利，兼有淋证之治也。

现代·王渭川，《金匮心释》（1982年）： 茯苓戎盐汤，按《本草纲目》，戎盐即青盐，有咸寒润下渗利作用，茯苓渗湿，白术化湿，茯苓戎盐汤主益肾健脾化湿，宜用于口不渴、腹胀满、湿郁于下的小便不利患者。

现代·刘渡舟，苏宝刚，庞鹤，《金匮要略诠解》（1984年）： 茯苓戎盐汤适用于脾肾两虚，气化不利，湿热聚于下焦引起的小腹胀满、小便不利、尿后余沥不尽等证。茯苓戎盐汤有温肾健脾，渗利水湿之功。方中茯苓健脾利肺，渗水行湿，戎盐补益肾气，通络利水，除阴水，清湿热；白术补脾制水。

【方论评议】

综合历代各家对茯苓戎盐汤的论述，应从用药要点、方药配伍和用量比例三个方面进行研究，以此更好地研究经方配伍，用于指导临床应用。

诠释用药要点：方中茯苓益气利湿，戎盐通窍利湿泄热，白术健脾益气燥湿。

剖析方药配伍：茯苓与白术，属于相使配伍，健脾益气，燥湿利水；茯苓与戎盐，属于相使配伍，益气利水泄热；白术与戎盐，属于相使配伍，健脾益气，利水泄热。

权衡用量比例：茯苓与白术用量比例是4∶1，提示健脾利水与健脾燥湿之间的用量调配关系，以治气虚；茯苓与戎盐用量比例是5∶3，提示利水与泄热之间的用量调配关系，以治水热；白术与戎盐用量比例是近1∶3，提示健脾与泄热之间的用量调配关系。

【药理作用】 本方具有调节胃肠蠕动、调节水液代谢、调节内分泌、调节呼吸中枢、解除平滑肌痉挛、改善微循环、降血糖、降血脂、降尿酸、改善肾功能、增强机体免疫功能、抗缺氧、抗炎、抗病毒等作用。

茯苓杏仁甘草汤

【导读】 ①学用茯苓杏仁甘草汤应重视茯苓和甘草的用量调配关系、茯苓和杏仁的用量调配关系。②茯苓杏仁甘草汤虽是辨治饮阻胸痹证的重要代表方，但在临床中对心肺气虚痰阻证等也具有良好治疗作用。③学好用活茯苓杏仁甘草汤的第一步是辨清茯苓杏仁甘草汤由哪些药物组成：组成茯苓杏仁甘草汤有3组用药，第1组是益气利湿药即茯苓，第2组是润燥化痰降泄药即杏仁，第3组是益气生津药即甘草，从3组用药用量深入学习研究即可用活茯苓杏仁甘草汤。

【方歌】 茯苓杏仁甘草汤，饮阻胸痹效力长，胸中气塞及短气，化饮宣气与通阳。

【方药】 茯苓三两（9g） 杏仁五十个（8.5g） 甘草一两（3g）

【用法】 上三味，以水一斗，煮取五升。温服一升，日三服。不差，更服。

【功用】 通阳化饮，宣导气机。

【适应证】

1. 中医病证：①饮阻胸痹证。胸痛，胸闷，以闷为主，短气，或似有水饮逆窜胸中，或呕吐痰涎，质地清稀，舌淡、苔滑，脉沉或滑。②气虚夹痰证。

2. 西医疾病：冠心病、肺源性心脏病、风湿性心脏病、肋间神经痛、神经性头痛、支气管炎、支气管哮喘、肺气肿、前列腺炎、膀胱炎等临床表现符合饮阻胸痹证者。

【用药分析】 方中茯苓益气利饮，杏仁通阳降泄，甘草益气和中。

【用方思路】

1. 茯苓杏仁甘草汤既是辨治饮阻胸痹证的重要代表方，又是辨治诸多杂病如心病、肺病、脾胃病等的重要基础方。

2. 方中茯苓既是利水药，又是益气药，还是安神药；杏仁既是化痰药，又是润燥药；甘草既是益气药，又是生津药。从方中用药用量及调配分析得知，茯苓杏仁甘草汤的应用并不局限于饮阻胸痹证，还可用于辨治诸多杂病，如循环、呼吸、消化、内分泌及代谢等系统疾病。

3. 运用茯苓杏仁甘草汤辨治的病证（无论病变部位在心、在肺或在脾胃）以水饮阻滞为主，其治既要利水，又要化痰，还要益气。

【随证合方】 若夹阴阳俱虚，可与炙甘草汤合方用之；若夹阴血虚，可与百合地黄汤合方用之；若夹阳虚，可与桂枝人参汤合方用之。

【注意事项】 运用茯苓杏仁甘草汤既要辨清西医之病，又要辨清西医之病属于中医水饮阻滞证。辨西医之病可进一步了解疾病的发展演变及转变规律，辨中医之证可更好地针对西医之病选用茯苓杏仁甘草汤。

【应用指征】 胸痹，胸中气塞，短气，茯苓杏仁甘草汤主之；橘枳姜汤亦主之。（第九 6）

【方论】

清·张志聪,《金匮要略集注》(1683年): 茯苓主行心脾之气以下降，心主阳而脾主气也。杏子疏利肺金，肺为气之帅也。甘草和中通脉，此行气以通经脉之剂也。

清·周扬俊,《金匮玉函经二注》(1687年): 故以茯苓逐水，杏仁散结，用之当矣，何取于甘草，盖以短气则中土不足也。

清·魏荔彤,《金匮要略方论本义》(1720年): 师又曰：胸痹，胸中气塞，短气，茯苓杏仁甘草汤主之；橘枳姜汤亦主之。则为邪实而正不甚虚，阳微而阴不甚盛主治也。痹则必气塞，气塞则必短气，前言之矣。今开降其气，而诸证自除矣。方以茯苓淡渗健脾为君，其邪必合寒湿相杂也，杏仁降气宽胸，甘草和胃补虚，亦从缓而标本俱治之法也。

清·黄元御,《金匮悬解》(1754年): 胸痹，胸中气塞，短气，是土湿胃逆，浊气痞塞，肺无降路，是以短气。肺气堙塞，则津液凝瘀，而化痰涎。茯苓杏仁甘草汤，杏仁利气而破壅，苓、甘，补土而泻湿也。橘枳生姜汤，橘皮破凝而开郁，枳、姜，泻满而降浊也。

清·朱光被,《金匮要略正义》(1803年): 同是胸痹气塞短气，何又分主两法处治？盖上焦阳痹，清气不行，浊饮上逆，必至气塞短气。然上焦受气于中焦者也，设胃脘痰邪胶结，蒙闭上焦，则胸中亦必至气塞短气。是病机微有虚实上下之分，治法不可无轻重缓急之异。果其上焦不开也，则宜用茯苓、杏仁轻清之品，以宣泄之……此不可无分疆致治也，但一病之中，治亦有先后，先轻而后重，先上焦而后及中下，二方命意，其亦有秩然之次第欤！

九画

清·莫枚士,《经方例释》(1884 年):《外治·心腹胀急门》有《广济》茯苓汤，治膨胀，上下肿，心腹坚强，喘息气急，连阴肿，坐不得，仍下赤黑血汁，日夜不停。方中苓、杏并用，即师此方意也。又有郁李仁丸，治心腹胀满，腹中有宿水，连两胁满闷，气急冲心，坐不得方，亦苓、杏并用。此方以治短气为主，虽以茯苓、杏仁并主方名，然苓止三两，当今二钱三分，杏用五十枚，当今三钱强，是以杏为主也。杏仁主短气，茯苓、杏仁合用，亦仲景之一例。苓抑肾，杏开心，心肾利，则短气息矣。

清·唐容川,《金匮要略浅注补正》(1893 年):故短气也，当以利水为主，水行则气通，故主苓杏以行水，盖水化即为气。

日本·丹波元坚,《金匮玉函要略述义》(1894 年):治胸中痞塞，短气腷腷者，或腹急痛方，于本方，加半夏、生姜，若气不下，加大黄、槟榔，取利为瘥。

清·戈颂平,《金匮指归》(1907 年):茯，伏也；苓，灵也。阳，得阴则伏；阴，得阳则灵。气短半里上，土虚半里下，以茯苓甘淡气轻，通半里上阴气；以甘草极甘，培半里下土气；气满半里上，土虚半里下，以杏仁苦温下气，柔润表里络道之阴。右三味，以水一斗，煮取五升，象阳数，得地天生成，包藏土中，转运表里不息。温服一升，日三服，象一阳得阴阖于午，三阳得阴开于子。

近代·曹颖甫,《金匮发微》(1931 年):胸中气塞，其源有二：一由水停伤气，一由湿痰阻气。水停伤气，以利水为主，而用茯苓为君，佐杏仁以开肺，甘草以和中，而气自顺。

近代·彭子益,《圆运动的古中医学·金匮方解篇》(1947 年):治胸中痹塞短气者。湿凝于肺，气不下行，故痹塞短气。茯苓泄湿，杏仁润肺降气，甘草补中。治湿气用润品，此法不可忽。

现代·刘渡舟，苏宝刚，庞鹤,《金匮要略诠解》(1984 年):茯苓杏仁甘草汤，有宣肺化饮之功。方中茯苓，渗湿利水，疏通肺气；杏仁利肺气，以祛痰湿；甘草和中扶正。三药相合，使水饮去，而肺气利，诸证可除。

【方论评议】

综合历代各家对茯苓杏仁甘草汤的论述，应从用药要点、方药配伍和用量比例三个方面进行研究，以此更好地研究经方配伍，用于指导临床应用。

诠释用药要点：方中茯苓益气利饮，杏仁通阳降泄，甘草益气和中。

剖析方药配伍：茯苓与杏仁，属于相使配伍，益气通阳，降逆化饮；茯苓与甘草，属于相使配伍，益气渗利化饮；杏仁与甘草，属于相使配伍，益气降逆化痰。

权衡用量比例：茯苓与杏仁用量比例是近 1∶1，提示健脾利水与降肺化痰之间的用量调配关系，以治胸中饮结；茯苓与甘草用量比例是 3∶1，提示益气利水与益气缓急之间的用量调配关系，以治气虚水饮；杏仁与甘草用量比例是 3∶1，提示降逆与益气之间的用量调配关系。

【药理作用】 本方具有抗缺氧、扩张冠状动脉、对心肌呈双向调节、抑制血小板聚集、改善微循环、调节心律、解除支气管平滑肌痉挛、调节支气管腺体分泌、调节胃肠蠕动、调节水电解质代谢、抗缺氧、抗心脑缺血、抗氧化、抗炎、抗过敏等作用。

茯苓泽泻汤

【导读】 ①学用茯苓泽泻汤应重视泽泻和白术的用量调配关系、茯苓和白术的用量调配关系、桂枝和白术的用量调配关系。②茯苓泽泻汤虽是辨治脾胃寒饮呕渴证的重要代表方，但在临床中对肝肾水气证等也具有良好治疗作用。③学好用活茯苓泽泻汤的第一步是辨清茯苓泽泻汤由哪些基础方和药物组成：组成茯苓泽泻汤有 3 个基础方和 4 组药，基础方之一是泽泻汤，之二是苓桂术甘汤，之三是茯苓甘草汤，4 组药中第 1 组是利湿清热药即泽泻，第 2 组是益气利湿药即茯苓，第 3 组是健脾燥湿药即白术，第 4 组是温阳行散药即桂枝、生姜，从 3 个基础方和 4 组药用量深入学习研究即可用活茯苓泽泻汤。

【方歌】 茯苓泽泻甘草桂，术姜温胃散水逆，胃反吐后渴饮水，辨治杂病除水逆。

【方药】 茯苓半斤（24 g） 泽泻四两（12 g） 甘草二两（6 g） 桂枝二两（6 g） 白术三两（9 g） 生姜四两（12 g）

【用法】 上六味，以水一斗，煮取三升，内泽泻，再煮取二升半。温服八合，日三服。

【功用】 温胃化饮，散水降逆。

【适应证】

1. 中医病证：①脾胃寒饮呕渴证。呕吐频繁，畏寒，呕后渴欲饮水，或吐出为清稀涎水，口淡不渴，舌淡，脉紧或沉。②水气夹寒证。

2. 西医疾病：肝硬化腹水、脂肪肝、肝囊肿、慢性肝炎、慢性胃炎、慢性肠炎、神经性呕吐、幽门水肿、慢性肾炎、肾病综合征、泌尿系结石等临床表现符合脾胃寒饮呕渴证者。

九画

【用药分析】 方中茯苓益气利湿，泽泻渗利湿热，白术健脾益气燥湿，桂枝温阳化饮，生姜温阳化饮，甘草益气和中。

【用方思路】

1. 茯苓泽泻汤既是辨治脾胃寒饮呕渴证的重要代表方，又是辨治诸多杂病如脾胃病、心病、肾病、肝病、皮肤病等的重要基础方。

2. 方中茯苓、白术既可健脾，又可治湿；泽泻既能清热，又能利水；桂枝、生姜既可温散，又可气化。从方中用药用量及调配分析得知，茯苓泽泻汤的应用并不局限于脾胃寒饮呕渴证，还可用于辨治诸多杂病，如消化、循环、泌尿、内分泌及代谢系统疾病等。

3. 运用茯苓泽泻汤辨治的病证（无论病变部位在脾胃、在肾或在心）以脾胃寒饮为主，其治当温阳益气泻饮。

【随证合方】 若夹阳虚，可与真武汤合方用之；若夹郁热，可与枳实栀子豉汤合方用之；若病变证机阴虚，可与猪苓汤合方用之。

【注意事项】 运用茯苓泽泻汤既要辨清西医之病，又要辨清西医之病属于中医寒饮证。辨西医之病可进一步了解疾病的发展演变及转变规律，辨中医之证可更好地针对西医之病选用茯苓泽泻汤。

【应用指征】 胃反，吐而渴欲饮水者，茯苓泽泻汤主之。（第十七 18）

【方论】

元・赵以德，《金匮方论衍义》（1368 年）： 其泽泻者，不惟利膀胱之溺，亦能引姜、桂之辛入膀胱，行布水精于五经，故凡渴欲饮者，多用行水之剂，岂独防其水停而已哉，正欲行水布津，充盈经脉，滋润表里，解其燥郁耳。况是方茯苓之淡行其上，泽泻其咸引其下，白术、甘草之甘布其中，桂枝、生姜之辛开其道、通其气、导其水、以合之四布而和荣卫也。

清・李彣，《金匮要略广注》（1682 年）： 茯苓、泽泻降气行饮，白术补脾生津，此五苓散原方之义也。然胃反因脾虚气逆，故加生姜散逆，甘草和脾，又五苓散治外有微热，故用桂枝，此胃反无表热而亦用之者，桂枝非一于攻表药也，乃彻上下，达表里，为通行津液，和阳散水之剂。

清・张志聪，《金匮要略集注》（1683 年）： 用五苓散之茯苓、泽泻、白术、桂枝，助脾土而为胃之转输。去猪苓之止水，加生姜、甘草，以宣通其胃气焉。水停止曰猪。猪苓得风木之气，主化脾土，止水于下，候气化而从小便通利，非若泽泻之能行水上也。

清・周扬俊，《金匮玉函经二注》（1687 年）： 何以滋润表寒解其燥郁乎，惟茯苓之淡行其上，泽泻之咸行其下，白术、甘草之甘和其中，桂枝、生姜之辛通其气，用布水精于诸经。开阳存阴，而洽荣卫也。

清・魏荔彤，《金匮要略方论本义》（1720 年）： 胃反，吐为虚寒矣。然亦有本虚寒而标则有浮热者，专用辛温，拒而不纳，奈何？主之以茯苓泽泻汤，利其小便，以清其热，兼用桂枝以升其阳，升泄之间，浮热可已矣。余品仍以补中燥土为义，俟浮热得清，而后可以专用大半夏汤，前方不致有格阻之虞也。服法后煮泽泻，取其阴性以利水，不宜煮之太过也。

清・尤在泾，《金匮要略心典》（1729 年）： 猪苓散治吐后饮水者，所以崇土气，胜水气也，茯苓泽泻汤治吐未已，而渴欲饮水者，以吐未已知邪未去，则宜桂枝、甘、姜散邪气，苓、术、泽泻消水气也。

清・黄元御，《长沙药解》（1753 年）： 治反胃呕吐、渴欲饮水者。以土湿木郁，抑塞不升，下窍闭结，浊阴无降泄之路，胆胃俱逆，是以呕吐。桂枝达木郁而升陷，生姜利胃壅而降逆，术、甘补土而生津，苓、泽泻水而去湿也。

清·黄元御，《金匮悬解》(1754年)：胃反，呕吐而渴欲饮水者；湿盛胃逆而火不根水也。以戊土上逆，降路瘀塞，君相二火，不得下蛰，逆刑辛金，是以渴生。茯苓泽泻汤，茯苓、泽泻、桂枝，疏木而泻水，姜、甘、白术，降逆而燥土也。

清·朱光被，《金匮要略正义》(1803年)：此与前条吐后思水义同，而病实异也。前条思水，病邪已解。只恐水气浸淫，反增滋蔓，故但用猪苓散利水而已，了无余义。若此因胃反吐后而渴，则非特胃汁伤极，而胃气之颠复滋甚。设更加水逆，中阳无振起之日矣。故特用桂枝、生姜宣通上焦之清阳，兼止吐逆；白术、甘草甘补生津，以安中土，茯苓渗上焦之水，泽泻泻下焦之水，且导病气下行，亦至当不易之方法也。

清·高学山，《高注金匮要略》(1872年)：胃反，本属寒因。然吐则阴伤，而虚火上动于膈，积饮内热于胸，故渴欲饮水。不知饮水多，则本病之虚寒与水逆相济，而吐愈不可止矣。故以茯苓、泽泻之渗泄者为君，而以培土之白术佐之，则热水下渗，而虚火随之，故渴可除。以桂枝、生姜之辛温开畅者为主，而以甘浮之甘草配之，则仍从温补膈气以暖胃之例，而胃反可除矣。夫吐而内有水饮，极宜半夏，而独不用者，以症中病渴，而半夏性燥故也。

清·莫枚士，《经方例释》(1884年)：此合茯苓甘草汤、泽泻汤二方，以茯苓、泽泻命名者，各举其方之主药也。茯苓甘草汤，本治不渴而汗出，此取以治渴者，渴、不渴虽异，其为停饮则无异。且泽、术本治停饮之渴也。方中苓、术、桂、泻自五苓来，五苓本治渴之方，其加生姜，乃为吐耳，则谓此方为五苓去猪苓加生姜也可。且方中桂、泻，一表一里，与五苓法同，其治渴亦宜。

清·戈颂平，《金匮指归》(1885年)：主重用茯苓，取其气浓易降，先通阴土之阴；泽泻甘寒，后入煮，取其气轻易升，上固阳土之阳；白术甘温，培其土液，阳气回还半表舒于外，不足于内，以甘草、桂枝、生姜辛甘温气味，合化阳气，温半里经道之阴。右六味，以水一斗，煮取三升，内泽泻，再煮取二升半，温服八合，日三服，象阳数得阴偶之还半里，蒸水土之阴变于六也，阴数得阳蒸之还半表正于八也。

近代·曹颖甫，《伤寒发微》(1931年)：茯苓泽泻汤方治，于五苓中去猪苓以泄水，可知渴欲饮水，为水气阻于心下，津液不能上达喉舌，而初非真渴；所以加生姜、甘草者，亦以水邪出于胃之上口，辛甘发散以调之也；所以后纳泽泻者，亦以其气味俱薄，不任多煎也。

近代·赵桐，《金匮述义》(1940年)：猪苓散只能培土制水而不能补虚。此方茯苓泽泻直利水饮，桂草宣心阳以御之，术草培中土以制之。桂枝温肾行水，生姜温胃散水。桂枝生姜非徒温散止呕，而且以腾津止渴，斯补之意也。不用参，水饮所忌也。修园先生谓："旧水不因其得吐而尽，而新水反因其渴饮而增，愈吐愈渴，愈饮愈吐。不从脾输转之则吐渴不宁"，煞是可读也。

近代·彭子益，《圆运动的古中医学·金匮方解篇》(1947年)：治胃反，吐而渴，能饮水者。此吐乃水湿阻格，胃气不降之故。苓泽白术以泄水湿，生姜、炙草降胃止呕，桂枝达木气以行小便也。水湿阻格反渴能饮，相火不降伤灼肺津之故。然既有停水，所饮之水，仍然吐出也。

现代·王渭川，《金匮心释》(1982年)：本节指出因胃有停水，呕吐与口渴并见的证治。治则以利水为主。仲景处方茯苓泽泻汤，以白术、茯苓、泽泻健脾渗湿，桂枝、生姜、甘草和胃降逆。本方辛甘，化生阳气，能促使停饮从小便排出。

现代·刘渡舟，苏宝刚，庞鹤，《金匮要略诠解》(1984年)：本条是论述胃中停水呕吐的证治。由于胃虚停水，水气上逆故呕吐。脾虚不能运化，津液不能蒸腾上达，故渴欲饮水。因渴复饮，更助饮邪，以致停水愈多，呕吐愈甚。治宜茯苓泽泻汤，利水行津，以治渴呕。方中茯苓淡渗利水行津，桂枝通阳以布津液；泽泻利水湿之滞，能行水上；白术、甘草健脾扶中，以制水湿之邪；生姜辛散水饮，健胃和中。诸药合用，使气化行而水饮去，胃气平而呕吐愈。

【方论评议】

综合历代各家对茯苓泽泻汤的论述，应从用药要点、方药配伍和用量比例三个方面进行研究，以此更好地研究经方配伍，用于指导临床应用。

诠释用药要点：方中茯苓益气利湿，泽泻渗利湿热，白术健脾益气燥湿，桂枝温阳化饮，生姜温阳化饮，甘草益气和中。

剖析方药配伍：茯苓与泽泻，属于相须配伍，增强利水泻热；茯苓与白术，属于相使配伍，健脾益气，燥湿利饮；茯苓与桂枝，属于相使配伍，温阳利水化饮；桂枝与生姜，属于相使配伍，辛温通阳化饮；白术与甘草，属于相须配伍，增强健脾益气。

权衡用量比例：茯苓与白术用量比例是8 ∶ 3，提示健脾利水与健脾燥湿之间的用量调配关系，以治气虚水气；茯苓与桂枝用量比例是4 ∶ 1，提示利水与通阳之间的用量调配关系，以治阳虚水气；桂枝与生姜用量比例是1 ∶ 2，提示温阳通经与温阳散水之间的用量调配关系，以治阳郁；茯苓与泽泻用量比例是2 ∶ 1，提示健脾利水与清热利水之间的用量调配关系，以治水气内停；白术与甘草用量比例是3 ∶ 2，提示健脾燥湿与益气缓急之间的用量调配关系，以治脾虚。

【药理作用】 本方具有调节胃肠平滑肌蠕动、保护胃肠黏膜、调节心律、改善微循环、调节腺体分泌、促进新陈代谢、抗胃溃疡、抗氧化、抗缺血、增强机体免疫功能、改善肺肾功能、对中枢神经双向调节、调节水电解质代谢、保肝利胆等作用。

九画

茯苓桂枝大枣甘草汤

（苓桂枣草汤）

【导读】 ①学用茯苓桂枝甘草大枣汤应重视茯苓和桂枝的用量调配关系、大枣和茯苓的用量调配关系、甘草和大枣的用量调配关系。②茯苓桂枝甘草大枣汤虽是辨治肾虚水气上冲证的重要代表方，但在临床中对阳虚痰湿证等也具有良好治疗作用。③学好用茯苓桂枝大枣甘草汤的第一步是辨清茯苓桂枝大枣甘草汤由哪些变化方和药物组成：组成茯苓桂枝大枣甘草汤有1个变化方和3组药，变化方是苓桂术甘汤，3组药中第1组是益气利湿药即茯苓，第2组是温阳药即桂枝，第3组是益气药即大枣、甘草，从1个变化方和3组药用量深入学习研究即可用茯苓桂枝大枣甘草汤。

【方歌】 益气苓桂枣草汤，脐下悸动服之宜，益气助阳可化水，辨治杂病功效奇。

【方药】 茯苓半斤（24 g） 桂枝去皮，四两（12 g） 甘草炙，二两（6 g） 大枣擘，十五枚

【用法】 上四味，以甘烂水一斗，先煮茯苓减二升，内诸药，煮取三升，去滓。温服一升，日三服。作甘烂水法，取水二斗，置大盆内，以勺扬之，水上有珠子五六千颗相逐，取用之。

【功用】 益气助阳化水。

【适应证】

1. 中医病证：①肾虚水气上冲证。小便不利，脐下悸动，气上冲至脐而止，少腹拘急，畏寒，舌淡、苔薄而滑，脉沉或弱。②气虚夹寒证。

2. 西医疾病：慢性肾小球肾炎、肾盂肾炎、慢性胃炎、慢性结肠炎、前列腺炎、心源性水肿、特发性水肿、慢性盆腔炎等临床表现符合阳虚水气上冲证者。

【用药分析】 方中茯苓益气利湿，桂枝温阳化气，大枣、甘草补益中气。

【用方思路】

1. 茯苓桂枝大枣甘草汤既是辨治阳虚水气

上冲证的重要代表方，又是辨治诸多杂病如心病、肾病、皮肤病等的重要基础方。

2. 方中桂枝既可通经，又可温壮五脏六腑之阳；茯苓可利五脏六腑之水；大枣、甘草可补五脏六腑之气。从方中用药用量及调配分析得知，茯苓桂枝大枣甘草汤的应用并不局限于阳虚水气上冲证，还可用于辨治诸多杂病，如泌尿、消化、循环、内分泌等系统疾病。

3. 运用茯苓桂枝大枣甘草汤辨治的病证（无论病变部位在肾、在心或在脾胃）以阳虚水气上冲为主，其治当温阳化水降逆。

【随证合方】 若夹阳虚，可与四逆汤合方用之；若夹郁，可与四逆散合方用之；若夹痰热，可与小陷胸汤合方用之。应用时还必须结合病变主次酌情调整方药用量。

【注意事项】 运用茯苓桂枝大枣甘草汤既要辨清西医之病，又要辨清西医之病属于中医阳虚水气上冲证。辨西医之病可进一步了解疾病的发展演变及转变规律，辨中医之证可更好地针对西医之病选用茯苓桂枝大枣甘草汤。

【应用指征】

（1）发汗后，其人脐下悸者，欲作奔豚，茯苓桂枝甘草大枣汤主之。（65）

（2）发汗后，脐下悸者，欲作奔豚，茯苓桂枝甘草大枣汤主之。（第八　4）

【方论】

金·成无己，《注解伤寒论》（1144年）： 汗者，心之液。发汗后，脐下悸者，心气虚而肾气发动也。肾之积，名曰奔豚。发则从少腹上至心下，为肾气逆欲上凌心。今脐下悸为肾气发动，故云欲作奔豚。与茯苓桂枝甘草大枣汤，以降肾气。茯苓以伐肾邪；桂枝能泄奔豚；甘草、大枣之甘，滋助脾土，以平肾气；煎用甘烂水者，扬之无力，取不助肾气也。

明·许宏，《金镜内台方议》（1422年）： 故与茯苓为君，以其能伐肾邪而利水道。桂枝为臣，能泄肾之邪气。甘草为佐，大枣为使，以补其中而益土气，令其制水。甘澜水者，取其不助肾邪也。

明·汪石山，《医学原理》（1525年）： 治发汗后，脐下悸，故作奔豚。夫汗者，心之液，发汗过多，心气虚惫，肾气乘虚欲上凌心，而作奔豚。治宜助脾平肾。是以用茯苓伐肾邪，桂枝泻奔豚之气，甘草、大枣助脾土以平肾气。

明·吴昆，《医方考》（1584年）： 伤寒汗后，脐下悸，欲作奔豚者，此方主之。汗后则心液虚，肾者水脏，欲乘心火之虚而克之，故脐下悸，俗作奔豚而上凌于心也。茯苓甘淡，可以益土而伐肾邪；桂枝辛热，可以益火而平肾气；甘草、大枣之甘，可以益脾，益脾所以制肾也。煎以甘润水者，扬之无力，取其不助肾气尔！

明·方有执，《伤寒论条辨》（1592年）： 脐下悸者，肾乘心汗后液虚，欲上凌心而克之，故动惕于脐下也。欲作，待作未作之谓。奔豚见上编。然水停心下则悸，茯苓淡渗胜水，能伐肾脏之淫邪。桂枝走阴降肾，能御奔豚于未至。甘草益气，能补汗后之阳虚。大枣和土，能制为邪之肾水。甘澜水者，操之而使其性抵于纯，不令其得以助党而长祸也。

明·张卿子，《张卿子伤寒论》（1644年）： 茯苓以伐肾邪，桂枝能泄奔豚，甘草、大枣之甘，滋助脾土，以平肾气，煎用甘澜水者，扬之无力，取不助肾气也。

清·喻嘉言，《尚论篇》（1648年）： 汗本心之液，发汗后脐下悸者，心气虚而肾气发动也。肾邪欲上陵心，故脐下先悸。取用茯苓、桂枝，直趋肾界，预伐其邪，所谓上兵伐谋也。

清·李中梓，《伤寒括要》（1649年）： 作甘澜水法：取水置大盆内，以杓扬之，待水珠满面方用。汗者，心之液。发汗后脐下悸者，心虚而肾气发动也，肾之积，名曰奔豚。发则从少腹至心，为水来凌火，以茯苓伐水邪，以桂枝泄奔豚，甘草、大枣之甘平，助胃土以平肾。用甘澜水者，取其动而不已，理停滞之水也。

清·张璐，《伤寒缵论》（1667年）： 汗后余邪，挟北方邪水为患，故取桂枝汤中之二以和营，五苓散中之一以利水，作甘澜水者，取其流利，不助肾邪也。

清·程应旄，《伤寒论后条辨》（1670年）： 须于欲作未作时，急主之以茯苓桂枝甘草大枣汤，益我心气，伐彼肾邪，安中补土，水不得肆，而汗后之阳虚可渐复矣。

清·柯琴,《伤寒来苏集》(1674年)：心下悸欲按者，心气虚；脐下悸者，肾水乘火而上克。豚为水畜，奔则昂首疾驰，酷肖水势上干之象。然水势尚在下焦，欲作奔豚，尚未发也，当先其时而治之。茯苓以伐肾邪，桂枝以保心气，甘草、大枣培土以制水。甘澜水状似奔豚，而性则柔弱，故名劳水，用以先煮茯苓，取其下伐肾邪，一惟趋下也。本方取味皆下，以畏其泛耳。

清·陈尧道,《伤寒辨证》(1678年)：茯苓之甘淡，可以益土而伐肾邪，桂枝辛热可以益火而平肾气，甘草、大枣之甘，可以益脾，益脾所以制肾也。煎以甘澜水者，扬之无力，取其不助肾气耳。

清·汪琥,《伤寒论辨证广注》(1680年)：用茯苓为君，以其能伐肾邪而利水道。桂枝为臣，外能固表，下能泄奔豚之气。甘草为佐，能益气，补汗后之虚阳。大枣为使，以和中补土而制水。煎用甘澜水者，扬之无力，取其不助肾邪也。

清·汪昂,《医方集解》(1682年)：汗后脐下悸者，心虚而肾气发动也。肾积名“奔豚”，肾气逆欲上凌心，故用茯苓发肾邪，桂枝治奔豚，甘草、大枣助脾而平肾，益土以制水。甘澜水者，用瓢扬万遍，水性咸而重扬之，则甘而轻，取其不助肾气也。

清·李彣,《金匮要略广注》(1682年)：茯苓泄水以伐肾邪，桂枝行阳以散逆气，甘草、大枣甘温，助脾土以平肾水，煎用甘澜水者，扬之无力，全无水性，取其不助肾邪也肾属水。

清·张志聪,《伤寒论宗印》(1683年)：此承上文之义。不惟伤其心血，而更动于肾气矣。夫肾主液，入心为血，血之液为汗，汗出过多。匪则伤心血，而更虚其肾液矣。肾气不足，则虚气上奔，而欲作奔豚也。发汗后者，承上过多之后也。奔豚者，肾之动气，正在脐下，豚为水畜，其性躁善奔，故曰奔豚。脐下悸动，盖欲动作而上奔也。故仍用桂枝、甘草，保固心气，加茯苓、大枣，补中土而制伐其水邪。用甘澜水者，扬之无力，取其不助水气也。《平脉篇》曰：少阴脉不至，肾气微，少精血。奔气促迫，上入胸膈，盖精液少，则虚气反上奔也。

清·张志聪,《伤寒论集注》(1683年)：此因发汗，而更虚其肾气也。发汗后，其人脐下悸者，是虚其肾脏之精血矣。夫肾脏之精血虚，则虚气反欲上奔，故欲作奔豚。豚乃水畜，其性躁，善奔，故名奔豚。用桂枝、茯苓保心气以下伏其水邪，甘草、大枣助中土而防御其奔逆，用甘澜水者，取其水性无力，不助肾气上奔也。

清·张志聪,《金匮要略集注》(1683年)：茯苓乃松灵潜伏于根下而生，其味甘淡，能保心灵，而制伐其水逆。桂枝辅心气，而兼散其水寒。甘草、大枣，厚土德以制水，而更能通理其溪窍焉。按松叶有两鬣、五鬣、七鬣。盖地二生火，天七成之，五乃土之生数也，其本色赤而皮若龙鳞，其花色黄而实如心叠，其精化为青牛、青羊、青犬、青人、伏龟，其寿皆千岁。夫牛犬为土畜，羊为火畜，龟则其为离也，是松具木体，而有火土相生之气，能补益火土之气者也。茯苓乃余气归伏于根所结，故又能导火土之气，以下制其水邪（眉批：甘澜水者扬之无力，取其不助水气，详《伤寒论宗印》）。

清·周扬俊,《金匮玉函经二注》(1687年)：取用茯苓直趋肾界以泄其水气，故真武汤以此为君，尚能摄外散之水，坐收北方。

清·郑重光,《伤寒论条辨续注》(1705年)：脐下悸者，汗后心虚，肾邪凌心也。欲作，将作未作之辞。奔豚见上篇。取用桂枝、茯苓，直趋肾脏以伐其寒水之邪，能御奔豚之未发。甘澜水者，取水性之柔，不令其助党而长祸也。

清·钱潢,《伤寒溯源集》(1708年)：茯苓气味淡而渗，阳中之阴，其性上行而后下降，能滋水之源而降下。《本草》谓其能利小便而伐肾邪，故倍用之以为君。桂枝辛温和卫，而能宣通阳气，故多用之以为臣。李东垣云：阳不足者补之以甘，故凤髓丹用甘草，以缓肾之急而生元气也。更用大枣以和润其津液而剂成矣。用甘澜水者，动则其性属阳，扬则其势下走故也。

清·魏荔彤,《金匮要略方论本义》(1720年): 此又预防奔豚之义也，云：欲作奔豚，以茯苓桂枝甘草大枣汤主之。脐下悸与心下悸同，而地分不同，同为有水邪使悸也，心悸其常，脐悸不多见，要以脐下觉有歉然不足之处，而有时瞤动，是其候也。以茯苓治水为君，佐以甘草、大枣和中益胃，桂枝升阳驱邪，是又理下虚寒而为水湿浸淫兼治也。

清·姚球,《伤寒经解》(1724年): 奔豚，本系肾之病，而其原在心。盖心病而受气于肝，肝受之而藏于肾，于是肾水上逆而为奔豚也。用茯苓桂枝甘草大枣汤，直趋肾界，预伐其邪也。茯苓利水，桂枝平肾，甘草、大枣扶土制水。又恐水气助湿，扬之万遍，药用水煎，而无水气之患也。

清·尤在泾,《金匮要略心典》(1729年): 此发汗后心气不足，而后肾气乘之，发为奔豚者。脐下先悸，此其兆也。桂枝能伐肾邪，茯苓能泄水气，然欲治其水，必益其土，故又以甘草、大枣补其脾气。甘澜水者，扬之令轻，使不益肾邪也。

清·尤在泾,《伤寒贯珠集》(1729年): 茯苓能泄水气，故以为君，桂枝能伐肾邪，故以为臣。然欲治其水，必防其土，故取甘草、大枣，补益土气为使。甘澜水者，扬之令轻，使水气去，不益肾邪也。

清·不著撰人,《伤寒方论》(1732年): 凡人肾水能制心火，所以无焚如之患，然惟心阳本强，而藉肾水调剂，故心虽受制而实受益，如阳男操家而妇女之阴能为阳之守也。汗本心液，发汗后脐下悸者，心气虚而不能自主，肾邪欲上凌心，故脐下先悸。前为阳之守者，今欲为阳之寇，茯苓、桂枝直捣肾邪，甘草、大枣扶脾土以制水，土乃心之子，子强而仇可制也，煎用甘澜水者扬之千遍，取其性走而速下以达病所，且水力轻微不为肾之助也。

清·吴谦,《医宗金鉴》(1742年): 彼治心下逆满，气上冲胸，此治脐下悸，欲作奔豚，盖以水停中焦，故用白术，水停下焦，故倍茯苓。脐下悸，是邪上干心也，其病由汗后而起，自不外乎桂枝之法。仍以桂枝、甘草补阳气，生心液，倍加茯苓以君之，专伐肾邪，用大枣以佐之，益培中土，以甘澜水煎，取其不助水邪也。土强自可制水，阳建则能御阴，欲作奔豚之病，自潜消而默化矣。若已作奔豚，肾阴邪盛，又非此药所能治，则当从事乎桂枝加桂汤法矣。

清·黄元御,《伤寒悬解》(1748年): 汗亡血中温气，风木郁动，是以振悸。枝叶不宁，则悸在心下，根本不安，则悸在脐间，脐下振悸，根本撼摇，则奔豚欲作矣。奔豚者，风木奔腾，状如惊豚，上冲胸膈，及乎咽、喉、腹、胁、心、首，诸病皆作，喘呼闭塞，七窍火生，病热凶恶，莫此为剧。仲景、扁鹊，以为肾邪，仲景霍乱：脐上筑者，肾气动也。扁鹊《难经》：肾之积，曰奔豚。其实纯是肝气。盖木气奔冲，原于阳亡而水寒也，苓桂甘枣汤，茯苓、桂枝，泻癸水而疏乙木，甘草、大枣补脾精以滋肝血也。

清·黄元御,《长沙药解》(1753年): 用之治伤寒汗后，脐下悸动，欲作奔豚。以汗泻肝脾精气。木枯风动，郁勃冲击，土败而风木升腾，是为奔豚，大枣补脾精而滋风木也。

治汗后脐下悸动，欲作奔豚。风木郁动，是生振悸。心下悸者，枝叶之不宁，脐下悸者，根本之不安。脐下振悸，根本撼摇，则奔豚作矣。因于水旺土崩，而根本失培也。甘、枣补脾精以滋风木，桂枝达木郁而安动摇，茯苓泻水而燥土也。

清·黄元御,《金匮悬解》(1754年): 汗亡血中温气，木郁风动，摇荡不宁，则生振悸，轻则枝叶振惕而悸在心下，重则根本撼摇而悸在脐间。若脐下悸生，则奔豚欲作矣。苓桂甘枣汤，茯苓、桂枝，泻癸水而疏乙木，甘草、大枣，补脾精而滋肝血也。

清·徐灵胎,《伤寒约编》(1759年): 心阳不足，肾水上逆，故脐下悸动，欲作奔豚也。茯苓以伐肾邪，桂枝以保心气，甘草、大枣培土制水。甘澜水名劳水，用以先煮茯苓，取其下伐肾邪，一惟下趋耳。此培土制水之剂，为水邪克火之专方。

清·徐灵胎,《伤寒论类方》(1759年)：甘澜水，大约取其动极思静之意。先煮茯苓，凡方中专重之药，法必先煮。心下悸，是扰胸中之阳，脐下悸，则因发汗太过，上焦干涸。肾水上救，故重用茯苓以制肾水；桂枝以治奔豚。

发汗后，其人脐下悸者，欲作奔豚，茯苓桂枝甘草大枣汤主之。心下悸，是扰胸中之阳，脐下悸，则因发汗太过，上焦干涸。肾水上救，故重用茯苓以制肾水；桂枝以治奔豚。

清·强健,《伤寒直指》(1765年)：茯苓以伐肾邪，桂枝能泄奔豚，甘草、大枣之甘，滋助脾土，以平肾气。煎用甘澜水者，扬之无力。取不助肾气也。

清·沈金鳌,《伤寒论纲目》(1774年)：脐下悸，是水邪欲乘虚而犯心，故君茯苓以正之，奔豚自不发。小腹气冲，是木邪挟客气以凌心，故汤中加桂以平木，而奔豚自除。一在里而未发，一在表而已发，所以治各不同也。

清·杨栗山,《伤寒瘟疫条辨》(1784年)：茯苓淡渗伐肾以散水蓄，甘草益气和中以补阳虚，桂枝走阴降肾御奔豚之未至，大枣益脾助土制奔豚之上冲。

清·吴坤安,《伤寒指掌》(1796年)：邵仙根评：若脐下悸者，心气不足，肾水乘火而上克也。肾气上冲，名曰奔豚。盖肾为水脏，豚为水畜也。茯苓以泄水，桂枝伐肾邪，以保心气。甘枣培土以制水也。因奔豚者，豚为水畜，奔则昂首疾驰，酷肖水势上干之象。然悸在脐下，其水尚在下焦。欲作奔豚，尚未发也。当先其时而治之……属水邪上逆，故重用茯苓以制水邪。桂枝保心气以御水凌，甘草、大枣补脾土以制水泛。取甘澜水者，不欲其助水性也。伤寒奔豚，惟此二方为主治。而汗后脐下悸，作奔豚之症尤多，定当以苓桂甘枣汤为治。

清·朱光被,《金匮要略正义》(1803年)：此从惊发二字推广言之，谓误汗则上焦之阳气先虚，而下焦之阴气必致欺凌，脐下为阴邪所居之地，发动则先悸。若不早图，便有冲胸及咽之势，故知欲作奔豚也。药用茯苓、桂枝行上焦之清阳，以击散阴邪于欲成未成之先，而以甘草、大枣固守中土，以堵截其上侵之路，如是则阴化，而奔豚之气绝迹矣。用甘澜水者，取其轻扬上浮，不使急于就下而助阴也。

清·陈修园,《金匮要略浅注》(1803年)：脐下为肾气发源之地。茯苓泄水以伐肾邪。桂枝行阳以散逆气。甘草大枣，助脾土以制肾水。煎用甘澜水者，扬之无力，全无水性，取其不助肾邪也。

清·陈修园,《长沙方歌括》(1803年)：按：此治发汗而伤其肾气也。桂枝保心气于上，茯苓安肾气于下，二物皆能化太阳之水气。甘草、大枣补中土而制水邪之溢，甘澜水速诸药下行。此心悸欲作奔豚，图于未事之神方也。

清·陈元犀,《金匮方歌括》(1811年)：因惊而得，似只宜以心为治也。然自下而上，动于肾气，激乱于厥阴，而撤守在心，实三经同病也。仲景三方，亦微示其意，学者当隅反之。余读《金匮》茯苓桂枝甘草大枣汤治汗后肾气凌心，即悟桂枝甘草汤叉手冒心之治也，更悟桂枝去芍药加蜀漆龙骨救逆汤火逆惊狂之治也。因奔豚汤治气上冲胸，即悟乌梅丸气上冲心之治，并四逆散加茯苓心下悸之治也。因桂枝加桂汤治气从少腹上冲心，即悟理中汤去术加桂脐下动气之治也。先祖云：仲景书一言一字，俱是活法，难与不读书者道，亦难与读书死于句下者道也。

清·吕震名,《伤寒寻源》(1850年)：按心下悸，是心阳虚。脐下悸，是肾气动。肾气一动，便有凌心之势，若俟其奔豚既作，则补救已晚，亟当乘此欲作未作之时，预伐其谋，桂枝保心气，茯苓泄肾邪，甘草大枣培土制水。煮以甘澜水，取其力薄，不致助水也，再论桂枝加桂汤，不用茯苓者。以气已从少腹上冲心，难恃茯苓渗泄之力，故寄重任于桂枝，以助心阳而伐肾气，此则水势尚在下焦，尚堪培土以制水也。

清·陈恭溥,《伤寒论章句》(1851年)：茯苓桂枝甘草大枣汤，保心气以伐水邪，安中土以防水逆之方也，凡心脾病两虚，脐下动悸者用之。本论曰：发汗后，其人脐下悸，欲作奔豚，此方主之。夫脐下悸者，水气动也，水气何故而动欤？因发汗亡其心液，而动其水藏也。水气动而上窜，则成奔豚矣。今则初动于脐下，当乘其未成而治之，图未事之先也。方中君茯苓以先煮之，重其伐水邪也，加桂枝甘草共保心气，甘草又合大枣，以安土气，取火生土而土制水，则水邪平，而奔豚不作矣。用甘澜水者，取其熟能速化，不助水邪也。

清·郑钦安,《医理真传》(1869 年)：既称发汗后其人脐下悸者，是必因发汗而伤及肾阳也，肾阳既衰，不能镇纳下元水气，以致脐下悸，欲作奔豚，法宜回阳为是。原文所主之方，取茯苓以伐肾邪，而使水气下泄，不致上奔，真立法之妙谛也。

清·高学山,《高注金匮要略》(1872 年)：但脐下动悸，是脐下之实者，当责也。故君淡渗之茯苓，以肾脏不可泻，泻膀胱之腑以泻肾阴耳。桂树嫩枝，辛温而柔软，具少火生气之妙。甘草以浮之，大枣以托之，是使桂枝生阳之性，确乎在心肺之夹空，而填其上焦，如雾之氤氲矣。夫桂甘大枣，意在补上，而且降奔豚之上逆者，亦须凭高弹压。水性下趋，况与茯苓先煮，则尤渗泄易下，恐失上焦之部位，故扬作甘澜，以乱其下趋之性，使少少留连，以完全其补高治上之功用而已。真穷工极巧之方也。

清·高学山,《伤寒尚论辨似》(1872 年)：主茯苓桂甘大枣汤者，桂甘之理已见。君茯苓者，凡阴气以水为依附，且脐下挟有余，以注胸中之不足。今以茯苓为主，而以桂枝佐之，是劈五苓利水之半，而渗泄其有余也，上以去其依附之水气，下以竭其膀胱之腑邪，则肾不能上奔，而亦不暇上奔矣。徐氏《伤寒方论》曰：大枣扶脾土以制水，煎用甘澜者，取其轻微，而不为肾阴之助也。

清·莫枚士,《经方例释》(1884 年)：此桂枝甘草汤加茯苓也。为诸苓、桂并用方之祖。苓、桂并用者，即《内经》“开鬼门，洁净府”之意。苓洁净府，桂开魄门，魄门即汗空，一名元府。《经》鬼字，魄之剥文。此方治发汗后，脐下悸者，以肾气动也。苓伐肾邪，故重倍于桂。理中加减法、小柴胡加减法并曰：悸者加茯苓，即此方所由立。

清·戈颂平,《伤寒指归》(1885 年)：重用茯苓，甘淡气灵，通阴土之阴。桂枝辛温气香，通表里经道之阴。甘草味厚，大枣汁浓，能补土中不足之液，土中液复，则阳气从子旋转半表，不上奔半里上，水性下趋，劳之则逸，取水扬万遍，谓之甘澜水，又谓之劳水，劳其性，使之不易下趋，意和阳气旋转中土，还半表也。右四味，象阴阳气液转八方，以甘澜水一斗，象地天生成十数。先煮茯苓，减二升，内诸药，取三升，去滓，温服一升，日三服，象阴数得阳正于八，阳数得阴开于子。礼玉藻，圈豚，行不举足。注：豚性散，圈之，则聚而旋转于中，又圈转也，豚之言循，谓徐趋之法，当曳转循地而行。阳得阴，其气方能旋转半表，阳失阴，其气直冲而上奔半里上。

清·唐容川,《伤寒论浅注补正》(1893 年)：其方不用补肾，但用甘、枣、茯苓克制肾水，用桂枝导心火以交于脐下，则肾水化气而愈矣。

清·王旭高,《退思集类方歌注》(1897 年)：按：心下悸，是水已凌心，故茯苓甘草汤用生姜散心胸间水气。此脐下悸，是水方上逆，犹未至于凌心，故去生姜之升散，而加大枣之缓中，以制其上逆之势也。凡水邪作悸，茯苓为必用之药，人皆知之，而仲景二方，皆佐以桂枝者，何也？盖下焦肾水，必挟肝邪而后能上逆，惟桂能伐木，而又可以扶阳散寒，故亦必用之也。

近代·陆渊雷,《伤寒论今释》(1930 年)：凡水滞而气个行，水气上攻而气逆（说本《观证辨疑》），致心下悸，或肉瞤筋惕（说本《药征》）者，茯苓主之。苓桂甘枣汤，以茯苓利水，以桂枝降冲，以甘草缓其急迫，以大枣舒其拘挛。就今日所有之药物知识言，可知者止于此而已；若问此等药物何以能治此等证候，则尚待研究。不宁惟是，谓水气随冲势而上泛者，因奔豚起于发汗之后，想当然耳。不过吾之理想，根据生理病理之机转，贤于气化五行等空论而已然奔豚之病，本有个团发汗，居然而患之者，则其所以上冲，犹未可知。甘澜水，不知有何效用。《玉函》作甘澜水，《千金翼》作水一斗，不用甘澜水。《灵枢·邪客篇》

半夏汤，治目不瞑，不卧出，以流水千里以外者八升，扬之万遍，取其清五升煮之，盖亦甘澜水之意。先煮茯苓者，《伤寒类方》云：凡方中专重之药，法必先煮。

近代·曹颖甫，《金匮发微》（1931年）：欲作奔豚者，不过水气为浮阳吸引，而非实有癥瘕也。故仲师苓桂甘枣汤方治，用茯苓以抑水，桂枝以通阳，甘草大枣培中气而厚堤防，使水邪不得上僭，复煎以甘澜水，扬之至轻，使不助水邪之上僭。脐下之悸平，奔豚可以不作矣。余详、伤寒太阳篇、兹不赘。

近代·徐大桂，《伤寒论类要注疏》（1935年）：本方以茯苓为主，先煮之，取其气化纯透。水久扬则气弱，欲其不助水邪，而能速化也。经曰："卫气起于下焦。"下焦内为气海，名曰名门，道家谓之丹田。肾阳真气所从出为温水化气之所。病者发汗之后，卫阳外泄，肾气因而虚减，不能温化水气，致水寒欲动，将发奔豚之证。在五行，制水者惟土，人身则脾主利水。水寒上越，惟脾阳足以化之。此证主用茯苓化气行水，甘草、大枣特以补脾，尤重在桂枝一味，使能合致其功。西医谓脾能鼓动血液，放热气以烝化水谷。桂枝则温血助热，特有殊能，合甘、枣，则能温脾以制水；合茯苓，则能温气以化水；得甘草，尤能辛甘合化，助心阳下达。水邪既化，心阳下济，病自解矣。

近代·彭子益，《圆运动的古中医学，伤寒论方解篇》（1947年）：汗伤肾阳，肾阳乃木气之根，肾阳伤，木气失根，则肝阳下陷而肝风上冲。其人脐下悸动，乃肝风上冲欲作奔豚之兆。桂枝升肝阳，以止悸降冲，茯苓、炙草、大枣补土气以御风木，大枣富有津液，最润木气而平风也。

近代·彭子益，《圆运动的古中医学·金匮方解篇》（1947年）：治发汗后心下悸，欲作奔豚者。发汗亡阳，肝木下陷，风冲于胸，则心下悸动，茯苓、草、枣扶土补中，桂枝升达肝阳以降冲气。凡风木上冲之病，中气必虚。故须土木兼治，此大法也。奔豚汤证，乃风木正当上冲，中土补药，壅满不受。故舒木之药多，补中之药少。此欲发奔豚，木邪未盛，故补土之药，较奔豚汤多。木邪克土，于木邪未盛之前，补足土气，土气不受木克，木邪亦起不大也。

近代·冉雪峰，《冉注伤寒论》（1949年）：脐下悸是病变奔豚的先兆，病变甚，则奔豚必作，欲作云者，是将作，而犹未作。治以茯苓桂枝甘草大枣汤。宣心阳，即是制肾水，利肾水，即是保心阳。但上方不用茯苓，此方加用桂枝，所以然者，强心不必定用茯苓，利水却必兼用桂枝，颇有分寸。经论本篇利水，五苓散茯苓用二两，猪苓汤茯苓用十八铢，真武汤茯苓汤用三两，苓桂术甘汤、茯苓四逆汤，茯苓用四两，惟本方茯苓用半斤，各方均茯苓与各药同煮，惟本方茯苓先煮，是本方用量独大，煮法独异。疗水重剂，尚有十枣、陷胸、半夏、甘遂、大黄甘遂等。彼为峻攻，此为顺应，彼为骁悍疾驰的偏师，此为雍容坐筹的主帅，此方欲作奔豚，奔豚已作，原扣不着，在金匮另有奔豚专方，此方是制止其作。上工治未病，寓有预防为主意义。若较奔豚再进一步，水气凌心，胸满惊烦，即有卒死的危险。曰满曰惊曰烦，不特心下悸，脐下悸而已，推阐尽致，直穷到底，愿学者会而通之。

现代·中医研究院，《伤寒论语释》（1956年）：桂枝甘草治心气不足，桂枝行气降逆，茯苓行水气，大枣培土治水。

现代·陈亦人，《伤寒论译释》（1958年）：茯苓桂枝甘草大枣汤，桂枝甘草温通心阳，茯苓大枣培土制水安肾气。为了提高药效，可用甘澜水煎服。作甘澜水法：水置盆内，以杓扬之，水面有珠子柑逐即可取用。若已作奔豚，则非本方所能治。

现代·陈亦人，《伤寒论译释》（1958年）：上条通过望诊，根据病人叉手自冒心，推知必有心下悸，并知属于心阳虚，故治以桂枝甘草汤温复心阳。本条通过病人主诉脐下悸，推测其有欲作奔豚之势，既然肾气动而欲上逆，则心阳必虚，故用桂枝甘草温复心阳，配伍茯苓大枣培土制水，以防奔豚的发作。诸注意见一致，互参更明……本方与苓桂术甘汤、茯苓甘草汤都是四味药组成，其中茯苓、桂枝、甘草三味全同，只有一味不同，苓桂术甘汤证心下

九画

逆满，气上冲胸，起则头眩，为脾气失运，饮邪上逆，故伍以白术运脾化饮；茯苓甘草汤证，不渴，心下悸，肢冷，为胃有停水，阳气不布，故伍以生姜温胃散水；本证脐下悸，欲作奔豚，为心阳虚而下焦肾气动，有欲作奔豚之势，故伍以大枣培土制水，并倍用茯苓以伐肾邪。充分体现了方药配伍的严谨。

现代·李翰卿,《中国百年百名中医临床家》(1960 年)：此利水补阳，散寒健中，预防奔豚证之方。主治发汗后，阳气被伤，寒水初动，脐下悸欲作奔豚。但必须兼有小便不利、不喜冷性饮食、脉沉而迟等寒证和水证现象。茯苓淡渗利水，桂枝补阳散寒，甘草、大枣补中以防寒水上泛。

现代·孙纯一,《伤寒论注释要编》(1960 年)：茯苓行水以伐肾邪，桂枝行气降逆以治欲作奔豚，甘草、大枣和中助脾以利水，甘澜水扬之使水无力而不住肾气。

现代·王渭川,《金匮心释》(1982 年)：本节指出凡心气不足的病人，热病在表，误用发汗方剂，出现少腹跳动的症状，是将发奔豚病的先兆。仲景处方茯苓桂枝甘草大枣汤，以桂枝袪肾邪泄肾气，大枣、甘草补脾温中，茯苓行水。本方符合去水必须培土的道理。

现代·刘渡舟,《伤寒论诠解》(1983 年)：茯苓桂枝甘草大枣汤方，用桂枝、甘草辛甘合化为阳以补心阳之虚；茯苓甘淡，健脾气，固堤坝，利水邪，行津液，且可安魂魄以养心神。其量用至半斤，而又将其先煎，目的在于增强健脾利水的作用，以制水于下。大枣健脾补中，使中焦气实，则堤坝自固，以防水气泛于上。本病属于水气为患，用甘澜水而不用普通水煎药，乃是恐有助邪之弊。甘澜水，也叫“甘烂水”或“劳水”，考《内经》半夏秫米汤即用此水煎药，则其意可见。

现代·刘渡舟，苏宝刚，庞鹤,《金匮要略诠解》(1984 年)：发汗后，心阳虚，下焦水邪得以上乘，故脐下悸动，欲作奔豚。“欲作”，将作未作之谓。上节汗后心悸，只是心阳受损；本节汗后脐下悸，不独心阳虚，肾气亦受株连，故水邪乘机欲动。方中重用茯苓以渗水，桂枝温心肾以制水，甘草、大枣培中气以御水。甘澜水即用杓扬过之水，以此水煎药在于不助水邪。

治以苓桂甘枣汤，温阳利水，培土渗湿。本方以茯苓，桂枝为主药，温阳化水，交通心肾，泄降冲逆，甘草、大枣和中益气，培土制水。诸药相配，共奏温阳下气、培土伐水之功。本方与桂枝加桂汤证同属阳虚阴乘所致的奔豚病，两者区别，在于有无水饮。桂枝加桂汤证是汗后阳虚，阴气乘虚而上冲，故重用桂枝，温阳下气，苓桂枣甘汤证则是汗后阳虚，水饮内动而引起，故重用茯苓，健脾利水。

【方论评议】

综合历代各家对茯苓桂枝大枣甘草汤的论述，应从用药要点、方药配伍和用量比例三个方面进行研究，以此更好地研究经方配伍，用于指导临床应用。

诠释用药要点：方中茯苓益气利湿，桂枝温阳化气，大枣、甘草补益中气。

剖析方药配伍：茯苓与桂枝，属于相使配伍，茯苓桂枝温阳化饮，桂枝助茯苓利水通阳；桂枝与甘草，属于相使配伍，温阳益气；茯苓与甘草，属于相使配伍，益气缓急；大枣与甘草，属于相须配伍，增强补益中气。

权衡用量比例：茯苓与桂枝用量比例是 2 ∶ 1，提示益气利湿与温阳化气之间的用量调配关系，以治寒水；茯苓与甘草、大枣用量比例是 4 ∶ 1 ∶ 6，重在益气渗利；桂枝与甘草用量比例是 2 ∶ 1，提示温阳降逆与益气之间的用量调配关系，以治阳虚。

【药理作用】 本方具有调节心功能、调节心律、增强心肌收缩力、改善肾功能、调节水液代谢、改善肾功能、调节肾上腺皮质功能、调节内分泌、抗自由基、增强机体免疫功能、抗炎等作用。

茯苓桂枝白术甘草汤

（苓桂术甘汤）

【导读】 ①学用苓桂术甘汤应重视茯苓和桂枝的用量调配关系、白术和茯苓的用量调配关系。②苓桂术甘汤虽是辨治脾虚痰饮证的重要代表方，但在临床中对脾胃气虚水气证等也具有良好治疗作用。③学好用活苓桂术甘汤的第一步是辨清苓桂术甘汤由哪些基础方和药物组成：组成苓桂术甘汤有1个基础方和3组药，基础方是桂枝甘草汤，3组药中第1组是温化药即桂枝，第2组是益气药即白术、甘草，第3组是利水药即茯苓，从1个基础方和3组药用量深入学习研究即可用活苓桂术甘汤。

【方歌】 苓桂术甘水气方，温阳利水又健脾，心下逆满气冲胸，胸胁支满眩晕止。

【方药】 茯苓四两（12 g） 桂枝去皮，三两（9 g） 白术 甘草各二两（6 g）

【用法】 上四味，以水六升，煮取三升，去滓。分温三服。

【功用】 温阳益气，健脾祛湿。

【适应证】

1. 中医病证：①脾胃气虚水气证：胃脘逆满或疼痛，气逆冲胸，头晕目眩，站立不稳，或呕或利，或小便不利，舌淡、苔薄，脉沉紧。②胃脘痰饮证：胃脘满闷而有水动声，背寒冷如掌大，胸胁胀满，身重，少气，小便不利，苔薄，脉沉。③脏腑气虚寒水证。

2. 西医疾病：神经性呕吐、慢性肠胃炎、肠胃神经症、胃及十二指肠溃疡等临床表现符合脾虚痰饮证者。

【用药分析】 方中茯苓益气利湿，桂枝温阳化气，白术健脾益气燥湿，甘草补益中气。

【用方思路】

1. 苓桂术甘汤既是辨治脾胃气虚痰饮证的重要代表方，又是辨治诸多杂病如脾胃病、心病、肾病、肺病等的重要基础方。

2. 方中桂枝既能温营卫，又能温脏腑；白术、茯苓既可健脾，又可治湿；甘草可补五脏六腑及营卫之虚。从方中用药用量及调配分析得知，苓桂术甘汤的应用并不局限于脾胃气虚痰饮证，还可用于辨治诸多杂病，如消化、循环、泌尿、内分泌等系统疾病。

3. 运用苓桂术甘汤辨治的病证（无论病变部位在脾胃、在肾或在心）以痰饮夹虚为主，其治当益气化痰。

【随证合方】 若夹肾虚，可与肾气丸合方用之；若夹瘀，可与桂枝茯苓丸合方用之；若夹郁热，可与栀子豉汤合方用之。

【注意事项】 运用苓桂术甘汤既要辨清西医之病，又要辨清西医之病属于中医痰饮证。辨西医之病可进一步了解疾病的发展演变及转变规律，辨中医之证可更好地针对西医之病选用苓桂术甘汤。

【应用指征】

（1）伤寒，若吐，若下后，心下逆满，气上冲胸，起则头眩，脉沉紧；发汗则动经，身为振振摇者，茯苓桂枝白术甘草汤主之。（67）

（2）夫心下有留饮，其人背寒冷如手大。（第十二 8）

（3）心下有痰饮，胸胁支满，目眩，苓桂术甘汤主之。（第十二 16）

（4）夫短气有微饮，当从小便去之，苓桂术甘汤主之；肾气丸亦主之。（第十二 17）

【方论】

金·成无己，《注解伤寒论》（1144年）： 发汗则外动经络，损伤阳气，阳气外虚，则不能主持诸脉，身为振振摇也，与此汤以和经益阳。阳不足者，补之以甘，茯苓、白术，生津液而益阳也。里气逆者，散之以辛，桂枝、甘草，行阳散气。

元·赵以德，《金匮方论衍义》（1368年）：《本草》谓茯苓能治痰水，伐肾邪。痰，水类也，治水必自小便出之。然其性淡渗，手太阴引入膀胱，故用之为君；桂枝乃手少阴经药，能通阳气，开经络，况痰水得温则行，用之为臣；白术者，治风眩，燥痰水，除胀满，故以佐茯苓；然中满者勿食甘，而此用甘草何也？盖桂枝之辛，得甘则佐其发散，和其热而使不僭也；复益土以制水。甘草有茯苓，则支不满，而反渗泄。《本草》又曰：甘草能下气，除烦满是也。

以愚观之，二方各有所主：桂苓术甘汤主饮在阳，呼气之短；肾气丸主饮在阴，吸气之短。盖呼者出于心肺，吸者出于肾肝；茯苓入手太阴，桂枝入手少阴，皆轻清之剂，治其阳也；地黄入足少阴，山茱萸入足厥阴，皆重浊之剂，治其阴也。一证出二方，岂无故哉？

明·许宏，《金镜内台方议》（1422年）：

故用茯苓为君，白术为臣，以益其不足之阳。经曰：阳不足者，补之以甘。是也。以桂枝为佐，以散里之逆气。以甘草为使，而行其阳气，且缓中也。

明·汪石山，《医学原理》(1525年)：治伤寒吐下后，心下逆满，气上冲胸，起则头眩，脉沉紧。此乃因吐下后以损中气所致。经云：中不足者，补之以甘。是以用茯苓、白术、甘草以补中气，佐桂枝以行逆满上冲之气。再加人参，恐助逆满间之逆气也。

明·方有执，《伤寒论条辨》(1592年)：术与茯苓，胜湿导饮。桂枝、甘草，固表和中。故发汗动经，所需者四物也。

明·施沛，《祖剂》(1627年)：阳不足者，补之以甘，茯苓、白术，生津液而益阳也；里气逆者，散之以辛，桂枝、甘草，行阳散气。

明·张卿子，《张卿子伤寒论》(1644年)：阳不足者，补之以甘。茯苓、白术，生津液而益阳也，里气逆者，散之以辛，桂枝、甘草行阳散气。

清·李中梓，《伤寒括要》(1649年)：阳不足者，补之以甘，茯苓、白术，生津液而益阳。里气逆者，散之以辛，桂枝、甘草，行阳分而散气。

清·喻嘉言，《医门法律》(1658年)：痰饮阴象，阻抑其阳，用此阳药化气，以伸其阳，此正法也。兹所主乃在胸胁支满，目眩者何耶?《灵枢》谓心包之脉，是动则病胸胁支满，然则痰饮积于心包，其病自必若是目眩者，痰饮阻其胸中之阳，不能布水精于土也。茯苓治痰饮，伐肾邪，渗水道；桂枝通阳气，和荣卫，开经络；白术治风眩，燥痰水，除胀满；甘草得茯苓，则不资满而反泄满，本草亦曰甘草能下气，除烦满，故用之也。

《金匮》云：夫短气，有微饮，当从小便去之，苓桂术甘汤主之。肾气丸亦主之。并出二方，其妙义愈益彰着，首卷辨息论中，已详仲景分别呼吸言病之旨矣。今短气亦分呼吸，各出一方，呼气之短，用苓桂术甘汤以通其阳，阳化气则小便能出矣。吸气之短，用肾气丸以通其阴，肾气通则小便之关门利矣。一言半句之间，莫非精蕴，其斯以为圣人乎!

清·张璐，《伤寒缵论》(1667年)：故以桂枝加入制饮药内通阳气开经络。白术治痰水除胀满。然中满不食反用甘草何也，盖桂枝之辛散。《金匮》用此以治心下痰饮，胸胁支满，目眩，专取桂、苓通利小便，术、甘培护中气，以振运痰水之力耳。

清·程应旄，《伤寒论后条辨》(1670年)：此其误虽不一，证亦微异，然而皆主以者，盖补土伐水者在此，壮卫和营者亦在此，不必如后人折逆必曰降气、和经必曰滋阴也。此颇同真武汤之制，彼多汗出身热，阳已亡于外，此只逆冲振摇，阳不安于中，故去芍附而易桂枝也。

清·柯琴，《伤寒来苏集》(1674年)：伤寒初起，正宜发表，吐下非法也。然吐下后不转属太阴，而心下逆满，气上冲胸，阳气内扰也；起则头眩，表阳虚也。若脉浮者，可与桂枝汤如前法。今脉沉紧，是为在里，反发汗以攻表，经络更虚，故一身振摇也。夫诸紧为寒，而指下须当深辨。浮沉俱紧者，伤寒初起之本脉也；浮紧而沉不紧者，中风脉也。若下后结胸热实而脉沉紧，便不得谓之里寒。此吐下后而气上冲者，更非里寒之脉矣。盖紧者弦之别名，弦如弓弦，言紧之体，紧如转索，谓弦之用，故弦、紧二字可以并称，亦可互见。浮而紧者名弦，是风邪外伤。此沉紧之弦，是木邪内发。观厥阴为病气上撞心，正可为此症发明也。吐下后胃中空虚，木邪为患，故君茯苓以清胸中之肺气，而治节出；用桂枝散心下之逆满，而君主安。白术培既伤之胃土，而元气复；佐甘草以调和气血，而营卫以行，头自不眩，身自不摇矣。若遇粗工，鲜不认为真武病。

清·陈尧道，《伤寒辨证》(1678年)：阳不足者，补之以甘，茯苓、白术生津液而益阳。里气逆者，散之以辛，桂枝、甘草行阳散气。

清·汪琥，《伤寒论辨证广注》(1680年)：琥按成注云：阳不足者，补之以甘，茯苓、白术，生津液而益阳也。里气逆者，散之以辛，桂枝、甘草，行阳散气。夫桂枝走表，非散里气逆之药。盖里虚气逆，以甘补之，即以甘缓之。故用茯苓、白术、炙甘草。表虚动经，以辛和之，复以甘助之，故用桂枝、炙甘草。

清·汪昂,《医方集解》(1682年)：此足太阴药也。喻嘉言曰：茯苓治痰饮，伐肾邪，渗水道；桂枝通阳气，开经络，和营卫；白术燥痰水，除胀满，治风眩；甘草得茯苓，则不资满而反泄满。故《本草》曰：甘草能下气除烦满。此证为痰饮阻抑其阳，故用阳药以升阳而化气也。

清·李彣,《金匮要略广注》(1682年)：茯苓淡渗，以利水饮，桂枝宣导，以行阳气，白术去湿健脾，甘草和中益气，同为补土制水之剂。

清·张志聪,《伤寒论集注》(1683年)：此言吐、下、发汗而致肝气之虚逆也。伤寒若吐、若下后，则中胃虚微，以致肝气上逆，故心下逆满也。气上冲胸者。即厥阴之气上撞心也；起则头眩，风气胜也；在表之邪内搏于阴，故脉沉紧；若发汗，则动其肝藏之血而经脉空虚，故身为振振摇。茯苓桂枝白术甘草汤主之，白术、茯苓、甘草补中土之虚，桂枝助肝木之气。

九画

清·张志聪,《伤寒论宗印》(1683年)：此因吐下而伤其上下二焦之气也。心下逆满者，上气虚也。气上冲胸者，下气虚而反上逆也。上气不足，阴气下虚，则起则头眩矣。《平脉篇》云：假令若吐，以肺里寒，故令脉紧也。假令下利，以胃中虚冷，故令脉紧也。盖胃为血气之原，肺主周身之气，肺主上而胃主下也。因证在里，发汗则反动其经，表里气血皆虚，则身为振振摇矣。宜茯苓桂枝白术甘草汤，固补中上之气，以御下气之冲。故此方与心下悸，及欲作奔豚之剂相似。

清·张志聪,《金匮要略集注》(1683年)：茯苓导火土之气，以下伐其饮邪；桂枝助心主之阳，以温散其水逆；白术化湿土之气；甘草通中焦之经，使痰邪仍从下而泄也。痰饮在支膈之外、气分之间，故所用茯苓、桂枝、白术，皆气分之药。

清·周扬俊,《金匮玉函经二注》(1687年)：本草茯苓能治痰水，伐肾邪，痰、水类也。治水必自小便出之，然其水淡渗手太阴，引入膀胱，故用为君；桂枝乃手少阴经药，能调阳气，开经络，况痰水得温则行，用之为臣；白术除风眩，燥痰水，除胀满，以佐茯苓；然中满勿食甘，用甘草何也，盖桂枝之辛，得甘则佐其发散，和其热而使不僭也，复益土以制水，甘草有茯苓，则不支满而反渗泄。本草曰，甘草能下气，除烦满也。

清·钱潢,《伤寒溯源集》(1707年)：故用桂枝以解散外邪，通行阳气。而以茯苓、白术、甘草补中气而治其吐下之虚也，然伤寒而不忌桂枝者，以桂枝本能解表，且不用全汤，无芍药之酸收故也。

清·魏荔彤,《金匮要略方论本义》(1720年)：心下有痰饮，胸胁支满，目眩，苓桂术甘汤主之。此饮之在胃而痞塞阻碍及于胸胁，甚至支系亦苦满，而上下气行愈不能利，清阳之气不通，眩晕随之矣。此虽痰饮之邪，未尝离胃，而病气所侵，已如斯矣。主之以苓桂术甘汤，燥土升阳，导水补胃，化痰驱饮之第一法也。胃寒痰生，胃暖则痰消也。脾湿饮留，胃燥则饮祛也。可以得此方之大义用之诸饮，亦无不行矣。

清·尤在泾,《金匮要略心典》(1729年)：痰饮，阴邪也，为有形，以形碍虚则满。以阴冒阳则眩，苓、桂、术、甘温中去湿，治痰饮之良剂。是即所谓温药也，盖痰饮为结邪，温则易散，内属脾胃温则能运耳。

清·王子接,《绛雪园古方选注》(1732年)：此太阳太阴方也，膀胱气钝则水蓄，脾不行津液则饮聚。白术、甘草和脾以运津液，茯苓、桂枝利膀胱以布气化。崇土之法，非但治水寒上逆，并治饮邪留结，头身振摇。

清·不著撰人,《伤寒方论》(1732年)：心下满，气上冲胸，寒邪搏饮，壅隔阴火于膺间动即上炎，所以起则头眩，已属里证，设脉浮紧，亦止可两解，脉沉紧，明系饮中留结外邪，乃不用泻心汤等汤。盖当吐下之后，外虽解而津液尽极，又复误汗而振振动摇，故以导涤饮为君，桂甘驱而为佐，庶津液得以四布，而滋养其经脉也，于桂枝汤去芍药者，饮为阴邪，酸寒益其邪耳，不用姜枣者，过不在营卫也。

清·吴谦,《医宗金鉴·订正仲景全书》(1742年)：身为振振摇者，即战振身摇也；身振振欲擗地者，即战振欲坠于地也。二者皆为阳虚失其所恃，一用此汤，一用真武者，盖真武救青龙之误汗，其邪已入少阴，故主以附子，佐以生姜苓术，是壮里阳以制水也；此汤救麻黄之误汗，其邪尚在太阳，故主以桂枝，佐以甘草苓术，是扶表阳以涤饮也。

清·黄元御,《伤寒悬解》(1748年)：吐伤胃阳，则病上逆，浊气冲塞，故心下逆满。阳气浮升而无根，故起则头眩。下泻脾阳，则病下陷，风木抑郁，故脉沉紧。木愈郁而愈升，升发太过，而不得平，故气上冲胸。又复发汗，以亡经中之阳，温气脱泻，木枯风动，于是身体振摇，势如悬旌。此缘于水旺土湿而风木郁动也，苓桂术甘汤，苓、术泻水，桂枝疏木，而甘草补中也。

清·黄元御,《长沙药解》(1753年)：治太阳伤寒，吐下之后，心下逆满，气上冲胸，起则头眩，又复发汗动经，身为振振摇者。吐下泻其脏中之阳，风木动于脏，而气上冲胸膈，复汗以泻其经中之阳，风木动于经，则身体振摇，缘水泛土湿，而木气郁动也。桂枝疏木而达郁，术、甘、茯苓，培土而泻水也。

清·黄元御,《金匮悬解》(1754年)：心下有痰饮，停瘀胃口，土湿木郁，胆经莫降，故胸胁偏支胀满，目珠眩运。以君相同气，甲木失根，君火亦腾，神魂浮荡，无所归宿，是以发眩。目者神魂之开窍，故眩见于目。苓桂术甘汤，术、甘，补中而燥土，苓、桂，泻水而疏木也。

清·徐灵胎,《徐灵胎医书全集》(1759年)：白术补中以健脾土之运，桂枝温经以散支饮之溢；茯苓渗湿以清痰饮之源，甘草缓中和脾胃之气。使脾土健运，则痰饮自消而经脏清和，安有支满眩晕之患哉。洵为专崇脾土搜涤痰饮之专方。

清·徐灵胎,《伤寒论类方》(1759年)：此亦阳虚而动肾水之症。即真武症之轻者，故其法亦仿真武之意。

清·吴仪洛,《成方切用》(1761年)：痰饮阴象，阻抑其阳，用此阳药化气以伸其阳，此正法也。兹所主乃在胸胁支满、目眩者，何耶。《灵枢》谓心包之脉，是动则病胸胁支满，然则痰饮积于心包，其病自必若此；目眩者，痰饮阻其胸中之阳，不能布水精于上也。茯苓治痰饮，伐肾邪、通水道；桂枝通阳气，和营卫，开经络；白术治风眩、燥痰饮、除胀满。

清·郑钦安,《医理真传》(1869年)：桂苓术甘汤一方，乃化气、行水之方也。夫桂枝辛温，能化膀胱之气，茯苓、白术，健脾除湿。化者从皮肤而运行于外，除者从内行以消灭于中，甘草补土又能制水。此病既水氾于上，虽肾气之发腾，亦由太阳之气化不宣，中土之湿气亦盛。今培其土，土旺自能制水，又化其气，气行又分其水，水分而势孤，便为土所制矣。余故列于此症内。但此方不惟治此症，于一切脾虚水肿，与痰饮咳嗽，更为妥切。

清·强健,《伤寒直指》(1765年)：阳不足者，补之以甘，茯苓、白术生津液而益阳也。里气逆者，散之以辛，桂枝、甘草行阳散气。

清·沈明宗,《伤寒六经辨证治法》(1693年)：当以茯苓、甘、术，健脾安土，以导阴湿下行；桂枝行阳化气，而去饮中之邪也。

清·朱光被,《金匮要略正义》(1803年)：四饮中推痰饮为正气虚寒所致，故当以温药和之，谓温补其正，则邪自无容留之地也。心下属上焦地分，清阳一虚，浊阴得以盘踞。胸胁支满，目眩者，饮邪横逆，攻冲清道所致也。茯苓宁辑上焦清气，渗泄饮邪为君；桂枝通太阳导饮下行为臣；白术健脾，甘草和胃，使中土有权，饮邪不复泛滥，用以为佐为使也。即温药和之之谓也。

日本·丹波元简,《金匮玉函要略辑义》(1806年)：痰饮，即津液为病之总称，故《本经》以题篇目，而又以肠间沥沥有声为痰饮者，犹伤寒外邪之统名，而又以麻黄汤一证，呼为伤寒之类。本条痰饮，又与稀则曰饮，稠则曰痰之义亦自异……大五饮丸，主五种饮，一曰留饮，停水在心下；二曰澼饮，水在两胁下；三曰淡饮，水在胃中；四曰溢饮，水溢在膈上五脏间；五曰流饮，水在肠间，动摇有声。所谓流饮，乃似本条之痰饮。《巢源》云：流饮者，由饮水多，水流走于肠胃之间，漉漉有声，谓之流饮。亦本条之痰饮也……苓桂术甘汤，主饮在阳，呼气之短；肾气丸，主饮在阴，吸气之短。盖呼者出心肺，吸者入肾肝，此说甚凿矣。盖苓桂术甘，治肾阳不足，不能行水，而微饮停于心下以短气；肾气丸，治肾虚而不能收摄水，水泛于心下以短气。必察其人之形体脉状，而为施治，一证二方，各有所主，其别盖在于斯耶。

清·陈元犀，《金匮方歌括》（1811年）：心下者，脾之部位也。饮凌于脾，致脾弱不输，不能制水，则生痰矣。故曰：心下有痰饮也。胸乃人身之太空，为阳气往来之道路，饮邪弥漫于胸，盈满于胁，蔽其君阳，溢于支络，故曰：胸胁支满也。动则水气荡漾，其变能无常，或头旋转，目冒眩，心动悸诸症，皆随其所作也。主以苓桂术甘汤者，以茯苓为君，盖以苓者令也，使治节之令行，而水可从令而下耳；桂枝振心阳以退其群阴，如离照当空则阴霾全消，而天日复明也；白术补中土以修其堤岸，使水无泛滥之虞；更以甘草助脾气转输以交上下，庶治节行，心阳振，土气旺，转输速，而水有下行之势，无上凌之患矣。

清·吕震名，《伤寒寻源》（1850年）：此方主治太阴湿困，而膀胱之气不行。经云："心下逆满，气上冲胸，起则头眩，脉沉紧，发汗则动经身为振振摇者，此汤主之。"心下逆满，乃伏饮搏膈。至于气冲头眩，则寒邪上涌，助饮为逆。饮本阴邪，故脉见沉紧。脉沉不宜发汗，误汗则阳益不支，而身为振摇。故以桂枝、茯苓扶阳化饮，而加白术、甘草伸太阴之权，以理脾而胜湿。脾乃能为胃行其津液，而膀胱之气始化也。《金匮》用此方以治痰饮。其一曰：心下有痰饮，胸胁支满，目眩，苓桂术甘汤主之。又曰：短气有微饮，当从小便去之，苓桂术甘汤主之。盖治痰饮大法，当以温药和之。温则脾阳易于健运，而阴寒自化。白术茯苓虽能理脾而胜湿，必合桂枝化太阳之气以伐肾邪而通水道方能取效。

清·陈恭溥，《伤寒论章句》（1851年）：茯苓桂枝白术甘草汤，平肝扶土，保心涤水之方也，凡木气凌土，水饮为患者，皆可用之，伤寒若吐若下后，心下逆满，气上冲脑，起则头眩，发汗则动经，身为振振摇者，此方主之。夫吐则伤上焦之心气，下则伤中焦之土气，二焦伤则下焦之客气得以乘之，故心下逆而满，气上冲胸也。且水气亦乘其所不胜而动矣。头眩者，风木动也。若再动其经血之汗，则木无所养而大动，身振振摇矣。方用白术、甘草培土气，桂枝达木气，茯苓泄水气，合桂枝又能保心气，合白术又能输脾气。土气旺则木有养，木气达则眩与振振皆定，水气泄则心下之逆满平。《金匮》之治支饮，亦此意也。

清·姚球，《伤寒经解》（1859年）：茯苓利湿，桂枝祛风，白术、甘草和中燥土。脾气散精，逆满自平；大气流行，风湿皆散矣。

清·高学山，《伤寒尚论辨似》（1872年）：主茯苓桂枝白术甘草汤者，涤饮之义，人所共识，不知四味皆辛甘温平之阳药，实于渗泄之中，寓长阳消阴之功用，只谓因吐下之后，顾及中焦，犹余事耳。药止四味，折之不能折，合之不能合，光芒四射中，但觉一团太和之元气相聚耳。立方至此，聪明才辨，俱置之无用矣。

清·莫枚士，《经方例释》（1884年）：《脉经》录此作甘草汤。小注：草一作遂，是谓甘遂汤也。方虽未见，当即此方以甘遂易甘草者。《经》以此方治心下有饮，胸胁支满，目眩及短气，有微饮二症。支满与短气，为病虽异，而其结于胸膈则同。甘遂半夏汤治心下坚满，于留饮欲去之时，尚须甘遂，则此饮未欲去而结甚者，益当用甘遂可知。若不用甘遂，则方中无治满之药，而反以甘草益其痰，恐无此理也。推此以论伤寒吐、下后，逆满气冲，头眩、脉沉紧，为邪全入里，但尚带表证。医以其带表，复汗之致振摇，则里邪之结，因发表而益甚，岂可无以治其满乎？且此症若脉浮缓，自当专治表，今即沉紧，更非术、甘所宜，断当以甘遂去下后所结之水眩为痰水，沉紧为结。桂以散表中未净之邪，苓、术以抑肾扶脾为合。

清·唐宗海，《血证论》（1884年）：甘

九画

草、白术，填中宫以塞水，茯苓以利之，桂枝以化之，水不停而饮自除，治水气凌心大效。盖桂枝补心火，使下交于肾，茯苓利肾水，使不上凌心。其实茯苓是脾药，土能治水，则水不能克火也。桂枝是肝药，化水者肝，为肾之子，实则泻其子，而肝又主疏泄，故有化水气之功。补心火者，虚则补其母，肝为心火之母，而桂又色赤入心也。发汗亦用桂枝，借木气之温，以散布外达也。其降冲逆，亦用桂枝者，以冲脉下属于肝，内通于肾，桂枝温肝气以引之，化肾水以泄之。凡下焦寒水攻发，冲阳上浮者，往往佐苓、夏以收功。须知桂枝其色赤，其气温，纯得水火之气，助火化木，是其所长。如无寒水，而用之发热动血，阳盛则毙，仲景已有明戒，不可不凛，失血之家，尤宜慎用。或曰：仲景炙甘草汤，是补血药，而亦未尝忌用桂枝，何也？曰：此正仲景慎于用桂枝处。方义以中焦取汁，变赤为血，不得不用桂枝助心火以化赤，然即恐桂枝伤血，故用桂极少，而用麦冬、地黄极多，以柔济刚，用桂而能制桂。仲景如此之慎，可知失血家，不可轻用桂也。

清·戈颂平,《伤寒指归》(1885年)：阴土之阴，得阳气内伏，阴土气灵。脾土有痰饮，阳不内伏，阴土之气不灵，主茯苓淡甘气味，通阴土之阴；脾土有痰饮，阳不内伏，表里经道不温，以桂枝辛温，通表里经道之阴，阴，得阳则生；脾土有痰饮，阳不内伏，阴液土味不足于里，以白术甘温、甘草甘平，取液多味浓，益之。右四味，以水六升，象阴阳气液转运八方，阴数得阳变于六，煮取三升，象阳数藏于土中，分温三服，小便则利，象阴数得阳，半里之阴则利半表。

茯，伏也；苓，灵也。阳内伏，则阴土气灵，主茯苓淡甘，通阴土之阴。阳不内藏，土味不足于下，以甘草极甘，益在下不足之土味，以和其阳。桂枝辛温，温表里经脉之阴。白术甘温多脂，益表里经脉之液，经脉液益，阳有所依而内藏。右四味，象阴阳气液转运八方。以水六升，六，阴数也，象阴数得阳变于六。煮取三升，三，阳数也，象阳数得阴，来复半里下。去滓，分温三服，象阳数来复半表上。

清·唐容川,《金匮要略浅注补正》(1893年)：观小柴胡治目眩，是风火相搏，此汤治目眩，是风水相持，便知此痰在胸胁，是犯肝经也。故主桂枝以温肝，读者幸勿泛泛言之，与上水走肠间之痰饮不同。

清·王旭高,《退思集类方歌注》(1897年)：白术、甘草崇脾土以运津液，茯苓、桂枝利膀胱以布气化，则痰饮悉蠲矣。

近代·何廉臣,《增订伤寒百证歌注》(1928年)：此治吐下后而伤脾气也。心下逆满者，心下为脾之部位，脾主中焦水谷之津，吐下以伤其津，遂致脾虚而为满，脾虚而肝气乘之，故逆满也。气上冲胸等句，皆言肝病之本脉本证。方中只用桂枝一味以治肝，其余白术、茯苓、甘草，皆补脾之药，最为得法，即《金匮》所谓知肝之病，当先实脾是也。

近代·陆渊雷,《伤寒论今释》(1930年)：慢性胃病，世间最多，不必皆有蓄水。其有蓄水者，大半为苓桂术甘证，故本方之应用极多。胃水常引发目疾，赤痛而多眵泪，本方加车前子，奇效。时医治目疾，但晓寒凉滋润，桂之温，术之燥，皆视为禁药，于是经久不得愈，而世俗打眼百帖之口号矣。

近代·祝味菊,《伤寒方解》(1931年)：本方以茯苓、桂枝为主药。其适用标准在伤寒吐下后，胃肠俱伤，阳虚失化，水液停聚而成饮者，故有热满头眩等之现象，用苓桂术甘通阳理脾，行水布津。本方又见于《金匮》，此仲景所以视为治饮之主方也。

近代·徐大桂,《伤寒论类要注疏》(1935年)：按：此方以苓、术化水，以桂枝宣发胸阳，阳光得治，则水气消融，而虚怯振摇之证亦解也。

近代·彭子益,《圆运动的古中医学·金匮方解篇》(1947年)：治胸中有痰饮，胸胁支满目眩者。湿聚而成痰饮，停于胃间，则胸胁支满，甲木之气不能下降，乙木之气不能上升，则目眩。苓、术补土泄湿以通木气升降之路，甘草补中，桂枝疏泄小便以除痰饮之根也。凡病痰饮，当以温药和之。惟阴虚之痰，不宜温药。短气有微饮，此饮当从小便去之。

此方主之。肾气丸亦主之。肾气丸培木气以行小便也。

近代·冉雪峰,《冉注伤寒论》(1949年):条文首冠伤寒,伤寒脉浮紧,误治紧反入里,脉乃沉紧,沉而不浮,表证已罢,紧见于沉,里证反急,病机至此,无汗可发。发之势必激惹动经,身振振摇,促之变而益其疾。故主以苓桂术甘汤,桂枝同麻黄用,则气化于表,桂枝同茯苓用,则气化于里。此证似真武,但彼病在下,此病在中。似苓桂甘枣,但彼重堵截,此重运化,各各比拟衡量,则本条精义可显出,本栏反复研究汗吐下的精义,亦可显出。

现代·中医研究院,《伤寒论语释》(1956年):用桂枝行气降逆,甘草助胃阳,茯苓、白术运化水饮。

现代·任应秋,《伤寒论语释》(1957年):《医宗金鉴》云:"此汤救麻黄之误汗,其邪尚在太阳,故主以桂枝,佐以甘草苓术,是扶阳以涤饮也",太阳主桂枝,未免过分泥于文字,其实桂枝仍为降冲逆,桂枝、甘草协合又有强心扶阳作用,白术专在利水。《金鉴》所说,仍觉模糊。

现代·陈亦人,《伤寒论译释》(1958年):方用白术甘草健脾助运,桂枝茯苓温阳利水,脾运健,水饮化,则诸证自除。本方与苓桂甘枣汤相较,仅是大枣与白术一味之差,苓桂甘枣汤用大枣而无白术,但茯苓倍用,桂枝亦多用一两,意在培土制下焦之水,以防水气上逆;本方用白术而无大枣,茯苓、桂枝为常规用量,意在健脾助运,脾的输布功能恢复,则水饮自化。

至于苓桂术甘汤主之,历来有两种意见,一是认为仅适用于心下逆满、起则头眩、脉沉紧等证,不包括身体振摇;一是认为身振摇与心下逆满、头眩等都可治以苓桂术甘汤。我们认为苓桂术甘汤与真武汤都是温阳化饮之剂,都能治阳虚挟饮病证,身振振摇动,既然是因阳虚饮邪所致,那么,两方就应该都可使用,要权衡病情的轻重。如果病情较轻,但是脾阳虚挟饮,苓桂术甘汤自为恰当的方剂;如果病情较重,而是肾阳虚挟饮,则苓桂术甘汤难以胜任,真武汤又为必用的方剂了……成、尤、喻诸家,将吐下发汗变证放在一起讨论,所以发汗动经,身为振振摇,亦以苓桂术甘主治。不过,成注侧重阳虚,喻注侧重津伤,皆不够全面,尤注主张阳虚虽与成氏同,但突出了饮邪,并联系《金匮》内容,说理透彻,论据充分。张氏认为误汗后的身振摇,应属真武证,非此所能治。本人以往亦赞同张说,现在看来也非绝对,应当根据证情的轻重来选用,证情较轻的,苓桂术甘汤亦可使用。所以唐氏的主张是比较平允的,不应拘执一面。至于张隐庵从肝气虚逆分析病机,从补土助木解释方义,陈莲舫赞曰:"人以为挟饮所致,而此独云肝气虚逆,见解甚高。"虽然不尽如所说,但是,气上冲胸与身体振摇,确实与肝经有一定关联,有的必须从肝论治,因此张注有助于打开思路,也不应该否定。本方以茯苓淡渗利水,桂枝温阳降逆,白术甘草运脾益气,输布津液,津液得到正常输布,则饮邪自化,所以擅治脾阳虚而饮停诸证。

现代·安徽中医学院,《伤寒论通俗讲义》(1959年):本方主治心下悸气上冲胸、起则头眩等证。由于阳虚水饮内停,以桂枝甘草和中生阳,以茯苓白术补土行水。

现代·李翰卿,《中国百年百名中医临床家》(1960年):此补心阳、散寒邪、降逆气、补脾利水之方。主治:①伤寒误用吐下药,心阳被伤,水气凌心,心下逆满,气上冲胸,起则头眩,脉沉紧;②水饮短气;③心下支饮,胸胁满,目眩。以上三证都必须具有小便不利或小便不多、不喜冷性饮食、脉沉紧或沉迟等现象。因为这都是心阳虚而有寒,水邪停蓄不化之故。茯苓利水;白术、甘草补脾,并助水邪之吸收;桂枝温散寒邪,兼降水邪之上逆。

现代·孙纯一,《伤寒论注释要编》(1960年):桂枝温通阳气,白术茯苓健脾利水,甘草和中。

现代·刘渡舟,《伤寒论十四讲》(1982年):凡水气上冲,从心以下而发的,治当温阳降冲,化饮利水,方用茯苓桂枝白术甘草汤。本方由茯苓、桂枝、白术、炙甘草四药组成。方中以茯苓、桂枝为主药,白术、甘草为配伍药。茯苓在方中有四个方面的作用，一是甘淡利水以消阴；二是宁心安神而定悸；三是行肺之制节之令而通利三焦；四是补脾固堤以防水泛，故为方中主药，列于首位。桂枝在本方则有三方面的作用：一是通阳以消阴；二是下气以降冲；三是补心以制水，亦为方中主要药物，列于第二位。此方如有茯苓而无桂枝，则不能化气以行津液；如有桂枝而无茯苓，则不能利水以伐阴。所以苓桂相须相成，而缺一不可。至于白术则协茯苓补脾以利水，甘草助桂枝扶心阳以降冲。诸药配伍精当，疗效确实，故为苓桂诸剂之冠。

现代·王渭川,《金匮心释》(1982年)：本节指出心下痰饮的证治。心下痰饮主证为胸胁胀满，头目眩晕。此病由饮邪影响虚阳所致，治则宜温中行水。仲景处方苓桂术甘汤，是以桂枝、甘草温化中焦，白术温中健脾，茯苓利水，共同促进痰饮消除。

现代·刘渡舟，聂惠民，傅世垣,《伤寒挈要》(1983年)：本方由四药组成，取茯苓之淡渗，以利水邪之泛；用桂枝之温通，以制水气之上逆；用白术以协茯苓补脾以行水；甘草助桂枝扶心阳以消阴。

现代·刘渡舟,《伤寒论诠解》(1983年)：茯苓桂枝白术甘草汤是苓桂剂群的代表，善治水气上冲，又治痰饮内留等证。方中苓、术健脾利水，桂枝、甘草补心阳之虚，且桂枝又善降冲逆之气。本方温中降逆，其所治之证以气上冲逆为主。有的注家认为，水邪本属阴，其性沉降，本不应冲逆上乘，而若见心下逆满、气上冲胸，心悸、头眩等上冲之证，则多与挟肝气上逆有关。桂枝辛温芳香，既可温通心阳，又可舒肝降气，治水气上冲在所必用。

现代·刘渡舟，苏宝刚，庞鹤,《金匮要略诠解》(1984年)：治以苓桂术甘汤，温阳化气，健脾利水。方中桂枝温阳，化气行水；白术健脾运湿；甘草和中益气；茯苓淡渗利水，通畅三焦。本方温暖心脾之阳，以化水饮之邪，是用温药治饮的代表方。

【方论评议】

综合历代各家对苓桂术甘汤的论述，应从用药要点、方药配伍和用量比例三个方面进行研究，以此更好地研究经方配伍，用于指导临床应用。

诠释用药要点：方中茯苓益气利湿，桂枝温阳化气，白术健脾益气燥湿，甘草补益中气。

剖析方药配伍：茯苓与桂枝，属于相使配伍，益气利湿，通阳化水；茯苓与甘草，属于相使配伍，健脾益气利水；桂枝与白术，属于相使配伍，桂枝助白术健脾化湿，白术助桂枝温脾化饮；桂枝与甘草，属于相使配伍，温阳益气。

权衡用量比例：茯苓与桂枝用量比例是4∶3，提示渗利与温阳之间的用量调配关系，以治阳虚痰湿；茯苓与白术用量比例是2∶1，提示健脾利湿与健脾燥湿之间的用量调配关系，以治脾虚湿盛；桂枝与白术用量比例是3∶2，提示温阳化气与健脾益气之间的用量调配关系，以治虚寒；茯苓与桂枝、甘草用量比例是4∶3∶2，提示渗利与温阳益气之间的用量调配关系，以治寒湿。

【药理作用】 本方具有调节胃肠平滑肌蠕动、保护胃肠黏膜、强心、调节心律、改善心脑血管、改善微循环、调节腺体分泌、促进新陈代谢、抗胃溃疡、抗氧化、抗缺血、增强机体免疫功能、改善心肺肝肾功能、对中枢神经呈双向调节、降血糖、保肝利胆、促进骨质代谢等作用。

枳术汤

【导读】 ①学用枳术汤应重视枳实和白术的用量调配关系。②枳术汤虽是辨治脾虚气滞热证的重要代表方，但在临床中对心肺气郁证等也具有良好治疗作用。③学好用活枳术汤的第一步是辨清枳术汤由哪些药物组成：组成枳术汤有2组药，第1组是健脾益气药即白术，第2组是清化行气药即枳实，从2组药用量深入学习研究即可用活枳术汤。

【方歌】 枳术汤治心下坚，辨治脾热夹虚滞，脾虚不化水饮作，随证加味最有力。

【方药】 枳实七枚（7g） 白术二两（6g）

【用法】上二味，以水五升，煮取三升，分温三服，腹中软即当散也。

【功用】健脾理气，化饮散结。

【适应证】

1. 中医病证：脾气虚气滞热证。心下坚满，状如杯盘，界限清楚，少气乏力，或胃脘疼痛，小便不利，舌红、苔薄黄而腻，脉沉。

2. 西医疾病：慢性胃炎、慢性肝炎、慢性肠炎、慢性胆囊炎、慢性胰腺炎、心肌炎、心肌缺血等临床表现符合脾虚气滞热证者。

【用药分析】方中枳实行气散结、清热除滞，白术健脾益气、燥湿化饮。

【用方思路】

1. 枳术汤既是辨治脾虚气滞热证的重要代表方，又是辨治诸多杂病如脾胃病、心病、肝病、肾病等的重要基础方。

2. 方中枳实既可行气，又可降逆；白术既可健脾，又可燥湿。从方中用药用量及调配分析得知，枳术汤的应用并不局限于脾虚气滞热证，还可用于辨治诸多杂病，如消化、循环、泌尿等系统疾病。

3. 运用枳术汤辨治的病证（无论病变部位在脾胃、在肾或在心）以脾虚气滞为主，其治当健脾行气。

【随证合方】若夹寒瘀，可与桂枝茯苓丸合方用之；若夹湿热，可与栀子柏皮汤合方用之；若夹寒热，可与半夏泻心汤合方用之，若夹气逆，可与橘皮竹茹汤合方用之。

【注意事项】运用枳术汤既要辨清西医之病，又要辨清西医之病属于中医虚滞证。辨西医之病可进一步了解疾病的发展演变及转变规律，辨中医之证可更好地针对西医之病选用枳术汤。

【应用指征】心下坚，大如盘，边如旋盘，水饮所作，枳术汤主之。（第十四　32）

【方论】

元·赵以德，《金匮方论衍义》（1368年）：白术健脾强胃，枳实善消心下痞，逐停水，散滞血。

清·李彣，《金匮要略广注》（1682年）：枳实消胀，苦以泻之也，白术去湿，苦以燥之也。后张易水治痞，用枳术丸，亦从此汤化出，但此乃水饮所作，用汤以荡涤之，彼属食积所伤，则用丸以消磨之。一汤一丸，各有深意，非漫无主张也。

清·张志聪，《侣山堂类辩》（1683年）：《金匮要略》用枳术汤治水饮所作，心下坚大如盘。盖胃为阳，脾为阴，阳常有余而阴常不足，胃强脾弱，则阳与阴绝矣，脾不能为胃行其津液，则水饮作矣，故用术以补脾，用枳以抑胃。后人不知胃强脾弱，用分理之法，咸谓一补一消之方。再按《局方》之四物汤、二陈汤、四君子汤，易老之枳术丸，皆从《金匮》方套出，能明乎先圣立方大义，后人之方，不足法矣。

清·周扬俊，《金匮玉函经二注》（1687年）：痞结而坚，必强其胃，乃可消痞。白术健脾强胃，枳实善消心下痞，逐停水，散滞血。

清·魏荔彤，《金匮要略方论本义》（1720年）：又云：心下坚，大如盘，边如旋盘，水饮所作。见盘虽大于杯，而水饮之作，无二理也。主之以枳术汤。方中全从内治水饮。服后腹中奥，知当散。为水湿阴寒乘虚而结者，又立一开寒邪、制水邪之一法也。或有阳未甚虚，中有实邪，可以与前方参酌用之也。

清·吴谦，《医宗金鉴·订正仲景全书》（1742年）：心下，胃之上脘也。上脘结硬如盘，边旋如杯，谓时大时小，水气所作，非有形食滞也，用枳实以破结气，白术以除水湿，温服三服，则腹软结开，而硬消矣。李杲法仲景以此方倍白术，是以补为主也；此方君枳实，是以泻为主也。然一缓一急，一补一泻，其用不同，只此多寡转换之间耳。

清·黄元御，《金匮悬解》（1754年）：心下坚，大如盘，边如旋杯，此缘水饮所作。以水旺土湿，胃气上逆，壅阻胆经下行之路，因而痞结心下，坚硬不消。枳术汤，枳实泻水而消痞，白术燥土而补中也。

清·朱光被，《金匮要略正义》（1803年）：犹是心下邪结也，而虚实有别，则治法迥殊。如前症有为水饮所作者，饮为有形之邪，即可于有形中治之。枳术汤甘补苦泄，以开痞结，与前症之治法大相径庭矣。

清·陈元犀,《金匮方歌括》(1811年): 按:言水饮,所以别于气分也。气无形,以辛甘散之;水有形,以苦泄之。方中取白术之温以健运,枳实之寒以消导。意深哉。此方与上方互服,亦是巧法。

清·邹澍,《本经疏证》(1832年): 枳朴二物,仲景不甚令与补剂并用,有之则所谓"心中坚大如盘,边如旋杯,水饮所作,枳术汤主之"。"发汗后腹胀满者,厚朴生姜甘草半夏人参汤主之"。是也。两证者,一则中有形,外不言胀满。一则外胀满,中不言有形。参、术补中之辨,于此可测其奥;枳朴之分,亦因可瞭然矣。夫两证之由,皆系中虚,而虚复有微甚之别,其候又有久暂之殊,枳术汤证缘脾气濡滞,所受于胃之精微,不能速化以上输停于心中,日积月累,以至成形。厚朴生姜甘草半夏人参汤证,缘汗后肺气外薄,失于吸引脾津,致脾气随津横溢四出,若能聚而不散,犹是虚中之实,散而不能聚,允系虚中之虚,惟其为虚中之虚,故纵重用泄满化饮,然必久煎,使之气淳而力优柔(厚朴生姜甘草半夏人参汤,以水一斗煮取三升)。为虚中之实,故纵用补中而不重(枳术汤,枳实用七枚,白术止用一两),且必少煎,使其气锐而力雄猛(以水五升,煮取三升),而注之曰腹中软,即可见其患硬不患满也。藉此又可见古人治病,每因势利导,不加逆折。腹满者其机横溢,故用厚朴,随横溢以泄其满;中坚者,其机根固,故用枳实随根固而泄其坚,一横一直之间,即枳朴至理之所在矣。

清·高学山,《高注金匮要略》(1872年): 故以破气之枳实为君,先散留气,以燥湿之白术为佐,并去留饮,则气泄而水自下注。故曰腹中,即水散矣。若于寸口迟涩,趺阳微迟之脉。上焦中焦,寒气不足之症。投以破损高真之枳实,用至七枚,其不心愦愦而忙乱欲死者,几希矣。我故曰:此气实致水之变症变治也。留气、见胸痹注。留饮、见痰饮注。

清·莫枚士,《经方例释》(1884年): 此枳实芍药散去芍加术,变法为汤也。枳实治一切痞坚,故加芍药,则治血痞;加白术,即治水痞。张元素以此汤变法为丸,治食滞。《外台》有将此方加柴胡者,名破癖汤,癖亦水饮所作,与经同义。

清·戈颂平,《伤寒指归》(1885年): 枳实臭香形圆,臭香能化阴土浊阴,形圆能运土气升降;白术甘温多液,培土之阴,以助其阳。右二味,以水五升,煮取三升,分温三服,象二阴偶阳围绕腹中,其坚即散也。

近代·彭子益,《圆运动的古中医学·金匮方解篇》(1947年): 治水病,心下坚大如盘,边如旋杯者。此证与桂甘姜枣麻附细辛汤证有别。前证用附子、细辛,脉当沉微,现寒之象。此证脉当濡实,现湿痞之象。白术除湿,枳实消痞也。

现代·刘渡舟,苏宝刚,庞鹤,《金匮要略诠解》(1984年): 本条是论述脾胃虚弱的气分病证治。由于脾胃虚弱,不能升清降浊,阴寒水饮结聚,留于胃中,故心下坚,大如圆盘。治宜枳术汤健中消痞。方中白术健中,升清降浊,消散寒水;枳实行气泄水,消坚散痞。

【方论评议】

综合历代各家对枳术汤的论述,应从用药要点、方药配伍和用量比例三个方面进行研究,以此更好地研究经方配伍,用于指导临床应用。

诠释用药要点:方中枳实行气散结、清热除滞,白术健脾益气、燥湿化饮。

剖析方药配伍:枳实与白术,属于相反相使配伍,相反者,枳实行气,白术益气,相使者,枳实助白术健脾消胀,白术助枳实行气醒脾。

权衡用量比例:枳实与白术用量比例是7:6,提示行气与健脾之间的用量调配关系,以治气滞夹热。

【药理作用】 本方具有调节胃肠平滑肌蠕动、保护胃肠黏膜、调节消化酶、调节胃肠神经、调节心律、促进新陈代谢、抗胃溃疡、抗氧化、抗缺血、增强机体免疫功能、降血脂、抗抑郁、利尿等作用。

枳实芍药散

【导读】①学用枳实芍药散应重视枳实和芍药的用量调配关系。②枳实芍药散虽是辨治气血郁滞证的重要代表方，但在临床中对心肝气郁证等也具有良好治疗作用。③学好用活枳实芍药散的第一步是辨清枳实芍药散由哪些药物组成：组成枳实芍药散有2组药，第1组是清化行气药即枳实，第2组是补血缓急药即芍药，从2组药用量深入学习研究即可用活枳实芍药散。

【方歌】枳实芍药能疏肝，产后腹痛诸般疾，辨治烦满不得卧，理气活血能缓急。

【方药】枳实烧令黑，勿太过　芍药等份

【用法】上二味，杵为散，服方寸匕，日三服。并主痈脓，以麦粥下之。

【功用】疏肝缓急，理气活血。

【适应证】

1. 中医病证：①气郁血虚腹痛证。胸胁脘腹胀痛，或痛处固定，心烦，急躁，不得卧，或失眠，胸中烦闷，或少腹痛，或恶露不尽，舌淡或暗，苔薄，脉弦或沉。②肝脾气郁证。胸胁脘腹胀痛，不思饮食，因情绪不佳加重，或乳房胀痛，苔薄，脉弦。

2. 西医疾病：慢性肝炎、慢性胆囊炎、胆石症、冠心病心绞痛、淋巴结核、毛囊炎等临床表现符合气血郁滞证者。

【用药分析】方中枳实降逆行气，芍药敛阴养血、柔肝缓急，大麦粥补益中气。

【用方思路】

1. 枳实芍药散既是辨治气郁血虚证的重要代表方，又是辨治诸多杂病如肝病、脾胃病、心病、妇科病等的重要基础方。

2. 方中枳实既可行气，又可降泄；芍药既可收敛，又可补血。从方中用药用量及调配分析得知，枳实芍药散的应用并不局限于气郁血虚证，还可用于辨治诸多杂病，如消化、循环、精神神经、内分泌及代谢等系统疾病。

3. 运用枳实芍药散辨治的病证（无论病变部位在脾胃、在肝胆或在心）以气郁血虚为主，其治当疏肝补血。

【随证合方】若夹瘀，可与桂枝茯苓丸合方用之；若夹痰热，可与小陷胸汤合方用之；若夹寒结，可与大黄附子汤合方用之。

【注意事项】运用枳实芍药散既要辨清西医之病，又要辨清西医之病属于中医气郁血虚证。辨西医之病可进一步了解疾病的发展演变及转变规律，辨中医之证可更好地针对西医之病选用枳实芍药散。

【应用指征】

（1）产后腹痛，烦满不得卧，枳实芍药散主之。（第二十一　5）

（2）师曰：产妇腹痛，法当以枳实芍药散；假令不愈者，此为腹中有干血著脐下，宜下血汤主之；亦主经水不利。（第二十一　6）

【方论】

元·赵以德,《金匮方论衍义》(1368年)：仲景凡治腹痛，多用芍药，何哉？以其能治血气积聚，宣利脏腑，通则痛止也；以其阴气之散乱成痛，用此收之也；以其能除血痹之痛也。以其能缓中而止其急痛也。本草亦谓主邪气腹痛，故仲景多用之。虽然芍药所治之博固如此，宁无一言之要欤？夫五气之邪，莫如厥阴肝木之性急暴，一有不平，则曲直作痛。盖肝为藏血之海，若血有痹结瘀积，则海不清，而肝木之气塞矣。东方震木，出于纯阴者，则能兴启发生，若出于散乱之阴，则肝木之气狂矣。木强直，若值邪气，则肝木与之搏击矣。由此三者而言，将是芍药之所治，皆治其肝木也。虽曰治之，而亦补之，木之味酸，芍药亦酸，故必补之也，义见首篇，此方治产后病疠痛概可知矣。用芍药为主，佐之枳实炒黑，入血破积聚，收阴缓中，逐陈致新；麦粥补虚下气，壮血脉也。

清·李彣,《金匮要略广注》(1682年)：枳实下气宽肠，烧黑则入血分，芍药安脾通壅，能于土中泻木，使痛止满消则卧安矣。又芍药泄邪热，枳实通壅瘀，故并主痈脓，下以麦粥者，麦入心经，诸痛痒疮皆属心火是也。

清·张志聪,《金匮要略集注》(1683年)：中焦不和，故不得卧也。宜用枳实以破泄，配芍药以通经。所谓虚则补之，实则泻之也。

清·魏荔彤,《金匮要略方论本义》(1720

年）：枳实烧黑者，入血中行积也；加以芍药走血分而血瘕可开散矣；以麦粥下之者，即大麦粥，取其滑润宜血，且有益胃气也。并主痈脓，亦血之蕴酿而成者耳。俗谓产后忌用芍药，以其酸寒能止血也，不知血积而寒者固忌用，所以有当归生姜羊肉方之法；若夫血积而热者，芍药凉而兼行，于血分最宜，岂漫言忌用乎！故以排脓消痈，而恣用不疑也。

清·尤在泾，《金匮要略心典》（1729年）：产后腹痛，而至烦满不得卧，知血郁而成热，且下病而碍上也，与虚寒疠痛不同矣。枳实烧令黑，能入血行滞，同芍药为和血止痛之剂也。

清·黄元御，《长沙药解》（1753年）：治产后腹痛，烦满不得卧。以产后血亡肝燥，风木克土，是以腹痛。肝脾郁结，则胆胃壅塞，而生烦满。芍药清风而止痛，枳实泻满而除烦也。

清·黄元御，《金匮悬解》（1754年）：产后腹痛，烦满，不得卧，枳实芍药散主之。产后腹痛，烦躁胀满，不得眠卧，是木燥而克土，土郁而气滞也。枳实芍药散，泻土郁而清木燥也。

清·徐灵胎，《女科指要》（1759年）：枳实消痞除满以降逆，白芍敛阴和血以除烦。水煎温服，使肝阴内充，则肝气自降，而痞满无不消，虚烦无不除，何致不得安卧哉。

清·陈修园，《金匮方歌括》（1803年）：按：枳实通气滞，芍药通血滞，通则不痛，人所共知也。妙在枳实烧黑，得火化而善攻停积，下以大麦粥，和肝气而兼养心脾，是行滞中而寓补养之意，故痈脓亦主之。

清·朱光被，《金匮要略正义》（1803年）：腹痛而至烦满不卧，肝脾两气伤极，势将烦满不已，渐至厥逆，未可知也。因以枳实之苦泄，芍药之酸泄，泄肝和脾。盖肝阳有余，不可不泻，脾阴不足，不可不扶，损有余补不足，两脏调而痛已矣。并主痈脓，亦以能和肝脾也。

清·邹澍，《本经疏证》（1832年）：腹痛、烦满、不得卧是小承气证，若在产后则非特为气分壅结，血分且必有留滞。破阴结，布阳气，芍药能利血中之气；破热结，坠坚气，枳实能利气中之血。气利而满减，血利而痛已，此枳实芍药散制剂更狭于小承气，其效反有过于小承气者。

清·高学山，《伤寒尚论辨似》（1872年）：枳实善破留气，烧黑则入阴分而破血中之滞。又得走血之芍药以领之，则直入阴血中而无可挪移，故主之。麦粥当是小麦，以小麦为心谷，既与血虚者相宜，且并治其症中之烦故也。痈脓亦系客气留滞于血分之所成，故并主之。但在经络者，或可加麻桂之类以外引之，归芎之类以散行之耶。盖主之之义，特以此为主，而原与人以增减之谓也。

清·莫枚士，《经方例释》（1884年）：芍药治血痹，枳实治气实，合用为气滞血凝之治，故于腹中痛为主方，热结太阴者宜之，大柴胡以小柴胡去参、甘之补，合用此方者，以心中坚满，腹痛为内实，故是热结少阳者亦宜之。四逆散，以大柴胡去芩、半、姜、枣之苦辛发散，合用此方者，以胸中结实，故是热结少阴者亦宜之。排脓散，以桔梗汤去甘草之壅，合用此方者，以肠痈、脓血结实，故与此并主痈脓，合所以并主痈脓者，以此产后，瘀血不下，变成肠痈，故肠痈亦少阳病也。总之，不论何经，凡气滞血凝者，皆主之。四逆散，枳、芍等分，脾约枳、芍各半斤，大柴胡枳四个，芍三两。《千金》有将此方加羚羊角，烧存性，治产后下血不尽，烦闷腹痛。

清·戈颂平，《金匮指归》（1885年）：枳实苦温气泄，烧令黑，合芍药苦平，毋使疏泄太过。右二味，杵为散，服方寸匕，象二阴偶阳藏于土中，并主阴液壅滞成脓，大麦粥下之，以和其土气也。

清·唐容川，《金匮要略浅注补正》（1893年）：故用芍药以利血，用枳实而必炒黑使入血分，以行血中之气，并主痈脓者，脓乃血所化，此能行血中之滞故也。知主痈脓，即知主产后满痛矣。若寓补养之义，故主痈脓，别尤谬矣。

近代·曹颖甫，《金匮发微》（1931年）：血少而不能交会于心则烦，胃气顿滞则满，胃不和，则胀满而不得卧。方用芍药以通血分之瘀，枳实以导胃实之滞，并用大麦粥以调养肝脾，但使血分通调，中气疏畅，烦满自止，烦满止，然后营卫调适，卧寐坦然矣。

近代·赵桐，《金匮述义》（1940 年）：此产后之瘀也。芍药利血之弊，枳实利气之滞，炒黑更能行瘀，观其主痈脓，尤为明显。大麦滑润益血且益胃气也。此于上虚当归羊肉有别，与下实下瘀血汤亦异。

近代·彭子益，《圆运动的古中医学·金匮方解篇》（1947 年）：治产后腹中热痛，烦满不得卧者。胆胃热逆，气实不降，故腹痛烦满不得眠卧，芍枳清降胆胃之热也。

现代·王渭川，《金匮心释》（1982 年）：本节指出产后气血壅滞的腹痛证治。因病人产后腹中痛而兼烦满不得卧，故知非里虚而是里实。治则宜通气血，气血通则痛止。仲景处方枳实芍药散，以芍药宣通血凝，枳实行其气滞，大麦粥和其胃气。这样气血得以宣通，则腹痛烦满诸证，自可消失。由于痈脓之证，亦成因于气血凝聚，故此方亦能主治。

现代·刘渡舟，苏宝刚，庞鹤，《金匮要略诠解》（1984 年）：本条是论述产后气血不畅腹中作痛的证治。产后气滞血瘀，气血不畅，故而腹痛，腹满，心烦而不得卧。治以枳实芍药散行气和血，以解除疼痛。方中枳实烧黑入血，行气去瘀，下行破结；芍药通利血脉而止疼痛。枳实、芍药两药相合，能理气调血，破积结止疼痛；用大麦粥送服，和胃气以调气血也。枳实、芍药药少量小，破瘀力弱，故用于瘀血轻证为宜。本方能活血行气，故又有消散痈肿，排除脓毒的作用。

【方论评议】

综合历代各家对枳实芍药散的论述，应从用药要点、方药配伍和用量比例三个方面进行研究，以此更好地研究经方配伍，用于指导临床应用。

诠释用药要点：方中枳实降逆行气，芍药敛阴养血、柔肝缓急，大麦粥补益中气。

剖析方药配伍：枳实与芍药，属于相反相畏配伍，相反者，枳实行气降逆，芍药敛阴缓急，相畏者，枳实制约芍药柔肝敛阴恋邪，芍药制约枳实行气降逆伤阴；大麦与枳实、芍药，属于相使配伍，益气行气生血。

权衡用量比例：枳实与芍药用量比例为相等，提示行气与益血缓急之间的用量调配关系，以治郁结。

【药理作用】 本方具有对心肌呈双向调节、增强机体免疫功能、抑制平滑肌痉挛、调节心律、改微循环、调节胃肠平滑肌蠕动、保护胃肠黏膜、抗溃疡、保肝利胆、抗硬化、调节中枢神经、调节内分泌、调节代谢、抗过敏等作用。

枳实栀子豉汤

【导读】 ①学用枳实栀子豉汤应重视栀子和枳实的用量调配关系、淡豆豉和枳实的用量调配关系。②枳实栀子豉汤虽是辨治热扰胸膈夹气滞证的重要代表方，但在临床中对阳明郁热夹气滞证等也具有良好治疗作用。③学好用活枳实栀子豉汤的第一步是辨清枳实栀子豉汤由哪些基础方和药物组成：组成枳实栀子豉汤有 1 个基础方和 3 组药，基础方是栀子豉汤，3 组药中第 1 组是清热药即栀子，第 2 组是清化行气药即枳实，第 3 组是行散药即香豉，从 3 组药用量深入学习研究即可用活枳实栀子豉汤。

【方歌】 枳实栀子香豉汤，主心烦脘腹胀满，郁热内结夹气滞，行气清热可除满。

【方药】 枳实炙，三枚（3 g） 栀子擘，十四个（14 g） 香豉绵裹，一升（24 g）

【用法】 上三味，以清浆水七升，空煮取四升，内枳实、栀子，煮取二升，下豉，更煮五六沸，去滓。温分三服，覆令微似汗。若有宿食，内大黄，如博棋子大五六枚，服之愈。

【功用】 清热除烦，宽中行气。

【适应证】

1. 中医病证：①热扰胸腹夹气滞证。脘腹灼热，或痞满，或胀痛，心烦，身热，舌红、苔黄，脉数。②热郁气滞证。

2. 西医疾病：食管炎，急性胃炎，急、慢性胆囊炎，慢性胰腺炎，心肌炎，心律不齐，心肌缺血，肋间神经炎，神经性头痛等临床表

九画

现符合热扰胸腹夹气滞证者。

【用药分析】 方中枳实清泻郁热、行气导滞，栀子清泻郁热，香豉宣透郁热，清浆水调中开胃。

【用方思路】

1. 枳实栀子豉汤既是辨治阳明郁热气滞证的重要代表方，又是辨治诸多杂病如脾胃病、心病等的重要基础方。

2. 方中枳实既行气，又清热；栀子既能清热，又能凉血；淡豆豉既可透散表热，又透泻里热。从方中用药用量及调配分析得知，枳实栀子豉汤的应用并不局限于阳明郁热气滞证，还可用于辨治诸多杂病，如消化、循环、内分泌及代谢等系统疾病。

3. 运用枳实栀子豉汤辨治的病证（无论病变部位在脾胃、在肝或在心）以阳明热郁气滞为主，其治当清透郁热，行气降逆。

【随证合方】 若夹痰热，可与小陷胸汤合方用之；若夹瘀，可与桂枝茯苓丸合方用之；若夹脾虚，可与枳术汤合方用之。

【注意事项】 运用枳实栀子豉汤既要辨清西医之病，又要辨清西医之病属于中医郁热气滞证。辨西医之病可进一步了解疾病的发展演变及转变规律，辨中医之证可更好地针对西医之病选用枳实栀子豉汤。

【应用指征】 大病差后，劳复者，枳实栀子豉汤主之。（393）

【方论】

金·成无己，《注解伤寒论》（1144年）： 劳复，则热气浮越，与枳实栀子豉汤以解之；食复，则胃有宿积，加大黄以下之。枳实栀子豉汤，则应吐剂，此云覆令微似汗出者，以其热聚于上，苦则吐之；热散于表者，苦则发之。《内经》曰：火淫所胜，以苦发之。此之谓也。

明·许宏，《金镜内台方议》（1422年）： 今此方通主之者，以枳实为君而下气，以栀子为臣而散劳热，以豉为佐而泄热。若有宿食者，加大黄以利之也。此本栀子豉汤加枳实则应吐，今反取汗者，乃热聚于表，苦以发之也。

明·吴昆，《医方考》（1584年）： 伤寒新瘥后，食复者，此方主之。伤寒新瘥，胃气未复，内伤饮食，其热复至，名曰食复。枳实、大黄，能夺胃中之食；栀子、香豉，能祛胸中之热。

明·方有执，《伤寒论条辨》（1592年）： 大病，概言也，下仿此。劳，强力房劳。复，重复作病。盖大邪初退，血气新虚，作强劳伤，虚而生热，犹之病复发，非实发初病也。枳实宽中破结，栀子散热除烦，香豉能解虚劳之热，清浆则又栀子之监制，故协三物之苦寒，同主劳伤之复热，而与发初病之实热不同论也。宿食，陈宿之积食也，食能生热，故须去之，大黄者去陈以致新也。

明·张卿子，《张卿子伤寒论》（1644年）： 枳实栀子豉汤，则应吐剂。此云覆令微似汗出者，以其热聚于上，苦则吐之；热散于表者，苦则发之。《内经》曰：火淫所胜，以苦发之，此之谓也。

清·喻嘉言，《尚论后篇》（1648年）： 浆水味甘酸而性凉善走，故解烦渴，化滞物。其法以炊粟水，热投冷水中五六日，味酸，生白花，色类浆故名。若浸至败者害人。

清·汪琥，《伤寒论辨证广注》（1680年）： 成注云，枳实栀子豉汤，则应吐剂，此云覆令，微似汗出者，以其热聚于上，苦则吐之，热散于表者，苦则发之。《内经》曰：火淫所胜，以苦发之，此之谓也。琥按：仲景云劳复证，以劳则气上，热气浮越于胸中也，故用枳实为君，以宽中下气；栀子为臣，以除虚烦；香豉为佐，以解劳热；煮以清浆水者，以瘥后复病，宜助胃气也；胃气升，则劳复之热降矣；覆令微似汗者，胃家之气既升，则遍身得以和畅。

清·张志聪，《伤寒论集注》（1683年）： 阴阳易者，劳伤精也，差后劳复者，劳伤形体也；伤寒者，大病也。大病差后则阴阳水火始相交会，劳其形体则气血内虚，其病复作则以枳实栀子汤主之。栀子清上焦之烦热，香豉启下焦之水津，枳实炙香，宜中焦之土气，三焦和而津液生，津液生而血气复矣。若有宿食而三焦未和，则加大黄以行之，如博棋子大五六枚，燥屎行而三焦血气自相和合矣。

清·沈明宗，《伤寒六经辨证治法》（1693年）：故用清浆水空煮，后投栀、豉，乃取纯熟不欲涌吐，即欲微汗散邪，枳实以下胃中浊气，如有宿食，当加大黄微利，上下两解之法也。

清·钱潢，《伤寒溯源集》（1708年）：栀子原非吐药，其性苦寒，《神农本经》言其能治五内邪气，胃中热气，盖能清上焦之热，泻三焦之火，而去胃热者也。豉性亦非必吐之药，盖能治时疾发汗，除烦热，利胸膈，故李时珍谓其能发能散，得葱则发汗，得盐则吐。前太阳篇之吐法，或服后探之，方得吐耳，劳复则胸中已无外邪，特因热郁不散，且病后已虚，不宜取吐。但令微似汗，则热气消散而解矣。枳实苦能开结，香能破气，消宿食，宽胸痞。虽曰劳复发热，然病差之后，岂能不犯谷食，故加之以利胸膈，化痰食也。浆水本用粟米饭，热投冷水中，浸五六日而成者，味酢色白，性凉善走，解烦渴而化宿滞。本草云：煎令酸，可止呕，浆味本酸，自七升空煮至四升，更煮至二升，则其味益酸。盖因栀子豉汤，本为吐剂，煎酸则可使不吐也，且无外邪，不忌酸敛，此正制方之妙也。欲吐则吐，欲其不吐，则又以浆水制之，此操纵之权术也。

清·秦之桢，《伤寒大白》（1714年）：食滞中焦，每不作口渴。然蒸酿日久，亦能作渴，故不用清热治渴，而以腐谷消滞则渴自止。

清·魏荔彤，《伤寒论本义》（1724年）：仲师与劳复者以枳实栀子豉汤，栀子香豉非用涌邪热也，有枳实而复生之热已不能凝聚为患矣。再兼栀子苦寒以泄之，香豉辛香以散之，病因热生破之散之泄之，热去而病亦复愈矣。不必更为他法以重伤其病后血气矣。但其人又有因宿食为患，而生热复病者，则饮食过多，不能腐化，停蓄而生热，与劳复同病也。仍用枳实栀子豉汤加入大黄如博棋子五六枚，本下宿食也，而热邪亦随之涤除矣，此治劳复食复为病者一也。

清·姚球，《伤寒经解》（1724年）：大病，亦温暑症也。差后劳复，病愈后，多食食肉，劳倦而复病也。枳实栀子豉汤，清热以消滞也。宿食，食多不消而宿也。加大黄下其食也。栀子清热，枳实消滞，香豉发表，使邪分散也。

清·尤在泾，《伤寒贯珠集》（1729年）：枳实、栀子，所以下热，豆豉，所以散热，盖亦表里之剂，而气味轻薄，适宜于病后复发之体耳。

清·王子接，《绛雪园古方选注》（1732年）：枳实栀子豉汤，微汗、微下方也。大都瘥复必虚实相兼，故汗之不欲其大汗，下之不欲其大下。栀、豉，上焦药也，复以枳实宣通中焦，再用清浆水空煮，减三升则水性熟而沉，栀、豉轻而清，不吐不下，必发于表，故覆之必有微汗。若欲微下，再加大黄围棋子大，佐枳实下泄，助熟水下沉，则栀、豉从上泻下，三焦通畅，营卫得和，而劳复愈，故云微下。

清·不著撰人，《伤寒方论》（1732年）：仲景治劳复食复亦用概和解汗下三法，但和解以小柴胡为主，而汗出惟枳实栀子豉一方，亦巧矣哉，栀豉本为涌剂，此独用之以微发汗，非谓病后中虚，不堪涌也，伤寒为风寒外入之表，劳复为余热内起之邪，表邪贵涌，故栀豉汤先必煮栀子而后纳豉，则上涌而不下，栀子厚朴汤恐枳朴下走，故同煮而合其气，使枳朴利气之性，随栀子而成功于一涌，此则先以清浆水七升空煮取四升，内枳实栀子，又次内豉，盖水熟一则速下，故不先煮栀子而合枳实同煎，供水势以急下流，苦性以微汗，谓一切桂麻等汤，固系发表，非其所值，即涌亦驱入里之表，治余热内起，未为合法耳，栀豉之宣发合熟水枳实下坠之势，既为驱热定方，于是有宿食者加大黄如博弈子大，余热不杀谷，原非如表邪内入者之坚结而难开也。

清·吴谦，《医宗金鉴》（1742年）：是方也，用清浆水七升，空煮至四升者，是欲水之熟而趋下，不欲上涌作吐也。下豉煮五、六沸即去滓者，取其清腐之气走表，易于取汗也。太阳用之以作吐，劳复用之以作汗。仲景用方之妙，药品虽同，煎法各异，故施用不同也，于此可类推矣。

清·黄元御,《伤寒悬解》(1748年)：病后邪退正复，清气流通，浊阴消散矣。若因劳而复，则浊阴凝聚，清气堙郁，里热重生，壅闷又作，缘其中气新虚，易于感伤故也。宜枳实栀子豉汤，枳实泻其壅满，栀子清其郁热，香豉散其滞气也。若有宿食不消，阻碍中脘者，加大黄下其郁陈，以还其气化之新也。

清·徐灵胎,《伤寒论类方》(1759年)：浆水即淘米之泔水，久贮味酸为佳。栀子汤加减七方，既不注定何经，亦不专治何误，总由汗吐下之后，正气已虚，尚有痰涎滞气，凝结上焦，非汗下之所能除。《经》所云："在上者因而越之。"则不动经气而正不重伤，此为最便，乃不易之法也。古方栀子皆生用，故入口即吐。后人作汤以栀子炒黑，不复作吐，全失用栀子之意，然服之于虚烦症，亦有验，想其清肺除烦之性故在也。终当从古法生用为妙。

清·强健,《伤寒直指》(1765年)：枳实栀子豉汤，则应为吐之剂，此云覆令微自汗出，以其热聚于上者，苦以吐之；热散于表者，苦以发之。《内经》曰：火淫所胜，以苦发之，此之谓也。

清·吴坤安,《伤寒指掌》(1796年)：盖豆豉撤表邪。栀子清里热。枳实开胸中余邪之结。凡治劳复，当以此方为主。

清·陈修园,《伤寒论浅注》(1803年)：清浆水是淘米水，二三日外味微酸者，取其安胃兼清肝火。一说取新净黄土以水搅匀，澄之，取其水之清者，盖欲藉土气以入胃耳。余每用，俱遵前说。

清·陈恭溥,《伤寒论章句》(1851年)：栀子枳实豉汤，调和三焦，升降水火之方也。凡病后劳复食复，三焦不和者用之。本论差后篇曰：大病差后劳复者，此方主之。若有宿食者，加大黄如搏棋子大五六枚。夫大病差后，阴阳水火，始相交会。劳伤形体，气血内虚，其病复作。此属三焦不和，不可以前病之法投之，宜以栀子清上焦之热，香豉启下焦之水，枳实运中焦之土气，三焦和则津液生而气血复矣。或有宿食者，加大黄以行腐秽，腐秽行而三焦自和矣。以清浆水先煮者，取其有谷气，且熟而速化也。香豉多而后入者，取其浅则先行升散也。故覆之以取微汗，为治劳复之方法。

清·高学山,《伤寒尚论辨似》(1872年)：故在上而表热者，只宜用泄热之枳实为君，佐以降逆之栀子，使以滋阴之香豉，但资其自汗，而余热自沉伏矣。在下而兼里结者，只消于本汤中，少加大黄，以润下之，则热清而内外俱释矣。清浆水即今之清酸米汤水也，以其能清火而益胃气，故用之。旧注谓清水熬熟，取其下趋，无谓，盖水性，生鲜才能下趋，故古方用无根水，千里长流水者，此也。焚熬煎烂而杀其性，反能速于下趋者，吾未之前闻也，喻氏之英雄欺人，每如此。

清·莫枚士,《经方例释》(1884年)：此栀子豉汤，重豉加枳实也。诸栀子豉汤服之皆吐，此方服之则寒，可见栀主吐，豉主汗，分别截然。

清·唐容川,《伤寒论浅注补正》(1893年)：上三味，以清浆水七升，空煮取四升，纳枳实、栀子煮取二升，下豉更煮五六沸，去滓，温分再服，覆令微似汗。按清浆水是淘米水二三日外味微酸者，取其安胃，兼清肝火。一说取新净黄土，以水搅匀，澄之，取其水之清者，盖欲藉土气以入胃耳。余每用俱遵前说。

清·戈颂平,《金匮指归》(1907年)：枳实臭香形圆，疏其土气，化阴土浊阴；栀子苦寒，固半表上阳气，内阖于午；黑豆体重，得蒸煮之气，易重从轻为豉，宣发半里，下阴气，外开于子，土得阳疏，阳得阴固，阴得阳生，阴阳气液交易子午。

近代·何廉臣,《增订伤寒百证歌注》(1928年)：大病瘥后，则阴阳水火始相交合，劳其形体则气血内虚。其病复作，其证不一，故不著其病形，只以此方统治之。方中栀子清上焦之烦热，香豉散下焦之水津，枳实炙香，宣中焦之胃气，三气和而津液生，津液生而气血复矣。若有宿食，则三焦未和，加大黄以行之，令燥屎行，而三焦气血自相和合矣。今之医辈，几遇此证，无不以补中益气汤误之也。

近代·曹颖甫，《伤寒发微》（1931年）： 枳实以降之，栀子以清之，香豉以散之，而表里自和矣。若以病后中虚，食入易停，便当从宿食治，但加大黄如博棋子大五六枚。不烦用大小承气者，则以病后胃虚，不胜重剂故也。

现代·中医研究院，《伤寒论语释》（1956年）： 方中栀子、豉清胸膈间余热，枳实宽中下气，清浆水能助胃气。当病后出现微热不退，心中懊憹，舌苔薄白而黄的，可用此方治疗。

现代·陈亦人，《伤寒论译释》（1958年）： 各家对本方配伍意义的解释，精神大体一致，如王氏称本方为微汗微下方，尤氏认为亦表里之剂，都符合实际；钱氏的方解尤多阐发，值得注意的是煎药为什么要用清浆水？朱丹溪提出“浆水性凉善走，故解烦渴而化滞物”，很多医家皆宗此说，其实是不确切的。王肯堂对此曾分析论证说：“浆水能止渴，以其酸也，能化滞；以其米味之变也，亦犹神曲、麦芽之消食，非性凉善走之谓。”足以纠正朱说的偏颇。还有清浆水为什么要空煮？王氏释为“水性熟而下沉”，钱氏释为“空煮则其味益酸”，都可作为参考，然而其机理究竟怎样？仍须继续研究。除了方药组成、煎药用水和煎煮方法外，还有护理问题，也不应忽视，那就是覆取微似汗，因为本没有直接发汗作用，只有覆令微似汗，才能使怫郁之热外散，否则，必难收到预期的效果。另外，本方与栀子厚朴汤都用栀子枳实，所不同处，仅是一伍豆豉，一伍厚朴，因而本方仅主清宣透达，栀子厚朴汤重在泄热除满。

现代·安徽中医学院，《伤寒论通俗讲义》（1959年）： 本方以栀子豉汤清热除烦，加枳实宽中下气，治劳复、身热、虚烦、腹中胀满等证。有宿食积滞者，加大黄以通便。清浆水（即米泔汁）能助益胃气，故取其作煎药之用。

现代·李翰卿，《中国百年百名中医临床家》（1960年）： 此导滞清热，治劳复、食复之方。主治伤寒大病瘥后，因过劳或伤食致身热，心烦不眠，心下拒按。但必须根据过劳或伤食的事实，以定劳复、食复或劳而兼食之名称，根据脉象的浮、沉、虚、实决定诸药的运用轻重或取弃标准。因为单纯劳覆没有心下拒按之证，即没有使用枳实的必要。栀子、豆豉清表里之虚热；枳实导肠胃之积滞；大黄推陈致新，通利大便。身热、心烦、腹拒按三种症状缺一则不可使用本方。脉较弱者枳实、大黄宜慎用。

现代·刘渡舟，《伤寒论诠解》（1983年）： 枳实栀子豉汤，即栀子豉汤加枳实。用枳实宽中行气，栀子清热除烦，香豉透邪散热。清浆水又名酸浆水，即米饭用清水浸泡七日以上，待味变酸，水面起白花即成。用清浆水煎药，有清热、除烦、理气、宽中、助消化的作用。若有宿食者，加大黄如围棋子大者五六枚，以荡涤肠胃、导滞下积。因而本方亦可用于病后食复之证。

现代·刘渡舟，聂惠民，傅世垣，《伤寒挈要》（1983年）： 方用枳实宽中下气，栀子泻热除烦，豆豉透邪散热。清浆水，又名酸浆水，其性清凉而善走，用以煮药可开胃调中。若兼有宿食积滞，再加大黄以荡涤肠胃，推陈致新。

现代·陈亦人，《伤寒论求是》（1987年）： 由于枳实栀子豉汤方后有“温复微以汗”的医嘱，许多注家皆视该方为汗剂，其实是不确当的。大家知道栀子豉汤并无发汗作用，加入行气除痞的枳实，是为了加强清宣郁热，怎么反能发汗？成无己提出“热聚于里，苦则发之”，引用《内经》“火淫所胜，以苦发之”作为根据，虽然于理可通，但用以解释该方的作用则非常牵强。事实上该方主治证的病位并不在表，而是在胸膈。汪苓友分析说：“劳复证，以劳则气上，热气浮越于胸中也，故用枳实为君以宽中下气，栀子为臣以除虚烦，香豉为佐以解劳热。”丹波元坚亦同汪氏的意见：“差后劳复者，大邪既解，阴阳未谐，早有劳动，余热复集是也，热必自内发，故枳实栀子豉汤为其对治。此条不举其证，想心烦不眠，为其必有也。”既然不是表证，枳实栀子豉汤也不是发汗剂，为什么服药后要提出“温复微似汗”呢？其得汗机理可能与服小柴胡汤“上焦得通，津液得下，胃气因和，身濈然汗出而解”相近。方用清浆水煎药，即取其和调胃气。汪苓友说：“煮以清浆者，以差后劳复病，宜助胃气也。胃气升则劳复之热降矣。覆令微似汗者，胃家之气既升，则遍身得以和畅，故云微似汗也。”王朴庄说：“妙在空煮酢浆，使酸味先入厥阴，而后三物从之以达三焦，则阴阳调，水火交济而汗自出矣。”这都是说明服枳实栀子豉汤后，覆取微似汗，是胃气升降复常，三焦通畅，阴阳调和的结果。假使挟有宿食，还可酌加大黄以下积滞。该方不仅适用于劳复，“凡食膏粱之物过多，烦热闷乱，宜服之”(李东垣《内外伤辨惑论》)。清浆水究竟是什么？有的认为就是酢浆，《千金方》载翼本方以酢浆煎药，可证。有的认为是一种特制饮料，如《本草蒙筌》载：“造浆水法，炊粟米，热投冷水中，浸五六日，生白花，色类浆者。”《医方祖剂》载：“浆水乃秫米和麴酿成，如酢而淡。”吴仪洛《本草从新》亦采是说，并提出“若浸至败者，害人”。有的认为是米泔水，如徐灵胎说：“浆水，是淘米泔水，久贮味酸者佳。”陈修园说：“清浆水是淘米水，二三日外味微酸者。”按煎药用水，应当是易取之物，若临时制作，待五六天后使用，岂不延误病机？而贮存二三日的淘米水，随时皆有，容易取用，似以淘米水为是。但是也不能排除特制饮料，现在贵州省苗族仍有制作“酸汤”的习惯，(其做法是：每次用米煮饭时，多放一些水，待水稍滚，舀出多余的水储存起来，使之发酵变酸，用这酸水煮蔬菜，即为“酸汤”)。汉代是否有这种习俗，有待于进一步考证。清浆水的作用如何？除了“助胃气”与“取酸味先入厥阴”的说法以外，大多皆宗朱丹溪“性凉善走，能调中宣气，通关开胃，解烦渴，化滞物”之说，王肯堂曾提出商榷意见，他指出“按浆水能止渴，以其酸也。能化滞；以其米味之变也，亦犹神曲麦芽之消食，非性凉善走之谓”。观王氏之意，可见清浆水煎药，要在取其助消化，和胃气，有利于药物作用的发挥。清浆水煎药，为什么先要空煮，有认为是加强酸味，以防栀豉涌吐。有认为取其性熟下沉，但也有反对此说，现在看来，似含有煮沸消毒之意。

【方论评议】

综合历代各家对枳实栀子豉汤的论述，应从用药要点、方药配伍和用量比例三个方面进行研究，以此更好地研究经方配伍，用于指导临床应用。

诠释用药要点：方中枳实清泻郁热、行气导滞，栀子清泻郁热，香豉宣透郁热，清浆水调中开胃。

剖析方药配伍：枳实与栀子，属于相使配伍，行气泻热；枳实与香豉，属于相使配伍，行气透热。

权衡用量比例：枳实与栀子用量比例近 1 ： 5，提示行气与清热之间的用量调配关系，以治热郁；枳实与香豉用量比例 1 ： 8，提示行气与透热之间的用量调配关系，以治气结。

【药理作用】 本方具有调节胃肠蠕动、促进消化、保肝利胆、促进胆汁分泌、降低血中胆红素、促进血液中胆红素迅速排泄、解热、抗炎、抗菌、抗病毒、抗支原体、抗过敏、抗血吸虫、镇静、镇痛、抗胆碱性抑制、抗自由基、降心肌收缩力、降血压、降血糖、增强纤维蛋白溶解活性、防止动脉粥样硬化、防止血栓形成、促进血小板聚集、调节内分泌、调节中枢神经、增强机体免疫功能等作用。

枳实薤白桂枝汤

【导读】 ①学用枳实薤白桂枝汤应重视枳实和薤白的用量调配关系、栝楼实和厚朴的用量调配关系、桂枝和薤白的用量调配关系。②枳实薤白桂枝汤虽是辨治气郁痰阻胸痹证的重要代表方，但在临床中对心肺气郁痰阻证等也具有良好治疗作用。③学好用活枳实薤白桂枝汤的第一步是辨清枳实薤白桂枝汤由哪些药物组成：组成枳实薤白桂枝汤有 5 组药，第 1 组是温化开胸解郁药即薤白，第 2 组是清化宽胸解郁药即栝楼实，第 3 组是温化行气下气药即厚朴，第 4 组是清化行气药即枳实，第 5 组是温化通经药即桂枝，从 5 组药用量深入学习研究即可用活枳实薤白桂枝汤。

【方歌】 枳实薤白桂枝汤，厚朴栝楼能宽胸，胸满留气结在胸，通阳化瘀气可行。

【方药】 枳实四枚（4 g） 厚朴四两（12 g） 薤白半斤（24 g） 桂枝一两（3 g） 栝楼实捣，一枚（30 g）

【用法】 上五味，以水五升，先煮枳实、厚朴，取二升，去滓。内诸药，煮数沸，分温三服。

【功用】 通阳行气，宽胸化痰。

【适应证】

1. 中医病证：气郁痰阻胸痹证。心中痞，胸满，胸痛，胁下逆抢心，或胸痛引背，或气喘，或喉中有痰，舌质紫暗或有瘀点，脉沉或涩。

2. 西医疾病：冠心病心绞痛、肺源性心脏病、风湿性心脏病、心律不齐、肋间神经痛、神经性头痛、支气管炎、支气管哮喘、慢性阻塞性肺疾病等临床表现符合气郁痰阻胸痹证者。

【用药分析】 方中栝楼实宽胸理气、涤痰通脉，薤白开胸理气、化痰通脉，枳实行气解郁、散结除满，厚朴行气通阳、下气消痰，桂枝温阳通脉、行滞散瘀。

【用方思路】

1. 枳实薤白桂枝汤既是辨治气郁痰阻胸痹证的重要代表方，又是辨治诸多杂病如心病、肺病、胸胁病、脾胃病等的重要基础方。

2. 方中栝楼实既是化痰药，又是行气药，还是润燥药；薤白既是通阳药，又是行气药；枳实、厚朴既是行气药，又是化湿药；桂枝既是通阳药，又是化瘀药。从方中用药用量及调配分析得知，枳实薤白桂枝汤的应用并不局限于气郁痰阻胸痹证，还可用于辨治诸多杂病如循环、呼吸、消化、内分泌系统疾病和代谢异常等。

3. 运用枳实薤白桂枝汤辨治的病证（无论病变部位在心、在肺或在脾胃）以气郁痰阻为主，其治既要行气，又要化痰，还要通经化瘀。

【随证合方】 运用枳实薤白桂枝汤，若夹痰热，可与小陷胸汤合方用之；若夹寒痰，可与赤丸合方用之；若夹湿热气虚，可与半夏泻心汤合方用之。

【注意事项】 运用枳实薤白桂枝汤既要辨清西医之病，又要辨清西医之病属于中医气郁痰证。辨西医之病可进一步了解疾病的发展演变及转变规律，辨中医之证可更好地针对西医之病选用枳实薤白桂枝汤。

【应用指征】 胸痹，心中痞，留气结在胸，胸满，胁下逆抢心，枳实薤白桂枝汤主之；人参汤亦主之。（第九 5）

【方论】

清·李彣,《金匮要略广注》(1682 年): 枳实、厚朴所以去痞泄满，薤白辛以散之。胁下逆抢心者，肝邪也，肝属木，木得桂而枯，故用桂枝伐肝。

清·张志聪,《金匮要略集注》(1683 年): 是以仍用瓜蒌、薤白，以交心肾之气；用桂枝行心气，以解痞留；加枳、朴以疏中焦之脉，此通经以行气也。夫血行脉中，气行脉外，故虽有经气之分，然膻中之宗气，积于胸中，上出于肺，以司呼吸，而又与荣气同行于十二经隧之中，是以气虚则脉虚，而为心中痞留。经气不通，则胸中之气亦结，而为气结胸满，是胸中之气，与心肾上下之经脉，互相交通须使者也。故人参汤亦主之者，补气以资脉也，气盛，则经脉通而胸痹解矣。

清·张璐,《千金方衍义》(1698 年): 此条《金匮》主以二方，枳实薤白桂枝汤治痰气结聚于胸中胸满溢于经脉，从胁下逆上以抢于心，故用枳实、薤白、桂枝以分解之。若其人素禀之虚，即用人参理中以温散之，以此证为实者多，所以《千金》取前方为例，不录后方也。

清·魏荔彤,《金匮要略方论本义》(1720 年): 师又曰：掬痹而心中痞气，气结在胸，胸满，胁下逆抢心，枳实薤白桂枝汤主之，人参汤亦主之。胸痹自是阳微阴盛矣。心中痞气，气结在胸，正胸痹之病状也。再连胁下之气，俱逆而抢心，则痰饮水气俱乘阴寒之邪动而上逆，胸胃之阳气，全难支拒矣。前方以枳实、厚朴开郁温中，薤白、桂枝升阳益胃，微用括楼实而不用根，以甘代苦，使作先驱，引阳入阴。犹必先后煮治，以融和其气味，俾缓援荡除其结聚，又治胸痹之一法也。再或虚寒已甚，无敢姿为开破者，惟以温补其阳气为主，正气得旺，而邪气自消，又治胸痹从本治之一法也。

清·尤在泾，《金匮要略心典》(1729年)：心中痞气，气痹而成痞也，胁下逆抢心，气逆不降，将为中之害也，是宜急通其痞结之气。否则速复其不振之阳，盖去邪之实，即以安正；养阳之虚，即以逐阴。是在审其病之久暂与气之虚实而决之。

清·王子接，《绛雪园古方选注》(1732年)：胸痹三方，皆用瓜蒌实、薤白，按其治法却微分三焦。《内经》言，淫气喘息，痹聚在肺。盖谓妄行之气，随各脏之痹喘息咳唾、胸背痛、短气者，君以薤白，滑利通阳，臣以瓜蒌实，润下通阴，佐以白酒，熟谷之气上行药性，助其通经活络，而痹自开。若转结中焦而为心痛彻背着，但当加半夏一味，和胃通阴阳。若结于胸胁，更加逆气上抢于心，非但气结阳微，而阴气并上逆矣，薤白汤无足称也。须以枳实、厚朴先破其阴气，去白酒之醇，加桂枝之辛，助薤白、瓜蒌行阳开痹，较前法之从急治标，又兼治本之意焉。

清·朱光被，《金匮要略正义》(1803年)：痞满兼见，而仍主以胸痹，以胸中虚阳留结，隐隐作痛。症虽痞满，不与痞与结胸同例，正是上焦阳微之征也。上焦阳微，则客气动膈。今下焦阴邪从胁下逆抢于心，中焦绝无拦阻，由是痞结愈滋，满痛弥已，不先泻邪，何由扶正？此枳实薤白桂枝汤，苦辛泄降之法为先务也。然正气不立，邪何由服，此人参汤甘温养正之法，亦至要也。但病机有缓急，致治有先后，故二方并立。按厥阴经气，挟胃贯膈，布胁肋，中气一虚，则肝木遂从胁间道上逆，冲胃犯膈，故为痞为满为痛。枳实薤白方泄肝以和中也，人参汤方补中土以御邪也。

清·陈修园，《金匮方歌括》(1811年)：元犀按：枳实、厚朴泄其痞满，行其留结，降其抢逆，得桂枝化太阳之气，而胸中之滞塞自开。以此三药与薤白、瓜蒌之专疗胸痹者而同用之，亦去疾莫如尽之旨也。

清·邹澍，《本经疏证》(1832年)：故仲景治中焦，纵已投硝黄，亦必协枳朴，承气等汤可验已。两书中用枳实之方十有七，用厚朴之方十有四，而枳朴联用者八方，八方之中，与大黄同用者六，譬之西人之制火器焉，大黄则药，枳朴则木炭也。譬之古人之制劲弩焉，大黄则矢，枳朴则机栝也，故夫枳朴联用，不同大黄者仅二方，曰枳实薤白桂枝汤，曰栀子厚朴汤。二证者，一由表邪方炽而误下，故心腹烦满，卧起不安，乃却欲出表而不得，故方名但出厚朴，不出枳实，以厚朴之性原向表也。一由里气壅逆，故心中痞、留气结在胸，胸满胁下逆抢心，乃气欲下归而不得，故方名但出枳实，不出厚朴，以枳实之性原向下也，于此可见枳朴之同而异。

清·莫枚士，《经方例释》(1884年)：枳主痞，朴主满，桂主逆。仲景治例凡逆气不自肝肾来者，并用桂，如气上冲者，可与桂枝汤是也。以其逆，是外邪内入，内气不受，拒而出之之象，桂治一切外邪，故治一切逆气。此逆其脉寸、关必浮，至下气上逆者，其脉尺浮大，寸沉或绝，则五味茯苓症也。《金匮》桂苓甘五味汤症，以下逆而上。又本有寒冒，此汤症以上逆，而中又自有痰实也。仲景于相兼分数辨之独详，又其逆在上而无表证者，则吐之，瓜蒂散症之胸中痞，气上冲咽是也。其逆在上无表证而多里证者，则下之，而兼汗之，此方是也。枳实四枚，乃半两，得厚朴八分之一。

清·唐容川，《金匮要略浅注补正》(1893年)：故但解胸痛则用瓜蒌薤白白酒，下节添出不得卧，是添出水饮上冲也。则添用半夏一味以降水饮；再下一节又添出胸痞满，则加枳实以泄胸中之气。胁下之气亦逆抢心，则加厚朴以泄胁下之气。仲景凡胸满均加枳实，凡腹满均加厚朴，此条有胸满胁下逆抢心证，故加此二味与上两方又不同矣。

清·王旭高，《退思集类方歌注》(1897年)：枳、朴先破阴气；桂枝之辛，佐薤白、瓜蒌实，行阳开痹。

清·戈颂平，《金匮指归》(1907年)：以枳实臭香形圆，化阴土浊阴，合厚朴苦温，疏泄土气，运阴左行；桂枝辛温，温通表里经道之阴；瓜蒌实，甘寒气清，固半表上阳气；薤白，辛温气滑，利半里上阴气。右五味，以水五升，先煮枳实、厚朴取二升，取味厚气浓易降，先入半里下，舒展阴土之阴，去滓，内诸药，煮数沸，分温三服，取味淡气轻易升，固半表上阳气阖午。

近代·曹颖甫,《金匮发微》(1931年)：枳实、瓜蒌实达痰下行，譬之雨；薤白通阳，譬之雷；厚朴燥湿，譬之风，而胸中阴霾之气，乃一泄无余矣。上无所引，则下无所吸，但得胸满一去，而胁下之逆抢自定。

现代·刘渡舟，苏宝刚，庞鹤,《金匮要略诠解》(1984年)：本条论述胸痹病势之剧者，即胸痹更加心中痞，客气留结不去。除胸痹证外，又见胸满、胁下之气又逆而抢夺于心，此证由胸及心而牵及胁下，为留为结为逆为抢，反映了阴邪之横行无忌，所以治用枳实薤白桂枝汤，通阳散结，降逆平冲。方中瓜蒌、薤白通阳散结，豁痰下气，温通血脉；枳实、厚朴泄其痞满，以降冲逆之气；桂枝通阳下气，开滞塞之寒，而降冲逆之气。诸药相配，使阳通结散，而诸证可愈。此方为挞伐邪气而设。

九画

【方论评议】

综合历代各家对枳实薤白桂枝汤的论述，应从用药要点、方药配伍和用量比例三个方面进行研究，以此更好地研究经方配伍，用于指导临床应用。

诠释用药要点：方中瓜蒌实宽胸理气、涤痰通脉，薤白开胸理气、化痰通脉、枳实行气解郁、散结除满，厚朴行气通阳、下气消痰、桂枝温阳通脉、行滞散瘀。

剖析方药配伍：枳实与薤白，属于相使配伍，行气通阳；枳实与桂枝，属于相使配伍，行气通脉；枳实与瓜蒌实，属于相使配伍，行气化痰；薤白与瓜蒌实，属于相使配伍，宽胸行气化痰；枳实与厚朴，属于相须配伍，增强行气降逆；薤白与桂枝，属于相使配伍，行气通阳散瘀。

权衡用量比例：枳实与薤白用量比例1∶6，提示行气与通阳之间的用量调配关系，以治气郁；枳实与瓜蒌实用量比例近1∶4，提示行气与化痰之间的用量调配关系，以治痰气胶结；枳实与厚朴用量比例1∶4，以治气郁；桂枝与薤白用量比例1∶8，提示通经散瘀与通阳之间的用量调配关系，以治阳郁气滞。

【药理作用】 本方具有抗缺氧、扩张冠状动脉、对心肌呈双向调节、抑制血小板聚集、改善微循环、调节心律、调节血运状态、降血脂、解除支气管平滑肌痉挛、调节支气管腺体分泌、调节胃肠蠕动、抗心脑缺血、抗氧化、抗炎、抗过敏等作用。

柏叶汤

【导读】 ①学用柏叶汤应重视柏叶和干姜的用量调配关系、柏叶和艾叶的用量调配关系。②柏叶汤虽是辨治阳虚出血轻证的重要代表方，但在临床中对阳虚出血夹热证等也具有良好治疗作用。③学好用活柏叶汤的第一步是辨清柏叶汤由哪些药物组成：组成柏叶汤有2组用药，第1组是温阳止血药即干姜、艾叶，第2组是清化止血药即柏叶，从2组药用量深入学习研究即可用活柏叶汤。

【方歌】 柏叶汤中艾干姜，温阳摄血止血方，诸多阳虚夹出血，温阳止血效非常。

【方药】 柏叶 干姜各三两(9g) 艾三把(15g)

【用法】 上三味，以水五升，取马通汁一升，合煮取一升。分温再服。

【功用】 温阳摄血，敛血归经。

【适应证】

1. 中医病证：①阳虚出血轻证。吐血，鼻衄，龈衄，血色淡或暗，恶寒，面色萎黄，口中和，脉虚弱。②阳虚夹热出血证。

2. 西医疾病：胃及十二指肠溃疡出血、鼻腔出血、牙龈出血、上消化道出血、上呼吸道出血、慢性鼻炎、皮肤过敏等临床表现符合阳虚出血轻证者。

【用药分析】 方中柏叶凉血止血，干姜温中散寒，艾叶温中止血，马通汁凉血止血。

【用方思路】

1. 柏叶汤既是辨治阳虚出血证的重要代表方，又是辨治诸多杂病如脾胃病、心病、肾病、妇科病等的重要基础方。

2. 方中干姜、艾叶既温阳，又止血；柏叶既止血，又制阳热。从方中用药用量及调配分析得知，柏叶汤的应用并不局限于阳虚出血证，还可用于辨治诸多杂病，如妇科病和消化、循环、泌尿等系统疾病。

3. 运用柏叶汤辨治的病证（无论是心病、脾胃病、还是妇科病）以阳虚出血为主，其治当温阳益气止血。

【随证合方】 若夹郁，可与四逆散合方用之；若夹瘀，可与桂枝茯苓丸合方用之；若夹瘀热，可与桃核承气汤合方用之。应用时还必须结合病变主次酌情调整方药用量。

【注意事项】 运用柏叶汤既要辨清西医之病，又要辨清西医之病属于中医阳虚夹热证。辨西医之病可进一步了解疾病的发展演变及转变规律，辨中医之证可更好地针对西医之病选用柏叶汤。

【应用指征】 吐血不止者，柏叶汤主之。（第十六　14）

【方论】

元・赵以德,《金匮方论衍义》(1368 年): 柏叶禀西方金气，其味温，故可制肝木之逆，使血有所藏也；艾叶之温，入内而不炎，可使反火归阴，宿藏于地下。所以二药本草俱云其止吐血也。马者，午也，阴生于午；屎又属午，阴之降者；血生于心，心亦午也，用马通以降血逆，为使，尤为相宜。以三味药观之，不惟治吐血不止，而下血者亦可治之。

明・赵献可,《医贯》(1617 年): 凡吐血不已，则气血皆虚，虚则生寒，是故用柏叶。柏叶生而西向，乃禀兑金之气而生，可制肝木。木主升，金主降，取其升降相配，夫妇之道和，则血得以归藏于肝矣。故用是为君。干姜性热，炒黑则止而不走，用补虚寒之血。艾叶之温，能入内而不炎于上，可使阴阳之气反归于里，以补其寒。用二味为佐。取马通者，为血生于心，心属午，故用午兽之通，主降火，消停血，引领而行为使。仲景治吐血准绳，可以触类而长之。

清・李彣,《金匮要略广注》(1682 年): 心属君火，肝属相火。凡吐血，旨火邪迫之也。柏叶生而西向，秉兑金之气以克制肝木。艾叶甘辛微温，利阴气，其性入内而不炎于上，使气血反归于里。吐血则气中寒（《经》云“始为热中，末传寒中”是也），血得寒气，愈加瘀而吐不止。干姜炒黑，止而不走，能入血分，以温经，使百脉流通，血归故道，此阳生阴长之义也。马通汁咸（即马屎），与血同味，故能走血，引火下行。盖血生于心，心属午火，马为午兽，与少阴君火同气，故用之为使，以泻心火也。

清・张志聪,《金匮要略集注》(1683 年): 诸血皆属于心，阳者为阴之固，真阳受伤，则邪热盛而吐血不止矣。柏叶经冬不凋，得冬令之寒水以生养。万木皆向阳，而柏独西指，盖阴木而能顺受其制，制则生化矣。得秋火之阴气，能清邪热以止血，木得制化，能生心主之真阳。艾名冰台，削冰令圆，举以向日则得火，盖能得水中之生阳者也，故用艾以助水中之生气。用干姜以助中焦之生阳，真元足而邪火退，阳气密而阴乃固矣。马乃火畜，溲咸寒而下行，用马通汁和煮者，导热邪以下泄也。

清・张璐,《千金方衍义》(1698 年): 阴邪留积于阳位，所以胸满吐血。《千金》乃祖《金匮》柏叶汤，取柏叶以清肝火，干姜以开胸满，艾叶以散阴结，马通以逐瘀滞，更加阿胶以治内崩，寒热兼济，补泻兼施之妙，无逾于此。

清・魏荔彤,《金匮要略方论本义》(1720 年): 仲景于加减桂枝汤一方，已明治诸失血之证，又出柏叶汤主吐血不止。柏叶性轻质清，气香味甘，治上部滞腻之圣药也。血凝于胸肺方吐，开斯行，行斯下注，不上越矣。佐以姜艾之辛温，恐遇寒而又凝也；合以马通汁破宿血、养新血、止吐衄有专功，是又血热妄行之专治也。正阴虚而阳未虚，有火邪者主此；正阴虚而阳复虚，有火邪者，宜主前加减桂枝汤方，吐衄二证皆可理也。

清・尤在泾,《金匮要略心典》(1729 年): 血遇热则宣行，故止血多用凉药，然亦有气虚挟寒，阴阳不相为守，营气虚散，血亦错行者，此干姜、艾叶之所以用也。而血既上溢，其浮盛之势，又非温药所能御者，故以柏叶抑之使降，马通引之使下，则妄行之血顺而能下，下而能守矣。

清·黄元御，《长沙药解》（1753年）：治吐血不止者。以中虚胃逆肺金失敛，故吐血不止。干姜补中而降逆，柏、艾、马通，敛血而止吐也。

清·朱光被，《金匮要略正义》（1803年）：血随气溢，妄行无度，上崩欲脱矣。故以柏叶之性味苦涩，气体轻清，为功高脏者，入阴降逆为君；艾叶芳香气温，通行十二经络，以引血归经为臣；然血中妄行，政由中气虚寒不能统摄所致，干姜温起中阳以奠定也；然气味辛温，易致上僭，使以马通之咸润，导之下行，诚至当至神之方也。

日本·丹波元简，《金匮玉函要略辑义》（1806年）：柏叶汤者，皆辛温之剂，《神农经》曰：柏叶主吐血，干姜止唾血，艾叶止吐血。马通者，白马屎也，凡屎必达洞肠乃出，故曰通，亦微温，止吐血，四味皆辛温行阳之品，使血归经，遵行隧道，而血自止。

清·邹澍，《本经疏证》（1832年）：假令妊娠腹中痛为胞阻，柏叶汤有干姜、马通之温，柏叶之寒；胶艾汤有阿胶、地、芍之寒，芎、归之温，此可见皆以艾隔阴而化其阳矣。虽然灸法犹易明也，隔阴而化阳奈何？盖阴蔽而格阳，阳浮而不入阴，斯时也，以阳药通阴，则助浮阳之焰；以阴药摄阳，则增阴滞之凝，设非以此交而通之，承而化之，无十全法矣。

日本·丹波元简，《金匮玉函要略述义》（1842年）：柏叶、艾叶，并味苦微温无毒，干姜，止血。

清·高学山，《高注金匮要略》（1872年）：夫吐血，因下焦虚寒之气，上冲而致咳，咳多上顿，而气亦升浮，因之血随气逆而上涌。故用柏叶汤温下焦之寒气，而逆自平，血自止矣。其意以干姜辛热，辛能平逆，热能散寒，加之炮黑，则守而不走，更能入血分，而温其按之欲绝之脉。且肺肾为子母，温肾即所以温肺，而尤能止其烦咳也。艾叶性温，气味俱重，味重入血，味重而气亦重，则入血而尤能行血中之气。与姜为佐，既济其温暖之功，复援其入血之用也。又恐温药与寒气不相入，故用苦寒而不畏霜雪之柏叶以为反佐，则深入下焦虚寒之地，而使姜艾得行其回阳之力，亦犹白通之用人尿胆汁之义也。加马通汁者、马为午兽，得丙火之正，故其为畜，尝病热而不病寒，以其脏腑多阳气故也。且吐血不止，其血由胃与大肠之络脉，渗入肠胃而上出者，故用其下走肠胃之汁。

清·莫枚士，《经方例释》（1884年）：柏叶善治风寒。《别录》：柏叶苦、微温，无毒，主吐血、衄血、利血、崩中赤白。甄权：主小便血，是柏叶主一切血出也，故以之为君。仲景以金疮亡血，王不留行散方用干姜，而于此吐血亦用之，后世炮姜，主吐血取此。吐者，胃必虚寒，故以干姜为臣。《千金》以干姜，治吐血不止，为末，和童便服。又以干姜削尖煨，纳鼻中止衄，皆取此。《别录》：艾苦，微温，无毒，止吐血，下利，妇人崩血。陶止伤血，肠痔血。《圣惠》：止鼻血，是亦通治血出之药，故以之为佐使。

清·戈颂平，《金匮指归》（1885年）：以柏叶苦辛微温，汁黏，固逆上之血从右下降；以艾叶苦温气香，化阴土之浊，以和其血；以干姜辛温，温阴土之阴，以守其阳；以马通之浊，令逆上之血速之下行，从阳左开，毋使血停再瘀。右三味，以水五升，取马通汁一升，合煮取一升，象阳数极于九复于一，分温再服，象一阳举得二阴偶之，分温表里也。

近代·曹颖甫，《金匮发微》（1931年）：柏叶汤方治，用苦涩微寒清血分之侧柏叶，以除肺脏之热，又恐其血之疑滞也，用温脾之干姜以和之，更用逐寒湿理气血之艾叶以调之。惟马通汁不易制，陈修园谓无马通汁，可用童便代之，引上逆之血而导之下行，则不止血而血自止矣。

近代·赵桐，《金匮述义》（1940年）：姜艾温行其瘀，柏叶逆使之降。马通属火，行久利久吐，温行其瘀，导之使下。予用姜每泡，加芎归胶焉。

近代·彭子益,《圆运动的古中医学·金匮方解篇》(1947年): 治吐血不止者。此中气虚寒，肺金失敛之病。柏叶温中寒，艾叶温降肺胃，马尿助金气之降敛也。此病之脉必重按虚微也。大黄黄连黄芩泻心汤，治吐血热证。柏叶汤，治吐血寒证。热性向上，故上热则血不下降而吐出。寒性向下，不应吐血。寒则中土气虚，旋转无力，四维不能升降。上不降则吐血。故用干姜以温中寒。中气旋转，降气复原，则血下行也。凡上逆之病，服热药而愈者，皆中寒不运之故。且有下陷热证，亦因中寒者。所以经方有干姜、炙草、黄连、黄芩并用之法。

现代·王渭川,《金匮心释》(1982年): 本节指出气虚挟寒吐血不止的治法。仲景处方柏叶汤，柏叶性轻质清，气香味甘，能折其逆上之势而止血，又是兼治上焦滞腻要药，佐姜艾辛温，温阳守中，使气能摄血，马通微温，止血而引之下行。童便止血养肾。现多用童便代马通。本方是至今仍用的有效方剂。

现代·刘渡舟，苏宝刚，庞鹤,《金匮要略诠解》(1984年): 本条是论述吐血不止的证治。治宜柏叶汤，温经止血。方中柏叶止血，其性清肃而降，以制血之上逆；干姜、艾叶温中，暖气以摄血，马通汁育阴止血，能引血下行，且监干姜、艾叶之燥。四药共奏温中摄血止呕的功效。临床上如无马通汁，亦可用童便代替。

【方论评议】

综合历代各家对柏叶汤的论述，应从用药要点、方药配伍和用量比例三个方面进行研究，以此更好地研究经方配伍，用于指导临床应用。

诠释用药要点：方中柏叶凉血止血，干姜温中散寒，艾叶温中止血，马通汁凉血止血。

剖析方药配伍：柏叶与艾叶，属于相反相畏配伍，相反者，柏叶性寒止血，艾叶性温止血，相畏者，柏叶制约艾叶温阳动血；干姜与艾叶，属于相使配伍，干姜助艾叶温中固涩，艾叶助干姜止血散寒；柏叶与马通汁，属于相须配伍，凉血止血；马通汁与干姜，属于相畏配伍，马通汁性寒制约干姜温散动血，干姜温热制约马通汁寒凉凝滞。

权衡柏叶、马通汁，既能增强止血，又能兼防温热药伤血动血；若阳虚夹有热，柏叶、马通汁寒凉即清热；若阳虚无夹热，即制约干姜、艾温燥之性，亦即药因病变证机而发挥治疗作用。

权衡用量比例：柏叶与干姜用量比例是1∶1，提示凉血与温阳之间的用量调配关系，以治出血；艾与干姜用量比例是5∶3，提示温中止血与温中散寒之间的用量调配关系，以治阳虚出血；柏叶与干姜、艾用量比例是1∶1∶3，提示凉血止血与温阳止血之间的用量调配关系。

温阳止血方为何以寒性药柏叶命名：①针对病变证机选用温热药至为重要，但不能忽视温热药易伤血动血，选用方药只有全面考虑，统筹兼顾，才能避免方药治病出现不良反应；②若是阳虚夹热，热虽居次，其治也要兼顾次要方面，且不能顾此失彼。

【药理作用】 本方具有促进血小板聚集、改善微循环、增强机体免疫功能、抗氧化、改善心肝肺肾功能、调节内分泌、调节代谢、抗疲劳等作用。

栀子干姜汤

【导读】 ①学用栀子干姜汤应重视栀子和干姜的用量调配关系。②栀子干姜汤虽是辨治胃热脾寒轻证的重要代表方，但在临床中对心肺寒热夹杂证等也具有良好治疗作用。③学好用活栀子干姜汤的第一步是辨清栀子干姜汤由哪些药物组成：组成栀子干姜汤有2组药，第1组是清热药即栀子，第2组是温阳药即干姜，从2组药用量深入学习研究即可用活栀子干姜汤。

【方歌】 清温栀子干姜汤，寒热夹杂基础方，心胸烦热大便溏，平调寒热诸疾康。

【方药】 栀子擘，十四枚(14g)　干姜二两(6g)

【用法】 上二味，以水三升半，煮取一升半，去滓。分二服，温进一服。得吐者，止后服。

【功用】 清上温下，调和脾胃。

【适应证】

1. 中医病证：①胃热脾寒轻证。胃脘灼热，或呕吐，心烦，口干，或身热，腹部畏寒，大便溏，舌淡或红，脉数或沉。②脏腑寒热夹杂证。

2. 西医疾病：急、慢性肠胃炎，食管炎，慢性痢疾，胆囊炎，胆石症急性发作，胆道蛔虫病感染，心肌炎，肋间神经痛，心肌缺血等临床表现符合胃热脾寒轻证者。

【用药分析】 方中栀子清泻郁热，干姜温中散寒。

【用方思路】

1. 栀子干姜汤既是辨治脾寒胃热证的重要代表方，又是辨治诸多杂病如脾胃病、心病、肝病、肺病等的重要基础方。

2. 方中栀子既可辨治脏腑湿热，又可辨治营卫肌肤湿热；干姜既可温脏腑，又可温营卫。从方中用药用量及调配分析得知，栀子干姜汤的应用并不局限于脾寒胃热证，还可用于辨治诸多杂病，如消化、循环、呼吸系统疾病及皮肤病等。

3. 运用栀子干姜汤辨治的病证（无论病变部位在脾胃、在肝或在心）以寒热夹杂为主，其治当温阳清热。

【随证合方】 若夹气滞，可与橘枳姜汤合方用之；若夹痰热，可与小陷胸汤合方用之；若夹痰湿，可与苓桂术甘汤合方用之。

【注意事项】 运用栀子干姜汤既要辨清西医之病，又要辨清西医之病属于中医寒热夹杂证。辨西医之病可进一步了解疾病的发展演变及转变规律，辨中医之证可更好地针对西医之病选用栀子干姜汤。

【应用指征】 伤寒，医以丸药大下之，身热不去，微烦者，栀子干姜汤主之。(80)

【方论】

金·成无己,《注解伤寒论》(1144年): 丸药不能除热，但损正气。邪气乘虚留于胸中而未入深者，则身热不去而微烦，与栀子干姜汤，吐烦益正气。苦以涌之，栀子之苦以吐烦。辛以润之，干姜之辛以益气。

明·许宏,《金镜内台方议》(1422年): 故用栀子为君，以吐虚烦。用干姜为臣佐，以安中正气也。

明·方有执,《伤寒论条辨》(1592年): 丸药误用，不惟病变而且毒遗。误于大下，不独亡阴而阳亦损。所以身热不去而微烦也。栀子酸苦，涌内热而除烦。干姜辛热，散遗毒而益气。吐能散滞，辛能复阳，此之谓也。

明·施沛,《祖剂》(1627年): 治伤寒，医以圆药大下之，身热不去，微烦者。盖用干姜之辛热以复正气也。

清·程应旄,《伤寒论后条辨》(1670年): 至于丸药下之，胃已受伤，身热不去，微烦者，阳不安内也。阳不安内者，由高分容邪，气不下达，但于涌剂内，稍为温中助阳，烦去而热自回，此栀子干姜汤之所由立也。

明·张卿子,《张卿子伤寒论》(1644年): 苦以涌之，栀子之苦，以吐烦；辛以润之，干姜之辛，以益气。

清·徐玉台,《医学举要》(1792年): 故以栀子苦寒，涌吐胸膈标化之热；干姜辛热，而散本寒，则身热微烦得解。后人不能觑透圆机，妄除吐法，良可叹也。

清·李中梓,《伤寒括要》(1649年): 大热而微烦，则中州之虚也，入干姜以理中。

清·柯琴,《伤寒来苏集》(1674年): 夫栀子之性，能屈曲下行，不是上涌之剂。惟豉之腐气，上熏心肺，能令人吐耳。观瓜蒂散必用豉汁和剂服，是吐在豉而不在栀也。此栀子干姜汤去豉用姜，是取其横散；栀子厚朴汤以枳、朴易豉，是取其下泄，皆不欲上越之义。旧本两方后概云得吐止后服，岂不谬哉？观栀子柏皮汤与茵陈汤中俱有栀子，俱不言吐，又病患旧微溏者不可与，则栀子之性自明。

清·汪昂,《医方集解》(1682年): 治伤寒误下，身热不去，微烦者。栀子以解热烦，干姜以温误下。

清·张志聪,《伤寒论宗印》(1683年): 丸药大下之，虚寒其中矣。中气虚寒，是以身热不去，微烦者，胸中之热，不得下交于阴也。用栀子以清热，配干姜以温中。夫下之而伤其阴者用香豉，虚其中者用枳朴，寒其中者用干姜。盖下之匪则亡阴，而亦有虚寒其中气者也。二章曰身热不去，皆在正气上看。

清・张志聪，《伤寒论集注》（1683年）：本论中凡曰丸药下之者，乃假丸药以言邪留于脾胃也，仲祖取意以脾胃属土，形如弹丸，类相感尔。伤寒，医以丸药大下之，则余邪下留于脾矣；身热不去者，太阴外主肌肉也；微烦者，脾是动病则上走于心，故微烦也。用干姜温脾而治身热，栀子泻心以除烦。陈氏曰：栀子、干姜一导心热下行，一宣脾气上达，火土相生，亦交媾坎离之义也。

清・郑重光，《伤寒论条辨续注》（1705年）：丸药大下，不独伤阴，而阳亦损。究不能荡涤其邪，所以身热不去，尚微烦也。故栀子合干姜，温中而散邪，吐能散邪，辛能复阳，此之谓也。

清・钱潢，《伤寒溯源集》（1707年）：立方之义，盖以身热微烦，用栀子之苦寒，以涌胸中之邪。误下伤胃，取干姜之辛热，以守胃中之阳，则温中散邪之法尽之矣。

清・秦之桢，《伤寒大白》（1714年）：阳症烦躁用栀子，阴症发躁用干姜。今因本是阳症，宜清不宜下，反误下之，身热不去而微烦，故以二味合用。仲景常以一味解表药，一味清里药，和解表里之邪。今以化出一味寒药，一味热药，和解冷热不调误下后之身热心烦，极开化方用药之妙悟。

清・魏荔彤，伤寒论本义》（1724年）：仲师遵《内经》“高者越之”之旨，涌以栀子，病在至高，吐之为便，即上篇所言，顺其病之势而治之，较易之法也。然陷入之阳，为丸药阴邪所闭，必更有以破之，佐以干姜之辛温，开阴益阳，心烦之证必除矣。

清・尤在泾，《金匮要略心典》（1729年）：大下后，身热不去，证与前同。乃中无结痛，而烦又微而不甚。知正气虚，不能与邪争，虽争而亦不能胜之也。故以栀子彻胸中陷入之邪，干姜复下药损伤之气。

清・王子接，《绛雪园古方选注》（1732年）：烦皆由热，而寒症亦有烦，但微耳。干姜和太阴在里之伤阳，而表热亦去，栀子清心中之微热，而新烦亦除。立方之义，阴药存阴，阳药和阳，是调剂阴阳，非谓干姜以热散寒也。

清・不著撰人，《伤寒方论》（1732年）：身热未去，为烦亦微，则袭入之邪原少，但经大下，中虚可虞，他药补之，徒足助邪，故惟以干姜温中，中得温而气壮，邪乃不深入也，栀子色赤味苦，入心而治烦，豉色黑味咸，入肾而治燥，此以微烦，故并去豉，不欲其大发也。

清・黄元御，《伤寒悬解》（1748年）：伤寒，医以丸药大下之，身热不去，微烦者，栀子干姜汤主之。大下败其中气，浊阴上逆。瘀生腐败，阻格君火，不得下秘，故身热而心烦。栀子干姜汤，干姜降逆而温中，栀子吐瘀而除烦也。

清・徐灵胎，《徐灵胎医书全集》（1759年）：用栀子以解内烦，倍干姜以逐里寒，而表热自散。

清・强健，《伤寒直指》（1765年）：苦以涌吐，栀子之苦以吐烦；辛以润之，干姜之辛以益气。

清・吴坤安，《伤寒指掌》（1796年）：此以丸药大下，则寒气留中可知。故用栀子以解微烦，干姜以逐内寒，而散表热，寒因热用，热因寒用也。

清・吴坤安，《伤寒指掌》（1796年）：邵仙根评：丸药妄下，热陷寒留，身热不去，内无结痛，而见微烦。知正气虚，不能与邪相争，为外热内寒之症。故用栀子以撤胸中陷入之邪，干姜以复下药损伤之气也。

清・吕震名，《伤寒寻源》（1850年）：伤寒，医以丸药大下之，身热不去，微烦者，栀子干姜汤主之。喻嘉言谓此乃温中散邪之法，余谓不然。温中不宜用栀子，且中已宜温，何堪再吐。误下多阳邪内陷，此则虽经误下，而身热不去；微烦，则阳邪犹未入里，故可引之上越；必以干姜断阳邪入里之路，而栀子乃得载邪上出，一寒一温，相反而实以相成，此之谓圣。

清・陈恭溥，《伤寒论章句》（1851年）：栀子干姜汤，交火土之方也，凡病火不归土中者用之。本论曰：伤寒医以丸药大下之，身热不去，微烦者，此方主之。夫大下之，则虚其中土矣。经云：脾是动病，上走心而为烦。虚寒之病，故只见微烦也。中土无阳，而火热在外，故见身热也。栀子能导在外之热，而归于中土，以温土之干姜以接引之，则外热内归，而火土交会矣。

清·姚球，《伤寒经解》（1859年）：丸药大下，热邪虽去，而阳已损，身热不去，而烦甚微，阳衰之微已著，故用栀子干姜汤涌热除烦、益阳散滞，高者清而下者温也。栀子清热止烦，干姜温中助阳，合用以涌之，吐中有发散之意，烦去阳安，而热自止矣。

清·高学山，《伤寒尚论辨似》（1872年）：故仍用栀子以坚润浮阳，大下则胃肠必冷，故用干姜以温其虚寒也。

清·戈颂平，《伤寒指归》（1885年）：主栀子干姜汤，栀子苦寒，固半表上阳气，回还半里。干姜辛温，温半里下阴液，回还半表。阳得阴和，阴得阳温，阴阳气液自员转表里。

清·唐容川，《伤寒论浅注补正》（1893年）：观下文病人日微溏者不可与栀子汤，则此方用干姜正是大下微溏泻，故用干姜救之。而仍不废栀子者，以原有身热微烦之证，其泻特暂时病，故用干姜足矣，不似下节之旧微溏也。而热烦仍其原有之证，故仍用栀子寒热并用，较量极精。

清·王旭高，《退思集类方歌注》（1897年）：下后寒气留中，故用干姜。身热微烦，故用栀子。不懊侬，故去豉。

近代·曹颖甫，《伤寒发微》（1931年）：不知下为大下，脾阳必以下陷而虚寒，浮热之在表者，既不得脾津以相接，而为之和洽。故用干姜，盖所以温脾而生津，若蒸气四出者然，使得和表也。虚阳张于上，而心为之烦，故用生栀子以降之，盖所以定心气而抑虚烦也，此又肠胃无湿热之治法也。

近代·徐大桂，《伤寒论类要注疏》（1935年）：总按：上列栀子各证，缘病中余热，留滞胸膈之间，其烦曰“虚烦”，既不任芩、连之降泻，复不宜参、地之滋补，义取栀、豉之苦寒轻越，使之下行上达，为清解胸膈之轻剂。烦热之属于虚邪者，此为合拍。仲景原文，历历申明汗后、下后，意在指出病余虚热，以此法为清理善后之计；非为误汗、误下，立救逆之方案也。又曰“凡用栀子汤，病人旧微溏者，不可与服之”。又见膈上余热，栀子诚为神品；而腹中虚寒，栀子之清寒又例所必禁。盖虚烦留热，懊侬不安，在病余见此证者甚多，仲景正恐人手滑误用也。

近代·冉雪峰，《冉注伤寒论》（1949年）：按烦热为栀子固有的证象。除烦除热，为栀子适应疗法。本条烦热犹昔，无诸寒象，栀姜并用，含义极深，解人难索，所以各家不无异词。《金鉴》谓：“栀子豉汤，当是栀子干姜汤，断无结痛用香豉之理。栀子干姜汤，当是栀子豉汤，断无烦热用干姜之理。”故将两条方治对换，义虽可通，殊嫌浅率。舒驰远谓：“身热不去，微阳外薄，里阳亏损，虚阳欲亡。法当温中回阳，再一吐之，则阳必从上脱而死。”似是而非，尤为害道。须知经旨弘深，易知不必言，所言均难知者，且多由常法，推到变法，由正面推到反面，原书自五苓以迄栀子，是推究化水化热。本条是推究病是在虚烦虚热阶段的治疗。反覆辨论，是审表的全罢未全罢，热的郁成未郁成，气机的或散或结，部位的或高或下，总之栀子证是热证，栀子方是疗热方，更断无内热，突变内寒之理。或谓寒气留中，已是臆度；或谓脾气虚寒，尤属强派。试将本条原文，连读数通，问有一字涉及寒证否？同有一项义理，可证实寒证否？只缘干姜辛温，强就牵释。其实干姜是救下，不是回阳，是治下未止，不是治阳欲亡，于何见之？上两条曰下后，曰大下后，此条但曰下之，下后是药力已过，下之是机势未已，两两比拟，意义跃如。学者对此猛下一参，病机泄泄，热来去，将必去而罢，烦已微，将更微而减，其趋势变坏，当至如何景象，此际安得不急为之所。干姜得栀子，可以和缓其辛烈，栀子得干姜，可以减少其寒泄，此犹不能体会，尚何呶呶不休，痴人说梦为。

现代·中医研究院，《伤寒论语释》（1956年）：栀子可清烦热，干姜能温脾祛寒，根据方药的配合来推测，本方主治症除有身热、心烦等热症外，还应当有腹痛、便溏、肠鸣、下利等中寒的症状。

现代·陈亦人,《伤寒论译释》(1958年): 栀子干姜汤以栀子清上热，干姜温中寒，用治上焦郁热，中阳不足证。实际也具有苦泄辛开作用，又“火郁则发之”，干姜伍栀子，且有加强宣泄郁热之功，因此，临床用于火郁胃痛也颇有效果。

从两味药相伍来看，实际也具有苦泄辛开作用，栀子泄热，以辛温的干姜佐之,“火郁发之”，能加强宣泄郁热效果，临床用栀子干姜汤治热郁气滞的脘腹疼痛有卓效，可资佐证。当然，对上有郁热，平素中阳不足的患者来说，在用栀子的同时，佐以干姜的辛温通阳，不仅治中焦阳虚，又可防苦泄伤阳，确实也是很好的方剂。因此，应从多面去理解，庶可免于拘执片面……诸家对于本证病机，都认为是误下伤中，邪热不去，然大多比较浮泛，惟尤氏的分析扼要细致，药味作用的说明也颇确切。柯注干姜作用为逐内寒而散表热，喻氏认为是温中散邪法，就整个方剂来说，都不够准确。汪氏仍泥定吐剂，尤失之牵强。王氏调剂阴阳一语，极有理致。陈氏从两药相伍意义说明栀豉合用与栀姜合用的区别，亦有发挥。柯氏直接指出本方与栀子厚朴汤方后“得吐者止后服”的谬误，理由充足，颇令人信服。但是仍把豆豉作为吐药，尚嫌不尽允当。

现代·刘渡舟,《伤寒论诠解》(1983年): “丸药”指汉时流行的一种泻下成药，常见制剂有两种，一是以巴豆为主要成分的热性泻下剂，一是以甘遂为主要成分的寒性泻下剂，作用均较峻猛。伤寒病在表，误用丸药大下，为治不得法，徒伤中气，以致太阳之邪内陷胸中，而见身热不去，微烦。言“微烦”，似较上述心烦不得眠，心中懊憹，反复颠倒之烦略轻一点而已。大下之后，脾阳受伤，运化失职，故当有续自下利之证。治以栀子干姜汤，既清热除烦，又温中止利，此即寒热并用不悖之法。

现代·刘渡舟，聂惠民，傅世垣,《伤寒挈要》(1983年): 用栀子清烦热，用干姜温中寒，乃寒热并用各行其是之法。

现代·姜春华,《伤寒论识义》(1985年): 《金鉴》说:“栀子干姜汤，当是栀子豉汤，断无烦热而用干姜之理。”按此说非也，下后之虚烦虚热，干姜不禁用。且栀子苦寒以除烦，干姜辛温以调整胃肠，互制互用。

【方论评议】

综合历代各家对栀子干姜汤的论述，应从用药要点、方药配伍和用量比例三个方面进行研究，以此更好地研究经方配伍，用于指导临床应用。

诠释用药要点：方中栀子清泻郁热，干姜温中散寒。

剖析方药配伍：栀子与干姜，属于相反相畏配伍，相反者，栀子清热，干姜温中，相畏者，栀子制约干姜温中化热，干姜制约栀子清热伤胃。

权衡用量比例：栀子与干姜用量比例是7∶3，提示清热与温中之间的用量调配关系，以治寒热。

【药理作用】 本方具有调节胃肠平滑肌蠕动、保护胃肠黏膜、抗胃溃疡、抗氧化、抗缺血、增强机体免疫功能、改善心肺肝肾功能、降血糖、降血脂、抗炎、抗菌、抗病毒、抗过敏、抗真菌等作用。

栀子大黄汤

【导读】 ①学用栀子大黄汤应重视栀子和大黄的用量调配关系、栀子和枳实的用量调配关系。②栀子大黄汤虽是辨治酒毒黄疸证的重要代表方，但在临床中对湿热郁结证等也具有良好治疗作用。③学好用活栀子大黄汤的第一步是辨清栀子大黄汤由哪些基础方和药物组成：组成栀子大黄汤有1个基础方和4组药，基础方是栀子豉汤，4组药中第1组是清热药即栀子，第2组是宣散药即香豉，第3组是清化行气药即枳实，第4组是清泻药即大黄，从1个基础方和4组药用量深入学习研究即可用活栀子大黄汤。

【方歌】 栀子大黄枳实豉，酒毒湿热及黄疸，脾胃肝胆诸湿热，清热利湿功效显。

【方药】 栀子十四枚（14 g） 大黄一两（3

g） 枳实五枚（5 g） 豉一升（24 g）

【用法】 上四味，以水六升，煮取三升。分温三服。

【功用】 清肝利胆，理气退黄。

【适应证】

1. 中医病证：①酒毒湿热黄疸证（酒毒黄疸证）：胁痛（即肝区疼痛），腹胀，脘闷，不欲食，胃中热痛，心中懊侬，头晕，目眩，身目小便黄，舌红、苔黄腻，脉数。②湿热气滞证：身目小便黄，腹胀明显，小便短少，大便干，发热，无汗或头汗出，胃脘热痛，不欲食，舌红、苔黄，脉弦数。

2. 西医疾病：化疗性肝损伤，病毒性肝炎，肝硬化，肝癌，肝炎综合征，酒精性肝损伤，急、慢性胆囊炎，胆道蛔虫病，胆结石，冠心病，高血压等临床表现符合酒毒湿热气滞黄疸证者。

【用药分析】 方中栀子清热燥湿，大黄泻热除湿，枳实破气行滞，淡豆豉轻清宣散、行气消满。

【用方思路】

1. 栀子大黄汤既是辨治湿热气滞证的重要代表方，又是辨治诸多杂病如脾胃病、肝病、心病等的重要基础方。

2. 方中栀子、黄柏既可清热，又可燥湿；枳实、淡豆豉既可行气，又可宣降。从方中用药用量及调配分析得知，栀子大黄汤的应用并不局限于湿热气滞证，还可用于辨治诸多杂病，如消化、循环、内分泌及代谢等系统疾病。

3. 运用栀子大黄汤辨治的病证（无论病变部位在肝胆或在脾胃）以湿热气滞为主，其治当清热燥湿行气。

【随证合方】 若夹痰热，可与小陷胸汤合方用之；若夹寒痰，可与赤丸合方用之。

【注意事项】 运用栀子大黄汤既要辨清西医之病，又要辨清西医之病属于中医湿热气滞证。辨西医之病可进一步了解疾病的发展演变及转变规律，辨中医之证可更好地针对西医之病选用栀子大黄汤。

【应用指征】

（1）心中懊侬而热，不能食，时欲呕，名曰酒疸。（第十五 2）

（2）酒黄疸，心中懊侬或热痛，栀子大黄汤主之。（第十五 15）

【方论】

元·赵以德，《金匮方论衍义》（1368 年）： 栀子、香豉皆能治心中懊侬，大黄荡涤实热，枳实破结逐停，去其宿积也。

清·汪昂，《医方集解》（1682 年）： 治酒疸发黄，心中懊侬，或热痛。亦治伤寒食复。轻则消导，重乃吐下。

清·李彣，《金匮要略广注》（1682 年）： 栀子豉为吐剂，使湿热从上越，大黄、枳实为下药，使湿热从下泄，此上下分消法也。

清·张志聪，《金匮要略集注》（1683 年）： 湿热尚在阳明，上熏于心而懊侬，或行于上下而疼热，故即宜栀子大黄汤以行泄之。栀子味苦色赤，其形象心，炒黑而成离中之阴，主行心气下降，不使中焦之湿热以上行。豆乃肾之谷，色黑性沉，微熟而为轻浮，助阴中之生气上升，不使中焦之湿热以下溜。用大黄通泻肠胃，枳实疏泄经邪。俾或上或下之经热，咸从肠胃而下泄焉。

清·周扬俊，《金匮玉函经二注》（1687 年）： 酒热内结，心神昏乱，作懊侬，甚则热痛。栀子、香豉，皆能治心中懊侬；大黄荡涤实热；枳实破结逐停，去宿积也。伤寒论阳明病无汗，小便不利，心中懊侬者，身必发黄。是知热甚于内者。皆能成是病，非独酒也。

清·魏荔彤，《金匮要略方论本义》（1720 年）： 酒黄疸，心中懊侬或热甚而痛，栀子大黄汤主之，为实热之邪立法也。栀子、大黄，大苦寒之品以泄之，枳实以开破之，香豉以升散之。酒家积郁成热，非此不当其施也。

清·徐灵胎，《杂病证治》（1759 年）： 淡豉散火郁以泄酒痹之热，枳实破滞气以开酒痹之结；大黄荡涤实热以通肠，栀子通利三焦以降火。使火降结开则二便通利而心中热痛自除，何酒痹发黄之不退哉。此攻热散火之剂，为酒疸心中热痛之专方。

清·朱光被，《金匮要略正义》（1803 年）： 心中懊侬，本酒疸的症，今至热痛，则中焦之实热壅结异常，邪实利于速攻。栀子、淡豉以

九画

发越上焦，则无形之懊侬可解。枳实、大黄以疏涤中焦，则有形之实痛自除，治极明畅。

清·陈元犀,《金匮方歌括》(1811年)：按：栀子、豆豉，彻热于上；枳实、大黄，除实去满于下。此所谓上下分消，顺承热气也。

清·邹澍,《本经疏证》(1832年)：仲景用栀子，实具此二义，于热邪烦懊证，取其于土中收清肃之气以胜之，则栀子豉汤、栀子甘草豉汤、栀子生姜豉汤、枳实栀子豉汤皆是也。于湿热成黄证，取其于郁中鼓畅发之气而开之，则茵陈蒿汤、栀子大黄汤、大黄硝石汤皆是也。特于清肃中，偏同豆豉之散发；于畅发中，偏协大黄之荡涤，何欤？夫烦懊非特上焦阳盛也，盖下焦阴亦逆而阻阳之降焉，用豆豉泄其下焦之阴，使交郁蒸之阳，于以供栀子清肃下行之化也。试即离豆豉未离栀豉局之栀子厚朴汤、栀子干姜汤观之，一以寒下而中宫气壅，则佐以枳朴之开泄。一以温下而阳气不羁，则佐以干姜之守中，亦以凑栀子之清肃耳。发黄者，火迫于中，津液不能自行，则蒸盦而成焉，用大黄推其火，以远于津液，即津液中火有未尽，则藉栀子之严厉以畅其机也。

然则同以栀、豉、枳实、大黄成方，治差后劳复挟宿食者，则曰枳实栀子豉汤。治酒疸，心中懊侬或热痛者，则曰栀子大黄汤。且枳实栀子豉汤，枳实仅三枚，而反以名汤；栀子大黄汤，枳实用五枚，而反让栀子居首，何也？夫治烦，非治黄比，前固曰一取其清肃，一取其畅达耳。栀子大黄汤，则并烦与黄悉治之，若仍用栀豉煎法，先煮枳实、栀子，后入豆豉，则嫌于治烦热，而非治黄，故不分先后，四味同煎，若别出方名，则嫌于治黄不治烦热，故仍以栀子称首，曰栀子大黄汤，正以其不尽合栀豉法也，枳实栀子豉汤，尽合栀豉法矣。以劳复加枳实，复以宿食加大黄，本无黄证可治，又有烦热可凭，讵可别出方名不谓之栀豉耶！譬如栀子厚朴汤、栀子干姜汤，无豆豉而仍以栀子冠方，以栀子冠方为其有烦也。茵陈蒿汤、大黄硝石汤何尝不治黄，何尝无栀子，而方名不出栀子，则栀子者，为治烦之要剂欤！

清·高学山,《高注金匮要略》(1872年)：所谓热从浮见，浮则上炎之应，故以苦寒之栀子，降膻中之热。苦寒之枳实，散胸中之滞。重用香豉者，所以滋胃液也。佐以大黄者，所以下胃热也。但亦凭高润下之剂，热黄从大小便去者居多。旧注，谓为吐剂，则失之远矣。按前人误谓栀豉汤能吐者，因瓜蒂散中重用香豉，遂认吐为香豉之性。殊不知吐由瓜蒂，赤小豆特引瓜蒂，少为下行之使。香豉，用以滋阴安胃，恐吐后致烦，故预为伏案耳。详瓜蒂散本注，愿天下同志，留神试用。同为剥正，不令仲景叫冤，栀豉抱屈，则幸甚矣。

清·戈颂平,《金匮指归》(1885年)：主栀子苦寒气轻，固半表上阳气回还半里，豉得蒸煮之气，易重从轻，宣发半里水气回还半表；大黄苦寒，合枳实臭香形圆，内疏阴土之气，圆通于里。右四味，象阴数得阳转运四方也。以水六升，象阴数得阳变于六也。煮取二升，分温三服，象二阴偶阳藏于戼也。

近代·黄竹斋,《金匮要略方论集注》(1925年)：此方与大病差后劳复者，枳实栀子豉汤加大黄之方药味同，惟彼用清浆水煎法异耳。

近代·曹颖甫,《金匮发微》(1931年)：方用栀豉，与伤寒太阳篇治心中懊侬同，加枳实则与栀子厚朴汤同，而必用大黄者，以酒疸胃热独甚也。但使胃热一去，则黄从大便去，心下诸病将不治自愈矣。

现代·王渭川,《金匮心释》(1982年)：本节指出酒疸的证治。酒疸是热积于胃，故心中烦闷不安，或有热痛的感觉。治法宜清胃部湿热。仲景处方栀子大黄汤，栀子味苦性寒，能清肠膈之间的湿热，枳实、大黄清胃去满，豆豉为消热轻清之品。本人临床经验，本方为对证治疗的有效方剂，但脾虚者不宜用。

现代·刘渡舟，苏宝刚，庞鹤,《金匮要略诠解》(1984年)：本条是论述酒疸热重于湿的证治。由于饮酒过度，湿热聚于胃中，邪热内盛，上郁于心胸，气机不利，故心中懊侬而成热痛。治宜大黄栀子汤，清利实热。方中栀子清在上之郁热，屈曲下行，利尿渗湿；大黄泄热破结，以利腑气；豆豉清宣膈上之蕴热，枳实行气消痞。四药相须，消散郁热，清利膈脘，则诸证可解。栀子大黄汤的作用，在于清除实热，与茵陈蒿汤作用相似，但同中有异。茵陈蒿汤证是湿热俱盛，并以腹满为主，所以方中用大黄二两，配茵陈通利湿热，大黄栀子汤证为热重于湿，且以心中懊憹为主，因此，方中大黄用一两，配豆豉、栀子泄热除烦。

【方论评议】

综合历代各家对栀子大黄汤的论述，应从用药要点、方药配伍和用量比例三个方面进行研究，以此更好地研究经方配伍，用于指导临床应用。

诠释用药要点：方中栀子清热燥湿，大黄泻热除湿，枳实破气行滞，淡豆豉轻清宣散、行气消满。

剖析方药配伍：栀子与大黄，属于相使配伍，增强清热泻热燥湿；栀子与枳实，属于相使配伍，增强清热行气；大黄与枳实，属于相使配伍，增强泻热行气；栀子与香豉，属于相使配伍，清热于内，透热于外。

权衡用量比例：栀子与大黄用量比例是近5：1，提示清热与泻热之间的用量调配关系，以治积热；栀子与枳实用量比例是近3：1，提示清热与行气之间的用量调配关系，以治气滞热郁；栀子与香豉用量比例是近5：8，提示清热与透散之间的用量调配关系，以治郁热。

【药理作用】本方具有保肝利胆、降血脂、降血糖、增强机体免疫功能、调节内分泌、抗炎、抗菌、抗真菌、抗病毒、抗肿瘤、抗过敏等作用。

栀子甘草豉汤

【导读】①学用栀子甘草豉汤应重视栀子和淡豆豉的用量调配关系、栀子和甘草的用量调配关系。②栀子甘草豉汤虽是辨治热扰胸膈伤气证的重要代表方，但在临床中对阳明郁热伤气证等也具有良好治疗作用。③学好用活栀子甘草豉汤的第一步是辨清栀子甘草豉汤由哪些基础方和药物组成：组成栀子甘草豉汤有1个基础方和3组药，基础方是栀子豉汤，第1组是清热药即栀子，第2组是宣散药即香豉，第3组是益气药即甘草，从1个基础方和3组用药用量深入学习研究即可用活栀子甘草豉汤。

【方歌】栀子甘草香豉汤，辨治郁热夹气虚，脏腑营卫诸般疾，随证加减病可除。

【方药】栀子擘，十四个（14g）　香豉绵裹，四合（10g）　甘草炙，二两（6g）

【用法】上三味，以水四升，先煮栀子、甘草得二升半，内豉，煮取一升半，去滓。分二服，温进一服。得吐者，止后服。

【功用】清宣郁热，和中益气。

【适应证】

1. 中医病证：热扰胸膈证伴有少气乏力或阳明热郁证伴有少气乏力。

2. 西医疾病：食管炎、急性胃炎、胆囊炎、心肌炎、脉管炎、过敏性紫癜、咽炎、扁桃体炎、腮腺炎、牙龈出血等临床表现符合热扰胸膈证者。

【用药分析】方中栀子清热燥湿、泻火除烦，香豉宣透郁热、益胃和中、甘草补益中气。

【用方思路】

1. 栀子甘草豉汤既是辨治阳明郁热伤气证的重要代表方，又是辨治诸多杂病如脾胃病、心病、肺病等的重要基础方。

2. 方中栀子既能清热，又能凉血；淡豆豉既可透散表热，又可透泻里热；甘草补益诸脏腑及营卫之气。从方中用药用量及调配分析得知，栀子甘草豉汤的应用并不局限于阳明郁热伤气证，还可用于辨治诸多杂病，如消化、循环、内分泌及代谢等系统疾病。

3. 运用栀子甘草豉汤辨治的病证（无论病变部位在脾胃或在心）以阳明热郁伤气为主，其治当清透郁热兼益气。

【随证合方】若夹虚寒，可与干姜黄连黄芩人参汤合方用之；若夹痰热，可与小陷胸汤合方用之；若夹郁，可与四逆散合方用之。

【注意事项】运用栀子甘草豉汤既要辨清西医之病，又要辨清西医之病属于中医郁热伤气证。辨西医之病可进一步了解疾病的发展演变及转变规律，辨中医之证可更好地针对西医之病选用栀子甘草豉汤。

【应用指征】发汗，吐、下后，虚烦不得眠，若剧者，必反复颠倒，心中懊侬，栀子豉汤主之；若少气者，栀子甘草豉汤主之；若呕者，栀子生姜豉汤主之。(76)

【方论】

金·成无己,《注解伤寒论》(1144年)：少气者，热伤气也，加甘草以益气；呕者，热烦而气逆也，加生姜以散气。少气，则气为热搏散而不收者，甘以补之可也；呕，则气为热搏逆而不散者，辛以散之可也。

明·许宏,《金镜内台方议》(1422年)：懊侬心中等症，属栀子豉汤已主之矣。若其人少气者，为元气虚乏，热搏不能固也。加甘草之甘，以缓其中而补气也。

明·施沛,《祖剂》(1640年)：治症同前而少气者。盖少气则气为热搏，散而不收者，甘以补之也。

明·张卿子,《张卿子伤寒论》(1644年)：少气者，热伤气也，加甘草以益气；呕者，热烦而气逆也，加生姜以散气。少气则气为热搏，散而不收者，甘以补之可也。呕则气为热搏，逆而不散者，辛以散之可也。

清·李中梓,《伤寒括要》(1649年)：病在上者，因而越之。其为吐一也，而所以吐则异也。虚烦而兼少气，加甘草以和中。

清·柯琴,《伤寒来苏集》(1674年)：栀子苦能泄热，寒能胜热，其形象心；又赤色通心，故除心烦、愦愦、懊侬、结痛等症。豆形象肾，制而为豉，轻浮上行，能使心腹之邪上出于口，一吐而心腹得舒、表里之烦热悉除矣。所以然者，二阳之病发心脾，以上诸证，是心脾热，而不是胃家热，即本论所云"有热属藏者，攻之，不令发汗"之谓也。若夫热伤气者，少气加甘草以益气。

清·汪昂,《医方集解》(1682年)：治前证兼少气者。甘以补之。

清·姚球,《伤寒经解》(1724年)：阳邪逼处阳位，则膻中震动，心君不宁，故反复颠倒，心中懊侬也。用栀子豉汤涌之，阳邪上越，正气下达，诸症皆愈矣。若陷阳邪在内，壮火食气，则加甘草，甘以益之。外邪内陷，热伤元气，故用生甘草以清之，栀子、香豉以涌吐之。邪得外越则气自复，与中虚少气者，不可同治法也。

清·尤在泾,《伤寒贯珠集》(1729年)：少气者，呼吸少气不足以息也，甘草之甘可以益气。

清·王子接,《绛雪园古方选注》(1732年)：栀子豉汤，吐胸中热郁之剂。加甘草一味，能治少气，而诸家注释皆谓益中，非理也。盖少气者，一如饮家之短气也，热蕴至高之分，乃加甘草载栀、豉于上，须臾即吐，越出至高之热。

清·不著撰人,《伤寒方论》(1732年)：因少气而加甘草，谓补似也，然观彼脉结代心动悸，炙甘草汤主之，此若但取补中，何不炙之而生用耶，要知既有虚热，中虽少气，未可补也，因推原气少之故，乃热伤元气，故以甘凉调中而化热，调亦是补，然非主补也，使果宜补，则不敢涌之矣。

清·徐灵胎,《伤寒约编》(1759年)：栀子苦能泄热，寒能胜热，其形象心，色赤通心，故主治心中上下一切证；豆形象肾，色黑通肾，制而为豉，轻浮上行，能使心腹之浊邪上出于口外，散于肌肉也；一吐而心腹得舒，则表里之烦热悉除。热伤气者少气，加甘草以益气，而气自调耳。

清·陈修园,《伤寒论浅注》(1803年)：若少气者，为中气虚而不能交运于上下，以栀子甘草豉汤主之。即《内经》所谓交阴阳者，必和其中也。

清·陈修园,《长沙方歌括》(1803年)：蔚按：栀豉解见上。汗吐下后，中气虚不能交通上下，故加甘草以补中；呕者，汗吐下后，胃阳已伤，中气不和而上逆，故加生姜暖胃、解秽而止逆也。

清·吕震名,《伤寒寻源》(1850年)：栀豉汤证具，若少气者，本方加甘草。按少气乃津液被夺，加甘草者，取其能益中而存液，并取其能载药而速吐也。

清·陈恭溥,《伤寒论章句》(1851年)：栀子甘草豉汤，交水火兼和中气之方也，凡栀子豉证而见中气不足者用之。本论曰：伤寒若吐若下后，虚烦不得眠；若剧者，必反复颠倒，心中懊侬，栀子豉汤主之；若少气者，此方主之。夫所谓少气者，虚羸之象，气不足以息也。由于吐下，而伤其中州之气，甘草专和中气，补而不泥者，加于栀子豉中，又能从中以交通其上下，则虚烦定而气亦和矣。

清·高学山，《伤寒尚论辨似》（1872年）：故以守中之甘草托住，则降虚阳而留中气，两不背矣。

清·唐容川，《伤寒论浅注补正》（1893年）：若少气者，为中气虚而不能交运于上下，以栀子甘草豉汤主之，即《内经》所谓交阴阳者，必和其中也。

清·戈颂平，《伤寒指归》（1907年）：主栀子甘草豉汤，调和表里阴阳，以甘草极甘，培半里下外开不足之土。

近代·祝味菊，《伤寒方解》（1931年）：本方于栀子豉汤方中加甘草一味。其适用标准较栀子豉汤多一"少气"之证象，故增其甘草以益气也。煎服法中"得吐者，止后服"六字，亦系衍文，宜删。

近代·彭子益，《圆运动的古中医学·伤寒论方解篇》（1947年）：栀子豉汤证而烦，不得眠，心中懊侬。与栀子豉汤。若少气者，是中气不足，加炙草以补中气也。

现代·中医研究院，《伤寒论语释》（1956年）：少气为中气受损的现象，所以在栀子豉汤中加甘草和中益气。

现代·任应秋，《伤寒论语译》（1957年）：张锡驹云："少气者，中气虚而不能交通上下，加甘草以补之。"其实少气是呼吸浅表的急迫现象，甘草恰有缓和急迫的作用，无所谓补。

现代·安徽中医学院，《伤寒论通俗讲义》（1959年）：本方治疗虚烦更兼热伤气散致呼吸迫促等证，故于栀豉汤中加甘草以补中气。

现代·李翰卿，《中国百年百名中医临床家》（1960年）：此清解表里虚热兼补中气之方。主治心中懊侬，虚烦不眠，兼气不足等证。此系热邪伤气之轻证，如气伤较甚，体倦脉虚者，可酌加人参补气之品；若热邪较甚，口渴喜冷，宜酌加生石膏等清热之药。本方之甘草有用生的，有用炙的。对少气的治法，清热、补中都有一定价值，用时宜斟酌。我的经验，生用较多。

现代·刘渡舟，聂惠民，傅世垣，《伤寒挈要》（1983年）：此证若兼少气，为热伤气，故加甘草以益气扶虚。

现代·刘渡舟，《伤寒论诠解》（1983年）：少气是邪热伤气的表现，胸为气海，火郁于胸膈极易伤气，气虚则见少气。少气与短气不同，少气是呼吸低弱，自觉气不够用；短气是呼吸促迫，似有所阻。故一般认为少气属虚，短气属实。火热伤气，治应泻火、补气。然补气药中参芪温补，难以选用，唯甘草味甘性平而和缓，益气缓急且不助烦热，再配栀、豉清宣郁热，方与证情相宜。

【方论评议】

综合历代各家对栀子甘草豉汤的论述，应从用药要点、方药配伍和用量比例三个方面进行研究，以此更好地研究经方配伍，用于指导临床应用。

诠释用药要点：方中栀子清热燥湿、泻火除烦，香豉宣透郁热、益胃和中，甘草补益中气。

剖析方药配伍：栀子与香豉，属于相使配伍，栀子助香豉透热于外，香豉助栀子清热于内；栀子与甘草，属于相反相畏配伍，相反者，栀子清热，甘草益气，相畏者，甘草制约栀子清热伤胃，栀子制约甘草益气恋邪。

权衡用量比例：栀子与香豉用量比例是近3∶2，提示清热与透散之间的用量调配关系，以治郁热；栀子与甘草用量比例是5∶2，提示清热与益气之间的用量调配关系，以治郁热伤气。

【药理作用】 本方具有保肝利胆、促进胆汁分泌、降低血中胆红素、促进血液中胆红素迅速排泄、解热、抗炎、抗菌、抗病毒、抗支原体、抗过敏、抗血吸虫、镇静、镇痛、抗胆碱性抑制、抗自由基、降心肌收缩力、降血压、降血糖、增强纤维蛋白溶解活性、防止动脉粥样硬化、防止血栓形成、促进血小板聚集、调节内分泌、调节中枢神经、增强机体免疫功能等作用。

栀子生姜豉汤

【导读】①学用栀子生姜豉汤应重视栀子和淡豆豉的用量调配关系、栀子和生姜的用量调配关系。②栀子生姜豉汤虽是辨治热扰胸膈气逆证的重要代表方，但在临床中对阳明郁热气逆证等也具有良好治疗作用。③学好用活栀子生姜豉汤的第一步是辨清栀子生姜豉汤由哪些基础方和药物组成：组成栀子生姜豉汤有1个基础方和3组药，基础方是栀子豉汤，第1组是清热药即栀子，第2组是宣散药即香豉，第3组是行散降逆药即生姜，从1个基础方和3组用药量深入学习研究即可用活栀子生姜豉汤。

【方歌】栀子生姜香豉汤，辨治郁热夹呕逆，清宣郁热能降逆，诸般郁热夹寒逆。

【方药】栀子擘，十四个（14 g）　香豉绵裹，四合（10 g）　生姜五两（15 g）

【用法】上三味，以水四升，先煮栀子、生姜得二升半，内豉，煮取一升半，去滓。分二服，温进一服。得吐者，止后服。

【功用】清宣郁热，降逆和胃。

【适应证】

1. 中医病证：热扰胸膈证伴有胃气上逆或阳明热郁证伴有胃气上逆。

2. 西医疾病：食管炎、急性胃炎、胆囊炎、心肌炎、脉管炎、过敏性紫癜、咽炎、扁桃体炎、腮腺炎、牙龈出血等临床表现符合热扰胸膈证者。

【用药分析】方中栀子清热燥湿、泻火除烦，香豉宣透郁热、益胃和中，生姜降逆和胃。

【用方思路】

1. 栀子生姜豉汤既是辨治阳明郁热气逆证的重要代表方，又是辨治诸多杂病如脾胃病、心病、肺病等的重要基础方。

2. 方中栀子既能清热，又能凉血；淡豆豉既可透散表热，又透泻里热，生姜辛散降逆和中。从方中用药用量及调配分析得知，栀子生姜豉汤的应用并不局限于阳明郁热气逆证，还可用于辨治诸多杂病，如消化、循环、内分泌及代谢等系统疾病。

3. 运用栀子生姜豉汤辨治的病证（无论病变部位在脾胃或在心）以阳明热郁气逆为主，其治当清透郁热。

【随证合方】若夹虚寒，可与旋覆代赭汤合方用之；若夹痰热，可与小陷胸汤合方用之；若夹郁，可与橘枳姜汤合方用之。

【注意事项】运用栀子生姜豉汤既要辨清西医之病，又要辨清西医之病属于中医郁热证气逆。辨西医之病可进一步了解疾病的发展演变及转变规律，辨中医之证可更好地针对西医之病选用栀子生姜豉汤。

【应用指征】发汗，吐、下后，虚烦不得眠，若剧者，必反复颠倒，心中懊侬，栀子豉汤主之；若少气者，栀子甘草豉汤主之；若呕者，栀子生姜豉汤主之。（76）

【方论】

明·许宏,《金镜内台方议》（1422年）：心烦懊侬等症，与栀子豉汤吐之，则已也。若有呕者，为热气搏逆不散。加生姜之辛，以散其气，以止其呕也。

明·方有执,《伤寒论条辨》（1592年）：少气者，气伤也，故加甘草以益之。呕者，气逆也，故加生姜以散之。

明·施沛,《祖剂》（1640年）：治证同前而呕者。盖呕则气为热搏，逆而不散者，辛以散之也。

清·李中梓,《伤寒括要》（1649年）：虚烦而兼呕恶，加生姜以散逆。

清·柯琴,《伤寒来苏集》（1674年）：栀子苦能泄热，寒能胜热，其形象心；又赤色通心，故除心烦、愦愦、懊侬、结痛等症。豆形象肾，制而为豉，轻浮上行，能使心腹之邪上出于口，一吐而心腹得舒、表里之烦热悉除矣。所以然者，二阳之病发心脾，以上诸证，是心脾热，而不是胃家热，即本论所云"有热属藏者，攻之，不令发汗"之谓也……虚热相搏者多呕，加生姜以散邪。栀豉汤以栀配豉，瓜蒂散以赤豆配豉，皆心肾交合之义。

清·汪昂,《医方集解》（1682年）：治前证兼呕者。辛以散之。

清·张志聪,《伤寒论集注》（1683年）：栀子凌冬不凋，得冬令水阴之气，味苦色赤形

九画

圆小而象心，能启阴气上资于心，复能导心中之烦热以下行。豆乃肾之谷，色黑性沉罯，熟而成轻浮，主启阴藏之精上资于心、胃，阴液上滋于心而虚烦自解，津液还入胃中而胃气自和。夫气发原于下而生于中，若少气者，加甘草以和中，呕者，中气逆也，加生姜以宣通。曰少气者，谓栀子豉汤之从下而中；曰呕者，由中而上也。本方栀子原无"炒黑"二字，栀子生用，其性从下而上，复从上而下若炒黑则径下而不上矣。陆氏曰："首节论栀子从下而上，以下论栀子从上而下，故末结曰：病人旧微溏者，不可与服之。"按：元人王好古曰：《本草》中并不言栀子能吐，奚仲景用为吐药，嗟！嗟！仲祖何曾为吐药耶？即六节中并不言一吐字，如瓜蒂散证，则曰：此为胸有寒也，当吐之。况既汗、吐后，焉有复吐之理？此因讹传讹、宜为改正。

清·钱潢,《伤寒溯源集》(1708年)：故加生姜之辛温，以宣达胃中之阳，和暖中州之气，则虽更用吐法，亦无伤于胃阳，而气自和平矣，此皆因时制宜之法也。

清·姚球,《伤寒经解》(1724年)：若阳邪壅于阳位，上逆而呕，则加生姜，辛以散之通之也。姜性通神明，通则不滞，自无呕之患矣。

清·尤在泾,《伤寒贯珠集》(1729年)：呕者，气逆而不降也，生姜之辛，可以散逆。得吐则邪气散而当愈，不可更吐以伤其气，故止后服。

清·王子接,《绛雪园古方选注》(1732年)：栀子豉汤加生姜，则又何说也？盖栀、豉为轻剂，以吐胸中之热，若呕则热更在卑室于胃矣，故加生姜入胃升散，引领栀豉从胃中涌热上出也。首章言胸中窒塞，前章言胸之上，此章言胸之下。

清·不著撰人,《伤寒方论》(1732年)：彼少阴膈上有寒饮干呕者，不可吐，今呕而仍以栀豉涌之，但以生姜安其呕，何也，盖虚烦不得眠，太阳余热也，甚至反复懊憹，热亦不小矣，然而呕者非寒饮也，乃胃气为热所搏而不散，故既以栀豉涌邪上出，复以生姜之辛散其结耳，然则杂病之呕，脉细温饮不烦无热非寒而何，脉浮数，喜冷饮，烦热吐酸，非热而何，以此类推，姜半止呕之法可概施耶。

清·徐灵胎,《伤寒论类方》(1759年)：栀子清越上焦之火，与肠胃亦无大害，微溏者，即不可服，未知何义？想因大肠之气滑脱者，肺气不宜更泄也。甘草能补中气。伤寒，下后心烦，即微烦。腹满，卧起不安者，烦而加之腹满，则卧起俱不宁矣。浓朴枳实，以治腹满也。

清·徐灵胎,《伤寒约编》(1759年)：虚热相搏者，胃气不顺而多呕，加生姜以散逆止呕，而虚热自平，胃气自调，呕无不除矣。

清·陈修园,《伤寒论浅注》(1803年)：若呕者，为热气搏结不散而上逆，以栀子生姜豉汤主之。取生姜之散以止呕也。

清·吕震名,《伤寒寻源》(1850年)：栀豉汤证具，若呕者，本方加生姜。盖呕则膈上之热，已犯及胃，生姜升散，领引胃中之热，一概涌之上出，此导引之药也。

清·陈恭溥,《伤寒论章句》(1851年)：栀子生姜豉汤，交水火兼宣胃气之方也，凡栀子豉证，而见呕吐者用之。本论曰：伤寒若吐若下后，虚烦不得眠；若剧者，必反复颠倒，心中懊憹，栀子豉汤主之；若少气者，栀子甘草豉汤主之；若呕者，此方主之。夫虚烦而呕，不特水火不交，而且中胃气逆，重用生姜，以宣中胃而止呕，合于栀子豉汤中，上下交通，中胃之气亦平矣。

清·高学山,《伤寒尚论辨似》(1872年)：加辛温之生姜，则清火与温寒，两得矣。

清·唐容川,《伤寒论浅注补正》(1893年)：若呕者，为热气搏结不散而上逆，以栀子生姜豉汤主之，取生姜之散以止呕也。

清·王旭高,《退思集类方歌注》(1897年)：呕则加生姜以止呕，少气便加甘草以益气，见证施治，古人每不出此。

清·戈颂平,《伤寒指归》(1907年)：主栀子生姜豉汤，调和表里阴阳，以生姜辛温，疏泄半里上，内阖不足之土气。右二味，象二阴耦阳也。以水四升，象阴阳气液转运八方。先煮栀子，得二升半，半，物中分也，象二阴耦阳阖午，从中分运半里也。内豉，煮取一升半，象一阳开子，从中分运半表也。吐，舒也，去滓，分为两服，温进一服，得阴土阴舒，阳气回还半里，不烦能眠，即止后服。

近代·曹颖甫,《伤寒发微》(1931年)：然究为病后余邪，故开表发汗，不待麻黄、桂枝，但用香豉已足；清里不待葛根、芩连，但用栀子已足，则表里余邪并去而虚烦愈矣。若夫无气则加甘草，呕则加生姜。其所以无气所以呕者，正需研核而始见。四肢肌肉，俱禀气于胃，胃中少气，则四肢为之无力，一身肌肉为之重滞，所谓无气以动也。其病皆由汗吐下后，胃气空虚，故于解表清里外，佐以补中之甘草。胃中胆汁上逆则呕；湿邪入胃，胃不能受，则亦呕。此证之呕，要以汗叶下后，胃中虚寒，故于解表清里外，加生姜以散其微寒，而其呕亦止矣。

近代·祝味菊,《伤寒方解》(1931年)：本方于栀子豉方中加入生姜一味。是适用标准较栀子豉汤多一“呕”之证象，故增加生姜以暖胃止呕也。煮服法中“得吐者，止后服”六字，亦系衍文，宜删。

近代·彭子益,《圆运动的古中医学·伤寒论方解篇》(1947年)：若栀子豉汤证加呕者，加生姜以降胃止呕也。

现代·中医研究院,《伤寒论语释》(1956年)：生姜能散逆止呕，所以在栀子豉汤中加入生姜。

现代·任应秋,《伤寒论语译》(1957年)：张锡驹云：“呕者，中气逆而不得上交，加生姜以宣通之”，生姜有解表健胃作用，是镇呕要药。

现代·安徽中医学院,《伤寒论通俗讲义》(1959年)：本方治疗虚烦兼胃气上逆的呕吐证。用栀豉汤宣郁除烦，加生姜而止呕吐。

现代·李翰卿,《中国百年百名中医临床家》(1960年)：此清热止呕之方。主治心烦不眠，兼呕吐。但必须具有寒热夹杂现象。“寒热夹杂”如心烦属热，呕而不喜冷属寒。栀子、豆豉以清表里之虚热；生姜以止胃寒之呕吐。“呕”指恶心欲呕一类的症状，有声无物为呕。此由于胃中寒气上逆所致。生姜温胃散寒，为治呕圣药，用时当辨清寒热，斟酌使用。

现代·刘渡舟,《伤寒论诠解》(1983年)：热能耗气，亦可动饮。《医宗金鉴》认为，热邪迫胃，饮气上逆，可以致呕。本条之“呕”，即是郁热迫胃气挟饮气上逆所致。故在栀子豉汤的基础上加用生姜降逆止呕，和胃散饮，并协同栀、豉宣泄火郁之邪。在此不选半夏止呕，可能是因其温燥而不利于火郁之证的缘故。从以上三方的配伍选药可以看出，仲景开火郁，不用黄连用栀子；治少气不用参、芪用甘草；止呕吐不用半夏用生姜，足见其制方用药之严谨，这是值得我们很好地学习和借鉴的。

现代·刘渡舟，聂惠民，傅世垣,《伤寒挈要》(1983年)：上证若兼呕吐的加生姜以散饮，并能和胃止呕。

【方论评议】

综合历代各家对栀子生姜豉汤的论述，应从用药要点、方药配伍和用量比例三个方面进行研究，以此更好地研究经方配伍，用于指导临床应用。

诠释用药要点：方中栀子清热燥湿、泻火除烦，香豉宣透郁热、益胃和中，生姜降逆和胃。

剖析方药配伍：栀子与香豉，属于相使配伍，栀子助香豉透热于外，香豉助栀子清热于内；栀子与生姜，属于相反相畏配伍。相反者，栀子清热，生姜温胃；相畏者，生姜制约栀子清热寒凝，栀子制约生姜降逆和胃助热。

权衡用量比例：栀子与香豉用量比例是近3∶2，提示清热与透散之间的用量调配关系，以治郁热；栀子与生姜用量比例是近1∶1，提示清热与宣散降逆之间的用量调配关系，以治胃气上逆。

【药理作用】 本方具有保肝利胆、促进胆汁分泌、降低血中胆红素、促进血液中胆红素迅速排泄、解热、抗炎、抗菌、抗病毒、抗支原体、抗过敏、抗血吸虫、镇静、镇痛、抗胆碱性抑制、抗自由基、降心肌收缩力、降血压、降血糖、增强纤维蛋白溶解活性、防止动脉粥样硬化、防止血栓形成、促进血小板聚集、调节胃肠平滑肌蠕动、抗胃溃疡、抗胃酸、调节内分泌、调节中枢神经、增强机体免疫功能等作用。

栀子柏皮汤

【导读】①学用栀子柏皮汤应重视栀子和黄柏的用量调配关系、栀子和甘草的用量调配关系。②栀子柏皮汤虽是辨治湿热黄疸证的重要代表方，但在临床中对湿热肆虐证等也具有良好治疗作用。③学好用活栀子柏皮汤的第一步是辨清栀子柏皮汤由哪些变化方和药物组成：组成栀子柏皮汤有1个变化方和2组药，变化方是栀子甘草豉汤，2组药中第1组是清热药即栀子、黄柏，第2组是益气药即甘草，从1个变化方和2组药用量深入学习研究即可用活栀子柏皮汤。

【方歌】栀子柏皮汤甘草，辨治湿热基础方，身黄身重身烦热，泻热利湿效果良。

【方药】栀子擘，十五个（15g） 甘草炙，一两（3g） 黄柏二两（6g）

【用法】上三味，以水四升，煮取一升半，去滓。分温再服。

【功用】泻热利湿，益气退黄。

【适应证】

1. 中医病证：湿热夹虚证。发热，口苦，口干，渴欲饮水，无汗，身目小便黄，黄色鲜明，恶心欲吐，大便干，舌红、苔黄，脉数滑。

2. 西医疾病：化疗性肝损伤，病毒性肝炎，肝硬化，肝癌，肝炎综合征，酒精性肝损伤，急、慢性胆囊炎，胆道蛔虫病，胆结石，附件炎，盆腔炎，前列腺病变等临床表现符合湿热黄疸证者。

【用药分析】方中栀子清热燥湿，黄柏清泻湿热，炙甘草益气和中。

【用方思路】

1. 栀子柏皮汤既是辨治湿热夹虚证的重要代表方，又是辨治诸多杂病如肝病、皮肤病、脾胃病、妇科病、男科病等的重要基础方。

2. 方中栀子、黄柏既可清热，又可燥湿；甘草可补益脏腑之气。从方中用药用量及调配分析得知，栀子柏皮汤的应用并不局限于湿热夹虚证，还可用于辨治诸多杂病，如消化、皮肤、内分泌及代谢等系统疾病。

3. 运用栀子柏皮汤辨治的病证（无论病变部位在肝胆或在脾胃）以湿热夹虚为主，其治当清热燥湿益气。

【随证合方】若夹郁，可与橘枳姜汤合方用之；若夹瘀，可与桂枝茯苓丸合方用之；若夹阳虚，可与茯苓四逆汤合方用之。

【注意事项】运用栀子柏皮汤既要辨清西医之病，又要辨清西医之病属于中医湿热夹虚证。辨西医之病可进一步了解疾病的发展演变及转变规律，辨中医之证可更好地针对西医之病选用栀子柏皮汤。

【应用指征】伤寒，身黄，发热者，栀子柏皮汤主之。（261）

【方论】

明·许宏,《金镜内台方议》(1422年)：故用栀子为君，能泻相火，去胃热，利小便。黄柏为臣，能去郁滞之热。甘草为佐为使，能缓其中，以泻经中之热也。

明·汪石山,《医学原理》(1525年)：治瘀热不得越散而发黄。治宜逐热退黄可也。故用大黄、栀子以逐热，佐茵陈以退黄。

治伤寒蕴热发黄。此热仍未成实，治宜泻热退火可也。故用甘草泻火，佐栀子、黄柏以退热。

明·吴昆,《医方考》(1584年)：发黄，身热不止，大、小便利者，此方主之。发黄，身热不止者，阳邪未去也。大便利，故不用大黄。小便利，故不用五苓。但以栀子、柏皮之苦胜其热，甘草之甘缓其势，则治法毕矣！

明·方有执,《伤寒论条辨》(1592年)：此承上三条而以发热出治。然热既发于外，则里证较轻可知。故解之以栀子柏皮，而和之以甘草，以为退之之轻剂。所谓于寒湿中求之者，盖亦参酌乎上三条而近取云也。以上四条疑太阳中篇错简，当移。

清·李中梓,《伤寒括要》(1649年)：身黄者，本于湿热。去湿热之道，莫过于清膀胱，故投黄柏，直入少阴，以达膀胱之本；投栀子，导金水而下济；甘草入中宫，调和升级，剖别清浊，庶几直捣黄症之巢矣。

清·张璐,《伤寒缵论》(1667年): 此太阳原有寒湿，因伤寒发汗，气蒸而变热，故得发出于外，原非表邪发热之谓。故以栀子清肌表之湿热，黄柏去膀胱之湿热，甘草和其中外也。

清·柯琴,《伤寒来苏集》(1674年): 身热汗出为阳明病。若寒邪太重，阳气怫郁在表，亦有汗不得出、热不得越而发黄者矣。黄为土色，胃火内炽，津液枯涸，故黄见于肌肉之间。与太阳误下、寒水留在皮肤者迥别，非汗吐下三法所宜也，必须苦甘之剂以调之。栀、柏、甘草，皆色黄而质润。栀子以治内烦，柏皮以治外热，甘草以和中气。形色之病，仍假形色以通之也。

清·汪琥,《伤寒论辨证广注》(1680年): 《内台方议》云：伤寒身黄发热者，为表里有热，其热未实，不可汗下。故以栀子为君，能泻相火，去胃热，利小便。黄柏为臣，能去郁滞之热。甘草为佐，使能缓其中，以泻经中之热也。

清·汪昂,《医方集解》(1682年): 阳黄，胃有瘀热者，宜下之。如发热者，则势外出而不内入，不必汗下，惟用栀子、黄柏清热利湿以和解之。若小便利，色白无热者，仲景作虚劳治，用小建中汤。

发黄，胃有瘀热，宜下之。发热为热未作实，盖寒湿之证，难于得热，热则势外出而不内入矣，故不必发汗，利小便。用栀子清肌表，黄柏泻膀胱以和解之。

清·张志聪,《伤寒论宗印》(1683年): 身黄发热，湿热之气，发越于外矣。故用栀子以清上，黄柏以清下，甘草补土，取其制胜以和中，上下清而土气胜，则湿热攘而余孽尽矣。

清·张志聪,《伤寒论集注》(1683年): 伤寒身黄发热者，身黄乃阳明中土之色，伤寒发热乃太阳标本之气，然无太阳本气之寒，而但有身黄发热之证，是为火热发黄，宜栀子柏皮汤起阴气而清太阳、阳明之火热于内外。

清·沈明宗,《伤寒六经辨证治法》(1693年): 故用栀子、柏皮、甘草，苦寒清解湿热，则腠理自开，黄从表而散矣。

清·钱潢,《伤寒溯源集》(1708年): 栀子苦寒，解见前方。黄柏苦寒，《神农本经》治五脏肠胃中结热黄疸，泻膀胱相火，故用之以泻热邪。又恐苦寒伤胃，故以甘草和胃保脾，而为调剂之妙也。

清·秦之桢,《伤寒大白》(1714年): 湿热在表，用一清饮；湿热在里，用栀连茵陈汤；湿热在下焦，故以山栀、黄柏佐甘草，缓肝急而专施泄。

清·魏荔彤,《伤寒论本义》(1724年): 又有伤寒身黄而发热者，则为寒邪变热为多，湿邪相恋尚少，故身黄而热得益散于外耳。是不必重治其湿也，但清热而小便自利，小便利而湿可除矣。故用栀子黄柏之苦寒以泄瘀热，用甘草补中以济其苦，而并不及于除湿之品也。

清·姚球,《伤寒经解》(1724年): 热病兼湿，湿热蒸郁，身故热、发黄，黄乃湿土之色也。故用栀子柏皮汤，以清越之。栀子清心去热，柏皮苦寒燥湿，甘草和中补土。合三味，盖轻清以越之也。

清·尤在泾,《伤寒贯珠集》(1729年): 此热瘀而未实之证。热瘀，故身黄，热未实，故发热而腹不满。栀子彻热于上，柏皮清热于下，而中未及实，故须甘草以和之耳。

清·王子接,《绛雪园古方选注》(1732年): 栀子、柏皮表剂也。以寒胜热，以苦燥湿，已得治黄之要矣，而乃缓以甘草者，黄必内合太阴之湿化。若发热者，热已不瘀于里，有出表之势，故汗下皆所不必，但当奠安脾土，使湿热二邪不能复合，其黄自除。栀子厚朴汤言热，栀子干姜汤言寒，治皆在里，此章之治，则在表也。

清·不著撰人,《伤寒方论》(1732年): 仲景凡见发黄而有阳明证，标之为阳明病，谓证见阳明，即从阳明治例而通变之，此其常也。其有未见阳明证而发黄者，特变其法曰，于寒湿中求之，谓证出寒湿之变，即不得以太阳例治也，栀子柏皮汤此其一也，故首揭曰伤寒身黄发热者，已别异于阳明病矣。无太阳表邪不可妄行攻下，使邪乘虚陷入阳明中土，况热已发出，自与内瘀不同，即当随热势消解其黄。故以栀子柏皮解散之，盖寒湿之证，虽于得热，热则其势外出而不内入，故驱之为易也。

清·黄元御，《伤寒悬解》（1748年）：瘀热在里，则身热而腹满，瘀热在表，则身黄而发热，栀子柏皮汤，甘草培土而补中气，栀子、柏皮，泻湿而清表热也。

清·徐灵胎，《杂病证治》（1759年）：栀子清三焦之火，力能利水泄热；柏皮泻皮肤之热，性善清火燥湿；生草缓中和药以泻火也。使火降水行则膀胱气化而小便清长，何身黄发热之不已哉。此清火撤热之剂，为浮火发黄之专方。

清·徐灵胎，《伤寒约编》（1759年）：栀子以治内烦，柏皮以泄外热，甘草和中，则热解气调，而黄自退矣。

清·徐灵胎，《伤寒论类方》（1759年）：伤寒身黄发热者，栀子柏皮汤主之。《本草》：柏皮散脏腑结热黄疸。

清·吴鞠通，《温病条辨》（1798年）：栀子清肌表，解五黄，又治内烦。黄柏泻膀胱，疗肌肤间热。甘草协和内外。三者其色皆黄，以黄退黄，同气相求也。

清·吕震名，《伤寒寻源》（1850年）：伤寒身黄发热者，栀子柏皮汤主之。身黄发热，热已有外泄之机，从内之外者治其内，故用栀子柏皮直清其热，则热清而黄自除；用甘草者，正引药逗遛中焦，以清热而导湿也。按栀豉汤乃取吐之轻剂。此方之用栀子，得炙草之甘缓，黄柏之苦降，而栀子又能从中焦分解湿热，洵乎处方之妙，乃用药而不为药用者也。

清·陈恭溥，《伤寒论章句》（1851年）：栀子柏皮汤，火热发黄之方也，凡黄疸病，肌壮热者宜之。本论曰：伤寒身黄发热者，此方主之。夫身黄，阳明证也。发热，太阳标热也。太阳标热，合阳明之燥热，阳热甚矣。用黄柏得太阴中土之气，即以其寒而退其热，佐栀子之导火下行，甘草之和土清热以成方，黄与热俱退矣。

清·王士雄，《温热经纬》（1852年）：邹润安曰：栀子大黄汤、茵陈蒿汤、大黄硝石汤、栀子柏皮汤证，其标皆见于阳明。阳明者，有在经、在腑之分。发热、汗出、懊侬，皆经证也；腹满、小便不利，皆腑证也。栀子大黄汤证，经多而腑少；茵陈蒿汤证，有腑而无经；栀子柏皮汤证，有经而无腑；大黄硝石汤证，经少而腑多。雄按：《金鉴》云：此方之甘草，当是茵陈蒿，必传写之讹也。

清·高学山，《伤寒尚论辨似》（1872年）：惟以清心之栀子，泻肾之柏皮，交附于甘草，而使之留连于胃，则就胃，而分散心胞肾脏之客热也。于寒何涉？于湿何涉哉？

清·戈颂平，《伤寒指归》（1885年）：栀子、柏皮，气苦味寒，合甘草之极甘，苦甘气味，合化阴气，固阳藏卯，阳内固，阴液左行，身黄发热自解。右三味，象阳数也。以水四升，象阴数得阳，分别八方也。煮取一升半，象阳数得阴藏卯开子，来复半表也。分温再服，再，二也，象一阳举，二阴耦之，回还半里也。

清·王旭高，《退思集类方歌注》（1897年）：栀子、柏皮以寒胜热，以苦燥湿，已得治黄之要，而乃缓以甘草者，黄必内合太阴之湿化，若发热者，热已不瘀于里，有出表之势，汗下皆所不必，但当奠安脾土，使湿热分解，其黄自除。栀子厚朴汤言热，栀子干姜汤言寒，治皆在里，此章之治则在表也。

近代·张锡纯，《医学衷中参西录》（1918年）：此方之用意，欲以分消上中下之热也。是以方中栀子善清上焦之热，黄柏善清下焦之热，加甘草与三药并用，又能引之至中焦以清中焦之热也，且栀子、黄柏皆过于苦寒，调以甘草之甘，俾其苦寒之性味少变，而不至有伤于胃也。

近代·何廉臣，《增订伤寒百证歌注》（1928年）：内外热炽，肌肉发黄，必须苦甘之剂以调之。柏皮、甘草色黄而润，助栀子以除内烦外热。形色之病，仍假形色以通之。若单治发黄，宜加茵陈。并治下利肠毒，宜加白头翁、黄连、秦皮。恶痢下血，宜加香参丸、银花。

近代·曹颖甫，《伤寒发微》（1931年）：独有身黄发热者，阳气独行于表，而初无里湿之牵掣，则为太阳阳明合病于肌理，而为独阳无阴之证。故但用先栀子以清上，生甘草以清中，黄柏以清下，则表热清面身黄去矣。

近代·祝味菊,《伤寒方解》(1931年)：本方以栀子、黄柏为主药。其适用标准在热郁身黄，而无表闭腹满，小便不利等症状者，故用栀子、黄柏以泄郁热，而甘草乃调味药，因栀、柏过苦，恐伤胃气耳。

近代·彭子益,《圆运动的古中医学·伤寒论方解篇》(1947年)：脾湿夹热则发黄。栀子、柏皮清热以行湿，炙草补中以培土也。

近代·冉雪峰,《冉注伤寒论》(1949年)：茵陈方制，茵陈为六两，大黄只二两，利小便药，超于下大便药二倍。诸耐衡量，后之一条，病又由内而出之外，不曰发热身黄而曰身黄发热，显出外越趋势。条文无腹满等内证，里不急侧重清表。栀子柏皮汤，以皮治皮，不杂一味表药，亦不杂一味渗利药，亦耐思维。可见治内治外，两两当分。汗出热外越，不发黄，小便利热下泄，不发黄，人所同知，普通疗黄法，多发汗利小便。然有不必汗，不必利者在。观栀子茵陈汤，不用二苓渗利，二术燥利；栀子柏皮汤，不杂一味表药，不杂一味利药，疗黄深层义蕴毕露。茵陈、栀子，是治湿热不是治寒湿，是利小便，不是下大便；栀子、柏皮，是清表层，不是清里层，是清表层的热，不是清里层的热。随其所至安其屈伏，整个可以会通，古书之耐读有价值如此。

现代·中医研究院,《伤寒论语释》(1956年)：本方是既不发汗，又不泻下而能清湿热的方剂。栀子苦寒，可清热去湿，使黄从小便排出；黄柏苦寒，泻热去黄疸；因恐苦寒伤胃，所以用甘草和中。

现代·陈亦人,《伤寒论译释》(1958年)：栀子、黄柏均为苦寒清泄湿热之品，因无里实腹满所以不用大黄，甘草甘缓补中，以缓栀子、黄柏之性，且防苦寒伤胃。

本方要在清泄湿热，吕、许二氏解释均有理致，惟解甘草作用专着眼于缓中，不够全面。炙甘草保脾益胃，不但能缓苦寒之性，而且苦甘合化，既能发挥苦泄祛邪之长，又能避免苦泄伤正之弊，观栀子豉汤征，少气加甘草，可资佐证。

现代·安徽中医学院,《伤寒论通俗讲义》(1959年)：本方以栀子、黄柏之苦寒，清湿热而退黄；佐甘草调和脾胃。为外无表邪，内无里实者设。

现代·李翰卿,《中国百年百名中医临床家》(1960年)：此清热燥湿，治黄疸之方。用于没有可汗之表证（如发热，无汗恶寒等），没有可下之里证（如腹满拒按，大便不利等），而只有内热喜冷等现象。栀子、黄柏清热燥湿，炙草和中补正。

现代·刘渡舟，聂惠民，傅世垣,《伤寒挈要》(1983年)：栀子苦寒清热以利湿；黄柏苦寒清阴中伏热以燥湿，两药配合以清热而治黄疸。但药味苦寒太重，妙在加炙甘草和中补脾，以纠苦寒之偏。

现代·刘渡舟,《伤寒论诠解》(1983年)：栀子柏皮汤用栀子清热利湿，栀子质轻，清利之中又有宣透作用，可通三焦、利小便，开湿热凝结，还可除烦热。黄柏苦寒，清热燥湿以坚阴。甘草炙用，和胃健脾，并制栀子、黄柏苦寒伤胃之弊。栀子偏于清上焦，泻心火；黄柏偏于清下焦，泻相火；甘草和中健脾益气而扶中。三药相伍，用于正气偏衰，阴中有伏热而黄疸日久不退的，效果很好。

【方论评议】

综合历代各家对栀子柏皮汤的论述，应从用药要点、方药配伍和用量比例三个方面进行研究，以此更好地研究经方配伍，用于指导临床应用。

诠释用药要点：方中栀子清热燥湿，黄柏清泻湿热，炙甘草益气和中。

剖析方药配伍：栀子与黄柏，属于相须配伍，增强清热燥湿，泻火退黄；栀子、黄柏与甘草，属于相反相畏配伍，相反者，栀子、黄柏清热燥湿，甘草益气生津，相畏者，甘草制约栀子、黄柏清热伤胃，栀子、黄柏制约甘草益气恋邪。

权衡用量比例：栀子与黄柏用量比例是5∶2，以治湿热发黄；栀子、黄柏与甘草用量比例是5∶2∶1，提示清热燥湿与益气之间的用量调配关系，以治热求本。

【药理作用】本方具有调节内分泌、调节中枢神经、调节代谢、促进改善肠胃蠕动、解热、抗炎、抗病毒、抗菌、保肝利胆、增强机体免疫功能等作用。

栀子厚朴汤

【导读】①学用栀子厚朴汤应重视栀子和厚朴的用量调配关系、厚朴和枳实的用量调配关系。②栀子厚朴汤虽是辨治热扰胸腹证的重要代表方，但在临床中对阳明郁热气滞证等也具有良好治疗作用。③学好用活栀子厚朴汤的第一步是辨清栀子厚朴汤由哪些变化方和药物组成：组成栀子厚朴汤有1个变化方和3组药，变化方是小承气汤，3组药中第1组是清热药即栀子，第2组是温化行气药即厚朴，第3组是清化行气药即枳实，从1个变化方和3组药用量深入学习研究即可用活栀子厚朴汤。

【方歌】栀子厚朴汤枳实，心胸烦热及腹满，清热除满宽胸腹，热郁胸腹皆平安。

【方药】栀子擘，十四个（14 g） 厚朴炙，去皮，四两（12 g） 枳实水浸，炙令黄，四枚（4 g）

【用法】上三味，以水三升半，煮取一升半，去滓。分二服，温进一服。得吐者，止后服。

【功用】清热除烦，宽胸消满。

【适应证】

1. 中医病证：①热郁胸腹证。心烦，脘腹胀满，或胸闷，卧起不安，或食欲减退，或呕吐，舌红、苔黄，脉数。②热郁夹寒滞证。

2. 西医疾病：食管炎，急性胃炎，急、慢性胆囊炎，慢性胰腺炎，心肌炎，心律不齐，心肌缺血，肋间神经炎，神经性头痛等临床表现符合热扰胸腹证者。

【用药分析】方中栀子清泻郁热，枳实破结气、消胀满，厚朴下气除满。

【用方思路】

1. 栀子厚朴汤既是辨治阳明郁热气滞证的重要代表方，又是辨治诸多杂病如脾胃病、肺病、肝病、心病等的重要基础方。

2. 方中栀子既能清热，又能凉血；厚朴、枳实既可行气，又可降逆。从方中用药用量及调配分析得知，栀子厚朴汤的应用并不局限于阳明郁热气滞证，还可用于辨治诸多杂病，如消化、呼吸、循环、内分泌等系统疾病。

3. 运用栀子厚朴汤辨治的病证（无论病变部位在脾胃、在肝或在心）以阳明热郁气滞为主，其治当清透郁热，行气降逆。

【随证合方】若夹寒湿，可与甘姜苓术汤合方用之；若夹瘀热，可与桃核承气汤合方用之。

【注意事项】运用栀子厚朴汤既要辨清西医之病，又要辨清西医之病属于中医热郁气滞证。辨西医之病可进一步了解疾病的发展演变及转变规律，辨中医之证可更好地针对西医之病选用栀子厚朴汤。

【应用指征】伤寒，下后，心烦，腹满，卧起不安者，栀子厚朴汤主之。（79）

【方论】

金·成无己,《注解伤寒论》(1144年): 下后，但腹满而不心烦，即邪气入里为里实；但心烦而不腹满，即邪气在胸中为虚烦。既烦且满，则邪气壅于胸腹之间也。满则不能坐，烦则不能卧，故卧起不安。与栀子厚朴汤，吐烦泄满。酸苦涌泄。栀子之苦，以涌虚烦；浓朴枳实之苦，以泄腹满。

明·许宏,《金镜内台方议》(1422年): 故用栀子为君，以吐其烦。厚朴为臣，枳实为佐，二者之苦，以泄腹满也。

明·汪石山,《医学原理》(1525年): 治伤寒下后，心烦，腹胀，起卧不安。乃邪气壅于胸腹之间故也。故用栀子之苦以涌胸分之烦，枳实、厚朴以泄腹中之满。

明·方有执,《伤寒论条辨》(1592年): 凡下而致变者，皆误也。心烦者，外邪入里抟膈而郁闷也。腹满者，虚邪壅胃，彭亨而不散也。卧属阴，腹满者，阴滞也。起属阳，心烦者，阳郁也，所以皆不安宁也。栀子苦寒，快涌心胸之烦。厚朴、枳实，主泄胃腹之满。所以三物者，能安误下后之不安也。

明·施沛,《祖剂》(1640年): 治伤寒下后，心烦，腹满，卧起不安者。盖用栀子之苦以涌虚烦，枳、朴之苦以泄腹满也。

明·张卿子，《张卿子伤寒论》（1644年）： 酸苦涌泄，栀子之苦，以涌虚烦；厚朴、枳实之苦，以泄腹满。

清·喻嘉言，《尚论篇》（1648年）： 满而不烦，即里症已具之实满；烦而不满，即表症未罢之虚烦。合而有之，且卧起不安，明是邪凑胸表腹里之间，无可奈何之象。故取栀子以快涌其邪，而合厚朴、枳实以泄腹中之满，亦表里两解之法也。

清·李中梓，《伤寒括要》（1649年）： 腹满而虚烦，则中州之实也，入枳、朴以宽中。

清·程应旄，《伤寒论后条辨》（1670年）： 热壅于高分，则心以下之气，不得宣通，遂有腹满，卧起不安之证，治法虽宜顾虑中焦，然因胸邪壅塞，以致胃中生浊，但于涌剂中，稍为降气平土，烦去而满自消，此栀子厚朴汤之所由设也。

清·柯琴，《伤寒来苏集》（1674年）： 夫栀子之性，能屈曲下行，不是上涌之剂。惟豉之腐气，上熏心肺，能令人吐耳。观瓜蒂散必用豉汁和剂服，是吐在豉而不在栀也。此栀子干姜汤去豉用姜，是取其横散；栀子厚朴汤以枳、朴易豉，是取其下泄，皆不欲上越之义。旧本两方后概云得吐止后服，岂不谬哉？观栀子柏皮汤与茵陈汤中俱有栀子，俱不言吐，又病患旧微溏者不可与，则栀子之性自明。

清·汪琥，《伤寒论辨证广注》（1680年）： 琥按成注云，酸苦涌泄，栀子之苦以涌虚烦，厚朴、枳实之苦以泄腹满，以吐中即具发泄之义故耳。琥又按，成注以腹满为里实证，盖上吐下泄，乃医家泻实满之法也。故用厚朴、枳实于大黄中，则其满从下而泄，用厚朴枳实于栀子中，则其满即从上而涌也。要之上药，亦非吐剂或于服汤后，探之使吐可耳。《内台方议》云：下后但腹满而不心烦，即邪气入里。若心烦而不腹满，即邪气在胸中，属栀子豉汤。今既烦而且腹满，乃邪气在胸腹之间也，烦则不能卧，满则不能坐，故卧起皆不安，故用栀子为君，以吐其烦，厚朴为臣，枳实为佐使，二者之苦以泻腹满也。

清·汪昂，《医方集解》（1682年）： 治伤寒下后，心烦腹满。栀子涌虚烦，枳、朴泄腹满，亦表里两解之法。

清·张志聪，《伤寒论宗印》（1683年）： 虽云下之亡阴，如伤寒当下之，阴不亡而未免伤其中胃者有之。中焦既虚，则余热匪独留于心胸，而且填于腹胃矣。邪侵于腹，故胀满，胃气不和，故起卧不安也。用栀子清余热以解心烦，配枳朴破邪气以消腹胀。

清·张志聪，《伤寒论集注》（1683年）： 夫热留于胸则心烦，留于腹则腹满，留于胃则卧起不安。栀子之苦寒能泄心下之热烦，厚朴之苦温能消脾家之腹满，枳实之苦寒能解胃中之热结。高子曰：枳实，按《神农本经》，主阴寒热结气，长肌肉，利五脏，益气轻身，盖枳实臭香，色黄味辛，形圆宣达中胃之品也，炙香而配补剂，则有长肌益气之功，生用而配泄剂，则有除邪破结之力。元人谓枳实泻痰，能冲墙倒壁，而后人即为破泄之品，不可轻用。且实乃结实之通称，无分大小，宋《开宝》以小者为实，大者为壳，而后人即谓壳缓而实速，壳高而实下，此皆不明经旨，以讹传讹耳。

此言伤寒下后，余热留于胸、腹、胃者，栀子厚朴汤主之也。夫热留于胸则心烦，留于腹则腹满，留于胃则卧起不安。栀子之苦寒能泄心下之热烦，厚朴之苦温能消脾家之腹满，枳实之苦寒能解胃中之热结。

清·沈明宗，《伤寒六经辨证治法》（1693年）： 故取栀子，涌吐胸胁上出，厚朴、枳实，以泻腹满也。

清·郑重光，《伤寒论条辨续注》（1705年）： 烦为表邪入里，满为里实未除。表主胸，里主腹。烦而腹满，表里兼病。且卧起不安，外邪内挎，无可奈何之状也。用栀子苦寒，快涌胸中之烦；厚朴、枳实泻胃腹之满，亦表里两解之法。皆下不如法，致变如此。

清·钱潢，《伤寒溯源集》（1708年）： 所以用栀子之苦寒，涌越其心胸之虚邪，厚朴、枳实之苦辛，以泄其胀满之浊气。

清·秦之桢，《伤寒大白》（1714年）： 栀子豆豉汤，治心烦懊侬，腹不满，重在懊侬，此方去豆豉，加厚朴、枳实，治心烦、腹满，不懊侬，重在腹满。观此二方加减治烦，全在懊侬腹满二症上分别，因此悟得仲景治寒伤营，无汗烦躁，用麻黄汤，风伤卫，有汗烦躁，用桂枝汤，营卫两伤之烦躁，用大青龙汤；热结膀胱，小便不利之烦躁，用五苓散；膈内拒痛，结胸烦躁，用大陷胸汤；大汗出烦渴，背恶寒，用白虎汤；无表症烦躁，心下硬，用大承气；阳症误下变阴，身热不去之微烦，用冷热各半之栀子干姜汤；下后复发汗，昼日烦躁，夜则安静，身无热之亡阳症，用干姜附子汤。要知表症烦躁，当汗之；里症烦躁，当清之；邪在半表半里，当和解之，有表复有里当双解之；阴躁致烦，温之灸之。推而广之，凡治病当如是也。

清·魏荔彤,《伤寒论本义》(1724 年)：仲师又微易前法，专以栀子涌其心间之邪，而其苦寒之性，原带泻心之意，佐以厚朴枳实开散其阴阳杂合之邪，斯误下所结可以已也。此又变法不离原法者也。

清·姚球,《伤寒经解》(1724 年)：风温伤寒，下之早，阳邪内陷，热气通心，故心烦；风气通肝，肝邪乘腹，故满。卧起不安，阳邪在心胸，阳分动而不宁也。邪在高位，高者越之。故主以栀子厚朴汤。栀子苦寒，涌吐之，邪在上者不得留，则烦可去。厚朴、枳实，苦下分泄之，则满可消，邪在下者不得停。高者越之，下者泄之，上下分消，而病自愈矣。

清·尤在泾,《伤寒贯珠集》(1729 年)：下后心烦，证与上同，而加腹满，则邪入较深矣，成氏所谓邪气壅于心腹之间者是也。故去香豉之升散，而加枳、朴之降泄。若但满而不烦，而邪入更深，又当去栀子之轻清，而加大黄之沉下矣。此栀子厚朴汤所以重于栀豉而轻于承气也。

清·王子接,《绛雪园古方选注》(1732 年)：栀子厚朴汤，下后遗热心烦，起卧不安，腹满，是三焦病矣，故以上涌下泄为治。凡用栀子，皆取其上涌客热，复以厚朴、枳实者，取其酸苦下泄阴滞，不烦不满，而起卧亦安矣。

清·不著撰人,《伤寒方论》(1732 年)：满而不烦，即里证已具之实满，烦而不满，即表证未罢之虚烦合而有之，更卧起不安，明是邪凑胸表腹里间，无可奈何之象，故取栀子以轻拂其邪，合枳朴以泻腹中之满，似乎表里两解，然而栀子少枳朴多，邪势趋内，故泻满为主也。

清·黄元御,《伤寒悬解》(1748 年)：下伤中气，枢轴不运，是以腹满。阳明上逆，浊阴不降，腐败壅塞，宫城不清，是以心烦。烦极则卧起不安。栀子厚朴汤，厚朴、枳实泻满而降逆，栀子吐浊瘀而除烦也。

清·徐灵胎,《伤寒论类方》(1759 年)：伤寒，下后心烦，即微烦。腹满，卧起不安者，烦而加之腹满，则卧起俱不宁矣。厚朴枳实，以治腹满也。

清·徐灵胎,《伤寒约编》(1759 年)：栀子以治烦，枳实以泄满。此两解心腹之剂，小承气之先着欤。

清·强健,《伤寒直指》(1765 年)：酸苦涌泄，栀子之苦，以涌虚烦，厚朴、枳实之苦，以泄腹满。

清·吴坤安,《伤寒指掌》(1796 年)：此因误下，移邪于心胃，故用栀子以治心烦，枳朴以泄腹满。是两解心腹之妙用也。邪虽在胃，便未燥硬，则不可下，此为小承气之先着。

邵仙根评：此症邪已入胃，则不可吐。便未燥硬，则不可下。此栀子浓朴汤重于栀豉而轻于承气也。

清·陈修园,《伤寒论浅注》(1803 年)：热乘于心，则心恶热而烦；热陷于腹，则腹不通而满，热留于胃，则胃不和而卧起不安者，以栀子厚朴汤主之。取枳实之平胃，厚朴之运脾，合栀子之止烦以统治之也。

清·吕震名,《伤寒寻源》(1850 年)：此虽取吐而不专恃乎吐法也。伤寒下后，心烦腹满，卧起不安者，栀子厚朴汤主之。盖表邪虽经误下，心烦则邪半踞于上，腹满则邪半陷于下，故以栀子涌上邪，而以枳朴通下气，亦两解之法也。

清·陈恭溥,《伤寒论章句》(1851年): 栀子厚朴汤清解三焦，余邪不尽之方也。凡病胸腹中留热不去者用之。本论曰：伤寒下后，胸烦胸满，起卧不安者，此方主之。夫下后胸有余热而烦，腹有余邪而满，故起卧不安也。栀子清上焦之热，导三焦之火以下行，厚朴运中土之气，枳实解结，一服而三焦通畅矣。

清·高学山,《伤寒尚论辨似》(1872年): 故外浮上郁也，惟以苦寒降润之栀子为主，加以开痞之厚朴、泻气之枳实，为夹辅，则气平阳伏，庶烦退满消，而卧亦安矣。夫心烦、腹满、卧起不安，由于阳气升浮之故，请问可复以吐药提之否？

清·唐容川,《伤寒论浅注补正》(1893年): 热乘于心则心恶热而烦，热陷于腹则腹不通而满，热留于胃则胃不和而卧起不安者，以栀子厚朴汤主之，取枳实之平胃、厚朴之运脾，合栀子止烦，以统治之也。

清·王旭高,《退思集类方歌注》(1897年): 厚朴、枳实以泄腹满。

清·戈颂平,《伤寒指归》(1907年): 栀子苦寒，外固其阳。厚朴苦温，内运其阴。枳实臭香形圆，臭香，能化土之浊阴，圆，能转运土气升降，中土气疏，阴阳圆转。温进一服，得阴土之液，从左上吐，即止后服。何以知阴液从左上吐？证心不烦，腹不满，卧起安也。

近代·何廉臣,《增订伤寒百证歌注》(1928年): 心烦则难卧，腹满则难起，起卧不安是心移热于胃，与反覆颠倒之虚烦不同。栀子治烦，枳朴泄满，此两解心腹之妙剂也。

近代·曹颖甫,《伤寒发微》(1931年): 郁热上薄心脏，则心烦；湿与热壅阻于腹部，欲下行而不得，故卧起不安。方用栀子以降之，厚朴以燥之，枳实以通之，则大便通而上烦下满除。又如以丸药大下后，身热不去而微烦，则未下之先，原有表热，表热不为下后而减，加之以心烦，一似实热在里，当用凉解者（如白虎汤、葛根芩连汤、竹叶石膏汤之类皆是）。

近代·祝味菊,《伤寒方解》(1931年): 本方以栀子、厚朴为主药。其适用标准在伤寒下不及时，余热壅滞，胃肠不和，心烦腹满，卧起不安者，故与栀子、厚朴之泄热宽中，枳实消胀以行肠气也。煮服法中所云“得吐者，止后服”者，亦系衍文，宜删。

近代·彭子益,《圆运动的古中医学·伤寒论方解篇》(1947年): 下后胃中气滞，胃热上逆，故心烦腹痛，卧起不安。栀子清涤胃逆之热，厚朴、枳实舒降胃气之滞也。栀子干姜汤栀子干姜大下伤中，中寒则相火不降而身热不去，胃热上逆而心微烦。干姜温中以降相火而退身热，栀子清胃热而止微烦也。栀子香豉汤栀子香豉胃热上逆，又加津凝气滞，则心烦而胸中窒塞。栀子清胃热以除烦，淡豆豉以和中宣滞，以去胸窒也。

近代·冉雪峰,《冉注伤寒论》(1949年): 此方和下栀子干姜汤，计二方，均用栀不用豉，改变整个原方组织法度。烦热用栀豉汤，身热亦用栀豉汤，虚烦用栀豉汤，结痛亦用栀豉汤，相对疗法，病在上上取之，观各各明标胸中心中字样，义极明显。此条下后腹满，与前六十六条，发汗后腹胀满一例。但彼为虚胀虚满，此则起卧不安，病势较急，一在汗后，气虚而浮，利用补。一在下后，气陷而沉，利用通，气有散结的各殊，即治有补通的各异。此方配伍，类似小承气，特似栀子易大黄，不用小承气加大黄，而用栀子去大黄，较量极精，腹满去表已远，且不言身热，并无表证，豉虽冲激升发，可以和里，可以和表，同栀子用，可以调和上下，又可以调和上下者，调和内外，然病至起卧不安，非仅轻浅调和所能济事，故必用枳实、厚朴，乃能醒豁虚结，运化虚滞。不宁栀子枳朴，是治上中，仲景用药凡例，胸满加枳实，腹满加厚朴，而气药亦是治上中，是此方组织，套含有分合交互双重意义。再为直穷到底，阴阳易差后劳复篇，有枳实栀子豉汤，豉用一升，较本条加倍。方注言取汗，不言取吐，差后劳复，劳伤气，差后气虚，不用补而用通，迥超寻常谿径。以经解经，经义昭然，而本条的病理，本条的药理，本条的疗法，亦无不可以昭然。

现代·中医研究院,《伤寒论语释》(1956年): 本条下后心烦腹满，是由于热邪壅遏胸腹，所以用栀子清烦热，枳实厚朴宽中泄满。

现代·任应秋,《伤寒论语译》(1957年)： 张志聪云："栀子之苦寒，能泻心下之热烦，厚朴之苦温，能消脾家之腹满，枳实之苦寒能解胃中之热结。"厚朴、枳实用少量为芳香健胃药，用大量为肠管祛风药，能排除肠管内的宿便，减轻胀满。

现代·陈亦人,《伤寒论译释》(1958年)： 栀子厚朴汤以栀子清热除烦，厚朴枳实行气泄满，邪热清，胸腹和则烦满自愈。

本方实际是栀子豉汤去豆豉与小承气汤去大黄的合方，如属有形之实，即为小承气汤证，因为本证心烦腹满仅为无形之热壅气滞，所以只取枳朴以行气除满，不需大黄的泻热通便。因为本证热壅的程度深、范围广，所以只取栀子的清泄，无需豆豉的轻透。两方化裁合用，确实是两解胸腹之妙剂。关于枳实之用，高氏根据《本经》主治内容，得出枳实有长肌益气与除邪破结的双重作用，随配伍药而异，力辩专主破泄说的讹误，对正确掌握枳实的配伍运用，颇有启发帮助。

现代·李翰卿,《中国百年百名中医临床家》(1960年)： 此清解胸膈之热兼疏肠胃之滞的方剂。主治心烦腹满。但必须具有腹部拒按及喜冷的热证现象。腹满不拒按者不宜用枳朴，不喜冷者不宜用栀子。栀子治心烦，枳实、厚朴去腹满。腹满不拒按者不宜用枳朴，不喜冷者不宜用栀子。

现代·刘渡舟,《伤寒论诠解》(1983年)： 栀子厚朴汤即小承气汤去大黄加栀子而成，亦可以看作是栀子豉汤与小承气汤化裁的合方。因其腹满仅是气滞而无腑实，故不用大黄泻下，又因其表邪已化热入里，迫及脘腹，故不用豆豉之宣透。方用栀子清热以除烦，枳实、厚朴利气以消满。

现代·刘渡舟，聂惠民，傅世垣,《伤寒挈要》(1983年)： 栀子苦寒清烦热，厚朴苦温理气消满，枳实苦寒善泄热结而治气痞。

现代·姜春华,《伤寒论识义》(1985年)： 此条因下后引起之胃肠证，心烦而兼腹满者，故用栀子除烦热，枳实，厚朴除满也。

九画

【方论评议】

综合历代各家对栀子厚朴汤的论述，应从用药要点、方药配伍和用量比例三个方面进行研究，以此更好地研究经方配伍，用于指导临床应用。

诠释用药要点：方中栀子清泻郁热，枳实破结气、消胀满，厚朴下气除满。

剖析方药配伍：枳实与厚朴，属于相反相须配伍，相反者，寒温同用，相须者，增强行气除满；栀子与枳实，属于相使配伍，栀子清泻郁热，枳实清热行气；栀子与厚朴，属于相反配伍，栀子性寒清热，厚朴性温下气，厚朴助使栀子清热温通不寒凝，栀子助使厚朴行气清热不助热。

权衡用量比例：枳实与厚朴为7∶6，提示清热行气与苦温行气间的用量关系，以治气滞；栀子与枳实为7∶2，提示苦寒清热与辛寒清热行气间的用量关系，以治热郁气滞；栀子与厚朴为7∶6，提示清热燥湿与苦温行气间的用量关系，以治气机阻滞。

【药理作用】 本方具有调节胃肠蠕动、促进消化、保肝利胆、促进胆汁分泌、降低血中胆红素、促进血液中胆红素迅速排泄、解热、抗炎、抗菌、抗病毒、抗支原体、抗过敏、抗血吸虫、镇静、镇痛、抗胆碱性抑制、抗自由基、降心肌收缩力、降血压、降血糖、增强纤维蛋白溶解活性、防止动脉粥样硬化、防止血栓形成、促进血小板聚集、调节内分泌、调节中枢神经、增强机体免疫功能等作用。

栀子豉汤

【导读】 ①学用栀子豉汤应重视栀子和淡豆豉的用量调配关系。②栀子豉汤虽是辨治热扰胸膈证的重要代表方，但在临床中对阳明郁热证等也具有良好治疗作用。③学好用活栀子豉汤的第一步是辨清栀子豉汤由哪些药物组成：组成栀子豉汤有2组药，第1组是清热药即栀子，第2组是宣散药即香豉，从2组药用量深入学习研究即可用活栀子豉汤。

【方歌】 栀子豉汤清郁热，辨治心胃之热郁，心中懊侬卧不安，饥不欲食亦能愈。

【方药】 栀子擘，十四个（14 g） 香豉绵裹，四合（10 g）

【用法】 上二味，以水四升，先煮栀子得二升半，内豉，煮取一升半，去滓。分为二服，温进一服。得吐者，止后服。

【功用】 清宣郁热。

【适应证】

1. 中医病证：①热扰胸膈证：心烦，甚者心中懊侬，卧起不安，或胸中窒，或胸中结痛，舌红，苔黄，脉数。②阳明热郁证：咽燥，口苦、饥而不欲食，腹满而喘，身热，或潮热，盗汗，不恶寒，反恶热，身重，或心中懊侬，舌红、苔黄，脉数或浮紧。

2. 西医疾病：食管炎、急性胃炎、胆囊炎、心肌炎、脉管炎、过敏性紫癜、咽炎、扁桃体炎、腮腺炎、牙龈出血、高脂血症等临床表现符合热扰胸膈证者。

【用药分析】 方中栀子清热燥湿、泻火除烦、香豉宣透郁热、益胃和中。

【用方思路】

1. 栀子豉汤既是辨治阳明郁热证的重要代表方，又是辨治诸多杂病如脾胃病、心病、肺病等的重要基础方。

2. 方中栀子既能清热，又能凉血；淡豆豉既可透散表热，又可透泻里热。从方中用药用量及调配分析得知，栀子豉汤的应用并不局限于阳明郁热证，还可用于辨治诸多杂病，如消化、循环、内分泌及代谢等系统疾病。

3. 运用栀子豉汤辨治的病证（无论病变部位在脾胃或在心）以阳明热郁为主，其治当清透郁热。

【随证合方】 若夹虚寒，可与干姜黄连黄芩人参汤合方用之；若夹痰热，可与小陷胸汤合方用之；若夹郁，可与四逆散合方用之。

【注意事项】 运用栀子豉汤既要辨清西医之病，又要辨清西医之病属于中医郁热证。辨西医之病可进一步了解疾病的发展演变及转变规律，辨中医之证可更好地针对西医之病选用栀子豉汤。

【应用指征】

（1）发汗，吐、下后，虚烦不得眠，若剧者，必反复颠倒，心中懊侬，栀子豉汤主之；若少气者，栀子甘草豉汤主之；若呕者，栀子生姜豉汤主之。（76）

（2）发汗，若下之，而烦热，胸中窒者，栀子豉汤主之。（77）

（3）伤寒五六日，大下之后，身热不去，心中结痛者，未欲解也，栀子豉汤主之。（78）

（4）阳明病，脉浮而紧，咽燥口苦，腹满而喘，发热汗出，不恶寒，反恶热，身重。若发汗则躁，心愦愦，反谵语；若加温针，必怵惕烦躁，不得眠；若下之，则胃中空虚，客气动膈，心中懊侬，舌上胎者，栀子豉汤主之。（221）

（5）阳明病，下之，其外有热，手足温，不结胸，心中懊侬，饥不能食，但头汗出者，栀子豉汤主之。（228）

（6）下利后，更烦，按之心下濡者，为虚烦也，宜栀子豉汤。（375）（第十七 44）

【方论】

宋·寇宗奭,《本草衍义》（1116 年）： 仲景治发汗吐下后，虚烦不得眠；若剧者，必反复颠倒，心中懊侬，栀子豉汤治之。虚故不用大黄，有寒毒故也。栀子虽寒无毒，治胃中热气，既亡血、亡津液，腑脏无润养，内生虚热，非此物不可去。张仲景《伤寒论》已著。又治心经留热，小便赤涩，去皮，山栀子，火炮大黄、连翘、甘草（炙）等分，末之，水煎三二钱匕，服之无不效。

金·成无己,《注解伤寒论》（1144 年）： 《内经》曰：其高者因而越之。与栀子豉汤以吐胸中之邪。酸苦涌泄为阴，苦以涌吐，寒以胜热，栀子豉汤相合，吐剂宜矣。

金·成无己,《伤寒明理药方论》（1156 年）：栀子味苦寒, 《内经》曰："酸苦涌泄为阴"，涌者吐之也，涌吐虚烦，必以苦为主，是以栀子为君，烦为热胜也，涌热者必以苦胜热者，必以寒。香豉味苦寒，助栀子以吐，虚烦是以香豉为臣。《内经》曰："气有高下，病有远近，证有中外，治有轻重"，适其所以为治，依而行之所谓良矣。

元·王好古,《此事难知》（1308 年）： 烦者，气也；躁者，血也。气主肺，血主肾，故用栀子以治肺烦，用香豉以治肾躁。烦躁者，懊侬不得眠也。少气，虚满者，加甘草。如若呕、哕者，加生姜、橘皮。下后腹满而烦者，栀子厚朴枳实汤。下后身热，微烦者，栀子甘草干姜汤。

元·赵以德,《金匮方论衍义》(1368年)：故皆用栀豉汤之苦寒，吐其客热也。

明·许宏,《金镜内台方议》(1422年)：故用栀子为君，其性苦寒，以涌宣其上膈之虚烦也。淡豆豉性平，能吐能汗者，用之为臣佐，以吐胸中之邪也。《内经》曰：气有高下，病有远近，证有中外，治有轻重。是也。瓜蒂散吐胸中实邪，栀子豉汤吐胸中之虚邪也。

明·汪石山,《医学原理》(1525年)：治邪热客于胸中，烦热郁闷，心中懊侬。治法当吐去胸中之邪可也。经云：酸苦涌泄为阴。又云：苦以涌吐，寒以胜热。故用栀子之苦以涌吐其邪，用豆豉之寒以胜热。

明·吴昆,《医方考》(1584年)：伤寒汗吐下后，虚烦不得眠，心中懊侬者，此方主之。汗吐下之后，正气不足，邪气乘虚而结于胸中，故烦热懊侬；烦热者，烦扰而热；懊侬者，懊侬闷也。栀子味苦，能涌吐热邪；香豉气腐，能克制热势，所谓苦胜热，腐胜焦也。是方也，惟吐无形之虚烦则可，若用之以去实，则非栀子所能宣矣。宣实者，以后方瓜蒂散主之。

明·方有执,《伤寒论条辨》(1592年)：此条结痛。比上条微烦则较重。一证而争差分也。前以差轻。故散之以干姜。此以差重。故解之以香豉。盖香豉能主伤寒寒热恶毒。烦躁满闷。然则二条者。大同小异之分也。

明·张卿子,《张卿子伤寒论》(1644年)：酸苦涌泄为阴，苦以涌吐，寒以胜热，栀子豉汤相合，吐剂宜矣。

清·喻嘉言,《尚论篇》(1648年)：香豉主寒热恶毒，烦躁满闷。下后身热不去，心中结痛，则表邪昭著，与前条之微烦不同，故以栀子合香豉，解散余邪，又主表而不主里之法也。

清·喻嘉言,《尚论后篇》(1648年)：栀子色赤，味苦，入心而治烦；香豉色黑，味咸，入肾而治燥。

清·李中梓,《伤寒括要》(1649年)：经曰：酸苦涌泄为阴。涌者，吐也。涌吐虚烦必以栀子之苦为君，清除伏热，必以香豉之寒为臣也。

清·张璐,《伤寒缵论》(1667年)：栀子涌膈上虚热，香豉散寒热恶毒，能吐能汗，复汗下后虚烦不解之圣药。若呕，则加生姜以涤饮；少气，则加甘草以缓中；心烦腹胀，则去香豉而加枳朴，邪在上而不在中也。丸药伤胃，则去香豉而加干姜，涌泄而兼安中之意也。故欲涌虚烦，必先顾虑中气。所以病人有大便溏者，有不可吐之戒。

清·程应旄,《伤寒论后条辨》(1670年)：香豉主寒热恶寒，烦躁满闷，只以栀子合之，便可解散，无满可泄，无中可温，此又主表不及里、治上不及中之法也。

栀子气味轻越，合以香豉，能化浊为清，但使涌去客邪，气升则液化，而郁闷得舒矣。若少气者，热伤气也，加甘以补之，若呕者，热抟而气逆也，加辛以散之。或补或散，皆是安回津液之助。

清·柯琴,《伤寒来苏集》(1674年)：此阳明半表半里涌泄之剂也。少阳之半表是寒，半里是热。而阳明之热，自内达外，有热无寒。其外证身热汗出，不恶寒反恶热，身重，或目疼鼻干不得卧。其内证咽燥口苦，舌苔、烦躁，渴欲饮水，心中懊侬，腹满而喘。此热半在表半在里也。脉虽浮紧，不得为太阳病，非汗剂所宜。又病在胸腹，而未入胃府，则不当下。法当涌吐以发散其邪。栀子苦能泄热，寒能胜热，其形象心；又赤色通心，故除心烦、愦愦、懊侬、结痛等症。豆形象肾，制而为豉，轻浮上行，能使心腹之邪上出于口，一吐而心腹得舒、表里之烦热悉除矣。所以然者，二阳之病发心脾，以上诸证，是心脾热，而不是胃家热，即本论所云“有热属藏者，攻之，不令发汗”之谓也。若夫热伤气者，少气加甘草以益气。虚热相搏者多呕，加生姜以散邪。栀豉汤以栀配豉，瓜蒂散以赤豆配豉，皆心肾交合之义。

清·陈尧道,《伤寒辨证》(1678年)：栀子涌膈上虚热，香豉散寒热恶毒，能吐能汗，为汗下后虚烦不解之圣药。若呕则加生姜以涤饮，少气则加甘草以缓中，心烦腹胀，则去香豉而加枳、朴。邪在上而不在下也，丸药伤胃，则去香豉而加干姜，涌泄而兼安中之意也。故欲涌虚烦，必先顾虑中气，所以病人素有微溏者，有不可吐之戒。

清·汪琥,《伤寒论辨证广注》(1680年)：栀子豉汤，吐胸中虚烦者也。栀子味苦寒，《内经》曰：酸苦涌泄为阴。涌者，吐之也。涌吐虚烦，必以苦为主，是以栀子为君。烦为热胜也，涌热者，必以苦，胜热者必以寒，香豉味苦寒，助栀子以吐虚烦，是以香豉为臣也。

清·汪昂,《医方集解》(1682年)：此足太阳、阳明药也。烦为热胜，栀子苦寒，色赤入心，故以为君；淡豉苦能发热，腐能胜焦，肾气为热，心气为焦。豉蒸窨而成，故为腐。助栀子以吐虚烦，故以为臣。酸苦涌泄为阴也，此吐无形之虚烦。若膈有实邪，当用瓜蒂散。

清·李彣,《金匮要略广注》(1682年)：**二味俱属苦寒,**《经》云：寒胜热，酸苦涌泄为阴吐为涌，下利为泄。香豉用黑豆蒸煮其气，能升能散，于吐药尤宜。

清·张志聪,《伤寒论宗印》(1683年)：发汗吐下后，虚其中而亡其阴液矣。以致在表之余邪，内入于宫城之间，心恶邪热，故虚烦不得眠也。君主之气在上，不得阴液以和之，而阳热之邪，又凌于心下，是以反复颠倒，而心中懊憹也。栀子色赤而形象心，味苦属火，炒熟而为黑色，取生浮熟沉之义，导火热之下降也。豆为水之谷，色黑性沉，罨熟而成轻浮，取生沉熟浮之义，引水液之上升也。阴阳和而水火济，邪热清而病自解矣。若气虚者，加甘草以补中气。呕者，加生姜以宣通。夫病发于表阳，下之而结于胸膈有形之间者，大陷胸汤证也。入于无形宫城之间者，栀子豉汤证也。病发于阴，下之而结于心下者，大黄黄连泻心汤证也。夫发于阴之泻心汤证，乃君火自化之热，故虽热而不烦。栀子豉证，乃阳热之邪内侵心主，故反复懊憹也。（眉批：在于虚无之间，故曰虚烦。）

清·张志聪,《伤寒论集注》(1683年)：伤寒五六日，病当来复于太阳，大下之则虚其中而热留于内，是以心中结痛而身热不去，此未欲解也。宜栀子豉汤清表里之余热，从外内以分消。盖栀子苦能下泄，以清在内之结痛，香豉甘能发散，启阴液为微汗，以散在外之身热。按：葛翁《肘后方》用淡豆豉治伤寒，主能发汗。

栀子豉汤主之，栀子凌冬不凋，得冬令水阴之气，味苦色赤形圆小而象心，能启阴气上资于心复能导心中之烦热以下行；豆乃肾之谷，色黑性沉，罯熟而成轻浮，主启阴藏之精上资于心、胃，阴液上滋于心而虚烦自解，津液还入胃中而胃气自和。夫气发原于下而生于中，若少气者，加甘草以和中；呕者，中气逆也，加生姜以宣通。曰少气者，谓栀子豉汤之从下而中；曰呕者，由中而上也。本方栀子原无“炒黑”二字，栀子生用，其性从下而上，复从上而下，若炒黑则径下而不上矣。

清·张志聪,《金匮要略集注》(1683年)：按之濡者，非邪实于心下而为烦也，宜栀子豉汤以和之。栀子色赤味苦，其形象心，心之药也。炒黑而成水色，取生浮熟沉之义，导火热之下降也。豆为水之谷，色黑性沉，微熟而成轻浮，取生沉熟浮之义，引阴气以上滋也。上下交而水火济，阴阳和而心则夷。

此言香豉之能上，而栀子之能下降也。发汗，若下之则虚其中矣。烦热胸中窒者。余热乘虚而窒塞于心下也。宜栀子导君火之气以下行，香豉启阴中之液以上达，阴阳上下相和而留中之虚热自解矣。

清·沈明宗,《伤寒六经辨证治法》(1693年)：故用栀豉汤，涌吐表与胸膈之邪，后人反以枳、朴下降之品，顺气宽胸，孰知愈降气而邪愈陷，以致病笃不救，悲夫。

清·张璐,《医通祖方》(1695年)：仲景太阳例中用栀子豉汤有三，皆主汗下后虚邪不解之证，其栀子必取肥者，生用，一吐而膈上之邪与火俱散也。若其时行疫疠，头痛发热，此汤加葱白最捷。多有服之不吐者，胃气强也，加齑汁服之，或以鹅翎探之。或借用以清解膈上郁结之火，不欲其吐，又须山栀炒黑用之，使屈曲下行小便矣。如卫气素虚人感冒客邪，自汗多者，此方中香豉须炒熟用之；至于少气，为胃气之虚，则加甘草以缓调之，呕为痰饮之逆，则加生姜以开豁之；下后心烦腹满，明是浊气内陷，乃于本方除去香豉表药，加枳、朴以涌泄之；丸药大下后，身热不去，微烦，明是虚火外扰，本方亦不用香豉，而加干姜以温顺之；其有身黄发热，明是湿邪郁发，亦于本方去香豉，而加柏皮以苦燥之；下后劳复、食复，明是正不胜邪，本方加枳实以清理其内，用清浆水煮，取味微酸，使之下行而不上越也；若有宿食，则加大黄如博棋子大五、六枚。同一栀子豉法，功用之妙神化莫测，非庸俗所能拟议也。

清·张璐，《千金方衍义》(1698年)：本治发汗吐下后虚烦懊侬，栀子专散胸中客热，香豉专主太阳经中不正之气。

清·钱潢，《伤寒溯源集》(1708年)：栀子本草不言其能吐，而仲景独用之以吐胸邪，故张子和三法中亦有之。盖因其味苦性寒，而其味懊侬，故能令人吐，然亦大概以鸡羽探之耳。淡豉本主伤寒寒热，瘴气恶毒时疾热病。李时珍云：黑豆性平，作豉则温，既经蒸煮，故能升能散，得葱则发汗，得盐则能吐，得酒则治风，得薤则治痢，得蒜则止血，炒熟则又能止汗。其合栀子而能吐膈间之邪者，盖取其能升能散能吐耳。

清·秦之桢，《伤寒大白》(1714年)：此仲景治懊侬原方也。以懊侬症，心下烦热致病，故以栀子豆豉汤主治。然表邪不散，亦有烦热懊侬者，家秘故有三阳表药加入之法。如羌活栀子豆豉汤，即前方加羌活，以宣发太阳。干葛栀子豆豉汤，即前方加干葛，以宣发阳明。柴胡栀子豆豉汤，即前方加柴胡，以宣发少阳。

仲景治心胸满闷，以表症尚在者仍用发表。表邪已解，里有热结者，用诸泻心汤。心腹硬痛，有下症者，用陷胸汤。若汗下后，心烦痞塞，立栀子豉汤，和解其热，栀子厚朴汤，宽解其气，此无穷法门也。下利心烦，故以此方先治上焦。

清·顾松园，《顾松园医镜》(1718年)：栀子苦以涌之。淡豉解烦躁，除满闷。此因邪在胸膈，用栀、豉涌吐其邪，所谓在上者因而越之也。凡用此汤，病患旧有微溏，则大腑易动，服此不能上涌，反为下泄，故不可服。脉虚者不可吐，干呕者不可吐，素失血者不可吐，气浅者不可吐，眩冒者不可吐，虚弱者不可吐，故均禁用本方。

清·魏荔彤，《金匮要略方论本义》(1720年)：下利后更烦，按之心下濡者，为虚烦也，主之以栀子豉汤。此亦《伤寒论》之条，引入此者，明虚热实热之不同。实热多在肠胃以下，虚热乃在胸膈以上。心上烦者热也，心下濡者虚也，是又不同于实热之可下，而当另商虚热消散之法矣。栀子豉汤方义，亦详于《伤寒论》中，当参观之。然《伤寒论》厥阴篇中虚热由肝而升，此下利之虚热由胃而升，虽升之来路不同，上热下虚则一理也。

清·魏荔彤，《伤寒论本义》(1724年)：在表原属阴邪，久未除；在里则为阳邪，久成郁，栀子苦寒，治心中成郁之阳邪，香豉香辛，治在表未散之阴邪，而此证又可愈矣。以栀子主里，以香豉主表，斯不犯虚虚之戒，是又两解阴阳之微妙为用者也。再有少气一证，益以甘草，以补其中；再有呕者一证，佐以生姜，以开其秽，病虽有少异，而大同，法则亦少变而不失其正而已。倘或其人素有微溏之病，则栀子苦寒，原有禁例，又当另商治法，神而明之矣。仲师未出方，喻注以炙甘草汤方补之，后学临证细参，非可一言尽也。栀子性原苦寒易泄，非吐药也。仲师用以格阻其气，使之成吐耳。以上数条用之之意，殆意在吐而不止在吐，又在半散、半吐、半泄也，明矣。

病仍带表，既不可再下，且已入里又不可复发汗，惟有主以栀子豉汤，仍从太阳治法，以豉之香辛，越表邪于上，以栀子苦寒泄里邪于下，表里兼治，而不犯误下误汗之禁，是又仲师之神于处方者也。

清·姚球，《伤寒经解》(1724年)：五六日，病日已久。大下之，里气已虚，阳邪内陷，心下结痛，身热未去，表未欲解，故以栀子豉汤，从高上越，撤其阳邪也。栀子苦寒，主五内阳邪；香豉主头痛烦热，虽有散邪之力，终属五谷之类。所以主吐下后之身热，清轻上越之也。

清·尤在泾,《伤寒贯珠集》(1729 年)：栀子体轻，味苦微寒，豉经蒸，可升可降，二味相合，能彻散胸中邪气，为除烦止躁之良剂。

清·尤在泾,《金匮要略心典》(1729 年)：下利后更烦者，热邪不从下减，而复上动也；按之心下濡，则中无阻滞可知，故曰虚烦，香豉、栀子能撤热而除烦，得吐则热从上出而愈，因其高而越之之意也。

清·王子接,《绛雪园古方选注》(1732 年)：栀子豉汤为轻剂，以吐上焦虚热者也。第栀子本非吐药，以此二者生熟互用，涌泄同行，而激之吐也。盖栀子生则气浮，其性涌，香豉蒸署熟腐，其性泄。涌者，宣也。泄者，降也。既欲其宣，又欲其降，两者气争于阳分，自必从宣而越于上矣。余以升降熟降为论，柯韵伯以栀子之性屈曲下行，淡豉腐气上蒸为吐，引证瓜蒂散之吐，亦在于豉汁。吾恐瓜蒂亦是上涌之品，吐由瓜蒂，非豉汁也。存之以俟君子教我。

清·不著撰人,《伤寒方论》(1732 年)：栀豉之用，虚烦实烦皆可，大抵为下后有太阳余邪未尽，或先经汗吐而又下者，总为胸中阳气不足，最虚之处，便是客邪之处，于是甚则身热，胸中结痛，或但窒塞而烦躁为实烦，不甚则外热除而心不窒，但虚热留蕴，烦而不眠，或反复懊侬为虚烦，皆非大满痞结者比，故以栀豉轻剂涌之，所谓邪高者越之也，即有太阳病兼汗出，不恶寒反忘热，身重舌苔皆见阳明之证，亦涌以栀豉而彻去膈热，则治太阳而无碍阳明耳，即有热郁结气，致头汗出而心中懊侬，然不结胸则邪本轻微亦栀豉涌之以彻其热，则阳明下通于阴而濈然汗解耳，盖香豉原主寒热恶毒，烦躁满闷亦能调中下气，栀子更能清肺胃大小腹郁火血热，此汤尤主表邪，妙在轻涌而宣扬之，若旧微溏服此汤不能上涌，反为下泄矣，故戒之，《内经》曰先泄而后生他病者，治其本，必先调之，后乃治其他病，正此意也。

清·黄元御,《伤寒悬解》(1748 年)：汗下败其中气，胃土上逆，浊气填瘀，君火不得下行，故心宫烦热，胸中窒塞。栀子豉汤，香豉调中气而开窒塞，栀子吐浊瘀而除烦热也。

清·黄元御,《金匮悬解》(1754 年)：利后阳泄，不应生烦，乃更烦者，是阳复而有内热也。承气证之烦，心下硬满，是谓实烦，若按之心下濡者，是谓虚烦。缘阳复热升，熏蒸肺津，而化涎沫，心气郁阻，是以生烦。宜栀子豉汤，吐其瘀浊，以清烦热也。

清·徐灵胎,《伤寒约编》(1759 年)：栀子除内烦，淡豉泄外热，君以黑膏，则阳明之血热自解，而谵语自止矣。

清·强健,《伤寒直指》(1765 年)：酸苦涌泄为阴，苦以涌吐，寒以胜热，栀子、香豉相合，吐剂宜矣。经曰：其高者因而越之，其下者引而竭之，中满者泻之于内；其有邪者，必渍以为汗，其在皮者汗而发之。治伤寒之妙，虽有变通，终不越此数法也……栀子苦寒，苦以涌吐为君；烦为热盛，胜热者必寒，香豉苦寒，故为臣而助之。

清·吴仪洛,《成方切用》(1761 年)：烦为热胜，栀子苦寒，色赤入心，故以为君。淡豉苦能泄热，腐能胜焦，助栀子以除烦，故以臣。酸苦涌泄为阴也，此吐无形之虚烦。若隔有实邪，当用瓜蒂散。

清·杨栗山,《伤寒瘟疫条辨》(1784 年)：栀子涌膈上虚热，香豉散寒热恶毒，能吐能汗，为伤寒汗下后不解，虚烦闷乱之圣药。若呕则加生姜以涤饮，名栀子生姜豉汤；若少气则加甘草以缓中，名栀子甘草豉汤；苦心烦腹满，起卧不安，则去香豉而加厚朴、枳实，名栀子厚朴汤。

清·罗国刚,《罗氏会约医镜》(1789 年)：烦者气也，出于肺，栀子治肺烦；躁者血也，出于肾，豆豉治肾躁；以心火旺，则金躁而水亏，肺肾合而为烦躁。上方吐有形之实邪，此方吐无形之虚烦。若大便溏泄者，虚寒在下，不可服。至于宿食而烦躁者，用栀子大黄汤下之。

清·徐玉台,《医学举要》(1792 年)：栀子豉汤治阳明初病，不全在表，不全在里，汗下温针，皆在所禁。惟用栀子一味先煎，后纳香豉，为能双解表里，外而身汗恶热身重，内而喘满咽干口苦，一齐可解矣。

清·吴坤安,《伤寒指掌》(1796年)：心中懊侬，胸满而喘，舌苔白刺，或兼微黄，脉象洪滑，此阳明内热欲出之表，为阳明半表半里之症，斯时汗下两忌，惟宜吐法，以越胸中之邪，栀子豉汤主之。

此病发于阳，而误下之。外热未除，而内热又结于心中，故结痛，栀豉所以宣通热邪也。

邵仙根评：心中结痛，身热不去，其邪未尽入里，与结胸症之心痛而身不热者不同。用栀子豉汤散邪撤热，轻于小陷胸汤之荡实除热，是火郁发之之法也。

清·吴鞠通,《温病条辨》(1798年)：栀子豉汤，涌越其在上之邪也。少气加甘草者，误下固能伤阴，此则以误下而伤胸中阳气，甘能益气，故加之。呕加姜汁者，胃中未至甚热燥结，误下伤胃中阳气，木来乘之，故呕，加姜汁，和肝而降胃气也，胃气降，则不呕矣。

清·陈修园,《伤寒真方歌括》(1803年)：栀子苦能涌泄，寒能胜热，栀象心而入心；豆象肾而入肾。烦躁不宁，是心肾之病，故以苦寒之栀子，得豆豉之腐气作吐，凡一切烦躁懊侬之结于心腹者，一吐而俱解矣。

清·陈修园,《伤寒论浅注》(1803年)：以栀子入心而下交于肾，豆豉入肾而上交于心，水火交而诸证自愈。

清·陈修园,《长沙方歌括》(1803年)：蔚：方非吐剂，而病间有因吐而愈者，所以为方之神妙。栀子色赤象心，味苦属火，性寒导火热之下行；豆形象肾，色黑入肾，制造为豉，轻浮引水液之上升。阴阳和，水火济，而烦热、懊侬、结痛等证俱解矣。原本列于《太阳》，主解烦，非吐剂，而有时亦能涌吐也。韵伯移入《阳明》，只知为吐剂，泄阳明之烦热。即此，为仁者见仁，智者见智也。

清·朱光被,《金匮要略正义》(1803年)：此紧承上条热利说来，谓热利下重。已用苦寒法利止矣，乃胸中更烦，按之心下濡而不满，明是阳明未尽之余热，扰攘上焦，不必用补，亦不必更清也，但以栀、豉宣越上焦，虚烦自除矣。

清·邹澍,《本经疏证》(1832年)：惟其反覆颠倒，心中懊侬，正可以见上以热盛，不受阴之滋，下因阴逆，不受阳之降，治之不以他药，止以豆豉、栀子成汤，以栀子能泄热下行，即可知豆豉能散阴上逆矣。《生气通天论》曰：阳气者，静则神藏，躁则消亡。故阳与阴和，则相合相媾而不相离；不和，则相击相拒而不相入，阴之所在，即阳之所在也。虚劳喘于吸，不喘于呼，此阴之拒阳；两脚俱疼而冷，此阴不含阳，散其阴之郁遏，使阳得达乎其中，此豆豉之秉土德，宣水化，而轻扬导达之功为不浅矣。

清·吕震名,《伤寒寻源》(1850年)：此非吐法之主方也，因误汗吐下后，正气已伤，邪留上焦，扰动阳气，因生烦热。无论虚烦实烦，皆宜此方取吐。虚烦者，若经中所指虚烦不得眠，反复颠倒心中懊侬，胃中空虚，客气动膈，按之心下濡，舌上胎饥不能食，不结胸，但头汗出，皆虚烦之候也。实烦者，若经中所指胸中窒，心中结痛，皆实烦之候也。此方主宣膈上之热，使得涌吐而解。若本有寒分者不宜。故经有病患旧微溏不可与之戒。今人用栀子俱炒黑，不能作吐。本方生用，故入口即吐也。香豉蒸而成，性主上升，故能载之以作吐，乃吐法中之轻剂也。凡用吐法，当先审邪之高下，心下满而硬痛者，结胸证也，宜陷胸法；心下痞硬者，虚痞也，宜泻心法；此则心中懊侬，心中结痛，心下濡，故宜涌吐。毫厘千里，须当辨之。

清·陈恭溥,《伤寒论章句》(1851年)：栀子豉汤升降阴阳，交济水火之方也，凡邪火不降，真水不升者用之。本论曰：发汗吐下后，虚烦不得眠；若剧者，必反复颠倒，心中懊侬，比方主之。又曰：发汗若下之，而烦热，胸中窒者，比方主之。又曰：伤寒五六日，大下之后，身热不去，心中结痛者，未欲解也，此方主之。又阳明篇曰：阳明病，脉浮而紧，咽燥口苦，腹满而喘，发热汗出，不恶寒，反恶热，身重。若发汗则躁，心愦愦，反谵语；若加温针，则必怵说烦躁不得眠；若下之，则胃中空虚，客气动膈，心中懊侬，舌上胎者，此方主之。又曰：阳明病下之，其外有热，手足温，不结胸，心下懊侬，饥不能食，但头汗出者，此方主之。凡此皆邪火不降，真水不升，阴阳水火不相交济之病也。用栀子导心火以下降，香豉引真水以上升，水上火下，斯成既济之功焉。

清·王孟英,《温热经纬》(1852年)：徐洄溪曰：此剂分两最小，凡治上焦之药皆然。按此汤加减七方，既不注定何经，亦不专治何误。总由汗、吐、下之后，正气已虚，尚有痰涎滞气，凝结上焦，非汗下之所能除。雄按：温暑湿热之证，每有痰涎滞气，凝结上焦，不必在汗吐下后也。既非汗下可除，尤忌妄投补剂。经所云“在上者，因而越之”，则不动经气，而正不重伤，此为最便，乃不易之法也。古方栀子皆生用，故入口即吐。后人作汤，以栀子炒黑，不复作吐，全失用栀子之意。然服之于虚烦证亦有验，想其清肺除烦之性故在也。汪按：欲取吐者，必宜生用。

清·王士雄,《随息居重订霍乱论》(1862年)：此伤寒吐剂也。然古方栀子生用，故能涌吐，今皆炒黑用之，虽不作吐，洄溪谓其涤热除烦之性故在也，而余之治热霍乱，独推以为主剂。盖栀子苦寒，善泄郁热，故《肘后方》以之治干霍乱矣。豉经蒸腐，性极和中，凡霍乱多由湿郁化热，挟秽浊热气，而扰攘于中宫，惟此二物，最为对证良药，奈昔人皆不知察也。且二物之奇，匪可言罄，如偶以银花、竹叶清暑风，配以白蔻、菖蒲宣秽恶；湿甚者臣以滑、朴，热胜者佐以芩、连；同木瓜、扁豆则和中，合甘草、鼠黏而化毒。其有误投热药，而致烦乱躁闷者，亦可藉以为解救，厥功懋矣。而古今之治霍乱者从不引用，岂非一大阙典耶？

清·费伯雄,《医方论》(1865年)：注中治伤寒汗吐下后，虚烦不眠，懊侬身热等症。“汗吐下后”一语，宜善体会，盖言或汗后，肌表虽解而里热未除；或吐后，痰气虽平，而阳邪未去；或下后，里滞虽退而表邪未清。乃指一节而言，并非谓三法并用之后也。今人死煞句下，往往误认三法并施，虽有壮夫，岂能堪此？且三法并用之后，岂尚有余邪未清者乎？不参活句，谬以千里矣！仲景用栀子，令上焦之热邪委宛而下；用豆豉以开解肌理。真超凡入圣之方，其各种加减之法，亦俱有精义，不得草草读过。

清·郑钦安,《医理真传》(1869年)：栀豉汤一方，乃坎、离交济之方，非涌吐之方也。夫栀子色赤、味苦、性寒，能泻心中邪热，又能导火热之气下交于肾，而肾脏温。豆形象肾，制造为豉轻浮，能引水液之气上交于心，而心脏凉。一升一降，往来不乖，则心、肾交而此症可立瘳矣。仲景以此方治汗、吐、下后虚烦不得眠，心中懊侬者，是取其有既济之功。前贤以此方列于涌吐条，未免不当。独不思仲景既列于汗、吐、下后虚烦之症，犹有复吐之理哉。

清·高学山,《伤寒尚论辨似》(1872年)：故以栀子之润下而降热，香豉之调中而下气，则气热既平，结痛与身热可俱去矣。

清·高学山,《伤寒尚论辨似》(1872年)：故以栀子之苦降入心，以泻其升浮之火。香豉之淡渗解毒，以滋其燥而已。若渴欲饮水，口干舌燥，则干热甚矣，以大寒重镇之白虎易栀豉，加以大补津液之人参，则扶水抑火之力，有更进矣。脉浮以下三症，主猪苓汤，尤仲景之独见若神也。盖脉浮发热似表症，渴欲饮水似在里之症，小便不利似在里之下症，今从小便不利一症，则知渴欲饮水，因赤热之小水，抬高里热，以致渴欲饮水之里热，内衬外托，故致脉浮发热。猪茯苓之淡渗，济以甘胶之滋润阴水，监以滑石之重坠分理，使以泽泻之直透水中，与五苓之抽底乎面，同功而异用，故小便利，而大渴除，内火清，而外热敛矣。或曰：子言本汤，与五苓同功而异用。夫利水、解渴、除表热，所谓同功者，人尽知之，请问异用者何？予曰：二汤有毫厘千里之辨，只在阴阳上下间耳。五苓症，是热伤真阳，故用桂术者，醒脾以崇土也。猪苓症，是热伤真阴，故用胶滑者，镇浮以助水也，且五苓之泄渗，注意在上中二焦，清水之源也。猪苓之渗泄，注意在中下二焦，清水之流也，二汤可误用乎？观下条汗多而渴，胃中干燥，加胶滑之猪苓汤，且不可与，况桂术之五苓也，可不慎与。

清·莫枚士，《经方例释》（1884 年）：［泉案］栀豉症，一曰烦热胸中窒；一曰身热不去，心中结痛；一曰反覆颠倒，心中懊侬，其余栀子干姜汤症、栀子厚朴汤症，皆无心胸结痛，即无豉。是栀子治烦，豉治心胸结窒，分别截然。

清·唐容川，《伤寒论浅注补正》（1893 年）：若剧者，不得眠之盛，必反复颠倒，烦之极，自见其心中不爽快而懊侬，以栀子豉汤主之。以栀子入心而下交于肾，豆豉入肾而上交于心，水火交而诸证自愈。

清·王旭高，《退思集类方歌注》（1897 年）：《本经》：栀子清胃中热气。《纲目》：豉能调中下气。

清·张秉成，《成方便读》（1904 年）：栀子色赤入心，苦寒能降，善引上焦心肺之烦热，屈曲下行。以之先煎，取其性之和缓。豆豉用黑豆蒸窨而成，其气香而化腐，其性凉而成热，其味甘而变苦。故其治能除热化腐，宣发上焦之邪。用之作吐，似亦宜然。且以之后入者，欲其猛悍，恐久煎则力过耳。

清·戈颂平，《伤寒指归》（1907 年）：栀子黄赤，气味苦寒，黄为土之色，赤为火之色，苦为火之味，寒为水之气，能固半表上阳气，回还半里。凡豆体皆重，取黑豆成豉，黑，水之色，得蒸煮之气，易重从轻，能宣发半里阴液，回还半表。

栀子苦寒，固半表上阳气，回还半里。以香豉，宣发半里下阴液，回还半表经道，半里阴阳相和，自不烦热，胸中阴得阳运，自不气窒。

适栀子豉汤之理，即主之栀子黄赤，气味苦寒，固半表上阳气，回还半里。豆豉，宣发半里下阴液，回还半表，令阴阳气液调和表里也。

栀子苦寒，固半表阳气，回还半里。香豉苦温，宣发半里阴液，回还半表，表里阴阳气液，升降相和则愈。

近代·何廉臣，《增订伤寒百证歌注》（1928 年）：栀子苦能涌泄，寒能胜热，栀象心而入心，豉象肾而入肾。烦躁不宁，是心肾之病，故以苦寒之栀子，得豆豉之腐气作吐。凡一切烦躁、懊侬之结于心腹者，一吐而俱解矣。

近代·陆渊雷，《伤寒论今释》（1930 年）：栀子治上部充血，略同黄连，又能利小便，故治发黄，香豉则兼有退热解毒之功，故本方证有身热不去（八十一条），而《金匮》以治六畜鸟兽肝中毒也。《药征》云：栀子，主治心烦也，旁治发黄；香豉，主治心中懊侬也，旁治心中结痛，及心中满而烦。《气血水药征》云：香豉，治肿脓之水，盖栀豉相伍，专主心中懊侬，热而不实者。

近代·曹颖甫，《伤寒发微》（1931 年）：盖在外之标阳，以汗液和之则散，然液亏之人，又不能用发散峻剂，故但用香豉而已足。津液内亡，是生里热，于是气壅上膈，则胸中窒，甚则心中热。但病后余热，与实热不同，故但用生栀子十四枚而已足。在表者散而去之，在高者引而下之，而病后之余邪自解矣。

以其余邪独留气分，故但需栀子以清里，豆豉以疏表，而诸恙可愈。固知病后余热，因正气未复，逗留中脘，外及肌表者，正不需白虎、泻心诸汤，即轻剂亦当奏效也。

近代·曹颖甫，《金匮发微》（1931 年）：然究为病后余邪，故但用豆豉以发表汗，生山栀以降里热，而虚烦可解，所谓在表者散而去之，在高者引而下之也。

近代·祝味菊，《伤寒方解》（1931 年）：本方以栀子为主药。其适用标准在汗吐下后，正虚热郁，虚烦不得眠，甚者反复懊侬。栀子苦泄，以解在内之郁热；香豉甘散，而达被郁之卫气也。煎服法中“得吐者，止后服”六字系衍文。盖栀、豉均非涌吐之品，或云此因瓜蒂散内用香豉二合而误传之也，殆其然欤。

近代·徐大桂，《伤寒论类要注疏》（1935 年）：栀子，色赤而质轻清，形象心包，性味苦寒，故善清心膈虚热。香豉，豆经罨制，质量轻浮，苦寒而能涌越。

近代·赵桐，《金匮述义》（1940 年）：栀子之清凉导心火下降，香豉之轻浮起肾阴上升。斯乾坤定位，地天交泰而烦止矣。服后不吐，邪消于中。服后吐者，邪涌于外也。

近代·彭子益，《圆运动的古中医学·伤寒论方解篇》（1947年）：心中懊憹，饥不欲食，瘀热在胸也。头有汗，他处无汗，热越于上，宜栀子清热，香豉去瘀。此病见于阳明病下之后，可见阳明之阳虚。阳虚湿起，阳又化热也。

大病愈后因劳病复，此中气热窒。栀子清热，枳实、香豉理滞也。有宿食加大黄。

治下利后心烦，按之心下濡者。下利不应上烦。今利止而烦，乃利止阳复。阳复生热。热生而心下按之濡，乃虚烦也。当用栀子以清虚热，豆豉宣滞和中以去濡也。

近代·冉雪峰，《冉注伤寒论》（1949年）：本条后三截，连出三方，曰栀子豉汤，曰栀子甘草豉汤，曰栀子生姜豉汤，方后均注有得吐止后服字样，亦若栀子豉为吐剂也者。前贤业经辨及，此有一个很好佐证。篇末差后劳复，用枳实栀子豉汤，并不言吐，且本条方豉为四合，差后方豉为一升。多犹不吐，少用何能吐。本条少气加甘草，呕加生姜，甘草、生姜，安中宣中，正以止吐。盖病为吐病，而方非吐方，故有吐有不吐，用于本证吐，用于他证并不吐，吐则郁闭开，胸膈松快，中病即止，勿俾过量，得吐止后服，气相合为得，吐而曰得，吐原不误，不吐之吐，吐不大吐，恰到好处。止后服，不宁病解止后服，不解亦止后服，观不曰得吐愈，而曰得吐止后服，义已跃如。五苓栀豉，均汗吐下炎性机转的余波，证属虚性兴奋，水宜渗利，而不可过渗利，热宜清释，而不可过清释，默读潜玩，当为憬然。

观此，可知承气与白虎为一经一府的对待，白虎与栀子为一气一血的对待。在府用承气，在经在白虎。在气分用白虎，在血分用栀子。定接中有活法，活法中又有定法。注家只知自汗出紧接遗尿，不知心中懊憹紧接身重。只知白虎清阳明经热，不知栀子亦清阳明经热；只知栀子救下后之误，不知栀子亦救未下之误；此条来路，是上接白虎去路，亦是下接白虎，将栀子夹于两白虎中，亦若前下血谵语，夹于两有燥屎条中一例，连环互套，亦若有意于其间，或谓阳明篇次序甚乱，条文甚杂，而不知其前后对照，演映多姿，文笔亦复法度森严，波澜壮阔，数千年臆说纷纭，古人奥义微言。反因之晦，殊负作者苦心阐扬经旨，启迪后学，愿与学者共勉。

现代·中医研究院，《伤寒论语释》（1956年）：栀子味苦性寒，除心胸烦热；豆豉轻清升散，有清热作用。两药合用能彻胸中邪热，宣郁除烦。

现代·任应秋，《伤寒论语译》（1957年）：张锡驹云："栀子性寒，导心中之烦热以下行，豆豉䵒熟而轻浮，引水液之上升也，阴阳和而水火济，烦自解矣。"栀子治上部充血，略同黄连，又能利小便，故治发黄。张锡驹所谓导热下行，指此。香豉退热解表，所以80条说："身热不去，微烦者，栀子干姜汤主之。"张氏说它引水液上升，可能即指发表解热作用而言。

现代·陈亦人，《伤寒论译释》（1958年）：栀子豉汤的作用主要是轻清宣泄，栀子苦寒泄热，豆豉轻清宣透，二物相伍，最宜于热郁胸膈证。因方后有"得吐者，止后服"的医嘱，以致有些医家误以本方为吐剂，这是不符实际的说法。即使间有发生呕吐，也是极为少见的偶然情况，绝不能以偏概全，认为栀子豉汤一定具有催吐作用。然而栀子豉汤毕竟偏于苦寒，所以对平素大便微溏而中阳不足的患者，应谨慎使用。如兼中气不足而短气的，可于栀子豉汤内加甘草以补益中气；如兼胃气上逆而呕吐的，可于栀子豉汤内加生姜以和胃降逆。

本方之功用轻清宣泄，善解胸膈郁热，对于虚烦不得眠有独特的疗效。由于栀子豉汤一类方后均有"得吐者，止后服"字句，因而大多数注家都视之为吐剂，其实是一大误解，张隐庵、张令韶等氏却能不守旧说，极辨其讹，堪称卓见……程柯二氏均以结胸证与本证相较，程氏得出心中结痛为客热烦蒸所致，势之散漫尚连及表，柯氏得出用栀子豉汤，为火郁则发之，均有所阐发。张氏认为栀子豉汤能清表里之余热，从外内以分消，亦有理致。但是认定表为表证，则不够确当，豆豉固然有发散作用，必须与葱头配伍，《肘后方》葱豉同用，并非单用豆豉，况且本方伍以栀子苦泄，意不在发汗可知。本证的身热乃胸膈郁热烦蒸于外，与里相对来说是外表亦有热，而决不同于表证，必须明确区分，才能避免混淆。

现代·安徽中医学院，《伤寒论通俗讲义》（1959年）：本方治疗汗、吐、下后，津液耗损，心中虚烦等证。栀子苦寒，色赤入心，清心中之烦热；豆豉苦寒，色黑入肾，启发阴液上升为微汗，散在表之虚热。两者相合则成为清热除烦的方剂。

现代·李翰卿，《中国百年百名中医临床家》（1960年）：此清解表里虚热及阳明在经邪热之方。此证汗下后发现者最多，未经汗下者也有，即所谓阳明在经之邪热也。主治热性病，汗吐下后，心中懊憹，心烦不眠，或胸中窒，或心中结痛。但必须大便不溏，喜冷，腹不拒按。栀子清里热，豆豉解表热。诸家多有认为此方是吐剂者，经临床实践证明，并非如此。

现代·王渭川，《金匮心释》（1982年）：本节指出下利后虚烦的证治。下利后余邪未尽，更见胸中烦闷，但心下按之柔软不坚，可知属于虚烦。仲景处方栀子豉汤，以栀子清胃中邪热，香豉散郁热，两药合用，共奏清热除烦之效。本方是有效方剂。

现代·刘渡舟，《伤寒论诠解》（1983年）：本方由栀子、豆豉二药组成。栀子苦寒，可导火热下行，且因其体轻上浮，清中有宣，故与芩连之苦降直折不同。豆豉气味轻薄，既能解表宣热，又可和降胃气，宣中而有降。二药相伍，既可清解胸表之热，又可宣泄火郁之烦，还可调理气机之升降出入，对火郁虚烦之证疗效颇佳。使用本方，定要先煎栀子取其味，后纳豆豉取其气。原文方后有“得吐者止后服”一句，验之临床，也有吐的，也有不吐的，因此不可拘泥。其实，栀子与豆豉并非催吐药，但为什么有时在药后可以吐呢？从本证病情特点看，这种吐是属正气驱邪外出的表现。因其火郁于胸膈，胸阳被困，药后火郁得宣，正气得伸，正胜邪而驱邪外出，故有吐而作解的机转。一般来说，郁烦懊憹越严重，火郁越甚，正邪交争越激烈，药后得吐的机会亦越多。这种邪郁胸膈得吐而愈与邪在肠胃作泻而解的机理相同，也可以说是《内经》关于“其高者引而越之，其在下者引而竭之”的论治法则的具体体现。但在临床上，用本方后出现得吐而解的机会也并不普遍。不见吐而使火郁得泄、心烦得除者，亦往往有之。如《伤寒明条》中即认为，服栀子豉汤后不会致吐，主张把原文“得吐者止后服”改为“得汗者止后服”。其理由是，本方为清宣之剂，豆豉又有解表之力，故可得汗而解。此说亦可供参考。

现代·刘渡舟，聂惠民，傅世垣，《伤寒挈要》（1983年）：栀子苦寒下行，以清心胸烦热，且有开火郁之功；豆豉苦寒性宣而散热邪，能透心胸之热以外出。两药相合能降能宣，故有清热除烦的作用，则实非他药所能及。

现代·刘渡舟，苏宝刚，庞鹤，《金匮要略诠解》（1984年）：本条是论述下利之后的热郁虚烦证治。治宜栀子豉汤，清热除烦。方中栀子清泄心胸之郁热，解毒除毒；豆豉宣泄在上之热。两药相须，能宣泄郁热，以除虚烦。

现代·陈亦人，《伤寒论求是》（1987年）：有人认为栀子生用则吐，炒黑则不吐，也是属于臆测。张隐庵根据自己的实践对这种不从实际出发的论点进行驳斥，他说：“后人妄言栀子生用则吐，炒黑则不吐，且以栀子豉汤为吐剂。愚每用生栀子及栀子豉汤并未曾吐。夫不参经旨，而以讹传讹者，不独栀子为然矣。”汪苓友对此也曾联系临床实际进行过论证，他说：“琥按栀子豉汤，仲景虽用以吐虚烦之药，余曾调此汤与病人服之，未必能吐，何也？盖栀子之性苦寒，能清胃火，润燥，豉性苦寒，微甘，能泻热而兼下气调中，所以其苦未必能使人吐也。”关于栀子的作用，《本经》早有主治“胃中热气”的记载，徐灵胎在《本草经百种录》中说：“栀子正黄亦得金色，故为阳明之药，但其气体轻虚，走上而不走下，故不入大肠而入胃，胃在上焦故也。”徐氏所说的上焦，足相对大肠而言，否则说胃在上焦，是不通的。豆豉轻浮升发，与栀子相伍，可加强清宣胸膈郁热的作用，不是涌吐。如上所述，热郁胸膈，就是热郁于胃，但是，为什么不称胃而称胸膈？因为胸膈乃部位概念，固然与胃有关，但不完全相等，还包括心、肺、肝、食道在内，这些脏器有郁热，栀子豉汤都可以治疗。胸膈的肝胃较广，而胃的范围较狭，所以直至目前，还沿用着热郁胸膈这一病机概念。栀子豉汤两味药成方，主药为栀子，佐药为豆豉，佐药可以不用，主药必不可少，观栀子厚朴汤、栀子干姜汤皆无豆豉可证。清宣胸膈郁热，何以独取栀子，不用其他苦寒药如黄芩黄连等？周岩曾有较详细的论证，指出栀子“为心肺肝胃三脏一腑之药……体轻入气，而性阴又入血，其治在心肝胃者多，在肺者少”，并指出“苦寒涤热，而所涤为瘀郁之热，非浮散之热，亦非坚结之热”。(《本草思辨录》）对理解栀子豉汤的作用有所帮助，但是究竟怎样掌握运用，还缺乏明确标志。惟叶天士具有卓识，首先提出了“轻苦微辛，能开上痹”，说明栀子豉汤的配伍特色与作用意义，接着又提出“微苦以清降，微辛以宣通”，说明其清宣作用固然在上，但不是涌泄，而是清降，是使在上之热清降下行，这就从根本上纠正了栀子豉为吐剂的错误。栀子豉汤的清热作用与一般苦寒直折不同，叶氏又概括指出“解其陈腐郁热”与“宣其陈腐郁结”，突出了该方的作用是宣解，主治的病机是陈腐郁热（结），因此，凡属上中焦气分郁热的病证，使用栀子豉汤都有较好效果。

【方论评议】

综合历代各家对栀子豉汤的论述，应从用药要点、方药配伍和用量比例三个方面进行研究，以此更好地研究经方配伍，用于指导临床应用。

诠释用药要点：方中栀子清热燥湿、泻火除烦，香豉宣透郁热、益胃和中。

剖析方药配伍：栀子与香豉，属于相使配伍，栀子助香豉透热于外，香豉助栀子清热于内。

权衡用量比例：栀子与香豉用量比例是7：5，提示药效清热与透散之间的用量调配关系，以治郁热。

【药理作用】 本方具有保肝利胆、促进胆汁分泌、降低血中胆红素、促进血液中胆红素迅速排泄、解热、抗炎、抗菌、抗病毒、抗支原体、抗过敏、抗血吸虫、镇静、镇痛、抗胆碱性抑制、抗自由基、降心肌收缩力、降血压、降血糖、增强纤维蛋白溶解活性、防止动脉粥样硬化、防止血栓形成、促进血小板聚集、调节内分泌、调节中枢神经等作用。

厚朴七物汤

【导读】 ①学用厚朴七物汤应重视厚朴和大黄的用量调配关系、桂枝和生姜的用量调配关系、大黄和枳实的用量调配关系。②厚朴七物汤虽是辨治太阳阳明兼证的重要代表方，但在临床中对脾胃肝胆不和证等也具有良好治疗作用。③学好用活厚朴七物汤的第一步是辨清厚朴七物汤由哪些基础方、变化方和药物组成：组成厚朴七物汤有4个基础方、1个变化方和5组药，基础方之一是大黄甘草汤，之二是小承气汤，之三是厚朴大黄汤，之四是厚朴三物汤，变化方是桂枝汤，5组药中第1组是温化行气药即厚朴，第2组是清化行气药即枳实，第3组是清泻药即大黄，第4组是行散药即桂枝、生姜，第5组是益气药即大枣、甘草，从4个基础方、1个变化方和5组药用量深入学习研究即可用活厚朴七物汤。

【方歌】 厚朴七物表里方，桂枳姜枣草大黄，解表散邪调肠胃，随证加减效非常。

【方药】 厚朴半斤（24 g） 甘草三两（9 g） 大黄三两（9 g） 大枣十枚 枳实五枚（5 g） 桂枝二两（6 g） 生姜五两（15 g）

【用法】 上七味，以水一斗，煮取四升，温服八合，日三服。呕者加半夏五合，下利去大黄，寒多者加生姜至半斤。

【功用】 解肌散邪，清调肠胃。

【适应证】

1. 中医病证：①太阳中风证与阳明热证相兼。腹满，腹痛，大便硬，或不大便，饮食尚可，发热，恶风寒，汗出，脉浮数。②热结夹虚寒证。

2. 西医疾病：习惯性便秘、老年性便秘、产后便秘、肠梗阻、肠扭转、过敏性皮炎、药物性皮炎、神经性皮炎、日光性皮炎、湿疹、风疹等临床表现符合太阳中风证与阳明热证相兼者。

【用药分析】 方中厚朴苦温下气，生姜醒脾和胃，大黄泻热涤浊，枳实行气降逆，桂枝辛温解肌，大枣、甘草益气和中。

【用方思路】

1. 厚朴七物汤既是辨治太阳阳明兼证（太阳中风证与阳明热结证相兼）的重要代表方，又是辨治诸多杂病如大肠病、脾胃病、心病、皮肤病等的重要基础方。

2. 方中桂枝、生姜既是治表药，又是治里药；枳实、厚朴既可辨治上焦病变，又可辨治中焦、下焦病变；大黄既可泻太阳热又可泻脏腑热；大枣、甘草既是补益营卫药，又是补益脏腑药。从方中用药用量及调配分析得知，厚朴七物汤的应用并不局限于太阳阳明兼证，还可用于辨治诸多杂病，如消化、循环、呼吸、泌尿等系统疾病。

3. 运用厚朴七物汤辨治的基本病证（无论病变部位在表还是在里，或是表里兼证）是表里寒热夹虚，根据方中用药分析，运用本方辨治的病证主要是表里寒热夹杂。

【随证合方】 若夹寒比较重，可与大黄附子汤合方用之；若夹痰热，可与小陷胸汤合方用之。应用时还必须结合病变轻重、主次而调整方药用量。

【注意事项】 运用厚朴七物汤既要辨清西医之病，又要辨清西医之病属于中医表里寒热夹虚。辨西医之病可进一步了解疾病的发展演变及转变规律，辨中医之证可更好地针对西医之病选用厚朴七物汤。

【应用指征】 病腹满，发热十日，脉浮而数，饮食如故，厚朴七物汤主之。（第十　9）

【方论】

清·张璐,《伤寒绪论》(1667年)：呕加半夏，下利去大黄，寒多倍生姜。此即小承气合桂枝去芍药汤也。七味中独推厚朴为君者，其主在于风邪内陷之腹满，原不在乎攻下也，观方后云下利去大黄，其义自见。

清·李彣,《金匮要略广注》(1682年)：厚朴、大黄、枳实，即小承气汤也，所以攻里；桂枝、甘草、生姜、大枣，即桂枝汤例也但少芍药，所以发表。此表里双解之剂。呕加半夏，散逆也。下利去大黄，恐寒胃也。寒多加生姜，温中也。

清·张志聪,《金匮要略集注》(1683年)：厚朴七物汤主之，用小承气之厚朴、枳实、大黄，以泄在膜之实。用桂枝汤之桂枝、甘草、生姜、大枣，以散外出之邪。在气而不涉经，故减去其芍药。

清·周扬俊,《金匮玉函经二注》(1687年)：故以小承气治其里，桂枝去芍药以解其表，内外两解，涣然冰释，即大柴胡汤之意也。以表见太阳，故用桂枝耳。

清·张璐,《医通祖方》(1695年)：治腹满发热，饮食如故。小承气汤加甘草、桂枝、姜、枣。此本小承气合桂枝汤，中间裁去白芍之酸收，不致引邪入犯营血，虽同用桂枝、甘草，与桂枝汤泾渭攸分。其厚朴独倍他药，正以泄气之浊逆耳。

清·魏荔彤,《金匮要略方论本义》(1720年)：病腹满，发热十日，脉浮而数，饮食如故，厚朴七物汤主之。言腹满发热十日，则病在初起，未过十日，寒逆虽在下，而上原有邪热可知也，所以脉得浮数。浮数而发热，似外感风邪之证矣。不知浮数而发热，却无头痛项强恶风等证，但见腹满，则腹里停滞有形之物，蕴窿作热，气向外泄，所以脉见浮数，而证为发热，惟其无外邪，故不见中风他证也。再谛之饮食如故，则虽有胃虚气弱之由，而未如至有妨于食之甚也。未雨绸缪，首在调和胃气，消泄停滞，以厚朴温中下气为君，佐以甘草、大枣以补胃，桂枝、生姜以益阳，大黄、枳实以开破除涤，寓调胃承气之理于其中。服法，呕者加半夏，利者即去大黄，寒多者倍生姜，虽意在行气消胀，而其实理胃升阳之义居多也。此为胀病初发，预治于早，盖若是之顾虑虚寒也。脉数身热尚如此，其脉沉迟而身不热者，其急为温中补气，又何待言乎？

清·尤在泾，《金匮要略心典》（1729年）： 桂枝汤去芍药之酸，加蜀漆之辛，盖欲使火气与风邪一时并散，而无少有留滞，所谓从外来者。驱而出之于外也，龙骨、牡蛎则收敛其浮越之神与气尔。

清·黄元御，《长沙药解》（1753年）： 治腹满痛，发热，脉浮而数，饮食如故者。以外感风邪，经腑皆郁，经气不泄，故发热脉数。腑气不通，故腹满而痛。甘、枣、桂、姜，达郁而解外，枳、朴、大黄，泻满而攻里也。

清·黄元御，《金匮悬解》（1754年）： 腹满痛，发热十日，脉浮而数者，外感风邪，经腑皆郁。经气不泄，故发热脉浮，腑气不通，故腹满而痛。而饮食如故，则内证非寒。厚朴七物汤，姜、桂、甘、枣，解表而和中，枳、朴、大黄，泻满而攻里也。以小承气而合姜、桂、甘、枣，重用生姜，亦温下法也。

清·朱光被，《金匮要略正义》（1803年）： 此邪实腹满也，故脉不弦而浮数，但脉浮发热，邪尚在裏，而病腹满，且至十日不解，则表邪已缓，而里症为急。但视其饮食如故，知其胃气尚强，可任攻伐，正不得拘于温法也。爰以小承气攻其里，桂、甘、姜、枣和其表，斯为外内两解之主方。

日本·丹波元简，《金匮玉函要略辑义》（1806年）： 较之桂枝加大黄汤，多枳朴，而少芍药，以枳朴专泄壅滞之气，故用之，芍药专收耗散之阴，此腹但满，而不痛，与阴血无预，故去之。

清·陈元犀，《金匮方歌括》（1811年）： 按：病过十日，腹满发热，脉浮而数。夫脉浮而发热，邪盛于表也；腹满而脉数，邪实于里也。表里俱病，故以两解之法治之。取桂枝汤去芍药之苦寒，以解表邪而和营卫；小承气汤荡胃肠以泄里实，故虽饮食如故，以病已十日之久，表里交病，邪不去则正不复，权宜之法，在所必用也。气逆于上也，故加半夏以降逆；下利去大黄者，以表邪未解，恐重伤胃气以陷邪也；寒多加生姜者，以太阳本寒之气盛，重用生姜以散寒。

清·高学山，《高注金匮要略》（1872年）： 桂甘姜枣四物，援桂枝汤之例，解症之发热，并责其脉之浮也。于承气去芒硝者，因饮食如故，则知胃为经表之移热，而非邪入中土之候，故不使咸寒者损胃阳也。于桂枝去芍药者，因已有厚朴之降，大黄之沉，少留其走表之性，故不使酸敛者，过牵其发散也。呕者，下气上逆。半夏降逆，故加之。下利无积滞而腹满又为虚痞矣。大黄伤胃阳，能令虚痞益甚，故去之。胃阳虚寒，则下阴上塞，故腹为之虚满。生姜能填胸中胃中之阳，排降阴逆以消满，故寒多者加之。曰寒多者加至半斤，则原方之桂甘姜枣，不但解表，并亦填其中气，而助下运之机者乎。仲景之方，真常山之蛇也。

清·莫枚士，《经方例释》（1884年）： 此亦桂枝去芍药汤，差其分，复加生姜二两，而合小承气汤也。以其症发热脉浮，故取桂枝汤；腹满脉数，故取承气汤，乃太阳、阳明病治法也。《纲目·三十五》腹痛胀满，厚朴七物汤方，药与此同。

清·戈颂平，《金匮指归》（1907年）： 重用厚朴苦温气味，先入于里，以和其阴，阳气发扬于外，不藏于丣，阴土气实不虚，以大黄苦寒，色黄臭香，合枳实之臭香形圆，外固不藏之阳，内疏阴土气实；桂枝辛温，温通表里经道之阴；以生姜辛温，化气横行，开左右络道之阴；阳气发扬于外，不藏于丣，阴失阳生，土中气液皆少，以甘草、大枣，味厚汁浓，益之。右七味，以水一斗，煮取四升，象阳数得阴复于七，环转四方，温服八合，日三服，象阴数得阳正于八。呕者，加半夏五合，降半里上水逆气结，阴液从半里下；下利，去大黄苦降；寒，阴气也，阴气盛于里者，加生姜至半斤，以温其阴。

清·俞根初，《重订通俗伤寒论》（1916年）： 腹满而痛，大便不通，为内实气滞之的证。故君以小承气法，疏气机以泄里实，但肢冷身热，表邪未净，佐桂枝汤去白芍之酸收，解表邪而和营卫，此为太阳阳明，攻里解表之良方。

近代·曹颖甫，《金匮发微》（1931年）： 表邪为风，故用中风证之桂枝汤而去芍药；里实为大便硬，故用和燥气之小承气汤。此仲师参变方治，不从先表后里之例者也。

现代·王渭川,《金匮心释》(1982年)：本节指出腹满表证未罢兼见里实的证治。仲景处方厚朴七物汤，以桂枝、甘草、生姜、大枣调和营卫而解表邪，厚朴、枳实、大黄消积解里。此方是仲景时代表里双解的方剂。但今天医学已向前发展，厚朴七物汤疗效不显，故学者只可师其意，治疗时须采用后世有效方剂，随证施治。

现代·刘渡舟,《伤寒论十四讲》(1982年)：厚朴七物汤是张仲景的方子，见于《金匮·腹满寒疝宿食篇》。这个方子具有表里两解的作用，所以治疗腹满便秘而发热脉浮者有效。厚朴七物汤由厚朴、甘草、大黄、大枣、枳实、桂枝、生姜七药所组成。从药味上不难看出，此方是小承气汤与桂枝汤减芍药合为一方。尤在泾注解此方有“枳朴大黄，所以攻里；桂枝、生姜，所以攻表；甘草、大枣则以其内外并攻，故以之安脏气，抑以和药气也”。我认为：此方虽表里两解，但厚朴原方为半斤，桂枝则仅为二两，此方善治腹胀而偏于里证则不言而喻。

现代·刘渡舟，苏宝刚，庞鹤,《金匮要略诠解》(1984年)：本证是腹满兼见表热，里证重于表证，治宜厚朴七物汤，泄满散热，表里同解。本方即小承气汤合桂枝汤去芍药而成。以小承气汤峻泻肠中实热积滞，则腹满可去；以桂枝汤调和营卫，解散表热。因腹满不痛，故去芍药。此方泄满除热，为七里三表之治。

【方论评议】

综合历代各家对厚朴七物汤的论述，应从用药要点、方药配伍和用量比例三个方面进行研究，以此更好地研究经方配伍，用于指导临床应用。

诠释用药要点：方中厚朴苦温下气，生姜醒脾和胃，大黄泻热涤浊，枳实行气降逆，桂枝辛温解肌，大枣、甘草益气和中。

剖析方药配伍：厚朴与枳实，属于相反相须配伍，相反者，厚朴性温，枳实性寒，相须者，厚朴助枳实行气降气，枳实助厚朴下气止逆；大黄与厚朴、枳实，属于相使配伍，厚朴、枳实助大黄泻热通结，大黄助厚朴、枳实行气通腑；桂枝与生姜，属于相须配伍，增强辛温解肌，调理脾胃；大枣与甘草，属于相须配伍，增强补脾胃，益营卫；大黄与大枣，属于相反相畏配伍，大枣益气制约大黄泻热伤胃，大黄泻热制约大枣补益恋邪；生姜与大枣，属于相使配伍，醒脾益气，和胃降逆。

权衡用量比例：大黄与厚朴用量比例是3∶8，提示泻热与温通行气之间的用量调配关系，以治满痛；厚朴与枳实用量比例是近5∶1，提示清热行气与温通行气之间的用量调配关系，以治胀痛；桂枝与生姜用量比例是2∶5，以治发热；生姜与大枣用量比例是3∶5，提示醒脾和胃与益气之间的用量调配关系，以调治脾胃。又，方中若调整生姜用量，则可改变方药主治病证。

【药理作用】 本方具有增强胃肠蠕动、促进消化、改善微循环、调节内分泌、调节腺体分泌、增强机体免疫功能、抗菌、抗炎、抗病毒、抗过敏等作用。

厚朴三物汤

【导读】 ①学用厚朴三物汤应重视大黄和枳实的用量调配关系、大黄和厚朴的用量调配关系。②厚朴三物汤虽是辨治阳明热结气闭证的重要代表方，但在临床中对心肝或心肺热结气闭证等也具有良好治疗作用。③学好用活厚朴三物汤的第一步是辨清厚朴三物汤由哪些基础方和药物组成：组成厚朴三物汤有2个基础方和3组药，基础方之一是小承气汤，之二是厚朴大黄汤，3组药中第1组是温化行气药即厚朴，第2组是清化行气药即枳实，第3组是清泻药即大黄，从2个基础方和3组药用量深入学习研究即可用活厚朴三物汤。

【方歌】 气闭厚朴三物汤，八两厚朴四大黄，枳实五枚合成方，方药用量最优良。

【方药】 大黄酒洗，四两(12g)　厚朴炙，去皮，八两(24g)　枳实炙，五枚(5g)

【用法】 上三味，以水一斗二升，先煮二味，取五升，内大黄，煮取二升。温服一升。

九画

以利为度。

【功用】 行气泻实，除满通便。

【适应证】

1. 中医病证：阳明热结气闭证。腹大满不通，疼痛居次，大便不通，小便不利，或气喘，或昏冒，或发热，舌红、苔黄，脉沉滑。

2. 西医疾病：急、慢性胃炎，肠胃功能紊乱，细菌性痢疾，肠胀气，胃扩张，慢性肠胃炎，肠梗阻，支气管炎，肺气肿等临床表现符合阳明热结气闭证者。

【用药分析】 方中厚朴苦温下气，大黄泻热涤浊，枳实行气降逆。

【用方思路】

1. 厚朴三物汤既是辨治阳明热结气闭证的重要代表方，又是辨治诸多杂病如肠胃病、心病、肺病等的重要基础方。

2. 方中大黄既可泻热，又可通结；厚朴、枳实既可行气，又可降泄。从方中用药用量及调配分析得知，厚朴三物汤的应用并不局限于阳明热结气闭证，还可用于辨治诸多杂病，如消化、呼吸、精神神经、内分泌及代谢、循环等系统疾病。

3. 运用厚朴三物汤辨治的病证（无论病变部位在脾胃、在心或在肺）以热结气闭为主，其治当清热泻结。

【随证合方】 若夹寒，可与四逆汤合方用之；若夹痰热，可与小陷胸汤合方用之；若夹气血虚，可与芍药甘草汤合方用之。应用时还必须结合病变主次酌情调整方药用量。

【注意事项】 运用厚朴三物汤既要辨清西医之病，又要辨清西医之病属于中医热结气闭证。辨西医之病可进一步了解疾病的发展演变及转变规律，辨中医之证可更好地针对西医之病选用厚朴三物汤。

【应用指征】 痛而闭者，厚朴三物汤主之。（第十　11）

【方论】

清·李彣,《金匮要略广注》(1682年): 厚朴泄满，枳实去痞，大黄泻实，即小承气汤也。

清·张志聪,《金匮要略集注》(1687年): 此即小承气汤也。所谓承气者，热气在上，寒气乘之，盖以苦寒之药承泄外来阳热之邪，此泄内因之实，故更易其名焉。

清·周扬俊,《金匮玉函经二注》(1687年): 于是以小承气通之，乃易其名为三物汤者，盖小承君大黄以一倍，三物汤君厚朴以一倍者。知承气之行，行在中下也；三物之行，因其闭在中上也。

清·魏荔彤,《金匮要略方论本义》(1720年): 仲景又出厚朴三物汤一方，云痛而闭者主之。闭者，即胃胀便难之证也。前厚朴七物汤下利即去大黄，今二便不止艰难，且闭塞矣，亦不得不先为宣通，于是仍于温药之中兼破泄之治。厚朴为君，大黄佐之，枳实为使。服法多煮，去药性之峻利，仍以利即为度，乃治胀病权宜之法也。

清·尤在泾,《金匮要略心典》(1729年): 痛而闭，六腑之气不行矣。厚朴三物汤与小承气同，但承气意在荡实，故君大黄，三物意在行气，故君厚朴。

清·黄元御,《长沙药解》(1753年): 此亦小承气汤，而分量不同。二方皆君厚朴。治腹满而便闭者。以滞气抟结，闭塞不通。枳、朴行滞而止痛，大黄破结而开塞闭也。

清·黄元御,《金匮悬解》(1754年): 痛而内闭不通，必郁而生热，直用寒泻，不须温下。厚朴三物汤，枳、朴，泻其满，大黄通其闭也。

清·朱光被,《金匮要略正义》(1803年): 痛而至于闭，三焦俱阻塞矣。上下不通，肠腑不司传导，痛何由治。因以三物开泄三焦，俾邪从下夺，闭自开也。

清·陈元犀,《金匮方歌括》(1811年): 此方不减大黄者，以行气必先通便，便通则肠胃畅，而腑脏气通，通则不痛也。

清·高学山,《高注金匮要略》(1872年): 言下利里虚，固宜大温大补如彼。若雷鸣等症全具，其人痛而便闭者，则又以气不下通，而实热之邪势由上逆，故见种种急切之候也。厚朴降气，枳实泄气，大黄下气，则闭者下通，而诸症自息，岂止痛止云乎哉。

清·莫枚士,《经方例释》(1884年): 三物，即大承气之去芒硝者，分两悉与彼方同，乃腹满痛，便闭之主方。小承气与此同品，而不主腹满痛者，以小承气，大黄为君，朴为臣，枳为佐；厚朴大黄汤，大黄为君，枳、朴为臣；三物朴为君，大黄为臣，枳为佐，不同其法。

清·戈颂平，《金匮指归》(1907年)：重用厚朴苦温气味，先入于里以和其阴；大黄苦寒，色黄臭香，合枳实之臭香形圆，外固其阳，内疏土气，圆转升降。右三味，以水一斗二升，象阳数藏于地中，其阴不闭。先煮二味，取五升，内大黄，煮取三升，象二阴偶阳从土中出，温服一升，以利为度，象一阳开于子，阴阳二气和利表里为度，何以知阴阳二气和利表里？以腹不痛为知。

近代·赵桐，《金匮述义》(1940年)：闭则痛，痛则不通也。闭乃气食之滞，通之则愈。小承三味同煮，此则先煮枳朴行气滞，故倍厚朴。体实热闭则可，体虚寒闭当禁也。

近代·彭子益，《圆运动的古中医学·金匮方解篇》(1947年)：治腹痛而闭者。腹痛而大便不通，内热必实。宜厚朴、枳实、大黄以下实，不宜温下之法也。

现代·刘渡舟，《伤寒论十四讲》(1982年)：厚朴三物汤，出自《金匮·腹满寒疝宿食病篇》。这个方子是治疗腹痛便闭，而六腑之气不行之证。它的药物组成与小承气汤同，唯剂量上有差别。小承气汤的厚朴为二两，而厚朴三物汤的厚朴则为八两，因而就决定了两方的治疗不同。尤在泾有两句精辟之言："三物汤与小承气同。但承气意在荡实，故君大黄；三物意在行气，故君厚朴。"为此，若腹胀为甚，而大便闭者，应以此方为宜矣。

现代·王渭川，《金匮心释》(1982年)：本节指出内实气滞腹痛的证治。仲景处方厚朴三物汤，药物配伍与小承气汤基本相同。但小承气汤以去里积为主，本方专以行气为主。关键在于一重大黄，一重厚朴，含义不同，值得深入体会。

现代·刘渡舟，苏宝刚，庞鹤，《金匮要略诠解》(1984年)：治宜厚朴三物汤，行气通便。厚朴三物汤与小承气汤药味相同，惟小承气汤意在荡积攻实，故以大黄为君；厚朴三物汤意在行气泄满，则以厚朴为主。方中厚朴行气消满；大黄、枳实泻热导滞。三药相等，使实热积滞消除，腑气得以通畅，则诸证自解。

【方论评议】

综合历代各家对厚朴三物汤的论述，应从用药要点、方药配伍和用量比例三个方面进行研究，以此更好地研究经方配伍，用于指导临床应用。

诠释用药要点：方中厚朴苦温下气，大黄泻热涤浊，枳实行气降逆。

剖析方药配伍：厚朴与枳实，属于相反相须配伍，相反者，厚朴性温，枳实性寒，相使者，厚朴助枳实降气，枳实助厚朴下气；大黄与厚朴、枳实，属于相使配伍，厚朴、枳实助大黄泻热通腑，大黄助厚朴、枳实行气除胀。

权衡用量比例：大黄与厚朴用量比例是3∶8，提示泻热与温通行气之间的用量调配关系，以治气滞热结；厚朴与枳实用量比例是近5∶1，提示清热行气与温通行气之间的用量调配关系，以治腹胀。

【药理作用】 本方具有调节肠胃蠕动、解除胃肠平滑肌痉挛、改善微循环、改善肺组织、调节呼吸中枢、调节血管通透性、调节去甲肾上腺素水平、清除内毒素、保肝利胆、改变血管性肠肽、增强机体免疫功能、抗菌、抗病毒、抗炎、抗过敏、抗硬化、抗溃疡等作用。

厚朴大黄汤

【导读】 ①学用厚朴大黄汤应重视大黄和枳实的用量调配关系、大黄和厚朴的用量调配关系。②厚朴大黄汤虽是辨治阳明热结支饮证的重要代表方，但在临床中对心肝或心肺热结支饮证等也具有良好治疗作用。③学好用活厚朴大黄汤的第一步是辨清厚朴大黄汤由哪些基础方和药物组成：组成厚朴大黄汤有2个基础方和3组药，基础方之一是小承气汤，之二是厚朴三物汤，3组药中第1组是温化行气药即厚朴，第2组是清化行气药即枳实，第3组是清泻药即大黄，从2个基础方和3组药用量深入学习研究即可用活厚朴大黄汤。

【方歌】 支饮厚朴大黄汤，六两大黄四枳实，厚朴一尺除痰饮，泻热行气化痰实。

【方药】 大黄六两（18 g） 厚朴一尺（约30 g） 枳实四枚（4 g）

【用法】 上三味，以水五升，煮取二升。分温再服。

【功用】 泻热行气，化饮涤实。

【适应证】

1. 中医病证：①阳明热结支饮证。胸、脘腹胀满疼痛，短气，不得卧，或气喘，大便不通，舌红、苔黄腻，脉滑。②热结气壅证。

2. 西医疾病：急、慢性胃炎，肠梗阻，肠麻痹，结核性胸膜炎，结核性腹膜炎，急性支气管肺炎，慢性支气管炎，肺气肿等临床表现符合阳明热结支饮证者。

【用药分析】 方中厚朴苦温下气、芳香化饮，大黄泻热涤饮，枳实行气降逆化饮。

【用方思路】

1. 厚朴大黄汤既是辨治阳明热结支饮证的重要代表方，又是辨治诸多杂病如肠胃病、心病、肺病、肾病等的重要基础方。

2. 方中大黄既可泻热，又可通结涤饮；厚朴、枳实既可行气，又可气化水饮。从方中用药用量及调配分析得知，厚朴大黄汤的应用并不局限于阳明热结支饮证，还可用于辨治诸多杂病，如消化、呼吸、精神神经、内分泌及代谢、循环等系统疾病。

3. 运用厚朴大黄汤辨治的病证（无论病变部位在脾胃、在心或在肝胆）以热结支饮为主，其治当清热泻结。

【随证合方】 若夹阳虚，可与桂枝人参汤合方用之；若夹瘀，可与桂枝茯苓丸合方用之；若夹血热，可与百合地黄汤合方用之。应用时还必须结合病变主次酌情调整方药用量。

【注意事项】 运用厚朴大黄汤既要辨清西医之病，又要辨清西医之病属于中医热结夹饮证。辨西医之病可进一步了解疾病的发展演变及转变规律，辨中医之证可更好地针对西医之病选用厚朴大黄汤。

【应用指征】 支饮，胸满者，厚朴大黄汤主之。（第十二 26）

【方论】

元·赵以德，《金匮方论衍义》（1368年）： 论曰：凡仲景方，多一味，减一药，与分两之更轻重，则易其名，易其治，而有如转丸者焉。若此三味，加芒硝，则谓之大承气，治内热腹实满之甚者；无芒硝，则谓之小承气，治内热之微甚者；厚朴多，则谓之厚朴三物汤，亦治热痛而闭者；今三味以大黄多，名厚朴大黄汤，而治是证。自此观之，上三药皆为治实热而用之，此言支饮胸满，何亦以是三药用之乎？

清·李彣，《金匮要略广注》（1682年）： 用厚朴大黄汤行饮，然此节小承气汤也，以胸满而非腹满，故不用大承气。

清·张志聪，《金匮要略集注》（1683年）： 此饮尚在脾之上、膈之下，因饮逆于上，故胸满也，宜厚朴大黄汤主之。夫木之专精在皮，厚朴朴厚而性燥，赤烈苦温，具木火土相生之义，能厚火土以制水邪。枳实通经，大黄行泄。盖饮邪尚在膈下，故可从下而泄焉。按：此汤即小承气，用承泄外入之热邪。则名承气。今用厚朴敦厚火土之气，以制饮邪，用将军为先锋开导前路以通泄，故易名曰厚朴大黄汤。当知破泄之中，亦可用为益助之剂。顾其病之何如耳。命名之义，盖可忽乎哉。

清·周扬俊，《金匮玉函经二注》（1687年）： 若此三味加芒硝，则谓之大承气，治内热腹实满之甚；无芒硝，则谓之小承气，之内热之微甚；厚朴多，则谓之厚朴三物汤，治热痛而闭。今三味以大黄多，名厚朴大黄汤，上三汤皆治实热而用之。此支饮胸满，何亦以是治之，尝胸满之外，复有热蓄之病，变迁不一，在上在下，通宜利之耶，胸满者下之。

清·张璐，《千金方衍义》（1698年）： 此即小承气汤，以大黄多，遂名厚朴大黄汤。若厚朴多即名厚朴三物汤。此支饮胸满，必缘其人素多湿热，浊饮上逆所致，故用荡涤中焦药治之。

清·魏荔彤，《金匮要略方论本义》（1720年）： 仲景又出厚朴三物汤一方，云痛而闭者主之。闭者，即胃胀便难之证也。前厚朴七物汤下利即去大黄，今二便不止艰难，且闭塞矣，亦不得不先为宣通，于是仍于温药之中兼破泄之治。厚朴为君，大黄佐之，枳实为使。服法多煮，去药性之峻利，仍以利即为度，乃治胀病权宜之法也。

清·黄元御，《长沙药解》（1753年）：此即小承气汤，而分两不同。治支饮胸满者。以饮居心下，肺胃郁阻，是以胸满。大黄破结而逐饮，枳、朴泻满而降逆也。

清·黄元御，《金匮悬解》（1754年）：支饮居胆肺之部，清气郁阻，胸膈壅满，此胃土堙塞，绝其降路也。厚朴大黄汤，枳、朴，降逆而消满，大黄泻胃而通瘀也。

清·陈修园，《金匮要略浅注》（1803年）：主以厚朴大黄汤者，调其气分，开其下口，使上焦之饮顺流而下。厚朴性温味苦，苦主降，温主散。枳实形圆味香，香主舒，圆主转。二味皆气分之药，能调上焦之气，使气行而水亦行也。继以大黄之推荡，直通地道，领支饮以下行，有何胸满之足患哉？此方药品与小承气同，其分两主治不同，学人宜潜心体认，方知古人用药之妙。

清·朱光被，《金匮要略正义》（1803年）：此言胸满，是有形之实邪，结于阳明地分，邪实宜攻，故直用厚朴、大黄以攻有形之结邪。

清·陈元犀，《金匮方歌括》（1811年）：支饮者，有支派之别也。胸乃阳气之道路，饮为阴邪，言胸满者，乃阴占阳位，填塞胸中而作满也。君以厚朴者，味苦性温，为气分之药，苦降温开，使阳气通，则胸中之饮化矣；枳实形圆臭香，香以醒脾，圆主旋转，故用以为佐；继以大黄，直决地道，地道通，则饮邪有不顺流而下出哉。又按：小承气汤是气药为臣，此汤是气药为君，其意以气行而水亦行，意深矣。三物汤、小承气汤与此汤药品俱同，其分两主治不同，学者宜细心研究。

清·高学山，《高注金匮要略》（1872年）：而其所以致饮者，因胃实胸满之故，则攻胃实之大黄，开胸满之枳朴，其可缓乎，此开壅水之地以治水之道也。

清·戈颂平，《金匮指归》（1907年）：主厚朴苦温，大黄苦寒，内疏土气，外坚金水表阴，以固其阳；枳实臭香形圆，转运脾土之阴无偏于里。右三味，以水五升，象三阳阳气内藏土中，煮取二升，分温再服，象阳数举得二阴偶之。此方煎法，及大黄之分两，恐错，何也？饮阴偏处脾土，是阳气不足于里，阴液内停，非脾土之气板实不疏，若将大黄同煎，其气浓而下降，脾土阴液下泄，不能内和其阳，揣摩，病药，大黄只能用二两，以水五升，先煮厚朴、枳实，取二升，内大黄，煎一沸，去滓，分温再服，取味淡气轻，外坚金水表阴，固阳气内藏。枳实、厚朴，味浓下降，转运脾土中所停之饮，阳气内藏，脾土阴气转运，支饮胸满自除。

近代·陆渊雷，《金匮要略今释》（1934年）：水引所积，多在于胃。胃水之病多属胃炎。胃炎多可下之证，故用朴、枳、大黄。自其外证而言之，则曰腹满。自其内容而言之，则曰支饮。古人用药有定则，而立名无定例，故一病一方，而或为腹满，或为支饮矣。

近代·彭子益，《圆运动的古中医学·金匮方解篇》（1947年）：治膈间有水饮胸满者。此由胃土壅实，阻塞水之降路，故使胸满。脉必沉实。厚朴、枳实、大黄下胃气之壅实也。胸满忌下。脉不沉实，下伤中气，易于致花。膈间有水必有水声。

现代·刘渡舟，《伤寒论十四讲》（1982年）：厚朴大黄汤是《金匮·痰饮咳嗽病篇》的方子。仲景用治支饮为病而胸满为甚之证。此方即小承气汤，唯大黄为六两，而厚朴一尺为异。尤在泾认为“胸满疑作腹满。支饮多胸满，此何以独用下法？厚朴、大黄与小承气同，设非腹中痛而闭者，未可以此轻试也”。

现代·王渭川，《金匮心释》（1982年）：本节指出支饮胸满的治法。仲景处方厚朴大黄汤。本方药味与小承气汤同，但小承气汤厚朴不是主药，本方则重用厚朴。应用本方的标准须有“腹满痛，大便秘”等症状，医者必须注意。

现代·刘渡舟，苏宝刚，庞鹤，《金匮要略诠解》（1984年）：本证为支饮，又挟有湿热蕴结于胸腹，故治以厚朴大黄汤，理气散

九画

满，疏导胃肠。方中厚朴降气；枳实理气，开滞消痞；大黄之量最重，泻胃肠之滞热，泻水饮有形之邪气。本方以枳实、厚朴利气行饮，推荡向下；又用大黄疏导胃肠，泻下而去，可收痰饮湿满并治之功。

【方论评议】

综合历代各家对厚朴大黄汤的论述，应从用药要点、方药配伍和用量比例三个方面进行研究，以此更好地研究经方配伍，用于指导临床应用。

诠释用药要点：方中厚朴苦温下气、芳香化饮，大黄泻热涤饮，枳实行气降逆化饮。

剖析方药配伍：厚朴与枳实，属于相反相须配伍，相反者，厚朴性温，枳实性寒，相使者，厚朴助枳实苦降化饮，枳实助厚朴芳香化湿；大黄与厚朴、枳实，属于相使配伍，厚朴、枳实助大黄泻热涤饮，大黄助厚朴、枳实行气化饮。

权衡用量比例：大黄与厚朴用量比例是6 ∶ 10，提示泻热涤饮与下气化湿之间的用量调配关系，以治热饮气滞；厚朴与枳实用量比例是9 ∶ 2，提示清热行气化饮与温通行气化湿之间的用量调配关系，以治气滞饮停。

【药理作用】 本方具有调节肠胃蠕动、解除胃肠平滑肌痉挛、改善微循环、调节内分泌、改善肺组织、调节呼吸中枢、调节血管通透性、调节心肾功能、调节去甲肾上腺素水平、清除内毒素、保肝利胆、改变血管性肠肽、增强机体免疫功能、抗菌、抗病毒、抗炎、抗过敏、抗硬化、抗溃疡等作用。

厚朴生姜半夏甘草人参汤

【导读】 ①学用厚朴生姜半夏甘草人参汤应重视厚朴和人参的用量调配关系、生姜和半夏的用量调配关系、甘草和人参的用量调配关系。②厚朴生姜半夏甘草人参汤虽是辨治脾虚气滞寒证的重要代表方，但在临床中对心肺气郁证等也具有良好治疗作用。③学好用活厚朴生姜半夏甘草人参汤的第一步是辨清厚朴生姜半夏甘草人参汤由哪些基础方和药物组成：组成厚朴生姜半夏甘草人参汤有1个基础方和5组药，基础方是生姜半夏汤，5组药中第1组是温化行气药即厚朴，第2组是益气药即人参、甘草，第3组是降逆药即半夏，第4组是行散药即生姜，第5组是调理气机药即半夏、生姜，从1个基础方和5组药用量深入学习研究即可用活厚朴生姜半夏甘草人参汤。

【方歌】 厚朴姜夏甘参汤，气虚气滞常用方，肢体倦怠腹胀满，温运脾气功效彰。

【方药】 厚朴炙，去皮，半斤（24 g） 生姜切，半斤（24 g） 半夏洗，半升（12 g） 甘草炙，二两（6 g） 人参一两（3 g）

【用法】 上五味，以水一斗，煮取三升，去滓。温服一升，日三服。

【功用】 温补脾胃，行气除满。

【适应证】

1. 中医病证：脾气滞气虚寒证。腹胀满，饮食不佳，四肢无力，或腹痛，或腹满时减，复如故，舌淡、苔白，脉弱。

2. 西医疾病：慢性胃炎、慢性肝炎、慢性肠炎、慢性胆囊炎、慢性胰腺炎、支气管炎、慢性支气管肺炎等临床表现符合脾虚气滞寒证者。

【用药分析】 方中厚朴温中下气，生姜醒脾和胃，半夏醒脾降逆，人参补益中气，甘草益气和中。

【用方思路】

1. 厚朴生姜半夏甘草人参汤既是辨治脾虚气滞寒证的重要代表方，又是辨治诸多杂病如脾胃病、心病、肺病等的重要基础方。

2. 方中厚朴既可行气，又可降逆；人参、甘草既可健脾，又可生津；生姜、半夏既可行散，又可降逆。从方中用药用量及调配分析得知，厚朴生姜半夏甘草人参汤的应用并不局限于脾虚气滞寒证，还可用于辨治诸多杂病，如消化、循环、呼吸等系统疾病。

3. 运用厚朴生姜半夏甘草人参汤辨治的病证（无论病变部位在脾胃、在肺或在心）以脾虚气滞为主，其治当健脾行气。

【随证合方】 若夹寒瘀，可与当归四逆汤合方用之；若夹瘀热，可与桃核承气汤合方用之；若夹痰热，可与小陷胸汤合方用之；若夹阳虚，可与桂枝人参汤合方用之。

【注意事项】运用厚朴生姜半夏甘草人参汤既要辨清西医之病，又要辨清西医之病属于中医虚滞证。辨西医之病可进一步了解疾病的发展演变及转变规律，辨中医之证可更好地针对西医之病选用厚朴生姜半夏甘草人参汤。

【应用指征】发汗后，腹胀满者，厚朴生姜半夏甘草人参汤主之。(66)

【方论】

金·成无己,《注解伤寒论》(1144年)：吐后腹胀与下后腹满皆为实，言邪气乘虚入里为实。发汗后外已解也。腹胀满知非里实，由脾胃津液不足，气涩不通，壅而为满，与此汤和脾胃而降气。《内经》曰：脾欲缓，急食甘以缓之，用苦泄之。厚朴之苦，以泄腹满；人参、甘草之甘，以益脾胃；半夏、生姜之辛，以散滞气。

明·汪石山,《医学原理》(1525年)：治发汗后腹胀满者。因脾胃不足，气涩不通，壅而为满。经云：脾欲缓，急食甘以缓之，用苦以泄之。故用人参、甘草以益脾土，厚朴之苦以泄胀满，佐半夏、生姜之辛以散滞气。

明·方有执,《伤寒论条辨》(1592年)：汗后腹胀满者，胃中干，阳虚气滞而伏饮停蓄也。人参、甘草之甘，益胃而滋干。生姜、半夏之辛，蠲饮而散满。然胀非苦不泄，所以厚朴者，君四物而主治也。

清·张璐,《伤寒缵论》(1667年)：本桂枝证，误用麻黄发汗，浊阴之邪乘虚入里而致喘满，与泻心汤证似同而实小异。浊气填满，故首取厚朴以泄气滞，姜、半以破痰结，参、草以助清阳，清阳运动而浊阴自除。本非结胸之寒热互结，故无藉于干姜、芩、连、大枣也。

明·张卿子,《张卿子伤寒论》(1644年)：《内经》曰：脾欲缓，急食甘以缓之，用苦泄之。厚朴之苦，以泄腹满，人参、甘草之甘，以益脾胃，半夏、生姜之辛，以散滞气。

清·程应旄,《伤寒论后条辨》(1670年)：主之以厚朴生姜甘草半夏人参汤者，益胃和脾培其阳，散滞涤饮遣去阴，缘病已在中，安中为主，胃阳得安，外卫不固而自固，桂枝不复用也。

清·柯琴,《伤寒来苏集》(1674年)：此条不是妄汗，以其人本虚故也。上条汗后见不足症，此条汗后反见有余症。邪气盛则实，故用厚朴姜夏散邪以除腹满；正气虚，故用人参甘草补中而益元气。

清·汪琥,《伤寒论辨证广注》(1680年)：脾欲缓，急食甘以缓之，用苦泄之。厚朴之苦，以泄腹满。人参、甘草之甘，以益脾胃。半夏、生姜之辛，以散滞气。《内台方议》云：此系汗后亡津液，脾气虚而燥涩，故作胀。所以汤中用人参之甘，以生津液，补不足。炙甘草之甘，以缓其中，宽其胀也。夫胀非苦不泄，故用厚朴。非辛不散，故用半夏、生姜。

清·张志聪,《伤寒论宗印》(1683年)：此因发汗而伤其中气者也。夫入胃水谷之精为汗，中焦之气，并胃中，蒸津液，是妄汗而津气偕矣。腹胀满者，虚满也。中焦既虚，则上下之气不相交通，而腹愈满矣。厚朴色赤性温而味苦泄，上而下者也。半夏感一阴初动之气而生，下而上者也。用生姜以佐朴，助天气之下降也。用甘草以佐半夏，助地气之上升也。加人参以补中焦之津气，中气足而上下交，则胀满分消而病自愈矣。夫天地之道，以阴阳水火而化生六气五行，人秉天地之气所生，亦当先理其阴阳，而后及其脏腑。是以本经配制方剂，多用交感阴阳之法，如厚朴、半夏，气分之药，升降上下之气以相交也。胆汁、人尿，汁分之物，能导水火寒热之相通也。如瓜蒌根、芫花，取药性之欲行于上下也。如栀子色赤而炒黑，黑豆性沉而黰浮，假造作而回天地之阴阳也。故曰不为良相，即为良医，谓能调燮其阴阳水火也。若图擅方技，一医工耳。学者当习大乘焉。辛属金天，甘属土地，故曰厚朴、生姜、半夏、甘草。字法之先后次序，亦有深意存焉。

清·张志聪,《伤寒论集注》(1683年)：此因发汗而致脾脏之穷约也。夫脾主腹，为胃行其津液者也，胃府之津液消亡，则脾气虚而腹胀满矣。厚朴气味辛温，色性赤烈，凌冬不凋，盖得阴中之生阳，具木火之体，用炙香主助太阴脾土之气，甘草、人参资生津液，生姜、半夏宣发胃气而上输于脾。

清·钱潢,《伤寒溯源集》(1707年)：厚朴味苦辛而性温，下气开滞，豁饮泄实，故能平胃气而除腹满。张元素云：治寒胀而与热药同用，乃结者散之之神药也。此虽阳气已伤，因未经误下，故虚中有实，以胃气未平，故以之为君。生姜宣通阳气，半夏蠲饮利膈，故以之为臣。参、甘补中和胃，所以益汗后之虚耳，然非胀满之要药，所以分两独轻。由此推之，若胃气不甚亏而邪气反觉实者，尚当消息而去取之，未可泥为定法也。观《金匮》之治腹痛腹满，仲景以厚朴三物七物两汤治之，皆与枳实大黄同用，则虚实之分自见矣。

清·魏荔彤,《伤寒论本义》(1720年)：仲师主之以生姜、甘草、人参温其中，培其阳，开以半夏之燥苦，泄以厚朴之温苦，未敢少佐以寒凉，所以使由阴分内散出之阳，仍入阴分之中，则阴敛而腹胀满消矣。阴何以胀？阳散而阴亦散也。又何以消？阳敛而阴亦敛也。可见此二物非可顷刻相离者也。推之，凡满凡壅，而未见痛楚者，皆是理也。学者详焉。前条用桂枝固外者，恐阳乃上浮，故固于外而安其中，则在下之阴，不犯上也。此条不用桂枝，正藉厚朴半夏开导之力，引生姜、甘草、人参之阳药入阴中耳。安用桂枝复引阳于外乎？仲师制方之意，千古谁能识之。

清·尤在泾,《金匮要略心典》(1729年)：发汗后，表邪虽解而腹胀满者，汗多伤阳，气窒不行也。是不可以徒补，补之则气愈窒，亦不可以迳攻，攻之则阳益伤。故以人参、甘草、生姜，助阳气，厚朴、半夏，行滞气，乃补泄兼行之法也。

清·王子接,《绛雪园古方选注》(1732年)：太阴病，当腹满，是伤中也，与吐下后邪气入里腹胀治法不同。厚朴宽胀下气，生姜散满升津，半夏利窍通阴阳，三者有升降调中之理。佐以甘草和阴，人参培阳。补之泄之，则阴结散，虚满消。

清·不著撰人,《伤寒方论》(1732年)：凡吐后腹胀，与下后腹满，乃因宜汗不汗，误与吐下，表家邪虚入里，邪气盛则实之证也。若发汗后，表邪已解而腹胀满，知非里实，缘脾胃气虚，津液搏结，阴气内动，壅而为满也。故以厚朴之苦泄腹满，半夏、生姜之辛以散滞气，人参、甘草之甘以益脾胃。

清·黄元御,《伤寒悬解》(1748年)：胃不偏燥，脾不偏湿，脾升胃降，中气转运，胸腹冲和，故不胀满。汗泄中气，阳虚湿旺，枢轴不运，脾陷胃逆，则生胀满。厚朴生姜甘草半夏人参汤，人参、甘草补中而扶阳，朴、夏、生姜降浊而行郁也。

清·黄元御,《长沙药解》(1753年)：治伤寒汗后，腹胀满者。汗后中虚胃逆，浊阴冲塞，是以胀满。人参、甘草，补中而培土，朴、半、生姜，泻满而消胀也。

清·徐灵胎,《伤寒论类方》(1759年)：发汗后，则邪气已去，而犹腹胀满，乃虚邪入腹，故以厚朴除胀满，余则补虚助胃也。

清·强健,《伤寒直指》(1765年)：《内经》：脾欲缓，急食甘以缓之，用苦泄之。厚朴之苦，以泄腹满；人参、甘草之甘，以益脾胃；半夏、生姜之辛，以散滞气。

清·徐玉台,《医学举要》(1792年)：故用厚朴、生姜、半夏，涤饮下逆而消胀满，人参、甘草，补正和中，俾正气实而邪自退。世谓甘草益胀，却不知能除虚胀耳。

清·吴坤安,《伤寒指掌》(1796年)：邵仙根评：此汗后气虚，气窒不行而腹胀满。其人内虽作胀，外无胀形。故汤中用人参、甘草，甘温补中而益元气。然徒补则愈窒滞，故用厚朴、姜、夏，行气而除腹满，此补泄兼行之法也。

清·吕震名,《伤寒寻源》(1850年)：发汗后，腹胀满者，厚朴生姜半夏人参汤主之。按汗后阳虚不能化气，阴邪内结，壅而为满。本方主厚朴除满，而生姜、半夏、人参、甘草皆醒胃和脾，使气得化而满自除矣。

清·陈恭溥,《伤寒论章句》(1851年)：厚朴生姜甘草半夏人参汤，脾虚作胀，气不转输之方也，凡病后虚人，脾胀不输者，皆宜之。本论曰：发汗后，腹胀满者，此方主之。夫发汗则亡胃中之津液矣，脾气虚不能为胃行津液，则胀满。方君厚朴以运脾气，臣生姜半夏以宣达胃气，佐人参甘草补脾气以生津液，脾得转输而胀满平矣。

清·姚球，《伤寒经解》（1859年）：湿症本可汗，然汗之太过，则皮毛受伤。皮毛合肺，肺主气，气化不及州都，则湿邪反挟肝木之势乘脾，而腹胀满矣。故主以厚朴生姜甘草半夏人参汤，挟肺气以疏胀满也。厚朴以利壅滞，生姜以疏肝邪，甘草以和中，半夏以燥湿，湿行气利而满自消。人参以补肺，肺气足以通调水道，则湿去而肝木有制矣。

清·高学山，《伤寒尚论辨似》（1872年）：盖本方方意，以厚朴之苦温，生姜之辛温，人参之甘温，总凭甘草而引至于胃，所以温补胃阳也。加半夏者，降其阴气之上逆耳。至于以苦坚之，以辛散之，又其余事，何常有一毫驱津涤饮处，此喻氏论方，愚之所以不敢首肯者也。

清·莫枚士，《经方例释》（1884年）：此旋覆代赭汤去旋、赭、枣，加厚朴，故《千金》以厚朴专方名。《普济·卷十一》殿中丞郭中妹病胀，兆案《甲乙经》。三焦胀者，气满于皮肤中，谷然不坚，遂与仲景此汤，是从伤寒而引申之，以治他病也。

清·戈颂平，《伤寒指归》（1885年）：重用厚朴，味苦气温，入中土而运浊阴。生姜，味辛气温，化气横行，疏泄土气。半夏，味辛气平，散土之结，降水之逆。甘草甘平，人参甘寒，救中土不足之阴。阴得阳则左运，阳得阴则右旋，阴阳气液旋转中土，升降输利，胀满自除。右五味，以水一斗，煮取三升，去滓，温服一升，日三服，象地天生成十数，包藏土中，开子阖午也。

清·王旭高，《退思集类方歌注》（1897年）：故以厚朴、生姜消胀满，余则补虚助胃和中也。

近代·何廉臣，《增订伤寒百证歌注》（1928年）：汗后邪气已去，而犹胀满者，乃虚邪入腹，故以厚朴除满为君，佐以参、草、夏、姜补虚助胃也。

近代·曹颖甫，《伤寒发微》（1931年）：脾虚则生湿，故用厚朴、生姜、半夏以去湿；脾虚则气不和，故用甘草以和中；脾虚则津液不濡，故用人参以滋液（西医谓人参能滋胃液，然北京妇人产后，多有三朝以后即服吉林参，眠食俱安。可见胃为生血之源，补胃即所以补血也）。则水湿下去，中气和而血液生，汗后之腹胀自愈矣。

近代·祝味菊，《伤寒方解》（1931年）：本方以厚朴为主药，生姜、半夏为重要副药。其适用标准在汗后阳伤，胃肠官能薄弱，水谷不行，而见腹胀满者，厚朴宽中行气，生姜、半夏暖胃降逆，甘草缓急，人参益气也。

近代·徐大桂，《伤寒论类要注疏》（1935年）：本方以参、草健补中气，姜、夏宜发胃阳，主厚朴以宽中泄满，通补兼施，脾阳自运矣。

按：本方以参、草健补中气，姜、夏宣发胃阳，主厚朴以宽中泄满，通补兼施，脾阳自运矣。

近代·冉雪峰，《冉注伤寒论》（1949年）：方制厚朴生姜半夏甘草人参汤，虽攻补兼施，重心却放在攻的方面上。厚朴宽气，生姜宣气，半夏降气，三药均用八两，人参只用一两。补的数量，不及攻的数量二十分之一。即将甘草二两，加入补的栏内，两两比较，仍只十分之一强。重心仍是偏向攻的方面，所以然者，出入废则神机化灭，升降息则气立孤危，这个外因汗后的腹胀满，与内因劳损的单腹胀类似。纯补，假实已成，虚不受补，正气与邪气混为一家，反以增长其胀满恶势力。纯攻，虚者愈虚，是为虚虚，必涣散而不可收拾，胀满更加。唯攻中寓补，补中寓攻，随其所利，安其屈服，此方即攻中寓补的楷式，会通全面，门门洞彻，庶本条的奥义以见，所以疗本条病证的精髓亦得。

现代·中医研究院，《伤寒论语释》（1956年）：本方补泻兼施。用厚朴泻满，半夏生姜辛散宣开，人参益气，甘草和中。

现代·陈亦人，《伤寒论译释》（1958年）：脾气虚弱，所以用人参、甘草补中益气，气滞不行，所以用厚朴、生姜、半夏辛散苦泄以行滞气，补泄兼施，则脾虚自复，气滞自行，腹部胀满自除。本方行气之药多于补气，若脾虚较甚的，厚朴、生姜、半夏等应减少用量，若纯属脾虚不运的腹满，则非所宜。

成氏讨论腹满，以吐下后为实，汗后为虚，因而认为本条腹满由脾胃津液不足，气涩不通，壅而为满。果如所说，厚朴苦温燥烈怎么能用？程氏注为阴盛于中，津液为阴气搏结，腹中无阳以化气，遂壅而为满，显然较津液不足说合理。尤氏提出不可徒补，不可迳攻，从邪正两方面分析治法，认识比较全面，足以纠正许多注家的偏颇……诸家对本方的解释，都较正确，钱氏解释尤为细致全面。要之本方为消补兼施之剂，其主治的腹满应当是虚中夹实，若纯实纯虚的腹满，均非所宜。方中药量相差很大，临床应用，应据具体情况化裁加减，不可泥定。

现代·李翰卿,《中国百年百名中医临床家》(1960 年): 此系消胀散寒、降逆补虚，治脾胃虚寒腹胀之方。主治伤寒发汗后，表证已解。脾胃之阳气被伤，气滞不通，形成腹部胀满之证但必须具有喜按、喜温，或兼痰涎，或兼呕逆，脉象虚。弱等。厚朴消胀，生姜散寒，半夏降逆止呕，炙草、人参补虚。

现代·刘渡舟,《伤寒论诠解》(1983 年): 方中厚朴下气燥湿，消满除胀；生姜辛散通阳，健胃以散痰水；半夏和胃开结燥湿去痰，三药重用以开痰气之滞。人参、甘草为半个理中汤，有健脾气、促运化之能。本证如单用消痰利气之药，恐使脾气愈虚，故必配甘补；但多配甘补，又恐发生中满益甚之变，故参、草之量不宜过重，全方轻重配伍，共成三补七消之法，攻补兼施，堪称虚中夹实证治之典范。

现代·刘渡舟，聂惠民，傅世垣,《伤寒挈要》(1983 年): 方用厚朴宽中除满，生姜辛开理气，半夏开结燥湿，人参、甘草健脾补土以助运化，于是消而不伤，补而不壅，为消补兼施之剂。

现代·王付,《经方学用解读》(2004 年): 脾寒气滞气虚证的基本病理病证是脾胃气机壅滞而不畅，中气虚弱而不运。因此，治疗脾寒气滞气虚证，其用方配伍原则与方法应重视以下几个方面。

针对证机选用理气药：脾虚不得运化则气机郁滞，气机滞涩则清浊之气不得升降，清不升、浊不降，则证以脘腹胀满为主，其治当理气调中。如方中厚朴。

合理配伍补气药：脾胃同居中焦，脾虚则胃气也虚，脾气虚弱而不得升，胃气虚弱因之而不降，清浊之气相结而壅滞于中，其治一方面要调理气机，而另一方面则要补益脾气，以使脾胃能够职司运化纳降。如方中人参、甘草。

妥善配伍调理脾胃药：胃主受纳，降浊；脾主运化，升清。脾胃之气虚弱，又壅滞于中，其治当配伍调理脾胃药，以使脾气能升，胃气能降。如方中半夏、生姜。

随证加减用药：若少气者，加黄芪、白术，以益气健脾；若腹痛者，加白芍、木香，以行气止痛；若便溏者，加茯苓、山药，以渗湿止泻；若脾湿者，加薏苡仁、扁豆，以利湿健脾等。

【方论评议】

综合历代各家对厚朴生姜半夏甘草人参汤的论述，应从用药要点、方药配伍和用量比例三个方面进行研究，以此更好地研究经方配伍，用于指导临床应用。

诠释用药要点：方中厚朴温中下气，生姜醒脾和胃，半夏醒脾降逆，人参补益中气，甘草益气和中。

剖析方药配伍：生姜与半夏，属于相使配伍，半夏助生姜醒脾和胃，生姜助半夏降逆，并解半夏毒性；厚朴与生姜、半夏，属于相使配伍，行气理脾和胃；人参与甘草，属于相须配伍，增强补益中气；厚朴与人参、甘草，属于相反相畏配伍，厚朴行气下气，制约人参、甘草补益壅滞，人参、甘草补益，制约厚朴下气伤气。

权衡用量比例：生姜与半夏用量比例是 2 ∶ 1，提示宣散与降逆之间的用量调配关系，以治气滞；厚朴与生姜、半夏用量比例是 2 ∶ 2 ∶ 1，提示行气与辛开苦降之间的用量调配关系，以治腹胀；人参与甘草用量比例是 1 ∶ 2，提示大补与缓补之间的用量调配关系，以治气虚；厚朴与人参、甘草用量比例是

8∶1∶2，提示行气与益气之间的用量调配关系，以治气虚气滞。

【药理作用】本方具有调节胃肠平滑肌蠕动、保护胃肠黏膜、调节消化酶、调节胃肠神经、调节水电解质代谢、促进新陈代谢、抗胃溃疡、抗氧化、增强机体免疫功能、降血脂、抗抑郁等作用。

厚朴麻黄汤

【导读】①学用厚朴麻黄汤应重视厚朴和麻黄的用量调配关系、麻黄和石膏的用量调配关系、五味子和石膏的用量调配关系、细辛和半夏的用量调配关系。②厚朴麻黄汤虽是辨治肺寒夹热证的重要代表方，但在临床中对心肺寒热夹杂证、肺胃寒热夹杂证等也具有良好治疗作用。③学好用活厚朴麻黄汤的第一步是辨清厚朴麻黄汤由哪些基础方和药物组成：组成厚朴三物汤有1个基础方、1个变化方和7组药，基础方是半夏干姜散、变化方是麻杏石甘汤，7组药中第1组是温化行气药即厚朴，第2组是宣肺行散药麻黄、细辛，第3组是降肺化痰药即半夏、杏仁，第4组是温阳散寒药即干姜，第5组是清泻药即石膏，第6组是益气药即小麦，第7组是益气收敛药即五味子，从1个基础方、1个变化方和7组药用量深入学习研究即可用活厚朴麻黄汤。

【方歌】厚朴麻黄汤石膏，细辛小麦五味子，干姜杏仁与半夏，寒饮夹热服之宜。

【方药】厚朴五两（15 g） 麻黄四两（12 g） 石膏如鸡子大（48 g） 杏仁半升（12 g） 半夏半升（12 g） 干姜二两（6 g） 细辛二两（6 g） 小麦一升（24 g） 五味子半升（12 g）

【用法】上九味，以水一斗二升，先煮小麦熟，去滓。内诸药，煮取三升，温服一升，日三服。

【功用】温肺化饮，降逆宽胸。

【适应证】

1. 中医病证：寒饮郁肺夹热胸满证。咳嗽，气喘，胸满，胸闷，烦躁，口干欲饮水，咽喉不利，痰多，气逆不得平卧，舌淡红、苔白滑或黄白相兼，脉浮或紧。

2. 西医疾病：支气管炎、支气管肺炎、支气管哮喘、肺气肿、肺源性心脏病、肾病综合征水肿、急性肾小球肾炎、输尿管炎、过敏性鼻炎、慢性鼻窦炎、湿疹、荨麻疹、神经性皮炎等临床表现符合寒饮郁肺夹热证者。

【用药分析】方中厚朴下气平喘，麻黄宣肺平喘，石膏清泻肺热，杏仁降肺平喘，半夏降肺燥湿，干姜温肺化饮；细辛宣肺化饮；五味子收敛肺气；小麦补益肺气。

【用方思路】

1. 厚朴麻黄汤既是辨治肺寒夹热证的重要代表方，又是辨治诸多杂病如心病、肾病、肺病、皮肤病等的重要基础方。

2. 方中麻黄、细辛、干姜既是治表药，又是治里药；厚朴既是理上焦气机药，又是理中下焦药；半夏既可治肺，又可治心肝脾胃等；五味子可辨治诸脏腑阴津不足；杏仁既可化痰，又可润燥；石膏既可泻表热，又可泻里热；小麦既可益营卫，又可补脏腑。从方中用药用量及调配分析得知，厚朴麻黄汤的应用并不局限于肺寒夹热证，还可用于辨治诸多杂病，如呼吸、循环、泌尿系统疾病及皮肤病等。

3. 运用厚朴麻黄汤辨治的病证（无论病变部位在表还是在里）以寒为主又有夹热，其治既要散寒又要兼以清补。

【随证合方】若夹痰热，可与小陷胸汤合方用之；若夹虚，可与理中丸合方用之；若夹气郁，可与四逆散合方用之。

【注意事项】运用厚朴麻黄汤既要辨清西医之病，又要辨清西医之病属于中医寒郁夹热。辨西医之病可进一步了解疾病的发展演变及转变规律，辨中医之证可更好地针对西医之病选用厚朴麻黄汤。

【应用指征】咳而脉浮者，厚朴麻黄汤主之。（第七 8）

【方论】

清·喻嘉言，《医门法律》（1658年）：法云：咳而脉浮者，厚朴麻黄汤主之。若咳而其脉亦浮，则外邪居多，全以外散为主，用法即于小青龙汤中，去桂枝、芍药、甘草，加厚朴、石膏小麦，仍从肺病起见。以故桂枝之热，芍药之收，甘草之缓，概示不用。而加厚朴以下气，石膏以清热，小麦引入胃中，助其升发之气，一举而表解脉和，于以置力于本病，然后破竹之势可成耳。一经裁酌，直若使小青龙载肺病腾空而去，神哉！快哉！

清·李彣,《金匮要略广注》(1682年)：麻黄去风，散肺逆，与半夏、细辛、干姜、五味子、石膏同用，即前小青龙加石膏，为解表行水之剂也。然土能制水，而地道壅塞则水亦不行，故用厚朴疏敦阜之土，使脾气健运而水自下泄矣。杏仁下气去逆经云喘家加厚朴、杏子，小麦入心经，能通火气，以火能生土助脾，而共成决水之功也。

清·张志聪,《金匮要略集注》(1683年)：故用厚朴、石膏，以疏平数阜之土气；用小青龙之麻黄、半夏、味子、细辛、干姜，助生阳以上升。盖小青龙者，启发初阳之气而又兼制水邪上逆之剂，是以用甘草配芍药，甲己合而化土，以制伐其水邪。用桂枝保心气，以防奔豚之上逆。此因土气太强，以致少阴之气不升，非水邪兼逆之证，故减此三味。加杏子以疏母金之气，使下接子气以上交；用小麦以通少阴之子气，俾引母气以外出。麦乃肝之谷，茎直中通，得阴中之阳而生，遇阳中之阴而死，能通阴中之阳气者也。肾乃肺之子，肝乃肾之子。

清·周扬俊,《金匮玉函经二注》(1687年)：用法即于小青龙汤中去桂枝、芍药、甘草，加厚朴、石膏、小麦，仍从肺病起见，所以桂枝之热，芍药之收，甘草之缓，概示不用。而加厚朴以下气，石膏以清热，小麦引入胃中，助其升发之气，一举而表解脉和。于以置力于本病，然后破竹之势可成尔。

清·张璐,《千金方衍义》(1698年)：咳而脉浮者，外邪居多，法当发散为主，故于小青龙汤中除去桂枝汤三味，加入厚朴以下气，石膏以清热，小麦引入胃中助其升发之气也。

清·魏荔彤,《金匮要略方论本义》(1720年)：咳而脉浮者，厚朴麻黄汤主之。咳而脉浮，亦表邪窿闭而内气上逆也。厚朴麻黄汤之意，与射干麻黄汤相类，射干取其散结胸中大热及老血，厚朴则但取降逆气温中焦而已。如但感风寒在表，内气上逆，而胸无大热、无老血者，可用此以解表降逆而病愈矣。更为预治痈痿中先为预治之法也。盖不待其热盛血结，而即理也，以厚朴为主，其义已释，杏仁、半夏更助以开之降之，麻黄辛以解散之，干姜以温理之，五味子以收摄之，小麦以津润之。且又为肺受风邪而上部清冷者早图之也，岂必久郁闷而成热，又久热留而血瘀，方临渴掘井也乎？

清·尤在泾,《金匮要略心典》(1729年)：与小青龙加石膏汤大同，则散邪蠲饮之力居多，而厚朴辛温，亦能助表。小麦甘平，则同五味敛安正气者也。

清·王子接,《绛雪园古方选注》(1732年)：厚朴麻黄汤，大、小青龙之变方也。咳而上气作声，脉浮者，是属外邪鼓动下焦之水气上逆，与桂枝、芍药、甘草和营卫无涉，故加厚朴以降胃气上逆，小麦以降心气来乘，麻、杏、石膏仍从肺经泄热存阴，细辛、半夏深入阴分祛散水寒，干姜、五味摄太阳而监制其逆，一举而泄热下气、散邪固本之功皆备，则肺经清肃之令自行，何患咳逆上气作声，有不宁谧者耶！

清·黄元御,《长沙药解》(1753年)：治咳而脉浮者。以中脘不运，皮毛不合，肺胃郁阻，浊气莫泄。麻黄发表而散寒，小麦、石膏，清肺而润燥，朴、杏、半夏、姜、辛、五味，降逆而止咳也。

清·陈修园,《金匮要略浅注》(1803年)：故于小青龙去桂、芍、草三味，而加厚朴以下气，石膏以清热，小麦以辑心火而安胃。若咳而脉沉，则里邪居多，但此非在腹之里，乃邪在肺家荣分之里也。

清·朱光被,《金匮要略正义》(1803年)：咳均属肺病，而亦有表里之别。表主于风，里主于饮，而脉之浮沉应之。浮用厚朴、麻黄，沉用泽漆、紫菀，治法较然矣。

清·陈修园,《金匮方歌括》(1811年)：元犀按：咳而脉浮者，内有饮而表有邪也。表邪激动内饮，饮气上凌，则心肺之阳为之蒙蔽，故用厚朴麻黄汤宣上焦之阳，降逆上之饮。方中厚朴宽胸开蔽，杏仁通泄肺气，助麻黄解表出邪，干姜、五味、半夏、细辛化痰涤饮，小麦保护心君，然表邪得辛温而可散，内饮非质重而难平，故用石膏之质重者，降天气而行治节，使水饮得就下之性而无上逆之患也。尤妙先煮小麦，补心养液，领诸药上行下出，为攘外安内之良图。可知仲师之方无微不到，学者当细心体认，方得其旨焉。

清·唐容川,《金匮要略浅注补正》(1893年)：石膏反佐，领热药易入寒水中，而自不拒隔。寒饮之人每有浮热，故用此清之，使水与火不相激也。注为降天气而行治节，理似而实非也。

日本·丹波元坚,《金匮玉函要略述义》(1894年)：此方证系寒饮迫肺，而无风寒外候，故于小青龙汤中，去桂枝，以厚朴降逆为君，其佐用杏仁，亦犹桂枝加厚朴杏子汤之例。况配以石膏，其驱饮之力更峻。

清·戈颂平,《金匮指归》(1907年)：阳浮半表上，不至半里下，内运其阴，主厚朴、麻黄，苦温气味，舒展半里阴土之阴，外开半表以和其阳；石膏、小麦，甘寒气味，固半表上脉道中阳气，内阖半里，温生其阴；半夏辛平，降半里逆上之水；细辛辛温，入幽微处，开通水气；干姜辛温，守而不走，温阴土之阴以守其阳；杏仁，甘温柔润，滑利表里气机；五味子酸温，敛阳气内藏于土中，合阴液，外开于子。右九味，象阳数极于九，以水一斗二升，象地支十二数。小麦曰来，先煮小麦，熟，去滓，取甘寒气味，固半表上阳气，来半里下也。内诸药，煮取三升，象三阳阳气伏藏土中。温服一升，日三服，象一阳得阴开于子，二阳得阴明于卯，三阳得阴阖于午也。

近代·黄竹斋,《金匮要略方论集注》(1925年)：此方即小青龙之变方，治表邪不除而水寒射肺，乃表里寒水两解之剂也。《内经》咳论云：此皆聚于胃，开于肺，盖土能制水，地道壅塞则水不行。故君厚朴以疏敦阜之土，俾脾气健运而水自下泄。麻黄开皮毛之结以散表寒。杏仁、半夏、干姜、细辛、五味以化痰涤饮而祛肺逆。石膏反佐领热药入寒水之中，使水饮得遂就下之性，而防上逆水火相击之患。小麦护心养液，先煮者寓生而性锐攻邪，熟而性缓养正之意也。

近代·曹颖甫,《金匮发微》(1931年)：惟病原等于痰饮，故厚朴麻黄汤方治，略同小青龙汤。所以去桂枝芍药甘草者，桂芍药甘草为桂枝汤方治，在《伤寒论》中，原所以扶脾阳而泄肌腠。中医所谓脾，即西医所谓脺，在胃底，为吸收小肠水气发舒津液作用，属中焦。此证咳而脉浮，水气留于胸膈，胸中行气发水作用，西医谓之淋巴干，中合乳糜，属上焦。去桂、芍、甘草加厚朴者，正以厚朴去湿宽胸，能疏达上焦太多之乳糜故也。人体之中，胃本燥热，加以胸膈留饮，遏而愈炽。所以加石膏者，清中脘之热，即肺气之下行者顺也。所以加小麦者，咳则伤肺，饮食入胃，由脾津上输于肺，小麦之益脾精，正所以滋肺阴也（妇人脏躁悲伤欲哭，用甘麦大枣，悲伤欲哭属肺虚，三味皆补脾之药，可为明证也）。此厚朴麻黄汤大旨，以开表蠲饮为主治者也。

近代·陆渊雷,《金匮要略今释》(1934年)：此方即小青龙加石膏汤，以厚朴、杏仁、小麦，易桂、芍、甘草。小麦缓和收敛，不利逐水，方中亦少除痰之药，故知此方，治咳逆上气、表热盛、胸满而痰不多者。

近代·赵桐,《金匮述义》(1940年)：此苦燥之气，此苦燥之气也。肺痈上气，正气虚，有不治者矣。肺胀因表，有可汗者矣。喉中水鸣声，有温散者矣。吐浊不眠，有痰浊者矣。滋上逆为津虚有火，结成苦燥之气，壅塞咽喉如冒烟状，即《诗经·云汉》章所谓"蕴隆虫虫"，是燥，粳米凉润生津，半夏利咽且和阴阳，火逆之气有不已者乎？此证极多，每于夜分加甚，误用香附木香，其塞必剧。予每以玄参易人参，加生地、蒌根、地骨皮。诚神方也。然有辨者，咽塞如絮如膜，为肝气郁结生痰，不宜用此矣。

近代·彭子益,《圆运动的古中医学·金匮方解篇》(1947年)：治咳而脉浮者。水饮阻格，故咳而脉浮。此病上实下虚，上燥下寒，其脉之浮必有力，其咳必多清水，咽喉必痒，喉中必作水鸡声，麻黄、石膏、厚朴、杏仁、小麦、半夏以治实燥，干姜、五味以治虚寒，细辛逐水于下，麻黄泄水于外也。此方治水，但凭脉浮，浮脉之中，必有上实下虚，上燥下寒之象。

现代·刘渡舟，苏宝刚，庞鹤，《金匮要略诠解》（1984年）：本条以脉测证，有外寒与内饮之异，故其治法亦各不同。夫咳而脉浮，则表邪居多，邪在肺家气分，故小青龙汤去桂，芍，草三味，而加厚朴、杏仁利肺以理气；石膏以清热；小麦养心和胃，以扶正气。本方是为有制之师，用药极为巧妙。

【方论评议】

综合历代各家对厚朴麻黄汤的论述，应从用药要点、方药配伍和用量比例三个方面进行研究，以此更好地研究经方配伍，用于指导临床应用。

诠释用药要点：方中厚朴下气平喘，麻黄宣肺平喘，石膏清泻肺热，杏仁降肺平喘，半夏降肺燥湿，干姜温肺化饮，细辛宣肺化饮，五味子收敛肺气，小麦补益肺气。

剖析方药配伍：厚朴与麻黄，属于相须配伍，厚朴助麻黄宣肺平喘，麻黄助厚朴下气降逆；干姜与细辛，属于相使配伍，温肺宣肺化饮；石膏与干姜、细辛，属于相反相畏配伍，相反者，石膏清郁热，干姜、细辛散肺寒，相畏者，石膏制约干姜、细辛散寒助热，干姜、细辛制约石膏清热寒凝；麻黄与细辛，属于相须配伍，增强温肺化饮，止咳平喘；半夏与杏仁，属于相须配伍，增强降逆化痰，止咳平喘；麻黄、细辛与杏仁、半夏，属于相反相使配伍，相反者，麻黄、细辛宣肺，半夏、杏仁降肺，相使者，宣中有降，降中有宣；麻黄与五味子，属于相反相畏配伍，五味子收敛制约麻黄宣散耗伤，麻黄宣散制约五味子收敛助邪；五味子与干姜、细辛，属于相畏配伍，五味子制约干姜、细辛温肺化饮伤阴，干姜、细辛制约五味子益肺恋邪；五味子与半夏、杏仁，属于相反相使配伍，相反者，五味子益阴，半夏、杏仁化痰，相使者，五味子使半夏、杏仁降中有敛，半夏、杏仁使五味敛中有降；小麦与五味子，属于相使配伍，小麦助五味子益气化阴，五味子助小麦益阴化气。

权衡用量比例：厚朴与麻黄用量比例是5：4，提示药效下气降逆与宣肺之间的用量调配关系，以治胸满；麻黄、干姜与细辛用量比例是2：1：1，提示宣肺平喘与温肺化饮之间的用量调配关系，以治肺郁；五味子与干姜、细辛用量比例是2：1：1，提示益阴敛阴与温肺化饮之间的用量调配关系，以治咳喘；五味子与半夏、杏仁用量比例是1：1：1，提示益阴与化痰之间的用量调配关系；石膏与麻黄、干姜、细辛用量比例是8：2：1：1，提示清热与温宣之间的用量调配关系，以治寒夹热；麻黄与小麦用量比例是1：2，提示宣发与益气之间的用量调配关系；石膏与小麦用量比例是2：1，提示清热与益气之间的用量调配关系，以治郁热。

【药理作用】 本方具有解除支气管平滑肌痉挛、调节支气管腺体分泌、调节呼吸中枢神经、调节水电解质代谢、调节肾功能、强心、改善微循环、促进血运状态、抗缺氧、抗缺血、抗菌、抗炎、抗病毒、调节骨骼肌、抗过敏、抗风湿、改善肾上腺皮质功能等作用。

禹余粮丸

【导读】 ①禹余粮丸的组成药物仅有一味，单用比较少，应当重视合方应用。②禹余粮丸虽是辨治心肾不固证的重要代表方，但在临床中对脾肾不固证等也具有良好治疗作用。③学好用活禹余粮丸的第一步是辨清禹余粮丸由哪些药物组成：组成禹余粮丸仅有1味药，其有降逆作用、止泻作用、活血作用、消癥作用、解热作用，从用药用量深入学习研究即可用活禹余粮丸。

【方歌】 禹余粮丸基础方，辨治心乱及阴痛，各科杂病津不固，固涩阴津有奇功。

【方药】 禹余粮二斤（100 g）（编者注：仲景原书无用量，此处为编者所加）

【用法】 上一味，捣碎，以蜜为丸，为十二丸，温服一丸，日分三服。

【功用】温涩固脱，益阴敛津。

【适应证】

1. 中医病证：心肾不固证。心悸，或怔忡，阴痛，阴汗，苔薄，脉沉。

2. 西医疾病：室性心动过速、心律不齐、心肌炎、慢性膀胱炎、慢性输尿管炎等临床表现符合心肾不固证者。

【用药分析】方中禹余粮温涩固脱、益阴敛津、和调心肾。

【用方思路】

1. 禹余粮丸既是辨治心肾不固证的重要代表方，又是辨治诸多杂病如心病、肾病等重要基础方。

2. 方中禹余粮既能固涩，又能补益。禹余粮丸的应用并不局限于心肾不固证，还可用于辨治诸多杂病，如泌尿、内分泌及代谢等系统疾病。

3. 运用禹余粮丸辨治的病证（无论病变部位在心或在肾）以滑脱为主，其治当温涩益气。

【随证合方】若夹阴虚，可与百合地黄丸合方用之；若夹阳虚，可与天雄散合方用之；若夹阴阳俱虚，可与肾气丸合方用之。

【注意事项】运用禹余粮丸既要辨清西医之病，又要辨清西医之病属于中医滑脱证。辨西医之病可进一步了解疾病的发展演变及转变规律，辨中医之证可更好地针对西医之病选用禹余粮丸。

【应用指征】汗家，重发汗，必恍惚心乱，小便已，阴疼，与禹余粮丸。（88）

【方论】

清·张志聪，《伤寒论宗印》（1683年）：汗家重发其汗，则荣血津液并竭矣。荣血虚，则恍惚心乱也。膀胱者，津液之所藏，过亡津液，故小便已而阴疼也。禹余粮，血分之重剂，养阴而固涩者也。用之以镇心神之恍惚，固补其亡阴。全方失传，谅有配合。

清·张志聪，《伤寒论集注》（1683年）：夫汗家则虚其水谷之精矣，中焦之津液入心化赤而为血，下挟膀胱而运行于肤表。水谷之津液虚而重发其汗，则上动心主之血液而恍惚心乱矣；下动膀胱之所藏，则小便已而阴疼矣。禹余粮生于山泽中，兼水土之专精，得土气则谷精自生，得水气则阴疼自止，此方失传或有配合。

清·魏荔彤《伤寒本义》（1724年）：禹余粮丸方阙，愚臆度之，即赤石脂禹余粮汤耳。意在收涩小便以养心气，气足而血生矣。且有镇安心神之义也。是否质之高明，如理中汤可以制丸也。

清·王子接，《绛雪园古方选注》（1732年）：禹余粮丸用三物治肝、脾、胃之药为主者，以水病莫不本之于三脏也。蛇黄得蛇性之走窜灵异，能内走脏腑，外彻皮肤。禹余粮入阳明血分之重剂，同针砂醋制，即于胃中辟肝经客贼之气，佐之羌活、川芎以开鬼门，三棱、蓬术以洁净府，蒺藜、豆蔻、木香、茴香、陈皮、青皮去菀陈莝，理则然也，而诸品之药，犹为力绵不及，未能开辟重阴。《经》言三阴结谓之水。三阴、肺脾肾也。若肺之治节不行，脾之健运失常，肾之关门不利，则膀胱之水日益泛滥，占据肢体，重阴坚垒，设非姜、桂、附之大力，斩关夺门，焉能重云睍而肿胀潜消耶。再使以当归、牛膝，导姜、桂、附下行入络，而奏驱阴功绩，更为劲捷。统论全方，不用逐水之药，不蹈重虚之戒，斯为神治也。

清·黄元御，《伤寒悬解》（1748年）：平素汗家，液亡神虚，重发其汗，阳亡神败，必恍惚心乱。湿动木郁，小便后阴痛。以木郁于水，疏泄不畅，便后滞气凝涩，故尿孔作痛。禹余粮敛阳神于阴精，蛰君火而达风木也。

清·黄元御，《长沙药解》（1753年）：原方失载。治汗家重发汗，恍惚心乱，小便已阴痛者。以发汗太多，阳亡神败，湿动木郁，水道不利，便后滞气梗涩，尿孔作痛。禹余粮甘寒收涩，秘精敛神，心火归根，坎阳续复，则乙木发达，滞开而痛止矣。

近代·彭子益，《圆运动的古中医学·伤寒论方解篇》（1947年）：重发汗以亡肾阳，肾阳不能交心，则恍惚心乱。阳陷不升，则小便后阴痛。当是温肾补中之法，禹余粮收摄阳气也。

现代·陈亦人，《伤寒论译释》（1958年）：

本条与以上数条不同，不仅有误汗变证，而且载有救误的方剂。但是，仅提出了禹余粮丸的方名，却没有具体药味，因而又引起了许多推测和争议。究竟谁是谁非，很难得出结论。然而不管该方药味多少，总是以禹余粮为必用的主药，那么，仅就禹余粮的性味功能，亦可了解主治的大概。禹余粮甘淡性寒，有敛阴止汗，重镇固涩作用。汗止神安，则恍惚心乱可愈；表固液复，则尿后阴疼自止。由此可见，方剂虽缺，规矩已备，临床上随证化裁，自不难收到预期效果。

现代·刘渡舟,《伤寒论诠解》(1983年): 禹余粮丸，原方失传。《苏生的镜》补一方可供参考。其方组成如下：禹余粮、龙骨、牡蛎、铅丹、茯苓、人参，共为末，粳米为丸，硃砂为衣，如绿豆大，每服3～6g。

【方论评议】 方中禹余粮温涩固脱，益阴敛津，和调心肾。

【药理作用】 本方具有调节胃肠蠕动、调节电解质代谢、调节血液汗液、调节内分泌等作用。

侯氏黑散

【导读】 ①学用侯氏黑散应重视菊花和白术的用量调配关系、细辛和矾石的用量调配关系、人参和干姜的用量调配关系。②侯氏黑散虽是辨治心脾痰风证的重要代表方，但在临床中对肝脾痰风证等也具有良好治疗作用。③学好用活侯氏黑散的第一步是辨清侯氏黑散由哪些基础方、变化方和药物组成：组成侯氏黑散有1个基础方、3个变化方和7组药，基础方是矾石丸，变化方之一是理中丸，之二是苓桂术甘汤，之三是当归散，7组药中第1组是清热行散药即菊花、黄芩，第2组是益气药即人参、白术、茯苓，第3组是温阳行散药即桂枝、防风、细辛、干姜，第4组是补血药即当归，第5组是潜阳息风药即牡蛎，第6组是化痰息风药即矾石，第7组是理血药即川芎，第8组是宣利化痰药即桔梗，从1个基础方、3个变化方和8组药用量深入学习研究即可用活侯氏黑散。

【方歌】 侯氏黑散菊白辛，茯苓牡蛎桔防参，黄芩当芎石姜桂，健脾息风能养心。

【方药】 菊花四十分(120g) 白术十分(30g) 细辛三分(9g) 茯苓三分(9g) 牡蛎三分(9g) 桔梗八分(24g) 防风十分(30g) 人参三分(9g) 矾石三分(9g) 黄芩五分(15g) 当归三分(9g) 干姜三分(9g) 川芎三分(9g) 桂枝三分(9g)

【用法】 上十四味，杵为散，酒服方寸匕，日一服，初服二十日，温酒调服，禁一切鱼肉、大蒜，常宜冷食，自能助药力，在腹中不下也。热食即下矣，冷食自能助药力。

【功用】 补养心脾，化痰祛风。

【适应证】

1. 中医病证：心脾不足，痰风内生证。魂梦颠倒，精神恍惚，心悸，或心烦，或头晕，身体燥热，四肢困重，乏力，倦怠，食欲减退，或呕吐痰涎，胶结黏腻，或大便失调，面色萎黄，舌淡，脉细弱。

2. 西医疾病：抑郁症、神经衰弱、高血压、冠心病、心律不齐、心肌缺血、慢性肝炎、慢性胃炎、糖尿病、甲状腺功能亢进症等临床表现符合心脾痰风证者。

【用药分析】 方中菊花清解郁热，白术健脾燥湿，细辛温阳化饮，茯苓益气渗湿，牡蛎潜阳息风，桔梗宣利气机，防风疏散透风，人参补益心脾，矾石燥湿化痰息风，黄芩清热燥湿，当归补血活血，干姜温通宣散，川芎活血行气，桂枝辛温通阳，酒能行血通阳。

【用方思路】

1. 侯氏黑散既是辨治心脾不足、痰风内生证的重要代表方，又是辨治诸多杂病如心病、心肝病、心肾病等的重要基础方。

2. 方中人参、白术、茯苓补五脏六腑之气；干姜、桂枝、细辛温五脏六腑之阳；当归、川芎调补五脏六腑之血；桔梗、白矾化五脏六腑之痰；菊花、黄芩清五脏六腑之热；牡蛎重镇潜阳息风；防风轻清疏散透风。从方中用药用量及调配分析得知，侯氏黑散的应用并不局限于心脾证，还可用于辨治诸多杂病，如循环、内分泌及代谢、精神神经等系统疾病。

3. 运用侯氏黑散辨治的病证（无论病变部位在心、在脾或在肝胆）以心脾风痰为主或夹热，其治既要温补，又要调理或兼清郁热。

【随证合方】 若夹郁，可与四逆散；若属于心脾风痰夹瘀，可与桂枝茯苓丸合方用之；若夹阴虚，可与百合地黄汤合方用之。

【注意事项】 运用侯氏黑散既要辨清西医之病，又要辨清西医之病属于中医心脾不足风痰证。辨西医之病可进一步了解疾病的发展演变及转变规律，辨中医之证可更好地针对西医之病选用侯氏黑散。

【应用指征】 侯氏黑散：治大风，四肢烦重，心中恶寒不足者。（第五　11）

【方论】

元·赵以德，《金匮方论衍义》（1368 年）： 是以甘菊花为君，治风兼治湿。治风以防风佐，治湿以白术佐。桔梗亦能治风痹，通膈气，舟楫诸药。细辛、桂枝助防风；矾石、茯苓助白术；黄芩、干姜、牡蛎，开利内外寒热痹气；参、归更与干姜、牡蛎治心中恶寒不足者。初治欲开其痹着，则用温酒以行药势；禁诸热物，宜冷食者，为矾石能固涩诸药，留积不散，取其久效。而矾石性得冷即止，得热则下故也。

清·徐忠可，《金匮要略论注》（1598 年）： 此为中风家挟寒而未能变热者治法之准则也。谓风外入，挟寒作势，此为大风。证见四肢繁重，岂非四肢为诸阳之本，为邪所痹而阳气不运乎？然但见于四肢，不犹愈体重不胜乎？证见心中恶寒不足，岂非渐欲凌心乎？然燥热犹未乘心，不犹愈于不识人乎？故方以参、苓、归、芎补其气血为先，菊、术、牡蛎养肝脾肾为臣。而加防风桂枝以行痹著之气，细辛、干姜以驱内伏之寒，加桔梗、黄芩开提肺热为佐，矾石所至，除湿解毒，收涩心气，酒力运行周身为使，庶旧风尽出，新风不受。且必为散酒服，至六十日止，又常冷食，使药积腹中不下。盖邪渐侵心，不恶热而恶寒，其由阴寒可知。若胸中之阳不治，风必不出。故先以药添胸中之空窍，壮其中气，而邪不内入，势必外消。此即《内经》"塞其空窍，为是良工"之理。若专治表里，风邪非不外出，而重门洞开，出而复入，势将莫御耳。陈修园曰：风家挟寒，虽未化热，而风为阳邪，其变甚速。观此方除热之品与驱寒之品并用，可见也。

清·喻嘉言，《医门法律》（1658 年）： 侯氏黑散颇主补虚以息其风，治大风四肢烦重，心中恶寒不足者。《外台》用之以治风癫。仲景制方，皆匠心独创，乃于中风证首引此散，岂非深服其长乎！夫立方而但驱风补虚，谁不能之？至于驱之补之之中，行其堵截之法，则非思议可到。方中取用矾石，以固涩诸药，使之留积不散，以渐填其空窍。服之日久，风自以渐而息。所以初服二十日，不得不用温酒调下，以开其痹着。以后则禁诸热食，惟宜冷食。如此再四十日，则药积腹中不下，而空窍填矣。空窍填，则旧风尽出，新风不受矣。盖矾性得冷即止，得热即行。故嘱云：热食即下矣，冷食自能助药力，抑何用意之微耶？

清·魏荔彤，《金匮要略方论本义》（1720 年）： 方中以菊花甘平，润肝燥而散风邪为君；白术、茯苓、人参、干姜、牡蛎、矾石扶阳燥土利水，以胜痰饮之凝积；细辛、防风、桔梗、桂枝以开郁行气，固表驱邪；黄芩以清里热；当归、芎藭引入血分营道之中。无非为经络标邪言治，而其实皆从脏腑之本治也。温酒调服，正使药力入经络。

清·尤在泾，《金匮要略心典》（1729 年）： 此方亦孙奇等所附，而去风、除热、补虚下痰之法具备，以为中风之病，莫不由是数者所致云尔。学人得其意，毋泥其迹可也。

清·王子接，《绛雪园古方选注》（1732 年）： 陈云来云：《金匮》氏黑散，系宋人较正附入唐人之方，因逸之，其辩论颇详。而喻嘉言独赞其立方之妙，驱风补虚，行堵截之法，良非思议可到。方中取用矾石以固涩，诸药冷服四十日，使之留积不散，以渐填其空窍，则风自息而不生矣。此段议论，独开千古之秘，诚为治中风之要旨。余读是方，补气养血，散表驱风，入走经络，殊觉混乱。顾以黑名意者，药多炒黑，不从气而从味，取其苦涩以走于空窍耳。再读方下云，初服二十日，用温酒调，是不欲其遽填也。后服六十日，并禁热食，则一任填空窍矣。夫填窍本之《内经》

久塞其空，是谓良工之语，煞有来历，余故选之。

清·徐灵胎,《杂病证治》(1759年)：菊花解内蕴之热，干姜温在里之寒；桔梗开提，茯苓渗湿，防风散风于表，黄芩清热于里；桂枝、细辛温经络之寒；当归、川芎活营中之血；人参补气，白术健中；矾石消溶，牡蛎固涩，俾药积腹中，渐奏祛风和营，健中解热之效。散以散之，酒以行之，则四肢烦重自除，而心中恶寒亦自解，何不足之有。

清·吴仪洛,《成方切用》(1761年)：此为中风家挟寒而未变热者，治法之准则也。谓风从外入，挟寒作热，此为大风。证见四肢烦重，岂非四肢为诸阳之本，为邪所凑，而阳气不运乎？然但见与四肢，不犹体重不胜乎？证又不见心中恶寒不足，岂非渐欲凌心乎？然燥热犹未乘心，不犹愈于不识人乎？故用参、苓、归、芎，补其气血为君；菊花、白术、牡蛎，养肝脾肾为臣，加防风、桂枝，以行痹着之气，细辛、干姜，以驱内伏之邪，兼桔梗、黄芩，以开提肺热为佐；矾石所至，去湿解毒，收涩心气，酒力运行周身为使。切必为散，酒服至六十日止，又常冷食，使药积腹中不下，填塞胸中之空窍，而邪不可复入。《内经》所谓塞其空窍，是为良工之理也。

清·陈修园,《金匮要略浅注》(1803年)：故侯氏黑散用参、苓、归、芎，补其气血为君。菊花、白术、牡蛎，养肝脾肾为臣。而加防风、桂枝，以行痹着之气。细辛、干姜，以驱内伏之寒。兼桔梗、黄芩，以开提肺热为佐。矾石所至，除湿解毒，收涩心气。酒力营运周身为使。庶旧风尽出，新风不受，且必为散。酒服至六十日止。

清·陈修园,《医学从众录》(1803年)：《内经》云：邪害空窍，此则驱风之中，兼填空窍。空窍满，则内而旧邪不能容，外而新风不复入。

清·朱光被,《金匮要略正义》(1803年)：此由中气虚寒而为风邪所痹也。风本清邪，主之于肝，发于上焦，故用菊花清肝散风为君，黄芩以助其清邪之力，防风以助其宣散之勷也，病本于中虚，参、苓、白术壮补其中气，治风先治血，川芎、当归活血以祛风，则心中之不足瘳矣。干姜守中，以治中寒，细辛入阴，以祛伏寒，桂枝行阳，以散表寒，则心中之恶寒亦除矣；然阳邪恐致扰阴，矾石酸寒，足以澄清手少阴之邪，牡蛎咸寒，足以降泄足少阴之邪；风淫于上也，药性易致下行，桔梗舟楫之剂，载药上浮以为功，且开提气化，以行周身之风痹，而又助之以酒，使之浸淫于中，运行于表。常使冷食积中不下者，以里气已虚，先藉药力防护，而祛邪不可迅速也。

日本·丹波元简,《金匮玉函要略辑义》(1806年)：此方主疗文法，与前后诸条异，先揭方名，而后治云云者，全似后世经方之例。故程氏、尤氏、《金鉴》并云，宋人所附。然《巢源》寒食散发候云，仲景经有侯氏黑散。《外台》风癫门，载本方，引《古今录验》，无桔梗，有钟乳矾石；方后云，张仲景此方，更有桔梗八分，无钟乳矾石。乃知此方隋唐之人，以为仲景方，则非宋人所附较然矣。

清·陈修园,《金匮方歌括》(1811年)：元犀按：王晋三云：程云来谓《金匮》侯氏黑散，系宋人校正附入唐人之方，因逸之，其辨论颇详，而喻嘉言独赞其立方之妙，驱风补虚，行堵截之法，良非思议可到。方中取用矾石以固涩诸药，冷服四十日，使之留积不散，以渐填其空窍，则风自息而不生矣。此段议论，独开千古之秘，诚为治中风之要旨。读方下云：初服二十日，用温酒调，是不欲其遽填也，后服六十日，并禁热食，则一任填空窍矣。夫填空窍本之内经久塞填其空是谓良工之语，煞有来历。

清·邹澍,《本经疏证》(1832年)：菊之气无间茎叶根花，菊之津尤能上通下达，此久服之所以能利血气，而仲景于侯氏黑散以之为君，治大风四肢烦重心中恶寒不足，则风之穷于外而不归，与穷于上而不归者，其旨固不殊也，即一端而扩充之，其用不可量矣。

清·邹澍,《本经疏证》(1832年)：菊花、防风、细辛、桂枝，是侯氏黑散中驱逐风邪物也。桂枝、防风、黄卷、柴胡、白蔹，是薯蓣丸中驱逐风邪物也。其侯氏黑散之芎䓖，薯蓣丸之地黄、芎藭、芍药，是与当归并驾齐力者也，而菊花、薯蓣分数多至十倍，参、术、甘草亦不啻倍蓰，明明以之督率众品，驾驭群才，若泥先治血一言，使以血药为长，则岂复成方耶！即如奔豚汤，芎归芍叠用，以治气上冲胸，腹痛，往来寒热，似乎其旨在和血祛风矣，不知祛风自有生葛、生姜，不过因其气上冲，必饮邪凭借厥阴风木之威，故臣以半夏、甘草之涤饮缓中，仍取芎、归与芍开解血分以和肝，实乃偏裨之资，不可与他物并论也。虽然气机既已上冲，风木势难自屈，设不以芍之开结，归之解散，芎之升发，使不佐威煽虐，则散者虽散，冲者自冲，不至元气竭尽不止，此叠用之意所在，不可不知者也。

清·莫枚士,《研经言》(1856年)：释此散者，言人人殊，皆无确据。考《病源》寒食散发候云，皇甫曰寒食药者，世莫知焉。或曰华佗，或曰仲景。考之于实，佗之精微方类单省，而仲景经有侯氏黑散、紫石英方，皆数种相出入，节度略同。然则寒食、草石二方，出自仲景，非佗也。据此，知侯氏黑散系石发家服食之方，故有冷服填肠之说。石热之发，亦足召风，故入之中风。大约服石之风，创于汉季，盛于隋唐。仲景传方而后,《外台》用此尤详。宋以来服石者鲜，此散几废。近喻嘉言误指为中风主风，踵其说者，见其药不对症，未敢遵用，因专取菊花一味，以为本诸仲景，而此方之义湮。详余所撰《经方例释》中。案喻氏之意，以经文中有中风之论，而方止黑散数种耳！岂知中风自以续命为主方,《外台》中明谓续命为仲景方，今《金匮》无者，脱也。详余所撰《金匮方论注》中。

清·费伯雄,《医方论》(1865年)：此方佳处，全在平肝息风。内风不动，则不与外风勾结，此便是阻截之法。喻西江盛称其用牡蛎、矾石堵御之妙。予请为进一解，当实卫气以为城垣，当养营血以坚壁垒。若使药积腹中，以为堵截，吾恐风不得入者，气血亦由此不通。无怪误解填塞空窍者之滋议也。

清·莫枚士,《经方例释》(1884年)：此石发家服食之方也。《病源·寒食散发候》云皇甫云：寒食药者，世莫知焉。或曰华佗，或曰仲景，考之于实，佗之精微，方类单省，而仲景经有侯氏黑散，紫石英方，皆数种相出入，节度略同，然则寒食草、石二方，出自仲景，非佗也。据此知侯氏黑散，乃服食之药，故有冷填肠胃之说，所以然者，石药性热，热极生风，故经以黑散入之中风门，大约服石之风，开于汉季，盛于隋唐，故仲景出台而后。《外台》一书，用此方者，尤不一也。自宋以来，服石者鲜，此方几乎息矣。近喻昌说：中风主方踵之者，见其药不对症，专取菊花一味，以为本之仲景，而此方之义湮，幸有《病源》可考，用者审诸云侯氏者，侯姓所传也。其人盖在仲景以前,《伤寒论》序所谓：博采众方者，此类是也。《千金》无此二方，有寒食钟乳散，与此二方相似。此当为治风眩之方。《本经》菊花治风眩，菊本作蘜，从鞠，鞠，穷也。言能穷治风邪也。《金匮》续命黑散，风引、防己、术附方，皆治风眩。续命、风引、防己，徐嗣伯说：术附经有明文，惟黑散未经，人道本方以菊花为主，重于他药十倍。《本经》甘寒，治风眩是也；术、防风，亦治风眩。术补防泻以为臣，风善壅气，桔梗、黄芩，一温一寒一以为佐；风性挟寒，细辛、干姜，一开一守；风善生痰，牡蛎、矾石以治痰，一软一收；以风之所壅在荣卫也。而人参以补，其虚而托之，桂枝、茯苓以治气，一升一降；当归、芎藭以治血，一行一散，九味皆为之使，治风之法尽之矣。其用术、防治眩，与桂芍知母汤同；其用桂、苓、归、芎治血气，与奔豚汤同；其用辛、姜、桂、苓治痰水，与饮家方同；其用蛎、矾治痰水，与《千金》治口㖞方同；其用桔梗、桂枝、姜、防，与紫石散同；而人参、桔梗，又为疏补并济法，与薯蓣丸同，意绪之周无过于此，经文当云：风眩四肢烦重，心中恶寒不足者，侯氏黑散主之。烦重者，气血寒痰之壅也；恶寒者，风邪之内迫也。不足，故用参、姜、术、苓，合理中法，其用菊、术、防、芎、参、桂、茯七味者，与徐嗣伯天雄散同，是半皆治眩晕倒旋也，不离桂、术、防三味。徐嗣伯治眩十方，八方用防风，是防风风眩要药也。

清·戈颂平,《金匮指归》(1907年)：侯氏黑散中用矾石，徐忠可云：除湿解毒，收涩心气，塞其空窍，庶几旧风尽出，新风不受，且必为散，酒服至六十日止，又常冷食，使药积腹中不下。盖渐浸心不恶热而恶寒，其由阴寒可知。若胸中之阳不治，风必不出，故先以药填塞胸中之空窍，壮其中气，而邪不内入，势必外消。既曰阴寒，何能冷食？又曰：若胸中之阳不治，风必不出，先以药填塞胸中之空窍，请观胸中空窍填塞，阴气尤甚，胸中之阳何能自治？中气何能自壮？再者，食入于胃，所食之散，亦入于胃，其散之末，何能至胸中空窍处？先生名重一时，语多疑义，可想医道之难也。窃思矾石酸涩，主收敛。风，阳气也，能敛浮外之阳，里阴得阳，其阴方能蒸运表里不息，如常冷食，使药积腹中不下，试思腹中所积之阴，无阳气运化，岂非使腹变为死腹耶？腹中阴气不左行，阳无阴固，阳气从之外脱。侯氏黑散非堵截外来之风之法也，乃是固浮外之阳气来复腹中，毋使阳脱之法也。《易》说卦：坤，其于地也为黑；散，布也，外以矾石酸涩，敛其阳浮，内以辛温气味，布地中水气和其阳，以甘温气味，温土藏阳，以苦寒气味，坚肌表之阴固其阳，以甘寒多汁，配内藏之阳，此侯氏黑散之用意也。方下十二句中，既曰温酒，何得冷食？必非侯氏语也。明者察之。

清·张山雷,《中风斠诠》(1918年)：寿颐按：此方见《外台秘要》风癫方中，云出《古今录验》，止曰疗风癫，更有钟乳、矾石各三分，无桔梗，余与此同。是方用桂枝姜辛，归芎防风，仍是古人温散风寒之习惯，本无深意，以治风癫，亦必不可得效，其用牡蛎、矾石者，杂涩敛于疏散队中，又是古方恒有之例，故以此方列于《千金》《外台》风门各方之间，本极平常，然自后人附入《金匮》之中，云治大风四肢烦重，心中恶寒不足者，同此一方，而主治乃与《外台》绝异。然绎其语意，亦甚浮泛，必无效力可言，而方后则加入常宜冷食六十日止，即药积在腹中不下也，熟食即下矣，冷食即能助药力等句，此本非《外台》之所有，更是后人妄加，其谬最为易知，恐自燧人氏教民火食以来，必无冷食六十日之理，如谓冷食而药即可积久不下，岂其人积六十日之冷食，而二便不通，清夜自思，亦当失笑。如谓二便自通，而独有药积不下，则其人肠胃之间必别有一处，独能存积此药，尤其理之不可通者，且服药治病，止是借其气味，运化精微，以达病所，亦非谓即此药汤药渣，竟能庖代气血不足，而妄人造此怪诞不经之说，鄙俚无耻之尤，大是可诧，奈何古今读者，皆不敢直揭其谬，盖以附入《金匮》，误认为仲师手笔，不敢纠绳，终是识理未到，不意喻嘉言自命绝世聪明，偏能信此臆说，随声附和，竭力谬赞（此方所用之药，所治之病，究竟对症者何在，然为《金匮》作注者，无不随意敷衍，已极可鄙，而嘉言更自作聪明，尤其咄咄怪事，国医名手，乃有时竟荒谬如此，学者读古人书，真大不易）。竟谓矾石能固涩诸药，使之留积不散，以渐填其空窍，则旧风既去，新风不入云云，竟误认病人服药，果能以药填空，如缝者之补缀，如圬者之画墁，岂其笑话，则过于好奇，务求立异，而不自知大言不惭，竟如梦呓（侃侃而谈，不畏俗师哑舌）。虽似穿凿附会之言，医学书中，本所时有，原不足怪，惟如此方之乱杂无章，而竟为嘉言说得幻想纷纷，天花乱坠，一若玄之又玄，臭腐中自有神奇者，则亦不可多见，而庸人无识，更奉嘉言之说为至宝。陈修园《医学三字经》中，亦复引之，论者新奇，病者无命，魔高千丈，宁不骇然，敢书所见，以质通儒，其庶有拔重雾而见青天之一日乎。喻嘉言、俞东扶《古今医案按》，已谓喻氏之论黑散，以为用矾石填空窍，堵截来风，好奇之谈，最足误认。又谓药之入胃，不过以气味传布经络府脏，岂能以矾石填塞之。又谓冷食六十日，药积腹中不下，则肠胃果能填塞，不几令谷不纳尔粪不出云云，其说亦极明白，可见怪诞不经之说，苟以静心读之，未有不觉其谬者，前贤固已有先我而言之者矣（明理者所见略同）。

近代·黄竹斋,《金匮要略方论集注》(1925年)：昔贤有言，治风先养血，血生风自灭。此方用补气血药于驱逐风寒湿热剂中，俾脏府坚实，荣卫调和，则风自外散也。君以菊花之轻升，清头部之风热，佐以防风祛风，白术除湿，归芎益气，桂牡行痹，姜辛驱寒，桔梗涤痰开胸，黄芩泄火解菀，矾石解毒善排血液中之瘀浊，且能护心俾邪无内凌，酒运药力直达经络以散旧风，《外台》取治风癫者，亦以清上之力宏也，后人火气痰寒类中诸治法，皆不能出其范也。喻氏冷食六十日药积腹中填窍堵风之论，俞东扶《古今医案按》深辨其非，然《金匮》有寒食散，《巢源》列寒食候，是未可以为不轻也。

近代·曹颖甫，《金匮发微》（1931年）：此病理之易明者也。桂枝为《伤寒论》中风主药，防风以祛风（薯预丸用之），菊花能清血分之热（合地丁草能愈疔毒），黄芩能清肺热，白术、茯苓以去湿。湿胜必生痰，故用桔梗以开肺。细辛、干姜、牡蛎以运化湿痰。但湿痰之生，由于气血两虚，故用人参以补气，当归、川芎以和血。此药味之可知者也。惟矾石一味，不甚了然，近人张锡纯始发明为皂矾。按：皂矾色黑，能染黑布，主通燥粪而清内脏蕴湿。张三丰伐木丸用之以治黄疸。俾内脏蕴湿，从大便而解者，正为此也。然则方之所以名黑散者，实以皂矾色黑名之，如黑虎丹、黑锡丹之例。

近代·赵桐，《金匮述义》（1940年）：按：大风中与肢体，发生偏枯，故无痛觉，痿而不用也。其寒热，不是风之挟寒挟热而中，而是风之凑虚，脏腑之变化也。徐注看似可读，实有未惬。谓矾除湿解毒，尤属无味。大风无湿也。若喻昌之谓固涩诸药，尚属近理，而终不若风气通于肝，藉矾敛肝而息风也。又，二十日酒服者，戡乱欲速。四十日常冷食，为肃伏必缓。塞其空窍，是补其召虚之虚处，非吃冷饭而塞之也。后世玉屏风散即是此意。此必卫气馁而风中之，以偏枯只觯而不痛也。故治疗中风首补胸阳以强卫气，参芪桂草补拓。倘用破降，胸必虚满。此方不用甘草，义实未明。其如血痹之黄芪五物去草之缓欤？盐山张锡纯先生谓矾为皂矾，故称黑散，洵可嘉也。程云来谓是唐人之方。窥其方义，非唐所及，而文体大异仲景，酷似唐代方书。盖古方，宋人收之也。巢氏、王焘为使仲景之方，信然也。

现代·刘渡舟，苏宝刚，庞鹤，《金匮要略诠解》（1984年）：治以侯氏黑散，清肝化痰，养血祛风。方中菊花、牡蛎、黄芩清肝潜阳；桔梗涤痰通络，矾石排除痰垢，以治眩晕昏迷；人参、茯苓、当归、川芎、白术、干姜温补脾胃，补气养血，活血通络；防风、桂枝、细辛散风寒邪气，温通阳气，治四肢烦重，半身不遂等证。

现代·王付，《经方学用解读》（2004年）：心脾不足，痰风内生证的基本病理病证是心脾之气不足于内，痰风乘机而内生，心神为风痰所扰而不得守藏。因此，治疗心脾不足，痰风内生证，其用方配伍原则与方法应重视以下几个方面。

针对证机选用补益心脾药：脾主生化气血，心主血。心脾气血不足，气不得守藏与固护于心脾，血不得滋养于心脾，其心神不得主持于内则神志恍惚，脾不得运化水欲则食欲不振，其治当补益心脾。在选用补心脾药时最好具有健脾益气，安精神的作用，健脾则有利于脾气生化气血，安精神则有利于心神内守内藏。如方中人参、白术、茯苓、当归。

合理配伍化痰祛风药：心主津，脾主水津。心脾之气不足，既不得主津，又不得运化水津，津不得所主所化而为痰，痰邪又易阻滞心脾，从而呈现心神不得主持内外而变生诸证，其治当化痰祛风。在配伍化痰祛风药时，最好配伍具有辛散作用的，其辛既有利于气机畅通，又有利于使风邪向外疏散。如方中菊花、桔梗、防风、矾石。

妥善配伍通阳温阳药：病痰饮者，当以通阳温阳药以化之，又因痰邪内生，最易壅滞经气脉络，引起经气不畅或不通，其治当温阳通经，和畅经脉。在配伍温阳通阳药时，最好使药既有通阳作用，又有化饮作用，更有温心醒脾作用，从而使方药相互为用以发挥治疗作用。如方中桂枝、细辛、干姜。

适当配伍理血药：心主血，痰邪内生，痰邪与血相结，痰血相结则易导致心脾之气不足，所以在配伍用药时要用理血药，只有配伍理血药，才能更好地使经气经脉畅通，达到心血运行于血脉，和调于心脾。如方中川芎。

酌情配伍敛阴及苦寒药：心脾不足，其治当补益心脾，温阳通阳，又因用之若有不当则易生热伤津；再则，用化痰祛风药，用之稍有不当，也易损伤阴津。所以在方中酌情配伍敛阴药，则可达到化痰而不伤阴津；配伍苦寒药，则可使方药温达阳气而不助热。可见，方中配伍敛阴药与苦寒药，对纠正方药弊端，提高治疗作用都具有重要作用。如方中牡蛎、黄芩。

随证加减用药：若湿痰较盛者，加泽泻、苍术以化饮利湿；若阳气偏亢者，加钩藤，代赭石以潜阳息风；若血虚明显者，加阿胶、鸡血藤等。

【方论评议】

综合历代各家对侯氏黑散的论述，应从用药要点、方药配伍和用量比例三个方面进行研究，以此更好地研究经方配伍，用于指导临床应用。

诠释用药要点：方中菊花清解郁热，白术健脾燥湿，细辛温阳化饮，茯苓益气渗湿，牡蛎潜阳息风，桔梗宣利气机，防风疏散透风，人参补益心脾，矾石燥湿化痰息风，黄芩清热燥湿，当归补血活血，干姜温通宣散，川芎活血行气，桂枝辛温通阳，酒能行血通阳。

剖析方药配伍：人参与白术，属于相须配伍，增强健脾益气养心；白术与茯苓，属于相使配伍，健脾益心，燥湿利湿，杜绝痰生之源；桂枝与细辛、防风，属于相须配伍，温阳化饮，疏散透风；菊花与黄芩，属于相使配伍，菊花助黄芩清热于内，黄芩助菊花透热于外；当归与川芎，属于相使配伍，川芎助当归补血之中以活血，当归助川芎活血之中以养血；干姜与桂枝，属于相使配伍，干姜助桂枝温通心阳，桂枝助干姜温暖脾阳；桔梗与矾石，属于相使配伍，桔梗助矾石燥湿化痰，矾石助桔梗宣利痰湿；牡蛎与桂枝、细辛、防风，属于相反相使配伍，相反者，敛散同用，相使者，牡蛎使桂枝、细辛、防风透风于外，息风于内。

权衡用量比例：人参与白术、茯苓用量比例是3 ：10 ：3，提示健脾益气与燥湿利湿之间的用量调配关系，以治心脾气虚；桂枝与细辛、防风用量比例是1 ：1 ：1，提示温通与疏风之间的用量调配关系，以治透散内风；桔梗与矾石用量比例是8 ：3，提示宣利与化痰之间的用量调配关系，以治痰风；当归与川芎用量比例是1 ：1，提示补血与理血之间的用量调配关系；菊花与黄芩用量比例是1 ：8，提示辛散与苦泻之间的用量调配关系，以治郁热；桂枝与干姜用量比例是1 ：1，提示药效温通与散寒之间的用量调配关系，以治阳虚。

【药理作用】 具有扩张增加冠脉血流量、提高心肌耗氧量、抗心肌缺血、降血压、降血脂、解热、抗炎、抗菌、抗病毒、抗自由基、抗过敏、抗氧化、调节睡眠中枢、调节内分泌、增强机体免疫能力、抗衰老、抗溃疡、调节内分泌、调节胃肠蠕动等作用。

十画

真武汤

【导读】 ①学用真武汤应重视附子和生姜的用量调配关系、白术和茯苓的用量调配关系、附子和芍药的用量调配关系。②真武汤虽是辨治肾阳虚水泛证的重要代表方，但在临床中对心脾阳虚水泛证等也具有良好治疗作用。③学好用活真武汤的第一步是辨清真武汤由哪些药物组成：组成真武汤有5组药，第1组是温阳药即附子，第2组是行散药即生姜，第3组是利水药即茯苓，第4组是敛阴药即芍药，第5组是健脾药即白术，从5组药用量深入学习研究即可用活真武汤。

【方歌】 真武汤温阳利水，茯苓芍术附子姜，心肾阳虚水气证，重视加减效非常。

【方药】 茯苓三两（9g） 芍药三两（9g） 生姜切，三两（9g） 白术二两（6g） 附子炮，去皮，破八片，一枚（5g）

【用法】 上五味，以水八升，煮取三升，

去滓。温服七合，日三服。若咳者，加五味子半升，细辛、干姜各一两；若小便利者，去茯苓；若下利者，去芍药，加干姜二两；若呕者，去附子，加生姜足前成半斤。

【功用】 温阳利水。

【适应证】

1. 中医病证：①阳虚水泛证。小便不利，或小便利，肢体水肿，或四肢沉重疼痛，腹痛，或腰痛，下利，心悸，头晕目眩，舌淡、苔白，脉沉弱。②阴虚水气伤阳证。

2. 西医疾病：心脏病水肿、慢性肾小球肾炎、慢性肾盂肾炎、肾衰竭、肾病综合征等临床表现符合阳虚水泛证者。

【用药分析】 方中附子温壮肾阳，使水有所主；白术健脾燥湿，使水有所制；生姜宣散水气；茯苓淡渗利水；芍药既能敛阴和营，又能利水气，并能引阳药入阴，更能制约附子温燥之性。

【用方思路】

1. 真武汤既是辨治阳虚水泛证的重要代表方，又是辨治诸多杂病如肾病、心病、皮肤病等的重要基础方。

2. 方中附子可温壮五脏六腑之阳；茯苓可利五脏六腑之水；白术既可益气，又可治水；生姜既可行散，又可利水；芍药既可收敛，又可缓急。从方中用药用量及调配分析得知，真武汤的应用并不局限于阳虚水泛证，还可用于辨治诸多杂病，如泌尿、消化、循环、内分泌及代谢等系统疾病。

3. 运用真武汤辨治的病证（无论病变部位在肾、在心或在脾胃）以阳虚水泛为主，其治当温阳利水。

【随证合方】 若夹脾胃阳虚，可与理中丸合方用之；若夹阴虚，可与猪苓汤合方用之；若夹湿热，可与牡蛎泽泻散合方用之。应用时还必须结合病变主次酌情调整方药用量。

【注意事项】 运用真武汤既要辨清西医之病，又要辨清西医之病属于中医阳虚水气证。辨西医之病可进一步了解疾病的发展演变及转变规律，辨中医之证可更好地针对西医之病选用真武汤。

【应用指征】

（1）太阳病，发汗，汗出不解，其人仍发热，心下悸，头眩，身瞤动，振振欲擗地者，真武汤主之。（82）

（2）少阴病二三日不已，至四五日，腹痛，小便不利，四肢沉重疼痛，自下利者，此为有水气，其人或咳，或小便利，或下利，或呕者，真武汤主之。（316）

【方论】

金·成无己,《注解伤寒论》(1144年)：《内经》曰：湿胜则濡泄。与真武汤，益阳气散寒湿。脾恶湿，甘先入脾。茯苓、白术之甘，以益脾逐水。寒淫所胜，平以辛热；湿淫所胜，佐以酸平。附子、芍药、生姜之酸辛，以温经散湿。

金·成无己,《伤寒明理药方论》(1156年)：茯苓味甘平，白术味甘温，脾恶湿腹有水气，则脾不治，脾欲缓急，食甘以缓之，渗水缓脾，必以甘为主，故以茯苓为君，白术为臣。芍药味酸、微寒，生姜味辛温,《内经》曰："湿淫所胜，佐以酸辛"，除湿正气，是用芍药、生姜酸辛味佐也。附子味辛热,《内经》曰："寒淫所胜，平以辛热"，温经散湿，是以附子为使也。水气内渍至于散，则所行不一，故有加减之方焉。若咳者加五味子、细辛、干姜，咳者水寒射肺也，肺气逆者以酸收之，五味子酸而收也，肺恶寒以辛润之，细辛、干姜辛而润也，若小便利者，去茯苓，茯苓转泄者也，若下利者，去芍药加干姜；酸之性泄，去芍药以酸泄也；辛之性散加干姜以散寒也。呕者去附子加生姜，气上逆则呕。附子补气，生姜散气，两不相损气，则顺矣，增损之功非大智孰能贯之。

明·许宏,《金镜内台方议》(1422年)：故用茯苓为君，白术为臣，二者入脾走肾，逐水祛湿。以芍药为佐，而益脾气。以附子生姜之辛为使，温经而散寒也。

明·汪石山,《医学原理》(1525年)：夫少阴属肾，肾司水寒，肾不能司其水寒，是以腹与肢体沉重疼痛，小便不利，大便自利，皆寒湿之为害。治宜胜湿散寒可也。故用白术、茯苓以胜湿，芍药以收阴湿，附子、生姜以散寒湿。

明·吴昆,《医方考》(1584年)：伤寒发汗过多，其人心下悸，头眩身瞤，振振欲擗地者，此方主之。汗多而心下悸，此心亡津液，肾气欲上而凌心，头眩身瞤，振振欲擗地者，此汗多亡阳，虚邪内动也。真武，北方之神，司水火者也。今肾气凌心，虚邪内动，有水火奔腾之象，故名此汤以主之。茯苓、白术，补土利水之物也，可以伐肾而疗心悸；生姜、附子，益卫回阳之物也，可以壮火而祛虚邪；芍药之酸，收阴气也，可以和荣而生津液。

明·方有执,《伤寒论条辨》(1592年)：是故茯苓行水，术性导湿，湿导水行，祖龙归海也。芍药收阴，附子回阳，阳回阴收，铁甲当关也。生姜以醒其昏，为救厥逆之剧。

然阴寒甚而水泛滥，由阳困弱而土不能制伏也。是故术与茯苓燥土胜湿，芍药附子利气助阳，生姜健脾以燠土，则水有制而阴寒退，药与病宜，理至必愈。

明·张卿子,《张卿子伤寒论》(1644年)：脾恶湿，甘先入脾，茯苓、白术之甘，以益脾逐水。寒淫所胜，平以辛热；湿淫所胜，佐以酸平，附子、芍药、生姜之酸辛，以温经散湿。

清·喻嘉言,《尚论后篇》(1648年)：经曰：脾恶湿，甘先入脾，茯苓、白术之甘以益脾逐水，寒湿所胜，平以辛热；湿淫所胜，佐以酸辛，故用附子、芍药、生姜之酸，辛以温经散湿……凡附子生用则温经散寒，非干姜佐之则不可；炮熟则益阳除湿，用生姜相辅，允为宜矣。干姜辛热，故佐生附而用；生姜辛温，少资熟附之功，原佐使之妙，无出此理。然白通等汤，以下利为重，其真武汤症，以寒湿相搏，附子亦用炮熟，仍用生姜以佐之，其生熟之用，轻重之分，无过此理也。

清·李中梓,《伤寒括要》(1649年)：真武，北方水神也。水在心下，外带表而属阳，必应辛散，故治以真武汤。真武主少阴之水，亦治太阳之悸。夫脾恶湿，腹有水气则不治，脾欲缓，甘以缓之则土调，故以茯苓甘平为君，白术甘温为臣。经曰：湿淫所胜……佐以酸辛。故以芍药、生姜为佐。经曰：寒淫所胜，平以辛热。故以附子为使。

真武汤治少阴病二三日至四五日，腹满小便不利，四肢重痛。自利者，为有水气，故多或为之症。水为寒湿，肾实主之。水饮停蓄，为寒湿内甚；四肢重痛，为寒湿外甚；小便不利，湿甚而水谷不分也。苓、术之甘以益脾逐水，姜、附、芍药之酸辛以温经散湿。

清·喻嘉言,《医门法律》(1658年)：其一因误汗，致心悸头眩身动，无可奈何者，用真武汤为救法。其证发汗不解，仍发热心下悸，头眩身动，振振欲擗地。汗虽出而热不退，则邪未尽而正已大伤。况里虚为悸，上虚为眩，经虚为瞤，身振振摇，无往而非亡阳之象，所以行真武把守关口坐镇之法也。真武汤治太阳误汗不解，悸眩瞤振，亡阳之证。又治少阴腹痛下利，有水气之证。若咳者加五味子半升、细辛、干姜各一两（细辛、干姜之辛以散水寒，五味之酸以收肺气而止咳）。若小便利者，去茯苓（茯苓淡渗而利窍，小便既利，即防阴津暗竭，不当更渗）。若下利者，去芍药，加干姜二两（芍药收阴，而停液非下利之所宜，干姜散寒而燠土，土燠则水有制）。若呕者，去附子，加生姜，足成半斤（呕加生姜宜矣，乃水寒上逆为呕，正当用附子者，何以反去之耶？盖真武汤除附子外，更无热药，乃为肺胃素有积热，留饮惯呕而去之，又法外之法耳。观后通脉四逆汤，呕者，但加生姜不去附子，岂不甚明。所以暴病之呕，即用真武，尚不相当也）。

清·程应旄,《伤寒论后条辨》(1670年)：[底本眉批：肾中气寒，水乃泛上。此水即肾中阴气所生也。经曰：肾者，牝藏也。地气上者，属于肾而生水液也。真武汤之治咳，以停饮与里寒合也。小青龙之治咳，以停饮与表寒合也。]……故用真武汤，温中镇水，收摄其阴气，若用小青龙，则中有麻、桂，发动肾中真阳，遂为奔豚厥逆，祸不旋踵矣。

清·柯琴,《伤寒来苏集》(1674年)：真武，主北方水也。坎为水，而一阳居其中，柔中之刚，故名真武。是阳根于阴，静为动本之义。盖水体本静，动而不息者，火之用也。火失其位，则水逆行。君附子之辛温，以奠阴中之阳；佐芍药之酸寒，以收炎上之用；茯苓淡渗，以正润下之体；白术甘苦，以制水邪之溢。阴平阳秘，少阴之枢机有主，开阖得宜，小便自利，腹痛下利自止矣。生姜者，用以散四肢之水气，与肤中之浮热也。咳者，是水气射肺所致。加五味子之酸温，佐芍药以收肾中水气；细辛之辛温，佐生姜以散肺中水气。小便自利而下利者，胃中无阳。则腹痛不属相火，四肢困于脾湿，故去芍药之酸寒，加干姜之辛热，即茯苓之甘平亦去之。此为温中之剂，而非利水之剂矣。呕者是水气在中，故中焦不治。四肢不利者，不涉少阴，由于太阴湿化不宣也。与水气射肺不同，法不须附子之温肾，倍加生姜以散邪。此和中之剂，而非下焦之药矣。附子、芍药、茯苓、白术，皆真武所重。若去一，即非真武汤。

清·陈尧道，《伤寒辨证》（1678年）：茯苓、白术，补土利水之物也，可以伐肾而疗心悸。生姜、附子益卫回阳之物也，可以壮火而祛虚邪。芍药之酸，收阴气也，可以和营而生津液。用芍药者，以小便不利，则知其人不但真阳不足，真阴亦已素亏，若不用芍药固护其阴，岂能胜附子之雄悍乎！

清·汪昂，《医方集解》（1682年）：中有水气，故心悸头眩，汗多亡阳，故肉瞤筋惕。瞤音纯，动貌。苓、术补土利水，以疗悸眩，姜、附回阳益火，以逐虚寒；芍药敛阴和营，以止腹痛。真武，北方水神，肾中火足，水乃归元。此方补肾之阳，壮火而利水，故名。

此足少阴药也。茯苓、白术补土利水，能伐肾邪而疗心悸；生姜、附子回阳益卫，能壮真火而逐虚寒；芍药酸收，能敛阴和营而止腹痛。补阳必兼和阴，不欲偏胜。经曰：寒淫所胜，治以辛热。湿淫所胜，佐以酸平。

清·张志聪，《伤寒论宗印》（1683年）：夫病发于阳，汗出则解，不解而仍发热者，正气虚也。如第十二章之仍头项强痛，十八章之病仍不解，皆谓邪去而正气虚亡，以致病气不解，故曰仍也。心下悸者，血液伤而心气弱也。头眩者，阴液虚而不能上充于髓海也。夫人之形体，借气煦而血濡，津液充皮肤而利骨肉，气血津液皆虚，是以不能主持，而振振欲僻地灵。用茯苓，保固心神，芍药滋养荣血，附子温复元阳，白术培生津液，加生姜温中以宣通，正气复而宣达于外，是远瞤动振僻之患矣。真武者，北极之神，盖阴阳津液，皆少阴之所主也。此章总论阴阳津液虚亡，后七章分析有不可汗者，有亡阳者，有亡阴者，有亡津液者，皆发汗之所致也（眉批：曰汗出不解，则非因汗出不彻而不解也）。

此伤寒而动其水气也。夫足少阴寒水主气。在地为水，在天为寒，是以天之寒邪，而反动其本气也。少阴病二三日，而尚无里证，不已而至四五日，腹痛小便不利者，乃邪入于里，而反动其水气矣。夫无形之气入于经，经气通于四肢，故四肢沉重而疾痛瓶。自下利者，此为有水气，盖水气在经，而必自下利也。或咳者，肾脉上通于肺也。或小便利，或下利者，气上行而水下泄也。呕者，经气上逆也。真武汤主之，谓北极之神能镇水而神武者也。用茯苓、白术，补中土以制伐其水气。生姜、熟附，温经气以辛傲其水寒。芍药化土以养经荣。味子酸收以保肺气。细辛者，少辛也。根气芬芳，一茎直上，能助少阴之生阳以上升，加干姜以温肺。盖肾为本，肺为标，肺主气而受生于肾，标本阳回，而水邪自散矣。呕者，经气自逆也。故不必附子之辛热，惟加生姜以宣通（眉批：无形之气入经，详“小结胸”下章）。

清·张志聪，《伤寒论集注》（1683年）：此言发汗夺其心液而致肾气虚微也。太阳发汗仍发热者，太阳之病不解也；心下悸者，夺其心液而心气内虚也；头眩者，肾精不升，太阳阳气虚于上也；身瞤动，振振欲擗地者，生阳之气不充于身，筋无所养，故有经风不宁之象也；夫发汗则动经，身为振振摇者，乃中胃虚微以致肝气上逆，故但以苓桂术甘调和中土。此身瞤动，振振欲擗地者，乃心肾两虚，生阳不能充达于四体，故以真武汤主之。真武者，北方元武七宿镇水之神也。用熟附壮火之原，温下焦之寒水，白术补中焦之土气，生姜达上焦之阳气，茯苓归伏心气，芍药通调经脉，三焦和而元真通畅，心气宁而经脉调和矣。

此言真武汤治少阴水气下利也。夫少阴神

十画

机外合太阳，三日在外，三日在内，在外者神气乃浮而外合于太阳，在内者天气下降而内归于太阴。少阴病二三日，在外不已，至四五日则内归于阴，太阴主腹，故腹痛；脾不转输，故小便不利；土属四旁而外邪未解，故四肢沉重疼痛；土气虚微，故自下利；此为有水气者，肾为水脏，藉土气之输布。令神机内陷，土气不升，故以真武汤主之。白术、茯苓运脾土而制伏其水气，芍药资养心气，生姜宣通胃气，附子壮大火土，以温寒水，以助神机。其人或咳者，肺气虚于上也，加五味子、细辛助少阴初阳之气，以上升，干姜温太阴脾土之气以上达，少阴气升则水天一气，太阴气达则地天交泰矣。或小便利者，水道泄于下也，故去渗泄之茯苓。或下利者，中土虚于内也，故去芍药之苦泄，加干姜以温暄。呕者，气逆而津竭也，故去附子之火热，加生姜以宣通。名曰真武汤者，以真武乃北方元武七宿，而为镇水之神也。

清·沈明宗,《伤寒六经辨证治法》(1693年)：故以苓、术坐镇中州，宣导玄武之水下行，芍药酸收上逆之阴，姜、附补阳而逐水归源，则不驱邪而邪自去，故名真武汤也。

清·郑重光,《伤寒论条辨续注》(1705年)：真武者，北方司水之神也，龙惟藉水以变化，而水又为真武之所司，误服大青龙以亡阳，魄汗淋漓，真阳不守，须真武坐镇北方，收摄少阴离散之真阳，使阳气归根，阴必从之，阴从则水不逆，阴从则阳不孤，故方中用茯苓、白术、芍药、附子，行水收阴多于回阳，名曰真武，乃误服大青龙救逆之神方也。

清·钱潢,《伤寒溯源集》(1708年)：茯苓淡渗而下走，导入水源也。芍药敛阴，酸以收之也。姜、术俱入足太阴，所以建立中气，姜可以宣达阳气，术可以培土制水。附子所以急救坎中之阳，恢复命门真气，招集散亡之阳，使阳气仍归下焦，则天根温暖，龙方就之以居，故能导龙归窟，龙本坎中之阳，北方之位，龙之所生，龙之所潜，乃其故处，实其安宅也。武之与龙，虽有阴阳之分，本为一体，所谓龟蛇同气也。

清·秦之桢,《伤寒大白》(1714年)：阳邪腹痛，肠胃居多，阴寒腹痛，乃脾寒，故用真武汤。

土虚不能制水，以此方补土中之火。

清·姚球,《伤寒经解》(1724年)：少阴，水火之原，逆则水火俱升。白术、茯苓，所以制水也；白芍，所以制火也；附子以回阳，姜以散寒。其所以名真武者，安水火也……真武汤，北方司水之神，以之名汤，义取主水。然阴寒甚而水泛滥，由阳困弱而土不能制伏也。故用白术、白茯，燥土胜湿；芍药、附子，健脾助阳；生姜通阳，则水有制而阴寒退，阳得和而湿气祛矣。

清·魏荔彤,《伤寒论本义》(1724年)：法当温脏回阳以治寒邪，又当燥脾暖土以制水气。附子治寒邪者，余制水气者，主以真武汤。喻注合太阳腑邪治法，言之其理愈著。程注更引小青龙以明之义，无余蕴矣。注必如是，乌得不心折焉。再思小青龙之治，治经邪也。若大明经脏表里分治之理，则必非小青龙可以混入此条矣。

清·尤在泾,《伤寒贯珠集》(1729年)：方用白术、茯苓之甘淡，以培土而行水，附子、生姜之辛，以复阳而散邪，芍药之酸，则入阴敛液，使汎滥之水，尽归大壑而已耳。

清·王子接,《绛雪园古方选注》(1732年)：术、苓、芍、姜，脾胃药也。太阳少阴，水脏也。用崇土法镇摄两经水邪，从气化而出，故名真武。茯苓淡以胜白术之苦，则苦从淡化，便能入肾胜湿。生姜辛以胜白芍之酸，则酸从辛化，便能入膀胱以摄阳。然命名虽因崇土，其出化之机，毕竟重在坎中无阳，假使肾关不利，不由膀胱气化，焉能出诸小便，故从上不宁之水，全赖附子直走下焦以启其阳，则少阴水邪必从阳部注于经而出以，非但里镇少阴水泛，并可外御太阳亡阳。

清·不著撰人,《伤寒方论》(1732年)：熟附能补，配以生姜之辛，则补中有宣发之意，兼以芍药之酸，则宣中又有收敛之能，复加苓术者，盖水本坎，正惟挟外邪，而横流逆射，今有姜附芍以温经而调剂之矣，苓术复能摄水下入，故少阴病至四五日有水气者用之，水既下趋，则不复能上注也此之误汗而亡阳心悸头眩身瞤者亦用之水既内入，则不复能外溢也，一举而扶土制水，共成温经之功，故曰真武，取其能镇北方之水也，盖肾虽属水父母构精时，一点真阳实伏藏于中，以为发扬之本，正如北隆藏水，一阳内伏，春夏敷荣，赖此而发，但位居北极，阴之至也，更加客寒，孤阳欲铲，故必以姜附为主剂，阳得热而不散耳，但邪已外布者，非敛之不入，邪之凝结者，非引之不出，邪之阻遏者，非畅之不遂，故有时汗下后无表证，脉沉微者，干姜生附独用，取其急温也，其四逆汤干姜生附合甘草调停以化至逆也，其白通汤干姜生附合葱白宣发以通其势也，其附子汤及真武汤皆兼苓术芍敛外以固其内也，但附子汤则用生附，比真武又加参而去生姜，则有直补驱邪之不同矣，通脉四逆即四逆增甘草倍干姜另加葱九茎，则有隔逆浅深之不同矣，且每以热附配生姜，干姜配生附，总取宣补相泻已耳。若咳者加五味半，升细辛、干姜各一两，五味之酸以收逆气，细辛干姜之辛以散水寒，小便利者去茯苓已无伏水，下利者去芍药加干姜二两散寒，因芍药之酸能泄气耳，呕者去附子加生姜足前成半斤，气逆则呕，附子补气，生姜散气，《千金》曰：呕家多服生姜，可谓呕家圣药也。

清·吴谦,《医宗金鉴》(1742年)：夫人一身制水者，脾也；主水者，肾也；肾为胃关，聚水而从其类者，倘肾中无阳，则脾之枢机虽运，而肾之关门不开，水虽欲行，孰为之主，故水无主制，泛溢妄行而有是证也。用附子之辛热，壮肾之元阳，而水有所主矣；白术之苦燥，创建中土，而水有所制矣。生姜之辛散，佐附子以补阳，温中有散水之意，茯苓之淡渗，佐白术以健土，制水之中有利水之道焉。而尤妙在芍药之酸敛，加于制水、主水药中，一以泻水，使子盗母虚，得免妄行之患；一以敛阳，使归根于阴，更无飞越之虞。

清·黄元御,《伤寒悬解》(1748年)：若脉微弱而汗出恶风者，中风之脉证如旧，而阳虚阴旺，不可服此。服之汗出亡阳，则四肢厥逆，筋惕肉瞤，为害非轻矣。盖四肢秉气于脾胃，阳亡土败，四肢失温，所以逆冷。筋司于肝，肝木生于肾水而长于脾土，水寒土湿，木郁风动，故筋脉振惕而皮肉瞤动。真武汤，苓、术燥土而泻湿，附子温经而驱寒，芍药清肝而息风也。

阳虚之人，发汗过多，土败阳飞，则头目眩晕。风木动摇，则心悸肉瞤。盖木生于水而长于土，水寒土湿，木郁风生，是以悸动。根本摇撼，则悸在脐间，枝叶振摇，则悸在心下。振振欲擗地者，风动神摇，欲穴地以自安也。木郁风动，原于土湿而水寒，真武汤，生姜降浊而止呕，苓、术泻水而燥土，芍药清风而安振摇，附子温肾水以培阳根也。真武汤，治少阴病，内有水气，腹痛下利。小便不利，四肢沉重疼痛，或呕者。

二三日不已，以至四五日，寒水泛滥，土湿木郁，风木贼土，是以腹痛。土湿而木不能泄，故小便不利。湿流关节，淫注四肢，故沉重疼痛。寒水侮土，故自下利。凡此诸证，为土病不能制水，有水气停瘀故也。其人或肺气冲逆而为咳，或木能疏泄而小便利，或土湿木郁而小便不利，或胃气上逆而作呕者，皆缘水气之阻格。真武汤，苓、术，泻水而燥土，生姜止呕而降浊，附子温癸水之寒，芍药清乙木之风也。

清·黄元御,《长沙药解》(1753年)：治少阴病，内有水气，腹痛下利，小便不利，四肢沉重疼痛，或呕者。以水泛土湿，风木郁遏，不能疏泄水道，故小便不利。木郁贼土，脾陷胃逆，故腹痛呕利。营血寒涩，不能行经络而充肢节，故四肢沉重疼痛。附子温癸水之寒，芍药清乙木之风，生姜降浊而止呕，苓、术燥土而泻湿也。治太阳中风，服大青龙汤，汗后亡阳，手足厥逆，筋惕肉瞤者，以阳亡土败，寒水大发，风木失温，郁动不宁，故手足厥冷而筋肉振动。芍药敛风木之摇荡，苓、术、附子，温补火土而泻寒水也。治太阳伤寒，汗出不解，发热头眩，心下悸，身瞤动，振振欲擗地者。以汗后亡阳，水寒土湿，风木郁动，身体战摇。芍药清风木之振撼，苓、术、附子，温补火土而泻寒水也。

清·黄元御,《伤寒说意》(1754年)：真武汤，茯苓、附子，泻水而驱寒，白术、生姜，培土而止呕，芍药清风木而止腹痛也。

清·徐灵胎,《伤寒约编》(1759年)：附子壮坎中之阳，芍药收炎上之气，茯苓清肺利水之用，白术培土制水之溢，生姜散四肢之水，五品成方，洵为壮火崇土、散水安肾之剂。加五味、细辛以治咳；去芍药、茯苓，加干姜以治下利，而小便自利；去附子倍生姜以治呕，皆是随症救逆之法。

清·徐灵胎,《杂病证治》(1759年)：附子补火力能生土扶阳，白术健脾功专胜湿却饮；生姜散寒饮通水源而积饮散，白芍敛脾阴除胀满而腹胁和；茯苓渗湿以敦脾土也。水煎温服，使火旺土强，则寒饮自散而大便如常，焉有胀满之患。此补火崇土、却饮除胀之剂，为火衰土弱，积饮胀泄之专方。

清·吴仪洛,《成方切用》(1761年)：治少阴伤寒腹痛，小便不利，四肢沉重疼痛，自下利者，此为有水气。或咳，或呕，或小便利。茯苓、白术，补土利水，能伐肾邪，而疗心悸。生姜、附子，回阳益卫，能壮真火，而逐虚寒；芍药酸收，能敛阴和营，而止腹痛。真武北方之神，一龟一蛇，司水火者也，肾命象之，此方济火而利水，故以名焉。

清·强健,《伤寒直指》(1765年)：气逆则呕，附子补气，生姜散气。《千金》曰：呕家多服生姜，为圣药。脾恶湿，甘先入脾，茯苓、白术之甘以益脾，逐水；寒淫所胜，平以辛热，湿淫所胜，佐以酸平，附子、芍药、生姜之酸辛以温经散湿。真武，北方水神也。水气在心下，外带表而属阳，必应发散，故治以真武汤。青龙汤主太阳，真武汤主少阴。少阴者，肾水，此汤可以治之，真武之名得矣。真武主少阴之水，亦治太阳之悸。夫脾恶湿，腹有水气则不治。脾欲缓，甘以缓之，则土调，故以茯苓、甘草为君；白术甘温为臣；经曰湿淫所胜，佐以酸辛，故以芍药、生姜为佐；经曰寒淫所胜，平以辛热，故以附子为使。

清·杨栗山,《伤寒瘟疫条辨》(1784年)：真武北方之神，司水火者也。今肾气凌心，虚邪内动，有水火奔腾之象，故名此汤以主之。白术、茯苓补土利水之物也，可以伐肾而疗心悸；附子、生姜回阳益卫之物也，可以壮火而制虚邪；白芍酸以收阴，用白芍者，以小便不利，则知其人不但真阳不足，真阴亦已亏矣。若不用白芍以固护其阴，岂能胜附子之雄悍乎！

清·徐玉台,《医学举要》(1792年)：真武汤与小青龙，同为利水之剂。青龙治太阳邪水内蓄，汗剂以升散之也；真武治少阴真水泛溢，温剂以镇摄之也。方中附子益坎宫之少火以配水，佐白术之健以制水，茯苓之淡以渗水，白芍之酸以收水，生姜之辛以散水，后人移治内饮，以饮亦水类也。肾气丸为里中之里，真武用生姜，尚为里中之表欤。

清·吴坤安,《伤寒指掌》(1796年)：若腹痛下利，四肢沉重疼痛，小便不利者，此坎中阳虚，不能以制阴水，致阴浊停蓄，宜真武汤，壮元阳以消阴翳，培阳土以泄阴水，则开阖得宜，小便自利，腹痛诸症自除矣。

清·陈修园,《医学从众录》(1803年)：真武为北方水神，以之名汤者，借以镇水也。附子辛热，壮肾之元阳，则水有所主；白术之温燥建中土，则水有所制；附子得生姜之辛散，于补水中寓散水之意；白术合茯苓之淡渗，于制水中寓利水之道；尤妙在芍药之苦降，以收真阳之上越。盖芍药为春花之殿，交夏而枯，藉其性味，亟令阳气归根于阴也。

清·陈修园,《伤寒真方歌括》(1803年)：附子壮元阳，则水有所主。白术建土气，则水有所制。合芍药之苦以降之，茯苓之淡以泄之，生姜之辛以行之，总使水归其壑，今人以行水之剂，自为温补之剂，误矣。

清·邹澍,《本经疏证》(1832年)：动，故或咳或利或呕，则应之以生姜，使追逐四出之邪；不动，故身体疼，手足寒，骨节痛，则应之以人参，使居中而御侮；白术、附子之温燥，以布阳光消阴翳；茯苓之通利，以开其出路；而赖芍药开通凝结则同，盖阴不开，阳不入，反足以助泄越者有之矣，讵非此一味为之枢机耶！

清·吕震名,《伤寒寻源》(1850年)：真武为北方司水之神，方名真武，主镇北方寒水之气；实与小青龙汤对峙。盖太阳膀胱、少阴肾，一脏一腑，同居北方寒水之位。伤寒表不解心下有水气，干呕发热而咳，此水气属太阳府邪。太阳主表，宜小青龙发之。少阴病，腹痛、小便不利、四肢沉重疼痛、自下利者，此水气属少阴藏邪。少阴主里，宜真武汤镇之。方中茯苓、白术，培土以制水也；生姜、附子，温中以散寒也；更加芍药敛少阴浮越之气，使水得坎止而归其故宅。此诚有合乎真武坐镇北方，摄伏龙蛇之神力矣。但水邪泛溢，其病体恒变动不居，咳者加五味子半斤，细辛、干姜各一两，以水邪射肺，法当兼散肺邪也。若小便利者去茯苓，以水道已通，无取再泄肾气也。若下利，去芍药加干姜二两，以脾气下泄，用以醒脾也。若呕者去附子加生姜足前成半斤，以胃气上逆，用以温胃也。随其逆而治之如法，其诸神之神者乎。按真武主治少阴水气，固与小青龙对峙。而太阳病误服大青龙，致成厥逆、筋惕、肉瞤之变者亦用此以救逆。盖龙非得水不灵，当阳气郁蒸之时，但得龙升雨降，烦热顿除。若淫溢不止，则龙适滋害。摄伏龙蛇，舍真武更向何处乞灵哉。再按太阳病，发汗，汗出不解，其人仍发热，心下悸、头眩、身瞤动、振振欲擗地者，亦主此汤救逆。汗多亡阳，何以不用四逆辈而用真武？盖四逆功在以热却寒，真武功在以土制水；水气奔越不宜火温而宜土制，用真武者，不宜混作回阳一例看。

清·陈恭溥,《伤寒论章句》(1851年): 真武汤镇水气、温土气之方也，凡少阴寒水为病，太阴土气虚微者用之。本论曰：太阳病，发汗汗出不解，其人仍发热，心下悸，头眩身瞤动，振振欲擗地者，此方主之。此亡液心虚水气上凌，真阳不足，虚阳外越者也。又曰：少阴病，二三日不已，至四五日，腹痛，小便不利，四肢沉重疼痛，自下利者，此为有水气。其人或咳，或小便不利，或下利，或呕者，此方主之。此土虚不能制水，阳虚不能温土者也。方用白术茯苓，健运脾土，以制伏水气，芍药滋养心气，生姜宣发胃气，附子壮火以温寒水，而助神机，火壮土温，则虚阳敛而水气平矣。名曰真武者，真武乃北方镇水之神，取其镇水之义也。或咳者，水气射肺也，故加五味细辛，启少阴之初阳，以上升于肺。干姜温太阴之土气，以上达于肺，少阴气升，则水天一气，太阴气达，则地天交泰，而咳平矣。或小便利者，火气衰而膀胱不约也，故去渗泄之茯苓。或下利者，中土之虚寒也，故去苦泄之芍药，加干姜以温暄之。或呕者，胃气逆而胃津伤也，故加生姜宣胃气以降逆，去附子之燥烈者。真武汤之功用亦钜矣。

清·石寿棠,《医原》(1861年): 试再言真武。少阴病，腹痛，小便不利，四肢沉重疼痛，自下利者，此为有水气，其人或咳（加五味、干姜、细辛），或小便利（去茯苓），或下利（去芍药，加干姜），或呕者（去附子，加干姜），真武汤主之。少阴病，身体疼、手足寒、骨节痛、脉沉者，附子汤主之（真武汤去生姜，加人参）。所谓真武一类，重在温阳行水（水即是湿）者，此也。至理中丸一方（人参、甘草、白术、干姜。脐上筑筑欲作奔豚者，肾气动也，去白术，加桂枝。吐者去白术，加生姜。悸者加茯苓。渴欲饮水者加术，消饮生津。腹中虚痛，加人参。寒加干姜。腹满者去术，加附子）。乃大病瘥后，喜唾（胃液不藏，兼有寒饮），久不了了，胃上有寒，当以丸药缓理之。

清·费伯雄,《医方论》(1865年): 北方曰幽都，乃阴寒湿浊之地，赖真武之神，运用水火以镇摄之，浊阴方渐得解散。此方取名真武，乃专治肾脏之剂。坎之为象，一阳居二阴之中。水中之火，是为真火，此火一衰，则肾水泛滥。停于下焦，则腹痛自利；水气犯中焦，则作哕，欲吐不吐；水气犯上焦，则咳嗽、心悸、头眩。方中姜、附以助真阳，用苓、术以制二阴，水气一收，则上中下三焦俱无病矣。

清·高学山,《伤寒尚论辨似》(1872年): 故用桂枝加附子以固表驱风，复阳敛液耳。喻注颇是，愚谓此平素阳气有余之人，病风因而误用麻黄之变也。盖风在卫表，而服桂枝汤，除中病则解外，有阳虚而亦成亡阳一变；有阴虚而烦不能汗一变；有阴阳俱虚而致阳旦两条厥逆咽干一变，并未有漏汗不止之症也，则误药可知，然非平素阳气有余，误用麻黄，则与误服大青龙，同一筋惕肉瞤，而成亡阳之症，又岂止漏汗不止已耶？合病情、汤意而两审之，明明误药伤有余之阳而阳病，故不致亡阳，而仅漏汗不止，且使小便难也，遗卫表之风而风在，故恶风与四肢微急，难以屈伸也，仍主桂枝者，补遗也，外加附子者，救误也，则桂枝汤之治恶风以下诸症，附子之治漏汗一症，其解肌温经之汤意，斯与病情始终相贯矣。

乃更推真武一汤者，以真武为北方司水之神，龙惟藉水以变化，真武不与之以水，其不能奋飞可知，故用苓、术、芍、附，敛水收阴，醒脾崇土之功，多于回阳，而名曰真武，全在收其坎水，使龙潜而不能见也。倘舍此而独用姜附以回阳，其如魄汗不止何哉？此论极是。

用真武汤壮火以渗水，补阳以泄阴，而奠定之功，直与神禹同垂百世矣。

按：苓、术、芍、姜，皆脾胃药，崇土以镇伏肾水，附子以挽回阳气。方名“真武”，盖取其固肾为义。

清·唐宗海，《血证论》(1884年)： 水饮者，肾之所主也。肾阳化水，则水下行而不泛上，故用附子入肾补阳，以为镇管水气之主。治水者土也，用苓、术以防之。白芍苦降，从其类以泻之。生姜辛散，循其末而宣之。合之宣泻防制，水有所宰，而自不动矣。故取此方真武水神以名汤。

清·莫枚士，《经方例释》(1884年)： [泉案]此桂枝去桂加苓术汤，去甘、枣加附子也。以其症属寒湿，故加附子。又以其腹痛，故附、芍并用。四逆汤加减曰：腹中痛加附子。柴胡汤加减曰：腹中痛，加芍药是也；以小便不利，故加茯苓。柴胡汤加减曰：小便不利者，加茯苓是也，以吐利，故加生姜。理中加减曰：吐多者，加生姜是也，以沉重疼痛，故用术。《经》云：湿家身烦痛，可与麻黄汤，加术四两是也。苓、术一类，芍、附一类，附、姜一类，井然有条。然苓、芍、附皆在可去之列。独术、姜不去，姜又重于术。凡水气，是津液因寒所郁而成者，以姜辛散寒，术甘胜水，故姜为君，而术为臣，为诸治寒湿者之祖方。姜、苓并用，与茯苓甘草汤治水同义。姜、术既为此方不去之品，则以治沉重疼痛为要，当从《外台》术亦三两，是成氏君苓，误也。此方五味，独生姜、白术不去，而术实与苓相济，为治小便不利之用，伤寒定例如是。再除附与芍相济，为治疼痛及腹痛之用，止生姜一味矣。经方生姜多以治吐，则此经文自下利者，下字当为吐字之误。何以言之？下利在或症中云加干姜，若先言自下利，不嫌于复乎？且何以正方中无干姜也，故知下字误矣。或曰理中加减法云吐多者，去术；下多者，还用术。今方中有术，其为下，不为吐明甚。应之曰：吐多去术，吐少不去术，况术本与苓同，治小便不利，安可去乎？吐成于胃，而生于冲脉，水寒上抑，胃不得申，则冲脉之气逆而为吐，生姜治吐，正其主药矣。姜性虽轻，得术、附以鼓之，亦猛然顿起也。观加减法中，呕加生姜，足前成半斤，益信。

清·戈颂平，《伤寒指归》(1885年)： 阴阳气液震开于表里之阴，土不温不疏，以茯苓，淡甘气灵，合芍药苦平，生姜辛温，温疏土气。白术，甘温多脂，益土之液。附子辛温，助子水中元阳。此汤，能复天一始生之真元于子中，克定祸乱于瞬息，故汤名真武也。

右五味，五，土之中数也。以水八升，象土之阴液，得阳气正于八也。煮取三升，象三阳也。去滓，温服七合，象阳数得阴，复于七也。日三服，象三阳阳数，来复半里也。

清·唐容川，《伤寒论浅注补正》(1893年)： 是以用生姜、白芍，理营卫以散外寒。用附子为主，助肾阳以祛内寒。而苓、术治水以佐之。水不上泛则眩止，不陵心则悸止，寒退阳伸，则瞤动振摇无不止矣。

故凡理气之药，枳、朴、木香皆秉木气，芍药平肝木止痛，亦是泄木气之遏郁也。此有水复有气，故姜、附、苓、术以治水，而必加芍药以泄其气也。

清·张秉成，《成方便读》(1904年)： 故君以大辛大热之附子，直入肾经，奠安阴中之阳。水本润下，逆则上行，故用白芍之酸苦，以收炎上之气。然后以生姜之辛，散之于外。茯苓之淡，渗之于下。白术之扶土胜湿，宣之于中，使少阴之枢机有主，则开合得宜，小便得利，下利自止，腹中四肢之邪，均解矣。

清·俞根初,《重订通俗伤寒论》(1916年):此为亡阳之重证，故以附、姜、辛热回阳为君；臣以白术培中益气；茯苓通阳化气，以助附姜峻补回阳之力；尤必佐白芍阴药以维系者。庶几阳附于阴而内返矣，此为回阳摄阴，急救亡阳之祖方。若少阴腹痛下利，内有水气者，本方宜重用茯苓，少则六钱，多则八钱，或一两，以通肾阳而利水。白芍宜用酒炒，以免阴凝之弊，兼咳者，加干姜八分，五味子五分同捣如泥，以散水寒而止饮咳。下利者，去白芍，加干姜一钱，以散寒水而培脾阳。呕者，加姜半夏三钱，生姜取汁一小匙冲。小便利者，去茯苓，以小便既利，不当更渗以竭津液也。此皆仲景治阴水症加减之成法，学者须知同一真武汤，一治少阴误汗亡阳，一治少阴寒水洋溢，同而不同有如此，始可以用仲景之经方。

近代·张锡纯,《医学衷中参西录》(1918年):肾为胃关，聚水而从其内，倘肾中无阳，则脾之枢机虽运，而肾之关门不开，水即欲行以无主制，故泛溢妄行而有是证也。用附子之辛温壮肾之元阳，则水有所主矣。白术之温燥，建立中土，则水有所制矣。生姜之辛散，佐附子以补阳，于补水中寓散水之意。茯苓之渗淡，佐白术以建土，于制水中寓利水之道焉。而尤重在芍药之苦降，其旨微甚。盖人身阳根于阴若徒以辛热补阳，不少佐以苦降之品，恐真阳飞越矣。

近代·何廉臣,《增订伤寒百证歌注》(1928年):小青龙汤，治表不解有水气，中外皆寒实之病也。真武汤治表已解有水气，中外皆虚寒之病也。真武者，北方司水之神也，以之名汤者，藉以镇水之义也。肾为胃关，聚水而从其类，倘肾中无阳，则脾之枢机虽连，则肾之关门不开，水即欲行，以无主制，故泛溢妄行而有是证也。用附子之辛热，壮肾之元阳，则水有所主矣。白术之温燥，健脾中之阳，则水有所制矣。生姜之辛散。佐附子以补阳，于补水中寓散水之意。茯苓之淡渗，佐白术以健中，于制水中寓利水之道焉。而尤重在芍药之苦降，其旨甚微，盖人身阳根于阴。若徒以辛热补阳，不少佐以苦降之品，恐真阳飞越矣。芍药为春花之殿，交夏而枯，用之以亟收散漫之阳气而归根。下利减芍药者，以其苦降通泄也；加干姜者，以其温中散寒也。水寒伤肺则咳，加细辛、干姜者，胜水寒也；加五味子者，收肺气也。小便利者，去茯苓，恐其过利伤肾也。呕者去附子，加生姜，以其病非下焦水停于胃，所以不须温肾以行水，而当温胃以散水，且生姜功能止呕也。

近代·曹颖甫,《伤寒发微》(1931年):故真武汤方用芍药以定痛，茯苓、生姜、术、附以散寒而行水。此固少阴病水气在里之治法也。惟痰痛下“自下利”三字，直可据后文“或下利”三字而断为衍文。其人或咳下，为本方加减治法，咳者加五味、姜、辛，所以蠲饮。小便利者去茯苓，不欲其利水太过。下利去芍药加干姜，欲其温脾，不欲其苦泄。呕者去附子加生姜，以水在中脘，不在下焦，故但发中脘之阳，而不欲其温肾，此又少阴病水气外泄之治法也。

此为表汗太过，少阴上逆之证，故非用炮附子一枚，温其肾气，使三焦水液化蒸气外出皮毛，上及头目，不足以收散亡之阳；非利水之茯苓、白术，不足以遏心下之水；非芍药、生姜，疏营之瘀而发其汗液，不足以杀其水气，此《太阳篇》用真武汤之义也。少阴病情，与此相反，所以同一方治者，详《少阴篇》中。

近代·徐大桂,《伤寒论类要注疏》(1935年):按：此方为汗后邪羁，卫阳外泄，水气内凝，而为温发脾肾之补剂。苓、术、姜、附，温阳化水，肾阳既振，卫气外充，发热身瞤之外证亦解。而方中芍药合姜、附，尤能维阴以恋阳，协成汗越阳虚之治。苓桂术甘证温脾之中，但借桂枝以宣阳；此方苓、术之外，并用姜、附，是健脾进以温肾，又于温气化水之中，兼寓回阳之意也。

现代·中医研究院,《伤寒论语释》(1956年):汗出过多，阳气大虚，以致水饮停蓄，所以用本方温肾阳，逐水饮，附子温中散寒，苓、术培土制水，芍药敛阴和阳，生姜宣阳。

现代·任应秋,《伤寒论语释》(1957年):张璐云：“此方本治少阴病水饮内结，所以首推术附，兼茯苓、生姜之运脾渗水为务，此人所易明也。至用芍药之微旨，则知其人不但真阳不足，真阴亦已素亏，若不用芍药固护其阴，岂能胜附子之雄烈乎，即如附子汤、桂枝加附子汤、芍药甘草附子汤，皆芍药与附子并用，其温经护营之法，与保阴回阳不殊。”本方有强心利水作用，附子强心，芍药畅血行，生姜振胃肠，茯苓白术利水，在临床上颇有显效。

现代·陈亦人,《伤寒论译释》(1958年): 本方以茯苓、白术健脾利水，附子、生姜温阳散水，芍药宣通血痹，与附子相伍，既可引附子入阴散寒，又能制附子刚燥之性，起到温经护营的作用。本方与附子汤的药物仅有一味不同，而治疗作用却有很大差异，其间用量也有一定关系，附子汤附术倍用，并伍人参，旨在温补元阳；真武汤附术半量，更佐生姜，意在温散水气。

本方方义，诸家所注，都能说明问题，程氏指出生附与熟附功用之异，以及与干姜、生姜配伍作用之殊，尤有参考价值。附子与芍药同用，刚柔相济，既能温经，又能开血痹止痛，所以既能治阳虚水寒相搏的四肢沉重疼痛，又能治腹痛。至于“若呕者，去附子”，汪氏指出“若去附子，恐不成真武汤矣”，论证有理。

现代·安徽中医学院,《伤寒论通俗讲义》(1959年): 本方治疗过汗后，导致脾肾阳虚，水邪内蓄。故以附子温复阳气，茯苓白术渗湿利水，芍药敛阴养液，并同生姜之力，以温濡筋肉，而退虚浮之热，故此方为温经、镇水之主剂。

现代·李翰卿,《中国百年百名中医临床家》(1960年): 此补阳利水之方。主治少阴病，阳虚水邪不化，或气喘不得卧，或咳嗽，或头眩，或肿满下利，以及热性病服清凉药后其病不解，或神昏谵妄，或斑点隐隐等证。但必须具有小便不利，或小便不多。或腹中有水声及不喜冷性饮食，脉沉而微。白术、茯苓利水补脾；生姜辛温暖胃散寒；附子回阳以助水气之吸收；芍药护阴以防辛热之劫液，或影响肝脏也。此方有人认为是强心利尿的方剂，我认为该提法不妥。这种心不强，是由于阳虚形成的，而不是由于阴虚、气虚、血虚形成的，此其一；在阳虚方面，也是兼有水气的心不强，而不是单纯的阳虚心不强，此其二。不然的话，四逆汤、四逆加人参汤、独参汤等治证都是心不强，为什么不用本方强心利尿，而要分别使用上述诸方呢?

现代·孙纯一,《伤寒论注释要编》(1960年): 本方治误汗后阳气大虚，水饮停蓄之症。附子温中散寒以固阳。芍药敛阴和中，且治腹痛。茯苓白术健脾利水。生姜宣通胃阳，又治少阴病水气内停之症。

现代·刘渡舟，聂惠民，傅世垣,《伤寒挈要》(1983年): 茯苓、白术利水补脾，附子、生姜温阳散寒；芍药和阴以制术附之峻；若咳者，为肺气寒，加干姜、细辛、五味子辛以散之，酸以收之，若小便利，则去茯苓之淡渗；若里寒下利，则去芍药之酸寒，并加干姜以温脾；若呕者，胃中有饮而上逆，故去附子之补，加大生姜之剂量以散饮和胃止呕。

现代·刘渡舟,《伤寒论诠解》(1983年): 真武汤用附子的辛热，温经回阳以散寒水；辅以白术温运脾气，补土以制水；术、附合用，还可温煦经脉以除寒湿；茯苓淡渗，协白术以利水；生姜辛温，配附子扶阳消阴以散水邪，芍药活血脉、利小便，且能制约姜、附之辛燥，使之温经散寒而不伤阴。方中诸药相辅相成，相互为用，可谓有制之师。本方与附子汤，均为温阳之剂，方剂的组成也仅有一药之差，但两方的作用是不相同的。柯韵伯指出：附子汤为大温大补之方，与真武汤似同而实异，倍术附去姜加参，是温补以壮元阳，真武汤还是温散而利肾水也。道出了两方的基本不同之处。

现代·姜春华,《伤寒论识义》(1985年): 此方可统治以上或有诸证。茯苓和白术有培土利水作用，附子与生姜有温中散寒作用，芍药有敛阴和阳作用。本条提示脏寒水气，夹寒而动为或有之证。

现代·陈亦人,《伤寒论求是》(1987年): 当阳虚较甚，而寒湿郁滞于筋脉骨节之间，证见身体痛，手足寒，骨节痛，脉沉，背恶寒而口中和，又应着重温补以壮元阳，以真武汤去生姜加人参，即附子汤。这两张方剂皆是以术附为主药，故又称术附剂，术附倍用，不但温阳，且能镇痛。伍以茯苓，既能利水，又能通阳，佐以芍药，既取敛阴，尤取和营。真武汤佐生姜，目的在于温阳散水；附子汤佐人参，目的在于壮阳益气。

现代·王付，《经方学用解读》（2004年）：阳虚水泛证的基本病理病证是阳虚不能制水，水气肆虐内外。所以，治疗阳虚水泛证，其用方配伍原则与方法必须重视以下几个方面。

针对证机选用温阳药：心肾阳气虚弱，阳虚不能主水，水气泛滥而溢于肌肤，则证见四肢沉重疼痛或肢体浮肿，其治当温壮阳气，使阳气能够气化水气，以司主水之职。如方中附子。

合理配伍健脾药：水之于人虽有肾所主，但与脾气所制则密切相关。因此，治疗阳虚水气病证，其治必须合理配伍健脾药，使脾能制水，脾制水又能助温阳药更好地发挥主水作用。如方中白术。

妥善配伍散水利水药：水气泛滥于肌肤，其治温阳主水与健脾制水虽最为重要，但为了取得最佳治疗效果，在选用主水药与制水药时，必须配伍散水药与利水药，只有散水药与利水药有机地结合，才能使水气得以从下从外而去。如方中生姜、茯苓。

酌情配伍引经药：水为阴，因用主水、制水、散水、利水之药，虽可治水，但与水气证机易于发生格拒。因此在治疗时最好酌情配伍寒性入阴引经药，以使药力直达病所，从而提高治疗效果。如方中芍药。

随证加减用药：若咳嗽者，寒气上逆于肺，加干姜、细辛，以散肺寒，加五味子以敛肺气；若小便利者，故去茯苓；下利甚者，寒气下渍于肠，当去芍药之阴寒，加干姜，以温里散寒；若呕者，寒气上逆于胃，重用生姜以温胃降逆散水，至于是否去附子，且当因证情变化而斟酌用之。

【方论评议】

综合历代各家对真武汤的论述，应从用药要点、方药配伍和用量比例三个方面进行研究，以此更好地研究经方配伍，用于指导临床应用。

诠释用药要点：方中附子温壮肾阳，使水有所主；白术健脾燥湿，使水有所制；生姜宣散水气；茯苓淡渗利水。芍药既能敛阴和营，又能利水气，并能引阳药入阴，更能制约附子温燥之性。

剖析方药配伍：附子与生姜，属于相使配伍，附子壮阳助生姜散水，生姜宣散助附子主水；白术与茯苓，属于相使配伍，白术健脾助茯苓利水，茯苓渗利助白术制水；附子与白术，属于相使配伍，附子壮肾主水，白术健脾制水；附子、生姜与芍药，属于相反相畏配伍，相反者，附子、生姜辛热，芍药酸寒，相畏者，芍药制约附子、生姜辛热主水散水伤阴；芍药与白术、茯苓，属于相使配伍，益气敛阴，健脾燥湿利水之中有益阴缓急。

权衡用量比例：附子与生姜用量比例是近1∶2，提示温阳主水与辛温散水之间的用量调配关系，以治寒水；白术与茯苓用量比例是3∶2，提示健脾制水与渗利水湿之间的用量调配关系，以治虚水；芍药与附子、生姜用量比例是近3∶2∶3，提示敛阴与主水散水之间的用量调配关系，以治病固本。

【药理作用】 本方具有调节心功能、降血脂、改善微循环、增强心肌收缩力、改善肾功能、调节水液代谢、调节肾上腺皮质功能、调节水钠钾代谢、抗自由基、增强机体免疫功能、抗缺氧、抗缺血、抗惊厥等作用。

桂苓五味甘草去桂加姜辛夏汤

【导读】 ①学用桂苓五味甘草去桂加姜辛夏汤应重视半夏和五味子的用量调配关系、细辛和干姜的用量调配关系。②桂苓五味甘草去桂加姜辛夏汤虽是辨治寒饮郁肺支饮证的重要代表方，但在临床中对寒饮郁心肺证等也具有良好治疗作用。③学好用活桂苓五味甘草去桂加姜辛夏汤的第一步是辨清桂苓五味甘草去桂加姜辛夏汤由哪些基础方和药物组成：组成桂苓五味甘草去桂加姜辛夏汤有2个基础方和5组药，基础方之一是半夏干姜散，之二是苓甘五味姜辛汤，5组药中第1组是温肺散寒药即干姜、细辛，第2组是益气化痰药即茯苓，第3组是益气敛肺药即五味子，第4组是益气药即甘草，第5组是降逆化痰药即半夏，从2个基础方和5组药用量深入学习研究即可用活桂苓五味甘草去桂加姜辛夏汤。

【方歌】 桂苓味草去桂枝，细辛干姜半夏同，寒饮郁肺气上攻，温肺降逆有奇功。

【方药】 茯苓四两（12 g） 甘草二两（6 g） 细辛二两（6 g） 干姜二两（6 g） 五味子半升（12 g） 半夏半升（12 g）

【用法】 上六味，以水八升，煮取三升，去滓。温服半升，日三服。

【功用】 温肺化饮，降逆平冲。

【适应证】

1. 中医病证：寒饮郁肺支饮证。咳嗽，痰清稀色白，胸满，气上冲胸，头昏目眩，呕吐，口渴不欲饮，舌淡、苔白，脉迟或紧。

2. 西医疾病：慢性支气管炎、过敏性支气管炎、肺气肿、肺源性心脏病、慢性肝炎、慢性胃炎、慢性胰腺炎、神经性皮炎、过敏性皮炎等临床表现符合寒饮郁肺支饮证者。

【用药分析】 方中茯苓渗利降浊，五味子酸涩收敛，干姜温肺化饮，细辛温通化饮，半夏燥湿化痰，甘草益气和中。

【用方思路】

1. 桂苓五味甘草去桂加姜辛夏汤既是辨治寒饮郁肺支饮证的重要代表方，又是辨治诸多杂病如肺病、心病等的重要基础方。

2. 方中茯苓既可健脾，又可渗利；五味子既可收敛，又可益气；半夏既可醒脾，又可降逆；干姜、细辛既可温营卫，又可温脏腑；甘草既可益气，又可生津。从方中用药用量及调配分析得知，桂苓五味甘草去桂加姜辛夏汤的应用并不局限于寒饮郁肺支饮证，还可用于辨治诸多杂病，如呼吸、循环、内分泌等系统疾病。

3. 运用桂苓五味甘草去桂加姜辛夏汤辨治的病证（无论病变部位在肺或在心）以寒饮气逆为主，其治既要散寒，又要敛降，还要化饮。

【随证合方】 若夹热，可与白虎汤合方用之；若夹阴虚，可与麦门冬汤合方用之；若夹气郁，可与橘枳姜汤合方用之。

【注意事项】 运用桂苓五味甘草去桂加姜辛夏汤既要辨清西医之病，又要辨清西医之病属于中医寒饮气逆证。辨西医之病可进一步了解疾病的发展演变及转变规律，辨中医之证可更好地针对西医之病选用桂苓五味甘草去桂加姜辛夏汤。

【应用指征】 咳满即止，而更复渴，冲气复发者，以细辛、干姜为热药也。服之当遂渴，而渴反止者，为支饮也。支饮者，法当冒，冒者必呕，呕者复内半夏以去其水。（第十二 38）

【方论】

元·赵以德,《金匮方论衍义》(1368年): 是以仍用前汤，加半夏以去水止呕。

清·李彣,《金匮要略广注》(1682年): 去甘草，呕家不喜甘故也，半夏辛温，能散逆止呕，且性燥兼去水也。

清·周扬俊,《金匮玉函经二注》(1687年): 赵以德：三变而更复渴，冲气复发，以细辛、干姜乃热药，服之当遂渴，反不渴，支饮之水，蓄积胸中故也。支饮在上，阻遏阳气，不布于头目，故冒。且冲气更逆，必从火炎而呕也。仍用前方加半夏，去水止呕，服后水去呕止。

清·魏荔彤,《金匮要略方论本义》(1720年): 然咳满得即止矣，而更复渴，冲气又复发者，何也？仲景自明其理，谓以干姜、细辛之热药用以治饮，热行于上焦，所以法当渴也。此无妨于事，饮去则津生，津生则渴止，不须周章多事也，故法当逐渴。而渴乃不久其渴反止，此又何故？盖饮故也。饮去何以复谓之饮也？饮必由胸膈入胃注肠下，于小便宜泄也，比暂渴，所以谓之饮去也；或者支饮一证，较他饮证独深，有不能尽去之邪，所以渴止。验之于法当冒，冒者且必呕，呕者支饮不尽降泄，又必逆冲作呕致冒也。气无息不往来上下，而邪即随之升降，一定之理也。主治者见此余邪复升而上冲，亦不必更张其治法也，加半夏之辛苦以开以散，前药用之，可以收全功矣。

清·尤在泾,《金匮要略心典》(1729年):仲景以为渴而冲气动者，自当治其冲气，不渴而冒与呕者，则当治其水饮，故内半夏以去其水，而所以治渴而冲气动者，惜未之及也。

治痰饮，咳逆胸满。以中虚胃逆，肺气郁阻，是以咳满，姜、辛，破壅而降逆也。

清·黄元御,《长沙药解》(1753年):治支饮，昏冒作呕，而不渴者。以饮居心下，隔其胃阳，阳升则冒，胃逆则呕，半夏驱水饮而止呕冒也。

清·黄元御,《金匮悬解》(1754年):服桂苓五味甘草后，冲气即低，而反更咳嗽而胸满者，乙木虽降，而辛金更逆也，用桂苓五味甘草去桂，加干姜、细辛利肺而降逆，以治其咳满也。咳满即止，而更复渴，冲气复发者，以细辛、干姜为热药也，服之当遂渴，而渴反止者，为支饮也。支饮者，法当冒，冒者必呕，呕者复内半夏，以去其水。服苓甘五味姜辛后，咳满即止。设其更觉发渴，冲气复发者，以细辛、干姜，本为热药，服之热伤肺津，应当遂时作渴，津亡燥动，风木乃发。若渴反止者，此为支饮内停也。支饮格其阳气，法当昏冒。冒者胃气升逆，必作呕吐。呕者复内半夏，以去其水饮而止呕吐也。

清·朱光被,《金匮要略正义》(1803年):寒邪得热则开，故咳满即止，乃不谓渴与冲气复发，非因姜辛之热，骤伤其阴气而何？然阴气虽曰骤伤，而止。气则已渐复，渴与冲气可不治而自止耳。然上焦燥渴，当不能遽止，而今反即止者，必其动心下之支饮，润其燥故也。盖有支饮必冒，冒则必呕，则但内半夏于前方中，以驱饮止呕，则冒自已矣。

清·陈修园,《金匮方歌括》(1811年):按：前言气冲，是真阳上奔，必用桂、苓招纳之。此言气冲，是热药鼓之，只用半夏以降逆，则愈；且冒而呕，半夏为止呕之神药也。一本去甘草，恐甘而助呕也。

清·莫枚士,《经方例释》(1884年):加半夏，则治少阳，呕冒，少阳症。

清·戈颂平,《金匮指归》(1907年):以细辛、干姜，为温通阴土之药，阴土得温，其阴气即从子左开也。曰：冲气复发者，以细辛、干姜为热药也。再内半夏前方中，降逆上之水。曰：支饮者，法当冒，冒者必呕，服内半夏，以去其水。

近代·曹颖甫,《金匮发微》(1931年):故仲师言冒家必呕，盖中阳与支饮相拒，轻则虚阳上浮，甚则卒然呕吐清水痰涎。可知热药实为对病，故治法特于前方中加生半夏以去水，不更忌细辛、干姜也。

近代·彭子益,《圆运动的古中医学·金匮方解篇》(1947年):治支饮冒而呕不渴者。冒眩呕水不渴，寒水上凌。五味、干姜、细辛、半夏、茯苓，温降寒水，甘草养中气也。

治服桂枝五味甘草汤冲气既低，反更咳嗽胸满者。服桂枝风冲既平，反更咳嗽，此咳嗽乃寒水上凌火位，仍用桂枝茯苓五味甘草汤，去桂枝加干姜温中寒，加细辛降寒水，寒水下降，咳嗽自止。中气温运，胸自不满。风冲能耗散水气。故风冲既平，水气又作，而咳加胸满。自来皆谓五味敛肺止咳。误人多矣。肺病总忌五味，因其性大敛大热之故。只因伤寒论小青龙汤治咳有五味，世人读书，不按事实。遂以五味为治咳之药。小青龙之咳乃肾寒得水上冲之咳，五味温肾寒也。

现代·刘渡舟，苏宝刚，庞鹤,《金匮要略诠解》(1984年):本条在上条的基础上，论述冲气与饮逆的鉴别及饮逆的辨证论治。服苓甘五味姜辛汤后，可能有两种病情，一为支饮减轻，咳嗽，胸满已止。但细辛、干姜温散之品，而能下扰虚阳，虚火随冲任上冲至胸咽，上损津液，故口燥而渴。治以桂苓五味甘草汤，摄纳虚阳，平冲降逆。另一种病情为支饮上逆，反不渴。由于肺脾气虚，形成水饮，支饮留于胸膈，饮邪上乘清阳之位，故冒。饮邪犯胃，故呕吐清水痰涎。支饮不得降泄，逆冲于上，故冒者必呕。治以苓甘五味姜辛汤加半夏，温化寒饮，温散水气，行气降逆，饮逆之证可愈。

【方论评议】

综合历代各家对桂苓五味甘草去桂加姜辛夏汤的论述，应从用药要点、方药配伍和用量比例三个方面进行研究，以此更好地研究经方配伍，用于指导临床应用。

诠释用药要点：方中茯苓渗利降浊，五味子酸涩收敛，干姜温肺化饮，细辛温通化饮，半夏燥湿化痰，甘草益气和中。

剖析方药配伍：干姜与细辛，属于相使配伍，温肺散寒化饮；干姜、细辛与五味子，属于相反配伍，干姜、细辛辛散温通，五味子酸收内敛，五味子制约干姜、细辛辛热耗散，干姜、细辛制约五味子酸收恋邪；半夏与茯苓，属于相使配伍，半夏助茯苓渗利饮浊，茯苓助半夏降逆化饮；干姜、细辛与半夏，属于相使配伍，干姜、细辛偏于宣肺，半夏偏于降肺；五味子与甘草，属于相使配伍，五味子助甘草益气缓急，甘草助五味子益气敛肺；五味子与茯苓，属于相反配伍，茯苓渗利制约五味子酸收恋邪，五味子酸敛制约茯苓渗利伤阴；茯苓与甘草，属于相使配伍，益气渗利，通利水道。

权衡用量比例：细辛与干姜用量比例是1∶1，以治寒饮；半夏与五味子用量比例是1∶1，提示降逆与敛肺之间的用量调配关系，以治咳喘；茯苓与干姜、细辛用量比例是2∶1∶1，提示益气渗利与温肺化饮之间的用量调配关系，以治痰饮；茯苓与五味子用量比例是1∶1，提示渗利与敛阴之间的用量调配关系，以治气虚。

【药理作用】 本方具有解除支气管平滑肌痉挛、增强机体免疫功能，调节心律、抗炎、抗过敏、改善微循环、增强免疫功能等作用。

桂苓五味甘草汤（茯苓桂枝五味甘草汤）

【导读】 ①学用桂苓五味甘草汤应重视桂枝和五味子的用量调配关系、茯苓和五味子的用量调配关系。②桂苓五味甘草汤虽是辨治寒饮郁肺气冲证的重要代表方，但在临床中对心肺阴阳两虚证等也具有良好治疗作用。③学好用活桂苓五味甘草汤的第一步是辨清桂苓五味甘草汤由哪些基础方和药物组成：组成桂苓五味甘草汤有1个基础方和4组药，基础方是甘草干姜汤，4组药中第1组是温肺散寒药即干姜、细辛，第2组是益气化痰药即茯苓，第3组是益气敛肺药即五味子，第4组是益气药即甘草，从1个基础方和4组药用量深入学习研究即可用活桂苓五味甘草汤。

【方歌】 桂苓五味甘草汤，寒饮郁结气上冲，气从小腹冲胸咽，辨治杂病有奇功。

【方药】 桂枝去皮，四两（12 g） 茯苓四两（12 g） 甘草炙，三两（9 g） 五味子半升（12 g）

【用法】 上四味，以水八升，煮取三升，去滓。分三温服。

【功用】 温肺化饮，平冲下气。

【适应证】

1. 中医病证：①寒饮郁肺气冲证。多唾口燥，手足逆冷，气从少腹上冲胸咽，手足麻木或不仁，小便不利，头目眩晕，面翕热如酒醉，寸脉沉，尺脉微。②阳虚寒饮伤阳证。

2. 西医疾病：肺不张、肺气肿、肺源性心脏病、过敏性哮喘、慢性肝炎、慢性胃炎、慢性胰腺炎、神经性皮炎、过敏性皮炎等临床表现符合寒饮郁肺气冲证者。

【用药分析】 方中桂枝平冲降逆，茯苓渗利降浊，五味子酸涩收敛，甘草益气和中。

【用方思路】

1. 桂苓五味甘草汤既是辨治寒饮郁肺气冲证的重要代表方，又是辨治诸多杂病如肺病、脾胃病、心病、皮肤病等的重要基础方。

2. 方中桂枝既温阳，又化饮；茯苓既可健脾，又可渗利；五味子既可收敛，又可益气；甘草既可益气，又可生津。从方中用药用量及调配分析得知，桂苓五味甘草汤的应用并不局限于寒饮郁肺气冲证，还可用于辨治诸多杂病，如呼吸、消化、循环、内分泌等系统疾病。

3. 运用桂苓五味甘草汤辨治的基本病证（无论病变部位在肺、在心或在肾）为寒饮上冲，其治既要散寒，又要敛降。

【随证合方】 若夹热，可与麻杏石甘汤合方用之；若夹水气，可与五苓散合方用之；若夹郁，可与枳实薤白桂枝汤合方用之。

【注意事项】运用桂苓五味甘草汤既要辨清西医之病，又要辨清西医之病属于中医寒饮上冲证。辨西医之病可进一步了解疾病的发展演变及转变规律，辨中医之证可更好地针对西医之病选用桂苓五味甘草汤。

【应用指征】青龙汤下已，多唾，口燥，寸脉沉，尺脉微，手足厥逆，气从小腹上冲胸咽，手足痹，其面翕热如醉状，因复下流阴股，小便难，时复冒者，与茯苓桂枝五味甘草汤，治其气冲。（第十二 36）

【方论】

元·赵以德，《金匮方论衍义》（1368 年）：桂枝味辛热，以散水寒之逆，开腠理，致津液以润之；茯苓甘淡，专行津液，渗泄蓄水，利小便，伐肾邪，为臣；甘草味甘温，补中土以制肾气之逆；五味子味酸平，以收肺气。《内经》曰：肺欲收，急食酸以收之。

清·李彣，《金匮要略广注》（1682 年）：桂枝使水饮外散，茯苓使水饮下行，甘草补土以防水，五味子收敛肺气，使气不上冲，以通调水道，下输膀胱也。

清·周扬俊，《金匮玉函经二注》（1687 年）：赵以德：故用桂苓五味甘草汤，先治冲气与肾燥，桂味辛热，散水寒之逆……急食酸以收之。服此汤，冲气即止，因水在膈不散。

清·魏荔彤，《金匮要略方论本义》（1720 年）：既服小青龙所以得比者，阳散于外，正气不足以胜邪也。正气不能胜邪，遂与之固冱于躯壳之内，其邪抗拒不服，反欲逐灭其阳，渐至不返。见此急宜固阳，专以扶阳逐水、补气收阴为法，足以匡小青龙之不逮矣，救小青龙之堤防，而为之再造，务期阳返于舍也。茯苓渗水，桂枝扶阳，甘草补中，五味收阴，盖防其上冲外散，类于亡阳奔豚等症，故治法亦归于扶阳抑阴为用也。

清·尤在泾，《金匮要略心典》（1729 年）：冲气不归，而仍上逆也。茯苓、桂枝能抑冲气使之下行，然逆气非敛不降，故以五味之酸敛其气；土厚则阴火自伏，故以甘草之甘补其中也。

清·陈修园，《医学从众录》（1803 年）：小青龙汤虽治寒饮咳嗽上气之良方，而下虚之人，不堪发散，动其冲气，急用桂、苓伐肾邪，五味敛肺气，以辑其火，甘草调中气，以制其水。

清·朱光被，《金匮要略正义》（1803 年）：因以桂、苓之气温下达者，以伐水饮之合邪；五味摄上升之浮阳而返其故宅；甘草缓中补虚，以维上下之防闲，如是则肾得归垣，冲气其治矣乎！

清·陈修园，《金匮方歌括》（1811 年）：元犀按：仲师五味子必与干姜同用，独此方不用者，以误服青龙之后冲气大动，取其静以制动，故暂停不用也。尤云：苓、桂能抑冲气使之下行，然逆气非敛不降，故以五味之酸敛其气，土厚则阴火自伏，故以甘草之甘补其中也。

清·唐宗海，《血证论》（1884 年）：此治肾中水气腾溢，阴火上冲，面赤咽痛，咳逆诸病。桂苓抑水下行，水行即是气行。然逆气非敛不降，故以五味之酸敛其气。土厚则阴火自伏，故以甘草之甘补其中也。

清·莫枚士，《经方例释》（1884 年）：此苓桂甘枣汤去枣加五味子也。仲景之例，凡治咳皆五味、干姜并用。此专取五味者，以服青龙发泄之后而气冲，故专于敛收也，为肺肾同治之法。肺挟风以陷肾，则尺微；肾散水以冲肺，则寸沉。故少腹、胸、咽，皆被抑逆而面为之赤。桂以宣肺，而苓以抑肾，味以纳肾，则治肾重而治肺轻也，为苓、味同用之法尔！《雅》谓五味为茎藸，藸从猪，猪之言潴，犹蓄也。

清·戈颂平，《金匮指归》（1907 年）：茯苓淡甘，通阴土之阴；桂枝辛温，温通表里经道之阴；重用五味子酸温，敛半里上阳气，还半里下开于子；阳不藏丣，土味不足半里下，以甘草极甘，培土气以固其阳，阴得阳治，其阴左开，小腹之气即不上冲。曰：小便难，时复冒者，与茯苓桂枝五味甘草汤治其气冲。右四味，以水八升，象阴数得阳正于八，煮取三升，去滓，分温三服，象阳数得阴分运表里也。

现代·刘渡舟，苏宝刚，庞鹤，《金匮要略诠解》（1984 年）：治以桂苓五味甘草汤，扶阳敛冲以固肾气。方中桂枝扶心肾之阳，平冲降逆；茯苓化湿利水，偕桂枝可平冲逆之气；甘草补脾，配桂枝以补心阳之虚；五味子收敛冲气，潜阳于下。

【方论评议】

综合历代各家对桂苓五味甘草汤的论述，应从用药要点、方药配伍和用量比例三个方面进行研究，以此更好地研究经方配伍，用于指导临床应用。

诠释用药要点：方中桂枝平冲降逆，茯苓渗利降浊，五味子酸涩收敛，甘草益气和中。

剖析方药配伍：桂枝与五味子，属于相反配伍，桂枝辛散温肺，五味子酸收敛肺；桂枝与茯苓，属于相使配伍，桂枝温阳化饮，茯苓渗利水湿；五味子与甘草，属于相使配伍，五味子助甘草益气补肺，甘草助五味子益气敛肺；五味子与茯苓，属于相反相畏配伍，茯苓渗利制约五味子酸收恋邪，五味子酸敛制约茯苓渗利伤阴；茯苓与甘草，属于相使配伍，益气渗湿，通利水道。

权衡用量比例：桂枝与茯苓用量比例是1∶1，提示温阳与渗利之间的用量调配关系，以治寒痰；桂枝与五味子用量比例是1∶1，提示辛散与内敛之间的用量调配关系，以治咳喘；茯苓与五味子用量比例是1∶1，提示渗利与敛肺之间的用量调配关系；茯苓与甘草用量比例是4∶3，提示渗利与益气缓急之间的用量调配关系，以治气虚。

【药理作用】 本方具有解除支气管平滑肌痉挛、调节胃肠蠕动、调节心律、抗缺氧、抗过敏、抗病毒、改善微循环等作用。

桂枝二麻黄一汤

【导读】 ①学用桂枝二麻黄一汤应重视桂枝和麻黄的用量调配关系、桂枝和芍药的用量调配关系。②桂枝二麻黄一汤虽是辨治太阳中风轻证的重要代表方，但在临床中对皮肤病、呼吸系统疾病等也具有良好治疗作用。③学好用活桂枝二麻黄一汤的第一步是辨清桂枝二麻黄一汤由哪些基础方和药物组成：组成桂枝二麻黄一汤有8个基础方和6组药组成，基础方之一是芍药甘草汤，之二是桂枝甘草汤，之三是甘草汤，之四是杏子汤，之五是甘草麻黄汤，之六是桂枝汤、之七是麻黄汤，之八是桂枝麻黄各半汤，6组药中第1组是药既治表又治里药即麻黄、桂枝、生姜，第2组是治里药即芍药、大枣、甘草，第3组是补血敛阴药即芍药，第4组是益气药即大枣、甘草，第5组是降逆药即杏仁，第6组是宣降药即麻黄、杏仁，从8个基础方和6组药用量深入学习研究即可用活桂枝二麻黄一汤。

【方歌】 桂枝二麻黄一汤，太阳中风轻证方，各科杂病精辨证，用方巧在剂量上。

【方药】 桂枝去皮，一两十七铢（5.4 g） 芍药一两六铢（3.7 g） 麻黄去节，十六铢（2.1 g） 生姜切，一两六铢（3.7 g） 杏仁去皮尖，十六个（2.5 g） 甘草炙，一两二铢（3.2 g） 大枣擘，五枚

【用法】 上七味，以水五升，先煮麻黄一二沸，去上沫，内诸药，煮取二升，去滓。温服一升，日再服。本云：桂枝汤二分，麻黄汤一分，合为二升，分再服。今合为一方，将息如前法。

【功用】 解肌散邪，小和营卫。

【适应证】

1. 中医病证：①太阳中风轻证。发热，恶风寒，形似疟状，一日再发，头痛，汗出，舌淡、苔薄，脉浮。②气血虚夹寒郁证。

2. 西医疾病：普通感冒、流行性感冒、支气管炎、支气管肺炎、过敏性疾病、皮肤病等临床表现符合太阳中风轻证者。

【用药分析】 方中桂枝辛温解肌发汗，麻黄辛温解表发汗、宣肺平喘，杏仁肃降肺气，芍药益营敛阴止汗，生姜解表发汗、调理脾胃，大枣、甘草益气和中。

【用方思路】

1. 桂枝二麻黄一汤既是辨治太阳中风轻证的重要代表方，又是辨治心脏病、肺病、内分泌疾病的重要基础方。

2. 方中桂枝、生姜、麻黄既是辛温解表药，又是温里散寒药；芍药、大枣、甘草既是调补营卫的首选用药，又是补益诸脏腑气血虚的基本用药；杏仁既是化痰药，又是润燥药。

桂枝二麻黄一汤可根据病机的不同而发挥不同的治疗作用。从方中用药、用量及调配分析得知，桂枝二麻黄一汤的应用并不局限于表证，更可用于辨治诸多杂病，如循环、消化、呼吸等系统疾病。

3. 运用桂枝二麻黄一汤辨治的基本病证（无论病变部位在表还是在里）是虚实夹寒；根据方中用药也可看出，运用本方辨治的病证主要是虚实夹寒，治疗重在补泻兼顾。

【随证合方】 若夹热，可与白虎加人参汤合方用之；若夹痰热，可与小陷胸汤合方用之。运用桂枝二麻黄一汤辨治复杂多变的病证必须结合病变证机主次而酌情调整方药用量，这样才能取得预期治疗效果。

【注意事项】 运用桂枝二麻黄一汤既要辨清西医之病，还要辨清西医之病属于中医虚实夹寒。辨西医之病可进一步了解疾病的发展演变规律及转归，辨中医之证可更好地针对西医之病选用桂枝二麻黄一汤。

【应用指征】 服桂枝汤，大汗出，脉洪大者，与桂枝汤，如前法；若形似疟，一日再发，汗出必解，宜桂枝二麻黄一汤。（25）

【方论】

明·许宏,《金镜内台方议》(1422年): 圣人之用方，如匠者之用规矩，分毫轻重，不敢违越。且伤寒之方一百一十有三，其中用桂枝麻黄者大半，非曰繁复，在乎分两之增减也。如桂枝汤加胶饴增芍药，又曰小建中汤。加葛根麻黄，又曰葛根汤。如麻黄汤加石膏，又曰大青龙汤。若此者，不可尽纪，在乎智者之能精简也。今此一证，乃是服桂枝汤大汗出后，其形如瘧，日再发者，是原发汗不尽，余邪在经所致也。为其先发汗后，是以少与麻黄汤多与桂枝汤，再和其荣卫，取微汗则解也。

明·李中梓,《伤寒括要》(1649年): 汗后脉洪，病犹在也。如疟日再发者，邪气客于营卫之间，与桂枝二麻黄一汤，以散营卫之邪，桂枝汤料，倍于麻黄汤料者，为其伤卫多而伤营少也。前桂枝麻黄各半汤，以不得汗故也，今既已大汗出，故桂枝倍麻黄耳。

清·柯琴,《伤寒来苏集》(1669年): 服桂枝汤，取微似有汗者佳，若大汗出，病必不除矣。然服桂枝后大汗，仍可用之更汗，非若麻黄之不可复用也。即大汗出后，脉洪大，大烦渴，是阳邪内陷，不是汗多亡阳。此大汗未止，内不烦渴，是病犹在表，桂枝症未罢，当仍与之，乘其势而更汗之，汗自，邪不留矣。是法也，可以发汗，汗生于谷也，即可以止汗，精胜而邪却也。若不用此法，使风寒乘汗客于玄府，必复恶寒发热如疟状。然疟发作有时，日不再发，此则风气留其处，故日再发耳。必倍加桂枝以解肌，少与麻黄以开表，所谓奇之不去则偶之也。此又服桂枝后少加麻黄之一法。

清·程应旄,《伤寒论后条辨》(1670年): 此接上条来。桂枝汤，即桂枝二越婢一汤，以前条有不可更汗之语，而麻黄石膏，俱婢视之，故不重及耳。服前桂枝汤，得大汗出，则邪阳得发可知。微弱之脉转洪大，则正阳得复可知。但大汗能出邪阳，亦恐能虚正阳；洪大为复正阳，亦恐为壅邪阳。仍用桂枝汤为主，而配越婢汤半。如前二与一之法，然后大出之汗乃复敛，洪大之脉始得平。若服前桂枝汤，而形如虐，日再发者，必其未得大汗出也。故正阳欲复，邪阳欲出，而一二分之表邪尚复之，但使汗出，则必解矣。宜用前桂枝加越婢汤二，配以麻黄汤一，乃为合法也。

清·汪琥,《伤寒论辨证广注》(1680年): 谓杏仁能发汗，石膏能去虚热。愚谓彼议石膏之去热，故加之犹可。议杏仁之发汗故去之，则非夫麻黄之发汗，岂不更甚于杏仁，而独留之乎。吾恐即用二分之桂枝，终是发汗之剂。若云和解，吾不信矣。或云：石膏解肌，又能制麻黄而发越脾气，且不使之汗出。亦非正解。愚反复思之，而知“不可发汗”四字，当是“不可大发汗”。因其人脉微弱无阳，而津液少耳，此方比上小发汗之方更轻。

清·张志聪,《伤寒论集注》(1683年): 若服汤不解而形似疟，日再发者，日中而阳隆，太阳之气从肌出表，日西而阳衰，太阳之气从表入肌，外邪未尽而寒热随之，故似疟而再发也。此肌表相持，汗出必解，故宜桂枝二麻黄一汤合解肌表之邪。

清·沈明宗,《伤寒六经辨证治法》(1693

年）：故用桂枝二麻黄一汤，两解风多寒少之邪，若寒多风少，当以麻黄二桂枝一汤，乃为活法也。

清·钱潢，《伤寒溯源集》（1707年）：此用桂枝二麻黄一汤者，盖因前条八九日既如疟状，乃风寒并感，营卫之邪，两无轻重，故以各半汤治之。此因本是中风，所以但服桂枝汤。下节又兼感寒邪，以致形状如疟，为风多于寒之证，故以桂枝二麻黄一汤治之。然此谓一二者，又非前桂枝二越婢一汤之法矣。前照二汤之全方而用其分两之一二，此则以桂枝汤两倍，合麻黄汤一倍准之也。

清·魏荔彤，《伤寒论本义》（1721年）：今寒去风留，而见脉洪大，类于浮缓之象，故独用桂枝汤。桂枝者，升阳固卫而解肌，既无碍于脉之浮大，且能护救阳之虚浮，岂非恰合之剂，仍自始自终不悖也哉……方喻俱言少有之寒邪，持多有之风邪，欲出不能出者，是也。又变一法用桂枝二麻黄一汤，桂枝倍以治风多，麻黄约以治寒少，又一方两治，而不失其轻重之分量者也。仲师其心细如发，其旨明如镜，其道浅近平易，无牵纽艰深深之故，此所以为医之圣也。

清·姚球，《伤寒经解》（1724年）：风用桂枝，寒用麻黄，乃不易之道也。故用桂枝二麻黄一汤，以治风多寒少之症。

清·王子接，《绛雪园古方选注》（1732年）：桂枝铢两多，麻黄铢数少，即啜粥助汗之变法。桂枝汤减用四分之二，麻黄汤减用四分之一，则固表护阴为主，而以发汗为复，假麻黄开发血脉精气，助桂枝汤于卫分作微汗耳。第十六铢麻黄，不能胜一两十七铢桂枝、一两六铢白芍，则发汗之力太微，故又先煮麻黄为之向导，而以桂、芍袭其后也。

清·不著撰人，《伤寒方论》（1732年）：两与桂枝若病无不解矣，今形如疟日再发，再发为极轻之邪，是邪本浅而易散，亦为微寒所持，但寒而面有热色，拂郁难解者其欲悲之情又复不同，故麻黄只一，乃略兼治有过当之患也。

清·陈修园，《伤寒真方歌括》（1803年）：此是麻黄症，只用桂枝汤，汗不彻之故，故又作此汤，再解其肌，微解其表，此又桂枝后，更用麻黄法也。

清·陈修园，《长沙方歌括》（1803年）：按：服桂枝汤，宜令微似汗。若大汗出、脉洪大，为汗之太骤，表解而肌未解也，仍宜与桂枝汤，以啜粥法助之。若形似疟，日再发者，是肌邪、表邪具未净，宜桂枝二以解肌邪，麻黄一以解表邪。

清·吕震名，《伤寒寻源》（1850年）：此条与桂枝麻黄各半汤证相类。经云："服桂枝汤，大汗出脉洪大者，与桂枝汤如前法；若形如疟，日再发者，汗出必解，宜用此汤。"彼以阳气怫郁在表，故主桂麻并用。此属大汗出之后，故桂枝略重而麻黄略轻。

清·陈恭溥，《伤寒论章句》（1851年）：桂枝二麻黄一汤，解肌少兼达表之方也，凡病宜解肌而表邪留之肌不尽解者用之。本清·不著撰人《伤寒方论》：服桂枝汤大汗出，脉洪大者，与桂枝汤如前法。若形似疟，日再发者，汗出必解，宜此方。大汗大出，脉洪大，即桂枝汤中所谓病必不除也，故用桂枝汤如前法。至于形似疟，日再发，则不特肌腠之邪未尽，而肤表亦有留邪也。盖肤表之邪，非麻黄汤不能解。二邪较其轻重，则肌腠之邪多，而肤表之邪少，故用桂枝汤之二，麻黄汤之一。用方之巧，故自断之日，汗出必解。

清·高学山，《伤寒尚论辨似》（1872年）：此固当仍用桂枝，但取其二以合麻黄之一，以去其微寒，如喻氏所云耳，此亦风表寒里，故先服桂枝不为逆，而且可后加麻黄之一也。

清·戈颂平，《伤寒指归》（1907年）：右七味，象阳数得阴，复于七。以水五升，五，土之中数也。先煮麻黄一二沸，去上沫，内诸药，煮取二升，去滓，温服一升，日再服。二，阴数也，一，阳数也，象阴液从中土出，缓半表下之阳，一阳举，二阴偶之，和阳气阖午，去藏卯也。

近代·祝味菊，《伤寒方解》（1931年）：本方仍系桂枝、麻黄二汤合组而成，不同之点乃麻、杏二味较少于各半汤耳。其适用标准在比附蒸发机能时开时闭，寒热往来如疟状，而自汗出者，故用桂二麻以调节之。

近代·陆渊雷,《金匮要略今释》(1934年):汉晋二十四铢为两,唐宋四分为两,药秤一两当今之二钱二厘斤毫弱,则"妹屿"今之八厘四毫弱。此方分三服,则每服用桂枝一钱许,芍药、小姜、甘草、麻黄各七分许,大枣一枚而强,杏仁八枚,合计不过四钱有零,犹弗药而已若用以截疟,用以治天花,具剂量当加重,否则不效。

近代·徐大桂,《伤寒论类要注疏》(1935年):此为服桂枝汤失法,大汗出后,而余邪未去,立一清撤法也。取桂枝之二分,以固其不应出之汗;取麻黄之一分,以撤其寒热之邪,面面俱到。再按:本条原文与桂枝汤案证,如救逆法也。汗出而脉洪大,是汗泄气浮,已具真阳欲越之征。故重与桂枝以温摄制,盖辨之于早也。若至汗漏而恶风,则系桂枝加附子证,温摄而兼回阳法矣。读书者贵能逐层彻悟也。

近代·冉雪峰,《冉注伤寒论》(1949年):按此条与上条,均是服桂枝汤后,再用桂枝。均是服桂枝汤不解,再用桂枝,值得注意。在康平古本,原是两条合为一条。桂枝氤氲鼓荡,强心暖营,本不是发汗剂,亦不是止汗剂。但气化能出,可以发汗,气摄能收,并可以止汗,适应无穷,在运用何如。昔贤谓外证得之为解肌,内证得之为补虚,体会颇较深刻。桂枝既不发汗,何以服之大汗出?查桂枝方注云:遍身漐漐微似汗者益佳,不可令如水流漓,病必不除。如水流漓,即大汗出之互词,可见服桂枝不如法,原可大汗。汗出急骤,皮肤外的气机太开滞,皮肤内的气机不接续,几隔绝成两截。汗自汗,病自病,此为病不除的实际。然病虽未除,而亦未坏,病虽未除而有欲去机势。故惟有仍用桂枝自里达外,俾仍漐漐微似汗,内外融洽而解。此是外证关系,亦即是太阳伤风证关系。倘内热渐次逼成,或本身先有伏热,桂枝引动内热,外逼外迫。不宁脉显洪大,而且烦渴引饮,热象已成,甘寒甘润清凉之不暇,而可以桂枝辛温,张之焰而阶之祸。伤寒汲古以白虎汤易桂枝汤,词理较顺。然如此解说,必太肤浅。须知此证太阳病未罢,遂用白虎,即是折其外出,保其内传,热甚当清里,热未甚当解表。表之罢未罢,热之成未成,煞有分寸。下篇第一、六、九条用白虎;明著无表证者四字,值得着眼。本节上半大汗,是表大开。后半如疟,是表较闭。如疟与上八九日如疟一例,但一在不得小汗,一在已出大汗,故一用桂枝麻黄各半。一用桂枝二麻黄一,不宁桂枝白虎,用彼用此,中多奥义,即各半二一,差少差多,亦有明辨。古人运用之妙,领会之深。体例之严如此。

现代·中医研究院,《伤寒论语释》(1956年):本汤由桂枝汤及麻黄汤组成,其中麻黄和杏仁的分量较桂枝麻黄各半汤为轻,而芍药、甘草、生姜又较各半汤为重。本汤发汗力量较各半汤为小,因为表邪虽尚稽留于太阳,但由于出汗已经很多,不能再使发汗过多,所以只需微微出汗就可痊愈。

现代·任应秋,《伤寒论语释》(1957年):本方亦由桂枝汤、麻黄汤合组而成,不同之点,就是麻黄杏仁两味的分量较各半汤轻,于此说明药用量是随证而轻重,不可能执泥古方的定量。本方的适用标准,为间歇型热的发作而自汗出者。正是柯韵伯所谓"再解其肌,微开其表,审发汗于不发之中。"

现代·陈亦人,《伤寒论译释》(1958年):上二方药物相同,仅分量稍异,桂二麻一汤之芍药、生姜、大枣用量较桂麻各半汤增加四分之一,桂枝增加一铢,甘草增加二铢,而麻黄、杏仁用量较桂麻各半汤则减少四分之一,于此不难看出药物用量多少对方剂主治作用有着重要意义,值得深入研究。再就两方的用量极轻,足以证明药量的轻重皆依病情而定,那种以为经方用量必重的说法是不确切的。

现代·安徽中医学院,《伤寒论通俗讲义》(1959年):本方治疗大汗后的太阳表邪未尽,病型似疟的症状。主要治疗目的在轻微发汗。因为本证已经发过大汗,不过还有些微邪稽留在太阳肌表未解,所以方用桂二麻一来微微取汗。但本方虽然也是桂、麻二汤合剂,但是芍药、甘草、生姜比较各半汤为重,而麻黄、杏仁的分量已减轻一部分,因此发汗的力量比桂麻各半汤更轻微。

现代·李翰卿,《中国百年百名中医临床家》(1960年)：此治汗后风寒仍在肌表的轻证，辛温性的小发汗剂。桂枝汤解肌肉中风寒，麻黄汤散皮肤中风寒，但在汗出之后，虽有表证，也不宜过用发散之药，恐汗多津亡阳也，所以麻黄用量比较少些。

现代·刘渡舟，聂惠民，傅世垣,《伤寒挈要》(1983年)：小邪不解，寒热如疟，仍须发汗解表而使病愈。然大汗之后，又复发汗则以小汗为宜，故取桂枝汤的三分之二，又取麻黄汤的三分之一，可见这种方法是寓发汗于不发之中，以免克伐无辜而更伤正气。

现代·刘渡舟，苏宝刚，庞鹤,《金匮要略诠解》(1984年)：从本方的组成可以看出，它与桂枝麻黄各半汤的药味相同，只是剂量更轻，取桂枝汤原剂量的十二分之五，麻黄汤原剂量的九分之二。本方调和营卫力大而发汗力更小，对大汗出后微邪不解，用之甚宜。桂枝二麻黄一汤与桂枝麻黄各半汤在临床均可治表有小邪而见烦热、身痒的病证。一般地说，凡有表邪见无汗而身疼痛者，当用麻黄汤发大汗；身不痛而痒者，则不可大汗，而宜用此两方之小汗法。这两个方证，寒热交作，其形似疟，但终非疟疾，然而后世用桂枝治疟的思想却由此发展而来。

【方论评议】

综合历代各家对桂枝二麻黄一汤的论述，应从用药要点、方药配伍和用量比例三个方面进行研究，以此更好地研究经方配伍，用于指导临床应用。

诠释用药要点：方中桂枝辛温解肌发汗，麻黄辛温解表发汗、宣肺平喘，杏仁肃降肺气，芍药益营敛阴止汗，生姜解表发汗、调理脾胃，大枣、甘草益气和中。

剖析方药配伍：桂枝与麻黄、生姜，属于相须配伍，增强发汗解肌，调理脾胃；石膏与芍药，属于相使配伍，石膏助芍药清热敛阴，芍药助石膏清热生津；石膏、芍药与桂枝、麻黄、生姜，属于相反相畏配伍，相反者，寒热同用，相畏者，石膏、芍药制约桂枝、麻黄、生姜辛温发汗助热，桂枝、麻黄、生姜制约石膏、芍药清热寒凝；石膏与大枣、甘草，属于相反相使配伍，相反者，寒温同用，相使者，石膏助大枣、甘草益气生津，大枣、甘草助石膏养阴生津；大枣与甘草，属于相须配伍，增强补益中气；芍药与大枣、甘草，属于相使配伍，芍药助大枣、甘草益气生血益阴，大枣、甘草助芍药益营化气；桂枝、麻黄与大枣、甘草，属于相使配伍，桂枝、麻黄助大枣、甘草辛甘化阳，大枣、甘草助桂枝、麻黄益气和中。

权衡用量比例：桂枝与麻黄、生姜用量比例是5.4 ∶ 2.1 ∶ 3.7，提示解肌发汗与宣散发汗之间的用量调配关系以治风寒；桂枝、麻黄、生姜与芍药用量比例是5.4 ∶ 2.1 ∶ 3.7 ∶ 3.7，提示辛温发散与敛阴之间的用量调配关系；桂枝、麻黄、生姜与芍药、大枣、甘草用量比例是5.4 ∶ 2.1 ∶ 3.7 ∶ 3.7 ∶ 3.2 ∶ 12.5，提示发汗与益气敛阴之间的用量调配关系，以调营卫；麻黄与杏仁用量比例是2.1 ∶ 2.5，提示宣发与降泄之间的用量调配关系，以治浊逆。

【药理作用】 本方具有调节内分泌、调节腺体分泌、调节心律、解除支气管平滑肌痉挛、调节中枢神经、调节周围神经、调节血液运行状态、改善微循环、增强机体免疫功能、对体温双向调节、对汗腺双向调节、对肠胃双向调节、抗菌、抗炎、抗病毒、抗过敏、镇静、镇痛等作用。

桂枝二越婢一汤

【导读】 ①学用桂枝二越婢一汤应重视桂枝和麻黄的用量调配关系、芍药和石膏的用量调配关系。②桂枝二越婢一汤虽是辨治太阳温病证的重要代表方，但在临床中对表里寒热夹虚证等也具有良好治疗作用。③学好用活桂枝二越婢一汤的第一步是辨清桂枝二越婢一汤由哪些基础方和药物组成：组成桂枝二越婢一汤有5个基础方、2个变化方和6组药组成，基础方之一是芍药甘草汤，之二是桂枝甘草汤，之三是甘草汤，之四是甘草麻黄汤，之五是桂枝汤，变化方之一是麻黄汤，之二是麻杏石甘

十画

汤，6组药中第1组是药既治表又治里药即麻黄、桂枝、生姜，第2组是治里药即芍药、大枣、甘草，第3组是补血敛阴药即芍药，第4组是益气药即大枣、甘草，第5组是清泻药即石膏，第6组是宣降药即麻黄、杏仁，从5个基础方、2个变化方和6组药用量深入学习研究即可用活桂枝二越婢一汤。

【方歌】桂枝二越婢一汤，可治太阳温病证，辨治杂病审口渴，灵活运用在指征。

【方药】桂枝去皮，十八铢（2.3 g） 芍药，十八铢（2.3 g） 麻黄十八铢（2.3 g） 甘草炙，十八铢（2.3 g） 大枣擘，四枚 生姜切，一两二铢（3.3 g） 石膏碎，绵裹，一两（3 g）

【用法】上七味，以水五升，煮麻黄一二沸，去上沫，内诸药，煮取二升，去滓。温服一升。本云：当裁为越婢汤、桂枝汤合之，饮一升。今合为一方，桂枝汤二分，越婢汤一分。

十画

【功用】解表散邪，燮理营卫。

【适应证】

1. 中医病证：太阳温病证（风热表证，亦即表寒里热证）。发热，恶风寒，头痛，或咽干，或咽痛，口渴，舌质偏红、苔薄黄，脉浮数。

2. 西医疾病：普通感冒、流行性感冒、肌肉及关节疼痛、神经性疼痛、支气管炎、过敏性鼻炎、荨麻疹、过敏性皮炎等临床表现符合太阳温病证者。

【用药分析】方中桂枝辛温解肌发汗，麻黄辛温发汗解表、宣肺平喘，芍药酸寒益营、敛阴止汗，石膏清热生津，生姜发汗解表、调理脾胃，大枣、甘草益气和中。

【用方思路】

1. 桂枝二越婢一汤既是辨治太阳温病证（表寒里热证）的重要代表方，又是辨治诸多杂病如肺病、肾病，以及肌肉、筋脉、关节等病变的重要基础方。

2. 方中麻黄、桂枝、生姜既是辛温解表药，又是温里散寒药；石膏、芍药既可清热，又可益阴；大枣、甘草可补益脏腑及营卫之气。从方中用药得知，桂枝二越婢一汤的应用并不局限于太阳温病证，还可用于辨治诸多杂病如呼吸、运动、神经等系统疾病。

3. 运用桂枝二越婢一汤辨治的基本病证（无论病变部位在表还是在里）是寒热夹虚；根据方中用药分析，运用本方辨治的病证主要是虚实夹杂，治疗重在补泻兼顾。

【随证合方】若夹热，可与白虎汤合方用之；若夹寒，可与麻黄汤合方用之；若虚实夹杂，可酌情调整泻实药与补虚药之间的用量比例。

【注意事项】运用桂枝二越婢一汤既要辨清西医之病，又要辨清西医之病属于中医寒热夹虚。辨西医之病可进一步了解疾病的发展演变及转变规律，辨中医之证可更好地针对西医之病选用桂枝二越婢一汤。

【应用指征】太阳病，发热恶寒，热多寒少；脉微弱者，此无阳也，不可发汗；宜桂枝二越婢一汤。

【方论】

金·成无己，《注解伤寒论》（1144年）：胃为十二经之主，脾治水谷为卑脏若婢。《内经》曰：脾主为胃行其津液。是汤所以谓之越婢者，以发越脾气，通行津液。《外台方》，一名越脾汤，即此义也。

明·方有执，《伤寒论条辨》（1592年）：名虽越婢之辅桂枝，实则桂枝麻黄之合济，乃大青龙以芍药易杏仁之变制耳。去杏仁者，恶其从阳而主气也。用芍药者，以其走阴而酸收也，以此易彼而曰桂枝二。则主之以不发汗可知。而越婢一者，乃麻黄石膏之二物，则是寓微发于不发之中亦可识也。寓微发者，寒少也。主之以不发者，风多而宿疾在少阴也。

明·张卿子，《张卿子伤寒论》（1644年）：是汤所以谓之越婢者，以发越脾气，通行津液。《外台方》一名越脾汤，即此义也。无阳二字宜审，调脾气不发越耳。又云：寒少，故桂枝少；热多，故石膏多。

清·喻嘉言，《尚论篇》（1648年）：然非汗则风寒终不解，惟取桂枝之二以治风，越婢之一以治寒，乃为合法。越婢者，石膏之辛凉也。胃得之则热化津生，以此兼解其寒，柔缓之性比女婢犹为过之，可用之无恐矣。

清·张璐，《伤寒缵论》（1667年）：此汤与各半证治相类，方亦相类。但彼以不得小汗而面热身痒，故减小桂枝汤之制，而加麻黄杏仁，此以胃热无津而不能作汗，故减小大青龙之制去杏仁而加石膏，以杏仁下气走表，非无津者所宜，石膏辛凉化热，正胃热者所喜尔。

清·程应旄,《伤寒论后条辨》(1670年): 盖用桂枝二之甘酸温，使正阳得以补收获戢，用越婢一之辛甘寒，使邪阳得以中外分祛，此未尝非大青龙汤之制，裁而用之，而主治不同者何也？有桂枝汤敛戢正阳为主，则越婢一中之石膏，不过取其阴凉之性，女奴蓄之，非如大青龙汤之可以匹主也。用之佐麻黄汤而为邪阳驱热烦者，即用之佐桂枝而为正阳保津液。既役之而令其如彼，复跳之而令其如此，驱遣唯吾，而左右供职，故曰越婢也。合首条观之，首条而下当是伤寒夹温，故属实者多；自此条而下，当是中风夹温，故属虚者多。据云热多为兼首条之烦渴证，从何见之？曰：次条既有弱者必渴之文，而越婢中复有石膏之主，岂有无阳证，不烦渴而用石膏者乎？石膏为阳明去邪热药，却为清肺之使。夫肺者，气化之所从出欤。

清·柯琴,《伤寒来苏集》(1674年): 太阳病，发热恶寒，热多寒少，脉微弱者，此无阳也，不可发汗，故立此方。按本论无越婢症，亦无越婢汤，后人取《金匮》方补之。窃谓仲景言不可发汗，则必不用麻黄；言无阳，是无胃脘之阳，亦不用石膏。古方多有名同而药不同者，安可循名而不审其实也？此等脉症最多，宜用柴胡桂枝为恰当。按：喻嘉言云："越婢者石膏之辛凉也，以此兼解其寒。"夫辛凉之品，岂治寒之剂乎？考越婢方，比大青龙无桂枝、杏仁，与麻黄杏子石膏汤同为凉解表里之剂。此不用杏仁之苦，而用姜、枣之辛甘，可以治太阳阳明合病、热多寒少而无汗者，犹白虎汤证背微恶寒之类，而不可以治脉弱无阳之证也。按:《外台秘要》云："越脾汤易此一字，便合《内经》脾不濡，脾不能为胃行其津液之义。"是脾经不足而无汗者，可用此起太阴之津，以滋阳明之液而发汗。如成氏所云"发越脾气者是也"。然必兼见烦渴之症，脉虽不长大，浮缓而不微弱者宜之。

清·张志聪,《伤寒论集注》(1683年): 此表阳从肌入里，故宜桂枝二以解肌，越婢一以发越表阳之内陷。盖石膏质重入里，纹理疏而象肌，味辛甘而发散，直从里而外越者也；脾为阴中之至阴，植麻黄之地冬不积雪，能通泄阳气于至阴之下，藉石膏之导引直从里阴而透发于肌表也。此言太阳之气从表入肌而外合于三阳，从肌入里而内合于三阴，外内出入，环转无端，太阳之正气如此出入，无病则无发热恶寒，若受风寒之邪，则病随正气内陷，故用越婢诸方，盖发越其病气也。

清·张志聪,《伤寒论宗印》(1683年): 此肌腠气分之邪而入于空郭之间也。太阳病发热，发于阳也。恶寒，邪伤气也。热多寒少，邪在气而不在经也。邪在外而反见微弱之脉。此阳去入阴故也。经云：微者亡阳也，弱者阳气下陷于阴中也。此阳热之气，陷于形身之内，空郭之间，故曰此无阳也。谓无在表之阳邪，故不可发汗，言不可解表也。邪虽内入，然外内之气相通，故用越脾一以发越在里之脾气，仍配桂枝二以解肌，使邪仍从外出也。取石膏之质重入里，纹理疏而象肌，味辛甘而发散，直从里而外越者也。脾为阴中之至阴，麻黄之地，冬不积雪，能通泄伏阳于至阴之下，借石膏之导引，发深隧之阳热，能透泄于肌表也。上章邪在经脉，从阳明而清解，故名曰白虎，阳明之主经也。此邪在肌腠，而入于空郭之间，从脾发越，故名越脾，脾主肌肉也（眉批：膈之下足太阴之分，肠胃之空郭也。此肌气同邪气在里，故用越脾以从外解。若止邪在内，则可从乎下解耳。麻黄配杏仁止发散表邪，配石膏则引麻黄直入于里矣。脾者地也，邪入于膈下，借地气以升越）。夫邪从胸而入肠，则为白虎青龙栀子越脾等证。如从胸胁而入，则为柴胡之枢证矣。

清·沈明宗,《伤寒六经辨证治法》(1693年): 故用桂枝二越婢一汤，和营卫而取微汗散邪，与前脉微而恶寒互意也。

清·郑重光,《伤寒论条辨续注》(1705年): 虽曰不可发汗，然风寒非汗不解，惟取桂枝之二以治风，越婢之一以治寒。越婢者，石膏之辛凉也，胃得之，则热化津生，以此兼解其寒，此证亦风多寒少之证，汤名越婢者，脾属土居下，为卑脏，有若婢然。经曰脾主为胃行其津液，所以谓之越婢者，以其发越脾气，通行津液也。

清·秦之桢，《伤寒大白》(1714年)：麻黄汤原方，加姜、枣、石膏，名大青龙汤；加白芍药，名曰各半汤。今此方又以桂枝汤轻剂，加石膏制辛温，白芍药敛阴血，此从轻化轻，故曰越婢，形容不跋扈。

清·魏荔彤，《伤寒论本义》(1724年)：既有风复有寒，大青龙之用，不须计矣。但脉已见微弱，则平日之阳，虚浮易动必矣。大青龙辛热之剂，重发其汗，不几驱阳出走乎。仲师示之曰，此无阳也，不可发汗，见当于发汗之中，寓不发汗之意也。乃于大青龙汤中去杏仁之辛散，加芍药之酸收，不知者谓之收阴，知者谓其固摄易动虚阳之根耳。明之曰，宜桂枝二越婢一汤，以桂枝主风多之治，以麻黄主寒少之治，以芍药主脉微弱之治，一方而三善备矣。或问曰，仲师言无阳，而药乃益阴，何也？答曰，无阳者，言平日阳虚而已。周之黎民，靡有孑遗，岂周无遗民也。阳虚则无根，而易动，辛热之剂能驱之飞越，惟固摄真阴，足以维阳之根蒂。发汗去邪，而正阳不致上浮，此仲师处方之本意也。平日肾阳虚上越耳。至于石膏，乃治上中焦邪热，且维诸阳之根，与芍药同力共济，与下焦肾阳无碍也。

清·姚球，《伤寒经解》(1724年)：桂枝汤以去风，麻黄汤以去热寒。热多佐以石膏；脉微弱，故减去分量。麻黄石膏名之越婢，疏理太阴，发越脾气故耳。

清·尤在泾，《伤寒贯珠集》(1729年)：其桂枝二越婢一汤，本无热证而加石膏者，以其人无阳，津液不足，不胜桂枝之任，故加甘寒于内，少变辛温之性，且滋津液之用，而其方制之小，示微发于不发之中，则三方如一方也。故桂枝汤不特发散邪气，亦能补助正气，以其方甘酸辛合用，具生阳化阴之妙，与麻黄合剂，则能尽麻黄之力，而并去其悍，与石膏同用，则能资石膏之益，而不挠乎权，是虽麻石并行，而实以桂枝为主，盖非滋养营卫，则无以为发汗散邪之地耳。凡正气不足，邪气亦微，而仍须得汗而解者，宜于此三方取则焉。后人不能尽桂枝之用，而求之人参、归、地之属，立意则同，而用药悬殊矣。

清·王子接，《绛雪园古方选注》(1732年)：桂枝二越婢一汤，治脉微无阳。无阳者，阳分亡津之谓，故于桂枝汤照原方用四分之二以和阳，越婢汤照原方用四分之一以行阴，行阴者，发越脾气而行胃中之津，俾阳和津生而脉复，因其病在阳，故有阳用二，阴用一之殊。后人称越婢者，传写之误也。

清·不著撰人，《伤寒方论》(1732年)：此即麻黄桂枝各半汤，桂枝二麻黄一汤，但分两俱极少，而生姜独多，别加石膏为异，证云太阳病发热恶寒，热多寒少脉微弱者，此为阳也，不可更汗，宜此汤，盖无阳者亡津液之通称也，机关在热多二字，唯热多故燥烁其液而无阳似乎里伤，而未成里证也，故既以脉微弱，戒不可更汗，复以石膏入解风寒极小剂中有青龙之意，而去青龙之猛，谓石膏辛凉甚少，胃兼得之，则热化津生，而不碍表寒，柔缓如女婢故云越婢耳，生姜多者取其辛温益胃且胜石膏也。

清·吴谦，《医宗金鉴》(1742年)：此方即大青龙汤以芍药易杏仁也，名虽越婢辅桂枝，实则大青龙汤之变制也。去杏仁，恶其从阳而辛散；用芍药，以其走阴而酸收，以此易彼，裁而用之，则主治不同矣。以桂枝二主之，则不发汗，可知越婢一者，乃麻黄石膏二物，不过取其辛凉之性，佐桂枝二以和表而清肌热，则是寓微汗于不发之中，亦可识也。非若大青龙汤以石膏佐麻黄，而为发汗驱肌热之重剂也。

清·强健，《伤寒直指》(1765年)：桂枝麻黄各半汤，即桂枝证药也。桂枝二麻黄一汤，即麻黄证药也。桂枝二越婢一汤，即大青龙证药也。总是一太阳病，时日有浅深，脉证有应否，邪气亦有微甚，权衡剂量，不失铢黍，于此见古人立方之妙。

清·沈金鳌，《伤寒论纲目》(1774年)：不可发汗，故不用大青龙之辛散，而去其杏仁，加以芍药。以桂枝主风多之治，麻黄主寒少之治，芍药固摄虚阳之根，主脉微弱之治，名之曰桂枝二越婢一汤。则此方能固真阴，足以维阳之根蒂，虽发汗驱邪，而正阳不致上浮。故本方既有芍药，虽麻黄亦无害也。乃柯氏据不可发汗，以麻黄为不可用；据无阳，以石膏为不可用。其麻黄之无害，已详言之；至石膏乃治上中焦邪热，与下焦肾虚之症无碍也。又以本论无越婢方症，惟金匮有之，亦思仲景本合伤寒杂病为一书，叔和分而为二，则仲景当时，金匮中所有之方，即如本论中所有，其合桂枝越婢成方。

清·陈修园，《伤寒真方歌括》（1803年）：按：既用麻黄，又云不可发汗，示不可大发其汗，比上小发汗之方更轻。

清·陈修园，《长沙方歌括》（1803年）：按：本方分两甚轻，大抵为邪气轻浅者设也。太阳以阳为主，所云热多寒少，是阳气欲胜阴邪之兆；所云脉微弱，是指脉不紧盛；所云无阳不可发汗，是指此证此脉。无阳邪之太盛，不可用麻黄汤发其汗，只用此汤清疏营卫，令得似汗而解也。书中阴阳二字，有指气血而言，有指元阴元阳而言，有指腑脏而言，有指表里而言，有指寒热而言，有指邪正而言。非细心如发者，每致误解，即高明如程扶生辈，亦以无阳二字认为阳气虚少。甚矣！读书之难也。

清·邹澍，《本经疏证》（1832年）：然则桂枝二越婢一证，谓之无阳者，又当作何解？夫发热者，太阳之标；恶寒者，太阳之本。热多寒少，标盛本微矣，而脉反微弱，则非因阳不足，乃表阳内伏也，表阳之所以内伏，正为其本寒将尽，无事与相拒于外耳，故曰无阳。然阳者津液之所从化，汗之所由出也，不泄其标热，而从阴中通其内伏之阳，表气于何而和，营卫于何而调？故取桂枝之二以解外，取越婢之一以通中，此其义也。

清·吕震名，《伤寒寻源》（1850年）：本方当裁为越婢汤桂枝汤合饮一升，今合为一方，桂枝二，越婢一。经云：太阳病，发热恶寒，热多寒少，脉微弱者，此无阳也，不可更汗。宜桂枝二越婢一汤。无阳何以用石膏，因此诸家诠释，不得其解。或谓无阳乃无津液之义，与亡阳有别，并与阳虚不同。或谓阳邪来乘，正阳为其所夺，至柯韵伯谓此条必有错简。愚按无阳二字，乃谓无阳邪也，发热恶寒，热多寒少，疑属阳邪为患，但脉见微弱，知邪不在阳分也；既无阳邪，不当更汗。文义便明白易晓，故主以桂枝之二，越婢之一，以和阴而宣阳也。按越婢二字之义，喻嘉言谓化热生津，柔缓之性，比女婢尤为过之；恐仲景命名取义，当不若是之远也。《外台方》作越脾；《内经》言脾不濡，脾不能为胃行其津液，此起太阴之津，以滋阳明之液。成无己亦作发越脾气解。

清·陈恭溥，《伤寒论章句》（1851年）：石膏气味辛寒，质坚色白，纹理似肌，禀阳明金土之气，重能入里，辛能发散，为阳明之宣剂凉剂者，与麻黄同用，则能领麻黄入里阴，发散其阳邪。桂枝二越婢一汤，治表阳内陷于太阴，发越在里阳热之方也，凡病应汗不可汗，阳邪陷里者用之。本清·不著撰人《伤寒方论》：太阳病，发热恶寒，热多寒少，脉微弱者，此无阳也，不可发汗，宜此方。夫发热恶寒，应发汗证也，若脉微弱，则不可发汗。既曰热多寒少，何以谓之无阳？以脉之微弱，而知外无表阳；以热多寒少，而知阳陷于里阴。方用桂枝汤以解在外之发热恶寒，越婢汤以发在里之阳热。名曰越婢者，越，发越；婢，脾也。

清·郑钦安，《伤寒恒论》（1869年）：此条言发热恶寒者，邪犯太阳之表也，热多寒少者，风邪之盛而寒邪之轻也，以越婢汤治之，取桂枝以伸太阳之气，（躯）〔祛〕卫分之风，用石膏以清卫分之热，用麻黄生姜以散寒，所为的确之方。但条中言无阳不可发汗，既曰无阳，岂有热重寒轻之理？岂有再用石膏、桂、麻之理？定有错误。

清·高学山，《伤寒尚论辨似》（1872年）：故以桂枝之二，薄为解肌。越婢之一，略为发表之意云。越婢之义，喻氏谓石膏辛凉，胃得之而热化津生，比女婢尤为过之。程郊倩谓以桂枝敛戢正阳为主，越婢中之石膏，取其阴凉之性，女奴蓄之耳，俱解不到。夫以热多之过，取其辛凉，虽亦有之，不知全谓脉微弱三字起见，特用此重坠之性者也。盖寒蔽风因，不用麻黄，则风无出路，而桂枝汤不效也。若用麻黄，则阳虚之脉，甚可顾虑，不得已而以甘寒重坠之品，独与轻浮之麻黄同煮，则发扬之性，已被重坠者，监住一半而成欲出不出之情状，如女婢之羞涩而欲前且却者，庶可免亡阳之逆，故名之。试看麻黄只十八铢，而加石膏四分之一，且汤后明缀数语，是二味另煮一汤，而与桂枝合饮之者，可以悟仲景名汤之深意矣。

清·莫枚士，《经方例释》（1884年）：此石膏、生姜相辅法，为辛甘发散之剂。

清·戈颂平，《伤寒指归》（1907年）：二一，三数也。越，扬也。适桂枝汤，疏泄半里上土气，半里上阴温土疏，三阳来复于午。以麻黄苦温气味，越脾土之阴，以石膏辛甘气寒，和阳气发扬阖午藏丣开子。右七味，象阳数得阴，复于七。以水五升，五，土之中数也，象阴液从中土出。先煮麻黄一二沸，去上沫，内诸药，煮取二升，温服一升。二，阴数也，一，阳数也，象二阴耦一阳从子左开也。

近代·何廉臣，《增订伤寒百证歌注》（1928年）：方中石膏气腥质重，带同麻黄，迅发之勇，直入于里阴之中，还同桂枝汤复出于肌表而愈。方下所云热多寒少，是阳气欲胜阴邪之兆；所云脉微弱，是指脉不紧盛；所云无阳不可发汗，是指此证此脉无太阳表邪之太盛，不可用麻黄汤发汗，只用此汤清疏营卫，令得似汗而解也。

近代·祝味菊，《伤寒方解》（1931年）：本方系桂枝汤与越婢汤合组而成。桂枝汤方义见前。越婢汤大论无此方，就本方考之，乃较桂枝汤多麻黄、石膏二味。其适用标准在发热恶寒、热多寒少，故于调和营卫之桂枝汤外，益以麻、杏之开表解热也。

近代·徐大桂，《伤寒论类要注疏》（1935年）：以上三法，虽同用麻黄，总不离桂枝为主。盖以桂枝为体，而以麻黄为用也。在表之邪未撤，故从桂枝而进以麻黄，从营阻撤卫之法也。若既经汗下，病机在里，则有桂枝加附子法，桂枝去桂加苓术等法，又从桂枝而退而温里矣。如此推求，则内外之层折，方证之进退，可以了然。

近代·冉雪峰，《冉注伤寒论》（1949年）：所以然者，发热恶寒，热多寒少，本为阳证。脉微弱，则非阳脉，阳陷阴中，热不得越，现有阳证，且有随同内陷危险趋势，麻黄能增加血中氧化，促助血液循环，麻黄伍桂枝，则作用于外。麻黄伍石膏，则作用于内。其振起郁陷功能，较葛根升麻，不啻倍蓰，上桂麻各半桂二麻一条，是寒滞于外。此条是阳陷于内。上白虎加人参条，是外已无寒，此条是内渐郁热，故一用麻黄同，而有用石膏不用石膏之殊，一用石膏同，而有用麻黄不用麻黄之异。不可发汗句，玉函有复字，全书作更汗。康平本发上有大宁，曰复、曰更、曰大，均备具义意，原条精神愈显，在学者各各自为领会。婢义甚显昭，无事琐琐再辨。

现代·中医研究院，《伤寒论语释》（1956年）：本方由桂枝汤及越婢汤合成。其中桂枝汤取四分之一，越婢汤取八分之一。除桂、麻以外，尚有石膏。如果以药测证，则本条除有发热恶寒、热多寒少的表证外，还应当有烦渴的里热现象。桂枝麻黄各半汤、桂枝二麻黄一汤、桂枝二越婢一汤三方，都是治疗桂枝证经日不愈，邪郁不解的方剂，都有微汗的作用，但桂枝二越婢一汤除表邪未解外，里热也较盛，这是表里两解的方法。本方治疗邪郁肌表及烦渴内热的症候，桂麻解表邪，石膏清内热，为表里双解的轻剂。

现代·任应秋，《伤寒论语释》（1957年）：柯韵伯云：考越婢汤，比大青龙无桂枝杏仁，与麻黄杏子石膏汤同为凉解表里之剂，此不用杏仁之苦，而用姜枣之辛甘，可以治太阳明合病，热多寒少而无汗者，犹白虎汤证背微恶寒之类，而不可以治脉弱无阳之证也。其实与桂枝汤比较，只多麻黄石膏，因此，它除有桂枝汤的解肌作用而外，还能够开表解热，也就是说桂枝二越婢一汤证的发热比桂枝汤证高，汗没有桂枝汤证多，甚而无汗，脉搏也应比桂枝汤证浮大。

现代·陈亦人，《伤寒论译释》（1958年）：桂枝二越婢一汤是解表清里的轻剂，麻、桂的用量极小，且有芍药敛阴，却无杏仁开肺，因而对于表郁不甚，或汗出不畅而里热者，十分允当。

本方即桂枝汤加麻黄石膏，桂枝汤调和营卫，麻黄石膏发越郁阳，故其所主证候亦应是表寒里热。方氏认为“乃大青龙以芍药易杏仁之变制”，正如方氏所说，本方与大青龙确是仅有一味之异，但作用则有很大不同，严格说来，大青龙不能作为桂枝汤加味方，而是麻黄汤加石膏姜枣，因此，麻黄汤以开腠发汗为主，兼清里热。况且麻黄汤的剂量极大，而本方的剂量极小，堪称天壤之殊。略加比较，即可明确区分。各家解释对理解方义都有参考价值。

现代·安徽中医学院,《伤寒论通俗讲义》（1959年）：本方主要治疗目的是外解风寒，内清郁热。因为本证系经日失汗，致使热邪深入而得病，根据本方用药来推测，可能还有烦躁口渴等证。所以桂枝二越婢一汤中，除了桂麻驱风散寒以外，还有石膏的寒凉，可以生津止烦渴，解肌清里热。假使患者脉现微弱的话，切不可以此方清热发汗。

现代·李翰卿,《中国百年百名中医临床家》（1960年）：此治风寒在肌表，兼有内热，症状较轻浅，辛凉小发汗之剂。主治太阳病，轻度发热恶寒，热多寒少，脉不甚浮数，而较微弱，但必须兼有口渴、喜冷等内热现象。桂枝汤解肌，越婢汤发散表邪兼清内热。

现代·孙纯一,《伤寒论注释要编》（1960年）：此证表邪虽轻而兼里热，证见微烦口渴者宜桂枝二越婢一汤，以桂、麻能解表邪，石膏清内热也。

现代·刘渡舟,《伤寒论诠解》（1983年）：桂枝二越婢一汤，即桂枝汤与越婢汤的合方，也可以说是桂枝汤加麻黄、石膏，并制小其剂而成。用桂枝汤加麻黄解表开郁，用石膏清阳郁之热。因用量较轻，发汗解热之力较弱，故仍属小汗方之范畴。当表寒部分化热，证见热多寒少，麻黄汤、桂枝汤、大青龙汤都不宜用时，只能选此方辛以透表，凉以解热。因此，带有一定的辛凉解表之意，方名越婢，有两种解释：一是越有发越之意，婢同卑，指地位低下，力量弱小。越婢指发越之力如婢，不如大青龙汤发汗清里作用为大。二是,《外台秘要》把越婢汤称为起脾汤，言本方有发越脾气，通行津液的作用。桂枝麻黄各半汤，桂枝二麻黄一汤，桂枝二越婢一汤，都是发小汗的方剂，用于营卫之小邪不解者。营卫小邪不解，都有一点寒热交作如疟的情况，或一日二三度发，或一日再发，或热多寒少，或身必痒，总与一般的太阳表证之发热恶寒不同。临床遇到这些情况，要注意是否是三个小汗方的适应证。此三方既是小汗方，在用量上一定要注意小而轻，不可失张仲景的原意。

现代·刘渡舟，聂惠民，傅世垣,《伤寒挈要》（1983年）：此方药味近似大青龙汤，但剂量甚小，故为发汗的轻剂。方中有石膏之清，针对发热多脉微弱的化热之势。仲景恐人不解此理，故以“此无阳也”一语见示。“无阳”，言表邪有向里之势，而与麻黄汤太阳表实证不同，而非指的阳虚。观153条的“无阳则明独”则其义自见。

现代·王付,《经方学用解读》（2004年）：太阳温病证（风热表证）的基本病理病证是风热侵袭肌表营卫而盛实于外，经气不通，热伤阴津。所以，治疗太阳温病证，其用方配伍原则与方法必须重视以下几个方面。

针对证机选用解表清热药：风热表证，张仲景将其称为太阳温病证。风热之邪侵犯肌表营卫，营卫受邪而奋起抗邪，正邪相争，而卫气不及于顾护肌表，其经气为邪气所阻滞的病理特征。故病以发热，微恶风寒，或无汗，或汗出不畅，头痛，咳嗽，咽痛，口渴，舌尖红，苔薄白或微黄，脉浮数，其治当解表散热。但因用寒凉药则有寒凝气机，气机凝滞又不利于邪热向外透达，于此必须选用辛温解表通经药，温既有利于气机畅通，又有利于气血运行，更能利于邪热向外透达，但用辛温则不利于邪热，更有滋助邪热，对此必须以辛温解表药与寒凉药相伍，寒既能制温不助热，又能清解表热，其用温重在于透邪于外。如方中麻黄、桂枝、石膏。

合理配伍益营生津药：风热之邪最易损伤津液，阴津不得上承，则证以口渴为审证要点。因此在治疗风热表证时，一定要合理配伍清热生津药，以使津液得复，口渴得除。如方中芍药、石膏。

妥善配伍益气和胃药：解表药与寒凉药相伍，其虽能治疗病邪，但易于损伤胃气，其治当配伍益气和胃药，胃气调和则能生化阴津，滋荣汗源，进而达到发汗散邪而不伤阴津，并能监制寒凉药不伤胃气。如方中大枣、甘草。

随证加减用药：若渴甚者，加天花粉，麦冬，以清热生津；若咽痛明显者；加马勃、玄参，以清热解毒；若衄者，加白茅根、侧柏炭、栀子炭，以清热凉血；若咳者，加杏仁、贝母，以利肺降气；若胸膈闷者，加藿香、郁金，以理气化湿解郁；若麻疹初起如风疹疹色红赤者，加生地黄、赤芍、升麻，以凉血解毒；若麻疹透发不畅者，加浮萍、蝉蜕，以清热透疹；若疮疡初起者，酌加蒲公英、大青叶、紫花地丁，以清热解毒消痈等。

【方论评议】

综合历代各家对桂枝二越婢一汤的论述，应从用药要点、方药配伍和用量比例三个方面进行研究，以此更好地研究经方配伍，以指导临床应用。

诠释用药要点：方中桂枝辛温解肌发汗，麻黄辛温发汗解表、宣肺平喘；芍药酸寒益营、敛阴止汗，石膏清热生津，生姜发汗解表、调理脾胃，大枣、甘草益气和中。

剖析方药配伍：桂枝与麻黄、生姜，属于相须配伍，增强发汗解肌，调理脾胃；石膏与芍药，属于相使配伍，石膏助芍药清热敛阴，芍药助石膏清热生津；石膏、桂枝与芍药、麻黄、生姜，属于相反配伍，寒热同用，石膏、芍药制约桂枝、麻黄、生姜辛温发汗助热，桂枝、麻黄、生姜制约石膏、芍药清热寒凝；石膏与大枣、甘草，属于相反相使配伍，相反者，寒温同用，相使者，石膏助大枣、甘草益气生津，大枣、甘草助石膏养阴生津；大枣与甘草，属于相须配伍，增强补益中气；芍药与大枣、甘草，属于相使配伍，芍药助大枣、甘草益气生血益阴，大枣、甘草助芍药益营化气；桂枝、麻黄与大枣、甘草，属于相使配伍，桂枝、麻黄助大枣、甘草辛甘化阳，大枣、甘草助桂枝、麻黄益气和中。

权衡用量比例：根据病变证机可调整石膏与芍药用量，即石膏 15g，芍药 5g，方药用量比例以调整后用量为妥。

桂枝与麻黄、生姜用量比例是 2.3 ∶ 2.3 ∶ 3.3，提示解肌发汗与宣散发汗之间的用量调配关系，以治营卫郁滞；石膏与芍药用量比例是 3 ∶ 1，提示清热与敛阴之间的用量调配关系，以治营卫郁热；石膏、桂枝与芍药、麻黄、生姜用量比例是 15 ∶ 5 ∶ 2.3 ∶ 2.3 ∶ 3.3，提示清热敛阴与发汗解表之间的用量调配关系，以治表里兼证；石膏与大枣、甘草用量比例是 15 ∶ 10 ∶ 2.3，提示清热与益气之间的用量调配关系，以治夹热；芍药与大枣、甘草用量比例是 5 ∶ 10 ∶ 2.3，提示敛阴与益气之间的用量调配关系，以治营弱；桂枝与大枣、甘草用量比例是 2.3 ∶ 10 ∶ 2.3，提示解肌与益气之间的用量调配关系，以治卫强。

【药理作用】 本方具有增强免疫功能、调节中枢神经、调节周围神经、调节汗腺分泌、解除支气管平滑肌痉挛、调节支气管腺体分泌、强心、调节心律、抗缺氧、抗缺血、调节水电解质代谢、调节水钠钾代谢、抗炎、抗菌、抗过敏、抗病毒、抗肿瘤等作用。

桂枝人参汤

【导读】 ①学用桂枝人参汤应重视桂枝和人参的用量调配关系、桂枝和甘草的用量调配关系。②桂枝人参汤虽是辨治表里俱寒兼证的重要代表方，但在临床中对心、肾、脾胃虚寒证等也具有良好治疗作用。③学好用活桂枝人参汤的第一步是辨清桂枝人参汤由哪些基础方和药物组成：组成桂枝人参汤有 2 个基础方和 4 组药，基础方之一是桂枝甘草汤，之二是理中丸（人参汤），4 组药中第 1 组是益气药即人参、白术、甘草，第 2 组是温阳化气药即桂枝、干姜，从 2 个基础方和 2 组药用量深入学习研究即可用活桂枝人参汤。

【方歌】 桂枝人参汤干姜，白术甘草合成方，治表治里旨灵活，心肺脾胃皆相当。

【方药】 桂枝别切，四两（12 g） 甘草炙，四两（12 g） 白术三两（9 g） 人参三两（9

十画

g） 干姜三两（9 g）

【用法】 上五味，以水九升，先煮四味，取五升，内桂，更煮取三升，去滓。温服一升，日再夜一服。

【功用】 温补中气，解肌散邪。

【适应证】

1. 中医病证：①太阳中风证与脾胃虚寒证相兼。心下痞硬，或疼痛，或胀满，下利，食欲减退，发热，恶风寒，汗出，舌淡、苔薄白，脉沉弱。②脾胃虚寒证者。

2. 西医疾病：普通感冒、流行性感冒、心律不齐、房室传导阻滞、心肌缺血、风湿性心脏病、慢性胃炎、慢性肝炎、慢性胰腺炎等临床表现符合脾胃虚寒重证，或太阳中风证与脾胃虚寒证相兼者。

【用药分析】 方中桂枝解肌发汗、温暖脾胃，人参补益中气，白术健脾益气，干姜温中散寒，甘草益气和中。

【用方思路】

1. 桂枝人参汤既是辨治太阳中风证与脾胃虚寒证相兼的重要代表方，又是辨治诸多杂病如脾胃病、心病、肺病、肝病、肌肉关节病等的重要基础方。

2. 方中桂枝、干姜既是治表药，又是治里药；人参、白术、甘草既可辨治营卫虚，又可辨治脏腑气虚。从方中用药用量及调配分析得知，桂枝人参汤的应用并不局限于太阳中风证与脾胃虚寒证相兼，还可用于辨治诸多杂病，如消化、呼吸、循环、运动等系统疾病。

3. 运用桂枝人参汤辨治的基本病证是虚与寒俱有，治疗以补虚散寒并举。

【随证合方】 若夹热，可与葛根芩连汤合方用之；若夹郁，可与四逆散合方用之；若夹痰，可与赤丸合方用之。

【注意事项】 运用桂枝人参汤既要辨清西医之病，又要辨清西医之病属于中医虚寒。辨西医之病可进一步了解疾病的发展演变及转变规律，辨中医之证可更好地针对西医之病选用桂枝人参汤。

【应用指征】 太阳病，外证未除，而数下之，遂协热而利，利下不止，心下痞硬，表里不解者，桂枝人参汤主之。（163）

【方论】

金·成无己，《注解伤寒论》（1144 年）： 表未解者，辛以散之；里不足者，甘以缓之。此以里气大虚，表里不解，故加桂枝、甘草于理中汤也。

明·许宏，《金镜内台方议》（1422 年）： 表证未除，而数下之，重虚其里，邪气乘虚而入，则协热，遂下利不止，而心下痞硬。若表解而下利，心下痞硬者，属泻心汤。今此表里不解，而下利心下痞者，必须先解表而后攻痞，故与桂枝以解表，人参白术以安中止泻，加干姜以攻痞而温经，甘草以和缓其中，此未应下而下之以虚其中者主之也。

明·汪石山，《医学原理》（1525 年）： 治伤寒表里未解而数下之，重虚其里，虚热乘虚而入里，遂协热下利不止，且心下痞。治宜温中解表可也。经云：表未解者，辛以散之；里不足者，甘以补之。故用干姜、桂枝之辛以解表，参、术、甘草以补中。

明·方有执，《伤寒论条辨》（1592 年）： 读迟数有命之数，音速。数下利下之下，去声。数，言失于急遽，下之太早，所以原反，而为反之互词也。协，互相和同之谓，言误下则致里虚。外热乘里虚而入里，里虚遂协同外热变而为利。利即俗谓泄泻，是也，不止，里虚不守也。痞硬者，正虚邪实，中成滞碍，痞塞而不通也。以表未除也，故用桂枝以解之。以里下虚也，故用理中以和之。干姜兼能散痞硬之功，甘草亦有和协热之用，是故方则从理中，加桂枝而易名，义则取表里，期两解之必效。

明·张卿子，《张卿子伤寒论》（1644 年）： 表未解者，辛以散之，里不足者，甘以缓之，此以里气大虚，表里不解，故加桂枝、甘草于理中汤也。

清·李中梓，《伤寒括要》（1649 年）： 仲景论太阳病桂枝症，医反下之，利遂不止，与葛根黄连黄芩汤。此又与桂枝人参汤。二症俱系表不解，而下之成利者，何故用药有温凉之异乎？二症虽同，是内虚热入，协热遂利，但脉证不同，故用药有别耳。前言脉促者，表未解，喘而汗出者，主葛根黄连黄芩汤。夫脉促为阳盛，喘汗为里热，用葛根芩连，理所宜也。且前症但曰下之，此曰数下之；前症但曰利下，此曰利不止。两论细味之，即有虚实之分矣。

清·喻嘉言,《医门法律》(1658年)：理中汤，古方也。仲景于伤寒证，微示不用之意，故太阳误下协热而利，心下痞硬，表里不解，用理中汤加桂枝，而更其名曰桂枝人参汤。及治霍乱证，始仍理中之旧，此见理中非解外之具矣。然人身脾胃之地，总名中土，脾之体阴而用则阳，胃之体阳而用则阴、理中者，兼阴阳体用而理之，升清降浊，两擅其长。

清·程应旄,《伤寒论后条辨》(1670年)：桂枝行阳于外以解表，理中助阳于内以止利，阴阳两治，总是补正令邪自却，缘此痞无客气上逆，动膈之阳邪，辄防阳欲入阴，故不但泻心中芩、连不可用，并桂枝中芍药不可用也。协热而利，向来俱作阳邪陷入下焦，果尔，安得用理中耶？利有寒热二证，但表热不罢者，皆为协热利也。

清·柯琴,《伤寒来苏集》(1674年)：上条论协热之因，此明下利之治也。外热未除，是表不解，利下不止，是里不解，此之谓有表里症。然病根在心下，非辛热何能化痞而软硬？非甘温无以止利而解表。故用桂枝、甘草为君，佐以干姜、参、术，先煎四物，后内桂枝，使和中之力骁，而解肌之气锐，于以奏双解表里之功，又一新加法也。

清·柯琴,《伤寒来苏集》(1674年)：太阳病，外症未解而反下之，遂协热而利，心下痞硬，脉微弱者，用桂枝人参汤……故用桂枝、甘草为君，佐以干姜、参、术，先煎四味，后内桂枝，使和中之力饶，而解肌之气锐，是又于两解中行权宜法也。

清·汪琥,《伤寒论辨证广注》(1680年)：成注云：表未解者，辛以散之；里不足者，甘以缓之。此以里气大虚，表里不解，故加桂枝甘草于理中汤中也。

清·汪昂,《医方集解》(1682年)：欲解表里之邪，全藉中气为敷布，故用理中以和里。而加桂枝以解表，不名理中而名桂枝者，到底先表之意也。大抵阳热为邪，则腹满而咽干；阴寒为邪，则腹满而吐利。

清·张志聪,《伤寒论宗印》(1683年)：太阳之邪，在于肌络之间者，宜用桂枝也。太阳病外证未除，邪在肌也。反数下之，大虚中府，以致邪热内入而下利不止矣。协热者，中气虚寒，而协外之邪热也，心下痞鞕者，客气上逆也。表里不解者，外证未除，而下利不止也。故用桂枝以解外，参草姜术以温中，表解而里自和，补正则邪自却（眉批：太阳之气在肌，故曰表。下后而利，故去芍药）。夫表气通于胸，肌气通于腹，络气通于胃。上章言邪在表，下后则表气入胸而不在肌，故不可更行桂枝汤也。此章邪在于肌络之间，下之则入于腹胃而成协热利矣。然外证未除，故宜用桂枝以解肌。

清·张志聪,《伤寒论集注》(1683年)：合下两节，皆言太阳表证不解而为痞。太阳病外证未除而数下之，则亡伤其中土；土气虚微，遂协太阳之热而利；气机内陷，故利下不止而心下痞鞕。夫外证未除，利下痞鞕，此即表里不解，故用桂枝解肌而达表，参、术、姜、草甘温以补中，中气和而表里之邪自解矣。

清·沈明宗,《伤寒六经辨证治法》(1693年)：故用理中汤，加人参，辅助脾胃之气，桂枝以散表风。

清·郑重光,《伤寒论条辨续注》(1705年)：数，言失于急剧也。误下则里虚，外热乘虚入里，变为下利不止者，里虚不守也。痞硬者，正虚邪实，中成滞碍否塞坚满也。故用桂枝以解外，理中以温里，干姜有散痞之功，甘草有和协之用。此证与结胸异者，因表不解，邪未尽入于里，故用理中汤，以桂枝为君而易其名，以治虚痞也。

清·钱潢,《伤寒溯源集》(1708年)：以桂枝、甘草为君者，桂枝所以解卫分之阳邪，以外证未除故也。甘草所以缓虚痞之坚结，救中土之崩陷，犹甘草泻心之义也。臣之以参、术，所以补正气之虚，救下利之不止也。然脾胃之虚寒，中焦之痞结，以及不止之下利，非以温热守中之干姜佐之，不能建奇功也。曰桂枝而去芍药者，盖桂枝汤中之芍药，以阴弱汗自出，故用之以敛营气而收阴液者也。误汗者宜之，误下而表邪未解者，不可与人参并用也。虽名曰桂枝人参汤，实桂枝人参理中汤也，以其辛温而能解散外邪，温补而能守中消痞，故为两解表里之剂云。

清·姚球,《伤寒经解》(1724年)：表谓身热，里谓下利，表里俱病，故用桂枝人参汤两解之。参术甘草，理中汤也，补气行湿；桂枝以解表。表里不解，所以主之。

清·尤在泾,《伤寒贯珠集》(1729年)：太阳误下自利，而又表里不解，与上条同。然日数下，则气屡伤矣，日利下不止，则虚复甚矣，虽心下痞硬，亦是正虚失运之故，是宜桂枝之辛，以解其表，参、术、姜、草之甘温，以安其里，而不可以葛根攻表，亦不得以芩、连清里，治如上条之例矣。

清·王子接,《绛雪园古方选注》(1732年)：理中加人参，桂枝去芍药，不曰理中，而曰桂枝人参者，言桂枝与理中，表里分头建功也。故桂枝加一两，甘草加二两。其治外协热而里虚寒，则所重仍在理中，故先煮四味，而后内桂枝，非但人参不佐桂枝实表，并不与桂枝相忤，宜乎直书人参而不讳也。

清·不著撰人,《伤寒方论》(1732年)：此症之心下痞硬，下痢不止，与生姜泻心汤证心下痞硬下痢同，与大柴胡一证心下痞硬下利亦同，此独主桂枝人参汤者，盖生姜泻心汤在汗出解之后，有里而无表，故但涤饮清热，大柴胡证与此证则俱表不解矣，但大柴胡证，虽汗出则似太阳已解，又呕吐亦类兼少阳，故竟大柴胡汤以表邪欲去未去，因自汗而非因误下，则痞硬为实邪，故加大黄枳实以攻里，而兼芍药以和之也。若此证则数下之，又利不止，且表里不解，是里虚不守而利，正虚邪凑而痞也，故与桂枝人参汤以救里虚，但表未解，故于理中汤加桂枝以监之，而革理中之名，乃表法之变而用理中。然理中仍不碍表，则因所误而法偶变耳，所以桂枝新加人参汤中倍芍药者以误汗而阳虚邪凑，恐阳孤无偶，用芍药以和之，俾不至散乱也，此汤中独去芍药者，以误下而邪入于阴，芍药阴寒，不能散阳邪耳，况下药皆寒，内已阴寒，何堪再益也。

清·黄元御,《伤寒悬解》(1748年)：太阳病，外证不解，而数下之，外热不退，而内寒亦增，遂协合外热，而为下利。利而不止，清阳既陷，则浊阴上逆，填于胃口，而心下痞硬。缘中气虚败，不能分理阴阳，升降倒行，清浊易位，是里证不解，而外热不退，是表证亦不解。表里不解，当内外兼医，桂枝人参汤，桂枝通经而解表热，参、术、姜、甘，温补中气，以转升降之机也。

清·黄元御,《长沙药解》(1753年)：治太阳伤寒，表证未解，而数下之，利下不止，心下痞硬。以误下伤其中气，己土陷下而为泄，戊土逆上而为痞，而表证犹存。人参汤理中气之纷乱，桂枝解表邪之怫郁也。

清·黄元御,《伤寒说意》(1754年)：清气下陷而泄利不止，则浊气上逆而心下痞硬，内寒外热，表里不解。宜桂枝人参汤，桂枝解其表，姜、甘、参、术，解其里也。

清·徐灵胎,《伤寒约编》(1759年)：胃气虚寒，表邪陷伏，故心下痞硬而下利也。故用桂枝、甘草为君，干姜、参、术为佐。先煎四味，后内桂枝，使和中之力饶而解肌之气锐，是又于两解中行权宜法也。此乃辛热化痞软硬，甘温止利解表之剂。洵为表里虚寒不解之专方。

清·徐灵胎,《伤寒论类方》(1759年)：桂独后煮，欲其于治里症药中，越出于表，以散其邪也。邪在上焦，犹属半表。表宜桂枝。里宜余四味。

清·强健,《伤寒直指》(1765年)：表未解者，辛以散之，里不足者，甘以缓之。此以里气大虚，表里不解，故加桂枝、甘草于理中汤也。

清·吴坤安,《伤寒指掌》(1796年)：此因数下之后。虽初因协热。而里必虚寒。故用温补。

清·吴坤安,《伤寒指掌》(1796年)：邵仙根评：此症表里俱虚。其病根在心下。非辛热何能化痞而软硬。非甘温无以止利解表。用理中加桂枝。双解表里之法。此条虽不言脉。其脉微弱可知。

清·陈修园，《伤寒真方歌括》(1803年)：桂枝独后煮，欲其于治里药中，越出于表，以散其邪也。

清·陈修园，《长沙方歌括》(1803年)：按：方用人参汤以治里虚，桂枝以解表邪，而煮法桂枝后纳者，欲其于治里药中，桂枝越出于表，以解邪也。

清·吕震名，《伤寒寻源》(1850年)：此理中加桂枝而易其名也。经云："太阳病，外证未除，而数下之，遂协热而利。利下不止，心下痞硬，表里不解者，此汤主之。"盖因误下则里虚，里虚则热入。里虚不能内守，遂协同外热，变而为利下不止，而必又心下痞硬。邪滞上焦，犹兼半表，故曰表里不解。夫下利不止，何以不用四逆以救里？以表热未罢也。心下痞硬，何以不用泻心以清里？以里气已虚也，此证辄防阳并入阴，故不但泻心中芩连不可用，即桂枝汤中芍药亦不可用。乃取桂枝行阳于外以解表，理中助阳于内以止利。此表里两解之治法也。

清·陈恭溥，《伤寒论章句》(1851年)：白术气味甘温，能燥脾湿，又能润胃烧，外通皮肤，内通经脉，去风寒温痹，止汗除热，补益中土。干姜气味辛温，手足太阴之温品也，能治胸满咳逆，温中止血。桂枝人参汤，补中以化痞、止利兼解表之方也。凡中气虚而下利、心下痞而恶寒者用之。本清·不著撰人《伤寒方论》：太阳病，外证未除，而数下之，遂协热而利，利下不止，心下痞鞭，表里不解者，此方主之。夫太阳误下，利下止，若热尽入里而作痞，则属芩连泻心诸方。此则表之恶寒未除，则热未入里，而下利为里虚，痞为虚气上逆。谓之协热利者，言下利而协外热也，故曰：表里不解。方中君桂枝以解外，臣甘草以安内攘外，佐人参白术干姜，补中土以止利。肌解利止，则虚气上逆之痞自化矣。

清·郑钦安，《伤寒恒论》(1869年)：下利本非正病，因数下而致之也，痞鞭亦非本有之病，因过下伤中，阴邪得以僭居高位也。原文以桂枝人参汤治之，方中药品，乃理中汤全方，加桂枝一味耳。不名理中，而名桂枝加人参汤者，重太阳之意，全是温中化气，补中祛邪之法也。

清·高学山，《伤寒尚论辨似》(1872年)：主桂枝人参汤者，以白术之燥，人参之温，干姜之热，交付于浮缓之甘草，而使之为君，不但取其守中宫也，浮以托住外陷，治挟热也，缓以留滞下泄，治利不止也。其用桂枝，与甘草相匹，而后煮之，以治心下之痞硬，妙哉，仲景之方，何思路之玄奥耶。盖心下痞硬，即伤卫之风邪，内入而为之也。风邪外犯卫，则平配芍药，从里一层之营分托出，风邪陷心下，则平配甘草，从下一层之胃中托上，先煮者，专任以取效也。麻黄、葛根等，概可睹矣。后入者，依附以成功也。饴糖、猪胆等，可睹矣，此仲景用桂枝之神髓也。喻注：凡用桂枝，即曰解表，试问本经中篇第二十三条，汗多，而心悸，欲按者，非桂枝甘草汤乎？岂得犹曰解表耶，见本方下注。

清·王旭高，《退思集类方歌注》(1897年)：先煮四味，后纳桂枝，欲其于温补药中越出于表，以散余邪。此太阳、太阴同治之方，与桂枝加芍药汤相表里，同治太阳误下，邪陷于太阴之证。亦观其表证里证之孰多孰少，故治各有别。

清·戈颂平，《伤寒指归》(1907年)：桂枝辛温，温表里经道之阴。干姜辛温，温半里下脾土之阴。以甘草极甘，和土之味。以参、术多汁，助土之液，缓半表阳气，内阖半里。右五味，象土之中数也。以水九升，象阳数得阴变于九也。先煮四味，取五升，象阴阳气液分别四方，藏于土也。内桂，更煮，取三升，温服一升，象三阳阳数来复半里，一阳开子也。日再服，夜一服，再，一举而二也，象一阳举，二阴耦之和表里也。

近代·曹颖甫，《伤寒发微》(1931年)：仍见发热恶风之外证，仲师特以桂枝人参汤主之。炙草、白术、人参、干姜以温胃而祛寒，桂枝助脾以发汗，而外证及里痞俱解矣。所以后纳桂枝者，以里寒重于外证，恐过煎气薄，失其发汗之功用也。所以日夜三服者，则以数下之后，阳气内陷，非一剂所能开泄也。

近代·祝味菊，《伤寒方解》(1931年)： 本方以桂枝、甘草为主药。其适用标准在表证未解，即与攻下，胃肠官能受伤，下利不止，心下痞硬，表里俱病者，故与桂枝、甘草达胃缓急，白术、人参、干姜以温培胃肠之正气也。煮服法中后那桂者，盖恐其易于挥发，多煮则辛香之气散，而达卫之力薄矣。

近代·徐大桂，《伤寒论类要注疏》(1935年)： 按：表邪误下，中气下陷，标阳亦协同陷下而为利，内逆而为痞。故以姜、术、参、草，固中气以治虚陷，而重用桂枝以透发表邪，则气之下陷者可举，内逆者得伸，而痞满、下利同时俱解。此理中合桂枝之变法也。理中合附子，则兼下温少阴；理中合桂枝，则并外解太阳，于此可悟方药转移之妙。

近代·徐大桂，《伤寒论类要注疏》(1935年)： 表邪误下，中气下陷，标阳亦协同陷下而为利，内逆而为痞。故以姜、术、参、草，固中气以治虚陷，而重用桂枝以透发表邪，则气之下陷者可举，内逆者得伸，而痞满、下利同时俱解。此理中合桂枝之变法也。理中合附子，则兼下温少阴；理中合桂枝，则并外解太阳，于此可悟方药转移之妙。

近代·彭子益，《圆运动的古中医学·伤寒论方解篇》(1947年)： 表未解而数次下之，当经气下陷，而病协热下利。今不病热利，而病下利不止之寒利，以至心下痞硬，宜人参汤以温寒止利，桂枝以解表。人参汤即理中汤。

近代·冉雪峰，《冉注伤寒论》(1949年)： 此外证未罢，既有里复有表，协热而利，既有寒复有热，下利不止，既为实又为虚，是为变中极变。然和表用桂枝，温里用姜，止泻用术用理中，对痞证言为变法，对普泛治疗言，实为定法，故此又为变法中的定法。前陷胸栏，用大黄甘遂寒下，而煞末有白散的温行，前痞证栏，用大黄黄连寒泄，而此有姜桂的温补，皆由正面推到反面，常法推到变法。此条与前赤石脂禹余粮条，遥遥辉映，彼为下利不止，此亦为下利不止。但彼病在下焦，而此病在中焦，彼理中不中与，此理中又当与。就文气近察，此条承上条言，上言下后不可更行桂枝，此言下后正当加桂枝，此条合上条，又是起下条言，此条和里解表一方兼治，下条解表和里两法分治，善读者整个了彻，真是八面玲珑……此证若热重，当用葛芩连草汤。今寒重，故用此理中加桂。里气不固，表何以托，表若继陷，更当贼里。学者须知固里即所以和表，和表正所以固里。

现代·中医研究院，《伤寒论语释》(1956年)： 本方主治里寒挟表热而泻利不止，用桂枝解表，白术、干姜蠲寒饮、止下利，人参解心下痞硬，甘草缓急，表里兼顾。

现代·任应秋，《伤寒论语释》(1957年)： 喻嘉言云：此方即理中加桂枝，而易其名，亦治虚痞下利之圣法也。吴仪洛云：桂枝辛香，经火久煎，则气散而力有不及矣，故须迟入，凡入桂枝诸方，俱当依此为例。桂枝含有各种挥发油，高热中易于挥发，吴说的是经验之谈。

现代·陈亦人，《伤寒论译释》(1958年)： 桂枝人参汤即理中汤加桂枝，理中汤能温中益气，桂枝能通阳和表，所以本方治疗中焦虚寒泄泻而微兼表证者，最为相宜。

太阳病，屡用攻下之后，里气大伤，因而下利不止，心下痞硬，因表证还在，故名为协热下利，即挟表热而下利，与现代所称“协热利”性质属热的含义是不同的。此时病势的重心是里虚寒，故以理中汤治脘痞下利，仅用桂枝一味以通阳和表。本条与34条的下利虽然都由于误下，但一属实热，故用葛根芩连汤，一属虚寒，故用桂枝人参汤。两者截然相反，绝对不可混淆。成、王二氏对本方的解析都很确当，王氏尤多阐发。从本方的用药来看，就是理中汤原方甘草用量增为四两，再加桂枝四两组成，也可以说是理中汤与桂枝甘草汤的合方，可见重在益气通阳，气足阳通，则里和而表亦随解。

现代·安徽中医学院，《伤寒论通俗讲义》(1959年)： 本方即理中汤加桂枝组成，主要治疗目的是理中和表。方以参、术、姜、草补正而止利，以桂枝解肌通阳达邪。喻嘉言谓：为治虚痞下利之圣法。

现代·李翰卿,《中国百年百名中医临床家》(1960 年): 此温补肠胃兼散表寒，乃表里虚寒正治之方。主治太阳病，误下后，胃脘痞满，下利，兼有身热恶寒之表证。但必须具有脉沉迟而虚和不喜冷性饮食等现象。后四味药名人参汤，即理中汤，以治肠胃虚寒之痞满下利；桂枝辛温，以散太阳之表寒。

现代·刘渡舟,《伤寒论诠解》(1983 年): 桂枝人参汤即理中汤（又名人参汤）加桂枝。方用干姜、白术温中以去寒湿之凝，人参、甘草补中益气以治脾气之虚，桂枝以解太阳在表之邪气。本方煎服法要求先煎人参汤四味，使其发挥温中散寒、补脾益气的效用；后下桂枝，使其先越出表邪，而不受人参、干姜的羁绊。否则五药同煎，会使桂枝芳香走表之力变为温里之用，而达不到表里两解的目的。

现代·刘渡舟，聂惠民，傅世垣,《伤寒挈要》(1983 年): 本方即理中汤加桂枝。方用理中汤温中散寒以止利，桂枝行阳于外以解表，合为表里双解之剂。根据本证以里虚寒为主的病变特点，以及治里药当先煎，解表药应后下的原则，故煎服法要求先煮四味，后纳桂枝。

现代·姜春华,《伤寒论识义》(1985 年): 日本东洞翁作《药征》以人参能治心下痞。其实人参在本方能协助诸药之作用，重在内健脾胃以止利，外助桂枝以解表，东洞的做法，看似科学的，实质是唯心的、机械的。

现代·陈亦人,《伤寒论求是》(1987 年): 桂枝人参汤即理中汤加桂枝，里寒挟表热，故说“挟热而利”，用桂枝和表以治表热，用理中温里以治痞利，一般只着眼于理中治利，而忽视了它的治痞作用，是不全面的。

【方论评议】

综合历代各家对桂枝人参汤的论述，应从用药要点、方药配伍和用量比例三个方面进行研究，以此更好地研究经方配伍，用于指导临床应用。

诠释用药要点：方中桂枝解肌发汗、温暖脾胃，人参补益中气，白术健脾益气，干姜温中散寒，甘草益气和中。

剖析方药配伍：桂枝与干姜，属于相使配伍，辛温解肌，温阳散寒；人参与白术，属于相须配伍，人参益气偏于补气，白术益气偏于健脾；桂枝与人参，属于相使配伍，人参助桂枝辛甘化阳，桂枝助人参甘温补阳；桂枝与白术，属于相使配伍，温阳健脾，化生阳气；桂枝与甘草，属于相使配伍，温阳益气化阳；桂枝、干姜与人参、白术、甘草，属于相使配伍，温阳之中以益气，益气之中以化阳。

权衡用量比例：桂枝与干姜用量比例是 4 ∶ 3，提示解肌与温阳之间的用量调配关系，以治内寒；人参与白术用量比例是 1 ∶ 1，提示补气与健脾之间的用量调配关系，以治气虚；桂枝与人参用量比例是 4 ∶ 3，提示温阳与益气之间的用量调配关系，以治虚寒；桂枝与白术用量比例是 4 ∶ 3，提示解肌与健脾之间的用量调配关系；桂枝与甘草用量比例是 1 ∶ 1，提示解肌与缓急之间的用量调配关系；桂枝、干姜与人参、白术、甘草用量比例是 4 ∶ 3，提示温阳解肌与健脾益气之间的用量调配关系，以治阳虚。

【药理作用】 具有保护胃肠黏膜、抗溃疡、对肠胃蠕动呈双向调节、调节中枢神经、调节周围神经、调节心律、改善微循环、抗炎作、抗风湿、抗衰老、增强机体免疫功能等作用。

桂枝去芍药加附子汤

【导读】 ①学用桂枝去芍药加附子汤应重视桂枝和附子的用量调配关系。②桂枝去芍药加附子汤虽是辨治表里俱虚证的重要代表方，但在临床中对心肾阳虚证及肌肉关节疼痛等也具有良好治疗作用。③学好用活桂枝去芍药加附子汤的第一步是辨清桂枝去芍药加附子汤由哪些基础方、变化方和药物组成：组成桂枝去芍药加附子汤有 2 个基础方、1 个变化方和 3 组药，基础方之一是桂枝甘草汤，之二是头风摩散，变化方是桂枝汤，3 组药中第 1 组是辛温行散药即桂枝、生姜，第 2 组是温阳消癥药即附子，第 3 组是益气药即大枣、甘草，从 2 个基础方、1 个变化方和 3 组药用量深入学习研究即可用活桂枝去芍药加附子汤。

【方歌】桂枝去芍加附汤，温补阳气可解表，胸中阳虚皆可治，临证辨治在变通。

【方药】桂枝去皮，三两（9g） 生姜切，三两（9g） 甘草炙，二两（6g） 大枣擘，十二枚 附子炮，去皮，破八片，一枚（5g）

【用法】上五味，以水七升，煮取三升，去滓。温服一升。本云：桂枝汤，今去芍药，加附子，将息如前法。

【功用】温补阳气，解肌散邪。

【适应证】

1. 中医病证：①太阳中风证与胸阳虚弱证相兼。发热，恶风寒，汗出，头痛，胸闷，胸满，气短，心悸，舌淡、苔薄白，脉弱。②脏腑阳虚证。

2. 西医疾病：肺源性心脏病之心悸，冠心病之胸闷、胸痛，风湿性心脏病之心悸、气短，体虚型感冒，妇人产后贫血，慢性胃炎，慢性肝炎，慢性胆囊炎，过敏性皮炎，神经性皮炎等临床表现符合表里俱虚证或心肾阳虚证者。

【用药分析】方中桂枝温阳解肌，附子温阳散寒，生姜辛开温通，大枣补益中气，甘草益气和中。

【用方思路】

1. 桂枝去芍药加附子汤既是辨治太阳中风证与阳虚证相兼的重要代表方，又是辨治诸多杂病如心病、肾病、肝病、皮肤病等的重要基础方。

2. 方中桂枝、生姜既是治表药，又是治里药；附子既是温营卫药，又是温脏腑药；甘草、大枣既可补营卫，又可补脏腑之气。从方中用药用量及调配分析得知，桂枝去芍药加附子汤的应用并不局限于太阳中风证与阳虚证相兼，还可用于辨治诸多杂病如循环、泌尿、内分泌系统及皮肤病等。

3. 运用桂枝去芍药加附子汤辨治的基本病证是表里俱寒。

【随证合方】若夹热，可与木防己汤合方用之；若夹寒痰，可与赤丸合方用之；若夹痰热，可与小陷胸汤合方用之。

【注意事项】运用桂枝去芍药加附子汤既要辨清西医之病，又要辨清西医之病属于中医阳气虚弱证。辨西医之病可进一步了解疾病的发展演变及转变规律，辨中医之证可更好地针对西医之病选用桂枝去芍药加附子汤。

【应用指征】若微寒者，桂枝去芍药加附子汤主之。（22）

【方论】

金·成无己，《注解伤寒论》（1144年）：阳气已虚，若更加之微恶寒，则必当温剂以散之，故加附子。

明·许宏，《金镜内台方议》（1422年）：太阳病，发汗后成漏者，为真阳虚脱也，故与桂枝加附子汤，以温其经而复其阳。今下后脉促胸满微恶寒者，亦为阳虚阴盛。邪在胸中，不可发汗，只得与附子以复阳温经，与桂枝以散其邪也。

明·方有执，《伤寒论条辨》（1592年）：胸满者，阳邪乘虚入里而上抟于膈也。用桂枝者，散胸满之阳邪也。

明·张卿子，《张卿子伤寒论》（1644年）：与桂枝汤以散客邪，通行阳气。芍药益阴，阳虚者非所宜，故去之，阳气已虚，若更加之微恶寒，则必当温剂以散之，故加附子。

与桂枝汤，以散客邪，通行阳气；芍药益阴，阳虚者非所宜，故去之；阳气已虚，若更加之微恶寒，则必当温剂以散之，故加附子。

清·喻嘉言，《尚论篇》（1648年）：设微见恶寒，则阳虚已著，而非阳邪上盛之比，去芍药方中即当加附子，以回其阳。

清·喻嘉言，《医门法律》（1658年）：治伤寒下之后，脉促胸满，微恶寒，阳虚之证。又治风湿相搏之证，去芍药加白术。亦治风湿相搏。其一误下而致脉促胸满，复微恶寒者，用桂枝汤去芍药加附子为救逆。脉促虽表邪未尽，然胸但满而不结，则以误下而损其胸中之阳也。加以微恶寒，则并肾中之真阳亦损，而浊阴用事矣，故去芍药之阴，加附子以回阳也。

治伤寒下之后，脉促胸满，微恶寒，阳虚之证。又治风湿相搏之证，去芍药加白术。亦治风湿相搏。

清·程应旋，《伤寒论后条辨》（1670年）：

于去芍药方中加附子，不止固表还阴，直欲温经助阳，盖从解表药中，根柢下焦，变虚为实之法也。可见同一促脉，不但主表主里之不同，抑且主寒主热之迥异，辨之可勿辨也。

清 · 柯琴,《伤寒来苏集》(1674 年): 促为阳脉，胸满为阳症，然阳盛则促，阳虚亦促，阳盛则胸满，阳虚亦胸满。此下后脉促而不汗出，胸满而不喘，非阳盛也，是寒邪内结，将作结胸之症。桂枝汤阳中有阴，去芍药之酸寒，则阴气流行，而邪自不结，即扶阳之剂矣。若微恶寒，则阴气凝聚，恐姜、桂之力不能散，必加附子之辛热。仲景于桂枝汤一加一减，遂成三法。

清 · 张志聪,《伤寒论宗印》(1683 年): 太阳病下之后，脉促胸满者，太阳之气盛，而邪不内陷也。下之后，则阴气下泄，表里阴阳之气，不相交接，故脉促也，桂枝去芍药汤主之。此邪在气而不在经，芍药苦泄，又下后之所不宜，故去之。夫脉促者，阳外而阴内也。阳在外，则不当寒，微寒者，阳无所附，而欲外亡矣，故急加附子以固之。

清 · 张志聪,《伤寒论集注》(1683 年): 太阳病下之后则内亡其阴矣，脉促胸满者，太阳之气不得阴气相接而仍在于外也。故宜桂枝汤调和太阳之气于肌腠间，芍药苦泄。恐更亡其阴，故去之。若微寒者，阳气益虚，故加熟附以固补其生阳。曾氏曰：微寒者，乃脉微而身寒，故加附子。

清 · 张志聪,《伤寒论集注》(1683 年): 太阳病下之后则内亡其阴矣，脉促胸满者，太阳之气不得阴气相接而仍在于外也。故宜桂枝汤调和太阳之气于肌腠间，芍药苦泄。恐更亡其阴，故去之。若微寒者，阳气益虚，故加熟附以固补其生阳。

清 · 沈明宗,《伤寒六经辨证治法》(1693 年): 所以去芍药方中加附子，固护真阳，可为见微知著之权，然伤风下后之恶寒，与未下之恶寒，迥然有别，而汗后之恶寒，与未汗后之恶寒亦殊。

清 · 郑重光,《伤寒论条辨续注》(1705 年): 微恶寒，阳虚以现，亟加附子以回阳。合上条观之，下后脉促胸满、喘而汗出，原伏有阳虚欲脱之机，故仲景特以微恶寒三字发其义以加附子。进道者，于此处当求旨趣也。

清 · 魏荔彤,《伤寒论本义》(1724 年): 附子之加温经散寒，表里纯阳以救阴证。与前条同一太阳中风误下之证，治法迥不同矣。粗人安能测识哉。喻注申明阳微之义，扶阳有功，为有碍于君子道。

清 · 姚球,《伤寒经解》(1724 年): 恶寒加附子，回阳也。桂枝汤仍去芍药者，以脉促胸满仍在也。且芍性酸寒，亦非阳虚所宜也。

清 · 尤在泾,《伤寒贯珠集》(1729 年): 若微恶寒者，其人阳不足，必加附子，以助阳气而逐阳邪，设徒与前法，则药不及病，虽病不增剧，亦必无济矣。

清 · 王子接,《绛雪园古方选注》(1732 年): 桂枝汤去芍药加附子者，下后微恶寒，显然阳气涣散于中下矣，当急救其阳，毋暇顾恋阴气，以附子直从下焦温经助阳，臣以桂枝、甘草，载还中焦阳气，以杜亡阳之机，为御后之策。

清 · 不著撰人,《伤寒方论》(1732 年): 前桂枝去芍方，以阳邪盛于阳位，欲一剂扫之故不复用和营之法，而去芍以绝其留连，此亦误下而致脉促，但邪盛挟虚而微恶寒，又原病未解，即是阴邪因下而加盛，阳邪欲解而顿虚，阳虚欲脱之象，骎骎可虞，故即于去芍方中加附以温其经，使发表温经，各行其是，正与麻黄附子细辛汤，以发少阴表里之邪相仿佛耳。按此与芍药附子汤证，表不解而恶寒者相似，加附同，去芍去桂相悬者，盖彼但表里不解，势甚乎常，而反恶寒，则以恶寒为重，而去桂以急和其内，此以脉促而因误下，则表邪留扰为急故去芍而以桂枝清表耳。

清 · 黄元御,《伤寒悬解》(1748 年): 下后脉促，表邪未解，是宜汗也，而益以胸满，则阳衰胃逆，浊气冲塞，去芍药之酸寒，以解表邪。若微恶寒者，则不止脾阳之虚，而肾阳亦败，加附子之辛温，以驱里寒也。

清 · 黄元御,《伤寒说意》(1754 年): 若微恶寒者，则肾阳亦败，不止脾阳之虚，宜桂枝去芍药加附子汤，温其肾水也。

十画

清·徐灵胎,《伤寒论类方》(1759年):太阳之邪未尽，故用桂枝，下后伤阴，不宜更用凉药，若微恶寒者，去芍药，方中加附子汤主之。微恶寒，则阳亦虚矣，故加附子。

太阳之邪未尽，故用桂枝，下后伤阴，不宜更用凉药，若微恶寒者，去芍药，方中加附子汤主之。微恶寒，则阳亦虚矣，故加附子。

清·吴坤安,《伤寒指掌》(1796年):邵仙根评：胃阳因下而伤，寒邪将结而未聚，故用辛甘温药，从阳引而去之。微恶寒者，阳虚而阴气凝聚。前方恐不胜任，故加附子，以通阳而逐阴邪也。

清·陈修园,《长沙方歌括》(1803年):按:《伤寒论》大旨，以得阳则生。上节言汗之遂漏，虑其亡阳，此节言下后脉促胸满，亦恐亡阳。盖太阳之气，由至阴而上于胸膈，今因下后伤胸膈之阳，斯下焦浊阴之气僭居阳位而为满，脉亦数中一止而为促。治宜急散阴霾，于桂枝汤去芍药者，恐其留恋阴邪也。若见恶寒，为阳虚已极，徒抑其阴无益，必加熟附以壮其阳，方能有济。喻嘉言、程扶生之解俱误。

清·陈修园,《伤寒论浅注》(1803年):若脉不见促而见微，身复恶寒者，为阳虚已极，桂枝去芍药方中加附子汤主之。恐姜桂之力微，必助之附子而后可。

清·陈修园,《伤寒真方歌括》(1803年):桂枝去芍药加附子汤，即前方加附子一钱，恶寒为阴气凝聚，恐姜桂力薄，故加附子。

清·吕震名,《伤寒寻源》(1850年):太阳病，脉促胸满者，桂枝去芍药汤主之。若微恶寒者，去芍药方中加附子汤主之。上条脉促胸满，是下后阳虚，阴邪搏膈，但当姜桂助阳散邪，不宜芍药益阴增满。若微恶寒，则搏膈之阴邪，渐将侵越卫外，瞬有亡阳之变矣。前方虽去芍药，而姜桂之力，尚不足以胜回阳之任，故必藉附子之刚烈，迅走卫外，以驱阴而复阳。预杜亡阳之变也。

清·唐容川,《伤寒论浅注补正》(1893年):盖桂枝汤为太阳神方，调和其气使出入外内，又恐芍药之苦寒以缓其出入之势，若脉不见促而见微，身复恶寒者，为阴虚已极，桂枝去芍药方中加附子汤主之，恐姜、桂之力微，必助之附子而后可。

清·王旭高,《退思集类方歌注》(1897年):芍药专益阴气，桂枝汤去芍药者，误下阳虚，浊阴必僭于中焦，故去芍药之酸寒，存一片阳和甘缓之性，得以载还中焦阳气，成清化之功。中虚而表邪仍在，故仍用桂枝。微恶寒则阳亦虚矣，故加附子，以杜亡阳之机。

清·戈颂平,《伤寒指归》(1907年):去芍药，苦泄疏土，加附子，辛温气味，助幽微处元阳，从子左开，外温半表之阴也。

近代·曹颖甫,《伤寒发微》(1931年):气上冲者，阳有余而阴不足，芍药苦泄伤阴，非阴虚者所宜，故去之。若下后脉微，则里阴虚，所以知其为里阴虚者，以脉管中血液不足知之也；下后身寒，则表阳虚，所以知其为表阳虚者，以腠理血热不胜表寒知之也。阴虚故去芍药，此与“脉促胸满”同；阳虚故加熟附子一枚，此与“发汗后漏遂不止”同。学者于此，可以观其通矣。

近代·祝味菊,《伤寒方解》(1931年):本方于桂枝汤中去芍药加入附子一味。其适用标准在误下后，更见体温低减，微有恶寒症状者，以附子之功，能温经扶阳也。

近代·徐大桂,《伤寒论类要注疏》(1935年):伤寒以救阳为急，太阳病误下，而见微恶寒者，乃阳气因下而消减，履霜坚冰，须防其渐，故用附子以温肾气，合姜、桂以充布卫阳也。

近代·冉雪峰,《冉注伤寒论》(1949年):上节言汗之遂漏，虑其亡阳。此节言下后脉促胸满，亦恐亡阳。盖太阳之气，由至阴而上于胸膈。今因下后而伤胸膈之阳，则下焦浊阴之气，僭居阳位，而为满，脉亦数中一止而为促。治宜急散阴霾，于桂枝汤去芍药者，恐其留恋阴邪也。若见恶寒，为阳虚以极，徒抑其阴无益，必加熟附以壮其阳，方能有济，喻嘉言程扶生之解俱误。前条所以必去芍药，本条所以必加附子，着眼均在此，均是所以固护微阳，伸张正气……寒虽微，兆瑞已见，履霜坚冰，由来者渐，辨之早辨，所以必加附子。惟其见寒，故加附子，惟其寒微，故只加附子。

各家释此句为阳虚已极，果虚极，则当用四逆、白通、真武、乌头煎之类，一枚附子，何以能济。又释胸满为阳气上实，阳果实，何必去芍药，凡此是愈说愈不能通的。丹波元简据《玉函》和成本，寒字上补入恶字，已属画蛇添足。陈修园并于微字上加脉字，更属节外生枝。改字训经，乃经生武断气习，不意医家亦复尔尔。沈明宗氏以脉促胸满，与微恶寒混为一谈，前后糅杂，固为不合。而陈氏、丹波氏，以脉微恶寒，与上脉促，彼此划断，更为非是。学者所当细密较量。

现代·中医研究院，《伤寒论语释》（1956年）：本方治疗下后表未解，而脉促胸满及表阳不足，并微有表寒的现象，所以用上方加附子，以固护阳气。

现代·任应秋，《伤寒论语释》（1957年）：附子能强壮心脏，温经扶阳，因此本方的适用标准，是桂枝去芍药证而见体温低落，有恶寒症状者。

现代·陈亦人，《伤寒论译释》（1958年）：宋本"若微寒者"成本作"微恶寒者"，注家大多就文字表面解释，果真是轻微恶寒，则阳虚程度不甚，也可能是表邪未尽，似无必要加用附子。对此张令韶注为"若脉不促而微，复恶寒者，阳虚已极"，这样才与病机符合。陈修园注释基本上是张注的翻板，不难看出，他是完全赞同张氏主张的。程氏注中提到"故主方同叉手自冒心之治"，一为胸满，一为心下悸，似嫌相距太远，但从两方的药味来看，主药都是桂枝甘草，桂枝去芍药汤仅多生姜、大枣而已。从临床来看，心病患者往往心动过速又有节律不齐，心前区大多满闷，不正是心悸、脉促与胸满吗？这并非因发汗攻下所致，只因皆囿于条文，才做出如许的文章来。由此可见，程氏所说是有道理的。

现代·李翰卿，《中国百年百名中医临床家》（1960年）：此温经回阳，救误之方。附子回阳，治恶寒脉微之证；桂枝去芍药治太阳病有汗胸满之证。

现代·刘渡舟，《伤寒论诠解》（1983年）："若微恶寒者"，指病人有轻度的恶寒，非指脉微而恶寒。这是胸阳不振且又兼阳气不足，为阳虚恶寒之证。故在桂枝去芍药汤温振胸阳的基础上加炮附子，振奋心胸、以补阳气。

现代·刘渡舟，聂惠民，傅世垣，《伤寒挈要》（1983年）：用桂枝去芍药汤以治胸满，加附子以治恶寒。此证在"脉促胸满"时已伏有阳虚之机，故一见恶寒，便可加用附子，大力助阳而为扶正之计。

现代·王付，《经方学用解读》（2004年）：太阳中风证与阳虚证相兼的基本病理病证是太阳中风卫强营弱，阳气虚弱而不能固护于内外。因此，治疗太阳中风证与阳虚证相兼，其用方配伍原则与方法应重视以下几个方面。

针对证机选用解肌散邪：审病在表是太阳中风卫强营弱证机，症以汗出，恶风寒为主，其治当解肌散邪，以使风寒之邪从外而解。如方中桂枝、生姜。

针对证机选用温阳药：审病在里是阳气虚弱证机，病以阳虚不得固护为审机要点，其治当顾护阳气，以使阳气得以内守外司。如方中附子、桂枝。

合理配伍益气药：在表证机是太阳中风卫强营弱，其治当补益营卫之气；在里有阳气虚弱，其治当温补阳气。又，补气药与辛温药相互为用，则能起到补益营卫之气的作用；与温阳药相用则能起到补益阳气作用。如方中大枣、甘草。

随证加减用药：若胸痛者，加川芎、丹参、薤白，以理血行气通阳；若气短者，加人参、蛤蚧，以补益心肺之气；若手足不温者，加当归、细辛，以补血温阳散寒等。

【方论评议】

综合历代各家对桂枝去芍药加附子汤的论述，应从用药要点、方药配伍和用量比例三个方面进行研究，以此更好地研究经方配伍，用于指导临床应用。

诠释用药要点：方中桂枝温阳解肌；附子温阳散寒，生姜辛开温通，大枣补益中气，甘草益气和中。

剖析方药配伍：桂枝与生姜，属于相须配伍，辛温解肌通阳；大枣与甘草，属于相须配伍，增强补益中气；附子与桂枝、生姜，属于相使配伍，解肌于外，温阳于内；附子与甘草、大枣，附子助大枣、甘草益气化阳，大枣、甘草助附子温阳化气。

权衡用量比例：桂枝、生姜与附子用量比例是9∶9∶5，提示解肌与温阳之间的用量调配关系，以治寒伤阳；附子与大枣、甘草用量比例是1∶6∶1，提示温阳与益气之间的用量调配关系，以治阳虚。

【药理作用】 本方具有增强机体免疫功能、改善微循环、调节心律、调节内分泌、抗过敏、强心、解热、抗炎、抗菌等作用。

桂枝去芍药加蜀漆牡蛎龙骨救逆汤

【导读】 ①学用桂枝去芍药加蜀漆牡蛎龙骨救逆汤应重视桂枝和甘草的用量调配关系，龙骨和牡蛎、蜀漆的用量调配关系。②桂枝去芍药加蜀漆牡蛎龙骨救逆汤虽是辨治心阳虚惊狂证的重要代表方，但在临床中对心肝阳虚惊狂等也具有良好治疗作用。③学好用活桂枝去芍药加蜀漆龙骨牡蛎救逆汤的第一步是辨清桂枝去芍药加蜀漆龙骨牡蛎救逆汤由哪些基础方、变化方和药物组成：组成桂枝去芍药加蜀漆龙骨牡蛎救逆汤有3个基础方、1个变化方和4组药，基础方之一是桂枝甘草汤，之是二桂枝去芍药，之三是桂枝甘草龙骨牡蛎汤，变化方是桂枝汤，4组药中第1组是辛温行散药即桂枝、生姜，第2组是潜阳安神药即龙骨、牡蛎，第3组是化痰安神药即蜀漆，第4组是益气药即大枣、甘草，从3个基础方、1个变化方和3组药用量深入学习研究即可用活桂枝去芍药加蜀漆龙骨牡蛎救逆汤。

【方歌】 桂枝去芍加蜀漆，龙骨牡蛎救逆汤，心悸心烦及烦躁，辨治惊狂效非常。

【方药】 桂枝去皮，三两（9g） 甘草炙，二两（6g） 生姜切，三两（9g） 大枣擘，十二枚 牡蛎熬，五两（15g） 龙骨四两（12g） 蜀漆洗去腥，三两（9g）

【用法】 上七味，以水一斗二升，先煮蜀漆减二升，内诸药，煮取三升，去滓。温服一升。本云：桂枝汤，去芍药，加蜀漆、牡蛎、龙骨。

【功用】 补益心阳，镇惊安神。

【适应证】

1. 中医病证：心阳虚惊狂证。心悸，心烦，胸闷，多梦，梦多险恶，身体燥热，易惊如狂，卧起不安，汗出，短气，舌淡、苔薄，脉虚弱。

2. 西医疾病：冠心病、风湿性心脏病、心神经症、室性心动过速、心律不齐、心肌缺血、室性期前收缩、精神分裂症、精神抑郁症、神经性头痛、皮脂炎、慢性鼻炎等临床表现符合心阳虚惊狂证者。

【用药分析】 方中桂枝辛温通阳解肌，生姜辛散温通，大枣补益中气，龙骨重镇安神，牡蛎潜阳敛阴，蜀漆化痰安神，甘草益气和中。

【用方思路】

1. 桂枝去芍药加蜀漆牡蛎龙骨汤既是辨治心阳虚惊狂证的重要代表方，又是辨治诸多杂病如心病、心肝病、肝肾病、心肾病等的重要基础方。

2. 方中桂枝、生姜既可温煦营卫，又可温壮诸脏腑之阳；甘草既可补营卫之气，又可补益诸脏腑之气；蜀漆、龙骨、牡蛎既可清热潜阳，又可敛阴安神。从方中用药用量及调配分析得知，桂枝去芍药加蜀漆牡蛎龙骨汤的应用并不局限于心阳虚惊狂证，还可用于辨治诸多杂病，如循环、精神神经、内分泌等系统疾病。

3. 运用桂枝去芍药加蜀漆牡蛎龙骨汤辨治的病证（无论病变部位在心或在营卫）以阳虚痰蕴为主，其治既要温阳，又要益气，还要化痰潜阳。

【随证合方】 若夹寒痰，可与赤丸合方用之；若夹痰热，可与小陷胸汤合方用之；若夹虚热，可与黄连阿胶汤合方用之。

【注意事项】 运用桂枝去芍药加蜀漆牡蛎龙骨汤既要辨清西医之病，又要辨清西医之病属于中医阳虚痰蕴证。辨西医之病可进一步了解疾病的发展演变及转变规律，辨中医之证可更好地针对西医之病选用桂枝去芍药加蜀漆牡蛎龙骨汤。

【应用指征】

（1）伤寒，医以火迫劫之，亡阳，必惊狂，卧起不安者，桂枝去芍药加蜀漆牡蛎龙骨救逆汤主之。（112）

（2）火邪者，桂枝去芍药加蜀漆牡蛎龙骨救逆汤主之。（第十六　12）

【方论】

金·成无己，《注解伤寒论》（1144年）：伤寒脉浮，责邪在表，医以火劫发汗，汗大出者，亡其阳。大出者，亡其阳。汗者，心之液。亡阳则心气虚，心恶热，火邪内迫，则心神浮越，故惊狂，起卧不安，与桂枝汤，解未尽表邪；去芍药，以芍药益阴，非亡阳所宜也；火邪错逆，加蜀漆之辛以散之；阳气亡脱，加龙骨、牡蛎之涩以固之。《本草》云：涩可去脱。龙骨、牡蛎之属是也。

元·赵以德，《金匮方论衍义》（1368年）：与桂枝汤解未尽表邪，去芍药，以芍药益阴，非亡阳所宜；火邪错逆，加蜀漆之辛以散之；阳气亡脱，加龙骨、牡蛎之涩以固之。

明·许宏，《金镜内台方议》（1422年）：伤寒脉浮，当服桂枝麻黄以发其汗，医者反以火迫劫之，则汗大出不止，而亡其阳。汗者心之液，亡阳则心气虚，又火邪内迫，则心神浮越，故惊狂卧起不安。与桂枝汤以解未尽表邪，去芍药以减阴气，加蜀漆之辛，以散火气，加龙骨、牡蛎之涩，以固阳汗之走泄者也，此乃就坏病之法也。

明·汪石山，《医学原理》（1525年）：夫汗乃心之液，汗大出，则亡阳而耗心液，以致心气空虚，且心恶热，火邪乘虚内迫，遂使心神浮越，故惊狂，起卧不安。故用桂枝、甘草、大枣、生姜等发散表邪，蜀漆之辛以散火邪之错逆，龙骨、牡蛎收敛散脱之元阳，以镇心神而安惊惕。

明·方有执，《伤寒论条辨》（1592年）：亡阳者，阳以气言。火能助气，甚则反耗气也。惊狂起卧不安者，神者，阳之灵，阳亡则神散乱所以动皆不安，阳主动也。桂枝、甘草，和伤寒之脉浮；蜀漆辛平，散火邪之错逆；龙骨、牡蛎，固涩以收阳神之散乱；大枣、生姜，醒脾以缓起卧之不安。去芍药者，嫌其主阴，则反得以胜阳也。

明·张卿子，《张卿子伤寒论》（1644年）：与桂枝汤，解未尽表邪；去芍药，以芍药益阴，非亡阳所宜也；火邪错逆，加蜀漆之辛以散之；阳气亡脱，加龙骨、牡蛎之涩以固之。《本草》云：涩可去脱，龙骨、牡蛎之属是也。

清·喻嘉言，《尚论篇》（1648年）：桂枝汤中除去芍药，人皆不知其故，或谓恶其酸收，非也。夫神散正欲其收，何为见恶耶？设不宜于芍药之酸，又何宜于龙骨、牡蛎之涩耶？学者于此等处当猛下一参，透此一关，胜读方书千卷。盖阳神散乱，当求之于阳。桂枝汤，阳药也。然必去芍药之阴重，始得疾趋以达于阳位。既达阳位矣，其神之惊狂者，漫难安定，更加蜀漆为之主流，则神可赖之以攸宁矣。缘蜀漆之性最急，丹溪谓其能飞补是也。更加龙骨、牡蛎有形之骨属为之舟楫，以载神而反其宅，亦于重以镇怯、涩以固脱之外，行其妙用。如是而后，天君复辟，聿追晋重耳、越勾践返国之良图矣。仲景制方，岂易识哉！

清·李中梓，《伤寒括要》（1649年）：伤寒脉浮，责邪在表，以火劫汗，汗多亡阳，则心神浮越，故惊狂不安。与桂枝以救其阳，去芍药者，以其酸寒益阴，非亡阳所宜也。火邪错逆，加蜀漆之辛以散之。阳气亡脱，加龙骨、牡蛎之涩以固之，所谓涩可去脱也。

清·程应旄，《伤寒论后条辨》（1670年）：[底本眉批：去芍药，是照顾及伤寒处。阳虽亡，而营分之寒终未解，芍药嫌其敛营，故去之。]……如伤寒而见风脉，表虚可知，乃以火劫之，汗乃大出，而亡其阳。夫汗者，心之液。亡阳，则心神浮越，而方寸无主，故不待烦躁，而骤得惊狂起卧不安之证。急候乘虚，实为假象，救之之法，唯以安镇心神，敛浮戢越为主，桂枝去芍药加蜀漆龙骨牡蛎救逆汤主之。虽有火邪，亦不暇顾，芍药稍涉微寒且去之，何大青龙之足试也？

清·柯琴，《伤寒来苏集》（1674年）：伤寒者，寒伤君主之阳也。以火迫劫汗，并亡离中之阴，此为火逆矣。妄汗亡阴，而曰亡阳者，心为阳中之太阳，故心之液，为阳之汗也。惊狂者，神明扰乱也。阴不藏精，惊发于内；阳不能固，狂发于外。起卧不安者，起则狂，卧则惊也。凡发热自汗者，是心液不收，桂枝方用芍药，是酸以收之也。此因迫汗，津液既亡，无液可敛，故去芍药。加龙骨者，取其咸以补心，重以镇怯，涩以固脱，故曰救逆也。且去芍药之酸，则肝家得辛甘之补；加牡蛎之咸，肾家有既济之力。此虚则补母之法，又五行承制之妙理也。蜀漆不见本草，未详何物，诸云常山苗则谬。

清·汪琥,《伤寒论辨证广注》(1680年):《本草》云：涩可去脱，龙骨牡蛎之属是也。琥按成注，犹未尽仲景制方之义。夫亡阳者，汗必多。汗为血液，何不用芍药以和营。以方中已有牡蛎之咸寒，龙骨之收涩，而芍药可不用也。且也，牡蛎、龙骨，兼能胜火热之气而镇惊狂。其加蜀漆者，必病患素有痰热结于胸膈。至此复挟火邪错逆，故用蜀漆之辛以散之也，否则亡阳证。而用此暴悍之剂，大非所宜。又桂枝汤中生姜一味，亦太辛散，虽有寒邪，宜稍减用之。

清·张志聪,《伤寒论宗印》(1683年):此论寒伤阳气者，不宜火攻也。伤寒脉浮，邪在阳也。以火劫之，必致阳亡而惊狂矣。阳气者，精则养神，柔则养筋，输气化薄，及为惊骇，盖神失其养也。夫邪入于阳则狂。狂者，火邪伤其阳也。神气浮越，故起居如惊而不安也。故用桂枝汤以解肌。热不在经，故去其芍药。用龙骨以养心神，牡蛎以固阴液。蜀漆性寒清热，味辛走气，根名常山，山泽通气，取生发之苗，以通泄阳热之气焉。盖气分之一周，而复到于太阳，不能出表而解，必随经迫血而下圊矣。此因火为邪，非热邪也(眉批：固阴液以制火热之邪)。夫阳气受邪，复用火攻，此为逆也，故名曰救逆汤。

清·张志聪,《伤寒论集注》(1683年):伤寒脉浮，病在太阳之表，以火迫劫则阳气外亡矣，亡阳则神失其养，必惊狂而起卧不安也。用桂枝保助心神；龙骨、牡蛎启水中之生阳；蜀漆乃常山之苗，从阴达阳以清火热；甘草、枣、姜助中焦水谷之精，以生此神；芍药苦泄，故去之。夫太阳合心主之神外浮于肤表，以火迫劫之，此为逆也。用桂枝加蜀漆牡蛎龙骨汤启下焦之生气，助中焦之谷精，以续外亡之阳，故名曰救逆。

清·张志聪,《金匮要略集注》(1683年):龙乃东方之神，水族之长，能启阴中之生气以辅心主。牡蛎乃水精化生，纯雄无雌，能启亟阴藏之精以济阳。蜀漆乃常山之苗，常山苦寒，蜀漆辛平，苦寒属阴，辛平走气，主通阴气以制火邪。桂枝行心气，姜、枣宣逆邪。病在气而不在经。故去其芍药。夫心为阳中之太阳而主血脉，热邪则伤阳，搏于血脉则为动。

清·周扬俊,《金匮玉函经二注》(1687年):赵以德：汗者心之液，亡阳则心气虚，心恶热，邪内迫则心神浮越，故惊狂卧起不安。与桂枝汤解未尽表邪，芍药益阴，非亡阳所宜，故去之。火邪错逆，加蜀漆之辛以散之；阳气亡脱，加龙骨牡蛎之涩以固之。

清·沈明宗,《伤寒六经辨证治法》(1693年):所以桂枝去芍药，加蜀漆、龙骨、牡蛎，以为救逆之法，然阳神散越，正欲酸收，而反去芍药者，何也？盖芍药入阴而不入阳，独宜于龙骨、牡蛎之涩，以敛阳神飞越，乃阳病当求之于阳也，故去芍药之阴，加入蜀漆为之主统，赖之以攸宁，缘蜀漆之性最急，前贤谓其飞补，更加龙骨、牡蛎，有形骨属为舟楫，载神而返其宅，是重以镇怯，涩以固脱之妙用也。

清·郑重光,《伤寒论条辨续注》(1705年):此条以火迫劫汗而亡阳者，乃方寸元阳之神被火迫劫而飞腾散乱，故惊狂、起卧不安。故用此汤以救逆，桂枝汤内去芍药者，嫌其主阴而反得以胜阳，非恶其酸收也；蜀漆辛平，散火邪之错逆；更加龙骨、牡蛎，重以镇怯，涩以固脱，以追复散失之元阳而反其宅，此诚救逆之方也。

清·钱潢,《伤寒溯源集》(1708年):此方用桂枝者，所以解卫分之风邪也。去芍药者，恐其敛营分之寒邪也。伤寒不忌桂枝之温散，故麻黄汤中用之，但忌芍药之酸收，故此方去之。旧说谓心神浮越，故惊狂起卧不安。若论火邪迫劫，自应心神散乱，然蜀漆之加，又不止于心神散乱矣。考之本草，蜀漆乃常山之苗，味辛有毒，与常山功用相同，但有劫痰截疟之功，并无敛散收补之用，且老人久病之所忌，谅非补益之品。仲景用之，不过因痰随气逆，饮逐火升，故使人迷乱惊狂耳。尚论引丹溪谓其能飞补，神可赖以攸宁，岂其然乎。仲景虽未明言痰饮，观其蜀漆之用，已晓然无疑矣。况人身之津液，皆随气以流行，有形之痰饮，犹水湿之就下，水性无常，激之可使过颡，痰虽重浊，随气可以逆行。盖气即是火，火即是气，当火劫亡阳之候，下焦之虚阳失守，厥逆上奔，挟痰涎而骤升，遂使阳神飞越，痰气弥漫而惊狂不安也。故亦以蜀漆劫截之药，邀而夺之，破其痰饮。又以龙骨、牡蛎之重，所以镇而摄之也。李时珍云：龙乃东方之神，其骨与角齿，皆主肝病。许叔微云：肝藏魂，魂游不定者以此治之。牡蛎亦咸涩镇重，能平治肝邪，此以神魂不定，肝主惊骇，故以此急救其火劫亡阳之逆变也。

清·魏荔彤,《金匮要略方论本义》(1720 年)：火邪者，桂枝去芍药加蜀漆牡蛎龙骨救逆汤主之。桂枝汤加龙骨牡蛎，余注之于虚劳中，颇得其旨，愿参观焉。此乃去芍药加蜀漆者，去其酸寒而益以辛温也。火邪上逆，挟血妄行，遇寒而凝滞于胸肺，必生他变，易以蜀漆之辛温，行血救逆，而无克伐破耗之虞，法至善矣。其桂枝汤本方之用，无非升阳气，和荣卫，加龙骨、牡蛎之涩，以治水逆之法治血逆，变而不变者也。且妙在桂枝散邪，而非伤阳之物，更能助阳；蜀漆行血，而非耗阴之物，更能滋阴；龙骨、牡蛎，制逆上之血，而无走血驱邪之猛厉，所以为治火邪之良方也。方中全无寒凉，而用以治火邪，不几令天下后世庸医目瞪舌缩，惊心欲死乎！此仲景圣而不可知之神术也夫。

清·魏荔彤,《伤寒论本义》(1724 年)：以火劫取汗，火邪入心，阳随汗亡，惊狂而起卧不安，皆有伤心液，无以养心之神。而空虚之地，邪火更易为害也。法不可单治其表，急当兼治其里，仍用桂枝以驱风多之邪，复去芍药加蜀漆以奏迅捷之效，生姜大枣补其中，牡蛎龙骨镇其神，谓之救逆，正救天君之勤王兵耳。或问：汗液，阴也。误发而何以阳亡？所用方中诸药，俱阳品也，又何以能益阴生液？答曰：汗液为阴，而实由阳化，故汗出而阳微。诸药为阳，生阳所以安阴，阴气聚则阴敛生津，阳气散则阴扰耗津，阴阳相济，吉相悖凶虽分阴阳，皆有邪正，初无二气，能于屈伸往来间调停均平，此大寿之基也夫。问：龙骨牡蛎治水邪之品，何以复能治火邪？答曰：火邪侵扰于心下，用其涩以成淡渗之功，火邪扰乱于心中，用其涩奏收摄之效。盖心阳被火邪迫而出亡，患在发越，不用芍药之酸，恐其不足扶阳，易以龙骨牡蛎之涩，喜其足以收阳，阳不发越于躯外作汗，则复收于心内生液矣。心液既足，心神复安矣。问：此证既风寒两伤，方中用桂枝治风，何以不见治寒之品？答曰：此因以火逼迫取汗，汗出阳亡，然寒邪亦必随阳俱亡，惟余表虚卫弱，急宜固护之而已。用桂枝乃固护其阳，而驱风之义寓焉，并非耑在治风也。风之多而犹存者，且不必耑治，况寒之少而已去者乎？学者当审观之，可得治表里之诀矣。汗即气之外泄者。气，阳也。而汗又由心发，故曰心之液。此液于内存之津液，作两层看。津液存之心者，属阴，汗液旋发周身者，心火所化也，属阳。故用阳药助阳气，正所以滋阴，且以镇固其心，则用涩品也。

清·姚球,《伤寒经解》(1724 年)：伤寒脉浮，浮者，风也。风以火劫，则风火相扇。风气通肝，火气通心，心肝真阳飞越，故惊狂卧起不安也。主以救逆汤，甘辛益阳，镇重治怯也。去芍，恶其伐肝也。桂枝甘草，平肝安神；生姜大枣，补肝和中；蜀漆清邪火而平肝心以为君。龙，东方神兽；骨乃血肉之属。牡蛎，水中介虫，涩以镇心肝之神，咸以解火迫之邪。服之阳宁神安，故名救逆。

清·尤在泾,《医学读书记》(1729 年)：伤寒脉浮，医以火迫劫之亡阳，必惊狂、起卧不安者，桂枝去芍药加蜀漆龙骨牡蛎救逆汤主之。按此所谓阳者，乃心之阳，盖即神也。火气通于心，神被迫而不收，与发汗亡阳者不同。发汗者，动其肾，则厥逆、筋惕肉，故当用四逆；被火者，伤其心，则惊狂、起卧不安，故当用龙、牡。其去芍药，加蜀漆者，盖欲甘辛急复心阳，而不须酸味更益营气也。与发汗后，其人叉手自冒心、心下悸欲得按者，用桂枝甘草汤同。蜀漆即常山苗，味辛，能去胸中邪结气。此症火气内逼心包，故须以逐邪而安正耳！

清·尤在泾,《伤寒贯珠集》(1729年): 此与发汗亡阳者不同，发汗者，摇其精则厥逆，筋惕肉，故当用四逆，被火者，动其神则惊狂，起卧不安，故当用龙蛎，其去芍药者，盖欲以甘草急复心阳，而不须酸味更益营气也，与发汗后，其人叉手自冒心，心下悸，欲得按者，用桂枝甘草汤同意。蜀漆，即常山苗，味辛，能去胸中邪结气，此证火气内迫心胞，故须之以逐邪而安正耳。

清·尤在泾,《金匮要略心典》(1729年): 桂枝汤去芍药之酸，加蜀漆之辛，盖欲使火气与风邪一时并散，而无少有留滞，所谓从外来者。驱而出之于外也，龙骨、牡蛎则收敛其浮越之神与气尔。

清·王子接,《绛雪园古方选注》(1732年): 火迫心经之阳，非酸收可安，故去芍药，而用龙、牡镇摄，藉桂枝、蜀漆疾趋阳位，以救卒然散乱之神明。故先煮蜀漆，使其飞腾，劫去阳分之痰，并赖其急性，引领龙骨、牡蛎从阳镇惊固脱。方寸无主，难缓须臾，故曰救逆。

清·不著撰人,《伤寒方论》(1732年): 误服大青龙，厥逆筋惕肉而亡阳者，乃汗多所致，故用真武以救之，此以火劫而亡阳者，乃方寸亡阳之神，被火迫劫而飞腾散越，故惊狂不安……蜀漆常山苗也，有截瘫截痁破澼之功，更加龙骨牡蛎，极静极动之骨，尽彼飞伏之意，迎此散乱之机，为之舟楫，以载神而返之宅，一切安神补血之剂，俱置不用，无及之也，然必合桂甘姜枣所以通调肌表，而收拾其欲溃之势也，独去芍药者，谓大势扰乱，总非约束所能及，徒以酸寒阴重，滞桂枝疾趋以达肌表之势，故去之。

清·黄元御,《伤寒悬解》(1748年): 汗多亡阳，君火飞腾，神魂失归，是以惊生。浊气上逆，化生败浊，迷塞心宫，是以狂作。桂枝去芍药加蜀漆龙骨牡蛎救逆汤，桂枝、甘草疏木而培中，生姜、大枣补脾而降逆，蜀漆吐腐瘀而疗狂，龙骨、牡蛎，敛神魂而止惊也。

清·黄元御,《长沙药解》(1753年): 治太阳伤寒，脉浮，火劫亡阳，惊狂，起卧不安者。以火逼汗多，因致阳亡。君火飞腾，神魂失根，是以惊生。浊阴上逆，迷失心宫，是以狂作。龙骨、牡蛎，敛神魂而止惊，加蜀漆以吐瘀浊，去芍药之泻阳气也。

清·黄元御,《金匮悬解》(1754年):《伤寒·太阳篇》：伤寒脉浮，医以火迫劫之，亡阳，必惊狂，起卧不安者，桂枝去芍药加蜀漆龙骨牡蛎救逆汤主之。火邪者，以火劫发汗而中火邪也。《伤寒》太阳病，以火熏之，不得汗，其人必躁，到经不解，必清血，名为火邪。汗多亡阳，土败胃逆，君相飞腾，神魂浮荡，是以惊生。浊阴上逆，化生痰涎，迷塞心宫，是以狂作。桂枝去芍药加蜀漆龙骨牡蛎救逆汤，蜀漆吐腐败而疗狂，龙骨、牡蛎，敛神魂而止惊，去芍药者，以其酸寒而泻阳气也。

清·黄元御,《伤寒说意》(1754年): 救逆汤，桂枝去芍药之泻阳，加蜀漆吐败浊以疗狂，龙骨、牡蛎，敛神魂以止惊也。

清·徐灵胎,《伤寒论类方》(1759年): 此与少阴汗出之亡阳迥别。盖少阴之亡阳，乃亡阴中之阳，故用四逆辈回其阳于肾中，今乃以火逼汗，亡其阳中之阳，故用安神之品，镇其阳于心中。各有至理，不可易也。去芍药，固阳虚不复助阴也；蜀漆去心腹邪积；龙骨、牡蛎治惊痫热气。

清·强健,《伤寒直指》(1765年): 火劫亡阳，则心阴亦竭，故现惊狂不宁。即有未尽之表邪，又何必一桂枝之辛热，而反去芍药敛阴益肝之品，不几以火济火已。且蜀漆性专利痰，在小儿则有痰热生惊之候，而此证因汗出舍空，心胆自怯，如惊如狂，当以清补为治。若投此剂，恐无益而有害也。

清·杨栗山,《伤寒瘟疫条辨》(1784年): 桂枝解风邪以固表养心，甘草和中气以益阳泻火，牡蛎咸走肾而宁心，龙骨涩收神而宅心，生姜利气和胃，大枣通经健脾，蜀漆辛以逐停饮。饮去则心安，故惊狂不安者，乃水凌心火也。此仲景不传之秘也。

清·吴坤安，《伤寒指掌》（1796年）：邵仙根评：阳者心之阳。即神明也。亡阳者。火气通于心神。被火迫而不守。则外亡也。故用桂枝加龙牡。取其补心镇逆而固脱。故曰救逆。去芍药者。欲其急复心阳耳。

清·陈修园，《伤寒真方歌括》（1803年）：此与少阴汗出之亡阳迥别，盖少阴之亡阳，亡其肾中之阳，故以真武四逆辈以回之，今仍以火逼汗，亡其心中之阳，故用安神之品以镇之。又与阳盛误服桂枝汤之亡阳大异，阳明火盛，一乘桂枝之热，迅奔于外，大汗不止，是亡其胃中之阳，故用石膏以滋之。

清·朱光被，《金匮要略正义》（1803年）：此言火邪之治法也。证具伤寒门，一伤寒脉浮，医以火迫劫之，亡阳，必惊狂起卧不安，一太阳病，以火熏之，不得汗，其人必躁，到经不解，必便血，名为火邪。是亡阳致惊与劫阴圊血，均因火而反致邪结，故曰火邪也。仲景症列于伤寒中，见邪之所由来也。一载于奔豚例中，见亡阳所以致惊也，而方又例于血症例中，见惊亦发于荣气伤也。而治总归于救逆，以桂、甘、姜、枣调和荣卫为主。盖甘温之品，可以匡扶正气于无形，即可以温养荣阴于有象。因火邪结，佐以蜀漆开之。因火致逆，臣以龙、牡分道以辑宁之。如是则阳和阴畅，而神明安堵矣。

十画

日本·丹波元简，《金匮玉函要略辑义》（1806年）：《外台》奔豚气门，引《小品》云：师曰，病有奔豚，有吐脓，有惊怖，有火邪，此四部病者，皆从惊发得之，火邪者，桂枝加龙骨牡蛎汤主之。

清·陈修园，《金匮方歌括》（1811年）：《心典》禀按：举火邪冠于方首，示人治血先治火也。又恐治火专主寒滞之品，故拈出此方不寒不滞以立榜样，意深哉。《伤寒论注解》甚详，不必再释。

清·邹澍，《本经疏证》（1832年）：桂枝去芍药加蜀漆牡蛎龙骨救逆汤主之，其加蜀漆也，成聊摄谓：是山泽通气，取以泄阳热之气。方中行谓：是散火邪之错逆。张隐庵谓：是从阴达阳以清火热。魏念庭谓：去芍药加此为奏迅疾之效。黄元御谓：是吐瘀腐而疗狂。尤在泾谓：是去胸中邪结气。徐五成谓：是辛散火邪。喻嘉言、程郊倩并不解及于此。愚按泄热正须芍药，辛散岂无生姜，通阳岂无桂枝，惟吐腐去结庶为近理。然同一火逆也，前此曰火逆下之，因烧针烦躁者，桂枝甘草龙骨牡蛎汤主之。夫吐之与下，必吐伤甚而下差缓，与其吐之而仍治以桂枝甘草龙骨牡蛎，何如下后亦不过用此之愈乎！曰：脉浮热甚，反灸之，此为实，实以虚治，因火而动必咽燥唾血可见。脉浮被火应至吐血，今更吐之是速其血耳。矧《千金》《外台》两书非痰非疟，不用是物，则是方之有舛讹无疑，故愚不敢强为附会云。

清·吕震名，《伤寒寻源》（1850年）：经云："伤寒脉浮，医以火迫劫之亡阳，必惊狂，卧起不安者，此方主之。"按亡阳有二义，发汗过多，厥逆筋惕肉瞤而亡阳者，乃亡阴中之阳；故用真武辈以救之。此以火劫致变，惊狂卧起不安而亡阳者，乃亡阳中之阳；故无藉于芍药敛阴，而当加重镇入心之品，以急挽飞越之阳神也。此证稍缓须臾，神丹莫挽，故重加救逆二字。"

清·陈恭溥，《伤寒论章句》（1851年）：蜀漆，常山苗也，气味辛平，能通金水之气，从阴达阳，以清火热，治疟疾腹中坚痞。龙骨气味甘平，能启泉下之水精，上腾于天，安魂定魄，固脱软坚。牡蛎气味咸平、寒，禀太阳寒水之精，南生东向，能达春生之木气，阴出之阳，主治寒热温疟、惊怒、鼠瘘、带下。桂枝去芍药加蜀漆龙骨牡蛎救逆汤，保心阳，启生阳，救火逆之方也，凡强汗亡阳，神气失守者用之。本论曰：伤寒脉浮，医以火迫劫之，亡阳，必惊狂，起卧不安者，此方主之。夫曰脉浮者，言阳气外浮者也。阳气外浮则表阳已虚，反以火劫其汗，则内外之阳俱亡而神失所养矣，故忽惊忽狂，或起或卧。用桂枝以保心阳，龙牡启水中之生阳，佐蜀漆，引龙牡从阴出阳，甘草姜枣助水谷之精，以生此神。去芍药之苦泄者，为亡阳救逆之专方也。

清·高学山，《伤寒尚论辨似》（1872年）：特用此汤者，盖以山龙之阳灵附于骨，牡蛎之阴神包于谷，故多用之，以为招摄神灵之主。

又恐重涩之性颇滞，而以性快能劫疟之常山为使，求其兼程飞渡也，用其苗者，本乎天者亲上之意。然后以桂、甘、姜、枣，号召阳液之兵，听令于敛涩之主将，则聚而不发，正所以补其心液耳。去芍药者，非所谓其味酸性阴也，不观芍药甘草汤以伸其脚乎，则芍药之下引，怕失心君之部位，且非蜀漆之类聚也，较之柴胡龙骨牡蛎汤，无表邪之陷，故不用柴胡大黄，无里邪之痞，故不用茯苓半夏。论方不从整片理会，乌足以语长沙之神髓也哉？

清·高学山,《高注金匮要略》(1872年)：主本汤者，以号召阳精阳气之桂枝汤，填心肺之空，所以责其芤脉微脉也。加龙骨者，取其镇重而通山龙之灵脉，所以宁其心神肺魄也。加牡蛎者，以动脉、紧脉，为下阴上乘之诊，故以沉潜招摄之性，敛伏其冲气耳。不啜热粥如桂枝汤之服法者，恐汗泄上焦之阳精阳气故也。七味药中，凡鬼交梦接，而致下泄下脱者，九转还丹，不足以拟其神妙。真圣人之奇制，而其如千百年之不识何哉。

清·高学山,《高注金匮要略》(1872年)：火邪之为惊悸者，责在上焦之虚。舍桂枝救逆一汤，其能填此阳气阳液乎。盖桂枝汤之桂甘姜枣，最为招来阳气阳液之檄。已见小建中注，东垣称蜀漆入心经，有飞针走线之功，先煮之以为主，则引桂甘姜枣之性，直达心肺之空，以填其虚。然后以牡蛎之静藏水底，龙骨之镇摄山灵者为佐，则神明之摇动浮越者自安。是桂甘姜枣所以治悸，而龙牡所以定惊也。至于心肾同治少阴，而其气尝相升降，心气虚者，畏肾中之贼阴上凌真宰，故合牡蛎之水族，而与龙骨同用者此也。

清·莫枚士,《经方例释》(1884年)：蜀漆善吐，龙骨善入，牡蛎善软，此方三味同用，为去积、散结、软坚诸法之祖。积去、结散、坚软，则神安矣。故为安神方之所自出。亦有去其一者，桂枝甘草龙骨牡蛎汤、桂枝加龙骨牡蛎汤、柴胡加龙骨牡蛎汤三方，皆用龙、牡，而不用蜀漆。如蜀漆散，用蜀漆、龙骨，而不用牡蛎；如牡蛎汤，用蜀漆、牡蛎，而不用龙骨。此方惟火逆者宜，余逆不可用，何言之？凡误皆各有见症，各有法度，其误于吐及下者，伤在肠胃；误于温者，伤在气分，并不涉于心；若误于汗者，始伤及心肺，但汗之伤心，未及包络，且其弊在去其津液，而非鼓其津液，不能成涎，故复其津液，即无妨。独火之为用，与心同气，故由火逆者，火气必伤包络，包络先受火邪，津液必至黏腻而为涎，故发惊狂，非通剂不足以提之。方用蜀漆，正与夏伤于暑之疟同理，疟法包络受暑蒸而为涎以发，所谓无痰不成疟也。火邪与暑邪同气，其入于包络亦同义，则制方亦同意，经方之妙，非深思参互，不足以知之。成注但以辛散为词，未了龙、蛎，亦治疟所需。

清·王旭高,《退思集类方歌注》(1897年)：火迫心经之阳，非酸收可安，故去芍药，而用龙、牡镇摄，借桂枝、蜀漆疾趋阳位，以救卒然散乱之神明，故先煮蜀漆，使其飞腾，劫去阳分之痰，并赖其急性，引领龙、牡，从阳镇惊固脱。方寸无主，难缓须臾，故曰“救逆”。

清·戈颂平,《伤寒指归》(1907年)：救逆者，救护逆半里上阳气，来复半里下也。去芍药疏泄下行，取桂枝辛温，温表里经道之阴。生姜辛温，化气横行，温左右络道之阴。大枣，甘平多汁，以十二枚，象地支十二数，资助土液，合辛温气味，环转周身也。阳逆半里上，土味不足半里半表下，以甘草极甘，培在下土气。阳逆半里上，阴液亦逆半里上，易成痰涎，加蜀漆辛平气味，逐在上痰涎。牡蛎、龙骨，气味咸涩，能敛逆上阳气阴精，内固半里下从子左开。右为末，末，散也。以水一斗二升，散行水气，环转周身也。减二升，象天生地成之足数也。取三升，温服一升，象阳数得阴藏丣，阴数得阳开子也。

清·戈颂平,《金匮指归》(1907年)：救逆者，救护逆上阳气来复于下也。火偏于上，阳亡于下，去芍药者，恐苦平气味有伤其阳，故去之；取桂枝辛温，温表里经道之阴；生姜辛温，化气横行，温左右络道之阴；大枣甘平多液，以十二枚，象地支十二数，资助土液，合辛温气味，和阳气环转周身；阳逆于上，土味不足于下，以甘草极甘培之；阳逆于上，阴液亦逆于上，易成痰涎，加蜀漆辛温气味，逐其痰涎；牡蛎、龙骨气味咸涩，能敛逆上阳气、阴精内固于里，从子左开。右为末，末，散也。以水一斗二升，散行水气，环转周身也，减二升，象天生地成之足数也。取三升，象三阳来复半里之数也。温服一升，象一阳开于子也。

近代·黄竹斋，《伤寒论集注》(1925年)：伤寒汗出不解，继之以桂枝汤者，此固仲景之常法也。去芍药者，以非亡阳所宜，且恐妄动少阴也。凡治伤寒服以麻桂汤药，温覆取微似汗，则阳气自内蒸腾，排邪外出。若以火劫取汗，则火热之气反迫邪自外而内入，故为逆也。蜀漆即常山苗，气味辛平，能行瘀涤饮，上透膈膜以导痰涎，故取以为君而先煮，以泻脏腑之实热而治狂。龙骨生于陆而性动不居，牡蛎生于海而性静不移，二味合用，则不偏胜，能敛神气而镇惊。盖狂为邪实，惊为正虚，故加此三味以主之。

近代·何廉臣，《增订伤寒百证歌注》(1928年)：心藏君火而主神，为阳中之太阳。医以火迫劫亡阳，亡其主血之心阳，非下焦之元阳，今为火迫则神气外浮，故如惊狂而不安。君以龙牡，取镇静神经以制火邪；臣以桂枝，色赤入心以保心气；佐以蜀漆泄热祛痰；使以草、枣、生姜以资助中焦之气。病在阳，复以火劫，此为逆也，故曰救逆。

近代·陆渊雷，《伤寒论今释》(1930年)：此证惊狂卧起不安，由于冲气上逆，胸腹脐下动剧，故用桂枝以降冲逆，用龙牡以镇动气，《本草》谓蜀漆主胸中痰结吐逆，亦因冲气而痰饮上逆也。

近代·曹颖甫，《伤寒发微》(1931年)：惊则不宁，狂则不静，故起卧为之不安，方用龙牡以收散亡之阳，蜀漆（即常山苗，无蜀漆即代以常山）以去上窜之痰，而惊狂乃定。于桂枝汤原方去芍药者，方欲收之，不欲其泄之也。又按亡阳有二：汗出阳虚者，宜附子以收之；汗出阳浮者，宜龙骨、牡蛎以收之。病情不同，故治法亦因之而异也。

近代·祝味菊，《伤寒方解》(1931年)：本方乃桂枝汤去芍药，加入蜀漆、龙骨、牡蛎三味。其适用标准，因伤寒为火邪迫劫，表仍然不解，扰乱神经，亡阳惊狂，起卧不安者，故加蜀漆之胜热降逆，龙、牡安神镇脑，桂、甘、姜、枣益阳和中，去芍药者，以其卫气闭塞，无用之以弛缓蒸发机能之必要也。

近代·徐大桂，《伤寒论类要注疏》(1935年)：按：火攻致汗，心阳浮越，惊狂不安。故以桂枝汤助心阳，更加龙、牡敛其虚越。去芍药者，恐心气虚不宜苦降也。论曰："太阳伤寒者，加温针，必惊也。"堪与此条互证。又曰："火逆下之，因烧针烦躁者，桂枝甘草龙骨牡蛎救逆汤主之"，夫烦躁而未至于惊狂，其证较本条为轻，故其方较救逆汤分量倍减，而品味亦较单略，而证治意义则大略相同也。

近代·赵桐，《金匮述义》(1940年)：桂甘补心阳，龙牡敛神明，草枣姜建中焦之气。芍药苦平走泄，非亡阳所宜，故去之。

近代·彭子益，《圆运动的古中医学·伤寒论方解篇》(1947年)：治伤寒误用火逼，惊狂起卧不安者。火逼之苦，能将人身阳气引而外出。阳气失根，故惊狂而起卧不安。龙骨、牡蛎收摄阳气，桂枝、炙草、生姜、红枣，解伤寒之表邪。蜀漆荡胸中之浊逆也。芍药性寒，极败阳气，故去之。

烧针之火，能引阳外出，阳亡惊狂，起卧不安。于桂枝汤去芍药之寒，加蜀漆以去浊痰，加龙骨、牡蛎以镇摄阳气，因脉浮故用桂枝、姜、枣、草以解表。惊狂起卧不安，必有浊痰阻塞心窍也。

近代·冉雪峰，《冉注伤寒论》(1949年)：本条疗法，不用柔剂而用刚剂，尤有深一层的意义。刚剂有一丝阴药，亦必除去，含义尤深。非阴药之不可用，阳未亡之先可用。壮水正以制火，阳已回之后可用。育阴正以恋阳，惟此未亡将亡之顷，用之阴未及复，而阳反促之亡。阳病救逆，须用阳药。明此，则去芍药之义可明，用蜀漆之义亦可明。本火逆栏三方，并无滋腻益阴之品，亦无不可以大明。至阳亡于内，宜甘草干姜汤。阳亡于外，宜桂枝加桂汤。阳亡于下，宜四逆汤。阳亡于上，宜桂枝去芍药，加蜀漆龙骨牡蛎汤。各具病理，各具证象，各有疗法，不得比而间之。错综杂互，义更无穷，神而明之，存乎其人。

现代·中医研究院,《伤寒论语释》(1956年)：汤名救逆，是因为惊狂不安等症均为逆症，故用本方急救。因火气内迫，心阳被伤，用桂枝、甘草以复心阳，龙骨、牡蛎安烦躁，先煮蜀漆，通泄阳邪，用姜、枣调其中焦。

现代·任应秋,《伤寒论语译》(1957年)：成无己云："火邪错逆，加蜀漆之辛以散之"。去芍药，因本证常有胸满的关系，余可参看107条柴胡加龙骨牡蛎汤方。

现代·陈亦人,《伤寒论译释》(1958年)：桂枝去芍药加蜀漆牡蛎龙骨救逆汤较桂甘龙牡汤仅多蜀漆、生姜、大枣，但桂枝、龙、牡的用量大，这是因为心阳外亡惊狂而卧起不安，远较烦惊为严重，必须加大用量才能胜任。心阳外亡，不仅心阳虚而心气必虚，心气虚则每多痰浊，所以本方更加姜枣资助中焦，佐桂甘以益心气，并用蜀漆以涤除痰浊。

伤寒脉浮，是病邪在表，当以麻黄汤发汗，或桂枝汤解肌。误用火法劫迫出汗，致汗多而损伤心液，阴不能敛阳，心阳随之外泄，所谓阴在内，阳之守也。心阳外亡散乱，于是发生惊狂卧起不安。较118条烧针而致的烦躁为重，所以治以桂枝去芍药加蜀漆牡蛎龙骨救逆汤，一以温复心阳，一以镇浮越之心神。因芍药性味酸寒阴柔，非阳虚所宜，故去之；因病势险逆，故方名救逆……本方较桂甘龙牡汤的用量倍重，所以复阳安神的作用亦强，且伍以姜、枣资助中焦，更佐蜀漆，既通泄阳邪，又劫痰开结，则能加强疗效。

现代·李翰卿,《中国百年百名中医临床家》(1960年)：此补心阳，散寒邪，镇惊祛痰之方。主治伤寒误以火迫出汗后，阳气飞越，惊狂不安。但必须具有身热、恶风寒的表寒证和不喜冷性饮食、口不渴等阳虚现象。桂枝、炙草以补心阳；芍药性寒，不利于心阳之虚，故去之；姜、枣调和营卫，以解未净之外邪；蜀漆祛痰；龙、牡镇静，以疗心神不安的惊狂。

现代·王渭川,《金匮心释》(1982年)：本节虽没有指出火邪症状，但参照以上条文，理解"火邪"两字，应包括惊狂、卧起不安等症状。仲景处方桂枝去芍药加蜀漆牡蛎龙骨救逆汤，旨在以龙骨牡蛎潜阳镇逆，安神定惊，以蜀漆破血消结，桂枝、甘草、生姜、大枣调和营卫。本方为有效方剂。

现代·刘渡舟,《伤寒论诠解》(1983年)：桂枝去芍药加蜀漆龙骨牡蛎救逆汤，简称救逆汤，是由桂枝汤去芍药加蜀漆、龙牡而成，本方去酸苦阴柔之芍药，则利于辛甘为阳，以急温心阳；用龙骨、牡蛎以潜镇浮越之神气；对于用蜀漆之义，尚有不同认识，有的认为散火邪，有的认为祛痰水。从本证病机和药理作用分析，当以后者为妥。因本证缘由心阳虚损，阳虚不能布化津液，则易生痰水，从而形成"亡阳挟痰"的病变，即虚中挟实的证候。蜀漆乃常山之苗，味辛苦而性寒，功效与常山相若，它有较强的截疟、催吐祛痰作用。用于本方既能散火邪，又能涤痰开窍。据陈修园之见，方中龙、牡二药不仅镇惊安神，而且亦有化痰行水的作用，这种解释则使方义更臻完善。可见温复心阳、潜镇安神、消痰化水，是本方的功用所在。本方蜀漆现今常用量为3～5g，注意水炒先煎，以减少其对胃的刺激而消除涌吐等副作用，无蜀漆者也可用常山代替。若以蜀漆与大黄黄连泻心汤及远志、菖蒲合用，治疗精神分裂症辨证属痰热上扰者，效果较好。服药后或吐或泻或吐泻俱作，吐则多为痰涎，泻之多为黏液，其后皆觉精神爽快而人即安定。

现代·刘渡舟，聂惠民，傅世垣,《伤寒挈要》(1983年)：方名救逆，以救火劫治疗之逆之义。桂枝去芍药以温心胸之阳气，加蜀漆以涤痰饮；加牡蛎、龙骨既能化饮，又能潜敛心神而治烦躁惊狂。

现代·刘渡舟，苏宝刚，庞鹤,《金匮要略诠解》(1984年)：本证为心阳虚而痰浊内阻，治宜桂枝去芍药加蜀漆牡蛎龙骨救逆汤，敛阳镇惊，祛痰安神。方中桂枝、甘草扶助心阳；生姜、大枣调和营卫；蜀漆除痰化饮；牡蛎、龙骨收敛神气，安神定志，以治惊狂。诸药相合，使心阳奋起，痰浊消除，则惊止而神安。

【方论评议】

综合历代各家对桂枝去芍药加蜀漆牡蛎龙骨救逆汤的论述，应从用药要点、方药配伍和用量比例三个方面进行研究，以此更好地研究经方配伍，用于指导临床应用。

诠释用药要点：方中桂枝辛温通阳解肌，生姜辛散温通，大枣补益中气，龙骨重镇安神，牡蛎潜阳敛阴，蜀漆化痰安神，甘草益气和中。

剖析方药配伍：桂枝与生姜，属于相须配伍，增强辛温通阳；大枣与甘草，属于相须配伍，增强补益中气；龙骨与牡蛎，属于相使配伍，龙骨助牡蛎育阴潜阳，牡蛎助龙骨重镇安神；桂枝与龙骨、牡蛎，属于相使配伍，通阳潜阳安神；蜀漆与龙骨、牡蛎，属于相使配伍，化痰潜阳安神。

权衡用量比例：桂枝与甘草用量比例是3∶2，提示温阳与益气之间的用量调配关系，以治阳虚；桂枝与生姜用量比例是1∶1，以治阴寒；桂枝与牡蛎与龙骨用量比例是3∶4∶5，提示通阳与安神之间的用量调配关系，以治阳虚不固；蜀漆与牡蛎与龙骨用量比例是3∶4∶5，提示涤痰与安神之间的用量调配关系，以治惊狂。

【用方药理】本方具有强心、调节心律、改善微循环、增强机体免疫功能、调节内分泌、抗抑郁、调节睡眠中枢神经、解除平滑肌痉挛等作用。

桂枝去芍药加麻黄附子细辛汤

【导读】①学用桂枝去芍药加麻黄附子细辛汤应重视桂枝和细辛的用量调配关系、麻黄和芍药的用量调配关系、附子和麻黄的用量调配关系。②桂枝去芍药加麻黄附子细辛汤虽是辨治阳虚饮结寒凝证的重要代表方，但在临床中对心肺水气逆乱证等也具有良好治疗作用。③学好用活桂枝去芍药加麻黄附子细辛汤的第一步是辨清桂枝去芍药加麻黄附子细辛汤是由哪些基础方、变化方和药物组成：组成桂枝去芍药麻黄加附子细辛汤有4个基础方、2个变化方和3组药，基础方之一是桂枝甘草汤，之二是头风摩散，之三是桂枝去芍药汤，之四是麻黄附子细辛汤，变化方之一是桂枝汤，之二是麻黄汤，3组药中第1组是辛温行散药即桂枝、麻黄、细辛、生姜，第2组是温阳消癥药即附子，第3组是益气药即大枣、甘草，从4个基础方、2个变化方和3组药用量深入学习研究即可用活桂枝去芍药加麻黄附子细辛汤。

【方歌】桂枝汤去芍加麻，附子细辛合成方，心下坚满大如盘，壮阳化饮最优良。

【方药】桂枝三两（9g）　生姜三两（9g）　甘草二两（6g）　大枣十二枚　麻黄二两（6g）　细辛二两（6g）　附子炮，一枚（5g）

【用法】上七味，以水七升，煮麻黄，去上沫，内诸药，煮取二升，分温三服。当汗出，如虫行皮中，即愈。

【功用】壮阳宣气，解凝化饮。

【适应证】

1. 中医病证：阳虚饮结寒凝证。心下坚硬，按之有物如盘状，且坚硬界限清楚，或水肿，恶寒，四肢厥逆，腹胀，或腹中有水气，口渴不欲饮，小便不利，舌淡、苔白而滑腻，脉沉紧。

2. 西医疾病：慢性胃炎、肝硬化腹水、慢性胆囊炎、慢性胰腺炎、肺源性心脏病、肾小球肾炎、肾病综合征、病毒性心肌炎、骨质增生、风湿性关节炎等临床表现符合阳虚饮结寒凝证者。

【用药分析】方中桂枝通经温阳化饮，生姜温胃化饮，麻黄宣发化饮，附子壮阳逐寒，细辛温通化饮，大枣补益中气，甘草益气和中。

【用方思路】

1. 桂枝去芍药加麻黄附子细辛汤既是辨治脾胃阳虚饮结寒凝证的重要代表方，又是辨治诸多杂病如脾胃病、心病、肌肉关节病等的重要基础方。

2. 方中桂枝、生姜、麻黄、细辛既可温通阳气，又可温阳化饮；附子既可温壮阳气，又可驱散阴寒；大枣、甘草可补五脏六腑之气。从方中用药用量及调配分析得知，桂枝去芍药加麻黄附子细辛汤的应用并不局限于阳虚饮结寒凝证，还可用于辨治诸多杂病，如消化、循环、运动、内分泌等系统疾病。

3. 运用桂枝去芍药加麻黄附子细辛汤辨治的病证（无论病变部位在脾胃、在心或在肌肉关节）以阳虚饮结寒凝为主，其治当温阳益气化饮。

【随证合方】 若夹痰热，可与小陷胸汤合方用之；若夹郁，可与四逆散合方用之；若夹瘀，可与桂枝茯苓丸合方用之。

【注意事项】 运用桂枝去芍药加麻黄附子细辛汤既要辨清西医之病，又要辨清西医之病属于中医寒凝饮结证。辨西医之病可进一步了解疾病的发展演变及转变规律，辨中医之证可更好地针对西医之病选用桂枝去芍药加麻黄附子细辛汤。

【应用指征】 气分，心下坚，大如盘，边如旋杯，水饮所作，桂枝去芍药加麻黄附子细辛汤主之。（第十四　31）

【方论】

清·喻嘉言,《医门法律》（1658年）： 桂枝去芍药加麻辛附子汤，治气分心下坚，大如盘，边如旋杯，水饮所作。《金匮》论水气病，寸口脉迟而涩，至名曰气分一段奥义，前明之矣。今观此证，气分之水。结聚心下，坚大如盘，内水与外风相挟，漫无解散之期。荣卫之气，且无由通行相得。膻中之大气，更无由豁然而转。其气只从边旁走动，如旋杯之状，苦且危矣！此方桂枝汤去芍药之酸收，而合麻黄附子细辛汤之温散，明是欲使少阴之水寒，及所挟之外风，一汗而内外双解无余，故云当汗出如虫行皮中则愈。其非少阴水寒，及不挟外风之证。自是胃中蓄积水饮至多，上结心下，但用枳实、白术二味，治其水饮。腹中软，即当散矣。《金匮》虽未明言，究竟气分之水，不越此阴阳二治，故不厌其复，重绎于此方之下。

本文云：气分，心下坚，大如盘，边如旋杯，水饮所作，桂枝去芍药加麻黄附子汤主之。又云：心下坚，大如盘，边如旋杯，水饮所作，枳术汤主之。心下，胃之上也。胃中阳气不布，心下乃为水饮之阴占据，坚大如盘，阻其上下出入之坦道，只从边旁辊转，虽总一阳气之权不伸所致。然有阴阳二候，阳气虚而阴气乘之，结于心下，必用桂枝汤去芍药之走阴，而加麻黄、附子、细辛，其散胸中之水寒。以少阴主内，水寒上入，即从少阴温经散寒之法而施治也。所以方下云：当汗出如虫行皮中即愈。可见胃中之阳不布，即胸中之阳亦虚，胸中阳虚，并卫外之阳亦不固，故其汗出时，如虫行皮中，尚显阳气滞涩之象，设非桂、麻、细辛，协附子之大力，心下水寒，能散走皮中乎？水寒散，斯重云见，而心下之坚大者，豁热空矣，此神治也。其有阳邪自结于阳位，阴寒未得上入者，但用枳术二味，开其痰结，健其脾胃，而阳分之阳邪，解之自易易耳。

清·李彣,《金匮要略广注》（1682年）： 桂枝汤去芍药，恐酸敛也，加麻黄出汗，附子温经，细辛散水气以去内寒，此即《内经》“发表不远热”之意。

清·张志聪,《金匮要略集注》（1683年）： 脏阴而腑阳，故少阴之结，用附子、麻、辛之辛热；而太阳之结，止用积、术以化土也。麻黄、细辛，启发少阴之生阳，以散寒气；甘草、姜、枣，宣通中焦之土气，以利水邪；附子温水寒以壮阳；桂枝助心神以破结；芍药走经络，故去之。盖在气分，而不在血分故也。

清·张璐,《医通祖方》（1695年）： 治气分，心下如盘。桂枝汤去芍药，加麻黄、附子各一钱，细辛半钱。病在气分，非麻桂不能分解；病气盘错，非辛附不能破结。去芍药者，恶其酸收也。

清·魏荔彤,《金匮要略方论本义》（1720年）： 主之以桂枝去芍药加麻黄细辛附子汤方，去芍药之酸寒，加麻黄、附子、细辛温经散寒之品于升阳补中之内，所以治水湿也，即所以治虚寒也，标本并理之法也。服后汗出如虫行皮中者，阳气通于荣卫，而不致荣卫不利失矣。

清·黄元御,《长沙药解》（1753年）： 治气分、心下坚，大如盘，边如旋杯。气分，清阳之位，而浊气痞塞，心下坚，大如盘，边如旋杯，此下焦阴邪逆填于阳位也。阴邪上逆，原于水旺而土虚，甘、枣补其土虚，附子温其水寒，姜、桂、细辛，降其浊阴，麻黄泻其滞气也。

清·黄元御,《金匮悬解》(1754年)：气分，清阳之位，而浊气痞塞，心下坚，大如盘，边如旋杯，此下焦阴邪逆填阳位，必缘土败而水侮也。桂甘姜枣麻附细辛汤，甘、枣，培其土虚，附子温其水寒，麻黄泻其滞气，姜、桂、细辛，降其浊阴也。

清·陈修园,《金匮要略浅注》(1803年)：此仲景治黄汗以桂枝为君，主取其化气。而治正水以麻黄为君，主取其入营也。石水以附子为君，主取其破阴也。审其立言之次第，则立方之意，不晓然耶?

清·朱光被,《金匮要略正义》(1803年)：病既在气分，则主治惟在上焦。心下属上焦，坚大如盘，上焦邪结也。然边如旋杯，是中间邪结，而四旁尚有正气得以流行，治法正可藉此一线以为转机。桂甘姜枣以运动荣卫之正气，麻辛附子以宣道少阴之真气，所谓大气一转，而心下坚大之邪自散也。

清·陈元犀,《金匮方歌括》(1811年)：两次用桂而邪不伏，以桂能去阳分凝滞之寒，不能驱脏腑沉匿之寒，必得干姜细辛大辛大热，方能泄胸中之满而止咳也。

(参)此证是心肾交病，上不能降，下不能升，日积月累，如铁石难破。方中用麻黄、桂枝、生姜以攻其上；附子、细辛以攻其下；甘草、大枣补中焦以运其气，庶上下之气交通而病可愈。所谓大气一转，其结乃散也。

清·高学山,《高注金匮要略》(1872年)：故其主桂枝汤者，鼓天地之大气而发之以为风也。加麻黄者，振龙雷之起蛰，而沛为雨泽也。佐辛热之附子、细辛者，风雨之后，云开日朗，所以收水性之余湿也。但其病在气分，其部在心下，独于桂枝汤中，去酸收下行之芍药者，所谓汗之而愈，仍从腰以上之例也。

清·莫枚士,《经方例释》(1884年)：此桂枝去芍药汤合麻黄附子细辛汤为一方也。桂枝汤，治太阳病；麻黄附子细辛汤，治少阴病，二经合病宜此方。

清·戈颂平,《伤寒指归》(1885年)：桂枝辛温，通表里经道之阴；生姜辛温，化气横行，疏泄土中水气；细辛辛温，通脾土幽僻处之阴；麻黄苦温，发扬土中水气，外通腠理，以和其阳；甘草甘平，培其土气；大枣甘平，培其土液，以固其阳；附子辛温，助水土中元阳，蒸阴气开子。右七味，以水七升，象阳数得阴复于七。先煮麻黄，去上沫，内诸药，煮取二升，分温三服，象二阴偶阳阖午开子，当汗出于表，如虫行皮中，诏坚处之水气得药力外布于表，势如虫行即愈。

清·王旭高,《退思集类方歌注》(1897年)：阳气虚而阴气乘之，结于心下，必用桂枝汤去芍药之酸寒，而加麻黄、附子、细辛，共散胸中之水寒。以少阴主内，水寒上入，即从少阴温经散寒之法而施治也。

近代·赵桐,《金匮述义》(1940年)：地气上升，天气下降，地天交泰也。天气不降，地气不升，天地否相也。心肾开阖，坎离相交，其常也。若升降失常，气机乖舛，则痞结胀满诸痞状作矣。附桂壮肾火，桂草宣心阳，细辛启阴气于至阴之下，桂枝为热药先聘通使，如此则内阳得振矣。麻桂以解表，生姜以散肌。麻桂得附子，阳虚不汗者可汗。附子佐麻桂汗者而不致大汗。甘草麻黄大散皮里之水，麻黄清透善破内积之坚。麻桂生姜以攻上，附子细辛以攻下。草枣补中焦以运其气，更使心肾会于中土。斯上下通，地天泰，太气一转，其气乃散矣。服后如虫行皮中，即阴阳和，由内达皮肤氤氲感觉也。予施于单腹胀，近日肝硬胀满、肾炎水肿、胃石，皆效如桴鼓焉。

近代·彭子益,《圆运动的古中医学·金匮方解篇》(1947年)：治水病。心下坚大如盘，边如旋杯者。下焦阴寒之气，逆塞上焦阳位。凝聚不动，则成此证。附子、细辛降阴寒，桂枝、麻黄发散荣卫，甘草、姜、枣调补中气也。

现代·王渭川,《金匮心释》(1982年)：寒气乘阳虚而结于气分，在心下部位，有坚硬病块如盘一样大，边缘像圆杯那样，这是水饮病发作的结果，应用桂枝去芍药加麻辛附子汤主治。仲景治气，不是直接助气，而是以辛散甘温之药以行阳化气，温煦营卫，发散寒邪而使病愈。

**现代·刘渡舟，苏宝刚，庞鹤,《金匮要

略诠解》(1984年)：治以桂枝去芍药加麻黄细辛附子汤，温阳散寒，通利气机。方中桂枝温通心阳，温化水湿；附子温暖肾阳，蒸化水气；细辛温经散寒，消散水饮；麻黄宣通肺气，通畅水道；生姜、甘草、大枣温脾和胃，调和营卫。服温药取汗，气机调畅，寒水消散；诸证可除。

【方论评议】

综合历代各家对桂枝去芍药加麻黄附子细辛汤的论述，应从用药要点、方药配伍和用量比例三个方面进行研究，以此更好地研究经方配伍，用于指导临床应用。

诠释用药要点：方中桂枝通经温阳化饮，生姜温胃化饮，麻黄宣发化饮，附子壮阳逐寒，细辛温通化饮，大枣补益中气，甘草益气和中。

剖析方药配伍：桂枝与生姜，属于相须配伍，增强醒脾和胃，温阳化饮；麻黄与细辛，属于相须配伍，增强宣发通阳化饮；附子与桂枝、生姜，属于相使配伍，辛温通经，壮阳逐饮；大枣与甘草，属于相须配伍，增强补益中气；大枣、甘草与麻黄、细辛，属于相反相畏配伍，相反者，补泻同用，相畏者，大枣、甘草制约麻黄、细辛温热化燥，麻黄、细辛制约大枣、甘草益气壅滞。

权衡用量比例：桂枝与生姜用量比例是1∶1，以治心下寒饮；麻黄与附子、细辛用量比例是近1∶1∶1，提示宣发与温阳化饮之间的用量调配关系，以治寒凝；桂枝与麻黄用量比例是3∶2，提示温阳与宣发之间的用量调配关系，以治阳郁；大枣、甘草与麻黄、细辛用量比例是10∶2∶2∶2，提示益气与温通宣发之间的用量调配关系，以治气虚寒饮。

【药理作用】 本方具有强心、改善微循环、调节心律、调节胃肠平滑肌蠕动、保护胃肠黏膜、调节呼吸中枢、调节水电解质代谢、解除支气管平滑肌痉挛、调节支气管腺体分泌、促进新陈代谢、抗胃溃疡、抗氧化、抗缺血、增强机体免疫功能、降血脂等作用。

桂枝去芍药汤

【导读】 ①学用桂枝去芍药汤应重视桂枝和甘草的用量调配关系。②桂枝去芍药汤虽是辨治表里俱虚证的重要代表方，但在临床中对心胸阳虚证等也具有良好治疗作用。③学好用活桂枝去芍药汤的第一步是辨清桂枝去芍药汤由哪些基础方、变化方和药物组成：组成桂枝去芍药汤有1个基础方、1个变化方和2组药，基础方是桂枝甘草汤，变化方是桂枝汤，2组药中第1组是辛温行散药即桂枝、生姜，第2组是益气药即大枣、甘草，从1个基础方、1个变化方和2组药用量深入学习研究即可用活桂枝去芍药汤。

【方歌】 桂枝汤中去芍药，解肌散邪又温阳，胸阳不足皆可治，胸闷胸满无处藏。

【方药】 桂枝去皮，三两(9g) 生姜切，三两(9g) 甘草炙，二两(6g) 大枣擘，十二枚

【用法】 上四味，以水七升，煮取三升，去滓。温服一升。本云：桂枝汤，今去芍药，将息如前法。

【功用】 解肌散邪，温通阳气。

【适应证】

1. 中医病证：①太阳中风证与胸阳不足证相兼。发热，恶风寒，汗出，胸满，胸闷，气短，苔薄白，脉促。②心肺阳气不足证。

2. 西医疾病：窦性心律不齐、室性心动过速、心房纤颤、心动过缓、冠状动脉硬化性心脏病、心肌炎后遗症、慢性胃炎、慢性食管炎、慢性过敏性鼻炎、过敏性皮炎等临床表现符合表里俱虚证或心胸阳虚证者。

【用药分析】 方中桂枝温阳解肌，生姜辛温通阳，大枣补益中气，甘草益气和中。

【用方思路】

1. 桂枝去芍药汤既是辨治太阳中风证与胸阳不足证相兼的重要代表方，又是辨治诸多杂病如心病、肾病、皮肤病等的重要基础方。

2. 方中桂枝、生姜既是治表药，又是治里药；甘草、大枣既可补营卫，又可补脏腑之

气。从方中用药用量及调配分析得知，桂枝去芍药汤的应用并不局限于太阳伤寒证与阳气不足证相兼，还可用于辨治诸多杂病，如循环、泌尿、内分泌系统疾病及皮肤病等。

3. 运用桂枝去芍药汤辨治的基本病证是表里俱虚。

【随证合方】 若夹热，可与白虎加人参汤合方用之；若夹瘀，可与当归四逆汤合方用之。

【注意事项】 运用桂枝去芍药汤既要辨清西医之病，又要辨清西医之病属于中医阳气不足证。辨西医之病可进一步了解疾病的发展演变及转变规律，辨中医之证可更好地针对西医之病选用桂枝去芍药汤。

【应用指征】 太阳病，下之后，脉促，胸满者，桂枝去芍药汤主之。（21）

【方论】

宋·庞安时，《伤寒总病论》（1100年）： 桂枝汤内去芍药，只用四味也。芍药味酸，脉促，胸满，恐成结胸，故去芍药之佐，全用辛甘，发散其毒气也。

金·成无己，《注解伤寒论》（1144年）： 此下后脉促而复胸满，则不得为欲解，由下后阳虚，表邪渐入而客于胸中也。与桂枝汤以散客邪，通行阳气，芍药益阴，阳虚者非所宜，故去之。

明·许宏，《金镜内台方议》（1422年）： 病不应下而下之，则脉促而满，此为表邪未尽，而动脏腑，则邪结于胸中，而不得散，阳气内虚，荣卫奔乱，其脉促也。不可便言结胸，只属桂枝去芍药汤主之。芍药能益阴气，今邪客胸中，阳气内虚，不宜益其阴也，故去之。

清·喻嘉言，《尚论篇》（1648年）： 故取用桂枝之芳甘，以亟散太阳之邪。其去芍药之意，酸收二字不足尽之，以误下故不敢用，恐其复领阳邪下入腹中也。

清·李中梓，《伤寒括要》（1649年）： 胸满者不利于酸收，故去芍药。

清·程应旄，《伤寒论后条辨》（1670年）： 桂枝汤去其芍药，无非欲载还阳气，使得回旋不散，仍从胸中布气耳。去其芍药者，酸收之性，不无敛之入阴入里，而于心胸浮阳之分，不得留驻也。

清·柯琴，《伤寒来苏集》（1674年）： 太阳病，下之后，脉促胸满者，桂枝去芍药汤主之。若更见微恶寒者，去芍药方中加附子主之。夫促为阳脉，胸满为阳症。然阳盛则促，阳虚亦促；阳盛则胸满，阳虚亦胸满。此下后脉促而不汗出，胸满而不喘，非阳盛也，是寒邪内结，将作结胸之脉。桂枝汤阳中有阴，去芍药之寒酸，则阴气流行而邪自不结，即扶阳之剂矣。若微见恶寒，则阴气凝聚，恐姜、桂之力薄不能散邪，加附子之辛热，为纯阳之剂矣。仲景于桂枝汤一减一加，皆成温剂，而更有浅深之殊也。

清·张志聪，《伤寒论集注》（1683年）： 太阳病下之后则内亡其阴矣，脉促胸满者，太阳之气不得阴气相接而仍在于外也。故宜桂枝汤调和太阳之气于肌腠间，芍药苦泄。恐更亡其阴，故去之。

清·沈明宗，《伤寒六经辨证治法》（1693年）： 故以桂枝汤，单提胸膈之邪，使从表解，去芍药者，恶其酸收，引邪内入故耳。

清·郑重光，《伤寒论条辨续注》（1705年）： 胸满者，阳邪乘虚入里，而上搏于膈间，几与结胸同变，然满而不痛，胸未结也，用桂枝以散胸满之阳邪，去芍药者，因误下，恐领阳邪下入腹中。

清·姚球，《伤寒经解》（1724年）： 桂枝、甘草，扶阳温中；生姜、大枣，补胃通神。阳者，胃脘之阳。胃阳和，浊气降也。盖以桂枝汤，去芍之酸收；桂枝甘草汤，加姜枣之通神补胃，自走上焦，而布大气于胸矣。

清·魏荔彤，《伤寒论本义》（1724年）： 今条脉促同，无下利喘汗，但为胸满者，变阳证为阴证也。盖硬满者属阴结，不喘汗者，无阳气也。故不但连芩不可用，即芍药之酸收微寒，且不可用，尚求桂枝辛甘，以散胸中阴邪，不言透表而表自透矣。

清·尤在泾，《伤寒贯珠集》（1729年）： 阳邪被抑，不复浮盛于表，亦未结聚于里，故其胸满，其脉促。促者，数而时一止也。夫促为阳脉，胸中为阳之府，脉促胸满，则虽误下，而邪气仍在阳分，故以桂、甘、姜、枣甘辛温药，从阳引而去之，去芍药者，恐酸寒气味，足以留胸中之邪，且夺桂枝之性也。

清·王子接，《绛雪园古方选注》（1732年）：芍药专益阴气。桂枝汤去芍药者，误下阳虚，浊阴必僭于中焦，故去芍药之酸寒，存一片阳和甘缓之性，得以载还中焦阳气，成清化之功。

清·不著撰人，《伤寒方论》（1732年）：此方主误下脉促胸满也，然此条之误下脉促，与用葛根芩连汤者同，而无下利不止、汗出等证，更见胸满则阳邪仍盛于阳位，几于结胸同变，但满而不痛，且诸下证未具，胸未结也，故取用桂枝甘草之芳甘，姜枣佐之，以函散太阳表邪，去芍药者，以误下故不敢用，恐其助内热之势，复领阳邪下入腹中，势必胸满不已而为腹满也，且误下伤胃为苦寒所伤者，不堪复寒，芍药属阴非阳邪所宜，徒令下焦积虚而阳邪凑之耳。

清·黄元御，《长沙药解》（1753年）：以表证未解，而误下之，经阳内陷，为里阴所拒，结于胸膈，则为结胸，若脉促者，是经阳不至全陷，故表证犹未解也，可用桂枝表药。若觉胸满，则当去芍药。缘下伤中气，里阴上逆，表阳内陷，为里阴所拒，是以胸虽不结，而亦觉壅满。里阳既败，故去芍药之酸寒，而以桂枝达其经阳也。若微觉恶寒，便是阳陷稍深，则于去芍药方中，加附子以温寒水也。

清·黄元御，《伤寒说意》（1754年）：太阳病，下后胸满者，胃败而气逆也。胃气上逆，浊阴不降，肺气壅塞，是以胸满。若兼脉促，则表证未解，宜桂枝去芍药之酸寒，以解表邪。

清·吴坤安，《伤寒指掌》（1796年）：盖中气虚，而表邪仍在，故用桂枝，而去芍药。

清·陈修园，《伤寒真方歌括》（1803年）：用此汤急散之不用芍药者，恐其寒性下行，领阴邪入于腹中，而为腹满等症也。

清·陈修园，《伤寒论浅注》（1803年）：盖桂枝汤为太阳神方，调和其气，使出入于外内，又恐芍药之苦寒，以缓其出入之势。

清·陈恭溥，《伤寒论章句》（1851年）：桂枝去芍药汤，保胸阳宣胃阳之方也，凡下利虚其胃阳，而致胸满者用之。本清·不著撰人《伤寒方论》：太阳病下之后，脉促胸满者，此方主之。夫下之则虚其中胃矣，中胃虚，不能制下焦浊阴之气；以致浊阴干上，而胸为之满；太阳之气格于外，而不能入，故脉见促。桂枝甘草能保心阳，以开胸阳，则太阳之气出入无乖而脉平；生姜大枣宣补胃阳，以制浊阴之气，则胸满愈。去芍药者，为其阴药恐益阴而桂枝无力也。

桂枝去芍药加附子汤，宣胸阳固表阳之方也，凡误下而虚其里阳者，用之。本清·不著撰人《伤寒方论》：太阳病下之后，脉促胸病者，桂枝去芍药汤主之；若微恶寒者，此方主之。盖微者，言脉微也；恶寒者，误下而虚其里阳也。故加附子以壮里阳，仍去芍药之阴，勿减附子桂枝之力。

清·郑钦安，《伤寒恒论》（1869年）：太阳果属可下，下之，俾邪从下解之法也，何致脉促胸满？必是下伤胸中之阳，以致阴气上逆而为胸满脉促，亦气机之常，理应扶中降逆，原文以桂枝去芍药者，是取姜、桂之辛散，草、枣之补中，而虑芍药阴邪之品以助邪，故去之，立法颇佳。

清·戈颂平，《伤寒指归》（1907年）：去芍药，苦泄疏土，取辛甘气味，温半里上之阴。半里上阴温，阳气来复，胸中阴得阳布，阳能生阴，脉中阳得阴和，脉促胸满自解。

近代·祝味菊，《伤寒方解》（1931年）：本方于桂枝汤中减去芍药一味。其适用标准在太阳病误下，中阳被伤，心脏衰微，而见脉促、胸满等证，故不宜于芍药苦泄之品再促其肠之蠕动，只须桂、甘、姜、枣强心和中，即为对证之药矣。

近代·徐大桂，《伤寒论类要注疏》（1935年）：用桂枝以宣阳达表，则气机外达，脉促、胸满之证自解。去芍药者，误下内陷之证，阳虚气逆，非芍药苦平敛降之品所宜。又《本草经》芍药条云，大便溏者勿用，此证系下后气陷，芍药所在必禁也。按：下后气因内陷，故见胸满之证。惟脉见迫促，阳气犹见搏击之象。故用桂枝去芍药以宣发之，则阳通而气达矣。至结胸之脉，则曰动数变迟，曰脉沉而紧，是气机内结，而卫阳更无鼓动外搏之势，故治法但从内夺，不复外解，如此可悟结胸、胸痞等证之历程矣。

现代·中医研究院,《伤寒论语释》(1956年): 因太阳病表邪未除，所以用桂枝汤解肌发汗。因胸满，所以去芍药之酸敛。

现代·陈亦人,《伤寒论译释》(1958年): 误下后表邪虽然内陷，但正气仍有抗邪向外之势，所以治疗当助胸阳以祛邪外达，使邪从外解。桂枝汤去芍药者，恐其酸寒不利于胸阳。本方与桂枝甘草汤相较，仅多生姜大枣两味，辛甘通阳，表未解的可用，无表证亦可用。如兼卫阳虚而恶寒，则加附子以固护卫阳，自为的治。

本证的脉促是胸阳被遏求伸，就其本质来说，是胸阳不足，阴邪弥漫，所以仍用桂枝汤之辛甘，温通阳气，祛邪出表，因芍药酸寒，于阳虚被遏不宜，去而不用，这样就更利发挥温通阳气的作用。

十画

现代·李翰卿,《中国百年百名中医临床家》(1960年): 此辛温散寒，救误之方。桂枝、生姜散寒，大枣、炙草补中。去芍药是因为这种胸满，宜升不宜降，宜散不宜敛，宜温不宜寒故也。

现代·刘渡舟,《伤寒论诠解》(1983年): 此证为表邪误下，胸部虽接近表位，但终非表证。治疗则不能仍守桂枝汤原方，而用桂枝去芍药汤治之。桂枝、生姜、甘草、大枣辛甘发散为阳，既可解表邪，又可补心阳、振胸阳，使陷落的表邪由胸透表而解。去芍药的意义有二：一则芍药酸敛，为阴分之药，用之有碍于胸中阳气的振奋宣畅，不利于胸满的解除。二则芍药酸收，对桂枝辛甘发散、振奋胸阳的作用，大有掣肘之弊。故去之不用，此即避阴就阳之法。

现代·刘渡舟，聂惠民，傅世垣,《伤寒挈要》(1983年): 方用桂枝汤以鼓舞心胸阳气、透邪出表仍从外解。去芍药之义有二：一因芍药酸苦为阴而不利于胸满；二是芍药有碍于桂枝温通心胸之阳。

【方论评议】

综合历代各家对桂枝去芍药汤的论述，应从用药要点、方药配伍和用量比例三个方面进行研究，以此更好地研究经方配伍，用于指导临床应用。

诠释用药要点：方中桂枝温阳解肌，生姜辛温通阳，大枣补益中气，甘草益气和中。

剖析方药配伍：桂枝与生姜，属于相须配伍，散寒于外，温阳于内；大枣与甘草，属于相须配伍，外固营卫，内益中气；桂枝、生姜与大枣、甘草，属于相使配伍，大枣、甘草助桂枝、生姜辛温化阳，桂枝、生姜助大枣、甘草甘温益气。

权衡用量比例：桂枝与生姜用量比例是1∶1，以治风寒；大枣、甘草与桂枝、生姜用量比例是10∶2∶3∶3，提示益气与温阳之间的用量调配关系，以治气虚夹寒。

【药理作用】 本方具有增强机体免疫功能、改善微循环、调节胃肠蠕动、调节内分泌、调节心律、调节中枢神经、调节周围神经、抗病毒、抗过敏、解热、抗炎、抗菌等作用。

桂枝去桂加茯苓白术汤

【导读】 ①学用桂枝去桂加茯苓白术汤应重视生姜和甘草的用量调配关系、白术和茯苓的用量调配关系。②桂枝去桂加茯苓白术汤虽是辨治表里俱虚证的重要代表方，但在临床中对脾胃水气证及脾胃气虚证等病变也具有良好治疗作用。③学好用活桂枝去桂加茯苓白术汤的第一步是辨清桂枝去桂加茯苓白术汤由哪些基础方、变化方和药物组成：组成桂枝去芍药加茯苓白术汤有1个基础方、2个变化方和4组药，基础方之一是芍药甘草汤，变化方之一是桂枝汤，之二是苓桂术甘汤，4组药中第1组是辛温行散药即生姜，第2组是益气药即白术、大枣、甘草，第3组是益气利湿药即茯苓，第4组是补血收敛药即芍药，从1个基础方、2个变化方和4组药用量深入学习研究即可用活桂枝去桂加茯苓白术汤。

【方歌】 桂枝去桂加苓术，芍药甘草枣生姜，治虚治水治表里，辨治杂病如帅将。

【方药】 芍药三两（9g） 甘草炙，二两（6g） 生姜切，三两（9g） 白术 茯苓各三两（9g） 大枣擘，十二枚

【用法】 上六味，以水八升，煮取三升，去滓。温服一升，小便利则愈。本云：桂枝汤，今去桂枝，加茯苓、白术。

【功用】 运脾利水，调和营卫。

【适应证】

1. 中医病证：①太阳病证与脾虚水气证相兼。发热，恶风寒，无汗，头痛项强，心下满微痛，或腹满，小便不利，或大便溏泄，舌淡、苔薄，脉弱。②水气伤阳夹寒证。

2. 西医疾病：慢性胃肠炎、胃及十二指肠溃疡、幽门水肿、膀胱炎、慢性肾炎、内分泌紊乱引起的水肿或低热等临床表现符合表里俱虚证或脾胃气虚证者。

【用药分析】 方中生姜辛温通阳，芍药益营缓急，茯苓健脾益气渗湿，白术健脾益气燥湿，大枣补益中气，甘草益气和中。

【用方思路】

1. 桂枝去桂加茯苓白术汤既是辨治太阳伤寒证或太阳中风证与脾胃水气证相兼的重要代表方，又是辨治诸多杂病如脾胃病、肝胆病、心病、肾病、皮肤病等的重要基础方。

2. 方中生姜既是治表药，又是治里药；茯苓、白术既是健脾药，又是治湿药；芍药既可辨治营卫病变，又可辨治脏腑病变；甘草、大枣既可补营卫又可补脏腑。从方中用药用量及调配分析得知，桂枝去桂加茯苓白术汤的应用并不局限于太阳伤寒证或太阳中风证与脾胃水气证相兼，还可用于辨治诸多杂病如消化、泌尿、内分泌、循环系统疾病及肌肉、皮肤等病变。

3. 运用桂枝去桂加茯苓白术汤辨治的基本病证（无论病变部位在表还是在里，或表里兼证）是虚寒夹水气。

【随证合方】 若夹热，可与半夏泻心汤合方用之；若夹瘀，可与桂枝茯苓丸合方用之；若夹郁，可与四逆散合方用之。

【注意事项】 运用桂枝去桂加茯苓白术汤既要辨清西医之病，又要辨清西医之病属于中医虚寒夹水气证。辨西医之病可进一步了解疾病的发展演变及转变规律，辨中医之证可更好地针对西医之病选用桂枝去桂加茯苓白术汤。

【应用指征】 服桂枝汤，或下之，仍头项强痛，翕翕发热，无汗，心下满微痛，小便不利者，桂枝去桂加茯苓白术汤主之。（28）

【方论】

金·成无己，《注解伤寒论》（1144年）： 头项强痛，翕翕发热，虽经汗下，为邪气仍在表也。心下满，微痛，小便利者，则欲成结胸。今外证未罢，无汗，小便不利，则心下满，微痛，为停饮也。与桂枝汤以解外，加茯苓白术利小便行留饮。

明·许宏，《金镜内台方议》（1422年）： 服桂枝汤，或下之，表邪当解，仍头项强痛，翕翕然发热，无汗者，为邪尤在表也，心下满微痛，小便不利者，为有停饮在胸中，故使然也。去桂枝者，为无汗，加茯苓白术者，以去停饮而利小便也。

明·方有执，《伤寒论条辨》（1592年）： 去桂枝用芍药甘草者。收重伤之阴而益里伤之虚也。姜枣健脾胃而和中。下后用之更宜。故二物仍其旧也。茯苓淡渗以利窍。术能益土以胜水。本其有停饮之故。所以加之。以为拯前治之误也。《脉经》术上无白字。

明·张卿子，《张卿子伤寒论》（1644年）： 逐饮何不用橘皮、半夏，可见此停饮，以胃虚，故无汗耳，与五苓散近似。

清·喻嘉言，《尚论篇》（1648年）： 去桂者，以已误不可复用也。然桂枝虽不可用，其部下诸属，皆所必需，倘并不用芍药以收阴，甘草、姜、枣以益虚而和脾胃，其何以定误汗、误下之变耶？故更一主将，而一军用命，甚矣仲景立方之神也。

清·李中梓，《伤寒括要》（1649年）： 头项强痛，邪仍在表，何故去桂而加苓术耶？不知此属饮症也，既经汗下而不解，心下满痛小便不利，此为水饮内蓄。邪不在表，故去桂加苓术也。若小便利，则水饮行，而热满头痛，无不悉愈矣。

清·程应旄，《伤寒论后条辨》（1670年）： 夫前汤中辛热唯桂，桂行主令，虽有麻黄之发表，石膏之清里，终无能以婢职擅主权，但

取本方去其桂，而以茯苓白术加之，换去主人，而麻黄石膏，乃得行发表清里之功，主人既换，而佐使有权，何邪之不服也？盖温之兼寒，邪则唯实，实无变动，温之兼风，邪乃为虚。虚则传变不常，故只此桂枝二越婢一一方，而自始至终，调停斟酌，不能率情任意有如此者。唯至此，方示不更于微更之中，大青龙渐有交替之意矣。

清·柯琴，《伤寒来苏集》（1674年）： 汗出不彻而遽下之，心下之水气凝结，故反无汗而外不解，心下满而微痛也。然病根在心下，而病机在膀胱。若小便利，病为在表，仍当发汗；如小便不利，病为在里，是太阳之本病，而非桂枝症未罢也。故去桂枝，而君以苓、术，则姜、芍即散邪行水之法，佐甘、枣效培土制水之功。此水结中焦，只可利而不可散，所以与小青龙、五苓散不同法。但得膀胱水去，而太阳表里症悉除，所谓治病必求其本也。

清·汪昂，《医方集解》（1682年）： 表证未退，复增满痛，便秘邪已内陷，故去桂枝表药不用，而用芍药、甘草以除痛；生姜以散满祛寒；白术、茯苓以生津导水；合姜、枣以和胃安内，即所以攘外也。

清·张志聪，《伤寒论宗印》（1683年）： 此脾气虚而不能转输者也。上章论肌经气血之邪，用太阴之越脾，阳明之白虎以清解。以下二章，复论太阴阳明之正气焉。夫邪盛攻邪，正虚补正，抑有兼于攻补者，盖邪正虚实之不可不详审也。曰服桂枝汤者，承上文而言也。服桂枝汤，则在外肌经之邪已解，或下之，抑或有入于腹胃者，亦从下解矣。而仍然有头痛发热者，此邪虽去而正气虚也。经云：足太阳是动，则病冲头痛，项似拔，谓病气而不病邪，此则气痛而非邪痛也。翕翕发热者，表气虚微，中气欲复而未能，如“阳明篇”之所谓翕翕如有热状也。无汗而小便不利者。脾气不输，水津不布也。心下满微痛者，中气虚而不得疏达也。此脾虚而不能转输其中气，以致巨阳气虚，而仍然有头项强痛之证焉。是以加白术、茯苓，助脾气以上转，无外邪，故去其桂枝（眉批：不曰不解而曰仍。《本经》用仍字，单在正气上论。按：《本经》心下诸微痛，多属中气虚逆。巨阳为诸阳主气。中气不输则诸阳之气皆虚矣）。故曰温服一升，得小便利则愈，盖得脾气之转输也。

清·张志聪，《伤寒论集注》（1683年）： 此言肌腠之邪而入于里阴也。服桂枝汤者，言病气之在肌也；或下之者，借下之以喻太阳之气去肌而入于里阴也；服汤不解，故仍头项强痛，翕翕发热；入于里阴，故无汗；邪从胸膈而入于中土，故心下满，微痛，脾不能转输其津液，故小便不利；桂枝去桂者，言邪不在肌也；入于中土而津液不输，故加茯苓白术助脾气之充达于肌腠。俾内入之邪仍从胸膈而外出焉，曰小便利则愈者，亦言脾气之转输也。

清·沈明宗，《伤寒六经辨证治法》（1693年）： 故桂枝汤去已误之桂，加白术、茯苓，和营卫以利腑邪，俾正气和而经病自解，乃为救逆也。

清·郑重光，《伤寒论条辨续注》（1705年）： 服桂枝汤治风遗寒，病不解而证变，又或下之，益误矣。仍头痛项强，翕翕发热、无汗者，风寒之表邪未除；心下满微痛者，误下，邪乘虚入，挟水饮而上逆，故变五苓散利水两解表里之法。用苓、术为主，去桂枝用芍药以收阴，甘草、姜、枣健胃益虚以和胃，不然何以定误汗、误下之变耶。

清·魏荔彤，《伤寒论本义》（1724年）： 虽云表证在应治表，然表证轻则应治里，桂枝汤去桂加茯苓白术，耑主补土渗湿，使在里下药之阴邪先阴，然后可徐徐治其表邪耳。缘表证不过头项强痛，发热无汗，幸再误而未变其轻微易治可知。

清·姚球，《伤寒经解》（1724年）： 桂枝去桂，桂走表也。芍药、甘草、白茯、白术、生姜、大枣，皆入太阴之味，则太阴肺气化及州都，小便利而愈矣。

清·尤在泾，《伤寒贯珠集》（1729年）： 桂枝汤去桂，加茯苓、白术，则不欲散邪于表，而但逐饮于里，饮去则不特满痛除，而表邪无附，亦自解矣。

清·王子接，《绛雪园古方选注》（1732年）： 苓、术、芍、甘，治太阳里水法也。解肌或下，水邪不去，反而变症，是非解肌者矣。当去桂枝，而以苓、术、生姜代桂枝行阳，存芍药以收阴，不取辛甘发散于表，取苓、芍约阴利水，甘、枣培土制水，即太阳入里用五苓表里两解之义也。

清·不著撰人，《伤寒方论》（1732年）：翕翕发热，气蒸湿润风象也，而无汗寒之体也，误下后尚如此，则知服桂枝汤，治风而遗其寒，所以不解而证变，乃更下之，使邪势乘虚入里，益误矣，故在表之风寒未除而发热头项痛无汗，无汗者微寒之征也，在里之水饮上逆，而心下满微痛，小便不利，不利者水不行也，桂枝已误，不可复用，心下已微痛而满，可因无汗而后与麻黄耶，故以无汗而去桂以小便不利加苓术以导之，取枣姜甘芍仍和其营卫，而以苓术治饮，安其误下之阴气耳。

清·吴谦，《医宗金鉴》（1742年）：曰：余依桂枝汤法煎服，为谓依桂枝汤法取汗也。小便利则愈，谓饮病必输水道始愈也。此方即苓术甘汤，而有生姜大枣，其意专在解肌，利水次之，故用生姜大枣佐桂枝以通津液取汗也。苓桂术甘汤，不用生姜、大枣，而加茯苓，其意专在利水，扶阳次之，故倍加茯苓，君桂枝，于利水中扶阳也，所以方后曰依服桂枝汤法也。

清·黄元御，《伤寒悬解》（1748年）：服桂枝汤后，或又下之，仍复头项强痛，发热无汗，甚似表证未解，而加以心下满痛，小便不利，是非风邪之外束，实缘湿邪之内动也。盖土虚湿旺，脾陷而肝郁，不能泄水，故小便不利。胃逆而胆郁，不能降浊，故心下满痛。浊气冲塞，故头痛发热。桂枝去桂枝之解表，加茯苓、白术，泻湿而燥土也。

清·黄元御，《长沙药解》（1753年）：治太阳伤寒，汗出不解，头疼发热无汗，心下满痛，小便不利。以汗后亡阳，水泛土湿，胃气上逆，则心下满痛，脾气下陷，则小便不利，苓、术燥土泻水而消满也。

清·徐灵胎，《伤寒约编》（1759年）：表邪误下，胃气不化，而水积膀胱，故心下微痛，小便不利也。表虽不解，病为在里，于桂枝汤去桂，而君以苓、术、姜、芍，即为利水散邪之用。甘枣得效培土制水之功。盖水因中结，可利而不可散，但得膀胱水去，而太阳表里之邪悉除。此崇土调营制水之剂，为营虚邪恋，小便不利之专方。

清·徐灵胎，《伤寒论类方》（1759年）：头痛发热，桂枝症仍在也，以其无汗，则不宜更用桂枝。心下满，则用白术，小便不利，则用茯苓，此症乃亡津液而有停饮者也。凡方中有加减法，皆佐使之药，若去其君药，则另立方名，今去桂枝，而仍以桂枝为名，所不可解！殆以此方虽去桂枝而意仍不离乎桂枝也。

清·徐灵胎，《伤寒论类方》（1759年）：心下满，则用白术，小便不利，则用茯苓，此症乃亡津液而有停饮者也。

清·强健，《伤寒直指》（1765年）：此非桂枝证，乃属饮家也。夫头项强痛，既经汗下而不解，心下满而微痛，小便不利，此为水饮内蓄，邪不在表，故去桂枝，加茯苓、白术。若得小便利，水饮行，腹满减，而热自除，则头项强痛悉愈矣。

清·吴坤安，《伤寒指掌》（1796年）：邵仙根评：此表邪与水饮凝结不解。病根在心下，而病机在膀胱，当察其小便。若小便利，病为在表，仍当发汗。若小便不利，病为在里，是太阳之本病。非桂枝未罢也。故去桂枝而加苓术，不欲散邪于表。故但饮逐于里。饮去，则表邪亦解矣，因此水结中焦。只可利而不可散。病不在表。而去桂枝，加苓术者。所以利小便而燥停水也。此症头痛发热。表症仍在。若小便利，须发汗，今小便不利，病在太阳之里，法当利水。去桂枝者，因无汗也。不用峻药利水者。因汗下之后也。

清·陈修园，《长沙方歌括》（1803年）：按：上节言太阳之气内陷于脾而不能外达，此节言太阳之气内陷于脾而不能转输也。用桂枝汤后，而头痛、项强、翕翕发热、无汗之证仍在，其病机在于“无汗”二字，知桂枝汤之不能丝丝入扣也，或者悔桂枝汤之误而下之，无如表证悉具，转因误下而陷于脾，以致心下满微痛小便不利，其病机在于“小便不利”四字。桂枝之长于解肌，不长于利水。服五苓散多饮暖水以出汗，师有明训。知桂枝之不可不去也。太阳之气陷于中土，心下为脾之部位，故满而微痛；脾不能转输其津液，故小便不利。今用桂枝汤去桂而加白术、茯苓，则转输灵而小便自利，小便利而太阳之气达于内外，而内外之邪俱净矣。又按：经方分两轻重，变化难言。有方中以分两最重为君者，如小柴胡汤，柴胡八两，余药各三两之类是也；有方中数味平用者，如桂枝汤，芍、桂、生姜各三两，而以桂枝为君是也；有一方各味等分者，如猪苓汤，各味俱一两，而以猪苓为君是也；有方中分两甚少而得力者，如甘草附子汤中，为使之桂枝四两，而所君之甘草只二两是也；又如炙甘草汤中，为使之地黄一斤，而所君之炙甘草只四两是也。然此虽轻重莫测，而方中有是药而后主是名，未有去其药而仍主其名，主其名即所以主其功。如此证头项强痛、翕翕发热，为太阳桂枝证仍在，因其误治，遂变其解肌之法而为利水，水利则满减热除，而头项强痛亦愈。主方在无药之处，神乎其神矣。

清·陈修园,《伤寒真方歌括》(1803年)：此治太阳里症，俾膀胱水利，而表里之邪悉除。五苓散，末云，多服暖水出汗愈，意重在发汗，故用桂枝。此方末云，小便利则愈，意重在利水，故去桂枝。但既去桂枝，仍以桂枝名汤者，以头痛发热，桂枝症仍在，但不在太阳之经，而在太阳之府。因变其解肌之法，而为利水。水利则满减热除，而头项强痛亦愈矣。仲景因心下满，加白术，今人以白术壅满，大悖圣道训。

清·陈修园,《伤寒论浅注》(1803年)：所以去桂者，不犯无汗之禁也，所以加茯苓、白术者，助脾之转输。令小便一利，则诸病霍然矣。

清·吕震名,《伤寒寻源》(1850年)：此治太阳里水法也。经云：服桂枝汤，或下之，仍头项强痛，翕翕发热，无汗，心下满，微痛，小便不利者，本方主之。头项强痛，翕翕发热，明是桂枝汤证，乃服汤已，或下之，而本证仍在，反加无汗，汗不外出，水气停于心下，因而满痛，但满而不硬，痛而尚微，又非误下结胸之比，皆因小便不利，膀胱之水不行，致中焦之气不运。虽见太阳诸证，病恰在府而不在经。病不在经，不当攻表，自宜去桂。病已入府，法当行水，宜加苓术培土制水。而姜芍甘枣，乃得协成利水散邪之功，以其证本太阳。故虽去桂而仍以桂枝名汤也。按此条，方中行谓中风兼寒，故桂枝及下法皆误，喻嘉言亦从其解。而程郊倩又以中气虚津液少立论，总觉牵强附会。与方义不甚相合。惟柯韵伯主太阳府病立论，王晋三亦以为治太阳里水法，则理路乃觉清晰，而方义亦属熨贴，今从之。

清·陈恭溥,《伤寒论章句》(1851年)：桂枝去桂加茯苓白术汤，太阳去肌入里，通经俞，输脾气之方也，凡汗下后外证不解，经俞不通，小便不利者用之。本清·不著撰人《伤寒方论》：服桂枝汤或下之，仍头项强病，翕翕发热，无汗，心下满微痛，小便不利者，此方主之。夫头项强痛，翕翕发热，太阳证也。经汗下后无汗，则非麻黄桂枝辈所可与矣。加之心下满微痛，则知太阳之气去肌入里矣。何也？心下乃太阳之气出入之乡也，太阳寒水之气，逆于心下，不能外出，放心下满而微痛。而小便仍见不利，则寒水之气更无路可出矣。欲其出路，必藉脾气之转输。茯苓归伏心气以制水，白术运土气，合茯苓以输水道，芍药通脾络，兼通经俞，生姜大枣，宣达中气，甘草和中，合芍药和阴以通俞，水道行，则心下之满痛平，寒水化，则头痛愈，通脾络可以舒经脉，宣胃阳可以解肌热，故曰小便利则愈也。

清·郑钦安,《伤寒恒论》(1869年)：太阳之气，是由下而上至胸腹也，今既心下痛而小便不利，理应以五苓散方施之，化太阳之气，俾邪从下解，此方去桂枝加白术、茯苓，亦是五苓之意。以予拙见，桂枝似不宜去。

清·高学山,《伤寒尚论辨似》(1872年)：故于桂枝汤中革去桂枝，而以淡渗之茯苓解内湿，理脾之白术解外湿。留芍药者，敛误表之阳药，所以解强痛而热也。不去姜者，温误下之寒药，所以解满而微痛也。至于去水之剂，多用生津之枣。痞满之药，偏留浮缓之甘，盖补阳液以驱冷饮，扶中气以消积满，又庸工之所不知者也。喻注治风遗寒，夫既治风，前此之风因，胡为不解？既曰遗寒，后此之药方胡为竟漏耶？妄。

清·莫枚士,《经方例释》(1884年):［泉案］翕翕发热，无汗，正桂枝之的，治不应反去之，此方去桂者，以汗下并用，表里俱伤，不任发泄故也。大法芍、姜治表，苓术治里。

清·王旭高,《退思集类方歌注》(1897年):苓、芍约阴利水，甘、枣培土制水，姜、术行阳化水，为利中焦水气之法。头痛发热，桂枝证仍在也，而去桂枝者何也？以解肌或下，邪未能去，而津液已伤，故反无汗，则不宜更用桂枝辛温燥液以发其汗矣。心下满则加白术，小便不利则加茯苓，此乃亡津液而有停饮者也。凡表未解者，必当先解其表。此因小便不利，故专利其小便，俾小便利则邪亦从而解矣。所谓发汗利小便为治太阳两大法门，以此夫！

清·戈颂平,《伤寒指归》(1907年):阳气来复半表上，故去桂枝，温经道之阴。白术、大枣，甘温多脂，助土之液。生姜辛温，芍药苦平，疏泄土气。甘草甘平，和其土气。茯苓淡甘，通利水液。右六味，象阴数得阳变于六，㕮咀，以水八升，象阴数得阳，正于八。煮取三升，去滓，温服一升，象阳数得阴阖午，阴数得阳开子，半里阴液，和利半表，曰：小便利则愈。

近代·曹颖甫,《伤寒发微》(1931年):方用芍药、甘草以舒头项之强急；生姜、大枣温中而散寒；白术、茯苓去水而降逆。但使水道下通，则水之停蓄者，得以疏泄，而标阳之郁于头项及表分者散矣。邪不陷于背之经输，故不用升提之葛根；水在心下而不在下焦，故不用猪苓、泽泻；去桂枝者，则以本病当令水气内消，不欲令阳气外张故也。

近代·祝味菊,《伤寒方解》(1931年):本方据《金鉴》"去桂枝"当是"去芍药"。若去桂，将何以治头项强痛，发热无汗之表乎？当从之，然则宜云桂枝去芍药加茯苓白术汤矣。其适用标准在表未和而胃肠复起障碍，故去芍药之苦泄，增加茯苓以益脾而下通膀胱，白术培中而助小肠吸收，与桂、甘、姜、枣同用，则全身分泌协调，而表里并治焉。煮服法中所云"小便利则愈"者，可知桂之不当去。若去桂，则阳无以化，乌能使小便利耶。

近代·徐大桂,《伤寒论类要注疏》(1935年):按：表证误下，气逆三焦，致太阳之气不化，不能下行外达。方取桂枝原方，去桂枝之辛温达表，病在里，则退而从里也。加苓、术以温脾利水，水气通调，则太阳之气化能出，汗通而表解，心膈满痛亦除，故方下注曰"小便利则愈"，所以寓发汗于利水之中也。

近代·徐大桂,《伤寒论类要注疏》(1935年):表证误下，气逆三焦，致太阳之气不化，不能下行外达。方取桂枝原方，去桂枝之辛温达表，病在里，则退而从里也。加苓、术以温脾利水，水气通调，则太阳之气化能出，汗通而表解，心膈满痛亦除，故方下注曰"便利则愈"，所以寓发汗于利水之中也。

近代·冉雪峰,《冉注伤寒论》(1949年):盖太阳本寒标热，故太阳病变，不化热则化水。前条白虎加人参证，即化热的见端。本条去桂加苓术证，即化水的见端。本条与上桂二越一条，康平古本原合为一条。上条有外出机势，故兼越婢升扬。本条有内陷机势，故加茯苓渗利。一外一内，各适其宜，汗之与尿，异流同源，由汗腺出皮毛则为汗，由玛氏囊出输尿管则为尿。汗多则尿少，汗少则尿多。今无汗，又小便不利，既小便不利，又心下满痛，一身内外上下，生理俱起变化。邪的内陷，趋势很重，在这个状况下，谈不上治外，谈不上内外兼治，惟有从里设法。仲景用药凡例，腹痛加芍药，故本方用芍药。无汗不用桂枝，故本方去桂枝。金鉴改去桂枝为去芍药，实背经旨。再条无汗，不是表气的有闭，而是里气的不达。与上条脉微弱，同是气陷，互文见义。气上冲者用桂枝，不上冲者不得用桂枝。不上冲而又下陷者，更不得用桂枝。去桂枝义旨，明白显昭。小便利则愈，下气化则上气化，内气化则外气化，现证满而未硬，痛而尚微，不用葶苈甘遂，只用茯苓白术，虽是治内，仍可治外，较量极精。由上条不可大发汗，即可悟到本条不可大泻泄，去桂枝而方名仍标桂枝，含蕴极深。开桂枝系特殊变局，与小青龙方注去麻黄加荛花，两两辉映。可见麻黄系桂枝系，均有如此疗法。学者玩索有得，当必憬然快然，种种臆说谬解，可以一扫而空。

现代·中医研究院,《伤寒论语释》(1956年)：本方桂枝去桂应当是去芍药。因为桂枝可以解表，芍药酸敛，所以心下满可去芍药。茯苓、白术健脾利水而利小便。但也有人认为无汗不能单用桂枝，所以还应当加麻黄，供参考。

现代·任应秋,《伤寒论语释》(1957年)：据以上解释，方名应改称为“桂枝去芍药加茯苓白术汤”，方中的芍药三两，应为桂枝三两。

现代·陈亦人,《伤寒论译释》(1958年)：历来对本条的理解极不一致，但归纳起来，不外两大问题，一是本条证候的性质，约有三种意见：第一种意见是外有表证，内有饮邪；第二种意见是证属饮邪内蓄，没有表证；第三种意见是既非表证，也非停饮，而是三焦邪阻，脾胃之气不能行于营卫经络。这三种看法均能言之成理，实际也确实都有可能，因而各执一是，始终存在歧义，难判是非。二是本方的作用，亦有两种意见，主要是利水治饮，饮邪去则表亦自解，另一种是专在宣化三焦之气，使津气周流，表里通达，其邪亦解。这两种意见，仅是分析的角度不同，精神实质还是一致的。可以肯定本方没有解表作用，那么，饮去则表亦解的说法显然理由不足，因此,《金鉴》提出了去桂当是去芍的意见，由此，去桂去芍又成为本方争议的焦点。我们认为主张把去桂改成去芍的理由并不充分，其理由之一：“去桂将何以治头项强痛，发热无汗之表证”？论中用药通例，治无汗之表，必须麻黄，前面桂麻合方的三张方剂，就是很好的证明。仲景有无汗不可与桂枝汤之禁，如果意在解表，不用麻黄，单用桂枝能否胜任？其理由之二：方后有“余依桂枝汤法煎服”，考复刻宋本并无此语，而是作“温服一升，小便利则愈”，可见其所持的论据是不可靠的。其理由之三：胸满忌用芍药，且举脉促胸满，桂枝去芍药汤为证。殊不知该方去芍药是因胸阳虚阴邪弥漫，与本证因饮邪而致的心下满微痛有着本质的差异，怎么能混淆不分，相提并论？所以这条理由也是不能成立的。然而怎样才能正确掌握本方的运用？徐灵胎“亡津液而有停饮”之说最得要领，津伤有热，故去桂；饮邪内停，放加苓术以利水。本方即桂枝汤原方，去桂枝加苓术而成。由于误伤津液，所以去桂，内饮仍停，所以加白术助脾气以转输，茯苓淡渗以利水，芍药甘草酸甘益阴，生姜大枣培养中气，协和诸药，使内停之水饮尽从下去，则心下满，头项强痛，翕翕发热诸证，皆可随之而解。陈注平允，王注苓术芍甘并提，重点突出，苓芍同用，约阴利水，揭示了配伍规律，对于理解本方均有参考价值。末尾与五苓相较，认为都是表里两解之义，五苓用桂，本方去桂，未能说明去留之理，反而混淆不清。

现代·安徽中医学院,《伤寒论通俗讲义》(1959年)：本方治疗太阳病心下停饮的证候。主要治疗目的是驱除停饮，温利小便。本证已服过桂枝汤表邪已不占主要，水气应从内消，所以方中去掉桂枝。但仍用汤中的芍草以缓解头项强痛，姜枣以温中散寒，并特加茯苓、白术，功专通利水道，蠲除留饮。只要饮邪去，则未净的表邪，亦可随之而自散。

现代·李翰卿,《中国百年百名中医临床家》(1960年)：此治太阳病，改解表为利小便之方，乃太阳病治疗之变法。但必须在汗下后不效时方可用之。因为任何疾病，都是先用正法，后用变法。芍药开阴结而利小便；茯苓、白术健脾利湿；生姜宣散水气；枣、草以和于中。

现代·孙纯一,《伤寒论注释要编》(1960年)：芍药甘草缓痛，茯苓白术健脾利水，生姜和胃，大枣固中，水行而邪自解。

现代·刘渡舟,《伤寒论诠解》(1983年)：对本条证治，注家历来争论较多，争论的焦点是有无表证及去桂枝还是去芍药的问题。《医宗金鉴》认为“去桂当是去芍药”。成无己则模棱两可，不言去桂枝还是去芍药，却提出用桂枝汤加茯苓白术为宜。而柯韵伯、陈修园则维持原意主张去桂枝加茯苓白术。桂枝去桂加茯苓白术汤方后注云：“小便利，则愈”，说明本方作用不是发汗而是通利小便，无需桂枝走表以解肌，故当去之。有人说，既然不发汗而专利小便，何不用五苓散呢？五苓散方后注云："多饮暖水，汗出愈。"其见小便不利，微热消渴脉浮之证，治取发汗以利水的方法，乃外窍得通，则里窍自利，为表里两解之法。而二方则仅仅利水而已，里窍通，水邪去，则经脉自和，是利水以和外之法。唐容川说："五苓散是太阳之气不外达，故用桂枝，以宣太阳之气，气外达则水自下行，而小便利矣。此方是太阳之水不下行，故去桂枝，重加苓术，以行太阳之水，水下行，则气自外达，而头痛发热等证，自然解散。无汗者，必微汗而愈矣。然则五苓散重在桂枝以发汗，发汗即所以利水也；此方重在苓术以利水，利水即所以发汗也。实知水能化气，气能行水之故，所以左宜右有。"唐氏的论述可谓是深得此方治疗之旨。

现代·刘渡舟，聂惠民，傅世垣，《伤寒挈要》（1983 年）：此证无表邪，故减去桂枝，小便不利，心下满微痛，是水饮内停，故加茯苓、白术淡渗除湿；生姜健胃化饮，以散心下之满；芍药助疏泄，以解心下之痛；甘草、大枣则为培脾制水而设。

现代·王付，《经方学用解读》（2004 年）：太阳病证与脾虚水气证相兼的基本病理病证是太阳营卫为邪气所侵而不能职司于外，脾气虚弱而水气乘机肆虐于内。因此，治疗太阳病证与脾虚水气证相兼，其用方配伍原则与方法应重视以下几个方面。

针对证机选用解表散寒药：风寒之邪侵袭太阳，营卫受邪而抗邪，病以发热恶寒为主，其治当解表散邪。如方中生姜。

针对证机选用健脾渗湿药：脾虚不得运化水津而为水气，水气又乘机肆虐脾气而不得运化水津，症见心下满微结，其治当健脾制水，以使水有所行所化。如方中白术、茯苓。

合理配伍益气药：审病证之所以有水气病理，是因为夙体脾气虚弱。因此，其治当补益脾气，以使脾气既能生化气血以司营卫，又能化气以行水。如方中大枣、甘草。

妥善配伍益阴药：用解表散邪发汗药则易伤津，行水化水稍有不当也易损伤阴津。因此，治疗水气病证，最好配伍益阴药，一方面能益营而助汗源；一则能监制化水气而不伤阴津。如方中芍药。

随证加减用药：若腹胀者，加厚朴、枳实，以行气消胀；若胃脘支结者，加半夏、陈皮，以和胃化湿降逆；若食少者，加莱菔子、生麦芽，以消食和胃等。

【方论评议】

综合历代各家对桂枝去桂加茯苓白术汤的论述，应从用药要点、方药配伍和用量比例三个方面进行研究，以此更好地研究经方配伍，用于指导临床应用。

诠释用药要点：方中生姜辛温通阳，芍药益营缓急，茯苓健脾益气渗湿，白术健脾益气燥湿，大枣补益中气，甘草益气和中。

剖析方药配伍：生姜属于单行用药，解表于外，散水于内；茯苓与白术，属于相使配伍，健脾益气，燥湿利湿；生姜与芍药，属于相畏配伍，芍药制约生姜发汗伤津，生姜制约芍药益营恋邪；大枣与甘草，属于相须配伍，外固营卫，内益中气；白术、大枣、甘草与茯苓，属于相使配伍，补益脾胃，化生阳气，渗利湿浊。

权衡用量比例：芍药与生姜用量比例是 1 ∶ 1，提示益营与发汗之间的用量调配关系，以治营卫受邪；白术与茯苓用量比例是 1 ∶ 1，提示健脾燥湿与益气利湿间的用量关系，以治脾虚水气；大枣、甘草与茯苓、白术用量比例是 10 ∶ 2 ∶ 3 ∶ 3，提示益气缓急与燥湿利湿之间的用量调配关系，以治气虚水气。

桂枝去桂加茯苓白术汤加减变化用药，因病情变化既可去桂枝，又可不去桂枝而适当调整用量；既可去芍药，又可不去芍药而酌情调整用量，辨治用方贵在审证求机，且不能局限于某一方面而顾此失彼。

【药理作用】 本方具有调节胃肠蠕动、促水钠代谢、调节内分泌、调节代谢、调节周围神经、调节心律、镇痛、解热、抗炎、抗菌、增强机体免疫功能等作用。

桂枝甘草龙骨牡蛎汤

【导读】 ①学用桂枝甘草龙骨牡蛎汤应重视桂枝和甘草的用量调配关系、龙骨和牡蛎的用量调配关系。②桂枝甘草龙骨牡蛎汤虽是辨治心阳虚烦躁证的重要代表方，但在临床中对心肾阳虚烦躁等也具有良好治疗作用。③学好用活桂枝甘草龙骨牡蛎汤的第一步是辨清桂枝甘草龙骨牡蛎汤由哪些基础方和药物组成：组成桂枝甘草龙骨牡蛎汤有1个基础方和3组药，基础方是桂枝甘草汤，3组药中第1组是温阳化气药即桂枝，第2组是益气药即甘草，第3组是潜阳安神药即龙骨、牡蛎，从1个基础方和3组药用量深入学习研究即可用活桂枝甘草龙骨牡蛎汤。

【方歌】 桂枝甘草龙牡汤，温补心阳可安神，心悸心烦及汗出，阳虚烦躁效如神。

【方药】 桂枝去皮，一两（3g） 甘草炙，二两（6g） 牡蛎熬，二两（6g） 龙骨二两（6g）

【用法】 上四味，以水五升，煮取二升半，去滓。温服八合，日三服。

【功用】 补益心阳，潜镇安神。

【适应证】

1. 中医病证：心阳虚烦躁证。心悸，心烦，身躁，胸闷，汗出，乏力，或失眠，或精神萎靡，舌淡、苔薄，脉虚弱。

2. 西医疾病：神经衰弱、内分泌失调、抑郁症、围绝经期综合征等临床表现符合心阳虚烦躁证者。

【用药分析】 方中桂枝辛温通阳，龙骨重镇安神，牡蛎敛阴潜阳，甘草益气缓急。

【用方思路】

1. 桂枝甘草龙骨牡蛎汤既是辨治心阳虚烦躁证的重要代表方，又是辨治诸多杂病如心病、心肝病、肝肾病等的重要基础方。

2. 方中桂枝既可温煦营卫，又可温壮诸脏腑之阳；甘草既可补营卫之气，又可补益诸脏腑之气；龙骨、牡蛎既可清热潜阳，又可敛阴安神。从方中用药用量及调配分析得知，桂枝甘草龙骨牡蛎汤的应用并不局限于心阳虚烦躁证，还可用于辨治诸多杂病，如循环、消化、精神神经、内分泌等系统疾病。

3. 运用桂枝甘草龙骨牡蛎汤辨治的病证（无论病变部位在心或在营卫）以阳虚不固为主，其治既要温阳，又要益气，还要潜阳。

【随证合方】 若夹郁热，可与栀子厚朴汤合方用之；若夹寒痰，可与赤丸合方用之；若夹心肝阴血虚，可与酸枣仁汤合方用之。

【注意事项】 运用桂枝甘草龙骨牡蛎汤既要辨清西医之病，又要辨清西医之病属于中医阳虚烦躁证。辨西医之病可进一步了解疾病的发展演变及转变规律，辨中医之证可更好地针对西医之病选用桂枝甘草龙骨牡蛎汤。

【应用指征】 火逆下之，因烧针烦躁者，桂枝甘草龙骨牡蛎汤主之。（118）

【方论】

金·成无己,《注解伤寒论》(1144年): 先火为逆，复以下除之，里气因虚，又加烧针，里虚而为火热所烦，故生烦躁，与桂枝甘草龙骨牡蛎汤以散火邪。辛甘发散，桂枝、甘草之辛甘，以发散经中之火邪；涩可去脱，龙骨、牡蛎之涩，以收敛浮越之正气。

明·许宏,《金镜内台方议》(1422年): 先因火逆，复以下之，里气内虚，又加烧针，反为火热所烦，则心神不安，故烦躁。《经》曰：太阳伤寒者，加温针，必惊也。故与桂枝以散经中之邪，除芍药恐益阴气，加龙骨牡蛎以收敛浮越之正气也。

明·方有执,《伤寒论条辨》(1592年): 火逆。承上条而言也。然虽逆而又逆。而证则未变重。故方物反差少而大意不殊。

明·张卿子,《张卿子伤寒论》(1644年): 辛甘发散，桂枝、甘草之辛甘，以发散经中之火邪。涩可去脱，龙骨、牡蛎之涩，以收敛浮越之正气。

清·喻嘉言,《尚论篇》(1648年): 此证误而又误，虽无惊狂等变，然烦躁则外邪未尽之候，亦真阳欲亡之机，故但用桂枝以解其外，龙骨、牡蛎以安其内。不用蜀漆者，以元神未致飞越，无取急追以滋扰也。

清·李中梓,《伤寒括要》(1649年): 辛甘发散，桂枝、甘草之辛甘，以发散经中之火邪。涩可固脱，龙骨、牡蛎之咸涩，以收敛正气之浮越。

清·柯琴,《伤寒来苏集》(1674年): 三番误治，阴阳俱虚竭矣。烦躁者，惊狂之渐，起卧不安之象也，急用此方，以安神救逆。

火逆又下之，因烧针而烦躁，即惊狂之渐

也。急用桂枝、甘草以安神，加龙骨、牡蛎以救逆，比前方简而切当。近世治伤寒者，无火熨之法，而病伤寒者，多烦躁惊狂之变，大抵用白虎、承气辈，作有余治之。然此症属实热者固多，而属虚寒者间有，则温补安神之法，不可废也。更有阳盛阴虚而见此症者，当用炙甘草加减，用枣仁、远志、茯苓、当归等味，又不可不知。

清·汪琥，《伤寒论辨证广注》（1680年）： 成注云：辛甘发散。桂枝、甘草之辛甘，以发散经中之火邪。涩可去脱，龙骨、牡蛎之涩，以收敛浮越之正气。琥按上方，即前桂枝去芍药，加蜀漆龙蛎救逆汤，制小其剂而用之也。火邪迫内，则生烦躁，故用龙骨、牡蛎之咸寒甘平，以胜火热而收敛浮越之气。盖烦躁不比惊狂之甚，而其气亦浮越也，愚以烦躁虽带表邪，不宜散以桂枝之辛热。又火逆既经下之，此阴血受伤，较之救逆汤，宜增芍药，仲景之方不可执也。

清·张志聪，《伤寒论宗印》（1683年）： 火逆则伤阳，下之则伤阴，阴阳之气，心肾之所主也。心肾气虚，是以因烧针而烦躁。盖妄用烧针，则热伤经脉。经脉者，亦心肾之所主也。故用龙骨以保心神，牡蛎以固肾气，桂枝、甘草之辛甘，以调补其阴阳气血焉。（眉批：心为阳中之太阳。）

清·张志聪，《伤寒论集注》（1683年）： 火逆者，因火而逆也，逆则阳气上浮。下之则阴气下陷，因加烧针，则阴阳水火之气不和。夫太阳不得少阴之气以和之则烦；少阴不得太阳之气以下交则躁。宜桂枝甘草龙骨牡蛎汤，和太阳、少阴心肾相交之血气。

清·沈明宗，《伤寒六经辨证治法》（1693年）： 故以桂枝汤去其表，龙骨、牡蛎，以收阳复阴，此无蜀漆者，不似阳神飞越之用也。

清·郑重光，《伤寒论条辨续注》（1705年）： 次证误而再误，虽无惊狂等变，然烦躁则外邪未尽，亦真阳欲亡之征。但用桂枝以解外，龙骨、牡蛎以安其内也。

清·魏荔彤，《伤寒论本义》（1724年）： 烦躁即前条惊狂卧起不安之渐也，故用四物以扶阳安神为义，不用姜枣之温补，不用蜀漆之辛快，正是病轻则药轻也。何诸贤之胶固若此乎？学者审于上下两条，变证轻重之间，可知此条三误之变证，必不能轻，与前条一误之变证。不待余言而晓然也。

清·姚球，《伤寒经解》（1724年）： 火邪下之，火邪已解矣。而又以烧针扰其阳，阳不宁而烦躁。躁属于阴，故补阳以镇之。桂枝平肝温肾，甘草和中解烦，龙骨涩以平肝，牡蛎咸以固肾。龙雷安定，烦躁自止也。

清·尤在泾，《伤寒贯珠集》（1729年）： 火逆复下，已误复误，又加烧针，火气内迫，心阳内伤，则生烦躁，桂枝、甘草，以复心阳之气，牡蛎、龙骨，以安烦乱之神。此与下条参看更明。

清·王子接，《绛雪园古方选注》（1732年）： 桂枝、甘草、龙骨、牡蛎其义取重于龙牡之固涩。乃标之曰桂甘者，盖阴钝之药，不佐阳药不灵，故龙骨、牡蛎之钝阴，必须藉桂枝、甘草之清阳，然后能飞引入经，收敛浮越之火，镇固亡阳之机。

清·不著撰人，《伤寒方论》（1732年）： 此比前方又去蜀漆姜枣，盖此之烦躁，是天君未动，而仅扰之不宁，故但用龙骨、牡蛎，而去蜀漆之猛，以收镇定之功，既经火逆，又下且针，脾中津液不堪升宣，故并去姜枣，而但以桂甘微和其表，所谓因时制宜，称物而平施也。按前二方，以惊狂加蜀漆，惊狂为实也，但烦躁去蜀漆，烦躁为虚也，《金匮》治虚劳，脉得诸芤动微紧，男子失精，女子梦交，桂枝龙骨牡蛎汤主之。谓阴虚微阳扰之，故扶阳固阴，而兼与安神定魄也，然前二方皆去芍药，虚劳则桂芍并用，盖虚劳以固阴为主也，至小品虚弱浮热汗出者，此方去桂加白薇、附子，则知虚阳扰于内，尚可从容调之，浮热汗出，非壮元阳，则不可矣。

清·黄元御，《伤寒悬解》（1748年）： 火劫发汗，是为火逆。火逆之证，下之亡其里阳，又复烧针发汗，亡其表阳，神气离根，因而烦躁不安。桂枝甘草龙骨牡蛎汤，桂枝、甘草，疏乙木而培中土，龙骨、牡蛎，敛神气而除烦躁也。

清·徐灵胎，《伤寒论类方》（1759年）：

钲其阴气，散其火邪，上下同治，前方惊狂，治重在心，故用蜀漆。此无惊狂象，故蜀漆不用。其症药大段相同。

清·徐灵胎,《杂病证治》(1759年)：桂枝解阳邪之逗留，炙草缓中气之下陷，龙骨摄精气以固泄，牡蛎摄肾气以益阴。水煎温服，使阳邪外解则肝肾气充而精舍完固，何发热不止遗精不瘳乎。此固精解外之剂，为邪扰精室遗泄之专方。

清·强健,《伤寒直指》(1765年)：辛甘发散，桂枝、甘草之辛甘，以发散经中之火邪，涩可去脱，龙骨、牡蛎之涩，以收敛浮越之正气……既云表里俱虚，亡阳火逆，法用敛剂理也。但宜敛不宜散矣。何可用桂枝之辛散？龙骨、牡蛎虽能收涩，然其性纯阳燥烈，且有桂枝为向导，恐助其火更逆，阳更亡耳。

清·吴坤安,《伤寒指掌》(1796年)：邵仙根评：火逆、烧针、又复下之，三番误治，阴阳俱已虚竭。烦躁者，惊狂之渐也。心阳内伤，故用桂、甘以复心伤之气，龙、牡以安烦乱之神，的是正法。

清·陈修园,《伤寒真方歌括》(1803年)：桂枝主外，龙牡主内，桂枝散内入之火使出于外，龙牡返透越之神使守其中。炙草调和内外。

清·陈修园,《长沙方歌括》(1803年)：蔚按：太阳病因烧针而为火逆者多。今人不用烧针而每有火逆之证者，炮姜、桂、附、荆、防、羌、独之类，逼其逆也。火逆则阳亢于上，脱剧于下，则阴陷于下。阳亢于上，不能遇阴而烦；阴陷于下，不得遇阳而躁。故取龙、牡水族之物，抑亢阳以下交于阴；取桂枝辛温之品，启阴气以上交于阳。最妙在甘草之多，资助中焦，使上下阴阳之气交通于中土，而烦躁自平也。

清·吕震名,《伤寒寻源》(1850年)：经云："火逆下之，因烧针烦躁者，此汤主之。"此证较上条稍轻，以元阳尚未至飞越，故无取蜀漆迅疾之性，急追以滋扰。但下后烧针误而再误因致烦躁，则此烦躁，非太阳病汗不出之烦躁，又非少阴病吐利后之烦躁，是已具起卧不安之象，而为惊狂之渐，即伏亡阳之机，故主桂枝入心助阳，而加甘草龙骨牡蛎，以安中而镇逆也。

清·陈恭溥,《伤寒论章句》(1851年)：桂枝甘草龙骨牡蛎汤，交通心肾、止烦定躁之方也，凡火逆误下，误服燥药，致心肾不交者宜之。本论曰：火逆下之，因烧针烦躁者，此方主之。夫因火而逆，已伤上焦之神气，下之又伤下焦之生阳，复加烧针则血脉并伤矣。所以下焦之水，不能上济君火而为烦，上焦之火，不能下交肾木而为躁。方用桂枝，保上焦之心气；龙骨牡蛎，启下焦之水气；甘草和中土以交通上下；其少用桂枝者，阳烦多而阴躁少也。

清·高学山,《伤寒尚论辨似》(1872年)：所以亦宜用龙牡之敛津涩神者为主，而以桂枝甘草，绢其胸中之真阳也。去姜枣者，以其尚未迫劫出汗，故不必以生津为急耳。桂枝缩入龙牡之下，已非复解肌之性。喻氏谓为解外者，大谬。

清·唐宗海,《血证论》(1884年)：肝寒魂怯，用辛温镇补之品，以扶肝而敛魂。心阳上越，肾阳下泄，此方皆可用之。

清·莫枚士,《经方例释》(1884年)：此桂枝甘草汤减桂四分之三，加龙骨、牡蛎也。龙骨、牡蛎主精神不守，故此方为诸虚惊方之祖。仲景书中，柴胡加龙骨牡蛎汤治烦惊；桂枝去芍药加蜀漆龙骨牡蛎救逆汤治惊狂，卧起不安；桂枝加龙骨牡蛎汤治失精、梦交，并以此方为腔拍，故主治亦相近。要之，龙骨善入，牡蛎善软，欲其搜剔半里之邪故也。

清·戈颂平,《伤寒指归》(1907年)：主桂枝，温表里经道之阴。桂枝少，甘草多，取味胜于气，易于下行。龙骨、牡蛎，气味咸涩，敛逆上阳气，内固半里，阳气内固，阳秘阴平，而烦躁自解。右为末，末者，散也，阳气散外，不聚于中，以咸涩气味聚之。以水五升，五，土数也，象阴阳气液，包藏土中。煮取二升半，象二阴耦阳，还半里也。温服八合，象阴数得阳正于八也。日三服，象三阳来复半里，回还半表也。

近代·曹颖甫,《伤寒发微》(1931年)：仲师用桂枝汤中之桂枝、甘草，以疏太阳之

十画

郁；因营虚而去苦泄之芍药；以阳盛而去辛甘之姜、枣；加龙骨、牡蛎以镇浮阳，而烦躁息矣。此本节用桂、甘、龙、牡之义也。然则太阳中风，不汗出而烦躁者，何以用大青龙汤？曰：此阴液未伤，阳气欲达不达，故一汗而病已解。下后发汗，昼烦躁而夜安静，何以用干姜附子汤？发汗若下，病仍不解，烦躁者，何以用茯苓四逆汤？盖一为肾阳无根，随天阳而外浮，故用干姜、生附以续之，无他，阳微故也；一为阳气伤于汗下，不能外达，故用茯苓四逆以助之，亦阳微故也。故但以汗下不解之由于湿阻而加茯苓，以汗下不解之由于伤阴而加人参，要无取镇逆之龙、牡。烦躁同，而所以为烦躁者异也。若后节所谓太阳伤寒，加温针必惊者，证情与火劫亡阳同为龙、牡的证，方治见上，故本条不赘。

近代·祝味菊，《伤寒方解》（1931 年）：本方以桂枝、甘草为主药。其适用标准在伤寒凡以火迫劫取汗，神经受扰，虚阳将越而见烦躁者，故以甘、桂通阳缓急，龙、牡安神镇惊。本方与桂枝去芍药加蜀漆牡蛎龙骨救逆汤证，虽同为火逆而有轻重之分，此则属于轻者焉。

近代·彭子益，《圆运动的古中医学·伤寒论方解篇》（1947 年）：烧针亡阳而生烦躁，此烦躁较惊狂之阳亡病虚，故不用蜀漆之去痰，而用桂枝和表，炙草补中，龙牡镇阳也。

近代·冉雪峰，《冉注伤寒论》（1949 年）：本火逆栏计三方，均脱胎桂枝汤。缘火逆栏在太阳篇内，故治火逆仍是太阳家法。合观三方，有加桂枝法，无加芍药法，有去芍药法，无去桂枝法。于此可窥见古人治疗精蕴。火逆无论阴虚阳虚，阴阳俱虚竭，无不伤阴。益阴的宜芍药，何以三方而去芍药？咸从救阳方面着力。而两用龙牡，虽摄阴而仍是救阳。所以然者，病在太阳，既恶其火邪之内侵。更恶其正阳之外越。太阳为正阳，因火为火邪。正之与邪，两两当分。火逆阳实，则两阳相熏灼。火逆阳虚，则真阳必亡越。此时遽投阴药，阴未必复，阳欲沉沦。迎阳归合，护阳出险，逆其机而使之相激，何若顺其性而俾之自安。《素问》微者逆之，甚者从之。从而逆之，逆而从之。两两相互辉映。桂枝加桂方注云，所以加桂者，以能泄奔豚气也。又素问气和而生，津液相成，神乃自生，旨哉言乎。金鉴谓当增芍药。舒氏谓当重用生地。似是而非，学者均当明辨。

现代·中医研究院，《伤寒论语释》（1956 年）：本条误用火攻发汗，复误攻下，又再加烧针，以致火气内迫，心阳内伤，所以发生烦躁。以桂枝、甘草复心阳，龙骨、牡蛎安烦躁。

现代·陈亦人，《伤寒论译释》（1958 年）：桂枝甘草龙骨牡蛎汤，即桂枝甘草汤加龙骨、牡蛎。桂枝、甘草以振奋心阳，龙骨、牡蛎以重镇安神。但本方的桂枝用量仅及桂枝甘草汤的四分之一，足见主治重在心神不宁的烦躁惊恐，而不一定有心悸欲按证。

本条历来有两误与三误的争议，上述注家除喻氏外，都是就三误解释，而变证并不严重，仅是烦躁而已，看来三误之说似欠确训，烧针烦躁即是火逆证，应以两误说较为合理。至于桂甘龙牡汤的作用，主要是复阳安神，喻氏注“用桂枝以解外”，成氏解为“散火邪”，均嫌失当。张氏心肾并举，以桂枝、甘草为资助中焦，交通上下阴阳之气，虽然于理可通，仍不如尤注的简明允当。本方即桂枝甘草汤加龙、蛎，旨在温复心阳，潜镇安神，故善治心阳虚之烦躁。如心神浮越，出现惊狂卧起不安，则宜本方再加蜀漆、姜、枣之和中劫痰。如心阳虚而肾邪上凌，发作奔豚，则宜桂枝动原方加重桂枝温心阳以泄肾邪。

现代·安徽中医学院，《伤寒论通俗讲义》（1959 年）：本方治疗火逆误下后，心阳受伤的变证。以桂枝甘草之辛甘，以发散经中之火郁。龙骨牡蛎之涩，以收敛浮越之正气。

现代·李翰卿，《中国百年百名中医临床家》（1960 年）：此补心阳，镇心安神，救逆之方。也系温性镇静之剂。主治火逆证误下后，心阳被伤，烦躁不安。但必须具有喜热畏冷的现象。此补心阳，镇心安神，救逆之方。也系温性镇静之剂。桂枝、甘草补心阳以救逆；龙骨、牡蛎镇惊悸以安神。

现代·刘渡舟，《伤寒论诠解》（1983 年）：

桂枝甘草龙骨牡蛎汤用桂枝、甘草温复心阳，加龙骨、牡蛎潜敛神气以止烦躁。临床应用本方不必局限于火逆之误，凡心阳虚而见烦躁等证均可施治。

现代·刘渡舟，聂惠民，傅世垣，《伤寒挈要》（1983年）：桂枝、甘草温补心阳，龙骨、牡蛎敛神镇静。

【方论评议】

综合历代各家对桂枝甘草龙骨牡蛎汤的论述，应从用药要点、方药配伍和用量比例三个方面进行研究，以此更好地研究经方配伍，用于指导临床应用。

诠释用药要点：方中桂枝辛温通阳，龙骨重镇安神，牡蛎敛阴潜阳，甘草益气缓急。

剖析方药配伍：桂枝与甘草，属于相使配伍，桂枝助甘草益气之中以化阳，甘草助桂枝温阳之中以化气；龙骨与牡蛎，属于相使配伍，龙骨助牡蛎敛阴涩精，牡蛎助龙骨潜阳安神。

十画

权衡用量比例：桂枝与甘草用量比例是1∶2，提示温阳与益气之间的用量调配关系，以治阳虚；龙骨与牡蛎用量比例是1∶1，提示安神与敛阴之间的用量调配关系，以治烦躁。

【用方药理】 本方具有强心、改善微循环、增强机体免疫功能、调节内分泌、抗抑郁、调节睡眠中枢神经、调节中枢神经、抗缺血、抗缺氧等作用。

桂枝甘草汤

【导读】 ①学用桂枝甘草汤应重视桂枝和甘草的用量调配关系。②桂枝甘草汤虽是辨治心阳虚悸证的重要代表方，但在临床中对脾胃阳虚等也具有良好治疗作用。③学好用活桂枝甘草汤的第一步是辨清桂枝甘草汤由哪些药物组成：组成桂枝甘草汤有2组药，第1组是温阳化气药即桂枝，第2组是益气药即甘草，从2组药用量深入学习研究即可用活桂枝甘草汤。

【方歌】 温阳桂枝甘草汤，心胃悸动欲得按，辨治阳虚基础方，阳气恢复正气安。

【方药】 桂枝去皮，四两（12g） 甘草炙，二两（6g）

【用法】 上二味，以水三升，温服一升，去滓。顿服。

【功用】 补心阳，益心气。

【适应证】

1. 中医病证：①心阳虚证。心悸，或怔忡，或烦躁，手足不温，汗出，胸闷，或胸满，气短，口淡不渴，舌质淡、苔薄白，脉弱。②脏腑阳虚证。

2. 西医疾病：感冒、风湿性心脏病、冠心病、心律不齐、心绞痛、心肌梗死、室性期前收缩等临床表现符合心阳虚证者。

【用药分析】 方中桂枝辛温通阳，甘草益气缓急。

【用方思路】

1. 桂枝甘草汤既是辨治心阳虚悸证的重要代表方，又是辨治诸多杂病如心病、脾胃病、肾病、皮肤病等的重要基础方。

2. 方中桂枝既可温煦营卫，又可温壮诸脏腑之阳；甘草既可补营卫之气，又可补益诸脏腑之气。从方中用药用量及调配分析得知，桂枝甘草汤的应用并不局限于心阳虚悸证，还可用于辨治诸多杂病，如循环、消化、泌尿、内分泌等系统疾病。

3. 运用桂枝甘草汤辨治的病证（无论病变部位在心、在脾胃或在营卫）以阳虚为主，其治既要温阳，又要益气。

【随证合方】 若夹热，可与栀子豉汤合方用之；若夹阴伤，可与百合地黄汤合方用之；若夹痰热，可与小陷胸汤合方用之。

【注意事项】 运用桂枝甘草汤既要辨清西医之病，又要辨清西医之病属于中医阳虚证。辨西医之病可进一步了解疾病的发展演变及转变规律，辨中医之证可更好地针对西医之病选用桂枝甘草汤。

【应用指征】 发汗过多，其人叉手自冒心，心下悸，欲得按者，桂枝甘草汤主之。（64）

【方论】

金·成无己，《注解伤寒论》（1144年）：

发汗过多亡阳也。阳受气于胸中，胸中阳气不足，故病叉手自冒心。心下悸欲得按者，与桂枝甘草汤，以调不足之气。桂枝之辛，走肺而益气；甘草之甘，入脾而缓中。

明·许宏,《金镜内台方议》(1422年)：汗者心之液，汗出太多，则心液不足，故心下悸，欲得按也。与桂枝之辛，走肺而益气，甘草之甘，入脾而缓中，又桂能益心气，故用此方主之也。

明·汪石山,《医学原理》(1525年)：夫发汗过多则亡阳，阳受气于胸分，胸中阳气不足，故心下悸，叉手冒心欲得按。治宜益气缓中可也。故用桂枝之辛走肺而益气，甘草之甘入脾而缓中。或问：阳气不足，何不用参芪而用桂枝？盖参芪乃虚症之剂，味甘温善补中气，不能补益上焦肺气。此乃实邪之症，桂枝味辛以入肺，甘以益气，故不用参芪而用桂枝也。

明·方有执,《伤寒论条辨》(1592年)：汗多则血伤。血伤则心虚。心虚则动惕而悸。故叉手自冒覆而欲得人按也。桂枝走阴。敛液宅心。能固疏慢之表。甘草缓脾，和中益气，能调不足之阳。然则二物之为方，收阴补阳之为用也。

明·张卿子,《张卿子伤寒论》(1644年)：桂枝之辛，走肺而益气，甘草之甘，入脾而缓中。

清·李中梓,《伤寒括要》(1649年)：汗多，亡阳，则胸中气怯，故叉手冒心。心悸欲得按者，虚故喜按也。与桂枝之辛，入肺而益气，甘草之甘，归脾而缓中。

清·程应旄,《伤寒论后条辨》(1670年)：桂枝能护卫阳气，甘草性缓恋膈，主此者，欲其载还上焦之阳，使回旋于心分耳。

清·柯琴,《伤寒来苏集》(1674年)：汗多则心液虚，心气馁故悸；叉手自冒，则外有所卫，得按则内有所凭，则望之而知其虚矣。桂枝为君，独任甘草为佐，去姜之辛散、枣之泥滞，并不用芍药，不藉其酸收，且不欲其苦泄，甘温相得，气血和而悸自平。与心中烦，心下有水气而悸者迥别。

此补心之峻剂也。发汗过多，则心液虚，心气馁，故心下悸。叉手冒心则外有所卫，得按则内有所根据。如此不堪之状，望之而知其虚矣。桂枝本营分药，得麻黄、生姜，则令营气外发而为汗，从辛也；得芍药，则收敛营气而止汗，从酸也；得甘草，则内补营气而养血，从甘也。此方用桂枝为君，独任甘草为佐，以补心之阳，则汗出多者，不至于亡阳矣。姜之辛散，枣之泥滞，固非所宜，并不用芍药者，不欲其苦泄也。甘温相得，气和而悸自平，与心中悸而烦，心下有水气而悸者迥别。

清·汪昂,《医方集解》(1682年)：汗多则亡阳而耗血，故心虚悸而叉手自冒也。桂枝益气固表，甘草补中助阳。

清·张志聪,《伤寒论宗印》(1683年)：此因过汗而伤其心血也。心主血，血之液为汗，汗出过多则损其心血，心血虚则肾气将欲乘侮矣。其人叉手自冒心者，心气虚也。心下悸而欲得按者，恐肾气之上凌也。用桂枝、甘草，保固心气，而防御其水邪。

清·张志聪,《伤寒论集注》(1683年)：此因发汗而虚其心气也。发汗过多，则过伤其心液矣；其人叉手自冒心者，心主之气虚也；心下悸欲得按者，下焦之气乘虚上奔，故悸而欲按也。宜桂枝保固心神，甘草和中以防御其上逆。

清·沈明宗,《伤寒六经辨证治法》(1693年)：故用桂枝行阳，以伐肾邪；甘草和中，而复心脾之气，俾土气镇逆，肾邪则不上凌矣。

清·郑重光,《伤寒论条辨续注》(1705年)：发汗过多，阳气虚衰。阳本受气于胸中，胸中阳气不足，故叉手冒心。动惕而悸，欲得人按也。方用桂枝甘草，乃固表缓中之治也。

清·钱潢,《伤寒溯源集》(1708年)：故以桂枝甘草和卫扶阳，补中益气。但此方性味和平，力量浅鲜，如参、芍之补敛，恐不可少。仲景立方，谅不止此，或有脱落，未可知也。

清·姚球,《伤寒经解》(1724年)：伤寒应汗，汗太多则血伤。心主血，心伤则血虚，动惕而悸。其叉手自冒心欲按者，虚则喜按也。故用桂枝甘草汤，以益心阳。汗乃心之液，液伤则心阳虚。桂枝益阳而敛汗，甘草和中以安神。辛则补血，甘则实虚，所以主之也。

清·尤在泾,《伤寒贯珠集》(1729年): 心为阳脏，而汗为心之液，发汗过多，心阳则伤。其人叉手自冒心者，里虚欲为外护也；悸，心动也；欲得按者，心中筑筑不宁，欲得按而止之也。是宜补助心阳为主，桂枝、甘草，辛甘相合，乃生阳化气之良剂也。

清·王子接,《绛雪园古方选注》(1732年): 桂枝汤中采取二味成方，便另有精蕴，勿以平淡而忽之。桂枝复甘草，是辛从甘化，为阳中有阴，故治胸中阳气欲失。且桂枝轻扬走表，佐以甘草留恋中宫，载还阳气，仍寓一表一里之义，故得以外止汗而内除烦。

清·不著撰人,《伤寒方论》(1732年): 阳本受气于胸中，发汗过多，阳气太泄，则胸中阳气不足，故叉手冒心，然不说到阴血上，方用桂枝甘草，固表缓中，亦非养血也，彼脏结证，则云胁下素有痞积，故脏结无阳，彼太阳病发热恶寒，热多寒少脉微弱，则曰此无阳也，今发汗过多，而叉手自冒心，心下悸，阳微故也，不曰无阳者，彼多热邪，此则单虚，彼以见燥而无阳，此则汗大泻而阳弱也，故但以桂甘扶其阳耳。

清·黄元御,《伤寒悬解》(1748年): 汗亡心液，火泻神虚，故叉手自冒其心。冒者，覆也。汗多阳亡，温气泻脱，风木不宁，而土败胃逆，浊气填塞，风木上行，升路郁阻，故心下动悸，欲得手按，以宁神宇。桂枝甘草汤，桂枝疏木而安动摇，甘草补土以培根本也。

清·黄元御,《长沙药解》(1753年): 治太阳伤寒，发汗过多，叉手自冒其心，心下悸动，欲得手按者。以阳亡土败，木气郁勃，欲得手按，以定撼摇，甘草、桂枝，培土以达木也。

清·徐灵胎,《伤寒论类方》(1759年): 发汗不误，误在过多。汗为心之液，多则心气虚。二味扶阳补中，此乃阳虚之轻者，甚而振振欲擗地，则用真武汤矣。一症而轻重不同，用方迥异，其义精矣。

清·徐灵胎,《伤寒约编》(1759年): 汗多则心阳外亡，而心气失养，故心下悸而欲得按也。桂枝本营分药，得甘草则内温营气而悸自平。此辛甘温养之剂，为心虚、心馁、心悸之专方。

清·强健,《伤寒直指》(1765年): 桂枝之辛，走肺而益气；甘草之甘，入脾而暖中。

清·吴坤安,《伤寒指掌》(1796年): 盖汗为心液。过多则心气虚。桂枝甘草。能扶阳以补心气也。若至振振擗地。则当用真武矣。

清·陈修园,《伤寒真方歌括》(1803年): 辛从甘化，阳中有阴，故能补阳以止汗，生心液而定悸。

清·吕震名,《伤寒寻源》(1850年): 此于桂枝汤中摘取二味，遂变和营固卫之方。而为理虚护阳之剂也。经云："发汗过多，其人叉手自冒心，心下悸，欲得按者，桂枝甘草汤主之。"汗者心之液，发汗过多，则心气虚，虚故悸，叉手冒心，心阳失护而求卫也，因虚而悸，故欲得按。乃于桂枝汤中尽撤生姜之辛散，大枣之泥滞，并无藉于芍药之酸收，独任桂枝入心营以助阳，又得甘草逗遛中土，载还阳气，则心君复辟，中宫谧泰矣。

附子气味辛热，阳中之阴，浮、中、沉、无所不到，炮熟能补表里之真阳，生用能启下焦之生阳。桂枝加附子汤固表阳，止漏汗，通关节之方也，凡表阳素虚。恶风恶寒，汗出不止，关节不利者，皆可用之。本论曰：太阳病发汗，遂漏不止，小便难，四肢微急，难以屈伸者，此方主之。夫太阳之表阳，少阴之真阳也，太阳少阴，俱主神机，游行于三百六十五骨节。过汗亡液，亡少阴之精也，故小便难；精伤则神机不利，故四肢微急，难以屈伸。加附子于桂枝汤中，以固少阴真阳之品，为补太阳表阳之用，表阳固则汗不漏，汗不漏则精不伤，精不伤则神机行，神机行则屈伸利矣。

清·陈恭溥,《伤寒论章句》(1851年): 桂枝甘草汤，保心主御水邪之方也，凡阳虚多汗，致伤心主之气者，宜之。本论曰：发汗过多，其人叉手自冒心，心下悸，欲得按者，此方主之。夫汗者心之液也，发汗过多，则心主之神气必虚，而下焦之水气因以乘之，故悸。欲得按者，虚悸也，故独用保心气之桂枝，佐甘草助中土，以防御其上逆焉。

清・高学山,《伤寒尚论辨似》(1872年): 方用桂枝、甘草，亦未说到养血上，喻氏驳之，诚是。其谓本方固表缓中，则非也。盖桂枝辛温，辛温，故补阳气，妙在配合浮缓之甘草，浮则托之在上，缓则留之在中，所以正补心下之阳气，不复作汗者，以其撇去聚津液之枣姜也，不用芍药者，以胸中位高，恐其易去上焦耳，与固表缓中何涉。叉手冒心，是从外而相病形，心下悸欲按，是从内而测病情，两语一意也。

清・莫枚士,《经方例释》(1884年): 成注谓：亡阳心虚，以此汤和血脉，此虽本《本经》为说，然《本经》利血脉之意，亦谓发汗邪去则血脉自和，非别有利血脉之长也。此症自是虚其心阳，卫邪深入心下，故专用桂枝以解肌，实诸桂枝汤之祖方。

清・王旭高,《退思集类方歌注》(1897年): 此方采取桂枝之半，便另有精义。桂枝复甘草，是辛从甘化，为阳中有阴，故治胸中阳气欲失；且桂枝轻扬走表，佐以甘草，留恋中宫，载还阳气，仍寓一表一里，故得外止汗而内除烦。

清・戈颂平,《伤寒指归》(1907年): 主桂枝辛温，用四两之多，取味厚气浓。甘草甘平，用二两之多，取味厚气淡，辛甘气味，合化阳气，温土之阴，生土之液。右二味，以水三升，煮取一升，象二阴耦阳，复里开子也。去滓，顿服，取其气味充足，易运于中也。

近代・何廉臣,《增订伤寒百证歌注》(1928年): 此发汗多而伤其心气也，汗为心液，汗出过多，则心液空而喜按，故用桂枝以保心气，甘草助中气以防水逆，不令肾气乘心。

近代・陆渊雷,《伤寒论今释》(1930年): 用桂枝诸方，仲景书皆作桂枝，《千金》《外台》，则或作桂，或作桂心，或作桂枝。细核之，殊无义例。知古人于肉桂、桂枝，固通用也，今则温补降纳之别例用肉桂，若本方，及下文之苓桂甘枣、苓桂术甘诸方，皆且用肉桂者。又，此证似可用芍药以弛下行大动脉之挛缩，所以不用者，以发汗已多，血浆被泄而血压已降，若更弛张血管，恐血压从此低落，而心脏愈益大张大缩以为救济，则动悸将待其耳。

近代・祝味菊,《伤寒方解》(1931年): 本方以桂枝为主药。其适用标准在发汗太过，中阳被伤，心脏乃陷于虚性兴奋之境地，故用桂枝强心、甘草益气缓急之扶阳轻剂也。

近代・徐大桂,《伤寒论类要注疏》(1935年): 此方用桂枝温畅营血，振奋心阳；得甘草为辛甘合化，协成温护之功，方意自明。

近代・彭子益,《圆运动的古中医学・伤寒论方解篇》(1947年): 发汗过多，心悸欲得按。汗泄肾阳，木气拔根，风动而冲于上也。风木之气即肝木之阳，肝阳下陷，则肝风上冲，肝阳上升，则肝风自平。桂枝升肝阳，炙草补中气，肝风冲到上部，中虚极矣。心悸得按，奔豚之渐也。

近代・冉雪峰,《冉注伤寒论》(1949年): 下奔豚，茯苓四逆，苓桂术甘，真武，一系列乃为夹水饮，不得混而同之。此乃气从汗泄，心空恫怯，上下不续，不遑宁处，叉手自冒。即欲得按病情的一种表示。此病与时贤张锡纯所谓大气陷类似，张医案中有以一味桂枝，治愈大气陷的，与此条桂枝甘草汤暗合。桂枝氤氲和煦，强心暖营，本经明言主吐吸，上气、结气、益气，能升能降，能补能通。佐甘草，平调中土，资培化源，与前三十条芍药甘草汤，均由桂枝汤脱化而出，各得桂枝汤半偶。本方用桂枝，而不用芍药，用甘草，而不用大枣，益气不泄气，补中不滞中，勘透此中义蕴，则东垣补中益气汤，直从麈饭土羹。西法病到心衰或脉搏与呼吸不应，必救急打强心针，此方为中法的强心剂，即西法的强心针，最后十五分，勿得差越，加减出入，先后重轻，着眼着眼。

现代・中医研究院,《伤寒论语释》(1956年): 本条因为出汗过多而心气见虚，故用桂枝助阳，甘草益气。

现代・陈亦人,《伤寒论译释》(1958年): 本方桂枝用量倍于甘草，侧重于补益心阳，所谓辛甘合化，阳气乃生，心阳得复而心悸就可随之痊愈。桂枝非为解表，乃取其入心益阳，配以甘草补益中气，则桂枝能益阳而不致发汗。本方是治疗心阳不足证的基本方，据报道有调整血液循环的作用，不仅用于心阳虚的心悸不安，对心气衰而水气上泛，心肺气虚的痰饮证，用本方加味治疗，均有较好的疗效。

现代·安徽中医学院,《伤寒论通俗讲义》（1959年）：本方治疗太阳病过汗损伤心液，心阳虚弱，心下悸的证候。主要治疗目的是和中益气助阳。本方组合，仅桂枝、甘草二味，以桂枝色赤入心助阳，甘草色黄入脾益气补虚，辛甘并用，而阳虚的轻证可愈。

现代·李翰卿,《中国百年百名中医临床家》（1960年）：此温补心阳，兼补中气，治心悸之方。主治发汗过多形成心悸之证。但必须具有喜用手按、小便尚利、喜热怕凉或脉沉迟等方能准确。桂枝保心阳，炙草补中气。心阳复则液可回，中气和而悸自平。

现代·孙纯一,《伤寒论注释要编》（1960年）：发汗过多，阳气外泄，以致心阳不足，故用桂枝以助阳，甘草以和中而益气。

现代·刘渡舟,《伤寒论诠解》（1983年）：桂枝甘草汤仅桂枝、甘草二药。桂枝辛甘以补心阳，甘草甘温以滋心液，且二药相合，辛甘合化为阳，又以补阳为主，阳生阴化以奉于心。心阳得充，则悸动自安。桂枝去芍药汤治太阳病下之后脉促、胸满之证，用生姜、大枣，则有调和荣卫之意，本方单用辛甘合化助阳而不用生姜、大枣，是使药专力锐，直接抵达病所之意。虽然临床有时亦可见到胸满一证，但属阳虚不运，非为邪气干扰，故治疗只宜温补心阳。

现代·刘渡舟，聂惠民，傅世垣,《伤寒挈要》（1983年）：桂枝补心阳之虚，甘草补心以益血脉。两药相合，则辛甘相资，阳生阴化，助阳而不燥，滋脉而不寒，为本方之特点。

【方论评议】

综合历代各家对桂枝甘草汤的论述，应从用药要点、方药配伍和用量比例三个方面进行研究，以此更好地研究经方配伍，用于指导临床应用。

诠释用药要点：方中桂枝辛温通阳，甘草益气缓急。

剖析方药配伍：桂枝与甘草，属于相使配伍，桂枝助甘草益气之中以化阳，甘草助桂枝温阳之中以化气。

权衡用量比例：桂枝与甘草用量比例是2∶1，提示温阳与益气之间的用量调配关系，以治阳虚。

【用方药理】 本方具有强心、改善微循环、增强机体免疫功能、调节内分泌、抗病毒、抗过敏等作用。

桂枝生姜枳实汤

【导读】 ①学用桂枝生姜枳实汤应重视桂枝和枳实的用量调配关系、枳实和生姜的用量调配关系。②桂枝生姜枳实汤虽是辨治痰阻气逆胸痹证的重要代表方，但在临床中对脾胃气逆痰阻证等也具有良好治疗作用。③学好用活桂枝生姜枳实汤的第一步是辨清桂枝生姜枳实汤由哪些药物组成：组成桂枝生姜枳实汤有3组药，第1组是温阳化气药即桂枝、生姜，第2组是行气药即枳实，从2组药用量深入学习研究即可用活桂枝生姜枳实汤。

【方歌】 桂枝生姜枳实汤，辨治胸痹夹痰气，诸逆心中痞悬痛，通阳化痰降气逆。

【方药】 桂枝　生姜各三两（9g）　枳实五枚（5g）

【用法】 上三味，以水六升，煮取三升。分温三服。

【功用】 通阳化痰，平冲开结。

【适应证】

1.中医病证：寒结气逆胸痹证。心中痞硬，心胸疼痛，牵引背部、肩部，胸中浊气上逆，以气逆上冲为特点，舌淡、苔白或滑，脉弦或细。

2.西医疾病：冠心病、肺源性心脏病、风湿性心脏病、肋间神经痛、神经性头痛、支气管炎、支气管哮喘、肺气肿、前列腺炎、膀胱炎等临床表现符合饮阻胸痹证者。

【用药分析】 方中桂枝温阳通经，生姜辛温通阳化痰，枳实行气降逆化痰。

【用方思路】

1. 桂枝生姜枳实汤既是辨治寒结气逆胸痹证的重要代表方，又是辨治诸多杂病如心病、肺病、脾胃病、肝胆病等的重要基础方。

2. 方中桂枝、生姜既是散寒药，又是温通降逆药；枳实既是行气药，又是降泄药。从方中用药用量及调配分析得知，桂枝生姜枳实汤的应用并不局限于寒结气逆胸痹证，还可用于辨治诸多杂病，如循环、呼吸、消化、内分泌等系统疾病。

3. 运用桂枝生姜枳实汤辨治的病证（无论病变部位在心、在肺或在脾胃）以寒结气逆为主，其治既要散寒又要降逆。

【随证合方】 若夹郁比较重，可与四逆散合方用之；若夹气虚，可与理中丸合方用之；若夹腹胀，可与厚朴生姜半夏甘草人参汤合方用之。

【注意事项】 运用桂枝生姜枳实汤既要辨清西医之病，又要辨清西医之病属于中医寒结气逆证。辨西医之病可进一步了解疾病的发展演变及转变规律，辨中医之证可更好地针对西医之病选用桂枝生姜枳实汤。

【应用指征】 心中痞，诸逆心悬痛，桂枝生姜枳实汤主之。（第九　8）

【方论】

清·李彣，《金匮要略广注》（1682年）：用桂枝、生姜行阳而止痛，枳实下气而散逆也。

清·张志聪，《金匮要略集注》（1683年）：是宜桂枝行心气以散痞；姜、枳疏中焦以通经。夫气为阳，血脉为阴，然精虚则阳微，气痞则脉逆，阴阳气血，互相资生而偕转者也。

清·周扬俊，《金匮玉函经二注》（1687年）：悬痛属饮者，得生姜以散之，既足建功矣；乃去橘皮而用桂枝者，以所逆非一，或肾气上冲，正未可知；桂伐肾邪，正其能事，不但调和荣卫，为去痞臣也。

清·魏荔彤，《金匮要略方论本义》（1720年）：师又曰：心中痞，诸逆心悬痛，桂枝生姜枳实汤主之。心中痞，即胸痹之气塞阻滞闷也。诸逆，兼有形无形之邪为言，气塞则逆，逆则诸气随之上逼于心，心为邪气所侵，斯悬而痛，俱为阳微而邪痞之故也。主之以桂枝生姜权实啜，无非升阳散邪，开郁行气之治也，为胸痹而心痛者立法也。

清·黄元御，《长沙药解》（1753年）：治心中悬疼，气逆痞塞。以胆胃不降，心下痞塞，碍乙木上行之路，冲击而生疼痛。枳、姜降浊而泻痞，桂枝通经而达木也。

清·黄元御，《金匮悬解》（1754年）：心中痞塞，诸气上逆，心悬作痛，以胆胃不降，胸膈郁满，阻碍厥阴升路，冲击作疼。桂枝生姜枳实汤，枳、姜，降浊而泻痞，桂枝疏木而下冲也。

清·朱光被，《金匮要略正义》（1803年）：心中痞是胸痹中之类症也，而至诸逆，则不必在胁下，总之上焦之阳气，全体皆痹，而下焦之阴邪触处可逆也，至使心痛如悬。是心因痞结而致痛，心畏诸逆而先自悬悬矣。悬痛者阳痹，则心君无所依赖，常自孤悬，隐隐作痛也。药用桂枝入营，以运胸阳；生姜走卫，以开邪结，然厥逆之气，非苦不降，枳实之苦，所以降诸逆也。

清·陈修园，《金匮方歌括》（1811年）：元犀按：心下痞者，心阳虚而不布，阴邪僭居心下而作痞也。尤云：诸逆，该痰饮客气而言，心悬痛者，如空中悬物摇动而痛也，此注亦超，主以桂枝生姜枳实汤者，桂枝色赤补心壮阳；生姜味辛散寒降逆，佐以枳实之味苦气香，苦主泄，香主散，为泄痞散逆之妙品，领姜、桂之辛温旋转上下，使阳光普照，阴邪迅扫而无余耳。

清·高学山，《高注金匮要略》（1872年）：胸为阳位，阴邪留之，则阴阳不相宜，而阴沁作痛，故曰心悬痛也。以辛温之桂枝生姜填真气者，所以治其心之虚悬；以苦温开痞之枳实破留气者，所以除其痛耳。大概即五条枳实薤白之汤意而变易之者也。

清·莫枚士，《经方例释》（1884年）：此桂枝去芍药汤去甘、枣加枳实也。《千金》曰：心下痞，诸逆悬痛，桂枝三物汤主之。其方则此方无枳实，有胶饴半升，义与《经》异。考《外台》引此经作心下痞，诸逆心下悬痛，大虚者，此方主之。云大虚则宜用胶饴。《千金》不为无。据《肘后·卷一》治心下牵急懊憹痛方，与此全同。且云：亦可加术二两，胶饴半斤，是此方本有加胶饴之理，故《千金》如此欤。又《卷二》以此方加厚朴四两，名厚朴汤，治霍乱、烦呕、腹胀，是合用承气之半也。《外台》引延年，以此方加参、术，治风痰、饮气逆满，恶心不能食，是合用理中之半也。

清·戈颂平,《金匮指归》(1907年)：以桂枝辛温，通表里经道之阴；以生姜辛温，化气横行，通表里络道之阴；以枳实臭香形圆，化脾土浊阴，转运土气升降。右三味，以水六升，象阳数得阴还于巳。煮取三升，分温三服，象阴数得阳，分温表里也。

近代·彭子益,《圆运动的古中医学·金匮方解篇》(1947年)：治诸痞逆，心悬痛者。肝阳不能上达，则心中悬痛。肺胃浊气不降，则胸中痞逆。桂枝达肝木之阳，姜、枳降肺胃之浊也。如薏苡附子散证，误服枳实即死。其脉必有虚实之别也。

十画

现代·刘渡舟，苏宝刚，庞鹤,《金匮要略诠解》(1984年)：治以桂枝生姜枳实汤，温阳散寒，化饮降逆。方中桂枝、生姜通阳散寒，温化水饮，以平冲逆；枳实开结下气，可降冲逆。三药相使，共奏温通阳气、化饮散痞、降逆止痛之功。本条与第六条橘枳姜汤仅一味药不同，第六条橘皮、生姜、枳实专于理气；本条以桂枝加强温阳降逆之力。可见，前者是胸中气塞较甚，本条则以寒饮上逆之心痛为主。

【方论评议】

综合历代各家对桂枝生姜枳实汤的论述，应从用药要点、方药配伍和用量比例三个方面进行研究，以此更好地研究经方配伍，用于指导临床应用。

诠释用药要点：方中桂枝温阳通经，生姜辛温通阳化痰，枳实行气降逆化痰。

剖析方药配伍：桂枝与生姜，属于相须配伍，增强辛温通阳；枳实与桂枝，属于相使配伍，行气化痰，通阳降逆；枳实与生姜，属于相使配伍，宣发降泄痰浊。

权衡用量比例：桂枝与生姜用量比例是1∶1，提示温阳通经与通阳化痰之间的用量调配关系，以治阳郁；桂枝与枳实用量比例是近2∶1，提示温阳与行气之间的用量调配关系，以治气郁。

【药理作用】 本方具有抗缺氧、扩张冠状动脉、对心肌呈双向调节、抑制血小板聚集、改善微循环、调节心律、解除支气管平滑肌痉挛、调节支气管腺体分泌、调节胃肠蠕动、抗心脑缺血、抗氧化、抗炎、抗过敏等作用。

桂枝加大黄汤

【导读】 ①学用桂枝加大黄汤应重视桂枝和芍药的用量调配关系、桂枝和大黄的用量调配关系、生姜和芍药的用量调配关系。②桂枝加大黄汤虽是辨治脾虚络瘀证的重要代表方，但在临床中对心肝络瘀重证等也具有良好治疗作用。③学好用活桂枝加大黄汤的第一步是辨清桂枝加大黄汤由哪些基础方和药物组成：组成桂枝加大黄汤有2个基础方和4组药，基础方之一是桂枝汤，之二是桂枝加芍药汤，4组药中第1组是辛温行散药即桂枝、生姜，第2组是补血收敛缓急药即芍药，第3组是益气药即大枣、甘草，第4组是泻实药即大黄，从2个基础方和4组药用量深入学习研究即可用活桂枝加大黄汤。

【方歌】 桂枝加大黄芍药，生姜大枣甘草方，脉络不通夹瘀滞，腹满大痛此方良。

【方药】 桂枝去皮，三两（9g） 芍药六两（18g） 大黄二两（6g） 甘草炙，二两（6g） 生姜切，三两（9g） 大枣擘，十二枚

【用法】 上六味，以水七升，煮取三升，去滓。温服一升，日三服。

【功用】 温阳益脾，祛瘀通络。

【适应证】

1. 中医病证：①脾虚瘀络重证。脘腹胀满痛，甚者剧痛，固定不移，或大便不畅，或饮食减退，舌质淡或紫，脉沉。②气血虚夹寒热瘀证。

2. 西医疾病：慢性胃炎、胃术后疼痛不休、慢性肠炎、肠易激综合征、慢性肝炎、慢性胰

腺炎、慢性胆囊炎、风湿性心脏病、脉管炎、三叉神经痛等临床表现符合脾虚络瘀重证者。

【用药分析】 方中桂枝温阳通经散瘀，芍药益营通络止痛，大黄泻实通腑；生姜辛温通阳，大枣补益中气，甘草益气和中。

【用方思路】

1. 桂枝加大黄汤既是辨治脾虚络瘀证的重要代表方，又是辨治诸多杂病如脾胃病、心病、肝胆病、头部疾病等的重要基础方。

2. 方中桂枝、生姜既可调理营卫，又可调理脏腑；大黄既泻热，又泻瘀；芍药、大枣、甘草既可补益，又可缓急。从方中用药用量及调配分析得知，桂枝加大黄汤的应用并不局限于脾虚络瘀证，还可用于辨治诸多杂病如消化、循环、精神神经、内分泌等系统疾病。

3. 运用桂枝加大黄汤辨治的病证（无论病变部位在脾胃、在肝胆或在心）以脾虚络瘀为主，其治当温阳通络泻实。

【随证合方】 若夹郁，可与四逆散合方用之；若夹湿热，可与半夏泻心汤合方用之；若夹寒湿，可与甘姜苓术汤合方用之。

【注意事项】 运用桂枝加大黄汤既要辨清西医之病，又要辨清西医之病属于中医虚瘀证。辨西医之病可进一步了解疾病的发展演变及转变规律，辨中医之证可更好地针对西医之病选用桂枝加大黄汤。

【应用指征】 本太阳病，医反下之，因尔腹满时痛者，属太阴也，桂枝加芍药汤主之；大实痛者，桂枝加大黄汤主之。（9）

【方论】

金·成无己，《注解伤寒论》（1144年）： 大实大满，自可除下之，故加大黄以下大实。

明·许宏，《金镜内台方议》（1422年）： 表邪未罢，若便下之，则虚其中，邪气反入里，若脉虚弱，而腹满时痛者，乃脾虚也，不可再下，急于桂枝加芍药汤，以止其痛。若脉沉实，大实而痛，以手按之不止者，乃脾实也，急宜再下，与桂枝汤以和表，加芍药大黄以攻其里，且赤芍药性凉，而能泄血中热，大黄能除其实泻其脾也。

明·吴昆，《医方考》（1584年）： 表证未罢，因误下而大实痛者，此方主之。大凡表证未罢，仍当解表，若误下以虚其里，则余邪乘虚而入，内作大实痛。曰大实痛，则非有时而痛者可例矣；故前方但倍芍药，而此则加大黄。加大黄者，取其苦寒能荡实也。论又曰：太阴为病，脉弱，其人续自便利，设当行大黄、芍药者，宜减之，以其人胃气弱，易动故也。则夫俗医不辨虚实，而执方治病者，皆仲景之罪人矣！

腹中寒热不调而大痛者，此方主之。寒热不调而大痛者，先食热物，后食寒物，二者不调，而令大痛之类也。是方也，桂枝能散真寒，大黄能泻实热，芍药能健脾而和肝，甘草能调中而益气，生姜可使益胃，大枣可使和脾。

清·喻嘉言，《尚论后篇》（1648年）： 大凡表症未罢，仍当解表，若误下以虚其里，则余邪乘虚而入，内作大实痛。曰大实痛，则非时而痛者可例矣，故前方但倍芍药，而此则加大黄。加大黄者，取其苦寒能荡实也。

清·李中梓，《伤寒括要》（1649年）： 或问太阴病用四逆辈，固所宜也。然复用桂枝、大黄何也？大黄至寒，何为用于阴经耶？又何为与桂枝寒热互用耶？曰：自利而渴者，属少阴，为寒在下焦，宜行四逆。自利而不渴者，属太阴，为寒在中焦，宜与理中。若太阳病误下之，则表邪未解乘虚陷入太阴，因而满痛，且见大实脉症者，当以桂枝除表邪，大黄除里邪。若脉无力而大便自利者，大黄又在禁例矣。

清·程应旄，《伤寒论后条辨》（1670年）： 仍从桂枝例升举阳邪。但加大黄以破结滞之物，使表里两邪，各有去路，则寒随实去，不温者自温矣。

清·柯琴，《伤寒来苏集》（1674年）： 腹满时痛，因于下后，是阳邪转属，非太阴本病，表症未罢，故仍用桂枝汤解外。满痛既见，故倍加芍药以和里。此病本于阳，故用阴以和阳。若因下后而腹大实痛，是太阳转属阳明而胃实，尚未离乎太阳。此之谓有表里症，仍用桂枝汤加大黄，以除实痛。此双解表里法也。凡妄下必伤胃气，胃气虚则阳邪袭阴，故转属太阴；胃气实则两阳相搏，故转属阳明。太阴则满痛不实，阴道虚也；阳明则大实而痛，阳道实也。满而时痛，下利之兆；大实而痛，是燥屎之征。桂枝加芍药，即建中之方；桂枝加大黄，即调胃之剂。

清·汪琥，《伤寒论辨证广注》（1680年）：《内台方议》曰：表邪未罢，若便下之，则虚其中，邪气反入里。若脉虚弱，因而腹满时痛者，乃脾虚也，不可再下，急与桂枝加芍药汤，以止其痛。若脉沉实，大实而痛，以手按之不止者，乃脾实也，即胃实急宜再下，与桂枝汤以和表，加芍药大黄，以攻其里。且赤芍药性凉而能泻中，大黄苦寒而能除其实，泻其脾也。《内台方义》问曰：桂枝加芍药汤用白芍药，加大黄汤用赤芍药，二证皆同，何得有异？答曰：白芍药能补脾止痛，赤芍药能泻脾利痛。前证加芍药汤，乃治虚邪。后证加大黄汤，乃治实邪。以此虚实之不同，故补泻之有异，非明智者孰能辨之。

清·汪昂，《医方集解》（1682年）： 此足太阳、太阴药也。误下而作结胸，则邪在上，仍属太阳。今腹满而大实痛，则邪已入太阴。经曰：诸痛为实，痛随利减，故用桂枝以解未尽之表邪，加大黄以下内陷之邪热。

清·张志聪，《金匮要略集注》（1683年）：此论转属之邪也。本太阳病者，邪本在太阳之气，医反下之，因而腹满时痛者，转属太阴之经矣。宜桂枝汤以解外入之邪，加芍药化土以疏泄。大实痛者，加大黄以推荡之。经气外内出入，故时痛。

清·沈明宗，《伤寒六经辨证治法》（1693年）：所以桂枝汤，升举之中；又加大黄，上下分消，即通则不通之义，设不因误下而大实满痛，效用此意甚验也。

清·钱潢，《伤寒溯源集》（1707年）： 故仍于加芍药之桂枝汤中，增入大黄一两耳……亦可谓用之缓而下之微矣。岂可亦谓之古方不可治今病欤？揆之脉证，尚当察其脉大而舌有胎者，犹恐其少，总在临证者之得其机宜，用之允当可耳。

清·魏荔彤，《伤寒论本义》（1724年）：如下利而去耳，但下之之法，究与阳明胃实殊用，升阳者亡，降阴者三，加大黄于桂枝汤中，除脾家实之秽腐，以还病邪于阳分，而可奏肤功矣。

清·王子接，《绛雪园古方选注》（1732年）：大黄入于桂枝汤中，欲其破脾实而不伤阴也。大黄非治太阴之药，脾实腹痛是肠中燥屎不去，显然太阴转属阳明而阳道实，故以姜、桂入太阴升阳分，杀太阴结滞，则大黄入脾反有理阴之功，即调胃承气之义。燥屎去，而阳明之内道通，则太阴之经气出注运行而腹痛减，是双解法也。如下文云：其人胃气弱者，大黄、芍药宜减之，岂非太阴属阳明之论治乎。

清·黄元御，《伤寒悬解》（1748年）： 满痛而加大实，非泻不可，桂枝加大黄汤，倍芍药以清木燥，而加大黄，以泻土郁。

清·黄元御，《长沙药解》（1753年）： 治太阳病，医反下之，因而腹满实痛，属太阴者。以太阳表病，误下而伤脾气，脾陷木遏，郁生风热，侵克己土，胀满而成实痛。桂枝和中而解表，芍药滋乙木而清风，大黄泻己土而消满也。

清·徐灵胎，《伤寒论类方》（1759年）：此二方俱治太阴症，而法不离乎桂枝。虽见太阴症，而太阳之症尚未罢，故仍用桂枝汤，只加芍药一倍，以敛太阴之症。大实痛，则反成太阴之实邪，仍用大黄引之，即从太阴出，不因误下而禁下，见症施治，无不尽然。

清·徐灵胎，《伤寒论类方》（1759年）：此因误下而见太阴之症。大实痛，则反成太阴之实邪，仍用大黄引之，即从太阴出，不因误下而禁下，见症施治，无不尽然。

阳邪误下，陷入阳明，故腹大实痛，而表仍不解，是两阳并病也。当需大黄攻阳明之实热，以除腹痛。桂枝举下陷之阳邪，以解肌表。白芍敛阴和里，甘草缓中调胃。姜之辛散，枣之甘润，务使营卫振发，则阳邪不复内陷而腹大实痛有不除者乎。此攻里解表之剂，为表邪误下，并病阳明之专方。

用桂枝汤转输脾液，以解未尽之邪，稍加

大黄，濡润胃热，以除实痛。此是两解表里之法。

清·吴仪洛，《成方切用》(1761年)： 误下而成结胸，则邪在上，仍属太阳。今腹满而大实痛，则邪已入太阴。经曰：诸痛为实，痛随利减。故用桂枝以解未尽之表邪，加大黄以下内陷之邪热。

经曰：诸四逆者不可下，故用枳实泄结热，甘草调逆气，柴胡散阳邪，芍药收元阴。以甘酸之品，合表里而交治之，则阳气布于四末矣。

清·强健，《伤寒直指》(1765年)： 娄氏：用四逆辈，固所当然，复用桂枝、大黄，大黄之寒，何为用于阴经？又兼桂枝，寒热相杂何也？曰：自利而渴者，属少阴，为寒在下焦；自利不渴者，属太阴，为寒在中焦，用四逆等汤，温其脏，此本经当用之药也。其太阳病反下之，表邪未解，乘虚传于太阴，因而腹满时痛。大实痛者，桂枝加芍药汤为宜。

清·陈修圆，《伤寒论浅注》(1803年)： 大实痛，权借大黄、芍药之力，以行腐秽固已。然脾胃相连，而脾气又资藉于胃气也。胃之气贯于脉，胃之强弱，征于便之利不利。太阴为病，脉弱，其人陆续自便利，其胃弱可知矣。设或不得已而通因通用，当行大黄、芍药者，亦宜减少其分两而用之，以其人胃气弱，大便易动故也。胃气为生人之本，太阴然，即六经亦莫不然也。

清·陈修园，《伤寒真方歌括》(1803年)： 桂枝汤加芍药一倍、大黄七分，倍芍药者，苦以泄其坚；加大黄者，通以导其滞也。

清·陈元犀，《金匮方歌括》(1811年)： 按：黄本于郁热，得汗不能透彻，则郁热不能外达。桂枝汤虽调和营卫，啜粥可令作汗。然恐其力量不及，故又加黄芪以助之。黄芪善走皮肤，故前方得苦酒之酸而能收，此方得姜、桂之辛而能发也。前方止汗是治黄汗之正病法，此方令微汗，是治黄汗之变证法。

清·吕震名，《伤寒寻源》(1850年)： 按此条之大实痛，则非腹满时痛之比矣。腹满时痛，是脾阴为虚阳所扰。大实痛则脾气与阳气俱实。大实大满，似宜亟下。但阳邪究从太阳陷入太阴，与阳明胃实不同。仍宜桂枝领出阳邪，但加大黄微导其滞，则表里两邪，各有去路。再按柯韵伯谓腹满时痛，是太阳太阴并病。若大实痛，是太阳阳明并病。满而时痛，下利之兆。大实而痛，燥屎之征。桂枝加芍药，小试建中之剂。桂枝加大黄，微示调胃之功。王晋三亦沿此论，然经文“大实痛”三字直接上文，并无转属阳明之说。而仲景于太阴病，亦有“当行大黄芍药”之条。若果阳明胃实，则大实痛正承气亟攻之证。而桂枝加大黄，究属和解之法，并非下夺之剂，恐柯氏所云，未免失之穿凿。

清·陈恭溥，《伤寒论章句》(1851年)： 大黄气味苦寒，乃清肃中土之品也。其性走而不守，能下瘀血，破宿食，荡涤肠胃，推陈致新，勇悍之药，故别名将军。桂枝加大黄汤，通脾络、行腐秽之方也，凡误下邪陷，而脾家实者，宜之。本论曰：太阳病，医反下之，因以腹满时痛者；桂枝加芍药汤主之；大实痛者，此方主之。夫腹满时痛，只为脾络不通，至于大实大痛，不特脾络不通，且有腐秽不去矣。故加大黄以涤荡之。

清·姚球，《伤寒经解》(1859年)： 大实痛者，阳邪在内，已燥结也。加大黄，泻燥实以救阴也。太阳下早，阳邪内陷，因而实痛。桂枝汤虽益血止痛，然燥实不去，痛不能止。加大黄，所以泻其燥实也。

清·费伯雄，《医方论》(1865年)： 太阳误下，不专属胃而入于脾，故仍用桂枝以解太阳之邪，加大黄以去太阴之实。

清·高学山，《伤寒尚论辨似》(1872年)： 乃但加大黄于桂枝汤内，何谓也？答曰：此正长沙之神妙处，脾为湿土，下承寒水，故其性喜温燥而易动，今于辛甘而调达脾气之桂枝汤内，略加苦寒之大黄，于是所喜之中，薄投所畏，故用泻而不伤正，药轻而功倍矣。

清·戈颂平，《伤寒指归》(1885年)： 主桂枝汤，温半里上之阴。加大黄，疏泄半里下土实。半里上阴温，半里下土疏不实。

清·唐容川，《伤寒论浅注补正》(1893年)： 桂枝加大黄者，以桂、姜升邪；倍芍药引入太阴，鼓其陷邪；加大黄运其中枢，通地道，去实满；枣、草助转输，使其邪悉从外解下行，各不相背。

清·王旭高，《退思集类方歌注》（1897年）：此双解表里法也。大黄入于桂枝汤中，欲破脾实而不伤阴也。大黄并非治太阴之药，脾实腹痛，是肠中燥屎不去，显然太阴转属阳明，故以姜、桂入太阴升阳，分杀太阴结滞，则大黄入脾，反有理阴之功，俾燥屎去而阳明之内道通，则太阴之经气出注运行，而腹痛减。桂枝加大黄，微示调胃之方。

近代·何廉臣，《增订伤寒百证歌注》（1928年）：桂枝加大黄者，以桂、姜升降，倍芍药引入太阴，鼓其陷邪，加大黄运其中枢，通地道去实满，枣草助转输，使其邪悉从外解，下行各不相背。

近代·曹颖甫，《伤寒发微》（1931年）：若按之而实痛者，则其肠中兼有宿食，于前方中加大黄以利之，使之表里两解，然后病之从太阳内陷者，仍从太阳而解。益可信太阴之病由，直接太阳，不在三阳传遍之后矣。

十画

近代·祝味菊，《伤寒方解》（1931年）：本方即于桂枝加芍药汤方中更增入大黄一味。其适用标准较桂枝加芍药汤证多一大实痛之腐秽留滞见象者，故加大黄以推陈出新也。

近代·彭子益，《圆运动的古中医学·伤寒论方解篇》（1947年）：如腹满而痛至于大痛实痛，此木邪结聚已深，须于桂枝加芍药汤中加大黄以重泻木气。太阴土气病则阴寒，大黄泻木气之结，非泻大阴也。桂枝汤乃调和木气之第一方，其中炙草、姜、枣调中气生津液，尤为调和木气要药，故攻泻木气，宜用此汤加芍药、大黄。

近代·冉雪峰，《冉注伤寒论》（1949年）：此以上，桂枝四逆，是太阴正面。太阴常法此以下，桂枝加芍药，桂枝加大黄，是太阴反面，太阴变法。总之以不离太阴为近是。各家见有桂枝，即扯向太阳；见有大黄，即扯向阳明，经论旨意毫未领略……桂枝为群方之魁。讯应曲当，可以和外，可以和内。究之温煦暖营，是为温法，加芍药，加大黄是为寓下法于温法之中，适合太阴下而不下，不下而下意旨。总上以观，此是太阴的温法，不是其他的温法，太阴的下法，不是其他的下法。桂枝而纳入大黄，定法中有活法。大黄而融入桂枝，活法中又有定法。反不失正，变不乖常，始终仍是用温，始终仍是禁下。

现代·中医研究院，《伤寒论语释》（1956年）：本方用桂枝汤领出陷入之阳邪，加大黄微导其滞以治实痛，是为表里双解法。

现代·陈亦人，《伤寒论译释》（1958年）：太阴病大实痛乃因肠间腐秽阻结，性质属寒属实，且为虚中夹实，不同于阳明燥屎阻滞的里热实证，所以不用苦寒攻下的承气汤，而用桂枝加芍药汤以温阳和络，更加大黄以疏通里实。此当是后世温下方的滥觞。桂枝加大黄汤虽然是温通之剂，但大黄、芍药毕竟偏于苦泄，不利于脾阳虚弱，所以在脉弱而脾虚较甚的情况下，即使当用大黄、芍药也应减少用量，以免过量伤正。这是因为脾虚则胃气必弱，易被损伤的缘故。

现代·安徽中医学院，《伤寒论通俗讲义》（1959年）：本方是治疗太阳病误下后，邪入阳明的里实证的。因为太阳的表证仍在，所以仍以桂枝汤领内陷的邪外达肌表。因为大实而痛，是肠胃中有燥屎结硬的特征，所以于原方里面，倍芍药加大黄，以调和胃气而行滞结，使表里之邪都能有出路，起到双解表里的作用。

现代·李翰卿，《中国百年百名中医临床家》（1960年）：此散寒止痛，兼去积之方。此方系温下方的开始，也系治疗表寒里实证的一种类型。主治太阴寒邪腹痛，或兼表寒，或不兼表寒。但必须具有腹部拒按、大便不利、喜热性饮食、脉沉迟有力等症。桂枝汤加芍药温散肌表之寒邪，兼止腹痛；大黄荡涤肠胃，排泄肠中积食。

现代·刘渡舟，《伤寒论诠解》（1983年）：阳明与太阴相表里，太阴脾脏受邪，邪气外薄阳明，使阳明腑气不利，所以腹部大实痛。治以桂枝加大黄汤调和太阴气血兼泻阳明瘀滞。桂枝加大黄汤即桂枝加芍药汤再加大黄，本方既可调脾脏气血，又可活瘀滞，以泄胃家之实，用于太阴病腹痛，大便不利，较为适宜。

**现代·刘渡舟，聂惠民，傅世垣，《伤寒挈要》(1983年):桂枝加芍药以和脾平肝,再加大黄泻胃而止痛。

现代·陈亦人,《伤寒论求是》(1987年): 太阴病篇提到的大实痛,指痛的程度较腹满时痛严重,故在桂枝加芍药汤的基础上加大黄二两(成注本作一两)。注家对此也有不同意见。一是认为大实痛属于阳明实热,如柯韵伯说:"若表邪未解而阳邪陷入阳明,则加大黄以润胃通结而除其大实之痛。"果如柯说,为什么不用三承气汤?却用桂枝加大黄汤。该方虽然芍药大黄并用,但仍然是温药多于寒药,岂是实热证所宜?另一是认为"大实痛"属太阴之实。如程郊倩说:"倘大实而痛,于证似可急下,然阴实而非阳实,仍从桂枝例升发阳邪,但加大黄以破结滞之物。"秦皇士将太阴腹痛与阳明腹痛比较,得出"承气汤下阳明腹痛者,桂枝加大黄泻下太阴腹痛者。大肠热结,不用桂枝大黄,脾家腐秽,不用承气汤"。这种分析,比较合理,对随证选方颇有帮助。当然,太阴与阳明同处中焦,关系最切,常是相互影响。既加用大黄,自离不开大肠,事实也不能截然划分。余听鸿说:"此加大黄下太阴之实邪,因阳道实则满痛,桂枝加芍药一倍,加大黄一两,是脾胃皆实不得转,使桂甘枣辛甘助脾通阳,加芍药疏脾之气,加大黄下阳道之实,借脾之气而通府之实。"假使与"脾实腐秽当去"联系起来理解,则不难看出"大实痛"乃因腐秽不去所致,它与肠中燥屎阻结的大实痛是完全不同的。所以不用三承气汤苦寒攻下,而用辛甘温与酸苦相伍的桂枝加大黄汤。正由于这种大实痛为太阴腐秽,所以见到脉弱,标志着气虚较甚,"胃气弱易动",因此又提出"设当行大黄芍药者,宜减之"。示人应注意控制芍药、大黄的用量,以防过剂伤正。这说明处方选药,不但要求符合病机,还必须做到用量的多少因人而异,极有实践意义。

【方论评议】

综合历代各家对桂枝加大黄汤的论述,应从用药要点、方药配伍和用量比例三个方面进行研究,以此更好地研究经方配伍,用于指导临床应用。

诠释用药要点:方中桂枝温阳通经散瘀,芍药益营通络止痛,大黄泻实通腑,生姜辛温通阳,大枣补益中气,甘草益气和中。

剖析方药配伍:大黄与芍药,属于相反相畏配伍,相反者,芍药补血缓急,大黄泻实通下,相畏者,大黄制约芍药敛阴留邪,芍药制约大黄泻实伤血;大黄与桂枝,属于相反相畏相使配伍,相反者,寒温同用,相畏者,大黄制约桂枝温通化热,桂枝制约大黄通腑寒凝,相使者,大黄助桂枝通经止痛,桂枝助大黄通腑止痛;桂枝与芍药,属于相反相使配伍,相反者,芍药收敛,桂枝辛散,相使者,芍药助桂枝通经缓急,桂枝助芍药敛阴止痛;桂枝与生姜,属于相须配伍,增强温阳散寒;大枣与甘草,属于相须配伍,增强补益中气;芍药与甘草,属于相使配伍,补益气血,通络缓急;大黄与大枣、甘草,属于相反配伍,大枣、甘草益气制约大黄泻实伤气,大黄泻实制约大枣、甘草益气恋邪。

权衡用量比例:大黄与芍药用量比例是1∶3,提示泻实与敛阴缓急之间的用量调配关系,以治急痛;大黄与桂枝用量比例是1∶2,提示泻实与通阳之间的用量调配关系,以治寒痛;桂枝与芍药用量比例是3∶6,提示温通与缓急之间的用量调配关系,以治瘀痛;芍药与大枣、甘草用量比例是6∶10∶2,提示敛阴缓急与益气缓急之间的用量调配关系,以治虚痛。

方中大黄用量为二两(6g),若病变证机无夹热者,用大黄受到辛温桂枝、生姜制约且尽在泻实;若病变证机夹有热者,大黄即可清泻夹热;若病变证机夹热较重者,可酌情加大大黄用量。

【药理作用】 本方具有调节胃肠平滑肌蠕动、保护胃肠黏膜、调节消化酶、调节中枢神经、调节胃肠神经、调节心律、改善微循环、促进新陈代谢、抗胃溃疡、抗氧化、抗缺血、增强机体免疫功能、降血脂、抗抑郁、利尿、抗菌、抗病毒、抗过敏等作用。

桂枝加龙骨牡蛎汤

【导读】①学用桂枝加龙骨牡蛎汤应重视桂枝和龙骨的用量调配关系、芍药和牡蛎的用量调配关系、龙骨和牡蛎的用量调配关系。②桂枝加龙骨牡蛎汤虽是辨治心肾虚寒证的重要代表方，但在临床中对营卫不固证等也具有良好治疗作用。③学好用活桂枝加龙骨牡蛎汤的第一步是辨清桂枝加龙骨牡蛎汤由哪些基础方和药物组成：组成桂枝加龙骨牡蛎汤有5个基础方和4组药，基础方之一是甘草汤，之二是桂枝甘草汤，之三是芍药甘草汤，之四是桂枝汤，之五是桂枝甘草龙骨牡蛎汤，4组药中第1组是辛温行散药即桂枝、生姜，第2组是补血收敛缓急药即芍药，第3组是益气药即大枣、甘草，第4组是潜阳安神药即龙骨、牡蛎，从5个基础方和4组药用量深入学习研究即可用活桂枝加龙骨牡蛎汤。

【方歌】桂枝龙骨牡蛎汤，芍药甘草与姜枣，男子失精女梦交，心烦失眠效果好。

【方药】桂枝　芍药　生姜各三两（9g）　甘草二两（6g）　大枣十二枚　龙骨　牡蛎各三两（各9g）

【用法】上七味，以水七升，煮取三升。分温三服。

【功用】调和阴阳，固摄心肾。

【适应证】

1. 中医病证：心肾虚寒证。少腹弦急，阴头寒，心悸，心烦，头晕目眩，或脱发，或耳鸣，男子失精，女子梦交，苔薄，脉虚或芤或迟而无力。

2. 西医疾病：性神经衰弱、睡眠障碍、焦虑症、癔症、心动过速、心动过缓，心律不齐、期前收缩等临床表现符合心肾虚寒证者。

【用药分析】方中桂枝解肌温阳，龙骨交通心肾、安神定志，牡蛎潜阳固涩、敛阴止遗，芍药益营敛汗，生姜辛温通阳，大枣、甘草益气和中。

【用方思路】

1. 桂枝加龙骨牡蛎汤既是辨治心肾虚寒证的重要代表方，又是辨治诸多杂如心病、心肝病、心肾病、皮肤病等的重要基础方。

2. 方中桂枝、生姜既可调营卫，又可温阳气；芍药既可益营，又可补血；龙骨、牡蛎既可安神，又可定志；大枣、甘草既可调补营卫，又可补益脏腑。从方中用药用量及调配分析得知，桂枝加龙骨牡蛎汤的应用并不局限于心肾虚寒证，还可用于辨治诸多杂病，如循环、内分泌及代谢、精神神经等系统疾病。

3. 运用桂枝加龙骨牡蛎汤辨治的病证（无论病变部位在心、在肾或在心肝）以心肾虚寒为主或夹热，其治既要温心，又要固肾。

【随证合方】若夹热，可与栀子豉汤合方用之；若夹痰热，可与小陷胸汤合方用之；若夹郁，可与四逆散合方用之。

【注意事项】运用桂枝加龙骨牡蛎汤既要辨清西医之病，又要辨清西医之病属于中医心肾虚寒证。辨西医之病可进一步了解疾病的发展演变及转变规律，辨中医之证可更好地针对西医之病选用桂枝加龙骨牡蛎汤。

【应用指征】夫失精家，少腹弦急，阴头寒，目眩，发落，脉极虚芤迟，为清谷，亡血，失精。脉得诸芤动微紧，男子失精，女子梦交，桂枝加龙骨牡蛎汤主之。（第六　8）

【方论】

清·喻嘉言，《医门法律》（1658年）：　本文云：夫失精家，少腹强急，阴头寒，目眩发落，脉极虚芤迟，为清谷亡血失精；脉得诸芤动微紧，男子失精，女子梦交，桂枝龙骨牡蛎汤主之（天雄散，本文无）。按：前一方，用桂枝汤调其荣卫羁迟，脉道虚衰，加龙骨、牡蛎，涩止其清谷亡血失精，一方而两扼其要，诚足宝也。《短剧》又云：虚羸浮热汗出者，除桂加白薇、附子各三分，故曰二加龙骨汤。得此一加减法，后之用是方者，更思过半矣。可见桂枝虽调荣卫所首重，倘其人虚阳浮越于外，即当加附子、白薇以回阳，而助其收涩，桂枝又在所不取也。后一方以上中二焦之阳虚，须用天雄以补其上，白术以固其中，用桂枝领药行荣卫上焦，并建回阳之功。方下虽未述证，其治法指掌易见，然则去桂枝加白薇、附子，得非仿此以治中下二焦之阳虚欲脱耶，精矣。

清·汪昂,《医方集解》(1682年): 桂枝、生姜之辛以润之，甘草、大枣之甘以补之，芍药之酸以收之，龙骨、牡蛎之涩以固之。

清·李彣,《金匮要略广注》(1682年): 桂枝汤乃伤寒解肌发表之剂，今用治虚劳，则桂枝、生姜固卫以行阳，芍药、甘草、大枣和脾以养阴，又为阴阳兼理之方矣。失精梦交，神魂不定，精气虚脱也。《经》云：涩可去脱，龙骨牡蛎之属。盖龙骨属阳，入心、肝、肾三经，以心藏神，肝藏魂，肾藏精与志，用之所以安神魂而定志；牡蛎属阴，入肾经，壮水之主以制阳光，则相火自熄，此益阳养阴之主方也。

清·张志聪,《金匮要略集注》(1683年): 然总属阳虚失精，故并宜桂枝龙骨牡蛎汤主之。夫精主藏于肾，而资生于中焦水谷之精，是以中下二焦，交相须助者也。桂枝助下焦之气，为阳明釜底之燃，芍药生胃腑之津，资肾脏所藏之本，甘草、姜、枣，宣助中焦之气，以培生化之原，龙骨、牡蛎，起亟阴中之阳，而固涩其精之亡失，精液生而封藏固，脉自平而病自解矣。

清·周扬俊,《金匮玉函经二注》(1687年): 于是以桂枝和荣卫，芍药收阴，生姜散寒，甘草、胶、枣益脾补气；更用龙骨以涩其阳，牡蛎以涩其阴。庶肝肾既固，荣卫调和，而诸证自愈尔。

清·魏荔彤,《金匮要略方论本义》(1720年): 遂主之以桂枝龙骨牡蛎汤，即桂枝汤加龙骨牡蛎也。男子失精亡血，何与于桂枝汤驱风行卫之事？后人见而掩口以笑矣，不知仲景有深意存矣。桂枝扶阳也，而即以升邪；芍药补阴也，而即以收气；佐以生姜，宣浮热也；佐以甘草、大枣，益胃气也；佐以龙骨、牡蛎，收涩肾中空虚滑脱之气也。

清·黄元御,《长沙药解》(1753年): 治虚劳，失精血，少腹弦急，阴头寒，目眩发落，脉得芤动微紧虚迟者。凡芤动微紧虚迟之脉，是谓清谷亡血失精之诊，男子得之，则为失精，女子得之，则为梦交。以水寒土湿，风木疏泄，精血失藏故也。相火升泄，则目眩发落。风木郁陷，则少腹弦急。桂枝、芍药，达木郁而清风燥，甘、枣、生姜，补脾精而调中气，龙骨、牡蛎，敛精血之失亡也。

清·黄元御,《长沙药解》(1753年): 治太阳伤寒火逆，下后，因烧针烦躁者。火逆之证，下之亡其里阳，又复烧针发汗，亡其表阳，神气离根，因至烦躁不安。桂枝、甘草，疏木郁而培中宫，龙骨、牡蛎，敛神气而除烦躁也。

清·黄元御,《金匮悬解》(1754年): 失精之家，风木郁陷，则少腹弦急。温气虚败，则阴头寒凉。相火升泄，则目眩发落。缘水寒不能生木，木气遏陷，横塞于少腹，故弦硬而紧急。肝主筋，前阴者，宗筋之聚，肾肝之阳虚，故阴头寒冷。水木下寒而不升，则火金上热而不降，相火升腾，离根而虚飘，故目眩而发落。其脉极虚芤迟涩，此为清谷、亡血、失精之诊。凡脉得诸芤动微紧，皆阴中无阳，男子则失精，女子则梦交。盖乙木生于肾水，温则升而寒则陷，肾主蛰藏，肝主疏泄，水寒木陷，郁而生风，肝行其疏泄，肾失其蛰藏，故精滑而遗失也。此其中，全缘土虚。以水木为阴，随己土而上升，则下焦不寒，火金为阳，随戊土而下降，则上焦不热。上清则无嗽喘吐衄之证，下温则无清谷遗精之疾，是谓平人。脾升胃降之机，是为中气。中气者，升降阴阳之枢，交济水火之媒，姹女婴儿之配合，权在于此，道家谓之黄婆，义至精也。其位居坎离之中，戊己之界，此即生身之祖气，胎元之元神，阴阳之门，天地之根也。《老子》：玄牝之门，是谓天地根，指此。桂枝龙骨牡蛎汤，桂枝、芍药，达木郁而清风燥，姜、甘、大枣，和中气而补脾精，龙骨、牡蛎，敛神气而涩精血也。

清·朱光被,《金匮要略正义》(1803年): 可见失精家由于阳虚不能统摄者居多。阳虚不运，则阴寒凝聚，故少腹弦急与阴头寒也。肾肝同源，窍于目，华于发，精气不充，则目眩而发落矣。脾受气于下焦，火虚则脾无阳运而清谷，脾不统血而亡血，脾气下陷而失精矣。按其脉，非特极虚，而且芤迟，是合大与极虚之脉象，久久失治之增变也。故使诊平人之脉，一见芤动微紧脉象，便以脏气虚寒论，男子知其失精，女子知其梦交，通阳而阴，斯为要务，此桂枝加龙牡汤所为神也。若果阴寒之至，另立天雄散法，要非此方所能为功也。然使真阴亏损，亡血失精，二方皆非其任矣，须知之。

日本·丹波元简，《金匮玉函要略辑义》（1806年）： 小品之文，出于《外台》虚劳梦泄精门云，小品龙骨汤，疗梦失精，诸脉浮动心悸少急，隐处寒，目眶疼，头发脱者，常七日许一剂，至良，方同，煮法后云，虚羸浮热汗出云云，又深师桂心汤，疗虚喜梦与女邪交接，精为自出方，一名喜汤，亦与本方同。

清·陈修园，《金匮方歌括》（1811年）： 元犀按：徐忠可以龙骨、牡蛎敛其浮越四字括之，未免以二味为涩药，犹有人之见存也，吾于龙之飞潜，见阳之变化莫测，于海之潮汐，见阴之运动不穷，龙骨乃龙之脱换所遗；牡蛎乃海之精英所结，分之为对待之阴阳，合之为各具之阴阳，亦为互根之阴阳，难以一言尽也，其治效无所不包，余亦恐举一而漏万，惟能读《本经》《内经》、仲景书者，自知其妙。

清·邹澍，《本经疏证》（1832年）：“脉得诸芤动微紧，男子失精，女子梦交，桂枝龙骨牡蛎汤主之。”“火邪者，桂枝去芍药加蜀漆牡蛎龙骨救逆汤主之。”二证迥乎不同，二汤相异仅芍药一味，其同其异，必能别之，而后芍药之用可着也。夫“失精家，少腹弦急，阴头寒，目眩，发落，脉极虚芤迟，为清谷、亡血、失精”。“太阳病，以火熏之，不得汗，其人必躁，到经不解，必圊血，名为火邪”。其同亡血也，其异少腹弦急也。亡血之因甚多，此则阴不交阳，阳气四射，逼血外出，急变则亡阳，缓变则劳瘵，治此之法，当审其阴何以不与阳交，若少腹弦急，则阴结也，其不由阴结者，必因惊怖，阳气上出，阴气下流也。阴气下流，复用芍药，是为更虚其虚，必至阴气亦溢，追逐阳气，阳气无所驻足，拔队外亡，不为牡蛎、龙骨而收，不为桂枝、生姜而通，不为甘草、大枣而缓矣。其由阴结者，则以阳不得入也，若用芍药，阴结既破，阳气遂布，阴阳和调，气日生而血自益，诸证遂不作矣，夫岂非一味之攸系耶！

清·郑钦安，《医理真传》（1869年）： 桂枝龙骨牡蛎汤一方，乃调和阴阳，交通上下之方也。夫此方乃桂枝汤加龙骨、牡蛎耳。桂枝本方，乃调和阴阳之第一方，凡气血不调之人，外感易生，内伤亦易生，仲景立此方内外通治，不专重在发汗一节也。果有外邪伤及太阳营、卫，闭其气、血外出之机，遏郁而为热为疼，取此方协和阴阳，鼓动运行之机，俾外入者，仍从外出，故一汗而病可立解。若无外邪，而用桂枝汤，必不出汗，何也？气机原未闭塞，血液畅流，何汗之有？此方本意，非专为太阳而设，实为阴阳不调而设，要知阴阳调和之人，六邪不侵，七情不损。阳不调之人，必有阳不调之实据，以辨阳虚法辨之；阴不调之人，必有阴不调之实据，以辨阴虚法辨之。阳不调之人，用此方，桂、甘、姜、枣宜重，稍加白芍以敛阴；阴不调之人，芍药、甘、枣宜重以调阴，少加桂以宣阳。阴阳两不足之人，分两平用，彼此不偏，此立法之苦心，亦变通之道。如大、小建中与此方，皆桂枝汤之变局也。识得阴阳至理者，始信余非妄说也。今加龙、牡二物，又加附子，以治怔忡，取龙、牡有情之物，龙禀阳之灵，牡禀阴之灵，二物合而为一，取阴、阳互根之意，加附子者，取其助真火以壮君火也。君火壮而阴邪立消，怔忡自然不作矣。此方功用最多，治遗精更妙，世人谓龙、牡涩精，失二物之性，并失立方之意也。

清·高学山，《高注金匮要略》（1872年）： 主本汤者，以号召阳精阳气之桂枝汤，填心肺之空，所以责其芤脉微脉也。加龙骨者，取其镇重而通山龙之灵脉，所以宁其心神肺魄也。加牡蛎者，以动脉、紧脉，为下阴上乘之诊，故以沉潜招摄之性，敛伏其冲气耳。不啜热粥如桂枝汤之服法者，恐汗泄上焦之阳精阳气故也。七味药中，凡鬼交梦接，而致下泄下脱者，九转还丹，不足以拟其神妙。真圣人之奇制，而其如千百年之不识何哉。

清·莫枚士，《经方例释》（1884年）： 徐氏《轨范》云：经曰脉极虚芤迟，乃为虚寒之症，故用桂枝及建中等汤。若嗽血而脉数者，乃阴虚之症，与此相反，误用必毙。泉谓：此方《外台》名龙骨汤，治梦失精，诸脉浮动，心悸，少急，隐处寒，目眶疼痛，发脱，然则脉浮动者亦宜之，不独虚芤迟也。大法虚而有风者皆宜用。徐氏非也。深师名桂心汤，治同《小品》，亦名龙骨汤。曰：虚羸浮热汗出者，除桂加白薇三分，附子三枚，炮，故曰二加龙骨汤。

清·唐容川，《金匮要略浅注补正》（1893年）：此为阴虚者出其方也。其方看似失精梦交之专方，而实为以上诸证之总方也。时医止知桂枝为表药，龙牡为涩药，妄测高深，皆不读《神农本草经》之过也……盖以阴根于阳，阴病极则并伤其阳也。故其方以桂枝汤调阴阳，加龙骨牡蛎以专滋其阴，可知阴虚中又有阴阳之分也，故小注中多以阴阳分析。

清·王旭高，《退思集类方歌注》（1897年）：此心肾不交，精伤气竭，神不敛藏之证。桂枝汤外感用之能祛邪和营卫，内伤用之能补虚调阴阳，加龙骨、牡蛎，收敛其浮越之神，固摄其散亡之精。

清·戈颂平，《金匮指归》（1907年）：桂枝辛温，通表里经道之阴；芍药苦平，疏泄表里土气；生姜辛温，化气横行，疏泄表里络道之阴；阳浮半表，土味不足半里，以甘草极甘，培其土味，以大枣十二枚，象地支十二数，取味厚汁浓，资助土液，合辛温气味化其阴气，环绕周身；龙骨甘平，体重气涩，敛半表上阳气藏半里下，以生其阴，阳浮半表，不还半里，阴土阴坚，取牡蛎咸平，以软其坚。右七味，以水七升，象阳数得阴，变于七。煮取三升，分温三服，象三阴三阳气液，环抱表里也。

近代·曹颖甫，《金匮发微》（1931年）：泄之愈甚，阴寒愈急，若更以滋阴降火之剂投之，则阳气愈不得升，阴液益无统摄，故用桂枝汤以扶脾阳，加牡蛎龙骨以固肾阴。独怪近世医家，专用生地、石斛、麦冬、知母、玉竹、黄柏一切阴寒滋腻之品，吾不知其是何居心也。

近代·赵桐，《金匮述义》（1940年）：龙骨，龙之脱换。牡蛎，海之精英。桂草宣心阳，龙牡纳肾气。桂枝汤，调和营卫阴阳，交通心肾，燮和阴阳之神剂也。详读《本经》，自识其妙矣。《小品》虚弱浮热汗出者，除桂加白薇、附子各三分，名二加龙牡汤。修园以桂性升发，非阴虚火亢所宜。白薇苦寒泻火即是救阴，附子辛热导热下行亦是救阴（原作养阴、补阴、予改作救字。其下不取焉），功同肾气丸也。《张氏医通》治便溺失精，溲出白液，日人治尿频尿急，俱善用此方者也。

近代·彭子益，《圆运动的古中医学·金匮方解篇》（1947年）：治虚劳，遗精，少腹急，阴头寒者。胆经相火不降，则肝阳不能上升，肝阳不升，则少腹急。相火不降，则阴头寒。木气滞而升降不交，则子半阳生，木气疏泄而遗精。白芍降胆经降相火，桂枝升肝经，甘草姜枣调补中气，以助升降之能。龙牡通滞气，并固精气也。此方通滞调木补中三法并重。尤重降胆经也。妇人梦交，亦用此方，病原同也。

现代·刘渡舟，苏宝刚，庞鹤，《金匮要略诠解》（1984年）：本证属阴阳两虚，而见元阳衰惫和阳气浮动两种病证。用助阳之法，则有动火之害，如用养阴之法，则又有增寒之弊，故仲景从调和阴阳入手，而用桂枝加龙骨牡蛎汤，调谐阴阳，交通心肾。方中桂枝温通阳气；芍药敛阴缓急；生姜健胃而散阴寒；甘草益中气；大枣补阴血；又加龙骨潜阳，牡蛎敛阴，安肾宁心，固摄精气。务使阴阳相互维系，阳固阴守，则失精自效。

【方论评议】

综合历代各家对桂枝加龙骨牡蛎汤的论述，应从用药要点、方药配伍和用量比例三个方面进行研究，以此更好地研究经方配伍，用于指导临床应用。

诠释用药要点：方中桂枝解肌温阳，龙骨交通心肾、安神定志，牡蛎潜阳固涩、敛阴止遗，芍药益营敛汗，生姜辛温通阳，大枣、甘草益气和中。

剖析方药配伍：桂枝与芍药，属于相反相使配伍，相反者，桂枝温通，芍药酸敛，相使者，芍药使桂枝温通内守，桂枝使芍药酸敛化营；龙骨与牡蛎，属于相使配伍，龙骨助牡蛎益肾固涩，牡蛎助龙骨益心安神；龙骨、牡蛎与桂枝，属于相反相畏配伍，相反者，桂枝辛散，龙骨、牡蛎固涩，相畏者，桂枝制约龙骨、牡蛎固涩恋邪，龙骨、牡蛎制约桂枝温通耗散；龙骨、牡蛎与芍药，属于相使配伍，龙骨、牡蛎助芍药敛阴，芍药助龙骨、牡蛎固精；桂枝与生姜，属于相须配伍，辛散温阳通经；龙骨、牡蛎与大枣、甘草，属于相使配伍，益气固涩安神。

权衡用量比例：桂枝与芍药用量比例是1 ：1，提示温通与敛阴之间的用量调配关系，以治阴阳不调；龙骨与牡蛎用量比例是1 ：1，提示安神与潜阳之间的用量调配关系，以治心肾不交；龙骨、牡蛎与芍药用量比例是1 ：1 ：1，提示潜阳安神与补血敛阴之间的用量调配关系，以治阴津不固；龙骨、牡蛎与桂枝用量比例是1 ：1 ：1，提示潜阳安神与辛散温通之间的用量调配关系，以治阳虚不固；龙骨、牡蛎与大枣、甘草用量比例是3 ：3 ：10 ：2，提示固涩与益气之间的用量调配关系，以治梦交。

【药理作用】 本方具有调节睡眠中枢、调节内分泌、增强机体免疫能力、抗衰老、抗溃疡、抗炎、抗过敏、调节心律、抗氧化、调节胃肠蠕动等作用。

十画

桂枝加芍药生姜各一两人参三两新加汤（桂枝新加汤）

【导读】 ①学用桂枝新加汤应重视桂枝和芍药的用量调配关系、人参和芍药的用量调配关系。②桂枝新加汤虽是辨治太阳中风营血虚证的重要代表方，但在临床中对气血虚寒证等也具有良好治疗作用。③学好用活桂枝新加汤的第一步是辨清桂枝新加汤由哪些基础方和药物组成：组成桂枝新加汤有5个基础方和3组用药，基础方之一是甘草汤，之二是桂枝甘草汤，之三是芍药甘草汤，之四是桂枝汤，之五是桂枝加芍药汤，3组药中第1组是辛温行散药即桂枝、生姜，第2组是补血收敛缓急药即芍药，第3组是益气药即人参、大枣、甘草，从5个基础方和3组药用量深入学习研究即可用活桂枝新加汤。

【方歌】 桂枝新加汤人参，芍药甘草枣生姜，营卫不足血虚证，辨治杂病如良将。

【方药】 桂枝去皮，三两（9g） 芍药四两（12g） 生姜切，四两（12g） 甘草炙，二两（6g） 人参三两（9g） 大枣擘，十二枚

【用法】 上六味，以水一斗二升，煮取三升，去滓。温服一升。本云：桂枝汤，今加芍药、生姜、人参。

【功用】 益气生血，调和营卫。

【适应证】

1. 中医病证：①太阳中风证与营血不足证相兼。发热，恶风寒，汗出，头身疼痛，或肌肉疼痛，或关节活动不利，舌淡、苔薄，脉沉迟。②营卫气血虚夹寒证。

2. 西医疾病：普通感冒、流行性感冒、风湿热、风湿性关节炎、慢性胃炎、胃及十二指肠溃疡、末梢神经炎、面神经炎、神经性头痛、梅尼埃病、甲状腺功能减退症、围绝经期综合征等临床表现符合表寒里热证者。

【用药分析】 方中桂枝温阳解肌，芍药补血益营，人参补益中气，生姜辛温通阳，大枣补益中气，甘草益气和中。

【用方思路】

1. 桂枝新加汤既是辨治太阳中风证与营血虚证相兼的重要代表方，又是辨治诸多杂病如心病、肝病、肾病、皮肤病等的重要基础方。

2. 方中桂枝、生姜既是治表药，又是治里药；人参既可益营卫，又可补脏腑；芍药既可敛营卫，又可补脏腑；甘草、大枣既可补营卫，又可补脏腑之气。从方中用药用量及调配分析得知，桂枝新加汤的应用并不局限于太阳中风证与营血虚证相兼，还可用于辨治诸多杂病如循环、内分泌及代谢系统疾病和皮肤病等。

3. 运用桂枝新加汤辨治的基本病证（无论病变部位在表还是在里，或是表里兼证）是寒夹气血虚。

【随证合方】 若夹血虚，可与胶艾汤合方

用之；若夹阴虚，可与百合地黄汤合方用之；若夹阳虚，可与四逆汤合方用之。

【注意事项】 运用桂枝新加汤既要辨清西医之病，又要辨清西医之病属于中医寒夹气血虚。辨西医之病可进一步了解疾病的发展演变及转变规律，辨中医之证可更好地针对西医之病选用桂枝新加汤。

【应用指征】 发汗后，身疼痛，脉沉迟者，桂枝加芍药生姜各一两人参三两新加汤主之。(62)

【方论】

金·成无己,《注解伤寒论》(1144年): 汗后，身疼痛，邪气未尽也。脉沉迟，荣血不足也。经曰：其脉沉者，荣气微也。又曰：迟者，荣气不足，血少故也。与桂枝汤以解未尽之邪，加芍药、生姜、人参，以益不足之血。

明·许宏,《金镜内台方议》(1422年): 发汗后，身复痛者，余邪未尽也。脉沉迟者，荣血不足也。故与桂枝汤以解余邪，加白芍药以益血，加人参生姜以益正气，而散其邪也。

明·方有执,《伤寒论条辨》(1592年): 发汗后身疼痛脉沉迟者，邪气骤去，血气暴虚也。用桂枝者，和其荣卫，不令暴虚易得重伤也。加人参芍药者，收复其阴阳以益其虚也。加生姜者，健其乍回之胃以安其谷也。曰新加者，得非足一百一十三而成之之谓邪。微火皆当仿效首方，此盖后人之赘耳。

清·喻嘉言,《尚论篇》(1648年): 桂枝新加汤中倍芍药者，以误汗而阳虚邪凑，恐阳孤无偶，用芍药以和之，俾不至散乱也。故用法必识立法之意，斯用之各当矣。

清·李中梓,《伤寒括要》(1649年): 汗后身痛，邪未尽也。脉来沉迟，血不足也。经曰：脉沉者，营气微也，与桂枝汤以解未尽之邪，加芍药参姜，以补不足之血。

清·张璐,《伤寒缵论》(1667年): 此因发汗后津液骤伤，非真阳数亏之比，故宜和营药中，加人参以助津气也。

清·程应旄,《伤寒论后条辨》(1670年): 于桂枝汤中倍芍药、生姜，养营血而从阴分宣阳，加人参三两托里虚，而从阳分长阴。曰新加汤者，明沉迟之脉，非本来之沉迟，乃汗后新得之沉迟，故治法亦新加人参而倍姜、芍耳。前条曰虚，反用附子而不用人参，以有恶寒证，故但令阳回而虚自补，恐人参之恋阴，故去之；此条脉沉迟，反用人参而不用附子，以有身疼痛证，故但令虚益而阳自回，恐附子之燥血，故去之。

清·汪琥,《伤寒论辨证广注》(1680年): 身疼痛而脉沉迟者，夫脉沉迟为血虚有寒，惟有寒，故用桂枝汤加生姜以散寒。惟血虚，故桂枝汤中加芍药，更加人参三两以益血。《内台方议》以芍药为益血之药，若人参生姜，止不过益其正气，散其余邪。殊不知仲景治血虚，妙在以人参补之。

清·汪昂,《医方集解》(1682年): 沉迟，汗后血虚也。正气虚矣，外邪岂能出乎？与桂枝汤以解未尽之邪，加芍药、人参敛阴以益营血。

清·张志聪,《伤寒论宗印》(1683年): 此论发汗而虚其荣气也。发汗后身疼痛者，正气虚而余邪未尽也。经曰：其脉沉者，荣气微也。迟者，荣气不足，血少故也。夫荣出中焦，蒸津液，化其精微，独行于经隧，命曰荣气，血则由荣气之所生也。是以加人参滋补胃腑荣血之根原，加生姜助荣气之宣发，加芍药以养其经血，合桂枝清解其余邪。

清·张志聪,《伤寒论集注》(1683年): 发汗后，身疼痛者，血液内亡也。脉沉迟者，血液亡而经脉虚微也。故用桂枝汤助三焦之血液，加人参增姜、芍以资心主之神气。神气充而血液生矣。曰新加汤者，谓集用上古诸方治疗表里之证，述而不作如此汤方，则其新加者也，亦仲祖自谦之意。

清·沈明宗,《伤寒六经辨证治法》(1693年): 所以桂枝汤，倍芍药、生姜，宣和营卫；人参养正补虚，则不驱邪而邪自散。此汗后暴虚表卫之气，非真阳气虚，所以不藉姜、附回阳也。

清·郑重光,《伤寒论条辨续注》(1705年): 伤寒发汗后，身反疼痛，此邪气骤去，阳气暴虚，邪未尽去。脉见沉迟，更无疑矣。于桂枝汤中加生姜以去邪，加人参、芍药以收复其阴阳，而益其虚也……桂枝新加汤倍芍药者，因误汗而阳虚邪凑，恐阳孤无偶，用芍药以和之，使不致散乱也。

清·钱潢,《伤寒溯源集》(1708年): 故仍以桂枝汤和解卫阳，因误汗之后，多加芍药之酸收，以敛营阴之汗液，生姜以宣通其衰微之阳气，人参以扶补其耗散之元真，故名之曰桂枝新加汤。

清·魏荔彤,《伤寒论本义》(1724年): 所以桂枝生姜加芍药者，引阳药入营血之中，又恐无力，助以人参。盖寒邪本伤其营，今汗出多而卫阳斯衰，营血将自生其阴寒，所谓无阳则阴独。不必专言脏腑，即营卫间无非此理也。喻乃谓在表寒邪未尽，何其谬乎！桂枝人参之固表，芍药之酸收，无一为治表之品，仲师不若是之戆也。或谓喻意以为二者皆治其里而表自解，然究未明此系营血自生之寒，凝聚为害，故为含糊影响之说而已。苟明乎姜桂芍药之用，为引阳药入营阴，而以人参之大力者，负之而趋，则不必支离其语而大白矣……喻亦自知难行，又为之说曰，误下误汗可以用人参。人参因固表而不用者，误后可用，则桂枝固表而不可用者，误后可自明矣。不知伤风之误汗后，风邪仍在者，用人参助桂枝之力耳。而所用仍桂枝非人参也。此则全因营寒而用桂枝，加人参助力而已。

清·姚球,《伤寒经解》(1724年): 发汗过多，阴阳有亏，气不能呴，血不能濡，肌肉皮毛空涩而疼痛也。脉沉迟者，营气微，故脉沉卫气衰，故脉迟也。新加汤，扶元气，益阴血也。新加汤，仍用桂枝汤，治风以和营卫也。增芍药以益营气，加人参生阳，以扶阳行涩也。加味，故名新加汤。

清·尤在泾,《伤寒贯珠集》(1729年): 经曰：其脉沉者，营气微也。又曰：迟者，营气不足，血少故也。故以桂枝加芍药、生姜、人参，以益不足之血，而散未尽之邪。

清·王子接,《绛雪园古方选注》(1732年): 桂枝汤，调和营卫，一丝不乱，桂枝、生姜和卫，芍药、大枣和营。今祖桂枝人参汤法，则偏于卫矣。妙在生姜加一两，佐桂枝以大通卫气，不使人参有实邪之患。尤妙芍药亦加一两，仍是和营卫法。名曰新加者，申明新得其分两之理而加之也。

清·不著撰人,《伤寒方论》(1732年): 此汤本为发汗后，身疼痛脉沉迟者，曰发汗其初为麻黄证可知，汗后身疼或初挟微风，汗大出阳气暴虚，邪不能尽出，而余邪挟虚作痛，仲景所谓如水流漓，病必不除也，更脉见沉迟，挟虚无疑矣。然案曰脉沉迟乃六部皆然，与尺迟大异，尺迟乃素虚，此为发汗新虚，即有余寒，必因微风相滞，但非因误下则里未受寒，故于桂枝方中但倍加芍药生姜各一两以去邪，用参三两以辅正，然人参固表，桂枝解肌合用非本怀也，故曰新加，见权宜之意耳。

清·吴谦,《医宗金鉴》(1742年): 汗后身疼痛，是荣卫虚而不和也，故以桂枝汤调和其荣卫。倍生姜者，以脉沉迟荣中寒也；倍芍药者，以荣不足血少故也；加人参者，补诸虚也。桂枝得人参，大气周流，气血足而百骸理；人参得桂枝，通内联外，补荣阴而益卫阳，表虚身疼未有不愈者也。

清·黄元御,《伤寒悬解》(1748年): 汗泄血中温气，阳虚肝陷，故脉沉迟，经脉凝涩，风木郁遏，故身疼痛。新加汤，甘草补脾精，桂枝达其肝气，芍药清风木之燥，生姜行经络之瘀，人参补肝脾之阳，以温营血而充经脉也。

清·黄元御,《长沙药解》(1753年): 治伤寒汗后，身疼痛，脉沉迟者。以汗泻血中温气，阳虚肝陷，故脉沉迟。经脉凝涩，风木郁遏，故身疼痛。甘、枣、桂枝，补脾精而达肝气，加芍药清风木之燥，加生姜行血脉之瘀，加人参补肝脾之阳，以充经脉也。

以肝司营血，行经络而走一身，汗泄营中温气，木枯血陷，营气沦郁而不宣畅，故身作疼痛而脉见沉迟。木陷则生风。人参补血中之温气，生姜达经脉之郁陷，芍药清风木之枯燥也。

清·黄元御,《伤寒说意》(1754年): 汗泄血中温气，阳虚木陷而脉沉迟，经脉凝涩而身疼痛。宜桂枝汤，甘、枣培土，桂枝达木，加芍药以清风木，加生姜以通经络，加人参以益肝脾温气，补宣经脉也。

清·徐灵胎,《伤寒论类方》(1759年):

邪未尽，宜表，而气虚不能胜散药，故用人参。

清·徐灵胎，《伤寒约编》（1759年）： 汗后身疼，是营气不足，血少故也。专任甘枣以佐桂枝，则桂枝当入心养血之任。复加人参，以通血脉，则营气调和而身疼自瘳矣。此温养和平之剂，为营气虚寒之专方。

清·徐灵胎，《伤寒论类方》（1759年）： 此以多煎为妙，取其味厚入阴也。邪未尽，宜表，而气虚不能胜散药，故用人参。凡素体虚而过汗者，方可用。

清·陈修园，《长沙方歌括》（1803年）： 按：方用桂枝汤取其专行营分，加人参以滋补血液生始之源，加生姜以通血脉循行之滞，加芍药之苦平，欲领姜、桂之辛，不走于肌腠而作汗，潜行于经脉而定痛也。曰新加者，言邪盛忌用人参，今因邪净而新加之，注家谓有余邪者，误也。

清·陈修园，《伤寒真方歌括》（1803年）： 沉迟阴脉也，阴凝则痛，藉人参以助姜桂芍之力，俾通而不通也。

清·吕震名，《伤寒寻源》（1850年）： 经云："发汗后，身疼痛，脉沉迟者，此汤主之。"身疼痛，表未尽也。脉沉迟，里已虚也。得之发汗之后，则营血亦微矣，故加芍药以益营血，加生姜以逐表邪，以其脉沉迟，不得不兼人参以补虚，但桂枝汤而稍转移，已非桂枝之旧法，故曰新加。柯韵伯《伤寒论翼》谓此方系去芍药生姜，新加人参，加芍药、生姜。乃坊本之讹，但诸家皆仍加芍药、生姜之说，想柯氏之意，以脉见沉迟，似无再加芍药之理，但病属发汗以后，则芍药益营之功，自宜重恃。

清·陈恭溥，《伤寒论章句》（1851年）： 人参气味甘微苦微寒，禀天宿之光华，神地土之广厚，久之而成人形。三才具备，故能补益五脏，安精神，定魂魄，止惊悸，生血脉，得阴药则补阴，得阳药则补阳。桂枝加芍药生姜人参新加汤，补养营血，滋生经脉之方也，凡病后经脉有伤，荣血不足者用之。

清·不著撰人，《伤寒方论》（1732年）： 发汗后，身疼痛，脉沉迟者，此方主之。夫脉，血液所生也。汗后血液伤，故脉为之不足，而见沉迟，非阴寒之论也。身疼痛者，血液伤而神机之游行不利也。用桂枝汤和荣卫以利神机，加人参芍药以生荣血；加生姜以宣中胃，所谓荣气卫气，皆生谷气也。谓之新加者，桂枝汤古方也，仲景遵古法而加之，故特名新加焉。

清·莫枚士，《研经言》（1856年）： 任分则权分，任专则权专；权分则功分，权专则功专。分者我与人均，专者人由我使。桂枝汤桂、芍俱三两，则桂自驱风，芍自敛汗，各不相假，所谓任分权分而功分也。此方桂三两，芍四两，则芍能使桂，桂虽有驱风之能，亦不过以辛温善达之气，助芍药宣已痹之血，而不得独炫其长，所谓任专权专而功专也。加生姜之义，可以类推。此论身疼痛在发汗后，显属汗后亡津，血气痹着之象。津血同类，故从血痹治。芍药、生姜皆治血痹，故独重其分。亡津故加人参，与白虎加人参汤症义同。何以知此身疼痛为血痹也？以脉沉细知之。瓜蒌桂枝汤症，亦云脉沉细，而其病由于亡津，以彼例此昭然已。

清·郑钦安，《伤寒恒论》（1869年）： 据称发汗后，身疼脉迟，明是里分有寒也。汗则表阳被夺，而内寒卒起，闭塞经络，故见身疼。原文以桂枝加芍药人参新加汤，取姜桂以散阴寒，参芍以养血液，亦属妥切。

清·高学山，《伤寒尚论辨似》（1872年）： 主此方者，因桂枝本方，原为号召阴阳之符檄，不观建中倍内敛之芍药，守中之胶饴，即不走营分而内治胸中之烦悸者，以芍药下行之力，非胶饴不能托住故也。今单加芍药，则所加之参、姜，与原方之桂枝甘草生姜大枣，其生津暖脏之力，一直引至下焦至阴之地矣。再看阳旦条中，芍药附子、芍药甘草二方，则知附子甘草之走下，非芍药之力乎，其加芍药之意显然矣。或问曰：喻注言阳气虚，子言脏真之气虚，与言阳气有何分辨？答曰：阳气者，太极既分之半；真气者，无极未判之全也。然则子何以知其非阳气虚，而为阴阳之真气两虚耶？曰：姑不必论脉，且请论方。夫桂枝原方，桂姜辛温能生阳，芍药酸寒能生阴，今加芍药、姜、参者，是合补阴阳两气，而封固于下焦阴分，故知其为脏真之气虚也。若果但是阳气暴虚，只消主四逆、理中等汤矣。喻氏谓桂枝不得与人参并用，又曰新加汤者，明非本方之旧法，又曰桂枝人参，革去理中之名，穿凿殊甚。夫圣人制方，常则用其相成，变则用其相恶，甚至相反之性亦可暂用，要皆各有奥理，乃有不就本条病理脉症中议方，又不从本方重轻多寡间讨论，一见桂枝，便曰解肌，一见人参，便云固表。不观同是马也，披甲以战，驾犁以耕，推而至于引重致远，莫不各有驭法，而马之见用遂异，此等是眼前至理，愿与天下后世之读伤寒论者共明之，毋为固哉之喻叟所误。

清·莫枚士，《经方例释》（1884年）： 此桂枝汤加芍、姜各一两，人参三两也。为亡津疼痛之专方。《本经》芍、姜二味下皆云：主血痹疼痛。生于血痹故主之。人参补虚以主亡津，如白虎加人参之例。

十画

清·王旭高，《退思集类方歌注》（1897年）： 曰“新加”者，申明表邪未解，无补中法，今因脉沉迟而始加，故曰“新加”。更妙在姜、芍各加一两，不使人参有实邪之患，仍是和营卫法。仲景方一丝不乱如此。人参补中益气，桂枝和阳解肌。邪未尽宜表，而气虚不能胜散药，故用人参。凡素体虚而过汗者方可用。

清·戈颂平，《伤寒指归》（1907年）： 加芍药苦平气味，疏泄表里土气。加生姜辛温气味，开左右络道之阴。桂枝辛温，温通表里经道之阴。加人参苦甘气味，合大枣、甘草，甘平气味，取汁多味浓，增阴土之液，以和其阳。再啜热稀粥，资助药力，使气液流畅周身。仲圣撰用伊圣，一百一十二方，象地支十二辰数。增桂枝，加芍药生姜人参新加汤一方，合一百一十三方，象地支十二辰来复之数。新加二字，象阴阳气液从子振动自新之数也。右六味，象阴数得阳变于六，以水一斗二升，象一阳二阴，环转周身。微火煮，取三升，象三阳来复半里，去滓，分温服，象阴阳气液，分运八方也。

近代·曹颖甫，《伤寒发微》（1931年）： 新加汤方，惟桂枝、甘草、大枣，剂量同桂枝汤。盖桂枝汤原方，本为宣发脾阳而设，今加人参以增胃液，胃主肌肉，脾亦生肌肉，但使胃液内生，脾阳外散。更倍通瘀之芍药，散寒之生姜，引在内之津液，贯输孙络而略无阻碍，则肌肉之疼痛可愈矣（痈疽疼痛重用赤芍者，意与此同，盖必孙络通而疼痛方止也）。

近代·祝味菊，《伤寒方解》（1931年）： 本方就桂枝汤中加重芍药、生姜。其适用标准在汗后伤阳，循环障碍，筋骨失养，故加重芍药、生姜和血温中，更益以人参之益气固脱也。

近代·徐大桂，《伤寒论类要注疏》（1935年）： 按：此为汗后身痛，脉见沉迟，营卫气血俱衰者，立双方温补兴奋之法也。论又曰：“下之后，复发汗，必振寒，脉微细，所以然者，以内外俱虚故也。”盖下后复汗，则在外之卫阳虚，不能布护，而为振寒。此微脉之征象也。惟微脉兼细，则在内之营血亦见虚少，而脉管乃形收缩。内外俱虚，原文自加注释，论证精确处也。干姜附子证曰“脉沉微”，沉微为阳气虚衰，鼓出无力，故纯用姜、附以救阳。此条曰“脉沉迟”，是沉为脉管外之卫阳虚怯。迟为脉管内之营血衰迟。故用桂枝新加法，而阴阳两补。论脉须如此精透，而辨证处方乃确有把握。

近代·冉雪峰，《冉注伤寒论》（1949年）： 桂枝所以解肌，即是温暖营气，兴奋体工，使外邪自不容留。所以前贤谓桂枝外证得之为解肌，内证得之为补虚。本条加芍药生姜人参者，芍药中含安息香酸，功能醒豁。故一部伤寒论，腹痛均加芍药。知芍药可以疗腹痛，则知芍药可以疗身痛。生姜较干姜运化力强，观四逆加干姜即可通脉，则本方加生姜，自可行气。人参在中药，补健第一，中含人参油、人参苷，能增加氧化，促助循环，兴奋心脏，醒豁神经，本经明谓其除邪开心。《别录》明谓其通血脉，破坚积。以桂枝的温暖和煦，加此三味，用疗汗后正虚气血不运化的身疼痛，适应恰合。本论胃不大寒，故不用干姜，肾不大寒，故不用附子，肝不大寒，故不用吴茱萸。温热回阳外，别出此扶正运化合和调变的妙方，另具一格，另是一番境界，学者所当谙玩。

现代·中医研究院，《伤寒论语释》（1956年）：用桂枝汤调和营卫气血，芍药和血，酸且可敛汗；人参健胃生津液；生姜暖胃通阳，助津液四散。

现代·陈亦人，《伤寒论译释》（1958年）：桂枝新加汤，即桂枝汤方加重芍药生姜各一两，另加人参三两组成。营虚血少，故加重芍药；生姜能振奋胃气，人参能补气生津，使气营两复，自能达到痛愈表解的目的。桂枝新加汤证，是气营两虚而阳气未虚，故但加芍药生姜人参以益气营而不用附子。

现代·陈亦人，《伤寒论译释》（1958年）：《金鉴》与陈氏的方解，均有所阐发，《金鉴》对桂枝人参相伍意义的论述非常精辟，陈氏对重用芍药，不取作汗，而取其领姜桂之辛潜行于经脉而定痛，更能说明用药剂量与配伍的作用，对于深入领会本方的主治效用，均有较大帮助。

现代·安徽中医学院，《伤寒论通俗讲义》（1959年）：本方主要治疗目的为调和营卫，养正益阴，与桂枝汤以解未尽之邪，加芍药、生姜、人参，以益不足之血。

现代·刘渡舟，《伤寒论诠解》（1983年）：所谓“新加汤”，是指仲景在前人所创桂枝汤的基础上重用芍药生姜又加人参而成。由此可推知，《伤寒论》中113方，绝大多数是张仲景“博采”所得，而非其一人所首创。本方以桂枝汤调和营卫，加重白芍之量以养营血，加重生姜之量，使药力达表，专治营卫气血不足之身疼痛。如《金匮要略》中治“血痹”的黄芪桂枝五物汤，是桂枝汤去甘草加黄芪而成。本方生姜用量最大，恃其辛而外达，能领药力走表而治身疼，更加人参可补汗后之虚，亦以益气生津养营为之急务。

现代·刘渡舟，聂惠民，傅世垣，《伤寒挈要》（1983年）：用桂枝汤调和营卫，加芍药以补血，加人参以补气，加生姜领药力走于外，以治身痛之证。

现代·陈亦人，《伤寒论求是》（1987年）：桂枝汤加重芍药、生姜的用量各一两，再加入人参三两，即桂枝新加汤，意取益气养营活血，治疗营血虚身痛。加重芍药，目的在于养营活血，但芍药性偏酸寒，故又加等量的生姜以济之，就可受其功而免其弊，至于加人参，则取其益气以生血，李东垣说：“仲景之法，血虚以人参补之，阳旺则能生阴血也。”（《脾胃论》）方名新加，可能是仲景自己创制的新方。柯氏对此方提出了异议，认为“发汗后身疼是表虚，不得更兼辛散，故去生姜，沉为在里，迟为在脏，自当远阴寒，故去芍药。当存甘温之品以和营，更兼人参以通血脉，里和而表自解矣。名曰新加者，见表未解无补中法，今因脉沉迟而始用之”。虽然言之成理，但据此竟把方名改作桂枝去芍药生姜新加人参汤，未免过于武断。

现代·王付，《经方学用解读》（2004年）：太阳中风证与阴血津亏证相兼的基本病理病证是太阳中风卫强营弱而不得固护于外，阴血津亏虚而不得滋荣筋脉经气。因此，治疗太阳中风证与阴血津亏证相兼，其用方配伍原则与方法应重视以下几个方面。

针对证机选用解肌散邪药：审病在表是太阳中风卫强营弱证，其治当解肌散邪，以使表邪从汗出而解。如方中桂枝、生姜。

针对证机选用补益营血药：审病有营血不足，病变证机是营血不得滋荣肌肤筋脉，肌肤筋脉失荣而疼痛，其治当补益营血。在选用补益营气药时，最好选用既有补益作用，又有缓急止痛作用的。如方中芍药、人参。

合理配伍益气药：在表有营卫之气虚弱，在里有阴血津亏虚，其治只有合理地配伍补气药，才能更好地既能补益营卫，又能使阴血得气而化生。如方中大枣、甘草。

随证加减用药：若血虚身痛者，加当归、川芎，以补血行血，调理经脉；若气虚明显者，加黄芪、山药，以益气荣脉；若汗出多者，加五味子、牡蛎，以益阴敛阴止汗等。

【方论评议】

综合历代各家对桂枝新加汤的论述，应从用药要点、方药配伍和用量比例三个方面进行研究，以此更好地研究经方配伍，用于指导临床应用。

诠释用药要点：方中桂枝温阳解肌，芍药补血益营，人参补益中气；生姜辛温通阳，大枣补益中气，甘草益气和中。

剖析方药配伍：桂枝与芍药，属于相反相使配伍，相反者，散敛同用，相使者，芍药助桂枝益卫和营，桂枝助芍药益营和卫；人参与芍药，属于相使配伍，人参助芍药补血化气，芍药助人参补气生血；芍药与生姜，属于相畏配伍，生姜制约芍药补血敛阴恋邪，芍药制约生姜辛温发散伤阴；桂枝与生姜，属于相须配伍，辛温通阳散寒；大枣与甘草，属于相须配伍，增强补益中气；人参与大枣、甘草，属于相须配伍，增强补气生血；人参与桂枝，属于相使配伍，益气化阳。

权衡用量比例：人参与芍药用量比例是3 ∶ 4，提示补气与补血之间的用量调配关系，以治气血虚；桂枝与芍药用量比例是3 ∶ 4，提示温通与补血缓急之间的用量调配关系，以治营卫不固；芍药与大枣、甘草用量比例是4 ∶ 10 ∶ 2，提示补血与益气之间的用量调配关系；芍药与生姜用量比例是1 ∶ 1，提示补血敛阴与辛温通阳之间的用量调配关系，以治身疼痛。

【药理作用】 本方具有增强机体免疫功能、改善微循环、强心、调节心律、调节内分泌、抗缺氧、抗心脑缺血、抗过敏、解热、抗炎、抗菌等作用。

桂枝加芍药汤

【导读】 ①学用桂枝加芍药汤应重视桂枝和芍药的用量调配关系、生姜和芍药的用量调配关系。②桂枝加芍药汤虽是辨治脾虚络瘀证的重要代表方，但在临床中对心肝络瘀证等也具有良好治疗作用。③学好用活桂枝加芍药汤的第一步是辨清桂枝加芍药汤由哪些基础方和药物组成：组成桂枝加芍药汤有1个基础方和3组药，基础方是桂枝汤，3组药中第1组是辛温行散药即桂枝、生姜，第2组是补血收敛缓急药即芍药，第3组是益气药即大枣、甘草，从1个基础方和3组药用量深入学习研究即可用活桂枝加芍药汤。

【方歌】 桂枝加芍药汤方，芍药用量为六两，桂姜枣草量不变，腹满时痛功效良。

【方药】 桂枝去皮，三两（9 g） 芍药六两（18 g） 甘草炙，二两（6 g） 生姜切，三两（9 g） 大枣擘，十二枚

【用法】 上五味，以水七升，煮取三升，去滓。温分三服。本云：桂枝汤，今加芍药。

【功用】 温阳益脾，活血通络。

【适应证】

1. 中医病证：①脾虚络瘀证。脘腹胀满，或疼痛，或固定不移，倦怠，舌淡或边紫或有瘀点，脉迟或涩。②气血虚夹寒瘀证。

2. 西医疾病：慢性胃炎、胃术后疼痛不休、慢性肠炎、肠易激综合征、慢性肝炎、慢性胰腺炎、慢性胆囊炎、风湿性心脏病、脉管炎、三叉神经痛、神经性头痛等临床表现符合脾虚络瘀证者。

【用药分析】 方中桂枝温阳通经散瘀，芍药益营通络止痛，生姜辛温通阳，大枣补益中气，甘草益气和中。

【用方思路】

1. 桂枝加芍药汤既是辨治脾虚络瘀证的重要代表方，又是辨治诸多杂病如脾胃病、肝胆病、心病、头部疾病等的重要基础方。

2. 方中桂枝、生姜既可调理营卫，又可调理脏腑；芍药既可补益，又可缓急；大枣、甘草既可补益，又可缓急。从方中用药用量及调配分析得知，桂枝加芍药汤的应用并不局限于脾虚络瘀证，还可用于辨治诸多杂病，如消化、循环、精神神经、内分泌等系统疾病。

3. 运用桂枝加芍药汤辨治的病证（无论病变部位在脾胃、在肝胆或在心）以脾虚络瘀为主，其治当温阳通络。

【随证合方】 若夹郁，可与四逆散合方用之；若夹寒痰，可与赤丸合方用之；若夹痰热，可与小陷胸汤合方用之。

【注意事项】 运用桂枝加芍药汤既要辨清西医之病，又要辨清西医之病属于中医虚瘀证。辨西医之病可进一步了解疾病的发展演变及转变规律，辨中医之证可更好地针对西医之

病选用桂枝加芍药汤。

【应用指征】本太阳病，医反下之，因尔腹满时痛者，属太阴也，桂枝加芍药汤主之；大实痛者，桂枝加大黄汤主之。(9)

【方论】

金·成无己,《注解伤寒论》(1144年)： 表邪未罢，医下之，邪因乘虚传于太阴，里气不和，故腹满时痛，与桂枝汤以解表，加芍药以和里。

明·许宏,《金镜内台方议》(1422年)： 表邪未罢，因而下之，邪气乘虚传于太阴脾经。里气不和，故腹满时痛，此乃虚邪也，与桂枝汤以解之，加白芍药以和里，且白芍药性平，而能益脾安中止虚痛也。

明·吴昆,《医方考》(1584年)： 本太阳病，医反下之，因而腹满时痛者，属太阴也，桂枝加芍药汤主之。表证未罢，而医下之，邪乘里虚，当作结胸，今不作结胸，而作腹满时痛，是属于太阴。里气不和，故腹满时痛耳。时痛者，有时而痛，非大实之痛也，故但与桂枝汤以解表，加芍药以和里。

明·方有执,《伤寒论条辨》(1592年)： 腹满时痛者，脾受误伤而失其职司，故曰属太阴也。以本太阳病而反下也，故仍用桂枝以解之。以太阴之被伤而致痛也，故倍芍药以和之。

明·张卿子,《张卿子伤寒论》(1644年)： 与桂枝汤以解表，加芍药以和里。

清·喻嘉言,《尚论篇》(1648年)： 太阳病之误下，其变皆在胸胁以上。此之误下而腹满时痛，无胸胁等证，则其邪已入阴位，所以属在太阴也。仍用桂枝解肌之法，以升举阳邪，但倍芍药，以收太阴之逆气。本方不增一药，斯为神耳！

清·喻嘉言,《尚论后篇》(1648年)： 今不作结胸，而作腹满时痛，是属于太阴里气不和，故腹满时痛耳。时痛者，有时而痛，非大实之痛也，故但与桂枝汤以解表，加芍药以和里。

清·李中梓,《伤寒括要》(1649年)： 按邪气入里，则为腹痛。盖邪气传里而痛者，其痛不常，法当下之。此因太阳误下而痛，故以桂枝汤和卫，芍药和营，中气受调，满痛自愈。

清·程应旄,《伤寒论后条辨》(1670年)： 仍从桂枝例，升举阳邪，但倍芍药收敛之。盖邪陷已深，辄防脾阴随表药而外泄耳。

清·柯琴,《伤寒来苏集》(1674年)： 腹满时痛，因于下后，是阳邪转属，非太阴本病，表症未罢，故仍用桂枝汤解外。满痛既见，故倍加芍药以和里。此病本于阳，故用阴以和阳。若因下后而腹大实痛，是太阳转属阳明而胃实，尚未离乎太阳。此之谓有表里症，仍用桂枝汤加大黄，以除实痛。此双解表里法也。凡妄下必伤胃气，胃气虚则阳邪袭阴，故转属太阴；胃气实则两阳相搏，故转属阳明。太阴则满痛不实，阴道虚也；阳明则大实而痛，阳道实也。满而时痛，下利之兆；大实而痛，是燥屎之征。桂枝加芍药，即建中之方；桂枝加大黄，即调胃之剂。

清·汪琥,《伤寒论辨证广注》(1680年)： 琥按上方：乃治太阳表邪未尽，太阴里气虚热，而腹痛者也。武陵陈氏云：上证原从误治，引太阳之邪入里，其邪未尽离乎太阳，未全归于太阴。自表而入，还欲其自表而出。故仍用桂枝汤，驱太阳未尽之邪。况桂枝辛温，建中亦可温中而救。误下之害其加芍药者，专主腹痛。腹痛宜和，凡属寒之痛，宜姜附之热以和之，而芍药在所不用。属热之痛，宜芍药之寒以和之，而姜附又非所宜。此阳经之邪，侵入太阴作痛者，故当以芍药和之。芍药性寒，寒能御热而泻侵脾之热邪。芍药味酸，酸能收敛脾气，使不受外邪所侵。此其所以用桂枝汤而加芍药也，后世不论寒痛热痛，而概用芍药者，岂不谬哉。

清·汪昂,《医方集解》(1682年)： 表证未罢而误下，表邪乘虚而入里，当作结胸，则仍属太阳经。今不胸满而腹满，是邪已入太阴经，然但腹满时痛，尚非大实之痛，故但用桂枝以安太阳，倍芍药以和太阴。

清·张志聪,《金匮要略集注》(1683年)： 此承上文腐秽当去之意，而推言本太阳病，医反下之，因尔腹满时痛者，乃太阳之邪入于地土，而脾络不通，故宜桂枝加芍药汤主之，此即小建中汤治腹中急痛之义也。大实痛者，乃腐秽有余而不能去，故以桂枝加大黄汤主之。

清·郑重光，《伤寒论条辨续注》（1705年）： 此之误下而腹满时痛，则邪已入阴经，所以属太阴也。仍用桂枝解肌之法，以太阴被伤致痛，故倍芍药以收太阴之逆气也。

清·钱潢，《伤寒溯源集》（1707年）： 故仍以桂枝汤解之，加芍药者，桂枝汤中已有芍药，因误下伤脾，故多用之以收敛阴气也。《神农本经》言其能治邪气腹痛。张元素云：与姜同用，能温经散湿通塞，利腹中痛，胃气不通，入脾经而补中焦，太阴病之所不可缺。得甘草为佐，治腹中痛。热加黄芩，寒加桂。此仲景神方也。李时珍云：白芍益脾，能于土中泻木，所以倍加入桂枝汤也。若下后脉沉迟而寒者，张元素之姜、桂，非谬言也。

清·魏荔彤，《伤寒论本义》（1724年）： 仲师明其证属太阴，以桂枝汤加芍药为治。桂枝汤太阳治表邪之药也，用于此非治风也，其义前条已辨之，今于加芍药之中，更可见引阳入阴，由阴转阳之治法与病机矣。病由太阳误下而归太阴，仍升而举之使返太阳，此理与风邪用桂枝，寒邪用麻黄，迥不相涉也，学者识之。

清·尤在泾，《金匮要略心典》（1729年）： 桂枝所以越外入之邪，芍药所以安伤下之阴也。按《金匮》云：伤寒阳脉涩，阴脉弦，法当腹中急痛者，与小建中汤，不差者，与小柴胡汤。此亦邪陷阴中之故，而桂枝加芍药，亦小建中之意。不用胶饴者，以其腹满，不敢更以甘味增满耳。

清·王子接，《绛雪园古方选注》（1732年）： 桂枝加芍药汤，此用阴和阳法也。其妙即以太阳之方，求治太阴之病，腹满时痛，阴道虚也。将芍药一味，倍加三两，佐以甘草，酸甘相辅，恰合太阴之主药，且倍加芍药，又能监桂枝深入阴分，升举其阳，辟太阳陷入太阴之邪，复有姜、枣为之调和，则太阳之阳邪，不留滞于太阴矣。

清·不著撰人，《伤寒方论》（1732年）： 太阴腹满时痛，有直中者，有传经者，有误下内陷者，惟误下为轻浅，盖太阳误下之变，每在胸胁，胸胁不虚，而脾独受伤，是越经而为变也，脾之受邪原浅，但邪虽入阴位，而太阳之邪毫未料理，故但倍芍药大和脾气以收太阴之逆，而仍以桂枝治其本经之邪，提之使出太阳，不比直中者，竟治太阴耳若传经者，虚热寒实所困不同，药亦不一矣。

清·黄元御，《伤寒悬解》（1748年）： 本太阳表证，医不解表，而反下之，脾败肝郁，因而腹满时痛者，此属太阴也。桂枝加芍药汤，桂枝解太阳之表邪，芍药清乙木之风燥也。

清·黄元御，《长沙药解》（1753年）： 治太阳伤寒，下后腹满痛，属太阴者。以木养于土，下败脾阳，己土湿陷，乙木遏郁，而生风燥，侵克己土，是以腹痛。木贼土困，便越二阳，而属太阴。姜、甘、大枣，补土和中，桂枝达肝气之郁，加芍药清风木之燥也。

清·黄元御，《伤寒说意》（1754年）： 若本太阳之表病，医不解表，而反下之，土虚木贼，因而腹满时痛者，是属太阴脏病，宜桂枝加芍药汤，桂枝达肝气之郁，芍药清风木之燥也。

清·徐灵胎，《伤寒论类方》（1759年）： 虽见太阴症，而太阳之症尚未罢，故仍用桂枝汤，只加芍药一倍，以敛太阴之症。

清·徐灵胎，《伤寒约编》（1759年）： 表邪误下，陷入太阴，故腹满时痛而表仍不解。须倍白芍收太阴之阴，桂枝解下陷之表，甘枣缓中以止腹痛，生姜散邪以除腹满也，此和里解表之剂，为误下阳邪陷入太阴之专方。

桂枝解内陷之邪，倍加芍药以和阴而除满痛，此是用阴和阳法。

清·徐玉台，《医学举要》（1792年）： 故以桂枝汤和营卫，升举风邪，从外而出，倍芍药，以收太阴之逆，不增一药，而救误下之证，非入圣贤神谷，乌能若是哉？

清·吕震名，《伤寒寻源》（1850年）： 桂枝汤原方倍加芍药，即另立汤名，主治各别，与桂枝加桂汤同妙。经云："本太阳病，医反下之，因尔腹满时痛者属太阴也，桂枝加芍药汤主之；大实痛者，桂枝加大黄汤主之。"按腹满时痛，痛而不实，即已伏下利之机，但究

十画

因太阳误下，表邪内陷，留滞太阴。非太阴藏寒本病，故仍用桂枝领出太阳陷入太阴之邪，但倍芍药滋脾阴而除满痛耳。再按腹满时痛，倍用芍药，得毋疑其太敛。

清·陈恭溥，《伤寒论章句》（1851年）：桂枝加芍药汤，通脾络泄陌邪之方也，凡风寒误下，以致脾络不通而满痛者用之。本论《太阴篇》曰：本太阳病，医反下之，因以腹满时痛者，此方主之。夫曰太阳病，桂枝证也。误下则太阳之气逆于脾络，故腹满而时痛，转属太阴矣。以桂枝汤还太阳之本药，倍芍药以通脾络，则满者泄而邪由外解。

清·姚球，《伤寒经解》（1859年）：本太阳病，本太阳风热表症也。内未实而下之，伤其脾气，外邪内陷。因而腹满时痛者，盖太阴经入腹，阳邪烁阴，而腹满痛也。故用桂枝汤，加芍以养脾阴也。此方，桂枝汤加芍药三两也。桂枝汤本养营之剂，加芍，所以健脾血也。

清·莫枚士，《经方例释》（1884年）：此桂枝汤原方倍芍药也，为治风寒腹痛之专方。痛而不实，其病在脉，故不用大黄；痛而不急，其营不虚，故不用胶饴。

此桂枝加芍药汤加大黄也。依例当云桂枝加芍药加大黄汤，大实腹痛较重，于痛故于加芍药外，复加大黄以泄实。或疑为桂枝汤原方加大黄不倍芍药者，不知经方之妙用者也。不言加芍药者，犹茯苓四逆汤，从人参四逆汤来，不言加人参也。

清·戈颂平，《伤寒指归》（1885年）：主桂枝汤，温半里上之阴。加芍药，疏泄土气。半里上阴温土疏，阳气来复。

清·高学山，《伤寒尚论辨似》（1872年）：主桂枝加芍药汤者，因邪从太阳陷入，故仍主桂枝，加芍药者，太阴位低而在内，故加酸敛之品，引桂甘姜枣辛甘之性，下入脾脏而调畅之，则脾阳宣发，而腹之满痛可除，抑亦资其自汗，以解太阳之表热耳。

清·唐容川，《伤寒论浅注补正》（1893年）：桂枝加芍药汤，倍用芍药之苦降，能令桂枝深入于至阴之分，举误陷之邪而腹痛自止。

清·王旭高，《退思集类方歌注》（1897年）：故仍用桂枝汤，但加芍药三两，监桂枝深入阴分升举太阳陷入太阴之邪。桂枝加芍药，小试建中之剂。

近代·何廉臣，《增订伤寒百证歌注》（1928年）：桂枝加芍药汤，倍用芍药之苦降，能令桂枝深入于至阴之分，举误陷之邪，而腹痛自止。

近代·曹颖甫，《伤寒发微》（1931年）：太阳桂枝汤证，本应发肌理之汗，所谓发热有汗解外则愈者也。设不解其外而反攻其里，肌理中未尽之汗液，尽陷为太阴寒湿，由是腹满时痛。设验其病体，按之而不痛者，桂枝倍芍药以止痛，使其仍从肌理而解。

近代·徐大桂，《伤寒论类要注疏》（1935年）：芍药，此味较原方加重用，使之合姜、桂之温发，以宣利脾经之寒滞也。

近代·彭子益，《圆运动的古中医学·伤寒论方解篇》（1947年）：太阴脏病，无满痛者。其满而痛，乃湿热阻遏木气，木气结聚之故。于桂枝汤加重芍药，以泻木气之结聚也。

现代·中医研究院，《伤寒论语释》（1956年）：本方主治太阳误下后，因表症未解而阳邪又陷入太阴，用桂枝领出太阳陷入太阴之邪，倍芍药可以益脾调中而除满痛，是为用阴和阳法。

现代·陈亦人，《伤寒论译释》（1958年）：桂枝加芍药汤，即桂枝汤原方倍用芍药。桂甘姜枣相伍，温中通阳，倍用芍药，敛阴活血以和脾络，对中虚气滞络瘀的腹满时痛有卓效。本方虽然与桂枝汤药味全同，但酸敛的芍药倍于辛通的桂枝，意不在表可知，方中再加胶饴，即是专治中虚的小建中汤，足资佐证。

本条明确提出病“属太阴”，注家大多注为两解表里，这是误认桂枝汤为解表方剂，于是引申成为外解太阳之表。因方中芍药酸苦微寒，大黄苦寒泻下，因而又主张腹满痛为热，并认为加大黄是泻阳明之实，不着眼于整个方剂的性味功能，只据单味药物去断定寒热，都是不恰当的。冉氏的分析极其精辟，而且切中时弊，足以破疑解惑。王氏之注甚妥，《本草经》谓芍药主邪气腹痛，除血痹，破坚积，寒热、瘕瘕、止痛、利小便、益气。本证因太阳误下邪陷太阴，脾络不和，用桂枝加芍药汤以温阳益脾、活血和络以止痛。许氏以桂枝加芍药汤是用白芍药，能补脾止痛，治虚邪，可供处方选药时参考。

现代·安徽中医学院，《伤寒论通俗讲义》（1959年）：本方主要功用是解肌和脾。其目的是为治疗太阳病误下后阳邪转陷于太阴的里虚证。因为太阳表证未罢，所以仍用桂枝汤领内陷的邪气外出肌表，因其误下后伤了脾阴之气，致使腹满时痛，所以把方内芍药的分量均加一倍，以益脾调中，而除腹满之时痛。

现代·李翰卿，《中国百年百名中医临床家》（1960年）：此乃散寒、止痛之方。主治太阴病，腹痛或兼表寒，或不兼表寒。但必须具有腹不拒按、不喜冷性饮食、误食冷性饮食其痛即剧、脉沉而迟等症。桂枝汤辛温解肌，温中却寒，倍加芍药，以治不拒按的腹痛。

十画

现代·刘渡舟，《伤寒论诠解》（1983年）：桂枝加芍药汤即桂枝汤倍用芍药。对于本方的治疗作用，历代注家见解不一。有的认为本方证仍是太阳病未解，又因误下邪陷而兼有太阴证，所以用桂枝汤以解外，加芍药和中缓急以治腹痛。然从本方药味配伍和病情变化看，此说难以成立。因为方中桂枝仅用三两，而芍药用了六两，芍药为血分药，其量倍于桂枝，必然制约桂枝的解表作用，可见本方并不为解表而设。本方以桂枝汤调脾脏气血阴阳，加芍药既能益脾阴、和脾血，又能于土中伐木，缓急以止痛。临床凡见腹满时痛、脉弦细、舌质偏红、苔薄白等证者，多属脾家气血阴阳不和，选用本方治疗，每能取效。本方较小建中汤少一味饴糖，其病机也较近似，只是本方证程度稍轻一些。如果病情进一步发展，脾气更虚，出现腹痛、心悸，面色苍白、脉来无力等证，就要选用小建中汤了。至于发汗后，腹胀满者，属于脾虚、湿阻、气滞，尚未及血分，应以厚朴生姜半夏甘草人参汤益脾除湿化痰利气，临证时当注意上述诸方证的鉴别。

现代·刘渡舟，聂惠民，傅世垣，《伤寒挈要》（1983年）：本方用桂枝汤调和脾胃，重用芍药以益阴和阳、缓急而止腹痛。

现代·陈亦人，《伤寒论求是》（1987年）：桂枝汤中芍药倍用，即桂枝加芍药汤，能益脾和络，治太阴腹满时痛。如果大实痛，又当加大黄以温通泻实，即桂枝加大黄汤。两方均出于太阴病篇279条，因为原文有"本太阳病，医反下之，因尔腹满时痛者，属太阴也"。所以有许多注家皆认为是两解表里之剂，如成无己说："与桂枝汤以解表，加芍药以和里。"柯韵伯说："若表邪未解，而阳邪燥入阳明，则加大黄以润胃探，而除其大实痛，此双解表里法也。"这皆因误把桂枝汤作为解表专剂的缘故，其实两方的目的并不在于解表，即使桂枝有解表作用，那么，芍药用量倍于桂枝，怎样发挥解表作用。高学山对此曾有一段精辟的议论，他强调指出"夫圣人制方，常则用其相成，变则用其相恶，甚至相反之性亦可暂用，要皆各有奥理。乃有不就本条病理脉证中议方，又不从本方轻重多寡间讨论，一见桂枝，便曰解肌，一见人参，便云固表。不观同是马也，披甲以战，驾犁以耕，推而至于引重致远，而马之见用遂异。此等是眼前至理，愿与天下后世之读《伤寒论》者共明之。"说明各种药物皆有多方面的作用，随配伍不同而异，而决非只有一种作用，也决不是一成不变。

对桂枝加芍药汤治疗作用的认识也存在着分歧，所以对腹满时痛及该条证候性质也就很难取得一致意见。归纳起来，约有以下几种认识：一是认为腹满时痛尚兼表证。如成无己说："表邪未罢，医下之，邪因乘虚，传于太阴，里气不和，故腹满时痛，与桂枝汤以解表，加芍药以和里。"多数注家皆宗成说，主张桂枝加芍药汤为两解表里之剂。这一主张是否正确，值得探讨。可见本条未提表证，决不是偶然的遗漏，说兼有表证是没有根据的。再说桂枝汤能外调营卫，内调脾胃，方中桂枝温阳助卫，芍药敛阴和营，并无直接发汗作用，无表证也可用桂枝汤，如营卫障碍的自汗证，妇女妊娠的恶阻证等都没有表证。如果说桂枝汤发汗作用主要指桂枝，那么，不与芍药姜枣相伍的桂枝甘草汤，岂不成了发汗剂。恰恰相反，桂枝甘草汤固表敛液，治汗多心悸。即使桂枝能发汗解表，但桂枝加芍药汤方中芍药用量倍于桂枝，怎么能发汗？如果说桂枝加芍药汤能够解表，那么，小建中汤较该方仅多一味胶饴，也应兼有解表发汗作用了。证之临床，用桂枝加芍药汤治腹满时痛，很少见到表证，可见兼太阳之表之说是站不住脚的，说桂枝加芍药汤为两解表里之剂也是不能成立的。二是认为“腹满时痛”属于虚证。如《金匮》说：“此属太阴里虚痛也。”柯韵伯说：“倍芍药以益脾调中。”钱天来说：“桂枝汤中已有芍药，因误下伤脾，故多用之以收敛阴气也。”这些，皆说明桂枝加芍药汤中倍用芍药的目的在于补虚。元代王好古早有“腹中虚痛，脾经也，非芍药不除”之说（《汤液本草》）。李东垣为补土派的代表医家，治疗脾胃病有丰富的经验，他于方后加减法中多次提到“腹中夯闷，此非腹胀，乃散而不收，可加芍药收之”（《脾胃论》）。可见“主虚说”不但言之成理，而且有实践依据。然而果真属于虚证，芍药又为补虚而用，280条为什么又有“太阴为病，脉弱，其人续自便利，设当行大黄芍药者，宜减之”的教导。大黄与芍药并提，怎样解释？三是以为“腹满时痛”的性质属热属实。如陈亮斯说：“属热之痛，宜加芍药之寒以和之……芍药性寒，寒能御热而泻侵脾之热邪。”王朴庄说：“盖腹中热痛者，宜芍药，以芍药性寒，能堪脾络也。”余听鸿说：“加倍芍药者，因脾气实，泄木疏土之气而除满痛。”果如所说，腹满时痛属热属实，何以不用小承气汤，却用桂枝加芍药汤？芍药的用量固然偏重，性味酸苦微寒，但是方中其他四味药的性味都是辛甘而温，就方剂的总体来说，性质仍是偏温而不是偏寒，因此，说该证的“腹满时痛”为热证实证，恐怕也不恰当的。小承气汤，本证腹满，既不同于脾气虚寒，又不同于脾虚气滞，更不同于肠府燥结，乃是因脾气散而不收，自觉腹中夯闷不舒，补气、行气，泻实皆非所宜，也不可能收效。只有用桂枝温通阳气，姜枣调和脾胃，更重用芍药收之始效。李东垣把“腹中夯闷”作为重用芍药的标志，确是可贵的经验。再就腹痛来说，一般是绵绵隐痛属虚寒，时作剧痛属实热，这可能是成无己主张时腹自痛属热的根据。但是文中只提到腹满时痛，并来说明腹痛的程度，可见并非实热证，也不是单纯的虚寒证，所以用桂枝加芍药汤一以治满，一以治痛。芍药的性味功能究竟怎样？据《本草经》记载：“芍药苦平，治邪气腹痛，除血痹，破坚积，寒热疝瘕，止痛，利小便，益气。”《名医别录》记载：“芍药酸微寒，通顺血脉，缓中，散恶血，逐贼血，去水气，利膀胱大小肠，消痈肿，时行寒热，中恶，腹痛，腰痛。”可见芍药有着多方面的作用，上述主补、主敛、主清热、主泄木疏土，立论各异，实际都只强调芍药的某一方面作用，况且离开了整个方组，自难免片面，这是长期存在分歧意见的主要原因。对于芍药作用有比较全面、深刻认识的是清末周岩，他在《本草思辨录》中指出，芍药具有敛与破的双重作用，他说：“能入脾破血中之气结，又能敛外散之表气以返于里，凡仲景方用芍药，不越此二义。”又“即《本经》之苦平与酸寒并体之，皆不外敛之与破，识得芍药之用，而无谓之吹求可已矣”。他正是根据敛与破二义，分析了许多与芍药配伍方剂作用的异同。例如，“桂枝汤固卫气外泄不与营和，故于桂甘温经驱风之中，用芍药摄卫气就营气……此敛之义也”。当归芍药散治腹中亏痛，此破之义也。桂枝加芍药汤治腹满时痛，此敛与破兼者也（满须敛，痛须破）。可见必须明确药物有多方面的作用，再结合方剂配伍研究，才能避免偏见。

现代·王付，《经方学用解读》（2004年）： 脾络瘀阻证的基本病理病证是脾气为伤，瘀血内生。因此，治疗脾瘀血证，其用方配伍原则与方法应重视以下几个方面。

针对证机选用通阳散瘀药：脾主统血。脾气失调，血不得所统而瘀滞于经气经脉，气机因之而不畅，证见脘腹疼痛，其治当通阳散瘀。如方中桂枝、芍药。

合理配伍益气药：气为血之帅，气行则血行，血脉瘀阻，气行不畅，气行不畅又加剧脉络瘀阻。因此，治疗脾络瘀阻证，在用通阳散瘀时，还必须配伍益气药，益气则能帅血以行，血行则瘀血得以行散。如方中大枣、甘草。

妥善配伍调理脾胃药：胃主受纳，脾主运化。瘀阻脾胃，气机不畅，其治当调理脾胃。如方中生姜。

随证加减用药：若腹痛明显者，加延胡索、川楝子，以活血行气止痛；若腹胀者，加厚朴、陈皮，以行气下气除胀；若饮食不佳者，加山楂、神曲，以消食行滞等。

【方论评议】

综合历代各家对桂枝加芍药汤的论述，应从用药要点、方药配伍和用量比例三个方面进行研究，以此更好地研究经方配伍，用于指导临床应用。

诠释用药要点：方中桂枝温阳通经散瘀；芍药益营通络止痛；生姜辛温通阳；大枣补益中气；甘草益气和中。

剖析方药配伍：桂枝与芍药，属于相反相使配伍，相反者，芍药收敛，桂枝辛散，相使者，芍药助桂枝温通和中，桂枝助芍药缓急止痛；桂枝与生姜，属于相须配伍，增强温通散寒；大枣与甘草，属于相须配伍，增强补益中气；芍药与甘草，属于相使配伍，芍药使甘草益气生血，甘草使芍药补血化气，缓急止痛。

权衡用量比例：桂枝与芍药用量比例是3 ：6，提示温通止痛与缓急止痛之间的用量调配关系，以治络瘀；芍药与大枣、甘草用量比例是6 ：10 ：2，提示敛阴缓急与益气缓急之间的用量调配关系，以治气虚络瘀。

【药理作用】 本方具有调节胃肠平滑肌蠕动、保护胃肠黏膜、调节消化酶、调节中枢神经、调节胃肠神经、调节心律、改善微循环、促进新陈代谢、抗胃溃疡、抗氧化、抗缺血、增强机体免疫功能、降血脂、抗抑郁焦虑、利尿等作用。

桂枝加附子汤

【导读】 ①学用桂枝加附子汤应重视桂枝和附子的用量调配关系、芍药和附子的用量调配关系、附子和大枣的用量调配关系。②桂枝加附子汤虽是辨治心阳虚证的重要代表方，但在临床中对太阳中风夹阳虚等也具有良好治疗作用。③学好用活桂枝加附子汤的第一步是辨清桂枝加附子汤由哪些基础方和药物组成：组成桂枝加附子汤有5个基础方和4组用药，基础方之一是甘草汤，之二是桂枝甘草汤，之三是芍药甘草汤，之四是桂枝汤，之五是头风摩散，4组药中第1组是辛温行散药即桂枝、生姜，第2组是补血收敛缓急药即芍药，第3组是益气药即大枣、甘草，第4组是温阳消癥药即附子，从5个基础方和4组药用量深入学习研究即可用活桂枝加附子汤。

【方歌】 桂枝汤中加附子，辨治心卫阳虚证，心悸胸闷或胸满，治表治里功效增。

【方药】 桂枝去皮，三两（9 g） 芍药三两（9 g） 甘草炙，二两（6 g） 生姜切，三两（9 g） 大枣擘，十二枚 附子炮，去皮，破八片，一枚（5 g）

【用法】 上六味，以水七升，煮取三升，去滓。温服一升。本云：桂枝汤，今加附子，将息如前法。

【功用】 温补心阳。

【适应证】

1. 中医病证：①心阳虚证：心悸，或怔忡，或烦躁，或手足不温，胸闷或胸满，气短，舌淡苔薄，脉弱。②太阳中风证与阳虚重证相兼：发热，恶风寒，汗出，头痛，小便难，四肢微急，难以屈伸，舌淡，苔薄，脉沉或弱。③太阳中风证与阴阳两虚证相兼：发热，恶风寒，汗出，心烦，小便数，脚挛急，舌淡，脉浮大无力。④阳虚自汗证：自汗出，或恶风寒，或手足不温，少气，脉弱。

2. 西医疾病：感冒、风湿性心脏病、冠心病、心律不齐、心绞痛、心肌梗死、室性期前收缩等临床表现符合心阳虚证者。

【用药分析】 方中桂枝温阳解肌，附子温壮阳气，芍药益营敛汗，生姜辛温通阳，大枣补益中气，甘草益气和中。

【用方思路】

1. 桂枝加附子汤既是辨治心阳虚证或太阳中风证与阳虚证相兼的重要代表方，又是辨治诸多杂病如心病、肾病等的重要基础方。

2. 方中桂枝、附子、生姜既可温煦营卫，又可温壮诸脏腑之阳；芍药既可益营，又可敛阴；大枣、甘草既可补营卫之气，又可补益诸脏腑之气。从方中用药用量及调配分析得知，桂枝加附子汤的应用并不局限于心阳虚证、或太阳中风证与阳虚证相兼，还可用于辨治诸多杂病，如循环、泌尿、内分泌等系统疾病。

3. 运用桂枝加附子汤辨治的病证（无论病变部位在心、在肾或在营卫）以阳虚为主，其治既要温阳，又要益气，还要敛阴。

【随证合方】 若夹热，可与白虎汤合方用之；若夹瘀，可与当归四逆汤合方用之。

【注意事项】 运用桂枝加附子汤既要辨清西医之病，又要辨清西医之病属于中医阳虚证。辨西医之病可进一步了解疾病的发展演变及转变规律，辨中医之证可更好地针对西医之病选用桂枝加附子汤。

【应用指征】 太阳病，发汗，遂漏不止，其人恶风，小便难，四肢微急，难以屈伸者，桂枝加附子汤主之。（20）

【方论】

金·成无己，《注解伤寒论》（1144年）： 太阳病，因发汗，遂汗漏不止而恶风者，为阳气不足，因发汗，阳气益虚而皮腠不固也。《内经》曰：膀胱者，州都之官，津液藏焉，气化则出。小便难者汗出亡津液，阳气虚弱，不能施化。四肢者，诸阳之本也。四肢微急，难以屈伸者，亡阳而脱液也。《针经》曰：液脱者，骨属屈伸不利。与桂枝加附子汤，以温经复阳。

明·许宏，《金镜内台方议》（1422年）： 病人阳气不足，而得太阳病，因发汗，汗就出多不能止，名曰漏也。或至二三日不止，其人反恶风，乃为阳气内虚，而皮腠不固也。又小便难者，汗出多，则亡津液，阳气内虚，不能施化也。四肢者，诸阳之本，今亡而脱液，则四肢微急，难以屈伸，故与桂枝汤中加附子，以温其经而复其阳也。

明·吴昆，《医方考》（1584年）： 太阳病发汗，遂漏不止，其人恶风，小便难，四肢微急，难以屈伸者，此方主之。风湿相搏，身体疼烦，不能转侧者，亦此方主之。发汗遂漏不止，则虚其表而亡阳，阳虚则无以卫外，故其人恶风；小便难者，经虚腑亦虚，而膀胱之气不化，不化则不出，故小便难。汗多，表亡津液，则无以养筋，故四肢微急，难以屈伸。用桂枝汤，所以和在表之营卫；加附子，所以壮在表之元阳。风湿相搏者，风邪与湿邪相搏激也。然何以知之？若风邪为患，必分六经，今身体尽是疼烦，不能转侧，则无六经可辨之证，故知其风湿相搏也。与桂枝汤解在表之风，加附子以温寒湿。

明·方有执，《伤寒论条辨》（1592年）： 此亦太阳中风误汗之变证，发汗，遂漏不止者。由反治，所以汗反出而势不容已也。恶风者，太阳中风本自汗出腠理疏而恶风，既漏不止，则腠理愈疏而恶愈甚也。小便难者，汗漏不止，则亡阳亡津液，亡阳则气不足，亡津液则水道枯竭。且小便者，膀胱所司也，膀胱本太阳经而为诸阳主气，气不足则化不行也。四肢微急难以屈伸者，脾统血而主四肢，胃司津液而为之合，津液亡而胃不足，则脾亦伤而血亦亏，血气亏涩，筋骨所以不利也。夫固表敛液，无出桂枝之右矣，而欲复阳益气，所以有附子之加焉。然三枚盖出于增补，非经之本文，用者宜酌。

明·张卿子，《张卿子伤寒论》（1644年）： 与桂枝加附子汤，以温经复阳。

清·李中梓，《伤寒括要》（1649年）： 浮为风，合用桂枝汤；大为虚，虚而胫挛者，寒则筋急也，非附子不能温经以舒筋，故加之。

清·程应旄，《伤寒论后条辨》（1670年）： [底本眉批：误汗亡阳，实是夺液之故。燥液无如附子，仲景偏生用之，盖阳亡便来阴袭。阴不破，阳必难回，且附子走而不守，桂枝加此，便能壮阳气直走于表，而建捷功。故凡药有附子，能为人祛湿遗风，强筋壮气而杜格拒者，皆此走之一字也。]

湿固见虚，而有风鼓，不能尽虚。两邪结滞，当舒豁者不能舒豁，当流利者不能流利，浮虚而涩，所由来也，治用桂枝汤，散风湿之在经，而加附子疾驰经络，分竭而迅扫之也。

清·柯琴，《伤寒来苏集》（1674年）： 太阳固当汗，若不取微似有汗而发之太过，阳气无所止息，而汗出不止矣。汗多亡阳，玄府不闭，风乘虚入，故复恶风。汗多于表，津弱于里，故小便难。四肢者，诸阳之末，阳气者，精则养神，柔则养筋，开阖不得，寒气从之，故筋急而屈伸不利也。此离中阳虚，不能摄水，当用桂枝以补心阳，阳密则漏汗自止矣。坎中阳虚，不能行水，必加附子以回肾阳，阳归则小便自利矣。内外调和，则恶风自罢，而手足便利矣。

清·汪昂，《医方集解》(1682年)： 汗多亡阳，无以卫外，故恶风汗多，则便自少。兼膀胱无阳，不能化气，故便难。汗多则无液以养筋，兼有风入而增其劲，故四肢微急，与桂枝汤以和营卫，加附子以助元阳。

清·张志聪，《伤寒论宗印》(1683年)： 发汗遂漏不止者，阳亡而不能为阴之守也。恶风者，荣液亡也。小便难者，气虚而不能施化也。阳气者，柔则养筋。液脱者，骨肉屈伸不利，四胶为诸阳之本，阳亡液脱，是以拘急而难屈伸也。宜桂枝汤调补其气血，加附子固表以扶阳。

清·张志聪，《伤寒论集注》(1683年)： 太阳病发汗漏不止者，阳气外弛而致津液漏泄也；恶风者肌腠虚也；津液漏泄，故小便难；四肢为诸阳之本，阳气虚故微急；液脱者，骨属屈伸不利，宜桂枝汤助心主之神，资中焦之精。加熟附子固补其表阳，盖太阳之气合神气以外浮，阳气外脱宜熟附以固补，阳气欲绝于下而手足厥冷又宜生附以回阳。

清·张璐，《千金方衍义》(1698年)： 桂枝汤本风伤卫之专药，小便涩难亦得用之者，以其多汗伤津之故，良非太阳犯本之比。且见四肢微急，非附子不能利其屈伸。原本太阳例中，病证象阳旦，且因加附子参其间，增桂令汗出之法，总由肾脏阳虚所致。在产后亡阳多汗，尤为合辙。

清·郑重光，《伤寒论条辨续注》(1705年)： 四肢微急、难以屈伸者，脾主四肢，胃司津液，汗亡津液，筋失所养，有似拘挛。此阳气与阴津两伤，固表驱风，桂枝是主，回阳固汗，附子专司，与前条亡阳微有别也。

清·魏荔彤，《伤寒论本义》(1724年)： 至四肢微急，难于屈伸，则因表虚而风邪复乘之故，用桂枝以驱复乘之风，用附子以回散去之阳，表里兼治之法也。喻说为风所袭，入而增劲，最是前条表无风邪，而但内亡阳，故用真武，忌在用表药。此条内亡阳而又外感风，故加回阳之品于表药之内，无非表里二字，谛视为治也，学者详焉。

清·姚球，《伤寒经解》(1724年)： 中风误汗，汗遂不止。固表敛汗，无过桂枝汤。加附子，则肾气充而卫外之阳固矣。

清·尤在泾，《伤寒贯珠集》(1729年)： 夫阳者，所以实腠理，行津液，运肢体者也，今阳已虚，不能护其外，复不能行于里，则汗出，小便难。而邪风之气，方外淫而旁溢，则恶风，四肢微急，难以屈伸。是宜桂枝汤解散风邪，兼和营卫，加附子补助阳气，并御虚风也。

清·王子接，《绛雪园古方选注》(1732年)： 桂枝加附子，治外亡阳而内脱液。熟附虽能补阳，终属燥液。四肢难以屈伸，其为液燥，骨属不利矣。仲景以桂枝汤轻扬力薄，必藉附子刚烈之性直走内外，急急温经复阳，使汗不外泄，正以救液也。

清·不著撰人，《伤寒方论》(1732年)： 漏与亡阳不同，亡阳者是真气大泄，有虚无邪，故或阳虚而阴盛，如入寒水地狱，为厥逆下利等证，则以内寒为重，宜四逆汤以姜附温经矣，或内怯外虚，则为心悸、头眩、身瞤动、振振欲擗地，如身全无外廓，则以汗泄为重，宜真武汤，苓术生姜兼芍附以温经摄水矣，若漏是以得汗而复为风邪所袭，风宜有汗，因循不止，虽非如亡阳之大脱，然概比太阳之中风证，则如虚燥矣。于是有表则恶风，津液外泄而见下燥则小便难，兼以卫气外脱而膀胱之化不行也。筋脉无津液以养，则为四肢微急，难以屈伸，兼以风入而增其劲也，此阳气与阴津两亡，更加风气缠绵，若用四逆则不宜干姜之刚燥，用真武则不宜苓术之渗湿，故用桂枝汤加附子，以固表驱风而复阳敛阴也。然观此方，更用于风湿相搏，身体尽痛不能自转侧者，则知此处尤着眼在四肢难以屈伸，故加附子以温经而通其邪郁也。

即桂枝去芍加附子汤而又多加附子者也，

盖桂枝汤本属阳剂，以芍药一味和阴，取其亦走经，不比他血药也，然酸寒之性，不党于风而党于湿，故桂枝治风之剂，兼芍为和阴之善剂，同之驱湿则忘其滞矣，令伤寒七八日，反身体烦疼，不能自转侧，明是风湿相搏，以不头疼，不呕渴，知风湿之邪，不在表不在里，而在躯壳，然其原因于寒，几乎风寒湿，合而为痹矣，芍药非寒湿证所宜，故以附子之辛热多至三枚，从桂枝之后，为纯阳刚剂，以开凝结之阴邪，然脉不单涩而浮虚先见，是湿少而风多也，故藉一附子而迅扫有余，否则又宜术附汤，驱湿为主矣。

清·黄元御,《伤寒悬解》(1748年)： 卫阳汗泄，皮毛失敛，是以汗漏不止。表虚，是以恶风。汗亡血中温气，木郁不能行水，是以小便难。阳亡土败，不能温养四肢，是以四肢微急，难以屈伸。肾主五液，入心为汗，肾气者，诸阳之本，汗漏不止，则肾中阳根，泄而不藏。桂枝加附子汤，桂枝达肝木之郁陷，芍药敛风气之疏泄，姜、甘、大枣，补脾精而和中气，附子暖肾水以益阳根也。

治风湿相抟，骨节疼痛，不呕不渴，小便不利。以水寒土湿，木气下郁，不能疏泄水道。姜、甘、大枣，和中补土，桂枝疏乙木之郁，附子温癸水之寒也。

清·黄元御,《长沙药解》(1753年)： 治太阳中风，发汗，遂漏不止，恶风，小便难，四肢微急，难以屈伸者以表阳汗泄，卫虚失敛，是以汗漏水不止。木郁不能行水，是以小便不利。桂枝疏肝木之郁陷，芍药敛风气之疏泄，甘、枣、生姜，补土而和中气，附子暖水以益阳根也。

清·黄元御,《长沙药解》(1753年)： 治风湿相抟，骨节疼痛，小便不利，大便坚，小便利者，去桂，加术。便利而去桂者，木达而疏泄之令行也。桂枝辛温发散，入肝脾而行营血。风伤卫气，卫闭而遏营血，桂枝通达经络，泻营郁而发皮毛，故善表风邪。

清·黄元御,《金匮悬解》(1754年)： 湿为风郁，两相抟结，营卫壅滞，故身体烦疼，不能转侧。脉法：风则浮虚，脉浮虚而涩者，血分之虚寒也。桂枝加附子汤，桂枝和中而解表，附子暖血而驱寒也。若大便坚，小便自利者，则木达而疏泄之令行，湿不在下而在中，去桂枝之疏木，加白术以燥土也。

清·徐灵胎,《伤寒约编》(1759年)： 阳虚则卫外不密，而漏汗恶风。若非需此补火固阳，则亡阳之变兆于顷刻。故用桂枝汤益心之阳，阳密则漏汗自止，而恶风自罢。加附子以固肾中之阳，阳回则小便自利，而四肢自柔，屈伸自利矣。

清·杨栗山,《伤寒瘟疫条辨》(1784年)： 误汗亡阳则血滞，兼有风入而劲急也，故用桂枝汤疏风解肌以和荣卫，加附子以助元阳而固表也。此中风误汗而见此证，故以此汤救之。若湿家重发汗，必恍惚心乱，汗为心液，心无血养，故神不宁。小便已，阴痛，水道干涸，故阴痛也。炙甘草汤加白茯苓四钱。

清·陈修园,《伤寒论浅注》(1803年)： 方中取附子以固少阴之阳，固阳即所以止汗，止汗即所以救液，其理微矣！

清·陈修园,《长沙方歌括》(1803年)： 元犀：太阳之脏即是少阴。太阳病本宜发汗，发之太过而为漏不止，必用附子以固之。重至肢厥，必用四逆辈以救之。若恶风、小便难，四肢微急，难以屈伸者，皆汗出过多脱液。尚喜肾中之真阳未亡，只用附子大补少阴之气，得桂枝汤为太阳之专药，令阴交于阳则漏止，漏止则液不外脱，而诸证俱除矣。

清·吕震名,《伤寒寻源》(1850年)： 太阳病当取微似有汗者佳，不可令如水流漓，大发其汗，卫撤藩篱，营不能守，遂至漏不止矣，腠理既开，风无所御，而津液尽随阳气外泄，无复渗膀胱而柔筋脉，乃至小便难，四肢微急。难以屈伸，种种变证，皆因卫气撤护，致在内之津液，直趋于外。有莫御之势，亟当乘津液尚未全涸之时，固其卫气，使趋外之津液，还返于内，故主桂枝汤加附子，以固卫之法，为救液之法也。此证全是卫气外泄，津液内夺之象。而附子乃燥液之品，仲景偏用之救液，此何义也，盖卫阳将脱。非得附子之大力，必不能迅走卫分以回阳，今但使卫阳亟固，先断其外泄之路，则就吾身固有之津液，还返于内，阳回而津自复，更无藉他药生津润燥之力。此其立方之所以圣也。

清·郑钦安,《伤寒恒论》(1869年): 原文取桂枝加附子汤，意在用附子，取内以固其根蒂，得桂枝，外以祛其未尽之邪，内外兼备，斯无大害，庶不失立方之妙也。

清·高学山,《伤寒尚论辨似》(1872年): 主桂枝者，前因下，虚其里，而吸之内入，今仍汗，疏其表，而呼之外出耳，去芍药者，恐留滞桂枝发汗之性，且脉促者，阴虚，留芍药，则动经俞之营血，故也。微恶寒者，阳虚也，故加附子，盖发表与温经，两行其事，犹少阴经篇中，麻黄附子细辛之理也。

清·唐容川,《伤寒论浅注补正》(1893年): 令阴交于阳，是空话不着实。小便难是水结，与五苓散之寒水内结一例。恶风是汗出淋漓，邪反不去，四支微急，难以屈伸，是诸寒收引拘急也，故方用桂、附以振阳气，解肢体，为散寒温水止漏汗之法，《浅注》解为脱液，求深而反有未合。

十画

清·王旭高,《退思集类方歌注》(1897年): 仲景以桂枝汤轻扬力薄，必借附子刚烈之性，直走内外，急急温经复阳，使汗不外泄，正以救液也。此玄府不闭，故加附子。此漏不止而小便难，四肢拘急，是阳亡于外，急当扶阳，故用桂枝加附子。

清·戈颂平,《伤寒指归》(1907年): 主桂枝汤，温半里上之阴，加附子辛温，温生水土之阴，水土阴温，阴阳气液来复于里，其风不恶，其液内荣，四肢柔润，不难以屈伸也。

清·俞根初,《重订通俗伤寒论》(1916年): 故以桂、附、辛热回阳为君，即臣以白芍之酸收摄阴，炙草之甘缓和阳，佐以煨姜，使以大枣，一为调卫以助阳，一为和营以维阴，此为回阳摄阴，调营护卫之良方。

近代·何廉臣,《增订伤寒百证歌注》(1928年): 太阳之脏，即是少阴。太阳病本宜发汗，发之太过而为漏不止，必用附子以固之。重至肢厥，必用四逆辈以救之。若恶风小便难，四肢微急，难以屈伸者，皆汗出过多脱液，尚喜肾中之真阳未亡，只用附子大补少阴之气，得桂枝汤为太阳之专药，令阴交于阳则漏止，漏止则液不外脱而诸证俱除矣。

近代·陆渊雷,《伤寒论今释》(1930年): 此方以桂枝汤畅血运，敛汗，所谓调和营卫也，以附子恢复细胞之生桂枝加附子汤活力，即所谓回阳，所谓温经也。附子为兴奋强壮药，能兴奋全身细胞之生活力，起机能之衰弱，救体温之低落。李氏《纲目》引虞抟云:“附子凛雄壮之质，有斩关夺将之气，能引补气药行十二经，以追复散失之元阳;引补血药入血分，以滋养不足之真阴;引发散药开腠理，以驱逐在表之风寒;引温暖药达下焦，以祛除在里之冷湿。案细胞生活力之作用，各随其所届脏器而异，附子之效，若非兴奋全身细胞之生活力，岂能无所不至，如虞抟所有言乎?然阴虚之甚者，独任附子，危险亦甚。盖原浆虽由生活力以滋生，生活力亦借原浆以发动，此即阴阳互根之理。若原浆亏损已甚，逐用附子刺激其生活力。兴奋一起，阴津未及滋生，先有竭涸之虞，必须大剂养阴药，引之以附子，或有万一之望耳。以上所论，因附子而畅发其义，至桂枝加附子汤之证，本不甚剧，不过津液略伤，阳气微损而已，若真正伤津亡阳，又非此汤之所主矣。又，此条药证相对，丝丝入扣，汗漏者，桂枝、芍药、附子所主;恶风者，附子、桂枝、生姜所主;小便难者，桂枝、附子所主;四肢微急，难以屈伸者，附子、芍药、甘草、大枣所主，学者于此等处，最宜体味”。

近代·曹颖甫,《伤寒发微》(1931年): 夫汗出恶风，原属桂枝汤本证，惟表阳不同，不得不于本方中加熟附子一枚，以固表阳。但令表阳能复，卫气之属于皮毛者，自能卫外而为固，于是漏汗止，而诸恙自愈矣。

近代·祝味菊,《伤寒方解》(1931年): 本方系桂枝汤加入附子一味。其适用标准所异于桂枝汤证者，以太阳病发汗太过，致蒸发机能异常兴奋，体温散失，津液消亡，将有虚脱之势。故于调和营卫之主剂中加附子以温经，而挽回其垂绝之阳也。

近代·徐大桂,《伤寒论类要注疏》(1935年): 即桂枝汤原方，加附子一枚，炮。按:此条乃汗漏亡阳证。外而体温显怯，恶风肢急;内而真阳失化，小便艰难。桂枝加附子方，外护标阳，内温水脏，面面俱到。再按：原文又曰："大下之后，复发汗，小便不利者，亡津液故也，勿治之，得小便利，必自愈。"所谓小便不利，与此条小便难不同。小便不利，是气津外夺，水腑枯涩之证，继续饮水，则水津自复。此条之小便难，是釜底无薪，气不温水，故非桂、附温煦气化不可也。

近代·彭子益，《圆运动的古中医学·金匮方解篇》（1947年）：治风湿相搏，身体疼痛不能自转侧，不呕不渴，脉浮虚而涩者。风湿相搏，荣卫不通，故身痛不能转侧。不呕不渴，言无热也。脉浮虚而涩，言无阳也。桂草姜枣，补中气达肝阳，以调荣卫。附子补阳气也。若小便利，大便坚者，去桂枝加白术汤主之。因湿家木气不能疏泄，当小便不利，大便不坚。今尿利便坚，木气疏泄伤津，宜与附子桂枝汤内，加白术以补中土之津液，去桂枝之疏泄木气，以减少尿量，而润大便也。白术能去土湿，又能生津，乃白术之特长。凡湿病，大便溏者湿易去，大便坚者湿难去，最宜注意。

近代·冉雪峰，《冉注伤寒论》（1949年）：本条是救表寒漏风之失，急于温经用附子。附子鼓舞细胞，奋起机能，气到水到，水到气到。究之附子阳刚，津竭火炽禁用。柯韵伯云：服桂枝汤后大烦渴，是阳陷于里，急当滋阴，故用白虎加人参以和之，用麻黄汤遂漏不止，是阳亡于外，急当扶阳，故用桂枝加附子以固之。学者比拟互参，谨察表里寒热，不难整个不透彻，头头是道云。

现代·中医研究院，《伤寒论语释》（1956年）：本方有复阳敛液，固表止汗的作用，用以治疗发汗太多以致伤津亡阳的症候。方中桂枝汤调和营卫，滋阴和阳，加附子以固表回阳。

现代·任应秋，《伤寒论语译》（1957年）：陆渊雷云："此方以桂枝汤畅血运，敛汗漏，即所谓调和营卫也，以附子恢复细胞之生活力，却所谓回阳，所谓温经也。附子为兴奋强壮药，能兴奋全身细胞之生活力，起机能之衰弱，救体温之低落。至桂枝加附子汤之证，本不甚剧，不过津液略伤，阳气微损而已。若真正伤津亡阳，又非此汤所主矣。又，此条药证相对，丝丝入扣，汗漏者，桂枝芍药附子所主。恶风者，附子桂枝生姜所主。小便难者，桂枝附子所主，四肢微急，难以屈伸者，附子芍药甘草大枣所主，学者于此等处，最宜体味。"总之，本方的基本精神，是以桂枝汤调和营卫，加附子的温经回阳。

现代·陈亦人，《伤寒论译释》（1958年）：桂枝加附子汤，即桂枝汤原方加附子。桂枝汤调和营卫，炮附子复阳固表，阳回腠密，则漏汗自止，恶风自除；表固汗止，则津液自回，津回则小便自利，四肢拘急自解。桂枝加附子汤证，是阳虚为本，液泄为标，故但加附子以复阳敛液而不用人参。

本方主要作用，在于复阳敛液，固表止汗，用桂枝汤调和营卫，加附子复阳固表，适用于汗出过多，阳气受耗，津液暂亏的证候。如果已经大汗亡阳，则非本方所能胜任。张氏谓"本非阳虚"，当是指非肾阳虚。王氏谓"亡阳"，实际是亡卫阳，而不是亡肾阳。同是亡阳，有亡卫阳与亡肾阳的不固，应明确区别开来。

现代·安徽中医学院，《伤寒论通俗讲义》（1959年）：本方主要是温阳固表、止汗、敛液、濡筋。方用桂枝调和荣卫，附子温经固阳，而治疗漏汗恶风，芍药甘草大枣，具有敛阴养液濡筋缓四肢挛急之功，可见仲师立方用药，面面俱到。

现代·李翰卿，《中国百年百名中医临床家》（1960年）：此解肌兼温经回阳之方。主治太阳病，发汗过多，汗漏不止，恶风小便难，四肢拘急，难以屈伸之证。但必须注意要兼有恶风寒较重、脉较微、发热、不喜冷性饮食等症。桂枝汤解肌和营卫，加附子以温经回阳。

现代·孙纯一，《伤寒论注释要编》（1960年）：本方治阳虚风湿在表之证也。桂枝佐生姜温散风寒，附子化寒湿，枣姜合用外和营卫内调脾胃，甘草调和诸药，并可缓和附子燥热之性。

汗出恶风，乃是桂枝证，小便难，四肢微急，难以屈伸是汗多津损阳耗之症，方用桂枝汤以调和营卫，加附子以固表回阳。

现代·刘渡舟，《伤寒论诠解》（1983年）： 综上所述，可知其病原因在于发汗太过，主证是漏汗不止；主要病机是卫阳大伤而阳不摄阴。故其治疗当固阳止汗、调和荣卫，用桂枝加附子汤。为什么大汗后阴阳两伤而治疗却只用补阳药，不用滋阴药？这是因为，阴伤乃由阳虚表不固，以致阴液丢失太多所引起。主要矛盾在于阳虚表不固，扶阳即可以摄阴。且阳生则阴长，阳气恢复，气化功能正常，阴液就可自行恢复，所以不必加滋阴之品。附子辛甘大热，能温肾助阳，回阳救逆。少阴肾阳得复，则卫阳充实，卫外为固，漏汗自止。气化正常，阴液渐复，则小便自然得以通利。此证属表阳虚漏汗不止，已接近于亡阳，急当用附子扶阳固表，绝非黄芪、浮小麦、龙骨、牡蛎之类所可止。至于表气虚，肺气不固之自汗，则可使用李东垣补中益气汤、保元汤之类，重用黄芪常可取效，也非本方所宜。后世注家或云本条在表之风邪未去，或云在表之风邪已去。但无论有无表邪，均可使用本方。因桂枝汤既可解肌祛风，也可调和营卫而治表虚。

现代·刘渡舟，聂惠民，傅世垣，《伤寒挈要》（1983年）： 因误汗阳气与津液两伤，而风邪在表不解，故以桂枝汤解肌驱风，加附子扶阳摄阴，此强主弱客汗止而邪去之法。

现代·王付，《经方学用解读》（2004年）： 心阳虚证的基本病理病证是阳虚不得守护，心神不得守藏。所以，治疗心阳虚证，其用方配伍原则与方法必须重视以下几个方面。

针对证机选用温心阳药：心为阳中之太阳，心主藏神。心阳虚弱，其阳虚不得固护于心，心神不得守藏于内而失主，则心悸或怔忡，其治当温补心阳，以使心阳得以温煦，心神得以固守。如方中桂枝、附子。

合理配伍补气药：心阳虚弱，其气必虚，故其治除了选用温壮心阳药外，还必须合理配伍补气药，只有有效地配伍补气药，才能使补气药与温阳药有机结合而起到补阳作用，即辛甘相伍而化阳、化阳以补阳。若单用温壮心阳药，其治虽可温达阳气，但不能达到补心阳作用。可见治疗心阳虚，补气药与温阳药合理配伍，则可起到补阳作用。如方中大枣、甘草。

妥善配伍补血药：心主血，阳气从血中而化生。心阳虚弱，其治法当温补心阳，可在温补心阳时，用之稍有不当，可有温燥太过而伤阴血，阴血受伤又不利于心阳、心气化生。因此，在治疗心阳虚弱证时，除了选用温阳药与配伍补气药外，尽可能配伍补血药，以使阳从血从气而化生。如方中芍药。

随证加减用药：若气虚者，加人参、黄芪，以益气温阳；若营血虚者，加当归、芍药，以和营补血；若胸闷者，加香附、薤白，以开胸理气；若胸痛者，加郁金、川芎，以活血行血等。

【方论评议】

综合历代各家对桂枝加附子汤的论述，应从用药要点、方药配伍和用量比例三个方面进行研究，以此更好地研究经方配伍，用于指导临床应用。

诠释用药要点：方中桂枝温阳解肌，附子温壮阳气，芍药益营敛汗；生姜辛温通阳，大枣补益中气，甘草益气和中。

剖析方药配伍：附子与桂枝，属于相使配伍，附子助桂枝辛温通阳益卫，桂枝助附子辛热温阳壮阳；桂枝与芍药，属于相反相使配伍，相反者，散敛同用，相使者，芍药助桂枝益卫守营，桂枝助芍药益营护卫；芍药与生姜，属于相反相畏配伍，生姜宣散制约芍药补血益阴恋邪，芍药收敛制约生姜发散伤阴；桂枝与生姜，属于相须配伍，辛温通阳散寒；大枣与甘草，属于相须配伍，补益中气；附子与大枣、甘草，属于相使配伍，附子助大枣、甘草益气化阳，大枣、甘草助附子温阳化气。

权衡用量比例：附子与芍药用量比例是5 ∶ 9，提示壮阳与敛阴之间的用量调配关系，以治挛急；附子与桂枝用量比例是近1 ∶ 2，提示壮阳与解肌之间的用量调配关系，以治阳虚；芍药与大枣、甘草用量比例是3 ∶ 10 ∶ 2，提示敛阴止汗与益气助卫之间的用量调配关系，以治汗多。

【用方药理】 本方具有强心、改善微循环、增强机体免疫功能、调节胃肠蠕动、解热、抗炎、抗病毒、抗过敏、抗风湿等作用。

桂枝加厚朴杏仁汤

【导读】①学用桂枝加厚朴杏仁汤应重视桂枝和厚朴的用量调配关系、厚朴和杏仁的用量调配关系。②桂枝加厚朴杏仁汤虽是辨治表里俱寒的重要代表方，但在临床中对肺气虚寒证等也具有良好治疗作用。③学好用活桂枝加厚朴杏仁汤的第一步是辨清桂枝加厚朴杏仁汤由哪些基础方和药物组成：组成桂枝加厚朴杏仁汤有5个基础方和5组药，基础方之一是甘草汤，之二是桂枝甘草汤，之三是芍药甘草汤，之四是桂枝汤，之五是杏子汤，5组药中第1组是辛温行散药即桂枝、生姜，第2组是补血收敛缓急药即芍药，第3组是益气药即大枣、甘草，第4组是行气降逆药即厚朴，第5组是降逆化痰药即杏仁，从5个基础方和4组药用量深入学习研究即可用活桂枝加厚朴杏仁汤。

【方歌】桂枝厚朴杏仁汤，寒饮郁肺夹汗出，芍药甘草大枣姜，降气定喘杂病除。

【方药】桂枝去皮，三两（9g） 甘草炙，二两（6g） 生姜切，三两（9g） 芍药三两（9g） 大枣擘，十二枚 厚朴炙，去皮，二两（6g） 杏仁去皮尖，五十枚（8.5g）

【用法】上七味，以水七升，微火煮取三升，去滓。温服一升。覆取微似汗。

【功用】解肌散邪，降气定喘。

【适应证】

1. 中医病证：①太阳中风证与寒饮郁肺证相兼。发热，恶风寒，汗出，头痛，咳嗽，气喘，舌淡、苔薄白，脉浮。②肺寒夹气血虚证。

2. 西医疾病：慢性支气管炎、慢性阻塞性肺疾病、间质性肺疾病、过敏性紫癜、神经性皮炎、药物性皮炎、过敏性皮炎等临床表现符合太阳中风证与寒饮郁肺证相兼，或寒饮郁肺夹虚证者。

【用药分析】方中桂枝温阳解肌，厚朴下气止逆，杏仁降肺平喘，芍药益营敛汗，生姜辛温通阳散寒，大枣、甘草益气和中。

【用方思路】

1. 桂枝加厚朴杏仁汤既是辨治太阳中风证与肺寒证相兼的重要代表方，又是辨治诸多杂病如肺病、心病、皮肤病等的重要基础方。

2. 方中桂枝、生姜既是治表药，又是治里药；厚朴、杏仁既可理肺，又可调脾胃；芍药既可益营，又可敛阴补血；大枣、甘草既是补益营卫药，又是补益中气药；从方中用药用量及调配分析得知，桂枝加厚朴杏仁汤的应用并不局限于太阳中风证与肺寒证相兼，还可用于辨治诸多杂病，如呼吸、循环、内分泌系统疾病和皮肤病等。

3. 运用桂枝加厚朴杏仁汤辨治的基本病证是表里俱寒夹虚，治疗以温肺散寒并举。

【随证合方】若夹热，可与麻杏石甘汤合方用之；若夹痰热，可与小陷胸汤合方用之；若夹气郁，可与枳实薤白桂枝汤合方用之。

【注意事项】运用桂枝加厚朴杏仁汤既要辨清西医之病，又要辨清西医之病属于中医表里虚寒夹杂。辨西医之病可进一步了解病的发展演变及转变规律，辨中医之证可更好地针对西医之病选用桂枝加厚朴杏仁汤。

【应用指征】

（1）喘家，作桂枝汤，加厚朴杏子佳。（18）

（2）太阳病，下之微，喘者，表未解故也，桂枝加厚朴杏仁汤主之。（43）

【方论】

金·成无己，《注解伤寒论》（1144年）： 太阳病，为诸阳主气，风甚气拥，则生喘也。与桂枝汤以散风，加厚朴、杏仁以降气。

明·许宏，《金镜内台方议》（1422年）： 下后大喘者，则为里气大虚，邪气传里，正气将脱也，多为不治。下后微喘者，则为里气上逆，邪气在表，故属此汤主之。与桂枝汤以解表邪，加厚朴杏仁为佐，以下逆气也，此乃太阳病热甚内实，用大柴胡汤主下者，为有表邪未尽，脉未沉实，下之多有此证，宜用此汤，若是阳明病脉沉实，内热烦闷，下之微喘，胸膈不快者，又属小陷胸汤主之。智者精思详焉。经云：喘家作桂枝汤加厚朴杏子佳，正此义也。

明·方有执,《伤寒论条辨》(1592年): 喘者，气夺于下而上行不利，故呼吸不顺而声息不续也。盖表既未罢，下则里虚，表邪入里而上冲，里气适虚而下夺。上争下夺，所以喘也。然微者，言气但亏乏耳，不似大喘之气脱也。以表尚在，不解其表，则邪转内攻而喘不可定。故用桂枝，解表也。加厚朴，利气也。杏仁有下气之能，所以为定喘当加之要药。

明·张卿子,《张卿子伤寒论》(1644年): 与桂枝汤以散风，加厚朴、杏仁以降气。

清·李中梓,《伤寒括要》(1649年): 下后大喘，则为里气大虚；下后微喘，则为里气上逆。邪未传里，犹在表也，与桂枝汤以解外邪，加厚朴、杏仁以下逆气。

清·程应旄,《伤寒论后条辨》(1670年): 表未解，仍宜从表治，于桂枝解表内，加厚朴杏子以下逆气。不可误用葛根芩连汤，使表邪淆入里分，寒从热治，变证更深也。然桂枝加厚朴杏子汤，不必下后微喘者宜主，即未下而喘者亦佳。盖太阳为诸阳主气，表虚气不下行则亦喘，桂枝汤解表，朴杏降逆也。

清·柯琴,《伤寒来苏集》(1674年): 喘为麻黄症，治喘者功在杏仁。此妄下后，表虽不解，腠理已疏，故不宜麻黄而宜桂枝。桂枝汤中有芍药，若但加杏仁，喘虽微，恐不胜任，复加厚朴以佐之，喘随汗解矣。

清·汪昂,《医方集解》(1682年): 桂枝汤以解表，杏、朴以下逆气。

清·张志聪,《伤寒论宗印》(1683年): 夫邪入形层，由表至肌，以及于络脉，在外不解，则转入于内，而表气仍主于表，肌气之仍在肌也。太阳病下之微喘者，此表气同邪气陷于肌腠之间，故曰表未解也。夫表气逆于肌腠，则上焦之气不舒故喘，是宜桂枝汤加厚朴杏子，以解肌中之表邪。盖以桂枝汤解肌，厚朴以破上焦之逆气，杏子以疏肺金，肺主气主表，而三焦之气通腠理也。

清·张志聪,《伤寒论集注》(1683年): 夫喘家肺气之不利，由于脾气之不输，故作桂枝汤，必加厚朴以舒脾气，杏子以利肺气乃佳，不宜但用桂枝以解肌也。

清·张志聪,《伤寒论集注》(1683年): 此承上文言皮毛之邪不从肌腠而入于中胃，则闭拒皮毛而为喘。夫喘家肺气之不利，由于脾气之不输，故作桂枝汤，必加厚朴以舒脾气，杏子以利肺气乃佳，不宜但用桂枝以解肌也。

清·沈明宗,《伤寒六经辨证治法》(1693年): 然邪在胸膈，为表未解，仍用桂枝汤驱表，加厚朴，以下胸胃之逆，杏仁顺肺气而定喘逆，故为佳也。

清·郑重光,《伤寒论条辨续注》(1705年): 此证不言下利，但言微喘，不似气脱之大喘，因表未解，误下而微喘也。故仍用桂枝汤以解表，加厚朴杏仁以下气也。

清·钱潢,《伤寒溯源集》(1708年): 以风邪仍在太阳，故仍用桂枝。又以误下则胃受伤而中气逆满，故用厚朴之辛温以下气。微喘则邪壅上焦，故用杏仁之苦辛，以利上焦之肺气也。

清·魏荔彤,《伤寒论本义》(1724年): 此证无挟热之利不止，又无邪热上壅之大喘，则病不在里，仍在表。表闭而气不快，故微喘耳。纵有汗出，必不如前条汗出之甚，仲师言其表未解故也。唯应仍从表治而已，桂枝一汤仍必用矣。然何以定其喘乎？厚朴杏仁下气则喘定，桂枝原方透表则风散，既无变出难治之证，仍旧贯不改作。理在则然，何必矜奇立异也。推而言之，于凡喘家用桂枝加厚朴杏子者佳。凡病人素有喘证，每感外邪，势必作喘，谓之喘家。亦如酒客等，有一定之治，不同于泛常人一例也。喻说又推于寒伤荣作喘，用麻黄；即余前条注，若不上冲，可与桂枝之意，可以证余前注非臆说也。

清·姚球,《伤寒经解》(1724年): 表症未解，故用桂枝汤。加厚朴杏仁，以下气散结。盖因早用大黄，以致喘逆，表邪既入，势难外行出，利其下行，故加厚朴杏仁，喘自平也。喘家，平素有喘症者。如欲用桂枝汤，即非下后，亦加厚朴杏仁，方无气逆之虞。

清·尤在泾,《伤寒贯珠集》(1729年): 太阳误下，无结胸下利诸变，而但微喘，知其里未受病，而其表犹未解，胸中之气为之不利也。故与桂枝汤，解表散邪，加厚朴、杏仁，下气定喘。

清·黄元御,《长沙药解》(1753年): 治太阳伤寒，下后微喘者。下后中虚胃逆，肺金莫降，是以发喘。姜、甘、大枣，和中而补土，桂枝、芍药，疏木而泻热，厚朴、杏仁，降逆而止喘也。

清·黄元御,《伤寒说意》(1754年): 若微喘者，亦胃气之上逆也，胃逆而肺气郁阻，是以发喘。此较胸满颇重，当泻其逆气，宜桂枝加厚朴杏子汤，泻肺而降逆也。凡喘家用桂枝汤，必加厚朴、杏仁，利其壅塞，下其冲逆，此定法也。

清·徐灵胎,《伤寒论类方》(1759年): 《别录》：厚朴主消痰下气。《本经》：杏仁主咳逆上气。

清·徐灵胎,《伤寒约编》(1759年): 表邪误下，气逆不降，故表不解而气微喘也。须加桂枝汤，解陷伏之邪，加杏、朴以调中降逆。芍药酸寒，但加杏仁不胜治喘之任，必加厚朴之辛温，佐桂以解肌，佐杏以降气。此解表治里之剂，为下后发热、气喘、气逆之专方。

清·沈金鳌,《伤寒论纲目》(1774年): 喘本为麻黄症，既制葛根芩连方治之，又以桂枝加朴杏为治，皆不用麻黄，何也？盖因妄下后，表虽不解，毕竟腠理已疏，故不用麻黄而用桂枝，且桂枝方中有芍药，若单加杏仁，喘虽微，恐不胜任，故必佐以厚朴，斯喘随汗解也。杏仁，治喘胜品。

清·杨栗山,《伤寒瘟疫条辨》(1784年): 若中气素馁，加以上下交征，立尽之数矣。此证不云下利，但云微喘，表不解，则是表邪因误下上逆，与虚证不同，故仍用桂枝汤以解表，加厚朴、杏仁以利气，亦彻里之意也。

清·吴坤安,《伤寒指掌》(1796年): 邵仙根评：此是寒喘。误下而表气不固，故不用麻黄而用桂枝加朴杏。若热邪淫肺作喘，当用麻杏甘石汤。误用桂枝，阳盛则毙耳。

清·陈修园,《伤寒论浅注》(1803年): 盖杏仁降气，厚朴宽胸，方中加此二味，令表邪交错者，肌腠出于皮毛而解矣。

清·邹澍,《本经疏证》(1832年): 以杏仁能使上冲之气达于络脉，厚朴能使上冲之气达于表分，所以联络桂枝之解肌，俾几陷肠胃之邪，仍回营卫（桂枝加厚朴杏仁汤），此厚朴之用与表药相连者也。

清·吕震名,《伤寒寻源》(1850年): 此亦当与葛根黄连黄芩汤证参看。经云："太阳病，下之微喘者，表未解故也，桂枝加厚朴杏仁汤主之。"同属喘之一证，有表有里，不可不辨。下后汗出而喘者，其喘必盛，是里热壅遏，火炎故也；下后微喘者，其汗必不大出，是表邪闭遏，气逆故也。表未解仍宜从表，治主桂枝解表，加朴杏以下逆气。按本草厚朴杏仁，主消痰下气，故又曰喘家作桂枝汤，加厚朴杏子佳也。

清·陈恭溥,《伤寒论章句》(1851年): 厚朴气味苦温，秉少阳木火之精，生用能解肌达表、破积行气；炙熟能运土助脾，畅胃和中。杏仁气味甘苦，能利肺气，肺合太阳，共主皮毛，肺气利则太阳之气亦利。桂枝加厚朴杏子汤，利肺运脾、解肌定喘之方也，凡外感风寒，而加以喘者，皆可用之。本清·不著撰人《伤寒方论》：太阳病，下之微喘者，此方主之。又曰：太阳病，下之后，其气上冲者，可与桂枝汤。又曰：喘家、作桂枝汤，加厚朴杏子佳。夫太阳之气，根于少阴，从下而上者也。或下之，其气不因下殒，反上冲而为喘，是外证未除，更加之喘矣。夫喘者，肺之病也；太阳，肺之合也，故于桂枝汤中加杏仁以利肺气，利肺即以利太阳也。然土气不远，虽利之亦未必平，故又加厚朴以运土气。此方足为后学治外感有喘者之准绳。

清·郑钦安,《伤寒恒论》(1869年): 此云下之微喘，是喘因下而始见，非不下而即见，明明下伤中土，阳不胜阴，以致痰饮水湿，随气而上，干犯肺气而喘证生，又非桂枝、厚朴、杏子所宜也，学者当详辨之。余思太阳表邪，发热、恶寒、微喘，未经下者，此方实为妥切，若经下后，无发热、恶寒、与脉未浮者，此方决不可施，当以扶阳降逆为要。

清·高学山,《伤寒尚论辨似》(1872年): 故用桂枝全汤，解表以解喘之外，另加杏仁之润，以利肺，厚朴之温，以下引，兼治其喘于内，又于汤意补上文之未及耳。喘家，当与风家、衄家、亡血家同解，俱指平日有宿病而言，不可略过，盖又推开上文而广言之也。

清·王旭高，《退思集类方歌注》（1897年）： 此因下后寒气留中，肺气失降，犹幸表邪未解，故只微喘，仍用桂枝汤解表，但加厚朴温胃散寒，杏仁定喘下气。

清·戈颂平，《伤寒指归》（1907年）： 主桂枝汤，温半里上之阴，半里上阴温，阳气来复，加厚朴苦温，炙香，入半里下，转运阴土阴液，和阳气从子左开。杏仁，苦温滋润，合辛温气味，滑利表里机滞。右七味，以水七升，象阳数得阴，复于七。微火煮，取三升，去滓，温服一升，覆取微似汗，藉郁蒸之气，令幽微处阴液，得阳气开于子也。

近代·曹颖甫，《伤寒发微》（1931年）： 究其所以喘者，则以心下微有水气，肺气不宣之故，故于桂枝汤方中加厚朴、杏仁以蠲微饮，而宣肺郁，则汗一出而微喘定矣。此桂枝加厚朴、杏子，所以为“下后微喘”之主力也。

十画

近代·曹颖甫，《伤寒发微》（1931年）： 桂枝汤方中加厚朴之苦温，以去脾脏之湿；杏仁之苦泄，以疏肺脏之热，或可用之。否则肺脾二脏多湿热之人，本不喜甘，更用大枣以助脾湿而塞肺气。

近代·祝味菊，《伤寒方解》（1931年）： 本方于桂枝汤方加入厚朴、杏子二味。其适用标准以太阳病误下后，表证仍在，里气壅逆，而见微喘者，故于桂枝汤之调和营卫之方中，加厚朴、杏仁以利肺胃之气，而和中定喘也。

现代·中医研究院，《伤寒论语释》（1956年）： 本方以桂枝汤解肌发汗而去表邪，加杏仁降逆定喘，厚朴下气泄满。

现代·陈亦人，《伤寒论译释》（1958年）： 本方即桂枝汤内加厚朴杏仁。桂枝汤调和营卫以治太阳中风，厚朴杏仁宣降肺气以治喘逆。厚朴杏仁性偏攻破，虚喘不可使用，如属肾虚不纳的气逆作喘，误用朴杏反有耗伤真元之弊。

现代·陈亦人，《伤寒论译释》（1958年）： 病人原来有喘病宿疾，外受风寒引起了喘病，这时除具有桂枝证外，还有气逆作喘。桂枝证自应治以桂枝汤，喘乃肺气上逆，则应加入宣降肺气之品以治喘，厚朴、杏仁长于宣降肺气，所以加用之。不称主治，而只说佳，这正表明是临床的经验记录，同时也是仲景求实精神的体现。吕搽村：表未解仍宜从表治，主桂枝解表，加朴、杏以下逆气。本草厚朴、杏仁主消痰下气，故又曰喘家作桂枝汤，加厚朴、杏子佳也。按语：本方桂枝汤解肌散邪，加杏仁宣肺降逆，厚朴下气消痰，适用于原有咳喘而又因感冒新邪者。但其见证，必具桂枝汤证而兼有喘息者，方为适宜。

现代·安徽中医学院，《伤寒论通俗讲义》（1959年）： 本方为解表降逆定喘之良方。因妄下后，表虽未解，但腠理已疏，故不宜麻黄而宜桂枝；若加杏仁，喘虽微，恐不胜任，复加厚朴为佐，则喘随汗解。

现代·李翰卿，《中国百年百名中医临床家》（1960年）： 此辛温解肌，调和荣卫，降气润肺，定喘之方。主治桂枝汤治太阳有汗之证，加厚朴以宽胸降气，杏仁润肺定喘。

现代·刘渡舟，聂惠民，傅世垣，《伤寒挈要》（1983年）： 方以桂枝汤解肌驱风，加杏仁利肺、厚朴理气则喘可止。

现代·刘渡舟，《伤寒论诠解》（1983年）： 素有喘病，复有新感，风邪外袭上壅，影响肺气不利，故使喘病发作加重。此时当以治疗新感为主，用桂枝汤解肌祛风，同时加厚朴、杏仁降气利肺兼以治喘。这样加味治疗比单纯使用桂枝汤效果好，故曰“加厚朴杏子佳”。用药之后，新感可解，宿疾则不可能根治，故不说主之而曰佳。

【方论评议】

综合历代各家对桂枝加厚朴杏仁汤的论述，应从用药要点、方药配伍和用量比例三个方面进行研究，以此更好地研究经方配伍，用于指导临床应用。

诠释用药要点：方中桂枝温阳解肌，厚朴下气止逆，杏仁降肺平喘，芍药益营敛汗，生姜辛温通阳散寒，大枣、甘草补益中气。

剖析方药配伍：桂枝与生姜，属于相须配

伍，增强辛温解肌；桂枝与芍药，属于相反相使配伍，相反者，桂枝发汗，芍药止汗，相使者，芍药助桂枝护卫益营，桂枝助芍药守营益卫；厚朴与杏仁，属于相使配伍，厚朴止逆偏于行气，杏仁止逆偏于肃降，厚朴助杏仁肃降肺气，杏仁助厚朴下气宽胸；厚朴、杏仁与生姜，属于相反相使配伍，相反者，厚朴、杏仁偏于降肺，生姜偏于宣肺，相使者，厚朴、杏仁助生姜温肺止咳，生姜助厚朴、杏仁降肺平喘；大枣与甘草，属于相须配伍，增强补益中气；厚朴、杏仁与大枣、甘草，属于相反相畏配伍，大枣、甘草益气制约厚朴、杏仁降泄伤气，厚朴、杏仁降泄制约大枣、甘草益气助逆。

权衡用量比例：厚朴与杏仁用量比例是2 ∶ 8.5，提示行气下气与降逆之间的用量调配关系，以治咳喘；厚朴、杏仁与生姜用量比例是2 ∶ 3 ∶ 3，提示下气降肺与温通宣发之间的用量调配关系，以治肺失宣降；厚朴、杏仁与大枣、甘草用量比例是2 ∶ 3 ∶ 10 ∶ 2，提示下气降肺与补益肺气之间的用量调配关系，以治气虚夹喘。

【药理作用】 本方具有解除支气管平滑肌痉挛、调节支气管腺体分泌、对肠胃平滑肌呈双向调节、调节汗腺分泌、抗过敏、抗炎、抗病毒、改善微循环、增强机体免疫功能等作用。

桂枝加桂汤

【导读】 ①学用桂枝加桂汤应重视桂枝和芍药的用量调配关系、桂枝和甘草的用量调配关系。②桂枝加桂汤虽是辨治肾寒气逆证的重要代表方，但在临床中对心脾阳虚气逆证等也具有良好治疗作用。③学好用活桂枝加桂汤的第一步是辨清桂枝加桂汤由哪些基础方和药物组成：组成桂枝加桂汤有1个基础方和4组药，基础方是桂枝汤，4组药中第1组是平冲降逆药即桂枝，第2组是辛温行散药即生姜，第3组是补血收敛药即芍药，第4组是益气药即大枣、甘草，从1个基础方和4组药用量深入学习研究即可用活桂枝加桂汤。

【方歌】 桂枝加桂治奔豚，桂枝用量为五两，肾寒气逆上冲心，温阳平冲效优良。

【方药】 桂枝去皮，五两（15 g） 芍药三两（9 g） 甘草炙，二两（6 g） 生姜切，三两（9 g） 大枣擘，十二枚

【用法】 上五味，以水七升，煮取三升，去滓。温服一升。本云：桂枝汤，今加桂满五两，所以加桂者，以泄奔豚气也。

【功用】 温通心肾，平冲降逆。

【适应证】

1. 中医病证：肾寒气逆证。腰膝酸软，恶寒，气从少腹上冲于心或咽喉，或少腹不仁，受凉或食冷加重，舌淡、苔薄，脉沉。

2. 西医疾病：自主神经功能紊乱、神经衰弱、慢性肾小球肾炎、冠心病、风湿性心脏病等临床表现符合肾寒气逆证者。

【用药分析】 方中桂枝温阳平冲降逆，芍药益营敛阴缓急，生姜辛温通阳，大枣补益中气，甘草益气和中。

【用方思路】

1. 桂枝加桂汤既是辨治肾寒气逆证的重要代表方，又是辨治诸多杂病如心病、肾病、肝病、皮肤病等的重要基础方。

2. 方中桂枝、生姜既可行散，又可平冲；芍药既可益营，又可敛降；大枣、甘草可补五脏六腑及营卫之气。从方中用药用量及调配分析得知，桂枝加桂汤的应用并不局限于肾寒气逆证，还可用于辨治诸多杂病如循环、泌尿、内分泌及代谢等系统疾病。

3. 运用桂枝加桂汤辨治的病证（无论病变部位在肾、在心或在脾胃）以肾寒气逆为主，其治当温阳益气平冲。

【随证合方】 若夹湿热，可与栀子柏皮汤合方用之；若夹寒湿，可与甘姜苓术汤合方用之；若夹气郁，可与四逆散合方用之；若夹阳虚，可与四逆汤合方用之。应用时还必须结合病变主次酌情调整方药用量。

【注意事项】 运用桂枝加桂汤既要辨清西医之病，又要辨清西医之病属于中医寒气上逆证。辨西医之病可进一步了解疾病的发展演变及转变规律，辨中医之证可更好地针对西医之

病选用桂枝加桂汤。

【应用指征】

(1)烧针令其汗，针处被寒，核起而赤者，必发奔豚，气从少腹上冲心者，灸其核上各一壮，与桂枝加桂汤，更加桂二两也。(117)

(2)发汗后，烧针令其汗，针处被寒，核起而赤，必发奔豚，气从少腹上至心，灸其核上各一壮，与桂枝加桂汤主之。(第八 3)

【方论】

明·许宏，《金镜内台方议》(1422年)：俗间多有烧针焠火之法，以治黄病等证，反成殃咎。今此烧针发汗，则损阴血而惊动心气。心气因惊而虚，则触动肾气，发为奔豚。先灸核上，以散其寒，次与桂枝加桂汤，以泄奔豚之气也。

清·喻嘉言，《尚论篇》(1648年)：奔豚者，肾邪也。肾邪一动，势必自少腹上逆而冲心，状若豕突，以北方亥位属猪故也。北方肾邪，惟桂能伐之，所以用桂三倍加入桂枝汤中，外解风邪，内泄阴气也。

清·李中梓，《伤寒括要》(1649年)：奔豚者，如豕突之状，为肾之积，其气在脐下，筑筑然跳动，上冲心而痛也。桂枝辛热下行，大泄奔豚之要药，同桂枝汤用之，别针处被寒之邪，莫不毕散矣。

清·张璐，《伤寒缵论》(1667年)：烧针发汗，则损阴血惊动心气，心气因惊而虚，则触动肾气发为奔豚，先灸核上以散寒，次与桂枝加桂汤以泄奔豚之气，所加之桂当用肉桂为是。

清·程应旄，《伤寒论后条辨》(1670年)：水来克火，是为贼邪，与前火熏艾灸之主于治火者不同矣，专以伐北方之肾邪为主。伐肾无如桂，用桂三倍，加入桂枝汤内，外解风邪，内泄阴气也。此证救之不专不力，则心被肾凌，亡阳之变，告在顷刻，害可胜言哉。

清·柯琴，《伤寒来苏集》(1674年)：寒气不能外散，发为赤核，是奔豚之兆也。从小腹冲心，是奔豚之气象也。此阳气不舒，阴气反胜，必灸其核，以散寒邪，服桂枝以补心气。更加桂者，不特益火之阳，且以制木邪而逐水气耳。前条发汗后，脐下悸，是水邪欲乘虚而犯心，故君茯苓以正治之，则奔豚自不发。此表寒未解而小腹气冲，是木邪挟水气以凌心，故于桂枝汤倍加桂以平肝气，而奔豚自除。前在里而未发，此在表而已发，故治有不同。

清·李彣，《金匮要略广注》(1682年)：芍药养阴；生姜散邪；桂枝导引阳气，以泄肾邪；甘草、大枣补土以克水也。

清·张志聪，《伤寒论宗印》(1683年)：烧针令其汗，攻发其荣液，而经脉之气虚矣。火热之气在经，针处被寒，寒气外闭，寒热相搏，故核起而赤也。心主脉，而肾脉贯心，心血经气并虚，则闭吸其肾气，而为奔豚矣。如气从少腹下冲心者，灸其核上各一壮，以通泄其经气，仍以桂枝汤清解其寒邪，加桂保心气以制水逆。

清·张志聪，《伤寒论集注》(1683年)：夫经脉之血气，主于上焦之心神，而本于下焦之肾精者也。烧针令其汗者，取经脉之血液而为汗也；针处被寒核起而赤者，寒薄于外而君火之气应之也；神气外浮，必动其肾气而作奔豚，心肾之气相应也；灸其核上各一壮，以开经脉之闭吸，脉道疏通则神机旋转而邪奔自下矣。与桂枝加桂汤，益心主之神，资中焦之汁，申明加桂者，更加牡桂二两也。

清·张志聪，《金匮要略集注》(1683年)：心气虚而外浮，更闭吸其经脉，则肾气乘而上奔也。当灸其核上各一壮，以通泄其经气，更与桂枝加桂汤，散寒邪以辅心主。上章因惊骇发病，故用养血厚土之剂，此因寒凌心火，故二方并主于桂枝焉。

清·周扬俊，《金匮玉函经二注》(1687年)：所以用桂枝加入桂枝汤中，一以外解风邪；一以内泄阴气也。各灸核上者，因寒而肿，惟灸消之也。

清·郑重光，《伤寒论条辨续注》(1705年)：奔豚者，肾邪也。其人素有肾积，因针寒入，则其气自少腹上逆而冲心，故曰奔豚也，以北方亥位，属猪故也。北方肾邪，惟桂能伐之，所以用桂三倍加入桂枝汤中，外散风邪，内泄阴气也。

清·魏荔彤，《金匮要略方论本义》（1720年）：谁谓病邪为无知之物乎？法当灸其所起核上各一壮，散太阳之表寒也。灸后与桂枝加桂汤主之，意取升阳散邪，固卫补中，所以为汗后感寒，阳衰阴乘之奔豚立法也。与前条心动气驰，气结热聚之奔豚源流大别也。是皆主治者尤当加意谛审，勿致贻误者也。

清·姚球，《伤寒经解》（1724年）：用桂枝而加桂者，盖枝走阳分，少腹寒侵而成逆，不得桂辛温则寒不散、冲逆不平也。故用桂以伐内，枝以解外也。然伤于卫者，不能无伤于营，故用甘、芍、大枣以和脾，脾和则水宁也。生姜者，辛温能逐阴寒也。

清·魏荔彤，《伤寒论本义》（1724年）：救法必灸其核，杜其续入之寒邪，桂枝加桂御其上凌之阴邪，加而复加，表里兼治，而阴郁俱理矣。

清·尤在泾，《金匮要略心典》（1729年）：此肾气乘外寒而动，发为奔豚者。发汗后烧针复汗，阳气重伤，于是外寒从针孔而入通于肾。肾气乘外寒而上冲于心，故须灸其核上，以杜再入之邪，而以桂枝汤外解寒邪，加桂内泄肾气也。

清·王子接，《绛雪园古方选注》（1732年）：桂枝汤，太阳经药也。奔豚，肾邪上逆也。用太阳经药治少阴病者，水邪上逆，由于外召寒入，故仍从表治，惟加桂二两，便可温少阴而泄阴气矣。原文云"更加桂二两"者，加其两数，非在外再加肉桂也。古者铢两斤法，以四为数，申明桂枝加一，加二，犹为不足，当加四分之三，故曰更加。

清·不著撰人，《伤寒方论》（1732年）：此乃太阳风邪，因烧针令汗复感于寒邪，从太阳之腑膀胱袭入，相合之肾脏而作奔豚，故仍从太阳治例，用桂枝全方倍加桂者，以内泄阴气兼驱外邪也，仲景止言针处被寒，核起而赤者，必发奔豚，原未尝及惊，成氏因《金匮要略》，病有奔豚从惊发得之肾气欲上乘心之语，遂致心气因惊而虚，肾气乘寒而动，是又注肾水敢于乘心之故也，然亦有心经素虚，不尽由于惊者矣。

清·黄元御，《伤寒悬解》（1748年）：汗后阳虚脾陷，木气不舒，一被外寒，闭其针孔，风木郁动，必发奔豚。若气从少腹上冲心胸，便是奔豚发作，宜先灸核上各一壮，散其外寒，即以桂枝加桂汤，更加桂枝，以疏风木而降奔冲也。桂枝加桂者，于桂枝汤内，更加桂枝也。

清·黄元御，《长沙药解》（1753年）：治太阳伤寒，烧针发汗，针处被寒，核起而赤，必发奔豚，气从小腹上冲心胸者。以汗后阳虚脾陷，木气不达，一被外寒，闭其针孔，木气郁动，必发奔豚。若气从小腹上冲心胸，便是奔豚发矣。先灸其针孔，以散其外寒，乃以桂枝加桂，疏乙木而降奔冲也。凡气冲心悸之证，皆缘水旺土虚，风木郁动之故。

清·黄元御，《金匮悬解》（1754年）：伤寒，烧针发汗，汗后阳虚脾陷，木气不舒，一被外寒，闭其针孔，风木郁动，必发奔豚，若气从少腹上冲心胸，便是奔豚发矣。宜灸其核上各一壮，以散外寒，即以桂枝加桂汤，疏风木而降奔冲也。

清·徐灵胎，《伤寒约编》（1759年）：烧针迫汗，被寒搏而起核，从小腹上冲，是肝肾气逆，奔豚之象也。用桂枝汤解外，以消其核。更加桂者，肉桂以益火之阳而平阴邪之上逆也。此和营散邪，益火消阴之剂，为阳虚表不解而发奔豚之专方。

清·徐灵胎，《伤寒论类方》（1759年）：重加桂枝，不特御寒，且制肾气。又药味重，则能达下。凡奔豚症，此方可增减用之。

清·强健，《伤寒直指》（1765年）：玩士材辛热下行句，则以加桂为肉桂矣。然方曰：共五两，其义是加重桂枝耳，故称为加桂汤。

清·吴坤安，《伤寒指掌》（1796年）：邵仙根评：心气因寒而内虚，肾虚因寒而上逆，发为奔豚。气从少腹冲心，寒邪挟水气凌心也。灸其核上，以杜再入之邪。与加桂汤以泄上逆之气……属少阴寒气凌心。故用桂枝加桂，温肾散寒。病由外召寒邪，仍从太阳表治，惟加桂枝两数，便可以温少阴，而泄阴邪矣。

清·朱光被,《金匮要略正义》(1803年):此言奔豚因火邪惊悸而发，以见病气之原相合也。如太阳病本当解肌，而误发汗，又复烧针令汗，重重伤表，卫阳不固，营液消亡，予是寒邪突入，宜逼营分，以惊发其奔豚之气，所谓太阳伤寒，加温针必惊也。故以桂枝汤加桂，而大护其卫气，而兼和其营阴，令两相縋合之邪从此解散，则下焦之阴邪不致上侮矣。赤核另用炙法，以从外治。谓寒邪骤乘，本当温散，但由误汗所致，不得更动其表，第令桂枝从里扶正，炙法从外散邪。邪因火攻引入，即借火攻导出，妙法不可思议。

清·陈修园,《长沙方歌括》(1803年):按：少阴上火而下水，太阳病以烧针令其汗，汗多伤心，火衰而水乘之，故发奔豚。用桂枝加桂，使桂枝得尽其量，上能保少阴之火脏，下能温少阴之水脏，一物而两扼其要也。核起而赤者，针处被寒，灸以除其寒，并以助其心火也。

清·陈元犀,《金匮方歌括》(1811年):按：汗后又迫其汗，重伤心气，心气伤不能下贯元阳，则肾气寒而水滞也，加以针处被寒，为两寒相搏，必挟肾邪而凌心，故气从少腹上至心，发为奔豚也。灸之者，杜其再入之患，用桂枝汤补心气以解外邪；加桂枝者，通肾气，暖水脏，而水邪化矣。

清·吕震名,《伤寒寻源》(1850年):桂枝汤治太阳中风，乃两和营卫之圣药，今照原方加桂，便另立汤名，主治之病，迥然不同。可见先圣立方之严，即分两亦不可苟也。经云："太阳伤寒者，加温针必惊也，又云，烧针令其汗。针处被寒，核起而赤者，必发奔豚，气从少腹上冲心者，灸其核上各一壮，与桂枝加桂汤更加桂。"按奔豚乃少阴肾水凌心之证，何以主用桂枝太阳之方，盖太阳为诸阳主气，而行太阳之令者。心主是也，太阳伤寒，理应发汗，汗为心之液，全赖心主之一点真阳，以化气而逐邪，误用温针，则寒邪不外出而内入，内入则扰动心营，心阳受寒邪所迫，君主孤危，肾水得而乘之矣，核起而赤，心阳不能内固，色已外见，气从少腹上冲心，水邪上逆，真火将受其扑灭，故亟灸核上，先使温经而复阳，而方中重用桂枝者。以桂枝能直入营分，扶阳化气，得此重兵以建赤帜，则君主得自振拔，而肾水自降，泄北补南，一举两得，此为制胜之师。此方加桂，或作桂枝外另加肉桂，但有成五两三字，当仍属桂枝。且此证本因太阳病误治所致，重用桂枝，正以一物而全收安内攘外之功。

清·陈恭溥,《伤寒论章句》(1851年):牡桂，薄桂也。桂枝加桂汤，保心气以制水邪之方也，凡过汗心虚，成为奔豚者用之。本论曰：烧针令其汗，针处被寒，核起而赤，必发奔豚。气从少腹上冲心者，灸其核上各一壮，与桂枝汤，更加桂二两。夫迫汗亡其心液，则心气虚也，火外应于核，下焦之水邪无制，故上凌而作奔豚。灸其核上之寒，则心火内归；加以此方服之，助心主之权以制水邪，而奔豚散矣。服桂枝汤不啜粥，则专资经脉、保心气，不能作汗。更加桂，益助心主之神矣。

清·郑钦安,《伤寒恒论》(1869年):奔豚乃少阴之证，此刻邪在太阳，未犯少阴，即以桂枝加桂汤更加桂，其邪在太阳也明甚，果属奔豚上冲，又非桂枝加桂倍桂所长也，学者宜细绎之。

清·高学山,《高注金匮要略》(1872年):此心阳、心液两虚，而招肾阴之上冲者也。故方意单责上虚，而不责下实耳。盖以桂枝甘姜，补心中之阳神。而以芍药、大枣，滋其心液也。余详《伤寒注》，本条与伤寒之文小异，且方亦少更加桂一层，而其义则一也。

清·高学山,《伤寒尚论辨似》(1872年):盖肉桂气浮性温而味辛甘，浮以扶阳，温以益气，辛甘以助脾肺之元，诚上中二焦之专药，尊之为主，而以号召营分之桂枝汤全军听令，则桂枝汤又从肉桂扶阳益气之化，而且为之生阳液矣，与建中之义颇同，此长沙不传之妙也。后人或谓所加者即桂枝，不知凡药之性，皮从内裹，枝从外放，桂枝本汤之妙，全在不使桂枝长出芍药之外，以其透肌达表，能致亡阳之变者，即居麻黄之次，岂可加至三分之二倍，况当阳气虚微阴来突犯之候乎。

盖桂枝之不可多服，前注已见，夫本方明载桂枝三两，今日共成五两，则所加者不似指桂枝耶？且曰余依前法，前法者何？啜热粥以助药力也，通身漐漐有汗也。试问此症而可令其有汗乎？可令啜热粥以助汗乎？吾恐阴盛者，则昏厥欲死。阳虚者，则真武莫救矣，故曰此后人潦草省笔，以致误也。当曰：于桂枝汤内，加肉桂一两外，更加肉桂一两，为是。或问曰：然则桂枝加附子可乎？对曰：不可，桂性浮，附性沉，上下不同也；桂性缓，附性烈，王霸不同也；桂性滋，附性燥，干润不同也；且桂为丁火，从上以临下，有旭日消阴之象；附为丙火，从下以炎上，有锅底蒸湿之虞，此桂、附之不能相代也。

清·莫枚士,《经方例释》(1884年)：此即桂枝汤，而以加桂二两，另立一方于此，见经方分两之例之严，桂枝加芍药汤仿此。奔豚在肾，其道远，桂枝三两不足以发之，故用五两，以示在表易发，在里难发之例。

清·戈颂平,《伤寒指归》(1885年)：与桂枝加桂者，取其气浓，下温少腹经道之阴，回阳气从子左开。右六味，象阴数得阳变于六。以水七升，象阳数得阴变于七。煮取三升，去滓，温服一升，象三阳阖午一阳开子也。

日本·丹波元坚,《金匮玉函要略述义》(1894年)：奔豚一证，多因水寒上冲，故治法不出降逆散寒，而注家概解以肾邪，殆不免牵凑，要坐不检难经仲景之有异耳。

清·王旭高,《退思集类方歌注》(1897年)：桂枝汤乃太阳经药也。奔豚病，少阴肾邪上逆也。用太阳经药治少阴病者，水邪上逆，实由烧针外召寒入，故仍从表治。惟加桂二两，不特御寒，且制肾气。又药味重则能达下。凡奔豚病，此方可加减用之。

近代·陆渊雷,《伤寒论今释》(1930年)：奔豚之病，气从小腹上冲心，而以桂枝加桂汤，故吉益氏《药征》，谓桂枝主治冲逆。余尝博览译本西医书，历询国内西医，欲求奔豚上冲之理，卒不可得。然奔豚服加桂汤，其上冲即止，则事实不可诬也。吾，侪著书传后，述其所知，阙所不知，若吉益氏者可也。而有惑于《难经》臆说者，以奔豚为肾之积气（见《难经·五十六难》)，逐谓加桂汤为泄肾气、伐肾邪，又以肾居下部，而桂枝气薄上行，不若肉桂之气厚下行，遂谓此汤之加桂，是肉桂而非桂枝（方有执以下多如此），不从事实。而凭臆想，何其诬也。山天氏云：方有执云：所加者桂也，非枝也。果尔，唯当称加。不可云更加也。

近代·曹颖甫,《伤寒发微》(1931年)：故仲师治法，先灸核上各一壮，与桂枝加桂汤，是即先刺风池、风府，却与桂枝汤之成例。盖必疏泄高表之气，然后可以一汗而奏功。加牡桂者，所以复肾脏之元阳，倘亦引火归原之义乎？黄坤载自负今古无双，于灸核上之义，徒以“散寒”二字了之，又去原方之牡桂，吾笑其目光如豆耳。

近代·祝味菊,《伤寒方解》(1931年)：本方于桂枝汤方中更加桂二两。其适用标准，因烧针迫汗而被寒侵，针处血液凝结成核，致发奔豚者，故加重桂枝分量，以温通阳气而调节营卫也。煮服法中所云：“所以加桂者，以能泄奔豚气也。”“奔豚气”即阴寒袭迫之气如豚之上奔也。

近代·徐大桂,《伤寒论类要注疏》(1935年)：桂枝加桂，是从肝肾而立温摄之方也。针处被寒，由膝膜而内犯肝肾。奔豚者，肝气挟肾水而上逆之证也。故立法以温摄肝肾为主。

近代·彭子益,《圆运动的古中医学·伤寒论方解篇》(1947年)：烧针令出汗，针处起赤核，烧针之热，将肾阳引出，故针处起赤核，此肾阳大虚之征，木气必由少腹冲心而成奔豚之状。桂枝汤加桂以大升肝阳，肝阳升，冲气乃平。若不上冲，不可与桂枝加桂。灸其核上各一壮者，灸以温回浮出之肾阳也。不上冲者，肝阳未陷，故不可加桂以升肝阳。

治外感发汗后，复用烧针。针处被寒，核起面赤，欲发奔豚，气从少腹上冲心者。烧针能拔肾阳外出。肾阳外出，木气失根，则化风上冲。针处赤核，即外出之阳也。桂枝汤调木气。加重桂枝者，桂枝善降木气之冲。木气之风上冲，因木之阳下陷。木阳上达，则木风不冲。桂枝降木气之冲者，乃达木气之阳之故。若非肾阳虚败，而系肝热上冲之病，则忌桂枝。

近代·冉雪峰,《冉注伤寒论》(1949年): 气自少腹上冲心，即形容病源、病形、病情状况，即非寒水上凌，亦非真阳暴脱，故真武、四逆、白通，在所不用，各灸其核上一壮，既针又灸，误火后再用火，别开火逆疗法新局。再与桂枝加桂汤，寒解于外，阳复之内，内外咸宁，上下安位。俨具旋乾转坤手段。加桂或云加肉桂，矜矜于桂枝肉桂之辨，不知《神农本草》，原系一个桂字。桂性温和，氤氲鼓荡，可内可外，可上可下。张锡纯《衷中参西录》，疗肝胆气逆，兼天气下陷阴证，用一味桂枝救愈。升陷降逆，一物两擅其功，一方两收其效，得此而本方加桂之义，益以证明。

现代·中医研究院,《伤寒论语释》(1956年): 本云桂枝汤，今加桂满五两，所以加桂者，以能泄奔豚气也。服桂枝汤补心气，更加桂，不单温阳，并有制水邪平冲逆的作用。

现代·任应秋,《伤寒论语释》(1957年): 柯韵伯云："更加桂者，益火之阳，而阴自孕也。"神经性胃肠病多为慢性病，所以古人多以奔豚为阴气上逆，桂枝是平阴气上逆的专药。

现代·陈亦人,《伤寒论译释》(1958年): 桂枝加桂汤，即桂枝汤更加桂枝二两。因为桂枝本身就有下气降冲作用，加重用量即可达到治疗奔豚的目的。如果下焦阳虚而水寒之气较甚，加用肉桂才能提高平冲逆的效果。

对于加桂的问题，有桂枝加重剂量与另加肉桂的不同意见，如方氏、张氏认为是加肉桂，不是桂枝，徐氏、陈氏认为是加重桂枝，章氏认为平肾邪宜加肉桂，解太阳之邪宜加桂枝等，直至目前仍然存在这几种意见，我们基本同意徐灵胎与陈古愚的解释，因为桂枝本身也有下气平冲逆的作用，一般加重桂枝用量，即可达到治疗目的。如果肾阳虚较著，加用肉桂，当更能提高疗效，要在随病情而定。至于章氏主张，似乎颇符辨证论治原则，然而奔豚主因为肾邪上逆，而不是太阳之邪，果如所说，实际无异于否定桂枝用量加重，所以仍未免可商之处。本方与苓桂甘枣汤主治的区别：该方治疗脐下悸，是水气动欲作奔豚，无表证，故重用茯苓以制水；本方治疗气从少腹上冲心，是肾邪逆已作奔豚，表尚未尽，故加重桂枝，一以外解表寒，一以温降冲逆。

现代·安徽中医学院,《伤寒论通俗讲义》(1959年): 本方增加桂枝用量，主要是温阳，以平冲逆之邪。按方中行云："所加者桂也，非桂枝也。"比较起来，肉桂能走阴伐肾邪，泄奔豚之气，若加肉桂则效力更强。

现代·李翰卿,《中国百年百名中医临床家》(1960年): 此温经补阳，散寒降逆，治寒性奔豚病之方。主治奔豚病，气从少腹上冲，心腹疼痛，喜热畏寒，或兼桂枝汤发热恶风寒的表证现象。桂枝、生姜散寒降逆，芍药、肉桂止痛温经，甘草、大枣缓急和中。

现代·刘渡舟，聂惠民，傅世垣,《伤寒挈要》(1983年): 柯琴说："寒气外束，火邪不散，发为赤核。是将作奔豚之兆也。从少腹上冲心，是奔豚已发之象也。此因当汗不发汗，阳气不舒，阴气上逆，必灸其核以散寒，仍用桂枝以解外，更加桂者，益火之阳而阴自平也。桂枝更加桂，治阴邪上攻，只在一味中加分两，不于本方外求他味，不即不离之妙如此。茯苓桂枝甘草大枣汤，证已在里，而奔豚未发，此证尚在表而发，故治有不同。"

现代·刘渡舟,《伤寒论诠解》(1983年): 桂枝加桂汤即桂枝汤加重桂枝用量。据《神农本草经》记载，桂枝有治"三气"之功。即降逆气，散结气、补中益气。具体来说，其一是能下气。陈修园、张令韶等认为，桂枝能疏肝降逆，如苓桂术甘汤证，水气之所以上冲，即与肝气的激发与挟持有关。昔老中医陈慎吾用逍遥散，每以桂枝取代薄荷，使疗效提高，也是很有道理的。日本有的医家根据"气上冲"用桂枝的道理，认为"太阳病下之后，其气上冲者，可与桂枝汤"，当与本条的气上冲证联系理解，提出凡是上气之证都可酌用桂枝。其二是能开结气，如桃核承气汤用桂枝，便是取其通阳开结以散蓄血之用。又如临床治疗"梅核气"，用半夏厚朴汤不能取效时，若加桂枝则可见功效，亦可证明桂枝既能下气，又能开结。其三是能补中益气，如桂枝甘草汤能温补心气，桂枝汤可以调和脾胃以建中气，而本方重用桂枝，也正是为了加强补心、通阳、下气的作用，故用之治奔豚，最为合宜。有的注家对本方“加桂”有不同的见解，一云加桂枝，一说加肉桂。根据原文“更加桂二两”之意，当是指加桂枝而言，但从临床应用来看，加桂枝或加肉桂同样有效。

现代·刘渡舟，苏宝刚，庞鹤,《金匮要略诠解》(1984年)：治以艾炷，外灸其核，温散阴寒；内服桂枝加桂汤，外散寒邪，内泄阴气。方中重用桂枝，助心阳以散阴寒，平冲降逆。本证内外两法同治，共奏温阳散寒、降逆平冲、调和营卫的作用。

现代·陈亦人,《伤寒论求是》(1987年)：117条因烧针发汗，针处被寒引起的奔豚证，采用艾灸与汤药结合的治法，肯定可以提高疗效。不过，奔豚并非都是烧针所引起，有时单用桂枝加桂汤亦有良效。只是因条文为“更加桂二两”，而方药却写作桂枝五两，以致又引起加桂究竟是“桂枝”还是“肉桂”的争议。其实桂枝有平冲逆作用，一般重用桂枝即能收敛，如果肾阳虚较甚，则以加肉桂为宜，要在随病情而定。

桂枝汤原方加重桂枝用量，即桂枝加桂汤，治肾邪上逆之奔豚，因桂枝本身具有平冲逆作用，所以加重用量即可达到治疗目的，如果肾阳虚较甚，则需加入肉桂，其效方著。历来有加桂枝与肉桂之争，其实无多大意义。

现代·王付,《经方学用解读》(2004年)：肾寒气逆证的基本病理病证是肾虚而气逆，寒气相乘而上冲。所以，治疗肾寒气逆证，其用方配伍原则与方法必须重视以下几个方面。

针对证机选用温肾降逆药：寒气袭肾，肾气为寒邪所虐而不得温煦于下且逆乱于上，证见气从少腹上冲心胸，其治温肾散寒降逆。在用温阳药时最好具有散寒作用，以冀寒气从外而散。如方中桂枝、生姜。

合理配伍益气药：肾气主司阴阳，益气有利于肾气主持于下，以使肾气固摄阴阳，只有合理配伍益气药，才能更有效地温肾降逆而不伤肾气，从而达到提高温肾降逆作用。如方中甘草、大枣。

妥善配伍补血药：精血同源，血能化气，血能益精，故治肾寒气逆证必须配伍补血药，在配伍补血药时最好既能敛阴，又能补血，达到补益之中能敛降，降泄之中不伤正气。如方中芍药。

随证加减用药：若咳嗽者，加紫苏子、葶苈子，以降气止逆；若腹痛者，加白芍、川楝子，以柔肝理气降逆；若恶寒者，加附子、干姜，以温阳散寒；若头晕者，加当归、川芎，以补血行血等。

【方论评议】

综合历代各家对桂枝加桂汤的论述，应从用药要点、方药配伍和用量比例三个方面进行研究，以此更好地研究经方配伍，用于指导临床应用。

诠释用药要点：方中桂枝温阳平冲降逆，芍药益营敛阴缓急，生姜辛温通阳，大枣补益中气，甘草益气和中。

剖析方药配伍：桂枝与生姜，属于相须配伍，增强辛温通阳散寒；桂枝与芍药，属于相反相使配伍，相反者，散敛同用，相使者，桂枝平冲助芍药敛阴，芍药益营助桂枝降逆；大枣与甘草，属于相须配伍，增强补益中气；桂枝与大枣、甘草，属于相使配伍，益气平冲，降逆缓急。

权衡用量比例：桂枝与芍药用量比例是5∶3，提示平冲与敛降之间的用量调配关系，以治气逆；桂枝与生姜用量比例是5∶3，提示平冲与辛温宣散之间的用量调配关系，以治阴寒；桂枝与大枣、甘草用量比例是5∶10∶2，提示温阳平冲与益气缓急之间的用量调配关系，以治阳虚。

【药理作用】 本方具有抗心肌缺血、抗心脑缺氧、增强机体免疫功能、调节心功能、调节心律、增强心肌收缩力、改善肾功能、调节内分泌失调，调节水液代谢、调节肾上腺皮质功能、调节酸碱平衡、抗自由基、调节中枢神经、调节周围神经、抗炎等作用。

桂枝加黄芪汤

【导读】①学用桂枝加黄芪汤应重视甘草和黄芪的用量调配关系。②桂枝加黄芪汤虽是辨治寒湿黄汗证的重要代表方，但在临床中对杂病营卫气虚证等也具有良好治疗作用。③学好用活桂枝加黄芪汤的第一步是辨清桂枝加黄芪汤由哪些基础方和药物组成：组成桂枝加黄芪汤有4个基础方和3组药，基础方之一是甘草汤，之二是桂枝甘草汤，之三是芍药甘草汤，之四是桂枝汤，3组药中第1组是辛温行散药即桂枝、生姜，第2组是补血收敛缓急药即芍药，第3组是益气药即黄芪、大枣、甘草，从4个基础方和3组药用量深入学习研究即可用活桂枝加黄芪汤。

【方歌】黄汗桂枝加黄芪，生姜大枣芍药草，气虚诸证皆可治，通阳益气效果好。

【方药】桂枝三两（9g）　芍药三两（9g）　甘草二两（6g）　生姜三两（9g）　大枣十二枚　黄芪二两（6g）

【用法】上六味，以水八升，煮取三升，温服一升，须臾，饮热稀粥一升余，以助药力，温服，取微汗；若不汗，更服。

【功用】通阳益气，温化寒湿。

【适应证】

1. 中医病证：①寒湿黄汗证。汗出色黄，两胫自冷，身重，汗出已辄轻，久久必身；髋及胸中痛，腰以上必汗出，以下无汗，腰髋弛痛，如有物在皮中状，病甚者不能食，身疼痛，烦躁，小便不利，舌淡、苔白腻，脉濡或缓。②营卫气虚证。多汗，怕风，倦怠乏力，时时发热，舌质淡、苔薄白，脉虚弱。

2. 西医疾病：普通感冒、流行性感冒、神经性头痛、过敏性皮肤病、过敏性鼻炎、皮肤疮疡、慢性肠胃炎或溃疡、慢性肝炎、慢性胆囊炎、慢性胰腺炎、慢性支气管炎、慢性气管炎、肺气肿、肺间质纤维化、末梢神经炎、面神经炎、神经性疼痛、神经衰弱、慢性鼻炎、慢性鼻窦炎、慢性额窦炎等临床表现符合杂病营卫气虚证者。

【用药分析】方中桂枝温阳解肌，黄芪益气固表，芍药益营敛汗，生姜辛温通阳，大枣补益中气，甘草益气和中。

【用方思路】

1. 桂枝加黄芪汤既是辨治寒湿黄汗证及营卫气虚证的重要代表方，又是辨治脾胃病、肺病、肝病、肾病的重要基础方。

2. 方中桂枝、生姜既是辛温解表药，又是温里散寒药；芍药、黄芪、大枣、甘草既是调补营卫的首选用药，又是补益诸脏腑气血虚的基本用药。运用桂枝加黄芪汤辨治的病证以气虚为主；从方中用药、用量及调配分析得知，桂枝加黄芪汤的应用并不局限于寒湿发黄证及营卫气虚证，还可用于辨治诸多杂病，如消化、呼吸、泌尿、内分泌等系统疾病。

3. 运用桂枝加黄芪汤辨治的基本病证（无论病变部位在表还是在里）是寒夹气血虚；根据方中用药分析，运用本方辨治的病证是虚实夹寒以气虚为主，治疗重在补虚，次在散寒。

【随证合方】若夹热，可与栀子柏皮汤合方用之；若夹寒痰，可与赤丸合方用之；若夹瘀，可与桂枝茯苓丸合方用之。运用桂枝加黄芪汤辨治复杂多变的病证必须结合病变证机主次而酌情调整方药用量，这样才能取得预期治疗效果。

【注意事项】运用桂枝加黄芪汤既要辨清西医之病，又要辨清西医之病属于中医气血虚夹寒。辨西医之病可了解疾病的发展演变及转归，辨清中医之证可更好地针对西医之病选用桂枝加黄芪汤。

【应用指征】

（1）黄汗之病，两胫自冷；假令发热，此属历节；食已汗出，又身常暮盗汗出者，此劳气也；若汗出已反发热者，久久其身必甲错，发热不止，必生恶疮。

若身重，汗出已辄轻者，久久必身瞤，髋及胸中痛，又从腰以上必汗出，下无汗，腰髋弛痛，如有物在皮中状，剧者不能食，身疼痛，烦躁，小便不利，此为黄汗，桂枝加黄芪汤主之。（第十四　29）

（2）诸病黄家，但利其小便；假令脉浮，当以汗解之，宜桂枝加黄芪汤主之。（第十五　16）

【方论】

明·吴昆,《医方考》(1584年): 黄汗，身体疼重，发热，两胫自冷，此方主之。黄汗者，汗出皆黄，沾衣有色也。得之汗出时，入水取浴，水从汗孔入。湿郁于表，故病黄。邪伤其卫，故自汗。湿热相搏，故身体疼重而发热。病原寒水所伤，寒气属阴，水性就下，故两胫自冷。客者除之，故用桂枝之辛甘以解肌表之邪。泄者收之，故用芍药之酸寒以敛荣中之液。虚以受邪，故用黄芪之甘温以实在表之气。辛甘发散为阳，故生姜、甘草可以为桂枝之佐。乃大枣者，和脾益胃之物也。

清·喻嘉言,《医门法律》(1658年): 桂枝全方，啜热稀粥助其得汗，加黄芪固卫，以其发热，且兼自汗盗汗，发热故用桂枝，多汗故加黄芪也。其发汗已仍发热，邪去不尽，势必从表解之，汗出辄轻，身不重也，久久身瞤胸中痛，又以过汗而伤其卫外之阳，并胸中之阳也。腰以上有汗，腰以下无汗，阳通而阴不通，上下痞隔，更宜黄芪固阳，桂枝通阴矣。黄汗与历节有分，阳火独壅于上为黄汗；阴水独积于下为两胫冷；阳火盛及肌肉则发热；阴水寒及筋骨则历节痛，源同而流不同也。食已汗出者，食入于所长之阳，与劳气相搏散出为汗，乃至气门不闭，津液常泄，暮为盗汗也。甲错者，皮间枯涩，如鳞甲错出也。发热不已，热入肉腠，必生恶疮，留结痈脓也。腰髋弛痛，如有物在皮中状，即《内经》痛痹，逢寒则虫之类也。小便不利，津液从汗越也。不能食，脾胃气虚不能化谷也。身体重，卫气不充分肉也。烦躁，胃热上熏心肺也。治黄汗之法，尽发于此矣。

清·喻嘉言,《医门法律》(1658年): 仲景治伤寒方，首用麻黄汤为表法，今观《金匮》治黄瘅之用表主之以桂枝加黄芪汤、小柴胡汤，附之以《千金》麻黄醇酒汤，明示不欲发表之意。故其方首云：诸病黄家，但利小便，假令脉浮，当以汗解之，宜桂枝加黄芪汤。可见大法当利小便，必脉浮始可言表。然瘅证之脉，多有荣卫气虚，湿热乘之而浮，故用桂枝加黄芪汤，和其荣卫。用小柴胡汤，和其表里，但取和法为表法，乃仲景之微旨也。而表实发黄，当汗之证，岂曰无之！再取《千金》麻黄醇酒汤一方附入，必不自出麻黄峻表之方，皆立法之本意，又仲景之苦心也。读此而治病之机，宛然心目矣。桂枝加黄芪汤：表虚者必自汗，汗虽出而邪不出，故用桂枝黄芪以实表，然后可得驱邪之正汗，此义不可不知。小柴胡汤：邪正相击，在下则痛，在上则呕，即《伤寒论》邪高痛下之旨也。故取用和表里之法，和其上下。《千金》麻黄醇酒汤：表有水寒，入于荣血，闭而不散，热结为黄。故赖麻黄颛力开结散邪，加醇酒以行之也。

清·汪昂,《医方集解》(1682年): 此阳通而阴不通，上下痞膈，故用黄芪以固阳，桂枝以通阴，阴阳通，营卫和，则正汗出，小便利。而诸症悉通矣。

清·李彣,《金匮要略广注》(1682年): 桂枝汤解肌，加黄芪以实表。

清·张志聪,《金匮要略集注》(1683年): 此膀胱寒水之为黄汗也，并宜桂枝加黄芪汤主之。黄芪启下焦之生阳，桂枝助上焦之心气，甘草、芍药化中土之气而疏经，生姜、大枣宣中焦之阳以通气。三焦和而经气通，决渎行而水道出矣。

清·张志聪,《金匮要略集注》(1683年): 盖邪在气分者，可渗可泄；如在经络者，从肠胃之大便出也。脾主肌腠，用桂枝汤发汗以解肌，加黄芪助卫气，直从里而达于外焉。

清·魏荔彤,《金匮要略方论本义》(1720年): 仲景主之以桂枝加黄芪汤，驱邪于表，升阳于里，驱邪以固卫，而荣气之泄为汗者止矣；升阳兼补气，而内湿之酿为热者消矣。一方而湿去热除，气充阳旺，乃邪正兼理之法也。

清·黄元御,《长沙药解》(1753年): 治黄汗，两胫自冷，腰髋弛痛，如有物在皮中，身疼重，烦躁，腰以上汗出，小便不利。以水在经络，下注关节，外阻卫阳而内遏营阴。营遏木陷，温气沦郁，内热不宣，故两胫自冷。风木郁勃，经络鼓荡，故腰髋弛痛，如有物在皮中。湿淫外束，故疼重烦躁。木陷而郁于湿土，故小便不利。风升而开其孔窍，故腰以上汗出。水谷未消，中气满胀，营愈郁而热愈发，故食已则汗。暮而卫气入阴，为营气所阻，不得内敛，故外泄皮毛而为盗汗。营热郁隆，不为汗减，热蒸血败，不能外华皮腠，久而肌肤枯涩，必至甲错。血肉腐溃，必生恶疮。甘、枣、生姜，补宣中气，芍药泻营热而清风木，桂枝达营气之郁，黄芪行卫气之郁，助以热粥而发微汗，经热自随汗泄也。

清·黄元御,《金匮悬解》(1754年)： 黄汗之病，经热内郁，而不外达，故两胫自冷。假令发热，是寒湿格其阳气，外热内寒，此属历节。黄汗外冷内热，食后水谷未消，中气胀满，经热愈郁，皮毛蒸泄，是以汗出。又暮常盗汗出者，此卫气不敛，营气之外泄也。若汗出之后，反更发热者，经热不为汗减，久而营血瘀蒸，不能外华，皮腠肌肤枯涩，必生甲错。发热不止，血肉腐溃，必生恶疮。若身体沉重，汗后辄轻者，湿随汗泄，暂时轻松，久而汗夺血虚，木枯风作，必生瞤动。即风木郁冲，胸中疼痛。风木升泄，故汗出腰半以上。风木郁勃，经络鼓荡，故腰髋弛痛，如有物在皮中。湿遏经络，故身体疼重，烦躁。湿旺木郁，故小便不利。此为黄汗，宜桂枝加黄芪汤，姜、甘、大枣，培土而和中，芍药、桂枝，通经而泻热，黄芪助卫气以达皮毛。辅以热粥，而发微汗，以泻经络之郁热也。

清·朱光被,《金匮要略正义》(1803年)： 此历叙黄汗病中所变现之症，究其原而出其治也。盖黄汗本乎湿热上聚，直伤荣分，上焦失降，故两胫自冷，非下焦另受湿邪也。湿热郁蒸，必致发热。病历节者，血虚湿注，经络因痹也。食已汗出者，食入则火动，气蒸而外越也。常暮盗汗者，阴邪扰攘阴分，荣液乘间出奔也。此皆荣气为病，正由汗多，阳浮血夺所致，于是即汗出发热，身重或轻。相因之际而细绎其迁变之病情。如汗已复热，营气益耗，肌肤无血荣养，必为之甲错矣。更发热不止，营气与热相搏，必主生恶疮也。湿本身重，汗出则湿减而身辄轻，然身虽暂轻，而里气益伤，肌肉必瞤动也。以其邪聚上焦，故胸中常痛。且邪聚上焦而肆其纵横，故上体有汗而下自无汗，一身分为两截。腰髋弛痛者，腰以下无气以维系之，若欲脱而痛也。至于如有物在皮中状，湿邪壅阻之情形，初不仅瞤瞤肉动矣，甚至胃气亦禀之湿浊而不能食矣。周身之气机窒滞，疼而且重矣。邪扰心荣，故烦躁。邪阻肺卫，故溺涩也。荣卫交痹，三焦壅闭，然究其原，总由水从汗孔入，劫营夺血所致，正其名曰此为黄汗。以见症虽央杂，不离调和荣卫方法。药用桂枝加黄芪，以病机全在汗多，不得不以固表为汲汲耳。

清·陈元犀,《金匮方歌括》(1811年)： 按：黄瘅症多由湿热内郁而成，为病在内也。郁在内者宜内解，故曰：但当利其小便，小便通则所郁皆去矣。假令脉浮者，病在肌表也，当外解，故曰：当以汗解之。桂枝汤解肌发表，加黄芪助之，以黄芪有发汗退黄之专长也。

清·高学山,《高注金匮要略》(1872年)： 主桂枝加黄芪汤者，本为水寒激伏其卫气，故主行阳解表之桂枝汤以发之；本为卫虚而表气不摄，遂致汗出而气血两伤，故加补气之黄芪。趁便固之，一补一散之中，而具剿抚并行、攻守兼备之道矣。

清·戈颂平,《金匮指归》(1907年)： 桂枝辛温，通表里经道之阴；芍药苦平，疏泄表里土气；甘草甘平，黄芪甘温，味厚气浓，益其土气；生姜辛温，化气横行，疏泄表里土中水气；大枣甘平多液，用十二枚，固阳气藏于土中，环抱周身。右六味，以水八升，象阴数得阳变于六正于八。煮取三升，温服一升，象阳气故于里、开于子，须臾，啜热稀粥一升余，助药力温通肌土之阴，覆取微汗，使阴阳气液和于表里，不汗再服。

主也，以用也。假令土气不疏于里，土味不足于里，脉道中阳气外浮，主用甘温气味，温生阴液，缓阳气于里，适桂枝加黄芪汤，啜热稀粥，以助药力，温运肌土之阴，阴液外荣，其黄自解。

清·王旭高,《退思集类方歌注》(1897年)： 此方治湿郁皮中，阳气内郁，而又表气不固，故用黄芪固表气，桂枝汤宣阳气和营卫，令黄从汗解也。

近代·赵桐,《金匮述义》(1940年): 桂枝辛甘发散，调和营卫，加黄芪走表实腠而助之也。

近代·彭子益,《圆运动的古中医学·金匮方解篇》(1947年): 治黄汗。腰以上汗出，腰以下无汗。腰髋痛，如有物在皮肤中，身体疼痛烦躁者。热瘀于水，荣卫阻滞，则腰上汗出，腰下无汗，而腰痛身重烦躁。桂枝加黄芪以通调荣卫也。此方服后，如不得微汗，再服必得微汗，荣卫乃通，黄汗乃愈。凡病腰以上有汗，腰以下无汗，皆有胆热。此方之芍药，为清热要药。

治黄病脉浮者。治黄病，当利小便以去湿热。脉浮则当汗解。桂枝汤加黄芪以发汗也。

现代·刘渡舟，苏宝刚，庞鹤,《金匮要略诠解》(1984年): 本证为阴湿积于下焦，湿热壅于上焦，荣卫之气不能循行上下，阳火独壅于上，积热成黄，故为黄汗病。治以桂枝加黄芪汤，调和营卫。方中桂枝温阳行水；芍药泄心火，敛阴气；桂枝、芍药调和阴阳，升下焦阳气以散寒湿，寒湿一去，心火下交于肾，上下交通，内外畅达；黄芪伸展阳气，固表敛阴；生姜、大枣、甘草调和营卫，饮热稀粥以助药力，取微微汗出，湿邪渐渐散去。

【方论评议】

综合历代各家对桂枝加黄芪汤的论述，应从用药要点、方药配伍和用量比例三个方面进行研究，以此更好地研究经方配伍，用于指导临床应用。

诠释用药要点：方中桂枝温阳解肌，黄芪益气固表，芍药益营敛汗，生姜辛温通阳，大枣补益中气，甘草益气和中。

剖析方药配伍：黄芪与桂枝，属于相使配伍，黄芪助桂枝益卫固表，桂枝助黄芪益气化阳；黄芪与芍药，属于相使配伍，黄芪助芍药敛阴化气，芍药助黄芪固表敛汗；桂枝与生姜，属于相须配伍，增强辛温解肌，透邪外散；桂枝与芍药，属于相反相使配伍，相反者，桂枝发汗，芍药止汗，相使者，芍药助桂枝护卫益营，桂枝助芍药守营益卫；黄芪与大枣、甘草，属于相须配伍，增强益气固表和中。

权衡用量比例：黄芪与芍药用量比例是2∶3，提示益气固表与敛阴益营之间的用量调配关系，以治汗多；黄芪与桂枝用量比例是2∶3，提示益气固表与辛散解肌之间的用量调配关系，以治卫虚；黄芪与大枣、甘草用量比例是2∶10∶2，提示益气固表与益气缓急之间的用量调配关系，以治气虚。

【药理作用】 本方具有保肝利胆、调节内分泌、调节腺体分泌、调节心律、调节支气管平滑肌、调节中枢神经、调节周围神经、调节血液运行状态、改善微循环、增强机体免疫功能、对体温双向调节、对汗腺双向调节、对肠胃双向调节、抗菌、抗炎、抗病毒、抗过敏、镇静、镇痛等作用。

桂枝加葛根汤

【导读】 ①学用桂枝加葛根汤应重视桂枝和葛根的用量调配关系、芍药和葛根的用量调配关系；②桂枝加葛根汤虽是辨治太阳柔痉证的重要代表方，但在临床中对脾胃虚弱下利证等也具有良好治疗作用。③学好用活桂枝加葛根汤的第一步是辨清桂枝加葛根汤由哪些基础方和药物组成；组成桂枝加葛根汤有4个基础方和4组药，基础方之一是甘草汤，之二是桂枝甘草汤，之三是芍药甘草汤，之四是桂枝汤，4组药中第1组是辛温行散药即桂枝、生姜，第2组是补血收敛缓急药即芍药，第3组是益气药即大枣、甘草，第4组是舒筋通络药即葛根，从4个基础方和4组药用量深入学习研究即可用活桂枝加葛根汤。

【方歌】 桂枝汤中加葛根，解肌散邪能舒筋，汗出恶风项背强，临床活用别拘紧。

【方药】 葛根四两(12 g) 桂枝去皮，二两(6 g) 芍药三两(9 g) 生姜切，三两(9 g) 甘草炙，二两(6 g) 大枣十二枚，擘 麻黄去节，三两(9 g)

【用法】 上六味，以水一斗，先煮葛根，减二升，去上沫，内诸药，煮取三升，去滓。

温服一升，覆取微似汗，不须啜粥，余如桂枝法将息及禁忌。

按：宋本桂枝加葛根汤中，有麻黄三两，方后注："臣亿等谨按仲景本论，……第三卷有葛根汤证云，无汗恶风，正与方同，是合用麻黄也，此云桂枝加葛根汤，恐是桂枝汤中但加葛根耳。"桂枝加葛根汤是否用麻黄，临床可因根据病变证机权衡为是。

【功用】 解肌散邪，舒达筋脉。

【适应证】

1. 中医病证：①太阳柔痉证。项背强几几，头痛，舌淡、苔薄白，脉浮。②气血虚夹寒热证。

2. 西医疾病：普通感冒、流行性感冒、鼻炎、颈椎增生、颈椎椎管狭窄、落枕、神经性头痛、三叉神经痛、单侧神经痛、慢性肠胃炎等临床表现符合太阳柔痉证者。

【用药分析】 方中桂枝温阳解肌，葛根辛散柔筋生津，芍药益营敛汗，生姜辛散温通，大枣补益中气，甘草益气和中。

【用方思路】

1. 桂枝加葛根汤既是辨治太阳柔痉证的重要代表方，又是辨治颈椎增生、椎管狭窄等病变的重要基础方。

2. 方中葛根、桂枝、生姜既是解表药，又是治里药；葛根性凉，又可制约桂枝、生姜之温燥；大枣、甘草可益气和中。太阳柔痉证主要是寒郁筋脉夹虚，病以汗出为辨治要点，桂枝加葛根汤的作用是散寒、清热、益气；从方中用药又可得知，桂枝加葛根汤的应用并不局限于太阳柔痉证，还可用于辨治诸多杂病，如运动、神经、心血管等系统疾病。

3. 运用桂枝加葛根汤辨治的基本病证（无论病变部位在表还是在里）以寒为主，或夹虚或夹热；根据方中用药分析，运用本方辨治的病证以寒郁筋脉为主，治疗重在散寒柔筋。

【随证合方】若夹热，可与白虎加桂枝汤合方用之；若夹瘀热，可与桃核承气汤合方用之；若虚实夹杂，可根据病变主次酌情调整方药用量。

【注意事项】 运用桂枝加葛根汤既要辨清西医之病，又要辨清西医之病属于中医寒筋脉。辨西医之病可进一步了解疾病的发展演变及转变规律，辨中医之证可更好地针对西医之病选用桂枝加葛根汤。

【应用指征】

（1）太阳病，发热，汗出，而不恶寒，名曰柔痉。（第二　2）

（2）太阳病，项背强几几，反汗出，恶风者，桂枝加葛根汤主之。（14）

【方论】

金·成无己,《注解伤寒论》(1144年): 项背几几者，当无汗，反汗出恶风者，中风表虚也，与桂枝汤以和表，加麻黄葛根以祛风，且麻黄主表实，后葛根汤证云：太阳病，项背强几几，无汗恶风，葛根汤主之。药味正与此方同。其无汗者，当用麻黄，今自汗出，恐不加麻黄，但加葛根也。

明·许宏,《金镜内台方议》(1422年): 汗出恶风者，乃中风症也，属桂枝汤主之。今此汗出恶风而反几几，又复项背强者，乃风盛于表也，此属桂枝汤中加葛根主之。者，如鸟飞伸颈之貌。既项背强几几，又复几几者，当无汗，今反汗出恶风者，故知风盛于表也。葛根性平，能驱风邪解肌表，以此用之为使，而佐桂枝汤之用，以救邪风之盛行于肌表也。

明·方有执,《伤寒论条辨》(1592年): 言太阳未罢，汗转出不已，而恶风犹在也。以太阳尚在，故用桂枝为主方。以初有阳明，故加葛根为引用。盖葛根者，走阳明之经者也。然则桂枝加葛根之所以为汤，其太阳阳明差多差少之兼解欤。旧本以葛根汤方为增补，谬甚。今根据经文桂枝加例补注。太阳一经，分荣分卫。桂枝、麻黄，所以同主一经。阳明、少阳，经络脏腑耳。葛根、柴胡，所以各专一经矣。

明·方有执,《伤寒论条辨》(1592年): 葛根者。阳明经之的药也。以太阳初交阳明。故用桂枝以加葛根。经络明而药物对。理意至而功效奏矣。

明·张卿子,《张卿子伤寒论》(1644年): 与桂枝汤以和表，加麻黄、葛根以祛风，且麻黄主表实，后葛根汤证云：太阳病，项背强，无汗恶风，葛根汤主之。药味正与此方同，其无汗者，当用麻黄。今自汗出，恐不加麻黄，但加葛根也。

清·李中梓，《伤寒括要》（1649年）： 注云：几几，拘貌。言不敢左右顾视也。借以喻项强之状也。表邪方盛，不当有汗，今反汗出，风伤卫也，故以桂枝解肌，芍药和营，大枣、生姜和胃。

清·柯琴，《伤寒来苏集》（1674年）： 足太阳脉自络脑而还出下项，挟背脊。此从风池而入，不上干于脑，而下行于背，故头不痛而项背强也。几几，项背牵动之象，动中见有强意。凡风伤卫分，则皮毛闭，故无汗；风伤营分，则血动摇，故汗自出。不可以本症之无汗为伤寒，他条之自汗出为中风也。桂枝大青龙症，恶风兼恶寒者，是中冬月之阴风。此恶风不恶寒者，是感三时鼓动之阳风。风胜而无寒，故君葛根之甘凉，减桂枝之辛热，大变麻、桂二汤温散之法。《内经》云：东风生于春。病在肝，俞在头项；中央为土，病在脾，俞在脊。又：秋气者，病在肩背。则知颈项强，不属冬月之寒风。《易》以艮为山，又以艮为背。山主静，人以背应之。故元首四肢俱主动，而背独主静。葛根禀气轻清，而赋体厚重。此不惟取其轻以去实，复取其重以镇动也。此又培土宁风之法。

清·张志聪，《伤寒论宗印》（1683年）： 此论太阳之气受邪，而及于经输者，宜桂枝葛根汤主之。太阳之气主表，而经输在背。经曰：邪入于输，腰脊乃强。几几，短羽之鸟，欲张不能之貌。太阳病项背强几几者，病太阳之表气，而经输之气不舒也。邪在表，则不当汗出，反汗出者，阳气陷于肌经之间，而表气虚也。经气畏邪，故恶风也。葛藤似络。而根白属金，是宜用桂枝汤以解肌，加葛根以疏经气。葛根入土极深，而性欲延蔓，属土与金，阳明之宣品也。阳明之气主经络，故太阳阳明合病，亦宜葛根汤主之。

清·张志聪，《伤寒论集注》（1683年）： 太阳经脉循于脊背之间，今风邪涉于分部，而经气不舒，故项背强而然也。循经下入，是当无汗，反汗出者，分部受邪而肌腠不密也，肌腠虚故恶风。用桂枝汤以解太阳肌中之邪，加葛根宣通经脉之气而治太阳经脉之邪。

清·张志聪，《伤寒论集注》（1683年）： 用桂枝汤以解太阳肌中之邪，加葛根宣通经脉之气而治太阳经脉之邪。

清·沈明宗，《伤寒六经辨证治法》（1693年）： 用桂枝汤解太阳之邪，加葛根以解阳明之表。盖上下二条，虽然两经各见一半，实非合病，但合病始起，必具两经表证，然后会合胸腹之间，故假此太阳而兼阳明，以桂枝加葛根，而彰合病之治，若太阳少阳，少阳阳明合病，仿此加减，乃为天然不易之法，所以冠之合病篇首。

清·郑重光，《伤寒论条辨续注》（1705年）： 此太阳初交阳明，未至两经相合，故仍归太阳。以汗出恶风，定为中风，即于桂枝汤内加葛根一味，以兼散阳明之邪。

清·秦之桢，《伤寒大白》（1714年）： 阳明无汗而恶寒，用前方葛根汤；若有汗恶寒，用此方主治。然此亦冬令治法，南方入里有热，以防风、羌活易去桂枝。口渴消水，加石膏、知母；积热重者，加栀、连。

清·秦之桢，《伤寒大白》（1714年）： 此仲景治太阳病，项背强，有汗之方。按二方俱加葛根，则项背强，太阳与阳明症矣。若热令南方，用羌、防易桂枝。

清·秦之桢，《伤寒大白》（1714年）： 太阳发热，项背强，反汗出恶风者，当用桂枝汤。今加入干葛者，以项强自汗兼见阳明耳。

清·魏荔彤，《伤寒论本义》（1724年）： 于是有汗恶风者，仍是风邪，无汗恶风乃是寒邪，治法与太阳无异，而另以葛根参入阳明之分，伤风者佐桂枝，治太阳之风而可愈阳明之风。伤寒者佐麻黄，治太阳之寒而可愈阳明之寒，此仲师乃踵风寒两歧之治于两经同感之中，而又区别葛根之力，分用之焉，离合异同自辨，精矣乎。

清·姚球，《伤寒经解》（1724年）： 二阳合病，故用两经表药以主之。桂枝汤，太阳中风主方也。加葛根，阳明合病也。不须啜粥，有葛根无借乎粥也。

清·尤在泾，《伤寒贯珠集》（1729年）：

桂枝加葛根汤，如太阳桂枝汤例，葛根汤，如太阳麻黄汤例，而并加葛根者，以项背，筋骨肌肉，并痹而不用，故加葛根以疏肌肉之邪，且并须桂、芍、姜、枣，以通营卫之气。

清·尤在泾，《金匮要略心典》(1729年)： 无汗而小便反少者，风寒湿甚，与气相持，不得外达，亦并不下行也。不外达，不下行，势必逆而上冲，为胸满，为口噤不得语，驯至面赤头摇，项背强直，所不待言，故曰欲作刚痉。葛根汤，即桂枝汤加麻黄、葛根，乃刚痉无汗者之正法也。痉病多在太阳、阳明之交，身体强，口噤不得语，皆其验也。故加麻黄以发太阳之邪，加葛根兼疏阳明之经，而阳明外主肌肉，内主津液。用葛根者，所以通隧谷而逐风湿；加瓜蒌者，所以生津液而濡经脉也。

清·王子接，《绛雪园古方选注》(1732年)： 桂枝加葛根汤治邪从太阳来，才及阳明，即于方中加葛根，先于其所望，以伐阳明之邪。因太阳未罢，故仍用桂枝汤以截其后，但于桂枝芍药各减一两，既不使葛根留滞太阳，又可使桂枝、芍药并入阳明，以监其发汗太过。其宣阳益阴之功，可谓周到者矣。

清·不著撰人，《伤寒方论》(1732年)： 太阳中风自汗，项背强几几，颈项属阳明，但此为太阳初入，阳明未知，两经各半，故仲景于此不言合病，止以葛根一味加入桂枝汤，使邪还太阳为易也，然不辍粥，盖葛根之轻扬已足引阳明袭邪，共桂枝成解肌之功耳。

清·黄元御，《伤寒悬解》(1748年)： 阳明经行身之前，自头下膈而走足，太阳经行身之后，自头下项循背而走足。太阳经病，头痛项强而已，不至几几。缘太阳表病不解，郁遏阳明经腑之气，不得顺降，逆冲胸膈。背者，胸之府也，胸膈胀满，则项背壅阻，愈格太阳下行之路，故几几不柔。葛根泻阳明之经气，降逆而达郁也。

清·黄元御，《长沙药解》(1753年)： 治太阳阳明合病，项背强，汗出恶风者。风泄皮毛，故汗出恶风。桂、芍泻太阳而达营郁，葛根解阳明而降气逆也。

清·徐灵胎，《伤寒论类方》(1759年)： 太阳病，项背强，反汗出恶风者，几几，伸颈之象，邪气渐深，故加葛根。

清·沈金鳌，《伤寒论纲目》(1774年)： 本草：葛根主伤风有湿，开窍解肌。盖桂枝加葛根，谓中风有湿，当加之，取微汗以去风湿。

清·陈修园，《伤寒真方歌括》(1803年)： 按此即桂枝症渐深，将及阳明，故加葛根，以断其前路，仍用桂枝，以截其后路。《尚书》云：去疾莫如尽，此方得之。

清·陈修园，《伤寒论浅注》(1803年)： 今者邪入经输，则经输实而皮毛虚，故反汗出而恶风。视桂枝证同而不同者，非得葛根入土最深，其藤延蔓似络，领桂枝直入肌络之内，而还出于肌肤之外者，不能捷效，必以桂枝加葛根汤主之。

清·吕震名，《伤寒寻源》(1850年)： 经云：太阳病，项背强几几，反汗出恶风者，此方主之。太阳病头项强痛，强不及背。项背强几几，五字连读。几音殊，鸟之短羽者。动则引颈几几然，形容病患俯仰不能自如之状。此属太阳兼阳明之象，汗出恶风，太阳未罢，故仍以桂枝为主方。加葛根者，恐邪气愈转愈深，亟伐阳明之邪也。

清·陈恭溥，《伤寒论章句》(1851年)： 葛根气味甘辛平，入阳明、太阳二经，能宣达阳明中土之气，外合于太阳之经输，主止渴解肌，止呕逆，通诸痹，解诸毒。桂枝加葛根汤和解肌腠，宣通经输之方也，凡病在肌腠，涉于经输不利者，皆用之。本论太阳篇曰：太阳病，项背强几几，反汗出恶风者，此方主之。夫汗出恶风，肌腠病也；项背强几几，经输病也。用桂枝汤之全方以解肌，加葛根以通经输，则经输之邪，从肌腠而出矣。余推而用之，凡遇有桂枝证，或兼有臂膊痛者，或兼有腰腿强者，每以此方与之，无不应手，盖臂膊腰腿皆经输也。

清·石寿棠，《医原》(1861年)： 见证恶寒汗出，又多项背强（伸颈之貌，因强所致）一条。汗出则邪未入经脉，不得用麻黄，而项背，邪近经脉，又非桂枝所能达，主桂枝加葛根汤，取葛根辛甘微润，气味俱薄，鼓舞胃气上行，随桂枝外达。若无汗者，及阳明病，目痛、鼻干、不得眠者，或太阳阳明合病，自下利者，主葛根汤（即桂枝汤加葛根、麻黄）。不下利而呕者，葛根加半夏汤。夫葛根汤中虽有麻黄，其意恰重在葛根，取其升胃中清阳以止利，辛甘凉润以清热。若太阳伤风证，医反下之，利遂不止，脉促，喘而汗出，此表邪未解，热又陷里，主葛根黄芩黄连汤（方中有甘草），取辛凉解表升清，苦寒入肠，燥湿、泄热、坚阴，此表里兼治法也。

清·高学山，《伤寒尚论辨似》（1872年）：即从解太阳之桂枝汤内加葛根，无汗者，即从解太阳之桂枝汤内加麻黄、葛根，则太阳解，而阳明初受之经邪亦释矣。二条，乃太阳正传阳明之初症，二症，乃正是太正二阳之经邪，与合病何涉，入此者，岂其欲从葛根之类也。桂枝汤加葛根，其义易见。

清·莫枚士，《经方例释》（1884年）： 成注：反汗出恶风者，中风表虚也，与桂枝汤以和表，加麻黄、葛根以祛风，且麻黄主表实，后葛根汤证云：太阳病，项背强几几，无汗恶风，葛根汤主之。药味正与此方同。其无汗者，当用麻黄，今自汗出，恐不加麻黄，但加葛根也。

清·唐容川，《伤寒论浅注补正》（1893年）：今解葛根藤蔓似络而入肌络，与项背强不合。盖葛根其藤最长，其根入土最深，吸引上下黄泉之水气，以上达于藤，有如太阳经引膀胱水之中阳气以上达于经脉也。人必知水中之阳化气上行而为太阳经，乃知葛根能引土下之水上贯其藤，即与太阳化气上行其理更无以异，故仲景用葛根入走经脉，而注云入肌络，不免稍差。

清·戈颂平，《伤寒指归》（1907年）： 桂枝汤，温半里上之阴，加葛根甘平，轻扬之性，回还半表下阴阳气液，上通经道输滞。右六味，以水七升，已，为阳之六数，象阳数得阴，回还于巳，复于七。内诸药，煮取三升，去滓，温服一升，象阴阳气液，包藏土中，开于子。桂枝汤，得粥力，易通腠理，此经道中液虚，恐啜粥，助其药力，使阴液猛出毛窍，不能和缓阳气阖午，故不须啜粥。

近代·张锡纯，《医学衷中参西录》（1918年）：太阳主皮毛，阳明主肌肉，人身之筋络于肌肉之中，为其热在肌肉，筋被热铄有拘挛之意，有似短羽之鸟，伸颈难于飞举之状，故以几几者状之也。至葛根性善醒酒（葛花尤良。古有葛花醒酒汤），其凉而能散可知。且其能鼓胃中津液上潮以止消渴，若用以治阳明之病，是借阳明府中之气化，以逐阳明在经之邪也，是以其奏效自易易也。

近代·何廉臣，《增订伤寒百证歌注》（1928年）：桂枝汤解肌，加葛根以宣通经络之气。盖葛根入土最深，其藤延蔓似络，故能同桂枝直入肌络之内，而外达于肤表也。

近代·陆渊雷，《伤寒论今释》（1930年）：项背之肌肉神经强急，由于津液不达。津液即营养液也，其来源在消化器官，葛根能摄取消化器官之营养液，而外输于肌肉，故能治项背强急。《本草经》言葛根能起阴气，即输送津液之谓，张洁古谓葛根升阳生津，李东垣谓葛根之气轻浮，鼓舞胃气上行，生津液，皆体验有得之言。葛根与桂枝，皆能发表解肌，惟桂性温，葛性凉；病之性质，太阳属寒，阳明属热，热者宜凉，寒者宜温，故太阳解肌用桂枝，阳明解肌用葛根。东垣以葛根为阳明经药，说尚可通；洁古谓太阳初病，不可便服葛根，反引邪气入阳明，为引贼破家，则拘迂之论矣。桂枝加葛根汤及葛根汤，皆治项背强，仲景皆言太阳病，是知葛根为项强之特效药。太阳病兼见项背强，则于太阳方小加葛根以治之，正如呕者加半夏，恶寒者加附子，何引贼破家之有。注家方以项背强为太阳阳明合病者，袭张李之误也。

近代·曹颖甫，《伤寒发微》（1931年）：但病邪既陷太阳经输，固当加葛根以提而出之。其不用葛根汤者，有汗则皮毛本开，不必再有麻黄也。

近代·祝味菊，《伤寒方解》（1931年）：本方系桂枝加入葛根、麻黄二味。惟他本皆无麻黄，是也。盖其适用标准较桂枝汤仅多一项背筋肉麻痹之证象，其他如汗出恶风皆与桂枝汤证无异。以其汗出，故无用麻黄之必要。加葛根者，在开发腠理，吸收津液，鼓舞胃气上行，以舒其项背筋肉之麻痹，故为本方之主要副药也。煮服法中所云不须啜粥者，盖因葛根既能开腠理吸收津，鼓舞胃气，故不须更藉啜粥以助药力也。

近代·徐大桂,《伤寒论类要注疏》(1935年): 桂枝、芍药、甘草、生姜、大枣、葛根。葛根入土极深，引蔓极长，根络中空，性能升越，取其宣达经脉之气化。右六味，以水一斗，先煮葛根减二升，纳诸药，意取三升，去滓，温服一升。覆取微似汗，不须啜粥，亦取其速透经脉之意，不欲其逗留也。余如桂枝法将息及禁忌。

以桂枝治太阳之汗出恶风，加葛根宣透经脉之风邪。葛根入土极深，引蔓极长，根络中空，性能升越，取其宣达经脉之气化。

近代·冉雪峰,《冉注伤寒论》(1949年): 葛根藤蔓延引，气质清轻，能起阴气，俾内陷之邪，由阴而出之阳，但葛根气味甘平，升举之力不大，故加麻黄之大有力者，与葛根提先同煮，浑合为一，助葛根直由经输深深之处，奋发而达于外。宋本有麻黄，即具此义。麻黄是助葛根升陷，不是助桂枝发表。麻黄汤中用桂枝，桂枝汤中不用麻黄，此则开桂枝汤用麻黄的变例。方名桂枝加葛根，葛根不与桂枝先煮，却与麻黄先煮，殊堪深味。宋林亿校正，疑此方为是桂枝中但加葛根，疑之诚是，但是浅一层，为中人以下说法则可，未足尽仲景深邃奥义。窃谓用麻黄不用麻黄，或麻黄多用少用，在审汗的多寡，邪的内外轻重，未可一概肯定。再桂枝汤，桂枝芍药均三两。此方既用桂枝名称，不知何以均减作二两，准之桂枝加附子，桂枝加人参，凡称桂枝汤，均不变易原有量数。此方可发汗篇，芍药作三两,《玉函》全书，桂枝均作三两，各有意义。二药以均作三两为近是，若葛根汤均作二两，则是方制已变，无所不可，且此二药若不作三两，则与葛根汤药品量数煮法服法均同，将何以别其为葛根汤，为桂枝加葛根汤，直是衍文重出。学者当密较量，实事求是。

现代·中医研究院,《伤寒论语释》(1956年): 此方除有和营解肌的作用外，并有生津、濡养筋脉的作用。一般认为方中应无麻黄，因汗出恶风，不应再投麻黄发汗。

现代·任应秋,《伤寒论语释》(1957年): 据《本草经》载，葛根能起阴气，张洁古说葛根升阳生津，这说明葛根确能输送津液，对于肌肉神经失掉濡养而强直时，当有效验，其余桂枝汤仍为解表作用，汗出恶风不应有麻黄，当从《玉函经》改正。

现代·陈亦人,《伤寒论译释》(1958年): 丹波元简：方氏以降，均以此方为太阳阳明之的方，只张志聪、张锡驹之解为太阳病项背强之主剂，其说似长矣。盖以葛极为阳明之药者，防乎张洁古，诸家未察耳。仲景用葛根者，取之于其解表生津，痉病亦用葛根，其意可见也。按语：提出本方应无麻黄，极是。《玉函经》中载本方亦无麻黄，成无己也提出了商榷意见，许宏更直接于方中删去麻黄，在煎法中也删去了麻黄去上沫，这都是正确的，以免再延误下去。许释本方简明扼要。王注仍然因循葛根入阳明之说，未免脱离实际。试问项背强几几与阳明有何关涉？有些注家避开背强，却大谈颈属阳明，实在牵强之至。临床实践证明，葛根用于项背强有特殊效果，离开实际去侈谈归经，是不恰当的。丹波氏的意见比较允当。

现代·安徽中医学院,《伤寒论通俗讲义》(1959年): 本条的病情，比较头项强痛的证状，病邪更为深入一层。因为葛根，不但具有解肌驱风的作用，而且还有入胃生津、濡养筋肉之功，所以病邪虽然深入到经俞里，也只须在桂枝汤里加上葛根的力量，便可达到愈病的目的了。

现代·李翰卿,《中国百年百名中医临床家》(1960年): 此方系桂枝汤加减方之一，亦为辛温解肌之剂。桂枝汤是太阳有汗恶风之专方；葛根退热生津润燥，是治项背强之专药。

现代·刘渡舟,《伤寒论诠解》(1983年): 本方用桂枝汤解肌祛风，滋阴和阳，加葛根作用有三，一则升阳发表、解肌祛风，助桂枝汤以解表；二则舒筋通络，解经脉气血之凝滞；三则凡经脉拘急，多有津液不滋的因素，葛根

十画

甘寒生津，起阴气，鼓舞阳明津液布达，滋津润燥，以缓解经脉之拘挛。现市售愈风宁心片，即为葛根制剂，对高血压患者兼有项背强硬痠楚不适感的，效果很好，可能就是这个道理。

现代·刘渡舟，聂惠民，傅世垣，《伤寒挈要》（1983年）： 本方用桂枝汤解肌以驱风，加葛根疏通经脉，以利血气之行，而解项背之拘急。

现代·王付，《经方学用解读》（2004年）： 太阳柔痓证的基本病理病证是太阳受邪，卫强营弱，筋脉拘急不利。因此，治疗太阳柔痓证，其治用方配伍原则与方法应重视以下几个方面。

针对证机选用解肌舒筋药：风寒之邪侵袭太阳营卫筋脉，营卫筋脉受邪而抗邪，筋脉为邪气所遏而拘急不利。审太阳柔痓证，病变证机以汗出为要点，其治当解肌散邪，舒筋柔筋。在选用方药时既要考虑具有解肌通经作用，又要考虑具有升津舒达筋脉作用，以此而治则可明显提高治疗效果。如方药桂枝、葛根、生姜。

合理配伍益营和筋药：太阳柔痓证的主要病变证机一方面是营卫筋脉之气夙体虚弱而受邪，而另一方面则是营阴为邪气所郁而不得滋养筋脉，其治当益营和筋。在选用方药时最好既有舒筋作用，又有柔筋作用。如方中芍药、葛根。

妥善配伍益气药：因气能化生阴津，气能布达阴津，阴津滋荣筋脉必借气的气化与布散。所以，治疗太阳柔痓证，法当配伍益气生津，滋荣筋脉。如方中大枣、甘草。

随证加减用药：若肩背疼痛者，加细辛、通草，以温经通脉止痛；若手足冷者，加附子、干姜，以温阳散寒；若气郁者，加柴胡、枳实，以行气理气；若血瘀者，加桃仁、川芎，以活血通经；若手指麻木，加黄芪、当归，以益气补血等。

【方论评议】

综合历代各家对桂枝加葛根汤的论述，应从用药要点、方药配伍和用量比例三个方面进行研究，以此更好地研究经方配伍，用于指导临床应用。

诠释用药要点：方中桂枝温阳解肌，葛根辛散柔筋生津，芍药益营敛汗，生姜辛散温通，大枣补益中气，甘草益气和中。

剖析方药配伍：桂枝、生姜与葛根，属于相反相使相畏配伍，相反者，葛根性凉，桂枝、生姜性温，相畏者，葛根制约桂枝、生姜辛散温通化热，桂枝、生姜制约葛根辛凉柔筋寒凝，相使者，葛根助桂枝、生姜温通舒筋，桂枝、生姜助葛根生津柔筋；芍药与葛根，属于相使配伍，芍药助葛根生津柔筋缓急，葛根助芍药益营柔筋缓急；桂枝与芍药，属于相反相使配伍，相反者，散敛同用，相使者，芍药助桂枝通经止痛，桂枝助芍药益营缓急；芍药与生姜，属于相反相畏配伍，相反者，敛散同用，相畏者，生姜制约芍药酸收恋邪，芍药制约生姜发散伤阴；大枣与甘草，属于相须配伍，增强补益中气；葛根、芍药与大枣、甘草，属于相使配伍，葛根、芍药助大枣、甘草益气柔筋缓急，大枣、甘草助葛根、芍药益营生津柔筋。

权衡用量比例：葛根与芍药用量比例是2∶1，提示辛散柔筋与酸敛柔筋之间的用量调配关系，以治筋挛；桂枝与芍药用量比例是1∶1，提示敛阴柔筋与温通经脉之间的用量调配关系，以治营卫不调；葛根、芍药与大枣、甘草用量比例是4∶2∶10∶2，提示柔筋缓急与益气缓急之间的用量调配关系，以治项背拘急。

【药理作用】 本方具有降压、调节冠状动脉血管、调节心脑血管、抑制血小板聚集、阻滞肾上腺素能受体、解热、抗炎、降血糖、抗心肌缺血、调节骨骼肌、调节汗腺分泌、调节支气管平滑肌等作用。

桂枝芍药知母汤

【导读】 ①学用桂枝芍药知母汤应重视附子和麻黄的用量调配关系、白术和芍药的用量调配关系、芍药和知母的用量调配关系。②桂枝芍药知母汤虽是辨治阳虚热郁痹证的重要代表方，但在临床中对寒热夹杂痹证等也具有良好治疗作用。③学好用活桂枝芍药知母汤的第一步是辨清桂枝芍药知母汤由哪些基础方、变化方和药物组成：组成桂枝芍药知母汤有4个基础方、1个变化方和5组药，基础方之一是头风摩散，之二是桂枝甘草汤，之三是甘草麻黄汤，之四是芍药甘草汤，变化方是桂枝汤，5组药中第1组是温阳宣散药即桂枝、生姜、麻黄、防风，第2组是清热药即知母，第3组是补血缓急药即芍药，第4组是益气药即白术、甘草，第5组是温阳消癥药即附子，从4个基础方、1个变化方和5组药用量深入学习研究即可用活桂枝芍药知母汤。

【方歌】 桂枝芍药知母汤，麻黄生姜与甘草，白术防风与附子，辨治阳虚郁热好。

【方药】 桂枝四两（12 g） 芍药三两（9 g） 甘草二两（6 g） 麻黄二两（6 g） 生姜五两（15 g） 白术五两（15 g） 知母四两（12 g） 防风四两（12 g） 附子炮，二枚（10 g）

【用法】 上九味，以水七升，煮取二升。温服七合，日三服。

【功用】 温阳通经，清热益阴。

【适应证】

1. 中医病证：①阳虚热郁痹证。肢节疼痛，受凉加重，关节肿大，两脚肿胀，麻木不仁，或似有身体关节欲脱散，头晕，目眩，短气，心烦，急躁，或呕吐，舌红、苔薄白或薄黄，脉沉。②阳虚寒湿郁热证。

2. 西医疾病：风湿性关节炎、类风湿关节炎、坐骨神经痛、骨质增生等临床表现符合阳虚热郁痹证者。

【用药分析】 方中桂枝温阳通经，芍药酸寒敛阴、缓急止痛，知母清解郁热，麻黄辛温散寒通络，生姜辛散通阳止痛，防风疏散风寒，附子温阳散寒止痛，白术健脾益气燥湿，甘草益气缓急。

【用方思路】

1. 桂枝芍药知母汤既是辨治阳虚热郁痹证的重要代表方，又是辨治诸多杂病如肌肉关节病、心病、肾病等的重要基础方。

2. 方中桂枝、麻黄、生姜、防风、附子既可温营卫筋脉骨节，又可温脏腑阳气；知母、芍药既可清热，又可益阴；白术、甘草可补诸脏腑之气。从方中用药用量及调配分析得知，桂枝芍药知母汤的应用并不局限于阳虚郁热痹证，还可用于辨治诸多杂病，如运动、循环、内分泌及代谢等系统疾病。

3. 运用桂枝芍药知母汤辨治的病证（无论病变部位在肝、在肾或在心）以阳虚郁热为主，其治当温阳益气清热。

【随证合方】 若夹痰热，可与小陷胸汤合方用之；若夹瘀热，可与桃核承气汤合方用之；若夹湿热，可与栀子柏皮汤合方用之。应用时还必须结合病变主次酌情调整方药用量。

【注意事项】 运用桂枝芍药知母汤既要辨清西医之病，又要辨清西医之病属于中医阳虚郁热证。辨西医之病可进一步了解疾病的发展演变及转变规律，辨中医之证可更好地针对西医之病选用桂枝芍药知母汤。

【应用指征】 诸肢节疼痛，身体魁羸，脚肿如脱，头眩，短气，温温欲吐，桂枝芍药知母汤主之。（第五 8）

【方论】

元·赵以德，《金匮方论衍义》（1368年）： 用桂枝治风，麻黄治寒，白术治湿。防风佐桂，附子佐麻黄、白术，其芍药、生姜、甘草，亦如桂枝汤之类，和发其荣卫也。知母治脚肿，引诸药下行，祛邪，益气力。此方有附子，以行药势，开痹之大剂。然分两多而水少，恐分其服，而非一剂——《三因方》以每服四钱。

清·喻嘉言，《医门法律》（1658年）： 诸肢节疼痛，身体尫羸，脚肿如脱，头眩短气，温温欲吐，桂枝芍药知母汤主之是也。短气，中焦胸痹之候也。属连头眩，即为上焦痹矣。温温欲吐，中焦痹也。脚肿如脱，下焦痹也。肢节疼痛，身体魁羸，筋骨痹也。荣、卫、筋、骨、三焦俱病，又立此法以治之，合四法以观精微之蕴，仲景真百世之师矣。

清·李彣，《金匮要略广注》（1682年）： 此方桂枝、芍药、甘草，即桂枝汤也。《伤寒论》风伤卫者，用以解肌和荣。麻黄、桂枝、白术、甘草，即麻黄加术汤也但少杏仁，为发汗祛风湿，缓正气之剂。桂枝、附子、白术、甘草，即桂枝附子汤、甘草附子汤二方也，《伤寒论》皆治风湿相搏、骨节疼烦之药。推而广之，小续命汤亦祖其意而加减之者也小续命汤通治风痉之剂，但加人参、杏仁、防己三味。其用黄芩，即知母之意。今由主治之意而论之，则桂枝、麻黄、防风，祛风湿以攘外，白术、甘草益脾气以补中，生姜散逆，芍药、知母养阴，附子生用则温经散寒，熟用则益阳除湿。此一方而数方俱焉，精义备焉，诚治历节病之圣方也。

清·张志聪,《金匮要略集注》(1683 年): 桂枝主行气以驱风，芍药养经荣而胜湿，然治风又先养血，行湿当宜助阳，知母资肺金以行荣卫阴阳，制风木而通调水道，是以三药为主剂也。配附子以温散下焦之寒水，佐白术助脾土以制胜其水邪，防风驱风而胜湿，麻黄通气以宣阳，生姜、甘草，宣助阳明之气以祛风湿之邪，盖阳明主秋金而属土也。

清·周扬俊,《金匮玉函经二注》(1687 年): 故用桂枝治风，麻黄治寒，白术治湿；防风佐桂，附子佐麻黄、白术，其芍药、生姜、甘草，亦和发其荣卫。

清·魏荔彤,《金匮要略方论本义》(1720 年): 主之以桂枝芍药知母汤，以桂枝、防风、麻黄、生姜之辛燥治风治湿，白术、甘草之甘平补中，芍药、知母之酸寒苦寒生血清热，是风湿热三邪并除之法也。其间如附子，走湿邪于经隧中，助麻桂为驱逐，非以温经也。况此方乃通治风湿热三邪之法，非专为搜人出治也。肥人平日阳虚于内者多，非扶助其阳气，则邪之入筋骨间者难以轻使之出。用附子于肥人，尤所宜也，勿嫌其辛温而云不可治血虚内热之证也。瘦人阴虚火盛之甚加芍药、减附子，又可临时善其化裁矣。何非仲景法中所该乎？人慎勿刻舟而求剑也。观于后条乌头可用，而附子又何疑焉？

清·尤在泾,《金匮要略心典》(1729 年): 诸肢节疼痛，即历节也。身体尪羸，脚肿如脱、形气不足，而湿热下甚也。头眩短气，温温欲吐，湿热且从下而上冲矣，与香港脚冲心之候颇同。桂枝、麻黄、防风散湿于表；芍药、知母、甘草除热于中；白术、附子驱湿于下；而用生姜最多，以止呕降逆。为湿热外伤肢节，而复上冲心胃之治法也。

清·黄元御,《长沙药解》(1753 年): 治肢节疼痛，脚肿，身羸，头眩，欲吐，以四肢禀气于脾胃，中脘阳虚，四肢失养，湿伤关节，而生肿痛。浊阴阻格，阳不下济，郁升而生眩晕，逆行而作呕吐。术、甘培土以障阴邪，附子温下而驱湿寒，知母清上而宁神气，桂、芍、姜、麻，通经而开痹塞也。

清·黄元御,《金匮悬解》(1754 年): 诸肢节疼痛，身体尪羸，脚肿如脱，头眩短气，温温欲吐者，湿伤关节，则生疼痛，营卫不行，则肌肉瘦削，浊阴阻格，阳不下根，则生眩晕，气不降敛，则苦短促，胃气上逆，则欲呕吐。桂枝芍药知母汤，术、甘，培土以敌阴邪，附子暖水而驱寒湿，知母、生姜，清肺而降浊气，芍、桂、麻、防，通经而开痹塞也。

清·吴仪洛,《成方切用》(1761 年): 此类历节病，由风湿外邪，而兼脾肾俱虚之方也。谓诸肢节疼痛，湿留关节也，因而身体为邪所痹，则尪羸；湿从下受，亦或自上注之，总是湿喜归下，故脚肿如脱；肾虚夹风，故头眩。卫气起于下焦，肾元既亏，三焦无主，至太阳与阳明相牵制为病，故短气温温故胃气欲下行，而太阳掣其气在上，太阳欲上行，而胃湿相搏不利，短气温温欲吐。用桂枝汤，去枣加麻黄，以助其通阳；加白术、防风，以伸脾气；加知母、附子，以调其阴阳。谓欲治其寒，则上之郁热已甚，欲治其热，则下之肾阳已痹，故并加之尔。

清·陈修园,《医学从众录》(1803 年): 此方为补药之妙，解见徐忠可《金匮论注》。

清·朱光被,《金匮要略正义》(1803 年): 阳主四肢，诸肢节疼痛，是本阳虚而更为风湿所痹也。阳痹则气血不能充周，故身体尪羸。阳痹则湿邪下滞，故脚肿如脱。风胜则头眩，湿壅则气短，温湿欲吐者，湿浊渎扰胃肠故也。方用麻、桂、姜、防，以辛散上焦之风邪；白术、附子以温运中下两焦之湿邪；芍药、甘草和调气血以止痛，此三焦表里合治之法也。然风湿久痹，阴气必伤，温药止可救阳，又虑烁阴，特加一味知母，以保肺清胃滋肾，亦三焦并赖，配合绝佳。总之阳气为风湿所痹，类于历节者也。

日本·丹波元简,《金匮玉函要略辑义》(1806年)：历节，即痹论所谓行痹痛痹之类，后世呼为痛风，三因直指，称白虎历节风是也，盖风寒湿三气杂至，合而所发，痛久则邪盛正弱，身体即羸也，痹气下注，脚肿如脱，上行则头眩短气，扰胃则温温欲吐，表里上下皆痹，故其治亦杂糅，桂麻防风，发表行痹，甘草生姜，和胃调中，芍药知母和阴清热，而附子用知母之半，行阳除寒，白术合于桂麻，则能祛表里之湿，而生姜多用，以其辛温，又能使诸药宣行也，与越婢加术附汤，其意略同，沈氏则谓脾胃肝肾俱虚非也。

清·陈元犀,《金匮方歌括》(1811年)：按：用桂枝汤去枣，加麻黄以助其通阳；加白术、防风以伸其脾气；芍药、附子、知母以调其阴阳；多用生姜以平其呕逆。

清·邹澍,《本经疏证》(1832年)：于此见凡肿在一处，他处反消瘦者，多是邪气勾留水火相阻之候，不特《千金方》："水肿腹大，四肢细"，即《金匮要略》中桂枝芍药知母汤，治"身体尪羸，脚肿如脱"，亦其一也。《金匮方》邪气水火交阻于下,《千金方》邪气水火交阻于中。阻于下者，非发散不为功；阻于中者，非渗利何由泄，此《千金方》所以用五苓散,《金匮》方所以用麻黄、附子、防风，然其本则均为水火交阻，故其用桂、术、知母则同也。桂、术治水之阻，知母治火之阻，于此遂可见矣。

清·高学山,《高注金匮要略》(1872年)：知母色白，而味淡气薄。色白应西金，气味淡薄，则轻清应在天之象，故为肺家第一专药。此救肺之白虎汤用知母，补肺之百合知母汤用知母，又其确证也。以辛温之桂枝，与之平配，则桂枝因知母而直入肺家，是以桂枝之辛，挑动肺气，而以其温通和肺神也。又恐辛甘之性，从上发汗，而不下入肾经之骨缝，故又佐以酸敛之芍药，少少下引之。而使辛咸温热之附子，一直接入肾脏，然后君以燥湿之白术，散湿之生姜，臣以甘缓之甘草，使培骨节之土气，总交于发越之麻黄，又从筋骨间，而徐徐透为微汗也。殿之以防风者，防风能密卫气，恐风湿去，而复为风所袭耳。然则以附子为入肾之向导，以白术、生姜、甘草为除湿之中军，以麻黄为班师之首领，以防风为留镇之善后，以桂枝、芍药、知母，原为后军之督率，而不意便道中，却收去风之奇捷矣。神哉方也。

清·唐容川,《金匮要略浅注补正》(1893年)：盖荣血遏，其卫气相蒸则为黄，若发热而不胫冷，则是下焦卫阳出，与荣争，遂发为历节痛。故方用桂附，以振卫阳；用姜防麻黄以达卫阳，使卫阳出于荣中，则荣气通矣。用知母以清血中郁热，用白芍以行血中之滞，使荣血清畅则卫气行矣。甘草、白术以助营卫，荣卫通行，三焦畅旺，则有以充用于身而诸症愈。本注于荣卫三焦，未能透解。

清·王旭高,《退思集类方歌注》(1897年)：此桂枝汤合术附汤，去大枣，加麻黄、防风、知母。是方用麻、防、姜、桂，宣发卫阳，通经络以驱外入之风寒；附子、白术，暖补下焦，壮筋骨而祛在里之寒湿。然三气杂合于筋骨血脉之中，久必郁蒸而化热，而欲束筋利骨者，必须滋养阳明，故又用芍、甘、知母，和阳明之血，以致太阴之液，斯宗筋润、机关利，而脚气历节可平，平则眩呕悉已矣。此为湿热外伤肢节，而复上冲心胃之治法也。

清·戈颂平,《金匮指归》(1907年)：肢节之阴不通，以桂枝辛温，温表里经络之阴；生姜辛温，化气横行；芍药苦平，直泄疏泄左右土气；阴盛于里，阳气不附子时而开，以附子大辛大热，温水土之阴，开元阳于子；肢节中阴气闭塞成冬，以麻黄苦温，开肢节之阴；防风甘温，助土之气，防闭阳气外泄；白术甘温多汁，助土之液，配内藏之阳，阴阳相交为知，相生为母，阳居半表上，阴居半里下，以知母苦寒，固阳于里生其阴。右九味，以水七升，象阳数得阴变于九，复于七，煮取二升，温服七合，日三服，象二阴偶阳复于七，还于里，还于表也。

近代·曹颖甫,《金匮发微》(1931年):桂枝芍药知母汤方，惟知母一味，主治欲吐。余则桂、芍、甘草、生姜以通阳而解肌，麻黄、附子、白术以开表而去湿，防风以祛风。方治之妙，不可言喻。

近代·彭子益,《圆运动的古中医学·金匮方解篇》(1947年):治诸肢节疼痛，身体尪羸。脚痛如脱，头眩短气，温温欲吐者荣卫闭涩，则肢痛身羸。下焦阳少，则脚痛如脱。肺胃热逆，则头痛短气，温温欲吐。桂枝、白芍、麻黄、防风、生姜、甘草以调理荣卫，知母清降上逆之热。附子以补下焦之阳，白术补中土以资旋转，而培荣卫升降之力也。

现代·王渭川,《金匮心释》(1982年):方中桂枝、麻黄、防风散表，知母、甘草、芍药除热，白术、附子祛湿，生姜治呕降逆。本人认为，用此方治疗脾肾阳虚水湿泛滥证是对证的。但从本节病人症状来看，病人身体尪羸，眩晕气短，已属肝肾阴虚兼心力衰竭型，因而不能用桂枝芍药知母汤方治疗，可试用参麦散。

现代·刘渡舟，苏宝刚，庞鹤,《金匮要略诠解》(1984年):治以桂枝芍药知母汤，温阳行痹，驱除风寒湿三邪。方中桂枝、麻黄发散风寒之邪；白术去湿；附子散寒；防风散风；生姜、甘草和中止吐；芍药，知母滋阴清热，以御燥药伤阴之偏。

现代·王付,《经方学用解读》(2004年):阳虚热郁痹证的基本病理病证是阳虚不得温煦，郁热浸淫肌肉筋脉，经气经脉阻滞不通。因此，治疗阳虚郁热痹证，其用方配伍原则与方法应重视以下几个方面。

针对证机选用温阳散寒药：寒湿侵袭筋脉骨节而壅滞气机，经气经脉为寒气所虐而拘急不利，证以肢节疼痛为主，其治当散寒除湿。在用药时最好选用具有发汗作用，通络作用，祛风作用，以使经气脉络畅通，邪气向外而散。如方中桂枝、麻黄、附子、生姜、防风。

合理配伍清热药：寒湿阻滞经气经脉，阳气为邪气所阻而郁滞于经脉，经气郁滞而生热，证以心烦，头眩为主，其治当清热和络。如方中知母。

妥善配伍益血补气药：审病证表现既有寒湿侵袭肌表，又有阳气虚弱，气血不足，证以少气乏力为主，其治当补血益气。在用药时最好选用缓急止痛药，以冀取得标本同治。如方中芍药、甘草。

随证加减用药：若气虚者，加黄芪、人参，以益气固表；若血虚者，加当归、桃仁，以补血活血；若疼痛明显者，加乳香、没药，以活血行气止痛；若寒痛明显者，加附子、川乌，以温经散寒止痛等。

【方论评议】

综合历代各家对桂枝芍药知母汤的论述，应从用药要点、方药配伍和用量比例三个方面进行研究，以此更好地研究经方配伍，用于指导临床应用。

诠释用药要点：方中桂枝温阳通经，芍药酸寒敛阴、缓急止痛，知母清解郁热，麻黄辛温散寒通络、生姜辛散通阳止痛，防风疏散风寒、附子温阳散寒止痛，白术健脾益气燥湿，甘草益气缓急。

剖析方药配伍：桂枝与生姜、麻黄、防风，属于相须配伍，增强温阳散寒，通经止痛；芍药与附子，属于相反相使配伍，相反者，寒热同用，芍药益阴清热，附子温阳散寒，相使者，芍药使附子温阳缓急止痛，附子使芍药敛阴和阳止痛；知母与芍药，属于相使配伍，增强清热益阴；白术与甘草，属于相须配伍，增强健脾益气；附子与甘草，属于相使配伍，益气温阳化阳；附子与桂枝、生姜、麻黄、防风，属于相使配伍，辛温壮阳，逐寒止痛。

权衡用量比例：桂枝与生姜、麻黄、防风用量比例是4∶5∶2∶4，提示解肌与散寒之间的用量调配关系，以治风寒；桂枝与附子用量比例是6∶5，提示解肌与温阳之间的用量调配关系，以治寒痛；芍药与知母用量比例是3 ∶ 4，提示敛阴与清热之间的用量调配关系，以治郁热；麻黄与附子用量比例是3 ∶ 5，提示辛温散寒与温阳散寒之间的用量调配关系，以治不通；白术与附子用量比例是3 ∶ 2，提示益气与温阳之间的用量调配关系，以治阳虚。

【药理作用】 本方具有抗风湿、抗炎、抗菌、抗过敏、抗病毒、抗氧化、抗缺血、抗缺氧、改善微循环、增强机体免疫功能、强心、调节心律、促进造血功能、解除支气管平滑痉挛、调节支气管腺体分泌、调节中枢神经、调节周围神经、调节内分泌、调节水电解质代谢、降血脂等作用。

桂枝汤

【导读】 ①学用桂枝汤应重视桂枝和芍药的用量调配关系。②桂枝汤虽是辨治太阳中风证的重要代表方，但在临床中对脾胃虚弱证、卫气不固证等也具有显著治疗效果。③学好用活桂枝汤的第一步是辨清桂枝汤由哪些基础方和药物组成：组成桂枝汤有3个基础方和4组药组成，基础方之一是芍药甘草汤，之二是桂枝甘草汤，之三是甘草汤，4组药中第1组是药既治表又治里药即桂枝、生姜，第2组是治里药即芍药、大枣、甘草，第3组是补血敛阴药即芍药，第4组是益气药即大枣、甘草，3个基础方都不是用于治表证的发汗方药，芍药甘草汤是辨治气血虚证的基本代表方，桂枝甘草汤是辨治心阳虚证的基本代表方，甘草汤是辨治咽痛热证的代表方，于此还必须知道甘草汤用的是生甘草，桂枝汤用的是炙甘草，生甘草与炙甘草共同的益气生津作用，不同的是生甘草偏于泻火，炙甘草偏于温中。从3个基础方和4组药用量深入学习研究即可用活桂枝汤。

【方歌】 太阳中风桂枝汤，芍药甘草姜枣同，调和营卫补气血，内外兼治有奇功。

【方药】 桂枝三两（9g） 芍药三两（9g） 甘草炙，二两（6g） 生姜切，三两（9g） 大枣十二枚，擘

【用法】 上五味，㕮咀三味，以水七升，微火煮取三升，去滓。适寒温，服一升。服已须臾，啜热稀粥一升余，以助药力。温服令一时许，遍身漐漐微似有汗者益佳，不可令如水流漓，病必不除。若一服汗出病瘥，停后服，不必尽剂；若不汗，更服依前法；又不汗，后服小促其间，半日许令三服尽。若病重者，一日一夜服，周时观之。服一剂尽，病证犹在者，更作服。若汗不出者，乃服至二三剂。禁生冷、黏滑、肉面、五辛、酒酪、臭恶等。

【功用】 解肌发汗，调和营卫，调理脾胃。

【适应证】

1. 中医病证：①风寒表虚证（太阳中风证）。发热恶寒，汗出，头痛，鼻鸣，干呕，口不渴，舌淡、苔白，脉浮缓或浮弱。②妊娠恶阻证（脾胃虚弱证）。恶心，呕吐，不思饮食，脘腹不舒，舌淡、苔薄白，脉弱。③气血虚夹寒证。

2. 西医疾病：普通感冒、流行性感冒、鼻炎、支气管炎、原因不明低热，以及慢性胃炎、慢性肝炎、慢性胰腺炎等临床表现符合风寒表虚证或脾胃虚弱证者。

【用药分析】 方中桂枝辛温解肌发汗，芍药酸寒益营敛阴止汗，生姜辛温发汗解表、调理脾胃，大枣、甘草益气和中。

【用方思路】

1. 桂枝汤既是辨治太阳中风证的重要代表方，又是辨治妊娠恶阻证的基础用方，还可用于辨治诸多杂病如心脏病、肺病、脾胃病等。

2. 方中桂枝、生姜既是辛温解表药，又是温里散寒药；桂枝、生姜既是辨治表证的重要用药，又是辨治里证的重要用药；芍药、大枣、甘草既是调补营卫的首选用药，又是补益诸脏腑气血虚的基本用药。桂枝汤可根据病机的不同而发挥不同治疗作用。从方中用药、用量及调配分析得知，桂枝汤的应用并不局限于表证，还可用于辨治诸多杂病，如循环、消化、呼吸等系统疾病。

3. 运用桂枝汤辨治的基本病证（无论病变部位在表还是在里）是寒夹气血虚；根据方中用药分析，运用本方辨治的病证以虚为主，治

疗以补为主、以散寒为次；再根据大枣、炙甘草的药物属性判断，运用本方辨治的病证是寒与虚俱有。

【随证合方】 若夹热，可与白虎汤合方用之；若夹郁，可与四逆散合方用之；若夹瘀热，可与桃核承气汤合方用之。运用桂枝汤辨治复杂多变的病证必须结合病变证机主次而酌情调整方药用量，这样才能取得预期治疗效果。

【注意事项】 运用桂枝汤既要辨清西医之病，又要辨清西医之病属于中医寒夹气血虚。辨西医之病可进一步了解疾病的发展演变规律及转归，辨中医之证可更好地针对西医之病选用桂枝汤。

【应用指征】

（1）太阳病，发热，汗出，恶风，脉缓者，名为中风。（2）

（2）太阳中风，阳浮而阴弱，阳浮者，热自发，阴弱者，汗自出，啬啬恶寒，淅淅恶风，翕翕发热，鼻鸣，干呕者，桂枝汤主之。（12）

（3）太阳病，头痛，发热，汗出，恶风，桂枝汤主之。（13）

（4）太阳病，下之后，其气上冲者，可与桂枝汤，方用前法；若不上冲者，不得与之。（15）

（5）太阳病，初服桂枝汤，反烦不解者，先刺风池，风府，却与桂枝汤则愈。（24）

（6）太阳病，外证未解，不可下也，下之为逆；欲解外者，宜桂枝汤。（44）

（7）太阳病，先发汗不解，而复下之，脉浮者，不愈；浮为在外，而反下之，故令不愈；今脉浮，故在外，当须解外则愈，宜桂枝汤。（45）

（8）病常自汗出，此为荣气和，荣气和者，外不谐，以卫气不共荣气谐和故尔；以荣行脉中，卫行脉外，复发其汗，荣卫和则愈，宜桂枝汤。（53）

（9）病人脏无他病，时发热，自汗出而不愈者，此卫气不和也，先其时发汗则愈，宜桂枝汤。（54）

（10）伤寒，不大便六七日，头痛有热者，与承气汤；其小便清者，知不在里，仍在表也，当须发汗；若头痛者，必衄，宜桂枝汤。（56）

（11）伤寒，发汗已解，半日许复烦，脉浮数者，可更发汗，宜桂枝汤。（57）

（12）伤寒，医下之，续得下利清谷不止，身疼痛者，急当救里；后身疼痛，清便自调者，急当救表，救里宜四逆汤，救表宜桂枝汤。（91）（第一　14）

（13）太阳病，发热，汗出者，此为荣弱卫强，故使汗出，欲救邪风者，宜桂枝汤。（95）

（14）伤寒大下后，复发汗，心下痞，恶寒者，表未解也；不可攻痞，当先解表，表解乃可攻痞；解表宜桂枝汤，攻痞宜大黄黄连泻心汤。（164）

（15）阳明病，脉迟，汗出多，微恶寒者，表未解也，可发汗，宜桂枝汤。（234）

（16）病人烦热，汗出则解，又如疟状，日晡所发热者，属阳明也；脉实者，宜下之；脉浮虚者，宜发汗；下之，与大承气汤；发汗，宜桂枝汤。（240）

（17）太阴病，脉浮者，可发汗，宜桂枝汤。6）

（18）下利，腹胀满，身体疼痛者，先温其里，乃攻其表。温里，宜四逆汤；攻表，宜桂枝汤。（372）

（19）吐利止而身痛不休者，当消息和解其外，宜桂枝汤小和之。（387）

（20）师曰：妇人得平脉，阴脉小弱，其人渴，不能食，无寒热，名妊娠，桂枝汤主之。于法六十日当有此证，设有医治逆者，却一月加吐下者，则绝之。（第二十　1）

（21）产后风，续之数十日不解，头微痛，恶寒，时时有热，心下闷，干呕，汗出，虽久，阳旦证续在耳，可与阳旦汤。（第二十一　8）

【方论】

宋·寇宗奭，《本草衍义》（1116年）： 桂大热。《素问》云：辛甘，发散为阳。故汉张仲景桂枝汤，治伤寒，表虚皆须此药，是专用辛甘之意也。《本草》第一又云：疗寒以热药。故知三种之桂，不取菌桂、牡桂者，盖此二种，性止温而已；不可以治风寒之病。独有一字桂，《本经》言甘辛大热，此正合《素问》辛甘发散为阳之说；尤知菌、牡二桂不及也。然《本经》只言桂，仲景又言桂枝者，盖亦取其枝上皮，其木身粗厚处，亦不中用。诸家之说，但各执己见，终无证据。今又谓之官桂，不知缘何而立名？虑后世为别物，故书之。又有桂心，此则诸桂之心，不若一字桂也。

金·成无己,《注解伤寒论》(1144年)：《内经》曰：辛甘发散为阳。桂枝汤，辛甘之剂也，所以发散风邪。《内经》曰：风淫所胜，平以辛，佐以苦甘，以甘缓之，以酸收之。是以桂枝为主，芍药甘草为佐也。《内经》曰：风淫于内，以甘缓之，以辛散之。是以生姜大枣为使也。

十画

金·成无己,《伤寒明理药方论》(1156年)：经曰：桂枝本为解肌，若其人脉浮紧，发热汗不出者不可与也。桂味辛热，用以为君，必谓桂犹圭也，宣道诸药，为之先聘，是犹辛甘发散为阳之意，盖发散风邪必以辛为主，故桂枝所以为君也，芍药味苦、酸，微寒，甘草味甘，平二物用以为臣佐者。《内经》所谓“风淫所胜平以辛佐”，以苦、以甘缓之，以酸收之，是以芍药为臣而甘草为佐也，生姜味辛、温，大枣味甘、温，二物为使者。《内经》所谓“风淫于内”以甘草缓之，以辛散之，是以姜、枣为使者也，姜、枣味辛甘，故能发散，而此又不特专于发散之用，以脾主为胃行其津液，姜、枣之用专行脾之津液而和荣卫者也麻黄汤，所以不用姜、枣者，谓专于发汗则不待行化而津液得通矣。

元·王好古,《此事难知》(1308年)：发汗，或云当得汗解，或云当发汗、更发汗、并发汗，宜桂枝汤者数方，是用桂枝发汗也。复云无汗不得服桂枝，又曰：汗家不得重发汗。又曰：发汗过多者，却用桂枝甘草汤，是闭汗也。一药二用，如何说得？仲景发汗，与本草之义相通为一。答曰：本草云：桂味辛、甘，热，无毒，能为百药长，通血脉，止烦，出汗者，是调血而汗自出也。仲景云：脏无他病，发热，自汗者，此卫气不和也。又云：自汗者为荣气和，荣气和则外不谐，卫气不与荣气相和谐也，荣气和则愈，故皆用桂枝汤调和荣卫。荣卫既和，则汗自出矣。风邪由此而解，非桂枝能开腠理，发出汗也。以其固闭荣血，卫气自和，邪无容地而出矣，其实则闭汗孔也。昧者不解闭汗之意，凡见病者，使用桂枝汤发汗。若与中风自汗者合，其效桴鼓。因见其取效而病愈，则曰：此桂枝发出汗也，遂不问伤寒无汗者，亦与桂枝汤，误之甚矣。故仲景言，无汗不得服桂枝，是闭汗孔也。又云：发汗多，叉手冒心，心悸欲得按者，用桂枝甘草汤，是亦闭汗孔也。又曰：汗家不得重发汗，若桂枝汤发汗，是重发汗也。凡桂枝条下言发字，当认作出字，是汗自然出也，非若麻黄能开腠理而发出汗也。本草出汗二字，上文有通血脉一句，是非三焦、卫气、皮毛中药，是为荣血中药也。如是则出汗二字，当认作荣卫和，自然汗出，非桂开腠理而发出汗也。故后人用桂治虚汗，读者当逆察其意则可矣。噫！神农之作于其前，仲景之述于其后，前圣、后圣，其揆一也。

明·许宏,《金镜内台方议》(1422年)：经曰：风淫于内，以辛散之，以甘缓之。乃用桂枝为君，以散邪气，而固卫气。桂枝味辛甘性热，而能散风寒，温卫气，是辛甘发散为阳之义也。芍药味酸性寒，能行荣气，退热，理身痛，用之为臣。甘草大枣味甘而性和，能谐荣卫之气，而通脾胃之津，用之为佐。姜味辛性温，而能散邪佐气，用之为使。先圣配此五味之药，以治伤寒者，乃专主中风之症，而行解肌之法也。若非自汗恶风之症，不可服也。经曰：桂枝下咽，阳盛则毙者，是也。

明·汪石山,《医学原理》(1525年)：经云：风宜辛散，寒宜甘发。又云：辛甘发散为阳。是以用桂枝、甘草、大枣、生姜发散在表之风寒，芍药收失散之阳气以敛腠理。

明·万密斋,《万氏家传伤寒摘锦》(1549年)：此太阴本经自受风寒之邪也，其病在经，属表，故宜汗之。不言证者，经中已言，四肢烦疼是也。桂枝，太阴经表药也，中有芍药、甘草，酸甘相合。甲己化土，故入脾也。

明·吴昆,《医方考》(1584年)：头痛发热，汗出恶风，脉缓者，太阳中风也，此汤主之。风之伤人也，头先受之，故令头痛；风在表则表实，故令发热；风为阳，气亦为阳，同类相从，则伤卫外之气，卫伤则无以固卫津液，故令汗出；其恶风者，卫气不能卫也；其脉缓者，卫气不能鼓也。上件皆太阳证，故曰太阳中风。桂枝味辛甘，辛则能解肌，甘则能实表，经曰：辛甘发散为阳，故用之以治风；然恐其走泄阴气，故用芍药之酸以收之；佐以甘草、生姜、大枣，此发表而兼和里之意。是方也，惟表邪可以用之；若阳邪去表入里，里作燥渴，二便秘结，此宜承气之时也，而误用之则反矣。

明·孙一奎,《医旨绪余》(1584年)：或问生生子曰：伤寒书桂枝汤后有云：脉浮紧，发热汗不出者，不可与也，与之则表益实，而汗益难出耳，则是以桂枝为固表药也，何麻黄汤中又用桂枝为臣耶？生生子曰：考方疗疾，全在体认气味。《衍义》谓桂大热，桂味辛甘，主温中，利肝肺气，为诸药先聘通使，温和荣卫，宣导百药，无所畏。然桂枝汤用桂者，以其卫为邪袭，则气不固，故汗出恶风，桂枝味辛甘，阳剂也，阳剂其行快，入咽则先布散，充达百骸四肢，无处不至，此散之之意也。至于止汗，自是芍药，芍药味酸，阴剂也，阴剂入咽，其行迟，故先散之而后收之，一开一合，邪气散而真气不过泄，以致于适中，非谓桂枝能止汗也。麻黄汤用桂枝为臣，亦以其辛甘发散为阳，若谓其实表止汗，将安用之？盖以其寒伤荣，桂枝（能佐麻黄而散寒邪）温和荣卫，则邪自不能容留，汗出而解也。桂枝汤后叮咛不可与者，为内有芍药，寒既伤荣，发热无汗，复用酸寒收敛之剂，则邪无从而出，表乃益实也，非谓辛散能实表也。风，阳气也，阳主散，风伤卫，则气散而汗出。寒，阴气也，寒主敛，寒伤荣，则气敛而无汗。故治法，无汗要有汗，取辛散能发汗也；有汗要无汗，取酸收能止汗也。俱用桂枝者，以其既能发散，而又能温和荣卫也。予故曰：考方疗疾，全在体认气味。

明·方有执,《伤寒论条辨》(1592年)：桂枝，其性味虽辛甘而属乎阳，其能事则在固卫而善走阴也。芍药擅酸寒而下气，快收阴而敛液。夫卫气实而腠理开疏矣，非桂枝其孰能固之。荣血虚而汗液自出矣，非芍药其谁能收之。以芍药臣事桂枝而治中风，则荣卫无有不和谐者。佐之以甘草而和其中，则发热无有不退除者。使之以大枣而益脾，使之以生姜而止呕。皆用命之士也，微火者，取和缓不猛而无沸溢之患也。

清·喻嘉言,《尚论后篇》(1648年)：桂枝辛甘，辛则能解肌，甘则能实表。《内经》曰：辛甘发散为阳。故用之以治风。然恐其走泄阴气，故用芍药之酸以收之，佐以生姜、甘草、大枣，此发散而兼和里之意。是方也，惟表邪乃可用之。

清·李中梓,《伤寒括要》(1649年)：桂味辛甘发散，故以为君。《内经》曰：风淫于内，以辛散之，以酸收之，以甘缓之。故以芍药为臣，甘草为佐，生姜、大枣为使，姜、枣之用，行脾之津液，而和营卫者也。

清·喻嘉言,《医门法律》(1658年)：治风从外来，入客于络，留而不去，此方主之。此方为中风一证，群方之祖。不但风中入络，即中经、中腑、中脏药中，皆当加入本方。以风从外入者，究竟必驱，从外出故也。后人竟用续命汤为加减，此方置之不录，未免得流忘源矣。又况源流俱失者哉！

清·张璐,《伤寒缵论》(1667年)：此方专主卫受风邪之证。以其卫伤，不能外固而自汗，所以用桂枝之辛发其邪，即用芍药之酸助其阴，然一散一收，又须甘草以和其胃，况发汗必须辛甘以行阳，故复以生姜佐桂枝，大枣佐甘草也。但方中芍药不言赤、白,《圣惠》与节庵俱用赤，孙尚与叔微俱用白，然赤白补泻不同，仲景云：病发热汗出，此为营弱卫强。营虽不受邪，终非适平也，故卫强则营弱是知必用白芍药也。营既弱而不能自固，岂可以赤芍药泻之乎？虽然，不可以一律论也，如太阳误下而传太阴因而腹满时痛，则当倍白芍，补营血之虚，若夫大实者，必加大黄，又宜赤芍以泻实也，至于湿热素盛之人与夫酒客辈，感寒之初身寒恶热者，用桂枝汤，即当加黄芩以胜热，则不宜白芍以助阴，贵在临证活法也。按桂枝入心，血药也，而仲景用以治风伤卫之证，麻黄走肺气药也，而仲景用以治寒伤营之证皆气病用血药，血病用气药，故许学士有脉浮而缓，风伤营浮紧兼涩寒伤卫之误。殊不知风伤卫则卫受邪，卫受邪，则不能内护于营，故营气不固而自汗，必以桂枝血药，透达营卫，又须芍药护营固表，营卫和而自汗愈矣。寒伤营则营受邪，营受邪，则不能外通于卫，故气郁而无汗，必以麻黄气药开通腠理，又须桂枝实营散邪，汗大泄而郁热散矣。

清·柯琴,《伤寒来苏集》(1669年)：此为仲景群方之冠，乃滋阴和阳，调和营卫，解肌发汗之总方也。桂枝赤色通心，温能扶阳散寒，甘能益气生血，辛能解散风邪。内辅君主，发心液而为汗。故麻葛青龙，凡发汗御寒者咸赖之，惟桂枝汤不用麻黄，麻黄汤不可无桂枝也。本方皆辛甘发散，惟芍药微苦微寒，能益阴敛血，内和营气，故能发汗而止汗。先辈言无汗不得服桂枝汤，正以中有芍药能止汗也。芍药之功，本在止烦，烦止汗亦止，故反烦、更烦，与心悸而烦者咸赖之。若倍加芍药，即建中之剂，非发汗之剂矣。是方用桂枝发汗，即用芍药止汗，生姜之辛，佐桂以解肌，大枣之甘，助芍以和里。阴阳表里，并行而不悖，是刚柔相济以为和也。甘草甘平，有安内攘外之功，用以调和气血者，即以调和表里，且以调和诸药矣。而精义尤在啜稀热粥。盖谷气内充，则外邪不复入，余邪不复留，方之妙用又如此。故用之发汗，不至于亡阳；用之止汗，不至于贻患。今医凡遇发热，不论虚实，便忌谷食，是何知仲景之心法，而有七方之精义者哉！

清·程应旄,《伤寒论后条辨》(1670年)：取桂枝、生姜之辛热，以赞助表阳而御邪。取甘草、大枣、芍药之甘缓酸收，从卫敛营，而防里阴之失守。乃补卫之剂，为太阳表虚而设，其云解肌者，犹云救肌也。救其肌而风围自解。

清·陈尧道,《伤寒辨证》(1678年)：然桂枝本为解肌，若其人脉浮紧；发热汗不出者，不可与也，与之则表益实而汗益难出矣。故申之以常须识此，勿令误也。大抵桂枝性热，惟冬时正伤寒有汗者用之，若春夏不可轻用。酒家，亦不可行桂枝汤。

清·汪琥,《伤寒论辨证广注》(1680年)：桂味辛热，用之为君。桂犹圭也，宣导诸药，为之先聘，是谓辛甘发散为阳之意。盖发散风邪，必以辛为主，故桂枝所以为君也。芍药味苦酸微寒，甘草味甘平，用以为臣佐者。《内经》所谓“风淫所胜，平以辛，佐以苦”，以甘缓之，以酸收之，是以芍药为臣，而甘草为佐也。生姜味辛温，大枣味甘温，二物为使者,《内经》所谓风淫于内，以甘缓之，以辛散之，是用以为使也。姜枣之味辛甘，固能发散，而此又不特专于发散，以脾主为胃行其津液。姜枣之用，专行脾之津液而和营卫者也，桂枝加葛根汤方。

清·李彣,《金匮要略广注》(1682年)：故用桂枝、甘草外散风邪以救表，内伐肝木以防脾，佐以芍药，泄木而固脾，泄东所以补西也，使以姜、枣，行脾之津液而和营卫也。是桂枝汤虽太阳解肌轻剂，实为理脾救肺之药也。

清·张志聪,《伤寒论宗印》(1683年)：太阳中风者，始伤太阳之气也。浮为风，浮为虚，盖气为风邪所伤，而脉虚浮于外也。风邪伤气，则荣气应之，阳气虚，又不能为阴之固，而阴气孤弱矣。风伤阳气，热自发也。阴失其卫，汗自出也。阳气虚，则恶寒，阴气弱，则恶风。啬啬者，皮毛粟粟之状，表气虚也。淅淅者，洒淅不宁之象，阴气弱也。翕翕者，动起合聚之貌，风动之性，与气相搏而为热也。肺主气与皮毛，而开窍于鼻，表气受邪，而鼻为之鸣矣。风水之邪，贼伤土气，中气逆而干呕矣。用桂枝、生姜之辛，甘草、大枣之甘，发散风邪，而和调其气血，佐芍药之苦平，以滋养其阴荣，阴气克而阳邪自解矣。夫桂枝汤，辛甘之剂也。经云：辛甘发散为阳。又曰：补气以辛，补血以甘。又辛走气而苦走血，故能解散肌腠络脉之邪，而调和阴阳气血。是以风邪伤气，及荣卫不谐而汗出者，桂枝汤主之，有汗之用桂枝也。外证未解当以汗解，宜桂枝汤，无汗之用桂枝也。

清·张志聪,《伤寒论集注》(1683年): 桂枝汤主之，本论云“桂枝本为解肌”，盖三焦木火之气通会于肌腠，桂为百木长，气温色赤，秉木火之性，主助肌中之气，以解肌表之邪；芍药气味苦平，花开赤白，放于二气之中，得少阴君火之气，主益神气以助肌中之血，肌腠之血气调和而邪自不能容矣；甘草、生姜宣达中胃之气，而辛甘发散；大枣色黄味甘，脾之果也，主助脾气之转输而为胃行其津液。汗乃水谷之津，故啜热稀粥以助药力，中焦之津液外布，即有留舍之邪与汗共并而出矣。津液外泄，则中气暴虚，故忌食生冷、肉面、酒酪、臭恶等物，使勿伤脾胃之气。

天气下降，地气上升。此言地气下陷而正气虚脱者，当急救其表里焉。伤寒医下之，则正气随之内陷矣；续得下利清谷不止者，土气虚也；身疼痛者，邪未解也。土虚则下焦之生阳不升，而外邪未解，故先宜四逆汤急救其里，启下焦之生阳，助中焦之土气；后清便自调而身仍疼痛者，里和而表未和，复宜桂枝汤急救其表。盖桂枝汤主宣发中焦之精气，充肤热肉，濡养筋骨，血气充溢而疼痛始解。从下焦而达于中焦，四逆汤也；中焦而达于肌表，桂枝汤也，由是则地气升而天气降矣。

清·张志聪,《金匮要略集注》(1683年): 阳旦汤，乃荣卫之兼剂，经邪欲复出于气分，故曰阳旦证续在。

清·沈明宗,《伤寒六经辨证治法》(1693年): 以桂枝汤解肌而为主治，但桂枝行阳化气，芍药收阴敛汗，姜、枣得桂，则宣和营卫，得甘草补中而散邪，然药味俱是一阴一阳，相合成方，调和营卫，俾微汗出而肌表自解，与麻黄汤开鬼门驱寒迥殊。

清·张璐,《千金方衍义》(1698年): 桂枝汤，古称汤液之祖。太阳经风伤卫之首方。风伤手阳，所以脉浮发热。邪迫于阴，所以脉弱自汗。啬啬恶寒，淅淅恶风，翕翕发热，皆自汗表虚之征验，非若寒伤营之壮热身疼也。鼻鸣干呕者，阳邪上攻，渐次欲传阳明之界，故桂枝和营达卫，芍、甘护营守中，姜、枣助桂、芍以除寒热。服后啜热稀粥助力取汗，不使复传他经。至于随证加减，信手成方，但看太阳经诸例，便得长沙之妙用无穷，何惮心手不灵活乎。

清·郑重光,《伤寒论条辨续注》(1705年): 桂枝性味辛甘而属阳，能解肌固卫而走阴也；芍药酸寒下气，收阴而敛液也。夫卫受邪则腠理开疏，非桂枝孰能解肌而固卫？营血虚而寒自出，非芍药孰能收之？以芍药臣事桂枝而治中风，使营卫和谐而病自解；佐以甘草，和中而退热；使以姜、枣，益胃而止呕，皆用命之士也。微火者，取和缓不猛，免耗辛甘之气。啜稀热粥以助药力，此微旨也。微似有汗更为深意，桂枝汤原主解肌，禁其大汗如水流漓，病必不除也。小促，役催速值事也。诸家集方遗却啜稀热粥四字，徒以发汗相授受，微似二字视为羡文，苟简之弊，大都若此。

清·钱潢,《伤寒溯源集》(1707年): 桂，阳木也，生长于东南，盖得东南震巽发生之全气者，故能补助命门，生发中州，益下焦气化之功，宣通百脉，而为气血之要药，其枝则得阳气而畅茂条达者也。夫木性之阳春生发，为天地发散其三冬伏藏之郁结者也，况桂为纯阳之木，气味皆厚，且又生发新长之枝乎，故能达卫阳之分而散解其郁滞之风邪，是以辛温发散之阳，以解阳分之阳邪也。《阴阳应象论》所谓辛甘发散为阳也；东垣谓桂枝汤为阴经营药，而能闭卫气，使阴气不泄；方有执谓桂枝固卫而善走阴，均失之矣。臣之以芍药者，收阴气而敛津液，所以救营阴之弱而渗泄也，佐之以甘草者，甘草以缓之，佐桂枝则甘温能除大热也，使之以姜、枣者，姜以助其辛散而止呕，枣以和其中气而调停之也，将佐皆得其入。操纵各适其用，则卫不觉其强，而营不患其弱，邪解气平而自和谐矣。

清·秦之桢,《伤寒大白》(1714年)：伤寒无汗，发热恶寒，仲景已立麻黄汤。今有汗发热恶风症，立桂枝汤。以症轻于前症，方亦轻于前，故不用麻黄、杏仁开毛窍，而用白芍药敛津血，姜枣调中气，惟以桂枝一味，以治汗出邪不解之症。然治南方热令，亦犯辛温，故立加减于后：春加石膏、黄芩；热令用防风易桂枝；里有热者，不用此方；恶寒身痛，加羌活；足冷，加独活；时寒时热，加柴胡；阳明有邪，加干葛。

清·顾松园,《顾松园医镜》(1718年)：桂枝辛甘发散为阳，故用以治风。芍药营未受邪，恐桂走泄阴气，故用白芍酸以收之。炙甘草扶中气以散邪。生姜辛热发散。大枣同姜行脾中之津液而和其营卫。按：桂枝汤一方，专和营卫。但桂枝气味俱薄，其力易尽，助以热粥，补胃气而益气血之源，使胃气旺而营卫充，则药力行而风邪散，不传于内。盖三时感冒，皆是风邪为病，皆可效用此法。要知药入于胃，全赖胃气转运，所以邪在太阳及虚人感冒，皆不当禁其饮食，若传胃府，则粒米不可妄投，恐助胃中实邪，《经》所谓勿盛盛也。及传少阳，须少食以助胃气，以御少阳之邪。至传三阴，亦以胃气为主。今人一遇感冒，辄禁其饮食，病者亦甘忍饥饿，更且发表剂中，杂投消导，致胃虚邪陷，病剧至死，是惧食复之故也。帝问：病热当何禁之，岐伯曰：病热少愈，食肉则复，多食则遗。因胃中余热未除，食气与病气相并，则两热相合，致流连不解，故名曰遗，原为食肉多食所致，未尝禁其不食也。故凡病患能食者，即可少少与之，不能食者，莫之强与，此要法也。此汤本为解肌，但取微汗，不使太过，太过则邪未入而先扰其营，甚则汗不止而亡阳，不及则邪欲出而尚闭其门，必至病不除而生变。若其人脉浮紧，发热汗不出者，不可与也。伤寒误用白芍，则寒邪无出路，当须识此，勿令误也。凡服桂枝汤吐者，以湿热素盛，其后必吐脓血也。吐逆则热愈淫溢于上焦，蒸为败浊。又酒客病，不可与桂枝汤，因平素湿热搏结胸中，得汤则呕，以酒客不喜甘故也。宜用辛凉，以彻其热，辛苦以消其湿。

清·魏荔彤,《金匮要略方论本义》(1720年)：此治表者，必应通其义也。里之温用四逆汤，下利虚寒之圣药也；表之攻，不过宜桂枝汤升阳解肌，而无取大汗淋漓也。

清·姚球,《伤寒经解》(1724年)：中风，脉阳浮阴弱，而汗自出，故用桂枝辛温，以解表分之风邪；甘草、芍药，甘酸益血，以止自出之汗；大枣甘缓，生姜辛散，扶脾止呕。服已须臾，桂枝汤气味俱薄，其力易尽。啜热稀粥一升，以粥助药力，谷气内充则邪不能留，遍身微似有汗而解矣。如或盖覆强逼，大汗流漓，则阴血愈伤，病必不除。一服病差，即停后服，恐过剂也。不汗更服依前法，依前啜粥以助药力，令微似有汗之法也。后服小促役其间，用小剂促之，亦过剂也。禁生冷黏滑、肉面五辛、酒酪臭恶等物，防其伤胃也。

清·尤在泾,《医学读书记》(1729年)：风之为气，能动阳气而泄津液，所以发热、汗自出，与伤寒之发热、无汗不同。此用桂枝外发邪气，即以芍药内安津液；炙甘草合桂枝之辛，足以攘外，合芍药之酸，足以安内；生姜、大枣甘辛相合，亦助正气去邪之用。盖以肌解而邪不去，故不用麻黄发表，而以桂枝助阳以为表；以其汗出而营自和，故不用石膏之清里，而用芍药敛阴以为里。此桂枝汤之所以大异于麻黄、大青龙也。

清·尤在泾,《伤寒贯珠集》(1729年)：此方用桂枝发散邪气，即以芍药摄津气，炙甘草合桂枝之辛，足以攘外，合芍药之酸，足以安内，生姜、大枣，甘辛相合，补益营卫，亦助正气，去邪气之用也。盖以其汗出而邪不出，故不用麻黄之发表，而以桂枝助阳以为表，以其表病而里无热，故不用石膏之清里，而用芍药敛阴以为里，此桂枝汤之所以异于麻黄、大青龙也。服已须臾，啜稀粥一升余，所以助胃气，即所以助药力，盖药力必藉胃气以行也。温覆令微汗，不使流漓如水者，所谓汗出少者为自和，汗出多者为太过也。一服汗出病差，停后服者，中病即止，不使过之以伤其正也。若不汗，后服小促，及服至二三剂者，期在必克，以汗出为和而止也。仲景示人以法中之法如此。

清·王子接，《绛雪园古方选注》（1732年）：桂枝汤，和方之祖，故列于首。《太阳篇》云，桂枝本为解肌，明非发汗也。桂枝甘草辛甘化阳，助太阳融会肌气，芍药甘草酸甘化阴，启少阴奠定安营血，姜通神明，佐桂枝行阳，枣泄营气，佐芍药行阴。一表一里，一阴一阳，故谓之和。加热粥，内壮胃阳助药力，行卫解腠理预热，故曰解肌。邪未入营，而用白芍者，和阳解肌，恐动营发汗，病反不除。观此足以贯通全部方法，变化生心，非仲圣其孰能之？

清·不著撰人，《伤寒方论》（1732年）：表受邪必从表驱出之为便，卫为阳分，风为阳邪，桂为阳药，故风胜者以之为君，辛以平之也，取桂枝本乎天者亲上也，然阳盛者热自发，阴弱者汗自出，幸阴之仅弱，未曾受邪，故以芍药一味坚之，东垣所谓桂枝汤为阴经荣药，正言其和卫气，使阴气不泄之功也。若发汗过多，叉手冒心，心下悸，此营气已动，几于无阳而阴独矣。又何堪以芍药之酸寒坚其凛冽之势。故竟以桂枝甘草一味固表缓中。若但误下而脉促胸满，此阴邪入腹而表未清，故于桂枝全汤单去芍药，盖阴邪不宜芍药，且恐其复助阴邪下入腹中也。至于伤寒脉浮脚挛，误攻其表而厥者，以温药令其厥愈，足温之后，随与芍药甘草汤以伸其脚，芍药得甘草能和其中也，观其出入，则桂枝汤之所以用芍药可知矣。若阳脉涩阴脉弦法中腹当急痛而用小建中汤，即以芍药为君，桂枝等佐之，因表虚里虚不同，而选为主用，则仲景之桂枝汤，但取解肌散表，而不欲动营之意，不更躍然哉。若姜枣之用，不独发散，专行脾中之津液而和其营卫也，有疑芍药为赤芍者，非也。啜热稀粥，乘内未受邪，扶其中气以助药力也。《内经》曰："辛甘发散为阳。"此汤所以发散风邪，风淫所以胜，平以辛，佐以苦甘，是以桂枝为主，甘枣姜为佐使也。

桂枝下咽，阳盛则毙。盖谓阳邪去表入里故也，又曰：桂枝本为解肌，若其人脉浮紧，发热汗不出者，不可与也，盖以与之则表益实，而汗益难出耳。故申之以常须识此，勿令误也。

清·吴谦，《医宗金鉴》（1742年）：名曰桂枝汤者，君以桂枝也。桂枝辛温，辛能发散，温通卫阳。芍药酸寒，酸能收敛，寒走阴营。桂枝君芍药，是于发汗中寓敛汗之旨；芍药臣桂枝，是于和营有调卫之功。生姜之辛，佐桂枝以解表；大枣之甘，佐芍药以和中。甘草甘平，有安内攘外之能，用以调和中气，即以调和表里，且以调和诸药。以桂芍之相须，枣姜之相得，借甘草之调和，阳表阴里，气卫血营，并行而不悖，是刚柔相济以相和也。

清·黄元御，《长沙药解》（1753年）：治太阳中风，头痛发热，汗出恶风。以营性发扬，卫性敛闭，风伤卫气，泄其皮毛，是以汗出。风愈泄而卫愈敛，郁遏营血，不得外达，是以发热。甘草、大枣，补脾精以滋肝血，生姜调脏腑而宣经络，芍药清营中之热，桂枝达营气之郁也。

清·黄元御，《伤寒说意》（1754年）：桂枝汤，桂枝行经脉之郁，芍药泻营血之热，甘草培中，大枣补其脾精，生姜泻其肺气，此中风之法也。

清·徐灵胎，《伤寒约编》（1759年）：营虚邪鼓，津液外泄，故发热汗出，恶风脉弱。非此和营散邪、解肌发汗不能解也。桂枝入心，温经散寒，发心液而为汗。桂枝汤中不可用麻黄，麻黄汤中不可无桂枝也。本方皆辛甘发散，惟芍药能益阴敛血，内和营气以止烦。烦止汗亦止。若倍加芍药，即建中之剂，非复发汗之剂。此方皆用桂枝发汗，即用芍药止汗，生姜之辛，佐桂解肌。大枣之甘，佐芍和里。且桂芍之相须，姜枣之相得，是阴阳表里并行不悖，而刚柔相济以为和。甘草之甘，有安内攘外之功用。以调和表里者，即以调和诸药也。其精义尤在啜稀热粥以助药力。俾谷气内充则外邪勿复入，余邪勿复留。故用之发汗，自不至于亡阳；用之止汗，自不至于遗患。要知桂枝汤专治表虚受邪，但能解肌以发营中之汗，不能如麻黄开皮毛之窍，以出卫分之邪也。兼治虚疟、虚痢最捷。

清·徐灵胎,《伤寒论类方》(1759年):甘草、大枣补脾精以滋肝血；芍药清营中之热；桂枝达营气之郁也。桂枝本不能发汗，故须助以热粥。《内经》云：谷入于胃，以传于肺。

肺至皮毛，汗所从出，啜粥充胃气以达于肺也。观此可知伤寒不禁食矣。

风为阳邪，故发热，桂枝之辛以散之。阴弱者，汗自出。芍药之酸以收之，甘草之甘以缓之。误下而仍上冲，则邪气犹在阳分，故仍用桂枝发表，若不上冲，则其邪已下陷，变病不一，当随宜施治。太阴本无汗法，因其脉独浮，则邪仍在表，故亦用桂枝，从脉不从症也。

清·强健,《伤寒直指》(1765年):《内经》曰：辛甘发散为阳。桂枝汤辛甘之剂，所以发散风邪。《内经》曰：风淫所胜，平以辛，佐以苦甘，以甘缓止，以酸收之，是以桂枝为主，芍药、甘草为佐也。《内经》曰：风淫于内，以甘缓之，以辛散之，是以生姜、大枣为使也。

清·沈金鳌,《伤寒论纲目》(1774年):二条，言伤寒后余热，卫解而营未解者。浮数本麻黄脉，仲景却与桂枝者，因发汗解，麻黄症已罢，脉浮数者，因内烦而然，不得仍拘为麻黄脉，况麻黄纯阳，不可治烦，桂枝有芍药，能安营分，正以治烦也。夫桂枝本治烦，服之而外热因汗解，内热又发，故曰复烦也。

清·杨栗山,《伤寒瘟疫条辨》(1784年):桂枝味辛甘，辛则能解肌，甘则能实表，辛甘发散为阳，故用以治风为君；然恐其走泄阴气，故用芍药之酸以收之；佐以甘草、生姜、大枣，此发表而兼和里之意。然桂枝本为解肌，若脉浮紧，发热汗不出者，不可与也，与之则表益实，而汗益难出也。故申之以常须识此，勿令误也。大抵桂枝性热，惟冬月正伤寒有汗者宜之。若温病断不可用，酒客亦不可用。抑不独温病酒客也，凡服桂枝汤作呕者，以胃热而服热药，两热相搏故也。

清·罗国刚,《罗氏会约医镜》(1789年):以汗者血之液也，汗多则卫气疏，不能内以护荣，故用桂枝和荣散邪，用白芍护荣固理。姜能散寒止呕，枣以甘温能和，此不专于发散，而兼和荣卫者也。邪出而卫自密，汗亦止矣，岂桂枝能塞汗乎！以上二方，皆治寒邪初感，温散之妙法也。至于桂枝汤，则凡四时阴胜之邪皆所宜用。但浮脉而紧，发热无汗者忌之。以脉紧为伤寒，服之则表益实，而汗愈难出故也。

清·徐玉台,《医学举要》(1792年):头痛发热，汗出恶风，为桂枝本症。脉浮弱，为桂枝本脉。一见此症此脉，无问其为中风伤寒杂病也。汗出而热不解，因邪在营卫之间，不在皮毛之际，故以桂枝、生姜、甘草、大枣，辛甘发散，中配以芍药酸寒，用以发汗，即用以止汗也。又虑中气虚馁，不能送邪外出，须助以热粥。经云：饮入于胃，以传于肺，肺主皮毛，汗所从出。服已啜粥，充胃气以达于肺也。是方调和营卫，不特自汗盗汗，虚疟虚痢所宜，即劳倦内伤，及一切阳虚等症，咸宜用之。以桂枝为建中之祖耳。胸满去芍药，喘加厚朴、杏仁，汗漏不止加附子，亡阳起卧不安去芍药加蜀漆、龙骨、牡蛎，为救逆汤。此皆进而从阳也。若退而从阴者，加黄芩为阳旦汤，倍芍药又治太阴腹满，微痛加大黄，治太阴大实病。《难经》云：阳维为病苦寒热，阴维为病苦心痛。后人并用桂枝汤，以阳维属卫，阴维属营，桂枝汤调和营卫也。专用芍药、甘草二味，名芍药甘草汤，专治血虚腹痛，乃泄木安土之义。余痛不治，以其酸寒，无温散之力也。

清·吴鞠通,《温病条辨》(1798年):盖温病忌汗，最喜解肌，桂枝本为解肌，且桂枝芳香化浊，芍药收阴敛液，甘草败毒和中，姜、枣调和营卫，温病初起，原可用之。

清·陈修园,《长沙方歌括》(1803年):按：桂枝辛温阳也，芍药苦平阴也。桂枝又得生姜之辛，同气相求，可恃之以调周身之阳气，芍药而得大枣、甘草之甘，苦甘合化，可恃之以滋周身之阴液。师取大补阴阳之品，养其汗源，为胜邪之本。又啜粥以助之，取水谷之津以为汗，汗后毫不受伤。所谓立身于不败之地，以图万全也。

清·陈修园,《伤寒真方歌括》(1803年): 桂草辛甘化阳，助太阳融会肌气，芍草苦甘养阴，启少阴奠安荣血，姜佐桂枝行阳，枣佐芍药行阴，此方本不发汗，藉热粥之力，充胃气以达于肺，令风邪从皮毛而解，不伤气血为诸方之冠。时医以桂枝汤、麻黄汤，地非此方，时非冬月，戒不敢用，以姜独苍芎荆防代之，而不知此等药，更燥烈害人也，桂枝汤以桂枝为君，色赤入心生血，得芍药之苦以和之，为阴阳调和之剂。麻黄汤以麻黄为君，此物轻清走表，绝无辛烈之味，悍浊之气，又佐以桂枝入心化液，杏仁入肺降气，甘草安内攘外，又加姜之上行，枣之留中，迳走肌表，不伤津液，视苍芎羌独之类，孰和平孰峻烈耶？

清·邹澍,《本经疏证》(1832年): 芍药、桂枝，一破阴，一通阳，且佐以生姜，解其周旋不舍之维；使以甘枣，缓其相持之势，得微似有汗，诸证遂止，此实和营布阳之功，断断非酸收止汗之谓也。盖用阳药以破阴结，则有便厥、咽干、脚挛急之患；徒通阳气不破阴结，则有汗多亡阳之祸，兹则芍药之功能，非他所克代矣。

清·吕震名,《伤寒寻源》(1850年): 本方主以桂枝者，以桂枝能入营而作汗，非徒取其能驱风也；辅以芍药者，以芍药能和营而息风，非徒取其能止汗也。桂枝得芍药，于发汗之中仍寓敛液之义；芍药得桂枝，于益血之内仍收化气之功。而桂枝又藉生姜之力攘之于外，以导风邪之出路。芍药又得甘草大枣之力安之于内，以断风邪之入路。凡读仲景方，宜深求制方之义。仲景于桂枝汤一方，独自注云，桂枝本为解肌；解肌者，乃解肌表之邪不使扰动营血，以是示微发汗于不发汗之中也。而要之桂枝本入营作汗之品，赖有芍药以收敛汗之功。今人误谓桂枝一味，能固卫而敛汗，失之远矣。观其服法云，服已须臾，啜热稀粥一升以助药力，温覆令一时许，遍身微似有汗者益佳；不可令如水流漓，此段斡旋之法，具有精义。热稀粥者，欲藉谷气以助营血而资其汗；若如水流漓，则营弱者益不能胜，故曰病必不除。此中用法之妙，全在营卫强弱上讨消息。处桂枝汤方者，先须参透此一关。桂枝固为太阳主方，而救逆之法，从此方变化者，无论增一味减一味，其主治各不同。但就原方增减分两，即另立汤名，治证迥别。如本方加桂即名桂枝加桂汤，重加芍药即名桂枝加芍药汤之类是也。另宜逐方诠解，附于本方之后。而总以此方为祖，故以是冠一百一十三方之首。

清·陈恭溥,《伤寒论章句》(1851年): 桂枝气味辛温，入手足太阳经，乃水中所生之木火，能引水中之阳气，上交于天，助心主之神机，游行关节，通利三焦，温经调脉，去风解肌，具纯和之性，有君子之德焉。芍药气味苦平，花开于二气之中，得少阴君火之气，能益神气，以助肌中之血，通脾络和诸阳。甘草气味甘平，得中和之气，有国老之称，能调和脏腑，通贯阴阳，解毒缓急，又其专长。生姜气味辛温，能宣达中胃之逆气，止呕散寒。大枣气味甘平，脾之果也，能助脾气之转输，而为胃行其津液，通九窍，助十二经，以和百药……桂枝汤之功用大矣哉，盖桂枝之辛，合芍药之苦，所谓苦辛化气也。一阴一阳，分两均重，气血所以调和也。桂姜之辛，合草枣之甘，辛甘化阳，所以能宣达阳气，发散风邪也。芍药之苦，合草枣之甘，苦甘化阴，所以能滋养阴血，汗出无伤也。服后啜粥者，以水谷之精，助血液以为汗而祛邪也。虽然，有所宜，亦有所忌。桂枝之辛能走气，则凡气虚作呕者忌之。故本清·不著撰人,《伤寒方论》：凡服桂枝汤吐者，其后必吐脓血也。盖气走则伤阳络也。

清·莫枚士,《研经言》(1856年): 仲景之用桂枝，不独太阳病为然，即已见里症而表犹未罢者亦用之。故建中、复脉，虽于滋腻中，尚借一味桂枝以达余邪；而桃仁承气汤、黄连汤、桂枝人参汤、柴胡姜桂汤、当归四逆汤、乌梅丸诸方之用桂枝准此矣。其尤著者，阳明、太阴二篇，皆有浮脉者宜桂枝汤之论，可见无表症而有表脉者，犹当用桂枝。所以然者，有表脉则气连于表，与未罢之表症同；无表症则不得不随其所见之病以为隶。近人拟桂枝为太阳经者，究未明其例也。夫仲景之用意虽深，能善读之，则义随文见，自有迹之可寻，此所以为医学中百世之师也。

清·石寿棠,《医原》(1861年)：此卫分有邪，不能卫外，又不能护营，营气不共卫气和谐之象。卫行脉外，主温肌肉、肥腠理（腠，谓津液渗泄之所。理，谓文理会逢之所）。所以主桂枝汤，取桂枝、甘草、生姜温卫，芍药、甘草、大枣护营，营卫两和，病自可已，服后须臾，啜热稀粥，以助药力，温覆取漐漐微似有汗者佳，不可令如水淋漓，病必不除，以汗多动营，汗从营出，卫邪仍在故也。凡解肌法，皆当如此，与伤寒发汗不同，与温病由里达表亦不同。若发汗太过，遂漏不止。其人恶风，小便难，四肢微急，难以屈伸（津液少之故），此卫分表邪未尽，而又有津脱阳虚之象，主桂枝加附子汤，疏卫护营，回阳止汗。若烧针令其汗，针处被寒，核起而赤者，必发奔豚。气从小腹上冲，如豚奔者然。宜灸其核上各一壮，与桂枝加桂汤，取桂枝多则味重下达，不独御寒，且能为膀胱化气也。

清·费伯雄,《医方论》(1865年)：此治风伤卫，解表之轻剂也，加减之法最多。细看注中之方，凡仲景所加减者，无不丝丝入扣，至后人之法，亦尽有可用，但须细心参酌，因症而施，始为得之。

清·郑钦安,《医理真传》(1869年)：桂枝汤一方，乃协和营卫之剂也。桂枝辛温，能化太阳之气；生姜辛散，能宣一切滞机。桂枝与生姜同气相应，合甘草之甘，能调周身之阳气，故曰辛甘化阳。阳气既化，恐阴不与之俱化，而邪亦未必遽出也，又得芍药之苦平，大枣之甘平，苦与甘合，足以调周身之阴液，故曰苦甘化阴。阴阳合化，协于中和，二气流通，自然无滞机矣。故曰营卫协和，则病愈。仲景更加服粥以助之，一取水谷之精以为汗，一是壮正气而胜邪气也。

清·高学山,《伤寒尚论辨似》(1872年)：盖桂枝为血分阳药，性主走表；芍药为血分阴药，性主走里。妙在二物平用以为柱石，则桂则不能夺芍而任性走表，芍亦不能夺桂而任性走里，于是不表不里而适行营分，然后散之以生姜，和之以甘草，滋之以大枣，物物用命矣。试观本方之倍芍药者，即能牵制桂、甘、姜、枣而入为建中，则所以解肌之义自见矣。

清·周学海,《读医随笔》(1891年)：凡欲发汗，须养汗源，非但虑其伤阴，亦以津液不充，则邪无所载，仍不得出也。故桂枝汤中用芍药，或更加黄芩；麻黄汤中用杏仁，或更加石膏：匪但意清内热，以为胃汁充盈，邪乃有所附而聚，聚乃可驱之使尽耳！故《伤寒论》有发热自汗而病不愈，以桂枝汤先其时发汗则愈者，充其荣，则卫不能藏奸也。张石顽曰：凡患温热，烦渴不解，往往得水，或服黄芩、石膏等寒药，浃然汗出而解者，肠胃燥热，力不胜邪，寒清助胃生津故也。凡辛散之剂，佐用甘酸，皆此义也。小青龙之五味子，大青龙之石膏，桂枝汤之白芍，最可玩味。

夫时汗出而不愈，是邪不以汗解，其邪必非可汗解矣。乃曰先其时发汗则愈，何也？按原文云：此卫气不和也。桂枝汤是从荣通卫，卫为风邪所扰，不能内和于荣，发其汗者，是助荣之力以出而和于卫，荣卫之气相合，邪无地自容矣。其自汗不愈者，卫与荣乖，正气不能固护于外，津液泄于其隙，而不与邪相值也。发其汗则漐漐蒸遍，真气充周矣。风邪鼓卫气于外，今更从邪气之后，壮荣气以逐风邪也。荣行脉中，卫行脉外，俱日夜五十度周于身，若或迟速互有参差，即病矣。卫伤于风，则卫行速，而荣不能应之，荣不能应则卫力亦有不继，而腠理豁疏矣，故时汗出也。桂枝汤是鼓荣之液，以润卫之燥，俾开合利而机关密也。荣伤寒脉紧无汗之麻黄证，是荣卫俱伤于寒也，前人谓寒伤荣不伤卫者，误矣。其专荣伤于寒者，是寒湿下受，不从皮毛，而直窜经脉，内入筋骨，血液凝聚，其行渐迟，不与卫应，而寒热病作矣。近时寒疟，多是寒湿下受，治宜仿九味羌活汤法，重温下焦，开通少阴、太阳之表里经气，非桂枝、柴胡所能胜任也。桂枝汤止汗之力胜于发汗，故欲发汗者，必啜热粥温覆以助之。

清·唐容川,《伤寒论浅注补正》(1893年):故邪在营分，用甘、枣补脾，从脾之膏油外达，以托肌肉之邪，用白芍行肝血，从肝膈遁连网而外达肌肉，以行营血之滞。用生姜宣三焦少阳之气，从连网达腠理，以散外邪。而尤重在桂枝一味，能宣心阳，从小肠连网，以达于外，使营血充于肌肉间而邪不得留也。然则此方正是和肌肉治营血之方，正是小肠血分之方。若不知水火合化之理，则此方之根源不明也。

清·王旭高,《王旭高医书六种》(1897年):桂枝本不能发汗，故须助以热粥，充胃气以达于肺，肺主皮毛，汗所从出，是渍形为汗也。观于此，可知伤寒不禁食矣。此方桂、芍相须，姜、枣相得，是调和营卫之方。营卫和则汗自出，故曰解肌。桂枝一味，治太阳发热恶寒之的药。因脉浮弱汗自出，故加白芍敛阴护营，生姜佐桂以解表，大枣佐芍以和里，更用甘草和诸药。凡发热恶寒，脉浮弱，汗自出者，合此证即用此汤，勿拘风寒杂证也。无汗忌酸敛，酒客忌甘，血家忌辛热，故皆不可用。夏月用桂枝汤加黄芩，名阳旦汤。

清·张秉成,《成方便读》(1904年):此方以桂枝入营散寒，随生姜外出于卫，微微汗出，使寒去风亦去。营中本为风邪扰攘。恐桂枝、生姜之过于辛散，故以白芍护阴而敛营，甘草和中而缓急，大枣以养脾阴。以脾者营之源，且与生姜合用，又可以和营卫致津液也。

清·戈颂平,《金匮指归》(1907年):适桂枝汤，甘温之理，温半里上之阴，半里上阴温，阳气从午右阖，顺于半里，以行其阴。曰：吐利止，而身痛不休者，当消息和解其外，宜桂枝汤小和之。

阳气浮半表下，半表半里上经道之阴不温，土气不疏，土味不足，主桂枝辛温，温表里经道之阴；芍药苦平，疏泄表里土气；甘草甘平，培在上土味；生姜辛温，化气横行，开表里络道之阴；大枣十二枚，象地支十二数，取味厚汁浓，助土不足之液，合辛温气味，化其阴气，环绕周身。右五味，象土之中数，㕮咀，以水七升，象阳数得阴，来复于七。微火煮，象阴阳气液和缓土中。取三升，象三阳阳数，来复半表上，回还半里下。适寒温，服一升，象一阳阳气开子，寒暖之气，适其时也。须臾，再啜热稀粥一升余，以助药力，半里上阴温，阳气来复半表上，回还半里下，气液和缓肌中，遍身漐漐微似有汗者益佳。

近代·陆渊雷,《伤寒论今释》(1930年):桂枝汤之主药，易知为桂枝、芍药二味。论中太阳正方，无不用桂枝，而不必皆用芍药，是知桂枝为发表解肌所必需。解表即为祛毒，则桂枝能洗涤血液，排除毒害性物质于肌表，从可知也。顾芍药无发表之效，其配伍桂枝，为本方之主药，果何所取耶？或谓芍药味酸性敛，中风自汗之证，用以敛汗。然葛根汤证无汗，何以亦需芍药？且古今治自汗盗汗之方，无专任芍药者，知芍药非为敛汗矣。《本经》云：芍药除血痹。《别录》云：通顺血脉，散恶血，逐贼血。则其效能，专见于血液。邹氏《本经疏证》云：能破四凝，布阳和，阴气结则阳不能入，阴结破则阳气布焉，是布阳和之功，又因破阴凝而成也。又云：能被能收，世之人徒知其能收，而不知其收实破而不泄之功也。盖若干种毒害性物质，与血液中某种物质相得而生结，徒恃发表，不能拔除，必借芍药破其结，然后桂枝得成其发表之功尔。临床经验，凡麻黄汤大青龙汤诸证，不需芍药者，虽似热高病重，往往一汗径愈。凡桂枝汤葛根汤小青龙汤诸证，方用芍药者，虽似热浅病轻，往往缠绵不能速起，此无他，毒害性物质结与未结之异耳。故发表剂中之芍药，所以使毒害性物质与血液相游离，血为阴，故曰破阴凝。病毒游离，则得桂枝间祛出肌表。桂属阳，故曰布阳和。芍药虽能游离毒害性物质，而不能排之外出，故曰破而不泄。此邹氏深思研素所得，其言虽涵浑，其理则致足述也。生姜之辛，佐桂枝以发表，大枣之甘，佐芍药以和血，甘草主急迫而助药力，即皆易知者已。桂有肉桂、桂枝之异，肉桂为大干之皮。桂枝其细枝也，虽同出一树，而气味之薄厚自殊，古方似多互用，今于攻泄方中用桂枝，于温补方中用肉桂。芍药有赤白之异，而仲景书混称不别，今于攻泄方中用赤芍，于补益方中用白芍。此则后世辨析之进步，不可以泥古也。桂枝去皮者，盖古人用粗树枝之桂皮，其外层有虚软甲错之枯皮，须去之耳，今用细枝，则无皮可去。陶氏《本草序例》云：凡汤酒膏药旧方皆云㕮咀者，谓秤毕捣之如大豆，又使吹去细末。张景岳云：古人以口嚼药，碎如豆粒而用之，后世虽用刀切，而犹称㕮咀者，其义本此。又案：本方为解肌发汗剂，故药效以汗出为候，其云一服汗出病瘥，若不汗，又不汗者，意在病瘥，不在汗出，不然，证本自汗，药汗与病汁，将何从分辨哉。山田氏云：服法中，若病重者，一日一夜服，周时观之，十三字盖叔和注文，误入正义中也，观伤寒例可见矣。食禁十五字，后人所加，古无五辛之目，其说盖出释氏。酪者兽乳所制，其法本出胡貉，古昔中国人之所不食舒，魏晋以来，其法渐入中国。若夫礼记所谓体酪盐酪之酪，皆指酢截言之非乳浆也。

近代·曹颖甫，《伤寒发微》（1931年）：桂枝汤方用桂枝以通肌理达四肢，芍药以泄孙络，生姜、甘草、大枣以助脾阳。又恐脾阳之不动也，更饮热粥以助之，而营阴之弱者振矣。营阴之弱者振，然后汗液由脾而泄于肌膜者，乃能直出皮毛，与卫气相接，卫始无独强之弊，所谓阴阳和而愈者也。

近代·祝味菊，《伤寒方解》（1931年）：本方乃伤寒祖方之首选，为调和营卫之主剂，其组合应以芍药为主药，桂枝为重要副药。盖适用本法之标准，在皮肤蒸发机能亢进而自汗出者，故用芍药以调节其亢进之机转；而桂枝则不过辅助心脏之作用而已，故麻黄汤中亦用之，其非主药可知矣。他如甘草之和助液，生姜暖胃，大枣培中，皆所以补偿其自汗之消耗也。煎服法中应用注意者有三点：一、用微火煮者，恐伤药力；二、啜热稀粥者，使胃中水谷之气充分，而增加其抵抗也；三、遍身微似有汗不可令如水流漓者，恐大汗伤液而反牵制其调节之机转也。

近代·徐大桂，《伤寒论类要注疏》（1935年）：桂枝，桂能温助血液之流行，脉气缓弱之证，得之自能奋兴。用其旁枝者，取轻扬外达之意。芍药，疏利营血之品，而性味苦平，取其调中而护营阴，不使姜、桂过于宣发。甘草，炙，合大枣以益胃和中。生姜，辛温达表，恐桂枝温行营气则有余，而宣发外寒力有未足，故取生姜以助之。大枣，内助胃气，使姜、桂得之而气盛，不致中馁，而排外之力愈充也。

按：桂枝本方，虽用姜、桂温散外邪，而用白芍和血脉而护营阴；而甘草、大枣、稀粥则纯乎补中益胃，得姜、桂则排外之功宏，而中气有守，姜、桂又不致过于宣发。是发汗之中，寓有止汗之法，大有寓攻于守之意。故汗出、恶风、浮缓、浮弱之脉证，风寒羁迟而营卫疏泄者，桂枝汤斯为神品。至若脉浮紧而无汗，肤表寒实之邪，宜麻黄汤轻迅温发，一击而去之。而桂枝方中，则芍药和阴、甘枣补中、粥饮护胃，必致留恋表邪而成坏证矣。总之，仲景当日藉古方以条例证治，虽神而明之，不拘方物。而各方之义例，则又辨别精严，慎而又慎。医者透过此关，则临证处方之道，思过半矣！

再按：风邪具疏越之性，中风之汗出恶风，阳浮阴弱，有效而不守之象。故桂枝方中，以甘、枣、芍药监制姜、桂，为寓攻于守之法。至寒邪则一派凝敛，人值之则恶寒体痛，脉紧无汗。见证皆气分闭而不宣之象。故主麻、桂、杏仁一于宣发；摄诸其后者，仅甘草一味耳。此则桂枝、麻黄之差别也。

再按：桂枝汤虽以姜、桂为主，而有甘草、大枣温补之品以维护之。故误用者，易致阳盛而壅热。其甚者，乃热盛而阳越。此人参白虎、芍药甘草等法所由成立也。至麻黄汤则主用麻、桂，一于宣发。误用之，则气泄而亡阳，又为桂附、四逆温气回阳之治矣。

近代·彭子益，《圆运动的古中医学·伤寒论方解篇》（1947年）：荣气疏泄则汗出，胆经不降相火上逆则发热，鼻鸣干呕荣卫分离则头痛项强。发热汗出，津液必伤，表阳必虚。荣卫分离，中气必虚。芍药降胆经、降相火、敛荣气之疏泄，炙草补中，姜枣补中生津，桂枝调荣卫实表阳也。风伤卫气，卫气减少，荣气加多，故荣气与卫气分离，而荣现疏泄之病。缓脉乃疏泄向外之象。

卫气不共荣气和谐，只有疏泄而无收敛，故自汗。荣气和者，荣气自和不与卫气和也。发热汗出，为荣弱卫强。荣气疏泄，自伤本气，故曰弱也。卫气不与荣气交和，故曰强也。邪风即荣气偏于疏泄之气，非外来之风。故以芍药敛荣气之疏泄以息邪风，桂枝实表阳，炙草、姜、枣补中气也。发汗一字，误却后人不少。收敛之性，如何能发？发汗宜作调汗读，荣卫调和则汗出也。烦为阳气胜，先刺风府以泄阳，俾桂枝汤奏全功也。

阳明病脉迟。迟者缓实之象，既缓实似近于可下之证，然汗出多又微恶寒，是有表证，宜桂枝汤发汗以解表也。总而言之，表证未解，总宜解表，解表用桂枝汤也。若误下之，此为大逆。如便硬而脉浮大，亦不得因便硬而言下。浮为表证，亦宜桂枝汤发汗解表。至于伤寒六七日，不大便而头痛有热。此胃热实象，宜调胃承气汤以和胃。若小便清而不赤，仍是表病，并非里病，仍用桂枝汤以解表。若头痛无热，则胆经上逆，必衄，亦宜桂枝汤以降胆经也。

太阴病脉浮者可发汗，此处之桂枝汤是陪辞。太阴脏病忌发汗，脏病脉浮，更忌发汗。

荣卫病时，发汗又下，而脉仍浮。荣卫病仍在，仍再用桂枝汤以和荣卫也。

近代·冉雪峰,《冉注伤寒论》(1949年): 按此方，医林称为仲景群方之魁，乃解肌和表总方。桂枝中含挥发油，故外人用为芳香性神经药。芍药中含安息香酸，亦为芳香性神经药。故仲景用药凡例，腹痛均加芍药。桂枝刚中寓柔，芍药柔中寓刚，两两配伍，温润和煦，如冬日可爱，恰到好处。加甘草以和中，姜枣以和营卫，饮粥升发以和胃气，不宁和表里，和气血，并和诸药。又以各药之和者，各各化合而大和之。善用者可以应用无穷，但稍有增损，方制即变。如桂枝加桂、桂枝去桂、桂枝加芍药、桂枝去芍药等等，其适应治疗，即各各不同。此可悟方剂组织法，方剂加减法，亦可悟方剂随时裁化，治疗活泼法。至无汗不得服桂枝，此是专对麻黄汤说法。桂枝果忌无汗，麻黄汤是汗剂；何以方中又用桂枝，观本条方注曰：遍身漐漐微似有汗者益佳，是桂枝原可出汗，曰不可令如水流漓，是桂枝并可多出汗。又曰不汗后服小促其间，又曰若汗不出，乃服至二三剂，是汗不出，桂枝更可令其出。不过桂枝解表则有余，开表则不足，辅助麻黄发表则有余，单独发表则不足。学者须面面透彻，务体会其所以然。再麻黄汤中用桂枝，桂枝汤中不用麻黄，所以然盖麻黄用桂枝，可以助其氤氲鼓荡外出之力。桂枝汤原为解肌，无事用麻黄开外，即令风寒两伤，二证并见，亦只用桂枝麻黄各半汤，桂枝二麻黄一汤，此表证有汗无汗的分界，亦即麻桂二方方制的分界。至太阳中风病用此，和而不烈，刚而不躁，温煦暖营，兴奋体工，可发汗，可止汗，可祛邪，可扶正，并可醒灵窍以回苏，柔神经而止痉。顾用之者体会到如何程度耳。

现代·中医研究院,《伤寒论语释》(1956年): 本方为治太阳中风病的主方，有调和营卫、滋阴和阳、解肌发汗的作用。桂枝辛温发表，芍药酸寒和营，生姜佐桂枝解肌，大枣佐芍药益阴，甘草甘平，用以调和诸药。

现代·任应秋,《伤寒论语释》(1957年): 桂枝是发表解肌的必需药，即是能鼓舞血行，抵抗疾病。《本草经》称芍药除血痹，《名医别录》谓通顺血派，散恶血，逐贼血。《本经疏证》说能破阴凝，布阳和。是芍药同样能亢奋血行，协合桂枝，增加抗力，排除病毒。甘草和中助液，大枣培中和血，生姜暖胃等作用，都能够补偿自汗的消耗。

现代·陈亦人,《伤寒论译释》(1958年): 桂枝辛甘而温通卫阳，芍药苦酸而和营敛阴，这两味药相伍，在发表中寓有敛汗之意，和营中寓有调卫之功。生姜佐桂枝以助卫，大枣佐芍药以和营，甘草取其调和诸药。可见桂枝汤治疗太阳中风，并不是取其直接发汗的作用，而是在于调和营卫，营卫和则周身微似有汗，肌表之邪亦随之而解。

现代·安徽中医学院,《伤寒论通俗讲义》(1959年)：桂枝汤是治疗太阳病中风的方剂，主要治疗目的是调和营卫解肌发汗。本方以桂枝辛温为君（主药），佐生姜温通卫阳，以驱风散邪，解肌退热；芍药酸寒为臣（辅药），佐以大枣调和营气，益阴止汗；甘草甘平能调和表里，安内攘外。所以本方的妙用，全在于表里兼顾，阴阳相济，虽发汗而无亡阳之患，虽敛汗而不至于阻遏汗出之机，无偏无弊。所以柯韵伯说：此为仲景群方之魁。我们在本论里也可以看到，桂枝汤的应用并不是单独治太阳中风证的，凡是六经中，只要见到头痛、发热、汗出、恶风、脉浮缓（或弱）的症状都可以用桂枝汤，就是非桂枝汤的正证，亦可以取桂枝汤加减使用。

现代·李翰卿,《中国百年百名中医临床家》(1960年)：桂枝发汗解肌，芍药活血敛汗，二药配合起来，有解肌和荣卫的作用。但二药仍嫌力量不足，故加生姜助桂枝以散邪，加大枣、甘草调胃气以补正。更服热粥以助之，覆被以温之，使患者得微汗，邪祛而正不伤。此诚治中风表虚有汗，调和荣卫之主方。

十画

现代·戴立三,《戴立三医疗经验选》(1979年)：桂枝汤由桂枝、杭芍、甘草、生姜、大枣五味药物组成。因其配伍巧妙，具有滋阴和阳、调和营卫、增强营卫功能等功效，本方刚柔相济，补散兼施，扶正祛邪，堪称制方典范。桂枝味辛，性温，阳也。有助阳化气，温通经脉，化湿利水之功效，尤能助心肺之阳。其归经入心、肺、膀胱。如临床常用之五苓散，因配伍桂枝助膀胱之气化功能，五苓散才能起通调水道的作用。概括其功用，具有和营、通阳、利水、下气、行瘀、补中等六大功效。杭芍味酸，性寒，阴也。取味酸能收敛营阴（即止汗、止血、止津液耗散），性寒能入营，具补血、平肝、止痛之效。生姜味辛辣，性温，发散风寒，温中止呕，配桂枝增强助卫阳，解肌表，除外邪之功。二者合用为姜桂汤，辛甘化阳，以调周身之阳气。大枣味甘，性温，配芍药补营阴，二者配伍，酸甘化阴，以滋周身之阴液。甘草味甘，性平，通行十二经，有护卫中气，调和诸药，安内攘外之功。配桂枝为桂枝甘草汤，能温补心阳；配芍药为芍药甘草汤，能和营养阴，舒挛止痛。总之，从桂枝汤的两味主药来看，桂枝辛温，助卫阳发汗，芍药酸收助营阴止汗，两药相合，在于通过桂枝助卫阳、发汗之功，使外邪随汗而解，通过杭芍的助营阴止汗之功，保护营阴不致被再度损伤。二者配合是发汗之中寓敛汗之旨，既发汗，又止汗，既矛盾，又统一的作用，揭示了营卫的功能与作用以及桂枝汤一表一里，一阴一阳，故谓之和剂。前人所谓桂枝汤“外证得之解肌和营卫，内证得之化气调阴阳”之论，颇符合临床实践。

现代·刘渡舟,《伤寒论十四讲》(1982年)：桂枝汤由桂枝、芍药、炙甘草、大枣、生姜组成。方中桂枝温通卫阳，配生姜之辛，以解卫分之风邪；芍药味微苦酸，能敛阴和营，配大枣之甘，可滋养营阴之弱；甘草和中扶虚，佐桂、芍以和阴阳。以上五药，内含辛、酸、甘等味，由于辛甘化阳可以助卫，酸甘化阴可以和营，故桂枝汤有调和营卫的功效，本方服法，要求药后喝热稀粥，温复避风，其目的是使谷气内充，既可以助桂枝发汗驱除卫分之邪，又可以内资汗源而和营阴之虚。桂枝汤有双向调节的作用。它能发汗以止汗，发汗而不伤正，止汗而不留邪。在外它有调和营卫之功，在内则有调和气血之用。它的特点是以调和中焦脾胃阴阳为主，故可以调节气血、营卫等的不和。观方中五药，如生姜、大枣、甘草，皆为厨中调料之品，而有健脾开胃之功；且桂枝芳香而味窜，能促进食欲，又有通阳、理气之效。此方乃古《汤液经》之绪余，抑为伊尹之手制欤？

现代·刘渡舟，聂惠民，傅世垣,《伤寒挈要》(1983年)：桂枝汤为治疗太阳中风的主方，有解肌驱风，调和营卫，发汗以止汗，发汗而不伤正，止汗而不留邪的功能。桂枝辛温，辛能发散，温通卫阳；芍药微酸，酸则收敛，固护营阴。桂枝与芍药配伍，于发汗之中有敛汗之旨，和营之中有调卫之功。生姜之辛佐桂枝以解肌。大枣之甘佐芍药以和营。甘草甘平，有安内攘外而调和营卫。

现代·刘渡舟,《伤寒论诠解》(1983年): 桂枝汤由五味药组成。桂枝与芍药应等量，若桂枝量大于芍药，则名桂枝加桂汤；若芍药量大于桂枝，则名桂枝加芍药汤，三方主治各不相同，故用药剂量当审慎，不可违其用药之宗旨。方中桂枝辛甘发散，解肌祛风，温通卫阳，以解卫分之邪。芍药酸苦微寒，滋阴和营，以固护营阴。二药相伍，于发汗之中有敛汗之旨，于和营之中又有调卫之功。生姜辛温，佐桂枝发散风寒以解肌。大枣甘平，据《神农本草经》载，有"安中养脾""补少气、少津，身中不足"的功能，在方中它能佐芍药补津液而养营阴。甘草甘平，调阴阳，和中州，安内以攘外。配桂姜辛甘合化为阳以助卫气；配芍枣，甘酸合化为阴以滋荣阴。五药配合，则具解肌祛风，调和营卫，发汗止汗，发汗而不伤正，止汗而不留邪的功效。方中桂、姜、枣、草均为食品中之调料，有开胃口，增食欲，健胃气的作用。因此，桂枝汤确有调和脾胃之功，且通过调和脾胃以达到滋化源、调气血、和阴阳，调荣卫的作用。"㕮"，是用牙咬碎；咀，是品尝滋味。㕮咀在此指将药破碎，以便于煎出有效成分。煎药当用微火，以水七升，煎取三升，去药渣，每次温服一升。服药后要大口喝热稀粥一碗，一则可借谷气充汗源，一则可借热力鼓舞卫阳驱邪从汗解，此即所谓助药力之法。然后复被静候待汗。发汗的要求是：以"遍身漐漐，微似有汗者益住，不可令如水流漓"。漐漐，汗出貌。似，嗣字之假借，续也。就是说发汗要发小汗，汗出要周遍和持续，这样才能达到祛邪的目的。若发大汗，使病人汗出如水流漓，则邪不出而正气伤，故谓"病必不除"。若一服汗出病解则不需再服药。若不汗出，依上法服第二次药。仍不汗，缩短间隔时间再服第三次，在半天内服完三次药。病重者，还可日夜连续用药，随时观察。一剂服完，病证未去，还可再服，直至服二三剂也没有什么不可。所忌食物，则多属生冷、油腻、不易消化或对胃有刺激的食品，因其伤害胃气，有损清阳之气故列为禁忌。这也反映了张仲景在临床治疗的各个环节均重视"保胃气"的学术见解。

现代·姜春华,《伤寒论识义》(1985年): 服药之法，古代不分昼夜接连服，后世乃一帖分二次服，大失古意。吴瑭以大剂煎分二时一服、一日服三五次，其法颇可采取。本方通用于伤风感冒、自主（植物）神经功能紊乱之常自汗出者，时发低热、手多汗者预防冻疮，并能调经，促进消化。

现代·陈亦人,《伤寒论求是》(1987年): 又如桂枝汤是否为发汗剂问题，有的认为是发汗剂，理由是论中有"可发汗，宜桂枝汤"的条文，服桂枝汤后有温覆微汗的医嘱。有的认为非发汗剂，理由是论中有"桂枝本为解肌，若其人脉浮紧，发热汗不出者，不可与之也"的禁例。孰是孰非，必须寻根究底，一是向各医籍中去找答案，李东垣与王好古曾有"问桂枝汤发字，的专题讨论，结论是凡桂枝汤条下言发字，当认作出字，是汗自然出也，非若麻黄能开腠理而发出汗也……如是则出汗二字，当认作营卫和自然汗出，非开腠理而发出汗也。"陶节庵通过桂枝汤与麻黄汤比较，得出"桂枝汤辛甘温之剂以实表……麻黄汤轻扬之剂以发表"的结论，方有执强调指出"固表敛液，无出桂枝之右矣"。这些皆说明桂枝汤不是发汗剂。既然不是发汗剂，为什么服药后要啜粥助汗，其机理是怎样的？徐灵胎曾作过如下论证，"桂枝本不能发汗，故须助以热粥，《内经》云：谷入于胃，以传于肺，肺主皮毛，汗所从出，啜粥充胃气以达于肺也。"也有认为桂枝汤的发汗作用主要指方中的桂枝，似颇有理，实际也不一定确当。邹润安《本经疏证》概括：用桂枝之道有六：曰和营，曰通阳，曰利水，曰下气，曰行瘀，曰补中。独未提到发汗，不可能是偶然的脱漏。再则是向《伤寒论》原文中找答案，如果说桂枝发汗，那么，桂枝甘草汤、桂枝去芍药汤、桂枝加桂汤、桂枝附子汤等方，都应该是发汗剂了。事实证明，桂枝甘草汤用于汗多心悸，桂枝加桂汤用于肾邪上逆奔豚，桂枝去芍药汤治心阳损伤的脉促胸满，桂枝附子汤治风寒湿相搏的痹证，都非取其发汗，可见桂枝发汗的说法也是不能成立的。

现代·王付,《经方学用解读》(2004年)：太阳中风证（风寒表虚证）的基本病理病证是风寒客表，营卫虚弱，经气不通。所以，治疗风寒表虚证，其用方配伍原则与方法必须重视以下几个方面。

针对证机选用解肌发汗药：风寒表虚证，张仲景将其称为太阳中风证，其病因是感受风寒之邪侵犯肌表营卫，因体质而异所致病证是表虚证，其证机是夙体营卫之气虚弱而受邪，并与风寒之邪相搏，形成卫强营弱的病理特征，其卫强是指卫气受邪而抗邪，并非是卫气强盛，究其本质则是卫气虚弱；营弱是指营气不足而受邪。病以发热，恶寒，汗出，头痛，或身疼痛，鼻鸣，口中和，舌淡，苔薄白，脉浮或缓。其治当解肌发表和汗。在选用辛温解表药物时，必须辨清风寒表虚证，其证机大多与脾胃之气失调有关，因脾为营之源，胃为卫之本。故选用辛温解表药，尽可能考虑选用既有解表作用，又有和中作用，这样既可使风寒表邪从外而解，又可照顾到脾胃之气。如方中桂枝。

针对证机选用益营敛汗药：治疗风寒表虚证，在选用解肌发汗药时，还要辨清风寒之邪不仅侵犯太阳肌表营卫，且更损伤营气的病理特征，如汗出，脉缓等。因此，在选用解表药时，必须合理配伍益营护营药以和协于卫，以冀营气使气于卫，达到解肌不伤卫气，发汗不伤营气，发汗之中有敛汗，益营之中不留恋邪气，从而达到解肌散邪、调和营卫的目的。如方中芍药。

合理配伍发汗和胃药：辨风寒表虚证，因其证机与夙体脾胃之气不足，故在发汗时尽可能选用既有发汗作用，又有调理脾胃作用，从而达到发汗以助解肌散邪，调和脾胃以益营卫，使营卫之气得脾胃之气协助以抗邪。如方中生姜。

妥善配伍和阳益阴药：卫气虚弱，法当补益卫气，应注意甘药与辛药配伍，其辛甘而化阳，化阳以补阳，补阳则卫气得益；营气虚弱，法当补益营气，选用酸药与甘药，酸甘而化阴，化阴以补阴，补阴则营气得荣，营卫得和，卫以守营，营以使卫，营卫调和，以司其职，固护肌表，抗邪于外。如方中大枣、甘草。

随证加减用药：若经气不利重证之项背强几几，加葛根，以增强解肌发表，生津舒筋之力；若有喘咳，又感风寒表虚证者，加厚朴、杏仁，以下气平喘；若咽痛者，加半夏、桔梗，以利咽止痛；若胸中满闷者，去芍药；若阳虚明显者，加附子，以温阳散寒。

【方论评议】

综合历代各家对桂枝汤的论述，应从用药要点、方药配伍和用量比例三个方面进行研究，以此更好地研究经方配伍，用于指导临床应用。

诠释用药要点：方中桂枝辛温解肌发汗，芍药酸寒益营敛阴止汗，生姜辛温发汗解表、调理脾胃，大枣、甘草益气和中。

剖析方药配伍：桂枝与生姜，属于相须配伍，增强解肌发汗，调理脾胃；桂枝与芍药、生姜，属于相反相畏配伍，相反者，发敛同用，相畏者，芍药制约桂枝、生姜辛温发汗伤津，桂枝制约芍药敛阴留邪；大枣与甘草，属于相须配伍，增强补益中气；芍药与大枣、甘草，属于相使配伍，芍药助大枣、甘草益气化血，大枣、甘草助芍药补血化气；桂枝与大枣、甘草，属于相使配伍，桂枝助大枣、甘草辛甘化阳，大枣、甘草助桂枝益气温中。

权衡用量比例：桂枝与芍药用量比例是1∶1，提示发汗与敛汗之间的用量调配关系，以治营弱卫强；桂枝与生姜用量比例是1∶1，提示通经与发汗之间的用量调配关系，以治卫强；甘草与大枣用量比例关系1∶5，提示益气与生津之间的用量调配关系，以治气虚；桂枝与大枣、甘草用量比例是3∶10∶2，提示辛温解肌与益气之间的用量调配关系，以治阳虚；芍药与大枣、甘草用量比例是3∶2∶10，提示益营敛阴与益气生津之间的用量调配关系，以治营弱。

【药理作用】 本方具有调节内分泌、调节腺体分泌、调节心律、调节支气管平滑肌、调节中枢神经、调节周围神经、调节血液运行状态、改善微循环、保肝利胆、调节水电解质代谢、增强机体免疫功能、对体温双向调节、对汗腺双向调节、对肠胃双向调节、抗菌、抗炎、抗病毒、抗过敏、镇静镇痛等作用。

桂枝附子去桂加白术汤（白术附子汤）

【导读】 ①学用桂枝附子去桂加白术汤应重视白术和附子的用量调配关系、白术和甘草的用量调配关系。②桂枝附子去桂加白术汤虽是辨治阳虚肌痹证的重要代表方，但在临床中对心肾阳虚证等也具有良好治疗作用。③学好用活桂枝附子去桂加白术汤的第一步是辨清桂枝附子去桂加白术汤由哪些基础方、变化方和药物组成的：组成桂枝去桂加白术汤有1个基础方、1个变化方和3组药，基础方是头风摩散，变化方是桂枝附子汤，3组药中第1组是辛温行散药即生姜，第2组是温阳消癥药即附子，第3组是益气药即白术、大枣、甘草，从1个基础方、1个变化方和3组药用量深入学习研究即可用活桂枝去桂加白术汤。

【方歌】 白术附子汤生姜，大枣甘草合成方，脏腑阳虚寒湿证，治表治里服之康。

【方药】 附子炮，去皮，破，三枚（15 g） 白术四两（12 g） 生姜切，三两（9 g） 大枣擘，十二枚 甘草炙，二两（6 g）

【用法】 上五味，以水六升，煮取二升，去滓。分温三服。初一服，其人身如痹，半日许复服之，三服都尽，其人如冒状，勿怪。此以附子、白术并走皮内，逐水气未得除，故使之耳。法当加桂枝四两，此本一方二法。以大便硬，小便自利，去桂也；以大便不硬，小便不利，当加桂。附子三枚，恐多也，虚弱家及产妇，宜减服之。

【功用】 温阳通经，祛风除湿。

【适应证】

1. 中医病证：①阳虚肌痹证以湿为主。身体肌肤烦疼沉重，不能自转侧，受凉加重，大便硬，小便自利，舌淡，脉浮或虚。②阳虚寒湿证。

2. 西医疾病：风湿性关节炎、类风湿关节炎、坐骨神经痛、骨质增生症、慢性胃炎、慢性结肠炎、心脏病等临床表现符合阳虚肌痹证者。

【用药分析】 方中附子温阳散寒，白术健脾益气燥湿，生姜辛温通阳，大枣补益中气；甘草益气和中。

【用方思路】

1. 白术附子汤既是辨治阳虚湿郁肌痹证的重要代表方，又是辨治诸多杂病如肌肉关节病、脾胃病、心病、皮肤病等的重要基础方。

2. 方中附子既温阳，又通痹；芍药既补血，又敛阴；白术既益气，又燥湿；大枣、甘草既益气，又缓急。从方中用药用量及调配分析得知，白术附子汤的应用并不局限于阳虚湿郁肌痹证，还可用于辨治诸多杂病，如运动、循环、内分泌系统疾病及皮肤病等。

3. 运用白术附子汤辨治的病证（无论病变部位在肝、在肾或在心）以阳虚湿郁为主，其治当温阳燥湿通痹。

【随证合方】 若夹湿热，可与栀子柏皮汤合方用之；若夹瘀，可与当归四逆汤合方用之；若夹寒痰，可与赤丸合方用之。应用时还必须结合病变主次酌情调整方药用量。

【注意事项】 运用白术附子汤既要辨清西医之病，又要辨清西医之病属于中医阳虚湿郁证。辨西医之病可进一步了解疾病的发展演变及转变规律，辨中医之证可更好地针对西医之病选用白术附子汤。

【应用指征】 伤寒八九日，风湿相搏，身体疼痛，不呕不渴，脉浮虚而涩者，桂枝附子汤主之；若其人大便硬，小便自利者，去桂加白术汤主之。（174）（第二 23）

【方论】

金·成无己,《注解伤寒论》（1144年）： 桂，发汗走津液。此小便利，大便硬为津液不足，去桂加术。

元·赵以德,《金匮方论衍义》（1368年）：

十画

小便利，大便坚，为津液之不和，桂枝发汗，走津液，故去之，而加白术。虽然，自病而察药，自药而审病，因知身之不能自转侧者，非惟湿邪所致也，亦为阳气不充，筋脉无养，故动之不能也。去阳气不充之湿者，必以辛热气味之药，则可补其阳而逐其湿，与治寒湿同法。是证之用附子者，殆此欤？于是，虽大便坚而不为热结者，亦用之，如后条身疼不能屈伸，用附子甘草汤治者，亦此意。不然，身疼脉浮，为病在经，又不言其有汗，何不取汗而解？乃云其服药如冒也。冒者，得非阳虚不胜夫邪药相逐而然欤？

明·方有执,《伤寒论条辨》(1592年)：大便硬，里实矣，故去桂枝，恶其主表而不知里也。小便自利，湿胜也，故加术，以其益土而能燥湿也。此加减旧缺，今补。

清·李中梓,《伤寒括要》(1649年)：仲景云：初服之，其人身如痹，半日许，复服之，三服尽。其人如冒状，勿怪，此以术附并走皮内逐水气，未得除故耳，当加桂四两。此本一方二法，以大便硬，小便利，故去桂也；以大便不硬，小便不利，当加桂附。

清·喻嘉言,《医门法律》(1658年)：白术附子汤《金匮》治风湿相搏，身体烦疼，不能转侧，脉浮虚而涩者，用桂枝附子汤。若大便坚，小便自利者，用此方。又近效方术附汤，治风虚头重眩，苦极，不知食味，用此方暖肌补中，益精气。

治风虚，头重眩苦极，不知食味。暖肌补中益精气。治风已入藏，脾肾两虚，兼诸痹类风状者。厥心痛，乃中寒发厥而心痛。寒逆心胞，去真心痛一间耳。手足逆而通身冷汗出，便溺清利不渴，气微力弱，亦主旦发夕死，急以术附汤温之。肾气空虚之人，外风入肾，恰似乌洞之中，阴风惨惨，昼夜不息。风挟肾中浊阴之气，厥逆上攻，其头间重眩之苦，至极难耐。兼以胃气亦虚，不知食味。故方中全不用风门药，但用附子暖其水藏，白术、甘草暖其土藏。水土一暖，则浊阴之气，尽趋于下，而头苦重眩，及不知食味之证除矣。试观冬月井中水暖，土中气暖。其阴浊之气，且不能出于地，岂更能加于天乎。制方之义，可谓精矣。此所以用之而获近效耶。

清·程应旄,《伤寒论后条辨》(1670年)：[底本眉批：所谓不可反侧者，经曰阴气藏物也。物藏则不动，故不可反侧也。大便硬，小便利者，风湿外束，而津液不复内行也。去桂加白术，引津液还入胃中，则风无所持，而束者解矣。白术为脾家主药，燥湿以之，滋液亦以之。]……若大便硬、小便自利者，湿虽盛而津液自虚，前方去桂枝加白术汤主之。前方和卫以温经，使风散而湿自无所持，后方益土以燥湿，使湿去而风无所恋，各有标本，故主治不同也。

清·柯琴,《伤寒来苏集》(1674年)：脉浮为在表，虚为风，涩为湿，身体烦疼，表症表脉也。不呕不渴，是里无热，故于桂枝汤加桂以治风寒，去芍药之酸寒，易附子之辛热以除寒湿。若其人大便硬、小便自利者，表症未除，病仍在表，不是因于胃家实，而因于脾气虚矣。盖脾家实，腐秽当自去，脾家虚，湿土失职不能制水，湿气留于皮肤，故大便反见燥化。不呕不渴，是上焦之化源清，故小便自利。濡湿之地，风气常在，故风湿相搏不解也。病本在脾，法当君以白术，代桂枝以治脾，培土以胜湿，土旺则风自平矣。前条风胜湿轻，故脉阴阳俱浮，有内热，故汗自出，宜桂枝汤。此湿胜风微，故脉浮虚而涩，内无热而不呕不渴，故可加附子、桂枝理上焦。大便硬，小便利，是中焦不治，故去桂。大便不硬，小便不利，是下焦不治，故仍须桂枝。初服，其人身如痹。半日许，复服之。三服都尽，其人如冒状，勿怪。以术、附并走皮肉逐水气，未得除，故使然耳。法当加桂四两。此本一方二法，以大便硬、小便自利去桂也。以大便不通、小便不利当加桂，附子三枚恐多也，虚弱家及产妇宜减之。

清·张志聪,《伤寒论集注》(1683年)：不呕、不渴，则阳明中土自和。脉浮虚而涩，为少阳经脉血气之不足。故用桂枝、附子壮火气而调经脉，甘草、姜、枣和荣卫而资气血。若其人大便硬，乃阳明土气之不和；小便自利

十画

者，少阳三焦之气通也，故去解肌腠之桂枝，加和中土之白术汤主之。

清·周扬俊，《金匮玉函经二注》(1687年)：小便利，大便坚，为津液之不足，桂枝发汗，走津液，故去之而加白术。

加白术者，所以安胃也，然白术性燥，仲景何以复燥其结耶，殊不知内已结者，邪入必易，况外无热症，必湿多风少可知矣，设湿气内入，将有初硬后溏之虑。故用术草以和中气，仍姜附以驱外邪，略转易问，便是因人而施之大道也。

清·姚球，《伤寒经解》(1724年)：邪在中焦，故去表药，加白术以生津，可以益胃祛湿。而身体烦不能转侧，邪留经络者，仍非附子不能除也。生姜助附子，大枣助甘草，乃不易之道耳。

清·尤在泾，《伤寒贯珠集》(1729年)：若大便坚，小便自利，知其人在表之阳虽弱，而在里之气自治，则皮中之湿，所当驱之于里，使从水道而出，不必更出之表，以危久弱之阳矣。故于前方，去桂枝之辛散，加白术之苦燥，合附子之大力健行者，于以并走皮中，而逐水气，此避虚就实之法也。

清·王子接，《绛雪园古方选注》(1732年)：湿胜于风者，用术附汤。以湿之中人也，太阴受之。白术健脾去湿，熟附温经去湿，佐以姜、枣和表里，不必治风，但使湿去，则风无所恋而自解矣。

清·不著撰人，《伤寒方论》(1732年)：湿从下受之，故身虽极重而无体痛，加以脉浮虚而涩，则表里皆为风湿所搏，故以桂枝汤去芍药加附，以其疾而迅扫，表里无不至也。若其人小便利则内湿行矣，更大便硬则无湿而有热矣，不渴则热亦退矣，不恶寒则无表矣。然恐身疼极重，岂非风湿和营卫，甘草加附子以行姜枣白术之势，而反不用桂枝者，邪在躯壳之表，不在经络之表，故易白术为君，则风之挟湿者，不表解而从热化也，前去芍方为脉浮虚也，则此之去桂脉不浮可知矣。

清·黄元御，《长沙药解》(1753年)：治风湿相抟，身体疼烦，大便坚，小便自利者。以汗出遇风，表闭汗回，流溢经络关节，营卫郁阻，是以疼烦。若小便不利，此应桂枝加附子，暖水达木，以通水道。今大便坚，小便自利，则湿兼在表而不在里。而水道过通，恐亡津液，故去桂枝之疏泄，加白术以补津液也。

清·徐灵胎，《伤寒约编》(1759年)：白术专主健脾，能使湿化而大便实，湿流而大便润。附子扶阳行痹气，甘草益气缓中虚，姜枣和营卫，散湿邪。俾湿化而营气调和，则风邪自无容身之地，而烦痛自除矣。此扶阳行痹，崇土祛湿之剂，为阳虚脾气不化之专方。是即白术附子汤也。

清·徐灵胎，《杂病证治》(1759年)：湿伤中土，风动厥阴，木土相乘，失其健运灌注之常，故津液偏渗膀胱，而大肠反燥焉。术附汤中术、附专培中土，加桂枝、甘草以治肝风湿袭，大便坚、小便自利以病气骎骎内犯，湿反外走，故用桂枝助附子杜内贼之风，甘草助白术调二便之偏渗也。此原是火衰风燥，故大便虽坚，法无下夺之理，乃以补火崇土息风之剂调之，使火旺土强，则肝风自息，而水湿远走大肠，大便无不自调矣。

清·吕震名，《伤寒寻源》(1850年)：此本一方二法，以大便硬，小便自利，去桂也。以大便不硬，小便不利，当加桂，附子三枚恐多也；虚弱家及产妇，宜减服之。按前证若其人大便硬，小便自利者，去桂加白术汤主之。小便自利，无取桂枝开膀胱而化气，恐渗泄太过，重虚津液也。大便硬反用白术者，以白术能益脾而输精也。当察二便以与前方相出入。附术并走皮内逐水气，未得除之，先其人身如痹，继复如冒状，亦险绝矣。险而稳，此其立方之所以圣也。藉非胸有把握，安能任用附子至三枚之多而履险如夷哉。

清·陈恭溥，《伤寒论章句》(1851年)：桂枝附子去桂加白术汤，壮火气，和土气之方也，凡病火气不足，兼之土气不和者用之。本论曰：伤寒八九日，风温相搏，身体疼烦，不能自转侧，不呕不温，脉浮虚而涩者，桂枝附子汤主之；若其人大便硬，小便自利者，此方主之。夫火气足则神机得以游行关节，身不疼而能转矣。唯其不足故疼。土气和则开合得以自如，而大便不硬矣。唯其不和故硬，非胃家实之论也。故于此方中去桂枝之走肌腠者，加白术以和土气，虽然，若服此方，而见痹与冒者，则腠理之荣卫未和，桂枝亦所不免也。

清·莫枚士，《研经言》（1856年）：论曰：此本一方二法。以大便坚，小便自利，去桂也；以大便不坚，小便不利，故加桂。其义深奥难明，注家皆不得之。近徐氏《类方》则云：桂枝能利小便；又云：白术能生肠胃津液，亦属牵强。绎经意以身疼、脉虚而涩，为表虚挟湿，复以脉浮推得有风，复以不呕明其无里症，故以桂枝解表之风，附、术解表之湿。其可确指为湿者，全在“不渴”二字上勘出，故脉涩作阳虚挟湿论也。然果系有湿，必大便溏，小便不利；若大便坚，小便自利，则非湿症矣。既非湿症，而见身疼、虚涩之脉，是专属阳虚可知。即其脉浮，亦平脉法所谓浮为虚也，不得再用解表之药，以重虚其阳，故决然去桂，桂去而术、附皆转为温煦阳气之用矣。二方之别，所以明二症虚实疑似之辨者至矣。

清·郑钦安，《伤寒恒论》（1869年）：身体烦疼，乃风湿之的候，不能转侧，乃湿邪流入关节，阻滞之征，不呕不渴，脉虚浮者，湿邪之验，原文以桂枝附子汤，温经散寒除湿之意。若其人大便硬，小便自利，由中宫气弱，不能输津液于大肠，故大便硬，小便自利，加白术者，培中土之意，实为妥贴。

清·高学山，《高注金匮要略》（1872年）：故君附子至三枚者，一以温阳，一以散寒，一以驱湿也。加于桂枝汤中者，桂枝行营卫之气，风从汗解，而寒湿亦与之俱去矣。独去芍药者，以为在经表，不欲其酸敛也。下文三句，紧顶伤寒八九日六句，犹言前症具而脉既如此之人。若大便坚硬，又为寒燥津液，如水冻冰之象。平脉所谓阴结者，是也。小便自利，为肺与小肠。气微而不能提守之应，桂枝行津泄气，故去之。白术苦温，能滋脾胃肌肉之阳液，以消客湿，故加之。冒者，躯壳浮虚散大之貌，详伤寒注。减诸药于前方之半者，前方注意在汗，犹之以风雨解潮湿，利于疏爽，故大其制。此方注意在湿，犹之以旭日解寒湿。义取熏蒸，故半其制耳。

清·戈颂平，《伤寒指归》（1907年）：去桂枝辛温，温半表经道之阴。加白术四两，甘温多汁，培土气，益土之液。合前四味，象土数也。右五味，以水七升，象阳数得阴变于七也。煮取三升，去滓，分温三服，象阳数得阴阖午开子也。初服，其人身如痹，半日许，复服之，三服，尽其人如冒状，勿怪，此因附子、白术之气味，合走皮肉，逐水气未得除，故使之尔。当加桂枝四两，通经道之阴，经道阴通，水气自不走皮肉，阴阳气液自循经道左旋右转，此本一方二法也。

清·戈颂平，《金匮指归》（1907年）：白术甘温多汁，益土中之液，和半表之阳；甘草、大枣，甘平气味，益土中之味，以固其阳；附子辛温，益水中之阳；生姜辛温，化气横行，疏泄土中水气。

近代·黄竹斋，《金匮要略方论集注》（1925年）：此方药味同《太阳下篇》桂枝附子去桂加白术汤。分两较彼只有二分之一，服量只有三分之一，上方用桂枝是重在解表分之风邪，下方用白术是重在祛脾肾之寒湿，盖小便自利为湿证之危候，故当急固其本元也。

近代·曹颖甫，《伤寒发微》（1931年）：白术附子汤，用白术四两，取其化燥以去肌表之湿；用附子三枚，取其善走以收逐湿之功；仍用甘草、生姜、大枣以助脾阳，使得从皮中而运行于肌表。一服觉身痹者，附子使人麻也；半日许再服者，惧正气之不支也；三服后其人如冒状者。阳气欲达而不得也，故必于加术外更加桂四两，然后阳气进肌表而出，寒湿得从汗解。表阳既通，脾气自畅，新谷既入，陈气自除，大便之坚，正不需治耳。

近代·曹颖甫，《金匮发微》（1931年）：加术为去湿也，大便坚小便自利，似里已无湿，而反加白术；身烦疼不能自转侧，似寒湿独留于肌腠，而反去解肌之桂，此大可疑也。不知不呕不渴，则大便之坚，直可决为非少阳阳明燥化；小便自利，则以阳气不行于表，三焦水道，以无所统摄而下趋也。盖此证小便色白，故用附子以温肾；湿痹肌肉，故加白术以扶脾。但使术附之力，从皮中运行肌表，然后寒湿得从汗解。津液从汗后还入胃中，肠中乃渐见润泽，大便之坚，固当以不治治之。

近代·祝味菊，《伤寒方解》（1931年）：本方即桂枝附子汤去桂，加入白术一味。其适用标准在桂枝附子汤证而见大便硬，小便自利者，因小便自利，故去桂枝之辛通，加白术以理脾布津，使水液不致有偏渗之弊端也。

近代·彭子益，《圆运动的古中医学·伤寒论方解篇》（1947年）：桂枝附子汤证，而小便利大便硬。此津液大伤，湿气不去，宜于桂枝附子汤去桂枝之疏泄小便，加白术以培土气之津液。因津液即是湿气，湿气即是津液，去湿必须养津，而后湿去。湿气之去，全要气行，津伤则气不行，湿气故不能去也。

近代·冉雪峰，《冉注伤寒论》（1949年）：湿痹之候多大便溏，小便不利，今反硬，反自利，溏为湿侵袭，硬为湿凝泣。不利为湿潴渍，自利为湿破坏，病机均进一层，脉虚而涩，针锋相对，疗法大气一转，其结乃散，去桂所以转不外之外，加术所以转不内之内，而脉之所以浮，所以虚，所以涩，大便之所以硬，小便之所以自利，附子之所以三枚，桂之所以去，术之所以加，精义跃跃纸上，一切支离，可以一扫而空。

现代·中医研究院，《伤寒论语释》（1956年）：（本方）目的在培土化湿，以熟附辛热温经，白术甘温健脾，术、附同用，治风湿痹疗效很高，其他甘草、姜、枣辛甘相合，也有着辛散甘缓的佐治作用。

现代·陈亦人，《伤寒论译释》（1958年）：桂枝附子去桂加白术汤，以大便硬，小便自利，津液已经偏渗，恐再耗津液，故去桂枝；之所以加术，因白术既能健脾布津，又能祛周身湿痹，术附同用尤善治风湿痹痛。

如果是大便硬，小便自利，这并非燥热伤津，而是脾的输布津液功能失常，津液偏渗而肠中液少，所以不须化气利水而去桂枝，加入既能健脾化湿，又能运脾布津的白术，即去桂加白术汤。注家对此颇多争议，要皆对白术滋液缺乏理解的缘故。临床上常可见到因脾虚湿阻的大便秘结，屡用滋阴润肠无效，改用温运脾阳的术附等方药，常可收到显著的效果，就是有力的证明。关于服药后出现身如痹、如冒状，仲景已明确作出交代：“勿怪，此以附子术并走皮内，逐水气未得除，故使之耳。”可见这是药已中病而正邪相争的反应，当属于一种瞑眩现象，所以说“勿怪”，这时，可以再加桂四两，以增强通阳驱湿的力量。后又补充说明“此本一方二法”，充分体现了处方用药的法度。近有解释为药物中毒，恐欠确切。果真为中毒，岂可加桂再服。

现代·安徽中医学院，《伤寒论通俗讲义》（1959年）：以上二方均适应于风湿证候。上方为桂枝汤去芍药加附子，其作用以驱风逐湿为主。因证属风胜于湿，故方中以桂枝为君，驱在表之风邪；以附子为臣，温在经之寒湿；以甘草姜枣和营卫。下方为桂枝附子汤去桂加白术，以培土化湿为主，因证属湿胜于风。小便自利，大便反鞭，为湿胜脾虚，不能濡运，故去桂，以白术为君，健脾胜湿，术、附同用，治痹证之功效尤著，更加姜、枣、甘草等辛散甘缓佐治之功，则经表风湿之邪，自无所容。

现代·李翰卿，《中国百年百名中医临床家》（1960年）：此补阳胜湿兼散风寒之方。陈修园谓之湿胜风之主方，是也。主治风寒湿痹，身体疼痛较甚，不能转侧，大便溏，小便利，脉浮虚而涩等。但必须具有不喜冷性饮食或不渴的寒证或阳虚现象。此证脉较小者用之都有效，不一定只限于浮虚而涩，因为小脉属于阳虚范围之脉。又：桂枝不去亦无弊害，因此证还有外因的一面。附子、白术温经通阳，以治寒湿，余药调和营卫以散风邪。

现代·王渭川，《金匮心释》（1982年）：里阳虚用去桂枝加白术汤，因里阳已虚，故不再用解表之桂枝而易白术，白术、附子合用，目的在于助里阳，以逐表湿。

现代·刘渡舟，聂惠民，傅世垣，《伤寒挈要》（1983年）：此方为治皮下水湿寒气而设，白术去湿痹而行津液，附子去寒邪而温阳气，白术协附子并走皮内，以搜逐皮内之寒湿，姜枣调荣卫促使药力外行体表。服药以后，或出现身如痹状，或见虫行皮中状，或服药尽而其人如冒状，皆勿怪，此乃药力使然，俟病邪得解，则诸证自安。

现代·刘渡舟,《伤寒论诠解》(1983年): 此条在赵开美本与上条原为一条。联系上下文，可知本条之“大便硬，小便自利”，是在上条见证基础上的发展变化，反过来亦可了解到上条之桂枝附子汤证，当见大便溏，小便不利。今其人大便硬，小便自利，若见于服桂枝附子汤之后，说明阳气通，湿邪减，气化已行，不需再用通阳化气走表之桂枝，加用白术健脾燥湿以善其后；若本为大便硬，小便自利，则反映湿重困脾，脾运不健，津液不能还于胃中。故亦当于桂枝附子汤中去桂枝以免走散津液，加白术燥湿健脾引津液还于胃中。桂枝附子去桂加白术汤，与《金匮要略》的白术附子汤组成药味相同，只是剂量不同。本方以温里而达到祛表的目的，为专治皮下水湿寒气而设。白术为脾家之主药，功善去湿痹而行津液，故既可止泻，又可利便。附子去寒邪而温阳气。白术协附子并走皮内，以搜逐在表之寒湿。姜枣调营卫促使药力行于肌表。服用本方后，或出现身如痹状；或药尽而其人如冒状者，皆勿怪。此乃附子，白术并走皮内，欲逐水气而尚不得除所致，俟病邪得解，则诸证自安。或为增强温化水气的力量，亦可再加桂枝以通阳化气。这样就形成了一方二法，即大便硬，小便自利，则去桂；大便不硬，小便不利，当加桂。本方附子用至三枚其量甚大，故虚弱之人及产妇则宜减量或者慎用。

现代·姜春华,《伤寒论识义》(1985年): 此风湿即今之风湿。《内经》称风寒湿合而为痹，故解释者仍以风寒湿解之。治此者多用桂附，余用生地二三两，疗效颇佳。生地治痹见于《神农本草》。其人大便硬，小便利，何为去桂加术，术利小便，不润大便，传说作为去内湿药。术发表湿，不为燥脾，方后云半日许三服都尽，其人如冒状，勿怪。按冒状亦古之瞑眩，今之药物中毒也。

【方论评议】

综合历代各家对白术附子汤的论述，应从用药要点、方药配伍和用量比例三个方面进行研究，以此更好地研究经方配伍，用于指导临床应用。

诠释用药要点：方中附子温阳散寒，白术健脾益气燥湿，生姜辛温通阳，大枣补益中气，甘草益气和中。

剖析方药配伍：附子与白术，属于相使配伍，附子助白术健脾益气化阳，白术助附子温阳散寒燥湿；生姜与附子，属于相使配伍，辛热温化寒湿；大枣与甘草，属于相须配伍，增强补益中气；白术与大枣、甘草，属于相须配伍，健脾益气，化生气血。

权衡用量比例：附子与生姜用量比例是5∶3，提示温阳散寒与辛温发散之间的用量调配关系，以治寒湿；大枣、甘草与附子、白术用量比例是10∶2∶5∶4，提示益气缓急与温阳化湿之间的用量调配关系，以治阳虚；白术与大枣、甘草用量比例是4∶10∶2，提示健脾益气与益气缓急之间的用量调配关系，以治气虚。

【药理作用】 本方具有抗风湿、抗炎、抗菌、抗过敏、抗病毒、抗氧化、抗疲劳、改善微循环、增强机体免疫功能、强心、调节心律、促进造血功能、调节胃肠平滑肌蠕动、调节钾钠钙、调节中枢神经、调节周围神经、调节内分泌、调节代谢等作用。

桂枝附子汤

【导读】 ①学用桂枝附子汤应重视桂枝和附子的用量调配关系、附子和甘草的用量调配关系。②桂枝附子汤虽是辨治阳虚肌痹证的重要代表方，但在临床中对心肾阳虚证等也具有良好治疗作用。③学好用活桂枝附子汤的第一步是辨清桂枝附子汤由哪些基础方、变化方和药物组成：组成桂枝附子汤有2个基础方、1个变化方和3组药，基础方之一是桂枝甘草汤，之二是头风摩散，变化方是桂枝汤，3组药中第1组是温阳化气药即桂枝、生姜，第2

组是益气药即大枣、甘草，第3组是温阳消癥药即附子，从2个基础方、1个变化方和3组药用量深入学习研究即可用活桂枝附子汤。

【方歌】 仲景桂枝附子汤，附子三枚桂枝四，甘草大枣与生姜，通经温阳治寒痹。

【方药】 桂枝去皮，四两（12 g） 附子炮，去皮，破，三枚（15 g） 生姜切，三两（9 g） 大枣擘，十二枚 甘草炙，二两（6 g）

【用法】 上五味，以水六升，煮取二升，去滓。分温三服。

【功用】 温阳通经，祛风散寒。

【适应证】

1. 中医病证：①阳虚肌痹证。身体骨节疼痛，不能自转侧，受凉加重，不呕，不渴，大便溏，小便不利，或下肢水肿，舌淡，脉浮虚而涩。②心肾阳虚证。

2. 西医疾病：糖尿病神经病变、风湿性关节炎、类风湿关节炎、坐骨神经痛、骨质增生、慢性前列腺炎、慢性荨麻疹、心脏病等临床表现符合阳虚肌痹证者。

【用药分析】 方中桂枝辛温散寒通经，附子辛热温壮阳气，生姜温通散寒，大枣、甘草益气和中。

【用方思路】

1. 桂枝附子汤既是辨治阳虚肌痹证的重要代表方，又是辨治诸多杂病如肌肉关节病、心病、皮肤病等的重要基础方。

2. 方中附子、桂枝既温阳，又通经；芍药既补血，又敛阴；大枣、甘草既益气，又缓急。从方中用药用量及调配分析得知，桂枝附子汤的应用并不局限于阳虚肌痹证，还可用于辨治诸多杂病，如运动、循环、内分泌等系统疾病及皮肤病。

3. 运用桂枝附子汤辨治的病证（无论病变部位在心、在肝或在肾）以阳虚肌痹为主，其治当温阳通痹。

【随证合方】 若夹热，可与白虎加桂枝汤合方用之；若夹寒痰，可与赤丸合方用之；若夹血虚，可与当归四逆汤合方用之。应用时还必须结合病变主次酌情调整方药用量。

【注意事项】 运用桂枝附子汤既要辨清西医之病，又要辨清西医之病属于中医阳虚肌痹证。辨西医之病可进一步了解疾病的发展演变及转变规律，辨中医之证可更好地针对西医之病选用桂枝附子汤。

【应用指征】 伤寒八九日，风湿相搏，身体疼痛，不呕不渴，脉浮虚而涩者，桂枝附子汤主之；若其人大便硬，小便自利者，去桂加白术汤主之。（174）（第二 23）

【方论】

金·成无己，《注解伤寒论》（1144年）：《脉经》曰：脉来涩者，为病寒湿也。不呕不渴，里无邪也；脉得浮虚而涩，身有疼烦，知风湿但在经也，与桂枝附子汤，以散表中风湿。风在表者，散以桂枝、甘草之辛甘；湿在经者，逐以附子之辛热；姜、枣辛甘行荣卫，通津液，以和表也。

元·赵以德，《金匮方论衍义》（1368年）：与桂枝附子汤，以桂枝散表之风，附子逐经中之湿。

明·许宏，《金镜内台方议》（1422年）：伤寒至八九日之后，邪当传里。今此八九日后，身体烦疼，不能自转侧，又不呕不渴，脉浮虚而涩者，非为表症。脉浮为风，脉涩为湿，烦则为风，身疼为湿，乃风湿症也，与桂枝汤去芍药以治风，加附子以散表中之风湿寒邪也。此汤须用脉浮虚而涩，无热不渴，身体烦疼，不能转侧者，方可服也。若是风湿热症，脉紧数者，不可服也，又当于《外台》求之。

明·汪石山，《医学原理》（1525年）：治伤寒八九日，风湿相搏，身体疼痛烦，而不能转侧，不呕，不渴，脉虚而涩。治宜发散在经之邪可也。故用桂枝、生姜以散经中之风，附子散经中之湿，大枣、甘草补脾土以胜湿。

明·方有执，《伤寒论条辨》（1593年）：桂枝附子汤者，即上编之甘草附子汤，以姜枣易术之变制也。去术者，以寒本无汗，不似风之自汗而湿多也。用姜枣者，以寒属阴，不如风阳之能食也。然去彼取此虽少殊，而其所以为散风除湿则均耳。

明·张卿子，《张卿子伤寒论》（1644年）：

风在表者，散以桂枝、甘草之辛甘；湿在经者，逐以附子之辛热；姜、枣辛甘，行荣卫，通津液，以和表也。

清·李中梓,《伤寒括要》(1649年)：脉浮虚而涩，身有烦疼，则知风湿但在经也。与桂枝附子汤，以散表中风湿，风在表者，散以桂枝之辛甘；湿在经者，逐以附子之辛热；姜枣同甘草，行营卫而通津液，以和其表也。

清·喻嘉言,《医门法律》(1658年)：其一因误用发汗药，致汗漏不止者，用桂枝汤加附子为救法。其证恶风，小便难，四肢微急，难以屈伸。风伤卫之证原恶风，加以误汗，则腠理尽开，而恶风愈甚。小便难者，诸阳主气，阳亡于外，膀胱之气化自不行也，四肢微急，难以屈伸者，四肢为诸阳之本，亡阳脱液，斯骨属不利也。阳虚之人，误发其汗，既可用此方以救其阳，未汗之先，宁不可用此方以解肌得汗乎？仲景于桂枝汤中加人参加附子，不一而足，其旨微矣。

十画

本文云：伤寒八九日，风湿相搏，身体疼烦，不能自转侧，不呕不渴，脉浮虚而涩者，桂枝附子汤主之。若大便坚，小便自利者，去桂加白术汤主之。用桂枝附子，温经助阳，固护表里以驱其湿。以其不呕不渴，津液未损，故用之也。若其人大便坚，则津液不充矣。小便自利，则津液不走矣。故去桂枝之走津液，而加白术以滋大便之干也。此连下条甘草附子汤，俱《伤寒论》太阴篇中之文也。《伤寒》痉湿暍篇中不载，而《金匮》痉湿暍篇中载之，可见治风湿与治热湿，其阳虚者之用本方，不当彼此异同矣。而《伤寒论》但云：若大便坚，小便自利者，去桂加白术汤主之。《金匮》重立其方，且于方下云一服，觉身痹，半日许，再服，三服都尽，其人如冒状，勿怪，即是术附并走皮中，逐水气，未得除故耳。成无己注伤寒于此条云：以桂枝散表之风，附子逐经中之湿，总不言及阳虚。而昌谆复言之：得此一段，始为有据。其一服觉身痹者，药力虽动其湿，而阳气尚未充，不便运旋也。三服都尽，阳气若可行矣。遍身如攒针之刺，其涣而难萃之状尚若此，《金匮》可谓善于形容矣。不但此也，人身借有阳气，手持足行，轻矫无前，何至不能自转侧乎？此岂可诿咎于湿乎？即谓湿胜，阳气果安往乎？况其证不呕不渴，其脉浮虚而涩，阳虚确然无疑，无己辄以治风湿之外邪为训，宁不贻误后人耶！

清·柯琴,《伤寒来苏集》(1669年)：脉浮为在表，虚为风，涩为湿，身体烦疼，表症表脉也。不呕不渴，是里无热，故于桂枝汤加桂以治风寒，去芍药之酸寒，易附子之辛热以除寒湿。若其人大便硬，小便自利者，表症未除，病仍在表，不是因于胃家实，而因于脾气虚矣。盖脾家实，腐秽当自去，脾家虚，湿土失职不能制水，湿气留于皮肤，故大便反见燥化。不呕不渴，是上焦之化源清，故小便自利。濡湿之地，风气常在，故风湿相搏不解也。病本在脾，法当君以白术，代桂枝以治脾，培土以胜湿，土旺则风自平矣。前条风胜湿轻，故脉阴阳俱浮，有内热，故汗自出，宜桂枝汤。此湿胜风微，故脉浮虚而涩，内无热而不呕不渴，故可加附子、桂枝理上焦。大便硬，小便利，是中焦不治，故去桂。大便不硬，小便不利，是下焦不治，故仍须桂枝。

清·李彣,《金匮要略广注》(1682年)：桂枝汤解肌，去芍药，恐其酸敛也。加附子温经行阳，则风湿俱去矣。

清·张志聪,《伤寒论宗印》(1683年)：此论伤寒而兼风湿者也。盖病之有感于一气者，有兼受二邪者，有先受其寒而重感风湿者。《经》云：邪气在上者。言邪气之中人也高，故邪气在上也。浊气在中者，言水谷皆入于胃，浊溜于肠胃，故命曰浊气在中也。清气在下者，言清湿地气之中人也，必从足始，故曰清气在下也。是以湿证附于太阳、阳明二篇之末。盖外因之湿中于下，内因之湿中于中也。中于下者属太阳，中于中者属阳明，是以太阳无黄证，而阳明之身目俱黄也。伤寒八九日，经气已逾，此当解而不解者也。复感于风湿，以致三邪合而为痹矣。痹者，闭也，痛也。三邪皆能为痛，是以身体疼剧而烦也。地之湿气，感则害人筋脉，故不能自转侧也。不呕不渴者，邪不在里也。浮虚者为风，涩者为湿，此风湿相搏于经形也。用桂枝附子汤，以温散其风寒湿之邪。若其人大便硬，小便自利者，此风湿之邪。贼伤中土，脾土受伤，而不能约束水液，是以大便硬而小便自利也。邪已内侵，故去其桂枝。脾土受侮，故倍加白术。

清·张志聪,《伤寒论集注》(1683年)：伤寒八九日，当阳明、少阳主气之期；若更加风湿相搏，则三邪合而成痹，痹证必身体疼烦不能自转侧，然在伤寒而身体疼烦者，乃太阳不能合神气而游行于节交也；不能自转侧者，少阳枢转不利也；不呕、不渴，则阳明中土自和；脉浮虚而涩为少阳经脉血气之不足。故用桂枝、附子壮火气而调经脉，甘草、姜、枣和荣卫而资气血。若其人大便硬，乃阳明土气之不和；小便自利者，小肠三焦之气通也，故去解肌腠之桂枝。加和中土之白术汤主之。

清·张志聪,《金匮要略集注》(1683年)：风则浮虚，湿则脉涩，此风寒湿搏于肌表之气分，宜桂枝附子汤主之。用桂枝行气以驱风，附子温寒而散湿，配甘草、姜、枣，宣助其中焦之气焉。若其人大便坚、小便自利者，此风湿之邪，贼伤中土，脾气受伤，而不能约束水液，是以大便坚而小便多也。邪已内侵，故去其桂枝，脾土受侮，故倍加白术。

清·周扬俊,《金匮玉函经二注》(1687年)：以桂枝散表之风，附子逐经中之湿。

然后知风湿之邪在肌肉，而不在筋节，故以桂枝表之，不发热为阳气素虚，故以附子逐湿，两相绾合，自不能留矣。

清·张璐,《医通祖方》(1695年)：桂枝附子、白术附子、甘草附子三方皆本术附汤方而立。一加桂枝、甘草、姜、枣以治身重烦疼，不能转侧，其病全在躯壳，无关于里，故于本方除去白术，使桂附专行躯壳而振驱风逐湿之功；用甘草以缓桂枝、附子之性，不使其汗大泄，汗大泄，则风去而湿不去也；风在疾祛，湿在缓攻，故用生姜之辛以散之，大枣之甘以缓之，则营卫之开阖有权，风湿无复入之虞矣。一加甘草、姜、枣以治骨节烦疼、掣痛等证，浑是湿流关节之患，故于本方但加甘草以缓术附之性，姜、枣以司开阖之机；风之见证本轻，故无藉于桂枝也。一加桂枝、甘草以治风湿大便坚、小便自利，以病气骎骎内犯，故于本方加桂枝助附子以杜内贼之风湿；加甘草助白术以和二便之偏渗，故大便虽坚，法无下夺之理。

清·钱潢,《伤寒溯源集》(1708年)：风邪非桂枝不能汗解，寒邪非附子不足以温经，非生姜亦不能宣散。甘草、大枣，缓姜、附之性，助桂枝而行津液也。此方乃太阳上篇误下之后，脉促、胸满、微恶寒之桂枝去芍药汤而加附子，非汗后遂漏不止之桂枝加附子汤也。桂枝附子汤乃去芍药者，故另立一名而无加字。桂枝加附子汤乃不去芍药者，于桂枝全汤中加入，故多一加字，若不去芍药之酸收，即为伤寒无寒之禁剂矣。

清·顾松园,《顾松园医镜》(1718年)：桂枝宣行荣卫。附子最散寒湿，以桂、附治湿，如湿地得太阳，曝之则干。白术脾能健运，湿自不流。炙甘草能缓热性。此散寒、驱湿、健脾之剂，果属寒湿，未郁为热者，方可用之。经论湿寒之中人，皮肤不收，而为纵缓；肌肉坚紧，而为瘦削。荣血涩于脉中，卫气祛于脉外，故曰虚。虚者，语言轻小，足弱难行，气虚乃痛，按之则止。又嘉言谓：人身阳盛则轻矫，湿盛则重着，乃至身重如山，百脉痛楚，不能转侧，此而不用附子回阳胜湿，更欲何待。在表之湿，其有可汗者，用附子合桂、甘、姜、枣以驱之外出。其有可下者，用附子合细辛、大黄以驱之下出。在中之湿，则用附子合白术，以温中而燥其脾。若不固护其阳，纵以风药胜湿，是为操刃，即从温药理脾，亦为待弊，其识高，其论甚精，然非常用之法，备此以俟对症采用。湿家下之，额上汗出，微喘，小便利者死（治湿始终不可下，若阳虚之人，误用汗、下之药，肾阳先脱，《经》曰：肾先病，心为应，额为心部，而肾水乘之，则额上汗出微喘，孤阳上脱也。小便利，则上下交脱，故死）。若下利不止者，亦死（肾主二便，误下而利不止，肾阴脱也，亦死）。

清·魏荔彤,《金匮要略方论本义》(1720年)：此二条申明湿家外感风湿，内因虚寒，既外治其表，必内顾其里，所以示表里兼治之法也。湿家无热可挟，早已当内顾其虚寒矣。其真正阳虚，积有内湿，复外感于风寒挟湿之邪，又当何如顾虑其里乎？如伤寒八九日，风湿相搏，身体疼烦，不能自转侧，则自初感一二日之间至八九日之久，证俱始终如一，是非伤寒之风寒外感太阳，而为湿家之风寒外感太阳明矣。身体疼烦，不能自转侧，可见身重而寒湿内盛也。不呕不渴，内无热而阳微也。脉浮虚而涩者，浮为表证，虚为阳衰，涩为兼湿也。此寒湿因于内者盛，所以风湿搏于外者久，不得解者，日益加重也。仲景主以桂枝附子汤，纯以升扶阳气于里为治矣。佐以大枣、甘草补中除湿，而微以桂枝之辛散、附子之温经，为治外之用。盖因其人阳微阴盛，致内虚寒，所以风湿易相感召，今惟从其本治，则标病不治自治矣。此俱非发汗治表之法可稍参也。在湿家为然，在痉家何独不然乎？又不必定牵入此等证于三阴中，而后可言温补也。三阳病阳微中虚，即宜温补矣，何必杜撰阴经，明悖仲景原文，以立异也乎？

清·魏荔彤,《伤寒论本义》(1724年)：于是就脉言证，虚浮为中风，虚涩为中湿，而虚字则又专主阳微之义，非桂枝驱风，附子扶阳燥湿，甘草、生姜、大枣理脾益中也，何以为救乎？是风湿之证，虽有自伤寒后，八九日得之者，而实不与伤寒相涉也。学者识之。

清·姚球,《伤寒经解》(1724年)：桂枝以祛风，附子以散寒，枣、姜、甘草，所以和中而安内，崇土而制湿也。附用三枚，则勇猛精进，攻补专而邪去速矣。

清·尤在泾,《伤寒贯珠集》(1729年)：伤寒至八九日之久，而身痛不除，至不能转侧，知不独寒淫为患，乃风与湿相合而成疾也。不呕不渴，里无热也。脉浮虚而涩，风湿外持，而卫阳不振也。故于桂枝汤，去芍之酸寒，加附子之辛温，以振阳气而敌阴邪。

清·尤在泾,《金匮要略心典》(1729年)：身体疼烦不能自转侧者，邪在表也；不呕不渴，里无热也。脉浮虚而涩，知其风湿外持而卫阳不正。故以桂枝汤去芍药之酸收，加附子之辛温，以振阳气而敌阴邪。若大便坚，小便自利，知其在表之阳虽弱，而在里之气犹治。则皮中之湿，自可驱之于里，使从水道而出，不必更发其表，以危久弱之阳矣。故于前方去桂枝之辛散，加白术之苦燥，合附子之大力健行者，于以并走皮中而逐水气，亦因势利导之法也。

清·王子接,《绛雪园古方选注》(1732年)：桂枝附子汤，两见篇中，一治亡阳，一治风湿。治风湿者，以风为天之阳邪，桂枝、甘草辛甘，可以化风，湿为地之阴邪，熟附可以温经去湿。治亡阳者，心阳虚而汗脱，桂枝能固心经漏泄之汗，太阳虚而津液不藏，熟附能固亡阳之汗。佐以姜、枣者，凡表里有邪，皆用之。此风胜于湿之主方。

清·黄元御,《伤寒悬解》(1748年)：伤寒八九日，风湿相抟，身体烦痛，不能自转侧，不呕不渴，脉浮虚而涩者，桂枝附子汤主之。若其人大便硬，小便自利者，去桂枝加白术汤主之。湿为风郁，两相抟结，营卫寒滞，故身体烦痛，不能转侧。脉法：风则浮虚，脉浮虚而涩者，血分之虚寒也。桂枝附子汤，桂枝和中而解表，附子暖血而去寒也。若其人大便硬，小便自利者，则木达而疏泄之令行，湿不在下而在中，去桂枝之疏木，加白术以燥己土也。

清·徐灵胎,《杂病证治》(1759年)：桂枝温营散湿，白芍敛阴和血；附子扶阳御湿，甘草缓中调胃；生姜、大枣以和营卫也。俾元阳健旺，则营卫调和，而湿从外散，肢节烦疼无不自退，何屈伸不利之有哉。此补火调营之剂，为阳虚湿袭营卫之专方。

清·徐灵胎,《伤寒约编》(1759年)：桂枝祛在表之风，配附子之苦热以除湿，率领甘草、姜、枣缓中和营气，则风湿两邪并可解散矣。此祛风胜湿之剂，为阳虚袭受风湿之专方。

清·徐灵胎,《伤寒论类方》(1759年)：此即桂枝，去芍药加附子汤，但彼桂枝用三两，附子用一枚，以治下后脉促胸满之症。此桂枝加一两，附子加二枚以治风湿身疼脉浮涩之症，一方而治病迥殊，方名亦异。彼编入桂枝汤类，此编入理中汤类，细思之各当其理，分两之不可忽如此，义亦精矣。后人何得以古方，轻于加减也。

清·强健,《伤寒直指》(1765年)：风在表者，散以桂枝、甘草之辛甘。湿在经者，遂以附子之辛热，姜、枣辛甘，行营卫通津液以和表也。

清·朱光被,《金匮要略正义》(1803年)：伤寒八九日，邪当解矣。而不解者，以表阳自虚，而为风湿相持故也。身体疼烦，不能转侧，正是风为湿搏之征。但湿邪犯胃必呕，湿阻大肠必渴，今不呕不渴，则邪不在肠胃而在肌肉腠理之间，故脉浮虚而涩。浮为风，虚涩为湿滞，是惟辛温达表之品，以行阳散邪，而后痹着得解。故用桂枝、附子湿行表里之风湿，佐以生姜、甘、枣以助和中达外之势，通体之风湿俱解矣。若大便坚，小便自利，而见身重烦疼之证，是病又不系风邪，而只是皮中之水寒湿气为痹，故即去桂加白术，专温通三焦，令水湿即在皮中而散。如冒状者，正气鼓动，水气亦随而动，正邪相搏，未得遽胜之象，所谓与术附并走也。

清·陈修园,《伤寒真方歌括》(1803年)：风者天之阳邪也，故以桂枝化风为主；湿者地气之阴邪也，故以白术燥湿为主。此即桂枝去芍药加附子汤也，但彼方只用桂枝三钱，附子一钱，以治下后脉促胸满之症。此方桂枝又加一钱，附子又加二钱，以治风湿身疼脉浮而涩之症。一方而治病迥殊，方名亦异，只以分两多少为分别，后人何得以古方而轻为加减也。

清·陈修园,《长沙方歌括》(1803年)：按：师云，伤寒八九日，风湿相搏，身体疼烦，不能自转侧者，风湿之邪盛也。湿淫于中，无上达之势，故不渴。邪胜则正虚，故脉浮虚而涩。但前方主桂枝，为风胜于湿；风为天之阳邪，主桂枝之辛以化之。后方去桂加术，为湿胜于风；湿为地之阴邪，主白术之苦以燥之。或问，苦燥之品不更令大便硬，小便自利乎？曰：太阴湿土喜燥而恶湿，湿伤脾土，而不能输其津液以入胃，师所以去解表之桂，而加补中之术也，且湿既去，而风亦无所恋而自除。经方无不面面周到也。

日本·丹波元简,《金匮玉函要略辑义》(1806年)：古方术上，无白字，故称术附汤，方中用附子二枚，古之附子，乃山野所生，或小于今之种莳者，亦未可为定法，恐是后人传写之误，以愚意度之，当以应用之分两为度，桂枝四两，即宋之一两八分，元则较重于宋，今更重矣，生姜三两，即宋之八钱，附子若用一枚，约重一两二三钱，炮过可得干者三钱半，若分三次服，亦不为过，前人有古方不可治今病之说，皆不知古今斤两不同故也。

清·吕震名,《伤寒寻源》(1850年)：身体烦疼不能自转侧，固属风湿相搏之候；然风湿相搏，有属湿温，有属寒湿，于何辨之？盖以证言，则呕而渴者属温，不呕不渴者属寒。以脉言，则实而数者属温，虚浮而涩者属寒。谛实此证此脉，便可主以桂枝附子汤而无疑也。徐灵胎曰：此即桂枝去芍药加附子汤，但彼桂枝用三两，附子用一枚，以治下后脉促胸满之证。此桂枝加一两，附子加二枚，以治风湿相搏身疼脉浮涩之证。一方而治病迥殊，方名亦异，分两之不可忽如此，义亦精矣，后人何得以古方轻于加减也。

清·陈恭溥,《伤寒论章句》(1851年)：桂枝附子汤，壮火气而调经脉之方也，凡火气不足，经脉不调，为风寒湿所伤者用之。本论曰：伤寒八九日，风湿相搏，身体疼烦，不能自转侧，不呕不渴，脉浮虚而涩者，此方主之。夫伤寒至于八九日，又来复三阳主气之期，而入于经脉矣，身体疼烦，不能自转侧者，火气不足，不能游行关节也，脉浮虚而涩者，经脉之为病也。故方中重用附子，以壮火气，桂枝生姜以温经脉，甘草大枣资中土以生气血焉。

清·高学山,《伤寒尚论辨似》(1872年)：但当用桂附生阳，姜枣滋液，则辛以散风，温以去湿，一举而两得矣。但气上冲则呕，热内伏则渴，俱于附子有禁，今验其无此，且其脉举之浮，浮为太阳病，按之虚涩，虚为阳气不鼓，涩为阴津不足，则桂附生阳，姜枣滋液，而两和于甘草。其待拟议乎？然风湿别无出路，细玩方意，其殆资自汗之剂耶？其人指前症之人，大便硬，小便自利，即辨脉中不能饮食，身体重，大便反硬，小便自利，所谓阴结者是也。盖谓若前症既具，或大便硬，而小便自利，又是藏气偏于阴，而为阴结之人，寒燥其津液者也，则当于本汤去行液之桂枝，主以除湿之白术，则周身之湿去，而又不伤其津液矣，喻注无一语是处。

清·莫枚士，《经方例释》（1884年）：（泉案）此与桂枝去芍药加附子汤同法，皆桂重于附，桂为主，故仍治桂枝症，而附子但能温经也。此方特大其制耳。

清·王旭高，《退思集类方歌注》（1897年）：此即桂枝去芍药加附子汤。但彼桂枝用三两，附子用一枚，以治下后脉促胸满恶寒之证；此桂枝加一两，附子加二枚，以治风湿身疼脉浮涩之证。

十画

清·戈颂平，《伤寒指归》（1907年）：桂枝辛温，温表里经道之阴。附子辛热，助子水中元阳。生姜辛温，化气横行，疏泄表里络道之阴。甘草极甘，大枣甘平，取汁厚气浓，固四维土气。右五味，象土之中数也。以水六升，象阴数得阳变于六也。煮取二升，二，阴数也。去滓，分温三服。三，阳数也，象阴阳气液次第前进开子阖午也。

近代·曹颖甫，《伤寒发微》（1931年）：病情至此，非重用透发肌理之桂枝，不足以疏外风；非重用善走之附子，不足以行里湿（或谓桂枝四两，每两当今二钱六分，不过一两零四分。然附子三枚，至少每枚八钱，亦得二两四钱，此证里湿固重，外风亦复不轻，似当以经方原定为正）。外加生姜、甘草、大枣以扶脾而畅中，使之由里达表，而风湿解矣。

近代·曹颖甫，《金匮发微》（1931年）：桂枝附子汤，为阳旦汤变方，而要有差别。阳旦之证，表阳盛而营血未为湿困，故加桂以助芍药之泄营；此证脉见浮虚而涩，表阳已虚，营血先为湿困，故但加熟附以温里，以营虚不可泄，而去疏泄营气之芍药。阳旦所以用生附者，所以助里阳而泄在表之水气也；此用熟附三枚者，所以助表阳而温化其湿也。彼为表实，此为表虚也。

近代·陆渊雷，《金匮要略今释》（1934年）：本方即桂枝汤去芍药加附子汤，更加桂枝一两、附子二枚。即药以测证，似乎阳虚恶寒，当更甚于去芍加附证。其实不然，仲景于阳虚重症，须专意强心者，必用生附子配干姜，若人参，量亦不过一枚，若用大量炮附子，则取其镇痛，不取其强心。以附子之乌头碱，本属麻醉剂也。惟此证表阳亦不足，否则亦不可用大量附子。

近代·徐大桂，《伤寒论类要注疏》（1935年）：按：伤寒而见风湿相搏之证，是风、寒、湿三气，合而为病也。身体疼烦，脉浮虚而涩，病邪在表。故主桂枝、姜、附，温奋卫阳，散寒达表，以宣风湿。至其人大便硬，小便自利，脾胃、三焦寒湿内困，病机向里，故去桂加术，从脾脏以温化之；病在里，则退而从里也。若术、附逐水气未得除，再加桂枝以宣发之，则又表里兼顾之活法矣。

近代·彭子益，《圆运动的古中医学·伤寒论方解篇》（1947年）：风湿相搏，身体烦痛，不能自转侧，脉浮虚而涩。此风湿亦本身之风湿也。风湿入于荣卫，故身痛而脉浮虚，宜用桂枝汤去芍药之收敛以和荣卫，脉涩为无阳，宜用附子补阳以散风湿。不呕为无胆胃之热逆，不渴为内寒之证据。故主此汤。

近代·冉雪峰，《冉注伤寒论》（1949年）：此条阴虽结，不结于藏器内，而结于躯体外，尚可救药，故于阴证主死之中，又生出阴证救死之法。惟既当危急存亡，自不惜破釜沉舟。药治自较他处为特重，如四逆通脉白通，回阳起苏，附子犹只用一枚。而此条方制附子用三枚，冒状勿怪，稳握方针。此项要点，不知各注何以轻轻放过。学者深维经旨，阴胜阳败，湿极化燥，燥从湿化，湿过极则燥反其化，坤为吝啬，浸渍败坏，化机或几乎息。

现代·中医研究院，《伤寒论语释》（1956年）：以上二方都主治风湿病，一方是桂枝汤去芍药加附子，目的在于驱风逐湿，以桂枝、甘草辛甘，驱在表之风；附子辛热，逐在经之湿而止痛，姜、枣辛甘相配合以和营卫。

现代·任应秋,《伤寒论语释》(1957年)：本方即桂枝去芍药加附子汤，加重附子，作用当同，参看22条方释。

现代·陈亦人,《伤寒论译释》(1958年)：桂枝附子汤，以桂枝祛在表之风邪，附子辛热逐经脉之寒湿，甘草姜枣以资中焦而调营卫。本方药物与桂枝去芍加附子汤完全相同，且甘草姜枣的用量也完全一样，只是桂附的用量偏重，因而作用大异，彼方仅是温阳固表，本方不仅祛风逐湿，而且温经镇痛。

本方与桂枝去芍药加附子汤的药味全同，仅桂枝增加一两为四两，附子增加两倍为三枚，作用却有很大不同，彼方但主温通胸阳，治心阳虚的胸满恶寒脉微；本方不但温阳，而且镇痛，治风寒湿合邪而至的痹痛。

现代·李翰卿,《中国百年百名中医临床家》(1960年)：此散风寒、补阳胜湿之方。主治风寒湿痹，风寒较盛，湿邪较轻，兼有阳虚现象者。其症身体疼烦，不能转侧。但必须具有恶风寒、不喜冷性饮食、口不渴、不呕、脉浮虚而涩或脉较微等风寒和阳虚现象。桂枝、生姜辛温以散风寒，附子补阳以胜寒湿，甘草、大枣和诸药以保护中气。桂枝附子汤，减轻分量名桂枝去芍药加附子汤。治太阳病误下后，胸满、脉微、恶寒之证。此二方从药的品种上看是相同的，从药的剂量上看是不相同的，因此名称既异，作用当然不同，这是容易理解的。但在临床实际上互用起来是否会有害处，这是一个重要的问题。我认为，彼方用于此证绝不会有显著效果，因为桂、附用量减少，甘、枣补缓之性相对增强，而此证宜于温散，不宜于补缓也。此方如用于彼证反会发生害处，因桂枝散性过甚，不利于阳虚之体。

现代·王渭川,《金匮心释》(1982年)：本节指出风湿在表而表阳虚及风湿在表而里阳虚的证治。表阳虚用桂枝附子汤，以桂枝去风邪，附子化寒湿，佐以甘草、生姜、大枣，外和营卫，内健脾胃而驱逐风湿。

现代·刘渡舟，聂惠民，傅世垣,《伤寒挈要》(1983年)：此方即桂枝去芍药汤而加附子至三枚之多，以助桂枝、生姜开凝结之阴邪，又能实卫气而扶阳虚，寓有去邪在于扶正之义。"若其人大便硬，小便自利者"，是上证的变化，说明太阳之气已和，而太阴之湿仍盛，为风去湿存之证。于原方去桂枝加白术，燥湿健脾，以行津液则愈。

现代·刘渡舟，苏宝刚，庞鹤,《金匮要略诠解》(1984年)：桂枝附子汤即桂枝汤去芍药加附子。方用桂枝既能疏散风寒邪气，又能温经通阳，附子辛热，善温经扶阳，散寒逐湿以止疼痛；生姜助附子、桂枝以温散风寒湿三邪；甘草、大枣甘温以缓桂附之性，且扶正气之虚，合生姜则辛甘化阳以抑阴，又能健脾和中以行津液。本方与桂枝去芍药加附子汤药味完全相同，唯桂附用量较上方为大，故二方主治的重点也就不同。彼方主治胸阳不振兼表阳不足，以脉促、胸闷、微恶寒为主证；此方主治阳气不足，风湿困于肌表，以身疼烦、不能自转侧为主证。

治宜桂枝附子汤，温经助阳，以散寒湿。方中桂枝散风寒，温通经络，温化湿邪；附子温阳化湿，温经通痹；生姜散风寒湿邪；甘草、大枣补脾胃，而调和营卫。

现代·王付,《经方学用解读》(2004年)：阳虚肌痹证的基本病理病证是阳虚不得温煦肌肤，寒气乘机侵袭肌肤筋脉，经气经脉阻滞不通。因此，治疗阳虚肌痹证，其用方配伍原则与方法应重视以下几个方面。

针对证机选用温阳散寒药：风寒湿之邪侵袭肌肤营卫气血，经气经脉为邪气所阻滞而不通，证以肌肉或关节疼痛为主，其治当祛风胜湿散寒。如方中桂枝、附子、生姜。

合理配伍益气药：风寒湿之所以侵袭肌肉关节，是因为其夙体阳气虚弱，邪气乘机而侵入，其治当益气。益气一方面可以扶助正气以抗邪，而另一方面则能使益气药与温阳药相互为用，以起到温补阳气作用。如方中大枣、甘草。

随证加减用药：若关节疼痛明显者，加川

乌、细辛，以散寒温经止痛；若瘀血明显者，加当归、桃仁，以活血止痛；若气虚者，加黄芪、白术，以益气固表等。

【方论评议】

综合历代各家对桂枝附子汤的论述，应从用药要点、方药配伍和用量比例三个方面进行研究，以此更好地研究经方配伍，用于指导临床应用。

诠释用药要点：方中桂枝辛温散寒通经，附子辛热温壮阳气，生姜温通散寒，大枣、甘草益气和中。

剖析方药配伍：桂枝与生姜，属于相须配伍，增强通经散寒；大枣与甘草，属于相须配伍，增强益气缓急；附子与桂枝、生姜，属于相使配伍，附子助桂枝、生姜散寒，桂枝、生姜助附子温阳壮阳；附子与大枣、甘草，属于相使配伍，温阳益气化阳。

权衡用量比例：桂枝与附子用量比例是4 ∶ 5，提示通经与温阳之间的用量调配关系，以治阴寒；附子与生姜用量比例是5 ∶ 3，提示温阳与辛散解毒之间的用量调配关系；附子与大枣、甘草用量比例是5 ∶ 10 ∶ 2，提示温阳与益气缓急之间的用量调配关系，以治阳虚。

【药理作用】 本方具有抗风湿、抗炎、抗菌、抗过敏、抗病毒、抗氧化、改善微循环、增强机体免疫功能、强心、调节心律、促进造血功能、调节钾钠钙、调节中枢神经、调节周围神经、调节内分泌、调节代谢等作用。

十画

桂枝茯苓丸

【导读】 ①学用桂枝茯苓丸应重视桂枝和茯苓的用量调配关系、芍药和桃仁的用量调配关系。②桂枝茯苓丸虽是辨治胞宫癥积证的重要代表方，但在临床中对癥积证等也具有良好治疗作用。③学好用活桂枝茯苓丸的第一步是辨清桂枝茯苓丸由哪些药物组成：组成桂枝茯苓丸有4组药，第1组是通经药即桂枝，第2组是活血药即桃仁，第3组是补血收敛药即芍药，第4组是益气渗利药即茯苓，第5组是凉血活血药即赤芍，从5组用药用量深入学习研究即可用活桂枝茯苓丸。

【方歌】 桂枝茯苓桃芍丹，脏腑癥积基础方，妇科男科皆可治，活血消癥效非常。

【方药】 桂枝　茯苓　牡丹去心　芍药　桃仁去皮尖，熬，各等份（12 g）

【用法】 上五味，末之，炼蜜和丸，如兔屎大，每日食前服一丸。不知，加至三丸。

【功用】 活血化瘀，消症散结。

【适应证】

1. 中医病证：①（胞宫）癥积证。经水漏下不止，血色紫黑晦暗，或经行不定期，或一月再至，或经水不行，或经期正常，少腹痞块，按之坚硬有物，或胎动不安，舌紫或边有瘀斑，脉沉或涩。②癥瘕积聚证。

2. 西医疾病：子宫肌瘤、宫外孕、卵巢囊肿、子宫内膜异位症、慢性盆腔炎、慢性附件炎，以及肿瘤、囊肿等临床表现符合癥积证者。

【用药分析】 方中桂枝通经散瘀，茯苓渗利瘀浊，桃仁活血化瘀，牡丹皮凉血散瘀，芍药敛阴，兼防化瘀药伤血。

【用方思路】

1. 桂枝茯苓丸既是辨治瘀水夹杂证的重要代表方，又是辨治诸多杂病如妇科病、男科病、心病、肾病、肝病、脾胃病等的重要基础方。

2. 方中桂枝既可通经活血，又可温阳；茯苓可利诸脏腑之水；桃仁可活诸脏腑之血；芍药既可通络，又可养血；牡丹皮既可活血，又可清热凉血。从方中用药用量及调配分析得知，桂枝茯苓丸的应用并不局限于瘀水夹杂证，还可用于辨治诸多杂病，如循环、生殖、泌尿、内分泌等系统疾病。

3. 运用桂枝茯苓丸辨治的病证（无论病变部位在心、在肝肾、在妇科或在男科）以瘀水夹杂为主，其治当活血利水。

【随证合方】 若夹热，可与桃核承气汤合方用之；若夹寒，可与当归四逆汤合方用之；若夹郁，可与四逆散合方用之；若夹阳虚，可与桂枝人参汤合方用之。应用时还必须结合病变主次酌情调整方药用量。

【注意事项】 运用桂枝茯苓丸既要辨清西医之病，又要辨清西医之病属于中医瘀水夹杂证。辨西医之病可进一步了解疾病的发展演变及转变规律，辨中医之证可更好地针对西医之病选用桂枝茯苓丸。

【应用指征】 妇人宿有癥病，经断未及三月，而得漏下不止，胎动在脐上者，为癥痼害；妊娠六月动者，前三月经水利时，胎也；下血者，后断三月衃也，所以血不止者，其癥不去故也，当下其癥，桂枝茯苓丸主之。（第二十 2）

【方论】

元·赵以德,《金匮方论衍义》（1368 年）： 桂枝、桃仁、牡丹皮、芍药，皆去恶血；茯苓亦去腰脐间血。虽是群为破血之剂，然有散有缓，有收有渗，故结者散以桂枝之辛；肝藏血，血蓄者则肝急，缓以桃仁、牡丹皮之甘；阴气之发动者，收以芍药之酸；恶血既破，佐以茯苓之淡渗，利而行之。

清·李彣,《金匮要略广注》（1682 年）： 娄氏曰：凡胎动多，当脐，今动在脐上，故知是癥也。方氏曰：胎动胎漏，皆下血。然胎动有腹痛，胎漏无腹痛。故胎动宜行气，胎漏宜清热。宿血不去，则新血不生。丹皮、桃仁去癥；芍药和荣；茯苓淡以渗泄之；桂犹圭也，引导阳气。则癥病已通，血止胎安矣。李升玺曰：桃仁、丹皮治癥病，不致伤胎，即《内经》"有故无陨，亦无陨也"之意。

清·张志聪,《金匮要略集注》（1683 年）： 血生于肾而主于心，用茯苓佐桂枝，行心气以下降；丹皮启阴气以上交；芍药行经络；桃仁破病坚。心肾交而瘀积行，下血止而胎自养矣。

清·魏荔彤,《金匮要略方论本义》（1720 年）： 主之以桂枝茯苓丸。桂枝升举阳气，以止漏血之下；茯苓淡渗其小便，使气得分而血行之力衰；牡丹、桃仁、芍药滋阴收血，俱用酸寒，血酸可收，而血凉可止也。炼蜜为丸，以缓治之，为邪癥计，何非为胎计乎？下癥全无猛厉之品，其投鼠忌器之谓乎？明此，则凡有胎而兼患积聚之邪者，可以推用其法也。

清·黄元御,《长沙药解》（1753 年）： 治妊娠，宿有癥病，胎动漏血。以土虚湿旺，中气不健，胎妊渐长，与癥病相碍，中焦胀满，脾无旋运之路，陷遏乙木，郁而生风，疏泄失藏，以至血漏。木气郁冲，以致胎摇。茯苓泻湿，丹皮、桃仁，破癥而消瘀，芍药、桂枝，清风而疏木也。

清·黄元御,《金匮悬解》（1754 年）： 妇人宿有癥痼之病，经断未及三月之久，而得漏下不止，胎动在脐上者，此为癥痼之害。盖癥痼不在子宫，所以受胎将及三月，胎气渐大，与癥痼相碍，此后经血被癥痼阻格，不得滋养胞宫，是以漏下不止。妊娠六月胎动者，前三月经水利时，之胎也。经漏下血者，后断经三月，之衃也。后断经三月，前经利三月，合为六月，其初漏下之血块，乃后断三月化胎之余血凝而成衃者也，所以此后之血不止者，无胎时窍隧空虚而莫阻，胎成血阻，而病漏下，此以其癥不去也，当下其癥。癥因土湿木郁而结，桂枝茯苓丸，桂枝、芍药，疏木而清风，丹皮、桃仁，破瘀而行血，茯苓泻水而渗湿，以渐而消磨之，此妊娠除癥之法也。

清·吴仪洛,《成方切用》（1761 年）： 桂枝、芍药，一阳一阴，茯苓、丹皮，一气一血，调其寒温，扶其正气。桃仁以之破恶血，消癥癖，而不嫌于伤胎血者，所谓有病则病当之也，且癥之初，必因寒，桂能化气而消本寒，癥之成，必挟湿热为窠囊。苓渗湿气，丹清血热，芍药敛肝血而扶脾，使能统血，则养正既所以去邪耳。然消癥方甚多，一举两得，莫有若此方之巧矣。每服甚少而频，更巧，要知癥不碍胎，其结原微，故以渐磨之。

清·朱光被,《金匮要略正义》（1803 年）： 症病本属气分搏血而成，妇人壮盛之年，血室未亏，亦能行经受孕。今经断几及三月，既成胎矣，而反经行漏下不止，血伤则胎动，令动乃在脐上，明是上焦荣分所生之新血，为症邪攻击而妄行，非胎元不固，而为漏下也。若使胎病，必动在脐下矣。至六月复胎动不安，复经行不止。是前三月之漏下，血虽去而症安然不去，则以后断经三月，而所积之新血，复被症痼害之也。是症一日不去，胎一日不安，故当下其症。主以桂枝茯苓丸者，盖血主于心，桂枝为温运心荣之要药，用以为君，协茯苓入心，先宁辑心家气分，协牡丹皮入心，以鼓荡心家荣分。然症之成必由肝家气血搏结而成，桂枝、桃仁入肝，以开结遂瘀而症自此可去。胎之养必赖脾家，领载荣血以养，桂枝、芍药条达心脾，使能统血而胎亦自此得安。祛邪养正，法最万全，然不施于三月漏下时者，以三月手厥阴主事，相火易动，祛症之品，恐致伤正也。至六月足阳明养胎，多气多血，可任攻伐耳。服法甚缓，以深固之邪，止堪渐以磨之也。

日本·丹波元简,《金匮玉函要略述义》(1842年)：桂枝，取之于通血脉消瘀血，犹桃核承气中所用，张氏医通，改作桂心，非也。《千金》恶阻篇茯苓丸注《肘后》云：妊娠忌桂，故熬。庞安时云：桂炒过，则不损胎也。此等之说，不必执拘，陈氏伤寒五法云：桂枝不伤胎。盖桂枝轻而薄，但能解发邪气，而不伤血，故不堕胎。

此方茯苓，亦是引药下导者，芍药取之通壅，此五味之所以相配也。

清·高学山,《高注金匮要略》(1872年)：复何漏下不止之病乎。夫痼俱起于气寒而经尾不运，故用生阳补气之桂枝以温之。又痼俱成于气滞，而瘀血不散，故用升阳通气之丹皮以动之。然后以入血之芍药，引至所。而以破瘀之桃仁，逐之使下也。《本经》言血不行则为水，故又用渗泄之茯苓，仍从前阴而去耳。一丸至三丸，而不宜多服者。盖取其渐磨，而不欲急攻以动胎血之义。

清·莫枚士,《经方例释》(1884年)：此桂枝汤去甘、姜、枣，加茯苓、桃、丹三味，苓抑肾，桃、丹治瘀，与大黄牡丹汤治肠痈同意。此等病所以用桂枝者，以仲景书为伤寒作，其妇人诸病亦因于寒者也。

清·戈颂平,《金匮指归》(1885年)：桂枝辛温，通半里下经络之阴；茯苓淡甘，通阴土之阴；芍药苦平，疏泄土气；丹皮辛寒，桃仁苦甘，外固阳气于里，内行凝结之阴。右五味，象土数也，末之，炼蜜和丸，如兔屎大，每日食前服一丸，不知，加至三丸，象阳数以运其凝结之血也。

近代·曹颖甫,《金匮发微》(1931年)：不下其癥，胎必因失养而不安，仲师设立桂枝茯苓丸，以缓而下之。盖癥之所由成，起于寒湿，故用桂枝以通阳，茯苓以泄湿，丹皮、桃仁、赤芍，则攻瘀而疏达之，固未可以虚寒漏下之治治也。

近代·赵桐,《金匮述义》(1940年)：癥为积血，桃仁以破之。癥由寒结，桂枝以温之。血郁有火，丹皮以消之。芍药和血，茯苓化气，蜜缓峻邪且扶胎正。日服极少，缓以图之耳。化癥除胎，妙达精微者方可。一般绝不可鲁莽行事。用治胎死腹中则平和之剂也。《济阴纲目》用以催生亦效，为破瘀之平剂。

近代·彭子益,《圆运动的古中医学·金匮方解篇》(1947年)：治妇人妊娠三月，血漏不止者。妇人宿有癥瘕之病，胎气渐大，与癥瘕相碍，则血不止。桃仁、丹皮去癥瘕，桂芍调木，茯苓培土。癥瘕去则血流通而不漏也。

现代·刘渡舟，苏宝刚，庞鹤,《金匮要略诠解》(1984年)：本条是论述妊娠宿有癥病的辨证论治。治以桂枝茯苓丸，祛瘀化癥。方中桂枝温通血脉；芍药凉血活血；桃仁、丹皮活血化瘀；茯苓健脾以化湿浊，俾血利气畅则瘀消而癥行。然每日食前服一丸，亦慎之至也。

现代·王付,《经方学用解读》(2004年)：胞宫癥积证，其基本病理病证是瘀血阻滞而梗塞，水血瘀涩而胶结。所以，治疗胞宫癥积证，其用方配伍原则与方法必须重视以下几个方面。

针对证机选用温经散瘀利水药：瘀血阻滞，经气不通，久而久之则为癥，证见经水漏下不止，血色紫黑晦暗，或经行不定期，或一月再至，或经水当行而不行，少腹痞块，按之坚硬而有物，或拒按。其治当温经散瘀利水，温经有利于经气经脉畅通，化瘀有利于消癥削坚，利水有利于溃坚。如方中桂枝、茯苓。

合理配伍活血化瘀药：审瘀血病理病证，其治当选用温经散寒药，还必须配伍活血化瘀药，只有选用活血化瘀药与温经散寒药配伍，才能达到活血化癥作用。如方中桃仁、丹皮。

妥善配伍补血药：治疗瘀血病理，其治当温经散瘀与活血化瘀，但用之稍有不当，则易于损伤阴血。因此，在用活血化瘀药时，一定要配伍补血药，从而达到散瘀化瘀而不伤阴血。在配伍补血药时最好再具有通络作用。如方中芍药。

随证加减用药：若瘀血重者，加水蛭、虻虫，以破血通络消癥；若大便干者，加大黄、芒硝，以攻硬软坚；若经气不和者，加通草、当归，以活血通络等。

【方论评议】

综合历代各家对桂枝茯苓丸的论述，应从用药要点、方药配伍和用量比例三个方面进行研究，以此更好地研究经方配伍，用于指导临床应用。

诠释用药要点：方中桂枝通经散瘀，茯苓渗利瘀浊，桃仁活血化瘀，牡丹皮凉血散瘀，芍药敛阴，兼防化瘀药伤血。

剖析方药配伍：桂枝与茯苓，属于相使配伍，通经利水，渗利瘀浊；桂枝与芍药，属于相反配伍，桂枝通经散瘀，芍药敛阴益血；桃仁与牡丹皮，属于相使配伍，增强活血祛瘀；桃仁与芍药，属于相反相畏配伍，相反者，补泻同用，相畏者，芍药制约桃仁破瘀伤血，桃仁制约芍药敛阴留瘀；桂枝与桃仁，属于相使配伍，通经破瘀。

权衡用量比例：桂枝、茯苓、桃仁、牡丹皮与芍药用量为相等，提示通经、利水、活血破瘀与益血之间的用量调配关系，以治癥瘕。

【药理作用】 本方具有对子宫内膜呈双向调节、抑制子宫内膜异位发生、对腺体呈双向调节、增加血流量、保护心脑血管、抑制血小板聚集、抑制血栓形成、降血压、降血脂、改善微循环、抗纤维化、抗硬化、抗增生、抗肿瘤、抗缺氧、抗缺血、镇痛、镇静、抗惊厥、解热、抗炎、抗菌、抗病毒等作用。

桂枝麻黄各半汤

【导读】 ①学用桂枝麻黄各半汤应重视桂枝和麻黄的用量调配关系、芍药和麻黄的用量调配关系。②桂枝麻黄各半汤虽是辨治太阳伤寒轻证的重要代表方，但在临床中对肺寒夹虚证及关节肌肉寒夹虚证等也具有良好治疗作用。③学好用活桂枝麻黄各半汤的第一步是辨清桂枝麻黄各半汤由哪些基础方和药物组成：组成桂枝麻黄各半汤有8个基础方和6组药，基础方之一是芍药甘草汤，之二是桂枝甘草汤，之三是甘草汤，之四是杏子汤，之五是甘草麻黄汤，之六是桂枝汤、之七是麻黄汤，之八是桂枝麻黄各半汤，6组药中第1组是既治表又治里药即麻黄、桂枝、生姜，第2组是治里药即芍药、大枣、甘草，第3组是补血敛阴药即芍药，第4组是益气药即大枣、甘草，第5组是降逆药即杏仁，第6组是宣降药即麻黄、杏仁，从8个基础方和6组药用量深入学习研究即可用活桂枝麻黄各半汤。

【方歌】 桂枝麻黄各半汤，太阳伤寒轻证方，因人而异治杂病，合方贵在用量上。

【方药】 桂枝去皮，一两十六铢（5.2 g） 芍药 生姜切 甘草炙 麻黄去节，各一两（3 g） 大枣擘，四枚 杏仁汤渍，去皮尖及两仁者，二十四枚（4 g）

【用法】 上七味，以水五升，先煮麻黄一二沸，去上沫，内诸药，煮取一升八合，去滓。温服六合。本云：桂枝汤三合，麻黄汤三合，并为六合。顿服，将息如上法。

【功用】 解表散邪，小发其汗。

【适应证】

1. 中医病证：①太阳伤寒轻证。发热，恶风寒，热多寒少，如疟状，一日二三度发，面色赤，身痒，舌淡、苔薄白，脉浮或紧。②寒郁夹气血虚证。

2. 西医疾病：普通感冒，流行性感冒，皮肤病如荨麻疹、风疹、皮肤干燥综合征，神经性头痛，支气管肺炎等临床表现符合太阳伤寒轻证者。

【用药分析】 方中桂枝辛温解肌发汗，麻黄辛温发汗解表、宣肺平喘，杏仁肃降肺气，芍药益营敛阴止汗、生姜发汗解表、调理脾胃，大枣、甘草益气和中。

【用方思路】

1. 桂枝麻黄各半汤既是辨治太阳伤寒轻证、肺寒轻证的重要代表方，又是辨治诸多杂病如脾胃病、肺病的重要基础方。

2. 方中麻黄、桂枝、生姜既是辛温解表药，又是温里散寒药；杏仁既是化痰药，又是润燥药；芍药既是补血药，又是收敛药；大枣、甘草又补脏腑及营卫之气。从方中用药得知，桂枝麻黄各半汤的应用并不局限于太阳伤寒轻证及肺寒轻证，还可用于辨治诸多杂病，如运动、神经、循环等系统疾病。

3. 运用桂枝麻黄各半汤辨治的基本病证（无论病变部位在表还是在里）是寒夹气血虚；根据方中用药分析，运用本方辨治的病证以实为主，治疗兼益气血。

【随证合方】若夹热，可与白虎汤合方应用，并可酌情调整方药用量；若虚实夹杂，可酌情调整方药用量。

【注意事项】运用桂枝麻黄各半汤既要辨清西医之病，又要辨清西医之病属于中医寒夹虚实。辨西医之病可了解疾病的发展演变及转归，辨中医之证可更好地针对西医之病选用桂枝麻黄各半汤。

【应用指征】太阳病，得之八九日，如疟状，发热恶寒，热多寒少，其人不呕，清便欲自可，一日二三度发，脉微缓者，为欲愈也；脉微而恶寒者，此阴阳俱虚，不可更发汗，更下，更吐也；面色反有热色者，未欲解也，以其不能得小汗出，身必痒，宜桂枝麻黄各半汤。（23）

【方论】

元·王好古,《此事难知》(1308年)：太阳证，头痛，发热，自汗，恶风，脉当缓而反紧，伤风得伤寒脉也。太阳证，头痛，发热，无汗，恶寒，脉当急而反缓，伤寒得伤风脉也。二证脉不同本经，大青龙汤主之。易老桂枝麻黄各半汤，此言外之意。杨氏云：非明脉者，不可用大青龙汤，以其有厥逆，筋惕肉瞤及亡阳之失也。故易老改为九味羌活汤，而不用桂枝、麻黄也。羌活汤，不论有汗、无汗，悉宜服之，但有缓急不同矣。九味羌活汤药证加减、服饵缓急，具见于后。

明·许宏,《金镜内台方议》(1422)：桂枝汤治表虚，麻黄汤治表实。二者均曰解表，云壤之异也。今此二方，合而用之者，乃解其表不虚不实者也。如三阳之邪传经，八九日当已。今此不已，反如虐状者，乃先发表不尽，微滞于经而不得出。故一日二三度发也，不呕，清便自可者，乃里症已退也。因脉微缓，知其欲愈。若面色反有热色者，知再与小汗出必解也。故与桂枝汤中加麻黄杏仁，以取小汗也。

清·程应旄,《伤寒论后条辨》(1670年)：所以然者，以未得小汗，以宜助阳气，致阳气虽不内扰，则怫郁于肌肤，身痒其验也。阳不内扰，则亦无容宣伐其阳。大青龙汤不中与也。宜以越婢之桂枝汤，合以麻黄汤，更前二与一之法，为各半法，得营卫清澈，而小汗出，则邪去而正不伤，发中有补矣。

清·柯琴,《伤寒来苏集》(1674年)：太阳病七日以上自愈者，以行其经尽故也。七八日不解，恶寒发热如疟，是将转系少阳矣。太阳以阳为主，热多寒少，是主胜而客负，此为将解之症。若其人不呕，是胃无寒邪，圊便是胃无热邪，脉微缓是脉有胃气，一日二三度发，是邪无可容之地。斯正胜而邪却，可勿药也。若其人热多寒少，脉甚微而无和缓之意，是弱多胃少曰脾病，此至阴虚矣。但恶寒而不恶热，是二阳虚矣。阴阳俱虚，当调其阴阳，阴阳和而病自愈，不可更用汗、吐、下法也。若其人热多寒少，而面色缘缘正赤者，是阳气怫郁在表而不得越。当汗不汗，其身必痒，汗出不彻，未欲解也。可小发汗，故将桂枝麻黄汤各取三分之一，合为半服而与之。所以然者，以八九日来，正气已虚，邪犹未解，不可更汗，又不可不汗，故立此和解法耳。

清·张志聪,《伤寒论宗印》(1683年)：按本经凡曰得之者，谓本经自得之邪也。太阳主六经之首。无转属，而曰得之者，言太阳已得之八九日，而邪仍在于本气也。如疟状者，表邪盛而干及于肌络，表邪与肌络之气，阴阳气血相乘，故有如疟状，非若疟病之随经络，与卫气相遇，阴阳出入之寒热也。热多寒少者，气分之邪盛也。盖表气肌气居二，经络之阴气居其一也。其人不呕，清便自调者，邪在于肤表肌络之间，又非若疟气之沉以内薄，故里气自和也。一日二三度发者，邪在于皮肤肌腠络脉之间，如后章之邪，止在于皮肤络脉者，则日再发矣。脉微缓者，此阴阳之正气自和，为欲愈也。脉微而恶寒者，阴阳之正气俱虚，不可更发汗，更下更吐也。夫诸阳之会在面，面色反有热色者，此表阳之气不解，而肌气荣气，怫郁于肤表之间，未欲解也。以其不能得小汗出，邪在于皮肤之内，身必痒，宜桂枝麻黄各半汤。夫麻黄汤专主解气分，桂枝汤解气分血分之兼剂。此章气分之邪二，血分之邪一，故用各半汤。如后章气分血分之邪各半，则用桂枝二，麻黄一矣。（眉批：八九日乃再经，不解而又值阳明肌络之所主）夫表不解而兼及于肌络，则有如疟状，而用各半汤。如表解而邪入于肌络，则无疟状，而为桂枝证治。如表气同邪气入于肌腠之间，亦无疟状，而为桂枝加厚朴杏子证矣。

清·张志聪,《伤寒论集注》(1683年)：所以未解者，以其不能得小汗出而肌表未和，故身必痒，宜桂枝汤以解肌，麻黄汤以通表。

清·沈明宗,《伤寒六经辨证治法》(1693年)：故用桂枝麻黄各半汤，合和营卫，使邪外出耳。

清·钱潢,《伤寒溯源集》(1708年)：此以风寒两伤营卫，故以桂枝麻黄之半，合而为各半汤以并解之。然邪虽浮浅，恐芍药之酸收，敛营分之寒邪，故止留其三分之一。又欲其汗小，已有桂枝可发微汗，故麻黄、杏仁亦止留其三分之一。尚恐其太泄，又以芍药微敛之，而能适中病情也。且所煮不过一升八合，所服六合而已，为剂小而所服者少，自无过发之弊，恰可以解散其邪已耳，无太过不及，此所以为时中之剂欤。

清·秦之桢,《伤寒大白》(1714年)：麻黄汤，加石膏、姜、枣，更名大青龙，以石膏制辛热，加姜、枣和中气，是变辛热而为辛凉矣。此方同加姜、枣和中，而加白芍药养阴敛阴，是变汗剂而为和剂矣。

清·姚球,《伤寒经解》(1724年)：风寒两伤，即所感或轻，而邪之郁于肌表者，不能自散也。于是各半汤，使之小汗。盖其减去分两，以邪微而正亦衰也。

清·王子接,《绛雪园古方选注》(1732年)：桂枝、麻黄互复，注解者皆为两解法，是以浅陋之见测仲圣之深心，良可慨也。曷不观其法，先煮麻黄，后内诸药，显然麻黄为主，而以桂枝、芍药为监制也。盖太阳邪未解，又因阴阳俱虚，汗吐下皆禁，不能胜麻黄之锐，故监以桂枝，约以白芍，而又铢两各减其半，以为小制，服后得小汗而已，庶无大汗亡阳之过尔。

清·不著撰人,《伤寒方论》(1732年)：伤寒阴阳虚，总无补法，以驱邪即是补也，但驱邪中有风寒之异，有和阴不和阴之别，若桂枝去芍，及去芍加附汤乃不欲和阴以滞其迅扫之势也，此汤在热多寒少，日久脉微缓之时，正阳气进而邪气少，本为欲愈之徵，乃脉微而更恶寒，则脉微为里虚，恶寒为表虚，汗吐下俱不可行矣，奈面反有热色，是风虽外薄，为寒所搏而不能散，所以面显拂郁之热色，必宜总风寒两解之，故桂麻合用，但此为寒持日久，比误下脉促不同，故彼去芍，此仍用些少之芍，以和阴而驭麻黄之暴，所谓用人之勇去其暴也。

清·杨栗山,《伤寒瘟疫条辨》(1784年)：此风寒两感之轻剂也，不比大青龙之峻险。麻黄发汗祛太阳之寒邪，桂枝止汗解太阳之风邪，一发一止，则汗不得大泄矣。

清·陈修园,《长沙方歌括》(1803年)：按:《内台》载此方即桂枝汤原方分两，加麻黄三两、杏仁七十个，白水煎服，取微汗。许宏《方议》云：桂枝汤治表虚，麻黄汤治表实，二者均曰解表，霄壤之异也。今此二方合用之，乃解其表不虚不实者也。

清·吕震名,《伤寒寻源》(1850年)：按太阳病，得之八九日如疟状，发热恶寒，热多寒少，此当正邪胜复之关。一则虑其邪之转属；一则虑其正之已虚。不可不细辨矣。若其人不呕，清便欲自可，是邪不属里。一日二三度发，是邪已外向。脉又微缓，则胃气足以敌邪，为欲愈之征；倘脉微而恶寒甚，此阴阳俱虚，不可更发汗更下更吐，恐误治伤阳，反生他变。若其人面色反有热色者，是为欲解未解之象；以其不能得小汗以宣助阳气，致阳气虽不内扰，却怫郁于皮肤肌肉之间，其身必痒，此明证也。故主桂麻而小其，但得汗出而邪尽解矣。

清·陈恭溥,《伤寒论章句》(1851年)：麻黄气味苦温，植麻黄之地，冬不积雪。能从至阴而达阳气于上，发表出汗止咳逆上气。桂枝麻黄各半汤，双解肌表未和之方也，凡太阳之肌腠与皮毛未和者用之。本论曰：太阳病，得之八九日，如疟状，发热恶寒，热多寒少，其人不呕，清便欲自可，一日二三度发。脉微缓者，为欲愈也；脉微而恶寒者，此阴阳俱虚，不可更发汗更吐更下也；面色反有热色者，未欲解也，以其不能得小汗出，身必痒，宜此方。夫发热恶寒，日二三度者，肌腠之气未和也。面有热色身痒者，皮毛之气未和也。以桂枝汤和肌腠，麻黄汤解皮毛，合之为肌表双解之方。

清·高学山,《伤寒尚论辨似》(1872年)：桂麻各半汤，为的对矣。盖于桂枝汤，既恐不能发其卫气，于麻黄汤，又恐太伤营血。惟何二汤而各取其半，则和营疏卫，而轻重得宜矣。

清·戈颂平,《伤寒指归》(1907年)：右七味，七，阳数也，象阳数得阴变于七。以水五升，五，土之中数也，象阴阳气液，包藏土中。先煮麻黄一二沸，去上沫，象一阳举，二阴偶之。内诸药，煮取一升八合，象地天生成十数，一阳左升，阴数得阳正于八。去滓，温服六合，象阴数得阳变于六。

近代·何廉臣,《增订伤寒百证歌注》(1928年)：桂枝汤治表虚，麻黄汤治表实，二者均名曰解表，霄壤之异也。今此二方合而用之，乃解其表之不虚不实者也。此方原小别，治欲退之余邪，活人借用之，以代解肌诸方。

近代·陆渊雷,《伤寒论今释》(1930年)：此汤分为二服，则每服得桂枝二十铢二分铢之一，麻黄八铢，芍药生姜各十五铢，甘草十三铢，大枣二枚二分枚之一，杏仁八个。桂枝麻黄各半汤分为三服，则每服得桂枝十三铢三分铢之一，麻黄芍药生姜甘草各八铢，大枣一枚三分枚之一，杏仁八个。是二方每次所服，麻杏同量，而此方之桂芍姜草枣，多多于麻各半汤约各一倍，故被名各半，此名桂二麻一也。二方药量本微，其所出入，则微之又微，于此可悟药量随证轻重之法，固不必执泥古方之定量也。

近代·祝味菊,《伤寒方解》(1931年)：本方系桂枝、麻黄二汤合组而成。其适用标准在太阳病欲解未解之间，皮肤蒸发机能微有障碍，汗液欲出而不得，乃生痒感。若于此时而纯用麻黄汤发之，则恐有漏汗之虞，过犹不及，故半之也。煮法中所谓“本云桂枝汤三合，麻黄汤三合，并未六合”者，盖古人用此方时，系二汤分别煮成，而合服之也。今并药味为一方者，乃后人之变通办法耳。

近代·徐大桂,《伤寒论类要注疏》(1935年)：总按：以上三法，虽同用麻黄，总不离桂枝为主。盖以桂枝为体，而以麻黄为用也。在表之邪未撤，故从桂枝而进以麻黄，从营以撤卫之法也。若既经汗下，病机在里，则有桂枝加附子法、桂枝去桂加苓术等法，又从桂枝而退而温里矣。如此推求，则内外之层折，方证之进退，可以了然。

按：此为病期延久，表邪未尽，汗出未彻，立一酌中之轻撤法也。原文分三层剥辨，较量病情，知轻邪久客，病体已虚，不可以大发汗；而寒热间作，面热身痒，邪正相持，又不可不发汗。裁取二方，轻减其制，于此极见苦心。

近代·冉雪峰,《冉注伤寒论》(1949年)：本条为风寒两伤久羁的轻证，故用风寒两伤麻桂各半合用的轻治法。分一方为两方，合两法为一法。伤寒规律，麻黄汤中用桂枝，桂枝汤中不用麻黄。有用麻黄汤后，用桂枝汤法。无用桂枝汤后，用麻黄汤法。此则几似桂枝汤中用麻黄，几似用桂枝汤后，再用麻黄汤。以不能得小汗出病停，故使得小汗出病解，进退出入，全半分合，各极其妙，活用原则，宏开变例，值得注意。

现代·中医研究院,《伤寒论语释》(1956年)：本方药物剂量极轻，仅为麻黄汤和桂枝汤量的各三分之一。本方有轻度发汗作用，用以解散肌表怫郁之邪。

现代·任应秋,《伤寒论语释》(1957年)：本方药味极轻，为轻度的发汗剂，适用于太阳病欲解未解汗腺排汗微有障碍的时候。

现代·陈亦人,《伤寒论译释》(1958年)：本方为桂枝和麻黄两方合剂，而剂量仅有两方总量的三分之一，可以说是一个偶方轻剂。因为既不得汗出，就不是桂枝汤所能解，但表邪已微，又不宜麻黄汤峻发，所以合两方为一方，变大剂为小剂。且芍、草、枣之酸收甘缓，配麻、桂、姜之辛甘发散，有刚柔相济，从容不迫之妙，故能收到小汗邪解的效果，却无过汗伤正的流弊。至于方后有桂枝汤三合，麻黄汤三合，并为六合，顿服，为又一给药方法，可作参考。许氏解本方“乃解其表不虚不实者”，仅是纸上谈兵，实际无法掌握。王氏把阴阳俱虚作为使用本方的主要依据，试问既然汗吐下俱禁，难道本方不属于下法？又提出“麻黄为主，而以桂枝、芍药为监制”，亦不确切。麻黄汤中本来就有桂枝，究竟是加强麻黄作用，还是削弱，应做进一步研究。

现代·安徽中医学院,《伤寒论通俗讲义》(1959年)：本方治疗太阳病八九日，发热恶寒如疟状，邪气怫郁肌表，面有热色（与206条面合赤色同意），身痒无汗等证。主要治疗目的在微发汗。因为病到了八九日，正气已略见虚象，故用桂麻二汤总合量的三分之一，组成小发汗剂，以轻解怫郁之邪。

现代·李翰卿,《中国百年百名中医临床家》(1960年)：此治风寒客于肌表，其症较轻，为日较久，辛温发汗之轻剂。主治太阳病，微发热恶寒，一日二三度发，脉较微，有欲汗的趋势。兼面有热色，或身痒等症。没有口渴喜冷的内热现象。桂枝汤解肌肉中风寒，麻黄汤散皮肤中风寒。因前此未汗，故不得不汗，但日数颇久，病势也轻，所以小发其汗。

现代·孙纯一,《伤寒论注释要编》(1960年)：桂枝麻黄各半汤，药物二剂，量甚轻，有轻度发汗作用，用以解散肌表怫郁之邪。桂枝二麻黄一汤，其中麻黄杏仁较各半汤为轻，而芍药、甘草、生姜较各半汤为重，因此所主证候亦不能尽同，用于大汗后表邪尚稽留，太阳形似瘧，一日再发之证，使再得微汗而解，其发汗之力较各半汤为小也（此方在太阳斡旋法服桂枝汤后证治六条）。

现代·刘渡舟,《伤寒论诠解》(1983年)：本证无汗，也未经发汗，小邪怫郁不解，则非桂枝汤所能解。身痒，但不痛，也无恶风寒之证，则又非麻黄汤之所宜。只有二方合用，且制小其服，方切合病情。桂枝麻黄各半汤方，剂量是各取原桂枝汤、麻黄汤剂量的三分之一，合而同煎。柯韵伯主张一剂桂枝汤、一剂麻黄汤，分而煎之，各取每次服量的一半，合而饮之。本方对于邪少势微，且又有欲出外解之机，以面有热色、身痒为主证者最为适宜。麻黄汤治表实无汗，桂枝汤治表虚有汗，二方合用，又制小其剂，则刚柔相济，从容不迫，既能发小汗以祛邪，又无过汗伤正之弊端。

现代·刘渡舟，聂惠民，傅世垣,《伤寒挈要》(1983年)：小邪在表，稽留日久，若不得小汗出，则其人脉浮，发热、面红而身痒。古人说“痒为泄风”，故以发汗之法为宜。然此证如发汗太多，则可使邪内传阳明。如果不发其汗，又虑表邪内传少阳，故以桂麻合方发一点小汗为宜。

【方论评议】

综合历代各家对桂枝麻黄各半汤的论述，应从用药要点、方药配伍和用量比例三个方面进行研究，以此更好地研究经方配伍，用于指导临床应用。

诠释用药要点：方中桂枝辛温解肌发汗，麻黄辛温发汗解表，宣肺平喘，杏仁肃降肺气，芍药益营敛阴止汗，生姜发汗解表、调理脾胃，大枣、甘草益气和中。

剖析方药配伍：桂枝与麻黄、生姜，属于相须配伍，发汗解肌，调理脾胃；杏仁与麻黄，属于相使配伍，麻黄使杏仁降中有宣，杏仁使麻黄宣中有降；芍药与桂枝、生姜，属于相反相畏配伍，相反者，发敛同用，相畏者，芍药制约桂枝、生姜辛温伤阴，桂枝、生姜制约芍药益营恋邪；大枣与甘草，属于相须配伍，增强补益中气；芍药与大枣、甘草，属于相使配伍，芍药使大枣、甘草益气生血，大枣、甘草使芍药益血化气；桂枝、麻黄与大枣、甘草，属于相使配伍，桂枝、麻黄助大枣、甘草辛甘益气化阳，大枣、甘草助桂枝、麻黄温散益气和中。

权衡用量比例：桂枝与麻黄、生姜用量比例是 5.2 ∶ 3 ∶ 3，提示解肌发汗与宣发发汗之间的用量调配关系，以治风寒；桂枝、麻黄、生姜与芍药用量比例是 5.2 ∶ 3 ∶ 3 ∶ 3，提示发汗解表与敛阴之间的用量调配关系，以治寒伤营；桂枝、麻黄、生姜与芍药、大枣、甘草用量比例是 5.2 ∶ 3 ∶ 3 ∶ 3 ∶ 3 ∶ 10，提示药效发汗解表与益气敛阴之间的用量调配关系，以治营卫；麻黄与杏仁用量比例是 3 ∶ 4，提示宣发与肃降之间的用量调配关系，以治浊气逆行。

【药理作用】 本方具有增强免疫功能、调节中枢神经、调节周围神经、调节汗腺分泌、解除支气管平滑肌痉挛、调节支气管腺体分泌、强心、调节心律、抗缺氧、抗缺血、调节胃肠蠕动、调节水电解质代谢、调节水钠钾代谢、抗炎、抗菌、抗过敏、抗病毒、抗肿瘤等作用。

桔梗汤

【导读】 ①学用桔梗汤应重视桔梗和甘草的用量调配关系。②桔梗汤虽是辨治肺痈脓血证的重要代表方，但在临床中对咽痛热证等也具有良好治疗作用。③学好用活桔梗汤的第一步是辨清桔梗汤由哪些基础方和药物组成：组成桔梗汤有 1 个基础方和 2 组药，基础方是甘草汤，2 组药中第 1 组是宣利药即桔梗，第 2 组是益气药即甘草，从 1 个基础方和 2 组药用量深入学习研究即可用活桔梗汤。

【方歌】 肺痈咽痛桔梗汤，桔梗用量审甘草，咳吐腥臭及胸满，清宣郁热效果好。

【方药】 桔梗一两（3g） 甘草二两（6g）

【用法】 上二味，以水三升，煮取一升，去滓。温分再服。（又，《金匮要略》云：上二味，以水三升，煮取一升，分温再服，则吐脓血也。）

【功用】 清宣肺气，排脓解毒。

【适应证】

1. 中医病证：①肺痈脓热证。咳嗽，气喘，咳出大量脓血，或如米粥，腥臭异常，胸中烦满，或疼痛，或气喘不得平卧，舌干，口渴，舌红或绛、苔黄腻，脉数或滑。②气虚郁热证。

2. 西医疾病：化脓性肺脓肿、急性大叶性肺炎、支气管肺炎、病毒性肺炎等临床表现符合肺痈脓热证者。

【用药分析】 方中桔梗清热利咽、宣肺排脓，甘草清热解毒、利咽消肿。

【用方思路】

1. 桔梗汤既是辨治肺痈脓热证的重要代表方，又是辨治诸多杂病如肺病、脾胃病、咽喉病等的重要基础方。

2. 方中桔梗既是治肺药，又是宣利气机药；甘草既是清热药，又是补益药。从方中用药用量及调配分析得知，桔梗汤的应用并不局限于肺痈脓热证，还可用于辨治诸多杂病，如呼吸、消化系统疾病和咽喉、皮肤等疾病。

3. 运用桔梗汤辨治的基本病证是热夹虚；根据方中用药分析，本方辨治的病证以热为主，其治既要清又要补。

【随证合方】若夹寒，可与麻黄汤合方用之；若郁热比较重，可与泽漆汤合方用之。

【注意事项】 运用桔梗汤既要辨清西医之病，又要辨清西医之病属于中医郁热蕴结。辨西医之病可进一步了解疾病的发展演变及转变规律，辨中医之证可更好地针对西医之病选用桔梗汤。

【应用指征】

（1）少阴病，二三日，咽痛者，可与甘草汤；不差者，与桔梗汤。（311）

（2）咳而胸满，振寒脉数，咽干不渴，时出浊唾腥臭，久久吐脓如米粥者，为肺痈，桔梗汤主之。（第七 12）

【方论】

金·成无己，《注解伤寒论》（1144年）： 阳邪传于少阴，邪热为咽痛，服甘草汤则瘥；若寒热相搏为咽痛者，服甘草汤，若不瘥，与桔梗汤，以和少阴之气。桔梗辛温以散寒，甘草味甘平以除热，甘梗相合，以调寒热。

明·许宏，《金镜内台方议》（1422年）： 少阴咽痛者，与甘草汤。若不差者，是邪气结甚，甘草不能下也。故用桔梗为君，桔梗能浮而治上焦，利肺痿，为众药之舟楫也。以甘草为臣佐，合而治之，其气自下也。

明·李时珍，《本草纲目》（1590年）： 治肺痈唾脓，用桔梗、甘草，取其苦辛清肺，甘温泻火，又能排脓血、补内漏也。其治少阴证二三日咽痛，亦用桔梗、甘草，取其苦辛散寒，甘平除热，合而用之，能调寒热也。后人易名甘桔汤，通治咽喉口舌诸病。

明·吴昆，《医方考》（1584年）： 少阴病，咽痛者，此方主之。口燥舌干而渴，脉来沉者，少阴病也。少阴之脉，循喉咙，挟舌本，病故咽痛。甘草缓邪热而兼发散，桔梗下膈热而治咽喉。

明·方有执，《伤寒论条辨》（1592年）： 咽痛，邪热客于少阴之咽喉也。甘草甘平而阴阳，故能主除寒热。桔梗苦甘而任舟楫，故能主治咽伤。所以微则与甘草，甚则加桔梗也。

明·张卿子，《张卿子伤寒论》（1644年）： 桔梗辛温以散寒，甘草味甘平以除热，甘、梗相合，以调寒热。

清·喻嘉言，《尚论篇》（1648年）： 邪热客于少阴，故咽痛，用甘草汤者，和缓其势也；用桔梗汤者，开提其邪也。

清·喻嘉言，《医门法律》（1658年）： 法云：咳而胸满，振寒，咽干不渴，时出浊唾腥臭，久久吐脓如米粥者，为肺痈，桔梗汤主之。此上提之法也。痈结肺中，乘其新造未固，提而出之。所提之败血，或从唾出，或从便出而可愈。与滋蔓难图，脓成自溃之死证迥殊。脓未成时，多服此种，亦足以杀其毒势。而坚者渐瑕，壅者渐通也。然用药必须有因，此因胸满，振寒不渴，病不在里而在表。用此开提其肺气，适为恰当。如其势已入里，又当引之从胃入肠，此法殊不中用矣。

清·柯琴，《伤寒来苏集》（1674年）： 四方皆因少阴咽痛而设也。少阴之脉循喉咙，挟舌本，故有咽痛症。若因于他症而咽痛者，不必治其咽。如脉阴阳俱紧，反汗出而吐利者，此亡阳也。只回其阳，则吐利止而咽痛自除。如下利而胸满心烦者，是下焦虚而上焦热也。升水降火，上下和调而痛自止。若无他症而但咽痛者，又有寒热之别……若其阴症似阳，恶寒而欲吐者，非甘、桔所能疗，当用半夏之辛温，散其上逆之邪，桂枝之甘温，散其阴寒之气，缓以甘草之甘平，和以白饮之谷味，或为散，或为汤，随病之意也。

清·汪琥，《伤寒论辨证广注》（1680年）： 成注云：桔梗辛温以散寒，甘草甘平以除热，甘梗相合，以调寒热。或问仲景于甘桔二汤证，无所谓寒热者。成注云：甘梗相合，以调寒热，何也。余答云：少阴为寒水之藏，今者热客其经，故成注又云：寒热相搏，则为咽痛。乃热邪与经中之寒气相搏，故宜用甘梗相合以调和之也。

清·汪昂，《医方集解》（1682年）： 此手太阴、少阴药也。甘草甘平，解毒而泻火；桔梗苦辛，清肺而利膈；又能开提血气，表散寒邪，排脓血而补内漏。故治咽痛喉痹，肺痈咳嗽，取其辛苦散寒，甘平除热也。

清·李彣，《金匮要略广注》（1682年）： 肺痈脓成则死，然既有脓血，则又宜吐之，《本草》云：甘草吐肺痈之脓血者，以甘能泻热也。桔梗色白，味苦辛，入肺经，苦以泄之，辛以散之，能升提气血，为舟楫之剂，所以载甘草上升而使之吐也。

清·张志聪，《伤寒论宗印》（1683年）：

十画

上章以下利而阴液不能上周，致有胸满心烦，故宜猪肤汤以滋阴脉。此章止于咽痛，故与甘草汤，以养胃气充经肌之气，以上行不差者，经气不通也，故加苦梗以开提之。

清·张志聪,《伤寒论集注》(1683年)：此言少阴神机不能从内而达外也。夫少阴之气外合太阳，三日在外，三日在内。今少阴得病二三日而咽痛者，少阴神机逆于经脉循经挟咽，故痛也，此二三日有经脉之里证，故可与甘草汤，甘草生用主调经脉而清火热。不差者，言甘草但主和中不能达外，故与桔梗汤，方中更加桔梗开达肺气，使少阴之气外出皮毛，则神机外转而咽痛可愈，以明少阴之气当随经脉而外出也。愚按：本论汤方甘草俱炙，炙则助脾土而守中，惟此生用，生则和经脉而流通，学者不可以其近而忽之也。

清·张志聪,《金匮要略集注》(1683年)：盖因邪舍于肺，荣卫不行而成痈，故宜苦梗以开提其肺气，配甘草以解毒焉。

清·周扬俊,《金匮玉函经二注》(1687年)：用桔梗开之以散其毒，甘草解之以消其毒，庶几可图，无使滋蔓。即至久久吐脓之时，亦仍可用此汤者，一以桔梗可开之使下行，亦可托之俾吐出；一以甘草可以长血肉，可以益金母也。

清·张璐,《千金方衍义》(1698年)：肺痈初起，咳唾臭痰，用桔梗以清肺气利咽喉，甘草去咽痛解热毒。《金匮》始萌，可救之法也。

清·郑重光,《伤寒论条辨续注》(1705年)：此咽痛不兼下利，热邪客于少阴之标，故咽痛。用甘草者，甘以缓其势也；用桔梗者，开提其邪也。此在二三日，他证未具，故可用之。若五六日，则少阴之下利、呕逆诸证并起，又非此法所能治。

清·钱潢,《伤寒溯源集》(1708年)：又与苦辛之桔梗，以清肺气，利咽喉，同甘草和之而已。

清·秦之桢,《伤寒大白》(1714年)：少阴病，二三日咽痛者，可与甘草汤。若不瘥，与桔梗汤。按甘草泻心火，服之痛不愈，此火邪结住肺中，不得外解，故以桔梗开发肺气，同甘草泻出肺中伏火。因此悟得欲清肺中邪结，必要开肺清肺，二味同用，则肺中之邪始出。余化此方法，加防风于泻白散中，以解肺风；加石膏于泻白散中，以泻肺火。本宗于此。此治痰结饱闷眩晕者，若恶寒发热，加羌活、防风；里有积热，加栀连；阳明见症，加白芷、天麻；少阳见症，加柴胡、川芎。

清·魏荔彤,《金匮要略方论本义》(1720年)：咳而胸满，振寒脉数，咽干不渴，时出浊唾腥臭，久久吐脓如粥者，为肺痈，桔梗汤主之。此即论中所载风中于卫，热过于营，风舍于肺，热凝其血，致成肺痈之证也。至此犹必急为救之，所谓明知其不可为而为之者也。或其痈虽成，而脓未大成，肺叶完全，尚未腐败，亦可回生也。主以桔梗疗胸胁、下蛊毒、除寒热、下逆气，所以排脓去瘀、开窍除塞也；佐以甘草以缓之，缓其痈毒，不大肆害于心肺，可以暂全其生命，而徐为涤除也。然而危矣。

清·魏荔彤,《伤寒论本义》(1724年)：若少阴病具二三日之间，即见咽痛者，此惟宜缓其炎上之势，使不致咽中受上冲之热或壅而结痹，或伤而生疮也。仲师明其可与甘草汤，不差，加桔梗，甘以缓之，苦以开之，而二物气最轻清，宜于上治，为对证之药也。

清·姚球,《伤寒经解》(1724年)：不差用甘桔汤，甘不能除，加桔梗，苦以开之也。风为阳邪，客于少阴之络则痛。甘草，甘以缓其上逆。肺者，肾之标也。桔梗苦开肺气，肺气开则下降，阴火无上结之患也。

清·尤在泾,《伤寒贯珠集》(1729年)：甘草、桔梗，甘辛合用，而甘胜于辛，治阴虚客热，其法轻重，当如是耳。

清·尤在泾,《金匮要略心典》(1729年)：肺痈为风热所壅，故以苦梗开之，热聚则成毒，故以甘草解之，而甘倍于苦，其力似乎太缓。意者痈脓已成，正伤毒溃之时，有非峻剂所可排击者，故药不嫌轻耳。后附《外台》桔梗白散，治证与此正同。方中桔梗、贝母同用，而无甘草之甘缓，且有巴豆之毒热，似亦以毒攻毒之意。然非病盛气实，非峻药不能为功者，不可侥幸一试也。是在审其形之肥瘠，与病之缓急而善其用焉。

清·王子接，《绛雪园古方选注》（1732年）：桔梗味苦辛，苦主于降，辛主于散，功专开提足少阴之热邪，佐以甘草，载之于上，则能从肾上入肺中，循喉咙而清利咽嗌。张元素谓其为舟楫之剂者，譬之铁石，入水本沉，以舟载之，则浮于上也。

清·不著撰人，《伤寒方论》（1732年）：此与甘草一味汤迥然不同矣。桔梗有开提之功，又桔梗味苦，甘草味甘，二者相合，有和其阴阳之义，初用甘草不瘥，便须防其阴阳不和，故续用之，然必客热之浅者，与少阴之阴尚可支持者为宜。

清·黄元御，《伤寒悬解》（1748年）：二三日，初觉咽痛者，可与甘草汤，以少阴水旺，君相皆腾，二火逆冲，是以咽痛，甘草泄热而缓急迫也。不差者，与桔梗汤，甘草泻热而缓急迫，桔梗降逆而开结滞也。

清·黄元御，《长沙药解》（1753年）：治少阴病，咽痛者。以少阴肾脉，循喉咙而挟舌本，少阴心脉，挟咽而击目系，少阴病则癸水上冲，丁火不降，郁热抟结而生咽痛。桔梗开冲塞而利咽喉，生甘草泻郁热而缓迫急也。通脉四逆汤，方在甘草。治少阴病，下利脉微。咽痛者，去芍药，加桔梗一两，亦此法也。《金匮》以治肺痈，咳而胸满，振寒脉数，咽干不渴，时出浊唾腥臭，久而吐脓如米粥者。以肺气壅塞，湿热淫蒸，浊瘀腐败，化而为脓。桔梗破壅塞而行腐败，生甘草泻郁热而清肺金也。

清·黄元御，《金匮悬解》（1754年）：咳而胸满，振寒者，肺气郁阻，阳为阴闭也，脉数者，肺气不降，金被火刑也。咽干不渴者，咽燥而肺湿也。时出浊唾腥臭者，肺金味辛而气腥，痰涎瘀浊，郁蒸而腐化也。久而痈脓上吐，形如米粥，此为肺痈。桔梗汤，桔梗行瘀而排脓，甘草泄热而保中也。

清·徐灵胎，《伤寒论类方》（1759年）：佐以辛苦开散之品，《别录》云：疗咽喉痛。

清·徐灵胎，《伤寒约编》（1759年）：故服甘草汤，甘以缓之。不差者，配以桔梗之辛，则甘缓其中，辛散其寒，而邪热自解，咽痛不无瘳矣。

清·徐灵胎，《杂病证治》（1759年）：桔梗清咽利膈以开肺火之郁伏，甘草缓中泻火以舒清醇之肺气也。

清·强健，《伤寒直指》（1765年）：桔梗辛温以散寒，甘草甘平以除热，甘、桔相合，以调寒热。

清·沈金鳌，《杂病源流犀烛》（1773年）：此方用桔梗开肺，以少阴之火上攻，并其母亦病也。

清·陈修园，《金匮要略浅注》（1803年）：故以桔梗开之，热聚则成毒。故以甘草解之，而甘倍于苦，正伤毒溃之时，有非峻剂所可排击者，故药不嫌轻耳。

清·朱光被，《金匮要略正义》（1803年）：邪结上焦，故胸满。火伏于里，故外振寒也。脉数咽干，邪火燔灼何等！但干而不渴者，以有浊唾时出故也。此痈脓已成，吐如米粥，若不急为排散，则肺叶溃尽，将成不救矣。惟以桔梗开结排脓，甘草清热解毒，极轻极清，为开上焦血痹之要药。

清·陈修园，《金匮方歌括》（1811年）：元犀按：肺痈尚未成脓，用葶苈泻之。今已溃后，用此汤排脓解毒，宜缓治，不可峻攻也。余解见《长沙方歌括》。

清·邹澍，《本经疏证》（1832年）：肾家邪热，循经而上，肺不任受，遂相争竞，二三日邪热未盛，故可以甘草泻火而愈。若不愈，是肺窍不利，气不宣泄也。以桔梗开之，肺窍既通，气遂宣泄，热自透达矣。

清·吕震名，《伤寒寻源》（1850年）：少阴病二三日咽痛者，与甘草汤不瘥，既得甘缓之力而经气尚阻而不通，仍用本方加桔梗一两，载药上浮，成开邪利咽之功。

清·王孟英，《温热经纬》（1852年）：邹润安曰：肾家邪热，循经而上，肺不任受，遂相争竞，二三日邪热未盛，故可以甘草泻火而愈。若不愈，是肺窍不利，气不宣泄也。以桔梗开之，肺窍既通，气遂宣泄，热自透达矣。雄按：虽以桔梗名汤，而倍用甘草以为驾驭，后人改称甘桔汤是矣。但须审证而投，不可泥为通治咽痛之方也。黄锦芳《医案求真》尝论及之，医者不可不知。

清·郑钦安,《医理真传》(1869年)： 甘桔汤一方，乃苦甘化阴之方也。此方仲景用以治少阴之咽痛症，因少阴之火上浮于咽，少阴之络挟咽故也。得甘桔之合化，而少阴得养，故愈。今用以治太阴，取桔梗之苦以开提肺气，而伏热立消，取甘草之甘，大甘足以化热，苦与甘合，又能化阴，化阴足以润肺，又加以二冬、二皮、黄芩、杏仁、白蜜，一派甘寒、苦降之品以助之，而肺燥立止，水泻自不作矣。

清·高学山,《高注金匮要略》(1872年)： 桔梗色白，味则苦辛而甘，其性微寒而善开提。色白，故为肺金专药。苦，则泄热。辛，则散热。甘，则缓热。微寒而善开提。则能解散其热闭之邪，而使之上疏也。然后倍用浮缓之甘草，不特高抬上载，使桔梗留恋肺中，而得效其熏蒸宣发之用。且得甘草之甘能泻热，缓能舒紧之性，以为后助。则清风荡漾，积热潜升，王政和平，奸谋自败。其所滞之脓血，有不徐徐渐出而自愈者乎。此言脓成则死之救法也，或谓。

清·唐宗海,《血证论》(1884年)： 先圣用药，泻必兼补，故无弊。即如此两方，桔梗以开达肺气，凡咽痛、肺痈排脓，皆生用之，而必君以甘草，以土生金，助其开达之势。葶苈苦寒，力能降泄肺中之气，火热壅肺，水饮冲肺，皆能随其实而泻之，而必君以大枣，使邪去而正不伤。得此意者，可知配合之义。

清·莫枚士,《经方例释》(1884年)：［泉案］甘草治热，桔梗治寒。

清·唐容川,《伤寒论浅注补正》(1893年)： 少阴之脉，从心系上挟咽，二三日乃三阳主气之期，少阴君火外合三阳，上循经脉，故咽痛。甘草生用，能清上焦之火而调经脉。若不差，与桔梗汤以开提肺气，不使火气壅遏于会厌狭隘之地也。

日本·丹波元坚,《金匮玉函要略述义》(1894年)： 排脓散，用枳实、芍药、桔梗。排脓汤，于本方加生姜、大枣。是知桔梗有排脓之功。但此间所有，气味轻淡，不足以抵当大病，彼土古时之品，则恐不如此也。

清·王旭高,《退思集类方歌注》(1897年)： 此治咽痛之主方，非独治少阴咽痛也。甘草生用则凉，故可泄热解毒缓痛；佐以桔梗苦辛，载引甘草于上，清利咽喉，则郁热散而痛自平矣。

清·戈颂平,《伤寒指归》(1907年)： 桔梗微辛微温，合甘草极甘气味，开通地脉，助土味上至于咽。右二味，二，阴数也。以水三升，三，阳数也，象一阳举，二阴耦之。煮取一升，去滓，分温再服。再，二也，复也，象二阴一阳，来复半里开子也。

清·戈颂平,《金匮指归》(1907年)： 以桔梗一两，味辛气温，开半里上天气壅塞，阳气久浮半表上，无土气阴液和之固之，以甘草二两，极甘气味，助半表上土气，以和阳固阳，从午右阖，运半里上浊阴。右，以水三升，煮取一升，象三阳阳数从子午开，复为一也。分温再服，再，一举而二也。象一阳举得二阴耦之，半里上阴得阳运而浊痰脓血，则从口吐出也。

近代·曹颖甫,《伤寒发微》(1931年)： 然则不差，何以用桔梗汤？盖胃中燥热上僭，肺叶受灼，则热痰胶固而气机不得宣达，非开泄肺气，则胃中郁热不得外泄。故加开泄肺气兼有碱性之桔梗，以破咽中热痰，使热痰以润滑而易出，胃中热邪且随之俱泄，而咽痛可以立止。予尝见道士宋左丞治咽喉证，常用青梅去核，中包明矾，置瓦上煅灰，吹入病人咽中，热痰倾吐而出，虽疮已成者，犹为易愈。此亦仲师用桔梗汤之遗意也。

近代·祝味菊,《伤寒方解》(1931年)： 本方即于甘草汤方中加入桔梗一味。其适用标准在服甘草汤不瘥者，故加入桔梗以开结利气也。

近代·徐大桂,《伤寒论类要注疏》(1935年)： 本条二方，一主清解，一主宣利。推而广之，甘草方中，从清润着想，二花、元参可入；从泄泻着想，芩、连、大黄可投。至桔梗汤之命意，则辛凉解郁之剂，皆可以类相从也。猪肤汤主于甘润，火热散布于喉间，有风热升扬四散之象，故宜濡润之剂，清热之中，寓以息风之意，宣散乃大忌也。甘草、桔梗二证，则热性内发，郁而上炎，聚于喉部，或为肿痛，故立法从清解宣散着眼也。

近代·彭子益,《圆运动的古中医学·金匮方解篇》(1947年): 治肺痈咳而胸满，振寒脉数，咽干不渴，时时浊唾腥臭，吐脓如米粥者。中虚不运，肺家湿热不能下行，久而成脓，故现上列诸证。桔梗排脓，甘草补中，脓去中复，肺气得降，故愈也。桔梗是降肺排脓药。自来认为载药上行，肺家药皆下降也。

服甘草汤，病不瘥，此必热气伤肺，咽中已现白点。白点者，肺家津液被热灼伤而成脓也。炙草补中降热，桔梗降肺排脓。有脓之处，热结难散，必须排脓，热乃能散，桔梗降肺排脓，是其特长。

现代·中医研究院,《伤寒论语释》(1956年): 本方即甘草汤加桔梗，意在辛苦开泄。

现代·任应秋,《伤寒论语译》(1957年): 汪琥云："桔梗汤，即于甘草汤内加桔梗，以开提其邪，邪散则少阴之气自和矣。"桔梗有排脓消炎作用，古人所谓开提邪气，可能即指它的这等作用。

现代·陈亦人,《伤寒论译释》(1958年): 本方甘草清火解毒，桔梗宣肺开结，与甘草汤并为治咽喉痛的祖方，后人在本方的基础上根据不同的症状，有不少加味方剂，但都不出本方精神，李时珍所引的加减诸法，就足以说明其对后世方剂学的影响。又本方桔梗不独宣开肺气，且有排脓除痰的功用，观其用于治肺痈吐脓，即可证明。

现代·安徽中医学院,《伤寒论通俗讲义》(1959年): 甘草汤治疗少阴病咽痛，方以甘草一味，取其和阴清热。若不瘥，即于本方中加桔梗，成桔梗汤。意在开提其耶，邪散则少阴之气自和，而咽痛可愈矣。

现代·李翰卿,《中国百年百名中医临床家》(1960年): 此祛痰排脓，清热解毒，治咽喉肿痛之方。主治咽喉肿痛有痰涎者，或喉痈脓成将溃时期，用之有效。桔梗消炎，祛痰排脓，甘草清热解毒。按：此方一般咽痛初起时都宜随时取用。喉痈化脓将溃时，桔梗大量用之，有开破之效。

现代·王渭川,《金匮心释》(1982年): 本节论述肺痈成脓的证治。此病危急，用桔梗汤疗效不显。本人临床治验，宜用葶苈大枣泻肺汤，佐以青黛、大青叶、板蓝根、牛黄、琥珀以解毒排液而利脾气。肺痈未成脓可用，肺痈已成脓更宜急用。

现代·刘渡舟，苏宝刚，庞鹤,《金匮要略诠解》(1984年): 治以桔梗汤，为治肺痈之主方，此病为风热所壅，故以桔梗开结排脓；热聚成毒，故用甘草清热解毒。甘草倍于桔梗，其力似乎太缓，实为痈脓已成，正伤毒溃之治法。

现代·姜春华,《伤寒论识义》(1985年): 桔梗含有皂素，为刺激性祛痰药。此方通治喉痹，久吐脓血。甘草治咽痛不肿之轻者。桔梗汤治咽肿大者、重者。

【方论评议】

综合历代各家对桔梗汤的论述，应从用药要点、方药配伍和用量比例三个方面进行研究，以此更好地研究经方配伍，用于指导临床应用。

诠释用药要点：方中桔梗清热利咽、宣肺腓脓，甘草清热解毒、利咽消肿。

剖析方药配伍：桔梗与甘草，属于相使配伍，甘草助桔梗宣肺利咽解毒；桔梗助甘草清热利咽，排脓解毒。

权衡用量比例：甘草与桔梗用量比例是2∶1，提示利咽宣肺与清热解毒之间的用量调配关系，以治咽痛或咳吐脓血腥痰。又，根据治病需要，用量可加大2～3倍。

【药理作用】 本方具有解除支气管平滑肌痉挛、增强机体免疫功能、调节内分泌、调节代谢、抗炎、抗过敏、抗病毒、抗菌、抗过敏等作用。

栝楼牡蛎散

【导读】①学用栝楼牡蛎散应重视栝楼和牡蛎的用量调配关系。②栝楼牡蛎散虽是辨治心肺阴虚内热伤津证的重要代表方，但在临床中对肝肾阴虚内热证等也具有良好治疗作用。③学好用活栝楼牡蛎散的第一步是辨清栝楼牡蛎散由哪些药物组成：组成栝楼牡蛎散有2组药，第1组是益阴化湿药即栝楼根，第2组是潜阳固涩软坚药即牡蛎，从2组药用量深入学习研究即可用活栝楼牡蛎散。

【方歌】栝楼牡蛎清滋方，阴虚生热伤津液，诸般脏腑基础方，疗效显著生津液。

【方药】栝楼根　牡蛎熬，各等份

【用法】上为细末，饮服方寸匕，日三服。

【功用】清解肺胃，生津止渴。

【适应证】

1. 中医病证：①心肺阴虚内热伤津证以热为主者。口干，口渴，口苦，欲饮水，小便赤，大便干，咳嗽，面赤，鼻燥，或胃脘疼痛，舌红、苔黄，脉数。②郁热伤阳证。

2. 西医疾病：心肌炎、心神经症、心动过速、心律失常、高血压、冠心病、癔症、肺源性心脏病、肺结核、支气管炎、支气管肺炎、大叶性肺炎恢复期、甲状腺功能亢进症、糖尿病等临床表现符合阴虚内热证者。

【用药分析】方中栝楼根养阴生津，牡蛎益阴敛阴。

【用方思路】

1. 栝楼牡蛎散既是辨治阴虚内热伤津证的重要代表方，又是辨治诸多杂病如心病、肝病、肾病、肺病等的重要基础方。

2. 方中栝楼根既可清热，又可益阴；牡蛎既可敛阴，又可化阴。从方中用药用量及调配分析得知，栝楼牡蛎散的应用并不局限于阴虚内热伤津证，还可用于辨治诸多杂病，如循环、呼吸、内分泌及代谢、精神神经等系统疾病。

3. 运用栝楼牡蛎散辨治的病证（无论病变部位在心、在肝或在肾）以阴虚内热伤津为主，其治当滋阴敛阴生津。

【随证合方】若夹虚寒，可与理中丸合方用之；若夹虚热，可与竹叶石膏汤合方用之；若夹郁，可与四逆散合方用之。

【注意事项】运用栝楼牡蛎散既要辨清西医之病，又要辨清西医之病属于中医阴虚内热伤津证。辨西医之病可进一步了解疾病的发展演变及转变规律，辨中医之证可更好地针对西医之病选用栝楼牡蛎散。

【应用指征】百合病，渴不差者，用后方（瓜蒌牡蛎散）主之。（第三　7）

【方论】

元·赵以德，《金匮方论衍义》（1368年）： 若渴不差，是中无津液，则以瓜蒌、牡蛎主之。若变发热者，乃因脉塞，郁而成热，以滑石通利佐之。滑石性凉，又可治热血之积塞者，自微利而出，故热除矣。

清·李彣，《金匮要略广注》（1682年）： 渴不差者，血虚内热也，瓜蒌根能撤热生津，牡蛎水族，咸寒入肾经，肾属水，张元素谓牡蛎壮水之主以制阳光，则渴饮不思是也。

清·张志聪，《金匮要略集注》（1683年）： 瓜蒌根性味苦寒，蔓延惟上，能吸阴液以上滋，故有天花瑞雪之名，犹地水之气上升，而为云为雪也。牡蛎乃咸水化生，腹南生而口东向，纯雄无雌，故名牡蛎，能启阴中之生气。用以为散者，取其升散之义焉，阴气升而阳热除，阴液周而渴自解矣。瓜蒌藤蔓似络主通血液，牡蛎阴中之阳，主升阴中之气（眉批：凡属阴而名牡者，能启阴中之气，故与牡丹同义）。

清·魏荔彤，《金匮要略方论本义》（1720年）： 渴不差者，加瓜蒌根苦以清肺，牡蛎涩以利水，清热除湿，正气行而渴止矣。以润燥不对者，即为清热除湿，而渴未有不效者也。

清·尤在泾，《金匮要略心典》（1729年）： 与百合洗方而不瘥者，热盛而津伤也。瓜蒌根苦寒，生津止渴；牡蛎咸寒，引热下行，不使上烁也。

清·黄元御，《长沙药解》（1753年）： 治百合病，渴而不差者。百合之病，肺热津伤，必变渴证。津液枯燥，故渴久不止。瓜蒌、牡蛎，清金敛肺，生津润燥而止渴也。

清·黄元御,《金匮悬解》(1754年): 百合病，渴不差者，是相火刑金而津液枯槁也。瓜蒌牡蛎散，瓜蒌清金而润燥，牡蛎敛肺而止渴也。

清·朱光被,《金匮要略正义》(1803年): 用百合洗法，而渴不差，是非独肺家燥热，而且下焦之阴火上炎，故取用苦咸法，以直清阴分，芬粉涤上焦之热，牡蛎降阴火之逆。其不用百合者，谓已用过洗法也。

清·陈修园,《金匮方歌括》(1811年): 元犀按：洗后而渴不差，是内之阴气未复，阴气未复，由于阳气之亢，故用牡蛎以潜其阳，瓜蒌根以生其津，津生阳降，而渴愈矣。

清·邹澍,《本经疏证》(1832年): 用瓜蒌根最索解不得者，无如瓜蒌牡蛎散。盖百合病不成内伤，又非徒外感，绝无五脏菀热八风五痹之实候，只在病人意中辗转不适，又不能明言其所以然，及从其草蛇灰线处迹而寻之，其理似亦有可穷者。夫"欲卧不得卧，欲行不得行，饮食或有美时，或有不欲闻食臭时，如寒无寒，如热无热，得药则剧吐利，如有神灵"等，全在不可捉摸处。"口苦，小便赤，其脉微数"则在有形迹处，及至一月不解，而变成渴，则形迹遂大著，何况以百合汤洗之而仍不差，则病为伤中上之阴，无可疑者，虽然，仅曰渴，不曰欲饮水，且不烦不热，究竟病无驻足之所，仅渴之一端，为得所依藉耳！于此见昔之百脉一宗悉致其病者，今则上焦已化，而在下者，尚未化也。上焦已化，百脉之病已蠲其半，百合遂无所用之。而下焦之未化者，不得不选用牡蛎，使之召阳归阴，而其主脑尤在治上焦之已化者，故方中配以从阳化阴之瓜蒌根，两物等分，标名则升瓜蒌于牡蛎之上，为一方之统摄也。是方也最无意味之中，意味萃焉，由是思之，则瓜蒌根之用，不得仅以治外感烦渴一端目之矣。

清·王孟英,《温热经纬》(1852年): 邹润安曰：百合病至一月不解，而变成渴，以百合汤洗之。而仍不瘥，则病为伤中上之阴无疑。虽然，仅曰渴，不曰欲饮水，且不烦不热，究竟病无驻足之所，仅渴之一端，为得所依借耳！于此见昔之百脉一宗，悉致其病者，今则上焦已化，而在下者尚未化也。上焦已化，百脉之病已蠲其半，百合遂无所用之。而下焦之未化者，不得不选用牡蛎，使之召阳归阴，而其主脑，尤在治上焦之已化者，故方中配以从阳化阴之瓜蒌根，两物等分，标名则升瓜蒌于牡蛎之上，为一方之统摄也。

清·高学山,《高注金匮要略》(1872年): 牡蛎静藏水底，有收摄真壬之象。瓜蒌滋阴清热，且根性上蔓，是又升其清润于廉泉舌本者。加之服以米饮，则引入胃中，而胃液立起，其主之也，不亦宜乎。

清·莫枚士,《经方例释》(1884年): 柴胡桂枝干姜汤，瓜蒌、牡蛎并四两，以小柴胡加减法曰：渴者，加瓜蒌根四两；胁下坚者，加牡蛎四两；故渴而胁下坚者，宜此方。牡蛎泽泻散方，亦瓜蒌、牡蛎同用。《卫生宝鉴》治小便如泔，有土瓜根，土瓜根、牡蛎粉各一两，亦即此方之变法。此经紫石英散，瓜蒌根、文蛤同用，与朱丹溪海蛤散，瓜蒌、海蛤同用，皆取此牡蛎，乃燥湿之品。蒌根亦荡涤之品。合之，为湿热蒸腐者之治法。

清·王旭高,《退思集类方歌注》(1897年): 瓜蒌苦寒，生津止渴；牡蛎咸寒，引热下行。

清·戈颂平,《金匮指归》(1907年): 瓜蒌根酸甘化阴，启脉中阴津，上润其燥。牡蛎咸平，固阳气下降以生阴。

近代·曹颖甫,《金匮发微》(1931年): 其不差者，必浮阳上升，肺脏之受灼特甚也。瓜蒌根滑润生津，能除肺胃燥热而濡筋脉，观柔痉用瓜蒌桂枝汤可知；牡蛎能降上出之浮阳，观伤寒柴胡龙牡救逆汤可知。合二味以为主治，既降浮阳，又增肺液，渴有不差者乎？然必杵以为散者，则以病久正气不支，药当渐进也。试观久饥之人，骤然饱食则死，徐饮米汤则生，可以知用药之缓急矣。

近代·彭子益,《圆运动的古中医学·金匮方解篇》(1947年): 治百合病渴者。相火刑金故渴。瓜蒌清肺金润燥，牡蛎敛肺止渴也。

现代·王渭川,《金匮心释》(1982年)：本节所指“渴不差”，是承接上节而言，指用百合洗方治疗后而病人渴仍不解。仲景处方瓜蒌牡蛎散，瓜蒌苦寒，清润生津，能解肺胃燥热而止渴，牡蛎咸寒，潜藏摄纳，能引热下行。二味结合，可上降浮阳而生肺液以充肺阴，益其脾阴，解胃燥而达解渴目的。

现代·刘渡舟，苏宝刚，庞鹤,《金匮要略诠解》(1984年)：瓜蒌牡蛎散方，有生津止渴、收敛浮热的作用。方中瓜蒌根气凉性润，启发脾阴，上承津液，而止口渴；牡蛎则敛摄在上之阳热，开散凝滞水饮。以上二味，一升一降，使其阴阳调和，口渴自解。

【方论评议】

综合历代各家对瓜蒌牡蛎散的论述，应从用药要点、方药配伍和用量比例三个方面进行研究，以此更好地研究经方配伍，用于指导临床应用。

诠释用药要点：方中瓜蒌根养阴生津，牡蛎益阴敛阴。

剖析方药配伍：瓜蒌根与牡蛎，属于相须配伍，瓜蒌根助牡蛎清热敛阴，牡蛎助瓜蒌根益阴益生津。

权衡用量比例：瓜蒌根与牡蛎用量比例是1∶1，提示养阴与敛阴之间的用量调配关系，以治阴虚。

【药理作用】 本方具有调节血糖、保护肾上腺皮质功能、调节内分泌、降压、调节中枢神经、抗缺氧、抗过敏、抗菌、抗病毒、增强机体免疫能力，抗衰老、抗肿瘤等作用。

栝楼桂枝汤

【导读】 ①学用栝楼桂枝汤应重视桂枝和栝楼根的用量调配关系、栝楼根和芍药的用量调配关系。②栝楼桂枝汤虽是辨治太阳中风津亏证的重要代表方，但在临床中对营血津亏寒热夹杂证等也具有良好治疗作用。③学好用活栝楼桂枝汤的第一步是辨清栝楼桂枝汤由哪些基础方和药物组成：组成栝楼桂枝汤有4个基础方和4组药，基础方之一是甘草汤，之二是桂枝甘草汤，之三是芍药甘草汤，之四是桂枝汤，4组药中第1组是辛温行散药即桂枝、生姜，第2组是补血收敛药即芍药，第3组是舒筋通络药即栝楼根，第4组是益气药即大枣、甘草，从4个基础方和4组药用量深入学习研究即可用活栝楼桂枝汤。

【方歌】 桂枝汤中加楼根，解肌散邪能生津，太阳柔痉津不足，辨治体强可柔筋。

【方药】 栝楼根二两（6g） 桂枝三两（9g） 芍药三两（9g） 甘草二两（6g） 生姜三两（9g） 大枣十二枚

【用法】 上六味，以水九升，煮取三升，分温三服，取微汗。汗不出，食顷，啜热粥发之。

【功用】 解肌散邪，育阴生津。

【适应证】

1. 中医病证：①太阳中风证与阴津不足证相兼（太阳柔痉体强证）。发热，恶风寒，汗出，身体强，拘急不舒，肌肤不荣，舌淡少津、苔薄而干，脉沉迟。②肌肉筋脉阳损阴伤证。

2. 西医疾病：流行性感冒、落枕、颈椎骨质增生、腰肌劳损、慢性肾炎、肾病综合征、干燥综合征、神经性头痛、神经性耳鸣等临床表现符合太阳中风津亏证者。

【用药分析】 方中栝楼根养阴生津，桂枝解肌通经，芍药柔筋缓急，生姜调理脾胃、升阳透达，大枣、甘草益气和中。

【用方思路】

1. 栝楼桂枝汤既是辨治太阳柔痉夹热证的重要代表方，又是辨治诸多杂病如肌肉关节病、心病、肾病等的重要基础方。

2. 方中桂枝、生姜既是治表药，又是治里药；天花粉既是清热药，又是益阴柔筋药；甘草、大枣既可补营卫，又可补脏腑。从方中用药用量及调配分析得知，栝楼桂枝汤的应用并不局限于太阳柔痉夹热证相兼，还可用于辨治诸多杂病，如运动、循环、泌尿、内分泌等系统疾病。

3. 运用栝楼桂枝汤辨治的基本病证（无论病变部位在表还是在里，或是表里兼证）是寒热郁结夹虚。根据方中用药分析，治疗既清又温还补。

【随证合方】 若夹寒痰，可与赤丸合方用之；若夹痰热，可与小陷胸汤合方用之；若夹阳虚，可与四逆汤合方用之。

【注意事项】 运用栝楼桂枝汤既要辨清西医之病，又要辨清西医之病属于中医寒热郁结夹虚。辨西医之病可进一步了解疾病的发展演变及转变规律，辨中医之证可更好地针对西医之病选用栝楼桂枝汤。

【应用指征】 太阳病，其证备，身体强，几几然，脉反沉迟，此为痉，瓜蒌桂枝汤主之。（第二 11）

【方论】

宋·寇宗奭，《本草衍义》（1116 年）： 桂大热。《素问》云：辛甘，发散为阳。故汉张仲景桂枝汤，治伤寒，表虚皆须此药，是专用辛甘之意也。《本草》第一又云：疗寒以热药。故知三种之桂，不取菌桂、牡桂者，盖此二种，性止温而已；不可以治风寒之病。独有一字桂，《本经》言甘辛大热，此正合《素问》辛甘发散为阳之说；尤知菌、牡二桂不及也。然《本经》只言桂，仲景又言桂枝者，盖亦取其枝上皮，其木身粗厚处，亦不中用。诸家之说，但各执己见，终无证据。今又谓之官桂，不知缘何而立名？虑后世为别物，故书之。又有桂心，此则诸桂之心，不若一字桂也。

金·成无己，《注解伤寒论》（1144年）： 《内经》曰：辛甘发散为阳。桂枝汤，辛甘之剂也，所以发散风邪。《内经》曰：风淫所胜，平以辛，佐以苦甘，以甘缓之，以酸收之。是以桂枝为主，芍药甘草为佐也。《内经》曰：风淫于内，以甘缓之，以辛散之。是以生姜大枣为使也。

金·成无己，《伤寒明理药方论》（1156年）： 经曰：桂枝本为解肌，若其人脉浮紧，发热汗不出者不可与也。桂味辛热，用以为君，必谓桂犹圭也，宣道诸药，为之先聘，是犹辛甘发散为阳之意，盖发散风邪必以辛为主，故桂枝所以为君也，芍药味苦、酸，微寒，甘草味甘，平二物用以为臣佐者。《内经》所谓“风淫所胜平以辛佐”，以苦、以甘缓之，以酸收之，是以芍药为臣而甘草为佐也，生姜味辛、温，大枣味甘、温，二物为使者。《内经》所谓“风淫于内”以甘草缓之，以辛散之，是以姜、枣为使者也，姜、枣味辛甘，故能发散，而此又不特专于发散之用，以脾主为胃行其津液，姜、枣之用专行脾之津液而和荣卫者也麻黄汤，所以不用姜、枣者，谓专于发汗则不待行化而津液得通矣。

元·王好古，《此事难知》（1308年）： 发汗，或云当得汗解，或云当发汗、更发汗、并发汗，宜桂枝汤者数方，是用桂枝发汗也。复云无汗不得服桂枝，又曰：汗家不得重发汗。又曰：发汗过多者，却用桂枝甘草汤，是闭汗也。一药二用，如何说得？仲景发汗，与本草之义相通为一。答曰：本草云：桂味辛、甘，热，无毒，能为百药长，通血脉，止烦，出汗者，是调血而汗自出也。仲景云：脏无他病，发热，自汗者，此卫气不和也。又云：自汗者为荣气和，荣气和则外不谐，卫气不与荣气相和谐也，荣气和则愈，故皆用桂枝汤调和荣卫。荣卫既和，则汗自出矣。风邪由此而解，非桂枝能开腠理，发出汗也。以其固闭荣血，卫气自和，邪无容地而出矣，其实则闭汗孔也。昧者不解闭汗之意，凡见病者，使用桂枝汤发汗。若与中风自汗者合，其效桴鼓。因见其取效而病愈，则曰：此桂枝发出汗也，遂不问伤寒无汗者，亦与桂枝汤，误之甚矣。故仲景言，无汗不得服桂枝，是闭汗孔也。又云：发汗多，叉手冒心，心悸欲得按者，用桂枝甘草汤，是亦闭汗孔也。又曰：汗家不得重发汗，若桂枝汤发汗，是重发汗也。凡桂枝条下言发字，当认作出字，是汗自然出也，非若麻黄能开腠理而发出汗也。本草出汗二字，上文有通血脉一句，是非三焦、卫气、皮毛中药，是为荣血中药也。如是则出汗二字，当认作荣卫和，自然汗出，非桂开腠理而发出汗也。故后人用桂治虚汗，读者当逆察其意则可矣。噫！神农之作于其前，仲景之述于其后，前圣、后圣，其揆一也。

明·许宏，《金镜内台方议》（1422年）：

经曰：风淫于内，以辛散之，以甘缓之。乃用桂枝为君，以散邪气，而固卫气。桂枝味辛甘性热，而能散风寒，温卫气，是辛甘发散为阳之义也。芍药味酸性寒，能行荣气，退热，理身痛，用之为臣。甘草大枣味甘而性和，能谐荣卫之气，而通脾胃之津，用之为佐。姜味辛性温，而能散邪佐气，用之为使。先圣配此五味之药，以治伤寒者，乃专主中风之症，而行解肌之法也。若非自汗恶风之症，不可服也。经曰：桂枝下咽，阳盛则毙者，是也。

明·汪石山，《医学原理》(1525年)： 经云：风宜辛散，寒宜甘发。又云：辛甘发散为阳。是以用桂枝、甘草、大枣、生姜发散在表之风寒，芍药收失散之阳气以敛腠理。

明·万密斋，《万氏家传伤寒摘锦》(1549年)： 此太阴本经自受风寒之邪也，其病在经，属表，故宜汗之。不言证者，经中已言，四肢烦疼是也。桂枝，太阴经表药也，中有芍药、甘草，酸甘相合。甲己化土，故入脾也。

十画

明·吴昆，《医方考》(1584年)： 头痛发热，汗出恶风，脉缓者，太阳中风也，此汤主之。风之伤人也，头先受之，故令头痛；风在表则表实，故令发热；风为阳，气亦为阳，同类相从，则伤卫外之气，卫伤则无以固卫津液，故令汗出；其恶风者，卫气不能卫也；其脉缓者，卫气不能鼓也。上件皆太阳证，故曰太阳中风。桂枝味辛甘，辛则能解肌，甘则能实表，经曰：辛甘发散为阳，故用之以治风；然恐其走泄阴气，故用芍药之酸以收之；佐以甘草、生姜、大枣，此发表而兼和里之意。是方也，惟表邪可以用之；若阳邪去表入里，里作燥渴，二便秘结，此宜承气之时也，而误用之则反矣。

明·孙一奎，《医旨绪余》(1584年)： 或问生生子曰：伤寒书桂枝汤后有云：脉浮紧，发热汗不出者，不可与也，与之则表益实，而汗益难出耳，则是以桂枝为固表药也，何麻黄汤中又用桂枝为臣耶？生生子曰：考方疗疾，全在体认气味。《衍义》谓桂大热，桂味辛甘，主温中，利肝肺气，为诸药先聘通使，温和荣卫，宣导百药，无所畏。然桂枝汤用桂者，以其卫为邪袭，则气不固，故汗出恶风，桂枝味辛甘，阳剂也，阳剂其行快，入咽则先布散，充达百骸四肢，无处不至，此散之之意也。至于止汗，自是芍药，芍药味酸，阴剂也，阴剂入咽，其行迟，故先散之而后收之，一开一合，邪气散而真气不过泄，以致于适中，非谓桂枝能止汗也。麻黄汤用桂枝为臣，亦以其辛甘发散为阳，若谓其实表止汗，将安用之？盖以其寒伤荣，桂枝（能佐麻黄而散寒邪）温和荣卫，则邪自不能容留，汗出而解也。桂枝汤后叮咛不可与者，为内有芍药，寒既伤荣，发热无汗，复用酸寒收敛之剂，则邪无从而出，表乃益实也，非谓辛散能实表也。风，阳气也，阳主散，风伤卫，则气散而汗出。寒，阴气也，寒主敛，寒伤荣，则气敛而无汗。故治法，无汗要有汗，取辛散能发汗也；有汗要无汗，取酸收能止汗也。俱用桂枝者，以其既能发散，而又能温和荣卫也。予故曰：考方疗疾，全在体认气味。

明·方有执，《伤寒论条辨》(1592年)： 桂枝，其性味虽辛甘而属乎阳，其能事则在固卫而善走阴也。芍药擅酸寒而下气，快收阴而敛液。夫卫气实而腠理开疏矣，非桂枝其孰能固之。荣血虚而汗液自出矣，非芍药其谁能收之。以芍药臣事桂枝而治中风，则荣卫无有不和谐者。佐之以甘草而和其中，则发热无有不退除者。使之以大枣而益脾，使之以生姜而止呕。皆用命之士也，微火者，取和缓不猛而无沸溢之患也。

清·喻嘉言，《尚论后篇》(1648年)： 桂枝辛甘，辛则能解肌，甘则能实表。《内经》曰：辛甘发散为阳。故用之以治风。然恐其走泄阴气，故用芍药之酸以收之，佐以生姜、甘草、大枣，此发散而兼和里之意。是方也，惟表邪乃可用之。

清·李中梓，《伤寒括要》(1649年)： 桂味辛甘发散，故以为君。《内经》曰：风淫于内，以辛散之，以酸收之，以甘缓之。故以芍药为臣，甘草为佐，生姜、大枣为使，姜、枣之用，行脾之津液，而和营卫者也。

清·喻嘉言，《医门法律》(1658年)： 治风从外来，入客于络，留而不去，此方主之。此方为中风一证，群方之祖。不但风中入络，即中经、中腑、中脏药中，皆当加入本方。以风从外入者，究竟必驱，从外出故也。后人竟用续命汤为加减，此方置之不录，未免得流忘源矣。又况源流俱失者哉！

清·张璐，《伤寒缵论》（1667年）： 此方专主卫受风邪之证。以其卫伤，不能外固而自汗，所以用桂枝之辛发其邪，即用芍药之酸助其阴，然一散一收，又须甘草以和其胃，况发汗必须辛甘以行阳，故复以生姜佐桂枝，大枣佐甘草也。但方中芍药不言赤、白，《圣惠》与节庵俱用赤，孙尚与叔微俱用白，然赤白补泻不同，仲景云：病发热汗出，此为营弱卫强。营虽不受邪，终非适平也，故卫强则营弱是知必用白芍药也。营既弱而不能自固，岂可以赤芍药泻之乎？虽然，不可以一律论也，如太阳误下而传太阴因而腹满时痛，则当倍白芍，补营血之虚，若夫大实者，必加大黄，又宜赤芍以泻实也，至于湿热素盛之人与夫酒客辈，感寒之初身寒恶热者，用桂枝汤，即当加黄芩以胜热，则不宜白芍以助阴，贵在临证活法也。按桂枝入心，血药也，而仲景用以治风伤卫之证，麻黄走肺气药也，而仲景用以治寒伤营之证皆气病用血药，血病用气药，故许学士有脉浮而缓，风伤营浮紧兼涩寒伤卫之误。殊不知风伤卫则卫受邪，卫受邪，则不能内护于营，故营气不固而自汗，必以桂枝血药，透达营卫，又须芍药护营固表，营卫和而自汗愈矣。寒伤营则营受邪，营受邪，则不能外通于卫，故气郁而无汗，必以麻黄气药开通腠理，又须桂枝实营散邪，汗大泄而郁热散矣。

清·柯琴，《伤寒来苏集》（1669年）： 此为仲景群方之冠，乃滋阴和阳，调和营卫，解肌发汗之总方也。桂枝赤色通心，温能扶阳散寒，甘能益气生血，辛能解散风邪。内辅君主，发心液而为汗。故麻葛青龙，凡发汗御寒者咸赖之，惟桂枝汤不用麻黄，麻黄汤不可无桂枝也。本方皆辛甘发散，惟芍药微苦微寒，能益阴敛血，内和营气，故能发汗而止汗。先辈言无汗不得服桂枝汤，正以中有芍药能止汗也。芍药之功，本在止烦，烦止汗亦止，故反烦、更烦，与心悸而烦者咸赖之。若倍加芍药，即建中之剂，非发汗之剂矣。是方用桂枝发汗，即用芍药止汗，生姜之辛，佐桂以解肌，大枣之甘，助芍以和里。阴阳表里，并行而不悖，是刚柔相济以为和也。甘草甘平，有安内攘外之功，用以调和气血者，即以调和表里，且以调和诸药矣。而精义尤在啜稀热粥。盖谷气内充，则外邪不复入，余邪不复留，方之妙用又如此。故用之发汗，不至于亡阳；用之止汗，不至于贻患。今医凡遇发热，不论虚实，便忌谷食，是何知仲景之心法，而有七方之精义者哉！

清·程应旄，《伤寒论后条辨》（1670年）： 取桂枝、生姜之辛热，以赞助表阳而御邪。取甘草、大枣、芍药之甘缓酸收，从卫敛营，而防里阴之失守。乃补卫之剂，为太阳表虚而设，其云解肌者，犹云救肌也。救其肌而风围自解。

清·陈尧道，《伤寒辨证》（1678年）： 然桂枝本为解肌，若其人脉浮紧；发热汗不出者，不可与也，与之则表益实而汗益难出矣。故申之以常须识此，勿令误也。大抵桂枝性热，惟冬时正伤寒有汗者用之，若春夏不可轻用。酒家，亦不可行桂枝汤。

清·汪琥，《伤寒论辨证广注》（1680年）： 桂味辛热，用之为君。桂犹圭也，宣导诸药，为之先聘，是谓辛甘发散为阳之意。盖发散风邪，必以辛为主，故桂枝所以为君也。芍药味苦酸微寒，甘草味甘平，用以为臣佐者。《内经》所谓“风淫所胜，平以辛，佐以苦”，以甘缓之，以酸收之，是以芍药为臣，而甘草为佐也。生姜味辛温，大枣味甘温，二物为使者，《内经》所谓风淫于内，以甘缓之，以辛散之，是用以为使也。姜枣之味辛甘，固能发散，而此又不特专于发散，以脾主为胃行其津液。姜枣之用，专行脾之津液而和营卫者也，桂枝加葛根汤方。

清·李彣，《金匮要略广注》（1682年）： 故用桂枝、甘草外散风邪以救表，内伐肝木以防脾，佐以芍药，泄木而固脾，泄东所以补西也，使以姜、枣，行脾之津液而和营卫也。是桂枝汤虽太阳解肌轻剂，实为理脾救肺之药也。

清·张志聪，《伤寒论宗印》（1683年）：太阳中风者，始伤太阳之气也。浮为风，浮为虚，盖气为风邪所伤，而脉虚浮于外也。风邪伤气，则荣气应之，阳气虚，又不能为阴之固，而阴气孤弱矣。风伤阳气，热自发也。阴失其卫，汗自出也。阳气虚，则恶寒，阴气弱，则恶风。啬啬者，皮毛粟粟之状，表气虚也。淅淅者，洒淅不宁之象，阴气弱也。翕翕者，动起合聚之貌，风动之性，与气相搏而为热也。肺主气与皮毛，而开窍于鼻，表气受邪，而鼻为之鸣矣。风水之邪，贼伤土气，中气逆而干呕矣。用桂枝、生姜之辛，甘草、大枣之甘，发散风邪，而和调其气血，佐芍药之苦平，以滋养其阴荣，阴气克而阳邪自解矣。夫桂枝汤，辛甘之剂也。经云：辛甘发散为阳。又曰：补气以辛，补血以甘。又辛走气而苦走血，故能解散肌腠络脉之邪，而调和阴阳气血。是以风邪伤气，及荣卫不谐而汗出者，桂枝汤主之，有汗之用桂枝也。外证未解当以汗解，宜桂枝汤，无汗之用桂枝也。

清·张志聪，《伤寒论集注》（1683年）：桂枝汤主之，本论云"桂枝本为解肌"，盖三焦木火之气通会于肌腠，桂为百木长，气温色赤，秉木火之性，主助肌中之气，以解肌表之邪；芍药气味苦平，花开赤白，放于二气之中，得少阴君火之气，主益神气以助肌中之血，肌腠之血气调和而邪自不能容矣；甘草、生姜宣达中胃之气，而辛甘发散；大枣色黄味甘，脾之果也，主助脾气之转输而为胃行其津液。汗乃水谷之津，故啜热稀粥以助药力，中焦之津液外布，即有留舍之邪与汗共并而出矣。津液外泄，则中气暴虚，故忌食生冷、肉面、酒酪、臭恶等物，使勿伤脾胃之气。

天气下降，地气上升。此言地气下陷而正气虚脱者，当急救其表里焉。伤寒医下之，则正气随之内陷矣；续得下利清谷不止者，土气虚也；身疼痛者，邪未解也。土虚则下焦之生阳不升，而外邪未解，故先宜四逆汤急救其里，启下焦之生阳，助中焦之土气；后清便自调而身仍疼痛者，里和而表未和，复宜桂枝汤急救其表。盖桂枝汤主宣发中焦之精气，充肤热肉，濡养筋骨，血气充溢而疼痛始解。从下焦而达于中焦，四逆汤也；中焦而达于肌表，桂枝汤也，由是则地气升而天气降矣。

清·张志聪，《金匮要略集注》（1683年）：阳旦汤，乃荣卫之兼剂，经邪欲复出于气分，故曰阳旦证续在。

清·沈明宗，《伤寒六经辨证治法》（1693年）：以桂枝汤解肌而为主治，但桂枝行阳化气，芍药收阴敛汗，姜、枣得桂，则宣和营卫，得甘草补中而散邪，然药味俱是一阴一阳，相合成方，调和营卫，俾微汗出而肌表自解，与麻黄汤开鬼门驱寒迥殊。

清·张璐，《千金方衍义》（1698年）：桂枝汤，古称汤液之祖。太阳经风伤卫之首方。风伤手阳，所以脉浮发热。邪迫于阴，所以脉弱自汗。啬啬恶寒，淅淅恶风，翕翕发热，皆自汗表虚之征验，非若寒伤营之壮热身疼也。鼻鸣干呕者，阳邪上攻，渐次欲传阳明之界，故桂枝和营达卫，芍、甘护营守中，姜、枣助桂、芍以除寒热。服后啜热稀粥助力取汗，不使复传他经。至于随证加减，信手成方，但看太阳经诸例，便得长沙之妙用无穷，何惮心手不灵活乎。

清·郑重光，《伤寒论条辨续注》（1705年）：桂枝性味辛甘而属阳，能解肌固卫而走阴也；芍药酸寒下气，收阴而敛液也。夫卫受邪则腠理开疏，非桂枝孰能解肌而固卫？营血虚而寒自出，非芍药孰能收之？以芍药臣事桂枝而治中风，使营卫和谐而病自解；佐以甘草，和中而退热；使以姜、枣，益胃而止呕，皆用命之士也。微火者，取和缓不猛，免耗辛甘之气。啜稀热粥以助药力，此微旨也。微似有汗更为深意，桂枝汤原主解肌，禁其大汗如水流漓，病必不除也。小促，役催速值事也。诸家集方遗却啜稀热粥四字，徒以发汗相授受，微似二字视为羡文，苟简之弊，大都若此。

清·钱潢，《伤寒溯源集》（1707年）：桂，

十画

阳木也，生长于东南，盖得东南震巽发生之全气者，故能补助命门，生发中州，益下焦气化之功，宣通百脉，而为气血之要药，其枝则得阳气而畅茂条达者也。夫木性之阳春生发，为天地发散其三冬伏藏之郁结者也，况桂为纯阳之木，气味皆厚，且又生发新长之枝乎，故能达卫阳之分而散解其郁滞之风邪，是以辛温发散之阳，以解阳分之阳邪也。《阴阳应象论》所谓辛甘发散为阳也；东垣谓桂枝汤为阴经营药，而能闭卫气，使阴气不泄；方有执谓桂枝固卫而善走阴，均失之矣。臣之以芍药者，收阴气而敛津液，所以救营阴之弱而渗泄也，佐之以甘草者，甘草以缓之，佐桂枝则甘温能除大热也，使之以姜、枣者，姜以助其辛散而止呕，枣以和其中气而调停之也，将佐皆得其入。操纵各适其用，则卫不觉其强，而营不患其弱，邪解气平而自和谐矣。

清·秦之桢，《伤寒大白》（1714年）： 伤寒无汗，发热恶寒，仲景已立麻黄汤。今有汗发热恶风症，立桂枝汤。以症轻于前症，方亦轻于前，故不用麻黄、杏仁开毛窍，而用白芍药敛津血，姜枣调中气，惟以桂枝一味，以治汗出邪不解之症。然治南方热令，亦犯辛温，故立加减于后：春加石膏、黄芩；热令用防风易桂枝；里有热者，不用此方；恶寒身痛，加羌活；足冷，加独活；时寒时热，加柴胡；阳明有邪，加干葛。

清·顾松园，《顾松园医镜》（1718年）： 桂枝辛甘发散为阳，故用以治风。芍药营未受邪，恐桂走泄阴气，故用白芍酸以收之。炙甘草扶中气以散邪。生姜辛热发散。大枣同姜行脾中之津液而和其营卫。按：桂枝汤一方，专和营卫。但桂枝气味俱薄，其力易尽，助以热粥，补胃气而益气血之源，使胃气旺而营卫充，则药力行而风邪散，不传于内。盖三时感冒，皆是风邪为病，皆可效用此法。要知药入于胃，全赖胃气转运，所以邪在太阳及虚人感冒，皆不当禁其饮食，若传胃府，则粒米不可妄投，恐助胃中实邪，《经》所谓勿盛盛也。及传少阳，须少食以助胃气，以御少阳之邪。至传三阴，亦以胃气为主。今人一遇感冒，辄禁其饮食，病者亦甘忍饥饿，更且发表剂中，杂投消导，致胃虚邪陷，病剧至死，是惧食复之故也。帝问：病热当何禁之，岐伯曰：病热少愈，食肉则复，多食则遗。因胃中余热未除，食气与病气相并，则两热相合，致流连不解，故名曰遗，原为食肉多食所致，未尝禁其不食也。故凡病患能食者，即可少少与之，不能食者，莫之强与，此要法也。此汤本为解肌，但取微汗，不使太过，太过则邪未入而先扰其营，甚则汗不止而亡阳，不及则邪欲出而尚闭其门，必至病不除而生变。若其人脉浮紧，发热汗不出者，不可与也。伤寒误用白芍，则寒邪无出路，当须识此，勿令误也。凡服桂枝汤吐者，以湿热素盛，其后必吐脓血也。吐逆则热愈淫溢于上焦，蒸为败浊。又酒客病，不可与桂枝汤，因平素湿热搏结胸中，得汤则呕，以酒客不喜甘故也。宜用辛凉，以彻其热，辛苦以消其湿。

清·魏荔彤，《金匮要略方论本义》（1720年）： 此治表者，必应通其义也。里之温用四逆汤，下利虚寒之圣药也；表之攻，不过宜桂枝汤升阳解肌，而无取大汗淋漓也。

清·姚球，《伤寒经解》（1724年）： 中风，脉阳浮阴弱，而汗自出，故用桂枝辛温，以解表分之风邪；甘草、芍药，甘酸益血，以止自出之汗；大枣甘缓，生姜辛散，扶脾止呕。服已须臾，桂枝汤气味俱薄，其力易尽。啜热稀粥一升，以粥助药力，谷气内充则邪不能留，遍身微似有汗而解矣。如或盖覆强逼，大汗流漓，则阴血愈伤，病必不除。一服病差，即停后服，恐过剂也。不汗更服依前法，依前啜粥以助药力，令微似有汗之法也。后服小促役其间，用小剂促之，亦过剂也。禁生冷黏滑、肉面五辛、酒酪臭恶等物，防其伤胃也。

清·尤在泾，《医学读书记》（1729年）： 风之为气，能动阳气而泄津液，所以发热、汗自出，与伤寒之发热、无汗不同。此用桂枝外发邪气，即以芍药内安津液；炙甘草合桂枝之辛，足以攘外，合芍药之酸，足以安内；生姜、大枣甘辛相合，亦助正气去邪之用。盖以肌解而邪不去，故不用麻黄发表，而以桂枝助阳以为表；以其汗出而营自和，故不用石膏之清里，而用芍药敛阴以为里。此桂枝汤之所以大异于麻黄、大青龙也。

清·尤在泾，《伤寒贯珠集》（1729年）： 此方用桂枝发散邪气，即以芍药摄津气，炙甘草合桂枝之辛，足以攘外，合芍药之酸，足以安内，生姜、大枣，甘辛相合，补益营卫，亦助正气，去邪气之用也。盖以其汗出而邪不出，故不用麻黄之发表，而以桂枝助阳以为表，以其表病而里无热，故不用石膏之清里，而用芍药敛阴以为里，此桂枝汤之所以异于麻黄、大青龙也。服已须臾，啜稀粥一升余，所以助胃气，即所以助药力，盖药力必藉胃气以行也。温覆令微汗，不使流漓如水者，所谓汗出少者为自和，汗出多者为太过也。一服汗出病差，停后服者，中病即止，不使过之以伤其正也。若不汗，后服小促，及服至二三剂者，期在必克，以汗出为和而止也。仲景示人以法中之法如此。

十画

清·王子接，《绛雪园古方选注》（1732年）： 桂枝汤，和方之祖，故列于首。《太阳篇》云，桂枝本为解肌，明非发汗也。桂枝甘草辛甘化阳，助太阳融会肌气，芍药甘草酸甘化阴，启少阴奠定安营血，姜通神明，佐桂枝行阳，枣泄营气，佐芍药行阴。一表一里，一阴一阳，故谓之和。加热粥，内壮胃阳助药力，行卫解腠理预热，故曰解肌。邪未入营，而用白芍者，和阳解肌，恐动营发汗，病反不除。观此足以贯通全部方法，变化生心，非仲圣其孰能之？

清·不著撰人，《伤寒方论》（1732年）： 表受邪必从表驱出之为便，卫为阳分，风为阳邪，桂为阳药，故风胜者以之为君，辛以平之也，取桂枝本乎天者亲上也，然阳盛者热自发，阴弱者汗自出，幸阴之仅弱，未曾受邪，故以芍药一味坚之，东垣所谓桂枝汤为阴经荣药，正言其和卫气，使阴气不泄之功也。若发汗过多，叉手冒心，心下悸，此营气已动，几于无阳而阴独矣。又何堪以芍药之酸寒坚其凛冽之势。故竟以桂枝甘草一味固表缓中。若但误下而脉促胸满，此阴邪入腹而表未清，故于桂枝全汤单去芍药，盖阴邪不宜芍药，且恐其复助阴邪下入腹中也。至于伤寒脉浮脚挛，误攻其表而厥者，以温药令其厥愈，足温之后，随与芍药甘草汤以伸其脚，芍药得甘草能和其中也，观其出入，则桂枝汤之所以用芍药可知矣。若阳脉涩阴脉弦法中腹当急痛而用小建中汤，即以芍药为君，桂枝等佐之，因表虚里虚不同，而选为主用，则仲景之桂枝汤，但取解肌散表，而不欲动营之意，不更躍然哉。若姜枣之用，不独发散，专行脾中之津液而和其营卫也，有疑芍药为赤芍者，非也。啜热稀粥，乘内未受邪，扶其中气以助药力也。《内经》曰："辛甘发散为阳。"此汤所以发散风邪，风淫所以胜，平以辛，佐以苦甘，是以桂枝为主，甘枣姜为佐使也。

桂枝下咽，阳盛则毙。盖谓阳邪去表入里故也，又曰：桂枝本为解肌，若其人脉浮紧，发热汗不出者，不可与也，盖以与之则表益实，而汗益难出耳。故申之以常须识此，勿令误也。

清·吴谦，《医宗金鉴》（1742年）： 名曰桂枝汤者，君以桂枝也。桂枝辛温，辛能发散，温通卫阳。芍药酸寒，酸能收敛，寒走阴营。桂枝君芍药，是于发汗中寓敛汗之旨；芍药臣桂枝，是于和营有调卫之功。生姜之辛，佐桂枝以解表；大枣之甘，佐芍药以和中。甘草甘平，有安内攘外之能，用以调和中气，即以调和表里，且以调和诸药。以桂芍之相须，枣姜之相得，借甘草之调和，阳表阴里，气卫血营，并行而不悖，是刚柔相济以相和也。

清·黄元御，《长沙药解》（1753年）： 治太阳中风，头痛发热，汗出恶风。以营性发扬，卫性敛闭，风伤卫气，泄其皮毛，是以汗出。风愈泄而卫愈敛，郁遏营血，不得外达，是以发热。甘草、大枣，补脾精以滋肝血，生姜调脏腑而宣经络，芍药清营中之热，桂枝达营气之郁也。

清·黄元御，《伤寒说意》（1754年）： 桂枝汤，桂枝行经脉之郁，芍药泻营血之热，甘草培中，大枣补其脾精，生姜泻其肺气，此中风之法也。

清·徐灵胎，《伤寒约编》（1759年）： 营虚邪鼓，津液外泄，故发热汗出，恶风脉弱。非此和营散邪、解肌发汗不能解也。桂枝入心，温经散寒，发心液而为汗。桂枝汤中不可用麻黄，麻黄汤中不可无桂枝也。本方皆辛甘发散，惟芍药能益阴敛血，内和营气以止烦。烦止汗亦止。若倍加芍药，即建中之剂，非复发汗之剂。此方皆用桂枝发汗，即用芍药止汗，生姜之辛，佐桂解肌。大枣之甘，佐芍和里。且桂芍之相须，姜枣之相得，是阴阳表里并行不悖，而刚柔相济以为和。甘草之甘，有安内攘外之功用。以调和表里者，即以调和诸药也。其精义尤在啜稀热粥以助药力。俾谷气内充则外邪勿复入，余邪勿复留。故用之发汗，自不至于亡阳；用之止汗，自不至于遗患。要知桂枝汤专治表虚受邪，但能解肌以发营中之汗，不能如麻黄开皮毛之窍，以出卫分之邪也。兼治虚疟、虚痢最捷。

清·徐灵胎，《伤寒论类方》（1759年）：甘草、大枣补脾精以滋肝血；芍药清营中之热；桂枝达营气之郁也。桂枝本不能发汗，故须助以热粥。《内经》云：谷入于胃，以传于肺。

肺至皮毛，汗所从出，啜粥充胃气以达于肺也。观此可知伤寒不禁食矣。

风为阳邪，故发热，桂枝之辛以散之。阴弱者，汗自出。芍药之酸以收之，甘草之甘以缓之。误下而仍上冲，则邪气犹在阳分，故仍用桂枝发表，若不上冲，则其邪已下陷，变病不一，当随宜施治。太阴本无汗法，因其脉独浮，则邪仍在表，故亦用桂枝，从脉不从症也。

清·强健，《伤寒直指》（1765年）：《内经》曰：辛甘发散为阳。桂枝汤辛甘之剂，所以发散风邪。《内经》曰：风淫所胜，平以辛，佐以苦甘，以甘缓止，以酸收之，是以桂枝为主，芍药、甘草为佐也。《内经》曰：风淫于内，以甘缓之，以辛散之，是以生姜、大枣为使也。

清·沈金鳌，《伤寒论纲目》（1774年）：二条，言伤寒后余热，卫解而营未解者。浮数本麻黄脉，仲景却与桂枝者，因发汗解，麻黄症已罢，脉浮数者，因内烦而然，不得仍拘为麻黄脉，况麻黄纯阳，不可治烦，桂枝有芍药，能安营分，正以治烦也。夫桂枝本治烦，服之而外热因汗解，内热又发，故曰复烦也。

清·杨栗山，《伤寒瘟疫条辨》（1784年）：桂枝味辛甘，辛则能解肌，甘则能实表，辛甘发散为阳，故用以治风为君；然恐其走泄阴气，故用芍药之酸以收之；佐以甘草、生姜、大枣，此发表而兼和里之意。然桂枝本为解肌，若脉浮紧，发热汗不出者，不可与也，与之则表益实，而汗益难出也。故申之以常须识此，勿令误也。大抵桂枝性热，惟冬月正伤寒有汗者宜之。若温病断不可用，酒客亦不可用。抑不独温病酒客也，凡服桂枝汤作呕者，以胃热而服热药，两热相搏故也。

清·罗国刚，《罗氏会约医镜》（1789年）：以汗者血之液也，汗多则卫气疏，不能内以护荣，故用桂枝和荣散邪，用白芍护荣固理。姜能散寒止呕，枣以甘温能和，此不专于发散，而兼和荣卫者也。邪出而卫自密，汗亦止矣，岂桂枝能塞汗乎！以上二方，皆治寒邪初感，温散之妙法也。至于桂枝汤，则凡四时阴胜之邪皆所宜用。但浮脉而紧，发热无汗者忌之。以脉紧为伤寒，服之则表益实，而汗愈难出故也。

清·徐玉台，《医学举要》（1792年）：头痛发热，汗出恶风，为桂枝本症。脉浮弱，为桂枝本脉。一见此症此脉，无问其为中风伤寒杂病也。汗出而热不解，因邪在营卫之间，不在皮毛之际，故以桂枝、生姜、甘草、大枣，辛甘发散，中配以芍药酸寒，用以发汗，即用以止汗也。又虑中气虚馁，不能送邪外出，须助以热粥。经云：饮入于胃，以传于肺，肺主皮毛，汗所从出。服已啜粥，充胃气以达于肺也。是方调和营卫，不特自汗盗汗，虚疟虚痢所宜，即劳倦内伤，及一切阳虚等症，咸宜用之。以桂枝为建中之祖耳。胸满去芍药，喘加厚朴、杏仁，汗漏不止加附子，亡阳起卧不安去芍药加蜀漆、龙骨、牡蛎，为救逆汤。此皆进而从阳也。若退而从阴者，加黄芩为阳旦汤，倍芍药又治太阴腹满，微痛加大黄，治太阴大实病。《难经》云：阳维为病苦寒热，阴维为病苦心痛。后人并用桂枝汤，以阳维属卫，阴维属营，桂枝汤调和营卫也。专用芍药、甘草二味，名芍药甘草汤，专治血虚腹痛，乃泄木安土之义。余痛不治，以其酸寒，无温散之力也。

清·吴鞠通,《温病条辨》(1798年)： 盖温病忌汗，最喜解肌，桂枝本为解肌，且桂枝芳香化浊，芍药收阴敛液，甘草败毒和中，姜、枣调和营卫，温病初起，原可用之。

清·陈修园,《长沙方歌括》(1803年)： 按：桂枝辛温阳也，芍药苦平阴也。桂枝又得生姜之辛，同气相求，可恃之以调周身之阳气，芍药而得大枣、甘草之甘，苦甘合化，可恃之以滋周身之阴液。师取大补阴阳之品，养其汗源，为胜邪之本。又啜粥以助之，取水谷之津以为汗，汗后毫不受伤。所谓立身于不败之地，以图万全也。

十画

清·陈修园,《伤寒真方歌括》(1803年)： 桂草辛甘化阳，助太阳融会肌气，芍草苦甘养阴，启少阴奠安荣血，姜佐桂枝行阳，枣佐芍药行阴，此方本不发汗，藉热粥之力，充胃气以达于肺，令风邪从皮毛而解，不伤气血为诸方之冠。时医以桂枝汤、麻黄汤，地非此方，时非冬月，戒不敢用，以姜独苍芎荆防代之，而不知此等药，更燥烈害人也，桂枝汤以桂枝为君，色赤入心生血，得芍药之苦以和之，为阴阳调和之剂。麻黄汤以麻黄为君，此物轻清走表，绝无辛烈之味，悍浊之气，又佐以桂枝入心化液，杏仁入肺降气，甘草安内攘外，又加姜之上行，枣之留中，迳走肌表，不伤津液，视苍芎羌独之类，孰和平孰峻烈耶?

清·邹澍,《本经疏证》(1832年)： 芍药、桂枝，一破阴，一通阳，且佐以生姜，解其周旋不舍之维；使以甘枣，缓其相持之势，得微似有汗，诸证遂止，此实和营布阳之功，断断非酸收止汗之谓也。盖用阳药以破阴结，则有便厥、咽干、脚挛急之患；徒通阳气不破阴结，则有汗多亡阳之祸，兹则芍药之功能，非他所克代矣。

清·吕震名,《伤寒寻源》(1850年)： 本方主以桂枝者，以桂枝能入营而作汗，非徒取其能驱风也；辅以芍药者，以芍药能和营而息风，非徒取其能止汗也。桂枝得芍药，于发汗之中仍寓敛液之义；芍药得桂枝，于益血之内仍收化气之功。而桂枝又藉生姜之力攘之于外，以导风邪之出路。芍药又得甘草大枣之力安之于内，以断风邪之入路。凡读仲景方，宜深求制方之义。仲景于桂枝汤一方，独自注云，桂枝本为解肌；解肌者，乃解肌表之邪不使扰动营血，以是示微发汗于不发汗之中也。而要之桂枝本入营作汗之品，赖有芍药以收敛汗之功。今人误谓桂枝一味，能固卫而敛汗，失之远矣。观其服法云，服已须臾，啜热稀粥一升以助药力，温覆令一时许，遍身微似有汗者益佳；不可令如水流漓，此段斡旋之法，具有精义。热稀粥者，欲藉谷气以助营血而资其汗；若如水流漓，则营弱者益不能胜，故曰病必不除。此中用法之妙，全在营卫强弱上讨消息。处桂枝汤方者，先须参透此一关。桂枝固为太阳主方，而救逆之法，从此方变化者，无论增一味减一味，其主治各不同。但就原方增减分两，即另立汤名，治证迥别。如本方加桂即名桂枝加桂汤，重加芍药即名桂枝加芍药汤之类是也。另宜逐方诠解，附于本方之后。而总以此方为祖，故以是冠一百一十三方之首。

清·陈恭溥,《伤寒论章句》(1851年)： 桂枝气味辛温，入手足太阳经，乃水中所生之木火，能引水中之阳气，上交于天，助心主之神机，游行关节，通利三焦，温经调脉，去风解肌，具纯和之性，有君子之德焉。芍药气味苦平，花开于二气之中，得少阴君火之气，能益神气，以助肌中之血，通脾络和诸阳。甘草气味甘平，得中和之气，有国老之称，能调和脏腑，通贯阴阳，解毒缓急，又其专长。生姜气味辛温，能宣达中胃之逆气，止呕散寒。大枣气味甘平，脾之果也，能助脾气之转输，而为胃行其津液，通九窍，助十二经，以和百药……桂枝汤之功用大矣哉，盖桂枝之辛，合芍药之苦，所谓苦辛化气也。一阴一阳，分两均重，气血所以调和也。桂姜之辛，合草枣之甘，辛甘化阳，所以能宣达阳气，发散风邪也。芍药之苦，合草枣之甘，苦甘化阴，所以能滋养阴血，汗出无伤也。服后啜粥者，以水谷之精，助血液以为汗而祛邪也。虽然，有所宜，亦有所忌。桂枝之辛能走气，则凡气虚作呕者忌之。故本清·不著撰人，《伤寒方论》：凡服桂枝汤吐者，其后必吐脓血也。盖气走则伤阳络也。

清·莫枚士，《研经言》（1856年）： 仲景之用桂枝，不独太阳病为然，即已见里症而表犹未罢者亦用之。故建中、复脉，虽于滋腻中，尚借一味桂枝以达余邪；而桃仁承气汤、黄连汤、桂枝人参汤、柴胡姜桂汤、当归四逆汤、乌梅丸诸方之用桂枝准此矣。其尤著者，阳明、太阴二篇，皆有浮脉者宜桂枝汤之论，可见无表症而有表脉者，犹当用桂枝。所以然者，有表脉则气连于表，与未罢之表症同；无表症则不得不随其所见之病以为隶。近人拟桂枝为太阳经者，究未明其例也。夫仲景之用意虽深，能善读之，则义随文见，自有迹之可寻，此所以为医学中百世之师也。

清·石寿棠，《医原》（1861年）： 此卫分有邪，不能卫外，又不能护营，营气不共卫气和谐之象。卫行脉外，主温肌肉、肥腠理（腠，谓津液渗泄之所。理，谓文理会逢之所）。所以主桂枝汤，取桂枝、甘草、生姜温卫，芍药、甘草、大枣护营，营卫两和，病自可已，服后须臾，啜热稀粥，以助药力，温覆取漐漐微似有汗者佳，不可令如水淋漓，病必不除，以汗多动营，汗从营出，卫邪仍在故也。凡解肌法，皆当如此，与伤寒发汗不同，与温病由里达表亦不同。若发汗太过，遂漏不止。其人恶风，小便难，四肢微急，难以屈伸（津液少之故），此卫分表邪未尽，而又有津脱阳虚之象，主桂枝加附子汤，疏卫护营，回阳止汗。若烧针令其汗，针处被寒，核起而赤者，必发奔豚。气从小腹上冲，如豚奔者然。宜灸其核上各一壮，与桂枝加桂汤，取桂枝多则味重下达，不独御寒，且能为膀胱化气也。

清·费伯雄，《医方论》（1865年）： 此治风伤卫，解表之轻剂也，加减之法最多。细看注中之方，凡仲景所加减者，无不丝丝入扣，至后人之法，亦尽有可用，但须细心参酌，因症而施，始为得之。

清·郑钦安，《医理真传》（1869年）： 桂枝汤一方，乃协和营卫之剂也。桂枝辛温，能化太阳之气；生姜辛散，能宣一切滞机。桂枝与生姜同气相应，合甘草之甘，能调周身之阳气，故曰辛甘化阳。阳气既化，恐阴不与之俱化，而邪亦未必遽出也，又得芍药之苦平，大枣之甘平，苦与甘合，足以调周身之阴液，故曰苦甘化阴。阴阳合化，协于中和，二气流通，自然无滞机矣。故曰营卫协和，则病愈。仲景更加服粥以助之，一取水谷之精以为汗，一是壮正气而胜邪气也。

清·高学山，《伤寒尚论辨似》（1872年）： 盖桂枝为血分阳药，性主走表；芍药为血分阴药，性主走里。妙在二物平用以为柱石，则桂则不能夺芍而任性走表，芍亦不能夺桂而任性走里，于是不表不里而适行营分，然后散之以生姜，和之以甘草，滋之以大枣，物物用命矣。试观本方之倍芍药者，即能牵制桂、甘、姜、枣而入为建中，则所以解肌之义自见矣。

清·周学海，《读医随笔》（1891年）： 凡欲发汗，须养汗源，非但虑其伤阴，亦以津液不充，则邪无所载，仍不得出也。故桂枝汤中用芍药，或更加黄芩；麻黄汤中用杏仁，或更加石膏：匪但意清内热，以为胃汁充盈，邪乃有所附而聚，聚乃可驱之使尽耳！故《伤寒论》有发热自汗而病不愈，以桂枝汤先其时发汗则愈者，充其荣，则卫不能藏奸也。张石顽曰：凡患温热，烦渴不解，往往得水，或服黄芩、石膏等寒药，浃然汗出而解者，肠胃燥热，力不胜邪，寒清助胃生津故也。凡辛散之剂，佐用甘酸，皆此义也。小青龙之五味子，大青龙之石膏，桂枝汤之白芍，最可玩味。

夫时汗出而不愈，是邪不以汗解，其邪必非可汗解矣。乃曰先其时发汗则愈，何也？按原文云：此卫气不和也。桂枝汤是从荣通卫，卫为风邪所扰，不能内和于荣，发其汗者，是助荣之力以出而和于卫，荣卫之气相合，邪无地自容矣。其自汗不愈者，卫与荣乖，正气不能固护于外，津液泄于其隙，而不与邪相值也。发其汗则絷絷蒸遍，真气充周矣。风邪鼓卫气于外，今更从邪气之后，壮荣气以逐风邪也。荣行脉中，卫行脉外，俱日夜五十度周于身，若或迟速互有参差，即病矣。卫伤于风，则卫行速，而荣不能应之，荣不能应则卫力亦有不继，而腠理豁疏矣，故时汗出也。桂枝汤是鼓荣之液，以润卫之燥，俾开合利而机关密也。荣伤寒脉紧无汗之麻黄证，是荣卫俱伤于寒也，前人谓寒伤荣不伤卫者，误矣。其专荣伤于寒者，是寒湿下受，不从皮毛，而直窜经脉，内入筋骨，血液凝聚，其行渐迟，不与卫应，而寒热病作矣。近时寒疟，多是寒湿下受，治宜仿九味羌活汤法，重温下焦，开通少阴、太阳之表里经气，非桂枝、柴胡所能胜任也。桂枝汤止汗之力胜于发汗，故欲发汗者，必啜热粥温覆以助之。

清·唐容川，《伤寒论浅注补正》（1893年）： 故邪在营分，用甘、枣补脾，从脾之膏油外达，以托肌肉之邪，用白芍行肝血，从肝膈遁连网而外达肌肉，以行营血之滞。用生姜宣三焦少阳之气，从连网达腠理，以散外邪。而尤重在桂枝一味，能宣心阳，从小肠连网，以达于外，使营血充于肌肉间而邪不得留也。然则此方正是和肌肉治营血之方，正是小肠血分之方。若不知水火合化之理，则此方之根源不明也。

清·王旭高，《王旭高医书六种》（1897年）： 桂枝本不能发汗，故须助以热粥，充胃气以达于肺，肺主皮毛，汗所从出，是渍形为汗也。观于此，可知伤寒不禁食矣。此方桂、芍相须，姜、枣相得，是调和营卫之方。营卫和则汗自出，故曰解肌。桂枝一味，治太阳发热恶寒之的药。因脉浮弱汗自出，故加白芍敛阴护营，生姜佐桂以解表，大枣佐芍以和里，更用甘草和诸药。凡发热恶寒，脉浮弱，汗自出者，合此证即用此汤，勿拘风寒杂证也。无汗忌酸敛，酒客忌甘，血家忌辛热，故皆不可用。夏月用桂枝汤加黄芩，名阳旦汤。

清·张秉成，《成方便读》（1904年）： 此方以桂枝入营散寒，随生姜外出于卫，微微汗出，使寒去风亦去。营中本为风邪扰攘。恐桂枝、生姜之过于辛散，故以白芍护阴而敛营，甘草和中而缓急，大枣以养脾阴。以脾者营之源，且与生姜合用，又可以和营卫致津液也。

清·戈颂平，《金匮指归》（1907年）： 适桂枝汤，甘温之理，温半里上之阴，半里上阴温，阳气从午右阖，顺于半里，以行其阴。曰：吐利止，而身痛不休者，当消息和解其外，宜桂枝汤小和之。

阳气浮半表下，半表半里上经道之阴不温，土气不疏，土味不足，主桂枝辛温，温表里经道之阴；芍药苦平，疏泄表里土气；甘草甘平，培在上土味；生姜辛温，化气横行，开表里络道之阴；大枣十二枚，象地支十二数，取味厚汁浓，助土不足之液，合辛温气味，化其阴气，环绕周身。右五味，象土之中数，㕮咀，以水七升，象阳数得阴，来复于七。微火煮，象阴阳气液和缓土中。取三升，象三阳阳数，来复半表上，回还半里下。适寒温，服一升，象一阳阳气开子，寒暖之气，适其时也。须臾，再啜热稀粥一升余，以助药力，半里上阴温，阳气来复半表上，回还半里下，气液和缓肌中，遍身絷絷微似有汗者益佳。

近代·陆渊雷，《伤寒论今释》（1930年）： 桂枝汤之主药，易知为桂枝、芍药二味。论中太阳正方，无不用桂枝，而不必皆用芍药，是知桂枝为发表解肌所必需。解表即为祛毒，则桂枝能洗涤血液，排除毒害性物质于肌表，从可知也。顾芍药无发表之效，其配伍桂枝，为本方之主药，果何所取耶？或谓芍药味酸性敛，中风自汗之证，用以敛汗。然葛根汤证无汗，何以亦需芍药？且古今治自汗盗汗之方，无专任芍药者，知芍药非为敛汗矣。《本经》云：芍药除血痹。《别录》云：通顺血脉，散恶血，逐贼血。则其效能，专见于血液。邹氏《本经疏证》云：能破四凝，布阳和，阴气结则阳不能入，阴结破则阳气布焉，是布阳和之功，又因破阴凝而成也。又云：能被能收，世之人徒知其能收，而不知其收实破而不泄之功也。盖若干种毒害性物质，与血液中某种物质相得而生结，徒恃发表，不能拔除，必借芍药破其结，然后桂枝得成其发表之功尔。临床经验，凡麻黄汤大青龙汤诸证，不需芍药者，虽似热高病重，往往一汗径愈。凡桂枝汤葛根汤小青龙汤诸证，方用芍药者，虽似热浅病轻，往往缠绵不能速起，此无他，毒害性物质结与木结之异耳。故发表剂中之芍药，所以使毒害性物质与血液相游离，血为阴，故口破阴凝。病毒游离，则得桂枝间祛出肌表。桂属阳，故曰布阳和。芍药虽能游离毒害性物质，而不能排之外出，故曰破而不泄。此邹氏深思研素所得，其言虽涵浑，其理则致足述也。生姜之辛，佐桂枝以发表，大枣之甘，佐芍药以和血，甘草主急迫而助药力，即皆易知者已。桂有肉桂、桂枝之异，肉桂为大干之皮。桂枝其细枝也，虽同出一树，而气味之薄厚自殊，古方似多互用，今于攻泄方中用桂枝，于温补方中用肉桂。芍药有赤白之异，而仲景书混称不别，今于攻泄方中用赤芍，于补益方中用白芍。此则后世辨析之进步，不可以泥古也。桂枝去皮者，盖古人用粗树枝之桂皮，其外层有虚软甲错之枯皮，须去之耳，今用细枝，则无皮可去。陶氏《本草序例》云：凡汤酒膏药旧方皆云㕮咀者，谓秤毕捣之如大豆，又使吹去细末。张景岳云：古人以口嚼药，碎如豆粒而用之，后世虽用刀切，而犹称㕮咀者，其义本此。又案：本方为解肌发汗剂，故药效以汗出为候，其云一服汗出病瘥，若不汗，又不汗者，意在病瘥，不在汗出，不然，证本自汗，药汗与病汁，将何从分辨哉。山田氏云：服法中，若病重者，一日一夜服，周时观之，十三字盖叔和注文，误入正义中也，观伤寒例可见矣。食禁十五字，后人所加，古无五辛之目，其说盖出释氏。酪者兽乳所制，其法本出胡貉，古昔中国人之所不食舒，魏晋以来，其法渐入中国。若夫礼记所谓体酪盐酪之酪，皆指酢截言之非乳浆也。

近代·曹颖甫，《伤寒发微》（1931年）：桂枝汤方用桂枝以通肌理达四肢，芍药以泄孙络，生姜、甘草、大枣以助脾阳。又恐脾阳之不动也，更饮热粥以助之，而营阴之弱者振矣。营阴之弱者振，然后汗液由脾而泄于肌膜者，乃能直出皮毛，与卫气相接，卫始无独强之弊，所谓阴阳和而愈者也。

近代·祝味菊，《伤寒方解》（1931年）：本方乃伤寒祖方之首选，为调和营卫之主剂，其组合应以芍药为主药，桂枝为重要副药。盖适用本法之标准，在皮肤蒸发机能亢进而自汗出者，故用芍药以调节其亢进之机转；而桂枝则不过辅助心脏之作用而已，故麻黄汤中亦用之，其非主药可知矣。他如甘草之和助液，生姜暖胃，大枣培中，皆所以补偿其自汗之消耗也。煎服法中应用注意者有三点：一、用微火煮者，恐伤药力；二、啜热稀粥者，使胃中水谷之气充分，而增加其抵抗也；三、遍身微似有汗不可令如水流漓者，恐大汗伤液而反牵制其调节之机转也。

近代·徐大桂，《伤寒论类要注疏》（1935年）：桂枝，桂能温助血液之流行，脉气缓弱之证，得之自能奋兴。用其旁枝者，取轻扬外达之意。芍药，疏利营血之品，而性味苦平，取其调中而护营阴，不使姜、桂过于宣发。甘草，炙，合大枣以益胃和中。生姜，辛温达表，恐桂枝温行营气则有余，而宣发外寒力有未足，故取生姜以助之。大枣，内助胃气，使姜、桂得之而气盛，不致中馁，而排外之力愈充也。

按：桂枝本方，虽用姜、桂温散外邪，而用白芍和血脉而护营阴；而甘草、大枣、稀粥则纯乎补中益胃，得姜、桂则排外之功宏，而中气有守，姜、桂又不致过于宣发。是发汗之中，寓有止汗之法，大有寓攻于守之意。故汗出、恶风、浮缓、浮弱之脉证，风寒羁迟而营卫疏泄者，桂枝汤斯为神品。至若脉浮紧而无汗，肤表寒实之邪，宜麻黄汤轻迅温发，一击而去之。而桂枝方中，则芍药和阴、甘枣补中、粥饮护胃，必致留恋表邪而成坏证矣。总之，仲景当日藉古方以条例证治，虽神而明之，不拘方物。而各方之义例，则又辨别精严，慎而又慎。医者透过此关，则临证处方之道，思过半矣！

再按：风邪具疏越之性，中风之汗出恶风，阳浮阴弱，有效而不守之象。故桂枝方中，以甘、枣、芍药监制姜、桂，为寓攻于守之法。至寒邪则一派凝敛，人值之则恶寒体痛，脉紧无汗。见证皆气分闭而不宣之象。故主麻、桂、杏仁一于宣发；摄诸其后者，仅甘草一味耳。此则桂枝、麻黄之差别也。

再按：桂枝汤虽以姜、桂为主，而有甘草、大枣温补之品以维护之。故误用者，易致阳盛而壅热。其甚者，乃热盛而阳越。此人参白虎、芍药甘草等法所由成立也。至麻黄汤则主用麻、桂，一于宣发。误用之，则气泄而亡阳，又为桂附、四逆温气回阳之治矣。

近代·彭子益,《圆运动的古中医学·伤寒论方解篇》(1947年)：荣气疏泄则汗出，胆经不降相火上逆则发热，鼻鸣干呕荣卫分离则头痛项强。发热汗出，津液必伤，表阳必虚。荣卫分离，中气必虚。芍药降胆经、降相火、敛荣气之疏泄，炙草补中，姜枣补中生津，桂枝调荣卫实表阳也。风伤卫气，卫气减少，荣气加多，故荣气与卫气分离，而荣现疏泄之病。缓脉乃疏泄向外之象。

卫气不共荣气和谐，只有疏泄而无收敛，故自汗。荣气和者，荣气自和不与卫气和也。发热汗出，为荣弱卫强。荣气疏泄，自伤本气，故曰弱也。卫气不与荣气交和，故曰强也。邪风即荣气偏于疏泄之气，非外来之风。故以芍药敛荣气之疏泄以息邪风，桂枝实表阳，炙草、姜、枣补中气也。发汗一字，误却后人不少。收敛之性，如何能发？发汗宜作调汗读，荣卫调和则汗出也。烦为阳气胜，先刺风府以泄阳，俾桂枝汤奏全功也。

阳明病脉迟。迟者缓实之象，既缓实似近于可下之证，然汗出多又微恶寒，是有表证，宜桂枝汤发汗以解表也。总而言之，表证未解，总宜解表，解表用桂枝汤也。若误下之，此为大逆。如便硬而脉浮大，亦不得因便硬而言下。浮为表证，亦宜桂枝汤发汗解表。至于伤寒六七日，不大便而头痛有热。此胃热实象，宜调胃承气汤以和胃。若小便清而不赤，仍是表病，并非里病，仍用桂枝汤以解表。若头痛无热，则胆经上逆，必衄，亦宜桂枝汤以降胆经也。

太阴病脉浮者可发汗，此处之桂枝汤是陪辞。太阴脏病忌发汗，脏病脉浮，更忌发汗。

荣卫病时，发汗又下，而脉仍浮。荣卫病仍在，仍再用桂枝汤以和荣卫也。

近代·冉雪峰,《冉注伤寒论》(1949年)：按此方，医林称为仲景群方之魁，乃解肌和表总方。桂枝中含挥发油，故外人用为芳香性神经药。芍药中含安息香酸，亦为芳香性神经药。故仲景用药凡例，腹痛均加芍药。桂枝刚中寓柔，芍药柔中寓刚，两两配伍，温润和煦，如冬日可爱，恰到好处。加甘草以和中，姜枣以和营卫，饮粥升发以和胃气，不宁和表里，和气血，并和诸药。又以各药之和者，各各化合而大和之。善用者可以应用无穷，但稍有增损，方制即变。如桂枝加桂、桂枝去桂、桂枝加芍药、桂枝去芍药等等，其适应治疗，即各各不同。此可悟方剂组织法，方剂加减法，亦可悟方剂随时裁化，治疗活泼法。至无汗不得服桂枝，此是专对麻黄汤说法。桂枝果忌无汗，麻黄汤是汗剂；何以方中又用桂枝，观本条方注曰：遍身漐漐微似有汗者益佳，是桂枝原可出汗，曰不可令如水流漓，是桂枝并可多出汗。又曰不汗后服小促其间，又曰若汗不出，乃服至二三剂，是汗不出，桂枝更可令其出。不过桂枝解表则有余，开表则不足，辅助麻黄发表则有余，单独发表则不足。学者须面面透彻，务体会其所以然。再麻黄汤中用桂枝，桂枝汤中不用麻黄，所以然盖麻黄用桂枝，可以助其氤氲鼓荡外出之力。桂枝汤原为解肌，无事用麻黄开外，即令风寒两伤，二证并见，亦只用桂枝麻黄各半汤，桂枝二麻黄一汤，此表证有汗无汗的分界，亦即麻桂二方方制的分界。至太阳中风病用此，和而不烈，刚而不躁，温煦暖营，兴奋体工，可发汗，可止汗，可祛邪，可扶正，并可醒灵窍以回苏，柔神经而止痉。顾用之者体会到如何程度耳。

现代·中医研究院,《伤寒论语释》(1956年)：本方为治太阳中风病的主方，有调和营卫、滋阴和阳、解肌发汗的作用。桂枝辛温发表，芍药酸寒和营，生姜佐桂枝解肌，大枣佐芍药益阴，甘草甘平，用以调和诸药。

现代·任应秋，《伤寒论语释》（1957年）： 桂枝是发表解肌的必需药，即是能鼓舞血行，抵抗疾病。《本草经》称芍药除血痹，《名医别录》谓通顺血派，散恶血，逐贼血。《本经疏证》说能破阴凝，布阳和。是芍药同样能亢奋血行，协合桂枝，增加抗力，排除病毒。甘草和中助液，大枣培中和血，生姜暖胃等作用，都能够补偿自汗的消耗。

现代·陈亦人，《伤寒论译释》（1958年）： 桂枝辛甘而温通卫阳，芍药苦酸而和营敛阴，这两味药相伍，在发表中寓有敛汗之意，和营中寓有调卫之功。生姜佐桂枝以助卫，大枣佐芍药以和营，甘草取其调和诸药。可见桂枝汤治疗太阳中风，并不是取其直接发汗的作用，而是在于调和营卫，营卫和则周身微似有汗，肌表之邪亦随之而解。

现代·安徽中医学院，《伤寒论通俗讲义》（1959年）： 桂枝汤是治疗太阳病中风的方剂，主要治疗目的是调和营卫解肌发汗。本方以桂枝辛温为君（主药），佐生姜温通卫阳，以驱风散邪，解肌退热；芍药酸寒为臣（辅药），佐以大枣调和营气，益阴止汗；甘草甘平能调和表里，安内攘外。所以本方的妙用，全在于表里兼顾，阴阳相济，虽发汗而无亡阳之患，虽敛汗而不至于阻遏汗出之机，无偏无弊。所以柯韵伯说：此为仲景群方之魁。我们在本论里也可以看到，桂枝汤的应用并不是单独治太阳中风证的，凡是六经中，只要见到头痛、发热、汗出、恶风、脉浮缓（或弱）的症状都可以用桂枝汤，就是非桂枝汤的正证，亦可以取桂枝汤加减使用。

现代·李翰卿，《中国百年百名中医临床家》（1960年）： 桂枝发汗解肌，芍药活血敛汗，二药配合起来，有解肌和荣卫的作用。但二药仍嫌力量不足，故加生姜助桂枝以散邪，加大枣、甘草调胃气以补正。更服热粥以助之，覆被以温之，使患者得微汗，邪祛而正不伤。此诚治中风表虚有汗，调和荣卫之主方。

现代·戴立三，《戴立三医疗经验选》（1979年）： 桂枝汤由桂枝、杭芍、甘草、生姜、大枣五味药物组成。因其配伍巧妙，具有滋阴和阳、调和营卫、增强营卫功能等功效，本方刚柔相济，补散兼施，扶正祛邪，堪称制方典范。桂枝味辛，性温，阳也。有助阳化气，温通经脉，化湿利水之功效，尤能助心肺之阳。其归经入心、肺、膀胱。如临床常用之五苓散，因配伍桂枝助膀胱之气化功能，五苓散才能起通调水道的作用。概括其功用，具有和营、通阳、利水、下气、行瘀、补中等六大功效。杭芍味酸，性寒，阴也。取味酸能收敛营阴（即止汗、止血、止津液耗散），性寒能入营，具补血、平肝、止痛之效。生姜味辛辣，性温，发散风寒，温中止呕，配桂枝增强助卫阳，解肌表，除外邪之功。二者合用为姜桂汤，辛甘化阳，以调周身之阳气。大枣味甘，性温，配芍药补营阴，二者配伍，酸甘化阴，以滋周身之阴液。甘草味甘，性平，通行十二经，有护卫中气，调和诸药，安内攘外之功。配桂枝为桂枝甘草汤，能温补心阳；配芍药为芍药甘草汤，能和营养阴，舒挛止痛。总之，从桂枝汤的两味主药来看，桂枝辛温，助卫阳发汗，芍药酸收助营阴止汗，两药相合，在于通过桂枝助卫阳、发汗之功，使外邪随汗而解，通过杭芍的助营阴止汗之功，保护营阴不致被再度损伤。二者配合是发汗之中寓敛汗之旨，既发汗，又止汗，既矛盾，又统一的作用，揭示了营卫的功能与作用以及桂枝汤一表一里，一阴一阳，故谓之和剂。前人所谓桂枝汤"外证得之解肌和营卫，内证得之化气调阴阳"之论，颇符合临床实践。

现代·刘渡舟，《伤寒论十四讲》（1982年）： 桂枝汤由桂枝、芍药、炙甘草、大枣、生姜组成。方中桂枝温通卫阳，配生姜之辛，以解卫分之风邪；芍药味微苦酸，能敛阴和营，配大枣之甘，可滋养营阴之弱；甘草和中扶虚，佐桂、芍以和阴阳。以上五药，内含辛、酸、甘等味，由于辛甘化阳可以助卫，酸甘化阴可以和营，故桂枝汤有调和营卫的功效，本方服法，要求药后喝热稀粥，温复避风，其目的是使谷气内充，既可以助桂枝发汗驱除卫分之邪，又可以内资汗源而和营阴之虚。桂枝汤有双向调节的作用。它能发汗以止汗，发汗而不伤正，止汗而不留邪。在外它有调和营卫之功，在内则有调和气血之用。它的特点是以调和中焦脾胃阴阳为主，故可以调节气血、营卫等的不和。观方中五药，如生姜、大枣、甘草，皆为厨中调料之品，而有健脾开胃之功；且桂枝芳香而味窜，能促进食欲，又有通阳、理气之效。此方乃古《汤液经》之绪余，抑为伊尹之手制欤？

现代·刘渡舟，聂惠民，傅世垣，《伤寒挈要》（1983年）：桂枝汤为治疗太阳中风的主方，有解肌驱风，调和营卫，发汗以止汗，发汗而不伤正，止汗而不留邪的功能。桂枝辛温，辛能发散，温通卫阳；芍药微酸，酸则收敛，固护营阴。桂枝与芍药配伍，于发汗之中有敛汗之旨，和营之中有调卫之功。生姜之辛佐桂枝以解肌。大枣之甘佐芍药以和营。甘草甘平，有安内攘外而调和营卫。

现代·刘渡舟，《伤寒论诠解》（1983年）：桂枝汤由五味药组成。桂枝与芍药应等量，若桂枝量大于芍药，则名桂枝加桂汤；若芍药量大于桂枝，则名桂枝加芍药汤，三方主治各不相同，故用药剂量当审慎，不可违其用药之宗旨。方中桂枝辛甘发散，解肌祛风，温通卫阳，以解卫分之邪。芍药酸苦微寒，滋阴和营，以固护营阴。二药相伍，于发汗之中有敛汗之旨，于和营之中又有调卫之功。生姜辛温，佐桂枝发散风寒以解肌。大枣甘平，据《神农本草经》载，有"安中养脾""补少气、少津，身中不足"的功能，在方中它能佐芍药补津液而养营阴。甘草甘平，调阴阳，和中州，安内以攘外。配桂姜辛甘合化为阳以助卫气；配芍枣，甘酸合化为阴以滋荣阴。五药配合，则具解肌祛风，调和营卫，发汗止汗，发汗而不伤正，止汗而不留邪的功效。方中桂、姜、枣、草均为食品中之调料，有开胃口，增食欲，健胃气的作用。因此，桂枝汤确有调和脾胃之功，且通过调和脾胃以达到滋化源、调气血、和阴阳，调荣卫的作用。"㕮"，是用牙咬碎；咀，是品尝滋味。㕮咀在此指将药破碎，以便于煎出有效成分。煎药当用微火，以水七升，煎取三升，去药渣，每次温服一升。服药后要大口喝热稀粥一碗，一则可借谷气充汗源，一则可借热力鼓舞卫阳驱邪从汗解，此即所谓助药力之法。然后复被静候待汗。发汗的要求是：以"遍身漐漐，微似有汗者益佳，不可令如水流漓"。漐漐，汗出貌。似，嗣字之假借，续也。就是说发汗要发小汗，汗出要周遍和持续，这样才能达到祛邪的目的。若发大汗，使病人汗出如水流漓，则邪不出而正气伤，故谓"病必不除"。若一服汗出病解则不需再服药。若不汗出，依上法服第二次药。仍不汗，缩短间隔时间再服第三次，在半天内服完三次药。病重者，还可日夜连续用药，随时观察。一剂服完，病证未去，还可再服，直至服二三剂也没有什么不可。所忌食物，则多属生冷、油腻、不易消化或对胃有刺激的食品，因其伤害胃气，有损清阳之气故列为禁忌。这也反映了张仲景在临床治疗的各个环节均重视"保胃气"的学术见解。

现代·姜春华，《伤寒论识义》（1985年）：服药之法，古代不分昼夜接连服，后世乃一帖分二次服，大失古意。吴瑭以大剂煎分二时一服、一日服三五次，其法颇可采取。本方通用于伤风感冒、自主（植物）神经功能紊乱之常自汗出者，时发低热、手多汗者预防冻疡，并能调经，促进消化。

现代·陈亦人，《伤寒论求是》（1987年）：又如桂枝汤是否为发汗剂问题，有的认为是发汗剂，理由是论中有"可发汗，宜桂枝汤"的条文，服桂枝汤后有温覆微汗的医嘱。有的认为非发汗剂，理由是论中有"桂枝本为解肌，若其人脉浮紧，发热汗不出者，不可与之也"的禁例。孰是孰非，必须寻根究底，一是向各医籍中去找答案，李东垣与王好古曾有"问桂枝汤发字，的专题讨论，结论是凡桂枝汤条下言发字，当认作出字，是汗自然出也，非若麻黄能开腠理而发出汗也……如是则出汗二字，当认作营卫和自然汗出，非开腠理而发出汗也。"陶节庵通过桂枝汤与麻黄汤比较，得出"桂枝汤辛甘温之剂以实表……麻黄汤轻扬之剂以发表"的结论，方有执强调指出"固表敛液，无出桂枝之右矣"。这些皆说明桂枝汤不是发汗剂。既然不是发汗剂，为什么服药后要啜粥助汗，其机理是怎样的？徐灵胎曾作过如下论证，“桂枝本不能发汗，故须助以热粥，《内经》云：谷入于胃，以传于肺，肺主皮毛，汗所从出，啜粥充胃气以达于肺也。”也有认为桂枝汤的发汗作用主要指方中的桂枝，似颇有理，实际也不一定确当。邹润安《本经疏证》概括：用桂枝之道有六：曰和营，曰通阳，曰利水，曰下气，曰行瘀，曰补中。独未提到发汗，不可能是偶然的脱漏。再则是向《伤寒论》原文中找答案，如果说桂枝发汗，那么，桂枝甘草汤、桂枝去芍药汤、桂枝加桂汤、桂枝附子汤等方，都应该是发汗剂了。事实证明，桂枝甘草汤用于汗多心悸，桂枝加桂汤用于肾邪上逆奔豚，桂枝去芍药汤治心阳损伤的脉促胸满，桂枝附子汤治风寒湿相搏的痹证，都非取其发汗，可见桂枝发汗的说法也是不能成立的。

现代·王付，《经方学用解读》（2004年）： 太阳中风证（风寒表虚证）的基本病理病证是风寒客表，营卫虚弱，经气不通。所以，治疗风寒表虚证，其用方配伍原则与方法必须重视以下几个方面。

针对证机选用解肌发汗药：风寒表虚证，张仲景将其称为太阳中风证，其病因是感受风寒之邪侵犯肌表营卫，因体质而异所致病证是表虚证，其证机是夙体营卫之气虚弱而受邪，并与风寒之邪相搏，形成卫强营弱的病理特征，其卫强是指卫气受邪而抗邪，并非是卫气强盛，究其本质则是卫气虚弱；营弱是指营气不足而受邪。病以发热，恶寒，汗出，头痛，或身疼痛，鼻鸣，口中和，舌淡，苔薄白，脉浮或缓。其治当解肌发表和汗。在选用辛温解表药物时，必须辨清风寒表虚证，其证机大多与脾胃之气失调有关，因脾为营之源，胃为卫之本。故选用辛温解表药，尽可能考虑选用既有解表作用，又有和中作用，这样既可使风寒表邪从外而解，又可照顾到脾胃之气。如方中桂枝。

针对证机选用益营敛汗药：治疗风寒表虚证，在选用解肌发汗药时，还要辨清风寒之邪不仅侵犯太阳肌表营卫，且更损伤营气的病理特征，如汗出，脉缓等。因此，在选用解表药时，必须合理配伍益营护营药以和协于卫，以冀营气使气于卫，达到解肌不伤卫气，发汗不伤营气，发汗之中有敛汗，益营之中不留恋邪气，从而达到解肌散邪、调和营卫的目的。如方中芍药。

合理配伍发汗和胃药：辨风寒表虚证，因其证机与夙体脾胃之气不足，故在发汗时尽可能选用既有发汗作用，又有调理脾胃作用，从而达到发汗以助解肌散邪，调和脾胃以益营卫，使营卫之气得脾胃之气协助以抗邪。如方中生姜。

妥善配伍和阳益阴药：卫气虚弱，法当补益卫气，应注意甘药与辛药配伍，其辛甘而化阳，化阳以补阳，补阳则卫气得益；营气虚弱，法当补益营气，选用酸药与甘药，酸甘而化阴，化阴以补阴，补阴则营气得荣，营卫得和，卫以守营，营以使卫，营卫调和，以司其职，固护肌表，抗邪于外。如方中大枣、甘草。

随证加减用药：若经气不利重证之项背强几几，加葛根，以增强解肌发表，生津舒筋之力；若有喘咳，又感风寒表虚证者，加厚朴、杏仁，以下气平喘；若咽痛者，加半夏、桔梗，以利咽止痛；若胸中满闷者，去芍药；若阳虚明显者，加附子，以温阳散寒。

【方论评议】

综合历代各家对瓜蒌桂枝汤的论述，应从用药要点、方药配伍和用量比例三大方面进行研究，以此更好地研究经方配伍，用于指导临床应用。

诠释用药要点：方中瓜蒌根养阴生津；桂枝解肌通经；芍药柔筋缓急；生姜调理脾胃，升阳透达；大枣、甘草，益气和中。

剖析方药配伍：瓜蒌根与桂枝，属于相反相使配伍，相反者，寒温同用，相使者，瓜蒌根助桂枝通经和筋，桂枝助瓜蒌根益阴通筋；瓜蒌根与芍药，属于相须配伍，增强养阴敛阴柔筋；桂枝与生姜，属于相须配伍，解肌通筋；瓜蒌根与大枣、甘草，属于相使配伍，益气养阴柔筋。

权衡用量比例：瓜蒌根与芍药用量比例是 2 ∶ 3，提示药效养阴柔筋与益血柔筋之间的用量调配关系，以治筋急；瓜蒌根与桂枝、生姜用量比例是 2 ∶ 3 ∶ 3，提示药效养阴柔筋与辛散温通之间的用量调配关系；瓜蒌根与大枣、甘草，提示药效养阴柔筋与益气缓急之间的用量调配关系，以治僵硬。

【药理作用】具有调节内分泌、调节中枢神经、调节周围神经、调节代谢、调节骨代谢、解除平滑肌痉挛、解除骨骼肌痉挛、抗风湿、抗增生、增强机体免疫功能、改善微循环、抗病毒、抗过敏、解热、抗炎、抗菌等作用。

栝楼薤白白酒汤

【导读】①学用栝楼薤白白酒汤应重视栝楼实和薤白的用量调配关系、栝楼实和白酒的用量调配关系。②栝楼薤白白酒汤虽是辨治气痰瘀胸痹证的重要代表方，但在临床中对心肺气郁痰阻证等也具有良好治疗作用。③学好用活栝楼薤白白酒汤的第一步是辨清栝楼薤白白酒汤由哪些药物组成：组成栝楼薤白白酒汤有 3 组药，第 1 组是温化开胸解郁药即薤白，第 2 组是清化宽胸解郁药即栝楼实，第 3 组是活血行气药即白酒，从 3 组药用量深入学习研究即可用活栝楼薤白白酒汤。

【方歌】栝楼薤白白酒汤，胸痹胸闷痛难当，喘息短气时咳唾，随症加减此方良。

【方药】栝楼实捣，一枚（30 g） 薤白半升（12 g） 白酒七升（编者注：仲景用白酒恐为未酿成的半成品，按剂量折算当为 420 mL，若用今之白酒，当以 30 mL 为宜）

【用法】上三味，同煮，取二升，分温再服。

【功用】通阳化痰，行气宽胸。

【适应证】

1. 中医病证：气痰瘀胸痹证。胸痛，胸闷，气短，气喘，胸痛引背，舌淡或紫，苔白而腻，寸脉沉迟，关脉紧明显。

2. 西医疾病：冠心病心绞痛、肺源性心脏病、风湿性心脏病、心律不齐、肋间神经痛、神经性头痛、支气管炎、支气管哮喘、慢性阻塞性肺疾病等临床表现符合气痰瘀胸痹证者。

【用药分析】方中栝楼实宽胸化痰，薤白开胸通阳，白酒行气活血。

【用方思路】

1. 栝楼薤白白酒汤既是辨治气痰瘀胸痹证的重要代表方，又是辨治诸多杂病如心病、肺病等的重要基础方。

2. 方中栝楼实既是化痰药，又是行气药，还是益阴药；薤白既是通阳药，又是行气药；白酒既是行气药，又是活血药。从方中用药用量及调配分析得知，栝楼薤白白酒汤的应用并不局限于气痰瘀胸痹证，还可用于辨治诸多杂病，如循环、呼吸、内分泌等系统疾病。

3. 运用栝楼薤白白酒汤辨治的病证（无论病变部位在心、在肺或在肝胆）以气郁痰生瘀血为主，其治既要行气，又要化痰，还要化瘀。

【随证合方】若夹热，可与小柴胡汤合方用之；若夹寒，可与桂枝人参汤合方用之；若夹瘀，可与桂枝茯苓丸合方用之。

【注意事项】运用栝楼薤白白酒汤既要辨清西医之病，又要辨清西医之病属于中医气痰瘀证。辨西医之病可进一步了解疾病的发展演变及转变规律，辨中医之证可更好地针对西医之病选用栝楼薤白白酒汤。

【应用指征】胸痹之病，喘息咳唾，胸背痛，短气，寸口脉沉而迟，关上小紧数（编者注：疑“数”为“薮”字，以示关脉紧特别明显），瓜蒌薤白白酒汤主之。（第九 3）

【方论】

清·李彣，《金匮要略广注》（1682年）：薤白辛而滑，能散结气；瓜蒌甘而润，能荡涤胸中垢腻痰饮；不用冽酒而用白酒者，虚人饮冽酒力不能胜，多致气逆而喘，今胸痹短气，不可再令气喘，故但用白酒，取其通行痹气足矣。《内经》所谓气薄则发泄，厚则发热，味厚则泄，薄则通是也。

清·张志聪，《金匮要略集注》（1683年）：

瓜蒌蔓草，能通经络。蒌实正圆色赤，其形象心，而性油滑，主通心气以下交，而又能滑利水寒之邪不上结也。薤味辛而臭腐秽，其茎中通直上，能通足少阴之生气以上升，其性甚滑，雨露在上，即滑下而不留，故升有薤露之歌，盖取其通生阳上升，而滑水寒之下降也。白酒乃熟谷之液，主行中焦之气焉。老酒主上行，白酒能行上而复行下，是以饮白酒，则多溺，取其下行上而上行下，故用白酒也。

清·周扬俊，《金匮玉函经二注》（1687年）：瓜蒌实最足开结豁痰，得薤白、白酒佐之，既辛散而复下达，则所痹之阳自通矣。

清·张璐，《千金方衍义》（1698年）：瓜蒌性润专以涤垢腻之痰，薤白臭秽用以通秽浊之气，同气相求也。白酒熟谷之液色白，上通于胸中使佐药力上行极而下耳。其次方减薤白五两，加半夏半升，名瓜蒌薤白半夏汤，治胸痹症，不得卧，心痛彻背，以胸中痰垢积满循脉而溢于背，背者胸之腑，故于前药量减薤白之秽浊，**加半夏以祛痰积之痹逆，**《千金》参入枳实、生姜以涤痰之药最胜，故薤白仍照本方不须裁减。

清·顾松园，《顾松园医镜》（1718年）：薤白辛温宣通阳气，一两。半夏胸中如天，阳气用事，痹则阳气虚而不运，津液凝而为痰，故以半夏同瓜蒌降痰，钱许。白酒煎服，取其宣通荣卫。此仲景治胸痹之神剂。按嘉言云：胸中如太空，其阳气所过，如离照当空，旷然无外，设地气一上，则窒塞有加，故治胸痹者，阳不主事，阴气在上之候也，故以薤白、白酒，通阳消阴为治，不取补也。

清·魏荔彤，《金匮要略方论本义》（1720年）：师遂为明其脉以立法，曰：胸痹之病，喘息咳唾，胸背痛，短气，寸口脉沉而迟，关上小紧数，瓜蒌薤白白酒汤主之。胸痹则喘息咳唾，气结不行而上逆也。胸背痛，短气，阴寒之邪乘虚客于上部，实邪故作痛，气阻故短气也。诊之寸口脉沉而迟，阳微弱于上也，关之上小紧数，阴邪袭其位，为寒故紧，而又原有阳分之热参其间，故又数也。纯是阴阳互位、寒热相掺之证，主之以瓜蒌实，苦以降气也，薤白独多用，升阳散聚也；白酒更多用，温中和血也。徐徐煮取，温温再服，缓以治上，汤以荡邪也，诚治胸痹之善术也。

清·尤在泾，《金匮要略心典》（1729年）：胸中阳也，而反痹，则阳不用矣，阳不用则气之上下不相顺接。前后不能贯通，而喘息、咳唾、胸背痛、短气等证见矣，更审其脉，寸口亦阳也，而沉迟则等于微矣，关上小紧，亦阴弦之意。而反数者，阳气失位，阴反得而主之，易所谓阴凝于阳，书所谓牝鸡之晨也，是当以通胸中之阳为主。薤白、白酒辛以开痹，温以行阳；瓜蒌实者，以阳痹之处，必有痰浊阻其间耳。

清·黄元御，《长沙药解》（1753年）：治胸痹气短，喘息咳唾，胸背疼痛，寸口脉沉而迟，关上小紧数。以胸膈痹塞，气无降路，故喘息咳唾。逆冲胸背，而生痛楚。清道堙郁，爰生烦热。薤白、白酒，开扩其塞，瓜蒌清涤其郁烦也。

清·黄元御，《金匮悬解》（1754年）：胸痹之病，凡喘息咳唾，即胸背疼痛，短气喘促，寸口之脉沉而迟，关上之脉小而紧数，是中气不运，浊阴上逆，气道痞塞而不通也。瓜蒌薤白白酒汤，瓜蒌涤瘀而清烦，薤白、白酒，开壅而决塞也。

清·徐玉台，《医学举要》（1792年）：胸痹之症，人所通患。喻嘉言曰：胸中如离照当空，旷然无外，地气一上，则窒塞有加。仲景用瓜蒌之润以豁痰，薤白之滑以利窍，使以白酒，淡而不滞，引药上行，以解散窒塞之邪。重者用附子、干姜，切不可任用香燥。

清·朱光被，《金匮要略正义》（1803年）：寸口沉迟，正用脉微之互词也。关上小紧数，正阴脉弦之互词也。沉迟小紧，俱是阴脉，面数脉为阳，尚见于关部，可见上焦之微阳，已为阴邪锢蔽，不能四布于下焦，而止稽留于胸膈之间，前冲后突，不得展舒，于是胸背两面相引作痛。斯时攻之不可，补之无益，惟有开痹着之气，以助微阳升降之权为当耳。瓜蒌苦润下降，薤白辛温上升，白酒气升质降，开痹行阳，庶儿清阳得令，而浊阴不敢犯境矣。

日本·丹波元简,《金匮玉函要略辑义》(1806年)：瓜蒌薤白白酒汤，为寒实之证……薤白,《本草》：辛苦温;《别录》云：温中散结气；杜甫薤诗云：衰年关膈冷，味暖并无忧；可见其以辛温，而散胸膈中之结气也，白酒，注家无解，似指为酒之白者，然灵经筋篇，以白酒和桂云云，且饮美酒，由此观之，白酒非常酒,《千金方》，用白浆一斗,《外台》亦引仲景《伤寒论》载本条云：瓜蒌薤白白酒汤主之。而方中，则用白酒。程敬通云：音再，酢浆也，知白酒，即是酢浆，今用米醋极验。

清·陈修园,《金匮方歌括》(1811年)：《心典》禀按：方中用瓜蒌开胸结，薤白宣心阳，尤妙在白酒散痹通阳，引气血环转周身，使前后之气贯通无碍，则胸中旷若太空，有何胸痹之患哉。

清·邹澍,《本经疏证》(1832年)：遂凿然为阳壅于脾而不布，阴凝于肺而不宣，用瓜蒌以踞脾，而流动凝结之阴，用薤白以踞肺，而招徕壅滞之阳，尤妙在白酒之为物，方从谷中泌出清液，味甘辛而色白，为自脾入肺，动荡不羁之品，使于脾肺之间疏通濬瀹，令阴阳巽而相入，盖以肺原娇脏，受柔不受刚故耳。

清·费伯雄,《医方论》(1865年)：薤白通阳，瓜蒌散团结之气，再加白酒以行气血，自能消阴翳而开痹结。故不必用辛散耗血之品，以伤至高之元气也。

清·高学山,《高注金匮要略》(1872年)：故知胸中之虚未甚，君平胃降气之半夏而用至半升。故知以盛凌衰，为胃中之邪过实也。是此汤即第一条太过不及而两责之者。盖以瓜蒌薤白本汤，责胸分之阳虚者十之三，加半夏为君，而责胃中之气实者十之七也。岐黄论卧与不卧，明明说是气伏于阴分，则神明收藏，故得卧。气出于阳分，则灵醒发越，故不得卧。半夏粳米汤治之，覆杯即卧者，以半夏乘春发生，入夏将半，即归根复命而苗便枯，故名。是圣人取半夏之性降，能伏其气以入于阴分故也。佐粳米者，滋胃中之阴液以覆庇阳神，犹之衣被之用而已。李氏旧注，引甲乙本灵枢之意，而以半夏治不眠，谓半夏入少阳经，已乖仲景用在阳明之旨。至其谓为转运阴阳之药，阴阳得通，其卧立至，则平人之白日不欲卧者，其阴阳俱不通者耶，冤哉。

清·莫枚士,《经方例释》(1884年)：此食郁肉及漏脯中毒方加瓜蒌也。瓜蒌善解痰结，此方用之为君者，与小陷胸同法。小结胸症所以心下痛者，以中有黄涎胸痹症；所以胸背痛着，以外有咳唾症，虽小异，其为痰结则无异。故二方俱以此为君，薤白滑利，善通阳气，此方用之为臣者，与四逆散加减法，泄利下重者，加薤白同义。四逆症，因邪结胸中，而气滞于下，为泄利下重；胸痹症，因邪结胸中，而气滞于上，为咳唾短气，咳与泄同类。《素问》云：肺感于寒，微则为咳，甚则为泄利是也。唾与利同类瘀津，上出为唾，下注为利也；短气与下重同类滞气，上甚则短气，下甚则下重也，部虽不同，其为卫实则大同，故二方俱用之为臣，此方以白酒载之上行，故治胸痹。《千金》白酒作白截浆,《说文》截，酢浆也。《周礼》四饮有浆注：今之酢浆也。此正酢浆称酒之证，酢浆即酸浆水，非今之白酒。俗医用此方者，皆误《伤寒论》横条云欲饮水,《玉函》作欲饮酢浆，是酢浆即酸浆水。《外台》录此经称：仲景《伤寒论》及《千金》录此方，并有半夏、生姜、枳实三味。而方下云：张仲景《伤寒论》无生姜、枳实、半夏三味，前后不符。方下云云当是王焘校语。《纲目》录此方，云加半夏半升尤良，是合下方为一方也。

清·王旭高,《退思集类方歌注》(1897年)：薤白滑利通阳，瓜蒌润下通阴，佐以白酒熟谷之气，上行药性，助其通经活络，而痹自开。

清·戈颂平,《金匮指归》(1907年)：瓜蒌实，甘寒气清，固半表上阳气内阖于午；薤白，辛温气滑，利半里上阴气，外开于子；酒乃谷之精华酿成，入中土，使脉中气血营内荣外，不失表里生生气化之机。右三味，同煮，取二升，象阳数得二阴耦之内阖午也。分温再服，象一阳举二阴耦之，外开子也。

近代·黄竹斋，《金匮要略方论集注》（1925年）：周礼天官酒正辨四饮之物，三曰浆，郑注浆今之截浆也。贾疏截浆亦是酒类，其字从截从酒省，截之言载米汁相载也。又前汉书食货志。鲁匡言酒酤法云。为酒一斛之平，除米麹本贾计其利而什分之。以其七入官，其三及醋截灰炭给工器薪樵之费。师古曰，截酢浆也。音才代反，以二者致之。截盖是酒之贮久，面生白华而味酸者，故仲景以散胸痹之瘀结。余尝试之果验。辑义云，用米醋极验。恐非，以醋性酸敛，非痹证所宜也。

近代·彭子益，《圆运动的古中医学·金匮方解篇》（1947年）：治胸痹喘息咳唾胸背痛短气者。胸痹，喘息咳唾胸背痛，短气，皆气不降之病，气不下降，浊气填胸。瓜蒌、薤白降浊，白酒性温力大，助其下降也。瓜蒌性凉，薤白性温，合而用之为降浊之妙品。

现代·王渭川，《金匮心释》（1982年）：本节指出胸痹脉证和治法。胸痹因寒凝气滞，蔽塞日盛而成痹。故治则宜宣达理气。仲景处方瓜蒌薤白白酒汤，以瓜蒌开胸中痰结，薤白辛温通阳，豁痰下气，白酒轻扬以行药势。此方是至今仍常用的有效方剂。

现代·刘渡舟，苏宝刚，庞鹤，《金匮要略诠解》（1984年）：治以瓜蒌薤白白酒汤，通阳散寒，豁痰下气。方中瓜蒌开散胸中痰结，通行经络血脉之滞；薤白辛温通阳，散结化痰，行气止痛；白酒轻扬温通，消阴散寒，载药上行。以上诸药合用，使胸中阳气宣畅，寒浊消散，胸痹则愈。

现代·王付，《经方学用解读》（2004年）：气痰瘀胸痹证的基本病理病证是心气郁滞，痰邪阻结，瘀血滞涩经脉。所以，治疗气痰瘀胸痹证，其用方配伍原则与方法必须重视以下几个方面。

针对证机选用行气药：胸者，宗气聚也。宗气者，心气居也。若心气为邪气所郁滞而不畅，心气不得主持于胸中，胸中气机滞涩而不通，则证见胸痛，胸闷，以闷、痛并重为主，其治当行气理气。如方中薤白。

合理配伍化痰药：心气郁而不得气化阴津则为痰，痰气相互搏结而又阻结于心，心之脉络为痰气所阻，则证见心胸疼痛而闷塞。因此，在选用行气药时，还必须考虑配伍化痰开胸药，化痰开胸则有利于胸中气机通畅，气机畅通又有利于气能化津，故治疗气痰瘀胸痹证，合理配伍化痰开胸药，则能明显提高治疗效果。如方中瓜蒌实。

妥善配伍化瘀活血药：心主血脉，血脉周流有借气帅而行，气为痰阻，气不帅血，血脉阻滞则为瘀，其治当妥善配伍活血理气药，活血有利于气机运行，理气则有利于气能化津即气顺则痰消。如方中白酒。

随证加减用药：若瘀血明显者，加赤芍、桃仁，以活血化瘀；若气滞明显者，加枳实、香附，以行气导滞；若胸痛明显者，加川芎、丹参、冰片，以活血开窍通络止痛等。

【方论评议】

综合历代各家对瓜蒌薤白白酒汤的论述，应从用药要点、方药配伍和用量比例三大方面进行研究，以此更好地研究经方配伍，用于指导临床应用。

诠释用药要点：方中瓜蒌实宽胸化痰；薤白开胸通阳；白酒行气活血。

剖析方药配伍：瓜蒌实与薤白，属于相使配伍，瓜蒌实助薤白通阳解郁，薤白助瓜蒌实行气化痰；瓜蒌实与白酒，属于相使配伍，宽胸化痰，行气活血；薤白与白酒，属于相使配伍，行气活血，通阳解郁。

权衡用量比例：瓜蒌实与薤白用量比例是5∶8，提示药效行气化痰与行气通阳之间的用量调配关系，以治气郁痰阻。

【药理作用】具有抗缺氧、扩张冠状动脉、对心肌呈双向调节、抑制血小板聚集、改善微循环、调节心律、解除支气管平滑肌痉挛、调节支气管腺体分泌、调节胃肠蠕动、抗缺氧、抗心脑缺血、抗氧化、抗炎、抗过敏等作用。

栝楼薤白半夏汤

【导读】①学用栝楼薤白半夏汤应重视栝楼实和薤白的用量调配关系、栝楼实和半夏的用量调配关系。②栝楼薤白半夏汤虽是辨治痰盛瘀阻胸痹证的重要代表方，但在临床中对心肺痰瘀证等也具有良好治疗作用。③学好用活栝楼薤白半夏汤的第一步是辨清栝楼薤白半夏汤由哪些基础方和药物组成：组成栝楼薤白半夏汤有1个基础方和4组药，基础方是栝楼薤白白酒汤，4组药中第1组是温化开胸解郁药即薤白，第2组是清化宽胸解郁药即栝楼实，第3组是降逆化痰药即半夏，第4组是活血行气药即白酒，从1个基础方和4组用药用量深入学习研究即可用活栝楼薤白半夏汤。

【方歌】栝楼薤白半夏汤，通阳蠲痰能宽胸，白酒行气又理血，诸药相伍效力雄。

【方药】栝楼实捣，一枚（30g） 薤白三两（9g） 半夏半升（12g） 白酒一斗（50mL）

【用法】上四味，同煮，取四升，温服一升，日三服。

【功用】通阳蠲痰，宽胸开结。

【适应证】

1. 中医病证：痰盛瘀阻胸痹证。胸痛引背，胸闷，卧则胸闷更甚，短气，或痰多黏稠，舌质紫暗或有瘀点，苔白或腻，脉迟或结。

2. 西医疾病：冠心病心绞痛、肺源性心脏病、风湿性心脏病、心律不齐、肋间神经痛、神经性头痛、支气管炎、支气管哮喘、慢性阻塞性肺疾病等临床表现符合气郁痰盛瘀阻胸痹证者。

【用药分析】方中栝楼实宽胸化痰，薤白开胸通阳，白酒行气活血，半夏燥湿化痰。

【用方思路】

1. 栝楼薤白半夏汤既是辨治痰盛瘀阻胸痹证的重要代表方，又是辨治诸多杂病如心病、肺病、头部疾病等的重要基础方。

2. 方中栝楼实既是化痰药，又是行气药，还是润燥药；薤白既是通阳药，又是行气药；白酒既是行气药，又是活血药；半夏既是醒脾燥湿药，又是降逆化痰药。从方中用药用量及调配分析得知。栝楼薤白白酒汤的应用并不局限于痰盛瘀阻胸痹证，还可用于辨治诸多杂病，如循环、呼吸、消化、内分泌及代谢等系统疾病。

3. 运用栝楼薤白半夏汤辨治的病证（无论病变部位在心或在肺）以气郁痰盛瘀阻为主，其治既要行气，又要化痰，还要化瘀。

【随证合方】若夹痰热，可与小陷胸汤合方用之；若夹湿热，可与栀子柏皮汤合方用之；若夹气郁，可与橘枳姜汤合方用之。

【注意事项】运用栝楼薤白半夏汤既要辨清西医之病，又要辨清西医之病属于中医痰气血证。辨西医之病可进一步了解疾病的发展演变及转变规律，辨中医之证可更好地针对西医之病选用栝楼薤白半夏汤。

【应用指征】胸痹，不得卧，心痛彻背者，瓜蒌薤白半夏汤主之。（第九 4）

【方论】

清·喻嘉言，《医门法律》（1658年）： 治胸痹不得卧，心痛彻背。按：胸痹之症，人所通患。仲景于《金匮》出十方以治之，然不明言也。盖胸如中太空，其阳气所过，如离照当空，旷然无外。设地气一上，则窒塞有加。故知胸痹者，阳不主事，阴气在上之候也。仲景微则用薤白白酒，以通其阳；甚则用附子、干姜，以消其阴，以胸痹非同他患，补天浴日，在医之手眼耳。后世总不知胸痹为何病，昌特发明于乙集胸寒痹痛条下。文学钱尊王，胸中不舒者经年，不能自名其状，颇以为虑。昌投以薤白汤，次日云：一年之病，一剂而顿除。抑何神耶？昌不过以仲景之心法为法耳，何神之有。然较诸家之习用白豆蔻、广木香、诃子、三棱、神曲、麦芽等药，坐耗其胸中之阳者，亦相悬矣。

清·李彣，《金匮要略广注》（1682年）： 此即前汤加半夏，为辛以散结之意。然《甲乙经》用半夏治夜不眠，义本《灵枢》，盖不得卧者，阴阳之气不通于内外也，经脉以太阳为开，阳明为合，少阳为枢，半夏入少阳经，为转运枢机之剂，使阴阳既通，其卧立至，此半夏治不得卧之精义也。按仲景小陷胸汤治小结胸症，用半夏、瓜蒌实，今治胸痹亦用此二药，但彼因里虚热入，故佐黄连，此因上焦阳虚，故用薤白、白酒以行阳气也。

清·张志聪，《金匮要略集注》（1683年）：是以用瓜蒌、薤白，以交通心肾之经气；加半夏，夏大其火土之气，以解中焦之痹逆焉。

清·周扬俊，《金匮玉函经二注》（1687年）：经以小半夏汤覆杯既卧，非半夏为得寐药也。特以草生于夏，夏半为一阴初生，由阳入阴，使气归于肝，而血亦入焉。故于本汤增此一味，而能事毕矣，可不谓神乎。

清·魏荔彤，《金匮要略方论本义》（1720年）：其不得卧而痛掣背者，用半夏之苦以开郁行气固矣。痛甚则结甚，故减薤白之湿，用半夏之燥，更能使胶腻之物随汤而荡涤也。日三服，亦从上治者应徐取频服也。

清·尤在泾，《金匮要略心典》（1729年）：胸痹不得卧，是肺气上而不下也。心痛彻背，是心气塞而不和也，其痹为尤甚矣，所以然者，有痰饮以为之援也，故于胸痹药中，加半夏以逐痰饮。

清·黄元御，《长沙药解》（1753年）：治胸痹不得卧，心痛彻背者。以胸膈痹塞，气无降路，逼迫宫城，故心痛彻背。背者，胸之腑也，气不前降于腹，胸膈莫容，是以逆冲于脊背。薤白、白酒、半夏，破壅而降逆，瓜蒌清涤其郁烦也。

清·黄元御，《金匮悬解》（1754年）：胸痹不得眠卧，心痛彻背者，是阴邪上填，冲逼心宫，而胸膈痹塞，气无前降之路，膈上莫容，是以后冲于脊背也。瓜蒌薤白半夏汤，瓜蒌涤瘀而清烦，薤白、白酒、半夏，破壅而降逆也。

清·朱光被，《金匮要略正义》（1803年）：既胸痹痛矣，而至不得卧，是必兼见痰喘气逆之象。故于开痹法中，特加半夏之辛，以降逆疏痰。

清·陈修园，《金匮方歌括》（1811年）：元犀按：加半夏一味，不只涤饮，且能和胃而通阴阳。

清·莫枚士，《经方例释》（1884年）：此瓜蒌薤白汤加半夏也。以不得卧，故取半夏，取《灵枢》半夏秫米汤之意，此方与小陷胸汤同体。彼用黄连，此用薤白者，以结胸、脉浮滑为阳症，故用苦寒，胸痹脉沉迟、紧数为阴症，故用辛温。经方一味不苟如此。

清·唐容川，《金匮要略浅注补正》（1893年）：其用瓜蒌实者，因瓜蒌多瓤，膈象膈膜，色赤味苦入心，故入上焦也。用薤白者散肺之阳，用酒与半夏则是降胃气，发胃阳，以胃与胸膈相连故也。

清·王旭高，《退思集类方歌注》（1897年）：胸痹而至于不得卧，其痹为尤甚矣。所以然者，有痰饮以为之援也，故于前方加半夏，逐其痰饮。

清·戈颂平，《金匮指归》（1907年）：瓜蒌实，甘寒气清，固半表上阳气；薤白，辛温气滑，利半里上阴气；半夏辛平降逆散结；白酒，入中土使脉中气血营内荣外。右四味，同煮，取四升，象阴数得阳转运四方，温服一升，日三服，象一阳得阴内阖于午，三阳得阴外开于子也，用酒一斗同煮，取其力壮易于转运也。

近代·曹颖甫，《金匮发微》（1931年）：夫肺与皮毛，束于表寒，则浸成留饮，甚至倚息不得卧，惟胸背痛为胸痹的证，固当从本证论治，特于前方加生半夏以蠲饮，所以别于前证也。

现代·王渭川，《金匮心释》（1982年）：本节指出痰涎壅塞的胸痹证治。本证由于饮邪壅盛，故于瓜蒌薤白白酒汤中加入半夏，以逐饮降逆。

现代·刘渡舟，苏宝刚，庞鹤，《金匮要略诠解》（1984年）：治以瓜蒌薤白半夏汤，通阳散结，逐饮降逆。方中以瓜蒌薤白白酒汤通阳气，散痰结，而除胸痹；加半夏逐饮降逆，亦可通阴阳，使人安卧而眠。

【方论评议】

综合历代各家对瓜蒌薤白半夏汤的论述，应从用药要点、方药配伍和用量比例三个方面进行研究，以此更好地研究经方配伍，用于指导临床应用。

诠释用药要点：方中瓜蒌实宽胸化痰，薤白开胸通阳，白酒行气活血，半夏燥湿化痰。

剖析方药配伍：瓜蒌实与薤白，属于相使

配伍，瓜蒌实助薤白行气解郁，薤白助瓜蒌实行气化痰；瓜蒌实与白酒，属于相使配伍，行气活血解郁；瓜蒌实与半夏，属于相反相畏相使配伍，相反相畏者，寒温同用，制约其偏性，相使者，瓜蒌实助半夏燥湿化痰，半夏助瓜蒌实降泄痰浊；薤白与白酒，属于相使配伍，行气活血，通阳解郁。

权衡用量比例：瓜蒌实与薤白用量比例是5 ∶ 3，提示行气化痰与行气通阳之间的用量调配关系，以治胸痛；瓜蒌实与半夏用量比例是5 ∶ 4，提示行气化痰与燥湿化痰之间的用量调配关系，以治胸闷；薤白与半夏用量比例是5 ∶ 4，提示通 阳行气与燥湿化痰之间的用量调配关系，以治痰阻。

【药理作用】 本方具有抗缺氧、扩张冠状动脉、对心肌呈双向调节、抑制血小板聚集、改善微循环、调节心律、解除支气管平滑肌痉挛、调节支气管腺体分泌、调节胃肠蠕动、调节内分泌、抗缺氧、抗心脑缺血、抗氧化、抗炎、抗过敏等作用。

栝楼瞿麦丸

【导读】 ①学用栝楼瞿麦丸应重视附子和栝楼根的用量调配关系、山药和茯苓的用量调配关系、附子和茯苓的用量调配关系。②栝楼瞿麦丸虽是辨治肾虚水气证的重要代表方，但在临床中对心脾阳虚水气证等也具有良好治疗作用。③学好用活栝楼瞿麦丸的第一步是辨清栝楼瞿麦丸由哪些基础方和药物所组成：组成栝楼瞿麦丸有1个基础方和5组药，基础方是头风摩散，5组药中第1组是温阳消癥药即附子，第2组是益气药即山药，第3组是益气利水药即茯苓，第4组是活血利水药即瞿麦，第5组是益阴利水药即栝楼根，从1个基础方和5组药用量深入学习研究即可用活栝楼瞿麦丸。

【方歌】 栝楼瞿麦山苓附，小便不利有水气，其人苦渴最相宜，温阳化阴功效奇。

【方药】 栝楼根二两（6 g） 茯苓三两（9 g） 薯蓣三两（9 g） 附子炮，一枚（5 g） 瞿麦一两（3 g）

【用法】 上五味，末之，炼蜜丸，梧子大，饮服三丸，日三服。不知，增至七八丸，以小便利，腹中温为知。

【功用】 温肾润燥，益气化水。

【适应证】

1. 中医病证：①肾虚水气证。小便不利，腰酸腿软，或少腹拘急，或腹中冷，或水肿，或面色萎白，口渴，或口渴不欲饮，但欲热饮，舌淡、苔薄，脉沉细。②阳虚水气郁热证。

2. 西医疾病：慢性肾小球肾炎、心源性水肿、前列腺肥大、前列腺炎、尿路感染、慢性膀胱炎、糖尿病、甲状腺功能亢进症、尿崩症等临床表现符合阳虚水气证者。

【用药分析】 方中栝楼根养阴生津，山药益气化阴，附子温阳化气，茯苓益气渗利，瞿麦利水散瘀。

【用方思路】

1. 栝楼瞿麦丸既是辨治阳虚水气证的重要代表方，又是辨治诸多杂病如肾病、心病、脾胃病等的重要基础方。

2. 方中附子可温壮五脏六腑之阳；瞿麦、茯苓可利五脏六腑之水；天花粉既可益阴，又可清热；山药可补五脏六腑之气。从方中用药用量及调配分析得知，栝楼瞿麦丸的应用并不局限于阳虚水气证，还可用于辨治诸多杂病，如泌尿、消化、循环、内分泌及代谢等系统疾病。

3. 运用栝楼瞿麦丸辨治的病证（无论病变部位在肾、在心或在脾胃）以阳虚水气为主，其治当温阳化水。

【随证合方】 若夹瘀，可与桂枝茯苓丸合方用之；若夹郁，可与四逆散合方用之；若夹郁热，可与栀子豉汤合方用之。应用时还必须结合病变主次酌情调整方药用量。

【注意事项】 运用栝楼瞿麦丸既要辨清西医之病，又要辨清西医之病属于中医阳虚水气证。辨西医之病可进一步了解疾病的发展演变及转变规律，辨中医之证可更好地针对西医之病选用栝楼瞿麦丸。

【应用指征】 小便不利者，有水气，其人苦渴，瓜蒌瞿麦丸主之。（第十三　10）

【方论】

元·赵以德，《金匮方论衍义》（1368年）：

用瓜蒌根生津液，薯蓣以强肺阴，佐以茯苓治水，自上渗下；瞿麦逐膀胱癃结之水，然欲散水积之寒，通开阴道，使上下相化；又必附子善走着为使，服之小便利，腹中温为度。若水积冷而方用之，否则不必用也。

清·喻嘉言，《医门法律》(1658年)： 瓜蒌瞿麦丸治小便不利，有水气，其人渴。《金匮》治小便不利，而淋且渴者用之。以其胃中有热，腹中有寒，故变八味丸之制为此丸。见其人趺阳脉数，即胃中有热。胃热必消谷引食，大便必坚，小便必数，是其淋而且渴，为胃热中消明矣。故用瓜蒌以清胃热，茯苓、瞿麦以利小水。然肾中寒水之气，上入于腹，则腹中必冷，故用附子以胜其寒。方下云：以小便利，腹中温为知，制方之义，可绎思也。

清·李彣，《金匮要略广注》(1682年)： 瓜蒌根润燥以生津；茯苓、瞿麦淡渗而泄水；薯蓣入脾肺二经，补脾可以制水，又肺为水之上源，能通调水道而行饮也；然水者寒气也，温则消而去之，故佐附子温经行阳，以助膀胱气化。

清·张志聪，《金匮要略集注》(1683年)： 瓜蒌，蔓草，根名天花瑞雪，能通经络，资阴液以上行，有若地气升而为云、为雪也。麦得阴中之阳而生，遇阳中之阴而死，能通阴中之生阳者也。瞿麦茎直中通，茎穗子实，性味生成皆同辫麦，更能通达，故命名瞿，用通阴中之生气。佐附子，助下焦之生阳，以温散水寒之气。配茯苓、薯蓣，以交通中上二焦。三焦通而正气行，寒邪散而小便利矣（眉批：瞿麦行气，故用奇数；瓜蒌行液，故用偶数。麦乃肝之谷，故能通母气上行）。

清·魏荔彤，《金匮要略方论本义》(1720年)： 瓜蒌根苦寒以清热，治湿上甚之热也；茯苓、薯蓣渗水健脾；附子温中走水；瞿麦利其水道；皆从湿邪立法也。既有湿上甚之热，何以服法以腹中温为度？可知湿上甚之热，皆下寒之所积蓄，非命门之火衰而中土阳弱。何以水气得存留于中，格阻其上下之正津不行乎？附子温中以治湿邪，而上甚之热亦除，固非任用寒凉，可清湿热也。瓜蒌根之用，为从标治热，而附子之用，岂非从本治寒哉？明乎此，则小便淋利等证，可以稍识其端倪矣。

清·尤在泾，《金匮要略心典》(1729年)： 此下焦阳弱气冷，而水气不行之证。故以附子益阳气，茯苓、瞿麦行水气，观方后云"腹中温为知"可以推矣。其人若渴，则是水寒偏结于下，而燥火独聚于上，故更以薯蓣、瓜蒌根除热生津液也。夫上浮之焰，非滋不熄；下积之阴，非暖不消；而寒润辛温并行不悖，此方为良法矣。欲求变通者，须于此三复焉。

清·黄元御，《长沙药解》(1753年)： 治内有水气，渴而小便不利者。阳衰土湿，寒水停留，乙木郁遏，不能疏泄，故小便不利。木郁风动，肺津伤耗，是以发渴。瞿麦、苓、附，泻水而温寒，薯蓣、瓜蒌，敛肺而生津也。

清·黄元御，《金匮悬解》(1754年)： 小便不利者，内有水气，在下郁其乙木。其人若渴，是寒湿格其君相之火，上烁肺津也。瓜蒌瞿麦丸，瞿、苓、附子，泻水而温肾寒，薯蓣、瓜蒌，敛金而清肺燥也。此与肾气丸证，皆上有燥热，下有湿寒，彼则小便反多，此则小便不利。缘彼无水气，则上燥偏多，此有水气，则下湿偏盛。燥多则风木上达而善泄，湿多则风木下郁而不能泄也。

清·徐灵胎，《杂病证治》(1759年)： 附子补火蒸气以行积水，瓜蒌清胃存阴以除燥热；茯苓利水通津，瞿麦通淋启闭；山药助脾阴以防制其水也。蜜丸饮服，使水行阳健，则上热得降而腹中温暖，小便自长，安有口渴淋久之患乎。此补火降热之剂，为淋久阳虚腹冷之专方。

清·朱光被，《金匮要略正义》(1803年)： 此上焦有热，下焦有寒，因渴而小便不利也。盖肾开窍于二阴，阴气有亏，不能司合辟之权，小便因以不利。有水气者，不利则水停腹中，若有肿满之象也。使其人不渴，则上焦无病，只是下焦阴气不化，肾气丸利而导之可也。今见燥渴，则热反郁于上，下焦之药难以遽投，故先以瓜蒌根肃清肺胃之郁热，瞿麦茯苓行水去瘀。然肾为阴脏，不得真阳鼓舞，则水道不能运行，加附子助少火，以温通水脏也。且少阴本主封蛰，瞿麦走泄真阴，用山药立之监，以回护脏真也。缓以为丸，并严谨其服法，以上焦津液已伤，不敢过剂，恐蹈重亡津液之戒也。

清·陈元犀，《金匮方歌括》（1811年）：按：《内经》云：膀胱者，州都之官，津液存焉，气化则能出矣。余于气化能出之义，而借观之烧酒法，益恍然悟矣。酒由气化，端赖锅下之火力，方中附子补下焦之火，即其义也。酒酿成之水谷，收于锅内而蒸之，其器具亦须完固。方中茯苓、薯蓣补中焦之土，即其义也。锅下虽要加薪，而其上亦要频换凉水，取凉水之气，助其清肃以下行，则源源不竭，方中瓜蒌根清上焦之热，即其义也。至于出酒之窍道，虽云未所当后，亦须去其积垢而通达。方中瞿麦一味，专通水道，清其源而并治其流也。方后自注，"腹中温"三字，大有深义。

清·邹澍，《本经疏证》（1832年）："脉浮小便不利，微热消渴者，五苓散主之。""脉浮发热，渴欲饮水，小便不利者，猪苓汤主之。""小便不利，有水气，其人若渴，瓜蒌瞿麦丸主之。"夫均用利水，则皆有水气可知，且同为小便不利而渴，其用药殊异乃尔，何也？然此固有伤寒杂证之分，亦即此可见猪苓、泽泻能治动而不化之水，瞿麦则能治停而不行之水矣。夫五苓散证，其上有"太阳病，发汗后大汗出，胃中干烦躁不得眠"之源，可见系胃干求助于水，水不行而为患，病自寒来，仍不能离辛甘发散之旨。猪苓汤证其上有"阳明病，脉浮紧，发热汗出，不恶寒反恶热，身重"之源，可见亦系胃热饮水而停，特以阳明属燥金，不比太阳寒水之化，故辛甘不用，改参入咸味，涌泄以除热也。瓜蒌瞿麦丸证，固系水停为患，特其方下注云"以腹中温为知"，又可见其为本寒标热矣。本寒标热用辛甘则嫌于助热，用咸涌又嫌其助寒，故别出清上温下之法，以瞿麦、茯苓二味抉作病之由，此固难与前两证并言者也，以是知水之动而不定者，非瞿麦所能治矣。

清·高学山，《高注金匮要略》（1872年）：主本丸者，以生津之瓜蒌根止渴，以泻血分之瞿麦、泻气分之茯苓去水气；以燥土之薯蓣、温土之附子，制水以利小便。似乎单治本条诸症，不知三焦之妙，其先天之温胃暖胸者，以肾阳为釜底之炊，其后天之上蒸下被者，以胃阳为分照之耀。夫此淋既为上虚中寒所致，故用辛咸走肾之附子，纳其热于下焦，所以扶肾阳，而为温胃暖胸之地，即治小腹之弦急者，实在其中矣。用甘温走胃之薯蓣，提其热于中焦，所以温胃阳，而为上蒸下被之地，即治脐中之痛引者，实在其中矣。夫肾阳复，而先天之气从夹脊而上熏。胃阳复，而后天之气由脾肺而上贮。则上焦之神气自充，而提挈有力，分布有神，亦何虚淋之不愈哉。况以薯茯之渗泄者，去水以利小便。瓜蒌之生津者，止渴以杜积水乎。小丸吞服，欲其化于下焦，从下温中，又从中温上也。三丸渐增，恐虚寒者，不胜暴温，而益膀胱之假热也。曰小便利，腹中温为知，其用意于中下二焦者可见矣。

清·莫枚士，《经方例释》（1884年）：此肾气丸之减法也。蓣、苓、附三物，自肾气来，瓜蒌、瞿麦二物，是加，故得主方名。为治，上消之一方，盖有水气，而成消渴者宜之，若有火，如石发房劳所致之上消，切忌。《本经》瞿麦苦寒、无毒，主关格，诸癃结，小便不通，出刺，决痈肿，明目，去翳，破胎堕子，下闭血。《别录》养肾气，逐膀胱邪气，是瞿麦乃利气、破血之品。薯蓣、茯苓同为降肾，而一补一泻；蒌根、瞿麦同为泄闭，而一止一宣。《别录》蒌根止小便利，是蒌根虽有荡涤垢腻之长，而不能利小便也。所恃附子，温运中气以除湿，则上下皆应耳。此为肾虚，而湿浊下堵之病。《儒门事亲》以薯、苓二味为方，治小便频多，亦取一补一泻之意。以频多，则非堵塞，故不用蒌、瞿，张意与仲景反，而法同，知经方之用在义，不在症也。

清·戈颂平，《金匮指归》（1885年）：主瓜蒌根，苦甘气味，承半里下脉中阴液上滋半表脉中，以和其阳；瞿麦苦寒固半表上脉中阳气下降半里脉中，以利生阴；薯蓣甘平，茯苓甘淡，外培土气，内通阴土之阴；附子辛热，内蒸阴土水气，和阳气，附子时而开。右五味，末之，炼蜜丸，象土数得阴阳气液滋于土中，圆转表里，如梧子大。饮服二丸，日三服，象阴阳数偶阳阖午开子，相交为知，阴阳

十画

气液不交子午，增至七八丸，以小便利，腹中温为知，象阳数得阴复于七，阴数得阳正于八，半里阴利阳复，腹中得温，为阴阳气液相交子午。

清·唐容川，《金匮要略浅注补正》（1893年）：各药中加附子一味，振作肾气，以为诸药之先锋。方后自注"腹中温"三字，为大眼目，即肾气丸之变方也。

近代·曹颖甫，《金匮发微》（1931年）：方用瓜蒌根以润肺而止渴，瞿麦以导膀胱而利小便，薯蓣、茯苓以扶脾阳而抑心下水气，要惟以炮附子一枚，为方中主要，观"小便利、腹中温为知"八字，其义自见，盖未服药时，腹中必然冷痛也。

近代·陆渊雷，《金匮要略今释》（1934年）：此亦治所谓肾消之方也。消渴病固有小便不多者，古人从证候以立名，故不云消渴，但云小便不利。凡腰肾虚冷，小便不利，合用肾气丸，而不宜地黄之滋腻者，用此方，极效。身半以下水肿，腹冷，小便不利者，亦主之。沈氏所说是也。《本经》云：瞿麦，味甘寒无毒，主关格诸癃，小便不通，出刺，决痈肿，明目去翳，破胎堕子，下闭血。

近代·彭子益，《圆运动的古中医学·金匮方解篇》（1947年）：治小便不利而渴者。上有燥热则渴，下有湿寒则小便不利。瞿麦、瓜蒌清上，附子温下，茯苓、薯蓣除湿也。此脉心存涩而尺微，右尺必较左尺更微也。

现代·王渭川，《金匮心释》（1982年）：本节指出上热下寒、小便不利的证治。治则宜化气、利水、润燥。仲景处方瓜蒌瞿麦丸方，以瓜蒌、薯蓣除热生津，附子益阳，茯苓、瞿麦行水气。本方寒润辛温同用，是上热下寒必和其中的治法。

现代·刘渡舟，苏宝刚，**庞鹤，《金匮要略诠解》（1984年）：**本证为下寒上燥之证，单纯温阳，别上焦热燥更甚，单纯滋阴润燥，则又碍于肾阳之虚，战以瓜蒌瞿麦丸，清上焦之热，补中焦之虚，妙在加附子一枚，振作肾气，以为诸药之帅。方后注云："腹中温"三字，为治疗之眼目，此方亦肾气丸之变化。

【方论评议】

综合历代各家对瓜蒌瞿麦丸的论述，应从用药要点、方药配伍和用量比例三大方面进行研究，以此更好地研究经方配伍，用于指导临床应用。

诠释用药要点：方中瓜蒌根养阴生津；山药益气化阴；附子温阳化气；茯苓益气渗利。

剖析方药配伍：瓜蒌根与瞿麦，属于相反相畏配伍，相反者，滋利同用，相畏者，瓜蒌根益阴制约瞿麦利湿伤阴，瞿麦利水制约瓜蒌根益阴恋湿；瓜蒌根与附子，属于相畏配伍，瓜蒌根制约附子温化伤阴，附子温阳制约瓜蒌根益阴恋湿；瓜蒌根与山药，属于相使配伍，瓜蒌根助山药益气化阴，山药助瓜蒌根益阴化气；茯苓与瞿麦，属于相须配伍，增强渗利水气；瓜蒌根与茯苓、瞿麦，属于相反相畏配伍，相反者，滋利同用，相畏者，瓜蒌根制约茯苓、瞿麦利水伤阴。

权衡用量比例：瓜蒌根与瞿麦、茯苓用量比例是2∶1∶3，提示药效养阴与利水之间的用量调配关系，以治水气；瓜蒌根与附子用量比例是近1∶1，提示药效养阴与温阳之间的用量调配关系，以治水结；瓜蒌根与山药用量比例是2∶3，提示药效养阴与益气之间的用量调配关系。

【药理作用】本方具有改善肾功能、调节肾上腺皮质功能、调节水液代谢、抗自由基、增强机体免疫功能、强心、抗炎等作用。

桃花汤

【导读】①学用桃花汤应重视干姜和赤石脂的用量调配关系、干姜和粳米的用量调配关系。②桃花汤虽是辨治肾阳虚滑脱证的重要代表方，但在临床中对脾阳虚失血证等也具有良好治疗作用。③学好用活桃花汤的第一步是辨清桃花汤由哪些药物组成：组成桃花汤有3组药，第1组是温阳药即干姜，第2组是补血收敛药即赤石脂，第3组是益气药即粳米，从3组药用量深入学习研究即可用活桃花汤。

【方歌】桃花汤用干姜米，赤石脂用法独异，辨治阳虚便脓血，温阳固脱最相宜。

【方药】 赤石脂一半全用，一半筛末，一斤（48g） 干姜一两（3g） 粳米一升（24g）

【用法】 上三味，以水七升，煮米令熟，去滓。温服七合，内赤石脂末方寸匕，日三服。若一服愈，余勿服。

【功用】 温涩固脱。

【适应证】

1. 中医病证：肾阳虚滑脱证。腹痛，喜温喜按，小便不利，下利不止，便脓血，恶寒，腰酸，舌淡，脉弱。

2. 西医疾病：慢性结肠炎、慢性痢疾、阿米巴痢疾、消化道出血、心肌缺血、脉管炎、功能性子宫出血等临床表现符合阳虚滑脱证者。

【用药分析】 方中干姜温阳散寒，赤石脂温涩固脱，粳米益气和中。

【用方思路】

1. 桃花汤既是辨治阳虚便脓血证的重要代表方，又是辨治诸多杂病如肾病、脾胃病、心病、妇科病等的重要基础方。

2. 方中干姜可温壮五脏六腑之阳；粳米可补五脏六腑之气；赤石脂既可固涩，又可益血。从方中用药用量及调配分析得知，桃花汤的应用并不局限于阳虚便脓血证，还可用于辨治诸多杂病，如消化、循环、内分泌系统疾病和妇科病等。

3. 运用桃花汤辨治的病证（无论病变部位在肾、在脾胃或在心）以阳虚为主，其治当温涩固脱。

【随证合方】 若夹阴伤，可与黄连阿胶汤合方用之；若夹湿热，可与葛根芩连汤合方用之；若夹阳虚，可与桂枝人参汤合方用之。应用时还必须结合病变主次酌情调整方药用量。

【注意事项】 运用桃花汤既要辨清西医之病，又要辨清西医之病属于中医阳虚便脓血证。辨西医之病可进一步了解疾病的发展演变及转变规律，辨中医之证可更好地针对西医之病选用桃花汤。

【应用指征】

（1）少阴病，下利，便脓血者，桃花汤主之。（306）（第十七 42）

（2）少阴病，二三日至四五日，腹痛，小便不利，下利不止，便脓血者，桃花汤主之。（307）

【方论】

金·成无己，《注解伤寒论》（1144年）： 阳病下利便脓血者，协热也；少阴病下利便脓血者，下焦不约而里寒也。与桃花汤，固下散寒。涩可去脱，赤石脂之涩，以固肠胃；辛以散之，干姜之辛，以散里寒；粳米之甘以补正气。

元·朱震亨，《局方发挥》（1347年）： 仲景以治便脓血，用赤石脂完者，干姜、粳米同煮作汤，一饮病安，更止后药。意谓病属下焦，血虚且寒，非干姜之温、石脂之涩且重不能止血；粳米味甘，引入肠胃，不使重涩之体少有凝滞，故煮成汤液，药行易散，余毒亦无。《局方》不知深意，不造妙理，但取易于应用，喜其性味温补，借为止泻良方，改为丸药，剂以面糊，日与三服，其果能与仲景之意合也。

元·赵以德，《金匮方论衍义》（1368年）： 下焦不约而里寒，用赤石脂寸匕，日三服，一服愈，即止。涩以固肠胃虚脱；干姜散寒；粳米补胃；然赤石脂在血理血，在水理水，在脱则固，在涩则行，所以知其行泣也。《本草》用治难产，胎衣不下。干姜非惟散寒，且能益寒止血；欲诸药入肠胃，必粳米引之也。虽然，有不可固者。如云便脓血者可利，利非行气血乎。然气血欲行者不可温，温者不可行，二者实相反。仲景两出之，后人不可不审也。若成注阳明下利便脓血者，协热也。岂阴经病尽属脏寒，而不有其邪热蓄之者乎。病邪相乘，不可一言穷矣。仲景不过互相举例，以俟后人之消息处治耳。

明·许宏，《金镜内台方议》（1422年）： 少阴病，下利便脓血者，为下焦不约而里寒也。故用赤石脂为君，而固肠胃，涩可去脱也。干姜为臣，散寒温气，辛以散之也。粳米为佐使，以补正气而安其中，甘以缓之也。

明·汪石山，《医学原理》（1525年）： 治少阴症下痢脓血。此乃里寒，下焦不约所致。治宜扶胃、固脱、散寒可也。是以用粳米以扶胃，赤石脂以固脱，干姜以散寒。

明·万密斋，《万氏家传伤寒摘锦》（1549

年）：盖二三日至四五日，寒邪变热，迫血下行，血流腐而为脓，下焦不阖，故大便注下也。桃花汤赤石脂以固脱；粳米以补正气；干姜以散肾之寒而阖下焦也。

明·吴昆，《医方考》（1584年）： 少阴病下利便脓血者，此方主之。此证自三阳传来者，纯是热证。成无己因其下利而曰协热，因其用干姜而曰里寒。昆谓不然。盖少阴肾水也，主禁固二便，肾水为火所灼，不能济火，火热克伐大肠金，故下利且便脓血；此方用赤石脂，以其性寒而涩，寒可以济热，涩可以固脱；用干姜者，假其热以从治，犹之白通汤加人尿、猪胆，干姜黄连黄芩人参汤用芩、连，彼假其寒，此假其热，均之假以从治尔。《内经》曰：寒者热之，热者寒之，微者逆之，甚者从之；逆者正治，从者反治，从少从多，观其事也。正此之谓。用粳米者，恐石脂性寒损胃，故用粳米以和之。向使少阴有寒，则干姜一两之寡，岂足以温？而石脂一斤之多，适足以济寒而杀人矣！岂仲景之方乎？噫！以聊摄之明，犹且昧此，则下聊摄者可知矣。

明·李时珍，《本草纲目》（1590年）： 张仲景用桃花汤治下痢便脓血。取赤石脂之重涩，入下焦血分而固脱；干姜之辛温，暖下焦气分而补虚；粳米之甘温，佐石脂、干姜而润肠胃也。

明·方有执，《伤寒论条辨》（1592年）： 腹痛，寒伤胃也。小便不利，下利不止者，胃伤而土不能制水也。便脓血者，下焦滑脱也。石脂之涩，固肠虚之滑脱。干姜之辛，散胃虚之里寒。粳米甘平，和中而益胃。故三物者，所以为少阴下利便脓血之主治也。

明·张卿子，《张卿子伤寒论》（1644年）： 涩可去脱，赤石脂之涩，以固肠胃。辛以散之，干姜之辛，以散里寒。粳米之甘，以补正气。

清·喻嘉言，《尚论后篇》（1648年）： 此方用赤石脂，以其性寒而涩，寒可以济热，涩可以固脱。用干姜者，假其热以从治，犹之白通汤加人尿、猪胆。干姜黄连黄芩人参汤用芩、连，彼假其寒，此假其热，均之假以从治尔。

清·喻嘉言，《尚论篇》（1648年）： 腹痛，小便不利，少阴热邪也；而下利不止，便脓血，则下焦滑脱矣。滑脱即不可用寒药，故取干姜、石脂之辛涩以散邪固脱，而加糯米之甘以益中虚。盖治下必先中，中气不下坠，则滑脱无源而自止也。注家见用干姜，谓是寒邪伤胃欠清。盖热邪挟少阴之气填塞胃中，故用干姜之辛以散之，若混指热邪为寒邪，宁不贻误后人耶！

清·李中梓，《伤寒括要》（1649年）： 二三日至四五日，寒邪入里深也。腹痛者，里寒也。小便不利者，水谷不分也。下利脓血者，肠胃虚弱，下焦不固也。涩可去脱，石脂之涩，以固肠胃；辛以散之，干姜之辛，以散里寒；甘以缓之，粳米之甘，以养正气。

清·张璐，《伤寒缵论》（1667年）： 石脂之涩，以固下焦滑脱，必稍加干姜、粳米，以理中气之虚。虚能受热，故虽热邪下利，不妨仍用干姜之辛，以佐石脂之涩，汤中用石脂半斤，不为少矣，服时又必加末方寸匕，取留滓以沾肠胃也。盖少阴主禁固二便，肾水为火所灼，不能济火，火克大肠金，故下利便脓血。所以用干姜从治之法，犹白通汤之用人尿猪胆，彼假其寒，此假其热耳！

清·程应旄，《伤寒论后条辨》（1670年）： 赤石脂塞其下源，则水可截。干姜、粳米，温补夫中焦，则土可升。苟不知此，而漫云清涤，肾气一寒，土从水崩，而阳气脱矣。

清·柯琴，《伤寒来苏集》（1674年）： 石脂性涩以固脱，色赤以和血，味甘而酸。甘以补元气，酸以收逆气，辛以散邪气，故以为君。半为块而半为散，使浊中清者，归心而入营，浊中浊者，入肠而止利。火曰炎上，又火空则发，得石脂以涩肠，可以遂其炎上之性矣。炎上作苦，佐干姜之苦温，以从火化，火郁则发之也。火亢则不生土，臣以粳米之甘，使火有所生，遂成有用之火。土中火用得宣，则水中火体得位，下陷者上达，妄行者归原，火自升而水自降矣。少阴病，腹痛下利，是坎中阳虚。故真武有附子，桃花用干姜，不可以小便不利作热治。真武是引火归原法，桃花是升阳散火法。

清·汪昂，《医方集解》（1682年）： 此证乃因虚以见寒，非大寒者，故不必用热药，唯用甘辛温之剂以镇固之耳。《本草》言“石脂性温，能益气，调中，固下”，未闻寒能损胃也。

清·李彣,《金匮要略广注》(1682年)：李时珍曰：赤石脂之重涩，入下焦血分而固脱，干姜之辛温，暖下焦气分而补虚，粳米之甘温，佐石脂、干姜而润肠胃也。

清·张志聪,《伤寒论宗印》(1683年)：夫寒入于经则下利，热入于经则便脓血。不曰下脓血，而曰下利便脓血者，病少阴水火寒热之经证也。石乃山之骨，肾气之主骨也。石脂夹石而生，凝腻如脂，味甘色赤，象山脉中之膏血也。镇涩而能止肠澼下利。夫脉者，地也，阴也，中胃之所生也。虽感君火之气，而兼便脓血，然寒邪在于经脉之中，气惟下泄，故配干姜、粳米，补中气以温经，经脉温而下利止矣。石脂色如桃花，故名桃花汤，或曰即桃花石（眉批：经曰：少阴所生病者肠癖。又曰：阴络伤则便血。阴络者，里之经络也）。黄连汤证，感君火之气而在上。桃花汤证，虽感热化而经气下行，故证治各有不同。若惟寒邪在经，而无热化，则又属附子汤证矣。

清·张志聪,《伤寒论集注》(1683年)：合下三节言少阴水阴之气，不能上济其君火，热伤经脉，下入募原，而为下利脓血之证也。桃花汤主之者，赤石脂气味甘温，主养心气，疗腹痛。治下利脓血。一半全用者，取其圆赤象心以养心气，心主血也；一半筛末者，取其散于经脉，而外达于孙络；配干姜、粳米以温养其中土。盖血脉本于中焦所化也。赤石脂色如桃花，故名桃花汤，或日赤石脂即桃花石也。

清·张志聪,《金匮要略集注》(1683年)：下利，寒泻在下也，便脓血，火热之气下行也，故宜用桃花汤，以和解之。赤石脂色如桃花，夹石而生，凝腻如脂，石中之膏血也。石主肾而肾主液，肾液入心化赤而为血，故石脂主补心肾之血液，而止肠澼脓血。用干姜以温下焦之寒利，用粳米养中焦，以和上下之阴阳，此调和上下水火寒热之剂也。《本经》凡和上下，必先理中焦，盖上下相和，必由中也。

清·沈明宗,《伤寒六经辨证治法》(1693年)：故用桃花汤之干姜辛热，以散本寒；赤石脂味涩固脱；糯米甘凉，调中养阴和阳为助也。

清·张璐,《本经逢原》(1695年)：赤石脂功专止血固下。仲景桃花汤，治下利便脓血者，取石脂之重涩，入下焦血分而固脱；干姜之辛温，暖下焦气分而补虚；粳米之甘温，佐石脂而固肠胃也。

清·张璐,《千金方衍义》(1698年)：长沙桃花汤本治下痢便脓便血，故用石脂以固下焦之脱，稍配干姜以理中气之虚，虚能受热，虽挟热下痢，不妨仍用辛热，热因热用而为向导也。

清·郑重光,《伤寒论条辨续注》(1705年)：腹痛、小便不利，少阴热邪也。而下利不止、便脓血，则下焦滑脱矣。滑脱即不可用苦寒，故取干姜、石脂之辛涩以散邪而固脱，加粳米之甘以益中虚。盖治下必先中，中气不下坠，则滑脱无源必自止也。或谓用干姜，乃寒伤胃，殊不知实热邪挟少阴之气填塞胃中，故用干姜之辛以散之，实非寒邪也。

清·钱潢,《伤寒溯源集》(1708年)：故仲景用桃花汤，治下利便脓血，取赤石脂之重涩，入下焦血分而固脱。干姜之辛温，暖中焦气分而补虚。粳米之甘温，佐石脂、干姜而润肠胃也。

清·魏荔彤,《金匮要略方论本义》(1720年)：下利便脓血者，桃花汤，方义已见《伤寒论》中，当参观之。然伤寒下利之热移自少阴，此下利之热则自胃而肠，自肠而下焦也，虽来路不同于伤寒，而热入下焦则同也。

清·姚球,《伤寒经解》(1724年)：脾为湿土而统血，肾为寒水而主闭藏。寒湿在少阴，则肾失闭藏。故脾血不统，而下利腥秽也。桃花汤主之，温肾以涩脾土也。干姜辛温入肾，粳米甘平入脾。赤石脂重涩入肠，半末半全，全取其气，则不糊口可服；末用其质，则能恋肠止脱也。

清·魏荔彤,《伤寒论本义》(1724年)：法用桃花汤方，纯以赤石脂之涩固之，少用干姜粳米，非滋温中补虚之益也。盖赤石脂太涩，干姜粳米以开以润，而石脂之涩方能及于下焦，以为杜塞之用。不然在上中二焦已凝滞

十画

不去，上凝下脱，何贵于赤石脂乎。注家不明，见干姜便谓治寒，见粳米便谓补虚，此《药性赋》之所以无人不读而无人不杀命也。学者当法仲景神明于药之性，则此等意见俱不足惑之矣。

清·尤在泾，《伤寒贯珠集》（1729年）：少阴病，下利便脓血者，脏病在阴，而寒复伤血也。血伤故腹痛，阴病故小便不利，与阳经挟热下利不同。故以赤石脂理血固脱，干姜温里散寒，粳米安中益气。

清·王子接，《绛雪园古方选注》（1732年）：桃花汤，非名其色也，肾脏阳虚用之，一若寒谷有阳和之致，故名。石脂入手阳明经，干姜、粳米入足阳明经，不及于少阴者，少阴下利便血，是感君火热化太过，闭藏失职，关闸尽撤，缓则亡阴矣、故取石脂一半，同干姜粳米留恋中宫，载住阳明经气，不使其陷下，再内石脂方寸匕，留药以沾大肠，截其道路，庶几利血无源而自止，其肾脏亦安矣。

清·不著撰人，《伤寒方论》（1732年）：下利便脓血腹痛小便不利古注以为寒，视其所用之药，皆温热也。喻先生以为热，谓小便不利非下热不能，且有见血无寒及血得热而妄行之语也，不知病既属少阴，邪因经而寒，自二三日至四五日则寒郁而热矣，正如滞下之证，必由于暑，而暑气之所以陷入，则由寒冷遏抑使然。故凉药清暑，热药劫郁，皆可愈，此以赤石脂固脱，粳米调中，而以干姜为散本寒、劫标热之总司，始无贻患，否则以寒药治热热未去而寒复伤，如之何，故只自利便脓血，而无腹痛小便不利证，亦主之。谓下泄必由中虚，是方顾本虑标，温中以固泄，当下之寒热，总不深较耳。

清·吴谦，《医宗金鉴》（1742年）：少阴寒邪，多利清谷；少阴热邪，多便脓血；日久不止，关门不固，下焦滑脱矣。此方君以体膏性涩之石脂，养肠以固脱；佐以味甘多液之糯米，益气以滋中，则虽下利日久，中虚液枯，未有不愈者也。其妙尤在用干姜少许，其意不在温而在散火郁，借此以开脓血无由而化也。若一服愈，余勿服，以其黏涩之性甚也。

清·黄元御，《伤寒悬解》（1748年）：太阳中风，下利呕逆，是有水湿在内，于法可攻，然必表邪外解，乃可攻之。其人内有水气，格阳于外，气蒸窍泄，漐漐汗出者，而阴阳胜复，发作有时。水饮阻格，浊气不降，头为之痛。阴邪上填，心下痞结硬满，而引胁下疼痛。胃气上逆，而生干呕。肺气上逆，而苦短气。使非水饮郁格，何以至此！若其漐漐汗出而不复恶寒者，是表邪已解而里气未和也，宜十枣汤，大枣保其脾精，芫、遂、大戟，泻其水饮也。

二三日以至四五日，水寒土湿，愈久愈盛，脾陷肝郁，二气逼迫，是以腹痛。木郁不能行水，故小便不利。木愈郁而愈泄，水道不通，则谷道不敛，故下利不止。木郁血陷，寒湿腐败，风木摧剥，故便脓血。桃花汤，粳米补土而泻湿，干姜温中而驱寒，石脂敛肠而固脱也。

清·黄元御，《长沙药解》（1753年）：治少阴病，腹痛下利，小便不利，便脓血者。以水土湿寒，脾陷肝郁，二气逼迫，而腹为之痛。木愈郁而愈泄，水道不通，则谷道不敛，膏血脱陷，凝瘀腐败，风木摧剥，而下脓血。粳米补土而泻湿，干姜温中而驱寒，石脂敛肠而固脱也。

“用之治少阴病，腹痛下利，小便不利，便脓血者。以土湿水寒，木郁血陷，粳米补土而和中，利水而泻湿也。

清·黄元御，《伤寒说意》（1754年）：桃花汤，干姜温中，粳米补土，石脂收湿而止泄也。凡少阴病，下利便脓血者，悉因湿寒滑泄，概宜桃花汤也。

清·黄元御，《金匮悬解》（1754年）：久利不止，木郁血陷，寒湿腐败，风木摧剥，故便脓血。桃花汤，粳米补土而泻湿，干姜温中而驱寒，石脂敛肠而固脱也。

清·徐灵胎，《伤寒约编》（1759年）：干姜炮黑，温中而止痛止血，石脂醋煅，涩肠而止利清脓，佐以粳米培土利水，水利土强，则下利自止，脓血自清也。

清·徐灵胎，《伤寒论类方》（1759年）：兼末服，取其留滞收涩。少阴病，下利，便脓血者，寒热不调，则大肠为腐，故成脓血，与下利清谷绝不同。桃花汤主之。《本草》：赤石脂，疗下利赤白。

清·吴仪洛,《成方切用》(1761年)： 治少阴病，二三日至四五日，腹痛，小便不利，下利不止，便脓血者。此少阴传经热邪也，阴经循行于里，故腹痛下利。仲景反用石脂、干姜之温涩何意，盖下利至于不止，热势已大衰而寒滋起已，故非固涩如石脂不可；且石性最沉，味涩宜滞，故少用干姜之辛散佐之；用粳米独多者，取其和中而养胃也。石脂用半全，半末，以其味则气味不出，纯末又难于下咽，所以斟酌其而为之者也。

清·强健,《伤寒直指》(1765年)： 涩可去脱，赤石脂之涩，以固肠胃；辛以散之，干姜之辛，以散里寒；粳米之甘，以补正气。

清·徐玉台,《医学举要》(1792年)： 桃花汤用赤石脂，一半煎服，一半为末调服，取其固下。干姜、粳米辛甘相得，取其守中，治下利不止，便脓血者。夫下利而兼便脓血，则非下利清谷，全属虚寒可知；便脓血而由于下利不上，则非里急后重，全属湿热可知。读者须会徐之才"涩可去脱"之条，兼参李东垣"升阳散火"之义。

清·吴鞠通,《温病条辨》(1798年)： 故以石脂急涩下焦，粳米合石脂堵截阳明，干姜温里而回阳，俾痢止则阴留，阴留则阳斯恋矣。

清·陈修园,《金匮要略浅注》(1803年)： 此为利伤中气，及于血分，即《内经》阴络伤则便血之旨也。桃花汤姜米以安中益气，赤石脂入血分而利湿热。后人以过涩疑之，是未读本草经之过也。

清·朱光被,《金匮要略正义》(1803年)： 此仲景治少阴下利不止，便脓血之方也。按血主乎心，心称手少阴，下利不止，营血从下奔迫，故云：少阴病，非定主足少阴也。因以专走心经之赤石脂固涩营气，使不下坠，且秉土坚凝之性，入脾以统血，则不但血不下趋，而利亦可止矣。然利本乎中寒，干姜辛温，守而不走，以领载中阳，且胃为心之子，营气已亏，必须胃气以助之，子能令母实之义，因合粳米以实仓廪，俾脾与胃冲调，利、血自已矣。方名桃花者，血和气畅，有万象回春之意也。

清·陈修园,《伤寒真方歌括》(1803年)： 此是手足阳明，感少阴君火热化太过，闭藏失职，开合尽撤，缓则亡阴，故只涩阳明之道路，利止而肾亦安。

清·邹澍,《本经疏证》(1832年)：（白石脂）在桃花汤，少阴病与小便不利为歧，下利不止与便脓血亦为歧，是以非特用赤石脂，且半整而半末焉，以并其歧中复有歧，而使干姜、粳米化之也。

清·吕震名,《伤寒寻源》(1850年)： 少阴便脓血，是感君火热化，奔迫太过，闭藏失职，关闸尽撤，不急治则亡阴，故取石脂、干姜之辛涩，以散邪固脱；加粳米以益中虚。先使中气不下坠，而复以一半石脂末调服，俾黏着大肠，拦截谷道。方以桃花名者，非特色相似，亦取谷春回之意也。

清·费伯雄,《医方论》(1865年)： 病在下焦，肾藏虚寒。下利脓血，不由传经，亦非协热。故用收涩而兼甘温，乃仲景之变例也。

清·郑钦安,《医理真传》(1869年)： 十枣汤一方，乃决堤行水第一方也。本方原因风寒伤及太阳之气，太阳主寒水，气机闭塞，水道不利，逆行于上，聚于心下，水火相搏，故作痰，非五苓散可治。盖五苓之功独重在下，此刻非直决其水，为害匪轻，故取芫花、大戟、甘遂三味苦寒辛散之品，功专泻水行痰。又虑行之太烈而伤中。欲用甘草以守中，甘草与甘遂相反，用之恐为害。仲景故不用甘草，而择取与甘草相同而不与甘遂相反者，莫如大枣。大枣味甘，力能补中，用于此方，行水而不伤中，逐水而不损正，立法苦心，真是丝丝入彀之方也。

清·高学山,《伤寒尚论辨似》(1872年)： 以赤石脂为君者，其用有三，而固脱不与焉。盖石脂，为石中之髓，能填少阴之空，一也。性温体滑，温以聚气，滑以渗湿，能利气分水而利小便，二也。然后以辛热之干姜温其气，以甘平之粳米补其气，则气理而下利可止，气温而便脓可止，总有化热之便血一症，既以下利不止而泄其热于前，又复分理水道而清其热

十画

于后，则便血当不治而自愈矣。名之曰桃花汤，非止以赤石脂之汤色似桃花也，盖月令桃始华，则阳气转而寒已去，为春和景明之象耳。

清·莫枚士，《经方例释》（1884年）：［泉案］此温中收湿之主方。石脂善固骨髓。《千金》无比山药丸，用之取其固骨髓也。《外台》引崔氏治伤寒后，赤白、滞下无数。阮氏桃花汤方，赤石脂八两，冷多白滞者加四两，粳米一升，干姜四两，冷多白滞者加四两，较此为善。《千金》以此方去米，用蜜和丸。《和剂》以此方去米，用蒸饼和丸，皆变汤为丸者。《千金》又以此方，合附子理中加归、芍、龙、蛎，名大桃花汤。《千金翼》以此方，加椒、艾、乌梅，名椒艾丸。《纲目》引斗门方，治久泻久痢。白石脂、干姜等分，百沸和面为稀糊，米饮下三十丸，即此方之变法。以白易赤，以面易米。此方名桃花者，以古赤石脂，与桃花石不分也。陶注《本经》曰：赤石脂出义阳者，状如豘脑，鲜红可爱，是明以桃花石，当赤石脂也。苏恭不知，而妄非之，曰是桃花石。但恭释桃花石，曰桃花石似赤石脂，但舐之不着舌者是也。然则赤石脂、桃花石自是一种，特黏不黏之别耳！时珍云：桃花石，即赤石脂之不黏舌，坚而有花点者，非别一物也，故其气味、功用皆同石脂。张仲景治痢用赤石脂，名桃花汤。《和剂》治冷痢，有桃花丸，皆即此物，此方命名之义如此。

清·戈颂平，《伤寒指归》（1885年）： 汤名桃花，象桃花，得三春阳气而开。取赤石脂，色之赤，石之重，脂之润，合干姜辛温，粳米中和，入阴土络中，舒布三春阳气，温运血液，毋使滞下为脓瘀。右三味，以水七升，象三阳开于一。一，变而为七。煮米，令熟，去滓，内赤石脂末方寸匕，温服七合，日三服，象阳数得阴，复于七，开于子。若一服愈，脓血已，余勿服。

桃花汤，舒布三春阳气，使血液得温，合阳气转运半表，回还半里也。

清·唐容川，《伤寒论浅注补正》（1893年）：此篇一则曰下利，再则曰下利不止，无后重之文，知是虚利，非实证也。故用米以养中，姜以温中，石脂以填塞中宫。观赤石、禹余粮之填塞止利，便知此方亦是填塞止利矣，利止则脓血随之以止。

近代·张锡纯，《医学衷中参西录》（1918年）：石脂原为土质，其性微温，故善温养脾胃。为其具有土质，颇有黏涩之力，故又善治肠澼下脓血。又因其生于两石相并之夹缝，原为山脉行气之处，其质虽黏涩，实兼能流通气血之瘀滞，故方中重用之以为主药……用干姜者，因此证气血因寒而瘀，是以化为脓血，干姜之热既善祛寒，干姜之辛又善开瘀也。用粳米者，以其能和脾胃，兼能利小便，亦可为治下痢不止者之辅佐品也。

近代·何廉臣，《增订伤寒百证歌注》（1928年）：少阴里寒便脓血，所下之物，其色必黯而不鲜，乃胃受寒湿之邪，水谷之津液，为其凝泣，酝酿于肠胃之中，而为脓血。非若火性急速而色鲜明，盖冰伏以久其色黯黑，其气不臭，其人必脉细，神气静而腹不甚痛，喜就温暖，欲得手按之，腹痛即止，斯为少阴寒利之徵，故以赤石脂为君，涩滑固脱，干姜粳米为佐，以温中补虚也。

近代·陆渊雷，《伤寒论今释》（1930年）：余之臆测，肠得寒药则蠕动盛，得温药则蠕动减，干姜之温，所以抑制肠蠕动，**石脂不但止血，**《本草》亦言气味大温，则亦有抑制肠蠕动之效，以此二味治肠出血，谁曰不宜？余初用时虽出尝试，自谓非幸中也。

近代·曹颖甫，《伤寒发微》（1931年）：故仲师立法，但令寒湿并去，脾精得所滋养，即下利脓血当愈。盖此证寒湿为第一因；由寒湿浸灌，致内脏血络腐败为第二因；由下利而脾精耗损为第三因。方治所以用赤石脂为主药，干姜次之，而粳米又次之也。譬之芦灰止水，黍谷回春，土膏发而百物生矣。

近代·曹颖甫，《金匮发微》（1931年）：盖寒湿下注为第一病因，故桃花汤方治，以止涩之赤石脂为君；由寒湿浸灌，致内脏血络腐败为第二病因，故干姜次之；由下利而脾精耗损，为第三病因，故粳米又次之。假令当小便不利腹痛之时，早用四逆理中，或不至下利而便脓血也。余详《伤寒论》少阴篇，不赘。

近代·徐大桂,《伤寒论类要注疏》(1935年):本条方证,系虚寒下利,而兼经脉遗热,便脓血也。用姜、米以温补脾脏,石脂则温涩之中兼固血液也。

近代·赵桐,《金匮述义》(1940年): 赤石脂,石禀全燥,脂质似土,燥隶阳明而去湿,土入胃土而固涩,温散寒,赤入血,黏而能涩。干姜辛燥,暖胃肠之寒。粳米柔润,完肠膜之损。总之为温补去湿,固脱养脂,与柏叶汤治吐血不止同一神理也。

近代·彭子益,《圆运动的古中医学·伤寒论方解篇》(1947年):少阴病,阳复生热,而便脓血,可刺以泄热。若下利便脓血,此为寒证,仍宜桃花汤以温寒也。

近代·彭子益,《圆运动的古中医学·金匮方解篇》(1947年):治下利便脓血者。中寒下利,肠中脂膏下脱,则便脓血。干姜温中寒,赤石脂固滑脱。粳米补脂膏也。此与白头翁汤证,为对待之法。干姜证则不渴也。脓血系红色。

现代·中医研究院,《伤寒论语释》(1956年):赤石脂固肠胃,干姜散里寒,粳米补正气,为温中、涩肠、顾脱的方剂。

现代·任应秋,《伤寒论语释》(1957年):成无己云:"涩可固脱,赤石脂之涩,以固肠胃。辛以散之,干姜之辛,以散里寒。粳米之甘,以补正气。"干姜和赤石脂都是温性药,有制止肠过分蠕动的作用,因而便能止血止利。

现代·陈亦人,《伤寒论译释》(1958年):赤石脂固涩止利,干姜温运中阳,粳米补益脾胃,三物相伍,涩肠固脱的功效卓著。特别是赤石脂的用法尤其巧思,一半全用入煎,取其温涩之气,一半筛末,以药汁调服方寸匕,使直接留着肠中,以加强收敛作用。本方不仅治疗下利滑脱的便脓血证,凡是泻痢日久,属于滑脱不禁的,皆可应用。但对实邪未尽者,则不可用,以免留邪生变。

本方以赤石脂温涩固脱为主药,辅以干姜温中阳,佐以粳米益脾胃,三药合用,以奏涩肠固脱之功效。赤石脂一半全用入煎,取其温涩之气;一半为末,以小量粉末冲服,取其直接留着肠中,加强收敛作用。

现代·安徽中医学院,《伤寒论通俗讲义》(1959年):本方用赤石脂涩以固脱,色赤入血分而理血;干姜温中散寒;粳米补脾益气;合而成为温中涩肠,固脱止痢的方剂。

现代·李翰卿,《中国百年百名中医临床家》(1960年):此固脱,治虚寒性下痢之方。主治少阴病,下利脓血。但必须具有脉微细、喜热怕冷、滑泻不禁、不里急后重等表现。赤石脂性涩,固肠胃,止滑脱;干姜温中去寒;粳米甘平补虚。

现代·孙纯一,《伤寒论注释要编》(1960年):赤石脂涩以固肠胃,《本经》云主肠澼痈肿。《纲目》谓生肌肉,厚肠胃,除水湿,是固肠之外又有吸收病毒作用。干姜散里寒,粳米补脾益丸,合之为补中涩肠,固脱,吸收病毒止久痢之方。

现代·王渭川,《金匮心释》(1982年):本节指出虚寒痢疾的治法。仲景处方桃花汤,以止涩的赤石脂为君,干姜守中止痢,粳米益气扶脾胃。此又是治痢之一法。

现代·刘渡舟,《伤寒论诠解》(1983年):桃花汤由赤石脂、粳米、干姜三药组成。赤石脂性温而涩,入下焦血分,收涩固脱;干姜守而不走,温中焦气分而散寒;粳米益气调中,补久利之虚。赤石脂一半煎汤,一半用末冲服,取其收涩气血固肠止利。临床对纯虚无邪下利滑脱不禁之证常可取效。

现代·刘渡舟,聂惠民,傅世垣,《伤寒挈要》(1983年):下利滑脱,脓血俱出,故用赤石脂填补下焦,固涩气血滑脱;干姜温中散寒,粳米养胃扶正。为温以摄血,涩以固脱之方。

现代·刘渡舟,苏宝刚,庞鹤,《金匮要略诠解》(1984年):本条是论虚寒下利,下焦不固的证治。由于脾胃虚寒,中阳被伤,气血下陷,下利无度,滑脱不禁,阳伤及阴,血溢于下,故下利脓血。因其证属虚寒,故往往有腹疼喜按,精神萎靡,四肢酸软,舌淡苔白等证。治宜桃花汤,温寒固脱,以止下利。方中赤石脂,固涩下焦,暖血止利;干姜温中守阳,粳米养胃补虚。诸药相配,以奏温寒固脱，补虚安中之功。

【方论评议】

综合历代各家对桃花汤的论述，应从用药要点、方药配伍和用量比例三大方面进行研究，以此更好地研究经方配伍，用于指导临床应用。

诠释用药要点：方中干姜温阳散寒，赤石脂温涩固脱，粳米益气和中。

剖析方药配伍：干姜与赤石脂，属于相使配伍，温中固涩；干姜与粳米，属于相使配伍，温中益气；赤石脂与粳米，属于相使配伍，固涩益气。

权衡用量比例：干姜与赤石脂用量比例1∶18，提示温中与固涩之间的用量调配关系，以治滑脱；干姜与粳米用量比例1∶8，提示温中与益气之间的用量调配关系，以治阳虚。

【药理作用】本方具有抑制腺体分泌、抑制胃肠蠕动、抗溃疡、调节心律、调节中枢神经、调节内分泌、增强机体免疫功能、抗炎等作用。

桃核承气汤

【导读】①学用桃核承气汤应重视桃仁和大黄的用量调配关系、桂枝和大黄的用量调配关系、大黄和芒硝的用量调配关系。②桃核承气汤虽是辨治膀胱瘀热证的重要代表方，但在临床中对三焦瘀热证等也具有良好治疗作用。③学好用活桃核承气汤的第一步是辨清桃核承气汤由哪些基础方和药物组成：组成桃核承气汤有1个基础方和4组药，基础方是调胃承气汤，4组药中第1组是活血药即桃仁，第2组是通经药即桂枝，第3组是泻热祛瘀药即大黄、芒硝，第4组是益气药即甘草，从1个基础方和4组药用量深入学习研究即可用活桃核承气汤。

【方歌】桃核承气汤大黄，桃仁芒硝桂甘草，脏腑瘀热诸般证，泻热活血效果好。

【方药】桃仁去皮尖，五十个（8.5 g） 大黄四两（12 g） 桂枝去皮，二两（6 g） 甘草炙，二两（6 g） 芒硝二两（6 g）

【用法】上五味，以水七升，煮取二升半，去滓。内芒硝，更上火微沸，下火。先食，温服五合，日三服。当微利。

【功用】活血化瘀，通下瘀热。

【适应证】

1. 中医病证：①（膀胱）瘀热证。少腹急结，或疼痛，或胀满，尿痛，尿频，尿中带血，或如狂，或心烦，或痛经，或闭经，舌红、苔黄，脉数。②瘀热夹寒证。

2. 西医疾病：肾炎尿毒症、慢性肾盂肾炎、运动性血红蛋白尿、急性间歇性卟啉病、尿路结石、精神分裂症、内分泌失调等临床表现符合瘀热证者。

【用药分析】方中桃仁活血化瘀，桂枝温阳通经，大黄泻热祛瘀，芒硝软坚散结，甘草益气和中。

【用方思路】

1. 桃核承气汤既是辨治膀胱瘀热证的重要代表方，又是辨治诸多杂病如肾病、膀胱病、心病、肝病、皮肤病等的重要基础方。

2. 方中桃仁可活五脏六腑之血；桂枝既可通经，又可散瘀；大黄、芒硝既可泻热，又可祛瘀；甘草可益诸脏腑之气。从方中用药用量及调配分析得知，桃核承气汤的应用并不局限于膀胱瘀热证，还可用于辨治诸多杂病，如泌尿、生殖、循环、内分泌系统疾病和皮肤病等。

3. 运用桃核承气汤辨治的病证（无论病变部位在膀胱、在心或在肝肾）以瘀热为主，其治当泻热祛瘀。

【随证合方】若夹阳虚，可与四逆汤合方用之；若夹郁，可与四逆散合方用之；若夹寒痰，可与赤丸合方用之。应用时还必须结合病变主次酌情调整方药用量。

【注意事项】运用桃核承气汤既要辨清西医之病，又要辨清西医之病属于中医瘀热证。辨西医之病可进一步了解疾病的发展演变及转变规律，辨中医之证可更好地针对西医之病选用桃核承气汤。

【应用指征】太阳病不解，热结膀胱，其人如狂，血自下，下者愈。其外不解者，尚未可攻，当先解其外。外解已，但少腹急结者，乃可攻之，宜桃核承气汤。（106）

【方论】

金·成无己,《注解伤寒论》(1144年): 若血不下者,则血为热搏,蓄积于下,而少腹急结,乃可攻之,与桃核承气汤,下热散血。《内经》曰:从外之内而盛于内者,先治其外,后调其内。此之谓也。甘以缓之,辛以散之。少腹急结,缓以桃仁之甘;下焦蓄血,散以桂枝辛热之气,寒以取之。热甚搏血,故加二物于调胃承气汤中也。

明·许宏,《金镜内台方义》(1422年): 以桃仁为君,能破血结,而缓其急。以桂枝为臣,辛热之气,而温散下焦蓄血。以调胃承气汤中品味为佐为使,以缓其下者也。此方乃调胃承气汤中加桃仁桂枝二味,以散其结血也。

明·汪石山,《医学原理》(1525年): 治热蓄血不行,小腹急结。经云:辛以散结,苦以走血,咸以软坚,甘以缓急。是以用桂枝之辛,通血脉以散结气,桃仁、大黄、芒硝诸苦以攻坚血,甘草缓急。

明·吴昆,《医方考》(1584年): 伤寒,外证已解,小腹急,大便黑,小便利,其人如狂者,有蓄血也,此方主之。无头痛、发热恶寒者,为外证已解。小腹急者,邪在下焦也;大便黑者,瘀血渍之也;小便利者,血病而气不病也。上焦主阳,下焦主阴。阳邪居上焦者,名曰重阳,重阳则狂。今瘀热客于下焦,下焦不行,则干上部清阳之分,而天君弗宁矣,故其证如狂。桃仁,润物也,能泽肠而滑血;大黄,行药也,能推陈而致新;芒硝,咸物也,能软坚而润燥;甘草,平剂也,能调胃而和中;桂枝,辛物也,能利血而行滞。又曰:"血寒则止,血热则行。桂枝之辛热,君以桃仁、硝、黄,则入血而助下行之性矣,斯其制方之意乎!""痢疾初起,质实者,此方主之。若初间失下,反用固涩之药,以致邪热内蓄,血不得行,腹痛欲死者,急以此方主之。"《内经》曰:通因通用;又曰:暴者夺之。故用大黄、芒硝之咸寒以荡涤邪热;用桃仁之苦以逐败血;甘草之甘以调胃气。乃桂枝则辛热物也,用之者何?经曰:微者逆之,甚者从之,故用其引大黄、芒硝直达瘀热之巢穴,乃向导之兵也。

十画

明·方有执,《伤寒论条辨》(1592年): 血自下则邪热不复停,故曰愈也,少腹,指膀胱也。急结者,有形之血蓄积也。桃仁,逐血也。桂枝,解外也。硝黄,软坚而荡热也。甘草,甘平而缓急也。然则五物者,太阳随经入腑之轻剂也,先食,谓先服汤,而饮食则续后进也。

明·吴勉学评注,清·张卿子参订,《张卿子伤寒论》(1644年): 甘以缓之,辛以散之,少腹急结,缓以桃仁之甘;下焦蓄血,散以桂枝辛热之气;寒以取之,热甚搏血,故加二物于调胃承气汤中也。

明·喻嘉言,《尚论篇》(1648年): 若少腹急结,则膀胱之血,蓄而不行,先解外,乃可攻。其攻法亦自不同,必用桃仁增入承气,以达血所。仍加桂枝分解外邪,正恐余邪少有未解,其血得以留恋不下耳。桃仁承气汤中用桂枝解外,与大柴胡汤中用柴胡解外相仿,益见太阳随经之热,非桂枝不解耳。

清·李中梓,《伤寒括要》(1649年): 犀角地黄汤以治上血,吐血、衄血是也。桃仁承气汤治中血,蓄血中焦、下利脓血是也。抵当汤治下焦血,如狂是也。少腹急结,缓以桃仁之甘;下焦蓄血,行以桂枝之辛;热甚搏血,故加二物于调胃承气汤中也。以症状察之,当是厚桂,非是桂枝也。桂枝轻扬治上,厚桂重降治下,其为错误无疑也。

清·程应旄,《伤寒论后条辨》(1670年): 至于桃核承气汤中,仍兼桂枝者,以太阳随经之热,原从表邪传入,非桂枝不解耳。是则桃核承气汤与五苓散,虽同为太阳犯本之药,而一从前利,一从后攻,气分与血分,主治各不同矣。

清·柯琴,《伤寒来苏集》(1674年): 瘀血是病根,喜忘是病情。此阳明未病前症,前此不知,今因阳明病而究其由也。屎硬为阳明病,硬则大便当难而反易,此病机之变易见矣。原其故必有宿血,以血主濡也。血久则黑,火极反见水化也。此以大便反易之机,因究其色之黑,乃得其病之根,因知前此喜忘之病情耳。承气本阳明药,不用桃仁承气者,以大便易,不须芒硝;无表症,不得用桂枝;瘀血久，无庸甘草。非虻虫、水蛭，不胜其任也。

清·汪琥,《伤寒论辨证广注》(1680年): 琥按：成注云，甘以缓之，辛以散之，少腹急结，缓以桃仁之甘，夫缓不言甘草，而反言桃仁，殊为不解。又云，下焦蓄血，散以桂枝之辛，夫桂枝非散蓄血之药，上汤中用之者，以其邪自太阳经传来故也。愚以上汤，即调胃承气汤中，加桃仁、桂枝，盖下焦蓄血，无关于胃，故用调胃承气汤，缓缓下之，即上方后云，当微利者是也。成注复云，大热之气，寒以取之，热甚搏血，故用大黄、芒硝，加桃仁者，破血结也，加桂枝者，解外邪也，用甘草者，缓腹急也。或问桃仁承气汤中，用桂枝之义，余答云：喻嘉言有云，太阳随经之余邪，非桂枝不解，所以仲景用桃仁，增入承气以达血所，仍加桂枝分解外邪，正恐其邪少有未解，则壅热愈甚，血愈蓄积，不能即下，故桃仁承气汤中，用桂枝解外，与大柴胡汤中，用柴胡解外，其义实相仿也。

清·汪昂,《医方集解》(1682年): 此足太阳药也。大黄、芒硝，荡热去实；甘草和胃缓中。此调胃承气汤也。热甚博血，血聚则肝燥，故加桃仁之苦甘，以润燥而缓肝；加桂枝之辛热，以调营而解外。直达瘀所而行之也。

清·张志聪,《伤寒论宗印》(1683年): 此论太阳之邪，自入于本经也。夫太阳之气，涉于胸之经络者，阳明之所主也。如自入于本经者。则从背膂而内络于膀胱矣。经曰：三阳为经，二阳为维，谓太阳之脉行于背，而与身为经，阳明之脉行于胸腹，而维于前也。夫邪去络入于经也，舍于血脉之中。阴不胜其阳，则脉流薄疾，并乃狂，热迫所生，其血自下。热随血而下解矣。其外不解者，尚未可攻，盖以经脉之络于形身者为外，络于脏腑者为内也。故当先解其外，如外已解，但少腹急结者，此瘀血在里，乃可攻之，宜桃核承气汤。桃仁乃厥阴血分之药，味苦泄而破瘀，盖桃为肺之果，故其核在肝。杏为心之果，故其核在肺，此受气于所生，而传之于所胜也。大黄味苦性寒，苦走血而寒清热，故主下病血，而推陈致新。甘草甘平而通理，桂枝辛赤而走经，盖腠理经络宣通，而所瘀之血自下。芒硝感天地之气而生，性味苦寒，能下推血分之热，上清气分之热。膀胱之瘀热已清，得以上承阳气，故名之曰桃核承气汤。五果以助五脏者也。如瓜蒂之苦，生极甘之瓜，西瓜极凉，瓜子大热，是受气于所生，而传之于所胜也。

此言太阳病气合阳明从胸膈而下入于膀胱也。太阳病不解应传阳明。太阳之邪合阳明之热从胸而下，谓之热结膀胱；其人如狂者，秉阳明之热气也，曰如狂，病属气分非若抵当汤之发狂也；血自下，下者愈，无形之热邪从有形而散也；故其外不解者。尚未可攻，当先解外，外内之相通也。外解已，但少腹急而复结者，乃太阳表邪合阳明之气而结于少腹，急欲下而不能出。宜桃核承气汤，微利则愈。用芒硝上承阳明之热气，大黄、桃仁破血散结，配甘草、桂枝资中焦之精，达太阳之气。热邪下解而正气外出，此热结膀胱从胸内入，故列于柴胡汤中，意谓从胸而入，亦可从胸而出也。

清·张志聪,《伤寒论集注》(1683年): 宜桃核承气汤，微利则愈。用芒硝上承阳明之热气，大黄、桃仁破血散结，配甘草、桂枝资中焦之精，达太阳之气。热邪下解而正气外出，此热结膀胱从胸内入，故列于柴胡汤中，意谓从胸而入，亦可从胸而出也。

清·沈明宗,《伤寒六经辨证治法》(1693年): 当先解外，俟表解已，但少腹急结，用桃仁加入承气，破血攻瘀，犹恐经邪未尽，故加桂枝兼动其血耳。

清·汪昂,《汤头歌诀》(1694年): 硝、黄、甘草，调胃承气汤也。热甚搏血，故加桃仁润燥缓肝，表证未除，故加桂枝调经解表。热结膀胱小腹胀，如狂蓄血最相宜。小腹胀而小便自利，知为血蓄下焦，蓄血发热故如狂。

清·郑重光,《伤寒论条辨续注》(1705年): 膀胱居下焦而属寒水，膀胱热结，水得热邪，上侮心火，故其人如狂，心虽未病，有似乎狂也。热与血抟，不自归经，蓄于下焦。若血自下，则邪热不留，故曰愈也。先解外，乃可攻。攻法亦自不同，必用桃仁增入承气以达血所，加桂枝分解外邪，犹恐余邪少有不解，蓄血留而不行也。桃仁承气加桂枝以解外，犹之大柴胡加柴胡以解外相仿也。

清·钱潢，《伤寒溯源集》(1708年)： 承气，即大小承气之义。《神农本经》谓桃仁主瘀血血闭；洁古云治血结血秘，通润大肠，破蓄血；东垣谓桃仁苦重于甘，气薄味厚，沉而降，阴中之阳，乃手足厥阴药也，苦以泄滞血，甘以生新血，故破瘀血者用之，其功治热入血室，泄腹中滞血，除皮肤血热凝聚。大黄下瘀血积聚，留饮宿食，荡涤肠胃，推陈致新。芒硝咸寒下泄，咸走血，咸软坚，热淫于内，治以咸寒之义也。桂之为用，虽曰补五劳七伤，通九窍，利关节，益精补肾暖腰膝，治挛缩，续筋骨，生肌肉，引血化脓作汗等效。然通血脉，消瘀血，尤其所长也。甘草所以保脾胃，和大黄、芒硝之寒峻耳，此即《至真要大论》之所谓君二，臣三，奇之制也。

清·秦之桢，《伤寒大白》(1714年)： 此汤加桃仁佐大黄，行下焦蓄血；加桂枝散下焦凝结之血。家秘加枳朴，以血随气行；加当归、芍药，去旧中即为生新地步。寒湿伤表，用败毒散。里热下血，以此方清里热，下瘀血。一表一里，两大法也。误下表邪，心胸痛连小腹，大陷胸汤。邪陷太阴腹痛，桂枝、大黄汤。太阳秘结腹痛，承气汤。挟热下利腹痛，三黄枳壳汤。腹痛表症未解，大柴胡汤。今以蓄血腹痛，用此方。

清·顾松园，《顾松园医镜》(1718年)： 桃仁破瘀血，三五钱。大黄下瘀血，二钱至五钱。芒硝能走血，软坚润燥，一二钱，元明粉代之，则性缓。甘草调胃和中，钱许。桂枝血得热则行也，二、三、五分。内有热则去之，观大黄䗪虫丸方中，用黄芩清热，以瘀久必生热也。此攻下蓄血之主方也。盖伤寒蓄血，人多不识，若能识者，垂手取效。凡病神昏者，多死；此症神昏，宜急下之，迟则杀人。

清·魏荔彤，《金匮要略方论本义》(1720年)： 又有小便不利者，所因各有不同，治法亦不一，并附于后，以俟主治者择其善而从之。蒲灰散者，意在渗湿利水也，为温热见于下焦者言治也。

清·魏荔彤，《伤寒论本义》(1724年)： 言先解外者仍用桂枝也，言外解已，少腹急结者，血未尽也，桃核承气中复兼桂枝，犹恐里邪未全尽，而表邪亦未全尽也。表邪既未全除，自转千思不出解肌二字之妙。

清·姚球，《伤寒经解》(1724年)： 血既内瘀，瘀不去，则狂不已；且外症已解，病在少腹，非从下夺，何以除之？大黄、芒硝、甘草，调胃承气汤也；加桃仁以去瘀也。桂枝，陶氏所增，今遵原本去之。

清·尤在泾，《伤寒贯珠集》(1729年)： 此即调胃承气汤加桃仁、桂枝，为破瘀逐血之剂。缘此证热与血结，故以大黄之苦寒，荡实除热为君，芒硝之咸寒，入血软坚为臣，桂枝之辛温，桃仁之辛润，擅逐血散邪之长为使，甘草之甘，缓诸药之势，俾去邪而不伤正为佐也。

清·王子接，《绛雪园古方选注》(1732年)： 桃仁承气，治太阳热结解而血复结于少阳枢纽间者，必攻血通阴，乃得阴气上承，大黄、芒硝、甘草本皆入血之品，必主之以桃仁，直达血所，攻其急结，仍佐桂枝泄太阳随经之余热，内外分解，庶血结无留恋之处矣。

清·不著撰人，《伤寒方论》(1732年)： 论曰：脉未至沉，邪与血搏蓄膀胱，结未坚也，但膀胱为太阳寒水之经，水得热邪，如水搏之，则肺腾而上侮心火，所以如狂，其血稍行，故云外不解，尚未可攻殆至以药解外，表邪新去，里血易动，所以不用抵当汤，而用桃仁加入承气，其加桂枝者，一恐余邪稍有未解，其血得以留连不下，一恐膀胱在下，药无内导，则运转不当，然利小便之药略入一味，即是利水，非利血矣，故因太阳腑邪，仍借太阳之药，凭硝黄之势，相将而成解散之功也，王三阳所谓原桂而非枝，疑枝之亲上而不下也，不知肉桂但有温阳之功，不能解太阳随经之瘀热，此虽桂枝而有硝黄以挈之使下，岂若甘草姜枣全作一队，共为辛甘发散者乎，观桂枝加桂汤，以代肾邪而治奔豚者，亦用桂枝，其治膀胱之非肉桂可知矣。

清·黄元御，《伤寒悬解》(1748年)： 太阳病不解，热结膀胱，其人如狂，血自下，下者愈。其外不解者，尚未可攻，当先解外，外解已，但小腹急结者，乃可攻之，宜桃核承气汤。太阳病，表证不解，经热内蒸，而结于膀胱。膀胱者，太阳之腑，水腑不清，膀胱素有湿热，一因表郁，腑热内发，故表热随经而深结也。热结则其人如狂，缘膀胱热结，必入血室，血者心所生，胎君火而孕阳神，血热则心神扰乱，是以狂作也。若使瘀血自下，则热随血泄，不治而愈。不下，则宜攻之。如其外证不解者，尚未可攻，攻之恐表阳内陷，当先解外证。外证已除，但余小腹急结者，乃可攻之，宜桃核承气汤，桂枝、桃仁通经而破血，大黄、芒硝下瘀而泻湿，甘草保其中气也。

清·黄元御，《长沙药解》（1753年）： 治太阳伤寒，热结膀胱，其人如狂，外证已解，但小腹急结者。太阳为膀胱之经，膀胱为太阳之腑，太阳表证不解，经热内传，结于膀胱之腑，血室瘀蒸，其人如狂，是宜攻下。若外证未解，不可遽下，俟其表热汗散，但只小腹急结者，乃用下法。甘草补其中气，桂枝、桃仁，行经脉而破凝瘀，芒硝、大黄，泻郁热而下积血也。

清·徐灵胎，《伤寒约编》（1759年）： 此轻里重表之剂。彼阳明蓄血，喜忘如狂，反不用承气。此热蓄膀胱，血结小腹，乃以桃仁、桂枝加于调胃承气之中，微下热结，以行其血，则血化热解，而狂自止。以太阳随经，瘀热在里故也……屎硬为阳明病，硬则大便当难，而反易者，必有宿血，以血主濡也。血瘀久则黑。不用桃仁承气者，大便反易，不须芒硝。无表证，不得用桂枝。瘀血久，无庸甘草。非水蛭、虻虫不能胜任其。

清·吴仪洛，《成方切用》（1761年）： 治伤寒外证不解，热结膀胱，小腹胀满，大便黑，小便利，燥渴谵语，蓄血，发热如狂。及血于胃痛腹痛胁痛，疟疾实热夜发，痢疾蓄血急痛。大黄芒硝，荡热去实，甘草和胃缓中，此调胃承气汤也。热甚则搏血，血聚则肝燥，故加桃仁之甘苦，以润燥而缓肝。加桂枝之辛热，直连于所而行之也。

清·吴鞠通，《温病条辨》（1798年）： 故以桃仁承气通血分之闭结也。若闭结太甚，桃仁承气不得行，则非抵当不可，然不可轻用，不得不备一法耳。

清·陈修园，《长沙方歌括》（1803年）： 张令韶谓太阳有气有经，其气从胸而出，其经挟脊入循膂而内络膀胱。如病邪从胸胁而入，涉于阳明、少阳之分，则为小柴胡汤证；循背膂而入，自入于太阳之腑，则为桃仁承气汤证太阳之腑曰膀胱，在小腹之间，为血海之所。膀胱有津液而无血，而与胞中之血海相连。热干之，阴不胜阳，则动胞中之血而自下，故其人如狂。然病起外邪，当先解外，必审其小腹急结，乃可攻之。急结者，其血有结欲通之象也。桃得阳春之生气，其仁微苦而涌泄，为行血之缓药；得大黄以推陈致新；得芒硝以清热消瘀；得甘草以主持于中，俾诸药遂其左宜右有之势；桂枝用至二两者，注家以为兼解外邪，而不知辛能行气，气行而血乃行也。蔚按：《内经》曰：血在上喜忘，血在下如狂。

清·朱光被，《金匮要略正义》（1803年）： 此只因湿热滞于腑分而小便不利者立法，故但以清热利湿为主。若茯苓戎盐汤，便顾养阴气矣。按蒲灰即旧蒲席烧灰，最善去湿利便。滑石涤六腑之邪热，从小便而出，合二物之长，以除皮毛表分之湿热也。

日本·丹波元简，《金匮玉函要略辑义》（1806年）： 蒲灰，证类本草，甄权云：破恶血，败蒲席灰也。《魏氏家藏方》，用箬灰。《楼氏纲目》云：蒲灰，恐即蒲黄粉，楼说难从，然《千金》有一方，附左备考。

清·吕震名，《伤寒寻源》（1850年）： 此治太阳瘀热入腑。膀胱蓄血，其人如狂，表已解而但少腹急结，血自下者。主用桃仁以利瘀，承气以逐实，使血分之结热，亟从下夺。与三承气之攻阳明胃实者不同，方主攻里；而仍用桂枝者，用以分解太阳随经之热。喻嘉言曰：正恐余邪稍有未尽，其血得以留恋不下，析义最精。此先圣处方丝丝入扣处，此与五苓散同为太阳府病立治法。膀胱为太阳之府，热伤膀胱气分则蓄溺，当导其热从小便而解。热伤膀胱血分则蓄血，当导其热从大便而解。

清·王士雄，《温热经纬》（1852年）： 邹润安曰：瘀血一证，《伤寒论》《金匮要略》论之最详。大凡已见热标，而无热证，脉无热象者瘀也；有所阻则应有所不通，有所阻而气化仍通者瘀也；并无所阻而自谓若有所阻者瘀也；有燥象而不渴，不应渴而反渴者瘀也。盖气以化而行，血以行而化，气已行而结者犹结，则非气病。况血应濡而不濡，实非枯而似枯。是非有瘀，何由得此哉？雄按：余治李氏妇崩后溺涩，暨顾氏妇产后小便不通，皆以瘀行而愈。可见病机多幻，虽圣人亦有所不能尽也。故许知可治毗陵贵妇，用桃仁煎而愈，古之人有行之者矣。王清任论病专究瘀血，即叶氏所云病久入络，义皆本于仲景也。

清·费伯雄，《医方论》（1865年）： 此方《准绳》以为当用桂，喻西江等以为当用枝。予则以为主治注中有"外症不解"一语，此四字最为着眼，有桃仁、大黄、芒硝、甘草以治里，必当用桂枝以解表。仲景立方固无遗漏也。

清·高学山，《伤寒尚论辨似》（1872年）： 夫血固在膀胱，何不将桃仁桂枝加入五苓猪苓等汤，使血从小便而下，反加入承气之内，从大便出，岂膀胱之血可以送致大肠耶？不通甚矣。如狂发狂者，又因周身之血，虽有行守之分，要皆暗有朝会贯通之气。心统诸血，败浊熏蒸真宰，故也。血自下者，愈。气足以传送，而瘀去也。外不解者，未可攻，亦有结胸痞症之变也。宜桃核承气汤者，以病在大肠，故仿承气之例，用桃核、桂枝者，以桃仁逐血中之瘀，桂枝行血中之气，而以下行之药带入下焦，犹之行军，兵将为敌所畏服，故用之以资掩杀耳。喻注：热邪搏血，结于膀胱，是改本文热结膀胱为血结膀胱矣，一误也。其解如狂，丢开血结，另生枝节，曰水得热邪沸腾，而上侮心火。夫太阳一经，除经盛衄血、腑盛结血二者，方见狂症，余则无之。且本篇十九条水逆一症，非水得热邪而沸腾乎，何曾见一狂字，二误也。至用桂枝谓分解外邪，正恐余邪不尽等语，则更穿凿之甚者也。夫桂枝用入桃仁承气中，以疏血中之气，犹之麻黄用入小青龙，桂枝用入五苓，即改发汗解肌之相，而成利水之功矣。且本文明明曰外解已，又何必再解其外耶？

清·唐宗海，《血证论》（1884年）： 桂枝禀肝经木火之气，肝气亢者，见之即炽，肝气结者，遇之即行，故血证有宜有忌。此方取其辛散，合硝、黄、桃仁，直入下焦，破利结血。瘀血去路，不外二便，硝、黄引从大便出，而桂枝兼化小水，此又是一层意义。

清·莫枚士，《经方例释》（1884年）：［泉案］《经方》用硝者，独此最重。以其血结下焦，血结为有形，下焦为最远，不比胃家实之，燥屎在中焦也。

清·王旭高，《退思集类方歌注》（1897年）： 硝、黄、甘草，本皆入血之品，即调胃承气汤也。热甚搏血，故加桃仁润燥缓肝，直达血所而攻之。加桂枝者，以表未解故耳。

清·戈颂平，《伤寒指归》（1907年）： 凡果之生机，根于核也。桃，具十二个月而胎成核实。五，土数也。用五十枚者，行五行之精气，交运中土，不失一也。阴土络中血结之疾，非根核生气，不能流通，故取桃核之生气，散血之结，逐旧不伤新也。桂树得子水之阳气而冬荣，其枝色紫赤，气味辛温，辛之言新也，得子水阳化而日日新也，取其枝象经络之形，表里经络之阴不利，非此不能通。大黄色黄而臭香，得土之正气正色，合核桃散其血结，使木达土疏，阳气外浮，阴土气坚。取芒硝味咸，化阴土之坚。佐甘草极甘，培在中不足之土气，以生木也。右五味，五，土数也，象阳气阴液从中土生。以水七升，象阳数得阴复于七。煮取二升半，象二阴耦阳，和半表半里也。去滓，内芒硝，更上火，微沸。下火，先食，温服五合，日三服，当微利，象一阳阳气，合五行从中土来复半表，回还半里，从子上承也。病在半里下，故在未食之前服也。

近代·张锡纯，《医学衷中参西录》（1918年）： 大黄：味苦、气香、性凉，原能开气破血，为攻下之品，然无专入血分之药以引之，则其破血之力仍不专，方中用桃仁者，取其能引大黄之力专入血分以破血也。徐灵胎云：桃花得三月春和之气以生，而花色鲜明似血，故凡血郁、血结之疾不能自调和畅达者，桃仁能入其中而和之散之，然其生血之功少，而去瘀之功多者何也？盖桃核本非血类，故不能有所补益，若瘀血皆已败之血，非生气不能流通，桃之生气在于仁，而味苦又能开泄，故能逐旧而不能伤新也。至方中又用桂枝者，亦因其善引诸药入血分，且能引诸药上行以清上焦血分之热，则神明自安而如狂者可愈也。

近代·陆渊雷，《伤寒论今释》（1930年）：桃核承气汤，即调胃承气汤加桃仁桂枝也。调胃承气汤之分析，已详第一卷中。桃仁主瘀血血闭，有润下杀虫之效，自是方中主药。其用桂枝，似与病情无当，其实治冲逆而已。方喻程江柯魏诸君，并云：太阳随经之热，原从表分传入，非桂枝不解。然经文明言外解已，乃可攻，则用此方时，已无表证矣。若推溯病邪传入之路，则阳明经腑之热，亦从太阳传入，何以不须桂枝耶？成氏钱氏，又谓桂枝通脉消瘀，然抵当汤丸大黄䗪虫丸，最为通瘀快剂，何以不须桂枝耶？是知桂枝之用，非为解外，非为通瘀，特为冲逆耳。虽然，血瘀则何以致冲逆？盖人体排泄之通例，若所排者为气体，则宜上出，为液体，则可上可下（或发汗或利小便），为固体，则宜下出。古人熟谙此种机转，故人升清降浊之喻。血之为物，固体成分本自不少，及其凝而为瘀，则液体亦成固体矣，是以正气驱瘀之趋向，常欲使其下出。驱之不下，则反而为上冲。下降则瘀去而病除，上冲则瘀不去而病不解。由是言之，桃核承气证之冲逆，瘀血未能下降之候也。至若瘀凝已久，成为栓塞，固着而不动，则不能下降，亦不复上冲，是故抵当汤丸大黄䗪虫丸，治久瘀之方也。久瘀非桃仁所能破，故必用虻虫水蛭，固着而不复上冲，故不用桂枝。桃核承气汤、桂枝茯苓丸，治新瘀血之方也。新瘀本有下降之势，故用桃仁而已足，又常有上冲，故桂枝在所必用矣。又考上列诸家之用法，凡血液乍有变坏，或血运失其常度，宜当下降，无虚寒证者，皆得主之。其目的不为通利大便，其下出不必从后阴，故能治月经不通，胞衣不下等证。而服法但取微利，不令快下也。特此等瘀血，以何种机转而达于前后阴，则尚待证明耳。先食者，先服药而后食也。《本草序例》云：病在胸膈以上者，先食后服药，病在心腹以下者，先服药阶后食。然药效治病，须经消化吸收，先食后食，无关上下，序例之云，殆属无谓。

近代·祝味菊，《伤寒方解》（1931年）：本方以桃核、桂枝为主药。其适用标准在太阳病表不解，而热郁于里，血液瘀滞，少腹急结者。桃核和血行滞，桂枝调节血行，合调味承气汤之大黄、甘草、芒硝，以缓急止痛，推陈出新也。

近代·徐大桂，《伤寒论类要注疏》（1935年）：桃仁，润血通瘀之品。桂枝，病由太阳风寒而来，故降下剂中仍用桂枝宣阳之品，并借以宣行血分滞结，桂枝色赤入血，血见热则行故也。按：此亦三焦邪陷之方证。邪入气阻，水停胸膈，则为十枣证；邪陷热搏，血结膀胱，则为桃仁承气证也。下列抵当证，又太阳循经之热，由腰脊而入丹田、血室之证矣。血室即大肠前、膀胱后、油膜中一夹室也。在妇人即名子脏，脏者为阴，深入难出。故于桃仁、大黄剂中加蠕动食血之品以攻之。比证而归纳于此条之后，俾人互参而标同异也。

现代·中医研究院，《伤寒论语释》（1956年）：本方即调胃承气汤加桃仁、桂枝。桃仁能破瘀逐血，桂枝能通血脉，今因邪气结于下焦，血气不行，停而为瘀，瘀气上冲于心，以致好像发狂，所以用本方治疗。

现代·任应秋，《伤寒论语释》（1957年）：钱潢云："《神农本经》桃仁主瘀血血闭，洁古云治血结血秘，通润大肠，破蓄血。大黄下瘀血积聚，荡涤肠胃，推陈致新。芒硝走血软坚，热淫于内，治以咸寒之义也。桂之为用，通血脉，消瘀血，尤其所长也。甘草所以保脾胃，和大黄芒硝之寒峻耳。"本方即调胃承气汤加桃仁桂枝，调胃承气汤泻下解热，加桃仁桂枝活血去瘀也。

现代·陈亦人，《伤寒论译释》（1958年）：本方君药应是桃仁，许氏解释方义比较确当，陈氏对桃仁配硝、黄的意义也颇有阐发，尤其是对桂枝之用，指出意在辛能行气，气行而血乃行，批判了兼解外邪的传统说法，极有见地，符合求实精神。尤注虽然也明白晓畅，但把桃仁、桂枝作为使药，则嫌不够妥切。本方为攻逐瘀血轻剂，而且每次只服五合，所以服后并不一定下血，服法中"当微利"的交待，就是经验之谈。桃核承气汤是调胃承气汤加桂枝桃仁组成。桃仁活血化瘀，桂枝疏通经络，宣导瘀血邪热，同时藉调胃承气汤的泻下作用，使瘀热从肠府而出。这里使用桂枝并非取其解外，因本方的大黄用量倍于桂枝，则桂枝不得不从大黄下行而削弱其辛散达表功用，且大黄得桂枝之辛甘亦不致直泻肠胃，使能入于血脉，发挥其活血化瘀之力。

现代·安徽中医学院，《伤寒论通俗讲义》(1959年)：本方治疗太阳病热入于府，血热结于膀胱等证。主要治疗目的，是泻热逐瘀。按本方即调胃承气汤加桃仁桂枝组合而成。以桃仁润肠消瘀血，桂枝通血脉散结热，承气汤荡涤肠胃，使血热从下而夺。但是表未解者，必先解表，而后方能用此方攻之。这是我们应注意之点。

现代·李翰卿，《中国百年百名中医临床家》(1960年)：此泻热祛瘀兼散表寒之方。主治蓄血证，热结膀胱，其人如狂，少腹急结。但必须具有小便自利、大便不利、身有微热或不喜冷性饮食等症。此方对于昼日明了、暮则谵语之蓄血证有效。对于缠绵不愈的牙疼证，去桂枝加生地、丹皮也有效。桃仁和硝、黄以攻其少腹之急结；桂枝以散其形成急结的外寒；炙草补中以固其根本。

十画

现代·刘渡舟，《伤寒论十四讲》(1982年)：桃核承气汤由桃仁、大黄、桂枝、炙甘草、芒硝组成。方中大黄、芒硝泻热、软坚、破结；桃仁破瘀血以生新血，协同硝、黄攻逐瘀血；桂枝通阳行气，以利血脉之滞；甘草调胃和中，以护正气。此方含有调胃承气汤的作用，所以，仍为承气汤的加减方。服后使瘀热从大便出，故方后注有药后“当微利”。

现代·刘渡舟，《伤寒论诠解》(1983年)：桃核承气汤系调胃承气汤加桃仁、桂枝而成。大黄苦寒、芒硝咸寒，功能泻热破结。大黄本可去瘀生新，但力尚不足，故加滑利之桃仁活血化瘀以破蓄血。桂枝辛温通阳行气，用于本方其意不在解表，而在理气通阳，通阳即可行阴，理气则能行血，血行而结散，则病自解。可见在寒凉药中酌加温热药，在血分药中稍配气分药，确实有其妙用。根据古人服药经验，病在胸膈以上者，应先进食后服药，病在心腹以下者，当先服药后进食。由于本证病位在下焦，且桃核承气汤又系下瘀血之剂，故必须空腹服药，方能更好发挥药效。方后注谓“先食温服”即是此意。

现代·刘渡舟，聂惠民，傅世垣，《伤寒挈要》(1983年)：据《医方考》说：桃仁润物也，能润肠滑血；大黄行药也，能推陈而致新；芒硝咸物也，能软坚而润燥；甘草平剂也，能调胃而和中；桂枝辛物也，能利血而行滞。

现代·姜春华，《伤寒论识义》(1985年)：二方俱用大黄、桃仁。桃核用桂枝、芒硝，抵当用虻虫、水蛭，芒硝配大黄，泻下作用好；抵当不用芒硝而配以水蛭、虻虫化瘀之力强。经文言桃核如狂，抵当发狂；如者如同也，何从区别？桃核言小腹急结，抵当言小腹硬满，又何从区别？急结与硬满有别，且桃核由于热结，抵当则本有瘀血，此二者之区别耳。

现代·王付，《经方学用解读》(2004年)：膀胱瘀热证的基本病理病证是瘀血内生并肆虐膀胱之气，瘀郁化热而为瘀热，瘀热上冲。因此，治疗膀胱瘀热证，其用方配伍原则与方法应重视以下几个方面。

针对证机选用活血化瘀药：审病变证机是膀胱之气失调，气不得帅血，血行不畅而为瘀，瘀血阻滞，经气经脉因之而运行不畅，证以少腹拘急或疼痛为主，其治当活血化瘀。如方中桃仁。

合理配伍泻热祛瘀药：瘀血内结，郁而化热，热与瘀相结而为膀胱瘀热，瘀热上冲上攻，证见心神不得守藏而躁动如发狂等，其治当泻热祛瘀。在配伍用药时最好既具有软坚作用，又具有散结作用。如方中大黄、芒硝。

妥善配伍通经散瘀药：瘀血与邪热相结，阻滞经气经脉，气血运行不畅，其治当配伍通经散瘀药。在配伍通经散瘀药最好具有温经作用，其温既有利于气血运行，又有利于瘀血得去，更可监制泻热而不寒凝。如方中桂枝。

适当配伍益气药：气为血之帅。治疗瘀热证，既要针对证机选用活血化瘀药及配伍泻热祛瘀药，还要配伍益气药，因血得气而行，瘀得气而散。如方中甘草。

随证加减用药：若少腹疼痛者，加白芍、

延胡索，以活血止痛；若心烦急躁者，加牡丹皮、知母，以清热除烦，凉血散瘀；若小便不利者，加泽泻、瞿麦，以化瘀利小便；若邪热较盛者，加栀子、生地黄，以清热泻火，凉血生津等。

【方论评议】

综合历代各家对桃核承气汤的论述，应从用药要点、方药配伍和用量比例三个方面进行研究，以此更好地研究经方配伍，用于指导临床应用。

诠释用药要点：方中桃仁活血化瘀，桂枝温阳通经，大黄泻热祛瘀，芒硝软坚散结，甘草益气和中。

剖析方药配伍：桃仁与桂枝，属于相使配伍，破血通经；大黄与芒硝，属于相须配伍，增强泻热祛瘀；桃仁与大黄、芒硝，属于相使配伍，桃仁助大黄、芒硝软坚祛瘀，大黄、芒硝助桃仁破血化瘀；桃仁与甘草，属于相反相使配伍，相反者，补泻同用，桃仁破血，甘草益气，相使者，益气帅血行瘀。

权衡用量比例：桃仁与桂枝用量比例是近 3 ∶ 2，提示破血与通经之间的用量调配关系，以治瘀结；大黄与芒硝用量比例是 2 ∶ 1，提示硬攻与软坚之间的用量调配关系，以治热结；桃仁与大黄、芒硝用量比例是近 3 ∶ 4 ∶ 2，提示破血与泻热之间的用量调配关系，以治瘀热。

【药理作用】 本方具有抗惊厥、抗血小板聚集、改善微循环、对心脑血管呈双向调节、调节胃肠蠕动、抗氧化、改善肾功能、调节中枢神经、降血糖、抗肿瘤、解热、降血脂、增强机体免疫功能、抗缺氧、抗炎、抗过敏、抗病毒、抗菌、抗真菌等作用。

柴胡加龙骨牡蛎汤

【导读】 ①学用柴胡加龙骨牡蛎汤应重视柴胡和黄芩的用量调配关系、龙骨和牡蛎的用量调配关系、人参和大黄的用量调配关系、桂枝和茯苓的用量调配关系。②柴胡加龙骨牡蛎汤虽是辨治胆心热证的重要代表方，但在临床中对肝胆郁热证等也具有良好治疗作用。③学好用活柴胡加龙骨牡蛎汤的第一步是辨清柴胡龙骨牡蛎汤由哪些变化方和药物组成：组成柴胡加龙骨牡蛎汤有 2 个基础方、2 个变化方和 8 组药，基础方之一是甘草汤，之二是生姜半夏汤，变化方之一是小柴胡汤，之二是桂枝甘草龙骨牡蛎汤，8 组药中第 1 组是清热行气药即柴胡，第 2 组是降逆药即半夏，第 3 组是行散药即桂枝、生姜，第 4 组是益气利湿安神药即茯苓，第 5 组是益气药即人参、大枣，第 6 组是潜阳安神药即龙骨、牡蛎、铅丹，第 7 组是清热药即黄芩，第 8 组是泻热药即大黄，从 2 个基础方、2 个变化方和 8 组药用药用量深入学习研究即可用活柴胡加龙骨牡蛎汤。

【方歌】 柴胡加龙骨牡蛎，人参黄芩铅生姜，桂枝茯苓黄半夏，大枣煎煮效力强。

【方药】 柴胡四两（12 g） 龙骨一两半（4.5 g） 黄芩一两半（4.5 g） 生姜切，一两半（4.5 g） 铅丹一两半（4.5 g） 人参一两半（4.5 g） 桂枝去皮，一两半（4.5 g） 茯苓一两半（4.5 g） 半夏洗，二合（6 g） 大黄二两（6 g） 牡蛎熬，一两半（4.5 g） 大枣擘，六枚

【用法】 上十二味，以水八升，煮取四升，内大黄，切如棋子，更煮一两沸，去滓。温服一升。本云：柴胡汤，今加龙骨等。

【功用】 清胆调气，清心安神。

【适应证】

1. 中医病证：胆心郁热证。胸满，心烦，易惊，谵语，一身尽重，不可转侧，小便不利，舌红、苔薄黄，脉数或细；癫痫。

2. 西医疾病：急性胆囊炎，急性胰腺炎，胃溃疡穿孔，急、慢性胃炎，流行性腮腺炎，扁桃体炎等临床表现符合少阳阳明热结轻证者。

【用药分析】 方中柴胡清胆热、调气机，龙骨重镇安神，黄芩清泻郁热，茯苓宁心安神、兼益心气，牡蛎清热潜阳安神，铅丹泻热解毒、镇惊降逆，桂枝通阳化气，半夏醒脾降逆，生姜和胃调中，人参、大枣益气补中。

【用方思路】

1. 柴胡加龙骨牡蛎汤既是辨治胆心郁热证

的重要代表方，又是辨治诸多杂病如心病、肾病、肝胆病等的重要基础方。

2. 方中柴胡既可清热，又可疏散；黄芩既可清热，又可燥湿；大黄既可泻热，又可通透；半夏、生姜既降逆，又温通；龙骨、牡蛎既可潜阳，又可安神；茯苓既可益气，又可安神；桂枝既可通阳，又可通经；铅丹既可重镇降逆，又可化痰；人参、大枣可补益五脏六腑及营卫之气。从方中用药用量及调配分析得知，柴胡加龙骨牡蛎汤的应用并不局限于胆心郁热证，还可用于辨治诸多杂病，如精神神经、内分泌及代谢、循环等系统疾病。

3. 运用柴胡加龙骨牡蛎汤辨治的病证（无论病变部位在肝胆、在心或在肾）以胆心郁热为主，其治当清热降逆安神。

【随证合方】 若夹痰热，可与小陷胸汤合方用之；若夹瘀，可与桂枝茯苓丸合方用之；若夹瘀热，可与桃核承气汤合方用之。应用时还必须结合病变主次酌情调整方药用量。

【注意事项】 运用柴胡加龙骨牡蛎汤既要辨清西医之病，又要辨清西医之病属于中医胆心郁热证。辨西医之病可进一步了解疾病的发展演变及转变规律，辨中医之证可更好地针对西医之病选用柴胡加龙骨牡蛎汤。

【应用指征】 伤寒八九日，下之，胸满烦惊，小便不利，谵语，一身尽重，不可转侧者，柴胡加龙骨牡蛎汤主之。（107）

【方论】

金·成无己,《注解伤寒论》（1144年）： 伤寒八九日，邪气已成热，而复传阳经之时，下之虚其里而热不除。胸满而烦者，阳热客于胸中也；惊者，心恶热而神不守也；小便不利者；里虚津液不行也；谵语者，胃热也；一身尽重不可转侧者，阳气内行于里，不营于表也。与柴胡汤以除胸满而烦，加龙骨、牡蛎、铅丹，收敛神气而镇惊；加茯苓以行津液、利小便；加大黄以逐胃热、止谵语；加桂枝以行阳气而解身重。错杂之邪，斯悉愈矣。

明·许宏,《金镜内台方议》（1422年）： 故用柴胡为君，以通表里之邪，而除胸胁满。以人参、半夏为臣辅之，加生姜、大枣而通其津液。加龙骨、牡蛎、铅丹，收敛神气而镇惊为佐。加茯苓以利小便，而行津液。加大黄以逐胃热，止谵语。加桂枝以行阳气，而解身重错杂之邪，共为使。以此十一味之剂，共救伤寒坏逆之法也。

明·汪石山,《医学原理》（1525年）： 是以用桂枝、生姜，行阳气于外，人参、茯苓、大枣，大补托中气，不使邪气内乘，半夏以散胸满，柴胡清热，龙骨、牡蛎、铅丹收敛神气镇惊，大黄下实热而正谵语。

明·方有执,《伤寒论条辨》（1592年）： 一身尽重不可转侧者，伤寒本一身疼痛，亡津液而血涩不利，故变沉滞而重甚也。夫以心虚则惊也，故用人参、茯苓之甘淡，入心以益其虚。龙骨、牡蛎、铅丹之重涩，敛心以镇其惊。半夏辛温，以散胸膈之满。柴胡苦寒，以除郁热之烦。亡津液而小便不利，参、苓足以润之。胃中燥而谵语，姜枣有以调也。满在膈中，半夏开之，非大黄不能涤。重在一身，人参滋之，非桂枝不能和。然是证也，虽无三阳之明文，而于是汤也，总三阳以和之之治可征也。

明·张卿子,《张卿子伤寒论》（1644年）： 与柴胡汤，以除胸满而烦，加龙骨、牡蛎、铅丹，收敛神气而镇惊，加茯苓以行津液，利小便，加大黄以逐胃热，止谵语，加桂枝以行阳气，而解身重错杂之邪，斯悉愈矣。

清·喻嘉言,《尚论篇》（1648年）： 故用人参、茯苓之补，以益心虚；丹铅之重，以镇心惊；龙骨、牡蛎之涩，以为载神之舟楫，一方而批郄导窾，全收安内攘外之功。后人不察，谓是总三阳而和之之法，岂其然哉！

清·李中梓,《伤寒括要》（1649年）： 与柴胡汤以除烦满，加龙骨、牡蛎、丹铅以镇惊，加茯苓以行津液、利小便，加大黄以涤胃热、止谵语，加桂枝以行阳气、解身重，而错杂之邪，靡不悉愈矣。

清·张璐,《伤寒缵论》（1667年）： 此汤治少阳经邪犯本之证，故于本方中，除去甘草、黄芩，行阳之味，而加大黄行阴，以下夺其邪，兼茯苓以分利小便，龙骨、牡蛎、铅丹，以镇肝胆之怯，桂枝以通血脉之滞也，与救逆汤同义。彼以桂枝、龙骨、牡蛎、蜀漆镇太阳经火逆之神乱，此以柴胡兼龙骨、牡蛎、铅丹，镇少阳经误下之烦惊，亦不易之定法也。

清·程应旄,《伤寒论后条辨》(1670年):（底本眉批：邪热乘虚内扰，以其郁之久故也。须从枢机为解散，故以柴胡君之而名汤。邪逼及胸，则心无所倚，神无所归，而气乱矣。气乱则阻，变生仓卒，最难着手）。……柴胡加龙骨牡蛎汤主之，主位虚而已乱，自宜补兼安镇，桂枝、参、苓、姜、枣、铅丹、龙、牡，群而补之，盗已开门延入，岂容闭而不放？大黄单骑降之，外猾必成内讧，芩、夏稍稍清之，安内兼能解外，柴胡重重任之，立方之制如此。其于"养正去邪"四字，盖不知几为经营，几为布置者也。

清·柯琴,《伤寒来苏集》(1674年): 此方取柴胡汤之半，以除胸满心烦之半里。加铅丹、龙、蛎，以镇心惊，茯苓以利小便，大黄以止谵语。桂枝者，甘草之误也。身无热无表证，不得用桂枝。去甘草则不成和剂矣。心烦谵语而不去人参者，以惊故也。

清·汪琥,《伤寒论辨证广注》(1680年): 琥按：上方用柴胡为君，专走少阳，以解胸膈之烦满。用人参、半夏、姜、枣、茯苓为臣，以健脾利小便而疗身重。用龙骨、牡蛎、铅丹为佐，以镇心除惊热。辅以大黄者，乃涤胃实而止谵语也。使以桂枝者，兼入太阳而外行肢体也。

清·汪昂,《医方集解》(1682年): 与柴胡汤以除烦满；加茯苓、龙骨、牡蛎、铅丹，收敛神气而镇惊，而茯苓、牡蛎又能行津液，利小便；加大黄以逐胃热，止谵语；加桂枝以行阳气；合柴胡以散表邪而解身重。因满故去甘草。

清·张志聪,《伤寒论宗印》(1683年): 此论邪在于内膈之上下也。膈之上，心主也。膈之下，胃腑也。邪在上，故胸满，侵心主，故烦惊也。夫饮入于胃，游溢精气，上输于脾肺，下输于膀胱。邪侵胃腑，而精气不输，故小便不利也。热干阳明，故谵语也。夫气主煦之，血主濡之，气血皆由胃腑谷精之所生，胃气受邪，荣卫之气不行，故一身尽重而不可转侧也。用柴胡汤以清外入之邪，加龙骨牡蛎，以解上下之热。夫龙为心主之神，水族之长，能保心君以清烦热。胃主中海，而外合海水，牡蛎乃咸水结成，用之以清胃海之热，仍化有而为无也。铅为金水之汞，火煅而成丹色，能安神镇惊以清邪热。茯苓乃松灵潜伏而生，能养虚灵之气，以伐水邪。桂枝保心主以清上。大黄涤胃腑以和中。

清·张志聪,《伤寒论集注》(1683年): 此言少阳枢折于内不能出入者，须启生阳之气以达之。伤寒八九日，当阳明、少阳主气之期，只藉少阳之枢转以外出；若下之则枢转有乖，开合不得；开则胸满，合则烦惊；决渎有愆，则小便不利；阳明内热，则发谵语；一身尽重不可转侧者，少阳主枢、枢折而不能转侧也。柴胡龙骨牡蛎汤主之，用小柴胡汤达伤寒之邪，仍从胸胁以外出；加龙骨、牡蛎启水中之生阳以助少阳之气。经云：少阳属肾，少阳之气生于水中，上合三焦与心主包络相合而主血。铅得火而成丹，用铅丹、桂枝、茯苓以助心主之神。而达少阳之气；大黄清阳明之热，盖邪热清而少阳之气转，生气升而少阳之枢续矣。

清·张志聪,《伤寒论章句》(1683年): 柴胡加龙骨牡蛎汤，启生阳以转枢之方也，凡病机内逆不出者，须藉此方以启之。本论曰：伤寒八九日下之，胸满烦惊，小便不利，谵语，一身尽重，不可转侧者，此方主之。夫烦者，三焦病也，小便不利，亦三角之气化病也。惊者，胆病也。谵语，惊所致也。三焦主枢，胆亦主枢，皆属少阳也。机枢窒，故胸不能开而满，身不能转而重，此误下内逆之坏病也。小柴胡汤不足以当之。方用龙骨，启少阴之生阳，以救三焦之枢。牡蛎启厥阴之生阳，以救少阳之枢。桂枝茯苓助心主之神。铅丹气味辛寒，本金水之精，经火化而变赤，能镇惊除热下气，向大黄用以降内逆之火，加于柴胡汤中，助其旋转，则逆者顺矣。

清·沈明宗,《伤寒六经辨证治法》(1693年): 所以随经取用小柴胡汤，去甘草者，不敢再泻心气，且缓众药之功；黄芩同桂枝，以去太少表里之邪；半夏、茯苓，涤饮而通水道；龙骨、牡蛎，收摄神明返舍；铅丹、大黄，以逐内陷之邪，从下而出；人参养元气，而育神明；姜、枣调营卫，而救误下之逆，此即少阳犯吐下，则惊而悸之见证也。

清·郑重光，《伤寒论条辨续注》（1705年）：此证少阴心主为邪所逼，神明内乱，因致谵语无伦，非比胃实之病。此方药止九味，心脏药凡五种，用人参、茯苓以益心虚；龙骨、牡蛎、铅丹三味以镇心惊；至于痰饮内抟，止半夏一味；表邪内袭，此为首祸，但从太阳、少阳例，用桂枝、柴胡二味；阳邪入阴，最宜急驱，但用大黄一味。是以伤寒为末务，反以治心为主剂也。以此论之，伤寒传足不传手，未可为定制也。

清·钱潢，《伤寒溯源集》（1708年）：邪入少阳，故以小柴胡之半剂为主，以和解少阳之邪。人参以补益下后之虚，半夏以滑利胸膈之气，姜以宣达其阳气，枣以和润其津液也。去甘草者，恐助胸满也。去黄芩者，阳虚阴盛，避寒凉也。桂枝辛温，助阳和卫，合姜、枣而为桂枝去芍药汤，可以汗解太阳之余邪，而成太少两解之剂。其去芍药者，恐其益阴收敛也。且桂枝全汤为伤寒之禁剂者，亦恶芍药之酸收也。下篇蜀漆龙骨牡蛎救逆汤中之去芍药，亦此义也。牡蛎者，小柴胡本方加减法中，原有胁下痞硬者，去大枣加牡蛎四两之法，观其但用之于胁下痞硬，而不用之于心下痞硬，则知非但咸以耎坚，抑且可以平木气而伐肝邪矣……铅丹之为物也，非惟金能制木，重可镇惊。况铅本北方之黑，因制炼之功，化而为南方之赤。则坎离一交，水火既济，以之治肝木之邪。有三家相见之奇，五行攒簇之妙矣。大黄乃荡涤之药，热邪在胃，谵语、神昏，非此不疗。但因下后之虚，故切入棋子，仅煮一二沸，使性味不全，则不成峻下矣，同人参则补泻兼施。佐茯苓则渗利并用。此所以为非常之治也。

清·魏荔彤，《伤寒论本义》（1724年）：于兹可见此证一身尽重，不可转侧之义，亦必素有积饮为然耳。仲师另出一方，纯以镇心为主，铅丹、龙骨、牡蛎而外，佐以益神补中之生姜、桂枝、人参、大枣，除湿之半夏、茯苓，且龙骨、牡蛎亦除心经阴湿之邪者，乃深明邪居于重地，故特出奇兵直救根本，逐寇乱，奏扩清，功神矣哉！其中加大黄一味者，乃围城三面之意，使贼离而出走，勿久蹂躏宫阙之下耳。其入心药无物，皆治湿邪之品，其余四物上下分驱之，且大黄阴寒，借之开河放积水也。五物筑坊卫城，四物如疏濬河渠耳。

清·姚球，《伤寒经解》（1724年）：少阳亡阳谵语不可下，宜柴胡桂枝汤，和其营卫。今病八九日，内无燥结而下之，阳邪内陷，营血枯涸，因而惊烦身重，故本方仍以柴胡桂枝汤，去黄芩、芍药、甘草，加龙骨、牡蛎、铅丹、茯苓、大黄主之。盖一身尽重，营血涸弱，阳气亦虚，故去黄芩；阳邪内陷于胸，故去芍药、甘草，加龙骨入东方以镇胆，加铅丹入南方以定心，而惊烦自止。牡蛎咸以治满，茯苓淡以利水，大黄涤胃以止谵语。盖阳邪内陷，不得不用大黄，然下后里虚，故大黄略煮一二沸，欲其气味不全出也。

清·尤在泾，《伤寒贯珠集》（1729年）：方用柴胡、桂枝，以解其外而除身重，龙、蛎、铅丹，以镇其内而止烦惊，大黄以和胃气，止谵语，茯苓以泄膀胱，利小便，人参、姜、枣，益气养营卫，以为驱除邪气之本也。如是表里虚实，泛应曲当，而错杂之邪，庶几尽解耳。

清·王子接，《绛雪园古方选注》（1732年）：足经方治手经病者，参、苓、龙、牡、铅丹，入足经而可转行于手经者也。手少阴烦惊，从足太少而来，故仍从柴、桂立方。邪来错杂不一，药亦错杂不一以治之。柴胡引阳药升阳，大黄领阴药就阴，人参、炙草助阳明之神明，即所以益心虚也。茯苓、半夏、生姜启少阳三焦之枢机，即所以通心机也。龙骨、牡蛎入阴摄神，镇东方甲木之魂，即所以镇心惊也。龙、牡顽钝之质，佐桂枝即灵。邪入烦惊，痰气固结于阴分，用铅丹即坠。至于心经浮越之邪，借少阳枢转处于太阳，即从兹收安内攘外之功矣。

清·不著撰人，《伤寒方论》（1732年）：下在八九日后，未为大误，而为变特异，喻先生因推原致异之由，谓伏饮素积，外邪未尽，乘虚陷入积饮挟之，填满胸中，则胆中之气不能四布，而身重，热壅方寸，而心惊，此最得病机之要者也，又谓错杂为治，寔专治心，盖京师奠安，而后方镇用命，此寔仲景擒王之捷法也，然细详之，大意以和解为主，认证以风因为要，酿变以痰饮为本，而治法之端绪，则以宁心为首务也，盖误下之变风邪结胸寒邪则痞，一定之理，今满不在腹而在胸，此阳邪在阳之征也，加烦则益明矣，谵语者因下后而津液燥热也，燥热则气不化而小便不利矣，一身尽重者，阳气内郁而不荣于表也，且伏饮挎邪外走，则如湿内攻，即心为之惊矣，此正如半表里之邪，而错杂稍甚者也，故仲景以柴胡和解为主治，因中满而去甘枣，因饮而加茯苓，合姜半以逐饮，因证本风，因而加桂以达表通阳，因胃热胸满微有痞意，而加大黄以清结热，然而都城震动，非悉力入援，则阃外图维，无补社稷，故以丹铅重酸凉，龙骨牡蛎之性涩而安神者，建君主之元功，观此以柴胡首阳名和解之意可知矣，柴胡者，小柴胡也，犹云桂枝加附子也，观其以龙骨牡蛎独表而出之，重心为治可知矣，否则药味十一，何独揭此为名耶。

清·吴谦,《医宗金鉴》(1742年)： 是证也，为阴阳错杂之邪；是方也，亦攻补错杂之药。柴、桂解未尽之表邪，大黄攻已陷之里热，人参、姜、枣补虚而和胃，茯苓、半夏利水而降逆，龙骨、牡蛎、铅丹之涩重，镇惊收心而安神明，斯为以错杂之药，而治错杂之病也。

清·黄元御,《伤寒悬解》(1748年)： 下伤中气，胃逆而为胸满。胆木拔根，而为烦惊。心神扰乱，而为谵语。乙木郁遏，疏泄不行，则小便不利。己土湿动，机关壅滞，则一身尽重，不可转侧。柴胡加龙骨牡蛎汤，大枣、参、苓，补土而泻湿，大黄、柴胡、桂枝，泻火而疏木，生姜、半夏，下冲而降浊，龙骨、牡蛎、铅丹，敛魂而镇逆也。

清·黄元御,《长沙药解》(1753年)： 治少阳伤寒，下后，胸满烦惊谵语，小便不利，一身尽重，不可转侧者。以下败里阳，胆气拔根，是以惊生。甲木逆冲，是以胸满。相火升炎，故心烦而语妄。水泛土湿，故身重而便癃。大枣、参、苓，补土而泻水，大黄、柴、桂，泻火而疏木，生姜、半夏，下冲而降浊，龙骨、牡蛎、铅丹，敛魂而镇逆也。

清·黄元御,《伤寒说意》(1754年)： 柴胡加龙骨牡蛎汤，茯苓去湿，大黄泻热，人参、大枣补中，半夏、铅丹降逆，龙骨、牡蛎，敛其神魂，姜、桂、柴胡，行其经络也。

清·徐灵胎,《伤寒论类方》(1759年)： 大黄只煮一二沸，取其生而流利也。伤寒八九日，下之，即陷入里。胸满，柴胡、黄芩。烦惊，龙骨、铅丹、牡蛎。小便不利，茯苓。谵语，大黄。一身尽重，不能转侧者，茯苓。柴胡加龙骨牡蛎汤主之。此乃正气虚耗，邪已入里，而复外扰三阳，故现症错杂，药亦随症施治，真神化无方者也。此方能下肝胆之惊痰，以之治癫痫必效。

清·徐灵胎,《伤寒约编》(1759年)： 取小柴胡转少阳之枢，加大黄以开阳明之阖。满者忌甘，故去甘草；小便不利，故加茯苓；铅禀乾金之体，受癸水之气，力能坠热安神；龙为东方之神，骨具西方之体，镇惊平木最效；牡蛎静可镇惊怯，性寒能除烦热，且咸能润下，佐茯苓以利水，又能软坚，佐大黄以清胃也；半夏引阳入阴，善治目不瞑，乃化饮安神之品；人参通血脉；桂枝行营气，一身尽重不可转侧者，在所必需。此柴胡方加减，而以龙蛎名之者，乃气血之属，同气相求耳。

清·吴坤安,《伤寒指掌》(1796年)： 邵仙根评：此太阳病并以少阳，因下而兼入胃腑之症。与此汤，外以解热邪，内以除水湿，兼镇浮越之气，而补其中州之虚也。邪从太少来，故仍用柴胡、桂枝、黄芩、半夏，治胸满也；龙骨、铅丹、牡蛎，治惊烦也；人参、甘草，补正气也。小便不利，茯苓。谵语，大黄。身重不能转侧，桂枝、茯苓。

清·陈修园,《伤寒真方歌括》(1803年)： 此乃正气虚耗，邪已入里，而后外扰三阳，故现症错杂，药亦随症施治，真神化无方也，今借治癫痫症神效。

清·邹澍,《本经疏证》(1832年)： 柴胡加龙骨牡蛎汤，风引汤，涩剂也。涩剂用大黄，似乎相背，不知仲景用药必不浪施。夫柴胡加龙骨牡蛎汤，为证暴；风引汤，为证缓。暴病既以柴、桂解外，人参、姜、枣益中，龙、蛎、铅丹镇内，则大黄似可不用矣。然解外，可以已一身尽重，不可转侧。益中镇内，可以已烦惊。胸满、谵语，非大黄不为功。小便不利，非茯苓乌能通。是大黄、茯苓，实一方之枢纽，必不因此碍龙蛎之涩矣。缓证既用桂、甘、龙蛎，又益之滑石、石膏、赤白石脂、寒水石、紫石英，于五脏间似亦网罗良备矣。然瘫痫而曰热，必其风聚热生，挟木侮土，故脾气不行，积液成痰，流注四末，如上诸物，止及肺心肝肾，作病之本，最要在脾，舍脾何以行气四旁？故大黄者，所以荡涤脾家所聚，而干姜之守而不走，实以反佐大黄，使之当行者行，当止者止，是大黄、干姜，又一方之枢，不阂夫涩者也。

清·吕震名，《伤寒寻源》（1850年）： 伤寒八九日，下之，胸满烦惊、小便不利、谵语、一身尽重不可转侧者，柴胡加龙骨牡蛎汤主之。此证全属表邪误下，阴阳扰乱，浊邪填膈，膻中之气，不能四布，而使道绝；使道绝，则君主孤危，因而神明内乱，治节不行，百骸无主，以致胸满烦惊、小便不利、谵语、一身尽重不可转侧，种种皆表里虚实，正邪错杂之证。但病属表邪陷入，则阴阳出入之界，全藉少阳为枢纽，故以柴胡名汤。而阴邪之上僭者，复桂枝、生姜、半夏以开之；阳邪之下陷者，用黄芩、大黄以降之；使上下分解其邪，邪不内扰；而兼以人参、大枣，扶中气之虚；龙骨、牡蛎、铅丹，镇心气之逆；且柴胡、大黄之攻伐，得人参扶正以逐邪而邪自解；龙骨、牡蛎之顽钝，得桂枝助阳以载神而神自返。其处方之极错杂处，正其处方之极周到处。不如此，其何能施补天浴日之手而建扶危定倾之业耶？神哉弗可及已。

清·高学山，《伤寒尚论辨似》（1872年）： 至本方者，十一味中，森然阵法，兵分三队，将统两军，旗鼓相当，与病情针锋逼对，神哉仲景，岐黄之尚父武侯也。所谓兵分三队者何？姜、枣、人参，为一队。病之源，起于胃中津液受伤，不补其阴津，则心阳终无依托，而烦惊日甚也。辛而聚津之生姜，甘而聚液之大枣，与温补生津液之人参为伍，则津液生而治其烦惊之本也。龙、牡、丹铅，为一队。病之魁，在于心中之阳神飘忽，不敛其阳神，则诸阳皆不可通，而身重如故也。龙骨为神气之依附，牡蛎为潜藏之招摄，而与色赤镇重之丹铅为伍，则神明住而治其烦惊之标也。茯苓、半夏、桂枝，为一队。夫病机相引，各以类应，胃阳虚者，客气必动于膈上。胃液虚者，外饮必聚于胸间，降气之半夏，渗湿之茯苓，与疏泄之桂枝为伍，去客气外水而留真阴之地，虽是利小便，实则解谵语，而为治烦惊之备着也。然后以轻清之柴胡为前将军，凡表邪内陷，而为胸满者，使之领出还表。以沉雄之大黄为后将军，凡胸满而移入于胃者，使之从下驱出。诸药用等分，取其势均力敌，彼此无牵制也。独倍柴胡者，专其内托之任也。减大黄于柴胡之半，而加于众药十之二，且厚煮之者，既不欲其下行之性，滞其外出，犹不欲以庞杂之累，缓其急奔，且胃已受伤，其能胜大黄之全力乎？故只用其轻清之气味，而已足矣。是则合之，则为生津敛神蠲饮救陷一汤，分之，则可剪成四道，真常山之蛇也，诸说混杂可删。

清·王旭高，《退思集类方歌注》（1897年）： 此方用柴胡汤全方，治胸满身重之半表里；加铅丹、龙、牡以镇烦惊，茯苓以利小便，大黄以止谵语；心烦谵语而不去人参者，以惊故也。此乃正气虚耗，邪已入里，而复外扰三阳，故现证错杂，药亦随证施治。

清·戈颂平，《伤寒指归》（1907年）： 柴胡，苦平味薄，能运气固阳。桂枝辛温，能温表里经道之阴。生姜辛温，化气横行，能温表里络道之阴。半夏辛平，能降半里上水逆气结。茯苓甘平，能通阴土之阴。龙骨味涩，牡蛎味咸，合之能敛浮外之阳，阴得阳则生。阳不藏丣，阴土之液不足，以人参、大枣多汁，益土之液。阳不藏丣，阴液随阳气浮半里上不降，易成痰涎，以铅丹重镇，下在上之痰涎。大黄苦寒，切如鸡子，煮一二沸，取其气，以固浮外之阳，不取其味，下趋肠中。右十一味，象天生地成来复之数也。以水八升，象阴数得阳正于八。煮取四升，内大黄，切如鸡子，更煮一二沸，象阴数得阳变于六。温服一升，象阳数得阴从子左开也。

近代·黄竹斋，《伤寒论集注》（1925年）： 少阳篇少阳中风，两耳无所闻，目赤，胸中满而烦者，不可吐下，吐下则悸而惊。伤寒脉弦细，头痛发热者，属少阳。少阳不可发汗，发汗则谵语，此属胃，胃不和则烦而悸。二节误治之坏病。师未出方，此方是可通用。

近代·何廉臣，《增订伤寒百证歌注》（1928年）： 此汤治少阳经邪犯本之证，故于本方中除去甘草，减大枣上行阳分之味，而加大黄行阴以下夺其邪，兼茯苓以分利小便，龙骨、牡蛎、铅丹以镇肝胆之怯，桂枝以通血脉之滞也。与救逆汤同义，彼以龙骨、牡蛎镇太阳经火，逆之神乱，此以龙骨、牡蛎、铅丹镇少阳经误下之惊烦，亦不易之定法也。徐洄溪曰：此方治肝胆之惊痰，以之治癫痫，必效。大黄只煮一二沸，取其生而流利也。

近代·陆渊雷，《伤寒论今释》（1930年）： 此方取小柴胡汤之半，而去甘草，加龙骨铅丹桂枝茯苓大黄牡蛎也。今人谓龙骨牡蛎铅丹，能收敛浮越之正气镇惊坠痰。吉益氏《药征》谓龙骨主治脐下动，旁治烦惊失精，牡蛎主治胸腹动，旁治惊狂烦躁。今验惊狂癫痫失精诸病人，有正气浮越之象者，其胸腹往往有动，是二说，可以并行不悖也。惟此方既有龙骨、牡蛎之收涩，复有大黄、茯苓之通利，既有大黄之攻，复有人参之补，方意杂揉，颇有疑其不用者，然按证施治，得效者多。吉益南涯和田东郭，谓此方是大柴胡加龙骨、牡蛎，则不可从矣。

近代·祝味菊，《伤寒方解》（1931年）： 本方乃小柴胡汤去甘草加龙骨、牡蛎、铅丹、桂枝、茯苓、大黄六味。其适用标准，因伤寒外证未解，误下与攻下，正气被伤，表热内陷，胸满烦惊，小便不利，谵语，身重者，故于小柴胡汤方中去甘草之满中，而增加龙骨以安神镇惊，牡蛎去烦解郁热，铅丹镇脑除热下气，桂枝、茯苓、大黄，通阳行水，推陈致新，合柴、芩、参、枣、姜、半，以内外兼治，攻补并施也。煮服法中后“内大黄”“更煮一两沸”者，以本方不必借重于大黄之全力，其意在使胃气下行，故无须多煮。

近代·曹颖甫，《伤寒发微》（1931年）： 因有胸满身重、小便不利之变，故用柴胡汤以发之。以阳明浮热，上蒙脑气，而为谵语；上犯心脏，而致烦惊，于是用龙牡铅丹以镇之。以胃热之由于内实也，更加大黄以利之，此小柴胡汤加龙骨牡蛎之大旨也。张隐庵妄谓龙骨、牡蛎启水中之生阳，其于火逆惊狂起卧不安之证，用桂枝去芍加蜀漆龙牡救逆者，及烧针烦躁用桂甘龙牡者，又将何说以处之？要而言之，邪热之决荡神魂也，若烟端火焰上出泥丸，即飘忽无根，于是忽梦山林，忽梦城市，忽梦大海浮舟，而谵语百出矣。湿邪之凝闭体魄也，若垂死之人，肌肉无气，不能反侧，于是身不得起坐，手足不得用力，而一身尽重矣。是故非降上冒之阳而下泄之，则神魂无归；非发下陷之湿而外泄之，则体魄将败，是亦阴阳离决之危候也。被泥柴胡为少阳主方者，又乌乎识之！

近代·徐大桂，《伤寒论类要注疏》（1935年）： 此以柴胡证误下，而三焦火郁，心气虚越之方证也。以大柴胡清解少阳之郁火，以龙、牡、铅丹敛镇心主之神，茯苓合桂枝以宣阳化水，使烦郁解而虚神不越，此“郁者达之”“散者收之”之义也。

近代·彭子益，《圆运动的古中医学·伤寒论方解篇》（1947年）： 少阳被下，胆经逆则胸满烦惊谵语，脾土伤则湿生尿短，身尽重。柴胡、半夏、人参、姜、枣，疏降胆经，茯苓、桂枝，疏利土湿，铅丹龙牡，镇敛胆经，大黄泄胸下停积之相火化生之热，与土气中瘀住之热也。

现代·中医研究院，《伤寒论语释》（1956年）： 以小柴胡汤和解少阳而去胸满。误下后气虚，心神不守，加龙骨、牡蛎、铅丹可收敛神气而镇惊；加茯苓、桂枝以助气化而利小便。误下后，伤津化热，加大黄可以泄热止谵语。

现代·任应秋，《伤寒论语释》（1957年）： 陆渊雷云：“此方取小柴胡汤之半，而去甘草，加龙骨、铅丹、桂枝、茯苓、大黄、牡蛎也，今人谓龙骨、牡蛎、铅丹能收敛浮越之正气，镇惊坠痰。惟此方既有龙骨、牡蛎之收涩，复有大黄、茯苓之通利，既有大黄之攻，复有人参之补，方意杂糅，颇有疑其不可用者，然按证施治，得效者多，经方配合之妙，诚非今日之知识所能尽晓也”。柴胡桂枝为太少阳表不解，一身尽重而设，黄芩、生姜、半夏、大黄为误下清里的胸满烦躁而设，茯苓为小便不利而设，龙骨、牡蛎、铅丹重坠镇痉，为惊狂谵语而设；本证由于误下，人参、大枣在方中有极大的救逆和缓解作用，病变复杂，用药亦复杂，用而有效，正见其复杂中的精纯。

现代·陈亦人，《伤寒论译释》(1958年)：本方也是由小柴胡汤加减化裁而成。因邪陷少阳，故治以小柴胡汤和解枢机扶正达邪为主，加桂枝通阳和表，大黄泄热泻里，龙牡铅丹重镇而安神明，茯苓淡渗而利小便。因邪势弥漫于全身，故去甘草之缓，以速除邪之力，使表里错杂之邪得以迅速解除。

十画

本方即小柴胡汤去甘草，加龙骨、牡蛎、茯苓、桂枝、大黄、铅丹。关于配伍意义，王氏侧重于心，周氏侧重于胆，均有一定发挥，但从徐灵胎的经验来看，“此方能下肝胆之惊痰，以之治癫痫必效”，可见与肝胆的关系更密切一些。许多注本载本方均无黄芩，如钱天来解释方义，直接提出“去黄芩者，阳虚阴盛，避寒凉也”，果如所说，何以不去大黄？但钱氏解释也有可取之处，如论证铅丹的作用：“盖心固主惊，肝脏亦主惊骇，是故铅丹之为物也，非惟金能制木，重可镇惊，况铅本北方之黑，因制炼之功，化而为南方之赤，则坎离交，水火既济，以之治肝木之邪，有三家相见之奇，五行攒簇之妙矣”，则颇有阐发。

现代·安徽中医学院，《伤寒论通俗讲义》(1959年)：本方治疗少阳病误下后，邪热乘虚内陷的变证，主要治疗目的是以和解镇惊为主。方剂组合，以柴胡汤去甘草和解少阳之邪，以桂枝汤去芍药解太阳之余邪，加龙骨、牡蛎、铅丹以镇静安神，少用大黄行阴下热，更佐茯苓以利小便，亦复病复方之治。

现代·李翰卿，《中国百年百名中医临床家》(1960年)：此散邪安神，泻火祛痰，兼扶正之剂，乃救误中较为复杂之方。主治伤寒误下后神识失常，烦惊，谵语，胸满身重，小便不利等。但必须兼有寒热往来或发热恶寒等太少两阳的表证现象。及大便不利、口苦、吐痰、脉虚等虚实错杂现象。柴胡、桂枝、生姜以散邪；人参、大枣以扶正；龙骨、牡蛎、铅丹、半夏以安神祛痰；黄芩、大黄以泻火通便；茯苓利水以祛湿。

现代·刘渡舟，《伤寒论十四讲》(1982年)：本方由小柴胡汤减甘草，加桂枝、茯苓、大黄、龙骨、牡蛎、铅丹而成。治少阳不和、气火交郁。心神被扰、神不潜藏而见胸满而惊，谵语、心烦，小便不利等证。故用本方开郁泄热、镇惊安神。临床对小儿舞蹈病、精神分裂症、癫痫等，凡见上述证候者，使用本方往往有效。惟方中铅丹有毒，用时剂量宜小，不宜久服，且当以纱布包裹扎紧入煎，以保证安全。

现代·刘渡舟，聂惠民，傅世垣，《伤寒挈要》(1983年)：本方即小柴胡汤减去甘草，以减少阳表里错杂之邪；加桂枝、茯苓行太阳之气而利小便；加大黄以泻阳明里热而治谵语，加龙骨、牡蛎、铅丹镇肝胆安精神而定惊悸。

现代·刘渡舟，《伤寒论诠解》(1983年)：柴胡加龙骨牡蛎汤即小柴胡汤去甘草（方中当有黄芩，成本缺漏，应补之），用以和解少阳，祛除半表半里之邪；佐以龙骨、牡蛎、铅丹以镇胆气之怯而止烦惊；小便不利，故加桂枝、茯苓以助太阳气化而行津液；谵语则加大黄泻阳明之热以和胃气。于是三阳之气和畅，错杂之邪内外尽解。方中铅丹有毒，须用纱布包裹入煎。临床曾有服本药而致铅中毒的报道，因此用量切勿过大，一般不超过5g，且不要连续长期服用，以免造成蓄积性铅中毒。现今有人用生铁落代之亦效。大黄在煎药时应后下为合法。

现代·陈亦人，《伤寒论求是》(1987年)：此方即小柴胡汤去甘草，加龙骨、牡蛎、茯苓、桂枝、大黄、铅丹。既能和解达邪，又能重镇安神，既能通阳利水，又能坠痰泻实。适用于正虚邪陷、三焦壅滞证。从“胸满烦惊，小便不利，谵语，一身尽重，不可转侧”

（107条）等临床症状来看，确实是邪弥三焦，周身均病，但病机关键是少阳枢机不利，尤其是烦惊与胆热密切相关，故治选小柴胡汤和解少阳，助正达邪为主，加龙牡重镇，铅丹坠痰以止烦惊；加桂枝佐柴胡解外而除身重，加大黄和胃泻实以止谵语，加茯苓通阳而利小便。三焦壅滞一去，则诸证随解。

现代·王付，《经方学用解读》（2004年）：胆心热证基本病理病证是少阳胆被邪热所内虐，心神为邪热所扰。因此，治疗胆心热证，其用方配伍原则与方法应重视以下几个方面。

针对证机选用清少阳胆热：邪热侵袭少阳胆，胆气郁滞，经气滞涩，邪热又乘机肆虐于内外，一身尽重，易惊，其治当清少阳胆热。如方中柴胡、黄芩。

针对证机选用清心通阳热：邪热侵袭少阴心，心气心神为邪热所困扰，心神不得主持于内外，证见心烦，谵语，其治当清心热。又，邪热在心，其治当清，但用清泻则不利于心气通畅。因此，治疗心热证时必须根据心的生理特性而配伍通阳药，以冀取得最佳治疗效果。如方中大黄、桂枝。

合理配伍调理气机药：少阳胆主气机升降，心气喜通畅而不欲郁滞。邪热侵袭少阳胆与少阴心，其气机为邪热所郁滞而不畅，其治当调理气机。如方中半夏、生姜。

妥善配伍安神药：心之神明主内藏与外守。邪热侵袭于心，心神为邪热所扰而不得守藏，神躁动于外，其治当镇心安神。如方中龙骨、牡蛎、铅丹、茯苓。

适当配伍益气药：邪热之所以侵袭少阳胆与少阴心，是因其少阳胆与少阴心正气不足。因此，治疗心胆热证，必须配伍益气药，只有配伍益气药，才能提高治疗效果。如方中人参、大枣。

随证加减药：若心烦明显者，加知母、百合，以清心热，益心阴；若急躁易惊者，加酸枣仁、远志，以安神定惊；若多梦者，加磁石、珍珠母，以舍魂定志等。

【方论评议】

综合历代各家对柴胡加龙骨牡蛎汤的论述，应从用药要点、方药配伍和用量比例三个方面进行研究，以此更好地研究经方配伍，用于指导临床应用。

诠释用药要点：方中柴胡清胆热、调气机，龙骨重镇安神，黄芩清泻郁热，茯苓宁心安神、兼益心气，牡蛎清热潜阳安神，铅丹泻热解毒、镇惊降逆，桂枝通阳化气，半夏醒脾降逆，生姜和胃调中，人参、大枣益气补中。

剖析方药配伍：柴胡与黄芩，属于相使配伍，透热于外，清热于内；半夏与生姜，属于相使配伍，辛开苦降，调理气机；龙骨、牡蛎与铅丹，属于相使配伍，潜阳敛阴，重镇安神，兼以化痰；人参与大枣，属于相须配伍，补益中气；茯苓与人参、大枣，属于相使配伍，增强益气安神，兼以渗利；桂枝与生姜，属于相须配伍，辛散温通，调理脾胃；大黄与柴胡、黄芩，属于相使配伍，增强清解郁热；大黄与桂枝，属于相反配伍，温通不助热，寒清不凝结；大黄与大枣，属于相畏配伍，大枣益气制约大黄泻热伤气。

权衡用量比例：柴胡与黄芩用量比例是4∶1.5，提示透热与清热之间的用量调配关系，以治郁热；半夏与生姜用量比例是4∶3，提示降逆与宣散之间的用量调配关系，以治郁结；龙骨、牡蛎与铅丹用量比例是1∶1∶1，提示潜阳安神与泻热安神之间的用量调配关系，以治心烦；人参与大枣用量比例是1.5∶5，提示大补与缓补之间的用量调配关系，以治气虚；茯苓与人参、大枣用量比例是1.5∶1.5∶5，提示渗利安神与益气安神之间的用量调配关系；大黄与柴胡、黄芩用量比例是4∶8∶3，提示泻热与清透之间的用量调配关系，以治积热；大黄与桂枝用量比例是4∶3，提示寒泻与温通之间的用量调配关系：大黄与大枣用量比例是2∶5，提示寒泻与甘缓之间的用量调配关系。

柴胡加龙骨牡蛎汤用量偏小，根据病变证机可酌情加大2～3倍。

【药理作用】 本方具有调节体温中枢、调节血压、保肝利胆、降血脂、降血糖、调节中枢神经、调节周围神经、增强机体免疫功能、改善微循环、调节内分泌、调节代谢、抗休克、调节心律、抗心肌缺血、抗心脑缺氧、调节心肝功能、抗自由基、抗氧化、抗肿瘤、抗突变、抗衰老、抗菌、抗病毒、抗炎、抗过敏、抗硬化、抗溃疡、抗惊厥、抗血小板聚集、解热等作用。

柴胡加芒硝汤

【导读】 ①学用柴胡加芒硝汤应重视柴胡和黄芩的用量调配关系、柴胡和芒硝的用量调配关系、人参和甘草的用量调配关系、黄芩和芒硝的用量调配关系。②柴胡加芒硝汤虽是辨治阳明少阳热证的重要代表方，但在临床中对心胆郁热证等也具有良好治疗作用。③学好用活柴胡加芒硝的第一步是辨清柴胡加芒硝汤由哪些基础方和药物组成：组成柴胡加芒硝汤有1个基础方和4组药，基础方是小柴胡汤，4组药中第1组是清热行气药即柴胡，第2组是降逆药即半夏，第3组是行散药即生姜，第4组是泻热软坚药即芒硝，第5组是益气药即人参、大枣、甘草，第6组是调理气机升降药即半夏、生姜，第7组是清热药即黄芩，从1个基础方和7组药用量深入学习研究即可用活柴胡加芒硝汤。

十画

【方歌】 小柴胡汤加芒硝，辨治少阳及阳明，内伤杂病诸般疾，康复诸疾方药精。

【方药】 柴胡二两十六铢（8 g） 黄芩一两（3 g） 人参一两（3 g） 甘草炙，一两（3 g） 生姜切，一两（3 g） 半夏二十铢（2.1 g） 大枣擘，四枚 芒硝二两（6 g）

【用法】 上八味，以水四升，煮取二升，去滓。内芒硝，更煮微沸，分温再服，不解，更作。

【功用】 清郁热，调肠胃。

【适应证】

1. 中医病证：①少阳阳明热结轻证。胸胁痞满或痞硬，大便硬，或下利，日晡潮热，呕吐，或腹痛拒按，口苦，口干，舌红，苔黄，脉弦或数。②郁虚寒热内结证。

2. 西医疾病：急性胆囊炎，急性胰腺炎，胃溃疡穿孔，急、慢性胃炎，流行性腮腺炎，扁桃体炎等临床表现符合少阳阳明热结轻证者。

【用药分析】 方中柴胡清胆热、疏胆气，黄芩清泄胆热，半夏醒脾和胃、降泄浊逆，生姜醒脾和胃降逆，芒硝清泻郁热，人参、大枣、甘草补益中气。

【用方思路】

1. 柴胡加芒硝汤既是辨治少阳阳明热结轻证的重要代表方，又是辨治诸多杂病如肝胆病、脾胃病、心病、肾病、皮肤病等的重要基础方。

2. 方中柴胡既可清热，又可疏散；黄芩既清热，又燥湿；芒硝既泻热，又软坚；半夏、生姜既降逆，又温通；人参、甘草、大枣补益五脏六腑及营卫之气。从方中用药用量及调配分析得知，柴胡加芒硝汤的应用并不局限于少阳阳明热结轻证，还可用于辨治诸多杂病，如消化、精神神经、内分泌及代谢、泌尿、循环等系统疾病。

3. 运用柴胡加芒硝汤辨治的病证（无论病变部位在肝胆、在心或在脾胃）以少阳阳明热结为主，其治当泻热行气降逆。

【随证合方】 若夹阳虚，可与四逆汤合方用之；若夹瘀，可与桂枝茯苓丸合方用之；若夹气郁，可与橘枳姜汤合方用之。应用时还必须结合病变主次酌情调整方药用量。

【注意事项】 运用柴胡加芒硝汤既要辨清西医之病，又要辨清西医之病属于中医少阳阳明热结轻证。辨西医之病可进一步了解疾病的发展演变及转变规律，辨中医之证可更好地针对西医之病选用柴胡加芒硝汤。

【应用指征】 伤寒十三日不解，胸胁满而呕，日晡所发潮热，已而微利，此本柴胡证。下之以不得利，今反利者，知医以丸药下之，此非其治也。潮热者，实也。先宜服小柴胡汤以解外，后以柴胡加芒硝汤主之。（104）

【方论】

明·许宏，《金镜内台方议》（1422年）： 故日晡所发潮热，已而微利也，潮热虽为热实当下，奈有胸胁之邪未尽，且先以小柴胡以解外，再以本方中加芒硝而通泄也。

明·方有执，《伤寒论条辨》（1592年）： 十三日，过经也。不解，坏例也。非其治也。

以上，乃原其坏由于医之误。以下至末，救误之治也。然微利矣，加芒硝以更下之者。丸之为丸，大率辛热物，虽快攻下，下者药也，热以益热，热结反实而不出，故须咸以软之也。

明·张卿子，《张卿子伤寒论》（1644年）： 先与小柴胡汤以解外，后以柴胡加芒硝，以下胃热。

清·喻嘉言，《尚论篇》（1648年）： 胸胁满而呕，邪在少阳表里之间也。发潮热，里可攻也。微下利，便未硬也。以大柴胡分解表邪，荡涤里热，则邪去而微利亦自止矣。若误用圆药，则徒引热邪内陷而下利，表里俱不解也。故先用小柴胡分提以解外邪，后加芒硝，以涤胃中之热也。

清·李中梓，《伤寒括要》（1649年）： 胸胁满，呕而潮热，邪在半表半里，小柴胡汤为常之剂。但下之失宜，则里邪未尽，非柴胡汤所能疗也。故加芒硝以荡之。

清·程应旄，《伤寒论后条辨》（1670年）： 此实得之攻后，究竟非胃实，不过邪热抟结而成。只须于小柴胡解外后，但加芒硝一洗涤之，以从前已有所去，大黄并可不用，盖节制之兵也。

清·汪昂，《医方集解》（1682年）： 此少阳、阳明药也。表证误下，邪热乘虚入胃，以致下利而满呕，潮热之证犹在。伤寒潮热为胃实，故宜下。故仍与柴胡汤以解少阳，加芒硝以荡胃热，亦与大柴胡两解同意。

清·张志聪，《伤寒论集注》（1683年）： 此本属柴胡汤证，虽下之而不得利，今反微利者，知医以丸药下之，夫丸缓留中，不外不内，非其治也。夫潮热为实，先宜小柴胡汤以解太阳之病气于外，后以柴胡加芒硝汤清阳明之实热于内。

此言太阳病气逆于阳明中土不得外出者，先宜小柴胡汤以解太阳之邪，后加芒硝以清阳明之热。

清·张志聪，《伤寒论宗印》（1683年）： 此承上文之义。上章以二三下之。致邪留于心下之膈间。此因丸药下之，虚其中腑，而溜于膈下之阳明矣。十三日，再经不解，又当主于阳明，胸胁满而呕，此本柴胡证，日晡所发潮热，又系转入于阳明。凡柴胡汤证，邪不在经，虽下之而不得利，今反利者，知医以丸药下之，非其治也。凡缓留中，虚其中气，致邪实于阳明，而发潮热也。胸胁满呕之外证未解，故先以小柴胡汤以解外，后以大柴胡汤以泄在里之经邪，加芒硝以清阳明之热。按此章乃承上章大柴胡证，更深入于阳明，故加芒硝。先曰小柴胡汤，则后之大义在矣。今方本复以小柴胡汤加芒硝。夫小柴胡汤，乃从内解外之剂。大柴胡汤，乃从上泄下之剂。既加芒硝，而又复从外解耶？有阳明之实热，而又重用人参耶？于理欠通，故改正之。

清·张志聪，《伤寒论章句》（1683年）： 柴胡加芒硝汤，转枢达外，兼清内热之方也，凡病宜枢转，中有留热者宜之。本论曰：伤寒十三日不解，胸胁满而呕，日晡所有潮热，已而微利。此本柴胡证，下之而不得利；今反利者，知医以丸药下之，非其治也。潮热者，实也。先宜小柴胡汤以解外，后以此方主之。夫胸胁满而呕，小柴胡证也。至于潮热而利，岂小柴胡所能治哉。其所以潮热微利者，内必有留中之热也，故曰丸下非其治。虽然欲其枢转，从胸胁以外达，则小柴胡所必不免，其潮热微利，以此方去其留中之物可也。独小其制而不再煮者，为先服小柴胡汤故也。

清·郑重光，《伤寒论条辨续注》（1705年）： 若误用丸药，是徒引热邪而内陷，致表里俱不解，故先用小柴胡分提表邪，后加芒硝以涤胃中之热也。

清·钱潢，《伤寒溯源集》（1708年）： 当先用小柴胡汤以解外邪，然后再以柴胡汤加入芒硝下之，则胃中之热邪亦解，所谓胃和则愈也。然有潮热胃实之证，仍留人参而不去者，以少阳本属虚邪，又以十三日之久，元气自耗，更因误下之虚，故虽加泻实之芒硝，而人参不去也。

清·魏荔彤，《伤寒论本义》（1724年）： 此实指热之虚实而言，非言胃之已成实之实，所以仍主小柴胡汤，正以胃不成实，邪已半在少阳，故仍从前法。半治少阳，半治阳明，而少变之也。先宜小柴胡汤以解外，使邪在少阳者，从外而上透也，后以柴胡加芒硝汤以涤内，使邪在阳明者，从里以下泄也，此就少阳证中，兼治阳明。胃中余热，为太阳病过经不解，阳明有热者言之也。阳明有热而不大下之，乃于柴胡汤中用芒硝，则非胃实大下之故也。

清·姚球，《伤寒经解》（1724年）： 潮热为实者，胃实也。小柴胡解外，恐表邪内陷也。柴胡加芒硝汤，以涤胃之实邪也。既先用小柴胡以解外，何本方仍以小柴胡加芒硝也？盖本柴胡症，误用丸药，因而成逆。芒硝寒咸，已足解丸药热邪，仍用小柴胡汤，症属少阳，宜柴胡也。

清·王子接，《绛雪园古方选注》（1732年）： 芒硝治久热胃闭，少阳热已入胃而犹潮热、胁满者，则热在胃而证未离少阳，治亦仍用柴胡，但加芒硝以涤胃热，仍从少阳之枢外出，使其中外荡涤无遗，乃为合法。钱塘张锡驹云：应以大柴胡加芒硝。其理亦通，姑志之。

十画

清·不著撰人，《伤寒方论》（1732年）： 此即大柴胡两解之意也，但此无枳、芍、大黄，而加芒硝，谓此之结满潮热呕痢，虽似大柴胡证，曾经误用丸药下之，引热邪内陷而下痢，非芒硝无以荡胃中之热，且阴已被阳，无所事，芍药之和也，然此以加芒硝名汤，则知大柴胡设无大黄不成汤矣，合观大柴胡及加芒硝汤，大柴胡乃未经汗下而热邪有甚者，故以小柴解半表里加枳、芍、大黄，以缓解其上下之里热，此汤乃因丸药误下，引客邪陷入之过，则客邪骤而浅，上乃因邪而热，下未必即热矣，故但以芒硝加入小柴，使和解之外，假硝性之急暴而清热者骤解其上，则下之协热暂利者，不治自清矣。

清·黄元御，《伤寒悬解》（1748年）： 阳明病，脉弦浮大，弦为少阳，浮为太阳，大为阳明脉，是以三阳合病，而气短，腹都满，则太阴证。少阳之脉，自胃口而布胁肋，胆胃郁遏，故胁下及心作痛。经气痞塞，故久按之而气不通。表寒外束，相火郁升，而刑肺金，故鼻干，不得汗。肺窍于鼻。胆木刑胃，土气困乏，故嗜卧。湿土贼于甲木，土木皆郁，故一身及面目悉黄。土湿木郁，疏泄不行，故小便难。胃气壅遏，故发潮热。胃腑郁迫，浊气上逆，故时呕哕。少阳脉循两耳，经气逆行，壅塞不降，故耳前后肿。经郁热盛，故刺之小差，而外证不解。病过十日之外，脉自里达表，续续外浮者，是未传阳明之腑、太阴之脏，犹在少阳之经也。宜小柴胡汤，柴胡、黄芩，清半表之火，参、甘、大枣，补半里之阳，生姜、半夏，降胃逆而止呕哕也。若脉但浮而不弦，又无少阳诸证者，则全是太阳病，与麻黄汤，以泻表郁。中风而用麻黄者，发汗以泻太阴之湿也。《金匮》风湿诸证，俱用麻黄。若不尿，腹满而愈加呕哕者，水贼土败，不可治也。

少阳以甲木而化气于相火，经在二阳三阴之间，阴阳交争，则见寒热。久而阳胜阴败，但热而无寒，则入阳明，阴胜阳败，但寒而无热，则入太阴。小柴胡清解半表而杜阳明之路，温补半里而闭太阴之门，使其阴阳不至偏胜，表邪解于本经，是谓和解。

十三日不解，已过再经之期。胸胁满而呕，是少阳经证。日晡时发潮热，是阳明腑证。腑病则大便续硬，乃已而微利，定服丸药矣。少阳而兼阳明，此本大柴胡证，下之当腑热清而不利，今反利者，知医以丸药下之，缓不及事，而又遗其经证。表里俱未罢，经邪束迫，腑热日增，故虽利不愈，此非其治也。潮热者，胃家之实也，是固宜下，而胸胁之满，尚有少阳证，先宜小柴胡汤以解其外，后宜柴胡加芒硝汤主之，解外而并清其里也。但加芒硝而不用大黄者，以丸药下后，宿物去而腑热未清也。

清·黄元御，《长沙药解》（1753年）： 治少阳伤寒，汗出不解，心中痞硬，呕吐而下利者。以少阳半表阳旺，热胜而传阳明，汗愈泄而胃愈燥，故汗出不解，甲木侵迫，戊土被逼，胃气郁遏，水谷莫容，故吐利俱作。胃口壅塞，故心中痞硬。少阳证罢，便是阳明之承气证，此时痞硬呕利，正在阳明少阳经腑合病之秋，柴、芩、芍药，清少阳之经，枳实、大黄，泻阳明之腑，生姜、半夏，降浊气而止呕逆也。

清·徐灵胎，《伤寒论类方》（1759年）：

大柴胡汤，加大黄、枳实，乃合用小承气也；此加芒硝，乃合用调胃承气也。皆少阳阳明同治之方。《本草》：芒硝治六腑积聚。因其利而复下之，所谓通因通用之法也，潮热而利，则邪不停结，故较之大柴胡症，用药稍轻。

清·徐灵胎,《伤寒约编》(1759年)： 芒硝涤结润燥，以下阳明内瘀之热；柴胡和解表里，以祛少阳不解之邪。此少阳阳明并病之剂，为少阳不解，热蓄阳明之专方。

清·吴仪洛,《成方切用》(1761年)： 治伤寒十三日不解，胸胁满而呕，日晡潮热，已而微利。此本柴胡证以圆药下之，非其治也，潮热者实也。先宜小柴胡汤以解外，后以加芒硝汤主之。表证误下，邪热乘虚入胃，以致下痢。而满呕潮热之证犹在，故仍先与小柴胡汤以解外，然后以加芒硝汤，以荡胃热，亦与大柴胡汤两解同意。

清·吴坤安,《伤寒指掌》(1796年)： 邵仙根评：此少阳经邪，因误下而成胃实之症，为少阳阳明并病。胃实者可下，而症兼少阳，则不可下。故用小柴胡以解外，加芒硝以治里实。

清·陈修园,《伤寒真方歌括》(1803年)： 按胸胁满而呕，少阳之邪正盛也，日晡所发潮热，阳明之热已结也，本宜大柴胡两解之，因以丸药误下，强逼溏粪，胃气大伤。大柴胡中有大黄、枳实之峻，必不堪受，不如小柴胡汤有人参、甘草以扶之也，加芒硝者，胜热攻坚，速下不停，无伤胃气，是以峻攻之药，为补养法也。

清·陈修园,《长沙方歌括》(1803年)： 按：小柴胡汤使太阳之气从枢外出，解见原方。兹云十三日，经尽一周，既来复于太阳，当解而不能解，又交阳明主气之期，病气亦随经气而涉之。阳明主胸，少阳主胁。胸胁满而呕者，阳明之阖不得少阳之枢以外出也。日晡所者，申酉戌之际也。阳明旺于申酉戌，故应其时而发潮热；热已微利者，阳明之气虽实，其奈为丸药所攻而下陷。陷者举之，用小柴胡汤以解外；解，寓升发之义，即所以举其陷而止其利也；又加芒硝者，取芒硝之咸寒以直通地道，不用大黄之苦寒以犯中宫。盖阳明之气既伤，不宜再伤。师之不用大黄而用小柴，其义深矣。

清·吕震名,《伤寒寻源》(1850年)： 小柴胡汤原方加芒硝，而分两较轻，盖潮热固为内热之候，但其人业已微利，是里气已通，特因下不如法，故府邪未解，则无取大柴胡之峻攻。其柴胡证之未罢者，亦已先用小柴胡汤以解外，此更无须柴胡之全剂，故复减约其分两，而但加芒硝以微通其滞。此剂之最轻者。张令韶谓当用大柴胡汤加芒硝，与经旨大悖矣。

此小柴胡去人参、甘草，加枳实、芍药、大黄，乃少阳阳明合治之方也。往来寒热，热结在里，是邪已内实，因其内实而下解之，乃通以去塞之法也。心中痞硬，呕吐下利，是邪已内陷，因其内陷而下夺之，此通因通用之法也。表未罢仍主柴胡，里已实宜加枳实、大黄，不用人参、甘草者，惧其缓中而恋邪也；加芍药者，取其约营而存液也，少阳病本不可下，此则热邪结于阳明，而少阳证仍在，故主此为表里两解之法。

清·费伯雄,《医方论》(1865年)： 伤寒再传，少阳之症未解，胃中又有实热，故用芒硝以荡其余波，较大柴胡为轻减矣。

清·高学山,《伤寒尚论辨似》(1872年)： 故不得仍用大柴，当先以小柴解外，而后再于本汤中加芒硝，以解内矣。

清·唐容川,《伤寒论浅注补正》(1893年)： 加芒硝汤，是治大肠。大肠生于下焦，下焦少膏油只是连网，与肠相通，大肠属燥金。芒硝色白属金，质润治燥，味咸直走下焦，故治大肠之燥。如此分别，乃知仲景用药之精。

清·王旭高,《退思集类方歌注》(1897年)： 服小柴胡汤潮热不止者，胃家实也，故加芒硝，通六腑积聚，乃少阳、阳明同治之方也。

清·戈颂平,《伤寒指归》(1907年)： 先宜小柴胡汤，运气益液，圆转枢机，缓半表上之阳。后以柴胡加芒硝汤主之，加芒硝，咸寒气味，降半里上阳气，回还半里下。右八味，象阴数得阳正于八。以水四升，象阴阳气液环转八方。煮取二升，去滓，内芒硝，更煮，微沸，分温再服，象二阴耦阳，分运表里也。

近代·祝味菊，《伤寒方解》（1931年）：本方于小柴胡汤中加芒硝一味。其适用标准，因误下不得其法，病变仍然在表里之间，里实而表不和者，故加入芒硝之软坚去积也。

近代·冉雪峰，《冉注伤寒论》（1949年）：潮热是阳明的证，而此则为少阳的阳明。其机窍不在阳明，而在少阳。故决不用大小承气，大柴胡汤内亦不用大黄，此方亦不加大黄，而只加芒硝。潮热者，实也。各注多顺笔释为胃家实。学者须将条文重读几遍，究竟仲景只言实，未言胃家实，其措词原有分寸，何得添字训经。

现代·中医研究院，《伤寒论语释》（1956年）：柴胡汤加芒硝能去热攻坚，其性速下，所以也不伤胃气。因为曾经误用丸药攻下，不宜再用大柴胡汤。

现代·陈亦人，《伤寒论译释》（1958年）：此与103条治法相似，都是先和后下，却又不全同，前条是用小柴胡后病势增剧，不得不改用大柴胡汤；本条是预先制定先和后下的治疗方案，而且不用大柴胡汤，仅于小柴胡汤原方加芒硝一味。前者邪实而正不虚，故枳、芍、大黄并用，后者邪实而正已伤，故参、甘、芒硝攻补兼行，处方选药，极有分寸，充分体现出论治精神……各家对本方的解释都颇切当，章氏、徐氏都提出了用量问题，仅有小柴胡汤的三分之一，确实是药剂之最轻者，药量应因人随证而异，那种以经方用景皆重的看法，未免失之偏颇。《金匮玉函经》为《伤寒论》的别本，所载的柴胡加芒硝大黄桑螵蛸汤，实际是柴胡加芒硝汤又加大黄、桑螵蛸两味，虽然在一百十二方之外，也应属于仲景方。大黄与桑螵蛸相伍，其他医籍还未见到，因此，仅录王氏的解释，以作参考。

现代·安徽中医学院，《伤寒论通俗讲义》（1959年）：本方治疗误下后少阳病未除，又导致阳明里实证。先以小柴胡汤除胸胁满而呕的少阳证，后再以小柴胡加芒硝汤软坚润泻，以治日晡所发潮热的阳明证。本方的设制，是因为少阳病被医误下后，中气亏损，故用小柴胡汤的人参、甘草维护元气。这与大柴胡的表里双解法是不同的。

现代·刘渡舟，《伤寒论十四讲》（1982年）：本方由小柴胡汤剂量的一半，另加芒硝而成。治少阳不和兼有胃中燥热而见傍晚发潮热，两胁不适，口苦心烦等证。故用本方和解少阳兼以调和胃中燥热，然泻下之力为缓，不及大柴胡汤之峻。所用芒硝，在药煎好去滓后，于药汤内化开，再煮一、二沸，下火后服用。

现代·刘渡舟，《伤寒论诠解》（1983年）：柴胡加芒硝汤，即小柴胡汤加芒硝。芒硝咸寒，善能泻热软坚以润燥。本方攻下之力虽不及大柴胡汤，但去燥热以治潮热的作用，却优于大柴胡汤。据赵本所载，本方只取小柴胡汤原剂量的三分之一，又不减甘草、人参等补药，故对正气较虚，里实而不甚的，比大柴胡汤更为适宜。

现代·刘渡舟，聂惠民，**傅世垣，《伤寒挈要》（1983年）：**用小柴胡汤治胸胁满而呕，加芒硝润胃燥以治日晡潮热。方为柴胡剂之半量，故不如大柴胡之峻。

现代·姜春华，《伤寒论识义》（1985年）：此本少阳阳明并病，先用小柴胡汤和解少阳之邪，后用柴胡加芒硝汤下阳明燥热。凡泻下去热宜用汤剂，不宜丸剂。芒硝软坚，软大便之坚，芒硝溶解于水，至肠不为肠吸收，稀释粪便。通治小柴胡证而潮热不去，便不通者。

【方论评议】

综合历代各家对柴胡加芒硝汤的论述，应从用药要点、方药配伍和用量比例三个方面进行研究，以此更好地研究经方配伍，用于指导临床应用。

诠释用药要点：方中柴胡清胆热、疏胆气，黄芩清泄胆热，半夏醒脾和胃、降泄浊逆，生姜醒脾和胃降逆，芒硝清泻郁热，人参、大枣、甘草补益中气。因柴胡加芒硝汤用量偏小，临证可在原方用量基础之上加大2～3倍。

剖析方药配伍：柴胡与黄芩，属于相使配伍，辛散透热，苦寒泻热，兼疏气机；黄芩与芒硝，属于相使配伍，清热散结，导热下行；柴胡与黄芩、芒硝，属于相使配伍，使热既从外透又从内泻；半夏与生姜，属于相使配伍，辛开苦降，调理脾胃；柴胡、黄芩、芒硝与半夏、生姜，属于相反配伍，寒以清热，温以通阳，相互为用，制其偏性；柴胡、黄芩、芒硝与人参、大枣、甘草，属于相反配伍，清泻不伤中气，补益不恋郁热；半夏、生姜与人参、大枣、甘草，属于相使配伍，辛开苦降，补益正气。

权衡用量比例：柴胡与黄芩用量比例是8 ∶ 3，提示透热与清热之间的用量调配关系，以治郁热；黄芩与芒硝用量比例是1 ∶ 2，提示清热与泻热之间的用量调配关系；柴胡、黄芩与芒硝用量比例是8 ∶ 3 ∶ 6，提示辛散与清泻之间的用量调配关系，以治热结；半夏与生姜用量比例是2.1 ∶ 3，提示降泄与宣散之间的用量调配关系；柴胡、黄芩、芒硝与人参、大枣、甘草用量比例是8 ∶ 3 ∶ 6 ∶ 3 ∶ 10 ∶ 3，提示清透郁热与益气之间的用量调配关系，以治虚实夹杂。

【药理作用】 本方具有调节胃肠平滑肌蠕动、解除平滑肌痉挛、保肝利胆、降血脂、降血糖、调节中枢神经、调节周围神经、增强机体免疫功能、改善微循环、调节内分泌、调节血压、抗休克、调节心律、抗心肌缺血、抗心脑缺氧、抗自由基、抗氧化、抗肿瘤、抗突变、抗衰老、抗菌、抗病毒、抗炎、抗过敏、抗硬化、抗溃疡、抗惊厥、解热等作用。

柴胡桂枝干姜汤

【导读】 ①学用柴胡桂枝干姜汤应重视柴胡和桂枝的用量调配关系、黄芩和牡蛎的用量调配关系、栝楼根和干姜的用量调配关系。②柴胡桂枝干姜汤虽是辨治胆热水气证的重要代表方，但在临床中对胆热伤阴证等也具有良好治疗作用。③学好用活柴胡桂枝干姜汤的第一步是辨清柴胡桂枝干姜汤由哪些基础方和药物组成：组成柴胡桂枝汤有1个基础方和7组药，基础方是栝楼牡蛎散，7组药中第1组是清热行气药即柴胡，第2组是行散药即桂枝，第3组是温阳药即干姜，第4组是滋阴收敛药即牡蛎，第5组是益气药即甘草，第6组是益气水药即栝楼根，第7组是清热药即黄芩，从1个基础方和7组药用量深入学习研究即可用活柴胡桂枝干姜汤。

【方歌】 柴胡桂枝干姜汤，栝楼牡蛎芩甘草，小便不利头汗出，辨治杂病功效好。

【方药】 柴胡半斤（24g） 桂枝去皮，三两（9g） 干姜二两（6g） 栝楼根四两（12g） 黄芩三两（9g） 牡蛎熬，三两（9g） 甘草炙，二两（6g）

【用法】 上七味，以水一斗二升，煮取六升，去滓。再煎取三升，温服一升，日三服。初服微烦，复服，汗出便愈。

【功用】 清热调气，温化水饮。

【适应证】

1. 中医病证：①胆热阳郁伤阴或水气证。胸胁满或疼痛，小便不利，口渴，或干呕，头汗出，往来寒热，心烦，舌红、苔薄黄，脉弦。②郁热伤阳夹寒证。

2. 西医疾病：内分泌性疾病、免疫性疾病、肾病综合征、肾小球肾炎、心脏病心力衰竭、抑郁症、精神分裂症、癔症等临床表现符合胆热阳郁水气证者。

【用药分析】 方中柴胡清胆热、调气机，黄芩清泄胆热，栝楼根清热利饮，牡蛎软坚散结、桂枝通阳化饮、干姜温阳化饮，甘草益气和中、顾护脾胃。

【用方思路】

1. 柴胡桂枝干姜汤既是辨治胆热阳郁伤阴或水气证的重要代表方，又是辨治诸多杂病如心病、肝胆病、脾胃病等的重要基础方。

2. 方中柴胡既可清热，又可疏散；黄芩既可清热，又可燥湿；天花粉既可清热，又可益阴；桂枝、干姜既温阳，又化饮；牡蛎既潜阳，又软坚；甘草可补益五脏六腑及营卫之气。从方中用药用量及调配分析得知，柴胡桂枝干姜汤的应用并不局限于胆热阳郁伤阴或水气证，还可用于辨治诸多杂病，如消化、精神神经、内分泌及代谢、循环等系统疾病。

3. 运用柴胡桂枝干姜汤辨治的病证（无论病变部位在肝胆、在心或在脾胃）以胆热阳郁伤阴或水气为主，其治当清热通阳降逆。

【随证合方】 若夹郁，可与橘枳姜汤合方用之；若夹虚热，可与白虎加人参汤合方用之；若夹阳虚，可与四逆汤合方用之。应用时还必须结合病变主次酌情调整方药用量。

【注意事项】 运用柴胡桂枝干姜汤既要辨清西医之病，又要辨清西医之病属于中医热郁伤阴或夹水气证。辨西医之病可进一步了解疾病的发展演变及转变规律，辨中医之证可更好地针对西医之病选用柴胡桂枝干姜汤。

【应用指征】 伤寒五六日，已发汗而复下之，胸胁满微结，小便不利，渴而不呕，但头汗出，往来寒热，心烦者，此为未解也，柴胡桂枝干姜汤主之。（147）

【方论】

金·成无己，《注解伤寒论》（1144年）： 伤寒汗出则和，今但头汗出而余处无汗者，津液不足而阳虚于上也。与柴胡桂枝干姜汤，以解表里之邪，复津液而助阳也。《内经》曰：热淫于内，以苦发之。柴胡、黄芩之苦，以解传里之邪；辛甘发散为阳，桂枝、甘草之辛甘，以散在表之邪；咸以软之，牡蛎之咸，以消胸胁之满；辛以润之，干姜之辛，以固阳虚之汗；津液不足而为渴，苦以坚之，瓜蒌之苦，以生津液。

元·赵以德，《金匮方论衍义》（1368年）： 是以用柴胡为君，发其郁伏之阳，佐以桂枝、干姜，散其肌表之痹；瓜蒌根、牡蛎为臣，除留热，消瘀血；佐以黄芩助柴胡，治半表半里；甘草以和诸药，调阴阳也。得汗则痹邪散，血热行，而病瘥耳。

明·许宏，《金镜内台方议》（1422年）： 故与柴胡为君，以散表攻里，行少阳之分。黄芩之苦为臣，以解传里之邪。桂枝之辛，甘草之甘，以散缓之。头汗出者，为津液不足，阳虚于上也，故与干姜以固其阳，瓜蒌根以生津液，而止其渴。牡蛎之盐，以消胸膈之满，共为佐使，以解半表之邪也。

明·汪石山，《医学原理》（1525年）： 经云：热淫于内，以苦发之。是以用柴胡、黄芩之苦寒，以解表里间热。用桂枝、甘草之辛甘，和荣卫，通血脉，以发表之邪。用牡蛎之寒，以消胸胁之坚满。干姜以复阳气，瓜蒌根以生津液。

明·方有执，《伤寒论条辨》（1592年）： 柴胡、黄芩，主除往来之寒热。桂枝、甘草，和解未罢之表邪。牡蛎、干姜，咸以软其结，辛以散其满。瓜蒌根者，苦以滋其渴，凉以散其热。是汤也，亦三阳平解之一法也。

明·张卿子，《张卿子伤寒论》（1644年）： 《内经》曰：热淫于内，以苦发之。柴胡、黄芩之苦，以解传表之邪。辛甘发散为阳，桂枝、甘草之辛甘，以散在表之邪。咸以耎之，牡蛎之咸，以消胸胁之满。辛以润之，干姜之辛，以固阳虚之汗。津液不足而为渴，苦以坚之，瓜蒌之苦，以生津液。

清·喻嘉言，《尚论篇》（1648年）： 此头汗出，而胸微结，用柴胡桂枝干姜汤，以里证未具，故从和解之法也。小柴胡方中减半夏、人参，而加桂枝以行太阳，加干姜以散满，瓜蒌根以滋干，牡蛎以软结，一一皆从本例也。

清·喻嘉言，《医门法律》（1658年）： 治疟寒多微有热，或但寒不热，服一剂如神。此疟之寒多热少，或但寒不热，非不似于牡疟，而微甚则大不同。仲景不立论，止附一方，且云服一剂如神，其邪之轻而且浅，从可识矣。盖以卫即表也，营即里也，胸中之阳气，散行于分肉之间。今以邪气痹之，则外卫之阳，反郁伏于内守之阴。而血之痹者，愈瘀结而不散，遇卫气行阳二十五度而病发。其邪之入营者，既无外出之势，而营之素痹者，亦不出而与阳争。所以多寒少热，或但有寒无热也。小柴胡汤，本阴阳两停之方，可随疟邪之进退以为进退者，加桂枝、干姜，则进而从阳，痹着之邪，可以开矣。更加牡蛎以软其坚垒，则阴阳豁然贯通，而大汗解矣，所以服一剂如神也。其加芩、连以退而从阴，即可类推。

清·程应旄，《伤寒论后条辨》（1670年）： 治欲解表里之邪，须是开其结。开其结须是复津液而助阳，小柴胡汤不可不主，而又不能专主。于本方中，既减人参之助滞，更加桂枝之行津，干姜则加之以散满，瓜蒌根则加之以滋干，牡蛎则加之以破结，是亦于和里中，兼从津液上，佐以解表之一法也。

清·柯琴,《伤寒来苏集》(1674年): 伤寒五六日，发汗不解，尚在太阳界，反下之，胸胁满微结，是系在少阳矣。此微结与阳微结不同：阳微结对纯阴结言，是指结实在胃；此微结对大结胸言，是指胸胁痞硬。小便不利者，因下后下焦津液不足也。头为三阳之会，阳气不得降，故但头汗出；半表半里之寒邪未解，上下二焦之邪热已甚，故往来寒热心烦耳。此方全从柴胡加减。心烦不呕不渴，故去半夏之辛温，加瓜蒌根以生津。胸胁满而微结，故减大枣之甘满，加牡蛎之咸以软之。小便不利而心下不悸，是无水可利，故不去黄芩，不加茯苓。虽渴而太阳之余邪不解，故不用参而加桂。生姜之辛，易干姜之温苦，所以散胸胁之满结也。初服烦即微者，黄芩、瓜蒌之效；继服汗出周身，内外全愈者，姜桂之功。小柴胡加减之妙，若无定法，而实有定局矣。更其名曰柴胡桂枝干姜，以柴胡证具，而太阳之表犹未解，里已微结，须此桂枝解表，干姜解结，以佐柴胡之不及耳。

此方全是柴胡加减法。心烦不呕而渴，故去参、夏加瓜蒌根；胸胁满而微结，故去枣加蛎；小便虽不利而心下不悸，故不去黄芩不加茯苓；虽渴而表未解，故不用参而加桂；以干姜易生姜，散胸胁之满结也。初服烦即微者，黄芩、瓜蒌之效；继服汗出周身而愈者，姜、桂之功也。小柴胡加减之妙，若无定法而实有定局矣。

清·汪琥,《伤寒论辨证广注》(1680年): 成注引《内经》曰：热淫于内，以苦发之。柴胡、黄芩之苦，以解传里之邪。辛甘发散为阳，桂枝、甘草之辛甘，以散在表之邪。咸以软之，牡蛎之咸，以消胸胁之满。辛以润之，干姜之辛，以固阳虚之汗，津液不足而为渴。苦以坚之，瓜蒌之苦，以生津液。

清·汪昂,《医方集解》(1682年): 头汗，寒热而兼满渴，表里皆有邪，故除人参、半夏，而加桂枝以解太阳，干姜以散满，花粉以生津，牡蛎以软坚。以此和解，复津液而助阳。

清·张志聪,《伤寒论宗印》(1683年): 伤寒五六日，经尽而当来复之期，已发汗而复下之，则虚寒其里气，正气虚而不能外复于阳，致微结于胸胁间也。小便不利者，气虚而不化也。渴而不呕者，热在内也。热蕴于中，故但头汗出，邪干枢胁，故往来寒热也。胸胁内连乎膈，邪在膈间，故心下烦而未欲解也。用柴胡、桂枝、黄芩以解外，配干姜、甘草以温中，牡蛎以清膈下之邪热，瓜蒌根引阴液以滋膈上之心烦。上章兼于经络，故配芍药，此邪纯在气分，故用桂枝(眉批：本经用复字、反字、妄字，各宜着眼。桂枝辛走气，芍药苦走血，是以桂枝汤为肌腠、络脉之兼剂)。栀子豉证曰未欲解也；大柴胡与此章曰为未解也，皆以邪在内膈有形之间，故为未解。

清·张志聪,《伤寒论集注》(1683年): 伤寒五六日，当少阴、厥阴主气之期，夫厥阴不从标本，从中见少阳之化，少阳、少阴并主神机枢转者也。如已发汗而复下之，则神机内郁，不能枢转于外，胸胁满者，少阳之气不能合太阳而外出也；微结者，少阴之气不能合太阳而外出也；三焦不和，故小便不利；结在君火之分，故渴；不涉于中胃，故不呕也；但头汗出者，心液上蒸也；往来寒热者，少阳欲出而不能也；心烦者，少阴欲出而不能也；故曰此为未解也。宜柴胡桂枝干姜汤，牡蛎启厥阴之初阳，蒌根起少阴之阴液，柴胡、桂枝、黄芩从少阳而达两阴之气于太阳，干姜、甘草和中胃而资其土气，病虽不涉中土，必藉土灌四旁，后能阴阳和，枢机转而汗出愈。

清·张志聪,《伤寒论章句》(1683年): 柴胡桂枝干姜汤，阳邪里结，转枢达外之方也，凡太阳不开，少阳不转，邪结胸胁者用之。本论曰：伤寒五六日，已发汗而复下之，胸胁满微结，小便不利，渴而不呕，但头汗出，往来寒热者，此方主之。夫胸为太阳，胁为少阳，满而微结，不开不转也。加之小便不利，则病涉三焦矣。渴与头汗，阳邪内结之证也。往来寒热者，欲开不能，欲转不能也。方用柴胡、桂枝、黄芩，从少阳而达于太阳，牡蛎启厥阴之初阳，瓜蒌根升少阴之水液，干姜、甘草和中以作汗，又一双解太阳少阳之法。

清·周扬俊,《金匮玉函经二注》(1687

年)：是用柴胡为君，发其郁伏之阳，佐以桂枝、干姜，散其肌表之痹；瓜蒌根、牡蛎为臣，除留热，消瘀血；佐以黄芩助柴胡，治半表里；甘草以和诸药，调阴阳也。得汗则痹邪散，血热行则而病瘥耳。

清·沈明宗，《伤寒六经辨证治法》(1693年)：当以小柴胡，除半夏、人参以去少阳偏表之邪；加桂枝以祛太阳之风；干姜温散在里之寒；瓜蒌根清热滋干；牡蛎软坚而消微结，即后条先发汗之法也。

清·郑重光，《伤寒论条辨续注》(1705年)：此头汗出而胸微结，则邪结在经，所以用柴胡桂枝干姜汤也。乃小柴胡汤方中减半夏、人参之助滞，而加桂枝以行太阳，干姜以散满，瓜蒌根以滋干，牡蛎以软结。是和里之中，佐以解表之一法也。

清·钱潢，《伤寒溯源集》(1708年)：名曰柴胡桂枝干姜汤，实小柴胡汤加减方也。小柴胡汤后加减法云：若胸中烦而不呕，去半夏、人参加瓜蒌根。盖胸中烦则邪热入里，以有邪气者不为虚，故去人参，恐其固邪气也。加瓜蒌根，所以召津液而止渴润燥也。不呕则胃无邪气，痰饮不积，又以渴故，所以不用半夏之辛温也。若胁下痞硬，去大枣加牡蛎。今胸胁满而微结，故去大枣之甘缓。牡蛎咸寒，能治伤寒寒热，胁下痞热，故加入也。若不渴，外有微热者，去人参加桂枝，温覆取微汗。今既不渴，而又往来寒热，以但头汗出，太阳之邪未去，故去人参也。加桂枝所以解肌而除太阳未去之邪也。误下之后，胃阳已伤，邪气已结。加入干姜，辛以开结，温以守中，同黄芩则寒热相因，调剂之功成矣。

清·秦之桢，《伤寒大白》(1714年)：时寒时热症，世俗皆以小柴胡和解少阳，然未见效。余今进求精切，因知发热恶寒，皆太阳表症，时寒者，表邪欲发未伸也。时热者，邪热临时外现也。时寒时热者，邪热欲发未能，邪正分争，表邪未越，表汗未彻也；岂小柴胡和解一法得以治之！夫似疟症，每发必汗出身凉，专务散邪主治，忌用寒凉抑遏，恐明日至其时，尚有恶寒表症耳，况寒热不凉者乎！理肺发表汤、平胃发表汤，治时寒时热最效。方见身痛。

因表邪而小便不利，先散表邪。今以少阳症兼见太阳，故用此方。

清·姚球，《伤寒经解》(1724年)：柴胡和解少阳，加桂枝以散风，花粉以治热，牡蛎以解结，干姜以散满。初服微烦，风热行也。复服汗出愈，风热俱去也。

清·魏荔彤，《伤寒论本义》(1724年)：太阳未解，似应治表，然阳明少阳已病，不可复发汗治表，法应三阳并治，而以太阳、少阳为两路出邪之门户，盖少阳之邪，终亦必由太阳透表，故治少阳亦所以治太阳也，阳明更不必尚治矣。仲师处一法，以柴胡汤为主，意在少阳，入桂枝太阳之治寓焉，去人参，加干姜，下药寒结可开，易半夏为瓜蒌根，已伤之津液可复，牡蛎以制水安神，小便利，心烦除，小柴胡汤以升清降浊，使半表解半里和者，是又小柴胡汤加减法外神明之一法，一了百当者也。学者能于此一二法，深造而有得焉，何患不时措咸宜乎。

清·尤在泾，《伤寒贯珠集》(1729年)：夫邪聚于上，热胜于内，而表复不解，是必合表里以为治，柴胡、桂枝，以解在外之邪，干姜、牡蛎，以散胸中之结，瓜蒌根、黄芩，除心烦而解热渴，炙甘草佐柴胡、桂枝以发散，合芩、瓜蒌、姜、蛎以和里，为三表七里之法也。

清·王子接，《绛雪园古方选注》(1732年)：揭出三阳经药以名汤者，病在太阳，稍涉厥阴，非但少阳不得转枢外出，而阳明亦窒而不降，故以桂枝行太阳未罢之邪。重用柴胡、黄芩转少阳之枢，佐以干姜、甘草开阳明之结，使以花粉，佐牡蛎深入少阴，引液上升，救三阳之热。不必治厥阴，而三阳结邪，皆从本经而解矣。

夏月，暑邪先伤在内之伏邪，至秋复感凉风，更伤卫阳，其疟寒多，微有热，显然阴阳无争，故疟邪从卫气行阴二十五度，内无扞格之状，是营卫俱病矣。故和其阳当和其阴，用柴胡和少阳之阳，即用黄芩和里。用桂枝和太阳之阳，即用牡蛎和里。用干姜和阳明之阳，即用天花粉和里。使以甘草，调和阴阳。其分两阳分独重柴胡者，以正疟不离乎少阳也，阴药独重于花粉者，阴亏之疟，以救液为急务也。和之得其当，故一剂如神。

清·不著撰人，《伤寒方论》(1732年)： 从来太阳，证见一证涉少阳，即禁汗下，以邪在半表，非汗下之所能尽也，此以伤寒发汗，必有半里之邪未服，略见内证，而又复汗下也，邪兼半表而攻其内外，故邪在少阳者，往来寒热而心烦，邪本太阳者，胸胁满而微结，其小便不利，渴而不呕者，汗下亡津液而内燥也，若使邪盛而渴者其人必呕矣，其有头汗者，必初发汗时，下原未得汗而又下之，于是津亡而渴，又加胸满微结，邪已内入，而身之汗益难，初之误汗，徒虚其上，而头为之汗，故从和解之法，而用小柴胡，以渴去半夏，以胸满微结去人参，加桂枝以从太阳，加干姜以散满，加瓜蒌根以滋内燥，加牡蛎以软结也，彼以结胸无外热里热为多，故从下夺之法，用陷胸，此则往来寒热，表多里少，故惟和解为妥也。

清·吴谦，《医宗金鉴》(1742年)： 少阳表里未解，故以柴胡桂枝合剂而主之，即小柴胡汤之变法也。去人参者，因其正气不虚；减半夏者，以其不呕，恐助燥也。加瓜蒌根，以其能止渴兼生津液也；倍柴胡加桂枝，以主少阳之表；加牡蛎，以奥少阳之结。干姜佐桂枝，以散往来之寒；黄芩佐柴胡，以除往来之热，且可制干姜不益心烦也。诸药寒温不一，必需甘草以和之。初服微烦，药力未及；复服汗出即愈者，可知此证非汗出不解也。

清·黄元御，《伤寒悬解》(1748年)： 伤寒五六日，已发汗而复下之，伤其中气，胆胃俱逆，胸胁满结。脾湿肝遏，小便不利。胆火刑肺，是以渴生。胃逆未甚，不至作呕。相火逆升，故头上汗出。营卫交争，故往来寒热。君相升泄，是以心烦。此为少阳之经而传太阴之脏，表里俱未解也。柴胡桂枝干姜汤，柴胡、黄芩，疏甲木而清相火，桂枝、瓜蒌，达乙木而清燥金，姜、甘，温中而培土，牡蛎除满而消结也。

清·黄元御，《长沙药解》(1753年)： 治少阳伤寒，汗后复下，胸胁满结，小便不利，渴而不呕，但头汗出，心烦，往来寒热。以汗下伤其中气，土败木郁，不能行水，故小便不利。胆胃上逆，经气缠迫，故胸胁满结。相火升炎，发为烦渴。而表病未解，故往来寒热。柴胡疏甲木之滞，桂枝达乙木之郁，牡蛎消胸胁之满结，瓜蒌润心肺之烦躁，姜、甘温中而补土也。

清·黄元御，《伤寒说意》(1754年)： 柴胡桂枝干姜汤，柴胡、黄芩，清相火而降烦热，牡蛎、瓜蒌，消满结而解烦渴，姜、甘，温中而培土，桂枝疏木而达郁也。

清·徐灵胎，《伤寒论类方》(1759年)： 伤寒五、六日已发汗而复下之，一误再误。胸胁满，用牡蛎。微结，小便不利，渴，以上皆少阳症。渴，故用瓜蒌。而不呕，故去半夏生姜。但头汗出，阳气上越用牡蛎。往来寒热，用柴芩。心下烦者，黄芩、牡蛎。

清·徐灵胎，《伤寒约编》(1759年)： 汗下后，胃气既虚，余邪陷伏，渴而不呕，似太阳病温；但头汗出，仍是少阳伤寒，故此方全是柴胡加减法。心烦不呕而渴，故去参、夏，加瓜蒌；胸胁满而微结，故去枣，加牡蛎；小便虽不利，而心下不悸，故不去黄芩，不加茯苓；虽渴而表未解，故不用参，而加桂；以干姜易生姜，散胸胁之满结也。初服烦即微，是黄芩、瓜蒌之效；继服汗出周身而愈者，姜桂之力也。

清·强健，《伤寒直指》(1765年)： 热淫于内，以苦发之，柴胡、黄芩之苦，以解传里之邪；辛甘发散为阳，桂枝、甘草之辛甘，以散在表之邪；咸以软之，牡蛎之咸，以消胸胃之满；辛以润之，干姜之辛，以固阳虚之汗；液不足而为渴，苦以坚之，瓜蒌之苦以生津液。

清·杨栗山，《伤寒瘟疫条辨》(1784年)： 柴胡除少阳之寒热，桂枝解太阳之余邪，花粉彻阳明之渴热，干姜去胸胁之烦满，甘草调汗下之误伤，此少阳阳明两解之治法也。

清·吴坤安，《伤寒指掌》(1796年)： 此本少阳症，而误汗下之，柴胡症仍在，故仍用柴胡加减。心烦，不呕而渴，故去参夏，加瓜蒌根。胸胁满而微结，故去大枣，加牡蛎。小便虽不利，而心下不悸，故不去黄芩，而加茯苓。虽渴而表未解，故不用参，而加桂枝。以干姜易生姜者，散胸中之满结也。初服烦即微者，黄芩瓜蒌之功。继服汗出便愈者，桂枝、柴胡之力也。

清·陈修园，《金匮要略浅注》(1803年)： 是用柴胡为君，发其郁伏之阳。黄芩为佐，清其半里之热。桂枝干姜，所以通肌表之痹。瓜蒌根牡蛎，除留热，消瘀血。甘草，和诸药调阴阳也。得汗则痹邪散，瘀热行，而病愈矣。

清·吕震名，《伤寒寻源》(1850年)： 此方全是小柴胡加减法。柯韵伯曰："心烦不呕而渴，故去参夏加瓜蒌根。胸胁满而微结，故去枣加牡蛎。"小便虽不利，而心下不悸，故不去黄芩，不加茯苓。虽渴而表未解，故不用参而加桂枝，并以干姜易生姜，散胸胁之满结也。可见小柴胡加减之法，出入变化，妙用无穷，真神于法者矣。

十画

清·高学山，《伤寒尚论辨似》(1872年)： 盖用柴胡汤者，从少阳也，以其渴而不呕，故去半夏，以其微结而胸胁满，故去参、枣，然后以花粉滋干，牡蛎软结，干姜温胃，而救下药之寒，桂枝行阳，而托内陷之热，但见一片猩红心血，干舌如新也。

清·唐容川，《伤寒论浅注补正》(1893年)： 故用柴胡以透达膜膝，用桂、姜以散撤寒水，又用瓜蒌、黄芩以清内郁之火。夫散寒必先助其火，本证心烦已是火郁于内，初服桂、姜，反助其火，故仍见微烦，服则桂、姜之性，已得升达而火外发矣，是从汗而出愈。原注稍涉含糊。

清·王旭高，《退思集类方歌注》(1897年)： 用桂枝散太阳余邪，干姜开阳明痞结之气，使以花粉佐牡蛎，入阴分升津液，以救三阳之热，重用柴、芩、草转少阳之枢，则三阳结邪，一一从枢转出矣。

清·戈颂平，《伤寒指归》(1907年)： 柴胡，苦平气轻，达表里经枢机滞。桂枝辛温，温表里经道之阴。瓜蒌根苦甘，起脉中阴津，上和半表之阳。黄芩苦寒，固半表上阳气，回还半里。甘草甘平，干姜辛温，温半里下己土之阴。牡蛎咸平，固金水表气，半里阴温，表气坚固，阳气内藏。右七味，象阳数得阴复于七也。以水一斗二升，象地支十二数也。煮取六升，象阴数得阳变于六也。去滓，再煎，取三升，温服一升，日三服，象阳数得阴阖午，阴数得阳开子也。初服微烦，谓幽微处之阴未温，阳气未固也。复服，汗出便愈，谓阳气来复半里，阴土气温液生，其阴得阳，便进半表也。

清·俞根初，《重订通俗伤寒论》(1916年)： 故当温和其阳，微和其阴。阳分君以柴胡，而分量独重者，以正疟不离乎少阳也；阴分君以花粉，而分量亦独重者。以救液为急务也，臣以桂枝、干姜，和太阳阳明之阳；即以黄芩、牡蛎，和少阳阳明之阴；佐以甘草调和阴阳，使以阴阳水，分其阴阳。俾得其平也，此为和解三阳，偏重温通之良方。然识见不到者，亦勿轻试。

近代·何廉臣，《增订伤寒百证歌注》(1928年)： 方用柴胡、桂枝、黄芩转少阳之枢而达太阳之气，牡蛎启厥阴之气以解助胁之结，蒌根引水液以上升而止烦渴，汗下后中风虚，故用干姜、甘草以理中，一以散胁之微结，一以清芩蒌之苦寒，使阴阳和而寒热已也。

近代·曹颖甫，《伤寒发微》(1931年)： 方用柴胡、桂枝、干姜，温中达表，以除微结之邪；用黄芩、生草、瓜蒌根、牡蛎，清热解渴降逆，以收外浮之阳。于是表里通彻，汗出而愈矣。按此证与前证略同，以其无支节烦疼而去芍药；以其渴而不呕，加瓜蒌根而去半夏；以其胸胁满兼有但头汗出之标阳，去人参而加牡蛎，不难比较而得也。

近代·祝味菊，《伤寒方解》(1931年)： 本方以柴胡为主药，桂枝、干姜为重要副药。其适用标准为伤寒汗下不如法，正伤抵抗不及，胸胁间热微结，心烦头汗，渴而不呕，寒热往来者，故用柴胡促进分泌，以达邪于外，桂枝、干姜通阳温中，黄芩、牡蛎、甘草清热去烦和中，瓜蒌根行津解渴也。

近代·徐大桂，《伤寒论类要注疏》(1935年)： 按：本方药品，通不外柴胡本方加减诸味。柴胡协桂枝能宣透三焦，而达肌表；干姜得黄芩则苦辛合化，能开泄胸胁之满结；牡蛎合柴胡所以透结蠲饮；黄芩合瓜蒌根泻热清火，可以解渴除烦。全方宣阳散结，清火解郁，合致其功；所以能出汗通阳，宣利三焦，使误下气陷，机能阻格之证，上下内外，一体廓清也。再按：本条证案与前列五苓证，及桂枝去桂加苓术证，同一小便不利，然二方均主苓、术，温利油网，宣化膀胱，寓发汗于利水之中，使太阳之气旁通外达，而余证自解；是以小便不利为主治，宣利水腑，而太阳之气自化也。本方方意，主用柴胡散满开结，宣达三焦，而水道之气化自通；是以胁满烦渴为主治，又疏透少阳，以外达太阳之法也。合而观之，则前二法乃温化太阳之里，以达太阳之表；本条则透少阳之表，以通太阳之气。证案各别，主治各有异同矣。

近代·赵桐，《金匮述义》(1940年)： 张陆玉先生云："柴胡为阴阳二停之方，随疟进退多少酌加桂枝、干姜、花粉、石膏。"虽属肤浅，亦可取法。初服微烦者，药力不及。复服汗出即愈者，是此非汗不愈，汗则阴阳谐也。

近代·彭子益，《圆运动的古中医学·伤寒论方解篇》(1947年)： 少阳经病，汗下并施。胆经伤则寒热往来，胸胁满结，脾土伤，则湿生尿短，中气伤则相火不降，烦渴头汗。柴芩解少阳，除寒热，舒胸胁，牡蛎消满结，瓜蒌合黄芩以降相火。四维皆病，中气虚寒，干姜、炙草以温补中气，桂枝泄小便以去土湿也。

近代·冉雪峰，《冉注伤寒论》(1949年)： 前上篇末，作甘草干姜汤，以复其阳，作芍药甘草汤，以复其阴。此条柴胡干姜，以复其阳。芩、蒌、牡蛎，以复其阴。合两法为一法，萃两方为一方。方注初服微烦，复服汗出即愈。与蒸蒸而振，却发热汗出而愈一例。不宁解表、而且解里。不宁解肌腠之里，且解胸胁之里。不发之发，不表之表，下之表和，汗之里和，法外寓法，方外有方。学者所当细细体认。

现代·中医研究院，《伤寒论语释》(1956年)： 本方是小柴胡汤的变方。因为表症尚未解除，又兼有少阳症，柴胡、黄芩同用和解少阳邪热；瓜蒌生津止渴，与牡蛎同用可以逐水饮而开结；干姜、桂枝、甘草散寒而振奋胃阳，宣化停饮。因正气不虚，所以不用人参；不呕吐所以不用半夏，以免助燥。服第一次药后，可能微觉心烦，再继续吃一次出了汗就好了。

现代·任应秋，《伤寒论语释》(1957年)： 本方在临床上治疗水饮证有效，如主治症状的微结、小便不利、渴等，都是水饮病的证候，除柴胡、桂枝的统调营卫而外，瓜蒌根止渴，牡蛎消水，干姜振奋胃机能，黄芩消炎，因此达到清热去烦和表里的目的。

现代·陈亦人，《伤寒论译释》(1958年)： 本方以柴胡、黄芩和解少阳，清泄邪热，以蒌根、牡蛎润燥软坚，开结逐饮，以桂枝、干姜、甘草宣化停饮，透达郁阳。由于阳郁于内，初服药力不够，阳欲通而未能通，故微烦；再服药力已达，郁阳得通，水气得化，则汗出而愈。仲景说："初服微烦，复服汗出便愈。"这是很可贵的经验，应预先告诉病家，以免误认为药不中病而惊慌失措，不敢续服，延误病机。

此方有和解散结，宣化停饮的作用，柴胡、黄芩同用，以清解少阳之热，瓜蒌、牡蛎同用，以开微饮之结，桂枝、干姜同用，温通阳气以化饮邪，甘草调和诸药。《金鉴》据柴胡汤加减法以释本方的配伍意义，颇能说明问题，唐氏对初服微烦，复服汗出便愈的分析，虽然出于推论，亦有助于理解。

现代·李翰卿，《中国百年百名中医临床家》(1960年)： 此是小柴胡汤加减之方，也是和解方中寒热并用之剂。此方初服微烦，因药力未及，且用桂、姜散阳郁之寒，散寒必先助火，虽有黄芩以减其热，但仍难免出现心阳火郁之心微烦之症。再服桂、姜，辛温之性已升达，而火郁外发，故汗出便愈。主治太阳病误用汗下后，形成小柴胡证的兼证，其症寒热往来，胸胁满结，口渴，心烦，但头汗出，小便不利。必须具有大便溏，或口苦，太阳证未尽，或脉浮有力等。往来寒热、胸胁满是小柴胡汤的主症，故用小柴胡汤加减治之。渴而不呕，故去半夏加瓜蒌根；胁下满结，故去火枣，加牡蛎；心烦是内热的表现，故用黄芩以清之；下后大便不正常，故加干姜以温之；因太阳证未尽，或但头汗出，或外有微热，或身有痛处，或脉浮有力，故去人参，加桂枝以调和营卫。

现代·刘渡舟，《伤寒论十四讲》（1982年）：本方由小柴胡汤减人参、大枣、半夏、生姜，加干姜、桂枝、牡蛎、天花粉而成。治胆热脾寒，气化不利，津液不滋所致腹胀、大便溏泻、小便不利，口渴心烦，或胁痛控背、手指发麻，脉弦而缓，舌淡苔白等证。

现代·刘渡舟，聂惠民，傅世垣，《伤寒挈要》（1983年）：此方即小柴胡汤加减而成。原方说“胸中烦而不呕者，去半夏、人参，加瓜蒌实。若渴者，去半夏”。今心烦而渴不呕，故减去人参、半夏，加瓜蒌根，以滋津液而胜热。“若胁下痞硬，去大枣加牡蛎”。今胸胁满微结，即为痞硬之征，故去大枣加牡蛎。“心悸、小便不利者，去黄芩加茯苓”。今虽小便不利，而心不悸，但心烦为津少热燥，并作蓄水，故留黄芩协助瓜蒌根清热生津。无水邪故不加茯苓。以干姜易生姜，并加桂枝取其辛温散结、助阳生津，鼓舞气化功能。

现代·刘渡舟，《伤寒论诠解》（1983年）：柴胡桂枝干姜汤由小柴胡汤加减化裁而成。柴胡、黄芩作为主药，仍用于清解少阳半表半里之邪；因津伤口渴而不呕，故去半夏加瓜蒌根，生津胜热以止烦渴；阳郁气滞，枢机不利胸胁满微结，故去人参、大枣，加牡蛎软坚散结；桂枝配干姜，通阳化阴以行三焦。诸药相伍，可使少阳得和，枢机畅利，气化以行，阳生津复，诸证悉愈。方后注云“初服微烦，复服汗出”，这是药后阳达津布之象，为正复邪却的反映。

现代·刘渡舟，苏宝刚，庞鹤，《金匮要略诠解》（1984年）：治以柴胡桂姜汤。桂枝和太阳之表；干姜温太阴之里；瓜蒌根生津滋液，软坚和阴；柴胡疏利肝胆，以解少阳之邪；黄芩清胆以肃三焦之热；甘草和中，而调和阴阳。本方服后微烦是阳复的机转，为药已中病。复服汗出则三焦通达，气行津布自愈。

现代·王付，《经方学用解读》（2004年）：胆热水气证的基本病理病证是胆热肆虐气机，水气充斥上下。因此，治疗胆热水气证，其用方配伍原则与方法应重视以下几个方面。

针对证机选用清少阳胆热药：邪热侵袭少阳胆，胆热又肆虐气机，阳气郁滞而不畅，证见胸胁满，头汗出，其治当清泻少阳胆热，兼调理少阳气机。如方中柴胡、黄芩。

合理配伍利水药：胆主气机，气机为邪热所扰而不能气化水津以为水气，水气不得下行而逆乱于上下，证见头汗出与小便不利，其治当利水行津。在用药时最好配伍敛阴药，以冀利水而不伤阴。如方中瓜蒌根、牡蛎。

妥善配伍通阳化饮药：少阳胆热，其治当清，可因用清泻药稍有不当，则易郁遏阳气，阳气郁遏则又不利于阳气气化水津。因此，组方用药要配伍通阳化饮药，以取得提高方药治疗效果。再则，组方用药若能配伍通阳药，则更有利于阳气气化阴津，以绝水气变生之源。如方中桂枝、干姜。

适当配伍益气药：审少阳胆热气郁证，其病变证机有正气不足，其治当益气固本。又益气既能化阴，又能化水，更能助正以抗邪，可见配伍益气药，对提高治疗效果也非常重要，如方中甘草。

随证加减用药：若气滞者，加枳实、香附，以行气导滞；若水气明显者，加茯苓、薏苡仁，以健脾渗湿；若心烦者，加知母、栀子，以清热除烦；若少气者，加人参、山药，以益气补虚等。

【方论评议】

综合历代各家对柴胡桂枝干姜汤的论述，应从用药要点、方药配伍和用量比例三大方面进行研究，以此更好地研究经方配伍，用于指导临床应用。

诠释用药要点：方中柴胡清胆热、调气机，黄芩清泄胆热，瓜蒌根清热利饮，牡蛎软坚散结，桂枝通阳化饮，干姜温阳化饮，甘草益气和中、顾护脾胃。

剖析方药配伍：柴胡与黄芩，属于相使配伍，清透泻热；桂枝与干姜，属于相使配伍，温阳通阳化饮；天花粉（瓜蒌根）与牡蛎，属于相使配伍，养阴之中以敛阴，敛阴之中以生津；桂枝、干姜与天花粉、牡蛎，属于相反相使配伍，相反者，温阳化饮与敛阴益阴同用，相使者，阳得阴化气，阴得阳生津，杜绝饮生之源；甘草与柴胡、黄芩，属于相畏配伍，甘草益气制约苦寒药伤阳；甘草与桂枝、干姜，属于相使配伍，温阳益气化阳；甘草与天花粉、牡蛎，属于相使配伍，气以化阴，阴以化气。

权衡用量比例：柴胡与黄芩用量比例是8∶3，提示透热与清热之间的用量调配关系，以治郁热；桂枝与干姜用量比例是3∶2，提示通阳化饮与温阳化饮之间的用量调配关系，以治阳郁；天花粉（瓜蒌根）与牡蛎用量比例是4∶3，提示益阴与敛阴之间的用量调配关系，以治津伤；桂枝、干姜与天花粉、牡蛎用量比例是3∶2∶4∶3，提示温阳通阳化饮与益阴敛阴之间的用量调配关系；甘草与柴胡、黄芩用量比例是2∶8∶3，提示益气与清透之间的用量调配关系；甘草与桂枝、干姜用量比例是2∶3∶2，提示益气与温阳通阳之间的用量调配关系；甘草与天花粉、牡蛎用量比例是2∶4∶3，提示益气与益阴敛阴之间的用量调配关系。

【药理作用】 本方具有保肝利胆、降血脂、降血糖、调节中枢神经、调节周围神经、增强机体免疫功能、改善微循环、调节内分泌、调节血压、抗休克、调节心律、抗心肌缺血、抗心脑缺氧、抗自由基、抗动脉粥样硬化、抗肿瘤、抗突变、抗衰老、抗菌、抗病毒、抗炎、抗过敏、抗硬化、抗溃疡、抗惊厥、抗早孕、解热等作用。

柴胡桂枝汤

【导读】 ①学用柴胡桂枝汤应重视柴胡和桂枝的用量调配关系、柴胡和芍药的用量调配关系、柴胡和黄芩的用量调配关系。②柴胡桂枝汤虽是辨治太阳少阳兼证的重要代表方，但在临床中对脾胃肝胆不和证等也具有良好治疗作用。③学好用活柴胡桂枝汤的第一步是辨清柴胡桂枝汤由哪些基础方和药物组成：组成柴胡桂枝汤有5个基础方和7组用药，基础方之一是甘草汤、之二是桂枝甘草汤，之三是芍药甘草汤，之四是桂枝汤，之五是小柴胡汤，7组药中第1组是清热行气药即柴胡，第2组是降逆药即半夏，第3组是行散药即桂枝、生姜，第4组是补血收敛药即芍药，第5组是益气药即人参、大枣、甘草，第6组是调理气机升降药即半夏、生姜，第7组是清热药即黄芩，从5个基础方和7组药用量深入学习研究即可用活柴胡桂枝汤。

【方歌】 柴胡桂枝辨表里，方方合用斟剂量，解肌散邪治表里，肝胆脾胃功效良。

【方药】 桂枝去皮，一两半（4.5 g） 黄芩一两半（4.5 g） 芍药一两半（4.5 g） 人参一两半（4.5 g） 甘草炙，一两（3 g） 半夏洗，二合半（6 g） 大枣擘，六枚 生姜切，一两半（4.5 g） 柴胡四两（12 g）

【用法】 上九味，以水七升，煮取三升，去滓。温服一升。本云：人参汤，作如桂枝法，加半夏、柴胡、黄芩，复如柴胡法，今用人参作半剂（编者注：“本云……”至末29字，与方意不符，恐为叔和批注混入正文，宜删）。

【功用】 解肌散邪，清热调气。

【适应证】

1. 中医病证：①太阳中风证与少阳胆热证相兼。发热，恶寒，汗出，肢节疼痛，微呕，胸胁胀满或疼痛，心下拘急，口苦，舌红、苔薄黄，脉浮或兼紧或弦。②脏腑营卫寒热夹虚证。

2. 西医疾病：普通感冒、流行性感冒、慢性肠胃炎、消化性溃疡、慢性活动性肝炎、脂肪肝、慢性胰腺炎、精神分裂症、神经症、癫痫、心律失常、冠心病、高血压、心房纤颤、月经不调、更年期综合征、经前紧张征、过敏性皮炎、神经性皮炎等临床表现符合太阳少阳兼证或脾胃肝胆不和者。

【用药分析】 方中柴胡清胆热、疏胆气，黄芩清泻郁热、降泄浊热，桂枝解肌温通，芍药益营缓急，生姜、大枣调理脾胃、益卫和营、半夏降泄浊逆、人参、甘草、大枣补中益气、顾护胃气。

【用方思路】

1. 柴胡桂枝汤既是辨治太阳少阳兼证即太阳中风证与胆胃不和证相兼的重要代表方，又是辨治诸多杂病如心病、脾胃病、肝病、感染性疾病等的重要基础方。

2. 方中柴胡、桂枝、生姜既是治表药，又是治里药；桂枝、芍药既是治营卫药，又是治脏腑药；柴胡、黄芩既是疏散外热药，又是宣泻里热药；人参、大枣、甘草既是补益营卫药又是补益中气药。从方中用药用量及调配分析得知，柴胡桂枝汤的应用并不局限于太阳少阳兼证，还可用于辨治诸多杂病，如消化、循环、呼吸、泌尿等系统疾病。

3. 运用柴胡桂枝汤辨治的基本病证（无论病变部位在表还是在里）是寒热郁结夹虚；根据方中用药分析，本方辨治的病证主要是寒热夹虚。

十画

【随证合方】 若夹寒瘀，可与当归四逆汤合方用之；若夹热，可与白虎汤合方用之；若夹瘀热，可与桃核承气汤合方用之。

【注意事项】 运用柴胡桂枝汤既要辨清西医之病，又要辨清西医之病属于中医寒热郁结夹虚。辨西医之病可进一步了解疾病的发展演变及转变规律，辨中医之证可更好地针对西医之病选用柴胡桂枝汤。

【应用指征】 伤寒六七日，发热，微恶寒，支节烦痛，微呕，心下支结，外证未去者，柴胡桂枝汤主之。(146)

【方论】

明·许宏，《金镜内台方议》(1422年)： 伤寒六七日，邪当传里，微呕，心下支结者，为里证见也，属小柴胡汤，又见发热微呕，恶寒，肢节烦疼，外证未去，故加桂枝汤和而用之，以解表里之邪正见者也。

明·方有执，《伤寒论条辨》(1592年)： 支节，四肢百节也。支结言支饮抟聚而结也。发热至微呕，太阳之表也，故曰外证未去。以微而未去也，故加桂枝以解之。支结属少阳，以结则难开也，故用柴胡为主治。然则是证也，虽无太少之明文，而于太少之治以究之，则亦因药可以知病矣。

清·柯琴，《伤寒来苏集》(1674年)： 伤寒六七日，发热微恶寒，肢节烦疼，微呕，心下支结，外证未去者，柴胡桂枝汤主之。伤寒至六七日，正寒热当退之时，反见发热恶寒证，此表证而兼心下支结之里证，表里未解也。然恶寒微，则发热亦微。但肢节烦疼，则一身骨节不烦疼可知。支如木之支，即微结之谓也。表证微，故取桂枝之半；内证微，故取柴胡之半。此因内外俱虚，故以此轻剂和解之也。桂、芍、甘草，得桂枝之半；柴、参、芩、夏，得柴胡之半；姜、枣得二方之半，是二方合半非各半也。与麻黄桂枝合半汤又不同。

清·张志聪，《伤寒论宗印》(1683年)： 夫太阳之气之邪，在于胸膈外内经气之间者，则为大小结胸证，此涉于枢胁之气。故有支结者、有微结者，而兼有外内出入之枢证也。伤寒六七日，当来复于太阳，发热，邪在于肌络。微恶寒者，气陷于经，而表气虚也。夫四肢为诸阳之本，经脉出于井荥，而主于心，寒伤经荥，是以支节烦疼，经络外内贯通，故微呕而心下支结也。外证未去者，柴胡桂枝汤主之，盖用柴胡汤以解外内之气，桂枝汤以清经络之邪。(眉批：此章曰六七日，以下皆曰五六日。支结即支饮之义。详《金匮要略》。)王冰云：膈拒痛者，心下若有所支而不畅也。愚按：支结者，经脉之支别也。六经支脉，多贯于胸膈。邪气微，故止支节烦疼，微呕，而无身疼腹痛，不结于经络，而结于支别也。是以用柴胡桂枝汤者，即先与小建中汤。不差者，与小柴胡汤之义相同。但邪微而支结，故不易以芍药为君，而与小柴胡汤合煎服也。

清·张志聪，《伤寒论集注》(1683年)： 此言病厥阴、太阳之气于支节间，结于内而病于外也。伤寒六七日，乃从厥阴而来复于太阳之期也；发热微恶寒者，太阳之气化也；支节烦疼者，厥阴太阳经脉之为病也。盖厥阴心胞主脉络而通贯于支节，太阳合心主之神而游行于支节，病则不能通贯游行，故烦疼也。微呕者，胃络之气不和也；心下支结者，亦厥阴之瘀于历络，而太阳之滞于出入也。夫结于内而病于外，外证未去者，柴胡桂枝汤主之。柴胡汤达太阳之气，桂枝汤达厥阴之气，脉络内通而外证自去矣。

清·沈明宗，《伤寒六经辨证治法》（1693年）：故用桂枝、芍药以解太阳之表，合柴胡汤，乃解少阳偏里之邪，俾外邪散而支结自开，此谓支结，即少阳胁下硬满之意也。

清·郑重光，《伤寒论条辨续注》（1705年）：此支结之邪正属少阳，故用柴胡为君，桂枝为臣，和解以治其表，表邪去，结自开矣。虽无太、少之明文，而治法在其中矣。

清·钱潢，《伤寒溯源集》（1708年）：故但以桂枝合柴胡，并解太少之邪也，以两方各用原方之半，合作一剂同用，故谓之柴胡加桂枝汤也。然表邪尚盛之伤寒，参芍非所宜用。当于临证时去取可也。

清·秦之桢，《伤寒大白》（1714年）：少阳症，又见太阳恶寒，以柴胡汤加羌、独，散太阳表邪。无汗恶寒，加羌活、防风。见阳明症，加葛根。

此方即小柴胡加桂枝，去陈皮，易枣肉。三时忌桂枝，易羌活。口渴，去半夏、生姜，加天花粉；症兼阳明，加干葛知母；无汗，加防风。

支结有二条：若少阳阳明见症，以小柴胡合小陷胸汤；太阳少阳见症，以小柴胡合桂枝汤。一以痰热结于心胸，故合小陷胸；一以表邪内传心胸，故合桂枝、芍药。

清·魏荔彤，《伤寒论本义》（1724年）：仲师于此用桂枝，必更有说，非用以驱在表之寒邪乃用以助柴胡之力耳。柴胡解半表半里之邪，然苦而寒入里多而出表少，今此证太阳多而少阳少，非柴胡之苦而微寒可能尽散矣。于是佐以桂枝之甘辛，所以济其苦而益以甘，因其辛而攻其寒，使柴胡之性入里分之力反少，出表分之力反多，正与病之所在相遇，有不奏功者乎？仲师用药所以为神也。若云此为治寒，忌用桂枝，则执固难与言医矣。然果何以见其太阳多、少阳少也？请观仲师正文发热微恶寒，支节烦疼，微呕，太阳有四，独心下支结一证，侵入少阳，其实又系大小结胸之流派，惟以部位在少阳，故治少阳正所以治太阳也。用柴胡加入桂枝者，犹如太阳之贼侵少阳界也。用太阳之兵捕，协同少阳之兵捕，方可治太阳少阳两界之贼寇也。此仲师之神奇也。后学孰得而识之？

清·姚球，《伤寒经解》（1724年）：柴胡以入少阳，加桂枝以解风邪也。少阳宜小柴胡，一定不易者也。以烦疼支结甚而恶寒微，已见血少之征，不胜重亡津液，故加桂枝。虽曰中风，本方实建中之胚胎，养血之神剂也。

清·王子接，《绛雪园古方选注》（1732年）：桂枝汤重于解肌，柴胡汤重于和里，仲景用此二方最多，可为表里之权衡，随即应用，无往不宜。即如肢节烦疼，太阳之邪虽轻未尽，呕而支结，少阳之病机已甚，乃以柴胡冠于桂枝之上，即可开少阳微结，不必另用开结之方，佐以桂枝，即可解太阳未尽之邪。仍用人参、白芍、甘草，以奠安营气，即为轻剂开结之法。

清·不著撰人，《伤寒方论》（1732年）：心下支结，喻先生谓邪结于心下之偏旁而不正中，此不易之论矣，病至六气日，心胁之间，忽有此欲结之意，明是太阳之邪将传少阳，特留连而未即离太阳经，所以发热肢节烦疼，然恶寒微而呕亦微，其在外者有向里之意，其陷入者有恋表之情，无论外证未去，决无用大陷胸之理，即小陷胸但能驱饮，岂能主表乎，故以桂枝柴胡还治其表，然实以小柴胡和解为主，观其分两之多寡而立方之意显然。此即太阳证见证，少阳为治之意也，全不理支结者邪之源清，而偏傍小结，自无不瓦解水消耳。

清·黄元御，《长沙药解》（1753年）：治少阳伤寒，汗后复下，胸胁满结，小便不利，渴而不呕，但头汗出，心烦，往来寒热。以汗下伤其中气，土败木郁，不能行水，故小便不利。胆胃上逆，经气缠迫，故胸胁满结。相火升炎，发为烦渴。而表病未解，故往来寒热。柴胡疏甲木之滞，桂枝达乙木之郁，牡蛎消胸胁之满结，瓜蒌润心肺之烦躁，姜、甘温中而补土也。

治心腹卒痛。以甲木郁则上克戊土，而为心疼，乙木郁则下克己土，而为腹疼。小柴胡补土而疏甲木，芍药、桂枝，清风而疏乙木也，此本太阳少阳合病之方。少阳伤寒，肢节烦疼，微呕，心下支结，是少阳之经证也。而外见发热恶寒，是太阳之经证也。故以柴胡而加桂枝，双解太少之经。然心腹疼痛之理，亦不外是也。

两阳并病，太少不解，取桂枝汤以解太阳未尽之邪，柴胡汤以解少阳之微结。合二汤为一，是变解两阳表里之剂，乃太阳少阳并病之专方也。

故以桂枝解太阳未尽之邪，柴胡解心下之微结、微呕。合两方为一，则两阳表里之邪无不尽解矣，此为两阳并解之良法。

清·徐灵胎,《伤寒论类方》(1759年): 此小柴胡与桂枝汤并为一方，乃太阳、少阳合病之方。桂枝汤，和营卫；柴胡汤，通津液，深著二汤合用之功效，而阳亡可复。

清·吴坤安,《伤寒指掌》(1796年): 邵仙根评：少阳不可发汗。汗则津液越出。必胃燥而谵语。故用柴胡桂枝汤和其营卫。上焦得通，津液得下，胃和则愈。

清·陈修园,《长沙方歌括》(1803年): 按：小柴胡汤解见本方。此言伤寒六七日，一经已周，又当太阳主气之期，其气不能从胸而出，入结于经脉以及支络。故取桂枝汤以除发热恶寒，藉小柴胡汤以达太阳之气从枢以转出。

清·陈修园,《伤寒真方歌括》(1803年): 按此太阳邪轻少阳邪甚之方，故汤名以柴胡为冠也，《活人》往往取代桂枝汤，看似变通，实乱仲景之法，余推《活人》所以取代之故，以论中有和其营卫以通津液后自愈十一字也。

清·吕震名,《伤寒寻源》(1850年): 此合桂枝小柴胡二方而各取其半，用以和解太阳少阳各半之邪。经云："伤寒六七日，发热微恶寒，支节烦疼，此太阳之表邪未解也。"微呕心下支结，则证兼少阳矣。按支结者，结而不痛，与结胸殊，不可攻下，只宜和解。此方之义，和营卫以通津液，仲景已自注明白。故发汗多，亡阳谵语者，亦用此方，以复阳和阴。今人误用此汤以发汗，岂非大谬。

清·陈恭溥,《伤寒论章句》(1851年): 柴胡桂枝汤转枢解外，通络开结之方也，凡太阳少阳，病涉经脉之支络有用之。本清·不著撰人《伤寒方论》：伤寒六七日，发热恶寒，支书烦疼，微呕，心下支结，外证未去者，此方主之。夫发热恶寒，太阳之桂枝证也。支节疼痛，则涉于经脉矣。烦而微呕，少阳之柴胡证也。心下支结，又涉于经脉矣。用此方者，一则解外以通经脉，一则转枢以开支结，二方合用之法，于此见之。

清·高学山,《伤寒尚论辨似》(1872年): 故用温补之人参，既有支结，则阳邪阴湿为饮，已种根于心下，故用清热之黄芩，散湿之半夏，君芬芳上达之柴胡者，因表邪虽未传入，而莫遏之势已成，故用返风送火之法，使支结之邪复出于表，而桂枝得效表解之力耳。何谓不理支结耶？少阳之用小柴胡汤之意，另见专方下。

清·戈颂平,《伤寒指归》(1907年): 主小柴胡汤，益半表上阴液，缓阳气阖午。桂枝汤，温半里上之阴，疏泄半里上土气。半里上阴温土疏，阳气去藏于丣，以生其阴。右九味，象阳数得阴变于九。以水七升，象阳数得阴复于七。煮取三升，去滓，温服，象阳数得阴来复半里，阴数得阳来复半表。

近代·黄竹斋,《伤寒论集注》(1925年): 此方即小柴胡汤二分之一，加桂枝汤二分之一之合方。甘草姜枣为二方之公共品，故不增其分两。以重在外证未去，故不再煎也。

近代·何廉臣,《增订伤寒百证歌注》(1928年): 按此太阳邪轻、少阳邪甚之方，故汤名以柴胡为冠也。活人往往取代桂枝汤，推其所以取代之，故以论中有"和其营卫，以通津液，后自愈"十一字也。

近代·曹颖甫,《伤寒发微》(1931年): 发在里之湿邪，作在表之汗液，柴胡桂枝汤其主方也。然则病本伤寒，何不用麻黄而用桂枝？曰：伤寒化热，则病阻于肌，故伤寒亦用桂枝。本书伤寒五六日，发汗复下之变证，用柴胡桂枝干姜汤，其明证也。设中风未化热，则病犹在表，故中风亦间用麻黄。本书大青龙汤，设《金匮》风湿用麻黄加术、用麻黄杏仁甘草薏苡，其明证也。盖必具此通识，然后可

十画

与读仲景书。

近代·祝味菊,《伤寒方解》(1931年):本方为柴胡、桂枝二汤合组而成。其适用标准在营卫失调，抵抗不及，经络壅滞，心下淋巴支结、外证未除者，故用柴胡、桂枝合方，统营卫表里而并调也。

近代·徐大桂,《伤寒论类要注疏》(1935年):少阳居半表半里，故太阳证曰外证，于小柴胡方中加桂枝，少阳，以和营宣阳，使病邪由焦膜而透出肌表。总见三焦之部位，外络于腠理，而出于太阳；内络于肠胃，而隶于阳明，下连膏油，而属于太阴。

近代·赵桐,《金匮述义》(1940年): 张陆玉先生云:“柴胡为阴阳二停之方，随疟进退多少酌加桂枝、干姜、花粉、石膏。”虽属肤浅，亦可取法。初服微烦者，药力不及。复服汗出即愈者，是此非汗不愈，汗则阴阳谐也。

近代·冉雪峰,《冉注伤寒论》(1949年):本条原是柴胡桂枝各半汤，不名桂枝柴胡，而名柴胡桂枝。重心系在少阳，不在太阳。方注本云人参汤，作如桂枝法。加半夏、柴胡、黄芩，复如柴胡法。自诠方义，经如许周折，重心不宁放在柴胡方，且放在柴胡方的人参。所以然者，本条伤寒六七日，过经不解，已显里证。心下支节，脱令邪全内陷，必作结胸。必正当心下，何支之可云，今不大结，仅似微结，而成支结。邪微正亦微，外微里亦微。惟寒与呕，可衡量内外，曰微恶寒，曰微呕。两微字病情如绘，际此邪正俱衰，体工犹能与奋，拿出最后力量，热而能发，幸中之幸。然支体烦痛，疲惫已甚，安得不急与支持，小柴胡汤内的人参，跃跃显出。

现代·中医研究院,《伤寒论语释》(1956年):本方由小柴胡汤和桂枝汤各半量组成，是和解兼有太阳症与少阳症的方剂。可以从桂枝汤及小柴胡汤方中理解其处方用药的作用。

现代·陈亦人,《伤寒论译释》(1958年):本方取小柴胡汤、桂枝汤各用半量组成，以桂枝汤调和营卫，治太阳之表，以小柴胡汤和解枢机，治少阳半表半里，两方合用，为两解太阳、少阳的轻剂。

现代·李翰卿,《中国百年百名中医临床家》(1960年):此和解少阳、调和营卫之方。主治发热恶寒，骨节疼痛（桂枝证），呕吐，胸胁满闷，口苦（柴胡证），脉较弱。此合桂枝、柴胡二方，而各取其半，用以和解太阳少阳各半之邪。

现代·刘渡舟,《伤寒论十四讲》(1982年):本方为小柴胡汤与桂枝汤的合方。治外有表证而见“肢节烦疼”，内有少阳气郁而见“心下支结”。故在小柴胡汤中加桂枝、芍药，使其外和营卫、内调气血，而病可愈。

现代·刘渡舟,《伤寒论诠解》(1983年):柴胡桂枝汤，即小柴胡汤与桂枝汤剂量各半的合方，桂枝汤外解太阳之邪，以治发热微恶寒、肢节烦疼；小柴胡汤内和少阳枢机，以治微呕、心下支结。此发表与和里兼用之法，乃为少阳权变治法之一。因本方既能调和营卫气血，又能和解表里、疏利肝胆，故临床治疗范围颇广，应用机会亦甚多。

现代·刘渡舟，聂惠民，傅世垣,《伤寒挈要》(1983年):此方用小柴胡汤和解少阳，以治微呕、心下支结；加桂枝、芍药调和荣卫，以解太阳之邪而治寒热与关节烦疼。

现代·刘渡舟，苏宝刚，庞鹤,《金匮要略诠解》(1984年):本条论述表邪挟内热腹痛的证治。本证因外感风寒，内传少阳，气血不得通畅，肝胆疏泄失利，气郁化热，故心腹疼痛。治以小柴胡汤和解少阳，清热开郁；用桂枝汤调和营卫，解散风寒。二方相合以奏缓急止痛，和里解表之功。

现代·王付,《经方学用解读》(2004年):太阳中风证与少阳胆热证相兼的基本病理病证是太阳卫强营弱，受邪而抗邪；少阳胆为邪热所侵，气机郁滞不利，经脉经气郁滞不畅。因此，治疗太阳中风证与少阳胆热证相兼，其用方配伍原则与方法应重视以下几个方面。

针对证机选用解表发汗药：审病在表是太阳中风卫强营弱证，证以发热恶寒，汗出为主，其治当解肌发表，调和营卫。在选用方药时，既要选用发汗药，又要选用敛汗药，无论是用发汗药，还是用敛汗药，其用药定量都要恰到好处，务必使方药与证机切切相应。如方中桂枝、生姜、芍药。

针对证机选用清少阳胆热药：审病在里是少阳胆热气郁证，证以胸胁苦满，口苦为主，其治当清胆热，调气机。在选用方药时最好选用既有清热作用，又有调理气机作用，只有如此配伍用药，才能达到预期治疗目的。如方中柴胡、黄芩。

合理配伍益气药：辨太阳中风证，其证机有营卫之气虚弱；辨少阳胆热气郁证，其证机有少阳胆气之虚，其治法当补益正气，以冀营卫之气得补而能积极抗邪，少阳胆气得复而能积力与邪气相争。如方中人参、大枣、甘草。

妥善配伍调理气机升降药：辨少阳胆热气郁证，因其病理演变有浊气上逆，气机不畅，故其治应当配伍调理气机升降药，调理气机则有利于正气和畅以积力抗邪于外。如方中生姜、半夏。

随证加减用药：若肢体疼痛者，加羌活、独活，以疏达经气经脉；若恶心呕吐者，加竹茹、枳壳，以降逆和胃；若食少者，加山楂、神曲，以消食和胃；若气郁者，加枳实、甘松，以调理气机；若腹痛者，加郁金、川楝子，以活血行气止痛等。

【方论评议】

综合历代各家对柴胡桂枝汤的论述，应从用药要点、方药配伍和用量比例三个方面进行研究，以此更好地研究经方配伍，用于指导临床应用。

诠释用药要点：方中柴胡清胆热、疏胆气，黄芩清泄郁热、降泄浊热，桂枝解肌温通，芍药益营缓急，生姜、大枣调理脾胃、益卫和营，半夏降泄浊逆，人参、甘草、大枣补中益气、顾护胃气。

剖析方药配伍：柴胡与黄芩，属于相使配伍，辛散透热，苦寒泻热，使热既从外透又从内泻，兼疏气机；桂枝与芍药，属于相反相使配伍，相反者，发汗于外，敛汗于内，相使者，芍药助桂枝发汗有源，桂枝助芍药止汗益卫；柴胡与桂枝，属于相反相使配伍，相反者，寒热同用，相使者，柴胡助桂枝辛散通经，桂枝助柴胡辛散透解；柴胡与芍药，属于相反相使配伍，相反者，疏敛同用，相使者，芍药助柴胡疏中有敛，柴胡助芍药敛中有散；半夏与生姜，属于相使配伍，辛开苦降，调理脾胃；柴胡、黄芩与半夏、生姜，属于相反相畏配伍，寒以清热，温以通阳，相互为用，制其偏性；柴胡、黄芩与人参、大枣、甘草，属于相反相畏配伍，苦寒药可制约补益药化热，补益药可制约苦寒药伤胃；半夏、生姜与人参、大枣、甘草，属于相使配伍，辛开苦降，补益正气，使正气得复，浊气得降；桂枝、芍药、柴胡、黄芩与人参、大枣、甘草，属于相使配伍，外以解表，内以清热，调补正气。

权衡用量比例：柴胡与黄芩用量比例是12 ∶ 4.5，提示透热与清热之间的用量调配关系，以治胆热；桂枝与芍药用量比例是1 ∶ 1，提示发汗与敛汗之间的用量调配关系，以治表寒；柴胡与桂枝用量比例是12 ∶ 4.5，提示辛凉与辛温之间的用量调配关系，以治内外；半夏与生姜用量比例是6 ∶ 4.5，提示降泄与宣散之间的用量调配关系，以调理气机；柴胡、黄芩与人参、大枣、甘草用量比例是12 ∶ 4.5 ∶ 4.5 ∶ 15 ∶ 4.5，提示清透郁热与益气之间的用量调配关系；柴胡、黄芩与半夏、生姜药用量比例是1.5 ∶ 1.5 ∶ 2 ∶ 1.5，提示药效清透泻热与辛温苦降之间的用量调配关系，以治寒热；柴胡、黄芩与人参、大枣、甘草用量比例是1.5 ∶ 1.5 ∶ 1.5 ∶ 5 ∶ 1，提示清透泻热与益气之间的用量调配关系，以治郁热伤气。

本方由小柴胡汤和桂枝汤合方而成，其用量是原方的各1/2，根据病变证机可酌情加大用量，使方药主治更好地切中病变证机。

【药理作用】 本方具有调节胃肠平滑肌蠕动、保护胃黏膜、抑制胃酸分泌、抑制胃蛋白酶分泌、调节内分泌、调节中枢神经、调节周围神经、改善微循环、保肝利胆、调节水电解质代谢、抗惊厥、抗心脑缺血、消除自由基、增强机体免疫功能、抗炎、抗菌、抗病毒、抗过敏、抗肿瘤、解除支气管平滑肌痉挛、调节支气管腺体分泌等作用。

射干麻黄汤

【导读】 ①学用射干麻黄汤应重视射干和麻黄的用量调配关系、半夏和五味子的用量调配关系、紫菀和款冬花的用量调配关系。②射干麻黄汤虽是辨治寒饮郁肺结喉证的重要代表方，但在临床中对痰阻咽喉证等也具有良好治疗作用。③学好用活射干麻黄汤的第一步是辨清射干麻黄汤由哪些基础方和药物组成：组成射干麻黄汤有2个基础方和4组药，基础方之一是生姜半夏汤，之二是半夏麻黄丸，4组药中第1组是降逆药即射干、半夏、紫菀，第2组是宣肺药即麻黄、生姜、细辛、款冬花，第3组是益气收敛药即五味子，第4组是益气药即大枣，从2个基础方和4组药用量深入学习研究即可用活射干麻黄汤。

【方歌】 射干麻黄治寒饮，咽喉不利在宣肺，细辛紫菀款冬花，姜枣半夏与五味。

【方药】 射干十三枚（9g） 麻黄四两（12g） 生姜四两（12g） 细辛 紫菀 款冬花各三两（9g） 五味子半升（12g） 大枣七枚 半夏大者，洗，八枚（24g）

【用法】 上九味，以水一斗二升，先煮麻黄两沸，去上沫，内诸药，煮取三升，分温三服。

【功用】 温肺化饮，下气祛痰。

【适应证】

1. 中医病证：寒饮郁肺结喉证。咳嗽，气喘，喉间痰鸣，似水鸡叫声，或喘息时胸部间作水鸡之声，或胸膈满闷，或吐痰涎，苔白或腻，脉弦紧或沉紧。

2. 西医疾病：支气管炎、支气管肺炎、肺实质纤维化、肺气肿、肺不张、慢性胃炎、慢性胆囊炎、慢性肝炎、心律不齐、心肌缺血、心动过缓等临床表现符合寒饮郁肺结喉证或痰阻咽喉证者。

【用药分析】 方中射干降肺平喘，麻黄宣肺平喘，生姜宣肺化饮，细辛温肺化饮，紫菀降肺止咳，款冬花宣肺止咳，五味子收敛肺气，半夏降逆燥湿化痰，大枣补益中气。

【用方思路】

1. 射干麻黄汤既是辨治寒饮郁肺结喉证的重要代表方，又是辨治诸多杂病如肺病、咽喉病、心病等的重要基础方。

2. 方中麻黄、生姜、细辛既是治表药，又是治里药；射干、款冬花既是宣降药，又是化痰药；半夏既是燥湿化痰药，又是醒脾降逆药；五味子既是收敛药，又是补益药；大枣既可益气，又可生津。从方中用药用量及调配分析得知，射干麻黄汤的应用并不局限于寒饮郁肺结喉证，还可用于辨治诸多杂病，如呼吸、循环、内分泌系统疾病及咽喉等疾病。

3. 运用射干麻黄汤辨治的病证（无论病变部位在肺在心）以寒夹饮为主，其治既要散寒又要化饮。

【随证合方】 若夹虚，可与理中丸合方用之；若夹郁，可与橘皮汤合方用之。

【注意事项】 运用射干麻黄汤既要辨清西医之病，又要辨清西医之病属于中医寒痰郁结证。辨西医之病可进一步了解疾病的发展演变及转变规律，辨中医之证可更好地针对西医之病选用射干麻黄汤。

【应用指征】 咳而上气，喉中有水鸡声，射干麻黄汤主之。（第七 6）

【方论】

清·喻嘉言，《医门法律》（1658年）： 法云：咳而上气，喉中水鸡声，射干麻黄汤主之。上气而作水鸡声，乃是痰碍其气，气触其痰，风寒入肺之一验耳。发表、下气、润燥、开痰，四法萃于一方，用以分解其邪，不使之合，此因证定药之一法也。

清·李彣，《金匮要略广注》（1682年）： 麻黄、细辛开壅塞而泄风痰，射干、半夏、紫菀、款冬花皆保肺定喘之药，生姜辛以散之，大枣甘以缓之。

清·张志聪，《金匮要略集注》（1683年）： 是以射干、厚朴、泽漆诸汤，皆以越婢、青龙，随脉证而加减者也。夫气者，呼吸出入，上下循环，咳而上气，是阳气惟上，阴气不升，上下天地之气不交，金水子母之气不续。喉乃呼吸之门，金水之声，而反闻于喉也。用小青龙之麻黄、细辛、半夏、味子，升泄水中之生阳。用越婢汤之麻黄、生姜、大枣，以发越其土气。冬至射干生，能升一阳之气，赤黑相间曰紫，能启坎中之阳。款冬冬至而花，不顾水雪，能发水中之生气。地水之阴气上升，则金天之上气下降，阴阳和而上下交，则上气平而咳自止失（眉批：鸡属酉而属金）。

清·张璐，《千金方衍义》（1698年）： 上气而作水鸡声，乃是痰碍其气，气触其痰，风寒入肺之一验，故于小青龙方中除桂心之热、芍药之收、甘草之缓，而加射干、紫菀、款冬、大枣。专以麻黄、细辛发表，射干、五味下气，款冬、紫菀润燥，半夏、生姜开痰。四法萃于一方分解其邪。大枣运行脾津以和药性也。

清·魏荔彤，《金匮要略方论本义》（1720年）： 咳而上气，喉中水鸡声，射干麻黄汤主之，为寒郁于表，燥结于里者立法。咳而上气，气郁而格逆也；喉中水鸡声，气格逆则声阻滞也。虽为咳而上气者言治，而痿痈之先声可夺矣。以射干为君，专散胸中热气，兼破疗老血在上部间者；佐以麻黄、生姜、细辛以散表郁，紫菀、款冬、五味以收润肺气，半夏开郁，大枣补中。一方而解表润里，邪去而正气行，自结开而津液复，必无痿痈等证矣，此因外感而预防肺病之法也。

十画

清·王子接，《绛雪园古方选注》（1732年）： 射干汤，以苦辛温入肺者，为复方。喉中水鸡声者，痰气出入而嗘咯也。由肺中冷，阳气不能宣其液，郁于肺而生声。其治不可同于肺冷而吐涎者，乃复用《本经》主治咳逆上气之品，大泄阴液，宣通肺气。射干、紫菀以苦泄之也，麻黄、细辛、款冬、半夏、生姜以温泻之也，五味子酸以收其正气，大枣甘以缓其下行，则射干、细辛、五味子之性，从麻黄外达肺经，内通肺脏，泄肺之所苦，遂肺之所欲，补肺之正，温肺之阳，俾气道平而肺得阳和之致，自无嗘咯之声矣。

清·黄元御，《长沙药解》（1753年）： 治咳而上气，喉中如水鸡声。以风寒外闭，皮毛不泄，肺气郁迫，逆而上行，喉窍窄狭，泄之不及，以致呼吸闭塞，声如水鸡。射干、紫菀、款冬、五味、细辛、生姜、半夏，下冲逆而破壅塞，大枣补其里，麻黄泻其表也。

清·黄元御，《金匮悬解》（1754年）： 风寒外闭，肺气郁阻，逆冲咽喉，泻之不及，以致呼吸堵塞，声如水鸡。此缘阳衰土湿，中气不运，一感外邪，里气愈郁。胃土上逆，肺无降路，而皮毛既阖，不得外泄，是以逆行上窍，冲塞如此。射干麻黄汤，射干、紫菀、款冬、五味、细辛、生姜、半夏，下冲逆而破壅塞，大枣补土而养脾精，麻黄发汗而泻表寒也。此即伤风齁喘之证。

清·朱光被，《金匮要略正义》（1803年）： 风邪挟痰上阻肺窍，会厌不得宣通，故喉中介介作水鸡声。散邪开结，无逾此方矣。按麻黄、生姜横开肺邪于表，射干、紫菀、半夏直开肺邪于下，咳而上气可立解矣。但肺脏最娇，久受邪困，用药毋容或苟，款花以保之，五味以敛之，大枣以补之，祛邪养正，美善兼至。

日本·丹波元简，《金匮玉函要略辑义》（1806年）： 此治肺胀之方，凡本篇诸条，肺痿肺痈之外，悉属肺胀，读者宜自知耳。

清·邹澍，《本经疏证》（1832年）： 紫菀、款冬花，仲景书他处不用，独于《肺痿上气咳嗽篇》，射干麻黄汤中用之。射干麻黄汤，即小青龙汤去桂枝、芍药、甘草，加射干、紫菀、款冬花、大枣也；小青龙汤，盖即麻黄汤、桂枝汤合方，去杏仁、大枣、生姜，加细辛、五味、干姜，外以发表，内以下气，消饮者。今咳而上气，喉中水鸡声，则为风寒混于气，水饮混于痰，痰碍其气，气触其痰，上焦心肺之间，势将郁而生火，故生姜易干姜，以熯饮为散饮；紫菀易桂枝，以通营为化营；款冬易芍药，以破阴为吸阴；大枣易甘草，以缓中为补中；加射干协五味以下气，仍是小青龙局法，已化峻为和，寓补于散矣。紫菀、款冬虽不得为是方主剂，然局法之转移，实以紫菀、款冬变，故《千金》《外台》凡治咳逆久嗽，并用紫菀、款冬者，十方而九，则于此方亦不可不为要药矣。然二物者一则开结，使中焦之阴化血，一则吸阴下归，究之功力略同，而其异在《千金》《外台》，亦约略可见。盖凡唾脓血失音者，及风寒水气盛者，多不甚用款冬，但用紫菀。款冬则每同温剂、补剂用者为多，是不可得其大旨哉！

清·邹澍,《本经疏证》(1832年): 故以射干、紫菀、款冬花、大枣易桂枝、芍药、甘草,俾散为和,以收为降,虽紫菀、款冬大擅其功,然号无邪而实有饮,谓涉虚尚属实,终不能不仗射干降气开结之猛力,故其名独冠一方之首,是亦可悟射干与麻黄合而名方之义矣。善夫徐忠可曰:肺痿有咳有涎沫,无上气喘逆。则凡遇上气喘逆及有臭痰者为肺痈。无臭痰只水鸡声者为火吸其痰,然水乃润下之物,何以逆上作声,近见拔火罐者,以火入缾罨人患处,立将内塞吸起甚力,始悟火性上行。火聚于上,气吸于下,势不容已,上气水声亦此理耳,此非泻肺,何以愈之?故治此病以加射干开结下水为上也。

清·高学山,《高注金匮要略》(1872年): 盖因手太阴之阴阳两虚,故以凌冬弩芽,从大寒中具生阳之气之款冬花,挑动其阳神。以润软柔宛而善于补血之紫菀,深滋其津液。因肾家之贼阴上泛,故以细辛、五味,温敛其下焦之逆阴。因胃家之热气上侵,故以半夏、麻黄,降散其中焦之动气。射干多节,形同肺管,叶则扁生横开,而其性尤专于祛湿,用以名汤,是取其走肺,而令两旁开拓其痰气之意明矣。再加辛甘发散之姜枣为佐,则肾胃之逆下消,肺中之满外泄。其咳而上气,及喉中之水鸡声,有不贴然自静者乎。此比前小青龙条无躁症,故去干姜。无风因,故去桂芍及石膏耳。肺胀而发汗则愈者。

清·莫枚士,《经方例释》(1884年): 其细辛、半夏、五味,治少阴者也。麻黄治太阳者也,必治太阳,少阴者,以咳而上气故也。然则此症,乃肺饮而兼太阳表,少阴里也。此方除治二经外,则射干、菀、款,乃为喉鸣设,此方主药也。

日本·丹波元坚,《金匮玉函要略述义》(1894年): 本篇用麻黄者四方,宜为二义看。注家皆谓,其证内饮挟外邪,故用麻黄发其表,是一义。今验肺胀证,多是宿饮为时令触动者,而不必具表候,则其用麻黄,适取发泄肺中郁饮。亦犹麻杏甘石汤之意。是一义。

清·王旭高,《退思集类方歌注》(1897年): 射干、紫菀,以苦泄之也,麻、辛、款、夏、生姜,以辛泻之也,五味子酸以收其正气,大枣甘以缓其下行,则射干、细辛、五味之性,从麻黄外达肺经,内通肺脏,泄肺之苦,遂肺之欲,补肺之正,温肺之阳,俾气道平而肺得阳和之致,自无嗘咯之声矣。

清·戈颂平,《金匮指归》(1907年): 水之阴干,碍气道,阻阳气阖午,以射干,苦寒气味,固阳阖午,开气道之阴;以麻黄苦温,细辛辛温,温运肌土脉络中水气,生姜辛温,化气横行,通表里络道之阴;半夏辛平,降半里上水逆;紫菀苦温,款冬花辛温,温肺脾之阴,阳与阴相激半表半里上,阴土中液少,以大枣甘平多汁,助土之液,配内藏之阳;五味子酸温,敛阳藏于土中,复于子,使五行五味转运表里,不失生生气化之机。右九味,象阳数极于九,以水一斗二升,象地支十二数。先煮麻黄两沸,象两阴耦阳,去上沫,内诸药,煮取三升,象一阳藏于土中,以生二阴,分温三服,象一阳得阴开于子,二阳得阴明于丣,三阳得阴阖于午也。

近代·曹颖甫,《金匮发微》(1931年): 此固当以温药和之者也,故射干麻黄汤方治。麻黄细辛半夏五味子并同小青龙汤,惟降逆之射干,利水之紫菀(《本草汇》云能通小便),散寒之生姜,止咳之款冬,和中之大枣,则与小青龙汤异。究其所以然,咳而上气之证,究为新病,不似痰饮之为痼疾,及时降气泄水,开肺散寒,尚不至浸成痰饮。外此若细辛之治咳,五味之治气冲,生麻黄之散寒,生半夏之去水,不惟与小青龙汤同,并与苓甘五味姜辛半夏汤同,可以识立方之旨矣。

近代·赵桐,《金匮述义》(1940年): 此水气相激也。咳而上气者,外感风寒,内动寒饮也。喉中水名声,是水气相激于喉也。射干、麻黄外散风寒,内降寒饮也。射干苦辛,紫菀辛温,款冬苦辛,皆苦能降,辛能散,温能去寒,利喉主咳之品也。麻黄、生姜、细辛,外散风寒,内散水饮,皆温散肺脏。五味之敛,大枣之补,半夏之能收能散之直利水饮者,皆有关于咳逆。方之精妙,万言难尽。昔吕氏作《春秋》毕,悬诸国门,言有能易一字者报一千金,予谓仲师亦然。《千金要方》《外台秘要》皆作“如水鸡声”。水鸡一名田鸡，即蛙。谓喉中作喘如蛙鸣者，非也。当是《司马相如传》颜师古注：庸渠，一名水鸡。即今如小鸡之水鸟，吱吱而叫，与鸡无异，俗谓水鸡，亦名“泥疙瘩”者。喉中气激痰声吱吱作响，即《内经·病能篇》“卧而喘息有音者，肺络之逆也。”此证甚多，投之立效，故知非蛙鸣之鞕喘也。然《巢氏病源》云：“肺病令人上气，兼胸膈痰满，气行壅滞，喘息不调，至咽喉中如水鸡之鸣”,《太平圣惠方》治“喘满，喉胸痰塞，攻咽作呷呀声”，本方去大枣。则直是痰壅蛙鸣，风火痰喘矣。

近代·彭子益,《圆运动的古中医学·金匮方解篇》(1947年)：治咳而上气，喉中水鸡声者。寒水上逆，喉中作痒，呼吸如水鸡之声。麻黄、射干、紫菀、款冬、半夏降肺泄水，姜、辛、五味温降寒水之冲，大枣补中气，补津液。因诸药皆伤津液，故以大枣补之。

十画

现代·王渭川,《金匮心释》(1982年)：本节指出寒饮咳喘的证治。由寒邪挟痰饮，也有气喘症状，与肺痈，肺痿及其他上气咳嗽而喘的症状不同。仲景处方射干麻黄汤，以射干散胸中热气兼破血瘀，麻黄、生姜、细辛散表郁，紫菀、款冬、五味收敛肺气，半夏祛痰，大枣补中，起一开一阖的作用，以根除寒邪致咳之源。

现代·刘渡舟，苏宝刚，庞鹤,《金匮要略诠解》(1984年)：治以射干麻黄汤散寒宣肺，开气道之痹。方中麻黄、细辛温经散寒，开肺化饮；款冬、紫菀温肺止咳；半夏、生姜涤痰降逆；射干开利咽喉气道，五味子酸收肺气，以监麻黄、细辛之散；大枣安中扶虚，调和诸药。

现代·王付,《经方学用解读》(2004年)：寒饮郁肺结喉证的基本病理病证是寒饮郁结于肺，肺气逆乱于咽喉。所以，治疗寒饮郁肺结喉证，其用方配伍原则与方法必须重视以下几个方面。

针对证机选用宣肺散寒药：寒邪袭肺，肺气不降而上逆，证见咳嗽，气喘，其治当宣肺散寒，以使肺气宣发于上，寒散于外。如方中麻黄、细辛、款冬花、生姜。

合理配伍降肺化饮药：肺主通调水道，寒邪袭肺，肺气不得通调水道，寒气与水气相搏则为饮，饮邪阻结于肺，气逆于上，则证见喉间痰鸣，其治当降泄肺气化饮。如方中半夏、射干。

妥善配伍收敛肺气药：肺气既宣发于外，又肃降于内，调理肺气既要注重肺气之升，又要考虑肺气之降，以此而治则可明显提高治疗效果。如方中五味子。

适当配伍补气药：肺主气，寒邪袭肺，易于伤气，故治疗寒饮在肺证，除针对治疗寒饮外，还要补益肺气，以使肺气职司其能。如方中大枣。

随证加减用药：若肺气虚者，加人参、黄芪，以补益肺气，使肺气职司升降；若饮邪明显者，加桂枝、百部，以温阳化饮；若胸满者，加陈皮、厚朴，以行气宽胸化痰；若气喘明显者，加紫苏子、葶苈子，以降泻肺气止咳等。

【方论评议】

综合历代各家对射干麻黄汤的论述，应从用药要点、方药配伍和用量比例三个方面进行研究，以此更好地研究经方配伍，用于指导临床应用。

诠释用药要点：方中射干降肺平喘，麻黄宣肺平喘，生姜宣肺化饮，细辛温肺化饮，紫菀降肺止咳，款冬花宣肺止咳，五味子收敛肺气，半夏降逆燥湿化痰，大枣补益中气。

剖析方药配伍：射干与麻黄，属于相反相畏相使配伍，相反者，寒热同用，相畏者，射干制约麻黄温宣化燥，相使者，射干助麻黄宣肺，麻黄助射干降肺；生姜与细辛，属于相须配伍，温肺宣肺化饮；紫菀与款冬花，属于相须配伍，款冬花止咳喘偏于宣肺，紫菀止咳喘偏于降肺；麻黄与半夏，麻黄助半夏降逆化痰，半夏助麻黄宣发化饮；麻黄与五味子，属于相反相畏配伍，相反者，麻黄宣散，五味子敛降，相畏者，五味子制约麻黄宣散伤阴，麻黄制约五味子敛肺留邪；半夏与五味子，属于相反相畏配伍，相反者，半夏燥湿，五味子敛阴，相畏者，五味子制约半夏燥湿伤阴；大枣与麻黄，属于相反相畏配伍，大枣益气制约麻黄宣发伤肺，麻黄宣散制约大枣益气壅滞。

权衡用量比例：射干与麻黄用量比例是3 ∶ 4，提示寒降与温宣之间的用量调配关系，以治气逆；生姜与细辛用量比例是4 ∶ 3，以治寒饮；紫菀与款冬花用量比例是1 ∶ 1，提示宣肺与降肺之间的用量调配关系，以治咳喘；麻黄与半夏用量比例是1 ∶ 1，提示宣发与降逆之间的用量调配关系，以治痰多；半夏与五味子用量比例是1 ∶ 1，提示燥湿化痰与敛肺益阴之间的用量调配关系。

【药理作用】 本方具有解除支气管平滑肌痉挛、调节支气管腺体分泌、调节呼吸中枢神经、调节水电解质代谢、调节肾功能、强心、改善微循环、抗缺氧、抗缺血、抗菌、抗炎、抗病毒、抗过敏、改善肾上腺皮质功能等作用。

胶艾汤（芎归胶艾汤）

【导读】 ①学用胶艾汤应重视阿胶和艾叶的用量调配关系、芍药和干地黄的用量调配关系、阿胶和甘草的用量调配关系。②胶艾汤虽是辨治胞宫出血证的重要代表方，但在临床中对血虚证等也具有良好治疗作用。③学好用活胶艾汤的第一步是辨清胶艾汤由哪些药物组成：组成胶艾汤有5组药，第1组是补血止血药即阿胶，第2组是温阳止血药即艾叶，第3组是益气药即甘草，第4组是补血药即阿胶、干地黄、当归、芍药，第5组是行血药即川芎，从5组药用量深入学习研究即可用活胶艾汤。

【方歌】 胶艾汤中芎甘草，当归芍药与地黄，杂病血虚诸般疾，补血养血效非常。

【方药】 川芎　阿胶　甘草各二两（6g）　艾叶　当归各三两（9g）　芍药四两（12g）　干地黄六两（18g）

【用法】 上七味，以水五升，清酒三升，合煮取三升，去滓，内胶，令消尽。温服一升，日三服。不差，更作。

【功用】 补血养血，调经安胎。

【适应证】

1. 中医病证：①妇人冲任虚弱，久不受孕：经量少，血色淡，二三日经行即止，面色无华，两目干涩，舌淡，苔薄，脉弱。②妇人冲任不固，胎动不安（即胞阻）：腰痛，或腹空痛，头昏目眩，肌肤枯燥，指甲无华，舌淡，苔薄，脉弱。③妇人冲任不摄，经水过多：月经量多，色淡而清稀，或点滴不止或延续十余日，面色萎黄，腹胀而空痛，头晕，舌淡，苔白，脉虚。④妇人漏下证：时有腹痛或空痛，月水时下，色淡而质稀，或多日点滴不止，脉虚。⑤妇人半产下血不绝证：腹空痛，恶露不尽或点滴不止，血色淡，面色无华，舌淡，脉弱。⑥男子心肝血虚证：头痛而晕，目视昏黑，或眼前发黑，两胁疼痛，面色不荣，爪不泽，舌淡，脉弱，脏腑营卫血虚证。

2. 西医疾病：功能性子宫出血、习惯性流产、产后子宫复旧不全、黄体功能不全、不孕症、过敏性血小板减少紫癜等临床表现符合血虚出血证者。

【用药分析】 方中阿胶补血止血，艾叶温经止血，当归补血活血，芍药补血敛阴，干地黄滋补阴血，川芎活血行气，清酒行血通脉，甘草益气和中。

【用方思路】

1. 胶艾汤既是辨治血虚出血证的重要代表方，又是辨治诸多杂病如心病、肝病、肾病、脾胃病、皮肤病等的重要基础方。

2. 方中阿胶既补血，又止血；当归既补血，又活血；芍药既补血，又敛阴；川芎既活血，又行气；艾叶既温经，又止血；甘草可补脏腑之气。从方中用药用量及调配分析得知，胶艾汤的应用并不局限于血虚出血证，还可用于辨治诸多杂病，如妇科、男科疾病和循环、泌尿、内分泌等系统疾病。

3. 运用胶艾汤辨治的病证（无论是心肝疾病，还是妇科疾病）以血虚为主，其治当补血止血。

【随证合方】 若夹郁，可与四逆散合方用之；若夹瘀，可与桂枝茯苓丸合方用之；若夹阳虚，可与四逆汤合方用之。应用时还必须结合病变主次酌情调整方药用量。

【注意事项】运用胶艾汤既要辨清西医之病，又要辨清西医之病属于中医血虚证。辨西医之病可进一步了解疾病的发展演变及转变规律，辨中医之证可更好地针对西医之病选用胶艾汤。

【应用指征】师曰：妇人有漏下者，有半产后因续下血都不绝者，有妊娠下血者，假令妊娠腹中痛，为胞阻，胶艾汤主之。（第二十4）

【方论】

元·赵以德（1368年），《金匮方论衍义》：“坤元·赵以德，《金匮方论衍义》（1368年）：坤土在身，化气成形，于金石草木之药，终不若胶是血肉之质，与其同类者以养之，故此方用以安胎补血，塞其漏泄宜矣；甘草佐以和阴阳，通血脉，缓中解急；艾叶，其气内入，开利阴血之结而通于阳；地黄犹是补肾血之君药也。此方调经止崩，安胎养血。妙理固无出于此，然加减又必从宜，若脉迟缓，阴胜于阳，则当如注之加干姜、官桂亦可。设见数大之脉，则当用黄芩。

明·吴昆，《医方考》（1584年）：孕妇漏胎不安者，此方主之。漏胎者，怀胎而点滴下血也。此是阴虚不足以济火，气虚不足以固血，故有此证。是方也，阿胶、熟地、当归、川芎，益血药也。黄、甘草、艾叶，固气药也。血以养之，气以固之，止漏安胎之道毕矣。

明·施沛，《祖剂》（1627年）：仲景芎归胶艾汤，乃四物汤之祖方也，中间已具四物，后人裁而用之，以为调血之总司，女科之圣剂。易水、南阳而下，各有增损，法详载于后。

清·张志聪，《侣山堂类辩》（1670年）：艾名冰台，削冰令圆，以艾向日取火，是能启两肾水火之气，上交于心肺者也。（故曰：陷下则灸之。）阿胶用阿井水煎驴皮而成，阿水乃济水伏行地中，千里来源，其性趋下。夫心合济水，肺主皮毛，阿胶能降心肺之气，以下交于两肾者也。水火交而地天泰，则血气流行，阴阳和合，又何病之有？明乎阴阳升降之道，五行生化之理，立方大意，思过半矣。铁瓮申先生之交感丸，亦从此中化出。

清·汪昂，《医方集解》（1682年）：此足太阴、厥阴药也。四物以养其血，阿胶以益其阴，艾叶以补其阳，和以甘草，行以酒势，使血能循经养胎，则无漏下之患矣。

清·李彣，《金匮要略广注》（1682年）：漏下，即妊娠下血，《脉经》“以阳不足，谓之激经”是也。半产后续下血，及妊娠下血，有虚实寒热之异，不一端也。胞阻者，足三阴经血不足，无以养胎，则胞阻隔，而上下之气不通，故令腹痛。此汤用四物，阿胶养血，甘草缓脾经腹痛。艾叶入脾、肝、肾三阴经，辛能利窍，苦可疏通，故气血交理。而女科止腹痛、安胎气、暖子宫、带下崩中多用之。煮以清酒，欲其行也。

清·张志聪，《金匮要略集注》（1683年）：并宜胶艾汤，交心肾阴阳之气，以流通其经脉焉。阿井乃济水所注，心合济水，阿胶能导离中之阴以下降。艾名冰台，能向水中取火，主引坎中之阳以上升。用甘草以和中，盖上下交通，必由于中也。配当归、地黄、芍药、芎䓖，养荣血而疏通其经脉。阴阳和而经脉通，是无漏下半产之患矣。（眉批：曰假令者，借胞阻于中，以明下血半产因于上下不交，宜胶艾汤以和之。《本经》凡以命名之药为君主。《本经》凡交通上下必先和中。）

清·周扬俊，《金匮玉函经二注》（1687年）：若妊娠胞阻者，为阳精内成胎，阴血外养胞，负坤土失其堤防，用此方皆治之。芎、归辛温，宣通其阳血；芍药味酸寒，宣通其阴血；阿胶之甘温。《内经》曰：肺合外皮毛，皮毛生于肾水。东垣谓其入于太阴足少阴厥阴，尝思在身气化成形。金石草木之药，终不如血肉之资养同类者以养之。此方用阿胶安胎补血，塞其漏泄宜矣；甘草和阴阳，通血脉，中解急，其气内入，开利阴血之结，而通于阳；地黄犹是补肾血之君药也，调经止崩，安胎养血。妙理无出此方，然加减又必从宜，若脉迟缓，阴胜于阳，则加干姜、官桂；若数大，则宜加黄芩。

清·汪昂，《汤头歌诀》（1694年）：胶艾汤《金匮》中四物先，阿胶艾叶甘草全。阿胶、川芎、甘草各二两，艾叶、当归各三两，芍药、地黄各四两，酒水煎，内阿胶烊化服。四物养血，阿胶补阴，艾叶补阳，甘草和胃，加酒行经。

清·魏荔彤，《金匮要略方论本义》（1720年）：师主之以胶艾汤，用芎䓖行血中之凝；阿胶、甘草、当归、地黄、芍药五味全补胞血之虚；艾叶温子脏之血。寒证见加干姜，热证见者干姜烧灰存性，温经散寒，开凝通阻，而血反止矣。干姜之加，乃注中所增，实不易之药，余治妇人经血，屡试屡效者也。故竟僭而添入方中，高明鉴焉。

清·尤在泾，《金匮要略心典》（1729年）：妇人经水淋沥，及胎产前后下血不止者，皆冲任脉虚。而阴气不能守也，是惟胶艾汤为能补而固之，中有芎、归能于血中行气，艾叶利阴气，止痛安胎，故亦治妊娠胞阻。胞阻者，胞脉阻滞，血少而气不行也。

清·黄元御，《长沙药解》（1753年）：治妊娠胞阻，腹痛下血。以乙木不达，侵克己土，是以腹痛。乙木郁陷，而生风燥，疏泄失藏，是以下血。胶、地、归、芍，养血而清风燥，甘草补中而缓迫急，川芎疏木而达遏郁，艾叶暖血而回陷漏也。

清·黄元御，《金匮悬解》（1754年）：非经期而下血，如器漏水滴，谓之漏下。土弱木郁，不能养胎，则胎落而半产。半产后，肝脾遏陷，阳败而不能温升，因续下血不止。肝脾阳衰，胎成气滞，木郁血陷，故妊娠下血，如宿癥漏下之类。假令妊娠，腹中疼痛而下血，此为胞气阻碍，经血不得上行而下也。胞阻之病，因木郁风动，经脉寒涩而成。胶艾汤，芎、地、归、芍，养血而行瘀涩，阿胶、艾叶，润燥而温寒凝，甘草补土而暖肝气，木达则阻通矣。

清·吴仪洛，《成方切用》（1761年）：治妇人陷经。漏下黑不解，或损伤冲任，月水过多，淋沥不断。妇人之经，虽从下出，实由心胃之气主之，故升降有期。今曰漏下，是无期也。所漏者黑，是下有因寒而滞之物。故曰：陷经，陷者有降无升，久则为黑色，故以胶艾汤主之，四物通调肝血，加甘、胶峻补之，病本于寒，故以艾温而行之也。

清·朱光被，《金匮要略正义》（1803年）：妇人下血，大概由于冲任二经为病。或无端漏下，或半产后下血，或妊娠下血，下血虽异而源头则一。惟妊娠之下血，以胎气阻滞，腹中必痛为异耳。治法统归于胶艾汤者，胶味甘平，足以养肝阴而补冲脉；艾性阳和，足以温诸经而补任脉；臣以芎、归、芍、地舒肝补血，以别血归经；佐以甘草缓中益虚，而和调脏腑，不偏不倚，为胎产治血之圣药。

清·陈元犀，《金匮方歌括》（1811年）：按：芎䓖、芍、地，补血之药也。然血不自生，生于阳明水谷，故以甘草补之，阿胶滋血海，为胎产百病之要药，艾叶暖子宫，为调经安胎之专品，合之为厥阴少阴阳明及冲任兼治之神剂也。后人去甘草、阿胶、艾叶，名为四物汤，则板实而不灵矣。

清·高学山，《高注金匮要略》（1872年）：汤意合胶归芎地而全用者，以阿胶之皮性，善外走；芎之獐性，善上走，所以滋十二经脉之血，而内注血室也。以当归之直根者，深入厥阴。以地黄之黑色者，下入少阴。所以滋肝肾阴藏之血，而浮注血室也。然后重用行阴之芍药，以统御之，则由血室而渐可灌溉胞胎矣。艾味辛苦，而气性温浮，盖辛能利入胞之络，苦能坚下脱之血。气温性浮，得甘浮之甘草，以为副，则又能养气而上提其血矣。酒性温润浮行，温则为艾叶、甘草之使，润则为胶、归、芎、地之臣，浮以固脱，行以走滞，且醇酒味厚生热，清酒薄则生气。将并气虚失提之漏血者，亦可主治也。

清·莫枚士，《经方例释》（1884年）：此为诸血疾之总治。凡补血、行血之药荟萃于此，辛甘发散为阳，故以为血痹之专方。《千金》录此方云：胶艾汤，治妊娠二、三月至七、八月，其人顿仆失踞，胎转不下，伤损腰腹，痛欲死。若有所见，及胎奔上抢心，短气，是此方所主。腹中痛，因伤胎而致也。《千金》以此方去芎，治产后下赤白，腹中疠痛。《外台》治折跌损伤，亦用此方。《千金》治妊娠二、三月以上至八、九月，胎动不安。腰痛已有所见者，以此方去地、芍二味用之。

又有治妊娠腰腹痛方，此方艾叶可易也。《局方》取此方中地、芍、归、芎为一方，名四物汤，治一切血热、血虚、血燥诸症。以《千金》两言有所见及下赤、白，参之可见仲景治瘀血法，已下者，用此，其未下者，用下瘀血汤，故此方不用桃仁。

清·戈颂平，《金匮指归》（1885年）： 主阿胶、甘草甘平；地黄甘寒多汁，助土之液，益胞脉之阳；艾叶苦温；芍药苦平；芎䓖、当归辛温，疏土之气，通胞脉之阴。右七味，象阳数得阴复于七。酒乃谷之精华酿成，以水五升，清酒三升，合煮取三升，象阴阳气液藏于土中，营行脉中，卫行脉外，不失生生气化之机。去滓，内胶，令消尽，温服一升，日三服，象阳数得阴开于子阖于午，不差，更作服。

近代·曹颖甫，《金匮发微》（1931年）： 胞中之血，不得上行冲任二脉，阻塞下陷，故名胞阻，胶艾汤方，地黄阿胶以养血，川芎艾叶以升陷而温寒，炙草以扶统血之脾，归芍以行瘀而止痛，而下血腹痛愈矣。

近代·陆渊雷，《金匮要略今释》（1934年）： 芎䓖当归，皆治血之药，据近人之说，当归能促进血球之氧化作用，芎䓖则富冲动性，盖冲动司血行之神经，故二物合用，能生新血而破瘀血，此配合之妙也。仲景方中，本方及当归芍药散当归散，皆芎归合用，皆治妊娠诸病，《千金》《外台》所载妊娠及诸妇人方，鲜有不用芎归者，《外台》引文仲、徐王效《神验胎动方》："若胎死即出，此用神验，血上心腹满者，如汤沃雪"（出妊娠胎动门）。又引崔氏"疗子胎在腹中，恐死不下方，若胎已死即下，如胎未死，即便安稳也"（出子死腹中欲令出门）。《产育宝庆方》芎䓖散"治产后去血过多，晕闷不醒，及伤胎去血过多不止，悬虚心烦，眩晕头重，目昏耳聋，举头欲倒诸证"。《济生方》芎归汤"治大产小产，对证加添服饵"。以上皆专用二物，奏其生新祛瘀之效，后世四物汤以芎归为君，虽或讥为板实不灵，要不失为妇科主药，此皆芎归配合之妙，而本之仲景方者也。西人研究中药，亦知当归治子宫病，而以芎䓖为冲动之药，此但凭化验，不解配合之过也。又案：四物汤不知始于何时，今人盖以为《局方》，其实宋以前已有之，陈氏《妇人良方》云：四物汤，治妇人经病，或先或后，或多或少，疼痛不一，腰足腹中痛，或崩中漏下，或半产恶露多，或停留不出，妊娠腹痛，下血胎不安，产后块不散，或亡血过多，或恶露下，服之如神。此药不知起于何代，或云始自魏华佗，今《产宝方》乃朱梁时节度巡官昝殷所撰，其中有四物散，国朝太平兴国中，修入《圣惠方》者数方，自后医者易散为汤。自皇朝以来，名医于此四物汤中曾损品味，随意虚实寒热，无不得其效者，然非止妇人之疾可用而已。施氏《医方祖剂》云：仲景芎归胶艾汤，乃四物汤之祖剂也，中间已具四物，后人裁而用之。

近代·赵桐，《金匮述义》（1940年）： 此温通补和血液中王道平平之方也。地黄质滋生血液，当归味辛益血神，芍药敛血之滋补。川芎行血之已成，合甘草之和阴，加艾叶之通阳，而阿胶为补血生血止血之神品，不寒不热，煦育蕃秀，较四物之阴滞不啻天壤也。

近代·彭子益，《圆运动的古中医学·金匮方解篇》（1947年）： 治妊娠下血，或妊娠腹中痛者。血虚风动，则下血腹痛。归芍芎地以养血，阿胶以息风。艾叶温养木气，使经脉流通以复其常，温而不热，最和木气，甘草（补）中气也。

现代·王渭川，《金匮心释》（1982年）： 本节指出妊娠下血腹痛的证治。妇女下血，有月经期长淋漓不尽，半产后下血，妊娠胞阻下血三种。病因都为冲任脉虚，摄纳无权所致。仲景处方胶艾汤，以地黄、阿胶养血，川芎、艾叶升阳温寒，炙甘草扶脾，归芍行瘀止痛。本人认为，川芎辛窜，用之安胎反促堕胎。本人临床治验，安胎以四君子汤为主，佐以桑寄生，菟丝子固肾，竹茹、旋覆花降胃逆，有显著疗效。

现代·刘渡舟，苏宝刚，庞鹤，《金匮要略诠解》（1984年）： 本条是论述妇人三种漏下的辨证论治。妇人下血，其中有三种病证：一为经水淋漓不断的漏下；一为半产后继续下血不止的漏下；一为妊娠胞阻下血的漏下。此三种漏下虽然不同，都可以用胶艾汤补血固经，调其冲任而愈。方中阿胶养血止血，艾叶温经暖胞；当归、川芎、地黄、白芍补血养肝，敛阴益荣，以养胞胎；甘草调和诸药，缓中解急，共奏温暖胞宫，调补冲任之效。

现代·王付,《经方学用解读》(2004年): 血虚证的基本病理病证是肝血虚而不得守藏，心血虚而不主神明，冲任血虚而经血失调。所以，治疗血虚证，其用方配伍原则与方法必须重视以下几个方面。

针对证机选用补血药：心主血，肝藏血。审血虚病理病证与心、肝及妇科月经方面失调有着密切关系。心血虚不得所养则心神空虚无主；肝血虚不得所滋则清窍失荣，证以心悸失眠，头晕目眩，面色不荣，以及月经不调，崩漏，胎动不安，其治当滋补阴血。如方中当归、熟地黄、白芍、阿胶。

合理配伍理血止血药：补血虽可治疗血虚，但补之不当则有壅滞血脉。因此，在补血时一定要合理配伍理血药，以达血得补而不壅滞经气经脉。同时还要考虑到理血之中有伤血，尤其是治疗血虚病理，其治必须配伍止血药，以达理血之中不伤血，达到补中有理，理中有止，相互为用，以取其效。再则，辨妇科病证往往是既有血虚病理，又有出血病理，其治只有合理配伍止血药，才能提高治疗效果。如方中川芎、艾叶。

妥善配伍补气药：血的生成有借气而化生，血虚者其气亦虚。又，无气则血无以化生。因此，治疗血虚病证，欲达到补血作用，必须配伍补气药，只有有效地配伍补气药，才能更好地达到补血作用。如方中甘草。

随证加减用药：若血虚有寒者，加倍当归、桂枝，以温经散寒补血；若血虚有热者，加丹皮、玄参，以清热凉血补血；若心悸明显者，加酸枣仁、龙眼肉，以补血养心安神；若目眩明显者，加龙眼肉、鸡血藤，以补血养血明目；若血热者，加黄芩、生地黄，以清热凉血；若气短者，加黄芪、白术，以益气健脾等。

【方论评议】

综合历代各家对胶艾汤的论述，应从用药要点、方药配伍和用量比例三个方面进行研究，以此更好地研究经方配伍，用于指导临床应用。

诠释用药要点：方中阿胶补血止血，艾叶温经止血，当归补血活血，芍药补血敛阴，干地黄滋补阴血，川芎活血行气，清酒行血通脉，甘草益气和中。

剖析方药配伍：阿胶与艾叶，属于相使配伍，补血温经止血；阿胶与干地黄，属于相须配伍，增强滋阴补血；阿胶与当归，属于相须配伍，增强补血养血；阿胶与芍药，属于相须配伍，增强补血敛阴；阿胶与川芎，属于相反相畏配伍，阿胶益血制约川芎活血伤血，川芎行血制约阿胶补血壅滞；阿胶与甘草，属于相使配伍，益气补血；清酒与阿胶、芍药、干地黄，属于相反相畏配伍，清酒制约滋补药浊腻；川芎与当归，属于相使配伍，补血活血行气；当归、芍药、干地黄与川芎，属于相使配伍，补血化阴，活血调经。

权衡用量比例：阿胶与艾叶用量比例是1∶2，提示补血与止血之间的用量调配关系，以治出血；艾叶与当归用量比例关系是1∶1，提示止血与补血活血之间的用量调配关系；阿胶与芍药用量比例关系是2∶3，提示补血止血与补血敛阴之间的用量调配关系，以治血虚出血；艾叶与干地黄用量比例是1∶2，提示止血与凉血补血之间的用量调配关系；干地黄与芍药用量比例关系是2∶1，提示凉血补血与敛阴补血之间的用量调配关系，以治血虚。

【药理作用】 本方具有增强机体免疫功能、促进造血功能、对血小板呈双向调节、抗自由基损伤、抗衰老、抗疲劳、改善子宫内膜、促进排卵、调节中枢神经、调节内分泌、调节代谢等作用。

胶姜汤

【导读】 ①学用胶姜汤应重视阿胶和干姜的用量调配关系。②胶姜汤虽是辨治阳虚血少漏下证的重要代表方，但在临床中对阳虚出血虚证等也具有良好治疗作用。③学好用活胶姜汤的第一步是辨清胶姜汤由哪些药物组成：组成胶姜汤有2组药，第1组是补血止血药即阿胶，第2组是温阳止血药即干姜，从2组药用量深入学习研究即可用活胶姜汤。

【方歌】 胶姜汤是止血方，阳虚血虚常用方，杂病妇科诸般证，温阳止血效非常。

【方药】 阿胶三两（9g） 干姜三两（9g）（编者注：方药及剂量引自《经方辨治疑难杂病技巧》）

【用法】 上二味，以水四升，煮干姜减一升，去滓，内胶烊化，微沸。温服一升，日三服（编者注：用法引自《经方辨治疑难杂病技巧》）。

【功用】 温阳补血止血。

【适应证】

1. 中医病证：①阳虚血少漏下证。经行漏下不止，上至十余日，甚者至月不尽，经血量少色黯，四肢不温，面色萎黄，恶寒，舌淡、苔薄，脉虚。②血虚寒证。

2. 西医疾病：功能性子宫出血、子宫内膜炎、宫颈糜烂、支气管扩张咯血、血小板减少性紫癜等临床表现符合阳虚血少漏下证者。

【用药分析】 方中阿胶补血止血，干姜温经止血。

【用方思路】

1. 胶姜汤既是辨治阳虚血少漏下证的重要代表方，又是辨治诸多杂病如妇科病、心病、肝病、肾病、脾胃病等的重要基础方。

2. 方中干姜既温阳，又止血；阿胶既补血，又止血。从方中用药用量及调配分析得知，胶姜汤的应用并不局限于阳虚血少漏下证，还可用于辨治诸多杂病，如妇科疾病和循环、泌尿、消化等系统疾病。

3. 运用胶姜汤辨治的病证（无论是心肝疾病，还是妇科疾病）以阳虚血少为主，其治当温阳补血止血。

【随证合方】 若夹热，可与泻心汤合方用之；若夹寒，可与桂枝人参汤合方用之；若夹郁，可与四逆散合方用之。应用时还必须结合病变主次酌情调整方药用量。

【注意事项】 运用胶姜汤既要辨清西医之病，又要辨清西医之病属于中医阳虚血少证。辨西医之病可进一步了解疾病的发展演变及转变规律，辨中医之证可更好地针对西医之病选用胶姜汤。

【应用指征】 妇人，陷经，漏下黑不解，胶姜汤主之。（第二十二 12）

【方论】

元·赵以德，《金匮方论衍义》（1368年）： 方虽不见，然以艾、姜二物，亦足治之。艾火于皮肤灸之，尚能内入，况服之而不自阳引入之于阴？姜以散其结阴，开通腠理，致津液行气也。

清·李彣，《金匮要略广注》（1682年）： 陷经漏下，谓经脉下陷，而血漏下不止，乃气不摄血也。黑不解者，瘀血不去，则新血不生，荣气腐败也。然气血喜温恶寒，用胶姜汤温养气血，则气血充，推陈致新，而经自调矣。阿井通济水，用阿井水煮胶，《内经》以济水为天地之肝，肝藏血，属风木，故入肝治血证、风证如神。又按干姜本辛，炮之则苦，守而不移，功能止血。盖血虚则热，热则妄行，黄炒黑，则能引补血药入阴分，血得补则阴生热退。且黑为水色，故血不妄行也。（此姜是炮姜。）

清·魏荔彤，《金匮要略方论本义》（1720年）： 主之以胶姜汤，入干姜于阿胶中，补阴用阳之义也。林亿注谓即胶艾汤。艾与姜同为温经行血之治，而干姜烧炭存性，治下血不止神效。艾叶香芬，取其气温以安妊娠。至此恐缓不济急也，故沈氏亦以为胶姜汤为正。

清·尤在泾，《金匮要略心典》（1729年）： 陷经，下而不止之谓，黑则因寒而色瘀也，胶姜汤方未见，然补虚温里止漏，阿胶、干姜二物已足。林亿云：恐是胶艾汤。《千金》胶艾汤有干姜，似可取用。

清·黄元御，《长沙药解》（1753年）： 原方阙载，今拟加甘草、大枣、生姜、桂枝。治妇人经脉陷下，滴漏墨色。以脾肾阳亏，风木郁陷，经寒血漏，色败而黑。阿胶滋风木而止疏泄，干姜温经脉而收陷漏也。

清·黄元御，《金匮悬解》（1754年）： 妇人陷经，漏下黑不解，胶姜汤主之。妇人经水，温则升而赤，寒则陷而黑。血藏于肝而肝生于肾，肾寒不能生木，木郁血陷，则漏下黑

十画

色。久而不解，此以寒水之失藏，风木之善泄也。胶姜汤，阿胶滋木而息风，干姜温肝而暖血也。

清·朱光被，《金匮要略正义》（1803年）： 妇人经水左旋右转，升降有期。今曰漏下，但有降而无升，故曰陷经，如遭陷溺者然。漏下色黑，阴寒胶结之征，故主以胶、姜。胶入肝，濡血息风，姜能守中，炒黑亦入血分，能温起血中之气，令不下坠。寓升于守，佐阿胶以成温经止崩漏之殊功。原方失传，然亦可以意会也。

清·陈元犀，《金匮方歌括》（1811年）： 大约胶姜汤，即生姜、阿胶二味也。盖阿胶养血平肝，去瘀生新；生姜散寒升气，亦陷者举之，郁者散之，伤者补之育之之义也。

清·莫枚士，《经方例释》（1884年）： 此为血出不止之主方，下血尤宜。后人以炮姜止血取此，柏叶汤，取此方加柏叶，故以命方名。有彼方不得不有此方，故依例并依名补之。又《千金》治妊妇欲痢，辄先心痛腹胀，日夜五六十行，方中胶、姜各三两。

清·戈颂平，《金匮指归》（1885年）： 胶姜汤即胶艾汤中加干姜，辛温气味，温运半里经道血液行于表，交蒸于午而化血。

近代·赵桐，《金匮述义》（1940年）： 经失其常而下陷，所下之血色灰黑黯而不光泽者，乃非热极，乃寒也，即黑淋不解。阿胶养血平肝，去瘀生新，生姜散寒升气，陷者举之之义。林亿谓即胶艾汤。《千金要方》胶艾汤中有干姜。修园谓即生姜、阿胶二味，可通。

近代·彭子益，《圆运动的古中医学·金匮方解篇》（1947年）： 治妇人经陷，漏下色黑者。此中寒不运，木气下陷，木郁生风之病。干姜温运中气以升木气，阿胶平疏泄以止漏也。木气通达，中气运化，清阳四布，血色不黑。色黑为阴寒，故用干姜。用干姜之脉，必有寒象。因色黑亦有热者。

现代·王渭川，《金匮心释》（1982年）： 本节指出漏下不止的证治。本证病因为寒而兼瘀。仲景处方胶姜汤，方虽未见，但必有阿胶、干姜等药，因其有温里止漏和补虚的作用。

现代·刘渡舟，苏宝刚，庞鹤，《金匮要略诠解》（1984年）： 臣亿等校诸本无胶姜汤方，想是妊娠中胶艾汤。本条是论述虚寒漏下的证治。冲任虚寒，新血不生，旧血因寒而凝，败血涩滞而下，故漏下不止，血色黑暗。治宜胶艾汤，温补冲任，养血止红。方中阿胶养血以止血，去瘀生新；川芎、地黄、芍药、当归和血养肝，去瘀生新；生姜散寒达气，郁者散之，陷者举之；艾叶温经暖胞；甘草则益中补气。

【方论评议】

综合历代各家对胶姜汤的论述，应从用药要点、方药配伍和用量比例三个方面进行研究，以此更好地研究经方配伍，用于指导临床应用。

诠释用药要点：方中阿胶补血止血，干姜温经止血。

剖析方药配伍：阿胶与干姜，属于相使配伍，阿胶助干姜温经散寒，兼以止血；干姜助阿胶补血止血，兼以温经。

权衡用量比例：阿胶与干姜用量比例是1∶1，提示补血与温经散寒之间的用量调配关系，以治阳虚出血。

【药理作用】 本方具有促进血小板聚集、改善微循环、增强机体免疫功能、抗氧化、改善心肝肺肾功能、调节周围神经、调节内分泌、调节代谢、抗疲劳、抗过敏等作用。

狼牙汤

【导读】 ①狼牙汤的组成药物仅有一味，单用比较少，最好合方应用。②狼牙汤虽是辨治湿热证的重要代表方，但在临床中对湿毒证等也具有良好治疗作用。③学好用活狼牙汤的第一步是辨清狼牙汤由哪些药物组成：组成狼牙汤仅有1味药，其有清热作用、消疮作用、止痒作用、杀虫作用，从用药用量深入学习研究即可用活狼牙汤。

【方歌】 湿热郁毒狼牙汤，脏腑皮肤诸般疾，审明病变是湿热，清热燥湿功效奇。

【方药】 狼牙三两（9g）

【用法】 上一味，以水四升，煮取半升，以绵缠箸如茧，浸汤沥阴中，日四遍。

【功用】 清热燥湿，解毒敛疮。

【适应证】

1. 中医病证：①阴中湿热疮证。阴中瘙痒，或溃烂，灼热疼痛，带下黄浊淋漓不止，舌红、苔薄黄或腻，脉滑数。②营卫湿热疮毒证。

2. 西医疾病：淋病、真菌性阴道炎、滴虫性阴道炎、阴道溃疡、尖锐湿疣、带下病、过敏性皮炎、皮肤真菌病、银屑病、病毒性疱疹、阴囊湿疹、前列腺炎等临床表现符合湿热证者。

【用药分析】 方中狼牙清热解毒、燥湿敛疮。

【用方思路】

1. 狼牙汤既是辨治湿热疮毒证的重要代表方，又是辨治诸多杂病如皮肤病、妇科病、男科病、口腔病等的重要基础方。

2. 方中狼牙既可辨治肌肤营卫湿热疮，又可辨治脏腑之湿热疮。狼牙汤的应用并不局限于湿热疮毒证，还可用于辨治诸多杂病，如妇科、男科、皮肤、口腔等疾病。

3. 运用狼牙汤辨治的病证（无论是胸膈病变、还是妇科或男科疾病）以湿热为主，其治当清热燥湿。

【随证合方】 若病变证机以湿热为主，可与牡蛎泽泻散合方用之；若夹寒湿，可与甘姜苓术汤合方用之；若夹瘀热，可与桃核承气汤合方用之。应用时还必须结合病变主次酌情调整方药用量。

【注意事项】 运用狼牙汤既要辨清西医之病，又要辨清西医之病属于中医湿热证。辨西医之病可进一步了解疾病的发展演变及转变规律，辨中医之证可更好地针对西医之病选用狼牙汤。

【应用指征】 少阴脉滑而数者，阴中即生疮，阴中蚀疮烂者，狼牙汤洗之。（第二十二21）

【方论】

元·赵以德,《金匮方论衍义》(1368年): 狼牙味苦酸寒，主邪热气，杀虫；后人疮药多用之。

清·李彣,《金匮要略广注》(1682年): 狼牙味苦性寒，寒能胜热，苦能杀虫，故主洗之。

清·张志聪,《金匮要略集注》(1683年): 湿热不攘，则阴中生疮，而有虫蚀矣。狼牙苦寒有毒，苦能消热，毒能杀虫。狼性贪而顾后，其肠直，其气烈，是以边庭候望，焚狼烟直上，风吹不斜。盖此草之性，有如狼之回顾而直上，故以狼为名。性能回顾，使阳明之气，回转于阳明；性能直上，使下陷之气，仍从下而直上也。

清·周扬俊,《金匮玉函经二注》(1687年): 野狼牙味苦酸咸，主邪热气杀虫，后人疮药多用之。

清·顾松园,《顾松园医镜》(1718年): 狼牙，草名，苦寒有毒，能治恶疮，除热杀虫。如无，用苦参、黄柏、桃叶等代之亦可耳。煎浓汤、频洗之。更以绵裹紧如茧，浸汤沥入阴中，日四五遍。

清·魏荔彤,《金匮要略方论本义》(1720年): 再有妇人，诊其少阴肾经之脉滑而数者，实热之邪在下焦也。阴中生疮蚀烂，内治之法亦不能遽及，更出外治狼牙汤一方，温汤常洗，除湿清热之治也。

清·尤在泾,《金匮要略心典》(1729年): 阴寒，阴中寒也，寒则生湿，蛇床子温以去寒，合白粉燥以除湿也，此病在阴中而不关脏腑，故但内药阴中自愈。

清·尤在泾,《金匮要略心典》(1729年): 脉滑者湿也，脉数者热也，湿热相合，而系在少阴，故阴中即生疮，甚则蚀烂不已，野狼牙味酸苦。除邪热气，疥瘙恶疮，去白虫，故取治是病。

清·黄元御,《长沙药解》(1753年): 治妇人阴寒，蛇床子温肝而暖肾，燥湿而去寒也

治妇人少阴脉滑而数，阴中生疮，蚀烂者。尺中候肾，尺脉滑数，是木郁于水而生下热，法当阴里生疮。温热蒸腐，故剥蚀而坏烂。狼牙清郁热而达乙木，止蚀烂而消痛痒也。

清·黄元御,《金匮悬解》(1754年): 妇人阴寒，温阴中坐药，蛇床子散主之。妇人阴中寒冷，肾肝之阳虚也。宜以坐药，温其阴

十画

中。蛇床子散，去寒湿而暖水木也。

少阴脉滑而数者，阴中即生疮，阴中蚀疮烂者，狼牙汤洗之。手少阴脉动神门（在小指后，掌下高骨间），足少阴脉动太溪（在足内踝后）。此少阴脉，即尺中也。尺脉滑而数者，水寒土湿，生气不遂，木郁于水而生下热也。前阴者，肾肝之所司，木郁下热，阴中即生疮。阴中疮蚀肌肉而溃烂者，狼牙汤洗之，泻其湿热也。

清·陈修园，《金匮要略浅注》（1803年）： 此为湿热下流于前阴，阴中生疮蚀烂者，出其方治也。野狼牙草味酸苦，除邪热气，疥瘙恶疮，去白虫，故取治之。若无野狼牙草，以野狼毒代之。

清·朱光被，《金匮要略正义》（1803年）： 取其苦能清热，辛能散邪，且毒能杀虫也。

清·邹澍，《本经疏证》（1832年）： 但祛邪清热，无不可愈。盖尝以《金匮要略》参之，知狼牙所治疥瘙、恶疡、疮痔之必由虫也。曰少阴脉滑而数，阴中蚀疮烂者，以此洗之。夫脉滑数而疮烂，自是湿热为病，但曰蚀则非虫不能已。阴中生疮，可以有虫，则疥瘙、恶疡、疮痔，何者不可有虫？阴疮中有虫，可以狼牙治，则疥瘙、恶疡、疮痔有虫，何者不可以狼牙治耶！然杀虫之物亦多，唯取狼牙必又有故，盖诸疾者非一杀虫能了，与其兼用清热化湿杀虫，何如用一物三者并擅其长之为愈乎！且人之肌肉，因湿热而溃腐，虫即借人之溃腐以为生气，狼牙者固借湿热之气为生气者也，同气相求，以毒攻毒，用药之巧，莫逾于是，舍其便利而委曲繁复，是求农黄之智不出此也。

清·高学山，《高注金匮要略》（1872年）： 故以滑肠胃之猪膏，滋血液之乱发，熬以为煎，则干结得之而润下。将谷气平，而正喧者亦自止，复何阴吹之有哉。钱塘李氏，谓正喧即阴吹之喧响。

清·莫枚士，《经方例释》（1884年）：狼牙，《本经》主疥瘙，恶疡疮痔，去白虫，阴中疮烂，蛲虫所生，故此主之。《外台》治寸白诸虫方，用狼牙五两，捣末，蜜丸麻子大，隔宿不食，明旦以浆水下一合，服尽即差。是狼牙汤功专杀虫，可汤可丸也。《千金》以狼牙三两，配水五升，煮取一升，洗、治阴中痒入骨。

清·戈颂平，《金匮指归》（1907年）： 以狼牙苦寒气味，煎汤洗之，解至阴处阴湿之气。

近代·黄竹斋，《金匮要略方论集注》（1925年）：《脉经》以此二条接前后条，盖亦本书佚文。杏仁汤未见，挺核，即阴挺。《验方新编》阴户生物如茄，此名阴茄。用乌头烧枯研末，加醋煎热熏洗。若不消者，当用枯痔散去之。

近代·彭子益，《圆运动的古中医学·金匮方解篇》（1947年）： 治妇人阴中生疮，痒烂者。此病少阴尺脉滑而兼数。乃木气陷于肾水之中，郁生下热之病。狼牙汤洗之，以去热达木也。

治妇人阴寒者。蛇床子温暖肾肝，纳入阴中，其寒自去也。

现代·刘渡舟，苏宝刚，庞鹤，《金匮要略诠解》（1984年）： 本条是论述湿热阴中生疮的证治。湿热蕴于下焦，故少阴脉滑而数，主阴中有伏热。湿热下注，腐蚀糜烂，故阴中生疮而痛痒不止。治宜狼牙汤洗涤阴中。狼牙草味苦性寒，清热燥湿杀虫。

【方论评议】 方中狼牙清泻邪热，荡涤湿浊，驱杀诸虫，敛疮生肌，善疗妇人阴中湿热疮毒诸证。

【药理作用】 本方具有抗菌、抗寄生虫、抗病毒、抗疟原虫、抗肿瘤、抗炎、降血糖、调整心律、促进血小板聚集等作用。

烧裩散

【导读】 ①烧裩散的组成药物仅有一味，单用很难取得最佳治疗效果，最好合方应用。②烧裩散虽是辨治肾浊阴阳易证的重要代表方，但在临床中对浊气内伏证等也具有良好治疗作用。③学好用活烧裈散的第一步是辨清烧裈散由哪些药物组成：组成烧裈散仅有1味药，其有解毒作用，从用药用量深入学习研究即可用活烧裈散。

【方歌】烧裩散治阴阳易，男女阴病皆可宜，肾中浊邪在阴中，导邪外出功效奇。

【方药】妇人中裩近隐处，剪烧作灰

【用法】上一味，以水服方寸匕，日三服。小便即利，阴头微肿，此为愈也。妇人病，取男子裩，烧，服。

【功用】导邪外出。

【适应证】

1. 中医病证：肾浊阴阳易证。身体重，少气，少腹里急，或阴中拘急，热上冲胸，头重不欲举，眼中生花，膝胫拘急，舌红、苔薄黄，脉沉。

2. 西医疾病：女子阴道炎、男子龟头炎及淋病等临床表现符合肾浊阴阳易证者。

【用药分析】方中烧裩导泻肾中浊邪。

【用方思路】

1. 烧裩散既是辨治肾浊阴阳易证的重要代表方，又是辨治诸多杂病如肾病、皮肤病等的重要基础方。

2. 方中烧裩既可益气，又可导邪。烧裩散的应用并不局限于肾浊阴阳易证，还可用于辨治诸多杂病如泌尿、生殖等系统疾病。

3. 运用烧裩散辨治的病证（无论病变部位在肾或在皮肤）以肾浊为主，其治当导邪。

【随证合方】若夹痰热，可与小陷胸汤合方用之；若夹寒痰，可与赤丸合方用之；若夹瘀热，可与桃核承气汤合方用之；若夹湿热，可与牡蛎泽泻散合方用之。应用时还必须结合病变主次酌情调整方药用量。

【注意事项】运用烧裩散既要辨清西医之病，又要辨清西医之病属于中医浊邪证。辨西医之病可进一步了解疾病的发展演变及转变规律，辨中医之证可更好地针对西医之病选用烧裩散。

【应用指征】伤寒，阴阳易之为病，其人身体重，少气，少腹里急，或引阴中拘挛，热上冲胸，头重不欲举，眼中生花，膝胫拘急者，烧裈散主之。（392）

【方论】

明·许宏，《金镜内台方议》（1422年）： 故与裈中隐处烧灰服之，以复其气也。男病用女者，女病用男者，此以阴阳复易之义也。

明·吴昆，《医方考》（1584年）： 伤寒阴阳易者，此方主之。伤寒男子新瘥，未及平复，妇人与之交，得病，名曰阳易；妇人伤寒新瘥，未及平复，男子与之交，得病，名曰阴易。以无病患染着余毒而病，如换易也。取此物者，亦以病因于阴阳感召而得，故亦以阴阳之理治之。又曰：五味入口，咸入肾，腐入肾，秽入肾，乃浊阴归地之意也。裈裆味咸而腐秽，故能入少阴；烧之则温，故足以化气；灰之则浊，故足以溺膀胱。经曰：浊阴归六腑是也。药物虽陋，而用意至微，不因其陋而忽之，则升仲景之阶矣！

明·方有执，《伤寒论条辨》（1592年）： 少腹之少，去声。伤寒，包中风而言也。易，犹交易变易之易，言大病新瘥，血气未复，强合阴阳，则二气交感，互相换易而为病也。身体重，少气，真元亏竭而困倦也。少腹里急，或引阴中拘挛者，所易之气内攻也。热上冲胸，头不欲举，眼中生花者，虚阳生热而上蒸也。膝胫拘急者，脉乱而筋伤也。当近隐处，阴阳二气之所聚也。男女易用，物各归本也。

明·张卿子，《张卿子伤寒论》（1644年）： 与烧裈散，以导阴气。

清·喻嘉言，《尚论后篇》（1648年）： 取此物者，亦以病因于阴阳感召而得，故亦以阴阳之理治之。又且五味入口，咸入肾，腐入肾，秽入肾，乃浊阴归地之意也。裈裆味咸而腐，故能入少阴；烧之则温，故足以化气；化之则浊，故足以入膀胱。经曰：浊阴归六腑是也。药物虽陋，而用意至微。

清·喻嘉言，《尚论篇》（1648年）： 其证眼中生花，身重拘急，少腹痛引阴筋，暴受阴毒，又非姜、桂、附子辛热所能驱，故烧裈裆为散，以其人平昔所出之败浊，同气相求，服之小便得利，阴头微肿，阴毒乃从阴窍出耳。

清·李中梓，《伤寒括要》（1649年）： 按“阴阳易”者，男子病未全愈，因于交接，妇人反得病者，名曰阳易。妇人病未全愈，因于交接，男子反得病者，名曰阴易。病得之淫欲，非药石所能疗，惟裈当近隐，则气之所熏袭者，仍以治交媾之恙。《仙经》所谓竹破须将竹补宜之意。

清·柯琴,《伤寒来苏集》(1674年): 裈裆者，男女阴阳之卫，阴阳之以息相吹、气相聚、精相向者也。卫乎外者，自能清乎内。感于无形者，治之以有形。故取其近隐处烧而服之，形气相感，得其隐曲，小便即利。阴头微肿，浊阴走下窍，斯清阳出上窍，欲火平而诸证悉除矣。男服女，女服男，仍合阴阳交易之理、男女媾精之义、格物之情。至秽之品，为至奇之方，有如此者。

清·张志聪,《伤寒论宗印》(1683年): 伤寒为毒，最成杀厉，大病虽差，余毒未尽。男女媾精，交相授受。男病授女，女病授男，名日易病。盖以形相交，气相感，形气两伤，故其人身体重而少气也。余毒入于阴中，是以少腹里急，或引阴中拘挛，冲脉起于脖中，至胸而散，热毒在脖，故循经而上冲也。头重不欲举者，髓海虚也。眼中生花者，精气夺也。胫者，筋之会，筋之府也。经云：入房太甚，宗筋弛纵，发为筋痿。盖房劳内虚，而兼受其邪毒，是以头重眼花，而膝胫拘急也，裈裆散主之。裈裆乃阴气之所出，而受注于裆中，盖取彼之余气，却彼之余邪。邪毒原从阴入，复使其从阴出耳。

清·张志聪,《伤寒论集注》(1683年): 此言阴阳易之为病，形体虚而精气竭，以烧裈散从其本原而治之之意也。伤寒差后，余热未尽。男女媾精，男病授女，女病授男，名曰阴阳易。其为病也，形气皆虚，故身体重而少气；余毒入于阴中，是以少腹里急；或引阴中拘挛热上冲胸者，冲脉为病也，夫冲脉起于气冲至胸中而散；头重不欲举者，督脉为病也，夫督脉起于溺孔之端，合太阳而上额交巅；眼中生花者，任脉为病也，夫任脉起于中极之下，上颐、循面入目；膝胫拘急者，肾精竭而筋骨痿弛也。《金匮要略》云：阴寒精自出，酸削不能行。凡此皆毒入前阴之所致，故以烧裈散主之。裈裆乃阴吹精注之的，盖取彼之余气，却彼之余邪，邪毒原从阴入，复使之从阴出耳。

清·郑重光,《伤寒论条辨续注》(1705年): 盖热毒藏于气血中者，渐从表里解散，惟热毒藏于精髓中者，无繇发泄，故差后与不病人交接，男病传不病之女，女病传不病之男，所以名曰阴阳易，即交易之义也。其暴受阴毒，又非姜、桂辛热所能医，故烧裈为散，以其人平素所出之败浊，同气相求，服之小便得利，阴头微肿，阴毒仍从阴窍出也。

清·钱潢,《伤寒溯源集》(1708年): 故以近隐处之裈裆，引出其阴中之邪，所谓物从其类，同气相求之义也。但此方当为导引之药，其余当随其脉症之阴阳寒热，治之可也。

清·顾松园,《顾松园医镜》(1718年): 此剂以同气之阴相易，引之使邪原从阴窍而出。以交媾遗泄，热邪必从阴户受之，谚所谓来处来，去处去是也。他如生地、麦冬、知母、黄柏、犀角、黄连、滑石皆可采用。加柴胡，亦可用。

清·魏荔彤,《伤寒论本义》(1724年): 仲师与以烧裈散。裈当近于二阴，浊气平日所积，乃其人之真阴真阳也。以男之真阳入阴分，而阳可济阴，以女之真阴入阳分，而阴可济阳。且凡物烧灰皆带温散之性，温以补虚，散以驱热，此于交易其气成病之中，即以交易其气之法治之，洵无往而不神明也。

清·姚球,《伤寒经解》(1724年): 烧裈散，导其邪，仍从前阴而去也。裈，前阴最亲之衣，沾染男女阴秽气最深。阴阳易症，原从淫媾而来，故男用女裈，女用男裈。烧灰水服，小便利，隐微肿，则邪仍从前阴而去也。

清·尤在泾,《伤寒贯珠集》(1729年): 裤裆得阴浊最多，以类相入，导其热气，俾从阴而入者，仍从阴而出也。

清·王子接,《绛雪园古方选注》(1732年): 裤裆穿之日久者良。阴阳易本无客邪，惟病人愈后，蕴蓄之热，乘虚袭人，混逆三焦，仍取秽浊之物，导归阴窍，亦求之于其所属也。烧以洁其污，灰取其色黑下行。

清·不著撰人,《伤寒方论》(1732年): 大病新瘥，气血未复，余热未尽，强合阴阳，故曰易也，易者，如换易也，故与禈中隐处烧灰服之，以复其气也，男病用女者，女病用男者，此以阴阳易之义也。

清·吴谦,《医宗金鉴》(1742年): 男女裈裆，浊败之物也。烧灰用者，取其通散，亦同气相求之义耳。服后或汗出，或小便利则愈。阴头微肿者，是所易之毒从阴窍而出，故肿也。

清·黄元御，《伤寒悬解》(1748年)： 伤寒新差，男女交感，阴邪传染，是谓阴阳易。伤寒之病，无论阴阳，肾水升泄，阴精必寒。以此阴寒之气，传之于人，阴盛气滞，则身体重浊。水寒木郁，则腹满里急，阴中筋挛，膝胫拘急。下寒则阳气升格，热上冲胸，虚乏少气，眼中生花，头重难举。其病肝肾下寒，肺心上热，烧裈散同气感召，阴寒下泻，则复其和平之旧矣。

清·黄元御，《长沙药解》(1753年)： 中裈近隐处剪烧灰，阴阳水服方寸匕，日三服，小便即利，阴头微肿则愈。男用女者，女用男者。治伤寒阴阳易病。身体重，少气，少腹满，里急，或阴中筋挛，热上冲胸，头重不能举，眼中生花，膝胫拘急者。以伤寒之病，坎阳发泄，肌肤热蒸而阴精自寒。大病新愈，遽与人交，以其阴寒，传之于人。寒邪内入，直走命门，水寒木枯，筋脉紧急。缘肝主筋，筋聚于前阴而属于关节，故阴器与膝胫皆挛。裈裆灰利水道而泻阴邪也。裈裆受前阴之熏染，同类相招，善引阴邪，而通小便，故治阴阳易病，兼医女劳黄疸之病。

清·徐灵胎，《伤寒约编》(1759年)： 裈裆者，男女阴阳之卫。卫乎外者，自能清乎内。感于无形者，治之以有形也。形气相得，小便即利。阴头微肿，浊阴走下窍，清阳出上窍，则欲火顿平，而诸证自息矣。男服女、女服男，更宜六味地黄合生脉煎汤调下，则奏效始捷耳。地黄汤见诸寒热证。

清·徐玉台，《医学举要》(1792年)： 烧裈散治阴阳易症，而朱奉议有豭鼠粪汤治阴易。豭鼠雄鼠也，其粪两头尖者即是，复以韭白，取以浊攻浊之义，后人移治遗浊疝气，及女人淋带等症，少腹疼痛者，屡有殊功。

清·吕震名，《伤寒寻源》(1850年)： 大病新瘥余邪未尽，强合阴阳，二气交感互易为病。推其病本，感从前阴而入，仍当导其邪，使驱从前阴而出，故必小便利而始愈。方中单用烧一味，取其气之所感，以类相从。古所传禁方，有令人不可思议者，大率类是。

清·石寿棠，《医原》(1861年)： 男取妇裈裆，妇取男裈裆，烧灰，和服方寸匕，三服小便即利，阴头微肿则愈，盖引其邪火从阴处出也)。此又以意用药法也。观《伤寒》一书，立方错综变化，皆本自《内经》，用药又与《神农本草》所载一一吻合。余止言其大略，学人于全书讲求而推展之，则操纵在我，万病皆得所指归矣，岂徒作伤寒书读哉！

清·郑钦安，《伤寒恒论》(1869年)： 阴阳易病，皆由新病初愈，余邪尚未大尽，男与女交则女病，女与男交则男病，以致一线之余毒势必随气鼓荡，从精窍而发泄也。治之不外扶正为主。至于烧裈散一方，男用女裈，女用男裈，近阴处布方寸，烧灰兑药服之，亦是取阴阳至近之气机，必引药深入，亦是近理之论。余于此等证，在大剂扶阳，取童便为引，服之屡屡获效。

清·唐宗海，《血证论》(1884年)： 取近阴处裈裆，方寸许，烧灰存性为末，开水送下。女病取男，男病取女，以阴头微肿则愈，治阴阳易反，男女相传各病。

清·莫枚士，《经方例释》(1884年)： 此易病之专方。《千金》治女劳复。师其意，取女人月经赤帛烧，取方寸匕，一取所交接妇人衣服，以覆男子，立愈。皆取此。

清·戈颂平，《金匮指归》(1907年)： 阴中属阴阳交易之处，藉妇人裈裆交易之气，使阳气入阴，以生其阴，主阴阳气液交易表里。曰：烧裈散主之。

近代·彭子益，《圆运动的古中医学·伤寒论方解篇》(1947年)： 阴阳易之为病，忽然体重，少腹痛，少气，热上冲胸，头重不欲举，眼中生华，膝胫拘急，阴中筋挛。烧裈散已通阴阳之气也。男病用女裈裆，女病用男裈裆，男女伤寒交合之传染病。肝肾虚而又热之病也。

现代·陈亦人，《伤寒论译释》(1958年)： 伤寒阴阳易，主以烧裈散，是推本寻因之意，引邪下行，但从证状上看，似乎非一味烧裈散所能胜任。本方存留，以备参考。

现代·安徽中医学院，《伤寒论通俗讲义》

（1959年）：裈裆近隐处，为男女精血流漓沾染的地方。病因新瘥余毒未净，男女交媾而得，用裈裆秽毒之物，引毒下行，取物从其类，同气相求之义。

现代·李翰卿，《中国百年百名中医临床家》（1960年）：此治阴阳易的通用方。主治热性病后，房事过早，症见头重不欲举，热上冲胸，少腹里急，或引阴中拘挛，眼中生花，膝胫拘急者。取彼之余气，祛彼之余邪。邪毒从阴部入者，复使从阴部出也。

编者按：刘渡舟总结李老经验，本病临证特点有三：一是头抬不起来，即"头重不欲举"；二是少腹拘挛疼痛并牵引外阴拘挛；三是全身乏力，倦怠少气。治疗使用烧杆散，皆已获效。李老的经验之谈，很值得重视。

现代·刘渡舟，《伤寒论诠解》（1983年）：裈即裤裆，烧裈散方取内裤近隐处（即裤裆处）的那一部分，烧作灰用。从"取妇人中裈近隐处"一句体会，可见男子患此病者为多，而妇人病，则取男子裈裆烧灰。此物本草书未载，据古人介绍男女裈裆，浊败之物也。烧灰用者，取其洁净而又有同气相求导邪外出之义。服后或汗出，或小便利则愈。阴头微肿者，是所易之毒从阴窍而出，故肿也。其说可供参考。

【方论评议】 方中烧裈可导邪从下窍而出，引肾中浊邪从下而泄，然则肾邪得泄，肾气得复，病为向愈。

【药理作用】 本方具有调节代谢、抗病毒、抗菌、抗炎、抗过敏等作用。

调胃承气汤

【导读】 ①学用调胃承气汤应重视大黄和芒硝的用量调配关系、大黄和甘草的用量调配关系。②调胃承气汤虽是辨治阳明热结缓证的重要代表方，但在临床中对心肝郁热证等也具有良好治疗作用。③学好用活调胃承气汤的第一步是辨清调胃承气汤由哪些药物组成：组成调胃承气汤有2组药，第1组是泻热软坚祛瘀药即大黄、芒硝，第2组是益气药即甘草，从2组用药用量深入学习研究即可用活调胃承气汤。

【方歌】 调胃承气硝黄草，辨治阳明及心烦，蒸蒸发热及腹满，清泻益气心腹安。

【方药】 大黄酒洗，四两（12 g） 芒硝半升（12 g） 甘草炙，二两（6 g）

【用法】 上三味，以水三升，煮取一升，去滓。内芒硝，更上火微煮，令沸，少少温服之（编者注：此用法是《伤寒论》第29条所言）。温顿服之（编者注：此四字是《伤寒论》第207条所言）。

【功用】 泻热和胃，兼以益气。

【适应证】

1. 中医病证：①阳明热结缓证。腹胀满，或疼痛或按之痛，心烦，蒸蒸发热，或呕吐，舌红、苔黄，脉沉。②阳明热结夹虚证。

2. 西医疾病：肠梗阻、急性出血性坏死性胰腺炎、急性阑尾炎、急性梗阻性化脓性胆囊炎、细菌性痢疾、胃自主神经功能紊乱、病毒性肝炎等临床表现符合阳明热结缓证者。

【用药分析】 方中大黄泻热通便，芒硝软坚泻热，甘草益气和中。

【用方思路】

1. 调胃承气汤既是辨治阳明热结夹虚证的重要代表方，又是辨治诸多杂病如脾胃病、心病、肺病、肝病、大肠病、肾病等的重要基础方。

2. 方中大黄、芒硝既可泻热，又可通结；甘草可补诸脏腑及营卫之气。从方中用药用量及调配分析得知，调胃承气汤的应用并不局限于阳明热结夹虚证，还可用于辨治诸多杂病，如消化、呼吸、精神神经、内分泌及代谢、循环等系统疾病。

3. 运用调胃承气汤辨治的病证（无论病变部位在脾胃、在心或在肝肾）以热结夹虚为主，其治当清热泻结。

【随证合方】 若夹阳虚，可与桂枝人参汤合方用之；若夹瘀，可与桂枝茯苓丸合方用之；若夹痰热，可与小陷胸汤合方用之。应用时还必须结合病变主次酌情调整方药用量。

【注意事项】 运用调胃承气汤既要辨清西医之病，又要辨清西医之病属于中医热结夹虚证。辨西医之病可进一步了解疾病的发展演变及转变规律，辨中医之证可更好地针对西医之病选用小承气汤。

【应用指征】

（1）伤寒，脉浮，自汗出，小便数，心烦，微恶寒，脚挛急，反与桂枝欲攻其表，此误也……若胃气不和，谵语者，少与调胃承气汤……（29）

（2）发汗后，恶寒者，虚故也；不恶寒，但热者，实也，当和胃气，与调胃承气汤。（70）

（3）太阳病未解，脉阴阳俱停，必先振慄汗出而解。但阳脉微者，先汗出而解；但阴脉微者，下之而解。若欲下之，宜调胃承气汤。（94）

（4）伤寒十三日，过经谵语者，以有热故也，当以汤下之；若小便利者，大便当硬，而反下利，脉调和者，知医以丸药下之，非其治也；若自下利者，脉当微厥，今反和者，此为内实也，调胃承气汤主之。（105）

（5）太阳病，过经十余日，心下温温欲吐，而胸中痛，大便反溏，腹微满，郁郁微烦，先此时自极吐下者，与调胃承气汤；若不尔，不可与。但欲呕，胸中痛，微溏者，此非柴胡汤证，以呕，故知极吐下也。（123）

（6）阳明病，不吐，不下，心烦者，可与调胃承气汤。（207）

（7）太阳病三日，发汗不解，蒸蒸发热者，属胃也，调胃承气汤主之。（248）

（8）伤寒，吐后，腹胀满者，与调胃承气汤。（249）

【方论】

金·成无己,《注解伤寒论》(1144年):《内经》曰：热淫于内，治以咸寒，佐以苦甘。芒硝咸寒以除热，大黄苦寒以荡实，甘草甘平，助二物，推陈而缓中。

元·王好古,《此事难知》(1308年): 大黄，酒浸。邪气居高，非酒不至。譬如物在高巅。人力之所不及，则射以取之，故用酒炒用。大黄生者，苦泄峻必下，则遗高之分邪热也。是以愈后，或目赤，或喉痹，或头肿，或膈食上热疾生矣。甘草炙，经云：以甘缓之。芒硝，以辛润之，以咸软之。以上三法，不可差也。若有所差，则无形者有遗。假令调胃承气证，用大承气下之，则愈后元气不复，以其气药犯之也。大承气证，用调胃承气下之，则愈其后神痴不清，以其气药无力也。小承气证，若用芒硝下之，则或下利不止，变而成虚矣。三承气岂可差乎？

元·朱震亨,《局方发挥》(1347年): 调胃承气治热，中、下二焦药也。《经》曰：热淫于内，治以咸寒，佐以苦甘。功在乎导利而行之以缓。平胃散止治湿，上焦之药也。《经》曰：湿上甚而热，治以苦温，佐以甘辛，以汗为效而止。

明·许宏,《伤寒六书》(1422年): 以大黄为君，而通中结。以芒硝为臣，而润其燥。以甘草为佐为使，缓调其中，而辅二药。经曰：热淫于内，治以咸寒，佐以甘苦是也。

明·陶华,《伤寒六书》(1445年): 邪在中焦，则有燥、实、坚三证，故用调胃承气汤，以甘草和中，芒硝润燥，大黄泄实，不用枳实、厚朴以伤上焦虚无氤氲轻清之元气，调胃之名，于此立矣。

明·汪石山,《医学原理》(1525年): 治伤寒三五日，不大便，谵语。乃热结于内。宜通大便以下其热。经云：热淫于内，治以酸寒，佐以甘苦。故用大黄、芒硝通大便以泻热，甘草缓急和中。

明·万密斋,《万氏家传伤寒摘锦》(1549年): 邪在中焦，则有燥实坚三证，故用调胃承气汤。以甘草和中；芒硝润燥；大黄泻实。不用枳实，恐伤上焦虚无氤氲之元气，调胃之名于此立也。

明·吴昆,《医方考》(1584年): 伤寒，阳明证俱，大便秘，谵语，脉实者，此方主之。阳明证俱者，不恶寒，反恶热、作渴是也。传至阳明，则热经数日矣。热久则五液干涸，故大便秘；液亡则无水以制火，故谵语。谵语者，呢喃而语，妄见妄言也。邪入于里，故脉实。大黄苦寒，可以荡实，芒硝咸寒，可以润燥；甘草甘平，可以和中。此药行，则胃中调而里气承顺，故曰调胃承气。然犹有戒焉，表证未去而早下之，则有结胸、痞气之患，此大、小陷胸汤之所以作也。夫人恶可以不慎乎！”“中消者，善食而溲，此方主之。经曰：瘅成为消中。瘅者，热也。消中者，善食而溲也。大黄苦寒，可以攻热。芒硝咸寒，可以润燥。甘草甘平，可以调中。

明·吴勉学评注，清·张卿子参订，《张卿子伤寒论》(1644年)：《内经》曰：热淫于内，治以咸寒，佐以苦甘。芒硝咸寒以除大热，大黄苦寒以荡实，甘草甘平，助二物，推陈而缓中。

清·李中梓，《伤寒括要》(1649年)：经曰：热淫于内，治以咸寒，佐以苦寒。芒硝咸寒为君，大黄苦寒为臣，正合此法也。加甘草以缓之和之，监其峻烈，虽则有承顺其气之势，复有调和其胃之功矣，故名调胃承气。本阳明药，而此主太阳未解也。

清·张璐，《伤寒缵论》(1667年)：大热大实，用大承气；小热小实，用小承气；实热尚在胃中，用调胃承气，以甘草缓其下行而祛胃热也。若病大用小，则邪气不伏，病小用大，则过伤正气。病在上而用急下之剂，别上热不除，岂可一概混治哉！节庵论小承气曰：上焦受伤，去芒硝，恐伤下焦血分之真阴；论调胃承气曰：邪在中焦，不用枳实、厚朴，以伤上焦虚无氤氲之元气，然此汤独可用芒硝以伤下焦乎？吾未闻承气两有主上焦者，未闻调胃承气之证，至于坚而燥也。仲景调胃承气汤证，八方中并无干燥，不过曰胃气不和，曰胃实，曰腹满，则知此汤专主表邪悉罢，初入腑而欲结之证也。故仲景以调胃承气，收入太阳阳明。而大黄注日酒浸，是太阳阳明去表未远，其病在上，不当攻下，故宜缓剂以调和之。及至正阳阳明，则皆曰急下之。而大承气汤，大黄注曰酒洗，是洗轻于浸，微升其走下之性以和其中。至于少阳阳明，则去正阳而逼太阳，其分在下，故用小承气，大黄不用酒制也。

清·柯琴，《伤寒来苏集》(1674年)：亢则害，承乃制，承气所由名也。不用枳、朴而任甘草，是调胃之义。胃调则诸气皆顺，故亦以承气名之。此方专为燥屎而设，故芒硝分两多于大承气。前辈见条中无燥屎字，便云未燥坚者用之，是未审之耳。

清·汪琥，《伤寒论辨证广注》(1680年)：成注引《内经》曰：热淫于内，治以咸寒，佐以苦甘。芒硝咸寒以除热，大黄苦寒以荡实，甘草甘平，助二物推陈而缓中，承气汤方义。注见后汤方下。王海藏云：大黄泄实芒硝软坚，甘草和中，上汤必燥实坚三证全者，可用。愚按和中二字，即是调胃之意。《内台方议》问曰：诸下泄方中，皆不用甘草。独此汤中，复用甘草，何也？答曰：诸下泄方，乃下大实大热之证，速如星火，甘草能缓诸药，是以去也，独此方中，乃调和胃气，故用甘草以缓其中也。或问云：胃喜温暖，故凡温暖之药，可称调胃，上方中用硝黄咸苦大寒，止炙甘草一味温暖，反少用之，何也？余答云：胃以温暖，为适中，所以胃犯大热之气，则太过而不调，犯大寒之气，则不及而亦不调。今者，胃有郁热而烦。是太过也，故方中专藉甘草，引硝黄泻胃中，有余之热，调和其气而使之平，调胃之名，正以此也。今医于上方中，甘草多用生者，此亦是泻有余之义。

清·张志聪，《伤寒论集注》(1683年)：此明调胃承气主调少阴火热之气于中胃也。阳明病，不吐不下。则阳明胃气不虚；心烦者，少阴君火受邪而逆于中胃也。故可与调胃承气汤上承火热之气而调胃中之实邪，用芒硝承君火之热以解心烦，甘草调中，大黄行热，从肠胃而出。所谓调胃承气者，乃调和中气，泻少阴君火之热气，内结于中胃，胃气上通于心也，故用芒硝以承气，大黄以下行，配甘草以和中，不用枳朴之破泄，此调胃承气之义也。

清·汪昂，《汤头歌诀》(1694年)：甘缓微和将胃保，用甘草甘以缓之，微和胃气，勿令大泄下。不用朴实伤上焦，不用厚朴、枳实，恐伤上焦氤氲之气也。中焦燥实服之好。

清·张璐，《医通祖方》(1695年)：经云：亢则害，承乃制。专取大黄以制亢极之害也。承气汤证有三：太阳之邪初传阳明之腑用调胃承气，藉甘草之缓，款留硝黄以祛胃中方张之邪；邪热亢极于胃，用大承气之硝、黄、枳、朴，并攻全盛之邪，故无庸于甘缓也；邪气骎骎欲犯少阳之界，斯时热已向衰，但须枳朴助大黄以去惰归之邪，故无取于芒硝之峻锐也。其桃核承气则又主太阳犯本之证，以桃仁、桂枝血药引调胃承气三味，以破膀胱蓄血，与阳明之腑略无交涉。

清·张璐,《千金方衍义》(1698年)： 变大承气为调胃承气，专取甘草通调之力，以缓硝、黄之急也，更加枳实于调胃承气方中，较大承气中厚朴，虽辛温辛苦不同，而泄满之功则一。

清·钱潢,《伤寒溯源集》(1708年)： 故以大黄、芒硝之咸苦泄之，又恐其性力之峻，更以甘草之甘缓和之。

清·秦之桢,《伤寒大白》(1714年)： 复阳太过，不耐辛温，胃热谵语，暂用此方。

清·姚球,《伤寒经解》(1724年)： 大黄苦寒，除实荡热；芒硝咸寒，润燥软坚。二味下行甚速，故用甘草以缓之，不致伤胃。故曰调胃承气。去枳朴者，不欲其犯上焦气分也。

清·高鼓峰,《医宗己任编》(1725年)： 病在中焦，则有燥、实、坚三症，故不用枳、朴，以伤上焦虚无氤氲轻清之元气也。

清·王子接,《绛雪园古方选注》(1732年)： 调胃承气者，以甘草缓大黄、芒硝留中泄热，故曰调胃，非恶硝、黄伤胃而用甘草也。泄尽胃中无形结热，而阴气亦得芒硝制大黄，咸胜苦也。去枳实、厚朴者，热邪结胃劫津，恐辛燥重劫胃津也。

清·不著撰人,《伤寒方论》(1732年)： 论曰：此比大小承气独有甘草而无枳、朴为异耳，仲景用此汤凡七见，或因吐下津干，或因烦满气热，总为胃中燥热不合，而非大实满者比，故不欲其速下而去枳、朴，欲其恋膈而生津，特加甘草以调合之故曰调胃，然胃既热结，须硝、黄开之，则其气之壅而不接可知，承者顺也，顺其气而接之也，故亦曰承气，合观仲景治热邪内入，曰陷胸，邪高在胸上也，曰泻心，邪居在心下也，曰调胃，邪竟在心下之胃也，即“胸心胃”三字了然，然而治胸曰陷，谓邪虽高，比虚烦者全里而不兼表矣，故彼虚烦证，以枳、豉轻涌者，此宜以大黄、芒硝、甘遂等陷之使下，义取陷身阵内而攻克也，治心曰泻，谓邪在此，不过热邪痰饮胶结，比胸则稍底，比胃则无热实，导而去之，其势顺故曰泻也，治胃曰承气，谓胃乃大小肠膀胱转运之本，气化则能出，有热有物木滞之，气不承顺则壅而不和，故义取调而下之，甚则大承气，不甚则小承气也，门人问曰：陷胸泻心调胃，得先生一为析义，可开千古聋聩。但观仲景论结胸，每曰心下因硬，岂必胸上为结乎，曰仲景不云结胸者，项亦强如柔痓状乎，项且强则项之下可知，特可按者惟心下，故注病状曰心下硬，立汤名则曰陷胸也。

清·吴谦,《医宗金鉴》(1742年)： 方名调胃承气者，有调和承顺胃气之义，非若大小承气专攻下也。经曰：热淫于内，治以咸寒；火淫于内，治以苦寒。君大黄之苦寒，臣芒硝之咸寒，二味并举，攻热泻火之力备矣。恐其速下，故佐甘草之缓；又恐其过下，故少少温服之，其意在不峻而和也。

清·黄元御,《长沙药解》(1753年)： 治太阳伤寒三日，发汗不解，蒸蒸发热，属阳明者。以寒闭皮毛，经郁发热，汗出热泄，病当自解。发汗不解，蒸蒸发热者，此胃阳素盛，腑热内作，将来阳明之大承气证也。方其蒸蒸发热之时，早以甘草保其中，硝、黄泻其热，胃气调和，则异日之腑证不成也。

清·徐灵胎,《伤寒论类方》(1759年)： 芒硝善解结热之邪。大承气用之，解已结之热邪。此方用之，以解将结之热邪。其能调胃，则全赖甘草也。

清·徐灵胎,《伤寒约编》(1759年)： 大黄荡热以通地道，芒硝泻实以润燥结，炙草缓中以益胃气，推陈之中仍寓致新之意，一攻一缓，调胃之法备矣。胃调则诸气皆顺，而两经之邪热无不自解，故亦以承气名之也。

清·吴仪洛,《成方切用》(1761年)： 治伤寒阳明病，不恶寒，反恶热，口渴便，谵语腹满，中焦燥实，吐后腹胀满者。大黄苦寒，除热荡实，芒硝咸寒，润燥软坚，二物下行甚速，故用甘草甘平以缓之，不至伤胃，故曰调胃承气汤。去枳、朴者，不欲犯其上焦气分也。

清·罗国纲,《罗氏会约医镜》(1789年)： 除朴、实者、恐伤上焦之气也；加甘草者，不致伤胃也。吐后为内烦，下后为虚烦，不吐不下而心烦者，胃有郁热也。

清·吴瑭,《温病条辨》(1798年)： 热结旁流，非气之不通，不用枳、朴。独取芒硝入阴以解热结，反以甘草缓芒硝急趋之性，使之留中解结，不然，结不下而水独行，徒使药性伤人也。

清·陈修园，《伤寒真方歌括》（1803年）： 热淫于内，治以咸寒芒硝也；火淫于内，治以苦寒大黄也；更佐以甘草，缓硝黄留中泄热，非恶硝黄伤胃而用之也。少少服之，不使其速下而利也。芒硝解结热之邪，大承气用之，以解已结之热，此用之以解将结之热。

清·陈修园，《长沙方歌括》（1803年）： 此治病在太阳而得阳明之阳盛证也。《经》曰：热淫于内，治以咸寒；火淫于内，治以苦寒。君大黄之苦寒，臣芒硝之咸寒，而更佐以甘草之甘缓，硝、黄留中以泄热也。少少温服，亦取缓调之意。调胃承气汤此证用之，可救服桂枝遗热入胃之误；太阳之阳盛证用之，能泄肌热而作汗；阳明证用之，能调胃气以解微结。《内台方》自注云："脉浮者"三字，大有意义。

清·吕震名，《伤寒寻源》（1850年）： 调胃承气汤，以甘草缓硝黄下行之性，使留恋中焦胃分，以清热而导滞。不用枳、朴以伤上焦之气，盖热邪聚胃，宜分有形无形。有形者，当破其结而秽方解。无形者，但涤其热而气自和；胃宜降则和，故曰调胃。

清·王士雄，《温热经纬》（1852年）： 徐洄溪曰：芒硝善解结热之邪，大承气用之以解已结之热邪。此方用之以解将结之热邪，其能调胃则全赖甘草也。

清·石寿棠，《医原》（1861年）： 大黄、芒硝、甘草。调胃全在甘草，恐伤中焦，故不用朴、实。

清·费伯雄，《医方论》（1865年）： 此治邪在中下焦之正法也。注中"恶热口渴、腹满，中焦燥实"数语，最宜着眼。可见病在脾胃，全与上焦无涉，若杂入枳、朴以犯上焦，则下焦之浊气必随感而上，反致喘逆者有之矣！去枳、朴，加甘草，使之专入脾胃，而又缓芒、黄善走之烈，谨慎周详，毫发无憾。

清·高学山，《伤寒尚论辨似》（1872年）： 其曰承气者，盖承者接也，肠胃之宿垢，逐次传下，惟气能送之之故，今气不能送，故以药承接之，与大小承气同义。曰调胃者，盖硝之性，软坚而精细，将军之智，大黄之性，直性而痛快，大将之勇也，总和之以甘草之平缓，而智名勇功，俱化于监军之仁慈恺恻中矣。喻氏既曰里实，又曰非下法也，夫既里实，安得不用下法乎？总由不知此方，为顺气之剂耳。

清·莫枚士，《经方例释》（1884年）： ［泉案］此大黄甘草汤加芒硝也。以硝为君，故能调胃，以硝制热结，胃恶热喜通故也。为诸承气之祖，亦为解热结方之祖。徐氏曰：芒硝善解热结之邪。大承气用之解已结之邪，此方用之解将结之邪。

清·唐容川，《伤寒论浅注补正》（1893年）： 而调胃承气，是注意在治胃燥也，故以大黄色黄归土，气烈味苦，大泻中土之热者为主，佐以芒硝，所以润燥，而合之甘草，使药力缓缓留中，以去胃热，故名调胃也。

清·王旭高，《退思集类方歌注》（1897年）： 用甘草缓硝、黄留中泄热，微和胃气，勿令大泄下，故曰"调胃"，非恶硝、黄伤胃而用甘草也。痛而不满，邪结在血分而不在气分。不用厚朴、枳实，恐伤上焦氤氲之气，且恐辛燥重劫胃津也。

清·张秉成，《成方便读》（1904年）： 故但以大黄除热荡实，芒硝润下软坚。加炙甘草者，缓其急而和其中。不用枳朴者，恐伤上焦气分。大黄用酒浸者，欲减其苦寒速下之性。而微下之，令胃和则愈耳。

清·戈颂平，《伤寒指归》（1907年）： 咸苦甘气味，调和半表上阳气阖午藏卯。咸苦甘气味，化在上之燥，固阳气阖午，使阴液阳气和于表里。圣人取药命名，作方命名，皆有至理存焉。窃思大黄命名之义，大，象天地之大阴。黄，禀地之正色。地之大阴，失阳气疏泄，半里阴土之液，不能顺承半表，和阳气右降半里，故取大黄，气味苦寒，固天之金气阖阳右降，疏泄土气，使阴阳气液，顺承半表，回还半里，此大黄命名之义也。凡阳气先阴而开，半里阴土之液不左行，阳气居半表上，不阖于午，阳不阖午，半里下土气不疏，阴液不生，大地干燥不润，取芒硝咸寒，禀水阴之精气，化大地燥坚，取甘草极甘，培大地土味。右三味，以水三升，煮取一升，象阳数得阴复于七，阴数得阳变于六。去滓，内芒硝，更上微火煮，令沸，少少温服之。少少者，不多也，象阳气内半里，得阴和之左开，毋多服，令阴液下泄也。

近代·张锡纯，《医学衷中参西录》（1918年）：大黄虽为攻下之品，原善清血分之热，心中发烦实为血分有热也。大黄浸以清酒，可引其苦寒之性上行以清心之热而烦可除矣。证无大便燥结而仍用芒硝者，《内经》谓热淫于内治以咸寒。芒硝味咸性寒，实为心家对宫之药（心属火，咸属水，故为心家对宫之药），其善清心热，原有专长，故无大便燥结证而亦加之也。用甘草者，所以缓药力之下行，且又善调胃也。不用朴、实者，因无大便燥结及腹满之证也。

近代·何廉臣，《增订伤寒百证歌注》（1928年）：《内经》曰：热淫于内，治以咸寒，佐以苦甘。芒硝咸寒，以除热，大黄苦寒以荡实，甘草甘平，助二物推陈而缓中者，缓硝、黄留中泄热，非恶硝、黄伤胃而用之也。少少服之，不使其速下而利也。芒硝解结热之邪，大承气用之以解已结之热，此用之以解将结之热耳。

近代·陆渊雷，《伤寒论今释》（1930年）：大黄系植物性下利，其作用为刺激肠黏膜，使肠蠕动亢进，且制止胃肠首端之逆蠕动，则肠内容物移运迅速，水分未及吸收，已达直肠，故今粪便中富有液体也。芒硝为硫酸钠之含水结晶体，系盐类下刑，内服之后，绝难吸收，故无刺激作用，不过在消化器内，保有其溶解本药之水分，勿令吸收，故能保持小肠内容物之液状形态，直至直肠，粪便即成溏薄。古人谓大黄荡涤，芒硝软坚，信不诬也。由是言之，临诊上之应用，若欲急速排除肠内容物者，宜大黄；若因肠内容干燥而便秘者，宜芒硝。若二者合用，则泻下之力尤大，调胃承气汤是也。又，大黄刺激肠管之结果，能引起腹腔内骨盘腔内之充血，为月经过多、子宫出血等症，在于妇，或致流产、早产。故肠及下腹部有充血炎性机转者，大黄亦须慎用。调胃承气汤合大黄芒硝以攻下，加甘草以治急迫，故能治便秘便难。涤除食毒，其在急慢性肠炎，肠内容物起异常发酵，产生少有害物，刺激肠黏膜，使炎症转剧时，用此方以助其排除，则肠炎自止，故又能治下利、大便绿色等证。肠蠕动亢进，仗腹腔脏器充血，则以诱导方法，能平远隔脏器之炎症充血，故又能治谵语发狂（脑部充血）、发斑面赤、龈肿出血（患部充血）、疔疮痈疽（患部炎症）等证。此皆古人所实验，证之今日之药理学而符合者也。于此须注意者，硝、黄俱属寒药，宜于阳证，切忌误施于虚寒证耳。承气名义，详阳明篇大承气条下。

近代·祝味菊，《伤寒方解》（1931年）：本方以大黄为主药。其适用标准在胃肠不和，水谷壅滞，而未致于燥结者。大黄有荡涤胃肠，推陈出新之功能。芒硝软坚去积。甘草益气缓急，以尽调和之责，而无过攻之虑焉。

近代·徐大桂，《伤寒论类要注疏》（1935年）：此方名曰调胃，以阳明气主燥化，伤寒积热，内传阳明，胃中燥热过度，须藉此方以调之。义取缓和，故不用枳实、厚朴之快气宽中，但制以甘草，使调适硝、黄咸苦下趋之性，缓行胃中，荡涤燥热足矣。非欲如小承气之速降火热，大承气之推荡有形也。

近代·彭子益，《圆运动的古中医学·伤寒论方解篇》（1947年）：胸痛满烦，此有胃热，胃热则自吐自下。用调胃承气汤以和胃热。若非自吐下，则胃热不甚，便不可用调胃承气。呕与吐下皆胃热，见其呕便知其自吐自下也。若但呕，而不自吐自下，胸痛微溏，此亦大阴寒证，而不能用大柴胡汤也。

现代·中医研究院，《伤寒论语释》（1956年）：本方用大黄泻下实热，芒硝润燥软坚，佐甘草以和胃气，用以治疗腹中有实热，大便燥结的证候。在这里是指服用甘草干姜汤回阳以后，邪已转入阳明，所以用本方调和胃气，谵语也就停止。

现代·陈亦人，《伤寒论译释》（1958年）：本方以甘草甘缓养胃，大黄泻下实热，芒硝润燥软坚，三药同用，且甘草能缓硝黄攻破之性而留中泄热，所以方名调胃，为泻下时缓剂。

柯氏释本方不用气药亦名承气的理由颇为精辟，但认为专为燥屎而设，则未免强调过甚，不如徐氏之说平允。王氏认为用甘草是缓硝黄留中泄热，颇当；但说泄胃中无形结热，又不切实际。如果没有有形燥结，硝黄怎么能用？又本方的服法有二，本条为“温顿服之”，是欲其速效，另一条为“少少与服之”，则是取其缓缓发挥作用，应该根据不同情况选择采用。

现代·安徽中医学院，《伤寒论通俗讲义》（1959年）：本方治疗过汗伤津，邪传阳明，肠胃燥结，大便不通，谵语等证，有调胃通便的作用。方以芒硝咸寒软坚，大黄苦寒泻热，甘草调和胃气。

现代·李翰卿，《中国百年百名中医临床家》（1960年）：此清除胃肠燥热或兼食滞之轻下剂（偏重燥热方面）。主治阳明病胃肠燥热或兼食滞之轻证，其症或谵语，或汗后恶热，或胃小烦热，或胃中痛等。但须从大便燥结或胃部拒按、脉沉有力等须要轻下之证加以注意，方能确当。大黄、芒硝通其燥结之粪便，炙草补中，以缓和之，防其苦寒伤胃。

现代·刘渡舟，《伤寒论十四讲》（1982年）：调胃承气汤是由大黄（酒洗）、甘草（炙）、芒硝组成。方中用大黄苦寒泄热；芒硝咸寒润燥软坚；甘草甘缓和中，使大黄、芒硝的作用缓恋于胃，起到载药于上的作用，又可补养胃气，以扶汗下之虚。此方有两种服法，亦不可不知。如第29条的调胃承气汤的服法，则是“少少温服之”，意在取其调和胃气，而不欲其速下，而第70条的调胃承气汤是“煮取一升，去滓……顿服”，意在既和胃气，而又泻下大便，所以必须“顿服”而力始全。

现代·刘渡舟，《伤寒论诠解》（1983年）：调胃承气汤由芒硝、大黄、甘草三药组成，它是以咸寒、苦寒，又佐以甘温而成。本方硝黄可泄胃肠之燥热，妙在一味甘草，能缓硝黄之力，使之作用在于胃，有润燥和调胃气的功能，所以它既能调和胃气，又能通肠下便，一方而具两法，陈修园称为“法中之法”。由于本证主要用其调胃，因此在服法上要求“少少温服”，使胃中不燥，胃气调和，则俨语自止。后世使用调胃承气汤清泻胃热、调和胃燥很是多见，如《张氏医通》治心胃火盛，病人常觉面部有如火烤之热的“燎面症”，即用调胃承气汤加黄连、犀角。也有的医家用于治疗过服补药而造成的胃热生斑之证，每获佳效。

现代·刘渡舟，聂惠民，傅世垣，《伤寒挈要》（1983年）：大黄苦寒泻热，芒硝咸寒润燥，二药走而不守，故用炙甘草之甘缓，使和胃力小，泻下力小，故名调胃承气汤。

现代·姜春华，《伤寒论识义》（1985年）：通用于一般便秘，实而不满者。大黄促进肠蠕动，芒硝稀释粪便，甘草和中。

【方论评议】

综合历代各家对调胃承气汤的论述，应从用药要点、方药配伍和用量比例三个方面进行研究，以此更好地研究经方配伍，用于指导临床应用。

诠释用药要点：方中大黄泻热通便，芒硝软坚泻热，甘草益气和中。

剖析方药配伍：大黄与芒硝，属于相须配伍，增强泻热通腑；大黄、芒硝与甘草，属于相反相畏配伍。相反者，大黄、芒硝泻实，甘草益气；相畏者，甘草制约大黄、芒硝泻热伤正。

权衡用量比例：大黄与芒硝用量比例是1∶1，提示硬攻与软坚之间的用量调配关系，以治热结；大黄、芒硝与甘草用量比例是2∶2∶1，提示泻热与益气之间的用量调配关系，以治热结伤气。

【药理作用】 本方具有调节肠胃蠕动、解除胃肠平滑肌痉挛、改善微循环、改善肺组织、调节呼吸中枢、调节血压中枢、调节血管通透性、调节去甲肾上腺素水平、清除内毒素、保肝利胆、改变血管性肠肽、增强机体免疫功能、抗菌、抗病毒、抗炎、抗过敏、抗硬化、抗溃疡等作用。

通脉四逆加猪胆汁汤

【导读】 ①学用通脉四逆加猪胆汁汤应重视附子和猪胆汁的用量调配关系、附子和干姜的用量调配关系。②通脉四逆加猪胆汁汤虽是辨治阳虚格阳证的重要代表方，但在临床中对阳虚阴损格阳等也具有良好治疗作用。③学好用活通脉四逆加猪胆汁汤的第一步是辨清通脉四逆加猪胆汁汤由哪些基础方和药物组成：组成通脉四逆汤有2个基础方和4组药，基础方之一是四逆汤，之二是通脉四逆汤，4组药中第1组是温阳消癥药即附子，第2组是温阳和中药即干姜，3组益气药即甘草，第4组是清热滋阴药即猪胆汁，从2个基础方和4组药用量深入学习研究即可用活通脉四逆加猪胆汁汤。

【方歌】 通脉四逆加猪胆，益阴回阳能化瘀，阳虚损阴或瘀血，辨治阳虚或血瘀。

【方药】 甘草炙，二两（6 g） 干姜三两（9 g）［强人可四两（12 g）］ 附子生用，去皮，破八片，大者一枚（8 g） 猪胆汁半合（3 mL）

【用法】 上四味，以水三升，煮取一升二合，去滓。内猪胆汁。分温再服。其脉即来。无猪胆，以羊胆代之。

【功用】 回阳救逆，益阴助阳。

【适应证】

1. 中医病证：①阳虚格阳阴损霍乱证。下利无度而无物可下，呕吐不止而无物可吐，汗出，手足厥逆，神志昏厥，或言语不清，四肢拘急不解，舌淡、苔薄，脉微欲绝。②真阳虚脱瘀阻夹热证。

2. 西医疾病：心力衰竭、休克、心律不齐、心动过缓、慢性肠胃炎、肝性脑病、霍乱、肠伤寒、尿毒症、眼科之前房积液、雷诺病等临床表现符合心肾阳虚戴阳证者。

【用药分析】 方中生附子温壮阳气，干姜温暖脾胃，猪胆汁益阴潜阳，甘草益气和中。

【用方思路】

1. 通脉四逆加猪胆汁汤既是辨治阳虚寒凝伤阴或夹热证的重要代表方，又是辨治诸多杂病如心病、肝病、肺病、脾胃病、肾病等的重要基础方。

2. 方中附子、干姜既可温壮营卫，又可温壮诸脏腑；猪胆汁既清热，又益阴；甘草益脏腑营卫之气。从方中用药用量及调配分析得知，通脉四逆加猪胆汁汤的应用并不局限于阳虚寒凝伤阴或夹热证，还可用于辨治诸多杂病，如循环、呼吸、消化、内分泌及代谢等系统疾病。

3. 运用通脉四逆加猪胆汁汤辨治的病证（无论病变部位在心、在脾胃或在肾）以阳虚格阳阻损为主，其治既要温阳，又要壮阳，还要益阴。

【随证合方】 若夹郁热，可与四逆散合方用之；若夹寒痰，可与赤丸合方用之；若夹瘀热，可与桃核承气汤合方用之。

【注意事项】 运用通脉四逆加猪胆汁汤既要辨清西医之病，又要辨清西医之病属于中医阳虚格阳阴损或夹热证。辨西医之病可进一步了解疾病的发展演变及转变规律，辨中医之证可更好地针对西医之病选用通脉四逆加猪胆汁汤。

【应用指征】 吐已，下断，汗出而厥，四肢拘急不解，脉微欲绝者，通脉四逆加猪胆汁汤主之。（390）

【方论】

明·许宏，《金镜内台方议》（1422年）： 故加猪胆汁之苦，入通心气，而和肝胆平阴阳，无使格拒也。《内经》曰：微者逆之，甚者从之，此之谓也。

明·张卿子，《张卿子伤寒论》（1644年）： 与通脉四逆汤，加猪胆汁，胆苦入心而通脉，胆寒补肝而和阴，引置汤药，不被格拒。《内经》曰：微者汗之，甚者从之，此之谓也。

清·柯琴，《伤寒来苏集》（1674年）： 此必有阴盛格阳之证，故加胆汁为反佐，阅白通证可知。吐利止而脉平，小烦者，以新虚不胜谷气故也。

清·张志聪，《伤寒论宗印》（1683年）： 不曰吐利止而曰吐已下断者，乃阴气结于下，孤阳结于上，而吐利一时已断，非阴病阳回之自止也。是以汗出而厥者，阳气结于上而表气微虚，故汗出。阴气结于下而不得与表阳相接，故厥也。阴寒在下。四肢不能禀水谷之生阳，是以拘急不解，而脉微欲绝也。宜通脉四逆汤，温中以回阳，加胆汁、人尿，交通其上下。上章论阴阳相离，此章论阴阳气结，皆虚之所致也。

清·张志聪，《伤寒论集注》（1683年）： 通脉四逆汤解见“少阴篇”；加水畜之甲胆乃起肾脏之精汁，上资心生之血，更加人尿乃引

十画

膀胱之津液还之胃中，取津汁内滋而血气调和之意。

清·姚球，《伤寒经解》（1724年）： 阴寒之症，必以温药温之。然恐格拒不入，加葱以通阳，猪胆汁引之深入，此伏其所主，而先其所因也。不用人尿用胆汁，盖胆附于肝，肝经同类相求之意耳。

清·尤在泾，《伤寒贯珠集》（1729年）： 吐下已止，阳气当复，阴邪当解，乃汗出而厥，四肢拘急，而又脉微欲绝，则阴无退散之期，阳有散亡之象，于法为较危矣。故于四逆加干姜一倍，以救欲绝之阳。而又虑温热之过，反为阴气所拒而不入，故加猪胆汁之苦寒，以为向导之用，《内经》盛者从之之意也。

清·王子接，《绛雪园古方选注》（1732年）： 四逆加胆汁，为阳虚阴甚从治之方，津液内竭，脉微欲绝，是亡阴亡阳。由于吐已下后，用四逆必当通脉，固中焦胃阳，启下焦元阳，但阴甚格拒，恐阳药入中，强梁不伏，故以猪胆汁苦寒从阴之性，引领阳药从心通脉，先和阴而后复阳。

清·不著撰人，《伤寒方论》（1732年）： 霍乱后吐已利止，津液必内竭，则不当汗出，今又汗出而厥，四肢拘急不解，脉微欲绝者乃阳气大虚也，阴气独胜也，若纯与阳药，恐为阴气拒格，或呕躁不能下咽，故加猪胆汁之苦入通心气而和肝胆，平阴阳无使格拒也，《内经》曰：微者逆之，甚者从之，此之谓也。

清·徐灵胎，《伤寒论类方》（1759年）： 通脉四逆原方加猪胆汁半合。煎如前法，煎成内猪胆汁，温服，其脉即出。猪胆汁苦滑之极，引药直达下焦。

清·陈修园，《长沙方歌括》（1803年）： 蔚按：师于万死中觅一生路，取通脉四逆汤以回其厥，以止其汗，更佐以猪胆生调，取生气具在，苦先入心而脉复，以汁补中焦之汁，灌溉于筋则拘急解。辛甘与苦甘相济，斯阴阳二气顷刻调和，即四逆加人参汤之意。但人参亦无情之草根，不如猪胆汁之异类有情，生调得其生气，为效倍神也。诸家囿于白通加法，谓格阳不入，借苦寒以从治之，堪发一笑。

清·吕震名，《伤寒寻源》（1850年）： 汗出而厥，四肢拘急，脉微欲绝，皆四逆及通脉四逆固有之证。何取乎胆汁之加，要其着眼全在吐已下断四字。盖吐已下断，津液内竭，投通脉四逆纯阳之剂。正恐格不相入，故藉胆汁导引之力，以和阴而复阳也。

清·陈恭溥，《伤寒论章句》（1851年）： 通脉四逆加猪胆汁汤，资精血启生阳之方也，凡精汁内竭，生阳欲绝者用之。本论霍乱篇曰：吐已下断，汗出而厥，四肢拘急不解，脉微欲绝者，此方主之。夫霍乱至于吐无可吐，下无可下，且兼汗出，拘急犹不解也。而脉又微而欲绝，则通脉四逆汤在所必用。然欲资补其精汁，必须气血有情之品。猪胆乃异类有情之品，猪为水畜，胆为精汁，用以资人身肾脏之精汁。人尿乃人身膀胱之津液，用他人之津液，以资我身之津液，以引其还入胃中。合四逆汤之启生阳，从精以生气，气生血，则生生不已矣。

清·王旭高，《退思集类方歌注》（1897年）： 猪胆汁苦滑之极，能引阳药直达下焦，所谓“热因寒用”也。

清·戈颂平，《金匮指归》（1907年）： 主通脉四逆汤，气胜于味，加猪胆汁，味苦气寒，固水土，金木之精气，合一阳开于子也。

近代·曹颖甫，《伤寒发微》（1931年）： 然何以不用四逆汤而用通脉四逆汤加人尿、猪胆汁？盖血寒于下，于法当温，故用干姜、附子以温之。然温其中下，恐犹不能载阳气而上出，故加葱白。但此津液内竭之证，吐下虽止，犹不免干呕而内烦，非加咸寒之人尿，苦寒之猪胆汁导之下行，必将为浮阳所格，下咽即吐，此即热药冷服之意，而又加周密者也。

近代·彭子益，《圆运动的古中医学·伤寒论方解篇》（1947年）： 霍乱吐利已止，汗出肢厥，脉微欲绝。汗出肢厥而脉微，此阳气将亡于汗也。通脉四逆，重用干姜温中回阳以复脉，加猪胆汁凉降于上，复阴止汗以潜藏已复之阳也。胆汁寒润，调剂姜附之燥热，妙用大矣。既加干姜，若无胆汁，阳回不能下降，必飞越以去也。

现代·中医研究院，《伤寒论语释》（1956年）： 本方用通脉四逆回阳救逆，加猪胆汁益阴和阳，为回阳益阴治阳亡阴竭的方剂。

现代·任应秋，《伤寒论语译》（1957年）： 吴仪洛云："汗出而厥，阳微欲绝，而四肢拘急，全然不解，又兼无血以柔其筋，脉微欲绝，固为阳之欲亡，亦兼阴气亏损，故用通脉四逆汤回阳，而加猪胆汁以益阴，庶几将绝之阴，不致为阳药所劫夺也。注认阳极虚，阴极盛，故用反佐之法，以通其格拒，误矣。"猪胆汁在方里还有一种刺激性的增加液体的作用。

现代·陈亦人，《伤寒论译释》（1958年）： 本证病机属阳亡阴竭，所以治当用通脉四逆加猪胆汁汤既回其阳又益其阴，张氏与吴氏都着眼于两个方面，比较合理。尤氏仍持反佐之说，不够全面。陈氏对通脉四逆加猪胆汁的意义，分析得十分精辟，足以破疑解惑。但亦不能否定全无反佐作用，只是抛开益阴专主反佐，不够确切罢了。

十画

现代·李翰卿，《中国百年百名中医临床家》（1960年）： 此治少阴病，阴胜格阳，热因寒用之方。或治阴阳俱虚，寒热并用之方。主治少阴病，吐下已止，汗出手足厥冷，四肢拘急，脉微欲绝。但必须兼有烦躁，或面赤身热，或有对热性药格拒不受等现象。四逆加人参汤回阳补气以通脉，加猪胆汁或益将绝之阴，或引阳药深入阴分，以通其拒格也。按：此证兼有烦躁现象，用本方相当有效，但在时间上多有缓不济急的情况，必须注意。

现代·孙纯一，《伤寒论注释要编》（1960年）： 附子辛温以温里，甘草和中，干姜辛热散寒为温里散寒和中之良方也，因内寒甚加猪胆汁一味，以反佐而治之。

现代·刘渡舟，《伤寒论十四讲》（1982年）： 通脉四逆加猪胆汁汤，治疗"吐已下断，汗出而厥，四肢拘急不解，脉微欲绝"的阴阳两虚之证。此证原为少阴寒证，因吐利变作不止，最后反体液大伤，而至吐无可吐而自止，下无可下而自断，津液匮乏之情，已一目了然。故单用通脉四逆汤，则达不到既扶阳而又滋液之目的。仲景于此时，巧妙地在原方加上猪胆汁半合，于扶阳之中，而加入沃阴增液之品，妙在以有情之物，不假造作而直补人之体液，故能药后即效，而远非草木之药所能及。吴人驹说："汗出而厥，阳微欲绝，而四肢拘急，全然不解，又兼无血以柔其筋，脉微歇绝，固为阳之欲亡，亦兼阴气亏损，故用通脉四逆以回阳，而加猪胆汁以益阴，庶几将绝之阴，不致为阳药所劫夺也。"吴氏之说，不但说出了"亡血"之治，又说出了"将绝之阴，不致为阳药所劫夺"的两层意义。

现代·刘渡舟，聂惠民，傅世垣，《伤寒挈要》（1983年）： 本方以通脉四逆汤回阳、消阴、通脉；加猪胆汁，取其有情之品，直滋吐下伤亡之阴，诚非草木之品所能及。

现代·陈亦人，《伤寒论求是》（1987年）： 此方之用猪胆汁，既取其反佐以防格拒，如尤在泾说："又虑温热过甚，反为阴气所拒而不入，故加猪胆汁之苦寒以为向导之用。"更取其通脉滋阴的作用，如成无己说："胆苦入心而通脉，胆寒补肝而和阴。"张隐庵亦认为"取水畜之甲胆，乃启肾脏之精汁，上资心主之血"。陈古愚更以猪胆汁与人参对比，"但人参亦无情之草根，不如猪胆汁之异类有情，生调得其生气，为效倍神也"。

【方论评议】

综合历代各家对通脉四逆加猪胆汁汤的论述，应从用药要点、方药配伍和用量比例三个方面进行研究，以此更好地研究经方配伍，用于指导临床应用。

诠释用药要点：方中生附子温壮阳气，干姜温暖脾胃，猪胆汁益阴潜阳；甘草益气和中。

剖析方药配伍：生附子与干姜，属于相须配伍，增强温阳壮阳；生附子、干姜与甘草，属于相使配伍，壮阳以化气，益气以补阳；生附子、干姜与猪胆汁，属于相反相畏配伍，生附子、干姜辛热温阳，猪胆汁苦寒制约附子、干姜温热化燥伤阴。

权衡用量比例：生附子与干姜用量比例是近1∶1，提示壮阳与温中之间的用量调配关系，以治阴寒；生附子、干姜与甘草用量比例是近3∶3∶2，提示壮阳温阳与益气之间的用量调配关系，以治阳虚；生附子、干姜与猪胆汁用量比例是近3∶3∶1，提示壮阳温阳与苦寒之间的用量调配关系，以治阴寒格拒。

【药理作用】 本方具有强心、增加心肌收缩力、扩张冠状动脉、保护心肌、消除自由基、增强机体免疫功能、抗休克、调节心律、改善微循环、调节中枢神经、调节周围神经、镇痛、调节体温中枢、调节呼吸中枢、调节垂体-肾上腺皮质功能、调节支气管平滑肌功能、调节支气管腺体分泌、抗炎、抗缺氧、抗心脑缺血、抗风湿、调节水电解质代谢、调节钠钾钙、调节骨骼肌、促进骨质代谢等作用。

通脉四逆汤

【导读】 ①学用通脉四逆汤应重视附子和甘草的用量调配关系、附子和干姜的用量调配关系。②通脉四逆汤虽是辨治阳虚格阳证的重要代表方，但在临床中对阳虚欲脱等也具有良好治疗作用。③学好用活通脉四逆汤的第一步是辨清通脉四逆汤由哪些基础方和药物组成：组成通脉四逆汤有 1 个基础方和 3 组药，基础方是四逆汤，3 组药中第 1 组是温阳消癥药即附子，第 2 组是温阳和中药即干姜，第 3 组是益气药即甘草，从 1 个基础方和 3 组药用量深入学习研究即可用活通脉四逆汤。

【方歌】 回阳通脉四逆汤，辨治阳虚或血瘀，用药旨在调用量，救逆通阳能化瘀。

【方药】 甘草炙，二两（6 g） 干姜三两（9 g）[强人可四两（12 g）] 附子生用，去皮，破八片，大者一枚（8 g）

【用法】 上三味，以水三升，煮取一升二合，去滓。分温再服。其脉即出者愈。面色赤者，加葱九茎；腹中痛者，去葱，加芍药二两；呕者，加生姜二两；咽痛者，去芍药，加桔梗一两；利止脉不出者，去桔梗，加人参二两。病皆与方相应者，乃服之。

【功用】 破阴回阳，通达内外。

【适应证】

1. 中医病证：①心肾阳虚格阳证。下利清谷，手足逆冷，神志昏沉，干呕，心烦，汗出，面赤如妆，脉微或无。②真阳虚脱瘀阻证。

2. 西医疾病：心力衰竭、休克、心律不齐、心动过缓、慢性肠胃炎、肝性脑病、霍乱、肠伤寒、尿毒症、眼科之前房积液、雷诺病等临床表现符合心肾阳虚戴阳证者。

【用药分析】 方中生附子温壮阳气，干姜温暖脾胃，甘草益气和中。

【用方思路】

1. 通脉四逆汤既是辨治阳虚寒凝证的重要代表方，又是辨治诸多杂病如心病、肺病、肝病、肾病、脾胃病、皮肤病等的重要基础方。

2. 方中附子、干姜既可温壮营卫，又可温壮诸脏腑；甘草益脏腑营卫之气。从方中用药用量及调配分析得知，通脉四逆汤的应用并不局限于阳虚寒凝证，还可用于辨治诸多杂病如循环、呼吸、消化、泌尿、内分泌及代谢等系统疾病。

3. 运用通脉四逆汤辨治的病证（无论病变部位在心、在脾胃或在肾）以阳虚格阳或寒凝为主，其治既要温阳，又要壮阳。

【随证合方】 若夹气郁，可与橘枳姜汤合方用之；若夹气虚，可与理中丸合方用之；若夹湿热，可与栀子柏皮汤合方用之。

【注意事项】 运用通脉四逆汤既要辨清西医之病，又要辨清西医之病属于中医阳虚格阳或寒凝证。辨西医之病可进一步了解疾病的发展演变及转变规律，辨中医之证可更好地针对西医之病选用通脉四逆汤。

【应用指征】

（1）少阴病，下利清谷，里寒外热，手足厥逆，脉微欲绝，身反不恶寒，其人面色赤，或腹痛，或干呕，或咽痛，或利止脉不出者，通脉四逆汤主之。（317）

（2）下利清谷，里寒外热，汗出而厥者，通脉四逆汤主之。（370）（第十七　45）

【方论】

金·成无己，《注解伤寒论》（1144年）： 下利清谷，手足厥逆，脉微欲绝，为里寒；身热，不恶寒，面色赤为外热。此阴甚于内，格阳于外，不相通也，与通脉四逆汤，散阴通阳。

元·赵以德，《金匮方论衍义》（1368年）： 附子之热，走而不止，通行经脉，自里达表，以至手足，止汗治厥也；干姜之热，止而不走，内守脏腑，消谷养正；甘草补中气，以和阴阳，解其拒格，更调二药之走止，合适其用也。

明·许宏,《金镜内台方议》(1422年): 此阴寒内盛，格阳于外，不能相通。故用四逆汤中加干姜，以通内外之阳气也。

明·汪石山,《医学原理》(1525年): 此乃阴寒内盛，格阳于外，两不相通。治宜散阴以通阳气。是以用干姜、附子以散中寒，葱白以通阳气，炙甘草以缓里急。

明·万密斋,《万氏家传伤寒摘锦》(1549年): 此以上皆治里寒吐利之证也。按白通汤姜附加葱白，为脉沉细而微涩。姜附以治寒，葱白之辛以润之，为肾恶燥也。

明·方有执,《伤寒论条辨》(1592年): 夫脉者，血气之道路。血，阴也，非阳不行。姜、附辛热，助阳也。甘草甘平，益气也。汤本四逆而分两殊，通脉则加姜之谓。

清·程应旄,《伤寒论后条辨》(1670年): 须循四逆汤例，消阴翳于下部，但加葱白，宣阳气于上焦，使阳气通，脉亦通而即出为真愈。不然，少阴下利止，且有头眩时时自冒死条在，非尽保庆时也。

故用四逆加从葱，于济阴助阳中，兼通表气。

清·柯琴,《伤寒来苏集》(1674年): 此寒热相半证。下利清谷，阴盛于里也；手足厥逆，寒盛于外也。身不恶寒面赤，阳郁在表也；咽痛利止，阳回于内也。腹痛干呕，寒热交争也。温里通脉，乃扶阳之法。脉为司命，脉出则从阳而生，厥逆则从阴而死。

清·李彣,《金匮要略广注》(1682年): 附子益阳散寒，干姜、炙甘草温中固脱，则厥温脉通，利自止矣。

清·张志聪,《伤寒论宗印》(1683年): 此寒邪而动其寒气也。足少阴之本寒在下，天之寒邪反与本气相合，则里气惟阴，而反格阳于外，是以下利清谷，而里寒外热也。外内阴阳之气不相顺接，是以手足厥逆，而脉微欲绝也。阳在外，故身反不恶寒而面色赤。寒在内，故或干呕而或腹痛也。或咽痛而或利止者，寒气上逆而逼其君火之气上冲也。脉不出者，通脉四逆汤主之。用生附之辛温固表以散寒，甘草黄中通理以复脉，干姜温里气，葱茎接表阳。腹中痛者，加芍药以化土。呕者，加生姜以宣通。脉不出者，加人参以资脉。咽中痛者，加苦梗以开提。此证与白通汤证大意相同，故处方亦不甚差别。

清·张志聪,《伤寒论集注》(1683年): 此言通脉四逆汤治下利清谷，脉微欲绝也。下利清谷，少阴阴寒之证也；里寒外热，内真寒而外假热也；手足厥冷，则阳气外虚；脉微欲绝，则生气内竭；夫内外俱虚，身当恶寒，今反不恶寒，乃真阴内脱，虚阳外浮，故以通脉四逆汤主之。夫四逆汤而曰通脉者，以倍加干姜，土气温和，又主通脉也，故曰其脉即出者愈，用生附启下焦之生阳，干姜、甘草温中焦之土气，中土温而阳气生，其脉即出矣。若其人面色赤，乃虚阳上浮，加葱九茎以通阳气之下交；或腹痛者，乃脾络不通，非阳气上浮，故去葱，芍药主通经脉，故加芍药；或干呕者，乃胃气内逆，故加宣达之生姜；或咽痛者，火气上承，故去经脉之芍药，加利肺之桔梗；或利止脉不出者，下焦阳气将复，中焦精血内虚，故去开通之桔梗，加补益之人参。夫桔梗乃神农下品之药，色白味辛，主治胸胁痛如刀刺，盖能开胸胁之痹闭，而宣通宗气、肺气者也，故凡有余气闭而脚痛、咽痛、惊悸、鼻塞者宜之，如三焦元气虚者，大忌。后人谓桔梗乃舟楫之药，载诸药而不沉，杜撰已甚，今人安苟简而袭臆说者，不特一桔梗为然也。

清·张志聪,《金匮要略集注》(1683年): 宜甘草、干姜，温补里气；附子以复生阳；加葱白四茎，通表阳而与里阴相接。凡用葱头者，取其下而通上也；用葱茎者，取其外通内，上通下也。

清·沈明宗,《伤寒六经辨证治法》(1693年): 故以通脉四逆汤，通阳返宅，俾阳气通而脉出愈矣。

清·钱潢,《伤寒溯源集》(1708年): 愚窃论之，以四逆汤而倍加干姜，其助阳之力或较胜。然既增通脉二字，当自不同，恐是已加葱白以通阳气，有白通之义，故有是名。

清·秦之桢,《伤寒大白》(1714年): 不发热而手足厥冷，三阴经阴症寒厥恶寒也，仲景以此方治之。家秘加广皮和中州，助葱白以行阳气；加黄芪协姜、附而达表。方书用黄芪同防风，助黄芪实腠理。此以用姜、附加黄芪，助姜、附外固皮毛。

咽中作痛，要分三条：表邪不散，宜散表；积热上冲而痛，宜辛凉；虚阳上浮，家秘用此方加凉药少许，恐有拒格之患耳。

阴症腹痛，下利厥冷，脉伏，真阳脱矣，故用通脉四逆。

清·魏荔彤，《金匮要略方论本义》（1720年）：下利清谷，里寒外热，汗出而厥者，亦《伤寒论》中之一条。即篇中下利脉数，微有热汗出，令自愈，脉紧为未解之意，乃下真寒、上假热之证也。法宜急温其里、治其下，以通脉四逆汤主之恰合也。论与方，余注之《伤寒论》已详，当参观之。然伤寒之下利清谷，微热而厥，乃厥阴之阴盛阳陷；此下利之微热而厥，乃胃阳虚脱，阴寒里盛之所致也，虽不同于厥阴，而阳微阴盛阳则一理也。

清·魏荔彤，《伤寒论本义》（1724年）：唯其下利清谷，更法用通脉四逆汤。盖回阳之中，寓升阳之治，以此温中，以此升阳，以此止利收汗。喻注言：慎不可认加葱为透表发汗，诚至言也。此皆急救其阳，而不复瞻顾其阴，恐歧路必亡羊也。又不可执前法而胶守不变，更当合后法神明无方矣。

清·姚球，《伤寒经解》（1724年）：夫脉者，气血之道路。血，阴也，非阳不行。姜附辛热，助阳也。甘草甘平，益气也。汤本四逆而分两殊，通脉加葱之谓也。干姜、附子、甘草，甘温成大热，以回其阳，阳回而阴寒自祛。加葱白者，葱能通阴阳，无捍格之虞也。

清·尤在泾，《伤寒贯珠集》（1729年）：通脉四逆，即四逆加干姜一倍，为阴内阳外，脉绝不通，故增辛热以逐寒邪，寒去则阳复反，而脉复出耳，故曰其脉即出者愈。

清·尤在泾，《金匮要略心典》（1729年）：即四逆加干姜一倍，所谓进而求阳，以收散亡之气也。

清·王子接，《绛雪园古方选注》（1732年）：通脉四逆，少阴格阳，面赤，阳越欲亡，急用干姜、生附夺门而入，驱散阴霾，甘草监制姜、附烈性，留顿中宫，扶持太和元气，藉葱白入营通脉，庶可迎阳内返。推仲景之心，只取其脉通阳返，了无余义矣。至于腹痛加芍药，呕加生姜，咽痛加桔梗，利不止加人参，或涉太阴，或干阳明，或阴火僭上，或谷气不得，非格阳证中所必有者也，故仲景不列药品于主方之内，学者所当详审。

清·不著撰人，《伤寒方论》（1732年）：寒见寒证，热见热证，此其常也，寒热证并见是阴寒隔阳于外，不能内返也，故少阴病下利清谷，厥逆脉微，腹痛寒也，而反外热，不恶寒，面赤，干呕，咽痛，则为阴阳相背，而元阳飞散之机，即于四逆加葱，以入阴而迎阳，又倍干姜以壮温暖之气，加甘草一两以大和调之用，盖通之于外，正摄之于内也，其至戴阳汗出者亦用之，则合甘草干姜大甘大热之间，有妙用耳，虽汗出而不忌葱，可知此证之急务，妙在通之也已，故药同四逆而另作汤名，重在加减也，至于利止脉不出，正经所谓脉微而利亡血也又非一通可愈，故更加以人参，然观面色赤加葱九茎，则知隔阳之证，当以戴阳为确矣。

清·吴谦，《医宗金鉴》（1742年）：论中扶阳抑阴之剂，中寒阳微不能外达，主以四逆；中外俱寒，阳气虚甚，主以附子；阴盛于下，格阳于上，主以白通；阴盛于内，格阳于外，主以通脉。是则可知四逆运行阳气者也，附子温补阳气者也，白通宣通上下之阳者也，通脉通达内外之阳者也。今脉微欲绝；里寒外热，是肾中阴盛，格阳于外，故主之也。倍干姜，加甘草佐附子，易名通脉四逆汤者，以其能大壮元阳，主持中外，共招外热返之于内。盖此时生气已离，亡在俄顷，若以柔缓之甘草为君，何能疾呼外阳，故易以干姜，然必加甘草与干姜等份者，恐涣漫之余，姜、附之猛，不能安养元气，所谓有制之师也。

清·黄元御，《伤寒悬解》（1748年）：下利清谷，里寒外热，手足厥逆，脉微欲绝，阴旺阳虚。设见恶寒，则阳败而无生望，若身反不恶寒，其人面见赤色，或风木贼土而腹痛，或浊气上逆而干呕，或滞气冲击而咽痛，或下利虽止而脉微欲绝不出者，是阳弱而气郁也。通脉四逆汤，姜、甘，温中而培土，附子暖下而回阳。服之其脉即出者，是阳回而气达，其病当愈，以其阳微欲绝，而实原未尝绝也。

清·黄元御，《长沙药解》（1753年）： 治少阴病，下利清谷，手足厥逆，脉微欲绝者。以寒水侮土，木郁贼脾，是以下利。脾阳颓败，四肢失温，是以厥逆。经气虚微，是以脉微欲绝。姜、甘、附子，温补里气而益四肢之阳也。治厥阴病，下利清谷，里寒外热，汗出而厥者。以水土寒湿，木郁贼脾，微阳不敛，表里疏泄。姜、甘、附子，温暖水土，以达木郁也。

治少阴病，下利清谷，里寒外热，手足厥逆，脉微欲绝。利止脉不出者，加人参一两。以利亡血中温气，故肢寒，脉微欲将断绝，加人参补肝脾之阳，以充经脉也。

清·黄元御，《伤寒说意》（1754年）： 通脉四逆汤，姜、甘温中补土，附子暖水回阳。服之其脉即出者，寒湿内消，经阳外达，其病必愈也。

十画

清·徐灵胎，《伤寒约编》（1759年）： 阳虚于里，寒盛于中，则虚阳郁而不伸，阴寒伏而不化，故里寒外热，下利清谷，而厥逆戴阳也。四逆之剂，恐不足起下焦元阳，而续欲绝之脉，故加葱之通之。葱禀东方之色，能行少阳生发之机；葱白入肺，以行营卫之气，率领姜、附、甘、参，奏捷于经脏之间，而气自通、脉自复，虚阳得归，则里寒自化，而外热亦解矣。

清·沈金鳌，《伤寒论纲目》（1774年）： 切其脉沉细微迟者，急用通脉四逆汤，倍参、附以接真阳。设或差迟，则阴盛阳衰，参、附亦不救矣，此与阴盛格阳例同。

清·陈修园，《伤寒真方歌括》（1803年）： 名通脉者，以此时生气已离，亡在顷刻，若以柔缓之甘草为君，岂能疾呼外阳而使返耶，故易以干姜，而仍不减甘草者恐散涣之余，不能当干姜之猛，还藉甘草以收全功也。后方加猪胆汁者，速阳药下行。

清·朱光被，《金匮要略正义》（1803年）： 下利清谷而至厥逆，里寒特甚矣。乃外热汗出，似有阳胜之机，不知阴寒内盛，格越虚阳于外，将至一往不返。急以姜附温散阴寒，使外越之虚阳得返故宅，阳回阴化，荣卫通调，故曰通脉。

清·吕震名，《伤寒寻源》（1850年）： 四逆汤为驱阴复阴之主药，此因阴盛格阳，故加葱以通其格。经云："少阴病，下利清谷，里寒外热，手足厥逆，脉微欲绝，身反不恶寒，其人面色赤……面色赤者，加葱九茎。"按：下利清谷，手足厥冷，脉微欲绝而里寒者，阴盛于内也；身反不恶寒，面色赤而外热者，格阳于外也。面色赤者，加葱九茎，此通脉四逆之正法也。或腹中痛者，去葱之辛散，加芍药敛脾阴而止痛。或呕者，加生姜以止呕。或咽痛者，去芍药之酸敛，加桔梗以清咽。四逆主治其本，诸加减法兼治其标。若利止、脉不出者，去桔梗加人参，即与四逆加人参汤同义。至四逆证具，里寒外热，汗出而厥者，此阳有立亡之象，亦宜此方主治。

清·陈恭溥，《伤寒论章句》（1851年）： 通脉四边汤，通经脉启生阳之方也，凡下利无脉，真寒假热者用之。本论曰：少阴病，下利清谷，里寒外热，手足厥逆，脉微欲绝，身反不恶寒，其人面色赤；或腹痛，或干呕，或咽痛，或利止脉不出者，此方主之。又厥阴篇曰：下利清谷，里寒外热，汗出而厥者，此方主之。夫下利清谷，手足厥逆，四逆汤证也。至于外热不恶寒，汗出脉欲绝，则恐四逆汤之力，有所不逮矣。故倍干姜以温土气，同生附接引其浮阳，以通贯于手足，故名之曰通脉，盖脉乃中焦水谷之所生也。其人面色赤者，浮阳怫郁于上，故加葱之外通者，领姜附以接引之。或腹痛者，脾络不通也，故加芍药以通之，不用葱之达外者。或干呕者，中胃之虚气上逆也，故加生姜以宣达之。或咽痛喑，精不上输，而肺气不利也，故加桔梗以开提之，去芍药之苦泄者。或利止脉不出者，精血内虚，不能荣于脉也，故加人参以生之，去桔梗之开泄者。

清·高学山，《伤寒尚论辨似》（1872年）： 以辛热之姜附，而统于浮缓守中之甘草，则胃阳复而阴气退安于下焦，故诸症可除，胃阳复而营气得通于四末，故脉绝可出也。此条为有阳而格之在上在外，即出者因通之而即通，如出亡反国之象，故愈。上条为表里无阳，暴出者，因通之而尽出，如失国出亡之象，故死。观或愈或死，止在阳气之有无，知阳气所关甚大，而伤寒之为法甚微矣。面赤为格阳于上，葱白能引阳气下通，故加之。腹痛为脾脏之寒，故加芍药以敛姜附者，取其内畅脾阳也。呕为胃脘之寒，故用生姜以散之。咽痛者，上焦之逆也，故加桔梗以开提其逆气耳。利止脉不出，是元气已虚，总然回阳，不能送出营分，故加人参之温以补之也。

清·高学山，《高注金匮要略》（1872年）：下利而至清谷，则里寒已甚。阴寒格阳，故外热。微阳自遁，故汗出。里寒而阳气外泄，故其气不相接而厥也。是宜以大热之姜附为主，而佐以守中之甘草，使先温其里，则表阳从类而内附。故热汗可除，悍气得温而外通，故厥亦可愈也。究之胃阳复而变化自神，脾气暖而水谷自别，则下利清谷，当与诸症同解矣。名之曰通脉四逆者，以脉气行于中焦之精悍。里寒外厥者，其脉必伏，或沉迟。温中而精悍自起，则气行而脉通故也。

清·莫枚士，《经方例释》（1884年）：［泉案］此与四逆汤药味同，而干姜特倍之，故主治异。四逆症，里寒而外亦恶寒，阳气虽虚而不大甚，故制轻。通脉症。里寒而外有热，为阴盛格阳于外，阳气将脱，危亡立见，故制重。且干姜主里寒，附子生者，主外寒。四逆症，外内皆寒，故姜重于附，而甘又重于姜；通脉症，里寒外热，故姜重于附，而甘转轻于姜。且据干姜下云：强人可四两，是四逆以甘草为君；而通脉以干姜为君，二方之别以此。

清·王旭高，《退思集类方歌注》（1897年）：葱入营通脉。

清·戈颂平，《伤寒指归》（1907年）： 以甘草一两，干姜三两，取气胜于味，温半里下脾土之阴。以生附子，大辛大热，助子水中元阳。右三味，象三阳也。以水三升，象三阴也。煮取一升二合，象表里地支十二数也。去滓，分温再服。再，二也，象一阳生于子，二阴耦之而不浮，其脉即生。

以生附子，大辛大温，助子水中元阳。甘草、干姜气味甘温，用干姜三两之多，取气胜于味，温半里下之阴，使阴阳气液来复于土，毋使下利外泄。

近代·陆渊雷，《伤寒论今释》（1930年）：方氏、王氏、钱氏，皆谓本方当有葱白，如白通之义，惟子炳之言，出于实验，故从之。本方用葱白，不过引通阳气，其续脉之效，当在干姜，干姜温里而收缩肠管，则腹腔之血液，被压以入于浅层动脉，故其脉即出欤。

近代·曹颖甫，《伤寒发微》（1931年）：通脉四逆汤，用甘草、干姜以温中焦，生附子以温下焦。盖水盛血寒，为少阴本病，故以下利清谷，手足厥逆为总纲。惟兼见脉微欲绝，乃为通脉四逆汤本证。盖胃为生血之源，胃中寒则脉微。按：太阳篇脉结代用炙甘草，则本方之甘草，亦当用炙。惟里寒外热，外内不通，因病戴阳，面色乃赤，故加葱以通之。血络因寒而瘀，腹中为痛，故加苦平之芍药以泄之。呕者，为胃中有水气，故加生姜以散之。咽痛为湿痰阻滞，故加有碱性之桔梗以开之。利止脉不出为里阴虚，故加人参以益之。此又通脉四逆汤因证加减之治法也。

近代·曹颖甫，《金匮发微》（1931年）：盖阳亡于外，而脉微欲绝，故方治为通脉四逆汤，用生附子一枚以强心房，而脉之伏者起，以心主脉故也；干姜四两、炙甘草三两以助脾阳，而手足之厥逆者温，以脾主四肢故也。里寒外热，真阳外浮，外内不通，故加葱九茎以通之；寒凝血瘀，腹中必痛，故加芍药以疏之。此仲师用通脉四逆之大旨也。

近代·徐大桂，《伤寒论类要注疏》（1935年）：按：本方较四逆依法加重分量，缘本证较四逆证益笃。虚寒欲绝，外格浮阳，生气将离，脉微欲绝。必重藉姜、附大温之力，以挽回之。方后备详加味之法，知生机垂绝之余，气化不续，必多方以资补救也。合本篇三急下证观之，可悟少阴水火寒热之征象矣。

近代·彭子益，《圆运动的古中医学·伤寒论方解篇》（1947年）：下利汗出，四肢厥冷，阳将亡也。其脉必微而欲绝，中寒之至。用四逆汤以回阳，重加干姜大温中气。此方名通脉者，脉生于中气也。曰外热者，汗出而阳亡于外也。此方即四逆汤加重干姜分两。凡阴寒脉微欲绝，皆宜用之。

下利清谷，肢厥脉微，不恶寒，面色赤，腹痛干呕咽痛，利止脉不出，皆中气虚寒之至。宜于四逆汤重加干姜以温补中气，中气复则脉出也。不恶寒，阳越于外，外不恶寒也。

治下利清谷，里寒外热，汗出而厥者。汗出而肢冷，此里阳将亡。下利见之，宜速用四逆汤加重干姜以温补中气以回阳也。中气为诸脉之根本，故加温补中气之药。下利有寒热之别。用姜附乃寒利，用连芩乃热利。

现代·中医研究院，《伤寒论语释》（1956年）：本方药味与四逆汤完全相同，只是干姜用量增加一倍，附子也应选用大者一枚，说明为治疗虚寒重症的方剂。附子回阳，干姜温中，甘草甘缓以防姜、附之过于猛烈。

现代·任应秋，《伤寒论语译》（1957年）：本方即四逆汤干姜加重二倍，作用与四逆汤同。参看29条。

现代·陈亦人，《伤寒论译释》（1958年）：本力与四逆汤药味相同，仅是姜、附的用量较大，这是因为证势较四逆汤证严重，所以附子用大者一枚，干姜分量加倍，以大剂辛热振奋阳气，急驱在内之阴寒，使被格于外的阳气得以内返，则脉不出的亦可回复，故名通脉四逆汤。

汪苓友、王晋三等皆认为通脉四逆汤中应有葱白，并列举葱白作用以佐证，颇有见地。柯韵伯不仅认为方中应该具有葱白，而且应有人参，亦有理致。考张元素亦有葱白“专主发散以通上下阳气”的说法。李时珍并进一步指出：“取其发散通气之功……气行血活矣。”均可作为参考。陈修园综合各家意见，举白通汤、附子汤与本方比较，得出诸方的异同点，对于掌握诸方的运用尤有帮助。

现代·安徽中医学院，《伤寒论通俗讲义》（1959年）：本方与四逆汤药味相同，因阴盛格阳，故倍干姜而用大附子，益真阳而驱阴寒，药量加重，其治不同，其名亦异矣。但柯韵伯、钱潢、汪琥等认为“面色赤”句，和原文连贯，以症状来推测，方中当有葱白，若无葱白，则不得名其为“通脉”矣。此说亦颇有理。腹痛者，去葱加芍药和血以止痛。呕者，加生姜以降逆气。咽痛者，去芍药加桔梗以祛痰散结。利止脉不出者，去桔梗加人参以补正气。这些都是随证施治的加减法。

现代·李翰卿，《中国百年百名中医临床家》（1960年）：此回阳之方，治阴盛于内，格阳于外，或阴盛于下，格阳于上，即古人所谓“真寒假热”证或“阴极似阳”证。主治少阴病，下利清谷，手足厥逆，或兼面赤（这是阴盛于下，格阳于上的症状），或兼身热，不恶寒（这是阴盛于内，格阳于外的症状）。但必须具有脉微欲绝、舌润无苔、不喜冷性饮食或索冷水而不欲咽等表现。用四逆汤以回阳，加葱白、人参以通脉。面赤者，阳郁于上也，故加葱白以通之；腹痛者，寒痹于中也，故加芍药以行之；干呕者，胃寒上逆也，故加生姜以散之；咽痛者，寒痰结于上也，故加桔梗以开之；利止脉不出者，津液将绝也。故加人参以补之。

现代·孙纯一，《伤寒论注释要编》（1960年）：本方与四逆汤药味完全相同，只干姜用量增加一倍，附子选用大者一枚，而为治虚寒重证方剂，附子回阳去寒，干姜温中散寒，甘草甘缓以防姜附过于猛烈。面色赤者阳格于上也，加葱辛散以通阳气。腹中痛者，阴滞于内也，故去葱之辛散，加芍药和阴以止痛。呕者寒气上逆也，加生姜以散寒之呕。咽痛者虚阳上结也，去芍药之酸敛加桔梗以清利咽喉。利止脉不出者，亡血也，去桔梗之清利咽喉，加人参以补气复脉。

现代·刘渡舟，《伤寒论诠解》（1983年）：通脉四逆汤即四逆汤重用附子，倍用干姜，从而使其回阳抑阴之力更强。对本方药物组成，注家们有不同意见：一种意见认为本方应有葱白，因为既有面赤色，不用葱白则不足以破阴通阳，招纳阳气；另一种意见认为，方中应有人参，因为人参有复脉的作用，无人参则方与证不能相应。以上意见均可参考。

通脉四逆汤可回阳散寒，通脉救逆。加猪胆汁有两个作用，一可益阴滋液，既可补益吐下之液竭，又可制姜附燥热劫阴之弊，此即所谓“益阴和阳”；二可借其性寒，以引热药入阴，可减少或制约阴寒太盛对辛热药物的格拒不受，此为反佐之法。

现代·刘渡舟，聂惠民，傅世垣，《伤寒挈要》（1983年）：本方即四逆汤原方加大剂量所组成。附子用大者一枚，干姜由一两半增到三两，则扶阳力大，消阴功显。若其人面赤者，为戴阳之象，加葱九茎以通阳破阴；腹中痛者，为肝脾之阴不和之证，去葱白之走阳加芍药以和阴；呕者，胃因寒而生饮，加生姜温胃散饮以止呕；咽痛者，少阴经脉不利，故去芍药之酸收，加桔梗以利咽，利止脉不出者，主亡血，故去桔梗之开，加人参以补血生脉。

现代·刘渡舟，苏宝刚，庞鹤，《金匮要略诠解》（1984年）：本证病势比四逆汤证更为严重，而且成危笃之势。治宜通脉四逆汤回阳散寒，复脉救逆。本方即四逆汤加倍干姜和附子的剂量。方中皆辛温大热之品，能通阳消阴，以收复亡失之阳气。

【方论评议】

综合历代各家对通脉四逆汤的论述，应从用药要点、方药配伍和用量比例三个方面进行研究，以此更好地研究经方配伍，用于指导临床应用。

诠释用药要点：方中生附子温壮阳气，干姜温暖脾胃，甘草益气和中。

剖析方药配伍：生附子与干姜，属于相须配伍，增强温阳壮阳；生附子、干姜与甘草，属于相使配伍，壮阳以化气，益气以补阳，辛甘化阳以补阳。

权衡用量比例：生附子与干姜用量比例是8∶9，提示壮阳与温中之间的用量调配关系，以治阴寒；生附子、干姜与甘草用量比例是近3∶3∶2，提示壮阳温阳与益气之间的用量调配关系，以治阳虚。

【药理作用】 本方具有强心、增加心肌收缩力、扩张冠状动脉、保护心肌、消除自由基、增强机体免疫功能、抗休克、调节心律、改善微循环、调节中枢神经、调节周围神经、镇痛、调节体温中枢、调节呼吸中枢、调节垂体－肾上腺皮质功能、调节支气管平滑肌功能、调节支气管腺体分泌、抗炎、抗缺氧、抗心脑缺血、抗风湿、调节钠钾钙、调节骨骼肌、促进骨质代谢等作用。

十一画

理中丸

【导读】 ①学用理中丸应重视人参和白术的用量调配关系、人参和干姜的用量调配关系。②理中丸虽是辨治脾胃虚寒证的重要代表方，但在临床中对心肺虚寒证、阳虚出血证等也具有良好治疗作用。③学好用活理中丸的第一步是辨清理中丸由哪些基础方和药物组成：组成理中丸有1个基础方和2组药，基础方是甘草干姜汤，2组药中第1组是益气药即人参、白术、甘草，第2组是温阳药即干姜，甘草干姜汤既是辨治脾胃虚寒证的基础方又是辨肺虚寒证基础方，从1个基础方和2组药用量深入学习研究即可用活理中丸。

【方歌】 理中汤主理中乡，参术甘草与干姜，脾胃虚寒与霍乱，虚寒胸痹效非常。

【方药】 人参　干姜　甘草炙　白术各三两（9g）

【用法】 上四味，捣筛，蜜和为丸，如鸡子黄许大。以沸汤数合，和一丸，研碎，温服之。日三四，夜二服。腹中未热，益至三四丸，然不及汤。汤法：以四物依两数切，用水八升，煮取三升，去滓。温服一升，日三服。若脐上筑者，肾气动也，去术加桂四两；吐多者，去术加生姜三两；下多者，还用术；悸者加茯苓二两；渴欲得水者，加术，足前成四两半；腹中痛者，加人参，足前成四两半；寒者，加干姜足前成四两半；腹满者，去术，加附子一枚。服汤后，如食顷，饮热粥一升许，微自温，勿发揭衣被。

【功用】 温中祛寒，益气健脾。

【适应证】

1. 中医病证：①脾胃虚寒证。脘腹疼痛或胀满，喜温喜按，或呕吐，或下利，倦怠乏力，饮食不佳，舌淡、苔薄白，脉虚弱或沉细。②寒湿霍乱证：呕吐频繁，其物清稀无臭，下利益甚而无肛门灼热，头痛，身疼痛，恶寒，甚则手足厥逆，口不渴，舌淡、苔薄白，脉微弱。③虚寒胸痹证：胸痛，胸闷，短气不足以息，动则益甚，或咳，或喘，四肢无力，舌淡或紫、苔薄，脉细无力。④胸阳虚证：胸部畏寒，喜唾清稀涎水而多，或背部恶寒，舌淡、苔薄白，脉弱。⑤阳虚出血证：恶寒，肢冷，或便血，或吐血，或小便下血，或肌肤紫斑，脉弱。

2. 西医疾病：急、慢性肠胃炎，胃及十二指肠溃疡，胃下垂，慢性细菌性痢疾，上消化道出血，慢性肝炎，慢性胆囊炎，冠心病，风湿性心脏病，慢性肾功能不全，小儿多涎症等临床表现符合脾胃虚寒证者。

【用药分析】 方中人参补益中气，干姜温中散寒，白术健脾益气，甘草益气和中。

【用方思路】

1. 理中丸既是辨治脾胃虚寒证的重要代表方，又是辨治诸多杂病如脾胃病、心病、肺病、肝病等的重要基础方。

2. 方中人参、白术、甘草可补五脏六腑及营卫之气，干姜可温诸脏腑及营卫之气。从方中用药用量及调配分析得知，理中丸的应用并不局限于脾胃虚寒证，还可用于辨治诸多杂病，如消化、循环、呼吸、内分泌及代谢等系统疾病。

3. 运用理中丸辨治的病证（无论病变部位在脾胃、在肝或在心）以脾胃虚寒为主，其治当温中益气。

【随证合方】 若夹热，可与白虎汤合方用之；若夹郁，可与四逆散合方用之；若夹出血，可与黄土汤合方用之；若夹瘀，可与桂枝茯苓丸合方用之。

【注意事项】 运用理中丸既要辨清西医之病，又要辨清西医之病属于中医虚寒证。辨西医之病可进一步了解疾病的发展演变及转变规律，辨中医之证可更好地针对西医之病选用理中丸。

【应用指征】

（1）伤寒，服汤药，下利不止，心下痞硬，服泻心汤已；复以他药下之，利不止，医以理中与之，利益甚；理中者，理中焦，此利在下焦，赤石脂禹余粮汤主之；复不止者，当利其小便。（159）

（2）自利不渴者，属太阴，以其脏有寒故也，当温之，宜服四逆辈。（7）

（3）霍乱，头痛，发热，身疼痛，热多欲饮水者，五苓散主之；寒多不用水者，理中丸主之。（386）

（4）大病差后，喜唾，久不了了，胸上有寒，当以丸药温之，宜理中丸。（396）

（5）师曰：夫脉当取太过不及，阳微阴弦，即胸痹而痛；所以然者，责其极虚也。今阳虚知在上焦，所以胸痹，心痛者，以其阴弦故也。（第九 1）

（6）胸痹，心中痞，留气结在胸，胸满，胁下逆抢心，枳实薤白桂枝汤主之；人参汤亦主之。（第九 5）

【方论】

金·成无己，《注解伤寒论》（1144年）：《内经》曰：脾欲缓，急食甘以缓之。用甘补之，人参、白术、甘草之甘，以缓脾气调中。寒淫所胜，平以辛热。干姜之辛，以温胃散寒。

金·成无己，《伤寒明理药方论》（1156年）：人参味甘温，《内经》曰："脾欲缓急，食甘以缓之"，缓中益脾，必以甘为主，是以人参为君。白术味甘温，《内经》曰："脾恶湿甘，胜湿温中"，胜湿必以甘为助，是以白术为臣、甘草味甘平，《内经》曰："五味所入，甘先入脾"，脾不足者，以甘补之，补中助脾，必先甘剂，是以甘草为佐。干姜味辛热，喜温而恶寒者，胃也胃寒，则中焦不治。《内经》曰："寒淫所胜，平以辛热散寒、温胃"，必先辛剂，是以干姜为使，脾胃居中病，则邪气上下左右，无病不至，故又有诸加减焉，若脐下筑者，肾气动也，去白术加桂，气壅而不泄，则筑然动。白术味甘，补气去白术则气以散，桂辛热，肾气动者欲作奔豚也，必服辛味以散之，故加桂以散肾气，经曰："以辛入肾，能泄奔豚气"，故也吐多者去白术加生姜，气上逆者，则吐多。术甘而壅，非气逆者之所宜也，《千金方》曰："呕家多服生姜，此是呕家圣药"，生姜辛散，是于吐多者加之，下多者还用术，气泄而不收，则下多，术甘壅补，使正气收而不泄也，或曰："湿胜则濡泄"，术转除湿，是于下多者加之。悸者加茯苓，饮聚则悸。茯苓味甘，渗泄伏水是所宜也湿欲，得水者加术，津液不足则渴，术甘以补津液，腹中痛者加人参，虚则痛，《本草》曰："补可去弱"，即人参、羊肉之属是也，寒多者加干姜，辛能散也；腹满者去白术加附子，《内经》曰："甘者令人中满"，术甘壅补于，腹痛满家，则去之。附子味辛热，气壅郁腹为之满，以热胜寒，以辛散满，故加附子，《内经》曰："热者寒之，寒者热之"，此之谓也。

明·许宏，《金镜内台方议》(1422年)： 经曰：脾欲缓，急食甘以缓之。故用人参为君，补中正气，以甘草为臣辅之也。以白术为佐，正气固中。以干姜为使，温脾散寒。经曰：寒淫所胜，平以辛热，是也。

明·汪石山，《医学原理》(1525年)： 治中气不足，寒气乘之腹痛。治宜补中散寒。是以用人参、白术、甘草补中益气，干姜温胃而散寒。

明·吴昆，《医方考》(1584年)： 太阴自利不渴，寒多而呕，腹痛，鸭溏，霍乱，此太阴有真寒也，本方主之。太阴者，脾也。自利渴者为热，不渴者为寒。脾喜温而恶寒，寒多故令呕；寒者，肃杀之气，故令腹痛；鸭溏者，后便如鸭之溏，亦是虚寒所致；霍乱者，邪在中焦，令人上吐下泻，手足挥霍而目了乱也。霍乱有阴阳二证，此则由寒而致故耳。病因于寒，故用干姜之温；邪之所凑，其气必虚，故用人参、白术、甘草之补。

此申上文而出其治。热多欲饮水者，阳邪胜也。寒多不用水者，阴邪胜也。五苓散者，水行则热泄，是亦两解之谓也。理，治也，料理之谓。中，里也，里阴之谓。参术之甘，温里也。甘草甘平，和中也。干姜辛热，散寒也。

明·张卿子，《张卿子伤寒论》(1644年)： 《内经》曰：脾欲缓，急食甘以缓之，用甘补之，人参、白术、甘草之甘，以缓脾气调中；寒淫所胜，平以辛热，干姜之辛，以温胃散寒。

清·李中梓，《伤寒括要》(1649年)： 汤名理中，理者，治也。治其乱而救宁之也。白术、甘草，自是脾家要剂。干姜祛太阴之寒，无他药可代者。寒则必本于虚，故以人参益气，寒甚者加附子，其功更大。若审症明确而投之，神效捷于桴鼓。

清·柯琴，《伤寒来苏集》(1669年)： 太阴病……总不出于虚寒，法当温补以扶胃脘之阳，一理中而满痛吐利诸症悉平矣。故用白术培脾土之虚，人参益中宫之气，干姜散胃中之寒，甘草缓三焦之急也。且干姜得白术，能除满而止吐，人参得甘草，能疗痛而止利。或汤或丸，随机应变，此理中确为之主剂欤！夫理中者理中焦，此仲景之明训，且加减法中又详其吐多下多腹痛满等法。而叔和录之于大病瘥后治真吐一症，是坐井观天者乎！

清·陈尧道，《伤寒辨证》(1678年)： 病因于寒，故用干姜之温。邪之所凑，其气必虚，故用人参、白术、甘草之补。

清·汪昂，《医方集解》(1682年)： 此足太阴药也。人参补气益脾，故以为君；白术健脾燥湿，故以为臣；甘草和中补土，故以为佐；干姜温胃散寒，故以为使。以脾土居中，故曰"理中"。

清·汪昂，《医方集解》(1682年)： 仲景曰："理中者，理中焦。"白术土炒二两，人参、干姜（炮）、甘草（炙）各一两，治太阴厥逆，自利不渴，脉沉无力。人参补气益脾为君，白术健脾燥湿为臣，甘草和中补土为佐，干姜温胃散寒为使。

清·李彣，《金匮要略广注》(1682年)： 此即理中汤也，人参、白术补虚，甘草和中，干姜温中行气，此养正邪自消也。

清·钱潢，《伤寒溯源集》(1707年)： 参、术、甘草，补中气而益脾，干姜温热，守中而散寒，为足太阴之专药，故能治理中焦而驱除阴慝，为脾胃虚寒之主剂也。

清·清·秦之桢，《伤寒大白》(1714年)： 阳症呃逆，则用栀连二陈汤；阴症呃逆，则用理中汤。虚阳上浮，加黄连以向导。阳症腹痛，当用清热；阴症腹痛，则用此方。

清·顾松园，《顾松园医镜》(1718年)： 人参、白术、甘草补脾。干姜温中。里寒甚者，可加肉桂。本方加附子，名附子理中汤，加黄连、茯苓，名连茯理中汤。温补之法，果属虚寒者，投之自效。

清·魏荔彤，《伤寒论本义》（1724年）： 丸固缓也，然唯其寒在中，而热在上，故必用丸。理中而不致有凝于上热，非不治上浮之热也。理中而中焦不寒，无寒格热于上，上之浮热自下行而散。此理中正所以治上也。乃大病差后，浮热寒中，治之又一法也。因此推之，大病差后，病机虽不一，而不外虚而挟热，虚而挟寒二者而已。

清·王子接，《绛雪园古方选注》（1732年）： 理中者，理中焦之气，以交于阴阳也。上焦属阳，下焦属阴，而中焦则为阴阳相偶之处。仲景立论，中焦热，则主五苓以治太阳。中焦寒，则主理中以治太阴。治阳用散，治阴之功耳。人参、甘草甘以和阴也，白术、干姜辛以和阳也，辛甘相辅以处中，则阴阳自然和顺矣。

清·不著撰人，《伤寒方论》（1732年）： 病后喜唾，久不了了，此胃虚寒伏，宜理中以培其本也。霍乱头痛发热身疼，但不用水亦用理中者，盖头痛发热，邪由风寒中阴阳之界也，未知阳邪阴邪，故以饮水为热，热则知阳邪居阳分而稍高，以不饮水为寒，寒则阴邪居阴分而稍下。阳邪用五苓者，责在太阳也，阴邪用理中者，责在太阴也，然中土为万物之本，故理中政可通治一切，所以加减法独多。若脐上筑去术皆恶其壅也，差后渴欲得水，反加术者，津液不足，则邪反营之，故加术以壮其正气，而虚热去，津自生矣。若今人反加冷筑以清之，滑药以润之宁知此理哉。

十一画

清·黄元御，《伤寒悬解》（1748年）： 热多欲饮水者，湿盛而阳隔也，五苓利水泄湿，阳气下达，上热自清矣。寒多不用水者，阳虚而中寒也，理中温补中气，阳气内复，中寒自去也。若脐上筑者，肾气动也，去术加桂四两；吐多者，去术加生姜三两；下多者还用术；悸者，加茯苓二两；渴欲得水者，加术，足前成四两半；腹中痛者，加人参，足前成四两半；寒者，加干姜，足前成四两半；腹满者，去术，加附子一枚。服汤后，如食顷，饮热粥一升许，微自温，勿发揭衣被。水盛上湿，木郁风动，则脐上振悸，筑筑不宁，桂枝疏木而达郁。生姜降逆止吐。白术燥土止利。水盛土湿，木郁风动，则心下振悸，茯苓利水而泻湿。土湿火升则渴，白术燥土生津。土虚木贼则腹痛，人参补脾养阳而止痛。干姜温暖脾胃。附子去阴寒而破胀满。热粥以助药力，温覆微取汗、以散外寒。

清·黄元御，《长沙药解》（1753年）： 即理中汤。治胸痹心痞，气结在胸，胸满，胁下逆抢心。以中气虚寒，脾陷胃逆，戊土迫于甲木，则胸中痞结，己土逼于乙木，则胁下逆抢。甘草、白术，培土而燥湿，姜、参，温中而扶阳，所以转升降之轴也。理中丸，即人参汤四味作丸。治霍乱吐利，头痛身疼，发热恶寒。以夏月饮食寒冷，水谷未消，感冒风寒，皮毛外闭，宿食内阻，木气不舒，郁而克土，胃气壅遏，水谷莫容，胃逆则呕，脾陷则利。参、术、姜、甘，温补中气，所以拨上下之枢也。腹痛加人参足前成四两。以阳衰气滞，土木逼迫，加人参补肝脾之阳，以消阴滞也。

治霍乱吐利。若脐下筑者，肾气动也，去术，加桂四两，去术之滞，加桂枝益肝阳而伐肾阴也。吐多者，去术，加生姜三两，去术之壅，加生姜降逆而止呕吐也。腹满者，去术，加附子一枚，去术之闭，加附子开瘀浊而消胀满也。下多者，仍用术，以其固脱陷而止泄也。渴欲得水者，加术足前成四两半，以其生津液而去湿也。

清·徐灵胎，《伤寒约编》（1759年）： 伤寒，脾土不能制湿，而湿伏不化，脾病则胃亦病，故食不下而腹痛吐利也。白术倍脾土之湿，人参益中宫之气，炮姜暖胃脘之寒，甘草缓三焦之急，且干姜得白术，能除满而止吐，人参得甘草，能疗痛而止利，或汤或丸，随病酌宜。

清·徐灵胎，《杂病证治》（1759年）： 土虚不能制湿，寒邪得以深袭腹中，故腹痛吐泻，饮食不下焉。白术补土制湿，干姜温中散寒，炙草以缓中益胃气也。俾土暖水温，则寒邪自散，而腹痛无不退，吐泻无不止矣。加人参以扶元补气，附子以壮火回阳，此补土温中散寒之剂，乃虚寒腹痛吐泻之专方。

清·吴仪洛,《成方切用》(1761年): 治伤寒太阴病，自利不渴，寒多而呕，腹痛粪溏，脉沉无力，或厥逆拘急，或结胸吐蛔，凡中宫虚寒，气不能理诸证，俱宜用此，分理阴阳，安和胃气。人参补气益脾，故以为君；白术健脾燥湿，故以为臣；甘草和中补土，故以为佐；干姜温胃散寒，故以为使。以脾土居中，故曰理中。

清·强健,《伤寒直指》(1765年):《内经》曰：脾欲缓，急食甘以缓之，用甘补之，人参、白术、甘草之甘以缓脾调中。寒淫所胜，平以辛热，干姜之辛以温散寒。心肺在膈上为阳，肝肾在膈下为阴，脾胃应土，处于中州，在五脏曰孤脏，在三焦曰中焦，一有不调，此丸专治，故曰理中。脾欲缓，缓中益脾，必甘为主，是以人参之甘温为君；脾恶湿，温中胜湿，必以甘为助，是以白术之甘温为臣；甘先入脾，脾不足，以甘补之，是以甘草之甘平为佐；喜温恶寒者，胃也，胃寒则中焦不治，是以干姜之辛温为使。

清·徐玉台,《医学举要》《伤寒六经辨证治法》(1693年): 所以参、术、甘草，益胃和中；干姜以温胸胁胃脘之气，驱散余邪，斯因中州阳气不理，故名理中耳。

清·徐玉台,《医学举要》(1792年): 仲景云：理中者理中焦，则知太阴厥逆，自利不渴，脉沉无力者，当以此方为主。方中人参补气益胃为君，白术健脾燥湿为臣，甘草和中补土为佐，干姜温胃散表为使。仲景本用丸剂，后人改丸为汤。加附子名附子理中，取补火生土之意。加黄连名连理汤，参辛开苦降之治。

清·吴坤安,《伤寒指掌》(1796年): 胃藏津液，发汗则津液亡，故胃不和而成痞。生姜能生发胃中升腾之气，故名汤。佐以人参、甘枣，则益胃气以生津液。干姜、半夏破阴以导阳，芩连泻阳以交阴，通方破滞宣阳，亦泻心之义。

清·陈修园,《长沙方歌括》(1803年): 按：寒而不渴者，用理中丸理中焦，而交上下之阴阳。盖以上吐下利，不论寒热，治宜专顾其中也。王晋三云：人参、甘草，甘以和阴，白术、干姜，辛以和阳。辛甘相辅以处中，则阴阳自然和顺矣。此为温补第一方。《论》中言四逆辈，则此汤俱在其中。又治大病瘥后喜唾，善读书者，于喜唾二字推展之，凡脾胃虚皆是，便可悟调理之善方矣。

清·陈修园,《伤寒真方歌括》(1803年): 参草甘以和阴，姜术辛以和阳，辛甘相辅以处中，上交于阳，下交于阴，阴阳和顺，而百病愈矣。

清·陈元犀,《金匮方歌括》(1811年): 按：此别胸痹证虚实之治。实者邪气搏击，蔽塞心胸，故不用补虚之品，而专以开泄之剂，使痹气开则抢逆平矣。虚者信心阳不足，阴气上濔，故不以开泄之剂，而以温补为急，使心气旺则阴邪自散矣。

清·邹澍,《本经疏证》(1832年): 然其温中不用理中而用附子粳米，是又必有故，夫理中守而不走之剂也。以干姜较附子，则此动而彼静，以大枣、粳米较参、术，则此和而彼补，又以半夏之能升能降，可滑可燥，主持于中，几何其不有天渊之异耶？

清·吕震名,《伤寒寻源》(1850年): 经云："大病瘥后，喜唾，久不了了，胃上有寒，当以丸药理之，宜理中丸；霍乱头痛发热，身疼痛，寒多不用水者，宜理中汤。"盖理中者理中焦之寒也。寒在胃上，取丸药之暖，逗遛于上，以温胃而散寒。若寒胜热之霍乱，利在急温，则不宜丸而宜汤。缓宜丸，急宜汤，此先圣之成法，不可紊也。再理中汤加减之法，与小青龙小柴胡加减法同义，宜当细玩，不得草草读过。

清·陈恭溥,《伤寒论章句》(1851年): 理中丸，温补中土之第一方也，凡伤寒霍乱杂病，属于中土虚寒者，皆用之。本论霍乱篇曰：霍乱头痛发热身疼痛，热多欲饮水者，五苓散主之；寒多不用水者，此方主之。夫曰霍乱则为吐利，已虚其中矣。寒多指中焦之寒，且虚也，故主此方。又差后篇曰：大病差后喜唾，久不了了，胃上有寒，当以丸药温之，宜此方。夫喜唾久不了了者，脾寒不能为胃行其津液，胃中虚寒水从上溢也，故亦宜此方。用人参、甘草，甘以和阴。白术、干姜，辛以和阳。辛甘相辅以处中，则阴阳自和，而中焦理矣。程郊倩曰：参术甘草所以补中，必藉干姜之温，以鼓阳气，使谷入于阴，长气于阳，上输华盖，下摄州都，五脏六腑，皆以受气，此理中之旨也。若脐上筑者，肾气动也；术动肾气，故去之，加桂保心气以伐肾邪。吐多者，中气逆也，术腻而不开，故去之，加生姜以宣之。下多者，土虚不能制水也，还用术培土以防水。悸者，水气凌土也，加茯苓以行水道。渴者，胃液不足也，白术有脂，能生胃液，故加之。腹中痛者，中气虚而不远也，加人参补气以运之。寒者，中焦寒也。方中干姜与诸药并用，不能独见其功，故干姜以温之。腹满者，中焦虚，由于下焦生阳不振也，故去术之腻者，加附子以振下焦之生阳。服后饮粥者，助药力之四布也。勿揭衣被者，助药力之充肤热肉也。

清·莫枚士,《经方例释》(1884年): 古者，每方各有主药，用其主而进退其余，可云从古某方加减；如用其余而去其主，即不得称某方矣。仲景理中汤，一名治中汤，盖取《别录》人参“调中”两字，是人参乃其主药也。桃花汤取赤石脂一名桃花石为义，是赤石脂乃其主药也。若去人参、赤石脂，用其术、干等，而称理中、桃花，则失其义而袭其名，陋乎不陋？非独经方为然也，虽后世亦有之。丹溪治六郁越鞠丸方，以川芎、山栀为主，缘川芎即《左传》鞠穷，山栀《本草》一名越桃，故各摘取一字以名之，以见能治郁者之全在乎此。若不用芎、栀，用余四味，尚能再称越鞠乎？《本草》经用之药，仅四五百种，而自汉至明，方以亿万计，随举数味以成方，皆当有合于古，举其相似者，反遗其相同者矣。

大凡思义必先顾名。仲景书名伤寒，则方义自系治寒。寒邪从表乘里，里气不支，挥霍撩乱，势将直捣。此时未暇顾表，先与建里，故但用参、术、甘、姜四味，而置头痛、发热、身疼诸证于不问，亦以实其里，本无妨于表也。俟乱一定，然后解表，以截来路，方下所以有吐利止而身痛不休者，当消息和解其外，宜桂枝汤之论也。理中专为此设，并无伏热痰食在内，故无壅塞横决之虑，不然则有因而致变者矣。其缓者更有桂枝人参汤（即理中加桂枝），法与先理中后桂枝者同一表邪乘里，而分治合治犹尚有别，况于里实者，而可无别乎？至于四逆亦为表邪乘里而设，但见厥，则所乘已在三阴，较理中症尤重。乃反不用参、术何也？盖以寒邪已入三阴，则里为实，与理中症寒邪将入三阴，其里犹虚者，先后止争一间。正如妇人临产可服补剂助力，已产则有血肉瘀不得再补之比，知此始可与言虚实矣。且吐利而又厥逆，为表里同病，故既以干姜温里，即以生附托里，其与真武汤、附子汤之用熟附益气，迥然不同。然则桂泄三阳，生附泄三阴，经有定例，非仅以“性热”两字了之。夫一寒之传变，其别如此，则凡不止一寒，本先里实者，从可推已。用此二方，但将已所诊症，细细与仲景论中义例相参，合则用，不合则否，毋执成见为也。

理中主治之症，皆系因虚生寒，须胜于寒，故以人参补虚为主。或曰：经方主药必重于他药，今此方等分，何以知人参为主？曰：小青龙汤方亦等分诸药，皆在减例，独干姜、五味子、细辛不去，小青龙能治饮，持此三味即为主药，以彼例此自明。

清·姚球,《伤寒经解》(1859年): 理中者，理中焦脾土也。土爰稼穑，稼穑作甘。人参甘温，白术甘燥，甘草甘平，干姜辛温，甘温成大热，故同入中焦，以治脾土寒湿也。丸不及汤者，虚寒者，宜补以气，丸用质汤用气也。

清·王孟英,《温热经纬》(1852年): 雄按:“未热”二字，须著眼腹中不冷者其可服乎。然不及汤。汤法以四味依两数切，用水八升煮取三升，去渣，温服一升，日三。

清·费伯雄,《医方论》(1865年): 寒有外感，有传经，有直中，有痼冷。外感之寒先病在表，后传入里，必发热而恶寒，此伤寒之寒病也；直中之寒，手足厥冷，并不发热；痼冷在内，遇寒而发，暴猝厥逆，其势尤重，此中寒门之寒病也。施治之法，伤寒一门，在表者宜辛散，传里者宜辛温。中寒一门，则每用辛热回阳急救之法。此伤寒、中寒治法之分也。理中汤，治伤寒太阴病，腹痛、便溏等症，亦通治中脘虚寒。惟云治结胸吐蛔，感寒霍乱，此两条则宜去人参、甘草，量加厚朴、砂仁等味为妥。

清·郑钦安，《医理真传》（1869年）： 理中汤一方，乃温中之剂也。以白术为君，大补中宫之土；干姜辛热，能暖中宫之气；半、茯淡燥，有行痰逐水之能，西砂辛温，有纳气归肾之妙。但辛燥太过，恐伤脾中之血，复得人参微寒，足以养液，刚柔相济，阴阳庶几不偏。然甘草与辛药同用，便可化周身之阳气。阳气化行，而阴邪即灭，中州大振，而浮肿立消，自然体健而身安矣。

清·高学山，《高注金匮要略》（1872年）： 填膈之品，固宜首重，以降逆阴。然其留气结胸，犹之贼据城郭。扫除之法，不得不与抚绥兼施矣。故以散气之枳实，开痞之厚朴为主。而先煮之者，其意以微风荡云雾而去留气也。然后以薤白、桂枝之辛温而甘者，填胸阳以引其气；以瓜蒌实之甘寒而润者，走络脉以入其痹，犹之人尿、猪胆及柏叶等之反佐也，于是留气散而胸阳上复，则不治逆而逆将自靖矣。至于枳实、厚朴，欲并用其苦味以泄土邪，故久煮之以取其重浊。薤桂二味，欲单用其温阳以通天气，故略煮之以取其轻清耳。人参汤亦主之者，盖人参补气，白术填胸，干姜散结开痞，甘草浮缓上托，使一团太和之气，氤氲胸中。上则旁导阳气而治痹，下则照临阴氛而消逆。其于留气之结胸者，舞干羽而有苗格化矣。或曰：前汤是治全症之方，后汤是单治胁下逆抢之方。又曰：服前汤而留气已散，痞结已开，后汤所以愈痹，而为善后之剂也。二说虽与仲景一条，而主两汤之文例不合，然皆近理，故俱存之，以俟有识者之鉴定焉。

清·高学山，《伤寒尚论辨似》（1872年）： 故用丸以缓之也，人参之补，干姜之热，白术之温，而和以调中之甘草，则胃阳四达，而上泛之唾，乘阳气而化为津液，以滋脏腑，则不了了者亦愈矣。

清·唐宗海，《血证论》（1884年）： 霍乱吐泻腹痛，中土虚寒，以此温补之。

清·戈颂平，《伤寒指归》（1885年）： 阴土不暖，表里气液俱虚，以人参甘寒多液，固半表上阳气；以白术甘温，培中宫土气；以甘草、干姜，甘温气味，温土藏阳。右四味，以水八升，煮取三升，象阴数耦阳，温服一升，日三服，象一阳得阴从午右阖，三阳得阴从子左开。

清·周学海，《读医随笔》（1891年）：《伤寒论》霍乱条理中丸后，有脐上筑筑有动气者，去术，加桂。《金匮》水气篇苓桂术甘汤下，有少腹有气上冲胸者，去术，加五味子。世谓动气忌术，以术能闭气也。盖动气上冲者，气之不能四达也。寒水四塞，肾中真气不得旁敷，而逼使直上，故气动也。桂枝、细辛所以散水而通络，使气旁达也。五味子所以敛肺而降逆，使气归根也。若白术，能利腰脐结气，似于证无甚相违，而不知腰脐无结，而忽利之，是欲虚其地以受邪，邪将固结腰脐，上下格拒，肾阳因之扑灭矣。且甘苦能坚能升，津液不得流通，气机为之升提，即有碍于桂枝、细辛之功用也。故吾以为凡遇上吐、下泻，以及以腹急痛、痧胀转筋、晕眩颠仆之急病，又或干呕、噎膈、哕呃之危病，皆以慎用白术为宜。前人谓动气难诊于脉，当问而知之，亦不尽然。其脉当是圆疾如豆丸，丸不去时，上驰如矢也。

清·王旭高，《退思集类方歌注》（1897年）： 理中者，理中焦之气，以交于阴阳也。人参、甘草，甘以和阴，白术、干姜，辛以和阳，辛甘相辅以处中，则阴阳自然和顺矣。此温补中焦之主方也。

清·张秉成，《成方便读》（1904年）： 是以方中但用参术甘草，大补脾元，加炮姜之温中守而不走者，以复其阳和。自然阳长阴消，正旺邪除耳。如寒邪盛者，本方加附子一枚，名附子理中汤。因干姜之守而不走，不足以祛散其寒。故加附子之性刚善行者，以协济之。本方加茯苓枳实各一两，名枳实理中汤。治寒实结胸，胸膈高起，手不可近者。夫寒为无形之邪，温之自去。若挟身中有形之痰湿，互结不散，则为实矣。故必以枳实之破气下痰，茯苓之分消利湿，乃为得当耳。

近代·张锡纯，《医学衷中参西录》（1909）： 此病时服寒凉药太过，伤其胃中之阳，致胃阳虚损不能运化脾脏之湿，是以痰饮上溢而喜唾，久不了了也。故方中用人参以回胃中之阳，其补益之力，且能助胃之动加数，自能运化脾中之湿使之下行。而又辅以白术，能健脾又能渗湿。干姜以能暖胃又能助相火以生土。且又加甘草以调和诸药，使药力之猛者，得甘草之缓而猛力悉化，使药性之热者，得甘草之甘而药力愈长也

近代·何廉臣，《增订伤寒百证歌注》(1928年)：《内经》曰：脾欲缓急，食甘以缓之，用甘补之。人参、白术、甘草之甘缓脾气，以调中为君；寒淫所胜，平以辛热，干姜之辛，以温胃散寒，为佐也，此为温补第一方。论中言四逆辈，则此汤俱在其中，又治大病瘥后喜唾。善读书者，以喜唾二字推广之。凡脾胃虚皆宜服，便可悟调理之善方矣。

近代·陆渊雷，《伤寒论今释》(1930年)：理中丸、人参汤为太阴病主方，其证心下痞硬，腹痛吐利，心下痞硬且吐者，胃机能衰弱也。人参干姜主之，腹痛者，肠寒而蠕动亢进也，干姜主之，下利者，小肠有卡他性炎症，肠内容物不被吸收，反有炎性渗出物流于肠管也，术主之，吐利腹痛，则急迫可知，甘草主之。学者参看《太阴篇》首条之解释，则其理益明。今以治霍乱者，以霍乱之吐利，由胃肠感寒而起，补救本体之弱点，即所以抵抗毒害性物质也。《简易方》云：其圆者，得蜜而润，入脾为快，温补为宜，若以荡涤寒邪，祛逐冷积，则汤为捷，且免蜜之因脾也。

近代·彭子益，《圆运动的古中医学·伤寒论方解篇》(1947年)：寒霍乱乃湿寒阻滞，升降停顿之病，能饮水而仍吐者，五苓散以去湿补中，不饮水者，是中虚且寒，宜干姜炙草白术人参，温补之药以理中气，而复升降也。

大病瘥后，久不了了者，此属于胃寒，宜理中丸以温胃散寒也。

治枳实薤白桂枝汤证者。理中气之旋转以升降四维也。此方全是温补中气之药，其脉必虚而不实，枳实薤白桂枝汤证，其脉必实而不虚也。是此证有脉实者有脉虚者。

人参、炙甘草补中益气，白术健脾祛湿，干姜温中散寒，是太阴病主方可作丸剂，亦可改为汤剂，按病情缓急而定，亦能止吐利而治霍乱寒多之症，宜依本书加减之法而投之。

现代·中医研究院，《伤寒论语释》(1956年)：人参、炙草补中益气，白术健脾胜湿，干姜温中散寒。本方是太阴病主方，可作丸剂用，也可改作汤剂用；按病情缓急决定。

现代·陈亦人，《伤寒论译释》(1958年)：《太阴病篇》本无理中汤方，现根据《霍乱病篇》理中丸方补出。本方以人参、甘草补中益气，白术健脾胜湿，干姜温中散寒，最适于脾虚寒湿，所以可作为太阴虚寒证的主方。

现代·安徽中医学院，《伤寒论通俗讲义》(1959年)：本方以人参、炙草养正扶中；白术、干姜健脾胜湿散寒，而止泻利，能治霍乱寒多证，是太阴病的主方。加减法有：脐上筑筑动悸的，去白术之壅滞，加桂以温肾行水；呕吐多的，去术，加生姜降逆除痰，下利多的，仍用白术培土胜湿止利；心下悸的，加茯苓疏泄水气；渴欲饮水者，加白术健脾制水，以防停饮；腹中痛的，加人参理气虚疼痛；内有寒的，加干姜温中散寒；腹满胀的，去术加附子温阳散壅。

现代·李翰卿，《中国百年百名中医临床家》(1960年)：此治太阴病肠胃虚寒之方。人参、白术、炙草补肠胃之虚，干姜去肠胃之寒。主治太阴病，吐利，腹满而痛。但必须具有腹不拒按、脉沉迟无力、口不干不苦、小便清长、不喜冷性饮食等现象。

现代·刘渡舟，聂惠民，傅世垣，《伤寒挈要》(1983年)：方用人参、炙草补脾益气，干姜、白术温化寒湿。俾脾阳振、寒湿去，则清气得升，浊气得降，而吐泻自止。本方既可用丸，亦可用汤，病势急重者，当以汤剂为好。

现代·刘渡舟，《伤寒论诠解》(1983年)：理中丸用人参、甘草健脾益气，干姜温中散寒；白术健脾燥湿。脾阳得复，寒湿得去，则升降调和而吐利自止。本方为治太阴虚寒证的主方，因其作用在于温运中阳，调理中焦，故取名“理中汤”。本方又名人参汤，亦治虚寒性的胸痹证。本方煎服法，有几点需加以说明：①原为丸剂，亦可作汤服，为一方二法。病缓需久服者，可用丸；病急或服丸效差者，

应用汤剂。②服药后腹中转热，是见效的反应，“腹中未热”不效，可加量；仍不效，更见腹冷痛、畏寒、手足冷、下利清谷者，可加附子而脾肾兼治。③为增强药效，温养中气，服药后可喝热粥，并温覆以取暖。

现代·刘渡舟，苏宝刚，庞鹤，《金匮要略诠解》(1984年)：方中人参、白术、甘草甘温补气健脾；干姜辛温，暖中焦，去寒邪，散痞除结。诸药相配，使中焦阳气开发，痞气能散，胸满则消，胸痹可愈，此即塞因塞用之法。

现代·陈亦人，《伤寒论求是》(1987年)：至于“寒多不用水者，理中丸主之”。成氏解释其方义：“脾欲缓，急食甘以缓之，用甘补之，人参、白术之甘，以缓脾气调中；寒淫所胜，平以辛热，干姜之辛以温胃寒。”然而既以温中为主，为什么方名不曰温中而曰理中？方有执解释：“理，治也，料理之谓；中，里也，里阴之谓。”程郊倩又从理论上作了进一步阐述：“阳之动，始于温，温气得而谷精运，谷气升而中气赡，故名曰理中，实以燮理之功，予以中焦之阳也。”又“参术炙草，所以守中，干姜辛以温中，必假之焰釜薪而腾阳气，是以谷入于阴，长气于阳，上输华盖，下摄州都，五脏六府，皆以受气，此理中之旨也。”丸剂可以预先准备以供急需，是其优点。但是丸剂作用的发挥缓慢，不及汤剂快速，所以又有“丸不及汤”，改丸作汤的主张。

现代·王付，《经方学用解读》(2004年)：脾胃虚寒证的基本病理病证是寒邪肆虐脾胃，脾胃虚弱而不运不降。所以，治疗脾胃虚寒证，其用方配伍原则与方法必须重视以下几个方面。

针对证机选用温阳散寒药：寒邪之所以侵袭于脾胃，大多因于脾胃之气虚弱，从而导致脾气不得升，胃气不得降，清浊之气与寒气相互搏结而阻塞中气，则证见脘腹疼痛或胀满，喜温喜按，其治当选用温阳散寒药，只有切中证机而选药，才能达到预期治疗目的。如方中人参、干姜。

针对证机选用补气药：脾胃夙有阳虚，其气必虚。又气可化阳，阳生于气。因此，治疗脾胃阳虚寒证，其治必须首当补气，只有合理而有效地配伍补气药，才能达到阳从气而化生即补阳作用。再则，治疗脾胃阳虚证，其治用药必须是温阳散寒药与补气药有机地配伍，才能阳以化气，气以生阳，进而达到补阳作用。如方中人参、甘草。

合理配伍健脾药：脾胃虚寒证机，其治配伍补气药虽非常重要，但其治仅是解决一时之虚，还不能达到使脾胃之气建立而生化气血，只有合理配伍健脾药，才能使脾胃之气源源不断地生化气血，从而达到阳从气而化生，阳气得复而能驱寒。可见，配伍健脾药是治疗脾胃虚寒证之关键。如方中白术。

随证加减用药：若见脐上筑者，是肾中寒气上逆，去白术之壅滞，加桂枝，以温肾降逆；若吐多者，是中气壅滞而不降，去白术，加生姜，以降逆，散积滞；若下利多者，是脾不运湿，故还当用白术以健脾燥湿；若心下悸，是水寒之气凌心，加茯苓，以伐水以定悸；若渴欲得水者，是寒湿阻滞而不化津，津不上承，其治当重用白术以温阳燥温除寒而行津液；若腹中痛，是脾胃之气失养，重用人参补益止痛；若是寒甚气逆者，重用干姜温中散寒；若腹满因寒凝阳气不运者，当去白术之壅滞，加附子以温阳散寒通滞等。

【方论评议】

综合历代各家对理中丸的论述，应从用药要点、方药配伍和用量比例三个方面进行研究，以此更好地研究经方配伍，用于指导临床应用。

诠释用药要点：方中人参补益中气，干姜温中散寒，白术健脾益气，甘草益气和中。

剖析方药配伍：人参与干姜，属于相使配伍，补益中气，温阳散寒；人参与白术，属于相须配伍，健脾补气，人参偏于补气，白术偏于健脾；干姜与甘草，属于相使配伍，辛甘化阳补阳；人参与甘草，属于相须配伍，增强补益中气。

权衡用量比例：人参与干姜用量比例是1∶1，提示补气与温中之间的用量调配关系，以治虚寒；人参与白术用量比例是1∶1，提示大补元气与健脾之间的用量调配关系，以治气虚；干姜与甘草用量比例是1∶1，提示温中与益气之间的用量调配关系，以治阳虚。

【药理作用】本方具有保护胃黏膜、调节胃肠平滑肌蠕动、抗胃肠溃疡、抗氧化、抗缺氧、增强机体免疫功能、改善肾功能、降低血中胆碱酯酶的活性、改善内脏副交感神经、对中枢神经呈双向调节、降低胃张力、降血糖、调节呼吸中枢、强心、调节血小板聚集、促进排卵、促进精子生成及运动等作用。

排脓汤

【导读】①学用排脓汤应重视甘草和桔梗的用量调配关系、生姜和桔梗的用量调配关系。②排脓汤虽是辨治胃痈寒证的重要代表方，但在临床中对肺痈寒证等也具有良好治疗作用。③学好用活排脓汤的第一步是辨清排脓汤由哪些药物组成：组成排脓汤有2个基础方和3组药，基础方之一是甘草汤，之二是桔梗汤，3组药中第1组是宣利排脓药即桔梗，第2组是益气药即大枣、甘草，第3组是行散药即生姜，从2个基础方和3组药用量深入学习研究即可用活排脓汤。

【方歌】排脓汤中桔梗姜，甘草大枣同煎汤，胃寒痈脓舌质淡，益气扶正病可康。

【方药】甘草二两（6g） 桔梗三两（9g） 生姜一两（3g） 大枣十枚

【用法】上四味，以水三升，煮取一升。温服五合，日再服。

【功用】益气扶正，托痈排脓。

【适应证】

1. 中医病证：①胃痈寒证。胃脘胀痛，呕吐脓血，喜温喜按，舌淡、苔白，脉迟。②虚寒夹热证。

2. 西医疾病：糜烂性胃炎、胃溃疡、胃脓疡、急性胃炎、冠心病、心肌炎、慢性气管炎、肺气肿、慢性咽炎等临床表现符合胃痈寒证者。

【用药分析】方中桔梗解毒排脓，生姜温脾和胃，大枣、甘草益气和中。

【用方思路】

1. 排脓汤既是辨治胃寒痈证的重要代表方，又是辨治诸多杂病如脾胃病、肺病、心病、咽喉病等的重要基础方。

2. 方中生姜既可温中，又可行散；桔梗既可排脓，又可宣降；甘草、大枣益气托毒排脓。从方中用药用量及调配分析得知，排脓汤的应用并不局限于胃寒痈证，还可用于辨治诸多杂病，如消化、循环、呼吸、内分泌等系统疾病。

3. 运用排脓汤辨治的病证（无论病变部位在脾胃、在肺或在心）以胃寒痈脓为主，其治当温补排脓。

【随证合方】若夹寒痰，可与赤丸合方用之；若夹痰热，可与小陷胸汤合方用之；若夹寒郁，可与半夏散及汤合方用之。

【注意事项】运用排脓汤既要辨清西医之病，又要辨清西医之病属于中医寒痈证。辨西医之病可进一步了解疾病的发展演变及转变规律，辨中医之证可更好地针对西医之病选用排脓汤。

【方论】

清·魏荔彤，《金匮要略方论本义》（1720年）： 排脓汤一方，尤为缓治。盖上部胸喉之间，有欲成疮痈之机，即当急服也。甘草、桔梗即桔梗汤，已见用肺痈病中，加以生姜、大枣以固胃气，正盛而邪火斯易为解散也。疮痈未成者，服之则可开解；已成者，服之则可吐脓血而愈矣。

清·王子接，《绛雪园古方选注》（1732年）： 排，斥也。脓，血肉所化也。前方枳实、赤芍佐以桔梗，直从大肠泄气破血，斥逐其脓。后方甘、桔、姜、枣，仍从上焦开提肺气，调和营卫，俾气行而脓自下。审证用方，学者出自心裁。

清·黄元御，《长沙药解》（1753年）： 以疮疽脓硬，必当排而行之，使肿消而脓化。而死肌腐化，全赖中气，甘、枣培补脾精，生姜和中而行气，桔梗消结而化脓也。

日本·丹波元简，《金匮玉函要略辑义》（1806年）： 以上二方，徐注为疮痈概治之方，沈云，此两方，专治躯壳之内肠胃之痈而设，魏云，排脓散，为疮痈将成未成治理之法也，排脓汤，甘草桔梗，即桔梗汤，盖上部胸喉之间，有欲成疮痈之机，即当急服也，数说未知孰是，程本、《金鉴》，并不载此两方，似有所见矣。

清·陈元犀，《金匮方歌括》（1811年）：按：方中取桔梗、生姜之辛，又取大枣、甘草之甘，辛甘发散为阳，令毒从阳化而出，排之之妙也。

清·莫枚士，《经方例释》（1884年）：此桔梗汤之正方也。仲景以生姜戟喉，大枣滞气，皆与咽痛不宜，故《伤寒论》少阴病，去此二味为桔梗汤方，犹桂枝去芍药汤，即桂枝甘草汤之正方也。为疡科诸排脓方之祖。腹内痈欲成脓者，皆可用之。近世用甘草排脓者，皆取节。

近代·黄竹斋，《伤寒论集注》（1925年）：此二方当在大黄牡丹汤方后，师列于此而不揭明其主治者，为一切内痈及跌打内伤，散气行血排脓，均可斟酌服之也。

近代·赵桐，《金匮述义》（1940年）：此溃后阳虚排脓之法也。桔梗理气排脓，枣姜宣发之品，甘草尤能助正解毒化腐生肌也。

近代·彭子益，《圆运动的古中医学·金匮方解篇》（1947年）：治脓已成者。此方姜枣补中气，甘草、桔梗排脓。

现代·刘渡舟，苏宝刚，庞鹤，《金匮要略诠解》（1984年）：若正气伤的，治以排脓汤，方中甘草调中排脓，清热解毒；桔梗开提肺气，大气自转，郁结可散；生姜、大枣辛甘为阳，调和荣卫，扶正达邪。诸药相配，以奏排脓解毒，调中祛邪之功。如此可知，排脓散治痈脓伤血分；排脓汤治痈脓伤气分。但两方均能调其升降之机，消其久瘀之痈，可以概治痈肿日久而毒不能散的病证。

【方论评议】

综合历代各家对排脓汤的论述，应从用药要点、方药配伍和用量比例三大方面进行研究，以此更好地研究经方配伍，用于指导临床应用。

诠释用药要点：方中桔梗解毒排脓；生姜温脾和胃；大枣、甘草，益气和中。

剖析方药配伍：桔梗与甘草，属于相使配伍，甘草益气解毒，桔梗宣利排脓，甘草助桔梗解毒排脓；大枣与甘草，属于相须配伍，增强补益脾胃；大枣与生姜，温补脾胃；桔梗与生姜，属于相反相畏配伍，桔梗性平偏于清，生姜辛温偏于散，桔梗制约生姜辛温燥热。

权衡用量比例：桔梗与甘草用量比例是3∶2，提示药效排脓与益气之间的用量调配关系，以治痈脓；生姜与大枣、甘草用量比例是1∶10∶2，提示药效温胃与益气之间的用量调配关系，以治气虚夹寒；桔梗与生姜用量比例是3∶1，提示药效排脓与温阳之间的用量调配关系，以治胃气上逆。

【药理作用】本方具有调节胃肠平滑肌蠕动、保护胃肠黏膜、调节消化酶、调节胃肠神经、促进新陈代谢、抑制支气管平滑肌痉挛、抗胃溃疡、抗氧化、抗缺血、增强机体免疫功能、降血脂、抗菌、抗病毒、抗炎等作用。

排脓散

【导读】①学用排脓散应重视枳实和芍药的用量调配关系、芍药和桔梗的用量调配关系。②排脓散虽是辨治胃痈热证的重要代表方，但在临床中对肺痈热证等也具有良好治疗作用。③学好用活排脓散的第一步是辨清排脓散由哪些基础方和药物组成：组成排脓散有1个基础方和4组药，基础方是枳实芍药散，4组药中第1组是行气药即枳实，第2组是补血缓急药即芍药，第3组是宣利排脓药即桔梗，第4组是滋补药即鸡子黄，从1个基础方和4组药用量深入学习研究即可用活排脓散。

【方歌】排脓散治胃热痈，枳实桔梗芍药同，胃痈呕吐有脓血，功效善解毒排脓。

【方药】枳实十六枚（16g）　芍药六分（18g）　桔梗二分（6g）

【用法】上三味，杵为散，取鸡子黄一枚，以药散与鸡黄相等，揉和令相得，饮和服之，日一服。

【功用】解毒排脓，调理气血。

【适应证】

1. 中医病证：①胃痈热证。胃痛或胀，或欲呕，或吐物为脓血，或腥臭，大便不调，舌红、苔黄略腻，脉滑或弦数。②气血郁瘀热证。

2. 西医疾病：糜烂性胃炎、胃溃疡、胃脓疡、急性胃炎、冠心病、心肌炎、慢性气管炎、肺气肿等临床表现符合胃痈热证者。

【用药分析】 方中桔梗清热排脓，枳实清热理气，芍药泻热敛阴，鸡子黄清热益阴。

【用方思路】

1. 排脓散既是辨治胃热痈证的重要代表方，又是辨治诸多杂病如脾胃病、肝胆病、肺病等的重要基础方。

2. 方中枳实既可行气，又可清热；芍药既可收敛，又可活血；桔梗既可排脓，又可宣降；鸡子黄益阴生肌。从方中用药用量及调配分析得知，排脓散的应用并不局限于胃热痈证，还可用于辨治诸多杂病，如消化、呼吸、内分泌等系统疾病。

3. 运用排脓散辨治的病证（无论病变部位在脾胃、在肝胆或在肺）以胃热痈脓为主，其治当泻热排脓。

【随证合方】 若夹痰热，可与小陷胸汤合方用之；若夹瘀热，可与下瘀血汤合方用之；若夹郁热，可与栀子豉汤合方用之；若夹郁，可与四逆散合方用之。

【注意事项】 运用排脓散既要辨清西医之病，又要辨清西医之病属于中医热痈证。辨西医之病可进一步了解疾病的发展演变及转变规律，辨中医之证可更好地针对西医之病选用排脓散。

【方论】

清·顾松园，《顾松园医镜》（1718年）： 生鸡子解热毒，枳壳破结气为君，赤芍行瘀血为臣，桔梗开提肺气。立斋云：余治胃脘痈，每用前方加清胃药亦效。若吐脓血，饮食少思，则壮胃气为主，而佐以前药，不可专治其痈。又言肠痈不可惊之，惊则肠断而死。故坐卧转侧，务宜徐缓，时少饮薄粥，及服固元气药，静养调理，庶可得生。

清·魏荔彤，《金匮要略方论本义》（1720年）： 排脓散一方，为疮痈将成未成治理之法也。枳实为君，用在开瘀破滞；佐以芍药凉血息热，桔梗降气宽胸，济以鸡子黄滋阴消火邪之毒。火郁于内，应远苦寒，而又善具开解调济之用，诚良法也。

清·尤在泾，《金匮要略心典》（1729年）： 枳实苦寒，除热破滞为君，得芍药则通血，得桔梗则利气，而尤赖鸡子黄之甘润，以为排脓化毒之本也。

清·黄元御，《长沙药解》（1753年）： 以疮疽脓成，必当排而决之，使腐去新生。而脓瘀既泻，营血必伤，桔梗行其凝郁，枳实逐其腐败，芍药清肝风而凉营，鸡子黄补脾精而养血也。

清·陈修园，《金匮要略浅注》（1803年）： 枳实得阳明金气以制风，禀少阴水气以清热。又合芍药以通血，合桔梗以利气，而尤赖鸡子黄之养心和脾，取有情之物，助火土之脏阴，以为排脓化毒之本也。

清·陈元犀，《金匮方歌括》（1811年）： 按：枳、桔行气滞，芍药通血滞，从气血以排之，人所易知也。妙在揉入鸡子黄一枚，取有情之物以养心脾之阴，则排之之法独得其本也。

清·邹澍，《本经疏证》（1832年）： 排脓散，即枳实芍药散，加桔梗、鸡子黄也。排脓汤，即桔梗汤加姜、枣也。排脓何必取桔梗？盖皮毛者肺之合，桔梗入肺，畅达皮毛，脓自当以出皮毛为顺也。散之所至者深，汤之所至者浅。枳实芍药散，本治产后瘀血腹痛，加桔梗、鸡子黄为排脓，是知所排者，结于阴分、血分之脓。桔梗汤本治肺痈吐脓、喉痛，加姜、枣为排脓汤，是知所排者，阳分、气分之脓矣。二方除桔梗外，无一味同，皆以排脓名，可见排脓者必以桔梗，而随病之浅深以定佐使。是桔梗者，排脓之君药也。

清·莫枚士，《经方例释》（1884年）： 此桔梗去甘草合枳芍散方也，为肠痈成脓者之专方。《要略》于枳芍散方下云：并主痈脓。谓产后瘀血滞气，变生肠痈也，法与此合。用鸡子黄者，所以治热疮，与苦酒汤同意。

清·戈颂平，《伤寒指归》（1885年）： 土疏气运，则脓行。枳实臭香形圆，化阴土之浊阴；芍药苦平，疏泄土气；桔梗微辛、微温，开提气滞；鸡知时，畜也；黄，土色也，以鸡子黄团聚土中气液，转运表里，不失其时也。

十一画

清·唐容川,《金匮要略浅注补正》(1893年):枳实得阳明金气以制风，禀少阴水气以清热，此高而不切之语，与排脓二字，相隔天渊。盖不知血从气化而为水，即成脓矣。气即是水，气行则水行，水行则脓行，故桔梗、枳壳开利其气，即是排脓，脓由血化，故兼利血而用芍药，其用鸡子黄，则以血既腐而去者，必多排去其脓，是去其气分之实，即当补其血分之虚，故用鸡子黄。

清·王旭高,《退思集类方歌注》(1897年):排，斥也。脓，血肉所化也。前方枳实、赤芍佐以桔梗，直从大肠泄气破血，斥逐其脓。后方甘、桔、姜、枣，仍从上焦开提肺气，调和营卫，俾气行而脓自下。《素问·生气通天论》曰:“营气不从，逆于肉里，乃生痈疽。”故欲消其肿，必先行血;欲排其脓，必先提气。举此以推，疡科之要可知矣。

近代·黄竹斋,《伤寒论集注》(1925年):是方芍药行血分之滞而不伤阴，桔梗利气分之结而不损阳，枳实导水以消肿，鸡黄调胃以护心安神，允为排脓之良剂也。

近代·赵桐,《金匮述义》(1940年):此溃后阳实之法也。枳桔理气滞，芍药破血滞，去气血之滞即以排脓，而芍药鸡黄且补阴血也。魏念庭谓疮痈将成未成治里之法。如此，尚合排脓之意乎?

近代·彭子益,《圆运动的古中医学·金匮方解篇》(1947年):治疮痈脓已成者。此方枳、芍、桔梗，皆无补性。故以鸡子黄以补之。

现代·刘渡舟，苏宝刚，庞鹤,《金匮要略诠解》(1984年):以上二方是论疮痈脓已成，正气伤的治法。由于火毒发炎，聚郁一处，气血不畅，热郁血瘀，蒸腐血肉化脓，而伤正气。若阴分伤的，治以排脓散，滋阴活血，行气排脓。方中鸡子黄、芍药滋阴养血，凉血解毒，活血散瘀;枳实、桔梗一升一降，开气行滞，俾大气一转，郁结乃散。诸药相合，可养阴护正，使痈脓外出，热毒可解。

现代·王付,《经方学用解读》(2004年):胃热痈证的基本病理病证是邪热与血相结而为痈，浊热上壅而阻滞气机。因此，治疗胃热痈证，其用方配伍原则与方法应重视以下几个方面。

针对证机选用清热排脓药:邪热侵袭于胃而与血相结，血为热腐而为痈，痈变而为脓，其治当清热逐瘀排脓。又，胃以降为顺，在用清热药时最好再具有宣发与降泄作用。如方中枳实、桔梗。

合理配伍补血药:胃热痈证，其治当清热逐瘀排脓。又因血为热灼而暗损，血被暗耗则又不利于胃气恢复，其治当配伍补血药。如方中芍药。

妥善配伍顾护胃气药:胃为邪热所袭而为痈脓，痈脓必伤胃气胃阴，其治必当求本以顾护胃气，达到祛邪而不伤正气。如方中鸡子黄。

随证加减用药:若痈脓盛者，加冬瓜子、败酱草，以清热排脓;若呕吐者，加竹茹、黄连，以清热降逆;若大便干者，加大黄、芒硝，以泻热通便;若呕吐脓血者，加茜草、棕榈、生地黄，以化瘀止血等。

【方论评议】

综合历代各家对排脓散的论述，应从用药要点、方药配伍和用量比例三个方面进行研究，以此更好地研究经方配伍，用于指导临床应用。

诠释用药要点:方中桔梗清热排脓，枳实清热理气，芍药泻热敛阴，鸡子黄清热益阴。

剖析方药配伍:桔梗与枳实，属于相使配伍，清热行气，解毒排脓;枳实与芍药，属于相使配伍，理脾和胃，行瘀缓急;桔梗与芍药，属于相使配伍，清热解毒，散瘀排脓。

权衡用量比例:桔梗与枳实用量比例是3:8，提示清热排脓与清热行气之间的用量调配关系，以治胃胀;枳实与芍药用量比例是8:9，提示清热行气与泻热敛阴之间的用量调配关系，以治胃热痈脓;桔梗与芍药用量比例是3:9，提示清热排脓与泻热敛阴之间的用量调配关系，以治胃痛。

【药理作用】 本方具有调节胃肠平滑肌蠕动、保护胃肠黏膜、调节消化酶、调节胃肠神经、促进新陈代谢、抗胃溃疡、抗氧化、增强机体免疫功能、降血脂、抗抑郁、抗菌、抗病毒、抗炎等作用。

黄土汤

【导读】①学用黄土汤应重视灶心黄土和附子的用量调配关系、干地黄和黄芩的用量调配关系、干地黄和阿胶的用量调配关系。②黄土汤虽是辨治阳虚出血证的重要代表方，但在临床中对脾胃虚寒证等也具有良好治疗作用。③学好用活黄土汤的第一步是辨清黄土汤由哪些药物组成：组成黄土汤有1个变化方和5组药，变化方是甘草附子汤，5组药中第1组是温阳止血药即灶心黄土，第2组是温阳药即附子，第3组是益气药即白术、甘草，第4组是补血药即阿胶、干地黄，第5组是清热药即黄芩，变化方甘草附子汤益气温阳，从1个变化方和5组药用量深入学习研究即可用活黄土汤。

【方歌】黄土汤中术附草，黄芩地黄与阿胶，阳虚出血诸般证，温阳摄血有奇效。

【方药】甘草三两（9g） 干地黄三两（9g） 白术三两（9g） 附子炮，三两（9g） 阿胶三两（9g） 黄芩三两（9g） 灶心黄土半斤（24g）

【用法】上七味，以水八升，煮取三升。分温二服。

【功用】温脾摄血，益气养血。

【适应证】

1. 中医病证：阳虚出血证。便血，或崩漏，或月经过多，或吐血，血色紫暗，面色萎黄，四肢不温，体倦，食少，或心悸，或失眠，舌淡，脉细弱。

2. 西医疾病：胃及十二指肠溃疡出血、上消化道出血、功能性子宫出血、血小板减少性紫癜、再生障碍性贫血等临床表现符合阳虚出血证者。

【用药分析】方中灶心黄土温阳止血，附子温壮阳气，白术健脾益气，阿胶补血止血，黄芩苦寒止血，甘草益气和中。

【用方思路】

1. 黄土汤既是辨治阳虚出血证的重要代表方，又是辨治诸多杂病如脾胃病、肝病、肾病、心病、妇科病等的重要基础方。

2. 方中灶心黄土既温阳，又止血；附子既温阳，又壮阳；阿胶、干地黄既补血，又止血；黄芩既止血，又燥湿；白术、甘草可补益诸脏腑之气。从方中用药用量及调配分析得知，黄土汤的应用并不局限于阳虚出血证，还可用于辨治诸多杂病，如消化、循环、泌尿、内分泌等系统疾病及妇科疾病。

3. 运用黄土汤辨治的病证（无论是心病、脾胃病，还是妇科病）以阳虚出血为主，其治当温阳益气止血。

【随证合方】若夹阳虚，可与理中丸合方用之；若夹瘀，可与桂枝茯苓丸合方用之；若夹湿热，可与泻心汤合方用之。应用时还必须结合病变主次酌情调整方药用量。

【注意事项】运用黄土汤既要辨清西医之病，又要辨清西医之病属于中医阳虚出血证。辨西医之病可进一步了解疾病的发展演变及转变规律，辨中医之证可更好地针对西医之病选用黄土汤。

【应用指征】下血，先便后血，此远血也，黄土汤主之。（第十六 15）

【方论】

元·赵以德，《金匮方论衍义》（1368年）：若欲崇土以取类，莫如黄土；黄者，土之正色，更以火烧之，火乃土之母，其土得母燥而不湿，血就温化，则所积者消，所溢者止。阿胶益血，以牛是土畜，亦取物类；地黄补血，取其象类；甘草、白术，养血补胃和中，取其味类。然甘草者，缓附子之热，使不僭上。予尝观是方之药，不惟治远血而已，亦可治久吐血，胃虚脉细迟者，增减用之。胃之阳不化者，非附子之善走，不能通诸经，散积血也；脾之阴不理者，非黄芩之苦，不能坚其阴，以固其血之走也。其黄芩又将以制附子、黄土之热，不令其过，故以二药为使。

清·李彣，《金匮要略广注》（1682年）：血之来路远，故先便后血。《准绳》云："此由足阳明，随经入胃府，淫溢而下者也。"胃在上，故为远血。脾胃属土，色黄。黄土功能助胃，灶中之土更得火气，以火能生土也。白术、甘草皆培植中土，阿胶、地黄养血，黄芩清热，入肺经，肺与大肠为表里也。附子能引补血药，以养不足之真阴，故用以温经逐湿。

清·张志聪，《金匮要略集注》（1683年）： 夫心为阳中之太阳，而主藏血脉之气。心气伤，则下血矣。夫阳生于阴，故用地黄以资天乙之水，配附子以助水中之生阳。阿胶用阿井水煎驴皮而成，阿水乃济水伏行地中，千里所注，其体重而性下趋，心合济水，能行离中之阴以下降。佐黄芩以资肾脏之生原。驴乃马属，在卦为离，血肉之味，主补心脏之血脉。夫阴阳气血，虽生化于心肾，然又资生于后天水谷之精，故用甘草、白术，以助中焦之气，此阴阳生长之道也。然君火在上，寒水在下，又当水上火下，斯成既济之用。灶中黄土，以土位居中，而得水上火下之气，故用以为君而命名。阴阳生而水火济，邪热解而血归经矣。

清·张璐，《千金方衍义》（1698年）： 先便后血为远血，《金匮》主以黄土汤专取术、附、灶土以破瘀结，胶、地、甘草以和荣血，黄芩以化术、附之热。

清·魏荔彤，《金匮要略方论本义》（1720年）： 远血主之以黄土汤，甘草、白术、附子温中理脾，专功黄土以土制水，独不可以土制血乎？犹龙骨、牡蛎治水者，可以制血之义也。黄土必用灶土，用其温燥而远其寒湿也。佐以地黄、阿胶引入阴分、血分，且兼引扶阳之品入肾中，回水内之阳，阳安水土之下，斯不为炎焰而安逼血行于上。拔本塞源之治，而非迂缓取效之比也。

清·尤在泾，《金匮要略心典》（1729年）： 下血先便后血者，由脾虚气寒，失其统御之权，而血为之不守也。脾去肛门远，故曰远血。黄土温燥入脾，合白术、附子以复健行之气，阿胶、生地黄、甘草以益脱竭之血，而又虑辛温之品，转为血病之厉，故又以黄芩之苦寒，防其太过所谓有制之师也。

清·黄元御，《长沙药解》（1753年）： 治先便后血。以水寒土湿，乙木郁陷而生风，疏泄不藏，以致便血。其下在大便之后者，是缘中脘之失统，其来远也。黄土、术、甘，补中燥湿而止血，胶、地、黄芩，滋木清风而泄热，附子暖水驱寒而生肝木也……下血，先便而后血者，此远血，在大便之上者也。便血之证，总缘土湿木遏，风动而疏泄也。其木气沉陷而风泄于魄门，则便近血，其水气郁冲而风泄于肠胃，则便远血。黄土汤，黄土、术、甘，补中燥湿而止血，胶、地、黄芩，滋木清风而泻热，附子暖水土以荣肝木也。下血之家，风木郁遏，未尝不生燥热，仲景所以用胶、地、黄芩。而风木郁遏，而生燥热，全由水土之湿寒，仲景所以用术、甘、附子。盖水土温暖，乙木荣畅，万无风动血亡之理。风淫不作，何至以和煦之气，改而为燥热哉！燥热者，水寒土湿，生气不遂，乙木郁怒而风动也。后世医书，以为肠风，专用凉血驱风之药。其命名立法，荒陋不通，至于脾肾湿寒之故，则丝毫不知，而一味凉泻。何其不安于下愚，而敢于妄作耶！

清·徐灵胎，《伤寒约编》（1759年）： 附子补火生土，白术健脾统血；炮姜温中土以吸血，炙草益胃土以缓中；阿胶补阴血，白芍止便血也。溶胶温服，俾土膏一润则万物滋荣而血自循经归络，可无偏渗之患，何虚寒走血之不瘳哉。此温土摄血之剂，为脾寒下血之专方。

清·吴鞠通，《温病条辨》（1798年）： 此方则以刚药健脾而渗湿，柔药保肝肾之阴，而补丧失之血，刚柔相济，又立一法，以开学者门径。后世黑地黄丸法，盖仿诸此。

清·吴鞠通，《医医病书》（1798年）： 便血一症，今人舍槐花、地榆、丹皮，别无他法。《金匮》明有近血、远血之分。先血后粪曰近血，乃大肠湿热，治以当归散；先粪后血曰远血，乃小肠寒湿，治以黄土汤。黄土汤中重用熟黄土以燥之，用术、附峻温之。即或先后难辨，总有色脉可凭，岂可概以凉润哉？更有粪之先后俱见血者，当从远血例治。

清·陈修园，《金匮要略浅注》（1803年）： 故以附子温肾之阳，又恐过燥，阿胶、地黄壮阴为佐。白术健脾土之气，土得水气则生物。故以黄芩、甘草清热。而以经火之黄土与脾为类者，引之入脾，使脾得暖气。如冬时地中之阳气，而为发生之本，真神方也。脾肾为先后天之本，调则营卫相得，血无妄出，故又主吐衄，愚谓吐血自利者尤宜之。

清·朱光被，《金匮要略正义》（1803年）： 脾土虚寒，不能统血，以致下血，病不在大肠，故先便而后血也。脾居中土，去肛门远，故为远血。灶心黄土，火土合德，气味甘温而性收涩，足以温脾脏固阴气，用以为君。且佐以术、附，亦火土合德，以生扶脾土，虚寒有不顿解乎！然血主濡之，药过温燥，又恐伤阴，故用阿胶、地黄、黄芩、甘草，以清养诸脏腑之阴，使无所伤，合成既济之功，故又主吐衄。

清·陈元犀，《金匮方歌括》（1811年）： 按：此方以灶心黄土易赤石脂一斤，附子易炮干姜二两，炮紫更妙，或加侧柏叶四两，络热，加鲜竹茹半斤。

清·邹澍，《本经疏证》（1832年）： 仲景黄土汤治血在便后，与甘草、地黄、白术、附子、阿胶、黄芩并用，则灶中黄土之功，能于脾家调运水火者也。夫土得湿泞，复暴以热则愤起，比之于痈肿，恰无以异，以常燔而不伤之土气浥之，则向之愤者消矣，即此可并证血病者也……故黄土汤用附子、白术、黄土、甘草除气分之寒，地黄、阿胶、黄芩疗血分之热，其理自不可易也。然是方也，以黄土为君，而濡血三味，煦气三味，似乎任均力侔，而不知仲景于他味用三两为常事，惟地黄止用三两，附子用至三两，皆绝无仅有，则附子之用于他物，不又可因此而识耶？

清·郑钦安，《医理真传》（1869年）： 黄土汤一方，乃先、后并补之方也。夫先便后血，是脾阳之衰，补脾必先助火，故用附子以壮元阳而补脾阳，又以白术、甘草、黄土，专助脾中之气，最妙在地黄、阿胶、黄芩，甘寒苦寒，以滋脾中之阴，水土合德，火土生成，不寒不燥，乃温和之妙方，可使脾阴立复，而无漏血之虞，何忧此病之不除哉！

清·高学山，《高注金匮要略》（1872年）： 主黄土汤者，以浮为上焦之实热，故用黄芩，撤胸膈之火，以缓其吹嘘之势。弱为中取而见，则知脾胃之阴阳两空，故以灶中黄土为君，白术、甘草为臣，而益其中焦之气。以地黄、阿胶为佐，而并益其中焦之血。然后殿之以附子者，盖又以辛热而托其按欲绝之脉，并以提其下脱之血也。

清·唐宗海，《血证论》（1884年）： 血者，脾之所统也。先便后血，乃脾气不摄，故便行气下泄，而血因随之以下。方用灶土、草、术，健补脾土，以为摄血之本。气陷则阳陷，故用附子以振其阳。血伤则阴虚火动，故用黄芩以清火。而阿胶、熟地，又滋其既虚之血。合计此方，乃滋补气血，而兼用温清之品以和之，为下血崩中之总方。古皆目为圣方，不敢加减。吾谓圣师立法，指示法门，实则变化随宜。故此方热症可去附子，再加清药；寒症可去黄芩，再加温药。

清·戈颂平，《金匮指归》（1885年）： 灶中黄土，亦名伏龙肝，伏，匿藏也；龙，阳气也，象阳气匿藏土中，阴血得其阳举不下陷也；血下陷，土味不足半表，以甘草极甘培之；血下陷，土味不足半表，以白术甘温，地黄甘寒，阿胶甘平，培土之液；黄芩苦寒，附子辛温，固阳气藏于土中，合阴血附子时左开，无使下陷也。右七味，象阳数得阴复于七，以水八升，象阴数得阳正于八，煮取三升，分温三服，象三阴三阳之数，分温表里也。

近代·曹颖甫，《金匮发微》（1931年）： 黄土汤方治，温凉并进，以血之下泄，久久必生燥热也，故用地黄、黄芩、阿胶以润而清之，以脾脏之虚寒下陷也，故用甘草、白术以补虚，炮附子以散寒，更用灶中黄土以去湿，而其血当止。辛未八月，曾治强姓饭作同事下利证，所下之血如水，昼夜不食，几死矣，方用灶中黄土四两，炮附子五钱，干姜四钱，五剂后，利止能食，盖即黄土汤之意也。

近代·陆渊雷，《金匮要略今释》（1934年）： 灶中黄土（即伏龙肝）为镇静止血剂（西医治伤寒肠出血务镇静其肠部），观于《本草》而可知也。分量作半斤为是，《千金》《外台》用半生，太少。此物质重而味淡，用少则不效。“升”盖“斤”字行近而讹。地黄祛瘀生新而续绝伤。出血在肠者，血止后无需消瘀，即可补益，故与灶中黄土及阿胶相协止血。三味为方中主药。用附子者，大量肠出血之际，必有失神面白、肢冷脉细等虚寒证故也。用术者，促肠管之吸收，吸收盛则渗出自减也。用黄芩者，平肠部之充血，低减其血压，使血易止也。《千金》有干姜者，制止肠蠕动，使肠动脉不受压力，则破裂处易愈合也，其为治肠出血之专药。方意至明白，而何与于远血近血哉？又治吐血虐血者，方中惟术一味与吐血不相应，他药俱可借用也。又治妇人崩中者。崩中与便血治法略同也。

近代·赵桐，《金匮述义》（1940年）： 中火土相生，附术壮火而补脾。灶土经火，疗寒湿而止血。胶地和其阴，芩草和其热。

近代·彭子益，《圆运动的古中医学·金匮方解篇》（1947年）： 治先便后血者。此土湿木燥水寒之病也。灶中黄土白术，补土除湿。阿胶、地黄、黄芩，清润木燥以止疏泄。附子温水寒以培木气上升之根，故病愈也。凡木气疏泄之病，多兼土湿水寒而本气燥热。因湿郁则木气被遏而风动，风动伤津，故生燥热。水寒之脉，必重按虚微也。

现代·戴丽三，《戴丽三医疗经验选》（1979年）： 方中灶心土温燥入脾而止血，附片温肾阳，暖脾阳，合白术以复中焦健运，而加强脾统血的功能。炒生地、阿胶、甘草以益阴固血，黄芩苦寒反佐以坚阴，并制术、附燥热之性。黄土汤一方，乃治中焦虚寒出血效方。仲景及历代一些医家多用于出血之时，但戴老医师认为此方脾肾并重，寒温平调，气血两顾，不仅用于出血之时，尤可作为血证后期调理巩固之用。

现代·王渭川，《金匮心释》（1982年）： 本节论述虚寒便血的证治。仲景处方黄土汤。黄土即伏龙肝，合白术、附子能温中祛寒，恢复脾脏统血之功；甘草、地黄、阿胶养血止血；黄芩一味作为反佐，制约温燥之品，以防其太过。本人治验，用十灰散加仙鹤草、夏枯草、大小蓟治疗本病，也有较好的疗效。

现代·刘渡舟，苏宝刚，庞鹤，《金匮要略诠解》（1984年）： 治宜黄土汤，温脾扶阳补血摄阴。方中灶中黄土，一名伏龙肝，配白术、附子、甘草温中祛寒，健脾统血；阿胶、生地养血止血；黄芩清热凉血坚阴，防止温药动血。诸药相合，振奋脾阳，统血循行脉中，则便血自止。黄土汤与柏叶汤同为中气虚寒不能摄阴的出血证。但病有轻重的不同。柏叶汤证，虚寒较轻，虽出血不止，但未伤正气，但用干姜温暖中阳即可；而黄土汤证为虚寒较重的出血证，故用附子扶阳以摄阴。

现代·王付，《经方学用解读》（2004年）： 脾阳虚出血证的基本病理病证是脾阳虚弱不能统血，血不得阳气固摄而溢出。所以，治疗脾阳虚出血证，其用方配伍原则与方法必须重视以下几个方面。

针对证机选用温阳药：脾主统血，血运行于经脉之中，全赖脾气脾阳统摄而固守。脾阳虚弱，不能统摄血行于脉中而溢于脉外，则证见出血或便血，或女子崩漏，四肢不温，面色萎黄，其治当温阳暖脾，使脾气脾阳能统血于脉中。如方中灶心黄土、附子。

合理配伍健脾药：脾气健运则能统摄血行于脉中，其治温暖脾阳虽至为重要，但健脾对治疗脾阳虚出血则举足轻重。因此，在治疗脾阳虚出血证时，一定要合理配伍健脾药，对治疗出血证则具有其他药不可替代的重要作用。如方中白术。

妥善配伍补血止血药：病变主要矛盾方面是出血，出血必定伤血。又，阳气从血而化生，血伤又影响阳气生成，其治除了温阳摄血之外，还要考虑配伍补血药，妥善配伍补血药，则能明显增强温阳与止血作用。如方中干地黄、阿胶。

适当配伍寒凉药：温阳药虽可针对证机而治，但有温燥伤血而动血，或引起新的出血病证。因此，在治病求本的同时，还要适当配伍寒凉药，以监制温燥太过而动血，对此还要在配伍寒凉药时最好选用再具有止血作用，以取得最佳治疗效果。如方中黄芩。

随证加减用药：若气虚者，加人参、黄芪，以益气固摄；若出血多者，加白及、三七，以止血行血；若血虚者，加炭熟地、鸡血藤，以补血止血等。

【方论评议】

综合历代各家对黄土汤的论述，应从用药要点、方药配伍和用量比例三个方面进行研究，以此更好地研究经方配伍，用于指导临床应用。

诠释用药要点：方中灶心黄土温阳止血，附子温壮阳气，白术健脾益气，阿胶补血止血，黄芩苦寒止血，甘草益气和中。

剖析方药配伍：灶心黄土与附子，属于相使配伍，灶心黄土助附子温阳，附子助灶心黄土止血；干地黄与阿胶，属于相须配伍，增强补血凉血止血；白术与甘草，属于相须配伍，增强补益中气；干地黄、阿胶与白术、甘草，属于相使配伍，补血之中以化气，益气之中以生血；附子与甘草，属于相使配伍，辛甘益气化阳；干地黄与黄芩，属于相畏相使配伍，相畏者，黄芩苦泻制约干地黄甘补浊腻，干地黄甘补制约黄芩苦燥伤血，相使者，增强止血；附子、灶心黄土与干地黄、黄芩，属于相反相畏配伍，干地黄、黄芩寒凉制约附子、灶心黄土温阳动血，附子、灶心黄土温热制约干地黄、黄芩止血凝滞；黄芩与甘草，属于相反相畏配伍，甘草益气制约黄芩苦寒伤胃。

方中黄芩苦寒，干地黄甘寒，寒能清热，若阳虚夹热，干地黄、黄芩即清热；若阳虚无夹热，其尽在发挥制约温热药温燥之性。

权衡用量比例：灶心黄土与附子用量比例关系是 8 ∶ 3，提示温阳止血与温阳散寒之间的用量调配关系，以治阳虚出血；附子、灶心黄土与干地黄、黄芩用量比例是 3 ∶ 8 ∶ 3 ∶ 3，提示温阳与清热之间的用量调配关系；干地黄与阿胶用量比例关系是 1 ∶ 1，提示凉血止血与补血止血之间的用量调配关系，以治血虚出血；干地黄、阿胶与白术、甘草用量比例关系是 1 ∶ 1 ∶ 1 ∶ 1，提示补血止血与健脾益气之间的用量调配关系，以治气血虚出血；黄芩与甘草用量比例关系是 1 ∶ 1，提示苦寒与甘温之间的用量调配关系。

【药理作用】 本方具有调节胃肠平滑肌蠕动、保护胃黏膜、抗溃疡、促进血小板聚集、调节造血功能、改善微循环、增强机体免疫功能、抗氧化、改善心肝肺肾功能、调节内分泌、调节代谢、抗疲劳、抗过敏等作用。

黄芩加半夏生姜汤

【导读】 ①学用黄芩加半夏生姜汤应重视黄芩和芍药的用量调配关系、黄芩和半夏的用量调配关系、芍药和生姜的用量调配关系。②黄芩加半夏生姜汤虽是辨治胆胃气逆证的重要代表方，但在临床中对胆胃下利证等也具有良好治疗作用。③学好用活黄芩加半夏生姜汤的第一步是辨清黄芩加半夏生姜汤由哪些基础方和药物组成：组成黄芩加半夏生姜汤有 1 个基础方和 4 组药，基础方是黄芩汤，4 组药中第 1 组是清热药即黄芩，第 2 组是补血缓急药即芍药，第 3 组是益气药即大枣、甘草，第 4 组是温化调理气机升降药即半夏、生姜，从 1 个基础方和 4 组药用量深入学习研究即可用活黄芩加半夏生姜汤。

【方歌】 黄芩加半夏生姜，大枣甘草芍药加，辨治胆胃有呕逆，清温补益效最佳。

【方药】 黄芩三两（9 g） 芍药二两（6 g） 甘草炙，二两（6 g） 大枣擘，十二枚 半夏洗，半升（12 g） 生姜切，一两半（4.5 g）

【用法】 上六味，以水一斗，煮取三升，去滓。温服一升，日再夜一服。

【功用】 清热降逆，调补气血。

【适应证】

1. 中医病证：气血虚郁热气逆证。口苦，呕吐，或吐酸吐苦，心下支结，或痞硬，胁痛或烦满，或下利，或胃脘疼痛，心烦，舌红、苔薄黄，脉弦。

2. 西医疾病：急性肠胃炎、慢性胆囊炎、慢性肝炎、肠胃神经症、胆石症感染、免疫能力低下等临床表现符合少阳热利证者。

【用药分析】 方中黄芩清热燥湿，芍药益营缓急，半夏降逆和胃，生姜醒脾和胃，大枣、甘草补益中气。

【用方思路】

1. 黄芩加半夏生姜汤既是辨治郁热气逆伤气血证的重要代表方，又是辨治诸多杂病如肝胆病、脾胃病、心病等的重要基础方。

2. 方中黄芩既可清热，又可燥湿；芍药既可补血，又可缓急；半夏、生姜既可调理脾胃气机，又可调理肝胆气机，既可降逆，又可升清；大枣、甘草可补益五脏六腑及营卫之气。从方中用药用量及调配分析得知，黄芩加半夏生姜汤的应用并不局限于郁热伤气血证，还可用于辨治诸多杂病，如消化、精神神经、内分泌及代谢等系统疾病。

3. 运用黄芩加半夏生姜汤辨治的病证（无论病变部位在肝胆或在心）以郁热气逆伤气血为主，其治当清热益气补血。

【随证合方】 若夹血热，可与百合地黄汤合方用之；若夹热毒迫血，可与白头翁汤合方用之；若夹阳虚，可与四逆汤合方用之；若夹寒呕，可与橘皮汤合方用之。应用时还必须结合病变主次酌情调整方药用量。

【注意事项】 运用黄芩加半夏生姜汤既要辨清西医之病，又要辨清西医之病属于中医郁热气逆伤气血证。辨西医之病可进一步了解疾病的发展演变及转变规律，辨中医之证可更好地针对西医之病选用黄芩加半夏生姜汤。

【应用指征】 太阳与少阳合病，自下利者，与黄芩汤；若呕者，黄芩加半夏生姜汤主之。（172）

【方论】

明·许宏，《金镜内台方议》（1422年）： 故加半夏之辛，以散逆气。加生姜之辛，以和其中而止呕也。

明·方有执，《伤寒论条辨》（1592年）： 阳明间太少而中居，太少病，阳明独能逃其中乎。是故芍药利太阳膀胱而去水缓中，黄芩除少阳寒热而主肠胃不利。大枣益胃，甘草和中，是则四物之为汤。非合三家而和调一气乎，然气一也，下夺则利，上逆则呕。半夏逐水散逆，生姜呕家圣药，加所当加，无如二物。

明·张卿子，《张卿子伤寒论》（1644年）： 与黄芩汤，以和解半表半里之邪；呕者，胃气逆也，故加半夏、生姜以散逆气。

清·李中梓，《伤寒括要》（1649年）： 按半夏辛燥，除湿而大和脾胃；生姜辛散，下气而善理逆结。故二物为呕家圣药也。

清·汪昂，《医方集解》（1682年）： 治前证兼呕者。呕，胃气逆也，加半夏、生姜以散逆气。《千金》曰：生姜呕家圣药，是散其逆气也。《金匮》曰：呕家用半夏以去其水，水去则呕止，是下其痰饮也。亦治胆府发咳，呕苦水如胆汁。胃气逆则呕苦，胆液溢则口苦。

清·张志聪，《伤寒论集注》（1683年）： 太少合病自下利者，少阳枢转不能从开而气机内陷也，故与黄芩汤。黄芩一名腐肠，能清肠胃之邪热而外达于太阳，芍药亦能清肠热之下利；甘草、大枣主助中土而达太阳之气于外；若呕者，少阳枢转欲从太阳之开而上达，故加生姜、半夏以助其开而使之上达焉。愚按：此与“太阳阳明合病，必自下利”并“不下利，但呕者”，同一义也。

清·张志聪，《金匮要略集注》（1683年）： 脾主气，故用黄芩为君，以泄气分之实。甘草、芍药，甲己合而化土。半夏、姜、枣，辛甘配以宣通。夫病皆有虚有实，有热有寒。前二章，论虚寒之呕，故用温补之药，从上而温散；后二章，论实热之呕，故用苦寒之药，从下以疏通，所谓虚则补之，实则泻之也。

清·周扬俊，《金匮玉函经二注》（1687年）： 若呕，有黄芩加半夏生姜汤主之。成注：太阳阳明合病，自下利，为在表，与葛根汤发汗；阳明少阳合病自下利，为在里，可与承气汤下之；太阳少阳合病，为半表半里，则以是汤和解之。论方药主治，则曰黄芩之苦、芍药之酸，以敛肠胃之气；甘草、大枣之甘，以补肠胃之弱；半夏、生姜散逆也。

清·沈明宗，《伤寒六经辨证治法》（1693年）： 若呕者，乃风邪以挟胃中痰饮上逆，故加姜、半，涤饮散邪，而止呕逆也。

清·汪昂，《汤头歌诀》（1694年）： 前症兼呕此能平，单用芍药与甘草，炙等分，名芍药甘草汤，仲景。散逆止痛能和营。虞天民曰：“白芍不惟治血虚，兼能行气，腹痛者营气不和，逆于内里，以白芍行营气，以甘草和逆气，故治之也。”

清·郑重光，《伤寒论条辨续注》（1705年）： 凡下夺则利，上逆则呕。半夏、生姜为呕家圣药，所以加之也。

清·钱潢，《伤寒溯源集》（1708年）： 当用黄芩撤其热，而以芍药敛其阴。甘草、大枣，和中而缓其津液之下奔也。若呕者，是邪不下走而上逆，邪在胃口，胸中气逆而为呕也，故加半夏之辛滑，生姜之辛散，为蠲饮治呕之专剂也。

清·秦之桢，《伤寒大白》（1714年）： 太阳少阳合病，当用桂枝柴胡黄芩汤。今见呕吐，故加半夏、生姜。

清·魏荔彤，《金匮要略方论本义》（1720年）： 干呕而利者，邪又在中而不在上下也。呕为热逆之呕，邪为挟热之呕，审谛已明，主之以黄芩加半夏生姜汤可也。半夏半升，用辛苦以开之降之，而不伤于寒；黄芩、芍药一收一降，而邪热之在中，必由小肠而膀胱，随小便以去；甘草、生姜、大枣益胃补中，乃治中有实热作上呕下利之善计也。芩芍用以通肠胃、利小便，治肠痈如神，此物此志也。

清·魏荔彤，《伤寒论本义》（1724年）： 下利者，与以黄芩汤，以苦泄少阳之邪，而阳明之邪得下行。呕者，加半夏、生姜，以辛散太阳之邪，而阳明之邪不上逆，此黄芩即治挟热利之余法，此半夏、生姜即治结胸之余法，变而用之，不过使邪或自上越，或自下泄之意耳。此又见病肯受于阳明，而治之仍从太少，盖阳明无所复传之邪，仍自太少宣泄别无出路。

清·尤在泾，《伤寒贯珠集》（1729年）： 太阳阳明合病者，其邪近外，驱之使从外出为易，太阳少阳合病者，其邪近里，治之使从里和为易，故彼用葛根，而此与黄芩也。夫热气内淫，黄芩之苦，可以清之，肠胃得热而不固，芍药之酸，甘草之甘，可以固之。若呕者，热上逆也，故加半夏、生姜，以散逆气。而黄芩之清里，亦法所不易矣。

清·尤在泾，《金匮要略心典》（1729年）： 此伤寒热邪入里作利，而复上行为呕者之法，而杂病肝胃之火，上冲下注者，亦复有之，半夏、生姜散逆于上；黄芩、芍药除热于里；上下俱病，中气必困，甘草、大枣合芍药、生姜以安中而正气也。

清·王子接，《绛雪园古方选注》（1732年）： 太少合病，独治阳明者，热邪入里僭逆，当从枢转出阳明。用甘草、大枣和太阴之阳，黄芩、芍药安太阴之阴，复以半夏，生姜宣阳明之阖，助太阳之开，上施破纵之法，则邪无容着，呕止利安。

清·不著撰人，《伤寒方论》（1732年）： 黄芩汤既为太少合病下利不易之方，也多呕加姜半，始知小柴胡之加姜枣，盖分而为用也，意在姜半以涤饮止呕，参枣以和中，芩甘以清热也，观此之呕加生姜半夏，晓然自明，否则不呕，何独留枣而去姜耶。

清·吴谦，《医宗金鉴》（1742年）： 里热不和，故自下利，用黄芩清热，甘草和中，得芍药、大枣其功倍焉，热清里和，而利可止。

清·黄元御，《长沙药解》（1753年）： 太阳与少阳合病，少阳经气郁而克戊土，土病而下脘不容，自下利者，与黄芩汤，甘草、大枣，补其脾精，黄芩、芍药，泻其相火。恐利亡脾阴，以致土燥，而入阳明也。若呕者，黄芩加半夏生姜汤，降胃逆而止呕吐也。

治太阳少阳合病，下利而作呕者。黄芩汤，方在黄芩。治太少之下利，加半夏、生姜，降胃逆而止呕也。

清·黄元御，《金匮悬解》（1754年）： 干呕而利者，甲木之贼戊土，胃气郁遏，不能容纳水谷，故下为泄利而上为干呕。黄芩加半夏生姜汤，甘草、大枣，补中气而益脾精，黄芩、芍药，清甲木而泻相火，半夏、生姜，降胃气而止呕吐也。

清·沈金鳌，《杂病源流犀烛》（1773年）： 此方用黄芩涤热，故为温利主药。用白芍者，酸寒入阴分。一泄一收，热去而利自止也。甘草、大枣和中也。膀胱与胆既病，胃岂能独安，若呕，则明有痰饮结聚，非姜、半不除，虽其性辛燥，非伏气所宜，而去呕则有殊央也。

清·陈修园，《长沙方歌括》（1803年）： 按：仲景凡下利证，俱不用芍药。惟此方权用之，以泄陷里之热，非定法也。

清·朱光被，《金匮要略正义》（1803年）： 此太少二阳合病之治法也。少阳居表里之半，阳邪传入，郁而不宜，出乎阳则呕，入乎阴则利，干呕而利，表里俱有。故用黄芩汤以清彻扰里之阳邪，加姜、半以开散上出之阳邪也。

清·陈元犀,《金匮方歌括》(1811年): 按:太阳主开,少阳主枢,干呕者,少阳之邪欲从太阳之开而外出也;下利者,太阳之邪不能从枢外出而反从枢内陷也。用黄芩加半夏生姜汤者,转少阳之枢,达太阳之气,交上下,清里热,而姜、夏又能止呕降逆也。此即小柴胡汤去柴胡、人参加芍药,去之者,恐其助饮而增呕,加之者,取其和胃而降逆。伊圣之方,鬼神莫测也。

清·吕震名,《伤寒寻源》(1850年): 太阳与少阳合病,自下利者,与黄芩汤;若呕者,黄芩加半夏生姜汤。按呕亦属少阳证,故加半夏生姜以止呕,即小柴胡加减法也。

清·王孟英,《温热经纬》(1852年): 邹润安曰:呕而脉数口渴者,为火气犯胃,不宜加此。雄按:章虚谷云:生姜性热,仅能治寒,不可泛施于诸感也。汪按:伤寒一百十三方,用姜者五十七,则此味原非禁剂。然温暑证最宜慎用,用之不当,或致杀人。洄溪谓虽与芩、连同用,亦尚有害是也。又古时未有炮制之法,凡方用半夏无不兼用姜者,义取制半夏之毒。其所以治病者,功在半夏,不在姜也。今所用半夏,必先已姜制,可不必兼用姜矣。后人不察,但见古方用姜者不少,遂不论何证,随手妄施,其中必有误人而不自觉者,戒之。

清·王士雄,《随息居重订霍乱论》(1862年): 故仲圣以黄芩清解温邪,协芍药泄迫血之热,而以甘、枣、夏、姜奠安中土,法至当矣。其温病转为祸乱,果由中虚饮聚而伏邪乘之者,仍宜以此法治之。

清·高学山,《高注金匮要略》(1872年): 黄芩,苦寒而直根,为下焦泻热之要药。得酸敛之芍药,甘缓之甘草为使,则引入肝脾而泻其热。热势缓而奔迫者自平,故利可止。姜半温胃降逆,而以甘浮之大枣为使,则温降之性,留恋膈间,而寒逆又平,故呕可止也。

清·戈颂平,《伤寒指归》(1907年): 若水逆半里上从口呕者,主黄芩加半夏生姜汤。加半夏辛平气味,降半里上水逆气结。加生姜辛温气味,化气横行,疏泄左右络道之阴。水不逆半里上,其阳内阖无阻。曰:若呕者,黄芩加半夏生姜汤主之。

清·戈颂平,《金匮指归》(1907年): 主黄芩苦寒,甘草极甘,大枣甘平多汁,苦甘气味,合化阴气,固半表上阳气阖午,以芍药苦平,疏泄土气,加半夏、生姜降逆散结,转运水气。右六味,象阴数得阳变于六,以水一斗,象地天生成十数。煮取三升,去滓,温服一升,象阳数复于里,日再夜一服,象二阴偶阳开于子。

近代·黄竹斋,《伤寒论集注》(1925年): 二阳合病之自下利,盖系便肠垢之赤白痢,故用芍药以调血分之滞,与三阴下利清谷之不可用芍药者,迥别。此证之呕柯氏谓是胆汁上溢而口苦故用黄芩清火。

近代·何廉臣,《增订伤寒百证歌注》(1928年): 此治太阳与少阳合病而下利与呕也。合者彼此合同,非如并者之归并于此也。二阳合病,邪入少阳之里,胆火下攻于肠,故自下利,上逆于胃,故兼呕也。此汤苦甘相济,调中以存阴也。兼呕者,加半夏以降逆,生姜以散邪也。

近代·曹颖甫,《金匮发微》(1931年): 方用黄芩汤以治协热利,其功用在清胆火而兼能扶脾,合小半夏汤以止呕,其功用不惟降胃逆,而并能去水,此二方合用之大旨也。

近代·曹颖甫,《伤寒发微》(1931年): 寒水不足,胃燥而胆火上逆,是为心下硬;寒水内薄,胃中胆汁不能相容,是为呕。呕者,水气内陷与下利同,脾胃不和亦与下利同。其不同者,特上逆与下泄耳。故仲师特于前方加半夏、生姜,为之平胃而降逆。盖小半夏汤,在《金匮》原为呕逆主方,合黄芩以清胆火,甘草、大枣以和胃,芍药以达郁,而呕将自定。抑仲师之言曰:更纳半夏以去其水。此以去水而止呕者也。

近代·祝味菊,《伤寒方解》(1931年): 本方即黄芩汤加半夏、生姜二味。其适用标准,黄芩汤证其病机仅及于肠,而此则乃涉于胃矣,故多一呕之证象,而半夏、生姜固为降逆止呕之主药也。

近代·彭子益,《圆运动的古中医学·金匮方解篇》(1947年): 治干呕而利者。此利乃木热疏泄之利。芩芍清木热，草枣补中，姜夏降胃止呕也。胆木逆于上，肝木陷于下，中气大伤，草枣补中此方要药。

近代·冉雪峰，《冉注伤寒论》（1949年）： 无太阳证故不用桂枝葛根，无少阳证故不同柴胡桂枝，实事求是，坦坦率率，论证论治，仲景真医门唯物主义者。注家必扯向太少两阳，固欠精审，或谓无关六经，扯向胃肠炎赤痢，谓有毒性物质在胃肠，此与本书本篇本条，有何关系？自欺欺人，尤为害道，然则如之何？曰此条似太阳而非太阳，似少阳而非少阳，似结胸而非结胸，似痞证而非痞证。盖太少两阳的病变，而结痞两证的旁枝，适成为外篇补余的要义。黄芩协芍药，为疗热利要品，半夏伍生姜，为止呕逆正药。而本方去诸药之义明，本条用本方之义明。本条用本方，而必去柴胡人参，不加葛根黄连，亦无不可以大明。

现代·中医研究院，《伤寒论语释》（1956年）： 本方以黄芩汤加辛滑之半夏与辛散之生姜，为邪气上逆之呕症而设，故除有黄芩汤作用外，并能散逆止呕。

现代·任应秋，《伤寒论语释》（1957年）： 钱潢云："黄芩彻其热，而以芍药敛其阴，甘草大枣和中而缓其津液之下奔也，若呕者，是邪不下走而上逆，邪在胃口，胸中气逆而为呕也，故加半夏之辛滑，生姜之辛散，为蠲饮治呕之专剂矣"。芍药在方中仍为缓痛作用，并非敛阴。

现代·安徽中医学院，《伤寒论通俗讲义》（1959年）： 本方能清热和里止痢。以黄芩清肠胃之热；芍药敛液而缓下利之腹痛；甘草大枣和中振脾，缓急迫而化毒。故此方为治疗热性下利的主要方剂。若胃气上逆而呕者，加半夏生姜以散逆气。

现代·李翰卿，《中国百年百名中医临床家》（1960年）： 此清热燥湿，止痛止痢，兼止呕之方。也系寒热并用。治泻痢兼呕吐的方法之一。主治泄泻或痢疾兼呕吐。但必须具有寒热证夹杂现象，如单用热药，则呕吐轻而下痢重；反之，则下利轻而呕吐又重等。

现代·刘渡舟，聂惠民，傅世垣，《伤寒挈要》（1983年）： 黄芩汤解见上条，加半夏、生姜涤痰化饮，健胃止呕。

现代·刘渡舟，《伤寒论诠解》（1983年）： 若少阳邪热逆于胃，胃气上逆并挟有痰饮而作呕的，于黄芩汤方中加半夏，生姜和胃降逆，蠲饮止呕。黄芩汤加半夏，生姜亦可看作是小柴胡汤的变方，因热已不在半表而入于半里，故去柴胡而仅用黄芩；证非胃实，然亦非胃虚，故不须人参之补。

现代·刘渡舟，苏宝刚，庞鹤，《金匮要略诠解》（1984年）： 本条是论述干呕兼热痢的证治。由于饮食不洁，肝胆不和，热郁胃肠，以致升降失调，胃气上逆，则干呕；邪热下迫，故下利。因是热痢，当见大便稠黏或赤白，或伴有发热、腹痛等证。治宜黄芩加半夏生姜汤和胃降逆，清热止痢。方中黄芩、芍药清肝胆之热，使其不灼伤肠液，则下痢自止；半夏、生姜和胃降逆，而治干呕，甘草，大枣则调理中气而和诸药。

【方论评议】

综合历代各家对黄芩加半夏生姜汤的论述，应从用药要点、方药配伍和用量比例三大方面进行研究，以此更好地研究经方配伍，用于指导临床应用。

诠释用药要点：方中黄芩清热燥湿，芍药益营缓急，半夏降逆和胃，生姜醒脾和胃，大枣、甘草补益中气。

剖析方药配伍：黄芩与芍药，属于相反配伍，补泻同用，黄芩清热止利，芍药敛阴缓急；半夏与生姜，属于相使配伍，半夏助生姜和胃，生姜助半夏降逆；大枣与甘草，属于相须配伍，增强补益中气；黄芩与大枣、甘草，属于相反相畏配伍，大枣、甘草益气制约黄芩清热伤胃，黄芩清热制约大枣、甘草补益助热；芍药与大枣、甘草，属于相使配伍，益气生血，缓急止痛；半夏、生姜与大枣、甘草，属于相使配伍，醒脾和胃，补益中气。

权衡用量比例：黄芩与芍药用量比例是3∶2，提示清热与补血之间的用量调配关系，以治热利；半夏与生姜用量比例关系是近3∶1，提示降逆与宣发之间的用量调配关系，以治呕逆；芍药与大枣、甘草用量比例是1∶1∶5，提示补血缓急与益气缓急之间的用量调配关系，以治气血虚；半夏、生姜与大枣、甘草用量比例是4 ：1.5 ：10 ：2，提示醒脾和胃与益气缓急之间的用量调配关系，以治胃气不降。

【药理作用】 本方具有调节胃肠平滑肌蠕动、解除平滑肌痉挛、保肝利胆、降血脂、增强机体免疫功能、改善微循环、调节内分泌、抗菌、抗病毒、抗炎、抗过敏、抗硬化、抗溃疡、抗惊厥、解热等作用。

黄芩汤

【导读】 ①学用黄芩汤应重视黄芩和芍药的用量调配关系、黄芩和大枣的用量调配关系、芍药和甘草的用量调配关系。②黄芩汤虽是辨治少阳热利证的重要代表方，但在临床中对气血虚下利证等也具有良好治疗作用。③学好用活黄芩汤的第一步是辨清黄芩汤由哪些药物组成：组成黄芩汤有3组药，第1组是清热药即黄芩，第2组是补血缓急药即芍药，第3组是益气药即大枣、甘草，从3组药用量深入学习研究即可用活黄芩汤。

【方歌】 黄芩汤治虚热疾，芍药即大枣与甘草，气血虚弱夹郁热，补益清热效果好。

【方药】 黄芩三两（9g） 芍药二两（6g） 甘草炙，二两（6g） 大枣擘，十二枚

【用法】 上四味，以水一斗，煮取三升，去滓。温服一升，日再夜一服。

【功用】 清胆热，利大肠。

【适应证】

1. 中医病证：①少阳郁热伤气血证。下利不爽，肛门灼热，或泄利下重，不欲饮食，口苦，或表情沉默，舌红、苔黄，脉弦数。②气血虚夹热证。

2. 西医疾病：细菌性痢疾、阿米巴痢疾、急性肠炎、过敏性肠炎、肠胃神经症、急性胆囊炎、胆石症感染、免疫能力低下等临床表现符合少阳热利证者。

【用药分析】 方中黄芩清热燥湿，芍药益营缓急，大枣、甘草补益中气。

【用方思路】

1. 黄芩汤既是辨治郁热伤气血证的重要代表方，又是辨治诸多杂病如肝胆病、脾胃病、心病等的重要基础方。

2. 方中黄芩既可清热，又可燥湿；芍药既可补血，又可缓急；大枣、甘草可补益五脏六腑及营卫之气。从方中用药用量及调配分析得知，黄芩汤的应用并不局限于郁热伤气血证，还可用于辨治诸多杂病，如消化、精神神经、内分泌及代谢等系统疾病。

3. 运用黄芩汤辨治的病证（无论病变部位在肝胆或在心）以郁热伤气血为主，其治当清热益气补血。

【随证合方】 若夹血热，可与百合地黄汤合方用之；若夹热毒迫血，可与白头翁汤合方用之；若夹阳虚，可与四逆汤合方用之。应用时还必须结合病变主次酌情调整方药用量。

【注意事项】 运用黄芩汤既要辨清西医之病，又要辨清西医之病属于中医郁热伤气血证。辨西医之病可进一步了解疾病的发展演变及转变规律，辨中医之证可更好地针对西医之病选用黄芩汤。

【应用指征】 太阳与少阳合病，自下利者，与黄芩汤；若呕者，黄芩加半夏生姜汤主之。（172）

【方论】

金·成无己，《注解伤寒论》（1144年）： 太阳阳明合病，自下利为在表，当与葛根汤发汗。阳明少阳合病，自下利，为在里，可与承气汤下之。此太阳少阳合病，自下利，为在半表半里，非汗下所宜，故与黄芩汤以和解半表半里之邪。呕者，胃气逆也，故加半夏、生姜，以散逆气。虚而不实者，苦以坚之，酸以收之，黄芩、芍药之苦酸，以坚敛肠胃之气。弱而不足者，甘以补之，甘草、大枣之甘，以补固肠胃之弱。

明·许宏，《金镜内台方议》（1422年）： 故与黄芩为君，以解少阳之里热，苦以坚之也。芍药为臣，以解太阳之表热，而行营气，酸以收之也。以甘草为佐，大枣为使，以补肠胃之弱，而缓中也。

明·汪石山，《医学原理》（1525年）： 治太阳与少阳合病自病，用黄芩、芍药清热扶阴，收敛肠胃，大枣、甘草补中。

明·吴昆,《医方考》(1584年): 太阳与少阳合病，必自下利者，此方主之。太阳与少阳合病者，有太阳证头痛、身热、脊强，而又有少阳证耳聋、胁痛、寒热往来、呕而口苦也。必自下利者，表实里虚，邪热渐攻于里故也。若太阳与阳明合病自下利，为在表，当与葛根汤发汗；阳明、少阳合病自下利，为在里，可与承气汤下之；此太阳、少阳合病自下利，为在半表半里，非汗下所宜，故与黄芩汤。师曰：虚而不实者，苦以坚之，酸以收之；故用黄芩、芍药以坚敛肠胃；弱而不实者，甘以补之，故用甘草、大枣以补益肠胃。其有加半夏者，为其呕也。

明·张卿子,《张卿子伤寒论》(1644年): 虚而不实者，苦以坚之，酸苦以收之，黄芩、芍药之苦酸，以坚敛肠胃之气；弱而不足者，甘以补之，甘草、大枣之甘，以补固肠胃之弱。

清·李中梓,《伤寒括要》(1649年): 太阳与少阳合病，下利而头疼胸满，或口苦咽干，或往来寒热，其脉或大而弦也。黄芩、芍药之苦酸，以坚敛肠胃之气；甘草、大枣之甘平，以补养脾胃之弱。

清·程应旄,《伤寒论后条辨》(1670年): 故用黄芩汤清热益阴，招回外向之半里，而半表之势自解，柴胡并可不用也。若呕者加半夏、生姜，此则略施破纵之法，使邪无留结耳。以上诸治，皆辅小柴胡汤之所不逮，而于和解一法始无渗漏，盖法之备也。

“(底本眉批：厥有下法，而戒用黄芩者何也？下中有润法，从阳达阴，黄芩阴寒而燥，助水灭火，阴经属燥邪而无实热者切忌。厥阴之有消渴、除中，同一病机，皆下寒而上热也。胃气在则为消渴，胃气亡则为除中)。”

清·柯琴,《伤寒来苏集》(1674年): 两阳合病，阳盛阴虚，阳气下陷入阴中，故自下利。太阳与阳明合病，是邪初入阳明之里，与葛根汤辛甘发散，以从阳也，又“下者举之”之法。太阳与少阳合病，是邪已入少阳之里，与黄芩汤酸苦涌泄，以为阴也，又“通因通用”之法。此小柴胡加减方也。热不在半表，已入半里，故以黄芩主之。虽非胃实，亦非胃虚，故不须人参补中也。

太阳阳明合病，是寒邪初入阳明之经，胃家未实，移寒于脾，故自下利，此阴盛阳虚，与葛根汤辛甘发散以维阳也。太阳少阳合病，是热邪陷入少阳之里，胆火肆逆，移热于脾，故自下利，此阳盛阴虚，与黄芩汤苦甘相淆以存阴也。凡太、少合病，邪在半表者，法当从柴胡桂枝加减。此则热淫于内，不须更顾表邪，故用黄芩以泄大肠之热，配芍药以补太阴之虚，用甘、枣以调中州之气。虽非胃实，亦非胃虚，故不必人参以补中也。若呕是上焦之邪未散，故仍加姜、夏。此柴胡桂枝汤去柴桂人参方也。凡两阳之表病，用两阳之表药；两阳之半表病，用两阳之半表药。此两阳之里病，用两阳之里药。逐条细审，若合符节。然凡正气稍虚，表虽在而预固其里，邪气正盛，虽下利而不须补中，此又当着眼处。

清·陈尧道,《伤寒辨证》(1678年): 师曰：虚而不实者，苦以坚之，酸以收之，故与黄芩、芍药以坚敛肠胃。弱而不实者，甘以补之，故用甘草、大枣以补益肠胃。温病热病始发即可用黄芩汤，去热为主，伤寒传至少阳，热邪渐次入里，方可用黄芩佐柴胡和解之，此温热病与伤寒异治之大要也。

清·汪琥,《伤寒论辨证广注》(1680年): 成注云：虚而不实者，苦以坚之，酸以收之。黄芩、芍药之苦酸，以坚敛肠胃之气。弱而不足者，甘以补之。甘草、大枣之甘，以补固肠胃之弱。琥按：上黄芩汤，成氏既云和解半表半里之邪，及其注方中药味，止云坚敛补固肠胃之气弱，而不及解表，何也。盖太少合病，而至自利，则在表之寒邪，悉郁而为里热矣。里热不实，故与黄芩汤以清热益阴，使里热清，而阴气得复，斯在表之阳热自解。

清·汪昂,《医方集解》(1682年): 二经合病，何以不用二经之药？盖合病而兼下利，是阳邪入里，则所重者在里，故用黄芩以彻其热，而以甘、芍、大枣和其太阴，使里气和则外证自解，和解之法，非一端也。仲景之书，一字不苟。此证单言下利，故此方亦单治下利。

清·李彣,《金匮要略广注》(1682年): 故用黄芩撤热，芍药泄邪，半夏、生姜散逆止

十一画

呕，甘草、大枣缓脾和中，此即半夏泻心汤例也。

清·张志聪,《伤寒论宗印》(1683年): 太阳之气主表，少阳之气主枢，二阳合病，则太阳之气偏于里，少阳之气偏于外矣。偏于里，故用桂枝汤之芍药、甘草、大枣。偏于外，故用柴胡汤之黄芩。太少之气，合病于外，则经气虚而自利，故用芍药之苦，甘草、大枣之甘以调经。二阳之气在外，已无往来出入之机，故不必柴胡半夏，直从里而出表，并去人参之固中，生姜之宣发，而止用黄芩以解外也。若呕者，邪将内入，故加生姜半夏以辛散之。

清·沈明宗,《伤寒六经辨证治法》(1693年): 故以桂枝汤，去走表之桂枝，而以甘枣，专补脾胃；黄芩能清木火之热；芍药和脾而疏土中之木。

清·汪昂,《汤头歌诀》(1694年): 治太阳少阳合病下利，黄芩三两，芍药、甘草各二两，枣十二枚。阳邪入里，故以黄芩撤其热，甘草、大枣和其太阴。此方遂为治痢祖，后人加味或更名。利，泻泄也；痢，滞下也。仲景本治伤寒下利，《机要》用此治痢，更名黄芩芍药汤；洁古治痢，加木香、槟榔、大黄、黄连、当归、官桂，名芍药汤。

清·高世栻,《医学真传》(1699年): 医治伤寒发热，必用黄芩清热，谓小柴胡汤有黄芩也。夫既病伤寒，其身必热，而热有皮毛、肌腠、经脉之不同，更有寒热相兼、假热真寒之各异。黄芩内空腐，外肌皮，空腐则内清肠胃之热，肌皮则外清肌表之热，有彻内彻外之功。必审其内外皆热，原本壮实，胃气不虚，外不涉于毫毛，内不涉于经脉方用。若泛泛然举手便用，其种祸不知几许矣！本论云：仅与黄芩汤彻其热，腹中应冷，当不能食，戒之也。

清·郑重光,《伤寒论条辨续注》(1705年): 太阳阳明下利，表证居多。阳明少阳合病，里证居多。太阳少阳下利，半表半里为多，故用黄芩、甘草、芍药、大枣四味调和二经。

清·顾松园,《顾松园医镜》(1718年): 黄芩清热。白芍、甘草、大枣和脾。

清·姚球,《伤寒经解》(1724年): 太阳为寒水，少阳为风木，二经合病，水主利而风主泄，故自利也。黄芩汤，清热平木也。若呕者，兼湿也。湿胜则土淖，故呕也。加半夏、生姜，去湿以止逆也。芍药、甘草，甲己化土，为风温下利主药。大枣扶土，黄芩清热，而利自止。至有呕，则兼湿矣。加半夏以燥之，生姜以通之，而呕自平也。

清·尤在泾,《金匮要略心典》(1729年): 此与黄芩加半夏生姜汤治同，而无芍药、甘草、生姜，有人参、桂枝、干姜，则温里益气之意居多，凡中寒气少者，可于此取法焉。

清·王子接,《绛雪园古方选注》(1732年): 黄芩汤，太少合病，自利，邪热不从少阳之枢外出，反从枢内陷，故舍阳而治阴也。芍药、甘草、大枣一酸二甘，使酸化甘中，以和太阴，则肠胃得博厚之通而利止矣。

清·不著撰人,《伤寒方论》(1732年): 太少合病下利，既非若太阳阳明合病表证多，亦非若阳明少阳合病里证多，汗下皆不宜，即小柴胡亦，嫌遗劫太阳故用柴胡之三，桂枝之二合而和之，精神全在“合”字，不复顾太少之表矣，然因此悟桂枝汤意，桂枝为太阳主药合姜枣行脾之津液而和其外，因其自汗，阴阳不和，以甘芍和其内，而共成解肌之功，此以合病，治合不治表，故单用甘芍和阴，以管太阳之邪，并悟小柴胡汤意，柴胡为少阳主药合姜半以去少阳之饮，而和其半表因表邪入内，则热以芩甘参枣之甘寒和其半里，而共成和解之用，此以合病不合表之半，而和里之半，故单用芩、枣以管少阳之邪，体究病情，用药变化，岂不于此并见哉。

清·黄元御,《长沙药解》(1753年): 治太阳少阳合病，自下利者。以太阳而传少阳，少阳经气内遏，必侵克戊土，而为呕利。逆而不降，则壅迫上脘而为呕，降而不舒，则郁迫下脘而为利。利泄胃阳，则入太阴之脏，利亡脾阴，则传阳明之腑。少阳以甲木而化相火，易传阳明而为热。

清·黄元御,《伤寒说意》(1754年): 凡太阳少阳合病，必见呕利，缘甲木壅遏，则克戊土，胃腑郁迫，不能容受，是以吐泄。吐泄者，少阳传阳明之府也。其自下利者，宜黄芩汤，甘草、大枣，补其脾精，黄芩、芍药，泻其相火。

清·徐灵胎,《伤寒约编》(1759年): 故以黄芩泄大肠之热，芍药敛太阴之虚，甘草调中州之气。虽非胃实，亦非胃虚，故不必人参以补中也。呕是上焦水气未散，故仍加姜、夏，即柴胡桂枝汤去柴、桂、人参。

清·吴仪洛,《成方切用》(1761年): 治太阳少阳合病，自下利者。太阳阳明合病下利，为在表，与葛根汤以汗之。少阳阳明合病下利，为阳邪入里，与承气汤以下之；此太阳少阳合病下利，为在半表半里，与黄芩汤以和解之。此证但言下利，故此方亦单治下利。

清·强健,《伤寒直指》(1765年): 虚而不实者，苦以坚之，酸以收之，黄芩、芍药之苦酸，以坚敛肠胃之气。弱而不足者甘以补之，甘草、大枣之甘以补固肠胃之弱。

清·杨栗山,《伤寒瘟疫条辨》(1784年): 此太阳少阳合病下利，非汗下所宜，故与黄芩汤。盖虚而不实者，苦以坚之，酸以收之，故用黄芩、白芍以坚敛肠胃；弱而不实者，甘以补之，故用甘草、大枣以补益肠胃也。温病始发即可用黄芩汤，以去邪热为妙；伤寒必传至少阳，邪热渐次入里，方可用黄芩佐柴胡以和解之。此辨温病与伤寒异治之要诀也。

清·徐玉台,《医学举要》(1792年): 太阳少阳合病，必有头痛胸满，口苦咽干，寒热往来之病机，或大或弦之脉象，阳邪入里，胆火移热于脾，故自下利。黄芩汤用黄芩彻热为君，佐白芍、甘草、大枣以和营气，虽非胃实，亦非胃虚，故不须人参以补中。兼痰饮则呕，故仍加半夏、生姜。后人移治春温伏热，机要以之治痢，更名黄芩芍药汤，是方遂为治痢之祖方矣。胸中有热而欲呕吐，胃中有寒而作腹痛，此上热下寒也。湿家下之，丹田有热，胸中有寒，此上寒下热也。黄连汤为升降阴阳之通剂，与小柴胡两解表里，实为对待。方中人参补虚，半夏除呕，甘枣缓中，四味与小柴胡同，余则彼用柴胡，而此易以桂枝，彼用黄芩，而此易以黄连，彼用生姜，而此易以干姜，和解虽同，而上下之邪，与表里之邪异矣。是方与泻心诸汤，出入互用。

清·吴坤安,《伤寒指掌》(1796年): 若头痛胸满，口苦咽干，或往来寒热，脉浮而弦，自下利者，此太阳少阳合病也，缘热邪入少阳之里，胆移热于脾，故下利，黄芩汤主之。其邪不在半表，而在半里，故不用柴胡而主黄芩。

邵仙根评：太阳少阳合病，是邪已入少阳之里。邪入于内，故用黄芩治之，使从内出为易。夫热淫于内，黄芩之苦以清之，肠胃得热而不固。芍药之酸，甘草之甘，以收固之。酸苦涌泄为阴，亦通因通用之法也。若呕者，热邪上逆也，故加半夏、生姜以散逆气。而黄芩之清里，亦法之所不易矣。且黄芩汤，小柴胡加减方也。热不在半表，已入半里，故以黄芩清里。虽非胃实，亦非胃虚，故不须人参补中也。

清·陈修园,《伤寒真方歌括》(1803年): 二阳合病，邪入少阳之里，胆下火攻于脾，故自下利，上逆于胃，故兼呕也。此汤苦甘相济，调中以存阴也，兼呕者，加半夏以降逆，生姜以散邪也。

清·邹澍,《本经疏证》(1832年): 仲景用黄芩有三耦焉。气分热结者，与柴胡为耦；血分热结者，与芍药为耦；湿热阻中者，与黄连为耦。以柴胡能开气分之结，不能泄气分之热；芍药能开血分之结，不能清迫血之热；黄连能治湿生之热，不能治热生之湿。譬之解斗，但去其斗者，未平其致斗之怒，斗终未已也。故黄芩协柴胡能清气分之热，协芍药，能泄迫血之热。协黄连，能解热生之湿也……或问黄芩汤治何等证？其证腹痛与否？若腹痛何以用黄芩？若腹不痛何以用芍药？曰其证身热，不恶风亦不恶热，或下利或呕，腹则不痛。盖芍药、甘草、大枣，桂枝汤里药也；以不恶风，故不用姜、桂。黄芩、甘草、大枣，小柴胡里药也，以不往来寒热，故不用柴胡。以其常热，故不用人参。若不呕则并不用半夏、生姜，至芍药则并不因腹痛而用，以桂枝汤证原无腹痛也，亦不心下痞硬，故不去大枣也。夫芍药甘草汤治"伤寒汗出，误服桂枝汤后，足胫拘急”，已见其能破阳邪于阴分矣，加以黄芩，不益可见阳分之热甚盛攻于阴分为利非阴中自有愆阳之结耶！仲景于《厥阴篇》云：伤寒脉迟，与黄芩汤除其热，腹中则冷不能食，可知黄芩汤证之脉必数。黄芩所治之热，必自里达外，不治但在表分之热矣。

清·吕震名，《伤寒寻源》（1850年）： 太阳与少阳合病，自下利者，与黄芩汤。按合病而至于下利，则邪气将从少阳转陷入里。故君黄芩彻少阳之热，而复以芍药约之，甘枣和之，使热清而利自止。虽半表半里之邪，而里多于表，故治法不从表而从里。太阳阳明合病下利，表证为多，主葛根汤。阳明少阳合病下利，里证为多，主承气汤。太阳少阳合病下利，半里半表之证为多，此方即是和法。同一合病下利，而主治不同，何等深细。

清·王孟英，《温热经纬》（1852年）： 邹润安曰：或问黄芩汤治何等证？其证腹痛与否？若腹痛何以用黄芩？若腹不痛何以用芍药？汪按：腹痛因乎热者甚多，谓腹痛必因寒者，前人拘滞之见也。曰其证身热，不恶风亦不恶热，或下利，或呕，腹则不痛。盖芍药、甘草、大枣，桂枝汤里药也，以不恶风故不用姜、桂。黄芩、甘草、大枣，小柴胡里药也，以不往来寒热，故不用柴胡。以其常热，故不用人参。若不呕则并不用半夏、生姜，至芍药则并不因腹痛而用，以桂枝汤证原无腹痛也，亦不心下痞硬，故不去大枣也。又《厥阴篇》云：伤寒脉迟，与黄芩汤除其热，腹中则冷不能食，可知黄芩汤证之脉必数。黄芩所治之热，必自里达外，不治但在表分之热矣。然仲景用黄芩有三耦焉。气分热结者，与柴胡为耦；血分热结者，与芍药为耦；湿热阻中者，与黄连为耦。以柴胡能开气分之结，不能泄气分之热；芍药能开血分之结，不能清迫血之热；黄连能治湿生之热，不能治热生之湿。譬之解斗，但去其斗者，未平其致斗之怒，斗终未已也。故黄芩协柴胡能清气分之热，协芍药，能泄迫血之热，协黄连，能解热生之湿也。汪按：前人方解，不过望文生义，必如邹氏诸条，始觉有味可咀矣。

清·高学山，《伤寒尚论辨似》（1872年）： 以苦寒之黄芩为君，直入少阳以泻其热，盖苦以坚之之义，少阳半得肝气，故以甘草缓其急也，佐以芍药者，不特酸以泻木，且脾为阴脏，并欲其引入阴分，以解其木邪耳。凡下利者，下必虚，故又以大枣补之。此条虽曰太少合病，然太阳从合而化，故不责太阳者，以少阳之合热，如逢君之恶，其罪大也，诸注肤陋不全。

清·王旭高，《退思集类方歌注》（1897年）： 故用黄芩酸苦，泄少阳之热，甘、芍、大枣酸甘，和太阴之气，使半里清而半表自解，和解之法，非一端也。

清·戈颂平，《伤寒指归》（1907年）： 黄芩苦寒，甘草极甘，大枣甘平多汁，取苦甘气味，合化其阴，固阳内午。阳不内午，半里下土气不疏，以芍药苦平气味，疏泄土气。右四味，象阴阳气液分别四方。以水一斗，象地天生成十数。煮取三升，象阳数内午。去滓，温服一升，象阳数开子，日再，夜一服。再，一举而二也。象一阳举，二阴耦之。

近代·曹颖甫，《伤寒发微》（1931年）： 黄芩汤方治，黄芩苦降以抑标阳，芍药苦泄以疏营郁，甘草、大枣甘平以补脾胃，则中气健运而自利可止。不用四逆、理中以祛寒，不用五苓以利水，此不治利而精于治利者也。

近代·祝味菊，《伤寒方解》（1931年）： 本方以黄芩为主药，其适用标准在蒸发机能障碍，淋巴壅滞，热淫于内，肠受激迫而自下利者，故用黄芩清热，芍药泄滞，甘草、大枣和中，而缓其津液之下注也。

近代·徐大桂，《伤寒论类要注疏》（1935年）：《本经》芍药条曰，大便溏者勿用，指虚寒溏泄者言也。本证系热陷下利，芍药性味苦平，正以泄木火之有余。按：此证虽系太、少合病，而火与热既归并于内，而为下利。故但以清火泄热为主。火热清而利自止也。若利而兼呕，则更有寒邪中格，胃脘气逆，故更从小柴胡治呕之例，加姜、夏以宣降胃气，方意自明，不劳诠解。

现代·中医研究院，《伤寒论语释》（1956年）： 本方适用于太阳少阳合病，邪热偏盛于少阳之半里的证候，用黄芩散热，芍药敛阴，甘草、大枣和中。

现代·陈亦人,《伤寒论译释》(1958年): 以黄芩清热，芍药敛阴，甘草、大枣顾护正气，热除阴敛则利自止。若胆胃气逆而呕吐，加半夏、生姜以和胃降逆。后世治疗热痢的名方如芍药汤、芩芍汤等，均从此方演化可来，所以被称为治痢疾的祖方。

成氏举三条合病自利相比，得出同中之异，有治表、治里、治半表半里的不同，有一定参考意义。汪氏认为本条合病自利之病机是在表寒邪悉郁而为里热，里热不实，故与黄芩汤清热益阴，对于深入理解本条证治尤有帮助。周氏从黄芩汤为治温本药，推论本条合病自利不是伤寒，属于温病，亦有其合理部分，但析理牵强，既云无表，怎么能称为太阳，难以令人信服。本方为治热利之要方，后世治痢方剂，大都由此方化裁而来，例如朱丹溪用以治热利腹痛，更名黄芩芍药汤；张洁古于本方中去大枣，更加木香、槟榔、大黄、黄连、当归、肉桂，名为芍药汤，治赤白痢疾，有显著的效果。

现代·李翰卿,《中国百年百名中医临床家》(1960年): 此清热燥湿、止痛止利之方。主治泄泻或痢疾。但必须具有口苦、喜冷等热证现象。黄芩苦寒，清热燥湿以止泻痢；芍药逐血痹以治腹痛；甘草、大枣和中缓急，兼理肠胃之虚。

现代·孙纯一,《伤寒论注释要编》(1960年): 黄芩彻其热，芍药敛其阴而和里，甘草大枣而缓其津液之下奔也。

现代·刘渡舟，聂惠民，傅世垣,《伤寒挈要》(1983年): 黄芩、芍药平肝清胆，大枣、甘草扶脾养胃。此方以清热治利、兼和中气为治疗特点。

现代·刘渡舟,《伤寒论诠解》(1983年): 黄芩汤用黄芩之苦寒，以清肝胆之热；芍药能养肝胆之阴，同时能于土中伐木，以制肝胆木气之横逆，两药相合，为治热利之主药。甘草、大枣益气滋液，而顾护正气。黄芩汤现临床上多用于治疗痢疾。后世治疗痢疾的名方芍药汤，即由黄芩汤发展而来。故《医方集解》称此方为“万世治痢之祖”。

【方论评议】

综合历代各家对黄芩汤的论述，应从用药要点、方药配伍和用量比例三个方面进行研究，以此更好地研究经方配伍，用于指导临床应用。

诠释用药要点：方中黄芩清热燥湿，芍药益营缓急，大枣、甘草补益中气。

剖析方药配伍：黄芩与芍药，属于相反配伍，补泻同用，黄芩清热止利，芍药敛阴缓急；大枣与甘草，属于相须配伍，增强补益中气；黄芩与大枣、甘草，属于相反相畏配伍，大枣、甘草益气制约黄芩清热伤胃，黄芩清热制约大枣、甘草补益助热；芍药与大枣、甘草，属于相使配伍，益气生血，缓急止痛。

权衡用量比例：黄芩与芍药用量比例是3∶2，提示清热与补血缓急之间的用量调配关系，以治腹痛；芍药与大枣、甘草用量比例是1∶1∶5，提示补血缓急与益气缓急之间的用量调配关系，以治气血虚。

【药理作用】 本方具有保肝利胆、降血脂作用，降血糖、增强机体免疫功能、调节胃肠蠕动、调节内分泌、抗菌、抗病毒、抗炎、抗过敏、解热等作用。

黄芪芍桂苦酒汤

【导读】 ①学用黄芪芍桂苦酒汤应重视黄芪和苦酒的用量调配关系、芍药和苦酒的用量调配关系。②黄芪芍桂苦酒汤虽是辨治湿郁黄汗证的重要代表方，但在临床中对气虚不固证等也具有良好治疗作用。③学好用活黄芪芍桂苦酒汤的第一步是辨清黄芪芍桂苦酒汤由哪些药物组成：组成黄芪芍桂苦酒汤有4组药，第1组是温阳行散药即桂枝，第2组是补收敛药即芍药，第3组是益气药即黄芪，第4组是清泻郁热药即苦酒，从4组药用量深入学习研究即可用活黄芪芍桂苦酒汤。

【方歌】 黄芪芍桂苦酒汤，湿郁寒热色正黄，发热汗出身体重，通阳治湿效非常。

【方药】 黄芪五两(15g) 芍药三两(9g) 桂枝三两(9g)

【用法】 上三味，以苦酒一升，水七升，相和，煮取三升，温服一升。当心烦，服至六七日乃解。若心烦不止者，以苦酒阻故也。

【功用】温阳益气，清化湿邪。

【适应证】

1. 中医病证：①湿郁黄汗证。身体重，四肢头面肿，胸满，发热，汗出而渴，状如风水，汗沾衣，色正黄如柏汁，若汗出已，久久其身必甲错，发热不止者，必生恶疮，或生痈脓，舌红、苔薄或黄腻，脉沉迟。②气血虚夹湿热证。

2. 西医疾病：内分泌紊乱引起的多汗症、末梢神经炎、神经性皮炎、神经性头痛、神经性肌肉痉挛、皮肤过敏引起的瘙痒症等临床表现符合湿热黄汗证者。

【用药分析】方中黄芪益气化湿，桂枝辛温通阳化湿，芍药泻热益营缓急，苦酒（醋）清泻湿热。

【用方思路】

1. 黄芪芍桂苦酒汤既是辨治湿郁黄汗证的重要代表方，又是辨治诸多杂病如心病、肺病、肾病的重要基础方。

2. 方中黄芪既可固表，又可益里；芍药、苦酒（醋）既可固表敛阴，又可泻热。从方中用药用量及调配分析得知，黄芪芍桂苦酒汤的应用并不局限于湿热黄汗证，还可用于辨治诸多杂病，如内分泌、泌尿、循环等系统疾病。

3. 运用黄芪芍桂苦酒汤辨治的基本病证（无论病变部位在表还是在里）是湿郁夹虚；根据方中用药分析，本方辨治的病证主要是虚实夹杂，治疗重在补虚泻实。

【随证合方】若夹热，可与栀子柏皮汤合方用之；若夹寒湿，可与甘姜苓术汤合方用之。

【注意事项】运用黄芪芍桂苦酒汤既要辨清西医之病，又要辨清西医之病属于中医湿郁夹虚。辨西医之病可进一步了解疾病的发展演变及转变规律，辨中医之证可更好地针对西医之病选用黄芪芍桂苦酒汤。

【应用指征】

（1）黄汗，其脉沉迟，身发热，胸满，四肢头面肿，久不愈，必致痈脓。（第十四　1）

（2）问曰：黄汗之为病，身体重，发热，汗出而渴，状如风水，汗沾衣，色正黄如柏汁，脉自沉，何以得之？师曰：以汗出入水中浴，水从汗孔入得之，宜芪芍桂酒汤主之。（第十四　28）

【方论】

元·赵以德，《金匮方论衍义》（1368年）： 所以补卫为要，黄芪益气，入皮毛，肥腠理，退热止汗之功尤切，故为君；桂枝理血，入荣散寒，通血脉，解肌肉，用之调荣以和卫，故为臣；荣气因邪所阻，不利于行，芍药能收阴气，故佐桂枝，一阴一阳，以利其荣；苦酒醋也，用之使引入血分以散滞。注一方用美酒，美酒性热入心，可以致烦，醋但刺心而不烦。

清·喻嘉言，《医门法律》（1658年）： 汗出而卫气不固，外水入搏于荣，郁而为热。热盛则肿而发黄，热盛则耗其津液而作渴，故以黄芪固护其卫，以桂枝本方加苦酒，引入荣分，散其水寒之邪。但卫虚多汗，不在发表，故不用姜枣辅助胃气，所恃者黄芪实卫之大力耳。

清·李彣，《金匮要略广注》（1682年）： 桂枝行阳气，芍药泄邪热，黄芪实腠理以司开合，则水气无所容而自散矣。苦酒，醋也，《经》云：味过于酸，肝气以津。是酸味能收，而亦能泄也观啜醋者鼻上汗出，可见。

清·张志聪，《金匮要略集注》（1683年）： 宜黄芪、桂枝，行气以散水邪；芍药通经而化土气；苦酒，曲直之味也，黄汗，中土之郁也，故加苦酒以制化其土邪（眉批：复设问答以补中风历节章未尽之证。酸乃曲直之味，能升发少阳之气、制化阴土之郁，然味酸则敛，故用苦酒以治黄汗之病。而又曰：以苦酒阻故也，学者当体悉先圣之意，知五味、五气各有功能关碍，进乎技类。炎上作苦，苦能泄下，亦此意也）。

清·魏荔彤，《金匮要略方论本义》（1720年）： 仲景主之以芪芍桂酒汤，用黄芪补气固表，芍药、苦酒治在血分，引桂枝入营，驱其水湿之邪，一方而专血分、兼表里，其义备矣。服后心烦，仍服勿疑，以苦酒湿热，未免与混邪相阻，然非此无以入血而驱邪，所谓从治之法也。至六七日，湿邪渐除，苦酒之湿无所阻，而心烦自止矣。此又用方之神理也。非仲景指出，谁能不淆惑哉？

清·吴谦，《医宗金鉴》(1742年)： 服后心烦者，以苦酒止汗太急也，盖汗出于心，急止之，则不得出，故心烦也。至六七日乃解者，正复而邪自退也。

清·黄元御，《长沙药解》(1753年)： 治黄汗身肿，发热汗出而渴，汗沾衣，色黄如柏叶，脉自沉者。以汗出入水，水从窍入，淫泆于经络之间，阻其卫气，壅而为肿。卫气不行，遏其营血，郁而为热。脾为己土，肌肉司焉，水气浸淫，肌肉滋湿，营行经络之中，遏于湿土之内，郁热熏蒸，化而为黄。营秉肝气，而肝司五色，入脾为黄，营热蒸发，卫不能闭，则开其皮毛，泄为黄汗，缘营血闭遏，而木郁风动，行其疏泄之令也。风热消烁，津液耗伤，是以发渴。木气遏陷，不得升达，是以脉沉。黄芪走皮毛而行卫郁，桂枝走经络而达营郁，芍药、苦酒，泻营热而清风木也。

清·黄元御，《金匮悬解》(1754年)： 黄汗为病，身体胕肿，发热汗出而渴，状如风水，汗沾衣上，色正黄如柏汁。此以汗出入水，水从汗孔入里，浸淫经络，阻其营卫，卫郁而为肿，营郁而为热。经热郁蒸，泄而为汗，肌肉滋湿，汗色正黄。缘脾为湿土而主肌肉，土湿木郁，则发黄色，木主五色，入土化黄故也。木郁风动，是以发渴。木气遏陷，是以脉沉。黄芪芍药桂酒汤，黄芪、桂枝，行营卫之郁遏，芍药、苦酒，泻经络之病热也。

清·陈修园，《金匮要略浅注》(1803年)： 黄芪、桂枝、芍药，行阳益阴，得苦酒则气益和而行愈周。盖欲使营卫通行，而邪气毕达耳，云苦酒阻者，欲行而未得遽行，久积药力，乃自行矣。故曰服至六七日乃解。

清·朱光被，《金匮要略正义》(1803年)： 证象风水，脉象正水，而汗色黄如柏汁，其源头本难理会，故仲景设为问答以申明之。曰以汗出入水中浴，水从汗空入得之。盖汗本心液，汗出则腠理疏而荣血自虚，水即乘外之疏而袭里之虚，酝酿于肌腠之间。荣行于脉中者也，荣伤不能鼓脉外出，故自沉也。心，君火也。水入与火搏结，蒸而为黄汗也。药用桂枝、芍药，先固护其荣气，不使邪之深入，黄芪得苦酒，领邪外达而兼实其腠理，荣卫调和，邪自无所容也。服后生心烦者，以苦酒即醋，气味涌泄。与心气暂阻，俟邪解则烦自除矣。

清·陈元犀，《金匮方歌括》(1811年)： 按：桂枝行阳，芍药益阴，黄芪气味轻清，外皮最厚，故其达于皮肤最捷。今煮以苦酒，则直协苦酒之酸以止汗。但汗出于心，止之太急，反见心烦。至六七日，正复邪退，烦必自止，而不止者，以苦酒阻其余邪未尽故也。又按：凡看书宜活看。此证亦有从酒后汗出当风所致者，虽无外水，而所出之汗，是亦水也。凡脾胃受湿，湿久生热，湿热交蒸而成黄，皆可以汗出入水浴之意悟之也。

清·唐容川，《金匮要略浅注补正》(1893年)： 水从毛孔入，是入腠理油膜间，油是脾之物，水气内居于此，卫气不得外出，是以相蒸而发黄，黄者脾土之色也。故用芪桂，助三焦之卫气以达于腠理，用芍酒和脾土之营气，以达于膏油，则膜油间之郁湿解而黄汗已。

清·戈颂平，《金匮指归》(1907年)： 黄芪甘温，益里之土气；芍药苦平，疏泄表里土气；桂枝辛温，通表里经道之阴；苦酒，苦为火味，火性炎上，曲之而化酸，性能宣发腠理内逆之水气，达里之阴液上通半表。右三味，以苦酒一升，水七升，相合，象天生地成合一之数，煮取三升，温服一升，象阳数得阴阖午，阴数得阳开子，当心顿服，至六七日乃解。

近代·曹颖甫，《金匮发微》(1931年)： 仲师申明汗出而浴，水入汗孔得之，而治法乃定矣。以表虚也，故君黄芪；以营郁之当宣也，故用芍药桂枝；又惧药力之不胜病气也，故煎以具挥发性通调血分之苦酒，而营分之郁热始解。今人用醋和面涂伤，能去瘀血，其明证也。妇人肝郁不调内痛，用醋炒柴胡，醋磨青皮、白芍，其痛立解，当亦以其能达血郁之故，则苦酒之作用可知矣。

近代·赵桐，《金匮述义》(1940年)： 汗出入水证极多，尤以小儿为甚。

近代·彭子益，《圆运动的古中医学·金匮

方解篇》(1947年)：治黄汗。身重，发热汗出而渴，汗沾衣色黄如药汁者。瘀热在里，水与热合，则出黄汗。此水病，名黄汗。黄芪、桂枝发散荣卫以去水，芍药、苦酒泄瘀热也。

现代·王渭川,《金匮心释》(1982年)：本节指出黄汗的成因和治法。仲景处方芪芍桂酒汤，用黄芪、桂枝解肌固表，芍药、苦酒和营，同时引桂枝入营分，以驱逐水湿，共起通阳敛阴，助阳散邪，以发郁阻之湿的作用。

现代·刘渡舟，苏宝刚，庞鹤,《金匮要略诠解》(1984年)：本条是论述黄汗病的辨证论治。治以芪芍桂酒汤，调和营卫，畅达气血。方中桂枝温化通行肌表水湿，生黄芪温行卫阳，补益脾肺之气；芍药清营血之热，行营血之郁；苦酒泄营中郁热。

【方论评议】

综合历代各家对黄芪芍桂苦酒汤的论述，应从用药要点、方药配伍和用量比例三个方面进行研究，以此更好地研究经方配伍，用于指导临床应用。

诠释用药要点：方中黄芪益气化湿，桂枝辛温通阳化湿，芍药泻热益营缓急，苦酒(醋)清泄湿热。

剖析方药配伍：苦酒与芍药，属于相使配伍，泄热敛阴；苦酒与黄芪，属于相使配伍，益气泄热；苦酒与桂枝，属于相反相畏配伍，苦酒酸敛制约桂枝辛散伤阴，桂枝辛散制约苦酒酸收恋湿。

权衡用量比例：黄芪与苦酒(折算为克)用量比例是1∶5，提示益气化湿与泄热之间的用量调配关系，以治汗出；苦酒与芍药用量比例关系是6∶1，以泄湿热；苦酒与桂枝用量比例关系是6∶1，提示泄热与温阳之间的用量调配关系，以治郁热。

【药理作用】 本方具有调节腺体分泌、调节周围神经、调节心律、改善微循环、解热、抗病毒、抗菌、抗过敏、调节内分泌、增强免疫功能等作用。

黄芪建中汤

【导读】 ①学用黄芪建中汤应重视桂枝和黄芪的用量调配关系、黄芪与芍药的用量调配关系。②黄芪建中汤虽是辨治脾胃虚寒证的重要代表方，但在临床中对心肺虚寒证等也具有良好治疗作用。③学好用活黄芪建中汤的第一步是辨清黄芪建中汤由哪些基础方和药物组成：组成黄芪建中汤有6个基础方和4组药，基础方之一是甘草汤，之二是桂枝甘草汤，之三是芍药甘草汤，之四是桂枝汤，之五是桂枝加芍药汤，之六是小建中汤，4组药中第1组是温阳化气药即桂枝、生姜，第2组是补血收敛药即芍药，第3组是益气药即黄芪、大枣、甘草，第4组是补益气血药即胶饴，从6个基础方和4组药用量深入学习研究即可用活黄芪建中汤。

【方歌】 温补黄芪建中汤，脾胃虚弱服之良，虚劳里急诸不足，温补脾胃效非常。

【方药】 桂枝去皮，三两(9 g) 甘草炙，二两(6 g) 芍药六两(18 g) 生姜切，三两(9 g) 大枣擘，十二枚 胶饴一升(70 mL) 黄芪一两半(4.5 g)

【用法】 上七味，以水七升，煮取三升，去滓。内胶饴，更上微火消解。温服一升，日三服。呕家，不可用建中汤，以甜故也。气短，胸满者，加生姜；腹满者，去枣，加茯苓一两半；及疗肺虚损不足，补气加半夏三两。

【功用】 补中益气，温养气血。

【适应证】

1. 中医病证：①脾胃气虚寒证。胃脘或腹隐隐作痛或急痛，喜温喜按，疼痛因劳累而加重，饮食不振，四肢无力，倦怠，或自汗，或盗汗，或身重，或手足不仁，面色萎黄，大便溏，舌淡、苔薄白，脉弱。②气血虚夹寒证。

2. 西医疾病：肠胃痉挛，急、慢性胃炎，胃及十二指肠溃疡，胃下垂，慢性非特异性结肠炎，心肌炎，心肌缺血，心绞痛等临床表现符合脾胃寒痛证者。

【用药分析】 方中黄芪补益中气，胶饴补益气血，桂枝温通脾阳，芍药益营缓急，生姜调理脾胃，大枣、甘草益气和中。

【用方思路】

1. 黄芪建中汤既是辨治脾胃气虚寒证的重要代表方，又是辨治诸多杂病如脾胃病、心病、肝病、皮肤病等的重要基础方。

2. 方中桂枝、生姜既可调理营卫，又可调理脏腑；芍药既可益营卫，又可益脏腑；黄芪、甘草、大枣可补诸脏腑及营卫之气。从方中用药用量及调配分析得知，黄芪建中汤的应用并不局限于脾胃气虚寒证，还可用于辨治诸多杂病，如消化、循环、内分泌及代谢系统疾病和皮肤病等。

3. 运用黄芪建中汤辨治的病证（无论病变部位在脾胃、在肝或在心）以脾胃气虚寒为主，其治当补益气血。

【随证合方】 若夹热，可与竹叶石膏汤合方用之；若夹郁，可与橘枳姜汤合方用之；若夹痰热，可与小陷胸汤合方用之。

【注意事项】 运用黄芪建中汤既要辨清西医之病，又要辨清西医之病属于中医气虚夹寒证。辨西医之病可进一步了解疾病的发展演变及转变规律，辨中医之证可更好地针对西医之病选用黄芪建中汤。

【应用指征】 虚劳里急，诸不足，黄芪建中汤主之。（第六 14）

十一画

【方论】

清·李中梓，《伤寒括要》（1649年）： 按汗者，心之液也。若不可汗而误汗，与可汗而过汗，则丙丁之真阳，几于消亡矣。阳气者，所以卫外而为固者也，故以黄芪补表间之阳气；芍药收表间之散气；桂枝固卫而实腠；胶饴补中以壮肌。譬诸墙垣密固，中宫无遗失之虞，则向之颓废者，今且复为建立矣。

清·汪昂，《医方集解》（1682年）：《准绳》曰：血不足而用黄芪，黄芪味甘，加以甘草，大能生血。此仲景之妙法，盖稼穑作甘，甘能补胃，胃为气血之海，气血所从生也。经曰：无阳则阴无以生。以甘益胃而生血，旨哉！今人但知参、芪为气药，故特表而出之。此证因过汗耗损阴气，血少不能营养筋骨，故痛。阳虚故脉退，汗后故脉弱，用黄芪、甘草之甘以补中气，芍药之酸以收阴气。桂枝辛热，外以益卫而实表，内以和荣而补阴，使中气建立，则能生育荣卫，通行津液。表不虚而身痛自汗皆止，虚劳不足可愈矣。

清·李彣，《金匮要略广注》（1682年）： 建中汤既补中宫而卫气未实，则补中者仍未免于外泄，加黄芪以固卫气，则卫实荣生，阳行阴守，八珍汤加黄芪以成十全大补之功，义本诸此。

清·张志聪，《金匮要略集注》（1683年）： 黄芪表黄内白，皮肉柔绵，主补益卫气，而肥肌肉。配小建中汤，以资生其荣卫津液焉。盖荣为根，卫为叶，是以补卫气者，当先益其荣。主补卫，故以黄芪命名。仍养荣，故配芍药，胶饴反重，而仍名建中汤也。

清·张璐，《医通祖方》（1695年）： 桂枝汤和营表药，倍芍药，加胶饴，便能建立中气。以芍药之酸敛护营血，胶饴之甘培养中土，更加黄芪以实卫气，营卫脏腑俱和而受益多矣。《千金》于小建中方加入当归，名曰内补建中，其调和中外之力可知。

清·尤在泾，《金匮要略心典》（1729年）： 里急者，里虚脉急，腹中当引痛也。诸不足者，阴阳诸脉并俱不足而眩、悸、喘、暍。失精、亡血等证相因而至也。急者缓之必以甘，不足者补之必以温，而充虚塞空，则黄芪尤有专长也。

清·黄元御，《金匮悬解》（1754年）： 虚劳之病，脾阳陷败，风木枯槁，郁迫不升，是以里急。木中温气，阳气之根也，生气之陷，原于阳根之虚。黄芪建中汤，胶饴、甘、枣，补脾精而缓里急，姜、桂、芍药，达木郁而清风燥，黄芪补肝脾之气，以培阳根也。

清·吴仪洛，《成方切用》（1761年）： 黄芪建中汤一方，乃桂枝汤加饴糖、黄芪耳。夫桂枝汤乃协和营卫之祖方也，复得黄芪能固卫外之气。饴糖一味有补中之能。若久病恶风之人，皆原中气不足，卫外气疏，今得桂枝汤调和阴阳，黄芪、饴糖卫外守中，而病岂有不愈者乎？

清·朱光被，《金匮要略正义》（1803年）： 前列虚劳里急证象而用建中矣，而此云诸不足，有营卫兼病，不可枚举之象，故独加黄芪一味，助甘、姜、糖、枣，从阳以大补其卫气，助芍药、桂枝入里以大补其营气，营卫两调，中气直建。而又立加减法，以应病机，由是诸虚不足，庶有所维持矣。

清·陈元犀，《金匮方歌括》（1811年）： 按：虚劳里急者，里虚脉急也；诸不足者，五脏阴精阳气俱不足也。经云：阴阳俱不足是也。

清·高学山，《高注金匮要略》（1872年）： 主本汤者，建中之义已见。加黄者，以黄之走气分，其功用有三：住气一也，提气二也，固气三也。以建中之全力，得黄为主，而温胃蒸胸以及走表而固密之，不特本条里急等之三症，并诸气虚馁者，俱可愈于温和匀满之治。且前条所云马刀侠瘿及盗汗者，亦可化导而提摄之矣。仲景以末后一方，总补诸条之有脉症而无方治者，其变幻之文例每如此。气短胸满者，胸中之气虚，而下气冲之，故胸满。胸满故吸气艰于下引而短也。生姜能填宗气而安下逆，故加之。枣性浮腻，而实中气，故腹满者去之。然腹满者多系脾湿，故加渗湿之茯苓也，疗肺虚损不足，用此汤以补气者。加半夏，非以半夏功能补气之谓也，盖肺虚不足，下气必乘虚而上逆，不加降逆之半夏，则药气与所冲之客气互争胸分，而胀喘促之候见矣。

清·王旭高，《退思集类方歌注》（1897年）： 黄芪建中，补中益卫气。

近代·曹颖甫，《伤寒发微》（1931年）： 但小建中汤于阳虚为宜，阴阳并虚者，恐不能收其全效。仲师因于本方外加黄芪以补阴液，而即以黄芪建中为主名。此外之加减不与焉。气短胸满加生姜者，阳气上虚故气短，阴干阳位故胸满，因加生姜以散之。腹满所以去枣加茯苓者，腹满为太阴湿聚，防其壅阻脾气也，因去大枣，加茯苓以泄之。湿去而脾精上行，然后肺脏得滋溉之益，故肺之虚损亦主之。补气所以加半夏者，肺为主气之脏，水湿在膈上，则气虚而喘促，故纳半夏以去水，水湿下降，则肺气自调。

清·张秉成，《成方便读》（1904年）： 故加黄芪内益元气，外固表阳。自然充虚塞空，正气旺而诸邪自退耳。

近代·彭子益，《圆运动的古中医学·金匮方解篇》（1947年）： 于小建中加黄芪以补卫阳。白芍调荣阴，黄芪补卫阳，使荣卫运行速度增加，然后病愈。人身中气如轴，四维如轮，轴运轮行，轮运轴灵。荣卫乃脏腑整个之外维，外维运动，脏腑乃和，脉虚者宜此方，此方所以补小建中之义也。

现代·陈亦人，《伤寒论译释》（1958年）： 本方为太阴病主剂。仲景在前159条曾说过“理中者，理中焦”，中焦是脾胃所司，脾主升，胃主降，中气失守，升降无权，清浊混乱，故吐利并作。方中以人参补中益气，干姜温散中寒，白术健运中土，甘草坐镇中州，中气既立，则清气自升，浊气自降，而吐泻自平。因丸剂药力较缓，除了逐渐增大药量，还可改为汤剂温服。为了有利于提高疗效，服汤后如食顷，可饮热粥一升许，以助温阳祛寒之力。徐灵胎曾与桂枝汤比较，指出“桂枝汤之饮热粥，欲其助药力以外散；此饮热粥，欲其助药力以内温”，颇为中肯。同时在护理方面，还应注意微自温，勿发揭衣被，以防再受寒凉。本方的主要作用既然是温中祛寒，为什么方名不曰温中，而曰理中？程郊倩解释说：“阳之动始于温，温气得而谷精运，谷气升而中气赡，故名曰理中……参、术，炙草所以守中州，干姜辛以温中，必假之以燃釜薪而腾阳气，是以谷入于阴，长气于阳，上输华盖，下摄州都，五脏六府皆受气矣，此理中之旨也。”方中行说：“理，治也，料理之谓；中，里也，里阴之谓。”沈目南说得尤为简要，“斯因中州阳气不理，故名理中”。这些，对深入理解方名涵义和本方的作用，都有所帮助。

现代·刘渡舟，苏宝刚，庞鹤，《金匮要略诠解》（1984年）： 本条承上条论述阴阳两虚而卫气偏虚的辨证论治。上述之脾胃两虚，营卫气血来源不足，若气虚为甚，形成里虚脉急腹痛，以及眩悸喘暍、失精亡血等，而又见倦怠少气、自汗恶风等证，可用黄芪建中汤治疗。黄芪建中汤，即小建中汤加黄芪，以补脾肺之气，而有益气生津、补气固表止汗之功。

【方论评议】

综合历代各家对黄芪建中汤的论述，应从用药要点、方药配伍和用量比例三个方面进行研究，以此更好地研究经方配伍，用于指导临床应用。

诠释用药要点：方中黄芪补益中气，胶饴补益气血，桂枝温通脾阳，芍药益营缓急，生姜调理脾胃，大枣、甘草益气和中。

剖析方药配伍：黄芪与胶饴，属于相须配伍，增强补气生血；黄芪与桂枝，属于相使配伍，益气温阳；桂枝与生姜，属于相须配伍，增强温中散寒，调理脾胃；芍药与胶饴，属于相使配伍，补血化气；桂枝与芍药，属于相反相使配伍，相反者，散敛同用，相使者，补血缓急，通阳止痛；黄芪与大枣、甘草，属于相须配伍，增强补益中气。

权衡用量比例：黄芪与胶饴用量比例是1 ∶ 12，以治气虚；胶饴与芍药用量比例关系是10 ∶ 3，提示益气与补血之间的用量调配关系，以治气血虚；桂枝与胶饴用量比例关系是近1 ∶ 7，提示温阳与益气之间的用量调配关系，以治虚寒；桂枝与芍药用量比例是1 ∶ 2，提示温阳与补血之间的用量调配关系，以治拘急；黄芪与桂枝用量比例是1 ∶ 2，提示益气与温阳之间的用量调配关系，以治虚寒。

【药理作用】 本方具有保护胃黏膜、调节胃肠平滑肌蠕动、抗胃肠溃疡、抗氧化、抗缺氧、改善肾功能、降低血中胆碱酯酶的活性、改善内脏副交感神经、对中枢神经呈双向调节、降低胃张力、降血糖、调节呼吸中枢、强心、调节血小板聚集、促进排卵、促进精子生成及运动、增强机体免疫功能等作用。

黄芪桂枝五物汤

【导读】 ①学用黄芪桂枝五物汤应重视黄芪和芍药的用量调配关系、芍药和桂枝的用量调配关系、黄芪和甘草的用量调配关系。②黄芪桂枝五物汤虽是辨治气血虚痹证的重要代表方，但在临床中对气血虚寒证等也具有良好治疗作用。③学好用活黄芪桂枝五物汤的第一步是辨清黄芪桂枝五物汤由哪些变化方和药物组成：组成黄芪桂枝五物汤有1个变化方和3组药，变化方是桂枝汤，3组药中第1组是温阳行散药即桂枝、生姜，第2组是补收敛药即芍药，第3组是益气药即黄芪、大枣，从1个变化方和3组药用量深入学习研究即可用活黄芪桂枝五物汤。

【方歌】 黄芪桂枝五物汤，芍药即大枣与生姜，气血不足加阳虚，益气补血能通阳。

【功用】 益气和营，温经通痹。

【方药】 黄芪三两（9 g） 芍药三两（9 g） 桂枝三两（9 g） 生姜六两（18 g） 大枣十二枚

【用法】 上五味，以水六升，煮取二升。温服七合，日三服（汤剂：水煎服）。

【适应证】

1. 中医病证：气血虚痹证。肌肤麻木或疼痛，因劳累加重，头晕目眩，四肢无力，面色不荣，或汗出，或肌肉抽搐，舌淡、苔薄白，脉微涩或紧。

2. 西医疾病：多发性神经根炎、末梢神经炎、面神经炎、皮肤炎、中风后遗症、上肢肌肉震颤、耳源性眩晕、过敏性血小板减少、再生障碍性贫血等临床表现符合气血虚痹证者。

【用药分析】 方中黄芪益气固卫，桂枝辛温通阳散寒，芍药益营敛阴缓急，生姜调理脾胃，大枣益气和中。

【用方思路】

1. 黄芪桂枝五物汤既是辨治气血虚痹证的重要代表方，又是辨治诸多杂病如心病、肝病、肾病等的重要基础方。

2. 方中黄芪、大枣可补诸脏腑及营卫之气；桂枝、生姜既可温营卫，又可温脏腑；芍药可补五脏六腑之阴血。从方中用药用量及调配分析得知，黄芪桂枝五物汤的应用并不局限于气血虚痹证，还可用于辨治诸多杂病，如妇科、男科、皮肤疾病和循环、内分泌及代谢等系统疾病。

3. 运用黄芪桂枝五物汤辨治的病证（无论病变部位在心、在肝或在皮肤）以气血虚为主，其治当补益气血。

【随证合方】 若夹湿热，可与栀子柏皮汤合方用之；若夹阳虚，可与四逆汤合方用之；若夹痰，可与小陷胸汤合方用之。应用时还必须结合病变主次酌情调整方药用量。

【注意事项】 运用黄芪桂枝五物汤既要辨

清西医之病，又要辨清西医之病属于中医气血虚证。辨西医之病可进一步了解疾病的发展演变及转变规律，辨中医之证可更好地针对西医之病选用黄芪桂枝五物汤。

【应用指征】 血痹，阴阳俱微，寸口关上微，尺中小紧，外证身体不仁，如风痹状，黄芪桂枝五物汤主之。（第六　2）

【方论】

清·喻嘉言，《医门法律》（1658年）： 按：此乃《金匮》治血痹之方也。血痹而用桂枝汤加黄芪，以其风邪独胜，风性上行，故其痹在上也。其脉微涩，寸口关上小紧，紧处乃邪着之验也。然又曰寸口关上微，尺中小紧，外症身体不仁，如风痹状，此方主之。又可见风性善行，随其或上或下，一皆主以此方矣。

清·李彣，《金匮要略广注》（1682年）： 脉微，体不仁，则荣卫不通。黄芪肥腠理以实卫气，芍药敛阴气而和荣血。桂犹圭也，宣导聘使，为通阴阳气血之品，姜枣合用，行津液而和荣卫，为治血痹之良剂。或问：此汤大类桂枝汤、黄芪建中汤二方，何以不用甘草、胶饴？曰：桂枝汤用甘草，辛甘发散，为阳之义也；建中汤用甘草、胶饴，补脾气也。（脾主中州，故补脾以建中为名）。此治血痹身体不仁，药宜补而兼行，庶几利于健运，故不用甘缓之品。

清·张志聪，《金匮要略集注》（1683年）： 荣卫不行，则肌肤不仁，而有如风痹之状也，黄芪桂枝五物汤主之。用黄芪以补卫，桂枝助阳气，芍药养阴荣。夫气行肌腠，血行脉中，足太阴之气主肌腠，故用大枣以补脾。足阳明之气主经络，故用生姜以宣胃。荣卫气血充行，则阴分之阳邪自解。五味各有所主，故曰五物汤。

清·周扬俊，《金匮玉函经二注》（1687年）： 于是以黄芪固卫，芍药养荣，桂枝调和荣卫，托实表里，驱邪外出；佐以生姜宣胃，大枣益脾，岂非至当不易者乎。

清·魏荔彤，《金匮要略方论本义》（1720年）： 此仲景所以主之以黄芪桂枝五物汤；在风痹可治，在血痹亦可治也。以黄芪为主固表补中，佐以大枣；以桂枝治卫升阳，佐以生姜；以芍药入荣理血，其成厥美，五物而荣卫兼理，且表荣卫、里胃阳亦兼理矣。

清·尤在泾，《金匮要略心典》（1729年）： 阴阳俱微，该人迎、趺阳、太溪为言。寸口关上微，尺中小紧，即阳不足而阴为痹之象。不仁者，肌体顽痹，痛痒不觉，如风痹状，而实非风也。黄芪、桂枝五物。和营之滞，助卫之行。亦针引阳气之意，以脉阴阳俱微，故不可针而可药。经所谓阴阳形气俱不足者，勿刺以针而调以甘药也。

清·黄元御，《长沙药解》（1753年）： 治血痹，身体不仁，状如风痹，脉尺寸关上俱微，尺中小紧。以疲劳汗出，气蒸血沸之时，安卧而被微风，皮毛束闭，营血凝涩，卫气郁遏，渐生麻痹。营卫阻梗，不能煦濡肌肉，久而枯槁无知，遂以不仁。营卫不行，经络无气，故尺寸关上俱微。营遏木陷，郁动水内，而不能上达，故尺中小紧。大枣、芍药，滋营血而清风木，姜、桂、黄芪，宣营卫而行瘀涩，倍生姜者，通经而开痹也。

清·黄元御，《金匮悬解》（1754年）： 血痹寸阳尺阴俱微，其寸口、关上则微，其尺中则微而复兼小紧。《脉法》：紧则为寒，以寒则微阳封闭而不上达，故脉紧。外证身体不仁，如风痹之状，以风袭皮毛，营血凝涩，卫气郁遏，渐生麻痹，营卫阻梗，不能煦濡肌肉，久而枯槁无知，遂以不仁。营卫不行，经络无气，故尺、寸、关上俱微。营瘀木陷，郁于寒水而不能上达，故尺中小紧。黄芪桂枝五物汤，大枣、芍药，滋营血而清风木，姜、桂、黄芪，宣营卫而行瘀涩，倍用生姜，通经络而开闭痹也。

清·徐灵胎，《杂病证治》（1759年）： 黄芪补中益卫气，白芍敛阴益营血；桂枝散血中之风，大枣缓中州之气；生姜温表以行气于元府也。俾风散血行则血痹自除，而身体无不仁之患，安有如风之状不已哉。此调营益卫御邪之剂，为血痹如风，身体不仁之专方。

清·吴仪洛，《成方切用》（1761年）： 此乃《金匮》治血痹之方也，血痹而用桂枝汤加黄芪，以其风邪独胜，风性上行，故其痹在上也，其脉微涩，寸口关上小紧，紧处乃邪着之验也。然又曰：寸口关上微，尺中小紧，外证身体不仁，如风痹状，此方主之。又可见风性善行，随其或上或下，又皆主以此方矣。

清·朱光被，《金匮要略正义》（1803年）： 承上言阴阳俱微，营卫交痹矣。寸口关上、尺中俱见虚寒。三焦绝无正气鼓动，其里气已甚惫，而外且见身体不仁证象，是气因血而亦痹，不能融贯百骸肌体，有似风痹，而实不必由风也。但其治法，亦正从同。如桂枝汤本为太阳中风和荣卫之要药，兹特去甘草之和缓，而君以黄芪之峻补者，统率桂、芍、姜、枣，由中达外。俾无形之卫气，迅疾来复，有形之营血，渐次鼓荡，则痹可开，而风亦无容留之处矣。

日本·丹波元简，《金匮玉函要略辑义》（1806年）： 据桂枝汤法，生姜当用三两，而多至六两者何，生姜味辛，专行痹之津液，而和营卫药中用之，不独专于发散也，成氏尝论之，其意盖亦在于此耶。

清·陈元犀，《金匮方歌括》（1811年）： 按：《内经》云：邪入于阴则为痹，然血中之邪，以阳气伤而得入，亦必以阳气通而后出。上节云：宜针引阳气，此节而出此方，以药代针引之之意也。又按：此即桂枝汤去甘草之缓，加黄芪之强有力者，于气分中调其血；更妙倍用生姜以宣发其气，气行则血不滞而痹除，此夫唱妇随之理也。

清·高学山，《高注金匮要略》（1872年）： 主本汤者，盖因此症，原属气虚血漫，风邪被之，正气自卑，而血液凝着之所致。则补气为第一义，祛风为第二义，行血为第三义。故以补气之黄，加于祛风之桂枝汤内，而行阳活血，各得其妙矣。倍辛温之生姜者，所以行黄之性，而使虚阳收恢复之功也。桂枝汤内，独去甘草者，以小紧见尺中，痹在抱阴之胸腹，及下部之腿足，故不欲使甘缓者浮之中上也。不啜热粥，如桂枝汤之服法者，原以气虚血滞而致痹，恐因汗而反泄其气血故也。

清·戈颂平，《金匮指归》（1885年）： 主黄芪甘温，益表里土气；桂枝辛甘温，通表里经道之阴；芍药苦平，疏泄表里土气；生姜辛温，化气横行，用六两，取其气壮，疏泄表里土中水气；大枣甘平，味厚汁浓，用十二枚，培表里土中阴液，以和其阳。右五味，象阴阳气液从中土生。以水六升，象阴数得阳变于六，煮取二升，温服七合，日三服，象二阴偶阳来复于七，回还表里也。

清·王旭高，《退思集类方歌注》（1897年）： 按：此方以桂枝汤加重生姜，佐桂枝领黄芪行阳通痹，既以祛风，且以固表，庶几血中之风出，而血中之阳气不与之俱去。不用甘草者，欲诸药周卫于身，不欲留顿于中也。

近代·曹颖甫，《金匮发微》（1931年）： 此证治法，以宣达脾阳，俾风邪从肌肉外泄为主，故用解肌去风之桂枝汤。去甘草而用黄芪者，正以补里阴之虚，而达之表分也。

近代·陆渊雷，《金匮要略今释》（1934年）： 此方即桂枝汤，去甘草，倍生姜，而均以黄芪也。桂枝汤取其调和营卫，黄芪取其刺祛除皮下组织之水毒，恢复皮肤之营养，生姜取其刺激肠黏膜，催促吸收而下降水毒，此治麻痹之由于营养障碍者也。

近代·赵桐，《金匮述义》（1940年）： 此调和营卫之桂枝汤，去甘草之缓，倍生姜之散，加黄芪之固也。夫风之中也，由经络之虚。络血之虚，有胸阳之馁。黄芪温分肉，实腠理，大建胸阳。故大风癞疾、风痱无痛、半身不遂，一切风疾之神品也。

近代·彭子益，《圆运动的古中医学·金匮方解篇》（1947年）： 治血痹身体不仁者。此荣卫双败，气血运行不能流通之病。黄芪大补卫气，桂芍姜枣大补荣气，荣卫俱足，运动迅速，自然流通，血自不痹，而无不仁也。

现代·刘渡舟，苏宝刚，庞鹤，《金匮要略诠解》（1984年）： 血痹治疗，可用黄芪桂枝五物汤。方中黄芪益卫气之行；桂枝温经通阳，协黄芪达表，温通血脉；芍药通血脉，而养阴血；生姜、大枣散风寒，补营血，调和营卫。此节与上节合看其义始备，其方即桂枝汤，妙在以黄芪易甘草，倍用生姜载黄芪走表之法。

【方论评议】

综合历代各家对黄芪桂枝五物汤的论述，应从用药要点、方药配伍和用量比例三个方面

十一画

进行研究，以此更好地研究经方配伍，用于指导临床应用。

诠释用药要点：方中黄芪益气固卫，桂枝辛温通阳散寒，芍药益营敛阴缓急，生姜调理脾胃，大枣益气和中。

剖析方药配伍：黄芪与芍药，属于相使配伍，黄芪助芍药补血化气，芍药助黄芪益气生血；桂枝、生姜与黄芪，属于相使配伍，增强温阳益气；黄芪与大枣，属于相须配伍，增强补益中气，固护肌表；桂枝与黄芪、大枣，属于相使配伍，温阳益气固卫。

权衡用量比例：黄芪与芍药用量比例关系是近 1 ∶ 1，提示益气与补血之间的用量调配关系，以治汗出；桂枝、生姜与黄芪用量比例关系是近 1 ∶ 2 ∶ 1，提示温阳散寒与益气之间的用量调配关系，以治虚寒；黄芪与大枣用量比例关系是 3 ∶ 10，以治气虚；桂枝与黄芪、大枣用量比例关系是 1 ∶ 1 ∶ 10，提示温阳通经与益气之间的用量调配关系。

【药理作用】 本方具有增强机体免疫功能、促进造血功能、调节心律、抗自由基损伤、抗衰老、抗疲劳、改善微循环、调节中枢神经、调节内分泌、调节代谢、抗过敏等作用。

黄连汤

【导读】 ①学用黄连汤应重视半夏和黄连的用量调配关系、黄连和黄芩的用量调配关系、人参和黄连的用量调配关系、半夏和人参的用量调配关系。②黄连汤虽是辨治胃热脾寒夹虚证的重要代表方，但在临床中对脾胃湿热夹虚证、脾胃寒湿夹虚证等也具有良好治疗作用。③学好用活黄连汤的第一步是辨清黄连汤由哪些变化方和药物组成：组成黄连汤有 2 个变化方和 4 组药，变化方之一是半夏泻心汤，之二是甘草泻心汤，4 组药中第 1 组是清热药即黄连，第 2 组是温阳化气药即桂枝，第 3 组是温化调理气机升降药即半夏、干姜，第 4 组是益气药即人参、大枣、甘草，从 2 个变化方和 4 组药用量深入学习研究即可用活黄连汤。

【方歌】 黄连汤中甘草姜，大枣人参半桂枝，脘腹疼痛欲呕吐，寒热夹虚重温脾。

【方药】 黄连三两（9g） 甘草炙，三两（9g） 干姜三两（9g） 桂枝去皮，三两（9g） 人参二两（6g） 半夏洗，半升（12g） 大枣擘，十二枚

【用法】 上七味，以水一斗，煮取六升，去滓。温服一升，日三服，夜二服。

【功用】 清热和阴，温中通阳。

【适应证】

1. 中医病证：①胃热脾寒证。腹中冷痛，大便溏泻，脘腹不舒或疼痛，胃脘灼热，或胃脘畏寒，或胸中烦热，口苦，欲呕吐，舌淡、苔薄黄，脉弱或迟。②寒热夹虚症。

2. 西医疾病：慢性胃炎、胃及十二指肠溃疡、慢性胰腺炎、胃扩张、慢性肠炎、慢性肝炎、慢性胆囊炎等临床表现符合胃热脾寒证者。

【用药分析】 方中黄连清热燥湿，半夏降逆和胃，干姜温阳醒脾和胃，桂枝通阳和胃，人参、大枣、甘草补益中气。

【用方思路】

1. 黄连汤既是辨治脾寒胃热夹虚证的重要代表方，又是辨治诸多杂病如脾胃病、心病、皮肤病等的重要基础方。

2. 方中黄连既可辨治脏腑湿热，又可辨治营卫肌肤湿热；干姜、桂枝既可温脏腑，又可温营卫；半夏既可辨治脏腑痰湿，又可辨治营卫肌肤痰湿；人参、大枣、甘草可补诸脏腑之气。从方中用药用量及调配分析得知，黄连汤的应用并不局限于脾寒胃热夹虚证，还可用于辨治诸多杂病，如消化、循环、内分泌系统疾病及皮肤病等。

3. 运用黄连汤辨治的病证（无论病变部位在脾胃、在肝或在心）以寒热夹虚为主，其治当温阳清热，益气和中。

【随证合方】 若夹郁，可与四逆散合方用之；若夹虚瘀，可与桂枝茯苓丸合方用之；若夹寒痰，可与赤丸合方用之；若夹痰热，可与小陷胸汤合方用之。

【注意事项】 运用黄连汤既要辨清西医之病，又要辨清西医之病属于中医寒热夹虚证。辨西医之病可进一步了解疾病的发展演变及转

变规律，辨中医之证可更好地针对西医之病选用黄连汤。

【应用指征】伤寒，胸中有热，胃中有邪气，腹中痛，欲呕吐者，黄连汤主之。(173)

【方论】

金·成无己,《注解伤寒论》(1144年): 胃中有邪气，使阴阳不交，阴不得升，而独治于下，为下寒腹中痛；阳不得降而独治于上，为胸中热，欲呕吐。与黄连汤，升降阴阳之气。上热者，泄之以苦，黄连之苦以降阳；下寒者，散之以辛，桂、姜、半夏之辛以升阴；脾欲缓，急食甘以缓之，人参、甘草、大枣之甘以益胃。

明·许宏,《金镜内台方议》(1422年): 经曰：上热者泄之以苦，下寒者散之以辛。故用黄连为君，以治上热，干姜、桂枝、半夏以散下寒为臣。人参、大枣、甘草之甘，以益胃而缓其中也。

明·汪石山,《医学原理》(1525年): 治伤寒中气不足，邪气乘虚入胃，致使阴不得升，独淫于下，为下寒，而作腹痛；阳不得降，独淫于上，为上热，而作呕吐。经云：中不足者，补之以甘。故用参、草、大枣之甘，以补中气。又云：温淫所胜，泻之以苦。故用黄连之苦，以泻上热。又云：寒淫所胜，散之以辛。故用干姜、肉桂之辛，以散下寒。佐半夏，散逆气而除呕。

明·吴昆,《医方考》(1584年): 伤寒胸中有热而欲呕，胃中有寒而作痛者，与此汤以升降阴阳。黄连之苦，以泄上热而降阳；姜、桂、半夏之辛，以散中寒而升阴；人参、甘草、大枣之甘，可缓中急而益胃。是方也；以黄连之寒，佐以姜、桂之辛，则寒者不滞；以姜、桂之热，君以黄连之苦，则热者不燥。寒热之相用，犹奇正之相倚耳。况夫人参、甘草之益胃，又所以宰中而建招摇矣乎！

明·方有执,《伤寒论条辨》(1592年): 夫热持上焦，黄连清之，非桂枝不解也。寒郁中焦，人参理之，非干姜不散也。甘草大枣，益胃而和中。半夏辛温，宽胸而止呕吐也。

明·张卿子,《张卿子伤寒论》(1644年): 上热者，泄之以苦，黄连之苦以降阳；下寒者，散之以辛，桂、姜、半夏之辛以升阴；脾欲缓，急食甘以缓之，人参、甘草、大枣之甘以益胃。

清·李中梓,《伤寒括要》(1649年): 邪气传里，下寒上热。夫胃中有邪，则阴阳不交，阴不得升而独治于下，为下寒而腹痛；阳不得降而独治于上，为上热而呕吐。上热者泄之以苦，黄连之职也；下寒者散之以辛，姜、桂与半夏之任也。脾欲缓，急食甘以缓之，人参甘枣之用，其在斯乎！

清·程应旄,《伤寒论后条辨》(1670年): 欲呕吐者，阳不得下，而热乃独治于上也。较之大青龙之寒热，彼为表里相持，此为上下相格，则治法虽亦寒热并施，而辛寒易以苦寒，辛热加以苦热不同矣。况用人参、半夏，以补宣中气，升降阴阳，必大青龙汤中之杏仁，纯降无补者迥别。盖彼则表里俱实，此则虚实相兼，自此条而互及诸泻心汤，皆其法也。

清·柯琴,《伤寒来苏集》(1674年): 此热不发于表而在胸中，是未伤寒前所蓄之热也。邪气者即寒气。夫阳受气于胸中，胸中有热，上形头面，故寒邪从胁入胃。《内经》所谓"中于胁则下少阳"者是也。今胃中寒邪阻隔，胸中之热不得降，故上炎作呕；胃脘之阳不外散，故腹中痛也。热不在表，故不发热；寒不在表，故不恶寒。胸中为里之表，腹中为里之里。此病在焦府之半表里，非形躯之半表里也。往来寒热者，此邪由颊入经，病在形身之半表里。如五六日而胸胁苦满，心烦喜呕，此伤于寒而传为热，非素有之热。或腹中痛者，是寒邪自胸入腹，与此由胁入胸胃不同。故君以黄连，亦以佐柴胡之不及也。欲呕而不得呕，腹痛而不下利，似乎今人所谓干霍乱、绞肠痧等症。此亦柴胡加减方也。表无热，腹中痛，故不用柴、芩。君黄连以泻胸中积热，姜、桂以驱胃中寒邪，佐甘、枣以缓腹痛，半夏除呕，人参补虚。虽无寒热往来于外，而有寒热相持于中，仍不离少阳之治法耳。此与泻心汤大同，而不名泻心者，以胸中素有之热，而非寒热相结于心下也。看其君臣更换处，大有分寸。

清·陈尧道,《伤寒辨证》(1678年): 故黄连之苦，以泄上热而降阳，姜、桂、半夏之辛，以散中寒而升阳，参、草、大枣，可缓中急而益胃。是方也，寒热并用，犹奇正之相倚耳，此分理阴阳，和解上下之正治也。

清·汪琥，《伤寒论辨证广注》（1680年）： 成注云：上热者，泄之以苦，黄连之苦以降阳。下寒者，散之以辛，桂姜半夏之辛以升阴。脾欲缓，急食甘以缓之，人参、甘草、大枣之甘，以益胃。按上云：益胃，则知其人胃气素虚，故其中虽有寒邪之气，不能作郁热也。琥按上方，乃半夏泻心汤内，去黄芩，加桂枝也。《内台方议》云：加桂枝者，升降阴阳之气也，为下寒腹中痛，故去黄芩。推许氏议方之意，以汤中既有黄连，以清上热，故不须用黄芩。盖黄芩之苦寒，能走大肠，为有碍于寒，腹痛也。加桂枝而云，升降阴阳之气，不足以尽其用。夫病本太阳伤寒，邪传入里，胃中有寒邪之气，故于麻黄汤中，止取桂枝、甘草二味，辛甘相合，以散其寒也。邪之所凑，其气必虚，故用人参、大枣以益胃。用半夏者，以其能挟黄连，清胸中热，止呕吐也。用干姜者，以其能挟桂枝，散胃中寒，除腹中痛也。且也，药分寒热，甘草复有调和相协之义，要之此汤。

清·汪昂，《医方集解》（1682年）： 治胸中有热而欲呕，胃中有寒而冲痛，或丹田有热胸中有寒者，仲景亦用此汤。按：此汤与小柴胡汤同意，以桂枝易柴胡，黄连易黄芩，以干姜易生姜，余药同，皆和解之意。但小柴胡汤属少阳药，此汤属太阳阳明药也。

此足阳明药也。黄连苦寒泄热以降阳，姜、桂辛温除寒以升阴，人参助正祛邪，半夏和胃止呕，甘草、大枣调中止痛。上中二焦寒热交战，以此和解之。

清·张志聪，《金匮要略集注》（1683年）： 夫太阳之气，从内而外达于皮毛，脾气主于肌腠之间，胃气循于络脉之内，是以太阳之气在表而里则在胸，脾气在肌而里则在腹，阳明之气在络而里则在胃。盖邪之中人，始于皮毛，传舍于络脉，而及于肌肉，是太阳病而有肌络之间证矣。夫太阳病，外有本气之皮、脾之肌、阳明之络，而内则有本气之胸脾之腹、阳明之胃类。本气之皮者，麻黄证是也。脾气之肌者，桂枝证是也。阳明之络者，白虎证是也。本气之胸者，栀子证是也。脾气之腹者，越婢厚朴证是也。阳明之胃者，调胃承气证是也。如太阳少阳合病，是太阳与肌络之气，将从枢胁而入于里，是当用黄芩汤以解之。如已入于胸腹胃，又当用黄连汤以主之。夫太阳之阳，入于胸中，故胸中有热。经络之邪入脏腑为内所因，故胃中有邪。腹乃阴土主气，故腹中痛。此因气以化邪，非邪气之寒热也。黄芩中空外实。解外之药也。黄连形如连珠，故主于泻心，解内之药也。以二黄名之者，盖以芩解外，而连解里也。夫胸腹胃之邪，有寒有热、有实有虚，是以黄连汤，乃凉热补泻之兼剂也。

清·张志聪，《伤寒论集注》（1683年）： 此言少阳主三焦之气，游行于上中下而不并合于太阳也。伤寒胸中有热，病在上焦也。胃中有邪气，病在中焦也。腹中有痛，病在下焦也。夫三焦部署并出于胃，欲呕吐者，气机上升而欲出也。用黄连、桂枝清散三焦之邪热。人参、半夏、甘草、姜、枣以资其中土焉。

清·钱潢，《伤寒溯源集》（1707年）： 故以黄连之苦寒为君，即黄连泻心汤之意也。甘草缓腹中之痛，与黄连同用，能泻心下之邪，即甘草泻心汤之义也。若非干姜之温热守中，不足以疗腹中之痛，必人参、半夏之辛温扶胃，乃能止欲呕之逆。然胃有实热，则人参即为难用，此乃阴寒虚气，虽有胸中之客热，而无入胃之热邪，仍属太阴本证，故当温补兼施也。用桂枝者，使阳气通行，兼解其未去之经邪也。加大枣者，调停其中气，和协其药性之寒温也。黄连与干姜同用，乃寒因热用，所以治胸中有热也。干姜与黄连并行，即热因寒用，所以治腹痛欲呕也。胸中有热而用黄连者，逆而折之之法也。复用干姜者，求其属以衰之之法也。腹痛而用干姜者，逆者正治也。又用黄连者，从者反治也。胸既有热而腹痛欲呕，又为胃中有寒。一寒一热之邪，而以黄连、干姜并驰者，从而逆之，逆而从之也。立方之旨，精矣微矣。

清·秦之桢，《伤寒大白》（1714年）： 胃寒而吐，用理中汤、吴茱萸汤。胃热而吐，用黄连汤。若热痰呕吐，栀连二陈汤。食滞热呕，栀连保和散。口渴热呕，合干葛石膏汤。

误用寒药，痰饮热邪，痞塞中焦，故用泻心汤，寒热各半散之。今加参、枣，化泻心汤为和中散邪之剂。

清·魏荔彤，《伤寒论本义》（1724年）：大青龙以辛为义，主散而治表；黄连汤以苦为义，主泄而治里。佐以甘草、人参、大枣以补其中，正气足而不正之邪气自散矣。干姜以温其里，半夏以开其热，半夏非治热之药，然热杂寒邪入胃，必兼乎湿，除湿即所以开郁清热也。桂枝升胸中之阳，黄连又泄腹中之热，胥在里。上下分理，恰与大青龙表里分治同义，而各具手眼，岂非立法之至神奇而至平易者乎！

故以黄连之苦寒，以治上热，桂枝之甘温，以去下寒，上下既平，升降乃复。然而中焦不治，则有升之而不得升，降之而不得降者矣，故必以人参、半夏、干姜、甘草、大枣，以助胃气而除邪气也。此盖痞证之属，多从寒药伤中后得之，本文虽不言及，而其为误治后证可知，故其药亦与泻心相似，而多桂枝耳。

清·王子接，《绛雪园古方选注》（1732年）：黄连汤，和剂也。即柴胡汤变法，以桂枝易柴胡，以黄连易黄芩，以干姜易生姜。胸中热欲呕吐，腹中痛者，全因胃中有邪气，阻遏阴阳升降之机，故用人参、大枣、干姜、半夏专和胃气，使饮入胃中，听胃气之上下敷布，交通阴阳，再用桂枝宣发太阳之气，载引黄连从上焦阳分泻热，不使其深入太阴，有碍虚寒腹痛。

清·不著撰人，《伤寒方论》（1732年）：人之所恃以升降阴阳，调和寒热者全凭中气，故即有偶感之寒，偶感之热，稍缓自化，邪一而不争也。今胸有热，风邪在上也，胃有邪，邪者寒也，寒热之邪，势均力敌，则心下胃上竟为吴越战场，往来不通，乃人身自然之阴阳，反各从贼势为消长，而不能胜调和之任。欲呕吐者，热邪上逼也，然止言欲非真能呕吐也，为抗而已，腹中痛者，非胸中之热，能入腹与争也，盗据中原而下土告陷，失救援之望，为困而已。故以黄连半夏清热而降逆，干姜同桂枝温胃而散寒，参甘枣为维持调护之主，庶阳精无扰而阴精奉上矣，其不用生姜者，生姜止呕，功在辛散，主阳陷于贼热，下阴陷于贼寒。而精气不贯，病在两头，故设法除贼，以升阴降阳，邪不在中间无取辛散焉耳，杂病欲呕而不吐，胸上觉热者，亦当以此方推之。

清·吴谦，《医宗金鉴·订正仲景全书》（1742年）：君黄连以清胃中之热，臣干姜以温胃中之寒，半夏降逆，佐黄连呕吐可止，人参补中，佐干姜腹痛可除，桂枝所以安外，大枣所以培中也。然此汤寒温不一，甘苦并投，故必加甘草协和诸药。此为阴阳相格，寒热并施之治法也。

清·黄元御，《伤寒悬解》（1748年）： 伤寒，胸中有热，而胃中有肝胆之邪气，肝邪克脾，腹中疼痛，胆邪克胃，欲作呕吐者，是土气湿寒而木气郁遏也。黄连汤，黄连、半夏，清上热而止呕吐，参、甘、姜、枣，温中寒而止疼痛，桂枝疏木而通经也。

清·黄元御，《长沙药解》（1753年）： 治太阴伤寒，胸中有热，胃中有邪气，腹中痛，欲呕吐者。以中气虚寒，木邪克土，脾陷而贼于乙木，故腹中痛，胃逆而贼于甲木，故欲呕吐。君火不降，故胸中有热。姜、甘、参、枣，温中而补土，桂枝达乙木而止疼，半夏降戊土而止呕，黄连清君火而泻热也。

清·黄元御，《伤寒说意》（1754年）： 黄连汤，黄连清上逆之相火，桂枝达下陷之风木，干姜温脾家之寒，半夏降胃气之逆，参、甘、大枣，补中脘之虚也。

清·徐灵胎，《伤寒论类方》（1759年）：即半夏泻心汤去黄芩加桂枝。诸泻心之法，皆治心胃之间，寒热不调，全属里症。此方以黄芩易桂枝，去泻心之名，而曰黄连汤，乃表邪尚有一分未尽，胃中邪气，尚当外达，故加桂枝一味，以和表里，则意无不到矣。此属厥阴条，寒格自用干姜，吐下自用芩连。因误治而虚其正气，则用人参，分途而治，无所不包，又各不相碍。

清·吴仪洛，《成方切用》（1761年）： 黄连苦寒泄热以降阳；姜、桂辛温除寒以升阴；人参助正祛邪；半夏和胃止呕；甘草、大枣调中止痛。上中二焦，寒热交战，故以此和解之。

清·强健，《伤寒直指》（1765年）： 上热者，泄之以苦，黄连之苦以降阳；下寒者，散之以辛，桂、姜、半夏之辛以升阴；脾欲缓，急食甘以缓之，人参，甘草、大枣之甘以益胃。

清·杨栗山，《伤寒瘟疫条辨》（1784年）： 此伤寒邪气传里，而为下寒上热也。胃中有邪热，使阴阳不交，阴不得升而独滞于下，为下寒腹胀痛；阳不得降而独郁于上，为上热欲呕吐。故用黄连之苦，以泻上热而降阳；姜、桂、半夏之辛，以散中寒而升阴；参、草、大枣之甘，以缓中急而益胃。寒热并用，犹奇正之相倚耳。此分理阴阳，和解上下之正治也。或丹田有热，胸中有寒者，仲景亦用此汤治之。脏结之证，更宜以此汤调其阴阳。

清·徐玉台，《医学举要》（1792年）： 关格一证，阴阳各极其偏，不能相营……喻嘉言曰：自《灵》《素》《难经》仲景皆深言之，然无其方也。因为上下古今，寻一死里求生之治，治吐逆之格，由中而渐透于上，治不溲之关，由中而渐透于下，治格而且关，由中而渐透于上下，姑立进退黄连汤，要未可为中人道也。按仲景黄连汤，治上下寒热不和，为升降阴阳之剂。喻氏师其意而进退之，方中黄连进则钱半，退则七分，进则生用，退则姜制。干姜进退俱用钱半，进则生用，退则炮用。人参进退俱用钱半，进则生用，退则乳制。桂枝进用一钱，退则不用。制半夏进退俱用钱半，大枣进退俱用二枚。统论进退二法，总以胃为转旋，而未及治下。夫肾为胃关，肾气不足，则小便必不能利，此退法中又须肾气丸以培其下元也。

故以桂枝汤，去酸收之芍药，调营卫而去风；干姜散寒，以止腹痛；半夏涤饮下逆；木盛土虚，故用人参养胃，以充正气，而送邪外出；黄连苦寒，以清内郁风化之热。

清·吴坤安，《伤寒指掌》（1796年）： 伤寒胸中有热，胃中有邪气，腹中痛，欲呕吐者，黄连汤主之。此寒热相持于内，故用姜连以和里，胃中寒邪尚可外达，故用桂枝以和表。此仍不离少阳之和法，亦可兼治厥阴寒热呕逆。

清·陈修园，《伤寒真方歌括》（1803年）： 即柴胡汤以桂枝易柴胡，以黄连易黄芩，以干姜易生姜，此症虽无寒热往来于外，而有寒热相搏于中，所以寒热攻补并用，仍不杂少阳和解法也。

清·吕震名，《伤寒寻源》（1850年）： 伤寒胸中有热，胃中有邪气，腹中痛，欲呕吐者，黄连汤主之。按胸中有热，则阳邪格于上，故欲呕吐。胃中有邪气，则阴邪格于下，故腹中痛。腹中痛，欲下而不得下也，欲呕吐，欲吐而仍不得吐也，上热下寒，法当和解。方用黄连泻胸热，干姜散胃寒，复以半夏宽中而开结，佐以桂枝通阳而化阴。然上征下夺，宜从中治。故用人参、甘草、大枣，创建中气。而上下之邪，各随所主之药而分解。此泻心之变方，而又与泻心之取义不同。

清·姚球，《伤寒经解》（1859年）： 阳邪中于上，故胸中有热。胃中有邪气，腹中痛。浊邪中于下，故胃中有邪气。阳邪行上，故欲呕吐；阴邪行于下，故腹中痛也。黄连汤，分利阴阳，而调和之也。黄连清上，桂枝、干姜温下，甘草、半夏和胃，人参扶元。日三夜二，以邪错杂不可缓也。

清·费伯雄，《医方论》（1865年）： 变姜连泻心之法而为升降阴阳之法。寒热并用，补散兼行，和法之最佳者。

清·郑钦安，《伤寒恒论》（1869年）： 太阳之气，由下而上至胸腹，今因寒邪拂郁于内而热生，以致胃中不和，腹痛欲呕吐者，此是上热下寒之征也。原文以黄连汤主之，是用黄连以清上焦之热，干姜、桂枝、半夏以祛中下之寒邪，用参、枣以和中，是调和上下之妙剂也。

清·高学山，《伤寒尚论辨似》（1872年）： 且即此而以黄连、桂枝清解胸中之热，干姜、甘草温散胃中之邪，四味平用者，恐牵其性，而于清热散寒有或偏也。然后以益气之人参，补液之大枣，统率于止逆之半夏者，因胃中之邪，由于虚而腹痛呕吐，又由于胃气之避邪而将窜也，故于清热解表邪之中，兼用补益止逆之品，殆亦滋其自汗之剂耳。喻氏不知胸中之热，为伤寒之标热犯胸，胃中之邪，为伤寒之本寒犯胃，且皆由于阳虚之故，而但曰风邪在上，寒邪在中，阳邪不得下，阴邪不得上等语，俱是隔靴搔痒矣。

清·莫枚士，《经方例释》（1884年）：［泉案］此黄芩人参汤去黄芩，加黄连，从其所易为名也。《千金》以此方去姜、半、人参三味，加生地、竹叶、赤石脂，名生地黄汤，治产后著寒、热下痢，是此方本治有寒有热之症。彼病在肠，故用地、脂涩之；此病在胃，故用参、姜，意义略相似。后世有进退黄连汤，即此方而以连、桂、姜等，为增损者。此风寒在半表半里间，而将又下陷者，以在半表里，故不分风寒，而混称邪气，古人称谓之。例如，此胸中热半表也，腹中痛是邪气下陷，欲呕吐是胃尚能拒邪，故既以桂枝治表，连、干和胃，而复以参、甘填中，以助其拒而不使陷，方义之精如此，而连、半并用，合小陷胸法，又藉以荡涤胸胃；姜、并用，合大半夏及半夏人参汤法，往复回环，妙难言尽。

清·戈颂平，《伤寒指归》（1885年）：黄连苦寒，坚半里金水表阴，固阳气藏亚。干姜辛温，温半里下阴土之阴。桂枝辛温，温表里经道之阴。半夏辛平，解半里上水逆气结。阳不藏亚，土味不足，土之液少，以甘草极甘，人参、大枣多汁，培土之气，益土之液，配内藏之阳。右七味，象阳数得阴复于七。以水一斗，象地天生成十数。煮取六升，象阴数得阳变于六。去滓，温服一升，日一服，夜二服，象一阳举，二阴耦之。

清·唐容川，《伤寒论浅注补正》（1893年）：此证惟心包有热，其余胃中、腹中、大小肠皆有寒气，故只用黄连一味，清心包之热，而其余则皆治寒也。

清·王旭高，《退思集类方歌注》（1897年）：故用参、甘、姜、夏、大枣，专和胃气，使饮入胃中，听胃气上下敷布，交通阴阳；再用桂枝，宣发太阳之气，载引黄连，但从上焦阳分泄热，不使其入太阴，有碍虚寒腹痛。

近代·何廉臣，《增订伤寒百证歌注》（1928年）：此即小柴胡汤变法，以桂枝易柴胡，以黄连易黄芩，以干姜易生姜。胸中热，呕吐，腹中痛者，全因胃中有邪气，阻遏阴阳升降之机，故用人参、大枣、干姜、半夏、甘草专和胃气，使入胃之后，听胃气之上下敷布，交通明阳。界用桂枝宣发太阳之气，载黄连从上焦阳分泻热，不使其深入太阴，有碍虚寒腹痛也。

近代·曹颖甫，《伤寒发微》（1931年）：黄连汤方治，用黄连以止呕，必用干姜、半夏以涤痰者，呕因于痰也；甘草、人参、大枣以扶脾而缓痛，必用桂枝以达郁者，痛因于郁也，此黄连汤之大旨也。然则仲师此条，何以不列于太阴、少阳二篇而列入太阴？曰：此病源出于太阳也。标热内陷，胸中水气，蒸为湿痰，而肝胆始郁。肝胆与胃同部，余液皆入于胃，故病发于胃，皆不过相因而致病。黄坤载移此条于太阴篇中，亦只见其不达耳。

近代·祝味菊，《伤寒方解》（1931年）：本方以黄连为主药，桂枝、干姜为重要副药。其适用标准在伤寒其胸中有郁热，胃中有邪气，而见腹中痛，欲呕吐者，故用黄连以清里热，桂枝、干姜通阳温胃，合半、参、草、枣培中降逆，而成寒热相格之证治也。煮服法后“疑非仲景方”五字，成本、《玉函》俱无。考诸方义、并无可疑之处，删之诚是。

近代·徐大桂，《伤寒论类要注疏》（1935年）：按：本条系胸中余热，故用黄连以清心；脾胃虚寒，为呕为痛，故用姜、桂、参、草、半夏、大枣，以温补之；而祛寒温中、泻火降逆，复面面俱到也。

近代·彭子益，《圆运动的古中医学·伤寒论方解篇》（1947年）：腹中痛，欲呕吐。欲呕吐为胸中有热，腹中痛为胃中有寒。上热中寒中气之虚。黄连清热，干姜温寒，参、枣、炙草补中气，半夏降胃阴以收热，桂枝达肝阳以散寒，寒热不调，故名邪气。

近代·冉雪峰，《冉注伤寒论》（1949年）：主黄连汤，辛苦开降，以刚药变胃，而不为胃变。此方与半夏泻心汤相似，特以桂枝易黄芩。彼以黄芩助黄连，此以桂枝助干姜，方的

十一画

形式类似泻心，方的义理原本柴胡。但本栏用柴胡的方制，不用柴胡的本药，义可深味。有邪用人参者，姜连的大苦大辛，赖此调和。病机的一往一复，赖此斡旋。未呕未吐，欲呕欲吐，一点几微正气，尤赖此匡扶。辨证论治，很沉着，很奥懿。或疑非仲景方，非仲景法。吾为之转一语曰：是不知仲景方，不知仲景法。

现代·安徽中医学院，《伤寒论通俗讲义》（1959年）：本方即半夏泻心汤去黄芩加桂枝组成。方中以黄连为君，用其清胸中之热，与半夏降逆合用，以止呕吐；以干姜为臣，用其温胃中之寒，与人参补中合用，以除腹痛；并以桂枝安外，大枣培中，甘草协和诸药。为寒温并用，甘苦并投，补泻兼施的复法。

现代·任应秋，《伤寒论语释》（1957年）：本方即半夏泻心汤去黄芩加桂枝，《医宗金鉴》云："君黄连，以清胸中之热，臣干姜以温胃中之寒，半夏降逆，佐黄连呕吐可止，人参补中，佐干姜腹痛可除，桂枝所以安外，大枣所以培中也。"

现代·中医研究院，《伤寒论语释》（1956年）：本方以黄连为君以清胸中之热；干姜为臣，温胃中之寒；半夏降逆，佐黄连以治呕；人参补中，佐甘草、干姜以除腹痛；桂枝安中散寒；大枣培土和中，为寒热并用的方剂。

现代·陈亦人，《伤寒论译释》（1958年）：本方以黄连为君以清胃热，干姜为臣以温肠寒，半夏降逆，佐黄连以止呕吐，桂枝通阳，佐干姜以治腹痛，人参、大枣益气培土，更加甘草和协诸药，以复中焦升降之职，庶寒热之药各归病所而取效。本方即半夏泻心汤去黄芩加桂枝并重用黄连而成，虽仅一药之差，但主治显著不同。半夏泻心汤，芩、连、姜、夏、苦泄辛开并用，目的在于治中虚热结之痞；本方重用黄连苦降以治上热呕吐，黄芩不利于脾寒，故去之不用，加桂枝既能通阳，助干姜温下寒以治腹痛，又能下气以加强黄连、半夏降逆的作用。

喻氏以本方与小柴胡汤相较，得出药味的异同与作用的区别，颇能说明问题。由上热下寒推及上寒下热，主张皆可治之，亦有发挥，可资临床参考。王氏解释方义，着重胃中邪气，意同成氏，与柴胡汤对比，则同喻氏，惟对桂枝与黄连相伍，能有利于黄连泻上焦阳分之热，又不碍于虚寒腹痛，则是王氏个人的阐发，然而也只聊备一说，因为桂枝通阳下气，既能佐黄连治上热呕吐，又能佐干姜治下寒腹痛，而不是局限于一个方面。

现代·李翰卿，《中国百年百名中医临床家》（1960年）：此调理上热下寒兼补虚之方（也就是治腹痛呕吐，寒证多热证少兼中气不足之方）。腹痛呕吐，但必须具有口苦、不能食冷性饮食、腹部喜按、脉象沉迟无力等表现。黄连、桂枝、干姜调寒热以止腹痛；半夏降逆以止呕；参、枣、草和中以补虚。

现代·孙纯一，《伤寒论注释要编》（1960年）：本方即半夏泻心汤去黄芩加桂枝而变其方名也。方中以黄连为君，清其胸中之热，与半夏合用以止呕吐。干姜去胃中之寒邪，合甘草以和中以止腹痛。人参、大枣以补虚培中，桂枝以安外温散寒邪。此为寒热并用，补散兼施之剂。

现代·刘渡舟，《伤寒论十四讲》（1982年）：黄连汤由黄连、炙甘草、干姜、桂枝、人参、半夏、大枣所组成。方中用黄连以清胸中之热，干姜温脾胃之寒，桂枝宣通上下之阳气，半夏降逆止呕，人参、甘草、大枣益胃安中，使之有利于斡旋上下，而调理寒热阴阳。

现代·刘渡舟，聂惠民，傅世垣，《伤寒挈要》（1983年）：本方寒热互用，主治在胃，以黄连清解胸膈之热，干姜温脾胃之寒，桂枝宣通上下之阳气，人参、甘草、大枣和胃安中，半夏降逆止呕。胃气一和则呕吐腹痛自除。

现代·刘渡舟，《伤寒论诠解》（1983年）：黄连汤以黄连清在上之热，同时用干姜温在下之寒；桂枝既能通上下阴阳之气，又能和解在表之余邪；参、草、枣益胃安中，以复中焦之升降，半夏降逆止呕，以和中焦之阴阳，本方实即半夏泻心汤去黄芩加桂枝而成，故与半夏泻心汤同为辛开苦降甘调之剂。其不同之处本方用桂枝，功偏于温通，多用治上热下寒、表里不和、而以腹痛为主的病证；半夏泻心汤有黄芩无桂枝，功偏于清热，多用治脾胃不和，升降失常、气机痞塞，以心下痞为主的病证。简言之，本方主治寒热格拒于上下，而泻心汤主治寒热痞塞于中焦。

现代·王付,《经方学用解读》(2004年): 胃热脾寒（或胃寒胸热）证的基本病理病证是邪热在胃（上）而浊气逆乱，寒气袭脾（下）而清气不升。因此，治疗胃热脾寒证，在用方配伍原则与方法应重视以下几个方面。

针对证机选用清胃热药：邪热侵袭于胃或邪热在胸中而扰乱气机，浊气逆乱于上，证以胸中烦热或呕吐为主，其治当清泻上热。如方中黄连。

针对证机选用温脾寒药：寒邪在脾或在胃，寒气凝滞经气脉络而不通，证以疼痛为主，其治当温阳散寒，通调气机。在用温脾散寒药时最好再具有通达阳气，升清降浊作用。如方中桂枝、干姜、半夏。

妥善配伍益气药：审病变证机有正气虚弱，脾虚而不运，胃虚而不降，清浊之气不得升降而阻结于脾胃，其治当补益脾胃之气。如方中人参、大枣、甘草。

随证加减用药：胃痛明显偏寒者加炒白芍、桂枝；偏热者加生白芍、延胡索；偏虚者加重人参、黄芪；偏实者加重黄连、栀子；胃脘痞满者加炒枳实、厚朴；呕吐明显者易干姜为生姜；体倦明显者加黄芪；恶寒者加附子；饮食差偏气虚者加白术；偏食滞者加神曲；大便溏者加茯苓；大便硬者加大黄；口苦者加黄芩；黄苔明显者加黄芩；胸中闷热明显者加蒲公英；白苔厚者加重桂枝；舌上有裂纹者加石斛；舌质紫或有瘀斑者加丹参；胃中有振水声者加生姜。

【方论评议】

综合历代各家对黄连汤的论述，应从用药要点、方药配伍和用量比例三个方面进行研究，以此更好地研究经方配伍，用于指导临床应用。

诠释用药要点：方中黄连清热燥湿，半夏降逆和胃，干姜温阳醒脾和胃，桂枝通阳和胃，人参、大枣、甘草补益中气。

剖析方药配伍：黄连与干姜，属于相反配伍，寒热同用，黄连清热燥湿，干姜温中散寒；半夏与干姜，属于相使配伍，半夏助干姜温中散寒，干姜助半夏温中降逆；人参与大枣、甘草，属于相须配伍，增强补益中气；黄连与人参、大枣、甘草，属于相畏配伍，人参、大枣、甘草益气制约黄连清热伤胃，黄连清热制约人参、大枣、甘草补益助热；桂枝与人参、大枣、甘草，属于相使配伍，辛甘化阳，温补脾胃。

权衡用量比例：黄连与干姜用量比例是1∶1，提示清热与温中之间的用量调配关系，以治寒热；半夏与干姜用量比例关系是4∶3，提示降逆与温中之间的用量调配关系，以治寒郁；桂枝与人参、大枣、甘草用量比例是3∶2∶10∶3，提示通阳与益气之间的用量调配关系，以治气虚夹寒；黄连与人参、大枣、甘草用量比例是3∶2∶10∶3，提示清热与益气之间的用量调配关系，以治气虚夹热。

【药理作用】 本方具有解除胃肠平滑肌痉挛、调节胃肠平滑肌蠕动、保护胃肠黏膜、强心、改善心脑血管、改善微循环、调节呼吸中枢、调节腺体分泌、解除平滑肌痉挛、抗胃溃疡、抗氧化、抗缺血、增强机体免疫功能、改善心肺肝肾功能、对中枢神经呈双向调节、降血压、降血脂、降血糖、镇静、镇痛、抗炎、抗菌、抗病毒、抗过敏、抗真菌、抗风湿、增强促进骨质代谢等作用。

黄连阿胶汤

【导读】 ①学用黄连阿胶汤应重视黄连和阿胶的用量调配关系、黄连和芍药的用量调配关系、芍药和鸡子黄的用量调配关系。②黄连阿胶汤虽是辨治心肾虚热证的重要代表方，但在临床中对心肝虚热证等也具有良好治疗作用。③学好用活黄连阿胶汤的第一步是辨清黄连阿胶汤由哪些变化方和药物组成：组成黄连阿胶汤有1个变化方和3组药，变化方是泻心汤，3组药中第1组是清热药即黄连、黄芩，第2组是补血药即阿胶、芍药，第3组是滋阴药即鸡子黄，从1个变化方和3组用药用量深入学习研究即可用活黄连阿胶汤。

【方歌】黄连阿胶鸡子黄，黄芩芍药合成方，清热育阴交心肾，心烦失眠效非常。

【方药】黄连四两（12 g） 黄芩二两（6 g） 芍药二两（6 g） 鸡子黄二枚 阿胶三两（9 g）

【用法】上五味，以水六升，先煮三物，取二升，去滓。内胶烊尽，小冷，内鸡子黄，搅令相得。温服七合，日三服。

【功用】清热育阴，交通心肾。

【适应证】

1. 中医病证：①心肾虚热证。心中烦，不得眠，多梦，口干咽燥，或汗出，或头晕，或耳鸣，或健忘，或腰酸，舌红、少苔，脉细数。②湿热夹阳血虚证。

2. 西医疾病：室上性心动过速、神经衰弱、甲状腺功能亢进症、心肌缺血、抑郁症等临床表现符合心肾虚热证者。

【用药分析】方中黄连、黄芩清热燥湿除烦，芍药补血敛阴，阿胶补血化阴，鸡子黄补血育阴。

【用方思路】

1. 黄连阿胶汤既是辨治心肾虚热证的重要代表方，又是辨治诸多杂病如心肝病、心肾病等的重要基础方。

2. 方中黄连、黄芩既可清上焦热，又可清中、下焦热；芍药、阿胶、鸡子黄既可益阴，又可补血。从方中用药用量及调配分析得知，黄连阿胶汤的应用并不局限于心肾虚热证，还可用于辨治诸多杂病，如循环、内分泌及代谢、精神神经等系统疾病。

3. 运用黄连阿胶汤辨治的病证（无论病变部位在心、在肾或在肝胆）以心热肾虚为主，其治既要清热，又要益阴血。

【随证合方】若夹寒，可与四逆汤合方用之；若属于心肾虚热夹瘀，可与下瘀血汤合方用之；若夹心肝阴血虚，可与酸枣仁汤合方用之。

【注意事项】运用黄连阿胶汤既要辨清西医之病，又要辨清西医之病属于中医心热肾虚证。辨西医之病可进一步了解疾病的发展演变及转变规律，辨中医之证可更好地针对西医之病选用黄连阿胶汤。

【应用指征】少阴病，得之二三日以上，心中烦，不得卧，黄连阿胶汤主之。（303）

【方论】

金·成无己，《注解伤寒论》（1144年）：《脉经》曰：风伤阳，寒伤阴。少阴受病，则得之于寒，二三日以上，寒极变热之时，热烦于内，心中烦，不得卧也。与黄连阿胶汤，扶阴散热。阳有余，以苦除之，黄芩、黄连之苦，以除热；阴不足，以甘补之，鸡黄、阿胶之甘，以补血；酸，收也，泄也，芍药之酸，收阴气而泄邪热。

明·许宏，《金镜内台方议》（1422年）：少阴三日以上，心中烦不得卧者，乃寒极热变也，热烦于内而然。故用黄连为君，黄芩为臣，以除内热而阳有余。以阿胶鸡子黄之甘，以补阴不足为佐。芍药为酸，以敛阴气而泄邪热为使也。

明·汪石山，《医学原理》（1525年）：治伤寒变热，心中烦，不得卧。治宜益阴退热。故用黄连、黄芩以胜热，芍药以扶阴，鸡子黄、阿胶以养血。

明·吴昆，《医方考》（1584年）：少阴病，心烦不得卧者，此方主之。寒邪迳中三阴者，名曰阴证，始终只是一经，不复再传。今自三阳经传来，虽至三阴，犹曰阳证。所以有传、有不传者，以阴静阳动也。少阴病者，有舌干口燥、欲寐诸证也。欲寐而不行寐，故曰心烦不得卧也。少阴者，水脏，水为热灼，不足以济火，故心烦。阳有余者，泻之以苦，故用黄芩、黄连之苦；阴不足者，补之以甘，故用鸡黄、阿胶之甘；阴气耗者敛之以酸，故复佐以芍药之酸。

明·方有执，《伤寒论条辨》（1592年）：少阴本欲寐，反心中烦不得卧者，风邪客于里，热甚而里不和也。黄连、黄芩清膈，以除风拥之里热；鸡黄、阿胶和血，以益不足之真阴。然阿胶者，黑驴皮之膏液也，故能逐阴经之邪风。鸡黄者，巽木禽之诞卵也，故能定邪风于少阴。芍药下气以和阴，所以为少阴风热之佐使也。

明·张卿子，《张卿子伤寒论》（1644年）：阳有余，以苦除之。黄芩、黄连之苦，以除热。阴不足，以甘补之。鸡黄、阿胶之甘，以补血。酸，收也，泄也，芍药之酸，收阴气而泄邪热。

清·李中梓,《伤寒括要》(1649年)： 阳有余者，以苦泄之，黄连、黄芩之苦，以除热也。阴不足者，以甘补之，鸡子、阿胶之甘，以益血也。用芍药以酸收阴气，泄去邪热，则心烦可解而卧自安矣。服此不愈，须加参、苓、归、术，无不愈者。

清·张璐,《伤寒缵论》(1667年)： 此汤本治少明温热之证。以其阴邪暴虐伤犯真阴，哉二三日以上，便见心烦不得卧。所以始病之际，即用芩、连大寒之药，兼芍药、阿胶鸡子黄，以滋养阴血也。然伤寒六七日后，热传少阴伤其阴血者，亦可取用。与阳明腑实用承气汤法，虽虚实补泻悬殊，而祛热救阴之义则一耳！

清·程应旄,《伤寒论后条辨》(1670年)： [底本眉批：病此者，肾中素有燥邪也。燥者生热，故才少阴病，便觉火土气胜，阴精不能上奉故也。治以黄连阿胶汤，滋阴退阳，盖治火之下阴精承之也。]……少阴二三日以上，心中烦而有此，知土挟母邪以乘水，是亦少阴负趺阳之类也。治用芩、连清土母之热，芍药阿胶鸡子黄；济阴而润燥，火土润而肾水宁矣。

清·柯琴,《伤寒来苏集》(1674年)： 鸡感巽化，得心之母气者也。黄禀南方火色，率芍药之酸，入心而敛神明，引芩、连之苦，入心而清壮火。驴皮被北方水色，入通于肾，济水性急趋下，内合于心，与之相溶而成胶，是火位之下，阴精承之。凡位以内为阴，外为阳，色以黑为阴，赤为阳。鸡黄赤而居内，驴皮黑而居外，法坎宫阳内阴外之象，因以制壮火之食气耳。

清·汪琥,《伤寒论辨证广注》(1680年)： 成注云：阳有余，以苦除之，黄芩、黄连之苦以除热；阴不足，以甘补之，鸡子黄阿胶之甘，以补血。酸，收也，泄也。芍药之酸，收阴气而泄邪热。琥按上方，乃治足少阴肾水不足。手少阴心火有余，火有余者，阳热内盛也。阳热盛，必以苦泄之，以寒胜之。故用黄连为君，黄芩佐之。水不足者，阴血下虚也，阴血虚，必以甘温补之，酸平收之。故以阿胶鸡子黄为君，白芍药为使也。且也，白芍药能敛阴益血。成注反云其泄邪热，殊非善解。

清·汪昂,《医方集解》(1682年)： 二三日以上，寒变热之时也，少阴多病此。传经之阳邪，阴气为阳热所灼，故心烦不得卧，芩、连之苦以除热，鸡子、阿胶之甘以益血，芍药之酸以收阴气。用苦寒、甘润、酸敛之剂，收摄其欲亡之微阴，较之四逆一水一火，为不同矣。

清·张志聪,《伤寒论宗印》(1683年)： 此论少阴自得之邪而转入于经也经随气转，故亦有寒热之分焉。少阴病，得之二三日以上，心中烦，不得卧者，此邪去表而入于经矣。心恶邪，故烦。心烦，故不得卧也。黄连泻心，黄芩清肺，心主脉而肺朝百脉也。阿胶用济水煎驴皮而成，心合济水，而肺主皮毛。夫脉者，阴也，其象法地。鸡乃金之禽，而卵黄以象地，故用芍药以滋阴荣，配卵黄以养经脉。(眉批：脉如地中之络脉，金属肺而主脉。)

清·张志聪,《伤寒论集注》(1683年)： 首节言始得之，次节言二三日，此言二三日以上，乃通承上文而亦始得之之意也。少阴病，得之二三日以上，则始病少阴而少阴之气不能上济，君火之阳热伤经脉，故心中烦，烦则不得卧，故以黄连阿胶汤主之。黄芩、黄连清心中之烦热，芍药、阿胶养心主之神血，卵乃未分之形，白象天而主气，黄象地而主血，用鸡子黄二枚合地二之数，以资中土，助其四散，心气和而脉络通，不致有下文下利脓血之证矣。

清·沈明宗,《伤寒六经辨证治法》(1693年)： 故用黄连、黄芩，专清上焦心相之火；芍药养阴；鸡子黄养阴济水，又清阴分之热；阿胶以滋肺肝肾阴，而祛内伏之风也。

清·郑重光,《伤寒论条辨续注》(1705年)： 今但心烦不卧，而无呕、利、四逆等证，此为阳烦，乃真阴为热邪燔灼。故用芩、连以祛除里热，用鸡卵、阿胶、芍药以益真阴，解热生津而为主治，少缓则变生矣。

清·钱潢，《伤寒溯源集》（1708年）： 黄连苦寒，泻心家之烦热，而又以黄芩佐之，芍药收阴敛气，鸡子黄气味俱厚，阴中之阴，故能补阴除热。阿胶为济水之伏流，乃天下十二经水中之阴水也。乌驴皮黑而属水，能制热而走阴血，合而成胶，为滋养阴气之上品，协四味而成剂。半以杀风邪之热，半以滋阴水之源，而为补救少阴之法也。

清·顾松园，《顾松园医镜》（1718年）： 黄连、黄芩阳有余者，苦以泻之，各一、二、三钱。芍药阴气耗者，酸以收之，二、三钱。真阿胶二钱，如无可用龟甲，入肾补阴、除热，兼止久痢。生鸡子一枚，调入。阴不足者，甘以补之。昔人谓其补阴血，与真阿胶同功。故产后虚痢，胎漏下血可用。此清火滋阴之剂，仲景本治少阴病，心中烦不得卧之主方。盖但欲寐为少阴之本症，因热涸肾水，心相无制，神志无宁，致烦不得卧，为自焚欲死之征。今虽身凉欲寐，而口舌干渴，总由邪热伤阴所致，故均以此治之。

清·魏荔彤，《伤寒论本义》（1724年）： 如少阴病，得之二三日以上，热势渐盛之时也，其人心中烦，不得卧，病虽在少阴而上焦见热邪矣，非急救其心脏真阴，必不能得宁贴。仲师主以黄连阿胶汤，连芩苦以泄火，阿胶咸以济阴，鸡子黄、芍药俱结队助阴之品也。其阴既复，肾水日生，君相二火，消烟熄焰，岂非一定之良法哉。此洵降火滋阴之圣剂。推之即有热虚劳加参术，皆可以瘳之。

清·姚球，《伤寒经解》（1724年）： 热病传少阴五六日，今二三日以上得之，阴虚火盛，传入迅速也。阳不归于阴，火邪并于心，故不卧而烦也。黄连阿胶汤，所以清热而滋阴也。黄连、黄芩，所以清火；白芍、阿胶，所以滋阴；鸡子黄入血分而清烦热。血润火清，而心烦不卧自止也。

清·尤在泾，《伤寒贯珠集》（1729年）： 故用黄连、黄芩之苦，合阿胶、芍药、鸡子黄之甘，并入血中，以生阴气，而除邪热，成氏所谓阳有余，以苦除之，阴不足，以甘补之是也。

清·王子接，《绛雪园古方选注》（1732年）： 芩、连泻心也。阿胶、鸡子黄养阴也。各举一味以名其汤者，当相须为用也。少阴病烦，是君火热化为阴烦，非阳烦也，芩、连之所不能治，当与阿胶、鸡子黄交合心肾，以除少阴之热。鸡子黄色赤，入通于心，补离中之气，阿胶色黑，入通于肾，补坎中之精，第四者沉阴滑利，恐不能留恋中焦，故再佐芍药之酸涩，从中收阴，而后清热止烦之功得建。

清·不著撰人，《伤寒方论》（1732年）： 少阴本证，脉微细，但欲寐者，人身卫气行阳则寤，行阴则寐，邪入少阴则卫气搏于阴而不能出，故但欲寐，于是下利呕逆，乃阴邪内炽也，因而汗出烦躁是真阳欲亡也。若一无此等证，但心烦不得眠，且在二三日，传经阳邪，至此不为日浅矣，明是真阴为邪热所燥，始而卫气从邪留阴而欲寐。阳之陷也，今且阴气反从火化，行阳分，致不得眠，凌心为烦，阴之消也，故以芩连折其火为君，鸡子黄混沌未凿之元阴，阿胶乃天地尾闾之真水，挟黑驴皮润燥驱风而为胶者，育其阴之本，复以白芍之酸寒收摄其外之微阴，较之四逆等汤，一水一火，天地悬隔，此治少阴大分别，大关键也。不可以草草略过。

清·黄元御，《伤寒悬解》（1748年）： 少阴病，但欲卧也，得之二三日以上，心中烦，不得卧者，燥土克水，而烁心液也。心之液，水之根也，液耗水涸，精不藏神，故心烦，不得卧寐。黄连阿胶汤，黄连、芩、芍，清君火而除烦热，阿胶、鸡子黄，补脾精而滋燥土也。

清·黄元御，《长沙药解》（1753年）： 治少阴病，心烦不得卧。少阴水火同经，水胜则火负，火胜则水负。火本不胜水，其所以胜者，火旺而土燥也。君火下蛰，则心清而善寐，君火上亢，则心烦而不得卧。缘坎水根于离阴，燥土克水，消耗心液，神宇不清，是以生烦。黄连清君火而除烦，芩、芍清相火而泻热，阿胶、鸡子黄，补脾精而滋燥土也。

清·黄元御，《伤寒说意》（1754年）： 若得之二三日以上，心中烦扰，不得卧寐，是土胜而水负，燥土消其心液也。肾水根于离宫，心液消烁，则阴精枯燥，不能藏神，故火泄而烦生。宜黄连阿胶汤，连、芩、芍药，泻火而除烦，鸡子、阿胶，泽土而润燥也。

清·徐灵胎,《伤寒论类方》(1759年): 内胶烊尽，小冷，内鸡子黄，小冷而内鸡子黄，则不至凝结而相和。搅令相得，温服七合，日三服。此少阴传经之热邪，扰动少阴之气，故以降火养阴为治，而以鸡子黄引药下达。

清·徐灵胎,《伤寒约编》(1759年): 此心阳素旺，伤寒后，热伤心液，心火不降，故二三日便心中烦，不得卧也。需此少阴之泻心汤，芩、连以直折心火，佐芍药以收敛神明，非得气血之属交合心肾，苦寒之味，安能使水升火降？阴火终不归，则少阴之热不除，鸡子黄入通于心，滋离宫之火；黑骡皮入通于肾，益坎宫之精，与阿井水相溶成胶，配合作煎，是降火归原之剂，为心虚火不降之专方。

清·徐灵胎,《女科指要(1759年)》: 黄连清心热以燥脾湿，条芩清肺热以安胎元；阿胶补阴血，能固冲任之经；白芍敛阴血，且收泄泻之漏；鸡子黄补心血以除烦热也。水煎调服，使胎热内化，则心火亦降，而阴血内充，少阴得固封藏之本，何烦热泄泻之有，胎孕无不安矣。

清·强健,《伤寒直指》(1765年): 阳有余，以苦除之，黄连、黄芩之苦，以除热。阴不足，以甘补之，鸡黄、阿胶之甘，以补血。酸，收也，泄也，芍药之酸，收阴气而泄邪热。

清·徐玉台,《医学举要》(1792年): 黄连阿胶汤治少阴热邪传里，心烦不寐之症。黄芩、黄连直清心火，白芍收敛心神，阿胶、鸡子黄（生冲）滋补心神，且二物交通乎肾，亦以见芩、连之辅佐，少阴与他经不同。

清·吴坤安,《伤寒指掌》(1796年): 此传经热邪扰动少阴之阴。肾水亏，则君火旺。故以芩连泻心，胶黄育阴。且鸡子黄色赤而通心，阿胶色黑而通肾，坎离合治，自然热清而烦解。

清·吴鞠通,《温病条辨》(1798年): 名黄连阿胶汤者，取一刚以御外侮，一柔以护内主之义也。其交关变化神明不测之妙，全在一鸡子黄，前人训鸡子黄，佥谓鸡为巽木，得心之母气，色赤入心，虚则补母而已，理虽至当，殆未尽其妙。盖鸡子黄有地球之象，为血肉有情，生生不已，乃奠安中焦之圣品，有甘草之功能，而灵于甘草；其正中有孔，故能上通心气，下达肾气，居中以达两头，有连子之妙用；其性和平，能使亢者不争，弱者得振；其气焦臭，故上补心；其味甘咸，故下补肾；再释家有地水风火之喻，此证大风一起，荡然无余，鸡子黄镇定中焦，通彻上下，合阿胶能预息内风之震动也。然不知人身阴阳相抱之义，必未能识仲景用鸡子黄之妙，谨将人身阴阳生死寤寐图形，开列于后，以便学者入道有阶也。

清·陈修园,《长沙方歌括》(1803年): 元犀按：方中用黄连、黄芩之苦寒以折之，芍药之苦平以降之，又以鸡子黄补离中之气，阿胶补坎中之精，俾气血有情之物，交媾其水火，斯心烦止而得卧矣。此回天手段。

清·邹澍,《本经疏证》(1832年): 尤氏云：阳经之寒，变为热则归于气；阴经之寒，变为热则归于血。阳经之热，或有归于血者，惟阴经之热，则必不归于气，故三阴有热结证，不用调胃承气、小承气而独用大承气。诸下利证不已，必便脓血，是其验也。心中烦，不得卧，热证也。至二三日以上，乃心中烦，不得卧，则非始即属热矣。始即属热，心中烦，不得卧者，为阴虚，阴虚则不得泻火，今至二三日以上始见，则为阳盛，阳盛则宜泻火。然致此阳盛，亦必其阴本虚，故阿胶、芍药、鸡子黄无非救阴之品，泻火则惟恃芩、连，而芩止一两，连乃四两，此黄连之任，独冠一方，无可议矣。通二方而观，又可悟黄连一味，在黄连汤为温剂中寒药，在黄连阿胶汤为补剂中泻药矣。

况一为伤寒，本系急疾之病，且少阴病仅在二三日以上，其急疾抑又可想。一为虚劳，则本缓疴虚证，故其治法泻火滋阴，相去霄壤。一以阿胶、鸡子黄安心定血，而外并主以苦燥之芩连，开阴之芍药。一以酸枣仁、茯苓启水上滋，而外更益以甘润之知母，开阳之芎劳。岂可同日语哉！故后世用酸枣仁诸方，始终只治不睡，并无他歧相搅，乃立异者或以为生用能醒睡，是牵合陶隐居之说，以简要济众一方为据，不知其方用酸枣仁止一两，用蜡茶至二两，且以生姜汁涂炙，是以茶醒睡，用酸枣仁为反佐，若据此为醒睡之典，则麻黄汤中有治中风自汗之桂枝，亦可谓为止汗耶！或以为酸枣仁治不寐，乃治邪结气聚之不寐，是牵合《本经》之文，且谓未有散邪结气聚之物，能使卫气入脏而就安寝者，不思仲景用酸枣仁汤，明明着"虚劳，虚烦不得眠"之语，虚烦不得眠犹可目为邪结气聚耶！

黄连阿胶汤证，无湿在中，何以用芩、连？黄土汤证无湿在中，何以用白术、附子、甘草、黄土？统是观之，阿胶固欲其澄水使清欤！抑亦不止于是也。津液在中，蹇滞不化，则非激射外泄，必咳逆外吐，濬化血之源，俾有去路，则壅者自消，尚何激射咳逆之有。名曰导液，实以益血，一举而两利存焉矣。火燔于上，有湿不足以济之，是以徒见火之燎原，不见湿之停伏，在今日不过烦扰难安，而他日下利脓血，即钟于是矣。湿郁于上，有火不足以宣之，是以徒见湿之下溜，而无火之熨煦，在今日不过便后下血，而他日土崩瓦解，已兆于是矣。阿胶随芩连，是化阴以济阳；随术附，是和阳以存阴。名曰益血，实以导液，亦一举而两利存焉者也。

清·吕震名，《伤寒寻源》（1850年）： 少阴病得之二三日以上，心中烦，不得卧，此真阴为邪热煎熬，故以育阴清热为治。芩连泻热也，胶黄养阴也。再佐以芍药敛阴复液，则热清而烦自除。按此条之不得卧，乃热伤阴而心肾不交也。鸡子黄入心，阿胶入肾，病本少阴自宜心肾同治。

清·王孟英，《温热经纬》（1852年）： 邹润安曰：尤氏云：阳经之寒，变为热则归于气；阴经之寒，变为热则归于血。阳经或有归于血者，惟阴经之热，则必不归于气，故三阴有热结证，不用调胃承气、小承气，而独用大承气。诸下利证不已，必便脓血，是其验也。心中烦，不得卧，热证也。至二三日以上，乃心中烦，不得卧，则非始即属热矣。始即属热，心中烦，不得卧者，为阴虚。阴虚则不得泻火。今至二三日以上始见，则为阳盛，阳盛则宜泻火。然致此阳盛，亦必其阴本虚。故阿胶、芍药、鸡子黄、无非救阴之品。泻火则惟恃芩、连。而芩止一两，连乃四两，此黄连之任，独冠一方，而为补剂中泻药矣。

清·石寿棠，《医原》（1861年）： 此少阴传经之热邪，有热无结，故用降火养阴法。

清·郑钦安），《医理真传》（1869年： 黄连阿胶汤一方，乃交阴阳之方，实养阴、清热之方也。夫此方本为少阴热化症而为心烦不得卧者立法。盖心烦者，坎中之精不能上交于心；不得卧者，离中之阴不能下降于肾。方中芩、连、芍药之苦，直清其热，又得鸡子黄以补离中之气，阿胶以补坎中之精，坎、离得补，阴、阳之气自调，升、降不乖，而水、火互为其根矣。今病人所现症形，全系元阴亏损，元阳变为客邪所作，故取苦寒柔润之品，以滋其枯涸之区，俾火熄而阴可立复，病可立瘳也。古方分两，立意不同，故所用甚重，今病势稍异，故改用之。

清·高学山，《伤寒尚论辨似》（1872年）： 故用寒苦之黄连为君，而佐以苦寒之黄芩，所以解其热也，以甘温之阿胶为臣，而副以甘温之鸡子黄，所以滋其干也，然后以下引之芍药为使，藉其引入少阴耳。

清·唐宗海，《血证论》（1884年）： 治心烦不寐，大清心火，生心中之阴液以安神，仲景之大剂也。

清·莫枚士，《经方例释》（1884年）：［泉案］此芩芍汤去甘、枣，合调气饮去蜡，加鸡子黄也。用鸡子黄者，恐其生热疮也。

清·王旭高，《退思集类方歌注》（1897年）： 以芩、连直折少阴之热，阿胶、鸡子黄滋少阴之阴，交合心肾。第四者沉阴滑利，恐不能留恋中宫，故再佐芍药之酸敛，从中收阴，而后清热止烦之功得建。此酸甘咸苦，收摄欲亡之阴，与四逆汤收摄亡阳，一水一火，为不同矣。

清·张秉成，《成方便读》（1904年）： 此方以阿胶色黑入肾者，填补阴精。鸡子黄之色赤入心者，奠安君主。且驴皮黑而居外，鸡子黄赤而居内，得阴阳交互之理。更加芍药以护阴而和阳，然后以芩连从阴中直泄其阳邪。庶不复伤其阴耳。

清·戈颂平，《伤寒指归》（1907年）： 黄连、黄芩，味苦气寒，固半表阳气。芍药苦平，疏泄半里土气。鸡，知时畜也，肌土血液，不足以和阳气交纽丑土，取鸡子黄、阿胶甘平气味，助肌中血液，固阳气交纽丑土，引达于寅。鸡子，用二枚者，二，阴数也，象一阳举，二阴耦之。右五味，以水五升，象地天生成十数。先煮三物，取二升。三，阳数也，二，阴数也，象阳举，而阴耦之。内胶烊尽，小冷，内鸡子黄，搅令相得，温服七合，日三服，象阳数得阴，复于七，开于子。

近代·张锡纯，《医学衷中参西录》（1918年）： 黄连味苦入心，性凉解热，故重用之以解心中发烦，辅以黄芩，恐心中之热扰及于肺也，又肺为肾之上源，清肺亦所以清肾也。芍药味兼苦酸，其苦也善降，其酸也善收，能收降浮越之阳，使之下归其宅，而性凉又能滋阴，兼能利便，故善滋补肾阴，更能引肾中外感之热自小便出也。阿胶其性善滋阴，又善潜伏，能直入肾中以生肾水。鸡子黄中含有副肾髓质之分泌素，推以同气相求之理，更能直入肾中以益肾水，肾水充足，自能胜热逐邪以上镇心火之妄动，而心中发烦自愈矣。

近代·陆渊雷，《伤寒论今释》（1930年）： 芩连合用，与诸泻心汤同意，故治心烦心下痞；芩芍合用；又与黄芩汤同意；且鸡子黄治利，见《日华本草》《本草纲目》，故又治腹痛下利；阿胶止血，故又治血痢血淋方意明白，非所以治阳虚之少阴也。

近代·曹颖甫，《伤寒发微》（1931年）： 方用苦降之芩连以清上热，阿胶、芍药以补血而行瘀，加生鸡子黄二枚培养中气，而滋生血、生津之源（按西说，鸡子含有挥发油，以助消化力，中有硫黄磷质。按磷质为骨与髓之未成者。鸡骨本小，今在卵中，当以出卵之雏推算，为数甚微。惟硫质为鸡子黄全部分热力，硫黄在中医原系增长胃中消化力之品，大致含于挥发油中，资人体内生活细胞之基质。愚按：此即白血球之原质。又言鸡卵含有甲种维生意，能防止结膜干燥症，卵黄更含有乙种维生素，能防脚气病。予按：所谓维生素者，为精血环周之原料，足以滋燥除烦，心肾之交，实有赖乎此）。但使津血渐复，心气得下交于肾，肾气得上交于心，乃得高枕而卧焉。

近代·彭子益，《圆运动的古中医学·伤寒论方解篇》（1947年）： 少阴阳复，心烦不得卧。此阳复生热，灼伤心液。连、芩、芍药清热，阿胶养心液，鸡子黄温肾补液，以上交于心也。鸡子黄性大热，此方与黄连、黄芩并用，使心肾相交，故烦止得眠。其义深矣。

现代·中医研究院，《伤寒论语释》（1956年）：“搅令相得”就是搅匀。在这里是指把鸡蛋黄与药汁搅和均匀，所以要等药汁稍冷再加鸡蛋黄。本方为少阴之泻心汤，是一个滋阴和阳的方剂。用芩、连泻心火，阿胶滋肾阴，鸡子黄佐芩、连于泻心中补心血，芍药佐阿胶于补阴中敛阳气。

现代·陈亦人，《伤寒论译释》（1958年）： 本方以黄连、黄芩清心火，以阿胶滋肾阴，鸡子黄佐连、芩，于清心火中补心血，芍药佐阿胶，于补肾阴中敛阴气，使心肾交合，水升火降，则心烦不寐自愈。

现代·安徽中医学院，《伤寒论通俗讲义》（1959年）： 本方治疗少阴病，阴虚阳亢证，有滋阴降火的功能。方用芩连之苦寒，入心以泄热；芍药辅阿胶敛阴滋肾；鸡子黄率诸药交心肾而和阴阳。俾水升火降，坎离相济，则心烦不得卧等证自除矣。温病条辨中亦用以治疗温热伤阴证。

现代·李翰卿，《中国百年百名中医临床家》（1960年）： 此滋阴泻火、养血安眠之方。主治心烦不得眠卧。但必须具有口苦、喜冷的火证现象及脉来虚数等阴虚、血虚现象。黄连、黄芩以泻心火；阿胶、鸡子黄以养心血；芍药以滋阴养血。阴血既足，火邪不扰，心神得安，睡眠自能如常。

现代·孙纯一，《伤寒论注释要编》（1960年）： 本方能滋阴降火，治少阴病阴虚阳亢之症，芩连苦寒清火，芍药佐阿胶敛阴滋肾，鸡子黄佐芩连于泻心火中补心血，使水升火降，心肾相济则心烦不得眠等症自除。

现代·刘渡舟，《伤寒论诠解》（1983年）： 黄连阿胶汤用黄连、黄芩泻心火以除烦，用阿胶滋肾水，鸡子黄养心血以滋少阴之阴。芍药与芩、连相配，酸苦涌泄以泻火；与鸡子黄、阿胶相配，酸甘化液以滋阴，又能敛热安神以和阴阳。煎药方法，有两点应注意：一是阿胶烊化于汤液中或烊化另兑；二是鸡子黄不可与药同煎，应在汤液煎好去滓后纳入，即如方后注所说："小冷，内鸡子黄，搅令相得。"

现代·刘渡舟，聂惠民，傅世垣，《伤寒挈要》（1983年）： 芩连泻心火以下降，阿胶滋肾阴以上潮，鸡子黄滋养心血，芍药平肝和血以育阴。

现代·陈亦人，《伤寒论求是》（1987年）： 后世温病学家都把黄连阿胶汤作为治疗温病的主方，极有见地。但是把该方所主的证候列于下焦、血分，则不完全确当。《伤寒论》注家尤在泾在注黄连阿胶汤证时，已经提到了"热入于血"的概念，并且与热归于气相较。尤氏所论，对病理变化何以有归气、入血的不同，有一定参考价值，但不可视作绝对。专从寒变热立说，亦不够全面。若联系方中用药，阿胶、芍药、鸡子黄固可属于血分药，而黄连、黄芩主要是清泄气分之热，可见把该证专属之血分，是不允当的。关于该方的配伍意义，大多从心肾双方立论，如柯韵伯说："病任少阴而心中烦不得卧者，既不得用参甘以助阳，亦不得用大黄以伤胃也，故用芩连以直折心火，用阿胶以补肾阴，鸡子黄佐芩连，于泻心中补心血，芍药佐阿胶，于补阴中敛阴气，斯则心肾交合，水升火降，是以扶阴泻阳之方，而变为滋阴和阳之剂也。"吴鞠通的解释尤为中肯，他说："以黄芩从黄连，外泻壮火而内坚真阴，芍药从阿胶，内护真阴而外抑亢阳。"认为鸡子黄的作用是"其气焦臭，故上补心，其味甘咸，故下补肾"，"乃奠安中焦之圣品"。现代药理研究证明，鸡子黄有丰富的营养价值，可见该方配伍鸡子黄具有特殊效用。早在东汉时代就有如此深刻的认识，实属难能可贵。

现代·王付，《经方学用解读》（2004年）： 心肾虚热内烦证的基本病理病证是心火不得肾阴所滋而盛于上，肾阴不得心火下蛰而虚于下。因此，治疗心肾虚热内烦证，其用方配伍原则与方法应当重视以下几个方面。

针对证机选用清心热药：邪热侵袭于心，或邪热从内而生，呈现心火亢于上。又心主神明，邪热在心而扰动神明，神明不得守藏，则心烦，不得眠，其治当清心泻热。如方中黄连、黄芩。

针对证机选用育肾阴药：审病变证机，既有心火亢于上，又有肾阴亏于下，其治既要清心热，又要育肾阴，只有有效地育肾阴，才能更好地制约心火不得亢盛于上，并能下蛰于肾，以冀心肾相交，阴阳相用。如方中鸡子黄。

合理配伍补血药：心主血，血能化阴，故治疗心肾虚热内烦证，其治在针对证机选用清心热药与育肾阴药的同时，还要合理配伍补血药，补血既能使心火得降，又能使肾阴得益。可见，配伍补血药，既有利于益心，又有利于滋肾，从而可使心肾水火相济。如方中芍药、阿胶。

随证加减用药：若肾阴虚明显者，加枸杞子、女贞子，以育阴和肾；若心胸烦热明显者，加栀子、竹叶，以清泻心经之热；若大便干者，加麻子仁、麦冬，以滋阴润燥生津；若失眠明显者，加酸枣仁、柏子仁，以滋补阴血安神；若头晕目眩者，加熟地黄、钩藤，以滋补阴血利头目等。

【方论评议】

综合历代各家对黄连阿胶汤的论述，应从用药要点、方药配伍和用量比例三个方面进行研究，以此更好地研究经方配伍，用于指导临床应用。

诠释用药要点：方中黄连、黄芩清热燥湿除烦，芍药补血敛阴，阿胶补血化阴，鸡子黄补血育阴。

剖析方药配伍：黄连与黄芩，属于相须配伍，增强清热泻火，除烦安神；芍药与阿胶，属于相须配伍，增强补血益阴；鸡子黄与黄连、黄芩，属于相反相畏配伍，鸡子黄育肾制约黄连、黄芩清热燥湿伤阴，黄连、黄芩燥湿制约鸡子黄滋阴浊腻；鸡子黄与芍药、阿胶，属于相须配伍，增强补血化阴。

权衡用量比例：黄连与黄芩用量比例是2∶1，以治郁热；芍药与阿胶用量比例关系是2∶3，以治阴血虚；鸡子黄与黄连、黄芩用量比例关系是30∶4∶2，提示育阴与清热之间的用量调配关系，以治虚热；鸡子黄与芍药、阿胶用量比例关系是30∶2∶3，提示育阴与补血之间的用量调配关系，以治心肾不交。

【药理作用】本方具有镇静、催眠、增强机体免疫功能、抗衰老、抗菌、抗炎、抗过敏、调节内分泌、降血糖等作用。

黄连粉方

【导读】①黄连粉方的组成药物仅有一味，单用比较少，临证应重视合方应用。②黄连粉方虽是辨治心火毒热证的重要代表方，但在临床中对心肝毒热证等也具有良好治疗作用。③学好用活黄连粉方的第一步是辨清黄连粉方由哪些药物组成：组成黄连粉仅有1味药，其有清热燥湿作用、凉血止血作用，从用药用量深入学习研究即可用活黄连粉方。

【方歌】黄连粉方浸淫疮，清热解毒效非常，治表治里皆可用，随证加味效优良。

【方药】黄连十两（30 g）（编者注：仲景原方无用量，此处为编者所加）

【用法】上一味，研末为散，和水内服二两半。亦可外用涂患处，剂量斟酌用之。（编者注：仲景未言用法，此处为编者所加）

【功用】清泻心火，燥湿解毒。

【适应证】

1. 中医病证：①心火毒热证。浸淫疮，或在面部，或在四肢，或在胸腹，或在腰背，或遍及全身，或小儿赤眼，或火热牙痛，或龈肿，或舌肿，或衄证，或痈疡疮肿毒，舌红、苔黄，脉滑或数。②脏腑营卫湿热证。

2. 西医疾病：湿疹、脂溢性皮炎、单纯疱疹、带状疱疹、毛囊炎、疖、丹毒、神经性皮炎、红斑性狼疮、慢性胃炎、慢性胆囊炎、心肌炎、心动过速、口腔炎、牙龈炎、中耳炎、结膜炎等临床表现符合心火毒热证者。

【用药分析】方中黄连清热燥湿、泻火解毒。

【用方思路】

1. 黄连粉方既是辨治心热证的重要代表方，又是辨治诸多杂病如心病、脾胃病、皮肤病等的重要基础方。

2. 方中黄连可清诸脏腑营卫之热。黄连粉方的应用并不局限于心热证，还可用于辨治诸多杂病，如循环、消化、内分泌等系统疾病。

3. 运用黄连粉方辨治的病证（无论病变部位在心、在肝或在脾胃）以热为主，其治当清热泻火。

【随证合方】若夹痰湿，可与苓桂术甘汤合方用之；若夹郁，可与四逆散合方用之；若夹寒，可与栀子干姜汤合方用之。

【注意事项】运用黄连粉方既要辨清西医之病，又要辨清西医之病属于中医湿热证。辨西医之病可进一步了解疾病的发展演变及转变规律，辨中医之证可更好地针对西医之病选用黄连粉方。

【应用指征】

（1）问曰：脉脱入脏即死，入腑即愈，何谓也？师曰：非为一病，百病皆然。譬如，浸淫疮，从口起流向四肢者，可治；从四肢流来入口者，不可治；病在外者，可治，入里者即死。（第一　12）

（2）浸淫疮，黄连粉主之。（第十八　8）

【方论】

元·赵以德，《金匮方论衍义》（1368年）： 黄连泻手少阴之火，火去而气血自复矣。

清·李彣，《金匮要略广注》（1682年）： 黄连入心经，性寒味苦，寒胜热，苦燥湿，故主之。

清·张志聪，《金匮要略集注》（1683年）： 黄连主泻心火，用为粉者，以散漫其火焉。

清·尤在泾，《金匮要略心典》（1729年）： 浸淫疮，义如脏腑经络篇中。黄连粉方未见，大意以此为湿热浸淫之病。故取黄连一味为粉粉之，苦以燥湿，寒以除热也。

清·黄元御，《长沙药解》（1753年）： 治浸淫疮。以土湿火升，郁生上热，湿热浸淫，结为毒疮。从口而走四肢则生，从四肢而入口

十一画

则死。黄连泻湿热之浸淫也。

清·黄元御,《金匮悬解》(1754年):《素问·玉机真脏论》:夏脉太过,则令人身热而肤痛,为浸淫。《气交变论》:岁火太过,身热骨痛,而为浸淫。《灵枢·痈疽》:发于足上下,名曰四淫。四淫者,疮之淫溢于四肢,即浸淫疮之谓也。热毒浸淫,从口流向四肢者,毒散于外,故可治,从四肢流来入口者,毒结于内,故不可治。黄连粉,泻热而清火也。

清·陈修园,《金匮方歌括》(1811年):元犀按:浸淫疮系传染之疾也,从口起流向四肢者,毒气外出也,故曰可治。从四肢起流来入口者,毒气由外入内,固结于脏腑之间,故曰不可治。黄连粉方未见,疑即黄连一味为末,或敷或服,随宜择用。

清·高学山,《高注金匮要略》(1872年):黄连苦寒,而形性拘结。苦以燥湿,寒以清热。而形性拘结者,尤能坚其缓散之气故主之。

清·唐容川,《金匮要略浅注补正》(1893年):此为浸淫疮,出其方治也。方未见,疑即黄连一味为粉,外敷之,甚者亦内服之。诸疮痛痒,皆属心火,黄连苦寒泻心火,所以主之。

清·戈颂平,《金匮指归》(1907年):黄连味苦,色黄,苦为火味,黄为土色,以火土气味燥湿生肌。

近代·彭子益,《圆运动的古中医学·金匮方解篇》(1947年):治浸淫疮者。湿热之气,淫于四肢为浸淫疮,黄连收湿清热也。

现代·王渭川,《金匮心释》(1982年):本节指出浸淫疮的治法。仲景处方黄连粉。《内经》说:"诸痛痒疮,皆属于心。"所以用黄连粉泻心火,解热毒。据本人治验,浸淫疮初起时,可内服升麻消毒饮加苍术、黄连;已抓破的,加消风散,外敷青蛤散或金黄散。

现代·刘渡舟,苏宝刚,庞鹤,《金匮要略诠解》(1984年):本条是论浸淫疮的治法。浸淫疮是热毒在心脉、皮肤之病,治以黄连粉方,清热解毒,方中黄连苦寒入心,不论内服外敷,均有清解热毒,凉血燥湿之功。据临床观察,用黄连、炉甘石等分研细末,麻油调敷,治黄水疮有良效。

【方论评议】 方中黄连清热燥湿,泻火解毒,善治内外之热毒,既可辨治脏腑之毒热又可辨治肌肤营卫之毒热。

【药理作用】 本方具有抗菌、抗真菌、抗病毒、抗过敏、调节水电解质代谢、解热、降血糖、降血脂、抗氧化、降压、对心脏功能所处状态呈双向调节、对血小板呈双向调节、抗胃溃疡、利胆、抗缺氧、增强机体免疫功能等作用。

蛇床子散

【导读】 ①蛇床子散的组成药物仅有一味,单用比较少,最好合方应用。②蛇床子散虽是辨治寒湿证的重要代表方,但在临床中对阳虚证等也具有良好治疗作用。③学好用活蛇床子散的第一步是辨清蛇床子散由哪些药物组成:组成蛇床子散仅有1味药,其有消肿作用、兴阳作用、通痹作用、定痫作用、疗疮作用,从用药用量深入学习研究即可用活蛇床子散。

【方歌】 蛇床子散治寒湿,辨治杂病瘙痒证,外用内服相结合,随证加味量调整。

【方药】 蛇床子仁

【用法】 上一味,末之,以白粉少许,和令相得,如枣大,棉裹内之,自然温。

【功用】 温肾散寒,燥湿化虫。

【适应证】

1. 中医病证:①寒湿下注证。前阴瘙痒,带下量多色白,腰膝酸软,或湿疹,或湿疮,或恶寒,舌淡、苔薄,脉迟。②营卫寒湿证。

2. 西医疾病:淋病、真菌性阴道炎、滴虫性阴道炎、阴道溃疡、尖锐湿疣、带下病、过敏性皮炎、皮肤真菌病、银屑病、病毒性疱疹等临床表现符合寒湿证者。

【用药分析】 方中蛇床子温阳散寒、燥湿止痒。

【用方思路】

1. 运用蛇床子散既是辨治寒湿证的重要代表方,又是辨治诸多杂病如皮肤病、妇科病、男科病、肾病等的重要基础方。

2. 方中蛇床子既可辨治肌肤营卫寒湿，又可辨治脏腑之寒湿。蛇床子散的应用并不局限于寒湿证，还可用于辨治诸多杂病，如妇科、男科、皮肤等疾病。

3. 运用蛇床子散辨治的病证（无论是肾病，还是妇科、男科疾病）以寒湿为主，其治当温阳化湿。

【随证合方】 若夹热，可与苦参汤、黄连粉方合方用之；若夹阳虚，可与天雄散合方用之；若夹痰热，可与小陷胸汤合方用之。应用时还必须结合病变主次酌情调整方药用量。

【注意事项】 运用蛇床子散既要辨清西医之病，又要辨清西医之病属于中医寒湿证。辨西医之病可进一步了解疾病的发展演变及转变规律，辨中医之证可更好地针对西医之病选用蛇床子散。

【应用指征】 蛇床子散方：温阴中坐药。（第二十二　20）

【方论】

元·赵以德，《金匮方论衍义》（1368年）： 故用蛇床子，以起其阴分之阳，阳强则痹开而温矣。

清·李彣，《金匮要略广注》（1682年）： 蛇床子味辛甘，温肾助阳，起男子阴痿，暖妇人子宫，故可以温中而为坐药。

清·周扬俊，《金匮玉函经二注》（1687年）： 风寒入阴户，痹而或冷。或用蛇床以起其阴分之阳，阳强则痹开而温矣。

清·顾松园，《顾松园医镜》（1718年）： 蛇床子为末，密水少许，丸如枣状，绵裹纳入阴中。如因胞门受寒，少腹畏冷，阴户掣痛者，亦可用之。盖寒从阴户所受，故仍温其受邪之处则愈。

清·魏荔彤，《金匮要略方论本义》（1720年）： 肾主开阖，气不足，胞虚而不安……以补肾气为利小便之法，犹之补膀胱气化不足之治，而又专补在肾气，俾气足而胞正，胞正而系正，小便不利可利矣……肾气丸方义，详《伤寒论》中，不必再释。再有妇人下体觉寒，肾气丸之内治从缓，尤有外治之法，蛇床子散内阴中，温胞益阳，外治之善法也。

清·陈修园，《金匮要略浅注》（1803年）： 此遥承上节令阴掣痛少腹恶寒证，而出其方治也。但寒从阴户所受，不从表出，当温其受邪之处，则愈。蛇床子温以去寒，合白粉燥以除湿，以寒则生湿也。

清·朱光被，《金匮要略正义》（1803年）： 取其温可胜寒，燥能除湿也。

清·高学山，《高注金匮要略》（1872年）：《本草》称蛇虺喜卧其下，故有蛇床虺床之名，则其性之温暖可知。又味辛而甘，夫辛甘主散，则其温暖之性，为能横施旁达又可知。用为坐药，而阴寒自温可必也。

清·莫枚士，《经方例释》（1884年）：白粉，《纲目》引作白矾，矾能杀痒，故《集简方》以此方治阴痒。《外台》以此合狼牙汤，煎洗，治阴痒。《本经》蛇床子甘平，主妇人子藏热，有子。《儒门事亲》以蛇床子、枯白矾等分为末，醋面和丸弹子大，胭脂为衣，绵裹纳之，如热极，再换，日一次，取此。

清·戈颂平，《金匮指归》（1907年）： 蛇床子苦平，研末，入白米粉少许，和，令相得如枣大，绵裹内之，阴湿气行，阴中自然温而不寒。

近代·曹颖甫，《金匮发微》（1931年）： 盖以蛇床之燥烈合铅粉之杀虫，湿去虫死，其痒乃止。但予实变法用之，使之煎汤坐盆中洗之，然后扑以铅粉。此可知仲师立方之旨，在燥湿杀虫，而不在祛寒矣。

现代·刘渡舟，苏宝刚，庞鹤，《金匮要略诠解》（1984年）： 本条是论述寒湿带下的辨证论治。由于胞门受寒，阴冷寒湿内停，所以少腹恶寒，阴中作冷，或阴内瘙痒，白带淋漓，阴内疮肿等证。治宜蛇床子散，温散阴中寒湿。蛇床子仁为细末，以铅粉少许，和合相得，如枣大，绵裹内入阴中。方中蛇床子苦温，暖宫除湿，杀虫止痒；白粉，即铅粉，有燥湿杀虫之功。

现代·王付，《经方学用解读》（2004年）： 妇人寒湿下注证的基本病理病证是寒湿浸淫于下，经气经脉为寒湿所肆虐。因此，治疗寒湿下注证，其用方配伍原则与方法应重视以下几个方面。

针对证机选用温阳散寒药：审病变证机是

十一画

阳气虚弱，寒湿浸淫，并肆虐走窜于肌肤营卫气血之间，病理变化以寒湿为主，其治当温阳散寒。如方中蛇床子。

合理配伍辛温止痒药：寒湿浸淫于肌肤，并走窜于营卫之间，营卫之气不得固护经气经脉，经气经脉反为寒湿所浸淫，证以前阴或肌表皮肤瘙痒为主。其治当温阳止痒。如可在方中配伍花椒、菟丝子。

随证加减用药：若阴部寒冷者，加菟丝子、淫阳藿，以温补阳气；若阴肿者，加当归、桂枝、穿山甲，以活血消肿止痛；若瘙痒明显者，加花椒、地肤子、茯苓皮，以利湿止痒；若阴部潮湿者，加通草、桂枝、苍术，以温阳利湿等。

【方论评议】方中蛇床子温肾壮阳，散寒燥湿，杀虫止痒，善主妇人阴中瘙痒，男子阴囊潮湿，疗皮肤恶疮及湿癣。白粉甘平，补益中气，扶正祛邪。

【药理作用】本方具有抗滴虫、抗菌、抗真菌、调节心律、抗过敏、抗突变、调节中枢神经、调节支气管腺体分泌、解除支气管平滑肌痉挛、调节性激素、增强机体免疫功能等作用。

猪苓汤

【导读】①学用猪苓汤应重视猪苓和茯苓的用量调配关系、阿胶和滑石的用量调配关系、泽泻和阿胶的用量调配关系。②猪苓汤虽是辨治阴虚水气证的重要代表方，但在临床中对水气热证等也具有良好治疗作用。③学好用活猪苓汤的第一步是辨清猪苓汤由哪些变化方和药物组成：组成猪苓汤有1个变化方和3组药，变化方是猪苓散，3组药中第1组是清热利湿药即猪苓、泽泻、滑石，第2组是补血药即阿胶，第3组是益气利湿药即茯苓，从1个变化方和3组药用量深入学习研究即可用活猪苓汤。

【方歌】猪苓汤中用茯苓，泽泻阿胶与滑石，水气郁热夹阴虚，利水清热可育阴。

【方药】猪苓去皮　茯苓　泽泻　阿胶　滑石碎各一两（3g）

【用法】上五味，以水四升，先煮四味，取二升，去滓。内阿胶烊消。温服七合，日三服。

【功用】清热育阴利水。

【适应证】

1. 中医病证：①水气阴虚证。小便不利，或尿血，发热，渴欲饮水，心烦，失眠，或下利，或呕吐，或咳嗽，舌红少苔，脉细或弱。②郁热水气夹血虚证。

2. 西医疾病：慢性肾小球肾炎、慢性肾盂肾炎、肾病综合征、肾衰竭、肾积水、泌尿系感染等临床表现符合阴虚水气证者。

【用药分析】方中猪苓利水清热，阿胶养血益阴润燥，泽泻泻热利水，茯苓健脾益气、利水渗湿，滑石利水清热。

【用方思路】

1. 猪苓汤既是辨治阴虚水气证的重要代表方，又是辨治诸多杂病如肾病、心病、脾胃病等的重要基础方。

2. 方中阿胶既可补血，又可滋阴；泽泻、茯苓、猪苓、滑石既能清热，又能利水。从方中用药用量及调配分析得知，猪苓汤的应用并不局限于阴虚水气证，还可用于辨治诸多杂病，如泌尿、循环、内分泌及代谢等系统疾病。

3. 运用猪苓汤辨治的病证（无论病变部位在肾、在心或在肝）以阴虚水气为主，其治当利水补血益阴。

【随证合方】若夹湿热，可与牡蛎泽泻散合方用之；若夹瘀热，可与抵当汤合方用之；若夹痰热，可与小陷胸汤合方用之。应用时还必须结合病变主次酌情调整方药用量。

【注意事项】运用猪苓汤既要辨清西医之病，又要辨清西医之病属于中医阴虚水气证。辨西医之病可进一步了解疾病的发展演变及转变规律，辨中医之证可更好地针对西医之病选用猪苓汤。

【应用指征】

（1）若脉浮，发热，渴欲饮水，小便不利者，猪苓汤主之。（223）（第十三　13）

（2）阳明病，汗出多而渴者，不可与猪苓汤，以汗多胃中燥，猪苓汤复利其小便故也。（224）

（3）少阴病，下利六七日，咳而呕渴，心烦，不得眠者，猪苓汤主之。（319）

【方论】

金·成无己，《注解伤寒论》（1144年）： 脉浮发热者，上焦热也；渴欲饮水者，中焦热也；小便不利者，邪客下焦，津液不得下通也。与猪苓汤利小便，以泻下焦之热也。甘甚而反淡，淡味渗泄为阳，猪苓、茯苓之甘，以行小便；咸味涌泄为阴，泽泻之咸，以泄伏水；滑利窍，阿胶、滑石之滑，以利水道。

元·赵以德，《金匮方论衍义》（1368年）： 惟用茯苓、猪苓、泽泻，渗泄其过饮所停之水，滑石利窍；阿胶者，成注谓其功同滑石，不思此证，即不可发汗，下之又耗其气血；必用参芪，手太阴足少阴药，补其不足，助其气化而出小便也，须参之。

明·许宏，《金镜内台方议》（1422年）： 故用猪苓为君，茯苓为臣，清淡之味，而理虚烦行水道。泽泻为佐，而泄伏水。阿胶滑石为使，镇下而利水道者也。

明·汪石山，《医学原理》（1525年）： 治邪热客于下焦，蓄遏津液不得下通，小便不利。治宜利小便以泻下焦之热。故用阿胶润燥，滑石利窍，猪苓、茯苓、泽泻渗水而利小便，以泻下焦之热。

明·吴昆，《医方考》（1584年）： 伤寒少阴下利而主此方者，分其小便而下利自止也。伤寒渴欲饮水，小便不利，而主此方者，导其阳邪由溺而泄，则津液运化，而渴自愈也。又曰：猪苓质枯，轻清之象也，能渗上焦之湿；茯苓味甘，中宫之性也，能渗中焦之湿；泽泻味咸，润下之性也，能渗下焦之湿；滑石性寒，清肃之令也，能渗湿中之热；四物皆渗利，则又有下多亡阴之惧，故用阿胶佐之，以存津液于决渎尔。

明·方有执，《伤寒论条辨》（1592年）： 此又以小便不利再出治，猪苓、茯苓，从阳而淡渗；阿胶、滑石，滑泽以滋润；泽泻盐寒，走肾以行水。水行则热泄，滋润则渴除。

明·张卿子，《张卿子伤寒论》（1644年）： 甘甚而反淡，淡味渗泄为阴，猪苓、茯苓之甘，以行小便；咸味涌泄为阴，泽泻之咸，以泄伏水；滑利窍，阿胶、滑石之滑，以利水道。

清·喻嘉言，《尚论后篇》（1648年）： 然猪苓质苦轻清之象也，能渗上焦之热；茯苓味甘，中宫之性也，能渗中焦之湿；泽泻味咸，润下之性也，能渗下焦之湿；滑石性寒，清肃之令也，能渗湿中之热。四物皆渗利，则又有汗多亡阴之惧，故用阿胶佐之，以存津液于决渎耳。

清·李中梓，《伤寒括要》（1649年）：《活人》云：脉浮者，五苓散；脉沉者，猪苓汤，则知此汤论中，脉字下脱一不字也。按《太阳篇》内五苓散，乃猪苓、泽泻、茯苓三味中，加桂与白术也。《阳明篇》内猪苓汤，乃猪苓、泽泻、茯苓，三味中加阿胶、滑石也。桂与白术，味甘辛为阳主外；阿胶、滑石，味甘寒为阴主内。南阳之言，可谓不失仲景之旨矣，但竟以沉字易之，不若不浮为妥。

清·程应旄，《伤寒论后条辨》（1670年）： 热在下焦，故用猪苓汤。寒邪闭热在经，伤气耗津必甚，三治酌量，只是趋凉避燠，化气回津，以无恶寒证，即紧脉不须照顾也。汗多胃中燥，指阳明里证已成者言。猪苓汤之治，与太阳五苓散颇同。在太阳为寒水气化，不避桂、术者，从寒也。在阳明为燥土气化，改桂、术为滑石、阿胶者，从燥也。处方至此，已属精微，犹复以利小便为暴液亡汗者禁，则知证在阳明，兢兢以保津液为第一义矣。

清·柯琴，《伤寒来苏集》（1674年）： 五味皆润下之品，为少阴枢机之剂。猪苓、阿胶，黑色通肾，理少阴之本也；茯苓、滑石，白色通肺，滋少阴之源也。泽泻、阿胶，咸先入肾，壮少阴之体；二苓、滑石，淡渗膀胱，利少阴之用。故能升水降火，有治阴和阳，通理三焦之妙。

清·汪琥，《伤寒论辨证广注》（1680年）： 成注云：甘甚而反淡。淡味渗泄为阳，猪苓、茯苓之甘，以行小便。咸味涌泄为阴，泽泻之咸，以泄伏水。滑利窍，阿胶、滑石之滑，以利水道。琥按：上成注云，甘甚而反淡。以二苓之味，虽云甘而实淡故也。

清·汪昂，《医方集解》（1682年）： 滑石泻火解肌，最能行水。吴鹤皋曰："以诸药过燥，故加阿胶以存津液。"此为利湿兼泻热，黄疸小便闭渴呕宁。五苓治湿胜，猪苓兼热胜。

此足太阳、阳明药也。热上壅则下不通，下不通热益上壅，又湿郁则为热，热蒸更为湿，故心烦而呕渴，便秘而发黄也。淡能渗湿，寒能胜热，茯苓甘淡，渗脾肺之湿；猪苓甘淡，泽泻咸寒，泻肾与膀胱之湿；滑石甘淡而寒，体重降火，气轻解肌，通行上下表里之湿；阿胶甘平润滑，以疗烦渴不眠。要使水道通利，则热邪皆从小便下降，而三焦俱清矣。吴鹤皋曰：诸药过燥，故又加阿胶以存津液。

清·李彣,《金匮要略广注》(1682年)：猪苓、茯苓、泽泻，皆利小便药也，但热盛则阳亢，用阿胶养阴气以济之，加滑石利窍，以导湿热也。

清·张志聪,《伤寒论宗印》(1683年)：上章以邪入于经，而经气燥热者，宜白虎加人参汤主之。此复论经气受伤，不能转输水液，而亦致渴欲饮水者，又宜猪苓汤之所主也。脉浮发热，邪在外也。浮则为虚，经气伤也。夫饮入于胃，上输于脾肺，通调于膀胱，若渴欲饮水，而小便不利者，经气不能输化也。用猪苓、茯苓、泽泻，平淡而能上渗下泄；阿胶助肺气以通调；滑石利小便而清胃热、水津布泄，则邪热清而渴自解矣。

清·张志聪,《金匮要略集注》(1683年)：猪苓、茯苓、滑石、泽泻，各主行气而渗泄水液。阿水煎驴皮而成胶，心合济水而主脉，肺主气而主皮毛。此盖因表阳之热以迫经，经气热而小便秘，故当利其小便，小便利而经气之热，咸从下而泄矣……(眉批：阿井之水，乃济水伏行地中千里所注)。

清·张志聪,《伤寒论集注》(1683年)：若脉浮发热，亦渴欲饮水而小便不利者，则以猪苓汤主之。夫脉浮发热，乃心肺之阳热外浮；小便不利乃脾胃之水津不化。泽泻、猪苓助脾土之水津以上行，滑石、茯苓导胃腑之阳热以下降，阿胶乃阿井之济水煎驴皮而成胶，夫心合济水，肺主皮毛，能解心肺之热气以和于阴。夫心气和则脉浮可愈，肺气和则发热自除，水津上行而渴止，阳热下降而小便利也。

清·沈明宗,《伤寒六经辨证治法》(1693年)：故以猪苓汤导热滋干，而从下解，盖立此三法，但解太阳阳明，热邪炽盛，而未成燥实坚满之证，惟救胃中津液危急之良圆。凡用栀豉、白虎、猪苓汤法，仿此类推，则知胃邪上逆下流为病也。

清·张璐,《医通祖方》(1695年)：治渴欲饮水，小便不利，及少阴病下利，咳而呕渴，心烦不得眠。此太阳少阴药也。五苓散用术以导水滋干，即兼桂之辛温以蒸动其津气；此用滑石之清热利水，即兼阿胶之甘润以保护其血液。汗乃血之液，故汗出多而渴者禁用。

清·钱潢,《伤寒溯源集》(1708年)：猪苓及茯苓、泽泻，义见五苓散论中。滑石者，十剂中之通剂也。李时珍曰：滑石利窍，不独小便也，上能利毛腠之窍，下能利精溺之窍。盖甘淡之味，先入于胃，渗走经络，游溢精气，上输于脾，肺为水之上源，下通膀胱，津液藏焉，气化则出。故滑石上能发表，下利小便，为荡热燥湿之剂。阿胶乃济水之伏流，阴水也，能清肺益阴，用此水以搅浊水则清。盖济水质清而性重，其性趋下故也。成氏谓阿胶之滑以利水道，不知何所考据。

清·秦之桢,《伤寒大白》(1714年)：懊侬症，宜治上焦。今以小便不利，则利小便为急，不用五苓散者，因阳明里热耳。

湿热下利，先散表邪，随利小便。热结太阳，用五苓散；热结阳明，用此方。

阳明热结，小便不利，不用五苓而用此方，家秘以黄芩易阿胶最效。

清·顾松园,《顾松园医镜》(1718年)：猪苓、泽泻各钱许。茯苓二、三钱。滑石宣导热邪，俾从膀胱而出，三、五钱。阿胶，四味恐太渗利伤阴，故加滋阴润燥之品，一钱。生鸡子可代。此滋阴润燥荡热利水之剂。渴欲饮水，小便不利，而主此方者，以饮水故知热甚，溺涩故知热结膀胱，利其小便，则邪热消而津液回，渴自止矣。少阴下利而主此方者，即仲景所云，利不止者，当利其小便，开支河水道，以杀奔急之势，庶水谷分，而下利自止。若阳明病汗出多而渴者，不可与猪苓汤，以汗多胃中燥。盖胃中津液，因热已内耗，加以汗多而夺之于外，又用猪苓汤复利其小便，以夺之于下，则津液立亡。

清·魏荔彤,《金匮要略方论本义》(1720年)：今此猪苓汤之证，无外感之邪，但内伤之邪也，内亦伤于水湿，而复济以阴虚火盛，湿热杂合，亦令上格而下不行，而无取于发汗透表也，但导水清热，而津与小便俱调，所以于五苓散之外又著此一法也。五苓散发汗透表，用在桂枝；猪苓汤利水清热，用在滑石、阿胶。水逆之用五苓散，未必有发热一证，即有之，亦外感之发热也；此证脉浮发热，虽似外感，而方中全无驱风治表之药，岂仲景略之哉？如其人阴虚热盛，脉亦能浮，热亦能发，阿胶壮水滋阴，清虚热之上品也，佐以滑石泄热于下，故不同于五苓散之治也。

清·魏荔彤,《伤寒论本义》(1724年)：仲师主之以猪苓汤，不用五苓散除水饮者。五苓散治太阳阳经之水饮，猪苓汤治少阴阴经之水饮。水饮何分阴阳二经？病在是则水饮亦相溷于是，所以分阴阳者，职此故也。五物无一非走阴经之药，淡渗阴经水饮，推之三阴之水饮皆可用，但加减引经之味可耳。此所以不用五苓散，而主以猪苓汤也……五苓兼表治法，猪苓专里治法，欲邪透表，则五苓上消也，所谓开鬼门；欲邪下渗，则猪苓下消也，所谓洁净府。在阳明上篇五苓、猪苓有分用之条，当参观之，则二法自明，此条所以猪苓者，邪在里使下渗也。

清·姚球,《伤寒经解》(1724年)：热甚饮水，水停不行，故用猪苓、白茯、泽泻之淡渗，与五苓不异。而此易白术以阿胶者，白术燥，而阿胶则益血也。易桂以滑石者，桂性热，而滑石清冷也。然所蓄之水去，则热消矣。津液之味投，则滋阴渴除矣。

清·尤在泾,《伤寒贯珠集》(1729年)：夫邪气自下而上者，仍须从下引而出之，猪苓、茯苓、泽泻、滑石，并甘淡下行之药，足胜导水泄热之用。然以阴病而属邪热，设非得阿胶之咸寒入阴，何以驭诸阳药而泄阴中之热，导浮上之气哉！

清·不著撰人,《伤寒方论》(1732年)：五苓太阳药也，故用桂枝白术猪苓汤，易以阿胶滑石，则为导水滋饮，荡热利窍之剂，而非太阳药矣。故少阴病下痢六气日，咳而呕，渴而烦，不得眠者用之。谓下痢六七日，本热和寒解之时，尚兼咳渴不眠等症，是热邪搏结水饮，以故羁留不去，故用以利水润燥。若脉浮发热，渴欲饮水，小便不利，安知非太阳膀胱瘀热，而亦用猪苓汤，以其从阳明来，即不得复责膀胱，而用五苓也，惟义取滋阴导水。故阳明病，汗多而渴者，猪苓汤即在所禁，若五苓则一见阳明有汗症，便禁用，不必多而渴矣，以邪不在膀胱而用桂，即是诛责无过也。

清·黄元御,《伤寒悬解》(1748年)：阳明病，脉浮而紧，有太阳证，咽燥舌干，有少阳证，腹满，有太阴证。发热汗出，不恶寒，反恶热，则胃热外发矣，但有太阴腹满，则土湿颇旺，未免身重耳。湿盛阳虚，汗、下、烧针，俱属不可。若发汗，则阳亡躁生，神败心惛，而反谵语。若加烧针，汗去阳亡，必怵惕烦躁，不得眠卧。若下之，则阳亡土败，胃中空虚，不能堤防阴邪，下焦客气，遂逆动于膈下，拒格胸中之阳，心中懊憹，而生瘀浊。心窍于舌，瘀浊在心，舌上苔生者，宜栀子豉汤，涌瘀浊而清烦热也。若下后阴亡，渴欲饮水，口干舌燥者，宜白虎加人参汤，清金而泻热，益气而生津也。若下后阳败而土湿，脉浮发热，渴欲饮水，小便不利者，宜猪苓汤，二苓、滑、泽，利水而泻湿，阿胶润木而清风也。土湿木遏，郁生下热，是以发热。木气堙塞，疏泄不行，故小便不利。木郁风生，肺津伤耗，是以发渴。风气发扬，是以脉浮。腹满身重之人，下之阳败湿增，故见证如此。

脾陷而为利，胃逆而为呕，肺逆而为咳，火升而为烦渴，阳泄而废卧眠，是皆水泛而土湿故也。宜猪苓汤，二苓、滑、泽，渗己土而泻湿，阿胶滋乙木而润燥也。

清·黄元御,《长沙药解》(1753年)：治阳明伤寒，脉浮发热，渴欲饮水，小便不利者。阳明之证，有燥有湿，阳明旺而太阴虚，则燥胜其湿，太阴旺而阳明虚，则湿胜其燥。己土湿陷，乙木抑遏，不能疏泄水道，则小便不利。木郁风动，肺津伤耗，则渴欲饮水。风气飘扬，而表寒未解，则脉浮发热。猪、茯、滑、泽，燥己土而泻湿，阿胶滋乙木而清风也。治少阳病，下利，咳而呕渴，心烦不得眠者。以水旺土湿，风木郁陷，下克己土，疏泄不藏则为利，风燥亡津则为渴。乙木陷而甲木逆，上克戊土，浊气逆冲，则为咳呕，相火上炎，则心烦不得眠睡。猪、茯、泽、滑，渗癸水而泻湿，阿胶滋乙木而清风也。

治病在膈上，呕吐之后，而思水者。痰饮内阻，多见渴证，而投以新水，益复难容，故随饮而即吐。呕伤津液，应当作渴，而水停心下，则反不渴，是以先渴而即呕者，必有支饮。若饮在膈上，吐后而思饮者，是饮去而津伤，为欲解也。此当急与之水，以救其渴。但其平日阳衰土湿，而后饮停膈上，宿水方去，又得新水，而土湿如前，不能蒸水化气，则新水又停矣，是当泻湿而生津。泽、苓泻水而去湿，白术燥土而生津也。

清·黄元御，《伤寒说意》（1754年）： 若脉浮发热，渴欲饮水而小便不利者，是土湿木郁，风动津耗而疏泄不行也，宜猪苓汤，二苓、滑、泽，泻湿而燥土，阿胶清风而润木也。

清·徐灵胎，《伤寒约编》（1759年）： 猪苓、茯苓渗湿化气，理水之源；泽泻、滑石渗湿利水，清水之用；阿胶乃血气之属，是精不足者补之以味。以此滋阴利水，则水升火降，而小便无不利，渴热无不除矣。

猪苓佐阿胶，理少阴之体；滑石佐茯苓，清少阴之源；泽泻佐阿胶，培少阴之本。阿胶本气血之属，合二苓、泽、石，淡渗膀胱，利少阴之用。重用阿胶，是精不足者补之以味也。以此滋阴利水，使湿热降、肾水升，则咳呕下利自除，烦渴不得眠无不并宁矣。

清·徐灵胎，《伤寒论类方》（1759年）： 此阳明之渴，故与五苓相近，而独去桂枝，恐助阳也。论中又云：阳明汗多而渴，不可与猪苓汤，以胃中燥，不可更利其小便也。少阴病，下利六七日，咳而呕渴，心烦不得眠者，猪苓汤主之。此亦热邪传少阴之症。盖少阴口燥口干，有大承气急下之法，今止呕渴，则热邪尚轻，故用此方，使热邪从小便出，其路尤近也。

清·吴仪洛，《成方切用》（1761年）： 热上壅，则下不通。下不通，热益上壅。又湿郁为热，热蒸更为湿。故心烦而呕渴，便秘而发黄也。淡能渗湿，寒能胜热。茯苓甘淡，渗脾肺之湿；猪苓甘淡，泽泻咸寒，泻肾与膀胱之湿；滑石甘淡而寒，体重降火，通行上下之湿；阿胶甘平润滑，以疗烦渴不眠。要使水道通利，则热邪皆从小便下降，而三焦俱清矣。

清·强健，《伤寒直指》（1765年）： 甘甚而反淡，淡味渗泄为阳，猪苓、茯苓之甘，以行小便；咸味涌泄为阴，泽泻之咸以泄伏水；滑石利窍，阿胶、滑石之滑，以利水道。

清·徐玉台，《医学举要》（1792年）： 猪苓汤治脉浮发热，渴欲饮水，小便不利，证同五苓。此方以阳明燥热，故用二苓、泽泻以利水，即用滑石、阿胶以滋阴，不同太阳寒水之化，故去术、桂二味。消渴门中，尤为要剂。

清·吴鞠通，《温病条辨》（1798年）： 时人治渴，舍凉药无二法。仲景谓：渴者用猪苓汤。盖肾主消渴，此渴即指司马相如之病，消渴也。病在脏，泻其腑。故以猪苓、泽泻、滑石泻膀胱，使火从水中去，而单以一味阿胶补本脏之液。此渴必饮多溺少。他如痰饮之反渴，用辛能润法。盖饮居心下，格拒心火，不得下通于肾，反来上灼咽喉，故嗌干；又格拒肾中真水，不得上潮于喉，故饮水求救，愈饮愈渴。水之不得行者，阳气郁也，若以凉药、润药治之，日久阳灭必死，今人则皆然笑矣。

清·陈修园，《伤寒真方歌括》（1803年）： 此与五苓散，有天渊之别，彼治太阳之本，太阳同寒水，故以桂温之，此治阳明少阴结热二经两关津液，故以甘凉之药滋之。二症若汗多胃燥，即此方亦不可与，恐利水伤其液津也。

清·朱光被，《金匮要略正义》（1803年）： 脉浮发热，本太阳表病，而渴则阴气衰矣。乃饮水，小便不利，是阴气方衰，而水急复兴病，变宁有穷乎。猪苓汤以去水为主，而外可以解表热，内可以滋阴燥，一举而三得矣。

清·陈元犀，《金匮方歌括》（1811年）： 按：此与五苓散症迥别，五苓散主脾不转输而水停，故发汗利水，为两解表里法。此胃热甚而津液干，故以清热而滋燥，用育阴利水法，二者只差一粟。学者自当细察焉。

清·邹澍,《本经疏证》(1832年)：松之概挺拔劲正，枫之概柔弱易摇。松之理粗疏，枫之理坚细。松之叶至冬益苍翠而不凋，枫之叶至冬遂鲜赤而即落。是其一柔一刚，显然殊致。茯苓属阳，治停蓄之水不从阳化者；猪苓属阴，治鼓荡之水不从阴化者，是故仲景以猪苓名方者，其所治之证曰：阳明病，脉浮发热，渴欲饮水，小便不利者，猪苓汤主之。曰少阴病下利，咳而呕、渴心烦不得眠者，猪苓汤主之。曰诸病在脏，欲攻之，当随其所得而攻之，如渴者与猪苓汤。曰呕吐而病在膈上，后思水者，猪苓散主之。统而覈之，莫不有渴，若五苓散则其治有渴者有不渴者，至茯苓入他方所治之病，则不渴者居多。盖渴者水气被阳逼迫，欲得阴和而不能也，与之猪苓，使起阴气以和阳化水，譬之枫叶已丹遂能即落也，或曰：猪苓之化水与茯苓异，是则然矣。凡淡渗之物皆上行而复下降，泽泻亦其一也，所以与猪苓、茯苓异者，其旨安在？是其义已见泽泻条中，所谓泽泻能使水中生气上朝，二苓则能化之者是也，惟五苓散、猪苓汤用泽泻，使未熟之水就上矣，乃既用茯苓，使从阳化；又用猪苓，使从阴化，此则不能不剖其疑。夫水既曰生，则不使从阳化，何以令其熟，若使徒从阳化，又置渴于何所，此亦浅显易明，不劳深释者也。

清·吕震名,《伤寒寻源》(1850年)：同属渴欲饮水小便不利之证，太阳从寒水化气，故宜五苓散。主桂枝白术之甘温，以宣阳而输精。阳明从燥土化气，故宜猪苓汤主滑石阿胶之凉降，以育阴而利水。但利小便，还宜相人之津液。若阳明汗出多而渴者，是津液已虚，便不宜重虚其津液也。少阴病，下利六七日，咳而呕渴，心烦不得眠者，何以亦主猪苓汤。盖咳渴呕烦不得眠，得之下利之后，是阴津下迫阳邪上逆，主猪苓汤育阴利水，正以少阴肾与太阳膀胱，一脏一腑，相为表里，急引少阴之邪，从府而解，则下利得止，而热去津回矣。

清·陈恭溥,《伤寒论章句》(1851年)：猪苓汤滋阴养液，通利小便之方也，凡咳渴阴伤，水道不利者用之。本论曰：阳明病，脉浮而紧，咽燥口苦，腹满而喘，发热汗出，不恶寒反恶热，身重。若发汗则躁，心愦愦反谵语；若加温针，必怵惕烦躁，不得眠；若下之，则胃中空虚，客气动膈，心中懊憹。舌上胎者，栀子豉汤主之；若渴欲饮水，口干舌燥者，白虎加人参汤主之；若脉浮发热，渴欲饮水，小便不利者，此方主之。又《少阴篇》曰：少阴病，下利六七日，咳而呕渴，心烦不得眠者，此方主之。一则养脾胃之液，以行水道，一则养心肺之液，以止下利，非五苓散助脾转输之比也。虽然，阿胶固为养液之品，而二苓滑泽皆渗泄之品，故有汗出过多，津液已经内竭者，此方在所忌也。

清·王士雄,《温热经纬》(1852年)：周禹载曰：热盛膀胱，非水能解，何者？水，有止渴之功，而无袪热之力也。故用猪苓之淡渗，与泽泻之咸寒，与五苓不异。而此易术以胶者，彼属气，此属血也；易桂以滑石者，彼有表，而此为消热也。然则所蓄之水去，则热消矣。润液之味投，则渴除矣。邹润安曰：松之概挺拔劲正，枫之概柔弱易摇。松之理粗疏，枫之理坚细。松之叶至冬益苍翠而不凋，枫之叶至冬遂鲜赤而即落。是其一柔一刚，显然殊致。茯苓属阳，治停蓄之水不从阳化者。猪苓属阴，治鼓荡之水不从阴化者。是故仲景以猪苓名方者，其所治之证，曰少阴病，下利，咳而渴呕，心烦不得眠者，猪苓汤主之。若五苓散则其治有渴者、有不渴者。至茯苓入他方，所治之病，则不渴者居多。盖渴者水气被阳逼迫，欲得阴和而不能也。与之猪苓，使起阴气以和阳化水，譬之枫叶已丹，遂能即落也。

清·费伯雄,《医方论》(1865年)：五苓散治湿浊不化，故用术桂，以通阳而化浊；猪苓汤治阳邪入里，故用滑石、阿胶，以降热而存津。至于统治少阴下利，六七日，咳而呕渴，心烦不得眠，乃借泻膀胱以清肾脏，是活用之法，而非正治也。

清·高学山,《高注金匮要略》(1872年)：主本汤者，重用猪茯、泽泻，以利小便为主。

随便加镇重甘寒之滑石，以降敛浮热。加滋阴补血之阿胶，以上止渴饮也。是此条又因小便不利，故致上渴外热而下淋者，此利小便之外，兼止热渴，而淋症可不责而自愈矣。

清·高学山，《伤寒尚论辨似》（1872年）：猪苓汤滋阴而利小水，滋阴则上逆之阳下伏，而渴呕等症可愈，利小水则水谷分而下利亦愈，此万全之计也。

清·唐宗海，《血证论》（1884年）：此方专主滋阴利水，凡肾经阴虚，水泛为痰者，用之立效。取阿胶润燥，滑石清热，合诸药皆滋降之品，以成其祛痰之功。痰之根源于肾，制肺者治其标，治肾者治其本。

清·莫枚士，《经方例释》（1884年）：滑石利大、小肠，阿胶下达，为治小便不利之专方。故汗出，渴者禁用。然必邪结于里，而其余气外传者方合。若但外传，而不结里者，勿用。

清·戈颂平，《伤寒指归》（1885年）：猪苓、茯苓，气味甘平。味甘禀地气，气平禀天气，象地天气交之义。滑石，甘寒体重，能滑利半里下阴土气滞。泽泻，甘寒气轻形圆，一茎直上能启泽中水阴之精气，上滋其阳。人身经脉，象地之百川。人身血液，象地之水。阿胶，气味甘平，与血脉相宜，益土之津液，固半表阳浮。右五味，五，土数也。以水四升，先煮四味，从四方也。四中八字，象阴土之液，不可聚一方，当分别八方也。取二升，二，阴数也，象一阳举，二阴耦之，而气不浮。去滓，内阿胶烊消，温服七合，象阳数得阴，复于七也。日三服，象三阳阳数，来复半里也。

猪苓、茯苓，淡甘气味，通阴土之阴。泽泻甘寒气轻，一茎直，上启泽中水阴之精，上滋半表气道。滑石，甘寒体重，能滑利土中水阴之气，开其壅塞。阴液下利，不上利，土中精汁不充，以阿胶甘平性黏，助土中不足之精汁，上固其阳，阳得阴和，阳阖半里以生阴。

清·唐容川，《金匮要略浅注补正》（1893年）：此节猪苓汤证，是证发于肺经，肺主皮毛而先见发热，是肺有热也。肺热津不布，故渴欲饮也。外热上渴，肺既受伤，不能通调水道，因而水道不利，是先病肺之虚热也。但当滋肺经之虚热为主，故用阿胶与滑石。

清·唐容川，《伤寒论浅注补正》（1893年）：方中阿胶，即从利水中育阴，是滋养无形以行有形也，故仲景云：汗多胃燥，虽渴而里无热者，不可与也。

用猪苓、茯苓从脾以利水，然不引水入于膜中，则脾亦无功，故先用滑石，色白入肺，以导水之上源，使入膜中也；继用阿胶，秉阿井伏流之性，使其复归故道；再用泽泻，生于水中者，以引水气归根。水既引归膜中，而二苓乃渗利之化，其质为气以上升，是为津液，津液上升则渴、咳、呕、烦，自此等精义，岂易知哉。

清·王旭高，《退思集类方歌注》（1897年）：此即五苓散去桂、术，加阿胶育阴，滑石泻热，以治阳明、少阴二经之水热，寓育阴于利水之中，为利小便之润剂。与五苓散利水虽同，寒温迥别，惟明者知之。

清·张秉成，《成方便读》（1904年）：故以二苓泽泻，分消膀胱之水，使热势下趋。滑石甘寒，内清六腑之热，外彻肌表之邪，通行上下表里之湿。恐单治其湿，以致阴愈耗而热愈炽，故加阿胶，养阴息风，以存津液。又为治阴虚湿热之一法也。

近代·张锡纯，《医学衷中参西录》（1918年）：猪苓、茯苓，皆为甘渗淡利之品，而猪苓生于枫下，得枫根阴柔之气，以其性善化阳，以治因热小便不利者尤宜，故用之为主药。用泽泻者，因其能化水气上升以止渴，而后下降以利小便也。用滑石者，其性可代石膏，以清阳明之实热，又能引其热自小便出也。用阿胶者，因太阳之府原与少阴相连，恐诸利水之药或有损于少阳，故加阿胶大滋真阴之品，以助少阴之气化也。

近代·曹颖甫，《伤寒发微》（1931年）：热浮于外，水郁于里，则以导水邪清血热主治，故宜猪苓汤。用阿胶者，为湿热留于营分也。

近代·曹颖甫，《金匮发微》（1931年）：猪苓汤方见《伤寒论》阳明篇，又见后消渴证中，以猪苓之利湿，所以通其小便，以阿胶之滋阴，所以解其渴，此猪苓汤所以为利小便而兼解其渴之神方也。攻其实而补其虚，惟仲师能深知其内情。

里水郁，故以导水邪清血热主治，方治宜猪苓汤，用阿胶者，为其湿伤血分也。此卫与营之辨也。

近代·祝味菊，《伤寒方解》（1931年）：本方以猪苓为主药。其适用标准在阳明证生温亢进，渴欲饮水，小便不利者，故用猪苓合茯苓、泽泻以消水利尿，阿胶、滑石育阴泄热，此为热证中之利水剂也。阳明病二百三十六条，少阴三百三十二条，皆为猪苓汤之证。

近代·徐大桂，《伤寒论类要注疏》（1935年）：按：足少阴肾气不化，多主下利；下利日久，多致气陷亡阳。而此条则因下利日久，水液下夺，致燥气动于中上也。法主育阴利水，水行而利自止，阴津自复，亦少阴下利或有之变证也。

盖汗多胃燥之小便不利，非热郁津结之比，但可濡养肺胃，以滋化源，如人参白虎、竹叶石膏等法是已。而二苓、泽泻，力主分利，不可一概而施矣。

近代·彭子益，《圆运动的古中医学·伤寒论方解篇》（1947年）：少阴下利，咳而呕渴心烦不得眠。下利为湿为风，烦渴咳呕失眠为燥。猪苓、茯苓、泽泻以去湿，滑石、阿胶以润燥息风，而安眠也。

近代·彭子益，《圆运动的古中医学·金匮方解篇》（1947年）：治消渴，脉浮，发热，小便不利者。湿盛风生，则脉浮发热。二苓滑泄以去湿，阿胶以清风也。五苓散性刚，猪苓汤性柔，猪苓汤证，脉有刚象。

现代·中医研究院，《伤寒论语释》（1956年）：本方滋燥利水，猪苓甘淡，泽泻咸寒，都能利小便以泻肾与膀胱之湿，茯苓甘淡利小便以渗脾肺之湿；滑石甘淡而寒，能使上下表里之湿从小便排出；阿胶甘平，育阴润燥去烦渴。

现代·陈亦人，《伤寒论译释》（1958年）：猪苓、茯苓淡渗利水阿胶滋肾养阴，滑石、泽泻利水清热，且不伤阴，合为滋阴清热利水之剂。

成注将猪苓汤证分属三焦，虽似有理，实嫌割裂。柯氏指出文中连用五“若”字，见仲景设法御病之详，颇为中肯，但又说栀子豉汤、白虎汤、猪苓汤为阳明起手三法，则又未免失之绝对。本方中用猪苓、茯苓、泽泻淡渗利水，滑石利窍泄热，阿胶润燥滋阴，治疗里热、阴液不足兼水气不利的疾患，确有很好的疗效。然毕竟偏于利水，如果津伤太甚，则非本方所宜。王氏举出五苓散与本方对比，得出两方配伍意义的异同，有一定参考价值。张氏牵扯心肺脾胃功能，浮泛不切。

现代·安徽中医学院，《伤寒论通俗讲义》（1959年）：本方治疗阳明、少阴二经水热积于下焦的小便不利等证。方中除以滑石通窍去湿热，佐二苓泽泻，共收渗湿利水之功外，更用阿胶养阴清热滋燥，实欲于行水之中，更能存其津液。

现代·李翰卿，《中国百年百名中医临床家》（1960年）：此滋阴清热利水之方。主治少阴病，阴虚有热，水邪停蓄，或下利咳呕，心烦不眠。但都必须具有小便不利、口渴、喜冷性饮食等症。猪苓、茯苓、滑石、泽泻利水清热，阿胶滋阴。

现代·孙纯一，《伤寒论注释要编》（1960年）：本方治阳明少阴二经，水热积于下焦之小便不利等症，滑石通窍去湿热，佐二苓泽泻渗湿利水，更用阿胶养阴滋燥，是利水而不伤阴之善剂也，猪苓汤利下焦水热与用五苓散温剂以利水不同。

现代·刘渡舟，《伤寒论诠解》（1983年）：猪苓汤用猪苓、茯苓、泽泻淡渗利水，茯苓兼以安神定志、交通心肾，泽泻能行水上，使水之阴津上滋，故在利水之中兼补阴分之不足；滑石清热利水通淋，导热下行，实有调和阴阳升降的意义；阿胶为血肉有情之品，味厚而甘，以滋真阴之虚。陈修园总结本方为清热育阴利水之法。

现代·刘渡舟，聂惠民，傅世垣，《伤寒挈要》（1983年）：猪苓、茯苓、泽泻利水行津，滑石清热利水，阿胶滋肾育阴。此方具有清热、滋阴、利水的作用。

猪苓、茯苓、泽泻利水以行津；滑石清

十一画

热通淋；阿胶滋阴补肾。黄连阿胶汤泻火以滋阴，本方利水以滋阴；一在于上，一在于下；火上水下，反映了少阴为病，水火阴阳不调的特点。

现代·刘渡舟，苏宝刚，庞鹤，《金匮要略诠解》（1984年）： 本条论述肺胃阴伤小便不利的辨证论治。由于胃热阴伤，不能润燥，肺热津伤，不能通调水道，水气停留，水热互结，故脉浮发热，渴欲饮水，小便不利。治以猪苓汤滋阴益血，渗利水湿。方中茯苓健脾生津，渗利水湿；阿胶补阴以生津；猪苓、泽泻、滑石利水清热。

现代·姜春华，《伤寒论识义》（1985年）： 此方利小便而干大便也；阿胶之用为心烦不得眠也。本方提示下利、心烦、不得眠，可用猪苓汤。本方配合之妙，在群队利水药中配补阴之阿胶，既不伤阴，又可滋水之源。通治小便小利，淋漓，渴欲饮水，肿满。

现代·王付，《经方学用解读》（2004年）： 阴虚水气热证的基本病理病证是阴虚不得滋荣于内，水气充斥上下，邪热肆虐内外。因此，治疗阴虚水气热证，其用方配伍原则与方法应重视以下几个方面。

针对证机选用滋阴养血药：肾阴虚弱而不得滋养于内，燥热乘阴虚而内扰，并灼损阴津，证以心烦，口燥咽干，其治当滋补阴血。如方中阿胶。

合理配伍利水清热药：肾阴虚弱，阴不制阳而为热，邪热内生，并扰乱气机，气机为热所扰而不得气化阴津，水津不得所化而为水气，水气充斥于上下，其治当清热利水。如方中滑石、泽泻、猪苓，

妥善配伍益气渗湿药：阴由血所化，故其治当滋补阴血，又因气能化生阴血，其治当配伍益气药。再则，配伍益气渗湿药，既能使气以化水，又能渗利水气，还能预防滋补药之浊腻，从而达到气得益，阴得滋且无湿邪内生。如方中茯苓。

随证加减用药：若血淋者，加白茅根、大蓟、茜草，以清热凉血止血；若结石者，加金钱草、海金砂、鸡内金、石苇，以清热利水，通淋化石；若小便热涩刺痛者，加栀子、木通、竹叶，以清热利湿止痛等。

【方论评议】

综合历代各家对猪苓汤的论述，应从用药要点、方药配伍和用量比例三个方面进行研究，以此更好地研究经方配伍，用于指导临床应用。

诠释用药要点：方中猪苓利水清热，阿胶养血益阴润燥，泽泻泄热利水，茯苓健脾益气、利水渗湿，滑石利水清热。

剖析方药配伍：猪苓与泽泻、滑石，属于相须配伍，增强清热利水；猪苓与茯苓，属于相须配伍，增强利水益气；猪苓、茯苓、泽泻、滑石与阿胶，属于相反相畏配伍，相反者，猪苓、茯苓、泽泻、滑石利水，阿胶补血益阴，相畏者，阿胶制约猪苓、茯苓、泽泻、滑石利水伤阴，猪苓、茯苓、泽泻、滑石制约阿胶滋补助湿。

权衡用量比例：猪苓、茯苓、泽泻、滑石与阿胶用量为相等，提示利水与益血之间的用量调配关系，以治阴虚水气。

【药理作用】 本方具有改善肾功能、抗结石、调节水体代谢、调节钾钙钠氯、增强机体免疫功能、调节血压、调节心律、抗心肌缺血、抗心脑缺氧、降血脂、调节肾上腺皮质功能、抗自由基、抗炎、抗病毒作用，抗过敏等作用。

猪苓散

【导读】 ①学用猪苓散应重视猪苓和茯苓的用量调配关系、茯苓和白术的用量调配关系。②猪苓散虽是辨治膈间饮停呕吐证的重要代表方，但在临床中对脾胃水气呕吐证等也具有良好治疗作用。③学好用活猪苓散的第一步是辨清猪苓散由哪些药物组成：组成猪苓散有3组药，第1组是清热利湿药即猪苓，第2组是益气利湿药即茯苓，第3组是益气燥湿药即白术，从3组药用量深入学习研究即可用活猪苓散。

【方歌】 猪苓散中茯苓术，辨治水饮肆逆证，病在膈上呕思水，随证加减量调整。

【方药】 猪苓　茯苓　白术各等份

【用法】 上三味，杵为散，饮服方寸匕，

日三服。

【功用】 利水化饮，健脾燥湿。

【适应证】

1. 中医病证：①膈间气虚饮停上逆证。呕吐清稀涎水，呕后喜饮，或胸满，或胸闷，膈间逆满，或口渴，舌淡、苔薄，脉沉。②水气夹虚证。

2. 西医疾病：心律不齐、高血压、高脂血症、慢性胃炎、幽门水肿、贲门痉挛等临床表现符合膈间气虚饮停呕吐证者。

【用药分析】 方中猪苓利水清热，茯苓健脾益气、利水渗湿，白术健脾燥湿。

【用方思路】

1. 猪苓散既是辨治膈间气虚饮停上逆证的重要代表方，又是辨治诸多杂病如心病、肺病、脾胃病、肾病等的重要基础方。

2. 方中猪苓、茯苓可渗利诸脏腑之水；白术、茯苓既可补诸脏腑及营卫之气，又可治诸脏腑及营卫之水。从方中用药用量及调配分析得知，猪苓散的应用并不局限于膈间气虚饮停呕吐证，还可用于辨治诸多杂病，如呼吸、循环、消化、泌尿、内分泌及代谢等系统疾病。

3. 运用猪苓散辨治的病证（无论病变部位在胸膈、在肺或在心）以膈间气虚饮停上逆为主，其治当泻饮益气。

【随证合方】 若夹阳虚，可与真武汤合方用之；若夹阴虚，可与百合地黄汤合方用之；若夹湿热，可与牡蛎泽泻散合方用之。应用时还必须结合病变主次酌情调整方药用量。

【注意事项】 运用猪苓散既要辨清西医之病，又要辨清西医之病属于中医气虚饮停上逆证。辨西医之病可进一步了解疾病的发展演变及转变规律，辨中医之证可更好地针对西医之病选用猪苓散。

【应用指征】 呕吐而病在膈上，后思水者，解，急与之；思水者，猪苓散主之。（第十七 13）

【方论】

元·赵以德，《金匮方论衍义》（1368年）： 是以摘其猪苓之体轻，茯苓之味淡，从其膈上肺部渗其所积之饮，及防水入腹停；白术和中益津。其三味足以使其水精四布，去故就新，奚必味多，但用之而当也。

清·李彣，《金匮要略广注》（1682年）： 猪苓、茯苓利水而泄热，白术补脾以生津。

清·张志聪，《金匮要略集注》（1683年）： 此因在太阴脾土，不能转输水谷之精，以致津液不周而思水也，又当用猪苓散以输散之。《经脉篇》曰：足太阴之脉，其支者，复从胃别上膈，注心中。是入胃之饮，由脾转输，入胃之谷食，亦由脾之转输也。脏腑之气相通，故脾主磨谷，寒在于上，则为胃反，是食气在脾，亦属气分，复从胃上膈而后属于支络也。是以下节复曰：思水者，猪苓散主之。盖言呕吐病不在膈上而思水者，仍宜用脾家气分之药，以疏散之。按：猪苓乃枫树之灵块，《尔雅》云：枫字从风，天风则鸣，无风自动，盖得风木之体用者也。霜后丹色可爱，得木火相生之气。人老枫变出人形，口眼皆备，南人谓之枫灵，人以计取，为神祀之，盖木之神灵者也。脾为阴中之至阴，而湿土主气，得木火风灵之气，而后能制化运行，是以枫灵、松灵，皆脾土之主药也。

清·周扬俊，《金匮玉函经二注》（1687年）： 猪苓汤复利其小便故也，盖呕吐犹汗之走津液，膈上犹表也。何用药不同，盖二方以邪内连下焦，故不用泽泻、滑石、阿胶、猪苓之味淡，从膈上肺部渗其积饮，又防水入停腹；白术和中益津，使水精四布，去故就新。奚必味多，但用之得其当尔。

清·秦之桢，《伤寒大白》（1714年）： 阳明水液不分，口渴下利，以此方分利小便。

清·魏荔彤，《金匮要略方论本义》（1720年）： 呕吐而病在膈上，后思水者，欲解之征也，即论中所言先呕后渴，此为欲解主义也。急与之，呕吐后伤津液，水入而津液可复也。若夫未曾呕吐即思水者，即论中所言先渴却呕之证也，是为水停心下，应治其支饮，而渴方愈也。主以猪苓散利水补土，以治温邪者治渴，而即以治上逆之呕吐而已。

清·尤在泾，《金匮要略心典》（1729年）： 夫饮邪已去，津液暴竭，而思得水，设不得则津亡而气亦耗，故当急与而呕吐之余，中气未复，不能胜水。设过与之，则旧饮方去，新饮

十一画

复生，故宜猪苓散以崇土而逐水也。

清·黄元御，《长沙药解》（1753年）： 土湿胃逆，不能行水，故饮停胸膈，阻格肺气，喘促壅满。胆胃填塞，甲木莫降，故盘结胃口，心下痞坚。水旺木郁，不能外华，故面色黧黑，其脉沉紧。木防己汤，人参、桂枝，补中而疏木，防己、石膏，泻水而清金也。邪虚者，病在膈间，得之即愈。邪实者，土湿木郁，而生下热，暂时难愈，三日复发。复与此汤不愈者，宜木防己汤去石膏之清上，加茯苓以泻下湿、芒硝以清下热也。面色黧黑者，《灵枢·经脉》：足少阳、厥阴之经，病则面尘脱色。盖木主五色，入心为赤，入肾为黑，以肝木藏血而华色，木荣则阳火发露而光华，木枯则阴水郁堙而晦黑。木者，水母而子火，火明而水黯故也。得之数十日，医吐下之不愈者，支饮黏瘀，湿热缠绵，非用防己、石膏，不能泻也。实者三日复发，以湿热在下，病根伏留而不除也。

治病人手指臂肿动，身体瞤瞤者。以手之三阴，自胸走手，手之三阳，自手走头，经气郁遏，故结而为肿，郁而为动。郁极则身体瞤动，不但指臂而已。此缘胸有瘀浊，阻隔经气往来之路，是以如此。甘草培其中气，黎芦吐其瘀浊，以通经气也。

清·黄元御，《金匮悬解》（1754年）： 治支饮在胸，喘满，心下痞坚，面黧黑，脉沉，服木防己汤，三日复发，复与不愈者。以土湿木郁，而生下热，去石膏之清上，加茯苓以泻湿，芒硝以清热也。

清·朱光被，《金匮要略正义》（1803年）： 病在膈上宜吐，吐后思水，为邪解之征，急与水，以涤其余邪，诚为良法。然使思水不已，正恐宿饮去而新水复停，再致呕吐缠绵无已也。故以猪苓之利水为君，茯苓渗上焦之水，白术燥中焦之水，兼能生津止渴，活泼泼地致于太和矣。

清·戈颂平，《金匮指归》（1907年）： 猪苓、茯苓，通阴土之阴，白术甘温，培阴土之液。右三味，为散，饮服方寸匕，日三服。布阴土之液，和氧气，回还表里，毋使新饮之水再停为饮也。

近代·彭子益，《圆运动的古中医学·金匮方解篇》（1947年）： 治木防己汤证不愈者。石膏清燥开结，其治在上。如其不愈，宜从下治。则去石膏，加茯苓芒硝以下水，得微利则愈。

现代·刘渡舟，苏宝刚，庞鹤，《金匮要略诠解》（1984年）： 本条是论述停饮呕吐的调治方法。治宜猪苓散，利水行津，健脾化湿。方中猪苓利水化饮；白术健脾化湿；茯苓则渗湿利小便。三药相使，则饮停可去，诸证即愈。

【方论评议】

综合历代各家对猪苓散的论述，应从用药要点、方药配伍和用量比例三个方面进行研究，以此更好地研究经方配伍，用于指导临床应用。

诠释用药要点：方中猪苓利水清热，茯苓健脾益气、利水渗湿，白术健脾燥湿。

剖析方药配伍：猪苓与茯苓，属于相须配伍，增强益气渗利水湿；白术与茯苓，属于相使配伍，健脾益气，燥湿利水；猪苓与白术，属于相反相使配伍，相反者，猪苓性寒，白术性温，相使者，猪苓助白术制水，白术助猪苓利水。

权衡用量比例：猪苓、茯苓与白术用量为相等，提示利水与健脾之间的用量关系，以治水气。

【药理作用】 本方具有调节心肺功能、降压、降血脂、抗炎、抗过敏、镇痛、抗菌、调节内分泌、调节代谢、增强机体免疫功能等作用。

猪肤汤

【导读】 ①学用猪肤汤应重视猪肤和白蜜的用量调配关系、猪肤和白粉的用量调配关系。②猪肤汤虽是辨治阴虚内热证的重要代表方，但在临床中对阴虚津伤证等也具有良好治疗作用。③学好用活猪肤汤的第一步是辨清猪肤汤由哪些药物组成：组成猪肤汤仅有 1 味药，其有滋补作用、清润作用，从用药用量深入学习研究即可用活猪肤汤。

【方歌】 阴虚内热猪肤汤，白蜜白粉合成方，心烦胸满或下利，辨治阴虚效力彰。

【方药】 猪肤一斤（48 g）

【用法】 上一味，以水一斗，煮取五升，去滓。加白蜜一升，白粉五合，熬香，和令相得，温分六服。

【功用】 滋阴润燥。

【适应证】

1. 中医病证：阴虚内热证。咽痛，口干，下利，心烦，胸满，舌红少津，脉细数。或阴虚咽痛证者。

2. 西医疾病：慢性咽炎、口腔溃疡、牙龈出血、牙周炎、自主神经功能紊乱、脑神经衰弱等临床表现符合阴虚内热证者。

【用药分析】 方中猪肤润肺滋肾、育阴润燥，白蜜滋阴清热、生津止渴；白粉（大米粉）益中气、补肾气、和津液。

【用方思路】

1. 猪肤汤既是辨治阴虚内热证的重要代表方，又是辨治诸多杂病如肾病、心病、肝病、肺病等的重要基础方。

2. 方中猪肤既可滋阴，又可清热；白蜜、白粉既能益气，又能化阴。从方中用药用量及调配分析得知，猪肤汤的应用并不局限于阴虚内热证，还可用于辨治诸多杂病，如泌尿、循环、内分泌及代谢等系统疾病。

3. 运用猪肤汤辨治的病证（无论病变部位在肾、在心或在肝）以阴虚为主，其治当益阴化气。

【随证合方】 若夹血热，可与百合地黄汤合方用之；若夹血虚者，可与胶艾汤合方用之，若夹湿热，可与栀子柏皮汤合方用之。应用时还必须结合病变主次酌情调整方药用量。

【注意事项】 运用猪肤汤既要辨清西医之病，又要辨清西医之病属于中医阴虚证。辨西医之病可进一步了解疾病的发展演变及转变规律，辨中医之证可更好地针对西医之病选用猪肤汤。

【应用指征】 少阴病，下利，咽痛，胸满，心烦，猪肤汤主之。（310）

【方论】

金·成无己，《注解伤寒论》（1144年）： 少阴之脉，从肾上贯肝膈，入肺中，则循喉咙；其支别者，从肺出，络心注胸中。邪自阳经传于少阴，阴虚客热，下利，咽痛、胸满、心烦也，与猪肤汤，调阴散热。猪，水畜也，其气先入肾。少阴客热，是以猪肤解之。加白蜜以润躁除烦，白粉以益气断利。

明·许宏，《金镜内台方议》（1422年）： 少阴之脉循咽，若阳经之邪传于少阴者，则必咽痛，乃阴虚客热所结也，故胸满心烦而自下利。故与猪肤为君，入少阴之经，而解客热也。以白粉为佐，白蜜为使，润燥除烦而止利也。

明·汪石山，《医学原理》（1525年）： 故用猪肤以解少阴之热。猪乃水畜，其气入肾，是以用其寒性，以胜肾经之客热。

明·方有执，《伤寒论条辨》（1592年）： 下利，寒甚而水无制也。咽痛，胸满，心烦，脏病与经病具见也。猪肤，《本草》不载，义不可考，说者不一，用者不同。然既曰肤，则当以猪时所起，皮外毛根之薄肤为是。但猪属亥，宜入少阴，肤乃外薄，宜能解外；其性则凉，固能退热，邪散而热退，烦满可除也。白蜜润燥以和咽，咽利而不燥，痛可愈也。白粉益土以胜水，土王水制，利可止也。猪肤汤义，意者其在于兹乎。

明·张卿子，《张卿子伤寒论》（1644年）： 猪，水畜也，其气先入肾。少阴客热，是以猪肤解之，加白蜜以润燥除烦，白粉以益气断利。

清·喻嘉言，《尚论篇》（1648年）： 下利咽痛，胸满心烦，少阴热邪充斥上下中间，无所不到，寒下之药不可用矣。又立猪肤汤一法，以润少阴之燥，与用黑驴皮之意颇同。若以为燖猪皮外毛根薄肤，则荃劣无力，且与熬香之说不符，但用外皮，去其内层之肥白为是。此药大不可忽。阳微者，用附子温经；阴竭者，用猪肤润燥。温经、润燥中，同具散邪之义，比而观之，思过半矣！

清·喻嘉言，《尚论后篇》（1648年）： 肤，乃是燖猪刮下黑皮。《礼运》疏云：革，肤内厚皮；肤，革外薄皮。语云肤浅，义取诸此。白粉，乃白米粉也，其铅粉亦名曰粉，又名定粉，又名胡粉，主治积聚、疳、利，与白米粉不同。

清·张璐,《伤寒缵论》(1667年)： 猪属肾，而肤主肺，故取治少阴经中伏邪。阴火乘肺咽痛之证，但当汤泡刮取皮上一层白腻者为是。若以为挦猪皮外毛根薄肤，则签劣无力，且与熬香之说不符矣。

清·程应旄,《伤寒论后条辨》(1670年)：（底本眉批：虽是润剂，却加白粉，少阴经所重者，趺阳也。）又以咽痛论，下利虽是阴邪，咽痛实为急候。况兼胸满心烦，谁不曰急则治标哉？然究其由来，实是阴中阳乏，液从下溜，而不能上蒸，故有此，只宜猪肤汤润以滋其土，而苦寒所在禁也。

清·柯琴,《伤寒来苏集》(1674年)： 少阴下利，下焦虚矣。少阴脉循喉咙，其支者，出络心注胸中。咽痛、胸满、心烦者，肾火不藏，循经而上走于阳分也。阳并于上，阴并于下，火不下交于肾，水不上承于心，此未济之象。猪为水畜，而津液在肤。君其肤以除上浮之虚火，佐白蜜白粉之甘，泻心润肺而和脾。滋化源，培母气，水升火降，上热自除而下利止矣。

清·汪琥,《伤寒论辨证广注》(1680年)： 成注云：猪，水畜也，其气先入肾。少阴客热，以猪肤解之。加白蜜以润燥除烦，白粉以益气断利。琥按：上汤，治少阴客热，虚燥下利之药也。猪肤甘寒，白蜜甘凉，白粉甘平，三物皆能清热润燥补虚。热清则烦满除，燥润则咽痛解，虚补则利自止矣。

清·张志聪,《伤寒论宗印》(1683年)： 此论少阴病，而经脉之气不能上济也。夫脉始于足少阴肾，而主于手少阴心，从阴而生，由下而上。足少阴之脉，从肾上贯肝肠，入肺络心，是以心肺之主脉者，经脉生气之所注也。咽痛者，心主之脉挟咽也。阴脉之气不能上济其君火，是以四证之皆主咽痛也。下利，则阴气下泄矣。阴液不能上周于心胸，故胸满而心烦也。猪乃水畜，性惟上奔，取其肤之甘寒，滋阴液上升，以解烦满。蜜乃稼穑之味，粉为土谷之精。盖脉始于肾而生于胃，故配土之谷味，以助其脉气之升散焉。（眉批：精细也。）以米为粉者，即用散之义也。

清·张志聪,《伤寒论集注》(1683年)： 夫少阴神机内合三焦，少阴病下利，则下焦生气不升；咽痛，则上焦火气不降；胸满，则中焦枢转不利；心烦者，神机内逆于经脉也；神机内逆，不能合三焦而游行旋转，故以猪肤汤主之。猪乃水畜，能助水精而上滋其火热；肤遍周身，能从皮肤而通于腠理；蜂采四时之花，以酿蜜；粉为中土之谷而四散；熬香者，稼穑作甘，其臭香，温分六服者，温暖经脉而分布上下四旁。土气充盛则三焦之气外行肌腠，而内通经脉矣。

清·沈明宗,《伤寒六经辨证治法》(1693年)： 而以猪肉，去里之肥白，取皮水煮，和蜜粉熬香服之，盖猪乃北方亥兽，专入壬癸，滋润肾经之燥，此取皮者，兼滋肺金水母之源，俾生肾水，以白蜜粉，和养胃中之阴，而上中下得润，则阴阳和而邪自退，利自止矣。盖前条乃寒邪凝滞，下利便脓血，用桃花汤温中散寒，养血固脱，此风热上壅，逼迫下利咽痛，以猪肤汤甘寒润燥，养阴退阳，然固脱止利虽同，而寒热有异也。

清·钱潢,《伤寒溯源集》(1708年)： 盖以猪为北方之水畜，肤近毛根，取其色黑而走肾滋阴，加白蜜之滑润，以利咽润燥。风从卫入，以北方之性，引少阴之邪，仍向皮毛而消散，则客热可除。至于白粉五合，亦未明言是何谷之粉。至历代注释，俱无分辨。愚考之本草，李时珍云：惟粟之味咸淡，气寒下渗，乃肾之谷也，肾病宜食之。虚热消浊泄痢，皆肾病也。渗利小便，所以泄肾邪也。降胃火，故脾胃病宜之。以此拟之，既曰熬香，味亦可啖。仲景所用，或此意也。

清·秦之桢,《伤寒大白》(1714年)： 少阴咽痛，以肾水不足，水中火发，土刑肺金。猪肤系北方水畜，水能制火，皮能润肺。后人宗此，化黑驴皮，用阿井水煎膏，以治咳嗽、嗽血。家秘用龟板，性同猪皮，刮净煎膏，补肾水，润肺燥，取补北方制南方，则西方不受火制。

清·姚球,《伤寒经解》(1724年)： 猪肤汤，壮水以制火也。猪，水兽也，取其肤作汤。肤，革外薄皮，色黑入肾，润燥之品也。盖热耗阴液，肾水泛而失开合之机，故下利胸满。一切苦寒，概不用者，以肾恶燥。味苦者能坚，坚则必燥也。佐以粉蜜，培土和金，金不以下利介意，然利亦少阴燥利耳。所以除燥润水，水制火，则咽愈；肾能合，则利止也。

清·魏荔彤,《伤寒论本义》(1724年)：如少阴病下利则犹之阴之降也，咽痛、胸满、心烦则犹之热之升也。无非邪在少阴，既内耗其真，复交乱三焦，使之然也。于是非直趋贼庭，扶正驱邪，不足收功。法用猪肤汤主之。猪，亥水肾畜也。其肤主太阳，能入肾滋润兼透表散邪之用也，佐白蜜甘寒而上炎之焰熄，白粉淡渗而下利之路分，一剂而三善备焉。盖肾脏原无散法散药，又必用辛温。今热邪在内，非散不可，辛温又不可用，仲师于是另出一法，以甘寒之味佐原属肾经之物，带太阳表性者入其中以导之出，肤乃肉外皮中之薄脂，浮而外发之性也，亦如石膏以辛凉为发散之义也。又能识其群分类聚，从上从下之理，可谓近取诸身，远去诸物，通神明之德，类万物之情者矣。

十一画

清·尤在泾,《伤寒贯珠集》(1729年)：猪，水畜，而肤甘寒，其气味先入少阴，益阴除客热，止咽痛，故以为君，加白蜜之甘以缓急，润以除燥而烦满愈，白粉之甘能补中，温能养脏而泄利止矣。

清·王子接,《绛雪园古方选注》(1732年)：肾应彘，而肺主肤，肾液下泄，不能上蒸于肺，致络燥而为咽痛者，又非甘草所能治矣，当以猪肤润肺肾之燥，解虚烦之热。白粉白蜜缓于其中，俾猪肤比类而致津液从肾上入肺中，循喉咙，复从肺出，络心注胸中，而上中下燥邪解矣。

清·不著撰人,《伤寒方论》(1732年)：猪肤者，猪厚皮去肥白油者也，白粉即白米浆也，此虽治咽痛，然以通三焦，断下利为急，故以猪肤一味入肾润燥，仍以蜜粉熬香，健脾止泄，此比甘桔等汤为探本之剂矣。

清·吴谦,《医宗金鉴》(1742年)：猪肤者，乃革外之肤皮也。其体轻，其味咸，轻则能散，咸则入肾，故治少阴咽痛，是于解热中寓散之意也。

清·黄元御,《伤寒悬解》(1748年)：寒水侮土，肝脾郁陷，而为下利。胆胃俱逆，相火炎升，故咽喉痛肿，胸满心烦。猪肤、白蜜，清金而止痛，润燥而除烦。白粉收泄利而涩滑溏也。

清·黄元御,《伤寒说意》(1754年)：若上病咽痛，下病泄利，胸满而心烦者，以胆胃上逆，故咽痛胸满，肝脾下陷，故泄利，宜猪肤汤，猪肤、白蜜，润燥而除烦，清热而止痛，白粉收滑脱而止泄利也。

清·黄元御,《长沙药解》(1753年)：治少阴病，下利咽痛，胸满心烦者。以少阴寒水，侵侮脾胃，脾土下陷，肝脾不升，则为下利。胃土上逆，胆胃不降，相火刑金，则为咽痛。浊气冲塞，宫城不清，则胸满而心烦。猪肤、白蜜，清金而止痛，润燥而除烦，白粉涩滑溏而收泄利也。肺金清凉而司皮毛，猪肤秉金气之凉肃，善于清肺。肺气清降，君相归根，则咽痛与烦满自平也。

清·徐灵胎,《伤寒约编》(1759年)：猪为水畜，津液在肤，取以治上焦虚浮之火，和白蜜、白粉之甘，泻心润肺而和解，上滋化源，兼培母气，使水升火降，则上热行，虚阳得归其部，而烦满咽痛自除，不治利而利自止矣。

清·徐灵胎,《伤寒论类方》(1759年)：白粉五合，当是米粉。少阴病，下利咽痛，胸满心烦者，此亦中焦气虚，阴火上炎之症。猪肤汤主之。以甘咸纳之。

清·强健,《伤寒直指》(1765年)：猪，水畜也。其气先入肾，少阴客热，是以猪肤解之，加白蜜以润燥除烦，加白粉以益气断利。

清·徐玉台,《医学举要》(1792年)：猪肤汤以猪为水畜，而肤又津液所存，滋阴而不滑泄，佐以白蜜、米粉，润肺保脾，熬香热服，功能引热下行，治少阴病下利咽痛，胸满心烦，方虽平淡，实出神奇。

清·陈修园,《伤寒真方歌括》(1803年)：至下利咽痛，是肾液下泄，不能上濡于肺，络燥而为咽痛者，又非甘桔所能治，当以猪肤润肺肾，白粉白蜜缓之于中，而上中下之燥邪解矣。此三方为正治之轻剂也。

清·邹澍，《本经疏证》（1832年）： 猪肤在少阴则清入肤内燥，在阳明则调谷气之实；合白蜜，在少阴则除心腹之邪，在阳明则增肠胃之液；其用白粉，正犹调胃承气之用甘草，原欲猪肤调谷气之实而推送之，遂以谷气之精者，令先与之相得，使协成厥功也。浅而视之，莫不谓邪结，乌得为少阴下利，终未可为阳明，而孰知证固有连类及之者，故脉浮而迟，表热里寒，下利圊谷，及食谷欲呕均得隶之阳明。少阴病有瓜蒂散证，有猪苓汤证，况虚火游衍之的系少阴，谷气不流之确属阳明耶！然则此之下利，缘何证其涉及阳明？夫少阴下利兼烦者有之，兼咽痛者有之，未有兼胸满者，以胸满故知其涉阳明也，且少阴通篇无"满"字，惟猪肤及大承气汤证有之，尚不可为据欤！以是观之，则猪肤之用，仍不外乎猪膏，特较之猪膏则轻薄而及外耳。

清·吕震名，《伤寒寻源》（1850年）： 下利咽痛，有阴盛而阳格于上者，治宜驱阴复阳。若通脉四逆加桔梗是也。有阴虚而液不上蒸者，治宜育阴复液。若本方猪肤汤是也。肾液既从下溜而不上蒸，则阴火充斥。因致烦满，故以猪肤滋肾脏之液。而缓以白蜜白粉，留恋中焦，输精布液，以解其上征下夺之危。

清·王士雄，《温热经纬》（1852年）： 按：以猪皮去其肉肥，刮如纸薄，杭人能造，名曰肉鲊，可以充馔。王晋三曰：肾应彘而肺主肤。肾液下泄，不能上蒸于肺，致络燥而为咽痛者，又非甘草所能治矣。当以猪肤润肺肾之燥，解虚烦之热，白粉、白蜜缓中，俾猪肤比类而致津液从肾上入肺中，循喉咙，复从肺出络心，注胸中，而上中下燥邪解矣。

清·高学山，《伤寒尚论辨似》（1872年）： 此惟润阴津、填胃气为正治，故以甘寒之猪肤以润燥，甘平之白粉以益胃，润燥则咽痛心烦可止，益胃则下利胸满可止矣。猪肤谓毛根薄皮，喻氏谓即猪皮之去肥白者，旧注非，喻说为是，但其云与熬香之说不符，则误也。盖熬香者，单将白粉炒香，非与猪肤同炒而香也，本方自明，识者鉴之。

清·莫枚士，《经方例释》（1884年）： [泉案] 此甘草粉蜜汤之变法也。彼方主甘草，则和脾；此方主猪肤，则益肾，为润燥缓急之方。或曰：肤当为膏字之误。《外台》治伤寒咽痛，有用猪肤膏者，勿用猪肤者，惟《证类》引《圣惠》录此同。《千金》治产难，血气上抢心，母面无颜色，气欲绝方，即此方去粉，加酒二升者，亦作猪膏，须成煎者，与此方熬香，令相得同义。其方下又云：治产后恶血，上抢心痛烦急者，以地黄汁代酒。然则此方，治肾气上抢急切，少阴病之咽痛，亦当是肾，气逆者，故烦满欤。

清·戈颂平，《伤寒指归》（1885年）： 猪为水畜，肤，皮也，布也，以猪肤煮汁，去滓，加白蜜、白粉，甘平气味，熬香服之，入中土，敷布气液，柔通脉道，和阳气下降。右一味，象天一生水。以水一斗，象地天生成十数。煮取五升，五，土之中数也，象阴阳气液敷布土中。去滓，加白蜜一升，白粉五合，熬香，和令相得，温分六服，象阴数得阳，变于六也。

清·唐容川，《伤寒论浅注补正》（1893年）： 白粉熬香，和中止利；其白蜜、猪肤则清润之极品。观今湖南白喉证书，而此节之义明矣，本仲景此意推广之，则白喉揭表一书，诚为猪肤汤之功臣。

近代·曹颖甫，《伤寒发微》（1931年）： 仲师因立猪肤汤一方，用猪肤以补胰液，白蜜以补脺液，加炒香之米粉以助胃中消化力。若饭灰然，引胃浊下行，但令回肠因润泽而通肠，则腐秽可一泄而尽。下气通则上气疏，咽痛、胸满、心烦且一时并愈矣（近世验方，用猪油二斤熬去滓，加入白蜜一斤，炼熟，治肺热声哑，意即本此）。

近代·徐大桂，《伤寒论类要注疏》（1935年）： 按：本方专主清润解热，唐容川谓近世白喉证治所由推本，殊有卓见。关于本证，猪肤、白蜜，缓亢热以治咽痛，熬以白蜜，则甘缓和中，以制其下趋之迫注也。少阴上火下水，上热下寒，本条及下列甘草汤证至半夏散及汤证，皆系心热内郁，循经上炎之证也。

近代·彭子益，《圆运动的古中医学·伤寒论方解篇》（1947年）： 咽痛而下利，胸满心烦。此津液大伤，猪肤白蜜温和润泽，极滋津液，白粉收涩止利也。白粉即铅粉。

现代·中医研究院，《伤寒论语释》（1956年）：本条症状是由于阴虚而虚火上炎所引起的。因为脾虚不能运化而有下利，下利伤津使阴液下泄，以致发生咽痛、胸满、心烦等虚火上浮的症状。苦寒对虚寒下利有害，温补又不利于虚火上炎，所以应当用甘平滋补的猪肤汤来治疗。猪肤：有人说是猪肉，也有人说是猪皮。白粉：就是粳米粉。用猪肤除上浮之虚火，佐白蜜、白粉之甘，泻心润肺而和脾。上热若退，咽痛、心烦可除，虚者已补，寒已被散，下利自然停止。

现代·陈亦人，《伤寒论译释》（1958年）：方以猪肤滋肾，白蜜润肺，白米粉补脾。脾健则阴不下泄而利止，肾阴复则虚火不上浮而肺燥除，从而咽痛胸满心烦诸证均愈。滋润平补，堪称妙剂，实开营养疗法的先河。

本证主寒主热均不确当，既非传经之热，所以不用苦寒清热，亦非阳虚，所以不用姜附温药。乃阴伤而虚火上炎，所以用猪肤汤。周氏举出三方对比，很有参考价值。诸家皆以为本方具清热润燥补虚之用，围绕滋肾、润肺、补脾，抓住了本方立意之旨，很能说明问题。

现代·安徽中医学院，《伤寒论通俗讲义》（1959年）：本方的作用为滋阴降火，养肾润燥。方用猪肤（即焊猪刮下毛根的薄皮，《中国医学大辞典》注：猪皮上白膏）。咸寒入肾、滋阴而散虚浮之火；白蜜补虚润燥，消热而除烦；白粉淡渗利水，和脾止利；熬香取其浓香之气，助中土以交合水火。水升火降，虚阳得归其部，故下利、咽痛、烦满之证，亦自平复矣。

现代·李翰卿，《中国百年百名中医临床家》（1960年）：此治咽痛兼下利，养阴润燥和中、止痛止利之方。主治咽喉疼痛下利，但须具有心烦咽燥、脉细数等表现。猪肤、白蜜养阴润燥，以治咽痛心烦；米粉和中而止利。

现代·孙纯一，《伤寒论注释要编》（1960年）：猪肤润少阴之燥而不泄；白粉者，白米粉也，须炒香用之。因燥故再佐以白蜜，以防白粉之燥，润燥则咽痛胸满心烦可止，益脾胃则下利可止矣。

现代·刘渡舟，《伤寒论诠解》（1983年）：猪肤即猪皮，可滋肺肾，清少阴浮游之火，此物虽润，但无滑肠之弊。但在入药时一定要将猪皮上的肥肉刮净。白蜜甘寒生津润燥以除烦。白粉，即炒香之白米粉，能醒脾和胃，以补下利之虚。本方清热而不伤阴，润燥而不滞腻，对治疗阴虚而热不甚，又兼下利脾虚的虚热咽喉疼痛，最为相宜。

现代·刘渡舟，聂惠民，傅世垣，《伤寒挈要》（1983年）：猪肤即猪皮，能滋肺肾，清浮游之火。此物虽润，但无滑肠之弊。白蜜生津润燥，益气除烦。白米炒香，醒胃和脾以补下利之虚。

现代·姜春华，《伤寒论识义》（1985年）：猪肤相当于阿胶。本条提示下利、心烦，用猪肤调阴散热。

现代·陈亦人，《伤寒论求是》（1987年）：就猪肤汤证来说，注家的解释也极不一致，如喻嘉言注："下利咽痛，胸满心烦，此少阴热邪充斥，上下中间无处不到，寒下之药不可用矣，故立猪肤汤一法也。盖阳微者，用附子温经，阴竭者，用猪肤润燥，温经润燥中同具散邪之义矣。"果如喻说，既然是热邪充斥，为什么不可用清热药？真正是"阴竭"，猪肤汤能否胜任？柯韵伯注："少阴下利，下焦虚矣……咽痛胸满心烦者，肾火不藏，循经上走于阳分也……猪为水畜，其津液在肤，君其肤以除上浮之虚火，佐白蜜白粉之甘，泻心润肺而和脾，滋化源，培母气，水升火降，上热自除而下利自止矣。"柯氏对该证咽痛病机提出了"虚火"概念，显然较喻说确切，从肺脾肾的关系分析方义，也比较合理。因为该证的咽痛胸满心烦，不仅肾阴虚而虚火上炎，心肺之阴亦虚，故治以猪肤、白蜜滋肾清心润肺；该证的下利，不但肾阴虚，而脾阴亦虚，故不用温阳益气，只用白粉益脾。该证既属阴虚，何以不用其他滋阴药物？因为滋阴药大多润滑，可宜于下利，恐滋阴之品，反有泻阴之弊。考《伤寒论》注家（包括喻氏柯氏在内）对于猪肤汤证治虽然有许多阐发，但对该证治的特点究竟怎样？仍是依稀仿佛。伟大的临床医学家叶天士，通过他丰富的实际经验，才真正抓住了猪肤汤证治的要领。例如张某案："阴损三年不复，入夏咽痛拒纳，寒凉清咽，反加泄泻，则知龙相上腾，若电光火灼，虽倾盆暴雨，不能扑火，必身中阴阳协和方息，此草木无情难效耳。从仲景少阴咽痛，猪肤汤主之。"由此可见猪肤汤的咽痛，不同于一般实火，也不同于一般虚火，而是龙相之火上腾，所以用寒凉清咽不效，反加泄泻。设譬形象生动，尤有助于理解。从"阴损三年不复"病史，还可看出猪肤汤证不是外感、新病。

【方论评议】

综合历代各家对猪肤汤的论述，应从用药要点、方药配伍和用量比例三个方面进行研究，以此更好地研究经方配伍，用于指导临床应用。

诠释用药要点：方中猪肤润肺滋肾、育阴润燥，白蜜滋阴清热、生津止渴，白粉（大米粉）益中气、补肾气、和津液。

剖析方药配伍：猪肤与白蜜，属于相须配伍，增强滋补阴津；猪肤与白粉，属于相使配伍，益气润燥生津；白蜜与白粉，属于相使配伍，益气养阴。

权衡用量比例：猪肤与白蜜、白粉用量比例近 2 ∶ 2 ∶ 1，以治气虚津亏；白粉与白蜜用量比例是 1 ∶ 2，以治气虚。

【药理作用】 本方具有调节血压、调节心律、抗心肌缺血、抗心脑缺氧、抗自由基、增强机体免疫功能、抗炎、抗过敏等作用。

猪胆汁方（大猪胆汁方）

【导读】 ①学用猪胆汁方应重视猪胆汁和醋的用量调配关系。②猪胆汁方虽是辨治津亏燥热证的重要代表方，但在临床中对阴津热结证等也具有良好治疗作用。③学好用活猪胆汁方的第一步是辨清猪胆汁方由哪些药物组成：组成猪胆汁方仅有 1 味药，其有清热作用、益阴作用，从用药用量深入学习研究即可用活猪胆汁方。

【方歌】 大猪胆汁醋调方，辨治津亏燥热证，杂病燥热亦可用，治病加味须调整。

【方药】 猪胆一枚

【用法】 大猪胆汁一枚，泻汁，和少许法醋，以灌谷道内，如一食顷，当大便出宿食恶物，甚效。

【功用】 清热润下导便。

【适应证】

1. 中医病证：①大肠燥热内结证。不大便，或欲大便而不得，小便少，心烦，急躁，身热，或腹胀，口干，舌燥，舌红少津，脉虚或细。②郁热伤阳证。

2. 西医疾病：习惯性便秘、老年性便秘、产后便秘、出血引起的便秘、痔疮、神经性皮炎、咽炎、前列腺炎等临床表现符合津亏燥热证者。

【用药分析】 方中猪胆汁清热育阴、润肠通便，醋生津泻热、滋阴润肠。

【用方思路】

1. 猪胆汁方既是辨治大肠燥热证的重要代表方，又是辨治诸多杂病如脾胃病、大肠病、皮肤病等的重要基础方。

2. 方中猪胆汁既可清热，又可育阴。猪胆汁方的应用并不局限于大肠燥热证，还可用于辨治诸多杂病，如消化、内分泌及代谢系统疾病和皮肤病等。

3. 运用猪胆汁方辨治的病证（无论病变部位在脾胃或在皮肤）以燥热为主，其治当润燥清热。

【随证合方】 若夹血热，可与百合地黄汤合方用之；若夹郁热，可与栀子厚朴汤合方用之；若夹湿热，可与葛根芩连汤合方用之；若夹阳虚，可与桂枝人参汤合方用之。应用时还必须结合病变主次酌情调整方药用量。

【注意事项】 运用猪胆汁方既要辨清西医之病，又要辨清西医之病属于中医燥热内结证。辨西医之病可进一步了解疾病的发展演变及转变规律，辨中医之证可更好地针对西医之病选用猪胆汁方。

【应用指征】 阳明病，自汗出，若发汗，小便自利者，此为津液内竭，虽硬不可攻之，当须自欲大便，宜蜜煎导而通之；若土瓜根及大猪胆汁，皆可为导。（233）

【方论】

明·吴昆,《医方考》(1584年)：阳明自汗，反小便利，屎虽硬不可攻者，宜行此法。自汗，则胃亡津液，当小便不利，今小便反利，则热犹未实，屎虽硬，不可攻也，故以此法导之。猪胆能泽大肠，入醋能敛肠液，故便难者得之则易。经曰燥者濡之。此法之谓也。

清·柯琴,《伤寒来苏集》(1674年)：《经》曰："外者外治，内者内治。"然外病必本于内，故薛立斋于外科悉以内治，故仲景于胃家实者，有蜜煎、胆导等法。蜂蜜酿百花之英，所以助太阴之开；胆汁聚苦寒之津，所以润阳明之燥。虽用甘、用苦之不同，而"滑可去着"之理则一也。惟求地道之通，不伤脾胃之气。此为小便自利、津液内竭者设，而老弱虚寒无内热症者最宜之。

清·汪昂,《医方集解》(1682年)：此手阳明药也。便秘者属燥属热。自汗者为亡津液，当小便不利，今反利，是热犹未实，故不可攻。猪胆汁寒胜热，滑润燥，苦能降，醋酸善入，故能引入大肠而通之也。

清·张志聪,《伤寒论宗印》(1683年)：水畜之甲胆，汁苦泄而性升，咸能上行而复导其下泄，故皆可为导。

清·汪昂,《汤头歌诀》(1694年)：用猪胆汁，醋和，以竹管插肛门中，将汁灌入，顷当大便，名猪胆汁导法，仲景。不欲苦寒伤胃府，阳明无热勿轻攻。胃府无热而便秘者，为汗多津液不足，不宜用承气妄攻，此仲景心法，后人罕识，故录三方，于攻下之末。

清·王子接,《绛雪园古方选注》(1732年)：猪胆导者，热结于下，肠满胃虚，承气汤等恐重伤胃气，乃用猪胆之寒，苦酒之酸，收引上入肠中，非但导去有形之垢，并能涤尽无形之热。

清·不著撰人,《伤寒方论》(1732年)：论曰：大便不通者，必用下之，有下之而不得通者，有津液内竭，肠胃干燥，大便因硬，不可通者必须导垢涤热方可，故立是法而用之。

清·陈修园,《长沙方歌括》(1803年)：津液内竭，便虽硬而不宜攻。取蜜之甘润，导大肠之气下行。若热结于下，取猪为水畜以制火，胆为甲木以制土，引以苦酒之酸收，先收而后放，其力始大。其宿食等有形之物一下，而无形之热亦荡涤无余矣。

清·吕震名,《伤寒寻源》(1850年)：此与蜜煎导方同义，但蜜煎导借其热势以行津液。此则于导滞之中，兼寓涤热之意。微细有别，土瓜导亦同此法。

清·费伯雄,《医方论》(1865年)：胆汁苦寒，泻火而润燥，故热结便秘者宜之。

清·莫枚士,《经方例释》(1884年)：陈藏器法，以苇筒著胆，缚一头，由下部入三寸，灌之入腹立下。梅师以蜜一斤和猪胆一枚，作如蜜煎法，纳下部，治肛门生疮肿缩……《拾遗》以此方加姜汁，灌下部，令醋气上至咽喉乃止，当下五色恶物及虫。

现代·李翰卿,《中国百年百名中医临床家》(1960年)：此清热润燥，外用通便之方。主治欲大便而不得出，有热证现象者。猪胆汁有清热利便之作用。

现代·刘渡舟,《伤寒论诠解》(1983年)：猪胆汁不仅润燥且能清肠中之热，故宜于肠燥之有热的便秘，猪胆汁灌肠法，是取大猪胆一枚，泻出胆汁，加入少许米醋，用以灌肠，取其酸苦涌泄而不伤津液。

【方论评议】 方中猪胆汁清热育阴、润肠通便、降泄浊热，醋能生津泄热、滋阴润肠。

【药理作用】 本方具有解除支气管平滑肌痉挛、调节支气管腺体分泌、抗炎、抗过敏、抗休克、抗惊厥、解痉、调节呼吸中枢、促进胆汁分泌、促进胃肠蠕动、扩张血管、抗菌、抗病毒、抗真菌等作用。

猪膏发煎

【导读】 ①学用猪膏发煎应重视猪膏和乱发的用量调配关系。②猪膏发煎虽是辨治津亏瘀血燥结证的重要代表方，但在临床中对瘀血证等也具有良好治疗作用。③学好用活猪膏发煎的第一步是辨清猪膏发煎由哪些药物所组成：组成猪膏发煎有2组药，第1组是滋润药即猪膏，第2组是活血化瘀利水药即乱发，从2组药用量深入学习研究即可用活猪膏发煎。

【方歌】 猪膏发煎治杂病，针对燥热或阴吹，瘀血发黄病难治，乱发化瘀效力准。

【方药】 猪膏半斤（24 g） 乱发如鸡子大，三枚（10 g）

【用法】 上二味，和膏中煎之，发消药成。分再服。病从小便出。

【功用】 清润肠道，化瘀通便。

【适应证】

1. 中医病证：①大肠津亏瘀血燥结证。大便干涩难行，或不大便，口舌干燥，少腹急结疼痛，或固定不移，按之有物，或推之不移，舌红边有紫点，脉涩。②阴虚瘀血证。

2. 西医疾病：病毒性肝炎、肝硬化腹水、老年性便秘、慢性附件炎、慢性盆腔炎等临床表现符合津亏瘀血燥结证者。

【用药分析】 方中猪膏（即猪脂油）生津润燥、清热通便、凉血育阴，乱发化瘀散结、利湿退黄、通利血脉。

【用方思路】

1. 猪膏发煎既是辨治大肠瘀血燥结证的重要代表方，又是辨治诸多杂病如脾胃病、肝病、妇科病等的重要基础方。

2. 方中猪膏既可滋阴，又可通泻；乱发既可化瘀，又可利湿。从方中用药用量及调配分析得知，猪膏发煎的应用并不局限于大肠瘀血燥结证，还可用于辨治诸多杂病，如消化、内分泌及代谢、循环等系统疾病。

3. 运用猪膏发煎辨治的病证（无论病变部位在脾胃、在心或在肝胆）以瘀血燥结为主，其治当润燥化瘀。

【随证合方】 若夹瘀热，可与小陷胸汤合方用之；若夹寒瘀，可与赤丸合方用之；若夹气郁，可与橘枳姜汤合方用之；若夹湿热，可与白头翁汤合方用之。应用时还必须结合病变主次酌情调整方药用量。

【注意事项】 运用猪膏发煎既要辨清西医之病，又要辨清西医之病属于中医瘀热燥结证。辨西医之病可进一步了解疾病的发展演变及转变规律，辨中医之证可更好地针对西医之病选用猪膏发煎。

【应用指征】

（1）诸黄，猪膏发煎主之。（第十五 17）

（2）胃气下泄，阴吹而正喧，此谷气之实也，猪膏发煎导之。（第二十二 22）

【方论】

元·赵以德，《金匮方论衍义》（1368年）： 尝考之本草，猪脂膏者，利血脉，解风热，润肺，疗热毒。由是知之也。其五疸身肿不得汗者，非燥之在上者欤？胃中黄衣干屎，非燥之在中者欤？小腹满，小便难，非燥之在下者欤？是故三焦之燥者，皆以猪脂润之。然燥在下，小便难者，又必利之，乱发能消瘀血，开关格，利水道，况是血余？于血燥之小便难者，必以此为优也。若夫前条所主硝石矾石散，亦治膀胱、小腹之血病者，与此不同语：彼以除热去瘀，此以润燥，各异所用。矾石之性燥，走血，安可治血燥乎？此治血燥之轻剂也。

清·喻嘉言，《医门法律》（1658年）： 此治湿热中重加燥证之方也。燥者秋令也，夏月火炎土燥，无俟入秋，湿土转燥之证已多，不可不察。况乎郁蒸之湿热，必先伤乎肺金，肺金一燥，则周身之皱揭禁固，有不可胜言者。所以仲景于疸证中，出此二方。后人罔解其意，按剑相盼，不敢取用，讵不深可惜乎？然燥有气血之分，猪膏煎借血余之力，引入血分，而润其血之燥，并借其力开膀胱瘀血，利其小水，小水一利，将湿与热且俱除矣。其五苓散，原有燥湿、滋干二用，今人颇能用之，《本草》言茵陈能除热结黄疸，小便不利，用之合五苓以润气分之燥，亦并其湿与热而俱除矣。制方之妙，夫岂思议之可几哉？《肘后方》云：女劳疸身目尽黄发热，恶疮，少腹满，小便难，以大热大劳，交接入水所致者，用此方。又云：五痺，身体四肢微肿，胸满，不得汗，汗出如黄柏汁，由大汗出入水所致者，猪脂一味服。其意以身内黄水，因受外水遏抑而生，与仲景治血燥之意相远。唯《伤寒类要》云：男子女人黄疸，食饮不消，胃胀热生黄，病在胃中，有干燥使然。猪脂煎服下乃愈，是则明指血燥言矣。盖女劳疸，血瘀膀胱，非直入血分之药，必不能开。仲景取用虻虫、水蛭、矾石，无非此义。然虻、蛭过峻，不可以治女劳；矾石过燥，又不可以治女劳之燥，故更立此方以济之。世之入多宝山而空手归者。可胜道哉!

清·李彣,《金匮要略广注》(1682年):猪膏润经脉而滑泽,乱发入血分而去瘀,盖经脉通则水道利,瘀血去则湿热消矣。观本方病从小便去可见。

清·张志聪,《金匮要略集注》(1683年):故用猪膏发煎,资肾脏之津液以上升,正液升而邪水自降矣。阳明得少阴之津液以滋润,则燥热之气亦解矣。猪乃水畜,性味甘寒,脂膏白腻如精,主补肾脏之精液。发乃血之余,《本经》云仍自还神化,乱发有如络脉交错,主通肾脏之津液入心化赤而为血,津液上行,则湿热之邪,咸从小便而出矣。

清·周扬俊,《金匮玉函经二注》(1687年):故诸黄起于血燥者,皆得用之。考之本草,猪脂利血脉,解风热,润肺瘘热毒。五疸身肿不得卧者,非燥之在上欤;胃中黄衣干屎,非燥之在中欤;小腹满,小便难,非燥之在下欤。三焦之燥,皆将猪脂润之。而燥在下,小便难者,又须乱发消瘀,开关格,利水道,故用为佐。此与前条硝石矾石散,同治膀胱小腹满之血病。然一以除热去瘀,一以润燥。矾石之性燥走血,安可治血燥乎。又太阳证,身尽黄,脉沉结,小便自利,其人如狂者,血证谛也,抵当汤主之。乃重剂也,此则治血燥之轻剂也。子宫受抑,气不上通,故从阴户作声而吹出。猪脂补下焦,生血润腠理;乱发通关格,腠理开,关格通,则中焦各得升降而气归故道已。

清·张璐,《金匮方论衍义》(1698年):猪脂补下焦,生血,润腠理;乱发通关格。而腠理开,关格通,则中下焦各得升降,而气归故道矣。猪脂发灰,《金匮》名猪膏发煎,治瘀血发黄、阴吹正喧等疾,取其能破血通津也。

清·顾松园,《顾松园医镜》(1718年):猪膏通二便,除五疸。乱发消瘀血,利小便,洗净各四两。发和膏煎,发消药成,分再服,病从小便出。此润燥、消瘀、利水之剂,而治湿热也。猪膏借血余之力,引入血分而润其血之燥,并借其力,开膀胱瘀血,利其小水以除湿热。见黄胆。此方润燥养血,俾肠间得润,谷食下而气转后阴,此通则彼塞矣。沈氏谓:有大便不结,中虚下陷而阴吹者,当补中升提以治之,不可概指为胃实也。

清·魏荔彤,《金匮要略方论本义》(1720年):又有猪膏发煎一方,亦诸黄家之主治。猪膏、乱发,皆入阴分之药也。久煎发消,阴从阳用,且导阳入阴,俾小便得利而湿热得消。亦诸黄家却邪而不伤正,更兼补阳益阴之美也。所以能利小便者,以其滑,故利耳。再有妇人胃气下泄,不由大肠而出浊道,乃由小肠而出清道,则气不足,而无所收摄也,故令下阴作吹,而其声且喧闻于外,此为胃中谷气之实,而其实胃中正气之衰也。亦有外治之法,以膏发煎导之。在疸病用之,自口而腹,为利便清热去疸之治;在此用之下导,无乃令大便气通,而胃气纵然下泄,必由浊道而出,不致乱于清道,阴中吹气,贻人听闻之义而已。

清·尤在泾,《金匮要略心典》(1729年):阴吹,阴中出声,如大便失气之状,连续不绝,故曰正喧,谷气实者,大便结而不通,是以阳明下行之气,不得从其故道,而乃别走旁窍也。猪膏发煎润导大便,便通,气自归矣。

清·王子接,《绛雪园古方选注》(1732年):《金匮》云:诸黄,猪膏发煎主之。时珍曰:释者为膏。《礼·内则》云:以水润释而煎之也。诸黄,指女劳疸未变黑者言。《金匮》又云:妇人胃气下泄,阴吹而正喧,此谷气之实也,膏发煎导之。盖以二者皆阳明少阴病耳。夫肾为胃之关,女劳疸之未黑着,未有不因使内过度,或交接入水,其胃热脾寒之浊气,乘虚下趋于肾而发黄。若妇人阴吹,亦属肾虚胃实,谷气不行而下吹,治以膏发煎润而通之,驱逐肠胃瘀浊之气,不致湿热趋肾而身黄,妇人肠胃清利,谷气不实,则阴亦不吹。血余入肾,苦以导之,肾得清宁,则黄不生而阴不吹。制方之妙,不补而阴自足,不寒而黄自退。所以《本经》言:发之功,仍自还神化也。

清·黄元御,《长沙药解》(1753年): 治诸黄。以土湿木陷,郁生下热,传于膀胱。膀胱闭癃,湿热熏蒸,随经逆上,侵于皮肤,则病黄疸。猪膏利水而清热，发灰泻湿而消瘀也。又治妇人阴吹，以土湿木陷，谷道郁塞，胃中浊气，不得后泄，故自前窍，喧吹而下。猪膏利水而滑大肠，发灰泻湿而通膀胱也。

清·黄元御，《金匮悬解》（1754年）： 胃中浊气下泄，前阴气吹而喧鸣，此谷气之实，后窍结塞而不通也。猪膏髮煎，猪膏、乱髮，利水而滑大肠，泻湿而通膀胱也。诸黄，湿热瘀蒸，膀胱癃闭，猪膏利水而清热，发灰泻湿而开癃也。

清·吴仪洛，《成方切用》（1761年）： 治过劳四肢，筋液耗竭，数数转筋，爪甲皆痛，不能久立，名曰筋极。津竭筋枯，非草木之药卒能责效。猪脂润能养筋，姜汁辛能润燥，酒和血而性善行，取易达除姜汁，加金银花，煮酒饮，治疮疥最良。

清·陈修园，《金匮要略浅注》（1803年）： 此黄疸血分通治之方也。寒湿入于血分，久而生热，郁蒸气血不利。证显津枯血燥，皮肤黄而暗晦，即为阴黄。当以猪脂润燥，发灰入血和阴，俾脾胃之阴得其和。则气血不滞，而湿热自小便去矣。

清·朱光被，《金匮要略正义》（1803年）： 此燥热结于下焦血分。肠胃干枯，壅积为黄也。猪脂利肠胃，直走少阴，以滋燥结之源。乱发透血络，直走厥阴，以泄水道之阻。迨小便利而燥气开，胃气自和矣。按仲景于妇人阴吹，亦主此方，注曰此谷气实也。盖大肠主津液，津液既亏，大肠之气痹而不用。而胃家所受之谷气，壅塞而无所输泄；妇人以冲任为用，只得斜趋小肠，结于前阴而为阴吹。因以猪膏之滑润，下通督脉者，开大肠之痹为君。而用乱发之下通冲任者，直抵前阴引结气，而还归于故道。俟大肠气通而阴吹自愈矣，是以猪脂为主，而以发为使也。此则阴液素虚而燥邪结于膀胱血分，小溲不通，手足阴阳之气愈为壅滞。若用大黄下之，则阴液益耗，燥气益坚，变患滋甚矣。惟以专入血分之乱发，消瘀利水为主，而以最滑利之猪脂，流动胃家积气，从乱发前趋于水道而出，是以发为主，而猪膏为使也。一方两用；所治异途而所主之理如此。胃本纳谷，谷气壅甚，则不及传送大肠而但从下泄。女子以冲任为用，冲任气虚，则胃气乘虚，直走前阴而为阴吹。然谷气之所以实，政由津液燥亡，如水千舟泊之义。故用膏发血肉之品，直抵阴分，以润其输化之源，俾肠胃气调而阴吹自已矣。

清·陈元犀，《金匮方歌括》（1811年）： 猪膏主润燥，发灰主通小便。故《神农本草经》有自还神化句最妙，谓发为血余，乃水精奉心化血所生。今取以炼服，仍能入之阴之脏，助水精以上奉心脏之神以化其血也。沈自南谓寒湿入于血分，久而生热郁蒸气血不利，证原津枯血燥，皮肤黄而晦暗，即为阴黄，当以此治之。且郁热既久，阴血无有不伤，治者皆亦兼滋其阴，故曰：诸黄主之。又按时医惑于以人补人之说。每遇虚证，辄以紫河车配药，余幼时随侍，闻家君与客常谈及紫河车一物曰：某也服此，今反肌肉羸瘦；某也服此，病反增剧，吾行道数十年，见有用紫河车者，未尝一效。余默识之，今省中行道辈，遇病人家有余赀或病证虚弱火炽等证，即曰：非紫河车不能成功也。呜呼，是医也，而能活人乎？是药也，而能活人乎？

日本·丹波元简，《金匮玉函要略辑义》（1830年）：《外台》，引《肘后》，疗黄胆者，一身面目悉黄，如橘柚，暴得热，外以冷迫之，热因留胃中，生黄衣，热熏上所致方，猪脂一斤，上一味，煎成者，温令热，尽服之，日三，燥屎当下，下则稍愈便止。

清·邹澍，《本经疏证》（1832年）： 猪膏肉之至肥至泽者也，以之调和谷气，即以润大便，是直探其源。病原涉及血分，且小便不利，佐乱发以利小便，且使血之被伤者仍自还神化，是兼澈其流，义之明瞭可识者也。试观其治诸黄，诸黄中有谷疸，其源正与此同，惟其不大便，是以得为阳明病；惟其非火迫津枯，是以脉迟微烦。头眩者气犹上冲也，正与阴吹正喧对。阴吹正喧，是以不为黄；微烦头眩，是以尚未为黄，小便难，则致谷疸、致阴吹之本也，两者脗合如此，又何疑谷气之实猪膏之用哉！脂在腰曰肪（《文选》与钟大理书注）。膏，即脂也，以有角无角异其称耳（家语执辔注。脂，羊属；膏，豚属）。肪膏解蚀肉虫之毒，乃以肉之极厚者饵之，使不蚀人也。至《金匮要略》阴吹证、猪膏发煎导之，必有误，盖证甚奇特，方极和平，服之乃得有济导之则，其力又乌能及耶！

清·高学山，《高注金匮要略》（1872年）：诸黄中又有一种津血短少，而阳气偏胜者。夫津血短少，则勾留水气而生湿。阳气偏胜，则郁蒸火气而生热。是湿热又以津血虚竭为本病矣，则滋津血以替湿，而湿自下行。养阴血以润气，而气自流转。湿热去，而黄将自散也。猪膏，生津；乱发，补血。其主之也宜矣。

清·莫枚士，《经方例释》（1884年）：此为风胜血燥之专方。燥屎填满肠中者宜之。《千金》曰：史脱家婢病黄，服此，胃中燥屎下，便差，神验。《外台》引《近效》曰：男子、女人黄疸，医治不愈，身目悉黄，饮食不消，胃胀，热生黄衣，盖胃中有燥屎，使病尔以成。煎猪膏一小升，温服，日三，燥屎下去乃愈。胀热者，风所致也，故有燥屎，阴吹亦由风胜血燥，故亦有燥屎也。其成燥屎者，以有食。故《外台》于黄疸云：饮食不消。《脉经》于阴吹云：喜噫吞酸，皆食伤燥屎之由也。惟有燥屎塞肠，故气不通于肠，而从前阴溢出，为如吹之声。二病形殊因同，故治法同，于此可悟经方之用法。《千金》有治鼠瘘瘤疬五白散方，以此方为本，涂之神验。亦取润利血脉之义之引申，水儿燕口疮同。

清·戈颂平，《金匮指归》（1907年）：以猪膏、乱发，主滑利水道中血瘀气滞，曰：诸黄，猪膏发煎主之。右二味，和膏中煎之发消药成，象二阴偶阳，再服，象一阳举得二阴偶之，浊水血瘀从半里下尿出，水液外荣无阻，其黄自解，曰病从小便出。主膏发煎，直下入肠中，至谷道处，润燥化瘀，谷道瘀血流通，阴吹自愈。此患久延，即为交肠病，不可不知也。

近代·曹颖甫，《金匮发微》（1931年）：至如女劳一证，相火熏灼，血分必燥，酒气伤血，血分亦燥，故二证大便皆黑。猪膏以润燥，发灰为血余，取其入血分而和血，凡大便色黑肌肤甲错者皆宜之，故不指定为何证也。此证但苦肠中燥矢与阴络固结，故但用膏发煎以和血滑肠，则大便通而阴吹止矣。

近代·赵桐，《金匮述义》（1940年）：此黄疸统治之方也。下败之酒疸，女劳之虚疸，服此最宜。湿热熏蒸，血无不病。湿久化燥者，大便必坚。润便、去热、利尿、去补血之最著者，《本经》发灰自还神话。猪脂大滋肾阴。验案颇多也。

近代·彭子益，《圆运动的古中医学·金匮方解篇》（1947年）：治诸黄病者。湿热瘀阻，尿道不通，猪油发灰利尿道以去湿热也。治妇人阴吹者。此病前窍喧鸣，后窍不通。此缘大肠干涩，胃家浊气不得后泄，肝木之气因而阻滞，故迫而向前窍疏泄，则作喧鸣。猪膏滑大肠而通后窍，发灰泄木气之阻滞也。

王渭川，《金匮心释》（1982年）：本节说的实际上是有燥热便结的黄疸病的治法。仲景处方猪膏发煎方，意在乱发味苦，能胜湿生血利小便，合猪膏而又能润结燥。本人临床经验，凡湿热郁蒸，津枯血燥，大便难者，都可用本方治疗。

现代·刘渡舟，苏宝刚，庞鹤，《金匮要略诠解》（1984年）：本条论黄疸伤阴化燥的证治。凡湿邪郁于血分，久而生热，郁蒸气血不利，出现津枯血燥，皮肤黄而晦暗，即为阴黄，治当以猪脂润燥，发灰入血和阴，则黄色可去。

现代·王付，《经方学用解读》（2004年）：大肠津亏瘀血燥结证的基本病理病证是津液亏虚，脉络滞涩，腑气壅滞不畅。因此，治疗津亏瘀血燥结证，其用方配伍原则与方法应重视以下几个方面。

针对证机选用滋阴润燥药：阴津亏虚而不得滋润肠道，肠道不得津液所养而干燥滞涩，肠中糟粕不得所行而壅滞，则证见大便干涩而不行，其治当滋阴润燥生津。如方中猪膏。

合理配伍化瘀药：津血相互为用，阴津亏虚，则血行滞涩，血不得阴津濡泽而瘀从内生，瘀血内生又阻滞津液运行，由此而呈现津亏液燥，血行不畅而滞涩瘀阻，其治当活血化瘀药。在配伍化瘀药时最好再具有滋润作用，以增强方药治疗效果。如方中乱发。

妥善配伍理气益气药：阴津亏虚而不得游

溢滋润肠道，血行不畅而瘀阻壅涩，气机因之而运行不畅，其治当配伍理气，理气则气机通畅；益气则气能运行，达到气能化津，气能帅血。如可在方中加枳实、白术。

随证加减用药：若津亏比较明显者，加生地黄、玄参、麻仁，以增液生津润燥；若瘀血明显者，加当归、桃仁，以活血化瘀，润肠通便；若身体发黄者，加茵陈、大黄，以利湿泻热祛瘀退黄；若腹胀者，加厚朴、陈皮，以理气导滞等。

【方论评议】

综合历代各家对猪膏发煎的论述，应从用药要点、方药配伍和用量比例三大方面进行研究，以此更好地研究经方配伍，用于指导临床应用。

诠释用药要点：方中猪膏（即猪脂油）生津润燥、清热通便、凉血育阴，乱发化瘀散结、利湿退黄、通利血脉。

剖析方药配伍：猪膏与乱发，属于相反相畏配伍，相反者，猪膏滋润，乱发化瘀，相畏者，猪膏制约乱发化瘀伤阴，乱发制约猪膏润燥恋湿。

权衡用量比例：猪膏与乱发用量比例 12 ∶ 5，提示滋润与化瘀之间的用量调配关系，以治阴虚瘀结。

【药理作用】 本方具有调节肠胃蠕动、促进血小板聚集、调节代谢、利尿、抗炎、抗病毒、抗硬化等作用。

麻子仁丸

【导读】 ①学用麻子仁丸应重视麻仁和大黄的用量调配关系、芍药和杏仁的用量调配关系、大黄和厚朴的用量调配关系。②麻子仁丸虽是辨治脾约证的重要代表方，但在临床中对心肝郁热证等也具有良好治疗作用。③学好用活麻子仁丸的第一步是辨清麻子仁丸由哪些基础方和药物组成：组成麻子仁丸有 4 个基础方和 5 组药，基础方之一是枳实芍药散，之二是小承气汤，之三是厚朴大黄汤，之四是厚朴三物汤，5 组药中第 1 组是泻热药即大黄，第 2 组是滋阴运脾药即麻仁，第 3 组是降肺泄肺药即杏仁，第 4 组是行气药即厚朴、枳实，第 5 组是补血泻肝药即芍药，4 个基础方中枳实芍药散是辨治气血郁滞的重要基础方，小承气汤是辨治阳明热结轻证的基本代表方，厚朴大黄汤（支饮，胸满者，厚朴大黄汤主之）是辨治肺支饮热证或阳明支饮热证的基本代表方，厚朴三物汤（痛而闭者，厚朴三物汤主之）是辨治热结气闭证的基本代表方。从 4 个基础方和 5 组药用量深入学习研究即可用活麻子仁丸。

【方歌】 麻子仁丸治脾约，麻仁杏仁芍药宜，枳朴大黄齐加入，便秘溲数皆能医。

【方药】 麻仁二升（48 g） 芍药半斤（24 g） 枳实炙，半斤（24 g） 大黄去皮，一斤（48 g） 厚朴炙，去皮，一尺（30 g） 杏仁去皮尖，熬，别作脂，一升（24 g）

【用法】 上六味，蜜和丸，如梧桐子大。饮服十丸，日三服，渐加，以知为度。

【功用】 运脾泻热通便。

【适应证】

1. 中医病证：①脾约证。大便干硬，小便频数，舌红、苔薄黄，脉浮涩。②热结夹阴血虚证。

2. 西医疾病：药物性便秘、习惯性便秘、产后便秘、痔疮术后便秘、肠麻痹、胃柿石、不完全性肠梗阻、糖尿病等临床表现符合脾约证者。

【用药分析】 方中麻仁运脾润脾；大黄泻热通便；杏仁泻肺润肠；芍药补血泻肝；枳实、厚朴，行气除胀；蜂蜜润肠通便。

【用方思路】

1. 麻子仁丸既是辨治脾约证的重要代表方，又是辨治诸多杂病如脾胃病、心病、肾病等的重要基础方。

2. 方中麻仁可润五脏六腑之阴；杏仁既可化痰，又可润燥；大黄既泻热，又泻瘀；枳实、厚朴既可行气，又可降逆。从方中用药用量及调配分析得知，麻子仁丸的应用并不局限于脾约证，还可用于辨治诸多杂病，如消化、循环、泌尿、内分泌等系统疾病。

3. 运用麻子仁丸辨治的病证（无论病变部位在脾胃、在肾或在心）以脾约为主，其治当泻热运脾行气。

【随证合方】 若夹郁，可与橘枳姜汤合方用之；若夹瘀热，可与桃核承气汤合方用之；若夹虚寒，可与理中丸合方用之。

【注意事项】 运用麻子仁丸既要辨清西医之病，又要辨清西医之病属于中医郁热滞涩证。辨西医之病可进一步了解疾病的发展演变及转变规律，辨中医之证可更好地针对西医之病选用麻子仁丸。

【应用指征】 趺阳脉浮而涩，浮则胃气强，涩则小便数，浮涩相搏，大便则硬，其脾为约，麻子仁丸主之。(247)(第十一15)

【方论】

金·成无己,《注解伤寒论》(1144年): 《内经》曰：脾欲缓，急食甘以缓之。麻仁、杏仁之甘，缓脾而润燥；津液不足，以酸收之，芍药之酸，以敛津液；肠燥胃强，以苦泄之，枳实、厚朴、大黄之苦，下燥结而泄胃强也。

金·成无己,《伤寒明理药方论》(1156年): 麻仁味甘平，杏仁味甘温，《内经》曰："脾欲缓急，食甘以缓之"，麻仁、杏仁润物业，《本草》曰："润可去枯脾"，脾胃干燥必以甘润之，物为之主，是以麻仁为君，杏仁为臣。枳实味苦寒，厚朴味苦温，润燥者必以甘，甘以润之结约。芍药味酸，微寒；大黄味苦，寒酸，苦涌泄为阴，芍药、大黄味使，以下脾之结燥，常润结化，津液还入胃中，则大便可小便少而愈矣。

十一画

明·许宏,《金镜内台方议》(1422年): 仲景故配以麻仁丸方，以润导之也。故用麻仁为君，杏仁为臣，二者能润燥也。以枳实厚朴能调中散气为佐，以芍药之酸，能敛津液。大黄之苦，能泄能下，二者为使，以通导而引润下也。

明·汪石山,《医学原理》(1525年): 治热涸津液，以致肠胃枯燥，大便难。治宜润燥通大便以下热。故用麻仁、杏仁以润燥，芍药生津液，枳实、厚朴破壅滞气，疏利大肠，大黄通大便以下热。

明·方有执,《伤寒论条辨》(1592年): 麻子、杏仁，能润干燥之坚。枳实、厚朴，能导固结之滞。芍药敛液以辅润，大黄推陈以致新。脾虽为约，此之疏矣。

明·吴昆,《医方考》(1584年): 伤寒瘥后，胃强脾弱，约束津液不得四布，但输膀胱，致小便数而大难者，主此方以通肠润燥。枳实、大黄、厚朴，承气物也；麻仁、杏仁，润肠物也；芍药之酸，敛津液也。然必胃强者能用之，若非胃强，则承气之物在所禁矣。

清·喻嘉言,《尚论后篇》(1648年): 今以大黄为君，枳实、厚朴为臣，虽有芍药之养血，麻仁、杏仁之温润为之佐使，用之热盛而气实者，无有不安。若与热虽盛而气不实者，虽得暂通，保无有脾愈弱而肠愈燥者乎！后之用此方者，慎勿胶柱而调瑟。

清·程应旄,《伤寒论后条辨》(1670年): [底本眉批：脾约者，脾阴外渗，无液以滋，脾家先自干槁了，何能以余阴荫及肠胃？所以胃火盛而肠枯，大便坚而粪粒小也。]麻仁丸宽肠润燥以软其坚，欲使脾阴从内转耳。

清·张璐,《伤寒缵论》(1667年): 此治素惯脾约之人，复感外邪，预防燥结之法。方中用麻、杏二仁，以润肠燥，芍药以养阴血，枳实、大黄以泄实热，厚朴以破滞气也。然必固客邪加热者，用之方为合辙，后世以此概治老人津枯血燥之闭结，但取一时之通利，不顾愈伤其真气，得不速其咎耶！

清·柯琴,《伤寒来苏集》(1674年): 凡胃家之实，多因于阳明之热结，而亦有因太阴之不开者，是脾不能为胃行其津液，故名为脾约也。承气诸剂，只能清胃，不能扶脾。如病在仓卒，胃阳实而脾阴不虚，用之则胃气通而大便之开阖如故。若无恶热、自汗、烦躁、胀满、谵语、潮热等症，饮食小便如常，而大便常自坚硬，或数日不行，或出之不利，是谓之孤阳独行。此太阴之病不开，而秽污之不去，乃平素之蓄积使然也。慢而不治，则饮食不能为肌肉，必至消瘦而死。然腑病为客，脏病为主，治客须急，治主须缓。病在太阴，不可荡涤以取效，必久服而始和。盖阴无骤补之法，亦无骤攻之法。故取麻仁之甘平入脾，润而多脂者为君，杏仁之降气利窍，大黄之走而不守者为臣，芍药之滋阴敛液，与枳、朴之消导除积者为佐，炼蜜为丸，少服而渐加焉，以和为度。此调脾承气，推陈致新之和剂也。使脾胃更虚更实，而受盛传道之官，各得其职，津液相成，精血相生，神气以清，内外安和，形体不敝矣。

清·汪琥，《伤寒论辨证广注》(1680年)： 今胃强脾弱，约束津液，不得四布，但输膀胱，致小便数而大便硬，故曰其脾为约。麻仁味甘平，杏仁味甘温。《内经》曰：脾欲缓，急食甘以缓之。麻仁、杏仁润物也。《本草》曰：润可去枯。脾胃干燥，必以甘润之物为之主，是以麻仁为君，杏仁为臣。枳实味苦寒，厚朴味苦温，润燥者，必以甘以润之，破结者必以苦，苦以泄之。枳实、厚朴为佐，以散脾之结约。芍药味酸微寒，大黄味苦寒，酸苦涌泄为阴，芍药、大黄为使，以下脾之结燥。肠润结化，津液还入胃中，则大便可、小便少而愈矣。琥按：上成氏注云，酸苦涌泄为阴，芍药、大黄为使，以下脾之结燥。愚以散结自有厚朴、枳实，润燥自有麻子、杏仁。至于下泄便难，莫如大黄之苦寒，与芍药何与焉。据《伤寒论》中原注云：芍药之酸以敛津液。此为正解。脾约证，津液不足，以故小便数而大便难。津液不足，以酸收之。芍药味酸而能走阴，气平而能补津液。麻仁丸虽泄胃强之药，要之泄者自泄，补者自补道并行而不相悖耳。

清·李彣，《金匮要略广注》(1682年)： 大黄、厚朴、枳实，即小承气汤，苦以泄之也，麻仁润燥，杏仁利气，芍药敛津液而通壅塞，但以津液内亡，非同实热，故不用汤之峻，而用丸之缓也。

清·张志聪，《金匮要略集注》(1683年)： 此因脾脏之束缚约涩，以致水液之下亡也，麻仁丸主之。麻仁补中润燥，芍药苦泄养阴，积、朴破敦埠之气，大黄涤燥热之坚，佐杏子以利肺金，实则泻其子也。

清·张志聪，《伤寒论集注》(1683年)： 此言脾约，而终太阳阳明之意也。趺阳者，胃之冲阳动于足趺，故名趺阳。趺阳脉浮，浮则太阳之气而入于土中，故为胃气强，趺阳脉涩，涩则脾不能为胃行其津液，故小便数。数，短数也。浮涩相搏，则阳热内盛而阴液消亡，是以大便则难，其脾为约，麻仁丸主之。本篇云：太阳阳明者，脾约是也，故言此以终太阳阳明之义。按：麻仁能启阴液上滋阳热，复能润阳热以下行，芍药、枳实抑其胃强，大黄、杏仁行其便难。厚朴助脾气而转输其津液，则胃和而强约平矣。

清·周扬俊，《金匮玉函经二注》(1687年)： 于是以大黄、枳实去实，先以麻仁润燥，芍药养阴，且用厚朴佐杏仁以利肺气，兼补益阴气之用，斯得之矣。

清·钱潢，《伤寒溯源集》(1707年)： 麻仁味甘而润。李时珍云：麻仁、阿胶之属，皆润剂也。杏仁苦辛油滑，皆润燥之剂。芍药酸收，所以益阴而敛津液也。厚朴辛温，下气而宽中。枳实味苦，能破结利气。大黄苦寒下泄，而能荡除实热，药物虽峻，实和胃之法也。观蜜丸则其性滞缓，分服则力小而绵，饮服则又和之矣。又云未效渐加，以和为度，则进步舒缓。此所以为和胃润燥之剂欤。

清·秦之桢，《伤寒大白》(1714年)： 热结阳明气分者，则用承气汤。热结太阴血分者，则此方。

清·陈修园，《时方歌括》(1801年)： 物之多脂者可以润燥，故以麻仁为君，杏仁为臣。破结者必以苦，故以大黄之苦寒、芍药之苦平为佐。行滞者必顺气，故以枳实顺气而除痞，厚朴顺气以泄满为佐。以蜜为丸者，取其缓行而不骤也。

清·顾松园，《顾松园医镜》(1718年)： 麻仁三两。杏仁润燥，白芍养阴，大黄泄热，制，各二两五钱。枳实、厚朴散结，各一两。炼蜜丸服。此泻热散结，润下之剂。

清·魏荔彤，《金匮要略方论本义》(1720年)： 此仲景主之以麻仁丸，以润燥和脾为义也。主以麻仁润燥滑肠，杏仁、厚朴下气宽中，芍药收阴行血，枳实破坚，大黄推积，无非为胃家泄其盛而实之邪，则脾家之真阴可存，不致立竭而已。

清·尤在泾，《金匮要略心典》(1729年)： 大黄、枳实、厚朴，所以泻令胃弱，麻仁、杏仁、芍药，所以滋令脾厚，用蜜丸者，恐速下而伤其脾也。盖即取前条润导之意，而少加之力，亦伤寒下药之变法也。

浮者阳气多，涩者阴气少，而趺阳见之，

是为胃强而脾弱，约、约束也，犹弱者受强之约束而气馁也。又约、小也，胃不输精于脾，脾乃干涩而小也。大黄、枳实、厚朴，所以下令胃弱；麻仁、杏仁、芍药，所以滋令脾厚。用蜜丸者，恐速下而并伤及脾也。

清·王子接，《绛雪园古方选注》（1732年）：下法不曰承气，而曰麻仁者，明指脾约为脾土过燥，胃液日亡，故以麻、杏润脾燥，白芍安脾阴，而后以枳、朴、大黄，承气法胜之，则下不亡阴。法中用丸渐加者，脾燥宜用缓法，以遂脾欲，非比胃实当急下也。

清·不著撰人，《伤寒方论》（1732年）：约者，约少也，乃脾中素有燥热，津液不足，故外邪入里，益增其燥而约二三日所食之物为一二弹丸，此燥热以干之，非脾弱也。故仲景变太阳禁下之例，另立麻仁丸以润之，不比一时暂结者可用汤药荡涤耳。仲景所谓胃强者，亦谓脾土过燥，使肠胃津液枯槁化热，致中消便少，是胃亦因脾之强而强，强即邪矣，非强于脾之谓也，使脾过弱，非溏即泻焉能反约少胃中之谷食乎。

清·黄元御，《伤寒悬解》（1748年）：阳明胃经，自头走足，行于足趺，动脉曰冲阳，故名趺阳。阳盛则脉浮，浮则胃气强壮也。血虚则脉涩，涩则风木疏泄而小便数也。浮涩相合，土燥水枯，大便则难，其脾气约结而粪粒坚小。此太阳阳明之证也。八章：太阳阳明者，脾约是也。宜麻仁丸，麻仁、杏仁润燥而滑肠，芍药、大黄清风而泻热，厚朴、枳实行滞而开结也。

清·黄元御，《长沙药解》（1753年）：治阳明病，脾约便难。以脾气约结，糟粕不能顺下，大肠以燥金主令，敛涩不泄，日久消缩，约而为丸。燥结不下，是以便难。麻仁、杏仁，润燥而滑肠，芍药、大黄，清风而泻热，厚朴、枳实，行滞而开结也。

清·黄元御，《金匮悬解》（1754年）：趺阳，胃脉，足趺上之冲阳也。阳盛则脉浮，浮则胃气强壮也。血虚则脉涩，涩则风木疏泄，而小便数也。浮涩相合，土燥水枯，大便则坚，其脾气为之约结不舒，而粪如羊矢。麻仁丸，麻仁、杏仁，润燥而滑肠，芍药、大黄，清风而泄热，厚朴、枳实，行滞而开结也。（此热在中焦，则为坚者）。

清·徐灵胎，《女科指要》（1759年）：大黄荡热结以通幽道，枳实散泻滞气以宽肠胃；厚朴散满开结，白芍敛阴和血；杏仁润燥降逆气，麻仁润燥通闭结也。蜜丸，麻油调下，以通润之，务使热化结开则营阴暗复，而肠胃润泽，何有气逆腹胀，热闭大便不通乎。

清·徐灵胎，《杂病证治》（1759年）：麻仁润燥滑大便，白芍敛营益阴血；厚朴散气满，枳实破结气；杏仁降气润肠，大黄通幽濡胃也。蜜丸水下使燥润结开，则肠胃清和，而传送有权，安有燥结之患。此润燥破结通闭之剂，为血虚大便燥闭之专方。

清·徐灵胎，《徐灵胎医书全集》（1759年）：大黄泻热力主润燥通幽，枳实破气性擅攻坚开结；厚朴散满宽腹胀，杏仁降气逆满；白芍敛阴和血脉，麻仁润肠通大便也。蜜丸水下，使燥润结行则胃气和平，而脾自敷化津液通润，大便无燥结之患，何不通之有。此润燥开结之剂，为胃强脾弱之专方。

清·徐灵胎，《伤寒论类方》（1759年）：即小承气加芍药、二仁也。此即论中所云：太阳、阳明者，脾约是也。麻仁丸主之。太阳正传阳明，不复再传，故可以缓法治之。

清·沈金鳌，《杂病源流犀烛》（1773年）：脾约，津枯症也。仲景论阳明伤寒自汗出，小便数，则津液内竭，大便必难，其脾为约，脾约丸主之。盖液者，肺金所布，肺受火烁，则津液自竭，而不能行清化之令，以输于脾，是肺先失传送之职，脾亦因爽转输之权，而大便有不燥结者乎。但仲景以脾约丸主之，恐只宜于古，而不尽宜于今，盖古人壮实，开泄犹可，今人气血多有不充。此丸以大黄为君，当大病后，或东南人虚羸，恐虽热甚，而偶误服此，必脾愈弱而肠愈燥也。故本病只宜以滋养阴血，使阳火不炽为上（宜当归润燥汤、苁沉丸、润肠丸）。必审知其人强壮，或热结太甚，或西北充实之人，犹可以脾约丸投之，否则宜谨慎也。

清·徐玉台，《医学举要》（1792年）：故用小承气，加杏、麻、芍药为丸，养血润肠，

十一画

缓攻里热也。

脾约丸，太阴下剂也，津液被约而未至亏损者宜之。麻仁、杏仁，甘以润之，枳实、厚朴，苦以破之，白芍、大黄，寒以下之。使胃不过强而脾不过弱，津液流通，使小便不数而大便不硬，则约者自开。

清·陈修园，《长沙方歌括》(1803年)： 按：脾为胃行其津液也。今胃热而津液枯，脾无所行而为穷约，故取麻仁、杏仁多脂之物以润燥，大黄、芍药苦泄之药以破结，枳实、厚朴顺气之药以行滞。以蜜为丸者，治在脾而取缓，欲脾不下泄其津液，而小便数已还津液于胃中，而大便难已也。

清·陈元犀，《金匮方歌括》(1811年)： 按：脉浮者阳盛，脉涩者阴伤。脾为胃行其津液，阴伤则脾无所运矣。又，约者弱也，脾弱不运，胃中谷食不化，则为积聚症也，余义见《伤寒浅注》，不再赘。

清·陈修园，《伤寒真方歌括》(1803年)： 脾燥，宜用缓法，以遂脾欲，非必胃实当急下也。

清·朱光被，《金匮要略正义》(1803年)： 趺阳主脾胃，脉贵迟缓，今何以浮而涩？浮为阳盛有余，涩为阴耗不足，然阳气愈盛，则阴气益耗，故小便数。因胃气强而来也，大便坚，因小便数而致也，肠胃之津液，俱为燥火燔灼，中土不顿成槁壤乎？其脾为病，以阳盛逼迫而穷约也。方用麻仁丸主之者，小承气专攻胃强，今足阳明之实邪，从手阳明而解。麻仁、杏仁能润肺燥，濬手太阴之水源，以济足太阴之涸，然脾为胃强而约，两不相谐，加芍药以和调之也。

清·邹澍，《本经疏证》(1832年)： 麻仁与地黄皆最能拔地力（《齐民要术》所谓“种苴欲得良田，不用故墟”是也），故亦最能生阴津，其相比入炙甘草汤，则以地黄善宣阴津于阴分，麻仁善宣阴津于阳分也。其在麻仁丸，与芍药同用，则以芍药善破阴结，布阳气，麻仁善行阳滞，布阴气也。入阴入阳者物之生理，所谓性也。破结行滞宣布阴阳者，物之能事，所谓情也。性之与情，犹舆马相辅而行，是何也？麻仁丸中有小承气汤，即不用麻仁、芍药、杏仁，不患其大便不通。炙甘草汤有人参、麦冬、地黄，即不用麻仁，不患其脉不复。然复脉通便是二方作用之一端，不能会二病之全局，故麻仁在炙甘草汤为人参、麦冬、地黄之先声，以其气钟于至阳，易入上焦，引亢阳为生阳，人参继之，为鼓元气之生，麦冬继之以生胃脉之绝，地黄继之，以行脉中之血也。其在麻仁丸，又为小承气汤之后劲，以枳实、厚朴锐而行气，大黄、芍药破而通血，皆举辔疾驰，绝无停轨，治胃实之不大便有余，治脾约之大便难不足，非得杏仁之润降，麻仁之滑泽，脾必暂展而复约也，此是物之情，若其性则极柔之物，禀生气于至阳，原系物之常理。

清·吕震名，《伤寒寻源》(1850年)： 趺阳脉浮而涩，浮则胃气强，涩则小便数；浮涩相搏，大便则难，其脾为约，麻仁丸主之。经言太阳阳明者，脾约是也。此与攻胃实不同，故用芍药以益阴；麻杏以润燥；而大黄厚朴分两皆从轻减。服止十丸，以次渐加，皆示不欲遽下之意。

清·姚球，《伤寒经解》(1859年)： 枳、朴、大黄，小承气也，用之以泻胃强。麻仁、芍药，以健脾血，血润则便调。杏仁以利肺气，肺与大肠为表里，肺气调，则肠润而便行也。丸者，取其缓下也。

清·石寿棠，《医原》(1861年)： 即小承气加麻仁、杏仁、白芍，润脾泄肝，缓化行之。

清·郑钦安，《医理真传》(1869年)： 麻仁丸一方，乃润燥行滞之方，实苦甘化阴之方也。夫人身精血，俱从后天脾胃化生，脾与胃为表里，胃主生化，脾主转输，上下分布，脉络沟渠，咸赖滋焉。今胃为伏热所扰，生化之机不畅，伏热日炽，胃土干燥，渐渐伤及脾阴，脾阴虚甚，津液不行于大肠，肠、胃火旺，积粪不行，故生穷约。穷约者，血枯而无润泽，积粪转若羊矢也。故仲景立润肠一法，使沟渠得润，穷约者，自不约也。药用麻仁、杏仁，取多脂之物，以柔润之，取大黄、芍药之苦，以下降之，取厚朴、枳实之苦温，以推荡之，使以白蜜之甘润，与苦合而化阴。阴得化而阳生，血得润而枯荣，肠胃水足，流通自如，推荡并行，其功迅速。此方宜用为丸，缓缓柔润，以治年老血枯，实为至当之法。今改用分两为汤，取其功之速，亦经权之道也。

清·高学山，《伤寒尚论辨似》（1872年）： 故立麻仁丸一方者，以滋润肠胃之麻仁为君，以清理结热之大黄为臣，大凡脾约者，肺遂不清，故用朴杏之降润者为佐，大凡脾强者，胸必多热，故以枳实之散泄者为使，加芍药者，脾为藏阴也，取其引至太阴耳。

清·唐宗海，《血证论》（1884年）： 为末，蜜丸，润利大便。

清·戈颂平，《伤寒指归》（1885年）： 阳气浮半表上，不阖于午，阴气涩半里下，不开于子，关节中气滞不利，麻子仁，甘温性滑，利关节之阴。芍药苦平，枳实臭香形圆，合大黄之臭香，疏泄土中气滞。厚朴苦温炙香，助脾气以左升。杏仁苦温柔润，助肺气以右降。右六味，象阴数得阳变于六。以蜜为丸，蜜乃诸花气味，酝酿合一，能和诸药，养其中气。为丸不为汤者，取丸圆转也，圆转中气，升降左右阴阳。饮服十丸者，饮，米饮也。十丸者，象天生地成十数也。日三服者，象三阳阳数来复半里也。渐加以知为度，阴阳相交为知，渐加其丸，使半里下阴液，上与阳气相交，固阳内阖半里，以为度也。

清·王旭高，《退思集类方歌注》（1897年）： 脾约为脾土过燥、胃液日亡，故以麻、杏润脾燥，白芍安中，用丸渐加者，脾燥宜用缓法，滋柔润下，以遂脾欲，非比胃实当急下也。

近代·何廉臣，《增订伤寒百证歌注》（1928年）： 脾为胃行其津液也。今胃热而津液枯，脾无所行则液枯而肠燥，而为穷约，故取麻仁、杏仁多脂之物以润燥，大黄、芍药苦泄之药以破结，枳实、厚朴顺气以行滞，以蜜为丸者。脾燥宜用缓法，以遂脾欲非比胃实，当急下也。

近代·祝味菊，《伤寒方解》（1931年）： 本方以麻子仁为主药，芍药、大黄为重要副药。其适用标准在小肠吸收太过，小便多而大便硬结者，故用麻子仁润利大肠，合芍药、大黄、枳实、厚朴、杏仁等，而成润燥通结，推陈出新之和剂也。

近代·徐大桂，《伤寒论类要注疏》（1935年）： 右方以麻子、杏仁富于脂油、润脾济燥；芍药苦平、降热和阴；小承气以推动有形，合为丸剂，以成润降之功。盖阴液内枯，燥热未亢之证，立此法所以济三承气之穷也。

近代·赵桐，《金匮述义》（1940年）： 此壮火灼阴也。川军泻实热，壮火以折。杏麻润枯燥，脾膏以滋。杏仁苦降，以大肠气秘。芍药敛津，助肝通大肠。枳朴杏仁，气行便下；枳朴川军，秽物以除。此泻火为主，润燥其次，实一缓下剂也。虽减于承气，而非壮火者，亦当审慎也。

现代·中医研究院，《伤寒论语释》（1956年）： 本方为润燥、荡热、缓下的方剂。麻仁、杏仁都能清肺润便（因为肺与大肠相表里）；枳实、厚朴理气去积滞；大黄攻下荡涤实热；芍药敛阴和阳。

现代·任应秋，《伤寒论语释》（1957年）： 方有执云："麻子杏仁，能润干燥之坚，枳实厚朴，能导固结之滞，芍药敛液以辅润，大黄推陈以致新，脾虽为约，此之疏矣。"本方为有效的润下剂，用于虚弱体质尤佳。

现代·陈亦人，《伤寒论译释》（1958年）： 方以麻仁润肠燥，芍药滋脾阴，大黄枳实厚朴行气泻实，更佐杏仁降肺气，因为肺与大肠相表里，肺气降则大肠之气亦顺，从而提高疗效。方中润药较多，所以为下法中的润剂。

本方具有滋燥润肠缓泻作用，方中麻仁、杏仁润肠肃肺，因肺与大肠相表里，肺气肃降，有助于通便。枳实、厚朴，破气行滞，大黄泻下清热，芍药益脾养阴。本方虽是润肠缓下之剂，但仍兼破结行滞之品，老人或久病，津枯血燥和内无邪热的便秘，还应审慎使用。王、章二氏对方义的解释，均较精当，有助于理解。

现代·安徽中医学院，《伤寒论通俗讲义》（1959年）： 本方治疗脾约证，有润燥通便作用。方用麻子仁甘平油润之品为君，以滋肠燥；佐杏仁降气利窍而通大肠气秘，芍药敛阴养液，枳朴消导除积，大黄推荡除腐而致新；

和以食蜜润燥而解结毒。虽是润肠缓下之剂，但老人津枯血燥，内无邪热之便秘，尤须审慎。

现代·李翰卿，《中国百年百名中医临床家》（1960年）：此润燥、泄热、缓通大便之方。主治大便燥结小便频数，腹稍胀满，拒按，余热未尽。但没有谵语、神昏等热甚之表现。麻仁、杏仁润燥；枳实、厚朴导滞消胀；大黄通便泄热；芍药和肝，以疏通血脉。

现代·王渭川，《金匮心释》（1982年）：本节从趺阳部位的脉象论述脾约病的证治。仲景处方麻子仁丸方，以大黄、枳实、厚朴行气通结，麻仁、杏仁、芍药润燥生津。本方是直到今天仍在应用的有效方剂，还可以治疗慢性便秘、大便干燥等证。

现代·刘渡舟，《伤寒论十四讲》（1982年）：麻子仁丸由大黄、炙枳实、炙厚朴、麻子仁、芍药、杏仁组成。方中用大黄、厚朴、枳实（即小承气汤）以泻阳明胃气之强；用麻子仁润肠滋燥；杏仁润燥通幽；芍药养阴和血；蜜制为丸，每服十丸，取其缓上润下之意。

现代·刘渡舟，聂惠民，傅世垣，《伤寒挈要》（1983年）：此方大黄、厚朴、枳实以泻胃气之强；杏仁、麻仁以润脾阴之弱；芍药和脾阴以敛津液。作丸服借蜜润肠为缓治之法。

现代·刘渡舟，《伤寒论诠解》（1983年）：麻仁丸即小承气汤加麻子仁、杏仁、芍药而成。方用小承气以泻胃气之强，加芍药以滋养脾阴，麻仁、杏仁为滑利滋润之品，可润肠以通便；又杏仁可利肺气，以助胃气的通导下降。以蜜为丸，取其缓缓润下之意。其服法采用渐加法，即初服梧桐子大者十丸，日三次，如不下，每次服用量可渐加至十一丸、十二丸、十三丸……直至大便变软，易于排出即可。此即所谓“渐加，以知为度”。

现代·刘渡舟，苏宝刚，庞鹤，《金匮要略诠解》（1984年）：治以麻子仁丸，泄热润燥，利气通便。方中大黄泄热通便，治胃气之强，芍药、麻子仁滋阴润燥，治脾阴之弱；枳实、厚朴理脾肺之气，以行津液；杏仁润燥，而利肺气，以通幽导便。

现代·王付，《经方学用解读》（2004年）：太阴脾约证的基本病理病证是脾为邪热所约束，脾不得为胃家行其津液。因此，治疗太阴脾约证，其用方配伍原则与方法应重视以下几个方面。

针对证机选用运脾泻肺药：脾为邪热所约束而不得为胃家行其津液，津液偏渗而不得滋润于肠，其治当运脾泻肺。治疗之所以要泻肺，是因脾主运化水津不得走于肠间而偏渗于水道，肺主通调水道，泻肺有利于水液不偏渗水道而能走于肠间。如方中麻仁、杏仁。

合理配伍泻热药：审病变证机是邪热侵袭于脾，脾为邪热所约束，病根是邪热，其治当配伍清泻邪热，使邪热从下而去。如方中大黄。

妥善配伍行气药：脾气为邪热所约，气机滞涩而不行，气壅又加剧邪热内结，其治当理气行气。如方中枳实、厚朴。

适当配伍柔肝泻肝药：肝主疏泄条达，脾气运化有借肝气疏达，脾气为邪热所约，肝气又乘机相克于脾，进而加剧脾不得为胃家行其水津，其治当泻肝以和脾，柔肝以补血荣阴，以使肝气疏达脾气运化水津。如方中芍药。

随证加减用药：若气滞者，加陈皮、青皮，以行气除胀；若口臭者，加藿香、黄连，以泻热醒脾；若有瘀血者，加桃仁、当归，以活血行滞等。

【方论评议】

综合历代各家对麻子仁丸的论述，应从用药要点、方药配伍和用量比例三个方面进行研究，以此更好地研究经方配伍，用于指导临床应用。

诠释用药要点：方中麻仁运脾润脾，大黄泻热通便，杏仁泻肺润肠，芍药补血泻肝，枳实、厚朴，行气除胀，蜂蜜润肠通便。

剖析方药配伍：麻仁与大黄，属于相使配伍，麻仁助大黄清润通便，大黄助麻仁运脾泻热；麻仁与芍药，属于相使配伍，麻仁助芍药敛阴润肠，芍药助麻仁补血化阴；麻仁与杏仁，属于相使配伍，麻仁运脾润肠，杏仁泻肺润肠；枳实与厚朴，属于相反相须配伍，相反者，寒温同用，相须者，行气通便；大黄与枳实、厚朴，属于相使配伍，泻热行气通便；大黄与杏仁，属于相反相使配伍，相反者，寒温同用，相使者，泻热润肠通便；大黄与蜂蜜，属于相反、相畏、相使配伍。相反者，大黄泻热，蜂蜜益气；相畏者，蜂蜜制约大黄苦寒伤胃；相使者，增强泻热运脾润肠。

权衡用量比例：麻仁与大黄用量比例是1：1，提示泻热与运脾之间的用量调配关系，以治脾约不运；枳实与厚朴用量比例是8：10，提示药效苦寒行气与苦温行气之间的用量调配关系，以治浊气壅滞；麻仁与杏仁用量比例是2：1，提示运脾润肠与泻肺润肠之间的用量调配关系，以治大便干结；大黄与枳实、厚朴用量比例是8：4：5，提示泻热与行气之间的用量调配关系，以治热结。

【药理作用】本方具有调节胃肠平滑肌蠕动、保护胃肠黏膜、调节消化酶、调节胃肠神经、促进新陈代谢、抗胃溃疡、抗氧化、抗缺血、增强机体免疫功能、降血脂、抗抑郁、抗脂肪、降血糖、抗菌、调节支气管腺体分泌等作用。

麻杏石甘汤

【导读】①学用麻杏石甘汤应重视麻黄和石膏的用量调配关系、麻黄和杏仁的用量调配关系。②麻杏石甘汤虽是辨治肺热证的重要代表方，但在临床中对营卫郁热证等也具有良好治疗作用。③学好用活麻杏石甘汤的第一步是辨清麻杏石甘汤由哪些基础方和药物组成：组成麻杏石甘汤有3个基础方、1个变化方和3组药，基础方之一是杏子汤，之二是甘草汤，之三是甘草麻黄汤，变化方是麻黄汤，3组药中第1组是清热药即石膏，第2组是宣降药即麻黄、杏仁，第3组是益气药即甘草，从3个基础方、1个变化方和3组药用量深入学习研究即可用活麻杏石甘汤。

【方歌】郁热麻杏石甘汤，汗出而喘法度良，宣发肃降能治表，定喘除热效力彰。

【方药】麻黄去节，四两（12g） 杏仁去皮尖，五十个（8.5g） 甘草炙，二两（6g） 石膏碎，绵裹，半斤（24g）

【用法】上四味，以水七升，煮麻黄，减二升，去上沫，内诸药，煮取二升，去滓。温服一升。本云：黄耳杯。

【功用】清宣肺热，止咳平喘。

【适应证】

1. 中医病证：①肺热证。咳嗽，气喘，身热，或汗出，或无汗，口渴，舌红、苔黄，脉浮数。②热郁夹寒证。

2. 西医疾病：急性支气管炎、大叶性肺炎、病毒性肺炎、支气管哮喘、麻疹肺炎、麻疹、百日咳、嗜酸性粒细胞增多性肺炎等临床表现符合肺热证者。

【用药分析】方中麻黄宣肺平喘，石膏清泻肺热，杏仁肃降肺气，甘草益气和中。

【用方思路】

1. 麻杏石甘汤既是辨治肺热证的重要代表方，又是辨治诸多杂病如肺病、心病、肾病、皮肤病等的重要基础方。

2. 方中麻黄既是治表药，又是治里药；石膏既可治表热，又可泻里热；杏仁既是降逆药，又是柔润药，炙甘草既可生津，又可温补。从方中用药用量及调配分析得知，麻杏石甘汤的应用并不局限于肺热证相兼，还可用于辨治诸多杂病如呼吸、循环、泌尿、内分泌系统疾病及皮肤病等。

3. 运用麻杏石甘汤辨治的基本病证（无论病变部位在表还是在里，或是表里兼证）是热或热夹寒。根据方中用药分析，本方以泻热为主，或兼以治寒。

【随证合方】若夹痰热，可与小陷胸汤合方用之；若夹寒痰，可与赤丸合方用之；若夹瘀热，可与桃核承气汤合方用之。

【注意事项】运用麻杏石甘汤既要辨清西医之病，又要辨清西医之病属于中医郁热或夹寒。辨西医之病可进一步了解疾病的发展演变及转变规律，辨中医之证可更好地针对西医之病选用麻杏石甘汤。

【应用指征】

（1）发汗后，不可更行桂枝汤；汗出而喘，无大热者，可与麻黄杏仁石膏甘草汤。（63）

（2）下后，不可更行桂枝汤；若汗出而

喘，无大热者，可与麻黄杏子石膏甘草汤。（162）

【方论】

金·成无己，《注解伤寒论》（1144年）： 发汗后喘，当作桂枝加厚朴杏仁汤，汗出则喘愈，今汗出而喘，为邪气拥甚，桂枝汤不能发散，故不可更行桂枝汤。汗出而喘有大热者，内热气甚也；无大热者，表邪必甚也。与麻黄杏子甘草石膏汤，以散其邪。《内经》曰：肝苦急，急食甘以缓之。风气通于肝，风邪外甚，故以纯甘之剂发之。

明·许宏，《金镜内台方议》（1422年）： 发汗后，表气当解，今汗出而喘，无大热者，乃余邪尚盛，不可以汗出为中风，再用桂枝汤，只宜麻黄汤中除桂枝加石膏，以散余邪也。

明·汪石山，《医学原理》（1525年）： 治汗出而喘，无大热。此乃邪气壅盛于经。治宜散邪降气可也。故用麻黄、石膏发表以驱邪，杏仁降逆气而定喘，甘草和药。

明·吴昆，《医方考》（1584年）：《伤寒例》云：若脉阴阳俱盛，重感于寒者，变为温疟。温疟先热后寒，宜此方主之。脉阴阳俱盛者，旧有热也。重感于寒者，新有寒也。凡疟寒热相搏，邪正分争，并于表，则阳实而阴虚，阴虚生内热，阳实生外热，中外皆热，故见其烦渴而身热，恶热莫任也；并于里，则阴实而阳虚，阳虚生外寒，阴实生内寒，中外皆寒，故见其鼓颔而战栗，恶寒莫任也；若其邪正分争，并之未尽，则寒热交集，鼓颔战栗，烦渴身热并至矣。此论常疟寒热之理也。温疟先热后寒者，以其先有旧热而后伤寒也。方中有麻黄、杏仁，可以解重感之寒；有石膏、甘草可以解旧有之热。仲景主白虎加桂枝汤，亦良。

明·方有执，《伤寒论条辨》（1592年）： 桂枝固卫，寒不得泄，而气转上逆，所以喘益甚也。无大热者，郁伏而不显见也。以伤寒之表犹在。故用麻黄以发之。杏仁下气定喘，甘草退热和中。本麻黄正治之佐使也，石膏有彻热之功，尤能助下喘之用。故易桂枝以石膏，为麻黄汤之变制，而太阳伤寒，误汗转喘之主治，所以必四物者而后可行也。

明·施沛，《祖剂》（1640年）：《内经》曰：肝苦急，急食甘以缓之。风气通于肝，风邪外甚，故以纯甘之剂发之。

明·张卿子，《张卿子伤寒论》（1644年）：《内经》曰：肝苦急，急食甘以缓之。风气通于肝，风邪外甚，故以纯甘之剂发之。

清·李中梓，《伤寒括要》（1649年）： 今身无大热，但汗而喘者，不当以桂枝止汗，但以麻黄散表，杏仁、石膏清里。俟表里之邪尽彻，则不治喘汗，喘汗自止矣。

清·程应旄，《伤寒论后条辨》（1670年）：［底本眉批：服桂枝汤后而汗出，究竟汗未尝出也，故用石膏止桂枝之汗。用麻黄汤出未出之汗，去其桂枝而辛凉之功两胜，肃清在肺矣。］不可更行桂枝汤，仍可与麻黄汤以解表，去桂枝之热，而加石膏之凉，此亦脉浮数者可发汗之一征也。

清·柯琴，《伤寒来苏集》（1674年）： 仲景每于汗下后表不解者，用桂枝更汗而不用麻黄。此则内外皆热而不恶寒，必其用麻黄汤后寒解而热反甚，与“发汗，解，半日许复烦，下后而微喘者”不同。发汗而不得汗。或下之而仍不汗喘不止，其阳气重也。若与桂枝加厚朴杏仁汤，下咽即毙矣。故于麻黄汤去桂枝之辛热，加石膏之甘寒，佐麻黄而发汗，助杏仁以定喘，一加一减，温解之方。转为凉散之剂矣。未及论症，便言不可更行桂枝汤。见得汗下后表未解者，更行桂枝汤，是治风寒之常法。

清·张志聪，《伤寒论宗印》（1683年）： 此论发汗之亡血、亡津液也。夫血液之汗，由经络所生，谷津之汗，从肌腠而出，桂枝汤辛甘配合，能发散经脉肌腠之邪。汗后则津液、血液，俱已外泄，故不可行桂枝汤也。如汗出而喘，无大热者，此在表之邪，同气陷入于里，表气虚，故汗出，里气实，故喘也。无大热者，阳热内入也。夫喘属肺证，肺主气而主表，故用石膏之走秋金，引麻黄通泄里热，杏子疏利肺气，甘草通理和中，使表邪之仍从表出也。不可更行者，谓用桂枝汤发汗之后也。

清·张志聪，《伤寒论集注》（1683年）： 金氏曰：汤方解义，与越婢汤大略相同。

清·沈明宗,《伤寒六经辨证治法》(1693年):但取麻、杏、甘、石,和解太阳阳明之邪。

清·张璐,《千金方衍义》(1698年): 本治太阳伤寒营证,因误用桂枝固卫而见喘满,既经汗下邪从药泄,故无大热仍取麻黄开发于外,杏仁疏泄于上,石膏清解于内,甘草调和脏腑寒热之邪,名曰四物甘草汤,专赖平调中气之义。

清·郑重光,《伤寒论条辨续注》(1705年):盖伤寒当发汗,不当用桂枝。桂枝固卫,寒不得泄,而气转上逆,所以喘也。无热者,郁伏而不显见也。以伤寒表证犹在,固仍用麻黄辈以发之。形寒饮冷则伤肺,汗后肺气新虚,饮水伤肺必喘。水灌则形寒,肺主皮毛,所以亦喘。治法要不外麻黄杏仁甘草之类也……此方即大青龙汤之变制,乃于汤中除去桂枝、姜、枣,以已经一误,不堪再误也。

清·钱潢,《伤寒溯源集》(1708年): 则桂枝之辛温,能不助肺家之热,芍药之酸收,宁不敛肺分之邪乎?故曰不可更行桂枝汤,可与麻黄杏仁甘草石膏汤也。

十一画

清·魏荔彤,《伤寒论本义》(1724年):既以麻黄治其在表之寒,复以石膏杏仁治其在里之热,治阳顾阴,阳不致于外亡,治阴主阳,阴不致内结。加以甘草和之使妙入无间,法何其神乎!至于因喘而发汗,不用麻黄而用麻杏石甘,所以守阴而固阳,其义乃诸贤共喻者矣。

清·姚球,《伤寒经解》(1724年): 麻黄杏仁甘草石膏汤,解肺寒而清阳明气逆也。麻黄以解肺寒,杏仁以下肺气,石膏清阳明之上逆,甘草以和肺胃。四药合用,热者清而寒者温,汗自止而喘自平也。

清·尤在泾,《医学读书记》(1729年):汗出而喘,无大热者,其邪不在经腠,而在肺中,故非桂枝所能发。麻、杏辛甘,入肺散邪气;肺被邪郁而生热,石膏辛寒,入肺除热气;甘草甘温,安中气,且以助其散邪清热之用。乃肺脏邪气发喘之的剂也。

清·尤在泾,《伤寒贯珠集》(1729年):故以麻黄、杏仁之辛而入肺者,利肺气,散邪气,甘草之甘平,石膏之甘辛而寒者,益肺气,除热气,而桂枝不可更行矣。盖肺中之邪,非麻黄、杏仁不能发,而寒郁之热,非石膏不能除,甘草不特救肺气之困,抑以缓石膏之悍也。

清·王子接,《绛雪园古方选注》(1732年):喘家作桂枝汤,加厚朴、杏子,治寒喘也。今以麻黄、石膏加杏子,治热喘也。麻黄开毛窍,杏仁下里气,而以甘草载石膏辛寒之性,从肺发泄,俾阳邪出者出,降者降,分头解散。喘虽忌汗,然此重在急清肺热以存阴,热清喘定,汗即不辍,而阳亦不亡矣。观二喘一寒一热,治法仍有营卫分途之义。

清·不著撰人,《伤寒方论》(1732年):大青龙原为伤寒无汗,而且烦躁者如发汗后无桂枝之证,但汗出而喘,无大热,明是肺有偶感之寒,胃因郁热如大青龙证而不兼风者也,其汗者,已经汗而不复开固者也,故于大青龙汤中去桂枝、姜、枣,惟用麻黄甘石驱化热一举两得耳,若寒非偶感则内不郁热,而竟用麻黄汤无石膏矣,若稍有桂枝证,而兼寒多,则必无汗而用大青龙矣,故下以饮水必喘,水灌必喘,明其发汗后偶然得寒而喘之由,见非如初感之寒,可以竟用麻黄汤,亦非风寒两感而有郁热,必须全用大青龙者比,故斟酌而用青龙汤之四,较麻黄汤则去桂枝也;若下后亦无可行桂枝之证,乃汗出而喘无大热者,亦用此汤,谓本麻黄证,误下而表邪不去,故下寒以久郁而热,上寒以未解而喘,欲用桂枝而无其证,欲用麻黄而遗其热,故不若于麻黄汤中去桂易石膏为恰当耳;若概言汗下后不可更行桂枝为戒之之辞,则仲景于误汗下之证,复用桂枝者多矣,此何独戒之深,且于汗后复两赘致喘之因,而下后则不复赘也;若所谓大热者,恶热谵渴之类,不独表热也,必察其无大热者,恐类白虎证也,盖汗出乃白虎之一,而无大热,不若白虎之甚且喘则肺复因寒而火郁,不若白虎之专有里热耳,总是此汤皆在解郁清热,而不主于发表,发表不远热,而石膏非所宜矣,然仲景所以谆谆者正恐人以伤寒已得汗之证,认为伤风有汗,而用误桂枝,故特出误汗误下两条,示以营卫分途一涉于寒,同归麻黄一治，而不可混施有如此也。

清·黄元御，《伤寒悬解》（1748年）： 汗后表寒未解，郁其肺气，热蒸皮毛，窍开而不能透泄，故汗出而喘，表得汗泄，故外无大热。麻黄发表，杏仁降逆，石膏清金，甘草培土，则表里俱解矣。此大青龙证之轻者，以在汗后，故不用青龙。

清·黄元御，《长沙药解》（1753年）： 治太阳伤寒，汗下后，汗出而喘，无大热者。以经热未达，表里郁蒸，故汗出而喘。麻黄泻卫，甘草保中，杏仁降其逆气，石膏清其郁热也。

清·徐灵胎，《伤寒论类方》（1759年）： 汗出故用石膏，喘故用麻杏。

发汗后，不可更行桂枝汤，既汗不可再汗，津液不得重伤。汗出而喘，尚有留邪在肺，故汗出而喘。无大热者，邪已轻也。可与麻黄杏仁甘草石膏汤。汗出故用石膏，喘故用麻杏。

清·强健，《伤寒直指》（1765年）：《内经》：肝苦急，急食甘以缓之。风气通于肝，风邪外甚，故以纯甘之剂发之。

清·杨栗山，《伤寒瘟疫条辨》（1784年）： 太阳寒邪虽从汗解，然肺邪未尽，所以喘仍不止，故用麻黄发肺邪，杏仁下肺气，甘草缓肺急，石膏清肺热，即以治足太阳之药，通治手太阴也。倘误行桂枝汤，以致壅塞肺气而吐痈脓，则桔梗杏仁煎可用也。太阳伤寒，误下作喘，亦用此方。

清·吴坤安，《伤寒指掌》（1796年）： 邵仙根评：痧疹将发，值天寒暴冷之时，寒邪抑遏于表，痧疹热毒蕴伏于肺，不能外达。疹不透而气急烦闷，故用麻黄开肺散寒。石膏、杏仁清热下气，余药提透疹邪也。若秋候凉风外袭，伏热内蒸，以致咳嗽或喘者，亦宜麻杏石甘汤。

清·吴坤安，《伤寒指掌》（1796年）： 邵仙根评：但寒无汗而喘者，用麻黄汤，此则肺有火邪。外寒包住内火，故以麻黄汤去桂枝，而加石膏。

清·吴鞠通，《温病条辨》（1798年）： 故以麻黄中空而外达，杏仁中实而降里，石膏辛淡性寒，质重而气清轻，合麻杏而宣气分之郁热，甘草之甘以缓急，补土以生金也。按此方，即大青龙汤之去桂枝、姜、枣者也。

清·陈修园，《伤寒论浅注》（1803年）： 取石膏止桂枝热逼之汗，仍用麻黄出本证未出之汗也。

清·吕震名，《伤寒寻源》（1850年）： 此即麻黄汤去桂枝而加石膏也。即用以治发汗及下后，汗出而喘之证。然必审无大热，方可用之。有大热者，恐兼里证。无大热者，明是表邪未彻，留恋在肺，肺主卫，故仍宜麻杏直泄肺邪。去桂枝者辛热之性，不宜再扰动营血也；加石膏者，降肺金清肃之气，用以生津而保液也。中风之误下而喘者，用厚朴杏仁加入桂枝汤中。伤寒汗及下后而喘者，用石膏加入麻黄汤中。

清·王孟英，《温热经纬》（1852年）： 张石顽曰：此大青龙汤去桂枝、越婢汤加杏仁也。雄按：彼二方有姜、枣，专祛上焦湿热痰气，与苓桂术甘汤互发。彼借苓术，专祛心下之支饮。此借石膏，专祛膈上之湿热也。汪按：此语可商，石膏除热非祛湿之品也。尤在泾曰：汗出而喘无大热者，其邪不在经腠而在肺中。故非桂枝所能发。麻、杏辛甘入肺，散邪气。肺被邪郁而生热，石膏辛寒入肺，除热气。甘草甘温，安中气，且以助其散邪清热之用，乃肺脏邪气发喘之的剂也。又曰：大青龙主散表寒而兼清里热，故麻黄多于石膏。此清肺热而兼散肺邪，故石膏多于麻黄。

清·高学山，《伤寒尚论辨似》（1872年）： 用麻杏以利肺水，以治饮水、水灌之客寒。用石膏者，特取其治肺中之余热。且以汗后、汗出，并镇麻黄之发越耳。喻注非，其曰已经一误，不可再误，尤谬。盖因错认更行之更字，故也。夫条中明明自缀两项致喘之由，则其初用桂枝之发汗，并非误药可知矣。

清·莫枚士，《经方例释》（1884年）： 此还魂汤加石膏也。法自麻黄、白虎二方合用来，以外无热，故用麻黄汤，而去桂枝；以内无烦渴，故用白虎汤，而去知母，各有精义。以此方视越婢，主治大同，但此喘则加杏仁，彼不喘自五杏仁。经方用药之例，其严如此。

清·王旭高,《退思集类方歌注》(1897年): 麻黄汤，治寒喘也；此去桂枝而重用石膏，治热喘也。用麻黄是开达肺气，不是发汗之谓。重用石膏，急清肺热以存阴，热清喘定，汗即不出而阳亦不亡矣。且病喘者，虽服麻黄而不作汗，古有明训，则麻黄乃治喘之要药，寒则佐桂枝以温之，热则加石膏以清之，正不必执有汗无汗也。

清·戈颂平,《伤寒指归》(1907年): 麻黄、杏子，苦温气味，温润半里下阴液，外开半表。甘草、石膏，甘寒气味，肃降半里上阴阳气液，去藏于丣。右四味，从四方也，四中八字，八，别也，象阴阳气液转运表里，分别八方，不可聚一方也。以水七升，象阳数得阴复于七。先煮麻黄，减二升，去上沫，内诸药，煮取二升，温服一升。二，阴数也，一，阳数也，象二阴耦一阳，从子左开也。

近代·张锡纯,《医学衷中参西录》(1918年): 方中之义，用麻黄协杏仁以定喘，伍以石膏以退热，热退其汗自止也。复加甘草者，取其甘缓之性，能调和麻黄、石膏，使其凉热之力融和无间以相助成功，是以奏效甚捷也。

十一画

近代·陆渊雷,《伤寒论今释》(1930年): 麻杏甘石汤之主证，为烦渴喘咳，凡支气管炎、支气管喘息、百日咳、白喉等，有烦渴喘咳之证者，悉主之。白喉者，初起时，恶寒发热，烦渴喘咳，喉咽肿痛，有苍白色之假膜，用麻杏甘石汤。轻者数小时，重者一昼夜，热退身和，肿病悉去，取效较速、世传白喉忌表之书，托之仙灵乩笔。彼所谓白喉者，益指少阴咽痛，即西医所谓坏死性咽炎，非实扶的里也。麻杏甘石治白喉，铁樵先生所著《伤寒研究》中发表，日人野津猛所著《汉法医典》亦载之。

近代·曹颖甫,《伤寒发微》(1931年): 惟其身无大热而喘，仍为肺气不宣，故宜麻杏石甘汤。麻黄汤去桂枝以疏达肺气，加石膏以清里热，则表里和而喘定矣。

近代·曹颖甫,《伤寒发微》(1931年): 表气不因下后而陷，故汗出而喘；下后胃家不实，故无大热。麻黄杏子甘草石膏汤，用麻黄、杏仁开肺而通皮毛，石膏、甘草助脾而泄肌理，则表寒里热并散，喘定而热解矣。

近代·祝味菊,《伤寒方解》(1931年): 本方以麻黄、石膏为主药。其适用标准在汗出而喘，生温亢进，放温不能调节，故以麻、石清邪里热，杏仁定喘，甘草缓急也。煮服法中所云“以水七升，煮麻黄，减二升”，惟本方与小青龙皆有甚深之涵义。所以然者，意在减缓麻黄开表之性耳。“本云黄耳柸”，未详其义。《千金翼》“柸”做“杯”，有谓系置水器者，待考。

近代·徐大桂,《伤寒论类要注疏》(1935年): 按：此为清宣肺胃之剂，发汗后，证见汗出而喘，是辛温之遗热，外而卫阳自越，内而肺气壅盛。断无更行桂枝汤温发之理。惟进此清热宣肺之法，庶喘与汗同时并解也。又本方麻黄合石膏，并不发汗，但能合杏仁以宣肺，不可不知。

近代·彭子益,《圆运动的古中医学·伤寒论方解篇》(1947年): 发汗下后，汗出而喘。汗乃胃热，喘乃肺实。石膏清胃热，麻黄、杏仁泻肺实，炙草补中气也。若身外有大热，其内必寒，不可用石膏。

近代·冉雪峰,《冉注伤寒论》(1949年): 麻黄辛温开发，能刺激神经末梢，增高血压，血中水分外出，经汗腺则为汗。下出，经玛氏囊则为尿。所以麻黄发汗，又能利尿。麻黄汤用桂枝，助其挥发外出则发汗。本方用石膏，引其清降下泄，则利小便。所以麻杏甘石汤能发汗，又能止汗。伤寒内郁为热者可用，温病热自内发者亦可用。无汗表未解者可用，有汗表未尽解者亦可用，在学者体会如何，运用如何，会而通之，头头是道……热不大，所以石膏与麻黄配伍同用，浅层训释，石膏能解缓麻黄在生理上所引起的郁勃遏抑，反应剧烈作用。深层言，石膏协麻黄，化其刚猛，俾缓缓托热外出，借皮毛为出路，热由外郁来，仍由外泄去，就本方治疗生理病理会通。再进一层言，使麻黄作用于外，外的血管怒张，则出汗，使麻黄作用于内，内的血管怒张，则又止汗。内收缩则外怒张，外怒张则内收缩，发汗止汗是一个道理。或谓麻黄发汗，麻黄根止汗。须知麻黄亦发汗，亦止汗，只在方制配伍如何，病理化合如何，化而裁之，使自宜之，可以发汗，可以缓发汗，又可以不发汗，并可以反止汗。观此，则本方的义理，本方的性能，本方的运用，无不可以了了。伤寒杂病，一以贯之。

近代·冉雪峰，《冉注伤寒论》（1949年）：汗出似无须用麻黄，无大热，似无须用石膏。查麻黄能使毛细血管末梢怒张，血行迅速，同桂枝用，则鼓荡外出。同石膏用，则镇纳内敛，可行石膏，正以见其不可行桂枝，石膏得麻黄，可以清里者清表，麻黄得石膏可以解表者解里，全条易一二字如拔赵帜易汉帜，壁垒一新，不宁相互贯通，并相互发明，焕出各方面种种新义，煞是异观。五泻心均治血分，此治气分，五泻心均从内解，此兼从外解，正以补上栏条文所不及，于此犹訾言百出，疑是疑非，不是书负人，乃是人不善读书。

现代·中医研究院，《伤寒论语释》（1956年）：本方麻黄汤去桂枝加石膏。麻黄开肺气；杏仁宣肺平喘；石膏清里热；甘草和中。本方与小青龙汤虽同为治喘咳的方剂，但其主治各有不同。麻杏石甘汤是辛凉之剂，治热症的喘；小青龙汤是辛温之剂，治寒症的喘。

现代·陈亦人，《伤寒论译释》（1958年）：麻黄发汗，多用于太阳表实，石膏清热，多用于阳明燥热，今汗出而用麻黄，无大热而用石膏，但乎令人费解。其奥妙全在配伍，欲求麻黄发汗，必合桂枝，如不合桂枝，则发汗之功不著，欲用石膏清阳明大热，必合知母，如不合知母，则清热之力不强。麻黄配石膏能清泄肺热而发郁阳，合杏仁宣肺气而治喘咳，甘草和诸药安内攘外。本方的作用不在发汗解表，而在宣畅肺气清泄肺热，肺热清而肺气畅，则喘咳自愈。临床使用本方，主要掌握肺热气闭失于宣开的喘咳，不论汗的有无，热的大小，用之皆有良效，不必泥定汗出，无大热。又本方与大青龙汤都是麻黄石膏同用，但大青龙汤麻黄重用至六两，且合桂枝，而石膏只用鸡子大一枚，是重在发汗解表面兼清内热。本方麻黄只用四两，且不合桂枝，而石膏则用半斤，是重在清泄肺热而兼达肌表。

本方麻黄杏仁相伍，宣肺降气，麻黄石膏同用，清宣肺热，甘草益气缓中，调和诸药，对于肺热壅闭的气喘，有显著的疗效。本证有汗用麻黄，无大热用石膏，似乎于理不合，其实麻黄不伍桂枝，则发汗之力很弱，而宣肺平喘之功颇著，且汗出缘于肺热蒸迫，不是表虚，所以麻黄并不禁用。麻石清宣肺热，肺热除则汗自止；无大热指体表之热不大，并非里无大热，实际肺热颇盛，必须使用石膏，佐麻黄杏仁，才能提高宣肺清热的效果，肺热除而肺气畅，则气喘自止。

现代·孙纯一，《伤寒论注释要编》（1960年）：本方是麻黄汤去桂枝加石膏，麻黄辛温开泄肺气，石膏量倍于麻黄，使辛温变为辛凉，杏仁苦降，宣肺平喘，石膏大凉直清里热，甘草以和诸药，一加一减温解之方变为凉散之方。妙矣，此方辛凉是治热病之喘，小青龙汤辛温是治寒症之喘。

现代·安徽中医学院，《伤寒论通俗讲义》（1959年）：本方主要治疗目的是宣肺气、清肺热而定喘。方中以石膏、麻黄为君，疏泄肺气清肃肺热；杏仁降逆平喘；甘草调和诸药，以收缓解之功。肺气畅，肺热除，喘汗自止矣。

现代·刘渡舟，《伤寒论诠解》（1983年）：麻杏甘膏汤由麻黄、杏仁、甘草、石膏四药组成，全方以清肺热、平喘为主。方中麻黄不配姜桂，则并不发汗，而功在宣肺平喘。无论寒喘、热喘，只要配伍得宜，此药均可使用。本方则以其配石膏，清宣肺中郁热，用于治疗热喘有效。石膏剂量用至半斤，它超过麻黄用量的一倍，其清肺热的效能则显而易见；杏仁降肺气之逆，佐麻黄以平喘咳；甘草调和诸药，补中益气。

现代·刘渡舟，聂惠民，傅世垣，《伤寒挈要》（1983年）：麻黄、杏仁一宣一降而治喘，石膏大寒清肺热而复其清肃之令，甘草和中而缓肺气之急。

现代·姜春华，《伤寒论识义》（1985年）：本条或者怀疑，既云出汗，又云无大热，何得用麻黄之发汗，石膏之清热，因此柯琴删去“无”字。其实仲景用麻黄以治喘耳。不在汗出有无也。山田氏说：“此条与葛根黄芩黄连汤皆表邪已解，而上焦余热未解，内迫肺中而喘者，张兼善所解是也。”麻黄之所以能发汗者，唯在其辅佐之任，而不在麻黄一品之力矣。历代诸医皆云麻黄发汗之药也，此未必然。有人于此，发热恶寒，身疼无汗，太阳证具焉。试取麻黄一品，浓煎与之，终不能有汗焉。必也温复而后汗，可得而言已，决不如彼巴豆、甘遂之下咽乃泄也。惟以麻黄能行阳气，通腠理，若佐以桂枝之辛，与温复之势，则令夫难发之邪能与汗皆出，麻黄之所以为麻黄，全在于此也，故无汗者用以发之，有汗者用以收之，要颇其辅佐如何而已……祛邪之法，在上者吐之，在表者汗之，在里者下之。今既下之于里，人之排病功能亦趋之于里，若再发表，是重虚其表。本条用麻黄以平喘，用石膏清里热，仍是对证疗法。

现代·王付，《经方学用解读》(2004年)： 肺热证的基本病理病证是邪热袭肺而不宣，邪热扰肺而不降。所以，治疗肺热证，其用方配伍原则与方法必须重视以下几个方面。

针对证机选用宣肺清热药：邪热侵袭于肺，肺气被邪热所扰而不得肃降，则气逆于上，证见咳嗽，气喘，其治当宣发肺气，使邪热从上而宣散。又因感邪是热，针对证机要选用清泻肺热药。但因肺主一身之气，气得温则行，得寒则凝。因此，在宣肺时最好选用性温味辛药，性温有利于肺气通畅，味辛有利于邪气向外透散，可在选用性温药时，又不利于证机即滋助邪热，于此必须选用清热泻肺药与辛温药配伍，一定做到用寒药剂量一定要大于温热药，以使温热药宣肺散邪而不助热，寒药清泄肺热而不寒凝，只有有效地选用性温味辛药与寒凉药配伍，才能如期达到宣肺清热作用。如方中麻黄、石膏。

合理配伍降肺药：肺的生理特性是既主宣发又主肃降，宣则肺气得以上行，降则肺气得以下行，只有宣降有序，才能使肺气治节有权。对此必须懂得治疗肺证既要宣发肺气，又要肃降肺气，只有合理配伍宣肺降肺药，才能使方药切中证机，达到预期治疗目的。如方中杏仁。

妥善配伍补气药：肺主气，邪热袭肺，最易损伤肺气，肺气被伤又不利于驱除邪气。因此在治疗肺热证时必须考虑配伍补益肺气药，但在配伍补气药时，最好做到补不留恋邪气，如何使补气药补而不留恋邪气，必须使方中药用剂量调配切中证机，可见，方中选药定量对治愈病证也非常重要。如方中甘草。

随证加减用药：若痰盛色黄明显者，加贝母、胆南星、黄芩，以清肺化痰；若气喘明显者，加桑白皮、款冬花、贝母，以泻肺平喘；若大便干结者，加大黄、瓜蒌根，以泻大肠安肺里；若咳嗽明显者，加桔梗、百部，以清肺止咳；若胸闷者，加葶苈子、紫苏子，以泻肺行气宽胸；若肺气损伤明显者，加粳米、人参，以补益肺气等。

【方论评议】

综合历代各家对麻杏石甘汤的论述，应从用药要点、方药配伍和用量比例三个方面进行研究，以此更好地研究经方配伍，用于指导临床应用。

诠释用药要点：方中麻黄宣肺平喘，石膏清泻肺热，杏仁肃降肺气，甘草益气和中。

剖析方药配伍：麻黄与石膏，属于相反相畏配伍，相反者，麻黄温宣，石膏寒清，相畏者，石膏制约麻黄宣肺助热，麻黄制约石膏清热寒凝；麻黄与杏仁，属于相使配伍，宣降肺气，调理气机；石膏与甘草，属于相畏配伍，甘草益气制约石膏寒清伤胃，石膏清热制约甘草益气恋邪；麻黄与甘草，属于相反相畏相使配伍，相反者，麻黄宣发，甘草补益，相畏者，甘草制约麻黄宣发伤气，相使者，益气温通。

权衡用量比例：麻黄与石膏用量比例是1 ∶ 2，提示温宣与清热之间的用量调配关系，以治肺热；麻黄与杏仁用量比例是近4 ∶ 3，提示宣肺与降逆之间的用量调配关系，以治咳喘；石膏与杏仁用量比例是近3 ∶ 1，提示清热与降肺之间的用量调配关系，以治咳嗽；石膏与甘草用量比例是4 ∶ 1，提示清热与益气之间的用量调配关系。

【药理作用】 本方具有解除支气管平滑肌痉挛、调节支气管腺体分泌、解热、抗过敏、增强机体免疫功能、抗菌、抗病毒、抗氧化、强心、改善微循环、调节血压等作用。

麻黄升麻汤

【导读】①学用麻黄升麻汤应重视麻黄和升麻的用量调配关系、当归和芍药的用量调配关系、石膏和知母的用量调配关系、葳蕤和天冬的用量调配关系。②麻黄升麻汤虽是辨治肝脾兼证的重要代表方，但在临床中对寒热夹杂证等也具有良好治疗作用。③学好用活麻黄升麻汤的第一步是辨清麻黄升麻汤由哪些基础方、变化方和药物组成：组成麻黄升麻汤有4个基础方、2个变化方和8组药，基础方之一是桂枝甘草汤，之二是芍药甘草汤，之三是苓桂术甘汤，之四是甘姜苓术汤，变化方之一是麻黄汤，之二是白虎汤，8组药中第1组是辛温宣发行散药即麻黄、桂枝，第2组是辛凉行散药即升麻，第3组是清热药即石膏、知母、黄芩，第4组是滋阴药即葳蕤、天冬，第5组是补血药即当归、芍药，第6组是温阳药即干姜，第7组是利湿药即茯苓，第8组是益气药即白术、甘草，从4个基础方、2个变化方和8组药用量深入学习研究即可用活麻黄升麻汤。

【方歌】麻黄升麻汤当归，知母黄芩葳蕤芍，天冬桂枝茯苓草，石膏白术干姜好。

【方药】麻黄去节，二两半（7.5 g） 升麻一两一分（3.7 g） 当归一两一分（3.7 g） 知母十八铢（2.2 g） 黄芩十八铢（2.2 g） 葳蕤十八铢（2.2 g） 芍药六铢（0.8 g） 天门冬去心，六铢（0.8 g） 桂枝去皮，六铢（0.8 g） 茯苓六铢（0.8 g） 甘草炙，六铢（0.8 g） 石膏碎，绵裹，六铢（0.8 g） 白术六铢（0.8 g） 干姜六铢（0.8 g）

【用法】上十四味，以水一斗，先煮麻黄一两沸，去上沫，内诸药，煮取三升，去滓。分温三服。相去如炊三斗米顷，令尽，汗出愈。

【功用】发越肝阳，温暖脾阳。

【适应证】

1. 中医病证：①肝热阳郁证与脾寒阳虚证相兼。手足厥逆，咽喉不利，唾脓血，泄利不止，或口干，口渴，四肢困乏，寸脉沉迟，尺脉不至。②寒热夹气血虚证。

2. 西医疾病：慢性肝炎、慢性胃炎、慢性结肠炎、溃疡性结肠炎、支气管炎、肺脓肿、更年期综合征等临床表现符合肝热脾寒证者。

【用药分析】方中麻黄宣散郁滞，升麻透发郁阳，黄芩清热燥湿，石膏清热泻火，知母清热益阴，当归补血活血，葳蕤滋补阴津，芍药补血敛阴，天冬滋阴生津，桂枝温通阳气，茯苓益气渗湿，白术健脾燥湿，干姜温中散寒，甘草益气和中。

【用方思路】

1. 麻黄升麻汤既是辨治肝热脾寒证或肺热脾寒证的重要代表方，又是辨治诸多杂病如脾胃病、肺病、肝病、肾病等的重要基础方。

2. 方中麻黄、升麻既可升散，又可宣发；石膏、知母、黄芩既可清热，又可助阴；桂枝、干姜既可温通，又可助阳；白术、茯苓既健脾，又治湿；葳蕤、天冬既可滋阴，又可清热；当归、芍药既可补血，又可活血；甘草益气和中。从方中用药用量及调配分析得知，麻黄升麻汤的应用并不局限于肝热脾寒证或肺热脾寒证，还可用于辨治诸多杂病，如消化、循环、精神神经、内分泌及代谢等系统疾病。

3. 运用麻黄升麻汤辨治的病证（无论病变部位在心、在肝胆或在肾）以寒热夹虚为主，其治当清热散寒，益气补血。

【随证合方】若夹郁，可与四逆散合方用之；若夹寒痰，可与赤丸合方用之；若夹阳虚，可与四逆汤合方用之。应用时还必须结合病变主次酌情调整方药用量。

【注意事项】运用麻黄升麻汤既要辨清西医之病，又要辨清西医之病属于中医寒热夹虚证。辨西医之病可进一步了解疾病的发展演变及转变规律，辨中医之证可更好地针对西医之病选用麻黄升麻汤。

【应用指征】伤寒六七日，大下后，寸脉沉而迟，手足厥逆，下部脉不至，喉咽不利，唾脓血，泄利不止者，为难治，麻黄升麻汤主之。（357）

【方论】

金·成无己，《注解伤寒论》（1144年）： 与麻黄升麻汤，以调肝肺之气。《玉函》曰：大热之气，寒以取之；甚热之气，以汗发之。

麻黄、升麻之甘，以发浮热；正气虚者，以辛润之，当归桂姜之辛以散寒；上热者，以苦泄之，知母、黄芩之苦，凉心去热；津液少者，以甘润之，茯苓、白术之甘，缓脾生津；肺燥气热，以酸收之，以甘缓之，芍药之酸，以敛逆气，葳蕤、门冬、石膏、甘草之甘，润肺除热。

明·许宏,《金镜内台方议》(1422年)：故与升麻为君，麻黄为臣，以散浮热之气。如玉函经云：甚热之气，以汗泄之。当归桂姜之辛，以散其寒。知母、黄芩之苦，以凉心去热。苓术之甘，缓脾生津。白赤芍之酸。以敛逆气。葳蕤、门冬、石膏、甘草之甘，润肺除热，共为佐使，以济其症之坏，而治其厥阴之损伤者也。

明·方有执,《伤寒论条辨》(1592年)：唾脓血者，肺金燥而痿也。难治者，表里杂乱而不清，阴阳睽而不相顺接也。夫邪深入而阳内陷，寸脉沉而迟也。故用麻黄、升麻升举以发之。手足厥逆，而下部脉不至也，故用当归、姜、桂温润以达之。然芍药敛津液，而甘草以和之，咽喉可利也。葳蕤、门冬以润肺，而黄芩、知母以除热，脓血可止也。术能燥土，茯苓渗湿，泄利可愈也。石膏有彻热之功，所以为斡旋诸佐使而妙其用焉。

清·李中梓,《伤寒括要》(1649年)：伤寒六七日，邪传厥阴之时也，大下后，下焦气虚，阳气内陷，寸脉迟而手足厥，下部脉不至。厥阴之脉，贯膈循喉咙，故咽喉不利而唾脓血也，此肝家雷火烁金。若泄利不止，又绝肺金生化之源，故为难治。热气甚者，以汗发之，故用麻黄、升麻；正气虚者，以辛润之，故用当归、姜、桂；肺热者，以苦泄之，故入知母、黄芩；津渴者，以甘润之，故入茯苓、白术；以芍药、甘草制肝，以门冬、葳蕤润肺，更以石膏清胃，勿使东方之邪犯中气。

清·程应旄,《伤寒论后条辨》(1670年)：膏、芩、蕤、冬，清上焦之热，姜、术、苓、甘，补中焦之虚，芍药、知母滋下焦之液，更佐麻、升、归、桂，引清凉之气，而直达乎营与卫，使在上之燥气一除，则水母得源而津回降下，肾气亦滋矣。

清·柯琴,《伤寒来苏集》(1674年)：伤寒六七日，大下后，寸脉沉而迟。夫寸为阳，主上焦，沉而迟，是无阳矣。沉为在里，则不当发汗；迟为脏寒，则不当清火。且下部脉不至，手足厥冷，泄利不止，是下焦之元阳已脱，又咽喉不利吐脓血，是上焦之虚阳无根据而将亡，故扰乱也。如用参、附以回阳，而阳不可回，故曰难治，则仲景不立方治也明矣。此用麻黄、升麻、桂枝以散之，汇集知母、天冬、黄芩、芍药、石膏等大寒之品以清之，以治阳实之法，治亡阳之症，是速其阳之毙也。安可望其汗出而愈哉！用干姜一味之温，苓、术、甘、归之补，取玉竹以代人参，是犹攻金城高垒，而用老弱之师也。且用药至十四味，犹广罗原野，冀获一兔，与防风通圣等方，同为粗工侥幸之符也。谓东垣用药多多益善者，是不论脉病之合否，而殆为妄谈欤！

清·汪琥,《伤寒论辨证广注》(1680年)：成注引《玉函》曰：大热之气，寒以取之。甚热之气，以汗发之。麻黄、升麻之甘，以发浮热。正气虚者，以辛润之。当归、桂姜之辛以散寒。上热者，以苦泄之，知母、黄芩之苦，凉心去热。津液少者，以甘润之，茯苓、白术之甘，缓脾生津。肺燥气热，以酸收之，以甘缓之芍药之酸，以敛逆气。葳蕤、天门冬、石膏、甘草之甘，润肺除热。琥按：上仲景方，既系错杂。成氏注，又多差误。况系厥阴难治之证，医人何以措手。琥又按：上汤，乃肺脾之药而兼走肝，麻黄、升麻升肺脾之阳也，知母、黄芩、石膏、葳蕤、天门冬，能清肺家之燥热。以下后，则津液重亡，兼之唾脓血，则肺愈燥，而热故也。白术、茯苓、炙甘草，温补脾虚兼主泄利。下多亡阴，故以芍药、当归和补中下二焦之阴，肝与脾兼受其益也。用干姜者，温中气以济知、芩、石膏之寒也。用桂枝者，调营卫而兼升阳之用也。服药令尽，使汗出愈者，非用上药以发汗。此以见阴阳和，则汗微出，而厥逆等候自除之意。

清·张志聪,《伤寒论宗印》(1683年)：经曰：汗者不以奇，下者不以偶，盖取其地气升而天气降也。阴数终于十，一两一分者，阴极而阳生阴中之阳，升也。二两半者，亦阴中有阳也。阴数六，六铢者，地成数之始也。阳数七，阳穷九，十八铢、十四味者，偶奇而成，偶中有奇也，偶中之奇升也。此病入于阴之极而为难治，故其奇偶之数皆取其阴中之阳，从下而升，自内而外也。一百一十三方皆有奇偶之法，学者当合参《灵》《素》，以意会之。伤寒六七日，当阴尽以复阳，里穷而出表。此因大下后，使邪热随经入里，而干及乎阴脏矣。盖寸以候上候外，沉为在下在里，而迟则为在脏也。热入深，故手足厥逆，阴脏之气受伤，是以下部之脉不至也。夫厥阴之经络，上贯膈，注肺中，循喉咙，入颃颡。热虽深入，而经气相通，是以咽喉不利，而唾脓血者，经邪上逆也。泄利不止者，经邪下逆也。经曰：实者散之，故用麻黄以宣通；下者举之，用升麻以提挈；黄芩知母，清里热而直达于皮毛；当归、芍药，助荣气以通出于外络；天门冬，乃阴分清凉之品，更取其性上延蔓；葳蕤根须似络，用清经脉之邪；石膏质重性沉，辛甘发散，能导诸药，直从阴以出阳；甘草配桂枝，取辛甘之发散；干姜合苓术，助中气以宣通。盖经脉之气。由中焦之所生也，使气血克而邪热出，得其微汗而解焉。此一证也，原从外而内，上而下，复使其下而上，内而外，环转一周，经脏皆病，少有差失，亦危矣哉。故曰难治。（眉批：经络受邪，入脏腑为内所因。邪入经络，故干脏气。干脏者半死半生，故为难治。黄芩、知母，肺经之药也。肺主脉，而主皮毛。凡藤蔓者，治经脉。）此因邪热入深，故用石膏引麻黄，直从里而出表，与太阳少阴解表之麻黄汤证，不相同也。

清·张志聪，《伤寒论集注》（1683年）： 此言阴极而初阳不生，致厥阴标本中见之气皆虚者，当以麻黄升麻汤启阴中之初阳，而达于肌表也。伤寒六七日，病复交于厥阴也；大下后则阳气下陷，故寸脉沉而迟；阳气外微，故手足厥冷；下部脉不至者，阴极而阳不生也；咽喉不利，乃厥除，风气在上而上焦虚；唾脓血，乃厥阴火化在中而中焦虚泄利不止，乃厥阴标阴在下而下焦虚。夫风气盛于上，火热见于中，阴液泄于下，乃厥阴标本中见之气皆病，不得其法以救之，则束手待毙，故曰此为难治。若欲治之，麻黄升麻汤主之。麻黄、升麻启少阳之气于阴中，而直通于肌表，葳蕤、天冬滋少阳之火热而助其阴液，当归、芍药和三焦以养血，苓、术、甘草益土气以和中，干姜、桂枝助火热而止利，知母、黄芩凉三焦而泻火，石膏质重从里阴而外达于肌腠，夫阴阳血气调和则汗出而愈。又升麻、当归用一两一分者，两为阴数之终，一乃生阳之始。亦启阳气于阴中，而上达心包之意云尔。

清·沈明宗，《伤寒六经辨证治法》（1693年）： 所以汤中白术、茯苓，导湿安中止利；葳蕤、天冬、黄芩、石膏、知母，养胃润肺清金，而制风化之热；当归养血和肝，兼疏风邪外出；干姜辛热，以散入里之寒；升麻乃提胃气上下，又助麻桂各半汤，升散在里风寒，令其汗出而愈。

清·张璐，《医通祖方》（1695年）： 治冬温误行汗下，下部脉不至，咽喉不利，唾脓血。此方专主阳热陷于厥阴，经脉为邪气所遏，故下部脉不至，而证见咽喉不利，唾脓血也。邪遏经脉，非兼麻黄、桂枝之制，不能开发肌表以泄外热；非取白虎、越婢之法，不能清润肺胃以化里热。更以甘草、芍药参黄芩，寒因寒用，谓之应敌；甘草、干姜合肾著汤，热因热用，谓之向导。以病气庞杂，不得不以逆顺兼治也。

清·钱潢，《伤寒溯源集》（1708年）： 故以麻黄为君，升麻为臣，桂枝为佐，以升发其寒邪，发越其阳气也。知母、黄芩为臣，所以杀其郁热之邪也。石膏为佐，所以清肃上焦，利咽喉而解胃热也。当归、葳蕤、天冬、芍药，养血滋阴，所以治脓血也。白术补土，干姜守中，甘草和脾，茯苓淡渗，皆所以温里寒而理中焦，补下后之虚，治泄利之不止也。此条脉证虽繁，治法虽备，然终是寒邪误陷所致，故必待麻黄升麻桂枝之汗解，而后可愈，故麻黄、升麻之分两居多也。

清·秦之桢，《伤寒大白》（1714年）： 此治误下邪伏，故用升散法从表发出。以知母、石膏、黄芩清里热，以归、芍引入血分至深之处。家秘加羌活，去麻黄，以其咽喉不利吐脓血耳。

清·魏荔彤,《伤寒论本义》(1724年): 既是热邪伏郁于阴中，阳气必然勃勃欲动于阴分，固极难为升举，不易透表散邪治之得愈矣。然非有阴无阳，厥去不还之死证也。仍当以破阴升阳为主治，用麻黄升麻汤，与乌梅丸同理，而各有义焉。乌梅丸意在缓以收功，治胃厥以安蛔；麻黄升麻汤，意在急于奏捷，理肺热以发汗。程注明药性，喻注更直决其立法之原故，方义不必复赘矣。用之而阴开，则阴不格于阳；阳升，而阳不陷于阴。阳升于表，而邪热反散不上冲而肺安；阴静于里，而邪热无溷不下注而利止。寒热不参，阴阳各正，又何病不已乎?

清·姚球,《伤寒经解》(1724年): 麻黄升麻汤，升清降浊也。芍药、甘草、桂枝以治风，麻黄、干姜以治寒。石膏、知母、黄芩，治上炎之火；升麻、白术、白茯，治陷下之气；天冬、葳蕤、当归，理已伤之血。血行脉至，寒退厥愈。火降、血止、气升、利定、火息，而咽喉利矣。

十一画

清·尤在泾,《伤寒贯珠集》(1729年): 麻黄升麻汤，合补泻寒热为剂，使相助而不相悖，庶几各行其事，而并呈其效。方用麻黄、升麻，所以引阳气发阳邪也，而得当归、知母、葳蕤、天冬之润，则肺气已滋，而不蒙其发越之害矣，桂枝、干姜，所以通脉止厥也，而得黄芩、石膏之寒，则中气已和，而不被其燥热之烈矣，其芍药、甘草、茯苓、白术，则不特止其泄利，抑以安中益气，以为通上下和阴阳之用耳。

清·王子接,《绛雪园古方选注》(1732年): 麻黄升麻汤，方中升散、寒润、收缓、渗泄诸法具备。推其所重，在阴中升阳，故以麻黄升麻名其汤。膏、芩、知母苦辛，清降上焦之津，芍药、天冬酸苦，收引下焦之液，苓、草甘淡，以生胃津液，归、术、葳蕤缓脾，以致津液。独是九味之药，虽有调和之致，不能提出阴分热邪，故以麻黄、升麻、桂枝、干姜开入阴分，与寒凉药从化其热，庶几在上之燥气除，在下之阴气坚，而厥阴错杂之邪可解。

清·不著撰人,《伤寒方论》(1732年): 大下后，则气血俱伤可知，于是寸脉沉迟，明是阳去入阴之象，因而手足厥冷，泄利不止，下部脉不至，故以苓、术、干姜壮其阳，葳蕤、天冬养其阴，桂、甘、芍药和其营卫，而以升麻提其下陷之气，知母、石膏、黄芩清肺之热，而以麻黄散而泄之耳。然而下部脉虽不至，泄利虽不止，非竟纯阴无阳也，不过快药下利，重亡津液，故厥阴之脉随经射肺，而肺之津液亦亡，乃咽喉不利而止脓血，遂成肺痿也，病惟表里错杂，药亦兼而调之，君以升麻，则下无不举，君以麻黄，则内无不出，故曰麻黄升麻汤。

清·吴谦,《医宗金鉴》(1742年): 下寒上热若无表证，当以黄连汤为法，今有表证，故复立此方，以示随证消息之始也。升麻、葳蕤、黄芩、石膏、知母、天冬，乃升举走上清热之品，用以避下寒，且以滋上也；麻黄、桂枝、干姜、当归、白芍、白术、茯苓、甘草，乃辛甘走外温散之品，用以远上热，且以和内也。

清·黄元御,《伤寒悬解》(1748年): 下伤中气，脾肝下陷，故寸脉沉迟，尺脉不至，手足厥逆，泄利不止。胃胆上逆，浊气冲塞，故咽喉不利。相火刑金，故呕吐脓血。是下寒上热，升降倒行，中气颓败，最为难治。麻黄升麻汤，姜、甘、苓、术，温中而燥土，知母、石膏、天冬、葳蕤，清金而降逆，当归、芍药、桂枝、黄芩，滋木而升陷，升麻理其咽喉，麻黄发其皮毛也。

清·黄元御,《长沙药解》(1753年): 治厥阴伤寒，大下后，咽喉不利，吐脓血，泄利不止者。以下后中气寒湿，相火上逆，刑辛金而为脓血，风木下陷，贼己土而为泄利。姜、甘、苓、术，温中燥土，知、膏、冬、蕤，清肺热而生津，归、芍、苓、桂，滋肝燥而升陷，升麻理其咽喉，麻杏泻其皮毛也。

清·黄元御,《伤寒说意》(1754年): 麻黄升麻汤，姜、甘、苓、术，温燥水土，石膏、知母、天冬、葳蕤，清润燥金，当归、芍药、桂枝、黄芩，滋荣风木，升麻利其咽喉，麻黄泻其皮毛也。

清·徐灵胎,《伤寒论类方》(1759年):

此乃伤寒坏症，寒热互见，上下两伤，故药亦照症施治。病症之杂，药味之多，古方所仅见，观此可悟古人用药之法。

清·强健，《伤寒直指》（1765年）：《玉函》曰：大热之气，寒以取之；热甚之气，汗以发之。麻黄、升麻之甘以发浮热。正气虚者，以辛润之，当归、姜、桂之辛以散寒。上热者，以苦泄之，知母、黄芩之苦凉心去热。津液少者，以甘润之，茯苓、白术之甘缓脾生津。肺燥气热，以酸收之，以甘缓之，芍药之酸以敛逆气，葳蕤、天冬、石膏、甘草之甘以润肺除热。

清·吕震名，《伤寒寻源》（1850年）：此条伤寒六七日，阴液已伤也，复经大下，阳津重竭也。下后阳气陷入阴中，而阴气亦复衰竭，故寸脉沉而迟。阳气既已下陷，将随下利而亡。故下部脉不至。以致咽喉不利唾脓血，手足厥逆，泄利不止，种种见证，皆因阳去入阴，上征下夺，最为危候，故称难治。本方用一派甘寒清热之药，不嫌重复，独任麻黄、升麻二味。从阴分提出阳气，复以桂枝、干姜佐诸阴药化气生津。盖热不清则津不复，阳不升则津不固。错杂之邪，以错杂之药解之，先圣立方之精如此。

清·陈恭溥，《伤寒论章句》（1851年）：升麻气味甘苦平，又曰微寒，能从中土而达太阳之气于外，解百毒，提邪外出。葳蕤一名玉竹，气味甘平，禀太阴温土之精，能资中焦之汁，治风湿灼热，补诸不足。天门冬气味甘寒、禀水天之气，坏转运行，能启水中之生阳，上通于天，治暴风湿偏痹，强骨髓，杀三虫。当归气味苦湿，禀少阴水火之气，能助心主之血液，从经脉而外充于皮肤，又能助肾脏之精气，从胞中而上交于心包，养血解毒，生肌止痛。知母气味苦寒，皮有毛而色白，禀秋金清肃之气，得寒水之精，肉厚皮黄，兼得土气，主治消渴热中，除邪消肿，清肺滋肾，不伤于脾。麻黄升麻汤通治三焦、祛邪养液之方也，凡厥阴标本中见之气皆虚，病在垂危者用之。本论《厥阴篇》曰：伤寒六七日，大下后，寸脉沉而迟，手足跃冷，下部脉不至，咽喉不利，唾脓血，泄利不止，为难治，此方主之。夫厥阴本禁下也，大下之，则阳气下陷矣，故寸脉沉迟，厥冷，下部脉不至，此唯阴无阳之危候也。咽喉不利者，厥阴风气在上，而上焦虚也。唾脓血者，火散在中，而中焦虚也。泄利不止者，阴寒在下而下焦虚也。上中下标本中见皆病，不得其法以救之，则束手待毙。仲景婆心，出此方以救治。麻黄、升麻启少阳之气于阴中，而达于肌表。葳蕤、天冬，滋少阳之火热，而养其阴液。茯苓、白术、甘草，补土气以和中。干姜、桂枝温中土以止利，知母、黄芩凉三焦而利咽喉，清脓血。当归、芍药和三焦以养血。石膏领麻黄入里阴以达外。面面周到，阴阳气血调和，则汗出而愈。其升麻、当归，用一两一分者，两为阴数之终，一乃阳数之始，其殆取阴极一阳生之义欤。

清·石寿棠，《医原》（1861年）：此上热下寒互伤之证，病证之杂，药味之多，为古方所仅见，观此可悟古人用药之法。

清·高学山，《伤寒尚论辨似》（1872年）：故以补血之当归为主，滋阴之葳蕤、天冬为佐，而使以下引之芍药也。阳陷，故以提阳之升麻为主，佐以温气之干姜、桂枝，而使以补中之甘草也，阴火上逆，以致咽喉不利，而吐脓血，故加苦寒之知、芩，甘寒之石膏以降之，水谷不分，以致并趋大肠而泄利，故加温渗之苓、术以理之，然后总统于甘温之麻黄，则阴阳各得其位，而漐然汗解矣，注谓病惟表里错杂，药亦兼而调之，总统肤陋，是不知本症、本方者也，此亦太阳误下之坏病，而非厥阴之症。

清·莫枚士，《经方例释》（1884年）：［泉案］此肺痿、厥利合治之专方。麻黄发汗为君，升麻、当归并用，为化脓行血之专法。阳毒升麻汤症亦咽喉痛，唾脓血，亦升麻、当归并用，彼升麻二两，当归一两，以阳毒毒盛，故升重于归也。赤豆当归散症，亦有脓，故亦用当归，无咽喉症，故不用升麻。黄芩、葳蕤、知母三味相合，为清热生津除烦之法。《千金》《外台》诸治消渴方皆祖此。石膏、麦冬并用，为生津之法。《千金》《外台》诸治虚烦方皆祖此。本论竹叶石膏汤同法。甘草、干姜并用，为治厥逆之法；亦因大下故也，本论有专方；茯苓、白术并用，为治泄利之法，真武汤症，亦下痢，亦用苓术；桂枝、芍药并用，为和表之法、论谓厥逆泄利是厥利也；咽喉不利，唾脓血，是肺痿也；二症并见，故作此法。

清·戈颂平，《伤寒指归》（1885年）： 麻黄苦温，升麻甘平，举陷下阴液，荣半表上。甘草、干姜，气味甘温，温戊土之阴，内藏其阳。石膏、知母、黄芩，气味苦寒，坚半里上之阴，内固其阳。桂枝辛温，温通表里经道之阴。芍药苦平，疏泄表里土气。阳不藏卯，土中阴液不足，以天门冬苦平，当归苦温，白术甘温，葳蕤甘平，四味体多津液，助土中不足之阴，以和来复之阳。茯苓本松木之精华，藉土中阴阳气液，转运结成，气味甘平色白，能入阴土，转运阴阳气液，环抱周身，和利上下表里。右十四味，象天生地成十数，转运四方。以水一斗，先煮麻黄一两沸，去上沫，象生成之数，包藏土中，一阳举，二阴耦之。内诸药，煮取三升，象三阳阳数得阴阖午藏卯。去滓，分温三服，象三阴阴数得阳开子明卯，相去，如炊三斗米顷，令尽，汗出愈。汗，阴土液也，象阳数，缓缓藏于土中，蒸阴液环转表里，毋相急也。

清·王旭高，《退思集类方歌注》（1897年）： 此方升散寒润，收缓渗泄具备，推其所重，在阴中升阳，故麻黄、升麻名汤也。膏、芩、知母苦辛清降上焦之津，芍药、天冬酸苦收引下焦之液，苓、草甘淡，归、术甘温，玉竹甘寒，缓脾胃以致津液。独是十味之药，虽有生津泄热之功，不能提出阴分热邪，故以麻、桂、升、姜，开入阴分，与寒凉药从化其热，庶几在上之燥气除，在下之阴气坚，而厥阴错杂之邪可解。

近代·黄竹斋，《伤寒论集注》（1925年）： 喉咽不利唾脓血，阳热在上也。泄利不止，阴寒在下也。阴阳不相接，故下部脉不至而手足厥逆。此方升阳滋阴，则上下交而厥愈矣。本草云，升麻能解百毒，杀百精老物殃鬼，辟瘟疫瘴气，邪气虫毒。及疳䘌游风，肿毒诸证。而此节之咽喉不利唾脓血，即金匮阳毒之类证。而兼泄利者，故用升麻以为君，其余则随证出入耳。

近代·曹颖甫，《伤寒发微》（1931年）： 麻黄升麻汤，君麻黄、升麻以升提下陷之寒湿而外散之，所以止下利也；当归以补血；黄芩以清胆火；知母、石膏以清胃热，所以止吐脓血也；葳蕤、天冬以润肺，所以利咽喉不利也；白术、干姜、芍药、桂枝、茯苓、甘草，所以解水分之寒湿，增营分之热度，而通利血脉也。但令水寒去而营热增，手足之厥冷自解矣。

近代·彭子益，《圆运动的古中医学，伤寒论方解篇》（1947年）： 表未解而误下，荣卫经气下陷不升，则成协热下利。陷而复升，将水与热结于胸间，心下硬痛，脉沉热实，短气烦躁，心中懊憹，则成结胸。硝黄攻结热，甘遂攻结水也。

现代·中医研究院，《伤寒论语释》（1956年）： 本方用药复杂，具有清上温下、滋阴养血、调和营卫、升阳举陷等作用，由许多方剂组成。麻黄、升麻配伍可以升阳解毒，行气通血；桂枝、芍药调和营卫；黄芩、知母、天冬、甘草利咽喉；石膏清热；茯苓、白术、干姜利水、温下寒而治腹泻；当归、葳蕤、天冬滋阴养血而止脓血；不少注家认为此方方症不符，用药过杂（寒热温凉并用），临症时应特别注意。

现代·任应秋，《伤寒论语释》（1957年）： 本方仅具解表热清里热的作用，犹嫌其杂而不纯，阴阳两竭的重证，更不能应用。

现代·陈亦人，《伤寒论译释》（1958年）： 本方具有清上热，温中寒，调和营卫，发越郁阳，滋阴养血的功用。方中麻黄、石膏、甘草（越婢汤主药）发越内郁之阳，桂枝、芍药配甘草，调和营卫，黄芩、知母、天冬清上焦之热，茯苓、白术、干姜温中渗湿，升麻升清解毒，当归、玉竹滋阴养血，以防发越之弊。药味虽多，但无味虚设，在组织配伍上，堪称严密周到。

本方的主要作用是发越郁阳，所以麻黄用量最重，与石膏、炙草相伍，寓越婢汤意。其次是升麻、当归，各用一两一分，升麻既能佐麻黄以散郁升清，与黄芩、天冬、知母相伍，又能清肺解毒，当归与葳蕤相伍，滋阴养血，并能防发越之弊。至于桂枝与芍药相伍，能和营解肌，白术与茯苓相伍，能运脾通阳，干姜与炙草相伍，又能温中祛寒。但这些药物的用量只有六铢，可见皆非主药，只能起到一些佐使作用。统观全方，药味虽多，仍然是有制之师。以上诸家对本方的配伍意义都有阐发，王氏的方解尤能扼其要领，重点突出。但是对于本方也有彻底否定的，如柯氏说"若此汤其大谬者也……且用药至十四味，犹广罗原野，冀获一免，与防风通圣等方，同为粗工侥幸之符也"。果如柯说，则复方都毫无意义了，未免失之片面。就本方的药味来说，还寓有越婢汤、桂枝汤、理中汤、苓桂术等方的主药在内，兹简析如后，以供参考。

现代·安徽中医学院，《伤寒论通俗讲义》（1959年）：本方有升阳发表，清热解毒之功。麻黄、桂枝，解表取汗；知母、黄芩、石膏，清热生津；升麻升提下陷之阳，疗咽喉诸毒；天冬、葳蕤滋阴润燥，清肺金而降火；当归、白芍敛阴养血以通脉；苓、术、干姜温运脾胃，渗湿而止下利；甘草和诸药，而调内外。本方适用于上热下寒的阳郁证，非纯阴无阳下厥上竭者所宜。

现代·李翰卿，《中国百年百名中医临床家》（1960年）：此升散下陷之郁阳，治上热下寒、热多寒少证之方。主治伤寒误下后，咽喉不利，吐脓血，下利不止，手足厥逆，脉沉而迟，下部脉不至等证。但必须根据患者的体质、年龄、得病久暂、治疗经过，以及饮食之喜冷、喜热，脉搏之有力、无力，全面细心分析，肯定属于上热下寒、热多寒少之证方可试用。麻黄、升麻以升散内陷之阳邪；黄芩、石膏、知母以清郁积之内热；天冬、葳蕤滋阴；当归、芍药和血。合之以治咽喉不利、吐脓血之上热证。桂枝、干姜温中去寒，苓、术、炙草补脾利湿，一方面助升阳之品以止泄，一方面防止清热滋阴之品有伤肠胃也。这是治上热下寒的一种方法。

现代·孙纯一，《伤寒论注释要编》（1960年）：麻黄升麻汤共十四味，以桂枝汤、越婢汤、麻杏石甘汤、黄芩汤、甘草干姜汤等再加对证之药，合成一方，其意义如下：①麻黄、石膏、甘草为越婢汤主药，发越内郁之阳气；②桂枝、芍药为桂枝汤主药，调和营卫；③升麻，升清解毒，配麻黄行气通血，升发内外郁塞之邪，配寸冬等治咽痛；④黄芩、知母、麦冬清上热利咽喉；⑤茯苓、白术、干姜配桂枝汤温下寒利水；⑥当归，葳蕤滋阴养血，防止发越之弊。

现代·刘渡舟，《伤寒论十四讲》（1982年）：麻黄升麻汤由麻黄、升麻、当归、知母、黄芩、葳蕤、芍药、天冬、桂枝、茯苓、炙甘草、石膏、白术、干姜组成。方中用麻黄、升麻的剂量较大，用以宣发陷下阳郁之邪；用黄芩、石膏以清肺胃之邪热；桂枝、干姜通阳温中以祛寒；当归、芍药养血以和阴；知母、天冬、葳蕤滋阴降火以和阳；甘草、茯苓、白术不仅能健脾益气而止利，且能安胃和中而交通上下。此方汇合补泻寒热之品而成方，使其相助而不相悖。虽用药多至十四味，但不是杂乱无章，为治疗寒热错杂之证，寓有精当的意义。

现代·刘渡舟，《伤寒论诠解》（1983年）：麻黄升麻汤用麻黄、升麻透发内陷的阳郁之邪，升麻兼以升举下陷之阳气；用黄芩、石膏、知母清肺胃在上热；用桂枝、干姜以温中通阳；用当归、芍药以养血和阴；用天冬、葳蕤以养阴生津、滋补阴液不足；白术、茯苓、甘草健脾补中、交通上下之阴阳。本方宣发阳郁之邪，滋补脾胃之阴，温养下后阳气之虚。虽主治寒热错杂，但偏重于宣发升散，故以麻黄升麻为方名。本方用药的特点是：药味多，以适应病情之复杂；剂量小，以利下阳郁之发散。在药味多、剂量轻的前提下，麻黄、升麻的剂量相对为大，从而突出了本方以宣发为主的治疗作用。通过药后的宣散汗出，不仅使内陷之邪得以外透，且使表里上下之阳气得以通达；阴阳水火能得以交通既济，则使其病得愈。方后注云"汗出愈"，可见其重点乃在于透邪外出。

现代·刘渡舟，聂惠民，傅世垣，《伤寒挈要》（1983年）：麻黄、升麻透发陷入之阳邪，黄芩、石膏清肺胃之邪热；桂枝、干姜温中通阳；当归养血柔肝；知母、天冬、葳蕤养阴滋液；甘草、白术、茯苓补下利之虚，以交通上下阴阳。

现代·陈亦人,《伤寒论求是》(1987年): 麻黄升麻汤是《伤寒论》中药味最多的一张方剂，计有14味药，显得十分庞杂，而且用量悬殊，多的用至二两半，少的只用六铢，因而有些注家认为非仲景方，如柯韵伯说："六经方中，有不出于仲景者，合于仲景，则亦仲景而已矣，若此汤其大谬者也……且用药至十四味，犹广罗原野，冀获一兔，与防风通圣等方，同为粗工侥倖之符也。"因为该证的关键病机是邪陷阳郁，所以方中重用麻黄、升麻为君，目的在于发越郁阳。喉痹唾脓血，乃肺热伤阴，故佐以清肺滋阴。泄利不止，乃脾伤气陷，故佐以健脾温阳。药味虽多，仍然是重点突出，主次分明，决不同于杂凑成方。当此可证否定本条方证的理由并不充分，应当进一步深入研究。王朴庄曾经分析指出："君以麻黄，取捷于得汗也。升麻解毒，当归和血，故为臣。然后以知母、黄芩清肺热，葳蕤、麦冬保肺阴，姜甘三白(白术、白芍、白茯苓)治泻利。复以桂枝、石膏辛凉化汗，入营出卫，从肺气以达于四末。纪律森严，孰识良工苦心哉！"颇能说明道理，可供参考。此证肺热脾寒，此方发越郁阳，清肺温脾，与肝经毫无关涉，所以也不应属于厥阴病方。

现代·王付,《经方学用解读》(2004年): 肝热阳郁证与脾寒阳虚证相兼的基本病理病证是肝热阳郁气机不通，脾寒阳虚而不运化。因此，治疗肝热阳郁证与脾寒阳郁证相兼，其用方配伍原则与方法应重视以下几个方面。

针对证机选用发越阳郁药：肝体阴而用阳。肝气不得疏泄，肝阳因之而郁滞，阳气郁滞则肝气不能发越，其治当发越阳郁。如方中麻黄、升麻。

针对证机选用温补脾阳药：脾气虚弱而生寒，寒气乘机又肆虐于脾，脾气不得运化水湿，水湿乘虚而下注，证见下利不止，其治当温脾散寒。如方中干姜、桂枝。

合理配伍益阴泻热药：阳气郁滞而生热，邪热乘机内盛而肆虐于肝，肝气为邪热所迫而不得疏泄，气机郁滞又加剧郁热内生，邪热内蕴而损伤阴津，阴虚而不制阳则为热，其治当益阴泻热。如方中天冬、葳蕤、石膏、黄芩、知母。

妥善配伍补血药：邪热在肝而灼伤阴血，其治既要益阴，又要补血，因血可化阴，阴可助血。可见，只有配伍益血药，才能更好地达到清热益阴作用。如方中当归、芍药。

适当配伍益气健脾药：寒邪在脾，肆虐脾气而生化气血不足，其治既要温补脾阳，又要益气健脾药。只有有效地健脾，才能达到生化气血的目的。如方中白术、茯苓、甘草。

随证加减用药：若口苦者，加黄连、黄柏，以清热泻火；若唾脓血明显者，加白茅根、小蓟，以清热凉血止血等。

【方论评议】

综合历代各家对麻黄升麻汤的论述，应从用药要点、方药配伍和用量比例三个方面进行研究，以此更好地研究经方配伍，用于指导临床应用。

诠释用药要点：麻黄宣散郁滞，升麻透发郁阳，黄芩清热燥湿，石膏清热泻火，知母清热益阴，当归补血活血，葳蕤滋补阴津，芍药补血敛阴，天冬滋阴生津，桂枝温通阳气，茯苓益气渗湿，白术健脾燥湿，干姜温中散寒，甘草益气和中。

剖析方药配伍：麻黄与升麻，属于相使配伍，辛散宣发，透达郁阳；石膏与知母、黄芩，属于相须配伍，增强清泻郁热；当归与芍药，属于相须配伍，增强补血敛阴；葳蕤与天冬，属于相须配伍，增强滋补阴津；白术与甘草，属于相须配伍，增强健脾益气；干姜与桂枝，属于相须配伍，增强温阳散寒；石膏、知母与干姜、桂枝，属于相反配伍，寒清热而不凝，温通阳而不燥。

权衡用量比例：麻黄与升麻用量比例是7.5 : 3.7，提示辛温宣发与辛凉透散之间的用量调配关系，以治阳郁；石膏与知母、黄芩用量比例是1 : 3 : 3，提示甘寒清热与苦寒清热之间的用量调配关系，以治郁热；当归与芍药用量比例是3.7 : 0.8，提示甘温补血与酸寒补血之间的用量调配关系，以治伤肝血；白术与甘草用量比例是 1 ∶ 1，提示健脾与缓急之间的用量调配关系，以治脾虚；干姜与桂枝用量比例是 1 ∶ 1，提示温阳与温通之间的用量调配关系，以治阳虚；葳蕤与天冬用量比例是 3 ∶ 1，以治阴伤生热。

【药理作用】 本方具有调节呼吸中枢、调节腺体分泌、改善微循环、调节心律、降压、调节中枢神经、调节周围神经、调节内分泌、增强机体免疫功能、对平滑肌功能双向调节、调节胃肠蠕动、保肝利胆，抗惊厥、解热、抗炎、抗菌、抗肿瘤等作用。

麻黄加术汤

【导读】 ①学用麻黄加术汤应重视麻黄和白术的用量调配关系、杏仁和白术的用量调配关系。②麻黄加术汤虽是辨治太阳寒湿痹证的重要代表方，但在临床中对痰湿蕴肺证等也具有良好治疗作用。③学好用活麻黄加术汤的第一步是辨清麻黄加术汤由哪些基础方和药物组成：组成麻黄汤有 5 个基础方和 4 组药，基础方之一是甘草麻黄汤，之二是桂枝甘草汤，之三是杏子汤，之四是甘草汤，之五是麻黄汤，4 组药中第 1 组是既治有又治里药即麻黄、桂枝，第 2 组是宣降肺气药即麻黄、杏仁，第 3 组是治里药即杏仁、甘草，第 4 组是益气药即白术、甘草，4 个基础方都不是用于治表证的发汗方药，甘草麻黄汤是辨治里水证的基本代表方，桂枝甘草汤是辨治心阳虚证的基本代表方，杏子汤是辨治里水气证基本代表方，甘草汤是辨治咽痛热证的代表方，麻黄汤既是辨治太阳伤寒证的重要基础方又是辨治各科杂病的属于寒郁重要基础方，从 5 个基础方和 4 组药用量深入学习研究即可用活麻黄加术汤。

【方歌】 仲景麻黄加术汤，辨治湿家身烦痛，太阳寒湿表实证，辨治杂病除湿痛。

【方药】 麻黄去节，三两（9 g） 桂枝去皮，二两（6 g） 甘草炙，一两（3 g） 杏仁去皮尖，七十个（12 g） 白术四两（12 g）

【用法】 上五味，以水九升，先煮麻黄，减二升，去上沫，内诸药，煮取二升半，去滓。温服八合，覆取微似汗。

【功用】 解表散寒，除湿止痛。

【适应证】

1. 中医病证：①太阳寒湿痹证。身体疼痛剧烈，烦扰不宁，无汗，遇寒湿加剧，或关节疼痛，舌淡、苔薄，脉浮或紧。或太阳寒湿夹虚痹证；或痰湿蕴肺证。②寒湿郁肺证。

2. 西医疾病：普通感冒、流行性感冒、支气管炎、慢性阻塞性肺疾病、慢性鼻炎、风湿性关节炎、强直性脊柱炎、坐骨神经痛等临床表现符合太阳寒湿痹证者。

【用药分析】 方中麻黄辛温通络、宣肺散寒，桂枝辛温通经止痛，杏仁肃肺降逆、白术健脾燥湿，甘草益气和中。

【用方思路】

1. 麻黄加术汤既是辨治太阳寒湿痹证的重要代表方，又是辨治诸多杂病如支气管炎、慢性阻塞性肺疾病、风湿性关节炎、椎管狭窄等病变的重要基础方。

2. 方中麻黄、桂枝既是辨治表证的重要用药，又是辨治里证的重要用药；白术、大枣、甘草可补中益气，白术辨治太阳病重在燥湿和筋，又可健脾益气；麻黄、桂枝、白术走太阳以宣通燥湿为主，走里以温经益气为主。麻黄加术汤的作用是散寒、燥湿、益气，辨治病证是寒夹虚。从方中用药得知，麻黄加术汤的应用并不局限于太阳寒湿痹证，还可用于辨治诸多杂病，如运动、神经、呼吸等系统疾病。

3. 运用麻黄加术汤辨治的基本病证（无论病变部位在表还是在里）以寒湿为主，或夹虚；根据方中用药分析，本方辨治的病证主要是实中夹虚，治疗以泻实为主。

【随证合方】 若夹湿热，可与葛根芩连汤合方用之；若夹痰，可与赤丸合方用之；若虚实夹杂且都比较重，可根据病变调整泻实与补虚方药用量。

【注意事项】 运用麻黄加术汤既要辨清西医之病，又要辨清西医之病属于中医寒湿证。辨西医之病可进一步了解疾病的发展演变及转变规律，辨中医之证可更好地针对西医之病选用麻黄加术汤。

【应用指征】 湿家，身烦疼，可与麻黄加

术汤，发其汗为宜；慎不可以火攻之。（第二20）

【方论】

元·赵以德，《金匮方论衍义》（1368年）：故用麻黄汤治寒，加术去湿，使其微汗耳。

清·李彣，《金匮要略广注》（1682年）：麻黄、桂枝发邪于表，杏仁利气于中。然恐过于发散，故加甘草，甘以缓之，所以缓麻黄之峻烈也。白术苦以燥之，所以燥脾土之湿滞，且白术益脾，又有无汗则发，有汗则止之功。

清·张志聪，《金匮要略集注》（1683年）：盖气病之在头者，使鼻受其气即愈，头主天气也。气病之在表者，又宜五味入口，以养五气，气和津生，汗出乃解，故当用麻黄汤发汗为宜，加白术培土以生津液。慎勿以火攻之，而伤其胃气也。麻黄通泄皮毛，以宣表阳，杏子疏利肺经，以通内窍，盖里窍通而外窍始泄也。夫心主血，血之液为汗，故佐桂枝之辛赤，辅心气而宣发其荣液，配甘草之辛甘发散，而调和其气血焉。

清·周扬俊，《金匮玉函经二注》（1687年）：故用麻黄汤治寒，加术去湿，使其微汗尔。然湿邪在表者，惟可汗之，不可火攻，火攻则增其热，必有发痉之变，所以戒人慎之。

清·张璐，《医通祖方》（1695年）：治湿家身体烦疼，日晡发热。湿家身疼烦热，浑是躯壳受伤，即用麻黄汤开发肌表，不得白术健运脾气，则湿热虽从汗泄，而水谷之气依然复为痰湿流薄中外矣。然术必生用，若经炒焙，但有健脾之能，而无祛湿之力矣。

清·魏荔彤，《金匮要略方论本义》（1720年）：此条乃申明湿家寒湿在表，为之立散寒除湿发汗之法；复明寒湿无可攻下之理，以示禁也。湿家身烦疼，外感寒湿也。其内有湿，不必论其何因，惟以先治其表之寒湿为急也。仲景所以云可与麻黄加白术汤发其汗为宜也。麻黄散太阳表寒，桂枝驱太阳表湿，杏仁降泄逆气，甘草、白术燥补中上，更以取微汗为治表之金针。此固以之治表邪也，而内因之湿为寒因、为热因，俱兼理而无妨碍矣。故治湿病之里，以利水为第一义；而治湿病之表，以取微汗为第一义也。

清·姚球，《伤寒经解》（1724年）：用麻黄以解肌表之郁，肺合皮毛，皮毛理，则肺气通调，水道利而湿解矣。又恐汗之太过，有亡阳之患，故以桂枝监之，甘草和之，杏仁利气以通水。身烦疼者，脾主肌肉，脾湿津液不行而烦疼，故以白术散太阴之精，而行津液也。

清·尤在泾，《金匮要略心典》（1729年）：身烦疼者，湿兼寒而在表也。用麻黄汤以散寒，用白术以除湿。喻氏曰：麻黄得术，则虽发汗，不至多汗；而术得麻黄，并可以行表里之湿。不可以火攻者，恐湿与热合而反增发热也。

清·黄元御，《长沙药解》（1753年）：治湿家身烦疼者。以湿郁经络，皮毛不泄，故身烦疼。麻黄汤泄皮毛以驱湿，恐汗去而津亡，故加白术，以益津也。此即里水之证，小便不利者也。

清·黄元御，《金匮悬解》（1754年）：湿郁经络，卫气壅遏，而生烦疼，可与麻黄加术汤，麻、桂、杏仁，泻营卫而利肺气，甘草、白术，补中脘而燥土湿。汗出湿消，烦痛自止。慎不可以火攻之，生其内热也。

清·徐灵胎，《杂病证治》（1759年）：麻黄发表于外，桂枝温营于经；白术建中燥湿，杏仁降气化痰；甘草以调和中外也。俾表里交通，则营卫合治，而中外之邪湿悉除，何有身疼晡热乎！此建中散表之剂，为脾弱感湿之专方。

清·朱光被，《金匮要略正义》（1803年）：风胜则烦，湿胜则疼，风湿两胜，自宜两解，麻黄汤以驱风，加白术以胜湿，治极明当。

清·陈元犀，《金匮方歌括》（1811年）：按：身烦疼者，寒湿之邪著于肤表也，肤表实故无汗，无汗则邪无从出矣，方用麻黄汤发肤表之汗，以散表寒。又恐大汗伤阴，寒去而湿反不去，加白术补土生液而助除湿气，此发汗中寓缓汗之法也。又白术补脾驱湿之功甚大，且能助脾土之转输而利水，观仲祖用术各方可知，今人炒燥、炒黑、上蒸、水漂等制，皆失经旨。

清·陈元犀，《金匮方歌括》（1811年）：按：张隐庵《本草经注》云：防己生于汉中者，破之纹如车辐，茎藤空通，主通气行水，以防己土之药，故有防己之名。《金匮》治水治痰诸方，盖取气运于上而水能就下也。李东垣谓防己乃下焦血分之药，上焦气分者禁用等论。张隐庵历历指驳，使东垣闻之，当亦俯首无词噫。不读《神农本经》，而妄为臆说，甘为伊岐之罪人，复可责焉？防己功用，余先君注有《神农本草经》，议论甚详，毋庸再赘。

清·高学山，《高注金匮要略》(1872年)： 主麻黄加术汤者，湿气能塞毛窍，故湿家每皆无汗。用麻黄者，所以疏卫表之云翳也。桂枝善行营气，得东方风木之正，所谓风以燥之也。五脏惟肺最恶湿，且其脏与皮毛相合，故皮毛受湿，肺管先为之不利。加杏仁者，所以通肺窍也。白术性温，与甘草同用，则善理脾胃土气。土得甘温，则蒸湿于上而为汗。此治外湿之正药也。

清·莫枚士，《经方例释》(1884年)： 此所加当是苍术。今《经》于方中衍白字，疑后人加。

日本·丹波元坚，《金匮玉函要略述义》(1894年)： 今就其方考之，是风湿之属表实者。发热恶寒无汗，其脉浮紧，可推而知矣。故以麻黄汤，发散郁邪。加术以驱表湿。此方之术，宜用苍术，非逐里湿也。盖仲景分风湿太阳病，以为三等。亦犹风寒之例。发热日晡所剧者，以湿为阴邪，故得阴时而加甚也。盖此证，湿邪滞着稍深，而其表则实。故于麻黄汤中，增损以治之。亦犹伤寒有葛根汤之例。此风湿之表虚者，亦犹桂枝汤之例。故嫌麻黄之峻，其不用阳旦者，岂以芍药之涩乎。

清·王旭高，《退思集类方歌注》(1897年)： 麻黄得术，自不至于过汗；术得麻黄，并可以行表里之湿。此治寒湿在表之正法也。

清·张秉成，《成方便读》(1904年)： 故方中用麻黄汤祛风以发表，即以白术除湿而固里。且麻黄汤内有白术，则虽发汗而不至多汗。而术得麻黄，并可以行表里之湿，即两味足以治病。况又有桂枝和营达卫，助麻黄以发表。杏仁疏肺降气，导白术以宣中。更加甘草协和表里，使之行者行守者守，并行不悖。立方者真不可思议耳。

清·戈颂平，《金匮指归》(1907年)： 可与麻黄加术汤，发其汗为宜，慎不可以火攻之。右五味，五，土数也，以水九升，九，阳数也，象阴液从中土外出半表，和阳阖午，减轻也。二，阴数也。先煮麻黄，减二升，象阳数举而阴从轻也。去上沫，内诸药，煮取二升半，象阴数得阳还半表，阳数得阴还半里，去滓，温服八合，象阴数得阳正于八，阴液未开半表，故覆取微汗。

近代·曹颖甫，《金匮发微》(1931年)： 故太阳伤寒，皮毛不开，无汗恶寒发热体痛者，宜麻黄汤以汗之；湿家发热身疼者，宜麻黄加术汤以汗之，加术者，所以去中焦之湿也。

近代·陆渊雷，《伤寒论今释》(1934年)： 麻黄汤方，解在《伤寒论今释》。彼用甘草一两。术分赤白始于《名医别录》，仲景书但称术，**后人辄加白术，**《别录》之赤术，即今之苍术。此方意在使湿从汗解，则宜苍术。

近代·赵桐，《金匮述义》(1940年)： 此湿家之禁火也。湿家身烦疼，风湿也。此烦即汗滞腠理大青龙之重烦。麻黄散风寒，加术去湿，即大青龙速发之意。麻黄得术，发汗而不致多汗，去表湿邪，发越脾气也。未成热故不须清，未成寒故忌温燥，不在里故忌利。火盛大青龙加防己，湿盛则又宜芪、附、术、草矣。倘误火攻逼汗，则湿与热合，致衄增黄。慎之哉！慎之哉！

近代·彭子益，《圆运动的古中医学·金匮方解篇》(1947年)： 治湿家身烦痛者。湿郁经络，则生烦疼。麻黄汤发汗以去湿加白术补土气以去湿气也。

现代·王渭川，《金匮心释》(1982年)： 本节指出寒湿在表的湿病治法，仲景处方麻黄加术汤，以麻黄发汗去寒，白术健脾利湿，湿寒同治，为治表湿重要方剂，现代医者仍常用。本人补充一点，如病人湿重苔腻厚腹满，应把方中的白术易苍术较为妥当。

现代·刘渡舟，苏宝刚，庞鹤，《金匮要略诠解》(1984年)： 麻黄汤散风寒湿邪；麻黄得白术，虽发汗而不致过汗。白术得麻黄，能行表里之湿，适合病情，取其微微汗出而解。

现代·王付,《经方学用解读》(2004年): 太阳寒湿表实痹证的基本病理病证是寒湿浸淫太阳营卫筋脉，经气经脉阻滞不通。因此，治疗太阳寒湿痹证，其用方配伍原则与方法应重视以下几个方面。

针对证机选用散寒燥湿药：寒湿之邪侵袭太阳肌表营卫，肌表营卫之气被寒湿所阻滞不通，证以太阳经气不通之疼痛为主，审病位在太阳肌肤营卫，其治当疏风除湿散寒。如方中麻黄，白术。

合理配伍通经降泄药：经气经脉为邪气所阻结而不通，风寒湿郁于太阳营卫经脉之间，其治当通达经气，降泄浊气。如方中桂枝、杏仁。

妥善配伍益气药：太阳肌表营卫之气为寒湿所阻滞，其治当益气祛邪，只有合理地配伍益气药，才能有助于正气以积力抗邪驱邪。如方中甘草。

随证加减用药：若肌肤疼痛者，加羌活、葛根，以通经止痛；若水肿明显者，加薏苡仁、茯苓，以泻湿消肿；若咳嗽者，加苏子、葶苈子、以降逆止咳等。

【方论评议】

综合历代各家对麻黄加术汤的论述，应从用药要点、方药配伍和用量比例三个方面进行研究，以此更好地研究经方配伍，用于指导临床应用。

诠释用药要点：方中麻黄辛温通络散寒，桂枝辛温通经止痛，杏仁肃降浊逆，白术健脾燥湿，甘草益气和中。

剖析方药配伍：麻黄与桂枝，属于相须配伍，麻黄助桂枝通经止痛，桂枝助麻黄通络止痛；麻黄与杏仁，属于相使配伍，麻黄助杏仁降泄湿浊，杏仁助麻黄发散祛湿；麻黄与白术，属于相使配伍，麻黄助白术健脾燥湿，白术助麻黄宣化湿浊；桂枝与白术，属于相使配伍，白术助桂枝温阳化湿，桂枝助白术健脾燥湿；麻黄与甘草，属于相使配伍，益气散寒化湿；杏仁与甘草，属于相使配伍，益气降利湿浊。

权衡用量比例：麻黄与桂枝用量比例是3∶2，提示通络止痛与通经止痛之间的用量调配关系，以治寒痛；麻黄与杏仁用量比例是3∶4，提示宣散与降泄之间的用量调配关系，以治湿浊；麻黄与白术用量比例是3∶4，提示宣散化湿与健脾燥湿之间的用量调配关系，以治寒湿；桂枝与白术用量比例是1∶2，提示通经与燥湿之间的用量调配关系，以治重痛；麻黄与甘草用量比例是3∶1，提示宣发与益气之间的用量调配关系；桂枝与甘草用量比例是2∶1，提示通经止痛与益气缓急之间的用量调配关系，以治疼痛。

【药理作用】 本方具有调节汗腺分泌、解除支气管平滑肌痉挛、调节支气管腺体分泌、强心、调节心律、抗缺氧、抗缺血、调节胃肠蠕动、调节水电解质代谢、调节水钠钾代谢、抗炎、抗菌、抗过敏、抗病毒、抗肿瘤、抗血栓、抗血小板聚集、抗风湿等作用。

麻黄汤

【导读】 ①学用麻黄汤应重视麻黄和桂枝的用量调配关系、麻黄和杏仁的用量调配关系。②麻黄汤虽是辨治太阳伤寒证的重要代表方，但在临床中对肺寒证及关节肌肉寒证等也具有良好治疗作用。③学好用活麻黄汤的第一步是辨清麻黄汤由哪些基础方和哪些药物组成：组成麻黄汤有4个基础方和4组药，基础方之一是甘草麻黄汤，之二是桂枝甘草汤，之三是杏子汤，之四是甘草汤，4组药中第1组是既治表又治里药即麻黄、桂枝，第2组是宣降肺气药即麻黄、杏仁，第3组是治里药即杏仁、甘草，第4组是益气药即甘草，4个基础方都不是用于治表证的发汗方药，甘草麻黄汤是辨治里水证的基本代表方，桂枝甘草汤是辨治心阳虚证的基本代表方，杏子汤是辨治里水气证基本代表方，甘草汤是辨治咽痛热证的代表方，于此还必须知道甘草汤用的是生甘草，麻黄汤用的是炙甘草，生甘草与炙甘草都的益气生津作用，不同的是生甘草偏于泻火，炙甘草偏于温中。从4个基础方和4组药用量深入学习研究即可用活麻黄汤。

【方歌】 麻黄汤中用桂枝，杏仁甘草四般施，寒郁夹湿诸般证，各科杂病因人宜。

【方药】 麻黄去节，三两（9 g） 桂枝去皮，二两（6 g） 甘草炙，一两（3 g） 杏仁去皮尖，七十个（12 g）

【用法】 上四味，以水九升，先煮麻黄减二升，去上沫，内诸药，煮取二升半，去滓。温服八合，覆取微似汗，不需啜粥，余如桂枝法将息。

【功用】 发汗解表，宣肺平喘。

【适应证】

1. 中医病证：①风寒表实证（太阳伤寒证）。发热恶寒，头身疼痛，腰痛，骨节疼痛，无汗而喘，口不渴，舌淡、苔白，脉浮紧。②风寒犯肺证。咳嗽，气喘，痰白，舌淡、苔白，脉浮。③寒郁夹湿证。④肌肉筋脉骨节寒湿证。

2. 西医疾病：普通感冒、流行性感冒、支气管炎、支气管肺炎、支气管哮喘、慢性阻塞性肺疾病、慢性鼻炎、神经性头痛、风湿性关节炎等临床表现符合风寒表实证或风寒犯肺证者。

【用药分析】 方中麻黄辛温宣肺散寒，桂枝辛温通阳发汗，杏仁肃降肺气，甘草益气和中。

【用方思路】

1. 麻黄汤是由甘草麻黄汤、桂枝甘草汤、杏子汤、甘草汤 4 个基础方所组成的方，4 个基础方都不是用于辨治太阳伤寒证的基础用方，但通过方药之间相互作用又是辨治太阳伤寒证的重要基础用方，所以运用麻黄汤既是辨治太阳伤寒证、肺寒证的重要代表方，又是辨治心病、肺病、肾病、肌肉关节等病的重要基础方。

2. 方中麻黄、桂枝既是辛温解表药，又是温里散寒药；杏仁、甘草虽是治里药，但杏仁以肃降为主，甘草以补益为主。运用麻黄汤辨治的表证以实为主；从方中用药用量及调配分析得知，麻黄汤的应用并不局限于太阳伤寒证及肺寒证，还可用于辨治诸多杂病，如运动、神经、循环、呼吸等系统疾病。

3. 运用麻黄汤辨治的基本病证（无论病变部位在表还是在里）是寒；根据方中用药分析，运用本方辨治的病证以实为主，治疗重在泻实。

【随证合方】 若夹热，可与白虎汤合方用之；若虚实夹杂，可酌情调整方中甘草用量，亦可与理中丸合方用之。

【注意事项】 运用麻黄汤既要辨清西医之病，又要辨清西医之病属于中医太阳伤寒证或肺寒证。辨西医之病可了解疾病的发展演变及转归，辨中医之证可更好地针对西医之病选用麻黄汤。

【应用指征】

（1）太阳病，或已发热，或未发热，必恶寒，体痛，呕逆，脉阴阳俱紧者，名为伤寒。（3）

（2）太阳病，头痛，发热，身疼，腰痛，骨节疼痛，恶风，无汗而喘者，麻黄汤主之。（35）

（3）太阳与阳明合病，喘而胸满者，不可下，宜麻黄汤。（36）

（4）太阳病，十日以去，脉浮细而嗜卧者，外已解也；设胸满胁痛者，与小柴胡汤；脉但浮者，与麻黄汤。（37）

（5）太阳病，脉浮紧，无汗，发热，身疼痛，八九日不解，表证仍在，此当发其汗，服药已微除；其人发烦，目瞑，剧者必衄，衄乃解；所以然者，阳气重故也，麻黄汤主之。（46）

（6）脉浮者，病在表，可发汗，宜麻黄汤。（51）

（7）脉浮而数者，可发汗，宜麻黄汤。（52）

（8）伤寒，脉浮紧，不发汗，因致衄者，麻黄汤主之。（55）

（9）脉但浮，无余证者，与麻黄汤；若不尿，腹满加哕者，不治。（232）

（10）阳明病，脉浮，无汗而喘者，发汗则愈，麻黄汤主之。（235）

【方论】

金·成无己，《注解伤寒论》（1144年）：《内经》曰：寒淫于内，治以甘热，佐以苦辛。麻黄、甘草，开肌发汗，桂枝、杏仁散寒下气。

金·成无己，《伤寒明理药方论》（1156

年）：《本草》有曰："轻可去实，即麻黄、葛根之属是也"，实为寒邪在表，皮腠坚实，荣卫胜，津液内固之表实，非腹满便难之内实也。《圣济经》曰："汗不出而腠密，邪气胜而中蕴"，轻剂所以扬之，即麻黄、葛根之轻剂耳。麻黄味甘、苦，用以为君者，以麻黄为轻剂耳，专主发散，是以为君也。桂枝为臣者，以风邪在表又缓，而肤里疏者，则必以桂枝解其肌，是用桂枝为臣。寒邪在经，表实而腠密者，则非桂枝所能独散，必专麻黄以发汗，是当麻黄为主，故麻黄为君，而桂枝所以为臣也。《内经》曰：寒淫于内，治以甘热，佐以苦辛者，兹是类欤。甘草味甘平，杏仁味甘苦，温用以为佐使者。《内经》曰：肝苦急，急食甘以缓之，肝者，荣之主也。伤寒荣胜卫，固血脉不利是专味甘之物以缓之，故以甘草、杏仁为之佐使且桂枝汤主中风，风则伤卫风邪并于卫，则卫实而荣弱，仲景所谓汗出恶风者，此为荣弱卫强者是矣，故桂枝汤佐以芍药用和荣也。麻黄汤主伤寒，寒则伤荣，寒邪并于荣，则荣实而内虚，《内经》所谓气之所并为血虚，血之所并为气虚者是矣，故麻黄佐以杏仁用利气也，若是之论，实处方之妙理，制剂之渊微，该通君子，熟明察之，乃见功焉。

十一画

元·王履，《医经溯洄集》（1368年）： 何也？夫寒之初客于表也，闭腠理郁阳气而为热，故非辛温之药不能开腠理以泄其热，此麻黄汤之所由立也。至于风邪伤表，虽反疏腠理而不能闭，然邪既客表，则表之正气受伤而不能流通，故亦发热也，必以辛甘温之药发其邪，则邪去而腠理自密矣，此桂枝汤之所由立也。其所以不加寒药者，盖由风寒在表，又当天令寒冷之时，而无所避故也。后人不知仲景立法之意，故有惑于麻黄、桂枝之热，有犯于春夏之司气而不敢用，于是有须加寒药之论。夫欲加寒药于麻黄、桂枝汤之中，此乃不悟其所以然，故如此耳。若仲景为温暑立方，必不如此，必别有法，但惜其遗佚不传，致使后人有多歧之患。若知仲景《伤寒论》专为即病伤寒作，则知麻黄、桂枝所以宜用之故。除传经热证之外，其直伤阴经与太阳不郁热即传阴经诸寒证，皆有所归著，而不复疑为寒药误下而生矣。若乃春夏有恶风、恶寒纯类伤寒之证，盖春夏暴中风寒之新病，非冬时受伤过时而发者。不然，则或者温暑将发而复感于风寒，或因感风寒而动乎久郁之热，遂发为温暑也。仲景曰：太阳病发热而渴，不恶寒者为温病。观此，则知温病不当恶寒而当渴，其恶寒而不渴者，非温病矣。仲景虽不言暑病，然暑病与温病同，但复过一时而加重于温病耳，其不恶寒而渴则无异也。春夏虽有恶风、恶寒表证，其桂枝、麻黄二汤终难轻用，勿泥于发表不远热之语也，于是用辛凉解散庶为得宜。苟不慎而轻用之，诚不能免夫狂躁、斑黄、衄血之变，而亦无功也。虽或者行桂枝、麻黄于春夏而效，乃是因其辛甘发散之力，偶中于万一，断不可视为常道而守之。

或诘予曰：仲景《伤寒论》引此，而继以桂枝下咽，阳盛则毙；承气入胃，阴盛以亡之语，夫桂枝表药，承气里药，反则为害，是固然矣；然麻黄汤亦表药也，其不言之，何欤？且子以阴盛为寒邪，寒邪固宜用麻黄也，今反举桂枝，又何欤？予曰：何不味仲景之言乎？其曰：凡伤寒之病，多从风寒得之。又曰：脉浮而紧，浮则为风，紧则为寒。又桂枝汤条而曰：啬啬恶寒，淅淅恶风。麻黄汤条而曰：恶风。夫风寒分言，则风阳而寒阴，风苟行于天地严凝凛冽之时，其得谓之阳乎？是则风寒常相因耳，故桂枝、麻黄皆温剂也。以温剂为治，足以见风寒之俱为阴邪矣，但伤卫则桂枝，伤荣则麻黄，荣卫虽殊，其为表则一耳。仲景此言，但以戒汗下之误为主，不为荣卫设也，举桂枝则麻黄在其中矣。所谓阳盛即毙者，是言表证已罢而里证既全，可攻而不可汗；所谓阴盛以亡者，是言里证未形而表证独具，可汗而不可攻。由是观之，则越人仲景之本旨，庶乎畅然于其中矣。

明·许宏，《金镜内台方议》（1422年）： 麻黄味苦辛，专主发汗，故用之为君。桂枝味辛热，以辛热之气佐之散寒邪，用之为臣。杏仁能散气解表，用之为佐。甘草能安中，用之为使。

明·汪石山，《医学原理》（1525年）： 经云：在表者汗之。又云：风从汗散，寒因热除。故用麻黄，发汗开腠理以逐邪；佐桂枝、甘草之辛甘，散越风寒；夫皮肤乃肺之合，表伤则肺病，故加杏仁，救肺降气而定喘。

明·吴昆，《医方考》（1584年）： 太阳病，项背强，无汗恶风者，名曰刚痓，此方主之……足太阳经，起目内眦，循头背腰腘，故所过疼痛不利；寒邪外束，人身之阳不得宣越，故令发热；寒邪在表，不复任寒，故令恶寒；寒主闭藏，故令无汗；人身之阳，既不得宣越于外，则必壅塞于内，故令作喘；寒气刚劲，故令脉紧。麻黄之形，中空而虚；麻黄之味，辛温而薄，空则能通腠理，辛则能散寒邪，故令为君。佐以桂枝，取其解肌；佐以杏仁，取其利气；入甘草者，亦辛甘发散之谓。抑太阳无汗，麻黄之用固矣！若不斟酌人品之虚实，时令之寒暄，则又有汗多亡阳之戒。汗多者宜扑粉，亡阳者宜附子汤。

天寒腠密，表热壮盛者，此方主之。解表之药有三品，辛凉、辛温、辛热也。夏月表气易泄，宜用辛凉。春秋表气平调，宜用辛温。若天寒之时，表气闭密，辛凉、辛温不能解散，故以麻黄、桂枝之辛热者以主之，亦各当其可而已。佐以杏仁，利其气也。佐以甘草，和其气也。

肺部原有风痰，背腧复感寒邪而成哮喘者，此方主之。背腧者，背间之腧穴，主输脏气者也。一受风寒，则脏气为寒邪所闭，不得宣越，故作哮喘。麻黄之辛，能开腠散寒；桂枝之温，能解肌疏表；杏仁微辛，入肺利气；甘草甘平，调中发散。

明·李时珍，《本草纲目》（1590年）： 麻黄乃肺经专药，故治肺病多用之。张仲景治伤寒无汗用麻黄，有汗用桂枝。历代明医解释，皆随文傅会，未有究其精微者。时珍常绎思之，似有一得，与昔人所解不同云……故用麻黄、甘草同桂枝，引出营分之邪，达之肌表，佐以杏仁泄肺而利气。汗后无大热而喘者，加以石膏。朱肱《活人书》，夏至后加石膏、知母，皆是泄肺火之药。是则麻黄汤虽太阳发汗重剂，实为发散肺经火郁之药也。腠理不密，则津液外泄，而肺气自虚。虚则补其母。故用桂枝同甘草，外散风邪以救表，内伐肝木以防脾。佐以芍药，泄木而固脾，泄东所以补西也。使以姜枣，行脾之津液而和营卫也。下后微喘者加厚朴、杏仁，以利肺气也。汗后脉微沉者加人参，以益肺气也。

明·方有执，《伤寒论条辨》（1593年）： 麻黄味苦而性温，力能发汗以散寒。然桂枝汤中忌麻黄，而麻黄汤中用桂枝，何也？曰：麻黄者，突阵擒敌之大将也。桂枝者，运筹帷幄之参军也。故委之以麻黄，必胜之算也。监之以桂枝，节制之妙也。甘草和中而除热，杏仁下气而定喘，惟麻黄有专功之能，故不须啜粥之助。

明·赵献可，《医贯》（1617年）： 辛、甘发散为阳，风宜辛散，寒宜甘发。桂枝辛而热者，故能发散卫中之风邪；麻黄甘而热者，故能发散血中之寒邪。又桂枝、麻黄，气、味俱轻，阳中之阳，故能入太阳经，散皮肤之风寒也。此二方者，乃治冬月正伤寒之的方。霜降后至春分前，此时太阳寒水用事，房劳辛苦之人，其太阳寒水之气乘虚而客入于太阳经，同气相求，故易以伤也。仲景特以杀气最重，故详言之。其余时月则无伤寒，二方不可用也。今人医牌上多书治四时伤寒，名不正则言不顺矣。《活人书》言头痛如破者，连须葱白汤，不可便与升麻葛根汤，恐太阳流入阳明。是太阳邪气流入阳明，不能解也。未至少阳者，不可便与柴胡汤。

明·张卿子，《张卿子伤寒论》（1644年）： 《内经》曰：寒淫于内，治以甘热，佐以苦辛。麻黄、甘草，开肌发汗；桂枝、杏仁，散寒下气。

清·喻嘉言，《尚论篇》（1648年）： 麻黄发汗散邪，其力最猛，故以桂枝监之，甘草和之，而用杏仁润下，以止喘逆。然亦但取微似汗，不须啜热稀粥，正如驭六马，执辔惟谨，恒虞其泛轶耳。

清·喻嘉言，《尚论后篇》（1648年）： 盖皮毛外闭，则邪热内攻，而肺气𪿙郁，故用麻黄、甘草同桂枝引出营气之邪，达之肌表。佐以杏仁，泄肺而利气，是则麻黄汤虽太阳发汗重剂，实为发散肺经火郁之药也。

清·李中梓,《伤寒括要》(1649年):《本草》云:轻可去实,麻黄之属是也。实者谓寒邪在表,腠密无汗而表实也。麻黄为轻剂,专主发散,是以为君。表实者非桂枝所能独散,所以为臣也。《内经》曰:寒淫于内,治以甘热,佐以辛苦者是也,甘草甘平,杏仁甘苦,用以为佐者,经所谓肝苦急,急食甘以缓之。

清·张璐,《伤寒缵论》(1667年): 夫寒伤荣,则荣血受病,而见骨节烦疼,当矣,何反腠理闭密,无汗而喘耶,盖荣既受伤于内,必无卫气独和于外之理。所以用麻黄发汗,必兼桂枝以和荣;用杏仁者,所以散气除喘;用甘草者,所以助阳和卫,荣卫流行,始能作汗也。按时珍云:仲景治伤寒,无汗用麻黄,有汗用桂枝,历代名医,未有究其精微者。夫津液寿汗,汗即血也,在荣即为血,在卫即寿汗,寒伤荣,荣血不能外通于卫,卫气闭固,故无汗发热而憎寒;风伤卫,卫气不能内护于荣,荣气不固,故有汗发热恶风,是麻黄汤虽太阳发汗重剂,实为发散肺经火郁之药;桂枝汤虽太阳解肌轻剂,实为理脾救肺之药也。又汪石山云:辛甘发散为阳,仲景发表药中,必用甘草以截住邪气,不使陷入阴分也。若邪既入里,则内腹胀,必无复用甘草之理。试观五苓、抵当、承气、大柴、陷胸、十枣辈,并不用甘草也,惟调胃、桃核二两,以其尚兼太阳部分之表邪,教不得不用也。当知发汗药中之甘草必不可少,此两颂脉证全在于表,方可用之。若脉微弱自汗者,不可用也。今但执一二日在表,并宜发汗。设尺中弦数,虚大,为阴虚多火,汗之别亢阳热厥而死。尺中迟弱,足垮,为阳虚夹阴,汗之则亡阳,厥逆而死,可不慎欤!

清·柯琴,《伤寒来苏集》(1669年): 麻黄色青入肝,中空外直,宛如毛窍骨节状,故能旁通骨节,除身疼,直达皮毛,为卫分驱风散寒第一品也。然必藉桂枝入心通血脉,出营中汗,而卫分之邪乃得尽去而不留。故桂枝汤不必用麻黄,麻黄汤不可无桂枝也。杏为心果,温能散寒,苦能下气,故为驱邪定喘之第一品药。桂枝汤发营中汗,须啜稀热粥者,以营行脉中,食入于胃,浊气归心,淫精于脉故耳。麻黄汤发卫中汗,不须啜稀热粥者,此汗是太阳寒水之气,在皮肤间,腠理开而汗自出,不须假谷气以生汗也。

清·程应旄,《伤寒论后条辨》(1670年): 故君麻黄入营以泄闭,臣桂枝温卫以散寒,佐杏仁以破壅,使甘草以和中。

清·陈尧道,《伤寒辨证》(1678年): 麻黄辛温散寒,故令为君,佐以桂枝,取其解肌,佐以杏仁,取其利气,入甘草者,亦辛甘发散之谓。抑太阳无汗,麻黄用之固矣,若不斟酌人品之虚实,时令之寒暄,则又有汗多亡阳之戒。汗多者宜扑粉,亡阳者宜附子汤。大抵麻黄性热,惟冬时正伤寒无汗者用之,若春夏,不可轻用。

清·汪琥,《伤寒论辨证广注》(1680年): 麻黄味甘苦,用以为君者,以麻黄为轻剂,而专主发散也。桂枝为臣者,以风邪在表,而肤理疏者,必以桂枝解其肌。今寒邪在经,表实而腠密,非桂枝所能独散,必专麻黄以发汗,而桂枝所以为臣也。《内经》曰:寒淫于内,治以甘热,佐以辛苦者,兹是类欤。甘草味甘平,杏仁味甘苦温,用以为佐使者。《内经》曰:肝苦急,急食甘以缓之。肝者,营之主也。伤寒营胜卫固,血脉不流,必用味甘之物以缓之,故以甘草、杏仁为之佐使。且桂枝汤主中风,风则伤卫,风邪并于卫,则卫实而营弱。仲景所谓汗出恶风者,此为营弱卫强。

清·汪昂,《医方集解》(1682年): 盖皮毛外闭,则邪热内攻,故用麻黄、甘草,同桂枝引出营分之邪,达之肌表,佐以杏仁泄肺而利气。

清·张志聪,《伤寒论宗印》(1683年): 此太阳伤寒之为病也。太阳病者,概表气经脉而言也。头痛发热身疼者,太阳之气伤也。腰痛者,太阳之经脉,从腰下膂而内络膀胱。盖气病之在表在巅,而经病之在下也。太阳标阳而本寒,寒气通于骨,阳气主于筋,而诸筋皆属于节。骨节疼痛者,太阳标本之气受邪也。寒邪伤荣,荣气畏邪,故恶风也。太阳主开,病则反合,寒邪在表,则毛窍闭拒,是以无汗而喘也。麻黄汤主之,麻黄空细如毛,辛温浮薄，能通阳气而开发表邪，太阳经之宣剂也。配桂枝、甘草之辛甘发散而解经脉，佐杏子之苦温，以疏利其肺金。盖肺主气于皮毛，而朝百脉，俾毛脉合精，外内洞彻，正气宣通，汗出溱溱而邪自解矣（眉批：经云气伤痛，经脉从腰内入，故经病在于外内出入之间。前章太阳伤寒，论始伤太阳之气，正气与邪相持，不容邪伤阴荣，故脉紧而恶寒。此则荣气已伤，故脉不紧而恶风也）。此太阳之表邪，自及于本经，故止曰腰痛。如表邪而涉于通体之脉络，则体痛而成似疟之各半证矣。

清·张志聪，《伤寒论集注》（1683年）： 此论寒伤太阳通体之表气，而为麻黄汤证。太阳病头痛者，病太阳之气在上也；发热者，感太阳之标阳而为热也；太阳之气为寒邪所伤，故身疼腰痛。经云：节之交，三百六十五会，神气之所游行出入。寒伤神气，故骨节疼痛；肌表不和，故恶风；寒邪凝敛于皮毛，故无汗；表气不通，故喘。宜麻黄汤，通达阳气以散表邪。麻黄空细如毛，气味苦温，主通阳气达于肤表；又肺主皮毛，配杏仁以利肺气而通毛窍；甘草和中而发散，桂枝解肌以达表。覆取微似汗者，膀胱之津液随太阳之气运行肤表，由阳气之宣发而后熏肤、充身、泽毛，若雾露之溉，如大汗出，则津液漏泄矣。不须啜粥者，此在表之津液化而为汗，非中焦水谷之精也。

清·张志聪，《伤寒论集注》（1683年）： 宜麻黄汤，通达阳气以散表邪。麻黄空细如毛，气味苦温，主通阳气达于肤表；又肺主皮毛，配杏仁以利肺气而通毛窍；甘草和中而发散，桂枝解肌以达表。覆取微似汗者，膀胱之津液随太阳之气运行肤表，由阳气之宣发而后熏肤、充身、泽毛，若雾露之溉，如大汗出，则津液漏泄矣。不须啜粥者，此在表之津液化而为汗，非中焦水谷之精也。

清·沈明宗，《伤寒六经辨证治法》（1693年）： 故用麻黄甘热之品，大开腠理；桂枝辛热入营驱寒；炙甘草以补中气为助；杏仁以利肺气之逆，即邪从汗出而解也。

清·汪昂，《汤头歌诀》（1694年）： 伤寒太阳表证无汗，用此发之。麻黄善发汗，恐其力猛，故以桂枝监之，甘草和之，不令大发也。按：桂、麻二汤，虽治太阳证，而先正每亡皆肺药，以伤寒必自皮毛入，而桂、麻又入肺经也。

清·张璐，《本经逢原》（1695年）： 麻黄微苦而温，中空而浮。阳也升也，入足太阳，其经循背下行，本属寒水，而又受外寒。故宜发汗去皮毛气分寒邪，以泄寒实。若过发则汗多亡阳。或饮食劳倦，及杂病自汗，表虚之证用之，则脱人元气，祸患莫测。麻黄治卫实之药，桂枝治卫虚之药，二物虽为太阳经药，其实荣卫药也。心主荣血，肺主卫气。故麻黄为手太阴肺经之剂，桂枝为手少阴心经之剂。伤寒、伤风而咳嗽，用麻黄汤、桂枝汤，即汤液之源也。麻黄乃肺经之专药，故治肺病多用之。仲景治伤寒，无汗用麻黄汤，有汗用桂枝汤。夫津液为汗，汗即血也，在荣即为血，在卫即为汗。寒伤营，营血不能外通于卫，卫气闭固，故无汗发热而恶寒。风伤卫，卫气不能内护于营，营气不固，故有汗发热而恶风。是证虽属太阳，而肺实受邪气，盖皮毛外闭，邪热内攻，肺气怫郁，故用麻黄、甘草，同桂枝引出营分之邪，达之助表，佐以杏仁，泄肺而利气，是麻黄汤虽太阳发汗重剂，实为发散肺经邪郁之药也。腠理不密，则津液外泄，而肺气自虚，虚则补其母，故用桂枝同甘草，外散风邪以救表，内伐肝木以防脾。佐以芍药泄水而固脾，皆是脾肺之药。是则桂枝虽太阳解肌轻剂，实为理脾救肺之药也。又少阴证发热脉沉，有麻黄附子细辛汤，少阴与太阳为表里，所谓熟附配麻黄，补中有发也。

清·张璐，《千金方衍义》（1698年）： 麻黄汤，太阳经寒伤营之专药。故用麻黄、杏仁开发肺气于上，桂枝、甘草调和营血于内，不使随汗外脱。脱或尺中迟微，又为营虚血少，不能胜任麻黄，即当改用小建中，以中有胶饴助胃蒸发，可无亡阳厥逆之虚也。

清·钱潢，《伤寒溯源集》（1707年）： 麻黄气味轻薄，辛温发散，肺经开鬼门之专药也。杏仁苦辛，滑利肺气之要药也。仲景治太阳伤寒，皆用手太阴药者，以肺主皮毛故也。用甘草者，经云：寒淫所胜，平以辛热，佐以苦甘是也。一剂之中，唯桂枝为卫分解肌之药，而能与麻黄同发营分之汗者，以卫居营外，寒邪由卫入营，故脉阴阳俱紧。阳脉紧则卫分受伤，阴脉紧则邪伤营分，所以欲发营内之寒邪，先开卫间之出路，方能引邪由营达卫，汗出而解也。故李时珍《本草发明》下云：麻黄乃肺经专药，故治肺病多用之。张仲景治伤寒无汗用麻黄，有汗用桂枝，历代名医解释，皆随文传会，未有究其精微者。时珍尝思之，似有一得，与昔人所解不同。夫津液为汗，汗即血也，在营则为血，出卫则为汗。大寒伤营，营血内濇，不能外通于卫，卫气闭固，津液不行，故无汗发热而憎寒。夫风伤卫，卫气受邪，不能内护于营，营气虚弱，津液不固，故有汗发热而恶风。然风寒之邪，皆由皮毛而入，皮毛者肺之合也，肺主卫气，包罗一身，天之象也。证虽属乎太阳，而肺实受邪气，其证时兼面赤怫郁，咳嗽痰喘胸满诸证者，非肺病乎？盖皮毛外闭，则邪热内攻，而肺气郁，故麻黄甘草同桂枝引出营分之邪，达之肌表。佐以杏仁，泄肺而利气，是则麻黄汤虽太阳发汗重剂，实为发散肺经火郁之药也。濒湖此论，诚千古未发之秘，奈何前辈见仲景用之以发太阳之汗，遂以为足太阳药，又以麻黄为发汗之药，桂枝为固卫止汗之药，若桂枝果能止汗，仲景岂反用之以助麻黄而发汗耶？后人有用麻黄而监之以桂枝，见节制之妙，更有驭六马而执辔唯谨，恒虞其泛轶之说，岂理也哉？

清·秦之桢，《伤寒大白》（1714年）： 仲景治北方冬令，太阳经恶寒发热，头痛，脉浮，无汗之症，以麻黄、桂枝发营卫之邪，从皮毛外出。又恐肺得风寒而闭郁，故用杏仁润肺以开泄皮毛。然未可概治，江浙温热之地，三时温热之时，故陶氏有加减法：里有热，加石膏、黄芩；少阳见症，加柴胡；阳明见症，加干葛；小便不利，加木通、车前子。夏秋用羌活、独活，易去麻黄、桂枝。

清·顾松园，《顾松园医镜》（1718年）： 麻黄辛热，开腠发汗。桂枝入营驱寒，各五分至一钱。杏仁泄肺利气。甘草扶中散邪。按此汤虽太阳经发汗重剂，实兼发散肺经之邪。夫邪必从皮毛而入，皮毛为肺之合，肺主卫气，包罗一身，是症虽属太阳，而肺实受邪气，故轻则时兼面赤拂郁，咳嗽有痰胸满。重则为喘，皆肺气愤郁也。

清·魏荔彤，《伤寒论本义》（1721年）： 再详恶风寒之理，风可无寒单行，寒则必藉风行，故中风恶风未必恶寒，伤寒则必兼恶风也。所以仲师处方，麻黄汤内有桂枝，桂枝汤内无麻黄耳。盖风为百病之首，且四时兼行者也。

清·姚球，《伤寒经解》（1724年）： 麻黄发汗最猛，故以桂枝监之，甘草和之。杏仁者，润下以主喘逆也。不须啜粥者，麻黄汤气味俱厚，不须谷（气）以助药力也。如桂枝将息，禁忌如桂枝汤也。

清·尤在泾，《医学读书记》（1729年）： 寒邪伤人，阳气郁而成热，皮肤闭而成实。麻黄轻以去实，辛以发阳气，温以散寒气。杏仁佐麻黄通肺气，使腠理开泄，王好古谓其为治卫实之药者是也。然泄而不收、升而不降，桂枝、甘草虽以佐之，实监制之耳！东垣云：麻黄汤是阳经卫药也，开腠理使阳气申泄，此药为卫实也。

伤寒分立三纲：桂枝主风伤卫，麻黄主寒伤营，大青龙主风寒两伤营卫。其说始于叔微许氏，而成于中行方氏、嘉言喻氏。以愚观之，桂枝主风伤卫则是，麻黄主寒伤营则非。盖有卫病而营不病者，未有营病而卫不病者也。至于大青龙证，其立方之旨，因烦躁而独加石膏。王文禄所谓风寒并重，而闭热于经，故加石膏于发散药中者是也。若不过风寒并发，则麻黄、桂枝已足胜其任矣，何必更须石膏哉？寒邪闭皮毛而郁阳气，是以发热而汗不出。麻黄、杏仁开肺气、发腠理。若桂枝、甘草，为辛甘发散之用也。风邪不能外闭阳气，而反内扰阴气，是以其汗自出。用芍药者，所以救其营也。书谓风邪伤卫，营未受病，与芍药以安营者，尚隔一层。

清·王子接，《绛雪园古方选注》（1732年）： 麻黄汤，破营方也。试观立方大义，麻黄轻清入肺，杏仁重浊入心，仲景治太阳初病，必从心营肺卫入意也。分言其功能，麻黄开窍发汗，桂枝和阳解肌，杏仁下气定喘，甘草安内攘外，四者各擅其长，有非诸药之所能及。兼论其相制七法，桂枝外监麻黄之发表，不使其大汗亡阳，甘草内守麻黄之出汗，不使其劫阴脱颖，去姜、枣者，姜性上升，又恐碍麻黄发表，枣味缓中，又恐阻杏仁下气，辗转回顾，无非欲其神速，一剂奏绩。若喜功屡用，必不戢而召亡阳之祸矣，故服已又叮咛不须啜粥，亦恐有留恋麻黄之性也。

清·不著撰人，《伤寒方论》（1732年）：寒伤营，太阳经最在外，故先受之，而营血不利，则骨节皆痛，头身腰皆经之所过也，寒气劲切故令脉浮兼紧，汗即血也，在营则为血，在卫则为汗，寒伤营血，血内涩不能外通于卫，卫闭固津液自郁，故无汗发热而增寒，然邪必由皮毛而入，皮毛者，肺之合也，脉主卫气，包罗一身，是证虽属太阳，而肺实受邪气，故轻则时兼而赤拂郁，咳嗽有痰，胸满重而暴则为喘，皆肺气膹郁也，麻黄中空味辛性热，为肺家专药，肺主气，血随气行，故用麻黄甘草同桂枝引出营分之邪，达之肌表，佐以杏仁泄肺而利气，是则麻黄汤虽太阳发汗重剂，实兼发散肺经火郁之药，观宋·朱肱，《类证活人书》》于夏至后用此汤每加石膏、知母，意可知矣。《内经》曰：寒淫于内，治以甘热，佐以苦温，麻黄、甘草开肌发汗，桂枝、杏仁散寒下气。

清·吴谦，《医宗金鉴》（1742年）：名曰麻黄汤者，君以麻黄也。麻黄性温，味辛而苦，其用在迅升；桂枝性温，味辛而甘，其能在固表。证属有余，故主以麻黄必胜之算也；监以桂枝，制节之师也。杏仁之苦温，佐麻黄逐邪而降逆；甘草之甘平，佐桂枝和内而拒外。饮入于胃，行气于元府，输精于皮毛，斯毛脉合精，溱溱汗出，在表之邪，必尽去而不留；痛止喘平，寒热顿解，不须啜粥而借汗于谷也。必须煮掠去上沫者，恐令人烦，以其轻浮之气，过于引气上逆也。其不用姜、枣者，以生姜之性横散于肌，碍麻黄之迅升；大枣之性泥滞于膈，碍杏仁之速降，此欲急于直达，少缓则不迅，横散则不升矣。然此为纯阳之剂，过于发汗，如单刀直入之将，用之若当，一战成功；不当，则不戢而召祸。故可一而不可再。

清·黄元御，《长沙药解》（1753年）：治太阳伤寒，头痛恶寒，无汗而喘。以卫性敛闭，营性发扬，寒伤营血，闭其皮毛，是以无汗。肺气壅遏，是以发喘。寒愈闭而营愈发，裹束卫气，不得外达，是以恶寒。甘草保其中气，桂枝发其营郁，麻黄泻其卫闭，杏仁利其肺气，降逆而止喘也。

清·黄元御，《伤寒说意》（1754年）：麻黄汤，麻黄泻卫气之郁，杏仁降肺气之逆，桂枝通经，甘草培土，此伤寒之法也。

清·徐灵胎，《伤寒论类方》（1759年）：麻黄治无汗；杏仁治喘；桂枝甘草，治太阳诸症，无一味不紧切，所以谓之经方。

清·徐灵胎，《伤寒约编》（1759年）：寒邪伤表，阳气不伸，故寒热身疼，无汗，呕逆而喘，非此开表逐邪之峻剂不足以当之也。麻黄入肺，能去骨节之风寒从毛窍出，为卫分发散风寒之品；桂枝入心，能化心液通经络而出汗，为营分解散寒邪之品；杏仁为心果，温能散寒，苦能降气，为肺家逐邪定喘之品；甘草甘平，外拒表邪，内和血气，为中宫安内攘外之品。此汤入胃，行气于元府，输精皮毛，毛脉和精而溱溱汗出，表邪尽去不留则痛止喘平，寒热顿解，不必藉汗于谷也。不用姜枣者，以生姜之横散，碍麻黄之上升。大枣之甘滞，碍杏仁之速降。若脉浮弱，汗自出，或尺中微迟者，是建中所主，非麻黄所宜。麻黄汤为发汗重剂，专治表实里气不虚者，投之恰当，一战成功，可一不可再。呕逆加半夏、生姜，即非麻黄汤法矣。兼治冷风哮证。

清·徐灵胎，《伤寒论类方》（1759年）：先煮麻黄，减二升，此须多煮，取其力专，不仅为去上沫，止煮一二沸矣……覆取微似汗，不须啜粥，以其易发汗也。余如桂枝将息法。《活人书》云：夏至后用麻黄汤，量加知母、石膏、黄芩，盖麻黄性热，恐有发黄斑出之虑。麻黄治无汗；杏仁治喘；桂枝甘草，治太阳诸症，无一味不紧切，所以谓之经方。

清·强健，《伤寒直指》（1765年）：《内经》：寒淫于内，治以甘热，佐以苦辛。麻黄、甘草开肌发汗，桂枝、杏仁散寒下气。《本草》云：轻可去实，麻黄之属是也。实者谓邪在表，腠密无汗，而表实也。麻黄为轻，专主发汗是以为君。表实者，非桂枝所能独散，所以为臣也。甘草甘平，杏仁甘苦，用以为佐者，经所谓肝苦急，急食甘以缓之。肝者营之主也。伤寒营胜卫固，血脉不利，故须缓之。且桂枝汤，治风伤卫，则卫实营弱，故佐以芍药，和其营血也。麻黄汤，寒伤营则营实卫虚，故佐以杏仁，利其卫气也。经所谓气之所并为血虚，血之所并为卫虚。处方制剂之微，该通君子，其明察之。

清·杨栗山，《伤寒瘟疫条辨》（1784年）： 麻黄辛温散寒，故为君；佐以桂枝，取其解肌；佐以杏仁，取其利气；入甘草者，亦辛甘发散之意。抑太阳无汗，麻黄之用固也，若不量人品之虚实，时令之寒暄，则又有汗多亡阳之戒。汗多者宜扑粉，亡阳者宜附子汤。大抵麻黄性热，惟冬月正伤寒无汗者宜之。若温病断不可用。抑不独温病也，若伤寒脉微弱而误用之，汗出不止，或将病人头发披水盆中，再将糯米八两，炒研，龙骨、牡蛎、藁本、防风各二两，研为末合匀，周身扑之。此良方也。汗出不止，汗多也，与亡阳不同。

清·徐玉台，《医学举要》（1792年）： 麻黄汤，治头痛发热，身疼腰痛，骨节疼痛，恶寒无汗而喘之症，乃太阳发汗之峻剂。桂枝汤中无麻黄，且得芍药之监制，误用尚可挽回。是方麻桂辛温，佐以杏仁开气，虽有甘草之和，猛锐莫当，颇为难用。时行感冒，代以葱豉汤、九味羌活汤足矣。凡遇冷风哮喘等症，邪郁肺经而无涉于下焦真元者，麻黄汤又为要剂。本方去桂枝，《局方》名三拗汤，冬日无汗用之，较本方为缓也。仲景于本方中去桂枝加石膏，更名麻杏甘膏汤，治肺经郁遏作喘，表寒里热之症。

清·吴鞠通，《医医病书》（1798年）： 药之有引，如人之不识路径者用向导然。如麻黄汤中之麻黄，直走太阳气分；桂枝汤中之桂枝，直走太阳营分。盖麻黄、桂枝为君者，即引也。虽其中有生姜、大枣，生姜为气分之佐，大枣是营分之佐，非引经也。何今人凡药铺中所无，须本家自备者，必曰引加何物，甚至所加之药于症不合，如痘科用芦根、胡荽，豉疹用三春柳，于症相反，岂不谬欤？

清·陈修园，《伤寒真方歌括》（1803年）： 《内经》云：寒淫于内，治以甘热，佐以辛苦，此方得之。

清·陈修园，《长沙方歌括》（1803年）： 按：此经与气并伤，视桂枝证较重，故以麻黄大开皮毛为君，以杏仁利气，甘草和中，桂枝从肌以达表为辅佐。覆取似汗而不啜粥，恐其逗留麻黄之性，发汗太过也。

清·吕震名，《伤寒寻源》（1850年）： 此太阳伤寒主治之方也。中风头痛，伤寒亦头痛；中风发热，伤寒亦发热；中风恶风，伤寒亦恶风；至身疼腰痛，骨节疼痛，乃属体重之征，似与中风不同。然身疼痛，亦有宜桂枝解表者，然则从何辨其证之宜麻黄，不宜桂枝耶；其着眼全在无汗而喘四字，麻黄走卫发汗，杏仁下气定喘，以是为主；而佐以桂枝入营散寒，甘草和中保液，视桂枝之调和营卫，以取微汗者不同也。桂枝麻黄，分主太阳病风伤卫寒伤营二证。桂枝汤中不用麻黄，而麻黄汤中何以反用桂枝，或谓麻黄发汗太峻，取桂枝以监制之；予则不信也，桂枝辛热，能入营而助汗，桂枝汤中尚取芍药监制桂枝，岂桂枝反能监制麻黄。柯韵伯谓桂枝麻黄，是通治太阳风寒之药。中风之重者，便是伤寒。伤寒之轻者，便是中风。桂枝发汗之轻剂，麻黄发汗之重剂，不必在风寒上细分，只在有汗无汗上着眼。此启后人淆乱之阶，不可为训。要之麻黄发汗，杏仁定喘，无汗而喘，是伤寒之的证；麻黄汤是伤寒之的方，用者审之。

清·陈恭溥，《伤寒论章句》（1851年）： 麻黄汤，开通体之皮毛，发太阳之表汗之方也，凡病在太阳肤表，不汗出者用之。本清·不著撰人《伤寒方论》：太阳病，头痛发热，身疼腰痛，骨节疼痛，恶风无汗而喘者，此方主之。此发通体皮毛之表汗，为太阳无汗之总纲也……方用麻黄，从至阴而达阳气于肤表，即以桂枝开肌腠，一以助麻黄之逐邪，一以制麻黄之多汗。不须啜粥者，发血液之汗，不藉水谷之力也。盖麻黄汤开太阳肤表之第一层，邪实于皮毛者，非此不能治之。至于发热有汗，及已发汗者在所禁也。

清·石寿棠，《医原》（1861年）： 经言太阳，固明明兼言肺矣。且邪由皮毛而肌肉，由肌肉而经脉，一层收近一层，是横入。邪由外横入，药由内横托，故用轻虚之麻黄汤，由肺化汗外达皮毛，以出肺之空窍，即以出太阳之门户。（经云：轻可去实。又云：薄则发泄，浓则发热。麻黄体极空虚，气味俱薄，轻薄、上浮、空虚、外达，太阳药，即肺药也，故用以为君，即以为使。桂枝辛温微润，主温肌肉，枝亦横达，故以为臣。杏仁质润，微辛微苦，苦重于辛，开而能降，且仁含生意，又能入心化汗。炙甘草微润而甘，能缓药性于上，故以为佐。方虽四味，神妙无穷，奈后世舍而不用，偏用羌、独、荆、薄辛燥浊烈之品，不知厚则发热，服之徒增烦躁。且麻黄主开，是横力，羌、独等主升，是竖力。肺主天气，天气宜开、宜降，而不宜升，故羌、独等味，自《神农本经》已有之，但非为治伤寒、温病设也，仲景所以不一用之。）

清·费伯雄，《医方论》（1865年）： 仲景立方之祖，医中之圣也。所著《伤寒》《金匮》诸书，言言典要，为后人度尽金针。即如伤寒太阳一症，头绪最繁，有风伤卫者，有寒伤营者，有风寒两伤营卫者。不得其解，无所措手。今观其用桂枝汤治风伤卫，用麻黄汤治寒伤营，大青龙汤治风寒两伤营卫。劈分三项，开三大法门，后人察脉辨症，谨守成规，庶不至于偾事。但仲景本为随受随发，冬月之正伤寒而设，非可以此法混施于春温、温疫等症。后人不明此理，一概混投，误人实多。于是辨论者纷纷而起，遂将温症寒症纠缠不已。愈辨愈明者固多，愈辨愈晦者亦不少。予则以为春温归春温，温疫归温疫，伤寒归伤寒，各分门类划然了然，不必互相引证，反使人多所惶惑也。

清·郑钦安，《医理真传》（1869年）： 麻黄汤一方，乃发汗之峻剂也。因寒伤太阳营分，邪在肤表（肌腠浅一层，肤表深一层），表气不通，较桂枝症更重，故以麻黄之轻清，大开皮毛为君，皮毛大开，邪有路出，恐不即出，故以杏仁利之，气机得利，邪自不敢久停，复得甘草和中以助其正，更佐桂枝，从肌腠以达肤表，寒邪得桂枝辛温，势不能不散，遂从肤表达肌腠而出也。仲景不用服粥，恐助麻黄而发汗太过也。（发汗二字，大有深义。汗本血液，固是养营之物，何可使之外出也。不知寒邪遏郁，气机血液不畅，则为病。此际之血液，不能养营，必使之外出，即是除旧布新之义也。病家切不可畏发汗，汗出即是邪出也。医家切不可不发汗，当知有是病，即当用是药。总之认症贵宜清耳）。

清·高学山，《伤寒尚论辨似》（1872年）： 主本汤者，以麻黄之发越为先锋，破寒以解表也。以桂枝之疏泄为中策，驱风以解肌也。以润利之杏仁为后应，清肺以平喘也。取甘草者犹之监军，重平稳之德，而悍将不敢纵性，盖早以防及亡阳之渐也。

清·莫枚士，《经方例释》（1884年）：［泉案］此桂枝甘草汤减二之一，加麻、杏以治喘也。桂、甘主腠实，麻、杏主肺实，肺合皮腠，此方兼治之。惟麻、杏治喘，故后世治喘诸方。

清·唐容川，《伤寒论浅注补正》（1893年）： 今因邪在皮毛而兼犯肌肉，兼犯筋节，并内壅而为喘。故用甘草以助胃气，使外达肌肉。用杏仁利肺降气，使不内壅，则气散于外而出皮毛矣。用桂枝从肝之血分外达筋节，宣之使出。惟麻黄直走皮毛，使各药内托之性透毛窍而为汗，则邪不能留。是但发其表而由内及外，层层清彻矣。

清·王旭高，《退思集类方歌注》（1897年）： 麻黄开窍发汗，性最猛烈，故以桂枝监之，不使其大汗亡阳，甘草和之，不使其劫阴脱营，如驭马防其放逸耳。麻黄轻清入肺，杏仁重浊入心。仲景治太阳初病，必从心营肺卫立方也。麻黄先煮，取其力专，不仅为去上沫已也。不须啜粥，恐留恋麻黄之性也。仲景发汗方中，每加姜、枣，此不用者，以生姜横散解肌，碍麻黄之上升，大枣缓中腻膈，碍杏仁之下降故耳。其精切又如此。麻黄汤治卫实，桂枝汤治表虚，在有汗无汗上分，不在风寒上分也。麻黄治无汗，杏仁治喘，桂枝治恶寒，甘草和诸药，无一味不紧切，故谓经方。

清·张秉成,《成方便读》(1904年)： 麻黄辛温，中空外达，善行肌表卫分，为发汗之主药。桂枝辛温发散，色赤入营，协同麻黄入营分，解散寒邪。随麻黄而出卫，汗之即已。然寒主凝敛，表既壅遏。则里气不舒。故太阳伤寒表不解者，每见喘促上气等证。肺主一身之气，下行为顺，上行为逆。杏仁入肺，苦温能降，辛温能散，用之为佐，以助麻黄之不逮。又恐麻桂之性猛，以致汗多亡阳，故必监以甘草之甘缓，济其直往无前之势。庶可邪解而正不伤，乃为立方之善耳。

清·戈颂平,《伤寒指归》(1907年)： 麻，属气虚，黄，属土色。麻黄管细中空，象肌中系络，气味苦温，肌中系络液塞，非此不能通。桂树得子水之阳气而冬荣，其枝色紫赤，得子水之阳气而化生，气味辛温，表里经络关节中气滞，非此不能通。杏仁，苦温滋润，得辛温气味，能滑利表里经络气机滞。阳浮半表下，阴滞半里下，土气不和半表半里上，以甘草极甘和之。右四味，象阴阳气液转运八方，以水九升，象阳数得阴极于九。先煮麻黄，减二升，减，轻也；二，阴数也，象阳举而阴从轻也，去上沫，内诸药，煮取二升半，温服八合，象阴数得阳正于八。覆取微似汗，阳浮半表下，阴滞半里下，恐啜粥，助表里上阴液，外出为汗，表里下阴液，留滞不开，故不须啜粥。

主麻黄汤，开半里下阴液，外达半表，以缓其阳。

近代·张锡纯,《医学衷中参西录》(1918年)： 麻黄发汗力甚猛烈，先煮之去其浮沫，因其沫中含有发表之猛力，去之所以缓麻黄发表之性也。麻黄不但善于发汗，且善利小便，外感之在太阳者，间有由经入府而留连不去者（凡太阳病多日不解者，皆是由经入府），以麻黄发其汗，则外感之在经者可解，以麻黄利其小便，则外感之有经入府者，亦可分消也。且麻黄又键入手太阴能泻肺定喘，俾外感之由皮毛窜入肺者（肺主皮毛），亦清肃无遗。是以发太阳之汗者不但麻黄，而仲景定此方时独取麻黄也。桂枝味辛性温，亦具有发表之力，而其所发表者，惟在肌肉之间，故善托肌肉中之寒外出，且《神农本草经》谓其主上气咳逆吐吸（吸气甫入即吐出），是桂枝不但能佐麻黄发表，兼能佐麻黄入肺定喘也。杏仁微苦性温，《神农本草经》亦谓其主咳逆上气，是亦能佐麻黄定喘可知,而其苦降之性又善通小便，能佐麻黄以除太阳病之留连于府者，故又加之以为佐使也。至于甘草之甘缓，能缓解麻黄发汗之猛烈，兼能解杏仁之小毒，即以填补（甘草属土能填补）出汗后之汗腺空虚也。药止四味，面面俱到，且又互相协助，此诚非圣手莫办也。

近代·何廉臣,《增订伤寒百证歌注》(1928年)：《内经》曰：寒淫于内，治以甘热，佐以苦辛。故以麻黄大开皮毛为君，桂枝从肌以达表为臣，以杏仁利气为佐，甘草为使。覆取微汗而不啜粥者，恐其逗留麻黄之性，发汗太过也。

近代·陆渊雷,《伤寒论今释》(1930年)： 自古知麻黄为发汗药，张洁古王海藏辈，始以为入手太阴，李东璧遂谓为肺经专药，此因麻黄能兼治喘咳。而金元以后，事事宗尚《内经》，人身百体，必分属于五脏，《内经》有肺合皮毛之语，遂以汗出皮毛为肺所主尔。其实，麻黄之治喘咳，正由发汗之故。盖发汗之目的不一，排除水气，一也；放散体温，二也；有表证而汗闭者，汗出则毒害件物质亦出，三也。病喘咳者，支气管以炎性渗出物之刺激，助长炎症，炎性渗出物，水气之类也，用麻黄发汗以排除之，使炎症易消，则喘咳自止。麻黄岂能肺经专药哉？夫出汗能祛除毒害性物质，放散体温。吾书上义已言之矣。其能排除水气，何谓也？仲景书用麻黄之方，莫简于甘草麻黄汤与麻黄醇酒汤，其证曰里水，曰黄疸。古人以黄疸为湿病，湿正水气之类，则麻黄排水，岂不甚明。丁仲祜化学实验新本草，引三浦之说，谓麻黄冷服，颇得利尿之效，而始终不见发汗。夫尿与汗，皆所以排除水毒，而互为消长者也，温暖则排泄于汗腺而为汗，寒冷则排泄于肾脏而为尿。麻黄冷服则利尿。其为排水，不更明乎？仲景用麻黄，但取其发汗，故药皆温服，而温覆以取汗。然其配伍之药，

十一画

则视发汗之目的而异。为发表祛毒，则伍桂枝，麻黄汤葛根汤大小青龙汤是也。为发越郁阳，则与石膏为伍，麻杏甘石汤是也。为止咳定喘，则与杏仁为伍，麻黄汤大青龙汤麻杏甘石汤是也。为排除水气，则不与他药为伍，甘草麻黄汤麻黄醇酒汤是也。甘草与酒，不足为配药，且汗出则水气无有不泄，不须配药故也。惟放散体温，未见有特配他药以达此目的者，盖麻黄所以发汗，热病宜汁者为太阳，太阳之热，为正气抗毒之表现，而为体力所能堪，不可以抑制或蒸放故也。由是言之，太阳用发汗剂，而体温暂时降低者，特汗剂之副作用，非其主要目的，惟其是副作用，故大青龙汤有汗多亡阳之戒也。又，近日化验麻黄者，得其主成分曰麻黄素，其性效略似副肾素（阿特林那灵），能兴奋交感神经之末梢，能鼓舞心脏，收缩血管，亢进血压，能扩张支气管，能散大瞳孔，此皆与古方用麻黄之意不相远，所以不尽同者，无配伍之药故也。证候之成，约内三途：一为正气之抗病现象，二为毒害性物质所直接近成，三为他证候之结果。药治标准，首重抗病现象，视证候而揣知抗病力之趋势，当扶助者扶助之，当矫正者矫正之，汗下温清，由此其选也，是为治本。其第二第三种证候，视体力能堪者听之，若苦楚甚，体力不能甚，因而障碍抗病力，或且危及生命者，亦须药轻减排除之，所谓治标也；麻黄汤证，头痛发热脉浮恶风，为抗病力所示之表证，须用约扶助之者也。脉紧无汗，为毒害性物质所直接造成，本可置之不问，然汗不出则毒害性物质无由出表，故须用药发之。身疼腰痛骨节疼痛与喘，皆为发热无汗之结果，汗山而表解热减，则疼痛自止，喘亦自平。故麻黄汤方，以桂枝祛毒于表，助抗病力也，以麻黄发汗，治病证之障碍抗病力者也，杏仁甘草为之佐使，而无镇痛定喘之味，古方之药不虚没如此。

近代·祝味菊,《伤寒方解》(1931年): 本方以麻黄、杏仁为主药。其适用标准，凡太阳病蒸发机能闭止，无汗而喘，身体疼痛，及热郁致衄者，皆适用之。因麻黄能发汗、利尿，而促体温之放散，杏仁下气定喘，桂枝强心，甘草缓急也。煮服法中“不须啜粥”者，以其无汗，津液壅遏，故不须再行啜粥以益水谷之气，更增其壅滞也。太阳病三十五条、四十六条、五十五条，皆为麻黄汤所主之证。太阳病者三十六条、五十一条、五十二条，阳明病二百四十七条，皆宜麻黄汤之证，太阳病中三十七条为与麻黄汤之证。

近代·徐大桂,《伤寒论类要注疏》(1935年): 麻黄，体质轻空，辛温浮散，故能宣通汗腺，达肤表而散风寒。桂枝，宣通血脉，温营助阳，协麻黄以祛外寒。甘草，炙，助胃气以鼓舞肺卫。杏仁，满利肺气，肺气畅，则麻黄益逐其发汗之能。按：麻黄证，暴感风寒，严凝外束，汗腺凝闭不通。其辨证精要处，扼重篇首“脉紧、无汗”四字。盖标阳被阻，寒热内攻，伤寒一病，能致不汗而死者，此也。得麻黄温表宣阳，汗通而邪解，肺卫调敷，元真通畅，病可立已。故麻黄证为伤寒第一层重病，麻黄汤为伤寒第一步要方也。

近代·徐大桂,《伤寒论类要注疏》(1935年): 麻黄，体质轻空，辛温浮散，故能宣通汗腺，达肤表而散风寒。桂枝，宣通血脉，温营助阳，协麻黄以祛外寒。甘草，炙，助胃气以鼓舞肺卫。杏仁，满利肺气，肺气畅，则麻黄益遂其发汗之能。右四味，以水九升，先煮麻黄，凡药先煮者，则劣性除而气纯缓。此方麻黄先煮，不使其浮越之性先桂、甘等药而外达，使能合致其功也。减二升，去上沫，去其涎沫之上浮者，取其轻透而善达。纳诸药，煮取二升半，去渣，温服八合，约服三分之一，仍一剂作三服也。覆取微似汗，不须啜粥，麻黄汤义取轻讯发越，大忌粥饮之逗留，故特为叮咛。余如桂枝法将息。除啜粥发不用外，余如温覆法、取微汗法、再服法及食物禁忌法，皆一如服桂枝汤法也。

近代·彭子益,《圆运动的古中医学·伤寒论方解篇》(1947年): 卫气收敛，则无汗恶寒，体痛腰痛骨节疼痛。肺气不降，则呕逆而喘。荣卫分离，中气必虚。卫气不开，表阳必虚。麻黄泻卫气之收敛，杏仁降肺气之逆，炙草补中气，桂枝调荣卫达表阳也。收敛之病，气机滞塞，故不用枣，既不用枣，亦不用姜矣。寒伤荣气，荣气减少，卫气加多，故卫气与荣气分离而卫现收敛之病。紧脉乃收敛向内之象。

卫气闭束，则肺金不降而病衄。麻黄汤发汗以泄卫闭，则肺金降不病衄。紧者，卫闭之象也。既是伤寒，卫闭恶寒，用麻黄汤发汗宜解。半日许复烦，脉浮而数，应再用桂枝汤降胆经以去烦而和荣卫，不可再用麻黄也。

荣卫与阳明胃腑之经气合病，喘而胸满，宜麻黄汤泻卫气之喘满，不可下也。单是阳明经气病，脉浮无汗而喘，亦宜麻黄汤发汗。卫气乃肺金所司，喘者，肺气因卫气之闭束而上逆，故宜麻黄也。

近代·冉雪峰,《冉注伤寒论》(1949年): 此为伤寒论发表出汗，驱寒除热第一方。配伍精简，意义周到，徐灵胎说（无一味不紧切）阐扬很当。在阅历上，事实上，麻黄发汗功能，优越确实，为从来学者所共认。故仲景用为太阳病发汗专剂麻黄汤的主药，曩昔只知麻黄辛温挥发，质轻善走。近代科学研究，麻黄中含六种赝鹼，能加强心跳，促助循环，刺激交感神经，收缩内脏五管，药理作用类似副肾素。会通中西发汗所以然的原理，即可证实。佐桂枝，桂枝温煦暖营，增进氧化，所含桂皮挥发油，善于挥发，鼓荡外出，使内面血管收缩，外面血管扩张，助麻黄外出，不啻为麻黄增加鼓荡发汗的原动力。加杏仁以利气，里气化则外气化，且杏仁冷利，可杜其寒闭热迫，肺脏过劳引起的胸满喘促和咳逆烦满，化热化水渐端，缓冲麻黄在生理上所引起剧烈的作用。再加甘草和诸药以和中气，虽发表不遗安中，矩矱森森，精纯妥贴。查赝鹼不溶于水，或难溶于水，但易溶于稀酸溶液。以含赝鹼的麻黄作水溶剂，似有商榷的必要。本方杏仁含氰苷又含酵素，二者作用，可调节汤剂酸度，起互相助溶的作用。古人麻黄多与杏仁同用，彼时科学尚未萌芽，不知因何种经验，何项阅历，竟体会到此。先民智慧，煞是惊人。兹特表出，即为不善用经方者勉，并为不善用经方者劝。

现代·中医研究院,《伤寒论语释》(1956年): 本方为治疗太阳伤寒脉紧无汗的主要方剂。麻黄发汗逐风寒，并有宣肺定喘的作用；桂枝入营引邪透表；杏仁利肺降气；甘草和缓诸药。麻黄与桂枝同用，发汗力量更强。

现代·陈亦人,《伤寒论译释》(1958年): 麻黄开腠发汗为本方主药，佐桂枝温通卫阳可增强发汗之功，伍杏仁宣开肺气能提高平喘作用，且肺与皮毛相合，肺气通畅则表气亦宣。炙甘草不仅调和诸药，且能安内攘外，使邪去而正不伤。

本方药仅四味，配伍严谨，功效卓著，正如徐灵胎所说，“麻黄治无汗，杏仁治喘，桂枝甘草治太阳诸症，无一味不紧切，所以谓之经方。”可是由于众多注家的议论发挥，形成了许多分歧意见，直至目前，认识仍然难以一致。主要有这样几个方面，一是麻桂的配伍作用，桂枝佐麻黄是增强发汗作用，还是限制发汗作用，方、喻、尤等皆主张是监制作用，持这种说法的注家不少，看来理由是不足的。许宏早就主张用桂枝是助麻黄发汗；汪苓友并且提出桂枝助麻黄发汗的机理是“通血脉发散寒邪”；钱氏经过由病理特点到治疗用药的分析，得出桂枝之用有利于发汗，而不是限制，最后对监制说提出了批判。二是麻黄汤是否专用于寒伤营？寒伤营说比较牵强，至少是局限、片面的。早在许叔微《本事方》已经作出了比较客观的结论：“仲景以麻黄发其汗，又以桂枝甘草助其发散，欲涤除内外之邪，营卫之病尔。大抵二药皆发汗，而桂枝则发其卫之邪，麻黄并营卫治之，亦自有深浅也。”三是麻黄汤的运用问题，大多注家皆提出麻黄汤是发汗峻剂，以致长期成为置而不用的状况，有些医家畏麻桂如虎，终身不敢一试。麻桂二方相较，麻黄汤能够直接发汗，当然比桂枝汤必须温覆、啜粥才能出汗的力量为强。所以《伤寒论》于麻黄汤服法提出不须啜粥，覆取微似汗，因为有直接发汗作用，自然无须啜粥助汗；只说覆取微似汗，而不是温覆，这表明目的不在于过多的出汗，尤其是“微似汗”值得注意，如果是峻汗，怎么可能仅是微似汗呢？由此可见，汗而曰峻，也完全是注家的画蛇添足，实在害人不浅。至于本方是否为治太阳伤寒的专剂呢？由于方剂首见于太阳伤寒条，因而都从伤寒解释方义，以致陈陈相因，不敢越雷池一步，这就大大约束了本方的应用范围。其实，李时珍就已指出“麻黄乃肺经专药，故治肺病多用之”。综合治疗咳喘的方剂，许多方中皆有麻杏桂甘这四味药，实际都是麻黄汤的加减化裁，只是未提麻黄汤的名称罢了。所以，不应被峻汗印定眼目而因噎废食。关于麻黄的先煎去沫问题，除了“恐令人烦”的传统说法外，近代张锡纯说过“因其沫中含有发表之猛力，去之所以缓麻黄发表之性也”。但也不过是推测而已。究竟机理如何，还应当作进一步观察研究。

现代·安徽中医学院，《伤寒论通俗讲义》（1959年）：本方为开表逐邪发汗之峻剂。方中以麻黄通经络解皮毛之邪；杏仁利肺气以助麻黄之力；桂枝和营卫而解肌腠之邪；甘草和中以调节麻桂之发散。

现代·李翰卿，《中国百年百名中医临床家》（1960年）：此散寒发汗，辛温解表之重剂。麻桂以散风寒；杏仁以利肺气，并助麻黄以定喘；甘草和中以助汗源，并调和诸药。

现代·孙纯一，《伤寒论注释要编》（1960年）：本方治太阳伤寒脉紧无汗之要方，麻黄治无汗，杏仁治喘，桂枝温通阳气，甘草和缓诸药，无一味不紧切，所以谓之经方。

现代·刘渡舟，《伤寒论十四讲》（1982年）：麻黄汤由麻黄、桂枝、杏仁、炙甘草四味药组成。麻黄辛温，可发散风寒，开腠理而发汗，宣肺平喘；桂枝通阳解肌，助麻黄发散风寒；杏仁苦温利肺，助麻黄宣肺平喘；甘草则调和诸药而护正。本方为辛温发汗之峻剂，但麻黄与甘草的剂量之比，以三比一为准，如此服之方能奏发汗之效。

现代·刘渡舟，《伤寒论诠解》（1983年）：麻黄汤为发汗散寒解表逐邪之峻剂，是治疗太阳伤寒的主方。麻黄发汗散寒，开毛窍，启闭平喘。桂枝通阳，助麻黄以发散风寒。杏仁利肺平喘，并助麻桂解表发汗。甘草和中护正。用此方，应恰当掌握药量的比例，一般情况以麻黄：桂枝：甘草=3：2：1为宜，若比例不当，则可能影响发汗解表的治疗效果。本方发汗力强，药后只需温覆即可发汗，不必啜粥。其他注意事项、发汗要求与禁忌，与桂枝汤同。煎药时要注意先煎麻黄去上沫，以免令人心烦。

现代·刘渡舟，聂惠民，傅世垣，《伤寒契要》（1983年）：麻黄配桂枝，辛温发汗，以开荣卫，散风寒，宣肺郁；杏仁利肺平喘，又助麻黄之宣发；甘草扶正和中，剂量不宜大，恐碍麻黄走表之功。

现代·王付，《经方学用解读》（2004年）：太阳伤寒证（风寒表实证）的基本病理病证是风寒客表，经气不通，肺气宣降失常。所以，治疗风寒表实证，其用方配伍原则与方法必须重视以下几个方面。

针对证机选用解表发汗药：风寒表实证，张仲景称其为太阳伤寒证，其病因是风寒之邪侵犯肌表营卫，因体质而异所致病证是表实证，其证机是夙体营卫之气不虚，营卫失调而受邪，并与风寒之邪相搏，形成营气郁滞，卫气闭塞的病理特征。证以发热，恶寒，无汗而喘，头痛，身疼痛，口中和，舌淡，苔薄白，脉浮或紧。其治当解表发汗，疏散风寒。在选用辛温解表药时，必须审明风寒表实证，其证机大多与肺气失调有关，因肺主皮毛，宣发营卫，故选用辛温解表药时，考虑用药既要具有解表作用，又要具有宣肺作用，这样可使风寒表实证应期而愈。如方中麻黄。

合理配伍通经发汗药：治疗风寒表实证，在针对证机选用解表发汗药时，还要辨清风寒之邪不仅侵犯太阳肌表营卫之间，还郁滞太阳经气经脉，呈现经气不通的病理病证，如头痛、身疼痛、骨节疼痛。因此，在组方时配伍用药最好既有解表作用，又有通经作用，以此协助解表发汗药更好地发挥治疗作用，从而使表邪得散，经气得通，病证得解。如方中桂枝。

妥善配伍肃降肺气药：风寒之邪侵袭肌表营卫，其病理特点是卫闭营郁，势必影响肺气宣发皮毛，肺气不得宣发皮毛，则气逆于上则为气喘。肺的生理功能是既向外向上宣发，又向内向下肃降，宣降有序，才能构成肺气的升降出入。组方若仅宣而无降，同样不能达到预期治疗效果。因此，在治疗太阳伤寒证时，要妥善配伍肃降肺气药，以增强治疗效果。如方中杏仁。

适当配伍益汗源药：发汗，其汗由津液所化，只有适当配伍发汗药，才能使风寒之邪从外而散。但汗由津液所化，汗出则会损伤阴津，阴津受伤又不利于发汗解表散风寒。因此，适当配伍益汗源药，则有利于表邪从汗而解。如方中甘草。

随证加减用药：若头痛以项部症状明显者，加葛根、羌活，以疏达太阳经气；若鼻塞不通者，加辛夷、苍耳子，以通达鼻窍；若肢体酸楚明显者，加川芎，独活，以行血祛湿活络；若胸满者，加紫苏、香附，以芳香行气开胸；若血虚者，加当归、阿胶，以滋补阴血；若气虚者，加黄芪、白术，以健脾益气固表；若阴虚者，加麦冬、生地黄，以滋阴和营等。

【方论评议】

综合历代各家对麻黄汤的论述，应从用药要点、方药配伍和用量比例三个方面进行研究，以此更好地研究经方配伍，用于指导临床应用。

诠释用药要点：方中麻黄辛温宣肺散寒，桂枝辛温通阳发汗，杏仁肃降肺气，甘草益气和中。

剖析方药配伍：麻黄与桂枝，属于相须配伍，辛温发汗，温肺散寒；麻黄与杏仁，属于相使配伍，麻黄治咳喘偏于宣散，杏仁治咳喘偏于肃降；麻黄与甘草，属于相反相使配伍，相反者，麻黄宣发，甘草补益，相使者，甘草助麻黄宣肺益肺，麻黄助甘草化痰祛痰；杏仁与甘草，属于相使配伍，益肺降逆；桂枝与甘草，属于相使配伍，辛甘益气温通。

权衡用量比例：麻黄与桂枝用量比例是3∶2，提示宣发与温通之间的用量调配关系，以治风寒；麻黄与杏仁用量比例是3∶4，提示宣发与肃降之间的用量调配关系，以治咳喘；麻黄与甘草用量比例是3∶1，提示宣发与益气之间的用量调配关系；桂枝与甘草用量比例是2∶1，提示温通与益气之间的用量调配关系。

【药理作用】本方具有调节汗腺分泌、解除支气管平滑肌痉挛、调节支气管腺体分泌、强心、调节心律、抗缺氧、抗缺血、调节胃肠蠕动、调节水电解质代谢、调节水钠钾代谢、抗炎、抗菌、抗过敏、抗病毒、抗肿瘤等作用。

麻黄杏仁薏苡甘草汤（麻杏薏甘汤）

【导读】①学用麻黄杏仁薏苡甘草汤应重视麻黄和薏苡仁的用量调配关系。②麻黄杏仁薏苡甘草汤虽是辨治太阳湿热痹证的重要代表方，但在临床中对痰浊蕴肺证等也具有良好治疗作用。③学好用活麻杏薏甘汤的第一步是辨清麻杏薏甘汤由哪些基础方和药物组成：组成麻杏薏甘汤有3个基础方、1个变化方和3组药，基础方之一是杏子汤，之二是甘草汤，之三是甘草麻黄汤，变化方是麻黄汤，3组药中第1组是清热利湿药即薏苡仁，第2组是宣降药即麻黄、杏仁，第3组是益气药即甘草，从3个基础方、1个变化方和3组药用量深入学习研究即可用活麻杏薏甘汤。

【方歌】湿热麻杏薏甘汤，发热日晡身疼痛，临证权衡在用量，清热利湿能祛风。

【方药】麻黄去节，汤泡，半两（1.5 g） 杏仁去皮尖，炒，十个（1.8 g） 薏苡仁半两（1.5 g） 甘草炙，一两（3 g）

【功用】发表祛风，利湿清热。

【用法】上锉，如麻豆大，每服四钱匕，水盏半，煮八分，去滓。温服。有微汗，避风。

【适应证】

1. 中医病证：①太阳湿热痹证。一身尽疼痛，发热，甚于日晡，四肢沉重，或头昏，或疼痛游走不定，苔薄，脉沉或迟。②湿热寒郁证。

2. 西医疾病：普通感冒、流行性感冒、支气管炎、慢性阻塞性肺疾病、慢性鼻炎、风湿性关节炎、强直性脊柱炎、坐骨神经痛等临床表现符合风湿热痹证者。

【用药分析】方中麻黄辛散宣发通络，薏苡仁利湿清热，杏仁通利水道、降泄湿浊，甘草益气和中。

【用方思路】

1. 麻杏薏甘汤既是辨治太阳湿热痹证的重

要代表方，又是辨治支气管炎、慢性阻塞性肺疾病、风湿性关节炎、椎管狭窄等病变的重要基础方。

2. 方中麻黄既是解表药，又是治里药；杏仁、薏苡仁既是辨治肌肉骨节湿浊的重要用药，又是辨治里有痰湿的重要用药；甘草可补脏腑及营卫之气。结合麻杏薏甘汤的作用散寒益气、利湿清热，从方中用药得知，麻杏薏甘汤的应用并不局限于太阳湿热痹证，还可用于辨治诸多杂病，如运动、呼吸、内分泌等系统疾病。

3. 运用麻杏薏甘汤辨治的基本病证（无论病变部位在表还是在里）以湿热或夹寒为主；根据方中用药分析，本方辨治的病证主要是湿热或夹寒，治疗以清化温通为主。

【随证合方】 若夹寒，可与桂枝附子汤合方用之；若夹瘀热，可与桃核承气汤合方用之；若湿热比较重，可与附子泻心汤合方用之。

【注意事项】 运用麻杏薏甘汤既要辨清西医之病，又要辨清西医之病属于中医湿热郁结。辨西医之病可进一步了解疾病的发展演变及转变规律，辨中医之证可更好地针对西医之病选用麻杏薏甘汤。

【应用指征】 病者一身尽疼，发热，日晡所剧者，名风湿。此病伤于汗出当风，或久伤取冷所致也。可与麻黄杏仁薏苡甘草汤。（第二 21）

【方论】

元·赵以德,《金匮方论衍义》（1368年）: 方用麻黄治寒湿，取汗为主；杏仁利气，薏苡仁除风热湿痹为臣；甘草和脾胃，解肌肉为使。

清·张璐,《伤寒绪论》（1667年）: 方中用麻黄、杏仁、甘草以开发腠理而泄风邪，即以薏苡之通利水道而去湿，大意与麻黄加术汤不殊，但其力稍逊耳。

清·李彣,《金匮要略广注》（1682年）: 麻黄发表，杏仁利气。甘草和荣卫，又以缓麻黄之迅烈。薏仁去湿，入肺脾二经，肺主通调水道，脾土既燥，则自能制湿矣。

清·张志聪,《金匮要略集注》（1683年）: 卫气者，所以温分肉，充皮肤。形寒，则伤卫矣。夫邪在太阳之表者，宜桂枝宣助心脏之血液，以资微汗；卫乃阳明之所生，故易薏苡以助胃气。此即麻黄汤去桂枝易薏苡。

清·魏荔彤,《金匮要略方论本义》（1720年）: 此条又申明湿家寒湿在表、内有湿热之因，预防水逆之治，立法以示人知所辨验也。寒湿在外，湿热在内，外郁者，内热必愈甚，热愈甚者，其势必上冲为水逆之证，不可不防也。知病者一身尽疼，外感寒湿也；发热、日晡所剧者，内热甚而阴虚也……仲景于此证，言可以与麻黄杏仁薏苡甘草汤。以麻黄散寒驱湿于表，以甘草温中除湿于里，以杏仁、薏苡降泄其逆气，使内因之湿不致成水逆诸证，更以微汗避风为戒，为湿家内外兼理，一了百当之法也。

清·姚球,《伤寒经解》（1724年）: 麻黄以发其汗，甘草以和其中，苡仁祛风湿，杏仁利肺气，肺合皮毛，故用之以去湿也。

清·尤在泾,《金匮要略心典》（1729年）: 病者一身尽疼，发热，日晡所剧者，此名风湿。此病伤于汗出当风，或久伤取冷所致也，可与麻黄杏仁薏苡甘草汤，此亦散寒除湿之法。日晡所剧，不必泥定肺与阳明，但以湿无来去，而风有休作，故曰此名风湿。然虽言风而寒亦在其中，观下文云：汗出当风，又曰久伤取冷，意可知矣。盖痉病非风不成，湿痹无寒不作。故以麻黄散寒；薏苡除湿；杏仁利气，助通泄之用；甘草补中，予胜湿之权也。

清·黄元御,《长沙药解》（1753年）: 治风湿发热身疼，日晡所剧。以汗出当风，闭其皮毛，汗热郁遏，淫溢窍隧，日晡湿动，应候而剧。甘草、薏苡，补土而燥湿，杏仁利气而破壅，麻黄开窍而发汗也。

清·黄元御,《金匮悬解》（1754年）: 汗出当风，闭其皮毛，汗液郁遏，流溢经隧，营卫壅滞，故发热身疼。午后湿土当令，故日晡所剧。麻黄杏仁薏苡甘草汤，麻黄、杏仁，破壅而发汗，薏苡、甘草，燥湿而培土也。

清·朱光被,《金匮要略正义》（1803年）: 夏月暑湿用事，肺金最易受伤，形寒饮冷，肺气壅遏，故一身尽疼也。发热甚于日晡时者，以申酉为金之气主事也，故以麻、杏利肺气，薏苡利湿，甘草清热足矣。

日本·丹波元简,《金匮玉函要略辑义》(1806年)：此方剂小，而煎法与诸方异，盖后人所改定,《外台》香港脚门所载却是原方，云湿家始得病时，可与薏苡麻黄汤。方后云，上四味㕮咀，以水五升，煮取二升，分再服，汗出即愈，湿家烦疼，可以甘草麻黄汤发汗，不瘥更合。饮家，加白术四两，名白术麻黄汤，是也。薏苡，本经云，治风湿痹,《别录》云，除筋骨中邪气。本方证，比之于麻黄加术汤证，湿邪滞着较深，故用此等品。

清·陈元犀,《金匮方歌括》(1811年)：(参)以上二方，为湿家立法也，又有风湿之证，其痛轻掣不可屈伸，非如湿家之痛重著不能转侧，且湿家发热旦暮不殊，风湿发热日晡增甚。晡，申时也，阳明旺于申酉戌，土恶湿，今为风湿所干，当其旺时，邪正相搏，则反剧也。湿无去来，风有休作，故名风湿，然言风，寒亦在其中。观原文云：汗出当风或久伤取冷，意可知矣。盖痉病非风不成，湿痹无寒不作。方中麻黄散寒，薏苡除湿，杏仁利气，助麻黄驱寒之力，甘草补中，予薏苡胜湿之权，制方之精密如此。

清·邹澍,《本经疏证》(1832年)：发汗所以泄阳邪，清热所以折阳邪，质之以用术用桂者为发汗，薏苡则为清热矣。虽然薏苡既治风湿，又主筋急拘挛不能屈伸，彼“风湿相搏，骨节疼烦，不得屈伸”“风湿相搏，身体疼烦，不能自转侧”，独不用薏苡何耶？夫适固言之矣。薏苡是治久风湿痹，非治暴风湿痹者也，然则麻黄杏仁薏苡甘草汤证，非暴病耶？玩“汗出当风，久伤取冷”之因，决知其似暴病，实非暴病也。发热，日晡所剧，风与湿势将化热，故以薏苡合麻黄、杏仁、甘草迎其机而夺之，彼“风湿相搏”者上既冠以“伤寒，八九日已”，可知其非久病，下出所治之方，或有取乎附子、生姜，或有取乎附子、桂枝，且俱用术，其不能杂入薏苡决矣。术与薏苡非相反相恶也，既用此即不用彼者无他，术性急薏苡性缓，合而用之，恐其应速，则嫌于缓，应迟又伤于躁也。

清·高学山,《高注金匮要略》(1872年)：主麻杏薏甘汤者，甘草属土，为内主脾胃，外主肌肉之药。以之为君，盖欲其由脾胃以达肌肉之意。薏苡甘温，善燥中土，且趁甘草浮缓之性，则能从下从里，而熏蒸其湿于在上在表也。杏仁通利肺窍，以引其机，为薏、甘熏蒸之接应。麻黄发越毛孔，以开滞郁之障，譬之驱贼，薏、甘为内室之传呼，杏仁为中途之援引，麻黄直开大门以放其去路耳。

清·莫枚士,《经方例释》(1884年)：此还魂汤加薏苡也。以此身疼至日晡，肺王克肝之时而剧，知为肝病，肝主筋，则此疼是筋急所致，薏苡善缓急，故主之。其必用还魂汤者，以其身疼兼发热，总属表证耳。

清·唐容川,《金匮要略浅注补正》(1893年)：盖痉病非风不成，湿痹无寒不作，方中麻黄散寒，薏苡除湿，杏仁利气，助麻黄驱寒之力，甘草补中，予薏苡胜湿之权，制方之精密如此。

清·戈颂平,《金匮指归》(1907年)：与麻黄苦温气味，开腠理之闭，杏仁苦温滋润，滑利表里关节之阴，薏苡甘寒，甘草甘平，合苦温气味，内合土气，外固不藏之阳。右锉麻豆大，每服四钱匕，象阴阳气液环转四方不息也。水一盏半，煎八分，象一阳阳气藏于卯，合阴液转运半表正于八也。去滓温服，得幽处阴液外达，半表毛窍，避风吹之。

近代·曹颖甫,《金匮发微》(1931年)：肺主皮毛，务令湿邪和表热，由皮毛一泄而尽，其病当愈。师所以用麻黄汤去桂枝加薏苡者，是以薏苡能去湿故也。

近代·陆渊雷,《金匮要略今释》(1934年)：**薏苡仁**,《本经》云：主筋急拘挛，不可屈伸，久风湿痹。《别录》云：除筋骨中邪气不仁，利肠胃，消水肿。汤本右卫门《皇汉医学》云：考诸家本草，薏苡仁治甲错，胆汁脓血带下，利尿，治赘疣发疹，而有镇痉镇痛消炎解凝诸作用。余常用葛根汤加薏苡仁，治项背筋痉挛，又加术，治急慢性关节痛，又用柴胡剂加薏苡仁、桔梗。治腐败性支气管炎及肺坏疽，又用大黄牡丹皮汤加薏苡仁，或去芒硝，或去芒硝、大黄。治鱼鳞癣、阑尾炎、淋病，又于猪苓汤加薏苡仁，又加甘草、大黄等。治淋病，又用桃核承气汤、大黄牡丹皮汤、桂枝茯苓丸、当归芍药散之类，加薏苡仁。治白带下，又单用薏苡仁，或与诸方配伍。治赘疣，皆收卓效。惟有一事需注意，薏苡仁性寒，有利尿缓下作用，略如石膏剂，若组织枯燥，或下利，见虚寒证者，忌之。

近代·赵桐，《金匮述义》（1940年）： 此汗出当风之风湿也。风湿，汗出当风所致者也。脉浮，若寒盛无汗而痛烦，为汗郁湿锢，宜麻黄加术发越脾气，湿主土而土恶湿也。若不烦疼而日晡所剧，宜麻杏甘草速祛其风，有薏苡之轻去湿，而不须麻黄加术之雄矣。

近代·彭子益，《圆运动的古中医学·金匮方解篇》（1947年）： 治湿家一身尽痛，发热，日晡所剧者。此病由于汗出当风，闭其皮毛，荣卫阻滞，故身痛发热。日晡乃申酉之时，阳明金气当旺，将风湿收敛。荣卫难于流通，故日晡加剧。麻黄、杏仁发散金气之收敛，薏苡、甘草泄湿补土，则荣卫和而风湿去也。

现代·李翰卿，《中国百年百名中医临床家》（1960年）： 此治风热证，辛凉解表之方。主治风热气喘发热，或有汗，或无汗，但必须有内热喜冷之证。麻黄、杏仁解表降气治喘，生石膏以清内热，炙甘草以和中。

现代·王渭川，《金匮心释》（1982年）： 本节指出风湿病的病因、症状及治法。《内经》云："形寒饮冷则伤肺。"肺主皮毛，令湿邪表热从皮毛排泄尽，其病自愈。仲景处方麻黄杏仁薏苡甘草汤，本人认为，不应局限于此，有些药物如防己、细辛等都可随证加入。

现代·刘渡舟，苏宝刚，庞鹤，《金匮要略诠解》（1984年）： 方中麻黄散寒湿，杏仁利肺气以助治节；薏仁利湿健脾，甘草和中胜湿。

现代·王付，《经方学用解读》（2004年）： 太阳湿热痹证的基本病理病证是湿热浸淫太阳肌肤筋脉关节，经气脉络阻结不通。因此，治疗湿热痹证，其用方配伍原则与方法应重视以下几个方面。

针对证机选用通络清热药：湿热之邪侵袭太阳肌肤营卫经络，经气为邪气所阻结而不通，证以关节疼痛，其治当清热通络。又，清热药虽能治热，但有寒凝，寒凝则不利于经气畅通。因此，其治必须用温热药与性寒药相用，发挥药用特长，纠正方药弊端，以取得最佳治疗效果。如方中麻黄、薏苡仁。

合理配伍益气降泄药：湿热之邪侵袭太阳营卫气血，湿易壅滞气机，热易损伤正气，其治当补益正气以积力抗邪；又，热易清，湿难除。因此，治疗太阳湿热痹证，尽可能配伍降泄肺气药，因肺主通调水道，水道通畅则有利于湿邪从小便而去。如方中杏仁、甘草。

随证加减用药：若郁热明显者，加知母、石膏、秦艽，以清热通络止痛；若舌红者，加生地黄、赤芍、当归，以清热凉血活血；若关节拘急不利者，加川芎、白花蛇，以行血祛风通络；若关节疼痛明显者，加乳香、没药、穿山甲，以活血通络止痛等。

【方论评议】

综合历代各家对麻杏薏甘汤的论述，应从用药要点、方药配伍和用量比例三个方面进行研究，以此更好地研究经方配伍，用于指导临床应用。

诠释用药要点：方中麻黄辛散宣发通络，薏苡仁利湿清热，杏仁通利水道、降泄湿浊，甘草益气和中。

剖析方药配伍：麻黄与薏苡仁，属于相反相使配伍，相反者，寒热同用，相使者，薏苡仁助麻黄宣化湿浊，麻黄助薏苡仁泄利湿浊；麻黄与杏仁，属于相使配伍，降利湿浊；薏苡仁与杏仁，属于相反相使配伍，相反者，薏苡仁寒清利湿，杏仁温化湿浊，相使者，薏苡仁得杏仁寒清温化，降利湿浊；薏苡仁与甘草，属于相使配伍，益气清热利湿。

权衡用量比例：麻黄与薏苡仁用量比例是1∶1，提示宣发与清利之间的用量调配关系，以治湿热；麻黄与杏仁用量比例是5∶6，提示宣发与降浊之间的用量调配关系，以治湿浊；薏苡仁与杏仁用量比例是5∶6，提示寒清与温化之间的用量调配关系，以治湿热。

【药理作用】 本方具有调节汗腺分泌、解除支气管平滑肌痉挛、调节支气管腺体分泌、调节周围神经、强心、调节心律、抗缺氧、抗缺血、调节胃肠蠕动、调节水电解质代谢、调节水钠钾代谢、抗炎、抗菌、抗过敏、抗病毒、抗肿瘤、抗风湿等作用。

麻黄连轺赤小豆汤

【导读】 ①学用麻黄连轺赤小豆汤应重视麻黄和连翘的用量调配关系、麻黄和赤小豆的用量调配关系、连翘和生梓白皮的用量调配关系。②麻黄连轺赤小豆汤虽是辨治表寒里热兼证的重要代表方，但在临床中对湿热蕴结证等也具有良好治疗作用。③学好用活麻黄连轺赤小豆汤的第一步是辨清麻黄连轺赤小豆汤由哪些基础方、变化方和药物组成：组成麻黄连轺赤小豆汤有3个基础方、1个变化方和4组药，基础方之一是甘草麻黄汤，之二是甘草汤，之三是杏子汤，变化方是麻黄汤，4组药中第1组是既治表又治里药即麻黄、生姜，第2组是清降药即连翘、梓白皮，第3组是清降利湿药即杏仁、赤小豆，第4组是益气药即大枣、甘草。从3个基础方、1个变化方和4组药用量深入学习研究即可用活麻黄连轺赤小豆汤。

十一画

【方歌】 麻黄连翘小豆汤，杏仁大枣生梓姜，甘草潦水同煎服，治表治里效非常。

【方药】 麻黄去节，二两（6 g） 连翘二两（6 g） 杏仁去皮尖，四十个（7 g） 赤小豆一升（24 g） 大枣擘，十二枚 生梓白皮切，一升（24 g） 生姜切，二两（6 g） 甘草炙，二两（6 g）

【用法】 上八味，以潦水一斗，先煮麻黄，再沸，去上沫，内诸药，煮取三升，去滓。分温三服，半日服尽。

【功用】 解表散邪，清热利湿。

【适应证】

1. 中医病证：①太阳伤寒证与湿热发黄证相兼。发热，恶风寒，无汗，身黄，身痒，目黄，小便黄或不利，腹微满，饮食不佳，舌红、苔黄或腻，脉滑或浮。②脏腑营卫湿热夹寒证。

2. 西医疾病：病毒性肝炎、肝实质弥漫性损伤、急性胆囊炎、急性肾盂肾炎、急性肾小球肾炎、慢性肾炎、肾病综合征、过敏性皮炎、神经性皮炎、结膜炎、过敏性鼻炎等临床表现符合表寒里热证者。

【用药分析】 方中麻黄辛散温通、发汗祛湿，连翘清热解毒，杏仁降泄浊逆，赤小豆渗利湿浊，生梓白皮清热利湿，生姜宣散湿浊，大枣、甘草益气和中。

【用方思路】

1. 麻黄连轺赤小豆汤既是辨治太阳伤寒证与肝胆湿热证相兼的重要代表方，又是辨治诸多杂病如肝病、肾病、皮肤病、呼吸病等的重要基础方。

2. 方中麻黄、生姜既是治表药，又是治里药；连翘、生梓白皮、赤小豆既可辨治营卫热，又可辨治脏腑热；杏仁既是化湿药又是润燥药；大枣、甘草既是补益营卫药，又是补益中气药。从方中用药用量及调配分析得知，麻黄连轺赤小豆汤的应用并不局限于太阳伤寒证与肝胆湿热证相兼，还可用于辨治诸多杂病，如消化、呼吸、泌尿、循环等系统疾病及皮肤病。

3. 运用麻黄连轺赤小豆汤辨治的基本病证是表里寒热夹杂，治疗以清热散寒并举。

【随证合方】 若夹寒比较重，可与理中丸合方用之；若夹湿热，可与茵陈蒿汤合方用之；若夹郁热比较重，可与栀子豉汤合方用之。

【注意事项】 运用麻黄连轺赤小豆汤既要辨清西医之病，又要辨清西医之病属于中医寒热夹杂。辨西医之病可进一步了解疾病的发展演变及转变规律，辨中医之证可更好地针对西医之病选用麻黄连轺赤小豆汤。

【应用指征】 伤寒，瘀热在里，身必黄，麻黄连轺赤小豆汤主之。（262）

【方论】

金·成无己，《注解伤寒论》（1144年）： 湿热相交，民多病瘅。瘅，黄也。伤寒为寒湿在表，发黄为瘀热在里，与麻黄连轺赤小豆汤除热散湿。《内经》曰：湿上甚而热，治以苦温，佐以甘辛，以汗为故止。此之谓也。又煎用潦水者，亦取其水味薄，则不助湿气。

明·许宏，《金镜内台方议》（1422年）： 麻黄能散表邪，用之为君。杏仁生姜能散气解表，用之为臣。连轺味苦性寒；生梓白皮性寒，能除湿热；赤小豆味甘平，能去脾胃之湿，用之为佐。甘草大枣性甘，能入脾益胃气，用之为使。

明·汪石山，《医学原理》（1525年）： 治湿热蕴于肌表而发黄。用连翘、梓白以胜热，赤小豆以去湿，大枣、甘草助脾土以制湿，生姜、杏仁、麻黄解表发汗，以逐湿热。

明·方有执，《伤寒论条辨》（1592年）： 麻黄、甘草、杏仁，利气以散寒，麻黄汤中之选要也。连轺、小豆、梓皮，行湿以退热，去瘀散黄之领袖也。姜、枣益土为克制，潦水无力不助湿。轺，本草作翘，翘本鸟尾，以草子析开，其间片片相比如翘得名。轺本使者小车乘马者，无义，疑误。

明·张卿子，《张卿子伤寒论》（1644年）： 《内经》曰：湿上甚而热，治以甘温，佐以甘平，以汗为故，正此之谓也。又煎用潦水者，亦取其水味薄，则不助湿气。

清·喻嘉言，《尚论后篇》（1648年）： 连轺，用连翘根也，气寒味苦，主下热气。梓白皮气寒味苦，主热毒，去三虫，时气瘀热之剂，必以苦为主。又曰：大热之气，寒以取之是也。潦水，即霖雨后行潦之水，亦取其发纵之极，流而不滞，不助湿也。

清·李中梓，《伤寒括要》（1649年）： 按《内经》曰：湿上甚而热，治以苦温，佐以甘辛，以汗为故，正此方之谓也。又煎用潦水者，亦取其水味薄，不助湿气也。

清·张璐，《伤寒缵论》（1667年）： 伤寒，瘀热在里，身必发黄者，因其人素有湿热，汗出不尽，则肌腠之里，为瘀热所凝，而遍身发黄，故宜此汤以取微汗也。麻黄发散表邪，杏仁、生姜辛散走表，连轺泻经络之积火，梓皮除肌肉之湿热，小豆降火利水，甘草、大枣，益脾和胃。盖土厚可以御水湿之蒸，观《金匮》治寒湿，用麻黄加术汤，其义可见。此汤为汗后表邪未解，而湿热发黄，脉浮者，取汗而设。茵陈蒿汤，为表邪已散，而小便不利，身黄，脉沉者，分利而设。栀子柏皮汤，为表里皆热，脉来软大，不可汗下者而设。若夫汗后，渴而小便不利，热结津液，身目皆黄者，又当取用五苓加茵陈，以利水为务也。

清·柯琴，《伤寒来苏集》（1674年）： 热反入里，不得外越，谓之瘀热。非发汗以逐其邪，湿气不散。然仍用麻黄、桂枝，是抱薪救火矣。于麻黄汤去桂枝之辛甘，加连轺、梓皮之苦寒，以解表清火而利水，一剂而三善备。且以见太阳发热之治，与阳明迥别也。此汤以赤小豆、梓白皮为君，而反冠以麻黄者，以兹汤为麻黄汤之变剂也。瘀热在中，则心肺受邪，营卫不利。小豆赤色，心家之谷，入血分而通经络，致津液而利膀胱。梓皮色白，专走肺经，入气分而理皮肤，清胸中而散瘀热。故以为君。更佐连翘、杏仁、大枣之苦甘，泻心火而和营；麻黄、生姜、甘草之辛甘，泻肺火而调卫。潦水味薄，能降火而除湿，故以为使。半日服尽者，急方通剂，不可缓也。此发汗利水，又与五苓双解法径庭矣。

清·张志聪，《伤寒论集注》（1683年）： 此言太阳随经瘀热，合阳明土气而发黄也。伤寒瘀热在里，乃太阳伤寒不解，随经而瘀热在里，循膂内入，合阳明中土之气于内，身必发黄，宜从里而达太阳之气于肌表，麻黄连轺赤小豆汤主之。用连轺、赤小豆启下焦之阴气，甘草、大枣以和中，麻黄、杏仁、生姜、白皮通上焦之气，导瘀热外出于皮毛。《本经》连翘主治寒热鼠瘘、心气客热，今连轺乃连翘之根，能启阴气而上滋心火者也；赤小豆主治水肿消渴、小便胀满，亦能启下焦之阴气以解留中之瘀热；梓木名楸皮。色白而气味苦寒，乃秋金之凉品；杏仁利肺气麻黄开毛窍，使在里之瘀热仍从皮毛而外出于太阳也。

清·张志聪，《伤寒论宗印》（1683年）： 伤寒瘀热在里，无但头汗出，无小便不利，而身必发黄者，热入于里之下也。盖下焦，乃湿土寒水之分，热入而不得越，是必湿热而成黄，宜麻黄连轺赤小豆汤主之。麻黄能通泄阳热于至阴之下。赤小豆，水谷而色赤，能导热湿，从下而出阳。连轺者，翘之根也。连轺轻清凉薄，味苦性升，取其根性之从下而达上也。梓味苦寒，能解结热，而为百木之长，亦取其甲水之气，从下而升也。潦水者，地气升而为雨也。盖此瘀热，在气而不在经，在里而不涉腑，故宜从下而上，自内而外，使仍从其表出也。配姜枣甘草，和中气以宣通。杏子利肺气以达表，盖肺气开发于皮毛而主周身之气也（眉批：阳明湿证之外因，祸从口入。与太阳之外因不同）。按“太阳篇”之湿证，无身黄者，盖太阳之湿，寒水之本气也。阳明之有身黄者，稼穑之本色也。前章湿热在里者，外因之湿也。此章瘀热在里，而身必发黄者。热郁于下，动阴湿之气也。

清·沈明宗，《伤寒六经辨证治法》（1693年）：此以麻黄汤去桂枝，加生姜、大枣，和中开腠，使膀胱之邪，从表而出；连翘、生梓白皮苦寒，以去心胃之热；赤小豆甘平，除黄而渗湿也。

清·张璐，《本经逢原》（1695年）：连翘轻清而浮，本手少阴、厥阴气分药……根寒降，专下热气，治湿热发黄，湿热去而面悦好，眼目明矣。仲景治瘀热在里发黄，麻黄连翘赤小豆汤主之。奈何世鲜知此，如无根，以实代之。

清·张璐，《千金方衍义》（1698年）：《伤寒论》瘀热在里而发黄有二方。茵陈蒿汤治瘀热在里，不得发越而头汗身黄，故用茵陈、栀子、大黄引之下泄。此治伤寒之邪，失于表散，或汗之不彻瘀热在里而身发黄，故借用麻黄汤法于中减却桂枝，增入连翘、梓皮、赤小豆清热利水，生姜、大枣开发肌腠，使湿热之气，半从元府而解，半从渗道而解。不可泥祠害义，以为瘀热在里反用表药致惑也。

清·郑重光，《伤寒论条辨续注》（1705年）：伤寒之邪，得湿则不行，以热瘀身中而发黄，以麻黄、甘草、杏仁利气散寒，用外解之法。若以里字为入里，岂有反治其表哉。

清·钱潢，《伤寒溯源集》（1708年）：麻黄之用，非热在里而反治表也。赤小豆之用，所以利小便也。翘根梓皮，所以解郁热也。

清·魏荔彤，《伤寒论本义》（1724年）：寒湿二邪相兼，寒能变热，遇湿则瘀，此身必发黄之由也。是病仍在表者半，而在表之里者半也。治寒邪以麻黄，仍治表也。赤小豆连轺治寒邪之变热在里者也。杏仁、甘草、大枣、生姜益土补中，以除湿也。生梓白皮治寒湿之邪，在表里之间为患者也。此麻黄赤小豆连轺汤主之之义也。

清·姚球，《伤寒经解》（1724年）：瘀热在里者，内有湿热，外寒束之，湿热不得透越，瘀罨而成黄也。故用麻黄连翘赤小豆汤，散外寒以清湿热。麻黄、生姜以散寒，连翘、梓皮以清热，赤豆以燥湿，大枣、甘草以扶土，杏仁一以利气化。潦水，旱潦之水，土气重所以制湿也。半日尽三服者，以湿热在内，寒在外，内外俱病，阴阳庞杂，治不可缓也。

清·尤在泾，《伤寒贯珠集》（1729年）：此亦热瘀而未实之证。瘀热在里者，汗不得出而热瘀于里也。故与麻黄、杏仁、生姜之辛温，以发越其表，赤小豆、连轺、梓白皮之苦寒甘，以清热于里，大枣、甘草，甘温悦脾，以为散湿驱邪之用，用潦水者，取其味薄，不助水气也。合而言之，茵陈蒿汤，是下热之剂，栀子柏皮汤，是清热之剂，麻黄连轺赤小豆汤，是散热之剂也。

清·王子接，《绛雪园古方选注》（1732年）：麻黄连轺赤小豆汤，表里分解法，或太阳之热，或阳明之热，内合太阴之湿，乃成瘀热发黄，病虽从外之内，而黏着之邪，当从阴以出阳也。杏仁、赤小豆泄肉理湿热，生姜、梓白皮泄肌表湿热，仍以甘草、大枣奠安太阴之气，麻黄使湿热从汗而出太阳，连轺根导湿热从小便而出太阳，潦水助药力从阴出阳。经云：湿上甚为热，若湿下行则热解，热解则黄退也。

清·不著撰人，《伤寒方论》（1732年）：凡伤寒瘀热在里，身必发黄，非谓表邪入里而瘀热也，凡言瘀字，有挟湿之义焉，此不曰表解，而曰伤寒表未解也，不曰热结而曰瘀热，非热邪骤结，乃有相因而瘀之也，不竟曰瘀热而曰瘀热在里，对表而为言也，故遂揣测其表里持邪之变，而曰必发黄，读断伤寒二字便醒，明是表里之间，寒热不等，有湿为之酝酿，表邪不去而逡巡生变，观仲景于发汗已，身目为黄之例详之，曰寒温在里不解故也，此独曰瘀热在里，则知此之发黄，盖由寒湿在表而另有瘀热在里矣，故以麻黄汤去桂加姜枣，以主表间之寒邪，加连轺、梓皮之苦寒入心胃而解热，赤豆之甘平下水而渗湿，然则仲景前所谓于寒湿中求之，不即言里有瘀热乃见寒湿之变不同，里有瘀热其一也，然寒湿之在伤寒，又为偶异之证，特揭言之，欲人详其因湿致变之故，当以治寒湿法，参入治伤寒中相为斟酌耳，按海藏谓栀子柏皮汤，连轺赤小豆汤，治身黄小便利而身不疼，此为干黄，《活人》谓桂枝附子汤去桂加白术汤，治身黄小便利而身尽痛者，此为湿黄，皆就发黄本证揣摩之词，未悉仲景于伤寒表里间，回翔审顾而施其治法之妙矣。

清·吴谦,《医宗金鉴》(1742年)： 湿热发黄无表里证，热盛者清之，小便不利者利之，里实者下之，表实者汗之，皆无非为病求去路也。用麻黄汤以开其表，使黄从外而散。去桂枝者，避其热也；佐姜、枣者，和其荣卫也；加连轺、梓皮以泻其热，赤小豆以利其湿，共成治表实发黄之效也。连轺，即连翘根。无梓皮以茵陈代之。

清·黄元御,《伤寒悬解》(1748年)： 伤寒表病，湿瘀而生里热，不得汗尿疏泄，身必发黄。麻黄连翘赤小豆汤，麻黄泻皮毛之郁，杏仁降肺气之逆，生梓白皮清相火而疏木，连翘、赤小豆，泻湿热而利水，姜、甘、大枣，和中气而补脾精也。以湿旺腹满，胆胃逆升，相火郁遏，湿化为热，外无出路，是以发黄。发汗利水，使湿气渗泄，则黄消矣。

清·黄元御,《长沙药解》(1753年)： 治太阴伤寒，瘀热在里，身必发黄。以太阴湿旺，胃土贼于甲木，肺金刑于相火，木火郁遏，湿化为热，则发黄色。缘肺热则水道不利，湿无泄路，木主五色，入土而化黄也。甘、枣、生姜，补土和中，麻黄泻皮毛之郁，杏仁降肺气之逆，生梓白皮清相火而疏木，连翘、小豆，泻湿热而利水也。

清·徐灵胎,《伤寒论类方》(1759年)： 连轺即连翘根，气味相近，今人不采，即以连翘代可也。前方欲黄从下解，此方欲黄从汗解，乃有表无表之分也。

清·徐灵胎,《伤寒约编》(1759年)： 皮肤之湿热不散，仍当发汗。而在里之瘀热不清，非桂枝所宜。故于麻黄汤去桂枝，而加赤小豆之酸，以收心气，甘以泻心火，专走血方而通经络，行津液而利膀胱。梓白皮寒，能清肺热，苦以泻肺气，专走气方而清皮肤，理胸中而解烦热。连翘、杏仁泻火降气，麻黄、姜皮开表逐邪，甘草、大枣和胃缓中，潦水煎之，降火除湿也。其表有不解，黄有不退者乎？

清·徐灵胎,《杂病证治》(1759年)： 麻黄发越太阳之邪，连翘清解郁蒸之热；赤小豆利三焦湿热以通利小水，梓皮泻皮肤湿热以通利膀胱；生草缓中以泻火热，姜、枣调营以和胃气也。水煎温服，使表邪发越则湿热钝化而经腑清和，自然汗出遍身热得外泄，何身热发黄之不退哉。此分解湿热之剂，为表热内郁发黄之专方。

清·强健,《伤寒直指》(1765年)：《内经》曰：湿上甚而热，治以苦温，佐以甘平，以汗为故，此之谓也。煎用潦水者，取其水味薄，则不助湿气也。

清·徐玉台,《医学举要》(1792年)： 黄胆之症，有表里虚实之分。赵羽皇曰：经云中央色黄，入通于脾，外主肌肉，上应湿化，今太阴湿气炽盛，湿滞热蒸，郁而不发，如龛曲相似，遂成黄胆。治法有汗下之分，补泻之异焉。今人但用平胃五苓茵陈汤之类，清热渗利之外，并无他说。虽然，其湿热之盛于肠胃者，或可攻之，若郁于皮肤之间而不得发越，过用疏利，则湿热反内陷而不得出。仲景治身热发黄，有麻黄连翘赤小豆汤，无非急解其表，令热邪自外而散。方书止知可降而不知可升者，非理也。至于素患脾虚，寒凉过甚，或小便清白而大便微溏，力倦神疲而脉细少气，皆太阴脾气极虚，而真色外见之候。惟用补中益气汤，略加车前、牛膝一二味。湿胜者，连理汤尤宜。今人一遇此症，不问其孰实孰虚，在表在里，概用寒凉通剂，讵知脾胃虚者不宜寒，寒之则中气愈败。脾胃弱者不宜降，降之则下多亡阴。或攻或补，或升或降，总在随症变通。

清·吴坤安,《伤寒指掌》(1796年)： 若不汗妄下，瘀热在里，但头汗出，小便不利，身体发黄，此太阳误治变症也，麻黄连翘赤小豆汤主之。以分解表里，使湿热之邪，一从麻黄发汗而出太阳之表，一从赤小豆连翘根之利小便而出太阳之里，黄自退矣。

清·陈修园，《长沙方歌括》(1803年)： 按：栀子柏皮汤，治湿热已发于外，止有身黄发热，而无内瘀之证。此治瘀热在里，迫其湿气外蒸而为黄也。麻黄能通泄阳气于至阴之下以发之；加连翘、梓皮之苦寒以清火；赤小豆利水以导湿；杏仁利肺气而达诸药之气于皮毛；姜、枣调营卫以行诸药之气于肌腠；甘草奠安太阴，俾病气合于太阴而为黄者，仍助太阴之气，使其外出、下出而悉去也。潦水者雨后水行洿地，取其同气相求，地气升而为雨，亦取其从下而上之义也。

清·吕震名，《伤寒寻源》(1850年)： 瘀热在里，则伤寒之表邪亦瘀而不行。内外合邪，因致发黄，治亦当内外并解。伤寒解外，仍不离麻黄、杏仁、甘草之成法。热瘀则不宜桂枝而改用连轺，以散在经之热；更用赤小豆、梓白皮以清在里之热；而复以姜枣和之，以其发黄从伤寒而来，犹兼半表，亦麻黄汤之变制也。

清·陈恭溥，《伤寒论章句》(1851年)： 连翘味苦性寒，形像心肾，禀少阴之气化，能启阴气而上滋心火，其气芳香，能通经脉，而利肌肉，故瘰疬疮疡之证多用之。赤小豆气味甘酸平，水之谷也，性沉色赤，能解诸毒，有从下而上，从内而外之功。梓白皮气味苦寒，禀金水之气化，能除热毒。潦水乃降注雨水，取其从下而升，盖地气升而为雨也。麻黄连翘赤小豆汤，瘀热在里，达表退黄之方也，凡病太阳合阳明之热，在里而成黄者用之。本论阳明篇曰：伤寒瘀热在里，身必发黄，此方主之。夫瘀者郁也，热者太阳之标热，阳明之燥热也；在里者，在于坤土之中也；黄为土色，瘀甚则土色现于皮内，而身发黄矣。方用连翘、赤小豆，启下焦之阴气，以制在里阳热。麻黄生姜梓白皮通上焦之阳气，以泄在里之邪气。甘草、大枣安中土以调和其内外。用潦水者，使诸药内注，而后上升四散也。

清·王孟英，《温热经纬》(1852年)： 邹润安曰：《本经》胪列连翘之功，以寒热起，以热结终。此条瘀热在里句，适与连翘功用不异。郭景纯《尔雅》注：一名连苕。苕轺声同字异耳！而今本《伤寒论》注曰：连轺即连翘根，遂以《本经》有名未用翘根当之。陶隐居云：方药不用，人无识者。故唐本草去之。岂仲景书有此，六朝人皆不及见，至王海藏忽见之耶？噫亦必无之事矣。

清·高学山，《伤寒尚论辨似》(1872年)： 夫麻黄连翘赤小豆汤，其用麻黄之意，不过利肺、清心、温脾、解毒之中，助其舒散耳，并非表药也。

故以宣畅之麻黄为先锋，而其赤小豆、连翘，解湿热浸淫之毒。杏仁、梓皮，利气而清肺热。枣、姜、甘草，滋脾中之阳液，正所以去其湿也。赤小豆、连翘，为心胞络之药，杏、麻、梓白，为肺家之药，姜、枣、甘草，为脾家之药，故曰里字，当指脾、肺、心胞络也。

清·唐容川，《伤寒论浅注补正》(1893年)： 故用麻黄、杏仁发皮毛以散水于外，用梓白皮以利水于内。梓白皮，象人之膜，人身肥肉，均生于膜上，膜中通利，水不停汗，则不蒸热，故必利膜而水乃下行。此三味是去水分之瘀热也。连翘散血分之热，赤豆疏血分之结。观仲景赤豆当归散，是疏结血，则此处亦同。此二味是去血分之瘀热也。尤必用甘、枣、生姜宣胃气，协诸药，使达于肌肉。妙在潦水，足云雨既解之水，用以解水火之蒸郁，为切当也。即方观证，而义益显明，陈注解“里”字不确，故注与方皆不切。

清·王旭高，《退思集类方歌注》(1897年)： 杏仁、赤小豆泄肉里湿热，生姜、梓白皮泄肌表湿热，仍以甘草、大枣奠安太阴之气，麻黄使湿热从汗而出太阳，连翘导湿热从小便而出太阳，潦水助药力从阴出阳。经云：湿上甚为热。若湿下行则热解，热解则黄退也。本方使黄从汗解，茵陈蒿汤使黄从下解，乃有表无表之分也。

清·戈颂平，《伤寒指归》(1907年)： 麻黄苦温，开肌土水气。赤小豆甘酸，敛肌土阳气。连轺苦平，轵，即翘，举也，举肌土水气，以和阳。梓柏皮苦寒，梓，从辛，属金，坚肌表金气，以固阳。杏仁，苦温柔润，滑利肌土中关节气滞。生姜辛温，化气横行，疏泄肌土中水气。阳不藏邪，土味不足于里，以甘草极甘培之。阳不藏邪，阴液不足于里，以大枣汁厚益之。右八味，象阴数得阳，正于八。以潦水一斗，潦水，大雨也，雨出地气，天之雨，从地中次第上升也。一斗，十升也，象天生地成十数，转运四方也。先煮麻黄，再沸，去上沫，内诸药，煮取三升，象三阳阳数得阴，来复半里下也。分温三服，象三阴阴数得阳，来复半表上也。半日服尽，象半里下阴液上举，得阳正于八也。

近代·曹颖甫,《伤寒发微》(1931年)：麻黄连轺赤小豆汤，连轺以清上热，生梓白皮以清相火，赤小豆以去里湿，加麻黄、杏仁以疏肺与皮毛，大枣、生姜、甘草以助脾阳。使里气与表气相接，则湿随汗解，而里热不瘀矣。按：此方连轺、赤小豆、生梓白皮合桂枝麻黄各半汤而去桂枝、芍药。以卫气之阻，表汗不出，而君麻黄；以营气虚而生热，而去桂、芍；以一身上下皆热，而用连轺、生梓白皮；以瘀湿成热，毒留血分，而用赤小豆(《金匮》下血用之，痈脓亦用之，可证也)。又非以上三证之发黄，所可混同施治矣。

近代·徐大桂,《伤寒论类要注疏》(1935年)：按：湿热发黄，有畸轻畸重、偏表偏里之不同。茵陈蒿证，是指湿热停瘀，腹满而内实者言也；栀子柏皮证，是指湿热内蒸，宜清宜导者言也；此皆湿热偏里，一满一重之治法也。至于湿热发黄之在肌膜之中，熏蒸郁勃，较前二证，为偏于表者，则本条方证是也。麻黄、杏仁、连轺，宣肺气、通汗腺，而达于表；赤豆、梓皮利腠理而导之于里；潢潦之水，云雨初解，因其势而宣达之。一法之中，发汗利水，大意已备；姜、枣、甘草，助脾胃以宣发为用，则力大而功宏。本论虽曰"瘀热在里"，唐容川补注解为"在肌肉中，对皮毛而言"，实正解也。又按：茵陈蒿证，注重发热身无汗，小便不利；本条并未重申，而本方麻黄、赤豆、梓皮，均主发汗利水，可见本证亦系汗孔郁闭，小便不利，而湿热始互相蒸发也。仲景之论，皆方证互相发明，读者正须逐一印证。

近代·徐大桂,《伤寒论类要注疏》(1935年)：麻黄、杏仁、连轺、宣肺气、通汗腺，而达于表；赤豆、梓皮利腠理而导之于里；潢潦之水，云雨初解，因其势而宣达之。一法之中，发汗利水，大意已备；姜、枣、甘草，助脾胃以宣发为用，则力大而功宏。

近代·彭子益,《圆运动的古中医学·金匮方解篇》(1947年)：黄病乃郁热在里。热瘀之由，由于汗孔不开，尿道不利，中气不足。麻黄杏仁开汗孔，连翘赤小豆利尿道，炙草姜枣补中气，生梓白皮清郁热也。此赤小豆是红饭豆，乃食品无毒。不是半红半黑之赤小豆。

近代·冉雪峰,《冉注伤寒论》(1949年)：麻黄连翘赤小豆汤，以麻黄冠首标名，原注重在麻黄，麻黄发表，为普汎药物应用。麻黄解里，为深层方制治疗。麻黄发表易知，麻黄解里难知。各注均释此麻黄为表，实太隔阂。所以然者，经论是着眼瘀热二字，热当清，热既瘀，清之未必去，故借麻黄冲激之大有力者，以开发之。观麻黄汤，麻黄是汗权三两，而此减用二两，苦寒的梓白皮，则用一斤，入血的赤小豆，则用一升不言之秘，隐隐泄露。此方非发表，亦非利小便，未成黄以先之治，与已成黄以后之治，颇有出入。《金鉴》谓若无梓皮，以茵陈代之，尚是袭其皮毛，而未规其精蕴。本阳明篇以太阳阳明始，以麻黄制剂终，亦若有意安排于其间。虽是言表，却是言里，虽似治表，却是治里，学者务观其大，务会其通，是为得之。

现代·中医研究院,《伤寒论语释》(1956年)：本方是治疗阳黄证而尚有表邪的方剂，由于伤寒应当发汗而没有发汗，或发汗而汗出的不透，瘀热在里，与湿相交而发生黄疸，所以借用麻黄汤法治疗。麻黄汤发汗开表使黄从表散，因本系热证，桂枝辛温助热，所以不用桂枝；连轺、梓白皮清热；赤小豆利湿；姜、枣调和营卫。使湿热主要从表而散。

现代·陈亦人,《伤寒论译释》(1958年)：麻黄、杏仁宣散外邪，连轺、赤小豆、生梓白皮清热利湿，生姜、大枣和中，甘草协调诸药，为表里兼治偏于汗散之方。

现代·孙纯一,《伤寒论注释要编》(1960年)：本方是发汗解热利水之剂。麻黄解表发汗，连轺、梓白皮清热，杏仁利肺气而宣发皮毛，赤小豆除湿利水，姜、枣调和营卫。潦水即雨水所积。成氏谓其味薄不助湿气而利热为治阳黄症尚有表邪自已之良方也。

现代·安徽中医学院，《伤寒论通俗讲义》（1959年）：本方治疗阳明发黄，表邪未净的证候。主要是发汗散热利水，方以麻黄解表发汗，连翘清热，杏仁利肺气而宣发皮毛，赤小豆除湿利水，梓白皮苦寒除热而利小便，合姜、枣甘草之辛甘，健脾土而调营卫。潦水味薄，不助湿气而利热，瘀郁之邪可一鼓而扫尽。

现代·李翰卿，《中国百年百名中医临床家》（1960年）：此解表清热、利湿退黄之方。主治身黄，发热，无汗，有表证者。麻黄、杏仁、姜、枣以解表，连轺、赤小豆、生梓白皮清热利湿以退黄。旧用潦水，取其味薄不助湿气而利热也。

现代·刘渡舟，《伤寒论诠解》（1983年）：麻黄连轺赤小豆汤以麻黄、杏仁、生姜，宣散表邪，以解阳郁之热，兼宣肺利水湿之气。赤小豆清热利湿，兼以活血，善治瘀热。生梓白皮苦寒，亦能清热利湿，若无此药，可用桑白皮或茵陈代。连轺即连翘根，亦可用连翘代，可清透邪热之结。甘草、大枣健脾和中，以顾后天之本。潦水即地上所积雨水，古人称"无根之水"，因其无根味薄，故不助湿气。

现代·刘渡舟，聂惠民，**傅世垣，《伤寒挈要》（1983年）**：李时珍云：潦水乃雨水所积，用于煎药，不助湿而能清热。本方为麻黄汤减去桂枝，增加连轺、梓皮、赤小豆达成外散内利两解表里湿热之法，加姜、枣调和营卫，以促进疗效。

现代·姜春华，《伤寒论识义》（1985年）：本方为麻黄汤去桂加味（连轺、赤小豆、生梓白皮）。连翘，消肿排脓止呕。赤小豆除湿散热，利溲消肿，生梓白皮苦寒，能散温热之邪，杀虫。本方通治疥癣内陷、身痒，发热，肿满，荨麻疹，通身浮肿（急性肾炎）。

【方论评议】

综合历代各家对麻黄连轺赤小豆汤的论述，应从用药要点、方药配伍和用量比例三个方面进行研究，以此更好地研究经方配伍，用于指导临床应用。

诠释用药要点：方中麻黄辛散温通、发汗祛湿，连轺清热解毒，杏仁降泄浊逆，赤小豆渗利湿浊，生梓白皮清热利湿，生姜宣散湿浊，大枣、甘草益气和中。

剖析方药配伍：麻黄与连翘，属于相反配伍，麻黄宣发散寒，连翘清热解毒；麻黄与赤小豆，属于相使配伍，麻黄助赤小豆利湿，赤小豆助麻黄化湿；麻黄与杏仁，属于相使配伍，宣降湿浊；连翘与生梓白皮，属于相须配伍，增强清热解毒；麻黄与大枣、甘草，属于相反相畏配伍，相反者，补泻同用，相畏者，大枣、甘草制约麻黄宣散伤胃；连翘、生梓白皮与大枣、甘草，属于相反相畏配伍，大枣、甘草益气制约连翘、生梓白皮清热伤气。

权衡用量比例：麻黄与连轺用量比例是1∶1，提示辛温与寒清之间的用量调配关系，以治表里；麻黄与杏仁用量比例是近1∶1，提示宣发与肃降之间的用量调配关系，以治湿浊；连轺与生梓白皮用量比例是1∶4，以治湿热；麻黄与赤小豆用量比例是1∶4，提示宣发与渗利之间的用量调配关系；麻黄与生姜用量比例是1∶1，以治湿郁。

【药理作用】 本方具有增强机体免疫功能、保肝利胆、促进胆汁分泌、调节胃肠蠕动、调节支气管腺体分泌、解除支气管平滑肌痉挛、解热、抗过敏、抗炎、抗菌、抗病毒、抗风湿、改善微循环等作用。

麻黄附子甘草汤（麻黄附子汤）

【导读】 ①学用麻黄附子甘草汤应重视麻黄和附子的用量调配关系、麻黄和甘草的用量调配关系。②麻黄附子甘草汤虽是辨治表里俱寒兼证的重要代表方，但在临床中对心肾虚寒证及关节肌肉虚寒证等也具有良好治疗作用。③学好用活麻黄附子甘草汤的第一步是辨清麻黄附子甘草汤由哪些药物组成：组成麻黄附子甘草汤有3组药，第1组是宣散药即麻黄，第2组是温阳消癥药即附子，第3组是益气缓急药即甘草。从3组药用量深入学习研究即可用活麻黄附子甘草汤。

【方歌】麻黄附子甘草汤，温补阳气常用方，太阳伤寒阳虚证，辨治心肾效非常。

【方药】麻黄去节，二两（6g） 甘草炙，二两（6g） 附子炮，去皮，破八片，一枚（5g）

【用法】上三味，以水七升，先煮麻黄一两沸，去上沫，内诸药，煮取三升，去滓。温服一升，日三服。

【功用】温补阳气，解表散邪。

【适应证】

1. 中医病证：①太阳伤寒证与阳气不足证相兼。发热，恶风寒，无汗，或心悸，或胸满，或腰酸腿软，或小便清长，舌淡、苔薄白，脉沉。②脏府营卫筋骨寒郁夹虚证。

2. 西医疾病：病态窦房结综合征、心动过缓、冠心病右束支传导阻滞、窦性心动过速等临床表现符合太阳伤寒证与阳气不足证相兼者。

【用药分析】方中麻黄辛散温通、利水消肿，附子温壮阳气、温化水气，甘草益气和中。

【用方思路】

1. 麻黄附子甘草汤既是辨治太阳伤寒证与阳虚证相兼的重要代表方，又是辨治诸多杂病如心病、肾病、肺病、过敏性疾病等的重要基础方。

2. 方中麻黄既是治表药，又是治里药；附子既可温卫壮阳，又可温壮脏腑；甘草既可补营卫，又可补脏腑。从方中用药用量及调配分析得知，麻黄附子甘草汤的应用并不局限于太阳伤寒证与阳虚证相兼，还可用于辨治诸多杂病，如循环、呼吸系统疾病及皮肤病。

3. 运用麻黄附子甘草汤辨治的基本病证是表里俱寒夹虚，治疗以温阳散寒益气并举。

【随证合方】若夹热，可与白虎加桂枝汤合方用之；若夹郁，可与四逆散合方用之；若夹痰，可与赤丸合方用之。

【注意事项】运用麻黄附子甘草汤既要辨清西医之病，又要辨清西医之病属于中医寒夹虚证。辨西医之病可进一步了解疾病的发展演变及转变规律，辨中医之证可更好地针对西医之病选用麻黄附子甘草汤。

【应用指征】

（1）少阴病，得之二三日，麻黄附子甘草汤微发汗，以二三日无（里）证，故微发汗也。（302）

（2）心水者，其身重而少气，不得卧，烦而躁，其人阴肿。（第十四　13）

（3）水之为病，其脉沉小，属少阴；浮者为风，无水虚胀者为气。水，发其汗即已。脉沉者，宜麻黄附子汤；浮者，宜杏子汤。（第十四　26）

【方论】

金·成无己，《注解伤寒论》（1144年）： 二三日，邪未深也。既无吐利厥逆诸里证，则可与麻黄附子甘草汤，微汗以散之。麻黄、甘草之甘，以散表寒；附子之辛，以温寒气。

明·许宏，《金镜内台方议》（1422年）： 故用附子为君，以温其经。以麻黄甘草为臣佐，微取其汗，以散其寒邪，其病则已也。

明·陶华，《伤寒六书》（1445年）： 第二证既无里寒之可温，又无里热之可下，求其所以用麻黄、附子之义，则是脉亦沉，方可名曰少阴病，身亦发热，方可行发表药。又得之二三日，病尚浅，比之前证亦稍轻，故不重言脉证而但曰微发汗，所以去细辛，加甘草，是汗剂之轻者。

明·方有执，《伤寒论条辨》（1592年）： 无里证。谓不吐利燥烦呕渴也。以无里证。而表又不见。故用附子以佐麻黄。虽曰微发汗。而用甘草以易细辛。盖亦和解之意也。

明·施沛，《祖剂》（1640年）： 用麻黄、甘草之甘，以散表寒；附子之辛，以温经气。《金匮》名麻黄附子汤，治水之为病 。

明·张卿子，《张卿子伤寒论》（1644年）： 麻黄、甘草之甘，以散表寒；附子之辛，以温寒气。

清·喻嘉言，《尚论篇》（1648年）： 不吐利，烦躁呕渴，为无里证。即无里证，病尚在表可知，故以甘草易细辛而微发汗，又温散之缓法也。

清·李中梓，《伤寒括要》（1649年）： 第二症：既无里寒可温，又无里热可下，其所以用麻黄、附子之义，则是脉亦沉，方可名曰少阴病，身亦发热，方行发汗药。又得之二三日，病尚浅，比前症稍轻，故不重言脉症，但日微发汗，所以去细辛加甘草，是汗剂之轻者。

清·喻嘉言，《医门法律》(1658年)： 少阴病得之二三日，麻黄附子甘草汤微发汗，以二三日无里证，故微发汗之法。得病才二三日，无吐利躁烦呕渴里证，其当从外解无疑。然少阴绝无发汗之法，汗之必至亡阳。惟此一证，其外发热无汗，其内不吐利躁烦呕渴，乃可温经散寒，取其微似之汗，此义甚微。在太阳经但有桂枝加附子之法，并无麻黄加附子之法。盖太阳病无脉微恶寒之证，即不当用附子。及见脉微恶寒吐利躁烦等证，亡阳已在顷刻，又不当用麻黄。即此推之，凡治暴病而用麻黄者，其杀人不转睫矣。治伤寒少阴经，二三日无里证。用此方温经，微发其汗。《金匮》用治少阴水病，少气脉沉虚胀者，发其汗即已。又少阴无里证，而有表证，反发热者，去甘草加细辛，名麻黄附子细辛汤，二方皆少阴表法也。

十一画

清·喻嘉言，《医门法律》(1658年)： 本文云：水之为病，其脉沉小，属少阴。浮者为风，无水虚胀者为气。水，发其汗即已。脉沉者宜麻黄附子汤，浮者宜杏子汤。此论少阴正水之病，其脉自见沉小，殊无外出之意。若脉见浮者，风发于外也。无水虚胀者，手太阴气郁不行也。风气之病，发其汗则自已耳。即脉沉无他证者，当仿伤寒少阴例，用麻黄附子甘草汤，荡动其水以救肾。若脉浮者其外证必自喘，当仿伤寒太阳例，用麻黄杏子甘草石膏汤，发散其邪以救肺，此治金水二藏之大法也。

清·程应旄，《伤寒论后条辨》(1670年)： 若前证得之二三日，热仍在表，则麻黄势未可除，但减细辛加甘草，温里却兼和中，稍杀麻黄之力可耳。

清·柯琴，《伤寒来苏集》(1674年)： 言无里证，则有表证可知。以甘草易细辛，故曰微发汗。要知此条是微恶寒、微发热，故微发汗也。《皮部论》云：少阴之阴，其入于经也，从阳部注于经；其出者，从阴内注于骨。此证与附子汤证，皆是少阴表证。发热脉沉无里证者，从阳部注于经也；身体骨节痛，手足寒，背恶寒，脉沉者，从阴内注于骨也。从阳注经，故用麻黄、细辛；从阴注骨，故用参、苓、术、芍。口中和，枢无热，皆可用附子。

清·李彣，《金匮要略广注》(1682年)： 水病发汗，则腠理开，水气泄，而即已，此麻黄为通用之要药也，然脉沉者，佐附子以温经，脉浮者，加杏仁以利气，经行气利，水自消矣。

清·张志聪，《伤寒论宗印》(1683年)： 少阴病得之二三日，无脉沉、无里证，邪不在里也。故可与麻黄附子甘草汤微发汗。经云：心部于表，肾治于里，盖少阴之气，有表而有里也。邪在里，故用细辛；在表，故配甘草。细辛引麻黄，直从阴以出表。配甘草，止辛甘发散其表邪耳。此章句法，以无里证，故可微发汗，非以二三日为始受而无里证也。

清·张志聪，《伤寒论集注》(1683年)： 此言二三日乃承上文而言也。夫二三日无里证，则病少阴而外合于太阳，故以麻黄附子甘草汤微发其汗也。夫少阴之气外合太阳，三日在外，三日在内，少阴之汗乃心肾精血所化，故用熟附以资肾脏之精，麻黄以开心脏之血，合并于中胃而为汗，故用炙草和中以滋其微汗。上节麻黄附子细辛汤主助太阳之阳，内归于少阴，少阴之阴外通于太阳，非为汗也；此麻黄附子甘草汤主开通心肾之精血。合于中土而为汗，故此则曰微发汗，而上文不言也。宋元诸家谓麻黄配细辛乃发汗之重剂，麻黄配甘草乃发汗之轻剂，又谓生附配干姜补中有发，熟附配麻黄发中有补。是皆不明撰论本义，不体立方大旨而妄生臆说，后人从而和之，此又不能探本澄源，而随人颦笑耳。夫舍正路而不由，蔽其心而不知求，哀哉！

清·周扬俊，《金匮玉函经二注》(1687年)： 其本尚在于里，阴未变，故用麻黄散水，附子治寒。

清·沈明宗，《伤寒六经辨证治法》(1693年)： 故当以麻黄附子甘草汤，发汗散邪则愈，然治少阴寒水之经，乃真阳寄于肾中，故当炙甘草、附子，温经固阳，以麻黄通阳开腠，取其微微小汗，则寒邪散而真阳不出，其病立解。后人方书，但知偏阴偏阳，而用急温急下，不明固阳温散，乃失少阴主治，惜哉。

清·郑重光,《伤寒论条辨续注》(1705年)：少阴无发汗法，以外发热、无汗，内不吐利、烦躁、呕、渴，乃可温经散寒，故以甘草易细辛而微发汗，又温散之缓剂者也。

清·钱潢,《伤寒溯源集》(1708年)：故不须更用细辛之温散，又以甘草缓其性而和之。则有等差将杀之不同矣。

清·魏荔彤,《金匮要略方论本义》(1720年)：脉沉者，宜麻黄附子汤，则温经散寒之法，一变而为温经祛水，要皆治少阴肾脏阳虚而有邪之善道也。浮者宜杏子汤。余谓浮者为风，仲景自言其证矣。杏子汤之方，内水湿而外风寒。其挟热者，可以用麻杏甘石也；如不挟热者，莫妙于前言甘草麻黄汤加杏子，今谓之三拗汤矣。此又仲景水气病中自叙之法也，何妨于两见而并用之？度亦未失仲景神明之旨也，敢质之高明。

清·魏荔彤,《伤寒论本义》(1724年)：仲师于少阴病发热者用前法，于是少阴病竟不发热者，用麻黄、附子温经散寒，与前同。而不用细辛者，阴寒未曾逼阳于外，无事乎入阴返阳也。但用甘草甘缓，以缓其寒紧之气于经，而病愈矣。用药之法，一丝不乱，后贤皆不发明其意，何怪乎千载暗室耶？

清·姚球,《伤寒经解》(1724年)：此承上节而言。上节始得之而身热脉沉，故用麻黄附子细辛汤，以表少阴之寒。此节得之二三日，邪逗留少阴已久，身热之外，并无里症，故以前方，去细辛之表剂，加甘草之和中，故曰微发汗。汗乃太阳津液所化，盖亦从来路以驱之也。二三日，不同始得之时。易细辛以甘草者，甘缓之性，发汗亦微。同附子，则四逆之二，而温经亦专也。

清·尤在泾,《伤寒贯珠集》(1729年)：少阴中寒二三日，为脉沉恶寒无热之时，故可与麻黄附子甘草汤，以取微汗而散寒邪。无里证者，无吐利心烦不得卧等证也。以二三日，病未入脏，而寒亦未变热，故得用温经散邪之法，如麻黄附子细辛之例。然去细辛之辛，而加甘草之甘，于法为较和矣。所以然者，寒邪不可不发，而阴病又不可过发耳。

清·王子接,《绛雪园古方选注》(1732年)：少阴无里症，欲发汗者，当以熟附固肾，不使麻黄深入肾经劫液为汗。更妙在甘草缓麻黄，于中焦取水谷之津为汗，则内不伤阴，邪从表散，必无过汗亡阳之虑矣。

清·不著撰人,《伤寒方论》(1732年)：此较加细辛者，更为调停其药势之缓多矣因细详立方之意，病二三日，比初得之略多日矣，日数多而无里证，寒邪所入尚浅，是以不能骤发，故将此汤微发者，因病情不即内入而轻为外引也，此如桂枝二越婢，同其委曲弥缝也。

清·黄元御,《伤寒悬解》(1748年)：少阴病，得之二三日，麻黄附子甘草汤微发其汗，麻黄发太阳之表，附子、甘草，温癸水而培己土。少阴禁汗，此微发汗者，以二三日内，尚无少阴之里证，故微发汗也。

清·黄元御,《长沙药解》(1753年)：治少阴病，得之二三日，无里证者。以脉见沉细，经是少阴，而里证未作，宜解表寒。麻黄轻发其表，附子重暖其里，甘草培其中气也。

即少阴麻黄附子甘草方，而分两不同。治水病，脉沉小，属少阴，虚肿者。以土弱阳飞，肾寒水胀，流溢经络，而为浮肿。甘草、附子，补土而暖肾，麻黄发表而泻水也。

清·黄元御,《金匮悬解》(1754年)：水之为病，其脉沉小，属之少阴，肾脉沉小也。浮者为风，风性发扬也。无水虚肿者，名为气水，其实是气，而非水也。凡此诸证，发其汗即已。但脉有浮沉，则药有温清之不同耳。脉沉者，宜麻黄附子汤，温中下而发表，浮者，宜杏子汤，清中上而发表也。

清·黄元御,《伤寒说意》(1754年)：凡少阴病，得之二三日内，表证未解者，宜麻黄附子甘草汤，微发其汗。以二三日里证未成，而表证未解，则脏阴愈郁而愈盛，故以附子暖其水，甘草培其土，麻黄发微汗以解表也。

清·徐灵胎,《伤寒论类方》(1759年)：三阴经，惟少阴与太阳为表里，而位最近，故犹有汗解之理。况二三日而无里症，则其邪未深入，此方较麻黄附子细辛少轻，以其无里症也。

清·徐灵胎，《伤寒约编》(1759年)： 故以麻黄开腠理，附子固元阳，以甘草之缓中，易细辛之辛散，所以为缓中和阳，微发汗之剂。

清·强健，《伤寒直指》(1765年)： 麻黄甘草之甘，以散表寒，附子之辛，以温寒气。

清·杨栗山，《伤寒瘟疫条辨》(1784年)： 此少阴病无里证者，知表邪未悉并阴也，故以附子温少阴之脏寒，甘草和表里之阴阳，麻黄发未尽之传邪，而病斯痊矣。不然，大汗淋漓，则阳气愈虚而阴邪愈盛，故戒之曰微发汗。

清·陈修园，《长沙方歌括》(1803年)： 按：故于前方去细辛，加甘草之补中，取中焦水谷之津而为汗，则内不伤阴，邪从汗解矣。须知此汤变交阴阳法为微发汗法。

清·朱光被，《金匮要略正义》(1803年)： 言水之为病，则合诸水言之。前云脉得诸沉，当责有水。故正水、黄汗脉俱沉迟，石水但沉，而惟风水主浮。今脉沉而小，曰属少阴，其为石水无疑。若脉浮为风，然不必皆风水相合也。有先但气分不开而无水虚肿，迨郁之又久而亦致水焉，则但谓之气水而非风水也。然治法不甚相远，惟汗之以快其气，则水自散矣。总之脉沉者，邪在少阴，用麻黄、附子温经，以速散之，恐水邪相合，泛滥难图也。脉浮者，邪在气分，用杏子汤轻清以开泄之，恐气强为水，肿胀滋甚也。

清·吕震名，《伤寒寻源》(1850年)： 经云："少阴病，得之二三日，麻黄附子甘草汤微发汗。"而即自注云，以二三日无里证，故微发汗也。少阴与太阳为表里，三阴经中，惟少阴尚有汗解之理。以二三日之少阴病，而无吐利烦躁呕渴之里证，则邪未深入。微发汗者，即和解之义。故可撤细辛之向导，而但以甘草稍杀麻黄之力，更得熟附固阳，自无强责汗之弊。此又少阴温经散邪之缓法也。

清·陈恭溥，《伤寒论章句》(1851年)： 麻黄附子甘草汤，少阴发汗之方也，凡病少阴无里证，可以汗解者用之。本论少阴篇曰：少阴病，得之二三日，以此方微发其汗。以二三日无里证，故微发汗也。夫少阴之外证，但欲寐也；里证下利欲吐烦躁也；二三日，在三阳主气之期，无里证，则病机不向内，犹可从外解之。然少阴之汗，乃心肾精血所化。方用附子以资肾脏之精，麻黄以开肾脏之血，甘草资助中焦，以生此精血以为汗。

清·高学山，《伤寒尚论辨似》(1872年)： 故以甘草易细辛，以微发汗，又温散之缓法。愚谓此条当编于第一条下，盖从其可汗之类也。第一条脉沉，故用细辛以开提阳气，宣发经表，此条无脉沉字样，故只消易甘草，以缓麻黄发越之性，故曰微发汗。

清·莫枚士，《经方例释》(1884年)：［泉案］此温阳散寒之专方。凡附子，炮补、生散，通例如此。

清·唐容川，《伤寒论浅注补正》(1893年)： 故用麻黄以解外也，再用附子以振肾中之阳，内阳既振，乃能外达也。若但取发汗，则用甘草益中气以宣达之，如桂枝汤之用甘、枣矣。

清·戈颂平，《伤寒指归》(1907年)： 用麻黄附子甘草汤，温舒半里阴液，外达半表，以和阳。曰：少阴病得之二三日，麻黄附子甘草汤，微发汗。以，因也。证，明也。因丑寅时，无半里阴液，明于半表。曰：二三日无里证，故微发汗也。

清·戈颂平，《金匮指归》(1907年)： 麻黄苦温，彻阴土水气；附子辛温，助水土中元阳，阴先阳温，表里土气不足，以甘草味厚，益其土气。曰：脉沉者，宜麻黄附子汤。右三味，以水七升，象阳数复于七，先煮麻黄，去上沫，内诸药，煮取二升半，温服八合，日三服，象二阴偶阳分运半表正于八，阖阳半里也。

近代·何廉臣，《增订伤寒百证歌注》(1928年)： 麻黄专走汗腺，为发汗之特效药，故以为君；臣以细辛刺激汗腺之神经，犹麻黄汤急汗之法；佐以炙草，缓和峻汗之烈性，犹桂枝汤缓汗之法也，方较麻黄附子细辛汤略为和平。

近代·曹颖甫，《金匮发微》(1931年)：

水邪虽陷，与表气未曾隔绝，寒水下陷，要为中阳之虚，方治特于麻黄附子汤内加炙甘草以益中气，使中气略舒，便当外达皮毛肌腠，变为汗液，而水病自除。若夫脉浮为风，与太阳中风之脉浮同，此证尚属风湿，而未成为水。水气壅在皮毛而发为虚胀，故曰气水，气水者，汗液欲出不出，表气不能开泄之谓，发其汗则水还化气成汗，故其胀即消。

近代·曹颖甫,《伤寒发微》(1931年): 但无里证者，水气虽陷，与太阳标阳，未曾隔绝，寒水之下陷，实由中阳之虚，故于麻黄附子汤中，用炙甘草以益中气。使中气略舒，便当合淋巴微管乳糜，外达皮毛而为汗。张隐庵乃独认麻黄附子甘草汤为发汗之剂，于麻黄附子细辛汤则否，要其谬误，特因前一节无发汗字，后节有微发汗句，强作解人。独不见《金匮》水气篇心下坚大如盘证，桂甘姜枣麻辛附子汤下，有分温三服，汗出如虫行皮中即愈之训乎？岂加桂、甘、姜、枣，才能发汗，去桂、甘、姜、枣，即不能发汗乎？况麻黄附子加炙甘草，尚能发汗，易以辛温散寒之细辛，反谓不能发汗，有是理乎？是所谓以其昏昏，使人昏昏也。

近代·徐大桂,《伤寒论类要注疏》(1935年): 按：前条脉证，与本条相差处，重在“脉沉”二字。故其方有取细辛之升阳散寒；本方但取甘草益胃以鼓之外出，合麻黄附子温阳解表足矣。

近代·徐大桂,《伤寒论类要注疏》(1935年): 前条脉证，与本条相差处，重在“脉沉”二字。故其方有取细辛之升阳散寒，本方但取甘草益胃以鼓之外出，合麻黄附子温阳解表足矣。

近代·赵桐,《金匮述义》(1940年): 此方为少阳脉卑，少阴脉细，水气消利之神方。详《度金针·肾炎福音》中。沈明宗谓麻黄通阳开窍，治水妙剂。徐灵胎谓发肾水之汗。皆有本有才之论也。

近代·彭子益,《圆运动的古中医学·金匮方解篇》(1947年): 治水病脉沉者。此脉沉，乃沉而无力。沉而无力，肾阳不足，附子温肾阳。麻黄散水，甘草保中也。

现代·中医研究院,《伤寒论语释》(1956年): 本方与前方不同的地方在于以甘缓之甘草换辛散之细辛，也是温经发表的方剂，用以微微发汗以治疗病势较轻的少阴兼太阳表症。

现代·陈亦人,《伤寒论译释》(1958年): 麻黄附子甘草汤，即上方去细辛加炙甘草而成。因病情比较轻缓，故不用细辛的辛窜，加用炙甘草以缓麻附之势。

现代·陈亦人,《伤寒论译释》(1958年): 本条与前条相比，前条言“始得之”，是证势稍急，本条言“得之二三日”，是证势稍缓，且正气较虚，所以在用药上，前条以细辛之升，温经散寒，而本条以甘草之缓，取其微汗，且可益气和中，保护正气。张氏、周氏均以本条和上条相互发明，但周氏认为本证以甘草易细辛，是因津液已耗，此语值得商讨，如以津液耗而去细辛，则麻黄、附子亦当禁用。实际上本方以甘草易细辛，是因病势较缓之故，即汪苓友所谓言始得之为急，言得之二三日为缓，病势稍缓。治之亦缓，张路玉对本证病理解释，符合表里同病的治则，亦符合临床实际。黄氏之解尚妥。王氏以为熟附固肾，不使麻黄入肾经劫液为汗，语嫌费解。其实本方熟附，主要是预护阳气，以防阳气随汗外泄；甘草的作用，主要是缓麻黄发汗的力量，不使发得太多太骤，以求微微得汗而解。

现代·安徽中医学院,《伤寒论通俗讲义》(1959年): 以上二方都是治疗少阴表证的方剂。方中麻黄发汗，以解太阳之表；附子温经，以补少阴之真阳；细辛辛温，以助发散；三者合用，为温经发表之剂，虽汗而无损于阳。若病轻而热微者，于方中去细辛之辛温，加甘草之甘缓微发其汗，名为麻黄甘草附子汤，虽然药仅一味之差，而缓急之功，则截然不同矣。赵嗣真亦谓：“少阴发汗二汤，其第一证是汗剂之重者，第三证去细辛加甘草，是汗剂之轻者。”

现代·李翰卿,《中国百年百名中医临床家》(1960年): 此治寒邪直中少阴，表里皆寒，兼补中之方寒邪直中少阴，表里皆寒，其症发热恶寒，脉沉微，不喜冷性饮食。但病程略长，病势稍缓，或没有头痛，且身体没有显著虚弱症状。主治麻黄散表寒，附子温里寒，炙草补中，对于表里皆寒证，时日稍缓者，用之相宜。

现代·孙纯一，《伤寒论注释要编》(1960年)：本方与麻黄附子细辛不同，以甘草之甘缓换去细辛之温散，亦是温经发汗之方，但此方为轻微发汗，治少阴兼太阳表证之轻者，药仅一味之差，而缓急之功则截然不同矣。

现代·刘渡舟，《伤寒论诠解》(1983年)：麻黄附子甘草汤即麻黄附子细辛汤去细辛易甘草。因本证邪轻势缓，故去细辛以防辛散太过，加甘草可益气和中，保护正气。麻黄、附子、甘草三药配伍，既能发微汗，而又不伤少阴之正气。

现代·刘渡舟，聂惠民，傅世垣，《伤寒挈要》(1983年)：本方即麻黄细辛附子汤去细辛加甘草而成。去细辛之散，加甘草之守，使其温经解表，而又不至于发散太过。

现代·刘渡舟，苏宝刚，庞鹤，《金匮要略诠解》(1984年)：本条是论述正水、风水与虚胀的鉴别及正水与风水的治法。正水病由于少阴肾阳不足，不能温化水气，水气停蓄于中，故腹满。水气上逆于肺，故喘息。肾阳不足，故脉沉小。治宜麻黄附子汤。方中麻黄宣肺发汗，祛水平喘，甘草健脾制水，附子温阳化湿。

【方论评议】

综合历代各家对麻黄附子甘草汤的论述，应从用药要点、方药配伍和用量比例三个方面进行研究，以此更好地研究经方配伍，用于指导临床应用。

诠释用药要点：方中麻黄辛散温通、利水消肿，附子温壮阳气、温化水气；甘草益气和中。

剖析方药配伍：麻黄与附子，属于相使配伍，麻黄助附子温通壮阳，附子助麻黄宣散温通；附子与甘草，属于相使配伍，甘草助附子温阳化气，附子助甘草益气化阳；麻黄与甘草，属于相使配伍，益气温通。

权衡用量比例：麻黄与附子用量比例是6∶5，提示发散与温阳之间的用量调配关系，以治寒气；附子与甘草用量比例是5∶6，提示温阳与益气之间的用量调配关系，以治阳虚；麻黄与甘草用量比例是1∶1，提示宣散与益气之间的用量调配关系，以治寒伤气。

【药理作用】 本方具有抗炎、强心、调节血压、抗休克、扩张周围血管、抗心肌缺血、促进血小板聚集、降血糖、提高机体免疫功能、抑制下丘脑单胺氧化酶活性、镇痛、镇静、调节体温中枢、抗应激、调节水电解质代谢、调节肾功能等作用。

麻黄附子细辛汤

【导读】 ①学用麻黄附子细辛汤应重视麻黄和附子的用量调配关系、附子和细辛的用量调配关系。②麻黄附子细辛汤虽是辨治表里俱寒的重要代表方，但在临床中对心肾寒证及关节肌肉寒证等病变也具有良好治疗作用。③学好用活麻黄附子细辛汤的第一步是辨清麻黄附子细辛汤由哪些药物组成：组成麻黄附子细辛汤有3组药，第1组是宣散药即麻黄，第2组是温阳消癥药即附子，第3组是温阳止痛药即细辛。从3组药用量深入学习研究即可用活麻黄附子细辛汤。

【方歌】 麻黄附子细辛汤，治表治里常用方，发热恶寒脉反沉，温阳解表效非常。

【方药】 麻黄去节，二两(6g) 细辛二两(6g) 附子炮，去皮，破八片，一枚(5g)

【用法】 上三味，以水一斗，先煮麻黄，减二升，去上沫，内诸药，煮取三升，去滓。温服一升，日三服。

【功用】 温壮阳气，解表散寒。

【适应证】

1. 中医病证：①外寒阳虚证。发热，恶风寒，无汗，手足不温，倦怠乏力，或腰酸腿软，小便清长，或脚跟痛，舌淡、苔薄白，脉沉弱或沉迟。②脏腑营卫筋骨寒郁证。

2. 西医疾病：病态窦房结综合征、心动过缓、冠心病右束支传导阻滞、窦性心动过速等临床表现符合外寒阳虚证者。

【用药分析】 方中麻黄辛散温通，附子温壮阳气，细辛辛散温阳。

【用方思路】

1. 麻黄附子细辛汤既是辨治太阳伤寒证与里寒证相兼的重要代表方，又是辨治诸多杂病如心病、肾病、肺病、肌肉关节病等的重要基础方。

2. 方中麻黄、细辛既是治表药，又是治里药；附子既可温卫壮阳，又可温壮脏腑。从方中用药用量及调配分析得知，麻黄附子细辛汤的应用并不局限于太阳伤寒证与里寒证相兼，还可用于辨治诸多杂病，如循环、泌尿、呼吸、运动等系统疾病。

3. 运用麻黄附子细辛汤辨治的基本病证是表里俱寒，治疗以温阳散寒并举。

【随证合方】 若夹热，可与白虎加桂枝汤合方用之；若夹瘀，可与当归四逆汤合方用之。

【注意事项】 运用麻黄附子细辛汤既要辨清西医之病，又要辨清西医之病属于中医阳虚寒结证。辨西医之病可进一步了解疾病的发展演变及转变规律，辨中医之证可更好地针对西医之病选用麻黄附子细辛汤。

【应用指征】 少阴病，始得之，反发热，脉沉者，麻黄附子细辛汤主之。（301）

【方论】

金·成无己，《注解伤寒论》（1144年）： 少阴病，当无热，恶寒；反发热者，邪在表也。虽脉沉，以始得，则邪气未深，亦当温剂发汗以散之。《内经》曰：寒淫于内，治以甘热，佐以苦辛，以辛润之。麻黄之甘，以解少阴之寒；细辛、附子之辛，以温少阴之经。

明·许宏，《金镜内台方议》（1422年）： 故用附子为君，以温经散寒。细辛之辛，以散少阴之寒邪为臣。麻黄能发汗，用之为佐使。

明·陶华，《伤寒六书》（1445年）： 其第一证以少阴本无热，今发热，故曰反也。其发热，为邪在表而当汗，又兼脉沉属阴而当温，故以附子温经，麻黄散寒，而热须汗解，故加细辛，是汗剂之重者。

明·汪石山，《医学原理》（1525年）： 凡少阴病不当发热，今发热，邪仍在表也，故虽脉沉而邪尚未除。亦宜用温剂发汗以散之。故用麻黄解肌发汗，以逐表邪，附子、细辛以散里寒。

明·万密斋，《万氏家传伤寒摘锦》（1549年）： 按上证发热为邪在表而当汗，脉沉属阴而当温，故以附子温经，麻黄散寒，而热须汗解，故加细辛乃汗剂之重者也。下证既无里寒之可温，又无里热之可下，求其所用麻黄附子之意，则是脉亦沉，方可名曰少阴病。身亦发热，方可行发表药。

明·吴昆，《医方考》（1584年）： 少阴病，始得之，反发热，脉沉者，此方主之。病发于阴者，当无热。今少阴病始得之，何以反发热也？此乃太阳经表里相传之证故耳！盖太阳膀胱经与少阴肾经相为表里，肾经虚，则太阳之邪由络直入肾脏。余邪未尽入里，故表有发热，真寒入肾，故里有脉沉。有太阳之表热，故用麻黄以发汗；有少阴之里寒，故用辛、附以温中。

明·方有执，《伤寒论条辨》（1592年）： 发热，邪在表也。脉沉，少阴位北而居里也。以其居里。邪在表而发热，故曰反也。以邪在表不在里，故用麻黄以发之。以其本阴而标寒，故用附子以温之。细辛辛温，通于少阴，用之以佐主治者，以其专经而向导也。

明·张吾仁，《譔集伤寒世验精法》（1609年）： 又有伤寒一二日，发热脉沉者，此属少阴也。其寒邪未入于里，尚留在表，而为热，故立麻黄附子细辛汤治之。以麻黄细辛发表间之热，附子以温少阴之经，则元气回而邪气退，得微汗而解矣。

明·施沛，《祖剂》（1640年）：《内经》曰：寒淫于内，治以甘热，佐以苦辛，以辛润之。麻黄之甘，以解少阴之寒；细辛、附子之辛，以温少阴之经。脉沉小，属少阴者。

明·张卿子，《张卿子伤寒论》（1644年）：《内经》曰：寒淫于内，治以甘热，佐以苦辛，以辛润之。麻黄之甘，以解少阴之寒；细辛、附子之辛，以温少阴之经。

清·喻嘉言，《尚论篇》（1648年）： 脉沉为在里，证见少阴，不当复有外热，若发热者，乃是少阴之表邪，即当行表散之法者也。但三阴之表法与三阳迥异，三阴必以温经之药为表，而少阴尤为紧关，故麻黄与附子合用，俾外邪出而真阳不出，才是少阴表法之正也。

清·喻嘉言,《尚论后篇》(1648年): 盖发热为邪在表而当汗，又兼脉沉，属阴而当温，故以附子温经，麻黄散寒，而热须汗解，故加细辛，是汗剂之重者。

清·李中梓,《伤寒括要》(1649年): 阴病当不热，今反发热，则寒邪在表，未传于里，但以皮腠郁闭为热，而在里无热，故用麻黄、细辛以发表间之热，附子以温少阴之经。

清·程应旄,《伤寒论后条辨》(1670年): [底本眉批：虽是阴邪，从阳而发。阳根于阴，故表有太阳，里有少阴]。一起病便发热，兼以阴经无汗，世医计日按证，类能恣意于麻黄，而所忌在附子，不知脉沉者，由其人肾经素寒，虽表中阳邪，而里阳不能协应，故沉而不能浮也，沉属少阴，不可发汗。而始得即发热属太阳，又不得不发汗，须以附子温经助阳，托住其里，使真阳不至随汗而升，其麻黄始可合细辛用耳。

清·柯琴,《伤寒来苏集》(1674年): 太阳主表，病发于阳，故当发热；少阴主里，病发于阴，只当内热。今始得寒邪，即便发热，似乎太阳，而属之少阴者何?《内经》曰：逆冬气则少阴不藏，肾气独沉。故反热而脉则沉也。肾为坎象，二阴不藏，则一阳无蔽，阴邪始得而内侵，孤阳因得以外散耳。病在表脉浮者，可发汗可知；病在表脉沉者，亦不可不汗矣。然沉为在里，而反发其汗，津液越出，亡阳则阴独矣。故用麻黄开腠理，细辛散浮热，而无附子固元阳，则热去寒起，亡可立待也。其人不知养藏之道，逆冬气而伤肾，故有此证。

清·陈尧道,《伤寒辨证》(1678年): 故用麻黄以发汗，有少阴之里寒，故用辛、附以温中。三阴之表法，与三阳不同。三阴必以温经之药为表，故麻黄与附子合用，方是少阴表法之正也。

清·汪昂,《医方集解》(1682年): 此足少阴药也。太阳证发热，脉当浮，今反沉；少阴证脉沉，当无热，今发热，故曰反也。热为邪在表，当汗；脉沉属阴，又当温。故以附子温少阴之经，以麻黄散太阳之寒而发汗，以细辛肾经表药，联属其间，是汗剂之重者。

清·张志聪,《伤寒论宗印》(1683年): 此阴病而得表阳之气也。夫少阴为病，虽属阴寒，然上有君火之阳，外有表阳之热，表里上下之气，互相交感者也。是以此章论表里阴阳，下章论水火之气。如阴气受邪，得表阳君火之气者，皆可用麻黄而从表解也。始得之者，本经自得之邪，而始受之也。反发热脉沉者，邪入于里阴，而反得表阳之气也。寒邪虽入于阴，然借此阳热之气，犹可接阴气以回阳导里邪以出表，是以用熟附以救里。麻黄佐细辛，导寒邪直从阴分以出阳(眉批：少阴有里热而无表热，故曰反)。细辛一名少辛，根芳茎直，能通少阴之生气上升。

清·张志聪,《伤寒论集注》(1683年): 此言始病少阴而阴阳外内之气贵相接也。少阴病始得之，言寒邪始伤少阴；是当无热，反发热者，太阳标阳外呈也；脉沉者，少阴生气不升也。夫标阳外呈，生气不升，阴阳外内不相接矣，故以麻黄附子细辛汤主之。炮熟附子助太阳之表阳而内合于少阴，细辛、麻黄启少阴之水阴而外合于太阳。按《本草》细辛气味辛温，一茎直上，端生一叶，其色赤黑，黑属水而赤为阳，一主天而辛上达，能启水中之生阳，上与天气相合，植麻黄之地。冬不积雪，其体空通亦主从里阴而外达于毛窍。盖少阴之气主水阴，太阳之气主天表也。“少阴篇”中凡云反发热者，皆在太阳上看。

清·沈明宗,《伤寒六经辨证治法》(1693年): 故以麻黄、附子、细辛，温经散邪固阳，但与救阳，乃为异耳。

清·沈明宗,《伤寒六经辨证治法》(1693年): 故用麻黄、细辛，专驱少阴之表；附子固护元阳，俾邪散而阳不外越，此少阴正治之法，读者毋忽。

清·汪昂,《汤头歌诀》(1694年): 麻黄发太阳之汗，附子温少阴之经，细辛为肾经表药，联属其间。若非表里相兼治，少阴反热曷能康。少阴证，脉沉属里，当无热，今反发热，为太阳表证未除。

清·郑重光,《伤寒论条辨续注》(1705年): 三阴发表与三阳不同，误汗必致亡阳，必先温经，使邪外出而真阳不越，故以麻黄附子合用，此少阴表法之微机也。

清·钱潢,《伤寒溯源集》(1708年): 故以麻黄发太阳之汗，以解其在表之寒邪。以附子温少阴之里，以补其命门之真阳。又以细辛之气温味辛，专走少阴者，以助其辛温发散。三者合用，补散兼施，虽发微汗，无损于阳气矣，故为温经散寒之神剂云。

清·秦之桢,《伤寒大白》(1714年): 此少阴外冒伤寒发热，不可用太阳治法，故用此方温经散寒邪，从里出表。

清·魏荔彤,《伤寒论本义》(1724年): 麻黄以散寒，附子以温经，细辛引之入阴分。不唯使阴寒之邪去，且令作热之阳回，更寒邪去而正阳不走，岂非少阴病正对之剂乎？此仲师所以必主之无疑焉。

清·姚球,《伤寒经解》(1724年): 脉沉，故属少阴也。既属少阴，而又发热，则仍连及表矣。故用少阴表剂，麻黄附子细辛汤，以发少阴之汗也。附子补少阴之真阳，阳回寒自解。细辛散少阴之寒邪，邪去热自除。太阳者，少阴寒邪之来路。用麻黄者，从其来路而发之也。

清·尤在泾,《伤寒贯珠集》(1729年): 少阴始得本无热，而外连太阳则反发热，阳病脉当浮而仍紧，少阴则脉不浮而沉，故与附子、细辛，专温少阴之经，麻黄兼发太阳之表，乃少阴经温经散寒，表里兼治之法也。

清·王子接,《绛雪园古方选注》(1732年): 少阴得太阳之热而病者，用麻黄发太阳之表汗，细辛散少阴之浮热，相须为用。欲其引麻黄入于少阴，以出太阳陷入之邪，尤借熟附合表里以温经，外护太阳之刚气，内固少阴之肾根，则津液内守，而微阳不致外亡，此从里达表，由阴出阳之剂也。

清·不著撰人,《伤寒方论》(1732年): 三阴必以温经之药为发散，使邪出而真阳不出，故麻黄附子细辛汤，人皆知附子温经，麻细表散而不知寒邪必由皮毛，皮毛者肺之合也，麻黄为肺家专药，故以治寒所从入，非即解少阴之寒也，附子入少阴固矣，细辛为手少阴引经之药，而香味俱细能入肾，且力兼驱表邪，散浮热，是从内达外，赖此以为旋鼓，故较麻黄附子甘草汤，此为重剂，然少阴病，明有脉细沉数，病为在里，不可发汗之禁，又有八九日，一身手足尽热者，以热在膀胱，必便血之条，此脉沉身热，似乎非麻附所宜，岂知阴病难于得热，脉虽沉而发热，则邪犹在表矣，况日初得之，则客邪尚浅非七八日，邪已入里之比耶。

清·黄元御,《伤寒悬解》(1748年): 少阴水脏，其脉自沉，乃始得病时，反发热而脉沉者，是已传肾脏，而犹带表寒。内有少阴，则宜温里，外有太阳，则宜发表，麻黄附子细辛汤，麻黄散太阳之外寒，附子温少阴之内寒，细辛降阴邪之冲逆也。

清·黄元御,《长沙药解》(1753年): 治少阴病，反发热，脉沉者。以少阴脉沉而身反发热，则里寒已作而表寒未退。麻黄发其表寒，附子驱其里寒，细辛降其阴邪也。

清·黄元御,《伤寒说意》(1754年): 少阴水脏，病则脉沉而恶寒，若始得之时，脉已见沉而反觉发热者，是少阴脏病而太阳经证未解也。宜麻黄附子细辛汤，麻黄散太阳之经，附子温少阴之脏，细辛降肾气之逆也。

清·徐灵胎,《伤寒论类方》(1759年): 附子、细辛，为少阴温经之药，夫人知之。用麻黄者，以其发热，则邪犹连太阳，未尽入阴，犹可引之外达。不用桂枝而用麻黄者，盖桂枝表里通用，亦能温里，故阴经诸药皆用之，麻黄则专于发表。今欲散少阴始入之邪，非麻黄不可，况已有附子足以温少阴之经矣。

清·徐灵胎,《伤寒论类方》(1759年): 附子、细辛，为少阴温经之药，夫人知之。用麻黄者，以其发热，则邪犹连太阳，未尽入阴，犹可引之外达。不用桂枝而用麻黄者，盖桂枝表里通用，亦能温里，故阴经诸药皆用之，麻黄则专于发表。今欲散少阴始入之邪，非麻黄不可，况已有附子足以温少阴之经矣。

清·徐灵胎,《伤寒约编》(1759年): 麻黄开腠理，细辛散浮热，即以附子固元阳，则汗自出而阳不亡，寒自散而精得藏，元阴可不被其扰矣。此少阴阳虚伤寒之托里解外法。

清·徐灵胎,《杂病证治》(1759年): 麻黄发散表邪于外，附子固摄阳气于里，细辛搜涤少阴之邪。俾真阳布护，则寒邪外解，而发热恶寒无不退，头疼足冷无不瘳矣。此扶阳托散之剂，为寒中少阴表邪不解之专方。

清·强健,《伤寒直指》(1765年):《内经》曰：寒淫于内，治以甘热，佐以苦辛，以辛润之。麻黄之甘以解少阴之寒，细辛、附子之辛以温少阴之经。

清·沈金鳌,《杂病源流犀烛》(1773年): 标(麻黄附子细辛汤=麻黄附子甘草汤=细辛味辛温热以润肉，寒主头痛脑痛，百节拘郁，风湿痹痛，汗不出，血不行，所以主足少阴连及足厥阴也)。

清·杨栗山,《伤寒瘟疫条辨》(1784年): 有太阳之表热，故用麻黄以发汗；有少阴之里寒，故用附子、细辛以温中。三阴之表发与三阳不同，三阴必以温经之药为表，故麻黄、附子同用，方是少阴表发之正也。按：伤寒病两感者亦少，此即太阳少阴之两感也。麻黄、附子同剂，治法委实奇特，学者引伸触类，可应无穷之变矣。且伤寒两感，麻黄附子细辛汤主之，此仲景伤寒两感之治法；温病两感双解散主之，此河间补仲景温病两感之治法。此二方者，乃辨温病与伤寒，发表攻里两感异治之要诀也(此论仅见，真出人头地矣，伤寒温病分门另治从此得解——眉批)。世之以温病为伤寒，以伤寒方治温病者，观此能勿悔心乎。

清·陈修园,《伤寒真方歌括》(1803年): 二症俱发热，故俱用麻黄以发汗，脉俱沉，故俱用附子以固肾，则津液内守，汗不伤阴，一合细辛，犹麻黄汤急汗之法，一合甘草，犹桂枝汤缓汗之法也。

清·陈修园,《长沙方歌括》(1803年): 按：少阴病始得之，是当无热，而反发热，为太阳标阳外呈，脉沉为少阴之生气不升。恐阴阳内外不相接，故以熟附子助太阳之表阳而内合于少阴，麻黄、细辛启少阴之水阴而外合于太阳。须知此汤非发汗法，乃交阴阳法。

清·邹澍,《本经疏证》(1832年): 故乘其外有发热用麻黄、附子，一治其内，一治其外，然不得细辛自阴精中提出寒邪，则温者温，散者散，犹未能丝联绳贯，使在内之邪直从外解也。若至二三日犹无吐利手足厥冷，则直是内本脏寒，外被寒着，互相勾引，势将入内，故不必细辛之提曳阴寒，但以甘草缓其内入，能得微汗即便愈矣。

清·吕震名,《伤寒寻源》(1850年): 少阴病不当发热，今始得之而反发热，则邪始入少阴，犹兼表邪矣。发热脉浮者，当从太阳解肌发汗之例。今脉沉，则谛实少阴病无疑。少阴本有发汗之禁，以其始得发热，故借细辛为向导，引麻黄入散少阴之邪。而亟亟加附子温经助阳，托住其里。俾肾中真阳，不致随汗飞越，此少阴温经散邪之大法也。

清·陈恭溥,《伤寒论章句》(1851年): 细辛气味苦温，一茎直上，其色赤黑，禀少阴泉下之水精，而上交于太阳之药。主咳逆上气，头瘰脑动，百折拘挛，风湿诸证。麻黄附子细辛汤，升少阴之生阳，外合太阳之方也，凡少阴之生阳不升，太阳之标阳外呈，不能内合者用之。本论少阴篇曰：少阴病，始得之，反发热，脉沉者，此方主之。夫病少阴宜无热，今有热。若有热，脉宜浮，今脉沉。此乃少阴之生阳在下，而中见之标阳外呈，阴阳不能合德矣。故用炮附子，助太阳之表阳，内合于少阴。细辛启少阴之里阴，外合于太阳。麻黄能从里达表，又能和表以合里。阴阳合德，则热退脉平矣。

清·费伯雄,《医方论》(1865年): 此症机窍，全在“反发热，脉沉”五字。盖太阳之邪，初传少阴，故脉症如此。方中用细辛、附子温肾，以捍卫本经，格外来之邪不使深入；用麻黄以散太阳之邪，使之仍从原路而出。只此三味，而治法之妙如此，非仲景其孰能之？

清·郑钦安,《医理真传》(1869年): 麻黄附子细辛汤一方，乃交阴阳之方，亦温经散寒之方也。夫附子辛热，能助太阳之阳，而内交于少阴。麻黄苦温，细辛辛温，能启少阴之精而外交于太阳，仲景取微发汗以散邪，实以交阴阳也。阴阳相交，邪自立解，若执发汗以论此方，浅识此方也。又曰温经散寒：温经者，温太阳之经；散寒者，散太阳之寒。若此病腰痛，乃由寒邪入太阳之外府，阻其少阴出外之气机，故腰痛作。少阴与太阳为一表一里，表病及里，邪留于阴阳交气之中，故流连不已。今得附子壮太阳之阳，阳旺则寒邪立消。更得麻、细二物，从阴出阳，而寒邪亦与之俱出。阴阳两相鼓荡，故寒邪解而腰痛亦不作矣。

清·高学山，《伤寒尚论辨似》(1872年)：故必用附子以温里，解表者拔其根而平其内入之势，温里者，益其力而助其外御之威，然后以细辛香利之品，半以开提肾阳，半以宣畅经表，真剿抚兼行，恩威并济之妙剂也。

清·莫枚士，《经方例释》(1884年)：[泉案]此麻黄附子甘草汤去甘草加细辛也。为温散寒湿之方，但较重于彼，以其卫气为湿所困，不得发越，故加细辛以透之，细辛善透阻遏之气，故仲景于陈寒二饮皆用之。气之阻遏者，则恶甘味之壅补，故去甘草。二方本自一法，但一则仅为寒湿在表，故无发热症，而不妨用甘草；一则重为寒湿所郁，故有发热症，而必用细辛之辛以透之。

清·王旭高，《退思集类方歌注》(1897年)：故用细辛引麻黄入于少阴，以提始入之邪，仍从太阳而解。然恐肾中真阳随汗外亡，必用熟附温经固肾，庶无过汗亡阳之虑。此少阴表病无里证者发汗之法也。

清·张秉成，《成方便读》(1904年)： 急乘此时用附子以助少阴之阳，细辛以散少阴之邪，麻黄以达太阳之表。邪自表而及里者，仍由里而还表。此亦表里相通之一理耳。

清·戈颂平，《伤寒指归》(1907年)： 主附子，大辛大温，举在下重浊之阴，循经道来复半表。麻属气虚，黄属土色，阳气外扬半表，肌土腠理中，系络之阴内塞，以麻黄中空，苦温气味，开肌土腠理系络之阴。细，微也，以细辛之辛，无微不入，入幽微处，起水土阴精，濡润肌表。曰：麻黄附子细辛汤主之。右三味，以水一斗，合地天生成十数。先煮麻黄，减二升，去上沫。减，轻也。二，阴数也，象阳举，而阴从轻也。内诸药，煮取三升，去滓，象阴阳气液，内于中土。温服一升，象阳数得阴开子。日三服，象阳数得阴阖午。

近代·陆渊雷，《伤寒论今释》(1930年)：此正气虚弱之人，因抵抗外感而见少阴证也。抵抗外感而发热，与太阳伤寒同理，但以正气虚弱，故脉不能浮而沉。不言恶寒者，省文也。太阳上篇云："无热恶寒者发于阴。"是纯少阴证不发热，今兼太阳而发热，故曰反。太阳发热当汗，麻黄主之，少阴恶寒脉沉当温，附子主之，细辛则兼温散之效，麻黄细辛相伍，又治喘咳淡饮，故本方又治寒咳头项痛，及咽痛音喑。

近代·曹颖甫，《伤寒发微》(1931年)：少阴始病，水气未经泛滥，故不见里证。反发热者，水脏之寒，不与表气相接，故于麻黄附子汤中，用气辛味烈之细辛，温水脏而散其寒，使水气与表热相和而作汗。

近代·徐大桂，《伤寒论类要注疏》(1935年)：壮肾命之阳，达卫阳之气，更取细辛以升举之，则怯者旺，陷者升，驱寒扶正，两擅其长。按：此由太阳内传少阴之方证。沉寒入里，而表阳外抑，故脉虽见沉，而证见发热。是病虽曰少阴，实仍未离乎太阳也。故用附子、细辛，袪里寒而达真阳，仍藉麻黄以通表气。

近代·徐大桂，《伤寒论类要注疏》(1935年)：此由太阳内传少阴之方证。沉寒入里，而表阳外抑，故脉虽见沉，而证见发热。是病虽曰少阴，实仍未离乎太阳也。故用附子、细辛，袪里寒而达真阳，仍藉麻黄以通表气。

现代·中医研究院，《伤寒论语释》(1956年)：麻黄发太阳表寒，附子温少阴经，细辛温散，是温经发表的方剂，治疗少阴兼太阳表症。

现代·陈亦人，《伤寒论译释》(1958年)：麻黄附子细辛汤以附子温经，麻黄发表，细辛佐附子，则温经之力宏，佐麻黄则解表之效著。

现代·李翰卿，《中国百年百名中医临床家》(1960年)：此治表里皆寒之方。主治寒邪直中少阴，表里皆寒，发热恶寒，头痛，脉沉微。不喜冷性饮食，从体质方面检查，没有显著可补的衰弱现象。麻黄散表寒，附子温里寒，细辛升内陷之阳气。对于表里皆寒始得之证最为相宜，或兼头痛者，用之也可。

现代·孙纯一，《伤寒论注释要编》(1960

年）：麻黄发太阳之汗，附子温少阴之经，细辛辛温走少阴之经以发散，是治少阴兼太阳表证之方也。

现代·刘渡舟,《伤寒论诠解》（1983年）：麻黄附子细辛汤由麻黄、附子、细辛三药组成，方用麻黄发汗以解太阳之表，附子扶阳以温少阴之里；细辛则既能解在表之寒，尤能散少阴之邪，与麻黄、附子相伍，可兼有表里两治之功。三药合用，温少阴之经而发太阳之表，具有扶正祛邪、温阳解表的作用。但麻黄、细辛毕竟辛散有力，走而不守，易伤正气，故本方只适用于少阴始病之时，而以正虚不甚者为宜。

现代·刘渡舟，聂惠民，傅世垣,《伤寒挈要》（1983年）：麻黄散太阳在表之寒，细辛散少阴在里之寒。重用附子大补少阴之阳，助正祛邪，发汗温经，使麻黄、细辛自无倒戈之患。

现代·陈亦人,《伤寒论求是》（1987年）：其中微发汗的"微"字，极有意义，不同于麻桂相伍的单纯解表发汗，而是麻黄与附子相伍，一以温阳，一以发汗，赵嗣真说："熟附配麻黄，发中有补"，寒邪较甚佐细辛，即麻黄附子细辛汤。寒邪较轻佐甘草，即麻黄附子甘草汤。关于麻黄附子细辛汤的方义，大多注家皆就太阳少阴两经解释，如钱天来说："故以麻黄发太阳之汗，以解其在表之寒邪，以附子温少阴之里，以补其命门之真阳，又以细辛之气温味辛，专走少阴者以助其辛温发散，三者合用，补散兼施，虽然发汗，无损于阳气矣，故为温经散寒之神剂云。"又如程郊倩说："须以附子温经助阳，托助其里，使阳不至随汗而越，其麻黄始可合细辛用耳。"个人体会，该方主要作用是温经通阳，不但温阳散寒，而且温经除痹。临床运用的范围很广，并不限于少阴兼表证，也不一定有发热，反复发作的风寒头痛、风寒齿痛、关节痛、嗜睡症等使用本方均有良效。

现代·王付,《经方学用解读》（2004年）：太阳伤寒证与少阴阳虚证相兼的基本病理病证是太阳受邪，卫闭营郁；少阴阳气虚弱而生寒。因此，治疗太阳伤寒证与少阴阳虚证相兼，用方配伍原则与方法应重视以下几个方面。

针对证机选用解表散寒药：审病在表是太阳伤寒卫闭营郁证，营卫受邪而抗邪，正邪交争于营卫之间，证见发热恶寒，头痛无汗，其治当解表散寒，发汗止痛。如方中麻黄、细辛。

针对证机选用温阳散寒药：审病在里是阳气虚弱而生寒，阳虚不得温煦，寒气充斥于内外，则证见四肢不温，舌淡苔薄，其治当温里散寒。如方中附子、细辛。

随证加减用药：若气虚者，加人参、黄芪，以益气助卫；若肢体疼痛，加桂枝、白芍，以益营和卫畅经络；若头痛项强者，加羌活、独活，以疏达经气经脉等。

【方论评议】

综合历代各家对麻黄附子细辛汤的论述，应从用药要点、方药配伍和用量比例三个方面进行研究，以此更好地研究经方配伍，用于指导临床应用。

诠释用药要点：方中麻黄辛散温通，附子温壮阳气，细辛辛散温阳。

剖析方药配伍：麻黄与附子，属于相使配伍，附子助麻黄散寒于外，麻黄助附子温阳于里；麻黄与细辛，属于相须配伍，辛散温通；附子与细辛，属于相须配伍，增强温壮阳气。

权衡用量比例：麻黄与附子用量比例是6∶5，提示温宣与温阳之间的用量调配关系，以治寒盛；麻黄与细辛用量比例是1∶1，提示辛散宣发与辛散止痛之间的用量调配关系，以治表寒；附子与细辛用量比例是5∶6，提示温阳与辛散止痛之间的用量调配关系，以治寒痛。

【药理作用】本方具有抗炎、抗过敏、抗氧化、抗菌、抗肿瘤、抗风湿、增强机体免疫功能、强心、调节心律、调节支气管平滑肌、调节内分泌、调节代谢、调节汗腺分泌等作用。

旋覆代赭汤

【导读】①学用旋覆代赭汤应重视半夏

和人参的用量调配关系、旋覆花和代赭石的用量调配关系、生姜和半夏的用量调配关系。②旋覆代赭汤虽是辨治中虚痰饮气逆证的重要代表方，但在临床中对肝胃气逆证等也具有良好治疗作用。③学好用活旋覆代赭汤的第一步是辨清旋覆代赭汤由哪些药物组成：组成旋覆代赭汤有5组药，第1组是轻宣降逆药即旋覆花，第2组是重镇降逆药即代赭石，第3组是燥湿化痰药即半夏，第4组是益气药即人参、大枣、甘草，第5组是调理气机药即半夏、生姜，从5组药用量深入学习研究即可用活旋覆代赭汤。

【方歌】 旋覆代赭人参同，半夏姜甘大枣正，心下痞硬有噫气，辨治中虚痰饮证。

【方药】 旋覆花三两（9 g） 代赭石一两（3 g） 人参二两（6 g） 生姜五两（15 g） 甘草炙，三两（9 g） 半夏洗，半升（12 g） 大枣擘，十二枚

【用法】 上七味，以水一斗，煮取六升，去滓。再煎取三升。温服一升，日三服。

【功用】 补中降逆，化痰下气。

【适应证】

1. 中医病证：中虚痰阻气逆证。心下痞硬，或疼痛，噫气不除，或呕吐，或便溏，四肢困重，乏力，舌淡、苔薄白或腻，脉虚弱或滑。

2. 西医疾病：浅表性胃炎、胃及十二指肠溃疡、胃扩张、幽门不完全性梗阻、神经性呕吐、慢性肝炎、高血压、梅尼埃病等临床表现符合中虚痰阻气逆证者。

【用药分析】 方中旋覆花降逆化痰散结，代赭石重镇降逆和胃，半夏燥湿化痰、宣降气机，生姜温中化痰，人参、大枣、甘草健脾和胃、补益中气。

【用方思路】

1. 旋覆代赭汤既是辨治脾胃气虚痰饮气逆证的重要代表方，又是辨治诸多杂病如脾胃病、肝病、肺病、皮肤病等的重要基础方。

2. 方中旋覆花既能升清，又能降泄；代赭石既可降逆，又可清热；半夏、生姜既可行散，又可降逆；人参、大枣、甘草可补五脏六腑及营卫之虚。从方中用药用量及调配分析得知，旋覆代赭汤的应用并不局限于脾胃气虚痰饮气逆证，还可用于辨治诸多杂病，如消化、呼吸系统疾病及皮肤病等。

3. 运用旋覆代赭汤辨治的病证（无论病变部位在脾胃、在肝或在肺）以脾胃气虚痰饮气逆为主，其治当益气化痰降逆。

【随证合方】 若夹热结，可与大黄甘草汤合方用之；若夹气滞，可与橘枳姜汤合方用之；若夹瘀，可与桂枝茯苓丸合方用之。

【注意事项】 运用旋覆代赭汤既要辨清西医之病，又要辨清西医之病属于中医痰饮气逆夹虚证。辨西医之病可进一步了解疾病的发展演变及转变规律，辨中医之证可更好地针对西医之病选用旋覆代赭汤。

【应用指征】 伤寒，发汗，若吐，若下，解后，心下痞硬，噫气不除者，旋覆代赭汤主之。（161）

【方论】

金·成无己，《注解伤寒论》（1144年）： 大邪虽解，以曾发汗吐下，胃气弱而未和，虚气上逆，故心下痞硬，噫气不除，与旋覆代赭石汤降虚气而和胃。硬则气坚，咸味可以软之，旋覆之咸，以软痞硬。虚则气浮，重剂可以镇之，代赭石之重，以镇虚逆。辛者散也，生姜、半夏之辛，以散虚痞。甘者缓也，人参、甘草、大枣之甘，以补胃弱。

明·许宏，《金镜内台方议》（1422年）： 与旋覆花下气除痰为君，以代赭石为臣，而镇其虚气，以生姜、半夏之辛，而散逆气，除痞散硬以为佐。人参、大枣、甘草之甘，而调缓其中，以补胃气而除噫也。

明·吴昆，《医方考》（1584年）： 伤寒发汗，若吐，若下，解后，心下痞硬，噫气不除者，此方主之。汗、吐、下而解，则中气必虚，虚则浊气不降而上逆，故作痞硬；逆气上干于心，心不受邪，故噫气不除，《内经·宣明五气篇》曰：五气所病，心为噫是也。旋覆之咸，能软痞硬而下气；代赭之重，能镇心君而止噫；姜、夏之辛，所以散逆；参、草、大枣之甘，所以补虚。或曰：汗、吐中虚，肺金失令，肝气乘脾而作上逆，逆气于心，心病为噫。此方用代赭石，固所以镇心，而亦所以平

肝也。亦是究理之论。

明·方有执,《伤寒论条辨》(1592年): 谓大邪已散也,心下痞硬,噫气不除者,正气未复,胃气尚弱而伏饮为逆也。旋覆、半夏,蠲饮以消痞硬。人参、甘草,养正以益新虚。代赭以镇坠其噫气。姜、枣以调和其脾胃。然则七物者,养正散余邪之要用也。

明·张卿子,《张卿子伤寒论》(1644年): 硬则气坚,咸味可以耎之。旋覆花之咸,以软痞硬。虚则气浮,重剂可以镇之。代赭石之重,以镇虚逆。辛者散也,生姜、半夏之辛,以散虚痞。甘者缓也,人参、甘草、大枣之甘,以补胃弱。

清·喻嘉言,《尚论篇》(1648年): 此亦伏饮为逆,但因胃气亏损,故用法以养正而兼散余邪,大意重噫气不除上。既心下痞硬,更加噫气不除,则胃气上逆,全不下行,有升无降。所谓弦绝者,其声嘶;土败者,其声哕也。故用代赭领人参下行,以镇安其逆气,微加散邪涤饮,而痞自开耳。

清·喻嘉言,《尚论后篇》(1648年): 旋覆之咸,能软痞硬而下气;代赭之重,能镇心君而止噫;姜、夏之辛,所以散逆;参、甘、大枣之甘,所以补虚。或曰:汗吐中虚,肺金失令,肝气乘脾,而作上逆。逆气于心,心病为噫。此方用代赭石,所以镇心,亦所以平肝也,亦是究理之论。

清·李中梓,《伤寒括要》(1649年): 噫气,俗名嗳气,饱食息也。硬则气坚,咸味可以软之,旋覆花之咸,以软痞硬。虚则气浮,重剂可以镇之,代赭石之重以镇虚逆。生姜、半夏,辛以散虚痞,人参、大枣甘以补胃弱。痞而下利,生姜泻心汤;痞而不下利,旋覆代赭汤。

清·张璐,《伤寒缵论》(1667年): 对于伤寒汗下后,心下痞硬,噫气不除,用代赭之重以降逆气。旋覆、姜、半以逐痰水。人参、甘草、大枣以助胃气行药力,此治脾虚腹胀善噫。

清·程应旄,《伤寒论后条辨》(1670年): 故不特心下痞硬,而且噫气不除,旋覆代赭石汤主之,参、甘养正补虚,姜、枣和脾益胃,代赭石镇逆,使浊阴归于下焦,旋覆、半夏蠲饮,使清阳肃于上部,虚回而痞自散,此又塞因塞用之法也。

清·柯琴,《伤寒来苏集》(1674年): 此生姜泻心去芩、连、干姜,加旋覆、代赭石方也。以心虚不可复泻心,故制此剂耳。心主夏,旋覆花生于夏末,咸能补心,能软硬,能消结气。半夏生于夏初,辛能散邪,能消痞,能行结气。代赭禀南方之火色,入通于心,散痞硬而镇虚热。参、甘、大枣之甘,佐旋覆以泻虚火;生姜之辛,佐半夏以散水结。斯痞硬消,噫气自除矣。若用芩、连以泻心,能保微阳之不灭哉?

清·汪琥,《伤寒论辨证广注》(1680年): 成注云:硬则气坚,咸味可以软之。旋覆之咸,以软痞硬。怯则气浮,重剂可以镇之。代赭之重,以镇虚逆。辛者散也,生姜、半夏之辛。以散虚痞。甘者,缓也。人参、甘草、大枣之甘,以补胃弱。

清·汪昂,《医方集解》(1682年): 此足阳明药也。成氏曰:硬则气坚。旋覆之咸以软痞硬;怯则气浮,代赭之重以镇虚逆;代赭色赤体重,又养阴血,止反胃。辛者散也,生姜之辛以散虚痞;甘者缓也,人参、甘草、大枣之甘以补胃弱。

清·汪昂,《汤头歌诀》(1682年): 代赭旋覆用人参,半夏甘姜大枣临,重以镇逆咸软痞,痞硬噫气力能禁。赭石一两,参二两,旋覆、甘草各三两,半夏半升,生姜五两,枣十二枚。旋覆之咸以软坚,赭石之重以镇逆,姜、夏之辛,以散虚痞,参、甘、大枣之甘,以补胃弱。

清·张志聪,《伤寒论集注》(1683年): 此言中焦之主中胃也。伤寒发汗,若吐若下,解后,谓表里之病气已除;心下痞硬,噫气不除者,中胃之不和也。夫中焦之气并胃中,中焦不和,上下皆否。故以旋覆代赭汤主之。旋覆花主旋转其逆气以下行,代赭石主解心下之痞结,人参、甘草、大枣补中焦之正气,生姜、半夏宣中胃之逆气,中焦和而上下通矣。

清·张志聪,《伤寒论集注》(1683年): 夫中焦之气并胃中,中焦不和,上下皆痞。故以旋覆代赭汤主之。旋覆花主旋转其逆气以下行，代赭石主解心下之痞结，人参、甘草、大枣补中焦之正气，生姜、半夏宣中胃之逆气，中焦和而上下通矣。

清·郑重光，《伤寒论条辨续注》（1705年）：解后，谓汗吐下也。心下痞硬，噫气不除者，胃气亏损，伏饮为逆，故用养正而散余邪。虽心下痞硬，重在噫气不除，胃气上逆，故用旋覆、半夏以蠲饮，代赭引人参下以镇其逆气，姜、枣和中而痞自开也。

清·钱潢，《伤寒溯源集》（1707年）：《金匮》所谓七物旋覆代赭石汤者，即生姜泻心汤之意而增减之也。以证有轻重，故方亦因之而为损益也。夫生姜泻心之症，水气聚于胁下，腹中雷鸣而下利，以阴气过盛，故以生姜之宣散，同干姜之辛热，以开其阴痞。又恐寒邪拒格，入而不受，故用芩连之反佐以导引之。此条不过心下虚痞，噫气不除耳，因减去干姜，故不须寒凉之反佐。但多加生姜一两以代干姜，增益其辛温宣散之用，助参甘而成温补开豁之功而已。旋覆花，《神农本经》言其能治结气胁满，除水下气，故用之以为君。李时珍云：代赭石乃手足厥阴之药，取其镇重，故能除上走之噫。此方较之五泻心汤，为和平之正治，无用出奇，不须霸术，所谓无党无偏，王道平平者乎。

清·秦之桢，《伤寒大白》（1714年）：汗吐下后，表里之邪已解，但见心下痞满，噫气无凝结作痛实象，乃是胃虚不能运化，停痰结聚不下，故用此方。

清·顾松园，《顾松园医镜》（1718年）：旋覆花味咸润下，能祛痰饮，一二钱，煎成绢滤清服。代赭石性重坠下，能镇逆气，研细末，调服钱许。半夏治饮止呕，一二钱。生姜汁开痰止呕，二三小匙。人参壮胃止呕。可加白蜜合参、半即大半夏汤。原方有甘、枣。呕家忌甘，去之。

清·魏荔彤，《伤寒论本义》（1724年）：今独余痞硬噫气，则并无热可杂，单为胃虚已审矣。于是不惟承气诸方不可用，即泻心诸方亦不可用也。何也？黄芩、黄连之苦，益阴而损阳，必不容与也。故仲师另出一法，名曰旋覆代赭石汤，以二物为处方之主脑，参、甘、大枣、生姜、半夏，皆偏裨耳。仲师意谓此胃中之阳，非补不可，而阴气闭塞为痞硬，至于噫气不除，补其阳而阴拒不受，将如之何？故用旋覆花之力，旋转于上使阴中格阻之阳，升而上达，又用代赭石之力，镇坠于下，使恋阳留滞之阴，降而下达。然后参、甘、大枣，可施其补虚之功，而生姜半夏，可奏其开散之效。仲师盖隔人腹而能移肠换胃者，岂非神人乎？后贤不解，乃谓专治噫气，为伏饮作逆。

清·尤在泾，《金匮要略心典》（1729年）：旋覆花咸温，行水下气，代赭石味苦质重，能坠痰降气，半夏、生姜辛温，人参、大枣、甘草甘温合而用之，所以和胃气而止虚逆也。

清·王子接，《绛雪园古方选注》（1732年）：旋覆代赭石汤，镇阴宣阳方也，以之治噫。噫者，上焦病声也。脾失升度，肺失降度，阴盛走于胃，属于心而为声。故用旋覆咸降肺气，代赭重镇心包络之气，半夏以通胃气，生姜、大枣以宣脾气，而以人参、甘草奠安阳明，不容阴邪复遏，则阴宁于里，阳发于表，上中二焦皆得致和矣。

清·不著撰人，《伤寒方论》（1732年）：邪因汗吐下而解矣，然且心下痞硬，噫气不除，不问而知胃气虚逆，则津液不得下而聚为饮，饮致痞也，至噫者逆气溢出……前云干噫食臭，此但云噫气，比食臭则无滞而虚也，故治法但以补虚镇逆为主，而兼消饮，唯噫气而饮留致痞，痞之故不在饮而在虚也，土虚则肝木乘之，因假其气而为逆，故以人参补虚为君，代赭石之苦寒镇重而入肝，领人参下行以镇安其逆气为臣，旋覆花之咸温能软坚行水下气，合姜、半开痞为佐，甘草大枣甘调胃之主药，故以为使。

清·吴谦，《医宗金鉴·订正仲景全书》（1742年）：汗、吐、下解后，邪虽去而胃气已亏矣。胃气既亏，三焦因之失职，清无所归而不升，浊无所纳而不降，是以邪气留滞，伏饮为逆，故心下痞硬，噫气不除也。方中以人参、甘草养正补虚，生姜、大枣和脾养胃，所以安定中州者至矣。更以代赭石之重，使之敛浮镇逆；旋覆花之辛，用以宣气涤饮；佐人参以归气于下，佐半夏以蠲饮于上，浊降则痞硬可消，清升则噫气可除矣。

清·黄元御,《伤寒悬解》(1748年)： 伤寒，汗、吐、下解后，心下痞硬，噫气不除，以外证虽解，而汗下伤中，土败胃逆，碍胆经降路，胃口痞塞，肺气郁蒸，而化痰饮，胃土壅遏，而生哕噫。旋覆花代赭石汤，参、甘、大枣，补其中脘，半夏、姜、赭，降其逆气，旋覆花行痰饮而开郁浊也。浊气上填，痞闷噫气，以旋覆花代赭石汤补虚降逆，噫气立除。若除后再用，则病下陷，不可常服也。

清·黄元御,《长沙药解》(1753年)： 用之治伤寒汗吐下后，心下痞硬，噫气不除者，以其降胃而下浊气也。滑石代赭汤，方在滑石。用之治百合病，下之后者，以其降肺而清郁火也。

治伤寒，汗吐下后，表证已解，心下痞硬，噫气不除者。以土虚胃逆，碍甲木下行之路，胃口痞塞，浊气不降。参、甘、大枣，补其中脘，半夏，姜、赭，降其逆气，旋覆花行其瘀浊也。

清·黄元御,《伤寒说意》(1754年)： 凡伤寒，发汗吐下解后，心下痞硬，噫气不除者，缘土败湿滋，胃气上逆，肺郁痰化，清道壅塞。宜旋覆花代赭石汤，参、甘、大枣，补其中气，半夏、姜、赭，降其冲逆，旋覆，行其痰饮也。

清·徐灵胎,《伤寒论类方》(1759年)：《灵枢·口问篇》云：寒气客于胃，厥逆从下上散，复出于胃，故为噫，俗名嗳气，皆阴阳不和于中之故，旋覆代赭汤主之。此乃病已向愈，中有留邪，在于心胃之间，与前诸泻心法，大约相近。《本草》云：旋覆治结气、胁下满。代赭治腹中邪毒气。加此二物以治噫，余则散痞补虚之法也。

清·徐灵胎,《徐灵胎医书全集》(1759年)： 气虚邪逆，心气不降，故心下痞硬，嗳气不除，非此泻心之变剂不能分解虚中之留结也。旋覆咸能补心而软痞硬，半夏辛能散结而止嗳逆，甘草之甘以缓之，生姜之辛以散之。虚气逆上，代赭石以镇之。人参、大枣以补之也。

清·强健,《伤寒直指》(1765年)： 硬则气坚，咸味可以软之，旋覆之咸以软痞硬。虚则气浮，重则可以镇之，代赭之重以镇虚逆。辛者散也，生姜、半夏之辛以散虚痞。甘者缓也，人参、甘草、大枣之甘以补胃弱……制方有一定之理，而合君臣佐使之法，以命名取义也。既成剂，则君药宜重，而臣佐次之，又当辨药性之厚薄，体质之重轻。如体轻而味厚者，分两虽少而力巨，质重而味薄者，分两虽多而性轻。如此方之旋覆体轻而用三两，赭石体重而用一两，较生姜、半夏佐使之多寡，大不合法矣。此必录方错误也。就此配合，代赭须用十两，庶得其镇气消痰定喘平肝之力，为情金制木之良剂也。

清·杨栗山,《伤寒瘟疫条辨》(1784年)： 旋覆之咸以软坚，赭石之重以镇逆，姜、夏之辛以散痞，参、草、大枣之甘以补脾，此辅正匡邪，蠲饮下气之良方也。

清·徐玉台,《医学举要》(1792年)： 旋覆代赭汤，治伤寒解后噫气一症。人参、甘草扶正补虚，姜、枣、半夏和脾养胃，旋覆花之辛，旋转于上，代赭之重，镇逆于下。后人治顽痰，用代赭煅末，旋覆花汤调服，亦良法也。再按：噫气有属于土木交旺者，则又从事于承气、左金之例。

故以旋覆、半夏，涤饮降浊，独治其痞；参、甘、姜、枣，以和脾胃之气，而使机关健运；赭石补心而镇噫逆也。

清·吴坤安,《伤寒指掌》(1796年)： 邵仙根评：用此汤补中和胃而止虚逆。方中旋覆花味咸，咸以软坚，行水下气。代赭味苦质重而降逆气。半夏、生姜辛温而消痰行水。参、甘、大枣甘温补中而和胃气也。此因三法后，心气虚，不可复用泻心，故制此汤以散结消痞。

清·陈修园,《伤寒真方歌括》(1803年)： 此治大邪解后，而心下痞硬之方，其不用泻心者，以心下无寒热之互结，故不用芩、连、干姜之辛苦，只用咸降之旋覆，佐诸药以补虚，散痞下逆，期于中病而止也。

清·吕震名,《伤寒寻源》(1850年)： 伤寒发汗若吐若下解后，心下痞硬，噫气不除者，旋覆代赭汤主之。按心下痞硬，中虚而有留邪也。噫气不除，胃逆而兼蓄饮也。主旋覆导饮下行，代赭镇心降逆，而邪之留滞者，复生姜半夏以开之。气之逆乱者，用人参、甘草、大枣以和之。虚回邪散，则痞可解而噫亦止矣。

清·陈恭溥，《伤寒论章句》（1851年）： 旋覆代赭汤，调和中焦以化痞之方也，凡中焦不和而成痞，上下不通者用之。伤寒发汗，若吐若下解后，心下痞硬，噫气不除者，主此方。夫曰解后则表证已罢矣，其心下痞硬，见有噫气不除，则责在中焦不和。方用旋覆花之从上而旋转于下，加代赭石之重坠以引之，人参、草、枣补中焦之气，生姜、半夏宣胃中之气，中焦和则上下通，而痞化噫平矣。

清·姚球，《伤寒经解》（1859年）： 旋覆代赭汤，消结痰于中焦，归浊气于下部也。半夏、旋覆，能消凝结之痰；人参、甘草，能扶耗散之气。生姜辛以散结，代赭重以降逆，大枣甘以扶脾。气降痰消，噫气自止。

清·费伯雄，《医方论》（1865年）： 汗吐下后，中虚气逆，不可再攻。故用重以镇之，甘以缓之，辛以散之之法。

清·罗美，《古今名医方论》（1675年）： 仲景此方，治正虚不归元，而承领上下之对圣方也。盖发汗吐下解后，邪虽去，而胃气之亏损亦多；胃气既亏，三焦因之失职，阳无所归而不升，阴无所纳而不降，是以浊邪留滞，伏饮为逆，故心下痞硬，噫气不除。方中以人参、甘草养正补虚，姜、枣和脾养胃，所以安定中州者至矣。更以代赭石得土气之甘而沉者，使之敛浮镇逆，领人参以归气于下；旋覆之辛而润者，用之开肺涤饮，佐半夏以蠲痰饮于上。苟非二物承领上下，则何能使噫气不除者消，心下硬自除乎？观仲景治下焦水气上凌，振振欲擗地者，用真武汤镇之；利在下焦者，下元不守，用赤石脂禹余粮固之。此胃虚在中，气不得下，复用此法领之，而胸中转否为泰。其为归元固下之法，各极其妙如此。

清·高学山，《伤寒尚论辨似》（1872年）： 故心下痞硬而噫气，参、姜、甘、半、大枣，其辛甘而温之功用，已见三泻心下。旋覆之咸温下引，代赭之苦寒镇坠，即石脂、禹余粮，押还下焦之气之意也。喻注伏饮为逆，兼散余邪，真梦语耳。

清·莫枚士，《经方例释》（1884年）： 此生姜泻心汤增生姜一两，去芩、连、干姜，加旋，代也，故二味得主方名。方以生姜、旋覆为君。《本草》生姜温中下气，旋覆花治结气，胁下满，温中下气。然则此方乃治气虚寒结之症，与肝著同义。又以其挟食气，故加代赭以治噫。或曰：此噫依《证类》当为癔，乃病声，非嗳气也。考《外台·三十五》紫丸方，用代赭治小儿癖，紫双丸方，芒硝紫丸方，亦用之治同，是古多以代赭治食积也。以此论之，噫气未始，非嗳气也。谓噫字通癔，则可，谓噫为即病声之癔，则不可。又《本草》代赭苦寒，主贼风，腹中毒，邪气。《别录》谓：其除五脏血脉中热。然则此方用之者，以伤寒余邪留胃，故合旋覆，为除散已结之邪也。《论》于凡邪从表入里之症，多用人参以托之，乃其定例，并不分寒热。

清·唐宗海，《血证论》（1884年）： 此方治哕呃，人皆知之，而不知呃有数端，胃绝而呃不与焉。一火呃，宜用承气汤。一寒呃，宜理中汤加丁香、柿蒂。一瘀血滞呃，宜大柴胡加桃仁、丹皮。此方乃治痰饮作呃之剂，与诸呃有异，不得见呃即用此汤也。方取参、草、大枣以补中，而用生姜、旋覆以去痰饮，用半夏、赭石以镇逆气。中气旺则痰饮自消，痰饮清则气顺，气顺则呃止。治病者，贵求其本，斯方有效，不为古人所瞒。兼火者，可加麦冬、枯芩。兼寒者，可加丁香、柿蒂。痰多者，加茯苓。盖既得真面目，然后可议加减。

清·戈颂平，《伤寒指归》（1885年）： 旋覆花黄，味咸气温。黄属土色。咸，禀冬令水气，主藏。温，禀春令木气，主升。代赭石色赤，味苦气寒。赤属火色，苦为火味，寒为水气。旋，圆转也，合旋覆，圆转其气，更于左而代于石。半夏辛平，散半里上水逆气结。生姜辛温，化气横行，疏泄半里土中水气。阳不藏卯，阴液不生，土味不足，以甘草极甘，培其土味。以人参、大枣多汁，助其土液。右七味，象阳数得阴复于七。煮取六升，象阴数得阳变于六。去滓，再煎，取三升，温服一升，日三服，象阳数得阴藏卯，阴数得阳开子。

清·唐容川，《伤寒论浅注补正》（1893年）：方中以人参、甘草养正补虚，姜、枣和脾养胃，所以定安中州者至矣。更以赭石，得土气之甘而沉者，使之敛浮镇逆，领人参以归气于下；旋覆之辛而润者，用之开肺涤饮，佐半夏以蠲痰饮于上。苟非二物承领上下，则何能除噫气而消心下之痞硬乎。

清·王旭高，《退思集类方歌注》（1897年）：故用旋覆咸降肺气，代赭重镇心包络之气，半夏以通胃气，生姜、大枣以宣脾气，而以人参、甘草奠安阳明，俾阴阳升降，合其常度，则痞硬嗳气悉除矣。

清·张秉成，《成方便读》（1904年）：旋覆花能斡旋胸腹之气，软坚化痰。而以半夏之辛温散结者协助之，虚则气上逆，故以代赭之重以镇之。然治病必求其本，痞硬噫气等疾，皆由正虚而来。故必以人参、甘草，补脾而安正，然后痰可消结可除。且旋覆、半夏之功，益彰其效耳。用姜、枣者，病因伤寒汗吐下后而得，则表气必伤，藉之以和营卫也。

近代·张锡纯，《医学衷中参西录》（1909年）：此中原有痰涎与气相凝滞，故用旋覆花之逐痰水除胁满，降胃兼以平肝，又辅以赭石、半夏降胃即以镇冲，更伍以人参、甘草、大枣、生姜以补助胃气之虚，与平肝降胃镇冲之品相助为理，奏功自易易也。

近代·祝味菊，《伤寒方解》（1931年）：本方以旋覆花、代赭石为主药。其适用标准在伤寒解后，正气未复，消化官能不健，饮邪积聚，心下痞硬，噫气不除者，故与旋覆花之消痰下气，代赭石降胃除痹。参、姜、半、草、枣等温中逐阴，扶正益胃也。

近代·曹颖甫，《伤寒发微》（1931年）：方用旋覆代赭以降逆，半夏、生姜以去痰，人参、甘草、大枣以补虚而和中，则湿痰去而痞自消，中脘和而噫气不作矣。惟其证情相似，故方治略同，有虚气而无实热，故但用旋覆代赭以降逆，无需泄热之芩连也。

近代·徐大桂，《伤寒论类要注疏》（1935年）：按：此为病后胃虚，饮气上逆，而为痞者立补中降逆之法也。痞满，为病余恒有之证，故仲景立法，必求其备。

近代·冉雪峰，《冉注伤寒论》（1949年）：按此以上三条，乃辨痞证后半转变，和救治方法。此条为泻心的变证，故用泻心的变法。前条赤石脂禹余粮，填固其下。此条代赭石，镇摄其中，从下治，从中治，与五泻心不离黄连，从上治的，颇有分别。且此方和上方，不惟不用黄连，并不用黄芩大黄，亦不用干姜。整个离脱泻心方制，故曰变法……喻嘉言善用此方，分用合用，先用后用，各其极妙。虽是从病情上体会出，不是从病理上融化出，而事实的经验，愈互证学理的精确。其实泻心非泻，亦非泻心。不过调其阴阳，济其水火，既欲由上而交于下，又欲由下而交于上。一言蔽之，降纳而已。黄连、大黄降以味，旋覆、代赭降以质。方药虽出泻心之外，意义仍归泻心之中。变而不失其正，特非泛泛者所能深入领会。

现代·中医研究院，《伤寒论语释》（1956年）：本方用旋覆、代赭降逆，姜、夏去痰，参、草、大枣补虚、和中，是去湿痰和胃气的方剂。

现代·陈亦人，《伤寒论译释》（1958年）：方用旋覆、代赭、半夏、生姜降逆和胃，逆气平，胃气和，则噫气呕吐自除；人参、甘草、大枣补益中气，中气得运，则心下痞硬自消。

本方即生姜泻心汤方去芩、连、干姜，加旋覆、代赭组成。以痞硬噫气，纯属中虚挟饮，而里无蕴热，所以不用芩、连；中阳虽虚不甚，所以不用干姜；无肠鸣下利，而气逆较甚，所以加旋覆、赭石，以加强涤饮降逆的作用。以上方解都很确当，周氏结合临床治验，对掌握运用此方尤有帮助。

现代·安徽中医学院，《伤寒论通俗讲义》（1959年）：本方主要作用是和胃、补虚、降气、除痞。方以旋覆花之温咸消痰下气除噫软结；以代赭之苦寒平肝镇逆；以参、草扶正；以姜、枣、半夏健脾和胃。

现代·李翰卿，《中国百年百名中医临床家》（1960年）：此镇逆除痰、补虚祛寒之方。主治伤寒表证已解，或噫气，或呕吐，或呃逆，或兼心下痞满等证。但必须具有吐痰、不喜冷性饮食、脉虚或兼滑等现象，方能恰当。赭石镇降逆气；旋覆花、半夏、生姜消除痰饮，兼祛寒邪；参、草、大枣调补中气，以善其后。

现代·孙纯一，《伤寒论注释要编》（1960年）：本方即生姜半夏泻心汤去芩、连、干姜加旋覆、代赭石。方中旋覆宣气消痰去痞，代赭石镇逆，甘草和中，人参补气，生姜大枣和脾胃，后人借以治反胃、噫食、气逆者，无不神效。

现代·刘渡舟，聂惠民，傅世垣，《伤寒挈要》（1983年）：旋覆花能消痰理气，代赭镇肝降逆，同旋覆花协作平肝降逆以治噫气；半夏、生姜辛温而散，涤痰饮而消心下痞满；人参、甘草、大枣补脾胃扶正虚。俾中气健则津液布，痰饮除而气道通，诸证自可痊愈。

现代·刘渡舟，《伤寒论诠解》（1983年）：旋覆代赭石汤以旋覆花为主药。凡花者质轻而在上，故有上行的作用，而旋覆花味咸又有下降的作用。升降出入乃气机运行之常道，升降利则气机畅。旋覆花能升能降，既能疏肝利肺，又能散凝结之气而治心下之痞；代赭石是一种矿物药，入肝经有镇肝降逆的作用，配旋覆花之疏利，使肝气条达而下行为顺；半夏、生姜辛辣之品，健胃散水，去痰饮之凝结，故有消痰涤饮，降逆和胃的作用，人参、甘草、大枣甘温扶虚，补中益气，而有强主弱客之义，诸药配伍，既治痰气，又疏肝气，同时还补脾胃之气，扶正与祛邪并用，使脾胃调和，气机舒畅，痰气得消，则痞噫自除。使用本方时，应注意以下几点：①因本方属和解之剂，故在煎服时，要去滓重煎，取其药性之和合；②用药剂量要注意生姜与代赭石的比例，病变重在于胃，因此要重用生姜以健胃祛痰消痞，而代赭石剂量宜小不宜大，以免其质重直走下焦，而影响疗效；③妇女妊娠呕吐者，不可用本方，以免代赭石之重镇，有害胎气。

现代·陈亦人，《伤寒论求是》（1987年）：旋覆代赭汤所主治的痞证，虽然也属于虚寒性质，但是兼有痰饮，胃气滞而上逆，所以“心下痞硬，噫气不除”（161条），治宜温中降逆化痰和胃的旋覆代赭汤。该方即小柴胡汤去柴胡、黄芩，加旋覆花、代赭石。用于胃炎、贲门痉挛，及神经官能症所致的嗳气、呃逆、呕吐等证，只要病机属于中焦虚寒，痰气上逆，均有较好的疗效。

现代·王付，《经方学用解读》（2004年）：中虚痰饮痞证的基本病理病证是脾胃气虚，痰饮内生，浊气阻结于上。所以治疗中虚痰饮痞证，其用方配伍原则与方法必须重视以下几个方面。

针对证机选用降逆药：中气虚弱，胃气不降，浊气上逆，则噫气不除，其治当降逆和胃气，在用药时最好选用轻清与重镇降逆药相结合，轻清降逆有利于浊气从上而越，重镇降逆有利于浊气从内而降泄，以此而选用降逆药，则能达到预期治疗效果。如方中旋覆花、代赭石。

合理配伍补气药：审度浊气不降之病根，关键在于脾胃之气虚弱，不能行使正常生理功能，其治当补益脾胃。再则，合理配伍补益脾胃之气，更有利于降逆胃气而不戕伐胃气。可见，只有合理而有效地配伍补益脾胃，才能更好地取得降逆。如方中人参、大枣、甘草。

妥善配伍化痰药：胃为津液之府，脾主运化水津，脾胃虚弱而不得运化水津，则变生为痰饮，痰饮内生又阻滞脾胃升降气机，浊气填塞又加剧痰饮内生，其治必须配伍化痰健脾和胃药。如方中半夏、生姜。

随证加减用药：若气滞者，加紫苏、柴胡，以行气解郁；若气逆明显者，加竹茹、柿蒂，以降逆下气；若咽喉不利者，加桔梗、牛蒡子，以利咽宣畅气机；若胃痛者，加延胡索、川楝子，以行气活血止痛等。

【方论评议】

综合历代各家对旋覆代赭汤的论述，应从用药要点、方药配伍和用量比例三大方面进行研究，以此更好地研究经方配伍，用于指导临床应用。

诠释用药要点：方中旋覆花降逆化痰散结；代赭石重镇降逆和胃；半夏燥湿化痰，宣降气机；生姜温中化痰；人参、大枣、甘草，健脾和胃，补益中气。

剖析方药配伍：旋覆花与代赭石，属于相使配伍，旋覆花偏于轻清降逆，代赭石偏于重镇降逆；半夏与生姜，属于相使配伍，辛开苦降，调理脾胃气机；人参、大枣与甘草，补益中气；旋覆花、代赭石与人参、大枣、甘草，属于相反相畏配伍，人参、大枣、甘草益气制约代赭石降逆伤胃，代赭石降逆制约人参、大枣、甘草补益壅滞。

权衡用量比例：旋覆花与代赭石为3∶1，提示轻清降逆与重镇降逆间的用量关系，以治气逆；半夏与生姜为4∶5，提示降逆与宣散间的用量关系，以治脾胃不和；人参、大枣与甘草为2∶10∶3，提示益气与缓急间的用量关系，以治气虚。

【药理作用】 本方具有调节胃肠平滑肌蠕动、保护胃肠黏膜、解除胃肠平滑肌痉挛、调节呼吸中枢、调节腺体分泌、促进新陈代谢、抗胃溃疡、抗氧化、抗缺氧、增强机体免疫功能、改善心肺肝肾功能、对中枢神经呈双向调节、抗焦虑作用，抗抑郁等作用。

十一画

旋覆花汤

【导读】 ①学用旋覆花汤应重视葱和旋覆花的用量调配关系。②旋覆花汤虽是辨治肝络血瘀证的重要代表方，但在临床中对心肺瘀结证等也具有良好治疗作用。③学好用活旋覆花汤的第一步是辨清旋覆花汤由哪些药物组成：组成旋覆花汤有3组药，第1组是行气降逆药即旋覆花，第2组是通阳行气药即葱，第3组是活血止血药即新绛，从3组药用量深入学习研究即可用活旋覆花汤。

【方歌】 旋覆花汤新绛葱，缓解病情蹈其胸，先未苦时但热饮，疏肝通络化瘀通。

【方药】 旋覆花三两（9g）　葱十四茎　新绛少许（6g）（编者注：按陶弘景释新绛为茜草）

【用法】 上三味，以水三升，煮取一升。顿服之。

【功用】 疏通肝络，化瘀行气。

【适应证】

1. 中医病证：①肝络血瘀轻证：胸胁疼痛，或胸胁苦闷，用手推按揉压或捶打痛处则缓解，遇热饮则舒，舌质或紫或暗，脉弦。②妇人半产瘀血漏下证：腹痛，漏下不尽，或漏下血块，或带下偏赤，心烦，或胸胁苦满痛，舌紫或有瘀点，脉涩或芤。

2. 西医疾病：慢性肝炎、肝硬化、肝癌、肝囊肿、慢性胃炎、肋间神经痛、冠心病、产后子宫瘀血不去、产后腹痛、外伤瘀血性咳嗽等临床表现符合肝络血瘀证者。

【用药分析】 方中旋覆花疏肝通络降逆，葱茎温通行气、散结通络，新绛（茜草）通达经脉、活血行血。

【用方思路】

1. 旋覆花汤既是辨治肝络血瘀证的重要代表方，又是辨治诸多杂病如肝病、心病、肺病等的重要基础方。

2. 方中旋覆花既可疏散，又可通降；新绛可活五脏六腑之血；葱茎可通透诸阳气。从方中用药用量及调配分析得知，旋覆花汤的应用并不局限于肝络血瘀证，还可用于辨治诸多杂病，如消化、循环等系统疾病。

3. 运用旋覆花汤辨治的病证（无论病变部位在肝胆或在心或在肺以肝络血瘀为主，其治当活血通络。

【随证合方】 若夹郁，可与四逆散合方用之；若夹阳虚，可与桂枝人参汤合方用之；若夹寒痰，可与赤丸合方用之。

【注意事项】 运用旋覆花汤既要辨清西医之病，又要辨清西医之病属于中医络瘀证。辨西医之病可进一步了解疾病的发展演变及转变规律，辨中医之证可更好地针对西医之病选用旋覆花汤。

【应用指征】

（1）肝著，其人常欲蹈其胸上，先未苦时，但欲热饮，旋覆花汤主之。（第十一　7）

（2）寸口脉弦而大，弦则为减，大则为芤，减则为寒，芤则为虚，寒虚相搏，此名曰革，妇人则半产漏下，旋覆花汤主之。（第二十二　11）

【方论】

元·赵以德，《金匮方论衍义》（1368年）： 《本草》谓旋覆花主结气，胁下满，通血脉，去五脏间热，补中下气。葱白亦主寒热，安胎，除肝邪。二药更能止血。新绛未审何物，当是绯帛也。凡系帛皆理血，血之色红，用绛犹切于活血。肝为藏血，主生化，故冲任之脉成月事及胞胎者，皆统属之。三味药入肝理血，除邪散结，岂非为气阳也，血阴也；气少则无阳，无阳则寒；血虚则无阴，无阴则热；两虚之寒热相搏，以害其肝之生化欤？若不明其相搏，正谓其虚，何以用旋覆花、葱白皆解客热之邪者，而不用温补其虚寒者乎？

清·李彣，《金匮要略广注》（1682年）：旋覆花咸能软坚，且主下气，温能解散，可利心胸也。

盖肺主天气，位高而气下降，旋覆花入肺经而降气，气降则与血交，气血相生，煦濡不绝，胎可保矣；葱入阳明经以安胎，盖阳明即中冲脉，为气血之海，主供应胎孕者也；新绛者，红花染成，用以引经活血，然不竟用红花，而用红花所染之新绛，何也？盖桑乃箕星之精，《神农本经》称桑皮治五劳六极，崩中绝脉，补虚益气，蚕食其叶，叶丝织绢，红花染成绛色，丝有绵绵不绝之形，降有入心化赤之义。盖医者意也，以此治半产漏下，欲使胎气继续无穷，源源生血之妙，所谓因其类相感，而以意使之者也。

清·张志聪，《金匮要略集注》（1683年）：旋覆花，一名金沸草，肺金之药也。肺属乾金而主天，故有旋转覆下之义，旋运金气，以制郁着之术，制则生化矣。葱色青而中通茎直，具东方肝木之象，能助木气以上达也。蚕食桑而成丝，三者皆白，金之象也。用红花以染绛，红花膏汁，有如肝脏所藏之血，用新绛者，亦欲制化其肝血以行之也。脏真留着，故用制化之法。

清·周扬俊，《金匮玉函经二注》（1687年）：故以旋覆为君，主结气胁下满，消胸上痰，而以葱通阳气也，使徒治肝气而不及血，似与所著不宣，故取有色无质者，能入藏血之地而不著耳。

清·魏荔彤，《金匮要略方论本义》（1720年）：在虚劳中不出方者，意主男子，别为立法也；此条下出旋覆花汤，主妇人经血之治也。旋覆花清阳，气分药也；佐以葱之通阳，无非为气分虚寒主治也；加以新降少许，引入血分，而下趋之血，可以随升举之阳气而思犯矣。

清·尤在泾，《金匮要略心典》（1729年）：胸者肺之位，蹈之欲使气内鼓而出肝邪，以肺犹橐，抑之则气反出也，先未苦时。但欲饮热者，欲着之气，得热则行，迨既着则亦无益矣。旋覆花咸温下气散结，新绛和其血，葱叶通其阳，结散阳通，气血以和，而肝著愈，肝愈而肺亦和矣。

此去男子亡血失精句，而益之曰旋覆花汤主之，盖专为妇人立法也，详《本草》旋覆花治结气，去五脏间寒热，通血脉，葱主寒热，除肝邪，绛帛入肝理血，殊与虚寒之旨不合，然而肝以阴脏而舍少阳之气，以生化为事，以流行为用，是以虚不可补；解其郁聚，即所以补；寒不可温，行其血气，即所以温；固不可专补其血，以伤其气；亦非必先散结聚，而后温补。

清·王子接，《绛雪园古方选注》（1732年）：旋覆花汤，通剂也，治半产漏下，乃通因通用法。仲景云：妇人三十六病，千变万端，无不因虚、积冷、结气三者而成。故用旋覆花散结气，通血脉，全用葱之青白，开积冷，安胎气，佐以蚕丝补脾气。绛乃红兰花染就，并得乌梅、黄柏之监制，则通血脉之中，仍有收摄之妙。余因其义，采用新绛和血，青葱管利气，再复理气血之品，配合成方，移治郁结伤中，胸胁疼痛等证，屡有殊攻，并识之。

清·黄元御，《长沙药解》（1753年）：治妇人半产漏下。以肝脾阳虚，胎元失养，是以半产。血瘀不升，是以漏下。旋覆行血脉之瘀，葱白通经气之滞，新绛止崩而除漏也。

清·黄元御，《金匮悬解》（1754年）：寸口脉弦而大，弦则为减，大则为芤，减则为寒，芤则为虚，寒虚相抟，此名曰革，妇人则半产漏下，旋覆花汤主之。水寒木枯则脉弦，营虚卫浮则脉大，弦则阳衰而外减，大则阴衰而内芤，减则阳气不足而为寒，芤则阴血不充而为虚，寒虚相合，此名曰革，如鼓之外硬而中空也。气血虚寒，脉如皮革，妇人见此，则胎孕殒落而半产，经脉沉陷而漏下。旋覆花汤，旋覆花行经脉之瘀，葱白通经气之滞，新绛止崩而除漏也。

清·徐灵胎，《女科指要》（1759年）： 此《金匮》治半产漏下之方，借之以治经后脉络空虚，风乘虚受，内干于肺而咳嗽者。旋覆花理水湿以疏风化气，白葱头通肺气以解表除风，鲜红绛活血脉以致密经络也。水煎温服，使风邪外解，则血脉自生而邪无复入之路。不用补血之药以腻滞经络，咳嗽不自止矣。

清·徐玉台，《医学举要》（1792年）： 是方仲景治肝著，及半产漏下，孙真人《千金方》亦采之，后世罕用，近时王晋三、叶天士改用青葱管理气，新绛和血，治胁痛等症，开后人治络法门，而我乡不审制方之旨，疑新绛为代红花，反议用者之好奇，其实红花与新绛，治分天渊。仲景云：肝著，其人常欲蹈其胸上，未先苦时，但欲饮热。盖肝邪必由肺家传来，肝气著而不行，欲还之肺，故常欲蹈其胸上。用旋覆花者，散结气以安肺也。其人素有积冷，故先欲饮热，全用葱之青白，通阳以开积冷也。新绛虽红蓝花染就，而质本茧丝，功能补脾，且内有乌梅、黄柏以监制之，则取其和血而非破血。所以妇人寒虚相搏，半产漏下，亦用此方。

清·朱光被，《金匮要略正义》（1803年）： 无阳则阴强，故脉弦，无阴阳浮，故脉大。既弦且大，气血夹病而合见于寸口，明是心荣肺卫两相睽隔。弦则为减为寒，大则为芤为虚，虚寒相搏，阴阳气阻，如皮革之障蔽而不能流通，何以鼓动气血而灌溉下焦乎，半产漏下势所必致。爰以旋覆之温通主降者，开上焦之结气，以通调经络为君，佐以青葱之辛通，条达上焦之清阳，且色青气膻，兼可入肝以畅厥阴之气分；新绛绢色赤入心，宣通上焦营血，而质本于丝，气味微酸，兼可调补肝家之络分。宣中有补，通中有摄，为妇科通调经络，开气理血之神方。

清·陈修园，《金匮方歌括》（1803年）：肝气著滞反行其气于肺，所谓横之病也。胸者肺之位，欲按摩之以通其气也。欲饮热者，欲著之气得热则散。旋覆花咸温下气，新绛和血，葱叶通阳，新绛查《本草》无此名。按《说文》：绛大赤也，《左都赋》注：绛草也，可以染色。陶弘景曰：绛，茜草也。

清·陈元犀，《金匮方歌括》（1811年）： 按：旋覆花汤，《金匮》中两见。一治积聚症，以通肝著之气。一治妇人杂病症，以化弦芤为革之脉。若革脉不化，则必半产漏下，但此方非调漏下时始用耳。

清·邹澍，《本经疏证》（1832年）： 此犹不以旋覆花去其在内坚韧之阴，葱白通其在内敝疲之阳，以绯帛之新者，和其血络而谁恃哉！

“然则仲景以之治在上之心下痞硬，噫气不除，在下之半产漏下，何也？盖水能从下行，则气道可畅，而参、甘、大枣，得以施其补中之力，气能下返，则血源遂裕，而葱与新绛，得以逞其通络之功，络通则血泽，气顺则痞除，原无甚深妙义也。”

“（新绛）诸本草皆不载此味，惟《本草拾遗》于虫鱼部下品附有故绯帛。绯帛等味所主，大率多疮肿诸患，盖取其出自蚕，故入虫部，而染绯必以红蓝花，故能入血，合而绎之，则通络之物也。新绛之义应不外此，其所以协葱与旋覆花，主妇人半产漏下，则以其本系血肉而染绛，为能行络中之血而不伤矣。

清·高学山，《伤寒尚论辨似》（1872年）： 妇人半产漏下，以上虚失提，外虚失裹之所致。葱性辛温，而先降后升，为下通肾阳以外达之品。故白通汤之用之者，盖取诸此也。旋覆花用至三两，而且以之名汤，其意有二：夫上虚者必有阴气乘之，旋覆能降逆阴，以为升阳之地者，一也；又取并力下趋葱性，以温肾阳者，二也。浅红曰绛，新绛者，新所染之绛色也。以茧丝口吐，其性上行，而红花所染之绛，又从其色而上入心膈之义，明系一小肾气丸。盖以辛热多气之葱茎，代桂附；以收降之旋覆，代地黄、山萸；以上行心膈之新绛，代丹皮。则其先资下降，而徐引上升，以补益其宗气，俾上提外裹者有力，而半产漏下自止矣。

清·莫枚士，《经方例释》（1884年）： 此亦食郁肉及漏脯中毒方加旋覆、新绛也。葱、

十一画

薤同类，不云去白，是青、白全用。近吴医用此方，去白非葱，善通阳去寒。旋覆散结温中，新绛行血去瘀，合用为血分有寒气结积之主方。惟寒气结积，故于脉牢为宜也。《要略》谓妇人三十六病，千变万端，无不因虚、积冷、结气三者而成，故用旋覆花散结气，葱开积冷，新绛补虚。惟近年新绛多杂，洋红染成不可用，当以茜根代之。徐灵胎《金匮》评注云：欲蹈形容得重物搥撞之象最妙，血微气滞，外欲按而内喜热，病情确系如是，此等症颇多，最宜留意。又云：此方通血中阳气。

清·戈颂平，《金匮指归》（1885年）： 旋，由下旋上也；覆，由上覆下也。旋覆花，气味咸温，咸，禀冬令水气，主降；温，禀春令木气，主升，其气味能旋木气至半表上，覆木气至半裏下。葱，通也，气味辛温，能通胸上之阴；新绛，茜草也，气味苦寒，苦，火味也；寒，水气也；合旋覆花旋覆其气，升降表里，日日新也。右三味，以水三升，温服一升，象阳数得阴还半里复于子也，顿服，取其气浓易还半里也。

清·唐容川，《金匮要略浅注补正》（1893年）： 故用葱白以通胸中之气，如胸痹而用薤白之例；用旋覆以降胸中之气，如胸满噫气而用旋覆之例也。惟新绛乃茜草所染，用以破血，正是治肝经血着之要药，通窍活血汤恰合此方之意，故用之有效。

近代·曹颖甫，《金匮发微》（1931年）： 胸中阳气不舒。故未满时常引热以自救。旋覆花汤方，用葱十四茎以通阳而和肝，旋覆花三两以助肺，新绛以通络，而肝著愈矣。

近代·赵桐，《金匮述义》（1940年）： 旋覆花，咸软坚，苦辛开散，下气行水，温通血脉，消痰结坚癖，唾如胶漆。新绛破血，大葱散痹。信肝痹胸痹之良方也。（新绛可用茜草一两代之）

近代·彭子益，《圆运动的古中医学·金匮方解篇》（1947年）： 治妇人半产漏下者。此病瘀血使然。旋覆花、新绛善行瘀血。葱白疏达血中阳气，使经脉调和，仍复升降运动之常，则半产漏下均愈也。

现代·王渭川，《金匮心释》（1982年）： 本节指出肝著病的症状和治疗。“着”即附着，肝著是胸部气机郁滞的病变。仲景处方旋覆花汤，以旋覆花降气，葱白疏解胸中窒塞，新绛舒络，本方是治疗肝经血着的要药。

现代·刘渡舟，苏宝刚，庞鹤，《金匮要略诠解》（1984年）： 治宜旋覆花汤，下气散结，活血通络。方中旋覆花咸温，下气散结，舒肝利肺，葱白通胸中之阳气；新绛现无，可用茜草根，红花代替，有活血化瘀之功。本方能使血络畅行，阳气通利，则瘀血去，而肝著可愈。

本条是论半产漏下精血亏损的辨证论治。治以旋覆花汤，助气血之生化，行气血之瘀滞，以待生机自复。方中旋覆花理结气，通血脉，调寒热，疏肝助开发之气；葱白温通阳气，而有阳生阴长之义；新绛理血散寒，乃去瘀而新生之旨。本证大虚难补，因半产漏下之后，而内多挟瘀，故治从肝经入手，助其生化之气，行其气血之滞。而后则补养阴血，温散阴寒。

【方论评议】

综合历代各家对旋覆花汤的论述，应从用药要点、方药配伍和用量比例三个方面进行研究，以此更好地研究经方配伍，用于指导临床应用。

诠释用药要点：方中旋覆花疏肝通络降逆，葱茎温通行气、散结通络，新绛（茜草）通达经脉、活血行血。

剖析方药配伍：旋覆花与葱茎，属于相使配伍，辛散通络止痛；旋覆花、葱茎与茜草，属于相使配伍，降逆通阳，散瘀止痛。

权衡用量比例：旋覆花与葱茎用量比例是1∶3，提示疏肝与通阳之间的用量调配关系，以治络瘀；旋覆花、葱茎与茜草用量比例是3∶9∶2，提示疏肝通阳与活血之间的用量调配关系，以治阳郁血瘀。

【药理作用】 本方具有保肝利胆、改善微循环、抗血栓形成、降血脂、抗动脉硬化、抑制血小板聚集、对心肌呈双向调节、增强机体免疫功能、抑制平滑肌痉挛、调节心律、抗过敏等作用。

十二画

越婢加术汤

【导读】①学用越婢加术汤应重视麻黄和石膏的用量调配关系、麻黄和白术的用量调配关系、大枣和麻黄的用量调配关系。②越婢加术汤虽是辨治脾胃阳郁水气证的重要代表方，但在临床中对肺肾郁热水气证等也具有良好治疗作用。③学好用活越婢加术汤的第一步是辨清越婢加术汤由哪些基础方、变化方和药物组成：组成越婢加术汤有2个基础方、1个变化方和4组药，基础方之一是甘草麻黄汤，之二是越婢汤，变化方是麻杏石甘汤，4组药中第1组是宣散药即麻黄、生姜，第2组是清热药即石膏，第3组是益气药即大枣、甘草，第4组是健脾益气药即白术，从2个基础方、1个变化方和4组药用量深入学习研究即可用活越婢加术汤。

【方歌】越婢加术汤麻黄，石膏甘草大枣姜，辨治面目身黄肿，行水清热病可康。

【方药】麻黄六两（18 g） 石膏半斤（24 g） 生姜三两（9 g） 大枣十五枚 甘草二两（6 g） 白术四两（12 g）

【用法】上六味，以水六升，先煮麻黄去沫，内诸药，煮取三升，分温三服。恶风加附子一枚，炮。

【功用】调理脾胃，行水清热。

【适应证】

1. 中医病证：①脾胃阳郁挟热水气证：腹大，身重，四肢倦怠而郁热，心烦，小便难，一身面目浮肿，或口渴，舌红、苔薄黄，脉沉。②脾胃郁热肉枯证：肌肉干涩，枯燥不荣，四肢烦热而懒动，或四肢萎软，或肌肤郁热，或小便不畅，舌红、苔薄，脉沉。③寒郁水气夹热证。

2. 西医疾病：急、慢性胃炎，慢性胆囊炎，支气管炎，支气管肺炎，流行性感冒等临床表现符合阳郁水气证者。

【用药分析】方中麻黄发汗解表利水，生姜辛散行水，石膏清泻郁热，白术健脾益气制水，大枣、甘草补益中气。

【用方思路】

1. 越婢加术汤既是辨治脾胃阳郁水气证的重要代表方，又是辨治诸多杂病如脾胃病、肺病、肾病、皮肤病等的重要基础方。

2. 方中麻黄、生姜既可走营卫，又可行脏腑；石膏可清泻内外之热；大枣、甘草可补诸脏腑之气。从方中用药用量及调配分析得知，婢越加术汤的应用并不局限于脾胃阳郁水气证，还可用于辨治诸多杂病，如消化、呼吸、泌尿、内分泌等系统疾病。

3. 运用越婢加术汤辨治的病证（无论病变部位在脾胃、在肝或在肾）以脾胃阳郁水气为主，其治当清热通阳行水。

【随证合方】若夹水气，可与五苓散合方用之；若夹阳虚，可与真武汤合方用之；若夹湿热，可与葛根芩连汤合方用之。

【注意事项】运用越婢加术汤既要辨清西医之病，又要辨清西医之病属于中医阳郁水气证。辨西医之病可进一步了解疾病的发展演变及转变规律，辨中医之证可更好地针对西医之病选用越婢加术汤。

【应用指征】

（1）脾水者，其腹大，四肢苦重，津液不生，但苦少气，小便难。（第十四 16）

（2）里水者，一身面目黄肿，其脉沉，小便不利，故令病水。假如小便自利，此亡津液，故令渴也，越婢加术汤主之。（第十四 5）

（3）里水，越婢加术汤主之；甘草麻黄汤亦主之。（第十四 25）

【方论】

清·李彣，《金匮要略广注》（1682年）：“此汤视大青龙少杏仁，内有麻黄发汗，以一身面目黄肿，故汗以散之；小便不利则热闭于内，石膏清凉撤热，亦能解肌出汗也；加白术，即《本经》所谓湿家身烦疼，可与麻黄加术汤，一补一发，水气得以渐散也。

清·张志聪，《金匮要略集注》（1683年）：里水与渴，皆缘脾气不能上输，故宜越婢汤，以发越其脾气。加白术，以资补其脏真焉。脏真濡于脾，脾藏肌肉之气也，故脾病水，则一身面目黄肿。

清·黄元御,《长沙药解》(1753年): 治里水，一身面目黄肿，小便自利而渴者。以皮毛外闭，湿气在经，不得泄路，郁而生热，湿热淫蒸，是以一身面目黄肿。若小便不利，此应表里渗泻，以驱湿热。今小便自利而渴，则湿兼在表，而不但在里。便利亡津，是以发渴。甘草、姜、枣，补土和中，麻、膏，泻经络之湿热，白术补脏腑之津液也。

清·黄元御,《金匮悬解》(1754年): 里水，水在脏腑之里，即正水、石水及五脏之水也。一身面目黄肿，水旺土湿，木郁为黄，缘木主五色，入土化黄也。阴盛，故脉沉。木气遏陷，莫能疏泄，小便不利，故令病水。假令小便自利，此亡肺家津液，故令作渴。便利口渴，则水不但在里而亦在表，脉必兼浮，不全是沉。宜越婢加术汤，姜、甘、大枣，补土而和中，麻黄、石膏，发表而清热，白术生津而止渴也。

清·徐灵胎,《杂病证治》(1759年): 麻黄开发表邪以清肺气，石膏清解里热以除烦躁，甘草缓中和胃，白术实脾御邪以杜虚风复入之路，而烦热浮肿无不退矣。此双解风热兼调脾土之剂，为内外两固，因烦热浮肿之专方。

清·陈修园,《金匮要略浅注》(1803年): 越婢加术，是治其水，非治其渴也。以其身面悉肿，故取麻黄之发表。以其肿而且黄，知其湿中有热，故取石膏之清热，与白术之除湿。

清·陈修园,《金匮方歌括》(1811年): 元犀按：水被热蓄，气为湿滞，致外不得通阳而作汗，内不能运气而利水，故令病水。云假令小便利三句，疑非里水病也。越婢汤发肌表之邪以清内蓄之热，加白术运中土，除湿气，利其小便，此分消表里法也。或云：越婢散肌表之水，加白术止渴生津也。按：岂有小便自利亡津液而作渴者仍用此汤，不顾虑其重伤津液乎?

元犀按：风水皮水之外，有正水而兼色黄，名里水。里水虽无发汗之法，而邪盛正不衰者，亦必藉麻黄之力深入其中，透出于外，以收捷效。今色黄，是湿热相杂于内，宜此汤，如寒气凝结于内，宜甘草麻黄汤。

清·高学山,《高注金匮要略》(1872年): 主本汤者，卫不虚，而水邪又实其营分，故君麻黄，泄汗以泄水也。水积汗闭，必有瘀热，此发黄之根蒂。且虞麻黄发越太猛，故佐辛凉镇坠之石膏者，一举而两得也。虽曰里水，其头已经上泛外鼓，而至一身面目，则其在上在外之标病为急，故佐守中之甘草，托之上行外出之义。然后以辛温之生姜，以行其阳。以甘润之大枣、滋其液。则虽汗，而于气血无所损伤矣。此仲景主越婢之深意也。至于水之为性，既去而犹有余湿者，常也。重加理脾培土之白术者，譬之荡寇之兵在前，而扫除窜匿。

莫清·莫枚士,《经方例释》(1884年): 术、石并用者，为《本事方》苍术、白虎之祖、古人用术，不分苍、白也；术、麻并用者，与麻黄加术汤同意；术、姜并用者，与茯苓泽泻汤同意。

清·王旭高,《退思集类方歌注》(1897年): 石膏清热生津液，麻黄疏风通血脉，甘草解热毒，姜、枣和营卫，若不脚弱，则白术亦可不加。

清·戈颂平,《金匮指归》(1907年): 以麻黄六两先煮，重苦温气味，使之下行，先温舒阴土之阴；以石膏半斤重辛寒气味，坚金水表阴，外固其阳，阳气浮半表，土味不足半里，以甘草极甘培之，生姜辛温，化气横行，疏泄表里土气；以大枣十二枚甘平，合白术甘温，益土之液，配内藏之阳。右六味，以水六升，象地支十二数，先煮麻黄，去上沫，内诸药，煮取三升，分三温，象三阴三阳之数阖午开子也。

近代·彭子益,《圆运动的古中医学·金匮方解篇》(1947年): 治水病，一身面目黄肿，脉沉，小便自利而渴者。水病小便当不利。尿利伤津，内热作渴。越婢汤散水清热，加白术以止小便也。小便自利，乃小便太多，非小便不短也。前证脉浮，此证脉沉。浮沉皆兼实意，故皆用麻黄、石膏。津液伤故脉沉，水阻腠理故脉浮。麻黄、石膏皆能伤中，故皆用甘草、姜、枣以补中气。

现代·刘渡舟，苏宝刚，庞鹤，《金匮要略诠解》(1984年)：治以越婢加术汤，清热散风，调和营卫。方中麻黄解散风湿；石膏清热；白术、甘草健脾生津；生姜、大枣调和营卫。本方治汗多而用麻黄，因有白术之补，石膏之清，以制其散而成其治。若汗大泄而有恶风寒证，要防其亡阳，可加炮附子助阳固表。

【方论评议】

综合历代各家对越婢加术汤的论述，应从用药要点、方药配伍和用量比例三个方面进行研究，以此更好地研究经方配伍，用于指导临床应用。

诠释用药要点：方中麻黄发汗解表利水，生姜辛散行水，石膏清泻郁热，白术健脾益气制水，大枣、甘草补益中气。

剖析方药配伍：麻黄与石膏，属于相反配伍，麻黄辛温发汗行水；石膏寒凉清泻郁热，麻黄制约石膏寒清凝滞，石膏制约麻黄发汗利水助热；麻黄与生姜，属于相须配伍，增强发汗行水消肿；麻黄与白术，属于相反相使配伍，相反者，麻黄泻实，白术治虚，相使者，麻黄助白术宣发制水，白术助麻黄燥湿散水；白术与大枣、甘草，属于相须配伍，益气健脾制水，杜绝水湿变生之源。

权衡用量比例：麻黄与石膏用量比例是3∶4，提示宣发利水与清热之间的用量调配关系，以治郁热；麻黄与生姜用量比例是2∶1，以治风水；麻黄与白术用量比例是3∶2，提示宣发利水与益气之间的用量调配关系；麻黄与大枣、甘草用量比例是3∶6∶1，提示宣发利水与益气之间的用量调配关系；白术与大枣、甘草用量比例是2∶6∶1，提示健脾燥湿与益气缓急之间的用量调配关系，以治水求本。

【药理作用】 本方具有对胃肠平滑肌呈双向调节、调节支气管腺体分泌、解除支气管平滑肌痉挛、调节腺体分泌、调节胃肠蠕动、抗自由基、降低心肌收缩力、调节内分泌、调节中枢神经、增强机体免疫功能等作用。

越婢加半夏汤

【导读】 ①学用越婢加半夏汤应重视麻黄和石膏的用量调配关系、半夏和麻黄的用量调配关系。②越婢加半夏汤虽是辨治寒饮郁肺夹热水气证的重要代表方，但在临床中对营卫郁热水气证等也具有良好治疗作用。③学好用活越婢加半夏汤的第一步是辨清越婢加半夏汤由哪些基础方、变化方和药物组成：组成越婢加术汤有2个基础方、1个变化方和4组药，基础方之一是甘草麻黄汤，之二是越婢汤，变化方是麻杏石甘汤，4组药中第1组是宣散药即麻黄、生姜，第2组是清热药即石膏，第3组是益气药即大枣、甘草，第4组是降逆燥湿药即半夏，从2个基础方、1个变化方和4组药用量深入学习研究即可用活越婢加半夏汤。

【方歌】 越婢汤中加半夏，清热散水温肺佳，咳而上气其人喘，目如脱状脉浮大。

【方药】 麻黄六两(18g) 石膏半斤(24g) 生姜三两(9g) 大枣十五枚 甘草二两(6g) 半夏半升(12g)

【用法】 上六味，以水六升，先煮麻黄，去上沫，内诸药，煮取三升，分温三服。

【功用】 温肺化饮，散水清热。

【适应证】

1. 中医病证：①寒饮郁肺夹热水气证。咳嗽，气喘，两目胀突，犹如脱出状，烦躁，口渴，欲饮水且量少，或面目浮肿，痰多或黄或白、苔白或黄，脉滑或迟弦。②寒郁痰逆夹热证。

2. 西医疾病：肾小球肾炎、肾盂肾炎、肾病综合征、脂溢性皮炎、接触性皮炎、荨麻疹、湿疹、慢性支气管炎、支气管肺炎、流行性感冒等临床表现符合寒饮郁肺夹热水气证者。

【用药分析】 方中麻黄发汗解表化痰，生姜辛散宣肺行水，石膏清泻郁热，半夏醒脾燥湿化痰，大枣、甘草补益中气。

【用方思路】

1. 越婢加半夏汤既是辨治寒饮郁肺夹热水气证的重要代表方，又是辨治诸多杂病如肺病、心病、肾病等的重要基础方。

2. 方中麻黄、生姜既是治表药，又是治里药；石膏清泻表里之郁热；半夏既是燥湿化痰药，又是醒脾降逆药；甘草、大枣既可益气，又可生津。从方中用药用量及调配分析得知，越婢加半夏汤的应用并不局限于寒饮郁肺夹热水气证，还可用于辨治诸多杂病，如呼吸、循环、泌尿、内分泌等系统疾病。

3. 运用越婢加半夏汤辨治的病证（无论病变部位在表在里，或是表里兼证）以寒热夹水气为主，其治既要散寒又要散水。

【随证合方】若夹虚，可与白虎加人参汤合方用之；若夹郁，可与四逆散合方用之；若夹痰热，可与小陷胸汤合方用之。

【注意事项】 运用越婢加半夏汤既要辨清西医之病，又要辨清西医之病属于中医寒热夹水气。辨西医之病可进一步了解疾病的发展演变及转变规律，辨中医之证可更好地针对西医之病选用越婢加半夏汤。

【应用指征】

（1）上气喘而躁者，属肺胀；欲作风水，发汗则愈。（第七 4）

（2）咳而上气，此为肺胀，其人喘，目如脱状，脉浮大者，越婢加半夏汤主之。（第七 13）

【方论】

清·喻嘉言，《医门法律》（1658年）： 法云：咳而上气，此为肺胀，其人喘，目如脱状，脉浮大者，越婢加半夏汤主之。又云：肺胀咳而上气，烦躁而喘，脉浮者，心下有水，小青龙加石膏汤主之。前一方，麻黄汤中以杏仁易石膏，而加姜枣，则发散之力微而且缓。后一方中，以证兼烦躁，宜发其汗，麻桂药中加入石膏，其力转猛，然监以芍药、五味子、干姜，其势下趋水道，亦不至过汗也。越婢方中有石膏无半夏，小青龙方中有半夏无石膏，观二方所加之意，全重石膏、半夏二物协力建功。石膏清热，借辛温亦能豁痰。半夏豁痰，藉辛凉亦能清热。不然，石膏可无虑，半夏在所禁矣。前麦门冬方中，下气止逆，全借半夏入生津药中。此二方，又借半夏入清热药中，仲景加减成方，无非生心化裁，后学所当神往矣。再论肺痿、肺痈之病，皆燥病也。肺禀清肃之令，乃金寒水冷之脏。火热熏灼，久久失其清肃，而变为燥。肺中生痈，其津液全裹其痈，不溢于口，故口中辟辟然干燥。肺热成痿，则津液之上供者，悉从燥热化为涎沫浊唾，证多不渴。较胃中津液尽伤，母病累子之痿，又大不同。只是津液之上输者，变为唾沫，肺不沾其惠泽耳。若夫痿因津液不能灭火，反从火化，累年积岁，肺叶之间，酿成一大火聚。以清凉投之，扞格不入矣。然虽扞格，固无害也。设以燥热投之，以火济火，其人有不坐毙者乎？半夏燥药也，投入肺中，转增其患，自不待言。但清凉既不能入，惟燥与燥相得，乃能入之，故用半夏之燥，入清凉生津药中，则不但不燥，转足开燥，其浊沫随逆气下趋。久久津液之上输者，不结为涎沫，而肺得沾其渍润，痿斯起矣。人但知半夏能燥津液，孰知善用之，即能驱所燥之津液乎？此精蕴也。

清·李彣，《金匮要略广注》（1682年）： 脾运水谷，主为胃行津液，取卑如婢，汤名越婢者，取发越脾气，通行津液之义也。今治肺胀，则麻黄散表邪，石膏清内热，甘草、大枣养正缓邪，半夏、生姜散逆下气也。

清·张志聪，《金匮要略集注》（1683年）： 宜越婢汤发越其阴土之气，加半夏启阴中之生气上升。麻黄之地，冬不积雪，能通泄地气于至阴之下。石膏色白味辛，阳明之宣品也。甘草黄中通理，姜、枣培土宣通，地气升而阴阳和，阳气平而咳喘息矣。

清·魏荔彤，《金匮要略方论本义》（1720年）： 咳而上气，此为肺胀，其人喘，目如脱状，脉浮大者，越婢加半夏汤主之。咳逆肺胀，外感风寒、内气郁塞也；喘而目欲脱，气上逆之甚也；诊之脉浮大，外有风寒，内有蓄热也。越婢汤之义，即从青龙汤所化，寓发散之理于柔道也，且以摄孤阳之根，不令随上逆之气飞越也。加半夏者，意在开其闭塞，知郁而气逆如此，肺窍中必有痰涎之结聚，为肺痈之根基也。麻黄、生姜解其郁，石膏清其热，半夏开其瘀，大枣、甘草益其胃，而表里兼治矣。此又为预治肺痈立一治也。

清·尤在泾，《金匮要略心典》（1729年）：

咳而上气，肺有邪，则气不降而反逆也。肺中寒饮，上入喉间，为呼吸之气所激，则作声如水鸡。射干、紫菀、款冬降逆气；麻黄、细辛、生姜发邪气；半夏消饮气。而以大枣安中，五味敛肺，恐劫散之药，并伤及其正气也。

清·尤在泾，《金匮要略心典》（1729年）： 外邪内饮，填塞肺中，为胀、为喘、为咳而上气。越婢汤散邪之力多，而蠲饮之力少，故以半夏辅其未逮。不用小青龙者，以脉浮且大，病属阳热，故利辛寒，不利辛热也，目如脱状者，目睛胀突，如欲脱落之状，壅气使然也。

清·黄元御，《长沙药解》（1753年）： 治肺胀，咳喘上气，目如脱，脉浮大者。以中气虚滞，肺胃之降令素迟，一遇风寒，闭其皮毛，里郁莫泄，胃气逆升，肺壅为热，是以咳喘上气而脉浮大。此为肺胀之病，即伤风齁喘而为热者。甘、枣补其中虚，麻黄泻其皮毛，石膏清其肺热，生姜、半夏，降冲逆而破壅塞也。

清·黄元御，《金匮悬解》（1754年）： 咳而上气，此为肺气胀满，其人喘阻，肺气上冲，目如脱状。脉浮大者，是表邪外束而里气上逆也。越婢加半夏汤，姜、甘、大枣，培土而和中，石膏、麻黄，清金而发表，半夏降逆而下冲也。

清·朱光被，《金匮要略正义》（1803年）： 风热相搏，壅于肺家血分，则为痈。阻于肺家气分，则为胀。胀而至于咳喘，目如脱状，则其气能上而不能下，可出而不可入，势孔迫矣。故用越婢加半夏，外内疏泄，即轻可去实之法也。脉浮而大，正合邪壅气分之象。

清·陈修园，《金匮方歌括》（1811年）： 元犀按：此肺胀，原风水相搏，热气奔腾，上蒸华盖，走入空窍，故咳而上气喘目如脱状证，脉浮大者，风为阳邪，鼓荡于其间故也。方用麻黄、生姜直攻外邪；石膏以清内热；甘草、大枣以补中气；加半夏以开其闭塞之路，俾肺窍中之痰涎净尽，终无肺痈之患也。

清·高学山，《高注金匮要略》（1872年）： 主越婢加半夏汤者，越婢，君麻黄而加石膏三分之一。其义有三：肺盛，不得不以麻黄泄之，恐其发越太过，而以重坠之石膏镇之，制麻黄发扬之性，使其和缓柔顺，一也；肺实由于胃实，则肺热可知，石膏气味辛凉，凉则解热，辛则利气，二也；且其镇坠之余力，犹能衰阳明上冲之热，三也。以守中之甘草为使，尤有妙义。盖取托住二者之性，令麻黄得石膏留镇之气，而利肺者优柔；石膏合麻黄疏泄之功，而平胃者松泛；然后以辛温之生姜，挑肺胃之真阳；以甘黏之大枣，滋两家之津液；似乎无弊矣。不知越婢一汤，终是发肺家之汗，假令上焦一空，中焦之气，乘虚袭之，遂同解斗者捆甲之臂，而令乙殴矣。故加降逆之半夏，而重用之者，使协同石膏，压下麻黄之余性，以疏散胃气，俾不得上干，盖即惊悸条中，半夏麻黄丸之义也。夫中黄数寸之地，肺胃交争，而咳喘等之诸症杂见。主越婢本汤，则肺家因外泄而内让；加半夏，则胃家因下退而上让。其文王虞芮之化耶。方药云乎哉。

清·莫枚士，《经方例释》（1884年）： 泉谓：肺受风寒而喘者，麻黄、杏仁并用，治在肺；肺受胃热而喘者，半夏、石膏并用，治在胃，又皆卫分之治法也。厚朴麻黄汤，麻、杏、半、石合用，是肺分既受风寒，复受胃热者之治法。凡欲穷经方，必合数方以治一方，始了然于圣人用意之精矣。又《局方》玉真丸，以石、半合硝、硫，治肾厥之头痛，亦平胃之意，故亦用石、半，其硝、硫，特因肾有大寒故也。

清·王旭高，《退思集类方歌注》（1897年）： 越婢汤散邪清热之功多，蠲饮消痰之力少，故加半夏辅其未逮，更加姜一两以助半夏之功，周密之至矣。此与小青龙加石膏汤相为对峙。小青龙汤中有半夏无石膏，越婢汤有石膏无半夏，观二方所加之意，全重在石膏、半夏二物协力建功。石膏清热，借辛温亦能豁痰，半夏豁痰，借辛凉亦能清热。前越婢加术汤生津止渴，借白术入清热药中；此越婢加半夏汤下气定喘，又借半夏入清热药中。仲景加减成方，无非化裁后学矣。

清·戈颂平，《金匮指归》（1907年）： 取麻黄六两，苦温气味，越婢下之阴外开半表，以和其阳；取石膏半斤，辛寒气味，固尊上之阳内阖半里，以温其阴；取生姜三两，化气横行，疏泄表里脉道之阴；加半夏，降半里上气逆，阳浮半表上，土味阴液不足表里，取大枣十二枚，甘草二两，味厚汁浓，益表里土气阴液，和阳气内藏于土中，转运左右上下不息。

清·俞根初，《重订通俗伤寒论》（1916年）：外感风寒，激动肺脏痰火，发为喘嗽，目突如脱，右脉浮大者，则以越婢加半夏汤为正治。方用麻黄、生姜开表为君，以辛散外来之风寒；石膏清里为臣，以寒降上逆之肺火，妙在姜半夏之辛滑涤痰，以开肺气之壅塞；使以草枣，滋补中气，缓和诸药。俾肺窍中之痰涎净尽，则火无所根据傍而自出矣。此为辛散风寒，整肃痰火之良方。

近代·曹颖甫，《金匮发微》（1931年）：要之脉浮者当以汗解，浮而大，则里热甚于水气，故用越婢加半夏汤，重用石膏以清里而定喘。

近代·赵桐，《金匮述义》（1940年）：越者，发越也。婢者，卑也。脾为胃行其津液，其职卑，因以名之也。夫脾为湿土，湿以濡津，土以制水，经候太阴，外主肌肉，燥则脾约，湿则濡泻，热则消饥，寒则不食。举凡肌肉有疾，消化不良，皆当责之于脾。而肌受外邪，胃容难化，又皆足以累脾。夫风水恶风身肿，风外伤肌，内合于脾也；不渴，水湿润也；续自汗出，肌肉不和也。里水，脾滞不疏也；口渴，脾不生津也。方中草枣补脾，生姜发脾，石膏大寒清脾热，麻黄大通疏脾滞。姜枣外合麻黄益肌散邪，麻黄内合姜枣补脾散饮。麻黄石膏肌热可除，甘草麻黄水饮以蠲。要知麻黄一味极清极透，无微不入，外因温覆则汗，内用破癥除瘕，而越婢之力，尤得力于麻黄也。举凡黏滞之品，莫不腻膈，熟地其甚者也，予方每用两余，加少许麻黄即不腻膈，更加证越婢之贞义矣。

近代·彭子益，《圆运动的古中医学·金匮方解篇》（1947年）：治肺胀，咳而上气，其人喘，目如脱，脉浮大者。肺气胀满不能下行，故喘而目如脱伏。脉浮大是肺气燥实。麻黄泄肺实，石膏清肺燥，生姜、大枣、甘草、半夏补中降逆也。上气者，气不下降也。脉浮大，此大字乃有力之大，非虚大也。肺痈脉虚，肺胀脉实。脉实故用麻黄、石膏。

现代·王渭川，《金匮心释》（1982年）：本节论述气积肺胀的治疗。咳嗽气喘到严重阶段，有两眼突出如脱的症状。仲景处方越婢加半夏汤方，以麻黄、生姜攻外邪，石膏清内热，大枣、甘草补中益气，半夏开气积闭塞，共收肃清痰涎，疏利肺壅之效。本方是现在仍然应用的有效方剂。

现代·刘渡舟，苏宝刚，庞鹤，《金匮要略诠解》（1984年）：治宜越婢加半夏汤。用麻黄、生姜攻外宣肺，发越水气；石膏清肺中之热，以降肺气；半夏降逆化痰，大枣健脾补中，调和诸药。

【方论评议】

综合历代各家对越婢加半夏汤的论述，应从用药要点、方药配伍和用量比例三个方面进行研究，以此更好地研究经方配伍，用于指导临床应用。

诠释用药要点：方中麻黄发汗解表化痰，生姜辛散宣肺行水，石膏清泻郁热，半夏醒脾燥湿化痰，大枣、甘草补益中气。

剖析方药配伍：麻黄与石膏，属于相反相畏配伍，相反者，麻黄辛温发汗化痰，石膏寒凉清泻郁热，相畏者，麻黄制约石膏寒清凝滞，石膏制约麻黄发散助热；麻黄与生姜，属于相须配伍，增强发汗行水，化痰消肿；麻黄与半夏，属于相使配伍，麻黄助半夏化痰止咳，半夏助麻黄化痰降逆；半夏与大枣、甘草，属于相使配伍，半夏使大枣、甘草健脾化湿，大枣、甘草使半夏醒脾燥湿。

权衡用量比例：麻黄与石膏用量比例是3∶4，提示宣发与清热之间的用量调配关系，以治郁热；麻黄与生姜用量比例是2∶1，以治肿胀；麻黄与半夏用量比例是3∶2，提示宣发与降逆之间的用量调配关系，以治咳喘；半夏与大枣、甘草用量比例是2∶6∶1，提示降逆与益气之间的用量调配关系。

【药理作用】 本方具有解除支气管平滑肌痉挛、调节支气管腺体分泌、强心、抗缺氧、抗过敏、抗菌、抗病毒、改善肾功能、改善微循环、增强机体免疫功能等作用。

越婢汤

【导读】①学用越婢汤应重视麻黄和石膏的用量调配关系、石膏和甘草的用量调配关系。②越婢汤虽是辨治太阳风水夹热证的重要代表方，但在临床中对肺寒热夹杂证等也具有良好治疗作用。③学好用活越婢汤的第一步是辨清越婢汤由哪些基础方、变化方和药物组成：组成越婢汤有1个基础方、1个变化方和3组药，基础方是甘草麻黄汤，变化方是麻杏石甘汤，3组药中第1组是宣散药即麻黄、生姜，第2组是清热药即石膏，第3组是益气药即大枣、甘草，从1个基础方、1个变化方和3组药用量深入学习研究即可用活越婢汤。

【方歌】越婢汤六两麻黄，生姜大枣和甘草，石膏半斤不可少，风水夹热效果好。

【方药】麻黄六两（18g） 石膏半斤（24g） 生姜三两（9g） 甘草二两（6g） 大枣十五枚

【用法】上五味，以水六升，先煮麻黄，去上沫，内诸药，煮取三升，分温三服。恶风者，加附子一枚，炮；风水加白术四两。

【功用】发表通阳，清热散水。

【适应证】

1. 中医病证：①太阳风水夹热证。发热，恶风寒，一身悉肿，口微渴，骨节疼痛，或身体反重而酸，汗自出，或目窠上微肿，即眼睑水肿，如蚕新卧起状，其颈脉动，按手足肿上陷而不起，脉浮或寸口脉沉滑。②寒郁夹热证。

2. 西医疾病：肾小球肾炎、肾盂肾炎、肾病综合征、脂溢性皮炎、接触性皮炎、湿疹等临床表现符合太阳风水夹热证者。

【用药分析】方中麻黄发汗解表利水，生姜辛散行水，石膏清泻郁热，大枣、甘草补益中气。

【用方思路】

1. 越婢汤既是辨治太阳风水夹热证的重要代表方，又是辨治诸多杂病如肾病、皮肤病、内分泌失调等的重要基础方。

2. 方中麻黄、生姜因配伍不同既可辨治寒证，又可辨治热证；石膏既可辨治热证，又可辨治郁热伤阴。运用越婢汤走太阳以清透为主，走里以清宣为主。根据越婢汤的基本作用是清热、宣透、益气，辨治病证是热夹水气，又从方中用药得知，越婢汤的应用并不局限于太阳夹热风水证，还可用于辨治诸多杂病，如泌尿、神经、内分泌等系统疾病。

3. 运用越婢汤辨治的基本病证（无论病变部位在太阳还是在里）以热郁或夹水气为主；根据方中用药分析，本方辨治的病证主要是热夹水气或夹寒，治疗以泻热为主，兼以温化。

【随证合方】若夹痰热，可与小陷胸汤合方用之；若夹寒痰，可与赤丸合方用之；若虚实夹杂，可根据病变轻重调整泻实药与补虚药用量。

【注意事项】运用越婢汤既要辨清西医之病，又要辨清西医之病属于中医郁热夹水气。辨西医之病可进一步了解疾病的发展演变及转变规律，辨中医之证可更好地针对西医之病选用越婢汤。

【应用指征】风水，恶风，一身悉肿，脉浮不渴，续自汗出，无大热，越婢汤主之。（第十四 23）

【方论】

元·赵以德，《金匮方论衍义》（1368年）：是故麻黄之甘热，可自阴血中出，走手足太阴经，达于皮肤，行气于三阴，以祛阴寒之邪；石膏之甘寒，可自气分出，走手足阳明经，达于肌肉，行气于三阳，以祛风热之邪。所以用其味之甘以入土，用其气之寒热以和阴阳，用其性之善走，以发越脾气。更以甘草和中，调其寒热缓急，调二药相和。协以成功，必以大枣之甘，补脾中之血；生姜之辛，益胃中之气。恶风者阳虚，故加附子以益阳；风水者，则加白术以散皮肤间风水之气，发谷精以宣荣卫，与麻黄、石膏为使，引其入土也。越婢之名不亦宜乎？

明·吴昆，《医方考》（1584年）：脚气痛肿，寒热相搏，脉来沉细者，此方主之。气不得通则痛，血不得行则肿，此香港脚之所以为壅疾也。寒热相搏者，邪气与正气相激搏也。脉来沉者为里，细者为阴。名曰越婢者，越，以发越为义。婢，卑也。是方能发越至卑之气，故以越婢名之。石膏性寒而重，寒能胜热，重能就下。附子味辛而热，辛能行壅，热能壮气。佐之以麻黄，则寒热之壅，皆从汗孔而泄矣。用白术、甘草，取其气味温平，能致冲和之气于发越之余耳。而甘草独少者，恐其性缓，多之不能速达于卑下之区也。

清·喻嘉言,《医门法律》(1658年)： 本文云：风水，恶风，一身悉肿，脉浮，不渴，续自出汗，无大热，越婢汤主之。里水者，一身面目黄肿，其脉沉，小便不利，故令病水。假如小便自利，此亡津液，故令渴也，越婢加术汤主之。前条风水续自汗出，无大热，故用之。设不汗出且大热，表法当不主此也。后条里水，假如小便自利，亡津而渴，故用之。不尔，里法当不主此也。曰无大热，则有热可知；曰里水，乃躯壳之里，非脏腑之里可知，故俱得用越婢汤也。越婢汤者，示微发表于不发之方也,《尚论》伤寒太阳第三篇，已详之矣。大率取其通调荣卫，和缓之性，较女婢尤过之，而命其名也。盖麻黄、石膏二物，一甘热，一甘寒，合而用之，脾偏于阴，则和以甘热。胃偏于阳，则和以甘寒。乃至风热之阳，水寒之阴，凡不和于中土者，悉得用之，何者中土不和，则水谷不化其精悍之气以实荣卫，荣卫虚，则或寒或热之气，皆得壅塞其隧道，而不通于表里，所以在表之风水用之；而在里之水兼渴而小便自利者，咸必用之，无非欲其不害中土耳。不害中土，自足消患于方萌，抑何待水土平成乎？

清·汪昂,《医方集解》(1682年)： 此足太阳药也。风水在肌肤之间，用麻黄之辛热以泻肺；石膏之甘寒以清胃；肺主通调水道，胃主分别水谷。甘草佐之，使风水从毛孔中出；又以姜、枣为使，调和荣卫，不使其太发散耗津液也。

清·李彣,《金匮要略广注》(1682年)： 越婢汤，汗剂也。麻黄发汗，甘草和中，石膏味辛解肌，姜枣通行津液，恶风加附子，固表而行阳也。或曰:《经》云：发表不远热，用麻黄、桂枝辛热发表，宣也，此何以用石膏？曰：风水邪盛，壅淤不通，郁而为热，热闭于经，风水何由得出？配以石膏，辛凉解表，则荣卫俱通，风水悉去矣。

清·张志聪,《金匮要略集注》(1683年)： 太阳之阳气在表，风邪伤气，气伤则恶风，故曰恶风。加附子，盖加附子以助阳也。足太阴湿土主气而主肌腠，水湿伤脾，故一身悉肿也。病在气，故脉浮。邪不在经，故不渴也。表虚而不能为阴之卫，故续自汗出。阳虚于外，故无大热也。宜越婢汤。发越其脾土之气，以制散风水之邪，盖脾主气而主肌腠，邪在气分故也。麻黄配石膏，直从中土而发越其阳气；生姜配大枣，宣中焦之气以散邪。夫脾虽主气，而发生于阳明，故用甘草、生姜，宣助胃气以资生发之原。此发越正气以散邪，故兼助阳明之生气，若止治风水之在气，则当专补其脾焉，故曰：风水，加术四两。上章邪在经，荣气伤而恶风；此章邪在气，表阳虚而恶风。上章用甘草以资经脉；此章用甘草以助生气。二章各有分别，诚恐后人疑误，故曰：恶风加附子，风水加白术，大有深意存焉，读者不可轻忽一字。

清·周扬俊,《金匮玉函经二注》(1687年)： 故必以辛热发之，亦兼以甘寒佐之，使久合之邪，涣然冰释，岂不快乎。然久蓄之饮，何由得泄，故特加半夏于越婢汤中，一定之法也。

清·张璐,《医通祖方》(1695年)： 治风水恶寒，一身悉肿，脉浮，不渴，续自汗出，无大热者。越婢者，发越湿土之邪气也。水湿之气因风流播中外，两相激搏，势难分解，不得不藉麻黄祛之，从表而越，石膏清之，**从里而化,**《内经》开鬼门法也。本方加术以助腠理开，汗大泄，于加术方中更加附子以治脚痹恶风，开中寓阖，信手合辙。其大青龙、小续命、麻杏甘石汤，或加桂枝以和营，或加参、归以鼓气，或加杏仁以泄满，总以此方为局也。或问：表无大热，何得轻用麻黄？内无烦渴，何得轻用石膏？盖恶寒、身肿、自汗，浑是湿气郁著，非风以播之不能解散，麻黄在寒伤营剂中则为正治，在开痹湿门中则为导引。石膏在白虎汤中则为正治，在越婢、青龙、续命方中则为导引，不可以此碍彼也。

清·张璐,《千金方衍义》(1698年)： 故用麻黄发越在表之湿，石膏降泄在里之热，一举而两解之。加术则治下焦脚弱，以术能渗湿也。然风毒脚气湿壅最甚，非藉附子之大力，无以开之，令以术、附汇入越婢汤中即是近效白术附子，而兼越婢之制。

清·张璐，《本经逢原》（1695年）：《金匮》越婢汤，治风水恶寒无大热，身肿自汗不渴，以麻黄发越水气，使之从表而散；石膏化导胃热，使之从外而解。如大青龙、小续命等制，又不当以此执泥也。

清·魏荔彤，《金匮要略方论本义》（1720年）：麻黄祛邪于表，生姜、甘草、大枣补中益胃于里，石膏兼治为湿所挟之热。方中无治水之药者，散邪清热、补中益胃，无非治水也。法有用力于此而成功于彼者，此类是也。恶风甚者，加附子一枚，而壮阳正所以除湿，且用其流走之烈性，以治周身之肿。凡正阳所行之地，岂水湿之邪可留之区乎？此亦不专治水，而水治之法也。风水加术四两，术专燥土健脾，制水之义显然矣。风水原兼风邪，加术以治风水者，必风邪轻而水气重，但治其表，不足以行水也，加术以助水之堤防，水由地中行而安澜奏续矣。

清·尤在泾，《金匮要略心典》（1729年）：麻黄之发阳气，十倍防己，乃反减芪之实表，增石膏之辛寒，何耶？脉浮不渴句，或作脉浮而渴，渴者热之内炽，汗为热逼，与表虚出汗不同，故得以石膏清热，麻黄散肿，而无事兼固其表也。

清·黄元御，《长沙药解》（1753年）：治风水身肿，脉浮汗出，恶风。以汗出遇风，窍闭汗阻，淫溢经隧，壅遏卫气，而为浮肿。麻黄发皮毛而泻水，石膏清肺金而泻热，甘、枣、生姜，补脾精而和中也。

清·黄元御，《金匮悬解》（1754年）：风水恶风，一身悉肿者，水胀于经络也。续自汗出，无大热者，表郁热作，热蒸于内，风泄于外，是以汗出。而泄之不透，故外无大热。越婢汤，麻黄、石膏，发表而清热，姜、甘、大枣，补土而和中也。

清·徐灵胎，《女科指要》（1759年）：麻黄开发肺气以散寒邪，石膏清降膈热以化火邪；甘草缓中泻火，姜枣调和营卫也。水煎温服，使肺寒外解，则膈热自化，而肺气肃清，何有哮发急暴之不瘳者，胎孕无不自安矣。

清·吴仪洛，《成方切用》（1761年）：治风水恶风，一身悉肿，脉浮不渴，续自汗出，无大热者。风水在肌肤之间，用麻黄之辛热以泻肺，石膏之甘寒以清胃。甘草佐之，使风水从毛孔中出；又以姜枣为使，调和营卫，不使其太发散耗津液也。

清·朱光被，《金匮要略正义》（1803年）：犹是风水也，前证身重则水胜于风，此一身悉肿，则风胜于水。风主皮毛，故脉浮，水在上焦，故不渴也，续自汗出，邪郁于表，不能畅达，陆续郁蒸而出也。是外无大热而内有郁热矣，故以越婢汤主之。麻黄开腠理，俾水从风散，石膏清里热，使湿从火泄，甘草、姜枣以通调中外，要寒加附子，则又以里气为重矣。

日本·丹波元简，《金匮玉函要略辑义》（1806年）：越婢汤，治脉浮在表，及腰以上肿，宜此发汗，兼治勇而劳甚，肾汗出，汗出遇风，内不得入脏腑，外不得越皮肤，客于玄府，行于皮里，传为肿，本之于肾，名曰风水，其症恶风一身悉肿，脉浮不渴，续自汗出，风水症，少气时热，从肩背上至头汗出，苦渴小便黄，目下肿腹中鸣，身重难行，正卧则咳，烦而不能食。

清·陈元犀，《金匮方歌括》（1811年）：按：恶风者，风也；一身悉肿者，水也；脉浮者，风发也；风为阳邪，风动则水火战而浪涌矣。涌于上则不渴，涌于外则续自汗出，云无大热者，热被水蔽，不得外越，内已酝酿而成大热矣。前章云身重，为湿多，此章云一身悉肿，为风多。风多气多热亦多，系属猛风。故君以石膏重镇之品，能平息风浪以退热，引麻黄直越其至阴之邪，协生姜散肌表之水，一物而两握其要也。又以枣、草安中养正，不虑其过散伤液，所以图万全也。

清·王孟英，《温热经纬》（1852年）：喻嘉言曰：越婢汤者，示微发表于不发之方也。大率取其通调营卫。麻黄、石膏二物，一甘热，一甘寒，合而用之，脾偏于阴，则和以甘热。胃偏于阳，则和以甘寒。乃至风热之阳，水寒之阴，凡不和于中土者，悉得用之。何者中土不和，则水谷不化，其精悍之气，以实营卫，营卫虚，则或寒或热之气皆得壅塞其隧道，而不通于表里。所以在表之风水用之，而在里之水兼渴而小便自利者咸必用之，无非欲其不害中土耳。不害中土，自足消患于方萌矣。

清·费伯雄，《医方论》(1865年)： 风与水在皮肤之间，故但肿而胀，变小青龙之制，使风、水俱从毛窍而出，故名越婢。越婢者，悦脾也。

清·高学山，《高注金匮要略》(1872年)： 见汗，则风邪有欲散之机，故无大热也。风邪欲散，故不必责风。但以镇重之石膏，监麻黄之发越。而托以甘浮之甘草者，令趁其自汗之机，而微助之。则阳气动而送水外出者，正使水气载风而尽去，其兵家用贼以驱贼之义乎。

清·莫枚士，《经方例释》(1884年)： 此亦甘草麻黄汤之加法也。与麻杏石甘汤同体，故亦治汗出，无大热之症。但彼喘，故用杏仁；此不喘，即不用杏仁，为治风热壅气之主方。《外台》以治肉极热，则身体津脱，腠理开，汗大泄，属风气，下焦脚弱所主。虽身热不同，其为有热，汗出，则同。风水之无大热，热盛于里也。肉击极之身体热，热蒸自里也，故治法同。此与桂枝症同，为汗出恶风之治，且脉浮不渴，无大热亦相似，而一则桂、姜，而以芍敛之，一则麻、姜，而以石平之，全在肿不肿之别，不肿则气不热壅，其汗出，作寒散论，故芍敛之；肿则气热壅，其汗出，作热泄论，故石平之。《外台》有治多汗方，用石膏、甘草者本此。

日本·丹波元坚，《金匮玉函要略述义》(1894年)： 药有性有用，方之既成，或取其性，或取其用，如此方，则石膏得麻黄之温发，但存逐水之用，相借以驱水气，加术汤，则麻石之功，与前方同，而术与麻黄相藉，走外之力稍胜矣。

清·王旭高，《退思集类方歌注》(1897年)： 越婢者，发越脾中之津气而为汗，是凉散法也。

清·戈颂平，《金匮指归》(1907年)： 麻黄苦温气轻，发扬阴土阴液外至于表；石膏辛寒体重固肌表之阳，内至于里，阳气阴液浮外，土味不足于里，以甘草极甘培之；生姜辛温，化气横行，疏泄表里土中水气；大枣甘平，用十二枚，培土之液，和阳气，环抱周身。右五味，象土之数，以水六升，象阴数得阳正于六。先煮麻黄，去上沫，内诸药，煮取三升，分温三服，象三阴三阳气液分温表里也，外恶风之凉气，加附子一枚，助水土中元阳培子左开，外护肌表之阴，阴液不足于土，加术四两，助土之液和内藏于阳。

近代·赵桐，《金匮述义》(1940年)： 越婢发越脾气，详见《伤寒论》及《肺痈》中。里水，患在皮里肌肉，发越脾气以达之。风水麻黄生姜而发散之，皮水而汗之，里水加术实腠祛水，肺胀加半夏涤饮利肺，皆可理解。惟恶风加附子，予真不解其所谓。如谓恶风为内阳虚不能卫外为固，则此方之石膏半斤可议矣。如谓表因汗因风而毛孔不固，则何为不用固表之黄芪欤？大黄附子泻心固寒热并用矣，但彼用附扶阳而煮，黄连则麻沸汤泡，与此半斤石膏一枚附子并煮义相同乎？小青龙姜桂细辛热药也，而加石膏之寒以制其热也。此附子能谓解石膏之寒乎？且风水本恶风，又言恶风加附子。明是风水而又言风水加术。仲师岂有这样不通文字？必是后人妄加无疑。惜林亿与后代诸家莫之辨也。志此，以俟后之君子。大胆的怀疑，细致的分析，是师道之捍卫者、继承者，不等于好谤先贤，山膏善骂。

近代·彭子益，《圆运动的古中医学·金匮方解篇》(1947年)： 治风水。恶风身肿，脉浮不渴，自汗，身无大热者。汗出当风，闭其汗孔，水停皮肤，则成风水。病因于风，故恶风，内热故汗出。热盛于内。故外无大热。水在皮肤之表，故脉浮。热在水中，故身肿不渴，石膏清内热，麻黄、炙草、生姜、大枣发汗乃内热蒸出之汗。此方之用麻黄，乃用以发散水气。用石膏乃清内热以止汗也。

现代·刘渡舟，苏宝刚，庞鹤，《金匮要略诠解》(1984年)： 本条是论述风水挟热的证治。由于风邪袭于肌表，故恶风。肺的治节不利，决渎失司，水溢皮肤，故一身悉肿。风客于表，气血向外，故脉浮。病在表，故不渴。

风性疏泄，汗出则阳郁不甚，故无大热。治以越婢汤，发散风湿，清解郁热。方中麻黄、生姜发越阳气，宣散水湿；石膏清解郁热；甘草、大枣调和脾胃荣卫。

现代·王付，《经方学用解读》（2004年）： 太阳风水夹热证的基本病理病证是风邪与水气相互搏结且充斥肌肤营卫，肌肤营卫为水气所壅滞而不畅。因此，治疗太阳风水夹热证，其用方配伍原则与方法应重视以下几个方面。

针对证机选用发表清热药：风热之邪乘机侵袭太阳营卫肌肤，营气受邪而不得泌津以为水气，水气与风邪相搏且壅于肌肤营卫。审太阳风水夹热证的主要病理特征是眼睑浮肿，其治当发表清热。在选药时一方面要考虑用发汗解表药尽可能是辛温，因温有利于气机畅通，而另一方面则要考虑最好具有散水行水作用，以此而用药则可增强治疗作用。如方中麻黄、生姜、石膏。

合理配伍益气和津药：气能化水，水得气而化。因此，治疗太阳夹热风水证，除了针对病变证机用发表清热药外，还要配伍益气药，只有配伍益气药，才能有利于卫气抗邪化水；又，散水行水易伤津，合理配伍益气药，既有利于化津行水，又有利于化水不伤阴津。如方中大枣、甘草。

随证加减用药：若阳郁恶寒明显者，加附子、泽泻，以温阳泻水；若水气明显者，加白术、茯苓，以健脾燥湿，利湿制水；若咽喉肿痛者，加牛蒡子、连翘，以清热解毒；若大便干结者，加大黄、芒硝，以泻热通便等。

【方论评议】

综合历代各家对越婢汤的论述，应从用药要点、方药配伍和用量比例三个方面进行研究，以此更好地研究经方配伍，用于指导临床应用。

诠释用药要点：方中麻黄发汗解表利水，生姜辛散行水，石膏清泻郁热，大枣、甘草补益中气。

剖析方药配伍：麻黄与石膏，属于相反相畏配伍，相反者，麻黄辛温发汗行水，石膏寒凉清热生津，相畏者，麻黄制约石膏寒清凝滞，石膏制约麻黄发汗利水助热；麻黄与生姜，属于相须配伍，增强发汗行水消肿；大枣与甘草，属于相须配伍，增强益气健脾制水；麻黄与大枣、甘草，属于相反相畏配伍，麻黄发散利水，大枣、甘草益气，并制约麻黄发散伤气；石膏与大枣、甘草，属于相反相畏配伍，石膏清热，大枣、甘草益气，制约石膏寒凉伤胃。

权衡用量比例：麻黄与石膏用量比例是3∶4，提示宣发利水与清热之间的用量调配关系，以治郁热；麻黄与生姜用量比例是2∶1，以治风水；麻黄与大枣、甘草用量比例是3∶6∶1，提示宣发利水与益气之间的用量调配关系；石膏与大枣、甘草用量比例是4∶6∶1，提示清热与益气之间的用量调配关系，以治热益正。

【药理作用】 本方具有调节水电解质代谢、调节水钠钾代谢、调节体温中枢、抗炎、抗病毒、抗菌、抗过敏、利尿、改善微循环、增强免疫功能等作用。

葛根加半夏汤

【导读】 ①学用葛根加半夏汤应重视葛根和桂枝的用量调配关系、葛根和半夏的用量调配关系。②葛根加半夏汤虽是辨治表里俱寒兼证的重要代表方，但在临床中对脾胃虚寒证及肺脾虚寒证等也具有良好治疗作用。③学好用活葛根加半夏汤的第一步是辨清葛根加半夏汤由哪些基础方和药物组成：组成葛根加半夏汤有5个基础方、1个变化方和5组药，基础方之一是桂枝甘草汤，之二是芍药甘草汤，之三是甘草麻黄汤，之四是桂枝汤，之五是半夏麻黄丸，变化方是麻黄汤，5组药中第1组是辛温宣发行散药即麻黄、桂枝、生姜，第2组是辛凉行散舒筋药即葛根，第3组是补血柔筋药即芍药，第4组是降逆燥湿药即半夏，第5组是益气药即大枣、甘草。从5个基础方、1个变化方和5组药用量深入学习研究即可用活葛根加半夏汤。

【方歌】 葛根半夏生姜汤，麻桂芍草大枣依，解表温里降胃逆，恶寒呕吐皆可宜。

【方药】 葛根四两（12g） 麻黄去节，三两（9g） 甘草炙，二两（6g） 芍药二两（6

g） 桂枝去皮，二两（6 g） 生姜切，二两（6 g） 半夏洗，半升（12 g） 大枣擘，十二枚

【用法】 上八味，以水一斗，先煮葛根、麻黄，减二升，去白沫。内诸药，煮取三升，去滓。温服一升。覆取微似汗。

【功用】 解表散邪，和胃降逆。

【适应证】

1. 中医病证：①太阳伤寒证与脾胃寒证相兼。发热，恶风寒，无汗，头痛，胃脘疼痛，绵绵不止，或拘急疼痛，呕吐，或吐清水，舌淡、苔薄白，脉紧或浮。②寒热夹虚气逆证。

2. 西医疾病：慢性支气管炎、肺气肿、慢性鼻炎、慢性鼻窦炎、慢性胃炎、慢性肠胃炎等临床表现符合表里俱寒证者。

【用药分析】 方中葛根辛散透达、升清降浊，麻黄发散温通，桂枝温阳通经、生姜辛散温阳，芍药和营缓急，半夏降逆和胃、大枣、甘草补益中气。

【用方思路】

1. 葛根加半夏汤既是辨治太阳伤寒证与脾胃寒证相兼的重要代表方，又是辨治诸多杂病如肺病、脾胃病、过敏性疾病等的重要基础方。

2. 方中麻黄、桂枝、生姜既是治表药，又是治里药；半夏既是降逆和胃药，又是醒脾燥湿药；芍药既可治营卫病变，又可治脏腑病变；甘草、大枣既可补营卫，又可补脏腑。从方中用药用量及调配分析得知，葛根加半夏汤的应用并不局限于太阳伤寒证与脾胃寒证相兼，还可用于辨治诸多杂病，如消化、呼吸、内分泌系统疾病及皮肤病等。

3. 运用葛根加半夏汤辨治的基本病证是表里俱寒。根据方中用药分析，本方辨治的病证表里俱寒夹虚证都比较明显，治疗以温阳散寒益气并举。

【随证合方】 若夹热，可与附子泻心汤合方用之；若夹郁，可与橘枳姜汤合方用之。

【注意事项】 运用葛根加半夏汤既要辨清西医之病，又要辨清西医之病属于中医表里俱寒夹虚证。辨西医之病可进一步了解疾病的发展演变及转变规律，辨中医之证可更好地针对西医之病选用葛根加半夏汤。

【应用指征】 太阳与阳明合病，不下利，但呕者，葛根加半夏汤主之。（33）

【方论】

金·成无己，《注解伤寒论》（1144年）： 邪气外甚，阳不主里，里气不和，气下而不上者，但下利而不呕；里气上逆而不下者，但呕而不下利。与葛根汤，以散其邪，加半夏以下逆气。

明·许宏，《金镜内台方议》（1422年）： 故与葛根汤以散其邪，加半夏以下逆气也。半夏味辛，能逐水饮，止逆气，故用之也。

明·方有执，《伤寒论条辨》（1592年）： 桂枝葛根，散风而解肌，太阳阳明之的药也。半夏辛温，散气而蠲饮，主除热坚而止呕也。然所谓葛根加者，其葛根汤，得非承上条而言，指桂枝加葛根之葛根与。以其无麻黄，殊为允当也。用者请更参详，不浮沉于谬讹，何如。

明·张卿子，《张卿子伤寒论》（1644年）： 与葛根汤，以散其邪，加半夏，以下逆气。

清·李中梓，《伤寒括要》（1649年）： 太阳表症与阳明里症，合同而见。其邪甚于里者必由利，与葛根汤，以彻二阳之邪。其不下利而呕者，里邪稍轻，故加半夏以理逆气。外症必头痛腰痛，肌热甘痛，鼻干不眠。

清·程应旄，《伤寒论后条辨》（1670年）： 两阳交应，骤盛于表，则里气暴虚，升降不及，故不利则呕，治法只须解表，表解而里自和，葛根汤从升，利则主之，呕加半夏，所以降也。

清·柯琴，《伤寒来苏集》（1674年）： 太阳阳明合病，太阳少阳合病，阳明少阳合病，必自下利，则下利似乎合病当然之症。今不下利而呕，又似乎与少阳合病矣。于葛根汤加半夏，兼解少阳半里之邪，便不得为三阳合病。

清·汪昂，《医方集解》（1682年）： 此又以利、不利辨伤寒、伤风之不同也。寒为阴，阴性下行，里气不和，故利而不呕；风为阳，阳性上行，里气逆而不下，故呕而不利，加半夏以下逆气。

清·张志聪，《伤寒论宗印》（1683年）： 合病而必自下利者，经气虚而下泄也。不下利而但呕者，不下泄而上逆也，仍宜葛根汤解表

以舒经，加生姜、半夏之辛，以宣散逆气。

清·张志聪，《伤寒论集注》（1683年）： 不下利但呕者，太阳之气仍欲上腾，故加半夏宣通阳明燥气，以助太阳之开。

清·沈明宗，《伤寒六经辨证治法》（1693年）： 仍以葛根汤，升散两经之风；加半夏一味，涤饮而止呕逆，此用葛根汤，应去麻黄为是。

清·郑重光，《伤寒论条辨续注》（1705年）： 风者，阳也。阳性上升，故合阳明胃中之水饮上逆而作呕，故于葛根汤加半夏以涤饮也。

清·钱潢，《伤寒溯源集》（1708年）： 故于两经解表之葛根汤，加入辛温蠲饮之半夏，以滑利胸膈之邪也。

清·魏荔彤，《伤寒论本义》（1724年）： 太阳阳明合病之义，上二条详之，然合病之为风伤于卫者，风本阳邪必炎上，故不下利而但呕，仍以葛根汤，用桂枝法，治两经之风，内加半夏，以治风邪所挟之水饮上行者。

清·姚球，《伤寒经解》（1724年）： 盖太阳膀胱主水，阳明胃主谷，寒为阴，阴气主下降，故太阳阳明合病，则水谷不分而下注，所以谓之必也。但用葛根汤，散经中之寒邪，而以不治治利者，麻黄疏利太阴，则水道通而湿去。葛根升提阳明，则真胜而寒解，寒湿消而利自止矣。寒湿在下，则下注；在上，则上逆。葛根汤，寒湿药也。加半夏，下气止呕也。取微似汗，寒湿从皮毛解也。

清·尤在泾，《伤寒贯珠集》（1729年）： 葛根汤合用桂枝、麻黄而加葛根，所以解经中两阳相合之邪，其不下利而但呕者，则加半夏以下逆气，而葛根解外，法所不易矣。

清·王子接，《绛雪园古方选注》（1732年）： 葛根汤，升剂也。半夏辛滑，芍药收阴，降药也。太阳、阳明两经皆病，开阖失机，故以升降法治之。麻、葛、姜、桂其性皆升，惟其升极即有降，理寓于其中。又有芍药、甘草奠安中焦，再加半夏以通阴阳，而气遂下，呕亦止，是先升后降之制也。

清·不著撰人，《伤寒方论》（1732年）： 仲景于太阳阳明合病自下利者，以为兼寒而用麻黄葛根加入桂枝全方矣，若不利而加呕，则是兼风，风属阳，故合阳明胃中之水饮而上逆，故于葛根汤全方复加半夏以去其逆，犹小柴胡治半表里而未全入里者，不脱半夏为治也，若概如成无己邪并于阳则阳实而阴虚，阴虚必下利之说，则此之合病，独非邪并于阳乎，何以不下利而独呕，故知下利不下利，有挟寒挟风之不同也。

清·吴谦，《医宗金鉴》（1742年）： 麻黄佐桂枝，发太阳荣卫之汗；葛根君桂枝，解阳明肌表之邪。不曰桂枝汤加麻黄、葛根，而以葛根命名者，其意重在阳明，以呕利多属阳明也。二阳表急，非温服，覆而取汗，其表未易解也。或呕，或利，里已失和，虽啜粥而胃亦不能输精于皮毛，故不须啜粥也。

清·黄元御，《伤寒悬解》（1748年）： 二阳合病，经迫腑郁，不能容纳水谷，未化之食，必当涌吐而上，半夏降胃逆而止呕吐也。

清·黄元御，《长沙药解》（1753年）： 治太阳阳明合病，不下利，但呕者。以阳明为少阳胆木所逼，水谷莫容，已消而在下脘则为利，未消而在上脘则为呕。半夏降胃逆而止呕也。

清·徐灵胎，《伤寒约编》（1759年）： 于葛根汤中加半夏，兼解少阳半里之邪，便不得为三阳合病。葛根加半夏汤即葛根加半夏，葛根汤见前。

清·徐灵胎，《伤寒论类方》（1759年）： 前条太阳误下而成利，则用芩连治利，因其本属桂枝症而脉促，故止加葛根一味，以解阳明初入之邪。此条乃太阳、阳明合病，故用葛根汤全方，因其但呕，如半夏一味以止呕，随病立方，各有法度。

清·陈修园，《伤寒真方歌括》（1803年）： 葛根汤，升剂也；半夏、芍药，降剂也，太阳阳明两经皆病，开合失机，故以升降法治之。

清·陈修园，《伤寒论浅注》（1803年）： 盖太阳主开，阳明主合，今阳明为太阳所逼，本合而反开。开于下则下利，开于上则为呕，即以葛根加半夏汤主之。盖以半夏除结气，以遂其开之之势而利导之也。

清·吕震名，《伤寒寻源》（1850年）： 太阳与阳明合病者，必自下利，葛根汤主之。不下利，但呕者，葛根加半夏汤主之。此合病中亦有主风主寒之不同。

清·陈恭溥，《伤寒论章句》（1851年）：半夏气味辛平，生当夏半，色白形圆，秉阳明燥金之气化，能启一阴之气，以旋转机枢，止呕降逆，除心下坚，去咽喉肿痛。葛根加半夏汤，解二阳和中胃之方也，凡太阳阳明合病，中胃不和者用之。本清·不著撰人《伤寒方论》：太阳阳明合病，不下利，但呕者，此方主之。夫不下利，则太阳不从阳明之合矣。但呕，则阳明从太阳之开矣，呕者中胃不和也。太阳之气本欲上腾，故加半夏于此汤中，宣达阳明之气，即从开以出邪。

清·高学山，《伤寒尚论辨似》（1872年）：故直任去津液之干葛，使之去饮，更妙在托于解表之桂麻汤内，使阳明之热饮，出为太阳之表汗，而成护擒之法也。半夏降逆，故不下利，而呕者加之，且不加半夏，又恐表药击动积饮，而成吐下不止，水药不得入口之逆也。二条宜颠倒为合，盖太阳与阳明合病，自下利者为主，故也。

清·莫枚士，《经方例释》（1884年）：此呕，乃太阳未发之汗，停于半表所为，故从泻心法，即于半夏泻心中去姜、参、枣，加葛根，实非麻桂之所宜，亦非生姜所宜，后人泥于姜、半治呕，见此方有半，七味葛根方有姜，遂致张冠李戴耳！

清·唐容川，《伤寒论浅注补正》（1893年）：太阳与阳明合病，其机关全在乎下利，而兹不下利，而但作呕者，当求其说。盖太阳主开，阳明主合，今阳明为太阳所逼，本合而反开，开于下则下利，开于上则为呕，即以葛根加半夏汤主之，盖以半夏除结气，以遂其开之之势而利导之也。

清·王旭高，《退思集类方歌注》（1897年）：太阳阳明合病下利，用葛根汤兼解两经之邪。若呕者，加入半夏一味以止呕。随证立方，各有法度。《本草》葛根除大热，大热乃阳明之证，故用之耳。葛根甘凉生津，体轻而升，能引胃中清气上行，故凡口渴下利多用之。葛根为治阳明经病表药，若阳明腑病，当下不当汗，故仲景于《正阳明病篇》中无葛根之方。易老东垣分经定药，以葛根为阳明主药，未分经腑，是其说尚有未详也。

清·戈颂平，《伤寒指归》（1907年）：加半夏，辛平气味，降逆上水气，毋使水逆半里上也。

近代·何廉臣，《增订伤寒百证歌注》（1928年）：不下利但呕者，太阳之气，仍欲上达而从开也。因其势而关之，故加半夏以宣通逆气。

近代·祝味菊，《伤寒方解》（1931年）：本方即葛根汤方中加入半夏一味。其适用标准在葛根汤所主之证中，有表里合病，水津不布之下剂。如表里不和，胃气上逆，不下利但呕者，则为本汤所主，以半夏有降逆止呕之功能也。煮服法中“去白沫”，例之葛根汤，宜应以“上白沫”为是。

近代·徐大桂，《伤寒论类要注疏》（1935年）：以上二条，皆太阳伤寒，内合阳明之方证；法主辛温透表，升提寒气以外散。正治太阳伤寒，而内合阳明之呕利自解也。葛根黄芩黄连证，系桂枝证误下，标阳内陷协热之下利；葛根汤则寒邪内陷之下利也。读本论者，正须方证互参。

现代·中医研究院，《伤寒论语释》（1956年）：太阳与阳明二经同时发病，如果没有腹泻，只有呕吐的，用葛根加半夏汤主治。用葛根汤解肌发汗，加半夏降胃气以止呕吐。

现代·任应秋，《伤寒论语释》（1957年）：《神农本草经》称半夏主“胸胀咳逆”，呕，亦属于咳逆一类，《名医别录》后，都有半夏治呕逆的记载，现在药理实验证明半夏确有抑制呕吐中枢，镇静呕吐的作用。

现代·陈亦人，《伤寒论译释》（1958年）：本方以葛根汤解肌发汗治表，针对呕吐加用半夏，这是毋庸置疑的。王氏以升降之理解释本方的作用，于理可通，但肯定为先升后降，于此证似有未合。

现代·安徽中医学院，《伤寒论通俗讲义》（1959年）：葛根加半夏汤为解表降逆之方。本条太阳与阳明合病，所以用葛根汤解二阳之邪，因其呕，故加半夏一味以和胃止呕。

现代·李翰卿，《中国百年百名中医临床家》(1960年)：此辛温发散太阳和阳明表寒表实，兼降逆止呕之方。太阳阳明合病之呕吐证。但必须具有恶寒发热无汗之表寒、表实证，并不兼口苦、喜冷性饮食之里热证。

现代·刘渡舟，聂惠民，**傅世垣，《伤寒挈要》(1983年)：**葛根汤义同上，加半夏降逆止呕。

现代·刘渡舟，《伤寒论诠解》(1983年)：太阳与阳明合病，表邪不解，两经的阳气抗邪于表，不能内顾于里，造成里气不和，升降失常。有时可见下利，有时可见呕吐，有时则吐利并见。呕吐是胃气不降之证，由于发生于太阳，阳明表邪不解以致里气不和，升降失常，故其治疗仍当解两经之表，故用葛根汤加半夏和胃降逆以止呕吐。

【方论评议】

综合历代各家对葛根加半夏汤的论述，应从用药要点、方药配伍和用量比例三个方面进行研究，以此更好地研究经方配伍，用于指导临床应用。

诠释用药要点：方中葛根辛散透达、升清降浊，麻黄发散温通，桂枝温阳通经，生姜辛散温阳，芍药和营缓急，半夏降逆和胃，大枣、甘草益气和中。

剖析方药配伍：葛根与半夏，属于相反相使配伍，相反者，用辛凉葛根之升以止利，用苦温半夏之降以止呕，相使者，葛根助半夏降中有升，半夏助葛根升中有降；半夏与生姜，属于相使配伍，辛开苦降，调理气机，半夏偏于降逆，生姜偏于宣发；麻黄、桂枝与生姜，属于相须配伍，辛散温通；葛根与麻黄、桂枝、生姜，属于相须相反相畏配伍，相须者，辛散透达，相反者，寒温并用，相畏者，葛根制约麻黄、桂枝、生姜温热化燥；葛根与芍药，属于相使配伍，葛根助芍药敛阴柔筋，芍药助葛根生津舒筋；大枣与甘草，属于相须配伍，增强益气温荣筋；芍药与大枣、甘草，属于相使配伍，益卫和营，化生阴血，滋荣筋脉。

权衡用量比例：葛根与半夏用量比例是1∶1，提示辛散与苦降间的用量关系，以治气逆；半夏与生姜用量比例是2∶1，提示苦降与宣发间的用量关系，以治气机逆乱；半夏与大枣、甘草用量比例是近2∶5∶1，提示降逆与益气间的用量关系，以和胃降逆。

【药理作用】 本方具有调节内分泌、调节呼吸中枢、调节代谢、调节胃肠蠕动、调节胃肠神经、抗炎、抗菌、解热、解痉、抗病毒等作用。

葛根汤

【导读】 ①学用葛根汤应重视桂枝和葛根的用量调配关系、葛根和麻黄的用量调配关系、葛根和芍药的用量调配关系。②葛根汤虽是辨治太阳刚痉证的重要代表方，但在临床中对寒热夹杂下利证等病变也具有良好治疗作用。③学好用活葛根汤的第一步是辨清葛根汤由哪些基础方、变化方和药物组成：组成葛根汤有4个基础方、1个变化方和4组药，基础方之一是桂枝甘草汤，之二是芍药甘草汤，之三是甘草麻黄汤，之四是桂枝汤，变化方是麻黄汤，4组药中第1组是辛温宣发行散药即麻黄、桂枝、生姜，第2组是辛凉行散舒筋药即葛根，第3组是补血柔筋药药即芍药，第4组是益气药即大枣、甘草。从4个基础方、1个变化方和4组药用量深入学习研究即可用活葛根汤。

【方歌】 太阳刚痉葛根汤，桂枝汤中加葛黄，辨治项强与口噤，寒郁夹热用之良。

【方药】 葛根四两（12g） 麻黄去节，三两（9g） 桂枝去皮，二两（6g） 生姜切，三两（9g） 甘草炙，二两（6g） 芍药二两（6g） 大枣擘，十二枚

【用法】 上七味，以水一斗，先煮麻黄、葛根，减二升，去白沫，内诸药，煮取三升，去滓。温服一升，覆取微似汗，余如桂枝法将息及禁忌，诸汤皆仿此。

【功用】 解表散邪，生津舒筋。

【适应证】

1. 中医病证：太阳刚痉证。发热，恶风寒，头痛，无汗，项背强几几，舌淡、苔薄白，脉浮紧。

2. 西医疾病：颈项肌肉疼痛、肩关节炎、

颈椎增生、颈椎损伤、骨质增生、普通感冒、流行性感冒、感冒综合征、支气管炎、慢性胃炎、慢性胆囊炎、慢性胰腺炎、慢性肠炎、慢性副鼻窦炎、睑腺炎、梅尼埃病、面神经炎等临床表现符合太阳刚痉证者。

【用药分析】 方中桂枝温阳解肌，葛根辛散柔筋生津，芍药益营敛汗，生姜辛散温通，大枣补益中气，甘草益气和中。

【用方思路】

1. 葛根汤既是辨治太阳刚痉证的重要代表方，又是辨治诸多杂病如颈椎增生、椎管狭窄等病变的重要基础方。

2. 方中葛根、麻黄、桂枝、生姜既是解表药，又是治里药；葛根性凉，又可制约麻黄、桂枝、生姜之温燥；大枣、甘草益气和中；葛根汤走表以疏散通透为主，走里以宣散透达为主。从方中用药得知，葛根汤的应用并不局限于太阳刚痉证，还可用于辨治诸多杂病，如运动、神经、呼吸等系统疾病。

3. 运用葛根汤辨治的基本病证（无论病变部位在表还是在里）以寒为主，或夹虚或夹热；根据方中用药分析，本方辨治的病证主要是虚实夹杂，治疗以泻为主。

【随证合方】 若夹热，可与麻杏薏甘汤合方用之；若夹寒瘀，可与温经汤合方用之；若虚实夹杂。应用时可根据病变主次酌情调整泻实与补虚方药用量。

【注意事项】 运用葛根汤既要辨清西医之病，又要辨清西医之病属于中医寒郁筋脉。辨西医之病可进一步了解疾病的发展演变及转变规律，辨中医之证可更好地针对西医之病选用葛根汤。

【应用指征】

（1）太阳病，项背强几几，无汗，恶风，葛根汤主之。（31）

（2）太阳与阳明合病，必自下利，葛根汤主之。（32）

（3）太阳病，发热，无汗，反恶寒者，名曰刚痉。（第二　1）

（4）太阳病，无汗而小便反少，气上冲胸，口噤不得语，欲作刚痉，葛根汤主之。（第二　12）

【方论】

金·成无己，《注解伤寒论》（1144年）： 本草云：轻可去实，麻黄葛根之属是也。此以中风表实，故加二物于桂枝汤中也。

元·赵以德，《金匮方论衍义》（1368年）： 盖葛根本阳明经药，能生津出汗，行小便，解肌。易老云：太阳初病，未入阳明，不可便服葛根，是引贼破家也。又云：用此以断太阳之路，即是开发阳明经气以却太阳传入之邪也。故仲景治太阳、阳明合病，桂枝汤加麻黄、葛根也。

明·许宏，《金镜内台方议》（1422）： 葛根性平，能祛风，行于阳明之经，用之为君。麻黄为臣，辅之发汗解表。桂枝芍药为佐，通行于荣卫之间。甘草大枣之甘，生姜之辛，以通脾胃之津为使。

明·汪石山，《医学原理》（1525年）： 经云：轻可以去实。故用麻黄、干葛轻扬之剂，以逐中之实邪。又云：风宜辛散，寒宜甘发。是以用桂枝、生姜、甘草、大枣以发散在表之风寒，芍药收阴寒以救血。

明·吴昆，《医方考》（1584年）： 太阳病，项背强，无汗恶风者，名曰刚痓，此方主之。风寒伤经络之经，则所过但痛而已，未至于强；风寒伤筋骨之筋，则所过筋急强直而成痓，痓，痉字之误也。曰刚痓者，无汗之名也。《本草》云：轻可去实。葛根、麻黄，形气之轻者也；此以风寒表实，故加二物于桂枝汤中。又，太阳与阳明合病，必自下利。下利，里证也，今之庸医皆曰漏底伤寒，不治，仲景则以此方主之。盖以邪气并于阳，则阳实而阴虚，阴虚故下利也；与此汤以散经中表邪，则阳不实而阴气平，利不治而自止也。斯妙也，惟明者知之。

明·方有执，《伤寒论条辨》（1592年）： 盖几几乃加阳明之时。喘已不作，故去杏仁。不用麻黄汤之全方，不可以麻黄加为名，而用麻黄桂枝甘草葛根以为汤者，实则是麻黄加之规制也。用姜枣芍药者，以阳明属胃，胃为中宫，姜枣皆和中之物，芍药有缓中之义也。不须啜粥，麻黄类例也。

明·方有执，《伤寒论条辨》（1592年）：

麻黄散太阳之表；葛根解阳明之肌；桂枝主荣卫之和；姜枣健脾之弱。甘草者，和中之国老。芍药者，缓中而佐使。夫如是而经中之邪散，则胃中之正回。不厘清者自厘清，不显治者而治在其中矣。

明·张卿子，《张卿子伤寒论》(1644年)： 按前桂枝葛根汤，则此葛根汤上，似失麻黄二字。盖二葛根，即桂枝麻黄变例也。故二证项背强，几几、恶风，一也。

清·李中梓，《伤寒括要》(1649年)： 此方即桂枝汤，加麻黄、葛根，以其无汗表实故用二物发表，所谓轻可去实也。按太阳病，有汗用桂枝，无汗用麻黄，确乎不可易矣！此复以太阳无汗用葛根汤，太阳有汗用桂枝葛根汤，何也？葛根本阳明经药，恐太阳病久，将传阳明，故用葛根以迎而夺之，欲发其邪，勿令传入也。

清·喻嘉言，《医门法律》(1658年)： 本文云：太阳病，无汗。而小便反少，气上冲胸，口噤不得语，欲作刚痉，葛根汤主之。《伤寒论》太阳篇中，项背，无汗恶风者，用葛根汤。此证亦用之者，以其邪在太阳阳明两经之界，两经之热，并于胸中，必延伤肺金清肃之气，故水道不行，而小便少，津液不布而无汗也。阳明之筋脉，内结胃口。外行胸中，过人迎环口。热并阳明，斯筋脉牵引，口噤不得语也。然刚痉无汗，必从汗解，况湿邪内郁，必以汗出如故而止。故用此汤，合解两经之湿热与风寒之表法，无害其同也。又有此方为夏月伤寒，脉紧发热无汗者而设。仲景云：夏月脉洪大者，是其本位。若其人病苦头疼，发热无汗者，须发其汗，亦此意也。然身才有润，便撤其复，勿令汗出为节可矣。

清·程应旄，《伤寒论后条辨》(1670年)： 故虽汗出恶风之中风，即不得不于桂枝汤内加葛根，而无汗恶寒之伤寒，即不得不易麻黄汤为葛根汤矣。葛根能宣阳益阴，清解胃中邪热，太阳药中用之，所以达阳明，而伐之于早也。

清·柯琴，《伤寒来苏集》(1674年)： 不言两经相合何等病，但举下利而言，是病偏于阳明矣。太阳主表，则不合下利。下利而曰"必"，必阳并于表，表实而里虚耳。葛根为阳明经药，惟表实里虚者宜之。而胃家实非所宜也，故仲景于阳明经中反不用葛根。若谓其能亡津液而不用，则与本草生津之义背矣。若谓其能大开肌肉，何反加于汗出恶风之合病乎？有汗无汗，下利不下利，俱得以葛根主之。是葛根与桂枝同为解肌和中之剂，与麻黄之专于发表不同。轻可以去实，麻黄、葛根是也。去沫者，止取其清阳发腠理之义也。葛根能佐麻黄而发表，佐桂枝以解肌。不须啜粥者，开其腠理而汗自出，凉其肌肉而汗自止。是凉散以驱风，不必温中以逐邪矣。

清·柯琴，《伤寒来苏集》(1674年)： 治头项强痛，背亦强，牵引几几然，脉浮无汗恶寒，兼治风寒在表而自利者，此开表逐邪之轻剂也。其证身不疼，腰不痛，骨节不痛，是骨不受寒矣。头项强痛，下连于背，牵引不宁，是筋伤于风矣。不喘不烦躁，不干呕，是无内症；无汗而恶风，病只在表；若表病而兼下利，是表实里虚矣。比麻黄、青龙之剂较轻，然更甚于项强，而无汗不失为表实，脉浮不紧数，是中于鼓动之阳风，故以桂枝汤为主，而加麻、葛以攻其表实也。葛根味甘气凉，能起阴气而生津液，滋筋脉而舒其牵引，故以为君。麻黄、生姜，能开玄府腠理之闭塞，祛风而出汗，故以为臣。寒热俱轻，故少佐桂、芍，同甘、枣以和里。此于麻、桂二方之间，衡其轻重，而为调和表里之剂也。故用之以治表实，而外邪自解，不必治里虚，而下利自瘳，与大青龙治表里俱实者异矣。要知葛根秉性轻清，赋体厚重，轻可去实，重可镇动，厚可固里，一物而三美备。然惟表实里虚者宜之，胃家实者，非所宜也。故仲景于阳明经中不用葛根。

清·陈尧道，《伤寒辨证》(1678年)： 与此汤以散经中表邪，则阳不实而阴气平，利不止而自止也。斯妙也，惟明者知之。

清·汪琥，《伤寒论辨证广注》(1680年)： 葛根性甘平，能祛风，行于阳明之经，用之为君。麻黄为臣，辅之发汗，解太阳之表。桂枝、芍药为佐，通行于营卫之间。甘草、大枣之甘，生姜之辛，以通脾胃之津液，为使。是为内外均解。愚以芍药，虽为今医治下利之药，得桂枝既外行于营。甘草虽能和中，姜枣虽健脾胃、行津液，要之于此汤中用之，不过是辛甘发散之剂，初非治下利之药也。

清·李彣，《金匮要略广注》(1682年)：桂枝汤，中风解肌方也，桂枝行阳，芍药养荣，甘草和中，生姜、大枣行脾之津液而和荣卫。加瓜蒌根者，以其能生津润枯，荣筋彻热，为身体强急者所宜也。此即桂枝汤加麻黄、葛根也。《经》云：桂枝本为解肌，不更发汗。今因刚痉无汗，故加麻、葛，即桂枝麻黄各半汤之例。或曰，《经》云：发汗太多，因致痉。今既成痉，又用葛根汤发汗，何也？曰：既见太阳表症，刚痉无汗，安得不小发其汗乎？况麻、葛、桂枝虽能行阳发表，而内有芍药以养阴和荣，甘草、姜、枣皆行津液和荣卫之品，又取微似汗，不令多汗，则于发散之中仍寓润养之意，于汗多成痉之戒何拘？先煮麻黄、葛根去沫者，去其浮越慓悍之性，亦不欲其过于发汗也。

清·张志聪，《伤寒论集注》(1683年)：葛根汤主之，葛根藤引蔓延，能通经脉，为阳明宣达之品，主治太阳经脉之邪；麻黄中空而象毛孔，主散表邪，配桂枝汤助津液血气充于肌腠皮肤，故取微似汗，而病可愈。

清·汪昂，《汤头歌诀》(1694年)：轻可去实因无汗，中风表实，故汗不得出。《十剂》曰："轻可去实。"葛根、麻黄之属是也。有汗加葛无麻黄。名桂枝加葛根汤，仲景治太阳有汗恶风。

清·张璐，《医通祖方》(1695年)：治太阳阳明合病，自利，或发热无汗，喘满不食。此即麻黄、桂枝二汤合用，于中但去杏仁，增葛根为阳明经证之专药，以其能辅麻黄大开肌肉也。去杏仁者，即开肌肉于外，不当复泄肺气于内也。圣人立法，一方一味各有斟酌，非刻意研求，乌能测识其微而为苍生司命哉！

清·高世栻，《医学真传》(1699年)：葛根藤蔓延引，乃太阳经脉之药。本论云：太阳病，项背强几几无汗恶风，葛根汤主之。以明葛根治太阳经脉之病，而非阳明之主药也。但色白味辛，可资阳明之燥。是从阳明而达太阳，与柴胡之从少阳而达太阳者，其义一也。

清·郑重光，《伤寒论条辨续注》(1705年)：此条与上条同，亦太阳初交阳明，以无汗恶风定为伤寒传经，故汗不出。本当照上条以麻黄汤加葛根，何反以桂枝汤全方加麻黄、葛根耶？因寒邪既传阳明，则胸中之喘自止，自可不用杏仁。况颈项阳部易于得汗，故以葛根为君，不使大汗致变也。

清·钱潢，《伤寒溯源集》(1708年)：葛根汤，即麻黄汤加入葛根也。因项背强，无汗恶风，纯是太阳伤寒表证，故仍以麻黄汤汗解其寒邪。然较之麻黄汤证不喘，故去杏仁。但以为几几颈项俱病，项虽属太阳，而颈已属阳明。是以知太阳寒邪，已经透入阳明疆界，故入葛根以解阳明初入之经邪也。李时珍曰：《本草·十剂》云，轻可去实，麻黄、葛根之属。盖麻黄为肺经专药，肺主皮毛，故可以发太阳之汗。葛根乃阳明经药，兼入脾经，脾主肌肉，故能解肌。二药皆轻扬发散，而所入则迥然不同也。

清·秦之桢，《伤寒大白》(1714年)：太阳无汗恶寒，未郁热者，北方冬月用麻黄汤。阳明无汗恶寒，北方用此方。三时南方人，或里有热者，以羌活、独活易麻、桂；无汗而喘，脉浮而紧，以杏仁易去芍药，口渴消水，加知母、石膏。

清·秦之桢，《伤寒大白》(1714年)：阳明病，禁用麻、桂，今以无汗脉浮紧，故用此方，然亦北方冬月治法。

清·顾松园，《顾松园医镜》(1718年)：葛根甘平，阳明解表之主药，二三钱，不呕无汗可用，呕则邪火上逆，不宜升散也。淡豆豉三五钱。薄荷豉之苦甘，荷之辛凉，皆能解肌发汗，钱许。麦冬三五钱。知母生津，二三钱。黄芩清热。佐以三味，庶葛根无大开肌肉之患，三钱。甘草八分。此方辛凉解表之剂，乃养汗以开玄府，与开玄府以出汗之法，迥乎不同。盖邪入皮毛，即玄府闭，内气不得泄而生热，非风寒能变热也。但风寒初客，热未久而经中津液未伤，宣其皮毛则玄府开而邪随汗散。若表不解，入客肌肉经络之中，是谓邪在中，壅热日久，经中津液燔灼，汗难达外，昧者徒用风热之药发表，益助热耗阴，而不得汗。仲景解肌和解之法，只用辛凉清解热邪，津液充而汗自涌出肌表。况阳明禁汗，若大开其肌肉，津液尽从外泄，则胃气愈燥而阴立亡矣。

清·魏荔彤，《金匮要略方论本义》（1720年）：此条乃申解治痉病中刚痉之法，亦详其脉证以示人知辨也。太阳无汗，则必反恶寒，如首条刚痉证所言也。小便不利，湿邪与风寒相搏，正气之化不行矣。气又上冲胸，是亦湿邪上逆，如水气之上逆也。是必其人素有积湿，故与外邪相召也。口噤不得语，则欲作刚痉之势已成，容不急以驱风除湿之中，而兼以散寒为治乎？仲景主以葛根汤。葛根，阳明发汗之药也，何以用之于刚痉？盖痉病多在太阳阳明之交也，颈项强急所以连身体皆强也，且风湿之邪，中于太阳，不过在卫，故以桂枝之力，可胜驱驰之任。如再兼寒邪，则凝滞又在营分矣，营卫合病，而湿入隧道，非葛根发肌肉中之邪者，不足为君主之品矣。且非兼用麻黄，亦不足治兼感之寒邪矣。而太阳阳明并感并治，又为法中用法也。其用桂去皮，又不同于柔痉之用桂枝，意在温中助阳以除内湿，因有小便反少，气上冲胸二证故耳。若无此二证，则亦桂枝是用，又何必用桂去皮乎。去皮者，治表者半，而治里者半也。芍药等四物，其义不出前条所论。服法亦悉以桂枝汤为程式，意在微汗，而无取于发汗过多也，何非前条申戒之旨乎？此乃仲景为太阳中风湿兼寒之刚症立治法也。方中用桂，既云去皮，定非用桂肉。

清·姚球，《伤寒经解》（1724年）：刚痉者，寒湿伤筋而强急也。寒主闭，故无汗；湿化热，故发热；寒在皮毛，故反恶寒也。寒湿伤筋，筋属风木，故主桂枝汤以养筋；加葛根以祛湿，麻黄以散寒。寒湿散而筋平，痉自安矣。

清·王子接，《绛雪园古方选注》（1732年）：葛根汤，即桂枝汤加麻黄、倍葛根，以去营实，小变麻桂之法也。独是葛根、麻黄治营卫实，芍药、桂枝治营卫虚，方中虚实互复者，其微妙在法。先煮麻黄、葛根减二升，后内诸药，则是发营卫之汗为先，而固表收阴袭于后，不使热邪传入阳明也。故仲景治太阳病未入阳明者，用以驱邪，断入阳明之路，若阳明正病中，未尝有葛根之方。东垣、易老谓葛根是阳明经主药，误矣。

清·不著撰人，《伤寒方论》（1732年）：葛根阳明药也，项强几几为阳明的证，故太阳病才见此证，即以有汗为风，无汗为寒，而于桂枝麻黄汤中各加葛根以尽其用，然彼不名葛根汤，但言桂枝加葛根，以桂枝全汤仅加此一味也，此独更名葛根汤者，见寒邪既欲传于阳明，则胸间之喘自止，自可不用杏仁，故不于麻黄全方加葛根，反用桂枝全方加麻黄葛根，恐其寒少也，故虽意主加入麻黄汤，而不得谓麻黄汤加葛根耳，若太阳阳明合病自下利者用葛根汤，成说谓邪并于阳，则阳明实而阴虚，阴虚下利故以葛根汤散其余邪，如是则葛根一味为阳明矣，独用入麻黄，义何取乎，盖寒邪属阴，阴性下行，故合阳明胃中之水谷而下奔，治寒以麻黄为主，故必合麻黄葛根并加之，亦不用杏仁，因其势已下趋，不欲复利之也。

清·黄元御，《伤寒悬解》（1748年）：营为寒伤，闭束二阳卫气。葛根汤，葛根泻阳明之卫，麻黄泻太阳之卫，桂枝、芍药，通经络而清营血，姜、甘、大枣，和中气而补脾精也。太阳表寒外束，经络壅迫，郁遏阳明胃气，不能容纳水谷，已化之食，必当注泄而下，葛根、麻黄，泻二阳之卫郁，以松里气也。

清·黄元御，《长沙药解》（1753年）：治伤寒太阳阳明合病，项背强几几，无汗恶风者。阳明胃经，自头走足，行身之前。背者，胸之腑也。太阳经病不解，内侵阳明，阳明郁遏，不得顺降，冲逆胸膈，胸膈莫容，遂后壅于项背，故项背强直，几几不柔。寒闭皮毛，故无汗恶风。姜、甘、大枣，利中宫而补土，桂枝、芍药，达凝郁而泻热，麻黄散太阳之寒，葛根解阳明之郁也。治太阳与阳明合病，自下利者。以经气郁遏，则腑气壅迫，不能容受，未消之食，必至上呕，已化之谷，必至下利。麻黄发表而泻郁遏，葛根疏里而达壅迫也。又治太阳病，欲做刚痉，无汗而小便反少，气上冲胸，口噤不得语者。以过汗亡津，筋脉不柔，复感寒邪，闭其皮毛，则病刚痉。足阳明脉循上齿，手阳明脉循下齿，筋脉燥急，故口噤不开。麻黄泻闭而散寒，葛根降逆而润燥也。

清·徐灵胎,《伤寒约编》(1759年): 此开表逐邪之轻剂、治风寒在表而自下利者。是为表实里虚，用桂枝汤解肌和里，加麻葛以攻其表实也。葛根味甘气凉，能起阴气而生津液，麻黄、生姜开元府腠理之闭塞，祛风邪而出汗。更佐桂、芍、甘、枣以和里。用之治表实而外邪自解，不必治里虚而下利自瘳矣。

清·徐灵胎,《伤寒论类方》(1759年): 此即桂枝汤加麻黄三两，葛根四两。"前桂枝加葛根汤一条，其现症亦同，但彼云：反汗出"，故无麻黄。此云："无汗"，故加麻黄也。**葛根,**《本草》：治身大热。大热乃阳明之症也，以太阳将入阳明之经，故加此药。

清·强健,《伤寒直指》(1765年):《本草》云：轻可去实，麻黄、葛根之属是也。此以中风表实，加二物于桂枝汤中也。

清·吴坤安,《伤寒指掌》(1796年): 邵仙根评：用葛根汤辛甘发散，以从阳解，两阳相合之邪，下者举之之法也。且太阳阳明合病下利，是太阳症内陷阳明。故用表剂中加葛根，以清里热。

清·陈修园,《伤寒真方歌括》(1803年): 桂枝葛根汤，治将入阳明之有汗，此治将入阳明之无汗。

清·陈修园,《长沙方歌括》(1803年): 按：第二方桂枝加葛根汤与此汤，俱治太阳经输之病。太阳之经输在背。《经云》：邪入于输，腰脊乃强。师于二方皆云治项背几几，几几者，小鸟羽短，欲飞不能飞，而伸颈之象也。但前方治汗出，是邪从肌腠而入输，故主桂枝；此方治无汗，是邪从肤表而入输，故主麻黄。然邪既入输，肌腠亦病，方中取桂枝汤全方加葛根、麻黄，亦肌表两解之治，与桂枝二麻黄一汤同意，而用却不同。微乎微乎！葛根性用解见第二方。

清·朱光被,《金匮要略正义》(1803年): 此太阳寒伤营证之致变也。寒邪固宜汗解，今既无汗，则小便必利，乃反少者，是必寒邪挟湿蒙闭于上，侵犯中下，三焦不通，表里不达，故浊气上冲而为胸满口噤。是太阳一经，前后左右，俱为邪痹，其欲作刚痉无疑。曰欲作者，以未全备强急恶寒，独头动摇诸证也。则欲开太阳，必合麻、甘、姜、桂以宣发之。欲降湿浊，必先升举阳明之清气，以运行之，此葛根之所由倍加，使之领载阳明之浊邪，一并从表而散，有汗便调，刚痉不作矣，岂不快乎！

日本·丹波元简,《金匮玉函要略辑义》(1806年): 葛根气味甘辛平，治消渴身大热，起阴气，柯氏以为发表生津之品，全本于本经，而刚痉所主，亦在乎此，实卓见也，徐沈诸家，皆以为解阳明之邪者，非。

清·陈元犀,《金匮方歌括》(1811年): 按：无汗例用麻黄汤，然恶其太峻，故于桂枝汤加麻黄以发汗，君葛根以清经络之热，是发表中寓养阴之意也。又此方与前方皆是太阳中兼阳明之药，以阳明主宗筋也。

清·吕震名,《伤寒寻源》(1850年): 此治太阳伤寒，传入阳明，未离太阳。故以葛根为君，并加麻黄于桂枝汤中，仍属太阳与阳明同治，并非阳明经之主方也。故经云："太阳病，项背强几几，反汗出恶风者，桂枝加葛根汤主之。太阳病，项背强乎，无汗，恶风者，葛根汤主之。"此明以有汗无汗辨邪之或自中风而来，或自伤寒而来，但见阳明一证，即用葛根一味。亟伐阳明之邪，而太阳未尽之邪，仍不离桂枝麻黄，分别风寒主治。其有太阳阳明，同时病发，不分先后者，则太阳之邪合阳明胃中之水谷而下奔，必自下利，仍以葛根汤主治。以葛根汤中自有麻桂，并伐太阳之邪也。今人误以葛根汤为阳明经药，大谬。

清·陈恭溥,《伤寒论章句》(1851年): 葛根汤，两解太阳阳明合病之方也，凡病太阳合于阳明，无汗下利者宜之。本论太阳篇曰：太阳病，项背强几几，无汗恶风者，此方主之。又曰：太阳与阳明合病，必自下利，此方主之。夫太阳之分部，在项与背，本与阳明之经俞相合者也。太阳自病在分部，亦藉通阳明经俞之葛根。反汗出者，则于桂枝汤加之；无汗者，则以此方与之。盖彼在肌腠，此在肤表也。至于自下利，则与阳明合病矣。夫阳明主合者也，病则合折反开，故利。葛根能宣达阳明之气，通经俞以止利，助麻黄出邪于肤表。桂枝汤助津液血气，充于肌表作微汗，则经俞通而下利止矣。

清·费伯雄，《医方论》（1865年）： 太阳症无汗宜用麻黄汤矣，乃变其法，于桂枝汤中加葛根、麻黄二味，此中奥义全在“恶风”二字。但恶风而不恶寒，则不在寒伤营之例，乃太阳表症未解，将入阳明之象。故用麻黄以发汗，桂枝以去风，参用葛根，以阻其入阳明之路。若抛荒本经之病，而预用引经之药，便为开门揖盗，仲景断不为也。

清·郑钦安，《医理真传》（1869年）： 葛根汤一方，乃肌、表两解之方，亦太阳、阳明合解之方也。夫风寒之邪，一从肌腠而入，则为桂枝汤症，一从肤表而入，则为麻黄汤症，今以桂枝汤加麻黄、葛根，是从肌腠以达肤表，俾邪直出。太阳与阳明接壤，太阳之邪已在经输，逼近阳明，此刻阳明不病亦病也。去太阳之邪，即所以救阳明也。师取葛根，乃三路进剿之法，葛根为阳明之主药，用之以截阳明之路，而邪不敢入，又能鼓胃气上腾，足以助桂、麻发散祛邪之力，是以攻无不胜，战无不克也。吐血门中，罕用此方，此方原不治此病，设有因风、寒闭塞，以致吐血，兼见项背几几，自汗恶寒者，此方亦未始不可用也。

清·高学山，《伤寒尚论辨似》（1872年）： 葛根汤，不从麻黄汤内加葛根，而于桂枝汤内加麻黄、葛根者，以寒伤营，麻黄汤为治营之药，明甚。然其所以治营者，桂枝也，君麻黄而名汤，正所谓变用之法，以麻黄能开卫闭，而后桂枝得行其解营之力，故也。今用桂枝本汤，以疏营气，加麻黄以透卫气，则太阳可解，加葛根，则阳明并解，此借山为城，因河为险之用，至于石膏之去留，在阳气之实与不实，杏仁之去留，在肺气之喘与不喘，所谓神而明之，存乎其人也。

清·唐宗海，《血证论》（1884年）： 风寒中太阳经，背项痛发痉者，皆以此汤为主。盖麻、桂为太阳发表之通剂，加葛根则能理太阳筋脉之邪。

清·王旭高，《退思集类方歌注》（1897年）： 即桂枝汤加麻黄、倍葛根以去营实，小变麻、桂之法。徐之才曰：“轻可去实，麻黄、葛根之属是也。”

清·戈颂平，《伤寒指归》（1907年）： 主葛根汤，葛根，甘平，轻扬之性，宣通半表上经道输滞，以治内。麻黄，苦温，开腠理之闭，以达外。桂枝汤，疏泄半里上土气，温半里上之阴，半里上阴温土疏，阳气来复，右七味，象阳数得阴复于七，㕮咀，以水一斗，象地天生成十数。先煎葛根、麻黄，减二升，象阴数得阳，正于八。去上沫，内诸药，煮取三升，象三阳阳数阖午，去滓，温服一升，象一阳阳数开子，阴液未开，故覆取微似汗，恐啜粥，助其药力，使阴液猛出毛窍，不能和缓阳气阖午，故不须啜粥。

葛根，甘平气轻；麻黄，苦温气轻，入半里下，启阴土之液，从左枢开，上达半表，毋使下利。桂枝辛温，通表里经道之阴。太阳阖而不开，表里上土气不疏，土味不足，以芍药苦平，生姜辛温，甘草甘平，疏泄表里上土气，助表里上土味。阴液下利，不足左右表里，以大枣十二枚，味厚汁浓，益土之液，和阳气回还半里，使二经开阖，不失其时，阴液自不下利。

清·戈颂平，《金匮指归》（1907年）： 主葛根，甘平气轻，宣通半表上经道输滞，以治内。麻黄，苦温气轻，开通半里，下水气，以达外。桂枝汤，疏泄半里上土气，温半里上之阴，半里上阴温土疏，阴阳气液来复半里上，交蒸于午，内阖半里。右七味，象阳数得阴复于七，以水一斗，象地天生成十数。先煮麻黄、葛根，减二升，象阴数得阳正于八。去上沫，内诸药，煮取三升，象三阳阳数阖于午，温服一升，象一阳阳数开于子，阴液未开半表，故覆取微似汗，恐啜粥，助其药力，使阴液猛出毛窍，不能和缓阳气内阖于午，故不须啜粥。

近代·张锡纯，《医学衷中参西录》（1918年）： 桂枝加葛根汤治汗出，是邪从肌腠而入腧，故主桂枝：此方治无汗，是邪从肌表而入腧，故主麻黄。然邪既入腧，肌腠亦病，方中取桂枝汤全方加葛根、麻黄，亦肌表两解之治，与桂枝二麻黄一汤同意而用却不同，微乎微乎！

近代·章太炎，《章太炎先生论伤寒》（1920年）：大论太阳与阳明合病者，必自下利，葛根汤主之。林校用前第一方，一云用后第四方。第一方即葛根、麻黄等七味者，第四方即葛根黄芩黄连汤。林校《千金翼》说亦如是，盖旧义相传者也。按太阳与少阳合病，必自下利，黄芩汤主之。芩、连为止利要药，而桂枝、麻黄但能发表，则此所谓葛根汤者，即第四方，非第一方明矣。其不下但利呕者，葛根加半夏主之，似亦以第四方加半夏，非以第一方加半夏。芩、连、半夏、甘草四味，泻心汤本以治呕，此太阳表未解，故如葛根。若葛根第一方，盖无与于此也。

近代·何廉臣，《增订伤寒百证歌注》（1928年）：此治太阳经输之病，太阳之经输在背。经云：邪入于输，腰脊乃强，故治项背几几。者，小鸟羽短，欲飞不能而伸颈之象也。方中桂枝汤全方，加葛根、麻黄，亦肌表两解之治，与桂枝二麻黄一汤同意，而用却不同者。因痉与瘛疭皆督病也，亦即脑筋病也，必参以弛缓脑筋，方能镇痉以定瘛疭。本方宜去麻黄加独活一钱、制蜈蚣五寸、制川乌五分，徐洄溪谓此二方治痉无效者，因方中无弛缓脑筋之药品也。

近代·陆渊雷，《伤寒论今释》（1930年）：旧注皆谓有太阳证又有阳明证者，为太阳阳明合病，今验之方药，葛根汤但治太阳证兼下利者，若有阳明证，辄不效。然则合病之说不足据也，辨在阳明篇二百二十七条。本条殆以下利为阳明里证，故谓之合病耳。其实，此证之下利，初非大小肠本身之病，何以知之？治方用葛根之升律，知津液之不上升，不外达。病属表证，知正气抗病之势，同欲祛毒外山肌表，体内积有恢毒之力，欲出而未能竟出，则迫及肠中之津液，下注而为利矣。是此证之下利，正由表证造成，非里证也。葛根汤以芍药破毒害性物质之结，且以缓弛腹内组织血管之挛急，以麻桂开汗腺而祛毒出表，以葛根输达津液，使消化管中之营养液，吸收于血管，灌输于肌表，则项强自除，下利自止，至于麻疹天花猩红热等，其毒害性物质必须排泄于肌表者，得葛根汤，则疹点亦随外达之津液而透发。由是言之，东洞创葛根加大黄汤，其未达古人立方之意乎？葛根汤，所以吸收津液，灌输于肌表，大黄所以急速排除肠内容物，使津液不及吸收。仲景方，未有葛根与大黄并用者，未有发汗与攻下同方者。贤如东洞，不免小疵，甚矣方位之难也。下利有寒有热，葛根汤治热利之有表证而无汗者，不可以治寒利。《明理论》云：下利家，何以明其寒热耶，且自利不渴属太阴，以其脏寒故也（二百八十条）；下利欲饮水者，以有热也（三百七十七条）；故大便溏，小便自可者，此为有热（似二百三十五条存疑）；自利，小便色白者，少阴病形悉具，此为有寒（二百八十五条）；恶寒脉微，自利清谷，此为有寒；发热后重，泄色黄赤，此为有热，皆可理其寒热也。原注一云用后第四方者，谓用葛根黄芩黄连汤也。《千金翼》亦注云，一云用后葛根黄芩黄连汤。盖二方皆治热利，无汗恶寒，表热盛者，宜葛根汤，汗出而喘，里热盛者，宜葛根芩连汤。

近代·曹颖甫，《金匮发微》（1931年）：按此方本为太阳标热下陷经输而设，故加清热润燥上升之葛根，于背强痛者宜之。推原痉病所由成，以外风陷入太阳为标准，无论刚痉、柔痉一也。柔痉起于中风，故用瓜蒌桂枝汤。瓜蒌蔓生上行，主清经络之热，功用与葛根同；刚痉之成，起于风寒两感，故用葛根汤。盖非风不能生燥，非风窜经输必不成痉，可以识立方方旨矣。

近代·祝味菊，《伤寒方解》（1931年）：本方以葛根为主药，麻黄为重要副药。其适用标准加桂枝加葛根汤证所不同着在无汗，故加入麻黄一味以发之也。于此尤可反证太热阳病上十四条桂枝加葛根汤方中麻黄之当去也。如其不然，则与本方何异？岂有二方之组织，其药味皆为同一之理耶！煮服法中所云“先煮麻黄、葛根，减二升，去白沫”，《玉函》《千金翼》《外台》皆作上沫，参诸麻黄汤，自应以去上沫为是。太阳病三十条、三十二条皆为葛根汤所主之证。

近代·徐大桂,《伤寒论类要注疏》(1935年):是病虽内合阳明,而治法则纯主乎太阳。以葛根深引麻、桂,循经以提出肤表也。原文连及之而归纳于太阳者,所以推广葛根汤之用也。

近代·徐大桂,《伤寒论类要注疏》(1935年):按:此方药品,即本桂枝汤,加葛根、麻黄二味是也。今则列于麻黄兼证者,以无汗恶风,为麻黄证特点也……夫风寒之邪,既属两经合病,见恶寒无汗,头痛、项强之太阳病;复循传经之位次而内合阳明,陷入大肠而为利,逆于胃腑而为呕,均主以葛根汤。是病虽内合阳明,而治法则纯主乎太阳。以葛根深引麻、桂,循经以提出肤表也。原文连及之而归纳于太阳者,所以推广葛根汤之用也。

近代·赵桐,《金匮述义》(1940年): 此欲作刚痉之治法也。而小便反少当是而反,小便少,而反是句。夫太阳病,无汗而反张,小便少,则非伤寒经病累腑,而是痉病累腑矣。气上冲胸者,太阳之气由胸出入,出入不利,觉气上冲也。口噤不得语,阳明环口,太阳所合,所合之经亦病也。葛根汤解已见前,加葛根疗痹,且解阳明也。若无反张,则将解小便少为寒盛收引,冲胸为寒盛筋急,如此,则属伤寒病脏,当以四逆麻附细辛辈矣。

近代·彭子益,《圆运动的古中医学·金匮方解篇》(1947年):治荣卫痉病,状如栝蒌桂枝汤证。不恶寒而恶风,不汗出,小便少,气上冲胸,口噤不得语,欲作刚痉者。荣卫病而恶寒无汗,仍伤寒麻黄汤证。小便少,津液伤而膀胱气不降也。气上冲胸,口噤不得语,津液伤而胃经胆经不降也。是欲作刚痉。此病卫气闭而不降,阳明胃经不降,少阳胆经不降。麻桂、甘草姜枣,以开卫气之闭,而降膀胱之经。芍药以降胆经,葛根以降胃经,葛根之降胃经,乃升大肠经之作用。手阳明经上升,足阳明经自然下降。几几反折,乃手阳明后陷之象。手阳明后陷,故足阳明前逆也。几几反折,津液亏伤之证。芍药、葛根最生津液。

近代·冉雪峰,《冉注伤寒论》(1949年):按此条葛根汤,与前第十四条桂枝加葛根汤,药品量数煮法服法均同。其间恐有错误,林亿疑前桂枝加葛根汤,只加葛根,不加麻黄。钱天来谓前条是由中风来,故用桂枝加葛根。此条是由伤寒来,故用麻黄加葛根。查前条系论列在辨桂枝证栏内。此条系论列在辨麻黄证栏内。前条汗出,是桂枝的证。此条无汗,是麻黄的证。林钱各说:原有可通。但本方无杏仁,有姜枣,不得称麻黄汤。且条文明明是葛根汤,何得改为麻黄加葛根汤。麻黄汤内用桂枝,桂枝汤内不用麻黄。上条开桂枝用麻黄的变例,有汗用桂枝,无汗用麻黄,此条开无汗用桂枝的变例。再即本条显著的条文,解说本条深邃的意义,本条首标太阳病,是明昭其为表证。太阳病而恶风,是明昭其为桂枝证。恶风是本条重关键,恶风与无汗相佐,相连标出,值得注意。此可看出两个要义:一、外邪内搏,已达阳明界畔。外闭机势已缓,故不似伤寒的恶寒,而似中风的恶风。二、邪虽内陷,但不是阳明病,而是太阳病。外证现象存在,故不显阳明的恶热,而显太阳的恶风。太阳病恶风,故以桂枝汤为处方基础,因项背强几几,不得不加葛根。因无汗,不得不加麻黄。此为麻黄证兼桂枝证,故用桂枝汤代麻黄汤。后贤误释葛根为阳明解表专药,须知阳明篇中,并无葛根汤。太阳将入阳明,当用葛根,阳明不外合太阳,并无用葛根的必要,本方方注有不须啜粥字样,《千金翼》《外台》《玉函》成本均同。不须啜粥,是不注意表层,而注意里层,细心均可领会互证。是方意麻黄只助葛根转输,葛根不助麻黄发表,是不可以不辨。

现代·中医研究院,《伤寒论语释》(1956年):葛根汤就是桂枝汤加麻黄、葛根。葛根味甘气凉,能生津液,滋养筋脉,故能解除项背强直,作为君药;无汗属表实,故用麻黄作为臣药。太阳病有怕风、脉浮而不紧数,所以仍以桂枝汤主治。

现代·陈亦人,《伤寒论译释》(1958年):二方均能治疗太阳病兼项背强几几证,应用区别只在有汗无汗上分,有汗表虚用桂枝加葛根汤,无汗表实用葛根汤。照理来讲,表虚有汗的项背强用桂枝汤加葛根，表实无汗的项背强则应当用麻黄汤加葛根，何以不用麻黄汤加味，却用桂枝汤加麻黄葛根，这是因为项背强几几一证，是太阳经俞失却津液的濡养所致。麻黄汤作用在宣开肺气，发汗力强，津液外泄过甚，则经俞更失濡养而更加不利；桂枝汤能内调脾胃而外和营卫，有利于葛根升发津液外达经俞，虽有麻黄，却与芍药姜枣相伍，发中有收，散中有补，而不会过汗伤津，受其功而免蹈其弊，对于如何择方选药才能收到最佳效果，具有启发意义。

现代·陈亦人，《伤寒论译释》（1958年）：葛根汤有解肌发汗，升津舒筋的作用，不仅能治太阳经脉不利的项背强几几证，而且能治表邪内迫的下利证。葛根能鼓舞胃肠津液外达肌表，所以治疗项背强与下利都有良好的效果。柯氏指出桂枝葛根俱是解肌和里之剂，与麻黄专于治表不同，这样的分析是符合实际的。王氏对"葛根为阳明经药"说法的否定，亦有理致，这种敢于疑古，不为传统所囿的学风，值得很好地认真学习。

现代·安徽中医学院，《伤寒论通俗讲义》（1959年）：葛根汤为开表逐邪之轻剂，使用葛根汤的标准，似比桂枝汤证为重，较麻黄汤证为轻。葛根味甘气凉，能起阴气而生津液，滋筋脉而舒其牵引，故以为君；麻黄、生姜开玄府腠理闭塞，祛风寒而发汗，故以为臣。寒热俱轻，故少佐桂芍同甘，枣以和里。

现代·李翰卿，《中国百年百名中医临床家》（1960年）：此辛温解表，兼滋生津液，引胃气上行之方。桂枝汤加麻黄治太阳无汗之表证，葛根治项背强及下利之阳明证。

现代·孙纯一，《伤寒论注释要编》（1960年）：葛根汤即桂枝汤加葛根、麻黄。葛根能升津滋养筋脉，故能除项背强，宜作为君药。无汗属表实，故用麻黄发汗为臣药。以其病寒热均轻，故佐以桂枝汤调和营卫，解肌发汗以治之。又治太阳阳明合病，以邪甚在表，不得外泄，内迫于里，下奔则为泄，上逆则为呕。病在表而内迫，治当解表，表解里自和，而病自愈。利者以葛根又能升发胃肠津液，以达于表，故能治表证下利。呕者加半夏降逆止呕。

现代·王渭川，《金匮心释》（1982年）：本节指出治疗欲发之刚痉的处方——葛根汤方。葛根汤为标热下陷经络而设。葛根清热润燥，适宜于背强痛的病人。但本人认为，葛根汤方内还应加杜仲、蜈蚣、地龙固肾，加旋覆花、夏枯花网逆降冲，加天竺黄、京半夏化痰而复语言能力。麻黄为息风软坚镇痉之剂，故每方必加。

现代·刘渡舟，《伤寒论诠解》（1983年）：从用药来看，葛根汤即桂枝汤加麻黄、葛根。其中葛根为主药，既能配麻桂解肌发表，又能升津液、濡筋脉以治项背强几几。表虚之项背强几几，用桂枝加葛根汤，本证属表实经输不利，为何不用麻黄汤加葛根呢？这是因为，麻黄汤发汗力强，再加入葛根之升阳发表，恐汗出太多。此证为经输不利，应发输经之汗，但也应看到筋脉失滋，拘紧不柔，用麻黄汤加葛根极易造成汗多津伤，而达不到滋津润燥，缓和筋脉拘挛的目的。故选用桂枝汤加麻黄、葛根，既可发汗散寒而又不致大汗伤津，且有芍药、甘草、大枣滋津化阴以缓和筋脉之急，甚合病情。本方煎服法，要注意先煎麻黄、葛根，去上沫，然后入诸药。这样做一方面可以缓麻黄、葛根辛散之性，防止发汗力太强而汗出过多；一方面可以减弱麻黄走散之悍，以免药后发生心悸、心烦、头晕等副作用。服药后不必啜粥，温复即可出汗。

现代·刘渡舟，聂惠民，傅世垣，《伤寒挈要》（1983年）：此方即桂枝汤加葛根、麻黄而成。麻黄、桂枝发汗解表；葛根疏通经脉治项背强几几；芍、甘调荣，姜、枣和卫。

现代·刘渡舟，苏宝刚，庞鹤，《金匮要略诠解》（1984年）：治以葛根汤开泄腠理，发汗祛邪，滋养津液，舒缓筋脉。方中葛根能透达表邪，启胃气而生津液，滋润筋脉，舒缓强急；麻黄，配桂枝生姜外散风寒，以开玄府之闭塞；芍药、甘草、大枣和营生津，以缓拘急。

现代·王付，《经方学用解读》（2004年）：太阳刚痉证的基本病理病证是太阳受邪，卫闭营郁，筋脉为邪气所阻遏而拘急不利。因此，治疗太阳刚痉证，其用方配伍原则与方法应重视以下几个方面。

针对证机选用解表舒筋药：风寒之邪侵袭太阳营卫筋脉，营卫筋脉受邪而抗邪，导致筋脉拘急不利。审太阳刚痉证，其病变证机以无汗为要点，其治当解表散邪，舒筋柔筋。选用方药既要考虑解表通经，又要具有升津舒筋作用。如方中桂枝、麻黄、葛根、生姜。

合理配伍益营柔筋药：太阳刚痉证的病变证机一方面是营卫筋脉之气失调而受邪，而另一方面则是营阴为邪气所郁而不得滋养筋脉，其治当补益营气，柔筋和脉。在用药时最好选用具有缓急柔筋作用，以冀筋脉缓和柔达。如方中芍药、葛根。

妥善配伍益气药：因气能化生阴津，气能布行阴津，阴津滋荣筋脉有赖气的气化。因此，治疗太阳刚痉证，其治当益气化津，滋荣筋脉。如方中大枣、甘草。

随证加减用药：若项背痛者，加桃仁、威灵仙，以活血舒筋；若肌肉关节疼痛者，加当归、川芎、羌活，以活血行气止痛；若干呕者，加陈皮、竹茹，以降逆和胃；若疼痛如针刺者，加水蛭，虻虫，以破血逐瘀；若筋脉拘急者，加羌活、栝楼根，以通达经气，滋荣筋脉等。

十二画

【方论评议】

综合历代各家对葛根汤的论述，应从用药要点、方药配伍和用量比例三个方面进行研究，以此更好地研究经方配伍，用于指导临床应用。

诠释用药要点：方中葛根辛散柔筋舒筋，麻黄发散温通，桂枝解肌通经，生姜辛散温通，芍药益营柔筋，大枣、甘草益气和中。

剖析方药配伍：麻黄与桂枝、生姜，属于相须配伍，辛散温通；葛根与麻黄、桂枝、生姜，属于相须相畏配伍，相须者，增强辛散通透，相反相畏者，葛根制约麻黄、桂枝、生姜辛温化热；葛根与芍药，属于相反相使配伍，相反者，葛根辛散，芍药酸敛，相使者，葛根助芍药敛阴柔筋，芍药助葛根生津舒筋；大枣与甘草，属于相须配伍，益气缓急舒筋；芍药与大枣、甘草，属于相使配伍，芍药助大枣、甘草益气化阴缓急，大枣、甘草助芍药益血敛阴柔筋。

权衡用量比例：葛根与麻黄用量比例是4：3，提示柔筋与发散之间的用量调配关系，以治筋脉僵硬；葛根与芍药用量比例是2：1，提示辛散柔筋与酸敛柔筋之间的用量调配关系，以治筋急；葛根与甘草、大枣用量比例是2：1：5，提示辛散与甘补之间的用量调配关系；桂枝与芍药用量比例是1：1，提示通经与柔筋之间的用量调配关系，以治挛急。

【药理作用】本方具有增强免疫功能、调节中枢神经、调节周围神经、调节汗腺分泌、解除支气管平滑肌痉挛、调节支气管腺体分泌、强心、调节心律、改善微循环、抗缺氧、抗缺血、调节胃肠蠕动、调节水电解质代谢、调节水钠钾代谢、抗炎、抗菌、抗过敏、抗病毒、抗肿瘤等作用。

葛根黄芩黄连汤（葛根芩连汤）

【导读】①学用葛根黄芩黄连汤应重视葛根和黄连的用量调配关系、黄连和黄芩的用量调配关系、葛根和甘草的用量调配关系。②葛根黄芩黄连汤虽是辨治大肠热利证的重要代表方，但在临床中对表里兼证等也具有良好治疗作用。③学好用活葛根芩连汤的第一步是辨清葛根芩连汤由哪些变化方和药物组成：组成葛根芩连汤有1个变化方和3组药，变化方是泻心汤，3组药中第1组是辛散清热药即葛根，第2组是清热燥湿药即黄连、黄芩，第3组是益气药即甘草。从1个变化方和3组药用量深入学习研究即可用活葛根芩连汤。

【方歌】葛根黄芩黄连汤，再加甘草合成方，大肠热利或夹表，清热燥湿功最好。

【方药】葛根半斤（24g） 甘草炙，二两（6g） 黄芩三两（9g） 黄连三两（9g）

【用法】上四味，以水八升，先煮葛根，减二升，内诸药，煮取二升，去滓。分温再服。

【功用】清热止利。

【适应证】

1. 中医病证：①大肠热利证：下利，利下胶冻，时有黏沫，腹痛，小便黄赤，喜饮冷水，或汗出，或喘，或发热，口干，舌红、苔黄，脉数。②太阳温病证与大肠热利证相兼：发热，恶寒，汗出或无汗，腹痛，下利臭秽，肛门灼热，头痛，或咽痛，舌红、苔黄，脉浮数。③湿热郁结夹虚证。

2. 西医疾病：急、慢性肠炎，非特异性溃疡性结肠炎，中毒性肠炎，肠伤寒，副伤寒，细菌性痢疾，上消化道出血等临床表现符合大肠热利证者。

【用药分析】 方中葛根解热于外、清热于内，黄连、黄芩清热燥湿止利，甘草益气和中。

【用方思路】

1. 葛根芩连汤既是辨治大肠热利证的重要代表方，又是辨治诸多杂病如脾胃病、大肠病、肺病等的重要基础方。

2. 方中葛根既可清热，又可生津；黄连、黄芩既清热，又燥湿；甘草既补气，又生津。从方中用药用量及调配分析得知，葛根芩连汤的应用并不局限于大肠热利证，还可用于辨治诸多杂病，如消化、呼吸、内分泌及代谢等系统疾病。

3. 运用葛根芩连汤辨治的病证（无论病变部位在脾胃、在心或在大肠）以湿热为主，其治当清热燥湿葛根芩连汤。

【随证合方】 若夹郁，可与四逆散合方用之；若夹瘀，可与桂枝茯苓丸合方用之；若夹阳虚，可与桂枝人参汤合方用之。应用时还必须结合病变主次酌情调整方药用量。

【注意事项】 运用葛根芩连汤既要辨清西医之病，又要辨清西医之病属于中医湿热证。辨西医之病可进一步了解疾病的发展演变及转变规律，辨中医之证可更好地针对西医之病选用葛根芩连汤。

【应用指征】 太阳病，桂枝证，医反下之，利遂不止，脉促者，表未解也；喘而汗出者，葛根黄芩黄连汤主之。（34）

【方论】

金·成无己，《注解伤寒论》（1144年）： 喘而汗出者，为因喘而汗出也，即里热气逆所致，与葛根黄芩黄连汤，散表邪、除里热。《内经》曰：甘发散为阳。表未解者，散以葛根、甘草之甘苦；以坚里气弱者，坚以黄芩、黄连之苦。

明·许宏，《金镜内台方义》（1422年）： 故用葛根为君，以通阳明之津而散表邪。以黄连为臣，黄芩为佐，以通里气之热，降火清金，而下逆气。甘草为使，以缓其中而和调诸药者也。

明·汪石山，《医学原理》（1525年）： 经云：轻以扬之，甘以缓之。又云：苦可以胜湿，寒可以胜热。故用葛根发扬表邪，芩、连以胜湿热，甘草缓急。

明·吴昆，《医方考》（1584年）： 太阳表证，医反下之，利遂不止，表证尚在，喘而汗出者，此方主之。病在表而下之，则虚其里，阳邪乘虚而入，故协热而利不止；表有头疼，发热恶寒，故曰表证尚在；里有热邪，故喘而汗出。表证尚在，故用葛根、甘草之辛甘以解表；里有邪热，故用黄芩、黄连之苦寒以清热。

明·方有执，《伤寒论条辨》（1592年）： 夫表未解而利则属胃，有阳明之分也。故肌之当解者，从葛根以解之。以喘汗不独表实而有里虚也，故但从中治而用甘草以和之。然利与上条同，而上条用理中者，以痞硬也。此用芩连者，以喘汗属热为多也。然则四物之为用，其名虽与上条殊，其实两解表里则一耳。

明·施沛，《祖剂》（1640年）： 即三黄汤去大黄，加葛根、甘草。治太阳桂枝证误下，利不止，喘而汗出者。表未解者，散以葛根、甘草之甘；弱者，坚以黄芩、黄连之苦。

明·吴勉学评注，清·张卿子参订，《张卿子伤寒论》（1644年）：《内经》曰：甘发散为阳。表未解者，散以葛根、甘草之甘；苦以坚里，气弱者，坚以黄连、黄芩之苦。

清·喻嘉言，《尚论篇》（1648年）： 太阳病，原无里证，但当用桂枝解外。若当用不用而反下之，利遂不止，则热邪之在太阳者，未传阳明之经，已入阳明之府。所以其脉促急，其汗外越，其气上奔则喘，下奔则泄，故舍桂枝而用葛根，专主阳明之表，加芩、连以清里热，则不治喘而喘自止，不治利而利自止，又太阳两解表里之变法也。

清·李中梓，《伤寒括要》（1649年）： 表未解者，散以葛根、甘草之甘；里受邪者，清以黄芩、黄连之苦。

清·程应旄，《伤寒论后条辨》(1670年)： 表解而利自止，此有表有里，只宜解表之一法也。若脉促加以喘而汗出，热壅于膈，心肺受伤，胃气不清可知。虽未成痞，而客气微欲动膈矣。则无取桂枝之和营卫，仿泻心汤例，用芩、连而加葛根鼓舞胃气，以清散其邪，此有表有里，只宜清里之又一法也。

清·柯琴，《伤寒来苏集》(1674年)： 桂枝症上复冠太阳，见诸经皆有桂枝症，是桂枝不独为太阳设矣，葛根岂独为阳明药乎？桂枝症，脉本弱，误下后而反促者，阳气重故也。邪束于表，阳扰于内，故喘而汗出。利遂不止者，所谓暴注下迫，皆属于热，与脉弱而协热下利不同。此微热在表，而大热入里，固非桂枝、芍药所能和，厚朴、杏仁所宜加矣。故君葛根之轻清以解肌，佐连、芩之苦寒以清里，甘草之甘平以和中，喘自除而利自止，脉自舒而表自解，与补中逐邪之法迥别。上条脉症是阳虚，此条脉症是阳盛；上条表热里寒，此条表里俱热；上条表里俱虚，此条表里俱实。同一协热利，同是表里不解，而寒热虚实攻补不同。补中亦能解表，亦能除痞，寒中亦能解表，亦能止利，神化极矣。

清·汪琥，《伤寒论辨证广注》(1680年)： 用葛根为君，以通阳明之津而散表邪。黄连为臣，黄芩为佐，以通里气之热，降火清金而下逆气。此即解成注云：喘而汗出者，乃因喘而汗出，即里热气逆所致故也。又云甘草为使，以缓其中而调和诸药。总而论之，此方亦能治阳明大热下利者，又能治嗜酒之人热喘者，取用无穷也。

清·汪昂，《医方集解》(1682年)： 此足太阳、阳明药也。表证尚在，医反误下，邪入阳明之腑，其汗外越，气上奔则喘，下陷则利。故舍桂枝而用葛根，专治阳明之表；葛根能升阳明清气，又为治泻圣药。加芩、连以清里热，甘草以调胃气，不治利而利自止，不治喘而喘自止矣。又太阳表里两解之变法也。

清·张志聪，《伤寒论宗印》(1683年)： 此亦承上文之合病也。太阳病桂枝证者，病太阳之气，而兼病阳明之经也。夫二阳合病之主于葛根汤者，病二阳之表气，而兼涉于阳明之经，此则二阳之表气，已入于肌络之间，故曰太阳病桂枝证也。下之，是以下利不止矣。脉促者，二阳之气，仍在于肌腠络脉之间，而表未解也。然妄下之，则胃中空虚，邪将从胸胁而内入矣。喘而汗出者，邪及于胸中也。夫邪在二阳之表气者，宜葛根汤，表邪欲内而涉于胸胁之间者，宜黄芩汤。已入于胸腹胃者，宜黄连汤。盖以葛根麻黄解表解络，黄芩解外，而黄连解里也。此二阳之表邪在外，而兼有外之胁，里之胸，是以用葛根黄芩黄连汤以主之。

清·张志聪，《伤寒论集注》(1683年)： 喘而汗出者，乃肌腠之邪欲出于表，故宜葛根黄芩黄连汤主之。葛根、甘草从中土而宣达太阳之气于肌表，黄芩、黄连消里热而达肺气于皮毛。

清·沈明宗，《伤寒六经辨证治法》(1693年)： 故用葛根甘草黄连黄芩汤，清解阳明表里之热也。

清·张璐，《千金方衍义》(1698年)： 以葛根解表，芩、连清内，甘草和中，兼和药性之寒热，并治温病热病之太阳阳明合病，若合符节。

清·郑重光，《伤寒论条辨续注》(1705年)： 此条与上条因同而治异。太阳病原无里证，而反下之，利遂不止。促为阳盛，其汗外越，其气上奔。夫表不解而利则属胃。邪热之在太阳者，未传阳明之经，已入阳明之府。舍桂枝而用葛根，专主阳明之表，加芩连以清里热，不治喘利而喘利自止。上条用理中，以痞硬也；此条用芩连者，以喘汗属热为多，其名虽与上条殊，其实两解表里则一也。

清·钱潢，《伤寒溯源集》(1708年)： 故以葛根解阳明之表，芩、连清邪热之盛，而和之以甘草者，所以抚定中州也。

清·秦之桢，《伤寒大白》(1714年)： 阳明里有燥热而自汗，用干葛石膏汤。阳明里有温热而自汗下利，则用葛根黄连汤。阳明受热，肺受火制，则用干葛芩连汤，兼清肺胃。然又有热在气分而多汗，则用干葛知母石膏

十二画

汤。热在血分而多汗，又用升麻清胃汤。

清·魏荔彤,《伤寒论本义》(1724年): 黄连、黄芩泄其太盛之阳邪也；加以葛根，似非太阳病所宜，然此时之表病虽太阳，而里病已入胸胃，用葛根者避桂枝之辛甘，治同酒客，其人胸胃素有湿热，桂枝宜忌。别条云：“凡服桂枝汤吐者，其后必吐脓血也”，此正是一义。彼时不出方，而于此表著之，学者可以类推矣。余注前条，不敢轻言葛根，观此则可壮其胆识，而用葛根亦是正治也。方喻并谓病入胃府阳明，宜用葛根固是，然亦非尚阳明之谓也。

清·姚球,《伤寒贯珠集》(1724年): 利不止，喘而汗出，肺与大肠，俱受火邪矣。火气通心，汗亦心之液也，故用黄连清心火，黄芩清肺火，甘草甘以缓热，葛根入大肠，火郁发之，利止而表亦解矣。

清·尤在泾,《伤寒贯珠集》(1729年): 葛根黄连黄芩汤，葛根解肌于表，芩、连清热于里，甘草则合表里而并和之耳。盖风邪初中，病为在表，一入于里，则变为热矣。故治表者，必以葛根之辛凉，治里者，必以芩、连之苦寒也。而古法汗者不以偶，下者不以奇，故葛根之表，则数多而独行，芩、连之里，则数少而并须，仲景矩矱，秩然不紊如此。

清·王子接,《绛雪园古方选注》(1732年): 是方即泻心汤之变，治表寒里热，其义重在芩、连肃清里热，虽以葛根为君，再为先煎，无非取其通阳明之津，佐以甘草缓阳明之气，使之鼓舞胃气，而为承宣苦寒之使。清上则喘定，清下则利止，里热解，而邪亦不能留恋于表矣。

清·不著撰人,《伤寒方论》(1732年): 论曰：成谓下痢脉微迟，邪在里也，若促为阳甚，此虽下利而脉促，知在表是也，又谓病有汗出而喘者，为自汗出而喘也，即邪气外盛所致，此之喘而汗出，为因喘而汗出也，即里热气逆所致，故用此汤以汗外散表邪除里热是也，独用葛根义何取乎，盖证属桂枝，医反误下，则热邪之在太阳者，未传阳明之经，已入阳明之腑，所以其脉促急，其越，其气上奔则喘，下奔则泄，故舍桂枝而用葛根，专主阳明之表，加芩连以清里热，则不治喘而喘自止，不治利而利自止矣，甘草甘温调其胃耳。

清·黄元御,《伤寒悬解》(1748年): 太阳病，桂枝证，有表邪而无里邪，医反下之，败其中气，利遂不止，此当温里。若脉促者，是表未解也。盖病在经络，不解表而攻里，表阳乘里虚而内陷，为里阴所拒，不得下达，表里束迫，故见促象（脉来数，时一止复来者，曰促）。若喘而汗出者，是胃气上逆，肺阻而为喘，肺郁生热，气蒸而为汗也。虽内有四逆证，外有桂枝证，而热在胸膈，二方俱不能受，宜葛根连芩汤主之。葛根达阳明之郁，芩、连清君相之火，胸膈肃清，然后中下之寒，徐可议温也。桂枝证，解表而用葛根，以喘而汗出，胸膈郁蒸，宜葛根之辛凉，不宜桂枝之辛温也。

清·黄元御,《长沙药解》(1753年): 以下伤中气，脾陷为利，胃逆为喘。上热郁生，窍开汗出。连、芩清君相之火，葛根降阳明之逆也。

清·徐灵胎,《伤寒论类方》(1759年): 因表未解，故用葛根，因喘汗而利，故用芩连之苦以泄之、坚之。芩、连、甘草，为治利之主药。

清·徐灵胎,《伤寒约编》(1759年): 阳邪内陷，表里俱热，故汗出而喘利并作也。君葛根解肌而止利，佐连、芩止利而除喘，臣甘草以和中。先煮葛根，后内诸药，使解肌之力饶而清中之气锐，与补中逐邪之法迥殊。此解表清里之剂，为表里俱热之专方。

清·吴仪洛,《成方切用》(1761年): 表证尚在，医反误下，邪入阳明之腑，其汗外越，气上奔则喘，下陷则利。故舍桂枝而用葛根，专主阳明之表，加芩、连以清里热，甘草以调胃气，不治利而利自止，不治喘而喘自止，乃太阳阳明表里之变法也。

清·吴坤安,《伤寒指掌》(1796年): 因表未解，故用葛根。因喘汗而利，故用芩连之苦，以泄之坚之。邵仙根评：本太阳桂枝症，法宜解表，而反下之。里虚邪入，阳重热利，表里俱热。症似虚而脉实，勿蹈盛盛之咎，用葛根之轻清以解肌，芩连苦寒以清里，甘草和中，喘除利止，表里俱解矣。邵仙根评：阳陷于内者十之七，留于表者十之三，故曰表未解也。邪束于表，阳扰于内，故喘而汗出，表里俱病。用葛根之辛凉以解表，用芩连之苦寒以清里也。

清·陈修园，《长沙方歌括》（1803年）： 太阳桂枝证而反下之，邪由肌腠而内陷于中土，故下利不止。脉促与喘汗者，内陷之邪欲从肌腠外出而不能出。涌于脉道，如疾行而蹶为脉促；涌于华盖，肺主气而上喘，肺主皮毛而汗出。方主葛根，从里以达于表，从下以腾于上。辅以芩、连之苦，苦以坚之，坚毛窍而止汗，坚肠胃以止泻。又辅以甘草之甘，妙得苦甘相合，与人参同味而同功，所以补中土而调脉道。真神方也。许宏《方议》云：此方亦能治阳明大热下利者，又能治嗜酒之人热喘者，取用不穷也。

清·陈修园，《医学从众录》（1803年）： 此汤仲景治桂枝症，医反下之，利遂不止，脉促，喘而汗出之症。今借治表邪未解，肠胃俱热之泻，甚效。按：君气质轻清之葛根，以解肌而止利；佐苦寒清肃之芩、连，以止汗而除喘；又加甘草以和中。先煮葛根，后纳诸药。解肌之力缓，清中之气锐，又与补中逐邪者殊法矣。

清·吕震名，《伤寒寻源》（1850年）： 此桂枝证误下救逆之法，非葛根汤之变制也。《经》云："太阳病，桂枝证，医反下之，利遂不止。脉促者表未解也，喘而汗出者，此汤主之。"夫误下致利，亦有阳盛阳虚之别。但下利脉不应促而反促者，此属表未解之诊也。邪束于表，阳扰于内，喘而汗出，乃表里俱热之象。则治表不宜用桂枝，而当改葛根以解表。治里不宜用理中，而反取芩连以清里矣。此当与前条桂枝人参证参看。

清·陈恭溥，《伤寒论章句》（1851年）： 黄连气味苦寒，禀少阴水精之气，能厚肠胃以止利，泻君火以养阴，清心明目。黄芩气味苦寒，内空腐能清胃气之热，外肌皮能清肌表之热，乃平足阳明手太阴之药，治黄疸与泄利，又逐水与下血，通调肺气，四布水津。葛根黄芩黄连汤，升陷邪止热利之方也，凡暴注下迫，或兼汗喘者用之。本论曰：太阳病，桂枝证，医反下之，利遂不止。脉促者，表未解也；喘而汗出者，此方主之。夫利不止者，太阳之气降而不升也。脉促者，阳气格于外，不能与阴气相接，数时一止也。论利不止、喘与汗，皆虚证。独脉促，故知其因误下，而阳邪下陷，见喘，则知其有欲上升外达之势，故曰表未解也。夫阳邪陷者，宜清以升之，方用黄连、黄芩具苦坚之性，合葛根清在下之热邪，以上升外达。甘草和中土，合芩、连苦甘以化阴，则利止而邪仍从外解矣。此方后人用以治暴注下迫者甚效。

清·费伯雄，《医方论》（1865年）： 太阳误下，热入阳明，故于解表中，清阳明之热以止利。

清·郑钦安，《伤寒恒论》（1869年）： 此以葛根黄连黄芩汤，是为脉促、喘、汗，有邪热上攻者言之，故用芩、连之苦寒以降之、止之，用葛根以升之、解之，俾表解热退而利自愈，是亦正治法也。余谓只据脉促、喘、汗，未见有热形实据，而以芩、连之品，冀其止泻，恐未必尽善。

清·郑钦安，《医理真传》（1869年）： 葛根黄连黄芩汤一方，乃表里两解之方，亦宣通经络、燥湿、清热之方也。夫葛根气味甘辛，禀秋金之气，乃阳明胃经主药也。阳明主燥，肌肉属阳明胃，胃热甚故肌肉亦热，胃络上通心肺，热气上涌于肺故喘，热伤脾中阴血故渴。今得葛根之升腾，宣通经络之邪热，热因湿积者，热去而湿亦去矣。况得芩、连之苦，苦以清热，苦能燥湿，复得甘草和中以培正气，内外两解，湿热自化为乌有矣。此方功用尚多，学者不可执一。

清·高学山，《伤寒尚论辨似》（1872年）： 主葛根芩连汤者，单谓芩连清心肺之膈热，葛根提胃府之邪气，而以甘草和之者，犹其浅言之也，不知芩连之苦，甘草之甘，甘苦相济，则生津液，因误下而津液受伤，所以治其脉中之时一止，并治其症中之汗出也。葛根，轻浮疏泄，浮则能提邪，疏泄则能宣气，因气虽陷而表邪尚在，所以治其脉中之促，并治其症中之喘也。

清·唐宗海,《血证论》(1884年): 治协热下利便血等症。用芩、连以清热，用葛根升散，使下陷之邪仍达于上，出于表，则不迫协于下矣。喻嘉言治痢心得，逆流挽舟之法，仲景此汤，实该其意。能从此变化，而治痢思过半矣。

清·莫枚士,《经方例释》(1884年): 此以芩、连治痢，葛根治喘，为表里两解法，乃阳明经邪入府之专方。用葛根，与太阳、阳明合病，自下利，葛根汤主之同义；用黄芩，与太阳、少阳合病，自下利，与黄芩汤同义；用黄连，与胃中有邪气，与黄连汤同义，且据此方知芩、连，盖治上焦所致之热痢也。宋本伤寒，于太阳、阳明合病下云：用前第一方，一云用后第四方。夫后第四方乃此方，非七味葛根汤方。《绎经》云：合病，自当太阳、阳明二经同治，非如并病之可专治外一经也。七味葛根汤，是专治太阳，绝不治阳明，与论实未合，惟此方葛治太阳，芩治少阳，连治阳明最合，盖太阳既与阳明合病，则必借迳少阳，此方于此症，无一味不切，宋本是也。

清·王旭高,《退思集类方歌注》(1897年): 故用葛根之甘凉以解表。因喘汗而利，用芩、连之苦以坚阴。甘草不特和胃，且以和表里也。

清·戈颂平,《伤寒指归》(1907年): 重用葛根，甘平气轻。先煮，取其气浓，入半表下，鼓动阴液，回还半表上，来复半里，和缓其阳。芩、连气寒味苦，寒为水气，苦为火味，以芩、连气寒，固半里逆上之阳，以芩、连味苦，坚半表陷下之阴，以甘草极甘，和其土气。右四味，象阴阳气液转运八方，不可聚一方也。以水八升，象阴数得阳正于八。先煮葛根，减二升，象阴数得阳变于六。内诸药，煮取二升，去滓，分温再服。二，阴数也，象一阳举，二阴偶之。

近代·张锡纯,《医学衷中参西录》(1918年): 方中重用芩、连，化其下陷之热，而即用葛根之清轻透表者，引其化而欲散之热尽达于外，则表里俱轻矣。且喘为肺病，汗为心液，下陷之热既促脉之跳动改其常度，复迫心肺之阳外越，喘而且汗，由斯知方中芩、连，不但取其能清外感内陷之热，并善清心肺之热，而汗喘自愈也。况黄连性能厚肠，又为治下痢之要药乎。若服药后，又有余热利不止者，宜治以拙拟滋阴宣解汤。

近代·祝味菊,《伤寒方解》(1931年): 本方以葛根为主药。其适用标准，因桂枝汤证误下，表未解而又激动其肠之官能，以其利不止、喘而汗出者。葛根能吸引津液，鼓舞胃气，芩、连清里以减少其肠之运动，而甘草则益气缓急也。

近代·徐大桂,《伤寒论类要注疏》(1935年): 此方用芩、连以清内陷之热，用葛根以达肌表之邪，甘草益胃气以斡旋内外，治太阳、阳明热陷之下利。亦“热者寒之”“陷者举之”之义，方意自明。

近代·彭子益,《圆运动的古中医学·伤寒论方解篇》(1947年): 利不止而脉促喘汗。脉促为表未解，喘而汗出为阳明经气之热。脉促喘汗之利，此阳明经之热利也。葛根升散手阳明经气以解表，连芩清热止利，炙草补中也。

近代·冉雪峰,《冉注伤寒论》(1949年): 此条系连类而及，推广葛根的功用。桂枝、麻黄二系均有，故各各分见于论列桂枝证，论列麻黄证里面。但桂枝系的桂枝加葛根汤，麻黄系的葛根汤、葛根加半夏汤，均有姜枣，有麻桂，均是为疗风寒设法。本条不惟无麻桂，并无姜枣，纯脱诸葛根组织制剂范围，变辛温为苦寒，变侧重治外，为内外兼治，诚为太阳两解表里的变局。前诸葛根汤，葛根系用四两，此方葛根系用八两。本条当着眼的在利不止，不止是邪陷，升陷不能不重用葛根，当着眼的在表未解，表未解，适值这个利不止状况下，更不能不重用葛根。就方制说，上诸葛根汤内有麻桂，有姜枣，故葛根只用四两，得辛温促助。输转外透力量已大，此方复味芩连，苦寒沉降，若葛根仍只用四两，其何以济？故加倍成八两，冀挽此类废败坏的趋势，总之此项方剂意义，为表里双解，了无疑义。而近人必谓此方是治表已解，并谓喘而汗出下，当有表已解也句，不惟改字训经，且添句训经。试问表已解，葛根何必用八两，真是瞽谈。查康平古本，原文系太阳病，医反下之，利遂不止，喘而汗出者，葛根黄连黄芩汤主之。其脉促者表未解也七字，为利遂不止侧面小字旁注，利遂不止，俨似理中辈及桂枝加人参证，不知谁何，在这个脉证矛盾处，寻出真理，颖悟超超。

中医研究院，《伤寒论语译》（1956年）： 因为误用攻下法，以致阳邪入里而成协热下利。本方以葛根为君，轻清外发，有清热止利作用；芩连可清里热，里热一清，病症自然消退。本汤与葛根汤均为表里双解的方剂，但葛根汤证为太阳表邪内迫大肠，故只要在于解表，葛根芩连汤则为邪已传里，里热气逆，所以主要在于清里。

任应秋，《伤寒论语译》（1957年）： 陆渊雷云："凡有里热，而病势仍宜外解者，皆葛根芩连所主，利与喘汗，皆非必具之证，黄芩黄连，俱为苦寒药，寒能泄热，所谓热者，充血及炎性机转是也，黄连之效，自心下而及于头面，黄芩之效，自心下而及于骨盆，其证候皆为心下痞，按之濡而热，或从种种方面诊知有充血炎性机转者是也。"陆氏之说，系根据诸泻心汤而言，因为诸泻心汤，都以心下痞满为主证，心下痞满，是内部脏器有充血的病变，所以都属于里热证，都用芩连。

现代·陈亦人，《伤寒论译释》（1958年）： 葛根芩连汤所治，是肠胃热迫津液的下利证，葛根轻清升发，能从里以达于外，从下以腾于上；黄芩、黄连苦寒直清里热，坚肠胃以止泻；甘草缓和中，是以本方善清热止利。凡腹泻因里热而暴注下迫或痢疾初起属于湿热者，均可应用。

本方葛根轻扬升发，芩、连苦寒沉降，甘草甘缓和中，善能清热止利。王氏虽提出治表寒里热，但具体分析配伍意义，无一处涉及表寒，则显得表寒之说，毫无着落。许氏虽亦提到葛根散表邪，也不过沿用传统说法，最后补充出治阳明大热下利，又能治嗜酒之人热喘，却是很实际的临床经验，对于掌握和推广运用都有帮助。至于陆氏三阳表里的比较，颇能说明问题，但是所谓表里，乃是相对的概念，否则，柴胡怎么是解表药。再则，葛根的用量虽然略多于芩连，从性味来看，毕竟苦寒颇重，不难看出本方是清里为主，如果表邪较甚，里热不甚，葛根芩连汤是不适用的。

现代·安徽中医学院，《伤寒论通俗讲义》（1959年）： 葛根黄芩黄连汤，是解表清热的方剂。方中以葛根为主，解肌而止利；佐苦寒清肃之芩连以止汗而除喘；又辅以甘草之甘以和中。

现代·李翰卿，《中国百年百名中医临床家》（1960年）： 此解表兼清里热之方。主治泄泻或痢疾，身热，脉洪大有力。兼见喜冷性饮食或暴注下迫、肛门灼热等现象。葛根辛甘平，解肌退热，以清阳明在表之风热；芩、连苦寒，燥湿清热，以除湿热在里之下利；甘草甘缓，调和诸药，并辅正以胜邪。

现代·刘渡舟，《伤寒论诠解》（1983年）： 葛根黄芩黄连汤是《伤寒论》中以葛根为主药的方剂之一，然葛根用至半斤，则是罕见的。葛根味辛性凉，既可解肌热，又可清肠热，还可升胃肠津气。先煎是取其解肌清肠为主，黄芩、黄连苦寒专清里热，坚阴以止利，加甘草扶中护正，调补下利之虚，助正以祛邪。如此表解里清则利止喘平。从本方用药来看，知此证中表邪少而里热多，可以说仅有三分表证，而七分则是里证。综上所述，葛根汤既可用于风寒在表，太阳经输不利，项背强几几之证，也可用于太阳，阳明合病，正气抗邪于表而不能顾护于里，里气不和，升降失常，下利呕吐等证。而葛根芩连汤则用于表里皆热、协热下利之证。以葛根为主药的这两个方子，为临床所常用，且疗效也好，应掌握其脉证。

现代·刘渡舟，聂惠民，傅世垣，《伤寒挈要》（1983年）： 本方为表里双解之剂。葛根解表，黄芩、黄连清热厚肠止利，甘草和中益气。

现代·王付，《经方学用解读》（2004年）： 大肠热利证的基本病理病证是邪热侵袭大肠，大肠传导、变化功能为邪热所迫而下注。因此，治疗大肠热利证，其用方配伍原则与方法应重视以下几个方面。

针对证机选用清热止利药：邪热侵袭大肠，扰乱大肠传导、变化功能，邪热乘机下迫下注，证见下利，肛门灼热，其治当清热止利。如方中黄连、黄芩。

合理配伍升清药：清气下陷而不升则下利益甚，其治一方面要针对证机用清热止利药，而另一方面则要配伍升清止泻药，只有有效地升清，才能更好地降泄浊热，以达到止泻作用。如方中葛根。

妥善配伍甘缓药：邪热下注而急迫，证以下利，腹痛为主要矛盾方面，其治当缓急止痛。如方中甘草。

随证加减用药：若腹痛明显者，加白芍、当归，以理血止痛；若后重明显者，加薤白、槟榔，以行气导滞除后重；若肛门灼热者，加白头翁、秦皮，以清热收涩止泻等。

【方论评议】

综合历代各家对葛根芩连汤的论述，应从用药要点、方药配伍和用量比例三个方面进行研究，以此更好地研究经方配伍，用于指导临床应用。

诠释用药要点：方中葛根解热于外、清热于内，黄连、黄芩清热燥湿止利；甘草益气和中。

剖析方药配伍：黄连与黄芩，属于相须配伍，增强清热燥湿止利；葛根与黄连、黄芩，属于相使配伍，葛根辛凉透热，助黄连、黄芩清解里热；葛根与甘草，属于相使配伍，甘草助葛根升清益气，葛根助甘草益气和中；甘草与黄连、黄芩，属于相反相畏配伍，相反者，补泻同用，相畏者，甘草制约黄连、黄芩苦寒清热燥湿伤胃。

权衡用药调配：葛根与黄连、黄芩用量比例是 8 ∶ 3 ∶ 3，提示辛散透达与苦寒清热之间的用量调配关系，以治表里；甘草与黄连、黄芩用量比例是 2 ∶ 3 ∶ 3，提示益气与清热之间的用量调配关系，以治热利。

【药理作用】 本方具有抗菌、抗炎、抗过敏、解热、抗病毒、调节肠胃蠕动、解除胃肠平滑肌痉挛、抗缺氧、抗心律失常、增强机体免疫能力、镇痛、解除支气管平滑肌痉挛、调节支气管腺体分泌等作用。

葶苈大枣泻肺汤

【导读】 ①学用葶苈大枣泻肺汤应重视葶苈子和大枣的用量调配关系。②葶苈大枣泻肺汤虽是辨治肺痈热证的重要代表方，但在临床中对肺热郁闭证等也具有良好治疗作用。③学好用活葶苈大枣泻肺汤的第一步是辨清葶苈大枣泻肺汤由哪些药物组成：组成葶苈大枣泻肺汤有 2 组药，第 1 组是泻肺药即葶苈子，第 2 组是益气药即大枣，从 2 组药用量深入学习研究即可用活葶苈大枣泻肺汤。

【方歌】 葶苈大枣泻肺汤，支饮喘息不得卧，面目浮肿胸满胀，肺痈支饮有把握。

【方药】 葶苈子熬令黄色，捣丸如弹子大，二十枚（10 g） 大枣十二枚（仲景方中大枣无剂量，本书引用剂量源于《备急千金要方》《外台秘要》）。

【功用】 清肺泻热，益肺平喘。

【用法】 上先以水三升，煮枣取二升，去枣，内葶苈，煮取一升，顿服。

【适应证】

1. 中医病证：肺痈虚热证。咳嗽，气喘或喘不得卧，胸满，胸痛，或壮热不寒，汗出烦躁，咳吐浊痰，痰有腥味，甚则咯吐脓血，咽燥，倦怠乏力，或渴或不渴，舌红、苔黄腻，脉滑数或弱。

2. 西医疾病：化脓性肺炎，间质性肺炎，急、慢性支气管肺炎，病毒性肺炎，细菌性肺炎等临床表现符合肺痈虚热证者。

【用药分析】 方中葶苈子泻肺降逆，大枣益气和中。

【用方思路】

1. 葶苈大枣泻肺汤既是辨治肺痈热证的重要代表方，又是辨治诸多杂病如肺病、心病、肾病等的重要基础方。

2. 方中葶苈子清热泻肺，大枣补益脏腑之气。从方中用药用量及调配分析得知，葶苈大枣泻肺汤的应用并不局限于肺痈热证，还可用于辨治诸多杂病，如呼吸、循环、泌尿等系统疾病及皮肤病。

3. 运用葶苈大枣泻肺汤辨治的基本病证是热夹虚。根据方中用药分析，本方既清又补。

【随证合方】 若夹寒，可与麻黄汤合方用之；若郁热比较重，可与麻杏石甘汤合方用之。

【注意事项】 运用葶苈大枣泻肺汤既要辨清西医之病，又要辨清西医之病属于中医肺热夹虚。辨西医之病可进一步了解疾病的发展演变及转变规律，辨中医之证可更好地针对西医之病选用葶苈大枣泻肺汤。

【应用指征】

1. 肺痈，喘不得卧，葶苈大枣泻肺汤主之。（第七　11）

2. 肺痈，胸满胀，一身面目浮肿，鼻塞，清涕出，不闻香臭酸辛，咳逆上气，喘鸣迫塞，葶苈大枣泻肺汤主之。（第七　15）

3. 支饮，不得息，葶苈大枣泻肺汤主之。（第十二　27）

【方论】

元·赵以德，《金匮方论衍义》（1368年）： 支饮留结，气塞胸中，故不得息，而葶苈能破结利饮，大枣通肺气补中。此虽与肺痈病异，而方相通者，盖支饮之与气未尝相离。

清·喻嘉言，《医门法律》（1658年）： 法云：肺痈不得卧，葶苈大枣泻肺汤主之。附方云：肺痈胸满胀，一身面目浮肿，鼻塞清涕出，不闻香臭酸辛，咳逆上气，喘鸣迫塞，葶苈大枣泻肺汤主之。三日一服，可服至三四剂，先服小青龙汤一剂，乃进。此治肺痈吃紧之方也。肺中生痈，不泻其肺，更欲何待？然日久痈脓已成，泻之无益。日久肺气已索，泻之转伤。惟血结而脓未成，当亟以泻肺之法夺之。亦必其人表证尽入于里，因势利导，乃可为功。所附之方项下，纯是表证，何其甘悖仲景而不辞，然亦具有高识远意，必因其里证不能少待，不得不用之耳。其云先服小青龙汤一剂，乃进，情可识矣。论其常，则当升散开提者，且未可下夺。论其急，则当下夺者，徒牵制于其外，反昧脓成则死之大戒，安得以彼易此哉！

清·李彣，《金匮要略广注》（1682年）： 肺痈气逆则喘，喘自不得卧，葶苈泻肺，大枣甘以缓之，甘以泻之也。

清·张志聪，《金匮要略集注》（1683年）： 实则泻之，葶苈味辛苦而性寒，辛走气，苦主泄，寒清热也。孟夏葶苈死，此得阴气而生，故交夏即死，是以能破泄其阳盛之邪。肺主气，而痈为阴气有余也。用大枣补脾气以助金，缓中焦而利窍，故用丸而复煎，取其缓在中央，而上达于肺也。缓大黄者用甘草。盖大黄泄肠胃，甘草，阳明胃腑之药也。缓葶苈者用大枣。葶苈泻肺气，枣为脾之果，益肺之母，而缓其中也。又大黄泻血，葶苈泻气，阳明主经，足太阴主气。

此饮留于肺络之间者，宜葶苈大枣泻肺汤主之。夫肺主气，宗气出于肺，以司呼吸，肺络不通，故不得息也。葶，调也；苈，行也。葶苈辛寒，辛走气而寒泄下，肺金之泄剂也。枣为脾之果，主补益脾气以上升。肺属金天，脾为土地，天气下降，地气上升，天地交泰，而有亭毒之功，又何虑支流之阻塞哉。

清·顾松园，《顾松园医镜》（1718年）： 甜葶苈泻其肺实，下其败浊，不致腐溃吐脓，二、三钱。大枣固脾胃之元，数枚。此治肺痈吃紧方也，随症加减治之。

清·魏荔彤，《金匮要略方论本义》（1720年）： 肺痈，喘不得卧，葶苈大枣泻肺汤主之，有类予皂荚丸之治，而从其急者也。是肺痈已成，恐不可救，速为拯济之法也。葶苈大寒，破坚逐邪，逼利水道，下伏留热气，以之为君；复恐太快利伤气伤津，佐之以大枣。盖为肺痈急治，至切当也。

清·尤在泾，《金匮要略心典》（1729年）： 肺痈喘不得卧，肺气被迫，亦已甚矣，故须峻药顿服，以逐其邪。葶苈苦寒，入肺泄气闭，加大枣甘温以和药力，亦犹皂荚丸之饮以枣膏也。

清·尤在泾，《金匮要略心典》（1729年）： 不得息，肺满而气闭也。葶苈入肺，通闭泄满，用大枣者，不使伤正也。

清·王子接，《绛雪园古方选注》（1732年）： 葶苈泄水下行，与甘相反，妙在大枣甘而泻中气，故用其甘以载引葶苈上行泻肺，用其泄，仍可任葶苈之性下行利水，不过藉枣之甘，逗留于上，而成泄肺之功，犹桔梗藉甘草为舟楫也。

清·黄元御,《长沙药解》(1753年): 治支饮，喘不得息。饮阻肺津下降之路，肺气壅碍，喘不得息。大枣补脾精而保中气，葶苈泻肺壅而决支饮也。又治肺痈，喘不得卧者。以土湿胃逆，浊气痞塞，腐败瘀蒸，化而为脓。肺气阻格，喘不得卧。大枣补脾精而保中气，葶苈破肺壅而排脓秽也。

清·黄元御,《金匮悬解》(1754年): 肺痈，喘不得卧，肺郁而气逆也。此缘土虚湿旺，浊气痞塞，腐败瘀蒸，肺无降路。葶苈大枣泻肺汤，大枣补脾精而保中气，葶苈破肺壅而排脓秽也。

支饮壅阻，肺气不得布息，亭苈大枣泻肺汤，亭苈泻湿而利肺气，大枣补土而保脾精也。

清·徐灵胎,《伤寒约编》(1759年): 葶苈泻湿热以清肺，力能肃金定喘；大枣益脾元以生金，自可壮肺除胀。水煎温服，使湿热消化，则金土相生而肺气清肃，有喘胀不眠之患乎。此益土清金之剂，为肺伤湿热，喘胀不眠之专方。

清·吴鞠通,《温病条辨》(1798年): 故以禀金火之气，破癥积聚，通利水道，性急之葶苈，急泻肺中之壅塞；然其性慓悍，药必入胃过脾，恐伤脾胃中和之气，故以守中缓中之大枣，护脾胃而监制之，使不旁伤他脏。一急一缓，一苦一甘，相须成功也。

清·朱光被,《金匮要略正义》(1803年): 此条因喘而不得卧，则邪全结在肺矣。实则宜泻，葶苈专入肺而泻结痰，故主之。重用枣汤者，亦犹皂荚丸之法也。

清·陈修园,《金匮方歌括》(1811年): 元犀按：肺主气，为出入之路。师云：支饮不得息者，乃饮邪壅肺，填塞气路矣。方用葶苈泄肺气以开之，大枣补脾土以纳之，则气息畅矣。

清·陈恭溥,《伤寒论章句》(1851年): 麻黄杏仁甘草石膏汤，清肺热定喘逆之方也，凡病后余热入肺，或肺有实热者，皆可用之。本论曰：发汗后，不可更行桂枝汤，汗出而喘，无大热者，可与此方。又曰：下后不可更行桂枝汤，汗出而喘，无大热者，可与此方。夫曰不可更行桂枝汤者，谓无太阳之桂枝证也。曰无大热者，谓外无太阳之标热，而热悉入于里也。此与用桂枝二越婢一条之无阳同一意，彼乃阳邪入于足太阴，而外见热多寒少，故仍用桂枝；此则阳邪入于手太阴，故喘，而不可用桂枝、用杏仁。夫麻黄本伤寒无汗之品，合石膏则有汗亦可用。柯韵伯以此方治温病与风温，亦用其能从里阴而达伏邪于外之意也，可谓善用仲景方者也。

清·王孟英,《温热经纬》(1852年): 雄按:《外台》用葶苈、杏仁各一升，大枣六十枚，合杵如膏，加蜜作丸，桐子大。桑白皮汤下六七十丸，以大便通利为度。《本事方》无杏仁，有陈皮、桔梗，枣肉丸梧子大。每服五七丸，饮下，名枣膏丸。《元戎》于本方加麻黄、五味子，汪按：此二味并用似嫌夹杂，并治痰实饮闭而为喘胀者。余治虚弱人患实痰哮喘者，用葶苈炒黄，煎汤去渣，以汤煮大枣食之。亦变峻剂为缓剂之一法也。

清·高学山,《高注金匮要略》(1872年): 主本汤者，以葶苈味苦气寒，且孟夏凋谢，其性主降阳分之气，而尤能驱水逐湿。夫喘则肺满，苦以坚之。喘则肺热，寒以敛之。又喘则肺气上浮而痰涎阻塞，则降浮祛沫，又所必需矣。然则舍葶苈其谁属哉。但苦寒降散之性，其势易于趋下，恐失肺家部位。故以甘浮黏缓之大枣，先作汤液，而纳丸其中。其意欲抬高葶苈，而使徐徐坚收下散耳。又岂止以甘缓之性，坚制其刻削而已乎。葶苈熬黄捣研，则香同芝麻，投肺之所好也。纳药枣汤，合煮而连渣顿服，使胃中药满，而易输于肺也。仲景之精意何如哉。此言肺痈始萌，可救之正治也。

清·莫枚士,《经方例释》(1884年): 葶苈本治心水，故《千金》十水丸，用以治赤水之从心肿者，而仲景以治喘不得卧之肺病，非以葶苈治肺也。以心系肺下，人卧则肺迫于心，心不舒则喘甚，从其见症之藏言之故尔。《外台》治上气，以此方加桑白皮亦佳。宋·钱乙作泻白散、桑白皮、地骨皮、甘草、粳米四味，全取此方，而变而轻之。桑、骨轻于葶苈，甘、米轻于大枣。近人以泻白，治不得正立之症，与泻肺治不得正卧意亦相近。仲景方有越婢、肝著、肾著、泻心，与此泻肺诸汤方，为五脏治法也。若谓胃为六府治法也。六府不分者，胃为六府之长耳。《千金》又有温胆，以胆之清静异于五府。《普济·卷十一》著作郎雷道矩病睡多，坐顷间，已及升余，兆，令服仲景此方。

清·戈颂平，《金匮指归》（1907年）： 葶苈实成盛夏，甘寒滑润，能入土中，通利水道气滞，天气壅塞不右降，脾土水气不左行，表里气道燥而不润，以大枣十二枚，合地支之数，取汁厚气浓，环抱表里，以固其阳。右先以水三升，煮枣，取二升，象阳数得阴耦之，去枣，内葶苈，煮取一升，顿服。取一气服下，速开其壅塞，行其水和其阳也。

饮阴偏处半表半里上，其气不得从心下达而寝息，脾土水气不左行，表里气道燥而不润，主葶苈甘寒滑润，入土中，通利水道，降其气逆；大枣用十二枚，合地支之数，取汁厚气浓，环抱表里，固其阳也。

近代·曹颖甫，《金匮发微》（1931年）： 此证与支饮不得息者，同为肺满气闭，故宜葶苈大枣泻肺汤，直破肺脏之郁结。用大枣者，恐葶苈猛峻，伤及脾胃也（此与皂荚丸用枣膏汤同法）。

十二画

近代·彭子益，《圆运动的古中医学·金匮方解篇》（1947年）： 治支饮不得息者。饮阻肺气，呼吸困难，葶苈泻水饮而降肺气，大枣补中气保津液也。人忽瘦，水走肠间，沥沥有声，为痰饮。饮后水流胁下，咳唾引痛为悬饮。饮水流行，归于四肢，为溢饮。气短不得卧，其形如肿为支饮，痰饮之象，饮食精华，变而成痰，故人忽瘦也。

治肺痈喘不得卧者。湿热熏蒸，肺液成脓。肺气不降，故喘而睡卧不下。葶苈排脓，大枣补中气，补津液也。

现代·王渭川，《金匮心释》（1982年）： 本节论述肺痈实证的治则。仲景处方葶苈大枣泻肺汤，葶苈苦寒，破坚逐邪，且能通利水道而不伤气伤津，大枣为甘淡之助，本方有驱逐邪水脓血的作用。如能再加清宣之桔梗，消炎之败酱、青黛、琥珀及通肺经之麻绒，可治现代医学所指的化脓性胸膜炎等疾病。

现代·刘渡舟，苏宝刚，庞鹤，《金匮要略诠解》（1984年）： 治以葶苈大枣泻肺汤，乘其始萌一击而去。方中葶苈苦寒滑利，开泄肺气，泻水逐痰；佐以大枣之甘以和药力，而有安胃补脾、补正生津，调和药性的作用。

【方论评议】

综合历代各家对葶苈大枣泻肺汤的论述，应从用药要点、方药配伍和用量比例三个方面进行研究，以此更好地研究经方配伍，用于指导临床应用。

诠释用药要点：方中葶苈子泻肺降逆，大枣益气和中。

剖析方药配伍：大枣与葶苈子，属于相反相畏配伍，葶苈子清热泻肺，甘草益肺气，并制约葶苈子泻肺伤气。

权衡用量比例：葶苈子与大枣用量比例是2∶5，提示泻肺与益气之间的用量调配关系，以治肺热夹虚。

【药理作用】 本方具有解除支气管平滑肌痉挛、调节支气管腺体分泌、增强机体免疫功能、抗菌、抗过敏等作用。

葶苈丸

【导读】 ①葶苈丸的组成药物仅有一味，在临床中单用比较少，为了取得最佳疗效，最好合方应用。②葶苈丸虽是辨治肺脾水肿证的重要代表方，但在临床中对心肺水肿证等也具有良好治疗作用。③学好用活葶苈丸的第一步是辨清葶苈丸由哪些药物组成：组成葶苈丸仅有1味药，其有利水作用、化痰作用、降逆作用，从用药用量深入学习研究即可用活葶苈丸。

【方歌】 葶苈丸泻肺消肿，咳喘痰逆皆可消。

【方药】 葶苈子二斤（100 g）（编者注：仲景原书无用量，此处为编者所加）

【用法】 上一味，捣碎，以蜜为丸，共为二十丸，温服一丸，日三服。

【功用】 泻肺消肿。

【适应证】

1. 中医病证：肺脾水气证。咳嗽，胸满，胸闷，腹胀，心悸，舌质淡、苔白或腻，脉浮或沉。

2. 西医疾病：肺源性心脏病水肿、高血压心脏病水肿、肾病水肿、慢性支气管炎、支气管哮喘等病的临床表现符合肺脾水肿证者。

【用药分析】 方中葶苈子泻肺降逆、利水消肿。

【用方思路】

1. 葶苈丸既是辨治肺脾水肿证的重要代表方，又是辨治诸多杂病如肺病、心病、肾病、内分泌等的重要基础方。

2. 方中葶苈子降肺利水。葶苈丸的应用并不局限于肺脾水肿证，还可用于辨治诸多杂病，如呼吸、循环、内分泌、泌尿等系统疾病。

3. 运用葶苈丸辨治的病证（无论病变部位在肺、在心或在脾肾），以水气内停为主，其治既要泻肺利水，又要利水消肿。

【随证合方】 若夹虚热，可与猪苓汤合方用之；若夹湿热，可与牡蛎泽泻散合方用之；若夹瘀水，可与蒲灰散合方用之。

【注意事项】 运用葶苈丸既要辨清西医之病，又要辨清西医之病属于中医水气内停证。辨西医之病可进一步了解疾病的发展演变及转变规律，辨中医之证可更好地针对西医之病选用葶苈丸

【应用指征】 师曰：寸口脉沉而紧，沉为水，紧为寒，沉紧相搏，结在关元，始时尚微，年盛不觉，阳衰之后，营卫相干，阳损阴盛，结寒微动，肾气上冲，喉咽塞噎，胁下急痛，医以为留饮而大下之，气击不去，其病不除。后重吐之，胃家虚烦，咽燥欲饮水，小便不利，水谷不化，面目手足浮肿。又与葶苈丸下水，当时如小差，食饮过度，肿复如前，胸胁苦痛，象若奔豚，其水扬溢，则浮咳喘逆。当先攻击冲气，令止，乃治咳，咳止，其喘自差。先治新病，病当在后。（第十四 21）

【方论评议】 方中葶苈子泻肺降逆、利水消肿。

【药理作用】 本方具有解除气管平滑肌痉挛、调节支气管腺体分泌、调节心律、抗菌、抗炎、调节水电解质代谢、改善微循环等作用。

葵子茯苓散

【导读】 ①学用葵子茯苓丸应重视茯苓和葵子的用量调配关系。②葵子茯苓丸虽是辨治膀胱阳郁水气证的重要代表方，但在临床中对三焦阳郁水气证等也具有良好治疗作用。③学好用活葵子茯苓丸的第一步是辨清葵子茯苓丸由哪些药物组成：组成葵子茯苓丸有 2 组药，第 1 组是通利消肿即葵子，第 2 组是益气利水药即茯苓，从 2 组药用量深入学习研究即可用活葵子茯苓丸。

【方歌】 葵子茯苓妊娠方，治身重小便不利，洒淅恶寒起头眩，利水通阳可化气。

【方药】 葵子一斤（48 g） 茯苓三两（9 g）

【用法】 上二味，杵为散，饮服方寸匕，日三服。小便利则愈。

【功用】 利水通阳化气。

【适应证】

1. 中医病证：膀胱阳郁水气证。小便不利，洒淅恶寒，起即头眩，少腹胀满，身重，或水肿，舌淡、苔薄，脉沉。

2. 西医疾病：膀胱炎、尿道炎、肾盂肾炎、高血压、脂肪肝、妊娠中毒症等临床表现符合阳郁水气证者。

【用药分析】 方中葵子通阳利水，茯苓健脾利水。

【用方思路】

1. 葵子茯苓丸既是辨治膀胱阳郁水气证的重要代表方，又是辨治诸多杂病如肾病、肝病、心病、妇科病等的重要基础方。

2. 方中茯苓既可益气，又可利湿；葵子既可通阳，又可利水。从方中用药用量及调配分析得知，葵子茯苓丸的应用并不局限于膀胱阳郁水气证，还可用于辨治诸多杂病，如泌尿、内分泌等系统疾病。

3. 运用葵子茯苓丸辨治的病证（无论病变部位在肾、在心或在妇科）以阳郁水气为主，

其治当通阳利水益气。

【随证合方】 若夹寒，可与真武汤合方用之；若夹热，可与猪苓汤合方用之；若夹湿热，可与栀子柏皮汤合方用之。应用时还必须结合病变主次酌情调整方药用量。

【注意事项】 运用葵子茯苓丸既要辨清西医之病，又要辨清西医之病属于中医阳郁水气证。辨西医之病可进一步了解疾病的发展演变及转变规律，辨中医之证可更好地针对西医之病选用葵子茯苓丸。

【应用指征】 妊娠，有水气，身重，小便不利，洒淅恶寒，起即头眩，葵子茯苓散主之。(第二十 8)

【方论】

元·赵以德,《金匮方论衍义》(1368年): 于是用葵子直入膀胱利其癃闭；佐以茯苓，茯苓亦本脏利水药也。

清·李彣,《金匮要略广注》(1682年): 葵子滑以利水，茯苓淡以行水，故主之。

清·张志聪,《金匮要略集注》(1683年): 水寒之气上乘，故洒淅恶寒，而起则头眩也。葵性向日，其质滑利，主行心气而滑泄其水邪。茯苓导火土之气，以制伏其水气，火土令行，水无有不散矣

清·魏荔彤,《金匮要略方论本义》(1720年): 主之以葵子茯苓散，一滑一渗，使小便利而水邪去，诸病自已，而妊娠可保矣。故曰小便利则愈。

清·尤在泾,《金匮要略心典》(1729年): 身重恶寒头眩，则全是水气为病。视虚热液少者，霄壤悬殊矣。葵子、茯苓滑窍行水，水气既行，不淫肌体，身不重矣，不侵卫阳，不恶寒矣，不犯清道，不头眩矣。经曰:“有者求之，无者求之”。盛虚之变，不可不审也。

清·黄元御,《长沙药解》(1753年): 治妊娠有水气，身重，小便不利，洒淅恶寒，起则头眩。以阳衰土湿，乙木下郁，不能行水，故身重而小便不利。木郁阳陷，是以恶寒。停水瘀阻，阳气浮荡，不能下根，故起则头眩。葵子滑窍而利水，茯苓泻满而渗湿。

清·黄元御,《金匮悬解》(1754年): 妊娠，有水气，身重，小便不利，洒淅恶寒，起即头眩，葵子茯苓散主之。妊娠，内有水气，身体沉重。土湿木郁，疏泄不行，故小便不利。木郁阳陷，阴气外束，故洒淅恶寒。水邪阻格，阳气升浮，故起即头眩。葵子茯苓散，葵子、茯苓，滑窍而泻水也。

清·朱光被,《金匮要略正义》(1803年): 因水邪而小便不利，则治全主在水矣。然妊娠水气与泛病水气不同，故身重，小便不利，恶寒头眩，有似越婢加术汤症，然究非表里合邪，只因胎气壅阻而为水也。若不专于胎脏中泄水，不为功。葵子通利诸窍，称能滑胎，其疏泄血分可知。而得茯苓之淡渗，功专气分者为之佐，使水从气分而去，则胎自无虞。立方之妙，几不可思议。

日本·丹波元简,《金匮玉函要略述义》(1842年): 葵子通利诸窍，称能滑胎，其疏泄血分可知，而得茯苓之淡渗，功专气分者，为之佐，使水从气分而去，则胎自无虞。

日本·丹波元简,《金匮玉函要略辑义》(1806年):《产宝》论曰：夫妊娠肿满，由脏气本弱，因产重虚，土不克水，血散入四肢，遂致腹胀，手足面目皆浮肿，小便秘涩，陈无择云，凡妇人宿有风寒冷湿，妊娠喜脚肿，俗为皱脚，亦有通身肿满，心腹急胀，名曰胎水……用葵子，直入膀胱，以利癃闭，佐茯苓以渗水道也。

清·陈元犀,《金匮方歌括》(1811年): 葵子，俗人畏其滑胎，不必用之。《中藏经》五皮饮加紫苏，水煎，服甚效。

清·高学山,《高注金匮要略》(1872年): 妊娠胎气下实，原多眩症，况小便不利，而复积水气以上冲乎，故头眩也。是则利其小便，使水气去，而诸症俱愈矣。葵子甘寒滑利，盖甘以走气，寒以清热，滑以行津，利以通窍。合茯苓、以渗泄之，则小便当渐利矣。

清·戈颂平,《金匮指归》(1907年):《尔雅翼》云：天有十日，葵与之终始，故葵从癸。《说文》：葵，卫也，葵叶向日不令照其根，揆葵叶向阳卫阴之意。主重用葵子，甘寒气味，向阳卫阴，滑利阴土水气；茯苓甘淡，内通阴土之阴。右二味，杵为散，饮服方寸匕，日二服，小便利则愈。象二阴偶阳，布土

中水气，滑利表里，下行为尿则愈。

近代·曹颖甫，《金匮发微》（1931年）： 葵子茯苓散，专以滑窍利水为主，其病当愈。葵子滑胎而不忌者，所谓有故无陨亦无陨也。

近代·赵桐，《金匮述义》（1940年）： 葵花向日，功能转浮，滑利消肿，同茯苓直利小便者也。

近代·彭子益，《圆运动的古中医学·金匮方解篇》（1947年）： 治怀孕身重，小便不利，恶寒头眩者。小便不利而身重，此有水气。头眩恶寒者，水阻经络，阳气不达，茯苓泄水，葵子滑窍以利小便也。

现代·王渭川，《金匮心释》（1982年）： 本节指出妊娠水气的证治。本节有水气是病因，身重至起即头眩是症状。治则通窍利水。仲景处方葵子茯苓散，以葵子滑窍，茯苓利水，专取滑利通小便之意。但葵子性滑，气虚者不宜用。

现代·刘渡舟，苏宝刚，庞鹤，《金匮要略诠解》（1984年）： 本条是论述妊娠水气的辨证论治。治以葵子茯苓散通络利水。方中茯苓健脾化气，渗湿通络，利水祛湿；葵子滑窍行水，使水利湿去。葵子茯苓散使脉络畅行，水湿下利，所以小便一利，则诸证可愈。

现代·王付，《经方学用解读》（2004年）： 膀胱阳郁水气证的基本病理病证是膀胱阳气郁滞，水不得阳气所化而为水气。因此，治疗膀胱阳郁水气证，其用方配伍原则与方法应重视以下几个方面。

针对证机选用通阳利水药：阳气内郁，水不得阳气所化而为水气，水气留结并肆虐于膀胱气化功能，呈现水气既肆虐于下，又充斥于上，证见头晕目眩，小便不利，其治当通阳利水。如方中葵子、茯苓。

合理配伍温阳健脾药：脾主运化水津，水不得气化而为水气，其治一方面要针对证机选用通阳利水药，而另一方面还要配伍温阳健脾药，只有健脾才能杜绝水气变生之源，才能治病求本。如可在方中配伍桂枝或白术。

随证加减用药：若小腹胀满者，加小茴香、砂仁、通草，以温阳行气利水；若有瘀血者，加当归、川芎、瞿麦，以活血行血利水；若小便不畅者，加猪苓、泽泻，以泻湿行水等。

【方论评议】

综合历代各家对葵子茯苓散的论述，应从用药要点、方药配伍和用量比例三个方面进行研究，以此更好地研究经方配伍，用于指导临床应用。

诠释用药要点：方中葵子通阳利水，茯苓健脾利水。

剖析方药配伍：葵子与茯苓，属于相须配伍，葵子助茯苓健脾益气利水，茯苓助葵子通阳利水。

权衡用量比例：葵子与茯苓用量比例是16 ∶ 3，提示通阳利水与健脾利水之间的用量调配关系，以治阳郁水气。

【药理作用】 本方具有调节水代谢、调节内分泌、改善微循环、降血脂、降尿酸、改善肾功能、增强机体免疫功能、抗缺氧、抗炎、抗菌、抗病毒、抗过敏等作用。

硝石矾石散

【导读】 ①学用硝石矾石散应重视硝石和矾石的用量调配关系。②硝石矾石散虽是辨治瘀血湿热黄疸证的重要代表方，但在临床中对湿热瘀血证等也具有良好治疗作用。③学好用活硝石矾石散的第一步是辨清硝石矾石散由哪些药物组成：组成硝石矾石散有2组药，第1组是软坚化瘀药即硝石，第2组是燥湿化痰药即矾石，从2组药用量深入学习研究即可用活硝石矾石散。

【方歌】 仲景硝石矾石散，辨治瘀血湿热证，内伤杂病皆可治，随证加减在调整。

【方药】 硝石　矾石烧，等份

【用法】 上二味，为散，以大麦粥汁和，服方寸匕，日三服。病随大小便去，小便正黄，大便正黑，是候也。

【功用】 活血化瘀，清利湿热。

【适应证】

1. 中医病证：瘀血湿热黄疸证。胁痛固定不移，或疼痛难忍，入暮尤甚，身目小便黄，日晡所发潮热，腹满或胀如水状，大便黑，或时溏，或膀胱急，或少腹满，或肢冷，额上黑或紫，足心热，或便血，或呕血，或肌肤有瘀点，舌质紫或有瘀斑，脉涩。

2. 西医疾病：肝胆结石、慢性肝炎、肝硬化、肝大、脾肿大、高血压、高脂血症、前列腺结石、泌尿系感染、泌尿系结石等临床表现符合湿热瘀血证者。

【用药分析】 方中硝石破积聚、散坚结、逐瘀血，矾石利水化痰、逐瘀散结，大麦粥保养胃气、缓和药性。

【用方思路】

1. 硝石矾石散既是辨治瘀血湿热黄疸证的重要代表方，又是辨治诸多杂病如肝病、脾胃病、心病、肾病等的重要基础方。

2. 方中硝石既可泻湿，又可散瘀；矾石既可化湿，又可消坚；大麦补益中气。从方中用药用量及调配分析得知，硝石矾石散的应用并不局限于瘀血湿热黄疸证，还可用于辨治诸多杂病，如消化、循环、泌尿、内分泌及代谢等系统疾病。

3. 运用硝石矾石散辨治的病证（无论病变部位在肝胆或在脾胃）以瘀血湿热为主，其治当清热散瘀。

【随证合方】 若夹郁，可与四逆散合方用之；若夹瘀热，可与桃核承气汤合方用之；若夹虚热，可与竹叶石膏汤合方用之；若夹阳虚，可与桂枝人参汤合方用之。

【注意事项】 运用硝石矾石散既要辨清西医之病，又要辨清西医之病属于中医瘀血湿热证。辨西医之病可进一步了解疾病的发展演变及转变规律，辨中医之证可更好地针对西医之病选用硝石矾石散。

【应用指征】 黄家，日晡所发热，而反恶寒，此为女劳得之；膀胱急，少腹满，身尽黄，额上黑，足下热，因作黑疸，其腹胀如水状，大便必黑，时溏，此女劳之病，非水也；腹胀者，难治，硝石矾石散主之。（第十五 14）

【方论】

元·赵以德，《金匮方论衍义》（1368年）： 然肾属水，其味咸，其性寒，故治之之药，必自咸寒，补其不足之水，泻其所客之热，荡涤肠胃，推陈致新，用硝石为君。本草谓矾石能除固热在骨髓者，则是骨与肾合，亦必能治肾热可知也，况于消瘀浊之功乎？以大麦粥汁为使，引入肠胃，下泄其郁气。大便属阴，瘀血由是而出，其色黑；小便属阳，热液从是而利，气色黄。见此为功效也。

清·喻嘉言，《医门法律》（1658年）： 湿热郁蒸于内，必先燥其肺气，以故小水不行。五苓散开腠理，致津液，通血气，且有润燥之功，而合茵陈之辛凉，清理肺燥，肺金一润，其气清肃下行，膀胱之壅热立通，小便利而黄去矣。

此治女劳瘅之要方也。原文云：黄家，日晡所发热，而反恶寒，此为女劳。得之，膀胱急，小腹满，身尽黄，额上黑，足下热，因作黑瘅。其腹胀如水状，大便必黑，时溏，此女劳之病，非水也。腹满者难治。硝石矾石散主之。从来不解用硝石之义，方书俱改为滑石矾石散，方下谬云以小便出黄水为度，且并改大黄硝石汤为大黄滑石汤，医学之陋，一至此乎！夫男子血化为精，精动则一身之血俱动，以女劳而倾其精，血必继之，故因女劳而尿血者，其血尚行，犹易治也。因女劳而成瘅者，血瘀不行，为难治矣。甚者血瘀之久，大腹尽满，而成血蛊，尤为极重而难治矣。味仲景之文，反制方之意，女劳瘅，非亟去其膀胱少腹之瘀血，万无生路。在伤寒热瘀膀胱之证，其人下血乃愈。血不下者，用抵当汤下之，亦因其血之暂结，可峻攻也。此女劳瘅蓄积之血，必匪朝夕，峻攻无益，但取石药之悍，得以疾趋而下达病所，硝石咸寒走血，壮水之主，以驱涤肠胃瘀壅之湿热，推陈致新。故以为君；矾石本草谓其能除锢热在骨髓，用以清肾及膀胱脏腑之热，并建消瘀除浊之功，故合矾石能除固热之在骨髓者，并建消瘀除浊之伟绩，以大麦粥为使，引入肠胃，俾瘀血分从二阴之窍而出。此方之极妙可法者也。大便属阴其色黑，小便属阳其色黄，可互验也。后之无识者，更硝石为滑石，但取小便色黄为验，并不问大便之色黑，疏陋极矣。以陈无择之贤，模棱两可其说，谓无发热恶寒脉滑者，用此汤。若发热恶寒者，其脉浮紧，则以滑石石膏治之。青天白日，梦语喃喃，况其他乎！世岂有血蓄下焦，反见浮滑且紧之脉者乎？妄矣！妄矣！

清·李彣，《金匮要略广注》（1682年）：硝石，火硝也，质生于水而火伏于内，味辛咸而性燥烈，能发散沉霾宿垢之疾；矾石酸以敛之，使湿热之气聚在一处，从硝石尽发散于外，此一开一合之义也；大麦粥和服，以麦入心而助火，火气既张，则阴翳消散矣。

清·张志聪，《金匮要略集注》（1683年）：硝石，火硝也。性味苦寒，遇火发焰，水中之阳燧也。矾石，（本经）名羽涅，又名羽泽，水之精也。性寒味酸，又得所生之木味，故用以为散，以行散足少阴水火之邪焉。麦乃肝之谷，用大麦粥汁和服者，取其通泄肾脏之母气。此邪在经气之间，故从大小便而出也。

清·张璐，《千金方衍义》（1698年）：《金匮》乃竭厥心力，急需硝石以攻固结之阴邪，皂矾以破委积之瘀垢，为女劳疸开一死中求活法门，图侥幸于万一。在虚不胜攻势不获已者，则以硝石和矾、朱、神曲和丸，大麦粥汁服十丸，至二十丸，且有瘀血发黄正气衰败而变黑疸，濒危尤甚，卢扁不能为力也。

清·魏荔彤，《金匮要略方论本义》（1720年）：然又为之出硝石矾石散方一方者，亦略从除湿清热为治，而远攻伐之见及寒凉之性，以顾虑其气虚阳微也。二石之外，和以大麦粥，固胃中正气，助祛邪之力。服后令病随大小便去，以小便正黄，大便正黑为度。正黄异于正赤，无实热也；正黑异于时溏，无虚脱也。以此为候，先治其标病之湿热，而本病之虑寒，更别应商善后之法。庶几不致如十日以上，瘥后夏剧，前条所云也。

清·尤在泾，《金匮要略心典》（1729年）：阴吹，阴中出声，如大便失气之状，连续不绝，故曰正喧，谷气实者，大便结而不通，是以阳明下行之气，不得从其故道，而乃别走旁窍也。猪膏发煎润导大便，便通，气自归矣。

清·王子接，《绛雪园古方选注》（1732年）：硝石矾石散，悍剂也。女劳黑疸腹满者，死证也。读仲景原文，当急夺下焦之瘀血，庶可斡全生气，舍此别无良法可医。惜乎后医不解病情，惟知清热去湿，隔靴搔痒，日渐困笃，迨至束手而毙。殊不知女劳伤其精而溺血，若血能流通，则无发黄变黑之证矣。若精竭而血不行，郁遏于膀胱少腹，必然阴虚火发，而涌泉灼热，明是真精耗竭，君相二火并炎，熏蒸于脾则身黄，燎原于肾则额黑，故《金匮》下文云非水也，其殆肾气之所发也欤？治以硝石直趋于下，苦咸入血，散火破瘀，矾石酸寒，佐硝石下趋，清肾与膀胱之热，《别录》云：除锢热在骨髓是也。和以大麦粥汁服者，以方寸匕之药，藉大麦下气之性而助其功用也。《金匮》另有酒疸之黑，乃是湿热瘀而不行，营血腐惫之色，又非硝石散之所治矣。

清·黄元御，《长沙药解》（1753年）：治病黄疸，茵陈行经而泻湿，五苓利水而开癃也。

治诸黄。以土湿木陷，郁生下热，传于膀胱。膀胱闭癃，湿热熏蒸，随经逆上，侵于皮肤，则病黄疸。猪膏利水而清热，发灰泻湿而消瘀也。又治妇人阴吹，以土湿木陷，谷道郁塞，胃中浊气，不得后泄，故自前窍，喧吹而下。猪膏利水而滑大肠，发灰泻湿而通膀胱也。

治女劳黑疸，日晡发热，而反恶寒，足下热，膀胱急，少腹满，其腹如水状，身尽黄，额上黑，因作黑疸，大便黑，时溏。以女劳泻其肾阳，久而水寒土湿，乙木遏陷，郁生下热，攻逼己土，己土受之，湿亦化热，以其湿热传于膀胱，而木郁不能疏泄，故小便黄涩而不利。一感风邪，泻其卫气，卫气愈泻而愈敛，皮毛遂闭，膀胱瘀热，下不能泄而表不能达，因而淫溢经络，熏蒸肌肤，而发黄色。乙木陷于壬水，积郁莫散，则少腹胀满而膀胱迫急。日晡土旺之时，湿盛热发而木郁阳陷，故足下常热而身反恶寒。太阳膀胱之经，自目之内眦上额交颠，经气上逆，故额见黑色。久而土负水胜，黄化而黑，因成黑疸。谷渣不从土化而从水化，因而大便亦黑。水从脾胃而侮土，则大便黑。土传膀胱而克水，则小便黄。总之，皆由于木邪，以肝主五色，入肾为黑，入脾为黄也。硝石咸苦，清热瘀而泻木，矾石酸涩，收湿淫而泻水也。

清·黄元御，《金匮悬解》（1754年）： 黄家，日晡所发热，而反恶寒，此为女劳得之。缘女劳泄其肾阳，水寒土湿，乙木遏陷，不能疏泄水道。一感风邪，卫气内闭，汗尿不行，湿无泄路，瘀蒸肌肤，而发黄色。日晡土旺之时，湿盛热发而木郁阳陷，故足下常热而身反恶寒。木郁水土之内，不能上达，膀胱迫急，少腹满胀，一身尽发黄色，而寒水上逆，额上独黑。久而土负水胜，黄化而黑，因作黑疸。谷滓不从土化，而从水化，大便亦黑，时时溏泄，其腹胀，如水病之状。此系女劳之病，并非水也。腹满者，水木旺而中气败，证为难治。硝矾散，硝石清热瘀而泻木，矾石收湿淫而泻水也。

清·徐灵胎，《杂病证治》（1759年）： 硝石性擅升阳涤垢，矾石力能却水消溶，二味为散并能洗涤精府，扫荡肠胃使邪秽一空。然后填补真元，庶无秘涩病邪之患。六味八味皆通涩之剂，非即精不足者补之以味之义与。此洗涤精府之剂，为女劳积久成疸之专方。

清·吴仪洛，《成方切用》（1761年）： 治过劳四肢，筋液耗竭，数数转筋，爪甲皆痛，不能久立，名曰筋极。津竭筋枯，非草木之药卒能责效。猪脂润能养筋，姜汁辛能润燥，酒和血而性善行，取易达除姜汁，加金银花，煮酒饮，治疮疥最良。

清·徐玉台，《医学举要》（1792年）： 黄胆变黑为女劳疸，用硝石矾石散。硝石即芒硝之底沉凝者，性急下趋，苦咸入血，散血消瘀。矾石（烧，一用绿矾）酸寒，除锢热在骨髓。二味等分为散，用大麦汁和服方寸匕，此用急夺下焦之瘀血，乃死里求生之治也。又罗谦甫治阴黄，于四逆汤中加茵陈，名茵陈四逆汤。

清·朱光被，《金匮要略正义》（1803年）： 女劳症象，前已举其大略矣。而此复从诸黄中细别其病象，而出治法也。前云薄暮，而此云日晡，统申酉时言之。以膀胱为肾之府，脏邪致祸于腑申时，气血注膀胱，故发热恶寒。然寒在皮肤，热在骨髓，至薄暮而但手足中热可知矣。日晡寒热有似乎疟也。此阴气伤极，女劳成疸，始基之症象也。其膀胱急，少腹满，足下热，必兼见病气，全盛于少阴所旺之时，病情俱着于少阴所主之地，虽一身尽黄，而额上自黑也，渐次而黑反周身，不止于额上矣。且大便黑、时溏，肾邪横逆，殃及肠胃，并不止于皮毛肌肉间矣。腹胀如水，而实非水，止以女劳伤肾，肾邪充斥，而中土俱为壅滞。腹满难治者，太阴为少阴之堤防，其气亦伤，水土平治，不易为力也。治以消矾散，以消能破滞，足以泄土中之淤塞；矾可降浊，足以澄肾家之积秽，且气味酸咸直走少阴，清热去瘀；助以大麦粥汁，和中渗湿，使肾邪消散而正气无伤，功用最神。病从大小便去，盖消石利大便，矾石利小便，分道奏绩也。

日本·丹波元简，《金匮玉函要略辑义》（1806年）： 硝石，即火硝……此女劳疸，蓄积之血，必匪朝夕，峻攻无益，但取石药之悍，得以疾趋，而下达病所。硝石，咸寒走血，可消逐其热瘀之血，故以为君。矾石，本草，谓其能除痼热在骨髓，用以清肾及膀胱脏腑之热，并建消瘀除浊之功，此方之极妙者也……硝石，咸寒除热，矾石，除痼热在骨髓，大麦粥调服，恐伤胃也。

此方用大麦粥，其理与石膏配粳米相同，《药性论》云：硝石，君，恶曾青，畏粥。

清·莫枚士，《经方例释》（1884年）： 此矾石汤变为散，加硝也。为肝肾实热之专方。又《肘后》交接劳复，卵痛或缩入腹，痛欲绝，矾一分，硝三分，为末，大麦粥，清服方寸匕，日三服。热毒从二便出也，正用此方。《别录》及元寿皆云：石硫黄是矾之液，则此硝、矾并用者，即硝、硫并用之意。济生二气丹，治伏属伤冷；普济如神丹，治头痛、头风、皆硝、硫等分为丸，皆祖此。又《丹房鉴源》造铅丹法，以硝、硫同铅溶化，醋点。今人以作铅粉，不尽者，用硝石、矾石炒成丹。据此知硝、矾与硝、硫大小之分也。人身肝脏合铅，肾病必及肝，少腹满急，亦肝部病，硝、矾炒铅，犹此方治此病也。后世升降吊方皆祖此。《本经》芒硝，一名硝石。《千金》以此方，硝石易为滑石，治湿疸。盖湿疸湿热在肾，虽非由于女劳，亦其类也，故制方相似，而轻重悬殊。其云下血如豘肝者，矾石亦能去瘀，余病下血后，得漏水病一日，以枯矾敷之。疼痛一周时，吊出血甚多可证，其故由矾石善于搜剔，有痰即搜痰，有血即搜血，无二理也。《圣济·总录七十七》玉液丹，治休息痢。肠风痔漏方，用枯白矾二两，硫黄、硝石各半两，和研却入砂瓶子内，以炭火熔成汁，取出，候冷，更研令细，和面糊为丸如绿豆大，每服十丸，空心米饮下，彼方失此尤重，硫、矾并用，实一气也，为治寒湿凝固之峻方。又有七味丹粉丸，治休息痢。方中亦有矾、硝，其云面糊，即此经所谓麦粥，大麦取其消积。

清·戈颂平,《金匮指归》(1885年)： 硝石味辛带苦，微咸，气大温，能布土中阴液上升，外荣于表；矾石酸寒无毒，敛阳气下降藏于土中，内荣于里；大麦甘平，煮粥取汁，和散，服方寸匕，日三服，固阳气从半表还半里去藏于丣。曰：病随大小便去，半里水土之阴得阳气正于子，明于丣，外荣于表，半表之水土阴得阳气正于午藏于丣。曰：小便正黄，大便正黑，是其候也。

清·唐容川,《金匮要略浅注补正》(1893年)： 盖胞宫在大肠之前，膀胱之后，前后全以油膜相连，胞乃油膜中一大夹室，故用硝矾，均走油膜去瘀浊，使瘀血从浊道走大肠而出，使热邪从清道走小便而出，皆从油膜透达而出，此两途也……硝软坚速降，而云散虚郁之热，非也。矾能逐浊，有澄清之力，但云却水，亦非也。盖本文原言是女劳瘅，非水也。须知女劳瘅是男女交媾，欲火结聚在胞宫、精室之中，硝咸寒直达精室，以攻其结热，白矾佐之，以除其浊，令结污之邪从大小便出，故曰小便正黄，大便正黑。

近代·黄竹斋,《金匮要略方论集注》(1925年)： 后世方书治死胎不下，用朴消五钱为末，以温童便调下，其胎即化为水。又方书治劳病火动，阳物易举，以皮消放手心，两手合住，其消自化，阳物即不举。此皆硝石能逐胞宫精室瘀热之验也，是此方变通之，可借治阳霉结毒矣。

近代·曹颖甫,《金匮发微》(1931年)： 方用硝石以去垢，矾石以化燥屎，和以大麦粥汁，以调胃而疏肝，使病从大小便去，此亦在下者引而竭之之例也。

近代·赵桐,《金匮述义》(1940年)： 此黄疸统治之方也。下败之酒疸，女劳之虚疸，服此最宜。湿热熏蒸，血无不病。湿久化燥者，大便必坚。润便、去热、利尿、去补血之最著者，《本经》发灰自还神话。猪脂大滋肾阴。验案颇多也。

硝石软坚速降，矾石逐浊澄清，为女劳血室毒火之捷药。李时珍谓硝得火而焰，性缓上升，破积散坚，治诸热毒，升散三焦火郁，调和脏腑虚寒者也。试观头疼欲死用以吹鼻，腰腹诸痛同雄黄点眼，眼目肿胀、喉痹重舌、发背初起，皆升散火郁之力也。若五种淋疾，蛟龙癥病，女劳胆病，则破积散坚力也。同川椒白矾章丹研末贴脐，手按出大汗，尤破散力也。矾当是皂矾，酸涌涩收，燥湿解毒，化涎之功与白矾同而力缓。观张三丰化木丹治黄肿如土，郑时举简便方治血证黄肿，张洁古治脾病黄肿，杨真人治酒黄水肿，救急方治食劳黄病，皆用皂矾。方后云大便正黑，更可正是皂矾也。喻嘉言先生解腹满如水为血瘀，大便正黑为血色，并引抵当汤汁发黄，干血不荣，络空容水，确有此理。而此方虽消瘀散浊，终于大黄䗪虫、抵当有异也。

近代·彭子益,《圆运动的古中医学·金匮方解篇》(1947年)： 治黄汗之得于女劳者。女劳伤损肝肾，不能化水，则成黄汗。其证足下热，额上黑，腹满，日晡发热而反恶寒。木气下陷，则足下热而腹满，阳气不能上达，则额上黑，日晡阳气入于土下，增其瘀热，则发热，病属肾虚，肾阳不达于外则恶寒。虽属肾虚，此时却不能治肾，惟当治其瘀热。硝石、矾石去其瘀热也。瘀热去后，乃可治肾。

治黄汗病者。茵陈最能去黄，故于五苓去湿之中，加之以统治黄病也。

现代·刘渡舟，苏宝刚，庞鹤,《金匮要略诠解》(1984年)： 治宜硝石矾石散，行瘀清热治疸。方中硝石苦寒入血，软坚逐瘀，清热凉血；矾石消水湿，清热解毒；大麦厚胃益脾，消积进食，以缓硝石之烈。三药相合，共奏消瘀除热之功。硝石矾石散是治女劳疸兼有瘀血者之要方，但也可治疗其他类型的黄疸病。

【方论评议】

综合历代各家对硝石矾石散的论述，应从用药要点、方药配伍和用量比例三个方面进行研究，以此更好地研究经方配伍，用于指导临床应用。

诠释用药要点：方中硝石破积聚、散坚结、逐瘀血，矾石利水化痰、逐瘀散结，大麦粥保养胃气、缓和药性。

剖析方药配伍：硝石与矾石，属于相使配伍，化瘀化痰；大麦与硝石、矾石，属于相反相畏配伍，大麦补益，硝石、矾石泻实，大麦粥制约硝石、矾石攻下伤正。

权衡用量比例：硝石与矾石用量比例为相等，提示逐瘀与燥湿化痰之间的用量调配关系，以治瘀湿。

【药理作用】 本方具有保肝利胆、降血脂、降血压、降血糖、改善微循环、解除胃肠道平滑肌痉挛、增强胃肠蠕动、增强机体免疫功能、调节内分泌、抗炎、抗菌、抗真菌、抗病毒、抗肿瘤、抗硬化、抗过敏等作用。

雄黄熏方

【导读】 ①雄黄熏方的组成药物仅有一味，单用比较少，最好合方应用。②雄黄熏方虽是辨治寒毒证的重要代表方，但在临床中对寒湿证等也具有良好治疗作用。③学好用活雄黄熏方的第一步是辨清雄黄熏方由哪些药物组成：组成雄黄熏方仅有1味药，其有温化解毒作用、消疮治痫作用，从用药用量深入学习研究即可用活雄黄熏方。

【方歌】 雄黄熏方治寒毒，皮肤诸疾及瘙痒，解毒燥湿能杀虫，酌情内服治惊狂。

【方药】 雄黄二两（6g）（编者注：用量引自《经方辨治疑难杂病技巧》）

【用法】 上一味，为末，筒瓦二枚合之，烧，向肛熏之。

【功用】 解毒燥湿，杀虫蠲邪。

【适应证】

1. 中医病证：①湿毒下注证。前后阴瘙痒，或溃烂，色红不甚，口不渴，或惊，或痫，或疟，或痰核，或虫，舌淡、苔薄，脉沉。②寒毒夹湿证。

2. 西医疾病：牙龈糜烂、牙周炎、口腔溃疡、牙齿黑或黄、过敏性皮炎、支气管炎等临床表现符合郁热证者。

【用药分析】 方中雄黄温阳燥湿解毒。

【用方思路】

1. 雄黄熏方既是辨治湿毒下注证的重要代表方，又是辨治诸多杂病如妇科病、男科病、心病、肾病、口腔病、皮肤病等的重要基础方。

2. 方中雄黄既可驱杀诸虫，又可化解诸毒。雄黄熏方的应用并不局限于湿毒证，还可用于辨治诸多杂病，如妇科、男科疾病和循环、泌尿、内分泌及代谢等系统疾病。

3. 运用雄黄熏方辨治的病证（无论是心肾疾病，还是妇科、男科疾病）以寒毒为主，其治当清热温化解毒。

【随证合方】 若夹湿热，可与苦参汤合方用之；若夹阳虚，可与天雄散合方用之；若夹寒痰，可与赤丸合方用之。应用时还必须结合病变主次酌情调整方药用量。

【注意事项】 运用雄黄熏方既要辨清西医之病，又要辨清西医之病属于中医寒毒蕴结证。辨西医之病可进一步了解疾病的发展演变及转变规律，辨中医之证可更好地针对西医之病选用雄黄熏方。

【应用指征】 蚀于肛者，雄黄熏之。（第三 12）

【方论】

元·赵以德，《金匮方论衍义》（1368年）： 雄黄本主䘌疮，杀虫，又有治风之义故用熏之。

清·李彣，《金匮要略广注》（1682年）： 厥阴属风木而生虫，雄黄味苦有毒，独入厥阴，为杀虫解毒之圣药。阴与肛俱在下级，药力未必到此，故用熏洗之法。

清·张志聪，《金匮要略集注》（1683年）： 肛，大肠也。蚀于肛者又在上下之间，而蚀于阳明也。宜雄黄熏之。雄黄秉雄壮之气，具金火之体色，能杀邪鬼虫毒而胜五兵。用上部之药，从下熏之，使其上达而至于中也。

清·周扬俊，《金匮玉函经二注》（1687年）：雄黄本主䘌疮杀虫，又有治风之义，故用熏之。

清·魏荔彤，《金匮要略方论本义》（1720年）：再或生于极阴而蚀于下部之肛门，亦邪热之气必由大便下泄，虫随生于其间而蚀于其间。熏之以雄黄，单取杀虫之义，以其虫近身外，可以雄黄之烈气灼之而毙，不足有干于脏腑矣。又皆因虫治虫之法也。然治虫者，治其标也，治虚热者，治其本也。下部二法，一从标治，及于清热而不及于补虚；一从标治，且连补虚清热俱不及矣。是又在主治者以前治上部之法，佐其不逮可也。况虚热之极，即上部之虫，亦有先从本治，后从标治者，亦在学者于补虚之中寓清热之理，而不可使虚者益虚，热者且寒，虫虽杀而他变又起。何非善诊者所当用心乎？

清·朱光被，《金匮要略正义》（1803年）：侵蚀于喉为䘌；湿淫于下，侵蚀于以阴狐。上下为虫所苦，阳明受侮特甚，于是胃不安谷，饮食俱废。且虫之往来无定，即面目生色不一。以其蚀于上也，气分伤而声嗄。蚀于下也，血分伤而咽干……苦参，雄黄，亦一苦一辛，功专燥湿杀虫，而用熏洗者，以虫在肛门即就近制之也。

清·莫枚士，《经方例释》（1884年）：《千金》以雄黄三片，稍置瓦瓶中，炭火烧，向肛熏之，并服汤也。义似较明。

清·戈颂平，《金匮指归》（1907年）：肛，谷道也。雄，阳也，黄土也，土为阴，得阳气则土之阴运，谷道有创者，以雄黄之阳气，运土之浊阴。

近代·彭子益，《圆运动的古中医学·金匮方解篇》（1947年）：治狐䘌蚀于肛门者。雄黄烧熏肛门以去虫也，仍服甘草泻心汤。

现代·刘渡舟，苏宝刚，庞鹤，《金匮要略诠解》（1984年）：本条是论狐病蚀于肛门的治法。由于湿热生虫，蚀于后阴，作痒作痛，肛门溃烂。此证包括近世的“白塞综合征”，如前阴破损者，可用珍珠粉敷之。治以雄黄熏法。雄黄有解毒除湿杀虫的功效。此方亦治寸白虫（蛲虫），在临床上用之有效。

现代·王付，《经方学用解读》（2004年）：湿毒下注证的基本病理病证是湿毒浸淫于下，经气经脉为湿毒所肆虐。因此，治疗湿毒下注证，其治用方配伍原则与方法应重视以下几个方面。

针对证机选用解毒燥湿药：湿毒蕴结而搏于气血营卫，气血营卫为湿毒胶结而壅滞不畅，湿毒灼腐气血营卫而为溃烂，或游走于气血营卫而为瘙痒，其治当解毒燥湿。如方中雄黄。

随证加减用药：若瘙痒明显者，加地肤子、蛇床子，以温阳止痒；若湿痰明显者，加苍术、牛膝，以燥湿行血等。

【方论评议】 方中雄黄解毒疗疮，燥湿止痒，杀虫驱邪，蠲诸痰疾，善主皮肤诸疾湿毒。

【药理作用】 本方具有抗菌、抗真菌、抗炎、抗病毒、抗溃疡、抗肿瘤、抗血吸虫等作用。

紫参汤

【导读】 ①学用紫参汤应重视紫参和甘草的用量调配关系。②紫参汤虽是辨治热毒下利证的重要代表方，但在临床中对肺热证等也具有良好治疗作用。③学好用活紫参汤的第一步是辨清紫参汤由哪些药物组成：组成紫参汤有2组药，第1组是清热药即紫参，第2组是益气药即甘草，从2组药用量深入学习研究即可用活紫参汤。

【方歌】 紫参汤中用甘草，清热解毒效果好，脏腑诸热皆可治，先煮紫参效更高。

【方药】 紫参半斤（24g） 甘草三两（9g）

【用法】 上二味，以水五升，先煮紫参，取二升，内甘草，煮取一升半。分温三服。

【功用】 清热解毒止利。

【适应证】

1. 中医病证：①热毒下利证。胸痛，咳嗽，腹痛剧烈而拒按，下利，便脓血，身热，舌质红、苔黄，脉数。②肺热夹虚证。

2. 西医疾病：急、慢性肠炎，慢性非特异性溃疡性结肠炎，中毒性肠炎，肠伤寒，副伤寒，细菌性痢疾，上消化道出血，支气管炎，麻疹肺炎，膀胱炎，尿道炎，乙型脑炎，小儿麻痹症等临床表现符合热毒下利证者。

【用药分析】 方中紫参清热解毒、凉血止利，甘草清热解毒、益气和中、缓急止痛。

【用方思路】

1. 紫参汤既是辨治热毒下利证的重要代表方，又是辨治诸多杂病如脾胃病、大肠病、肺病等的重要基础方。

2. 方中紫参既可清热，又可止利；甘草既补气，又生津。从方中用药用量及调配分析得知，紫参汤的应用并不局限于热毒下利证，还可用于辨治诸多杂病，如消化、呼吸、内分泌及代谢等系统疾病。

3. 运用紫参汤辨治的病证（无论病变部位在脾胃或在肺）以热毒为主，其治当清热解毒。

【随证合方】 若夹郁，可与橘枳姜汤合方用之；若夹痰热，可与小陷胸汤合方用之；若夹湿热，可与葛根芩连汤合方用之；若夹阳虚，可与四逆汤合方用之。应用时还必须结合病变主次酌情调整方药用量。

【注意事项】 运用紫参汤既要辨清西医之病，又要辨清西医之病属于中医热毒证。辨西医之病可进一步了解疾病的发展演变及转变规律，辨中医之证可更好地针对西医之病选用紫参汤。

【应用指征】 下利，肺痛，紫参汤主之。（第十七 46）

【方论】

元·赵以德,《金匮方论衍义》(1368年): 其用紫参以治之者何?《本草》谓主心腹积聚，疗肠胃中热，通九窍，利大小便，故用是逐其陈，开其道。佐以甘草和其中外。气通则愈，积去则利止。

清·喻嘉言,《医门法律》(1658年): 下利肺痛者，紫参汤主之。气利，诃黎勒散主之。后人疑二方非仲景之方，讵知肠胃有病，其所关全在于肺，本草谓紫参主心腹中积聚，疗肠胃中热，通九窍，利大小便，仲景取之，固通因通用之意也。诃黎勒有通有塞，通以下涎液，消宿食，破结气；涩以固肠脱。仲景取之，亦通塞互用之意也。又可见肺气不通而痛，则急通其壅；大肠之气，坠而逼迫，则通塞互用，而缓调其适矣。嗟乎!

清·李彣,《金匮要略广注》(1682年): 紫参主心腹积聚，肠胃邪热，佐甘草以和中也。

清·张志聪,《金匮要略集注》(1683年): 肺痛者，脏腑之经气相通，腑邪而反干脏者也。紫参名曰童肠，团聚生根，紫皮白肉，性味苦寒，主清肠邪而止下利。配甘草固中焦，以御腑气之上乘。

清·周扬俊,《金匮玉函经二注》(1687年): 大肠病，而气塞于肺者痛。肺有积者亦痛，痛必通用。紫参，本草谓主心腹积聚，疗肠胃中热积，九窍可通，大小肠可利，逐其陈，开其道；佐以甘草，和其中外，气通则愈，积去则利止。注云非仲景方，以紫参非仲景常用也。

清·魏荔彤,《金匮要略方论本义》(1720年): 下利肺痛者，气分之结聚也。气分之结聚，非有形之物，故不可下而可通，以紫参汤主之。《本草》谓紫参主心腹中积聚，疗肠胃中热，通九窍，利大小便。盖为塞者塞之，通者通之也，且治通正所以为塞也；与甘草同用，其意通而不泄。可知气分之结聚，虚而不实，故治法又不同于实邪也。

清·黄元御,《长沙药解》(1753年): 治下利肺痛。以肺与大肠，相为表里，肠陷而利作，则肺逆而痛生。而肺肠之失位，原于中气之不运，盖己土不升则庚金陷，戊土不降则辛金逆，甘草补中而培土，紫参清金而破凝，使肺肠之气，各复其升降之旧也。

清·黄元御,《金匮悬解》(1754年): 肺与大肠为表里，肠陷而利作，则肺逆而痛生。而肺肠之失位，缘中气之不治，脾土不升，而后肠陷，胃土不降，而后肺逆。紫参汤，甘草补中而缓急，紫参清金而破瘀，瘀开而气调，各复肺肠升降之旧，则痛定而利止矣。

清·朱光被,《金匮要略正义》(1803年): 肺主上焦气分，与大肠之气相通，膈下有邪瘀阻，妨碍气通，故当下利时牵引作痛也。紫参性苦寒，能治心腹积聚，散瘀止痛，故主之。

清·陈修园,《金匮方歌括》(1811年):肺为华盖，诸脏之气皆上熏之，惟胃肠之气下降而不上干于肺，故肺为清肃之脏而不受浊气者也。夫肺与肠相表里，肠胃相连，下利肺痛者，肠胃之浊气上干于肺也，故主以紫参汤。《本经》云：紫参主治心腹寒热积聚邪气，甘草解百毒奠中土，使中土有权而肺金受益，肠胃通畅而肺气自安。肺气安则清肃之令行矣，何有肺痛下利之病哉?

清·高学山,《高注金匮要略》(1872年):紫参味苦气寒，性畅功补，用为主病之君。盖以味苦气寒者，坚其悬痛；而以性畅功补者，除其胀痛耳。然后佐以甘浮之甘草，是欲其托之在上，而直行肺中者可见矣。

清·莫枚士,《经方例释》(1884年):《本草》紫参，味苦辛寒，无毒，主心腹积聚，寒热邪气，通九窍，利大小便。《别录》云：疗肠胃大热。是此方所主之痢，亦热痢也。且《别录》又云：治肠中聚血。甄权云：散瘀血。据此诸说，当是治热在血分之痢。

清·戈颂平,《金匮指归》(1907年):紫，水火间色也。主紫参，苦寒，固阳气行于里，蒸阴土阴液，外通半表，以助其阳。火能生土，土能藏阳，阳气行于表，阴液从半表下。下利，土味不足于里，以甘草极甘培之，使阳内藏。右二味，以水五升，象二阴偶阳藏于土中。先煮紫参，取二升，内甘草，煮取一升半，分温三服，象二阴偶一阳，分温半表半里也。

近代·赵桐,《金匮述义》(1940年):紫参又名牡蒙、五鸟花，治心腹坚胀，散瘀血，寒热痁疾。

近代·彭子益,《圆运动的古中医学·金匮方解篇》(1947年):治下利肺痛者。大肠金气陷于下则利，肺金之气逆于上则痛。下陷上逆，中气之虚，甘草补中，紫参理金气之滞，以复升降也。

现代·王渭川,《金匮心释》(1982年):本节指出下利后心腹积聚证治。肺无感痛之理。一般所指肺痛，实指肺部胸胁刺痛。病属气分积聚，非有形之物，故不可下，而以紫参汤主之。《本草》说：紫参可除心腹积聚，疗肠胃中热，利大小便。近人考证，紫参不是丹参，各地药店，均无此药。

现代·刘渡舟，聂惠民，傅世垣,《金匮要略诠解》(1983年):本条是论下利肺痛的证治。由于湿热浊气郁滞于胃肠，气机不畅，升降失常，湿浊迫于下，则下利；湿热之气上逆，壅塞胸膈，以致呼吸则肺中作痛，肺与大肠相表里，故邪气上下为病有如斯者。治宜紫参汤清热除湿，行气止痛。方中紫参味苦辛寒，除心腹积聚，胃中热积而通利肠道；甘草和中调气。两药相须，使郁滞消除，气机宣畅，下利肺痛可愈。

【方论评议】

综合历代各家对紫参汤的论述，应从用药要点、方药配伍和用量比例三个方面进行研究，以此更好地研究经方配伍，用于指导临床应用。

诠释用药要点：方中紫参清热解毒、凉血止利，甘草清热解毒、益气和中、缓急止痛。

剖析方药配伍：紫参与甘草，属于相使配伍，紫参助甘草清热解毒，甘草助紫参解毒缓急。

权衡用量比例：紫参与甘草用量比例是8∶3，提示清热与益气之间的用量调配关系，以治热痛。

【药理作用】本方具有抗菌、抗炎、抗过敏、解热、抗病毒、调节胃肠蠕动、解除胃肠平滑肌痉挛、抗心律失常、增强机体免疫能力、解除支气管平滑肌痉挛、调节支气管腺体分泌、调节内分泌等作用。

温经汤

【导读】①学用温经汤应重视吴茱萸和桂枝的用量调配关系、芍药和阿胶的用量调配关系、人参和半夏的用量调配关系、牡丹皮和麦冬的用量调配关系。②温经汤虽是辨治胞宫虚瘀寒证的重要代表方，但在临床中对寒瘀证等也具有良好治疗作用。③学好用活温经汤的第一步是辨清温经汤由哪些变化方和药物组成：组成温经汤有4个变化方和6组药，变化方之一是桂枝汤，之二是桂枝甘草汤、之三是芍药甘草汤，之四是吴茱萸汤，6组药中第1组是温阳药即吴茱萸、桂枝，第2组是活血药即川芎、当归，第3组是补血药即当归、芍药、阿胶，第4组是益气药即人参、甘草，第5组是调理气机药即半夏、生姜，第6组是滋阴凉血药即麦冬、丹皮，变化方桂枝汤调理内外，桂枝甘草汤调补心肺脾胃，芍药甘草汤调补气血，吴茱萸汤温阳散寒，益气降逆，从4个变化方和6组药用量深入学习研究即可用活温经汤。

【方歌】 温经归芍桂萸芎，姜夏麦冬与丹皮，参草益气胶益血，虚瘀寒证皆能医。

【方药】 吴茱萸三两（9g） 当归二两（6g） 川芎二两（6g） 芍药二两（6g） 人参二两（6g） 桂枝二两（6g） 阿胶二两（6g） 生姜二两（6g） 牡丹皮去心，二两（6g） 甘草二两（6g） 半夏半升（12g） 麦门冬去心，一升（24g）

【用法】 上十二味，以水一斗，煮取三升，分温三服。亦主妇人少腹寒，久不受胎；兼取崩中去血，或月水过多，及至期不来。

【功用】 温补冲任，养血祛瘀。

【适应证】

1. 中医病证：①胞宫虚瘀寒证：少腹冷痛，遇寒则甚，暮即发热，经血少而色紫暗，婚后久不受孕，舌质暗淡或紫，脉沉迟或涩。②妇人血虚寒瘀经不至证：少腹满而冷痛，入暮则热，经行愆期而量少，血色暗淡而伴有血块，血块未下，少腹疼痛明显，得下则腹痛减轻，舌紫，脉涩。③妇人半产或产后血虚寒瘀证：少腹满而冷痛，痛如针刺而不移，入暮则发热，恶露不尽伴有血块，舌暗淡，脉涩。④妇人宫寒血瘀郁热证：少腹满而疼痛拒按，得热则减，暮则发热，手足心热，唇口干燥，口干不欲饮水，或少许热水，舌暗淡，脉涩。⑤妇人宫寒血瘀经行不定期证：少腹满而冷痛或拘急，经行或前或后，或一月再至，或经行不止，经量少而有血块，唇口干燥，不欲饮水，脉涩。⑥妇人宫寒血瘀痛经，闭经，崩漏以及盆腔诸疾患者。⑦寒郁虚夹热证。

2. 西医疾病：子宫卵巢发育不全、功能性子宫出血、围绝经期综合征、输卵管粘连、附件炎、盆腔炎、中枢神经性闭经、子宫内膜异位症等临床表现符合寒瘀证者。

【用药分析】 方中吴茱萸温阳降逆，桂枝温经散寒化瘀，当归补血活血，川芎活血行气，阿胶补血养血，芍药养血敛阴，人参益气生血，生姜温里散寒，半夏降逆燥湿，牡丹皮活血祛瘀，麦冬养阴清热；甘草益气和中。

【用方思路】

1. 温经汤既是辨治胞宫寒瘀虚证的重要代表方，又是辨治诸多杂病如妇科病、男科病、心病、肾病、肌肉关节病等的重要基础方。

2. 方中吴茱萸、桂枝、生姜可温诸脏腑之阳气；当归、芍药、阿胶可补诸脏腑之血；川芎既可活血，又可行气；半夏既可醒脾，又可降逆燥湿；牡丹皮、麦冬既可清热，又可益阴；人参、甘草可益诸脏腑之气。从方中用药用量及调配分析得知，温经汤的应用并不局限于胞宫寒瘀虚证，还可用于辨治诸多杂病，如循环、生殖、泌尿、内分泌等系统疾病。

3. 运用温经汤辨治的病证（无论是肝肾疾病，还是妇科、男科疾病）以寒瘀虚为主，其治当散寒活血补虚。

【随证合方】 若夹郁，可与四逆散合方用之；若夹寒痰，可与赤丸合方用之；若夹郁热，可与栀子豉汤合方用之。应用时还必须结合病变主次酌情调整方药用量。

【注意事项】 运用温经汤既要辨清西医之病，又要辨清西医之病属于中医寒瘀虚证。辨西医之病可进一步了解疾病的发展演变及转变规律，辨中医之证可更好地针对西医之病选用温经汤。

【应用指征】 问曰：妇人年五十所，病下利数十日不止，暮即发热，少腹里急，腹满，手掌烦热，唇口干燥，何也？师曰：此病属带下，何以故？曾经半产，瘀血在少腹不去，何以知之？其证唇口干燥，故知之，当以温经汤主之。（第二十二 9）

【方论】

元·赵以德，《金匮方论衍义》（1368年）： 故必先开痹破阴结，引阳下行。皆吴茱萸能主之，益陈推新。又，芎、归为臣，牡丹皮佐之。然推陈药固多，独用牡丹皮者，易老谓其能治神志不足，则是血积胞中，心肾不交，非直达其处者，不能通其神志之气。用半夏以解寒热之结；阿胶、人参补气血之不足；麦门冬助牡丹皮引心气入阴，又治客热唇口干燥；桂枝、生姜发达生化之气；甘草益元气，和诸药。妇人小腹寒，不受胎者，崩中去血者，皆因虚寒结阴，而阳不得入耳，尽可治之。

清·李彣，《金匮要略广注》（1682年）：《内经》云："血气者，喜温而恶寒。"寒则凝涩不流，温则消而去之。此汤名温经，以瘀血得温即行也。方内皆补养气血之药，未尝以逐瘀为事，而瘀血行、痒自去者，此养正邪自消之法也。故妇人崩淋不孕，月事不调者，并主之。

清·张志聪，《金匮要略集注》（1683年）：夫荣卫经血，始于下焦之足少阴，生于中焦之足阳明，主于上焦之手少阴。故用茱萸、桂枝、阿胶，行心火之气以下交；用当归、牡丹、芍药，导阴脏之气以上济；用人参、生姜、甘草、半夏，助中焦胃府之气。以资经脉荣卫之生原；佐麦冬通胃络，以灌溉于四旁；使芎䓖行血气，而交通于上下。此承上又而总为救治之法，故曰：亦主妇人少腹寒，久不受胎，兼取崩中去血，或月水来过多及至期不来诸证。

清·周扬俊，《金匮玉函经二注》（1687年）：故必开痹破阴结，引阳行下，皆吴茱萸主之；益新推陈，又芎归为臣；丹皮佐之，然推陈药固多，独用丹皮者，易老谓其能治神志不足；血积胞中，心肾不交，非直达其处者，不能通其神志之气，用半夏以解寒热之结；阿胶、人参补气血之不足；麦冬助丹皮，引心气入阴，又治客热唇口干燥；桂枝、生姜发达生化之气；甘草益元气，和诸药。妇人小腹寒不受胎者，崩中去血，皆因虚寒结阴而阳不得入耳，尽可治之。设有脉沉数，而阳乘阴者，亦为带下不成孕。崩中去血等证，又乌可用是治之，必须脉辨也。

清·张璐，《医通祖方》（1695年）：治经水不调、崩带及唇口干燥，并治经阻不通、咳嗽、便血，此肺移热于大肠也。四物汤去地黄，加阿胶、甘草、人参、肉桂、吴茱萸、牡丹皮、麦门冬、半夏、生姜。更加白术，名大温经汤。此方本胶艾汤而立，以虚火上炎，唇口干燥，故用麦冬；浊湿下渗，不时带下，故用半夏。若无二证，不必拘执成方也。

清·张璐，《千金方衍义》（1698年）：妙用全在萸、桂之散结，姜、半之涤垢，尤妙在麦冬滋燥也。

清·魏荔彤，《金匮要略方论本义》（1720年）：主以温经汤，开散瘀血为主治。而瘀血之成，成于阴盛，故用吴茱萸之辛温，以引芎䓖、芍药、丹皮、阿胶入阴血之分，补之正所以泄之也；加人参、桂枝、生姜、甘草、半夏群队阳性之药，以开阴生阳，温之即所以行之也；再加麦冬以生津治标，洵阴阳本末兼理之法也。方后云：妇人少腹寒，久不受胎，兼崩中去血，或月水之来过期，及至期不来，俱主之。可见经水之来去失度，悉关血分之寒热，而血分之寒热，实由气分之虚实。方中以补气为调血，以温经为行瘀，较之时下滋阴养血之四物汤、破瘀行气之香附丸，义理纯驳粲然矣。竟有不知瘀血阴寒，而妄施攻下者，则又下工之下者也。

清·尤在泾，《金匮要略心典》（1729年）：血内瘀者，不外荣也，此为瘀血作利，不必治利，但去其瘀而利自止，吴茱萸、桂枝、丹皮入血散寒而行其瘀；芎、归、芍药、麦冬、阿胶以生新血；人参、甘草、姜、夏以正脾气；盖瘀久者营必衰，下多者脾必伤也。

清·黄元御，《长沙药解》（1753年）：主妇人少腹寒，久不受胎。兼崩中去血，或月水来过多，或至期不来。治妇人带下，下利不止，暮即发热，腹满里急，掌热口干。以曾半产，瘀血在腹，阻隔清阳升达之路，肝脾郁陷，故腹满里急。风木疏泄，故带下泄利。君火上逆，故手掌烦热，唇口干燥。暮而阳气不藏，是以发热。归、阿、芍药，养血而清风；丹、桂、芎，破瘀而疏木；半夏、麦冬，降逆而润燥；甘草、人参，补中而培土；茱萸、干姜，暖肝而温经也。吴茱萸辛燥之性，泻湿驱寒，温中行滞，降胃逆而止呕吐，升脾陷而除泄利，泻胸膈痞满，消脚膝肿痛，化寒痰冷饮，去嗳腐吞酸，逐经脉关节一切冷痹，平心腹胸首各种寒痛，熨胁腹诸癥，杀脏腑诸虫，医霍乱转筋，疗疝气痛坠。

清·黄元御,《金匮悬解》(1754年): 妇人年五十所，病下利数十日不止，脾土湿陷而风木疏泄也。土湿水寒，暮而阳不内敛，是以发热。乙木郁陷，不得升达，故腹满里急。手厥阴之脉，行手掌而上中指，手少阴之脉，行手掌而走小指，下寒而君相之火不根于水，故手掌烦热。阴精脱泄，肺津枯槁，故唇口干燥。此属带下之证，以曾经半产，瘀血在少腹不去，阴精不能上济，故少阴失其闭藏，厥阴行其疏泄，下流而为带也。盖神藏于心，精藏于肾，半产之家，肾气虚寒，瘀血凝涩，结于少腹，阻格阴阳交济之路，故阴精流溢下脱，而为带证。《素问·骨空论》：任脉为病，男子内结七疝，女子带下瘕聚。以任者，诸阴之统任，任中阳秘，则能受妊，任脉寒冷，阴精失温，凝聚则为瘕，流溢则为带。阴精之不脱者，带脉横束，环腰如带，为之收引也，水寒木陷，带脉不引，故谓之带下。何以知其为带下也？其证唇口干燥，是阴精之下脱而不上济，故知之也。带下之病，下寒上热，下寒故下利里急，上热故烦热干燥。此当温肾肝两经之下寒，温经汤，归、胶、芍药，养血而清风，丹、桂、芎，破瘀而疏木，半夏、麦冬，降逆而润燥，甘草、人参，补中而培土，茱萸、干姜，暖血而温经也。

清·吴仪洛,《成方切用》(1761年): 治妇人少腹寒，久不受胎。兼治崩中去血，或月水来过多，及至期不来。药用温经汤者，因半产之虚，而积冷气结，血乃瘀而不去，故以归芍芎调血，吴茱、桂枝，以温其血分之气，而行其瘀。肺为气主，麦冬、阿胶，以补其本。土以统血，参甘以补其虚，丹皮以去标热。然下利已久，脾气有伤，故以姜半正脾气。名曰温经汤，治其本也。唯温经，故凡血分虚寒而不调者，皆主之。

清·陈修园,《金匮要略浅注》(1803年): 吴茱萸、桂枝、丹皮，入血散寒而行其瘀。芎、归、芍药、麦冬、阿胶以生新血，人参、甘草、姜、夏以正脾气。盖瘀久者荣必衰，下多者脾必伤也。

清·朱光被,《金匮要略正义》(1803年): 此条举历年血寒积结胞门之最深远者，立之准，以见妇人即当衰年；发见别病，亦必细审病机，推究其本来，以为治疗之地也。故仲景设为问答，以申明之。如妇人年已五十，则为经尽之时，下利发热，又非带下之病；但与本愿之虚冷结气，了不相涉，乃仲景细为细绎其病情。下利也，何以至于数十日不止，则非偶感阴寒矣。发热也，而必至暮，则病在荣分矣。少腹里急而至腹满，胞门结寒之象。手掌烦熟，手掌属心，血室瘀阻，荣气郁而为热之征，即此已可断其为带下之病矣。然尚未为的对之症也，惟合之唇口干燥。唇口，脾主之，血枯脾无所统，故干燥也。阴寒下利中，断无是症，以之即合所现诸症，可以直断其病属带下，且决其曾经半产，瘀血在少腹不去。有是的症，即可用温经的药以治之。按血室主乎厥阴，历年积结，肝郁特甚。吴萸合芎、归，温通厥阴，以开结气为主；木郁则火郁，麦冬、牡丹足以清心；火郁则土郁，芍药、甘草足以和脾；土郁则金郁，阿胶合麦冬，足以润肺；姜、半温行气分之寒郁，桂枝温行荣分之寒郁；病本乎虚，加人参以扶正。结寒散则经自温，故曰温经。凡血分虚寒，经水不调者，皆主之。

清·陈元犀,《金匮方歌括》(1811年): 按：方中当归、芎䓖、芍药、阿胶，肝药也；丹皮、桂枝，心药也；吴茱萸，肝药亦胃药也；半夏，胃药亦冲药也；麦门冬、甘草，胃药也；人参补五脏；生姜利诸气也。病在经血，以血生于心，藏于肝也，冲为血海也。胃属阳明，厥阴冲脉丽之也，然细绎方意，以阳明为主，用吴茱萸驱阳明中土之寒，即以麦门冬滋阳明中土之燥，一寒一热，不使偶偏，所以谓之温也。用半夏、生姜者，以姜能去秽而胃气安，夏能降逆而胃气顺也，其余皆相辅而成温之之用，绝无逐瘀之品，故过期不来者能通之，月来过多者能止之，少腹寒而不受胎者并能治之，统治带下三十六病。其神妙不可言矣。

日本·丹波元简,《金匮玉函要略述义》(1842年): 此方半夏，其旨难晰。程氏谓以止带下，殊属无稽；徐氏曰，下利已久，脾气有伤，故以姜半正脾气，亦未核；《杨氏家藏方》，调经汤，治冲任脉虚，风寒客搏，气结凝滞，每经候将行，脐腹先作撮痛，或小腹急痛，攻注腰脚疼重，经欲行时，预前五日，及经断后五日，并宜服之。

清·高学山，《高注金匮要略》(1872年)： 血气得寒则凝，得温则畅也，以辛温之姜桂为主，而以善降之半夏，善敛之芍药佐之，则温下而适所以去下焦之瘀也。因瘀而肝血阻于血室之络，以致血不得由血室而外达上供，故下陷而带下，渐成烦热干燥之候。故以芎麦之上滋者，补上焦之血，胶归之下滋者，补下焦之血，而以善行阴阳之丹皮，分走而各注之。所以治暮热掌热，唇口干燥等候也。又血虚气寒而至于下利，究当责之阳明之腑。故用苦温之茱萸，甘温之人参，而托以守中之甘草，则胃腑之阴阳起复。譬之大地春融冰消雪化，田畴气暖，冰脱湿干之象，将瘀去而利亦自止矣。

清·莫枚士，《经方例释》(1884年)： 此麦门冬汤去米、枣，合吴茱萸汤去枣，又合胶艾汤去地、艾，加桂、丹二味也。而桂、丹并用，又为桂枝茯苓丸下癥之法，殆妇人方中之大剂欤，故为调经，崩中漏下，带下之总方。《本经》麦冬，主心腹结气。近徐灵胎说：此结气为燥结之气。泉谓：唇口者，胃之部，唇口干燥，则燥结之气在胃。麦门冬主胃络绝伤，是润胃之药，合半夏散结平逆，为润降之法，故二味为君。吴萸、生姜能散久寒，而味辛，辛亦润也，故以二味为臣。参、桂、芍、丹、芎、归、胶、甘八味等分者，参、桂治气，一补一泄，芍、丹、芎、归治血，芍、丹去瘀，芎、归生新，胶、甘为和药，趋下之用，故八味为佐使。又桂、芎、胶息风，血畏风也，芎、归辛润，血恶燥也。参甘甘而补脾，脾统血也。丹又除热，血畏热也，芍除痹，血恶滞也。诸法无所不备，而治血之药已尽之矣。

清·戈颂平，《金匮指归》(1885年)： 阳不藏丣，阴土不温，主吴萸辛热气味，威烈直入半里下，冲开阴土之阴，阴土得温，积血则行；半夏辛平，降逆，散土中气结；当归辛温多液，和阳气内藏；芎劳辛温，芍药苦平，丹皮辛寒，外和阳气，内疏土中气滞；阳不内藏，经道不温，以桂枝、生姜温之；人年五十，阳气藏丣不足，阴土之液亦不足，以人参、麦冬甘寒，阿胶、甘草甘平，培土之液，和内藏之阳。右十二味，象地支之数，以水一斗，象地天生成十数，煮取三升，分温三服，象阳数得阴，外荣半表，地支之六数，阴数得阳，内荣半里，地支之六数。

近代·曹颖甫，《金匮发微》(1931年)： 用温经汤者，推其原以为治也，方中芎、归、芍、胶、丹皮，以和血而通瘀，桂枝以达郁而通阳，生姜、半夏以去水，麦冬、人参、甘草，以滋液而润上燥，吴茱萸疏肝燥脾，温中除湿，故不治利而利可止也。

近代·赵桐，《金匮述义》(1940年)： 温经者，血得温则行，正盛则邪除也。胞隶于肝，肝藏血，吴茱萸温肝即以温胞宫也。血得温则行，血行则瘀化矣。胞络通于心，心主血，桂枝振心阳即以煦胞，胞得煦则暖，胞暖则瘀血行矣。芎理血瘀，芍除血痹，麦润经枯。归芍补已失之血，参草资生血之源。生姜助温行散，半夏调和阴阳，川芎交阴于阳。丹制桂热，麦制萸辛，姜制半夏。真如天星密布，数数难全者。各家注亦多可读。修园极赞是汤无所不宜，此盖宜于虚寒者，若施与实或热者则非所宜矣。

近代·彭子益，《圆运动的古中医学·金匮方解篇》(1947年)： 治妇人经水诸病。归芎桂芍，以调木气。阿胶冬夏，以降金气。参草生姜，以调中气。丹皮吴萸，以调血分之滞气。整个得运动圆，然后经调也。麦冬能开腹中一切结气。

现代·刘渡舟，苏宝刚，庞鹤，《金匮要略诠解》(1984年)： 本病为冲任虚寒，少腹瘀血，引起崩漏不止等证。治以温经汤温气濡血，调和冲任。方中吴茱萸、桂枝、生姜温和肝胃，以暖胞门；当归、川芎、芍药、阿胶补血益阴，以补肝胃；丹皮配芍药则凉血退热；麦冬有润燥续绝补养心肺之功；人参、甘草则补气扶虚，以开化源；半夏降逆止咳而和胃气。诸药合用，可以暖宫温经，补血去瘀，故亦治妇人少腹积寒，瘀血内停之崩漏下血，月经过多，至期不来，久不受胎等证。

现代·王付，《经方学用解读》（2004年）：胞宫虚瘀寒证的基本病理病证是阴血虚弱，寒气内结，血脉瘀滞。所以，治疗胞宫虚瘀寒证，其用方配伍原则与方法必须重视以下几个方面。

针对证机选用温经散寒药：寒邪侵袭女子胞中，寒气不仅肆虐于内，且还充斥于外，则证见少腹冷痛，遇寒则甚，月经不调，其治当温经散寒药。如方中吴茱萸、桂枝。

合理配伍活血化瘀药：寒邪侵袭，与血相搏而凝结，寒瘀阻结于胞宫，经血不和，经气不利，则证见经血少而色紫暗，或婚后久不受孕，其治当活血化瘀。如方中川芎、桂枝、当归。

妥善配伍补血药：女子以血为本，瘀血内阻，新血不得归经，血不得滋荣于胞中，则证见少腹疼痛，或婚后久不受孕，其治当补血以滋养经脉与荣胞。如方中当归、芍药、阿胶。

适当配伍阴润药：寒在女子胞中，阳气不得入而郁于经脉之中，则证见口干唇燥，手足心热。再则，寒瘀病理，其治当温散化瘀，可因用温经散寒药稍有不当则易于损伤阴血，用活血化瘀药若有用之不当也易损伤阴血，故在治疗时一定要适当配伍滋润药，始可达到活血化瘀而不伤阴血。如方中麦冬、丹皮。

酌情配伍益气和胃药：寒袭者，法当温散；血虚者，法当补血；瘀血者，法当活血化瘀，此虽可治疗病证，但用之稍有不当则易损伤正气。因此，在治疗病证时还要配伍益气和胃药，以冀病证得除，胃气得和。如方中人参、大枣、半夏、生姜。

随证加减用药：若血瘀明显者，加桃仁、红花，以活血化瘀通经；若肾阳虚者，加淫羊藿（仙灵脾）、巴戟天、蛇床子，以温补肾阳暖宫；若肾阴虚者，加枸杞子、女贞子，以滋肾填精等。

【方论评议】

综合历代各家对温经汤的论述，应从用药要点、方药配伍和用量比例三个方面进行研究，以此更好地研究经方配伍，用于指导临床应用。

诠释用药要点：方中吴茱萸温阳降逆，桂枝温经散寒化瘀，当归补血活血，川芎活血行气，阿胶补血养血，芍药养血敛阴，人参益气生血，生姜温里散寒，半夏降逆燥湿，牡丹皮活血祛瘀，麦冬养阴清热，甘草益气和中。

剖析方药配伍：吴茱萸与桂枝，属于相使配伍，温阳通经；当归与川芎，属于相使配伍，补血活血，兼以行气；芍药与阿胶、当归，属于相须配伍，补血养血；半夏与生姜，属于相使配伍，辛开苦降，调理气机；麦冬与牡丹皮，属于相使配伍，清热凉血滋阴；人参与甘草，属于相须配伍，增强益气生血帅血；吴茱萸、桂枝与麦冬、牡丹皮，属于相反相畏配伍，麦冬、牡丹皮寒凉制约吴茱萸、桂枝温热化燥，兼清郁热；当归与阿胶，属于相须配伍，增强补血养血；人参与阿胶，属于相使配伍，益气生血；人参、甘草与当归、芍药、阿胶、川芎，属于相使配伍，气能生血，血能化气，气能行血，血能载气，气血生化，气血周流。

权衡用量比例：吴茱萸与桂枝用量比例是3∶2，提示温阳降逆与通经之间的用量调配关系，以治寒瘀；当归与川芎用量比例是1∶1，提示补血与活血行气之间的用量调配关系，以治瘀滞；当归与芍药、阿胶用量比例是1∶1∶1，提示补血活血与补血敛阴之间的调配关系，以治血虚；当归、川芎与芍药用量比例是1∶1∶1，提示活血补血与补血敛阴之间的用量调配关系；半夏与生姜量比例是2∶1，提示醒脾降逆与和胃宣散之间的用量调配关系；当归、芍药、阿胶与川芎用量比例是1∶1∶1∶1，提示补血与行气之间的用量调配关系；芍药与甘草用量比例是1∶1，提示补血缓急与益气缓急之间的用量调配关系，以治疼痛；麦冬与牡丹皮用量比例是4∶1，提示滋阴与凉血散瘀之间的用量调配关系，以治郁热；吴茱萸、桂枝与麦冬、牡丹皮川芎用量比例是3∶2∶4∶2，提示温通与滋凉之间的用量调配关系；人参与阿胶用量比例是1∶1，提示益气与补血之间的用量调配关系，以治气血虚。

【药理作用】 本方具有促进排卵、调节下丘脑-垂体卵巢轴功能、促进造血功能、对子宫内膜呈双向调节、抑制子宫内膜异位发生、对腺体呈双向调节、增加血流量、保护心脑血管、抑制血小板聚集、抑制血栓形成、促进骨质代谢、降血压、降血脂、改善微循环、增强机体免疫功能、抗纤维化、抗肿瘤、抗缺氧、抗缺血、镇痛、镇静、抗惊厥、抗炎、抗菌、抗病毒等作用。

滑石代赭汤

【导读】①学用滑石代赭汤应重视百合和代赭石的用量调配关系、百合和滑石的用量调配关系。②滑石代赭汤虽是辨治心肺阴虚气逆夹湿证的重要代表方，但在临床中对肺脾阴虚夹湿证等也具有良好治疗作用。③学好用活滑石代赭汤的第一步是辨清滑石代赭汤由哪些药物组成：组成滑石代赭汤有3组药，第1组是滋补药即百合，第2组是清热利湿药即滑石，3组清泻降逆药即代赭石，从3组药用量深入学习研究即可用活滑石代赭汤。

【方歌】滑石代赭利心肺，阴虚气逆夹内湿，心烦干咳四肢重，清利心肺能降逆。

【方药】百合擘，七枚（14 g） 滑石碎，绵裹，三两（9 g） 代赭石碎，绵裹，如弹丸大一枚（15 g）

【用法】上先以水洗百合，渍一宿，当白沫出，去其水，更以泉水二升，煎取一升，去滓。别以泉水二升煎滑石、代赭，取一升，去滓。后合和重煎，取一升五合，分温服。

【功用】清利心肺，导湿降逆。

【适应证】

1. 中医病证：心肺虚热气逆夹湿证。心烦，干咳，欲呕，或恶心，四肢沉重懒动，头晕，善太息，欲饮食复不能食，舌红、苔腻，脉虚数。

2. 西医疾病：心神经症、心动过速、心律不齐、梅尼埃病、慢性萎缩性胃炎、慢性胆囊炎、支气管扩张、支气管哮喘等临床表现符合虚热气逆夹湿证者。

【用药分析】方中百合滋补阴津，滑石清热利湿，代赭石清热重镇降逆。

【用方思路】

1. 滑石代赭汤既是辨治虚热气逆夹湿证的重要代表方，又是辨治诸多杂病如心病、脾胃病、肺病、内分泌疾病等的重要基础方。

2. 方中百合可益五脏六腑之阴；滑石既是利湿药，又是清热药；代赭石既是降泄药，又是凉血药。从方中用药用量及调配分析得知，滑石代赭汤的应用并不局限于虚热气逆夹湿证，还可用于辨治诸多杂病，如循环、消化、内分泌、精神神经等系统疾病。

3. 运用滑石代赭汤辨治的病证（无论病变部位在心、在肺或在肾）以阴虚气逆夹湿为主，其治既要滋阴，又要利湿，还要降逆。

【随证合方】若夹水气，可与猪苓汤合方用之；若夹瘀热，可与桃核承气汤合方用之；若夹气逆比较重，可与橘皮竹茹汤合方用之。

【注意事项】运用滑石代赭汤既要辨清西医之病，又要辨清西医之病属于中医阴虚气逆夹湿证。辨西医之病可进一步了解疾病的发展演变及转变规律，辨中医之证可更好地针对西医之病选用滑石代赭汤。

【应用指征】百合病，下之后者，滑石代赭汤主之。（第三 3）

【方论】

元·赵以德，《金匮方论衍义》（1368年）： 故用滑石、代赭佐以救之。滑石开结利窍，代赭除脉中风痹瘀血。

清·李彣，《金匮要略广注》（1682年）： 热在脉而不在腑，下之则热邪入里，协热遂利而下焦不固，故加滑石之分利者，泌水谷以分阴阳，代赭石之重涩者，镇下焦而固虚脱。

清·张志聪，《金匮要略集注》（1683年）： 七枚三两，奇而成偶者，取其天气下降而地水之气复上升也。赭石如弹丸者，取其象心也。夫五味入口，津液各走其道。肾为水脏，受五脏之津液而藏之。肾之液，奉心化赤而为血，下之则虚其津液矣。石者水之骨，是以《神农》上品之石，皆主补肾，肾主骨也。滑石一名液石，白如凝脂，又名画石，石之脂膏也，性味甘寒，大补肾液。赭石色赤味苦，主入心而化赤于肾，故名曰血师，是以用弹丸大，取其象心而行心气也。百合补肺气，以资水津之母，盖血行脉中，虚而为病，更妄下之，故宜资补其血液之生原。

清·魏荔彤，《金匮要略方论本义》（1720年）：至下之后，不用知母，而以滑石代赭汤主之者，以重坠之品，随下药之势，使邪气自下世也。用代赭石之涩，涩大便也；用滑石之滑，利小便也；知母清肺，治气化之源；滑石利水，治气化之流也；又以赭石堵塞歧路，不使正气旁泄也，无非助百合为理者也。

清·尤在泾，《金匮要略心典》（1729年）：百合病不可下而下之，必伤其里，乃复以滑石、代赭者，盖欲因下药之势，而抑之使下，导之使出，亦在下者引而竭之之意也。

清·黄元御，《长沙药解》（1753年）：治百合病，下后者。下伤中气，湿动胃逆，肺郁生热。滑石利水而泻湿，百合、代赭，清金而降逆也。

清·黄元御，《长沙药解》（1753年）：治百合病，下之后者。下败中脘之阳，土湿胃逆，肺热郁蒸。百合清肺而泻热，滑石、代赭，渗湿而降逆也。

百合病，得于下之后者，是以下伤中气，湿动胃逆，肺郁而生热也。滑石代赭汤，百合清金而泻热，滑石、代赭，渗湿而降逆也。

清·朱光被，《金匮要略正义》（1803年）：此病多由误治所致也……下后脏阴亏损，下焦厥气，必致上逆，肺胃之气益伤，故以代赭镇逆气，滑石宣清窍，佐百合以廓清余邪也。

清·陈修园，《金匮方歌括》（1811年）：元犀按：误下者，其热必陷，热陷必伤下焦之阴，故以百合清补肺金引动水源，以代赭石镇离火而不使其上滕，以滑石导热气而能通水府，则所陷之邪从小便而自出，自无灼阴之患矣。此即见阳救阴法也。

清·高学山，《高注金匮要略》（1872年）：滑石甘寒镇重，甘能聚气，寒能养阴、镇重，则能令招摄神气之百合，下敛三阴散亡之气，分别水谷。又其治下后之余事也，下后，必多阴气上逆，故加代赭以镇之耳。

清·王旭高，《退思集类方歌注》（1897年）：伤寒误下则亡阴，热病误下则亡阳。《温热论》云"热病救阴犹易，通阳最难。通阳不在温，而在利小便"，故加滑石利窍。复入代赭石者，晋三所谓"重镇心经之气"是也。

清·戈颂平，《金匮指归》（1907年）：主百合，固半表上阳浮，阳浮半表上，阴土气滞，以滑石甘寒，色白体重，入阴土中滑利其气，阳浮半表上，不藏半里下，以代赭石苦寒，色赤体重，固阳气从子，更于左，从午代于右。右，先煎百合如前法，象二阴，耦一阳阖于午也，别以泉水二升，煎滑石、代赭，取一升，象二阴，偶一阳开于子也。去滓后，合和，重煎取一升五合，分温再服，象一阳阳气，合阴土之液从子。左开，分温半表也，一阳举二阴偶之从午。右阖，分温半里也。

近代·黄竹斋，《金匮要略方论集注》（1925年）：既云下后所得，则必有大便下利，小便不通之见证，故佐以代赭之固肠止脱，以治大便之下利。滑石之泄热利水以治小便之赤涩。

近代·赵桐，《金匮述义》（1940年）：百合病不闻食臭，口苦尿赤，非宿食也，若误宿食而下之，则更伤内，因而便溏矣。滑石滋阴利水，即以止泻。代赭石纳肾镇肝，强血涩便也。

近代·彭子益，《圆运动的古中医学·金匮方解篇》（1947年）：治百合病。得之于下之后者。下伤中气，湿动胃逆，热郁于肺，故成此病。代赭石降胃逆，滑石除湿气，百合清肺热，故愈。

现代·王渭川，《金匮心释》（1982年）：本节说明百合病误下后的治疗。百合病为伤寒温病后期的并发症，病人正气已衰，医者竟误下，危险必如"盲人骑瞎马，夜半临深池"。然滑石代赭汤又岂能为治？本人认为，应结合病症，以后世新方为宜。

现代·刘渡舟，苏宝刚，庞鹤，《金匮要略诠解》（1984年）：治以滑石代赭汤，滋阴清热，和胃降逆。方中百合滋润心肺，益气安神；滑石清热利尿；代赭石和胃降逆；配泉水引热下行。

【方论评议】

综合历代各家对滑石代赭汤的论述，应从

用药要点、方药配伍和用量比例三个方面进行研究，以此更好地研究经方配伍，用于指导临床应用。

诠释用药要点：方中百合滋补阴津，滑石清热利湿，代赭石清热重镇降逆。

剖析方药配伍：百合与滑石，属于相使相畏配伍，相使者，寒以清泻郁热，相畏者，滑石利湿制约百合滋阴浊腻，百合滋阴制约滑石利湿伤阴；百合与代赭石，属于相使配伍，百合使代赭石清热重镇安神，代赭石使百合清热养心安神；滑石与代赭石，属于相使配伍，重镇降逆利湿。

权衡用量比例：百合与滑石用量比例是 14 ∶ 9，提示滋阴与利湿之间的用量调配关系，以治阴虚夹湿；百合与代赭石用量比例是近 1 ∶ 1，提示滋阴与降泄之间的用量调配关系，以治阴虚气逆；滑石与代赭石用量比例是 3 ∶ 5，提示利湿与降泄之间的用量调配关系，以治湿浊上逆。

【药理作用】 本方具有降血糖、保护肾上腺皮质功能、调节内分泌、降压、调节水电解质代谢、调节水钠代谢、调节周围神经、抗缺氧、抗过敏、增强机体免疫能力，抗衰老等作用。

滑石白鱼散

【导读】 ①学用滑石白鱼散应重视白鱼和滑石的用量调配关系。②滑石白鱼散虽是辨治膀胱瘀热湿证的重要代表方，但在临床中对三焦瘀热湿证等也具有良好治疗作用。③学好用活滑石白鱼散的第一步是辨清滑石白鱼散由哪些药物组成：组成滑石白鱼散有 3 组药，第 1 组是清热利湿药即滑石，第 2 组是利水消肿药即白鱼，第 3 组是化瘀消肿药即乱发，从 3 组药用量深入学习研究即可用活滑石白鱼散。

【方歌】 滑石白鱼有乱发，清热化瘀与利湿，小便不利或夹血，随证加味最相宜。

【方药】 滑石二分（6g） 乱发烧，二分（6g） 白鱼二分（6g）

【用法】 上三味，杵为散，饮服方寸匕，日三服。

【功用】 化瘀利湿清热。

【适应证】

1. 中医病证：膀胱瘀水夹虚证。小便不利，或尿急，或尿痛，或尿道重坠，少腹急结或胀满，或尿中带血，身重，或身热，舌红、苔黄略腻，脉数。

2. 西医疾病：慢性肾小球肾炎、肾盂肾炎、慢性膀胱炎、尿道炎、肝硬化腹水、盆腔炎、附件炎、心源性水肿等临床表现符合瘀热湿证者。

【用药分析】 方中滑石清热利湿，乱发活血化瘀利水，白鱼益气利水散瘀。

【用方思路】

1. 滑石白鱼散既是辨治膀胱瘀水夹虚证的重要代表方，又是辨治诸多杂病如肾病、肝病、心病等的重要基础方。

2. 方中乱发既可活血，又可利水；滑石既可清热，又可利水；白鱼既可益气，又可利湿。从方中用药用量及调配分析得知，滑石白鱼散的应用并不局限于膀胱瘀水夹虚证，还可用于辨治诸多杂病，如泌尿、消化、循环、内分泌等系统疾病。

3. 运用滑石白鱼散辨治的病证（无论病变部位在膀胱、在心或在肝肾）以瘀水夹虚为主，其治当化瘀利水益虚。

【随证合方】 若夹郁，可与四逆散合方用之；若夹寒，可与茯苓四逆汤合方用之；若夹血热，可与百合地黄汤合方用之。应用时还必须结合病变主次酌情调整方药用量。

【注意事项】 运用滑石白鱼散既要辨清西医之病，又要辨清西医之病属于中医瘀水夹虚证。辨西医之病可进一步了解疾病的发展演变及转变规律，辨中医之证可更好地针对西医之病选用滑石白鱼散。

【应用指征】 小便不利，蒲灰散主之；滑石白鱼散、茯苓戎盐汤并主之。（第十三 11）

【方论】

元·赵以德，《金匮方论衍义》（1368 年）： 乱发乃血之余，能消瘀血，通关利小便，《本草》谓治妇人小便不利；又治妇人无故溺血。白鱼去水气，理血脉，亦可见是血剂也。

清·李彣，《金匮要略广注》（1682年）：

滑石利窍通便，白鱼下气泄水，乱发灰味苦，通淋行瘀，以利水道。

清·张志聪，《金匮要略集注》（1683年）：滑石一名液石，又名昔石，白腻如脂，而性兼滑利，主补肾脏之精，而滑泄寒水者也。此补精行气，而通利小便之剂也。鱼属阴，而乃水中之生动。白鱼，头昂善跃，主启阴液。发乃血之余，乱发有如络脉交错，服之仍自还神，盖能启阴液上通心神而化赤者也。此行液通经，而彻利小便之剂也。

清·周扬俊，《金匮玉函经二注》（1687年）：乱发、滑石、白鱼者，发乃血之余，能消瘀血，通关便。《本草》治妇人小便不利，又治妇人无故溺血；白鱼去水气，理血脉，可见皆血剂也。

清·魏荔彤，《金匮要略方论本义》（1720年）：又有小便不利者，所因各有不同，治法亦不一，并附于后，以俟主治者择其善而从之……滑石白鱼散者，意主滋阴利水而助胃也，为阴虚热盛，胃气不足者言治也。

清·黄元御，《长沙药解》（1753年）：治小便不利。以膀胱湿热，水道不通。滑石渗湿而泻热，白鱼、发灰，利水而开癃也。

清·朱光被，《金匮要略正义》（1803年）：此只因湿热滞于腑分而小便不利者立法，故但以清热利湿为主。若茯苓戎盐汤，便顾养阴气矣……白鱼入胃，下气去水。发乃血之余，通冲任二经，合滑石、白鱼以泻阳明营分之湿热也。

日本·丹波元简，《金匮玉函要略辑义》（1806年）：乱发，《本经》：主五淋。白鱼，恐非鱼中之白鱼。《尔雅》：蟫，白鱼。《本经》云：衣鱼，一名白鱼，主妇人疝瘕，小便不利。又《南齐书》：明帝寝疾甚久，敕台省府署文簿，求白鱼以为治，是也。沈云：白鱼鲞，诸注并仍之，不可从。

清·邹澍，《本经疏证》（1832年）：仲景于小便不利，连出三方而不言证，其蒲灰散、茯苓戎盐汤无论，惟滑石白鱼散中用白鱼、乱发，均从血中通利，其亦欲使人循方而知其所以治之证欤！至摩项强背起，不明其故，不敢强解。

清·高学山，《高注金匮要略》（1872年）：滑石甘寒以泻邪火，分利以通小便。白鱼扁窄而长尾，故其激水之捷，为鱼中之最。以之入散，欲其引滑石之速于走肾，而并用其分水之力以利小便也。发为血之余，既取其有润槁之功。乱发为败血之余，复取其有逐瘀之性。烧灰则其味苦咸，所以败心火之下流肾部者。

清·莫枚士，《经方例释》（1884年）：此治尸蹶方加滑石、白鱼也。故二味得专方名。《本经》衣鱼咸温，主小便不利，一名白鱼，一名潭鱼，此气化之虫，故借以治气不化之疾。《素·灵兰秘典》曰：膀胱者，都州之官，津液藏焉，气化则能出矣。是不出为气不化明矣。《范汪方》治小便不利，以二七枚作丸，顿服，本此。《千金》方，治小便转胞不出，纳衣鱼一枚于茎中。《证类》引《图经》曰：古方主小儿淋闷，取以摩脐及小腹，溺即通。取此。《外台·卷十五》治风癫方亦用之。参观之，盖白鱼乃治风热之药也。近张璐说：滑石白鱼散，治消渴，小便不利，小腹胀痛，有瘀血。

清·戈颂平，《金匮指归》（1907年）：发，《说文》：根也，乃血之余烧存性，入半里下，根核覆以通其阴；白鱼即白蚤，气味甘平，合滑石利水土中气滞。右三味，杵为散，饮服方寸匕，日三服，象三阳得阴阖午，三阴得阳开子也；茯苓淡甘，用半斤之多，取其气浓，先入半里下，通阴土之阴，阳不伏藏于里，阴土液少，以白术甘温多液，和其阳气；戎盐咸寒，出西羌生于土，一名青盐，不假，煎炼方稜明莹能坚固阳气，伏藏半里下，和阴气通于表。右三味，先服茯苓、白术，煎煮象先入半里，下通阴土之阴，增阴土之液，入戎盐，再煎，分温三服，象阳气阴偶分温表里也。

近代·黄竹斋，《金匮要略方论集注》（1925年）：此散盖治血淋者之方。

近代·曹颖甫，《金匮发微》（1931年）：滑石白鱼散，为水与血并结膀胱之方治也。水以寒而易泄，故称太阳寒水，水蓄于下，与脑中血海混杂，乃生里热，热郁则水道不道。故渗之以滑石，佐以善导血淋之发灰，白色俗名“蠹鱼”，喜蚀书籍，窜伏破书中，不见阳光，虽性味不可知，大约与土鳖子、鼠妇相等，善于攻瘀而行血者，盖瘀与热俱去，而小便自通矣。

近代·彭子益，《圆运动的古中医学·金匮方解篇》（1947年）：治小便不利者。均除湿之法。蒲灰滑石湿热之法，戎盐湿寒之法，白鱼乱发灰开窍利水之法。

现代·刘渡舟，苏宝刚，庞鹤，《金匮要略诠解》（1984年）：滑石白鱼散适用于少腹瘀血，阻碍气血运行，湿郁化热，引起小腹胀痛，小便不利，尿黄赤或有血尿等证。滑石白鱼散有散瘀止血，清热利湿之功。方中血余炭消瘀止血，通利关窍；白鱼理血脉，行水气；滑石清热利湿。

【方论评议】

综合历代各家对滑石白鱼散的论述，应从用药要点、方药配伍和用量比例三个方面进行研究，以此更好地研究经方配伍，用于指导临床应用。

诠释用药要点：方中滑石清热利湿，乱发活血化瘀利水，白鱼益气利水散瘀。

诠释方药配伍：滑石与乱发，属于相使配伍，清热利水化瘀；乱发与白鱼，属于相使配伍，益气化瘀，兼以利水；滑石与白鱼，属于相使配伍，益气利水，兼以化瘀。

权衡用量比例：滑石与乱发用量比例是1∶1，提示利湿与化瘀之间的用量调配关系，以治湿瘀；滑石与白鱼用量比例是1∶1，提示利湿与益气化瘀之间的用量调配关系，以治小便不利；乱发与白鱼用量比例是1∶1，提示化瘀与益气利水之间的用量调配关系，以治瘀结。

【药理作用】本方具有调节水液代谢、调节内分泌、改善微循环、对心脑血管呈双向调节、抗氧化、改善肾功能、降血脂、增强机体免疫功能、抗缺氧、抗炎等作用。

十三画

蒲灰散

【导读】①学用蒲灰散应重视蒲黄和滑石的用量调配关系。②蒲灰散虽是辨治膀胱瘀湿证的重要代表方，但在临床中对三焦瘀湿证等也具有良好治疗作用。③学好用活蒲灰散的第一步是辨清蒲灰散由哪些药物组成：组成蒲灰散有2组药，第1组是化瘀利水即蒲黄，第2组是清热利水药即滑石，从2组药用量深入学习研究即可用活蒲灰散。

【方歌】蒲灰散中用滑石，化瘀利湿通水道，小便不利尿中痛，尿中坠重效果好。

【方药】蒲灰七分（21 g） 滑石三分（9 g）

【用法】上二味，杵为散，饮服方寸匕，日三服。

【功用】化瘀利湿，通利小便。

【适应证】

1. 中医病证：①膀胱瘀湿证：小便不利，尿道疼痛，或尿中伴有血丝，尿时常坠重，身重，头昏，舌红、苔黄而腻，脉数。②瘀郁水气证：小便不利，手足厥逆，肢体浮肿，舌质略红、苔黄略腻，脉沉或数。

2. 西医疾病：肾小球肾炎、肾盂肾炎、膀胱炎、淋菌性尿道炎、泌尿系结石、肝硬化腹水、心源性腹水、胸膜炎、腹膜炎等临床表现符合瘀湿证者。

【用药分析】方中蒲灰（蒲黄）活血化瘀利水，滑石清热利水。

【用方思路】

1. 蒲灰散既是辨治膀胱瘀湿证的重要代表方，又是辨治诸多杂病如肝病、肾病、心病等的重要基础方。

2. 方中蒲黄既可活血，又可利水；滑石既可清热，又可利水。从方中用药用量及调配分析得知，蒲灰散的应用并不局限于膀胱瘀湿证，还可用于辨治诸多杂病，如消化、泌尿、内分泌及代谢、循环等系统疾病。

3. 运用蒲灰散辨治的病证（无论病变部位

在膀胱、在心或在肝）以瘀湿为主，其治当化瘀利湿。

【随证合方】 若夹虚热，可与猪苓汤合方用之；若夹郁，可与四逆散合方用之；若夹湿热，可与牡蛎泽泻散合方用之。应用时还必须结合病变主次酌情调整方药用量。

【注意事项】 运用蒲灰散既要辨清西医之病，又要辨清西医之病属于中医瘀湿证。辨西医之病可进一步了解疾病的发展演变及转变规律，辨中医之证可更好地针对西医之病选用蒲灰散。

【应用指征】

（1）小便不利，蒲灰散主之；滑石白鱼散、茯苓戎盐汤并主之。（第十三 11）

（2）厥而皮水者，蒲灰散主之。（第十四 27）

【方论】

元·赵以德,《金匮方论衍义》(1368年)：本草谓滑石、蒲黄利小便，消瘀血，可见蒲灰活滞血为君，滑石利窍出小便佐之也。”“故用蒲黄消孙络之滞，利小便，为君；滑石开窍，通水道，以佐之。

清·李彣,《金匮要略广注》(1682年)：蒲灰味咸而走水，滑石利窍以通便。

清·张志聪,《金匮要略集注》(1683年)：是以有水气而致渴者，宜瓜蒌瞿麦丸，交通精气，以散水寒。如止小便不利者，又当升散其生阳津液，交接上下阴阳，正气交通则水溺自泄矣。香蒲，水草，质甚柔弱，夏抽梗于丛叶中，如武士杵棒，花结于上，名曰蒲杵，外柔内刚有若坚多心之坎水，能通足少阴之母气者也。凡本经上品之石，皆主补肾。滑石一名液石，又名昔石，白腻如脂，而性兼滑利，主补肾脏之精，而滑泄寒水者也。此补精行气，而通利小便之剂也。鱼属阴，而乃水中之生动。

清·周扬俊，《金匮玉函经二注》赵以德(1687年)：蒲灰、滑石者，《本草》谓其利小便，消瘀血。蒲灰治瘀血为君，滑石利窍为佐。

清·魏荔彤,《金匮要略方论本义》(1720年)：又有小便不利者，所因各有不同，治法亦不一，并附于后，以俟主治者择其善而从之。蒲灰散者，意在渗湿利水也，为温热见于下焦者言治也。

清·黄元御,《长沙药解》(1753年)：治小便不利。以水泛土湿，木郁生热，不能行水。热传己土，而入膀胱，膀胱热涩，小便不利。蒲灰咸寒而开闭涩，滑石淡渗而泻湿热也。

清·黄元御,《金匮悬解》(1754年)：水在皮肤，阻遏阳气，不得四达，故四肢厥冷。蒲灰散，蒲灰、滑石，利水而泻湿也。

清·朱光被,《金匮要略正义》(1803年)：此只因湿热滞于腑分而小便不利者立法，故但以清热利湿为主。若茯苓戎盐汤，便顾养阴气矣。按蒲灰即旧蒲席烧灰，最善去湿利便。滑石涤六腑之邪热，从小便而出，合二物之长，以除皮毛表分之湿热也。

日本·丹波元简，《金匮玉函要略辑义》(1806年)：蒲灰，《证类本草》甄权云：破恶血，败蒲席灰也。《魏氏家藏方》，用箬灰。《楼氏纲目》云：蒲灰，恐即蒲黄粉。楼说难从，然《千金》有一方，附左备考。

清·陈元犀,《金匮方歌括》(1811年)：皮水久而致溃，为逆而不顺之证。以此散外敷之，此厥字言证之逆，非四肢厥逆之谓也，诸家多误解。

清·高学山,《伤寒尚论辨似》(1872年)：蒲草行根水中，具发生之性以泄水气，则为直至肾家而泻其火者也，又因此火来自少阴心主，烧以为灰，色黑味咸，黑入肾脏，咸则所以泻心火之留寄肾中也。配以甘寒分利之滑石，则直从水道而下散矣，故主之。

清·戈颂平，《金匮指归》(1907年)：灰，《说文》：死火余尽也，从火，从又，又手也，后也犹灭也，阴土阴浊，犹香不能化其重浊，犹火不能利重阴，取香蒲花中蕊屑，化阴土阴浊，复阳气于里。易阴气于表。香蒲即蒲黄犹以蒲烧灰也；滑石甘寒，体重入半里下，滑利水土气滞，和利表里。右二味，杵为散，饮服方寸匕，日三服，象阴数偶阳，布于里布于表也。”“取香蒲花中蕊屑，化阴土浊阴，布阳气于里。阳气布于里，其阴亦布于里，滑石甘寒，体重入半里下，滑利水土气滞，和于

十三画

表里。右二味，杵为散，饮服方寸匕，日三服，象阴数偶阳，布于里布于表也。

近代·黄竹斋,《金匮要略方论集注》(1925年)：此方盖治气淋者欤。李濒湖、徐忠可谓蒲灰即蒲席烧灰。今以《千金》证之，自知其误。

近代·曹颖甫,《金匮发微》(1931年)：小便不利，证情不同，治法亦异。所谓蒲灰散主之者，湿胜热郁之证也。肾脏当寒水下行之冲，水胜则肾阳被遏，由输尿管下结膀胱，而小便不利，用咸寒泄水之蒲灰，合淡渗清热之滑石，则水去而热亦除矣。

近代·陆渊雷,《金匮要略今释》(1934年)：此方《本草纲目》收于服器部蒲席条下，以蒲灰为败蒲席灰，即徐氏、丹波氏所本。尤氏以为香蒲之灰，香蒲即蒲黄之茎叶。又名蒲黄蒻，殆即《魏氏家藏方》之箬灰亦。二者不同，未知孰是。又，灰轻石重，而用蒲灰七分，滑石三分，恐误。他本或作蒲灰半分，盖亦有见于此而改之乎。

近代·彭子益,《圆运动的古中医学·金匮方解篇》(1947年)：治皮水而厥者。内热故外厥，滑石清内热，蒲灰利小便也。

现代·刘渡舟，苏宝刚，庞鹤,《金匮要略诠解》(1984年)：本条论述小便不利的三种辨证论治方法，蒲灰散适用于湿热郁于下焦，少腹瘀血，气郁血瘀，郁热更重，引起尿赤而少，小便不利，尿道疼痛，少腹急疼等证。蒲灰散有化瘀止血，清热利湿之功。方中蒲灰化瘀止血，凉血消肿；滑石清热利湿，利窍止疼。

【方论评议】

综合历代各家对蒲灰散的论述，应从用药要点、方药配伍和用量比例三个方面进行研究，以此更好地研究经方配伍，用于指导临床应用。

诠释用药要点：方中蒲灰（蒲黄）活血化瘀利水，滑石清热利水。

剖析方药配伍：蒲黄与滑石，属于相使配伍，蒲黄活血化瘀，滑石利水消肿，蒲黄助滑石利水化瘀。

权衡用量比例：蒲灰与滑石用量比例是近2∶1，提示化瘀与利水之间的用量调配关系，以治小便不利。

【药理作用】 具有调节水代谢、抗血小板聚集、改善微循环、对心脑血管呈双向调节、抗氧化、改善肾功能、降血脂、增强机体免疫功能、抗缺氧、抗炎、抗氧化等作用。

蜀漆散

【导读】 ①学用蜀漆散应重视蜀漆和龙骨的用量调配关系、蜀漆和云母的用量调配关系。②蜀漆散虽是辨治阳郁牡疟证的重要代表方，但在临床中对阳郁发热证等也具有良好治疗作用。③学好用活蜀漆散的第一步是辨清蜀漆散由哪些药物组成：组成蜀漆散有3组药，第1组是清热利湿即蜀漆，第2组是化痰清热药即云母，第3组是潜阳清热药即龙骨，从3组药用量深入学习研究即可用活蜀漆散。

【方歌】 阳郁牡疟蜀漆散，龙骨云母量相当，发热恶寒痰热证，辨治杂病效优良。

【方药】 蜀漆洗，去腥　云母烧二日夜　龙骨等份

【用法】 上三味，杵为散，未发前以浆水服半钱。温疟加蜀漆半分，临发时，服一钱匕。

【功用】 通阳化痰，除疟安神。

【适应证】

1. 中医病证：①阳郁痰热证。发热恶寒，寒多热少，汗出热解移时又作，胸闷，脘痞，神疲体倦，全身酸困，口中和，苔腻或略黄，脉弦。②郁热加痰证。

2. 西医疾病：疟疾、猩红热、抑郁症、神经衰弱、神经症等临床表现符合阳郁牡疟证者。

【用药分析】 方中蜀漆宣泄化痰，云母潜阳涤痰安神，龙骨清热化痰、重镇安神。

【用方思路】

1. 蜀漆散既是辨治阳郁牡痰热的重要代表方，又是辨治诸多杂病如营卫病、气血病、肺病、心病、皮肤病等的重要基础方。

2. 方中蜀漆既清热，又化痰；云母既化痰，又潜阳；龙骨既清热潜阳，又化痰。从方中用药用量及调配分析得知，蜀漆散的应用并不局限于阳郁痰热证，还可用于辨治诸多杂

病，如呼吸、循环、内分泌及代谢等系统疾病和皮肤病。

3. 运用蜀漆散辨治的病证（无论病变部位在营卫、肌肉、胸膈或在心肾）以痰热为主，其治当清热化痰。

【随证合方】 若夹郁热，可与小柴胡汤合方用之；若夹瘀热，可与桃核承气汤合方用之；若夹虚热，可与竹叶石膏汤合方用之。应用时还必须结合病变主次酌情调整方药用量。

【注意事项】 运用蜀漆散既要辨清西医之病，又要辨清西医之病属于中医痰热证。辨西医之病可进一步了解疾病的发展演变及转变规律，辨中医之证可更好地针对西医之病选用蜀漆散。

【应用指征】 疟多寒者，名曰牡疟，蜀漆散主之。（第四 5）

【方论】

元·赵以德，《金匮方论衍义》（1368年）： 用蜀漆和浆水以吐所结痰邪，龙骨以疗气伏心下者，云母安脏补虚，以除内收之热。若夫温疟亦用是，少加蜀漆治者，则亦为邪气结伏在心下，致阳气不入于阴，反独盛在外，以成热而不寒，故亦以此去其所结，以取差耳。

明·吴昆，《医方考》（1584年）： 此仲景治牝疟之方也，病原于顽痰癥瘕者，此方主之。牝，阴也，无阳之名。顽痰乃至阴所化，癥瘕乃凝结之阴，故令人有寒无热。蜀漆、云母、龙骨，既经烧炼，则味涩而辛热，味涩可以固既脱之阳，辛热可以消固结之阴。仲景治火劫亡阳之证，于桂枝汤去芍药加蜀漆、龙骨辈，名曰救逆汤，是二物之为纯阳可知。云母烧二日夜，则寒性亦去而纯阳矣，宜仲景之用之也。

清·喻嘉言，《医门法律》（1658年）： 疟多寒者，名曰牡疟，蜀漆散主之。疟多寒者，寒多于热，如三七二八之分，非纯寒无热也。纯寒无热，则为阴证，而非疟证矣。此条又抽丝引絮，即上条两阳合邪，上熏心肺证中，复指出多寒少热一证。盖邪之伏于心下，适在膻中心包之位，心为阳中之阳，阳邪从阳，尤为易入。邪入则心虚。《经》曰：心虚者，热收于内，内收其热，并其邪亦收之，不易外出，此寒多之一因也。邪入心胞，都城震动，周身精液，悉力内援，重重裹撷，胞内之邪，为外所拒，而不易出，又寒多之一因也。心者牡脏，故即以寒多热少之疟，名曰牡疟。用蜀漆散和浆水，吐其心下结伏之邪，则内陷之邪，亦随之俱出，一举而荡逐无余矣。岂不快哉！蜀漆，常山苗也。常山善吐，何以不用常山而用蜀漆？取苗性之轻扬者，入重阳之界，引拔其邪。合之龙骨镇心宁神，蠲除伏气。云母安藏补虚，媚兹君主，仲景补天浴日之方，每多若此。至如温疟，亦用此方，更加蜀漆，以吐去其心下结伏之邪，盖一吐则周身之痹者通，而营卫并可借以无忤，则又以吐法为和法者也。

清·张璐，《本经逢原》（1667年）： 蜀漆即常山之苗，故《本经》治疟，及咳逆寒热，积聚蛊毒，功效与之相类。《金匮》治牝疟独寒不热者，有蜀漆散，用蜀漆、云母、龙骨，醋浆水服之。温疟加蜀漆一钱，用酸浆者，取酸以敛蜀漆之辛散也。

清·李彣，《金匮要略广注》（1682年）： 云母之根为阳起石，下有云母，上多云气，性温气升，乃升发阳气之物。龙骨属阳，能逐阴邪而起阳气。蜀漆乃常山之苗，功能治疟，不用根而用苗者，取其性多升发，能透达阳气于上之义也。温疟加蜀漆，亦取其升散之功，但牡疟属阴，邪气深入，未发时服者，先其机而夺之。温疟属阳，邪气浮越，临发时服者，折其势而散之也。

清·张志聪，《金匮要略集注》（1683年）： 肾为牝脏，寒藏于内，故名牝疟也，蜀漆散主之。蜀漆乃常山之苗，味辛走气，能通泄艮止之邪。云母乃云之根，从地气而上升者也。龙乃东方动蛰之神，能启发水中之生气，俾水脏之邪，从下而上，由阴而阳，寒以化热，而升散之，故用以为散也。

清·周扬俊，《金匮玉函经二注》（1687年）： 用蜀漆和浆水以吐所结痰邪；龙骨以疗气伏心下者；云母安藏补血，以除内收之热。若夫温疟亦用是，少加蜀漆治者。

清·张璐，《千金方衍义》（1698年）： 故用浆水、款、蜀漆以搜痰涎。

浊阴痰涎，深伏幽隐，非用蜀漆和浆水涌吐之法，无以发越阳气。更须龙骨敛阴津于下，云母升举阳气于上，斯阳从龙起，阴随涌泄庶胸次得以廓，然蜀漆性专逐湿追痰，稍增半分于本方之中，则可以治太阴湿疟。湿为阴邪，纠纽其阳，亦必多寒少热，故此方尤为符合旧本，《金匮》方后误作温疟，大谬。详云母、龙骨纯阳之性，绝非温疟所宜。以牝为牡，将湿作温，千古未剖之凝团，一旦豁然贯通矣。

清·魏荔彤，《金匮要略方论本义》（1720年）： 仲景主之以蜀漆散，以蜀漆为吐药，和浆水以助其吐，非益其湿也；以云母、龙骨以镇其心，驱其邪，为镇为驱，俱寓治水之义也。后有移治于温症，即仲景所言之但热不寒之温疟也。如患温疟，而热盛于湿者，必用白虎汤。其或挟湿为甚，渐有浸淫之势，所谓湿上甚为热，而上逆于头目，及作呕逆等证，则非蜀漆散加蜀漆不为功也。此仲景于牡疟之治，明湿邪之浸淫，将使热邪得留恋，去湿正所以去热也。总之风寒外感于太阳，热湿内伤于阳明，合而为少阳阴阳之邪，发为寒热之证，此病之本也。至于病之所因不同，附于所因之病又不同，此病之末也。

清·王子接，《绛雪园古方选注》（1732年）：《金匮》云牡疟，《外台》曰牝疟，皆言心经之疟也。心为阴中之阳，邪气结伏于心下，心阳郁遏不舒，疟发寒多热少，不可谓其阴寒也。主之以蜀漆散，通心经之阳，开发伏气，而使营卫调和。蜀漆，常山苗也。苗性轻扬，生用能吐。云母在土中，蒸地气上升而为云，故能入阴分，逐邪外出于表。然邪气久留心主之宫城，恐逐邪涌吐，内乱神明，故佐以龙骨镇心宁神，则吐法转为和法矣。

清·尤在泾，《金匮要略心典》（1729年）： 疟多寒者，非真寒也。阳气为痰饮所遏，不得外出肌表，而但内伏心间。心，牡脏也，故名牡疟。蜀漆能吐疟痰，痰去则阳伸而寒愈。取云母、龙骨者，以蜀漆上越之猛，恐并动心中之神与气也。

清·黄元御，《长沙药解》（1753年）： 治牝疟多寒者。寒湿之邪，客于少阳之部，郁遏阳气，不得外达。阳气发于阴邪之内，重阴闭束，莫能透越，鼓搏振摇，则生寒战。阳郁热盛，透围而出，是以发热。阳气蓄积，盛而后发，故至期病作，应如潮信。阳旺则蓄而即盛，故日与邪争，阳衰则久而方振，故间日而作。阳进则一郁即发，锐气倍常，故其作日早，阳退则闭极方通，渐至困乏，故其作日晏。作之日早，则邪退日速，作之日晏，则邪退日迟。作晏而退迟者，阳衰不能遽发，是以寒多。阳败而终不能发，则绝寒而无热矣。云母泻其湿寒，龙骨收其腐败，蜀漆排决陈宿，以达阳气也。

清·黄元御，《金匮悬解》（1754年）： 先寒后热，缘阳为阴束，故闭藏而为寒，阳气鼓发，故郁蒸而为热。阳虚不能遽发，故寒多而热少。阳败而不发，则纯寒而无热。疟多寒者，阴盛而阳虚也，是其寒邪凝瘀，伏于少阳之部。必当去之，蜀漆散，云母除其湿寒，龙骨收其浊瘀，蜀漆排决积滞，以达阳气也。

清·徐灵胎，《杂病证治》（1759年）： 蜀漆性升，上涌顽痰最速，云母性温，开发阴邪最猛；惟恐涌泄太过即以龙骨、酸浆敛固其津，仍取龙性之纯阳同气相求，佐二药以发越阴分伏匿之邪也。俾牝疟之阴寒解散，则胸中之阳气廓然而顽痰自消，何有牝疟之患哉。此升阳涌泄之剂，为牝疟单寒之专方。

清·朱光被，《金匮要略正义》（1803年）： 此痰邪壅阻上焦，阳气不得宣通，故寒多而热少，非单寒之谓也。以邪闭心气，心为牡脏，故名牡疟。蜀漆功专开豁上焦之痰邪，云母通达心脾而除余邪，龙骨镇摄心气以御外邪，合三物之长以建奇功，立法微妙，不可思议。

清·邹澍，《本经疏证》（1832年）： 故仗蜀漆吐去痰涎，以铲其根，以云母、龙骨使阳返于土，邪达于外，当留者留，当去者去。倘若外更束寒，毛窍痹阻，则必用麻黄、甘草大开其外以散其寒。然蜀漆之吐，仅使阳从土达，云母、龙骨引阳使还土而已，麻黄则使阳从水达，故当易以牡蛎，使当返本之阳归水中，而不得用龙骨矣。以是知龙骨之用，在火不归土而搏水；牡蛎之用，在阳不归阴而化气也。

故《金匮》用蜀漆散治多寒之牡疟，更加蜀漆则治温疟，附《外台》牡蛎汤方亦治牡疟，即三法以观蜀漆之用，及用蜀漆之法，均可窥矣。盖痰涎深伏幽隐，非蜀漆和浆水涌吐之法，无以发越，更须龙骨、云母，使不当去之火有所归，斯阳从龙起，阴随涌泄，庶胸次得以廓然。其痰涎益深，则寒气亦益深，甚且寒反居后，则蜀漆更加半分。至牡蛎汤中牡蛎，即蜀漆散中龙骨之义。蜀漆得云母，专去阳邪依阴，故以龙骨为佐。牡蛎汤中麻黄，即蜀漆散中云母之义。蜀漆得麻黄，专开阴邪之固闭，故以牡蛎为辅，升降得宜，收放由我，此用蜀漆之权宜，亦用诸毒药之通义也。

清·高学山，《高注金匮要略》(1872年)： 故以云母、龙骨，体质沉重之石类，将蜀漆监至下焦，使之温温，上通下吸而已足矣。盖云母之性，遇阴晦，则吐气生云而善升；遇晴明，则吸气归云而善摄。烧至二日夜，是以火力夺晴明之造化。迨不用其善吐而升阴晦之云，特取其善吸以摄风寒之气者也。龙骨，前人俱误认为龙蛇之蜕，其实乃龙脉之石骨，所以通山川之灵道者。用以入药，为手少阴心主，敛神聚气之真品焉。蜀漆，东垣称其上补心气，有飞针走线之功，盖言其神速也。明明先以沉重石类，坠下蜀漆，然后俟龙骨、蜀漆，本天亲上之性，从下焦升发其阳神以充心部，所以治其多寒之标也。俟云母，本地亲下之性，从上焦吸取其阴邪以归子虚，所以治其牝疟之本也。各用等分者，使势均力敌，不相牵制，可以各行其性也。未发先服者，乘风寒之阴翳未起，而使阳光升满膈中，逼阴邪于下。俾云母之就近吸之者，尤易易也。至于温疟亦主此散，特加蜀漆半分，直是壶天胜境，恍惚间另是一番世界。吾不知仲景当日，从何得此妙用耶。盖温疟之邪气，内藏于心，服白虎加桂汤以治其分肉之所舍，而未及其所藏也。故以飞走心经之蜀漆，用至折半而为君，龙骨之入手少阴，原属本性，又得蜀漆之兼力以趋之，则其入心，更与之同速矣。夫蜀漆、龙骨，同心合德，以奉心主，则云母亦因之而上浮，于是云母则倒吸阴精以上滋，龙骨则通提肾气以相济，而所谓阴气孤绝，阳气独发者，可得其平矣。然后蜀漆以飞走之性，散其所藏，则少气烦冤之诸症亦解。一汤一散，合表里而两治之，则瘅疟中之但热不寒，而名温疟者，宁有不冰释者哉。临发时服，以发则所藏尽出，而去之无所留遗故也。

清·莫枚士，《经方例释》(1884年)：《本经》蜀漆辛平，主疟及咳逆寒热，腹中癥坚痞结，积聚邪气，蛊毒鬼注。《别录》云：疗胸中邪结气，吐出之，是邪结胸中，蜀漆主之，故以之为君；性平，故寒疟、温疟并宜之。龙骨性善入，此方为蜀漆、龙骨并用法也。《本经》云母甘平，主身皮死肌，中风寒热，如在车船上，除邪气。是亦除痰之品，故以之为臣。《深师方》治痰饮头痛，往来寒热。云母粉二两炼过，恒山一两为末，每服方寸匕，汤服取吐，正与蜀漆、云母并用义同，亦正除疟痰之证。《外台》校云：云母亦作云实。东洋本同。《本经》云实辛温，去邪恶结气，止痛，除寒热。《图经》云：云实治疟多用。《外台》别本亦有至理，然功在杀虫，与此方未协，非也。《唐本》注云：俗谓云实苗为草云母，此云母所由，误为云实欤？且《千金》亦同，此经自存旧论，为当温疟治法。白虎加桂，与此相悬。张璐《千金》注云：蜀漆性专逐湿追痰，稍增半分于本方中，则可治太阴湿疟，湿为阴邪，亦必多寒少热，此方尤合作温者，谬也！张说亦通。

清·唐容川，《金匮要略浅注补正》(1893年)： 此言牡疟证也。方中云母无真，未能速效，且此方原是宣通心阳，使气行于肌表，则不至偏阴用事，却不专在于涌吐也。故不注明吐之一宁，余借用桂枝去芍药，加蜀漆龙骨牡蛎救逆汤如神。

日本·丹波元坚，《金匮玉函要略述义》(1894年)： 云母龙骨性用，注家所说，似未明晰。考之本草，亦未见有治疟之能。窃以为此二味及牡蛎，俱有解水结之功。故与蜀漆相配，能豁疟痰也。

清·戈颂平，《金匮指归》(1907年)： 多，胜也。寒，指半里痰饮，半里阴失阳温也。牡，阳也，阳气偏胜半表，痰饮偏胜半里，半里阴失阳温，多，恶寒者，明痰饮偏胜半里上，阻阳气内阖午也。以蜀漆，辛平气轻，宣发半里上痰涎。云母甘平体重气轻，龙骨，甘平体轻气涩，敛半表上阳气，藏半里下，以生其阴，散脾土阴液，布半表上，以和其阳。

近代·曹颖甫，《金匮发微》（1931年）： 蜀漆为常山苗，能去湿痰，故用之以为君。云母石《本经》主治中风寒热，如在舟车，是为止眩晕镇风阳之品。龙骨当为牡蛎之误，《本经》牡蛎主治咳逆，并言治痰如神，水归其宅。可见蜀漆散方治，专为风痰眩晕而设，盖上膈之湿痰去，然后阳气得以外达。益可信无痰不成疟之说，为信而有证矣。

近代·彭子益，《圆运动的古中医学·金匮方解篇》（1947年）： 治疟多寒者。寒主收敛，收敛则结聚。蜀漆、云母、龙骨，扫除结聚，使阴阳之气易于通调也。

现代·刘渡舟，苏宝刚，庞鹤，《金匮要略诠解》（1984年）： 治以蜀漆散，祛痰截疟，助阳扶正。方中蜀漆祛痰截疟，涌吐痰浊而发越阳气，为治疟的主药；龙骨镇静安神，收敛津液，以制蜀漆上越之猛；云母性温，祛痰化湿，浆水和胃，又助蜀漆以吐顽痰。诸药相因，驱遂阴邪，宣发阳气，则牡疟可愈。服用本方时，在病发之前（1～2小时）用浆水服药。如服之过早则达不到疗效，服药过迟则疟又发作，而更加躁扰，故服药在未发前为恰好。另外，为了减轻、避免服药后的呕吐，可以把蜀漆醋制或水炒为好。

现代·王付，《经方学用解读》（2004年）： 阳郁牡疟证的基本病理病证是阳气为痰气所遏，营卫经气阻滞不畅。因此，治疗阳郁牡疟证，其用方配伍原则与方法应重视以下几个方面。

针对证机选用清热蠲痰药：阳气郁滞，经气阻滞不通，津不得气所化而为痰，痰气乘机肆虐于肌肤营卫之间，营卫之气与邪气相争，则证见发热恶寒，寒多热少，其治当通阳蠲痰。如方中蜀漆。

合理配伍通阳化痰药：痰邪阻滞，阻遏阳气不行，阳气被阻又不得气化阴津，津不得化而为痰，痰气相结于经气营卫之间，其治当通阳化痰。如方中龙骨、云母。

随证加减用药：若痰盛者，加半夏、陈皮，以燥湿理气化痰；若阳郁明显者，加桂枝、生姜，以通阳散结化痰；若有瘀血者，加鳖甲、赤芍，以软坚凉血散瘀等。

【方论评议】

综合历代各家对蜀漆散的论述，应从用药要点、方药配伍和用量比例三个方面进行研究，以此更好地研究经方配伍，用于指导临床应用。

诠释用药要点：方中蜀漆宣泄化痰，云母潜阳涤痰安神，龙骨清热化痰、重镇安神。

剖析方药配伍：蜀漆与云母，属于相使配伍，透散郁热，涤痰安神；蜀漆和龙骨，属于相使配伍，涤痰潜阳安神；云母与龙骨，属于相使配伍，重镇潜阳安神。

权衡用量比例：蜀漆与云母用量比例是1∶1，提示透散与潜阳安神之间的用量调配关系，以治痰扰；蜀漆和龙骨用量比例是1∶1，提示化痰与重镇安神之间的用量调配关系；云母与龙骨用量比例是1∶1，提示潜阳安神与重镇安神之间的用量调配关系，以治痰热肆虐。

【药理作用】 本方具有抗疟原虫、抗病毒、抗炎、抗肿瘤、解热、降压、抗风湿、镇静、调节中枢神经、调节心律、调节腺体分泌、调节水电解质代谢、降尿酸、调节肾功能、增强机体免疫功能等作用。

十四画

酸枣仁汤

【导读】 ①学用酸枣仁汤应重视酸枣仁和茯苓的用量调配关系、酸枣仁和知母的用量调配关系。②酸枣仁汤虽是辨治心肝阴血虚证的重要代表方，但在临床中对心肝肾阴血虚证等也具有良好治疗作用。③学好用活酸枣仁汤的第一步是辨清酸枣仁汤由哪些药物组成：组成酸枣仁汤有5组药，第1组是滋补安神药即酸枣仁，第2组是渗利安神药即茯苓，第3组是清热药即知母，第4组是行血药即川芎，第5组是益气药即甘草，从5组药用量深入学习研究即可用活酸枣仁汤。

【方歌】 酸枣仁汤甘草知，茯苓川芎合成方，心肝虚弱夹郁瘀，补利清活效非常。

【方药】 酸枣仁二升（48 g） 甘草一两（3 g） 知母二两（6 g） 茯苓二两（6 g） 川芎二两（6 g）

【用法】 上五味，以水八升，煮酸枣仁，得六升，内诸药，煮取三升，分温三服。

【功用】 补肝益血，清热定魂。

【适应证】

1. 中医病证：心肝阴血虚证。虚烦心悸，失眠多梦，头晕目眩，两目干涩，指甲失泽，或急躁，手足烦热，咽干口燥，舌红少苔或薄黄，脉弦细。

2. 西医疾病：神经衰弱、内分泌失调、抑郁症、围绝经期综合征等临床表现符合心肝肾阴血虚证者。

【用药分析】 方中酸枣仁补血舍魂、养心安神，茯苓益气渗利安神，知母清热滋阴，川芎理血行气，甘草益气和中。

【用方思路】

1. 酸枣仁汤既是辨治心肝阴血不足证的重要代表方，又是辨治诸多杂病如心病、肝病、肾病等的重要基础方。

2. 方中酸枣仁既可安神，又可补血；茯苓既可益气安神，又可利湿；川芎既行气又活血；知母既清热又益阴；甘草补益中气。从方中用药用量及调配分析得知，酸枣仁汤的应用并不局限于心肝阴血虚证，还可用于辨治诸多杂病，如精神神经、循环、内分泌及代谢等系统疾病。

3. 运用酸枣仁汤辨治的病证（无论病变部位在心、在肝胆或在肾）以心肝阴血虚为主，其治当清热安神益气。

【随证合方】 若夹虚热，可与黄连阿胶汤合方用之；若夹痰热，可与小陷胸汤合方用之。

【注意事项】 运用酸枣仁汤既要辨清西医之病，又要辨清西医之病属于中医阴血虚证。辨西医之病可进一步了解疾病的发展演变及转变规律，辨中医之证可更好地针对西医之病选用酸枣仁汤。

【应用指征】 虚劳，虚烦，不得眠，酸枣仁汤主之。（第六 17）

【方论】

清·喻嘉言，《医门法律》（1658年）： 本文云：虚劳虚烦，不得眠，酸枣仁汤主之。按：《素问》云：阳气者，烦劳则张、精绝，积于夏，使人煎厥。已详论卷首答问条矣。可见虚劳虚烦，为心肾不交之病，肾水不上交心火，心火无制，故烦而不得眠，不独夏月为然矣。方用酸枣仁为君，而兼知母之滋肾为佐，茯苓、甘草调和其间，川芎入血分，而解心火之躁烦也。

清·张璐，《伤寒绪论》（1667年）： 肾水不上交于心，心火无所制，故烦而不得眠，方用酸枣仁之滋肝燥为君，兼知母泄肾热为佐，苓草调和其间，川芎入血分，而解心火之躁烦也。

清·罗美，《古今名医方论》（1675年）： 经曰："肝藏魂"，"人卧则血归于肝。"又曰："肝者，罢极之本。"又曰："阳气者，烦劳则张，精绝。"故罢极必伤肝，烦劳则精绝，肝伤、精绝则虚劳虚烦不得卧明矣。枣仁酸平，应少阳木化，而治肝极者，宜收宜补，用枣仁至二升，以生心血，养肝血，所谓以酸收之，以酸补之是也。顾肝郁欲散，散以川芎之辛散，使辅枣仁通肝调营，所谓以辛补之。肝急欲缓，缓以甘草之甘缓，防川芎之疏肝泄气，所谓以土葆之。然终恐劳极，则火发于肾，上行至肺，则卫不合而仍不得眠，故以知母崇水，茯苓通阴，将水壮、金清而魂自宁，斯神凝、魂藏而魄且静矣。此治虚劳肝极之神方也。

清·李彣，《金匮要略广注》（1682年）： 枣仁补肝，味酸，气主收敛，则阴得其养，血自归经而得眠矣；川芎亦入肝经，佐枣仁以养肝生血；茯苓降逆气以除烦；知母滋阴虚以清热；甘草补正泻邪。皆所以成治虚烦不眠之功也。

清·张志聪，《金匮要略集注》（1683年）： 此劳伤其心血，以致虚烦不得眠也。酸枣仁味甘气平，圆小色赤，其形象心，补心脾之药也。茯苓保心灵潜伏，而不致于虚烦；知母滋水之源以济心火；甘草补土之气，以实母虚；芎䓖主补血行血，而心主血也。

清·周扬俊，《金匮玉函经二注》（1687年）：方用枣仁为君，而兼知母之滋肾为佐；茯苓、甘草调和其间，芎䓖入血分而解心火之燥烦也。

清·魏荔彤，《金匮要略方论本义》（1720年）：又为虚劳虚烦不得眠者立一法。正谓邪热多必发热甚，而心神受伤，夜不能寐也。主之以酸枣汤，以酸枣之气香而味酸，入心收阴，佐以知母、芎䓖滋阴养血，甘草、茯苓理其胃气。此治有热虚劳，必先滋其阴，而滋阴又必顾其胃阳，乃阴阳并理，而不相害悖之道，处方者必不可不知者也。

清·尤在泾，《金匮要略心典》（1729年）：人寤则魂寓于目，寐则魂藏于肝。虚劳之人，肝气不荣，则魂不得藏，魂不藏故不得眠。酸枣仁补肝敛气，宜以为君，而魂既不归容，必有浊痰燥火乘间而袭其舍者，烦之所由作也，故以知母、甘草，清热滋燥，茯苓、川芎，行气除痰，皆所以求肝之治，而宅其魂也。

清·王子接，《绛雪园古方选注》（1732年）：虚烦、胃不和、胆液不足，三者之不寐，是皆虚阳混扰中宫，心火炎而神不定也，故用补母泻子之法，以调平之。川芎补胆之用，甘草缓胆之体，补心之母气也，知母清胃热，茯苓泄胃阳，泻心之子气也。独用枣仁至二升者，取酸以入心，大遂其欲而收其缓，则神自凝而寐矣。

清·黄元御，《长沙药解》（1753年）：治虚劳虚烦不得眠。以土湿胃逆，君相郁升，神魂失藏，故虚烦不得眠睡。甘草、茯苓，培土而泻湿，芎䓖、知母疏木而清热，酸枣敛神魂而安浮动也。枣仁酸收之性，敛摄神魂，善安眠睡。而收令太过，颇滞中气，脾胃不旺，饮食难消者，当与建中燥土、疏木达郁之品并用，不然土木皆郁，腹胀吞酸之病作矣。

清·黄元御，《金匮悬解》（1754年）：土湿胃逆，相火升泄，是以虚烦，不得眠睡。酸枣汤，甘草、茯苓，培土而泻湿，芎䓖、知母，疏木而清烦，酸枣敛神魂而安浮动也。

清·徐灵胎，《伤寒约编》（1759年）：枣仁养心，茯神安心，所以奠神明之主；阿胶益血，白芍敛阴，所以振神明之用；生地、麦冬滋既亡之阴，牡蛎、五味收浮越之阳，炙草缓中益气，竹沥养液化痰。俾阴液内充，则虚阳自敛，而神明自安，谵语自宁矣。

清·朱光被，《金匮要略正义》（1803年）：虚矣而烦，是虚为阴气虚，而烦为阳气烦也，烦而至于不得眠，则烦在暮夜深更，为厥阴王时也。盖厥阴主合，阳明亦主合，肝阴有亏，相火躁动，冲激上焦，阳明为受侮之地，由是一脏一腑，交相失职，但烦而不得眠矣。故用功专厥阴之酸枣，敛阴以和阳，功专阳明之甘草，和中而缓肝。然人身之气，左升右降不失其度，则气血条达，而脏腑之合辟以时。今中虚劳伤，升降之道路几废，爰用川芎之辛，佐酸枣入肝，以复其左升之常，知母之苦，和甘草入胃，以还其右降之素，肝胃不和，则心主不宁，茯苓宁心而补虚，则烦自治也。

日本·丹波元简，《金匮玉函要略辑义》（1806年）：虚烦，空烦也，无热而烦之谓……酸枣汤主伤寒及吐下后，心烦乏气不得眠方，于本方，加麦门冬、干姜。

清·邹澍，《本经疏证》（1832年）：若夫酸枣仁汤之用芎䓖，则可得而论矣，夫曰：虚劳，虚烦不得眠，心病也。心属火而藏神，火者畏水，神则宜安，用茯苓可矣，更用知母之益水，芎䓖之煽火，是何为者？殊不知心于卦象“离”，中含一阴，外包二阳，阳本有余，阴本不足，况劳者火炎阴竭之候，故值此者，宜益阴以配阳，不宜泄阳以就阴。然阴被阳隔于中，为益阴药所不能及，芎䓖者，所以达隔阴之阳，阳舒而知母遂与离中一阴浃，而安神利水，继之以奏绩。是二味者，虽列佐使，实为此方枢机矣。说者谓知母益水以济火，芎䓖平木以生火，而不知是方直截简当，无取乎隔二隔三，此仲景所以为可贵也。

清·高学山，《高注金匮要略》（1872年）：人之所以得眠者，以阳伏于阴，气藏于血，而得覆庇之妙也。阴血虚于里于下，则阳气艰于伏藏，而浮扬于上。且上焦之津液又虚，不足胜阳气非时之扰，故烦而不得眠也。是其治例，不外乎润而降之之理矣。但润药皆阴，降药趋下，苟非抬高下引，则失神气浮扬之位而无益也。夫枣性最高，为胸分之药，酸能敛气归根，仁能伏神守宅，故重用而先煮之以为主。然后以川芎滋心血，以知母润肺气，以甘草浮缓之，而使徐徐下行。且以解虚烦之躁急也，以茯苓降渗之，而使少少下引，正以领枣仁之敛伏也。譬之亢旱之天，大地干燥，太阳既没，红尘高扬，黄埃飞布，太虚役役，不得瞑合，若非露下天清，乌能夜凉气润而静伏乎。此仲景之方药，与造化相为始终也。

清·莫枚士，《经方例释》（1884年）：《神农本经》酸枣主邪结气聚，不言治不眠。《别录》始言烦心，不得眠，而自此经已下，诸治烦不得眠者，皆用仁，是《本经》**用实**，《别录》用仁不同也。然甄权云：筋骨风，炒仁煎汤服，与《本经》治四肢痠疼、湿痹合，则实与仁性用亦等。大抵皆散结破聚，烦不得眠，当是寒热结聚所为。凡仁又专能散透，故得主此症也。苏恭、寇宗奭之论，未为当矣。又《图经》云：今医家用之，唾多，生使，不得唾，炒熟，生、熟便尔顿异。而胡洽治振悸不得眠，有酸枣仁汤；深师治虚不得眠，烦不可宁，有酸枣仁汤，二汤并生用，疗不得眠，岂便以煮汤为熟乎？泉谓：雷敩《炮炙论》凡使酸枣仁，取叶拌黄半日，去皮尖了，任研用，是用酸枣仁，皆宜取熟者。此经虽无熬及蒸字样，其为熟者，自明。后医始有用生者，故《证类》引《简要济众方》曰：胆风毒气，虚实不调，昏沉多睡，用酸枣仁一两，生用，合姜、茶为散，服是也。要之，邪气结聚于高上，则不得眠；于高下，则好眠。枣仁既散结聚，自然不得眠与好眠者皆治，原不分生、熟。正如桂枝治风，卫实无汗者，得之风行而汗出；卫虚有汗者，得之风尽而汗止。凡药自有以相反为用者也，知酸枣之所以治眠、不眠，而方中芎、知并用之义了然矣，知寒芎温，所以用芎者，白术散加减法曰：心下毒痛倍芎䓖，毒痛正邪气固结也。若知母能降上炎之火，其治烦，与白虎汤同义。即苓亦治烦，知清肺，苓抑肾，所以去心之克我，与我克者尔，此与深师异者，深师治吐、下后，心烦乏气不眠。以吐下后，故加干姜。如仲景诸下后方，皆用干姜之例，以乏气，故加麦冬，如竹叶石膏汤，以麦冬治少气之例，古人之重于加减如此。胡洽以此方去知、芎，加参、术各二两，生姜六两，名同，治振悸不眠。《简便方》以此方去知、芎、甘，加参为散，治睡中汗出。可见知、芎相联也。胡洽用参、术，是四君子加姜、枣，以其有振悸，故与真武同义。《简便》以汗出，故用参。据《图经》所云：一方及胡洽方推之，本方即不去桂、姜亦得。

清·唐宗海，《血证论》（1884年）： 清火和血安神，则能寐矣。

清·戈颂平，《金匮指归》（1885年）： 酸主敛，仁，木气也，阳气也，敛半表上阳气，火炎于上，无阴和阳气交于右，以知母苦寒气味固之，以芎䓖气香，通巅顶百会之阴，毋阻阳气右降。火炎于上，土味不足于下，土气不通，以甘草极甘培之，茯苓淡甘通之。右五味，以水八升，煮酸枣仁，得六升，象土之阴，得阳正于八，变于六，内诸药，煮取三升，分温三服，象三阴三阳气液开于子阖于午也。

日本·丹波元坚，《金匮玉函要略述义》（1894年）： 酸枣下云，烦心不得眠。补中益肝气，又茯苓之功。本草经，称主惊邪恐悸。孙真人曰：治心烦闷，及心虚惊悸，安定精神，盖以其质重，亦能镇缒，此方所取，正在于此。

清·张秉成，《成方便读》（1904年）： 方中以知母之清相火，茯苓之渗湿邪，川芎独入肝家，行气走血，流而不滞，带引知茯，搜剔而无余。然后酸枣仁可敛其耗散之魂，甘草以缓其急悍之性也。虽曰虚劳，观其治法，较之一于呆补者不同也。

近代·曹颖甫，《金匮发微》（1931年）： 胃不和者寐不安，故用甘草知母以清胃热。藏血之脏不足，肝阴虚而浊气不能归心，心阳为之不敛，故用酸枣仁以为君。夫少年血盛，则早眠而晏起；老年血气衰，则晚眠而晨兴。酸枣仁能养肝阴，即所以安魂神而使不外驰也，此其易知者也。惟茯苓、川芎二味，殊难解说。盖虚劳之证，每兼失精亡血。失精者留湿，亡血者留瘀。湿不甚，故仅用茯苓（茯苓无真者，予每用猪苓、泽泻以代之，取其利湿也）；摄不甚，故仅用川芎。此病后调摄之方治也。

近代·赵桐，《金匮述义》（1940年）： 酸枣仁汤，调和补益之神也者也。枣仁酸敛肝魂，滋补心肾，非其他酸品仁类所能。川芎秉春气入肝补血，味辛入肺能通，所谓"肺欲散，急食辛以散之"，兼入肝肺，并擅奇能。知母苦泻心火，大寒滋肾阴。茯苓色白入肺，味甘入脾，"上有戚喜，下有茯苓"功专交通心肾。甘草则调和一切，妙在生用泻火。虚劳，五脏神虚，有不已者乎？此种绝思妙想。微仲师，吾谁与归？如此传神说话，当今之世，舍我其谁？《三阴极一病证方论》云：外热曰燥，内热曰烦。内烦身不觉热，头目昏疼，口干咽燥不渴，清清不寐，皆虚烦也，简明可从。

近代·彭子益，《圆运动的古中医学，金匮方解篇》（1947年）： 治虚烦不得眠者。胆经相火，充足下降，交于肾水，则善眠睡。川芎温肝木以培胆经相火，枣仁补胆经相火，知母降相火以除烦，茯苓、甘草补中也。

现代·王渭川，《金匮心释》（1982年）： 本节指出虚劳病人肝虚失眠的治疗方法。《内经》说："肝藏魂。"虚劳病人肝阴不足，神志便不能安适，魂不藏则人不寐。仲景处方酸枣仁汤，以枣仁滋养肝胆，茯苓安神，略加川芎、知母以抑制阳亢。此方至今仍是安眠主剂。

现代·刘渡舟，苏宝刚，庞鹤，《金匮要略诠解》（1984年）： 酸枣仁汤以酸枣仁养肝血、安心神；川芎调肝养血解郁，茯苓、甘草补脾和中，宁心安神；知母滋阴降火，养肺肾之阴，以除烦渴。

现代·王付，《经方学用解读》（2004年）： 肝阴血虚证的基本病理病证是肝阴血虚而不得舍魂，阴虚内热而扰动心神。所以，治疗肝阴血虚证，其用方配伍原则与方法必须重视以下几个方面。

针对证机选用补血舍魂安神药：肝藏血，血舍魂，魂主于内守。若肝阴血不足，血不得守藏而魂躁动于外，则证见失眠多梦。其治当滋阴补血，可在选用滋阴补血药时，尽可能选用既有补阴血作用，又有安神定魂作用，以此而用则可收到取得预期治疗效果。如方中酸枣仁。

合理配伍清热养阴药：肝阴血虚则易生内热，邪热内扰又灼伤阴津，阴津伤又不得化生阴血，则阴血更虚，阴血不足、虚热内生，则更扰动心神肝魂，证见头昏目眩，两目干涩，其治当配伍清热养阴药。如方中知母。

妥善配伍安神渗利药：肝阴血虚弱，心神肝魂不得所养而躁动，其治当妥善配伍安神药时，以增强治疗效果。再则，滋补药易于滋补壅滞气机，因此，在配伍安神药最好再具有利湿作用，以此而组方，既可达到治疗病证目的，又可纠正方药之弊端。如方中茯苓。

酌情配伍理血药：肝阴血虚证，其治法当滋补，可在滋补阴血时，要酌情配伍理血药，只有有效地配伍理血药，才能使阴血能够运行于经脉之中，从而达到血能养心，血以舍魂的作用。如方中川芎。

随证加减用药：若失眠者，加石菖蒲、柏子仁，以养心安神；若惊悸者，加龙骨、磁石，以重镇安神；若梦多者，加夜交藤、五味子，以养阴敛阴安神定魂等。

【方论评议】

综合历代各家对酸枣仁汤的论述，应从用药要点、方药配伍和用量比例三个方面进行研究，以此更好地研究经方配伍，用于指导临床应用。

诠释用药要点：方中酸枣仁补血舍魂、养心安神，茯苓益气渗利安神，知母清热滋阴，川芎理血行气，甘草益气和中。

剖析方药配伍：酸枣仁与茯苓，属于相反相畏相使配伍，相反者，酸枣仁养血，茯苓渗利，相畏者，茯苓制约酸枣仁滋补浊腻，酸枣仁制约茯苓渗利伤阴，相使者，酸枣仁助茯苓益气宁心，茯苓助酸枣仁养心安神；酸枣仁与知母，属于相使配伍，养心清热安神；酸枣仁与川芎，属于相使配伍，补血活血，养心安神；酸枣仁与甘草，属于相使配伍，益气养心安神；川芎与甘草，属于相使配伍，益气帅血。

权衡用量比例：酸枣仁与茯苓用量比例是8：1，提示补血与渗利之间的用量调配关系，以治失眠；酸枣仁与知母用量比例是8∶1，提示补血与清热之间的用量调配关系，以治心烦；酸枣仁与川芎用量比例是8∶1，提示补血与理血之间的用量调配关系，以治心悸；酸枣仁与甘草用量比例是16∶1，提示补血与益气之间的用量调配关系，以治头晕目眩；川芎与甘草用量比例是1∶1，提示理血与益气之间的用量调配关系。

【药理作用】 本方具有调节中枢神经、调节周围神经、抗惊厥、升高白细胞、改善甲状腺功能、增强机体免疫功能、调节心律、调节内分泌、调节代谢等作用。

蜘蛛散

【导读】 ①学用蜘蛛散应重视蜘蛛和桂枝的用量调配关系。②蜘蛛散虽是辨治肝寒狐疝证的重要代表方，但在临床中对心肾寒证等也具有良好治疗作用。③学好用活蜘蛛散的第一步是辨清蜘蛛散由哪些药物组成：组成蜘蛛散有2组药，第1组是解毒通络药即蜘蛛，第2组是温阳通经药即桂枝，从2组药用量深入学习研究即可用活蜘蛛散。

【方歌】 蜘蛛散中用桂枝，辨治阴狐及疝气，偏有大小时上下，温肝散寒通阳气。

【方药】 蜘蛛熬焦，十四枚　桂枝半两（1.5 g）

十四画

【用法】 上二味，为散，取八分一匕，饮和服。日再服，蜜丸亦可。

【功用】 温肝散寒，通达阳气。

【适应证】

1. 中医病证：①肝寒狐疝（小肠疝气）证。阴囊时大时小（小即正常），因劳累、咳嗽、哭、笑而诱发，或少腹冷痛，或牵引胸胁，舌淡、苔白，脉紧。②寒热夹瘀症。

2. 西医疾病：睾丸肿大、睾丸结节、腹股沟斜疝、末梢血管循环障碍、慢性前列腺炎等临床表现符合肝寒狐疝寒证者。

【用药分析】 方中蜘蛛破滞通经，桂枝散寒通脉。

【用方思路】

1. 蜘蛛散既是辨治肝寒疝气证的重要代表方，又是辨治诸多杂病如肾病、肝病、心病、皮肤病等的重要基础方。

2. 方中蜘蛛既可破滞，又可通敛；桂枝既可通经，又可散寒。从方中用药用量及调配分析得知，蜘蛛散的应用并不局限于肝寒疝气证，还可用于辨治诸多杂病，如男科和妇科疾病及循环、内分泌系统疾病。

3. 运用蜘蛛散辨治的病证（无论病变部位在肝胆或在肾）以肝寒郁滞证为主，其治当疏散通透。

【随证合方】 若夹瘀，与可桂枝茯苓丸合方用之；若夹热，可与栀子柏皮汤合方用之；若夹郁，可与四逆散合方用之。

【注意事项】 运用蜘蛛散既要辨清西医之病，又要辨清西医之病属于中医寒滞证。辨西医之病可进一步了解疾病的发展演变及转变规律，辨中医之证可更好地针对西医之病选用蜘蛛散。

【应用指征】 阴狐疝气者，偏有大小，时时上下，蜘蛛散主之。（第十九　4）

【方论】

元·赵以德，《金匮方论衍义》（1368年）： 气病，故时时上下也。蜘蛛布网取物，其丝右绕，从外而内，大风不坏，得千金旋转之义。故主治风木之妖狐，配桂枝以宣散厥阴之气结。

清·张璐，《本经逢原》（1667年）： 仲景治阴狐疝气，偏有大小，时时上下者，蜘蛛散主之。以其入肝，性善循丝上下，故取以治睾丸上下之病。

清·李彣，《金匮要略广注》（1682年）： 蜘蛛有毒，主㿗疝，疝者，肝木之病，桂能伐肝，以木得桂而枯也。然此方万勿轻试。

清·张志聪，《金匮要略集注》（1683年）： 气病，故时时上下也。蜘蛛布纲取物，其丝右绕，从外而内，虽大风不坏，得乾金旋转之义，故主治风木之妖狐。配桂枝以宣散厥阴之气结。相传一寺角，有极大蜘蛛，其纲夜则有光。一游僧知其为有珠也，每日投以米饭数粒。后取去珠一颗，名定风珠，故蜘蛛主治中风口㖞。

**清·魏荔彤，《金匮要略方论本义》（1720

年）：主之以蜘蛛散。蜘蛛性本微寒，能治丁肿，是开散之品也，今熬令焦者，变其寒性为温，而用其开散之力也；佐以桂枝升阳散邪。治疝之理，不亦明乎？

清·尤在泾，《金匮要略心典》（1729年）：蜘蛛有毒，服之能令人利，合桂枝辛温入阴，而逐其寒湿之气也。

清·王子接，《绛雪园古方选注》（1732年）：蜘蛛性阴而厉，隐见莫测，可定幽暗之风，其功在壳，能泄下焦结气。肉桂芳香入肝，专散沉阴结疝。阴狐疝偏有大小，时时上下，如狐之出入无定。《四时刺逆从论》曰厥阴，滑为狐疝风。推仲景之意，亦谓阴狐疝是阴邪挟肝风而上下无时也，治以蜘蛛，如批郤导窾。蜘蛛，《本草》言有毒，人咸畏之。长邑宰林公，讳瑛，山海卫人，壮年调理方用之多年，炙熟其味鲜美，恒得其功。《本草》言有毒草毒者，南北所产不同耳。

清·黄元御，《金匮悬解》（1754年）：阴狐疝气者，疝结阴囊，出没不测，状似妖狐也。左右二丸，偏有大小，时时上下，出入无常。此少阴、厥阴两经之病，由水寒木陷，肝气下郁而发。蜘蛛散，蜘蛛破瘀而消肿，桂枝疏木而升陷也。

清·徐灵胎，《杂病证治》（1759年）：肉桂温经散寒，专走血分，蜘蛛活络荣筋兼行气分。为散，酒调使筋络舒和，则寒湿解散，而阴狐疝自消，囊肿偏有大小，无不并退，何时时上下之不痊哉。此温经活络之剂，为阴狐疝气时时上下之专方。

清·陈修园，《金匮方歌括》（1803年）：按：此病用桂枝。不如用肉桂力更大。

清·朱光被，《金匮要略正义》（1803年）：外肾偏有小大，且上下不时，病情隐现靡常如此，有似阴狐，故名狐疝。治用蜘蛛散者，蜘蛛为物，暮现昼伏，与阴为类，且取其纲物之巧，可想见攻毒之神。然阴得阳则化，桂枝入阴出阳，能泄肝邪，用以为向导也。

日本·丹波元简，《金匮玉函要略辑义》（1806年）：蜘蛛，凡使，勿用五色者，兼大身上有刺毛生者，并薄小者，以上皆不堪用。须用屋西南有网，身小尻大，腹内有苍黄脓者真也。凡用去头足了，研如膏，投药中用之。今之方法，若仲景炒焦用，全无功矣。王氏《古方选注》云：蜘蛛，性阴而厉，其功在壳，能泄下焦结气；桂枝，芳香入肝，专散沉阴结疝。阴狐疝偏有大小，时时上下，如狐之出入无定，《四时刺逆从论》云：厥阴滑，为狐疝气。推仲景之意，亦谓阴狐疝气，是阴邪挟肝风，而上下无时也。治以蜘蛛，如批却导。蜘蛛，《本草》言有毒，人咸畏之。长邑宰林公讳瑛，山海卫人，壮年调理，方用之多年，炙熟其味鲜美，恒得其功，《本草》言有毒者，南北所产不同耳。

清·邹澍，《本经疏证》（1832年）：故仲景则曰阴狐疝气，偏有大小。是与寒疝有间矣。其要尤在时上时下，其用蜘蛛正为其时上时下也。曰小儿大腹丁奚分词也，明大人无此证也。然其所以用蜘蛛，则为三岁不能行故，何则？夫瘦削骨立颈小腹大，正似蜘蛛之形。蜘蛛之行正赖其大腹，其腹中本无丝，行辄丝随之，至欲所诣处，仍能收丝于腹，使相引而直架，有遂循丝以往来上下，是其腾踔盘空，非腹中之丝不可，较之用足，盖诚十百其功。丸服蜘蛛必泄，泄则能行，此所以治丁奚不能行矣。若治阴狐疝气，则以其昼隐夜现，时时上下，为桂枝向导，且其营构必自左右旋，右为上，左为下，则欲其上而不下也。结网必自外而内，得食则自内而外，以之监桂枝，是欲其外而不内也。

清·高学山，《高注金匮要略》（1872年）：蜘蛛腹大，为下入少腹之专药，且性主提携束缚。以辛温生气之桂枝为配，则温补关元气海之阳神，以驱客寒；得升举收煞之功用，以坚弛坠。阴狐疝病宁有不愈者哉。

清·莫枚士，《经方例释》（1884年）：《别录》蜘蛛：微寒、有小毒，主大人、小儿大腹丁奚，三年不能行者。盖此乃差癞之专方也。亦下法之一。小儿多因食得之，大人亦有于房劳过度，及举重后即行饮食，而未定之气因躯成癞者，故《别录》云云。

清·戈颂平，《金匮指归》（1885年）：蜘蛛气味微寒，昼隐夜现，悬网若罾，取蜘蛛象形入阴分，桂枝辛温，旋转阴气，环抱表里，毋使气坠于下也。右二味，为散，取八分一匕，饮和服，日再，象二阴偶阳分运表里也。

清·唐容川,《金匮要略浅注补正》(1893年)：虽或坠下则囊大，收上则囊缩，实则收上为疝退，坠下乃为疝发也。但当令其收上，勿使坠下则愈。常见有手揉始收者，有卧后得温暖始收者，可知是寒也。故用桂枝以散之，而蜘蛛则取其坠而能收。

近代·曹颖甫,《金匮发微》(1931年)：以其病在下体，与蚀下为狐同例，故谓之阴狐疝。蜘蛛破瘀消肿，昼隐夜出，为阴类之虫，取其下入阴部；桂枝通阳宣郁，能达肝胆沦陷之气，破瘀则寒湿不凝，通阳则郁热外散，而偏坠可愈矣。

近代·赵桐,《金匮述义》(1940年)： 桂枝散寒，蜘蛛上而能下，以逐寒湿湿热也。蜘蛛性寒有毒，能除腋下狐臭，能治干霍乱、壳杀疳虫、网缧疣痔，炒黄酒服，可以止血，其除湿热攻破之猛可想。其治狐臭，服之泻下黑水。腋阴脐腹，此四者主欤肾而属于脾，肾主水而脾主湿，直可谓之脾肾寒湿也。蜘蛛以逐之，桂枝以温之，白蜜而缓其毒者也。《千金要方》用蜘蛛治小儿丁奚大腹，三年不能行走。并治蛇毒、温疟、霍乱吐逆。

近代·彭子益,《圆运动的古中医学·金匮方解篇》(1947年)：治阴狐疝气，偏有大小时时上下者。疝结阴囊，上下不定，有如狐妖。此肝木结陷，阳气不能上达之病。蜘蛛散木气之结，桂枝达木气之阳而升木气之陷也。

现代·王渭川,《金匮心释》(1982年)：本节指出阴狐疝气的证治。阴狐疝气，简称狐疝。仲景处方蜘蛛散，以蜘蛛破结通利，配以桂枝的辛温，引入厥阴肝经以散寒气。但蜘蛛有毒性，用时宜慎。本人常用疏肝理气药，如川楝子、延胡索、木香、茴香、香附等，治疗本病都有较好的疗效。

现代·刘渡舟，苏宝刚，庞鹤,《金匮要略诠解》(1984年)：本条论述阴狐疝气的证治。治以蜘蛛散，温散风寒，通利血气。方中蜘蛛，捷于破结通利，去风下气，消散肝经之邪；桂枝辛温，以温散厥阴风寒之耶。风寒散则经脉畅利，诸证可解。方后注云："蜜丸亦可"，以急则用散，缓则用丸之意欤？

【方论评议】

综合历代各家对蜘蛛散的论述，应从用药要点、方药配伍和用量比例三个方面进行研究，以此更好地研究经方配伍，用于指导临床应用。

诠释用药要点：方中蜘蛛破滞通经，桂枝散寒通脉。

剖析方药配伍：蜘蛛与桂枝，属于相使配伍，蜘蛛助桂枝温经散寒通脉，桂枝助蜘蛛破滞通经。

权衡用量比例：蜘蛛与桂枝用量比例10∶1，提示破滞与通经之间的用量调配关系，以治疝气。

【药理作用】 本方具有强心、改善微循环、增强机体免疫能力、调节周围神经、止痛、镇静、抗炎、抗过敏等作用。

蜜煎导

【导读】 ①蜜煎导的组成药物仅有一味，单用比较少，临证若能合方用之，疗效会更好。②蜜煎导虽是辨治津亏热结证的重要代表方，但在临床中对阴津亏损证等也具有良好治疗作用。③学好用活蜜煎导的第一步是辨清蜜煎导是有哪些药物所组成的，组成蜜煎导仅有1味药，其基本作用有滋阴作用、益肺安神作用，从用药用量深入学习研究即可用活蜜煎导。

【方歌】 蜜煎导滋润益阴，内服外用皆可宜，辨治阴虚诸般疾，随证加味功效奇。

【方药】 食蜜七合（50 mL）

【用法】 上一味，于铜器内，微火煎，当须凝如饴状，搅之勿令焦著，欲可丸，并手捻作挺，令头锐，大如指，长二寸许，当热时急作，冷则硬，以内谷道中，以手急抱，欲大便时乃去之。

【功用】 润肠通便。

【适应证】

1. 中医病证：①大肠津亏热结证。大便干硬，欲大便而不得，口舌干燥，小便少，头晕目眩，面色不荣，肌肤枯燥，或腹痛，或腹胀，舌红、苔薄黄或少，脉细数。②阴津不足证。

2. 西医疾病：习惯性便秘、老年性便秘、产后便秘、出血引起的便秘、痔疮、慢性附件炎、慢性盆腔炎、前列腺炎等临床表现符合津亏热结证者。

【用药分析】 方中蜂蜜滋阴生津润燥。

【用方思路】

1. 蜜煎导既是辨治大肠燥结证的重要代表方，又是辨治诸多杂病如脾胃病、大肠病、心病、妇科病等的重要基础方。

2. 方中食蜜既可滋阴，又可益气。蜜煎导的应用并不局限于津亏燥结证，还可用于辨治诸多杂病，如消化、内分泌及代谢、循环等系统疾病。

3. 运用蜜煎导辨治的病证（无论病变部位在脾胃、在心或在大肠）以津亏燥结为主，其治当润燥生津。

【随证合方】 若夹瘀，可与桂枝茯苓丸合方用之；若夹郁，可与四逆散合方用之；若夹热结，可与大黄甘草汤合方用之。应用时还必须结合病变主次酌情调整方药用量。

【注意事项】 运用蜜煎导既要辨清西医之病，又要辨清西医之病属于中医津亏燥结证。辨西医之病可进一步了解疾病的发展演变及转变规律，辨中医之证可更好地针对西医之病选用蜜煎导。

【应用指征】 阳明病，自汗出，若发汗，小便自利者，此为津液内竭，虽硬不可攻之，当须自欲大便，宜蜜煎导而通之；若土瓜根及大猪胆汁，皆可为导。（233）

【方论】

明·许宏，《金镜内台方义》（1422年）： 大便不通者，必用下之。有下之而不得通者，有津液内竭，肠胃干燥，大便因硬，不可通者，此非结热也，故立是法而用之。

明·吴昆，《医方考》（1584年）： 自汗，大便秘者，此法治之。胃家实则自汗，自汗亡其胃液，则便秘。若以下药与之，则益亡其液矣，故用导法。导法者，迎而夺之之兵也。

清·柯琴，《伤寒来苏集》（1674年）：《经》曰："外者外治，内者内治。"然外病必本于内，故薛立斋于外科悉以内治，故仲景于胃家实者，有蜜煎、胆导等法。蜂蜜酿百花之英，所以助太阴之开；胆汁聚苦寒之津，所以润阳明之燥。虽用甘、用苦之不同，而"滑可去着"之理则一也。惟求地道之通，不伤脾胃之气。此为小便自利、津液内竭者设，而老弱虚寒无内热症者最宜之。

清·汪昂，《医方集解》（1682年）： 此手阳明药也。蜜能润肠，热能行气，皂能通窍。经曰：表解无证者，胃虽实忌攻，故外导而通之，不欲以苦寒伤胃也。

清·张志聪，《伤寒论宗印》（1683年）： 此论燥实之不可攻也。阳明病，因汗出多而又小便自利，以致津液内竭，然此非热实，虽硬，不可攻之，当须自欲大便。然小便自利，恐津液不能还入胃中，故宜蜜煎导而外取之。蜜乃稼穑之至味，滑润而利。

清·张隐庵，《伤寒论集注》（1683年）： 宜蜜煎导者，蜜味甜。乃中土之味，可导阳明之邪。若土瓜根者，土瓜即王瓜。《月令》云"四月王瓜生"，得少阴君火之气，根性蔓延从下而上，可导太阳之邪。及大猪胆汁者，猪乃水畜，胆主甲木。夫肾为水脏，而少阳属肾，复和醋味之酸，可导少阳之邪。设有三阳之病气留结于内，通其一气则大便自下，故曰"皆可为导"。愚按：此节紧承上文分别形气缓急之要，言邪气入于胃下之大肠，无关于心、胸、胁、腹也。

清·王子接，《绛雪园古方选注》（1732年）： 蜜煎外导者，胃无实邪，津液枯涸，气道结涩，燥屎不下，乃用蜜煎导之。虽曰外润魄门，实导引大肠之气下行也，故曰土瓜根亦可为导。

清·不著撰人，《伤寒方论》（1732年）： 论曰：此为大便不行，一无所苦，但自汗，且小便利是郁热燥屎脏结皆有现证，今一无苦，但自汗，且小便利是郁热燥干，非坚结也，故以甘草苦寒者一泄其气，犹之硝黄开结而反从下达，邪低泻也，若见实满等症，则小便利止属可攻之候矣。

清·黄元御，《伤寒悬解》（1748年）： 本自汗出，若又发其汗，或小便自利者，此为津液内竭，非胃热土燥可比，大便虽硬，不可攻之，当须自欲大便，结而不下，宜蜜煎导而通之，若土瓜根（土瓜根汁，入少水，筒吹入肛门，大便立通）及与大猪胆汁，皆可为导也。

清·黄元御，《长沙药解》（1753年）： 治阳明病，自汗出，小便自利，津液内竭，大便硬者。以汗尿亡津，而致便硬，非胃热便难之比，不可攻下，蜜煎润燥而滑肠也。

清·吴仪洛，《成方切用》（1761年）： 风邪内并，则火热内生，五脏亢盛，逆归于心，故以桂、甘、龙、牡，通阳气，安心肾为君；然厥阴风木，与少阳相火同居，火生必夹木势侮其脾土，故脾气不行，聚液成痰，流注四末，因成瘫痪，故用大黄以荡涤风火湿热之邪为臣，随用干姜之止而不行者，以补之为反佐；又取滑石、石膏，清金以伐其木，赤白石脂，厚土以除其湿，寒水石以助肾水之阴，紫石英以补心神之虚为使。故大人小儿风引惊痫皆主之。治阳明证，自汗，小便利，大便秘者。蜜能润肠，热能行气；皂能通窍。津液内竭，概不可攻，须俟其欲便，乃导而通之，不欲以苦寒伤胃也。便秘者属燥属于热，自汗者为亡津液，当小便不利，今反利，是热犹未实，故不可攻，猪胆汁寒盛热，滑润燥，苦能降，醋酸善入，故能引入大肠而通之。

清·邹澍，《本经疏证》（1832年）： 仲景猪肤汤、甘遂半夏汤，皆以治下利，则蜜者信可主下利欤！然不可为蜜煎导法言矣。蜜煎导法之滑润大便，非假借也，则蜜者信可滑润肠胃欤？然又不可为治下利之理中丸言矣。盖仲景之用蜜，旨虽甚广，其要实在蜜煎导法中，所谓津液内竭是也。

清·费伯雄，《医方论》（1865年）： 阴液亏损，魄门燥结，故以此润之。

清·高学山，《伤寒尚论辨似》（1872年）： 故血少者，用蜜导以润之，热结者，用胆导以泄之，庶乎大便行，而于胃腑无伤也。猪胆苦寒善渗，和醋少许者，酸以敛其上渗耳。不尔，少腹将作痛矣。

清·戈颂平，《伤寒指归》（1907年）： 瓜，名土瓜根，禀水土精气，交纽其中而结成。瓜之藤蔓，善引于上，象人之筋脉，由下引上，取其根，禀木土酸甘气味，能引脉中阴液上升。若土之阴液未竭，不能上升和阳阖午，用之导引脉中阴液，上济其阳。猪为水畜，体静。胆汁味苦，色青，禀五行精水结成，能固水火金木四维之气，交固土中。若土之阴液过出半表，其阳气不能内固，取胆汁，导引阳气，固于土中。曰：若土瓜根，及与大猪胆汁，皆可为导。如阴土液竭，不能固阳，非蜜性甘柔，导之不可。按：蜜煎导，猪胆汁二方下之治法，非仲景原文，何也？人身津液气血，包藏躯股肌肉中，全赖太阳大气，运行内外，始能分别表里。此条论阳明病自汗出，至津液内竭句，谓阴土之液，从阳气外出半表，不和阳气内入半里，半里阴少，津液内竭，所以曰：虽硬，不可攻之。硬，谓阴土之阴，失阳气温疏而硬，阴土之阴尚失阳气温疏自解，其硬何能反以蜜煎如饴，作挺状，大如指头，长二寸许，内谷道中。试问：以蜜煎如饴，作挺，冷则硬，何能以硬治其硬？若疑肠中有燥屎，蜜在谷道口，纳肠中，其硬坚之蜜，何能自至肠中叠曲上，能润其硬屎下出也。窃思误解之原，因论中云：虽硬，不可攻之，当须自欲大便，宜蜜煎导而通之等句，惜未解《伤寒论》中论大便之理，所以错也。取甘平性柔之物，煎饮，顺其土性，投其所欲，得蜜之柔和，阳气自不浮外而内阖矣。土瓜根、猪胆汁方，当亦可知也。

近代·祝味菊，《伤寒方解》（1931年）： 本方即见药方。其适用标准在阳明病汗出小便不利，津液内竭，大便结硬者，故用蜜煎以润导之也。近世应用之甘油锭即与此法相通。煮服法中"疑非仲景意，已试甚良"九字，其意不属，且亦莫名其怀疑之点安在，系衍文。又猪胆泻汁云者，盖亦取其通润之意耳。

中医研究院，《伤寒论语译》（1956年）： 这是两种通导大便的方法，适用于多汗伤津、尺脉迟弱、元气素虚、想大便而便不出的病人，一般认为津液枯的用蜜导，邪热盛德用胆汁导。

任应秋，《伤寒论语译》（1957年）： 《伤寒准绳》云："凡多汗伤津，或屡汗不解，或尺中脉迟弱，元气素虚人，便欲下而不能出者，并宜导法，但须分津液枯者用蜜导，热邪甚者用胆导，湿热痰饮固结，姜汁麻油浸瓜蒌根导。”蜂蜜含有多种糖类、蚁酸、酵素、胶质等，于消化性溃疡有显效，为滋养润肠药。猪胆含胆盐、脂肪酸、卵磷脂、脂肪等，为利胆助消化药，有通便解毒作用。

现代·陈亦人，《伤寒论译释》（1958年）：蜜煎方所主胃无实邪，单是肠中津液不足而致燥屎不下，用以外润直肠，导引大肠之气下行。猪胆汁方以猪胆之苦苦酒之酸，收引上入肠中，非但导去有形的燥屎，并能涤去无形的邪热。两方的使用，均宜在病人欲解大便而不能便出时，纳入或灌入肛门，少待片刻，即能达到通便的目的。这种便秘没有腹满痛、潮热等证，故不宜承气汤攻下，而当用蜜煎方以外导。但使用本方，最好是在大便欲解而又解不出来的时候，才能事半功倍。文中提出“当须自欲大便”，确实为经验之谈。外导的药物不仅蜜煎一方，所以又举出土瓜根及大猪胆汁皆可为导，一个外导法列举三张方剂，既符合随宜取用的原则，同时也体现了仲景博采众方的精神……此外，《金镜内台方议》所载的蜜煎方与猪胆汁方的具体做法有所改进，兹转录附后，以供参考。蜜煎方，将蜜于铜器内，微火煎之，稍凝似饴状，搅之勿令焦，滴水中坚凝可用，蘸皂角末捻作挺，以猪胆汁或油润谷道，内之，少顷，欲大便乃去之。猪胆汁方，以猪胆汁一二枚，以小竹管插入胆口，留一截，用油润，内入谷道中，以手将胆捻之，其汁自内出，一食顷，当大便下。又用土瓜根削如指状，蘸猪胆汁，入内谷道中，亦可用。

现代·安徽中医学院，《伤寒论通俗讲义》（1959年）：以上方药，治疗津液内竭，肠中燥便不下等证。主要治疗目的是润肠通便。食蜜能润肠滋燥。猪胆汁能清热润燥。

现代·李翰卿，《中国百年百名中医临床家》（1960年）：此外用通便之方。主治大便燥结，急欲大便不得下。蜂蜜有润燥之作用，故润大便之燥结。按：现在用灌肠法，此方已少使用，但在偏僻地区无灌肠设备者，也可使用此方。

现代·刘渡舟，《伤寒论诠解》（1983年）：因蜜有滑利润燥的作用，故蜜煎导宜于肠燥之便秘；有的医家认为冬季导使用蜜煎导，夏季导使用猪胆汁，其说也可参考。蜜煎导法是用蜂蜜放入铜器内，微火煎熬成饴糖状，待其凝缩可成丸时，做成二寸长的蜜挺，趁热纳入肛门内。

现代·刘渡舟，聂惠民，傅世垣，《伤寒挈要》（1983年）：蜜有润肠利结之效，纳入肛中，化而为液，以润燥屎使之而下，为导便法之先驱，而早于欧美等国。至于猪胆汁导法，不但能通下燥便，而又有清热解毒之功。其用法：取新鲜猪胆一个，以小竹管一端插入胆口，另一端涂以油，内入谷道，然后以手挤压胆囊使胆汁灌入肛肠之中。

【方论评议】 方中食蜜清热和阴，补益脾胃，生津润燥，润肠通便，甘缓去急，善于治疗大肠津亏热结证。

【药理作用】 本方具有降压、扩张冠状动脉、降血糖、促进创伤愈合、保肝、增强机体免疫功能、解毒、抑菌、抗炎、抗病毒、抗硬化等作用。

十六画

薯蓣丸

【导读】 ①学用薯蓣丸应重视补血药和益气药的用量调配关系、解表药和治里药的用量调配关系。②薯蓣丸虽是辨治表里兼证的重要代表方，但在临床中对气血阴阳俱虚证等病变也具有良好治疗作用。③学好用活薯蓣丸的第一步是辨清薯蓣丸由哪些基础方、变化方和药物组成：组成薯蓣丸有6个基础方、2个变化方和9组药，基础方之一是桂枝甘草汤，之二是芍药甘草汤，之三是理中丸，之四是桂枝人参汤，之五是苓桂术甘汤，之六是桔梗汤，变化方之一是胶艾汤，之二是四逆散，5组药中第1组是益气药即人参、白术、山药、茯苓、大枣、甘草，第2组是补血药即当归、芍药、阿胶、干地黄，第3组是温通行散药即桂枝、防风、干姜，第4组是行血药即川芎，第5组是消食药即曲、豆黄卷，第6组是滋阴药即麦冬，第7组是宣降药即杏仁、桔梗，第8组是理气药即柴胡，第9组是清热药即白薇，从6个基础方、2个变化方和9组药用量深入学习研究即可用活薯蓣丸。

【方歌】 薯蓣丸归桂曲地，草参芎芍术麦仁，柴桔苓胶姜蔹防，大枣黄卷效如神。

【方药】 薯蓣三十分（90 g） 当归 桂枝 曲 干地黄 豆黄卷各十分（30 g） 甘草二十八分（84 g） 人参七分（21 g） 川芎 芍药 白术 麦门冬 杏仁各六分（18 g） 柴胡 桔梗 茯苓各五分（15 g） 阿胶七分（21 g） 干姜三分（9 g） 白蔹二分（6 g） 防风六分（18 g） 大枣百枚为膏

【用法】 上二十一味，末之，炼蜜为丸，如弹子大，空腹酒服一丸，一百丸为剂。

【功用】 扶正祛邪，平补三焦，和解内外。

【适应证】

1. 中医病证：①太阳病（或太阳中风证，或太阳伤寒证，或太阳温病证等）与阴阳气血不足证相兼。咳嗽痰少，心悸，气短，食欲减退，大便不畅，腰膝酸软，精神欠佳，四肢无力，身体困重，体重减轻，手足烦热，急躁，面色不荣，肌肤失泽，胸闷，头晕目眩，或自汗，或盗汗；发热，恶风寒，或汗出，或无汗，或口渴，舌淡或红、苔薄，脉弱或迟或细或沉。②气血阴阳俱虚夹郁证。

2. 西医疾病：肺结核、肺炎恢复期，慢性胃炎，胃及十二指肠溃疡，冠心病，心功能减退，血液病，慢性肾炎，尿道炎，膀胱炎，神经性皮炎，内分泌紊乱，免疫功能低下等临床表现符合气血阴阳俱虚证或兼表证者。

【用药分析】 方中薯蓣（山药）平补三焦，当归补血活血，桂枝温阳通经，曲消食和胃；干地黄滋补阴津，豆黄卷开胃醒脾，人参补益中气，川芎理血行气，芍药补血敛阴，白术健脾益气，麦冬滋阴润燥，杏仁降肺利气，柴胡疏利气机，桔梗宣畅气机，茯苓益气渗湿，阿胶滋补阴血，干姜温中散寒，白蔹散结气、除烦热，防风疏散透达，大枣、甘草、蜂蜜益气和中。

【用方思路】

1. 薯蓣丸既是辨治阴阳俱虚或夹太阳证的重要代表方，又是辨治诸多杂病如心病、肝病、肾病、肺病、脾胃病、肌肉筋脉病等的重要基础方。

2. 方中当归、阿胶等以补血为主；人参、白术等以益气为主；麦冬、生地黄等以滋阴为主；干姜、桂枝等温壮阳气；柴胡、防风、川芎通调气机及营卫。从方中用药用量及调配分析得知，薯蓣丸的应用并不局限于阴阳俱虚或夹太阳证，还可用于辨治诸多杂病，如循环、消化、呼吸、内分泌及代谢系统疾病和皮肤病等。

3. 运用薯蓣丸辨治的基本病证（无论病变部位在表还是在里，或是表里兼证）是虚实夹杂以虚为主。根据方中用药分析，本方以补虚为主，兼以治实。

【随证合方】 若夹热，可与白虎汤合方用之；若夹寒，可与四逆汤合方用之。应用时可根据病变证机主次而酌情调整方药用量。

【注意事项】 运用薯蓣丸既要辨清西医之病，又要辨清西医之病属于中医阴阳气血虚或夹营卫病变。辨西医之病可进一步了解疾病的发展演变及转变规律，辨中医之证可更好地针对西医之病选用薯蓣丸。

【应用指征】 虚劳，诸不足，风气百疾，薯蓣丸主之。（第六 16）

【方论】

清·喻嘉言，《医门法律》（1658年）： 本文云：虚劳诸不足，风气百疾，薯蓣丸主之。按：虚劳不足之病，最易生风生气，倘风气不除，外证日见有余，中脏日见虚耗，神头鬼脸，不可方物，有速毙而已。故用此方除去其风气，兼培补其空虚也。

清·周扬俊，《金匮玉函经二注》（1687年）： 荣卫和谐，而诸风自息矣。如桂枝、柴胡、防风，借以固表升阳，为力颇多，非谓以此驱风，转燥津液也。

清·李彣，《金匮要略广注》（1682年）： 薯蓣甘温，入脾、肺二经，补虚羸，除寒热，在上滋源，在下补肾，故为君。参术苓草，四君子也，所以补气；归芎芍地，四物汤也，所以补血。夫治风必养气血者，以补虚劳为主，所谓养正邪自消也。更用防风、柴胡、桂枝祛风，阿胶养血，豆黄卷和气，麦冬、杏仁、桔梗、白蔹顺肺，干姜温中，大枣补脾，曲导药力，酒行荣卫，而虚劳风疾愈矣。

清·张志聪，《金匮要略集注》（1683年）： 是当补其正气，使荣卫和谐，三焦通畅，正气充而不足资矣。人参、白术、茯苓、甘草，资补元气者也；当归、地黄、芍药、川芎，行养荣血者也；麦冬、阿胶、杏仁、白蔹、桔梗，清益上焦者也；薯蓣、干姜、白术，防风、大枣、麦曲，温补中焦者也；干地黄、豆黄卷、桂枝、柴胡，升助下焦者也。气血充而三焦通畅，人即安和矣（眉批：荣卫气血三焦皆资生于中焦，薯蓣补中土者也，故以薯蓣为君主而命名）。

清·张璐，《千金方衍义》（1698年）： 是以立方专取桂、苓和营散邪，姜、术兼理药误君。以薯蓣大理脾肺，豆卷、神曲除湿运痰毫不及乎补益肾肝。此治眩冒烦郁惊悸狂癫之疾，狂癫虽气之虚实由木盛生火生痰所致，故其治咸不出和营理脾等法也。《金匮》以补虚为务，故用阿胶。嗣伯以眩目为主，故用鹿胶。用黄芩者，取以散标热之上盛也。

清·魏荔彤，《金匮要略方论本义》（1720年）： 仲景故为虚劳诸不足而带风气百疾，立此薯蓣丸之法。方中以薯蓣为主，专理脾胃，上损下损，至此可以撑持；以人参、白术、茯苓、干姜、豆黄卷、大枣、神曲、甘草助之，除湿益气，而中土之令得行矣；以当归、芎䓖、芍药、地黄、麦冬、阿胶养血滋阴；以柴胡、桂枝、防风升邪散热；以杏仁、桔梗、白蔹下气开郁。惟恐虚而有热之人，资补之药上拒不受，故为散其邪热，开其逆郁而气血平顺，补益得纳，亦至当不易之妙术也。勿以其迂缓而舍之。王道无近功，欲速则不达，圣人言之详矣。

清·尤在泾，《金匮要略心典》（1729年）： 虚劳证多有挟风气者，正不可独补其虚，亦不可着意去风气。仲景以参、地、芎、归、苓、术补其气血；胶、麦、姜、枣、甘、芍益其营卫；而以桔梗、杏仁、桂枝、防风、柴胡、白蔹、黄卷、神曲去风行气。其用薯蓣最多者，以其不寒不热，不燥不滑，兼擅补虚去风之长，故以为君。谓必得正气理而后风气可去耳。

清·黄元御，《长沙药解》（1753年）： 治虚劳诸不足，风气百疾。以虚劳之病，率在厥阴风木一经，厥阴风木，泄而不敛，百病皆生。肺主降敛，薯蓣敛肺而保精，麦冬清金而宁神，桔梗、杏仁，破壅而降逆，此所以助辛金之敛也。肝主升发，归、胶滋肝而养血，地、芍润木而清风。川芎、桂枝，疏郁而升陷，此所以辅乙木之升发也。升降金木，职在中气，大枣补己土之精，人参补戊土之气，苓、术、甘草，培土而泻湿，神曲、干姜，消滞而驱寒，此所以理中而运升降之枢也。贼伤中气，是惟木邪，柴胡、白敛，泻火而疏甲木，黄卷、防风，燥湿而达乙木，木静息，则虚劳百病瘳矣。

清·黄元御，《金匮悬解》（1754年）： 虚劳之病，率在厥阴风木一经。肝脾阳虚，生气不达，木郁风动，泄而不藏，于是虚劳不足，百病皆生。肺主收敛，薯蓣敛肺而保精，麦冬清金而宁神，桔梗、杏仁，破壅而降逆，以助辛金之收敛。肝主生发，归、胶，滋肝而养血，地、芍，润木而清风，芎䓖、桂枝，疏郁而升陷，以助乙木之生发。土位在中，是为升降金木之枢，大枣补己土之精，人参补戊土之气，苓、术、甘草，培土而泻湿，神曲、干姜，消滞而温寒，所以理中而运升降之枢也。木位在左，是为克伤中气之贼，柴胡、白蔹泻相火而疏甲木，黄卷、防风，燥湿土而达乙木，所以剪乱而除中州之贼也。

清·朱光被，《金匮要略正义》（1803年）： 前条里急诸不足，初无外见表证，而此则有风气百疾，则当着意在表分可知。然外证实由里虚而发，则补正祛邪，法贵万全。故以四君、四物大补其气血，麦冬、阿胶佐以养阴息风，桂、姜、大枣助以养阳固表，诸气不足，恃此以无恐也。然既有风气，又不可不从风气主治，因以防风散周身之风，桔梗、杏仁泄上焦气分之风，白蔹清中焦入营之风，柴胡升少阳之生气，神曲疏脾胃之滞气，豆卷利下焦之浊气。如是则风调而气和，百疾有不咸理乎？但病气纷纭，且攻且补，难以相协。惟君之以纯粹生精之山药，培养脾肾，俾其率补剂以治诸虚，和风药以除百疾，调燮气味，归于冲和，制方之所以为圣也。

日本·丹波元简，《金匮玉函要略辑义》（1806年）：大薯蓣丸，疗男子五劳七伤，晨夜气喘急，内冷身重，骨节烦疼，腰背强痛，引腹内，羸瘦不得饮食，妇人绝孕，疝瘕诸病，服此药，令人肥白，补虚益气。凡二十四味云，张仲景方，有大豆黄卷、曲、柴胡、白敛、芎䓖，无附子、黄芩、石膏、黄芪、前胡，为二十一味。

清·邹澍，《本经疏证》（1832年）：若夫仲景处方补中有消，正其精义入神之处，如其以硝黄之峻攻，为调胃承气，而用益气之甘草，以诸虫、桃仁、干漆、大黄之通瘀，为大黄䗪虫，而独重益血之地黄。假使薯蓣丸补气补血之物，无所不备，倘无散风消聚之药佐助其间，则脏腑填实，气血不行，又何以发生生之机为转旋阴阳之本。且其方原为虚劳诸不足，风气百疾设耶。方中薯蓣三十分为君药无论已，其参、苓、术、草、干姜、大枣之补气，不啻倍于君药，其芎、归、地、芍、麦冬、阿胶之补阴，仅四十五分，而桂枝、防风、黄卷、柴胡、白蔹之驱风，至三十三分，可见其意之所在，为使血药佐风药以去邪，气药辅君药以扶正，扶正之物过多，未免嫌其不能灵活，故用十一分之杏仁、桔梗以开肺而出治节，更用十分之曲以启脾而纳粮储，岂如后人补则连篇填塞，运则累牍峻削之可比哉！

《金匮》薯蓣丸类萃补益以为君，复类萃开结消导以为臣，虚劳诸不足之治，古之人固如是也。独风气百疾桂枝以行皮媵，大豆黄卷以行肌肉，防风以行筋骨，柴胡以行肠胃，惟结于血脉间者，不能不用白蔹也。任为最轻，职为最下，故其分数殿一方之末。

故薯蓣丸以薯蓣帅补气药为君，补血药为臣，驱风药为佐使。少腹有故，小便不调者，肺之气怠输精于皮毛，毛脉不能合精以行气于腑，斯清浊两者，或泛其源，或塞其流，是其责虽在肺家输泻之不肃，而其咎实当归于肾家翕受之不咸，故肾气丸以薯蓣随地黄、茱萸、牡丹、附子、桂枝，以拨正其翕受之机，又以薯蓣帅茯苓、泽泻以开通其输泻之道。曰肾气丸者，明肾之气固当留其精而泻其麤也。曰薯蓣丸者，明脾之气固当散其精而归于肺也。是薯蓣丸虽谓之脾气丸也可，肾气丸虽谓之地黄丸也亦无不可，是皆谷气、谷精不充畅流动之咎也。薯蓣体滑多涎，黏稠色白，其似肉中之脂液耶！不然何以生捣可消热肿也。其似肾所藏之精耶！不然何以能强阴也。

清·高学山，《高注金匮要略》（1872年）：夫阳生于阴，气藏于血。脾胃之阳气，所以中虚者，以脾胃之阴精，先经枯竭也。故用甘温之薯蓣为君，甘浮之甘草为臣者，所以定脾胃之大车巨舰也。以培土之白术，投其所喜；以渗湿之茯苓，去其所恶以为佐，则又大车之骡马，巨舰之绳缆也。然后先装地黄、当归、阿胶以为主，芎、芍药、麦冬以为佐，则其所以补阴补血者，确在脾胃中之阴血可必矣。次装生气之豆黄卷，行气之曲以为主；提气之人参，温气之干姜以为佐，则其所以补阳补气者，又确在脾胃中之阳气可必矣。于是以甘浮之大枣上托之，利气之杏仁疏导之，开提之桔梗上透之，辛散之白蔹外引之，则其所补之阴阳，从中焦而氤氲蒸被，贮之胸中，而充行经络矣，此治诸不足之精意也。至其以辛温而散邪之桂枝为主，芬芳而清膈之柴胡为佐，又殿之以密表之防风者，所以祛内外之风气百疾，而尤防其复袭也。肾气以小丸吞服，欲其难化而下至于肾。本方以大丸嚼服，欲其易发而中尽于胃也。空腹，则胃有余力而易化；酒服，则药有助气而速行也。此于《金匮》中，除鳖甲煎丸外，为第二大方，计药二十一味，用意凡十一层，真旋转造化之奇制也。豆黄卷，大豆色黄象中土，浸令生，干而卷之，则其芽性具锐发生气之势，与赤小豆卷异用而同义。曲，即酒曲，其性温暖，具沤发之用，不特取其行药，且使腐化谷食以生精悍也。白敛，辛甘而生蔓，辛甘走气，蔓则经络之象，是行气于经络之品也。余药别见，方论中详略不同者此也。

清·莫枚士，《经方例释》（1884年）：此风虚劳之主方。风虚劳病，原有论，此方从柴胡桂汤来，而差其分两，方中参、术、苓、草为《局方》四君子丸之祖，芎、归、地、芍为《局方》四物汤之祖，合之为八珍汤之祖。薯、甘、枣为补脾之主药，三味为君，此方重薯蓣，故以名方。《本草》薯蓣，治风眩。徐嗣伯治眩十方中有此方。凡《千金》《外台》用山药，如大小三五七诸方，皆取此。胶，取其下达，参、地、桂、归、曲，卷六味等分者，参、桂以去风，归、地治血，一补一行，曲、卷助运，一消食，一除湿，六味为臣。芎、芍、术、防、麦、杏六味等分者，以气不下，则逆而不生血，得风则燥而不润，湿食相搏，则困而不健，故以芎、芍佐地、归以和血，视之行血加甚矣。术、防佐桂以和气，视桂之行气加甚矣。麦、杏佐曲、卷以化湿食，视曲卷加甚矣。为逐血痹，驱风气，续绝伤，利滞气之法。六味为佐。柴、桔、苓三味等分者，柴、桔开泄肺气，肺为脾之子，实则泻其子也。苓抑肾邪，肾为脾之妻，防其侮以伸己权也。或曰桔梗开心，心为脾之母，用桔者，虚则补其母也。心为阳，以升发为补，亦通。姜善温中，敛散结气，合柴、桔、苓、五味为使，此一方补脾之法尽之矣。即补脾之药，亦尽之矣。

日本·丹波元坚，《金匮玉函要略述义》（1894年）：薯蓣，味甘温，主伤中，补虚羸，除寒热邪气，补中益气力，长肌肉。豆黄卷，别不着其功。然大豆则味甘平，逐水胀，除胃中热痹，伤中淋露。麴，味甘大暖，疗脏腑中风气，调中下气。白蔹，味苦平，散结气。养生必用，治风劳气冷百疾，薯蓣丸。并治风眩背拘倦，胸满短气，羸瘦饮食少，小儿泄利，多汗发热方。

清·戈颂平，《金匮指归》（1907年）：阴虚半表，火炎于上，表里气液不足，以薯蓣配表里土气；以甘草极甘，培表里土味；以茯苓、干姜，温通阴土之阴；以豆黄卷、神曲，甘温，得蒸煮之气，疏其土气；以杏仁，甘温柔润，滑利关节之阴；以桂枝辛温，通表里经道之阴；以防风甘温，防闭阳气外泄于表；以当归、芎劳、地黄、白芍，调和络道中气血；以桔梗辛温，柴胡苦平，载气血左升右降；以人参、麦门冬、白术、阿胶、大枣，多汁，益表里土液；以白蔹，苦甘微寒，敛阳气入二阴中。右二十一味，末之，象二阴偶一阳，运行上下左右，炼蜜和丸，如弹子大，空腹，酒服一丸，一百丸为剂。剂，齐也。诸药气味，藉酒力圆转表里，荣养气血齐子午也。

近代·曹颖甫，《金匮发微》（1931年）：所用补虚凡十二味，舍薯蓣、麦冬、阿胶、大枣外，实为后人八珍汤所自出。去风气百疾者凡九味，白蔹能散结气，治痈疽疮肿，敛疮口，愈冻疮，出箭镞，止痛，大率能通血络壅塞，而排泄之力为多。盖风之中人，肌腠外闭而脾阳内停，方中用白蔹，所以助桂枝之解肌也。风中皮毛，则肺受之，肺气被阻，咳嗽乃作，方中用桔梗、杏仁，所以开肺也。气血两虚，则血分热度愈低，因生里寒，方中用干姜，所以温里也。风气外解，必须表汗，然其人血虚，设用麻黄以发之，必致亡阳之变，故但用防风、柴胡、豆卷以泄之。且风著肌肉，脾阳内停，胃中不无宿垢，胃纳日减，不胜大黄枳实，故但用神曲以导之。要之补虚用重药，惧不胜邪也；开表和里用轻药，惧伤正也。可以识立方之旨矣。

近代·彭子益，《圆运动的古中医学·金匮方解篇》（1947年）：治虚劳诸不足风气百疾者。肺金不降，收敛气衰。于是疏泄气旺，风木肆动，津液被劫，腠理枯滞，而成虚劳，此方以薯蓣补金气之收敛，而平木气疏泄为主，为虚劳病整个治法。

现代·刘渡舟，苏宝刚，庞鹤，《金匮要略诠解》（1984年）：本证若单纯补益气血则有恋邪于里之弊，若单纯攻邪则又有伤正之虑，必以正邪兼顾之法，才能祛邪而不伤正，扶正而不留邪。薯蓣丸，君以薯蓣健脾益阴，治在扶正，臣以人参、茯苓、白术、甘草、生姜、大枣佐薯蓣健脾以益气；当归、川芎、芍药、干地黄、麦冬、阿胶养血而滋阴，配以柴胡，桂枝、防风，祛风而散邪；桔梗、杏仁、白敛则利肺开郁，以行治节；佐以豆卷、神曲运脾气行药力，有补而不腻之功。

现代·王付，《经方学用解读》（2004年）：阴阳气血俱虚证或与太阳病证相兼的基本病理病证是阴阳气血俱虚，阴不得滋，阳不得温，气不得煦，血不得养；或太阳营卫受邪而抗邪。因此，治疗阴阳气血俱虚证或与太阳病证相兼，其用方配伍原则与方法应重视以下几个方面。

针对证机选用解表散邪药：审病在表有太阳病，病变证机是营卫之气失调而不能职司于外，证以发热恶寒为主，其治当解表散邪，以使表邪从汗出而散。如方中桂枝、防风、柴胡。

针对证机选用补益阴阳药：审病变证机在里是阴阳两虚，阳不得温煦而恶寒，阴不得滋润而口干，证以阴阳俱虚为审机要点，其治当补益阴阳。如麦冬、干姜、桂枝、人参、干地黄。

针对证机选用补益气血药：审病变证机既有阴阳两虚，又有气血两虚，其治既要补益阴阳，又要补益气血。又气能化阳，血可化阴，气为阳之根，血为阴之本，只有合理而有效地补益气血，才能更好地补益阴阳。如方中当归、干地黄、芍药、川芎、阿胶、人参、白术、茯苓、甘草、薯蓣、大枣。

妥善配伍宣降气机药：针对证机选用解表散邪药与滋补阴阳气血药，其治配伍用药还必须考虑到用滋补气血药，用之稍有不当，即会引起气机壅滞，气机壅滞又不利于滋补药充分发挥治疗作用。因此，在用滋补药时一定要配伍宣畅气机药，只有如此用药，才能提高治疗效果。如方中桔梗、柴胡、豆黄卷、杏仁、白蔹。

适当配伍消食药：用解表散邪药虽能治疗表证，但易妨碍胃气通降；用补益药虽能补虚，但易壅滞胃气。因此，在配伍用药时尽可能照顾胃气，以使胃气禀承与受纳水谷以生化气血。如方中神曲。

随证加减用药：若阳虚甚者，加鹿茸，以温壮阳气；若阴虚明显者，加龟甲，以滋补阴气。

【方论评议】

综合历代各家对薯蓣丸的论述，应从用药要点、方药配伍和用量比例三个方面进行研究，以此更好地研究经方配伍，用于指导临床应用。

诠释用药要点：方中薯蓣（山药）平补三焦，当归补血活血，桂枝温阳通经，曲消食和胃，干地黄滋补阴津，豆黄卷开胃醒脾，人参补益中气，川芎理血行气；芍药补血敛阴，白术健脾益气，麦冬滋阴润燥；杏仁降肺利气，柴胡疏利气机，桔梗宣畅气机，茯苓益气渗湿；阿胶滋补阴血，干姜温中散寒，白敛散结气、除烦热；防风疏散透达，大枣、甘草、蜂蜜，益气和中。

剖析方药配伍：山药、大枣、人参、白术、茯苓与甘草，属于相须配伍，增强健脾益气，化生气血，兼以渗利；阿胶、干地黄、芍药、当归与川芎，属于相须配伍，增强滋补阴血，兼以活血行气；桂枝与防风，属于相须配伍，辛温透散，有表解表，无表温通；桂枝与干姜，属于相使配伍，温阳通经；麦冬与干地黄，属于相须配伍，增强滋补阴津，兼以凉血；杏仁与桔梗，属于相使配伍，杏仁偏于降，桔梗偏于宣，宣降气机；曲与豆黄卷，属于相须配伍，消食和胃除烦；柴胡与桔梗、豆黄卷，属于相使配伍，辛散透热，疏利气机；山药、大枣、人参、白术、茯苓、甘草与桂枝、干姜，属于相使配伍，山药、大枣、人参、白术、茯苓、甘草助桂枝、干姜温阳化气，桂枝、干姜助山药、大枣、人参、白术、茯苓、甘草益气化阳，增强温补阳气；阿胶、干地黄、芍药、当归、川芎与麦冬，属于相使配伍，阿胶、干地黄、芍药、当归、川芎助麦冬滋阴化血，麦冬助阿胶、干地黄、芍药、当归、川芎补血化阴；曲、豆黄卷与桔梗、柴胡，属于相使配伍，消食和胃，调理气机；曲、豆黄卷、桔梗、柴胡与山药、大枣、人参、白术、茯苓、甘草、阿胶、干地黄、芍药、当归、川芎，属于相反配伍，消不伐正，补不浊腻。

权衡用量比例：山药、大枣、人参、白术、茯苓与甘草用量比例是30∶83∶7∶6∶5∶28，以治气虚；阿胶、干地黄、芍药、当归与川芎用量比例是7∶10∶6∶10∶6，以治血虚；桂枝与防风用量比例是5∶3，提示药效辛温通经与辛温疏散之间的用量调配关系；桂枝与干姜用量比例是 10 ∶ 3，提示辛温通经与温阳和中之间的用量调配关系，以治阴寒；麦冬与干地黄用量比例是 10 ∶ 6，提示滋阴与凉血之间的用量调配关系，以治阴虚；杏仁与桔梗用量比例是 6 ∶ 5，提示降泄与宣发之间的用量调配关系；曲与豆黄卷用量比例是 1 ∶ 1，提示药效消食与清热消积之间的用量调配关系；柴胡与桔梗、豆黄卷用量比例是 1 ∶ 1 ∶ 2，提示药效理气与消积除胀之间的用量调配关系；山药、大枣、人参、白术、茯苓、甘草与桂枝、干姜用量比例是 30 ∶ 83 ∶ 7 ∶ 6 ∶ 5 ∶ 28 ∶ 10 ∶ 3，提示益气与温阳之间的用量调配关系，以治阳虚；阿胶、干地黄、芍药、当归、川芎与麦冬用量比例是 7 ∶ 10 ∶ 6 ∶ 10 ∶ 6 ∶ 7，提示补血与滋阴之间的用量调配关系，以治阴血虚；曲、豆黄卷与桔梗、柴胡用量比例是 10 ∶ 10 ∶ 5 ∶ 5，提示消食与行气之间的用量调配关系；曲、豆黄卷、桔梗、柴胡与山药、大枣、人参、白术、茯苓、甘草、阿胶、干地黄、芍药、当归、川芎、麦冬用量比例是 10∶10∶5∶5∶30∶83∶7∶6∶5∶28∶7∶10∶6∶10∶6∶7，提示消食行气与滋补气血阴阳之间的用量调配关系，以治阴阳气血俱虚。

【药理作用】 本方具有调节内分泌、调节中枢神经、调节周围神经、调节胃肠蠕动、调节心律、调节支气管腺体分泌、调节水电解质代谢、调节水钠钾代谢、调节造血功能、改善血液运行状态、调节心肝肾肺功能、调节骨代谢、增强机体免疫功能、抗心脑缺血、抗缺氧、抗自由基、抗衰老、抗氧化、抗肿瘤、抗突变、抗菌、抗病毒、抗过敏、抗风湿等作用。

薏苡附子败酱散

【导读】 ①学用薏苡附子败酱散应重视薏苡仁和附子的用量调配关系、附子和败酱草的用量调配关系。②薏苡附子败酱散虽是辨治肠痈寒湿证的重要代表方，但在临床中对妇科寒湿证等也具有良好治疗作用。③学好用活薏苡附子败酱散的第一步是辨清薏苡附子败酱散由哪些基础方和药物组成：组成薏苡附子败酱散有1个基础方和2组药，基础方是薏苡附子散，2 组药中第 1 组是温阳消癥药即附子，第 2 组是清热利湿药即薏苡仁、败酱草，从 1 个基础方 2 组药用量深入学习研究即可用活薏苡附子败酱散。

【方歌】 薏苡附子败酱散，辨治肠痈诸般证，病变证机寒夹热，临证用量须调整。

【方药】 薏苡仁十分（30 g） 附子二分（6 g） 败酱五分（15 g）

【用法】 上三味，杵为散，取方寸匕，以水二升，煎减半，顿服，小便当下。

【功用】 温阳通经，化瘀消肿。

【适应证】

1. 中医病证：肠痈寒湿夹热证。右少腹急结不舒，按之有物如肿状，柔软，不大便，或大便不畅，小便尚可，肌肤甲错，舌淡红、苔薄白或腻，脉沉。

2. 西医疾病：急性阑尾炎、阑尾脓肿或结石、多发性结肠憩室症、粘连性肠梗阻、细菌性痢疾、泌尿系感染、慢性盆腔炎、前列腺炎、心脏病等临床表现符合肠痈寒湿证者。

【用药分析】 方中薏苡仁利湿消肿清热，附子温阳散寒，败酱草解毒排脓。

【用方思路】

1. 薏苡附子败酱散既是辨治肠痈寒湿或夹热证的重要代表方，又是辨治诸多杂病如脾胃病、大肠病、心病、肾病等的重要基础方。

2. 方中附子可温壮五脏六腑之阳；薏苡仁既可利湿，又可清热；败酱草既可清热，又可排脓。从方中用药用量及调配分析得知，薏苡附子败酱散的应用并不局限于肠痈寒湿或夹热证，还可用于辨治诸多杂病，如消化、泌尿、生殖、循环等系统疾病。

3. 运用薏苡附子败酱散辨治的病证（无论病变部位在脾胃、在心或在肾）以寒湿或夹热为主，其治当泻热祛瘀。

【随证合方】 若夹瘀，可与桂枝茯苓丸合方用之；若夹痰热，可与小陷胸汤合方用之；若夹寒湿，可与甘姜苓术汤合方用之。应用时还必须结合病变主次酌情调整方药用量。

【注意事项】 运用薏苡附子败酱散既要辨

清西医之病，又要辨清西医之病属于中医寒湿夹热证。辨西医之病可进一步了解疾病的发展演变及转变规律，辨中医之证可更好地针对西医之病选用薏苡附子败酱散。

【应用指征】肠痈之为病，其身甲错，腹皮急，按之濡，如肿状，腹无积聚，身无热，脉数，此为肠内有痈脓，薏苡附子败酱散主之。（第十八　3）

【方论】

清·李彣，《金匮要略广注》（1682年）： 附子辛热，破癥坚；败酱苦寒，入手足阳明经，消痈破血，能化脓为水气如败豆酱，故以为名；然肠痈多生于湿热，薏苡仁得土之燥，禀秋之凉，能燥湿清热，入手阳明大肠，为引经药也。

清·张志聪，《金匮要略集注》（1683年）： 此为腹内有痈脓，而在于肠之间，故曰肠痈之为病。而所用汤散，各有别也。薏苡，色白微寒，其形若肺，阳明秋金之凉品也，《本经》名曰解蠡，蠡蠡行列貌，薄之而欲破也。大肠为肺之府，谓能薄于外府，而破散于聚结也。败酱，性味苦寒，主治火热疮毒，《本经》名曰鹿肠，鹿治恶血、恶疮谓能破肠间之疮血也。附子，秉雄壮火热之性，此结聚于肠外脂募之间，非附子不能外达，非火热不能化金，丙辛相合，则金府所结之痈，而化为水矣。痈在气分，当从小便而出，故曰：服之小便当下。

清·周扬俊，《金匮玉函经二注》（1687年）： 故以保肺而下走者，使不上乘，附子辛散，以逐结；败酱苦寒，以祛毒而排脓，务令脓化为水，仍从水道而出，将血病解而气亦开，抑何神乎。

清·魏荔彤，《金匮要略方论本义》（1720年）： 主之以薏苡附子败酱散，薏仁下气，则能泄脓；附子散用，意在直走肠中，屈曲之处可达；加以败酱之咸寒，以清积热。服后以小便下为度者，小便者，气化也，气通则痈脓结者可开，滞者可行，而大便必泄污秽脓血，肠痈可已矣。顿服者，取其快捷之力也。

清·尤在泾，《金匮要略心典》（1729年）： 腹如肿状而中无积聚，身不发热而脉反见数，非肠内有痈，营郁成热而何，薏苡破毒肿，利肠胃为君，败酱一名苦菜，治暴热火疮，排脓破血为臣，附子则假其辛热以行郁滞之气尔。

清·王子接，《绛雪园古方选注》（1732年）： 小肠痈，仲景详言腹无积聚，昭然是气结而成，奈诸家以方中附子为据，纷纷注释是小肠寒冷凝结成痈，抑何荒谬若此，余因悬内炤之鉴以明之。盖心气抑郁不舒，则气结于小肠之头，阻传导之去路，而成痈肿，即《内经》所谓脏不容邪，则还之于腑也。故仲景重用薏苡开通心气，荣养心境，佐以败酱化脓为水，使以附子一开手太阳小肠之结，一化足太阳膀胱之气，务令所化之毒，仍从水道而出，精微之奥，岂庸浅者所能推测耶？

清·黄元御，《长沙药解》（1753年）： 治肠痈，身甲错，腹皮急，按之濡，如肿状，腹无积聚，身无热，脉数。以寒邪在腹，膏血凝涩，堙郁臭败，腐而为脓。肠气壅遏，故腹皮胀急，而状如肿满。凝瘀腐化，故腹无积聚，而按之软塌。血败不华肌腠，故皮肤甲错，而失滑泽。卫阻而非表邪，故经脉数疾，而无外热。附子破其寒郁，败酱行其脓血，薏苡泻湿而开水窍也。

清·黄元御，《金匮悬解》（1754年）： 肠痈者，痈之内及六腑者也。血气凝涩，外不华肤，故其身甲错。肠胃痞胀，故腹皮紧急。壅肿在内，故按之濡塌。形如肿状，其实肌肤未尝肿硬也。病因肠间痈肿，腹内原无积聚。瘀热在里，故身上无热，而脉却甚数。此为肠内有痈也。《灵枢·痈疽》：寒邪客于经脉之中则血涩，血涩则不通，不通则卫气归之，不得复反，故痈肿。寒气化为热，热胜则腐肉，肉腐则为脓，是痈成为热，而其先则寒也。寒非得湿则不凝，薏苡附子败酱散，薏苡去湿而消滞，败酱破血而宣壅，附子温寒而散结也。

清·朱光被，《金匮要略正义》（1803年）： 此从诸痈肿中，而就肠痈一证言之。肠，大肠也。大肠与胃俱称阳明，阳明主肌肉，肌肉赖血营养，热伤营血，故身为甲错也。腹皮急，火毒攻冲也。火本无形，初非积聚，故外状如肿而按之自濡也。以热在血分，故脉自数，而外不必发热也，肠痈之症象如此。薏苡甘寒，专利肠胃，除热胜湿为君。败酱排脓破瘀，懈毒散热为臣。然痈者壅也，壅滞之气，非得辛热不开，佐以附子开散结邪，俾清热解毒之品得以奏绩也。

清·邹澍，《本经疏证》（1832年）： 故附子之追寒破结仅十七分之二，而清热去湿之薏苡既有十分，又益之以败酱五分，俾解热毒而钟生气于瘀浊垢秽之中，生气昌，斯瘀浊垢秽行矣。

清·高学山，《高注金匮要略》（1872年）： 主本方者，湿为本病，故君甘寒之薏苡以除湿。但除湿者，非扶真阳以呵导之，则其湿不能骤去，故佐以生阳之附子也。热为标病，故兼用苦寒而攻暴热及善破痈脓之败酱耳。为散、水煎而顿服，欲其少停胃中，所以并治身之甲错，及腹皮之急如肿状也。小便当下，合未脓已脓而言，盖未脓而小便不通，则附子扶阳，薏苡渗湿，败酱泄痈脓于扶阳渗湿之中，而痈自消散。已脓而小便下通，则败酱破脓，薏苡泄毒，而以生阳之附子，为内合疮口之助。仲景之方，真海市蜃楼，顷刻万状者也。

清·莫枚士，《经方例释》（1884年）： 此薏苡附子散加败酱也。《本草》败酱，一名苦菜，治暴热火疮，排脓破血药也，故以之为君，此为腹内痈之专方，不专主肠痈。《千金》苇茎汤，治肺痈，苇茎、薏苡仁、桃仁、瓜瓣四味。有薏苡瓜瓣汤，治肠痈，即苇茎汤，去苇茎加丹皮，二方例明，则苇茎为肺痈之主药，丹皮为肠痈之主药，而薏苡则肺、肠二痈皆用之，其为腹内痈。总方无疑。

清·唐容川，《金匮要略浅注补正》（1893年）： 痈疽是死血，遇阳气蒸之，则化为脓，故用附子也。脓成则为水类，苡仁行水，所以排脓。注言用薏苡开通心气，荣养心境，此真宽泛语也。试问薏苡，何以能荣养心境哉？

清·戈颂平，《金匮指归》（1907年）： 主薏苡仁甘淡，体重气轻；败酱苦平而有陈酱气；合附子辛温，内通壅滞之阴。右三味，杵为散，取方寸匕。以水二升，煎减半，象阳数得二阴偶之，顿服。小便当下，取其气浓下行，布腹里壅滞之液从半表下谷道旁泄出。

近代·曹颖甫，《金匮发微》（1931年）： 要知证虽化热，病原实起于肾寒，血海遇寒而凝，凝则痛，久而化热，血之凝者腐矣。故方治十倍利湿开壅之薏苡，而破血排脓之败酱草半之，略用生附子以解凝而止痛，数不及败酱之半，然后少腹之脓，乃得从小便中出，予直决其为少腹疽。

近代·赵桐，《金匮述义》（1940年）： 此肠痈诊治也。若脓成，脉多洪数，脐高腹突，胀满尿淋，宜薏苡仁汤主之。此附子败酱散为日久阳虚不能化脓者设也。气血为内痈所夺，不荣于身则甲错矣。腹皮急而不胀，按之濡而如肿，身亦无大热，腹亦无积聚，脉数者，数为疮，故曰此肠中有痈脓，阳虚日久不溃者也。宜附子蒸血化脓，薏苡排脓，败酱解毒破血。顿服，小便当下。乃肠痈必淋，服后淋愈，非脓从小便出，脓下必于大便也。

近代·彭子益，《圆运动的古中医学·金匮方解篇》（1947年）： 治肠痈，其脉数，脓已成不可下者。大黄牡丹汤证之脉迟，言不数也。不数而紧为实，数为虚。脓未成而脉紧，热聚脉紧，故下之。脓已成故脉虚。故薏苡、附子以补之。败酱能涤脓也。

现代·王渭川，《金匮心释》（1982年）： 本节指出肠痈已成脓的辨证和治法。仲景处方薏苡附子败酱散，以薏苡仁下气泄脓，微用附子，略温助肠间阳气，推动排脓，败酱咸寒，能清积热，降低白细胞，破瘀排脓。服本方后，小便利而气化行，则污脓瘀血俱从大便排出。

现代·刘渡舟，苏宝刚，庞鹤，《金匮要略诠解》（1984年）： 本条是论述痈脓已成的证治。治以薏苡附子败酱散，排脓消痈，通阳行阴。方中薏苡仁泄热除湿，排脓利尿；败酱草清热解毒，破瘀排脓；附子辛温，扶阳而行气血津液，故能散结消肿。方后注云："顿服，小便当下"，是指服药之后，小便下者，气化则通，气化通则痈肿郁结可开，热毒瘀滞可行，大便泻出污秽之脓血，肠痈渐愈。顿服者，取其药力快捷，速下湿热火毒之意。

【方论评议】

综合历代各家对薏苡附子败酱散的论述，应从用药要点、方药配伍和用量比例三个方面进行研究，以此更好地研究经方配伍，用于指导临床应用。

诠释用药要点：方中薏苡仁利湿消肿，附子温阳散寒，败酱草解毒排脓。

剖析方药配伍：附子与薏苡仁，属于相反相畏配伍，附子温阳逐寒，薏苡仁清热利湿，制约附子温热化燥；附子与败酱草，属于相反相畏配伍，相反者，附子逐寒，败酱草清热解毒，相畏者，败酱草制约附子温热伤阴，附子制约薏苡仁解毒寒凝。

权衡用量比例：附子与薏苡仁用量比例是 5 ∶ 1，提示散寒与利湿之间的用量调配关系，以治寒湿；附子与败酱草用量比例是 2 ∶ 5，提示散寒与解毒之间的用量调配关系，以治寒夹郁热。

【药理作用】 本方具有调节胃肠蠕动、强心、改善微循环、对心脑血管呈双向调节、增强机体免疫功能、抗缺氧、抗炎、抗过敏、抗病毒、抗菌等作用。

薏苡附子散

【导读】 ①学用薏苡附子散应重视薏苡仁和附子的用量调配关系。②薏苡附子散虽是辨治阳虚寒湿胸痹证的重要代表方，但在临床中对阳虚寒湿疼痛证等也具有良好治疗作用。③学好用活薏苡附子散的第一步是辨清薏苡附子散由哪些基础方和药物组成：组成薏苡附子散有 2 组药，第 1 组是温阳消癥药即附子，第 2 组是清热利湿药即薏苡仁、败酱草，从 2 组药用量深入学习研究即可用活薏苡附子散。

十六画

【方歌】 胸痹薏苡附子散，胸痛时缓及时急，急则痛剧夹汗出，温阳逐寒能通痹。

【方药】 薏苡仁十五两（45 g） 大附子炮，十枚（80 g）

【用法】 上二味，杵为散，服方寸匕，日三服。

【功用】 温阳逐寒，化湿通痹。

【适应证】

1. 中医病证：阳虚寒湿胸痹证。胸痛时缓时急，急则剧烈疼痛，缓则如常人，畏寒，汗出，四肢水肿或困重，或胸痛彻背，或咳，或喘，舌淡而胖、苔白而滑，脉弦或紧。

2. 西医疾病：冠心病心绞痛、心肌梗死、心律不齐、心肌缺血、肋间神经痛、神经性头痛、坐骨神经痛、风湿性关节炎、类风湿关节炎、骨质增生等临床表现符合阳虚寒湿证者。

【用药分析】 方中薏苡仁渗湿舒络、宽胸散结，附子壮阳逐寒、通脉止痛。

【用方思路】

1. 薏苡附子散既是辨治阳虚寒湿胸痹证的重要代表用方，又是辨治诸多杂病如心病、脾胃病、肾病、关节病等的重要基础方。

2. 方中附子既是逐寒药，又是壮阳药；薏苡仁既可化湿，又可益气。从方中用药用量及调配分析得知，薏苡附子散的应用并不局限于阳虚寒湿证，还可用于辨治诸多杂病，如循环、消化、泌尿、运动等系统疾病。

3. 运用薏苡附子散辨治的病证（无论病变部位在心、在脾胃或在肌肉关节）以阳虚寒湿为主，其治既要散寒，又要化湿。

【随证合方】 若夹虚，与可桂枝人参汤合方用之；若夹热，可与百合地黄汤合方用之；若夹郁，可与四逆散合方用之。

【注意事项】 运用薏苡附子散既要辨清西医之病，又要辨清西医之病属于中医阳虚寒湿证。辨西医之病可进一步了解疾病的发展演变及转变规律，辨中医之证可更好地针对西医之病选用薏苡附子散。

【应用指征】 胸痹，缓急者，薏苡附子散主之。（第九　7）

【方论】

清·喻嘉言，《医门法律》（1658年）： 发明《金匮》胸痹缓急，用薏苡仁附子散。胸中与太空相似，天日照临之所，而膻中之宗气，又赖以包举一身之气者也。今胸中之阳，痹而不舒，其经脉所过，非缓即急，失其常度，总因阳气不运，故致然也。用薏苡仁以舒其经脉，用附子以复其胸中之阳，则宗气大转，阴浊不留，胸际旷若太空。所谓化日舒长，曾何缓急之有哉？

清·李彣，《金匮要略广注》（1682年）： 薏苡仁入脾以和中，入肺而利气；附子温中行阳。为散服，在其效更速矣。

清·张志聪,《金匮要略集注》(1683年): 故宜用附子以回下焦之真元;用薏苡,以补中焦之生气;用以为散者,取其行散中下之生阳于上也。薏苡米类,中焦之谷也。脾藏意,故主补脾脏之神。

清·周扬俊,《金匮玉函经二注》(1687年): 故取薏苡逐水为君,附子之辛热为佐,驱除寒结,席卷而下,又为能不胜任而愉快耶。

清·魏荔彤,《金匮要略方论本义》(1720年): 师又曰:胸痹缓急者,薏苡仁附子散主之。为阴寒之邪在胸停滞,发为上逆,缓急不时者主治也。薏苡仁下气宽胸,附子温中散邪,为盛甚而阳微亦甚者立法也。

清·尤在泾,《金匮要略心典》(1729年): 阳气者,精则养神,柔则养筋,阳痹不用,则筋失养而或缓或急,所谓大筋软短,小筋弛长者是也,故以薏苡仁舒筋脉,附子通阳痹。

清·黄元御,《长沙药解》(1753年): 以水土湿寒,浊阴上逆,清气郁阻,胸膈闭塞。证有缓急不同,而总属湿寒,薏苡泻湿而降浊,附子驱寒而破壅也。

清·黄元御,《金匮悬解》(1754年): 胸痹缓急者,水土湿寒,浊阴上逆,肺气郁阻,胸膈闭塞。证有缓急不同,而总属湿寒。薏苡附子散,薏苡泻湿而降浊,附子驱寒而破壅也。

清·朱光被,《金匮要略正义》(1803年): 按缓急是病气之为缓为急。盖湿性濡滞,其气缓;寒性劲切,其气急也。时缓时急,循环无端,缓则百体懈弛,急则四肢拘急,其胸中痹痛之象有如此者,此元阳亏而为寒湿所痹故也。药用薏苡祛湿,附子散寒,阴邪退听,阳运不失其常度矣。

清·陈修园,《金匮方歌括》(1811年): 元犀按:薏苡禀阳明金气,金能制风,肝为风脏而主筋,取治筋之缓急,人之所知也,合附子以大补阳气,其旨甚奥。《经》云:阳气者精则养神,柔则养筋是也。《伤寒论》桂枝加附子汤,与此相表里。

清·高学山,《高注金匮要略》(1872年): 其诸痹症,或缓或急。此湿寒之气在中焦,以上窥胸阳之往复,而为更迭入寇之象。故主祛湿利水之薏苡者,即上条茯苓甘草杏仁汤之义。配温中行阳之附子者,即上条橘枳生姜汤之义。而进之者也,至杵为散而连服其渣质,则留连胃中,使寒湿既去,而其干温之化,还浮于太虚,则填胸贯络,而痹自愈。此虽似乎单责阴弦之脉,注意在讨贼一边,不知荡平之后,阳微大振,而贺太平者,却正在朝廷也,噫、神矣哉。

日本·丹波元坚,《金匮玉函要略述义》(1894年): 苡仁之用,能托郁结,况附子之雄烈,相合为散,比之前款诸方,其力最峻,足以奏功于燃眉之际焉。盖此缓急,主在急字,非或缓或急之谓。

清·戈颂平,《金匮指归》(1907年): 薏苡甘寒,缓半表上阳气,内阖于午;附子辛温,温半里下阴气,外开于子;散,布也。右二味,杵为散,服方寸匕,日三服,象阴数得阳布半表上,阳数得阴布半里下也。

近代·曹颖甫,《金匮发微》(1931年): 方用薏苡以去湿,大附子以散寒,欲药力之厚,故散而服之,病不可以急攻,故缓而进之。方中薏苡用至十五两,大附子十枚,以今权量计,大附子每枚当得一两半,则十枚亦得十五两矣,谁谓古今权量之不同耶?!

近代·彭子益,《圆运动的古中医学·金匮方解篇》(1947年): 治胸痹缓急者。病有时缓有时急,是为虚证。阳虚土湿,故胸痹有缓急。附子温阳,薏仁补土去湿也。

现代·王渭川,《金匮心释》(1982年): 本节指出胸痹急证的治法。对文中"缓急"二字,应着眼于急字。仲景处方为薏苡附子散,以薏苡仁缓解筋脉拘挛,除湿下气,附子散寒开痹,二者合用,共收助阳化湿,缓解疼痛之效。因为痛势急迫,故用散剂,取其药力厚而收效速。

现代·刘渡舟,苏宝刚,庞鹤,《金匮要略诠解》(1984年): 治以薏苡附子散,温阳化湿,开痹以缓急痛。方中薏苡通络利湿,开结缓急;炮附子温阳通络,以散阴寒。二药相须,温阳开痹,阳气伸则痛缓。因为病情急迫,故用散剂,取其药力迅速而收效极快。此方有缓解血脉拘急和扶阳抑阴之效。

【方论评议】

综合历代各家对薏苡附子散的论述，应从用药要点、方药配伍和用量比例三个方面进行研究，以此更好地研究经方配伍，用于指导临床应用。

诠释用药要点：方中薏苡仁渗湿舒络、宽胸散结，附子壮阳逐寒、通脉止痛。

剖析方药配伍：薏苡仁与附子，属于相反相畏相使配伍。相反者，寒热并用；相畏者，薏苡仁制约附子温热燥化；相使者，薏苡仁渗利通络，附子温阳散结，相互为用，通络散结止痛。

权衡用量比例：薏苡仁与附子用量比例是9∶16，提示散寒与利湿之间的用量调配关系，以治寒湿凝结。

【药理作用】 本方具有抗缺氧、扩张冠状动脉、对心肌呈双向调节、抑制血小板聚集、改善微循环、调节心律、调节中枢神经、调节周围神经、调节内分泌、调节胃肠蠕动、降血脂、抗缺氧、抗心脑缺血、抗氧化、抗炎、抗肿瘤、抗突变等作用。

橘皮竹茹汤

【导读】 ①学用橘皮竹茹汤应重视橘皮和竹茹的用量调配关系、生姜和人参的用量调配关系、大枣和甘草的用量调配关系。②橘皮竹茹汤虽是辨治虚热呃逆证的重要代表方，但在临床中对肺胃气逆证等也具有良好治疗作用。③学好用活橘皮竹茹汤的第一步是辨清橘皮竹茹汤由哪些基础方和药物组成：组成橘皮竹茹汤有1个基础方和4组药，基础方是橘皮汤，4组药中第1组是温化行气药即陈皮，第2组是清化降逆药即竹茹，第3组是辛散宣降药即生姜，第4组是益气药即人参、大枣、甘草，从1个基础方和4组药用量深入学习研究即可用活橘皮竹茹汤。

【方歌】 橘皮竹茹汤人参，甘草大枣与生姜，脾胃气虚夹热哕，补虚和胃逆能降。

【方药】 橘皮二升（48g） 竹茹二升（48g） 大枣三十枚 人参一两（3g） 生姜半斤（24g） 甘草五两（15g）

【用法】 上六味，以水一斗，煮取三升。温服一升，日三服。

【功用】 补虚清热，和胃降逆。

【适应证】

1. 中医病证：脾胃虚热气逆证。呃逆不止，或干呕，或神疲，舌红、苔薄黄，脉虚弱。

2. 西医疾病：急、慢性胃炎，重症肝炎顽固性呕吐，膈肌痉挛，胃及十二指肠溃疡，肾衰竭等临床表现符合脾胃虚热气逆证者。

【用药分析】 方中橘皮理气醒脾和胃，竹茹清热和胃降逆，生姜温中和胃降逆，人参补益中气，大枣、甘草益气和中。

【用方思路】

1. 橘皮竹茹汤既是辨治脾胃虚热气逆证的重要代表方，又是辨治诸多杂病如脾胃病、肺病、肝病等的重要基础方。

2. 方中橘皮既清热，又降逆；陈皮、生姜既温化，又降逆；人参、大枣、甘草补五脏六腑之气。从方中用药用量及调配分析得知，橘皮竹茹汤的应用并不局限于脾胃虚热气逆证，还可用于辨治诸多杂病，如消化、呼吸、内分泌等系统疾病。

3. 运用橘皮竹茹汤辨治的病证（无论病变部位在脾胃、在肝或在肺）以脾胃虚热气逆为主，其治当清热益气降逆。

【随证合方】 若夹虚寒，可与理中丸合方用之；若夹寒结，可与大黄附子汤合方用之；若夹湿热，可与栀子生姜豉汤合方用之。

【注意事项】 运用橘皮竹茹汤既要辨清西医之病，又要辨清西医之病属于中医脾胃虚热气逆证。辨西医之病可进一步了解疾病的发展演变及转变规律，辨中医之证可更好地针对西医之病选用橘皮竹茹汤。

【应用指征】 哕逆者，橘皮竹茹汤主之。（第十七 23）

【方论】

元·赵以德，《金匮方论衍义》（1368年）： 是以用橘皮理其中气而升降之，人参、甘草以补土之不足，生姜、大枣宣发谷气，更散其逆，竹茹者性凉，得金气之正，用之以降胆木之风热耳。

十六画

明·吴昆,《医方考》(1584年)：大病后，呃逆不已，脉来虚大者，此方主之。呃逆者，由下达上，气逆作声之名也。大病后，则中气皆虚，余邪乘虚入里，邪正相搏，气必上腾，故令呃逆。脉来虚大，虚者正气弱，大者邪热在也。是方也，橘皮平其气，竹茹清其热，甘草和其逆，人参补其虚，生姜正其胃，大枣益其脾。

清·李彣,《金匮要略广注》(1682年)：故用人参、甘草、大枣补虚，橘皮、生姜散逆，竹茹甘寒，疏逆气而清胃热，用以为君。

清·张志聪,《金匮要略集注》(1683年)：盖肺之寒气，同新谷气，还逆于胃中，胃气虚，不能复出以上胸，而自为气逆也。故加人参、甘草、生姜、大枣，仍补助其胃气焉。竹茹，竹之皮也，竹色青茎直，性味寒凉。具东方乙木之象，主制化阳生之气，以外达于皮毛。脾为阴土，得甲木之阳，则制化；胃为阳土，故又宜乙木之阴寒。

清·魏荔彤,《金匮要略方论本义》(1720年)：哕逆者，胃气虚寒固矣。亦有少挟虚热作哕者，将何以为治？仲景主之橘皮竹茹汤。橘皮、竹茹行气清胃，而毫不犯攻伐寒凉之忌，佐以补中益气温胃之品，而胃气足，胃阳生，浮热不必留意也。

清·尤在泾,《金匮要略心典》(1729年)：胃虚而热乘之，则作哕逆，橘皮、生姜和胃散逆，竹茹除热止呕哕，人参、甘草、大枣益虚安中也。

清·王子接,《绛雪园古方选注》(1732年)：橘皮汤治呕哕，橘皮竹茹汤治哕逆。呕者，张口有物有声。哕者，撮口有声无物。若呕哕、四肢厥冷，乃胃中虚冷，阴凝阳滞，主之以陈皮、生姜，辛香温散，开发胃阳，而呕哕自止。若哕逆无寒证，明是胃虚，虚阳上逆，病深声哕，当重用橘皮通阳下气，臣以竹茹清胃中虚火，又不涉寒凉，佐以参、甘、姜、枣奠安胃气，御逆止哕。病有虚实，治有浅深，勿谓病深声哕为难治之候也。

清·黄元御,《长沙药解》(1753年)：治哕逆者。以土衰胃逆，浊阴不降，甘、枣、人参，补中气以培土。橘、姜、竹茹，降浊阴而行滞也。

清·黄元御,《金匮悬解》(1754年)：哕逆者，中虚而胃逆也。橘皮竹茹汤，参、甘、大枣，补中而培土，橘、姜、竹茹，降逆而止呕也。

清·徐灵胎,《女科指要》(1759年)：产后胃虚膈热，热与虚搏，故升降失常，呃逆不止焉，人参扶元以补胃虚，生姜散逆以温胃气；竹茹清膈热舒胃郁，陈皮利胃气和中州；炙草缓中益胃，大枣和胃益脾也。水煎温服，使胃气内充，则膈热自化而升降如度，呃逆之有不瘥哉。

清·杨栗山,《伤寒瘟疫条辨》(1784年)：胃火上冲，肝胆之火助之，肺金之气不得下降，故呃逆呕哕。竹茹、麦冬、枇杷叶皆能清金和胃，肺金清则肝本亦平矣。二陈降痰逆，赤苓降心火，生姜呕家圣药，久病虚羸，故以参、草、大枣扶其胃气，而诸证自退也。一方用硫黄、乳香等份，酒煎嗅之，不论虚实寒热皆效。

清·陈修园,《金匮要略浅注》(1803年)：故以参甘培胃中元气。而以橘皮竹茹，一寒一温，下其上逆之气，亦由上焦阳气不足以御之，乃呃逆不止。故以姜枣宣其上焦，使胸中之阳，渐畅而下达。谓上焦固受气于中焦，而中焦亦禀受于上焦，上焦既宣，则中气自调也。

清·朱光被,《金匮要略正义》(1803年)：不能呕而但哕逆，则病独在中焦，以胃气虚弱，而下焦之浊邪上逆所致。清可去浊，橘皮、竹茹、生姜是也。补可去弱，人参、甘草、大枣是也。不偏不倚，为虚家止呕之神方。

日本·丹波元简,《金匮玉函要略辑义》(1806年)：哕，说文，气牾也，杨上善注《阴阳应象大论》云：气折也。王氏《准绳》云：哕于月切，又乙劣切，乙劣之讹，遂为吃逆，亦犹俗呼团为突栾，角为葛洛，其故明矣。而《活人书》等以哕为咳逆，如《金鉴》仍袭其说，然楼氏《纲目》，王氏《准绳》，张氏《类经》，辨订其非尤详，今不繁引也……哕有属胃寒者，有属胃热者，此哕逆因胃中虚热，气逆所致，故用人参、甘草、大枣补虚，橘皮、生姜散逆，竹茹甘寒，疏逆气而清胃热，因以为君。

清·陈修园，《金匮方歌括》（1811年）： 元犀按：浅注已详，方义不再释。《金匮》以呃为哕，凡呃逆证，皆是寒热错乱，二气相搏使然。故方中用生姜、竹茹，一寒一热以祛之；人参、橘皮，一开一阖以分之；甘草、大枣，奠安中土，使中土有权，而哕逆自平矣。此伊圣经方，扁鹊丁香柿蒂散，即从此方套出也。

清·费伯雄，《医方论》（1865年）： 此则治痰火之呃，而不可以治胃寒之呃。若误用之，则轻者增剧。

清·高学山，《高注金匮要略》（1872年）： 主橘皮而重责肝逆，佐生姜以兼责胃寒，佐人参以并责胃虚也。竹茹具肌肉之象，而通上下之节者，用以为使，是欲其佐参姜以达阳明之气。佐橘皮以通厥阴之逆，故加之也。然后以大枣、甘草，抬高诸药，令其从上历中，复从中至下，而渐收沉降温补之功效也。本草载前人论橘皮，辛苦而温，谓是脾肺气药，遂以消痰下气实之。夫谓之气药固矣，至以为专走脾肺则非也。愚按橘之物理，不特凌霜变黄，交冬成熟。其性从上降下，得敛伏之气，且瓣则酸甘，皮则辛辣。酸甘、具乙木之阴象，而似血液；辛辣、具甲木之阳象，而主神气。况诸果之外皮，俱属包裹收藏之性者乎，则橘皮为厥阴肝经温降之气药无疑。至于从味之辛而走肺，从气之温而走脾，不过为经历之小憩处，而非其性情之所向也，性味温降而散，故入肺以豁痰。入脾以宣气者，不过为旁试之小效处，而非其精专之本技也。仲景呕哕方中，君此之深意，不从可识乎。

清·莫枚士，《经方例释》（1884年）： 此生姜甘草汤加橘皮、竹茹也，故以二味主方名，为哕逆之主方。《外台》以此方去甘、枣；加朴、术，治妇人妊娠呕吐不下食，一则脾虚，故倍甘、枣；一则脾不虚，故去甘、枣，不下食，朴、术主之。

清·戈颂平，《金匮指归》（1907年）： 橘皮苦温气香，合生姜辛温，入半里土中，疏泄阴气左行；竹茹、人参甘寒，甘草、大枣甘平多液，润阳土之燥，固阳于里。右六味，以水一斗，象阴数得阳变于六，煮取三升，温服一升，日三服，象阳数得阴还于一复于七。

近代·曹颖甫，《金匮发微》（1931年）： 方以橘皮、竹茹为名者，橘皮以疏膈上停阻之气，竹茹以疏久郁之胆火，而呃逆可止矣。然呃逆之由，起于上膈不散之气，胆火之上冲亦为此不散之气所郁，而气之所以不得外散者，实因中气之虚。故知此方橘皮、竹茹为治标，大枣、生姜、甘草、人参为治本。不然，但用橘皮、竹茹，亦足以治呃矣，既愈之后，能保其不复哕耶？

近代·赵桐，《金匮述义》（1940年）： 姜茹一寒一热，橘参一开一阖，草枣安土，合参益气。寒热平则哕止，太气转则逆散。姜茹且擅止呕之长。方之妙用，言之无穷也。《千金要方》竹茹汤，本方去人参大枣，加半夏紫苏，以无虚也。师深大橘皮汤，疗伤寒呕哕，胸满虚烦不安，去竹茹大枣，彼盖寒盛也。《伤寒蕴要》治胃虚呃逆，本方去参姜枣，加半夏、茯苓、芩、连、葛根，则偏于热者。

近代·彭子益，《圆运动的古中医学·金匮方解篇》（1947年）： 治哕逆者。哕逆之病，乃肺气与胃气不降。橘皮、竹茹专降肺逆，生姜治胃逆，参、枣、甘草补中气以降肺胃也。吐属于胃，呕属于胆，哕属于肺，皆由中虚。中气乃诸经升降之轴心也。病久之人，胃气将绝，亦有哕者。

现代·刘渡舟，苏宝刚，庞鹤，《金匮要略诠解》（1984年）： 本条是论述虚热哕逆的治法。由于中焦气虚，谷气不宣，郁而化热，虚热上逆，故见哕逆。治宜橘皮竹茹汤补虚和中，清热降逆。方中橘皮、竹茹，宣畅胃气，清虚热，降逆气；人参、甘草、大枣、生姜补中益气，调胃止呕。诸药相使，以奏补虚安中，和胃降逆之功。本方补中益气之品较多，用量亦大，故本方通用于中气虚而挟有热饮之哕逆。

现代·王付，《经方学用解读》（2004年）： 脾胃虚热哕证的基本病理病证是邪热肆虐于脾胃，中气虚弱而不得纳降，浊气与虚热相结而

十六画

上逆。因此，治疗脾胃虚热哕证，其用方配伍原则与方法应重视以下几个方面。

针对证机选用清热降逆药：邪热乘机而侵入脾胃，脾不得运，胃不得降，邪热与浊气相搏而上逆，则证见呃逆不止，其治当清胃热，降泄浊逆。如方中竹茹。

合理配伍益气药：脾胃之气虚弱是邪热乘虚侵袭的内在原因，其治必须配伍补气药。再则，清热降逆药多有寒凉伤胃，故配伍补气药，则可达到清降胃气而不伤胃气。如方中人参、大枣、甘草。

妥善配伍理气降逆药：审病变证机是邪热，其治当清泻；审病变证机有虚，其治当补虚。更因脾胃主气机升降，降泄中配伍理气药，则气机得畅；降泄中配伍辛散药，浊气得以行散。如方中陈皮、生姜。

随证加减用药：若气滞者，加青皮、厚朴，以行气化滞；若气逆者，加半夏、枳实，以降逆理气等。

【方论评议】

综合历代各家对橘皮竹茹汤的论述，应从用药要点、方药配伍和用量比例三个方面进行研究，以此更好地研究经方配伍，用于指导临床应用。

诠释用药要点：方中橘皮理气醒脾和胃，竹茹清热和胃降逆，生姜温中和胃降逆，人参补益中气，大枣、甘草益气和中。

剖析方药配伍：橘皮与竹茹，属于相反相使配伍，相反者，寒温同用，相使者，橘皮助竹茹和胃降逆；竹茹助橘皮理气醒脾；橘皮与生姜，属于相使配伍，温中和胃，行气降逆；人参、大枣与甘草，属于相须配伍，增强补益中气；竹茹与生姜，属于相畏配伍，生姜制约竹茹清降寒凝；橘皮、竹茹与大枣、甘草，属于相反相畏配伍，橘皮、竹茹降逆，大枣、甘草益气，相互为用，降不伤气，补不助逆。

权衡用量比例：橘皮与竹茹用量比例是1∶1，提示温中理气与清热降逆之间的用量调配关系，以治气逆；橘皮与生姜用量比例是2∶1，提示温中理气与温中宣散之间的用量调配关系；竹茹与生姜用量比例是2∶1，提示清热降逆与温中宣散之间的用量调配关系；人参、大枣与甘草用量比例是1∶25∶5，以治中气虚弱。

【药理作用】本方具有调节胃肠蠕动、促进消化、保肝利胆、促进胆汁分泌、降低血中胆红素、促进血液中胆红素迅速排泄、抗胆碱性抑制、抗自由基、降心肌收缩力、降血压、降血糖、促进血小板聚集、调节内分泌、调节中枢神经、增强机体免疫功能等作用。

橘皮汤

【导读】①学用橘皮汤应重视橘皮和生姜的用量调配关系。②橘皮汤虽是辨治脾胃寒湿气逆证的重要代表方，但在临床中对肝胃寒湿气逆证等也具有良好治疗作用。③学好用活橘皮汤的第一步是辨清橘皮汤由哪些药物组成：组成橘皮汤有2组药，第1组是行气化滞药即陈皮，第2组是行散降逆药即生姜，从2组药用量深入学习研究即可用活橘皮汤。

【方歌】橘皮汤中用生姜，辨治寒湿气逆方，干呕哕若手足厥，散寒降逆病可康。

【方药】橘皮四两（12 g） 生姜半斤（24 g）

【用法】上二味，以水七升，煮取三升。温服一升，下咽即愈。

【功用】散寒和胃，降逆除湿。

【适应证】

1. 中医病证：脾胃寒湿气逆证。呕吐，或恶心，或嗳气，脘腹寒痛，受凉呃逆频繁，或手足厥逆，舌淡、苔薄，脉沉紧。

2. 西医疾病：急性胃炎、幽门不完全性梗阻、幽门水肿、神经性呕吐、妊娠呕吐、支气管炎、支气管扩张等临床表现符合脾胃寒湿气逆证者。

【用药分析】方中橘皮温胃理气、降逆化湿，生姜温胃散寒、降逆止呕。

【用方思路】

1. 橘皮汤既是辨治脾胃寒湿气逆证的重要代表方，又是辨治诸多杂病如脾胃、肺病、心病等的重要基础方。

2. 方中橘皮既是行气药，又是燥湿药；生姜既是行散药，又是降逆药。从方中用药用量及调配分析得知，橘皮汤的应用并不局限于脾胃寒湿气逆证，还可用于辨治诸多杂病，如消化、循环、呼吸、内分泌等系统疾病。

3. 运用橘皮汤辨治的病证（无论病变部位在脾胃、在肺或在心）以脾胃寒湿气逆为主，其治当温阳化痰。

【随证合方】 若夹虚热，可与竹叶石膏汤合方用之；若夹虚寒，可与桂枝人参汤合方用之；若夹痰热，可小陷胸汤合方用之。

【注意事项】 运用橘皮汤既要辨清西医之病，又要辨清西医之病属于中医寒湿气逆证。辨西医之病可进一步了解疾病的发展演变及转变规律，辨中医之证可更好地针对西医之病选用橘皮汤。

【应用指征】 干呕，哕，若手足厥者，橘皮汤主之。（第十七 22）

【方论】

明·吴昆，《医方考》（1584年）： 妊娠呕吐不下食者，此方主之。恶阻以闻食而恶，责之脾虚。呕吐以食入复吐，责之有火，所谓诸逆冲上皆属于火也。此是厥阴之血，既养其胎，少阳之火，虚而上逆。竹茹能平少火，厚朴能下逆气，橘皮、生姜所以开胃，人参、白术所以益脾，开胃益脾，欲其安谷云尔。

清·李彣，《金匮要略广注》（1682年）： 橘皮、生姜散水饮而止呕吐，为安胃和中之良剂。

清·张志聪，《金匮要略集注》（1683年）： 橘，色黄味甘，圆大而包，有若胃腑之形，白膜盘错，有若所生之脉络，皮生宗眼，有若毛孔之鬼门。盖胃气之自逆者，宜生姜、半夏，以宣通其胃气。此胃气已出于肺，而肺还逆于胃中，故用生姜、橘皮，宣助胃气，仍归肺而外出于皮毛也。

清·魏荔彤，《金匮要略方论本义》（1720年）： 干呕兼哕，若手足厥者，胃气虚冷，而阴寒固冱，由胃而见于四肢，所谓四肢禀气于胃，正气固禀，邪气亦必禀也。主之以橘皮汤，行气温中，下咽即可下其愈，为病之浅者言之也。若夫病之深，阳气微弱之甚者，则非四逆不足以取效也。或者先用此以顺行其义，而后与以四逆，亦次第浅深之治也。

清·黄元御，《金匮悬解》（1754年）： 干呕哕者，胃气上逆，浊阴涌泛也。肺气阻滞，郁生痰涎，遏抑清阳，不得四布，故手足厥逆。橘皮汤，橘皮、生姜，降冲逆而行瘀浊也。

清·徐灵胎，《徐灵胎医书全集》（1759年）： 人参扶元补气，白术健脾安胎；厚朴宽中散滞，橘皮利气和胃；竹茹清胃热，生姜止呕吐也。水煎温服，使胃气完复，则热滞自化，而呕吐痰涎无不退，何恶阻之不已哉。

清·朱光被，《金匮要略正义》（1803年）： 上中两焦为浊邪闭塞，欲吐不能，故但干呕而时哕也。若，似也。清气不布，手足似厥而非真厥也。橘皮、生姜辛温开散，结邪自解矣。

日本·丹波元坚，《金匮玉函要略述义》（1842年）：《十便良方》《指迷》橘皮甘草汤，治若身大热，背微恶寒，心中烦闷，时时欲呕，渴不能饮，头目昏痛，恶见日光，遇凉稍清，起居如故，此由饮食失宜，胃中空虚，热留胃口，其脉虚大而数，谓之中暑，于本方加甘草。

清·高学山，《高注金匮要略》（1872年）： 以辛温宣发之生姜为君，辛温沉降之橘皮为佐。盖性温所以专暖胃阳，而味辛所以兼平肝逆。则呕哕厥逆，有不立愈者乎？

清·莫枚士，《经方例释》（1884年）： 此食鱼后中毒面肿烦乱治之方加生姜也。生姜治干呕，哕，橘皮治厥，于厥知其有瘕逆在胸故也，此治哕之变法。哕者，欲噫不得也。亦曰干噫。《外台》名此为小橘皮汤，又有大橘皮汤，即此加入人参、甘草。

清·戈颂平，《伤寒指归》（1885年）： 橘皮苦温气香，合生姜辛温，入半里土中，疏泄阴气左行，阳土得阴润，其气顺而不逆，手足不寒。右二味，以水七升，象二阴偶阳复于七，煮取三升，温服一升，象三阳得阴复于一。下咽即愈，谓底下之阴上通于咽，其阳即进于里。

清·张秉成，《成方便读》（1904年）： 故用陈皮理气解郁，生姜散寒下逆，而阳气得布，则病愈。

近代·何廉臣，《增订伤寒百证歌注》（1928年）： 暑为无形之热气，其人如素有痰者，暑即寓于痰之中，必痰消而暑随之去，故以橘皮消痰为君，竹茹清热为臣，佐人参、草扶助肺气以逐痰外出，使以姜、枣调营卫以祛恶寒。惟人参宜易西洋参，清凉益气，庶免肺热还伤肺之弊也。

近代·曹颖甫,《伤寒发微》(1931年): 若但见干呕呃之证，其脉必不微细，亦必无泄利下重之变，胃中阳气所以不达四肢者，要不过气机阻塞耳，故但用生姜以散上膈之郁，橘皮以发胃气之闭，温服一升，而下咽即愈矣。

近代·赵桐,《金匮述义》(1940年): 只气结于胸，不达四肢，如霍乱之四肢滞冷，则以橘皮疏滞气，生姜止哕呕矣。

近代·彭子益,《圆运动的古中医学·金匮方解篇》(1947年): 治干呕哕，手足逆冷者。肺气阻滞，故手足逆冷胃寒上逆，故干呕而哕。橘皮降肺气，生姜温降胃寒也。哕者，似呕非呕，俗所谓恶心是也。

现代·王渭川,《金匮心释》(1982年): 本节指出胃寒哕证的治法。胃气虚寒，不行于四肢，因而手足有轻度寒冷感。仲景处方橘皮汤，以橘皮降气，生姜止呕，合用能通胃阳，阳气振奋，则呕哕与厥冷自愈。

现代·刘渡舟，苏宝刚，庞鹤,《金匮要略诠解》(1984年): 本条是论胃寒呕哕的证治。由于胃寒之气闭阻胸膈，气逆不降，则干呕或哕。中阳被阻不达四末，则四肢厥冷。治宣橘皮汤，温胃理气。方中生姜温胃散寒；橘皮理气降逆。两药相合，使寒邪消散，阳气畅通，则呕哕厥冷之证均解。

【方论评议】

综合历代各家对橘皮汤的论述，应从用药要点、方药配伍和用量比例三个方面进行研究，以此更好地研究经方配伍，用于指导临床应用。

诠释用药要点：方中橘皮温胃理气、降逆化湿，生姜温胃散寒、降逆止呕。

剖析方药配伍：橘皮与生姜，属于相使配伍，橘皮助生姜温中醒脾降逆；生姜助橘皮理气化湿和胃。

权衡用量比例：橘皮与生姜用量比例是1∶2，提示理气与温中散寒之间的用量调配关系，以治寒气上逆。

【药理作用】 本方具有调节胃肠平滑肌、改善微循环、调节呼吸中枢、调节腺体分泌、解除胃肠平滑肌痉挛、保护胃黏膜、抗氧化、抗缺血、增强机体免疫功能、改善心肺肝肾功能、改善内脏副交感神经，对中枢神经呈双向调节、降低胃张力等作用。

橘枳姜汤

【导读】 ①学用橘枳姜汤应重视陈皮和枳实的用量调配关系、陈皮和生姜的用量调配关系。②橘枳姜汤虽是辨治气郁胸痹证的重要代表方，但在临床中对脾胃气郁证等也具有良好治疗作用。③学好用活橘枳姜汤的第一步是辨清橘枳姜汤由哪些变化方和药物组成：组成橘枳姜汤有1个变化方和3组药，变化方是桂枝生姜枳实汤，3组药中第1组是温化行气药即陈皮，第2组是清化降气药即枳实，第3组是辛散宣降药即生姜，从1个变化方和3组药用量深入学习研究即可用活橘枳姜汤。

【方歌】 橘枳姜汤治胸痹，气郁痰阻效力异，胸中气塞及短气，辨治杂病服之宜。

【方药】 橘皮一斤（48 g） 枳实三两（9 g） 生姜半斤（24 g）

【用法】 上三味，以水五升，煮取二升。分温三服。

【功用】 通阳理气，宽胸化痰。

【适应证】

1. 中医病证：①气郁胸痹证。胸痛，胸闷，胸满，以满闷为主，短气，或咳吐浊痰，或大便不调，舌淡、苔薄，脉弦。②气郁气逆证。

2. 西医疾病：冠心病、肺源性心脏病、风湿性心脏病、肋间神经痛、神经性头痛、支气管炎、支气管哮喘、肺气肿、前列腺炎、膀胱炎等临床表现符合饮阻胸痹证者。

【用药分析】 方中橘皮宽胸理气，枳实行气降浊，生姜温中散寒。

【用方思路】

1. 橘枳姜汤既是辨治气郁胸痹证的重要代表方，又是辨治诸多杂病如心病、肺病、脾胃病、肝胆病等的重要基础方。

2. 方中陈皮、枳实既是理气药，又是化湿药；生姜既是行散药，又是降逆药。从方中用药用量及调配分析得知，橘枳姜汤的应用并不局限于气郁胸痹证，还可用于辨治诸多杂病，如循环、呼吸、消化、内分泌系统疾病和代谢异常等。

3. 运用橘枳姜汤辨治的（病证无论病变部位在心、在肺或在脾胃）以气机郁滞为主，其治既要行气，又要化痰。

【随证合方】 若夹瘀热，可与桃核承气汤合方用之；若夹寒瘀，可与温经汤合方用之；若夹虚热，可与黄连阿胶汤合方用之。

【注意事项】 运用橘枳姜汤既要辨清西医之病，又要辨清西医之病属于中医气郁证。辨西医之病可进一步了解疾病的发展演变及转变规律，辨中医之证可更好地针对西医之病选用橘枳姜汤。

【应用指征】 胸痹，胸中气塞，短气，茯苓杏仁甘草汤主之；橘枳姜汤亦主之。（第九6）

【方论】

清·张志聪，《金匮要略集注》（1683年）： 橘、枳一类。色黄臭香，中焦之宣品也。橘温而枳凉，皆主宣通，橘上而枳下也，形皆圆包而象胃，白膜交错，有若经脉连络于皮肉之间，故主通经脉。而阳明之气主经脉也，配生姜以宣阳明之气，此通经络以行气塞，故曰橘枳姜汤亦主之。上章论虚，故用人参汤以补中焦之气。此章论实，故用橘枳汤以疏中焦之经。夫经气皆资生于中土，脾主肌腠而主气，是以白术、干姜，补脾土之药也。阳明主经脉而主荣，是以橘、枳、生姜，疏通阳明之剂也。脾为至阴之湿土，故宜干姜配甘草以温补。胃主阳明之秋令，故宜生姜之辛以宣通。

清·周扬俊，《金匮玉函经二注》（1687年）： 故君橘皮以理气，枳实以消满，且使积滞去而机窍通；更加生姜汁辛，无处不宣。

清·魏荔彤，《金匮要略方论本义》（1720年）： 师又曰：胸痹，胸中气塞，短气，茯苓杏仁甘草汤主之；橘枳姜汤亦主之。则为邪实而正不甚虚，阳微而阴不甚盛主治也。痹则必气塞，气塞则必短气，前言之矣。今开降其气，而诸证自除矣……再或塞阻之甚，方用橘皮为君开郁行气，枳实除坚破积，生姜温中散邪，较前法从急治其标，亦未失治本之意也。

清·黄元御，《长沙药解》（1753年）： 治胸中痹塞，短气。以胃土逆升，浊气痞塞，肺无降路，是以短气。橘、姜破壅塞而降浊阴。枳实泻痞满而扫瘀腐也。

清·朱光被，《金匮要略正义》（1803年）： 同是胸痹气塞短气，何又分主两法处治？盖上焦阳痹，清气不行，浊饮上逆，必至气塞短气。然上焦受气于中焦者也，设胃脘痰邪胶结，蒙闭上焦，则胸中亦必至气塞短气。是病机微有虚实上下之分，治法不可无轻重缓急之异……果其中焦痰滞也，则宜用橘、枳、生姜苦辛之味，以降泄之。此不可无分疆致治也，但一病之中，治亦有先后，先轻而后重，先上焦而后及中下，二方命意，其亦有秩然之次第欤！

清·高学山，《高注金匮要略》（1872年）： 胸痹上虚而中下之逆邪有二，湿与寒是也。肺性恶湿复恶寒，湿则肺滞，寒则肺敛，俱能使膈膜之痹处作痛外，而又能令其气塞且短也。湿气上逆者，以茯苓之温胸燥湿者为主，佐杏仁以利肺窍。而以浮缓之甘草，托之上行而留恋之，则湿去滞通，而气之塞且短者可愈矣，故主之。寒气上逆者，以辛温之橘皮为君，温则暖膈，辛则散结也。生姜祛寒止逆，而性复宣通，与犀利之橘皮相济，则成和风爽气之象。然后佐以破留气之枳实，则寒去而肺畅，气之塞且短者亦愈。

清·莫枚士，《经方例释》（1884年）： 此橘皮汤加枳实也。为胸中塞之主方，胸中塞，俗名气闷，与胸中瘕逆同意。故橘倍于姜，其甚者胸中满，满则不止于塞而已。又当以厚朴生姜半夏人参甘草汤为主方，于此见橘、朴轻重之分，以胸中塞，故气为之短，枳实治短气，故能治胸中塞。今人多以枳壳代之，往往不效。《外台》引《广济》槟榔汤，治心头冷，坚结痛下气，其方即此方加槟榔、木香、大黄、甘草，是合用华佗、仲景三方为一也。气郁，故合用华佗方；以中满，故合用仲景大黄甘草汤方，加法精密。此方与桂枝生姜枳实汤大同，而所差止桂、橘之分。心中痞用桂，胸中塞用橘，橘薄而桂厚也。然桂姜枳汤方，桂、姜等分，而枳实五枚，约重二分半。是桂、姜为君，而枳为臣；橘枳姜汤方，姜重于枳，橘倍于姜，是橘为君，姜为臣，枳为佐使，故止二分，二方相似而迥别。

清·唐容川，《金匮要略浅注补正》（1893年）：气塞者，谓胸胃中先有积气阻塞，而水不得下，有如空瓶中全是气，欲纳水入则气反冲出，不肯容水之入，此为气塞之形也。以泄其气为主，气利则水利，故主枳橘以行气。

日本·丹波元坚，《金匮玉函要略述义》（1894年）：治风寒客于肝经，膈脘痞塞，胁下拘痛，常欲蹈其胸上，名肝著，蹈胸汤方，于本方，加桔梗、甘草、薤白。

清·戈颂平，《金匮指归》（1907年）：以橘皮苦温气香，开膈中气滞；以枳实臭香形圆，化阴土浊阴，转运土气升降；以生姜辛温，化气横行，疏泄表里土气。右三味，以水五升，煮取二升，分温再服，象三阳藏于土中，一阳举得二阴耦之，分温表里也。

近代·曹颖甫，《金匮发微》（1931年）：湿痰阻气，以疏气为主，而君橘皮、枳实以去痰，生姜以散寒，而气自畅。证固寻常，方亦平近，初无深意者也。

近代·彭子益，《圆运动的古中医学·金匮方解篇》（1947年）：治茯苓杏仁甘温汤证者。此方治脉气较实之胸痹短气。桔梗、枳实降浊下气，生姜温降肺胃也。脉不如实，枳实忌用。

现代·刘渡舟，苏宝刚，庞鹤，《金匮要略诠解》（1984年）：橘枳姜汤，温通降逆，散水行气。方中橘皮理脾肺之气机；枳实消痞下气；生姜辛温散水，降逆和胃。诸药相合，使脾胃升降得宜，痹散气行，气塞可通，痞满、气短可消。橘枳姜汤证，病变在胃，偏于食滞气郁；茯苓杏仁甘草汤证，病变在肺，偏于水饮气塞。

【方论评议】

综合历代各家对橘枳姜汤的论述，应从用药要点、方药配伍和用量比例三个方面进行研究，以此更好地研究经方配伍，用于指导临床应用。

诠释用药要点：方中橘皮宽胸理气，枳实行气降浊，生姜温中散寒。

剖析方药配伍：橘皮与生姜，属于相使配伍，橘皮助生姜温中散寒；生姜助橘皮理气止痛；橘皮与枳实，属于相反相须配伍，相反者，寒热同用，橘皮性温偏于升散，枳实性寒偏于降泄，相使者，橘皮助枳实行气止逆，枳实助橘皮行气止痛；枳实与生姜，属于相使配伍，枳实宽胸偏于降泄，生姜宽胸偏于宣散。

权衡用量比例：橘皮与生姜用量比例是2∶1，提示理气与温中之间的用量调配关系，以治胸闷；橘皮与枳实用量比例是16∶3，提示温中行气与清热行气之间的用量调配关系，以治闷痛；枳实与生姜用量比例是3∶8，提示降泄与宣散之间的用量调配关系，以治胸痛。

【药理作用】 本方具有抗缺氧、扩张冠状动脉、对心肌呈双向调节、抑制血小板聚集、改善微循环、调节心律、解除支气管平滑肌痉挛、调节支气管腺体分泌、调节胃肠蠕动、促进消化、抗溃疡、抗缺氧、抗心脑缺血、抗氧化、抗炎、抗过敏等作用。

十八画

藜芦甘草汤

【导读】 ①学用藜芦甘草汤应重视藜芦和甘草的用量调配关系。②藜芦甘草汤虽是辨治风痰证的重要代表方，但在临床中对风痰夹虚证等也具有良好治疗作用。③学好用活藜芦甘草汤的第一步是辨清藜芦甘草汤由哪些药物组成：组成藜芦甘草汤有2组药，第1组是息风化痰药即藜芦，第2组是益气药即甘草，从2组药用量深入学习研究即可用活藜芦甘草汤。

【方歌】 藜芦甘草治风痰，内外风痰皆可宜，审明病变是风痰，随证加味功效奇。

【方药】 藜芦一两（3g） 甘草二两（6g）

（编者注：仲景原方无用量，此处为编者所加）

【用法】以水二升，煮取一升五合，分二服，温服之（编者注：仲景未言用法，此处为编者所加）。

【功用】化痰息风，和畅筋脉。

【适应证】

1. 中医病证：风痰证。手指、臂肿动，或肌肉颤动，或手足麻木不仁，或筋脉拘急或疼痛，或口眼㖞斜，舌淡、苔薄，脉滑。

2. 西医疾病：帕金森病、高血压、高脂血症、脑动脉硬化、肌肉或关节僵硬等临床表现符合风痰证者。

【用药分析】方中藜芦荡涤顽痰、息风止痉，甘草益气缓急。

【用方思路】

1. 藜芦甘草汤既是辨治筋脉风痰证的重要代表方，又是辨治诸多杂病如心病、肝病、肾病、肌肉皮肤病等的重要基础方。

2. 方中藜芦既可祛风，又可涤痰；甘草既可补诸脏腑及营卫之气，又可益诸脏腑及营卫之津。从方中用药用量及调配分析得知，藜芦甘草汤的应用并不局限于筋脉风痰证，还可用于辨治诸多杂病，如精神神经、循环、内分泌及代谢、运动等系统疾病。

3. 运用藜芦甘草汤辨治的病证（无论病变部位在心、在肝或在皮肤）以风痰为主，其治当息风化痰益气。

【随证合方】若夹郁热，可与小柴胡汤合方用之；若夹阳虚，可与茯苓四逆汤合方用之；若夹虚热，可与白虎加人参汤合方用之。应用时还必须结合病变主次酌情调整方药用量。

【注意事项】运用藜芦甘草汤既要辨清西医之病，又要辨清西医之病属于中医风痰证。辨西医之病可进一步了解疾病的发展演变及转变规律，辨中医之证可更好地针对西医之病选用藜芦甘草汤。

【应用指征】病人常以手指臂肿动，此人身体瞤瞤者，藜芦甘草汤主之。（第十九　2）

【方论】

清·张志聪,《金匮要略集注》（1683年）：藜芦生于溪涧石上，根须百茎，茎若葱管，故名葱苒，葱菼，主通太阳之气。盖阳气生于水中，而肾主石也。甘草补养阳明，阳明主润宗筋也。手太阳之筋，起于小指，结于腕，上循臂。

清·魏荔彤,《金匮要略方论本义》（1720年）：主之以黎芦甘草汤。然二味为汤，即可以瘳此疾也。藜芦性微寒，消瘀，甘草性甘平，益胃，甘以息风，寒以消热也。

清·尤在泾,《金匮要略心典》（1729年）：藜芦吐上膈风痰，甘草亦能取吐，方虽未见，然大略是涌剂耳。

清·朱光被,《金匮要略正义》（1803年）：手指臂属上焦陌分，肿为气滞，动为风胜，明是阳明风痰上塞，故肌肉瞤动，且遍及周身也。壅在上焦，故用吐法。藜芦专吐风痰，甘草之甘，助其上壅之势。全方未载，亦可窥见一斑矣。

清·陈元犀,《金匮方歌括》（1811年）：按：痰涎为湿气所生，留滞胸膈之间，久则变生无定。云病患常以手指臂肿动身体瞤瞤者，是气被痰阻，湿无去路。或加邪风，风行气亦行，引动积痰毒气，此所以群动并发，扰乱心君不宁也。手足项背牵引痛掣，走易不定者，心君之令不行，肺无以传其治节也。藜芦性毒，以毒攻毒，吐久积风痰，杀虫，通支节，除痫也，助用甘草者，取甘润之意，以其能解百毒也。方虽未见，其意不过是耳。

清·高学山,《高注金匮要略》（1872年）：以大寒善吐之藜芦为主，而以甘浮之甘草托之，则寒能去火，吐能去湿。且一吐而提其气以上实外实，则经络之因虚而肿动，及者俱愈矣。

清·戈颂平,《金匮指归》（1907年）：藜芦气味辛平，涌泄肢臂处留滞之液，甘草甘平，味厚气浓，和表里络中阳气。

近代·曹颖甫,《金匮发微》（1931年）：盖风痰内壅，积久旁窜，积者为本，窜者为标，用藜芦者，涌吐而抉其壅也，所以用甘草者，恐藜芦苦寒败胃，甘味以调之也。近闻痫证有日服控涎丹一钱，久而自愈者，亦所以去痰涎也。

近代·赵桐,《金匮述义》（1940年）：藜芦吐久积风痰，杀虫除弊。助用甘草，借其解毒也。藜芦大毒，服五分即大吐。解之者，用大葱煎汤，饮之即止。

近代·彭子益，《圆运动的古中医学·金匮方解篇》（1947年）：治手指臂肿，其人身体瞤瞤者。痰阻经络，故手指臂肿。风木之气不能流通，故动而瞤瞤。藜芦吐痰，甘草保中也。

现代·刘渡舟，苏宝刚，庞鹤，《金匮要略诠解》（1984年）：本条论述风痰阻络，而成手指臂肿动之证。本病因痰湿凝滞关节则肿，风邪袭伤经络则手指臂动。风痰阻滞经络，阳气起而驱邪，风痰欲去不去，故身体瞤瞤而动。治以藜芦甘草汤。方佚，想是涌吐风痰之剂，是因势利导，涌吐膈上风痰之法。藜芦涌吐风痰，升举阳气；甘草能解藜芦之毒，而和中养胃。此方使风痰消除，肺中气机畅通，则诸证可愈。

【方论评议】

综合历代各家对藜芦甘草汤的论述，应从用药要点、方药配伍和用量比例三个方面进行研究，以此更好地研究经方配伍，用于指导临床应用。

诠释用药要点：方中藜芦荡涤顽痰、息风止痉，甘草益气缓急。

剖析方药配伍：藜芦与甘草，属于相反相使配伍，相反者，藜芦泻实涤痰，甘草益气和中；相使者，藜芦使甘草益气祛痰，甘草使藜芦息风涤痰。

权衡用量比例：藜芦与甘草用量比例是1∶2，提示涤痰与益气之间的用量调配关系，以治风痰。

【药理作用】 本方具有调节中枢神经、调节周围神经、调节脑细胞、调节心肺肝肾功能、调节代谢、调节内分泌、降压、降血脂、抗炎、抗过敏、镇痛、抗菌、抗疲劳、抗肿瘤、抗突变、解除平滑肌痉挛、解除骨骼肌痉挛、增强机体免疫功能等作用。

十九画

鳖甲煎丸

【导读】 ①学用鳖甲煎丸应重视鳖甲和鼠妇的用量调配关系、大黄和芍药的用量调配关系、阿胶和桃仁的用量调配关系、人参和蜣螂的用量调配关系。②鳖甲煎丸虽是辨治瘀郁痰湿证的重要代表方，但在临床中对郁瘀寒热夹杂证等也具有良好治疗作用。③学好用活鳖甲煎丸的第一步是辨清鳖甲煎丸由哪些基础方、变化方和药物组成：组成鳖甲煎丸有4个基础方、1个变化方和13组药，基础方之一是下瘀血汤，之二是胶姜汤，之三是半夏干姜散，之四是葶苈丸，变化方是干姜黄连黄芩人参汤，13组药中第1组是化阴软坚药即鳖甲，第2组是清降药即乌扇、黄芩，第3组是行气药即柴胡、厚朴，第4组是活血消癥药即鼠妇、紫葳、䗪虫、蟑螂、赤硝、桃仁，第5组是温阳行散药即干姜、桂枝，第6组是泻热药即大黄，第7组是补血散结药即芍药，第8组是降利药即葶苈子、石韦、瞿麦，第9组是凉血化瘀药即牡丹皮，第10组是降逆化痰药即半夏，第11组是益气药即人参，第12组是补血药即阿胶，第13组是解毒通络药即蜂窝，从4个基础方、1个变化方和13组药用量深入学习研究即可用活鳖甲煎丸。

【方歌】 鳖甲煎丸乌芩胡，桂葶妇姜大黄芍，石厚丹麦紫夏参，虫胶蜂硝蜣螂桃。

【方药】 鳖甲炙，十二分（36 g） 乌扇烧，三分（9 g） 黄芩三分（9 g） 柴胡六分（18 g） 鼠妇熬，三分（9 g） 干姜三分（9 g） 大黄三分（9 g） 芍药五分（15 g） 桂枝三分（9 g） 葶苈熬，一分（3 g） 石韦去毛，三分（9 g） 厚朴三分（9 g） 牡丹去心，五分（15 g） 瞿麦二分（6 g） 紫葳三分（9 g） 半夏一分（3 g） 人参一分（3 g） 䗪虫熬，五分（15 g） 阿胶炙，三分（9 g） 蜂窝炙，四分（12 g） 赤硝十二分（36 g） 蜣螂熬，六分（18 g） 桃仁二分（6 g）

【用法】 上二十三味，为末，取煅灶下灰一斗，清酒一斛五斗，浸灰，候酒尽一半，着鳖甲于中，煮令泛烂如胶漆，绞取汁，内诸药，煎如丸，如梧子大，空心服七丸。日三服。

【功用】化瘀消症，化痰散结。

【适应证】

1. 中医病证：瘀郁痰湿证。症块或在肝，或在脾，或在肾，或在心，或在肺，或在六腑，或在茎中，或在胞中，疼痛固定，按之不移，肌肉消瘦，饮食不佳，或有寒热，或困倦，或四肢无力，女子月经不行，舌紫有瘀点，脉涩。

2. 西医疾病：中枢性痛经、闭经、月经不调、输卵管不全梗阻、附件炎、盆腔炎、慢性肾炎、慢性肝炎、肝硬化等临床表现符合阳郁血瘀证者。

【用药分析】方中鳖甲软坚散结，清酒炮制消瘕破积，桂枝通经化瘀，赤硝破坚散结，䗪虫破血逐瘀，大黄泻热祛瘀，半夏燥湿化痰，阿胶滋阴养血，人参补益正气，干姜温通阳气，柴胡疏利气机，瞿麦利水化瘀；乌扇（射干）降浊痰、散结气，葶苈子破坚逐邪，泻肺利痰，芍药养血入络，桃仁破血化瘀，鼠妇破血逐瘀、消溃症瘕，蜣螂化瘀破积，紫葳化痰消积，牡丹皮散瘀通经，石韦利水祛湿，厚朴行气消痰，黄芩清解郁热，蜂窝解寒热、祛痰瘀。

【用方思路】

1. 鳖甲煎丸既是辨治瘀郁痰湿证的重要代表方，又是辨治诸多杂病如心病、肝病、肺病、肾病、肺病、脾胃病、妇科病、男科病、皮肤病等的重要基础方。

2. 方中鳖甲既可软坚，又可散结；清酒、赤硝、䗪虫、桃仁、鼠妇、蜣螂、紫葳可化五脏六腑之瘀；半夏、乌扇（射干）、葶苈子、石韦、瞿麦、蜂窝可化脏腑之痰；厚朴、柴胡可行诸脏腑之气；大黄既可泻热，又可祛瘀；阿胶、芍药既可滋阴，又可养血；人参补益正气；干姜、桂枝可温通诸脏腑之阳气；牡丹皮既可散瘀，又可凉血；黄芩既可清热，又可燥湿。从方中用药用量及调配分析得知，鳖甲煎丸的应用并不局限于瘀郁痰湿证，还可用于辨治诸多杂病，如循环、呼吸、泌尿、消化、生殖、内分泌及代谢等系统疾病。

3. 运用鳖甲煎丸辨治的病证（无论病变部位在膀胱、在心或在肝肾）以瘀郁痰湿为主，其治当活血行气化痰。

【随证合方】若以夹寒为主，可酌情加大干姜、桂枝用量；若以夹热为主，可酌情加大黄芩、牡丹皮用量；若以夹湿为主，可酌情加大石韦、葶苈子用量；若以夹虚为主，可酌情加大人参用量。应用时还必须结合病变主次酌情调整方药用量。

【注意事项】运用鳖甲煎丸既要辨清西医之病，又要辨清西医之病属于中医瘀郁痰湿证。辨西医之病可进一步了解疾病的发展演变及转变规律，辨中医之证可更好地针对西医之病选用鳖甲煎丸。

【应用指征】病疟以月一日发，当以十五日愈；设不差，当月尽解；如其不差，当云何？师曰：此结为癥瘕，名曰疟母，急治之，宜鳖甲煎丸。（第四　2）

【方论】

元·赵以德，《金匮方论衍义》（1368年）： 由是，用柴胡行气，鳖甲破血为君，余二十一佐之，行血，补血、散结、导滞而已。

明·吴昆，《医方考》（1584年）： 疟疾久不愈，内结癥瘕，欲成劳瘵者，名曰疟母，此丸主之。凡疟疾寒热，皆是邪气与正气分争，久之不愈，则邪正之气结而不散，按之有形，名曰疟母。始虽邪正二气，及其固结之久，则顽痰、死血皆有之矣。然其为患，或在肠胃之中，或薄肠胃之外，不易攻去，仲景公先取灰酒，便是妙处。盖灰从火化，能消万物，今人取十灰膏以作烂药，其性可知；渍之以酒，取其善行。若鳖甲、鼠妇、䗪虫、蜣螂、蜂窠者，皆善攻结而有小毒，以其为血气之属，用之以攻血气之凝结，同气相求，功成易易耳。乃柴胡、厚朴、半夏，皆所以散结气；而桂枝、丹皮、桃仁，皆所以破滞血；水谷之气结，则大黄、葶苈、石韦、瞿麦可以平之；寒热之气交，则干姜、黄芩可以调之。人参者，所以固元于克伐之场；阿胶、芍药者，所以养阴于峻厉之队也。乌羽、赤硝、紫盛，隋唐医哲，皆不知之，故以乌羽作乌扇，赤硝更海藻，紫盛更紫葳、紫菀。今详四物，亦皆攻顽散结之品，更之未为不可，然依旧本，仍录乌羽、赤硝、紫盛者，不欲遽然去之，盖曰爱礼存羊云尔。

清·喻嘉言，《医门法律》（1658年）： 病疟以月一日发，当十五日愈。设不瘥，当月尽解，如其不瘥，当云何？师曰：此结为癥瘕，名曰疟母。急治之，宜鳖甲煎丸。此见疟邪不能久据少阳，即或少阳经气衰弱，不能送邪外出，而天气半月一更，天气更，则人身之气亦更，疟邪自无可容矣。不则天人之气再更，其疟邪纵盛，亦强弩之末，不能复振矣。设仍不解，以为元气未生耶，而月已生魄矣。元气何以不生？以为邪气不尽耶，而月已由满而空矣。邪气何以不尽？此必少阳所主之胁肋，外邪盘踞其间，根据山傍险，结为窠巢。州县当一指可扑之时，曾不加意，渐至滋蔓难图，兴言及此，不觉涕泗交流，乃知仲景急治之法，真经世宰物之大法也。

清·李彣，《金匮要略广注》（1682年）： 肝藏血，凡痃癖癥瘕，皆肝经血液凝结之病。肝色青，鳖色亦青，能独入厥阴肝经而散瘕癖，故以之为君。柴、芩清热，人参补虚，半夏散结，即小柴胡汤也，为伤寒半表里和解之剂，今治疟母，乃除风暑寒热之要药，以清其源之意也。桂枝发表，芍药和荣，即桂枝汤也，为中风解肌之方，今治疟母，乃外走表，而内养阴，为彻表里，和荣卫之要药。大黄、厚朴、桃仁，即伤寒桃仁承气汤，以治蓄血，今治疟母，为逐血攻痞之剂。再用阿胶养血，丹皮行瘀，其余䗪虫、赤硝、鼠妇、紫葳，逐邪于血中；石韦、葶苈、瞿麦、乌扇、蜂房、蜣螂，攻邪于气分。取煅灶下灰者，即用伏龙肝之意，以其得火土之气，用以温补脾气，为养正祛邪之法。煎以清酒，欲其行也。此治疟母祖方，不可易也。

清·张志聪，《金匮要略集注》（1683年）： 夫外为阳，内为阴，气为阳，血为阴，父为阳，母为阴，此卫气去而不能要持于外内经气之间，留结于里阴之分，故名疟母也，当急治之，宜鳖甲煎丸。鳖甲、柴胡、射干、瞿麦，启生阳以祛邪；紫葳、石韦、半夏，发阴气以清热；芍药、桃仁、牡丹、阿胶，养荣血以破坚；干姜、人参，补元阳而资卫；黄芩、桂枝、葶苈，用清气分阳热之邪；大黄、赤硝、厚朴，以破阴分血中之结；䗪虫、鼠妇，除血积之癥瘕，蜣螂、蜂窠，解寒热之邪毒；锻灶，铁灶也，得金之气，灰者火之余，丙辛合而化水，能消血中之癥；用酒以行散阴中之积，此大方之复剂也。

清·周扬俊，《金匮玉函经二注》（1687年）： 由是用柴胡行气，鳖甲破血为君，余二十一味，佐之行血、补血、散结、导滞而已。

清·张璐，《千金方衍义》（1698年）： 至于病久不除或治之不当结成疟母，必著于左胁，肝邪必结肝部也。积既留著，客邪内从火化，当无外散之理，故专取鳖甲伐肝消积，尤妙在灰煮去滓后下诸药，则诸药咸得鳖甲引入肝胆部分，佐以柴胡、黄芩同跻少阳区域，参、姜、朴、半助胃祛痰，桂、芍、牡丹、桃、葳、阿胶和营散血，蜣螂、蜂窠、蚱、䗪、乌扇聚毒势攻，瞿、韦、藻、戟、葶苈、大黄利水破结，未食前服七丸，日服不过二十余粒，药虽峻而不骤伤元气，深得峻药缓攻之法。又易《金匮》方中赤硝，毒劣则易之以藻、戟，鼠妇难捕乃易之以蚱、䗪，略为小变不失大端。

清·魏荔彤，《金匮要略方论本义》（1720年）： 宜鳖甲煎丸，缓以治之。治疟母从缓，治其本之义也。药品最多，而主以鳖甲，入厥阴血分作主脑，破癥瘕，瘳久疟：佐以丹皮、芍药、阿胶养肝经之血，柴胡、桂枝、干姜升少阳之邪，血足阳升，为疟母之滞者可通矣；桃仁、大黄、赤硝、紫葳以驱热下泄于大便，葶苈、石韦、瞿麦、黄芩驱热分泄于小便，热去而疟母之聚者可开矣；人参、半夏、厚朴以固气燥土，使下泄者去邪而不伤正也；鼠妇、䗪虫、蜂窠、蜣螂以破瘕除癥，兼通利水道，使下泄者不止于热，且兼除湿之用。是一方而固气燥土、养血升阳以兴礼乐，破瘕消热、渗湿消癥以用征诛，一举而无义不备矣，诚从缓而治之神方也，焉有疟母可以留中作祟者乎？追疟母既除，而其标病可随证已之，覆巢之余，无完卵矣。

清·尤在泾,《金匮要略心典》(1729年): 天气十五日一更，人之气亦十五日一更，气更则邪当解也，否则三十日天人之气再更，而邪自不能留矣。设更不愈，其邪必假血根据痰，结为癥瘕。僻处胁下，将成负固不服之势，故宜急治。鳖甲煎丸，行气逐血之药颇多，而不嫌其峻；一日三服，不嫌其急，所谓乘其未集而击之也。

清·王子接,《绛雪园古方选注》(1732年): 鳖甲煎丸，都用异类灵动之物，若水陆，若飞潜，升者降者，走者伏者咸备焉。但恐诸虫扰乱神明，取鳖甲为君守之，其泄厥阴，破癥瘕之功，有非草木所能比者。阿胶达表息风，鳖甲入里守神，蜣螂动而性升，蜂房毒可引下，䗪虫破血，鼠妇走气，葶苈泄气闭，大黄泄血闭，赤硝软坚，桃仁破结，乌扇降厥阴相火，紫葳破厥阴血结，干姜和阳退寒，黄芩和阴退热，和表里则有柴胡、桂枝，调营卫则有人参、白芍，厚朴达原劫去其邪，丹皮入阴提出其热，石韦开上焦之水，瞿麦涤下焦之水，半夏和胃而通阴阳，灶灰性温走气，清酒性暖走血。统而论之，不越厥阴、阳明二经之药，故久疟邪去营卫而着脏腑者，即非疟母亦可借以截之。按《金匮》惟此丸及薯芋丸药品最多，皆治正虚邪着久而不去之病，非汇集气血之药攻补兼施，未易奏功也。

清·黄元御,《长沙药解》(1753年): 治病疟一月不差，结为癥瘕。以寒湿之邪，客于厥阴少阳之界，阴阳交争，寒热循环。本是小柴胡加桂姜证，久而不解，经气痞塞，结于胁下，而为癥瘕，名曰疟母。此疟邪埋根，不可不急治之也。鳖甲行厥阴而消癥瘕，半夏降阳明而松痞结，柴胡、黄芩，清泻少阳之表热，人参、干姜，温补太阴之里寒，此小柴胡之法也。桂枝、胶、芍，疏肝而润风燥，此桂枝之法也。大黄、厚朴，泻胃而清郁烦，此承气之法也。葶苈、石韦、瞿麦、赤硝，利水而泄湿，丹皮、桃仁、乌扇、紫葳、蜣螂、鼠妇、蜂窠、䗪虫，破瘀血而消癥也。

清·黄元御,《金匮悬解》(1754年): 病疟以此月之初一日发，五日一候，三候一气，十五日气候一变，故当愈。设其不瘥，再过一气，月尽解矣，如其仍然不瘥，此其邪气盘郁，结为癥瘕，名曰疟母。当急治之，宜鳖甲煎丸。鳖甲行厥阴而消癥瘕；半夏降阳明而消痞结；柴胡、黄芩，清泻少阳之表热；人参、干姜，温补太阴之里寒；桂枝、芍药、阿胶，疏肝而润风燥；大黄、厚朴，泻胃而清郁烦；葶苈、石韦、瞿麦、赤硝，利水而泻湿；丹皮、桃仁、乌扇、紫葳、蜣螂、鼠妇、蜂窠、䗪虫，破瘀而消癥也。

清·吴鞠通,《温病条辨》(1798年): 此辛苦通降，咸走络法。鳖甲煎丸者，君鳖甲而以煎成丸也，与他丸法迥异，故曰煎丸。方以鳖甲为君者，以鳖甲守神入里，专入肝经血分，能消癥瘕，领带四虫，深入脏络，飞者升，走者降，飞者兼走络中气分，走者纯走络中血分。助以桃仁、丹皮、紫葳之破满行血，副以葶苈、石韦、瞿麦之行气渗湿，臣以小柴胡、桂枝二汤，总去三阳经未结之邪；大承气急驱入腑已结之渣滓；佐以人参、干姜、阿胶，护养鼓荡气血之正，俾邪无容留之地，而深入脏络之病根拔矣。按小柴胡汤中有甘草，大承气汤中有枳实，仲景之所以去甘草，畏其太缓，凡走络药不须守法；去枳实，畏其太急而直走肠胃，亦非络药所宜也。

清·朱光被,《金匮要略正义》(1803年): 疟本戾气时邪，气有阴阳消长，邪之盛衰因之。天气以十五日一更，此进则彼退，人因气交所感，亦此剥则彼复，故当以十五日愈。否则再更一气，邪无不解矣。乃若正气已虚，邪气深沉，附气依血而结为癥瘕，则根牢蒂固，漫无愈期，名曰疟母，自无形而有形者也。方用鳖甲煎丸者，疟母假血成象，栖附于肝，故即用鳖之朽甲入肝同类，以相制为君，藉群药为臣为佐为使，共成匡正锄邪之法也。按方制鳖甲合煅灶灰所浸酒，专入肝以去瘕。然恐其不足，散合四虫之锐以助之，柴胡、桂枝、承气专散三阳之结邪，然恐其太峻，故藉参术之养正以监之。血凝则气必滞，乌扇、葶苈以利肺气也。血凝则热必郁，石韦、丹皮、紫葳、瞿麦，专清血中之结热也。病本血分，血主濡之，祛瘕则血自耗，阿胶、桃仁所以濡之而养之也。

日本·丹波元简，《金匮玉函要略辑义》（1806年）：乌扇，即射干，见《本经》，《千金》作乌羽；赤硝，《活人书》云：硝石生于赤山。考《本草》：射干，散结气腹中邪逆；鼠妇，治月闭血瘕寒热；石韦，治劳热邪气，利水道；紫葳，治瘕血闭寒热；瞿麦，利小便，下闭血；蜂窠，治寒热邪气；蜣螂，治腹胀寒热，利大小便；䗪虫，治血积瘕破坚；灶灰，即铁灶中灰尔，亦主瘕坚积。此方合小柴胡桂枝、大承气三汤，去甘草、枳实，主以鳖甲，更用以上数品，以攻半表之邪，半里之结，无所不至焉，然《三因》云：古方虽有鳖甲煎等，不特服不见效，抑亦药料难备，此说殆有理焉。

清·邹澍，《本经疏证》（1832年）：赤消想即朴消之赤者，据《别录》能杀人，仲景鳖甲煎丸用之，且与为君之鳖甲同用至十二分，岂以服之最少，不厌其毒耶！抑欲其入血化坚开结，必不可阙耶！亦无从臆断其是否矣……若夫邪气牢固，劫气血而结癥瘕，则用厚朴、乌扇、半夏、桂枝行气，而使人参防其太滥，用紫葳、牡丹、桃仁、䗪虫通血，而使阿胶挽其过当。羸瘦过甚，气血空而风气袭之，则用薯蓣、白术、甘草益气，以人参率之。用地黄、芎䓖、芍药、当归和血，以阿胶导之，此鳖甲煎丸、薯蓣丸之任阿胶，亦不为轻矣……仲景用药，在处宗法《本经》，又在处别出心裁，扩充物理精奥，以启悟后学。如病于外，根据于内者，用鳖甲煎丸，煮鳖甲令泛烂如胶漆，然后同诸药熬令成丸，是化刚为柔法，欲使刚者不倚岩附险，随柔俱尽也。邪盛于中，达于上而不得泄，用升麻鳖甲汤，则鳖甲与诸药不分次第，一概同煎，是以刚摧柔法，欲使柔者随刚通降也，何则？虽结为癥瘕，所苦仍在疟之不止，则可知昔日之有外无内，今日之重外轻内者，他时必至重内轻外，有内无外也，故于外仍不离桂枝汤、大柴胡汤、小柴胡汤、大承气汤之治。其葶苈、石韦、瞿麦之通水，四虫、桃仁、紫葳、牡丹之通血，犹不过随行逐队，去其闭塞，未有能使内者仍外，分者仍合者，故主以坚硬之物，煮令稀稠，统率众品，并归于外之寒热，寒热遂亦差也……鳖甲煎丸，大黄䗪虫丸，攻剂也。攻剂用大黄，似乎适当其可，不知二证者，一由外感，一由内伤，然皆有所结。内伤者，自血以及气，故先有干血而延及气；外感者，自气以及血，故寒热不止而后为癥瘕，皆有所聚，又皆聚于血。故大黄率诸飞走灵动之物以攻坚则同，但自于气者穷其源，以人参、干姜益之；自于血者探其本，以芍药、地黄济之，亦非径情直行，孟浪以投之者也。大黄固将军，随所往而有所督率，乌得以卒伍卑贱视之哉！后之人鉴乎此，则知大黄实斡旋虚实通和气血之良剂，不但以攻坚破积责之矣。

日本·丹波元简，《金匮玉函要略述义》（1842年）：此方逐血之品特多者，以疟至久则血道涩滞，与邪搏结，杨仁斋有疟有水有血。当以常山、草果、槟榔、青皮、乌梅、甘草作剂，加五灵脂、桃仁为佐之说，其意可见矣。此说为是，此方，盖崔氏所谓羁縻攻之者。

清·王孟英，《温热经纬》（1852年）：按：凡用介类之药入丸剂，皆当仿此圣法，庶无流弊。王晋三曰：鳖甲煎丸，都用异类灵动之物。若水陆飞潜，升者、降者、走者、伏者咸备焉。但恐诸虫扰乱神明，取鳖甲为君守之。其泄厥阴破瘕之功，有非草木所能比者。阿胶达表息风，鳖甲入里守神，蜣螂动而性升，蜂房毒可引下，䗪虫破血，鼠妇走气。葶苈泄气闭，大黄泄血闭。赤硝软坚，桃仁破结。乌扇降厥阴相火，紫葳破厥阴血结。干姜和阳退寒，黄芩和阴退热。和表里则有柴胡、桂枝，调营卫则有人参、白芍。浓朴达原，劫去其邪。丹皮入阴，提出其热。石韦开上焦之水，瞿麦涤下焦之水。半夏和胃而通阴阳。灶灰性温走气，清酒性暖走血。统而论之，不越厥阴、阳明二经之药。故久疟邪去营卫而着脏腑者，即非疟母亦可借以截之。《金匮》惟此方与薯蓣丸药品最多。皆治正虚邪著，久而不去之病。非汇集气血之药，攻补兼施，未易奏功也。雄按：有形癥瘕，按之不移者，即非疟母，亦可借以缓消。

清·高学山，《高注金匮要略》（1872年）：故以性喜推粪，而善走大肠之蜣螂为主，以咸寒破血结之赤硝佐之，则其用意在大肠之旁络可见矣。一则肝肾孙络中之幽隐血是也，肝肾属阴脏，孙络为细窍，幽隐之血在隙缝中，疟邪以寒热结之，则其血先泣而终败。故以湿土中善藏善穴之阴类，而又能续筋活血之虫（虫一名灰鳖，亦名土鳖，儿童戏断其腹，能复完合，拳棍家以为跌扑秘药）为主。以形则扁生、功则消瘀之乌扇（乌扇即蝴蝶花叶，以其形似故名。但其叶从中扁开，故有扁竹花之名。仲景用之以走缝络宜矣），根行石缝、性复通利之石韦佐之，则其用意在阴窍及扁缝中，又可见矣。此二者，男子与妇人之所同也。其一则妇人之子宫，及血室之血是也。子宫清窈，非受胎则血室之血不注，而但有朝会之候，疟邪乘之，则血得邪热而滞结。故以多管多子而形似子宫血室之蜂窠为主，而以聂聂潜行、性能动血之鼠妇佐之，则其用意在系胞等处，更可见矣。何谓攻去癥瘕，合前后凡两路乎。除桃仁动血破血，为两路公药之外，其用逐瘀之大黄者，则直从肠中而下血于后阴，此一路也。其用利窍之瞿麦，佐以削坚瘦结之葶苈者，则旁从血管而下血于前阴，此又一路也。（血管细小，恐结血成块而不能下，故佐葶苈以瘦削之。妙甚细甚。下血结于前阴，惟女子则可，以男子之前阴无血路故也。读此则知，从来女子之因癥瘕而死于血枯经闭者，良可惜也。或问：既云肝肾孙络中之血，男妇相同；又云：男子前阴无血路，则其血当从何道去之。答曰：仍从大便去。伤寒少、厥二阴之结血，俱主桃核承气，其例不可类推乎。）然后以下走之芍药，监行阳之桂枝、丹皮，而并入阴分，所谓理气以攻血。领养阴之阿胶、紫葳，而深滋其津液，所谓补血以治结者是也。至于攻击下焦之药，其性阴翳，反而上乘，必生胀，济之以开痞之干姜、厚朴，又所以防其渐而已。以上六队，凡十八味，俱治疟之母，而未及于疟。疟之寒热呕渴，必由少阳，故但以少阳之例，用小柴轻轻引之，则疟邪自散。小柴汤论，见《伤寒注》。独去甘草者，以邪在下焦，欲其从下以升发，故于甘浮者无取焉。鳖甲滋阴，配以咸温之灶灰，盖取咸能润下，温能破结之义。煮以清酒者，既用其善行，复用其滋润也。以鳖甲煎包裹诸药而为丸，运穷工极巧之迹，降为甘露和风，其潜滋默化之妙，能令穷泉之枯槁，乘春而复动矣。所结之瘕，宁有不散者哉。

清·戈颂平，《金匮指归》（1885年）： 阴僻，处胁下，坚结成块，适鳖甲、鼠妇、䗪虫、蜣螂，四虫，得阴湿中之阳气而化生，能入僻处，内运坚结之阴。以黄芩、柴胡、大黄、牡丹、半夏、瞿麦、葶苈、乌扇、芍药、桃仁，十药，气味苦平，外坚金水表阴，固其阳气，内疏阴土之阴，达其木气，其阴僻处胁下，液难左行，胃气易于化燥，以石韦、阿胶、人参、紫葳、蜂窠，五药，气味甘寒，和阳土之阳，其阴僻处胁下，脾土之气少温，以干姜、桂枝、厚朴、赤硝，辛温气味，温脾土之阴。右二十三味，为末，取煅灶下灰一斗，清酒一斛五升，浸灰俟酒盏一半，著，鳖甲于中，煮令泛爛如胶漆，绞取汁，内诸药，末为丸，如梧子大，空心，服七丸，日三服。酒，乃谷之精华酿成，以清酒煮鳖甲如胶漆，使脉中气血营内荣外，不失生生气化之机。

清·唐容川，《金匮要略浅注补正》（1893年）： 鳖甲、蜣螂皆主攻下，而云入里守神，性动而升。岂知二物入沙穿土，主攻下之性为多也。丹皮入血分，泻血中瘀热，其理甚明，乃云提出热气，提字不勉矫强。又云调营卫则有人参、白芍，是直不知营卫究系何物、夫疟邪本伏于营血之中，卫气会而始发，故久则营血结聚而为疟母，卫气不通而为留痰，是血为疟母之王，痰属卫气所生，乃疟母之兼有者也。故治疟母，以攻利营血为主，而行痰降气为辅，知此则知仲景此方，破血之药所以独多，总是治营以通卫也。王注逐味论药，而实未知其义。

清·张秉成，《成方便读》（1904年）： 方中寒温并用，攻补兼施，化痰行血，无所不备。而又以虫蚁善走入络之品，搜剔其蕴结之邪。柴桂领之出表，硝黄导之降里，煅龟下灰清酒，助脾胃而温运，鳖甲入肝络而搜邪。空心服七丸，日三服者，取其缓以化之耳。

近代·曹颖甫，《金匮发微》（1931年）： 脾为统血之脏，脾寒则血寒，脾为湿脏，湿胜则痰多，痰与血并，乃成癥瘕。方中用桃仁、䗪虫、蜣螂、鼠妇之属以破血，葶苈以涤痰，君鳖甲以攻痞，而又参用小柴胡汤以清少阳，干姜、桂枝以温脾，阿胶、芍药以通血，大黄、厚朴以调胃，赤、硝、瞿麦以利水而泄湿，疟母乃渐攻而渐消矣。细玩此节文义，当云：病疟结为癥瘕，如其不差当云何？师曰：名曰疟母，当急治之，以月一日发，当十五日愈，设不差，当月尽解，宜鳖甲煎丸。

近代·赵桐，《金匮述义》（1940年）： 鳖甲入肝除邪，灶灰消积止疟。大承气、小柴胡、桂枝汤，为三阳主药，去草之缓和，减枳之直下，加胶、姜、参、术之温养，四虫桃红之破血，乌扇、葶苈、瞿麦、半夏化水去痰，丹皮、紫葳去火中伏火，攻补兼施之善剂也。疟母按：族妹患虐，自以密陀僧服自愈。三五日后，腹块痛长号，盖劫早痰血凝聚而然也，破瘀行痰而愈。

近代·彭子益，《圆运动的古中医学·金匮方解篇》（1947年）：治疟病，日久必发，名疟母者。此疟邪内结，成为癥瘕，名为疟母。治以消结为治，而以温补中气为主。丹皮、桃仁、乌扇、紫葳、螳螂、鼠妇、蜂巢、䗪虫破瘀以消结。葶苈、石韦、瞿麦、赤硝利湿以消结。大黄、厚朴泄胃热滞气以消结，桂枝、白芍、阿胶、鳖甲调木气以消结。半夏、黄芩清相火调胆胃以消结。人参、干姜温补中气以运行结聚也。用人参不用炙草，炙草壅满助结之故。用丸缓缓治之，病去人不伤也。

现代·刘渡舟，苏宝刚，庞鹤，《金匮要略诠解》（1984年）：治以鳖甲煎丸活血破瘀，调和营卫。方中鳖甲入肝，软坚消结，除邪养正，合煅灶灰浸酒以祛瘀消积而为主药；大黄、芒硝、桃仁、桂枝泻血中之热，破瘀血，通气滞；蜣螂、䗪虫、蜂窠协助硝黄桃仁而消坚破瘀，紫葳、牡丹活血行血，以去血中伏热；乌扇、葶苈开痹利肺，合石韦、瞿麦以清利湿热之结，人参、阿胶、芍药补气养血，扶正以和营卫；柴胡、黄芩、桂枝、干姜、半夏、厚朴理肝胆之气，调治寒热而造化痰湿。诸药相配，活瘀消癥，攻补兼施，寒热并调，共奏消癥散瘕，驱除疟邪。

现代·王付，《经方学用解读》（2004年）：五脏瘀血痰结证的基本病理病证是瘀血内结，痰湿内阻，气机滞涩不畅。因此，治疗五脏瘀血痰结证，其用方配伍原则与方法应重视以下几个方面。

针对证机选用软坚逐瘀药：脏气失和，血行不畅而为瘀，瘀血内生且又胶结于脏腑或经脉或经筋之间，并壅滞气机而痞塞不通，证以痞块为主，其治当活血化瘀，软坚散结。在用药时最好具有通络作用，软坚作用，破癥作用，攻逐作用，以冀方药更好地发挥治疗作用。如方中鳖甲、蜣螂、鼠妇、䗪虫、赤硝、桃仁、紫葳、牡丹。

合理配伍化湿祛痰药：瘀血阻结于内，津行不畅而为湿，湿郁不去而为痰，痰湿相结而滞涩气机，瘀血与痰浊胶结日久不去而为痞块，其治当化湿祛痰。在配伍化湿祛痰药时最好具有利湿作用，燥湿作用，解毒作用，以冀取得最佳治疗效果。如方中瞿麦、石韦、葶苈、半夏、蜂窝。

妥善配伍理气药：血以气行，气以血运。气机升降为瘀血所阻既不能帅血而行，又不能气化水津，进而演化为瘀血与痰湿胶结，其治当理气行气。在配伍理气药最好既具有升发作用，又具有降泄作用，从而促进气机升降作用。如方中厚朴、柴胡。

适当配伍益气补血药：瘀血痰湿不去，则新血既不得化生，又不得归经，而气又不得从血而生化，进而呈现气血两虚病理病证，其治当补益气血。如方中人参、芍药、阿胶。

酌情配伍温阳通经药：瘀血阻结于内，经气经脉滞涩不通，阳气为瘀血痰湿所阻而不得周流则郁滞，阳气内郁则又加剧瘀血痰湿胶结，其治还必须酌情配伍温阳通经药，温阳有利于经气通畅，通经有利于气能帅血，更有利于气能化湿。如方中桂枝、干姜。

随机配伍泻热药：瘀血内生，既阻遏阳气而为郁，又瘀郁而化热，其治必须随机配伍泻热祛瘀药。可见，只有以法配伍泻热药，才能更好地达到驱除瘀血痰湿。如方中大黄、黄芩。

【方论评议】

综合历代各家对鳖甲煎丸的论述，应从用

药要点、方药配伍和用量比例三大方面进行研究，以此更好地研究经方配伍，用于指导临床应用。

诠释用药要点：方中鳖甲软坚散结，清酒炮制消瘕破积；桂枝通经化瘀；赤硝破坚散结；虫破血逐瘀；大黄泻热祛瘀；半夏燥湿化痰；阿胶滋阴养血；人参补益正气；干姜温通阳气；柴胡疏利气机；瞿麦利水化瘀。乌扇（射干）降浊痰，散结气；葶苈子破坚逐邪，泻肺利痰；芍药养血入络；桃仁破血化瘀；鼠妇破血逐瘀，消溃癥瘕；蜣螂化瘀破积；紫葳化瘀消积；牡丹皮散瘀通经；石韦利水祛湿；厚朴行气消痰；黄芩清解郁热；蜂窝解寒热，祛痰瘀。

剖析方药配伍：鼠妇、䗪虫、蜣螂、紫葳、赤硝、桃仁与牡丹皮，属于相须配伍，破血逐瘀，通络消癥；鳖甲与鼠妇、䗪虫、蜣螂、紫葳、赤硝、桃仁、牡丹皮，属于相使配伍，增强软坚消癥，破血逐瘀；芍药、阿胶与鼠妇、䗪虫、蜣螂、紫葳、赤硝、桃仁、牡丹皮，属于相反配伍，芍药、阿胶益血，兼防破血药伤血；厚朴与人参，属于相反配伍，人参益气兼防厚朴行气伤气，厚朴行气兼防人参益气壅滞；人参与鼠妇、䗪虫、蜣螂、紫葳、赤硝、桃仁、牡丹皮，属于相反相使配伍，相反者，补泻同用，相使者，人参益气，帅血散瘀；厚朴与鼠妇、䗪虫、蜣螂、紫葳、赤硝、桃仁、牡丹皮，属于相使配伍，行气帅血，血行瘀散；干姜与桂枝，属于相使配伍，温阳通经散瘀；桂枝、干姜与鼠妇、䗪虫、蜣螂、紫葳、赤硝、桃仁、牡丹皮，属于相使配伍，温通散瘀；半夏与葶苈子、石韦、瞿麦，属于相反相使配伍，相反者，寒温同用，温而不燥，寒而不凝，相使者，燥湿利湿；半夏、葶苈子、瞿麦、石韦与鼠妇、䗪虫、蜣螂、紫葳、赤硝、桃仁、牡丹皮，属于相使配伍，燥湿降泄，渗利瘀浊；柴胡与蜂窝，属于相使配伍，辛散透解痰瘀；大黄与鼠妇、䗪虫、蜣螂、紫葳、赤硝、桃仁、牡丹皮，属于相使配伍，通泻破瘀。

权衡用量比例：鳖甲与鼠妇、䗪虫、蜣螂、紫葳、赤硝、桃仁、牡丹皮用量比例是12∶3∶5∶6∶3∶12∶2∶5，提示药效软坚与逐瘀之间的用量调配关系，以治瘀结；芍药、阿胶与鼠妇、䗪虫、蜣螂、紫葳、赤硝、桃仁、牡丹皮用量比例是5∶3∶3∶5∶6∶3∶12∶2∶5，提示药效补血与逐瘀之间的用量调配关系；厚朴与人参用量比例是3∶1，提示药效行气下气与益气之间的用量调配关系；人参与鼠妇、䗪虫、蜣螂、紫葳、赤硝、桃仁、牡丹皮用量比例是1∶3∶5∶6∶3∶12∶2∶5，提示药效益气帅血与逐瘀之间的用量调配关系；厚朴与鼠妇、䗪虫、蜣螂、紫葳、赤硝、桃仁、牡丹皮用量比例是3∶3∶5∶6∶3∶12∶2∶5，提示药效行气下气与逐瘀之间的用量调配关系，以治湿瘀；干姜与桂枝用量比例是1∶1，提示药效温阳与通经之间的用量调配关系，以治阳郁；桂枝、干姜与鼠妇、䗪虫、蜣螂、紫葳、赤硝、桃仁、牡丹皮用量比例是3∶3∶3∶5∶6∶3∶12∶2∶5，提示药效温通与逐瘀之间的用量调配关系，以治寒瘀；半夏与葶苈子、石韦、瞿麦用量比例是1∶1∶3∶2，提示药效燥湿与利湿之间的用量调配关系，以治痰湿；半夏、葶苈子、瞿麦、石韦与鼠妇、䗪虫、蜣螂、紫葳、赤硝、桃仁、牡丹皮用量比例是1∶1∶3∶2∶3∶5∶6∶3∶12∶2∶5，提示药效燥湿化痰与逐瘀之间的用量调配关系，以治痰瘀；柴胡与蜂窝用量比例是3∶2，提示药效辛散与解毒之间的用量调配关系；大黄与鼠妇、䗪虫、蜣螂、紫葳、赤硝、桃仁、牡丹皮用量比例是3∶3∶5∶6∶3∶12∶2∶5，提示药效泻下与逐瘀之间的用量调配关系，以治瘀结。

【药理作用】 本方具有保肝利胆、调节内分泌、对心脏功能所处状态呈双向调节、增加血流量、保护心脑血管、抑制血小板聚集、抑制血栓形成、降血压、降血脂、抗缺氧、抗心脑缺血、抗心律失常、改善微循环、抗纤维化、抗硬化、抗增生、抗疟原虫、抗肿瘤、抗突变、抗缺氧、抗缺血等作用。

附1:《伤寒杂病论》原文

张仲景序

论曰：余每览越人入虢之诊，望齐侯之色，未尝不慨然叹其才秀也。怪当今居世之士，曾不留神医药，精究方术，上以疗君亲之疾，下以救贫贱之厄，中以保身长全，以养其生。但竞逐荣势，企踵权豪，孜孜汲汲，惟名利是务；崇饰其末，忽弃其本，华其外而悴其内。皮之不存，毛将安附焉？卒然逢邪风之气，婴非常之疾，患及祸至，而方震慄，降志屈节，钦望巫祝，告穷归天，束手受败。赍百年之寿命，持至贵之重器，委付凡医，恣其所措。咄嗟呜呼！厥身已毙，神明消灭，变为异物，幽潜重泉，徒为啼泣。痛夫！举世昏迷，莫能觉悟，不惜其命，若是轻生，彼何荣势之云哉？而进不能爱人知人，退不能爱身知己，遇灾值祸，身居厄地；蒙蒙昧昧，惷若游魂。哀乎！趋世之士，驰竞浮华，不固根本，忘躯徇物，危若冰谷，至于是也。

余宗族素多，向余二百，建安纪年以来，犹未十稔，其死亡者，三分有二，伤寒十居其七。感往昔之沦丧，伤横夭之莫救。乃勤求古训，博采众方，撰用《素问》、《九卷》、《八十一难》、《阴阳大论》、《胎胪药录》，并平脉辨证，为《伤寒杂病论》合十六卷。虽未能尽愈诸病，庶可以见病知源。若能寻余所集，思过半矣。

夫天布五行，以运万类；人禀五常，以有五脏，经络府俞，阴阳会通，玄冥幽微，变化难极，自非才高识妙，岂能探其理致哉！上古有神农、黄帝、岐伯、伯高、雷公、少俞、少师、仲文，中世有长桑、扁鹊，汉有公乘阳庆及仓公。下此以往，未之闻也。观今之医，不念思求经旨，以演其所知，各承家技，始终循旧。省疾问病，务在口给，相对斯须，便处汤药。按寸不及尺，握手不及足；人迎、趺阳，三部不参；动数发息，不满五十。短期未知决诊，九候曾无彷彿；明堂阙庭，尽不见察，所谓窥管而已。夫欲视死别生，实为难矣。

孔子云：生而知之者上，学而亚之，多闻博识，知之次也。余宿尚方术，请事斯语。

《伤寒论》原文

太阳之为病，脉浮，头项强痛而恶寒。(1)

太阳病，发热，汗出，恶风，脉缓者，名为中风。(2)

太阳病，或已发热，或未发热，必恶寒，体痛，呕逆，脉阴阳俱紧者，名为伤寒。(3)

伤寒一日，太阳受之，脉若静者，为不传；颇欲吐，若躁烦，脉数急者，为传也。(4)

伤寒二三日，阳明少阳证不见者，为不传也。(5)

太阳病，发热而渴，不恶寒者，为温病；若发汗已，身灼热者，名风温；风温为病，脉阴阳俱浮，自汗出，身重，多眠睡，鼻息必鼾，语言难出；若被下者，小便不利，直视，失溲；若被火者，微发黄色，剧则如惊痫，时瘛疭；若火熏之，一逆尚引日，再逆促命期。(6)

病有发热恶寒者，发于阳也；无热恶寒者，发于阴也。发于阳，七日愈；发于阴，六日愈。以阳数七，阴数六故也。(7)

太阳病，头痛至七日以上自愈者，以行其经尽故也；若欲作再经者，针足阳明，使经不传则愈。(8)

太阳病欲解时，从巳至未上。(9)

风家，表解而不了了者，十二日愈。(10)

病人身大热，反欲得衣者，热在皮肤，寒在骨髓也；身大寒，反不欲得衣者，寒在皮肤，热在骨髓也。(11)

太阳中风，阳浮而阴弱，阳浮者，热自发，阴弱者，汗自出，啬啬恶寒，淅淅恶风，翕翕发热，鼻鸣，干呕者，桂枝汤主之。(12)

桂枝去皮，三两(9g)　芍药三两(9g)　甘草炙，二两(6g)　生姜切，三两(9g)　大枣擘，十二枚

上五味，㕮咀，以水七升，微火煮取三升，去滓。适寒温，服一升。服已须臾，啜热

稀粥一升余，以助药力。温服令一时许，遍身漐漐微似有汗者益佳，不可令如水流漓，病必不除。若一服汗出病差，停后服，不必尽剂。若不汗，更服依前法。又不汗，后服小促其间，半日许令三服尽。若病重者，一日一夜服，周时观之。服一剂尽，病证犹在者，更作服。若不汗出，乃服至二、三剂。禁生冷，黏滑，肉面，五辛，酒酪，臭恶等。

太阳病，头痛，发热，汗出，恶风，桂枝汤主之。（13）

太阳病，项背强几几，反汗出，恶风者，桂枝加葛根汤主之。（14）

葛根四两（12 g） 桂枝去皮，二两（6 g） 生姜切，三两（9 g） 甘草炙，二两（6 g） 大枣十二枚擘 〈麻黄去节，三两（9 g）〉

上六味，以水一斗，先煮葛根，减二升，去上沫，内诸药，煮取三升，去滓。温服一升，覆取微似汗，不须啜粥，余如桂枝法将息及禁忌。

太阳病，下之后，其气上冲，可与桂枝汤，方用前法；若不上冲者，不得与之。（15）

太阳病三日，已发汗，若吐，若下，若温针，仍不解者，此为坏病，桂枝不中与之也。观其脉证，知犯何逆，随证治之。桂枝本为解肌，若其人脉浮紧，发热，汗不出者，不可与之也。常须识此，勿令误也。（16）

若酒客病，不可与桂枝汤；得之则呕，以酒客不喜甘故也。（17）

喘家，作桂枝汤，加厚朴杏子佳。（18）

桂枝去皮，三两（9 g） 甘草炙，二两（6 g） 生姜切，三两（9 g） 芍药三两（9 g） 大枣擘，十二枚 厚朴炙，去皮，二两（6 g） 杏仁去皮尖，五十枚（8.5 g）

上七味，以水七升，微火煮取三升，去滓。温服一升。覆取微似汗。

凡服桂枝汤吐者，其后必吐脓血也。（19）

太阳病，发汗，遂漏不止，其人恶风，小便难，四肢微急，难以屈伸者，桂枝加附子汤主之。（20）

桂枝去皮，三两（9 g） 芍药三两（9 g） 甘草炙，二两（6 g） 生姜切，三两（9 g） 大枣擘，十二枚 附子炮，去皮，破八片，一枚（5 g）

上六味，以水七升，煮取三升，去滓。温服一升。本云：桂枝汤，今加附子，将息如前法。

太阳病，下之后，脉促，胸满者，桂枝去芍药汤主之。（21）

桂枝去皮，三两（9 g） 生姜切，三两（9 g） 甘草炙，二两（6 g） 大枣擘，十二枚

上四味，以水七升，煮取三升，去滓。温服一升。本云：桂枝汤，今去芍药，将息如前法。

若微寒者，桂枝去芍药加附子汤主之。（22）

桂枝去皮，三两（9 g） 生姜切，三两（9 g） 甘草炙，二两（6 g） 大枣擘，十二枚 附子炮，去皮，破八片，一枚（5 g）

上五味，以水七升，煮取三升，去滓。温服一升。本云：桂枝汤，今去芍药，加附子，将息如前法。

太阳病，得之八九日，如疟状，发热恶寒，热多寒少，其人不呕，清便欲自可，一日二三度发，脉微缓者，为欲愈也；脉微而恶寒者，此阴阳俱虚，不可更发汗，更下，更吐也；面色反有热色者，未欲解也，以其不能得小汗出，身必痒，宜桂枝麻黄各半汤。（23）

桂枝去皮，一两十六铢（5.2 g） 芍药 生姜切 甘草炙 麻黄去节，各一两（各3 g） 大枣擘，四枚 杏仁汤渍，去皮尖及两仁者，二十四枚（4 g）

上七味，以水五升，先煮麻黄一二沸，去上沫，内诸药，煮取一升八合，去滓。温服六合，本云：桂枝汤三合，麻黄汤三合，并为六合。顿服，将息如上法。

太阳病，初服桂枝汤，反烦不解者，先刺风池，风府，却与桂枝汤则愈。（24）

服桂枝汤，大汗出，脉洪大者，与桂枝汤，如前法；若形似疟，一日再发，汗出必解，宜桂枝二麻黄一汤。（25）

桂枝去皮，一两十七铢（5.4 g） 芍药一两六铢（3.7 g） 麻黄去节，十六铢（2.1 g） 生姜切，一两六铢（3.7） 杏仁去皮尖，十六个（2.5 g） 甘草炙，一两二铢（3.2 g） 大

枣擘，五枚

上七味，以水五升，先煮麻黄一二沸，去上沫，内诸药，煮取二升，去滓。温服一升，日再。本云：桂枝汤二分，麻黄汤一分，合为二升，分再服。今合为一方，将息如前法。

服桂枝汤，大汗出后，大烦渴不解，脉洪大者，白虎加人参汤主之。（26）

知母六两（18 g） 石膏碎，绵裹，一斤（48 g） 甘草炙，二两（6 g） 粳米六合（18 g） 人参三两（9 g）

上五味，以水一斗，煮米熟，汤成，去滓。温服一升，日三服。

太阳病，发热恶寒，热多寒少；脉微弱者，此无阳也，不可发汗。宜桂枝二越婢一汤。（27）

桂枝去皮，十八铢（2.3 g） 芍药十八铢（2.3 g） 麻黄十八铢（2.3 g） 甘草炙，十八铢（2.3 g） 大枣擘，四枚 生姜切，一两二铢（3.3 g） 石膏碎，绵裹，一两（3 g）

上七味，以水五升，煮麻黄一二沸，去上沫，内诸药，煮取二升，去滓。温服一升。本云：当裁为越婢汤，桂枝汤合之，饮一升。今合为一方，桂枝汤二分，越婢汤一分。

服桂枝汤，或下之，仍头项强痛，翕翕发热，无汗，心下满微痛，小便不利者，桂枝去桂加茯苓白术汤主之。（28）

芍药三两（9 g） 甘草炙，二两（6 g） 生姜切，三两（9 g） 白术 茯苓各二两（6 g） 大枣擘，十二枚

上六味，以水八升，煮取三升，去滓。温服一升，小便利则愈。本云：桂枝汤，今去桂枝，加茯苓、白术。

伤寒，脉浮，自汗出，小便数，心烦，微恶寒，脚挛急，反与桂枝欲攻其表，此误也；得之便厥，咽中干，烦躁，吐逆者，作甘草干姜汤与之，以复其阳；若厥愈足温者，更作芍药甘草汤与之，其脚即伸；若胃气不和，谵语者，少与调胃承气汤；若重发汗，复加烧针者，四逆汤主之。（29）

甘草四两（12 g） 干姜二两（6 g）

上二味，以水三升，煮取一升五合，去滓。分温再服。

芍药四两（12 g） 甘草四两（12 g）

上二味，以水三升，煮取一升五合，去滓，分温再服。

大黄酒洗，四两（12 g） 芒硝半升（12 g） 甘草炙，二两（6 g）

上三味，以水三升，煮取一升，去滓。内芒硝，更上火微煮，令沸，少少温服之（编者注：此用法是《伤寒论》第 29 条所言）。温顿服之（此四字是《伤寒论》第 207 条所言）。

甘草炙，二两（6 g） 干姜一两半（4.5 g） 附子生用，去皮，破八片，一枚（5 g）

上三味，以水三升，煮取一升二合，去滓。分温再服，强人可大附子一枚，干姜三两。

问曰：证象阳旦，按法治之而增剧，厥逆，咽中干，两胫挛急而谵语。师曰：言夜半手足当温，两脚当伸，后如师言，何以知此？答曰：寸口脉浮而大，浮为风，大为虚，风则生微热，虚则两胫挛，病形象桂枝，因加附子参其间，增桂令其汗出，附子温经，亡阳故也。厥逆，咽中干，烦躁，阳明内结，谵语，烦乱，更饮甘草干姜汤，夜半阳气还，两足当热，胫尚微拘急，重与芍药甘草汤，尔乃胫伸，以承气汤微溏，则止其谵语，故知病可愈。（30）

太阳病，项背强几几，无汗，恶风，葛根汤主之。（31）

葛根四两（12 g） 麻黄去节，三两（9 g） 桂枝去皮，二两（6 g） 生姜切，三两（9 g） 甘草炙，二两（6 g） 芍药二两（6 g） 大枣擘，十二枚

上七味，以水一斗，先煮麻黄、葛根，减二升，去白沫，内诸药，煮取三升，去滓。温服一升，覆取微似汗，余如桂枝法将息及禁忌，诸汤皆仿此。

太阳与阳明合病，必自下利，葛根汤主之。（32）

太阳与阳明合病，不下利，但呕者，葛根加半夏汤主之。（33）

葛根四两（12 g） 麻黄去节，三两（9 g） 甘草炙，二两（6 g） 芍药二两（6 g） 桂枝去皮，二两（6 g） 生姜切，二两（6 g）

半夏洗，半升（12 g） 大枣擘，十二枚

上八味，以水一斗，先煮葛根、麻黄，减二升，去白沫。内诸药，煮取三升，去滓。温服一升。覆取微似汗。

太阳病，桂枝证，医反下之，利遂不止，脉促者，表未解也；喘而汗出者，葛根黄芩黄连汤主之。（34）

葛根半斤（24 g） 甘草炙，二两（6 g） 黄芩三两（9 g） 黄连三两（9 g）

上四味，以水八升，先煮葛根，减二升，内诸药，煮取二升，去滓。分温再服。

太阳病，头痛，发热，身疼，腰痛，骨节疼痛，恶风，无汗而喘者，麻黄汤主之。（35）

麻黄去节，三两（9 g） 桂枝去皮，二两（6 g） 甘草炙，一两（3 g） 杏仁去皮尖，七十个（12 g）

上四味，以水九升，先煮麻黄，减二升，去上沫，内诸药，煮取二升半，去滓。温服八合。覆取微似汗，不须啜粥。余如桂枝法将息

太阳与阳明合病，喘而胸满者，不可下，宜麻黄汤。（36）

太阳病，十日以去，脉浮细而嗜卧者，外已解也；设胸满，胁痛者，与小柴胡汤；脉但浮者，与麻黄汤。（37）

太阳中风，脉浮紧，发热，恶寒，身疼痛，不汗出而烦躁者，大青龙汤主之。若脉微弱，汗出恶风者，不可服之。服之则厥逆，筋惕肉瞤，此为逆也。（38）

麻黄去节，六两（18 g） 桂枝去皮，二两（6 g） 甘草炙，二两（6 g） 杏仁去皮尖，四十枚（7 g） 生姜切，三两（9 g） 大枣擘，十枚 石膏碎，如鸡子大（45 g）

上七味，以水九升，先煮麻黄，减二升，去上沫，内诸药，煮取三升，去滓。取微似汗，汗出多者，温粉粉之。一服汗者，停后服。若复服，汗多亡阳，遂虚，恶风，烦躁，不得眠也。

伤寒，脉浮缓，身不疼，但重，乍有轻时，无少阴证者，大青龙汤发之。（39）

伤寒表不解，心下有水气，干呕，发热而咳，或渴，或利，或噎，或小便不利，少腹满，或喘者，小青龙汤主之。（40）

麻黄去节，三两（9 g） 芍药三两（9g） 细辛三两（9 g） 干姜三两（9 g） 甘草炙，三两（9 g） 桂枝去皮，三两（9 g） 五味子半升（12 g） 半夏洗，半升（12 g）

上八味，以水一斗，先煮麻黄，减二升，去上沫，内诸药，煮取三升，去滓。温服一升。若渴，去半夏，加栝楼根三两；若微利，去麻黄，加荛花，如一鸡子，熬令赤色；若噎者，去麻黄，加附子一枚，炮；若小便不利，少腹满者，去麻黄，加茯苓四两；若喘，去麻黄，加杏仁半升，去皮尖。且荛花不治利，麻黄主喘，今此语反之，疑非仲景意。

伤寒，心下有水气，咳而微喘，发热不渴，服汤已，渴者，此寒去欲解也，小青龙汤主之。（41）

太阳病，外证未解，脉浮弱者，当以汗解，宜桂枝汤。（42）

太阳病，下之微，喘者，表未解故也，桂枝加厚朴杏仁汤主之。（43）

太阳病，外证未解，不可下也，下之为逆；欲解外者，宜桂枝汤。（44）

太阳病，先发汗不解，而复下之，脉浮者，不愈；浮为在外，而反下之，故令不愈；今脉浮，故在外，当须解外则愈，宜桂枝汤。（45）

太阳病，脉浮紧，无汗，发热，身疼痛，八九日不解，表证仍在，此当发其汗，服药已微除；其人发烦，目瞑，剧者必衄，衄乃解；所以然者，阳气重故也，麻黄汤主之。（46）

太阳病，脉浮紧，发热，身无汗，自衄者愈。（47）

二阳并病，太阳初得病时，发其汗，汗先出不彻，因转属阳明，续自微汗出，不恶寒；若太阳病证不罢者，不可下，下之为逆，如此可小发汗；设面色缘缘正赤者，阳气怫郁在表，当解之，熏之；若发汗不彻，不足言，阳气怫郁不得越，当汗不汗，其人躁烦，不知痛处，乍在腹中，乍在四肢，按之不可得，其人短气，但坐，以汗出不彻故也，更发汗则愈。何以知汗出不彻？以脉涩故知也。（48）

脉浮数者，法当汗出而愈。若下之，身重，心悸者，不可发汗，当自汗出乃解。所以

然者，尺中脉微，此里虚，须表里实，津液自和者，便自汗出愈。（49）

脉浮紧者，法当身疼痛，宜以汗解之。假令尺中迟者，不可发汗，何以知然？以荣气不足，血少故也。（50）

脉浮者，病在表，可发汗，宜麻黄汤。（51）

脉浮而数者，可发汗，宜麻黄汤。（52）

病常自汗出，此为荣气和，荣气和者，外不谐，以卫气不共荣气谐和故尔；以荣行脉中，卫行脉外，复发其汗，荣卫和则愈，宜桂枝汤。（53）

病人脏无他病，时发热，自汗出而不愈者，此卫气不和也，先其时发汗则愈，宜桂枝汤。（54）

伤寒，脉浮紧，不发汗，因致衄者，麻黄汤主之。（55）

伤寒，不大便六七日，头痛有热者，与承气汤；其小便清者，知不在里，仍在表也，当须发汗；若头痛者，必衄，宜桂枝汤。（56）

伤寒，发汗已解，半日许复烦，脉浮数者，可更发汗，宜桂枝汤。（57）

凡病，若发汗，若吐，若下，若亡血，亡津液，阴阳自和者，必自愈。（58）

大下之后，复发汗，小便不利者，亡津液故也，勿治之，得小便利，必自愈。（59）

下之后，复发汗，必振寒，脉微细；所以然者，以内外俱虚故也。（60）

下之后，复发汗，昼日烦躁不得眠，夜而安静，不呕，不渴，无表证，脉沉微，身无大热者，干姜附子汤主之。（61）

干姜一两（3 g） 附子生用，去皮，切八片，一枚（5 g）

上二味，以水三升，煮取一升，去滓。顿服。

发汗后，身疼痛，脉沉迟者，桂枝加芍药生姜各一两人参三两新加汤主之。（62）

桂枝去皮，三两（9 g） 芍药四两（12 g） 生姜切，四两（12 g） 甘草炙，二两（6 g） 人参三两（9 g） 大枣擘，十二枚

上六味，以水一斗二升，煮取三升，去滓。温服一升。本云：桂枝汤，今加芍药、生姜、人参。

发汗后，不可更行桂枝汤，汗出而喘，无大热者，可与麻黄杏仁石膏甘草汤。（63）

麻黄去节，四两（12 g） 杏仁去皮尖，五十个（8.5 g） 甘草炙，二两（6 g） 石膏碎，绵裹，半斤（24 g）

上四味，以水七升，煮麻黄，减二升，去上沫，煮取二升，去滓。温服一升。

发汗过多，其人叉手自冒心，心下悸，欲得按者，桂枝甘草汤主之。（64）

桂枝去皮，四两（12 g） 甘草炙，二两（6 g）

上二味，以水三升，煮取一升，去滓。顿服。

发汗后，其人脐下悸者，欲作奔豚，茯苓桂枝甘草大枣汤主之。（65）（第八 4）

茯苓半斤（24 g） 桂枝去皮，四两（12 g） 甘草炙，二两（6 g） 大枣擘，十五枚

上四味，以甘烂水一斗，先煮茯苓减二升，内诸药，煮取三升，去滓。温服一升，日三服。

作甘烂水法，取水二斗，置大盆内，以杓扬之，水上有珠子五六千颗相逐，取用之。

发汗后，腹胀满者，厚朴生姜半夏甘草人参汤主之。（66）

厚朴炙，去皮，半斤（24 g） 生姜切，半斤（24 g） 半夏洗，半升（12 g） 甘草炙，二两（6 g） 人参一两（3 g）

上五味，以水一斗，煮取三升，去滓。温服一升，日三服。

伤寒，若吐，若下后，心下逆满，气上冲胸，起则头眩，脉沉紧；发汗则动经，身为振振摇者，茯苓桂枝白术甘草汤主之。（67）

茯苓四两（12 g） 桂枝去皮，三两（9 g） 白术 甘草各二两（各 6 g）

上四味，以水六升，煮取三升，去滓。分温三服。小便则利（第十二 16）。

发汗，病不解，反恶寒者，虚故也，芍药甘草附子汤主之。（68）

芍药 甘草各三两（9 g） 附子炮，去皮，破八片，一枚（5 g）

上三味，以水五升，煮取一升五合，去

滓。分温三服。

发汗，若下之，病仍不解，烦躁者，茯苓四逆汤主之。（69）

茯苓四两（12 g） 人参一两（3 g） 附子生用，去皮，破八片，一枚（5 g） 甘草炙，二两（6 g） 干姜一两半（4.5 g）

上五味，以水五升，煮取三升，去滓。温服七合，日三服。

发汗后，恶寒者，虚故也；不恶寒，但热者，实也，当和胃气，与调胃承气汤。（70）

太阳病，发汗后，大汗出，胃中干，烦躁不得眠，欲得饮水者，少少与饮之，令胃气和则愈。若脉浮，小便不利，微热，消渴者，五苓散主之。（71）

猪苓去皮，十八铢（2.3 g） 泽泻一两六铢（3.8 g） 白术十八铢（2.3 g） 茯苓十八铢（2.3 g） 桂枝去皮，半两（1.5 g）

上五味，捣为散，以白饮和，服方寸匕，日三服。多饮暖水，汗出愈，如法将息。

发汗已，脉浮数，烦渴者，五苓散主之。（72）

伤寒，汗出而渴者，五苓散主之；不渴者，茯苓甘草汤主之。（73）

茯苓二两（6 g） 桂枝去皮，二两（6 g） 甘草炙，一两（3 g） 生姜切，三两（9 g）

上四味，以水四升，煮取二升，去滓。分温三服。

中风发热，六七日不解而烦，有表里证，渴欲饮水，水入则吐，名曰水逆，五苓散主之。（74）

未持脉时，病人手叉自冒心，师因教试，令咳，而不咳者，此必两耳聋无闻也。所以然者，以重发汗，虚故如此。发汗后，饮水多，必喘；以水灌之，亦喘。（75）

发汗后，水药不得入口为逆；若更发汗，必吐下不止。发汗，吐、下后，虚烦不得眠，若剧者，必反复颠倒，心中懊憹，栀子豉汤主之；若少气者，栀子甘草豉汤主之；若呕者，栀子生姜豉汤主之。（76）

栀子擘，十四个（14 g） 香豉绵裹，四合（10 g）

上二味，以水四升，先煮栀子得二升半，内豉，煮取一升半，去滓。分为二服，温进一服。得吐者，止后服。

栀子擘，十四个（14 g） 香豉绵裹，四合（10 g） 甘草炙，二两（6 g）

上三味，以水四升，先煮栀子、甘草得二升半，内豉，煮取一升半，去滓。分二服，温进一服。得吐者，止后服。

栀子擘，十四个（14 g） 香豉绵裹，四合（10 g） 生姜五两（15 g）

上三味，以水四升，先煮栀子、生姜得二升半，内豉，煮取一升半，去滓。分二服，温进一服。得吐者，止后服。

发汗，若下之，而烦热，胸中窒者，栀子豉汤主之。（77）

伤寒五六日，大下之后，身热不去，心中结痛者，未欲解也，栀子豉汤主之。（78）

伤寒，下后，心烦，腹满，卧起不安者，栀子厚朴汤主之。（79）

栀子擘，十四个（14 g） 厚朴炙，去皮，四两（12 g） 枳实水浸，炙令黄，四枚（4 g）

上三味，以水三升半，煮取一升半，去滓。分二服，温进一服。得吐者，止后服。

伤寒，医以丸药大下之，身热不去，微烦者，栀子干姜汤主之。（80）

栀子擘，十四枚 干姜二两（6g）

上二味，以水三升半，煮取一升半，去滓。分二服，温进一服。得吐者，止后服。

凡用栀子汤，病人旧微溏者，不可与服之。（81）

太阳病，发汗，汗出不解，其人仍发热，心下悸，头眩，身瞤动，振振欲擗地者，真武汤主之。（82）

咽喉干燥者，不可发汗。（83）

淋家，不可发汗，发汗必便血。（84）

疮家，虽身疼痛，不可发汗，发汗则痓。（85）

衄家，不可发汗，汗出必额上陷脉急紧，直视不能眴，不得眠。（86）

亡血家，不可发汗，发汗则寒慄而振。（87）

汗家，重发汗，必恍惚心乱，小便已，阴疼，与禹余粮丸。（88）

病人有寒，复发汗，胃中冷，必吐蛔。（89）

本发汗，而复下之，此为逆也；若先发汗，治不为逆；本先下之，而反汗之，为逆；若先下之，治不为逆。（90）

伤寒，医下之，续得下利清谷不止，身疼痛者，急当救里；后身疼痛，清便自调者，急当救表，救里宜四逆汤，救表宜桂枝汤。（91）

病发热，头痛，脉反沉；若不差，身体疼痛，当救其里，四逆汤方。（92）

太阳病，先下而不愈，因复发汗，以此表里俱虚，其人因致冒，冒家汗出自愈；所以然者，汗出表和故也；里未和，然后复下之。（93）

太阳病未解，脉阴阳俱停，必先振慄汗出而解；但阳脉微者，先汗出而解；但阴脉微者，下之而解。若欲下之，宜调胃承气汤。（94）

太阳病，发热，汗出者，此为荣弱卫强，故使汗出，欲救邪风者，桂枝汤主之。（95）

伤寒五六日，中风，往来寒热，胸胁苦满，嘿嘿，不欲饮食，心烦，喜呕，或胸中烦而不呕，或渴，或腹中痛，或胁下痞硬，或心下悸，小便不利，或不渴，身有微热，或咳者，小柴胡汤主之。（96）

柴胡半斤（24 g） 黄芩三两（9 g） 人参三两（9 g） 半夏洗，半升（12 g） 甘草炙三两（9g） 生姜切，三两（9 g） 大枣擘，十二枚

上七味，以水一斗二升，煮取六升，去滓，再煎取三升。温服一升，日三服。若胸中烦而不呕者，去半夏、人参，加栝楼实一枚；若渴，去半夏，加人参合前成四两半，栝楼根四两；若腹中痛者，去黄芩，加芍药三两；若胁下痞硬，去大枣，加牡蛎四两；若心下悸，小便不利者，去黄芩，加茯苓四两；若不渴，外有微热者，去人参，加桂枝三两，温覆微汗愈；若咳者，去人参、大枣、生姜，加五味子半升，干姜二两。

血弱气尽，腠理开，邪气因入，与正气相搏，结于胁下，正邪分争，往来寒热，休作有时，嘿嘿，不欲饮食；脏腑相连，其痛必下，邪高痛下，故使呕也，小柴胡汤主之；服柴胡汤已，渴者，属阳明，以法治之。（97）

得病六七日，脉迟浮弱，恶风寒，手足温，医二三下之，不能食，而胁下满痛，面目及身黄，颈项强，小便难者，与柴胡汤，后必下重；本渴饮水而呕者，柴胡不中与也，食谷者哕。（98）

伤寒四五日，身热，恶风，颈项强，胁下满，手足温而渴者，小柴胡汤主之。（99）

伤寒，阳脉涩，阴脉弦，法当腹中急痛，先与小建中汤；不差者，小柴胡汤主之。（100）

桂枝去皮，三两（9 g） 甘草炙，二两（6 g） 芍药六两（18 g） 生姜切，三两（9 g） 大枣擘，十二枚 胶饴一升（70 m L）

上六味，以水七升，煮取三升，去滓。内饴，更上微火消解。温服一升，日三服。呕家不可与建中汤，以甜故也。

伤寒，中风，有柴胡证，但见一证便是，不必悉具。凡柴胡汤病证而下之，若柴胡证不罢者，复与柴胡汤，必蒸蒸而振，却复发热汗出而解。（101）

伤寒二三日，心中悸而烦者，小建中汤主之。（102）

太阳病，过经十余日，反二三下之，后四五日，柴胡证仍在者，先与小柴胡汤；呕不止，心下急，郁郁微烦者，为未解也，与大柴胡汤，下之则愈。（103）

柴胡半斤（24 g） 黄芩三两（9 g） 芍药三两（9 g） 半夏洗，半升（12 g） 生姜切，五两（15 g） 枳实炙，四枚（4 g） 大枣擘，十二枚 〔大黄二两（6 g）〕

上七（八）味，以水一斗二升，煮取六升，去滓。再煎，温服一升，日三服。一方，加大黄二两，若不加，恐不为大柴胡汤。（编者注：方药用法后10字，可能是叔和批注文。）

伤寒十三日不解，胸胁满而呕，日晡所发潮热，已而微利，此本柴胡证；下之以不得利，今反利者，知医以丸药下之，此非其治也；潮热者，实也；先宜服小柴胡汤以解外，后以柴胡加芒硝汤主之。（104）

柴胡二两十六铢（8 g） 黄芩一两（3 g） 人参一两（3 g） 甘草炙，一两（3 g） 生姜切，一两（3 g） 半夏二十铢（2.1 g） 大枣擘，四枚 芒硝二两（6 g）

上八味，以水四升，煮取二升，去滓。内芒硝，更煮微沸，分温再服，不解更作。

伤寒十三日，过经谵语者，以有热故也，当以汤下之；若小便利者，大便当硬，而反下利，脉调和者，知医以丸药下之，非其治也；若自下利者，脉当微厥，今反和者，此为内实也，调胃承气汤主之。（105）

太阳病不解，热结膀胱，其人如狂，血自下，下者愈；其外不解者，尚未可攻，当先解其外；外解已，但少腹急结者，乃可攻之，宜桃核承气汤。（106）

桃仁去皮尖，五十个（8.5 g） 大黄四两（12 g） 桂枝去皮，二两（6 g） 甘草炙，二两（6 g） 芒硝二两（6 g）

上五味，以水七升，煮取二升半，去滓。内芒硝，更上火微沸，下火。先食，温服五合，日三服。当微利。

伤寒八九日，下之，胸满烦惊，小便不利，谵语，一身尽重，不可转侧者，柴胡加龙骨牡蛎汤主之。（107）

柴胡四两（12 g） 龙骨一两半（4.5 g） 黄芩一两半（4.5 g） 生姜切，一两半（4.5 g） 铅丹一两半（4.5 g） 人参一两半（4.5 g） 桂枝去皮，一两半（4.5 g） 茯苓一两半（4.5 g） 半夏洗，二合（6 g） 大黄二两（6 g） 牡蛎熬，一两半（4.5 g） 大枣擘，六枚

上十二味，以水八升，煮取四升，内大黄，切如棋子，更煮一两沸，去滓。温服一升。本云：柴胡汤，今加龙骨等。

伤寒，腹满，谵语，寸口脉浮而紧，此肝乘脾也，名曰纵，刺期门。（108）

伤寒，发热，啬啬恶寒，大渴欲饮水，其腹必满；自汗出，小便利，其病欲解；此肝乘肺也，名曰横，刺期门。（109）

太阳病二日，反躁，凡熨其背而大汗出，大热入胃，胃中水竭，躁烦，必发谵语，十余日振慄，自下利者，此为欲解也。故其汗从腰以下不得汗，欲小便不得，反呕，欲失溲，足下恶风，大便硬，小便当数，而反不数及不多，大便已，头卓然而痛，其人足心必热，谷气下流故也。（110）

太阳病中风，以火劫发汗，邪风被火热，血气流溢，失其常度，两阳相熏灼，其身发黄，阳盛则欲衄，阴虚小便难，阴阳俱虚竭，身体则枯燥，但头汗出，剂颈而还，腹满微喘，口干咽烂，或不大便，久则谵语，甚则至哕，手足躁扰，捻衣摸床；小便利者，其人可治。（111）

伤寒，脉浮，医以火迫劫之，亡阳，必惊狂，卧起不安者，桂枝去芍药加蜀漆牡蛎龙骨救逆汤主之。（112）

形作伤寒，其脉不弦紧而弱，弱者必渴；被火者必谵语。弱者，发热，脉浮，解之当汗出愈。（113）

太阳病，以火熏之，不得汗，其人必躁，到经不解，必清血，名为火邪。（114）

脉浮热甚，而反灸之，此为实；实以虚治，因火而动，必咽燥，吐血。（115）

微数之脉，慎不可灸，因火为邪，则为烦逆，追虚逐实，血散脉中，火气虽微，内攻有力，焦骨伤筋，血难复也。脉浮，宜以汗解，用火灸之，邪无从出，因火而盛，病从腰以下必重而痹，名火逆也。欲自解者，必当先烦，烦乃有汗而解，何以知之？脉浮，故知汗出解。（116）

烧针令其汗，针处被寒，核起而赤者，必发奔豚，气从少腹上冲心者，灸其核上各一壮，与桂枝加桂汤，更加桂二两也。（117）

桂枝去皮，五两（15 g） 芍药三两（9 g） 甘草炙，二两（6 g） 生姜切，三两（9 g） 大枣擘，十二枚

上五味，以水七升，煮取三升，去滓。温服一升。本云：桂枝汤，今加桂满五两，所以加桂者，以泄奔豚气也。

火逆，下之，因烧针烦躁者，桂枝甘草龙骨牡蛎汤主之。（118）

桂枝去皮，一两（3 g） 甘草炙，二两（6 g） 牡蛎熬，二两（6 g） 龙骨二两（6 g）

上四味，以五升，煮取二升半，去滓。温

服八合，日三服。

太阳伤寒者，加温针，必惊也。(119)

太阳病，当恶寒发热，今自汗出，反不恶寒发热，关上脉细数者，医以吐之过也；一二日吐之者，腹中饥，口不能食；三四日吐之者，不喜糜粥，欲食冷食，朝食暮吐，以医吐之所致也，此为小逆。(120)

太阳病，吐之，但太阳病，当恶寒，今反不恶寒，不欲近衣者，此为吐之内烦也。(121)

病人脉数，数为热，当消谷引食，而反吐者，此以发汗，令阳气微，膈气虚，脉乃数也；数为客热，不能消谷，以胃中虚冷，故吐也。(122)

太阳病，过经十余日，心下温温欲吐，而胸中痛，大便反溏，腹微满，郁郁微烦，先此时自极吐下者，与调胃承气汤；若不尔者，不可与；但欲呕，胸中痛，微溏者，此非柴胡汤证，以呕，故知极吐下也。(123)

太阳病，六七日表证仍在，脉微而沉，反不结胸，其人发狂者，以热在下焦，少腹当硬满，小便自利者，下血乃愈。所以然者，以太阳随经，瘀热在里故也，抵当汤主之。(124)

水蛭熬　虻虫去翅足，熬，各三十个(8 g)　桃仁去皮尖，二十个(4 g)　大黄酒洗，三两(9 g)

上四味，以水五升，煮取三升，去滓。温服一升，不下，更服。

太阳病，身黄，脉沉结，少腹硬，小便不利者，为无血也；小便自利，其人如狂者，血证谛也，抵当汤主之。(125)

伤寒，有热，少腹满，应小便不利，今反利者，为有血也，当下之，不可余药，宜抵当丸。(126)

水蛭熬　虻虫去翅足，熬，各二十个(5 g)　桃仁去皮尖，二十五个(5 g)　大黄三两(9 g)

上四味，捣，分四丸，以水一升，煮一丸，取七合，服之。晬时当下血，若不下，更服。

太阳病，小便利者，以饮水多，必心下悸；小便少者，必苦里急也。(127)

问曰：病有结胸，有脏结，其状何如？答曰：按之痛，寸脉浮，关脉沉，名曰结胸也。(128)

何谓脏结？答曰：如结胸状，饮食如故，时时下利，寸脉浮，关脉小细沉紧，名曰脏结。舌上白胎滑者，难治。(129)

脏结无阳证，不往来寒热，其人反静，舌上苔滑者，不可攻也。(130)

病发于阳，而反下之，热入因作结胸；病发于阴，而反下之，因作痞也；所以成结胸者，以下之太早故也。

结胸者，项亦强，如柔痉状，下之则和，宜大陷胸丸。(131)

大黄半斤(24 g)　葶苈子熬，半升(12 g)　芒硝半升(12 g)　杏仁去皮尖，熬黑，半升(12 g)

上四味，捣筛二味，内杏仁、芒硝，合研如脂，和散，取如弹丸一枚，别捣甘遂一钱匕，白蜜二合，水二升，煮取一升，温，顿服之。一宿乃下，如不下，更服，取下为效，禁如药法。

结胸证，其脉浮大者，不可下，下之则死。(132)

结胸证悉具，烦躁者亦死。(133)

太阳病，脉浮而动数，浮则为风，数则为热，动则为痛，数则为虚，头痛，发热，微盗汗出，而反恶寒者，表未解也；医反下之，动数变迟，膈内拒痛，胃中空虚，客气动膈，短气躁烦，心中懊憹，阳气内陷，心下因硬，则为结胸，大陷胸汤主之；若不结胸，但头汗出，余处无汗，剂颈而还，小便不利者，身必发黄。(134)

大黄去皮，六两(18 g)　芒硝一升(24 g)　甘遂一钱匕(1.5 g)

上三味，以水六升，先煮大黄，取二升，去滓。内芒硝，煮一两沸，内甘遂末，温服一升。得快利，止后服。

伤寒六七日，结胸热实，脉沉而紧，心下痛，按之石硬者，大陷胸汤主之。(135)

伤寒十余日，热结在里，复往来寒热者，与大柴胡汤；但结胸，无大热者，此为水结在胸胁也，但头微汗出者，大陷胸汤主之。

（136）

太阳病，重发汗，而复下之，不大便五六日，舌上燥而渴，日晡所发潮热，从心下至少腹硬满而痛不可近者，大陷胸汤主之。（137）

小结胸病，正在心下，按之则痛，脉浮滑者，小陷胸汤主之。（138）

黄连一两（3 g）半夏洗，半升（12 g）栝楼实大者一枚（30）

上三味，以水六升，先煮栝楼，取三升，去滓。内诸药，煮取三升，去滓。分温三服。

太阳病，二三日，不能卧，但欲起，心下必结，脉微弱者，此本有寒分也；反下之，若利止，必作结胸；未止者，四日复下之，此作协热利也。（139）

太阳病，下之，其脉促，不结胸者，此为欲解也；脉浮者，必结胸；脉紧者，必咽痛；脉弦者，必两胁拘急；脉细数者，头痛未止；脉沉紧者，必欲呕；脉沉滑者，协热利；脉浮滑者，必下血。（140）

病在阳，应以汗解之，反以冷水潠之，若灌之，其热被劫不得去，弥更益烦，肉上粟起，意欲饮水，反不渴者，服文蛤散；若不差者，与五苓散。寒实结胸，无热证者，与三物（小陷胸汤）白散（亦可服）。（141）

文蛤五两（15 g）

上一味，为散，以沸汤和方寸匕，服，汤用五合。

桔梗三分（9 g）　巴豆去皮尖，熬黑，研如脂，一分（3 g）　贝母三分（9 g）

上三味，为散，内巴豆，更于臼中杵之，与白饮和服。强人半钱匕，羸者减之。病在膈上必吐，在膈下必利，不利，进热粥一杯，利过不止，进冷粥一杯。身热皮粟不解，欲引衣自覆，若以水潠之、洗之，益令热劫不得出，当汗而不汗则烦。假令汗出已，腹中痛，与芍药三两，如上法。

太阳与少阳并病，头项强痛或眩冒，时如结胸，心下痞硬者，当刺大椎第一间，肺俞，肝俞，慎不可发汗；发汗则谵语，脉弦，五日谵语不止，当刺期门。（142）

妇人中风，发热恶寒，经水适来，得之七八日，热除而脉迟，身凉，胸胁下满，如结胸状，谵语者，此为热入血室也，当刺期门，随其实而泻之。（143）

妇人中风，七八日续得寒热，发作有时，经水适断者，此为热入血室，其血必结，故使如疟状，发作有时，小柴胡汤主之。（144）

妇人伤寒，发热，经水适来，昼日明了，暮则谵语，如见鬼状者，此为热入血室，无犯胃气及上二焦，必自愈。（145）

伤寒六七日，发热微恶寒，支节烦痛，微呕，心下支结，外证未去者，柴胡桂枝汤主之。（146）

桂枝去皮，一两半（4.5 g）　黄芩一两半（4.5 g）　芍药一两半（4.5 g）　人参一两半（4.5 g）　甘草炙，一两（3 g）　半夏洗，二合半（6 g）　大枣擘，六枚　生姜切，一两半（4.5 g）　柴胡四两（12 g）

上九味，以水七升，煮取三升，去滓。温服一升。本云：人参汤，作如桂枝法，加半夏、柴胡、黄芩，复如柴胡法，今用人参作半剂。（编者注："本云……"至末 29 字，与方意不符，恐为叔和批注混入正文，宜删。）

伤寒五六日，已发汗而复下之，胸胁满微结，小便不利，渴而不呕，但头汗出，往来寒热，心烦者，此为未解也，柴胡桂枝干姜汤主之。（147）

柴胡半斤（24 g）　桂枝去皮，三两（9 g）　干姜二两（6 g）　栝楼根四两（12 g）　黄芩三两（9 g）　牡蛎熬，三两（9 g）　甘草炙，二两（6 g）

上七味，以水一斗二升，煮取六升，去滓，再煎取三升。温服一升，日三服。初服微烦，复服，汗出便愈。

伤寒五六日，头汗出，微恶寒，手足冷，心下满，口不欲食，大便硬，脉细者，此为阳微结，必有表，复有里也；脉沉，亦在里也，汗出为阳微，假令纯阴结，不得复有外证，悉入在里，此为半在里，半在外也；脉虽沉紧，不得为少阴病。所以然者，阴不得有汗，今头汗出，故知非少阴也，可与小柴胡汤；设不了了者，得屎而解。（148）

伤寒五六日，呕而发热者，柴胡汤证具，而以他药下之，柴胡证仍在者，复与柴胡汤，此虽已下之，不为逆，必蒸蒸而振，却发热汗出而解；若心下满而硬痛者，此为结胸也，大陷胸汤主之；但满而不痛者，此为痞，柴胡不中与之，宜半夏泻心汤。（149）

半夏洗，半升（12 g） 黄芩三两（9 g） 人参三两（9 g） 干姜三两（9 g） 甘草三两（9 g） 黄连一两（3 g） 大枣擘，十二枚

上七味，以水一斗，煮取六升，去滓，再煎取三升。温服一升，日三服。

太阳少阳并病，而反下之，成结胸，心下硬，下利不止，水浆不下，其人心烦。（150）

脉浮而紧，而复下之，紧反入里，则作痞，按之自濡，但气痞耳。（151）

太阳中风，下利呕逆，表解者，乃可攻之。其人漐漐汗出，发作有时，头痛，心下痞硬满，引胁下痛，干呕，短气，汗出，不恶寒者，此表解里未和也，十枣汤主之。（152）

芫花熬 甘遂 大戟

上三味，等分，各别捣为散，以水一升半，先煮大枣肥者十枚，取八合，去滓。内药末，强人服一钱匕，羸人服半钱，温服之，平旦服。若下少病不除者，明日更服，加半钱，得快下利后，糜粥自养。

太阳病，医发汗，遂发热恶寒，因复下之，心下痞，表里俱虚，阴阳气并竭，无阳则阴独，复加烧针，因胸烦，面色青黄，肤瞤者，难治；今色微黄，手足温者，易治。（153）

心下痞，按之濡，其脉关上浮者，大黄黄连泻心汤主之。（154）

大黄二两（6 g） 黄连一两（3 g）

上二味，以麻沸汤二升，渍之，须臾，绞去滓。分温再服。

心下痞，而复恶寒汗出者，附子泻心汤主之。（155）

大黄二两（6 g） 黄连一两（3 g） 黄芩一两（3 g） 附子炮，去皮，破，别煮取汁，一枚（5 g）

上四味，切三味，以麻沸汤二升，渍之，须臾，绞去滓，内附子汁，分温再服。

本以下之，故心下痞，与泻心汤，痞不解，其人渴而口燥烦，小便不利者，五苓散主之。（156）

伤寒，汗出，解之后，胃中不和，心下痞硬，干噫食臭，胁下有水气，腹中雷鸣，下利者，生姜泻心汤主之。（157）

生姜切，四两（12 g） 甘草炙，三两（9 g） 人参三两（9 g） 干姜一两（3 g） 黄芩三两（9 g） 半夏洗，半升（12 g） 黄连一两（3 g） 大枣擘，十二枚

上八味，以水一斗，煮取六升，去滓，再煮取三升。温服一升，日三服。附子泻心汤，本云加附子、半夏泻心汤、甘草泻心汤，同体别名耳。生姜泻心汤，本云：理中人参黄芩汤去桂枝加黄连。并泻肝法。

伤寒、中风，医反下之，其人下利日数十行，谷不化，腹中雷鸣，心下痞硬而满，干呕，心烦不得安；医见心下痞，谓病不尽，复下之，其痞益甚，此非结热，但以胃中虚，客气上逆，故使硬也，甘草泻心汤主之。（158）

甘草炙，四两（12 g） 黄芩三两（9 g） 半夏洗，半升（12 g） 大枣擘，十二枚 黄连一两（3 g） 干姜三两（9 g） 人参三两（9 g）

上七味，以水一斗，煮取六升，去滓，再煎取三升。温服一升，日三服。

伤寒，服汤药，下利不止，心下痞硬，服泻心汤已；复以他药下之，利不止，医以理中与之，利益甚；理中者，理中焦，此利在下焦，赤石脂禹余粮汤主之；复不止者，当利其小便。（159）

赤石脂碎，一斤（48 g） 太一禹余粮碎，一斤（48 g）

上二味，以水六升，煮取二升，去滓。分温三服。

伤寒，吐下后，发汗，虚烦，脉甚微，八九日，心下痞硬，胁下痛，气上冲喉咽，眩冒，经脉动惕者，久而成痿。（160）

伤寒，发汗，若吐，若下，解后，心下痞硬，噫气不除者，旋覆代赭汤主之。（161）

旋覆花三两（9 g） 代赭石一两（3 g） 人参二两（6 g） 生姜五两（15 g） 甘草炙，三两（9 g） 半夏洗，半升（12 g） 大枣擘，十二枚

上七味，以水一斗，煮取六升，去滓，再煎取三升。温服一升，日三服。

下后，不可更行桂枝汤，若汗出而喘，无大热者，可与麻黄杏子石膏甘草汤。(162)

太阳病，外证未除，而数下之，遂协热而利，利下不止，心下痞硬，表里不解者，桂枝人参汤主之。(163)

桂枝别切，四两(12 g) 甘草炙，四两(12 g) 白术三两(9 g) 人参三两(9 g) 干姜三两(9 g)

上五味，以水九升，先煮四味，取五升，内桂，更煮取三升，去滓。温服一升，日再夜一服。

伤寒大下后，复发汗，心下痞，恶寒者，表未解也；不可攻痞，当先解表，表解乃可攻痞；解表宜桂枝汤，攻痞宜大黄黄连泻心汤。(164)

伤寒，发热，汗出不解，心中痞硬，呕吐而下利者，大柴胡汤主之。(165)

病如桂枝证，头不痛，项不强，寸脉微浮，胸中痞硬，气上冲喉咽不得息者，此为胸有寒也，当吐之，宜瓜蒂散。(166)

瓜蒂熬黄，一分(3 g) 赤小豆一分(3 g)

上二味，各别捣筛，为散已，合治之，取一钱匕，以香豉一合，用热汤七合，煮作稀粥，去滓。取汁和散，温，顿服之，不吐者，少少加，得快吐，乃止。诸亡血，虚家，不可与瓜蒂散。

病胁下素有痞，连在脐旁，痛引少腹，入阴筋者，此名脏结，死。(167)

伤寒，若吐，若下后，七八日不解，热结在里，表里俱热，时时恶风，大渴，舌上干燥而烦，欲饮水数升者，白虎加人参汤主之。(168)

伤寒，无大热，口燥渴，心烦，背微恶寒者，白虎加人参汤主之。(169)

伤寒，脉浮，发热，无汗，其表不解，不可与白虎汤；渴欲饮水，无表证者，白虎加人参汤主之。(170)

太阳与少阳并病，心下痞，颈项强而眩者，当刺大椎，肺俞，肝俞，慎勿下之。(171)

太阳与少阳合病，自下利者，与黄芩汤；若呕者，黄芩加半夏生姜汤主之。(172)

黄芩三两(9 g) 芍药二两(6 g) 甘草炙，二两(6 g) 大枣擘，十二枚

上四味，以水一斗，煮取三升，去滓。温服一升，日再夜一服。

黄芩三两(9 g) 芍药二两(6 g) 甘草炙，二两(6 g) 大枣擘，十二枚 半夏洗，半升(12 g) 生姜切，一两半(4.5 g)

上六味，以水一斗，煮取三升，去滓。温服一升，日再夜一服。

伤寒，胸中有热，胃中有邪气，腹中痛，欲呕吐者，黄连汤主之。(173)

黄连三两(9 g) 甘草炙，三两(9 g) 干姜三两(9 g) 桂枝去皮，三两(9 g) 人参二两(6 g) 半夏洗，半升(12 g) 大枣擘，十二枚

上七味，以水一斗，煮取六升，去滓。温服一升，日三服，夜二服。

伤寒八九日，风湿相搏，身体疼烦，不能自转侧，不呕不渴，脉浮虚而涩者，桂枝附子汤主之；若其人大便硬，小便自利者，去桂加白术汤主之。(174)

桂枝去皮，四两(12 g) 附子炮，去皮，破，三枚(15 g) 生姜切，三两(9 g) 大枣擘，十二枚 甘草炙，二两(6 g)

上五味，以水六升，煮取二升，去滓。分温三服。

附子炮，去皮，破，三枚(15 g) 白术四两(12 g) 生姜切，三两(9 g) 大枣擘，十二枚 甘草炙，二两(6 g)

上五味，以水六升，煮取二升，去滓。分温三服。初一服，其人身如痹，半日许复服之，三服都尽，其人如冒状，勿怪。此以附子、术并走皮内，逐水气未得除，故使之耳。法当加桂枝四两，此本一方二法。以大便硬，小便自利，去桂也；以大便不硬，小便不利，当加桂。附子三枚，恐多也，虚弱家及产妇，宜减服之。

风湿相搏，骨节疼烦，掣痛不得屈伸，近之则痛剧，汗出短气，小便不利，恶风，不欲

去衣，或身微肿者，甘草附子汤主之。(175)

甘草炙，二两(6 g)　附子炮，去皮，破，二枚(10 g)　白术二两(6 g)　桂枝去皮，四两(12 g)

上四味，以水六升，煮取三升，去滓。温服一升，日三服。初服得微汗则解，能食，汗止，复烦者，将服五合，恐一升多者，宜服六七合为始。

伤寒，脉浮滑，此以表有热，里有寒(此“寒”字当是“热”字，或“有”字当是“冇”字)，白虎汤主之。(176)

知母六两(18 g)　石膏碎，一斤(48 g)　甘草炙，二两(6 g)　粳米六合(18 g)

上四味，以水一斗，煮米熟，汤成，去滓。温服一升，日三服。

伤寒，脉结代，心动悸，炙甘草汤主之。(177)

甘草炙，四两(12 g)　生姜切，三两(9 g)　人参二两(6 g)　生地黄一斤(48 g)　桂枝去皮，三两(9 g)　阿胶二两(6 g)　麦门冬去心，半升(12 g)　麻仁半升(12 g)　大枣擘，三十枚

上九味，以清酒七升，水八升，先煮八味，取三升，去滓。内胶烊消尽，温服一升，日三服。一名复脉汤。

脉按之来缓，时一止复来者，名曰结；又脉来动而中止，更来小数，中有还者反动者，名曰结，阴也；脉来动而中止，不能自还，因而复动者，名曰代，阴也；得此脉者，必难治。(178)

问曰：病有太阳阳明，有正阳阳明，有少阳阳明，何谓也？答曰：太阳阳明者，脾约是也；正阳阳明者，胃家实是也；少阳阳明者，发汗，利小便已，胃中燥，烦，实，大便难是也。(179)

阳明之为病，胃家实是也。(180)

问曰：何缘得阳明病？答曰：太阳病，若发汗，若下，若利小便，此亡津液，胃中干燥，因转属阳明，不更衣，内实，大便难者，此名阳明也。(181)

问曰：阳明病外证云何？答曰：身热，汗自出，不恶寒，反恶热也。(182)

问曰：病有得之一日，不发热而恶寒者，何也？答曰：虽得之一日，恶寒将自罢，即自汗出而恶热也。(183)

问曰：恶寒何故自罢？答曰：阳明居中，主土也，万物所归，无所复传，始虽恶寒，二日自止，此为阳明病也。(184)

本太阳初得病时，发其汗，汗先出不彻，因转属阳明也；伤寒发热，无汗，呕不能食，而反汗出濈濈然者，是转属阳明也。(185)

伤寒三日，阳明脉大。(186)

伤寒，脉浮而缓，手足自温者，是为系在太阴；太阴者，身当发黄；若小便自利者，不能发黄；至七八日，大便硬者，为阳明病也。(187)

伤寒转系阳明者，其人濈然微汗出也。(188)

阳明中风，口苦咽干，腹满微喘，发热恶寒，脉浮而紧；若下之，则腹满，小便难也。(189)

阳明病，若能食，名中风；不能食，名中寒。(190)

阳明病，若中寒，不能食，小便不利，手足濈然汗出，此欲作固瘕，必大便初硬后溏；所以然者，以胃中冷，水谷不别故也。(191)

阳明病，初能食，小便反不利，大便自调，其人骨节疼，翕翕如有热状，奄然发狂，濈然汗出而解者，此水不胜谷气，与汗共并，脉紧则愈。(192)

阳明病欲解时，从申至戌上。(193)

阳明病，不能食，攻其热必哕；所以然者，胃中虚冷故也；以其人本虚，攻其热必哕。(194)

阳明病，脉迟，食难用饱，饱则微烦，头眩，必小便难，此欲作谷疸；虽下之，腹满如故，所以然者，脉迟故也。(195)

阳明病，法多汗，反无汗，其身如虫行皮中状者，此以久虚故也。(196)

阳明病，反无汗而小便利，二三日呕而咳，手足厥者，必苦头痛；若不咳，不呕，手足不厥者，头不痛。(197)

阳明病，但头眩，不恶寒，故能食而咳者，其人咽必痛；若不咳者，咽不痛。(198)

阳明病，无汗，小便不利，心中懊憹，身必发黄。（199）

阳明病，被火，额上微汗出，而小便不利者，必发黄。（200）

阳明病，脉浮而紧者，必潮热，发作有时，但浮者，必盗汗出。（201）

阳明病，口燥，但欲漱水，不欲咽者，此必衄。（202）

阳明病，本自汗出，医更重发汗，病已差，尚微烦不了了者，此必大便硬故也；以亡津液，胃中干燥，故令大便硬，当问其小便日几行，若本小便日三四行，今日再行，故知大便不久出；今为小便数少，以津液当还入胃中，故知不久必大便也。（203）

伤寒呕多，虽有阳明证，不可攻之。（204）

阳明病，心下硬满，不可攻之；攻之，利遂不止者，死；利止者，愈。（205）

阳明病，面合赤色，不可攻之；必发热，色黄者，小便不利也。（206）

阳明病，不吐，不下，心烦者，可与调胃承气汤。（207）

阳明病，脉迟，虽汗出，不恶寒者，其身必重，短气，腹满而喘，有潮热者，此外欲解，可攻里也，手足濈然汗出者，此大便已硬也，大承气汤主之；若汗多，微发热恶寒者，外未解也，其热不潮，未可与承气汤；若腹大满不通者，可与小承气汤，微和胃气，勿令致大泄下。（208）

大黄酒洗，四两（12g） 厚朴炙，去皮，半斤（24g） 枳实炙，五枚（5g） 芒硝三合（8g）

上四味，以水一斗，先煮二物，取五升，去滓，内大黄，更煮取二升，去滓。内芒硝，更上微火一两沸，分温再服。得下，余勿服。

大黄酒洗，四两（12g） 厚朴炙，去皮，二两（6g） 枳实大者，炙，三枚（5g）

上三味，以水四升，煮取一升二合，去滓。分温二服。初服汤，当更衣，不尔者，尽饮之，若更衣者，勿服之。

阳明病，潮热，大便微硬者，可与大承气汤；不硬者，不可与之；若不大便六七日，恐有燥屎，欲知之法，少与小承气汤，汤入腹中，转失气者，此有燥屎也，乃可攻之；若不转失气者，此但初头硬，后必溏，不可攻之；攻之，必胀满不能食也；欲饮水者，与水则哕；其后发热者，必大便复硬而少也，以小承气汤和之；不转失气者，慎不可攻也。（209）

夫实则谵语，虚则郑声；郑声者，重语也；直视，谵语，喘满者，死；下利者，亦死。（210）

发汗多，若重发汗者，亡其阳，谵语，脉短者死；脉自和者，不死。（211）

伤寒，若吐、若下后，不解，不大便五六日，上至十余日，日晡所发潮热，不恶寒，独语如见鬼状；若剧者，发则不识人，循衣摸床，惕而不安，微喘直视，脉弦者生，涩者死；微者，但发热谵语者，大承气汤主之；若一服利，则止后服。（212）

阳明病，其人多汗，以津液外出，胃中燥，大便必硬，硬则谵语，小承气汤主之；若一服谵语止者，更莫复服。（213）

阳明病，谵语，发潮热，脉滑而疾者，小承气汤主之；因与承气汤一升，腹中转气者，更服一升；若不转气者，勿更与之；明日又不大便，脉反微涩者，里虚也，为难治，不可更与承气汤也。（214）

阳明病，谵语，有潮热，反不能食者，胃中必有燥屎五六枚也。若能食者，但硬耳。宜大承气汤下之。（215）

阳明病，下血，谵语者，此为热入血室，但头汗出者，刺期门，随其实而泻之，濈然汗出则愈。（216）

汗出，谵语者，以有燥屎在胃中，此为风也。须下者，过经乃可下之；下之若早，语言必乱，以表虚里实故也。下之愈，宜大承气汤。（217）

伤寒四五日，脉沉而喘满，沉为在里，而反发其汗，津液越出，大便为难，表虚里实，久则谵语。（218）

三阳合病，腹满，身重，难以转侧，口不仁，面垢，谵语，遗尿；发汗则谵语；下之则额上生汗，手足逆冷；若自汗出者，白虎汤主之。（219）

二阳并病，太阳证罢，但发潮热，手足漐漐汗出，大便难而谵语者，下之则愈，宜大承气汤（220）

阳明病，脉浮而紧，咽燥口苦，腹满而喘，发热汗出，不恶寒，反恶热，身重。若发汗则躁，心愦愦，反谵语；若加温针，必怵惕烦躁，不得眠；若下之，则胃中空虚，客气动膈，心中懊侬，舌上胎者，栀子豉汤主之。（221）

若渴欲饮水，口干舌燥者，白虎加人参汤主之。（222）

若脉浮，发热，渴欲饮水，小便不利者，猪苓汤主之。（223）

猪苓去皮　茯苓　泽泻　阿胶　滑石碎，各一两（3 g）

上五味，以水四升，先煮四味，取二升，去滓。内阿胶烊消。温服七升。日三服。

阳明病，汗出多而渴者，不可与猪苓汤，以汗多胃中燥，猪苓汤复利其小便故也。（224）

脉浮而迟，表热里寒，下利清谷者，四逆汤主之。（225）

若胃中虚冷，不能食者，与水则哕。（226）

脉浮，发热，口干，鼻燥，能食者，则衄。（227）

阳明病，下之，其外有热，手足温，不结胸，心中懊侬，饥不能食，但头汗出者，栀子豉汤主之。（228）

阳明病，发潮热，大便溏，小便自可，胸胁满不去者，与小柴胡汤。（229）

阳明病，胁下硬满，不大便而呕，舌上白苔者，可与小柴胡汤；上焦得通，津液得下，胃气因和，身濈然汗出而解。（230）

阳明中风，脉弦浮大而短气，腹都满，胁下及心痛，久按之气不通，鼻干，不得汗，嗜卧，一身及目悉黄，小便难，有潮热，时时哕，耳前后肿。刺之小差，外不解。病过十日，脉续浮者，与小柴胡汤；（231）脉但浮，无余证者，与麻黄汤；若不尿，腹满加哕者，不治。（232）

阳明病，自汗出，若发汗，小便自利者，此为津液内竭，虽硬不可攻之，当须自欲大便，宜蜜煎导而通之；若土瓜根及大猪胆汁，皆可为导。（233）

食蜜七合（50 mL）

上一味，于铜器内，微火煎，当须凝如饴状，搅之勿令焦著，欲可丸，并手捻作挺，令头锐，大如指，长二寸许，当热时急作，冷则硬，以内谷道中，以手急抱，欲大便时乃去之。

猪胆一枚

又大猪胆汁一枚，泻汁，和少许法醋，以灌谷道内，如一食顷，当大便出宿食恶物，甚效。

阳明病，脉迟，汗出多，微恶寒者，表未解也，可发汗，宜桂枝汤。（234）

阳明病，脉浮，无汗而喘者，发汗则愈，麻黄汤主之。（235）

阳明病，发热，汗出者，此为热越，不能发黄也；但头汗出，身无汗，剂颈而还，小便不利，渴引水浆者，此为瘀热在里，身必发黄，茵陈蒿汤主之。（236）

茵陈蒿六两（18g）　栀子擘，十四枚（14g）　大黄去皮，二两（6g）

上三味，以水一斗二升，先煮茵陈减六升，内二味，煮取三升，去滓。分温三服。小便当利，尿如皂荚汁状，色正赤，一宿腹减，黄从小便去也。

阳明证，其人喜忘者，必有畜血，所以然者，本有久瘀血，故令喜忘，屎虽硬，大便反易，其色必黑者，宜抵当汤下之。（237）

阳明病，下之，心中懊憹而烦，胃中有燥屎者，可攻；腹微满，初头硬，后必溏，不可攻之；若有燥屎者，宜大承气汤。（238）

病人不大便五六日，绕脐痛，烦躁，发作有时，此有燥屎，故使不大便也。（239）

病人烦热，汗出则解，又如疟状，日晡所发热者，属阳明也；脉实者，宜下之；脉浮虚者，宜发汗；下之，与大承气汤；发汗，宜桂枝汤。（240）

大下后，六七日不大便，烦不解，腹满痛者，此有燥屎也；所以然者，本有宿食故也，宜大承气汤。（241）

病人小便不利，大便乍难乍易，时有微

热，喘冒不能卧者，有燥屎也，宜大承气汤。（242）

食谷欲呕，属阳明也，吴茱萸汤主之；得汤反剧者，属上焦也。（243）

吴茱萸洗，一升（24 g） 人参三两（9 g） 生姜切，六两（18 g） 大枣擘，十二枚

上四味，以水七升，煮取二升，去滓。温服七合，日三服。

太阳病，寸缓关浮尺弱，其人发热汗出，复恶寒，不呕，但心下痞者，此以医下之也；如其不下者，病人不恶寒而渴者，此转属阳明也；小便数者，大便必硬，不更衣十日，无所苦也；渴欲饮水，少少与之，但以法救之；渴者，宜五苓散。（244）

脉阳微而汗出少者，为自和也；汗出多者为太过。阳脉实，因发其汗，出多者，亦为太过。太过者，为阳绝于里，亡津液，大便因硬也。（245）

脉浮而芤，浮为阳，芤为阴，浮芤相搏，胃气生热，其阳则绝。（246）

趺阳脉浮而涩，浮则胃气强，涩则小便数，浮涩相搏，大便则硬，其脾为约，麻子仁丸主之。（247）

麻仁二升（48 g） 芍药半斤（24 g） 枳实炙，半斤（24 g） 大黄去皮，一斤（48 g） 厚朴炙，去皮，一尺（30 g） 杏仁去皮尖，熬，别作脂，一升（24 g）

上六味，蜜和丸，如梧桐子大。饮服十丸，日三服，渐加，以知为度。

太阳病三日，发汗不解，蒸蒸发热者，属胃也，调胃承气汤主之。（248）

伤寒，吐后，腹胀满者，与调胃承气汤。（249）

太阳病，若吐，若下，若发汗后，微烦，小便数，大便因硬者，与小承气汤，和之愈。（250）

得病二三日，脉弱，无太阳柴胡证，烦躁，心下硬，至四五日，虽能食，以小承气汤少少与，微和之，令小安；至六日，与承气汤一升；若不大便六七日，小便少者，虽不受食，但初头硬，后必溏，未定成硬，攻之必溏，须小便利，屎定硬，乃可攻之，宜大承气汤。（251）

伤寒六七日，目中不了了，睛不和，无表里证，大便难，身微热者，此为实也，急下之，宜大承气汤（252）

阳明病，发热，汗多者，急下之，宜大承气汤。（253）

发汗不解，腹满痛者，急下之，宜大承气汤。（254）

腹满不减，减不足言，当下之，宜大承气汤。（255）

阳明少阳合病，必下利，其脉不负者，为顺也；负者，失也，互相克贼，名为负也；脉滑而数者，有宿食也，当下之，宜大承气汤。（256）

病人无表里证，发热七八日，虽脉浮数者，可下之；假令已下，脉数不解，合热则消谷善饥，至六七日，不大便者，有瘀血，宜抵当汤。（257）

若脉数不解，而下不止，必协热便脓血也。（258）

伤寒，发汗已，身目为黄，所以然者，以寒湿在里不解故也；以为不可下也，于寒湿中求之。（259）

伤寒七八日，身黄如橘子色，小便不利，腹微满者，茵陈蒿汤主之。（260）

伤寒，身黄，发热者，栀子柏皮汤主之。（261）

栀子擘，十五个（15g） 甘草炙，一两（3g） 黄柏二两（6g）

上三味，以水四升，煮取一升半，去滓。分温再服。

伤寒，瘀热在里，身必黄，麻黄连轺赤小豆汤主之。（262）

麻黄去节，二两（6 g） 连轺二两（6 g） 杏仁去皮尖，四十个（7 g） 赤小豆一升（24 g） 大枣擘，十二枚 生梓白皮切，一升（24 g） 生姜切，二两（6 g） 甘草炙，二两（6 g）

上八味，以潦水一斗，先煮麻黄，再沸，去上沫，内诸药，煮取三升，去滓。分温三服，半日服尽。

少阳之为病，口苦，咽干，目眩也。

(263)

少阳中风，两耳无所闻，目赤，胸中满而烦者，不可吐下，吐下则悸而惊。(264)

伤寒，脉弦细，头痛，发热者，属少阳，少阳不可发汗；发汗则谵语，此属胃，胃和则愈；胃不和，烦而悸。(265)

本太阳病不解，转入少阳者，胁下硬满，干呕，不能食，往来寒热，尚未吐下，脉沉紧者，与小柴胡汤。(266)

若已吐、下、发汗，温针，谵语，柴胡汤证罢，此为坏病；知犯何逆，以法治之。(267)

三阳合病，脉浮大，上关上，但欲眠睡，目合则汗。(268)

伤寒六七日，无大热，其人躁烦者，此为阳去入阴故也。(269)

伤寒三日，三阳为尽，三阴当受邪；其人反能食而不呕，此为三阴不受邪也。(270)

伤寒三日，少阳脉小者，欲已也。(271)

少阳病欲解时，从寅至辰上。(272)

太阴之为病，腹满而吐，食不下，自利益甚，时腹自痛；若下之，必胸下结硬。(273)

太阴中风，四肢烦疼，阳微阴涩而长者，为欲愈。(274)

太阴病欲解时，从亥至丑上。(275)

太阴病，脉浮者，可发汗，宜桂枝汤。(276)

自利不渴者，属太阴，以其脏有寒故也，当温之，宜服四逆辈。(277)

伤寒，脉浮而缓，手足自温者，系在太阴，太阴当发身黄；若小便自利者，不能发黄，至七八日，虽暴烦下利，日十余行，必自止，以脾家实，腐秽当去故也。(278)

本太阳病，医反下之，因尔腹满时痛者，属太阴也，桂枝加芍药汤主之；大实痛者，桂枝加大黄汤主之。(279)

桂枝去皮，三两(9g) 芍药六两(18g) 甘草炙，二两(6g) 生姜切，三两(9g) 大枣擘，十二枚

上五味，以水七升，煮取三升，去滓。温分三服。本云：桂枝汤，今加芍药。

桂枝去皮，三两(9g) 芍药六两(18g) 大黄二两(6g) 甘草炙，二两(6g) 生姜切，三两(9g) 大枣擘，十二枚

上六味，以水七升，煮取三升，去滓。温服一升，日三服。

太阴为病，脉弱，其人续自便利，设当行大黄、芍药者，宜减之，以其人胃气弱，易动故也。(280)

少阴之为病，脉微细，但欲寐也。(281)

少阴病，欲吐不吐，心烦，但欲寐，五六日，自利而渴者，属少阴也，虚故引水自救；若小便色白者，少阴病形悉具；小便色白者，以下焦虚有寒，不能制水，故令色白也。(282)

病人脉阴阳俱紧，反汗出者，亡阳也，此属少阴，法当咽痛而复吐利。(283)

少阴病，咳而下利，谵语者，被火气劫故也，小便必难，以强责少阴汗也。(284)

少阴病，脉细沉数，病为在里，不可发汗。(285)

少阴病，脉微，不可发汗，亡阳故也；阳已虚，尺脉弱涩者，复不可下之。(286)

少阴病，脉紧，至七八日，自下利，脉暴微，手足反温，脉紧反去者，为欲解也；虽烦，下利，必自愈。(287)

少阴病，下利，若利自止，恶寒而蜷卧，手足温者，可治。(288)

少阴病，恶寒而蜷，时自烦，欲去衣被者，可治。(289)

少阴中风，脉阳微阴浮者，为欲愈。(290)

少阴病欲解时，从子至寅上。(291)

少阴病，吐利，手足不逆冷，反发热者，不死；脉不至者，灸少阴七壮。(292)

少阴病，八九日，一身手足尽热者，以热在膀胱，必便血也。(293)

少阴病，但厥，无汗，而强发之，必动其血，未知从何道出，或从口鼻，或从目出者，是名下厥上竭，为难治。(294)

少阴病，恶寒，身蜷而利，手足逆冷者，不治。(295)

少阴病，吐，利，躁，烦，四逆者，死。(296)

少阴病，下利止而头眩，时时自冒者，死。（297）

少阴病，四逆，恶寒而身蜷，脉不至，不烦而躁者，死。（298）

少阴病，六七日，息高者，死。（299）

少阴病，脉微细沉，但欲卧，汗出不烦，自欲吐；至五六日，自利，复烦躁不得卧寐者，死。（300）

少阴病，始得之，反发热，脉沉者，麻黄附子细辛汤主之。（301）

麻黄去节，二两（6 g） 细辛二两（6 g） 附子炮，去皮，破八片，一枚（5 g）

上三味，以水一斗，先煮麻黄，减二升，去上沫，内诸药，煮取三升，去滓。温服一升，日三服。

少阴病，得之二三日，麻黄附子甘草汤微发汗，以二三日无（里）证，故微发汗也。（302）

麻黄去节，二两（6 g） 甘草炙，二两（6 g） 附子炮，去皮，破八片，一枚（5 g）

上三味，以水七升，先煮麻黄一两沸，去上沫，内诸药，煮取三升，去滓。温服一升，日三服。

少阴病，得之二三日以上，心中烦，不得卧，黄连阿胶汤主之。（303）

黄连四两（12 g） 黄芩二两（6 g） 芍药二两（6 g） 鸡子黄二枚 阿胶三两（9 g）

上五味，以水六升，先煮三物，取二升，去滓。内胶烊尽，小冷，内鸡子黄，搅令相得。温服七合，日三服。

少阴病，得之一二日，口中和，其背恶寒者，当灸之，附子汤主之。（304）

附子炮，去皮，破八片二枚（10 g） 茯苓三两（9 g） 人参二两（6 g） 白术四两（12 g） 芍药三两（9g）

上五味，以水八升，煮取三升，去滓。温服一升，日三服。

少阴病，身体痛，手足寒，骨节痛，脉沉者，附子汤主之。（305）

少阴病，下利，便脓血者，桃花汤主之。（306）

赤石脂一半全用，一半筛末，一斤（48 g） 干姜一两（3 g） 粳米一升（24 g）

上三味，以水七升，煮米令熟，去滓。温服七合，内赤石脂末方寸匕，日三服。若一服愈，余勿服。

少阴病，二三日至四五日，腹痛，小便不利，下利不止，便脓血者，桃花汤主之。（307）

少阴病，下利，便脓血者，可刺。（308）

少阴病，吐利，手足逆冷，烦躁欲死者，吴茱萸汤主之。（309）

少阴病，下利，咽痛，胸满，心烦，猪肤汤主之。（310）

猪肤一斤（48 g）

上一味，以水一斗，煮取五升，去滓。加白蜜一升，白粉五合，熬香，和令相得，温分六服。

少阴病，二三日，咽痛者，可与甘草汤；不差者，与桔梗汤。（311）

甘草二两（6 g）

上一味，以水三升，煮取一升半，去滓。温服七合，日二服。

桔梗一两（3 g） 甘草二两（6 g）

上二味，以水三升，煮取一升，去滓。温分再服。

少阴病，咽中伤，生疮，不能语言，声不出者，苦酒汤主之。（312）

半夏洗，碎如枣核，十四枚（5 g） 鸡子去黄，内上苦酒，著鸡子壳中，一枚

上二味，内半夏，著苦酒中，以鸡子壳置刀环中，安火上，令三沸，去滓。少少含咽之。不差，更作三剂。

少阴病，咽中痛，半夏散及汤主之。（313）

半夏洗 桂枝（去皮） 甘草炙

上三味，等分，各别捣筛已，合治之。白饮和，服方寸匕，日三服。若不能服散者，以水一升，煎七沸，内散两方寸匕，更煮三沸，下火令小冷。少少咽之。半夏有毒，不当散服。

少阴病，下利，白通汤主之。（314）

葱白四茎 干姜一两（3 g） 附子（生，去皮，破八片）一枚（5 g）

上三味，以水三升，煮取一升，去滓。分温再服。

少阴病，下利，脉微者，与白通汤；利不止，厥，逆，无脉，干呕，烦者，白通加猪胆汁汤主之；服汤，脉暴出者，死；微续者，生。(315)

葱白四茎　干姜一两(3 g)　附子生，去皮，破八片，一枚(5 g)　人尿五合(30 ml)　猪胆汁一合(6 mL)

上五味，以水三升，煮取一升，去滓。内胆汁、人尿，和令相得。分温再服，若无胆，亦可用。

少阴病二三日不已，至四五日，腹痛，小便不利，四肢沉重疼痛，自下利者，此为有水气，其人或咳，或小便利，或下利，或呕者，真武汤主之。(316)

茯苓三两(9 g)　芍药三两(9 g)　生姜切，三两(9 g)　白术二两(6 g)　附子炮，去皮，破八片，一枚(5 g)

上五味，以水八升，煮取三升，去滓。温服七合，日三服。若咳者，加五味子半升，细辛、干姜各一两；若小便利者，去茯苓；若下利者，去芍药，加干姜二两；若呕者，去附子，加生姜足前成半斤。

少阴病，下利清谷，里寒外热，手足厥逆，脉微欲绝，身反不恶寒，其人面色赤，或腹痛，或干呕，或咽痛，或利止脉不出者，通脉四逆汤主之。(317)

甘草炙，二两(6 g)　干姜三两(9 g)(强人可四两(12 g)　附子生用，去皮，破八片，大者一枚(8 g)

上三味，以水三升，煮取一升二合，去滓。分温再服。其脉即出者愈。面色赤者，加葱九茎；腹中痛者，去葱，加芍药二两；呕者，加生姜二两；咽痛者，去芍药，加桔梗一两；利止脉不出者，去桔梗，加人参二两。病皆与方相应者，乃服之。

少阴病，四逆，其人或咳，或悸，或小便不利，或腹中痛，或泄利下重者，四逆散主之。(318)

柴胡　枳实破，水渍，炙干　芍药　甘草(炙)

上四味，各十分，捣筛，白饮和，服方寸匕，日三服。咳者，加五味子、干姜各五分，并主下利；悸者，加桂枝五分；小便不利者，加茯苓五分；腹中痛者，加附子一枚，炮令坼；泄利下重者，先以水五升，煮薤白三升，煮取三升，去滓。以散三方寸匕，内汤中，煮取一升半，分温再服。

少阴病，下利六七日，咳而呕渴，心烦，不得眠者，猪苓汤主之。(319)

少阴病，得之二三日，口燥，咽干者，急下之，宜大承气汤。(320)

少阴病，自利清水，色纯青，心下必痛，口干燥者，可下之，宜大承气汤。(321)

少阴病，六七日，腹胀，不大便者，急下之，宜大承气汤。(322)

少阴病，脉沉者，急温之，宜四逆汤。(323)

少阴病，饮食入口则吐，心中温温欲吐，复不能吐，始得之，手足寒，脉弦迟者，此胸中实，不可下也，当吐之；若膈上有寒饮，干呕者，不可吐也，当温之，宜四逆汤。(324)

少阴病，下利，脉微涩，呕而汗出，必数更衣，反少者，当温其上灸之。(325)

厥阴之为病，消渴，气上撞心，心中疼热，饥而不欲食，食则吐蚘。下之利不止。(326)

厥阴中风，脉微浮，为欲愈；不浮，为未愈。(327)

厥阴病欲解时，从丑至卯上。(328)

厥阴病，渴欲饮水者，少少与之，愈。(329)

诸四逆，厥者，不可下之，虚家亦然。(330)

伤寒，先厥后发热而利者，必自止，见厥复利。(331)

伤寒，始发热六日，厥反九日而利。凡厥利者，当不能食，今反能食者，恐为除中。食以索饼，不发热者，知胃气尚在，必愈；恐暴热来出而复去也。后三日脉之，其热续在者，期之旦日夜半愈。所以然者，本发热六日，厥反九日，复发热三日，并前六日，亦为九日，与厥相应，故期之旦日夜半愈。后三日脉之而

脉数，其热不罢者，此为热气有余，必发痈脓也。(332)

伤寒，脉迟，六七日，而反与黄芩汤彻其热，脉迟为寒，今与黄芩汤复除其热，腹中应冷，当不能食，今反能食，此名除中，必死。(333)

伤寒，先厥后发热，下利必自止，而反汗出，咽中痛者，其喉为痹；发热，无汗，而利必自止；若不止，必便脓血，便脓血者，其喉不痹。(334)

伤寒，一二日至四五日，厥者必发热，前热者，后必厥，厥深者，热亦深，厥微者，热亦微。厥应下之，而反发汗者，必口伤烂赤。(335)

伤寒病，厥五日，热亦五日；设六日，当复厥，不厥者自愈，厥终不过五日，以热五日，故知自愈。(336)

凡厥者，阴阳气不相顺接，便为厥，厥者，手足逆冷者是也。(337)

伤寒，脉微而厥，至七八日肤冷，其人躁无暂安时者，此为脏厥，非蛔厥也。蛔厥者，其人当吐蚘，今病者静而复时烦者，此为脏寒。蛔上入其膈，故烦，须臾复止，得食而呕，又烦者，蛔闻食臭出，其人常自吐蛔。蛔厥者，乌梅丸主之；又主久利。(338)

乌梅三百枚(500 g)　黄连十六两(48 g)　细辛六两(18 g)　干姜十两(30 g)　当归四两(12 g)　黄柏六两(18 g)　桂枝去皮，六两(18 g)　人参六两(18 g)　附子炮，去皮，六两(18 g)　蜀椒出汗，四两(12 g)

上十味，异捣筛，合治之，以苦酒渍乌梅一宿，去核，蒸之五斗米下，饭熟捣成泥，和药令相得，内臼中，与蜜，杵二千下。丸如梧桐子大。先食饮，服十丸，日三服。稍加至二十丸，禁生冷、滑物、食臭等。

伤寒，热少，微厥，指头寒，嘿嘿，不欲食，烦躁。数日，小便利，色白者，此热除也；欲得食，其病为愈；若厥而呕，胸胁烦满者，其后必便血。(339)

病者手足厥冷，言我不结胸，小腹满，按之痛者，此冷结在膀胱关元也。(340)

伤寒，发热四日，厥反三日，复热四日，厥少热多者，其病当愈；四日至七日，热不除者，必便脓血。(341)

伤寒，厥四日，热反三日，复厥五日，其病为进，寒多热少，阳气退，故为进也。(342)

伤寒六七日，脉微，手足厥冷，烦躁，灸厥阴，厥不还者，死。(343)

伤寒，发热，下利，厥逆，躁不得卧者，死。(344)

伤寒，发热，下利至甚，厥不止者，死。(345)

伤寒，六七日，不利，便发热而利，其人汗出不止者，死；有阴无阳也。(346)

伤寒，五六日，不结胸，腹濡，脉虚复厥者，不可下，此亡血，下之死。(347)

发热而厥，七日下利者，为难治。(348)

伤寒，脉促，手足厥逆，可灸之。(349)

伤寒，脉滑而厥者，里有热，白虎汤主之。(350)

手足厥寒，脉细欲绝者，当归四逆汤主之。(351)

当归三两(9 g)　桂枝去皮，三两(9 g)　芍药三两(9 g)　细辛三两(9 g)　甘草炙，二两(6 g)　通草二两(6 g)　大枣擘，二十五枚

上七味，以水八升，煮取三升，去滓。温服一升，日三服。

若其人内有久寒者，宜当归四逆加吴茱萸生姜汤。(352)

当归三两(9 g)　桂枝去皮，三两(9 g)　芍药三两(9 g)　细辛三两(9 g)　甘草炙，二两(6 g)　通草二两(6 g)　大枣擘，二十五枚　生姜切，半斤(24 g)　吴茱萸二升(48 g)

上九味，以水六升，清酒六升，和，煮取五升，去滓。温分五服。

大汗出，热不去，内拘急，四肢疼，又下利厥逆而恶寒者，四逆汤主之。(353)

大汗，若大下利而厥冷者，四逆汤主之。(354)

病人手足厥冷，脉乍紧者，邪结在胸中，

心下满而烦，饥不能食者，病在胸中，当须吐之，宜瓜蒂散。（355）

伤寒，厥而心下悸，宜先治水，当服茯苓甘草汤；却治其厥，不尔，水渍于胃，必作利也。（356）

伤寒六七日，大下后，寸脉沉而迟，手足厥逆，下部脉不至，喉咽不利，唾脓血，泄利不止者，为难治，麻黄升麻汤主之。（357）

麻黄去节，二两半（7.5 g） 升麻一两一分（3.7 g） 当归一两一分（3.7 g） 知母十八铢（2.2 g） 黄芩十八铢（2.2 g） 萎蕤十八铢（2.2 g） 芍药六铢（0.8 g） 天门冬去心，六铢（0.8 g） 桂枝去皮，六铢（0.8 g） 茯苓六铢（0.8 g） 甘草炙，六铢（0.8 g） 石膏碎，绵裹，六铢（0.8 g） 白术六铢（0.8 g） 干姜六铢（0.8 g）

上十四味，以水一斗，先煮麻黄一两沸，去上沫，内诸药，煮取三升，去滓。分温三服。相去如炊三斗米顷，令尽，汗出愈。

伤寒四五日，腹中痛，若转气下趣少腹者，此欲自利也。（358）

伤寒，本自寒下，医复吐下之，寒格，更逆吐下；若食入口即吐，干姜黄连黄芩人参汤主之。（359）

干姜 黄连 黄芩 人参各三两（9 g）

上四味，以水六升，煮取二升，去滓。分温再服。

下利，有微热而渴，脉弱者，今自愈。（360）

下利，脉数，有微热，汗出，今自愈；设复紧，为未解。（361）

下利，手足厥冷，无脉者，灸之，不温，若脉不还，反微喘者，死；少阴负趺阳者，为顺也。（362）

下利，寸脉反浮数，尺中自涩者，必清脓血。（363）

下利清谷，不可攻表，汗出必胀满。（364）

下利，脉沉弦者，下重也；脉大者，为未止；脉微弱数者，为欲自止，虽发热不死。（365）

下利，脉沉而迟，其人面少赤，身有微热，下利清谷者，必郁冒汗出而解，病人必微厥，所以然者，其面戴阳，下虚故也。（366）

下利，脉数而渴者，今自愈；设不差，必清脓血，以有热故也。（367）

下利后，脉绝，手足厥冷，晬时脉还；手足温者生，脉不还者，死。（368）

伤寒，下利，日十余行，脉反实者，死。（369）

下利清谷，里寒外热，汗出而厥者，通脉四逆汤主之。（370）

热利，下重者，白头翁汤主之。（371）

白头翁二两（6 g） 黄柏三两（9 g） 黄连三两（9 g） 秦皮三两（9 g）

上四味，以水七升，煮取二升，去滓。温服一升，不愈，更服一升。

下利，腹胀满，身体疼痛者，先温其里，乃攻其表。温里，宜四逆汤；攻表，宜桂枝汤。（372）

下利，欲饮水者，以有热故也，白头翁汤主之。（373）

下利，谵语者，有燥屎也，宜小承气汤。（374）

下利后，更烦，按之心下濡者，为虚烦也，宜栀子豉汤。（375）

呕家有痈脓者，不可治呕，脓尽自愈。（376）

呕而脉弱，小便复利，身有微热，见厥者，难治，四逆汤主之。（377）

干呕，吐涎沫，头痛者，吴茱萸汤主之。（378）

呕而发热者，小柴胡汤主之。（379）

伤寒，大吐，大下，之极虚，复极汗者，其人外气怫郁，复与之水，以发其汗，因得哕，所以然者，胃中寒冷故也。（380）

伤寒，哕而腹满，视其前后，知何部不利，利之则愈。（381）

问曰：病有霍乱者何？答曰：呕吐而利，此名霍乱。（382）

问曰：病发热，头痛，身疼，恶寒，吐利者，此属何病？答曰：此名霍乱，霍乱自吐下，又利止，复更发热也。（383）

伤寒，其脉微涩者，本是霍乱，今是伤

寒，却四五日，至阴经上，转入阴必利，本呕下利者，不可治也。欲似大便，而反失气，仍不利者，此属阳明也，便必硬，十三日愈。所以然者，经尽故也。下利后，当便硬，硬则能食者愈。今反不能食，到后经中，颇能食，复过一经能食，过之一日当愈。不愈者，不属阳明也。（384）

恶寒，脉微而复利，利止，亡血也，四逆加人参汤主之。（385）

甘草炙，二两（6 g） 干姜一两半（4.5 g） 附子生用，去皮，破八片，一枚（5 g） 人参一两（3 g）

上四味，以水三升，煮取一升二合，去滓。分温再服。

霍乱，头痛，发热，身疼痛，热多欲饮水者，五苓散主之；寒多不用水者，理中丸主之（386）

人参 干姜 甘草炙 白术各三两（9g）

上四味，捣筛，蜜和为丸，如鸡子黄许大。以沸汤数合和一丸，研碎，温服之。日三四，夜二服。腹中未热，益至三四丸，然不及汤。汤法：以四两依物数切，用水八升，煮取三升，去滓。温服一升，日三服。若脐上筑者，肾气动也，去术，加桂四两；吐多者，去术，加生姜三两；下多者，还用术；悸者，加茯苓二两；渴欲得水者，加术足前成四两半；腹中痛者，加人参足前成四两半；寒者，加干姜足前成四两半；腹满者，去术，加附子一枚。服汤后，如食顷，饮热粥一升许，微自温，勿发揭示衣被。

吐利止而身痛不休者，当消息和解其外，宜桂枝汤小和之。（387）

吐利，汗出，发热，恶寒，四肢拘急，手足厥冷者，四逆汤主之。（388）

既吐且利，小便复利，而大汗出，下利清谷，内寒外热，脉微欲绝者，四逆汤主之。（389）

吐已，下断，汗出而厥，四肢拘急不解，脉微欲绝者，通脉四逆加猪胆汁汤主之。（390）

甘草炙，二两（6g） 干姜三两（9g）[强人可四两（12g）] 附子生用，去皮，破八片，大者一枚（8 g） 猪胆汁半合（3 mL）

上四味，以水三升，煮取一升二合，去滓。内猪胆汁。分温再服。其脉即来，无猪胆，以羊胆代之。

吐利，发汗，脉平，小烦者，以新虚不胜谷气故也。（391）

伤寒，阴阳易之为病，其人身体重，少气，少腹里急，或引阴中拘挛，热上冲胸，头重不欲举，眼中生花，膝胫拘急者，烧裈散主之。（392）

妇人中裈近隐处，剪烧作灰

上一味，以水和服方寸匕，日三服。小便即利，阴头微肿，此为愈也。妇人病，取男子裈，烧，服。

大病差后，劳复者，枳实栀子豉汤主之。（393）

枳实炙，三枚（3 g） 栀子擘，十四个（14 g） 香豉绵裹，一升（24 g）

上三味，以清浆水七升，空煮取四升，内枳实、栀子，煮取二升，下豉，更煮五六沸，去滓。温分三服，覆令微似汗。若有宿食，内大黄，如博棋子大五六枚，服之愈。

伤寒差以后，更发热，小柴胡汤主之；脉浮者，以汗解之；脉沉实者，以下解之。（394）

大病差后，从腰以下有水气者，牡蛎泽泻散主之。（395）

牡蛎熬 泽泻 蜀漆暖水洗，去腥 葶苈子熬 商陆根熬 海藻洗去咸 栝楼根各等分

上七味，异捣，下筛为散，更于臼中治之，白饮和，服方寸匕，日三服。小便利，止后服。

大病差后，喜唾，久不了了，胸上有寒，当以丸药温之，宜理中丸。（396）

伤寒，解后，虚羸少气，气逆欲吐，竹叶石膏汤主之。（397）

竹叶二把（20 g） 石膏一斤（48 g） 半夏洗，半升（12 g） 麦门冬去心，一升（24 g） 人参二两（6 g） 甘草炙，二两（6 g） 粳米半升（12 g）

上七味，以水一斗，煮取六升，去滓。内粳米，煮米熟，汤成，去米。温服一升，日三服。

病人脉已解，而日暮微烦，以病新差，人强与谷，脾胃气尚弱，不能消谷，故令微烦，损谷则愈。（398）

《金匮要略》原文

问曰：上工治未病，何也？师曰：夫治未病者，见肝之病，知肝传脾，当先实脾，四季脾旺不受邪，即勿补之；中工不晓相传，见肝之病，不解实脾，惟治肝也。

夫肝之病，补用酸，助用焦苦，益用甘味之药调之。酸入肝，焦苦入心，甘入脾。脾能伤肾，肾气微弱，则水不行；水不行，则心火气盛；心火气盛，则伤肺，肺被伤，则金气不行；金气不行，则肝气盛。故实脾，则肝自愈；此治肝补脾之要妙也。肝虚则用此法，实则不在用之。

经曰："虚虚实实，补不足，损有余。"是其义也；余脏准此。（第一　1）

夫人禀五常，因风气而生长，风气虽能生万物，亦能害万物，如水能行舟，亦能覆舟。若五脏元真通畅，人即安和。客气邪风，中人多死。千般疢难，不越三条：一者，经络受邪，入脏腑，为内所因也；二者，四肢九窍，血脉相传，壅塞不通，为外皮肤所中也；三者，房室、金刃、虫兽所伤。以此详之，病由都尽。

若人能养慎，不令邪风干忤经络。适中经络，未流传脏腑，即医治之。四肢才觉重滞，即导引，吐纳，针灸，膏摩，勿令九窍闭塞；更能无犯王法、禽兽灾伤，房室勿令竭乏，服食节其冷、热、苦、酸、辛、甘，不遗形体有衰，病则无由入其腠理。腠者，是三焦通会元真之处，为血气所注。理者，是皮肤脏腑之文理也。（第一　2）

问曰：病人有气色见于面部，愿闻其说。师曰：鼻头色青，腹中痛，苦冷者，死；一云腹中冷，苦痛者死。鼻头色微黑者，有水气；色黄者，胸上有寒；色白者，亡血也；设微赤非时者死；其目正圆者，痉，不治。又色青为痛，色黑为劳，色赤为风，色黄者，便难，色鲜明者，有留饮。（第一　3）

师曰：病人语声寂然喜惊呼者，骨节间病；语声喑喑然不彻者，心膈间病；语声啾啾然细而长者，头中病。（第一　4）

师曰：息摇肩者，心中坚；息引胸中上气者，咳；息张口短气者，肺痿唾沫。（第一　5）

师曰：吸而微数，其病在中焦，实也，当下之即愈；虚者不治。在上焦者，其吸促，在下焦者，其吸远，此皆难治。呼吸动摇振振者，不治。（第一　6）

师曰：寸口脉动者，因其旺时而动，假令肝旺色青，四时各随其色。肝色青而反色白，非其时色脉，皆当病。（第一　7）

问曰：有未至而至，有至而不至，有至而不去，有至而太过，何谓也？师曰：冬至之后，甲子夜半少阳起，少阳之时，阳始生，天得温和。以未得甲子，天因温和，此为未至而至也；以得甲子，而天未温和，为至而不至也；以得甲子，而天大寒不解，此为至而不去也；以得甲子，而天温如盛夏五六月时，此为至而太过也。（第一　8）

师曰：病人脉浮者在前，其病在表；浮者在后，其病在里，腰痛，背强，不能行，必短气而极也。（第一　9）

问曰：经云：厥阳独行，何谓也？师曰：此为有阳无阴，故称厥阳。（第一　10）

问曰：寸脉沉而滑，沉则为实，滑则为气，实气相搏，血气入脏即死，入腑即愈，此为卒厥，何谓也？师曰：唇口青，身冷，为入脏即死；如身和，汗自出，为入腑即愈。（第一　11）

问曰：脉脱入脏即死，入腑即愈，何谓也？师曰：非为一病，百病皆然。譬如，浸淫疮，从口起流向四肢者，可治；从四肢流来入口者，不可治；病在外者，可治，入里者即死。（第一　12）

问曰：阳病十八，何谓也？师曰：头痛、项、腰、脊、臂、脚掣痛。阴病十八，何谓也？师曰：咳、上气、喘、哕、咽、肠鸣、胀满、心痛、拘急。五脏病各有十八，合为九十病，人又有六微，微有十八病，合为一百八病，五劳、七伤、六极；妇人三十六病，不在其中。

清邪居上，浊邪居下，大邪中表，小邪中里，馨饪之邪，从口入者，宿食也。五邪中人，各有法度，风中于前，寒中于暮，湿伤于下，雾伤于上，风令脉浮，寒令脉急，雾伤皮腠，湿流关节，食伤脾胃，极寒伤经，极热伤络。（第一 13）

问曰：病有急当救里救表者，何谓也？师曰：病，医下之，续得下利清谷不止，身体疼痛者，急当救里；后身体疼痛，清便自调者，急当救表也。（第一 14）

夫病痼疾加以卒病，当先治其卒病，后乃治其痼疾也。（第一 15）

师曰：五脏病各有所得者愈，五脏病各有所恶，各随其所不喜者为病；病者素不应食，而反暴思之，必发热也。（第一 16）

夫诸病在脏，欲攻之，当随其所得而攻之；如渴者，与猪苓汤，余皆仿此。（第一 17）

太阳病，发热，无汗，反恶寒者，名曰刚痉。（第二 1）

太阳病，发热，汗出，而不恶寒，名曰柔痉。（第二 2）

太阳病，发热，脉沉而细者，名曰痉，为难治。（第二 3）

太阳病，发汗太多，因致痉。（第二 4）

夫风病，下之则痉；复发汗，必拘急。（第二 5）

疮家，虽身疼痛，不可发汗，汗出则痉。（85）（第二 6）

病者身热足寒，颈项强急，恶寒，时头热，面赤，目赤，独头动摇，卒口噤，背反张者，痉病也。若发其汗者，寒湿相得，其表益虚，即恶寒甚。发其汗已，其脉如蛇。（第二 7）

暴腹张大者，为欲解。脉如故，反伏弦者，痉。（第二 8）

夫痉脉，按之紧如弦，直上下行。（第二 9）

痉病有灸疮，难治。（第二 10）

太阳病，其证备，身体强，几几然，脉反沉迟，此为痉，栝楼桂枝汤主之。（第二 11）

栝楼根二两（6 g） 桂枝三两（9 g） 芍药三两（9 g） 甘草二两（6 g） 生姜三两（9 g） 大枣十二枚

上六味，以水九升，煮取三升，分温三服，取微汗。汗不出，食顷，啜热粥发之。

太阳病，无汗而小便反少，气上冲胸，口噤不得语，欲作刚痉，葛根汤主之。（第二 12）

痉为病，胸满，口噤，卧不着席，脚挛急，必齘齿，可与大承气汤。（第二 13）

太阳病，关节疼痛而烦，脉沉而细者，此名湿痹。湿痹之候，小便不利，大便反快，但当利其小便。（第二 14）

湿家之为病，一身尽疼，发热，身色如熏黄也。（第二 15）

湿家，其人但头汗出，背强，欲得被覆向火。若下之早，则哕，或胸满，小便不利，舌上如胎者，以丹田有热，胸上有寒，渴欲得饮而不能饮，则口燥烦也。（第二 16）

湿家，下之，额上汗出，微喘，小便利者，死；若下利不止者，亦死。（第二 17）

风湿相搏，一身尽疼痛，法当汗出而解，值天阴雨不止，医云此可发汗，汗之病不愈者，何也？盖发其汗，汗大出者，但风气去，湿气在，是故不愈也。若治风湿者，发其汗，但微微似欲出汗者，风湿俱去也。（第二 18）

湿家，病身疼，发热，面黄而喘，头痛，鼻塞而烦，其脉大，自能饮食，腹中和无病，病在头中寒湿，故鼻塞，内药鼻中则愈。（第二 19）

湿家，身烦疼，可与麻黄加术汤，发其汗为宜；慎不可以火攻之。（第二 20）

麻黄去节，三两（9 g） 桂枝去皮，二两（6 g） 甘草炙，一两（3 g） 杏仁去皮尖，七十个（12 g） 白术四两（12 g）

上五味，以水九升，先煮麻黄，减二升，去上沫，内诸药，煮取二升半，去滓。温服八合，覆取微似汗。

病者一身尽疼，发热，日晡所剧者，名风湿。此病伤于汗出当风，或久伤取冷所致也。可与麻黄杏仁薏苡甘草汤。（第二 21）

麻黄去节，汤泡，半两（1..5 g） 杏仁（去皮尖，炒）十个（1.8 g） 薏苡仁半两

（1.5 g） 甘草炙，一两（3 g）

上剉，麻豆大，每服四钱匕，水盏半，煮八分，去滓。温服。有微汗，避风。

风湿，脉浮，身重，汗出，恶风者，防己黄芪汤主之。（第二 22）

防己一两（3 g） 甘草炙，半两（1.5 g） 白术七钱半（12 g） 黄芪去芦，一两一分（3.8 g）

上剉麻豆大，每抄五钱匕，生姜四片，大枣一枚，水盏半，煎八分，去滓。温服，良久再服。喘者，加麻黄半两；胃中不和者，加芍药三分；气上冲者，加桂枝三分；下有陈寒者，加细辛三分。服后当如虫行皮中，从腰下如冰，后坐被上，又以一被绕腰以下，温令微汗，差。

伤寒八九日，风湿相搏，身体疼烦，不能自转侧，不呕不渴，脉浮虚而涩者，桂枝附子汤主之；若大便坚，小便自利者，去桂加白术汤主之。（第二 23）

风湿相搏，骨节疼烦，掣痛不得屈伸，近之则痛剧，汗出短气，小便不利，恶风，不欲去衣，或身微肿者，甘草附子汤主之。（第二 24）

太阳中暍，发热恶寒，身重而疼痛，其脉弦细芤迟。小便已，洒洒然毛耸，手足逆冷，小有劳，身即热，口开，前板齿燥；若发其汗，则恶寒甚；加温针，则发热甚；数下之，则淋甚。（第二 25）

太阳中热者，暍是也，汗出恶寒，身热而渴，白虎加人参汤主之。（第二 26）

太阳中暍，身热疼重，而脉微弱（编者注："微"字作形容词解释，以修饰"弱"字，不能作名词脉微解），此以夏月伤冷水，水行皮中所致；一物瓜蒂散主之。（第二 27）

瓜蒂二十个（6 g）

上剉，以水一升，煮取五合，去滓。顿服。

论曰：百合病者，百脉一宗，悉致其病也。意欲食，复不能食，常默默，欲卧不能卧，欲行不能行，欲饮食，或有美时，或有不用闻食臭时，如寒无寒，如热无热，口苦，小便赤，诸药不能治，得药则剧吐利，如有神灵者，身形如和，其脉微数。

每溺时头痛者，六十日乃愈；若溺时头不痛者，淅然者，四十日愈；若溺快然，但头眩者，二十日愈。

其证或未病而预见，或病四、五日而出，或病二十日或一月微见者，各随证治之。（第三 1）

百合病，发汗后者，百合知母汤主之。（第三 2）

百合擘，七枚（14 g） 知母切，三两（9 g）

上先以水洗百合，渍一宿，当白沫出，去其水，更以泉水二升，煎取一升，去滓。别以泉水二升煎知母，取一升，去滓。后合和，煎取一升五合，分温再服。

百合病，下之后者，滑石代赭汤主之。（第三 3）

百合擘，七枚（14 g） 滑石碎，绵裹，三两（9 g） 代赭石碎，绵裹，如弹丸大一枚（15 g）

上先以水洗百合，渍一宿，当白沫出，去其水，更以泉水二升，煎取一升，去滓。别以泉水二升煎滑石、代赭，取一升，去滓。后合和，重煎，取一升五合，分温服。

百合病，吐之后者，用后方（百合鸡子汤）主之。（第三 4）

百合擘，七枚（14 g） 鸡子黄一枚

上先以水洗百合，渍一宿，当白沫出，去其水，更以泉水二升，煎取一升，去滓。内鸡子黄，搅匀，煎五分，温服。

百合病，不经吐下、发汗，病形如初者，百合地黄汤主之。（第三 5）

百合擘，七枚（14 g） 生地黄汁一升（80 mL）

上先以水洗百合，渍一宿，当白沫出，去其水，更以泉水二升，煎取一升，去滓。内地黄汁，取其一升五合，分温再服。中病，勿更服，大便当如漆。

百合病，一月不解，变成渴者，百合洗方主之。（第三 6）

百合一升（24 g）

上以百合一升，以水一斗，渍之一宿，以

洗身，洗已，食煮饼，勿以盐豉也。

百合病，渴不差者，用后方（栝楼牡蛎散）主之。（第三　7）

栝楼根　牡蛎熬，各等分

上为细末，饮服方寸匕，日三服。

百合病，变发热者，百合滑石散主之。（第三 8）

百合炙，一两（3 g）　滑石三两（9 g）

上为散，饮服方寸匕，日三服。当微利者，止服，热则除。

百合病，见于阴者，以阳法救之；见于阳者，以阴法救之。见阳攻阴，复发其汗，此为逆；见阴攻阳，乃复下之，此亦为逆。（第三　9）

狐蜮之为病，状如伤寒，默默欲眠，目不得闭，卧起不安，蚀于喉为蜮，蚀于阴为狐，不欲饮食，恶闻食臭，其面目乍赤、乍黑、乍白；蚀于上部则声喝（一作嗄），甘草泻心汤主之。（第三　10）

蚀于下部则咽干，苦参汤洗之。（第三　11）

蚀于肛者，雄黄熏之。（第三　12）

雄黄二两（6 g）

上一味，为末，筒瓦二枚合之，烧，向肛熏之。

病者脉数，无热，微烦，默默，但欲卧，汗出，初得之三四日，目赤如鸠眼；七八日，目四眦黑；若能食者，脓已成也，赤小豆当归散主之。（第三　13）

赤小豆浸，令芽出，曝干，三升（72 g）　当归十两（30 g）

上二味，杵为散，浆水服方寸匕，日三服。

阳毒之为病，面赤斑斑如锦纹，咽喉痛，唾脓血，五日可治，七日不可治，升麻鳖甲汤主之。（第三　14）

升麻二两（6 g）　当归一两（3 g）　蜀椒炒，去汗，一两（3 g）　甘草二两（6 g）　雄黄研，半两（1.5 g）　鳖甲炙，手指大一枚（10g）

上六味，以水四升，煮取一升。顿服之。老小再服，取汗。

阴毒之为病，面目青，身痛如被杖，咽喉痛，五日可治，七日不可治，升麻鳖甲汤去雄黄蜀椒主之。（第三　15）

升麻二两（6 g）　当归一两（3 g）　甘草二两（6 g）　鳖甲炙，手指大一枚（10 g）

上四味，以水四升，煮取一升。顿服之。老小再服，取汗。

师曰：疟脉自弦，弦数者，多热；弦迟者，多寒；弦小紧者，下之差；弦迟者可温之；弦紧者可发汗、针灸也；浮大者可吐之；弦数者风发也，以饮食消息止之。（第四 1）

病疟以月一日发，当以十五日愈；设不差，当月尽解；如其不差，当云何？师曰：此结为癥瘕，名曰疟母，急治之，宜鳖甲煎丸。（第四 2）

鳖甲炙，十二分（36 g）　乌扇烧，三分（9 g）　黄芩三分（9 g）　柴胡六分（18 g）　鼠妇熬，三分（9 g）　干姜三分（9 g）　大黄三分（9 g）　芍药五分（15 g）　桂枝三分（9 g）　葶苈熬，一分（3 g）　石韦去毛，三分（9 g）　厚朴三分（9 g）　牡丹去心，五分（15 g）　瞿麦二分（6 g）　紫葳三分（9g）　半夏一分（3g）　人参一分（3 g）　䗪虫熬，五分（15 g）　阿胶炙，三分（9 g）　蜂窝炙，四分（12 g）　赤硝十二分（36 g）　蜣螂熬，六分（18 g）　桃仁二分（6 g）

上二十三味，为末，取煅灶下灰一斗，清酒一斛五斗，浸灰，候酒尽一半，着鳖甲于中，煮令泛烂如胶漆，绞取汁，内诸药，煎如丸，如梧子大，空心服七丸。日三服。

师曰：阴气孤绝，阳气独发，则热而少气烦冤，手足热而欲呕，名曰瘅疟。若但热不寒者，邪气内藏于心，外舍分肉之间，令人消铄脱肉。（第四　3）

温疟者，其脉如平，身无寒但热，骨节疼烦，时呕，白虎加桂枝汤主之。（第四　4）

知母六两（18 g）　石膏碎，一斤（48 g）　甘草炙，二两（6 g）　粳米六合（18 g）　桂枝去皮，三两（9 g）

上剉，每五钱，水一盏半，煎至八分，去滓。温服，汗出愈。

疟多寒者，名曰牡疟，蜀漆散主之。（第

四　5）

蜀漆洗，去腥　云母烧二日夜　龙骨等分

夫风之为病，当半身不遂，或但臂不遂者，此为痹。脉微而数，中风使然。（第五　1）

寸口脉浮而紧，紧则为寒，浮则为虚，寒虚相搏，邪在皮肤；浮者血虚，络脉空虚，贼邪不泻，或左或右；邪气反缓，正气即急，正气引邪，㖞僻不遂。

邪在于络，肌肤不仁；邪在于经，即重不胜；邪入于腑，即不识人；邪入于脏，舌即难言，口吐涎。（第五　2）

寸口脉迟而缓，迟则为寒，缓则为虚；营缓则为亡血，卫缓则为中风。邪气中经，则身痒而瘾疹；心气不足，邪气入中，则胸满而短气。（第五　3）

寸口脉沉而弱，沉即主骨，弱即主筋，沉即为肾，弱即为肝。汗出入水中，如水伤心，历节黄汗出，故曰历节。（第五　4）

趺阳脉浮而滑，滑则谷气实，浮则汗自出。（第五　5）

少阴脉浮而弱，弱则血不足，浮则为风，风血相搏，即疼痛如掣。（第五　6）

盛人脉涩小，短气，自汗出，历节痛，不可屈伸，此皆饮酒汗出当风所致。（第五　7）

诸肢节疼痛，身体魁羸，脚肿如脱，头眩，短气，温温欲吐，桂枝芍药知母汤主之。（第五 8）

桂枝四两（12 g）　芍药三两（9 g）　甘草二两（6 g）　麻黄二两（6 g）　生姜五两（15 g）　白术五两（15 g）　知母四两（12 g）　防风四两（12 g）　附子炮，二枚（10 g）

上九味，以水七升，煮取二升。温服七合，日三服。

味酸则伤筋，筋伤则缓，名曰泄；咸则伤骨，骨伤则痿，名曰枯；枯泄相搏，名曰断泄；营气不通，卫气不行，营卫俱微，三焦无所御，四属断绝，身体羸瘦，独足肿大，黄汗出，胫冷；假令发热，便为历节也。（第五 9）

病历节，不可屈伸，疼痛，乌头汤主之。（第五　10）

乌头汤方：治脚气疼痛，不可屈伸。（第五　10）

麻黄三两（9 g）　芍药三两（9 g）　黄芪三两（9 g）　甘草炙，三两（9 g）　川乌㕮咀，以蜜二升，煎取一升，即出乌头，五枚（10 g）

上五味，㕮咀四味，以水三升，煮取一升，去滓。内蜜煎中，更煎之。服七合。不知，尽服之。

侯氏黑散：治大风，四肢烦重，心中恶寒不足者。（第五　11）

菊花四十分（120 g）　白术十分（30 g）　细辛三分（9 g）　茯苓三分（9 g）　牡蛎三分（9 g）　桔梗八分（24 g）　防风十分（30 g）　人参三分（9 g）　矾石三分（9 g）　黄芩五分（15 g）　当归三分（9 g）　干姜三分（9 g）　川芎三分（9 g）　桂枝三分（9 g）

上十四味，杵为散，酒服方寸匕，日一服，初服二十日，温酒调服，禁一切鱼肉，大蒜，常宜冷食，自能助药力，在腹中不下也，热食即下矣，冷食自能助药力。

风引汤：除热、瘫、痫。（第五　12）

大黄四两（12 g）　干姜四两（12 g）　龙骨四两（12 g）　桂枝三两（12 g）　甘草二两（6 g）　牡蛎二两（6 g）　寒水石六两（18g）　滑石六两（18 g）　赤石脂六两（18 g）　白石脂六两（1 g）　紫石英六两（18 g）　石膏六两（18 g）

上十二味，杵，粗筛，以韦囊盛之，取三指撮，井花水三升，煮三沸。温服一升。

防己地黄汤：治病如狂状，妄行，独语不休，无寒热，其脉浮。（第五　13）

防己一钱（1.5 g）　桂枝三钱（4.5 g）　防风三钱（4.5 g）　甘草二钱（3 g）

上四味，以酒一杯，浸之一宿，绞取汁，生地黄二斤，㕮咀，蒸之如斗米饭久，以铜器盛其汁，更绞地黄汁，和，分再服。（仲景用量似小，故在原用量基础上乘以 3 倍）

头风摩散（第五　14）

大附子炮，一枚（8 g）　盐等分

上二味，为散，沐了，以方寸匕，已摩疾上，令药力行。

矾石汤：治脚气冲心。（第五　15）

矾石二两（6 g）

上一味，以浆水一斗五升，煎三五沸，浸脚良。

崔氏八味丸：治脚气上入，少腹不仁。（第五 16）

问曰：血痹病从何得之？师曰：夫尊荣人骨弱肌肤盛，重因疲劳汗出，卧不时动摇，加被微风，遂得之。但以脉自微涩，在寸口、关上小紧，宜针引阳气，令脉和紧去则愈。（第六 1）

血痹，阴阳俱微，寸口关上微，尺中小紧，外证身体不仁，如风痹状，黄芪桂枝五物汤主之。（第六 2）

黄芪三两（9 g） 芍药三两（9 g） 桂枝三两（9 g） 生姜六两（18 g） 大枣十二枚

上五味，以水六升，煮取二升。温服七合，日三服。

夫男子平人，脉大为劳，极虚亦为劳。（第六 3）

男子面色薄者，主渴及亡血，卒喘悸，脉浮者，里虚也。（第六 4）

男子，脉虚、沉、弦，无寒热，短气，里急，小便不利，面色白，时目瞑，兼衄，少腹满，此为劳使之然。（第六 5）

劳之为病，其脉浮大，手足烦，春夏剧，秋冬瘥，阴寒精自出，酸削不能行。（第六 6）

男子，脉浮弱而涩，为无子，精气清冷。（第六 7）

夫失精家，少腹弦急，阴头寒，目眩，发落，脉极虚芤迟，为清谷，亡血，失精。脉得诸芤动微紧，男子失精，女子梦交，桂枝加龙骨牡蛎汤主之。（第六 8）

桂枝 芍药 生姜各三两（各9 g） 甘草二两（6 g） 大枣十二枚 龙骨 牡蛎各三两（各9 g）

上七味，以水七升，煮取三升。分温三服。

男子平人，脉虚弱细微者，喜盗汗出也。（第六 9）

人年五六十，其病脉大者，痹侠背行，若肠鸣，马刀侠瘿者，皆为劳得之。（第六 10）

脉沉小迟，名脱气，其人疾行则喘喝，手足逆寒，腹满，甚则溏泄，食不消化也。（第六 11）

脉弦而大，弦则为减，大则为芤，减则为寒，芤则为虚，虚寒相搏，此名为革；妇人则半产漏下，男子则亡血失精。（第六 12）

虚劳，里急，悸，衄，腹中痛，梦失精，四肢痠疼，手足烦热，咽干，口燥，小建中汤主之。（第六 13）

虚劳里急，诸不足，黄芪建中汤主之。（第六 14）

桂枝去皮，三两（9 g） 甘草炙，二两（6 g） 芍药六两（18 g） 生姜切，三两（9 g） 大枣擘，十二枚 胶饴一升（70 mL） 黄芪一两半（4.5 g）

上七味，以水七升，煮取三升，去滓。内饴，更上微火消解。温服一升，日三服。呕家，不可用建中汤，以甜故也。气短，胸满者，加生姜；腹满者，去枣，加茯苓一两半；及疗肺虚损不足，补气加半夏三两。

虚劳，腰痛，少腹拘急，小便不利者，八味肾气丸主之。（第六 15）

干地黄八两（4 g） 薯蓣（即山药）四两（12 g） 山茱萸四两（12 g） 泽泻三两（9 g） 茯苓三两（9 g） 牡丹皮三两（9 g） 桂枝一两（3 g） 附子炮，一两（3 g）

上八味，末之，炼蜜和丸，梧子大，酒下十五丸，加至二十五丸，日再服。

虚劳，诸不足，风气百疾，薯蓣丸主之。（第六 16）

薯蓣三十分（90 g） 当归 桂枝 曲 干地黄 豆黄卷各十分（各30 g） 甘草二十八分（84 g） 人参七分（21 g） 川芎 芍药 白术 麦门冬 杏仁各六分（18 g） 柴胡 桔梗 茯苓各五分（15 g） 阿胶七分（21 g） 干姜三分（9 g） 白敛二分（6 g） 防风六分（18 g） 大枣百枚为膏

上二十一味，末之，炼蜜为丸，如弹子大，空腹酒服一丸，一百丸为剂。

虚劳，虚烦，不得眠，酸枣仁汤主之。（第六 17）

酸枣仁二升（48 g） 甘草一两（3 g）

知母二两（6 g） 茯苓二两（6 g） 川芎二两（6 g）

上五味，以水八升，煮酸枣仁，得六升，内诸药，煮取三升，分温三服。

五劳，虚极羸瘦，腹满，不能饮食，食伤，忧伤，饮伤，房室伤，饥伤，劳伤，经络营卫气伤，内有干血，肌肤甲错，两目黯黑，缓中补虚，大黄䗪虫丸主之。（第六 18）

大黄蒸，十分（7.5 g） 黄芩二两（6 g） 甘草三两（9 g） 桃仁一升（24 g） 杏仁一升（24g） 芍药四两（12 g） 干地黄十两（30 g） 干漆一两（3 g） 虻虫一升（24 g） 水蛭百枚（24 g） 蛴螬一升（24 g） 䗪虫半升（12 g）

上十二味，末之，炼蜜和丸小豆大，酒饮服五丸，日三服。

天雄散（第六 19）

天雄炮，三两（9 g） 白术八两（24 g） 桂枝六两（18 g） 龙骨三两（9 g）

上四味，杵为散，酒服半钱匕。日三服。不知，稍增之。

问曰：热在上焦者，因咳为肺痿，肺痿之病，何从得之？师曰：或从汗出，或从呕吐，或从消渴，小便利数，或从便难，又被快药下利，重亡津液，故得之。

曰：寸口脉数，其人咳，口中反有浊唾涎沫者何？师曰：为肺痿之病，若口中辟辟燥，咳即胸中隐隐痛，脉反滑数，此为肺痈。

咳唾脓血，脉数虚者，为肺痿；数实者，为肺痈。（第七 1）

问曰：病咳逆，脉之，何以知此为肺痈？当有脓血，吐之则死，其脉何类？师曰：寸口脉微而数，微则为风，数则为热，微则汗出，数则恶寒，风中于卫，呼气不入，热过于荣，吸而不出，风伤皮毛，热伤血脉，风舍于肺，其人则咳，口干，喘满，咽燥不渴，多唾浊沫，时时振寒。热之所过，血为之凝滞，蓄结痈脓，吐如米粥，始萌可救，脓成则死。（第七 2）

上气，面浮肿，肩息，其脉浮大，不治，又加利尤甚。（第七 3）

上气，喘而躁者，属肺胀；欲作风水，发汗则愈。（第七 4）

肺痿，吐涎沫而不咳者，其人不渴，必遗尿，小便数，所以然者，以上虚不能制下故也，此为肺中冷，必眩，多涎唾，甘草干姜汤以温之。若服汤已渴者，属消渴。（第七 5）

咳而上气，喉中有水鸡声，射干麻黄汤主之。（第七 6）

射干十三枚（9 g） 麻黄四两（12 g） 生姜四两（12 g） 细辛 紫菀 款冬花各三两（9 g） 五味子半升（12 g） 大枣七枚 半夏大者，洗，八枚（12 g）

上九味，以水一斗二升，先煮麻黄两沸，去上沫，内诸药，煮取三升，分温三服。

咳逆上气，时时吐浊，但坐，不得眠，皂荚丸主之。（第七 7）

皂荚刮去皮，用酥炙，八两（24 g）

上一味，末之，蜜丸梧子大，以枣膏和汤，服三丸，日三夜一服。

咳而脉浮者，厚朴麻黄汤主之。（第七 8）

厚朴五两（15 g） 麻黄四两（12 g） 石膏如鸡子大（48 g） 杏仁半升（12 g） 半夏半升（12 g） 干姜二两（6 g） 细辛二两（6 g） 小麦一升（24 g） 五味子半升（12g）

上九味，以水一斗二升，先煮小麦熟，去滓。内诸药，煮取三升，温服一升，日三服。

脉沉者，泽漆汤主之。（第七 9）

半夏半升（12 g） 紫参（一作紫菀）五两（15 g） 泽漆以东流水五斗，煮取一斗五升，三斤（150 g） 生姜五两（15 g） 白前五两（15 g） 甘草 黄芩 人参 桂枝各三两（9 g）

上九味，㕮咀，内泽漆汁中，煮取五升，温服五合，至夜尽。

大逆上气，咽喉不利，止逆下气者，麦门冬汤主之。（第七 10）

麦门冬七升（154 g） 半夏一升（24 g） 人参三两（9 g） 甘草二两（6 g） 粳米三合（9 g） 大枣十二枚

上六味，以水一斗二升，煮取六升，温服一升，日三夜一服。

肺痈，喘不得卧，葶苈大枣泻肺汤主

之。（第七 11）

葶苈子熬令黄色，捣丸如弹子大，二十枚（10 g） 大枣十二枚

上先以水三升，煮枣取二升，去枣，内葶苈，煮取一升，顿服。

咳而胸满，振寒脉数，咽干不渴，时出浊唾腥臭，久久吐脓如米粥者，为肺痈，桔梗汤主之。（第七 12）

咳而上气，此为肺胀，其人喘，目如脱状，脉浮大者，越婢加半夏汤主之。（第七 13）

麻黄六两（18 g） 石膏半斤（24 g） 生姜三两（9 g） 大枣十五枚 甘草二两（6 g） 半夏半升（12 g）

上六味，以水六升，先煮麻黄，去上沫，内诸药，煮取三升，分温三服。

肺胀，咳而上气，烦躁而喘，脉浮者，心下有水，小青龙加石膏汤主之。（第七 14）

麻黄去节，三两（9 g） 芍药三两（9 g） 细辛三两（9 g） 干姜三两（9 g） 甘草炙，三两（9 g） 桂枝去皮，三两（9 g） 五味子半升（12 g） 半夏洗，半升（12 g） 石膏二两（6 g）

上九味，以水一斗，先煮麻黄，去沫，内诸药，煮取三升。强人服一升，羸者减之，日三服，小儿服四合。

肺痈，胸满胀，一身面目浮肿，鼻塞，清涕出，不闻香臭酸辛，咳逆上气，喘鸣迫塞，葶苈大枣泻肺汤主之。（第七 15）

师曰：病有奔豚，有吐脓，有惊怖，有火邪，此四部病，皆从惊发得之。师曰：奔豚病，从少腹起，上冲咽喉，发作欲死，复还止，皆从惊恐得之。（第八 1）

奔豚，气上冲胸，腹痛，往来寒热，奔豚汤主之。（第八 2）

甘草 川芎 当归各二两（6g） 半夏四两（12g） 黄芩二两（6g） 生葛五两（15g） 芍药二两（6g） 生姜四两（12g） 甘李根白皮一升（24g）

上九味，以水二斗，煮取五升。温服一升，日三夜一服。

发汗后，烧针令其汗，针处被寒，核起而赤，必发奔豚，气从少腹上至心，灸其核上各一壮，与桂枝加桂汤主之。（第八 3）

发汗后，脐下悸者，欲作奔豚，茯苓桂枝甘草大枣汤主之。（第八 4）

师曰：夫脉当取太过不及，阳微阴弦，即胸痹而痛；所以然者，责其极虚也。今阳虚知在上焦，所以胸痹，心痛者，以其阴弦故也。（第九 1）

平人无寒热，短气不足以息者，实也。（第九 2）

胸痹之病，喘息咳唾，胸背痛，短气，寸口脉沉而迟，关上小紧数（编者注：疑“数”为“薮”字，以示关脉紧特别明显），栝楼薤白白酒汤主之。（第九 3）

栝楼实捣，一枚（15 g） 薤白半升（12 g） 白酒七升

上三味，同煮，取二升，分温再服。

胸痹，不得卧，心痛彻背者，栝楼薤白半夏汤主之。（第九 4）

栝楼实捣，一枚（15 g） 薤白三两（9 g） 半夏半升（12 g） 白酒一斗（50 mL）

上四味，同煮，取四升，温服一升，日三服。

胸痹，心中痞，留气结在胸，胸满，胁下逆抢心，枳实薤白桂枝汤主之；人参汤亦主之。（第九 5）

枳实四枚（4 g） 厚朴四两（12 g） 薤白半斤（24 g） 桂枝一两（3 g） 栝楼实捣，一枚（15 g）

上五味，以水五升，先煮枳实、厚朴，取二升，去滓。内诸药，煮数沸，分温三服。

胸痹，胸中气塞，短气，茯苓杏仁甘草汤主之；橘枳姜汤亦主之。（第九 6）

茯苓三两（9 g） 杏仁五十个（8.5g） 甘草一两（3 g）

上三味，以水一斗，煮取五升。温服一升，日三服。不差，更服。

橘皮一斤（48 g） 枳实三两（9 g） 生姜半斤（24 g）

上三味，以水五升，煮取二升。分温三服。

胸痹，缓急者，薏苡附子散主之。（第九 7）

薏苡仁十五两（45 g） 大附子炮，十枚（80 g）

上二味，杵为散，服方寸匕，日三服。

心中痞，诸逆心悬痛，桂枝生姜枳实汤主之。（第九 8）

桂枝 生姜各三两（9 g） 枳实五枚（5 g）

上三味，以水六升，煮取三升。分温三服。

心痛彻背，背痛彻心，乌头赤石脂丸主之。（第九 9）

蜀椒一两（3 g） 乌头一分（0.8 g） 附子炮，半两（1.5 g） 干姜一两（3 g） 赤石脂一两（3 g）

上五味，末之，蜜丸如桐子大，先服食一丸，日三服。不知，稍加服。

趺阳脉微弦，法当腹满，不满者，必便难，两胠疼痛，此虚寒从下上也，当以温药服之。（第十 1）

病者腹满，按之不痛为虚，痛者为实，可下之。舌黄未下者，下之黄自去。（第十 2）

腹满时减，腹如故，此为寒，当与温药。（第十 3）

病者，痿黄，躁而不渴，胸中寒实，而利不止者，死。（第十 4）

寸口脉弦，即胁下拘急而痛，其人啬啬恶寒也。（第十 5）

夫中寒家，喜欠，其人清涕出，发热色和者，善嚏。（第十 6）

中寒，其人下利，以里虚也，欲嚏不能，此人肚中寒。（第十 7）

夫瘦人绕脐痛，必有风冷，谷气不行，而反下之，其气必冲，不冲者，心下则痞也。（第十 8）

病腹满，发热十日，脉浮而数，饮食如故，厚朴七物汤主之。（第十 9）

厚朴半斤（24 g） 甘草三两（9 g） 大黄三两（9 g） 大枣十枚 枳实五枚（5 g） 桂枝二两（6 g） 生姜五两（15 g）

上七味，以水一斗，煮取四升，温服八合，日三服。呕者，加半夏五合，下利去大黄，寒多者，加生姜至半斤。

腹中寒气，雷鸣切痛，胸胁逆满，呕吐，附子粳米汤主之。（第十 10）

附子炮，一枚（5 g） 半夏半升（12 g） 甘草一两（3 g） 大枣十枚 粳米半升（12 g）

上五味，以水八升，煮米熟，汤成，去滓。温服一升，日三服。

痛而闭者，厚朴三物汤主之。（第十 11）

大黄酒洗，四两（12 g） 厚朴炙，去皮，八两（24 g） 枳实炙，五枚（5 g）

上三味，以水一斗二升，先煮二味，取五升，内大黄，煮取二升。温服一升。以利为度。

按之心下满痛者，此为实也，当下之，宜大柴胡汤。（第十 12）

腹满不减，减不足言，当须下之，宜大承气汤。（第十 13）

心胸中大寒痛，呕不能饮食，腹中寒，上冲皮起，出见有头足，上下痛而不可触近，大建中汤主之。（第十 14）

蜀椒去汗，二合（5 g） 干姜四两（12 g） 人参二两（6 g）

上三味，以水四升，煮取二升，去滓。内胶饴一升，微火煎取一升半，分温再服。如一炊顷，可饮粥二升，后更服，当一日食糜，温服之。

胁下偏痛，发热，其脉紧弦，此寒也，以温药下之，宜大黄附子汤。（第十 15）

大黄三两（9 g） 附子炮，三枚（15 g） 细辛二两（6 g）

上三味，以水五升，煮取二升。分温三服。若强人煮取二升半，分温三服。服后如人行四五里，进一服。

寒气，厥逆，赤丸主之。（第十 16）

茯苓四两（12 g） 乌头炮，二两（6 g） 半夏洗，四两（12 g） 细辛一两（3 g）

上四味，末之，内真朱为色，炼蜜丸如麻子大，先食酒饮下三丸，日再夜一服；不知，稍增之，以知为度。

腹痛，脉弦而紧，弦则卫气不行，即恶寒，紧则不欲食，邪正相搏，即为寒疝。

寒疝，绕脐痛，若发则白汗出，手足厥

冷，其脉沉紧者，大乌头煎主之。（第十　17）

寒疝，腹中痛，及胁痛里急者，当归生姜羊肉汤主之。（第十　18）

当归三两（9 g）　生姜五两（15 g）　羊肉一斤（48 g）

上三味，以水八升，煮取三升，温服七合，日三服。若寒多者，加生姜成一斤；痛多而呕者，加橘皮二两，白术一两；加生姜者，亦加水五升，煮取三升二合，服之。

寒疝，腹中痛，逆冷，手足不仁，若身疼痛，灸刺诸药不能治，抵当乌头桂枝汤主之。（第十　19）

乌头五枚（10 g）　桂枝去皮，三两（9 g）　芍药三两（9 g）　甘草炙，二两（6 g）　生姜切，三两（9 g）　大枣十二枚

上一味（乌头），以蜜二升，煎减半，去滓。以桂枝汤五合解之，得一升后，初服二合，不知，即服三合；又不知，复加至五合。其知者，如醉状，得吐者，为中病。

上五味（桂枝汤），剉，以水七升，微火煮取三升，去滓。

其脉数而紧乃弦，状如弓弦，按之不移，脉数弦者，当下其寒；脉紧大而涩者，必心下坚；脉大而紧者，阳中有阴，可下之。（第十　20）

问曰：人病有宿食，何以别之？师曰：寸口脉浮而大，按之反涩，尺中亦微而涩，故知有宿食，大承气汤主之。（第十　21）

脉数而滑者，实也，此有宿食，下之愈，宜大承气汤。（第十　22）

下利，不欲食者，有宿食也，当下之，宜大承气汤。（第十　23）

宿食在上脘，当吐之，宜瓜蒂散。（第十　24）

脉紧如转索无常者，有宿食也。（第十　25）

脉紧，头痛风寒，腹中有宿食不化也。（第十　26）

肺中风者，口燥而喘，身运而重，冒而肿胀。（第十一　1）

肺中寒，吐浊涕。（第十一　2）

肺死脏，浮之虚，按之弱如葱叶，下无根者，死。（第十一　3）

肝中风者，头目瞤，两胁痛，行常伛，令人嗜甘。（第十一　4）

肝中寒者，两臂不举，舌本燥，喜太息，胸中痛，不得转侧，食则吐而汗出也。（第十一　5）

肝死脏，浮之弱，按之如索不来，或曲如蛇行者，死。（第十一 6）

肝着，其人常欲蹈其胸上，先未苦时，但欲热饮，旋覆花汤主之。（第十一　7）

旋覆花三两（9 g）　葱十四茎　新绛少许（6 g）（编者注：按陶弘景释新绛为茜草）

上三味，以水三升，煮取一升。顿服之。

心中风者，翕翕发热，不能起，心中饥，食则呕吐。（第十一　8）

心中寒者，其人苦病心如噉蒜状，剧者心痛彻背，背痛彻心，譬如蛊注。其脉浮者，自吐乃愈。（第十一　9）

心伤者，其人劳倦，即头面赤而下重，心中痛而自烦，发热，当脐跳，其脉弦，此为心脏伤所致也。（第十一　10）

心死脏，浮之实如丸豆，按之益躁疾者，死。（第十一　11）

邪哭使魂魄不安者，血气少也；血气少者属于心，心气虚者，其人则畏，合目欲眠，梦远行而精神离散，魂魄妄行。阴气衰者为癫，阳气衰者为狂。（第十一　12）

脾中风者，翕翕发热，形如醉人，腹中烦重，皮目瞤瞤而短气。（第十一　13）

脾死脏，浮之大坚，按之如覆盃洁洁，状如摇者，死。（第十一　14）

趺阳脉浮而涩，浮则胃气强，涩则小便数，浮涩相搏，大便则坚，其脾为约，麻子仁丸主之。（第十一　15）

肾著之病，其人身体重，腰中冷，如坐水中，形如水状，反不渴，小便自利，饮食如故，病属下焦，身劳汗出，衣里冷湿，久久得之，腰以下冷痛，腹重如带五千钱，甘姜苓术汤主之。（第十一　16）

甘草　白术各二两（各 6 g）　干姜　茯苓各四两（各 12 g）

上四味，以水五升，煮取三升。分温三

服。腰中即温。

肾死脏，浮之坚，按之乱如转丸，益下入尺中者，死。（第十一　17）

问曰：三焦竭部，上焦竭善噫，何谓也？师曰：上焦受中焦气未和，不能消谷，故能噫耳。下焦竭，即遗溺失便，其气不和，不能自禁制，不须治，久则愈。（第十一　18）

师曰：热在上焦者，因咳为肺痿；热在中焦者，则为坚；热在下焦者，则尿血，亦令淋秘不通；大肠有寒者，多鹜溏；有热者，便肠垢；小肠有寒者，其人下重，便血；有热者，必痔。（第十一　19）

问曰：病有积，有聚，有馨气，何谓也？师曰：积者，脏病也，终不移；聚者，腑病也，发作有时，展转痛移，为可治；馨气者，胁下痛，按之则愈，复发为馨气。诸积大法，脉来细而附骨者，乃积也。寸口，积在胸中；微出寸口，积在喉中；关上，积在脐旁；上关上，积在心下；微下关，积在少腹；尺中，积在气冲。脉出左，积在左；脉出右，积在右；脉两出，积在中央，各以其部处之。（第十一　20）

问曰：夫饮有四，何谓也？师曰：有痰饮，有悬饮，有溢饮，有支饮。（第十二 1）

问曰：四饮何以为异？师曰：其人素盛今瘦，水走肠间，沥沥有声，谓之痰饮；饮后水流在胁下，咳唾引痛，谓之悬饮；饮水流行，归于四肢，当汗出而不汗出，身体疼重，谓之溢饮；咳逆倚息，短气不得卧，其形如肿，谓之支饮。（第十二 2）

水在心，心下坚筑，短气，恶水不欲饮。（第十二　3）

水在肺，吐涎沫，欲饮水。（第十二　4）

水在脾，少气身重。（第十二　5）

水在肝，胁下支满，嚏而痛。（第十二　6）

水在肾，心下悸。（第十二　7）

夫心下有留饮，其人背寒冷如手大。（第十二　8）

留饮者，胁下痛引缺盆，咳嗽则辄已。（第十二　9）

胸中有留饮，其人短气而渴，四肢历节痛，脉沉者，有留饮。（第十二　10）

膈上病痰，满喘咳吐，发则寒热，背痛腰疼，目泣自出，其人振振身瞤剧，必有伏饮。（第十二　11）

夫病人饮水多，必暴喘满。凡食少饮多，水停心下；甚者则悸，微者短气。（第十二　12）

脉双弦者，寒也，皆大下后善虚；脉偏弦者，饮也。（第十二　12）

肺饮不弦，但苦喘短气。（第十二　13）

支饮亦喘而不能卧，加短气，其脉平也。（第十二 14）

病痰饮者，当以温药和之。（第十二 15）

心下有痰饮，胸胁支满，目眩，苓桂术甘汤主之。（第十二　16）

夫短气有微饮，当从小便去之，苓桂术甘汤主之；肾气丸亦主之。（第十二　17）

病者脉伏，其人欲自利，利反快，虽利，心下续坚满，此为留饮欲去故也，甘遂半夏汤主之。（第十二　18）

甘遂大者，三枚（5 g）　半夏以水一升，煮取半升，去滓，十二枚（8 g）　芍药五枚（15 g）　甘草炙，如指大一枚（3 g）

上四味，以水二升，煮取半升，去滓。以蜜半升，和药汁煎服八合。顿服之。

脉浮而细滑，伤饮。（第十二　19）

脉弦数，有寒饮，冬夏难治。（第十二　20）

脉沉而弦者，悬饮内痛。（第十二　21）

病悬饮者，十枣汤主之。（第十二　22）

病溢饮者，当发其汗，大青龙汤主之；小青龙汤亦主之。（第十二　23）

膈间支饮，其人喘满，心下痞坚，面色黧黑，其脉沉紧，得之数十日，医吐下之不愈，木防己汤主之；虚者即愈，实者三日复发，复与不愈者，宜木防己去石膏加茯苓芒硝汤主之。（第十二　24）

木防己三两（9 g）　石膏十二枚鸡子大（48 g）　桂枝二两（6 g）　人参四两（12 g）

上四味，以水六升，煮取二升。分温再服。

木防己二两（6 g）　桂枝二两（6 g）　人

参四两（12 g） 芒硝三合（9 g） 茯苓四两（12 g）

上五味，以水六升，煮取二升，去滓。内芒硝，再微煎。分温再服，微利则愈。

心下有支饮，其人苦冒眩，泽泻汤主之。（第十二 25）

泽泻五两（15 g） 白术二两（6 g）

上二味，以水二升，煮取一升。分温再服。

支饮，胸满者，厚朴大黄汤主之。（第十二 26）

大黄六两（18 g） 厚朴一尺（30 g） 枳实四枚（4 g）

上三味，以水五升，煮取二升。分温再服。

支饮，不得息，葶苈大枣泻肺汤主之。（第十二 27）

呕家本渴，渴者为欲解，今反不渴，心下有支饮故也，小半夏汤主之。（第十 二28）

半夏一升（24 g） 生姜半斤（24 g）

上二味，以水七升，煮取一升半。分温再服。

腹满，口舌干燥，此肠间有水气，已椒苈黄丸主之。（第十二 29）

防已 椒目 葶苈熬 大黄各一两（各3 g）

上四味，末之，蜜丸如梧子大，先食，饮服一丸，日三服。稍增，口中有津液。渴者，加芒硝半两。

卒呕吐，心下痞，膈间有水，眩悸者，小半夏加茯苓汤主之。（第十二 30）

半夏一升（24 g） 生姜半斤（24 g） 茯苓三两（9 g）

上三味，以水七升，煮取一升五合。分温再服。

假令瘦人脐下有悸，吐涎沫而癫眩，此水也，五苓散主之。（第十二 31）

咳家，其脉弦，为有水，十枣汤主之。（第十二 32）

夫有支饮家，咳烦，胸中痛者，不卒死，至一百日或一岁，宜十枣汤。（第十二 33）

久咳数岁，其脉弱者，可治；实大数者，死；其脉虚者，必苦冒；其人本有支饮在胸中故也，治属饮家。（第十二 34）

咳逆倚息不得卧，小青龙汤主之。（第十二 35）

青龙汤下已，多唾，口燥，寸脉沉，尺脉微，手足厥逆，气从小腹上冲胸咽，手足痹，其面翕热如醉状，因复下流阴股，小便难，时复冒者，与茯苓桂枝五味甘草汤，治其气冲。（第十二 36）

桂枝去皮，四两（12 g） 茯苓四两（12 g） 甘草炙，三两（9 g） 五味子半升（12 g）

上四味，以水八升，煮取三升，去滓。分三温服。

冲气即低，而反更咳，胸满者，用桂苓五味甘草汤去桂加干姜、细辛、以治其咳满。（第十二 37）

茯苓四两（12 g） 甘草三两（9 g） 干姜三两（9 g） 细辛三两（9 g） 五味子半升（12 g）

上五味，以水八升，煮取三升，去滓。温服半升，日三。

咳满即止，而更复渴，冲气复发者，以细辛、干姜为热药也。服之当遂渴，而渴反止者，为支饮也。支饮者，法当冒，冒者必呕，呕者复内半夏以去其水。（第十二 38）

茯苓四两（12 g） 甘草二两（6 g） 细辛二两（6 g） 干姜二两（6 g） 五味子半升（12 g） 半夏半升（12 g）

上六味，以水八升，煮取三升，去滓。温服半升，日三。

水去呕止，其人形肿者，加杏仁主之。其证应内麻黄，以其人遂痹，故不内之。若逆而内之者，必厥。所以然者，以其人血虚，麻黄发其阳故也。（第十二 39）

茯苓四两（12 g） 甘草三两（9 g） 细辛三两（9 g） 干姜三两（9 g） 五味子半升（12 g） 半夏半升（12 g） 杏仁去皮尖，半升（12 g）

上七味，以水一斗，煮取三升，去滓。温服半升，日三。

若面热如醉，此为胃热上冲熏其面，加大

黄以利之。(第十二 40)

茯苓四两(12 g) 甘草三两(9 g) 细辛三两(9 g) 干姜三两(9 g) 五味子半升(12 g) 半夏半升(12 g) 杏仁去皮尖,半升(12 g) 大黄三两(9 g)

上八味,以水一斗,煮取三升,去滓。温服半升,日三。

先渴后呕,为水停心下,此属饮家,小半夏加茯苓汤主之。(第十二 41)

厥阴之为病,消渴,气上撞心,心中疼热,饥而不欲食,食即吐,下之不肯止。(第十三 1)

寸口脉浮而迟,浮即为虚,迟即为劳;虚则卫气不足,劳则营气竭。

趺阳脉浮而数,浮即为气,数即消谷而大坚;气盛则溲数,溲数即坚,坚数相搏,即为消渴。(第十三 2)

男子消渴,小便反多,以饮一斗,小便一斗,肾气丸主之。(第十三 3)

脉浮,小便不利,微热,消渴者,宜利小便、发汗,五苓散主之。(第十三 4)

渴欲饮水,水入则吐者,名曰水逆,五苓散主之。(第十三 5)

渴欲饮水不止者,文蛤散主之。(第十三 6)

淋之为病,小便如粟状,小腹弦急,痛引脐中。(第十三 7)

趺阳脉数,胃中有热,即消谷引食,大便必坚,小便即数。(第十三 8)

淋家,不可发汗,发汗则必便血。(第十三 9)

小便不利者,有水气,其人苦渴,栝楼瞿麦丸主之。(第十三 10)

栝楼根二两(6 g) 茯苓三两(9 g) 薯蓣三两(9 g) 附子炮,一枚(5 g) 瞿麦一两(3 g)

上五味,末之,炼蜜丸,梧子大,饮服三丸,日三服。不知,增至七八丸,以小便利,腹中温为知。

小便不利,蒲灰散主之;滑石白鱼散、茯苓戎盐汤并主之。(第十三 11)

蒲灰七分(21 g) 滑石三分(9 g)

上二味,杵为散,饮服方寸匕,日三服。

滑石二分(6 g) 乱发烧,二分(6 g) 白鱼二分(6 g)

上三味,杵为散,饮服方寸匕,日三服。

茯苓半斤(24 g) 白术二两(6 g) 戎盐弹丸大一枚(15 g)

上三味(编者注:上三味之后用法乃《四部备要》补注),先将茯苓、白术煎成,入戎盐煎,分三服。

渴欲饮水,口干舌燥者,白虎加人参汤主之。(第十三 12)

脉浮,发热,渴欲饮水,小便不利者,猪苓汤主之。(第十三 13)

师曰:病有风水、有皮水、有正水、有石水、有黄汗。风水,其脉自浮,外证骨节疼痛,恶风;皮水,其脉亦浮,外证胕肿,按之没指,不恶风,其腹如鼓,不渴,当发其汗;正水,其脉沉迟,外证自喘;石水,其脉自沉,外证腹满,不喘;黄汗,其脉沉迟,身发热,胸满,四肢头面肿,久不愈,必致痈脓。(第十 四 1)

脉浮而洪,浮则为风,洪则为气,风气相搏,风强则为隐疹,身体为痒,痒为泄风,久为痂癞;气强则为水,难以俯仰;风气相击,身体洪肿,汗出乃愈;恶风则虚,此为风水;不恶风者,小便通利,上焦有寒,其口多涎,此为黄汗。(第十四 2)

寸口脉沉滑者,中有水气,面目肿大,有热,名曰风水;视人之目窠上微拥,如蚕新卧起状,其颈脉动,时时咳,按其手足上,陷而不起者,风水。(第十四 3)

太阳病,脉浮而紧,法当骨节疼痛,反不痛,身体反重而酸,其人不渴,汗出即愈,此为风水。恶寒者,此为极虚发汗得之。

渴而不恶寒者,此为皮水。

身肿而冷,状如周痹,胸中窒,不能食,反聚痛,暮躁不得眠,此为黄汗,痛在骨节。

咳而喘,不渴者,此为脾胀,其状如肿,发汗即愈。

然诸病此者,渴而下利,小便数者,皆不可发汗。(第十四 4)

里水者,一身面目黄肿,其脉沉,小便不

利，故令病水。假如小便自利，此亡津液，故令渴也，越婢加术汤主之。（第十四 5）

趺阳脉当伏，今反紧，本自有寒，疝瘕，腹中痛，医反下之，下之即胸满，短气。（第十四 6）

趺阳脉当伏，今反数，本自有热，消谷，小便数，今反不利，此欲作水。（第十四 7）

寸口脉浮而迟，浮脉则热，迟脉则潜，热潜相搏，名曰沉；趺阳脉浮而数，浮脉即热，数脉即止，热止相搏，名曰伏；沉伏相搏，名曰水；沉则脉络虚，伏则小便难，虚难相搏，水走皮肤，即为水矣。（第十四 8）

寸口脉弦而紧，弦则卫气不行，即恶寒，水不沾流，走于肠间。

少阴脉紧而沉，紧则为痛，沉则为水，小便即难。（第十四 9）

脉得诸沉，当责有水，身体肿重；水病脉出者，死。（第十四 10）

夫水病人，目下有卧蚕，面目鲜泽，脉伏，其人消渴；病水腹大，小便不利，其脉沉绝者，有水，可下之。（第十四 11）

问曰：病下利后，渴饮水，小便不利，腹满因肿者，何也？答曰：此法当病水，若小便自利及汗出者，自当愈。（第十四 12）

心水者，其身重而少气，不得卧，烦而躁，其人阴肿。（第十四 13）

肝水者，其腹大，不能自转侧，胁下腹痛，时时津津微生，小便续通。（第十四 14）

肺水者，其身肿，小便难，时时鸭溏。（第十四 15）

脾水者，其腹大，四肢苦重，津液不生，但苦少气，小便难。（第十四 16）

肾水者，其腹大，脐肿腰痛，不得溺，阴下湿如牛鼻上汗，其足逆冷，面反瘦。（第十四 17）

师曰：诸有水者，腰以下肿，当利小便；腰以上肿，当发汗乃愈。（第十四 18）

师曰：寸口脉沉而迟，沉则为水，迟则为寒，寒水相搏；趺阳脉伏，水谷不化，脾气衰则鹜溏，胃气衰则身肿；少阳脉卑，少阴脉细，男子则小便不利，妇人则经水不通，经为血，血不利则为水，名曰血分。（第十四 19）

问曰：病有血分、水分，何也？师曰：经水前断，后病水，名曰血分，此病难治；先病水，后经水断，名曰水分，此病易治。何以故？去水，其经自下。（第十四 20）

问曰：病者苦水，面目身体四肢皆肿，小便不利，脉之，不言水，反言胸中痛，气上冲咽，状如炙肉，当微咳喘，审如师言，其脉何类？

师曰：寸口脉沉而紧，沉为水，紧为寒，沉紧相搏，结在关元，始时尚微，年盛不觉，阳衰之后，营卫相干，阳损阴盛，结寒微动，肾气上冲，喉咽塞噎，胁下急痛，医以为留饮而大下之，气击不去，其病不除。后重吐之，胃家虚烦，咽燥欲饮水，小便不利，水谷不化，面目手足浮肿。又与葶苈丸下水，当时如小差，食饮过度，肿复如前，胸胁苦痛，象若奔豚，其水扬溢，则浮咳喘逆。当先攻击冲气，令止，乃治咳，咳止，其喘自差。先治新病，病当在后。（第十四 21）

风水，脉浮，身重，汗出，恶风者，防已黄芪汤主之；腹痛加芍药。（第十四 22）

风水，恶风，一身悉肿，脉浮不渴，续自汗出，无大热，越婢汤主之。（第十四 23）

麻黄六两（18 g） 石膏半斤（24 g） 生姜三两（9 g） 甘草二两（6 g） 大枣十五枚

上五味，以水六升，先煮麻黄，去上沫，内诸药，煮取三升，分温三服。恶风者，加附子一枚，炮；风水加术四两。

皮水为病，四肢肿，水气在皮肤中，四肢聂聂动者，防已茯苓汤主之。（第十四 24）

防已三两（9 g） 黄芪三两（9 g） 桂枝三两（9 g） 茯苓六两（18 g） 甘草二两（6 g）

上五味，以水六升，煮取二升，分温三服。

里水，越婢加术汤主之；甘草麻黄汤亦主之。（第十四 25）

麻黄六两（18 g） 石膏半斤（24 g） 生姜三两（9 g） 大枣十五枚 甘草二两（6 g） 半夏半升（12 g）

上六味，以水六升，先煮麻黄，去上沫，内诸药，煮取三升，分温三服。

甘草二两（6g） 麻黄四两（12g）

上二味，以水五升，先煮麻黄，去上沫，内甘草，煮取三升。温服一升。重覆汗出，不汗，再服。慎风寒。

水之为病，其脉沉小，属少阴；浮者为风，无水虚胀者为气。水，发其汗即已。脉沉者，宜麻黄附子汤；浮者，宜杏子汤。（第十四 26）

厥而皮水者，蒲灰散主之。（第十四 27）

问曰：黄汗之为病，身体重，发热，汗出而渴，状如风水，汗沾衣，色正黄如柏汁，脉自沉，何从得之？师曰：以汗出入水中浴，水从汗孔入得之，宜芪芍桂酒汤主之。（第十四 28）

黄芪五两（15g） 芍药三两（9g） 桂枝三两（9g）

上三味，以苦酒一升，水七升，相和，煮取三升，温服一升。当心烦，服至六七日乃解。若心烦不止者，以苦酒阻故也。

黄汗之病，两胫自冷；假令发热，此属历节；食已汗出，又身常暮盗汗出者，此劳气也；若汗出已反发热者，久久其身必甲错，发热不止者，必生恶疮。

若身重，汗出已辄轻者，久久必身瞤，髋及胸中痛，又从腰以上必汗出，下无汗，腰髋弛痛，如有物在皮中状，剧者不能食，身疼重，烦躁，小便不利，此为黄汗，桂枝加黄芪汤主之。（第十四 29）

桂枝三两（9g） 芍药三两（9g） 甘草二两（6g） 生姜三两（9g） 大枣十二枚 黄芪二两（6g）

上六味，以水八升，煮取三升，温服一升，须臾，饮热稀粥一升余，以助药力，温服，取微汗；若不汗，更服。

师曰：寸口脉迟而涩，迟则为寒，涩则血不足。趺阳脉微而迟，微则为气，迟则为寒。寒气不足，则手足逆冷；手足逆冷，则营卫不利；营卫不利，则腹满胁鸣相逐；气转膀胱，营卫俱伤；阳气不通即身冷，阴气不通即骨痛；阳前通则恶寒，阴前通则痹不仁；阴阳相得，其气乃行，大气一转，其气乃散；实则失气，虚则遗尿，名曰气分。（第十四 30）

气分，心下坚，大如盘，边如旋杯，水饮所作，桂枝去芍药加麻黄附子细辛汤主之。（第十四 31）

桂枝三两（9g） 生姜三两（9g） 甘草二两（6g） 大枣十二枚 麻黄二两（6g） 细辛二两（6g） 附子炮，一枚（5g）

上七味，以水七升，煮麻黄，去上沫，内诸药，煮取二升，分温三服。当汗出，如虫行皮中，即愈。

心下坚，大如盘，边如旋盘，水饮所作，枳术汤主之。（第十四 32）

枳实七枚（7g） 白术二两（6g）

上二味，以水五升，煮取三升，分温三服，腹中软即当散也。

寸口脉浮而缓，浮则为风，缓则为痹；痹非中风，四肢苦烦，脾色必黄，瘀热以行。（第十五 1）

趺阳脉紧而数，数则为热，热则消谷，紧则为寒，食即为满；尺脉浮为伤肾，趺阳脉紧为伤脾；风寒相搏，食谷为眩，谷气不消，胃中苦浊，浊气下流，小便不通，阴被其寒，热流膀胱，身体尽黄，名曰谷疸。

额上黑，微汗出，手足中热，薄暮即发，膀胱急，小便自利，名曰女劳疸；腹如水状，不治。

心中懊侬而热，不能食，时欲呕，名曰酒疸。（第十五 2）

阳明病，脉迟者，食难用饱，饱则微烦，头眩，必小便难，此欲作谷疸；虽下之，腹满如故，所以然者，脉迟故也。（第十五 3）

夫病酒黄疸，必小便不利，其候心中热，足下热，是其证也。（第十五 4）

酒黄疸者，或无热，靖言了了，腹满欲吐，鼻燥；其脉浮者，先吐之；沉弦者，先下之。（第十五 5）

酒疸，心中热，欲呕者，吐之愈。（第十五 6）

酒疸下之，久久为黑疸，目青面黑，心中如噉蒜虀状，大便正黑，皮肤爪之不仁，其脉浮弱，虽黑微黄，故知之。（第十五 7）

师曰：病黄疸，发热烦喘，胸满口燥者，以病发时火劫其汗，两热所得。然黄家所得，

从湿得之。一身尽发热而黄，肚热，热在里，当下之。（第十五　8）

脉沉，渴欲饮水，小便不利者，皆发黄。（第十五　9）

腹满，舌痿黄，燥不得睡，属黄家。（第十五　10）

黄疸之病，当以十八日为期，治之十日以上瘥，反剧为难治。（第十五　11）

疸而渴者，其疸难治；疸而不渴者，其疸可治。发于阴部，其人必呕；阳部，其人振寒而发热也。（第十五　12）

谷疸之为病，寒热不食，食即头眩，心胸不安，久久发黄为谷疸，茵陈蒿汤主之。（第十五　13）

黄家，日晡所发热，而反恶寒，此为女劳得之；膀胱急，少腹满，身尽黄，额上黑，足下热，因作黑疸，其腹胀如水状，大便必黑，时溏，此女劳之病，非水也；腹胀者，难治，硝石矾石散主之。（第十五　14）

硝石　矾石烧，等分

上二味，为散，以大麦粥汁和，服方寸匕，日三服。病随大小便去，小便正黄，大便正黑，是候也。

酒黄疸，心中懊侬或热痛，栀子大黄汤主之。（第十五　15）

栀子十四枚（14 g）　大黄一两（3 g）　枳实五枚（5 g）　豉一升（24g）

上四味，以水六升，煮取三升。分温三服。

诸病黄家，但利其小便；假令脉浮，当以汗解之，宜桂枝加黄芪汤主之。（第十五　16）

诸黄，猪膏发煎主之。（第十五　17）

猪膏半斤（24 g）　乱发如鸡子大，三枚（10g）

上二味，和膏中煎之，发消药成。分再服。病从小便出。

黄疸病，茵陈五苓散主之。（第十五　18）

茵陈蒿末十分（30 g）　五苓散五分（15g）

上二物，和，先食，饮方寸匕，日三服。

黄疸，腹满，小便不利而赤，自汗出，此为表和里实，当下之，宜大黄硝石汤。（第十五　19）

大黄四两（12 g）　黄柏四两（12 g）　硝石四两（12 g）　栀子十五枚（15 g）

上四味，以水六升，煮取二升，去滓，内硝，更煮取一升，顿服。

黄疸病，小便色不变，欲自利，腹满而喘，不可除热，热除，必哕，哕者，小半夏汤主之。（第十五　20）

诸黄，腹痛而呕者，宜柴胡汤。必小柴胡汤（第十五　21）

男子黄，小便自利，当与虚劳小建中汤。（第十五　22）

寸口脉动而弱，动即为惊，弱则为悸。（第十六　1）

师曰：夫脉浮，目睛晕黄，衄未止；晕黄去，目睛慧了，知衄今止。（第十六　2）

又曰：从春至夏衄者，太阳；从秋至冬衄者，阳明。（第十六　3）

衄家，不可发汗，汗出必额上陷脉急紧，直视不能眴，不得眠。（第十六　4）

病人面无色，无寒热；脉沉弦者，衄；浮弱，手按之绝者，下血；烦咳者，必吐血。（第十六　5）

夫吐血，咳逆上气，其脉数而有热，不得卧者，死。（第十六　6）

夫酒客咳者，必致吐血，此因极饮过度所致也。（第十六　7）

寸口脉弦而大，弦则为减，大则为芤，减则为寒，芤则为虚，虚寒相搏，此名革，妇人则半产漏下，男子则亡血。（第十六　8）

亡血不可发其汗，发汗则寒慄而振。（第十六　9）

病人胸满，唇痿舌青，口燥，但欲漱水不欲咽，无寒热，脉微大来迟，腹不满，其人言我满，为有瘀血。（第十六　10）

病者如热状，烦满，口干燥而渴，其脉反无热，此为阴伏，是瘀血也，当下之。（第十六　11）

火邪者，桂枝去芍药加蜀漆牡蛎龙骨救逆汤主之。（第十六　12）

心下悸者，半夏麻黄丸主之。（第十六　13）

半夏　麻黄等分

上二味，末之，炼蜜和丸小豆大，饮服三丸，日三服。

吐血不止者，柏叶汤主之。（第十六　14）

柏叶　干姜各三两（9 g）　艾三把（30 g）

上三味，以水五升，取马通汁一升，合煮取一升。分温再服。

下血，先便后血，此远血也，黄土汤主之。（第十六　15）

甘草三两（9 g）　干地黄三两（9 g）　白术三两（9 g）　附子炮，三两（9 g）　阿胶三两（9 g）　黄芩三两（9 g）　灶心黄土半斤（24 g）

上七味，以水八升，煮取三升。分温二服。

下血，先血后便，此近血也，赤小豆当归散主之。（第十六　16）

心气不足，吐血，衄血，泻心汤主之。（第十六 17）

大黄二两（6 g）　黄连　黄芩各一两（3 g）

上三味，以水三升，煮取一升。顿服之。

夫呕家有痈脓，不可治呕，脓尽自愈。（第十七　1）

先呕却渴者，此为欲解。先渴却呕者，为水停心下，此属饮家。

呕家本渴，今反不渴者，以心下有支饮故也，此属支饮。（第十七　2）

问曰：病人脉数，数为热，当消谷引食，而反吐者，何也？师曰：以发其汗，令阳气微，膈气虚，脉乃数；数为客热，不能消谷，胃中虚冷故也。（第十七　3）

脉弦者，虚也，胃气无余，朝食暮吐，变为胃反。寒在于上，医反下之，今脉反弦，故名曰虚。（第十七　3）

寸口脉微而数，微则无气，无气则营虚，营虚则血不足，血不足则胸中冷。（第十七　4）

趺阳脉浮而涩，浮则为虚，涩则伤脾，脾伤则不磨，朝食暮吐，暮食朝吐，宿谷不化，名曰胃反。脉紧而涩，其病难治。（第十七　5）

病人欲吐者，不可下之。（第十七　6）

哕而腹满，视其前后，知何部不利，利之则愈。（第十七　7）

呕而胸满者，茱萸汤主之。（第十七　8）

干呕，吐涎沫，头痛者，吴茱萸汤主之。（第十七 9）

呕而肠鸣，心下痞者，半夏泻心汤主之。（第十七　10）

干呕而利者，黄芩加半夏生姜汤主之。（第十七　11）

诸呕吐，谷不得下者，小半夏汤主之。（第十七　12）

呕吐而病在膈上，后思水者，解，急与之；思水者，猪苓散主之。（第十七　13）

呕而脉弱，小便复利，身有微热，见厥者，难治，四逆汤主之。（第十七　14）

呕而发热者，小柴胡汤主之。（第十七　15）

胃反呕吐者，大半夏汤主之。（第十七　16）

半夏（洗完用）二升（48 g）　人参三两（9 g）　白蜜一升（60 mL）

上三味，以水一斗二升，和蜜扬之二百四十遍，煮取二升半。温服一升，余分再服。

食已即吐者，大黄甘草汤主之。（第十七　17）

大黄四两（12 g）　甘草一两（3 g）

上二味，以水三升，煮取一升。分温再服。

胃反，吐而渴欲饮水者，茯苓泽泻汤主之。（第十七 18）

茯苓半斤（24 g）　泽泻四两（12 g）　甘草二两（6 g）　桂枝二两（6 g）　白术三两（9 g）　生姜四两（12 g）

上六味，以水一斗，煮取三升，内泽泻，再煮取二升半。温服八合，日三服。

吐后，渴欲得水而贪饮者，文蛤汤主之；兼主微风，脉紧，头痛。（第十七　19）

文蛤五两（15 g）　麻黄三两（9 g）　甘草三两（9 g）　生姜三两（9 g）　石膏五两

（15 g） 杏仁五十个（8.5 g） 大枣十二枚

上七味，以水六升，煮取二升。温服一升，汗出即愈。

干呕，吐逆，吐涎沫，半夏干姜散主之。（第十七 20）

半夏 干姜等分

上二味，杵为散，取方寸匕，浆水一升半，煮取七合。顿服之。

病人胸中似喘不喘，似呕不呕，似哕不哕，彻心中愦愦然无奈者，生姜半夏汤主之。（第十七 21）

半夏半升（12 g） 生姜汁一升（60 mL）

上二味，以水三升，煮半夏，取二升，内生姜汁，煮取一升半。小冷，分四服。日三夜一服，止，停后服。

干呕，哕，若手足厥者，橘皮汤主之。（第十七 22）

橘皮四两（12 g） 生姜半斤（24 g）

上二味，以水七升，煮取三升。温服一升，下咽即愈。

哕逆者，橘皮竹茹汤主之。（第十七 23）

橘皮二升（48 g） 竹茹二升（48 g） 大枣三十枚 人参一两（3 g） 生姜半斤（24 g） 甘草五两（15 g）

上六味，以水一斗，煮取三升。温服一升，日三服。

夫六腑气绝于外者，手足寒，上气，脚缩；五脏气绝于内者，利不禁，下甚者，手足不仁。（第十七 24）

下利，脉沉弦者，下重；脉大者，为未止；脉微弱数者，为欲自止，虽发热不死。（第十七 25）

下利，手足厥冷，无脉者，灸之，不温，若脉不还，反微喘者，死；少阴负趺阳者，为顺也。（第十七 26）

下利，有微热而渴，脉弱者，今自愈。（第十七 27）

下利，脉数，有微热，汗出，今自愈；设复紧，为未解。（第十七 28）

下利，脉数而渴者，今自愈；设不差，必清脓血，以有热故也。（第十七 29）

下利，脉反弦，发热，身汗者，自愈。（第十七 30）

下利气者，当利其小便。（第十七 31）

下利，寸脉反浮数，尺中自涩者，必清脓血。（第十七 32）

下利清谷，不可攻表，汗出必胀满。（第十七 33）

下利，脉沉而迟，其人面色赤，身有微热，下利清谷者，必郁冒汗出而解，病人必微厥，所以然者，其面戴阳，下虚故也。（第十七 34）

下利后，脉绝，手足厥冷，晬时脉还；手足温者生，脉不还者，死。（第十七 35）

下利，腹胀满，身体疼痛者，先温其里，乃攻其表。温里，宜四逆汤；攻表，宜桂枝汤。（第十七 36）

下利，三部脉皆平，按之心下坚者，急下之，宜大承气汤。（第十七 37）

下利，脉迟而滑者，实也，利未欲止，急下之，宜大承气汤。（第十七 38）

下利，脉反滑者，当有所去，下乃愈，宜大承气汤。（第十七 39）

下利，已差，至其年月日时复发者，以病不尽故也，当下之，宜大承气汤。（第十七 40）

下利，谵语者，有燥屎也，宜小承气汤。（第十七 41）

下利，便脓血者，桃花汤主之。（第十七 42）

热利，下重者，白头翁汤主之。（第十七 43）

下利后，更烦，按之心下濡者，为虚烦也，宜栀子豉汤。（第十七 44）

下利清谷，里寒外热，汗出而厥者，通脉四逆汤主之。（第十七 45）

下利，肺痛，紫参汤主之。（第十七 46）

紫参半斤（24 g） 甘草三两（9 g）

上二味，以水五升，先煮紫参，取二升，内甘草，煮取一升半。分温三服。

气利，诃梨勒散主之。（第十七 47）

诃梨勒煨，十枚（10 g）

上一味，为散，粥饮和，顿服。

诸浮数脉，应当发热，而反洒淅恶寒，若

有痛处，当发其痈。（第十八　1）

师曰：诸痈肿，欲知有脓无脓，以手掩肿上，热者为有脓，不热者为无脓。（第十八　2）

肠痈之为病，其身甲错，腹皮急，按之濡，如肿状，腹无积聚，身无热，脉数，此为肠内有痈脓，薏苡附子败酱散主之。（第十八　3）

薏苡仁十分（30 g）　附子二分（6 g）　败酱五分（15 g）

上三味，杵为末，取方寸匕，以水二升，煎减半。顿服，小便当下。

肠痈者，少腹肿痞，按之即痛如淋，小便自调，时时发热，自汗出，复恶寒，其脉沉紧者，脓未成，可下之，当有血；脉洪数者，脓已成，不可下也；大黄牡丹汤主之。（第十八 4）

大黄四两（12 g）　牡丹一两（3 g）　桃仁五十个（8.5 g）　瓜子半升（12 g）　芒硝三合（8 g）

上五味，以水六升，煮取一升，去滓。内芒硝，再煎沸。顿服之。有脓当下，如无脓，当下血。

问曰：寸口脉浮微而涩，法当亡血，若汗出。设不汗者云何？答曰：若身有疮，被刀斧所伤，亡血故也。（第十八　5）

病金疮，王不留行散主之。（第十八　6）

王不留行八月八采，十分（30 g）　蒴藋细叶七月七采，十分（30 g）　桑东南根白皮三月三采，十分（30 g）　甘草十八分（54 g）　川椒除目及闭口，去汗，三分（9 g）　黄芩二分（6 g）　干姜二分（6 g）　厚朴二分（6 g）　芍药二分（6 g）

上九味，桑根皮以上三味烧灰存性，勿令灰过；各别杵筛，合治之，为散，服方寸匕。小疮即粉之，大疮但服之，产后亦可服。如风寒，桑根勿取之。前三物皆阴干百日。

浸淫疮，从口流向四肢者，可治；从四肢流来入口者，不可治。（第十八　7）

浸淫疮，黄连粉主之。（第十八　8）

排脓散（第十八　9）

枳实十六枚（16 g）　芍药六分（18 g）　桔梗二分（6 g）

上三味，杵为散，取鸡子黄一枚，以药散与鸡黄相等，揉和令相得，饮和服之，日一服。

排脓汤（第十八　10）

甘草二两（6 g）　桔梗三两（9 g）　生姜一两（3 g）　大枣十枚

上四味，以水三升，煮取一升。温服五合。日再服。

师曰：病趺蹶，其人但能前，不能却，刺腨入二寸，此太阳经伤也。（第十九　1）

病人常以手指臂肿动，此人身体瞤瞤者，藜芦甘草汤主之。（第十九　2）

转筋之为病，其人臂脚直，脉上下行，微弦，转筋入腹者，鸡屎白散主之。（第十九　3）

鸡屎白

上一味，为散，取方寸匕，以水六合，和。温服。

阴狐疝气者，偏有大小，时时上下，蜘蛛散主之。（第十九 4）

蜘蛛熬焦，十四枚　桂枝半两（1.5 g）

上二味，为散，取八分一匕，饮和服。日再服，蜜丸亦可。

问曰：病腹痛有虫，其脉何以别之？师曰：腹中痛，其脉当沉若弦，反洪大，故有蛔虫。（第十九　5）

蛔虫之为病，令人吐涎，心痛，发作有时，毒药不止，甘草粉蜜汤主之。（第十九　6）

甘草二两（6 g）　粉一两（3 g）　蜜四两（12g）

上三味，以水三升，先煮甘草，取二升，去滓。内粉、蜜，搅令和，煎如薄粥。温服一升，差即止。

蛔厥者，当吐蛔，今病者静而复时烦，此为脏寒。蛔上入膈，故烦，须臾复止，得食而呕，又烦者，蛔闻食臭出，其人当自吐蛔。（第十九　7）

蛔厥者，乌梅丸主之。（第十九　8）

师曰：妇人得平脉，阴脉小弱，其人渴，不能食，无寒热，名妊娠，桂枝汤主之。于法六十日当有此证，设有医治逆者，却一月加吐

下者，则绝之。（第二十　1）

妇人宿有癥病，经断未及三月，而得漏下不止，胎动在脐上者，为癥痼害；妊娠六月动者，前三月经水利时，胎也；下血者，后断三月衃也，所以血不止者，其癥不去故也，当下其癥，桂枝茯苓丸主之。（第二十　2）

桂枝　茯苓　牡丹去心　芍药　桃仁去皮尖，熬，各等分（各12）

上五味，末之，炼蜜和丸，如兔屎大，每日食前服一丸。不知，加至三丸。

妇人怀娠六七月，脉弦，发热，其胎欲胀，腹痛，恶寒者，少腹如扇。所以然者，子脏开故也，当以附子汤温其脏。（第二十　3）

师曰：妇人有漏下者，有半产后因续下血都不绝者，有妊娠下血者，假令妊娠腹中痛，为胞阻，胶艾汤主之。（第二十　4）

川芎　阿胶　甘草各二两（6 g）　艾叶　当归各三两（9 g）　芍药四两（12 g）　干地黄六两（18 g）

上七味，以水五升，清酒三升，合煮取三升，去滓，内胶，令消尽。温服一升，日三服。不差，更作。

妇人怀妊，腹中㽲痛，当归芍药散主之。（第二十　5）

当归三两（9 g）　芍药一斤（48 g）　川芎半斤（24 g）　茯苓四两（12 g）　白术四两（12 g）　泽泻半斤（24 g）

上六味，杵为散，取方寸匕，酒服。日三服。

妊娠呕吐不止，干姜人参半夏丸主之。（第二十　6）

干姜　人参各一两（3 g）　半夏二两（6 g）

上三味，末之，以生姜汁糊为丸，如梧桐子大，饮服十丸，日三服。

妊娠小便难，饮食如故，当归贝母苦参丸主之。（第二十　7）

当归　贝母　苦参各四两（各12 g）

上三味，末之，炼蜜丸，如小豆大，饮服三丸，加至十丸。

妊娠有水气，身重，小便不利，洒淅恶寒，起即头眩，葵子茯苓散主之。（第二十　8）

葵子一斤（48 g）　茯苓三两（9 g）

上二味，杵为散，饮服方寸匕，日三服。小便利则愈。

妇人妊娠，宜常服当归散主之。（第二十　9）

当归一斤（48 g）　黄芩一斤（48 g）　芍药一斤（48 g）　川芎一斤（48 g）　白术半斤（24 g）

上五味，杵为散，酒饮服方寸匕，日三服。妊娠常服即易产，胎无疾苦。产后百病悉主之。

妊娠养胎，白术散主之。（第二十　10）

白术四分（12 g）　川芎四分（12 g）　蜀椒去汗，三分（9 g）　牡蛎二分（6 g）

上四味，杵为散，酒服一钱匕，日三服，夜一服。但苦痛，加芍药；心下毒痛，倍加川芎；心烦吐痛，不能饮食，加细辛一两，半夏大者二十枚。服之后，更以醋浆水服之。若呕，以醋浆水服之；复不解者，小麦汁服之。已后渴者，大麦粥服之。病虽愈，服之勿置。

妇人伤胎，怀身腹满，不得小便，从腰以下重如有水气状，怀身七月，太阴当养不养，此心气实，当刺泻劳宫及关元，小便微利则愈。（第二十　11）

问曰：新产妇人有三病，一者，病痉，二者，病郁冒，三者，大便难，何谓也？师曰：新产血虚，多汗出，喜中风，故令病痉；亡血，复汗，寒多，故令郁冒；亡津液，胃燥，故大便难。（第二十一　1）

产妇郁冒，其脉微弱，呕不能食，大便反坚，但头汗出。所以然者，血虚而厥，厥而必冒。冒家欲解，必大汗出。以血虚下厥，孤阳上出，故头汗出。所以产妇喜汗出者，亡阴血虚，阳气独盛，故当汗出，阴阳乃复。大便坚，呕不能食，小柴胡汤主之。（第二十一　2）

病解能食，七八日更发热者，此为胃实，大承气汤主之。（第二十一　3）

产后，腹中㽲痛，当归生姜羊肉汤主之；并治腹中寒疝，虚劳不足。（第二十一　4）

产后腹痛，烦满不得卧，枳实芍药散主

之。（第二十一　5）

枳实烧令黑，勿太过　芍药等分

上二味，杵为散，服方寸匕，日三服。并主痈脓，以麦粥下之。

师曰：产妇腹痛，法当以枳实芍药散；假令不愈者，此为腹中有干血著脐下，宜下瘀血汤主之；亦主经水不利。（第二十一　6）

大黄二两（6 g）　桃仁二十枚（4 g）　䗪虫熬，去足，二十枚（10 g）

上三味，末之，炼蜜和为四丸，以酒一升，煎一丸，取八合，顿服之，新血下如豚肝。

产后七八日，无太阳证，少腹坚硬，此恶露不尽，不大便，烦躁，发热，切脉微实，再倍发热，日晡时烦躁者，不食，食则谵语，至夜即愈，宜大承气汤主之。热在里，结在膀胱也。（第二十一　7）

产后风，续之数十日不解，头微痛，恶寒，时时有热，心下闷，干呕，汗出，虽久，阳旦证续在耳，可与阳旦汤。（第二十一　8）

产后，中风，发热，面正赤，喘而头痛，竹叶汤主之。（第二十一　9）

竹叶一把（10 g）　葛根三两（9 g）　防风　桔梗　桂枝　人参　甘草各一两（3 g）　附子炮，一枚（5 g）　大枣十五枚　生姜五两（15 g）

上十味，以水一斗，煮取二升半，分温三服，温覆使汗出。颈项强，用大附子一枚，破之如豆大，煎药扬去沫；呕者，加半夏半斤，洗。

妇人乳中虚，烦乱，呕逆，安中益气，竹皮大丸主之。（第二十一　10）

生竹茹二分（6g）　石膏二分（6 g）　桂枝一分（3 g）　甘草七分（21 g）　白薇一分（3 g）

上五味，末之，枣肉和丸如弹子大，以饮服一丸，日三夜二服。有热者，倍白薇，烦喘者，加柏实一分。

产后下利虚极，白头翁加甘草阿胶汤主之。（第二十一　11）

白头翁二两（6 g）　甘草　阿胶各二两（6 g）　柏皮（黄柏）三两（9 g）　黄连三两（9 g）　秦皮三两（9 g）

上六味，以水七升，煮取二升半，内胶令消尽。去滓。分温三服。

妇人中风，七八日续得寒热，发作有时，经水适断者，此为热入血室，其血必结，故使如疟状，发作有时，小柴胡汤主之。（第二十二　1）

妇人伤寒，发热，经水适来，昼日明了，暮则谵语，如见鬼状者，此为热入血室，治之无犯胃气及上二焦，必自愈。（第二十二　2）

妇人中风，发热恶寒，经水适来，得之七八日，热除而脉迟，身凉和，胸胁满，如结胸状，谵语者，此为热入血室也，当刺期门，随其实而取之。（第二十二　3）

阳明病，下血，谵语者，此为热入血室，但头汗出者，当刺期门，随其实而泻之，濈然汗出则愈。（第二十二　4）

妇人咽中如有炙脔，半夏厚朴汤主之。（第二十二　5）

半夏一升（24 g）　厚朴三两（9 g）　茯苓四两（12 g）　生姜五两（15 g）　干苏叶二两（6 g）

上五味，以水七升，煮取四升。分温四服，日三夜一服。

妇人脏躁，喜悲伤欲哭，象如神灵所作，数欠伸，甘麦大枣汤主之。（第二十二　6）

甘草三两（9 g）　小麦一升（24 g）　大枣十枚

上三味，以水六升，煮取三升。温分三服，亦补脾气。

妇人吐涎沫，医反下之，心下即痞，当先治其吐涎沫，小青龙汤主之；涎沫止，乃治痞，泻心汤主之。（第二十二　7）

妇人之病，因虚，积冷，结气，为诸经水断绝，至有历年，血寒积结，胞门寒伤，经络凝坚。

在上呕吐涎唾，久成肺痈，形体损分；在中盘结，绕脐寒疝；或两胁疼痛，与脏相连；或结热中，痛在关元，脉数无疮，肌若鱼鳞，时着男子，非止女身；在下未多，经候不匀，令阴掣痛，少腹恶寒；或引腰脊，下根气街，气冲急痛，膝胫疼烦，奄忽眩冒，状如厥癫；或有忧惨，悲伤多嗔，此皆带下，非有鬼神。

久则羸瘦，脉虚多寒；三十六病，千变万端；审脉阴阳，虚实紧弦；行其针药，治危得安；其虽同病，脉各异源；子当辨记，勿谓不然。（第二十二　8）

问曰：妇人年五十所，病下利数十日不止，暮即发热，少腹里急，腹满，手掌烦热，唇口干燥，何也？师曰：此病属带下，何以故？曾经半产，瘀血在少腹不去，何以知之？其证唇口干燥，故知之，当以温经汤主之。（第二十二　9）

吴茱萸三两（9 g）　当归二两（6 g）　川芎二两（6 g）　芍药二两（6 g）　人参二两（6 g）　桂枝二两（6 g）　阿胶二两（6 g）　生姜二两（6 g）　牡丹皮去心，二两（6 g）　甘草二两（6 g）　半夏半升（12 g）　麦门冬去心，一升（24 g）

上十二味，以水一斗，煮取三升，分温三服。亦主妇人少腹寒，久不受胎；兼取崩中去血，或月水来过多，及至期不来。

带下，经水不利，少腹满痛，经一月再见者，土瓜根散主之。（第二十二　10）

土瓜根　芍药　桂枝　䗪虫各三两（各9g）

上四味，杵为散，酒服方寸匕，日三服。

寸口脉弦而大，弦则为减，大则为芤，减则为寒，芤则为虚，寒虚相搏，此名曰革，妇人则半产漏下，旋覆花汤主之。（第二十二　11）

妇人陷经，漏下黑不解，胶姜汤主之。（第二十二　12）

妇人少腹满如敦状，小便微难而不渴，生后者，此为水与血俱结在血室也，大黄甘遂汤主之。（第二十二　13）

大黄四两（12 g）　甘遂二两（6 g）　阿胶二两（6 g）

上三味，以水三升，煮取一升，顿服之。其血当下。

妇人经水不利下，抵当汤主之；亦治男子、膀胱满急有瘀血者。（第二十二　14）

妇人经水闭不利，脏坚癖不止，中有干血，下白物，矾石丸主之。（第二十二　15）

矾石烧，三分（9 g）　杏仁一分（3 g）

上二味，末之，炼蜜和丸枣核大，内脏中，剧者再内之。

妇人六十二种风，及腹中血气刺痛，红蓝花酒主之。（第二十二　16）

红蓝花一两（3 g）

上一味，以酒一大碗，煎减半。顿服一半，未止再服。

妇人腹中诸疾痛，当归芍药散主之。（第二十二　17）

妇人腹中痛，小建中汤主之。（第二十二　18）

问曰：妇人病，饮食如故，烦热不得卧，而反倚息者，何也？师曰：此名转胞，不得溺也，以胞系了戾，故致此病，但利小便则愈，宜肾气丸主之。（第二十二　19）

蛇床子散方：温阴中坐药。（第二十二　20）

蛇床子仁

上一味，末之，以白粉少许，和令相得，如枣大，棉裹内之，自然温。

少阴脉滑而数者，阴中即生疮，阴中蚀疮烂者，狼牙汤洗之。（第二十二　21）

狼牙三两（9g）

上一味，以水四升，煮取半升，以绵缠箸如茧，浸汤沥阴中，日四遍。

胃气下泄，阴吹而正喧，此谷气之实也，猪膏发煎导之。（第二十二　22）

小儿疳虫蚀齿方（第二十二　23）

雄黄　葶苈

上二味，末之，取腊日猪脂熔，以槐枝绵裹头四五枚，点药烙之。

三物备急丸

大黄　干姜　巴豆各等分

上皆须精新，多少随意。先捣大黄、干姜，下筛为散。别研巴豆，如脂，内散中，合捣千杵。即尔用之为散亦好，下蜜为丸，密器贮之，莫令歇气。若中恶客忤，心腹胀满刺痛，口噤气急，停尸卒死者，以暖水、苦酒服大豆许三枚，老小量之，扶头起，令得下喉，须臾未醒，更与三枚，腹中鸣转，得吐利便愈。若口已噤，可先和成汁，倾口中令从齿间得入至良。

附 2：引用书目

朝代	医家	年代	书名
宋	庞安时	1100 年	伤寒总病论
宋	朱肱	1108 年	类证活人书
宋	寇宗奭	1116 年	本草衍义
金	成无己	1144 年	注解伤寒论
金	成无己	1156 年	伤寒明理药方论
金	刘完素	1186 年	伤寒直格
元	王好古	1297 年	医垒元戎
元	王好古	1308 年	此事难知
元	朱震亨	1347 年	局方发挥
元	王履	1368 年	医经溯洄集
元	赵以德	1368 年	金匮方论衍义
明	许宏	1422 年	金镜内台方议
明	陶华	1445 年	伤寒六书
明	汪石山	1525 年	医学原理
明	万密斋	1549 年	万氏家传伤寒摘锦
明	孙一奎	1584 年	医旨绪余
明	吴昆	1584 年	医方考
明	李时珍	1590 年	本草纲目
明	方有执	1592 年	伤寒论条辨
明	张吾仁	1609 年	譔集伤寒世验精法
明	赵献可	1617 年	医贯
明	施沛	1640 年	祖剂
明	吴有性	1642 年	瘟疫论
明	张卿子	1644 年	张卿子伤寒论
清	喻嘉言	1648 年	尚论篇
清	喻嘉言	1648 年	尚论后篇
清	李中梓	1649 年	伤寒括要
清	喻嘉言	1658 年	医门法律
清	徐彬	1667 年	伤寒论百十三方发明
清	张璐	1667 年	伤寒缵论
清	张璐	1667 年	伤寒绪论
清	程应旄	1670 年	伤寒论后条辨
清	徐彬	1671 年	金匮要略论注

朝代	医家	年代	书名
清	柯琴	1674 年	伤寒来苏集
清	罗美	1675 年	古今名医方论
清	陈尧道	1678 年	伤寒辨证
清	汪琥	1680 年	伤寒论辨证广注
清	汪昂	1682 年	医方集解
清	李彣	1682 年	金匮要略广注
清	张志聪	1683 年	伤寒论宗印
清	张志聪	1683 年	伤寒论章句
清	张志聪	1683 年	伤寒论集注
清	张志聪	1683 年	金匮要略集注
清	张志聪	1683 年	侣山堂类辩
清	周扬俊	1687 年	金匮玉函经二注
清	陈士铎	1687 年	辨证录
清	沈明宗	1693 年	伤寒六经辨证治法
清	汪昂	1694 年	汤头歌诀
清	张璐	1695 年	医通祖方
清	张璐	1698 年	千金方衍义
清	高世栻	1699 年	医学真传
清	郑重光	1705 年	伤寒论条辨续注
清	钱潢	1708 年	伤寒溯源集
清	秦之桢	1714 年	伤寒大白
清	顾松园	1718 年	顾松园医镜
清	魏荔彤	1720 年	金匮要略方论本义
清	魏荔彤	1724 年	伤寒论本义
清	姚球	1724 年	伤寒经解
清	高鼓峰	1725 年	医宗己任篇
清	尤在泾	1729 年	医学读书记
清	尤在泾	1729 年	伤寒贯珠集
清	尤在泾	1729 年	金匮要略心典
清	王子接	1732 年	绛雪园古方选注
清	不著撰人	1732 年	伤寒方论
清	吴谦	1742 年	医宗金鉴
清	黄元御	1748 年	伤寒悬解

续表

朝代	医家	年代	书名
清	舒治	1750年	舒氏伤寒集注
清	黄元御	1753年	长沙药解
清	黄元御	1754年	金匮悬解
清	黄元御	1754年	伤寒说意
清	徐灵胎	1759年	伤寒论类方
清	徐灵胎	1759年	伤寒约编
清	徐灵胎	1759年	杂病证治
清	徐灵胎	1759年	女科指要
清	吴仪洛	1761年	成方切用
清	沈金鳌	1773年	杂病源流犀烛
清	沈金鳌	1774年	伤寒论纲目
清	杨栗山	1784年	伤寒瘟疫条辨
清	罗国刚	1789年	罗氏会约医镜
清	沈实夫	1792年	吴医汇讲
清	徐玉台	1792年	医学举要（未查到）
清	吴坤安	1796年	伤寒指掌
清	吴鞠通	1798年	温病条辨
清	吴鞠通	1798年	医医病书
清	陈修园	1801年	时方歌括
清	陈修园	1803年	伤寒真方歌括
清	陈修园	1803年	伤寒论浅注
清	陈修园	1803年	金匮要略浅注
清	陈修园	1803年	长沙方歌括
清	陈修园	1803年	医学从众录
	日·丹波元坚	1806年	聿修堂医书
	日·丹波元简	1806年	金匮玉函要略辑义
清	陈元犀	1811年	金匮方歌括
清	任越庵	1822年	伤寒法祖
清	朱光被	1830年	金匮要略正义
清	邹澍	1832年	本经疏证
清	章楠	1835年	伤寒论本旨
清	李冠仙	1849年	知医必辨

朝代	医家	年代	书名
清	吕震名	1850年	伤寒寻源
清	陈恭溥	1851年	伤寒论章句
清	王孟英	1852年	温热经纬
清	莫枚士	1856年	研经言
清	石寿棠	1861年	医原
清	王士雄	1852年	温热经纬
清	王士雄	1862年	随息居重订霍乱论
清	费伯雄	1865年	医方论
清	郑钦安	1869年	伤寒恒论
清	郑钦安	1869年	医理真传
清	高学山	1872年	伤寒尚论辨似
清	高学山	1872年	高注金匮要略
清	郑钦安	1874年	医法圆通
清	唐宗海	1884年	血证论
清	莫枚士	1884年	经方例释
清	唐容川	1884年	血证论
清	周学海	1891年	读医随笔
清	唐容川	1893年	伤寒论浅注补正
清	唐容川	1893年	金匮要略浅注补正
	日·丹波元坚	1894年	金匮玉函要略述义
清	王旭高	1897年	退思集类方歌注
清	张秉成	1904年	成方便读
清	戈颂平	1907年	伤寒指归
清	戈颂平	1907年	金匮指归
清	俞根初	1916年	重订通俗伤寒论
清	张山雷	1918年	中风斠诠
近代	张锡纯	1918年	医学衷中参西录
近代	章太炎	1920年	章太炎先生论伤寒
近代	恽铁樵	1924年	伤寒金匮研究
近代	黄竹斋	1925年	伤寒论集注
近代	黄竹斋	1925年	金匮要略方论集注
近代	何廉臣	1928年	增订伤寒百证歌注
近代	陆渊雷	1930年	伤寒论今释

续表

朝代	医家	年代	书名
近代	曹颖甫	1931 年	伤寒发微
近代	曹颖甫	1931 年	金匮发微
近代	祝味菊	1931 年	伤寒方解
近代	祝味菊	1931 年	伤寒新义
近代	陆渊雷	1934 年	金匮要略今释
近代	徐大桂	1935 年	伤寒论类要注疏
近代	赵桐	1940 年	伤寒述义
近代	赵桐	1940 年	金匮述义
近代	承淡安	1941 年	伤寒针方浅解
近代	彭子益	1947 年	圆运动的古中医学·伤寒论方解篇
近代	彭子益	1947 年	圆运动的古中医学·金匮方解篇
近代	冉雪峰	1949 年	冉注伤寒论
现代	中医研究院	1956 年	伤寒论语释
现代	任应秋	1957 年	伤寒论语释
现代	陈亦人	1958 年	伤寒论译释
现代	安徽中医学院	1959 年	伤寒论通俗讲义
现代	孙纯一	1959 年	伤寒论注释要编
现代	李翰卿	1960 年	中国百年百名中医临床家
现代	戴立三	1979 年	戴立三医疗经验选
现代	刘渡舟	1982 年	伤寒论十四讲
现代	王渭川	1982 年	金匮心释
现代	刘渡舟	1983 年	伤寒论诠解
现代	刘渡舟		
	聂惠民		
	傅世垣	1983 年	伤寒挈要
现代	刘渡舟		
	苏宝刚		
	庞鹤	1984 年	金匮要略诠解
现代	姜春华	1985 年	伤寒论识义
现代	陈亦人	1987 年	伤寒论求是

朝代	医家	年代	书名
现代	王付	1993 年	《伤寒杂病论》汤方现代研究及应用
现代	王付	1993 年	伤寒内科论
现代	王付	1995 年	经方辨治疑难杂病技巧
现代	王付	1998 年	经方配伍用药指南
现代	王付	1999 年	经方药物药理临证指南
现代	王付	2001 年	仲景方临床应用指导
现代	王付	2005 年	《伤寒杂病论》临床用方必读
现代	王付	2004 年	经方学用解读
现代	王付	2005 年	经方药对
现代	王付	2005 年	《伤寒杂病论》字词句大辞典
现代	王付	2005 年	《伤寒杂病论》症状鉴别与治疗
现代	王付	2006 年	经方实践论
现代	王付	2006 年	《伤寒杂病论》思辨要旨
现代	王付	2007 年	经方药症与方证
现代	王付	2007 年	《伤寒杂病论》增补用方
现代	王付	2008 年	经方妙用治百病
现代	王付	2009 年	经方临证答疑
现代	王付	2009 年	《伤寒杂病论》释疑解惑
现代	王付	2012 年	经方学用基本功
现代	王付	2013 年	经方合方辨治疑难杂病
现代	王付	2013 年	《伤寒杂病论》讲稿
现代	王付	2013 年	历代经方方论
现代	王付	2014 年	经方合方技巧
现代	王付	2015 年	《伤寒杂病论》诊治过程
现代	王付	2015 年	经方用量秘旨

续表

朝代	医家	年代	书名
现代	王付	2016 年	王付经方医案
现代	王付	2016 年	王付经方学用速记
现代	王付	2017 年	跟王付学经方
现代	王付	2017 年	跟王付用经方
现代	王付	2018 年	经方学用解读（第 2 版）
现代	王付	2018 年	《伤寒杂病论》大辞典（第 2 版）
现代	王付	2018 年	《伤寒杂病论》思辨要旨（第 2 版）
现代	王付	2019 年	王付经方合方辨治疑难杂病（第 2 版）
现代	王付	2020 年	王付经方用量求真
现代	王付	2020 年	王付经方“十八反”真传
现代	王付	2020 年	王付经方学用基本功
现代	王付	2020 年	经方方论全书